8TH EDITION

GABBE'S
OBSTETRICS
Normal and Problem Pregnancies

GABBE 产科学

原著 [美] Mark B. Landon　　[美] Henry L. Galan

[英] Eric R.M. Jauniaux　　[美] Deborah A. Driscoll

[美] Vincenzo Berghella　　[美] William A. Grobman

[美] Sarah J. Kilpatrick　　[美] Alison G. Cahill

主译 王少为　　副主译 韦晓宁　马琳琳　梁 琳

中国科学技术出版社
·北京·

图书在版编目（CIP）数据

GABBE 产科学：原书第 8 版 /（美）马克·B. 兰登（Mark B. Landon）等原著；王少为主译 . —北京：中国科学技术出版社，2024.1

书名原文：GABBE'S OBSTETRICS: Normal and Problem Pregnancies, 8E

ISBN 978-7-5236-0244-7

Ⅰ. ① G… Ⅱ. ①马… ②王… Ⅲ. ①产科学 Ⅳ. ① R714

中国国家版本馆 CIP 数据核字（2023）第 084485 号

著作权合同登记号：01-2023-2718

策划编辑	靳 婷 孙 超
责任编辑	靳 婷
文字编辑	张凤娇
装帧设计	佳木水轩
责任印制	李晓霖

出　　版	中国科学技术出版社
发　　行	中国科学技术出版社有限公司发行部
地　　址	北京市海淀区中关村南大街 16 号
邮　　编	100081
发行电话	010-62173865
传　　真	010-62179148
网　　址	http://www.cspbooks.com.cn

开　　本	889mm×1194mm　1/16
字　　数	2376 千字
印　　张	84
版　　次	2024 年 1 月第 1 版
印　　次	2024 年 1 月第 1 次印刷
印　　刷	北京盛通印刷股份有限公司
书　　号	ISBN 978-7-5236-0244-7 / R·3094
定　　价	658.00 元

（凡购买本社图书，如有缺页、倒页、脱页者，本社发行部负责调换）

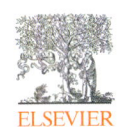

Elsevier (Singapore) Pte Ltd.

3 Killiney Road, #08-01 Winsland House Ⅰ, Singapore 239519

Tel: (65) 6349-0200; Fax: (65) 6733-1817

GABBE'S OBSTETRICS: Normal and Problem Pregnancies, 8E

Copyright © 2021 by Elsevier, Inc. All rights reserved.

Previous editions copyrighted © 2017, 2012 by Saunders, an imprint of Elsevier, Inc. and © 2007, 2002, 1996, 1991, and 1986 by Churchill Livingstone, an imprint of Elsevier, Inc.

ISBN-13: 978-0-323-60870-1

This translation of *GABBE'S OBSTETRICS: Normal and Problem Pregnancies, 8E* by Mark B. Landon, Henry L. Galan, Eric R.M. Jauniaux, Deborah A. Driscoll, Vincenzo Berghella, William A. Grobman, Sarah J. Kilpatrick and Alison G. Cahill was undertaken by China Science and Technology Press and is published by arrangement with Elsevier (Singapore) Pte Ltd.

GABBE'S OBSTETRICS: Normal and Problem Pregnancies, 8E by Mark B. Landon, Henry L. Galan, Eric R.M. Jauniaux, Deborah A. Driscoll, Vincenzo Berghella, William A. Grobman, Sarah J. Kilpatrick and Alison G. Cahill 由中国科学技术出版社进行翻译，并根据中国科学技术出版社与爱思唯尔（新加坡）私人有限公司的协议约定出版。

《GABBE 产科学（原书第 8 版）》（王少为，译）

ISBN: 978-7-5236-0244-7

Copyright © 2023 by Elsevier (Singapore) Pte Ltd. and China Science and Technology Press.

All rights reserved. No part of this publication may be reproduced or transmitted in any form or by any means, electronic or mechanical, including photocopying, recording, or any information storage and retrieval system, without permission in writing from Elsevier (Singapore) Pte Ltd and China Science and Technology Press.

注 意

本译本由中国科学技术出版社完成。相关从业及研究人员必须凭借其自身经验和知识对文中描述的信息数据、方法策略、搭配组合、实验操作进行评估和使用。由于医学科学发展迅速，临床诊断和给药剂量尤其需要经过独立验证。在法律允许的最大范围内，爱思唯尔、译文的原文作者、原文编辑及原文内容提供者均不对译文或因产品责任、疏忽或其他操作造成的人身及（或）财产伤害及（或）损失承担责任，亦不对由于使用文中提到的方法、产品、说明或思想而导致的人身及（或）财产伤害及（或）损失承担责任。

Printed in China by China Science and Technology Press under special arrangement with Elsevier (Singapore) Pte Ltd. This edition is authorized for sale in the People's Republic of China only, excluding Hong Kong SAR, Macau SAR and Taiwan. Unauthorized export of this edition is a violation of the contract.

译校者名单

主　译　王少为

副主译　韦晓宁　马琳琳　梁　琳

译校者（以姓氏汉语拼音为序）

白雪峰　北京医院/国家老年医学中心
胡　倩　北京医院/国家老年医学中心
蒋　理　北京医院/国家老年医学中心
梁　琳　北京医院/国家老年医学中心
刘斐然　首都医科大学附属北京世纪坛医院
刘惠东　中国医学科学院北京协和医学院
马琳琳　北京医院/国家老年医学中心
毛　璐　北京医院/国家老年医学中心
彭文平　北京医院/国家老年医学中心
尚志远　北京医院/国家老年医学中心
王　琳　北京医院/国家老年医学中心
王　佩　北京医院/国家老年医学中心
王妙倩　北京医院/国家老年医学中心
王少为　北京医院/国家老年医学中心
韦晓宁　广西医科大学附属第一医院
吴　珊　北京医院/国家老年医学中心
徐馨宇　北京大学人民医院
杨晓科　北京医院/国家老年医学中心
尹若昀　北京医院/国家老年医学中心
张俊荣　北京医院/国家老年医学中心
张思辰　北京医院/国家老年医学中心
张天玥　中国医学科学院北京协和医学院

内容提要

本书引进自 Elsevier 出版社，由国际妇产科领域的 8 位权威专家 Mark B. Landon、Henry L. Galan、Eric R.M. Jauniaux、Deborah A. Driscoll、Vincenzo Berghella、William A. Grobman、Sarah J. Kilpatrick、Alison G. Cahill 领衔编撰，历经 30 余年的不断修订，目前已更新至全新第 8 版。书中所述几乎涵盖了产科学和母胎医学的全部主题，不仅对预防孕产妇死亡、妊娠糖尿病、妊娠期肥胖、剖宫产后阴道分娩和产前胎儿评估等进行了深入浅出的阐述，还增加了阿片类药物与药物滥用、全球孕产妇死亡率、妊娠对母体及胎儿健康影响的窗口期等内容，并设置了专门介绍引产、肩难产的独立章节。本书内容全面，图片丰富，既可作为初学者的学习指南，又可作为相关从业者的临床参考。

原著者名单

原　著

Mark B. Landon, MD
Richard L. Meiling Professor and Chair
Department of Obstetrics and Gynecology
The Ohio State University College of Medicine
Columbus, Ohio

Henry L. Galan, MD
Professor
Department of Obstetrics and Gynecology
University of Colorado School of Medicine
Aurora, Colorado

Eric R.M. Jauniaux, MD, PhD, FRCOG
Professor in Obstetrics & Fetal Medicine
Institute for Women's Health
University College London
London, United Kingdom

Deborah A. Driscoll, MD
Luigi Mastroianni Jr Professor of Obstetrics and Gynecology
Senior Vice President, Clinical Practices of the University of Pennsylvania
Vice Dean for Professional Services
University of Pennsylvania Perelman School of Medicine
Philadelphia, Pennsylvania

Vincenzo Berghella, MD
Director, Maternal-Fetal Medicine
Professor of Obstetrics and Gynecology
Sidney Kimmel Medical College of Thomas Jefferson University
Philadelphia, Pennsylvania

William A. Grobman, MD, MBA
Professor
Department of Obstetrics and Gynecology
Northwestern University
Chicago, Illinois

Sarah J. Kilpatrick, MD, PhD
Chair
Department of Obstetrics and Gynecology
Helping Hand of Los Angeles Endowed Chair
Associate Dean for Faculty Development and Diversity
Cedars-Sinai Medical Center
Los Angeles, California

Alison G. Cahill, MD, MSCI
Professor
Department of Women's Health
University of Texas at Austin, Dell Medical School
Austin, Texas

参编者

Kjersti Aagaard, MD, PhD, MSCI
Henry and Emma Meyer Chair in Obstetrics & Gynecology
Professor and Vice Chair of Research
Department of Obstetrics and Gynecology
Division of Maternal-Fetal Medicine
Baylor College of Medicine and Texas Children's Hospital
Houston, Texas

Kristina M. Adams Waldorf, MD
Professor
Department of Obstetrics and Gynecology
Adjunct Professor
Department of Global Health
University of Washington
Seattle, Washington
Affiliate Professor
Sahlgrenska Academy
University of Gothenburg
Gothenburg, Sweden

Catherine M. Albright, MD, MS
Assistant Professor of Maternal-Fetal Medicine
Department of Obstetrics and Gynecology
University of Washington Medical Center
Seattle, Washington

Kathleen M. Antony, MD, MSCI
Assistant Professor
Department of Obstetrics and Gynecology
University of Wisconsin School of Medicine and Public Health
Madison, Wisconsin

Jennifer L. Bailit, MD, MPH
Medical Director
Women's and Children's Obstetrics and Gynecology
Senior Scholar
Center for Health Care Research and Policy
MetroHealth Medical Center
Cleveland, Ohio

William H. Barth Jr, MD
Vice Chair, Obstetrics
Massachusetts General Hospital
Charles & Robert Montraville Green Associate Professor of Obstetrics, Gynecology, and Reproductive Biology
Harvard Medical School
Boston, Massachusetts

Ahmet Alexander Baschat, MD
Director, Johns Hopkins Center for Fetal Therapy
Department of Obstetrics and Gynecology
Johns Hopkins Hospital
Baltimore, Maryland

Ashley E. Benson, MD, MA
Maternal-Fetal Medicine Fellow
Department of Obstetrics and Gynecology
University of Utah School of Medicine;
Maternal Medicine Fellow
Department of Obstetrics and Gynecology
Intermountain Healthcare
Salt Lake City, Utah

Dana Senderoff Berger, BS, MD
Resident Physician
Department of Obstetrics and Gynecology
University of California–Irvine
Orange, California

Vincenzo Berghella, MD
Director, Maternal-Fetal Medicine
Professor of Obstetrics and Gynecology

Sidney Kimmel Medical College of Thomas Jefferson University
Philadelphia, Pennsylvania

Helene B. Bernstein, MD, PhD
Associate Professor
Departments of Obstetrics and Gynecology, Microbiology, and Immunology
SUNY Upstate Medical University
Syracuse, New York

Carolyn Bevan, MD, MS
Assistant Professor
Department of Neurology
Northwestern University Feinberg School of Medicine
Chicago, Illinois

Runjhun Bhatia, BS
Medical Student
Northwestern University Feinberg School of Medicine
Chicago, Illinois

Kristin Bixel, MD
Assistant Professor
Department of Obstetrics and Gynecology
Division of Gynecologic Oncology
The Ohio State University
Columbus, Ohio

Nirupama Bonthala, MD
Gastroenterologist
Inflammatory Bowel Disease Center
Department of Gastroenterology and Hepatology
Cedars-Sinai Medical Center
Los Angeles, California

D. Ware Branch, MD
Professor
Department of Obstetrics and Gynecology
University of Utah School of Medicine
Salt Lake City, Utah

Haywood L. Brown, MD
Professor of Obstetrics and Gynecology
Associate Dean, Diversity
Morsani College of Medicine
University of South Florida
Tampa, Florida

Brenda A. Bucklin, MD
Associate Dean, Continuing Medical Education
Professor of Anesthesiology
University of Colorado School of Medicine
Aurora, Colorado

Graham J. Burton, MD, DSc, FMedSci
Mary Marshall and Arthur Walton Professor of the Physiology of Reproduction
Centre for Trophoblast Research
Department of Physiology, Development, and Neuroscience
University of Cambridge
Cambridge, United Kingdom

Richard M. Burwick, MD, MPH
Assistant Professor
Division of Maternal-Fetal Medicine
Department of Obstetrics and Gynecology
Cedars-Sinai Medical Center
Los Angeles, California

Alison G. Cahill, MD, MSCI
Professor
Department of Women's Health
University of Texas at Austin, Dell Medical School
Austin, Texas

Patrick M. Catalano, MD
Professor
Mother-Infant Research Institute
Tufts Medical Center
Boston, Massachusetts

Suchitra Chandrasekaran, MD, MSCE
Assistant Professor
Department of Obstetrics and Gynecology
University of Washington
Seattle, Washington

Edward K.S. Chien, MD, MBA
Professor
Department of Reproductive Biology
Case Western Reserve University;
Director
Division of Maternal-Fetal Medicine
Department of Obstetrics and Gynecology
MetroHealth Medical Center
Cleveland, Ohio

Larry J. Copeland, BSc, MD
Professor
Department of Obstetrics and Gynecology
The Ohio State University
Columbus, Ohio

Ryan D. Cuff, MD
Assistant Professor
Department of Obstetrics and Gynecology
Medical University of South Carolina
Charleston, South Carolina

Jason Deen, MD
Assistant Professor of Pediatrics
Department of Cardiology
Seattle Children's Hospital
Seattle, Washington

Shad H. Deering, MD
Professor and Chair
Department of Obstetrics and Gynecology
Uniformed Services University of the Health Sciences
Bethesda, Maryland

Mina Desai, BSc, MSc, PhD
Associate Professor and Director of Perinatal Research
Department of Obstetrics and Gynecology
LABioMed at Harbor-UCLA Medical Center
Torrance, California

Gary A. Dildy III, MD
Clinical Professor
Department of Obstetrics and Gynecology
Baylor College of Medicine
Houston, Texas

Deborah A. Driscoll, MD
Luigi Mastroianni Jr Professor of Obstetrics and Gynecology
Senior Vice President, Clinical Practices of the University of Pennsylvania
Vice Dean for Professional Services
University of Pennsylvania Perelman School of Medicine
Philadelphia, Pennsylvania

Maurice L. Druzin, MD
Professor and Vice-Chair
Department of Obstetrics and Gynecology
Stanford University School of Medicine
Stanford, California

William P. Duff, MD
Professor and Associate Dean for Student Affairs
Department of Obstetrics and Gynecology
University of Florida
Gainesville, Florida

Celeste P. Durnwald, MD
Associate Professor
Department of Obstetrics and Gynecology
University of Pennsylvania
Philadelphia, Pennsylvania

M. Gore Ervin, PhD
Professor
Department of Biology
Middle Tennessee State University
Murfreesboro, Tennessee

Erin Fairbrother, MD
Assistant Professor
Department of Obstetrics and Gynecology
Vanderbilt University Medical Center
Nashville, Tennessee

Lisa M. Foglia, MD
DIO and Director of Medical Education and Research
Womack Army Medical Center
Fayetteville, North Carolina

Michael R. Foley, MD
Professor and Chairman
Department of Obstetrics and Gynecology
University of Arizona College of Medicine-Phoenix
Phoenix, Arizona

Karrie E. Francois, MD
Partner
Scottsdale Perinatal Associates
HonorHealth
Scottsdale, Arizona;
Clinical Assistant Professor
Department of Obstetrics and Gynecology
University of Arizona
Tucson, Arizona

Steven G. Gabbe, MD
Emeritus CEO, Professor
Department of Obstetrics and Gynecology
The Ohio State University College of Medicine
Columbus, Ohio

Henry L. Galan, MD
Professor
Department of Obstetrics and Gynecology
University of Colorado School of Medicine
Aurora, Colorado

Etoi Garrison, MD, PhD
Associate Professor
Department of Obstetrics and Gynecology
Division of Maternal-Fetal Medicine
Vanderbilt Medical Center
Nashville, Tennessee

Elizabeth E. Gerard, MD
Associate Professor
Department of Neurology
Northwestern University Feinberg School of Medicine
Chicago, Illinois

Robert Gherman, MD
Director, Maternal-Fetal Medicine Research
Division of Maternal-Fetal Medicine
WellSpan Health System
York, Pennsylvania

William M. Gilbert, MD
Regional Medical Director, Women's Services
Sutter Valley Health Region;
Clinical Professor
Department of Obstetrics and Gynecology
University of California, Davis
Sacramento, California

Laura Goetzl, MD, MPH
Professor and Vice Chair for Translational Research
Department of Obstetrics and Gynecology
University of Texas
Houston, Texas

Mohamad Goldust, MD
Department of Dermatology
University of Rome G. Marconi
Rome, Italy;
Department of Dermatology
University Medical Center Mainz
Mainz, Germany;
Department of Dermatology
University Hospital Basel
Basel, Switzerland

Bernard Gonik, MD
Professor and Fann Srere Endowed Chair of Perinatal Medicine
Department of Obstetrics and Gynecology
Division of Maternal-Fetal Medicine
Wayne State University School of Medicine
Detroit, Michigan

Christopher Goodier, MD
Assistant Professor
Department of Maternal-Fetal Medicine
Medical University of South Carolina
Charleston, South Carolina

Mara B. Greenberg, MD
Chief, Maternal-Fetal Medicine
Department of Obstetrics and Gynecology, East Bay
Clinical and Research Director
Regional Perinatal Service Center
Kaiser Permanente Northern California
Oakland, California

Kimberly D. Gregory, MD, MPH
Vice Chair
Women's Healthcare Quality and Performance Improvement
Department of Obstetrics and Gynecology
Cedars Sinai Medical Center
Los Angeles, California

William A. Grobman, MD, MBA
Professor
Department of Obstetrics and Gynecology
Northwestern University
Chicago, Illinois

Joy L. Hawkins, MD
Director of Obstetric Anesthesia
University of Colorado Hospital
Professor
Department of Anesthesiology
University of Colorado School of Medicine
Aurora, Colorado

Elizabeth Horvitz West, MD
Physician
Department of Obstetrics and Gynecology
Long Beach Memorial Medical Center
Long Beach, California

Wenyu Huang, MD, PhD
Assistant Professor
Department of Medicine
Division of Endocrinology, Metabolism, and Molecular Medicine
Northwestern University Feinberg School of Medicine
Chicago, Illinois

Michelle M. Isley, MD, MPH
Associate Professor
The Ohio State University
Columbus, Ohio

Eric R.M. Jauniaux, MD, PhD, FRCOG
Professor in Obstetrics & Fetal Medicine
Institute for Women's Health
University College London
London, United Kingdom

Sarah J. Kilpatrick, MD, PhD
Chair
Department of Obstetrics and Gynecology
Helping Hand of Los Angeles Endowed Chair
Associate Dean for Faculty Development and Diversity
Cedars-Sinai Medical Center
Los Angeles, California

George Kroumpouzos, MD, PhD
Clinical Associate Professor of Dermatology
Alpert Medical School of Brown University
Providence, Rhode Island;
Professor of Dermatology, Collaborator
Jundiai Medical School
Sao Paulo, Brazil

Mark B. Landon, MD
Richard L. Meiling Professor and Chair
Department of Obstetrics and Gynecology
The Ohio State University College of Medicine
Columbus, Ohio

Mauricio La Rosa De Los Rios, MD
Maternal-Fetal Medicine
Department of Obstetrics and Gynecology
University of Texas Medical Branch
Galveston, Texas

Men-Jean Lee, MD
Kosasa Endowed Professor
Division Chief, Maternal-Fetal Medicine
Department of Obstetrics and Gynecology
John A. Burns School of Medicine
University of Hawaii
Honolulu, Hawaii

Lisa D. Levine, MD, MSCE
Assistant Professor
Department of Obstetrics and Gynecology
University of Pennsylvania Perelman School of Medicine
Philadelphia, Pennsylvania

Gwyneth Lewis, OBE, MBBS, MSc, DSc, MRCGP, FFPHM, FRCOG, FACOG
Consultant for International Maternal Health Care
London, United Kingdom

Judette Louis, MD, MPH
Associate Professor
Department of Obstetrics and Gynecology
Division of Maternal-Fetal Medicine
University of South Florida
Tampa, Florida

Jack Ludmir, MD
Executive Vice-President for Equity
Associate Provost, Community Engagement
Professor of Obstetrics and Gynecology
Thomas Jefferson University and & Jefferson Health
Philadelphia, Pennsylvania

A. Dhanya Mackeen, MD, MPH
Associate Professor of Obstetrics and Gynecology
Department of Clinical Sciences
Assistant Professor of Obstetrics and Gynecology
Department of Epidemiology and Health Services Research
Geisinger Commonwealth School of Medicine
Scranton, Pennsylvania

George A. Macones, MD, MSCE
Professor and Chair
Department of Obstetrics and Gynecology
Washington University in St. Louis
St. Louis, Missouri

Brian M. Mercer, MD, FACOG, FRCSC
Chairman
Department of Obstetrics and Gynecology
MetroHealth Medical Center;
Professor
Department of Reproductive Biology

Case Western Reserve University
Cleveland, Ohio

Audrey A. Merriam, MD, MS
Assistant Professor
Department of Obstetrics, Gynecology, and Reproductive Sciences
Yale School of Medicine
New Haven, Connecticut

Torri D. Metz, MD, MS
Associate Professor
Department of Obstetrics and Gynecology
University of Utah Health
Salt Lake City, Utah

Emily S. Miller, MD, MPH
Assistant Professor
Department of Obstetrics and Gynecology
Northwestern University Feinberg School of Medicine
Chicago, Illinois

Kenneth J. Moise Jr, MD
Professor of Obstetrics, Gynecology, and Reproductive Services
Professor of Pediatric Surgery
University of Texas School of Medicine at Houston
Co-Director, The Fetal Center
Children's Memorial Hermann Hospital
Houston, Texas

Mark E. Molitch, MD
Martha Leland Sherwin Professor of Endocrinology
Division of Endocrinology, Metabolism, and Molecular Medicine
Northwestern University Feinberg School of Medicine
Chicago, Illinois

Chelsea Morroni, MBChB, DTM&H, DFSRH, MPH, MPhil, PhD
Reader in International Sexual and Reproductive Health
Department of International Health
Liverpool School of Tropical Medicine
Liverpool, United Kingdom;
Sexual and Reproductive Health Consultant
Botswana UPenn Partnership
Gaborone, Botswana;
Professor (Honorary)
Women's Health Research Unit
School of Public Health and Family Medicine
University of Cape Town
Cape Town, South Africa

Roger B. Newman, MD
Professor and Maas Chair for Reproductive Services
Department of Obstetrics and Gynecology
Medical University of South Carolina
Charleston, South Carolina

Edward R. Newton, MD
Emeritus Professor
Department of Obstetrics and Gynecology
Brody School of Medicine
Greenville, North Carolina

Peter E. Nielsen, MD
Professor and Vice-Chair
Department of Obstetrics and Gynecology
Baylor College of Medicine;
Obstetrician/Gynecologist in Chief
Department of Obstetrics and Gynecology
Children's Hospital of San Antonio
San Antonio, Texas

Joseph Ouzounian, MD, MBA
Professor and Chair
Department of Obstetrics and Gynecology
Keck School of Medicine
University of Southern California
Los Angeles, California

John Owen, MD, MSPH
Professor
Division of Obstetrics, Gynecology, and Maternal-Fetal Medicine
University of Alabama at Birmingham
Birmingham, Alabama

Luis D. Pacheco, MD
Professor
Department of Obstetrics, Gynecology, and Anesthesiology
University of Texas Medical Branch
Galveston, Texas

Christian M. Pettker, MD
Associate Professor
Department of Obstetrics, Gynecology, and Reproductive Sciences
Yale School of Medicine
New Haven, Connecticut

Mona Prasad, DO, MPH
Director
Maternal-Fetal Medicine
OhioHealth
Columbus, Ohio

Diana A. Racusin, MD
Assistant Professor
Department of Obstetrics, Gynecology, and Reproductive Health Sciences
McGovern Medical School at the University of Texas Health Science Center
UT Health
Houston, Texas

Diana E. Ramos, MD
Director, Reproductive Health
Maternal, Child, and Adolescent Health
Los Angeles County Public Health;
Associate Clinical Professor
Department of Obstetrics and Gynecology
Keck University of Southern California School of Medicine
Los Angeles, California

Roxane Rampersad, MD
Associate Professor
Department of Obstetrics and Gynecology
Washington University School of Medicine
St. Louis, Missouri

Uma M. Reddy, MD, MPH
Medical Officer
Pregnancy and Perinatology Branch
Eunice Kennedy Shriver National Institute of Child Health and Human Development
National Institutes of Health
Bethesda, Maryland

Douglas S. Richards, MD
Clinical Professor
Division of Maternal-Fetal Medicine
Intermountain Medical Center
Murray, Utah;
Clinical Professor
Division of Maternal-Fetal Medicine
University of Utah School of Medicine
Salt Lake City, Utah

Roberto Romero, MD, DMedSci
Chief, Program for Perinatal Research and Obstetrics
Division of Intramural Research
Eunice Kennedy Shriver National Institute of Child Health and Human Development
National Institutes of Health
Perinatology Research Branch
Bethesda, Maryland and Detroit, Michigan;
Professor
Department of Obstetrics and Gynecology
University of Michigan
Ann Arbor, Michigan;
Professor
Department of Epidemiology and Biostatistics
Michigan State University
East Lansing, Michigan

Michael G. Ross, MD, MPH
Distinguished Professor
Department of Obstetrics and Gynecology
Geffen School of Medicine at UCLA;
Distinguished Professor
Community Health Sciences
Fielding School of Public Health at UCLA
Los Angeles, California

Paul J. Rozance, MD
Professor
Department of Pediatrics
University of Colorado School of Medicine
Aurora, Colorado

Antonio Saad, MD, FACOG, FCCM
Assistant Professor
Maternal-Fetal Medicine and Critical Care Specialist
Associate MFM Fellowship Program Director
Department of Obstetrics & Gynecology and Anesthesia
University of Texas Medical Branch
Galveston, Texas

Ritu Salani, MD
Associate Professor
Department of Obstetrics and Gynecology
The Ohio State University
Columbus, Ohio

Philip Samuels, MD
Professor
Maternal-Fetal Medicine
Residency Program Director
Department of Obstetrics and Gynecology
The Ohio State University Wexner Medical Center
Columbus, Ohio

Nadav Schwartz, MD
Associate Professor
Department of Obstetrics and Gynecology
University of Pennsylvania Perelman School of Medicine
Philadelphia, Pennsylvania

Baha M. Sibai, MD
Director
Maternal-Fetal Medicine Fellowship Program
Department of Obstetrics, Gynecology, and Reproductive Sciences
University of Texas Medical School at Houston
Houston, Texas

Colin P. Sibley, PhD, DSc
Professor of Child Health & Physiology
Maternal and Fetal Health Research Centre
University of Manchester
Manchester, United Kingdom

Robert M. Silver, MD
Professor
Department of Obstetrics and Gynecology
University of Utah Health Sciences Center
Salt Lake City, Utah

Hyagriv N. Simhan, MD, MS
Professor
Department of Obstetrics, Gynecology, and Reproductive Science
Division of Maternal-Fetal Medicine
Executive Vice-Chair, Obstetrical Services
University of Pittsburgh School of Medicine
Director, Patient Care Delivery Innovation and Technology, UPMC
Pittsburgh, Pennsylvania

Joe Leigh Simpson, MD
Executive Associate Dean for Academic Affairs and Professor
Department of Obstetrics and Gynecology
Chairman and Professor
Department of Human and Molecular Genetics
Herbert Wertheim College of Medicine
Florida International University
Miami, Florida

Dorothy K.Y. Sit, MD
Associate Professor
Department of Psychiatry and Behavioral Sciences
Northwestern University Feinberg School of Medicine
Chicago, Illinois

Maria Small, MD, MPH
Associate Professor
Department of Obstetrics and Gynecology
Division of Maternal-Fetal Medicine
Duke University School of Medicine
Durham, North Carolina

Sindhu K. Srinivas, MD, MSCE
Associate Professor
Department of Obstetrics and Gynecology
University of Pennsylvania Perelman School of Medicine
Philadelphia, Pennsylvania

Karen Stout, MD
Associate Chief
Department of Internal Medicine
Division of Cardiology
University of Washington;
Department of Pediatrics
Division of Cardiology
Seattle Children's Hospital
Seattle, Washington

Alison M. Stuebe, MD, MSc
Associate Professor of Maternal-Fetal Medicine
Department of Obstetrics and Gynecology
University of North Carolina School of Medicine;
Distinguished Scholar of Infant and Young Child Feeding
Department of Maternal and Child Health
Gillings School of Global Public Health
Chapel Hill, North Carolina

Scott A. Sullivan, MD, MSCR
Professor
Department of Obstetrics and Gynecology
Medical University of South Carolina
Charleston, South Carolina

Lauren H. Theilen, MD
Assistant Professor
Department of Obstetrics and Gynecology
University of Utah Health
Salt Lake City, Utah

Elizabeth Ramsey Unal, MD, MSCR
Associate Professor
Division of Maternal-Fetal Medicine
Southern Illinois University School of Medicine
Springfield, Illinois

Michael W. Varner, MD
Professor
Department of Obstetrics and Gynecology
University of Utah Health
Salt Lake City, Utah

Annie R. Wang, MD
Department of Dermatology
Alpert Medical School of Brown University
Providence, Rhode Island

Camille M. Webb, MD
Infectious Diseases Fellow
Department of Internal Medicine
University of Texas Medical Branch
Galveston, Texas

Robert J. Weber, PharmD, MS
Pharmacy Administrator
Ohio State University
Columbus, Ohio

Katherine L. Wisner, MD, MS
Asher Professor of Psychiatry and Obstetrics and Gynecology
Director, Asher Center for Research and Treatment of Depressive Disorders
Department of Psychiatry
Northwestern University Feinberg School of Medicine
Chicago, Illinois

Melissa Spring Wong, MD, MHDS
Maternal-Fetal Medicine Fellow
Cedars-Sinai Medical Center
Los Angeles, California

Clyde J. Wright, MD
Associate Professor
Department of Pediatrics
Section of Neonatology
University of Colorado School of Medicine
Aurora, Colorado

Jason D. Wright, MD
Sol Goldman Associate Professor
Department of Obstetrics and Gynecology
Columbia University
New York, New York

译者前言

近 40 年来，随着科学技术进步的日新月异，现代产科学也与其他医学学科一起，乘上了快速发展的列车，取得了令人惊叹的成就。面对学科领域新理论、新成果、新技术的不断涌现，及时汲取、更新理论知识，兼具良好的领悟力与应用能力，成为每一位产科医师必备的素养。同时，如何帮助广大读者更早、更有效地更新知识结构，将新知识、新方法应用到临床实践中，也是医学教育者孜孜不倦的追求。为广大同行出版前沿、实用、适读的专业参考书，以 Steven Gabbe 博士为首的专家团队进行了卓越实践。在这样的背景下，GABBE'S OBSTETRICS: Normal and Problem Pregnancies 应运而生。

书中涵盖了产科学和母胎医学的几乎全部主题，深入浅出地介绍了产科最新知识、学科领域的最新进展、诊疗常规和权威专家共识，并配有大量图片，是一部有较高可读性和参考性，且易于理解的产科学经典著作。不仅可以作为住院医师的日常参考用书，还可作为经验丰富的产科专家的研究工具书。有助于医疗工作者快速获取所需的治疗信息，并熟练应用日常查房和诊疗，以及专业水平的提高和人文素养的建立。

全新第 8 版在延续本书一贯理念的基础上，对内容进行了较大改动，增加了阿片类药物及药物滥用、全球孕产妇死亡率，以及妊娠对母体和胎儿健康影响的窗口期等话题，同时还专门为引产、肩难产设置了独立章节。

GABBE'S OBSTETRICS: Normal and Problem Pregnancies 的出版是一项整合多学科内容且颇具创造性的工作。感谢中国科学技术出版社的信任，邀请我们翻译这样一部优秀的著作。对我们而言，这是一件颇具挑战且极富奉献精神的工作，感谢才华横溢且富有激情的翻译团队，感谢所有关心和支持本书出版的爱心人士。

付梓之际，希望每位读者都能享受知识带来的快乐，祝愿天下母亲幸福安康，如此便是我们最大的欣慰。

北京医院 / 国家老年医学中心

原书前言

我们非常高兴向大家推荐 GABBE'S OBSTETRICS: Normal and Problem Pregnancies, 8E。产科学与其他医学学科一起，乘上了快速发展的列车。这种高速变化，让我们加快了版本更新的进程，以期让广大读者能更早、更有效地将新知识、新方法应用到临床实践中。

编写团队的元老 Gabbe 医生、Neibyl 医生和 Simpson 医生已辞去主编之职，将薪火传递给了更年轻的成员。因此，本书第 8 版是具有里程碑意义的一版。30 余年前，着眼于产科学教育的前辈们高瞻远瞩，认识到我们需要一部面向大众和同行的专业教材，故编撰此书。书中所述涵盖了产科学和母胎医学的几乎全部主题，介绍深入浅出，过去的每一版既可作为初学者的教材，又给予从业者最前沿的参考。

全新版本依旧保持一贯的理念，同时也有一些明显的变化。首先，令人尊敬的 Alison G. Cahill 医生和 Sarah J. Kilpatrick 医生，以及 19 位新成员加入了我们，给编撰团队带来了新的血液。其次，本版内容有较大改动，增加了阿片类药物和药物滥用、全球孕产妇死亡率、妊娠对母体和胎儿健康影响的窗口期等主题，并将引产、肩难产设为独立章节。

本书的出版是一项需要综合性和创造性的工作，所幸我们有一个才华横溢的制作团队。在此，感谢 Elsevier 出版社的 Sarah Barth、Lucia Gunzel 和 Meredith Madeira，以及我们团队成员 Susan DuPont 和 Silvia Guzman，在编排过程中提供的巨大帮助和支持。

最后，希望您能常读此书，享受知识带来的快乐，一如我们编撰时收获的满足。

Mark B. Landon, MD
Henry L. Galan, MD
Eric R. M. Jauniaux, MD, PhD
Deborah A. Driscoll, MD
Vincenzo Berghella, MD
William A. Grobman, MD, MBA
Alison G. Cahill, MD, MSCI
Sarah J. Kilpatrick, MD, PhD

补充说明

本书收录图片众多，其中部分图表存在第三方版权限制的情况，为保留原文内容的完整性，存在第三方版权限制的图表均以原文形式直接排录，不另做中文翻译，特此说明。

书中参考文献条目众多，为方便读者查阅，已将本书参考文献更新至网络，读者可扫描右侧二维码，关注出版社医学官方微信"焦点医学"，后台回复"9787523602447"，即可获取。

目 录

第一篇 生 理

第 1 章 胎盘的解剖和生理结构 002
第 2 章 胎儿发育、生理和对远期健康的影响 027
第 3 章 妊娠生理学 046
第 4 章 母胎免疫学 073

第二篇 产前保健

第 5 章 妊娠前和产前保健 096
第 6 章 妊娠期营养 118
第 7 章 妊娠期和哺乳期的药物及环境因素：畸形学、流行病学和患者管理 132
第 8 章 妊娠期的物质使用障碍 157
第 9 章 产科超声学：超声成像、胎龄、胎儿生长发育和异常 168
第 10 章 基因筛查与诊断 192

第三篇 产时监护

第 11 章 正常产程和分娩 220
第 12 章 引产 243
第 13 章 经阴道手术助娩 257
第 14 章 肩难产 275
第 15 章 产时胎儿评估 284
第 16 章 产科麻醉 312
第 17 章 胎先露及胎位异常 338
第 18 章 产前和产后出血 362
第 19 章 剖宫产 390
第 20 章 剖宫产后阴道分娩 410
第 21 章 胎盘植入谱系疾病 424
第 22 章 产科护理中的患者安全和质量测评 436

第四篇　产后护理

- 第 23 章　新生儿 ... 446
- 第 24 章　产后护理和长期健康管理 ... 478
- 第 25 章　哺乳和母乳喂养 ... 496
- 第 26 章　妊娠期是未来母婴健康的窗口期 ... 528

第五篇　异常妊娠

- 第 27 章　产前胎儿评估 ... 540
- 第 28 章　羊水异常 ... 567
- 第 29 章　晚期和过期妊娠 ... 576
- 第 30 章　胎儿生长受限 ... 583
- 第 31 章　妊娠期间的外科手术 ... 616
- 第 32 章　妊娠期创伤及相关手术 ... 631
- 第 33 章　妊娠丢失 ... 645
- 第 34 章　死胎 ... 665
- 第 35 章　宫颈功能不全 ... 677
- 第 36 章　早产 ... 696
- 第 37 章　胎膜早破 ... 731
- 第 38 章　先兆子痫和妊娠高血压 ... 745
- 第 39 章　多胎妊娠 ... 795
- 第 40 章　红细胞同种异体免疫 ... 832
- 第 41 章　全球视野下的孕产妇死亡率 ... 847

第六篇　妊娠合并症

- 第 42 章　妊娠期心脏病 ... 860
- 第 43 章　妊娠期呼吸系统疾病 ... 887
- 第 44 章　妊娠期肾脏疾病 ... 907
- 第 45 章　妊娠合并糖尿病 ... 923
- 第 46 章　妊娠期肥胖 ... 965
- 第 47 章　妊娠期甲状腺和甲状旁腺疾病 ... 975
- 第 48 章　妊娠期垂体和肾上腺疾病 ... 1007
- 第 49 章　妊娠期血液系统并发症 ... 1016
- 第 50 章　妊娠期血栓栓塞性疾病 ... 1036
- 第 51 章　妊娠期胶原血管病 ... 1053
- 第 52 章　妊娠期肝病 ... 1071

第 53 章	妊娠期胃肠道疾病	1087
第 54 章	妊娠期神经系统疾病	1110
第 55 章	恶性肿瘤和妊娠	1140
第 56 章	皮肤疾病和妊娠	1158
第 57 章	母体妊娠期和围产期感染：病毒	1172
第 58 章	母体妊娠期和围产期感染：细菌	1211
第 59 章	妊娠相关的心理健康和行为障碍	1237

附 录

附录 A	妊娠期正常值和超声测量正常值	1261
附录 B	盆腔的解剖	1285
附录 C	医学术语英汉对照	1300

第一篇

生理
Physiology

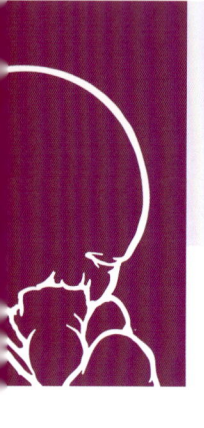

第 1 章 胎盘的解剖和生理结构
Placental Anatomy and Physiology

Graham J. Burton　Colin P. Sibley　Eric R.M. Jauniaux　著
韦晓宁　译　　马琳琳　校

英汉对照

adenosine diphosphate	ADP	腺苷二磷酸
adenosine monophosphate	AMP	腺苷一磷酸
adenosine triphosphate	ATP	腺苷三磷酸
alpha fetoprotein	AFP	甲胎蛋白
cytochrome P450 aromatase	$P_{450}arom$	细胞色素 P_{450} 芳香化酶
cytochrome P450scc	$P_{450}scc$	细胞色素 P_{450} 胆固醇侧链裂解酶
dehydroepiandrosterone	DHEA	脱氢表雄酮
dehydroepiandrosterone sulfate	DHEAS	硫酸脱氢表雄酮
epidermal growth factor	EGF	表皮生长因子
exocoelomic cavity	ECC	外体腔
glucose transporter 1	GLUT1	葡萄糖转运蛋白 1
granulocyte-macrophage colony stimulating factor	GM-CSF	粒细胞 – 巨噬细胞集落刺激因子
guanosine monophosphate	GMP	单磷酸鸟苷
human chorionic gonadotropin	hCG	人绒毛膜促性腺激素
human leucocyte antigen	HLA	人类白细胞抗原
human leukocyte C-antigen	HLA-C	人类白细胞抗原 C
human placental lactogen	HPL	人胎盘催乳素
insulin-like growth factor	IGF	胰岛素样生长因子
intervillous space	IVS	绒毛间隙
intrauterine growth restriction	IUGR	宫内生长受限
immunoglobulin G	IgG	免疫球蛋白 G
killer-cell immunoglobulin-like receptor	KIR	杀伤细胞免疫球蛋白样受体
last menstrual period	LMP	末次月经
luteinizing hormone	LH	黄体生成素
millivolts	mV	毫伏
natural killer cells	NK cell	自然杀伤细胞
peroxisome proliferator-activated receptor	PPAR	过氧化物酶体增殖物激活受体

placental growth hormone	PGH	胎盘生长激素
potential difference	PD	电位差
pregnancy-associated plasma protein A	PAPP-A	妊娠相关血浆蛋白 –A
retinoid X receptor	RXR	类视黄醇 X 受体
secondary yolk sac	SYS	次级卵黄囊
type 1 3β-hydroxysteroid dehydrogenase	3β-HSD	1 型 3β– 羟基固醇脱氢酶
very-low-density lipoprotein	VLDL	极低密度脂蛋白

摘 要

胎盘是一个神奇且复杂的器官，目前人们还未能知其全貌。胎盘仅存在于妊娠期，在相对较短的时间内，它经历了快速生长、分化和成熟的过程。重要结构和功能的变化发生在孕早期和孕中期的过渡期，此时胎盘由子宫内膜腺体提供组织营养转变为伴随母体循环的血液营养。胎盘作为母体与胎儿的连接，在母体与胎儿的营养转运、气体和代谢物交换中起着至关重要的作用。通过其内分泌功能，胎盘协调母体生理的变化，为胎儿调动资源，确保妊娠的成功和子代远期的健康。本章总结了人类胎盘的结构，以及各妊娠阶段胎盘的结构与功能的关系。

关键词

胎盘；滋养层；细胞滋养层；合体滋养层；绒毛外滋养层；绒毛；转运；胎盘激素；螺旋动脉

胎盘是一个神奇而复杂的器官，目前人们还未能知其全貌。胎盘仅存在于妊娠期，在相对较短的时间内，它经历了快速生长、分化和成熟的过程。同时，它具备多种功能，包括气体和代谢物的转运、免疫保护、类固醇和蛋白质激素的合成。作为母体和胎儿的连接桥梁，胎盘在协调母体生理变化方面发挥着关键作用，以确保妊娠的成功和孩子的健康[1]。本章总结了人类胎盘的结构，以及各妊娠阶段胎盘的结构与功能的关系。通过了解器官的发育过程，可以更好地理解其形态学特征；了解胎盘发育过程中的异常，是否为妊娠合并症产生原因。以上是本文阐述问题的主要切入点。然而，基于本书的定位，开篇先介绍一些医学术语，本章将简要描述读者最熟悉的胎盘的大体结构。

一、胎盘的解剖

（一）胎盘的概述

足月时，人类胎盘通常呈盘状，直径15～20cm，中央厚约3cm，平均重450g。胎盘的大小和形状存在相当大的个体差异，同时也受到了分娩方式的影响，胎盘离体后血液的丢失使其收缩、变薄。胎盘的大体分为两层（面）：①绒毛膜板，附着脐带；②基底板，紧贴子宫内膜。两层之间是一个充满母体血液的腔隙，血液来自子宫内膜螺旋动脉通过基底板的开口（图1-1）。该腔隙在胎盘的边缘，以绒毛膜板和基底板的融合为界。平滑绒毛膜，从边缘延伸形成绒毛膜囊。基底板内陷形成隔膜，将胎盘分为10～40个小叶。隔膜被认为是由母体组织对滋养层侵入的不同程度的抵抗而产生的，可能有助于分隔血流，并诱导灌注。胎盘的胎儿部分由一组精巧的绒毛树构成，从绒毛膜板的内表面伸出，进入胎盘间隙。这种结构让人联想到海葵的叶子在岩石错落的海水中飘荡。最常见的是，每支绒毛树都起源于单支绒毛主干，经过几级分支，直至形成了胎盘的基本功能单位，即游离绒毛。它们由滋养细胞的上皮覆盖层和包含脐动脉分支和脐静脉支流的中胚层核心组成。由于不断分支，绒毛树呈现出倒置酒杯的拓扑结构，通常被称为小叶，一个小叶中包含了 2~3 个绒毛树（图 1-1）。每个小叶代表一个独立的母胎交换单位。随后，绒毛树的不断分支填满了胎盘间隙，胎盘变成了一个含有狭窄空间网状结构，统称为绒毛间隙（intervillous space，IVS）。母体血液渗入这网状间隙，与胎儿血液进行气体和营养物质的交换，血液在绒毛内循环，然后通过基底板汇入子宫静脉。因此，人类胎盘在比较哺乳动物的术语中被归类为血液绒毛膜型，尽管这仅适用于妊娠中晚期[2]。而在孕早期，此结构的形成应称为蜕膜化。

（二）胎盘发育

形态学上，胎盘的发育从着床时就开始了，此时囊胚的胚极与子宫内膜上皮细胞相接触。此阶段的囊胚壁由外层的单层上皮细胞、滋养外胚层和内层来自内细胞团的胚外中胚层细胞构成，这些结构一起形成了绒毛膜。因伦理问题，最早的发育过程无法在人体内观察到，但可通过观察具有相同类型的血液绒毛膜胎盘的恒河猴而得以了解。

有人尝试通过在单层子宫内膜细胞上培养人类体外受精的囊胚来重现这一过程。虽然这种体外实验无法将子宫内膜间质细胞发出的旁分泌信号的可能性考虑进去，但保留了不同物种在滋养层侵袭性方面的差异。人类胚胎的滋养外胚层与子宫内膜接触后，分化形成两个差异明显的细胞层。在最外层，相邻细胞融合形成的合体滋养层，是一种多核、终末分化和非增殖性组织。而内层细胞是单核的增殖祖细胞，即细胞滋养层细胞。合体滋养层侵入子宫内膜细胞间隙，但并不导致细胞凋亡。随后几天，囊胚逐渐嵌入子宫内膜的致密层。

通过超声数据及比较分析显示，在着床过程中，子宫内膜的向上生长和包裹胚胎的过程可能与滋养层侵入一样重要[3]。最早可用于研究的离体标本在受精后 7 天左右。此时，胚胎几乎完全嵌入子宫内膜中，然后由纤维蛋白栓封闭子宫内膜面的缺损，但到第 10~12 天，子宫内膜上皮就会覆盖过来。

当植入完成时，胚胎被合体滋养层完全包围（图 1-2A），胚胎下方合体滋养层更厚，与胚极相关。随后外套膜内出现液泡腔，并逐渐融合形成更大腔隙，即 IVS 前身。随着腔隙扩大，侵入的合体滋养层逐渐变薄并形成一个复杂的格状小梁（图 1-2B）。从受精后约第 12 天开始，细胞滋养层细胞增殖并渗透到小梁中。约 2 天后到达它们的顶端，细胞横向扩散并与来自其他小梁的细胞相接触，在外套膜和子宫内膜之间形成一个新分层，为细胞滋养层壳（图 1-2C）。细胞滋养层壳裹着胚胎，将其与母体组织隔离开来，其发育缺陷可能导致流产和其他妊娠合并症[4]。从发育的第 3 周开始，来自胚外中胚层的中胚层细胞侵入小梁，带来成血管细胞，胎儿的血管循环由此分化而来。中胚层细胞不会直接渗透到小梁的尖端，这些仍然是细胞滋养层细胞的聚集体，即细胞滋养层柱，上面覆盖或未覆盖合体滋养层。

细胞滋养层柱近端的细胞增殖及其随后的分化有助于细胞滋养层壳的扩张。因此，在第 3 周快结束时，胎盘的雏形已经形成。囊胚壁发育成绒毛膜板，细胞滋养层壳发育成基底板，腔隙发育 IVS（图 1-2D）。小梁是绒毛树的前身，不断延伸的侧支逐渐增加了其复杂性。

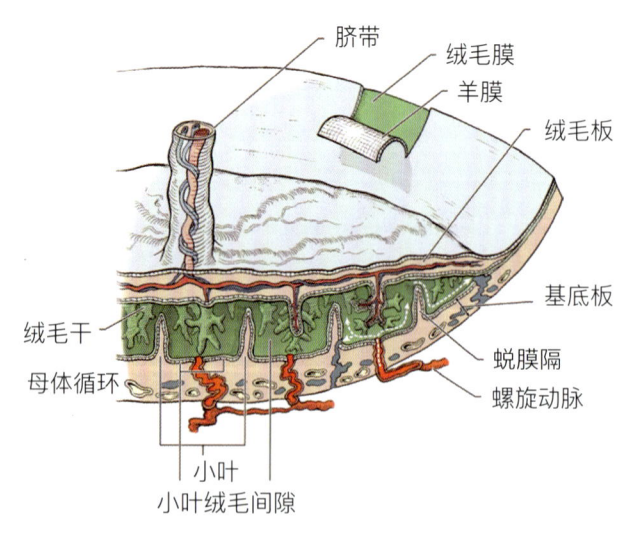

▲ 图 1-1 以绒毛间隙为界，成熟胎盘的绒毛膜板和基底板的横截面

绒毛干分支形成绒毛树，附着在绒毛膜板，以小叶的形式排列，以母体螺旋动脉开口为中心

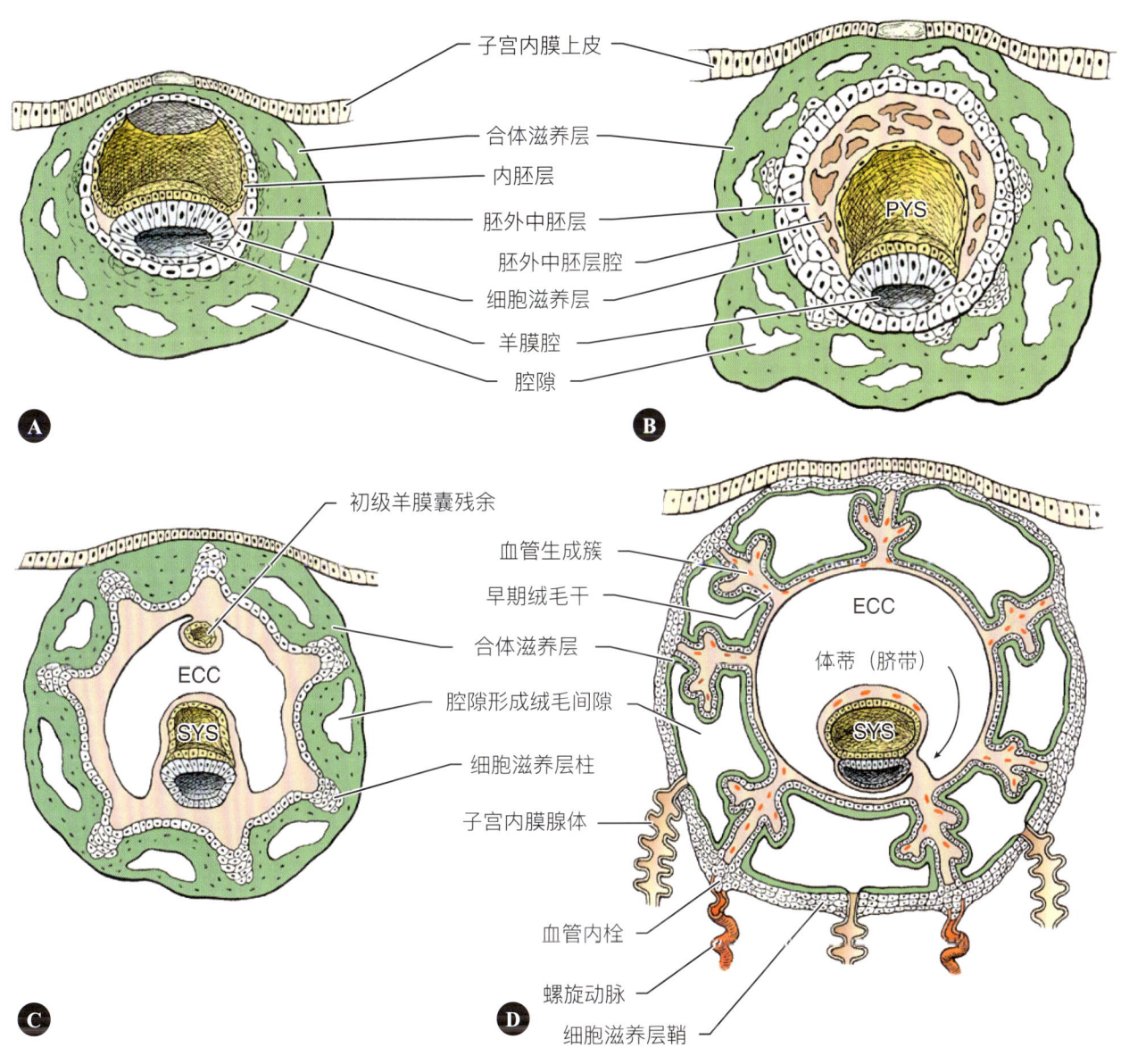

▲ 图 1-2 受精后，胚胎约第 9 天（A）、第 12 天（B）、第 15 天（C）和第 20 天（D）胎盘发育示意
ECC. 外体腔；PYS. 初级卵黄囊；SYS. 次级卵黄囊

最初，绒毛在整个绒毛膜囊上形成，但在孕早期结束时，除深极外的绒毛最终形成平圆形的胎盘，其余绒毛均退化。这个过程中的异常可能会导致绒毛持续异位存在于绒毛膜囊上，产生副胎盘或多叶胎盘。此外，显著的不对称退化可能会导致脐带不附着于胎盘中央。

（三）羊膜和卵黄囊

在胎盘发育的早期阶段，内细胞团分化并产生羊膜、卵黄囊和二胚层胚盘。羊膜、卵黄囊和它们所位于的液体分隔，在早孕的生理中起着重要作用，后文将描述其发育过程。多年来，因为可供研究的样本数量很少，所以这些囊腔的形成过程，以及折叠和凋亡是否都参与其中尚存在争议。最近人类囊胚的体外培养技术解决了这个问题。研究表明，上胚层细胞最初形成细胞团，在极化时转变为中央有一个囊腔的玫瑰花样细胞簇。其中与下胚层接触的细胞保持立方体并形成胚胎，而与滋养层接触的细胞则分化为鳞状细胞，成为羊膜的前体[5]。同时，初级卵黄囊从下胚层延伸出来，沿着滋养层内表面包围生长，中间隔以胚外中胚层形成的疏松网状结构。随后几天，卵黄囊发生重塑。其中涉及三个相关密切的过程。首先，胚盘中原条的形成和内胚层的分化导致原始的下胚层细胞转移到初级卵黄囊的周围区域。其次，囊的体积显著缩小，可能是因为其外围空间被占据，或是它分隔多个小泡。最后，网状结构在胚盘的未来尾端作为一个团块持续存在，是连接胚盘和滋养层的体蒂；在其他位置分裂成两层中胚层，一层排列在滋养层的内表面，形成绒毛膜，另一层覆盖羊膜和卵黄囊的外表面。两层之间是一个充满液体的腔隙，即胚外体腔（exocoelomic cavity，ECC）。重塑的最终结果是形成了一个较小的次级卵黄囊（secondary yolk sac，SYS），通过卵黄管与胚胎相连，漂浮在 ECC 内（图 1-2D）。

ECC 是一个显著的超声检查特征，可以在受精后第 3 周（胚胎第 5 周）使用经阴道探头清楚地观察到。在妊娠第 5~9 周，它代表了绒毛膜囊内最大的解剖空间。SYS 是第一个可以在该空间内通过超声检测到的结构，其直径在妊娠第 6~10 周缓慢增加，最大可达 6~7mm，然后略有减小。在组织学上，SYS 由内胚层细胞构成，这些细胞通过其顶端表面的紧密连接相连，并带有一些短的微绒毛。它们的细胞质含有大量线粒体、粗面内质网轮、高尔基体和分泌液滴，使其成为具有高合成活性的细胞。随着进一步发育，上皮折叠形成一系列囊状结构或小管，其中只有一些与中央的腔隙相通。这些结构的功能尚不清楚，尽管有人提出它们在发育的最早期阶段充当循环网络，因为当中可能存在有无核红细胞。在其外表面上，卵黄囊被一层来自胚外中胚层的间皮覆盖。该上皮覆盖有致密的微绒毛，并且存在大量的凹陷和胞饮小泡，使其具有吸收性上皮的外观[6]。在恒河猴身上进行的实验表明，此间皮层很容易利用辣根过氧化物酶，并且在上皮的正下方存在一个发育良好的毛细血管丛，通过卵黄静脉引流到发育中的肝脏，从而加强了前面所提的循环网络。

然而，到妊娠第 9 周，SYS 开始出现功能下降的形态学表现。这似乎与羊膜的扩张无关，羊膜逐渐沿着胚胎腹侧表面发育。它将卵黄囊压在体蒂上，从而形成脐带。到第 3 个月末，羊膜紧贴绒毛膜内表面，ECC 消失。在妊娠第 15 周左右，通过超声可以看到羊膜和绒毛膜的融合，以及 ECC 的消失。

（四）孕早期的母胎关系

为了让胎盘更好地发挥交换功能，它需要与母体循环建立可靠且足够的交通。建立这种循环交通可以说是胎盘发育最关键的方面之一。近年来，它也一直备受争议。随着合体滋养层发育，其逐渐接近子宫内膜浅静脉，形成血窦，接着合胞体侵入，继而母体红细胞出现在这些腔隙内。母体红细胞的出现在过去被胚胎学家认为是母体循环与胎盘交通建立的开始。然而，如果这是一个循环，那它是一个完全的静脉循环，可能受子宫收缩力和其他力的影响而出现起落。既往许多的组织学研究表明，动脉与该腔隙的连接直到妊娠后期才建立，但确切的时间尚不清楚。

各种研究证据表明，母体 - 胎盘循环形成的重要生理改变发生在妊娠的前 3 个月，这一点已被广泛接受。首先，在孕早期用宫腔镜直接观察 IVS，发现腔内充满了清亮的液体，而不是母体血液[7]。其次，在离体的孕早期子宫标本中采用不透射线的对比剂和其他介质的灌注实验表明，在孕早期 IVS 几乎没有血液灌注，除了在胎盘边缘可能有少许。最后，在妊娠第 10 周前，IVS 内氧含量很低（<20mmHg），而在第 10~12 周，氧含量迅速增加 3 倍[8]，这与胎盘组织中抗氧化酶的 mRNA 浓度和活性的增加相匹配，证实了细胞水平氧合的变化。此类胎盘灌注变化的发生机制与绒毛外滋养层侵入的发生相关。

（五）螺旋动脉的绒毛外滋养细胞侵入和生理转变

在妊娠的最初几周里，滋养层细胞亚群从细胞滋养层壳的深层分化并迁移到子宫内膜。因这些细胞不参与胎盘的最终发育，被称为绒毛外滋养细胞。它们存在于子宫内膜，并与母体螺旋动脉的生理转换有关，因此其活动是胎盘成功形成并发挥功能的基础，这种现象的细胞学机制仍不清楚，但实际结果导致了子宫内膜中子宫动脉中层的平滑肌细胞和弹性纤维丢失，被类纤维蛋白所取代[9]。一些证据表明，这过程分为两个阶段。在妊娠初期，动脉内皮细胞呈现嗜碱性和空泡化表现，平滑肌细胞出现结构紊乱，动脉扩张。这些变化在底蜕膜和壁蜕膜中也同样出现，并且也在异位妊娠的子宫内观察到，因此，它们被认为与局部的滋养细胞侵入不相关。有人提出这些变化是由激素引起的，或是蜕膜中肾

素 - 血管紧张素信号通路激活的结果。随后，在妊娠的前几周内，侵入的绒毛外滋养细胞与动脉关系密切并穿透动脉壁。接着，动脉扩张，从小口径的血管转变为漏斗状的松弛管道。

绒毛外滋养细胞群可以分为两个亚组：①血管内滋养细胞，以逆行方式沿着螺旋动脉的管腔方向迁移，暂时取代内皮细胞；②间质滋养细胞，通过子宫内膜间质迁移。在孕早期，血管内迁移细胞的量足以在螺旋动脉接近基底板时闭塞或封堵螺旋动脉的终端（图 1-3）[10]。正是这些栓塞在妊娠 3 个月末时消散，使母体 - 胎盘的母体循环得以建立。动脉复通的机制目前尚不清楚，但最有可能通过细胞死亡在栓塞产生空隙。这些空隙逐渐融合并形成通道，随着孕周的增加而逐渐扩大，与 IVS 建立联系[11]。整个胎盘植入部位的滋养细胞侵袭过程并不完全一致。它在中央部位侵入程度最深，也被认为存在时间最长。因此，可以推断螺旋动脉的堵塞在该部位最为广泛。这可能解释了这样一个现象，即超声检测母体动脉血流时，通常最先在胎盘外周区域可检测到[12]。伴随着高动脉血流的是与之相应的局部高氧化应激反应，这可以被认为是生理性的，因为它在所有正常妊娠中都出现。有人提出，氧化应激反应会导致绒毛膜囊包蜕膜侧的绒毛退化，从而形成平滑绒毛膜（图 1-4）[12]。

在正常情况下，间质滋养层细胞侵入子宫肌层内 1/3，并融合形成多核巨细胞。该过程的正确调控至关

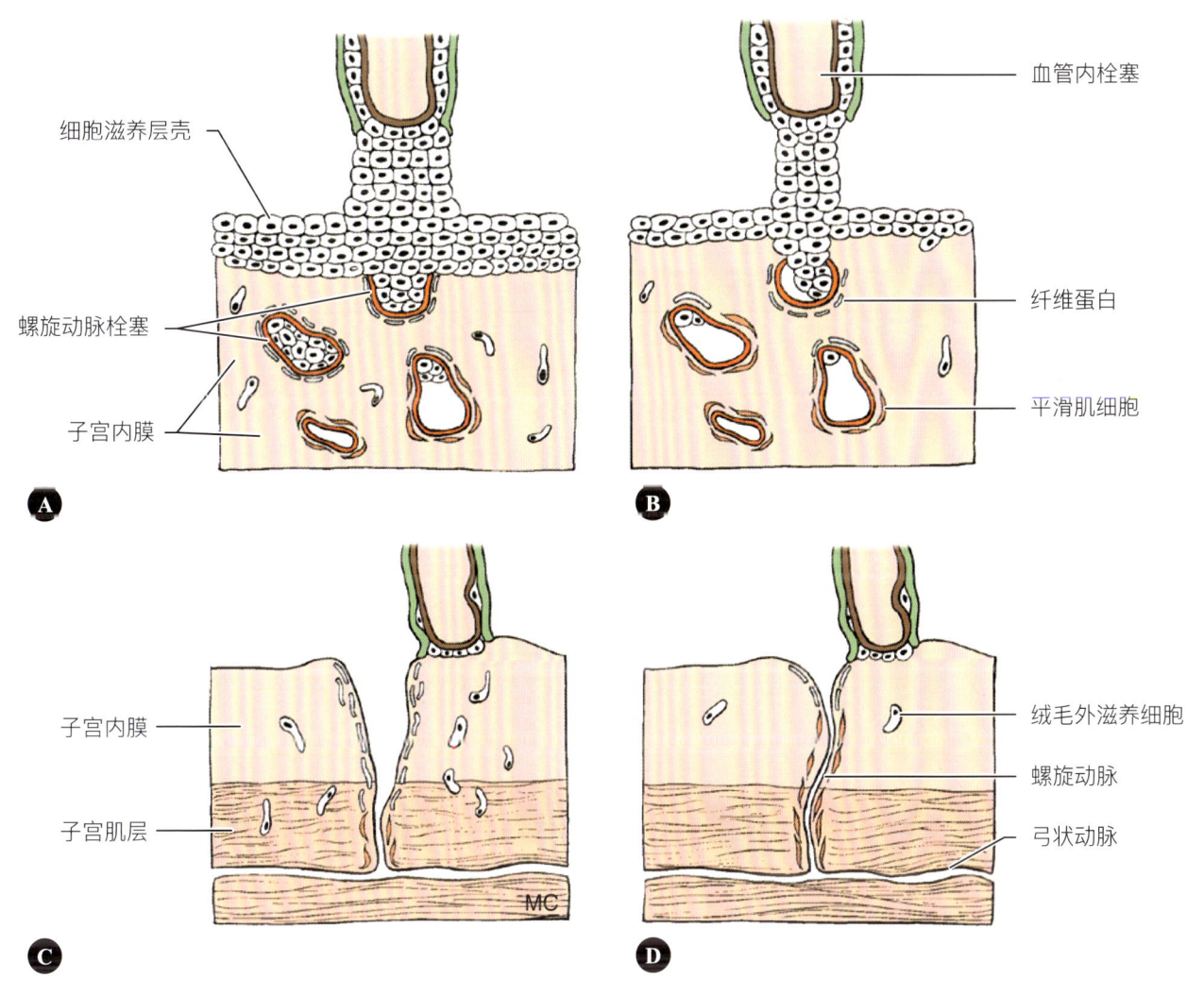

▲ 图 1-3　在孕早期，母体螺旋动脉的尖端被侵入的血管内滋养细胞阻塞，从而阻碍血液流入绒毛间隙

血管内滋养细胞和间质滋养细胞侵袭与螺旋动脉的生理转变相关。这两个过程异常在先兆子痫中都有出现（B）；血管平滑肌的保留可能会增加血管自发性收缩的风险（D），从而可能导致胎盘缺血再灌注型损伤。MC. 母体循环

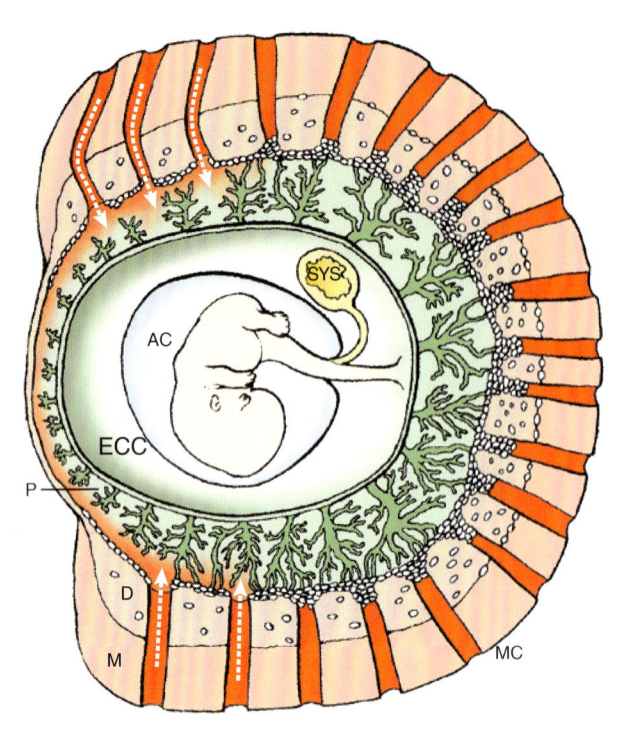

▲ 图 1-4 母体循环从胎盘外围开始（箭），该部位由滋养层侵入，从而堵塞螺旋动脉的程度最低；局部高氧化应激反应被认为可诱导绒毛退化和平滑绒毛膜层的形成

AC. 羊膜腔；D. 蜕膜；ECC. 胚外体腔；M. 子宫肌层；MC. 母体循环；P. 胎盘；SYS. 次级卵黄囊（改编自 Jauniaux E, Cindrova-Davies T, Johns J, et al. Distribution and transfer pathways of antioxidant molecules inside the first trimester human gestational sac. *J Clin Endocrinol Metab*. 2004;89:1452–1459.）

重要。过度侵入会导致子宫内膜的破坏，形成胎盘植入（见第 21 章）。当它们迁移时，滋养细胞与蜕膜内存在的母体免疫系统的细胞相互作用，特别是巨噬细胞和子宫的自然杀伤（natural killer, NK）细胞。这些相互作用可能在调节侵入深度和螺旋动脉转换的过程中发挥生理作用。在非妊娠期，子宫内膜 NK 细胞在分泌期积累，并且在植入部位的螺旋动脉大量聚集。尽管叫杀伤细胞，但没有证据表明它们会杀伤滋养细胞。相反，它们的细胞质内含有大量颗粒物质，其中含有多种细胞因子和生长因子。绒毛外滋养细胞表达多态性人类白细胞抗原 C（human leukocyte C-antigen, HLA-C），该抗原与 NK 细胞上的杀伤细胞免疫球蛋白样受体（killer cell immunoglobulin-like receptors, KIR）结合。最近的证据表明，一定程度的 NK 细胞激活是妊娠的必要条件[13]，这很可能是因为其释放了细胞因子，如粒细胞 - 巨噬细胞集落刺激因子（granulocyte-macrophage colony stimulating factor, GM-CSF）和蛋白酶。GM-CSF 增加绒毛外滋养细胞的运动性，可能介导了螺旋动脉的重塑[14]。因此，HLA-C 和 KIR 结合被抑制的个体常伴随着妊娠合并症的高风险。由此可见，免疫相互作用对生殖很重要。此外，这些免疫相互作用还影响了新生儿的出生体重（包括巨大儿的形成）[15]。

有人认为，螺旋动脉的生理转换是为了确保足够的母体血液流向胎盘，这个观点可能过于简单了。该过程本身并不能增加胎盘的血流量，因为它只影响螺旋动脉的最远端部分。而动脉的近端部分，起源于子宫弓状动脉，始终保持未转换的状态，成为限速段。这段血管在孕早期与子宫的其他部分的血管一样，可能在雌激素的作用下，逐渐扩张。继而，子宫循环阻力下降，血流量从月经周期时的约 45ml/min 增加到孕足月时的约 750ml/min 或母体心输出量的 10%～15%。小鼠的研究表明，辐射状血管部分阻力约占总子宫胎盘血管阻力的 90%[16]。

相较而言，终末的动脉扩张将大大降低母体血液流入 IVS 的速度和压力。数学模型表明，生理转换可使螺旋动脉未扩张节段的血流速度下降，从 2～3m/s 降至约 10cm/s[17]。降低血流速度可以确保新生的绒毛树不会被急速的血流损伤。减缓母体血液流过绒毛树也将促进物质的交换，而降低 IVS 中的压力对于防止绒毛内胎儿毛细血管网的挤压和塌陷十分重要。通过恒河猴测量的数据表明，螺旋动脉口的压力仅为 15mmHg，而 IVS 内的平均压力为 10mmHg。胎儿绒毛毛细血管内的压力估测约为 20mmHg，形成了 5mmHg 压差，有利于血管腔的维持。

一些妊娠合并症与绒毛外滋养细胞浸润过程出现缺陷和未能正确建立母体 - 胎盘循环有关。缺陷严重时，细胞滋养层壳薄且易破碎，这种情况在约 2/3 的自然流产中可观察到[4]。结果，母体螺旋动脉末梢的滋养细胞栓塞不完全或缺失，使得母体血流在胎盘发育过程中提前且大范围地出现[12]。血流动力学的影响加上胎盘组织内过度的氧化应激反应[18]可能是导致这些妊娠失败的主要原因。

在缺陷较轻的情况下，妊娠可能会继续，但随后会因先兆子痫、宫内生长受限（intrauterine growth restriction, IUGR），或两者同时存在而变得复杂。螺旋动脉生理转变要么仅存在于浅表的子宫内膜部分，要么完全缺失（图 1-3）。在重度先兆子痫伴胎儿生长受限的病例中，仅 10% 的螺旋动脉发生了应有转变，而正常妊娠中为 96%[19]。究其原因，是间质滋养细胞无法成功侵入子宫内膜，还是由于侵入深度不足而未能穿透动脉壁，目前仍有争议。但这两种可能性可能并不互斥，并且可能反映不同的病因，包括染色体异常、母体易栓症、子宫内膜异常或母体的其他疾病。

不论何种原因引起，螺旋动脉转变不全可能导致的后果如下。首先，由于动脉远端没有扩张，母体血流将以更快的速度进入 IVS，呈喷射状，可经超声检测。位于喷射点的绒毛树则被破坏，而产生绒毛间血池，而 IVS 内的血流动力学改变导致血栓形成和纤维蛋白过度沉积。其次，不完全转换的螺旋动脉保留了更大的血管反应性。来自恒河猴和人类的证据表明，螺旋动脉并非持续开放的，而是存在自主的周期性收缩，并且独立于子宫肌层的收缩[10, 12]。有人提出，由于动脉壁中仍保留了平滑肌组织，使得血管舒缩加剧，导致胎盘发生缺氧 – 复氧损伤，加剧氧化应激反应。胎盘氧化应激和未折叠蛋白反应信号通路激活，是先兆子痫，尤其是早发型先兆子痫发病的关键因素[20]。体外实验和临床证据表明，氧合波动比单纯地减少子宫动脉灌注更能刺激其发生[21]。最后，螺旋动脉末梢发生急性动脉粥样硬化。这很可能是由缺氧 – 复氧损伤或其血流动力学异常而产生的继发性改变。然而，如果粥样硬化导致动脉梗阻，将进一步降低 IVS 内的血流，发生胎儿生长受限。

（六）子宫内膜在孕早期的作用

子宫内膜上皮细胞的信号通路及腺体分泌在胚胎着床时调节内膜容受性方面起着主要作用，一旦着床，腺体对胎儿发育的潜在作用在很大程度上被忽视。这是由于大家普遍认为，胚胎嵌入子宫壁后，就无法接触到分泌到宫腔内的物质了。然而事实上，由内膜腺体分泌的 Glycodelin-A（过去称为 PP14 或 $α_2$-PEG）可在羊水检测，并于妊娠 10 周左右浓度达到峰值，表明胎盘在孕早期时广泛暴露并接触到内膜腺体分泌物。对子宫切除术标本中原位胎盘的检查证实了这一理论，腺体开口于底板，分泌于 IVS（图 1-2）[22]。该分泌物被称为"子宫乳"，是多种母源物质的混合，包括蛋白质、糖类（如糖原），以及被合体滋养细胞吞噬的脂滴。

分泌物中不仅有营养物质，还有丰富的生长因子，如白血病抑制因子、GM-CSF、血管内皮生长因子（vascular endothelial growth factor，VEGF）、表皮生长因子（epidermal growth factor，EGF）和转化生长因子 –β（transforming growth factor-β，TGF-β）[23]。这些因子的受体存在于绒毛组织上，当给予来源于孕早期的离体绒毛组织以外源性 EGF 时，它会刺激细胞滋养层细胞分裂。在其他物种中的实验中，有强有力的证据表明，在孕早期，滋养层分泌的催乳素会刺激腺体的活性和生长因子产生[24]。通过这种方式，胎盘能够促进其自身的发育，我们称之为"伺服机制"。

基于人体中的滋养层的人绒毛膜促性腺激素（human chorionic gonadotropin，hCG）和胎盘催乳素，以及来自蜕膜的催乳素，我们推测在人类中存在与前述类似的信号通路[25]。目前没有分子证据支持这一假设，但在孕早期，腺细胞确实发生了高分泌形态的变化，即 Arias-Stella 反应。此外，在非妊娠的分泌晚期和孕早期之间，分泌物发生了唾液酸化改变[26]。末端唾液酸帽的丢失，意味着分泌物在被滋养细胞吞噬后更易被降解。此外，这一变化将确保，通过子宫静脉进入母体循环的任何生长因子，都将被母体肝脏中的无唾液酸糖蛋白受体迅速清除。如此，可以在早期胎盘的 IVS 内创建特有的增殖微环境，而避免对母体产生过度刺激。

近期发展起来的类器官培养技术[27]，研究子宫内膜腺体对早孕激素的反应，为阐明孕早期腺体和滋养层的信号交通提供新的可能。腺体分泌的糖蛋白，特别是 Glycodelin-A，也通过其对滋养层细胞侵入、激素分泌和母胎界面的免疫调节的影响，从而参与胎盘形成[28]。

超声测量结果表明，胚胎成功植入需要子宫内膜厚度达 8mm 及以上，但并非所有研究都支持该理论。尽管如此，一项子宫内胎盘病理切片的研究报道，在妊娠 6 周时，胚胎下方有超过 5mm 的子宫内膜[23]，该发现与前述理论相符。在随后的孕早期中，子宫内膜会逐渐退化，因此到妊娠 14 周时，内膜厚度会减少到 1mm。在组织学上，腺上皮也发生了从柱状上皮细胞到立方上皮细胞的转变。分泌细胞器变少，但腺体的管腔仍充满了分泌物。

总而言之，在妊娠最初的几周内，内膜腺体最为活跃且分泌最多，随后在孕早期逐渐减弱。与之相一致的是，随着母体-胎盘的动脉循环的建立，组织营养也转变为了血液营养。

越来越多的证据表明，一些常见的妊娠合并症（如先兆子痫）起源于子宫内膜而非胎盘[29]。各种腺体功能与妊娠结局相关性的研究取得了不同的结果。有报道表明，复发性流产的女性宫腔灌洗液中黏蛋白-1、Glycodelin-A，以及白血病抑制因子浓度降低。然而，其他研究表明，子宫内膜中这些蛋白的表达与妊娠结局没有显著的关联。

从现有证据来看，子宫内膜腺体对妊娠结局的影响不仅限于胚胎着床时期，它们在孕早期的胎盘发育中也起着关键的作用。

（七）绒毛树的拓扑结构

扩散交换是胎盘的主要功能之一，对此的物理要求对器官结构的影响最大。惰性分子的扩散速率遵循菲克定律，与交换表面积除以组织屏障的厚度成正比。因此，绒毛不断产生分支，形成较大的表面积以促进交换，这就是绒毛树。

绒毛树从空隙之间的小梁中，通过逐渐重塑、横向分支等方式长出（图1-2）。最初，不同的绒毛分支几乎完全一致，只能通过它们在层级位置、大小来区分。在这个阶段，中胚层的核心松散堆积。在绒毛树的近端，它与排列在ECC上的胚外中胚层融合在一起。基质细胞具有帆状突起，连接在一起形成与绒毛长轴平行的充满液体的通道。巨噬细胞经常出现在这些通道中，因此它们可能在血管发生之前作为原始循环系统发挥作用。通过这种方式，来自子宫内膜腺体的分泌蛋白可以自由地进入体腔液[22]，值得注意的是，通道中的巨噬细胞对子宫内膜腺体分泌的Glycodelin-A有极强的免疫反应。

在孕早期末，绒毛开始分化成不同的类型。与绒毛膜板连接处的绒毛发生重塑形成茎绒毛，是每支绒毛树的主干。随后，致密的纤维基质逐渐形成，包绕绒毛膜动脉及其伴随静脉的分支。动脉位于中央，被平滑肌细胞呈袖口样包围。尽管具有阻力血管的外观，但生理学研究表明，在正常情况下，胎儿胎盘循环在血管充分扩张的情况下运行。茎绒毛仅含有少量毛细血管，因此它们在胎盘交换中的作用很小。

经过几级分支，茎绒毛分出中间绒毛。它们在形态上更长更细，可分为未成熟和成熟两类。前者主要见于孕早期，代表具有基质通道的非分化绒毛的持续存在。成熟的中间绒毛充当框架，使末端绒毛从其表面的间隔发出。其核心内有小动脉和小静脉，但也有大量未扩张的毛细血管，提示其交换能力有限。

绒毛树的主要功能单位是末端绒毛。对于末端绒毛丛的起始并没有严格的定义，但它们通常是短而粗的分支，最长100μm，宽约80μm，从中间绒毛的侧面长出（图1-5）。它们高度毛细血管化，非常适合扩散交换。

绒毛的分化与小叶结构的形成在时间上一致，这两个过程很可能相互关联。在母体循环开始后，血流动力学可能会影响绒毛树的外形，小叶结构最早可以在孕中期的早期观察到。可靠的影像学和形态学证据表明，与恒河猴胎盘类似，人类胎盘中，母体血液被输送到小叶的中心，然后在外围扩散[10]。因此，整个小叶可能存在氧梯度，绒毛组织内抗氧化酶活性及表达量的显著差异证实了这一说法。其他代谢梯度也可能存在（如葡萄糖的浓度），这些梯度可影响绒毛的分化。小叶中央的绒毛氧浓度最高，形态学和酶学证据提示其相对不成熟。因此，被认为是出芽区。相比之下，小叶外围的绒毛更适合扩散交换。

绒毛树的形成是一个缓慢持续的过程，在整个妊娠期间以稳定的速度进行。到足月时，绒毛的表面积达10~14m^2。IUGR病例中，该数值显著降低，但主要反映胎盘体积的整体减少，而非绒毛树发育不良[30]。在仅患先兆子痫的产妇中，绒毛树表面积在正常范围内，只有同时出现胎儿生长受限时才会减少[30]。最近，已有研究采用超声纵向测量，进行胎盘生长监测。研究发现，尽管数据显示个体差异很大，但在生长受限儿或巨大儿中，胎盘的体积在12~14周时出现明显的减少或增大。这些发现表明，胎盘的最终大小其实决定于孕早期。

二、胎盘组织学

绒毛树的上皮由合体滋养层覆盖。顾名思义，

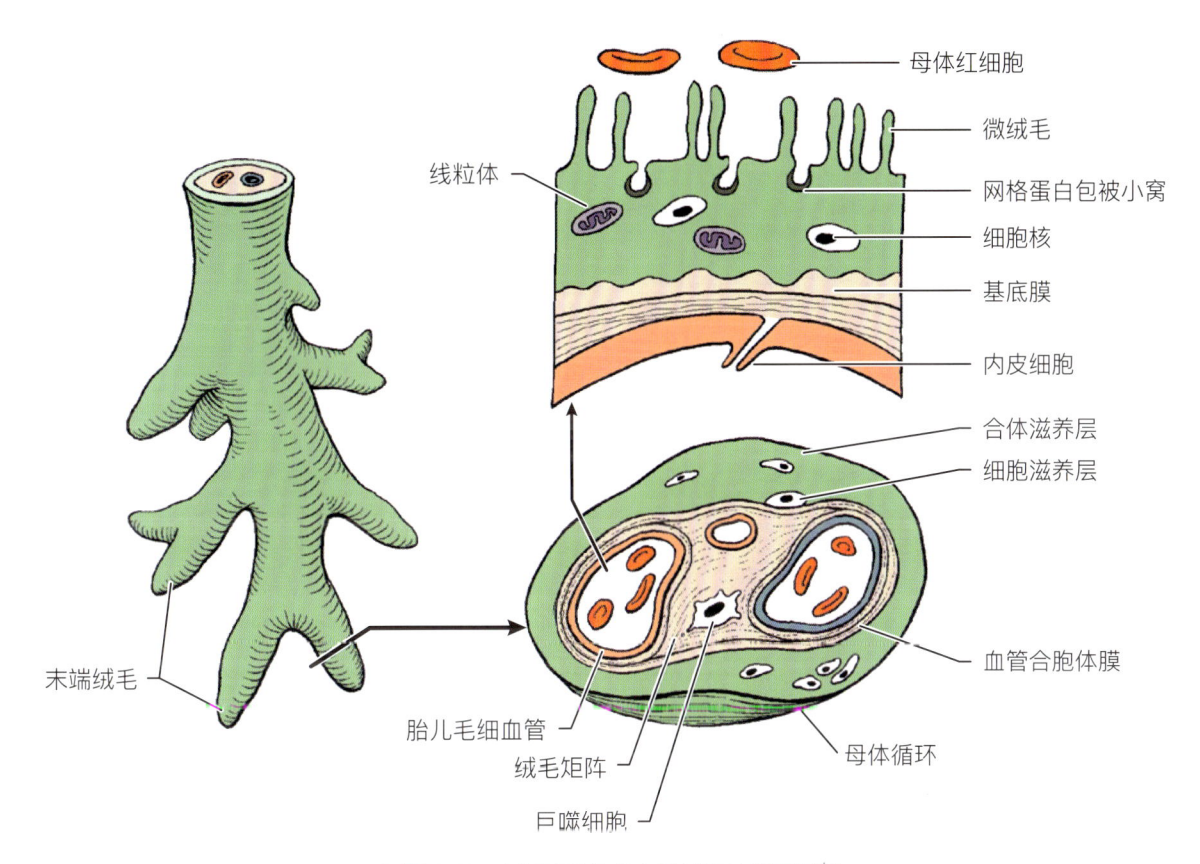

▲ 图 1-5　中间绒毛长出末端绒毛的侧面图解

这是一个真正的多核合胞体，没有横向细胞间裂，贯穿整个绒毛。本质上，合体滋养层充当 IVS 的内皮并产生一氧化氮合酶，但不表达 HLA Ⅰ 类或 Ⅱ 类抗原。因此，对 IVS 中的母体免疫细胞具有免疫惰性。任何透过胎盘的物质均主动或被动地穿过这层上皮。合体滋养层承担着合成所有胎盘激素的重任，因此，它具备了许多有潜在矛盾的特征。

合体滋养层具有高度极化，其最显著的特征是其顶端表面有密集的微绒毛。在孕早期，微绒毛较长（长 0.75~1.25μm，直径 0.12~0.17μm），随着妊娠发展逐渐变短变细，足月时长 0.5~0.7μm，直径 0.08~0.14μm。微绒毛均匀地覆盖在绒毛表面，放大系数为 5.2~7.7。微绒毛表面的受体和转运蛋白已通过分子生物学和免疫组织化学技术检测到。受体被认为存在于脂筏中，一旦与配体结合，就会迁移到微绒毛底部的网格蛋白包被小窝处（图 1-5）[31]。受体 – 配体复合物聚集在凹坑中，被内化。一些配体（如胆固醇）在合胞质中降解，另一些配体 [如免疫球蛋白 G（immunoglobulin G，IgG）] 在基底则通过胞吐排出。

微绒毛的结构支撑由位于顶端下方的大量肌动蛋白丝和微管交织形成的网提供。合胞质中还存在大量的胞饮小泡、吞噬体、溶酶体、线粒体、分泌小泡、内质网链、高尔基体和脂滴[31]。合体滋养层高度活跃，是具有吸收、分泌和合成功能的上皮。因此，其代谢率高，耗氧约占胎盘单位吸收总氧的 40%[32]。

合体滋养层是终末分化的组织。因此，在其细胞核内未观察到有丝分裂象。有人提出，这在其他物种的母胎界面处也可观察到，它降低了滋养层发生恶变的风险，从而保护母体。无论出于何种原因，合体滋养层细胞是细胞滋养层细胞募集产生的，后者是单核的，位于合胞体下方发育良好的基底膜上，一部分不断增殖为未分化细胞，另一部分逐渐分化为子代细胞。细胞的形态也发生相应的改变，从细胞器较少的立方体静息细胞到与上层完全分化细胞非常相似的合胞体[31]。膜的融合发生在这两者之间，细胞核和细胞质一并进入形成合体滋养层。在孕早期，细胞滋养层细胞在合胞体下方形成一个完整的层。但随着妊娠的进展，细胞分离，在组织切片中较少见。过去，认为这种现象提示了细胞滋养层细胞数量减少、滋养层的增殖能力降低。然而，无偏体视学估计提示相反的结果，滋养细胞的总数在足月时是增加的[33]。细胞密度之所以表现为下降，是因为绒毛的表面增大速度更快。因此，在单个组织学切片中，细胞滋养层细则显得很少。

调节细胞滋养层细胞增殖的机制尚不完全清楚。在孕早期，即6周之前，EGF可能发挥重要作用。这些细胞上有该因子及其受体的表达。EGF在子宫腺体的上皮中也有很强的表达[23]。在对马的研究中，腺体和其上覆盖的滋养细胞中EGF表达和增殖存在紧密的空间和时间相关性[34]。在孕早期的后期，胰岛素样生长因子-2（insulin-like growth factor 1，IGF-2）可以免疫定位于细胞滋养层细胞，肝细胞生长因子的受体也是如此，这是一种由间充质细胞表达的强大的有丝分裂原，可调控旁分泌。环境刺激可能也很重要，体外实验提示缺氧会刺激细胞滋养层增殖。在高海拔地区，低压缺氧的环境可能使胎盘灌注不良，却能观察到更多的细胞，但其中是否存在合体滋养细胞的增殖增加，或者是融合减少，目前尚不确定。

调节和介导细胞融合的因素尚不明确。生长因子（如EGF、GM-CSF和VEGF）能够在体外刺激融合，雌二醇和hCG也是如此。相比之下，TGF-β、白血病抑制因子和内皮素则抑制该过程，这表明在体内，细胞融合的结果取决于这些功能不同因素的平衡。hCG具有促进细胞间缝隙连接的作用，有力的实验证据表明，通过缝隙连接进行信号交通是细胞融合过程中必不可少的先决条件[35]。目前尚不清楚细胞膜融起始于间隙连接的位点，但最近研究者把目光转向了其他潜在的融合机制。其中之一是细胞膜外层的磷脂酰丝氨酸的外化，这是否代表合体滋养层中完成的凋亡级联反应的一部分，还是细胞滋养层分化所固有的，仍然存在争议。还有一种是人内源性逆转录病毒包膜蛋白 HERV-W 基因和 HERV-FRD 基因，通常又被分别称为（合胞素基因）syncytin 1 和 syncytin 2 的表达。其中第一个在约2500万年前进入灵长类动物基因组，第二个在4000万年前进入。它们被认为具有融合和免疫调节功能[36]。合胞素的表达似乎是滋养层细胞在体外形成合体所必需的，而在其他细胞类型中的异位表达也使这些细胞具有了融合性。合胞素与氨基酸转运蛋白 ASCT2 相互作用，在体外滋养层细胞系的研究中发现，此两者的表达都受缺氧环境的影响。这可以解释胎盘在缺氧环境中细胞滋养层细胞数量增加的原因。

虽然细胞滋养层增殖和融合的过程及调控机制尚未完全阐明，但它似乎在体内受到严格调控。整个妊娠期间细胞滋养层的细胞核与合胞体细胞核的比例维持在1∶9左右[33]，在病理情况下可能会有变化。免疫组织化学和氟尿苷干扰实验的数据表明，一定比例的细胞核（约80%）在整个妊娠期间都具有转录活性[37]，这使组织能够更快、更自主地应对改变。无转录活性的细胞核与之分开，聚集在一起，称为合体滋养细胞结节。这些细胞核染色质致密，呈现出氧化改变，提示一定程度的老化或受损。合体滋养细胞结节在孕晚期变得十分常见，病理学家将其视为合胞体健康的标志，称为 Tenney-Parker 改变。

（一）绒毛膜的完整性

滋养层损伤、需要修复的情况下，前述两种细胞核比例平衡会发生改变。独立区域的合胞体损伤，通常被称为局灶性合胞体坏死，是所有胎盘的一个特征，但在病理性妊娠的胎盘中更为常见。它们的起源尚不清楚，可能源于 IVS 内的血流动力学改变，也可能源于绒毛的相互物理作用。后者有一个例证，即相邻绒毛的合胞体桥断裂会导致其表面上出现直径 20~40μm 的圆形缺陷。微绒毛表面的破坏导致血小板的活化和纤维蛋白斑块在滋养细胞基底膜上的沉积。据报道，紧邻这些斑块的合胞体细胞核发生了凋亡，但这其中的因果关系尚不明确。随着时间的推移，细胞滋养层细胞在斑块上迁移、分化并融合形成新的合体滋养层。结果表明，斑块被内化，绒毛表面的完整性得以恢复。然而在此期间，这些位点非选择性渗透肌酐，可能代表胎盘转运的细胞旁路途径[38]。

过去有报道认为，合体滋养层细胞发生的广泛的细胞凋亡，反映了病理条件下滋养层细胞的更替加速。然而，最近的研究已经阐明，尽管先兆子痫和 IUGR 病例中细胞凋亡率增加，但仅限于细胞滋养层细胞[39]。

稽留流产中可观察到合体滋养层细胞的大范围损害，亦会出现整层的变性和脱落[12, 18]。虽然细胞滋养层细胞的凋亡和坏死增加，但剩余的细胞可分化并融合形成新的有功能的合体滋养层。孕早期或孕足月胎盘的绒毛在体外环境中也能观察到类似的作用。

可以推断，妊娠期间发生了大量的合体滋养层细胞的更替，但由于缺乏纵向研究，这种更替程度和范围无法估计。因此，绒毛膜显然不能被视为完整的物理屏障，绒毛树中的其他部分可能在调节母胎物质转运中发挥重要作用。

（二）胎盘的血管

胚胎脉管系统的发育是从受孕后第 3 周（妊娠第 5 周）开始，毛细血管在绒毛基质核心内从头形成。成血管细胞索在生长因子（如碱性成纤维细胞生长因子和 VEGF）的影响下分化[40]。到第 4 周开始时，管腔形成，内皮细胞变得平坦。周围的间充质细胞与血管紧密并列，并分化成周细胞。随后几天内，相邻血管发生连接，形成血管丛，最终与体蒂中的尿囊血管连接，从而建立胎盘到胚胎的循环。

血管建立有效循环的具体时间很难确定。首先，胚胎体内体外循环的通道最初十分狭窄，几乎没有血流。其次，绒毛毛细血管的管径很细，孕早期胚胎产生有核红细胞，变形性差，在循环中流动阻力高。这些在孕早期多普勒波形中可以反映出来，随着血管在随后的几周内逐渐扩张，阻力下降。

在妊娠初期，周细胞相对较少；毛细血管网不稳定，并经历了较大的重塑和改造。血管生成一直持续到足月，最终形成毛细血管芽和环。这些都有助于末端绒毛的形成。胎儿毛细血管的管径在中间绒毛和末端绒毛内并不是恒定的。通常，曲度较大的绒毛顶点处，毛细血管会扩张并成正弦曲线状。这可能有助于降低血管阻力，并促进胚胎血流流向绒毛树。与此同时，扩张的毛细血管的外壁与其上覆的滋养层紧密相邻。滋养层局部变薄，母体和胎儿循环的扩散距离缩减到最短距离（图 1-5）。这种特殊结构称为血管合胞体膜，计算机模型数据显示，它们是气体和其他物质扩散交换的主要场所[41]。认为这种结构类似于肺泡，其中肺毛细血管缩进肺泡上皮中以减少气血扩散屏障的厚度。合胞体层变薄不仅会增加扩散到胎儿毛细血管的速度，还会减少滋养层在这过程中消耗的氧气。由于蛋白质合成和离子泵的高速率，合体滋养层的代谢非常活跃。然而，由于绒毛面周围组织的不均匀分布，胚胎和胎盘的需氧量也有很大的不同。

值得注意的是，在胎盘小叶外周氧浓度低的区域，以及高海拔地区的胎盘里，血管合体膜的发育达到最大程度。这两种情况都与毛细血管窦的扩大有关，可以视为一种为增加胎盘组织扩散能力而做出的适应性改变。相反，在 IUGR 和吸烟者的胎盘中，绒毛膜的厚度则增加。如前所述，跨绒毛膜的静水压力差是毛细血管扩张直径和绒毛膜厚度的重要决定因素。提高 IVS 中的压力不仅会收缩毛细血管，还会增加脐血管循环的阻力。这两种效应都会降低弥散交换，凸显了螺旋动脉完全转换的重要性。

在一些妊娠合并症病例中能观察到血管的变化[42]，以巩固绒毛树的拓扑结构。高海拔地区的胎盘中可观察到血管网的分支增加，使得末端绒毛比正常情况下更短且更易成簇。目前没有实验数据表明这对胎盘交换有何种影响。然而，理论上，这种缩短动静脉通路的改变可能会提高效率。

三、胎盘的生理结构

胎盘为胎儿提供所有必需的营养物质，包括水和氧气，除了合成大量蛋白质和类固醇激素，以及维持妊娠所需的因子外，它还为清除胎儿排泄物提供了途径。在孕早期，SYS 和外体腔在蛋白质合成中发挥重要作用，并成为妊娠囊内的一种转运途径。在孕中晚期，大部分（95%）的母胎物质交换发生在绒毛膜尿囊胎盘上。

（一）次级卵黄囊和外体腔

前文已讲述胎盘和胚外膜的发育，下面将阐述其在妊娠期间的生理作用。在系统发育上，最古老的膜是卵黄囊，SYS 在所有哺乳动物的胚胎发育中发挥着重要作用。卵黄囊的功能在啮齿动物中的研究最为深入。它是造血的起始点之一，合成了多种蛋白质，并且参与母胎的物质转运。

人类 SYS 的内胚层可合成几种与胎儿肝脏合成相同的血清蛋白，如甲胎蛋白（alpha fetoprotein，AFP）、α$_1$- 抗胰蛋白酶、白蛋白、前白蛋白和转铁蛋白。除极少数外，这些蛋白质的分泌仅限于胚胎区室，SYS 对母体蛋白质的贡献是有限的[43]。这可以解释为什么这些蛋白在 ECC 中的浓度总是高于母体血清中的浓度。从妊娠 6 周到分娩，胚胎肝脏也产生 AFP，其分子量高（±70kDa），与 hCG 不同的是，它在羊膜两侧的含量相似。对伴刀豆球蛋白 A 有亲和力的 AFP 分子异构体的研究分析表明，体腔液和羊水中的 AFP 分子主要来源于卵黄囊，而母体血清中的 AFP 分子主要来自胎肝[43]。这些结果表明 SYS 还具有排泄功能，并向胚内和胚外腔分泌 AFP。而胎肝来源的 AFP 则可能是通过胎儿循环，从胎盘绒毛膜转运到母体循环中。

通过检测 ECC 和 SYS 内液体蛋白质和酶分布的区别，以及比较 SYS、胎肝和胎盘对 hCG 和 AFP 的合成能力，来评估卵黄囊膜的潜在吸收能力[44]。卵黄囊和体腔液中存在滋养层特异性 hCG，而卵黄囊组织中缺乏 hCG mRNA 的表达，是证实卵黄囊具有吸收功能的第一个生物学证据。SYS 和体腔液中成分的相似性表明，在两个隔室之间，多数分子可发生自由转移。相反，ECC 和羊膜腔之间，大多数蛋白质存在明显的浓度差，表明分子的转移仅限于羊膜一侧。最近，有研究对 SYS 进行了 RNA-seq 分析，并比较了小鼠和鸡胚卵黄囊的转录组，充分证实了其具有吸收功能。参与脂质转运和胆固醇处理的转录本是最丰富的（占前 0.5%），这与体腔液中高水平的载脂蛋白（Apo B、Apo A_1、Apo A_2 和 Apo A_4）相符[45]。编码各种转运蛋白的转录本也十分丰富，包括腺苷三磷酸（adenosine triphosphate，ATP）结合盒转运蛋白家族。

以上研究结果，以及三个物种（人类、小鼠、鸡）转录本的高度保守性表明，人卵黄囊膜是胚外和胚内物质交换的主要场所，分子流动发生在卵黄囊外，从 ECC 到管腔，再到胚胎肠道和循环中。采用免疫组化技术鉴定间皮细胞中的转运蛋白[45]，以及多功能内吞受体 megalin 和 cubilin，均与 RNA-seq 数据相符，支持了上述理论。妊娠 10 周后，SYS 壁的细胞成分开始退化，不再具有转运功能，ECC 和胎儿循环之间的大多数物质交换必须通过绒毛膜板进行。

ECC 的发育和生理作用与 SYS 的发育和生理功能密切相关，前者为其提供了稳定的环境。体腔液中 hCG、雌三醇和孕酮的浓度高于母体血清[43]，提示了滋养层和 ECC 之间存在直接通路。从形态上看，这可能是通过绒毛基质通道和绒毛膜板松散的间充质组织传递的。蛋白质电泳结果提示，体腔液来自母体血清的超滤液，并添加了特定的胎盘和 SYS 产生的物质。在孕早期，体腔液呈淡黄色，比清澈的羊水更黏稠。这主要是由于体腔液中的蛋白质浓度高于羊水。几乎每种蛋白质在体腔液中的浓度都高于羊水，根据不同的蛋白分子量，其浓度高出 2~50 倍[43]。体腔液的更新速度非常缓慢，因此 ECC 可作为胚胎发育所需营养物质的储存库。这些研究表明，ECC 是早期胎盘液的生理性延伸，是胎儿获得营养的重要途径。已知的一些重要的分子主要由蜕膜产生，如 B 族维生素、催乳素、葡萄糖和 Glycodelin-A 糖[43]。因此，该途径在绒毛间循环建立之前，为胚胎发育提供足够的营养可能起着关键的作用。我们推测，子宫内膜腺体产生的营养物质穿过早期胎盘进入 ECC，然后被 SYS 吸收并运输到胚胎（图 1-6）[45]。通过这种方式，早期胎盘的生理功能相当于大多数哺乳动物的绒毛膜卵黄囊胎盘，尽管 SYS 不与绒毛膜的内表面接触。

将 ECC 与发育中的成熟卵泡腔（Graafian follicle）进行类比。有人认为，随着无血管细胞群的增多，为了氧气能顺利转运，成熟卵泡进行一定的适应性改变是必要的。因为卵泡液或体腔液中都没有氧的消耗，相比等厚度的细胞，在其内能更自由地扩散。因为卵泡液和体腔液都不含氧载体，所以氧含量非常低。无论是对于卵母细胞还是胚胎，供给者和接收者不可避免地存在氧浓度梯度。通过体外受精研究的结果表明，卵泡液中的氧分压随着超声测量的卵泡直径的增加而下降。由此推断，在功能性胎盘循环发育之前，经 ECC 的自由扩散可能是胚胎获氧的重要途径，这意味着早期胎儿维持处于低氧环境中，可能有助于保护胚胎组织免受氧自由基的损害，并可能防止在胚胎和器官发育阶段关键的信号通路中断。ECC 中存在公认的抗氧化作用的分子（如牛磺酸、转铁蛋白、维生素 A 和维生素 E 及硒）支持了这一假设。与此相关的是，低氧环境也可能有利于维持胚胎干细胞和胎盘干细胞的"干性"。值得注意的是，胎盘的增殖能力在孕早期的末期时迅速下降[46]，这可能是由子宫内膜腺体产生的生长因子的减少或胎盘内氧浓度的升高导致。

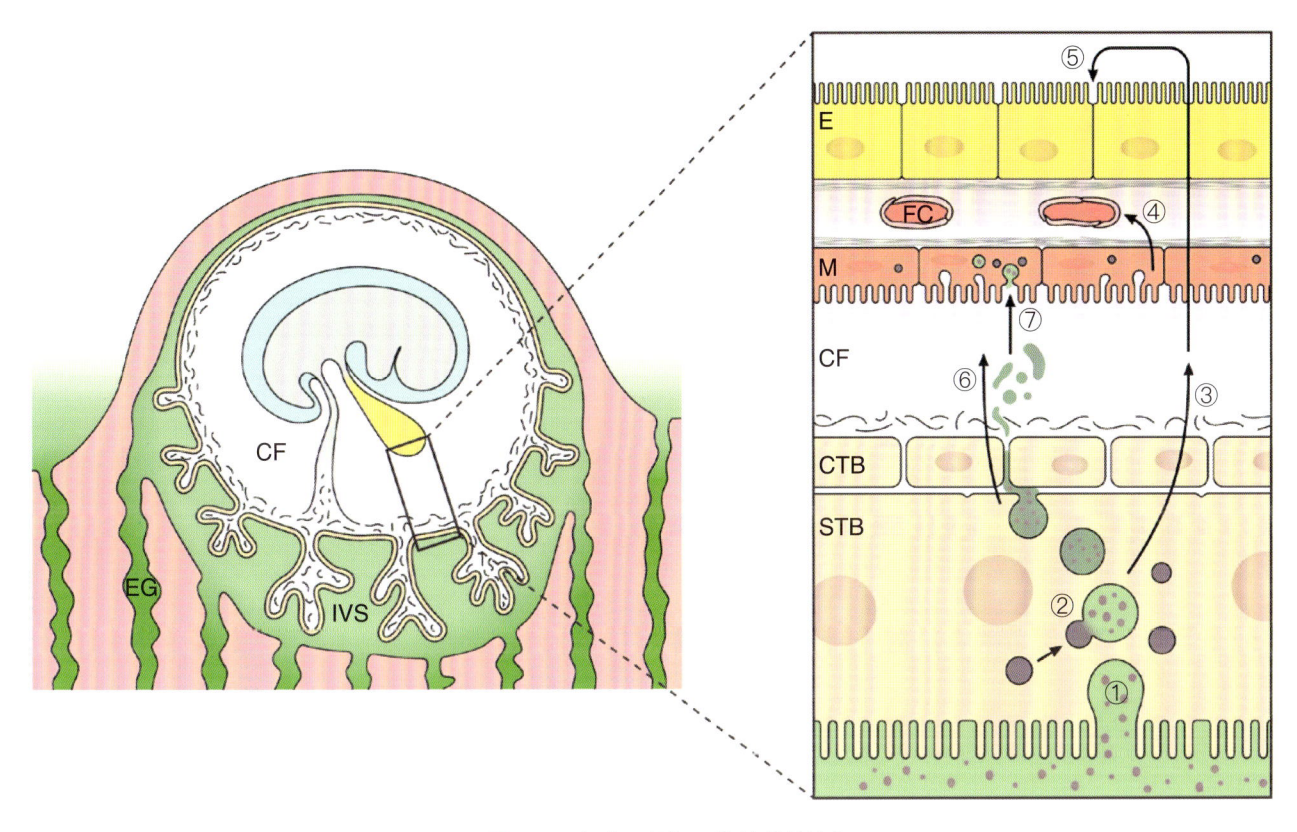

▲ 图 1-6　人类孕早期可能的营养途径

来自子宫内膜腺体的组织营养分泌物质（EG）被释放到绒毛间隙（IVS），并被合体滋养层细胞（STB）吞噬（①）。假设在被溶酶体酶（②）消化后，游离氨基酸被转运蛋白（③）运输到体腔液（CF）中并积累。CF 中的营养物质可能被 SYS 的间皮细胞吸收（M），并转运到（④）胎儿毛细血管（FC）。或者，它们可能会扩散到 SYS 腔中，并被内胚层细胞（⑤）吸收。一些完整的母体蛋白质也可能通过残余体（⑥）的胞吐作用释放到 CF 中，被间皮细胞吞噬（⑦）。CTB. 细胞滋养层细胞（改编自 Cindrova-Davies T, Jauniaux E, Elliot MG, Gong S, Burton GJ, Charnock-Jones DS. RNA-seq reveals conservation of function among the yolk sacs of human, mouse, and chicken. *Proc Natl Acad Sci U S A*. 2017;114:E4753–E4761.）

（二）胎盘的代谢和生长

胎盘的功能体现在其高代谢需求上。例如，胎盘耗氧量与胎儿耗氧量相当，以单位重量来计算[10ml/(min·kg)]，则超过胎儿耗氧率[47]。葡萄糖是胎盘组织氧化反应的主要底物。在母体供应子宫及其内容物的总葡萄糖量中，胎盘消耗量占其 70%。此外，胎盘还从胎儿循环中摄取葡萄糖。虽然胎盘中 1/3 的葡萄糖可能会转化为三碳糖乳酸，但胎盘代谢并不厌氧。相反，胎盘组织不能代谢乳酸，这可能代表了一种存储机制，以保障胎儿肾脏和肝脏能量。在孕早期，多元醇途径具有很高的活性[48]。

这些古老的糖类途径（糖类途径）使烟酰胺腺嘌呤二核苷酸（nicotinamide adenine dinucleotide，NAD）和烟酰胺腺嘌呤二核苷酸磷酸（nicotinamide adenine dinucleotide phosphate，NADP）能够独立于乳酸产生而再生，从而维持了低氧条件下的糖酵解。代谢组学分析证实，孕早期的组织并不缺乏能量，并且妊娠 8 周时 ATP 与 ADP 的比值与足月时相同[48]。调节胎盘氧和葡萄糖消耗的短期变化的因素目前尚不确定，在高海拔妊娠中，胎盘似乎以增加葡萄糖消耗为代价，减少氧气的消耗以供给胎儿。

尽管最近通过印记基因，胎盘生长调节的研究取得了重大的进展，但尚未完全清楚。此类基因以亲本的方式表达，即父本基因的表达通常促进胎盘生长，而母本基因的表达则为抑制。现在已经确定了约 100 个印记基因，它们在胎盘和大脑中表达，并对生殖活动进行调控，如动物筑巢行为。印记是通过表观遗传机制实现的，因此对缺氧、饮食和压力等环境因素特别敏感。这种理论将外界变化与胎盘分化和功能改变联系起来。

正常足月胎盘重量平均为450g，约占胎儿重量的1/7（包括脐带和胎膜，则为1/6）。无论是超声检查还是分娩时发现的胎盘增大，都会促使我们去寻找可能的病因，如母体贫血、母体胎儿红细胞的同种免疫所致胎儿贫血，以及具有Barts血红蛋白的α-珠蛋白生成障碍性贫血继发的胎儿水肿。胎盘增大也与母体糖尿病相关，可能是胰岛素促有丝分裂作用或增强血管生成的结果。在克隆动物，以及在特定基因产物被删除的动物中也发现了增大的胎盘，这可能是由印记基因表达存在缺陷所致。在人类中，随着胎盘大小与胎儿体重的比值增加，子代在新生儿期和后期的一些疾病发病率也有所增加。

现已证实，一系列促生长肽激素（因子）在胎盘组织中表达，蛋白质和（或）受体水平，如胰岛素受体、IGF-1和IGF-2、EGF、瘦素、胎盘生长因子、胎盘生长激素、胎盘催乳素及多种细胞因子和趋化因子，每一种均已被证实在胎儿/胎盘发育过程中发挥重要作用。IGF-1和IGF-2是与人胰岛素原高度同源的多肽，两者都在胎盘内、胎儿和母体中产生，在循环中与载体蛋白结合，在刺激细胞生长方面的效力是胰岛素的50倍。EGF可促进多种细胞RNA和DNA合成，促进细胞增殖。这些因子在调节胎盘生长方面的作用仍有待探讨。然而，通过IGF-1、IGF-2、IGF-1r和IGF-2r及EGF受体突变的小鼠模型研究，已为其提供了一些证据[49]。特别是EGF受体，在胎盘发育中十分重要，IGF-2也是如此。*IGF-2*基因敲除可导致胎盘体积减小，而清除*H19*基因（调节IGF-2清除受体印记的基因）则会增加胎盘的体积。

相反，高海拔地区的慢性缺氧、营养缺乏、感染和螺旋动脉重塑不足导致的灌注不良都会造成胎盘体积缩小和胎儿宫内发育迟缓。通过激活综合应激反应途径（以前称为内质网应激或未折叠蛋白反应）、抑制蛋白质合成、失活mTOR/AKT通路，在一些IUGR病例中都曾出现，似乎是一个共同特征[50]。在高海拔地区，翻译停滞在蛋白质水平上，而非mRNA水平，减少线粒体电子传递链的复合物，这使该地区的胎盘中ATP水平低于海平面对照组[51]。体外模拟这些条件的改变，会导致胎盘细胞系增殖率的降低。暴露于外源性皮质类固醇也可能导致胎盘体积缩小，这可能为压力和营养不良影响胎盘的另一种信号通路。

（三）胎盘的运输

在妊娠期，绒膜尿囊胎盘是母胎营养物质（包括氧气）和胎儿代谢废物（包括二氧化碳）交换的主要场所。组织性营养发生在孕早期，卵黄囊吸收营养物质并向胚胎运输。然而，母胎循环在妊娠10周左右开始建立，循环屏障中的物质交换则占据了主导地位，子宫内膜中的母体血液与羊膜囊液保留了有限物质交换。一些物质交换所需转运结构在妊娠10周时就已存在于胎盘中，后文将进行详述，但由于理解偏差，可能不能完全阐明[52]。这些途径在妊娠期可能会上调或下调，以满足胎儿生长的需求和维持稳定，营养运输异常对胎儿的生长有重大影响[53]。

一个分子要从母体血浆到达胎儿血浆，需穿过合体滋养层、绒毛核的基质和胎儿毛细血管的内皮（图1-7），反之亦然。合体滋养层是转运上皮，被认为是转运选择和调节的主要位点。然而，基质和内皮构成了屏障的厚度，也是不可或缺的一部分。它们还可以作为滤筛，因为内皮细胞间隙狭小，限制了大分子的扩散。

合胞体滋养层是真正的合胞体，不存在细胞间隙或细胞内间隙，提示它可能形成了一个紧密的屏障。然而，生理数据表明情况并非如此。物质交换及其调节很可能主要发生在两个相对的质膜上，即微绒毛（母体面）和基底膜（胎儿面）。

经胎盘的母体-胎儿物质交换的机制可以大致概括为四种：①容积运动/溶剂牵引；②扩散；③转运蛋白介导转运；④胞吞/胞吐作用（图1-8）。

1. 容积运动/溶剂牵引

交换屏障内母体和胎儿循环静水压和渗透压的差异，使液体流动，液体中溶解的物质随之发生转移。这些溶质在穿过胎盘屏障时滤过。水的运动可能通过细胞旁通道或穿过质膜，后者可能因水通道蛋白的存在而增强。水通道蛋白是在质膜中形成水孔的整合膜蛋白。

静水压力差将由母胎血压差、胎盘母胎两侧血管阻力的差异而产生。尽管目前无法在体内测量实际值，但有证据表明，IVS中的静水压低于胎儿毛细方式穿过胎盘的净通量（J_{net}），可以通过改良菲克扩散定律来计算。

$$J_{net}=(AD/l)(C_m-C_f) \text{ mol/UT}$$

其中 A 是可用于交换的屏障的表面积，D 是分子在水中的扩散系数（较小的分子将具有较大的 D），l 是发生扩散的屏障厚度，C_m 是母体血浆中物质的平均浓度，C_f 是胎儿循环中溶质的平均浓度。

对于疏水小分子，如 O_2 和 CO_2，扩散速度快，因其通量更多地取决于浓度梯度，而不是屏障的表面积或厚度。浓度梯度主要受两侧循环中的血流影响，所以说这种分子的扩散是流量限制的。这解释了为什么子宫或脐带血流量减少可能造成胎儿窒息，从而导致生长受限。

相反，亲水性分子（如葡萄糖和氨基酸）不会轻易扩散穿过质膜。它们的浓度梯度保持不变，通量将主要由交换屏障的表面积和厚度决定。除非血流量显著减少，否则这种"膜限制"分子的流量不受血流影响，但如果胎盘发育异常导致可用于交换的屏障表面积减少或屏障厚度增加，则会有所改变。特发性 IUGR 病例中就存在此理论的依据[30]。

在菲克方程中，AD/l 可用于描述膜的渗透性。已经在体内和体外实验中，以不受血流影响且不是转运蛋白底物的亲水性分子测量胎盘被动转运参数[54]。这些数据表明，渗透率与亲水分子大小存在间接关系。这种关系最简单的解释是，细胞外存在穿过交换屏障的含水通道或孔，亲水分子可以经这些通道扩散。这种"细胞旁路通道"的存在一直存在争议，因为合体滋养层是合胞体，没有明显的细胞旁迪道。然而，不能排除普通电子显微镜观察不到的滋养层通道。此外，胎盘中出现的合胞体剥脱区也可能提供了分子扩散的途径[54]。

疏水性分子的流量限制扩散转移速率可能会随着妊娠而改变，因为子宫胎盘和胎儿胎盘血流都会发生变化。母体和胎儿血浆的浓度差发生变化（对于带电分子而言，即为电流梯度的变化）也会影响转移率。母体和胎儿血内溶质浓度确实会随妊娠发生变化，这会影响扩散的驱动力。例如，由于妊娠期胰岛素抵抗和人胎盘催乳素（human placental lactogen, HPL）等激素的部分影响，母体血浆中的葡萄糖和氨基酸浓度随着妊娠而增加。如果表达于胎盘交换屏障上，母胎电位差（maternal-fetal electrical potential

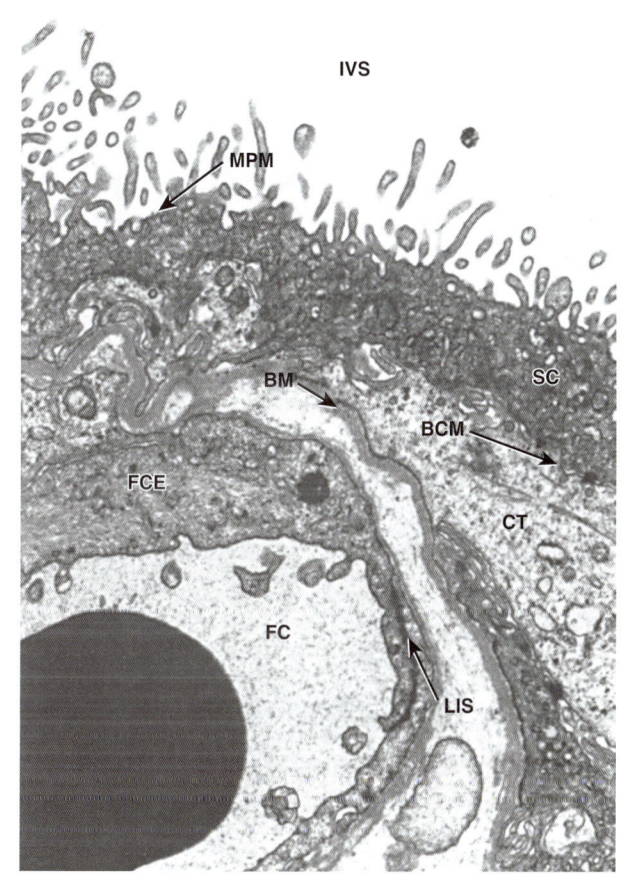

▲ 图 1-7 人类胎盘的电子显微照片

图片展示的是溶质从母体绒毛间隙（IVS）转移到胎儿毛细血管腔（FC）时必须与之相互作用的细胞内和细胞外结构。BCM. 合体滋养层细胞的基底细胞膜；BM. 基底膜；CT. 细胞滋养层；FCE. 胎儿毛细血管内皮细胞；LIS. 胎儿内皮细胞的侧间隙；MPM. 合体滋养层的微绒毛质膜；SC. 合体滋养层（图片由 Kent L. Thornburg, PhD, Center for Developmental Health, Oregon Health Science University, Portland 提供）

血管中的压力。这会将水分从胎儿转运到母体，与胎儿生长发育需求和我们的认识不符。显然这个理论存在缺陷，评估静水压力所涉及的假设可能是错误的。在母胎之间，通过合体滋养层主动运输水内溶解的物质到胎儿体内，产生母胎的渗透压差，渗透压差的驱动力可能会抵消甚至大于静水压产生的驱动力。随着妊娠的进行，这些力很可能会改变。总的来说，这是一个需要进一步研究的重要领域。

2. 扩散

屏障的两边会发生任意方向的分子扩散。在有浓度梯度时[和（或）对于带电物质，存在电场梯度时]，其中一个方向的通量（迁移率）会大于另一方向，从而产生净通量。不带电荷的分子通过扩散

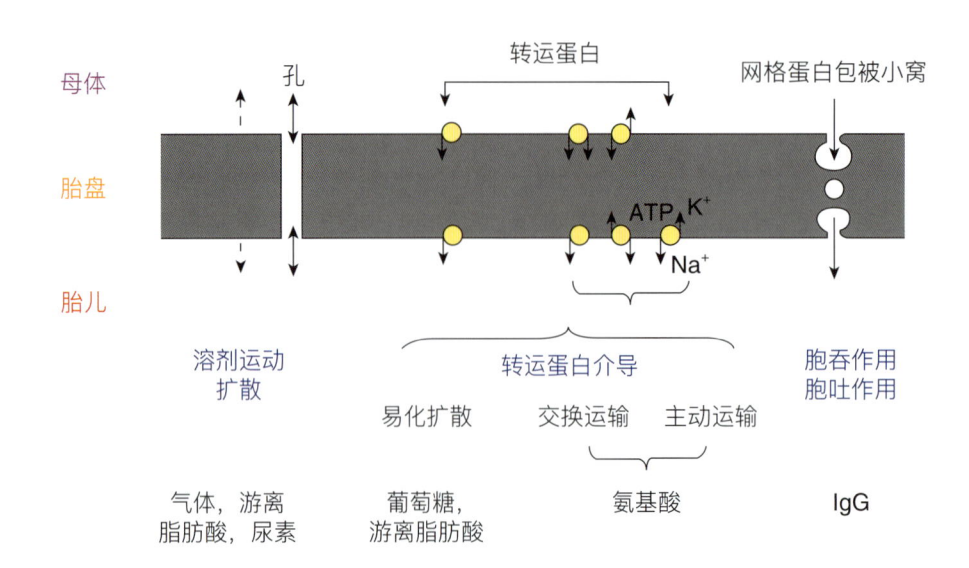

◀ 图 1-8 物质穿过胎盘膜的主要过程

容积运动和扩散，转运蛋白介导，胞吞/胞吐作用。ATP. 腺苷三磷酸；IgG. 免疫球蛋白 G（改编自 Burton GJ, Fowden AL, Thornburg KL. Placental origins of chronic disease. *Physiol Rev*. 2016;96:1509–1565.）

difference，PD_{mf}）会对离子交换产生影响。在人类中，PD_{mf} 在母体和胎儿循环之间很小，但很重要，在孕中期电位差为（-2.7±0.4）mV（胎儿为负电位），足月时接近零[55]。孕早期母体和外体腔之间的电位差（potential difference，PD）已被测量[56]。在妊娠 9～13 周，PD 值无变化，为（8.7±1）mV（胎儿为负电位），这比足月时在体外用微电极测量胎盘绒毛中跨合体滋养层 PD（3mV）略高。体外测量人合体滋养层微绒毛膜上的 PD 值，发现其有所下降［孕早期的前期（中位数为 -32mV）、孕早期的晚期（中位数为 -24mV）、足月（-21mV）］。这表明随着妊娠的进展，阳离子流入合体滋养层的驱动力减少，而阴离子增加。

3. 转运蛋白介导转运

转运蛋白是整合膜蛋白，加速溶质跨质膜转移。转运蛋白是一组不同的大分子，通常以底物特异性为特征。也就是说，一个转运蛋白或一类转运蛋白将主要转移一种底物或一类底物（如氨基酸），并且具有适当的饱和效应（提高底物溶质的浓度不会无限增加它在转运蛋白上的转移速度）和竞争性抑制（两个结构相似的分子将通过相同的转运蛋白竞争转移）。转运蛋白在合体滋养层微绒毛和基底质膜的胎盘中含量最高。该内容本章不再进行详细描述，相关内容见 Atkinson 及其同事发表的文章[57]。总而言之，通道蛋白在质膜中形成孔，并允许离子自由扩散（如 K^+ 和 Ca^{2+}），转运蛋白允许一些溶质随浓度梯度易化扩散，如 GLUT1 葡萄糖转运蛋白（图 1-8）。交换体（如参与维持合体滋养层和胎儿 pH 稳态的 Na^+/H^+ 交换体）和协同转运蛋白（如氨基酸转运系统 A 型，即与 Na^+ 协同转运小的亲水性氨基酸，如丙氨酸、甘氨酸和丝氨酸）需要消耗能量维持离子梯度，通常是通过 Na^+/K^+ ATP 酶。此外，主动转运蛋白直接利用 ATP 逆浓度梯度转移，包括 Na^+/K^+ ATP 酶和 Ca^{2+} ATP 酶，将 Ca^{2+} 从合体滋养层细胞质穿过基底质膜转运至胎儿循环。

妊娠期质膜中转运蛋白数量的变化，导致通过相应转运蛋白的流量变化，其周转率（即与转运蛋白结合和释放的速率）或其对溶质的亲和力，以及驱动力的变化（如电化学梯度和 ATP 等）也是导致流量变化的因素。各种证据表明，这些变化的确存在。使用体外分离和纯化微绒毛质膜，并用放射性同位素示踪技术来测量由膜形成的囊泡转运速率，研究表明，孕足月与孕早期相比，在 Na^+ 依赖性 A 型氨基酸转运系统中，每毫克膜转运蛋白的 V_{max} 增加了 4 倍。y^+ 氨基酸转运系统（如精氨酸、赖氨酸）的转录活性随着妊娠而增加，而 y^+L 型氨基酸转运系统则随着妊娠降低[58]。其降低是由于转运蛋白对底物的亲和力降低，并伴随着二聚体蛋白 4F2hc 单体的表达增加[58]。这种下降的原因尚不清楚，但很可能与胎儿某些需求有关。微绒毛膜中的葡萄糖转运蛋白 1（glucose transporter 1，GLUT1）的表达在足月时较早孕增加[59]。与足月相比，孕早期微绒毛膜囊

泡的 Na^+/H^+ 交换体活性较低[60]，这两个妊娠阶段分离的胎盘绒毛合体滋养层内 pH 证实了这一点。有趣的是，该交换器的 NHE1 亚型在微绒毛膜中的表达在整个妊娠期间没有变化，但其 NHE2 和 NHE3 亚型的表达在妊娠第 14~18 周和足月时增加[60]。相比之下，研究 Cl^-/HCO_3^- 交换体的活性，通过蛋白印迹研究其表达，发现在孕早期和足月间都没有变化。目前我们对这些妊娠中变化是如何调节的了解甚少。对基因敲除小鼠的研究表明，来自胎儿的激素（如 IGF-2）对胎儿生长所需营养的需求信号很重要，但在这方面还需更多的研究。

4. 胞吞／胞吐作用

胞吞作用是分子在合体滋养层微绒毛质膜内陷，最终在细胞质离断并形成囊泡的过程（图 1-8）。有研究表明，IgG 和其他大分子蛋白可能通过该过程穿过胎盘[57]。IgG 与胎儿 Fc 受体及 FcRn 结合，确保特异性，并避免在内吞时被溶酶体降解。这些受体位于基底膜，靶向进行胞吞作用和胞吐作用。体内的酸性微环境促进了结合，而细胞外液的中性 pH 则促进了释放。然而，这种转移机制及其妊娠期的调节，仍然未完全明确。

（四）选择屏障

除了母胎的物质转运，胎盘还具有选择作用，可防止某些活性物质和母体激素穿过胎盘。多药耐药蛋白（multidrug-resistance protein，MRP）家族的成员、乳腺癌耐药蛋白（breast-cancer-resistant protein，BCRP）和 P-糖蛋白存在于足月妊娠的合体滋养层顶面和绒毛毛细血管内皮中。这些转运蛋白以消耗 ATP 的方式，介导多种阴离子和阳离子有机化合物的排出，足月时的 mRNA 表达均有明显增加。合胞质内有一系列细胞色素 P_{450}（cytochrome P450，CYP）酶。虽然比肝脏少，但胎盘 CYP 介导的代谢能够解毒一定种类的药物和外源性化学物质。此外，胎盘中还存在醇脱氢酶、谷胱甘肽转移酶和 N-乙酰转移酶。胎盘的排出转运蛋白和酶的组合为胎儿提供了一定程度的保护，使其免受有潜在毒性的外源性物质的影响，尽管如此，仍有一些药物和化学物质能通过胎盘，成为致畸物质。

合体滋养层也表达 11β-羟基类固醇脱氢酶 2（11β-hydroxysteroid dehydrogenase 2，11β-HSD2），它将母体皮质醇氧化成无活性的代谢物可的松。该机制可使胎儿下丘脑-垂体-肾上腺（hypothalamic-pituitary-adrenal，HPA）在发育过程中不受母体皮质醇影响，并保护胎儿组织免受皮质类固醇的生长抑制作用。然而，在生长受限相关的病理妊娠中，胎盘中 11β-HSD2 的活性会受到干扰，导致胎儿皮质醇水平升高，影响器官的发育过程。

（五）胎盘运输的特异性物质

1. 呼吸气体

主要呼吸气体（氧气和二氧化碳）的转运可能是流量限制性的。因此，母胎气体交换驱动力是循环压力差。在孕早期，人类胚胎在低氧环境中发育。这样的环境似乎是避免畸形和细胞干性所必需的。在妊娠约 10 周后，胎盘则变为重要的气体交换器官。事实上，通过对人类胎盘扩散能力的评估与推断，我们认为，胎盘的气体交换能力是母体 IVS 和胎儿毛细血管之间氧气和二氧化碳平衡的保障。然而，这一推断与实际观察到的脐静脉和子宫静脉，以及脐静脉和下腔静脉有 10mmHg 的氧分压差不符。相比之下，脐到子宫静脉的 PCO_2 则较小（3mmHg）。造成 PO_2 差异的原因可能是在部分区域，母体至胎儿血流分布不均或存在分流，这限制了本该很活跃的胎儿和母体的血液交换，如胎儿肺。胎盘的高代谢率是最为重要的原因。滋养层细胞 O_2 消耗和 CO_2 产生，降低了脐静脉 O_2 张力，增加子宫静脉 CO_2 张力，其改变幅度用胎盘屏障的气体转运机制无法完全解释。

子宫循环中的动-静脉差和脐循环中的静-动脉差在血流量减少时增大。在一定范围内的血流量变化时，单位 O_2 摄取增加，消耗量保持不变。因此，子宫和脐带血流量显著下降时，胎儿氧耗不受影响[61]。相反，单侧脐动脉闭塞则对胎儿影响显著。

二氧化碳以溶解的二氧化碳和碳酸氢盐形式存在于胎儿血液中。由于其带电性质，胎儿对母体碳酸氢盐的转移有限。然而，CO_2 还可以以分子形式从胎儿扩散到母体，因此，HCO_3^- 并不是胎儿清除 CO_2 的主要形式。

2. 葡萄糖

D-葡萄糖穿过胎盘的能力比根据其大小和脂溶性进行预测的值大至少 50 倍。葡萄糖转运蛋白

GLUT 家族存在于合体滋养层的微绒毛和基底膜中，在前者中存在更丰富[59]。这种分布可以为满足合胞体代谢需求提供额外的吸收能力。人类胎盘葡萄糖转运蛋白主要是 GLUT1，与成人肾脏和肠道中发现的钠依赖转运蛋白不同，它是一种不依赖钠的转运蛋白。这种转运蛋白对胰岛素不敏感，可以在高底物浓度下饱和；50% 饱和度的葡萄糖浓度约为 5mmol（90mg/dl）。因此，从母体到胎儿的葡萄糖转运率不是线性的，而是随着母体葡萄糖浓度的增加而降低。这可在增加母体糖负荷后的胎儿血糖水平变化上反映出来。母胎发生糖尿病时，胎盘内转运蛋白表达也发生改变。此时，GLUT1 基底膜上表达增加，而在面向母体的微绒毛膜上保持不变[62]。转运蛋白表达在不同的妊娠阶段、母体营养状况不同、胎盘血流不同时，也可能发生改变（如孕早期胎盘内可能存在 GLUT4）。在胎盘胎儿面的内皮中也发现了第三种转运蛋白 GLUT3。它在合体滋养层中的存在仍然存在争议。

3. 氨基酸

胎儿脐带血浆中的氨基酸浓度通常高于母体血浆。与单糖类似，氨基酸通过特定的膜转运蛋白进出合体滋养层。这些蛋白质允许氨基酸逆浓度梯度转运到合体滋养层细胞中，随后（如果不是直接）进入胎儿循环。

多种特异性转运蛋白介导中性、阴离子和阳离子氨基酸转运到合体滋养层，包括钠依赖性和钠非依赖性转运蛋白[63]。在一些情况下，氨基酸由 IVS 中微绒毛膜上的协同转运系统与钠协同转运；A 型氨基酸转运系统（底物为甘氨酸、丙氨酸和丝氨酸）是这种协同转运系统的很好示例。只要维持向内的定向钠浓度梯度，滋养层细胞氨基酸浓度就会超过母体水平。钠浓度梯度由位于合体滋养层的基底部或胎儿侧的 Na^+/K^+ ATP 酶维持。此外，由钠依赖性转运蛋白维持的滋养层高浓度氨基酸可以通过充当"交换体"的"驱动力"，从而摄取其他氨基酸（图 1-9）[63]，如 ASCT1 和 y^+LAT/4F2hc。还有其他转运蛋白以钠非依赖性的方式发挥作用。单个氨基酸可以由单或多个转运蛋白转运，并且人类胎盘中的转运系统已经被研究及总结出来，转运蛋白列表及其在 IUGR 中的变化见表 1-1。

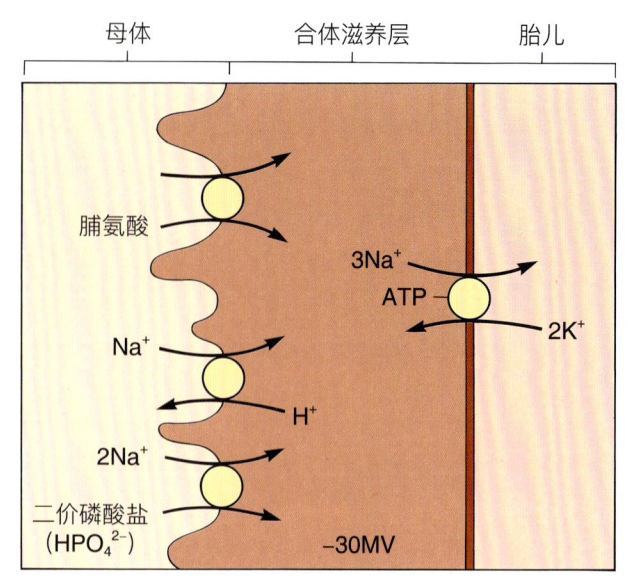

▲ 图 1-9 钠进入合体滋养层细胞和从胎儿循环排出的途径
ATP. 腺苷三磷酸[90, 91]

表 1-1 宫内发育迟缓与正常妊娠胎盘微绒毛和基底膜中转运蛋白活性的比较

转运蛋白	MVM	BM	参考文献
A 系统	降低	无变化	[92]
L 系统（亮氨酸）	降低	降低	[93]
系统 y^+/y^+L（精氨酸/赖氨酸）	无变化	降低	[58, 93]
β 系统	降低	无变化	[94]
Na^+ 非依赖性氨基乙磺酸	无变化	降低	[94, 95]
GLUT1	无变化	无变化	[92, 96]
NA^+/K^+ ATP 酶	降低	无变化	[97]
Ca^{2+} ATP 酶	无资料	升高	[98]
Na^+/H^+ 交换体	降低	无活性	[99]
H^+/乳酸	无变化	降低	[100]

ATP. 腺苷三磷酸；BM. 基底膜；GLUT1. 葡萄糖转运蛋白 1；MVM. 微绒毛膜

SNAT1 和 SNAT2 是钠依赖转运蛋白，位于合体滋养层的微绒毛和基底膜上，是前面所述的 A 型中性氨基酸转运系统中的转运蛋白。SNAT4 具有相似的底物特异性，在孕早期出现。其他定位于微绒毛膜的钠依赖性转运蛋白有 β- 氨基酸，如牛磺酸

（TauT）和可能通过 GLY 系统转运的甘氨酸。微绒毛膜上的钠非依赖性中性氨基酸转移转运蛋白，包括 L 系统（LAT-1，2/4F2hc），对具有庞大侧链的氨基酸（如亮氨酸和 y⁺LAT/4F2hc）表现出高亲和力，能够运输中性和阳离子氨基酸（如赖氨酸和精氨酸）。上述转运蛋白是异二聚体，需要两种不同的蛋白质结合在细胞膜上，发挥转运功能。阳离子氨基酸也可由钠非依赖性转运蛋白 CAT1 转运，而阴离子氨基酸（谷氨酸、天冬氨酸）由钠依赖性转运蛋白 EAAT1~EAAT4 转运。基底膜转运活动基本相似。然而，钠非依赖性转运具有其优势（如 ASCT1），允许氨基酸沿着其浓度梯度流入胎儿内皮/血液。尽管关于胎儿内皮（大部分与合体滋养层基底膜相邻）的转运知之甚少，但现有研究已证实这些细胞也具有氨基酸转运蛋白。

如前所述，一种底物可由不同的转运蛋白转运。EAAT1~EAAT5，介导钠依赖性阴离子氨基酸转运；CAT1、CAT2 和 CAT2a，与 y⁺ 系统活性相关；SNAT1、SNAT2 和 SNAT4，与分子小中性氨基酸的钠依赖性转移有关。胎盘内这种功能重复的转运机制出现的原因尚不清楚，但它们比中枢神经系统以外的任何其他器官更为明显。当然，与阴离子氨基酸转运蛋白 EAAT1~EAAT5 类似，不同组织成分内也存在分布的差异，甚至同一个细胞内也存在差异调节。体外分离出的滋养层细胞中，A 系统（钠依赖性小分子中性氨基酸转运系统）的活性因氨基酸浓度的减少而上调，可能与亲和力增加相关。相反，滋养层氨基酸浓度的增加可能会抑制吸收（抑制转运）。这种调节机制有助于在母体血浆中氨基酸浓度波动时维持滋养层细胞氨基酸水平稳定。胰岛素和 IGF-1 也被证明可以上调这种转运活性。

阴离子氨基酸（谷氨酸和天冬氨酸）的转运说明了胎盘/胎儿代谢和氨基酸转运的协同关系，它们从母体到胎儿的转运很差。然而，谷氨酸在胎儿肝脏中由谷氨酰胺产生，然后被胎盘基底膜吸收。在胎盘内，大部分谷氨酸被代谢并用作能量来源。因此，钠依赖性阴离子氨基酸转运蛋白的活性对基底膜尤为重要，同样重要的还有 ASC 系统（ASCT1），后者将丝氨酸（也是由胎儿肝脏产生）转运到胎盘中。

4. 脂类

酯化脂肪酸（甘油三酯）在母体血清中以乳糜微粒和极低密度脂蛋白（Very low density lipoprotein，VLDL）形式存在。在转运透过胎盘之前，脂蛋白脂肪酶与之作用，并释放出游离脂肪酸，这些游离脂肪酸在血浆中相对不溶，在母体中与白蛋白结合。因此，脂肪酸向胎儿转运过程中，首先与母体蛋白解离，随后与胎盘蛋白结合，先位于质膜（FABPpm），然后通过胞质内结合蛋白（FAT/CD36 和 FATP）转移到细胞中。转运出合体滋养层的过程尚不清楚，有学者认为是通过存在于微绒毛和基底膜表面的 FAT/CD36 和 FATP 进行的。随后与胎儿血浆蛋白相互作用。胎盘脂肪酸的摄取部分受到过氧化物酶体增殖物激活受体 γ（PPARγ）和类视黄醇 X 受体（RXR）的调控。胎盘吸收的长链多不饱和脂肪酸（polyunsaturated fatty acid，PUFA）可以代谢为 PPAR 配体，从而影响一系列胎盘基因的表达，包括脂肪酸代谢和转运相关的基因。脂肪酸在胎盘内也可被氧化作为能量来源。虽然其中具体的相互作用和机制仍不确定，明确的是，脂质摄取对胎儿发育有深远的影响。靶向敲除胎盘内编码 FATP4 的基因（*Slc27a4*）会导致胎儿死亡。

早期研究表明，胎盘脂肪酸转运效率随着链长（C_{16} 到 C_8）的减少呈对数增加，到 C_6 和 C_4 则有所下降。然而，最近报道的研究明确指出，必需脂肪酸转运效率通常比非必需脂肪酸高[64]。其中，二十二碳六烯酸的转运似乎比花生四烯酸更有效，油酸的转运效率最低。与前文所述的氨基酸的情况类似，与母体相比，胎儿中长链 PUFA 含量更为丰富。这可能与母体血清中甘油三酯的组成有关，因为脂蛋白脂肪酶优先切割脂肪酸的两个位点。一般来说，转运到胎儿的脂肪酸反映了母体的血脂和饮食情况。最近对胎盘脂肪酸转运进行了建模[65]。有证据表明，胎盘分泌的瘦素（一种通常由脂肪细胞分泌的激素）可促进母体脂肪分解，从而为胎盘和胎儿提供充足的脂质。脂类从胎盘转运出来的另一种可能机制与载脂蛋白（apo）B 的合成和分泌相关。该途径在人类胎盘中的重要性尚不清楚。胎盘对胆固醇的吸收和排出将在受体介导的内吞作用部分讨论。

5. 水和离子

从母体到胎儿的水转运取决于胎盘界面处的渗透力、流体静力和胶体渗透力的平衡。从单种溶质浓度计算渗透压是不可靠的，因为渗透压取决于每个溶质的膜渗透性。钠和氯作为主要的血浆溶质，相对可透过胎盘，预计不会对渗透压产生重大影响。尽管人类胎儿血浆渗透压等于或大于母体血浆渗透压，但这些测量值并不能真实反映膜两侧的实际渗透压[66]。与此同时，研究还发现脐静脉中的静水压可能比 IVS 中的大，但这些数据并不能解释胎儿积水的原因。或者胶体渗透压差和主动溶质转运可能构成了净水通量的主要决定因素（约 20ml/d）。然而，实际上母体和胎儿之间的水流量更大（3.6L/h），其中应该包含更为重要的因素，如末端血管阻力的控制等。此外，水通过细胞内和细胞旁途径都可进行转运。胎盘内的水通道（水通道蛋白 1、3、8 和 9）已被鉴定出来，但它们对胎儿 – 胎盘单位内水通量的作用尚未明确。

与其他上皮相比，胎盘内离子运转的特殊机制尚未完全清楚。合体滋养层膜中存在多种钠转运机制（图 1–9）。母体面微绒毛膜至少包含 4 个转运结构：① 多种氨基酸协同转运蛋白；② 磷酸钠共转运体，其中每个磷酸根转运 2 个钠离子；③ 钠 – 氢离子反向转运体，每个进入细胞的钠离子交换 1 个质子；④ 其他营养物转运蛋白。此外，还有钠和钾通道已被描述。内部为负的膜电位（–30mV）会促进钠从 IVS 进入，这种机制存在的可能性很大[67]。底膜胎儿面的细胞含有 Na^+/K^+ ATP 酶。微绒毛或母体面滋养层膜有阴离子交换体（AE1），与存在于微绒毛和基底膜上的氯离子传导途径（通道）一起，介导氯离子穿过膜[68]。细胞旁通路也举足轻重。这些钠和氯从母体到胎儿转运的各种整合和调节机制尚不完全清楚。然而，越来越多的证据表明，盐皮质激素可能调节胎盘中钠的转运。此外，由 NHE 家族的多个成员（NHE1、NHE2 和 NHE3）介导的钠 – 氢交换在妊娠期间和发生 IUGR 时均受到相应的调节，同样受到调节的还有 Na^+/K^+ ATP 酶的表达。

6. 钙

钙是胎儿发育必需的营养物质，胎儿血液中的钙离子水平高于母体血液。合体滋养层基底膜上 ATP 依赖性 Ca^{2+} 转运系统对钙具有高亲和力（纳摩尔范围），从而维持胎儿钙离子水平。事实上，类似于氨基酸和钠 – 氢交换蛋白，质膜钙 ATP 酶（PMCA1～PMCA4）在胎盘内也有许多同工酶表达[69]；PMCA3 的胎盘表达与宫内胎儿骨积累有关。钠 – 钙交换（NCX）蛋白也可能在钙从滋养层中排出的过程中发挥作用，同样胎盘内也有很多异构体。在顶膜和基底膜中已经发现了多种钙通道，TRPV6 在合体滋养层的钙摄取中起到重要作用[69]。胎盘内已鉴定出多种钙结合蛋白，细胞内钙能与之结合，这些蛋白包括 CaBP9k、CaBP28k、CaBP57k、癌调蛋白、S-100P、S-100α 和 S-100β。认为 CaBP9k 可能具有调节和限速的作用。钙依赖性调节蛋白钙调蛋白，以及 1, 25 二羟基胆钙化醇、降钙素、甲状旁腺激素相关蛋白和甲状旁腺激素，调节钙跨蛋白的转运。

（六）胎盘营养供应和宫内生长受限

胎盘功能不全已被认为是 IUGR 的原因，但直到最近才对之有些许了解[50]。它通常被视为是子宫胎盘血流量减少或脐血流量减少的同义词。多普勒测量血流有助于诊断和评估 IUGR 的严重程度，但价值有限。目前已明确，影响胎盘营养供应的其他因素的改变也可能导致 IUGR。例如，IUGR 中，交换屏障的表面积减少，而厚度增加[30]，使得胎盘的被动运输能力显著降低。此外，还有一些证据表明，合体滋养层中转运蛋白的活性和表达量在 IUGR 中也发生了改变[70]。表 1–1 中总结了目前报道的相关数据，可以看出，几种转运蛋白的活性降低，一种增加，其他转运蛋白没有发生变化。这种变化提示，不能确定胎盘的改变是 IUGR 发生的原因（如 A 型氨基酸转运系统活性降低）还是代偿结果（如 Ca^{2+} ATP 酶的活性增加），但可以反映转运蛋白的差异调节。进一步研究 IUGR 的胎盘表型，可为诊断甚至治疗这种疾病的新方法提供线索。

（七）脐带 – 胎盘循环的血管舒缩调控

胎盘是一个大型的体外血管床，由胎儿心脏灌注。为了有效进行物质交换，母体和胎盘循环中的血流应尽可能协同。因此，胎儿胎盘血管床内的血管阻力需进行严格局部控制。胎盘循环中主要产生阻力的血管，是茎绒毛内具有平滑肌的动脉。由于胎盘没有神经组织，血管的舒缩控制是通过局部旁分泌因子进行的。一氧化氮、一氧化碳和硫化氢被认为是具有强大血管舒张作用的因子。在正常情况下，绒毛血管床完全扩张，而在缺氧条件下收缩，以将血流重新分配到胎盘更重要的区域，这个机制类似于肺组织内血流的调控[71]。缺氧抑制平滑肌细胞内的电压门控钾通道，导致钙内流和平滑肌收缩，是其可能的机制。

病理性生长受限的胎盘中，超声多普勒显示脐动脉血流波形异常。值得注意的是，在干绒毛内阻力动脉的平滑肌细胞中合成硫化氢的胱硫醚γ裂解酶的表达量减少。体外实验的证据表明，这可能是氧化应激的结果，并且硫化氢信号减弱，可导致平滑肌细胞的去分化、适应分泌和增殖[72]。随后脐带胎盘血流量的减少无疑会导致胎儿生长受限。

（八）胎盘内分泌学

胎盘是人体重要的内分泌器官。它在孕早期向母体发出妊娠物存在的信号，并优化宫内环境和母体生理功能，以促进胎儿生长。它产生两大类激素，即类固醇激素（如孕酮和雌激素）和肽类激素（如hCG和HPL）。这些都主要在合体滋养层中合成，尽管合成途径已被阐明，但在很大程度上，调节分泌的因素仍然是未知的。孕早期，激素会增加母体的食物摄入量和能量储存，随后调动这些资源供胎儿使用。

1. 孕酮

在妊娠的最初几周，孕酮主要来自黄体。随着胎盘逐渐发育，胎盘变成分泌孕酮的主要器官，每天产生约250mg孕酮。黄体在9周左右退化，它不再是维持妊娠的必要条件。类似于其他类固醇分泌组织，孕酮在胎盘合成，开始以胆固醇转化为孕烯醇酮。胎盘组织合成胆固醇的能力很差，因此它们利用母体中由低密度脂蛋白（low density lipoprotein，LDL）转换的胆固醇，这些胆固醇被合体滋养层表面的网格蛋白包被小窝吸收。胆固醇转化为孕烯醇酮发生在线粒体内膜的内侧，由细胞色素P_{450}胆固醇侧链裂解酶（cytochrome P450scc，P_{450}scc）中的CYP11A1催化。在其他类固醇生成组织中，胆固醇向该部位的输送是孕酮合成的主要限速步骤。在其他组织中，类固醇生成急性调节蛋白（steroidogenic acute regulatory protein，StAR）蛋白促进了类固醇的运送，但该蛋白质不存在于人类胎盘中[73]。其同源物MLN64有类似的功能，新鲜分离的细胞滋养层细胞似乎含有接近饱和浓度的孕酮合成所需的胆固醇，这表明其合成原料的供应并不受速率限制。侧链裂解需要氧分子，但尚不清楚孕早期的这些条件是否是限速的。在离体胎盘匀浆中，用放射性物质标记胆固醇来显示孕烯醇酮，提示其合成速率在整个孕早期是增加的，而且从孕早期到足月，胎盘线粒体中P_{450}scc的浓度和活性均增加。这些变化，加上合体滋养层的扩大，很可能是导致孕酮合成增加的原因。

侧链裂解也需要提供电子。电子由烟酰胺腺嘌呤二核苷酸磷酸（NADP，NADPH）通过线粒体基质中的短电子传递链提供，涉及肾上腺皮质铁氧还蛋白还原酶及肾上腺皮质铁氧还蛋白。Tuckey[73]等的实验室研究表明，孕中期电子向P_{450}scc的传输速度限制了该酶的活性。肾上腺皮质铁氧还蛋白还原酶的表达及活性的调节因素需要进一步研究。

孕烯醇酮通过酶1型3β-羟基类固醇脱氢酶（3β-hydroxysteroid dehydrogenase，3β-HSD）转化为孕酮，该过程主要发生于线粒体中。胎盘组织中3β-HSD的活性显著高于细胞色素P_{450}scc，因此该步骤不太可能限制孕酮的产生速率。该激素的主要作用是维持于宫肌层的松弛，也可能具有免疫调节和食欲刺激功能。此外，我们关于妊娠初期组织营养重要性的研究中，有数据表明孕酮可能是维持子宫内膜腺体分泌活动所必需的激素。

2. 雌激素

人类胎盘缺乏直接从醋酸盐或胆固醇合成雌激素所需的酶，因此它使用母体和胎儿肾上腺提供的前体，即硫酸脱氢表雄酮（dehydroepiandrosterone sulfate，DHEAS），两处组织在足月时该物质的含量近乎相等。被合体滋养层摄入后，DHEAS被胎盘硫酸酯酶水解为脱氢表雄酮（dehydroepiandrosterone，DHEA），再通过3β-HSD转化为雄烯二酮，最终通过细胞色素P_{450}芳香化酶（cytochrome P450 aromatase，P_{450}arom）中的CYP19转化为雌二醇和雌酮，免疫定位证实该酶存在于内质网。合体滋养层也可以利用胎儿肝脏产生的16-OH DHEAS，通过3β-HSD将其转化为16α-OH雄烯二酮，再通过P_{450}arom的作用转化为雌三醇。约90%的胎盘雌三醇的合成依赖于胎儿合成的6-OHD HEAS，因此临床上，过去将母体雌三醇含量视为胎儿健康的指标。

虽然妊娠最初数周内就可以在胎盘组织中检测到雌激素，但在孕早期结束时其含量显著增加。到妊娠7周时，超过50%的母体循环雌激素来自胎盘。

CYP19A1 基因转录调控的最新研究表明，它通过碱性螺旋 - 环 - 螺旋转录因子 MASH-2 的新途径对氧有反应[74]。MASH-2 的产生在生理性低氧条件下增加，并抑制 CYP19A1 基因表达。因此，在孕早期发生的氧合变化可能会刺激胎盘产生雌激素。

3. 人绒毛膜促性腺激素

hCG 由囊胚期的滋养细胞分泌，受精后 8～10 天可在母体血液和尿液中检测到。它的主要功能是维持黄体，直到胎盘充分发育到足以维持孕酮的产生。它是一种异二聚体糖蛋白（约 38 000Da），由 α 和 β 亚基构成，主要来源于合体滋养层。它的 α 亚基与促甲状腺激素（thyroid-stimulating hormone，TSH）、促黄体生成素（luteinizing hormone，LH）和促卵泡激素（follicle-stimulating hormone，FSH）相同，由位于染色体 6q12～21 的单个基因编码。β 亚基是决定 hCG 生物学特异性的亚基，由 LHB 基因座复制进化而来。基因定位显示，人类中 6 个 CGB 基因拷贝与一个 LHB 基因位于染色体 19p13.3 上。基于聚合酶链反应（polymerase chain reaction，PCR）技术的研究表明，在正常妊娠期间至少有 5 个基因，或者可能所有 6 个基因都在体内发生转录。大多数 hCG β 稳态 mRNA 转录自 CGN 基因 5、3 和 8，但表达水平为 β5＞β3=β8＞β7、β1/2[75]。LH β 亚基和 hCG β 亚基有 85% 的同源性氨基酸序列，并且在功能上可以相互转换。两者的主要区别之一是 hCGβ 亚基的羧基末端延伸出 31 个氨基酸，而 LHβ 亚基则相对较短，为 7 个氨基酸。这个延伸是亲水性的，其中包含 4 个 O- 糖基化丝氨酸残基，并被认为作为一种分泌途径信号，靶标为从合体滋养层细胞的顶端膜释放 hCG。

hCG 的组装涉及复杂的折叠过程，其中 20 个 β 亚基的氨基酸残基的肽链被 α 亚基包裹，并由二硫键固定。合体滋养层细胞中，两种亚基组合形成完整的 hCG 后再释放出细胞。由于细胞中仅有少量储存，hCG 分泌被认为主要是从头合成的过程。体外研究中发现，氧化条件可促进亚基的结合，这可能是通过对二硫键的影响，因此，在体内观察到，从孕早中期过渡时期，胎盘组织中的生理性氧化应激反应[8]可能影响 hCG 的分泌。

母体血液中 hCG 二聚体的浓度在孕早期迅速升高，在妊娠第 9～10 周达到峰值，随后在约 20 周时降至最低。hCG 峰的生理作用尚不清楚，血清浓度远远超过刺激黄体中 LH 受体所需的浓度。此时，黄体的寿命即将结束。因此，峰值可能反映了其他生理反应。β 亚基的产生有着相同的模式，而母体血清 α 亚基的浓度在孕早期和孕中期持续上升。因此，β 亚基的合成被认为是限速步骤。使用原代胎盘培养的早期实验表明，环磷酸腺苷（cyclic adenosine monophosphate，cAMP）在两个亚基的生物合成中起着关键作用，随后的研究表明，它可以增加 α-mRNA 和 β-mRNA 的转录和稳定性。然而，这两个亚基的动力学并不相同，表明这种影响是通过不同的途径或转录因子发生的。α 和 β 亚基基因可能的调控元素由 Jameson 和 Hollenberg 进行了广泛且深入的综述[76]。

此外，还有一种理论是完整的 hCG 分泌可以通过自分泌/旁分泌方式调节，主要的受体为 LH/hCG 受体。这种 G 蛋白耦联受体已在成熟胎盘的合体滋养层细胞上被鉴定出来，它含有一个大的细胞外结构域，对完整的 hCG 有高度亲和力和特异性。然而，在孕早期，胎盘中的受体被阻断，并且可能在 9 周前失去功能。因此，在缺乏自我调节的情况下，母体血清 hCG 浓度可能会急剧上升，直到孕早期的末期合体滋养细胞上功能性 LH/hCG 受体表达，才使 hCG 浓度受到调控。功能性受体合成减少可能是唐氏综合征（21 三体综合征）患者血清 hCG 浓度升高的原因[77]。

除了分泌速率的变化，hCG 在其蛋白质和糖化部分也出现了不同的异构体。此外，异构体分泌的比例随孕周而变化。在妊娠第 5～6 周，β 亚基的高糖基化异构体占优势（hCG-H），类似于绒毛膜癌中所见的形式[78]。这些亚型由绒毛外滋养层释放，它们通过自分泌/旁分泌途径促进侵入过程，并不具有传统的内分泌活性。母体血清中 hCG-H 水平降低与流产和不良妊娠结局相关[78]，其降低可能反映了绒毛外滋养层发育不良。这反过来又会导致螺旋动脉重塑不足。在正常妊娠中，这些高糖基化异构体在孕中期降低，其他异构体在后续妊娠期间占主导地位。针对早发型先兆子痫的回顾性研究也发现，孕中期母体的 hCG 浓度升高[79]，其血清浓度与母体氧化应激的严重程度存在关联[80]。这些数据支持了 hCG 与滋养层氧化还原状态相关联的假说。

4. 人胎盘催乳素

HPL 也称为绒毛膜生长激素，是一种单链糖蛋白（22 300Da），与人类生长激素（96%）和催乳素（67%）高度同源。因此，有人提出编码所有三种激素的基因是通过重复基因复制，从一个共同的祖先基因中产生的。HPL 具有促生长和催乳作用，尽管前者的活性相当低。该激素仅在合体滋养层中合成，主要分泌到母体循环中，从妊娠第 3 周开始即可检测到，浓度逐渐上升，直到在妊娠第 36 周左右达到稳定水平，此时产量约为 1g/d。到了足月时，HPL 占胎盘核糖体总蛋白质合成总量的 5%~10%，其 mRNA 占胎盘 mRNA 总量的 20%。

关于体内 HPL 分泌的调控，我们知之甚少，母体 HPL 浓度与胎盘的质量密切相关。体外实验表明，钙流入合体滋养层细胞或细胞外白蛋白浓度增加可使胎盘中 HPL 释放。这似乎不是由磷酸肌醇、cAMP 或环磷酸鸟苷（cyclic guanosine monophosphate, cGMP）通路的激活所介导的。

HPL 的作用已经明确，可增加食欲，也可以对母体代谢产生影响。它促进脂肪分解，从而增加循环中游离脂肪酸的水平。过去，人们还认为它可以作为胰岛素拮抗药，从而提高母体血糖浓度。然而，现在认为胎盘生长激素在对血糖的调节更为显著。HPL 还可促进乳腺组织在泌乳期的生长和分化。

5. 胎盘生长激素变异体

胎盘生长激素（placental growth hormone, PGH）由 hGH-V 基因 *GH2* 表达，与 *CSH1* 基因同簇，它与垂体生长激素仅相差 13 个氨基酸[81]。PGH 主要由合体滋养层以非脉冲的方式分泌到母体循环中，在胎儿循环中无法检测到。在妊娠第 10~20 周，PGH 逐渐取代垂体生长激素，但在足月前则降低至无法检测。与 HPL 相反，PGH 具有高促生长活性，低泌乳活性。

PGH 的分泌不受生长激素释放激素的调节，但似乎可被体内和体外升高的葡萄糖浓度迅速抑制[81]。通过其对母体代谢作用的影响，PGH 增加了胎儿胎盘单位的营养利用率，并促进脂肪分解和糖异生。它也是母体胰岛素敏感性和 IGF-1 浓度调控的关键激素之一。尽管 IGF-1 不会进入胎儿循环，但它确实通过影响母体代谢、母胎营养分配、胎盘转运蛋白表达、胎盘生长和血流，从而对胎儿生长发育产生强大影响。PGH 在母体循环中的水平与新生儿出生体重相关，IUGR 的病例中，其水平会降低[81]。

6. 瘦素

瘦素由脂肪组织分泌，通常反馈给下丘脑以抑制食欲和食物摄入。然而，妊娠是一种中枢性瘦素抵抗的状态，以增加母体脂肪储备。在妊娠期间，瘦素由合体滋养层大量分泌，部分通过 hCG 和 17β-雌二醇调节[82]。其合成量与母体血清浓度密切相关，并在孕中期末和孕晚期早期达到峰值。该激素对胎盘转运蛋白的表达具有局部刺激作用，并对食欲中枢也有作用。

7. 妊娠相关血浆蛋白 A

妊娠相关血浆蛋白 A（pregnancy-associated plasma protein A，PAPP-A）是一种大分子糖蛋白，从妊娠第 5 周开始在母体血清中升高，并持续升高直至妊娠结束，它主要由绒毛滋养层产生。在妊娠期间，它的合成受孕酮调控而增加。它是 IGF 生物利用度的关键调节因子，对正常胎儿发育至关重要，而母体血清低 PAPP-A 水平与妊娠后半期先兆子痫和胎儿生长不良的风险较高相关[83]。胎盘基底表面积的超声测量值，间接反映了胎盘最终的发育情况。有研究着眼于基底表面积与母体血清中 PAPP-A 水平的关系，及其与新生儿出生体重百分位数的关系，结果提示，将这些参数组合起来，可能有助于在孕早期末期预测与胎盘相关的疾病[84]。

（九）胎盘功能的性别差异

越来越多的研究表明，胎盘发育和功能存在着性别差异，尤其是对各种应激物的反应[85]。这些差异可能反映了基因表达的双态模式，最近的数据显示，全基因组甲基化存在差异，男性胚胎胎盘的甲基化程度高于女性[86]。男性和女性胚胎的妊娠母体的生理功能也可能存在差异。例如，与女性胚胎相比，男性胚胎的子宫动脉搏动指数更高，并且出现切迹[87]。这些特征可能反映了滋养层侵入和螺旋动脉重塑程度的差异，或者母体血管对妊娠的适应性变化。男性在子宫内的生长速度比女性快，但他们的胎盘储备能力可能较低，这意味着其在不利条件下可能会有更大的风险[88]。男性胚胎更容易在孕早期流产，而母体 hCG 浓度较低可能反映胎盘发育不良。在妊娠后期，并发先兆子痫的男性胚胎的胎盘，显示出更高水平的促炎性细胞因子和细胞凋亡通路的激活，如 NFκB 信号[89]。这是有前景的研究领域，提示我们在未来的研究中应该更加关注胎儿性别所带来的差异。

结论

胎盘是人体最复杂的器官之一。在胚胎生长和分化的过程中，在成熟以前，承担了许多器官系统的功能，如肺脏、肾脏和肝脏。尽管认为胎盘主要是一种交换器官，但它也具有重要的内分泌作用。它协调母体内的各种生理反应以维持妊娠，并确保为母胎双方恰当地分配营养资源。印记基因是调节胎盘分化和功能的关键参与因素，其表观遗传改变对环境因素很敏感。这些基因为胎盘能够适应不断变化的胎儿需求和母体供给提供了调节的途径。胎盘发育不良通常与胎儿生长受限有关，重要器官及系统的发育可能会对后代的终生健康产生影响。因此，胎盘的临床作用实际上远远超出了妊娠期的 9 个月。

▶ 要 点

- 成熟的人类胎盘是一个盘状器官，由精细分支的胎儿绒毛树组成，由母体的绒毛膜血灌溉。正常足月胎盘平均重 450g，约占胎儿体重的 1/7（连同脐带和胎膜占 1/6）。
- 胎盘在整个妊娠期持续发育，其交换表面积逐渐扩大（足月时为 12～14m^2），而母胎循环的平均扩散距离逐渐减少（足月时为 5～6μm）。
- 母体到胎盘的循环直到孕早期结束才完全建立。因此，器官生成处在约 20mmHg 低氧环境中，这可以防止氧自由基介导的致畸作用。足月子宫血流量平均为 750ml/min，或者为母体心输出量的 10%～15%。
- 在孕早期，子宫腺体将分泌物分泌到胎盘绒毛间隙。这些是母胎循环开始之前的重要营养物质、细胞因子和生长因子。
- 外体腔在是孕早期胚胎重要的营养来源，转录组分析提示，次级卵黄囊在营养吸收和向胎儿转运方面很重要。
- 氧是滋养层增殖、侵袭、绒毛重塑和胎盘血管生成的强大中介物。
- 胎盘形成过程中的一个重要方面，是确保孕中期和孕晚期胎盘有足够的母体血液供应，这取决于孕早期绒毛外滋养细胞侵入子宫内膜，引起螺旋动脉的生理转变。一些妊娠合并症（如先兆子痫），可能是滋养细胞的侵入不足引起的。
- 跨越胎盘的所有物质转运都必须穿过绒毛树、合体滋养层、绒毛基质和胎儿内皮，每一层都具有自身的限制性和选择性。物质交换有 4 个基本过程：①容积运动 / 溶剂牵引；②扩散；③转运蛋白介导转运；④胞吞 / 胞吐作用。
- 经胎盘转运的速率取决的因素有可用的表面积、浓度梯度、母体和胎儿血流速率、转运蛋白的密度等。其中绒毛表面积、扩散距离和转运蛋白表达的变化与 IUGR 相关。
- 胎盘是重要的内分泌器官，可产生类固醇和肽类激素，主要来自合体滋养层细胞。某些激素的浓度在病理条件下会发生改变，如 21 三体综合征中的 hCG。总的来说，人们对胎盘内分泌调控信息的了解，目前尚有许多不足。

致谢

胎盘代谢和生长部分参考了 Donald Novak 博士的早期版本。

第 2 章 胎儿发育、生理和对远期健康的影响
Fetal Development, Physiology, and Effects on Long-Term Health

Michael G. Ross　Mina Desai　M. Gore Ervin　著
韦晓宁　译　　马琳琳　校

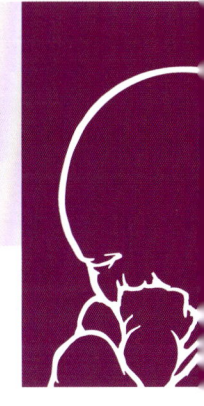

英汉对照

2, 3–diphosphoglycerate	2, 3–DPG	2, 3-二磷酸甘油酸
α-melanocyte-stimulating hormone	α-MSH	α- 促黑素细胞激素
adrenocorticotropic hormone	ACTH	促肾上腺皮质激素
angiotensin II	A II	血管紧张素 II
angiotensin-converting enzyme	ACE	血管紧张素转换酶
arginine vasopressin	AVP	精氨酸升压素
atrial natriuretic factor	ANF	心房肽
bisphenol A	BPA	双酚 A
carbon dioxide	CO_2	二氧化碳
combined ventricular output	CVO	联合心室输出量
corticotrophin-like intermediate lobe peptide	CLIP	促肾上腺皮质激素样肽
corticotrophin-releasing factor	CRF	促肾上腺皮质激素释放因子
cyclic adenosine monophosphate	cAMP	环磷酸腺苷
epidermal growth factor	EGF	表皮生长因子
epidermal growth factor receptor	EGF-R	表皮生长因子受体
glomerular filtration rate	GFR	肾小球滤过率
insulin-like growth factor	IGF	胰岛素样生长因子
large for gestational age	LGA	大于胎龄儿
low birthweight	LBW	低出生体重
nonalcoholic fatty liver disease	NAFLD	非酒精性脂肪性肝病
oxygen	O_2	氧气
small for gestational age	SGA	小于胎龄儿
thyroid-stimulating hormone	TSH	促甲状腺素
thyrotropin-releasing hormone	TRH	促甲状腺激素释放激素
thyroxine	T_4	甲状腺素
triiodothyronine	T_3	三碘甲状腺原氨酸
vascular endothelial growth factor	VEGF	血管内皮生长因子

摘 要

胎盘和胎儿生理学为理解病理生理学和疾病发生机制提供了基础。大部分胎儿生理学知识来自我们对人类以外哺乳动物的观察，因为对人类胎儿的研究仅限于观察。早期发育和生理可为后代表型拟定程序并可预测表型。新生儿和成人体内分别有约（2.1×10^{12}）和（3.7×10^{13}）个细胞[1]。从一个受精卵开始，形成新生儿需要41个以上的细胞分裂周期，而成人则需要45个周期。因此，超过90%的用于身体生长的细胞分裂发生在出生前。因此，母-胎环境可能会改变细胞信号、表观遗传调控和器官发育，营养环境的改变会影响器官发育。该主题将在本章的后半部分进行讲述。

关键词

胎儿生长与代谢；胎儿心血管系统；羊水量；胎儿编程；营养；环境因素；母体应激；营养；糖皮质激素；早产；肥胖；食欲；脂肪组织

胎盘和胎儿生理学为理解病理生理学和疾病发生的机制提供了基础。大部分胎儿生理学的知识来自我们对人类以外哺乳动物的观察，因为对人类胎儿的研究仅限于观察。早期发育和生理为后代表型拟定程序并可预测表型。新生儿和成人体内分别有约（2.1×10^{12}）和（3.7×10^{13}）个细胞[1]。从一个受精卵开始，形成新生儿需要41个以上的细胞分裂周期，而成人则需要45个周期。因此，超过90%的用于身体生长的细胞分裂发生在出生前。因此，母-胎环境可能会改变细胞信号、表观遗传调控和器官发育，营养环境的改变会影响器官的发育。

一、胎儿的生长和代谢

（一）营养物质

营养物质为胎儿的生长提供能量，促进组织增生。葡萄糖对胎儿的氧化代谢十分重要，它来自于胎盘的输入而非自身合成。然而，脐动-静脉中葡萄糖和氧气（O_2）的浓度差表明，葡萄糖的氧化仅占胎儿二氧化碳（CO_2）产量的2/3[2]。因此，胎儿的氧化代谢还依赖于除葡萄糖以外的其他物质。胎儿摄取某些氨基酸的量，实际上超过了它们在胎儿组织中的增加量，表明氨基酸参与了胎儿的有氧代谢。此外，胎儿循环中的谷氨酸也被胎盘所代谢。在绵羊和人类胎儿中，胎儿乳酸代谢消耗了部分氧[2]。因此，葡萄糖、氨基酸和乳酸为主要能量来源，为胎儿每天生长提供约87kcal/kg的能量。

能量的需求取决于胎儿生长速度和组织类型。妊娠26周时胎儿脂肪含量低，随后脂肪量缓慢增加，到了32周后迅速增加，每周增加约82g（干重）脂肪。由于胎儿，有糖转化为脂质所必需酶的表达，因此脂肪的增量反映了葡萄糖利用和胎盘脂肪酸摄取的量。相比之下，胎儿非脂肪组织在妊娠第32～39周线性增加，在孕晚期可能会降低到脂肪增率的30%。

（二）激素

胎儿生长激素

胎儿生长激素通过促代谢和促有丝分裂作用影响胎儿生长。尽管胎儿体内可分泌生长激素，并存在受体，但生长激素对胎儿生长的影响很小。相反，胰岛素样生长因子（insulin-like growth factor, IGF）、IGF结合蛋白（Insulin-like growth factor-binding protein, IGFBP）、IGF受体更为重要。妊娠第12周的人类胚胎组织，可检测到IGF-1和IGF-2，妊娠第32～34周时，其水平开始增加。IGF-1的水平与胎儿的大小相关，有研究提示，生长受限的胎儿体内IGF-1降低[3]。相反，血清IGF-2与胎儿生长无关。然而，IGF-2可能有调节胎盘发育和营养物质转运的作用。IGFBP则调节IGF-1和IGF-2的水平，其中IGFBP-1具有抑制性作用，IGFBP-3具有促进作用。发育受限的胎儿中可检测出 IGFBP-3 水平降低和 IGFBP-1 水平升高[4]。值得注意的是，IGF-2 是一种父系印记基因，表明父系因素可以调节胎儿的生长。印记基因表达的异常通常会导致胎儿过度生长或发育不良。

糖尿病母亲的胎儿会出现体重、心脏和肝脏重量的增加，表明胰岛素在胎儿生长中发挥了作用。母体高胰岛素水平会增加胎儿体重，胎儿高胰岛素会显著增加对葡萄糖的摄取。此外，胎儿胰岛素的分泌会随着血糖升高而增加，尽管胎儿中并不存在正常的快速胰岛素反应[5]。胰岛素还有促有丝分裂作用，它可能诱导 IGF-2 受体配体结合。肝脏内胰岛素受体（每克组织）孕早期末开始表达，其数量到 28 周时增加了 3 倍，而 IGF-2 受体数量则保持不变。糖尿病母亲的胚胎生长模式表明，胰岛素可能在孕晚期发挥更为重要的作用（见第 45 章）。相比之下，胎儿胰岛素缺乏与胎儿低出生体重（low birthweight，LBW）相关，并且实验诱导的低胰岛素血症会降低胎儿葡萄糖利用，影响胎儿的生长。

α 和 β 肾上腺素受体激活可分别抑制和增加成人和胎儿的胰岛素分泌。β 肾上腺素系统也调节胎儿胰高血糖素的分泌，但胎儿血糖对胰高血糖素反应较弱，可能是肝脏胰高血糖素受体较少的缘故。

皮质类固醇对胎儿的生长和成熟至关重要，临近分娩时，其水平会升高，从而促进胎儿器官的成熟（肺、肝、肾和胸腺），并减缓胎儿的生长。外源性给予母体类固醇激素则会减缓胎儿的生长，这可能是通过抑制 IGF 轴而达到的[4]。

与 IGF 类似，其他生长因子，如表皮生长因子（epidermal growth factor，EGF）、转化生长因子、成纤维细胞生长因子和神经生长因子，在胚胎发育和形态形成过程中有表达。EGF 影响肺的生长和继发腭的分化，而交感神经肾上腺素能系统的发育依赖于神经生长因子。同样，胎儿甲状腺对胎儿的整体生长并不重要，但对中枢神经系统发育很重要。这些生长因子及其受体对胎盘的生长和功能至关重要。

胎盘生长也受生长因子和细胞因子的调节，这些细胞因子发挥局部作用，在不同孕周，它们通过自分泌和（或）旁分泌作用促进增殖和分化。EGF 促进细胞增殖、侵润或分化。肝细胞生长因子和血管内皮生长因子（vascular endothelial growth factor，VEGF）刺激滋养层细胞 DNA 复制，而转化生长因子 –β 则抑制细胞侵入和内分泌分化。生长因子受体、细胞内信号蛋白和转录因子在胎盘中表达。生长因子或其受体的改变与胎盘功能不良和胎儿生长受限有关。

通过对转基因和突变小鼠的研究，阐明了胎儿／胎盘生长调节的复杂性。例如，EGF 是人类胎盘中一种强效的有丝分裂原。EGF 介导着床，刺激合体滋养细胞分化，并调节人绒毛膜促性腺激素和人胎盘催乳素的分泌。EGF 的效应是由 EGF 受体（EGF-R）介导的，EGF-R 由孕早期、中期和足月胎盘的顶端微绒毛质膜表达。胎盘 EGF-R 的表达受到甲状旁腺激素相关蛋白局部表达的调节，这在胎盘分化和母–胎钙质流通中很重要[6]。EGF-R 表达减少程度与宫内生长受限程度平行，靶向干扰 EGF-R，可发生胎盘缺陷，从而导致胎儿死亡[7]，EGF-R 过度表达则导致胎盘增大[8]。

二、胎儿的心血管系统

（一）心血管系统的发育

胚胎在第 4 周开始时出现原始心管。在第 5～8 周，单腔心管通过心脏成环（折叠）、重塑和分割的过程发育为四腔心。房间隔中保留的一个开口为卵圆孔，并在胎儿期间作为从右到左的分流器。

在胚胎的第 4 周，血管系统由三个初级循环构成。主动脉循环／主循坏为胎儿的循坏系统，其包括连接肺动脉干和主动脉的动脉导管左侧的第六主动脉（肺）弓。动脉导管作为右向左分流的通道，将右心室（right ventricle，RV）的血液输出到主动脉，以及胎儿和胎盘循环。卵黄循环与卵黄囊一起发育，并形成了胃肠（gastrointestinal，GI）、脾脏、胰腺和肝脏的脉管系统。尿囊循环形成胎盘循环，由两条脐动脉和两条脐静脉构成。在人类胚胎中，静脉循环在第 4～8 周形成，通常只有左脐静脉。肝血管丛的重组形成了静脉导管，将静脉分流，它使得至少一半的脐血绕过肝脏进入下腔静脉。

胎盘中的气体交换为脐静脉提供富含氧的血液，脐静脉将血液输送到静脉导管、肝左叶的小分支和右叶的大分支（图 2-1）。虽然静脉导管的血液和肝门静脉／胎儿躯干血都进入下腔静脉和右心房，但很少发生混合。富含氧的静脉导管血优先通过卵圆孔，穿过房间隔进入左心房（图 2-1 和图 2-2）。因此，左心房充盈着脐静脉 – 静脉导管血液，肺静脉血则贡献很小。因此，含氧量最高的血液被输送到左心房、左心室（left ventricle，LV），最终输送到颈动脉和椎动脉及大脑。剩余的混合下腔静脉血通过三尖瓣（图 2-1）进入 RV（图 2-2），伴有上腔静脉和冠状窦的静脉回流。高肺血管阻力和肺动脉压引导大部分 RV 泵出的血液通过动脉导管进入主动脉及胎儿 – 胎盘循环。

（二）胎儿的心脏

在成人的心血管系统中，RV 驱动低压力的肺循环，LV 驱动高压的体循环，两个心室协同工作。随着心室的收缩，等量的血液被输送到肺循环和体循环中。心输出量是每搏量和心率的乘积，体重 70kg 的成年男性的心输出量平均为 72ml/(min·kg)。心输出量也随着每搏量的变化而变化，取决于静脉回流（前负荷）、肺动脉压和主动脉压力（后负荷）、心肌收缩力。

在胎儿中，特有的血管分流为各自心房的静脉回流提供了不均等的血量，心室输出的是含氧和脱氧的混合血液。因此，胎儿 RV 和 LV 相当于两个并联而不是串联的泵，此时心输出量用联合心室输出量（combined ventricular output，CVO）来描述。右心室输出量超过总量的 60%[9]，并通过动脉导管直达降主动脉（图 2-2）。胎儿 LV 输出量平均为 120ml/(min·kg)[9]，因此胎儿心输出总量＞300ml/(min·kg)。肝的血流主要来自脐静脉，小部分来自门静脉，约占心脏静脉回流总量的 25%。

胎盘接收约 40% 的 CVO[10]。随着绒毛毛细血管数量和血管生成肽（如血管内皮生长因子）的增加，脐血流的流量随着孕周增加而增大，到孕晚期，脐血流量与胎儿生长成正比[11]。脐血流量的短期变化受灌注压调节，流量与灌注压呈线性关系。脐静脉压的小幅增加（2~3mmHg）会引起脐血流量按比例地减少，子宫张力的增加会影响两条血管，但不改变脐血流量。胎儿胎盘循环升压药的血管收缩作用，但对内源性血管活性激素（如一氧化氮和内皮素 –1），可能有反应[12]。因此，即便在急性缺氧期，胎儿血流分布会发生变化，并出现血压升高，但只要心输出量不下降，脐血流量在一定范围内的氧含量内可保持不变。

脐静脉血、肝门静脉血和从下半身回流的血液约占下腔静脉至右心房回心血量的 69%。由于肺血管阻力高[9]，左心房的肺静脉回流率低（约为 CVO 的 7%）。因此，卵圆孔分流是左心房充盈的主要来

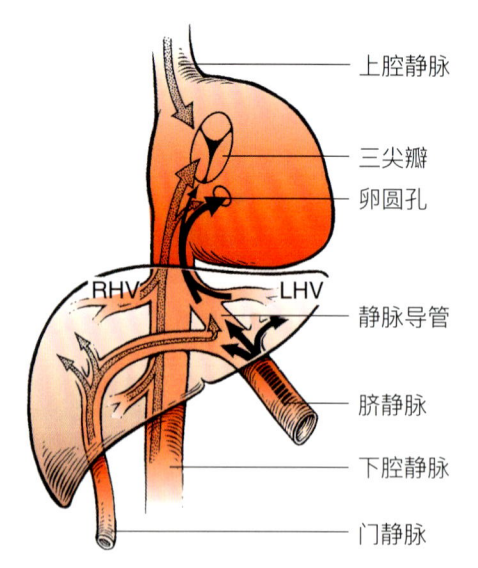

▲ 图 2-1 脐带循环和肝循环

黑箭指示营养丰富和富氧血的流向。LHV. 肝左静脉；RHV. 肝右静脉（引自 Rudolph AM. Hepatic and ductus venosus blood flows during fetal life. *Hepatology*. 1983;3:254–258.）

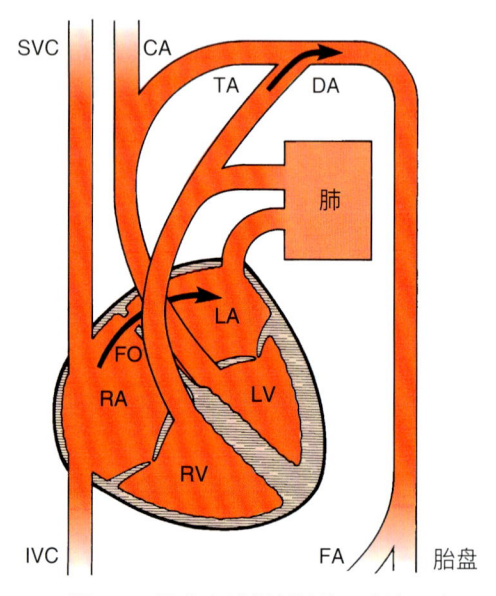

▲ 图 2-2 胎儿心脏解剖结构及分流示意

CA. 颈动脉；DA. 动脉导管；FA. 股动脉；FO. 卵圆孔；IVC. 下腔静脉；LA. 左心房；LV. 左心室；RA. 右心房；RV. 右心室；SVC. 上腔静脉；TA. 胸主动脉（引自 Anderson DF, Bissonnette JM, Faber JJ, et al. Central shunt flows and pressures in the mature fetal lamb. *Am J Physiol*. 1981;241:H60–H66.）

源，约为 CVO 的 1/3（27%）[9]。因此，左心房约占 CVO 的 34%（27%+7%）。下腔静脉回流（69%）减去通过卵圆孔分流的部分（27%），在右心房留下 42% 作为 RV 输出。自上腔静脉流入右心的血流占 21%，以及自冠状动脉循环流入的占 3%，RV 输出量是 CVO 的 66%。只有 7% 的 RV 输出进入肺循环，59% 通过动脉导管进入主动脉，10% 来自 LV。因此，69% 的 CVO 到达降主动脉，40% 为胎盘血流，其余分布到胎儿腹腔器官和下肢。

流向心肌的冠状动脉血流量反映了 RV 具有较大的每搏量，RV 游离壁和间隔血流量高于 LV，胎儿右心室壁相对于左心室壁更厚。胎儿心室输出量取决于心率、肺动脉压和主动脉压，以及心肌收缩力。陡峭的升支代表 RV 心肌的长度 - 主动张力的关系[13]。正常情况下，胎儿右心房压力定位于升支插入点处，压力增加不会增加每搏量。因此，Starling 机制受到限制，静脉回流和右心房压力的降低，会降低每搏量。与 LV 相比，胎儿 RV 具有更大的半径／壁厚比，并在收缩期产生更大的室壁应力。由于后负荷增加时每搏量减少，因此 RV 对后负荷敏感，表现为每搏量与肺动脉压呈负线性关系[13]。

LV 心房压力和每搏量的关系与 RV 相似，但仍有一些前负荷。胎儿 LV 对后负荷不敏感。全身血压的升高并不会限制胎儿的左心室每搏量，其左心室输出量会增加以满足胎儿循环的需要。尽管 Starling 机制相关每搏量的增幅有限，但在孕晚期，胎儿心脏 β- 肾上腺素受体数量已与成人相似，循环中儿茶酚胺使收缩力增强，可使每搏量增加 50%。

胎心率（fetal heart rate，FHR）的平均值是成人静息心率的 2 倍以上，仅限于低变异的胎心率分析显示，胎儿平均心率从妊娠第 30 周到足月有所下降。24h 胎心变异监测提示，变异在凌晨 2 时及 6 时最低，高峰出现在 8—10 时。大多数 FHR 加速与肢体运动同时发生，主要反映了中央脑干输出，但运动相关的静脉回流减少，反射性心动过速也可能导致心率加速[14]。由于心室每搏量随着心率的增加而减少，因此胎儿心输出量在每分钟 120～180 次的心率范围内保持恒定。

第 1 次呼吸时，肺泡扩张和肺泡毛细血管氧张力的增加，降低了肺微血管阻力、肺动脉压力、右心房后负荷和右心房压力。此外，肺血流和静脉回流增加，会增加左心房压力。右心房压力的降低和左心房压力的增加，使得生理性卵圆孔发生闭合。高氧血液从肺部回流到左心房、LV 和主动脉，肺血管阻力降低，从而导致肺动脉干压力降低，使富含氧气的血液回流到动脉导管中。动脉导管氧张力的增加，改变了导管对前列腺素的反应，使得局部血管收缩。同时，脐动脉收缩（或被钳夹）可阻断胎盘血流，减少静脉回流，并可能降低右心房的压力。

（三）心血管功能的调节

自主调节

交感和副交感神经系统调节胎心率、心肌收缩力和血管张力。胎儿交感神经系统发育较早，其次是副交感神经。副交感神经兴奋会降低 FHR，在孕晚期使用阿托品阻滞副交感神经，则 FHR 会增加。胎儿心脏的交感神经和副交感神经紊乱会导致 R-R 间期变异和基线变异。然而，即使去除了交感神经和副交感神经刺激，胎心仍存在一定程度的变异。

当循环中有儿茶酚胺时，血压的维持并不依赖于交感神经。然而，血压和胎心的精密调控需要有完整的交感神经系统。如缺乏肾上腺素能神经调控，在缺氧调节下应该出现的外周、肾脏和内脏床血管阻力和血压的增加则不会出现[15]。然而，缺乏交感神经支配的情况下，肺、心肌、肾上腺和脑血流仍可出现缺氧相关变化，表明这些器官的血流调控受局部和内分泌的影响。

相对于成人，胎儿的压力反射较为迟钝，其敏感性在孕晚期增加 1 倍以上。尽管 FHR 调定点不依赖于完整的压力感受器，但在动脉压力感受器缺失时 FHR 的变异会增加[16]，这与胎儿血压类似。因此，胎儿动脉压力感受器在其肢体或呼吸运动时调节胎儿血压的变化[16]，压力感受器张力的改变是孕晚期胎儿平均血压升高的原因。在缺乏有功能的化学感受器的情况下，维持平均动脉压[16] 同时增加外周血流量。因此，外周动脉的化学感受器可能有助于维持静息状态下外周血管的张力。外周动脉化学感受器也是胎儿对缺氧发生反应的重要结构，如果缺乏有功能的化学感受器，缺氧状态下胎儿也不会出现心动过缓的反应。

(四) 胎儿血红蛋白

尽管动脉血氧分压仅有 20~35mmHg，胎儿主要进行的仍是有氧代谢状态。保障胎儿组织的氧合有多种机制，最主要的是有较高的胎儿心输出量和器官血流灌注，其次是胎儿血还有较高的血红蛋白浓度，以及胎儿血红蛋白（hemoglobin f，HgbF）较高的携氧能力。胎儿氧合的解离曲线左移（图 2-3），提示相同氧浓度时，胎儿血氧饱和度较高。在氧分压为 26.5mmHg 时，成人血氧饱和度为 50%，而胎儿的为 70%。

HgbF 氧亲和力增加的化学基础是 2,3- 二磷酸甘油酸（2,3-DPG）的作用。HgbF 四聚体包含 2 个 α 链（与成人相同）和 2 个 γ 链，与成人血红蛋白（adult hemoglobin，HgbA）中的 β 链不同的是，γ 链中有 39/146 个氨基酸残基。HgbAβ 链中，靠近血红蛋白四聚体中心入口处 143 位组氨酸在 HgbFγ 中被替换为丝氨酸。成人中，带正电荷的组氨酸咪唑基团与带负电荷的 2,3-DPG 结合，稳定脱氧血红蛋白四聚体。而胎儿中，丝氨酸不带电荷，减少了 2,3-DPG 的相互作用，使得 HgbF 的氧亲和力增加，使解离曲线向左移动。如果除去该有机磷酸盐，则 HgbA 或 HgbF 的氧亲和力相似，而添加 2,3-DPG 后 HgbA 的氧亲和力下降幅度则比 HgbF 更大。因此，尽管总体氧亲和力相似，但血红蛋白与 2,3-DPG 的相互作用使得 HgbF 氧亲和力更高。

妊娠第 26 周后，胎儿 HgbF 从 100% 下降，足月时约为 70%，而 HgbA 增加至 30%。γ- 珠蛋白到 β- 珠蛋白的转变机制尚不清楚，但了解人类珠蛋白基因调控，可为多种 HgbF 疾病（如珠蛋白生成障碍性贫血和镰状细胞贫血）的理解提供重要的基础。

三、羊水量

羊水量（amniotic fluid volume，AFV）在妊娠第 16~32 周，从 250ml 增加到 800ml，随后在妊娠第 39 周以前保持稳定，并在妊娠第 42 周时下降至 500ml。最初的羊水来源并不明确，可能包括通过绒毛膜羊膜的母体血浆渗出液，以及胎儿皮肤角质化前的渗出液。在孕中期，胎儿成为羊水量改变的主要决定因素，胎儿的肺泡渗出液及尿液产生羊水，胎儿吞咽、流过羊膜和（或）绒毛膜滤过吸收羊水，以维持羊水量的平衡（图 2-4）[17]。

近足月时，胎儿肺可产生 300~400ml/d 的液体。

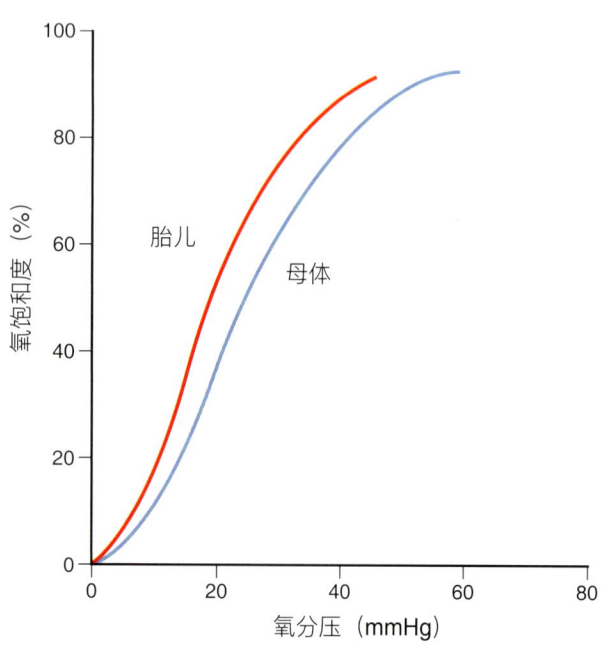

▲ 图 2-3　pH 7.4 和 37℃时母体和胎儿血的氧合血红蛋白解离曲线

改编自 Hellegers AE, Schruefer JJ. Normograms and empirical equations relating oxygen tension, percentage saturation, and pH in maternal and fetal blood. *Am J Obstet Gynecol*. 1961;81:377–384.

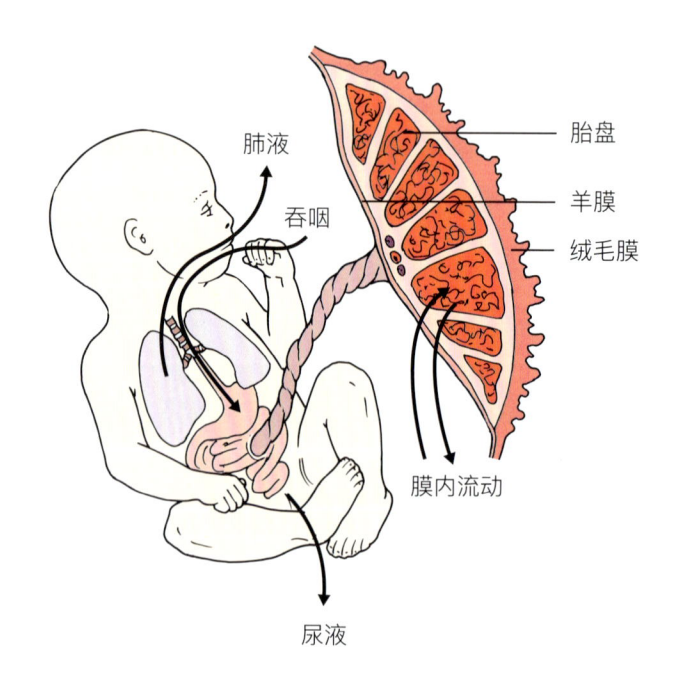

▲ 图 2-4　胎儿和羊水的水循环

羊水主要来源于胎儿尿液和肺液，吸收途径为胎儿吞咽和膜内流动（引自 Beall MH, van den Wijngaard JP, van Gemert MJ, et al. Amniotic fluid water dynamics. *Placenta*. 2007;28:816–823.）

氯化物由肺泡毛细血管内皮细胞分泌到肺泡腔内，然后分泌到羊水中。肺泡液成为与胎儿血浆等渗的无蛋白渗出液。胎儿肺泡液的分泌并不受体液稳态影响，肺液维持肺膨胀并促进肺生长。在分娩时，肺泡液吸收以促进肺泡气体交换，并且分娩时增加的胎儿激素，即儿茶酚胺、精氨酸升压素（arginine vasopressin，AVP）也会减少肺泡液的产生。肺泡液重吸收障碍，可以解释新生儿的暂时性呼吸困难，或"湿肺"，常见于剖宫产分娩的新生儿。

胎儿尿液是妊娠第20～40周羊水的主要来源，足月时为400～1200ml/d。低渗的胎儿尿液是孕晚期羊水低渗的原因。一些胎儿激素，包括AVP、心房利钠因子（atrial natriuretic factor，ANF）、血管紧张素Ⅱ（angiotensinⅡ，AⅡ）、醛固酮和前列腺素，可以改变胎儿肾血流量、肾小球滤过率（glomerular filtration rate，GFR）和尿流量[18]。胎儿应激引起内分泌改变，导致胎儿尿量减少，可能与胎儿缺氧和羊水过少相关。

胎儿吞咽是羊水吸收的主要途径，吞咽的液体中含有羊水和气管液的混合物。人类胎儿在妊娠18周时出现吞咽动作[19]，足月时每天吞咽量为200～500ml。与尿量相似，胎儿每天吞咽量（每千克体重）明显大于成人值。活跃睡眠状态中胎儿吞咽的发生与呼吸和动眼有关[20]。吞咽频率和吞咽量随着胎儿血浆渗透压升高而增加，表明胎儿有完善的口渴机制。

羊水的低渗状态增加了液体从羊水到胎儿胎盘血管流动的可能性。膜内流可参与平衡胎儿尿液、肺泡液、吞咽等液体的流动，以维持正常的AFV。尽管其中水转移的机制尚未明确，但胎盘和胎膜可表达水通道蛋白1、3、8和9，而缺乏水通道蛋白1的小鼠会出现羊水过多的表现[21]。水通道蛋白1和3在胎盘水转运中很重要，并受AVP和cAMP的调节，并且它们的表达量随着孕周而发生变化[22]。

羊水的激素调节

促肾上腺皮质激素（adrenocorticotropic hormone，ACTH）和儿茶酚胺将在后文进行讨论。

1. 精氨酸升压素

AVP存在于人类胎儿的神经垂体中。羊胚胎血浆AVP水平会随着血浆渗透压的变化而变化[23]，或者随着母体渗透压的变化而变化[24]。与成人一样，胎儿AVP分泌受渗透压感受器和容量/压力感受器的调节[25]。在妊娠后半期，缺氧可诱导AVP分泌增加。因此，胎儿AVP对缺氧的反应高于成人（约40倍），而低氧是已知的促进胎儿AVP分泌最有效的刺激。

向胎儿注射AVP可产生剂量依赖性的平均动脉压升高、心率降低的表现，剂量低于成人出现相同效果所需剂量。与肾脏中发挥AVP抗利尿作用的受体（V_2）不同，受体（V_1）主要介导AVP在出血、低血压和缺氧中发挥作用。AVP还有促肾上腺皮质激素释放因子（corticotrophin-releasing factor，CRF）的作用，在缺氧时可升高血浆ACTH和皮质醇的水平。除了改变胎心率、心输出量和动脉压外，AVP还调节外周、胎盘、心肌和脑的血流量，使其在急性缺氧时发生相应变化。阻断AVP受体，会减弱这些心血管变化，AVP对心输出量分布的影响，可优化缺氧期间胎儿的氧分配。然而，其他缺氧相关反应，包括肾和肺血流量减少、肾上腺血流量增加，则不是由AVP介导的。

2. 肾素－血管紧张素Ⅱ

胎儿血浆肾素水平通常在孕晚期升高[26]。肾小管钠浓度的变化，血容量、血管压力或肾灌注压降低及低氧血症，都会增加胎儿肾素活性。与成人一样，胎儿肾脏灌注压的变化会改变血浆肾素活性，而肾交感神经直接调节胎儿肾素基因表达。尽管胎儿血浆AⅡ水平对血容量和低氧血症有反应，但胎儿AⅡ和醛固酮的变化与肾素活性的变化并不平行。胎儿肾素－血管紧张素－醛固酮系统的这种分离，可能与胎盘清除AⅡ有关。此外，还可能与有限的肺血流量和血管紧张素转换酶（angiotensin-converting enzyme，ACE），以及ANF诱导的醛固酮分泌抑制有关。因此，AⅡ产生的减少和醛固酮反应性减少、AⅡ和醛固酮清除率增加、AⅡ和醛固酮降低而形成的反馈抑制可能是肾素分泌升高的原因。

与AVP引起心动过缓相反，向胎儿注射AⅡ，可通过对心脏的直接影响和降低压力感受的敏感性，使平均动脉压和心率增加（出现在初始反射性心动过缓之后）。两种激素都会升高胎儿血压，与低氧血症产生的效果一致。然而，AⅡ不会减少外周血流量，这可能是因为肌肉、皮肤和骨骼中的血管对AⅡ的反应最大。注射 AⅡ会降低肾血流量并增加脐血管阻力，而胎盘血流量没有变化。成人的肾脏含有 AⅡ受体的两种亚型（AT_1 和 AT_2），而胎儿肾脏只有 AT_2 亚型。这种 AⅡ受体亚型差异表达与早期的研究结果一致，表明 AⅡ对胎儿肾脏和外周血管床有不同的影响。

四、胎儿的肾

胎儿水／电解质稳态和尿素清除主要由胎盘中的胎－母转运完成。然而，胎儿肾脏尿液的产生对 AFV 和构成至关重要。尽管在孕晚期总 GFR 增加，但单位肾脏重量的 GFR 不变，因为 GFR 和胎儿肾脏重量同时增加。新肾小球的生成约在 36 周时完成，此后 GFR 的增加反映了肾小球表面积、有效滤过压和毛细血管滤过系数的增加。尽管 GFR 受静水压影响，但单位肾脏重量的肾血流量和滤过分数（GFR／肾血流量）保持不变[27]。新生儿滤过分数的增加与动脉压的升高相一致，这表明胎儿低滤过分数和 GFR 是由更低的静水压导致的[27]。虽然孕早期胚胎有轻度的管球失衡，但肾小管钠和氯的重吸收在孕晚期有所增加，在孕晚期胎儿保持管球平衡。

尽管胎儿 GFR 低，但每天尿量很大，胎儿尿构成了 AFV 的 60%～80%。这反映了大部分滤过液（20%）作为低渗尿排出。大量游离水的排出，反映了胎儿肾脏可能缺乏 AVP 受体。然而一些研究显示，孕中期绵羊胎儿的肾脏对 AVP 有一定的反应，有功能的 V_2 受体在孕晚期出现。此外，与成人相同，AVP 诱导 cAMP 的产生，AVP 诱导顶端小管水通道（水通道蛋白 2）在胎儿肾中表达。选择性 $AVPV_2$ 受体激动药（1-deamino-8-Darginine vasopressin，dDAVP）可增加胎儿肾水重吸收，而不影响血压或心率，V_2 受体可介导 AVP 对胎儿尿液和 AFV 的影响。胎儿肾脏浓缩能力降低，反映了近端肾小管对钠的重吸收减少、近髓肾单位襻缩短，以及髓质间质尿素浓度受限。

AⅡ从肾素中解离，以及胎盘中高效地清除 AⅡ，大大减少了胎儿血浆 AⅡ的累积。控制胎儿血浆 AⅡ水平的波动，可有利于胎儿肾脏功能的调节。由于 AⅡ会降低胎盘血流量，其与肾素诱导的血管紧张素Ⅰ（AⅠ）合成分离开来、限制 ACE 活性、增加胎盘 AⅡ清除率，可保护胎儿心血管系统免受血浆 AⅡ大幅增加的影响。总的来说，血浆 AⅡ水平在一个非常窄的范围内调节，这种调节可能对胎儿体内平衡十分重要。

ANF（心房利钠尿多肽）颗粒存在于胎儿心脏中，胎儿血浆 ANF 水平高于成人。胎儿血浆 ANF 水平随着容量而增加，并且注射 ANF 会引起绵羊胎儿肾排钠量在一定范围内增加，还会在影响血压最小的情况下降低胎儿血容量。因此，胎儿中的 ANF 作用是，在对心血管系统影响最小的情况下维持胎儿容量的稳定。

胎儿肾脏排泄可滴定酸和氨的能力较成人低。此外，胎儿肾脏碳酸氢盐排泄的阈值远低于成人。也就是说，尽管动脉 PCO_2 分压较高，胎儿血浆碳酸氢盐相对较低，尿液往往呈碱性。胎儿肾小管的葡萄糖重吸收机制类似于成人，尿糖排泄较少，但胎儿肾脏对葡萄糖的重吸收实际上超过了成人。

五、胎儿的消化系统

（一）胃肠道

羊水中含有可检测葡萄糖、乳酸和氨基酸，表明吞咽方式是胎儿的一种营养来源。胎儿吞咽有助于躯体生长和胃肠道发育，10%～15% 的胎儿氮可能来自吞咽的羊水蛋白[28]。胎儿胃肠道内的氨基酸和葡萄糖可被胎儿吸收和利用。通过胃内营养的方式，可以部分改善母体营养不良引起的胎儿生长受限[29]。

一些研究都显示，吞咽对胎儿生长十分重要。兔妊娠第 24 天时（31 天为足月），胎儿吞咽功能受损，到妊娠第 28 天时其体重下降了 8%。胎兔食管结扎术使得胃和肠的重量减轻，胃酸分泌减少。胎儿胃内羊水输注，可逆转其胃肠道和躯体生长不良[30]。同样，给 90 天的羊胎（足月为 145～150 天）行食管结扎术，会导致小肠绒毛长度减少 30%[31]，并减少肝脏、胰腺和肠道的重量[32]。同理，由于胎儿有吞咽的行为，可以通过羊水达到给胎儿用药的目的。

羊水中营养物质的摄入可支持胎儿生长，其中也不乏营养生长因子。胃内 EGF 注射可逆转食管结扎引起的胎兔体重下降。人类胎儿吞咽动作与胃肠道发育存在关联，因为上胃肠道梗阻比下胃肠道梗阻更容易发生胎儿生长受限[33]。

中度缺氧时，胎儿肠道血流量不增加。动脉－肠系膜静脉的含氧量的差异不会改变，此时血流量维持，肠道耗氧量保持不变。然而，在重度缺氧时，胎儿肠道耗氧量随着血流量的减少而下降，导致肠系膜系统血液出现代谢性酸中毒。

(二）肝脏

临近足月，胆红素会被胎盘清除。外源性给予胆红素 10h 后，只有不到 10% 的胆红素在胎儿胆管中可检测到，约 20% 留在血浆中。因此，胆红素和胆汁酸盐的胎儿代谢途径在临近足月时仍未完善。胎儿胆酸盐总量是成人的 1/3，合成率是成人的 1/2。早产儿胆酸盐总量未及足月儿的 1/2，合成率则为其 1/3，十二指肠内胆汁酸浓度限制了脂微团的形成[34]。

如前所述，胎儿肝脏的血液供应主要来自脐静脉，肝左叶几乎完全接收来自脐静脉的血液（少量来自肝动脉），而右叶也接收来自门静脉的血液。正常情况下胎肝耗氧量约占胎儿总耗氧量的 20%。因为肝葡萄糖摄取和释放量是平衡的，所以肝脏葡萄糖的净消耗量最小。在低氧环境下，β 肾上腺素能受体介导的肝脏葡萄糖释放增加，是血糖升高的原因[35]。重度缺氧至降低胎儿耗氧量，则会选择性地减少右肝叶的氧摄取，而左肝叶不变。

六、胎儿的内分泌系统

(一）肾上腺

应激（如低氧）状态下，胎儿垂体前叶分泌 ACTH。其刺激皮质醇分泌，从而对 ACTH 施加反馈抑制[36]。胎儿和成人阿黑皮素原（proopiomelanocortin, POMC）翻译后加工，产生 ACTH、垂体中间叶促肾上腺皮质激素样肽（corticotropin-like intermediate lobe peptide, CLIP）和 α- 促黑素细胞激素（α-MSH）。前脑啡肽原是一种独特的基因产物，可产生脑啡肽。胎儿 POMC 的加工处理与成人不同。除 ACTH 外，胎儿垂体还含有大量的 CLIP 和 α-MSH。胎儿（CLIP+α-MSH）/ACTH 的比率从孕早期到足月不断下降。由于垂体促肾上腺皮质激素释放激素的表达在孕晚期之前相对较低，因此 AVP 是孕早期的主要 CRF。随着妊娠期间胎儿下丘脑垂体轴逐渐成熟，皮质醇水平逐渐升高。皮质醇十分重要，因为它将促肾上腺皮质激素从胎儿型转变为成人型，并通过 ACTH 受体数量的调节，促进肾上腺成熟。

按单位体重计算，胎儿的肾上腺比成人大一个数量级。其原因是胎儿肾上腺有个较大的胎儿带（占出生时肾上腺重量的 85%）和胎性皮质带。皮质醇和盐皮质激素是胎性皮质带的主要产物，胎儿皮质醇分泌受 ACTH 而非 hCG 调节。由于胎儿肾上腺缺乏 3α- 羟类固醇脱氢酶，硫酸脱氢表雄酮是其主要产物。在孕中期，硫酸脱氢表雄酮的分泌由 ACTH 和 hCG 决定。妊娠期间胎儿 ACTH 和皮质醇水平较低，血浆 ACTH 水平与皮质醇的产生没有明确相关性。该胎儿 ACTH 水平和皮质醇分泌的分离可以解释为：① ACTH 加工过程中，产生大量 CLIP 的 α-MSH 可能抑制 ACTH；②胎儿肾上腺定形区的 ACTH 反应性可能提高；③胎盘 ACTH 和（或）翻译后加工产生的中间体可能会影响对 ACTH 的反应。

静息胎儿血浆去甲肾上腺素水平超过肾上腺素水平约 10 倍，并且胎儿血浆儿茶酚胺水平会在低氧状态增加。血浆去甲肾上腺素水平在急性低缺氧时也增加，而在持续（>5min）低氧环境中，则会逐渐恢复到基础水平；此时肾上腺素分泌逐渐开始，但持续 30min 的低氧环境中持续存在。观察结果说明，这两种儿茶酚胺的合成和调节是相互独立的[37]。胎儿对急性缺氧的血压反应，与最初的去甲肾上腺素增加相关。

(二）甲状腺

促甲状腺激素（TSH）不能透过正常胎盘，三碘甲状腺原氨酸（T_3）能少量透过。然而，母体甲状腺素（T_4）可在患有先天性甲状腺功能减退症的婴儿中测出（见第 47 章）。到妊娠第 12 周，胎儿下丘脑就分泌促甲状腺激素释放激素（thyrotropin-releasing hormone, TRH），TRH 分泌量和（或）垂体对 TRH 的敏感性随孕周逐渐增加；其他组织（包括胰腺）也可能促进胎儿 TRH 的水平升高。在胎儿垂体和血清中可以测到 TSH，而 T_4 则在妊娠第 12 周的胎儿血液中测出。TSH 水平在妊娠第 20~24 周升高，随后缓慢下降。直至分娩前。20 孕周前甲状腺功能一直很低，随后 T_4 水平逐渐升高直到足月。胎肝 T_4 代谢不成熟，所以 30 孕周前 T_3 水平较低，相反，T_3 水平在 30 孕周之前一直处于高水平，然后逐渐下降。

七、胎儿的中枢神经系统

提示胎儿中枢神经系统功能的指标是躯体运动和呼吸运动。孕晚期的胎儿活动状态被称为活跃期或静止期。胎儿活跃期包括胎儿躯体运动、胎心变异高、胎心加速（通常随后伴减速），以及胎儿的呼吸运动。静息期则为无胎儿躯体运动和胎心变异低[38]。在孕晚期，胎儿有60%～70%的时间处于活跃期，静息期平均为15～23min[38]。

胎儿脑皮质电图显示两种主要模式，即低压高频和高压低频。低压高频活动与快速眼动和胎儿呼吸运动相关。与成人的快速眼动睡眠类似，骨骼肌运动的抑制在肌梭比例高的肌肉群中最为明显。因此，无肌梭的膈肌则不受影响。处于低压电活动时胎儿躯体活动较高压低频状态减少[39]。自肢体肌肉的多突触反射传入，在低压状态下相对受到抑制[40]。短期缺氧[39]或低氧血症抑制反射性肢体运动，抑制中脑通路神经活动[40]。

母体摄取药物可能对胎动产生影响。在胎儿氧合不变的情况下，胎儿可卡因暴露会引起儿茶酚胺、心血管和神经活动的改变[41]。可卡因引起的胎儿低压电活动的减少，是否反映了脑血流量的变化，或者去甲肾上腺素介导的中枢调节中心的影响，目前尚不清楚。然而，观察结果与母体使用可卡因后产生的神经系统反应相一致（见第59章）。

胎儿的呼吸快速且不规则，与肺液流动无关。中枢延髓呼吸化学感受器接受CO_2刺激[42]，并且只有当氢离子浓度保持在生理范围时才能维持正常呼吸。中枢性（脑脊液）酸中毒可刺激呼吸频率和深度，碱中毒导致呼吸暂停。矛盾的是，胎儿在低氧环境下呼吸运动减弱，这可能是来自髓质上游中枢的抑制性信号所致[43]。

葡萄糖是胎儿大脑中氧化代谢的主要底物。相较于高电压大脑皮质电活动，低压皮质电活动时脑血流量和耗氧量增加，排出乳酸。在高压活动期间，胎儿大脑显示净乳酸摄取[44]。胎儿脑循环对动脉氧的变化很敏感，尽管缺氧引起脑血流量增加，在不增加全脑动静脉氧含量差的情况下，脑氧消耗可以维持[45]。CO_2含量增加会引起脑血管舒张，但反应相对于成人较低。

八、成人健康和疾病对胎儿程序性变化的影响

随着在降低孕产妇发病率和死亡率（1900年孕产妇死亡率约为1%）方面取得的巨大进步，产科在优生优育方面也获得了长足进展，包括预防和治疗先天性畸形、减少感染性疾病和改善早产后遗症。

过去，早产中死产和新生儿期夭折的情况是很常见的，早产儿的体重超过400g才可能存活。现在，早产儿存活率大大提高，我们把目光放到了围产期处理，以及改善新生儿结局的治疗手段（如母体使用糖皮质激素）对远期成人期健康带来的影响。对成人健康和疾病起源的探索，有助于理解围产期干预起到的关键性作用，并可能最终指导治疗。

成人疾病发育起源的概念，对产科医生来说应该并不陌生。胎儿畸形可能是发育异常所带来的最严重的后果。在20世纪50年代后期，沙利度胺作为孕妇的镇静药和止吐药销售。在欧洲，沙利度胺是50种非处方药之一，有广泛的适应证，直到被发现能引起胎儿肢体畸形。值得注意的是，沙利度胺可能通过表观遗传机制产生致畸作用，这在后文中有阐述。沙利度胺可能与胰岛素样生长因子和成纤维细胞生长因子启动子区结合，调节下游信号基因的表达，调控血管生成[46]。由此产生血管生成抑制作用，阻断了四肢发育。通过细胞信号或表观遗传异常，一系列的机制会对后代的表型进行"再编程"，将在后文详细讨论。

尽管沙利度胺的不良影响极快地被研究所确认，但己烯雌酚（diethylstilbestrol，DES）的长期影响却经历了漫长的探索，未能被明确。在1947年美国食品药品管理局（Food and Drug Administration，FDA）批准之前，DES被超适应证应用于有流产史女性的保胎。20世纪50年代初期，一项双盲试验表明，在妊娠期间服用DES并没有带来任何好处[47]，但在20世纪60年代，DES仍被继续用于孕妇。直到1971年，美国食品药品管理局才禁止在孕妇中使用DES，这源于一份研究报道，报道表明DES与少女及年轻女性发生阴道透明细胞腺癌相关。目前公认宫内暴露DES存在致癌和致畸作用，可能是通过表观遗传机制介导的。因此，与沙利度胺相关的短期解剖学缺陷和与DES相关的远期致癌作用，都是通过表观遗传效应介导的成人疾病起源于胚胎发育时期的例子。

（一）表观遗传学和程序性变化

表观遗传学是一种遗传过程，它受外界环境影响打开和关闭基因。"妊娠期程序性变化"的概念是指，母体所提供的营养、激素和代谢环境会永久性

地改变子代的器官结构、细胞应激反应和基因表达，最终影响其新陈代谢和生理功能（图 2-5）；其发生于发育阶段，快速生长的胎儿和新生儿阶段更易感。"程序性变化"可能会即刻产生影响（如在器官发育阶段出现畸形），"程序性变化"效应也有可能延迟出现，随着年龄增长，通过器官功能的改变表现出来。

表观遗传现象是哺乳动物发育的基本特征，可在不改变 DNA 序列的情况下使基因表达出现可遗传和可持续的变化。表观遗传调控模式包括 DNA 甲基化变化、组蛋白修饰和非编码 RNA。

1. DNA 甲基化

早期胚胎的 DNA 是低甲基化的，但甲基化随着胚胎生长和组织分化而增加。DNA 甲基化使基因表达沉默，最常发生在胞嘧啶上，其次是鸟嘌呤，称为 CpG 二核苷酸。DNA 甲基转移酶使核苷酸甲基化，继而招募结合蛋白，结合蛋白通过阻断转录因子结合和募集转录抑制辅助因子或组蛋白修饰复合物来诱导转录沉默。正是在胚胎生成和出生后早期，DNA 甲基化模式才基本建立起来，其对于特定基因区域（如印记基因和重复核酸序列）的沉默是必不可少的。表观遗传在发育中的某个特定阶段重新建立，使其成为胎儿程序性变化机制最可能的解释。表观遗传标记的变化与多种人类疾病有关。由于甲基化需要能量及酶，因此，在胎儿发育过程中，宫内营养（如叶酸）、激素或其他代谢相关的改变导致甲基化发生时间及位置变化，这一推论是合理的（图 2-6）。

2. 组蛋白修饰

染色质由 DNA 包裹在组蛋白周围，构成核蛋白复合物。基因表达和沉默的另一个基本机制是染色质的开放或关闭状态。组蛋白的翻译后修饰包括乙酰化、甲基化、磷酸化、泛素化和磺酰化，可以改变组蛋白与 DNA 的相互作用，并招募改变染色质构象的蛋白质（如转录因子）。如组蛋白乙酰转移酶使组蛋白尾部乙酰化，可促进基因表达，而去乙酰化则与基因沉默有关（图 2-6）。相反，根据组蛋白不同位点赖氨酸的甲基化，可以抑制或激活转录。组蛋白修饰和 DNA 甲基化模式并非完全独立，它们可以相互调节。

3. 非编码 RNA

非编码 RNA 从 DNA 转录但不翻译成蛋白质，其功能是在转录和转录后水平调节基因表达。与基因沉默相关的三种主要的短非编码 RNA（小于 30 个核苷

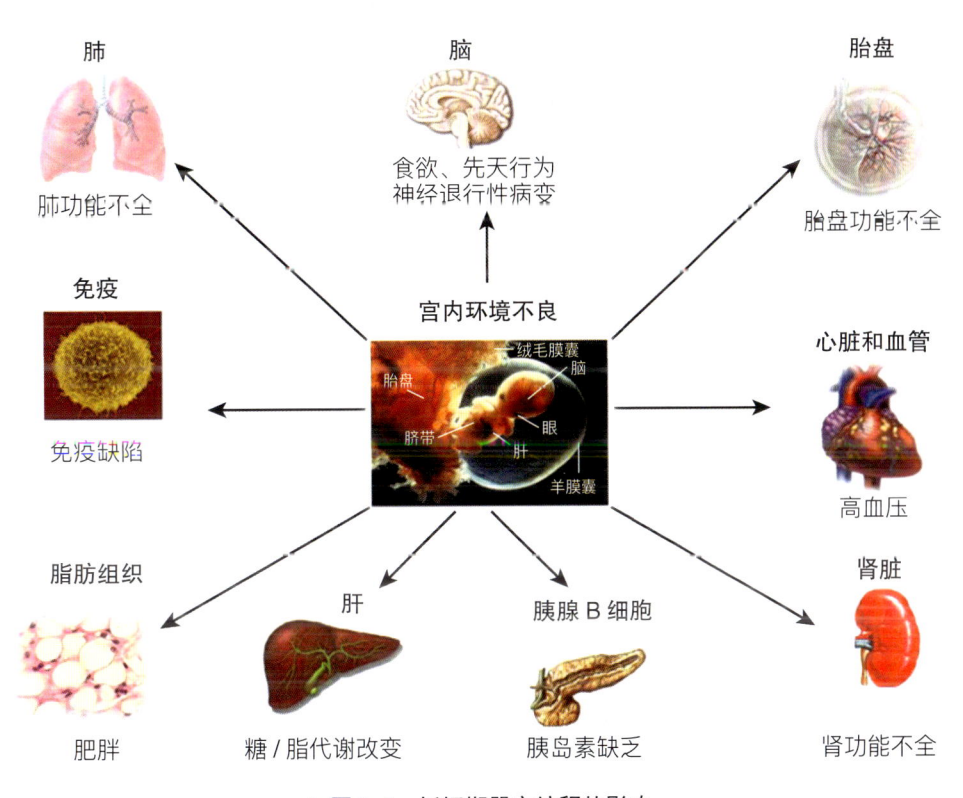

▲ 图 2-5　妊娠期器官编程的影响

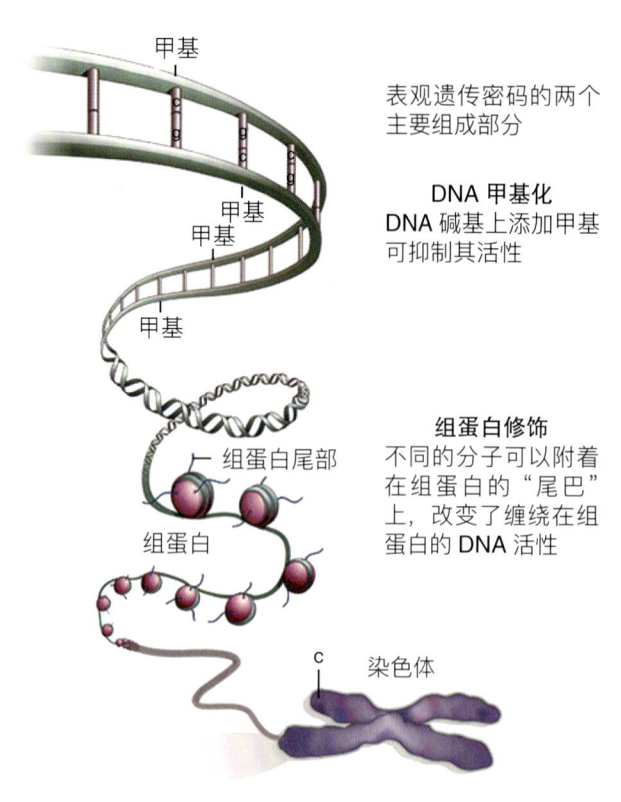

▲ 图 2-6 DNA 甲基化和组蛋白修饰

酸）是 microRNA、短抑制 RNA 和 piwi 互作 RNA。

人类和动物研究都提示，母体环境对表观遗传有调节作用，并且可能有助于将妊娠程序性变化的效应传递给后代[48]。

（二）胎儿营养与生长：对程序性变化的影响

证据表明，在受妊娠前和孕早期进行适当的营养补充可以降低出生缺陷的风险（见第 5 章和第 6 章）。母体营养对胚胎发育影响的例子包括碘缺乏引起的克汀病，这种病通过补充碘几乎已消除，以及叶酸缺乏和胎儿脊柱裂的相关疾病。叶酸除了在将同型半胱氨酸转化为甲硫氨酸中起到关键作用外，还可能参与了表观遗传，因为叶酸产生参与 DNA 和组蛋白甲基化的主要甲基供体（s- 腺苷甲硫氨酸）。

围产期营养与程序性变化有关的一个经典例子是刺鼠。在有活力的黄色刺鼠中，当基因完全未甲基化时，其毛色为黄色，肥胖，并且易患糖尿病。当其基因甲基化时（通过母体饮食补充时），则与正常小鼠一样，毛色为棕色，肥胖风险降低。尽管肥胖黄色刺鼠和瘦棕色刺鼠的基因完全相同，但前者表现出了表观遗传"突变"[49]。

致畸、结构异常，甚至致癌风险都可能与发育过程中的损伤有关。直到最近，肥胖的流行病学研究发现，其与胎儿和新生儿发育相关。肥胖目前是一个重要的公共卫生问题（见第 46 章）。在美国，约 70% 的成年人超重［体重指数（body mass index，BMI）25～30kg/m^2］，其中 35% 肥胖（BMI≥30kg/m^2）。产科医生关注的是孕妇肥胖率显著且持续增加。过去，肥胖的流行病学研究发现，其通常与工作环境和高脂饮食相关，但现在人们认识到，子代的肥胖可能是受到产前和新生儿期生长和环境暴露的影响。

令人惊讶的是，研究表明小于胎龄儿（small for gestational age，SGA）或 LBW 成年后，其出现肥胖症、糖尿病、高血压和冠心病的风险显著增加。最终，程序性变化相关肥胖还是由能量摄入和消耗不平衡造成的，受食欲、代谢、成脂倾向和能量利用率所调节。Hales 和 Barker[50] 提出了"节俭表型假说"，认为 SGA 胎儿可出现代谢效率最大化的适应性改变，以增加出生后存活率。这种改变将有利于应对营养缺乏的环境，其中减少对母体（即胎儿）营养的需求，并在出生后的宫外环境中维持这一改变。

几项研究表明了 LBW 宝宝新生儿期或儿童期追赶性生长的影响。与同龄人相比，那些出生时体重轻且矮小的婴儿，相比那些在婴儿期或青春期早期赶上并超过正常体重的儿童，患肥胖症和代谢综合征的风险低。目前早产 LBW 的一个主要治疗目标是达到一定的出院体重标准。而最新的理论提示，应当与之相反，建议限制新生儿期体重快速增加。重要的是，与配方奶喂养相比，母乳喂养可降低肥胖风险[51]，母乳中的营养和激素成分更好，并且能防止过度喂养。

与低出生体重相反的是，在过去 10 年中，高出生体重儿的发生率约增加 25%。流行病学研究提示，出生体重与成人肥胖、心血管疾病和胰岛素抵抗的关系实际上呈一条 U 形曲线，出生体重范围的过低和过高，风险都增加。LBW 或母体营养过剩的动物模型已经证实了该发现，并有助于理解程序性变化的机制[52, 53]。

从最初关注出生前营养对心血管疾病和代谢综合征影响，到各种成人疾病（包括癌症和影响肾、肺、免疫系统和神经功能的疾病），成人疾病的发育起源已经从新生儿短期影响发展为成人后远期影响。

除了围产期营养和环境因素外，孕产妇压力、早产和妊娠期糖皮质激素的使用等可能会对成年的健康和疾病造成显著影响。

（三）环境因素对程序性变化的影响

现在，人类越来越多地接触到各种工业和农业化学品。疾病控制和预防中心报告了人类正暴露于内分泌化学干扰物，如一些可通过雌激素受体影响发育的物质。其中特别指出的是双酚A（BPA），这是一种随处可见的单体增塑剂，成人和儿童在日常可接触到。BPA在母乳（1.1ng/ml）、母体（1~2ng/ml）和胎儿血清（0.2~9.2ng/ml）、羊水（8.3~8.7ng/ml）和胎盘组织（1.0~104.9ng/ml）中均可测出。BPA代谢通过结合成BPA-葡萄糖醛酸和BPA-硫酸盐而被清除，主要通过尿液排出。由于胎儿和新生儿的上述结合能力低，其BPA的消除时间可能会延长。此外，有研究表明，胎儿吞咽羊水会吞入胎儿尿液中排出的BPA，从而进入体内再循环。这些发现部分解释了为何胎儿血清和羊水中有较高的BPA浓度。

尿BPA浓度升高与9岁时肥胖相关[54]，BPA与脂联素和瘦素的水平密切相关。因此，BPA暴露和母体肥胖可能会起协同作用，造成子代的肥胖。BPA暴露的动物模型证实了其对胚胎生长和BPA相关的脂肪生成的影响，表明BPA是一种"环境增肥剂"。BPA对子代的神经行为也产生影响，表观遗传学研究表明，母体BPA尿液浓度与子代的多动性、攻击性、焦虑和抑郁等行为相关。在城市的儿童中发现，出生前BPA暴露与情绪行为的改变有关，使男性更具攻击性，而女性则不易产生焦虑或沮丧[55]。动物研究也支持了这些发现，现已证明低剂量的母体BPA暴露会加速小鼠的神经系统发育，促进神经元迁移，导致异常的神经元网络形成。

其他一系列的EDC也可能具有编程效应。围产期多氯联苯暴露与青春期男性和女性体重增加有关。在子宫内接触六氯苯与6岁儿童超重有关，而有机氯杀虫剂与BMI呈正相关[56]。

九、器官特异性程序性变化

（一）肝脏的程序性变化

随着儿童和青少年肥胖发病率的增加，儿童和青少年患非酒精性脂肪性肝病（nonalcoholic fatty liver disease，NAFLD）和2型糖尿病的风险也增加。在美国高达约10%的肥胖青少年可能发生NAFLD，但用超声手段检查的肥胖青少年中，发生率高达25%~50%。近年来认为，肥胖儿童NAFLD相关的肝硬化反映了代谢综合征的严重程度，越来越受大家关注。

新生儿出生时腹围小，可能反映了其出生前肝脏生长减少，血清胆固醇和纤维蛋白原升高。婴儿期体重增加不足与成人肝功能改变相关，表现为血清总胆固醇和低密度脂蛋白升高，以及血浆纤维蛋白原升高[57]。尽管人类研究的重点是肥胖儿童和青少年NAFLD的诊断和预后，但动物研究表明，暴露于非LGA高脂肪饮食的母亲，其胎儿会在早期出现脂肪肝。因此，暴露于西方高脂肪饮食的母体，其子代虽然体重正常，也可能存在未明确的肝脏脂肪增加。

（二）胰腺的程序性变化

不论是程序性变化导致的成人肥胖，还是饮食引起的肥胖，其病因可能都归于胰岛素抵抗，但在人类和动物研究都提示，宫内营养和环境暴露直接影响胰腺。LGA人类新生儿出现胰腺B细胞增生，血管化增加，而SGA婴儿的血浆胰岛素降低和胰腺B细胞减少[58]。与追赶性生长的结局相符，在LBW但成年后肥胖的个体中观察到严重的胰岛素抵抗[59]。

新生儿和婴儿体重过高或过低都有影响，其成年后胰岛素抵抗的风险都增加；1岁时体重低于8.2kg或超过12.3kg的男性，发生胰岛素抵抗的风险超过正常者2倍[60]。有研究发现，早期生长缓慢与胰岛素原存在联系，其表明胰腺组织或功能可能受损。而其他研究表明，胎儿编程可能会改变对胰岛素敏感的靶组织的结构或功能。值得注意的是，宫内高血糖也会改变精子中印记基因的表达[61]，具有隔代影响。

除了低出生体重和出生体重过高外，最近的研究表明，产前接触倍他米松可能导致子代成年的胰岛素抵抗。一项为期30年的双盲、安慰剂、随机对照试验，在产前使用倍他米松预防新生儿呼吸窘迫综合征，出生后随访证明，暴露于倍他米松或安慰剂的子代个体，在体型、血脂、血压或心血管疾病方面没有差异。然而，暴露于倍他米松的子代在口服葡萄糖耐量试验中胰岛素异常反应者更多[62]，表明产前暴露于倍他米松可能导致成年后代的胰岛素抵抗。进一步研究显示，对子代20岁以后的随访发现，暴露于倍他米松的个体成年后血压显著降低[63]。

（三）心脏的程序性变化

与代谢综合征的再编程类似，广泛的流行病学数据表明，LBW与成人冠心病和脑卒中相关。其再次证明，成人表型的显著差异可能源于胎儿和儿童时期生长环境的影响。赫尔辛基的一项队列研究纳入了2000例出生病例，研究两种不同的早期成长方式对成年期高血压的影响[64]。低出生体重，婴儿期体重增加慢，随后儿童期体重指数迅速增加，与成年后冠心病风险增加相关。相反，宫内和婴儿期的低体重，以及青少年期持续低体重，成年后脑卒中风险和致动脉粥样硬化的血脂升高。这两种不同的生长模式可能会改变生物过程，导致高血压，动物研究也有相似的结果。尽管LBW后，限制啮齿动物体重增加可防止肥胖表型，但仍存在显著的动脉粥样硬化和胰腺功能异常（胆固醇升高、胰岛素缺乏）[65]。这些结果表明，体重干预难以减少疾病风险，预防LBW，而不是控制子代的体重增加，才是关键。

动物模型证实，胎儿皮质醇暴露与LV心肌细胞增大和细胞数量减少相关。由于心肌细胞高度分化，出生后很少再分裂，它们在出生前发生的变化可能导致心肌功能的永久性损伤，并增加对扩张和缺血的易感性。程序性变化效应可能会延伸到新生儿期，有证据表明，地塞米松治疗早产儿与长期不良心脏结局有关，如肥厚型心肌病[66]。

不仅胎儿营养影响心脏发育，血管生成的重要机制也影响高血压的程序性变化，这些包括动脉弹性蛋白和硬度的改变，以及动脉和毛细血管床的大小[67]。更重要的是，早产会显著影响人类动脉细胞外基质中弹性蛋白含量和黏弹性。发育早期，弹性蛋白合成不足可能会导致成年后不可逆的动脉硬化，从而产生高血压和心血管疾病[68]。

虽然没有明确的流行病学证据将胎儿宫内缺氧与成年后心血管疾病联系起来，但动物模型表明，缺氧对子代成年后的心脏功能有影响。妊娠期间的慢性缺氧，会使LBW新生儿的心肌结构和心脏发育发生改变，以及肺血管重塑，从而导致新生儿肺血管疾病（如肺动脉高压）[69]。此外，子宫内长期缺氧会抑制胎儿心脏功能，改变心脏基因表达，增加心肌细胞凋亡，使心肌细胞过早停止增殖，继发心肌细胞肥大。

（四）骨质疏松症的程序性变化

最新研究表明，胎儿和新生儿期可能是骨质疏松症发展的关键阶段，而骨质疏松症是一种与衰老相关的疾病。评估晚年骨量主要决定因素应考虑的关键问题是：①骨量在20—30岁达峰值；②此后骨质的流失率。因此，老年人的骨量很大程度上取决于骨量的峰值大小。几项流行病学研究表明，LBW和1岁时的体重与骨髓含量和骨矿盐密度降低直接相关。与前述研究一致的是，儿童时期的发育不良与老年人髋部骨折风险增加有关。

虽然超过60%的峰值骨量是在青春期获得的，但峰值骨量在很大程度上取决于更早期的生长阶段。胎儿和新生儿期，影响骨矿物质峰值含量的影响因素包括维生素D和钙的相互作用，以及其他因素（如生长激素、皮质醇和IGF-1）。胎儿营养不良、钙缺乏可能会上调维生素D的活性，以增加钙的利用度。其他母体因素可能会影响新生儿骨矿物质含量，如孕妇脂肪储备低、吸烟、孕晚期身体锻炼，以及母体为低生体重儿，都预示着新生儿出生时骨含量较低。母乳喂养的儿童骨量最初低于人工喂养，但最终可能在8岁时赶超。动物模型中骨骼的发育轨迹与营养的程序性变化结果一致，补充了人类骨质疏松症程序性变化的数据。

（五）大脑的程序性变化

胎儿/新生儿是大脑发育的关键时期，当中的机制非常复杂。因此，可以理解的是，生命初期一些应激源会对人体有广泛而深远的影响，包括认知和行为，此期发育异常可能导致焦虑，甚至异常的成瘾行为。多项宫内暴露于可卡因的研究证实了其对大脑发育影响的后果[70]。出生前可卡因暴露的儿童出现了行为异常（具有攻击性）、注意力缺陷/多动症、成瘾性（如吸烟），以及语言障碍[70]。其他，如智商、认知、运动功能和学校表现，也有潜在的缺陷。虽然暴露窗口和剂量依赖性反应难以量化，但一些研究表明，在行为、语言和智商方面，使用可卡因剂量越大，越可能带来更严重的后果[70]。当儿童暴露可卡因后，在儿童、青少年和成人期进行神经影像学评估发现，可卡因暴露的儿童，其大脑特定区域的比容量显著变化，能量代谢发生异常。暴露于可卡因的儿童在反应抑制期，额叶皮质下方白质和尾状核表现出更大程度地激活，这表明出生前的可卡因暴露可能会影响参与调节注意力和反应抑制的大脑发育[70]。

暴露于甲基苯丙胺（脱氧麻黄碱）的儿童，其磁共振显示了细胞能量代谢改变[71]。宫内暴露于阿片类药物的儿童神经影像学进一步显示，其颅内容量和脑体积较小，包括大脑皮质、杏仁核、脑干和小脑白质等区域。这与动物研究结果一致，出生前尼古丁或可卡因暴露，靶向胎儿大脑中的特定神经递质受体，并引发细胞增殖和分化异常，从而导致神经生成减少和突触活动改变[72]。

（六）肾脏程序性变化

人类肾单位的总数为60万~100多万，而决定个体肾小球数量的因素尚未知。肾脏的形成约在妊娠第36周，遗传和环境影响都会改变肾单位的数量。从基因角度来看，与肾脏信号通路和转录排列有关的特定基因，可能导致肾脏发育不全。因此，大多数先天性肾脏疾病都具有一定的遗传性。

现已充分证明，环境暴露和应激反应会改变肾单位的数量。新生儿和儿童的尸检表明，LBW与肾单位数量减少存在显著相关[73]。重要的是，肾小球数量减少和体积增大与高血压、心血管疾病和晚年肾病易感性增加有关。众所周知，肾脏疾病对高血压有影响。值得注意的是，极低出生体重儿在青春期表现出较高的高血压发病率[74]。早产儿、平均胎龄儿（appropriate for gestational age，AGA）和SGA也是如此。在美国东南部的黑种人和澳大利亚原住民中，LBW与成人肾病有关[73]。微量蛋白尿是早期肾病的标志，SGA个体在年轻时的微量蛋白尿是AGA后代的2倍多，但并非所有研究都支持这一结果。在SGA、LBW和早产中的营养相关缺陷，可能与过量的糖皮质激素暴露和继发性肾小球数量减少相关。

孕妇还可能接触到多种肾毒性药物，包括非甾体抗炎药和氨基糖苷类药物。非甾体抗炎药可能在肾脏发育的关键时期导致肾灌注不足，从而出现肾单位囊性变，以及早产儿的急性或慢性肾衰竭。由ACE抑制药引起的肾脏发育受损已得到充分证明，这可能是由于血管紧张素在肾发生中起到了关键作用。

（七）免疫功能

出生前应激可能会影响发育中的免疫系统，特别是与哮喘和特应性疾病相关。妊娠期母亲精神紧张与脐带血中免疫球蛋白E水平升高相关，并且可能在幼年时期反映出来。此外，产前应激情况下，孕妇的促炎细胞因子水平升高[75]，这可能影响子代儿童时期过敏的风险。尽管这些研究表明，母体应激状态后所发生的免疫反应可能增强，但LBW却可能减轻炎症反应。在季节性饥荒期间出生的生长受限的年轻人更有可能死于传染病。这些婴儿表现出胸腺缩小和T细胞亚群改变，CD4/CD8比例较低，表明胸腺输出量低。Hartwig和同事[76]报道称，在妊娠后半期经历过不良生活事件的母亲，她们所生的孩子在14岁时患哮喘和湿疹的风险显著增加，母亲没有哮喘，其子代发生哮喘的风险要比哮喘母亲子代发生的可能性更大。产后母体的应激依然会影响子代，因为母乳中白细胞介素（interleukin，IL）-7的含量低，这可能是一种胸腺营养因子。与LBW婴儿的炎症反应受损理论相一致，婴儿对伤寒疫苗的抗体反应与出生体重呈正相关。这些发现表明，LBW后代或出生前母体经历应激反应的后代，其特应性免疫功能可能会增强，尽管LBW个体对抗传染病的免疫功能受到了损害。LBW和免疫功能低下可能是导致发展中国家婴儿死亡的关键因素。

过敏的母体在妊娠期间γ干扰素应答较低，这可能会影响胎儿的细胞因子环境。同样，妊娠期母体哮喘与胎儿生长受限和早产相关。妊娠合并轻度哮喘时，胎盘促炎性细胞因子的表达显著增加（仅限女性胎胚）[77]。重要证据表明，母体过敏表型和妊娠期间环境暴露（如吸烟）都会影响儿童之后出现过敏性疾病的风险。

关于母体环境暴露，一些因素可能会影响胎儿免疫系统的发育和过敏反应。尽管证据不一致，并且机制不明，但几项研究表明，地中海饮食可以预防儿童早期气喘。其他研究探索了叶酸、多不饱脂肪酸、抗氧化剂、一系列维生素和微量营养素的影响，但结果同样缺乏一致性。

有证据表明，母体感染微生物可能会影响胎儿的免疫能力。已经证明，农业环境暴露可以防止儿童哮喘和湿疹的发生[78]。类似的研究结果表明，农业环境会改变免疫基因表达，以及脐带免疫球蛋白 E 的水平。一些研究[79]（并非全部[80]）表明剖宫产与慢性免疫性疾病（尤其是儿童哮喘）存在关联。由于新生儿胃肠道菌群受到选择性剖宫产的显著影响，继而可能会影响不同免疫系统的早期发育或成熟。

（八）内分泌系统的程序性变化

LBW 也可能与一些内分泌疾病相关，从而影响性腺轴和肾上腺轴。胎儿生长不良导致肾上腺功能亢进、青春期提前和卵巢变小，随后发展为卵巢高雄激素血症[81]。SGA 可能在正常年龄甚至更早进入青春期，但发育速度似乎更快，这会损害成年时的卵巢功能[82]。与 AGA 女孩相比，SGA 女孩在青春期开始时表现出基础雌二醇、受激发雌二醇和 17- 羟孕酮的升高，而 LBW 则与女孩的性早熟相关[81]。在 LBW 女孩中，出生后追赶性增长的女孩脂肪量更多，并且为中心性脂肪。这是否表明青春期提前由向心性肥胖相关的高雄激素血症或高胰岛素血症所导致，还不明确。重要的是，出现性早熟的儿童，尤其是有 LBW 病史者，在初潮后不久出现高雄激素血症及其他多囊卵巢综合征相关症状的风险增加[81]。因此，生长受限可能会调节肾上腺功能，并导致卵巢形态和子宫功能的永久性变化，成年后出现多囊卵巢综合征。

尽管对青春期有影响，LBW 似乎不会使女性更年期提前。然而，有证据表明，与对照组相比，出生 SGA 的青春期女孩的无排卵周期的发生率增加（40% vs. 4%）[83]，尽管这可能是肥胖相关的内分泌紊乱的结果。

（九）性取向的程序性变化

以下讨论并不意味着所提到的状态为病态或对描述的行为有任何偏见，而是讨论导致成人性取向的发育起源。在男性中，性取向在很大程度上是二分的（异性恋、同性恋），而女性中，双性恋取向可能更为普遍。同性恋亲属中同性恋的发生率增加，这说明性取向有遗传倾向。双胞胎研究的结果表明，性取向具有中等遗传度[84]，但未能明确决定性取向的特定基因位点。重要的研究表明，性腺分泌的雄激素有调节大脑中的两性分化意识，并在随后的行为分化方面发挥重要作用。动物研究证实，在关键时期，激素信号可能会对性行为产生影响。这种现象的一个典型例子是，雌性大鼠在胚胎关键时期暴露于单一的外源性睾酮，导致子代大鼠永久性的性行为改变。在 20 日龄的雌性大鼠中使用相同剂量的睾酮却没有效果。因此，动物的性生理对干扰是敏感的，并且存在可发生永久改变的关键时刻。基于早期的动物模型，初步研究得出了一个可能过于简单的理论，即出生前女性胚胎相对过度暴露于雄激素可能导致女性同性恋，而男性雄激素暴露不足可能导致男性同性恋。几项研究采用食指与无名指长度之比作为产前雄激素暴露的替代指标，结果提示，与异性恋女性相比，同性恋女性具有明显的男性化特征，但其中一项研究的结果报道两者并无差异。另一个指标是耳声发射（otoacoustic emissions，OAE），代表耳蜗发出的声音，通常女性比男性多。研究表明，OAE 受出生前雄激素暴露的影响，龙凤胎中的女性具有男性化的 OAE 模式。尽管同性恋女性宫内暴露的雄激素比异性恋女性高，但这两个女性群体存在相当大的重叠，这表明出生前雄激素并不是单独起作用的[85]。替代指标研究异性恋和同性恋男性差异的结果目前尚无统一的结论。

与宫内雄激素暴露量与男女同性恋的相关性相比，出生顺序对男性的影响更为显著。兄弟出生顺序效应表明，同性恋男子的兄长数量多于异性恋男子，每增加一个哥哥，成为同性恋的概率增加 33%[85]。值得注意的是，与有哥哥的异性恋男性相比，有哥哥的同性恋男性的出生体重明显较低[86]。这些发现可能表明，出生体重和其他发育因素存在相互作用。一些研究者提出，母体雄性激素免疫效应，使母体产生 Y 染色体相关抗体，并可能作用于胎儿大脑中的男性分化受体[87]。进一步的研究表明，性取向相关的神经元变异位于下丘脑和特定的皮质区。尽管发现了上述关联，但对于产生同性恋或异性恋的对应神经发育机制，目前几乎没有任何结论。然而，新的研究表明，宫内暴露 EDC 会影响下丘脑-垂体轴的神经网络，影响胎儿睾丸发育，使女性生殖器男性化，使男性的卵黄发生女性化，并改变性别和社会行为[88]。

十、预知性肥胖的机制：食欲和肥胖

人类下丘脑对食欲和饱腹感的调节在子宫内发育并在新生儿期成熟。值得注意的是，肥胖基因产物，即瘦素，主要由脂肪组织和胎盘合成，是发育过程中的关键神经营养因子。与成人相比，瘦素作为饱腹感因子，在胎儿/新生儿中促进饱足信号途径的发育。瘦素与受体结合，会激活POMC神经元和下游的"饱腹感"通路。肥胖通常与瘦素抵抗有关，导致食物摄入与实际能量需求的失衡。瘦素通路受到"食欲"神经肽Y的负调节。在LBW人类后代中，分娩时新生儿脐带血瘦素水平较低，反映了新生儿脂肪量。与SGA新生儿血清瘦素水平低相反，LGA新生儿瘦素水平较高。

在LBW新生儿中，已证明食欲失调是肥胖的关键诱因，其饱腹感通路中存在几种异常[89]。研究证实，下丘脑有着营养传感器的作用，通过表观遗传，来调节对神经发育至关重要的一些因子的基因转录。啮齿动物SGA新生儿的神经干细胞生长缓慢，并且向神经元和神经胶质细胞的分化减少[90]，表明胎儿营养不良可能会扰乱多种神经的功能。

除了食欲/饱腹感功能失调外，脂肪组织发育和功能（脂类生成）的调节异常也可能是程序性肥胖的关键因素。脂肪组织质量（脂肪细胞生成）的增加主要发生在出生前和出生后的发育期间，尽管一些脂肪细胞生成也会持续于整个成年期。脂肪细胞生成过程需要前脂肪细胞内一系列转录因子高度有组织和精确调控的表达，并且该过程受激素、营养素和表观遗传因子的调节。LBW新生儿的脂肪细胞出现早期分化，成脂基因过早表达[91]。LBW表现出脂肪细胞肥大和葡萄糖摄取增加，以及脂肪储存增加的倾向。脂肪细胞生成和脂类生成的信号通路在肥胖发生之前被上调，可能是导致与程序性变化有关的预知性肥胖的关键因素之一。

十一、产妇应激、焦虑和程序性变化

虽然母体受药物的影响可能是通过药物-受体相互作用产生的，但其对后代行为影响的共同之处表明，其机制可能是通过胎儿神经内分泌环境的改变（可能与胎儿ACTH/皮质醇增加有关），从而影响胎儿/新生儿大脑发育。在孕中期，母体焦虑与新生儿多巴胺和5-羟色胺降低、额叶脑电图激活和迷走神经张力降低相关。在孕晚期后期，母体焦虑与子代10岁时唾液皮质醇水平的升高相关，这表明妊娠期间的母体焦虑会影响子代的应激反应。重度焦虑母亲的新生儿表现出听觉诱发反应的改变，这表明注意力分配的改变。除了母亲的长期慢性焦虑之外，妊娠期间的急性应激反应（如自然灾害）可能会对子代的神经发育产生严重的后果。在妊娠期间患有创伤后应激障碍的母亲，孩子在出生后9个月内出现皮质醇水平的改变，并伴有行为异常的迹象[92]。

目前认为，母体下丘脑-垂体-肾上腺轴的作用参与了母体应激对胎儿发育的影响。虽然胎儿通常受到胎盘11-β-羟基类固醇脱氢酶2型（11β-HSD2）的保护，将母体循环中高浓度的氢化可的松代谢为无活性的可的松，但在药物暴露、母亲饮食和产科疾病（包括先兆子痫、早产和宫内生长受限）等情况下，胎盘11β-HSD2可能下调[93]，导致胎儿对母体皮质醇的暴露增加。在接受羊膜腔穿刺术的孕妇中，母体血浆皮质醇（母体应激指标）和代表胎儿皮质醇水平的羊水皮质醇水平存在很强的相关性。

母体妊娠期发生应激事件，皮质醇与胎儿大脑特定区域的受体结合，影响子代的发育，从而可能出现精神障碍。胎儿的类固醇激素参与器官发育和成熟，包括大脑、心脏、肺、胃、肠和肾脏。糖皮质激素可能通过DNA甲基化、组蛋白乙酰化和micro RNA等表观遗传机制影响不同的基因表达。值得注意的是，对学习和记忆至关重要的海马体有广泛的糖皮质激素受体。雌性大鼠糖皮质激素暴露导致子代伏隔核的体积和细胞数量减少，伏隔核是奖赏回路的关键部位[94]。这些研究发现了一种可能机制，解释了母体应激或药物滥用对子代成瘾行为的影响。

母体应激的影响可能不仅局限于胎儿/新生儿的神经和行为问题。母亲产前焦虑和压力可能对婴儿的疾病产生明显的不良影响，而出生前大量的应激物也与子代儿童期各种疾病的发病率有关。具体来说，母体产前焦虑与子代出现儿童哮喘有关，而母体应激与儿童早期湿疹相关。

LBW婴儿脐带血中皮质醇浓度升高，儿童期尿皮质醇分泌也升高，表明胎儿编程和 HPA 轴有"代际效应"[95]。Nilsson 和同事[96]证明，出生体重与应激易感性存在线性相关。而其他研究发现，皮质醇对应激应答与出生体重呈负相关。在生理性方面，LBW 女性应对心理压力时，出现血压升高和心率加快的反应，但男性则无此反应。

啮齿类动物模型实验的数据证实了人类的结果，出生前应激（如压抑）和使用外源性糖皮质激素，不仅会损害认知，增加焦虑和放大对应激的反应，还会改变后代的大脑发育。此外，产前应激会增加对尼古丁和其他成瘾性药物的敏感性。此外，母亲的养育对子代的表观基因组和行为也有影响。

十二、糖皮质激素、早产和程序性改变

对早产儿使用糖皮质激素治疗为减少新生儿呼吸窘迫综合征、脑室内出血和婴儿死亡率做出了重大贡献，临床医生倾向于使用多疗程的糖皮质激素。关于围产期糖皮质激素暴露对人类影响的研究表明，足月前曾暴露于地塞米松的足月儿，其情绪问题、一般行为问题和语言工作记忆障碍的发生机会增加。此外，产前给予多疗程糖皮质激素的孕妇，其胎儿头围减小，攻击性暴力行为增加，并出现注意力缺陷[97]。这些发现表明，在发育的关键时期（足月之前），胎儿暴露于药理学剂量的糖皮质激素，可能会产生不利后果，如对子代 HPA 轴的程序性变化。在出生后 3~6 天，宫内暴露于倍他米松的早产儿，对足跟采血所产生的反应性唾液皮质醇升高低于匹配的对照组[98]。其他研究表明，出生前皮质类固醇暴露，新生儿早期可能存在肾上腺对促肾上腺皮质激素释放激素的反应降低。在 4 月龄，婴儿对免疫接种产生的唾液皮质醇反应，与出生后 4 周的平均血浆皮质醇水平显著相关。值得注意的是，妊娠期间母体经历极大刺激或焦虑后所分娩的婴儿，其发育和行为问题与早产儿相似，两者都表现出注意力障碍、多动、焦虑和抑郁的倾向。

通过母体给药，使胎儿过早暴露于外源性糖皮质激素会产生不良后果，但应该认识到，如果早产不可避免，未足月婴儿会暴露于升高的内源性皮质醇中，足月时这种内源性皮质醇的增加也是常见的。在不到 32 周出生的早产儿中，其血浆皮质醇水平是相同胎龄胎儿水平的 4~7 倍。这种激素的升高状态持续到 4 周龄，并且此状态可能是出生前类固醇急性升高和产后内源性糖皮质激素升高的叠加作用。无论是早产本身，还是因早产因素而暴露于皮质醇，早产儿（尤其 28 周之前出生的早产儿）都有明显的神经系统损伤，包括在 8 岁时测量的视觉运动协调能力。鉴于外源性和内源性糖皮质激素带来的不良后果，给予母体糖皮质激素时，需考虑应用于最可能受益的胎儿和最有可能早产分娩的胎儿。

尽管糖皮质激素对大脑发育和器官成熟的影响已被广泛接受，但人们不知道的是，甘草（一种天然的植物成分）也可能通过影响皮质醇代谢来影响胎儿的编程。甘草可抑制胎盘 11β-HSD2，从而使母体皮质醇透过胎盘向胎儿运送的量增加。在一项荷兰的针对 8 岁儿童的研究中，母体在妊娠期使用甘草，其子代在语言和视觉空间能力、叙事记忆方面有显著缺陷，并且他们的外化行为和攻击性相关的问题显著增加。这些影响似乎与甘草用量相关。甘草还常存在于糖果、口香糖、凉茶、酒精和非酒精饮料、草药中作为调味。作为食物或药物，甘草有的多种用途，但可能通过影响胎儿皮质醇暴露来影响胎儿发育和程序性改变。

与成人一样，早产儿也表现出胰岛素抵抗、血压升高和视网膜血管系统异常。尽管大量研究关注于 LBW 对代谢综合征程序性变化的影响，但一项对 49 岁瑞典男性的研究表明，收缩压和舒张压与胎龄呈负相关，而非出生体重，并与当前的 BMI 无关。类似的结果在早产女性身上也得到了证明。可能会发生代际效应，因为女性血压升高和血管异常可能会对未来的妊娠及子代产生后续影响。因此，在 37 周之前出生的女性，其患妊娠高血压的风险增加 2.5 倍[99]。

LBW 预示青春期女孩的抑郁症（与出生体重正常的女孩相比，为 38.1% vs. 8.4%），但并不适用于男孩。此外，LBW 与社交恐惧症、创伤后应激障碍和广泛性焦虑的风险增加有关，这些在女孩中都比男孩常见得多[100]。进一步的研究表明，LBW 与精神分裂症、注意力障碍/多动症和进食障碍的发生风险增加有关。这些发育的程序性变化具有性别特异性影响，与动物研究的结果相一致。

结论

随着我们了解的深入，成人健康和疾病的发育程序化、发育时间窗的重要性越来越被大家所认识。程序性变化效应可以通过改变器官体积、结构或功能来影响发育。细胞信号传导和表观遗传机制都高度依赖于胚胎生长或器官形成过程中暴露的放大和暴露的时间窗。最重要的是，我们才刚刚开始认识到一些预防性干预的后果，及其可能如何影响程序性变化及表型。当然，似乎没有单一的一种机制或单一的时间窗可以调控所有器官或系统的发育。因此，最优的胎儿和新生儿处理应当是个性化的，而不是一成不变的。我们希望更好地评估每一个产科决策的相对风险和收益，包括重复使用多次糖皮质激素、SGA 提前终止妊娠的优缺点，以及使用能透过胎盘的口服降糖药等许多其他产科干预。

要 点

- 妊娠第 16～32 时，周平均羊水量从 250ml 增加到 800ml，并在足月时减少到 500ml。
- 胎儿尿液的生成量为 400～1200ml/d，是羊水的主要来源。
- 胎儿脐带循环接收约 40% 的胎儿联合心室输出量［300ml/(mg·min)］。
- 胎儿心率在每分钟 80～120 次时，心输出量是恒定的。
- 胎儿处于有氧代谢状态，动脉 PO_2 为 20～25mmHg。
- 葡萄糖、氨基酸和乳酸是胎儿氧化代谢的主要底物。
- 母体对宫内环境的影响（营养、激素、代谢、应激、环境毒素和药物）是胎儿生长的关键决定因素，并影响到成年后的代谢、发育和疾病等过程。
- 胎儿生长参考曲线的两个极端（即出生体重过低和过高）都与成人肥胖、代谢综合征、心血管疾病、胰岛素抵抗和神经内分泌疾病相关。
- 胚胎早期的发育事件，通过胚胎在器官结构、细胞应激、基因表达、表观遗传和（或）干细胞中的"程序性变化"效应，来影响远期的个体疾病状态。
- 表观基因组的调节使基因表达发生可遗传和持久的变化，从而将妊娠程序性变化效应传递给多代人，却不改变 DNA 序列。
- 妊娠营养和增重、胎儿体重过低或过高的管理、母体糖皮质激素的使用、新生儿喂养等方面的指导策略，尚未全面总结整理出最佳的方案，以优化对成人健康的长期影响。

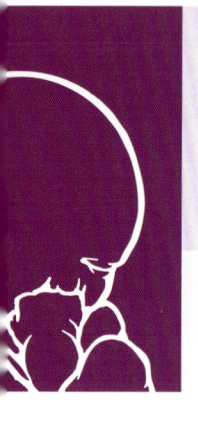

第 3 章 妊娠生理学
Maternal Physiology

Kathleen M. Antony　Diana A. Racusin　Kjersti Aagaard　Gary A. Dildy Ⅲ　著
韦晓宁　译　　马琳琳　校

英汉对照

activated protein C	APC	活化蛋白 C
adrenocorticotropic hormone	ACTH	促肾上腺皮质激素
alanine aminotransferase	ALT	丙氨酸转氨酶
arginine vasopressin	AVP	精氨酸升压素
aspartate aminotransferase	AST	谷草转氨酶
atrial natriuretic peptide	ANP	心房钠尿肽
blood pressure	BP	血压
blood urea nitrogen	BUN	血尿素氮
body mass index	BMI	体重指数
brain natriuretic peptide	BNP	脑钠肽
cardiac output	CO	心输出量
colloidal oncotic pressure	COP	胶体渗透压
corticosteroid-binding globulin	CBG	皮质类固醇结合球蛋白
corticotropin-releasing hormone	CRH	促肾上腺皮质激素释放激素
deoxycorticosterone	DOC	脱氧皮质酮
forced expiratory volume in 1 second	FEV_1	第 1 秒用力呼气量
forced vital capacity	FVC	用力肺活量
free thyroxine index	FTI	游离甲状腺素指数
functional residual capacity	FRC	功能残气量
gastroesophageal	GE	胃食管
gestational weight gain	GWG	妊娠期体重增加
glomerular filtration rate	GFR	肾小球滤过率
human chorionic gonadotropin	hCG	人绒毛膜促性腺激素
mean arterial pressure	MAP	平均动脉压
nitric oxide	NO	一氧化氮
parathyroid hormone	PTH	甲状旁腺激素
peak expiratory flow	PEF	呼气流量峰值

plasminogen activator inhibitor	PAI	纤溶酶原激活物抑制物
premature ventricular contraction	PVC	室性期前收缩
pulmonary capillary wedge pressure	PCWP	肺毛细血管楔压
rapid eye movement	REM	快速眼动
red blood cell	RBC	红细胞
renin-angiotensin-aldosterone system	RAAS	肾素-血管紧张素-醛固酮系统
restless legs syndrome	RLS	下肢不宁综合征
stroke volume	SV	每搏量
systemic vascular resistance	SVR	全身血管阻力
thyroid-stimulating hormone	TSH	促甲状腺激素
thyroxine-binding globulin	TBG	甲状腺素结合球蛋白
total lung capacity	TLC	肺总量
total thyroxine	TT_4	总甲状腺素
total triiodothyronine	TT_3	总三碘甲状腺原氨酸
white blood cell	WBC	白细胞

摘 要

妊娠是母体在解剖、生理和新陈代谢等各方面发生适应性变化的过程，为成功分娩新生儿提供必要的调节。激素的改变使母体的生理功能发生变化，并在产后持续存在一段时间。这些适应性变化是显著且广泛的，几乎涉及人体的每一个器官系统。充分了解这些变化，有助于区分生理性和病理性改变。本章描述了母体妊娠后的适应性改变，并进行具体阐述，以及如何进行临床应对。对妊娠期母体变化的深入了解，将有助于回答孕妇可能经历的各种"正常"症状相关咨询，并对其背后的生理问题进行解释。

本章描述了妊娠中常规实验室指标参考值的变化规律。根据孕早、孕中、孕晚期将正常参考范围进行总结，见附录A。

关键词

妊娠生理学；妊娠生理变化；妊娠期心脏适应性改变；妊娠期肾脏适应性改变；妊娠期内分泌变化；妊娠期微生物群；妊娠期肺生理；妊娠期血液系统改变

一、妊娠期体重增加

妊娠期体重一般都会增加。研究表明，体重正常的女性，妊娠到足月平均妊娠期体重增加（gestational weight gain，GWG）10.0~16.7kg[1]。妊娠期理想增重也随着时代的推移发生变化。在20世纪初，医生经常建议女性妊娠期增重6.8~9.1kg[1]。然而，随着时代的发展，我们对GWG有了更多了解，同时，生育年龄人群的构成及其身体功能也发生了显著变化。因此，我们现在对GWG提供的建议更多是基于其特定体重指数[1]。

GWG由母体自身的增重和妊娠物的重量组成。

母体的自身增重，包括循环血量增加、子宫和乳房质量增加、细胞外液和脂肪量增加[1]。大部分积累的脂肪是皮下脂肪，内脏脂肪也会有所增加。妊娠物（包括胎盘、胎儿和羊水）占总 GWG 的 35%～59%[2]。GWG 的增长模式常用 S 形曲线描述，体重增加在中期最快。医学研究所发布了基于 BMI 的 GWG 指南（单胎妊娠见表 6-2，双胎妊娠的体重增加见表 39-7）。然而，该指南发布以后，新出现的证据表明，对于肥胖女性，通过进一步限制 GWG 可最大限度地减少不良妊娠结局的发生。未来的指南中可能会出现减少体重增加、不增加体重，甚至体重减轻，但在受到认可之前还需要大量的研究支持[3-5]。

二、心血管系统

（一）心脏

妊娠期生理性变化最大的应属心血管系统。这些改变可最大限度地向母体和胎儿输送氧气。膈肌位移与妊娠对胸廓的影响使得心脏向上和向左移动。心脏也沿其长轴旋转，从而导致影像学中心影的增大。心胸比无明显变化。其他影像学改变包括左侧心界明显变直和肺圆锥突出。因此，妊娠期心脏扩大主要通过超声心动图来诊断，而非仅仅依靠影像学。

离心性心脏肥大通常在妊娠期出现，它被认为是孕早期血容量增加和孕晚期后负荷逐渐增加所致。这些改变类似于运动后的变化，使母体的心脏能够更有效地工作。与运动员不同，运动员的心脏可在停止运动后迅速恢复，而妊娠终止后，母体心脏大小恢复的速度较慢，约需 6 个月才能恢复到正常大小。

（二）心输出量

妊娠期最显著的变化之一是心输出量（cardiac output，CO）的明显增加。一项就 33 项横断面研究和 19 项纵向研究所进行的综述指出，CO 从孕早期开始增加，达峰值时比妊娠前值平均高出 30%～50%[6]。在一项以多普勒超声心动图评估的纵向研究中，CO 在妊娠第 34 周时增加了 50%，从妊娠前 4.88L/min 升至 7.34L/min（图 3-1）[7]。双胎妊娠在单胎的基础上，CO 还额外增加了 20%。到妊娠第 5 周时，CO 已经增加了 10% 以上。到妊娠第 12 周时，增加的 CO 比未孕时高出 34%～39%，约占妊

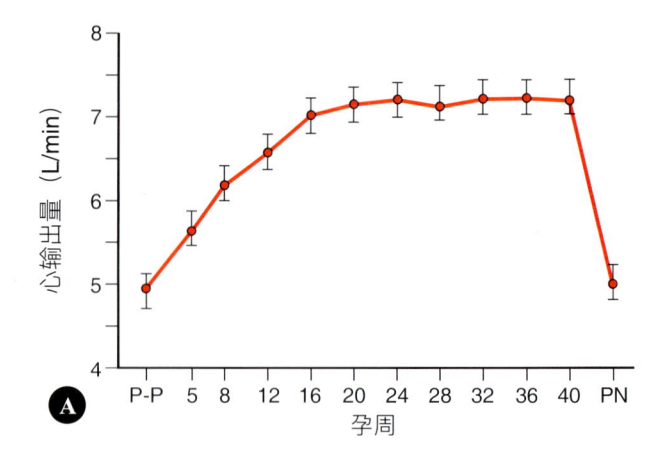

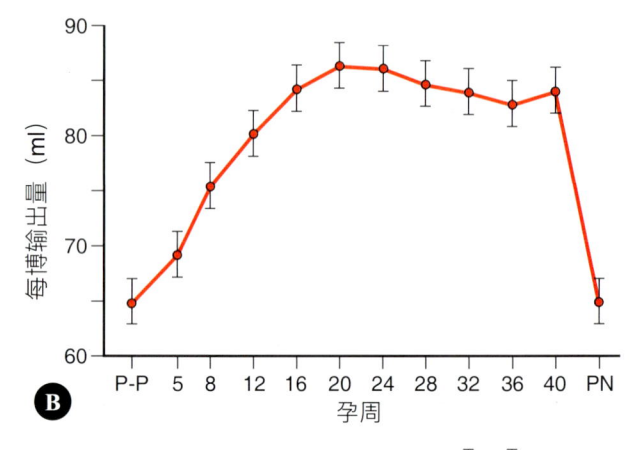

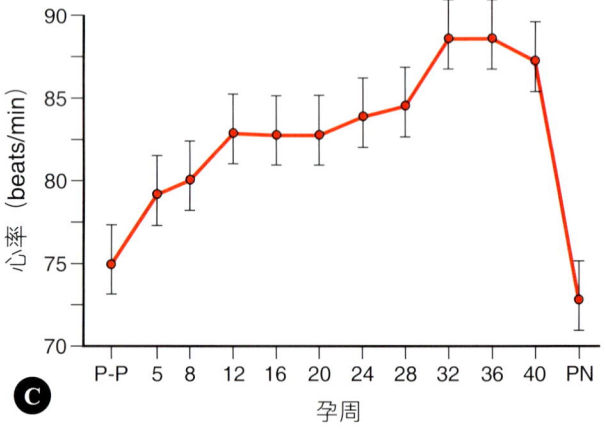

▲ 图 3-1 非妊娠状态到妊娠状态心输出量、每搏量和心率的变化

PN. 产后；P-P. 妊娠前（引自 Hunter S, Robson S. Adaptation of the maternal heart in pregnancy. *Br Heart J*. 1992;68:540.）

娠期间 CO 总增加量的 75%。尽管一些文献未报道确切的 CO 达峰时间，但大多数研究认为峰值发生在妊娠第 25～30 周[6, 7]。关于孕晚期 CO 是否继续增加，研究结果差异很大，提示轻度下降、略有增加或没有变化，三种结果所占比例差不多[6]。因此，孕晚期 CO 可能几乎没有变化。导致出现三种结果的原因似

乎是每项研究中的研究对象数量都较少，并且孕晚期 CO 受个体差异的影响较大。

大部分 CO 的增加是靶向于子宫、胎盘和乳房的。在孕早期，与非妊娠状态一样，子宫接受 2%~3% 的 CO，乳房接受 1%。进入肾脏（20%）、皮肤（10%）、大脑（10%）和冠状动脉（5%）的 CO 百分比保持与非妊娠期相似的比例，但由于 CO 总量增加，绝对血流量增加约 50%。到足月时，子宫接受 17% 的 CO（450~650ml/min），乳房接受 2%，而内脏血管床和骨骼肌的 CO 相应减少以补偿。肝脏的绝对血流量没有改变，但占 CO 的总体百分比显著降低。

CO 是每搏量（stroke volume，SV）和心率的乘积（heart rate，HR）（CO=SV×HR），两者在妊娠期间都会增加，导致 CO 整体上升。HR 增加最早发生于妊娠第 5 周时，并持续增加，到妊娠第 32 周时达到峰值，比非妊娠期每分钟增加 15~20 次，增幅为 17%。SV 在妊娠第 8 周时开始上升，并约在妊娠第 20 周时达到最大值，比非妊娠时增加 20%~30%。

妊娠期的 CO 值与母体的姿势相关。10 名孕晚期的女性，经肺动脉导管测量其 CO 值，发现膝胸和侧卧位 CO 最高，分别为 6.9L/min 和 6.6L/min。站立位时的 CO 降低 22%，约 5.4L/min（图 3-2）。与侧卧位相比，仰卧位的 CO 减少 10%~30%。在站立位和仰卧位时，CO 降低是由于回心血量减少导致 SV 下降。在仰卧位，增大的子宫压迫下腔静脉（inferior vena cava，IVC），从而减少静脉回流。在妊娠第 24 周之前，并没有该现象的发生。在孕晚期，下肢静脉在仰卧位状态完全闭塞，下肢静脉回流是通过扩张的椎旁侧支循环进行的。值得注意的是，虽然最初的 CO 研究是通过有创手段检测的，但目前公认 CO 测量方式是超声心动图检查。

尽管仰卧位 CO 降低，但由于全身血管阻力（systemic vascular resistance，SVR）代偿性升高，大多数仰卧位女性不会出现低血压或症状。但有 5%~10% 的孕妇会出现仰卧位低血压，伴有头晕、头晕、恶心，甚至晕厥的症状。与无症状女性相比，有症状的女性在仰卧位时 CO 和血压（blood pressure，BP）降低更多，HR 增加幅度更大。有趣的是，胎头衔接后，胎儿对 CO 的影响则变小。在硬膜外或脊椎麻醉期间，SVR 失去代偿性增加的反应，同时可能失去在仰卧位维持正常血压的能力。临床

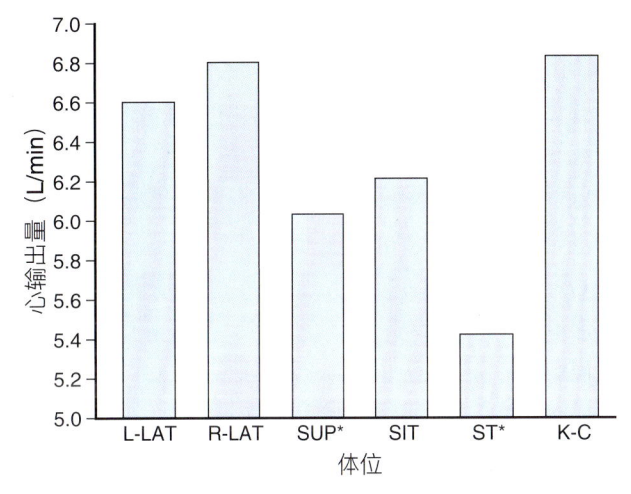

▲ 图 3-2 妊娠期体位改变时心输出量的变化

*. $P<0.05$。K-C. 胸膝位；L-LAT. 左侧卧位；R-LAT. 右侧卧位；SIT. 坐位；ST. 站立位；SUP. 平卧位（引自 Clark S, Cotton D, Pivarnik J, et al. Position change and central hemodynamic profile during normal third-trimester pregnancy and postpartum. *Am J Obstet Gynecol*. 1991;164:883.）

上，当母体出现低血压或胎心不可测时，改变母体体位对 CO 的影响尤为重要。站立位 CO 降低，可为长期站立位孕妇的胎儿出生体重较小提供一个生理学上的解释[8]。双胎妊娠的 CO 比单胎妊娠高出 15%。这一发现与双胎妊娠左心房直径增加的结果相符，表明出现了容量超负荷。

（三）动脉压和全身血管阻力

BP 为 CO 与 SVR 的乘积（BP=CO×SVR）。尽管 CO 显著增加，但由于 SVR 在孕中期达到最低点并随后逐渐升高直至足月，因此母体血压一直下降到孕晚期[6]。即使在足月，SVR 仍比未妊娠前（无妊娠高血压或先兆子痫的情况下）低 21%~26%[6,9]。

SVR 降低的最主要原因是孕酮介导的平滑肌松弛作用。其中的机制并未完全明确，可能涉及一氧化氮途径的血管舒张作用，以及对血管紧张素 II 和去甲肾上腺素等血管收缩剂的反应减弱。因此，尽管肾素 - 血管紧张素 - 醛固酮系统（renin-angiotensin-aldosterone system，RAAS）总体增加，但正常孕妇对血管紧张素 II 的血管收缩作用的反应减弱。Gant 及其同事[10]表明，发展为先兆子痫的初次妊娠女性在先兆子痫临床症状出现之前，保留了对血管紧张素 II 反应的敏感性。

母体血压下降与 SVR 下降平行，血压下降出

现在妊娠 8 周或更早。血压随着月经周期而有起伏，在黄体期下降，所以在妊娠初期即表现为下降似乎是合理的。舒张压和平均动脉压（mean arterial pressure，MAP）[（2× 舒张压 + 收缩压）/3] 比收缩压降低得更多，后者变化很小。舒张压和 MAP 的总体降幅为 3～10mmHg（图 3-3）[6, 9]，并在孕中期达到最低值，随后在足月恢复到妊娠前水平。在大多数研究中，它们会高于妊娠前或产后水平。然而，一些研究报道，与非妊娠配对对照组相比，足月孕妇的血压高于对照组。报道还指出，在孕晚期，她们的血压高于妊娠前水平。如前所述，妊娠引起的血压变化发生得非常早，甚至可能早于发现妊娠之前，因此即使是孕早期的血压，也可能与非妊娠期的水平不一致。

测量血压时的体位，以及如何使用柯氏音来确定舒张压是很重要的。侧卧位血压最低，上臂血压比下臂血压低 10～12mmHg。采用可移动的设备时，应采取坐位，并应使用柯氏音第 5 时相。舒张压应为声音消失时的血压，而并非柯氏音第 4 时相，此时声音明显低沉。在对 250 名孕妇的测量中，只有 48% 的患者可以识别出柯氏音第 4 时相，而所有女性均可以确定柯氏音第 5 时相。柯氏音第 4 时相应在柯氏音第 5 时相测量值为 0mmHg 时使用。妊娠期自动血压监测仪与水银血压计相比，倾向于高估舒张压，但总体结果在血压正常的女性中是相似的。值得注意的是，在疑似先兆子痫的孕妇中，自动血压监测仪对于较高的血压测量较为不准。

（四）静脉压

妊娠期上肢静脉压保持不变，但下肢静脉压逐渐升高[11]。股骨静脉压在妊娠 10 周时约为 10cmH$_2$O，到近足月时增加到约 25cmH$_2$O。从临床的角度来看，这种压力的增加，加之增大子宫压迫 IVC，会导致水肿、静脉曲张和痔疮的发生，并增加深静脉血栓形成（deep venous thrombosis，DVT）的风险。

（五）中心血流动力学评估

Clark 及其同事研究了 10 名经谨慎选择的正常女性，在其妊娠第 36～38 周和产后 11～13 周，采用动脉导管和 SwanGanz 导管插入术，以描述足月妊娠的中心血流动力学特征（表 3-1）。在妊娠人群中应用新型、无创中央血流动力学监测方法的研究正在进行之中。如前所述，CO、HR、SVR 和肺血管阻力随着妊娠而发生显著变化。此外，在临床上，胶体渗透压（colloidal oncotic pressure，COP）和 COP-肺毛细血管楔压（COP-pulmonary capillary wedge pressure，PCWP）差均显著降低，妊娠女性的毛细血管通透性发生变化或心脏前负荷升高，这解释了为什么妊娠期更容易发生肺水肿。分娩后 COP 可能进一步下降（至 17mmHg），如果妊娠并发先兆子痫，它可以低至 14mmHg。当 PCWP 高于 COP 4mmHg 以上时，肺水肿的风险增加。因此，孕妇在 PCWP 为 18～20mmHg 时会出现肺水肿，这明显低于经典的非妊娠期阈值 24mmHg。

（六）类似心脏病的生理性改变

在妊娠期间，母体心脏会发生适应性的生理改变，产生一些症状和体征上的改变，这些变化与心脏病类似，使其与真正心脏病的区分显得很困难。呼吸困难常见于心脏病和妊娠中，但两者特点不同。首先，与妊娠相关的呼吸困难通常发生在 20 周之前，到孕晚期时，75% 的女性会出现该症状。与心源性呼吸困难不同，妊娠相关性呼吸困难不会随着妊娠进展而加重。其次，生理性呼吸困难通常是轻微的，不会妨碍正常的日常活动，也不会在休息时发生。妊娠期呼吸困难的发生机制尚不明确，但一般认为

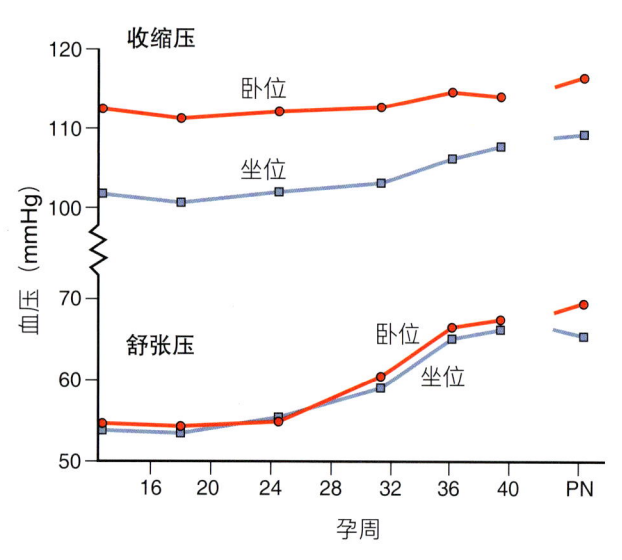

▲ 图 3-3 妊娠期血压变化趋势（坐位和卧位）

PN. 产后。于产后 6 周测量（引自 MacGillivray I, Rose G, Rowe B. Blood pressure survey in pregnancy. *Clin Sci*. 1969;37:395.）

是继发于呼吸肌负荷增加[12]。其他类似心脏病的妊娠期生理表现包括运动耐力下降、疲劳、偶尔端坐呼吸、晕厥和胸部不适。不应归因于妊娠，需要进一步检查的症状包括咯血、晕厥或劳力性胸痛、进行性端坐呼吸或阵发性夜间呼吸困难。可能被误认为是心脏病表现的正常生理改变包括外周水肿、轻度心动过速、孕中晚期颈静脉怒张和左心室心尖部横向位移。

妊娠还会有心音的改变。在孕早期结束时，第一心音（S_1）亢进，并且出现明显分裂[13]。第二心音（S_2）通常保持正常，只有很小的变化。80%~90%在孕中晚期出现第三心音（S_3），是由于舒张期快速充盈产生的。少数情况下，有时可听到第四心音（S_4），但通常需要心音图来明确。96%的妊娠女性会出现胸骨左缘处收缩期射血杂音，而肺动脉瓣和主动脉瓣听诊区的血流量增加是可能的原因。通常，这些杂音处于收缩中期，并且低于3级。在约18%的孕妇中发现舒张期杂音，但并不常见，需要进一步的评估。孕中晚期在第2~4肋间持续性的杂音是由于乳房血流量增加导致所谓的"乳鸣"（图3-4）。

肌钙蛋白-1和肌酸激酶MB水平是用于评估急性心肌梗死中心肌损伤的指标。子宫收缩可导致肌酸激酶MB水平显著增加，但肌钙蛋白水平不受妊娠或分娩的影响[14]。

（七）分娩和产后的改变

心脏结构和功能变化在分娩期间达到最大。除了正常妊娠时CO显著升高外，分娩和产褥期CO进一步升高。在一项研究中，多普勒超声心动图检查[7]

表3-1 妊娠期增重推荐表

妊娠前体重	总增重	孕中晚期平均（范围）每周增重
妊娠前体重过轻 BMI（<18.5kg/m²）	12.7~18.1kg	0.45kg（0.45~0.59kg）
妊娠前体重正常 BMI（18.5~24.9kg/m²）	11.3~15.9kg	0.45kg（0.36~0.45kg）
妊娠前超重 BMI（25.0~29.9kg/m²）	6.8~11.3kg	0.27kg（0.23~0.32kg）
妊娠前肥胖 BMI（≥30kg/m²）	5.0~9.1kg	0.23kg（0.18~0.27kg）

BMI.体重指数

引自 Rasmussen KM, Yaktine AL, eds. Committee to Reexamine IOM Pregnancy Weight Guidelines, Institute of Medicine, National Research Council. *Weight Gain During Pregnancy: Reexamining the Guidelines.* Washington DC: The National Academies Press; 2009.

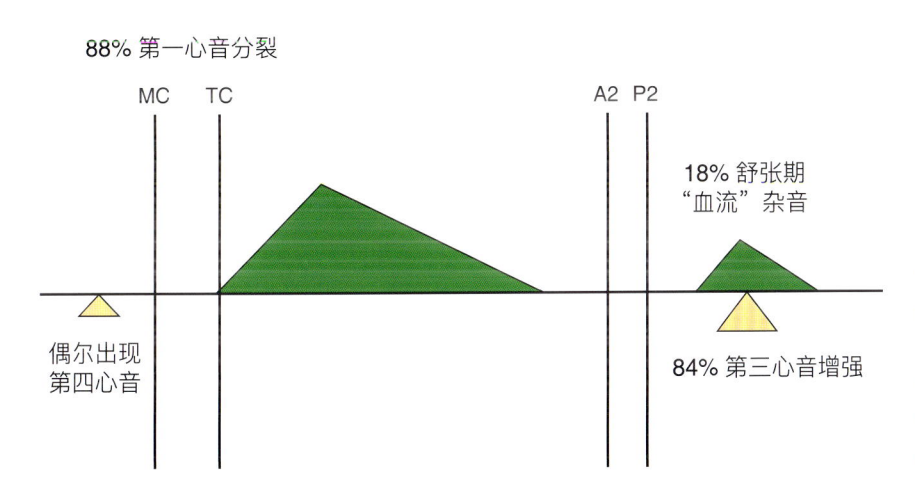

◀ 图3-4 妊娠期心音改变总结
MC.二尖瓣关闭；TC.三尖瓣关闭；A2和P2.第二心音的主动脉和肺动脉成分（引自 Cutforth R, MacDonald C. Heart sounds and murmurs in pregnancy. *Am Heart J.* 1966;71:741.）

无硬膜外麻醉的 15 例无妊娠合并症的产妇，其第一产程中间宫缩间期 CO 增加了 12%（图 3-5）。CO 的这种增加主要是由 SV 增加引起的，也有可能由于 HR 的增加。第一产程结束时，宫缩期的 CO 比足月妊娠基础值（6.99～10.57L/min）高 51%。增加的 CO 部分是由于每次宫缩时，有 300～500ml 血液从子宫泵出，增加静脉回流量[15]。随着 CO 的增加，第一产程的 MAP 也升高，产程开始时，MAP 从 82～91mmHg 逐渐上升，第二产程开始时，达 102mmHg。MAP 也随着子宫收缩而升高。

部分 CO 和 MAP 的增加是由疼痛和焦虑引起的。通过硬膜外麻醉，CO 的基线增加减少，但如果宫缩持续，其值也会增加。产妇的体位也会影响分娩时的血流动力学。从仰卧位变为侧卧位时会增加 CO，并且增加量较产程开始时更为显著，表明在分娩时，CO 可能受前负荷影响更大。因此，在硬膜外麻醉前避免仰卧位，并给予足量补液以保持足够的前负荷是很重要的。

产后短时间内（分娩后 10～30min），CO 进一步上升 10%～20%，达最大值。CO 的增加伴随着 SV 增加，继而发生母体 HR 的下降。过去认为这是子宫收缩导致血容量增加的结果，但这个推论并未被证实。在阴道分娩和选择性剖宫产中，CO 均在产后 10～30min 达到最大值，并在产后 1h 恢复到产前基础值。硬膜外麻醉下，CO 增加了 37%，全身麻醉下增加了 28%。在随后的 2～4 周，心脏血流动力学参数恢复到接近妊娠前的水平。

（八）心率

妊娠增加了母亲的心率，也增加了孤立性心房和心室收缩的频率。在 Holter 监护仪研究中[16]，将 110 例存在心悸、头晕或晕厥症状的孕妇与 52 名健康孕妇进行了比较。有症状女性的孤立性窦性心动过速（9%）、孤立性房性期前收缩（56%）和室性期前收缩（premature ventricular contraction, PVC）（49%）的发生率相似，但频发室性期前收缩的发生率增加，每小时大于 10 次（22% vs. 2%，$P=0.03$）。一部分频发房性期前收缩和 PVC 的患者在产后进行了 Holter 结果的对比，结果显示产后心律失常的频率降低了 85%（$P<0.05$）。以患者自身为对照，产后疾病发生率显著下降，该结果支持了妊娠诱发心律失常这一结论。一项研究对 30 名健康产妇进行产时的心率监测也发现，良性心律失常的发生率升高（93%）。但令人欣慰的是，上述提到的其他心律失常的发生率并不高于预期。此外，有 35% 的产妇出现无症状心动过缓，表现为产后心率立即低于每分钟 60 次。其他研究表明，妊娠前有快速性心律失常的女性在妊娠期间心律失常的发生率增加。分娩是否会增加心脏疾病女性心律失常的发生率尚未研究清楚，但多项病例报道支持分娩可能会增加这些女性心律失常的发生。

三、血液系统

（一）血浆容量和红细胞量

母体血容量在妊娠第 6 周左右开始增加。随后逐渐上升，到妊娠第 30～34 周达高峰，然后平稳直至分娩。妊娠期血容量平均增加 40%～50%（变化范围为 20%～100%）。多胎妊娠女性的血容量增加幅度大于单胎妊娠。而且容量增加与婴儿出生体重相关，但尚不清楚其中的因果关系。血容量的增加是血浆容量和红细胞（red blood cell，RBC）量共同增加的结果。血浆容量在妊娠第 6 周时开始增加并以稳定的速度增长，直到妊娠第 30 周时达到稳定水平，其总量增加约 50%（1200～1300ml）。血容量扩大的确切原因尚不清楚，但妊娠期激素的变化和一氧化氮的增加在其中起着重要的作用。

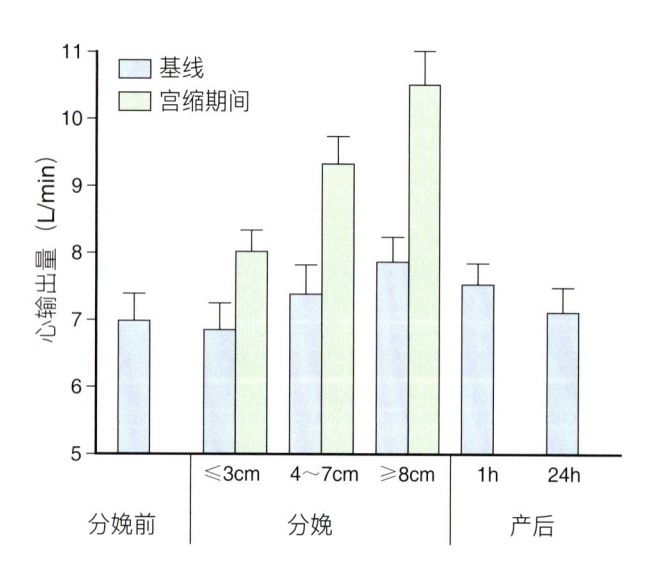

▲ 图 3-5 正常分娩期间心输出量的变化

引自 Hunter S, Robson S. Adaptation of the maternal heart in pregnancy. *Br Heart J*. 1992;68:540.

红细胞量在妊娠第 10 周左右开始增加。尽管这种增加的初始速度比血浆容量增加缓慢,但红细胞量持续增长,直到足月,都未出现平台期。如果不补充铁剂,RBC 量到足月时增加约 18%,从非妊娠时的平均 1400ml 增加到 1650ml。如补充铁剂,RBC 量累计增加到 400~450ml 或 30%,并且血红蛋白水平相应增加。由于血浆容量的增加超过 RBC 增加量,母体红细胞比容下降。这称为妊娠生理性贫血,在妊娠第 30~34 周时达到最低。由于妊娠第 30 周后 RBC 量继续增加,而血浆容量增加达到稳定水平,红细胞比容可能会在妊娠第 30 周后有所上升(图 3-6)。补充铁剂的生理性妊娠女性的血红蛋白浓度平均值和第 5 百分位数总结于表 3-2 中。妊娠期血红蛋白水平最低值为 9~11g/dl 的女性,其围产儿死亡率最低,而血红蛋白最低值低于或高于此范围,都与围产期新生儿死亡率增加有关[17]。

妊娠期间,促红细胞生成素水平从妊娠第 16 周开始增加 2~3 倍,这可能导致了骨髓呈中度红细胞增生和网织红细胞计数轻度升高。考虑到妊娠期或分娩时出血,血容量增加具有一定的保护作用。血容量增加还可补偿由血管舒张和子宫胎盘单位内大的、低阻力的血窦等因素所导致的相对血容量不足,从而防止低血压的发生[12]。

足月单胎阴道分娩平均失血量约为 500ml;一次单纯剖宫产,失血约 1000ml;剖宫产合并子宫切除术,约 1500ml[18]。在正常分娩中,几乎所有的失血发生在第 1 小时内。Pritchard 和同事[18] 发现,在产

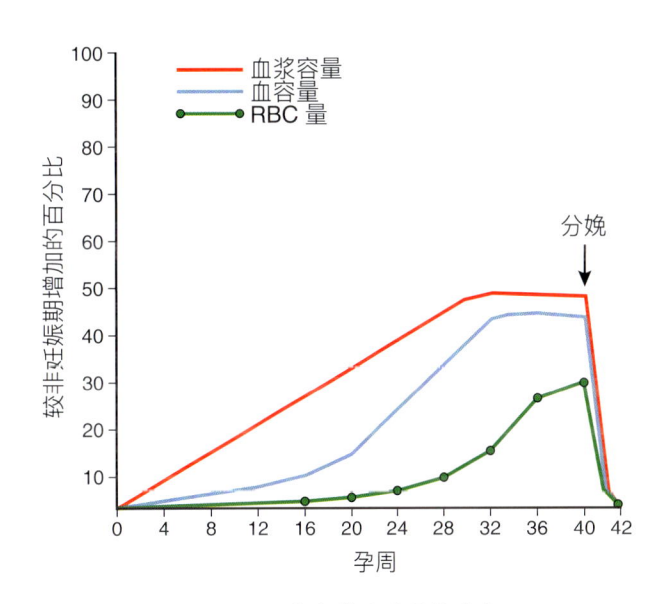

▲ 图 3-6 妊娠期血容量的改变

RBC. 红细胞(引自 Scott DE. Anemia in pregnancy. *Obstet Gynecol Annu*. 1972;1:219–244.)

表 3-2 中枢血流动力学改变

项 目	产后 11~12 周	妊娠 36~38 周	相较于非妊娠期的改变
心输出量(L/min)	4.3±0.9	6.2±1	+43%[a]
心率(次/分)	71±10	83±10	+17%[a]
全身血管阻力(dyn·s/cm⁵)	1530±520	1210±266	−21%[a]
肺血管阻力(dyn·s/cm⁵)	119±47	78±22	−34%[a]
胶体渗透压(mmHg)	20.8±1	18±1.5	−14%[a]
平均动脉压(mmHg)	86.4±7.5	90.3±5.8	NS
肺毛细血管楔压(mmHg)	3.7±2.6	3.6±2.5	NS
中心静脉压(mmHg)	3.7±2.6	3.6±2.5	NS
左心室做功指数[g/(m·m²)]	41±8	48±6	NS

a. $P<0.05$
数据采用均值 ± 标准差表示。虽然没有提供关于肺动脉压力的数据,但其并无显著差异
NS. 不显著
改编自 Clark S, Cotton D, Lee W, et al. Central hemodynamic assessment of normal term pregnancy. *Am J Obstet Gynecol*. 1989;161:1439.

后的 72h 内，失血量只有 80ml。妊娠对失血产生的应激反应与非妊娠状态不同。在妊娠期间，产后出血导致血容量下降，但不会再达到临产前水平，红细胞比容变化较小。实际上，并不是体液发生重新分布，而是增加的体液发挥了利尿作用。分娩时失血量达到平均水平时，红细胞比容在 3~4 天轻度下降，随后增加。产后第 5~7 天，红细胞比容恢复到产前水平。如果产后红细胞比容低于产前值，那么失血量可能大于预期值，或者妊娠期血容量的增加低于正常水平，如合并先兆子痫[18]。

（二）铁代谢

十二指肠仅吸收亚铁（二价）状态的铁剂，即铁补充剂中的形式。植物来源的三价铁必须首先经三价铁还原酶转化为二价状态。如果体内铁储备正常，只有约 10% 的摄入铁被吸收，并大部分储存在黏膜细胞或肠细胞中，直至脱落，排泄于粪便中（1mg/d）。在铁需求量增加的情况下，如妊娠期，铁吸收的比例会增加。吸收后，铁从肠细胞中释放到循环中，在与转铁蛋白结合，进入肝脏、脾脏、肌肉和骨髓。在这些部位，铁从转铁蛋白中释放出来并与血红蛋白（占铁的 75%）和肌红蛋白结合，或者以铁蛋白和含铁血黄素的形式储存。经期女性的铁储备约为男性的 50%，铁量为 2~2.5g，铁储备量仅为 300mg。西方国家有 8%~10% 的妊娠前女性缺铁。

妊娠期对铁的需求量约为 1000mg。其中包括用于增加母体 RBC 量的 500mg（1ml 红细胞含有 1.1mg 铁），300mg 输送给胎儿，200mg 为母体每天的正常铁丢失量。因此，正常的孕妇需要平均每天吸收 3.5mg 的铁。实际上，铁的需求量并不是恒定的，而是在妊娠期间从孕早期的 0.8mg/d 增加到孕晚期的 6~7mg/d。胎儿通过位于胎盘合体滋养层顶端表面的转铁蛋白受体主动转运吸收铁[19]。转铁蛋白被内吞，铁被释放到胎儿循环[19]。在母体缺铁的情况下，胎盘转铁蛋白受体的数量增加，从而使更多的铁被胎盘吸收。然而，这种代偿机制可能仍不能满足铁需求，并导致胎儿缺铁。母体缺铁性贫血与不良妊娠结局相关，如低出生体重儿和早产。然而，铁剂过量和血红蛋白过高也与不良的产妇结局相关，因此铁剂补充需要达到平衡[20]。关于妊娠期铁剂补充的详细内容，见第 49 章。

（三）血小板

在采用自动分析仪之前，妊娠期血小板计数的研究出现了相互矛盾的结果。即使有了自动细胞计数器，妊娠期血小板计数的变化规律仍未完全明确。Pitkin 和同事[21]每隔 4 周对 23 名妊娠女性进行血小板计数测定，发现血小板从孕早期（322±75）×10^3/mm^3，到孕晚期降至（278±75）×10^3/mm^3。最近的研究证实，妊娠期间血小板计数的下降可能是由破坏增加或血液稀释所致。除了平均血小板计数轻度下降外，Burrows 和 Kelton[22]发现，在孕晚期，约 8% 的孕妇会出现妊娠期血小板减少症，血小板降至 70 000~150 000/mm^3。妊娠期血小板减少症并不增加妊娠合并症的发生率[22]，并且产后 1~2 周血小板计数可恢复正常（见第 49 章）。该病的一些特征与轻度免疫性血小板减少症相似，因此病因可能也是免疫相关的。此外，有学者认为妊娠期血小板减少症与正常妊娠相似，是由血小板消耗过多导致的[22]。Boehlen 及其同事的研究证实了上述观点[23]，他们将孕晚期的血小板计数与非妊娠对照组进行比较，结果显示，妊娠女性的平均"血小板曲线"向下、向左移动（图 3-7）。该研究发现，只有 2.5% 的非妊娠女性的血小板计数低于 150 000/mm^3，这是传统非妊娠期正常参考值下限，而妊娠女性有 11.5% 低于该值，2.5% 的妊娠女性血小板计数低于 116 000/mm^3。因此，该研究中，学者建议使用该值作为孕晚期正常参考值的下限。同时，他们建议在此水平以上时不需要对血小板计数减少的病因进行检查[23]。

血小板计数的生理性降低与凝血功能改变、血小板红细胞相互作用、血小板聚集性增加有关[24]。血小板聚集性表现为血小板功能分析仪（PFA100）测量值降低，这表明血小板塞堵塞胶原膜孔的时间减少，同时检测血小板堵塞血管破口的能力。因此，当血小板数量减少时，血小板功能增强以维持止血。

（四）白细胞

外周血白细胞（white blood cell，WBC）计数在妊娠期逐渐升高。在孕早期，平均 WBC 计数为 8000/mm^3，正常参考值为 5110~9900/mm^3。孕中期和孕晚期，平均值为 8500/mm^3，范围为 5600~12 200/mm^3[21]。在分娩过程中，WBC 可能会上升到 20 000~30 000/mm^3，其值与和宫颈扩张及产程高度相关。由于分娩时

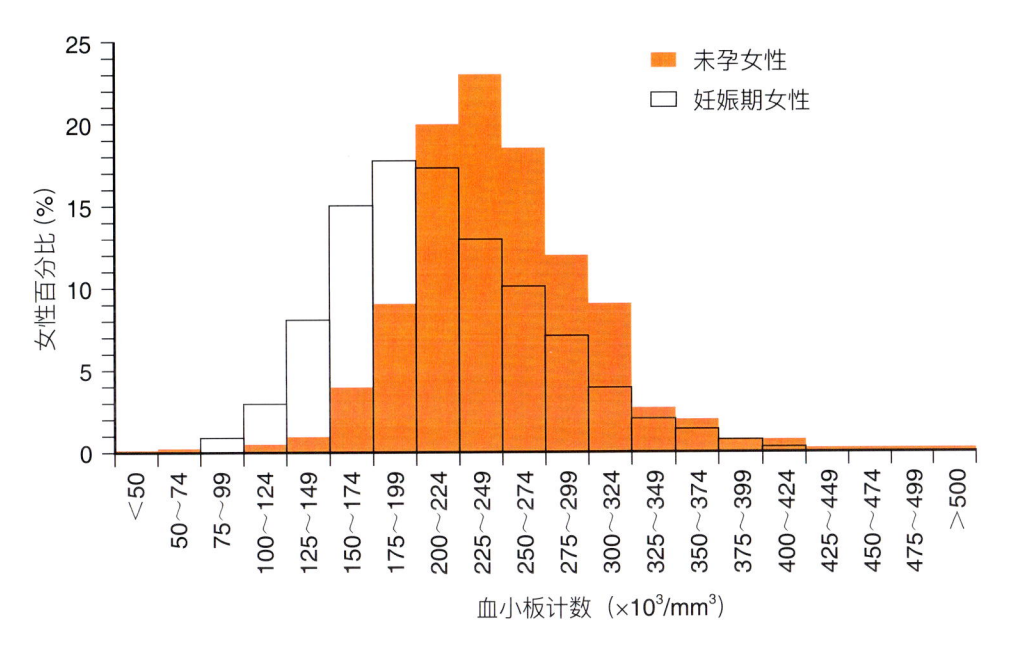

图 3-7 孕晚期女性（$n=6770$）与未孕女性（$n=287$）血小板计数相比较的直方图

引自 Boehlen F, Hohlfield P, Extermann P. Platelet count at term pregnancy: a reappraisal of the threshold. *Obstet Gynecol*. 2000;95:29.

WBC 会升高，因此临床上不应以 WBC 计数来判断感染是否存在。WBC 升高主要是由于循环中性粒细胞和粒细胞增加，其绝对值在足月时几乎升高 1 倍。白细胞增多的原因尚不明确，但可能是由雌激素和皮质醇升高引起的。白细胞在产后 1~2 周恢复正常。

（五）凝血系统

妊娠使女性患血栓栓塞性疾病的风险增加 5~6 倍（见第 50 章）。这种风险是由静脉淤滞增加、血管壁损伤，以及导致高凝状态的凝血级联变化共同引起的。下肢静脉淤滞是增大的子宫压迫下腔静脉和盆腔静脉所致。高凝状态是由几种促凝因子增加、凝血抑制因子减少和纤溶活性降低而引起的。这些生理变化可以预防围产期的出血。

大多数来自凝血级联的促凝血因子显著增加，包括因子Ⅰ、Ⅶ、Ⅷ、Ⅸ和Ⅹ。因子Ⅱ、Ⅴ、Ⅶ、Ⅻ不变或略有升高，因子Ⅺ的水平和ⅩⅢ下降。血浆纤维蛋白原（因子Ⅰ）在孕早期开始增加，并在孕晚期达到峰值，比妊娠前升高 50%。纤维蛋白原的增加与红细胞沉降率的增加有关。此外，妊娠会导致血纤维蛋白溶解系统功能减退，循环纤溶酶原激活物水平降低，纤溶酶原激活物抑制物-1（plasminogen activator inhibitor-1，PAI-1）增加 2~3 倍，PAI-2 增加 25 倍。而胎盘产生的 PAI-1 也是 PAI-2 的主要来源。

妊娠期总蛋白和游离蛋白 S 水平逐渐降低，但对蛋白 C 和抗凝血酶Ⅲ并无影响[25]。活化蛋白 C（activated protein C，APC）/敏感性（S）的比率，即有无 APC 时凝血时间的比率，在妊娠期是下降的。APC/S 值<2.6 时提示异常。一项研究对 239 名女性进行检测[25]，APC/S 值在孕早期平均为 3.12，孕晚期降为 2.63。此时，约 38% 的女性出现继发性 APC 抵抗，伴 APC/S 值小于 2.6。蛋白 S 和 APC/S 比值的变化是否是导致妊娠期高凝的部分原因尚未明确。临床医生在妊娠期间进行血栓形成性倾向检查，当出现异常值时应谨慎解读。如条件允许，临床医生应进行 Leiden 突变的 DNA 检测，而非 APC。对于妊娠期蛋白 S 筛查，应检测游离蛋白 S 抗原水平，在孕中期和孕晚期应分别大于 30% 和 24%。

多数凝血功能检测结果在妊娠期无明显变化。凝血酶原时间、部分活化凝血活酶时间和凝血酶时间均略有下降，但仍在正常的非妊娠期参考值范围内，而出血时间和全血凝固时间则无改变。血管性血友病的检测结果在妊娠期发生改变，因子Ⅷ、von Willebrand 因子的活性和抗原、瑞斯托霉素辅助因子的水平都会升高。这些变化在分娩 2 周后恢复正常。

有研究结果支持上述理论，即在妊娠期，血管内为轻度的高凝状态。母体血液中，纤维蛋白降解产物（纤溶标志物）水平低，血纤肽 A（凝血因子增加的标志）、血小板因子-4、β 血小板球蛋白（血小板活性增加的标志）水平升高。这些可能是为维持子宫胎盘界面而发生的生理性改变。

一系列复杂的促凝血变化可以通过即时床旁检测来阐明，如血栓弹力图和旋转血栓弹力图。简而言之，这些检测手段为血凝块形成速率、稳定性提供了可视化和数字化的结果呈现方式，从而对怀疑为高凝状态的个体进行分析，并在必要时进行干预。然而，在妊娠期使用此项检测手段时需谨慎，因为妊娠期的正常参考值与非妊娠期不同，其结果往往向促凝状态倾斜[26]。妊娠期的参考范围显示总结于表 3-3。

表 3-3 妊娠期血红蛋白值

孕周（周）	平均血红蛋白值（g/dl）	第 5 百分位血红蛋白值（g/dl）
12	12.2	11.0
16	11.8	10.6
20	11.6	10.5
24	11.6	10.5
28	11.8	10.7
32	12.1	11.0
36	12.5	11.4
40	12.9	11.9

引自 U.S. Department of Health and Human Services. Recommendations to prevent and control iron deficiency in the United States. *MMWR Morb Mortal Wkly Rep.* 1998;47:1.

四、呼吸系统

（一）上呼吸道

在妊娠期，由于雌激素增加，鼻咽黏膜充血和水肿，黏液分泌增多。这些变化往往会导致鼻塞和鼻腔通畅性下降。到妊娠 12 周时，27% 的女性出现鼻塞和鼻炎，而到妊娠 36 周时增加到 42%。鼻腔通畅性降低会增加麻醉并发症发生的风险，Mallampati评分也显著增加（见第 16 章）[27]。鼻衄在妊娠期也很常见，但很少需要手术治疗。此外，如果放置鼻胃管时润滑不充分，容易导致大量出血[12]。鼻腔和鼻窦的息肉在一些妊娠期女性中可见，但多在产后消退。基于以上改变，许多妊娠女性出现类似上呼吸道感染症状。但此时应避免使用鼻腔血管收缩药，因为这将有导致高血压和反弹性充血的风险。

（二）结构改变

胸廓的形状在孕早期就会发生变化，在增大子宫产生的压力出现之前即发生。肋骨和胸骨间韧带松弛是其可能原因。肋下角由 68° 增至 103°，胸横径增大 2cm，胸围增大 5~7cm。随着孕周增加，横膈上升 4cm。但膈肌运动并未受限，而是增大 1~2cm[28]。膈肌运动增大的原因是，孕酮作用于中央化学感受器，增加运动幅度以产生更大的吸气力。呼吸肌的功能不受妊娠影响，最大吸气和呼气压力不变。

（三）肺容积和肺功能

前述胸壁结构和横膈的变化，导致静态肺容积的变化。Crapo 对至少 15 名受试者进行研究发现，与未妊娠的对照组相比，相关指标发生了显著变化（图 3-8 和表 3-4）[12, 28]。膈肌升高会使静息状态下肺容积减小，从而降低肺总量（total lung capacity，TLC）和功能残气量（function residual capacity，FRC）。FRC 可分为补呼气量（expiratory reserve volume，ERV）和残气量（residual volume，RV），两者均减少。

肺功能检测中，部分支气管功能相关指标在妊娠期保持不变，有一些则发生变化。过去，人们普遍认为，第 1 秒用力呼气量（forced expiratory volume in 1 second，FEV_1）无改变，这表示气道功能稳定。然而，在某些特殊情况下，如高海拔地区，妊娠期 FEV_1 值可能会减少。不同的研究观察到呼气流量峰值（peak

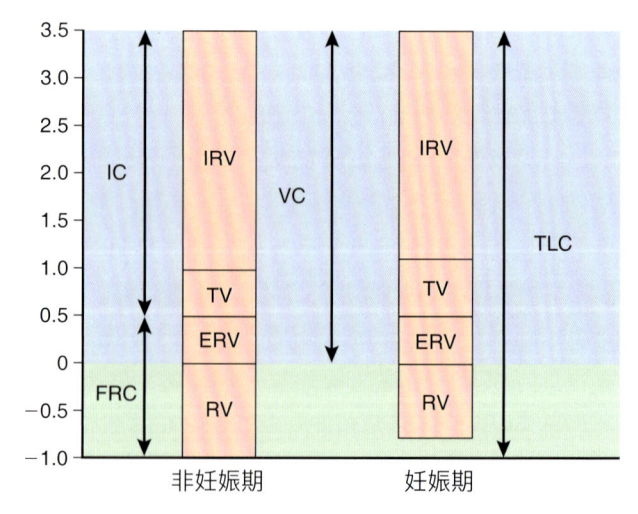

▲ 图 3-8 非妊娠期和妊娠期女性的肺容积

ERV. 补呼气量；FRC. 功能残气量；IC. 深吸气量；IRV. 补吸气量；RV. 残气量；TLC. 肺总量；TV. 潮气量；VC. 肺活量

expiratory flow，PEF）的不同改变。对38名女性从早孕到产后6周的PEF进行纵向研究，发现该指标随着孕周的增加呈现显著下降的趋势，并具有统计学意义，但下降的幅度是否具有临床意义尚值得怀疑[29]。同样，仰卧位的PEF与站立位或坐位相比，也略有下降。在另一项对80名女性的观察性研究发现，PEF在14~16周后逐渐增加[30]。值得注意的是，经产妇在任意孕周中，这些值都较初产妇高，这表明这种变化可能是不可逆的[30]。该研究还发现，妊娠期用力肺活量（forced vital capacity，FVC）并无改变，而FEV_1和PEF都是依据妊娠期的超重状态来记录的。总之，肺活量测定和气流量峰值都可以用呼吸系统疾病的诊断和评估，但在检测时应注意保持相同的体位，注意体位对检测结果的影响。

（四）气体交换

妊娠期孕酮水平升高，可使女性发生过度换气，妊娠8周时潮气量可增加30%~50%。尽管呼吸频率不变，潮气量的增加使得每分通气量总体上升（每分钟通气量=潮气量×呼吸频率）。每分钟通气量增加，而FRC减少，导致肺泡通气量的增加大于预期（50%~70%）。过度换气导致肺泡氧增加（PaO_2）和动脉二氧化碳（$PaCO_2$）降低（表3-5）。$PaCO_2$下降意义重大，因为它产生了有利于胎儿和母体之间的CO_2转运的浓度梯度。低母体$PaCO_2$会导致慢性呼吸性碱中毒。过多的碳酸氢盐可通过肾脏代偿排出，从而将pH保持在7.4~7.45，并降低血清碳酸氢盐浓度。在妊娠初期，动脉氧（PaO_2）随着$PaCO_2$的降低而增加（106~108mmHg），但到了孕晚期，PaO_2随着子宫的增大则略有下降（101~104mmHg）。孕晚期PaO_2的降低在仰卧位时更为明显。每下降5~10mmHg，肺泡动脉浓度梯度增加26mmHg。约有25%的女性可能会出现PaO_2<90mmHg。平均PaO_2仰卧位低于坐位[12, 31]。

随着每分钟通气量的增加，摄氧量和消耗量同

表3-4 妊娠期血栓弹力图参考值变化

	均 值	标准差
R	6.19	1.85
K（血凝块动力学，由纤维蛋白原决定）	1.9	0.56
α	69.2	6.55
MA（血凝块强度，由血小板决定）	73.2	4.41
Ly30（凝血块稳定性和分解，由溶栓素决定）	0.58	1.83

引自 Antony K, Mansouri R, Arndt M, et al. Establishing thromboelastography and platelet-function analyzer reference ranges and other measures in healthy term pregnant women. *Am J Perinatol*. 2015;32:545–554.

表3-5 妊娠期肺容量和肺活量

指标	定 义	妊娠期变化
呼吸频率	每分钟呼吸次数	不变
肺活量	最大吸气后可用力呼出的最大空气量（IC+ERV）	不变
深吸气量	平静呼气后可吸入的最大空气量（TV+IRV）	增加5%~10%
潮气量	正常呼吸时吸入和呼出的空气量	增加30%~40%
补吸气量	正常吸气结束时可吸入的最大空气量	不变
功能残气量	平静呼气时肺中的空气量（ERV+RV）	减少20%
补呼气量	平静呼气末用力呼气所能呼出的最大空气量	减少15%~20%
残气量	用力呼气末肺内残存的气体容积	减少20%~25%
肺总量	肺所能容纳的最大气体量（VC+RV）	减少5%

时增加，但幅度较小。调查人员发现，母体耗氧量比非妊娠期增加 20%～40%。这种增加是胎儿和胎盘氧需求和母体器官氧需求增加的结果。在运动或分娩期间，每分钟通气量和耗氧量增幅更大[12, 27]。宫缩时，耗氧量增加 3 倍。由于耗氧量增加而 FRC 降低，母体氧储备降低。因此，孕妇在呼吸暂停的情况下更容易受影响，例如插管时，她们发生缺氧、高碳酸血症和呼吸性酸中毒的速度更快。妊娠期母体完全预给氧后，氧饱和度下降的时间从非妊娠状态的 9min 缩短到 3min。

（五）睡眠

妊娠会导致睡眠障碍，并持续到产后，睡眠状态和模式也发生显著的变化。由于变化重大，美国睡眠医学协会定义了一种妊娠相关的睡眠障碍，诊断标准为在妊娠期出现失眠或过度嗜睡的表现。在一般人群中，睡眠障碍与不良健康结果相关，新的证据表明，妊娠期异常睡眠模式可能会导致某些并发症的发生，如妊娠高血压疾病和胎儿生长受限（fetal growth restriction，FGR）[32]。众所周知，激素和身体的不适会影响睡眠（表 3-6）。而妊娠期激素的显著变化、增大的子宫及胎儿等占位性存在，不难理解为何女性在妊娠期的睡眠会受到严重影响。多项研究中采用了问卷调查、睡眠日志和多导睡眠图等调查妊娠期睡眠的变化。结果表明，大多数孕妇（66%～94%）都认为自己有妊娠期睡眠质量不佳的体验。睡眠障碍在孕早期就开始了，并随着孕周的增加而逐渐恶化[33]。到孕晚期，各种症状的出现加剧影响睡眠，包括尿频、背痛、腹部不适、宫缩、腿抽筋、下肢不宁综合征（restless legs syndrome，RLS）、胃烧灼感和胎动。但值得注意的是，调节身体昼夜节律的褪黑素水平并没有发生改变。

一般而言，妊娠期快速眼动（rapid eye movement，REM）睡眠、非 REM 第 3 阶段和第 4 阶段睡眠减少。REM 睡眠对认知思维很重要，非 REM 第 3 阶段和第 4 阶段睡眠则是所谓的深度睡眠，对休息很重要。此外，随着孕周增加，睡眠效率和连续性均降低，清醒时间和白天嗜睡时间增加。产后 3 个月，非 REM 和 REM 恢复，但可能是要照顾新生儿，产妇的睡眠效率和连续性仍然持续下降。尽管妊娠期间睡眠会发生变化，但临床医生应将其与妊娠不相关的原发性睡眠障碍相鉴别，如睡眠呼吸暂停综合征。妊娠期生理变化也会增加睡眠呼吸障碍的发生率，如打鼾（出现在 35% 的女性中）、上呼吸道阻塞[27]，以及潜在的阻塞性睡眠呼吸暂停（obstructive sleep apnea，OSA）。妊娠期睡眠呼吸暂停的发病率尚不明确。筛查问卷效果不佳，可能是由于即使没有发生 OSA，妊娠期白天嗜睡和打鼾的频率也很高[34]。当确切诊断或出现高度怀疑 OSA 时的症状时，宫内生长受限和妊娠高血压的风险增加，其原因可能是出现了内皮功能

表 3-6 孕晚期血气值

项　目	妊娠期[c]	非妊娠期[c]
PaO_2（mmHg）[a]	101.8±1	93.4±2.04
动脉血蛋白饱和度（%）[b]	98.5±0.7	98±0.8
$PaCO_2$（mmHg）[a]	30.4±0.6	40±2.5
pH[a]	7.43±0.006	7.43±0.02
血清碳酸氢盐（HCO_3）（mmol/L）	21.7±1.6	25.3±1.2
碱缺失（mmol/L）[a]	3.1±0.2	1.06±0.6
肺泡-动脉氧浓度梯度[P（A-a）O_2]（mmHg）[a]	16.1±0.9	15.7±0.6

a. 引自 Templeton A, Kelman G. Maternal blood-gases (PAO_2–PaO_2), physiological shunt and VD/VT in normal pregnancy. *Br J Anaesth*. 1976;48:1001.
b. 引自 McAuliffe F, Kametas N, Krampl E. Blood gases in prepregnancy at sea level and at high altitude. *Br J Obstet Gynaecol*. 2001;108:980.
c. 采用均数 ± 均数标准差表示

障碍[32]。对于白天过度嗜睡、大声打鼾和呼吸暂停的女性，医生应让其进行夜间多导睡眠图，评估有无OSA。此外，诊断为睡眠呼吸暂停的女性应当进行再次评估，以防止间歇性缺氧，调整治疗方案[35]。

尽管大多数妊娠期女性都遭遇了睡眠问题，但她们很少为此寻求治疗。可用的治疗方法包括避免晚饭后喝水以改善睡眠、建立规律的睡眠时间、避免小睡和咖啡因的摄入、降低卧室噪音、使用抱枕等。其他方式包括放松解压的各种方法、缓解背痛，以及使用苯海拉明（Benadryl）和唑吡坦（Ambien）等助眠药物。

妊娠期睡眠障碍的另一个潜在原因是睡眠期间RLS和周期性腿部运动。RLS是一种神经感觉障碍，通常在晚上发作，影响女性入睡。妊娠可能是这种综合征的一个诱因，但妊娠期的患病率尚不明确，一项研究中报道，有多达34%的孕妇出现了RLS的症状[36]。如果需要治疗，可尝试改善睡眠习惯、使用小腿按摩器、使用多巴胺能药物，如左旋多巴或卡比多巴。

五、泌尿系统

（一）解剖学改变

妊娠期肾脏增大，经静脉肾盂造影测量，其长度增加约1cm，主要为肾血管系统、间质体积和无效腔的增加。无效腔的增加则是由于肾盂、肾盏和输尿管的扩张。

众所周知，输尿管和肾盂的扩张始于妊娠的第2个月，并在孕中期达到最大，此时输尿管直径可达2cm。右输尿管一般比左输尿管扩张更多，并且部位多在骨盆边缘以上。基于上述特征，一些学者认为，这完全是由增大的子宫和卵巢静脉丛对输尿管的压迫引起的。然而，输尿管扩张的早期出现，表明可能与孕酮引起的平滑肌松弛作用相关。女性肾移植和盆腔异位肾者输尿管也发生扩张，支持这一观点。产后6周，输尿管扩张消退。妊娠期输尿管扩张、血容量增加、膀胱容量增加的临床后果是无症状菌尿和肾盂肾炎的发生率增加[37]。此外，在评估有无尿路梗阻或肾结石时，输尿管扩张使尿路X线阅片难度增加。

妊娠期膀胱也发生了解剖学的改变。从孕中期开始，膀胱三角区升高，整个膀胱的血管迂曲增加。导致镜下血尿的发生率增加。3%的孕妇有特发性血尿，定义为尿试纸检测出现1+以上，或不超过16%的血尿。由于随着妊娠进展，子宫增大，膀胱容量会下降，并伴有尿频、尿急和尿失禁的症状。

（二）肾血流动力学

肾血浆流量（renal plasma flow，RPF）从孕早期开始显著增加，也有可能在植入前的黄体期时开始增加[38]。Dunlop的研究得出令人信服数据，妊娠16周时，有效RPF比非妊娠水平高75%（表3-7），并持续到妊娠34周，随后RPF下降约25%。一系列研究结果表明，RPF在坐位和左侧卧位时下降。与RPF一样，以菊粉清除率来评估肾小球滤过率，发现其在5～7周增加。到孕早期结束时，GFR比非妊娠状态高50%，并持续到妊娠结束。产后3个月，GFR值已降至正常水平。妊娠期肾超滤是RPF增加的结果。由于RPF在孕早期增加的幅度大于GFR，因此滤过分数从妊娠前水平开始下降，直到孕晚期。随后，由于RPF的下降，滤过分数恢复到妊娠前水平。

临床实践中，GFR不是通过测量菊粉清除率来确定的（菊粉被肾小球过滤且不受肾小管的影响），而是通过测量内源性肌酐清除率来确定。该方法测出的GFR准确度较低，因为肌酐在不同程度上由肾小管排出。因此，内源性肌酐清除率通常高于实际GFR。妊娠期肌酐清除率大幅增加，达150～200ml/min（正常为120ml/min）。与GFR一样，肌酐清除率在妊娠5～7周时增加，并持续到孕晚期。妊娠期最好收集24h尿液来计算GFR。肾病患者使用的血清学检测和临床参数（并不是24h尿液）用于不适用于妊娠期GFR的计算，会产生低估的结果。

RPF和GFR的增加先于血容量的增加，可能是由肾小球前和肾小球后小动脉阻力降低引起的。重要的是，滤过率的增加不会导致肾小球压力增加，而肾小球压力长期增加可能会对肾脏造成损害[38]。RPF和GFR增加的机制已被深入研究。尽管有多种因素参与，但已证明NO在降低肾阻力和减轻肾充血中起关键作用。妊娠期，肾脏NO合酶的激活和表达增强，抑制NO合酶的异构体已被证明可以减轻妊娠肾脏内的血流动力学变化。最后，松弛素可以启动或激活NO对肾脏的影响而发挥重要作用。这种关键性的生理调节失败的后果可能与妊娠合并症相关，如先兆子痫和FGR[39]。

肾小球滤过率增加的结果是母体血浆肌酐、血

表 3-7 Characteristics of Sleep in Pregnancy

Stage of Pregnancy	Subjective Symptoms	Objective Symptoms (Polysomnography)[a]
First trimester	• Increased total sleep time: increase in naps • Increased daytime sleepiness • Increased nocturnal insomnia	• Increased total sleep time • Decreased stage 3 and 4 non-REM sleep
Second trimester	• Normalization of total sleep time • Increased awakenings	• Normal total sleep time • Decreased stage 3 and 4 non-REM sleep • Decreased REM sleep
Third trimester	• Decreased total sleep time • Increased insomnia • Increased nocturnal awakenings • Increased daytime sleepiness	• Decreased total sleep time • Increased awakenings after sleep onset • Increased stage 1 non-REM sleep • Decreased stage 3 and 4 non-REM sleep • Decreased REM sleep

a. Rapid eye movement (REM) sleep is important for cognition and makes up 20% to 25% of sleep. Stage 1 and 2 non-REM sleep, or light sleep, makes up 55% of sleep. Stage 3 and 4 non-REM sleep, or deep sleep, is important for rest and makes up 20% of sleep.
REM, Rapid eye movement.
Modified from Santiago J, Nolledo M, Kinzler W. Sleep and sleep disorders in pregnancy. Ann Intern Med. 2001;134:396.

尿素氮（blood urea nitrogen，BUN）和尿酸水平的降低。血清肌酐在足月时降至 0.5mg/dl（非妊娠期为 0.8mg/dl）。同样，BUN 会从非妊娠期 13mg/dl 降至 9mg/dl。由于 GFR 升高，血清尿酸在孕早期下降，在 24 周时达到最低，为 2~3mg/dl。24 周后，尿酸开始升高 ss，到妊娠末期，大多数孕妇则与妊娠期基本相同。尿酸升高是由肾小管对尿酸的吸收增加和胎儿尿酸生成增加所致。先兆子痫患者的尿酸水平较高。然而，该值在孕晚期出现生理性升高，因此在诊断和处理先兆子痫时应避免过度依赖该指标。

妊娠期尿量增多，夜尿多见。站立体位时，钠和水被保留。因此，在白天，孕妇往往会保留更多的水分。夜间，处于侧卧位时，这些水分被排出体外，产生夜尿。在孕晚期，肾功能受体位的影响，GFR 和肾血流动力学从侧卧位变为仰卧位或站立位时出现下降。

（三）肾小管功能和物质的排出

妊娠女性醛固酮水平高，可能会导致尿中钾排泄增加，妊娠期女性保留约 300mmol 的钾[40]。过量的钾储存在胎儿和胎盘中[40]。母体血液中平均钾浓度略低于非妊娠水平。肾脏保钾的功能可能归因于孕酮的增加[40]。

几乎所有孕妇的葡萄糖排泄量都会增加，糖尿变得很常见。非妊娠期女性尿中葡萄糖排泄量低于 100mg/d，但 90% 血糖水平正常的女性妊娠期每天排泄 1~10g 葡萄糖。这种情况是间歇性的，不一定与血糖或孕周相关。葡萄糖在肾小球中自由过滤，随着妊娠期 GFR 增加 50%，近端小管的葡萄糖负荷增加。近端肾小管的重吸收能力可能会发生变化。但过去认为，妊娠期肾糖负荷超过了肾小管重吸收能力，这一观点可能有误和过于简单。近端小管通过降低肾葡萄糖转运蛋白的表达，并增加肾血流量，从而降低葡萄糖重吸收阈值。该机制的异常可能是妊娠糖尿病发生的病理生理基础，并且较高的葡萄糖重吸收阈值与妊娠糖尿病相关[41]。尽管糖尿很常见，但重复性糖尿的孕妇应当进行糖尿病检测。

妊娠期尿蛋白和白蛋白排泄量增加，24h 内尿蛋白上限为 300mg，尿白蛋白上限为 30mg[41]。Higby 和同事[41] 发现，与非妊娠期相比，随着孕周增大，蛋白尿和尿白蛋白都会增加。他们收集了 270 名妊娠期女性 24h 尿液样本，测量尿蛋白和尿白蛋白值。发现尿液中排出的蛋白和白蛋白的量并没有随着孕周的增加而显著增加，妊娠前半周期与后半周期相比确实有差异（表 3-8 和表 3-9）。同样，蛋白质/肌

表 3-8 肾脏血流动力学的系列变化

项 目	坐位（n=25）[a]				左侧卧位（n=17）[b]	
	非妊娠期	16 周	26 周	36 周	29 周	37 周
肾血浆流量（ml/min）	480±72	840±145	891±279	771±175	748±85	677±82
肾小球滤过率（ml/min）	99±18	149±17	152±18	150±32	145±19	138±22
滤过分数	0.21	0.18	0.18	0.2	0.19	0.21

a. 引自 Dunlop W. Serial changes in renal haemodynamics during normal pregnancy. *Br J Obstet Gynaecol*. 1981;88:1.
b. 引自 Ezimokhai M, Davison J, Philips P, et al. Nonpostural serial changes in renal function during the third trimester of normal human pregnancy. *Br J Obstet Gynaecol*. 1981;88:465.

表 3-9 24h 尿蛋白和尿白蛋白量的比较

项 目	≤ 20 周（n=95）	> 20 周（n=175）	P 值
蛋白（mg/24h）	98.1±62.3	121.8±71	0.007
白蛋白（mg/24h）	9.7±6.2	12.2±8.5	0.012

a. 引自 Higby K, Suiter C, Phelps J, et al. Normal values of urinary albumin and total protein excretion during pregnancy. *Am J Obstet Gynecol*. 1994;171:984.
b. 以均数 ± 标准差表示

酐比在整个妊娠期都会增加。在没有先兆子痫、潜在肾脏疾病或尿路感染的女性中，妊娠期的平均 24h 尿蛋白为 116.9mg，95%CI 上限为 260mg[41]。这些研究还指出，人们正常情况下不会出现微量白蛋白尿。妊娠前有蛋白尿的女性，孕中期和孕晚期尿蛋白会增加，甚至可能出现在孕早期。一项研究纳入合并糖尿病肾病但不合并先兆子痫的女性，孕早期平均蛋白尿为（1.74±1.33）g/24h，孕晚期增加到（4.82±4.7）g/24h[42]。蛋白质排泄增加是由于近端肾小管功能的生理性降低和 GFR 增加。

肾小管功能的其他改变，包括尿液中氨基酸和钙排泄增加（见第 44 章）。此外，肾脏通过增加碳酸氢盐的排泄来应对妊娠期呼吸性碱中毒。然而，肾脏对酸的排泄并没有改变。

六、体内水代谢

分娩前，孕妇体内水分增加 6.5~8.5L，这是妊娠最重要的变化之一。足月胎儿、胎盘和羊水的含水量总计约 3.5L。其主要是母体血容量增加 1500~1600ml，其中血浆容量增加 1200~1300ml，红细胞增加 300~400ml，还有血管外体液、子宫和乳房中的细胞内液，以及增加的脂肪。因此，妊娠是一种慢性容量超负荷状态，继发于渗透压调节和肾素 - 血管紧张素系统的变化，伴有钠水潴留。体内水分的增加会导致体重增加、血液稀释、妊娠期生理性贫血和母亲 CO 升高。而血浆容量增加不足，则与先兆子痫和 FGR 相关。

（一）渗透调节

血浆容量在妊娠后不久即开始增加，部分是由垂体后叶分泌的精氨酸升压素（arginine vasopressin, AVP）调节母体渗透压导致的。保水量超过保钠量。即使在妊娠期间保留了体内总钠增加 900mEq，血清钠浓度也降低了 3~4mmol/L。血浆渗透压降低 8~10mOsm/kg 反映了这一点，这项改变出现在妊娠 10 周，并持续到产后 1~2 周（图 3-9）。同样，口渴阈值和加压素释放阈值[43]也在孕早期的发生变化。妊娠 5~8 周，水摄入量增加，尿量暂时增加，但体内总水量是净增加的。AVP 调节最初始于胎盘信号，包括 NO 和松弛素。妊娠 8 周后，渗透压的新稳态已经建立，随后水量调整几乎没有变化，多尿症状减少。随着口渴阈值和 AVP 分泌的变化，孕妇通常会感觉到缺水，但这是由于新的"渗透压调节器"阈值较低。

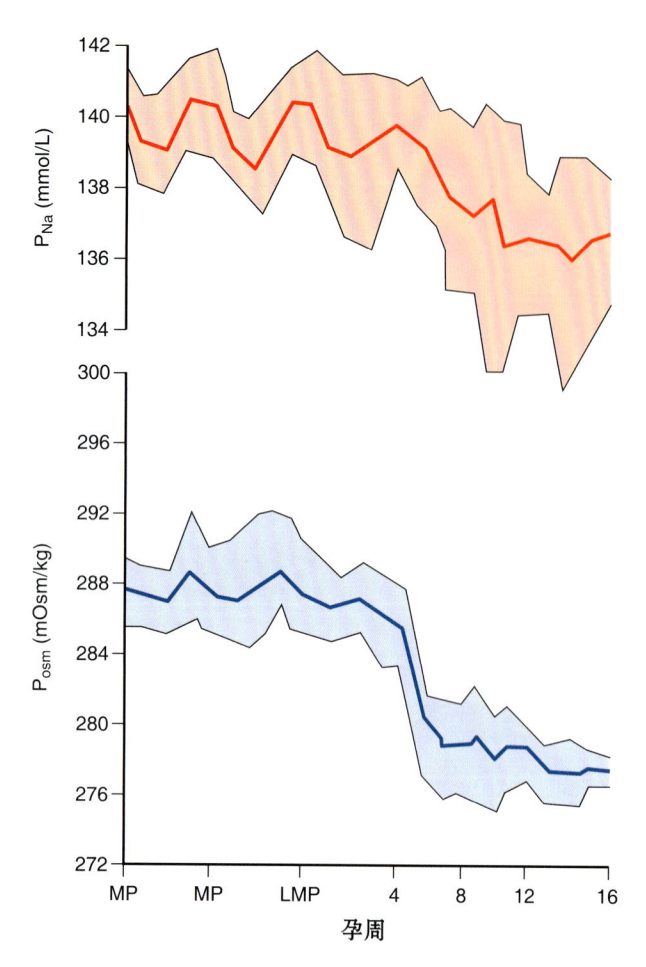

▲ 图 3-9　妊娠期血浆渗透压（P_{osm}）和血浆钠（P_{Na}）水平（$n=9$；均数 ± 标准差）

LMP. 末次月经；MP. 月经期（引自 Davison JM, Vallotton MB, Lindheimer MD. Plasma osmolality and urinary concentration and dilution during and after pregnancy: evidence that lateral recumbency inhibits maximal urinary concentrating ability. *Br J Obstet Gynaecol*. 1981;88:472.）

由于代谢清除率增加了 3～4 倍，尽管 AVP 产量增加，但其血浆水平保持相对不变。胎盘合成分泌到循环中的加压素酶使得清除率增加，可迅速灭活 AVP 和催产素。该酶在妊娠期增加 300～1000 倍，与胎儿体重成正比，多胎妊娠中浓度更高。AVP 清除增加可能导致垂体 AVP 储备不足，提示可能有亚临床状态尿崩症的存在，产生一过性尿崩症，发病率为 2‰～6‰。通常表现为烦渴和多尿，在口渴机制正常及饮水不受限的情况下，渗透压仅轻度升高（见第 48 章）。

（二）盐代谢

钠代谢保持着精密的平衡，并维持着约 900mEq 的净积累量。多出的 60% 的钠储存在胎儿胎盘单位内，包括羊水中，并在出生时损失。产后 2 个月，血清钠恢复到妊娠前水平。妊娠期钠吸收量增加，主要机制是肾小管钠重吸收增强。肾小球滤过增加使总滤过钠负荷从 20 000mmol/d 增加到约 30 000mmol/d，钠的重吸收必须增加以减少钠丢失。然而，肾小管重吸收的适应性增加，超过了过滤负荷的增加，使每天额外重吸收钠 2～6mEq。妊娠期肾脏对钠滤过和重吸收的改变代表了此特殊阶段肾脏最显著的调整。钠平衡的激素调控由 RAAS 和利尿钠肽共同作用，此两者在妊娠期都发生了改变。

（三）肾素 - 血管紧张素 - 醛固酮系统

RAAS 系统的所有组成部分在妊娠期都显著增加。在孕早期，由于妊娠激素导致的全身血管张力降低和 NO 产生增加导致 MAP 降低。反过来，降低的 MAP 通过钠潴留来促进容量维持[43]。血浆肾素活性、肾素底物（血管紧张素原）和血管紧张素水平均比非妊娠水平升高至少 4～5 倍。RAAS 的这些成分的激活使孕晚期醛固酮水平加倍，从而增加钠的重吸收，并防止钠的丢失。尽管在孕晚期醛固酮水平升高，但盐平衡、体液流失和体位变化时，体内仍会进行正常的平衡调节。除了醛固酮，其他可能导致钠潴留的激素还包括脱氧皮质酮（deoxycorticosterone，DOC）和雌激素。

值得注意的是，虽然妊娠期女性对盐皮质激素的保钠作用有反应，但并不排钾。Erhlich 和 Lindheimer 认为，孕酮对妊娠期钾的维持有很大贡献，他们发现妊娠期暴露于外源性盐皮质激素时，肾钾排泄量并没有增加，并认为这是受到了孕酮的影响。

（四）心房钠尿肽和脑钠肽

心肌释放用于维持循环稳态的神经肽。心房钠尿肽（atrial natriuretic peptide，ANP）主要在心房扩张时由心房细胞分泌，脑钠肽（brain natriuretic peptide，BNP）由心室细胞感应舒张末期压力和容量负荷后分泌。这两种肽具有相似的生理作用，可作为利尿、利钠、血管舒张剂和 RAAS 系统拮抗药。ANP 和 BNP 在容量超负荷的生理和病理状态均会升高，可用于有非妊娠期症状患者充血性心力衰竭的筛查。由于妊娠女性常出现呼吸困难，类似心脏病的生理表现，妊娠对上述激素的影响在临床上具有重要意义。妊娠期 ANP 相关的报道各不相同，一项 Meta 分析[39]表明，妊娠期间 ANP 水平升高 40%，产后 1 周升高 150%。

BNP 比正常 ANP 值低 20% 时，在诊断充血性心力衰竭方面更有意义。据报道，孕晚期 BNP 较孕早期显著升高［(21.5±8) pg/ml vs.(15.2±5) pg/ml］，并且在并发先兆子痫时达最高［(37.1±10) pg/ml］。并发先兆子痫时，超声心动图显示左心室扩大与 BNP 升高相关。尽管妊娠期间 BNP 水平升高，但即使合并先兆子痫，其平均值仍低于心功能不全的水平（>75pg/ml）。因此，BNP 可用于筛查妊娠期充血性心力衰竭（见第 42 章）。

（五）妊娠期泌尿系统改变的临床意义

正常妊娠期肾脏和泌尿道的适应性改变可能具有重大的临床意义。2%～8% 的女性妊娠期并发无症状菌尿，经产妇、社会经济地位低、患有糖尿病、镰状细胞病和既往尿路感染史的女性风险增加。尽管这一患病率与非妊娠人群大致相当，但在妊娠期，30% 会进展为肾盂肾炎，较非妊娠期女性高 3～4 倍，即妊娠期 1%～2% 女性会发生尿路感染[44]。出于这个原因，医生经常在产检时建议进行菌尿检查。无症状菌尿和有症状的尿路感染均予治疗，以预防肾盂肾炎和母胎并发症的发生（见第 58 章）。

许多女性孕早期就出现尿频和夜间排尿，60% 的女性诉尿急，10%～19% 出现急迫性尿失禁，30%～60% 出现压力性尿失禁。一项纳入 241 名女性的纵向队列研究发现，初次妊娠期就出现压力性尿失禁会增加症状长期持续的风险。产后症状缓解的女性（57%）在 12 年后出现尿失禁的概率低于未缓解的女性（91%）[45]。

七、消化系统

（一）食欲

如不受恶心或"孕吐"影响，在孕早期结束前，妊娠期女性一般进食量约增加 200kcal/d。虽然建议的饮食增量为 300kcal/d，但实际上，大多数女性通过减少活动来弥补这一点。能量需求因研究人群、年龄和活动而异。一些女性的味觉可能会变钝，导致对调味食物的渴望增加。异食癖、对奇怪食物的渴望在孕妇中相对常见，以及见于增重不佳或患难治性贫血的女性。异食癖包括食用黏土、淀粉、牙膏和冰。

（二）口腔

在妊娠期，唾液的分泌和 pH 可能没有变化。多涎是一种不常见的妊娠合并症，最常见于出现恶心症状的女性，每天丢失 1～2L 唾液。权威专家认为，多涎实际上代表了早孕反应时无法吞咽正常量的唾液，并不是唾液分泌量的增加。减少淀粉类食物的摄入可能有助于减少唾液量。没有证据表明妊娠会导致或加速龋齿的进程。然而，刷牙后牙龈肿胀并可能流血，从而引发妊娠性牙龈炎。有时，还可能会发生肿瘤样牙龈炎，表现为牙龈线上的紫色带蒂病变，可能会大量出血，称为妊娠期龈瘤或化脓性肉芽肿，这些病变由肉芽组织和炎性浸润构成（见第 56 章）。

值得关注的是，多达 40% 的妊娠期女性患有牙周病。过去认为牙周病与早产相关，但最近的数据表明，现有证据不足以明确两者之间存在关联，并且没有证据支持在妊娠期进行牙科治疗能改善产科结局。然而，出于健康和保持良好状态的考虑，仍建议女性就妊娠期良好的口腔习惯进行咨询。

（三）胃

妊娠期，胃和胃食管（gastroesophageal，GE）括约肌张力和运动性下降，这可能是受孕酮和雌激素松弛平滑肌作用的影响。然而，关于胃延迟排空的理论尚无明确的科学依据。与非妊娠期对照组相比，妊娠期胃排空未见延迟，但分娩时确定存在胃延迟排空，可能归因于分娩的疼痛和应激。

妊娠可降低消化性溃疡病发生的风险，但有 30%～50% 的女性存在胃食管反流病和消化不良的风险增加[46]。这种矛盾可以部分解释为胃和食管下段的生理改变。GE 反流的增加是多因素的，包括激素引起的食管动力不足、增大的子宫对胃的压迫，以及 GE 括约肌张力降低。雌激素还可能导致胃酸反流食管，这可能是反流症状产生的主要原因。消化性溃疡发病率下降的相关理论包括母体组胺酶减少导致胎盘组胺酶增加；胃黏蛋白分泌增加，保护胃黏膜；胃酸分泌减少；对幽门螺杆菌的免疫耐受增强，幽门螺杆菌是消化性溃疡的主要病因（见第 53 章）。

(四)肠

小肠和结肠运动的紊乱在妊娠期很常见,增加便秘和腹泻的发生率。在一项研究中,有 34% 的女性认为排便频率增加了,这可能与前列腺素合成增加有关。孕早期便秘发生率似乎更高,35%~39% 的女性在孕早期和孕中期出现便秘,但只有 21% 出现在孕晚期。小肠的运动在妊娠期减少,口 - 盲肠传输时间增加。没有妊娠期结肠传输时间的相关研究,但目前的信息表明结肠运动减少。尽管认为孕酮是胃肠道运动能力下降的主要原因,但最新研究发现,雌激素诱导神经 NO 释放,使胃肠道肌肉松弛[46]。除了铁和钙的吸收增加,小肠对营养物质的吸收并无改变,由于运动减少而增加的转运时间,使得吸收更为有效。此外,结肠中的水和钠吸收也增加。

增大的子宫使肠道移位,尤其是阑尾的位置变化。阑尾炎症状、体征和治疗时的手术切口都会受到影响。妊娠期门静脉压力升高,门体静脉吻合处扩张。这不仅包括 GE 连接处,还有痔静脉,导致痔疮发生。

随着当今社会肥胖症的流行,对有减肥手术史的女性提供产科帮助变得越来越普遍。此类手术在 BMI 为 40kg/m² 或更大,或大于 35kg/m² 但有合并症的女性中进行。在产检时,医生必须认识到,虽然减肥手术可以改善妊娠结局,但也可能导致营养缺乏,包括蛋白质、铁、维生素 B_{12}、维生素 D 和钙[47]。此外,当给这类女性开具非甾体抗炎药时,因为其胃内吸收表面积减少,胃溃疡的风险增加[48]。

(五)胆囊

受孕酮影响,妊娠期胆囊排空的速度变慢很多。孕早期,胆汁的空腹量和残余量增加了 1 倍。此外,胆汁胆固醇饱和度增加,鹅脱氧胆酸降低。胆汁成分的改变有利于胆固醇晶体的形成,并且随着胆囊的不完全排空,形成胆结石。此外,孕酮抑制胆囊平滑肌收缩,更易形成淤泥或胆结石。到分娩前,超声检查发现多达 10% 的女性有胆结石。然而,只有 1/6000~1‰ 的妊娠女性需要进行胆囊切除术。

(六)肝脏

肝脏的大小和组织学在妊娠期没有变化。然而,存在许多肝病相关的临床表现和实验室结果。雌激素水平升高引起的蜘蛛痣和肝掌在分娩后很快就会消失。尽管总蛋白量增加,但由于血液稀释,人血清白蛋白和总蛋白质水平在妊娠期是逐渐下降的。到孕足月,白蛋白较非妊娠水平低 25%。此外,血清碱性磷酸酶活性在孕晚期升高至非妊娠女性的 2~4 倍,这大部分来自胎盘产生的热稳定的同工酶,并不是来自肝脏。肝脏产生的许多蛋白质的浓度升高,包括纤维蛋白原、铜蓝蛋白、转铁蛋白,以及皮质类固醇、性类固醇和甲状腺激素的结合蛋白。

除碱性磷酸酶外,其他肝功能指标并不受妊娠影响,包括血清胆红素、谷草转氨酶(aspartate aminotransferase,AST)、谷丙转氨酶(alanine aminotransferase,ALT)、γ 谷氨酰转移酶、5' 核苷酸酶、肌酐磷酸激酶和乳酸脱氢酶。一些研究报道,ALT 和 AST 均轻度升高,但仍处于正常值范围内。肌酐磷酸激酶和乳酸脱氢酶在分娩时有所增加。妊娠期高浓度雌激素可能引起轻度的亚临床胆汁淤积。血清胆汁酸浓度的研究报道是相互矛盾的,一些研究显示增加,而其他研究显示没有变化。空腹胆汁酸水平没有变化,因此,空腹是检测和诊断妊娠期胆汁淤积的最佳时机。胆汁淤积由胆汁酸水平升高引起,并伴有明显的瘙痒,通常 ALT 和 AST 轻度升高,胎儿不良结局的风险也增加(见第 52 章)。

(七)妊娠期恶心呕吐

恶心和呕吐,或所谓的晨吐,出现于多达 70% 的妊娠女性。典型发病时间在妊娠 4~8 周,16 周后有所缓解。然而,仍有 10%~25% 的女性在妊娠 20~22 周时仍会出现症状,还有一些女性症状持续整个妊娠期[49]。尽管症状令人不适,但单纯孕吐很少产生不良后果,如体重明显减轻、酮症或电解质紊乱。早孕反应产生的原因尚不清楚,可能与胃平滑肌松弛,以及人绒毛膜促性腺激素水平升高有关。然而,尚未观察到母体 hCG 水平与恶心和呕吐程度之间有明确的相关性,也没有发现症状与雌激素或孕酮水平相关。有趣的是,伴有恶心和呕吐的妊娠,通常会有更好的产科结局[49]。治疗主要是支持性的,包括安抚,避免引发恶心的食物,以及少量多餐。起床前吃干吐司或饼干可能有用。美国妇产科医师学会指出,维生素 B_6 单独或与多西拉敏(Unisom)联合使用是安全有效的,可作为一线药物治疗。

一篇总结止吐药物的综述指出，穴位按摩、腕带或姜根治疗可能会有一定帮助。有关妊娠剧吐的详细内容，请参见第 5 章。

八、内分泌改变

（一）甲状腺

甲状腺疾病在育龄女性中很常见（见第 47 章）。然而，正常的妊娠甲状腺改变与甲状腺疾病的症状相似，这给筛查和诊断带来了困难。此外，妊娠的生理变化也使一些甲状腺检查结果难以解读。因此，熟悉甲状腺功能的生理性改变对产科医生来说很重要。最近的数据表明，正确、及时地诊断和治疗甲状腺疾病对于预防母婴并发症非常重要。

尽管妊娠期女性的甲状腺形态、组织学和实验室指标发生了变化，但甲状腺功能是正常的。妊娠时甲状腺确实增大了，但并不如人们所认为的那样大。如果保持足够的碘摄入，甲状腺的大小将保持不变或略有增加，只能通过超声检测出。世界卫生组织（World Health Organization，WHO）建议将妊娠期碘摄入量从 100mg/d 增加到 150~200mg/d。碘摄入不足时，甲状腺最多可增大 25%，10% 的女性会出现甲状腺肿[50]。组织学上，妊娠期间甲状腺血管增生并伴有滤泡增生。妊娠期明显的甲状腺肿大是异常的，应该进行进一步的评估。

在妊娠期，由于肾脏排泄增多，血清碘下降。此外，在孕晚期，碘也会转运到胎儿体内，进一步降低了母体血清碘，这些改变使甲状腺积极地合成和分泌甲状腺激素[50]。然而，不止一项研究报道，在碘充足的地区，碘化物的浓度并没有降低。尽管妊娠期甲状腺对碘的吸收增加，但通过实验室评估，孕妇甲状腺功能仍保持正常。

由于甲状腺素结合球蛋白（thyroxine-binding globulin，TBG）的合成增加，总甲状腺素（total thyroxine，TT_4）和总三碘甲状腺原氨酸（total triiodothyronine，TT_3）水平在孕早期开始增加，并在孕中期达到峰值。TBG 在孕早期增加，12~14 周时出现平台。TT_4 在非妊娠期与 TBG 保持约 1.5 倍的平行值，范围为 5~12mg/dl，妊娠期增加到 9~16mg/dl。只有少量的 TT_4 和 TT_3 是游离的，但这些游离部分（T_4 通常约为 0.04%，T_3 为 0.5%）是甲状腺功能是否正常的主要决定因素。游离 T_4、T_3 在妊娠期的改变一直存在争议，过去结果有差异的原因主要为测量游离激素的技术限制。现有可靠证据表明，游离 T_4 在孕早期前略有上升然后减少，到分娩前，游离 T_4 水平较非妊娠期时低 10%~15%，但变化幅度都较小，而且在多数妊娠女性中，游离 T_4 浓度仍保持在正常非妊娠期参考范围内（图 3-10）[50]。在临床实践中，游离 T_4 可以采用游离甲状腺素指数（free thyroxine index，FTI）或游离 T_4 估计值来评价。这些检测方法都采用免疫分析法，并不是直接测量游离 T_4 的水平，因其多于 TBG 结合。FTI 可能是更为准确的游离 T_4 评估方法，当前使用的游离 T_4 估值手段可能会在孕中期或在孕晚期错误地将女性判断为甲状腺功能减退。但是很多研究认为，这些评估游离 T_4 的方法都是准确的[51]。游离 T_3 的评估模式则与游离 T_4 相似。

促甲状腺激素（thyroid-stimulating hormone，TSH）的浓度在孕早期短暂下降，然后在孕早期结束时升至妊娠前水平，随后在整个妊娠期保持稳定[51]。TSH 在孕早期的短暂下降与游离 T_4 的增加相平行，两者似乎都是由 hCG 的促甲状腺作用引起的。hCG 达高峰时，对 TSH 抑制更明显。TSH 和 hCG 在结构上非常相似，它们有一个共同的 α 亚基，并具有相似的 β 亚

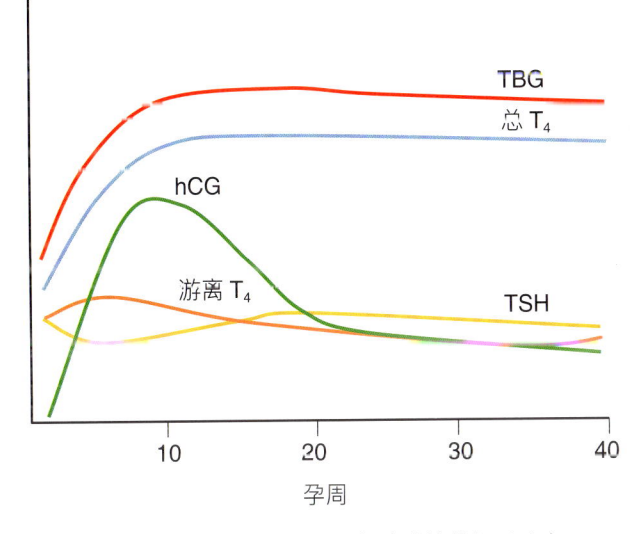

▲ 图 3-10 妊娠期母体甲状腺功能的相对改变

hCG. 人绒毛膜促性腺激素；T_4. 甲状腺素；TBG. 甲状腺素结合球蛋白；TSH. 促甲状腺激素（引自 Burrow G, Fisher D, Larsen P. Maternal and fetal thyroid function. *N Engl J Med* 1994;331:1072.）

基。据估计，循环中每增加 hCG 10 000U/L，对应游离 T_4 增加 0.6pmol/L（0.1ng/dl），TSH 降低 0.1mU/L[52]。有研究对大样本量的妊娠女性进行了连续 3 个妊娠阶段的测量，发现 TSH 在孕早期降低 18%，孕中期下降 5%，孕晚期则降低 2%。在孕早、中期，平均 hCG 水平越高，TSH 抑制更明显。hCG 似乎具有一些促甲状腺素的活性，但关于 hCG 在母体甲状腺功能中的确切作用，目前尚无定论。hCG 的促甲状腺作用可能会导致暂时性的甲状腺功能亢进症，称为一过性妊娠期甲状腺毒症（见第 47 章）。

母体甲状腺生理对胎儿的影响似乎比我们了解的要复杂得多。虽然母体甲状腺不直接影响胎儿甲状腺功能，但此两者可通过胎盘相互作用，胎盘向胎儿转运碘和少量但重要的甲状腺素。过去认为，几乎没有 T_4 和 T_3 经过胎盘。现在普遍认为，T_4 可透过胎盘，并且胎儿在孕早期依赖母体 T_4 以维持正常的神经系统发育。然而，由于胎盘有脱碘酶，大部分 T_4 在转运到胎儿之前已被分解。人类胚胎在 12 周前不能合成甲状腺激素，完全依赖母体。即使在胎儿甲状腺发挥功能后，胎儿仍在一定程度上依赖母体的甲状腺激素，如 T_4、促甲状腺激素释放激素，而非 TSH。

甲状腺发育不全或甲状腺激素合成缺陷的新生儿，其脐带甲状腺素水平为正常新生儿的 20%~50%，提示了 T_4 不能透过胎盘。生活在缺碘地区的女性，母体甲状腺功能减退与新生儿甲状腺功能减退相关，因长期缺乏导致胎儿神经功能缺陷和智力低下，称为地方性克汀病。如果在孕中期开始时补充碘，则可以预防。Haddow 和同事[53]发现，妊娠期女性甲状腺功能减退症，其子代 7—9 岁时评估的智商值略低。这些发现引发了关于是否所有孕妇都应该接受亚临床性甲状腺功能减退症筛查的讨论，该病的发生率为 2%~5%。各个学会的主张目前是相互矛盾的。内分泌学会建议普遍筛查，而美国妇产科医师学会并不支持。母胎医学组主持了一项随机试验，将亚临床性甲状腺功能减退症的孕妇随机分为左甲状腺素治疗组和未治疗组，结果发现两组子代 5 岁时的智力发育没有差异[54]。

由于碘可通过胎盘进行主动转运，胎儿血中的碘浓度是母体血的 75%，因此，当母体服用药理学量的碘时，胎儿很容易患上高碘性甲状腺肿。同样，放射性碘会穿过胎盘，12 周的胎儿甲状腺可聚集碘，此时给予放射性碘，可能会造成严重的不良反应，包括胎儿甲状腺功能减退、智力低下、注意力缺陷障碍，以及癌症风险增加 1%~2%。

美国儿科学会最近发布了一项政策声明，主张所有妊娠期和哺乳期女性服用含足够剂量的碘，以促进胎儿的神经认知发育，并降低对某些环境污染物的易感性。妊娠期即使轻度碘缺乏也与智商评分降低相关。美国国家科学院和美国甲状腺协会推荐每天 290μg 的碘摄入量[55]。为了达到这一目标，大多数女性需要每天补充 150μg 碘。而目前只有 15%~20% 的妊娠期和哺乳期母亲在补充碘。

（二）肾上腺

妊娠期类固醇产生增加，以满足母体日益增长的雌激素和皮质醇激素合成需要，以及胎儿生殖细胞和体细胞生长发育，具有至关重要的作用。妊娠期肾上腺皮质功能变化显著，醛固酮、DOC、皮质类固醇结合球蛋白（corticosteroid-binding globulin, CBG）、促肾上腺皮质激素（adrenocorticotropic hormone, ACTH）、皮质醇，以及游离皮质醇均升高，出现生理性皮质醇增多的表现（见第 48 章和附录 A）[56]。尽管肾上腺的总重量没有显著增加，但生糖皮质激素产生的部位束状带发生扩张。与非妊娠期相比，在妊娠 6 个月末，由于雌激素对肝脏的刺激，CBG 的血浆浓度增加了 1 倍，使得总血浆皮质醇水平升高。总皮质醇在孕中期开始增加，到妊娠结束时，约为非妊娠期的 3 倍，达到诊断 Cushing 综合征的参考值范围。皮质醇水平的昼夜变化可能会部分减弱，但仍存在，在早晨出现最高值。

仅游离皮质醇（即未与 CBG 结合的皮质醇）具有代谢活性，但其浓度很难进行直接检测。尿游离皮质醇浓度、游离皮质醇指数和唾液皮质醇浓度都反映了活性游离皮质醇水平，它们都在孕中期开始升高。一项研究[21]对无合并症及并发症的妊娠女性进行尿液游离皮质醇检测，发现从孕早期到孕晚期，其浓度增加了 1 倍。虽然总皮质醇浓度的增加可以用 CBG 的增加来解释，但这并不能解释游离皮质醇的增加。推测部分归因为妊娠期促肾上腺皮质激素释放激素（corticotropin-releasing hormone, CRH）的显著增加，这反过来又会刺激垂体和胎盘中 ACTH 的产生。非妊娠期时，CRH 主要由下丘脑分泌。在妊娠期间，胎盘和胎膜也可产生 CRH，并分泌到母体循环中。

孕早期 CRH 值与妊娠前相似，孕晚期呈指数上升，主要是胎盘合成导致。尽管总皮质醇和游离皮质醇升高，但 CRH 和 ACTH 浓度在孕晚期仍继续升高，这支持以下推断，即 CRH 增加使得妊娠期皮质醇水平升高。此外，CRH 水平与母体 ACTH，以及尿游离皮质醇浓度之间存在显著的相关性。皮质醇增多症存在其他可能原因，如肾脏清除率变化导致皮质醇血浆清除延迟，垂体对皮质醇反馈的不敏感，或垂体对促肾上腺皮质激素释放因子（如血管升压素和 CRH）的反应增强[56]。

尽管皮质醇水平达到了 Cushing 综合征的水平，但除了体重增加、妊娠纹、血糖升高和疲倦外，并没有临床证据支持妊娠期间皮质醇增多症的诊断。Cushing 综合征的诊断由于这些妊娠期的生理性改变而变得棘手，这部分内容将在第 48 章中进行详述。

与醛固酮一样，DOC 是一种有效的盐皮质激素。母体 DOC 浓度在孕中期出现显著升高，并在晚期达到峰值。与非妊娠状态相反，孕晚期的血浆 DOC 水平对 ACTH 刺激、地塞米松抑制或盐摄入量并不敏感[56]。这些发现表明 DOC 有自主的来源，如胎盘，这可能是妊娠期其水平升高的原因。由于肾上腺雄激素类固醇的代谢清除率显著增加，硫酸脱氢表雄酮浓度在妊娠期降低。母体睾酮和雄烯二酮的浓度略高，但原因各不相同，睾酮增加是由于性激素结合蛋白升高，而雄烯二酮升高则是因其合成增加。

（三）垂体

垂体在妊娠期体积增加约 1/3，主要是由于垂体前叶中催乳素生成细胞的增殖（见第 48 章）。垂体增大及其导致的蝶鞍内压力增加，使其更容易受到血液供应和低血压改变的影响，并增加产后垂体缺血坏死（席汉综合征）的风险。

垂体前叶激素水平受妊娠的影响很大。血清泌乳素在妊娠 5～8 周时开始上升，到足月时升高 10 倍。与之相符的是，垂体前叶产生催乳素的细胞数量急剧增加，从非妊娠期的 20% 增加到孕晚期的 60%。在孕中期和晚期，蜕膜是催乳素的主要来源。尽管浓度增加，但溴隐亭治疗仍然有效。妊娠期催乳素的主要功能是让乳房为哺乳做好准备（见第 25 章）。在不哺乳期的女性中，催乳素在产后 3 个月恢复正常。而哺乳女性，催乳素恢复到基线水平则需要几个月的时间，与哺乳周期相关，血液中催乳素水平呈现间歇性升高。由于雌激素、孕酮和抑制素水平升高产生反馈抑制，母体卵泡刺激素和黄体生成素降低到检测水平以下。由于胎盘生长激素异构体对下丘脑和垂体的作用，母体垂体生长激素的产生也受到抑制；然而，由于胎盘产生生长激素，血清生长激素水平则会增加。

垂体后叶产生的激素也会发生改变，AVP 的变化在本章前面部分已经讨论过。催产素在整个妊娠期都会增加，并且会急剧上升，并在第二产程达到峰值。

九、能量代谢

（一）葡萄糖代谢

妊娠期糖类代谢发生巨大的生理变化。使得能量以葡萄糖的形式从母体持续输送到发育中的胎儿和胎盘。妊娠增加母体对胰岛素和糖类的消耗，使得妊娠期间糖耐量会出现一些改变。在大多数女性中，改变是轻微的。少数情况影响较大，导致妊娠糖尿病。总的来说，妊娠导致空腹血糖降低、餐后血糖升高，以及高胰岛素血症。为了适应胰岛素需求的增加，朗格汉斯胰岛组织中 B 细胞肥大和增生。有关葡萄糖代谢生理变化的完整内容，参见第 15 章。

（二）蛋白质和脂代谢

氨基酸通过胎盘主动转运至胎儿，作为蛋白质合成和能量的来源。到孕晚期，胎儿胎盘单位含有约 500mg 蛋白质。在妊娠期，脂肪被优先用于能量代谢的底物，从而减少蛋白质代谢。饮食摄入的蛋白质可被有效利用，在妊娠期多个时间点进行氮平衡检测，发现直至妊娠末期，所测氮平衡均增加。

血脂和脂蛋白在妊娠期增加。甘油三酯在孕足月会升高 2～3 倍，200～300mg/dl 是正常的。总胆固醇和低密度脂蛋白（low-density lipoprotein，LDL）水平也较高，到孕足月时增加 50%～60%。高密度脂蛋白（high-density lipoprotein，HDL）从妊娠初期到妊娠前半周期内上升，在后半周期下降。到足月时，

HDL 浓度比非妊娠时高 15%。即使在哺乳期，甘油三酯浓度也在产后 8 周左右恢复正常，但胆固醇和低密度脂蛋白仍然升高（图 3-11）。妊娠期有高脂血症的女性可能需要停止使用 HMGCoA 还原酶抑制剂（他汀类药物）等药物，可能导致其血脂紊乱的加剧。

妊娠期血脂变化的机制尚不完全清楚，但似乎部分是由雌激素、孕酮和人胎盘催乳素升高引起的。LDL 升高与胎盘类固醇激素相关，妊娠期 LDL 改变的模式，可用于预测远期动脉粥样硬化的易感性。一项为期 6 年的研究，纳入 1005 名女性的生产次数和颈动脉粥样硬化情况，相关性研究发现，颈动脉粥样硬化的发生与产次之间存在显著相关，即使在控制了传统风险因素之后也是如此。这表明妊娠本身可能会增加随后发生动脉粥样硬化的风险。

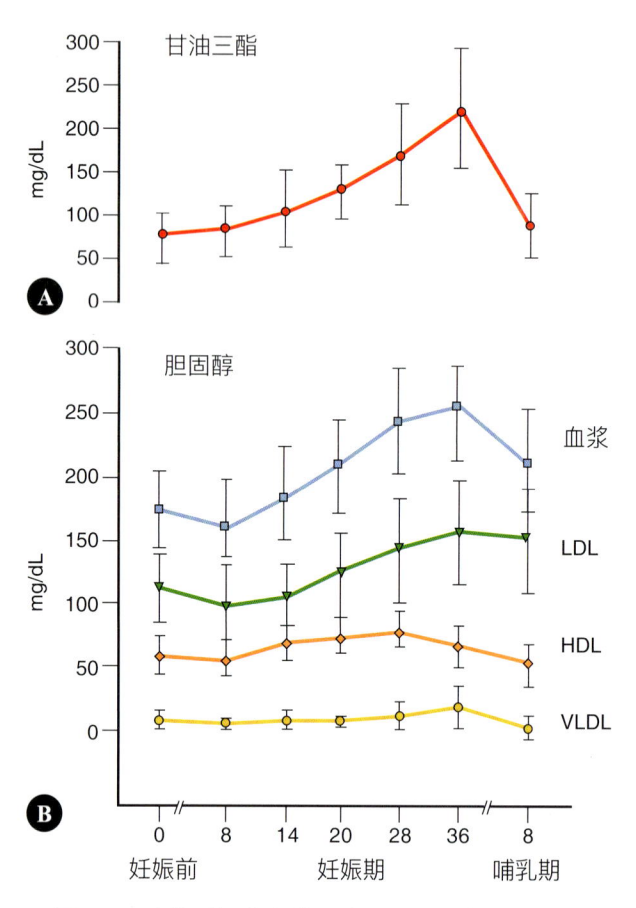

▲ 图 3-11　妊娠前、妊娠期及产后甘油三酯（A）和胆固醇（B）在血浆和脂蛋白中的组分
HDL. 高密度脂蛋白；LDL. 低密度脂蛋白；VLDL. 极低密度脂蛋白（引自 Salameh W, Mastrogiannis D. Maternal hyperlipidemia in pregnancy. *Clin Obstet Gynecol*. 1994;37:66.）

十、运动系统

（一）钙代谢

妊娠最初被认为是一种"生理性甲状旁腺功能亢进"状态，母体骨骼钙流失，而为胎儿提供钙。然而，大多数胎儿的钙需求通过一系列生理钙代谢变化来满足，而不会对母体骨骼产生远期影响[57]。胎儿能够获得钙 21g（13～33g），其中 80% 在孕晚期，此时胎儿骨骼矿化达到峰值。钙通过胎盘主动转运。令人惊讶的是，母体肾脏排出的钙量更大，到了足月，尿钙会增加 1 倍。

母亲的总钙水平在整个妊娠期都会下降。这是由于血白蛋白减少，导致钙与白蛋白结合部分减少。然而，离子钙是发挥生理作用的重要形式，其浓度是不变且稳定的（图 3-12）[57]。因此，母体血清的实际钙浓度得以维持，胎儿的钙需求主要通过增加肠道钙吸收来满足。钙通过小肠吸收，在妊娠 12 周时吸收增加 1 倍，在孕晚期吸收量达最大值[57]。孕早期钙吸收增加可能使母体骨骼储存钙，以应对孕晚期胎儿需求的高峰。虽然胎儿钙大部分通过增加胃肠道钙吸收来获取，但越来越多的数据表明，至少有一部分来自母体骨骼，以满足孕晚期胎儿钙需求。这些数据支持了这一理论，即存在生理机制以确保为胎儿生长和泌乳提供充足的钙，而无须完全依赖母体饮食。另外，母体血清磷酸盐水平同样没有发生变化[57]。

早期研究表明，母体甲状旁腺激素（parathyroid hormone，PTH）升高。在随后的前瞻性研究中，使用新的检测手段，母体 PTH 均没有升高，并且在整个妊娠期间都保持在较低的正常范围内[57]。因此，妊娠与相对甲状旁腺功能亢进无关（见第 47 章）。

维生素 D 是一种来自胆固醇的激素原，它主要以两种形式存在：维生素 D_3（胆钙化醇）由皮肤产生，维生素 D_2（麦角钙化醇）来自植物并被肠道吸收。血清 25-羟维生素 D［25(OH)D］与维生素 D 合成和摄入成正比，是代表维生素 D 状态的最佳指标[58]。25(OH)D 进一步代谢为 1, 25-二羟基维生素 D 或活性维生素 D。1, 25-二羟基维生素 D 在妊娠期增加，其浓度在孕早期较妊娠前翻倍，在孕晚期达到峰值。如维生素 D 的摄入或合成不发生改变，则 25(OH)D 水平在妊娠期都不变，25-二羟基维生素 D 的增加

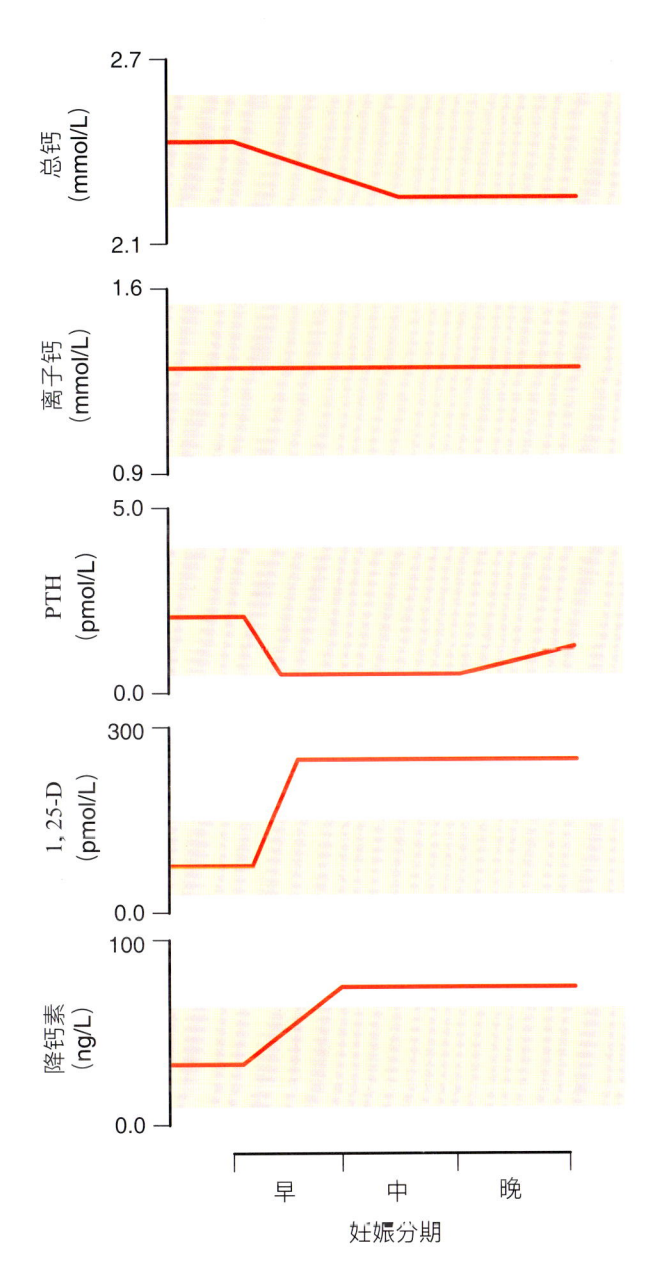

▲ 图 3-12 妊娠期钙和趋钙激素水平的纵向变化

阴影区为正常成人范围。1, 25-D. 1, 25- 二羟基维生素 D；PTH. 甲状旁腺激素（引自 Kovacs CS, Kronenberg HM. Maternalfetal calcium and bone metabolism during pregnancy, puerperium, and lactation. *Endocr Rev*. 1997;18:832.）

是由于母体肾脏的生成量增加，也可能由于胎儿胎盘单位产生量的增加，并且不受 PTH 调控，是肠道钙吸收增加的直接原因。在第 47 章有更多关于钙稳态调节的内容。

据估计，美国妊娠期维生素 D 缺乏的发生率可能高达 50%。关于在妊娠期是否应该普遍测量血清 25(OH)D，目前存在争议。低于 32ng/ml，表明维生素 D 缺乏，此时建议补充维生素 D[58]。维生素 D 缺乏与不良妊娠结局有关，甚至包括不孕[59]。同时降钙素升高 20%，可能避免母体骨骼发生过度骨质流失[57]。

（二）骨骼和姿势改变

妊娠对骨代谢的影响是复杂的，但这方面的证据并不一致，有各种研究报道的结果，包括支持骨质丢失、没有改变，甚至骨质增加。骨质流失并不是首要问题，关键问题是妊娠和哺乳期是否有导致晚年骨质疏松症的远期风险。妊娠期发生骨转换和重塑。该时期和哺乳期都有可逆的骨质流失，而这种流失在母乳喂养间隔较长的女性中会增加。并无研究支持产次与晚年骨质疏松症之间存在关联。此外，比较产次不一致的女性双胞胎，发现妊娠和哺乳期对远期骨质的流失没有不利影响。

妊娠前半期骨转换似乎较低，孕晚期增加，这与胎儿钙需求的峰值相对应，可能代表早期储存在骨骼里的钙的周转[57]。骨吸收（羟脯氨酸和抗酒石酸酸性磷酸酶）和骨形成（碱性磷酸酶和前胶原肽）的标志物在妊娠期间增加。骨骼微结构发生改变，但整体骨量无变化，这种结构似乎能使骨架更能承受孕育胎儿所产生弯曲力和生物力学应力。多项对妊娠期骨密度的研究表明，骨质流失仅发生在小梁骨而非皮质骨。早期的研究报道表明，长骨的皮质骨厚度甚至可能随着妊娠而增厚。

虽然妊娠期发生骨质流失，此阶段及产后不久发生骨质疏松症的情况很少见。妊娠期和哺乳期补充钙质能否防止骨质流失是有争议的。目前大多数研究表明，尽管母体每天摄入 2g 或更多的钙，有适度的保护作用，但补充钙剂并不能减少骨质流失量。这个量已高于妊娠期和哺乳期 1000~1300mg/d 的推荐膳食钙摄入量。

妊娠会导致腰椎的前曲度逐渐增加（脊柱前凸）。这种代偿机制使女性的重心保持在腿上，并防止增大的子宫将身体重心前移。这种必要改变的不良反应是，有 2/3 的女性出现腰痛，1/3 的女性严重腰疼。耻骨联合和骶髂关节的韧带松弛。有学者认为关节松弛是由于松弛素的分泌增加，其他学者则认为两者之间并无相关性。耻骨联合在妊娠 28~32 周时显著变宽，从 3~4mm 增加到 7.7~7.9mm。这通常会导致关节附近的疼痛，站立时疼痛沿大腿内侧向下放射，女性在行走时可出现骨骼断裂或移位的感觉。

十一、皮肤

妊娠期间，皮肤、指甲和头发也发生生理改变（见第 51 章）。增加的皮肤血流量使热量散发，使女性看起来满面红光"容光焕发"。约 90% 的女性也出现色素沉着过度，这可能是由促黑素细胞激素和雌激素增加所致。除了瘢痕和雀斑外，色素也沉着于乳晕、生殖器皮肤和腹白线，并产生黄褐斑，又称"妊娠面具"。许多女性在妊娠期还会出现多毛和头皮头发变厚，并在产后 1~5 个月脱落，这是由于生长期延长，产后大部分毛囊同时进入休止期[60]。在妊娠期，指甲会变脆、白甲、横沟、甲下角化过度和远端甲骨溶解症[60]。妊娠期的雌激素升高也会出现蜘蛛痣和肝掌[60]。

十二、中枢神经系统

尽管中枢神经系统不适（如头痛和注意力不集中等问题）在妊娠期很常见，但中枢神经系统很少发生内在变化[61]。磁共振成像显示，健康女性在妊娠期大脑体积缩小，产后 6 个月恢复到妊娠前水平。这些变化的原因和意义尚不明确。然而，垂体在妊娠期却是体积增大的，这在本章前文已描述。血管壁完整性的改变易形成动脉瘤及破裂，例如，增加的松弛素使胶原酶表达增加和胶原重塑[62]。此外，妊娠期蛛网膜下腔出血的风险升高了 5 倍。既往研究表明，妊娠可能是颅内压增高（也称为假性脑瘤）的危险因素，但对照研究并未证实这一结论[63]。

十三、眼睛

妊娠期眼部也发生变化，大部分是暂时性的。其中最重要的是角膜增厚和眼压降低[64]。角膜增厚在妊娠 10 周时就出现，并可能影响隐形眼镜的佩戴。角膜变化持续到产后数周，建议患者应当咨询眼科并重新验光。视力变化也很常见，据报道，发生率为 25%~89%。多发生视力改变和屈光不正，近视加重，产后恢复[52, 65]。由于这些暂时性改变，妊娠被认为是屈光性角膜切削术的禁忌证，建议在此类手术后 1 年内避免妊娠。眼压也发生改变，下降约 10%。如患青光眼，则通常会有所改善[64]。妊娠对视野没有影响，或仅轻微地减小视野。因此，妊娠女性如诉视野发生改变，应当予以重视，并需要进一步评估。同样，还有视力丧失或有"黑色漂浮物"等视觉变化需要重视，其并非生理性改变，可能意味着视网膜脱离或可逆性后部白质脑综合征，需要进一步评估[64]。

十四、乳房

与妊娠相关的乳房变化始于孕早期，并持续整个妊娠期，此期乳房发育和生理变化的详细内容，请参见第 25 章。

十五、生殖系统

（一）阴道

几乎所有系统的器官在妊娠期都会发生改变，为维持妊娠或分娩做准备。外阴皮肤和阴道黏膜会出现血管增生和充血，使外阴、子宫颈和阴道呈现蓝紫色改变，这已由 Chadwick 在 1887 年、Jacquemin 在 1836 年发现并报道[66]。孕酮使静脉扩张，加上子宫的压迫和循环血容量增加，可能导致外阴静脉曲张加重[67]。阴道上皮下的结缔组织松弛，肌纤维变粗[66]。阴道黏膜增厚，上皮细胞呈椭圆形。雌二醇在整个妊娠期升高，阴道上皮细胞中糖原增加[68]。糖原被代谢成乳酸，使阴道 pH 降低[69, 70]。乳酸钠主要由阴道主导菌群乳酸杆菌产生[71-73]。因此，阴道的改变是激素和微生物变化的共同结果。

（二）宫颈

在妊娠期，子宫颈发生了一系列可逆性改变，从妊娠维持期的闭合、硬、难扩张的状态转变为软、可扩张，几乎与宫体组织形成难以区分的环状结构，可以延展以使足月胎儿得以通过。与子宫体不同，宫颈组织几乎不包含平滑肌细胞，主要成分是结缔组织，由胶原蛋白、弹性蛋白、蛋白多糖和细胞成分组成[74]。胶原蛋白结构和糖胺聚糖的变化受激素调控，有助于宫颈的软化和扩张[74-76]。分娩后，这些组织修复，并使得下次妊娠得以进行[75, 76]。

妊娠期宫颈分泌的黏液在孕酮的影响下变得更黏稠、酸性更强。其富含基质金属蛋白酶，随着孕周增加，当中的成分会发生变化，以适应其结构的转变；宫颈变软后，黏液的改变更利于抵抗上行感染。免疫球蛋白 G（immunoglobulin G，IgG）及小部分 IgA 在妊娠期增加[77]。IgG 水平在孕早期最高，随后在孕中期和孕晚期降低，而 IgA 则相对保持稳定。由于 IgG 和 IgA 在孕早、中、晚期的峰值都显著高于整个月经周期的水平，推测这种增加可能为雌激素和孕激素升高所致[77]。特定白细胞介素的表达与免疫球蛋白相关，似乎也受阴道微生态的影响，乳酸杆菌减少与一种促炎细胞因子，即 IL-8 的增加相关[78]。

十六、微生物群

人体微生物群包括生活在体表和体内的全部微生物。它们和宿主共同形成一个独特、局部的生态群落，这意味着每一个部位的微生物群的组成与其他不同。这些微生物通常与其人类宿主形成共生关系，但也有例外。2012 年，健康非妊娠期女性的微生物群已被报道[79]。最近研究表明，特定部位的微生物群在妊娠期会发生变化[72, 80, 81]。妊娠期微生物群的局部特异性变化可能有助于维持妊娠、为分娩做准备或新生儿微生物群的建立[82-84]。这一新兴领域，对早产，以及微生物与人类宿主之间的相互作用机制，提出了新的问题。

（一）阴道微生物群

正如本章前文所述，雌激素作用下，糖原增加，通过乳酸杆菌代谢为乳酸，降低阴道 pH 并进一步促进乳酸菌生长。长期以来，人们一直注意到乳酸杆菌随着孕周增加。但自从宏基因组学（全部微生物基因组分析）出现以来，更具体的组成变化得到了分析。

妊娠期阴道微生物群的多样性（α多样性）和丰富性（不同物种）降低了[72]。最近发现，微生物群的组成也有所不同（图 3-13）。尽管属和种的数量减少，但突出了几个属的优势，特别是乳杆菌。特定菌种（詹氏乳杆菌、约氏乳杆菌，或弯曲乳杆菌）变丰富了，这一改变可能具有生物学意义[72]。例如，詹氏乳杆菌无氧代谢糖原，糖原随着雌激素的升高而增加，从而导致阴道环境呈酸性。此外，詹氏乳杆菌可能含有抑制性传播疾病微生物的表面相关蛋白，包括淋球菌，所以詹氏乳杆菌可能有助于预防

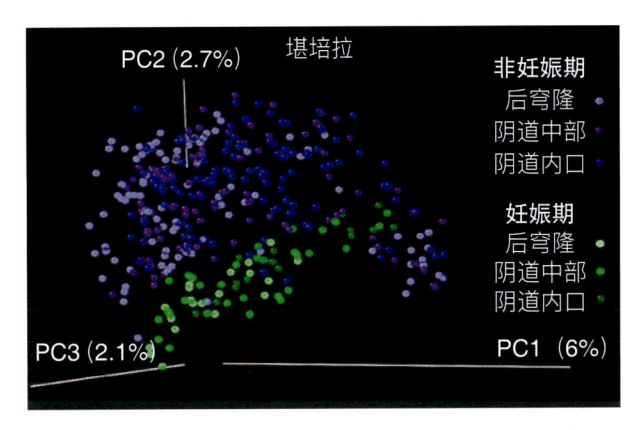

▲ 图 3-13 主坐标分析不同女性的阴道微生物群的差异

未孕的女性显示为蓝色，妊娠女性显示为绿色，不同的阴道部位由浅蓝色或浅绿色表示。在不同的妊娠状态（妊娠期与非妊娠期）可以在视觉上看到明显的聚类，而阴道部位对聚类形成的贡献较小［引自 Aagaard K, Riehle K, Ma J, et al. A metagenomic approach to characterization of the vaginal microbiome signature in pregnancy. *PLoS One*. 2012;7(6):e36466.］

早产。詹氏乳杆菌和弯曲乳杆菌可产生过氧化氢，并认为可以预防细菌性阴道病，后者被认为是早产和人类免疫缺陷病毒感染的危险因素[85, 86]。上述微生物群的改变有利于维持妊娠，因此产生的疑问是，早产女性中的阴道微生物群是否发生了转变。迄今为止的研究表明，早产和足月分娩的孕妇之间，细菌组成并没有差异[87]。

约氏乳杆菌是新生儿胃肠道中的主要菌种之一，也是母体妊娠期主要的阴道微生物群分。它能在胃酸中存活下来，并在胃肠道定植；分泌抗菌的细菌素，杀死肠球菌[88]；增加胃黏液的厚度[89]。因此，对新生儿胃肠道微生物群的建立可能很重要。然而，新生儿的微生物群成分主要基于不同的身体部位，而不是分娩方式，因此，应该避免过度解读阴道微生物群在新生儿微生物群建立中所起的作用[90-92]。

（二）肠道微生物群

妊娠期肠道微生物也会发生变化。有研究报道，肠道的细菌负荷增加，其组分也发生变化[93, 94]。一项研究表明，母体内菌群的多样性（α 多样性）随着孕周而降低，但不同个体之间的多样性（β 多样性）则增加[94]。同时，变形菌的总体增加和粪杆菌的减少同时发生[94]。大量的变形菌通常与炎症有关，而粪杆菌则具有抗炎作用；两者结合，孕晚期的粪便

呈现出类似炎症性疾病状态[95-97]。一项研究将孕早期和晚期女性的粪便接种于小鼠，发现与孕早期相比，孕晚期的粪便能引起小鼠更高水平的炎症、肥胖和葡萄糖耐受不良[95]。因此，妊娠与肠道微生物群的变化提示了母体的促炎症反应和促糖尿病状态的改变[95]。这些改变可能会增加能量储存和促进胎儿生长。

（三）胎盘和羊水微生物群

过去普遍认为，上生殖道和胎盘是无菌的，但越来越多的证据表明，即使没有临床依据支持宫内感染，此两者中也存在正常的微生物群[98-101]。微生物群也存在于计划性剖宫产（未临产）的足月妊娠的羊水中[101]。最近的一项研究表明，采用宏基因组分析，鉴别健康足月分娩中的微生物群，发现足月产和早产女性的微生物群不相同，产前有无其他部位感染（如肾盂肾炎）的女性微生物群也不同[81]。该研究还发现，胎盘中存在的微生物群成与口腔最接近，而非阴道或皮肤的微生物群。这意味着这部分细菌既不是污染，也并非来自上行感染，而可能是从口腔通过血行播散到达胎盘的[81]。这些发现可以解释牙周病和早产之间的潜在关联。此外，胎盘和羊水中存在的细菌群与新生儿胎粪相似，表明母胎之间存在微生物的交换[101]。然而，胎盘和羊水中微生物的发现仍是有争议的，这一结论目前并没有得到实验室的一致证实[102,103]。

结论

总之，妊娠期的生理变化总体上有利于妊娠的维持，其涵盖了从头到脚几乎每个系统器官。其中一些改变可能会产生令女性担忧的症状，医务工作者应当有所识别，辨别症状是正常生理变化的反映，还是病理表现。最后，微生物在对妊娠的积极或消极影响是一个新兴领域。在未来几年，人类与其微生物群之间的关系，将会有更深入和更广泛的认识。

要 点

- 妊娠期需要增加的"正常"体重是基于 BMI 计算的。
- 母体心输出量在孕早期增加 30%～50%，并在孕晚期初期达到峰值。仰卧位和站立位心输出量都下降，并在分娩间达到顶峰，在产后立即下降。
- 由于全身血管阻力和肺血管阻力下降，尽管血容量增加，PCWP 并未升高。
- 孕早期母体血压下降。舒张压和 MAP 在孕中期（16～20 周）降到最低，并在足月恢复到妊娠前水平。
- 妊娠期母体血浆增加 50%。红细胞体积增加 18%～30%，血细胞比容在妊娠期间通常会降低，但不会低于 30%。
- 妊娠是一种高凝状态，伴随着大多数促凝因子浓度升高，以及纤溶系统和一些凝血抑制因子的降低。
- 妊娠期每分通气量增加，PO_2 和 PCO_2 降低。这有利于 CO_2 从胎儿转运到母体，往往会导致轻度呼吸性碱中毒。
- 由于肾小球滤过率增加，BUN 和肌酐在妊娠期通常会降低。
- 由于钠和相关阴离子的血清浓度降低，妊娠期血浆渗透压降低。AVP 释放和口渴的渗透压调定点也降低了。
- 尽管甲状腺的形态、组织学和实验室指标发生变化，但正常妊娠女性的甲状腺功能是正常的，游离 T_4 在非妊娠期的正常参考值范围内。
- 妊娠与外周胰岛素抵抗相关，主要由肿瘤坏死因子 -α 和人胎盘催乳素介导。胰岛素抵抗随着孕周增加而进展，尤其在孕晚期，可导致高血糖、高胰岛素血症和高脂血症。
- 阴道的生理变化与阴道微生物群相互作用，有助于预防感染和维持妊娠。

第 4 章 母胎免疫学
Maternal-Fetal Immunology

Kristina M. Adams Waldorf 著

韦晓宁 译　　马琳琳 校

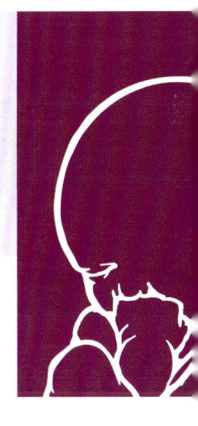

英汉对照

antigen presenting cells	APC	抗原呈递细胞
B-cell activating factor of the tumor necrosis factor family	BAFF	肿瘤坏死因子家族 B 细胞激活因子
B-cell receptor	BCR	B 细胞受体
CC receptor	CCR	CC 受体
CCL5 chemokine（C-C motif）ligand 5	CCL5	趋化因子（C-C 结构域）配体
cGMP-AMP synthase-stimulator of interferon genes	cGAS-STING	cGMPAMP 合酶 – 干扰素刺激基因
CXC receptor	CXCR	CXC 受体
decidual natural killer	dNK	蜕膜自然杀伤细胞
dendritic cells	DC	树突状细胞
Fas ligand	FasL	Fas 配体
graft-versus-host disease	GVHD	移植物抗宿主病
human chorionic gonadotropin	hCG	人绒毛膜促性腺激素
human immunodeficiency virus	HIV	人类免疫缺陷病毒
human leukocyte antigen	HLA	人类白细胞抗原
immunoglobulin	Ig	免疫球蛋白
indoleamine 2，3 dioxygenase	IDO	吲哚胺 2，3 双加氧酶
interferon-γ	IFN-γ	γ 干扰素
interleukin-1	IL-1	白细胞介素 –1
kilodalton	kDa	千道尔顿
lipopolysaccharide	LPS	脂多糖
LPS binding protein	LBP	脂多糖结合蛋白
major histocompatibility complex	MHC	主要组织相容性复合物
membrane attack complex	MAC	巩膜复合物
microchimerism	Mc	微嵌合体
monocyte chemotactic protein-1	MCP-1 或 CCL2	单核细胞趋化蛋白 1

natural killer	NK	自然杀伤
NOD-like receptor	NLR	NOD 样受体
pattern-recognition receptor	PRR	模式识别受体
peripheral T regulatory cell	pTREG	外周 T 调节细胞
programmed death 1 receptor	PD-1	程序性死亡受体 –1
regulated on activation, normal T-Cell expressed and secreted	RANTES	受激活调节正常 T 细胞表达和分泌因子
regulatory B cell	B_{REG}	调节性 B 细胞
regulatory T cell	T_{REG}	调节性 T 细胞
retinoic acid-inducible gene-Ⅰ-like receptors	RIG-Ⅰ-like receptors	视黄酸诱导基因 I 样受体
rheumatoid arthritis	RA	类风湿关节炎
T-cell receptor	TCR	T 细胞受体
T Helper cell type 1	Th1	辅助性 T 细胞 1 型
T Helper cell type 2	Th2	辅助性 T 细胞 2 型
thymic T-regulatory cell	tT_{REG}	胸腺调节性 T 细胞
TNF-related apoptosis-inducing ligand/Apo-2L	TRAIL	TNF 相关的凋亡诱导配体 /Apo2L
Toll-like receptor	TLR	Toll 样受体
transforming growth factor β	TGF-β	转化生长因子 –β
tumor necrosis factor α	TNF-α	肿瘤坏死因子 –α
vascular endothelial growth factor	VEGF	血管内皮生长因子
Zika virus	ZIKV	寨卡病毒

摘 要

妊娠期的免疫学是复杂的，它让母体保持免疫状态以对抗感染，同时也要耐受与自身遗传基因不同的胎儿。母体在妊娠期间的状态采用"免疫抑制"或免疫系统"减弱"等来描述，并不能很好地反映母胎细胞在多个部位的相互作用以防止发生免疫排斥，避免影响胎儿的生长发育。母体还必须保留识别病原体和抵抗外来感染的能力，这对母体自身的生存至关重要。多种病原体利用母体对胎儿的免疫耐受，进而侵袭胎盘和羊膜腔。了解母胎免疫学是推进治疗、预防早产，以及其他妊娠合并症的关键。本章内容有助于临床医生更深入地了解免疫系统和免疫细胞的功能，为了解母体对胎儿耐受、早产和常见围产期感染提供基础。

关键词

免疫学；免疫系统耐受；胎儿；感染；炎症固有免疫；T 细胞；B 细胞；细胞因子；趋化因子；补体系统

妊娠对母体的免疫系统提出了特别的挑战，使其对有不同遗传基因的胎儿产生耐受，但仍具有抵抗感染的免疫能力。母胎免疫学研究的初衷，是为了解这种自相矛盾的生物学行为如何恰当自然地出现在同一个体上。Peter Medawar 爵士提出了几种可能的假说来解释母体对胎儿的耐受，包括胎儿和母体解剖学上的分离、胎儿的抗原不成熟和母体的免疫惰性[1]。随着时间的推移，越来越多的研究表明，这些解释都不够充分。事实上，母体和胚胎的免疫系统必须积极合作，以促进着床、胎盘生长和胚胎发育。母体和胎儿的细胞在整个妊娠期间密切接触，因此，母体和胎儿都没有真正在解剖学上分离[2-4]。此外，胎儿在抗原上并不是不成熟的。一些胎儿免疫细胞呈现高度特化以抑制胎儿免疫系统，并阻止其与进入胎儿体内的母体细胞之间发生微嵌合[5]。最后，母亲在免疫学上并非惰性或"弱"。保持识别病原体和抵抗感染的能力对于妊娠期间母体的生存至关重要。相反，母体的免疫系统变得更为精细，使其在妊娠期间能更灵活地识别"自我"，以避免胎儿受到免疫攻击[6,7]。我们对妊娠免疫学的理解表明，母亲和胎儿在妊娠期间是相互合作的，以实现和维持母体对胎儿的耐受性，同时仍然保证正常的免疫防御[8]。

本章着重讲述妊娠免疫学，它与正常妊娠和产科并发症密切相关。在某些围产期疾病中，妊娠免疫学研究对于提高诊断和改善治疗至关重要。例如，与细菌感染相关的早产，以女性血液、羊水和阴道分泌物的免疫蛋白为主要检测手段，这些因素被认为可诱发分娩[9-12]。免疫系统和各个免疫细胞的功能，与母体对胎儿的耐受性、早产、先兆子痫、流产和常见的围产期感染有关，了解它们将有助于临床医生更深入地了解正常和异常妊娠的区别。

一、免疫系统概述：固有免疫和适应性免疫

免疫系统的经典分类为两类，即固有免疫（图 4-1）和适应性免疫（图 4-2）。免疫系统的每个分支都通过一种略微不同却又互补的方法来抵抗感染。在这两个系统中，有几个重要的机制可以防止母体免疫靶向胎儿，而又必须保持足够的免疫活性对抗感染，以保护母体。在母-胎界面中，母体和胎儿的细胞都参与了正常的免疫反应和维持免疫平衡，这是母体对胎儿产生耐受的先决调节。

固有免疫系统发生快速、非特异性的病原体检测，从而预防和控制初始感染。参与固有免疫的主要细胞为免疫细胞，如巨噬细胞、树突状细胞（dendritic cells，DC）、自然杀伤细胞、嗜酸性粒细胞和嗜碱性粒细胞。在妊娠期间，这些细胞与早产、先兆子痫、母胎耐受和宫内生长受限相关，依靠模式识别受体（pattern-recognition receptors，PRR）（图 4-3），通过病原体相关分子模式（pathogen-associated molecular patterns，PAMP）和损伤相关分子模式（damage-associated molecular patterns，DAMP）识别病原。常见的 PAMP 包括脂多糖（Lipopolysaccharide，LPS），是革兰阴性菌细胞壁的成分，以及病毒产生的双链 RNA。DAMP 也称为"危险信号"，是指宿主在非感染性炎症反应中产生分子，如热休克蛋白和透明质酸碎片。通过识别 PAMP 或 DAMP，固有免疫系统可以触发快速免疫反应以对抗病原体，释放细胞因子和趋化因子。细胞因子和趋化因子是小的免疫蛋白，与早产的诱发相关，也与母胎界面的正常发育和功能相关。固有免疫的另一个重要组成部分是补体系统，是一个血浆蛋白系统，用蛋白质片段覆盖病原体表面，以消除病原。

在多数情况下，固有免疫的防御对抗病原体是有效的，但有时病原体可能比宿主进化得更快或可逃避固有免疫反应，正如许多病毒。因此，需要适应性免疫系统必须调动起来控制感染。适应性免疫中，淋巴细胞（T 细胞和 B 细胞）和针对特定抗原的抗体的克隆扩增。尽管反应发生较慢，但更具有针对性，并且能够根除固有免疫系统无法承受的严重感染。适应性免疫还需要专门的抗原呈递细胞呈递抗原，产生和分泌细胞因子，并最终扩增抗原特异性淋巴细胞（T 细胞和 B 细胞）。这些记忆 T 细胞和 B 细胞对特定抗原产生终生免疫。

二、固有免疫：人体防御的第一道防线

人体的皮肤是抵御感染的第一道防线。上皮屏障包括黏液的纤毛运动和上皮细胞紧密连接，使微生物无法轻易穿透细胞间隙。防御的化学机制包括酶（如唾液中的溶菌酶、胃蛋白酶）、胃中的低 pH，以及降解细菌的抗菌肽（如阴道中的防御素）。

固有免疫
- 人类抵御感染的第一道防线
- 快速反应
- 对各类病原体的特异性识别
- 预先存在的效应细胞群（不需要扩增）
- 无法区分自身组织与非自身组织，仅识别病原体

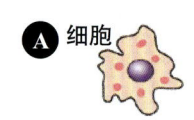

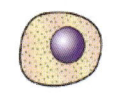

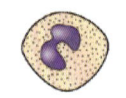

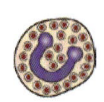

A 细胞

巨噬细胞　　自然杀伤细胞　　嗜酸性粒细胞　　嗜碱性粒细胞

B 模式识别受体：识别常见的微生物及其结构

		配体举例	配体来源
• TLR • 巨噬细胞 　甘露糖受体 • 甘露聚糖结合 　凝集素	— TLR1 — TLR2 — TLR3 — TLR4 — TLR5 — TLR6 — TLR7&8 — TLR9 — TLR10	• 三酰脂肽 • 脂蛋白/脂肽 • 肽聚糖和脂磷酸 • 双链 DNA • 脂多糖 • 鞭毛蛋白 • 二酰脂肽 • 富有 CpG 的 DNA • 未知	• 细菌和分枝杆菌 • 各类病原 • 革兰阳性细菌 • 病毒 • 革兰阴性细菌 • 细菌 • 支原体 • 病毒 • 细菌和病毒

C 补体系统：胞质蛋白协助消灭病原体

途径：	经典途径	甘露聚糖结合凝集素	替代途径
激活方式：	病原体表面的抗原抗体复合物	病原体表面甘露糖	病原体表面
起始补体成分：	C1 复合物（C1q, C1r, C1s）	MASP-1, MASP-2	因子 B, C3b, 因子 D

共同途径：　*C3* 转氨酶

末端补体成分：
- C3a / C5a → 炎症介质 → 被巨噬细胞消化
- C3b → 调理作用
- 孔 → 巩膜复合物（C5, C6, C7, C8, C9）在病原体膜表面形成孔 → 细胞膜 → 溶解

D 诱导固有免疫反应

中性粒细胞

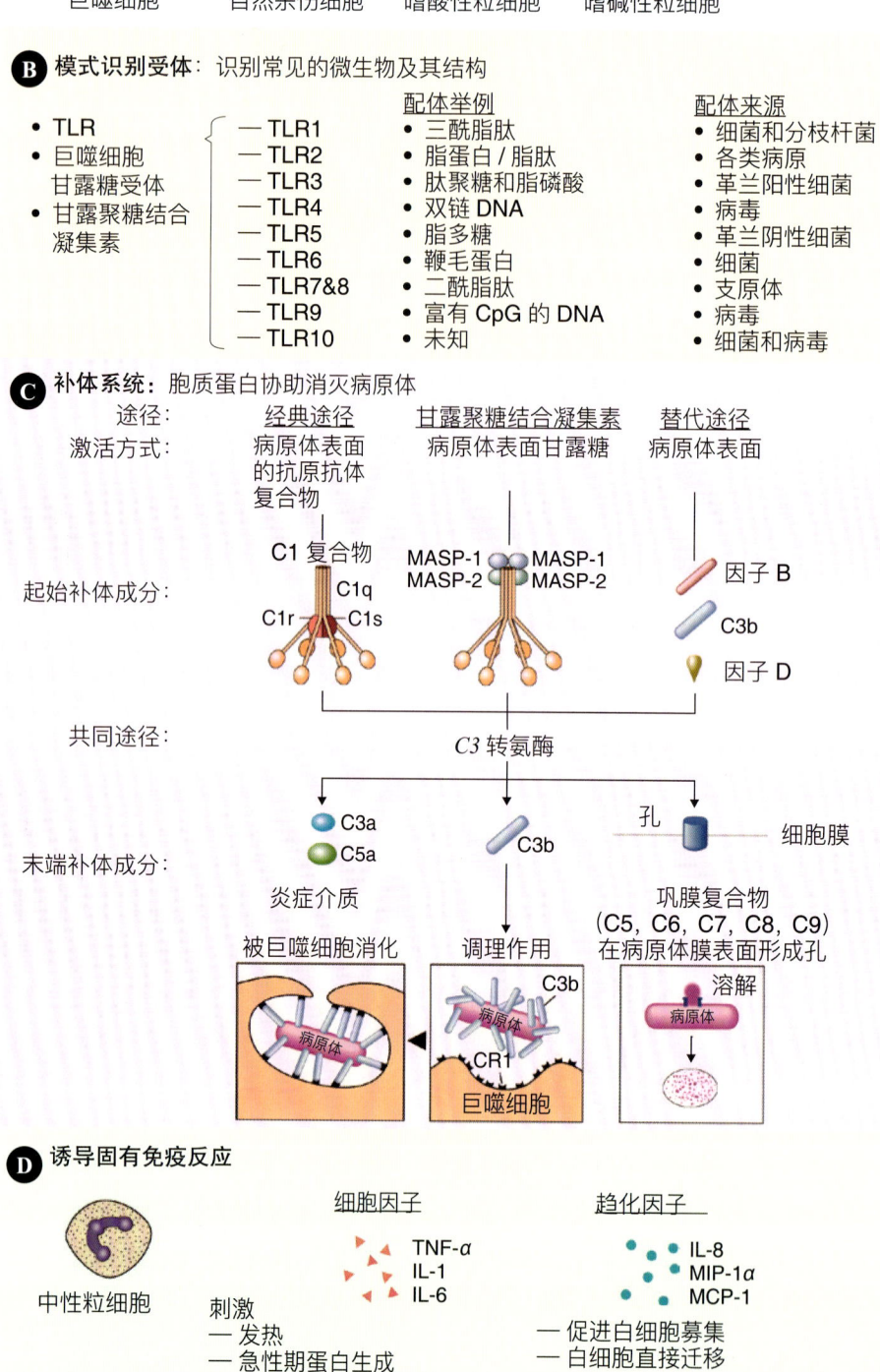

细胞因子
- TNF-α
- IL-1
- IL-6

趋化因子
- IL-8
- MIP-1α
- MCP-1

刺激
— 发热
— 急性期蛋白生成
— 中性粒细胞迁移
— 适应性免疫反应

— 促进白细胞募集
— 白细胞直接迁移

◀ **图 4-1　固有免疫系统**

固有免疫系统作为人体防御的第一道防线，由免疫细胞（A）、靶向病原体的模式识别受体（B）、补体系统（C）和诱导固有免疫反应（D）组成。以 TLR 及其常见配体为例，因为它们是妊娠期间研究最充分的模式识别受体系统之一（B）。补体激活可能通过三种不同的途径发生，这些途径与 C3 转化酶的产生和末端补体蛋白（C）的产生相配合。由于固有免疫系统的这些成分被激活，中性粒细胞可以被募集到被感染部位，并分泌细胞因子/趋化因子（D）。IL. 白细胞介素；MASP. 甘露聚糖结合凝集素相关丝氨酸蛋白酶；MCP. 单核细胞趋化蛋白；MIP. 巨噬细胞炎症蛋白；TLR. Toll 样受体；TNF-α. 肿瘤坏死因子-α

适应性免疫
- 固有免疫负荷过重时被激活
- 延迟反应
- 特异性识别小的蛋白肽链
- 需要淋巴细胞扩增
- 可识别自身组织

A B 细胞受体和抗体

B 细胞受体和抗体示意：抗原、抗体、分泌型 B 细胞受体、B 细胞；激活与分化 → 浆细胞，抗体生产

抗体类型
- IgA 富集于
  - 乳汁
  - 阴道分泌物
  - 胃肠道
- IgD
  - 幼稚 B 细胞表面抗体
- IgE
  - 参与过敏反应
- IgG
  - 含量最为丰富的抗体
  - 可穿透胎盘
  - 参与免疫记忆
- IgM
  - 参与初始 B 细胞反应

B T 细胞和 T 细胞受体

T 细胞识别主要组织相容性复合体（MHC）分子所呈现的肽，又称人类白细胞抗原呈递的肽链

CD8⁺T 细胞（细胞毒性 T 细胞）；CD4⁺T 细胞辅助

经典 MHC Ⅰ 类：
HLA-A、HLA-B、HLA-C

非经典 MHC Ⅰ 类：
HLA-G 和 HLA-E

MHC Ⅱ 类：
HLA-DR、HLA-DQ、HLA-DP

C 辅助性 T 细胞 1 型（Th1）和 2 型（Th2）反应

Th1：激活巨噬细胞，溶酶体与细胞内细菌融合
Th2：激活 B 细胞，CD40、CD40L，IL-4、IL-5、IL-6、IL-13

- Th1 反应激活巨噬细胞
- 相关细胞因子
  - INF-γ
  - INF-α
  - IL-12
  - IL-18
- 由单核细胞增生李斯特菌引起，可能导致胎儿宫内死亡

- Th1 反应激活 B 细胞
- 相关细胞因子
  - IL-4
  - IL-5
  - IL-6
  - IL-13
- 抗炎症反应的细胞因子
  - IL-10
  - TGF-β
- 被认为在妊娠期间主导 Th1 反应

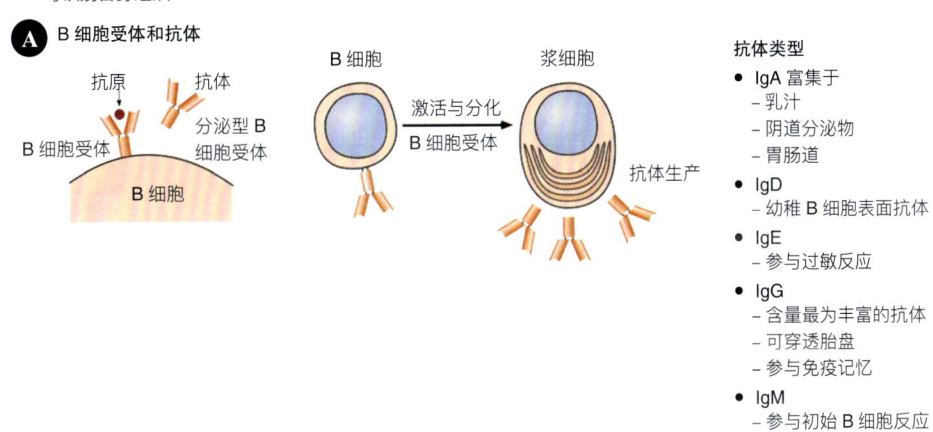

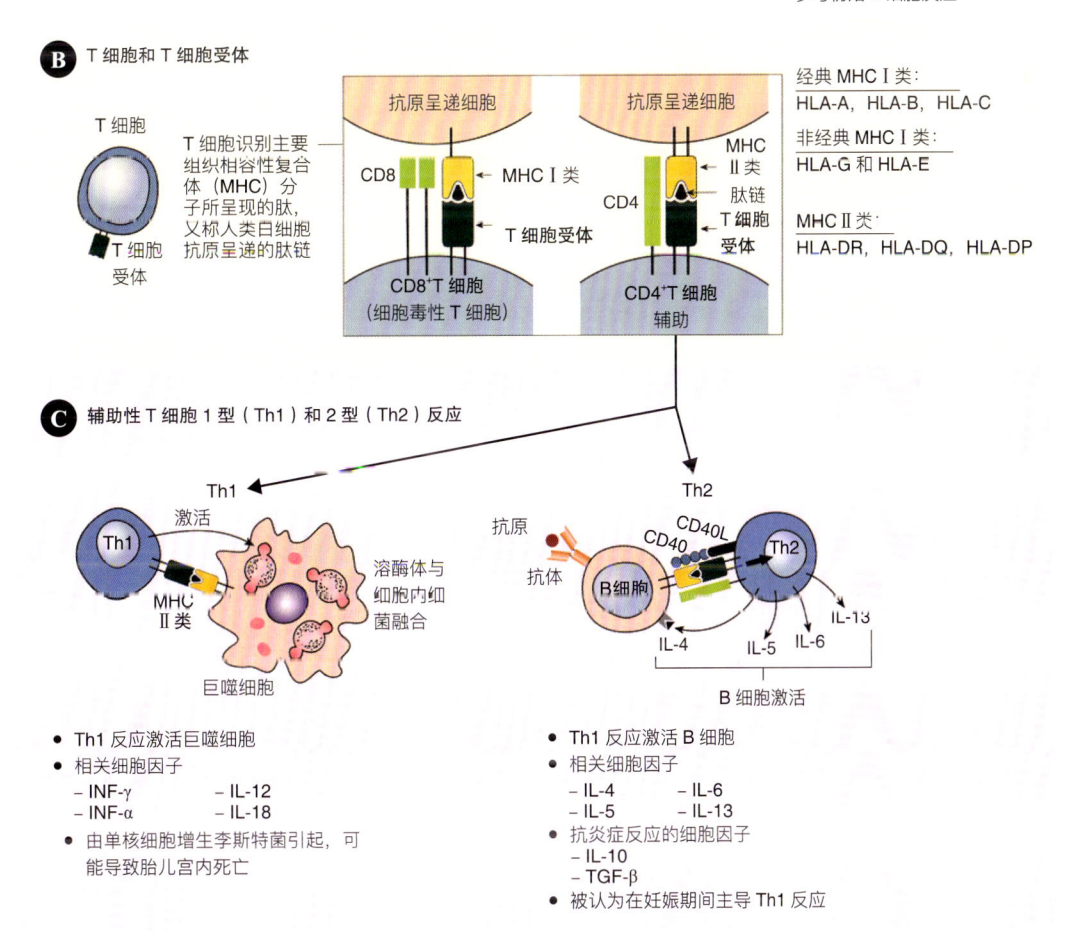

▲ 图 4-2 **适应性免疫系统**

适应性免疫发生于固有免疫无法清除的感染，并且在移植排斥和肿瘤免疫方面也有重要作用。B 细胞分泌抗体以保护细胞外间隙免受感染，并协助激活辅助 T（CD4⁺）细胞（A）。不同抗体因结构不同而分类，靶向不同的部位并发挥相应的功能。T 细胞活化的第一步，T 细胞受体识别由 MHC 分子呈递的肽复合物（B）。CD4⁺ T 细胞识别 MHC Ⅱ 类呈递的肽，CD8⁺T 细胞识别 MHC Ⅰ 类呈递的肽。肽可由许多同类型的 MHC Ⅰ 类或 Ⅱ 类分子呈递。激活后，CD4⁺T 细胞（或辅助性 T 细胞）可通过辅助性 T 细胞 1 型（Th1）反应，激活巨噬细胞或通过辅助性 T 细胞 2 型（Th2）反应激活 B 细胞（C）。图中并未显示 CD4⁺T 细胞亚群全谱系，包括对早期胎盘重要的 Th17 细胞。INF. 干扰素；IL. 白介素；TGF. 转化生长因子；TNF. 肿瘤坏死因子

病原体进入组织后，通常会被吞噬细胞识别并杀死，这个过程由巨噬细胞和中性粒细胞介导。Toll样受体（Toll-like receptors，TLR）属于PRR家族，存在于巨噬细胞和其他固有免疫细胞和上皮细胞的表面，是病原体检测的主要参与者。TLR激活，促进细胞因子的分泌，从而引发炎症反应。在小鼠和非人类灵长类动物模型中，个别TLR（即TLR2、TLR3和TLR4）的激活可导致早产[13-15]。核苷酸结合寡聚化结构域NOD样受体（NOD-like receptor，NLR），即PRR，一旦病原体通过吞噬作用或孔道进入细胞，它们就会在细胞内识别。一些NLR（如NLRP1、NLRP3）可形成多蛋白炎症体复合体，激活后可使caspase1裂解和激活，分泌成熟IL-1β和IL-18。NLR与TLR协同作用，启动或调节炎症及细胞凋亡程序。组织学证据提示，有绒毛膜羊膜炎的早产与许多NLR及其相关蛋白质（NLRP1、NLRP3、NOD2、ASC/CASP1复合物）的mRNA和蛋白质表达升高相关[16]。细胞因子和趋化因子（如IL-8）在PRR激活后被释放，将中性粒细胞募集到炎症部位，并协调许多免疫功能，包括细胞激活、复制和分化。促炎症细胞因子的释放对于诱导感染相关早产尤为重要[9, 10]。

除了TLR和NLR之外，其他几个PRR家族包括C型凝集素受体（C-type lectin receptors，CLEC）、视黄酸诱导基因Ⅰ样受体（retinoic acid-inducible gene-Ⅰ-like receptors，RIG-Ⅰ样受体）和干扰素基因cGMPAMP合酶刺激因子（cGMP-AMP synthase-stimulator of interferon genes，cGAS-STING）途径（图4-3）。CLEC为一组具有钙依赖性糖类识别结构域的PRR，根据特定受体可发挥多种功能（如病原体免疫反应、细胞凋亡）。表面活性蛋白SPA和SPD是典型具有C型凝集素结构域的蛋白，但CLEC家族还包含在妊娠期间具有未知功能的新成员（如胎盘凝集素-1）。RIG-Ⅰ样受体为细胞内PRR，在检测双链RNA方面发挥重要的作用，双链RNA是细胞质内病毒复制的指标；是识别RNA病毒的重要途径，这类病毒包括黄病毒，如寨卡病毒等[17]。在检测到病毒复制后，RIG-Ⅰ样受体的激活信号通路通过复杂网络转导，产生数百个干扰素刺激基因，这是抑制病毒复制和传播的关键的第一步。cGAS-STING通路是另一个重要的PRR系统，它通过识别胞质DNA来抑制DNA病毒（如单纯疱疹病毒）或肿瘤[18]。胞质DNA对cGAS的激活也会产生复杂的信号转导，诱导Ⅰ型干扰素和其他免疫调节分子的表达。一般来说，PRR系统在胎盘和胎儿发育过程缺乏特征，使得我们对围产期感染的免疫反应了解不足。

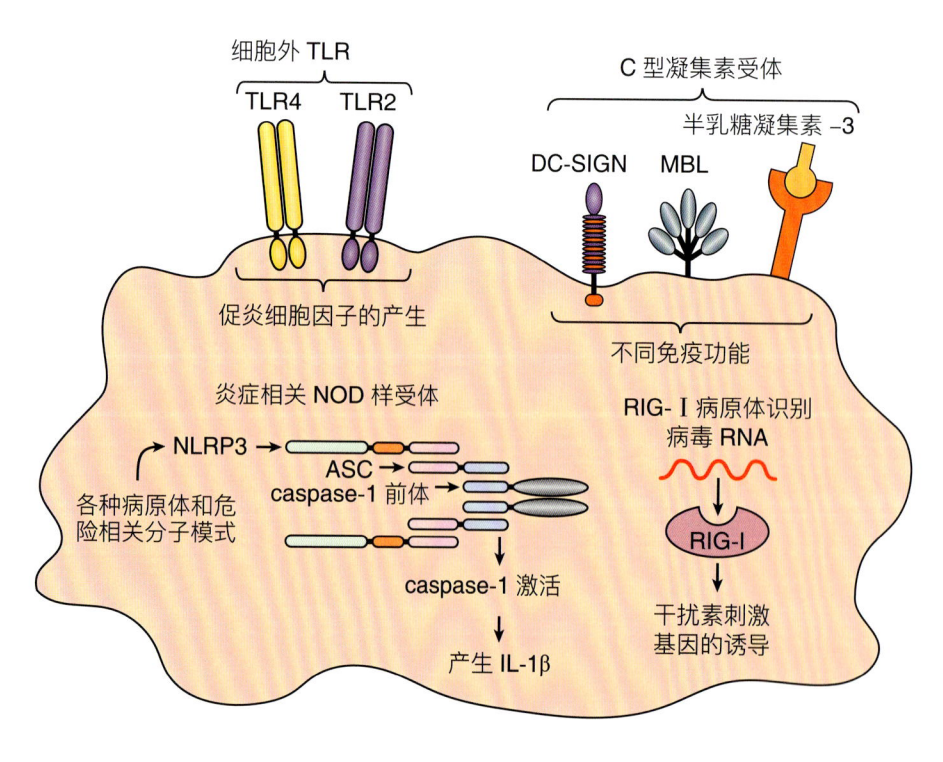

◀ 图4-3 细胞外和细胞内模式识别受体示意

TLR和C型凝集素受体是细胞外模式识别受体，根据识别域发挥不同的免疫功能。图中还展示了细胞内模式识别受体的例子，如炎症相关NOD样受体和RIG-Ⅰ样受体，它们在病原体识别和触发固有免疫反应中发挥重要作用。IL. 白介素；MBL. 甘露聚糖凝集素；NLRP. 核苷酸结合寡聚化结构域样受体相关蛋白；RIG. 视黄酸诱导基因；TLR. Toll样受体

（一）Toll 样受体

在妊娠期，TLR 是 PRR 中被研究得最透彻的系统之一，在固有免疫中起着关键作用[19]。TLR 是重要的病原体早期识别受体，可以激活固有免疫和适应性免疫。人类中发现了 10 种有功能的 Toll 同源物，它们可识别多种病原体（图 4-1B、图 4-3 和图 4-4）；这 10 种 TLR 都在足月胎盘或绒毛膜癌细胞系中有表达[20, 21]。TLR4 可识别革兰阴性菌的 LPS，触发信号级联反应，激活细胞因子相关基因表达（图 4-4）。它在巨噬细胞、DC、内皮和多种上皮组织中表达。TLR2 识别革兰阳性菌的特定结构域，如脂磷壁酸和肽聚糖。一些细菌通过产生干扰 TLR 信号的蛋白质，或发生 LPS 突变来逃避 TLR 的识别。例如，鼠疫耶尔森菌（鼠疫病原体）表达一种四乙酰化的 LPS，使 TLR4 无法识别，从而躲避免疫[22]。流产布鲁菌可诱导牛发生反复流产，它可产生至少 2 种抑制 TLR 信号的蛋白质，使得细菌在逃避免疫方面具有优势，得以生存。

孕早期胎盘滋养层中已检测出 TLR2 和 TLR4 的表达[23]。TLR2 可激活 Fas 介导的细胞凋亡途径，而 TLR4 的激活可促进炎症细胞因子的产生。孕早期，滋养层细胞具有识别病原体和诱导细胞凋亡的免疫功能，表明胎盘的固有免疫参与了感染相关流产的发生。TLR4 还在绒毛的巨噬细胞、绒毛和绒毛外滋养层，以及绒毛膜羊膜中表达。发生绒毛膜羊膜炎，以及足月分娩时的女性，其 TLR4 和 TLR2 表达均增加[24]。宫内注射 LPS 可诱导鼠类和非人类灵长类动物的妊娠模型发生早产，而 TLR4 突变小鼠给予 LPS 或 TLR4 拮抗药后，则不会发生早产[13, 14]。这一发现表明，TLR4 是 LPS 诱导小鼠早产和宫内感染的炎症级联反应的重要因素。

胎膜中 TLR 的表达随着胎儿的发育而逐渐成熟，这解释了为什么感染相关的早产，多发生于孕中晚期，如孕中期的晚期或孕晚期的初期[25]。虽然 TLR4 在孕早期就出现在羊膜上皮细胞质中，但直到妊娠 25 周才出现在与羊水和潜在病原体接触的顶端膜上。

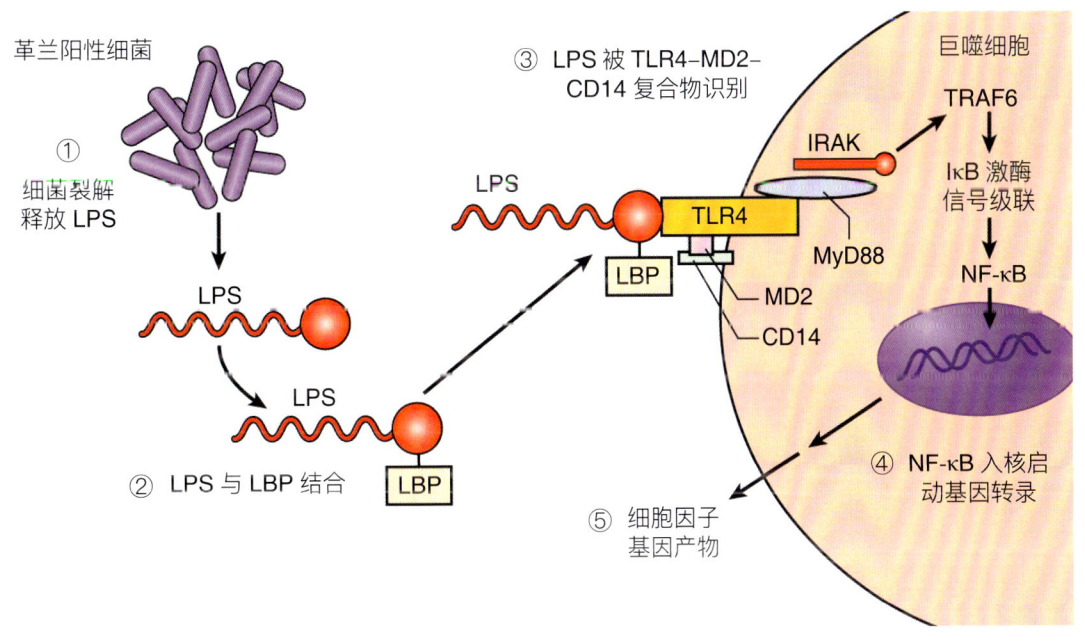

▲ 图 4-4　Toll 样受体 4 识别脂多糖

Toll 样受体 4（TLR4）识别脂多糖（LPS）通过几个步骤进行：① LPS 从细菌或裂解的细菌中释放。② LPS 与 LPS 结合蛋白（LBP）结合。③ LPS-LBP 复合物被细胞表面受体复合物 TLR4、CD14 和 MD-2 识别。LPS-LBP 与 TLR4、CD14、MD-2 受体的结合，招募细胞内接头分子，髓样分化因子 -88（MyD88）。MyD88 的结合促进了与 IL-1 受体相关蛋白激酶 4（IRAK）的结合。随后，肿瘤坏死因子受体相关激酶 -6（TRAF6）启动信号级联反应，导致 IκB 降解、释放 NF-κB（一种转录因子）于细胞质中。④ NF-κB 易位进入细胞核并激活细胞因子基因表达。尽管该图描绘了巨噬细胞中 TLR4 的激活途径，但许多其他类型的免疫细胞和上皮细胞也表达 TLR4，并通过该机制诱导细胞因子的产生

TLR4 在胎肺中的发育也遵循着类似的模式。当妊娠 14 天（足月为 20 天）的小鼠胎儿的肺组织暴露于 LPS 时，并未检测出 TLR4 和细胞因子的表达。到妊娠 17 天时，TLR4 才可检测出，并诱导胎肺发生急性细胞因子反应。TLR4 可调控围产期 LPS 诱导的细胞因子反应，并且 TLR4 在胎盘中的表达似乎与胎龄有关。

（二）抗菌肽

中性粒细胞和上皮细胞分泌抗菌肽，通过破坏病原体的外膜来杀死细菌。防御素是主要的抗菌肽家族，可抵御细菌、真菌和病毒病原体。中性粒细胞分泌 α 防御素，肠道和肺中的上皮细胞分泌 β 防御素。在月经周期中，子宫内膜上皮细胞短暂地表达 α 和 β 两种防御素。上生殖道对病原体的易感性可能部分与抗菌肽随着月经周期中激素的变化而表达降低有关。女性生殖道和胎盘中的其他组织也分泌防御素，包括阴道、宫颈、输卵管、蜕膜和绒毛膜。阴道和羊水中防御素的表达增加，与宫内感染和早产相关。

（三）巨噬细胞

巨噬细胞来自循环单核细胞，成熟后迁移到全身组织。巨噬细胞具有清道夫功能，在妊娠期有助于防止细菌引起的宫内感染。巨噬细胞是胎盘中含量最丰富的免疫细胞之一，可以直接识别、吞噬和破坏病原体。病原体的识别可能通过 PRR 发生，如 TLR、清道夫受体和甘露糖受体。它还通过吞噬作用、大型胞饮作用，以及受体介导的内吞作用将病原体或病原体颗粒内化。其表面有多种受体可介导吞噬作用，如甘露糖受体、清道夫受体、CD14 和补体受体。巨噬细胞在摄入病原体后还会释放许多杀菌物质，如氧自由基、一氧化氮、抗菌肽和溶菌酶。

在妊娠后期，子宫巨噬细胞在妊娠组织中占其白细胞总数的 1/3，并且具有维持妊娠的重要作用。巨噬细胞是诱导型一氧化氮合酶的主要来源，一氧化氮合酶是一氧化氮合成的限速酶。妊娠期中一氧化氮可以松弛子宫平滑肌，并且分娩前子宫一氧化氮合酶的活性和表达均降低。子宫巨噬细胞也是前列腺素、炎性细胞因子和基质金属蛋白酶的主要来源细胞，这些物质在足月分娩和早产时具有重要的作用。在整个妊娠期，巨噬细胞与胎盘发育的滋养细胞侵入过程关系密切。胎盘生长涉及滋养层重塑和程序性细胞死亡（细胞凋亡）。其中，巨噬细胞吞噬凋亡的滋养层细胞，同时释放抗炎细胞因子（如 IL-10），促进胎儿耐受的发生。

（四）自然杀伤细胞

NK 细胞在妊娠期发挥重要作用，是妊娠期子宫中含量最多的白细胞。NK 细胞与 T 细胞、B 细胞的不同之处在于，它并不表达针对外源性抗原表达相应的受体并进行扩增，而是可以在没有预敏的情况下直接裂解靶细胞。蜕膜 NK（dNK）细胞的表型与外周血 NK 细胞有所不同，功能也不相同。血液中的大多数 NK 细胞（90%）CD56 表达低，CD16 表达高（$CD56^{dim}/CD16^{bright}$）；而在子宫蜕膜中，dNK 细胞则为高 CD56 表达（$CD56^{bright}$）。CD56 的表达水平决定了 NK 细胞是否具有细胞裂解功能（$CD56^{dim}$）或细胞因子分泌功能（$CD56^{bright}$）。在妊娠期间，dNK 细胞是蜕膜中的主要免疫细胞，其含量在孕早期达到峰值（约 85%），孕中期逐渐下降，但仍保持在蜕膜总免疫细胞的 50% 左右[26]。此外，dNK 细胞被认为在螺旋动脉重塑中发挥重要作用，在有蜕膜巨噬细胞参与的严密调控下建立正常的胎盘[27]。遗传缺陷或低 dNK 细胞数量的小鼠无法进行螺旋动脉重塑，其蜕膜无法正常发育，这正是胎盘形成的关键过程。这种缺陷可以通过使用干扰素（interferon，IFN）γ 补救，这是一种重要的 NK 细胞因子，表明 dNK 细胞在滋养层血管生成中起着重要的作用。dNK 细胞的细胞裂解活性很低，并且与人类白细胞抗原（human leukocyte antigen，HLA）G 相互作用，而被进一步抑制。胎盘和螺旋动脉重塑依赖于 dNK 细胞，它是妊娠期重要的免疫细胞亚群。

（五）补体系统

补体系统是固有免疫的一个重要组成部分，由大量血浆蛋白组成，这些蛋白协同破坏病原体，并促进其清除（图 4-1C）。当羊膜囊发生感染时，羊水中可检测到补体蛋白，并且通过调节补体以保护胎盘和胎儿组织免受炎症的破坏。病原体的性质决定了其将触发哪种补体激活途径：经典途径、替代途径和凝集素途径。经典途径中，当补体蛋白 C1q

与病原体表面的抗原抗体复合物结合时被激活。这种结合会导致一系列的激活和扩增，从而产生巩膜复合物（membrane attack complex，MAC），在病原体膜上形成一个孔，裂解细胞。MAC 的形成是宿主防御奈瑟菌属的重要机制。C5～C9 补体蛋白的遗传缺陷可导致对淋病奈瑟菌和脑膜炎奈瑟菌的易感性。

胎盘中表达的调节蛋白是为了保护自身细胞免受补体的有害影响。母胎界面的胎盘组织高度表达了几种激活补体的负调节因子，包括 CD59（MAC 拮抗药）、膜辅因子蛋白和衰变加速因子（C3 和 C5 转化酶抑制物）。这些调节蛋白是否会在宫内感染期间变得不堪重负，导致补体削弱羊膜的抵抗力，目前尚不清楚。

（六）细胞因子

巨噬细胞和其他免疫细胞释放的细胞因子和趋化因子代表了一种重要的固有免疫应答（表 4-1 和图 4-1D）。活化的巨噬细胞分泌细胞因子（如 IL-1β、IL-6、IL-12 和 TNF-α），启动炎症反应以控制感染。这些细胞因子通常被称为促炎细胞因子，介导发热、淋巴细胞活化、组织破坏和休克。几种细胞因子和趋化因子的升高与妊娠期间流感的发病率和死亡率增加相关。在感染了 2009 年 H_1N_1 流感病毒株的妊娠小鼠的肺匀浆中发现，IL-6 和 IL-8 水平非常高；正常 T 细胞被激活，表达和分泌因子 RANTES（CCL5）；单核细胞趋化蛋白 1［MCP-1（CCL2）］。IL-6 的急剧升高与 1918 年流感病毒感染的死亡率相关，当时妊娠期死亡率约为 27%[28]。细胞因子的升高可能不是妊娠期流感发病率和死亡率增加的唯一要素。据报道，妊娠期女性接种流感疫苗后，其 NK 细胞和 T 细胞反应增强，表明发生了剧烈的细胞免疫反应，并可能在活动性感染期间加剧了组织的损伤[29]。

在正常妊娠时，许多细胞因子随着孕周的增加而减少，如 IFN-γ、血管内皮生长因子、MCP-1（CCL2）和嗜酸性粒细胞趋化因子。而 TNF-α 和粒细胞集落刺激因子则随着孕周的增加而稍增加，这一发现令人惊讶，因为它们都与促炎反应有关，并且妊娠期需抑制炎症以维持子宫的静止状态。在宫内感染女性的羊水、母胎血液、阴道分泌物中，都发现了促炎症细胞因子的水平远高于正常妊娠[9-11, 30]，如 IL-1β、TNF-α、IL-6。这些细胞因子不仅可以作为宫内感染的标志物，还可能诱发早产，并导致新生儿并发症。胎儿炎症反应综合征揭示了胎儿血液中的促炎症细胞因子、早产和胎儿不良结局之间的关系（见第 36 章）[30]。

表 4-1 免疫调节/炎症反应

细胞因子	来 源	主要作用
干扰素	单核细胞和巨噬细胞	应对病毒、细菌、寄生虫和肿瘤细胞 杀死肿瘤细胞，诱导其他炎症细胞因子的分泌 是炎症反应过程中最早出现的细胞因子之一
IL-1	单核细胞和巨噬细胞	引起发热反应；$CD4^+$ 辅助性 T 细胞的共刺激因子
IL-2		T 细胞、NK 细胞的主要生长因子和激活因子
IL-4	$CD4^+$ 辅助性 T 细胞	抗原激活 B 细胞的 B 细胞生长因子
IL-6	单核细胞和巨噬细胞	调节淋巴细胞的生长和分化，浆细胞的生长因子，并诱导肝脏合成急性期反应物
IL-8	单核细胞	中性粒细胞趋化剂
IL-10	$CD4^+$ 辅助性 T 细胞	抑制干扰素的产生，抑制细胞免疫，增强体液免疫
转化生长因子 -β	T 细胞和单核细胞	抑制淋巴细胞增殖

NK. 自然杀伤

在非人类灵长类动物模型中进行了细胞因子和趋化因子引起早产的研究。羊膜腔内输注 IL-1β 和 TNF-α 可诱发早产，而注射 IL-6 或 IL-8 则不能。IL-1β 在所有案例中都刺激产生了强烈的宫缩，诱发早产[31]。TNF-α 则诱导产生不同程度的子宫活动，导致某些动物早产，引起中等强度的子宫收缩。IL-6 和 IL-8 可使羊水量持续增加，但直到足月，都未能引起子宫收缩。这些结果表明，IL-1β 和 TNF-α 具有诱导感染相关的早产作用。其他研究发现，IL-6 缺失突变小鼠的分娩时间、前列腺素 mRNA 的表达高峰都比野生型小鼠相延后了 1 天，并且 LPS 并不能诱导 IL-6 突变小鼠早产。这些数据表明，IL-6 可能在分娩途径激活的过程中发挥了启动作用。

由于多种原因，研究单一细胞因子对人类妊娠或妊娠合并症的影响十分困难。许多细胞因子在功能上是冗余的，一种细胞因子可以弥补另一种细胞因子的缺失。其次，有多种细胞因子受体（如 IL-1 受体拮抗剂、IL-18 结合蛋白）介导了相似的细胞因子效应。在胎盘和羊水中还发现了诱骗受体或沉默细胞因子受体，以及细胞因子信号抑制因子新家族。最后，细胞因子的分子变体还可以作为其受体的拮抗剂。因此，妊娠期间的单个细胞因子效应必须在有细胞因子受体、受体拮抗剂、沉默细胞因子受体、细胞因子信号传导抑制物的背景下进行解释。

（七）趋化因子

趋化因子是一类细胞因子，主要充当化学引诱物并将白细胞招募至感染部位。这些趋化因组成了一个小分子（8~10kDa）蛋白超家族，可根据蛋白质氨基末端附近的一个或两个半胱氨酸残基的位置将其分为三组——C、CC 和 CXC。IL-8、CCL2（MCP-1）和 RANTES（CCL5）是趋化因子的几个代表。CXC 趋化因子，如 IL-8，其与 CXC 受体（CXCR）结合，对中性粒细胞的激活和动员十分重要。如前所述，在感染相关的早产病例中羊水、母体血液和阴道分泌物的 IL-8 水平有升高。IL-8 和 CCL2 也与多胎妊娠引起的子宫张力过大诱发的早产相关。有研究提出，广泛抑制趋化因子可能成为预防早产的手段。一种广谱趋化因子抑制药已在动物试验中证实可治疗小鼠早产模型[32]。妊娠组织内的趋化因子被证实为促进早产，而广谱趋化因子抑制药则代表了一种可能的预防早产的途径。

一些趋化因子受体被人类免疫缺陷病毒（human immunodeficiency virus，HIV）利用，作为侵入的辅助受体。HIV 的两个主要的辅助受体是 CXCR4 和 CCR5，它们都在活化的 T 细胞上表达。CCR5 也在 DC 和巨噬细胞上表达，因此，HIV 能够感染这些细胞类型。有研究发现，罕见的编码区序列缺失引起的 CCR5 无功能突变的纯合子可抵抗 HIV 感染。这种 CCR5 突变频率在北欧人中最高。CCR3 则是另一种 HIV 趋化因子辅助受体，由小胶质细胞表达，某些 HIV 病毒株可通过与之结合而感染大脑。

三、适应性免疫

适应性免疫作为免疫防御的第二道防线，可清除感染并通过免疫"记忆"提供保护，防止再次感染。适应性免疫主要由 B 细胞和 T 细胞（淋巴细胞）组成，它们在几个重要方面与固有免疫细胞不同，如病原体识别和淋巴细胞激活的途径。在免疫反应中靶向特定病原体成分是适应性免疫系统的一个关键特征，并且在大多数情况下是清除感染所必需的。然而，实现这种病原特异性要产生数量极大、多样性的 T 细胞受体（T cell receptor，TCR）和 B 细胞受体（B-cell receptor，BCR）。这个过程出现偏差，可能会把免疫反应靶向到自身抗原，从而导致自身免疫反应的发生。自身反应性 T 细胞和 B 细胞在胸腺中凋亡，或在外周被调节。一个小的调节性 T 细胞（regulatory T cell，T_{REG}）群参与了外周调节机制，有助于防止自身免疫反应的发生，这在胎儿耐受调节机制的相关内容中已经讨论过。

（一）主要组织相容性复合体

区分"自体"和"非自体"细胞是免疫系统的一项重要任务，它决定了哪些细胞要被破坏，以及哪些细胞应该保留。妊娠期，这一过程必须受到精密调控，以防止损伤胎儿细胞，因为胎儿细胞表达了对母体免疫系统来说是"非自体"的父系基因，因此，妊娠期的"自体"定义扩大到了包括胎儿的范围。淋巴细胞识别自体和非自体，是基于细胞表面特有的主要组织相容性复合体分子的表达，该分子在细胞内呈递小肽分子。MHC 分子是 6 号染色体短臂上的一组基因表达的具有高度多态性的蛋白质。该基因复合体通常被分为两个不同的区域，表达出Ⅰ型和Ⅱ型分子。Ⅰ型包含经典HLA基因（如 HLAA、HLAB 和 HLAC）和非经典HLA基因（多态性较为有限，如 HLAG、HLAE 和 HLAF）。Ⅱ型包含通常与移植匹配的多态基因，包括 HLADR、HLADQ 和 HLADP 基因家族的基因。HLA匹配度减少，与移植后T细胞活化引起的移植排斥相关。该系统与固有免疫系统显著不同，在固有免疫系统中，消灭病原体并不要求HLA基因的识别。

（二）体液免疫：B细胞和抗体

B细胞的功能是保护体内的细胞外空间（如血浆、阴道），感染性病原体通常通过这些空间传播（图4-2A）。B细胞主要通过分泌抗体（也称为免疫球蛋白）来抵抗感染。B淋巴细胞和T淋巴细胞之间有许多相似之处。与T细胞一样，B细胞在受到抗原刺激后也会进行克隆扩增，并且可以被多种特定的细胞表面标志物（如CD19、CD20和BCR抗原）识别。活化的B细胞可增殖并分化，成为可分泌抗体的浆细胞。抗体可通过多种机制控制感染，如中和、调理作用和补体激活。中和是指抗原抗体结合的过程，它可阻止病原体与细胞表面接触并内化。包被病原体的抗体可以增强细胞的吞噬作用，称为调理作用。抗体也可以直接激活经典的补体途径。B细胞的激活促使B细胞增殖并分化为浆细胞，而产生抗体。

B细胞的抗体库在妊娠期间发生了巨大的变化[33]。在小鼠研究中发现，未成熟的B细胞是一种可发育为抗原特异性的成熟B细胞的前体，随着孕周的增加在孕鼠的骨髓、血液和脾脏中显著减少。妊娠期B细胞生成减少，可能是雌二醇升高所引起的[34]。雌二醇可降低IL-7，而IL-7是骨髓中B细胞生成所必需的关键因子。在妊娠的后半期，抗原介导的未成熟B细胞的清除可能进一步减少了未成熟B细胞的数量[35]。与未成熟B细胞的减少相反，成熟B细胞的数量在妊娠期有所增加，特别是在由子宫引流出的淋巴结中[33]。总体而言，妊娠期B细胞亚型的数量和多样性都发生了显著的改变。

B细胞产生的靶向血管紧张素受体Ⅰ（AT1-AA）的自身抗体，被认为与先兆子痫和胎儿宫内生长受限的患者出现高血压和蛋白尿相关[36]。70%~95%的先兆子痫女性被发现AT1-AA阳性，抗体滴度与疾病严重程度相关。AT1-AA在体外可以与内皮细胞和胎盘细胞结合，诱导氧化应激、细胞因子和内皮素的产生。从先兆子痫的女性身上将这些自身抗体移植到妊娠小鼠体内，可使之出现高血压和蛋白尿[36]。先兆子痫存在广泛的免疫异常，自身抗体可导致妊娠期并发症这一观点已得到广泛认可。例如，Graves病是妊娠期甲状腺毒症的最常见原因。80%以上Graves病患者的促甲状激素受体自身抗体（TRAb）阳性。B细胞可能有助于建立胎儿耐受，但也可能致使某些产科并发症（如先兆子痫）的发生。

（三）调节性B细胞

调节性B细胞（called regulatory B cells，B_{REG}）是一群独特的B细胞，可抑制自身免疫的炎症反应，并可能在维持胎儿耐受中起关键作用。B_{REG}的关键功能是产生IL-10，这是一种强大的抗炎性细胞因子。此外，B_{REG}通过抑制促炎症细胞因子TNF-α的生成、维持DC于未成熟状态，并抑制抗原特异性$CD4^+T$细胞增殖来调控炎症反应[37]。B_{REG}产生IL-10在妊娠期间具有重要的意义，IL-10虽然不是妊娠成功所必需的细胞因子，但如果发生炎症时，IL-10可防止不良妊娠结局的发生。在妊娠小鼠中，当缺乏IL-10时，给予低剂量炎症刺激（LPS）就能使早产率显著升高；补充外源性IL-10后，可降低血清中促炎症细胞因子的产生，并显著降低了IL-10缺乏组和对照组小鼠的早产率。B_{REG}产生的IL-10还可能增强胎儿耐受的其他机制，并有助于在重度炎症发生时成功完成妊娠。

（四）抗体同种型

抗体的大体结构相同，由四条多肽链相互作用和结合而成（图4-5），包括两条相同的轻（L）链（23kDa）和两条相同的重（H）链（55kDa）。H链决定了抗体的同种型、功能和在体内的分布。在人类中，有五类同种型的H链，命名为μ（M）、δ（D）、γ（G）、α（A）和ε（E），对应于5种主要抗体同种型（IgM、IgD、IgG、IgA和IgE）。为了有效对抗细胞外病原体，抗体可穿过上皮细胞进入不同的身体部位。幼稚B细胞仅表达IgM和IgD。活化的B细胞经历同种型转换，可以针对不同部位产生功能不同的同种型抗体。

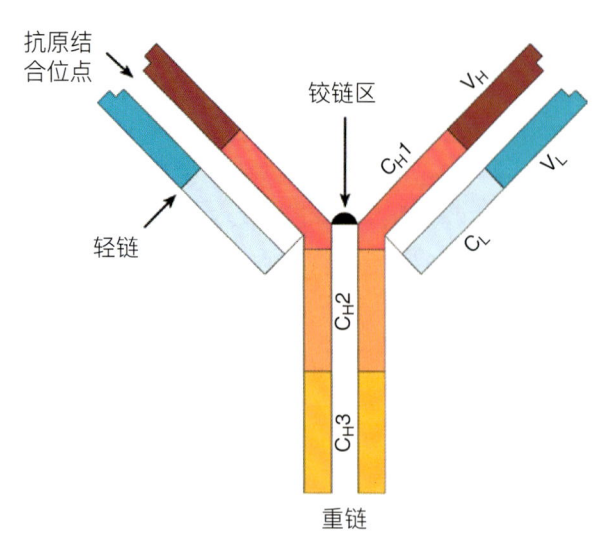

▲ 图 4-5 免疫球蛋白的结构

B 细胞产生免疫球蛋白，以中和外来物质，如细菌和病毒，是存在与血清和血浆中发现的 Y 形大分子蛋白质

免疫应答产生的第一类抗体是 IgM，它在同种型转换之前表达。IgM 的血清浓度为 50~400mg/dl，循环半衰期为 5 天。IgM 抗体亲和力低，形成五聚体，能在多个位点与抗原结合。IgM 可有效激活补体系统，这在感染控制的最早阶段至关重要。其他同种型抗体在免疫应答的后期阶段占主导地位。

IgG 占成人血清免疫球蛋白的 75% 左右，它分为四个亚型（IgG_1、IgG_2、IgG_3 和 IgG_4）。较小的 IgG 及其单体结构容易扩散到血管外间隙。IgG 可从母体向胎儿转移，最早在妊娠 13 周出现，并且随着孕周的增加呈线性增加。所有 IgG 亚型都可向胎儿转移，其中 IgG_1 和 IgG_2 分别是转移最多和最少的亚型。

IgA 是阴道、肠和肺上皮分泌物中的主要抗体类型。IgA 形成二聚体，是主要的中和抗体。其作为分泌性抗体，不与吞噬细胞或补体接触，因此调理作用和补体激活能力较弱。IgA 是母乳中的主要抗体，为新生儿提供来自母体的体液免疫保护（见第 25 章）。新生儿对通过肠道黏膜感染的病原体易感，而 IgA 可中和此类细菌和毒素。流行病学研究表明，母乳喂养可使新生儿腹泻的病死率减少 14~24 倍，其中部分归功于母体分泌型 IgA 的保护。

IgE 是所有血清抗体中浓度最低的一型，但可与肥大细胞受体结合。与 IgE 结合的肥大细胞释放颗粒，发生致敏反应。出生前母体接触过敏原，可能会影响出生时胎儿血中 IgE 的含量；新生儿足跟毛细血管血中检测的 IgE 浓度与房屋中尘螨等过敏原的浓度呈剂量依赖性相关。IgE 对真核寄生虫的免疫反应也发挥着重要作用。

四、T 细胞

当病原体在细胞内复制时（如病毒），它们不与抗体接触，只能被 T 细胞破坏。T 细胞是细胞介导的负责适应性免疫中免疫反应的淋巴细胞，这需要 T 细胞与表达 T 细胞识别抗原的宿主细胞之间的直接相互作用。成熟 T 细胞的共同点是具有 TCR 复合体。T 细胞通过一系列 TCR 基因重排，具备广泛的抗原特异性，这种 TCR 重排的方式与特异性抗体的产生方式相似。例如，病毒在宿主细胞复制的过程中，病毒抗原会在被感染的细胞的表面表达。T 细胞识别这些由 HLA 分子呈递的外来抗原。HLA I 类分子呈递来自胞质蛋白质的肽链，其中可能包括被降解的宿主蛋白或病毒蛋白。HLA II 类分子则与细胞内囊泡中蛋白质的肽链结合。

T 细胞有多种类型，其表面表达不同细胞标志物（如 CD4、CD8），并具有不同抗原特异性的受体。细胞毒性 T 细胞直接杀死被感染的细胞，并表达多种细胞表面抗原和特异性受体，如 CD8。辅助性 T 细胞则激活 B 细胞，并表达 CD4。细胞毒性 T 细胞和辅助性 T 细胞可识别由不同类型 HLA 分子呈递的抗原肽链（图 4-2B）。具体而言，表达 HLA I 类分子（如 HLAA）的抗原呈递细胞将抗原呈递给 $CD8^+$T 细胞。相反，表达 HLA II 类分子（如 HLADR）抗原的抗原呈递细胞则与 $CD4^+$T 细胞相互作用。

HIV 可通过多种途径失活 T 细胞，但主要是靶向 $CD4^+$T 细胞。病毒感染 $CD4^+$T 细胞可使之被病毒控制，并最终将其破坏。主要的方式有病毒直接破坏，降低感染细胞的凋亡阈值，以及使 $CD8^+$T 细胞识别 $CD4^+$T 细胞表面呈递的病毒肽，从而破坏 $CD4^+$T 细胞。$CD8^+$T 细胞有助于控制感染，但无法根除病毒。在感染最初阶段就发生突变的病毒，能使其能从 $CD8^+$T 细胞的杀伤中逃脱。HIV 还具有一种容易出错的逆转录酶，在病毒 RNA 基因组逆转录为 DNA 时，可产生"错配"，从而使病毒发生突变。$CD4^+$T 细胞呈递突变 HIV 的肽链，可干扰和下调 $CD8^+$T 细胞对原始（野生型）病毒的免疫反应。HIV 负调节因子基因（nef）可下调 HLA II 类分子和CD4的表达，从而减少病毒抗原在细胞表面的呈递。

（一）调节性T细胞

T_{REG}现在被认为是免疫系统的主要调节细胞，它们通过下调抗原特异性T细胞反应，来避免炎症期的组织损伤，防止自身免疫。研究最深入的"天然存在"的T_{REG}表达CD4和CD25（$CD4^+$、$CD25^+$），其他"抑制性"T细胞群可以在体外产生（如Th1、Th3）。虽然$CD4^+CD25^+$T细胞最初被认为是由叉头框p3（forkhead box p3，Foxp3）表达的，但这个群体更为复杂，有时还表达其他调节因子。T_{REG}细胞在维持胎儿耐受机制中的作用是独一无二的，因为胎儿抗原特异性T_{REG}在分娩后得以保留，并可在下一次妊娠中继续发挥作用[38]。人绒毛膜促性腺激素作为T_{REG}的趋化因子，招募T_{REG}聚集于母胎界面，在小鼠体内的细胞刺激T_{REG}生成，并促进其发挥免疫抑制作用。hCG还对B_{REG}也有类似作用，当hCG与B_{REG}共培养时，可促进IL-10分泌。因此，hCG可作为胎儿耐受的早期调节因子，促进T_{REG}和B_{REG}的生成及其免疫抑制活性。

妊娠期T_{REG}的功能对胎儿耐受至关重要，但也可能导致女性妊娠期对单核细胞增生李斯特菌特殊的易感性和高病死率。病原特异性$CD8^+$T细胞抵抗单核细胞增生李斯特菌。而T_{REG}则抑制$CD8^+$T细胞的功能，这是胎儿耐受所必需的，但同时会破坏母体对单核细胞增生李斯特菌的免疫反应，导致细菌无法根除[39,40]。单核细胞增生李斯特菌感染可导致T_{REG}减少，引起胎儿耐受降低，最终胎死宫内[39]。在体外实验中滋养层细胞可抵抗单核细胞增生李斯特菌，但体内则变得高度易感，这可能是在体内受到了T_{REG}的免疫抑制作用。一经感染，胎盘就成为单核细胞增生李斯特菌的储存库，不断释放细菌进入母体循环并造成播散，直到胎盘被排出，否则细菌无法清除[41]。与之相反的是，在疟疾感染中，T_{REG}降低宿主的抗寄生虫免疫，使寄生物局限于胎盘，产生保护作用，避免播散。T_{REG}在妊娠期发挥的功能，可解释妊娠期对某些病原的独特易感性。

（二）辅助性T细胞亚群

$CD4^+$T细胞最初根据其主要功能分为Th1和Th2亚群。随着研究进展，其亚群数量不断扩大，现在包括T_{REG}、Th17、滤泡辅助性T细胞（T_{FH}）、Th22和Th9。Th1亚群在控制细胞内细菌感染方面具有重要的作用，如结核分枝杆菌和病毒感染。细胞内细菌之所以能够存活，是因为它们被囊泡包裹，不与细胞内溶酶体融合，而溶酶体含有多种酶和抗菌物质。Th1细胞激活巨噬细胞，诱导溶酶体与包裹细菌的囊泡融合。Th1细胞还释放细胞因子和趋化因子，如IL-2、IFN-γ和IL-12，将巨噬细胞吸引到感染部位。Th1细胞是参与移植物排斥的主要$CD4^+$T细胞，一直被认为是不利于母胎耐受的T辅助细胞。而Th2细胞，则通过提供"第二信号"和产生细胞因子（即IL-4、IL-5、IL-13）来抑制Th1细胞分化，并帮助激活B细胞。Th2细胞还通过调节抗体同种型转换，发挥消除寄生虫和协调过敏反应的作用。Th17细胞可选择性地产生IL-17，并在自身免疫性疾病和炎症的诱导中起关键作用。增强的Th17免疫反应被认为与许多自身免疫性疾病相关，包括类风湿关节炎（rheumatoid arthritis，RA）、多发性硬化和炎症性肠病。$CD4^+$T辅助细胞亚群非常复杂，其通过细胞因子的产生和激活B细胞，在免疫反应中具有重要的调控作用。

五、胎儿免疫系统

胎儿免疫系统发育相关信息比较有限，但可以确定，即使在孕早期，胎儿也具备了固有免疫能力[42]。获得性免疫，尤其是产生体液免疫的能力，发育缓慢，甚至直到出生后才能发育完全。现有的许多保护胎儿免受病原体、免受母体免疫识别的保护机制，多发生在母胎界面。幸运的是，免疫发育的异常相对罕见。然而，一旦出现免疫系统的发育异常，则会对新生儿和儿童的健康产生深远的影响。表4-2中列举了一些常见的免疫缺陷病。

胎儿胸腺发育始于妊娠7周左右的原始胸腺。妊娠8.5~9.5周时，胸腺首先被来自胎肝的细胞定植。这些细胞同时表达原始性（CD34）和早期T细胞表面抗原（CD7）。在12~13周，胎儿肝脏和脾脏细胞表达TCR。16周时，胎儿胸腺发育出明显的皮质和髓质区域，表明其功能成熟，可对同种异体和有丝分裂原的刺激产生快速反应。功能上，胎儿T细胞在孕早期就显示出了增殖能力。体外实验中，最早在10周左右，胎儿T细胞对植物血凝素的刺激产生

表 4-2 常见免疫缺陷

名 称	缺 陷	受影响的免疫细胞	评 价
X-SCID	IL-2 受体共同 γ 链	T 细胞和 NK 细胞	X 染色体连锁隐性遗传,最常见的 SCID 形式,占 45%~50%
ADA-SCID	嘌呤代谢缺陷导致腺苷异常积聚	T 细胞、B 细胞和 NK 细胞	常染色体隐性遗传,男女均受影响,约占 SCID 的 20%
Jak-3 缺陷	与 IL-2 受体的共同 γ 链结合的细胞因子激活 Janus 激酶 -3 基因突变,位于 19 号染色体上	T 细胞和 NK 细胞	常染色体隐性遗传,男女均受影响,占 SCID 的 10%
高 IgM 综合征常染色体隐性遗传	CD40 配体(T 细胞)和 CD40(B 细胞)信号通路缺陷,无法完成抗体类型转变	IgM 升高	X 染色体连锁隐性遗传

ADA-SCID. 腺苷脱氨酶缺陷所致严重联合免疫缺陷;IgM. 免疫球蛋白 M;IL-2. 白细胞介素 -2;NK. 自然杀伤细胞;X-SCID. X 连锁严重联合免疫缺陷病

反应。从 9.5 周的胎肝提取的混合淋巴细胞中可观察到同种异体反应,这与 12 周时观察到的结果相符。胎儿免疫系统对母体微嵌合细胞发生应答,在胎儿淋巴结内生成 T$_{REG}$,进一步证明了胎儿 T 细胞是有功能的,因此会有相应的调节机制以防止免疫反应的发生[5]。

胎儿 B 细胞的发育在许多方面与 T 细胞的发育平行,前体 B 细胞(CD19 和 CD20)在妊娠 7~8 周时在胎儿肝脏中被识别出来。孕中期,当骨髓成为主要的造血器官时,这些细胞就在胎儿骨髓中生成。9~10 周时,其表面可检测出 IgM 的表达。胎儿循环中的细胞在妊娠 14~16 周时已表达常见的 B 细胞抗原(CD20),15 周时可分泌 IgM。随后 IgM 持续增加,在出生后 1 岁时达到正常水平。妊娠 13 周时胎儿 B 细胞表面出现 IgG 和 IgA,20 周时分泌 IgG。出生后的免疫球蛋白水平仍不高,直到 5 岁时方达到正常水平。

出生后,新生儿不再受到胎盘和母体免疫系统的保护时,则将面临独特的挑战。令人费解的是,在体外,新生儿的 T 细胞可以被激活以发挥功能,但新生儿却极易被全身感染,低收入和中等收入国家中,感染相关的新生儿死亡率很高从侧面验证了这一点。为了研究新生儿易发生全身感染的机制,有研究建立了小鼠单核细胞增生李斯特菌感染模型,发现被感染后,新生儿存活率降低,并且细菌计数高于成年小鼠的 1000 倍[43]。将成人脾脏的免疫细胞移植到新生儿,可导致成人免疫细胞产生的细胞因子减少。而将新生儿免疫细胞移植到成人后,新生儿细胞却可产生更多的细胞因子。以上结果表明,在新生儿体内,免疫细胞的活性受到了抑制。新生儿循环中有一种胎儿红细胞(CD71$^+$)群体,可产生精氨酸酶。CD71$^+$ 细胞的破坏使新生儿能够抵御大肠埃希菌和单核细胞增生李斯特菌,新生儿肠道表现出与之相关的炎症反应。CD71$^+$ 细胞的作用是保护新生儿免受肠道共生微生物群定植过程中引起的过度炎症反应的影响,而代价是损害新生儿对全身感染的免疫力。了解新生儿感染易感性的免疫学机制,可对制订新的治疗策略提供帮助。

脐带血移植

胎儿血液中含有大量造血干细胞、幼稚 T 细胞和 NK 细胞,这使其成为造血干细胞移植的理想细胞来源。1988 年,使用来自 HLA 相同同胞的脐带血样本,对患有范可尼贫血的儿童进行了第 1 次造血干细胞移植。迄今为止,已经进行了超过 40 000 例脐带血移植,产科医生也常被要求收集脐带钳夹后残留在胎盘中的脐带血。脐带血收集到有抗凝血药的密闭系统袋或注射器中。每次收集到平均体积约为 75ml 脐带血,去除红细胞后冷冻保存以备后用。脐带血样本通常在私人或公共脐带血储存库中进行处理和储存。私人脐带血库的样本将保留给供体家庭，其使用到的概率为 1/200 000～1‰。捐赠给公共脐带血库的样本经过处理、HLA 分型并进入国家骨髓捐献者计划，可供任何需要骨髓移植的个人使用。公共脐带血库的主要优势是样本可供种族群体使用，这些人群通过传统办法难以找到 HLA 匹配的捐赠者（如美洲原住民、亚洲 / 太平洋岛民和非裔美国人）。美国妇产科医师学会建议，如果患者要求了解有关脐带血采集和储存的信息，医师应提供公共储存库及私人储存库的相关优缺点，给予无偏和准确的信息。私人脐带血库似乎只对极有可能需要干细胞移植的儿童具有成本效益。

脐带血移植最初仅用于儿童，因为供体血样本中存在的 CD34+ 细胞数量少。随着使用量的增加，即使在 HLA 匹配不太理想的情况下，移植成功后出现严重（3 级和 4 级）移植物抗宿主病（graft-versus-host disease，GVHD）发生频率下降，使其现在频繁用于成人的治疗中。移植后，通常只有一种供体细胞占优势，受体不会发生多源细胞混合的嵌合现象。到 2010 年，全世界有超过 800 000 份脐带血储存在公共脐带血库中，500 万份储存在私人脐带血库中。脐带血是国际间共享的，约 40% 的样本是跨国匹配的。妇产科医师可鼓励孕产妇向公共储存库中捐赠脐带血，为需要的人群提供更多的可用来源。

六、母体对胎儿的耐受性

妊娠是一种独特的免疫现象，外来的组织并不引起正常的免疫排斥。母体免疫系统将胎儿细胞识别为外来细胞[44]，因为 30% 的初产和经产妇会产生针对胎儿父系遗传的 HLA 的抗体。然而，这些抗体似乎不会对胎儿造成伤害。妊娠期也存在针对胎儿抗原的特异性 T 淋巴细胞，但反应迟钝[7, 45]。尽管存在母体免疫系统的识别，胎儿的正常生长和发育在母体和胎儿多种适应性改变下，能够顺利维持到足月。

实现胎儿耐受，需要母胎的免疫细胞在多个部位相互协调，互相接触（图 4-6）。当螺旋动脉通过侵入性绒毛外滋养层细胞进行重塑以建立胎盘血管床时，一个重要的母胎免疫界面就出现在孕早期的母体蜕膜内了。绒毛外滋养层细胞起源于胎儿，它与许多母体细胞相接触，如巨噬细胞、dNK 细胞和

T 细胞。最近，第一个孕早期蜕膜和母体血的单细胞重建和转录图谱发表，揭示了该界面的复杂性。这些结果表明，绒毛外滋养层细胞中的受体表达上调，与相应的 dNK 细胞上的配体协同作用，指导免疫调节、细胞侵袭和黏附[46]。这也是第一项确定了 dNK 细胞（dNK1～dNK3）有三种不同状态的研究，它们对应了有利于免疫耐受的受体、细胞因子和趋化因子的表达差异。另一个关键的母胎界面位于母体淋巴结和脾脏内，母体树突状细胞将抗原呈递给来自胎盘的脱落的胎儿滋养层细胞凋亡碎片的 T 细胞[47]。一系列采用具有胎儿抗原的鼠模型的研究表明，次级淋巴器官是母体抗原呈递细胞呈递胎儿和胎盘同种异体抗原的主要部位[48, 49]。母体对"胎儿"同种异体抗原的识别可能在妊娠前在生殖道接触男性伴侣的精液后，子宫引流的淋巴结中开始[50]。另一个界面是合体滋养层，它代表绒毛膜绒毛的最外层，在绒毛间隙与母血直接接触。胎儿与母体的巨噬细胞也在胎膜的绒毛膜层相互接触。总之，免疫细胞的复杂性和多处存在的"母胎界面"，产生了许多不同的免疫调节机制以防止胎儿排斥。我们描述了胎儿耐受的已知机制，发现 T_{REG} 可能在其中发挥了关键的作用。

（一）母体 T 细胞调节胎儿耐受

母体 T 细胞在妊娠期间获得对胎儿同种异体抗原的耐受。这在妊娠前对已知父本抗原敏感的雌性小鼠身上得到了验证[7, 45]。妊娠前，父本抗原被雌性小鼠识别并破坏，但在妊娠期，胎儿表达的相同父本抗原却得到了耐受。有几种可能的抑制母体 T 细胞反应的机制。活化的母体 T 细胞可能会以多种方式被清除、杀死或灭活。母体 T_{REG} 抑制 T 细胞活化是本部分的重点，但也存在其他调节 T 细胞的机制，如蜕膜基质细胞中趋化因子基因的沉默、T 细胞免疫抑制受体［程序性死亡受体 –1（Programmed Death 1，PD-1）］的上调，酶法去除色氨酸［吲哚胺 2, 3 双加氧酶（indoleamine 2, 3-dioxygenase，IDO）］、Fas 配体（FasL）和 B7 家族分子在（B7-DC、B7-H2、B7-H3）在胎盘滋养层的表达[49, 51-53]。抑制母体 T 细胞在预防胎儿排斥反应中的重要性，在外周组织和母胎界面中都有体现。

T_{REG} 抑制抗原特异性免疫反应，并在妊娠期女性

母体 T 细胞和 B 细胞

- hCG 刺激 B_REG 和 T_REG 的增殖，并作为母胎界面的 T_REG 化学引诱剂
- 与精液接触后，在子宫引流淋巴结中诱导产生胎儿特异性 T_REG
- T_REG 在妊娠期增殖并维持到产后，下次妊娠时可快速扩增
- 母体 T 细胞的 PD-1 上调
- CNS1（Foxp3 增强子）促使母体外周 T_REG 的生产
- B_REG（B10）产生 IL-10

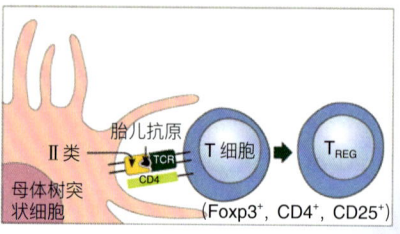

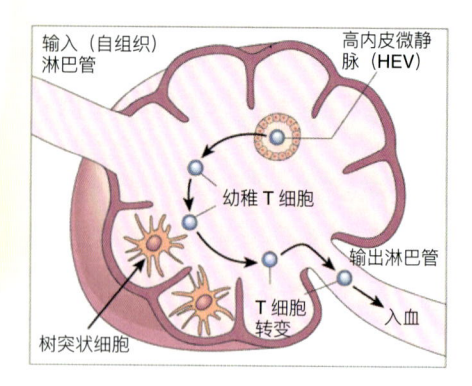

淋巴结和脾脏

- 淋巴结 DC 向 CD8⁺T 细胞持续呈递胎儿抗原，诱导胎儿耐受
- 部分去除母体脾脏和骨髓中胎儿特异性 B 细胞

母胎界面、蜕膜、绒毛，以及细胞外滋养层细胞

- 细胞外滋养层表达有限的 HLA 类型（如 HLA-G, HLA-E）
- B7 家族分子（B7-DC, B7-H2, B7-H3）
- 色氨酸耗竭
- 蜕膜间质细胞中细胞因子的表观遗传沉默
- 绒毛滋养层分泌 FasL
- 诱骗受体、TNF 受体的非死亡结构域
- 合体滋养层脱落碎片释放凋亡细胞具有胎儿抗原，可诱导产生"致耐受性"DC 表型
- 补体激活的负向调控（如 CD59）
- Th1 抑制与 Th2 激活
- 分泌 IL-10
- 蜕膜中 DC 含量少
- dNK 细胞的细胞溶解功能低下，并且被 HLA-G 进一步抑制

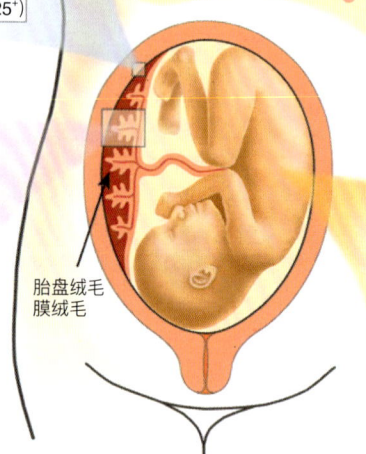

胎儿免疫

- 胎儿淋巴结中，母体微嵌合细胞特异性 T_REG 的产生
- 新生儿 CD71⁺ 细胞表达精氨酸酶 -2 抑制炎症，与出生后肠道内共生微生物的快速定植相关

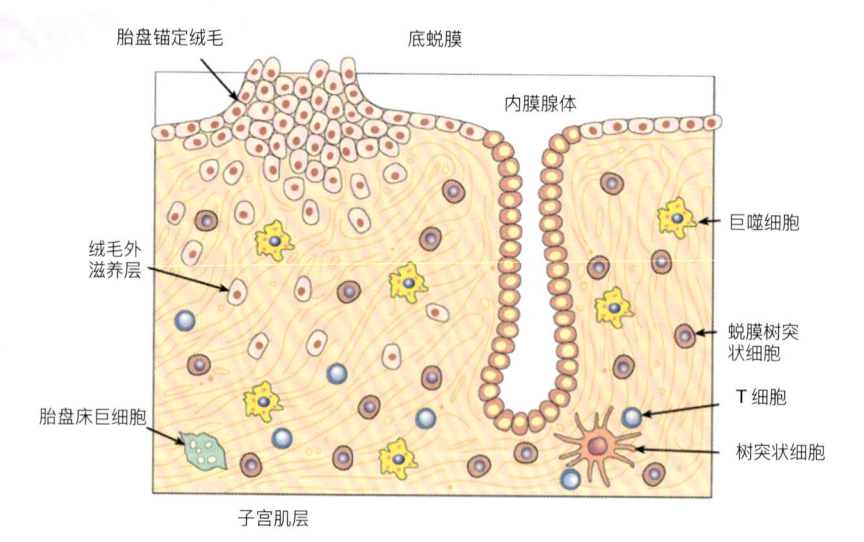

▲ 图 4-6 促进母胎耐受的机制

目前已明确妊娠期防止母胎免疫排斥有许多机制和参与的细胞。我们已经描述了母胎界面、母体 B 细胞和 T 细胞群、次级淋巴器官和胎儿体内的一些机制。母胎界面指母体细胞直接接触的几个部位，如蜕膜和绒毛间隙。B_REG. 调节性 B 细胞；CNS. 保守的非编码序列；DC. 树突状细胞；dNK. 自然杀伤；hCG. 人绒毛膜促性腺激素；HLA. 人类白细胞抗原；IL. 白介素；PD-1. 程序性死亡受体 -1；T_REG. 调节性 T 细胞

和小鼠的循环中有所增加[54]。非妊娠期，T_{REG}（CD4⁺、CD25⁺）主要用于防止T细胞正常发育时从胸腺逃逸而引起的自身免疫反应的发生。小鼠CD25⁺ T_{REG}的耗竭可导致胚胎被吸收。在自然流产小鼠模型中，移植来自正常妊娠小鼠的T_{REG}，可以阻止原本注定要流产的小鼠流产。在女性复发性流产和先兆子痫病例中，发现CD4⁺ CD25⁺ T_{REG}的数量减少，这表明这些疾病与T_{REG}的活性存在相关性。T_{REG}抑制T细胞反应的机制尚未清楚，但可能涉及细胞直接相互作用或抗炎细胞因子的产生，如IL-10和TGF-β。

妊娠可选择性地促使母体T_{REG}增殖（＞100倍），并在分娩后持续存在，在下次妊娠中又得以快速增殖[38]。这种预先存在的胎儿特异性母体T_{REG}储备为下次妊娠的胎儿耐受做足了准备。T_{REG}的生成有几种途径。妊娠前，母体接触精液后可能会诱导T_{REG}产生[55]。妊娠期间，从胎盘脱落的胎儿抗原，进入母体循环，接触到未成熟的DC，诱导外周T_{REG}（pT_{REG}）产生[6, 56]。雌激素可促进T_{REG}的增殖，妊娠期高水平的雌激素可促进此期间该细胞群的增殖。

Foxp3是一个关键的转录因子，编程T_{REG}分化。Foxp3基因内存在进化上保守的非编码序列，其中包含转录因子的结合位点，其对Foxp3转录至关重要。具体来说，Foxp3内含子中保守的非编码序列1（CNS1）使得母体具备产生外周T_{REG}的能力，是哺乳动物进化发育胎盘的关键步骤[57]。T_{REG}可以在两个部位产生，这也决定了它们的功能：①在胸腺[胸腺T_{REG}（tT_{REG}）]介导对自身抗原的耐受性；②在外周[外周T_{REG}（pT_{REG}）]耐受共生细菌、食物或妊娠。在小鼠模型中，发现对胎儿同种异体抗原特异的pT_{REG}在胎盘中积聚[57]。敲除雌性小鼠中的CNS1序列可导致流产（胚胎吸收），同时发现存在于胎盘中的免疫细胞浸润和子宫螺旋动脉重塑缺陷。有趣的是，具有相同遗传背景个体交配繁殖中，CNS1序列的缺失并不导致流产。这表明pT_{REG}对于实现具有母胎HLA差异的胎儿耐受至关重要。CNS1在真兽类（具有胎盘的）哺乳动物（即人类、海豚、大象）中高度保守，但在非真兽类哺乳动物（如鸭嘴兽、小袋鼠）和缺乏胎盘的非哺乳动物（斑马鱼）中并不存在[57]。这一证据表明，CNS1是Foxp3基因中的一个关键非编码序列，它使真兽类哺乳动物进化出胎盘成为可能。

（二）母体B细胞调节胎儿耐受

有几种机制可以保护胎儿免受抗体介导的攻击。首先，在小鼠妊娠的后半周期，脾脏和骨髓中未成熟的B细胞被部分清除[35]。肿瘤坏死因子家族B细胞激活因子（C-cell activating factor of the tumor necrosis factor family，BAFF）在妊娠期间也会减少，BAFF有共刺激及促进B细胞增殖的作用[33]。最后，B_{REG}可通过多种途径下调免疫反应，如产生抗炎细胞因子（如IL-10、TGF-β）[58, 59]。另一个重要的B_{REG}的辅因子是hCG，孕早期hCG升高，刺激B_{REG}增殖以产生早期的胎儿耐受[60, 61]。

（三）树突状细胞和抗原呈递调节胎儿耐受

树突状细胞（dendritic cells，DC）将抗原呈递给幼稚T细胞，并启动T细胞扩增和极化，这可能会影响胎儿耐受。幸运的是，蜕膜中的DC相对较少，这将有效限制母胎界面中胎儿抗原启动T细胞反应的能力[62]。尽管母胎界面缺乏DC，但在小鼠的所有次级淋巴器官（脾脏、淋巴结）中都检测到了胎儿抗原。来自胎儿的抗原仅由母体抗原呈递细胞（activated protein C，APC）呈递，这与器官移植的情况完全不同，器官移植中，供体或受体APC都能够呈递抗原并启动T细胞应答[48]。胎儿抗原的来源主要为胎盘正常生长过程中发生凋亡而脱落的滋养层细胞碎片。胎儿耐受的另一个有趣的机制，即胎儿抗原是通过滤泡DC提取，这导致胎儿抗原呈递时间延长，达数周至数月[63]。滤泡DC呈递的胎儿抗原呈递给不同批次的骨髓DC，随后骨髓DC将这些抗原呈现给母体CD8⁺T细胞，从而诱导CD8⁺T细胞清除。此时，胎儿耐受和T细胞缺乏的原因可能有两个。首先，胎儿抗原主要来自凋亡细胞，在被DC提取后产生耐受反应。其次，滤泡DC介导的胎儿抗原的持续呈递是产生T细胞耐受的强大信号[61]。尽管过去认为滤泡DC仅在调节B细胞免疫中起作用，但现有证据表明，这些细胞长期呈递抗原是外周T细胞对胎儿抗原产生耐受的重要因素。

（四）人类白细胞抗原调节胎儿耐受

滋养层细胞与母体血液直接接触，应该有引起母体免疫排斥的风险。胎儿滋养层细胞对MHC分子的表达仅限于Ⅰ类抗原（主要是Ⅰb HLAG、HLAE

和 HLAF），所有这些都具有有限的多态性。而 HLAC 则是一个例外，它是 Ⅰa 类分子，具有高度多态性，主要在绒毛外滋养层表达，被认为与 dNK 细胞相互作用，可促进子宫螺旋动脉的重塑[65]。胎儿滋养层细胞表达 HLAC 被认为是为了保护侵入的细胞滋养免受母体 dNK 细胞的杀伤，也被认为可控制胎盘的感染。螺旋动脉重塑受到绒毛外滋养层与子宫 NK 细胞相互作用的影响，涉及两个主要的受体，分别为 HLAC 和 KIR 受体。特定 KIR 和 HLAC 基因型的母胎组合，与先兆子痫和流产密切相关[65-67]。此外，滋养层与母体 T 细胞的相互作用可能在胎盘正常发育方面起到关键作用。在正常妊娠的早期，胎儿特异性 T_{REG} 从母体外周被募集到蜕膜，在母胎 HLAC 不匹配的情况下，蜕膜 T_{REG} 的数量和功能均有增加。

由于 HLAG 仅在胎儿滋养层组织中分布，其被认为是胎儿耐受的重要组成部分。尽管 HLAG 的确切功能尚不清楚，但有证据表明，HLAG 通过抑制性受体 ILT4，抑制巨噬细胞活化。HLAG 通过与 dNK 细胞相互作用，可能有助于母胎界面免疫耐受和正常妊娠的维持。然而，肯定有其他机制参与其中，因为有报道表明，缺乏 HLAG 基因（无 HLAG）的女性也可正常妊娠，孕育健康的胎儿[68]。

（五）补体、趋化因子和细胞因子调节胎儿耐受

胎盘中补体激活的局部抑制可能对于防止胎儿排斥或预防早产很重要，尤其是在炎症或感染的情况下。在抗磷脂抗体诱导流产的小鼠模型中，拮抗因子 B（一种补体替代成分）可以防止流产的发生。胎盘形成缺陷在母体补体旁路途径和 C3 激活相关的小鼠模型中也可观察到。最后，滋养层细胞表达了几种补体负调节因子，如 CD59（MAC 拮抗药）、膜辅因子蛋白和衰变加速因子（C3 和 C5 转化酶抑制物）[69]。当小鼠补体的负调节基因 Crry 被敲除时，胚胎的存活受到影响，并且胎盘出现炎症[70]。Crry 基因敲除的小鼠与 C3 缺陷小鼠交配后，其胎儿可以存活，说明了在该模型中，C3 激活在胎儿排斥反应中起主要作用。上述几项研究表明，抑制补体激活可能在炎症情况下促进胎儿耐受。

在母胎界面表达的趋化因子和一些细胞因子对胎儿来说可能是危险的，因为这些小分子蛋白可能具有致炎症性，并能吸引免疫细胞。在炎症发生后，蜕膜间质细胞通过调节趋化因子（CXCL9、CXCL10、CXCL11、CCL5）的表达，可防止 T 细胞在该部位的积累[53]。子宫内膜转化为蜕膜后，表观遗传机制可有效抑制趋化因子的表达，主要因为趋化因子基因启动子上的组蛋白抑制物标记的出现。蜕膜中 T 细胞相对较少，这可能是由于蜕膜基质细胞不产生趋化因子的结果。

蜕膜中细胞因子的数量部分反映了多种 $CD4^+T$ 辅助细胞亚群之间的平衡。人们认为，$CD4^+T$ 辅助细胞亚群和细胞因子谱的改变会影响胎儿耐受[71]。过去，大家只关注 Th1/Th2 亚群，认为在正常妊娠期，Th2 型免疫反应占主导地位。尽管几项研究报道了正常妊娠女性血液似乎是 Th2 型主导的，但并非所有研究都明确支持这一结论[72-74]。在一项早期研究中，在妊娠期 Th17 细胞在蜕膜中的数量比外周血高；这一发现令人惊讶，因为 Th17 细胞通常是具有促炎症作用的[75]。此外，蜕膜基质细胞分泌的 CCL2 将 Th17 细胞募集到蜕膜中，其分泌的 IL-17 在孕早期增强滋养细胞侵袭能力，使得胎盘得以形成[76]。Th17 细胞也可能在增加孕酮分泌方面发挥作用，这对于维持胎儿耐受至关重要[77]。尽管 Th17 细胞在胎盘形成和胎儿耐受中发挥了重要作用，但绒毛膜羊膜中 Th17 水平升高却与早产和急性绒毛膜羊膜炎有关；这时，过多的 Th17 细胞可能会促进炎症反应。新的观点认为，维持胎儿耐受的 $CD4^+T$ 辅助细胞亚群为 Th1、Th2、Th17 和 T_{REG}，它们之间的平衡十分重要[71]。

（六）妊娠期排异反应

母胎耐受失衡可能导致不明原因的胎儿宫内死亡或自发性早产。不明原因的胎儿宫内死亡与胎儿耐受失衡和慢性绒毛膜羊膜炎有关，后者是指出现了 T 细胞的胎膜浸润[78]。慢性绒毛膜羊膜炎是一种异常的胎盘病理诊断，它与胎盘急性绒毛膜羊膜炎明显不同，表现为中性粒细胞浸润到胎膜中，常出现在胎盘感染时。在慢性绒毛膜羊膜炎中，除了 $CD4^+T$ 细胞，胎膜中还发现了大量 $CD3^+$ 和 $CD8^+T$ 细胞。在 30 例原因不明的早产病例系列研究中，胎儿死亡病例中诊断慢性绒毛膜羊膜炎的比例明显高于对照组（60% vs. 38%）。此外，胎儿死亡的女性中

抗 HLA Ⅱ 类抗体血清阳性率显著高于胎儿存活的女性（36% vs. 11%）。在自发性早产的女性中发现了与母体抗胎儿反应相关的免疫学改变，如慢性绒毛膜羊膜炎、母体抗 HLA Ⅰ 类抗体血清阳性、胎儿血清中 CXCL10 升高，以及补体（C4d）沿脐静脉内皮沉积[79]。这些观察结果表明，不明原因的胎儿死亡和自发性早产的病例中，可能发生了类似于同种异体移植排斥的母体抗胎儿免疫反应。最近关于围产期感染的观察研究也得出结论，母亲对胎儿的耐受的损害可能给妊娠带来严重后果。例如，单核细胞增生李斯特菌通过减少 T_{REG}，影响胎儿耐受，导致母体 $CD8^+$ T 细胞浸润胎盘和胎儿，造成损伤[40]。一旦母胎耐受受损严重，母体 T 细胞浸润胎盘时所造成的炎症会使病原体侵入胎儿，导致胎儿死亡。

即使在急性绒毛膜羊膜炎伴纯中性粒细胞浸润的情况下，母体外周 T 细胞亚群也可能失衡，导致早产。在使用脂多糖接种导致早产的小鼠模型中，子宫组织中 $CD4^+T_{REG}$ 减少，而分泌 IL-10 的 $CD4^+$ 和 $CD8^+T_{REG}$ 在母体脾脏中增加。与这些改变相关的还有母体脾脏中 Th17 细胞的减少。另一项对恒河猴的研究发现，在 IL-1β 诱发早产发生之前，母体脾脏中的 T_{REG} 和 Th17 细胞已经失衡[80]。母体外周 T_{REG} 和 Th17 细胞群的改变可能在早产病理生理学中发挥作用。

七、围产期感染的免疫反应

人们对导致胎儿损伤、早产或胎儿丢失的病原体引起的母胎免疫反应知之甚少。病原体绕过胎盘固有免疫反应，是其侵入羊膜腔或胎儿血中的关键。例如，B 组链球菌（GBS）逃避中性粒细胞反应是其在妊娠感染并导致早产的重要机制。GBS 是 β 溶血性革兰阳性菌，通常定植于阴道，但也可侵入子宫导致早产和死产[81, 82]。胎儿和新生儿都对 GBS 具有独特的易感性，可出现败血症、肺炎和脑膜炎。不同 GBS 菌株具有不同的毒力因子，使得无症状的阴道携带菌株侵入羊膜腔。高致病性 GBS 菌株与溶血、早产和胎儿损伤有关[83]。在一项非人类灵长类动物研究中，发现绒毛膜羊膜的中性粒细胞浸润在时间上有延迟，发生得太慢，无法及时阻止微生物侵入羊膜腔[84]。此外，GBS 可以抵抗中性粒细胞胞外牵制细菌的能力，更易造成感染和胎儿损伤。最后，

与母体中性粒细胞相比，胎儿中性粒细胞弹性蛋白酶活性更低，吞噬 GBS 的能力更弱。逃避胎盘固有免疫，尤其是中性粒细胞，是 GBS 毒株造成早产和胎儿损伤的一个关键特征。

了解病原体免疫逃避机制的需求迫在眉睫，因为越来越多的可致畸病原体不断地被人们发现，已经超过了已知的经典病原体类别，TORCH（T：弓形虫；O：其他感染（梅毒螺旋体和微小病毒等）；R：风疹病毒；C：巨细胞病毒；H：单纯疱疹病毒）。新的证据表明，几种蚊媒病毒具有致畸性，包括两种黄病毒，即寨卡病毒（Zika virus，ZIKV）和西尼罗河病毒，以及甲病毒和基孔肯亚病毒[85-89]。ZIKV 在美洲（2014—2016 年）流行，与巴西东北部先天性小头畸形病例的激增相关，其用于逃避胎盘中宿主固有免疫的机制值得深究。胎儿宫内感染此病毒可发生一系列异常，如脑萎缩、脑室扩大和眼损伤[90, 91]。ZIKV 是一种包膜病毒，具有 RNA 基因组，编码一个多聚蛋白；其经过翻译后修饰，将多聚蛋白切割成结构蛋白和非结构蛋白。研究表明，病毒的非结构蛋白（NS）可阻断干扰素诱导的信号级联反应，率先拮抗宿主的抗病毒反应[92-94]。在 2012 年后分离的病毒株中发现的 ZIKV NS1 基因突变使可使干扰素 β 失活，该突变可能与 2014 年之后出现的感染后致畸作用相关[94]。ZIKV 作为一种严重威胁母胎健康的病原体，它的出现强调了垂直传播和胎儿损伤中固有免疫逃避所占据的重要性地位。

八、妊娠期实体器官移植

接受实体器官移植的女性关注了许多问题，例如，如何在妊娠期间维持胎儿和移植器官的耐受性[95]。尽管过去认为胎盘是母体和胎儿之间不可逾越的屏障，但我们现在知道，胎盘内常常发生母体和胎儿之间的双向转运[3]。因此，几乎每一次妊娠，都可以在母亲体内找到胎儿细胞，同样，也可以在胎儿体内找到母体的细胞。母体中胎儿细胞长期存在，子代中母体细胞长期存在，这样，一个人体内至少有两种细胞群共存，这种现象被称为微嵌合体（microchimerism，Mc）[96, 97]。接受实体器官移植的孕妇至少有 3 种，甚至可能更多的 Mc 来源，包括胎儿 Mc、母体作为胎儿期间其母代的 Mc，以及来自供体同种异体移植物的细胞[95]。妊

娠期女性、供体器官和微嵌合细胞群中的 APC 都可以相互呈递抗原，产生至少 16 种抗原和 APC 的组合[95]。

保持对上述这些细胞群的耐受性是一项艰巨的任务，在少数情况下，耐受可能失败，发生妊娠期或产后移植排斥。有报道，有 2 名接受了心脏移植手术的女性，她们妊娠期间产生了针对胎儿抗原的 HLA Ⅱ 类抗体，然后与移植器官发生交叉反应，最终导致移植排斥。第一个案例中的女性在产后 3 个月发生心脏排斥反应，尽管她已经稳定使用了免疫抑制药 17 年。胎儿和胎儿父亲的 HLA 分型，可以确定胎儿呈递的父本抗原很有可能就是引发排斥反应的诱因。另一名女性在心脏移植 6 年后出现妊娠 8 周的流产，随后出现了心脏排斥反应。更深入地了解妊娠期间和妊娠后胎儿耐受和同种异体移植排斥的机制，将有助于进一步识别在妊娠期间具有排斥风险的女性。

九、妊娠期类风湿关节炎的改善

妊娠对某些自身免疫性疾病或炎症性疾病（如 RA 和多发性硬化）的病程有显著影响，可暂时改善或缓解症状（见第 51 章）[98]。RA 的特征是对称性炎症性关节炎，导致多个关节疼痛、僵硬和肿胀。将近 3/4 的 RA 女性在孕中期和孕晚期症状有所改善，但产后症状复发。过去想用性激素、皮质醇和胎盘 γ 球蛋白（丙种球蛋白）等来解释这种现象，但在验证过程中，由于无法模拟妊娠对 RA 的影响而被否定了。值得注意的是，妊娠期症状改善的概率与疾病严重程度、持续时间、母体年龄或类风湿因子的阳性并不相关[6]。相反，胎儿父系 HLA Ⅱ 类抗原与母系不同的妊娠女性中，RA 症状的改善更为明显[99]。这证明了母体对父系（胎儿）HLA 抗原的免疫反应，在妊娠期 RA 缓解中发挥了作用。

我们之前假设 RA 的改善是母体 T 细胞和 B 细胞对胎儿抗原产生耐受带来的伴随好处，同时也支持了胎盘的正常发育[6, 100]。随着胎盘的生长，凋亡的合体滋养层细胞（绒毛膜绒毛的外层上皮）脱落到母血中。这个过程从孕早期开始，持续到孕晚期，每天都会有数克的胎儿碎片进入到母体循环。凋亡碎片中存在胎儿抗原，以及胎儿次要组织相容性抗原。母体未成熟 DC 将这些碎片吞噬，并将胎儿抗原呈递给母体 T 细胞。由于抗原来自凋亡细胞，未成熟的 DC 会转变为"致耐受性"表型，诱导 T_{REG} 增殖，使 T 细胞缺失，从而对所呈递的胎儿抗原不产生反应。RA 的改善则可通过"致耐受性"DC 对胎儿和自身 HLA（RA 相关）肽链的同时呈递，以及母体 T 细胞免疫反应的下调中达到。

支持这一理论的证据来自小鼠研究和人类观察研究。小鼠研究表明，母体接触胎儿抗原后，出现 T 细胞缺失、T 细胞无反应性，以及诱导生成 T_{REG}[7, 38, 45]。母胎 HLA 差异是人类妊娠期 RA 改善/缓解的预测因子[99]。基因型相同的小鼠交配，妊娠中诱导和支持 T_{REG} 的能力受损，表明母胎 HLA 差异与母体 T 细胞耐性的重要影响因素。最后，研究发现母体胎儿 DNA 水平（代表母体循环中胎盘碎片的数量）与妊娠期间 RA 缓解程度之间存在显著相关性[7, 99]。

结论

母体免疫系统在妊娠期间对胎儿耐受做出的适应性改变意义非凡。再无任何其他组织可被如此包容和耐受。母体免疫系统为保护胎儿免受自身免疫攻击所做的适应性改变方面，我们有了巨大的了解，但研究仍不能止步，还需要进一步了解这些机制在正常和异常妊娠期中是如何运作的。先兆子痫和早产是母体免疫系统异常所致的产科并发症。通过妊娠免疫学的研究，可能在这些领域中取得突破性的进展。

▶ 要 点

- 固有免疫系统采用快速、非特异性的病原体检测方法来预防和控制初始感染，参与其中的有巨噬细胞、NK 细胞、补体系统和细胞因子。巨噬细胞具有清道夫功能，可能有助于防止细菌产生宫内感染。蜕膜巨噬细胞和 dNK 细胞被认为在螺旋动脉重塑，从而在正常胎盘的发育中起主要作用。

- PRR 识别 PAMP 和 DAMP 以触发早期和快速免疫反应，从而控制病原体。TLR 是妊娠期被研究最多的 PRR 系统之一，被认为在诱导感染相关的早产中起关键作用。

- 羊膜腔感染时，羊水、母胎血液和阴道分泌物中促炎症细胞因子（如 IL-1β、TNF-α 和 IL-6）的含量远高于正常妊娠水平。这些细胞因子不仅可以作为宫内感染的标志物，还可能引发早产并导致新生儿并发症。
- 适应性免疫诱导淋巴细胞(T 细胞和 B 细胞)，以及针对特定抗原的抗体克隆扩增。尽管反应较慢，但适应性免疫针对病原体的特定成分，并且能够根除固有免疫系统无法清除的感染。
- B 细胞的功能通过分泌抗体（免疫球蛋白）保护体内的细胞外间隙（如血浆、阴道）来实现，传染性病原体常常通过这些间隙传播。抗体通过多种机制控制感染，如中和、调理作用和补体激活。B 细胞产生的针对血管紧张素受体 I（AT1AA）的自身抗体，认为其在诱发先兆子痫和胎儿宫内生长受限中发挥了作用。
- 当病原体在细胞内扩增时（如各种病毒、某些细菌和寄生虫），它们无法被抗体接触，只能被 T 细胞破坏清除。多种 T 细胞的识别机制是基于不同细胞表面标志物的表达而进行的，如 $CD8^+$（效应 T 细胞或细胞毒性 T 细胞）、$CD4^+$（辅助性 T 细胞）和 $CD4^+CD25^+$（T_{REG}）。$CD8^+T$ 细胞直接杀死细胞，而辅助性 T 细胞激活 B 细胞产生抗体。T_{REG} 是免疫系统的主要调节者，通过下调抗原特异性 T 细胞反应，减少炎症期间的自身组织损伤，并防止自身免疫。
- 即使在孕早期，胎儿的免疫系统也具有固有免疫能力。而获得性免疫，尤其是产生抗体的能力，则发育得比较缓慢，直到出生后才能完全发挥作用。$CD71^+$ 细胞似乎可以保护新生儿免受肠道细菌定植期间共生微生物引起的过度炎症，但其代价是损害新生儿抵抗全身感染的免疫力。
- 胎儿血液含有较多的造血干细胞，使其成为造血干细胞移植的理想来源。私人储存库的脐带血需求在 1/200 000～1‰，仅对极有可能需要移植的儿童具有成本效益。
- 维持对胎儿的耐受需要母胎界面和母体外周的几种免疫机制共同协调。次级淋巴器官（淋巴结和脾脏）中存在关键的母胎界面，在此处，胎儿抗原被呈递给母体免疫细胞。这些免疫协调机制涉及母体外周免疫系统产生父系特异性 T_{REG} 和 B_{REG}、T 细胞缺失、色氨酸耗竭、FasL 表达或 TNF 相关的凋亡诱导配体 /Apo2L（TRAIL）的表达、胎盘 HLAG 的表达，以及胎盘对补体激活的抑制。
- 在已知的维持胎儿耐受的许多机制中，T_{REG} 是不可取代的，因为胎儿抗原特异性 T_{REG} 在分娩后得到保留，并可能有益于下一次妊娠。T_{REG} 抑制抗原特异性免疫反应，并在女性及雌性小鼠妊娠期间的体循环中升高。妊娠期选择性扩增 T_{REG}（>100 倍），在分娩后继续保留，并在下一次妊娠中能再次快速扩增。此外，hCG 作为 T_{REG} 的趋化因子，将其招募到母胎界面，在小鼠体内，刺激 T_{REG} 的增殖及发挥其抑制性作用。
- 母胎特定 KIR 和 HLAC 基因型的组合，被认为与先兆子痫高度相关。
- 不明原因的早产与胎儿耐受缺失和慢性绒毛膜羊膜炎（T 细胞浸润胎膜）相关。在小鼠体内观察到，感染单核细胞增生李斯特菌后出现母体胎盘 T 细胞浸润，这与母体 T_{REG} 减少、胎儿围产期死亡相关。
- 病原体侵入羊膜腔或胎儿血需要逃避胎盘固有免疫反应。GBS 毒株逃避胎盘中的中性粒细胞，被认为与宫内感染和早产相关。病毒载量的增加可能导致胎儿感染和损伤的发生，因此，我们需研究胎盘固有免疫抵御病毒的机制。ZIKV 编码几种病毒 NS 蛋白，这些蛋白会阻断产生干扰素的信号级联反应，而干扰素是一种针对病毒的关键性固有免疫防御因子。
- 接受实体器官移植的妊娠女性至少有 3 个，甚至可能更多的微嵌合体来源，并对此保持耐受：胎儿 Mc、母体 Mc（女性在其胎儿时期进入的母代细胞）、来自供体的同种异体移植物（器官移植）的细胞。在少数情况下，移植排斥与妊娠期间产生的抗胎儿抗体相关。

- 妊娠对某些自身免疫性疾病或炎症性疾病（如 RA 和多发性硬化）的病程有显著影响，可暂时改善或缓解其症状。妊娠期间 RA 症状的改善可能是母体 T 细胞和 B 细胞应对胎儿抗原产生的耐受所带来的间接益处。

致谢

感谢 Jan Hamanishi 和 Jessie Brown 在图片设计方面的帮助。本章的部分内容基于本书前一版的资料，部分由 Hilary S.Gammill 博士和 Laurence E.Shields 博士所著。

第二篇

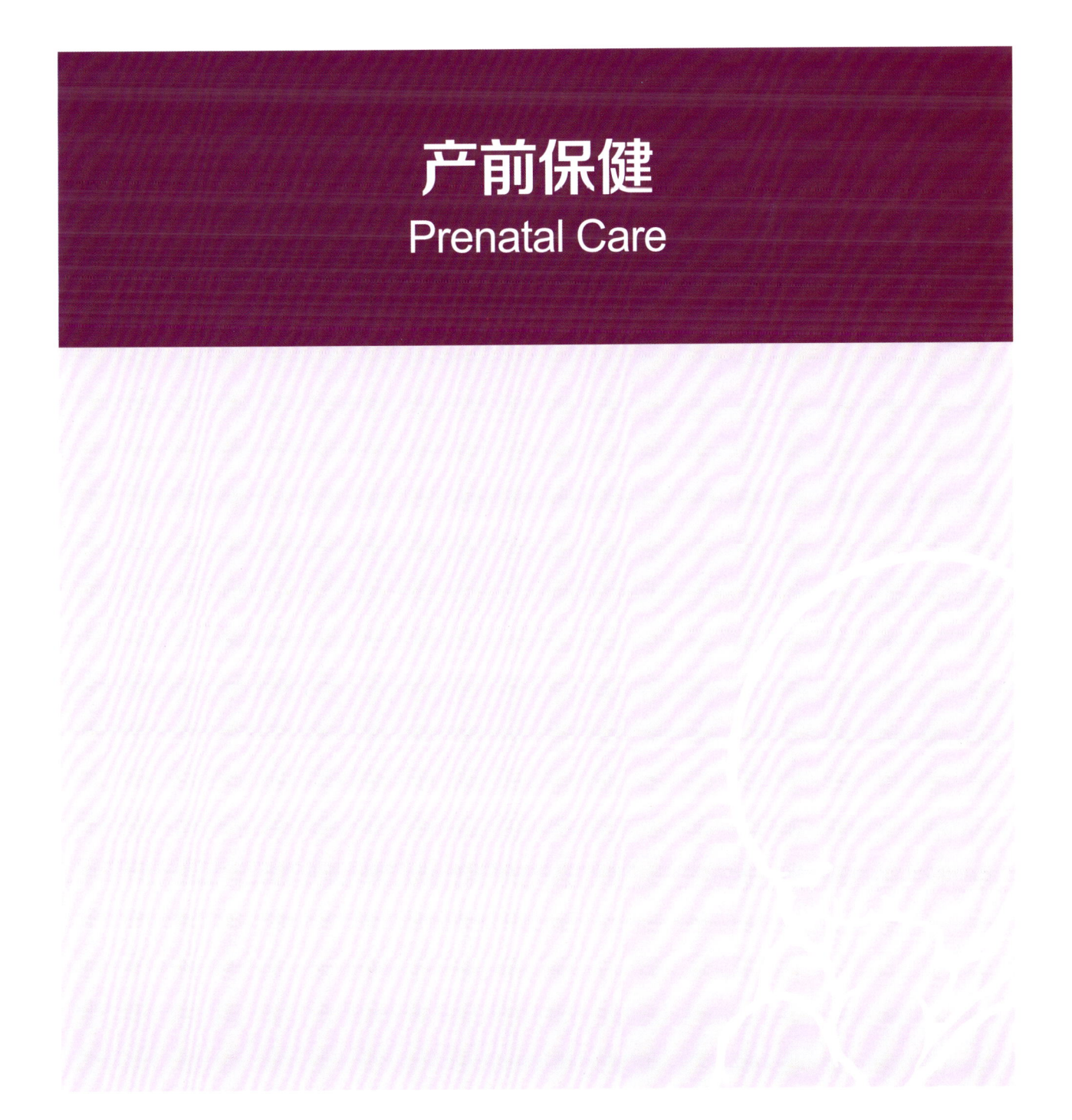

产前保健
Prenatal Care

第 5 章 妊娠前和产前保健
Preconception and Prenatal Care

Kimberly D. Gregory　Diana E. Ramos　Eric R.M. Jauniaux　著
张俊荣　译　　马琳琳　校

英汉对照

adjusted odds ratio	aOR	调整后比值比
Advisory Committee on Immunization Practices	ACIP	免疫实践咨询委员会
American College of Obstetricians and Gynecologists	ACOG	美国妇产科医师学会
artificial reproductive technology	ART	辅助生殖技术
Azidothymidine	AZT	齐多夫定
bisphenol A	BPA	双酚 A
body mass index	BMI	体重指数
casarean delivery	CD	剖宫产
Centers for Disease Control and Prevention	CDC	疾病控制和预防中心
confidence intervals	CI	置信区间
cytomegalovirus	CMV	巨细胞病毒
electronic medical record	EMR	电子医疗记录
fetal alcohol syndrome	FAS	胎儿酒精综合征
Group B Streptococcus	GBS	B 组链球菌
human chorionic gonadotropin	hCG	人绒毛膜促性腺激素
human immunodeficiency virus	HIV	人类免疫缺陷病毒
in vitro fertilization	IVF	体外受精
intrauterine device	IUD	宫内节育器
intrauterine growth restriction	IUGR	宫内生长受限
last menstrual period	LMP	末次月经期
low birthweight	LBW	低出生体重
maternal serum alpha-fetoprotein	MSAFP	孕妇血清甲胎蛋白
National Intimate Partner and Sexual Violence Surveys	NISVS	国家亲密伴侣和性暴力调查
neonatal intensive care unit	NICU	新生儿重症监护病房
neural tube defect	NTD	神经管缺陷
odds ratio	OR	比值比
peripherally inserted central catheter	PICC	外周置入中心导管

postpartum hemorrhage	PPH	产后出血
premature rupture of the membranes	PROM	胎膜早破
preterm birth	PTB	早产
rhesus immune globulin	RhIG	恒河猴免疫球蛋白
sexually transmitted infections	STI	性传播感染
small for gestational age	SGA	小于胎龄儿
tolerance-annoyance, cut-down, eye-opener	T-ACE	耐受性-厌烦-减少饮酒-晨起饮酒
toxoplasmosis, other infections, rubella, cytomegalovirus, herpes	TORCH	弓形虫、其他感染、风疹病毒、巨细胞病毒、单纯疱疹病毒
trial of labor after cesarean	TOLAC	剖宫产术后阴道试产
U.S.Preventive Services Task Force	USPSTF	美国预防服务工作组
United States	US	美国

摘 要

应在女性一生健康的背景下考虑妊娠前和产前保健。国家和国际社会已经认识到，贯穿整个生命周期的女性保健的重要性，从青春期开始，妊娠前、产前和分娩期连为一体。妊娠前保健的目的是促进妊娠前女性的健康，通过风险筛查、促进健康和有效干预，减少可预防的不良妊娠结局。妊娠前检查作为常规保健的一部分，要关注在妊娠前或孕早期采取措施才能产生最大影响的因素。本章将回顾产前保健的相关注意事项，包括：①早期和持续的风险评估；②健康促进；③医疗和心理社会干预，以及从生命历程的角度进行随访。

关键词

妊娠前和产前保健；产时保健；风险评估；生育计划

一、产前保健：全生命周期模式

妊娠前和产前保健应在女性整个生命周期的健康背景下考虑[1, 2]。本章使用美国公共卫生服务和美国妇产科医师学会（American College of Obstetricians and Gynecologists，ACOG）支持的更广泛定义[3, 4]，阐述产前保健的相关注意事项。产前保健应包括以下内容：①早期和持续的风险评估；②健康促进；③医疗和心理社会干预和随访。产前保健的首要目标是促进孕妇、胎儿和新生儿及整个家庭的健康和福祉。因此，广义的产前保健不以分娩为终点，而是应该包括产前和生育间隔期保健，最长可达婴儿出生后1年。重要的是，这里引入了生育间隔期保健的概念，所有与育龄女性（和男性）的保健互动都是评估风险机会的概念，提倡健康的生活方式，确定、治疗和优化可能影响妊娠和母子终生健康的医疗和心理社会问题。

（一）保健的目标和定义

国家和国际社会已经认识到，作为贯穿整个生命周期的综合公共卫生优先项目，最早从青春期开始，妊娠前、产前和生育间隔期连续性保健极具重要性[5-7]。妊娠前保健的目的是促进妊娠前女性的健康，通过促进风险筛查、健康促进和有效干预，减少可预防的不良妊娠结局，作为常规保健的一部分，通过强调那些需要在妊娠前或孕早期进行干预的因素，进而产生最大的影响[5]。生育间隔期保健是指从分娩到女性下一次妊娠开始期间提供的保健。生育间隔期保健这一术语由疾病控制和预防中心（Centers for Disease Control and Prevention，CDC）提出，作为一项战略，通过解决与婴儿死亡率和其他不良妊娠结局相关的疾病过程、健康行为和环境危害，优化妊娠期间的父母健康。在生育间隔期，对前次妊娠并导致不良结局（如流产、早产、低出生体重、出生缺陷或新生儿死亡）的女性进行强化干预。然而，就本讨论的目的和临床应用而言，妊娠前保健和生育间隔期保健基本上是可以互换的[8,9]。育龄女性的许多疾病在妊娠期间往往变得明显，可能导致新生儿的不良出生结局，或者对母亲的长期健康产生影响。

（二）变更的证据和理论基础

提供这些服务的证据和理由是多方面的。首先，越来越多的证据表明，成年期的身体健康状况取决于妊娠期间的微环境和宏观环境（成人疾病的胎儿起源学说）。因此，第1次产前检查可能已经太迟，无法通过生活行为方式的转变来改善不良妊娠结局，以及儿童和未来成人健康的状态[10]。其次，导致不良妊娠结局与先天性异常、PTB 和 LBW 有关。出生时患有这些疾病的婴儿大大增加了新生儿和婴儿死亡率，以及家庭和社会保健费用。第1次产前检查即使是从孕早期开始也太晚了，错过了通过行为干预或治疗预防胎儿畸形、降低 LBW 和潜在早产风险的机会。第三，几乎一半的妊娠都是计划外妊娠或非意愿妊娠，因此，女性在妊娠时可能不会处于最佳健康状态或实施理想的健康行为，尤其是青少年和（或）低收入女性人群[11,12]。第四，推迟生育或患有严重疾病的女性妊娠比例正在增加，对于这部分女性，可以通过调整用药改善妊娠结局[5,13-16]。特别是计划妊娠者，妊娠前保健/生育间隔期保健提供了改变生活方式、调整治疗的机会。有数据表明，计划妊娠的夫妇更有可能做出行为改变[9,17,18]。妊娠前保健、产前保健和生育间隔期保健应针对不同患者进行个性化指导。这些保健是女性从月经初潮到绝经或绝育整个一生中全面女性保健服务的连续体[6,9,19]。最后，全国调查显示，84%的育龄女性（18—44岁）在过去1年内进行过保健访视（为妊娠前咨询提供了重要机会），但数据表明，这些女性并未接受妊娠前保健[19]。初级保健和女性保健访问是提供这些保健服务的理想时间。所有医疗从业者，包括但不限于营养学家、药剂师、护士、助产士、家庭医生、妇产科专科医生等，应将育龄女性的每一次健康访视当作最大限度增加女性及其未来后代健康水平的机会，并提出两个简单的问题：①你是否妊娠或计划妊娠；②如果没有，你在做什么来避免妊娠。

综上所述，这些问题很好地引出了终极问题：你的生育计划是什么？这些问题的答案将指导随后的妊娠前和生育间隔期保健及其相关干预措施。

（三）妊娠前保健和健康女性访视的组成

妊娠或妊娠意愿是区分妊娠前、生育间隔期和健康女性保健的前哨事件（图 5-1）。在《患者保护和平价医疗法案》（Patient Protection and Affordable Care Act）的覆盖范围内，妊娠前医疗作为一项预防性健康保健服务包括在健康女性的就诊中[19]。虽然有多种检查清单和在线评估工具，以及已经发布的妊娠前保健指南、经过验证的工具，但是提供妊娠前保健的人员仍缺乏专业妊娠前保健基本要素的知识和培训，这阻碍了妊娠前保健的实施[21,22]。妊娠前保健或健康女性访视类似于大多数卫生保健互动，提供者询问有关个人和家族病史和接触情况等筛查问题，进行健康促进（降低风险的咨询），并提供治疗。若计划妊娠，表 5-1 列出了与妊娠前保健访视相关的问题，并给出了在妊娠前可以进行医学干预的

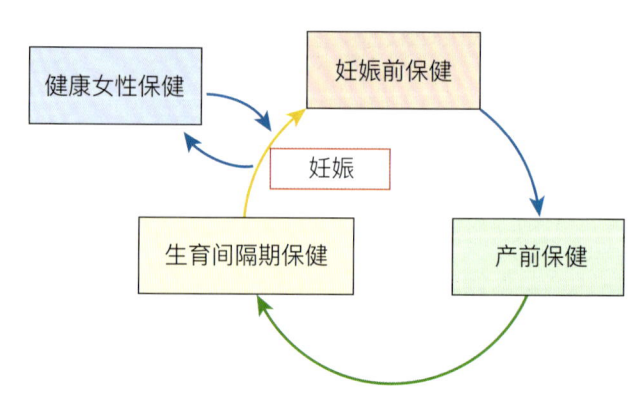

▲ 图 5-1 妊娠前医疗、产后/生育间隔期保健和健康女性保健之间的相互联系

表 5-1 妊娠前/生育间隔期咨询的相关主题和计划妊娠时可优化的医疗条件

	临床表现	注 释
一般健康状况	年龄	<18岁：少女妊娠与不良的孕产妇和家庭后果及早产风险增加有关
		18—34岁：理想的生育年龄组
		>35岁：遗传病风险增加，并发症、剖宫产风险、产科合并症和死亡率增加；妊娠建议应以一般健康状况而非年龄为指导
	体重	体重不足：建议在妊娠前体重增加和（或）在妊娠期间体重增加更多
		超重：建议妊娠前减肥；BMI 增加与多种不良结局相关，包括流产、死产、糖尿病、先兆子痫、剖宫产
精神/神经方面疾病	抑郁、焦虑	将药物调整到妊娠期最低有效剂量，关于某些药物的胎儿超声心动图和新生儿停药综合征的咨询，确保风险/收益状况有利于治疗
	癫痫	考虑妊娠时开始服用叶酸 4mg/d，以降低 NTD 的风险；如果 2 年内没有癫痫发作，考虑停药；调整药物以降低胎儿畸形的风险；妊娠期间密切监测血药浓度；确保风险/收益状况有利于治疗
	偏头痛	偏头痛的类型会随着妊娠而改变，大多数针对偏头痛的药物都不是禁用药
心血管疾病	先天性心脏病或瓣膜病	与心脏病专家协作；根据病情严重程度（NYHA 分类）或所需药物，妊娠可能是禁忌证
	冠状动脉疾病	与心脏病专家协作
	高血压	调整药物以控制血压；停止 ACE 抑制药类和 ARB 类药物，这些药物与先天畸形有关
呼吸系统疾病	哮喘	使用阶梯化治疗方案；如果激素依赖，早期超声评估胎儿唇腭裂；建议妊娠糖尿病风险增加的患者不要禁用包括类固醇在内的药物；强调治疗的益处大于风险
消化系统疾病	炎症性肠病	调整治疗方案，建议在缓解期妊娠；有些药物有绝对禁忌证和相对禁忌证
生殖系统疾病	子宫畸形	如有需要，与生殖内分泌科医生协作
内分泌代谢性疾病	糖尿病	妊娠前控制血糖在正常水平（糖化血红蛋白A<7%）；药物治疗先天性异常风险的剂量依赖关系；对于 1 型和病程较长的 2 型糖尿病，胰岛素治疗是最好的；磺酰脲类药物通常用于妊娠糖尿病
血液系统疾病	镰状细胞/珠蛋白生成障碍性贫血	遗传咨询；告知患者，妊娠加重贫血，存在早产/低出生体重的风险
	DVT/PE 病史，已知的遗传性血栓形成倾向	妊娠期间需要预防复发 DVT/PE 的风险
感染性疾病	STI、TORCH、细小病毒	确定风险因素，建议避免感染，并进行适当治疗
风湿免疫系统疾病	SLE	在 SLE 病情缓解期妊娠，有些药物可能是禁忌证
遗传性疾病	患者或伴侣的已知遗传性疾病	遗传咨询，产前诊断或辅助生殖需要确认诊断的病历和评估，以避免基于父母偏好和价值观的遗传风险

ACE. 血管紧张素转化酶；ARB. 血管紧张素受体阻滞药；BMI. 体重指数；DVT. 深静脉血栓形成；NTD. 神经管缺陷；NYHA. 纽约医院协会；PE. 肺栓塞；STI. 性传播感染；SLE. 系统性红斑狼疮；TORCH. 弓形虫、其他感染、风疹病毒、巨细胞病毒和单纯疱疹病毒

例子。理想情况下应在见临床医生之前完成清单或问卷。可采用在线和交互式模块,应该鼓励电子病历(electronic medical record,EMR)在临床站点之间的共享[23]。可能需要广泛实施并传播的妊娠前或健康女性访视中,最重要的组成部分是制订和记录个人的生育计划。

(四)生育计划的定义

Files 及其同事[20]将生育计划定义为"有意识地决定是否生育的一系列个人目标",并概述了实现这些目标的策略。在制订或讨论生育计划时要考虑的关键因素包括:①是否想要孩子;②父母的年龄;③孕产妇健康状况和合并症情况;④期望的孩子数量和预期的孩子间隔,要考虑到理想的生育间隔、母亲年龄和生育可能性;⑤对遗传病或内外科/产科并发症的风险承受能力;⑥家族史;⑦生活环境(年龄、学校、职业、伴侣、生育准备)[20]。重要的是,生育计划应该个性化、反复进行,并在月经初潮时开始制订,在随后的健康咨询中由所有保健提供者确认或修改,并因更年期或绝育而停止。Files 和同事[20]提供了制订生育计划的算法和指南,并且为打算妊娠的女性设计了方便的在线工具。不幸的是,即使女性已经到了准备妊娠阶段,许多人仍然沉迷于可导致不良妊娠结局的习惯或行为,如不良饮食(超重或体重不足)、吸烟、滥用药物和酗酒。这表明更需要一对一的提供者 - 患者互动和更普遍的社交媒体消息[9, 24]。研究表明,患者希望从她们的提供者那里得到这些信息,而且许多人会做出积极回应[25]。此外,研究证明,在团体、社区环境中及在伴侣在场的情况下,分享这些信息可以提高其有效性[9]。重要的是,生育计划不应仅限于育龄女性,这一概念也适用于青春期男孩和成年男性。

如果预计在 1 年内不会受孕,应选择有效的避孕措施。同样,在特定情况下,不建议或不打算妊娠时,应同样选择可靠的避孕措施,并应强调依从性的重要性。数据表明,许多有复杂医疗问题建议避免妊娠的女性因受孕风险低并不采取避孕措施[25, 26]。如果希望妊娠,除了筛查和鼓励健康行为外,还应采取干预措施,改善身体健康状况并调整药物至有利于妊娠的情况(表 5-1)。

二、妊娠前健康咨询

(一)孕妇年龄

在过去的 40 年里,发达国家的平均孕产妇首次生育年龄稳步上升。1970 年,首次生育的平均年龄为 24.3 岁,2015 年为 30 岁,这是国际上获得可比性数据的最近 1 年[27]。在经济合作与发展组织成员国中,墨西哥女性的平均生育年龄最低(26.2 岁),瑞士、西班牙和韩国分别为 31.8 岁、31.9 岁和 32.4 岁。美国中、低收入地区的平均生育年龄是 28.27 岁,孕妇年龄大是流产、孕产妇死亡和严重孕产妇结局及不良围产儿结局的危险因素,包括 PTB(妊娠 < 37 周)、死产、新生儿早期死亡率、围产儿死亡率、LBW(<2500g)和新生儿重症监护病房(neonatal intensive care unit,NICU)入住率[28]。在高收入国家,35 岁以上的孕产妇还与流产、胎儿异常、死产及产科并发症有关,但良好的围产保健可降低总体死亡风险。

1. 孕产妇年龄大于 35 岁

随着孕产妇年龄的增长,患有关节炎、高血压和糖尿病等慢性疾病的可能性增加[29-33]。加拿大围产期监测系统的全国孕产妇调查[29]发现,35 岁及以上的初产妇更有可能有过流产或接受不孕症的治疗,要求或被提供剖宫产(cesarean delivery,CD),并且剖宫产率高于 20—29 岁的初产女性,但她们 PTB、LBW 或 SGA 的风险并不高。最近的一项系统回顾性研究和 Meta 分析研究发现,年龄超过 35 岁会增加死产(OR=1.75,95%CI 1.62~1.89)、先兆子痫(OR=1.99,95%CI 1.65~2.36)、新生儿死亡(OR=1.48,95%CI 1.30~1.67)、NICU 入住率(OR=1.49,95%CI 1.34~1.66)和妊娠糖尿病(gestational diabetes mellitus,GDM)(OR=2.85,95%CI 2.46~3.32)的风险[32]。这些风险随着孕产妇年龄的增长而增加,在 50 岁或以上的女性中,先兆子痫和 GDM 的发生率几乎翻了一番,其中绝大多数通过剖宫产分娩[30-34]。

许多 40 岁及以上的初产妇需要辅助生殖技术(artificial reproductive technology,ART)才能妊娠。与 35 岁以上自然受孕的女性相比,35 岁以上的 ART 受孕女性的分娩方式更可能选择剖宫产,并且胎盘滞留的风险更高[34]。在老年女性中,ART 技术可能需要供卵,这与先兆子痫和早产的风险增加有关。最近对 35 项研究[35]进行的系统回顾和 Meta 分析发现，调整后比值比（adjusted odds ratio，aOR）评估的先兆子痫风险在单胎妊娠中为 2.11（95%CI 1.42～3.15），在多胎妊娠为 3.31（95%CI 1.61～6.80）。单胎妊娠患 PTB 和 LBW 的风险分别为 aOR=1.75（95%CI 1.39～2.20）和 aOR=1.53（95%CI 1.16～2.01）。此外，由于 ART，在 1990—2001 年期间，40—44 岁女性的双胞胎出生率几乎翻了一番；而在 1975—1998 年期间，35 岁及以上女性的三胞胎出生率增加了 4 倍[36]。在这一背景下，特别是对于合并疾病的老年女性，生殖医学专家、母婴医学专家和妇产科医生应对 35 岁以上女性的妊娠制订更易于实施的建议。

2. 青少年妊娠

由于数据不完整，很难确定全球青少年妊娠的真实患病率，估算美国为 13%，全球为 25%[37]。在 Sedgh 等的综述中，21 个国家的完整统计数据显示，美国 15—19 岁的妊娠率最高（57‰），瑞士最低（8‰）[38]。墨西哥和撒哈拉以南非洲的妊娠率较高，但报道不完整。瑞典的一项调查发现，青少年比年长女性更容易阴道分娩，并且青少年患前置胎盘、产后出血（postpartum hemorrhage，PPH）和会阴撕裂伤的风险低于成年女性[39]。然而，青少年患先兆子痫、PTB、LBW 的风险增加，妊娠丢失的风险也增加，包括新生儿死亡、死产、产时死亡和流产。患者年龄越小，母亲和婴儿的风险越大[37]。在全球范围内，分娩并发症是 15—19 岁年龄组孕产妇死亡的第二大原因[37]。

青少年妊娠通常是非计划妊娠（80%），对妊娠青少年的身体、情感、教育和经济状况有负面影响。这种意外妊娠的高发生率与高流产率有关。约 50% 的少女妊娠导致流产[40]。对年轻母亲来说，青春期生育与一系列不良后果有关，包括精神健康问题，如抑郁症、药物滥用和创伤后应激障碍[41]。与成年人相比，青少年吸烟（36% vs. 7%）、喝酒或吸毒（1.1% vs. 0.2%）的可能性也更大，情绪压力、伴侣暴力和被抛弃的程度更高，家庭环境不稳定或不安全[37]。少女母亲更有可能贫困，并居住在社会和经济地位不高的社区和家庭，这可能是她们早产风险较高的一个原因。

在中等收入和低收入国家，10—19 岁少女母亲的早产风险也较高。此外，与 20—24 岁的母亲相比，她们患子痫、产褥期子宫内膜炎、急诊剖宫产、PPH 和全身感染的风险更高[42]。这些全球一致的趋势强调，卫生保健工作者作为卫生政策倡导者的重要作用，应确保所有青少年都在学校课程中接受良好的性教育，并且允许计划生育机构为青少年提供咨询并提供避孕服务，包括药物和长效可逆避孕装置。无论怎样强调计划生育和获得避孕措施对青少年的重要性都不过分，因为在 1～2 年内重复妊娠的比率很高[37]。

（二）体重指数

孕产妇体重异常是世界范围内日益增加的并发症。约 50% 的育龄女性超重或肥胖[42]。因此，孕产妇肥胖已成为一个与产科、手术和麻醉风险相关的全球问题，并增加了母亲和孩子患急性和慢性疾病的风险。它还影响社会中个人的经济生产力，并给医疗保健系统带来额外的成本负担（见第 46 章）。厌食症和神经性贪食症曾经被认为是罕见的饮食失调症，但由于发展中国家长期缺乏食物、发达国家追求瘦身的文化压力，也不断增加。

1. 体重增加

妊娠期间体重增加已被证明是妊娠结局的重要预测因素（见第 6 章）。母亲体重增加与胎儿体重增加相关，因此，应密切监测。体重增加太少需进行营养因素评估和相关胎儿生长评估。体重增加过多是液体潴留的最初迹象之一，但也可能反映出饮食摄入增加或体力活动减少。孕中期和孕晚期的体重增加轨迹是出生体重的重要预测因素[43]。

在美国，健康体重的女性在妊娠期间建议的总增重为 11～16kg（25～35lb）[44]。体重不足的女性最多可增重 18kg（40lb），但体重超重的女性应将增重限制在 7kg（15lb）以内，如果是病态肥胖，不需要增重[45]。

足月时，妊娠女性体重因组织液量和脂肪增加而增加 3～4kg（7～9lb），因血容量增加而增加 1.5～2kg（3～4lb），乳房增大增重 0.5～1kg（1～2lb），子宫增大增重 1kg（2lb），羊水增重 1kg（2lb）或 1L，胎儿体重增重 2.7～3.6kg（6～8lb），胎盘增重 0.5～1kg（1～2lb）。通常，孕早期体重共增加 1.4～2.7kg（3～6lb），孕中晚期每周增加 0.2～0.6kg（0.5～1lb）。

如果患者在孕中期体重没有增加 4.5kg（10lb），则应回顾其营养状况。体重增加不足与 LBW 婴儿的风险增加有关。体重增加不足似乎对健康体重的女性或妊娠前体重不足的女性影响最大。体重不足的母亲在妊娠期间必须增加更多的体重才能生出正常体重的婴儿。在超重和肥胖女性中，体重减轻或增重 5kg（11lb）以内与 SGA 婴儿风险增加、新生儿脂肪量减少和头围减少相关[46]。

当发现体重增加过多时，应建议患者避免高脂肪和高糖类的食物，限制糖的摄入，并增加体育活动。几项小型研究表明，监测体重增加、饮食量、体育活动和行为咨询可以限制妊娠期体重增加，并促进产后体重减轻。

妊娠期饮食和生活方式干预可以减少妊娠期体重增加并改善母婴结局[47]。在这些干预措施中，基于饮食的干预最有效，并且与减少妊娠期体重增加和改善产科结局有关。大多数产科医生都知道这些建议，但许多人对提出治疗建议感到不自在[48,49]。

妊娠后体重增加和体重保持是随后肥胖的危险因素[16]。因此，应鼓励产后减肥。在产后 6 个月恢复其妊娠前体重的女性在接下来的 10 年中仅增加了 2.4kg（5lb），而产后保持体重的女性则增加了 8.3kg（18lb）。据估计，40%~60% 的正常和超重女性的体重超过了医学研究所的建议，这使得产后减肥变得困难。数据表明，75% 的女性在产后 1 年比妊娠前体重更重[50]，并且第 1 次和第 2 次妊娠之间的体重保持与围产期并发症的风险增加有关，即使在体重不足和体重正常的女性中也是如此[50,51]。

稳定妊娠期体重似乎是避免第 2 次妊娠不良围产结局的重要目标。尽管临床医生一直专注于教导女性适当增加体重对妊娠很重要，但产后体重减轻的重要性并未得到同等重视[17,52,53]。一项关于饮食、运动或两者结合影响产后女性体重减轻的 Meta 分析研究发现，节食和运动相结合、单独节食都有助于产后女性减肥[54]。

2. 超重和肥胖

70% 的美国成年人超重（BMI≥25kg/m^2）或肥胖（BMI≥30kg/m^2）[55]。妊娠前体重增加/肥胖和妊娠期体重增加过多现在是公认的母胎并发症和儿童成年期疾病的独立危险因素。风险包括流产增加、先天畸形、高血压疾病、GDM、巨大儿和分娩并发症，包括器械分娩、肩难产、急诊 CD、PPH、静脉血栓栓塞、麻醉并发症和伤口感染[56-59]。超重对于肥胖女性，巨大儿的 OR 为 1.95（95%CI 1.79~2.11），CD 的 aOR 为 2.04（95%CI 1.41~2.95）[56]。超重或妊娠前肥胖也与较高的流产风险相关，妊娠前减重 4kg 及以上流产风险降低[58]。

母亲肥胖是儿童肥胖和哮喘的一个潜在危险因素[59]。妊娠期间超重或肥胖女性的孩子在儿童和青少年时期出现认知缺陷、外化问题（特别是注意力缺陷/多动障碍）和内化精神病理的风险也会增加[60]。因为妊娠体重增加的测量问题和共同的家族特征（即遗传学和母亲、儿童的生活方式因素）的潜在混杂效应，这些发现应谨慎解释。

新出现的证据支持首次微生物接触在早期生命中有促进和维持平衡免疫反应的作用，最近的发现表明，微生物接触在出生前就开始了，由母亲的微生物群形成，这与母亲的 BMI 有关。尽管其机制尚不清楚，但出生后免疫调节的成熟似乎主要是受微生物的影响，而胃肠道是微生物接触的最大来源[61]。影响肠道微生物群的早期暴露与可能持续到成年的儿童疾病的发展有关，如哮喘、过敏性疾病（特应性皮炎、鼻炎）、慢性免疫介导的炎症性疾病、1 型糖尿病、肥胖和湿疹[62]。与健康体重母亲的母乳相比，肥胖母亲的母乳样本往往含有不同的、多样性更少的细菌微生物群[63]。现已证明，母亲体内细菌组成的改变会影响其后代胃肠道的发育和功能[64]。因此，对于将要做母亲的女性而言，妊娠前改变其微生物群可能是降低后代过敏性疾病风险的有效干预措施。

3. 体重过轻

现在认为，妊娠前体重不足或妊娠期体重增加不足是发生流产、PTB、SGA 和高血压疾病的独立风险因素[64]。妊娠期体重增加不足与 SGA（OR=1.53，95%CI 1.44~1.64）和 PTB（OR=1.70，95%CI 1.32~2.20）风险较高相关，剖宫产率无显著差异（OR=0.98，95%CI 0.96~1.02）[57]。一项 Meta 分析[65]表明，与健康体重母亲的孩子相比，患有神经性厌食症母亲的孩子出生体重低 0.19kg。来自同一作者的一项人群研究还表明，饮食失调与接受生育治疗和随后双胞胎出生的概率增加有关[66]。患有神经性厌食症的女性更有可能意外妊娠，并对意外妊娠有复杂的感觉。

4. 减肥手术后妊娠

减肥手术后妊娠似乎可以有效降低巨大胎儿、GDM 和妊娠高血压疾病等并发症的风险（见第 31 章和第 46 章）[67-70]。一项使用 2006—2011 年瑞典医学出生登记册的研究[68]发现，与匹配的对照妊娠相比，670 名女性接受减肥手术后妊娠，发生妊娠糖尿病（1.9% vs. 6.8%，OR=0.25，95%CI 0.13～0.47）和大于胎龄儿（8.6% vs. 22.4%，OR=0.33，95%CI 0.24～0.44）风险降低，SGA 婴儿的风险较高（15.6% vs. 7.6%，OR=2.20，95%CI 1.64～2.95），妊娠期更短（273 天 vs. 277 天，平均差异 –4.5 天，95%CI –2.9～–6.0）。最近对系统回顾和 Meta 分析纳入了 20 项队列研究，包括 8364 名接受减肥手术的女性，结果发现，GDM、巨大儿、妊娠高血压、PPH 和 CD 的发生率降低[69]。按术前体重指数匹配对照组，与之相比，手术组患者 SGA 和 PTB 发生率增加[69]。

减肥手术后妊娠的女性构成了一个独特的产科人群，其发生严重微量营养素缺乏的风险增加。因此，应在妊娠前或第 1 次产前检查时考虑筛查微量营养素，并应包括以下内容：全血细胞计数、铁、铁蛋白、叶酸、钙、锌、镁、碘和维生素 A、维生素 B$_{12}$、维生素 D 和维生素 K[70]。应在每个妊娠期和产后进行额外的筛查和补充[71,72]。女性应遵循医学研究所建议的体重增加，并应进行胎儿生长的连续评估以监测宫内生长受限。

（三）感染和免疫

初级保健、预防保健和女性健康随访是筛查和咨询女性梅毒、淋病、衣原体、人类免疫缺陷病毒等性传播感染（sexually transmitted infection，STI）及 TORCH 感染的理想场所。这也是确认和更新免疫状态的理想时间（见第 57 章和第 58 章）。应告知性活跃患者使用避孕套预防性传播感染的重要性（不考虑其他避孕方法），并应根据国家指南根据年龄和地域流行率对其进行性传播感染筛查[73]。

基于危险因素的弓形虫病筛查可能是有意义的，因为约 11% 的美国人口感染了弓形虫病。患者应在妊娠初期进行筛查，筛查阴性的人有感染先天性弓形虫病的风险，应建议避免接触受感染的猫和摄入生的或未煮熟的肉类。免疫筛查结果阳性的患者可以放心，胎儿丢失或死胎的风险较低。就对弓形虫感染问题，美国还没有前瞻性地进行常规人群筛查的风险和益处分析。然而，支持者认为，从一些欧洲国家（法国、比利时、奥地利）的流行病学数据推断，根据治疗的可获得性，理论上是有好处的。在这些国家，筛查很普遍。先天性感染的流行率与目前强制筛查的苯丙酮尿症和先天性甲状腺功能减退症等先天性疾病相当。在美国，对确诊为急性弓形虫感染的母亲进行螺旋霉素治疗非常困难，需要美国食品和药品监督管理局的协助。研究表明，产妇治疗不能预防胎儿感染，但可以降低先天性疾病的严重程度[74]。

50%～80% 的育龄女性有既往 CMV 感染的证据，并且应告知易感女性（如儿童保育员和托儿所带小孩的女性）接触玩具、唾液和尿液后手卫生的重要性。初次感染后垂直传播的风险更大，目前的治疗选择有限。仅在部分欧洲国家（法国、比利时）进行了常规 CMV 筛查，以提高高危母亲的认识并鼓励她们采取预防措施，目前在美国尚未得到认可。同样，应告知患有原发性或复发性疱疹的女性在孕晚期进行预防性抗病毒治疗的益处，以降低垂直传播的风险和 CD 的需要。

所有育龄女性都应按照免疫实践咨询委员会（Advisory Committee on Immunization Practices，ACIP）和美国疾病控制和预防中心的建议进行免疫接种[75]。检测并记录风疹、水痘和乙型肝炎的保护效价，并对易感患者进行免疫接种。读者可参考 CDC 网站，了解目前大多数妊娠期免疫接种建议（www.cdc.gov/vaccines/pregnancy）。如果孕妇在流感季节妊娠并分娩，她应该接种流感疫苗以降低疾病的严重程度。孕晚期（27～36 周）应接种破伤风、白喉和百日咳疫苗，为新生儿提供被动免疫[75]。大多数欧洲国家和澳大利亚的卫生保健部门建议接种流感和百日咳疫苗。

（四）遗传和家族史

妊娠前是筛查人群的遗传病携带状态和多因素先天性畸形或具有明显遗传倾向的家族性疾病的合适时间。如果患者筛查呈阳性，则需要转诊进行遗传咨询，并且可能需要考虑额外的选择，包括供卵或供精、植入前诊断、妊娠后的产前基因检测或收养[76]。某些疾病可能与种族/民族或地理来源相关。

非洲、亚洲或地中海后裔的患者应筛查遗传性血红蛋白病（镰状细胞病、α-珠蛋白生成障碍性贫血和β-珠蛋白生成障碍性贫血）。犹太和法裔加拿大血统的患者应筛查 Tay-Sachs 病、Canavan 病和囊性纤维化。在美国，建议所有有妊娠计划或寻求产前检查的夫妇提供囊性纤维化筛查。在妊娠前解决这些问题要容易得多，也不会因妊娠进展而那么匆忙。父亲的年龄也很重要，因为当父亲年龄较大时，孩子可能存在遗传、结构、行为或认知风险。这强调了男性生育计划和女性一样重要[77, 78]。

直接面向消费者的测试和私人付费、供应商订购的测试越来越多，其影响尚未确定。从个体患者角度及社会、卫生经济和公共政策角度监测影响的策略是必要的，并且需要考虑当地和国家资源的可用性[79]。

（五）亲密伴侣暴力

亲密伴侣暴力（intimate partner violence，IPV）（也称为家庭暴力、殴打或配偶虐待）是女性一生中普遍存在的问题。在美国，超过 1/3 的女性经历过强奸、身体暴力、亲自或通过移动设备和社交媒体等电子方式的跟踪[80]。尽管 IPV 跨越了性别、种族、民族和社会经济界限，但种族差异确实存在（图 5-2）。来自国家亲密伴侣和性暴力调查（National Intimate Partner and Sexual Violence Surveys，NISVS）的数据表明，混血女性的 IPV 率最高（57%），亚太岛屿血统女性 IPV 率最低（18%）。成为 IPV 受害者的风险因素包括但不限于年龄（青春期和青年期）、低收入、低受教育程度、失业、儿童时期的身体或性受害[81-83]。

妊娠和产后通常是 IPV 开始的时候。在美国，每年约有 324 000 名孕妇受到虐待。然而，IPV 的真正流行率是未知的，因为许多受害者害怕透露她们个人的暴力经历[84]。IPV 在妊娠期间的后果不仅影响母亲，也影响孩子（图 5-3）。

产妇的问题可以分为生理和心理两大类。身体并发症包括滥用药物、吸烟、延迟进行产前保健和早产[85]。父母亲关系不佳，母亲患有抑郁、焦虑（自杀风险增加）和成为凶杀的受害者是一些负面的母亲结果[86]。婴儿身上的 IPV 是终生的，范围从 LBW 到发育迟缓、情绪问题、睡眠问题，以及实施 IPV 的可能性[87]。

由于产前保健通常会与保健提供者定期接触，因此，围产期是解决 IPV 问题的理想时机[88, 89]。美国卫生和公共服务部建议，IPV 筛查和咨询应成为女性健康访视的核心部分。IPV 筛查应在第 1 次产前检查时进行，至少每 3 个月 1 次，直至产后复查。妊娠期间的筛查问题可以是"自从你妊娠以来，你是否受

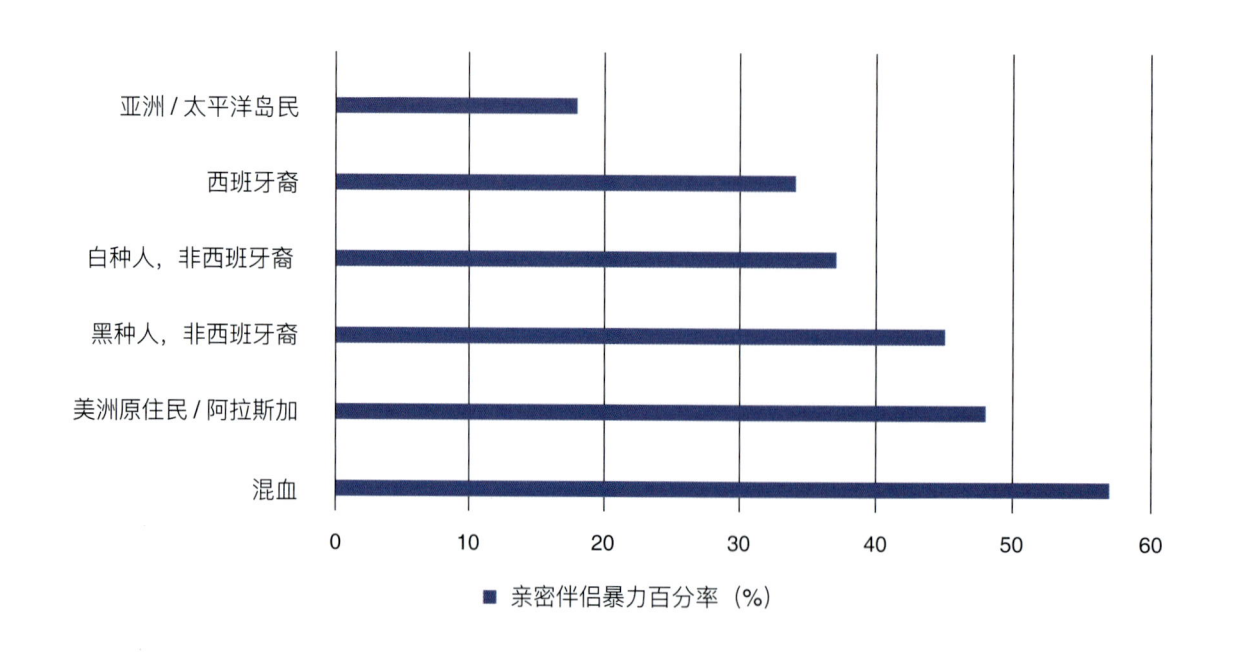

▲ 图 5-2　各种族 / 民族的亲密暴力百分率

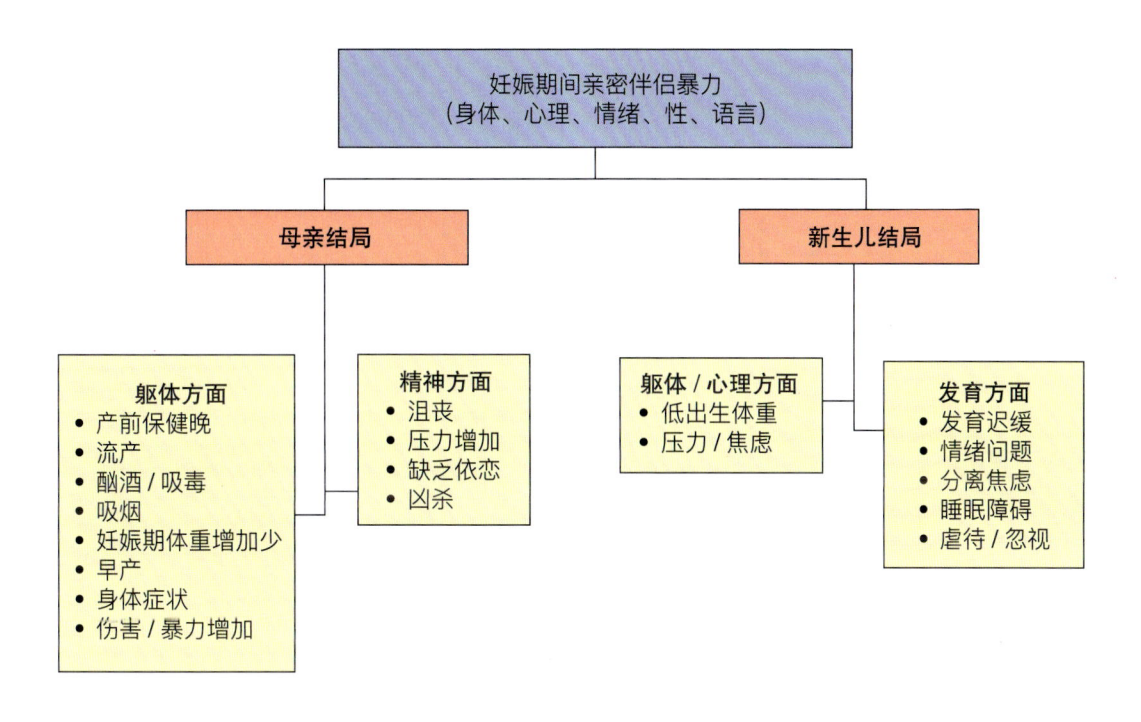

▲ 图 5-3 妊娠期间的亲密伴侣暴力危害

到过任何人的身体伤害"，如果阳性，IPV 支持、预防和转诊选项应作为筛查的一部分[88]。推荐名单应包括国家 24h 免费热线。即使不承认受到虐待，以关爱的方式规范 IPV 筛查并随时提供教育材料也是有帮助的。

（六）药物滥用和其他危害

在一般人群中，胎儿和新生儿接触药物和其他毒素通常是父母所选择的生活方式的结果，其中吸烟和酗酒是最普遍和最容易记录的。孕妇吸烟、酗酒和吸毒都对发育中的胎儿有害（见第 8 章）。总的来说，新生儿的风险包括宫内发育迟缓、出生缺陷、神经心理行为改变，以及某些药物的戒断症状。

1. 主动和被动吸烟

在许多国家，吸烟已取代贫困而成为早产、宫内发育迟缓和婴儿猝死综合征的最重要危险因素[90]。香烟烟雾中含有大量毒素，对胎盘和胎儿细胞的增殖和分化有着直接影响。孕妇使用或接触烟草制品与前置胎盘、胎盘早剥、胎盘植入、不明原因的产前出血和早产胎膜早破有关。吸烟与胎儿体重、脂肪量和大多数人体测量参数减少有关。流行病学研究支持母亲在妊娠期间吸烟可导致后代的不良神经行为风险增加。妊娠期间被动和主动吸烟对儿童或成人疾病（包括呼吸系统和心血管疾病及癌症）的长期影响才开始从大型流行病学研究中显现出来。

尽管存在这些公认的负面后果，但流行病学研究表明，根据患者人群的不同，20%～50% 的孕妇吸烟或被动吸烟。在许多工业化国家，主动吸烟女性的流行率似乎已经达到顶峰并开始下降；而在其他国家，吸烟在年轻女性中变得越来越普遍[90]。针对不良的围产期结局，妊娠期间吸烟已被认为是最重要的可改变的相关风险因素。大多数胎盘和胎儿损伤发生在妊娠的前 3 个月，因此，帮助女性在受妊娠前戒烟应该是妊娠前咨询的主要目标，并作为持续产前保健的一部分。

2. 酒精

酒精是一种公认的致畸剂，妊娠期间酗酒可导致胎儿酒精综合征（fetal alcohol syndrome，FAS），包括特定的形态学特征，如小头畸形和长期神经心理异常结果（见第 8 章）。在世界范围内，许多国家卫生部门都有支持妊娠期间完全戒酒的政策声明。应鼓励计划妊娠的女性在妊娠前减少或戒酒。应使用 T-ACE 调查问卷[91]或其他简单的筛查工具定期进行酒精使用筛查，并且应对筛查阳性的女性提供治疗。

3. 其他药物滥用

妊娠期间的药物滥用（见第 8 章和第 59 章）在过去 30 年中有所增加，据最近估计，美国每年约有 225 000 名婴儿在产前接触非法药物。

大麻是美国最常用的非法物质，主要是因为它具有令人愉悦的生理和精神作用。数个州和哥伦比亚特区已将大麻的娱乐用途合法化，这个话题引起了全国的关注。关于其对妊娠影响的研究一直相互矛盾，但已经表明，在调整共存风险因素后，大麻使用与早产风险增加有关，可导致新生儿 IUGR 和戒断症状，增加新生儿患病率和死亡率，与智力呈负相关[92-94]。

妊娠期间使用可卡因可导致自然流产、早产、胎盘早剥和先兆子痫。尽管胎儿可卡因暴露与觉醒、注意力、神经和神经生理功能的多种异常有关，但大多数此类影响似乎是自限性的，仅限于婴儿早期和儿童期。新生儿问题包括喂养不良、嗜睡和癫痫发作。

滥用海洛因和美沙酮等阿片类药物的患者产科不良结局率可能高达 6 倍。阿片类药物暴露可引发戒断综合征，影响中枢神经、自主神经和胃肠系统；这种影响在接触美沙酮的婴儿中最为严重。使用苯丙胺会导致先天性畸形和其他不良产科结果。特别是甲基苯丙胺的使用在世界范围内成为一个不断升级的问题，因为它可以从合法获得的非处方感冒药中提取合成。

使用非法药物的母亲需要专门的产前保健，新生儿可能需要额外的支持性护理。一旦被识别，包括进入康复中心在内的专业多学科方法可以改善孕产妇和新生儿的结局。

4. 汞暴露

有关鱼类中汞积累的数据已导致警告，建议孕妇避免或减少食用鱼类。然而，在鱼类中发现的 ω-3 脂肪酸的好处大于风险。汞具有神经毒性，并以剂量依赖性影响神经发育。ω-3 脂肪酸的好处抵消了汞的危害，这些益处包括降低 LBW 和 PTB，提高视力，后代的智商得分更高。目前还不清楚膳食补充剂是否同样有益，因为稳定性和生物利用度各不相同，而且还没有很好地描述。美国环境保护署、食品和药物监督管理局试图澄清这些混杂的信息，建议育龄女性、孕妇和儿童每周吃 2～3 次各种各样的鱼。他们建议每周吃 225～340g 的鱼，长鳍金枪鱼应该被限制在不超过 170g。孕妇应该特别避免吃汞含量高的鱼（鲭鱼、鲨鱼、旗鱼和方头鱼）[95]。

5. 职业危害和环境暴露

应识别职业危害。如果患者在使用化学品的实验室工作，或在含大量杀虫剂的农业环境中工作，应识别潜在的生殖毒素并限制其接触。这是一个活跃的研究领域，一些在线资源可用于提供有关潜在环境和职业致畸剂的信息。因职业而需要大量体育锻炼或压力过大的患者，要告知其可能需要在妊娠后期减少此类活动，因为在观察性研究中，这两种活动都与早产风险增加和胎儿生长迟缓有关。

环境暴露。一项全国健康和营养检查调查研究表明，所有孕妇都能接触到可对生殖或人类发育有害的化学物质，并可检测到这些化学物质的水平。为了减少或防止接触这些物质，必须使女性了解已知的有毒物质，并让她们了解如何通过资源获得更多的信息。生殖健康的环境因素始于子宫，并受到社会、身体、营养和化学因素的影响。铅、汞、邻苯二甲酸盐、高氯酸盐、农药和双酚 A（BPA）等物质可干扰内分泌，干扰细胞增殖或分化，导致代谢、激素或免疫功能的改变。例如，双酚 A 通常存在于用于食品和饮料产品的包装塑料中，并与反复流产、女孩的攻击性和多动症有关。初级保健医生可以发挥重要作用，为女性提供关于如何在家中和社区避免接触有毒物质的指导，他们可以通过向患者介绍在线资源来帮助教育患者。

（七）慢性病筛查、保健和管理药物暴露

明确的证据表明，对于某些情况，如糖尿病、苯丙酮尿症和炎症性肠病，妊娠前的疾病管理可以改善妊娠结局。应与患者讨论，在受妊娠前制订适当的管理计划，也可以建议在孕早期避免服用特定药物（如异维 A 酸）。表 5-1 给出了按器官系统划分的一般健康和医疗状况的示例，可通过避孕，然后调整药物类型或剂量，以尽量减少致畸性或对新生儿发育的影响，并有计划妊娠。

三、产前保健

（一）产前保健的组成

关于产前保健内容和效果的指南侧重于产前保健系统的医疗、社会心理和教育方面。产前保健符合医学研究所对初级保健的定义，即"由临床医生提供综合的、可获得的保健服务，这些临床医生负责满足大多数个人保健需求，与患者发展持久的伙伴关系，并在家庭和社区的背景下执业"。产前保健是介绍并加强自我保健、健康教育和健康方面的习惯、知识和终身技能的另一个机会，以灌输例行筛查、定期评估心理、行为和医疗风险因素为原则。Phelan[17]认为，临床医生并没有把妊娠作为一个"可教的时刻"，即一个自然发生的生命转折，促使人们自发地采取降低风险的行为。如果妊娠前阶段的健康和习惯没有达到最佳状态，那么妊娠就是一个可教育的时刻，因为它符合McBride及其同事[18]提出的以下标准。

- 对个人风险和结果预期的感知增强。
- 感知与强烈的情感或情绪反应有关。
- 该事件与自我概念或社会角色的重新定义有关。

产前保健的重要组成部分包括关于妊娠、生产和育儿的教育，以及检测和治疗一些异常情况。然而，当代的产前和分娩教育模式受到批评，因为研究未显示出勤率与分娩经历或育儿期望之间存在密切关联。

（二）高科技与低科技保健

从历史上看，产前保健的主要目标是尽量减少孕产妇和新生儿的死亡率。越来越多的新技术引入了产前保健，包括电子胎儿监护、超声检查、产前诊断、胎儿在宫内出现异常时给予宫内治疗。预防孕产妇和新生儿发病率和死亡率是现在的目标，重点是质量、安全性和满意度。因为母亲和胎儿现在需要越来越复杂的保健技术，使得产前保健的任务变得更加艰巨。同时，妊娠基本上是一个生理过程，健康的妊娠患者可能无法从先进技术的应用中受益。也就是说，由于医疗保健系统的滥用或过度使用，她可能会得到质量较差的产前保健。

产前保健可以在不同的地点由不同的保健提供者提供。产科医生应充分利用其他专业人士和支持团体，包括营养师、分娩教育者、公共卫生护士、执业护士、家庭医生、助产士和专业医疗顾问，从而优化他们的工作。妊娠期正常的健康女性应该由有足够时间进行患者教育和育儿准备的从业者照顾，而医生可以适当地专注于需要他们医疗技能的复杂问题。这有助于改善保健的连续性，对患者满意度极为重要。

根据医学研究所的一项研究，产前保健被认为具有成本效益，该研究估计，在产前保健上每花费1美元，在LBW婴儿上就可以节省3.38美元（约23.5元）。两位担心早产偏见的作者对此提出了质疑。研究人员提出，PTB和LBW不是评估产前保健的正确结果。产前保健为咨询、教育和交流提供了机会，可以降低孕产妇发病率和死亡率，降低胎儿死亡率，并减少不良妊娠结局的种族差异[96]。没有前瞻性对照试验证明产前保健的总体效果。然而，针对产前保健的内容和功效的研究表明，当前的产前保健系统发生了变化。自从这些建议发布以来，已经有几项设计良好的随机临床试验和成本效益分析报告。通过PTB和LBW率衡量，降低就诊频率的患者的结果没有明显差异，并且降低频率模型具有成本效益。尽管就诊次数减少与产妇对护理的满意度降低和产妇焦虑增加有关，但一些研究支持减少特定女性产前检查的概念。

（三）群体产前保健

在美国，最常见的产前保健方案是一对一模式，该方案成立于1912年，当时儿童局认识到产前保健对降低婴儿和孕产妇死亡率的重要性。这种传统的保健模式在降低死亡率方面取得了成功，但并非在所有种族和族裔群体中均如此。缺乏交通、社会支持和健康的社会决定因素是导致产前保健延迟或缺失和死亡率差异的一些原因。因此，已经开发了新的产前保健模式作为传统产前保健的替代方案。替代模式包括群体产前保健，最初于20世纪90年代初，主要限于由助产士提供保健的低风险患者。群体产前保健让提供者与患者有更多时间互动，不仅可以解决临床问题，还可以在有时间获得社会支持的环境中解决行为、社会和心理问题[97]。在过去10年中，其他形式的群体产前保健已经发展到补充产前访视之外的保健，包括电话、家访和短信[98]。表5-2总结了各种类型的产前保健模式。尽管在一些研究中，参与群体产前保健的非裔美国女性的PTB发生率较低，但大多数Meta分析显示，在各种产前保健模式中，PTB、LBW和NICU入住率相似[98a, 99]。这表明群体产前保健至少相当于传统的产前保健，需要更多的试验来证明其在特定人群中的效果有所改善。

表 5-2　产前保健模式

传统产前保健	群体产前保健	群体和科技产前保健
1 位患者：1 位保健服务提供者	首次产前保健 1：1 8~12 位患者：1 位保健服务提供者 a	首次保健 1：1 8~12 位患者：1 位保健服务提供者
8~10 次	匹配队列 8~10 次访视	匹配队列
初始随访时间可变	初次时间可变	—
后续随访时间不同，10~20min	90~120min 医疗机构内的小组讨论	在社区进行 120min 的小组讨论作为传统保健的补充
母亲和胎儿评估	母亲和胎儿评估 教育、社会支持、自我保健	短信、电话、家访
高风险妊娠、低风险妊娠	低风险妊娠 例如，以妊娠为中心，和我一起期待 b	高风险妊娠、低风险妊娠 c

a. 引自 Mazzoni SE, Carter EB. Group prenatal care. *Am J Obstet Gynecol*. 2017;21(6):552–556.
b. 引自 Rising SS, Kennedy HP, Klima CS. Redesigning prenatal care through centering pregnancy. *J Midwifery Womens Health*. 2004;49(5):398–404.
c. 引自 Gabbe PT, Gabbe SG, Lynch CD. Beyond the traditional models of group prenatal care: the case for Moms2B. *Am J Obstet Gynecol*. 2018;218(1):147–148.

产前保健的效果也取决于提供者的保健质量。如果血压被记录为"升高"，并且不推荐治疗，结果将保持不变。建议提出后患者必须执行，其依从性对改变结果至关重要。利用全国调查数据，Kogan 和他的同事报道，作为产前保健内容的一部分，女性只接受了 56% 的程序和 32% 的建议，而贫困女性和黑种人女性接受的建议干预更少。保健地点也是一个重要的决定因素，这表明必须调整基础设施，以满足特定人口的需要，而这些差异可能导致保健方面的差距。

（四）风险评估

妊娠期间出现的所有医疗问题，无论是常见的症状还是更危险的疾病，都给妊娠带来一定的风险，这取决于患者及其保健人员如何处理这些问题。研究表明，大多数患病和死亡的母儿都来自于一小部分具有高危因素的人。通过在妊娠前、妊娠期和临产时重新评估风险因素，识别高危人群的能力会得到提高。然而，应该强调的是，大多数发病和死亡都发生在没有可识别的危险因素的女性中！筛查、风险评估和相关治疗干预试验的重点主要集中在先兆子痫和 PTB 预防。表 5-3 列出了被建议作为产前常规筛查和风险评估的其他临床症状的代表性例子。

尽管这些筛查项目通常被列为"常规"，但很少是根据严格的循证标准实施的，如美国预防服务工作组（U.S. Preventive Services Task Force，USPSTF）提出的标准。大多数是基于专家或共识意见、成本效益或风险管理决策而合并的。

1. 初次产前保健

对患者进行个性化保健很重要。因此，初次保健应包括详细的询问病史、查体和实验室检查。

2. 社会和人口风险

应评估社会风险因素，如社会经济地位、获得（或阻碍）保健的机会和健康知识，并尝试确定环境、营养和卫生问题。适当转介到联邦计划［如针对女性、婴儿和儿童的特殊补充营养计划（Women, Infants, and Children，WIC）］和公共卫生护士会带来真正的好处。如果患者既往有新生儿死亡、死产或早产史，应仔细复习病史，以便做出正确诊断、适当评估复发风险并讨论治疗方案（如小剂量阿司匹林或孕酮治疗）。应询问药物滥用史或近期输血史。病史应详细，如有可能，应取得病历。在初级保健中快速筛查精神障碍可能对妊娠有用。如果合适，应对患者进行抑郁症、酗酒或吸毒筛查和治疗。

表 5-3 低风险女性产前保健的就诊频率和拟议临床干预措施的不同建议比较

孕 周	ACOG1997	专家小组初产妇	专家小组经产妇	临床干预
1~4		×	×	妊娠前咨询，预约
5~8	×	×	×	预约
9~12	×	×		预约，NT 检查，孕早期唐氏筛查
13~16	×	×	×	
17~20	×	×		AFP/ 多指标筛查，超声
21~24	×			
25~28	×	×	×	糖耐量实验
31~32	×	×	×	分娩教育，风险评估
35~36	×	×	×	GBS 检测
37	×	×		风险评估
38	×	×		风险评估
39	×			
40	×	×		风险评估
41	×	×	×	产后评估

ACOG. 美国妇产科医师学会；AFP. 甲胎蛋白；GBS.B 组链球菌
改编自 Gregory KD, Davidson E. Prenatal care: who needs it and why? *Clin Obstet Gynecol.* 1999;42:725–736.

3. 医疗风险

应了解糖尿病、高血压、肺结核、癫痫、血液病、多胎妊娠、先天性异常和生殖丢失的家族史。通常，如果没有正式的遗传咨询或问卷调查，很难得出智力迟钝、出生缺陷或遗传特征的家族史；尽管如此，这些领域应该在最初的历史中得到强调。如果要求患者填写访谈前问卷或病史表，可能会获得更好的病史。应发现母体严重的疾病，如心血管疾病、肾脏疾病、精神分裂症或代谢性疾病。应确定感染性疾病，如泌尿系统疾病、梅毒、结核病或生殖器疱疹。应特别注意腹部或盆腔手术的手术史。既往剖宫产病史应包括适应证、子宫切口类型和任何并发症；此外，应建议患者复印手术记录。过敏症，特别是药物过敏症，应该被详细询问。

4. 产科风险

既往妊娠生育史对产前保健非常重要。应记录妊娠和产次，并详细记录每次妊娠的结果。流产时的胎龄很重要；这些因素不仅会增加再次流产的风险和焦虑，还增加遗传病、PTB 或死产的风险，需要额外的治疗或监测。

既往早产再次复发风险高；因此，详细询问 PTB 的病史对于确定病因、复发风险和治疗方案至关重要：包括分娩前胎膜破裂了吗？子宫收缩痛吗？有出血吗？有明显的胎儿或子宫异常吗？

在所有上述具体询问之后，建议以下简单问题来结束问诊：还有哪些重要问题我没有问到？你有什么顾虑或问题？留出时间回答开放式问题是完成初次就诊并提高患者满意度的最佳方式。

（五）体格检查和实验室评价

体格检查包括一般体格检查和盆腔检查，涉及身高、体重、妊娠前体重和生命体征。任何可能对妊娠有影响或可能受妊娠影响的身体发现都应该加以界定。基线生命体征、心脏检查和其他体检结果的记录在预期的随时间而发生的生理变化之前是重要的。

孕早期应进行盆腔检查。如有需要，进行宫颈细胞学检查、淋病奈瑟菌和沙眼衣原体检查。应该认识细菌性阴道病。双合诊检查的重点应是子宫大小和可触及的附件肿块。应仔细触诊子宫颈，并注意任何异常的情况。盆腔测量应在临床必要的情况下进行（见第 11 章）。大多数医生会在妊娠的前 3 个月和（或）中期进行超声波检查，以确定孕周，并评估是否存在子宫或附件病变。第 9 章详细介绍了利用超声波测定胎龄的方法。

常规进行基础实验室检查。如果最近在妊娠前检查或妇科或不孕症检查后有正常值，则无须重复化验。血液检查应包括 Rh 类型、Rh 和非典型抗体筛查、血红蛋白、红细胞比容、梅毒和风疹的血清学检测。尿液检查检测蛋白质、葡萄糖或感染。应在结核病流行地区进行结核病筛查。非整倍体筛查和（或）诊断有多种选择，这取决于女性何时参加产前保健（见第 10 章）。

上述实验室评估是最低测试标准，需要根据具体情况进一步评估。如果有甲状腺病史，可进行甲状腺功能检查。抗惊厥药物治疗需要监测药物的血药浓度，以确定是否使用了适当的剂量。应强调剂量依从性和动态监测血药浓度的重要性；例如，甲状腺药物和抗惊厥药物水平对妊娠期间的血容量和代谢的变化都很敏感。在整个妊娠期间，都需要监测激素替代和（或）药物水平。发现筛查中的问题（如贫血、葡萄糖异常筛查），将要求治疗和进一步检测。如果在妊娠前不做水痘筛查，则建议无水痘史的女性进行水痘筛查。ACOG 建议对所有孕妇进行乙肝常规筛查。此外，还应提供 HIV 筛查，因为孕产妇治疗可以减少垂直传播（见第 57 章）。在高危人群中应考虑丙型肝炎和巨细胞病毒筛查。产前保健内容的建议见表 5-4。请注意，这些建议来自不同的来源；大多数都是基于专家共识，虽然相似，但并不是所有的建议都一致。

（六）重复产检

应告知患者预期的就诊次数、时间和间隔时间，尤其是群体保健者。传统上，产前检查在妊娠的 28 周前每 4 周进行 1 次，在 28~36 周每 2~3 周进行 1 次，36 周以后每周进行 1 次。美国公共卫生服务部门建议，对那些健康的经产妇来说，可以适当减少次数，而且研究表明，这是安全的。如有并发症，可适当增加产检时间。例如，高血压患者或有早产风险的患者可能需要每周就诊。

定期就诊时，要给患者测量体重、血压，评估水肿情况。有规律地用卷尺测量宫高，记录胎心音，记录胎位。后续妊娠访视的目的是评估胎儿的生长和母亲的健康状况。此外，在每次产前检查时，应允许有时间询问患者是否有任何问题或不适。应该鼓励家庭成员根据患者希望的参与程度参与到产前检查中。

对于有早产风险的患者，或者在超声检查中发现宫颈短的患者，需要经常进行宫颈检查或超声评估宫颈长度（见第 35 章和第 36 章）。

表 5-4 对所有女性进行产前保健的建议

项 目	首次产检[a]	6~8[b]	14~16	24~28	32	36	38	39	40	41
病史										
医疗，包括遗传	×									
心理	×									
医疗和心理的更新		×	×	×	×	×	×	×	×	×
体格检查										
一般查体	×									
血压	×	×	×	×	×	×	×	×	×	×
身高	×									

(续表)

项目	孕周									
	首次产检 [a]	6~8 [b]	14~16	24~28	32	36	38	39	40	41
体重	×	×	×	×	×	×	×	×	×	×
身高体重分布	×									
盆腔检查和骨盆测量	×	×								
乳房检查	×	×								
宫高			×	×	×	×	×	×	×	×
胎位、胎心率			×	×	×	×	×	×	×	×
宫颈检查	×									
实验室检查										
血红蛋白或红细胞比容	×	×		×		×				
Rh 因子，血型	×									
抗体筛查	×			×						
宫颈涂片	×									
GDM 筛查				×						
MSAFP			×							
尿液										
尿妊反试纸	×									
尿蛋白	×									
尿糖	×									
尿培养		×								
感染										
风疹抗体滴度	×									
梅毒	×									
淋球菌培养	×	×				×				
乙肝病毒	×									
HIV	×	×								
弓形虫	×									
违禁药物筛查（提供）	×									
遗传病筛查	×									

a. 包括妊娠前检查
b. 如果妊娠前保健已经进行
GDM. 妊娠糖尿病；HIV. 人类免疫缺陷病毒；MSAFP. 母体血清甲胎蛋白

在妊娠 28 周时常规进行进一步的实验室评估，包括重复进行血红蛋白、Rh 型和抗体筛查、HIV、梅毒血清学检测。如果患者 Rh 阴性且未致敏，此时应进行 Rh 恒河猴免疫球蛋白（rheus immune globulin，RhIG）注射（见第 40 章）。葡萄糖筛查试验应在 24～28 周进行（见第 45 章），一些临床医生提倡常规胎动计数（见第 27 章）。36 周时，重复检测血红蛋白，特别是贫血或有产后出血风险的女性（经产妇，重复 CD）。B 组链球菌筛查应在妊娠第 35～36 周进行，以确定是否需要产前预防。此外，应根据地理流行率和人口统计学危险因素，在孕晚期进行性传播感染的病原菌（淋球菌和沙眼球菌）的筛查。

在妊娠 41 周，应评估胎儿健康状况，包括胎心电子监护或超声评估（见第 15 章）。如果在妊娠第 41～42 周还没有分娩，建议引产。

（七）并发症问题

在随后的就诊中，对患者进行评估，以确定其是否出现并发症的体征和症状。这些并发症包括先兆子痫、妊娠糖尿病、宫内发育迟缓、巨大儿、羊水过少、羊水过多和尿路感染。血压会因妊娠而发生生理变化，但必须认识到高血压的发展，以便及时进行评估、适当的诊断和治疗、住院治疗或分娩（见第 38 章）。妊娠期依赖性水肿是生理性的，但全身或面部水肿可能是先兆子痫的第一个症状。了解与妊娠相关的正常变化，向患者解释这些变化（见第 3 章），同时积极处理任何异常变化，这一点至关重要。

蛋白尿反映了泌尿系统疾病，通常由感染或肾小球功能障碍引起，但也可能是先兆子痫的结果。任何泌尿系感染都应治疗，因为无症状菌尿是肾盂肾炎和 PTB 的危险因素。

胎儿、胎盘或羊水异常通常首先通过偏离临床预期而被检测到。根据宫底生长异常或体重增加或减少，临床上通常可以怀疑生长受限和巨大儿。对于有这些病史或其他易感因素（如高血压、肾病或糖尿病）的患者，应特别警惕。羊水的变化，如过多或过少，有时可能是根据子宫大小/日期差异而被临床医生发现。除了母体情况外，羊水量异常（见第 28 章）可能由胎儿疾病引起，这些疾病可以通过超声检查确定，并且可能会改变妊娠管理。例如，可以考虑及时分娩或对羊水过少进行治疗。

（八）常见的以患者为中心的问题

尽管并非详尽无遗，但本部分包括患者在连续产前检查期间可能提出的常见问题或顾虑。从业者应准备将这些作为每位患者健康教育、促进和预防目标的一部分加以解决。

1. 妊娠期营养

第 6 章详细描述了妊娠期体重增加的饮食指南。此外，还讨论了铁和维生素补充，也包括叶酸的补充。

2. 活动和就业

大多数患者在妊娠期仍能维持正常的活动水平。母亲在妊娠期间可以进行大量的体育活动，如照看小孩、工作和日常锻炼，但是，应该避免搬运重物。除非母亲的工作涉及身体上的危险，否则很少需要随着妊娠的进展而改变活动量水平。应该鼓励娱乐性的锻炼，如产前锻炼课上提供的运动。尽管研究表明，适度有氧运动对妊娠结果没有负面影响，但许多女性还是经常被告知要减少体力活动。ACOG 建议，在没有医学或产科并发症的情况下，应每天进行 30min 或更长时间的适度锻炼。一项关于妊娠期有氧运动的综述表明，有氧运动使孕妇健康状况得到改善，但证据尚不足以确定孕妇或新生儿是否存在风险或益处。

没有医学禁忌证的久坐女性可以从每周 3 次 15min 的连续运动开始，并朝着每天 20～30min 的目标努力。判断"适度"运动强度的一个很好的经验法则是"谈话实验"，即如果女性在进行活动时无法保持对话，那么她可能是运动过度了。研究表明，经常参加娱乐活动的女性 GDM、先兆子痫、腰痛和骨盆疼痛较少。应建议患者在感到不适时停止活动。

如果工作的危害小于日常生活中遇到的危害，健康的孕妇可以工作到分娩。剧烈的体育锻炼、长时间站立、在工业机器上工作及其他不利的环境因素可能会增加不良妊娠结局的风险，必要时应予以调整。

3. 旅行

孕妇在乘车或乘飞机旅行时应避免长时间久坐，可能会导致静脉淤滞和血栓栓塞。通常建议每天最多行驶 6h，每 2 小时停车 10min，四处走动，增加腿部静脉回流。对于长途飞机旅行，建议穿弹力袜。

应建议患者在乘车时系好安全带，但孕妇应将安全带系在腹部下方（见第 32 章）。如果患者正在长途旅行，在陌生环境中应随身携带病历记录发生紧急情况时有所帮助。她还应该熟悉该地区的医疗设施，或者在出现问题时，可能获得当地产科医生的姓名。

4. 妊娠期恶心和呕吐

恶心和呕吐在妊娠期间很常见，见于约 75% 的孕妇。妊娠剧吐是一种极端形式，其特征是呕吐、脱水和体重减轻，经常导致住院治疗。妊娠剧吐的确切病因尚不清楚，但认为与人绒毛膜促性腺激素和雌二醇浓度有关。双胞胎和兄弟姐妹的研究表明存在遗传因素，而流行病学风险因素包括年龄较小、妊娠前体重低、女性胎儿、晕车或偏头痛病史、幽门螺杆菌感染。吸烟和肥胖与呕吐的风险降低有关。如果第一次妊娠时发生妊娠剧吐，复发风险约为 15%，但如果父亲发生变化，这一风险可能会降低。

妊娠剧吐的女性可能有短暂的实验室异常，包括促甲状腺激素降低和（或）游离甲状腺素升高（见第 47 章），还包括胆红素、淀粉酶和（或）脂肪酶升高，以及电解质改变（钠、钾和氯的流失）。患有严重剧吐的女性可能会出现罕见的严重并发症，如韦尼克脑病、周围神经病、肝或肾衰竭、Mallory-Weiss 撕裂、食管破裂和视网膜脱离。

妊娠期恶心、呕吐的治疗以对症治疗为主。没有证据支持在这些情况下的理想饮食，但女性经常被建议吃少量的食物，偏于蛋白质而不是糖类，偏于液体而不是固体。入院的女性通常需要静脉补液，并补充硫胺素以预防韦尼克脑病。三个随机对照试验表明，维生素 B_6 在减少恶心方面有好处。如果症状持续，加入抗组胺剂可能是有益的。除抗组胺药物外，苯甲酰胺、吩噻嗪类、丁酰类、3 型 5-羟色胺受体拮抗药、皮质类固醇、生姜和针灸都被用于治疗呕吐。尽管有偶然的成功，但来自随机试验的疗效证据并不确定。重要的是，要考虑到某些药物可能引起的不良反应，包括但不限于锥体外系症状、焦虑和抑郁等。

在极少数情况下，患者对治疗没有反应，无法耐受口服摄入，并出现体重减轻。这些患者可能受益于肠内或肠外营养，尽管已经描述了肠外营养的严重并发症，包括血栓性静脉炎和感染或心包压塞导致的死亡。Holmgren 及其同事的一项研究分析 94 名因妊娠剧吐而接受药物、鼻胃管或外周置入中心导管（peripherally inserted central catheter，PICC）治疗的患者的母儿结局。他们发现，胎龄、平均出生体重或 Apgar 评分没有差异，但 PICC 组报道的 NICU 入院风险增加（9.1% vs. 4.1% 或 0%），64%（21/33）使用 PICC 的患者需要治疗感染、血栓栓塞或两者兼而有之。根据他们和其他人的发现，作者建议应避免使用 PICC。

最后，一些治疗失败的患者选择终止妊娠。尽管确切的发病率尚不清楚，但一项基于网络的调查显示，超过 800 名同意参与妊娠剧吐登记的女性中，15% 至少有 1 次终止妊娠，6% 有 1 次以上的终止妊娠，这是严重妊娠剧吐的直接或间接结果。这些女性觉得自己病得太严重，无法照顾家人或自己，或者担心对胎儿的潜在不良后果。此外，这些女性表示，卫生保健提供者不关心或似乎不了解或承认她们的病情有多严重，强调需要在医学界对孕吐的生理和心理负担进行进一步教育。

5. 胃灼热

因为食管括约肌松弛，胃灼热是妊娠期间常见的主诉（见第 3 章）。因此，应建议餐后胃灼热的患者少吃一点，不要在进食后立即躺下。睡觉时用枕头支撑上半身可能会有帮助。必要时，可开抗酸剂。液体抗酸剂覆盖食管内壁比片剂更有效。在一些患者中，H_2 受体阻滞药可能会有帮助（见第 52 章）。

6. 背痛

背痛是妊娠期间常见的主诉，影响超过 50% 的女性。妊娠期间的许多生理变化可能会导致背痛，包括松弛素和雌激素导致的韧带松弛、体重增加、脊柱前凸过度和骨盆前倾；这些生物力学的改变导致了下背部的机械性应变。避免过度的体重增加和妊娠前有规律的锻炼可以在很大程度上预防背痛。加强背部肌肉的锻炼也有帮助。姿势很重要，应该穿合适的鞋子。计划好休息时间，抬高双脚以弯曲臀部可能会有所帮助。其他已描述的成功的治疗方法包括针灸、水上运动、物理治疗和药物治疗，包括对乙酰氨基酚、麻醉药、泼尼松和抗前列腺素（如果离足月较远）。

7. 性活动

在没有任何已知禁忌证的情况下，无须对性生活加以限制。但是，应告知患者妊娠可能会导致舒适度和性欲的改变。通常性生活后子宫活动增加，目前尚不清楚这是否是由乳房刺激、女性高潮或男性射精中的前列腺素所致。Fox 及其同事对 425 名初产女性进行了调查，结果显示，60% 以上的女性在孕晚期进行了性活动，多达 1/3 的女性进行了性活动后 2 天内分娩。研究表明，妊娠期间的性活动很少被讨论，尽管大多数女性认为需要获得更多信息。对于有早产风险的女性或有过流产史的女性，如果她们注意到性交后子宫活动增加，建议使用避孕套或避免性活动。

8. 生育准备和支持小组

新生儿护理和育儿的常规课程应该是产前保健的一部分。许多父母对生活中的种种变化完全没有准备。为有遗传或医学问题的家庭（如唐氏综合征或骨骼发育不良、早产婴儿）设立的支持小组，为双胞胎或三胞胎母亲和剖宫产女性设立的母亲支持小组，都表明他们能够满足这些父母的特殊需求。不成功的妊娠会导致特殊的问题和需求，社会工作者、神职人员和专门的支持团体可以提供宝贵的帮助。流产、死产和婴儿死亡是特别具有破坏性的事件，最好由团队来处理。推荐给"流产、婴儿死亡和死胎的同情之友"这样的团体。对抑郁症进行仔细的评估和随访应该是常规妊娠期产后保健的一部分（见第 24 章）。

（九）产前记录

产前记录应描述所提供的全面保健并系统地记录。ACOG 设计的产前记录就是一个例子。风险评估和围产期的许多进展都直接得益于这一记录的广泛实施。大多数电子病历系统都试图捕捉重要的内容，但不同的电子病历系统相互关联的程度是有限的。欧洲国家通常只有一份统一医疗记录，许多卫生保健系统采用了这一记录来保证内部一致性。常用的记录准确地反映了以下方面。

- 人口统计数据，产科病史。
- 病史和家族史，包括遗传筛查。
- 以妇科为重点的全身查体。
- 月经史，特别是末次月经（last menstrual period, LMP），有确定的日期和标准的参考文件（如 LMP、早期或孕中期超声）。
- 个别访问记录。
- 常规实验室数据（如 Rh、GBS、快速血浆反应试验、风疹病毒、肝炎病毒和人类免疫缺陷病毒）。
- 问题列表。
- 用于特殊标记和计划的空间，如剖宫产后阴道试产 TOLAC（见第 20 章），重复 CD，输卵管结扎。

这些记录必须提供给顾问，并应在计划分娩时提供这些记录。如果需要转运，患者应随身携带一份产前记录。

（十）产前教育

一般来说，患者教育有助于更好地自我保健，妊娠也不例外。一方面，通过努力提高对妊娠的了解和参与，可以不断增加满意度；另一方面，扩大辅助医疗的选择范围，有利于医生和患者获得更多的支持人员（如助产师）、团体帮助和建议。群体产前保健与患者满意度的提高有关。患者应接受有关保健选择的教育，并应被允许参与决策。网上资源和聊天社区随处可见。

四、产后保健

（一）产后访视的组成

第 24 章详细介绍了产后保健。确保达到最佳受孕间隔期的一个关键因素是鼓励产后复诊并强调其重要性。大多数患者应该在产后 3 周内就诊，对于 CD 或并发先兆子痫或感染的分娩，应该更早[100]。产后复查的目的是评估母亲的身体、社会心理和心理健康状况，为母乳喂养提供支持和转介，并开始或鼓励遵从首选的计划生育选择和下一次妊娠前的妊娠前保健。应在分娩后 12 周内进行全面的产后随访。根据母亲的教育和保险状况，参加产后复查的可能性在 77%～95%。数据表明，孕产妇健康与改善儿童健康有关，因此提高产后复查的依从性已被确定为国家和国际公共卫生的优先事项。

（二）生育间隔

产后检查和生育间隔期保健的一个重要目标是鼓励间隔生育，特别是教育女性至少等待 24 个月再妊娠的重要性。这种受孕间隔与 PTB/LBW 风险的降低和剖宫产后阴道分娩的子宫破裂风险降低有关。

要帮助女性实现建议的 24 个月间隔，就必须教育女性根据医疗情况采取最适当的避孕措施，并为患者提供有效的避孕方法。

具体的营养建议，如钙、叶酸或铁的补充与妊娠期有所不同，取决于女性是否哺乳、患有贫血或有任何其他并发症。一般来说，大多数女性产后营养不足，每天持续补充产前维生素应至少 8 周。应该告知女性有关饮食、减肥、体重保持的趋势和已知的危害。最近的系统综述表明，产后社会心理支持对早期发现和预防孕产妇抑郁症、减少新生儿再入院。

（三）关于内科疾病和产科并发症的咨询

对于可能因妊娠而加重的心脏病、高血压、糖尿病和抑郁症等医疗并发症，以及可能需要调整产后药物的甲状腺疾病和癫痫，需要进行随访。生育间隔期保健的一个重点是妊娠期间出现的并发症和合并症。在少数民族女性和社会经济地位低下的女性中，缺乏常规保健和医疗服务导致妊娠合并症的比例失调。不幸的是，许多妊娠结局不良的女性没有接受有针对性的干预措施来降低未来妊娠的风险。应告知有 PTB、先兆子痫和 GDM 病史的女性，她们在随后的妊娠中，除了有发生慢性高血压和心血管疾病的风险外，复发的风险也会增加。同样，患有 GDM 的女性患 2 型糖尿病的风险也增加。应建议患者将妊娠期间发生的所有情况都告知后续的医疗保健提供者。

应该回顾母儿的妊娠合并症，讨论复发风险，以及考虑任何的潜在干预措施。例如，再次 CD 的可能性很高；因此，应讨论风险、益处和替代方案，讨论内容应包括子宫切口的类型、任何异常胎盘和 TOLAC 的可能性。如果分娩是创伤性的，临床医生应该警惕抑郁症或创伤后应激障碍的症状或体征。患有先兆子痫或慢性高血压的女性应建议在下次妊娠时开始低剂量阿司匹林方案。应建议早产女性尽早寻求保健，讨论治疗方案，包括孕酮治疗或根据临床病史进行环扎以防止再次早产。

五、进入完整保健周期：生育间隔期保健和女性健康访视的组成部分

如本章所述，产前、产后、生育间隔期保健和健康女性访视的具体组成部分在概念上是相互重叠的。将生育间隔期保健纳入女性健康计划的模式是有限的。最常见是侧重于低收入和少数民族人口，作为改善其不良妊娠结局的潜在干预措施。芝加哥的低收入黑种人女性中有一个实施生育间隔期保健的例子，她们之前有不良妊娠结局。该计划称为"生育间隔保健期"，重点是通过团队方式整合社会服务、计划生育和医疗护理（表 5-5）。女性特有的生育间隔期保健需求的干预措施，往往被解决女性社会经济需求的努力所取代。尽管医疗保健仍然很重要，但参与者认为自己是健康的，并不认为医疗保健是优先事项。此外，女性对避孕效果的认知并不总是与临床知识一致[101]。

自 2005 年以来，所有联邦健康启动计划都被要求包括含有生育间隔期保健的组成部分。已经为卫生保健提供者提出了解决生育间隔期疾病的建议，范围从算法到工具包都有。表 5-5 给出了生育间隔期保健的额外资源。

总而言之，改善围产期结局的传统方法侧重于已经妊娠的女性的产前保健。然而，妊娠期和产后并发症与母亲和孩子的长期健康结果相关的新知识，要求卫生保健系统重新构建为女性提供保健的方法。因此，生命历程的观点变得非常突出。在妊娠前和生育间隔期改善产妇健康可以减少早产和低出生体重，改善婴儿健康，并可最大限度地促进母亲和后代的健康。

▶ 要 点

- 产前保健的范围不应因分娩而结束，而是包括产前和产后保健，可延伸至婴儿出生后 1 年。
- 生育间隔期保健是指在女性妊娠结束到下一次妊娠开始之间提供的保健。
- 生育间隔期保健强调的原则是，几乎所有与育龄女性（和男子）的保健互动都是评估风险、促进健康生活方式行为的机会，并确定和治疗可能影响妊娠和母子终身健康的医疗和心理社会问题，并评估先前可预防的不良产科结局。
- 生育计划是"关于有意识决定是否生育孩子

表 5-5 生育间隔期保健资源 ICD-9

资　源	描述和链接
加利福尼亚州生育间隔期保健项目	生育间隔期保健是一系列建议，旨在通过在产后访问期间最大限度地提供保健来改善和促进女性的受孕健康。一个产科和健康专家小组根据加利福尼亚州使用 ICD-9 出院代码数据确定的 21 种最常见的妊娠和分娩并发症，开发了基于证据的产后临床管理算法和伴随的患者教育材料。这些算法旨在根据不良妊娠结果和（或）孕产妇/新生儿并发症的风险指导风险评估、管理和咨询，以改善母亲的健康并降低未来妊娠的风险。制订了患者讲义（英语和西班牙语），提供对病情和治疗方案的解释；他们讨论自我保健策略，以改善女性、她的婴儿和任何未来妊娠的健康（www.everywomancalifornia.org）
规划健康的未来：为育龄女性提供照护的算法	威斯康星州围产保健协会（WAPC）制订了一项计划，将女性健康的生命历程方法付诸实施。医疗保健提供者可以使用该算法将妊娠前和妊娠间隔期保健整合到女性健康保健中，并确定女性可能不知道的风险领域，还提供指向其他 WAPC 妊娠前保健资源的链接。http://www.perinatalweb.org/major-initiatives/reducing-infant-mortality/resources
March of Dimes 筛查和咨询清单	患者在接待处会收到清单，并被要求在与提供者见面之前填写。提供者可以使用此清单来发起有关妊娠前保健的讨论。此列表提供了一系列基本问题，可帮助提供者制订良好的临床管理计划。www.healthteamworks.org/guidelines/preconception.html
微笑生活：女性口腔健康课程	阐述妊娠前、妊娠期间和妊娠后口腔健康的重要性，包括妊娠期间口腔疾病的患病率、其对母亲和儿童的影响，以及对孕妇牙科治疗指南的总结。www.smilesforlifeoralhealth.org/buildcontent.aspx?tut=560&pagekey=61366&cbreceipt=0
妊娠前和生育间隔期保健指南	科罗拉多州公共卫生部制订了指导方针，旨在帮助临床医生提供妊娠前和生育间隔期保健。该指南改编自 2008 年 12 月的《美国妇产科杂志》和 2006 年 6 月的《美国疾病控制与预防中心妊娠前健康与保健临床会议》、《公共卫生与消费者工作组会议》。http://www.healthteamworks.org/guidelines/preconception.html
妊娠前，妊娠中，妊娠后	国家妊娠前/生育间隔期保健临床工具包旨在帮助初级保健提供者、他们的同事及其实践者将妊娠前保健纳入育龄女性的日常保健。http://beforeandbeyond.org/toolkit
妊娠前和生育间隔期保健指南：特定健康状况	这本袖珍小册子重点介绍了常见的医学疾病，包括患者咨询建议、禁忌药物（如果不使用避孕措施），以及建议对高危疾病采取避孕措施。www.everywomancalifornia.org/files.cfm?filesID=531

ICD-9. 国际疾病分类，第 9 版

的一系列个人目标"。生育计划应是个性化、反复的，并应在初潮时开始，在随后的健康接触中得到所有保健提供者的确认或修改，并在绝经或绝育时终止。
- 许多有复杂医疗问题的女性，建议不要意外妊娠和（或）不要认为妊娠风险较低而不使用避孕措施。
- 年龄、体重指数、妊娠期间和长期体重变化影响妊娠结果、孕产妇远期健康和儿童健康。
- 妊娠之前，在适当人群中应筛查遗传疾病携带者状况、先天性畸形或具有主要遗传成分的家族疾病。
- 孕妇吸烟、饮酒和吸毒都对发育中的胎儿有害。
- 可以减少或防止接触有害环境因素，重要的是让女性了解已知的有毒物质，并告知她们如何获取资源，以获得更多的信息。
- 明确证据表明，对于某些疾病，如糖尿病、苯丙酮尿症和炎症性肠病，妊娠前疾病管理可积极影响妊娠结局,应在妊娠前与患者(夫妇)讨论其医疗管理。
- 大多数患病和死亡的女性和婴儿都来自一小部分具有高危因素的女性。通过在妊娠前、妊娠期间和分娩时重新评估风险因素,提高识别高危人群的能力。
- 确保最佳受孕间隔期的一个关键因素是,鼓励保持产后复查的重要性。大多数患者应在产后3~6周就诊,对于有合并症或剖宫产者应更早。
- 产后访视和生育间隔期保健的一个重要目标是鼓励间隔生育,特别是告知女性在分娩后至少等待24个月再妊娠的重要性。这种间隔与早产和低出生体重的风险降低有关。

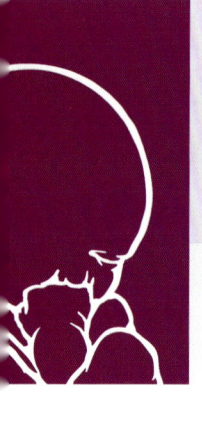

第6章 妊娠期营养
Nutrition During Pregnancy

Dana Senderoff Berger　Elizabeth Horvitz West　著

张俊荣　译　　马琳琳　校

英汉对照

American College of Obstetricians and Gynecologists	ACOG	美国妇产科医师学会
body mass index	BMI	体重指数
Centers for Disease Control and Prevention	CDC	疾病控制和预防中心
dietary reference intakes	DRI	膳食参考摄入量
docosahexaenoic acid	DHA	二十二碳六烯酸
eicosapentaenoic acid	EPA	二十碳五烯酸
Food and Drug Administration	FDA	食品和药物监督管理局
Institute of Medicine	IOM	医学研究所
neural tube defect	NTD	神经管缺陷
polyunsaturated fatty acid	PUFA	多不饱和脂肪酸
recommended daily allowance	RDA	推荐每天摄入量
resting metabolic rate	RMR	静息代谢率
small for gestational age	SGA	小于胎龄儿
thermic effect of energy	TEE	能量热效应
thermic effect of food	TEF	食物热效应
upper intake level	UL	最高摄入量
Women, Infants, and Children Program	WIC	女性、婴儿和儿童计划
World Health Organization	WHO	世界卫生组织

摘　要

　　充足营养的重要性是妊娠期间的一个关键问题，各种营养物质的缺乏或过量都可能对母亲和胎儿造成短期和长期的后果。在这一章中，我们讨论了妊娠期间的具体营养需求、体重增加的建议，以及其他与营养和妊娠有关的特殊问题。

第6章 妊娠期营养
Nutrition During Pregnancy

关键词

营养；体重增加；体重指数；能量；蛋白质；ω-3 脂肪酸；维生素和矿物质补充指南；膳食参考摄入量；容许可耐受最高摄入量；维生素；矿物质；妊娠期营养相关疾病；恶心呕吐；胃灼热；食品污染；咖啡因；素食主义者和纯素饮食；药草补品

一、介绍

鉴于肥胖症的流行，妊娠期间一人吃两人补的想法受到了很大的争议。尽管公共卫生机构努力促进减肥，但育龄女性超重人数（BMI 处于 25.0~29.9kg/m²）仍稳定在约 30%。更令人担忧的是，在同一人群中，肥胖（BMI≥30kg/m²）从 13% 增加到 35%（图 6-1）[1]。肥胖症的增加不成比例地影响少数民族人口，如西班牙裔和黑种人，尤其是女性[2]。肥胖率的上升归因于许多因素，包括非营养食品消费的增加和体育活动的减少。在妊娠期间，体重增长过度提高了下次妊娠肥胖的风险。此外，妊娠期间体重增加过度会导致胎儿脂肪组织的增加，使妊娠期、产程、产时更加危险。然而，肥胖并不是妊娠期营养管理中唯一需要关注的问题。充足营养的重要性是妊娠期间的另一个关键问题，各种营养物质的缺乏或过量可能对母亲和胎儿造成短期和长期的影响。在这一章中，我们讨论妊娠期间的具体营养需求，体重增加的建议，以及其他与营养和妊娠有关的特殊问题。

二、将营养纳入产科病史

每位女性都应该有机会与卫生保健提供者见面，

美国各州和地区的成年人自我报告的肥胖患病率，BRFSS 2013 年

流行率估计数反映了 BRFSS 中肥胖率从 2011 年开始的变化。这些估计数不应与 2011 年之前的流行率估计数进行比较

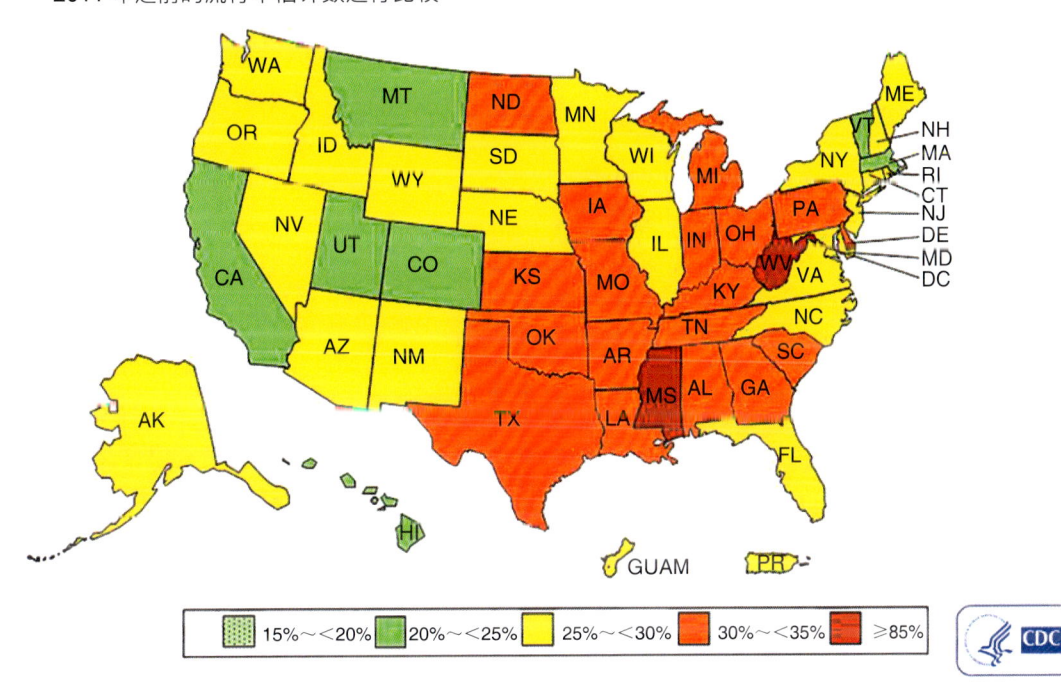

▲ 图 6-1 2016 年美国成人肥胖症

引自 Behavioral Risk Factor Surveillance System (BRFSS), Centers for Disease Control and Prevention. Available at http://www.cdc.gov/obesity/data/prevalencemaps.html.

了解妊娠前病史和体检，包括营养评估。评估的目的是确定患者的饮食质量，并评估任何可能危及其健康或妊娠的营养风险因素。充足的营养摄入有助于胎儿生长发育，降低胎儿风险，改善妊娠结局[3]。在进行营养评估时，应回顾患者的病史、体重状况、饮食摄入量和实验室资料。病史将确定母体营养方面的风险，如营养缺乏和影响营养的慢性疾病（如吸收、进食和代谢紊乱，感染，炎症性肠病，糖尿病，苯丙酮尿症，镰状细胞性状，肾病）。

相关的饮食信息包括食欲、饮食模式、节食方案、文化或宗教饮食习惯、饮食限制、食物过敏、渴望和厌恶。应查明有关异常饮食习惯的信息，如暴饮暴食、清洗、使用泻药或利尿剂，或异食癖患者食用非食品（冰、洗涤剂、淀粉）。其他相关信息包括习惯性使用含咖啡因的饮料或含糖软饮料、烟草、酒精、休闲药物、维生素和草药补充剂[4]。如果没有特别要求，患者往往不会自愿提供这些信息。患者的饮食可通过询问过去24h的摄入量或在候诊室进行饮食问卷调查来评估。

前次妊娠期间的营养相关并发症也很重要，包括前次妊娠期间的体重增加、呕吐史、妊娠糖尿病、贫血和异食癖。妊娠间隔时间较短的女性（如妊娠间隔小于1年）可能已经耗尽了营养储备，与早产、宫内生长受限、孕产妇发病率和死亡率的增加有关[5, 6]。

除了病史，社会史可能提供有关患者营养风险的关键信息。例如，一些工作环境会对饮食摄入产生不利影响，因为它们可能无法提供足够的时间来吃均衡的膳食，或者女性仅能获得营养价值极低的食物。社会经济地位较低的女性往往需要支持才能获得有营养的食物，可能需要适当的粮食援助项目[如女性、婴儿和儿童计划（Women, Infants, and Children Program, WIC）]。

许多女性在妊娠前或妊娠期间接受营养咨询，这是一个鼓励其养成良好营养和体育活动习惯的适当时机，旨在预防如肥胖、糖尿病、高血压和骨质疏松症等未来的医疗问题[3]。事实上，女性报告说，她们在妊娠期间获得的营养信息不足，在给出具体建议和解释时，她们更有可能遵循建议。如框6-1所示，发现有风险的孕妇可从转诊到注册营养师处获益。

> **框 6-1　下述情况，建议咨询注册营养师**
> - 多胎妊娠（双胞胎、三胞胎）
> - 频繁妊娠（妊娠间隔少于3个月）
> - 吸烟、饮酒或吸毒（长期用药或非法用药）
> - 严重恶心和呕吐（妊娠剧吐）
> - 存在饮食失调，包括厌食症、贪食症和强迫性饮食
> - 妊娠期间体重增加不足
> - 妊娠发生在青春期
> - 饮食限制（素食主义、延寿饮食法、生食、纯素食）
> - 存在食物过敏或食物不耐受
> - 妊娠糖尿病或有GDM病史
> - 患者有低出生体重儿或其他产科合并症
> - 社会因素可能会限制适当的摄入量（如宗教、贫困）

由 Lisa Hark PhD, RD 提供

三、孕妇增重建议

1990年，医学研究所（Institute of Medicine, IOM）首次发表了关于妊娠期间体重增加的建议[7]。鉴于最近肥胖率的激增，2009年，IOM更新了1990年关于妊娠期间体重增加的指南，以考虑孕妇及其孩子的短期和长期结局。此外，由于达到适当的妊娠前体重非常重要，2009年指南强调，女性应在健康体重的基础上开始妊娠。2012—2013年，达到、超过和没有达到IOM增重目标的女性分别为32%、48%和20%[8]。一项研究发现，只有26%的女性报告称，接受了与IOM一致的建议[9]。

有许多关于孕妇饮食的建议，以尽量减少妊娠期间过度增重和妊娠糖尿病和胎儿过度生长的风险。这些饮食包括高复杂糖类、低脂肪、低升糖指数[10]或高益生菌[11]含量。一些研究发现，较高的糖类摄入量与较高的妊娠体重增加和出生体重之间存在关联[11, 12]。然而，由于结果好坏参半，没有一种饮食可以被认可为最佳。食用健康食品的目的是满足IOM妊娠体重指南和满足患者的个人需求。

（一）妊娠前体重指数低或过轻

2009年国际移民组织指南是根据世界卫生组织的分类来定义体重不足、正常体重、超重和肥胖患者（表6-1）。体重不足是指BMI小于18.5kg/m²。根据现有数据，强有力的证据表明，妊娠体重指数低和妊娠体重增加少的女性，小胎龄婴儿、早产和围

产期死亡率的风险较高[13]。相比之下，妊娠前 BMI 较低的女性妊娠期体重增加过多，会增加大胎龄新生儿的风险，并增加产妇产后体重留存（图 6-2，第 6 章和第 41 章）[14]。

（二）妊娠前超重和肥胖

约 60% 的育龄女性超重（BMI＞25kg/m²），其中 50% 肥胖（BMI＞30kg/m²）。另有 8% 患有严重肥胖症，BMI 大于 40kg/m²。肥胖症对妊娠造成了多种威胁：妊娠期会导致自然流产、先天性畸形、早产、妊娠糖尿病、高血压和先兆子痫风险增加，产时肩难产和剖宫产的风险较高，产后血栓栓塞事件、贫血和切口感染（见第 6 章和第 41 章）风险增加[15]。

表 6-1 根据妊娠前体重指数推荐妊娠期增重的组成和成分：生理和代谢

孕妇体重指数	BMI（kg/m²）	妊娠期总增重（kg）	孕中晚期的体重增加率（kg/w）
消瘦	＜18.5	12.7~18.1	0.45（0.45~0.59）
正常	18.5~24.9	11.3~15.9	0.45（0.36~0.45）
超重	25.0~29.9	6.8~11.3	0.27（0.23~0.32）
肥胖	≥30.0	5.0~9.1	0.27（0.18~0.32）

引自 Composition and compound of gestational weight gain: physiology and metabolism. In Rasmussin KM, Yaktin AL, eds: *Weight Gain During Pregnancy: Reexamining the Guidelines*. Washington, DC: National Academy Press; 2009;77–83.

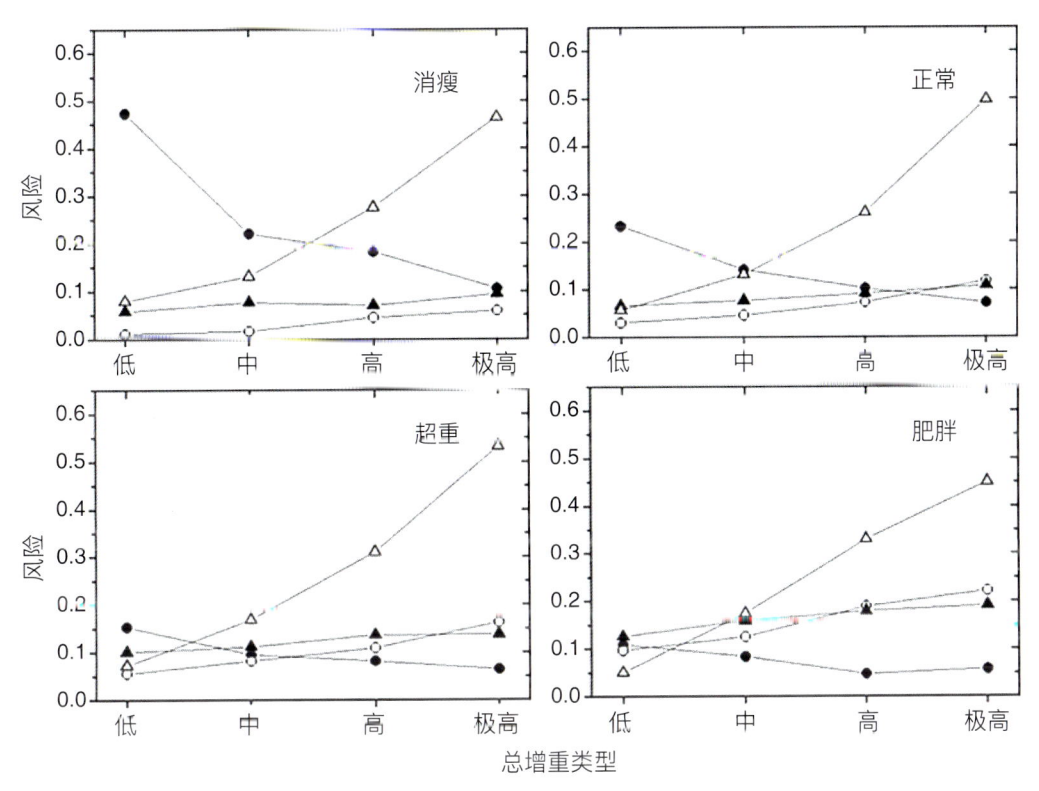

▲ 图 6-2 根据妊娠前体重指数（kg/m²）和世界卫生组织的妊娠期体重增加分类，所得的小于胎龄儿（实心圆圈）、大于胎龄儿（开口圆圈）、紧急剖宫产（实心三角形）和产后体重留存≥5kg（开放三角形）的调整后绝对风险

妊娠期体重增加类型为低（＜10kg）、中（10~15kg）、高（16~19kg）和极高（≥20kg）（改编自 Nohr EA, Vaeth M, Baker JL, et al. Combined associations of pre-pregnancy body mass index and gestational weight gain with the outcome of pregnancy. *Am J Clin Nutr*. 2008;87:1750.）

2009 年 IOM 指南建议，超重女性单胎妊娠在妊娠期间总共增加 6.8～11.3kg（而正常体重女性为 11.3～15.9kg）。肥胖女性在妊娠期间体重只增加 5.0～9.1kg。这些建议主要基于 I 级肥胖，因为关于每类肥胖的体重增加建议的数据有限。因此，IOM 指南没有区分 I 级肥胖（BMI 为 30～34.9kg/m²）、II 级肥胖（BMI 为 35～39.9kg/m²）和 III 级肥胖（BMI ≥ 40kg/m²）[16, 17]。肥胖患者妊娠期体重增加的 5.0～9.1kg，主要代表妊娠期必须性体重增加，包括 5.4～6.4kg 水、0.9kg 蛋白质和数量可变的脂肪组织（表 6-2）。

表 6-2 妊娠期体重增加的必要成分

成　　分	克　　数
蛋白质	
胎儿	420
子宫	170
血液	140
胎盘	100
乳房	80
合计	900～1000
水	
胎儿	2400
胎盘	500
羊水	500
子宫	800
乳房	300
母体血循环	1300
细胞外液	1500
合计	7000～8000
体重增加的可变因素	
糖类	可忽略
脂肪	0～6kg

引自 Composition and compound of gestational weight gain: physiology and metabolism. In Rasmussin KM, Yaktin AL, eds: *Weight Gain During Pregnancy*: Reexamining the Guidelines. Washington, DC: National Academy Press; 2009;77–83.

一些作者建议 II 级和 III 级肥胖女性减少妊娠期体重增加，以降低新生儿发病率[18]。然而，其他研究已经注意到，超重和肥胖女性妊娠期体重增加不足时，SGA 婴儿的风险增加[19]。目前，对于体重增加低于 IOM 指南建议的体重增加但胎儿发育正常的肥胖孕妇，没有证据表明鼓励体重增加会改善产妇或新生儿的结局[20]。

四、针对特殊人群的孕妇增重建议

（一）多胎妊娠

对于双胎妊娠，IOM 建议在妊娠期间，正常体重的女性增重 16.8～24.5kg，超重者增重 14.1～22.7kg，肥胖女性增重 11.3～19.1kg（表 6-3）。没有足够的数据，因此对三胎和三胎以上妊娠没有建议[16]。

表 6-3 双胎妊娠体重增加的临时指南

孕妇 BMI	BMI（kg/m²）	妊娠期总增重（kg）
正常体重	18.5～24.9	16.8～24.5
超重	25.0～29.9	14.1～22.7
肥胖	≥30.0	11.3～19.1

引自 Composition and compound of gestational weight gain: physiology and metabolism. In Rasmussin KM, Yaktin AL, eds: *Weight Gain During Pregnancy: Reexamining the Guidelines.* Washington, DC: National Academy Press; 2009;77–83.
BMI. 体重指数

（二）青少年

在美国，12—19 岁的少女中约有 17% 患有肥胖症，这些肥胖少女面临着与成年肥胖女性相同的产科风险。由于 80% 的青少年是意外妊娠，因此错过了讨论妊娠前营养的最佳时期，因此应该在早期产前检查时努力讨论适当的妊娠体重增加和充分的营养。研究表明，妊娠前肥胖的青少年更有可能在产后仍然肥胖[21]。IOM 建议指出，青少年应该遵循成人 BMI 分类来指导其体重增加。

（三）其他组

对于身材矮小的女性、特定的种族或民族或吸烟的女性，妊娠期体重增加没有具体的建议。IOM 指南承认这些特殊群体可能受益于特定的妊娠增重指南，但现有证据不足以提出建议。

五、产妇营养需求的当前建议

（一）能量

能量消耗由四个基本组成部分组成：①静息代谢率（resting metabolic rate，RMR）；②食物热效应（thermic effect of food，TEF），或饮食诱导的产热；③能量热效应（thermic effect of energy，TEE）；④适应性或兼性产热。RMR 是休息时消耗的能量或热量，约占健康人总能量消耗的 60%。TEF 是进食、消化、吸收、再合成和储存食物的热量，占总能量消耗的 5%~10%。TEE 变化很大，久坐的个体可能只占总能量消耗的 15%~20%。适应性产热或称兼性产热，是指生物体对环境变化的适应，如过度摄食或摄食不足，以及环境温度的变化。适应性产热不超过 RMR 的 10%，并因个体而异（图 6-3）。

足月妊娠的母体总能量需求估计为 80 000kcal。这说明母体和胎儿组织的代谢活性增加，以及胎儿和胎盘的生长。母亲的能量需求增加，以支持母亲的心血管、肾脏和呼吸系统。基本要求可根据母亲年龄、身高、活动水平、妊娠前体重、BMI 和妊娠期体重增加目标确定。世界卫生组织通过将妊娠总能量消耗（80 000kcal）除以妊娠大致持续时间（见第 1 个月后 250 天）来估计每天热量需求，从而在整个妊娠期间平均额外产生 300kcal/d。假设女性在没有耗尽身体储备的情况下开始妊娠，在妊娠的前 3 个月，总的能量消耗变化不大，体重增加也很小。因此，建议主要在孕中期和孕晚期增加能量摄入。在孕中期，孕妇应比非孕妇的能量需求多消耗 340kcal/d；在孕晚期，额外的热量需求为 452kcal/d[22]。但是，20 世纪 80 年代末和 90 年代进行了一系列前瞻性研究旨在评估妊娠期间的能量消耗而表明，妊娠期间的能量消耗远低于之前的估计[23-27]。

双标水法的引入使研究人员能够估计自由活动状态下的总能量消耗。在营养良好的女性中，RMR 通常在受孕后不久开始上升，并持续上升直至分娩。然而很明显，存在相当大的个体间差异。在健康、营养良好的女性中，孕早期、孕中期、孕晚期的 RMR 高于妊娠前，平均增长率分别为 4.5%、10.8% 和 24.0%。

妊娠会引起能量利用率的变化。妊娠后期，糖类对氧化代谢的基础或禁食作用增加。胎儿的生长和泌乳依赖于优先从糖类中获得的能量[28]。

（二）蛋白质

妊娠期间，胎儿、胎盘和母体组织发育需要额外的蛋白质，平均储存 925g 蛋白质，这是组织发育所需要的。母体蛋白质合成增加，以支持血容量、子宫和乳房组织的需求。胎儿和胎盘蛋白是由母亲提供的氨基酸合成。因此，成年非孕妇的蛋白质推荐量从 46g/d 增加到妊娠期间的 71g/d。这意味着妊娠期间的蛋白质推荐量从非孕妇每天 0.8g/kg 增加到 1.1g/kg[22]。

（三）ω-3 脂肪酸

多不饱和脂肪酸是神经组织的重要组成部分，在灰质和视网膜的膜磷脂中含量较高。这些极为重要的脂肪酸不能由身体合成，因此必须作为亚油酸或 α- 亚麻酸在饮食中摄入。摄入后，α-亚油酸转化为其生物活性形式，即二十碳五烯酸（eicosapentaenoic acid，EPA）和二十二碳六烯酸（docosahexaenoic acid，DHA）。输送到胎儿的脂肪酸的数量取决于母亲的饮食摄入和胎盘功能。随机双盲安慰剂对照研究表明，通过补充 ω-3 多不饱和脂肪酸，母亲摄入与脐带浓度之间存在正相关关系[29]。

多不饱和脂肪酸的最佳膳食来源是海鲜，即油性鱼类，如鲑鱼、沙丁鱼和凤尾鱼，以及一些植物油，如亚麻籽和核桃[30, 31]。FDA 建议，孕妇每天摄入 DHA200~300mg，这可以通过每周食用 1~2 份（227~340g）鱼来实现。然而，孕妇或哺乳期女性平均每天只摄入 52mg 的 DHA 和 20mg 的 EPA[32]。

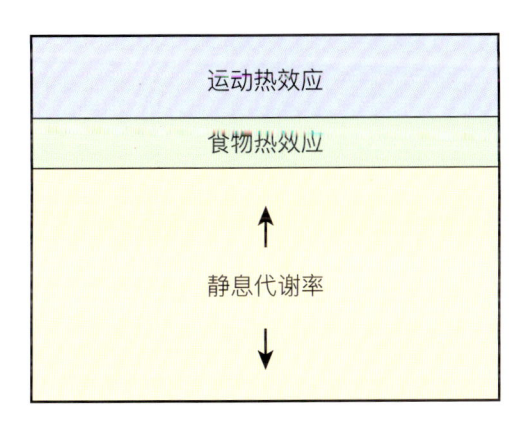

▲ 图 6-3　能源消耗的组成部分

引自 Catalano PM, Hollenbeck C. Energy requirements in pregnancy. *Obstet Gynecol Surv*. 1992;47:368.

对于海鲜摄入不足的女性，DHA 的替代来源包括鱼油补充剂（150～1200mg/d）、增强型产前维生素（200～300mg/d）、富含 DHA 的鸡蛋（每颗鸡蛋含量高达 150mg），以及前面列出的植物油[33]。关于海鲜摄入，美国妇产科医师学会鼓励妊娠、计划妊娠或哺乳的女性遵循 FDA 的最新建议，避免食用汞浓度最高的鱼类，特别是罗非鱼、鲨鱼、旗鱼和鲭鱼，还应将白长鳍金枪鱼的消费量限制在每周 170g[34]。

在孕晚期和婴儿期的前 2 年，大脑发育迅速，在此期间，DHA 补充剂得到了很好的研究[35]。支持多不饱和脂肪酸补充剂的最佳证据来自于多不饱和脂肪酸补充剂与儿童神经发育结果之间存在正相关的研究[36, 37]。随机对照试验的结果普遍支持这些发现。例如，一项研究在 18 周胎龄至产后 12 周期间使用鱼肝油补充剂，发现 4 岁儿童的心理评分与母亲 DHA 摄入量显著相关[37]。然而，其他随机研究发现，对照试验表明，妊娠期间补充鱼油的女性和服用安慰剂的女性的后代之间，认知和语言得分没有差异[38]。最近公布的一项后续研究表明，在 18 个月大时，妊娠期间补充 DHA800mg 的母亲的孩子在平均认知、语言或运动成绩上没有差异，尽管与对照组相比，DHA 组中发育迟缓的孩子较少[39]。

除了研究多不饱和脂肪酸对胎儿大脑发育的影响外，妊娠期补充 DHA 也被认为是延长妊娠和预防早产的一种手段。这一假说起源于一项流行病学研究，该研究将丹麦女性的饮食与法罗岛居民的饮食进行了比较，研究人员指出，该岛居民以海鲜为基础的饮食与足月时较高的出生体重（+225g）相关[40]。这一结果催生了后续研究，其中一项研究发现，在妊娠 22 周前，每周摄入三顿适量的鱼与早产风险降低有关[41]。然而，母婴医学网络的一项试验没有发现补充鱼油降低高危患者早产风险的证据[42]。其他研究显示了相互矛盾的结果；因此，目前还没有足够的证据推荐补充多不饱和脂肪酸作为降低早产风险的手段。

六、维生素和矿物质补充指南

（一）膳食参考摄入量

为了满足美国人口不断变化的营养需求，IOM 食品和营养委员会于 1997 年建立了第一个膳食参考摄入量（dietary reference intakes，DRI）。这些数值超越了传统的推荐每天摄入量（recommended daily allowances，RDA），以预防慢性疾病为重点，DRI 提供了一个安全、适当的摄入量范围，以及基于现有研究的耐受上限。DRI 包括了每个生命阶段和性别组的四个饮食参考值。这些指标包括：①估计平均摄入量；②推荐膳食摄入量；③适当摄入量；④可容忍的上限摄入量。目前，已建立 DRI 用于维生素 A、类胡萝卜素、B 族维生素、维生素 C、维生素 D、维生素 K、叶酸、钙、胆碱、铬、铜、氟、碘、铁、镁、锰、钼、磷、生物素、泛酸、硒和锌。在对科学证据进行评估后的未来 10 年，将提供关于其他营养素摄入量的建议（表 6-4）[43]。

（二）可耐受摄入量上限

UL 是每天营养素摄入量的最高水平，它不太可能对特定生命阶段和性别组中的几乎所有（97%～98%）个人造成不利健康影响（表 6-4）。

表 6-4 膳食参考摄入量：个人每天推荐摄入量

维生素/矿物质	年 龄	非妊娠期	孕 期	摄入量上限
维生素 A（μg）	<18	700	750～1200	2800
	19—30	700	770～1300	3000
	31—50	700	770～1300	3000
维生素 C（mg）	<18	65	80	1800
	19—30	75	85	2000
	31—50	75	85	2000
维生素 D（μg）	<18	15	15	100
	19—30	15	15	100
	31—50	15	15	100
维生素 E（mg）	<18	15	15	800
	19—30	15	15	1000
	31—50	15	15	1000
维生素 K（μg）	<18	75	75	ND
	19—30	90	90	ND
	31—50	90	90	ND
硫胺素（mg）	<18	1.1	1.4	ND
	19—30	1.1	1.4	ND
	31—50	1.1	1.4	ND

（续表）

维生素/矿物质	年 龄	非妊娠期	孕 期	摄入量上限
核黄素（mg）	<18	1.1	1.4	ND
	19—30	1.1	1.4	ND
	31—50	1.1	1.4	ND
烟酸（mg）	<18	14	18	30
	19—30	14	18	35
	31—50	14	18	35
维生素 B_6（mg）	<18	1.2	1.9	80
	19—30	1.3	1.9	100
	31—50	1.3	1.9	100
叶酸（μg）	<18	400	600	800
	19—30	400	600	1000
	31—50	400	600	1000
维生素 B_{12}（μg）	<18	2.4	2.6	ND
	19—30	2.4	2.6	ND
	31—50	2.4	2.6	ND
泛酸（mg）	<18	5	6	ND
	19—30	5	6	ND
	31—50	5	6	ND
生物素（μg）	<18	25	30	ND
	19—30	30	30	ND
	31—50	30	30	ND
胆碱（mg）	<18	400	450	3000
	19—30	425	450	3500
	31—50	425	450	3500
钙（mg）	<18	1300	1300	3000
	19—30	1000	1000	2500
	31—50	1000	1000	2500
铬（μg）	<18	24	29	ND
	19—30	25	30	ND
	31—50	25	30	ND

（续表）

维生素/矿物质	年 龄	非妊娠期	孕 期	摄入量上限
铜（μg）	<18	890	1000	8000
	19—30	900	1000	10 000
	31—50	900	1000	10 000
氟（mg）	<18	3	3	10
	19—30	3	3	10
	31—50	3	3	10
碘（μg）	<18	150	220	900
	19—30	150	220	1100
	31—50	150	220	1100
铁（mg）	<18	15	27	45
	19—30	18	27	45
	31—50	18	27	45
镁（mg）	<18	360	400	350
	19—30	310	350	350
	31—50	320	360	350
磷（mg）	<18	1250	1250	4000
	19—30	700	700	4000
	31—50	700	700	4000
硒（μg）	<18	55	60	400
	19—30	55	60	400
	31—50	55	60	400
锌（μg）	<18	9	12	34
	19—30	8	11	40
	31—50	8	11	40

DRI 包括钙、磷、镁、维生素 D 和氟（1997 年）；硫胺素、核黄素、烟酸、维生素 B_6 和维生素 B_{12}、叶酸、泛酸、生物素和胆碱（1998 年）；维生素 C 和维生素 E、硒和类胡萝卜素（2000 年）；维生素 A 和维生素 K、砷、硼、铬、铜、碘、铁、锰、钼、镍、硅、钒和锌（2001 年）；钙和维生素 D（2011 年）

http://www.iom.edu/Activities/Nutrition/SummaryDRIs/DRI-Tables.aspx.

ND. 未确定

在营养缺乏普遍存在的中低收入国家，服用复合维生素有明显的好处；然而，低质量的证据表明在高收入国家也有同样的好处[44-45]。对于饮食摄入适当且体重增加良好（无水肿）的女性并不强制补充常规维生素/矿物质。然而，大多数医疗保健提供者会开出产前维生素和矿物质补充剂，因为许多女性在妊娠前3个月不能满足她们的营养需求，尤其是在叶酸和铁方面。

（三）维生素

1. 维生素 A

维生素 A 是一种脂溶性维生素，存在于多种化合物中，包括视网膜、视黄酯、视黄醇和视黄酸。维甲酸是维生素 A 最活跃的形式。在植物中，维生素 A 以其前体形式存在，如维生素原 A、类胡萝卜素（如 β- 胡萝卜素）和隐黄质。维生素 A 是细胞分化、基因表达调节，以及脊椎、脊髓、四肢、心脏、眼睛和耳朵发育所必需的。

严重的维生素 A 缺乏症在美国很少见，通过健康饮食很容易摄入足够的维生素 A。然而，社会经济地位较低的女性的饮食可能会维生素 A 含量不足。妊娠期间缺乏维生素 A 会削弱免疫系统，增加感染风险，并与夜盲症有关。然而，建议增加维生素 A 的饮食摄入，而不是补充，因为过量摄入视黄醇是已知的人类致畸原。过量的维生素 A 会导致脑神经嵴细胞异常，心脏和颅面缺陷，包括小头畸形[46]。

妊娠期间维生素 A 的 DRI 为 770μg/d，可耐受 UL 已确定为 3000μg/d[47]。非处方复合维生素补充剂可能含有过量的维生素 A，因此应在妊娠期间停用。此外，在妊娠期间和试图妊娠的女性中，应避免使用含有维生素 A 衍生物的外用面霜（通常用于治疗痤疮）。

2. 维生素 D

维生素 D 的摄入对于钙的适当吸收、正常的骨骼健康和骨骼内环境稳定至关重要。在妊娠期间，维生素 D 对胎儿的生长发育、与正常着床和血管生成相关的基因的调节也至关重要。母亲维生素 D 水平低与宫内长骨生长减少、妊娠期缩短、先天性佝偻病和新生儿骨折有关。母亲维生素 D 水平低也可能导致胎儿印记，从而影响神经发育、免疫功能和出生后不久及以后的慢性病易感性。

母体维生素 D 状态也可能是先兆子痫的独立危险因素，补充维生素 D 可能有助于预防这种并发症并促进新生儿健康[48]。然而，这些数据来自观察性研究，前瞻性队列研究未发现相关性[49]。低维生素 D 水平也可能与产后抑郁症有关[50]。

妊娠期和哺乳期维生素 D 的建议摄入量为 600U/d[51]。最近的研究表明，妊娠期母体维生素 D 水平较低是常见的，即使是每天服用含有 400U 维生素 D 的产前维生素的患者也是如此。Lee 和同事[52] 发现，50% 的母亲和 65% 的新生儿在出生时严重缺乏维生素 D，尽管每天补充 400U 的维生素 D 并喝 2 杯维生素 D 强化牛奶。黑种人孕妇中维生素 D 缺乏的情况更为普遍[53, 54]。

目前，没有足够的证据支持对所有孕妇进行维生素 D 缺乏症筛查的建议（类似于对未妊娠女性的建议）[55]。为评估高危女性在妊娠前或产前检查期间的维生素 D 水平，应评估血清 25- 羟基 -D 水平。建议这些风险较高的女性补充维生素 D，如严格素食者、阳光照射有限的女性、避免食用乳制品的女性。大多数专家都同意，为了获得最佳的骨骼健康，每天需要 20ng/ml（50nmol/L）。妊娠期间每天补充 1000～4000U 的维生素 D 是安全的[56]。

3. 维生素 C

维生素 C 也称为抗坏血酸，是一种水溶性维生素和抗氧化剂，具有减少自由基的功能，也有助于形成前胶原。摄入铁还需要足够的维生素 C。吸烟的女性对维生素 C 的需求增加。目前的建议表明，孕妇应该每天摄入 85mg，而非妊娠成年女性每天摄入 75mg。增加的需求可以防止血浆维生素 C 水平降低，并确保足够的维生素 C 输送到发育中的胎儿。目前还没有人研究大剂量维生素 C 对胎儿生长发育的影响。由于已知维生素 C 从母体积极地输送到胎儿循环，因此，可耐受的上限摄入量设定为 1800～2000mg/d[57]。

氧化应激促进先兆子痫进展的假说激发了人们对使用抗氧化剂预防该疾病的兴趣。然而，几项大型随机安慰剂对照研究和 Cochrane 综述均未显示任何益处[58]。因此，不推荐补充抗氧化维生素 C 和维生素 E 来预防先兆子痫[59]。

4. 维生素 B_6

维生素 B_6 也称吡哆醇，是一种水溶性 B 族维生素，在蛋白质、糖类和脂代谢中作为辅酶。维生素B_6参与血红素化合物的合成，有助于母体和胎儿红细胞、抗体和神经递质的形成。研究表明，补充维生素B_6可有效缓解妊娠期的恶心、呕吐[60]。尽管最近Cochrane对呕吐方案的回顾研究并没有得出维生素B_6有效的确切结论，但ACOG认为有足够的证据支持维生素B_6单药治疗作为一线治疗，可以减少恶心和呕吐（每天3次，每次10~25mg）[61, 62]。过量的维生素B_6会导致麻木和神经损伤，孕妇的耐受UL确定为100mg/d。

5. 维生素K

维生素K一种是脂溶性维生素，是合成凝血因子Ⅱ、Ⅶ、Ⅸ和Ⅹ所必需的。维生素K从母体到胎儿的转运有限；但是，胎儿很少出现严重的出血问题。新生儿常常功能性缺乏维生素K，出生时需接受肠外补充。孕妇和非孕妇维生素K的DRI为90mg，耐受UL尚未确定[57]。

6. 叶酸

在一碳单元转移反应中，叶酸及其代谢活性形式四氢叶酸作为辅酶参与核酸及氨基酸的合成。充足的膳食叶酸水平对于胎儿和胎盘的发育非常重要，是支持细胞快速生长、复制、细胞分裂和核苷酸合成所必需的[63]。由于胚胎神经管在受孕后18~28天内关闭完毕，孕妇在胚胎发育的前4周（按末次月经计算6周胎龄）期间摄入足够的叶酸至关重要。在孕中期和晚期，叶酸的需求增加，以支持母体的红细胞生成。

因饮食摄入不理想、行为环境因素和遗传缺陷，叶酸缺乏是妊娠期间最普遍的维生素缺乏[64]。人类无法合成叶酸，因此完全依赖膳食来源或补充剂来满足其需求。1992年，美国疾病控制和预防中心建议，无论是否有妊娠意愿，所有育龄女性每天服用400μg补充叶酸，以确保妊娠时叶酸水平充足[65]。育龄女性叶酸的DRI为400μg/d，孕妇为600μg/d。叶酸的耐受UL已确定为1000μg/d。此外，有证据表明，长期服用口服避孕药会抑制叶酸的吸收，促进肝脏中叶酸的降解[66]。因此，口服避孕药的女性体内叶酸储存可能会更快地耗尽，导致这些女性在妊娠时叶酸缺乏的发生率更高。

(1) 叶酸和神经管缺陷：神经管缺陷（neural tube defect，NTD）发生率为1.4‰~2‰，仅次于心脏畸形的发生率，是第二常见的先天性畸形[67]。患病率因种族和民族而异。西班牙裔女性的患病率最高，而黑种人女性和亚洲女性的患病率最低[68]。有过NTD畸形儿史或本人有NTD病史的女性患病风险较高（2%~3%）[69]。近亲（兄弟姐妹、侄女或侄子）有NTD畸形儿史的女性患病风险约为1%；然而，95%的NTD患儿是由没有任何NTD家族史的夫妇所生[70]。母亲糖尿病或服用某些抗癫痫药物，如丙戊酸钠或卡马西平，也会将风险增加到约1%。NTD的高风险也与母亲体重增加有关[71]。

NTD的病因与叶酸摄入不足加上妊娠期叶酸需求增加有关。同时，参与叶酸代谢的酶合成方面的遗传缺陷也与NTD有关[64]。神经管形成方面的缺陷包括大脑形成障碍（无脑儿）、神经管闭合缺陷（脊柱裂）和开放性NTD（脑膜膨出和脊柱裂）。基于叶酸缺乏对神经管早期形成的不利影响，建议在妊娠前开始补充叶酸并至少持续到妊娠前3个月[72]。

(2) 叶酸补充剂：几项随机、对照和观察性试验表明，围妊娠期和孕早期服用叶酸补充剂可以将女性生育NTD婴儿的风险降低50%~70%[64]。自1988年，美国政府开始实施叶酸强化剂计划以来，谷物、面食、米饭和面包都添加了叶酸，NTD发生率有所下降[68]。利用8个基于人口出生缺陷监测系统的数据，CDC报告，美国NTD的患病率从1995—1996年的4000例下降到1999—2000年的3000例[73]。受NTD影响的妊娠减少了26%，突显了这一公共卫生政策的成功。使用类似水平的叶酸强化剂，加拿大的一项研究表明NTD的患病率降低了46%[74]。与美国相比，NTD的基线率较高解释了风险降低幅度更大的原因。

研究表明，有NTD分娩史的女性从妊娠前1个月开始，至妊娠期前3个月，补充4000μg/d可降低72%再发风险[63]。没有明确的证据证明其他高危人群从更高水平的补充中受益，如NTD分娩史的近亲、糖尿病患者或服用抗癫痫药物的女性会，但许多专家建议在妊娠前和孕早期使用较高剂量的叶酸，至少1000μg/d。对于这些女性，建议单独服用叶酸补充剂，不建议额外剂量的多种维生素，因为这可能导致其他维生素的毒性，如维生素A，可对发育中的胎儿有致畸作用[65]。

（四）矿物质

1. 铁

铁是血红蛋白产生的必要成分，妊娠期间对铁的需求显著增加。母体红细胞容积增加20%～30%，这需要额外的铁，胎儿和胎盘组织也需要铁。在整个妊娠期间，额外450mg的铁被输送到母体骨髓，250mg的铁在分娩期间因失血而消耗。据估计，妊娠期间需要约1000mg的铁。妊娠期铁的DRI为27mg/d，非妊娠期为18mg/d。铁的容许上限摄入量为45mg/d[47]。

妊娠期间，维持充足的铁储备对许多女性来说很重要，但很困难。CDC建议，高危人群应在妊娠前及孕早、中、晚期进行贫血筛查（表6-5）。缺铁性贫血增加母婴死亡、早产和低出生体重的风险。贫血还会对婴儿大脑的正常发育和功能产生负面影响。黑种人女性、低收入女性、青少年、高中文化程度以下的女性和多胎妊娠女性在妊娠期铁缺乏的患病率较高[75]。

表6-5 妊娠期贫血的诊断

实验室检查	孕早期	孕中期	孕晚期
血红蛋白（g/dl）	<11	10.5	<11
红细胞比容（%）	<33	32	<33

引自 US Centers for Disease Control and Prevention (www.cdc.gov).

如表6-5所示，孕早期、孕晚期血红蛋白低于11g/dl或红细胞比容低于33%诊断贫血。孕中期血红蛋白低于10.5g/dl或红细胞比容低于32%诊断贫血。

其他实验室检查包括小细胞低色素性贫血伴铁储备耗尽，低血浆铁水平，高总铁结合力，低血清铁蛋白水平。血清铁蛋白水平低于15μg/L对贫血患者铁缺乏症的诊断敏感性和特异性较高。

妊娠前血红蛋白测量结果正常的女性建议从妊娠第12周左右开始，每天补充30mg元素铁（表6-6）[76]。多胎妊娠或妊娠前血红蛋白水平低的孕妇，建议补充60～100mg/d的元素铁，直到血红蛋白浓度恢复正常，然后可以将补充量减少到30mg/d[77]。

表6-6 口服铁补充剂

口服补充剂	元素铁
富马酸亚铁	每片106mg
硫酸亚铁	每片65mg
葡萄糖酸亚铁	每片28～36mg

引自 the American College of Obstetricians and Gynecologists. ACOG Practice Bulletin No. 95: Anemia in pregnancy. *Obstet Gynecol*. 2008;112(1):201–207.

对于严重缺铁、不能耐受口服铁剂或铁剂吸收不良的孕妇，可以使用肠胃外铁剂。肠胃外铁剂可以更快地增加血红蛋白水平。一项比较口服与静脉注射蔗糖铁的随机对照试验表明，静脉注射铁在5天和14天后显著增加血红蛋白水平，而口服补充剂治疗的女性没有改善。然而，到第40天，两组的血红蛋白水平没有显著差异[78]。

铁补充剂可能会产生胃肠道不良反应，即便秘和恶心，在开处方时应考虑到这些不良反应。将补充剂推迟到孕中期，当铁需求增加且恶心感减弱时，可能有助于提高依从性。饭后服用铁补充剂可以最大限度地减少铁补充剂引起的恶心；然而，这可能会降低铁的总吸收量。在处方铁补充剂时推荐散装泻药和（或）大便软化剂，也可以提高依从性。

抗酸剂抑制铁的吸收，不应同时服用；尤其是在孕晚期，此时胃食管反流很常见。母亲的饮食中如果含有足够的维生素C，铁的吸收会更好。偶尔，孕妇会患上异食癖，摄入非食物物质，如黏土、泥土或冰。铁缺乏被认为是引起异食癖的原因，但某些文化影响也可能导致这些行为。缺铁的孕妇应询问是否摄入这些非食物性物质，有异食癖的女性应检查是否缺铁。异食癖最让人担心的是，它会阻止母亲食用营养丰富的食物，或者她所食用的食物含有有毒成分。

2. 钙

对于胎儿骨骼和组织的发育、妊娠期间激素的适应而言，钙是必不可少的。包括钙调节激素的变化，它影响肠道吸收、肾脏再吸收和钙的骨转换。1,25(OH)$_2$D$_3$的存在刺激了孕中晚期肠道对钙的吸收增加，以满足胎儿钙需求，保护母体骨骼。母体钙储存量较大且大多以骨骼形式储存，便于动员。胎儿对钙的需求在孕晚期最高，平均每天300mg。研究表明，妊娠期间钙不足与妊娠高血压、早产和先兆子痫有关[79, 80]。

19—50岁孕妇钙DRI为1000mg/d，9—19岁钙DRI为1300mg/d。青少年因其自身骨骼还需要钙沉积以确保足够的骨密度，在妊娠期间可能需要额外的钙。妊娠期间可耐受的钙摄入量上限为2500mg/d[81]。许多女性，尤其是黑种人、西班牙裔和美洲土著，在妊娠前和妊娠期间难以获得足够的膳食钙，可能需要补充。每天至少食用三份乳制品，包括钙强化果汁和饮料，有助于满足要求。由于乳糖不耐受而限制乳制品摄入的女性可能能够耐受酸奶和奶酪来补充，但也可能需要补充。碳酸钙、葡萄糖酸钙、乳酸钙或枸橼酸钙可提供500～600mg/d的钙，以满足所需钙量与消耗钙量之间的差异。标准产前维生素通常每片含钙量150～300mg。钙的一次性吸收剂量是600mg，这使得孕妇不太可能达到可耐受的上限。

关于对妊娠高血压综合征或先兆子痫预防作用，数据仍然存在争议。较小型的研究已经证明，补钙可以降低血压和先兆子痫，但较大的试验显示没有效果[80, 82]。证据表明，补钙可降低妊娠期间患高血压的风险，但仅适用于补钙前钙摄入量不足的女性[65]。谨慎的做法是确保女性满足其年龄的钙需求，并强调在妊娠前、妊娠期摄入充足钙的重要性。

3. 锌

锌参与核酸和蛋白质代谢的催化、结构和调节功能。超过100种酶需要锌，母亲缺锌会导致分娩时间延长、IUGR、畸形发生和胚胎或胎儿死亡[53]。孕妇每天的DRI为11mg，素食者或纯素食者的DRI可能更高，因为全谷物和豆类中的植酸与锌结合，会减少锌的吸收。孕妇和非孕妇的锌摄入量上限为每天40mg。饮食均衡的孕妇通常不需要补充锌。然而，如果女性每天的铁元素摄入量超过60mg，则建议补充锌，因为铁元素与锌元素的吸收会产生竞争。

4. 胆碱

胆碱是细胞信号传导和结构细胞膜完整性所需的一种必需营养素。它对干细胞增殖和凋亡至关重要。妊娠期间对胆碱的需求很高，因为母体胆碱被输送到胎儿以帮助大脑和脊髓发育[83]。正常胎儿神经发育和功能需要足够的胆碱，而且它对记忆至关重要[84]。最近的一项研究表明，妊娠期间增加胆碱补充可能会对后代的认知产生有益影响[85]。胆碱不仅来源于饮食，还来源于从头合成。目前，妊娠期间胆碱的推荐摄入量为450mg/d，母乳喂养的母亲为550mg/d。胆碱的饮食来源包括鸡蛋（126mg/每颗鸡蛋）、豆腐（100mg/85g）、牛瘦肉（67mg/85g）、芽甘蓝（62mg/杯，熟）、花椰菜（62mg/杯，熟）、海军蓝豆（48mg/杯，熟）、花生酱（20mg/2汤匙）和脱脂牛奶（38mg/杯）。

七、妊娠期营养相关问题

（一）恶心呕吐

恶心和呕吐通常发生在妊娠5～18周，通常会在16～18周后改善。多达15%～20%的女性在孕晚期再次出现这些症状，其中5%持续至分娩前。50%～90%的女性有一定程度的恶心伴或不伴呕吐，但只有一小部分因严重妊娠剧吐需要住院治疗[86]。妊娠剧吐者一天呕吐多次，体重减轻超过妊娠前体重的5%，通常因脱水和电解质紊乱需要住院治疗。

妊娠相关恶心和呕吐的原因尚不清楚，但可能与人类绒毛膜促性腺激素水平升高有关。绒毛膜促性腺激素在孕早期每48小时翻一番，在妊娠约10周时达到高峰。研究表明，如果有以下情况，妊娠期间更可能出现恶心呕吐：①双胎或多胎妊娠；②以前妊娠时有恶心呕吐史；③口服避孕药时有恶心或呕吐史；④有晕车史；⑤有一位亲戚（母亲或姐妹）在妊娠期间有晨吐；⑥有偏头痛病史。

框6-2显示了妊娠期恶心和呕吐的管理策略。在遵循这些建议后，维生素B_6（每天3次，每次10～25mg）可被视为妊娠期间恶心呕吐的一线治疗药物。生姜和针灸也可能有助于治疗妊娠期间的恶心[60, 87]。

（二）胃灼热和消化不良

胃灼热和消化不良影响2/3的孕妇，通常是由胃内容物反流引起的，而胃内容物反流是由孕激素增加导致食管压力降低和运动能力下降引起的[87]。由于胎儿生长、胃容量有限，孕晚期孕妇更容易出现这些症状。治疗胃灼热和消化不良的策略也显示在框6-2中。

> **框 6-2　妊娠期恶心、呕吐、胃灼热和消化不良的管理策略**
>
> - 吃小的、低脂肪的食物和零食（水果、椒盐饼干、饼干、脱脂酸奶）
> - 缓慢、频繁地进食
> - 避免强烈气味的食物，食用室温或冷的食物，并在烹饪时保持良好的通风
> - 在两餐之间喝水，而不是餐间喝水
> - 避免可能引起胃刺激的食物，如留兰香、薄荷、咖啡因、柑橘类水果、辛辣食物、高脂肪食物或番茄制品
> - 饭后等待 1～2h 再躺下
> - 饭后散步
> - 穿宽松的衣服
> - 饭后刷牙

由 Lisa Hark, PhD, RD 提供

（三）便秘

50% 的孕妇在妊娠期间会出现便秘，这通常与紧张、大便硬和不完全排空有关，而不是排便不频繁。妊娠期便秘与平滑肌松弛、肠道内水重吸收增加和胃肠运动减慢有关。孕妇通常会感觉胃肠道整体不适、肿胀感、痔疮、胃灼热增加、食欲下降。铁剂补充会加重便秘。框 6-3 显示了妊娠期便秘的管理策略。

> **框 6-3　妊娠期便秘管理策略**
>
> - 通过饮用水、草药茶和无咖啡因饮料增加液体摄入
> - 通过食用高纤维谷物、全谷物、豆类和麸皮，增加每天膳食纤维摄入量
> - 使用膳食纤维补充剂
> - 增加新鲜、冷冻或干燥蔬菜水果的消费
> - 参加适度的体育活动，如散步、游泳或瑜伽
> - 在补充铁的同时服用粪便软化剂

由 Lisa Hark, PhD, RD 提供

（四）食品污染

因妊娠引起的激素变化，孕妇和胎儿更易食物中毒。妊娠期间需要特别关注的病原体包括李斯特菌、弓形虫、沙门菌和空肠弯曲菌。这些微生物可穿过胎盘，对发育中的胎儿构成食源性感染的风险[88]。为避免李斯特菌病，应建议孕妇食用洗好的蔬菜和水果；将所有肉类烹调至最低安全内部温度；避免加工、预煮肉类（冷切、烟熏海鲜、肉酱）和软奶酪（布里干酪、蓝奶酪、卡门伯特干酪和墨西哥白干酪）；食用经过巴氏杀菌的乳制品。所有食品应以卫生和适当的方式处理，以防止细菌污染。弓形虫病可以通过水、灰尘、土壤或食用受污染的食物传染给人类。猫是弓形虫病的主要宿主。弓形虫病最常见的原因是吃生的或未煮熟的肉或未清洗的水果、蔬菜，清洁猫砂盆或处理污染的土壤。沙门菌和弯曲菌存在于以下食物中：生的、未经高温消毒的牛奶，生的或未煮熟的肉类和家禽、鸡蛋、沙拉、奶油甜点和甜点馅料，未经处理的水。为避免感染，孕妇应经常洗手，尤其是在处理动物或在花园中工作后，并且应避免食用未煮熟的食物和未经高温消毒的果汁。与生肉、鱼或家禽接触的所有表面也应使用热肥皂水清洗[88]。

受重金属污染的食品也会对发育中的胎儿产生毁灭性的神经毒性和致畸作用，可能导致流产、死产、早产或其他胎儿并发症[89]。接触甲基汞、铅、镉、镍和硒会导致致畸性或胚胎毒性。汞可以通过剥皮或用肥皂和水清洗蔬菜来去除。妊娠期间食用的所有乳制品和果汁都应进行巴氏杀菌[90-92]。

八、妊娠期间特殊营养考虑

（一）咖啡因

咖啡因在妊娠期间代谢缓慢，易通过胎盘传递给胎儿。妊娠期间摄入适量咖啡因是常见的，妊娠或试图妊娠的女性应限制咖啡因摄入量不超过 200mg/d，相当于一杯 355ml 的咖啡。咖啡因的其他来源包括茶、热可可、巧克力、能量饮料、咖啡冰淇淋和苏打水。许多研究都在寻找高咖啡因摄入与流产、早产和 IUGR 之间的相关性。对现有文献的回顾表明，适量的咖啡因摄入（＜200mg/d）并不是导致流产或早产的主要因素。

（二）素食和纯素饮食

妊娠期间均衡的素食饮食（不包括肉、鱼和家禽，但仍包括奶制品和鸡蛋）并未对健康产生任何重大影响[93]。来自全世界素食人口的研究表明，妊娠期间素食者除了消耗更少的蛋白质和更多的糖类外，大量营养素摄入与非素食者的类似。纯素饮食

排除所有动物产品（包括鸡蛋和奶制品），这种饮食可能导致铁、必需氨基酸、微量矿物质（锌）、维生素 B_{12}、维生素 D、钙和多不饱和脂肪酸摄入不足，不能支持正常的胚胎和胎儿发育。因此，建议素食饮食的患者在孕早期与营养师会面，分析其营养摄入，并评估应添加的任何必要补充。例如，强化素食食品现在已经广泛提供，包括一些添加钙和维生素 D 的非牛奶、含有蛋白质的肉类替代品、强化果汁和早餐谷物[93]。

（三）药草补充剂

由于草药补充剂的不规范性质，一般不建议在妊娠期间食用。此外，有关妊娠期使用的数据很少，而且补充剂的强度和纯度在不同的产品和制造商之间可能存在很大差异。尽管如此，补充和替代疗法的消费市场仍在继续增长。研究表明，孕妇经常选择草药补充剂，因为它们的使用代表了卫生和整体健康的方法[94]。关于妊娠的文献中研究得最好的药草是生姜，几个世纪以来，生姜一直被用来治疗恶心和呕吐，专家建议每天服用 3 次 250mg 的胶囊或饮用姜茶。尽管无数其他草药和补充剂肯定有潜在的益处，但在这些补充剂可以安全地推荐给孕妇使用之前，还需要进行更多的研究。

▶ 要 点

- 孕妇在整个妊娠期间可能需要额外 300kcal/d，但实际需求可能要少得多，并且因人而异。
- IOM 对女性妊娠期体重增加的建议按体重类别确定：体重不足（BMI<18.5kg/m²，增重 12.7~18.1kg），正常体重（BMI 为 18.5~24.9kg/m²，增重 11.3~15.9kg），超重（BMI 为 25.0~29.9kg/m²，增重 6.8~15.9kg），肥胖（BMI>30kg/m²，增重 5.0~9.1kg）。
- 妊娠期间的蛋白质需求量从未孕 0.8g/(kg·d) 增加到妊娠期 1.1g/(kg·d)。
- 育龄女性叶酸的每天推荐摄入量为 400μg/d，孕妇每天服用 600μg。胎儿有 NTD 高风险的女性应在妊娠前和孕早期服用更高剂量的叶酸（4mg/d）。
- 由于母体红细胞增多（20%~30%），以及胎儿和胎盘组织的生成，妊娠期通常需要补充铁。铁补充剂可能会引起胃肠道不良反应，如便秘。
- 有特定饮食偏好或日光照射少的女性在妊娠期间通常需要补充维生素 D。为了评估妊娠前和妊娠期的维生素 D 浓度，可检查血清 25(OH)D 水平，并确定 25(OH)D 浓度大于 20nmol/L。在所有孕妇和育龄女性中，维生素 D 的 DRI 为 600U/d。
- 19—50 岁非孕妇和孕妇钙的 DRI 为 1000mg/d，9—19 岁女性为 1300mg/d。
- 妊娠期间许多常见的胃肠道问题，如胃灼热、恶心呕吐和便秘，可以通过适当的营养咨询得到改善。

第 7 章　妊娠期和哺乳期的药物及环境因素：畸形学、流行病学和患者管理
Drugs and Environmental Agents in Pregnancy and Lactation: Teratology, Epidemiology, and Patient Management

Robert J. Weber　　Eric R.M. Jauniaux　著
杨晓科　译　　马琳琳　校

英汉对照

angiotensin-converting enzyme	ACE	血管紧张素转换酶
antiepileptic drug	AED	抗癫痫药物
birth defect monitoring system	BDMS	出生缺陷监测系统
dalton	Da	道尔顿
diethylstilbestrol	DES	己烯雌酚
electroencephalogram	EEG	脑电图
fetal alcohol syndrome	FAS	胎儿酒精综合征
Food and Drug Administration	FDA	食品和药物管理局
glucose-6-phosphate dehydrogenase	G6PD	葡萄糖-6-磷酸脱氢酶
low-molecular-weight heparin	LMWH	低分子肝素
maternal outcomes and neurodevelopmental effects of antiepileptic drugs	MONEAD	抗癫痫药物对母体结局和神经发育的影响
neural tube defect	NTD	神经管缺陷
over the counter	OTC	非处方药
propylthiouracil	PTU	丙基硫氧嘧啶
saturated solution of potassium iodide	SSKI	碘化钾饱和溶液
sudden infant death syndrome	SIDS	婴儿猝死综合征
thyroid-stimulating hormone	TSH	促甲状腺激素
tumor necrosis factor	TNF	肿瘤坏死因子
unfractionated heparin	UFH	普通肝素
Zidovudine	ZDV	齐多夫定

一、妊娠期药物的使用

产科执业医师通常会回答患者关于妊娠期和哺乳期使用药物或暴露于各种环境因素对婴儿发育影响的相关问题。本章通过对胎儿有风险的因素，例如服用各种处方药物、接触环境毒素和非法药物为

患者提供意见，从而给予一些实用的建议和指导。对药物药理学和药物通过胎盘进入乳汁的药代动力学的基本了解，将有助于产科执业医师为患者提供最安全、最合理的建议。

胎儿暴露于药物的风险首先必须根据总体畸形率来衡量。一般人群中主要畸形的发生率为2%~3%[1]。这些畸形包括无法存活的畸形（如无脑畸形）、需要大手术的畸形（如腭裂或先天性心脏病）或导致永久性残疾或发育迟缓的畸形。如果算上轻微的缺陷（耳赘、赘生指），畸形率可高达7%~10%。来自动物研究的畸形学数据可能不准确，因为动物研究估计畸形率为24%。例如，沙利度胺在大鼠和小鼠中没有发现致畸，但却是一种潜在的人类致畸剂。

美国FDA不再使用字母来表示致畸的危险因素（Federal Register.Content and format of labeling for human prescription drug and biologic products; requirement for pregnancy and lactation labeling.December 4, 2014）。事实上，畸胎学协会（Teratology Society）早在20多年前就建议取消FDA的字母分类[2]。美国FDA的妊娠风险分类表将妊娠风险从A类到X类进行了分类，这些分类是为处方医师设计的，而不是针对无意的暴露。例如，异维A酸和口服避孕药都属于X类，基于妊娠期口服避孕药虽缺乏益处，但无意接触时无致畸风险。然而，不同类别的药物可能具有相似的风险，但根据风险/效益考虑，却属于不同类别。第二，类别给人的印象是，一个类别中的药物具有类似的风险，而类别的定义允许根据潜在效益而将在类型、程度或风险程度上不同的药物纳入同一类别。由于这些原因，本章没有使用类别标识，只是简单地列出了妊娠期使用药物的风险，并参考了致畸原信息数据库中的具体描述（图7-1）。作为临床医生的快速指南，包含了一些被列为FDA妊娠风险分类列表中X类（妊娠禁用）的药物（框7-1）。这个列表，尽管不是无所不包的，但也增加和支持了本章节大部分的信息。

典型的致畸期是以28天为周期的末次月经后31天至末次月经后71天（图7-1）。在这一关键时期，器官正在形成，致畸剂导致的畸形通常会在出生时就很明显。在这个时期早期用药可能会影响心脏或神经管，后来的暴露会影响耳朵和上腭的形成。在第31天之前，接触致畸剂会产生全或无的影响，即

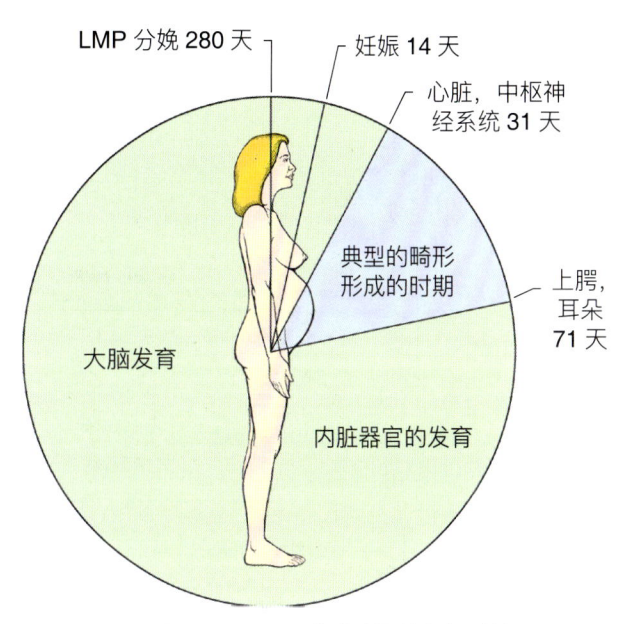

▲ 图7-1 显示经典致畸期的妊娠时钟

LMP.末次月经（经许可转载，引自 Blake DA, Niebyl JR. Requirements and limitations in reproductive and teratogenic risk assessment. In Niebyl JR, ed. *Drug Use in Pregnancy*. 2nd ed. Philadelphia: Lea & Febiger; 1988:2, with permission.）

要么是胚胎死亡，要么是无畸形的胎儿存活。许多参数可以影响药物从母体到胎儿循环的转移，然后影响每一种药物对胎儿发育的作用。这些因素中最重要的是胎龄、药物分子结构和药物使用模式（偶用的或长期的）。其他或伴随的因素包括多种治疗中药物间的相互作用；母体的新陈代谢，这可能是由基因驱动的；孕产妇疾病，如肝脏或肾脏疾病；胎盘结构的完整性，可因吸烟和其他物质滥用而改变。

二、畸形学的基本原则

就出生缺陷的病因，威尔逊的畸形发生六原则[3]为了解结构性或功能性致畸因子如何作用提供了一个框架。

（一）基因型与环境因素的相互作用

第一个原则是，对致畸剂的易感性取决于胎儿的基因型，以及胎儿的基因组成与环境因素相互作用的方式。例如，不同基因株的小鼠对导致唇裂的致畸物的易感性差异很大。抗癫痫药物（antiepileptic drugs，AED）反应的某些差异，如丙戊酸和苯妥英，可能与胚胎的基因型有关。

框 7-1　FDA 妊娠期清单上 X 类的选定药物
• 羟嗪（孕早期）
• 阿司匹林（孕晚期）
• 华法林
• 他汀类药物（如瑞舒伐他汀、阿托伐他汀）
• 氟西泮
• 三唑仑
• 替马西泮
• 氟尿嘧啶（外用）
• 非那雄胺（避免在妊娠期使用的胶囊）
• 磺胺嘧啶银（外用，孕晚期）
• 睾酮和衍生品
• 醋酸亮丙瑞林
• 米索前列醇
• 利巴韦林
• 非甾体抗炎药（如萘普生、吡罗昔康、美洛昔康）（孕晚期）
• 塞来昔布（孕晚期）
• 丹曲林
• 甲氨蝶呤
• 雷洛昔芬
• 度他雄胺（避免在妊娠期使用的胶囊）

改编自 https://www.empr.com/clinical-charts/drugscontraindicated-in-pregnancy/article/125914/.

（二）暴露时间

威尔逊的第二个原则是，胎儿对致畸剂的敏感性随暴露时发育阶段的不同而变化。发育的关键阶段直接影响结构的改变。在受孕后的第 2~8 周，也就是胚胎期，大多数结构缺陷都出现在此期。例如，神经管缺陷可能是由妊娠后第 22~28 天的暴露造成的。沙利度胺致畸性随暴露时的发育阶段而异。

（三）畸形发生的机制

第三个原则是致畸剂以特定的方式（机制）作用于发育中的细胞和组织，从而导致异常胚胎发生（发病）。致畸机制将进一步单独讨论。

（四）致畸的表现形式

第四个原则是，不管具体的有害因素是什么，异常发育的最终表现是死亡、畸形、生长受限和（或）功能障碍。在很大程度上，这种表现取决于暴露发生时胚胎的发育阶段：如果在胚胎发育期接触致畸剂，可能会导致结构异常或死亡；如果在胎儿发育期接触致畸剂，可能会导致功能缺陷。

（五）药剂

第五个原则是，影响组织发育的不良环境因素作用途径取决于影响（药剂）的性质。这一原理与母体代谢、胎盘途径等药理学因素有关。若要产生不良反应，制剂必须通过母体组织间接传播或通过母体直接传播作用于胎儿。

（六）剂量效应

威尔逊的最后一个原则是，随着剂量的增加，异常发育的表现程度从无效水平增加到致死水平。这意味着反应（如畸形、生长受限）随着暴露剂量、持续时间或剂量的变化而异。对于大多数人类致畸剂来说，这种剂量效应还没有被清楚地认识到，但它与发育的关键阶段原则一起，支持人类生殖危害的因果推论，在此方面是重要的。而子宫内暴露于电离辐射的研究则清楚地表明剂量对致畸效应的重要性。

三、评估药物和环境因素对胎儿的影响风险的流行病学研究

从单个病例报道到大型临床试验，各种各样的研究可以确定药物和环境因素对胎儿的风险，都是不同程度的有力证据。

（一）病例报道

许多已知的致畸物和生殖毒性物质最初是通过单个病例报道确定的。已发表的关于异常畸形病例聚集或畸形模式的观察结果很重要。然而，这些观察结果在确定各种药物和环境因子造成的真正风险方面并不可靠。

（二）描述性研究

描述性流行病学研究提供有关特定临床结果的分布和频率的信息，从而得出可比较的发生率。描述性研究首先从描述一个风险人群开始，并使用该人群作为计算结果率的分母。然后将分子定义为结果，通过特定的方法（案例定义和调查）进行验证。

监测项目被认为是描述性研究，确定了风险人

群，然后定期随访以检测感兴趣的结果。出生缺陷监测系统（birth defect monitoring systems，BDMS）通常在特定人群中查阅重要记录或医院记录摘要或图表来识别发生的病例。过去20年里 BDMS 有所增长。然而，尽管加强了监测和报告，接触药物和环境因子的真正风险仍无法确定。研究特定药物对胎儿影响的一个主要问题（例如，在研究常用药物如对乙酰氨基酚或阿司匹林，还有孕产妇暴露于尼古丁和咖啡因的情形下）是这种暴露不能作为混杂因素排除，而且也很难量化。首先应采用描述性研究，然后再进行进一步的病例对照研究。例如，根据病例观察，Lenz[4] 怀疑沙利度胺致畸后，又进行了病例对照研究。此外，使用丙戊酸与发生脊柱裂之间的关联也通过病例对照研究得到证实[5, 6]。

（三）病例对照研究

确定致畸性最广泛使用的方法是病例对照研究，将具有某些结果或相关疾病的个体（病例）（如先天性畸形）与类似组进行比较。在确定病例和对照组之后，需要检验的假设是这两组人在接触和结果上是否存在差异。暴露和暴露时间确定的准确程度在不同的研究中可能有很大差异，但无论在哪个研究，都必须使用相同的方法来确定病例和对照组的暴露。病例对照研究在选择对照和其他变量方面可能存在隐性偏倚[7]。

（四）队列研究

队列研究通常称为前瞻性研究，要求对不同暴露的群体进行长期随访，并观察结果。因此，这些研究往往费时且昂贵。此外，许多不良生殖结果（如先天性畸形）的发生率很低；因此，大样本必须随访相当长的一段时间。队列研究使研究人员能够计算发病率，提供暴露后某个结果的相对风险的测量方法。历史前瞻性研究确定已经暴露的群体，并以回顾性的方式随访他们的结果。

（五）随机对照临床试验

理想情况下，分析性研究（病例对照或队列研究）之后进行随机临床试验，评估预防或治疗方案的有效性。也就是说，受试者被随机分配到不同的治疗组。神经管缺陷复发[6]和发生[8]的临床试验显示了妊娠期补充叶酸的重要性。

四、药物通过胎盘和乳腺组织的药代动力学

胎盘具有通透性众所周知，这可以追溯到1904年左右。然而，在20世纪60年代，却被错误地认为胎盘是有害物质的有效屏障。这种误解导致医生开具了沙利度胺、苯二氮䓬和其他有毒药物的处方，从而产生了严重的出生缺陷。同样，通过母乳传递给新生儿的药物研究也是最近才开始的，相关数据也很有限。了解不同的药物通过胎盘或进入母乳的方式对产科医生评估孕妇和哺乳期患者的用药至关重要。

（一）胎盘转运

通过母体循环进入胎盘的分子为了到达胎儿组织和器官，必须首先穿过胎盘屏障。胎盘的绒毛屏障或膜是由滋养层组成的，滋养层覆盖在绒毛组织外部，在绒毛间隙、绒毛间质组织和胎儿毛细血管内皮与母体血液直接接触（见第1章）。

重要的解剖变化发生在孕早期和孕中期。孕早期整个孕囊被绒毛组织覆盖，母体血液进入胎盘受限于滋养层栓的存在，滋养层栓堵住了最终发育为胎盘的子宫胎盘动脉的入口部位。与孕晚期相比，胎儿侧的绒毛毛细血管数量和大小都较小，并且位于离滋养层距离更远、在绒毛更中心的位置。妊娠期胎盘转移途径被描述为通过子宫腺、胚外体腔和次级卵黄囊的组织营养化。只有孕早期结束时，胎盘才真正形成。绒毛膜逐渐变薄，以促进母胎双向交换，促进妊娠。

在大多数情况下，胎盘药物转运研究使用的动物模型主要是啮齿动物，或使用体外孕晚期离体分离的双侧灌注人子叶。这两种模型都有明显的局限性，特别当涉及人类孕早期这一胎儿致畸风险最高时期的药物转运。胎盘药代动力学可以在体内通过孕早期的体腔穿刺（吸入体腔液体）或分娩时的脐血样本间接研究。

总的来说，推测所有的药物都会以某种方式进入胎盘，特别是脂溶性药物；水溶性药物和药物的代谢物不易通过。只有游离的药物会进入胎盘，所以任何与蛋白质结合的药物都不会通过胎盘。物质主要通过被动扩散从母体进入胎儿循环（图7-2）[9]。因此，通过绒毛屏障的被动扩散是胎儿接触的药物

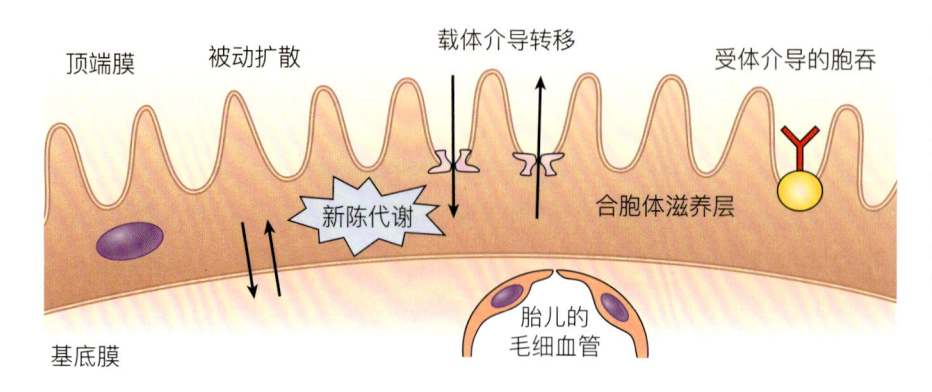

图 7-2 经胎盘转运药物的机制
C∶M. 脐带血与母血的比率；F∶M. 男女比例；IgG. 免疫球蛋白G；LMWH. 低分子量肝素（引自 Tetro N, Moushaev S, Rubinchick-Stern M, et al. The placental barrier: the gate and fate of drug distribution. *Pharm Res.* 2018;35:73.）

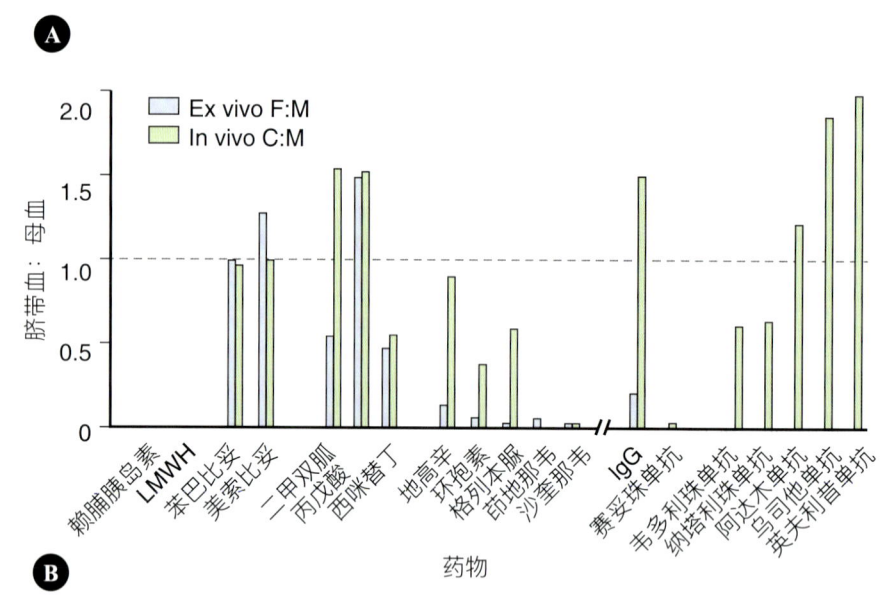

和环境因子的主要方法，低分子量脂溶性物质和非蛋白结合的药物很容易通过。大于 600Da 的化合物，如胰岛素、肝素或与蛋白质结合的药物，不容易进入胎盘。胎儿体内的药物浓度可能超过母体的浓度，弱碱性药物更容易通过。被动药物扩散依赖浓度梯度和膜的通透性。随着进一步妊娠，胎盘循环血量增加，绒毛屏障厚度变薄，胎儿暴露于药物和环境因子最多，但对胎儿器官的影响最小。

在绒毛膜水平已经发现了几种药物转运系统。胎盘表达酶促进各种物质的代谢，包括药物。在胎盘组织中有各种细胞色素 P_{450} 酶导致第一阶段和第二阶段反应。第一阶段反应包括氧化、还原和水解，而第二阶段反应包括结合反应。胎盘内的药物代谢产生不易通过胎盘的水溶性物质，然而仍有产生有毒代谢物产风险和暴露给胎儿的可能。具有显著胎盘代谢作用的药物包括齐多夫定、二脱氧甘氨酸和奥卡西平。奥卡西平的代谢可能解释了为什么会存在有限的数据显示它在妊娠期用药是安全的。

对药代动力学的认识可能会影响胎儿对药物或环境因子的暴露。药物通过胎盘的分布速率和程度可以预测胎儿对药物的暴露程度。由于药物浓度在通过胎盘前显著下降，单次快速给药可能不会在胎儿体内蓄积。持续给药会在胎盘中显著蓄积，并进入胎儿体内。例如，丙戊酸容易通过胎盘，并于 1.5h 内在胎儿血浆中达到平衡[10]；建议采用丙戊酸缓释制剂，以防止该药物在胎儿体内的高浓度蓄积[11]。其他研究包括正在开发的药物纳米颗粒是为了减少（或增强）药物的胎盘转运。目前有两个正在进行的试验来评估这种药物给药系统在孕妇中的作用。

（二）母乳转移

哺乳期给药的药代动力学数据有限，经常不一致。许多药物在母乳中可以检测到低水平存在，这通常对婴儿也没有临床意义。转移到母乳的速率取决于药物的脂溶性、分子量、蛋白质结合程度、电离程度、是否有活性分泌。低分子量的非电离分子，如乙醇/酒精，很容易通过母乳。如果因药物剂量增加或肾功能下降导致母体的血药浓度异常升高，则药物在母乳中会以更高的浓度显示出来。

母乳中的药物量随母体的血液浓度变化，并且本身正比于母体口服剂量。药物剂量对婴儿来说通常是次治疗剂量，平均约为母体剂量的1%~2%。这个量是如此之小以至于我们不容易注意到它的不良反应。然而对于有毒药物来说，任何剂量的接触都可能是不合适的。而过敏也可能存在或被激发。小剂量药物的长期影响也有待研究。此外，在酶免系统不成熟的婴儿体内，药物的清除速度更慢。大多数母体药物对母乳喂养的婴儿的短期影响轻微、风险甚小。母乳喂养的好处众所周知，药物暴露的风险必须权衡利弊。

在产后前几天泌乳完全建立之前用药，由于婴儿只接受少量初乳，所以少有药物被排到母乳中。产妇也因确定药物对婴儿没有已知的不良影响，从而减轻了其对剖宫产分娩时应用止痛药或其他药物的恐惧。对于哺乳期需要每天给药的药物，了解母乳中的药代动力学可以减少婴儿给药量。例如，哺乳后立即给药可以减少新生儿暴露，因为在下一次给药前，血药水平将处于最低点。

药物的代谢会影响母乳中的药量。一个典型的例子是哺乳期使用可待因：如果母亲应用可待因且是"超快速"代谢者，则会将可待因转化为高浓度的易入乳汁的吗啡。在接受可待因的快速代谢型哺乳母亲中，有报道婴儿发生呼吸抑制和其他严重后果的病例[12]。此外，超快速代谢者存在曲马多活性代谢物（O-去甲硫脲，或M1）累积风险，会对婴儿产生严重影响。

五、处方药、非处方药及草药制剂

关于药物与妊娠的患者评估和教育将在本章的最后做简要地介绍。一般来说，妊娠期用药应仔细权衡利弊，以最大程度减少非处方药和处方药的使用。应鼓励患者使用非药物手段来处理常见的妊娠症状，如头痛、肌肉疼痛、恶心和呕吐等。一些药

物也可能与非整倍体和神经管缺陷等产前筛查结果相互作用。例如，据报道，美沙酮可导致18三体检测假阳性，而皮质类固醇、抗生素和抗抑郁药物致神经管缺陷的假阳性率也较高[13]。

特殊药物对妊娠的影响

1. 雌激素和孕酮

尚未有研究证实口服避孕药或孕酮的致畸风险。一项对孕早期接触性激素的Meta分析显示，激素暴露与胎儿生殖器畸形之间没有关联。

2. 雄激素类固醇

雄激素可能使发育中的女性胎儿男性化。研究显示，在妊娠后的最初9~12周，无意接触到达那唑的57名女婴中有23名女婴显示阴蒂增大和阴唇融合（图7-3）。

3. 杀精剂

一项Meta分析着眼于杀精剂暴露，研究显示，杀精剂暴露没有增加出生缺陷的风险[14]。

4. 抗癫痫药物

妊娠期持续抗癫痫药物治疗取决于妊娠前癫痫的控制，以及能根据妊娠调整方案以控制癫痫的能力。大多数专家认为妊娠期使用适当剂

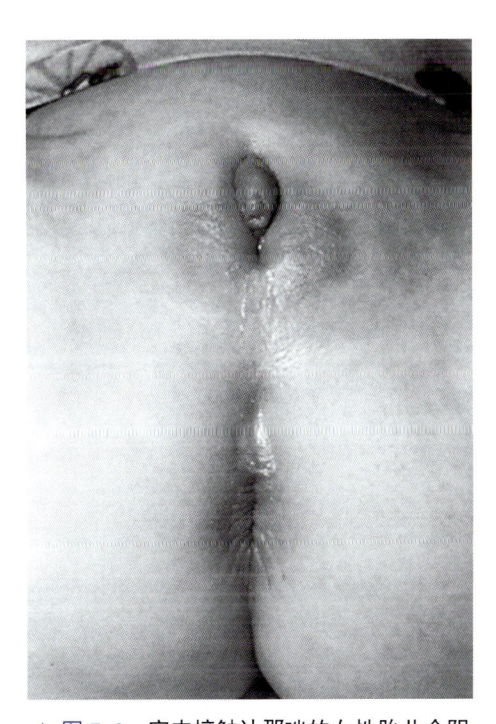

▲ 图7-3 宫内接触达那唑的女性胎儿会阴

引自 Duck SC, Katayama KP. Danazol may cause female pseudohermaphroditism. *Fertil Steril.* 1981;35:230.

量的抗癫痫药物的好处超过了停用的风险。持续使用抗癫痫药物也依赖于癫痫发作的类型、癫痫发作的控制、抗癫痫药物方案的不良反应和患者的依从性（通过抗癫痫药物的血药浓度确定）。没有癫痫发作史的依从性差的孕妇可能不需要在妊娠期行抗癫痫药物治疗。此外，经脑电图（electroencephalogram，EEG）证实至少2年内无癫痫发作的女性应考虑在妊娠期停止抗癫痫治疗。

MONEAD监测了超过4年的抗癫痫药物处方，并显示了抗癫痫药物处方的变化模式。2012—2016年，妊娠期癫痫最常用的药物分别是拉莫三嗪、左乙拉西坦、卡马西平和唑尼沙胺。与1999—2004年相比，最常用的治疗药物分别是卡马西平、拉莫三嗪、苯妥英和丙戊酸钠[15]。鉴于丙戊酸钠和苯妥英钠相关的胎儿风险，我们可以假设，通过开具致畸性较小的抗癫痫药物，改变抗癫痫药物的处方模式，可能会降低胎儿风险。

患有癫痫的女性在妊娠期服用抗癫痫药物导致畸形的风险（5%）几乎是非癫痫孕妇（2%～3%）的2倍。主要畸形包括唇裂（伴或不伴有腭裂）和先天性心脏病。重要的是，丙戊酸（德巴金及其各种通用成分）和卡马西平（替格列醇及其各种通用成分）各有约1%的神经管和其他异常畸形风险。丙戊酸单药治疗显著增加脊柱裂（OR=12.7）、房间隔缺损（OR=2.5）、腭裂（OR=5.2）、尿道下裂（OR=4.8）、多指（OR=2.2）和颅缝早闭（OR=6.8）的风险[16]。每天服用高剂量的药物或2～3种药物联合使用会增加畸形的概率。大多数妊娠和抗癫痫药物数据记录表明，畸形的最高风险与丙戊酸有关。此外，暴露于不止一个的抗癫痫药物会增加畸形的风险[17]。

苯妥英（迪兰丁）降低叶酸水平，从而增加出生缺陷的风险。因此，应该给这些孕妇补充叶酸，但可能需要调整抗癫痫药物。尽管医学研究委员会的研究不包括癫痫女性，但大多数权威人士建议高风险女性每天服用4mg的叶酸。一项研究表明，每天服用2.5～5mg叶酸可以减少服用抗癫痫药物的女性的出生缺陷[18]。

不到10%的后代表现出胎儿海因综合征的特征，包括小头畸形、生长缺陷、发育迟缓、智力迟钝和畸形的颅面特征（图7-4）。事实上，这种风险可能低至1%～2%。虽然在其他综合征中也有这些特征，如胎儿酒精综合征，但在胎儿海因综合征中更常见的是指甲和远端指骨发育不全（图7-5），以及眶距增宽。卡马西平（特格雷托及其各种通用制剂）也与畸型综合征的风险增加有关[19]。婴儿氧化芳烃解毒方面的一种遗传性代谢缺陷可能会增加一种严重出生缺陷的风险。环氧化物水解酶的缺乏可能提示胎儿海因综合征的易感性[20]。拉莫三嗪的暴露情况已被纳入制造商葛兰素史克（GlaxoSmithKline）建立

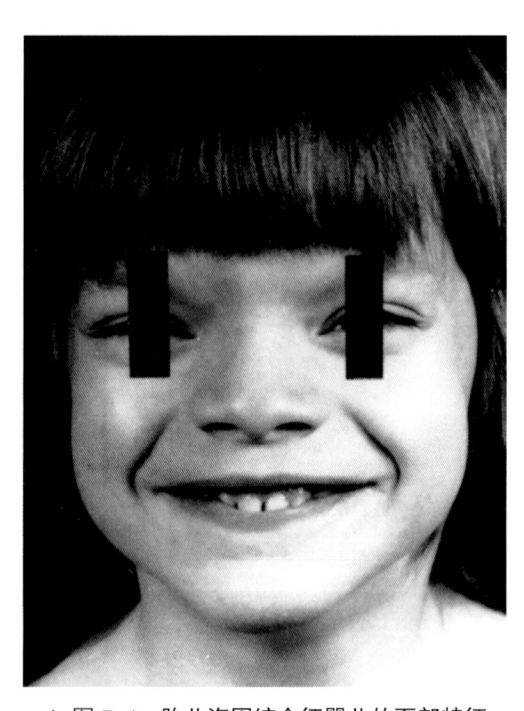

▲ 图 7-4 胎儿海因综合征婴儿的面部特征

注意宽阔平坦的鼻崎，内眦褶，轻度眶距增宽，宽口，上唇突出（图片由 Dr. Thaddeus Kelly, Charlottesville, VA 提供）

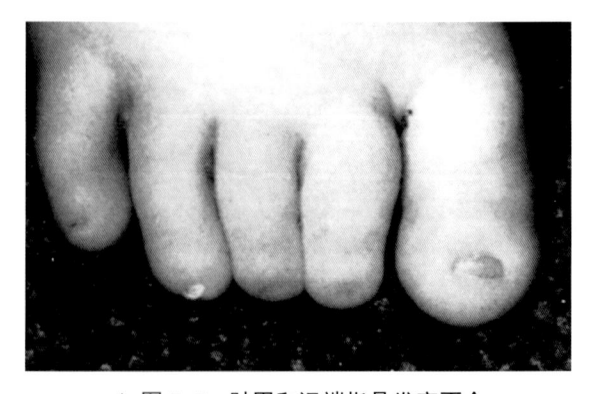

▲ 图 7-5 趾甲和远端指骨发育不全

引自 Hanson JWM. Fetal hydantoin syndrome. *Teratology*. 1976; 13:186.

的自愿登记系统。在一项纳入 1558 次孕早期暴露的研究中，总体上没有观察到出生缺陷风险的增加[21]。另一项 1532 例暴露于新一代抗癫痫药物的研究中，其中暴露于拉莫三嗪的 1019 例婴儿中，3.7% 涉及重大出生缺陷。393 例奥卡西平暴露患儿的患病率为 2.8%，108 例托吡酯暴露患儿的患病率为 4.6%。这些数据与对照组的数据在统计学上没有差异。丙戊酸的风险明显高于拉莫三嗪或卡马西平[22]。一项研究表明，使用托吡酯会使患唇裂和（或）腭裂的风险增加 5 倍[23]。

5. 异维 A 酸

异维 A 酸（异维 A 酸及其各种通用成分）是一种重要的人类致畸剂。这种药物是用于治疗囊性痤疮的，不幸的是，会被意外妊娠的女性在无意中服用[24]。推荐使用长效可逆避孕措施，如宫内节育器（intrauterine device，IUD）或 Nexplanon（另一种节育植入物）。异维 A 酸是妊娠期禁用药物（FDA X 类），建议在开始治疗前进行妊娠检查。在报道的 154 例孕早期服用过异维 A 酸的女性中包括 21 例出生缺陷，12 例自然流产，95 例选择性流产，以及 26 例正常婴儿。在一项前瞻性研究中，患者患结构异常的风险约为 25%。另外 25% 患发育迟缓。畸形婴儿有典型的颅面、心脏、胸腺和中枢神经系统异常。它们包括小耳/无耳畸形（图 7-6）、小颌畸形、腭裂、心脏缺陷、胸腺缺陷、视网膜或视神经异常，以及包括脑积水在内的中枢神经系统畸形[24]。小耳症是一种罕见的孤立异常，但通常作为维 A 酸胚胎病的一部分出现。心血管缺损包括大血管移位和室间隔缺损。停药 5 天后，血清中即测不到异维 A 酸，因此，停药后妊娠没有风险。局部维甲酸（全反维 A 酸）与任何致畸风险无关。

6. 维生素 A

没有证据表明饮食中正常剂量的维生素 A 或 β-胡萝卜素是致畸的。5000U 的产前维生素没有任何相关的风险记录。在一项妊娠期接触 25 000U 或更高水平的维生素 A 的报道中，有 18 例出生缺陷。

7. 精神药物

对于大多数精神活性药物而言，没有明确的记录表明与明显的出生缺陷风险相关。然而，很难研究长期用药对发育中的人类大脑的影响。因此，建议采用保守的方法开具这些药物的处方，主要是要权衡好治疗的益处和未经治疗的抑郁症或其他精神疾病的风险。

（1）镇静药。有研究显示，在妊娠期规律服用苯二氮䓬类药物的 36 位母亲中，有 7 名婴儿患胎儿苯二氮䓬类药物综合征。这一数字由于酗酒和滥用药物的同时存在而变得复杂。一般来说，妊娠期不建议长期使用苯二氮䓬类药物。

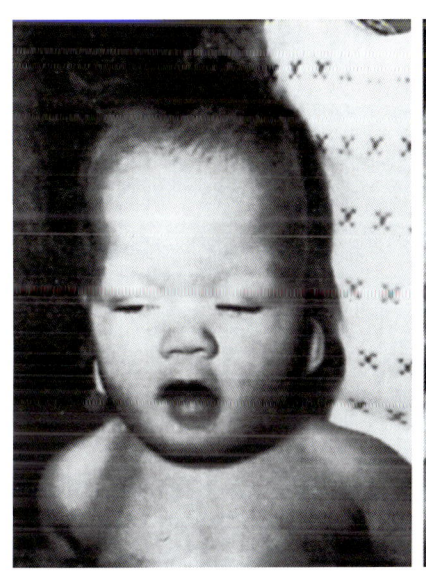

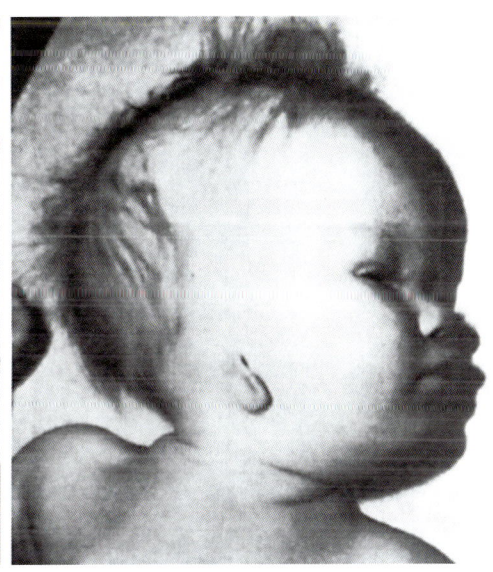

▲ 图 7-6 婴儿在子宫内接触异维 A 酸

显著特征是高额头，发育不良的鼻梁和异常的耳朵（引自 Lot IT, Bocian M, Pribam HW, Leitner M. Fetal hydrocephalus and ear anomalies associated with use of isotretinoin. *J Pediatr*. 1984;105:598.）

(2) 锂（碳酸锂和各种通用成分）。在锂婴儿的国际登记中，纳入 217 例至少在妊娠前 3 个月暴露的婴儿，有 25 例（11.5%）畸形。其中 18 例有心血管异常，包括 6 例罕见的 Ebstein 畸形，而在未暴露人群中，这种异常发生率仅为 1/20 000。对未受影响的 60 名婴儿随访到 5 岁，与未暴露的兄弟姐妹相比，没有发现智力或身体上畸形的增加。

然而，另外两份报道表明，在登记中的确定偏倚和畸形风险比既往认为的要低得多。一项有 59 例 Ebstein 畸形患者的病例对照研究显示，妊娠期锂的暴露率与有 168 例神经母细胞瘤患儿的对照组相比无差异[25]。一项纳入 148 名妊娠前 3 个月锂暴露女性的前瞻性研究显示，与对照组相比，重大畸形的发生率没有差异[26]。我们建议锂暴露的女性接受超声检查和胎儿超声心动图检查。

锂在妊娠期排泄得更快；因此，应监测血清锂浓度。已经被注意到围产期应用锂对婴儿的影响，包括低张力、嗜睡和喂养不良。此外，新生儿也出现了与成年人服用锂类似的并发症，包括甲状腺肿大和甲状腺功能减退。报道了 2 例胎儿尿崩症导致锂中毒，进而引起羊水过多。妊娠期应停止锂治疗，但是需要密切监测复发性躁狂和抑郁症状及其并发症（对自己、他人的伤害、药物滥用等）。这些女性应进行适当的产前超声诊断，包括胎儿超声心动图。超过 10 天的减量期可以延迟复发风险。可在分娩前 24~48h 停止使用锂剂，以减少新生儿并发症和婴儿住院时间[27]。

(3) 抗抑郁药。考虑妊娠期使用抗抑郁药物时，应该注意到，整个妊娠期坚持用药的女性有 26% 的复发，而停止用药者有 68% 的复发[38]。此外，在暴露于选择性 5- 羟色胺再摄取抑制药（selective serotonin reuptake inhibitor，SSRI）的后代中，胎儿酒精谱系障碍发生率是未暴露者后代的 10 倍。心理辅导，如认知行为疗法，对这类女性可能与药物疗法一样有效[39]。

在一些研究中，没有发现孕早期接触氟西汀（百忧解）会增加主要畸形的风险[28]。然而，最近的一项研究表明，患室间隔缺损的风险增加了 2 倍[29]。Chambers 等发现，在妊娠期暴露于氟西汀的婴儿中，有更多的轻微畸形和围产期并发症，但这项研究很难解释，因为作者没有控制抑郁症。一项研究表明，妊娠期高剂量的氟西汀（40~80mg）会增加低出生体重儿的风险。

Nulman 等评估了妊娠期长期接触氟西汀对神经行为的影响，纳入 228 名年龄在 16—86 月龄（平均年龄 3 岁）的儿童，没有发现畸形。理论上讲，暴露可能会导致一些精神疾病或神经行为异常，但由于各种混杂变量，结果很难确定。

目前，有关其他 SSRI 暴露的数据显示，没有一致的致畸风险[30]。西酞普兰通过胎盘转移最多，其次是氟西汀。133 例接触安非他酮（及其各种通用成分）的婴儿未发生重大畸形[37]。舍曲林的转移率最低，其次是帕罗西汀[31]。然而，两项研究发现暴露于帕罗西汀后心脏缺陷的风险增加[29]。另一方面，最近一项基于人群的大型队列研究表明，在孕早期使用抗抑郁药物并没有显著增加心脏缺陷的风险[32]。一项研究表明，在西酞普兰（Celexa）治疗后，神经管缺陷的风险增加了 2 倍[29]。最后，一项大型北欧队列研究表明，妊娠期使用 SSRI 并没有增加死产、新生儿死亡率或产后死亡率的风险[33]。

研究报道称，宫内接触这些药物后，新生儿戒断反应在产后前 2 天出现[34]。妊娠期暴露的婴儿在产后 1~2 天表现出更多的颤抖和睡眠变化。然而，妊娠期长期接触暴露的孩子在 16~86 月龄检查时，并没有发现异常。

据报道，妊娠 20 周后暴露于 SSRI 的婴儿发生持续性肺动脉高压的风险增加了 6 倍[35]，将未暴露婴儿的绝对风险从每 1000 名中的 1~2 名提高到暴露婴儿中的 6~12 名。另一项研究没有证实这一发现，但证实临产前剖宫产可能使持续性肺动脉高压的风险增加 5 倍[36]。在孕早期暴露于 SSRI 不会增加流产的风险[34]。

8. 抗凝血药

抗凝治疗对各种血栓性疾病是重要的，以预防新的或复发的栓塞。华法林（香豆素和各种通用成分）与点状软骨发育不良有关，这与遗传决定的 Conradi-Hünermann 综合征相似。约有 5% 的暴露妊娠发生华法林相关的胚胎病，有鼻发育不全、放射学检查中可见的点状骨、包括双侧视神经萎缩在内的眼科异常和智力迟钝（图 7-7）。即使仅在妊娠前 3 个月后使用，也可能发生眼科异常和智力发育迟缓。当华法林平均每天剂量超过 5mg 时，妊娠合并

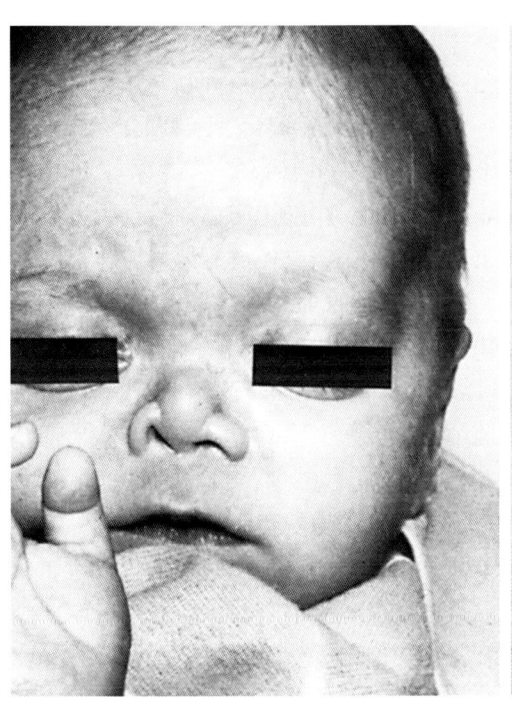

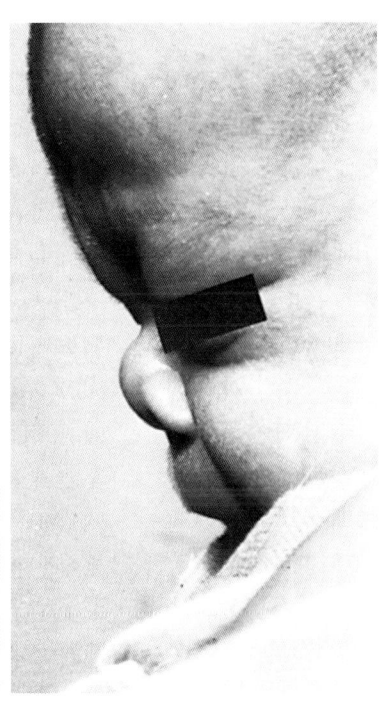

◀ 图 7-7 华法林胚胎病

特征是小鼻子、鼻梁发育不全（引自 Shaul W, Hall JG. Multiple congenital anomalies associated with oral anticoagulants. *Am J Obstet Gynecol*. 1977;127:191.）

症的风险更高。如果需要处方使用华法林，保持药物成分的一致性（如不换通用成分或品牌）可将不良事件的风险降至最低。

替代药物肝素或依诺肝素由于其分子太大而不能通过胎盘。肝素是无心脏瓣膜抗凝需求的孕妇抗凝治疗的首选药物。长期（＞20周）接受超过20 000U/d 肝素治疗的患者应监测骨密度降低情况，大剂量肝素会使脊柱骨折的风险增加4倍。低分子肝素（low-molecular-weight heparin，LMWH）可能比标准普通肝素（unfractionated heparin，UFH）更有实际益处。这些分子仍然相对较大，不会通过胎盘。半衰期较长，允许每天1次给药。然而，依诺肝素（Lovenox）在妊娠期清除更快，因此建议每天2次。低分子肝素有更具预测性剂量-反应关系，因此，不需要监测部分凝血活酶时间。肝素诱导的血小板减少和分娩时临床出血的风险较低，但研究初步表明仍有较低的骨质疏松风险。

有机械心脏瓣膜的女性，特别是第一代瓣膜的女性，需要华法林或低分子肝素抗凝，因为肝素并不安全、有效。与华法林治疗相比，肝素治疗还与更多的血栓栓塞并发症及出血并发症有关。一项大型 Meta 分析比较华法林、低分子肝素和肝素治疗的合并发生率评估（95CI），孕产妇死亡率分别为0.9%（95%CI 0.4~1.4）、2.0%（95%CI 0.8~3.1）和 2.9%（95%CI 0.2~5.7），血栓栓塞并发症发生率分别为 2.7%（95%CI 1.4~4.0）、5.8%（95%CI 3.8~7.7）和 8.7%（95%CI 3.9~13.4），活产儿发生率分别为 64.5%（95%CI 48.8~80.2）、79.9%（95%CI 74.3~85.6）和 92.0%（95%CI 86.1~98.0），抗凝血相关的胎儿不良事件（胚胎病）的发生率分别为2.0%（95%CI 0.3~3.7）、1.4%（95%CI 0.3~2.5）和0%。在整个妊娠期使用标准普通肝素时，女性血栓栓塞并发症的发生率为 11.2%（95%CI 2.8~19.6）。孕早期低剂量的华法林与剂量大于 5mg/d 的华法林相比，活产更多［83.6%（95%CI 75.8~91.4）和 43.9%（95%CI 32.8~55.0）］，畸形更少的畸形［2.3%（95%CI 0.7~4.0）和 12.4%（95%CI 3.3~21.6）］，但是死产的发生率两者相等[38]。

9. 甲状腺和甲状腺阻滞药

丙硫氧嘧啶（PTU）和甲巯咪唑（他巴唑）均能穿过胎盘，可引起一定程度的胎儿甲状腺肿。相反，甲状腺激素三碘甲状腺原氨酸和甲状腺素均不易通过胎盘，因此，使用抗甲状腺药物引起的胎儿甲状腺功能减退不能通过给母亲注射甲状腺激素得到满意的纠正。妊娠期治疗的目的是使母亲保持轻微甲亢的状态，以减少胎儿的药物暴露。到孕晚期，30%的女性不再需要抗甲状腺药物治疗[40]。

甲巯咪唑不但与产妇更高的不良反应发生率

有关，而且与婴儿头皮缺损和后鼻孔或食管闭锁有关[40]。而丙硫氧嘧啶和甲巯咪唑治疗甲状腺功能亢进同样有效和安全。2009年，FDA发布了一个黑框警告，强调PTU治疗对肝脏的严重损害，其程度超过甲巯咪唑。内分泌学会现在提倡只在孕早期使用PTU治疗，在其他妊娠时间改用甲巯咪唑治疗[41, 42]。

用于甲状腺消融或诊断研究的放射性碘（^{131}I或^{125}I）在妊娠12周后才被胎儿甲状腺浓缩。因此，如果在12周之前意外暴露于^{131}I或^{125}I，对胎儿甲状腺不会有特殊的风险。

许多原发性甲状腺功能减退的女性在妊娠期对甲状腺素的需求增加，这反映在血清促甲状腺激素浓度的升高[43]。由于妊娠期甲状腺功能减退可能会对胎儿产生不利影响，可能会增加早产，因此整个妊娠期需要谨慎地监测甲状腺功能，并调整甲状腺素剂量以维持正常的TSH水平。建议患有甲状腺功能减退症的女性在确认妊娠后立即增加左甲状腺素的剂量约30%（每周2次额外剂量），然后根据TSH水平调整剂量[43]。

10. 降压药（见第31章）

(1) α甲基多巴（甲基多巴和各种通用成分）。其已被广泛用于妊娠期慢性高血压的治疗。虽然可能发生体位性低血压，但未发现对胎儿的异常影响。肼苯哒嗪（肼屈嗪）是妊娠期常用药物，至今没有观察到致畸作用。

(2) 交感神经阻滞药。普萘洛尔（心得安）是一种β-肾上腺素能阻滞药，广泛应用于各种适应证。尚未发现有致畸证据。有研究指出，若母亲在产后2h内服用一剂该药物，会直接导致新生儿心动过缓。

(3) 钙通道阻滞药。如硝苯地平（普卡地）和氨氯地平，已被广泛用于妊娠期慢性高血压的治疗，并且没有证据表明其有致畸性。对于服用这些药物的女性，应谨慎使用硫酸镁。

(4) 血管紧张素转换酶抑制药和血管紧张素受体阻滞药。孕早期的胎儿暴露与出生缺陷风险的增加无关。血管紧张素转换酶抑制药［如伊那普利（Vasotec和各种通用成分），卡托普利（开博通和各种通用成分）］和血管紧张素Ⅱ受体阻滞药［如缬沙坦（代文）等］会引起胎儿孕中晚期的肾小管发育不良，导致羊水过少，胎儿肢体挛缩，颅面畸形和肺发育不全。胎儿颅骨骨化缺损也有报道。由于这些原因，服用这些药物的女性如果计划妊娠，应该改用其他药物。

11. 抗肿瘤和免疫抑制药

当在胚胎形成期必须使用癌症化疗药物时，自然流产和重大出生缺陷的发生率会增加。即使在孕晚期，死胎和宫内生长受限的风险也增加，骨髓抑制也常出现在婴儿身上。霉酚酸酯（CellCept）具有中度致畸风险[44]。常见的特征包括小耳或无耳畸形、唇裂和（或）腭裂、心脏缺陷和面部畸形。这些病例数目太小以至无法确定畸形的实际发生率。

(1) 叶酸拮抗药。甲氨蝶呤似乎是一种人类致畸剂，尽管经验有限。甲氨蝶呤可以抑制滋养细胞的增殖；因此，孕早期的使用与高流产率有关。已知3名在孕早期接受甲氨蝶呤的女性继续妊娠后生育的婴儿合并有多种先天畸形，包括颅骨缺损和四肢畸形。在8名因误诊为异位妊娠而无意中接受甲氨蝶呤治疗的女性中，2名生下了有严重畸形的婴儿，3名流产，3名选择终止妊娠[45]。

(2) 硫唑嘌呤（依木兰和各种通用成分）。其已用于肾移植或系统性红斑狼疮患者。在375名孕早期接受治疗的女性中，畸形发生的频率没有增加。其中一些婴儿有白细胞减少，一些小于胎龄，其他的则正常。

(3) 环孢素。胎儿子宫内暴露于环孢素（Sandimmune）未见有异常风险增加的报道。已经注意到早产儿和生长受限率增加，但很难区分是归因于潜在疾病还是这些移植患者所用的药物。B细胞系可能比T细胞系消耗得更少，一位作者建议对暴露在免疫抑制药下的婴儿进行追踪随访，以避免可能的免疫缺陷。

(4) 环磷酰胺。有8个孕早期暴露于环磷酰胺的畸形婴儿出生，但这些婴儿也同时暴露于其他药物或辐射。低出生体重可能与孕早期后使用该药有关，但这也可能反映了其潜在的医学问题。

(5) 氯喹（磷酸氯化喹森）。其用于疟疾的预防剂量是安全的，每周接触300mg氯喹的169名婴儿，其出生缺陷发生率没有增加。然而，暴露于较大的抗炎剂量（250～500mg/d）后，报道了2例耳蜗-胫神经麻痹[46]。其他114例婴儿未见异常。

(6) 肿瘤坏死因子抑制药。未发现给予肿瘤坏死因子（tumor necrosis factor，TNF）抑制药英夫利昔单抗（Remicade）或阿达木单抗（Humira）与先天畸形之间的关联[47]。

12. 支气管扩张药

（1）特布他林（博利康尼和各种通用成分）。特布他林已被广泛应用于早产的治疗。它比肾上腺素起效快，持续时间长；首选用于孕妇哮喘的治疗。目前尚无出生缺陷风险的报道。长期使用会增加葡萄糖耐受不良的风险。

（2）色甘酸钠（咽泰）。妊娠期可给予色甘酸钠，全身吸收极小。人类致畸性尚未报道。

（3）异丙肾上腺素（治喘灵）和间羟异丙肾上腺素（硫酸异丙喘宁）。当异丙肾上腺素和间羟异丙肾上腺素作为局部喷雾剂用于治疗哮喘时，总吸收剂量通常不显著。然而，通过口服或静脉注射使用时，这些药物的心血管作用可能会减少子宫血流。出于这个原因，应当谨慎使用。尚未见致畸性报道。

（4）糖皮质激素。所有的类固醇都会在一定程度上通过胎盘，但泼尼松（德尔塔松和各种通用成分）和泼尼松龙会被胎盘灭活。泼尼松或泼尼松龙（甲泼尼龙和各种通用成分）由母体给药，胎儿体内活性化合物的浓度小于母亲体内活性化合物浓度的10%。因此，这些药物是治疗哮喘等疾病的首选药物。吸入和鼻用糖皮质激素也是有效的治疗方法，而且药物吸收非常少。当类固醇作用于促胎肺成熟时，倍他米松和地塞米松是首选，因为胎盘对它们的灭活作用很小。一项Meta分析显示，孕早期接触皮质激素的发生唇裂和（或）腭裂的比值比为3.0。

（5）碘化物。如在碘化钾饱和溶液（saturated solution of potassium iodide，SSKI）化痰溶液中发现的碘，可以通过胎盘，可能产生大到足以引起新生儿呼吸阻塞的胎儿甲状腺肿（图7-8）。在建议孕妇服用止咳药之前，确定它不含碘是很重要的。

13. 抗呕吐药和晕车药

妊娠期缓解恶心和呕吐的非药物干预方法包括，早晨一醒来（起床前）就在床边吃饼干，慢慢起床，不吃铁片，少食多餐，以及晚上吃些蛋白质零食。用于治疗恶心和呕吐的药物均未发现致畸作用。

（1）多西拉敏。缓释多西拉敏10mg加吡哆辛10mg（Diclegis）有效且耐受性良好[48]。多西拉敏（Unisom sleeptabs）是一种有效的治疗妊娠期呕吐的抗组胺剂，可与维生素B_6结合使用，从而达到一种类似Diclegis疗法的效果。在睡觉前服用维生素B_6（25mg）和多西拉敏（25mg），上、下午各服用12.5mg多西拉敏（半片）和维生素B_6（25mg）是一

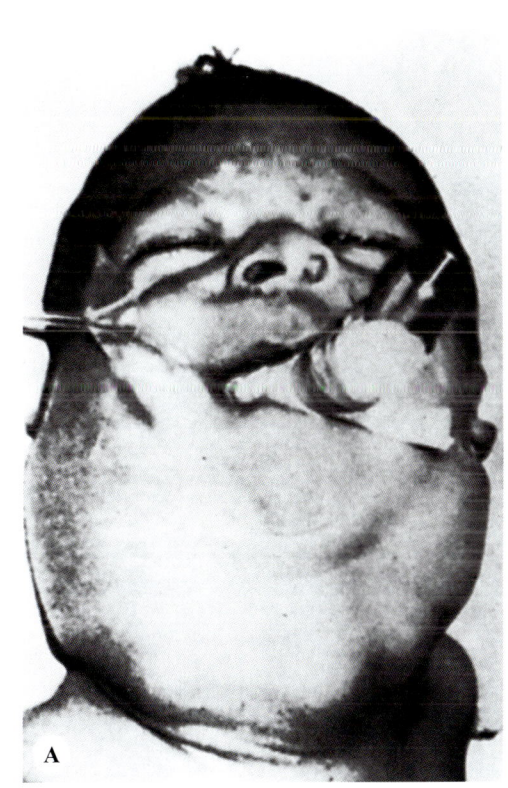

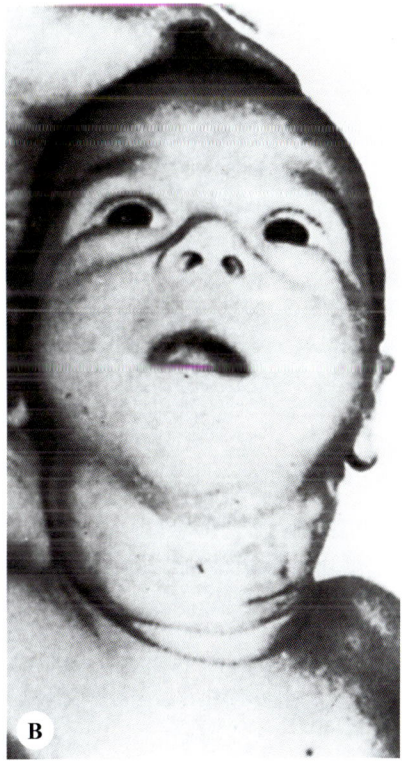

◀ 图7-8 碘化物引起的新生儿甲状腺肿
A. 出生第1天的外观；B. 2月龄时的外观（引自Senior B, Chernoff HL. Iodide goiter in the newborn. *Pediatrics*. 1971;47:510.）

个有效的组合。

(2) 美克洛嗪（博宁和各种通用成分）。在一项随机安慰剂对照研究中，美克洛嗪的效果明显好于安慰剂。前瞻性临床研究没有提供证据表明美克洛嗪对人类有致畸作用。在围产期合作项目的 1014 名患者和 Kaiser 健康计划的 613 名患者中，没有发现致畸风险。

(3) 茶苯海明（乘晕宁）。尚未有报道发现茶苯海明的致畸性，但有报道 29% 的失败率和显著的不良反应发生率，特别是嗜睡。

(4) 苯海拉明（可他敏）。在围产期合作项目治疗的 595 例患者中，苯海拉明未发现有致畸性。嗜睡可能是个问题。

(5) 吩噻嗪类。作为一组评估，吩噻嗪类药物似乎不构成致畸的问题。在 Kaiser 健康计划研究中，有 976 例患者接受酚噻嗪类药物治疗，在围产期合作项目中，有 1309 例患者接受治疗。在这两项研究中，没有证据表明这些药物与畸形之间存在关联。114 名接受异丙嗪（非那根）治疗的女性和 877 名接受丙氯拉嗪（康帕嗪）治疗的女性中，也未发现致畸风险的增加。

(6) 胃复安。在 3458 名孕早期接触甲氧氯普胺（胃复安和各种通用成分）的婴儿中，没有发现畸形、低出生体重或早产风险的增加[49]。

(7) 昂丹司琼（卓弗兰和各种通用成分）。昂丹司琼并不比异丙嗪（非那根和各种通用成分）更有效，但它的镇静作用更弱[48]，并且与不良胎儿结局风险没有明显的关联[49]。一项研究表明，接触昂丹司琼并不会增加出生缺陷的风险[50]。然而，一个更大的研究[51]发现暴露的新生儿心脏缺陷发生率增加了 1 倍。

(8) 甲泼尼龙。将 40 例因妊娠剧吐入院的患者随机分为口服甲泼尼龙组和口服异丙嗪组，发现甲泼尼龙组效果更好[5]。在一项更大的研究中，所有患者同时接受异丙嗪和甲氧氯普胺治疗，甲泼尼龙并没有减少再入院的需求。由于潜在的唇裂和（或）腭裂的风险，该药物只能在妊娠 10 周后使用。

(9) 姜。生姜已成功用于妊娠剧吐和恶心/呕吐的患者的门诊治疗。与安慰剂相比，生姜治疗后症状明显减轻。患者可每天服用 4 次含 250mg 姜粉的胶囊。

14. 抑酸药物

一项有 2261 名孕妇暴露于奥美拉唑和雷尼替丁的研究中，没有发现任何致畸风险[54]。另外有 3651 名在妊娠前 3 个月暴露于质子泵抑制药的婴儿中，没有发现出生缺陷风险的增加[55]。用药主要是以奥美拉唑为主，也包括兰索拉唑、埃索美拉唑和泮托拉唑。

15. 抗组胺药和减轻充血制剂

大多数常用的抗组胺药物，如氯菲安明（扑尔敏），未发现畸形发生风险的增加。然而，在一项研究中，特非那定（塞尔丹）与多指畸形风险增加有关。在 114 名在孕早期接触阿司咪唑（息斯敏）的婴儿中，没有发现出生缺陷增加的风险。

孕早期苯丙醇胺（Entex LA 和各种通用成分）的暴露会增加出生缺陷的风险，特别是耳朵缺陷和幽门狭窄[56]。在一项回顾性研究中，腹裂畸形的风险增加与孕早期使用伪麻黄碱（速达菲）有关。去甲肾上腺素与心内膜垫缺损有关[56]。不建议因为轻微的症状而使用这些药物，因为它们的长期影响是未知的。如果缓解充血是必要的，局部鼻腔喷雾剂比全身用药到达胎儿的剂量更低。

16. 抗生素和抗感染药物

因为孕妇对阴道酵母菌感染性疾病特别易感，所以只有在有明确指征的情况下才使用抗生素。然而，治疗性传播疾病可能很重要；如果不及时治疗，性传播疾病可能会导致低出生体重、早产和自然流产。妊娠期的生理变化导致肾小球滤过增加和抗生素清除增强；为确保合适的血药浓度，药物的剂量调整（增加）可能是必要的。

(1) 青霉素。青霉素、氨苄西林和阿莫西林在妊娠期使用是安全的。在围产期合作项目中，3546 位母亲在孕早期服用青霉素衍生物，畸形发生没有增加。86 名孕早期接触双氯青霉素的婴儿中，出生缺陷也没有增加。

克拉维酸被添加到青霉素衍生物中以扩大其抗菌谱。在有孕早期接触史的 556 名婴儿中，没有观察到出生缺陷风险的增加。一项随机对照试验着眼于用阿莫西林/克拉维酸（奥格门汀）治疗早产胎膜早破女性的绒毛膜羊膜炎。在这项试验中，阿莫西林/克拉维酸与安慰剂和红霉素进行了比较。与安慰剂和红霉素组相比，阿莫西林/克拉维酸组坏死性小肠

第 7 章 妊娠期和哺乳期的药物及环境因素：畸形学、流行病学和患者管理
Drugs and Environmental Agents in Pregnancy and Lactation: Teratology, Epidemiology, and Patient Management

结肠炎发生率增加。有人认为，由于阿莫西林/克拉维酸对特定病原体的选择，导致胃肠道微生物定植异常，最终引发坏死性小肠结肠炎。因此，有早产风险的女性应避免使用阿莫西林/克拉维酸。

（2）头孢菌素。一项针对 5000 名密歇根医疗补助受助人的研究建议指出头孢克洛、头孢氨苄和头孢拉定可能具有致畸性（出生缺陷增加 25%），而其他头孢菌素类药物则没有。然而，另一项 308 名孕早期用药的女性的研究则显示畸形没有增加。大家一致认为这些药物是安全的。

（3）磺胺类药。在 1455 名孕早期接触磺胺类药物的婴儿中，没有发现致畸作用。然而，在缺乏葡萄糖-6-磷酸脱氢酶（G6PD）的女性中应避免给药，因为可能发生剂量相关性溶血。

由于胎儿可以通过胎盘清除游离胆红素，所以磺胺类药物对子宫内的胎儿没有已知的损害。然而，如果这些药物在新生儿出生后存在于血液中，理论上则可能会产生有害影响。磺胺类药物与胆红素竞争白蛋白上的结合位点，从而提高血清中游离胆红素的水平，增加新生儿高胆红素血症的风险。这种毒性发生于新生儿直接给药时，但在宫内暴露后出生的新生儿中尚未有核黄疸的报道。

（4）磺胺甲𫫇唑与甲氧苄啶（新诺明、复方新诺明和各种通用成分）。甲氧苄啶常与磺胺一起用来治疗尿路感染。然而，一项纳入 2296 名密歇根医疗补助受助人的未发表的研究表明，孕早期接触这种药物会增加心血管缺陷的风险。一项关于甲氧苄啶/磺胺甲𫫇唑的回顾性研究中，出生缺陷的比值比为 2.3，而在另一项研究中为 2.5～3.4。

（5）呋喃妥因（呋喃妥因大晶型和各种通用成分）。呋喃妥因用于治疗急性无并发症的下尿路感染，对慢性菌尿患者具有长期抑制作用。呋喃妥因对 G6PD 缺乏患者有诱发溶血性贫血的作用。然而，在子宫内暴露于呋喃妥因的新生儿发生溶血性贫血尚未见报道。

尚未有呋喃妥因与先天性缺陷相关的报道。在围产期合作项目中，590 名婴儿有妊娠期暴露，其中 83 名发生在孕早期，没有发现不良反应增加的风险。在另一项包括 1334 名孕早期暴露女性的研究中[57]，畸形发生率没有增加。而在产前最后 30 天使用该药与新生儿黄疸风险的增加相关。

（6）四环素。四环素很容易穿过胎盘，并在骨骼和牙齿结构发育过程中通过螯合与钙紧密结合。这会导致乳牙出现棕色变色，牙釉质发育不全，抑制骨骼生长。牙齿的着色发生在孕中期或晚期，而骨融合可能发生在更早的时候。在使用四环素治疗的早产儿中，骨骼生长抑制尤为常见。目前尚不清楚孕早期接触多西环素的风险。在围产期合作项目的 341 名孕早期接触四环素的女性中，或在另一项研究的 174 名女性中，未发现任何致畸风险。目前建议妊娠期应使用相应替代的抗生素。

（7）氨基糖苷类。母亲妊娠期服用链霉素和卡那霉素与其后代发生先天性耳聋有关。链霉素在孕早期的报道使用剂量为低至 1g，每周 2 次，持续 8 周。391 名妊娠期长期服用 50mg/kg 卡那霉素的母亲中，有 9 名孩子（2.3%）后来发现有听力受损。

当氨基糖苷类药物与头孢菌素类药物联合使用时，肾毒性可能更大。氨基糖苷类和箭毒类药物联合使用可增强神经肌肉阻滞。在暴露于硫酸镁和庆大霉素的新生儿中，也有增强硫酸镁诱导的神经肌肉无力的报道。

除耳毒性外，未发现孕早期使用氨基糖苷类药物有其他致畸作用。在围产期合作项目的 135 名接触链霉素的婴儿中，未观察到致畸作用。在 1619 名其母亲因结核病接受包括链霉素在内的多种药物治疗的新生儿中，其先天性缺陷发生率与健康对照组相同。

抗结核药。没有证据表明异烟肼、对氨基水杨酸、利福平（利福定）或乙胺丁醇（孟表多）有致畸作用。

（8）红霉素。目前尚无红霉素致畸风险的报道。在围产期合作项目的 79 例患者和另一项研究的 260 例患者中，出生缺陷没有增加。

（9）克拉霉素。在孕早期暴露的 122 名患者中，尚未发现明显的出生缺陷风险。

（10）氟喹诺酮类。喹诺酮类药物[如环丙沙星（西普罗）和诺氟沙星（新克菌）]对骨组织和软骨有较高的亲和力，因此可引起小儿关节痛。然而，有 38 名婴儿孕早期宫内暴露的研究中、有 132 名新生儿孕早期暴露的密歇根医疗补助数据中，以及有其他 200 名婴儿孕早期暴露的研究中，均未发现畸形或肌肉骨骼问题。

（11）甲硝唑（灭滴灵）。研究尚未显示在孕早期

或晚期使用甲硝唑治疗的母亲的新生儿中，先天性缺陷的发生率有任何的增加。在 1387 张甲硝唑处方中，未发现出生缺陷的增加。一项 Meta 分析证实，甲硝唑无致畸风险。

(12) 新型抗生素。目前支持利奈唑胺和喹诺普汀 / 达福普汀等新型抗生素安全性的数据有限。然而，一份病例报道指出，已在 1 名万古霉素耐药的尿路感染孕妇中安全使用达托霉素。

17. 抗病毒药

(1) 阿昔洛韦。阿昔洛韦注册中心记录的 756 例孕早期接触阿昔洛韦的婴儿，没有发现畸形风险的增加[58]。在 1561 例暴露于阿昔洛韦，229 例暴露于缬昔洛韦，26 例暴露于泛昔洛韦的孕早期孕妇中，同样没有发现出生缺陷风险的增加[59]。美国疾病控制和预防中心建议患有播散性感染（如疱疹性脑炎、肝炎或水痘肺炎）的孕妇使用阿昔洛韦治疗。

(2) 六氯化苯（林丹）。在皮肤上使用林丹后，约 10% 的剂量可以在尿液中重吸收。局部使用 1% 林丹对人体的毒性几乎完全是通过误用和过度接触该制剂后观察到的。虽然没有证据表明林丹对胎儿有特殊的损害，但林丹是一种强有力的神经毒素，在妊娠期仍应当限制使用。孕妇在给孩子洗头时要小心，因为药物很容易通过手的皮肤吸收。通常推荐另一种治疗虱子的替代药物，如除虫菊酯和胡椒基丁醇（RID）。

18. 抗逆转录病毒药

由于齐多夫定（Zidovudine，ZDV）的安全性和有效性，应在任何可能的情况下都将其纳入抗逆转录病毒疗法的组成部分。一项前瞻性队列研究，通过儿科获得性免疫缺陷综合征临床试验组 076 协议，在围产期暴露于 ZDV 的儿童随诊至中位年龄 4.2 岁，未观察到不良反应。国际抗逆转录病毒登记处成立于 1989 年，目的是检测抗逆转录病毒药物的任何主要致畸作用。截至 2004 年 1 月，有 1000 多名孕妇在孕早期暴露于 ZDV 和拉米夫定，但没有报道致畸性的增加。

人们对其他抗逆转录病毒疗法的使用表示担忧。不建议妊娠期服用依非韦伦，因为有报道称在孕早期服用依非韦伦的猴子出现严重畸形，而且有 3 例个案报道称服用此药的女性的婴儿出现了胎儿神经管缺陷[60]。2001 年，百时美施贵宝（Bristol-Myers Squibb）发布了一项警告，建议孕妇不要使用去羟肌苷和司坦夫定，因为有报道称有乳酸性中毒，其中一些是致命的。这两种药物只能在没有其他替代品的情况下使用。

19. 抗真菌剂

制霉菌素（灭菌灵）不易通过完整的皮肤和黏膜吸收，其局部使用与畸形发生无关。尚不清楚妊娠期使用克霉唑（布替萘芬）或硝酸咪康唑（咪康唑）是否与先天畸形有关。然而，一项研究显示，使用这些药物后孕早期流产的风险在统计学上显著增加，但认为这并不是风险的决定性证据。在密歇根医疗补助计划数据中，2092 名妊娠前 3 个月暴露的新生儿，没有发现畸形风险的增加。

有研究发现，孕早期暴露于剂量为 400～800mg/d 的氟康唑的婴儿中，有 3 个发现存在肢体畸形。然而，一项系统研究纳入 460 例接受单一剂量 150mg 氟康唑治疗的患者，未观察到缺陷风险增加[61]。一项注册研究中[62]，氟康唑与法洛四联症风险的增加有关。

20. 促排卵药

在超过 2000 次的药物暴露中，没有证据表明氯米芬（克罗米芬，各种通用成分）有致畸风险，而且发生自然流产的百分比接近预期的比率。孕早期常暴露于溴隐亭（Parlodel）的 1400 多例妊娠中，并没有观察到致畸作用。

21. 镇痛药

(1) 阿司匹林。没有证据表明孕早期服用阿司匹林有致畸作用。阿司匹林确实有抗血小板作用，通过抑制前列腺素降低子宫收缩力，有一定的出血风险。

(2) 对乙酰氨基酚（泰诺、达特利尔和各种通用配方）。尚未发现对乙酰氨基酚有致畸性的证据[63]。与阿司匹林相比，对乙酰氨基酚不会延长出血时间；因此，对乙酰氨基酚在妊娠期是首选镇痛药物。

应告知患者服用过量对乙酰氨基酚的风险。长期应用每天大于 4g 的剂量（8 倍强力泰诺剂量或 12 倍常规泰诺剂量）与急性肝损伤有关，导致肝纤维化、肝硬化和肝衰竭。患者应了解用于止痛的所有产品中对乙酰氨基酚的剂量，以避免超过每天 4g 的限制。

(3) 其他非甾体抗炎药。没有证据表明其他非甾体抗炎药物［如布洛芬（美林、雅维），甲氧萘丙酸（萘普生），双氯芬酸（Zorvolex），吡罗昔康（费啶）］有致畸性[64, 65]。长期使用可导致羊水过少、胎儿动脉导管早闭或新生儿肺动脉高压，如吲哚美辛的报道。

（4）可待因。围产期合作项目中有563名可待因使用者，未观察到畸形相对风险的增加。最近的一项研究发现，使用阿片类镇痛药治疗与心脏缺陷、脊柱裂和腹裂的风险增加有关。如果在围产期过量使用可待因，可导致成瘾和新生儿戒断症状。

（5）舒马坦。479例孕早期暴露于舒马坦（Imitrex）的孕妇中[66]，其中4.6%的婴儿有出生缺陷，与未暴露人群无明显差异。患有严重头痛但对其他治疗无效的女性，妊娠期可以使用舒马坦[67]。

（6）双膦酸盐。双膦酸盐类药物代表了一组用于治疗各种骨骼疾病的药物，包括用于治疗骨质疏松症和佩吉特病，以及用于控制癌症患者或化疗后的过量血钙。一项就已发表的病例对照研究所进行的综述表明，短期和长期使用双膦酸类药物（阿仑膦酸、址卓膦酸、利塞膦酸、依替膦酸、帕米膦酸、替鲁膦酸和唑来膦酸），没有发现严重的胎儿或新生儿不良反应。胎龄、出生体重和新生儿畸形的轻微下降可能归因于双膦酸盐的使用。妊娠期是否继续使用双膦酸盐取决于患者骨质减少或骨质疏松的持续时间和程度。应当建议患者适当补充钙和维生素D，这可以降低骨骼相关问题的风险[67a]。

六、药物滥用

（一）吸烟和尼古丁替代疗法

吸烟会使小于胎龄的新生儿增加4倍，并增加早产率。吸烟相关的较高围产期死亡率与吸烟的数量有关，也增加了胎盘早剥、前置胎盘、胎膜早破和胎膜延长破裂、宫内生长受限的风险。母亲被动吸烟还与自然流产、2倍风险的足月低出生体重、儿童呼吸系统疾病增加、可能的婴儿猝死综合征（sudden infant death syndrome，SIDS）有关。电子烟和其他形式的吸烟，如水烟，在妊娠期可能被视为香烟的安全替代品。一项对孕妇的调查认为电子烟对胎儿有害；然而，当它们被用作戒烟干预时，又被认为是可以接受的[68]。

当妊娠的患者决定戒烟时，通过在3周时间内逐渐改用尼古丁含量较少的香烟品牌，可以简单实现尼古丁戒断反应。含尼古丁的药物适用于尼古丁依赖患者，尼古丁依赖的定义是每天吸烟超过1包，早晨起床后30min内吸烟，或之前出现戒断症状。虽然有人可能会质疑在妊娠期开具尼古丁处方的逻辑性，但戒烟可以清除许多其他毒素，包括一氧化碳；与吸烟者相比，含尼古丁的药物并不会增加血液中的尼古丁的含量。在随机试验中[69]，在行为戒烟支持治疗中添加尼古丁贴片直到分娩也并不会增加戒烟率。

188名孕早期接受安非他酮（耐烟盼）治疗的女性中，有5名婴儿发生了先天性异常，与预期的数目相比没有显著差异。尚不清楚妊娠期使用伐伦克林（Chantix）是否安全[70]。然而，这两种药物最近都因与其使用有关的精神症状和自杀风险，收到来自FDA强制要求的产品警告。

（二）酒精

胎儿酒精综合征包括从产前开始，持续到产后存在的明显身体发育迟缓的特征（图7-9）。酗酒患者的婴儿中有6%会出现FAS，而在妊娠期酗酒的母亲的孩子中有更大比例会出现不太严重的出生缺陷和神经认知缺陷。FAS的诊断至少有以下一种特征。

- 出生前或出生后的发育迟缓。
- 面部异常，包括睑裂小，人中不清楚或无，内眦赘皮，鼻梁扁平，鼻长短，上唇薄，耳朵高低不平，面部中部发育迟缓。
- 中枢神经系统功能障碍，包括小头畸形，不同程度的发育障碍，或其他神经行为发育异常的证据。

Sokol等提出了通过记录病史做产前饮酒风险监测。有4个问题可以帮助鉴别饮酒量可能引起胎儿损害的患者（框7-2）。如果患者需要喝2杯以上的酒来让她感到"兴奋"，就会被认为有风险。对于框7-2中4个问题的回答都是肯定的人，"饮酒风险"的可能性增加到63%。

虽然Ouellette和他的同事已指出了少量饮酒的风险，但我们仍要强调，妊娠期饮酒并不安全。有9%的不饮酒或很少饮酒的患者的婴儿和14%的适度饮酒的患者的婴儿是不正常的，但没有显著差异。在重度饮酒者［平均每天摄入3盎司（85g）以上的

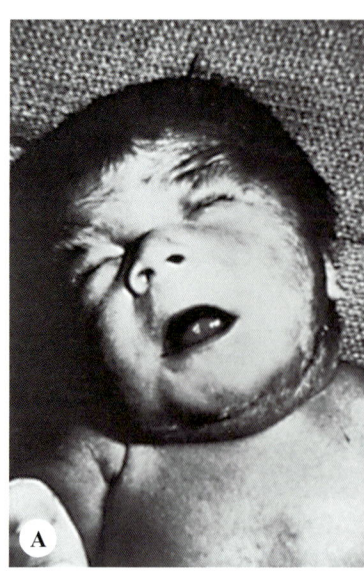

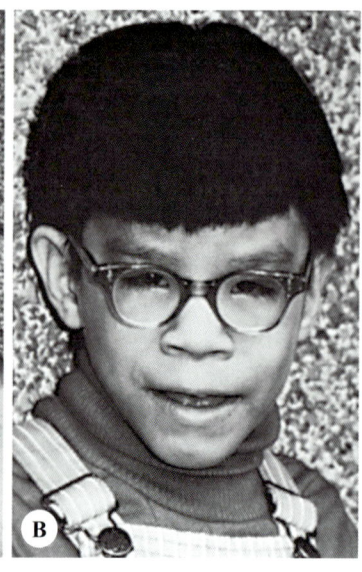

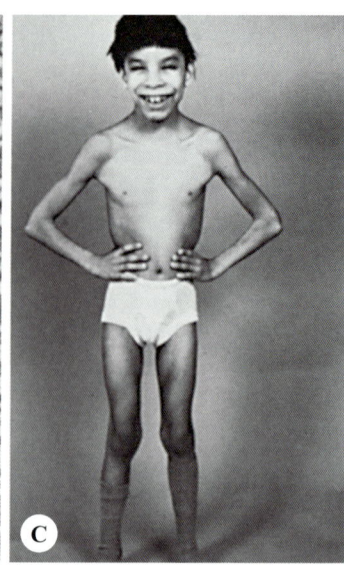

▲ 图 7-9 胎儿酒精综合征

患者的照片：出生时（A），5 岁（B），8 岁（C）。表现为睑裂短、鼻短、人中发育不良、上唇变薄呈朱红色、面中部扁平（引自 Streissguth AP. *CIBA Foundation Monograph* 105. London: Pitman; 1984.）

框 7-2　发现确定对胎儿有潜在伤害的饮酒过量女性的 T-ACE 问题

- T：要喝多少酒你才会觉得嗨（你能承受得住）？
- A：有人批评你喝酒会让你很恼火吗？
- C：你觉得你应该少喝酒吗？
- E：你曾经为了稳定神经或摆脱宿醉（清晨空腹喝酒）而不得不在早晨起来第一件事就是喝酒吗？

• 对耐受性问题的肯定回答得 2 分，对其他三个问题各得 1 分。得分≥ 2 分的人能被正确识别为 69% 的风险饮酒者

引自 Sokol RJ, Martier SS, Ager JW. The T-ACE questions: practical prenatal detection of risk-drinking. *Am J Obstet Gynecol.* 1989;160:863.

酒精含量达 57.06%（100 proof，英制酒精度）的酒中，32% 的婴儿存在畸形。仅在孕中期减少酒精摄入量就可以降低胎儿风险[71]。有 71% 的重度饮酒者的婴儿发现畸形、生长受限和神经系统检查异常，这个数据是中度饮酒者和很少饮酒者的 2 倍。在这项研究中，每天饮酒超过 45ml 乙醇（相当于 3 杯）时，才发现畸形率的增加。

（三）大麻

没有证据表明大麻有显著的致畸作用，但数据同样不足以证明大麻没有致畸风险。随着越来越多的美国各州将大麻的使用合法化，产科医生将被问更多关于其安全性的问题。一项研究发现，吸食大麻可使新生儿出生体重平均减少 73g，该研究通过尿液检测而不是依靠自我报告来验证。其他研究没有显示对出生体重或身高有影响。在一些研究中观察到了行为和发育的变化，但在另一些研究中没有。

（四）可卡因

使用可卡因的母亲经常滥用其他药物、吸烟、营养不良、不寻求产前护理，以及生活在贫困的社会经济条件下。所有这些因素都使人们很难辨别可卡因对胎儿的影响。此外，神经系统涉及神经和行为功能可能受到可卡因的影响，而这些功能不容易通过标准的婴儿发育测试进行量化。

研究表明，孕早期使用可卡因会增加先天性畸形的风险，最常影响心脏和中枢神经系统。在 Bingol 等的研究中，致畸率在可卡因使用者中为 10%，在"多种毒品使用者"中为 4.5%，在对照组中为 2%。MacGregor 等报道了 6% 的畸形率，而对照组为 1%。

可卡因是一种中枢神经系统兴奋剂，具有局部麻醉和明显的血管收缩作用。曾有报道指出，经鼻或静脉注射可卡因后立即发生胎盘早剥，这并不令人意外[72]。一些研究也注意到使用可卡因会增加死产、早产临产、早产和小于胎龄儿。

婴儿在宫内暴露于可卡因最常见的大脑异常是

宫内大脑发育障碍，表现为小头畸形[73]。在一项研究中，16%的新生儿患有小头症，而对照组只有6%。躯体生长也受到损害，因此生长限制可能是对称的，或以头围与腹围的比例相对较低为特征。除了在孕早期引起先天性畸形外，据报道，可卡因还会可引起胎体破裂，推测是由流向不同器官的血液中断引起的。肠梗死表现为不常见的回肠闭锁和肠穿孔。肢体梗死导致的缺失手指的异常分布，不同于通常的先天性肢体畸形。宫内中枢神经系统出血可导致脑穿通性囊肿。

（五）阿片类药物

麻醉品成瘾的孕妇发生流产、早产和生长受限的风险增加。在新生儿期应积极戒断治疗[74]。医疗干预更有可能涉及美沙酮维持，为防止使用辅助非法药物而提供20～40mg/d的个体化剂量。应当避免孕晚期的剂量变化，因为宫内戒断会增加胎儿并发症和死亡。对于阿片类药物及其衍生物成瘾的女性而言，丁丙诺啡（速百腾）也是一种可接受的治疗，接触丁丙诺啡的婴儿所需的新生儿戒断综合征治疗时间短于美沙酮。

（六）甲基苯丙胺

甲基苯丙胺的使用没有导致畸形，但确实导致低出生体重，不建议在妊娠期使用。甲基苯丙胺，通常以"冰毒"的形式出现，被认为是对社会威胁最大的毒品之一。然而，由于阿片类镇痛药问题的逐渐出现，人们对它作为一种威胁的关注度已经降低了。甲基苯丙胺是药物滥用的首选，因为它会导致极度兴奋、食欲不振和注意力持续时间延长。它比可卡因更容易上瘾，药效持续时间更长，在体内残留的毒品比例也更高。

一项大型Meta分析中，626名服用安非他明的女性与对照组人群进行了比较，结果显示，常规的甲基苯丙胺使用者的婴儿比对照组的婴儿小，这表明头围和出生体重更小，出生时的胎龄更小，体长更短。甲基苯丙胺作为兴奋剂也可能增加血压，但与血压控制相关的妊娠合并症并没有差异[75]。

（七）咖啡因

没有证据表明咖啡因对人体有致畸作用。围产期合作项目显示，5773名女性妊娠期服用咖啡因（通常是固定剂量的镇痛药物），先天性缺陷发生率并没有增加。平均1杯咖啡含有约100mg咖啡因，1罐355ml的含咖啡因苏打水含有约50mg咖啡因。早期研究表明，每天摄入超过7～8杯咖啡与低出生体重婴儿、自然流产、早产和死产有关。然而，这些研究并没有对伴随吸烟和饮酒进行控制。在一份排除吸烟、其他习惯、人口统计学特征和病史的报道中，没有发现畸形、低出生体重或妊娠期较短与大量饮用咖啡有关。一项研究表明，当孕妇每天摄入超过300mg的咖啡因时，足月低出生体重婴儿或超过36周时的体重低于2500g婴儿的数量会增加。

另外两项研究得出了相互矛盾的结果。一项回顾性调查报道了胎儿丢失的较高风险是由于在胎儿丢失时发生了患者的确定偏倚，因为这些患者通常有更少的恶心，所以会喝更多的咖啡。一项前瞻性队列研究发现，没有证据表明适度使用咖啡因会增加自然流产或生长受限的风险。美国妇产科医师学会得出结论，适度的咖啡因摄入（每天少于200mg）似乎不是导致流产或早产的主要因素，但它与生长受限的关系仍未确定[76]。

七、母乳中的药物

大多数母体药物对母乳喂养婴儿的短期影响（如果有的话）是轻微的，对婴儿的风险很小[77]。总的来说，只有一小部分药物对母乳喂养的母亲来说是禁忌的，或与对婴儿的不良影响有关。838名母乳喂养的女性中，有11.2%报道婴儿有轻微不良反应，但这些反应不需要医疗注意。有19%因抗生素引起腹泻，11%因服用麻醉药而犯困，9%因服用抗组胺药而易怒，10%因服用镇静药、抗抑郁药或抗癫痫药导致嗜睡[77]。在与患者讨论时，必须权衡母乳喂养的好处与停用某些可能会对母乳喂养的婴儿造成影响的药物（如抗抑郁药）的风险。

美国儿科学会对乳汁内药物进行了评估[78, 79]，并且现在还会向供应商推荐LactMed（http://toxnet.nlm.nih.gov），以供有关特定药物效果信息的查询。

（一）母乳喂养期间通常被列为禁忌的药物

1. 可能干扰哺乳婴儿细胞代谢的细胞毒性药物

环孢霉素（山地明）、多柔比星（阿霉素）和环磷酰胺（癌得星）可能导致婴儿免疫抑制，尽管这些药物的数据有限。一般来说，这些药物带来的潜在风险将超过继续哺乳的益处[77]。

2. 已报道的对哺乳期的婴儿产生不良影响的滥用药物

哺乳期禁止服用安非他明、甲基苯丙胺、可卡因、海洛因、麦角酸二乙胺（LSD）、大麻和苯环西定等滥用药物，因为这些药物对哺乳婴儿和母亲的健康都有危害[79]。

3. 需要暂时停止母乳喂养的放射性化合物

放射性药物需要不同的哺乳中断间隔。美国儿科学会[79]建议咨询核医学医生，使用乳汁中排泄时间最短的放射性核素。母亲可能会储存母乳并继续泵奶以维持泌乳，但会在治疗期间弃掉母乳。在恢复喂奶之前，医生可以通过计算奶中的放射性物质来消除患者的疑虑。

（二）对哺乳婴儿影响未知但可能值得关注的药物

这一类别包括几类精神药物，即胺碘酮（与甲状腺功能减退有关）、拉莫三嗪（婴儿治疗血清浓度的潜在影响）、甲氧氯普胺（可能阻断多巴胺能，但尚未报道有害影响）和甲硝唑[79]。

哺乳期的母亲有时会服用抗焦虑、抗抑郁和抗精神病药物。虽然没有数据表明通过母乳接触这些药物会对婴儿产生不良影响，但理论上它们可能会改变中枢神经系统功能[79]。据报道，一些精神活性药物在母乳中出现的水平接近有临床意义（10%或更多）。这些药物包括安非他酮、氟西汀、西酞普兰、舍曲林和文拉法辛[79]。氟西汀（百忧解）在母乳中的排泄量较低，因此婴儿接受的剂量约为母亲的6.7%[80]。但母乳喂养的新生儿的药物水平肯定低于妊娠期。

舍曲林可以降低母亲体内5-羟色胺的含量，但对母乳喂养的婴儿没有影响[81]。这意味着婴儿在母乳中摄入的少量药物不足以引起药理作用（图7-10）。应监测母亲服用精神药物的婴儿在用药期间的镇静情况和停药后的戒断情况。

可考虑单剂量甲硝唑（灭滴灵）后暂时停止母乳喂养。根据它的半衰期，在单剂量治疗后中断哺乳12~24h，通常对婴儿的影响可以忽略不计。然而，尚无婴儿不良反应的报道。

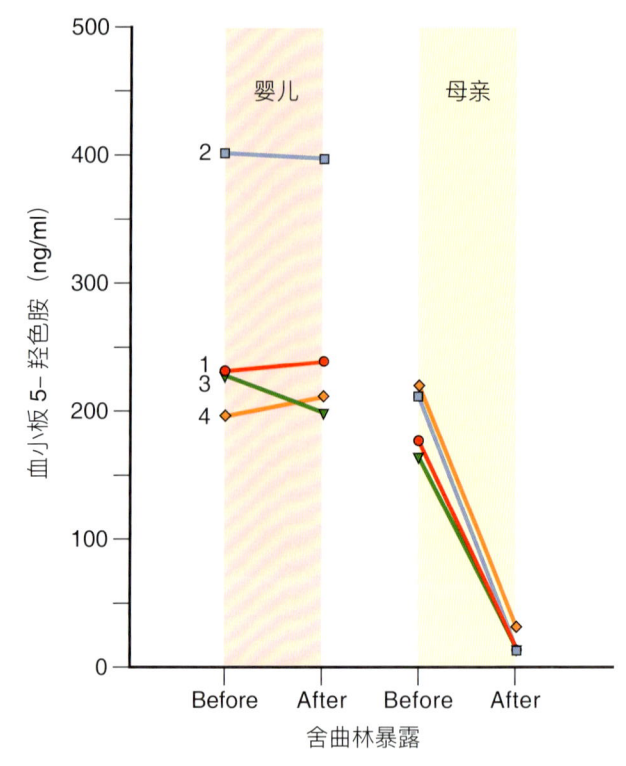

▲ 图7-10 舍曲林对4名母乳喂养婴儿及其母亲血小板5-羟色胺水平的影响

引自 Epperson CN, Anderson GM, McDougle CJ. Sertraline and breast-feeding. *N Engl J Med*. 1997;336:1189. Copyright 1997, Massachusetts Medical Society.

在一些哺乳期婴儿中显示出显著影响的、哺乳期母亲应谨慎服用的药物

溴隐亭是麦角生物碱衍生物。因为它对哺乳有抑制作用，除非母亲在妊娠期服用过，否则应避免服用。

患有偏头痛的人使用麦角胺，会导致婴儿呕吐、腹泻和抽搐。因子宫收缩乏力给予麦角生物碱治疗者不必禁忌母乳喂养。

母乳中的锂含量是母体血清水平的1/3~1/2，哺乳期婴儿的血清锂水平远低于母亲在妊娠期服用锂时的胎儿水平。必须权衡母乳喂养的益处和小剂量药物对大脑发育的理论影响的弊端[79]。

（三）通常与母乳喂养相容的母体药物

1. 麻醉药、镇静药和抗惊厥药

一般来说，大多数镇静药、麻醉镇痛药和抗惊厥药均无不良反应。患者可以放心，正常剂量下的卡马西平、苯妥英、硫酸镁、可待因、吗啡、哌替啶不会对婴儿造成任何显著的不利影响，因为乳汁

中检测到的剂量是母体剂量的 1%～2%。这个剂量足够低，以至于没有明显的药理活性。

虽然母乳喂养的母亲短期使用可待因似乎是无害的，但有 1 例母亲由于会阴切开术的疼痛和母乳喂养的原因而服用可待因和对乙酰氨基酚。第 7 天时，婴儿昏睡，喂养困难，结果婴儿在第 13 天死亡。母亲是一个超快的代谢者，她将可待因快速转化为吗啡。乳汁中吗啡含量为 87ng/ml，而婴儿中吗啡含量为 70ng/ml[80a]。因为很难知道母亲的代谢状态，所以任何可待因产品的使用应限制在 2 天以内。

在 2 例哺乳期服用卡马西平（癫通）的患者中，产后 4 周和 5 周母乳中卡马西平的浓度相似，约为母体血清水平的 60%。累积似乎没有发生，并且在任何一个婴儿中都没有发现不良反应。

2. 感冒制剂

尚未发现对乙酰氨基酚（泰诺、达特利尔）的有害作用。虽然研究并不充分，但抗组胺药或减轻充血剂也没有发现有害作用。母亲摄入的伪麻黄碱或曲普利啶的剂量中，只有不到 1% 通过母乳排出体外。

3. 降压药

单次口服 500mg 氯噻嗪（克尿塞）后，在患者母乳中未检测到药物。一位母亲每天服用 50mg 氢氯噻嗪（双氢克尿塞），该药物在哺乳婴儿的血清中检测不到，并且婴儿的电解质正常。噻嗪类利尿剂可减少产后第 1 个月的泌乳量。

普萘洛尔（心得安）是通过母乳排出的，单次服用 40mg 剂量后，母乳的药物浓度低于血浆峰值浓度的 40%。因此，每天消耗 500ml 母乳的婴儿所摄入的剂量约为治疗剂量的 1%，不太可能导致任何不良的影响。

阿替洛尔（天诺敏）在母乳中的浓度约为血浆浓度的 3 倍。有报道 1 例 5 日龄足月婴儿出现了伴有心动过缓（80/min）的肾上腺素能阻滞症状，此时母乳的药物累积剂量为母体剂量的 9%。其他婴儿的不良反应尚未报道。因为阿替洛尔会导致母乳的药物累积，所以必须密切监测婴儿的心动过缓。普萘洛尔是一种更安全的替代品。

母乳中的可乐定（降保适）浓度几乎是母亲血清水平的 2 倍。接受治疗的母亲的婴儿的神经学和实验室参数与对照组相似。

卡托普利（开博通）低水平排泄到母乳中，尚未观察到对哺乳婴儿的影响。

硝苯地平以低于母亲剂量 5% 的浓度排泄到母乳中，维拉帕米的浓度甚至更低。这两种药物都没有对婴儿造成不良影响。

4. 抗凝血药

大多数需要抗凝治疗的母亲可能会继续给婴儿喂奶，也没有任何问题。肝素不能进入奶中，口服也没有活性。在 7 名使用华法林（香豆素和各种通用成分）的母体剂量为 5～12mg/d 的患者中，没有在母乳或婴儿血浆中检测到华法林。这种低浓度可能是因为华法林 98% 与蛋白质结合，而母乳中含有少量没有抗凝作用的药物成分[82]。另一份报道证实，华法林在母乳中含量甚微[83]。因此，通过仔细监测产妇凝血酶原时间以尽量减少用药剂量，并监测新生儿凝血酶原时间以确保药物不累积的情况下，华法林可安全地应用于哺乳的母亲。

5. 糖皮质激素

泼尼松进入母乳的量不太可能产生有害的影响。在一项对 7 名患者的研究中，只有 0.14% 的样本在随后的 60h 内被分泌到母乳中，这是一个微不足道的数量。即使每天服用 80mg，哺乳的婴儿摄入的剂量也不到 0.1%，或不到内源性皮质醇的 10%。

6. 抗生素和其他抗感染药

青霉素衍生物对哺乳母亲是安全的。尚未在使用常规治疗剂量的青霉素或氨苄西林的母乳婴儿中发现不良反应。在易感个体或长期治疗中，应关注腹泻和念珠菌病的发生。

头孢菌素只在母乳中微量存在。在一项每天 3 次肌内注射 500mg 头孢唑林（Ancef, Kefzol）的研究中，母乳中未检测到药物。静脉注射 2g 头孢唑林后，婴儿暴露量小于母亲剂量的 1%。

母乳喂养的母亲服用四环素后，牙齿染色或骨骼延迟生长尚未见报道。这可能是因为该药物与钙和蛋白质的高结合能力，从而限制了其从母乳中的吸收。有效的游离四环素的量太少，以至于无甚意义。

磺胺类药物只在母乳中出现少量，通常不是哺乳禁忌药物。然而，对于早产儿、患病儿或应激婴儿，最好避免使用这些药物，这些婴儿的高胆红素血症可能是一个问题，因为药物可能取代白蛋白结合位点上的胆红素。另外，服用磺胺吡啶的母亲的母乳中没有检测到该药物[84]。

庆大霉素（正泰霉素）被转移到母乳后，有半数哺乳新生儿的血清中可检测到该药，而检测到的低水平预计不会产生临床影响。

硝基呋喃妥因（呋喃妥因大晶型）以非常低的浓度被排到母乳中。在一项从 20 名每天 4 次服用 100mg 的母亲采样的研究中，尚未检测到这种药物。

红霉素被少量地排到母乳中。目前尚未有接触母乳中红霉素的婴儿出现不良反应的报道。阿奇霉素（希舒美）同样以低浓度出现在母乳中。克林霉素（丽欧讯）以低水平排到母乳中，用药期间通常可继续哺乳。

没有报道称异烟肼对哺乳母亲的婴儿有不良影响，它的使用被认为与母乳喂养兼容[79]。

阿昔洛韦与母乳喂养兼容。如果母亲每天服用 1g 药物，婴儿每天摄入的剂量就会少于 1mg，这也是一个非常低的剂量。

7. 抗真菌剂

没有关于制霉菌素、咪康唑或克霉唑在母乳中的有效数据。然而，由于只有少量经阴道吸收，而且口服的生物利用度也较差，使之不会成为一个临床问题。婴儿在母乳中接触的酮康唑剂量为治疗剂量的 0.4%，同样不太可能引起不良反应。

8. 口服避孕药

雌孕激素联合的口服避孕药可引起与剂量相关的产奶抑制。哺乳期服用含有 50μg 及以上雌激素的口服避孕药会缩短哺乳时间，降低产奶量，减少婴儿增重，降低奶中蛋白质的含量。如果产后 3 周左右开始服用避孕药，并且雌激素的剂量低于 50μg，则泌乳受到的抑制程度较小。虽然变化的幅度不大，但它们可能在营养方面是重要的，特别是对营养不良的母亲。

一个每天进食 600ml 母乳的婴儿，可从每天服用含 50μg 炔雌醇的口服避孕药的母亲那里接受 10ng 雌激素的剂量。在没有使用口服避孕药的母亲的乳汁中，婴儿摄入的自然雌二醇量在无排卵周期为 3~6ng，在排卵周期为 6~12ng。尚无对生长和发育的长期一致的不良影响的描述。

有证据表明，炔诺孕酮（奥瑞特）可以被婴儿代谢而不是累积，迄今为止，没有发现母亲服用的孕激素类药物产生不良影响。美国妇产科医师学会建议，在产后 4 周或更长时间内植入依托孕烯避孕埋植物。仅使用孕酮类的避孕药不会改变母乳的成分或数量，因此，它们是哺乳母亲的理想选择。一旦婴儿断奶，母亲应当联合口服避孕药，以达到最大的避孕效果。

9. 酒精

母乳中的酒精含量与母体血液中的酒精含量相似。如果一个适度的社交饮酒者喝了 2 杯鸡尾酒，并且血液中的酒精浓度为 50mg/dl，那么哺乳的婴儿将摄入约 82mg 的酒精，这将产生微不足道的血液浓度。没有证据表明哺乳母亲偶尔摄入酒精对婴儿有害。然而，一项研究表明，长期通过母乳摄入乙醇可能对婴儿的运动发育有害，但对智力发育没有影响[85]。此外，母乳中的酒精会立即影响母乳的气味，这可能会减少婴儿摄入母乳的量[86]。

10. 丙基硫氧嘧啶

在母乳中可以发现少量的 PTU。如果母亲每天 3 次服用 PTU200mg，那么孩子每天将摄入 PTU149μg，相当于一个 70kg 成年人每天摄入 PTU3mg。研究中的一些 5 月龄的婴儿甲状腺参数没有变化。因此，使用 PTU 的哺乳母亲可以在密切监测婴儿下继续哺乳。PTU 比甲巯咪唑（他帕唑）更受青睐，因为它的高蛋白质结合水平（80%）和较低的母乳浓度。然而，最近观察到 PTU 比甲巯咪唑引起的肝损伤更高，但未见哺乳母亲使用 PTU 引起婴儿肝损伤的病例报道。

11. H_2 受体阻滞药

从理论上讲，H_2 受体阻滞药（如雷尼替丁、西咪替丁）可能抑制胃酸并刺激婴儿中枢神经系统，但这些作用尚未得到证实。美国儿科学会现在认为，H_2- 受体拮抗药可以与母乳喂养兼容。法莫替丁、尼扎替丁和罗沙替丁在母乳中的浓度较低，可能更适合哺乳母亲。

12. 咖啡因

据报道，即使母亲每天喝 5 杯咖啡，咖啡因也不会对哺乳期婴儿产生不良影响。一项研究表明，在摄入咖啡 6h 后，母乳中咖啡因的含量占总剂量的 1%，这不足以影响婴儿。在另一份报道中，当母亲连续 5 天喝咖啡或 5 天不喝咖啡时，母乳喂养婴儿的 24h 心率或睡眠时间没有显著差异[87]。

13. 尼古丁

尼古丁及其代谢物可替宁进入母乳。吸烟母亲的婴儿即使没有被动吸烟也能达到显著的尼古丁血清浓度，被动吸烟会进一步提高尼古丁的含量。应该鼓励女性在哺乳期和妊娠期戒烟。

八、职业和环境危害

（一）电离辐射

辐射暴露的危害众所周知。应在特定的临床情况下提供咨询，而关键变量是剂量、时机和时间顺序。

1. 急性暴露

对日本原子弹幸存者的系统研究明确表明，在子宫内暴露于高剂量辐射会增加后代患小头症、智力和生长受限的风险。距离原子弹爆炸正下方区域的距离、暴露时的胎龄与婴儿的小头畸形、智力和生长受限直接相关。发生小头畸形、智力发育迟缓和生长受限的儿童数量最多的群组是妊娠 15 周甚至更早地暴露。暴露量根据受害者离爆炸中心的距离来计算。小头畸形和智力迟钝与电离辐射剂量≥50rad 有关，小头畸形观察到的最低致畸剂量是 20rad。虽然已经在暴露于急性高剂量辐射动物的一些器官系统中发现了致畸效应，但在人类产前暴露中发现的唯一结构性畸形报道还是前面提到的部分。DeKaban 使用来自动物和人类不同妊娠时期接触辐射的报道结果数据[88]，建立了一个将急性高剂量辐射（＞50rad）外推到人类各种生殖结果的时间表。动物和已知人类影响之间的相似性支持了 DeKaban 的建议。

慢性低剂量辐射对动物或人类生殖的影响尚未确定。在整个妊娠期持续低剂量暴露（＜5rad）的动物中未发现不良结局风险的增加。国家辐射防护委员会[89]结论是，照射＜5rad 与畸形风险增加无关。

辐射量表示为 Gray（Gy）：1Gy=1000mGy=100rad（表 7-1）。因此，10mGy=1rad。幸运的是，几乎没有单一的诊断试验会产生实质性的风险。表 7-1 显示了平均和最大的胎儿暴露量。只有多次 CT 扫描和荧光透视检查可导致累积暴露量达到 100mGy 或 10rad。体内暴露比母体表面暴露量少 50%。

女性飞行常客或机组人员在频繁的长距离高空飞行中可能会暴露在辐射中。美国联邦航空管理局（Federal Aeronautics Administration，FAA）建议，妊娠期的辐射剂量应限制在 1mSv（0.1rad）[90]。

2. 暴露的诱变效应

受辐照女性后代的诱变效应可能在婴儿出生数年后才表现出来。诱变效应可能解释了在母体盆腔检查期间，宫内暴露于辐射的儿童比未受辐射的对照组患白血病的风险增加 50% 的原因。然而，实际临床结果几乎为零。暴露儿童的绝对风险约为 1/2000，而未暴露儿童的绝对风险为 1/3000。

Lowe[89]估计每 1700 次 10mGy（1rad）照射会增加 1 例癌症死亡。一旦发生诊断性辐射暴露，因

表 7-1 常见的诊断检查中胎儿暴露的大致剂量

检查	平均（mGy）[a]	最大（mGy）
传统的 X 线检查		
腹部	1.4	4.2
胸部	＜0.01	＜0.01
静脉尿路造影	1.7	10
腰椎	1.7	10
骨盆	1.1	4
头骨	＜0.01	＜0.01
胸椎	＜0.01	＜0.01
荧光透视检查		
钡餐（上消化道）	1.1	5.8
钡灌肠	6.8	24
CT		
腹部	8	49
胸部	0.06	0.96
头	＜0.005	＜0.005
腰椎	2.4	8.6
骨盆	25	79

a. 10mGy=1rad

引自 Lowe SA. Diagnostic radiography in pregnancy: risks and reality. *Aust N Z J Obstet Gynaecol.* 2004;44:191.

用 [131]I 行母体甲状腺消融的治疗暴露是罕见的，但可在妊娠 12 周后造成胎儿甲状腺损伤

后代发生白血病的可能性会增加就被推荐终止妊娠，那么，为了避免发生 1 例白血病，就有 1699 例妊娠期暴露者需要终止妊娠。应尽量减少辐射暴露，但对辐射的恐惧绝不应当阻止患者进行必要的诊断检查。现已有适用于孕妇的同意书[91]。

也有人提出了有关父亲职业接触低剂量辐射对儿童的潜在风险的问题。Gardner 等在英国塞拉菲尔德核设施附近地区进行的一项病例对照研究发现，父亲受妊娠前的辐射剂量与儿童白血病风险之间具有统计学意义的关联。在美国汉福德核设施的工作人员中，也观察到父亲受妊娠前的辐射与风险之间的类似联系。关于儿童白血病风险的发现是一个特别有争议的问题，与原子弹幸存者所生儿童的研究相矛盾，原子弹幸存者所生儿童没有显示出基因影响，例如儿童癌症风险增加。在安大略省核设施附近进行的一项研究也未能证明儿童白血病风险与父亲妊娠前辐射暴露之间的关联。

（二）视频显示终端

现在看来，关于视频显示终端与不良生殖结果有关的担忧是没有根据的。早期的关注来自工作中使用视频显示终端的女性群体中出现自然流产聚集的报道，一些报道的聚集包括出生缺陷。从那时起，关于这个话题发表了许多令人安心的论文及数篇综述[92]。视频显示终端的使用不会增加不良生殖结局的风险。

（三）铅

25 年的公共卫生努力使美国的铅暴露显著减少。平均血铅水平已经下降到 20 世纪 70 年代水平的 20% 以下。然而，高血铅（＞20μg/dl）在南加州移民中发病率较高。在洛杉矶，30 例血铅水平升高的病例中，有 25 例发生在移民身上。

母体血液中的高铅浓度与小于胎龄儿的分娩风险增加有关。与脐血浓度低于 5.1g/dl 的女性相比，脐血浓度≥5.1g/dl 的女性早产的发生率几乎高出 3 倍。挪威的一项研究发现，低出生体重和神经管缺陷的风险也同样增加[93]。

据报道，一名孕妇服用了铅含量极高的亚洲印度健康补充剂 Garbhpal Ras，导致铅中毒[94]。

询问孕妇接触铅的风险因素有助于评估产前暴露的风险。问卷调查显示收集住房条件、吸烟状况和消费罐头食品信息的敏感性为 89.2%，阴性预测值为 96.4%[95]。摄入钙和避免使用铅釉陶瓷可使血铅浓度降低，尤其是在墨西哥城社会经济地位较低的孕妇中。

神经系统在胚胎和胎儿时期比一生中任何其他时期都更有可能受到铅的毒性作用，母体和脐血的铅浓度也直接相关，生育年龄的女性血铅浓度不应超过 25μg/dl[96]。

理想情况下，母亲血液中的铅含量应低于 10μg/dl，以确保儿童在出生时接触的铅含量最低。大量儿童流行病学研究有力地支持了这种剂量 - 反应关系，这些研究表明，当血铅浓度超过 10μg/dl 时，智商会降低。值得注意的是，这些研究测量了一段时间内（通常≥2 年）的血铅浓度并报道了平均值。其他与血铅浓度升高相关的神经损伤包括注意力缺陷障碍（多动症）、听力缺陷、学习障碍和身材矮小。因此，为了公众健康的目的，儿童铅中毒被定义为血铅水平为 10μg/dl 或更高。

在职业环境中，联邦标准规定女性不应在空气中铅浓度达到 50μg/cm 的地方工作，因为这可能导致血液中铅浓度超过 25μg/dl[97]。在较低的血铅浓度下，儿童也可能发生轻微但永久性的神经损伤。

（四）鱼类中的汞

鱼类和贝类是健康饮食的重要组成部分，但一些大型鱼类含有大量的汞。汞含量过高可能会损害未出生的婴儿或幼儿正在发育的神经系统[98]。

即将妊娠的女性、孕妇和哺乳期的母亲应避免食用鲨鱼、旗鱼、鲭鱼和方头鱼，因为它们含有高浓度的汞[99]。她们可以每周吃多达 340g 的虾、淡色金枪鱼罐头、鲑鱼、鳕鱼和鲶鱼，这些食物的汞含量都很低。长鳍金枪鱼（白）和金枪鱼排比罐装的淡色金枪鱼含有更多的汞，但每周 170g 的摄入量是允许的。

九、产科医生在患者评估和教育中的作用

大多数产科医生都将面临各种各样关于妊娠期药物和环境因素的安全性的问题和担忧。对需要药物治疗的孕妇的评估涉及多学科的方法，产科医生在决策和与患者沟通的中心。简单地说，评估包括：①全面的身体检查和病史以了解并优先考虑可能影响妊娠的各种健康状况；②完整的用药史和对用药

第 7 章　妊娠期和哺乳期的药物及环境因素：畸形学、流行病学和患者管理
Drugs and Environmental Agents in Pregnancy and Lactation: Teratology, Epidemiology, and Patient Management

方案的调整，以确定当前的药物（包括补充剂和非处方药）、适应证和患者对这些药物的反应；③评估与患者药物对胎儿影响有关的所有证据，本章所引用的研究和数据库可用于评估这些风险；④与患者公开讨论其目前对妊娠期服药的态度及其内在风险；⑤确定妊娠期继续用药需明确说明对患者的益处和对胎儿的风险；⑥制订持续监测计划，评估妊娠期药物疗效及对胎儿的影响。各种卫生保健专业人员，如护士、药剂师、治疗师和营养学家都可以收集和分析这些信息，并向产科医生提供团队建议。

为了帮助进行评估，各种畸形学信息服务和计算机数据库都可以为孕妇提供咨询的医生（框 7-3）。这些选项包括个人计算机软件（Grateful Med，商业服务）和医学图书馆中的 CD-ROM 拷贝或从商业版本中租用。信息可从 TOXNET 代表处获得，National Library of Medicine，Specialized Information Services，8600 Rockville Pike，Bethesda，MD 20894，301-496-6531。

框 7-3　致畸信息数据库

- IBM Micromedex: 6200 South Syracuse Way, Suite 300, Greenwood Village, CO 80111-4740; 800-525-9083 (in US and Canada); http://www.micromedex.com
- REPROTOX (Reproductive Toxicology Center): 7831 Woodmont Avenue, Suite 375, Bethesda, MD 20814; 301-514-3081; http://www.reprotox.org
- Mother to Baby: 200 W. Arbor Drive, #8446, San Diego, CA 92103-9981; 886-626-6847; http://mothertobaby.org

---

位于马里兰州贝塞斯达的国家医学图书馆在 TOXNET 数据库系统上保存了几个文件，包括书目或文本形式的生殖和发育毒理学信息，如发育和生殖毒理学、GEN-TOX（遗传毒理学）、LactMed 和环境诱变剂信息中心。其他非常有用的资源是 Reprotox（http://reprotox.org）和 TERIS（depts.washington.edu/%7Eterisweb/teris/index.html）。Briggs 和 Freeman 合著的《妊娠期和哺乳期的药物》（2014 年第 10 版）现已出印刷版和网络版。在线版本每季度更新一次。

妊娠期和哺乳期间的许多疾病起初最好使用非药物治疗。在妊娠期给药之前，适应证应该明确，风险/效益比应该证明药物使用的合理性。如果可能，治疗应该推迟到孕早期之后。此外，还应提醒患者妊娠期吸烟、饮酒和吸食可卡因等社会药物的风险。大多数药物治疗不需要停止哺乳，因为排泄到母乳中的量很小，以至从药理学上来说微不足道。

▶ **要　点**

- 器官发育的关键时期是从末次月经第 1 天算起的第 31～71 天。
- 必须以系统的方式评估患者在妊娠期和哺乳期间的药物治疗，提供适当的风险教育，并确保只开必要的药物处方。
- 在评估妊娠期和哺乳期的药物治疗时，应遵循药物吸收、分布、代谢和排泄的药代动力学原则。
- 大多数药物会通过胎盘、进入母乳，但通常数量非常少，并在大多数情况下不会对婴儿或胎儿造成伤害。
- 接触抗癫痫药物（如丙戊酸钠）的婴儿畸形发生率是未接触抗癫痫药物的婴儿的 2 倍。然而，在接触苯妥英的婴儿中，胎儿海因综合征的风险小于 10%。
- 宫内暴露于异维 A 酸后发生畸形的风险为 25%，另有 25% 的婴儿发生智力迟钝和其他认知迟缓。
- 肝素是妊娠期抗凝的首选药物，但对于有人工心脏瓣膜需要应用依诺肝素或华法林的女性除外。华法林治疗会导致 5% 的暴露女性的婴儿发生出生缺陷，对于它在新型和老式人工心脏瓣膜上的使用还没有明确的共识。此外，由于治疗原因，不推荐直接作用的口服抗凝血药。
- 血管紧张素转换酶抑制药和血管紧张素受体阻滞药可能引起孕中期和晚期胎儿肾衰竭，导致羊水过少和肺发育不良。
- 维生素 B_6（25mg，每天 3 次）是一个安全有效的治疗孕早期恶心和呕吐的方法。多西拉敏（12.5mg，每天 3 次）与维生素 B_6 一起服用也是有效的。昂丹西酮可能会增加先天性

畸形的发生风险。
- 大多数抗生素在妊娠期使用是安全的，尽管已知氨基糖苷类药物对胎儿有耳毒性。三甲氧苄啶在孕早期服用可能会增加风险，而在孕中、晚期服用四环素可能会导致牙齿变色，因为这些药物的螯合特性会将骨钙结合在牙齿上。
- 阿司匹林镇痛剂量有抑制血小板功能、延长出血时间并增加围产期出血风险，但与先天性缺陷无关。
- 胎儿酒精综合征发生在妊娠期大量饮酒的母亲的婴儿身上。妊娠期的安全饮酒水平尚未确定。
- 使用可卡因会增加流产、胎盘早剥和先天性畸形的风险，尤其是小头畸形和肢体缺陷。
- 只有少量泼尼松通过胎盘，所以它是大多数母体慢性自身免疫性疾病首选的皮质类固醇。相比之下，倍他米松和地塞米松容易穿过胎盘，首选用于促进胎儿肺的成熟。
- 在妊娠期任何阶段暴露于高剂量电离辐射会导致小头畸形和智力迟钝。妊娠 12 周后低于 5rad 的诊断性暴露不会增加致畸风险。
- 由于建筑法规，环境中的铅暴露已经减少，但对一些移民人口来说仍然是一个问题。育龄女性血液浓度低于 25μg/dl 可降低妊娠期胎儿生长受限的风险。
- 高水平的汞对胎儿的神经系统有害。因此，孕妇和哺乳期女性应避免食用鲨鱼、剑鱼、鲭鱼和方头鱼。通过将某些其他海产品（虾、罐装金枪鱼、鲑鱼、鳕鱼和鲶鱼）的摄取量限制在每周 340g，可以进一步限制汞暴露。

第 8 章 妊娠期的物质使用障碍
Substance Use Disorder in Pregnancy

Mona Prasad　Torri D. Metz　著
杨晓科　译　　马琳琳　校

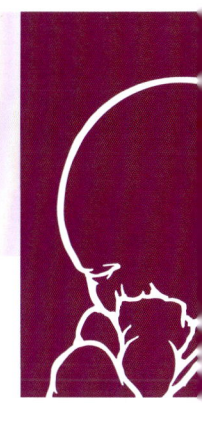

英汉对照

American College of Obstetricians and Gynecologists	ACOG	美国妇产科医师学会
American Society of Addiction Medicine	ASAM	美国成瘾医学协会
Alcohol, Smoking and Substance Involvement Screening Test	ASSIST	酒精、吸烟和物质沉迷筛查测试
gamma aminobutyric acid	GABA	γ- 氨基丁酸
National Institute on Drug Abuse	NIDA	国家药物滥用研究所
National Survey on Drug Use and Health	NSDUH	国家药物使用和健康调查
opioid use disorder	OUD	阿片类药物使用障碍
screening, brief intervention, and referral to treatment	SBIRT	筛查、简短干预和转诊治疗
Substance Abuse and Mental Health Services Administration	SAMHSA	药物滥用和精神健康服务管理局
substance use disorder	SUD	物质使用障碍

摘　要

　　物质使用障碍是一种影响许多孕妇的慢性疾病。成瘾的神经生物学主要以多巴胺能通路为主导，可以被概念化为一种由正强化和负强化介导的奖赏缺失障碍。所有孕妇都应接受药物滥用筛查。筛查、简单干预和转诊治疗是药物使用障碍女性妊娠期医疗的指导原则。被诊断为物质使用障碍的女性，激发性面谈可用于确定其对于行为改变的渴望（如治疗准备）。治疗通常是认知行为治疗和药物辅助治疗相结合，尤其是对阿片类药物使用障碍的女性。对阿片类药物使用障碍的女性采用丁丙诺啡或美沙酮辅助治疗可减少复发的机会，并改善治疗的持续参与性。然而，药物辅助治疗对许多滥用药物（如兴奋剂和大麻）是不可用的。无论何种治疗方案，复发都是慢性疾病过程的一部分，不应认为复发对医患关系有害。药物滥用与一些不良妊娠结局有关，而对母亲和胎儿的风险取决于药物依赖的程度。具体的滥用药物、对妊娠期母体和胎儿影响的有效证据、哺乳期的新生儿影响，将在这一章进行阐述。产科医生在处理药物使用障碍的女性方面发挥着关键作用，以一种客观、创伤知情的方式来优化妊娠结局。

关键词

成瘾；阿片类药物；THC；兴奋剂；苯二氮䓬类药物；成瘾治疗；哺乳

一、流行病学和该问题涉及的范围

本章将回顾物质使用障碍（substance use disorder，SUD）对妊娠的影响。许多产科医生认为 SUD 最好由其他学科来管理。然而，这也是我们不可避免的问题。所有医生都可能为育龄女性过度开具易上瘾的药物[1]，产前检查的结构也使女性有大量的时间参与医疗处理，在此期间，女性有独特的动力来优化自己的健康[2]。有了适当的教育和手段，产科医生就可以在确诊 SUD 时开始治疗了。

目前阿片类药物的流行对女性的影响格外严重。2014 年药物滥用和精神健康服务管理局（Substance Abuse and Mental Health Services Administration，SAMHSA）的一份报告显示，在各个年龄类别中，接受阿片类止痛药（主要的滥用药物）治疗的女性人数都超过男性[3]。妊娠期阿片类药物使用率约为每 1000 例活产中 5.6 例[4]，一项研究报道称，在阿片类药物使用障碍（opiate use disorder，OUD）的女性中，85% 以上是意外妊娠[5]。这不仅严重影响了母婴的健康，而且也对社会产生了财政影响。2009 年，仅新生儿戒断综合征的费用就达 7.2 亿美元，2015 年增加到 15 亿美元[4, 6]，约 80% 的费用是由医疗补助系统支付的。

虽然阿片类药物是目前全国关注的重点，但过去几十年里，也受到可卡因或甲基苯丙胺的影响，毫无疑问，一种新的非法药物已露端倪。从阿片类药物流行中吸取的经验教训可以提供一个框架，用于下一种滥用药物。

二、成瘾和慢性疾病模型

为了优化 SUD 孕妇的处理，了解 SUD 是一种独立于妊娠的疾病过程是很重要的。SUD 主要是一种与大脑奖励、动机、记忆和相关回路有关的慢性疾病。与慢性高血压、2 型糖尿病和哮喘类似，如果不进行治疗或参与康复活动，SUD 会进展，并可能导致残疾或过早死亡。这些慢性病具有类似的特征，可以通过药物和干预治疗，而且容易复发（复发率为 50%~60%），通过改变生活方式，健康状况可以得到改善。这些疾病不太可能治愈，但可以设法减少或消除症状。

SUD 比其他慢性病更容易引起耻辱感。因此，有些 SUD 患者不会寻求治疗，有些医生拒绝治疗成瘾患者，有些制药公司也不会致力于开发新的成瘾治疗方法[7, 8]。随着时间的推移，由于公众教育和成瘾作为一种慢性的、可治疗的疾病被更广泛地接受，这种耻辱感可能会减少[9]。

值得强调的是，SUD 是一种慢性疾病，因此，产科医生可以开始将我们的方法医学化，而不是用 SUD 来羞辱孕妇。在这些情况下，妊娠相当于在慢性病基础上的一个急性和自限性的过程。患糖尿病的孕妇妊娠期血糖控制欠佳可能不会促使医生质疑患者的动机，同样，复发应该被视为 SUD 疾病过程的一部分，而不是在医生和患者之间建立障碍的越轨行为。

三、成瘾的神经生物学

许多神经递质与滥用物质的影响有关，但多巴胺始终与强化效应有关。滥用药物增加细胞外多巴胺浓度的方式远远超过自然强化物的作用，如养育、水、食物或性。因为多巴胺是一种强大的强化物，所以很容易学到和重复这条路径。一些滥用物质直接增加多巴胺（可卡因和甲基苯丙胺），而另一些则通过作用于其他神经递质，如 γ- 氨基丁酸（γ-aminobutyric acid，GABA），导致多巴胺抑制控制的缺失（阿片类药物、大麻和苯二氮䓬类），从而间接增加了多巴胺[10]。表 8-1 概述了常见的滥用药物和行为机制。

成瘾可以被概念化为一种奖赏缺失障碍，其特征是由正强化和负强化介导，从可控性药物摄入到冲动性和强迫性药物摄入的转变。最初的使用以快

表 8-1 常用滥用药物及其作用机制

滥用的药物	作用机制
阿片类药物	在奖赏区结合阿片受体，降低多巴胺抑制控制，增加多巴胺的水平
四氢大麻酚	在奖赏中心结合大麻素受体，降低对多巴胺的抑制控制，增加多巴胺的水平
可卡因	阻止多巴胺的再摄取
甲基苯丙胺	增加去甲肾上腺素和多巴胺的释放，阻断去甲肾上腺素和多巴胺的分解
苯二氮䓬类药物	结合 γ- 氨基丁酸受体，减少对多巴胺的抑制控制，增加多巴胺的水平

引自 National Institute on Drug Abuse (www.drugabuse.gov) and Oleson EB, Cheer JF. A brain on cannabinoids: the role of dopamine release in reward seeking. Cold Spring HarbPerspect Med. 2012;2(8).

感的强化作用为特征。然而，随着时间的推移，人们不再使用药物来寻求快乐，相反，负强化（一种在没有药物的情况下缓解消极情绪的行为机制）成为持续使用药物的驱动因素。多巴胺的释放发生在边缘系统的横状隔核，它调节皮质下和皮质大脑结构的神经元活动。当药物滥用致多巴胺高水平时，皮质下/皮质结构中异常增高或延长的多巴胺相关的神经元活动会产生关于奖励预测和决策的异常信息。如果长时间接触药物，前额叶皮质区域会受损。药物导致的前额叶皮质损伤对成瘾有双重影响：首先，它扰乱了边缘奖赏区域的调节；其次，它参与高级执行功能。因此，这些额叶区域的异常可能既强化了给药的强迫性，也强化了暴露时无法控制服药的迫切性[10]。

虽然许多人都有潜在的神经适应性发展为成瘾，但并不是每个人都会成瘾。有许多因素可能与成瘾易感性有关，包括遗传、年龄、环境和精神疾病。据估计，40%~60% 的成瘾脆性归因于遗传因素。动物模型表明，药物反应涉及多个基因，这些基因的修饰影响药物的自我管理。已在动物中确认数个药物反应的候选基因，它们与人类研究中的基因和位点相对应[13]。

青春期接触毒品或酒精所导致的神经适应可能与成年时不同，而且青少年的大脑更有可能触发成瘾过程。也许青少年易感是由于额叶皮质发育不充分，因而执行控制、动机和决策更容易受到药物暴露的影响[14-16]。

从环境角度来看，与成瘾相关的因素可能是压力的替代物。SUD 与社会经济地位低、父母支持差、同伴群体偏差、身体和心理虐待，以及药物可获得性有关。众所周知，有不良童年经历的儿童患 SUD 的风险较高[17]。不良的童年经历包括被忽视，身体、情感和性虐待，患有精神疾病的父母，家庭暴力的受害者（或目击者），父母离异，在家中滥用药物，或者是被监禁的家庭成员。

每发现 1 次不良童年经历，SUD 的终生发病率就会增加 2~4 倍。

据估计，50%~60% 的 SUD 患者同时合并有精神病的诊断[18, 19]。目前尚不清楚 SUD 的原因是可自我治疗的潜在性精神疾病，还是物质使用诱发精神疾病风险增加所导致的变化。共现关系也可能反映出重叠的环境、遗传和神经生物学因素影响这些疾病。

四、筛查、简单干预和转诊治疗：SBIRT

筛查、简单干预和转诊治疗（screening, brief intervention, and referral to treatment, SBIRT）是一种公共卫生方法，为有可能发展 SUD 的个人及已经发病者提供早期干预和治疗服务[20]。有许多正在进行的举措，帮助转诊过程并鼓励普遍筛查。2017 年 8 月，美国成瘾医学学会（American Society of Addiction Medicine, ASAM）和美国妇产科医师学会发表联合声明，建议为 26 岁或更年轻的女性提供基于可靠的工具量表的普遍筛查，如 4P、国家药物滥用研究所（National Institute on Drug Abuse, NIDA）快速筛查和 CRAFFT 筛查工具[21]。

4P 检测确定妊娠期 SUD 的敏感性为 87%，特异性为 76%[22]。NIDA 快速筛查具有高可靠性和高特异性，如果筛查呈阳性，则需要进行酒精、吸烟和物质沉迷筛查测试（Alcohol, Smoking and Substance Involvement Screening Test, ASSIST），这是一种更为详细的筛查。在鉴别药物使用和滥用方面，ASSIST 已在全世界范围内得到验证，从物质使用中鉴别出物质滥用的灵敏度为 80%，敏感度为 76%[23]。CRAFT 评分为 2 分或更高，则鉴别出药物依赖的敏感性为 92%，特异性为 80%[24]。经验证，在初次医疗中，一个简单的问题"在过去的1年里，你有多少次服用违禁药物或因非医疗原因服用处方药？"即可鉴别药物使用障碍。其识别药物使用障碍的敏感性为100%，特异性为76.5%。虽然在妊娠期尚未得到验证，但该筛选试验的简短性，将有利于其实施[25]。

不同于筛查实验的是生物学检测，如尿液药物检测是否存在滥用药物。虽然目前推荐对SUD进行普遍筛查，但普遍检测并不是必需推荐的。临床医生必须遵守相关州的药物检测法律，在允许检测的各州也要获得知情同意。应告知孕妇阳性检测结果的潜在后果，包括任何强制性报告的要求[21]。

考虑SUD的生物学检测时，有许多需要考虑的事项。首先，使用带有惩罚性含义的普遍检测可能会对产前检查产生负面影响。如果进行检测，必须要注意到，尿液的药物筛查简单容易操作，但只能告诉我们一个时间点的情况，并不能揭示长期的使用或使用的范围。虽然长期使用大麻可能在数周内均能达到检测水平，但大多数常见的滥用药物仅能持续存在2~5天（表8-2）。

一旦通过筛查确定为高风险，下一步就必须确立是否为药物使用障碍。在妊娠期间，继续使用非法药物就是药物使用障碍的诊断性病理征象。ASAM的诊断标准也存在；根据这些标准，轻度SUD的诊断需要符合2~3个标准，符合4~5个标准诊断为中度，符合6~7个标准为重度[27, 28]。对该疾病的进一步分类基于所使用的物质。例如，如果阿片类药物是滥用药物，则指定OUD而不是SUD。

一旦确定了使用障碍，就应该采取简单的干预措施。确诊为SUD的患者，治疗基本目标是减少持续使用药物的危害风险。显然，戒断是可以最大限度减少危害的措施显然是戒断。然而，每个患者的具体目标是由她的用药模式、用药后果和简单干预的环境所决定的。重点着眼于中期目标，可以在干预和治疗过程中取得更直接的成功。在妊娠期，孕中期目标可能包括从街头毒品过渡到药物辅助治疗，减少使用频率，参加下次见面就诊或参加药物滥用咨询。立即可得的成功对保持患者的积极性很重要[29]。

在进行简单干预时，通常使用动机性访谈的技巧。临床医生在进行动机性访谈时要牢记5个基本原则[30]。

• 通过反应性倾听表达同理心。

表8-2 各种滥用药物可在尿液中检测到的最长时间

药　物	时　间
酒精	7~12h
安非他明	48h
甲基安非他明	48h
巴比妥酸盐	
短效（如戊巴比妥）	24h
长效（如苯巴比妥）	3周
苯二氮䓬类	
短效（如劳拉西泮）	3天
长效（如安定）	30天
可卡因代谢产物	2~4天
大麻	
单次使用	3天
中等频率使用（每周4次）	5~7天
每天使用	10~15天
长期大量使用	>30天
阿片类药物	
可待因	48h
海洛因（吗啡）	48h
氢吗啡酮	2~4天
美沙酮	3天
吗啡	48~72h
羟考酮	2~4天
丙氧芬	6~48h
苯环己哌啶	8天

引自 Moeller KE, Lee KC, and Kissack JC. Urine drug screening: practical guide for clinicians. *Mayo Clin Proc*. 2008;83(1):66–76.

• 在患者的目标或价值观与她们当前的行为之间建立差异。
• 避免争论和直接的对抗。
• 就患者的抗拒做出调整，而不是直接反对。
• 支持自我效能和乐观态度。

动机性访谈的一个基本原则是帮助患者确立她

的目标，并帮助患者认识到她目前的行为不会有助于实现这些目标。尽管医务工作者可能认为寻求医疗的女性是希望对 SUD 进行全面治疗，但她也可能只是对接受产前检查感兴趣。在她受到激励、做出行为改变之前，应该提供产前检查，并在每次就诊时继续使用简单干预或动机性访谈，以引导患者做出最健康的选择[31]。

对有效筛查和简单干预至关重要的是创伤-知情医疗的概念。SUD 患者暴露于不良童年经历的可能性非常高，因此，接触所有此类患者时都应假设他们经历过创伤。创伤知情医疗的关键步骤包括以安全、合作和同情的方式满足患者需求；防止对寻求帮助或接受服务的有创伤史的患者进行再创伤治疗；在患者所处环境和社区的背景下，以患者的优势和恢复力为基础；通过工作人员的支持、咨询和监督，认可机构的创伤知情原则。创伤知情医疗的隐含含义是避免评价、惩罚或贬低患者[32]。

当简单干预确定一个患者有治疗动机时，就可以完成转诊治疗。这可能是 SBIRT 最困难的一步。虽然在心理健康问题和 SUD 方面的资源缺乏，但在许多州，妊娠可以增加资源的可获得性。19 个州已经成立或资助一些项目，专门针对孕妇的药物治疗，17 个州和哥伦比亚特区为孕妇提供优先获得本州基金资助的药物治疗项目的机会。一些州的围产期质量合作机构正致力于资源筹划，确定女性妊娠期患有 SUD 后，就将其与医疗服务联系起来[33, 34]。

五、受药物使用障碍影响的妊娠期管理

（一）基本原则

患 SUD 孕妇的妊娠期正确管理可能是多学科的，理想情况下包括医院系统、妇产科医生、初级保健提供者、成瘾药物专家、行为健康提供者、儿童福利服务、社会服务和法律服务的合作[34, 35]。这种协作可以在虚拟网络上跨系统的密切交流，也可以在同一空间真实协作。除了妊娠和产前护理的管理外，还必须筛查常见的合并症，并适当转诊治疗和管理。根据不同的药物，可能会遇到传染性疾病（如乙肝或丙肝、人类免疫缺陷病毒或结核病）、其他性传播感染、心脏异常（如心内膜炎或左心室肥厚）、精神疾病（包括焦虑、抑郁和创伤后应激障碍）[34]。这些并非产科医生的医疗责任，但筛查和参考适当的治疗也是合理的期望。

（二）阿片类药物使用障碍：海洛因、芬太尼、羟考酮、吗啡

1. 妊娠的风险

在护理 OUD 患者时，必须考虑孕产妇的风险，如高危行为、意外过量用药和孕产妇心脏骤停[36]，包括胎儿或新生儿接触阿片类药物的风险。众所周知，这种慢性疾病的治疗是以美沙酮、丁丙诺啡或不太常见的纳曲酮为辅助药物的。无药物暴露的妊娠可能更为理想状态，而药物辅助治疗的概念有时候是很困难的。但是，妊娠期阿片类药物维持治疗优先考虑的目标应该是减少危害，而不是消除危害[37]。较早开始产前检查且依从性较好、改善营养和增加体重、更好地做好为人父母的准备、寄养系统里儿童较少、更多的纳入到药物滥用治疗和康复中，均与减少危害有关[35]。研究已经证实，药物辅助治疗比单纯行为治疗有更好的疗效。治疗持续时间的增加可降低死亡率、改善社会功能，并与减少药物使用和改善生活质量有关[38]。

妊娠期阿片类药物的使用与不良妊娠结局有关，包括早产、低出生体重、胎儿生长受限、早剥、胎儿死亡和宫内胎粪污染[21, 36, 39-41]。这种结果以前被认为与 OUD 相关的高危行为有关，而不是阿片类药物本身。然而，最近的胎盘研究提示[42]，患 OUD 的女性中可能存在异常胎盘，这为上述结果提供生物学上的合理性。同样，在历史上，阿片类药物没有被认为存在致畸性，但最近的报道提出了两者之间可能存在关联。Broussard 及其同事在 2011 年发表的文章中指出，宫内接触阿片类药物的女性所生的孩子，患心房或室间隔缺损、左心发育不全综合征、脊柱裂和腹裂的概率高于未接触阿片类药物女性的孩子[43]。在最近的一篇综述中也讨论了类似的发现，在母体阿片类药物暴露的环境中，唇裂和心房或室间隔缺损被认为是最常见的畸形[44]。然而，迄今为止的研究因受到规模、设计和回忆偏差的限制，使得结果的解释具有挑战性。因此，孕早期阿片类药物暴露可能的致畸性仍在研究之中。

2. 阿片类药物使用障碍的治疗

在产妇的医疗中，必须权衡药物辅助治疗在减少危害方面的益处与对胎儿和新生儿的风险。尽管

药物辅助治疗确实会产生阿片类药物依赖，并伴有新生儿戒断综合征和后代胚胎性暴露的风险，但本着减少伤害的精神，药物辅助治疗目前仍被推荐为OUD的最佳临床实践。

妊娠期有两种药物是药物辅助治疗的主要药物：美沙酮和丁丙诺啡。美沙酮和丁丙诺啡在药理学和保健服务模式上是不同的，但迄今为止都没有被证明谁更优越。丁丙诺啡可能与较轻的新生儿戒断综合征有关[45, 46]，但即便如此，数据也不足以令人信服到让所有患有OUD的孕妇都服用丁丙诺啡的程度。这两种药物辅助治疗的目标是占领μ受体，在μ受体处提供足够的激活，以阻止戒断症状或渴望，避免过度兴奋和镇静或过量服用，提高病情的稳定性以便于咨询和行为健康，避免在整个妊娠期反复使用或停用阿片类药物，因为这是继续非法使用药物的一种模式。

美沙酮和丁丙诺啡都能通过胎盘并被其代谢，但丁丙诺啡由于其分子量较大，通过的量就较少。众所周知，随着妊娠的进展，美沙酮的代谢和清除也随之增加，因此，可能需要增加或分次使用剂量[45]。这种现象在丁丙诺啡中未被广泛描述；然而，最近的研究表明了类似的药代动力学[47]。常见的妊娠症状，如恶心、呕吐、疼痛、打哈欠和失眠，也可能被解释为戒断症状，对这些症状的适当反应不是系统化的。此外，在恢复到妊娠前生理状态时需要注意产后的给药剂量。

美沙酮是口服的，并且是一种μ受体完全激动药。它与强烈奖赏、镇痛、耐受性、身体依赖和呼吸抑制有关。应谨慎使用改变细胞色素P_{450}系统活性的药物，因为这些药物会影响美沙酮水平。高剂量的美沙酮会延长QT间期，极端剂量的美沙酮会导致尖端扭转，这是危及生命的。合理的治疗剂量窗为60～150mg/d[10]。剂量应根据症状和预期的治疗效果而调整。

丁丙诺啡是通过舌下给药的，并且是一种μ受体的部分激动药。它不会引起欣快感或过度镇静；然而，它具有天花板效应，即剂量超过24mg/d也不会增加获益。因此，如果患者在24mg/d的剂量下仍不能摆脱戒断症状，她可能需要过渡到完全激动药。由于丁丙诺啡与μ受体有很强的亲和力，它可以取代完全激动药，导致催促戒断。因此，女性应处于完全激动药轻度戒断状态，以避免丁丙诺啡启动时的催促戒断[10]。起初，用药后此种程度的戒断状态被认为是妊娠期使用丁丙诺啡的禁忌证，但现在不再认为这是个问题[48]。

丁丙诺啡可单药使用或与纳洛酮联合治疗。为了防止丁丙诺啡不适当的静脉或鼻内使用可能产生的中毒或兴奋，添加纳洛酮成分。如果通过静脉或鼻内途径使用纳洛酮，会出现戒断症状。由于缺乏安全数据，妊娠期许多人会避免联合使用，但是，如果按说明舌下服用，联合药物中的纳洛酮成分不具有生物利用度，因此，对妊娠的影响应该是最小的[49-51]。

美沙酮是由联邦政府资助的诊所发放的，通常需要患者每天到医院配药，周末或进一步康复阶段允许将药物带回家。在这种环境中，咨询、行为健康和社会服务等综合性服务得以解决。

丁丙诺啡由已完成培训的执业医师在门诊开具处方。这种治疗模式对患者的时间要求较低，保留了患者的自主权，可能比美沙酮治疗模式存在的障碍更少。每种医疗模式都有优点，适当的选择在很大程度上取决于患者的意愿和资源的可用性。

3. 妊娠期管理

尽管妊娠期OUD呈现出复杂性，但是产科管理与标准的产前检查没有显著的不同。产前这段时间应注意以下几点：全面筛查性传播感染和其他传染病（如人类免疫缺陷病毒/乙型和丙型肝炎、结核病、淋病、衣原体和梅毒），筛查抑郁症和其他精神健康状况，筛查烟草使用情况，并进行一系列生长发育检查。需要考虑的咨询包括麻醉、儿科、成瘾药物、母胎药物、行为健康、营养和社会服务。产时患者应维持其治疗，并提供硬膜外和额外的镇痛。建议避免使用阿片类激动-拮抗药，包括布托啡诺、纳布啡、喷他佐辛，因为它们会使得服用阿片类激动药的患者产生急性戒断症状。预计产后对麻醉药品的需求也会增加[21, 52, 53]。

4. 新生儿戒断综合征

长期暴露于阿片类药物的新生儿中，有40%～80%会出现新生儿戒断综合征。新生儿戒断综合征在患者层面难以观察，在系统水平难以掌握；因此，在OUD产妇医疗方面，许多努力围绕着减轻新生儿戒断综合征而展开，概述如下。

- 戒烟：众所周知，暴露于烟草和阿片类药物的新生儿戒断综合征更为严重，需要更多的治疗时间。如果产科医生依赖动机性访谈和大多数母亲不希望自己的孩子经历戒断的观念，有可能成为解决吸烟问题的强大动机[54]。
- 母乳喂养：同样建议患有OUD的女性母乳喂养。婴儿受益于母乳喂养所需的养育行为，从母乳中获益，从母乳中获得微量阿片类物质，但患严重新生儿戒断综合征的可能性很小[55, 56]。此外，哺乳时催产素的释放，有利于母亲对抗产后抑郁症和复发。
- 降低药物剂量：虽然首选低剂量的药物，但已有证据并不能令人信服地证明母亲阿片类药物的维持剂量与新生儿戒断症状有关。早期研究发现，接触低剂量美沙酮的婴儿出现新生儿戒断综合征的可能性较小[57]，可能存在剂量反应效应[58]。然而，最近的研究表明，剂量与新生儿戒断综合征的严重程度或治疗时间长短无关，事实上是与非法使用药物的频率增加有关[40, 59-61]。因此，降低药物剂量以预防或减轻新生儿戒断综合征并不是一个合适的目标。
- 母体脱毒：起初的病例报道表明，戒断的风险是胎儿死亡，因此应避免戒断[32, 62]。产科医生从最近的工作中了解到，脱毒对胎儿的危害并不像以前认为的那样大，因为在所评估的多个队列中没有发现不良妊娠结局[63-65]。然而，母亲成功戒毒的概率很低，复发的概率很高，这增加了意外过量的危险。此外，即使在解毒后，仍有18%的机会发生新生儿戒断综合征。因此，产妇戒毒尚在研究，无法提出广泛的建议。

（三）大麻（四氢大麻酚）

大麻是妊娠期最常用的"非法"药物[66]。在过去的10年中，使用大麻的孕妇增加了，安全意识也在提高，有65.4%（95%CI 62.5%~68.4%）使用大麻的孕妇报告称，没有预期的危害风险[67]。关于大麻在妊娠期的使用、对孕产妇和新生儿的不良后果，一些安全性方面的认知来源可能缺乏一致的科学证据。现有的关于妊娠期使用大麻的影响的研究大多数是回顾性的，并且是通过母亲非量化的自我报告或描述的孕早期暴露，不完全确定大麻暴露量的研究[68]。关于大麻使用和母乳喂养的数据很少。

有女性报道称，妊娠期吸食大麻用于治疗焦虑、抑郁、睡眠、妊娠期的恶心和呕吐，以及娱乐。然而，使用大麻治疗这些疾病的效果尚未得到证实，人们还担心它会对发育中的胎儿造成潜在的危害[66, 68]。此外，经常使用大麻会导致周期性呕吐综合征，只能停止使用才能得到治疗[66]。ACOG建议女性在妊娠期不要使用大麻[21]。相反，可以鼓励女性使用有安全性和有效性信息的药物治疗疾病，或对母亲的好处超过理论上胎儿和新生儿的风险。

1. 妊娠的风险

最近的两项系统综述和Meta分析评估了母亲和新生儿接触大麻的结果[69, 70]。Gunn及其同事发现，母亲吸食大麻与母亲贫血（pOR=1.36，95%CI 1.10~1.69）、低出生体重（pOR=1.77，95%CI 1.04~3.01）、新生儿重症监护病房住院率（pOR=2.02，95%CI 1.27~3.21）均有关[69]。在随后的Meta分析中，Conner等发现，只有在重度吸食者中（妊娠期至少每周使用），大麻的使用才与低出生体重和早产之间存在关联[70]。Meta分析中与大麻的使用相关的OR值见图8-1。

这些系统性综述中，第一篇在美国国家科学院关于大麻对健康影响的出版物上发表[69]，而第二篇[70]则没有。美国国家科学院的研究总结大麻与胎儿异常生长有关[68]。该研究发现，宫内大麻暴露与后期儿童的结局相关（如认知功能受损）的证据不足，一些证据表明产前使用大麻和新生儿入住重症监护病房之间存在关联。

三项纵向研究评估了产前吸食大麻和后来的神经认知结果之间的关系。其中两项是在20世纪80年代招募的；渥太华产前前瞻性研究招募了698名以中产阶级白人为主的女性，母亲健康实践和儿童发展研究招募了564名低收入的非裔美籍为主的女性。两者均未证明早期神经发育方面的差异。然而，4岁以后，宫内接触大麻的孩子和没有接触大麻的孩子在学业成绩和认知功能上有显著差异[71-75]。第三项纵向研究正在荷兰进行[76]。鉴于内源性大麻素系统在神经发育中所起的作用，摄入外源性大麻影响胎儿大脑发育具有生物学上的合理性[77, 78]。尚不清楚的是，纵向队列中观察到的差异是由这些儿童整个童年时期所处环境的细微不同所致，还是仅仅是由宫内暴露于大麻所致。

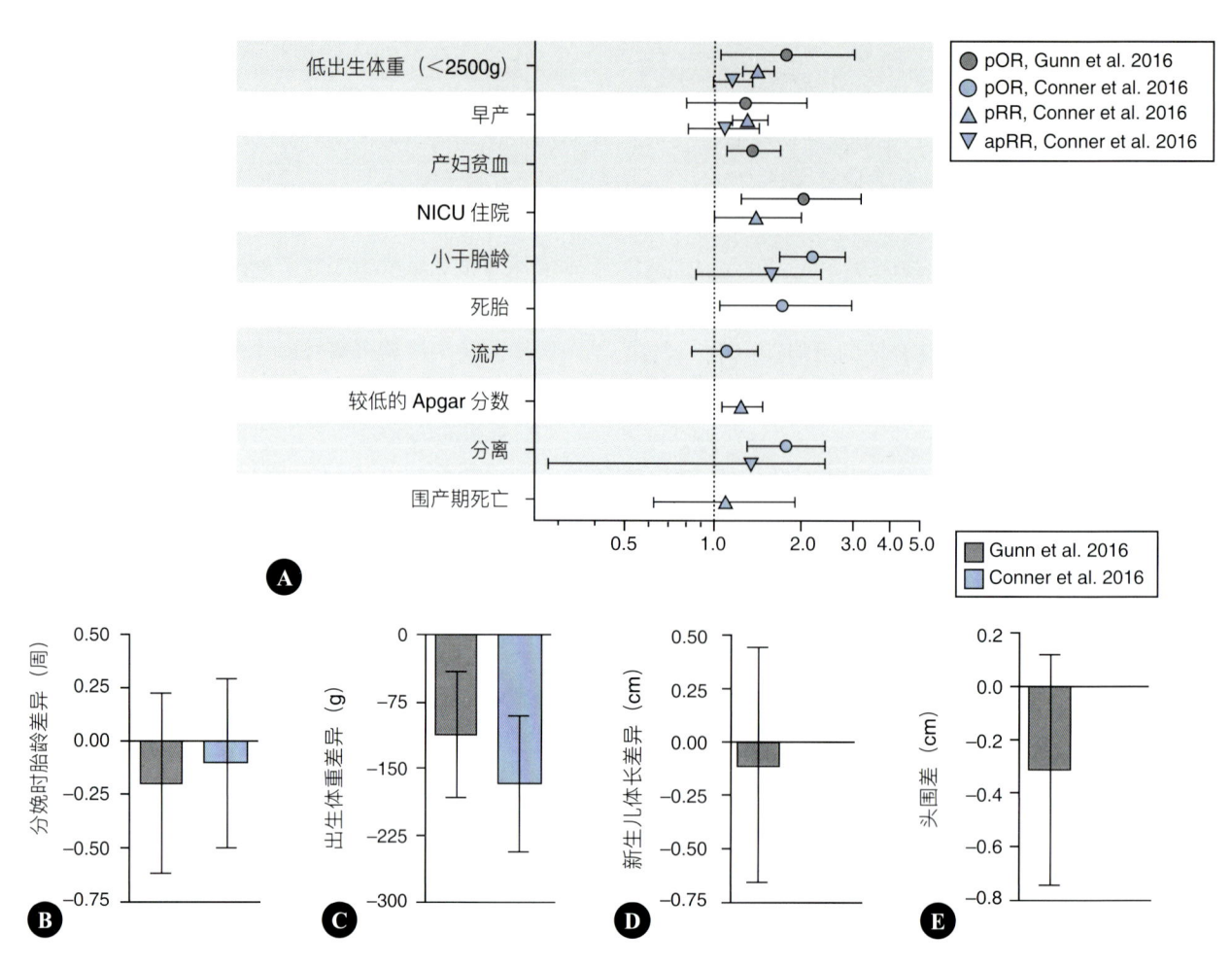

▲ 图 8-1 两项近期评估产前使用大麻对孕产妇和新生儿结局影响的 Meta 分析的结果

汇总调整后的估计值基于各个研究汇总调整后的估计值，所有这些研究都对烟草进行了调整；有些还根据其他非法药物和其他社会人口因素进行了调整。A. 产前大麻暴露的不良围产期结局的合并比值比和相对风险；B. 与大麻暴露有关的分娩孕周的汇总差异；C. 与大麻暴露有关的新生儿出生体重（g）的汇总差异；D. 与大麻暴露有关的新生儿体长（cm）的汇总差异；E. 与大麻接触有关的头围长度（cm）的汇总差异。apRR. 调整后的合并相对风险；pRR. 合并相对风险；pOR. 合并比值比；NICU. 新生儿重症监护病房［引自 Metz TD, Borgelt LM. Marijuana use in pregnancy and while breastfeeding. ObstetGynecol. 2018;132(5):1198–1210.］

吸食大麻并不总是与先天缺陷联系在一起。一项大型回顾性队列研究（n=12 424）显示，大麻使用与重大先天性出生缺陷之间没有关联，畸形发生率为：未使用大麻者 2.6%，偶尔使用大麻者 3.2%，每周使用大麻者 3.9%，每天使用大麻者 3.6%（OR=1.36，95%CI 0.97～1.91）[79]。然而，也有小数据研究特别针对孕早期暴露的评估，大多数研究依赖于出生缺陷登记，有可能存在回忆偏差。在一项使用亚特兰大出生缺陷登记系统的病例对照研究中，孕妇围妊娠期吸食大麻与鼓励性单纯室间隔缺损有关[80]。然而，这一发现尚未得到其他研究的证实。还需要更多的研究来确定在胚胎发育期间使用大麻是否会导致先天畸形。

2. 使用大麻者的治疗

最近的数据显示，18% 已成年的使用大麻的孕妇符合 DSM-Ⅳ 的滥用或依赖标准[81]。建议妊娠期行药物使用筛查并转诊治疗[21]。大麻依赖通常采用动机强化和认知行为疗法来治疗[82]。然而，持续的戒断率很低，只有约 25% 的大麻依赖者通过这些社会心理干预能保持戒断状态[83]。Cochrane 的一项综述发现，4 个及以上疗程的结合认知行为疗法、动机强化疗法和戒断激励的强化干预是最有效的[83]。

3. 妊娠期管理

除了鼓励大麻依赖者的戒断和转诊治疗，对

于已知产前使用大麻的女性，没有必要改变妊娠管理。在 R 代（Generation R）研究中，在整个妊娠期接触大麻的胎儿比不接触大麻者每周少增重 14.4g（-22.9～-5.9g）[84]。这种程度的生长差异不太可能影响临床医疗，而异常胎儿生长的机制仍不清楚。因此，如果根据标准评估，临床未怀疑存在不良的胎儿生长，也不推荐行连续的超声评估。

同样，目前还没有将非应激试验或生物物理评分作为产前大麻单药使用的指征。Conner 等的 Meta 分析基于两个可获得研究，发现死胎的风险增加（OR=1.74，95%CI 1.03～2.93）。此外，一项来自美国国家儿童健康和人类发展研究院死产合作研究网络的二次分析数据显示，产前使用大麻（通过脐带匀浆中检测到的大麻代谢物）与死产之间存在关联（OR=2.34，95%CI 1.13～4.81）[85]。如果有进一步的证据证实大麻使用和死胎之间的联系，那么需要修改有关胎儿产前监测的指导。

4. 哺乳

关于大麻使用和哺乳的数据是有限的。鉴于母乳中脂肪的含量高，亲脂性大麻代谢物的累积从生物学上来说是合理的。1982 年发表的一封致编辑的信显示，一位患者的母乳中 Δ^9-四氢大麻酚的含量超过了血浆中的含量[86]。

Baker 及其同事发表了一项研究，研究 8 名吸食含已知浓度 Δ^9-四氢大麻酚的大麻产品的女性，并在她们吸食后的 4h 内定期行母乳采样[87]。这些女性母乳中检测到的 Δ^9-四氢大麻酚的平均估计值约为母体剂量的 2.5%（范围为 0.4%～8.7%）。这些数据是大麻代谢物通过母乳转移给新生儿的初步证据。然而，新生儿肠道对母乳中大麻代谢物的吸收程度仍然未知。此外，研究无法将通过母乳持续接触大麻对认知的影响和在宫内接触大麻对认知的影响区分开来，因为大多数哺乳期吸食大麻的女性一般在妊娠期也吸食大麻[88]。

（四）兴奋剂

兴奋剂包括可卡因、甲基苯丙胺等非法药物，以及安非他明和哌甲酯等处方药物。根据国家药物使用和健康调查（National Survey on Drug Use and Health，NSDUH）显示，可卡因的使用自 2009 年以来保持相对稳定。2014 年，当时预估有 150 万 12 岁或 12 岁以上的可卡因使用者（占总人口总数的 0.6%）[89]。

甲基苯丙胺也有类似的趋势。2012 年 NSDUH 的数据显示，约有 120 万人（占人口总数的 0.4%）在过去 1 年使用了甲基苯丙胺，有 44 万人（0.2%）在过去 1 个月使用。这一数字较前几年有所下降，延续了过去 10 年的总体下降的趋势。

值得注意的是，非法心理治疗药物（如安非他明和哌甲酯等）的滥用仅次于大麻，是美国最普遍的非法药物使用问题。在 1720 万兴奋剂使用者中，30.5% 承认过去 1 年滥用过这些物质。而这类药物的滥用可能更多地与提高认知能力或警觉性的愿望有关，而不是传统的成瘾途径[90]。

1. 妊娠期风险

兴奋剂对多巴胺释放存在显著影响，因而经常被滥用，但其对肾上腺素能神经递质再摄取和血管收缩的阻断可能是导致不良妊娠结局的原因[91]。靶向神经递质中，5-羟色胺和去甲肾上腺素转运体在胎盘中高度富集，其对血管收缩的作用会影响先兆子痫、胎儿生长受限、胎盘早剥和早产的发展[92-94]。可卡因很容易通过胎盘和胎儿血脑屏障，许多先天性畸形的报道都与这种暴露有关。然而，这些研究在方法上存在缺陷，目前的文献表明，在可卡因和快克流行期间，由于阳性结果的发表偏倚，此类信息被过度报道了。因此，致畸性与可卡因暴露之间并没有确切的联系。同样，安非他明和甲基苯丙胺可通过胎盘，但没有明确的导致胎儿结构缺陷的证据[95]。

一项纳入 31 项研究的 Meta 分析认为，产前可卡因暴露与先兆子痫、早产、低出生体重、小于胎龄儿、分娩时孕周更小、出生体重下降有关[96]。考虑到血管收缩是不良结局的潜在病因，有流产和胎盘早剥的报道也就不足为奇了。甲基苯丙胺暴露同样与生长受限、妊娠高血压、先兆子痫、早剥、早产、胎儿死亡、新生儿死亡和婴儿死亡的风险增加有关[97]。

宫内暴露于兴奋剂的新生儿和儿童结局很难确定，由于难以鉴别是子宫暴露还是环境的影响，所以结局也就充满了局限性。Ross 及其同事进行的一项系统综述表明，胎儿接触可卡因会影响胎儿及其长期的生长模式，并导致语言障碍、行为缺陷和执行功能异常。在暴露于甲基苯丙胺的儿童中也发现了类似的模式，3 岁前显示出轻度的身高下降，1 岁运动功能轻度受影响而 3 岁恢复，以及存在儿童行为方面的问题[98]。

2. 妊娠合并兴奋剂使用障碍的治疗

目前还没有经食品和药品监督管理局批准的兴奋剂滥用的治疗方法，但这方面的研究正在进行。现在正在研究治疗可卡因滥用的几种生物靶点，包括多巴胺 D_3 受体、GABA、去甲肾上腺素、5-羟色胺和谷氨酸。此外，对双硫仑疗效的调查也在进行中。对于甲基苯丙胺滥用，现有的临床试验正在评估异丁司特（可以抑制神经胶质细胞中的神经炎症行为）在人类中应用的安全性和有效性，已经在大鼠中证明，异丁司特可以抑制甲基苯丙胺的自我给药。人们还对可卡因和甲基苯丙胺药物使用的疫苗感兴趣，试图在药物到达大脑之前产生抗体将其结合并中和[99, 100]。

用于辅助兴奋剂滥用的治疗药物出现之前，兴奋剂滥用治疗的基础是行为治疗。对于可卡因，采用灵活管理和认知行为治疗方案。对于甲基苯丙胺，建议采用类似的治疗方法，并结合已经证明有效的 Matrix 模型治疗。Matrix 模型是一个 16 周的综合行为治疗方法，结合了行为治疗、家庭教育、个人咨询、12 步支持、药物测试和鼓励非药物相关活动[99, 100]。

3. 妊娠期管理

使用兴奋剂的女性的妊娠期管理没有明显的不同。鉴于存在胎儿生长障碍的可能性，建议进行一系列超声检查来监测生长。目前，除了其他产科指征（胎儿生长受限、慢性早剥和羊水过少）外，不建议行产前胎儿监护。处理兴奋剂暴露相关的高血压时，应该避免使用 β 受体阻滞药，因为 β 受体阻滞药将造成完全的兴奋剂介导的 α 受体激动药效应，导致终末器官缺血和血管痉挛。为此，肼屈嗪是治疗兴奋剂诱导性高血压的首选药物。

4. 哺乳

对于妊娠期接触可卡因或甲基苯丙胺的女性，不建议其母乳喂养。高母乳血浆比的可卡因可通过母乳传递给婴儿。即使在婴儿的肠道代谢之后，少量的可卡因也会被吸收，并可能造成相当大的伤害[101]。同样，持续使用甲基苯丙胺的女性也不应进行母乳喂养，一是因为担心母乳中含有高浓度的甲基苯丙胺，在喂养后婴儿易激惹，二是担心这种药物本身的污染[102]。

相比之下，处方药哌甲酯对哺乳期母亲似乎是安全的。有限的证据显示，少量哌甲酯会排泄到母乳中。服用哌甲酯的女性，其母乳喂养的婴儿应监测是否存在易激惹、睡眠困难和体重增加不良等理论上的药理影响[103]。

（五）苯二氮䓬类药物

苯二氮䓬类药物通常在妊娠期用于治疗焦虑症、抑郁症和失眠。此外，苯二氮䓬类药物经常与其他药物一起用于治疗精神疾病。基于人群的研究估计，1%～3% 的孕妇短期或长期使用苯二氮䓬类药物[104]。苯二氮䓬类药物与大脑中的 GABA 受体相互作用，起到抗焦虑、镇静、肌肉松弛或抗惊厥的作用[105]。该类药物包括阿普唑仑、地西泮、氯硝西泮和咪达唑仑。药物与受体间相互作用的时间是可变的，导致不同苯二氮䓬类药物的效果不同。一些苯二氮䓬类药物的安全性数据比其他药物更广泛；因此，考虑到孕妇的妊娠期健康时，应优化具体的药物选择。

1. 妊娠期风险

与苯二氮䓬类药物暴露有关的研究，很多是着眼于妊娠 12 周前接触苯二氮䓬类药物能否导致先天性畸形风险。一项纳入多队列研究数据的系统综述和 Meta 分析指出，苯二氮䓬类药物暴露与严重畸形或唇裂或腭裂无关[106]。然而，合并病例对照研究的数据发现，苯二氮䓬类药物暴露与严重畸形（OR=3.01，95%CI 1.32～6.84）和唇腭裂（OR=1.79，95%CI 1.13～2.82）之间存在关联。随后纳入的 12 项研究综述表明，苯二氮䓬类药物与严重畸形之间没有关联[107]。但作者也指出，由于现有研究的缺陷、存在回忆偏差、缺乏对混杂因素的控制，现有数据十分有限。虽然苯二氮䓬类药物与唇裂和腭裂之间的相关性仍不确定，但在胚胎发育期间使用这些药物时仍应谨慎。

回顾性队列研究也提出了孕早期苯二氮䓬类药物使用与肠道畸形之间存在关联的可能性[77, 108]。一项使用法国注册的研究未能证明苯二氮䓬类药物与先天性畸形之间的联系。然而，劳拉西泮与肛门闭锁之间存在特异性关联（OR=6.2，95%CI 2.4～15.7），畸形的6个婴儿中有5个曾接触过劳拉西泮[77]。Wikner及其同事利用瑞典出生登记系统评估该联系[108]，同样证明了4名受影响儿童的消化道闭锁与苯二氮䓬类药物之间的关联，其中3名也接触了其他药物。鉴于患这种畸形的婴儿数量很少，还需要进一步的研究来证实或驳斥这种联系。

一项大型队列研究纳入康涅狄格州和马萨诸塞州137个产科诊所的2654名女性，表明，苯二氮䓬类药物的使用与剖宫产、低出生体重和新生儿需要呼吸支持之间存在关联。在这个队列中，2.5%的女性妊娠期使用过苯二氮䓬类药物[109]。瑞典出生登记系统的研究指出，苯二氮䓬类药物的使用与37周内的早产和低出生体重之间存在关联[108]。与孕早期接触药物相比，该关联性在孕后期接触药物的人群中更明显。

苯二氮䓬类药物可通过胎盘，引发人们关注其对胎儿的影响，特别是对中枢神经系统的影响。然而，研究较为混杂，大多数只评估早期儿童行为结果。其中一项研究表明，在18月龄和3岁时，苯二氮䓬类药物与内隐问题（如焦虑、情绪反应和躯体抱怨）增加之间存在关联[110]。该研究是一项队列研究和兄弟姐妹对照研究的结合，使用挪威母亲和儿童队列研究的数据和倾向性评分匹配，以调整基线差异和苯二氮䓬治疗适应证。需要长期随访并调整其他混杂因素，以更清楚地阐明苯二氮䓬类药物暴露对长期行为结果的影响。此外，在选择比较组和评估结果时，必须考虑苯二氮䓬类药物的适应证[111]。

2. 苯二氮䓬依赖的治疗

有苯二氮䓬类药物依赖或使用障碍的女性在妊娠期可能需要治疗。大多数与妊娠期苯二氮䓬类药物应用有关的文献适用于使用苯二氮䓬类药物治疗精神疾病的女性，关于苯二氮䓬滥用或依赖的数据很少。

快速停止苯二氮䓬类药物可出现戒断症状，包括焦虑、心动过速、震颤和出汗[112]，也可发生危及生命的自主神经系统破坏和癫痫发作。在对母亲和胎儿进行住院监测的情况下，有妊娠期自愿停用苯二氮䓬类药物的报道。拟议的方案是使用长效苯二氮䓬类药物，使用短效苯二氮䓬（如劳拉西泮）治疗戒断症状，直至减量完成[112]。重要的是，有关妊娠期停用苯二氮䓬类药物的数据有限，其风险在很大程度上仍然未知。而方案是从未妊娠的成人文献中推断出来的。妊娠期停用苯二氮䓬类药物需要详细讨论其风险和益处，并在停药期间密切监测。

3. 妊娠期管理

鉴于孕早期接触苯二氮䓬类药物可能与唇腭裂有关，在结构检查时评估唇腭裂是必要的。没有足够的数据推荐行胎儿生长监测或以苯二氮䓬类药物暴露为唯一指征行产前无应激监护。然而，在妊娠期间使用苯二氮䓬类药物的女性通常也会被开具其他药物。治疗焦虑、抑郁或疼痛的药物组合可能导致妊娠期风险增加，在决定是否行产前监护时，应考虑患者正在使用多少种药物及药物剂量。

4. 哺乳

2009年，一项关于母乳喂养和抗精神病药物的系统综述指出了苯二氮䓬类药物在哺乳期的使用问题[113]。重要的是，尚无足够数据能够对此类药物中的数种提出建议。然而，考虑到似乎有少量苯二氮䓬类药物进入了母乳，总体上来说用药还是要谨慎的。婴儿的苯二氮䓬类药物代谢比成人慢，所以可能会有不同的影响。如果哺乳期母亲使用苯二氮䓬类药物，应优先使用短效的而非长效的。应监测对新生儿潜在的不良反应，包括镇静、恶心和喂养不良。重要的是，单剂量的短效苯二氮䓬类药物（如用于产后手术）并不影响母乳喂养[113]。

要 点

- SUD是妊娠期重要的合并症。
- 成瘾是一种慢性疾病。
- 多巴胺一直与药物滥用的强化作用有关。
- 应将SUD的SBIRT纳入每位女性的产前医疗。
- 指导SUD孕妇产前医疗的基本原则是减少伤害。
- 为患有OUD的女性提供丁丙诺啡或美沙酮等药物，并建议结合行为治疗。
- 四氢大麻酚和兴奋剂滥用的治疗基于认知行为治疗，因为目前还没有药物疗法。
- 努力减少与SUD相关的耻辱感，这将改善患此类并发症的女性的医疗状况。

第9章 产科超声学：超声成像、胎龄、胎儿生长发育和异常

Obstetric Ultrasound: Imaging, Dating, Growth, and Anomaly

Douglas S. Richards 著

王妙倩 译 马琳琳 校

英汉对照

abdominal circumference	AC	腹围
American College of Obstetricians and Gynecologists	ACOG	美国妇产科医师学会
American Institute of Ultrasound in Medicine	AIUM	美国超声医学协会
amniotic fluid index	AFI	羊水指数
as low as reasonably achievable	ALARA	尽可能低的合理暴露
biparietal diameter	BPD	双顶径
congenital pulmonary adenomatoid malformation	CPAM	先天性肺囊腺瘤样畸形
crown-rump length	CRL	头臀长
current procedural terminology	CPT	现行操作术语
estimated date of delivery	EDD	预产期
estimated fetal weight	EFW	胎儿预估体重
expected date of confinement	EDC	预计分娩日期
femur length	FL	股骨长
Food and Drug Administration	FDA	食品和药品监督管理局
head circumference	HC	头围
hertz；1 cycle per second	Hz	赫兹
human chorionic gonadotropin	hCG	人绒毛膜促性腺激素
intrauterine growth restriction	IUGR	宫内生长受限
kilohertz；1000 cycles per second	kHz	千赫
last menstrual period	LMP	末次月经
megahertz；1 million cycles per second	MHz	兆赫
National Institute of Child Health and Human Development	NICHD	国家儿童健康和人类发展研究所
small for gestational age	SGA	小于胎龄儿
Society for Maternal-Fetal Medicine	SMFM	母胎医学会
spatial-peak temporal-average	SPTA	空间峰值时间平均强度

第 9 章 产科超声学：超声成像、胎龄、胎儿生长发育和异常
Obstetric Ultrasound: Imaging, Dating, Growth, and Anomaly

| three-dimensional | 3D | 三维 |
| time-gain compensation | TGC | 时间增益补偿 |

摘 要

超声成像可能是妇产科临床实践中最有价值的应用工具。鉴于超声特有的检查者依赖性，专业的协会组织制订了相关指南以规范超声检查内容、质量、解释咨询和报告存档等工作内容。本章将讨论标准化超声检查的各项内容，描述妊娠期正常和异常的超声表现，也涵盖了超声估测孕周、评估胎儿生长发育、诊断出生缺陷等内容。

关键词

妊娠期超声；产科超声检查内容；产科超声检查标准；妊娠期；胎儿生长；胎儿异常超声诊断；产科超声检查的安全性

超声成像无疑是产科最重要的检查和诊断手段，最早于 1960 年首次应用于妊娠期测量胎儿双顶径（biparietal diameter，BPD），即示波器屏幕上两顶骨信号间的距离。此后，超声技术不断进步，即便是相对低廉的超声设备也可以生成详细的实时胎儿图像。本章讨论妊娠期超声检查的各方面内容，以及超声诊断学在出生缺陷中的应用。关于多胎妊娠、孕晚期出血和宫颈功能不全的超声评估等特殊妊娠期问题将在其他章节详细讨论。

一、超声生物物理学

超声图像的产生基础是压电效应：当某些陶瓷晶体发射电脉冲时会诱发机械振动。相反，压电晶体的振动形变也会产生电压。超声仪向超声探头中嵌入的压电晶体发送所需频率的电信号。当探头接触到患者的皮肤时，皮肤和皮下组织开始振动并产生声波或压力波。当这种能量脉冲遇到不同声阻抗的组织界面时，少量能量被反射为回声。

脉冲返回到患者的皮肤时引起探头中的晶体振动，产生电流并传回超声仪。根据返回信号的强度、时间和位置，超声仪产生对应的图像然后显示在显示器上。诊断性超声波发出的能量脉冲非常短，大约 1s。声波的频率是指 1s 内产生的压力波峰的数量。产科超声常用频率为 2～9MHz。人耳无法探测到频率超过 20MHz 的声音，称为超声波。

二、什么是优质的超声成像

（一）恰当的增益和焦点

增益是指超声图像的明暗度。接收到的图像显示了超声仪可产生的全部灰度范围。调整机器上的旋钮即可调节增益，操作简便，适用于所有超声仪。如果图像增益不合适，会丢失重要的细节信息。电子控制晶体激活的时间和顺序可以使声束聚焦在组织中的感兴趣区。当超声医生将感兴趣区结构置于最佳聚焦区域时，图像分辨率最佳。

（二）适当放大图像

适当的扫描深度和放大感兴趣区非常重要。图像采集时限制扫描区域的大小可以获得更高的分辨率和帧频。此外，瞄准感兴趣区更有助于观察扫描区域的重要细节信息。

（三）衰减和声影

超声波的传播会受到途经介质的影响。由于多种影响因素，超声波在传播过程中会损失能量。压

力波逐渐从中心向两侧偏离，通过组织内的细小结构反射，其中部分能量被组织吸收。部分组织，如骨骼，会产生很强的声衰减。声波在到达靶区域前需要经过的组织越厚，声衰减越严重，越难获得有效的回声信息。由于衰减的原因，产科超声的图像质量与孕妇的肥胖程度密切相关。在脐周腹壁选取合适的"声窗"可以明显提高图像质量。在孕早期或者感兴趣区位于盆腔较低位置时，应用经阴道探头可以有效减少衰减的影响。经阴道超声检查时，不必充盈膀胱。

低频超声可以很好地穿透组织，但是达不到高频超声的分辨率（如 1～5MHz 和 5～10MHz 的经腹部探头）。在穿透力允许的情况下使用最高频探头。经阴道超声检查不存在穿透腹壁的问题，所以经阴道超声检查通常选用 5～10MHz 的探头。

（四）调整功率

功率是由超声波发射能量后返回声波的扩增程度，与增益不同。提高功率可以增加穿透力；然而，与使用合适的探头和应用自然透声窗相比，提高功率对降低衰减和提高图像质量的作用甚微。如下文所述，功率过高可能影响患者安全。

（五）正确的方位

在矢状切面上，图像右侧对应患者的足侧（图9-1）。横断面中，图像左侧显示的是患者的右侧。经阴道超声的横断面中，图像左侧显示的也是患者的右侧。经阴道超声的矢状面中，图像左侧指向患者的头侧（即朝向膀胱），图像的右侧指向患者的足侧（朝向骶骨）（图9-2）。超声探头有缺口或竖脊线的一侧对应显示器的左侧。因此，从矢状面转换到横断面扫查时应逆时针旋转探头，从横断面向矢状面扫查时应顺时针旋转探头。

方向错误的图像不能用于诊断和存档。为了明确胎儿的方位，探头的方向必须正确。有时胃泡或心轴的位置是异常的，因此超声医生不能依靠胃泡或心轴的位置来确定胎儿的方位。如果超声医生站（或坐）在错误的患者一侧，或者探头拿反了，就很难获得标准的图像方位，并且难以通过快速准确的调整探头来实现手和眼睛的协调同步。

（六）超声波的角度

超声扫查时通常需要一个最佳角度来观察子宫内容物和胎儿结构等各方面内容。例如，从胎儿背侧或腹侧扫查时可获得最佳的肾脏横切面图像。当超声波从胎儿一侧入射时，另一侧的肾脏会被脊柱声影所遮挡。获取胎儿输尿管扩张的标准测量切面时，超声波应从胎儿腹侧或背侧入射。大脑、心脏、脊柱最佳切面的获取也需要合适的入射角度和方向。有时，需要对探头明显加压来获得更好的显示效果。

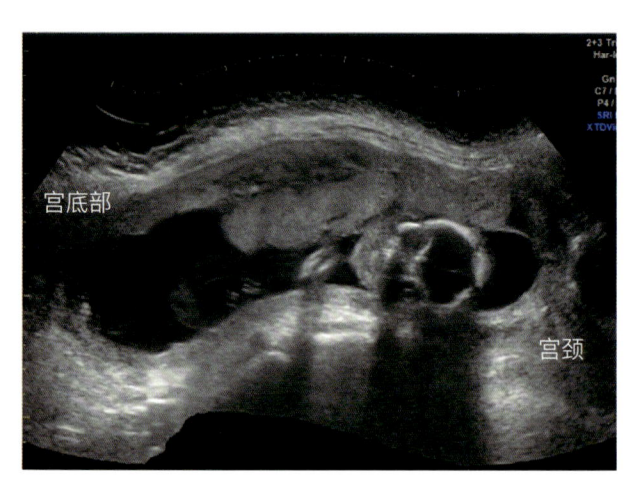

▲ 图 9-1 经腹部子宫矢状位声像图
图中标记出了子宫底部和宫颈。通常，超声仪屏幕的右侧对应患者的足侧

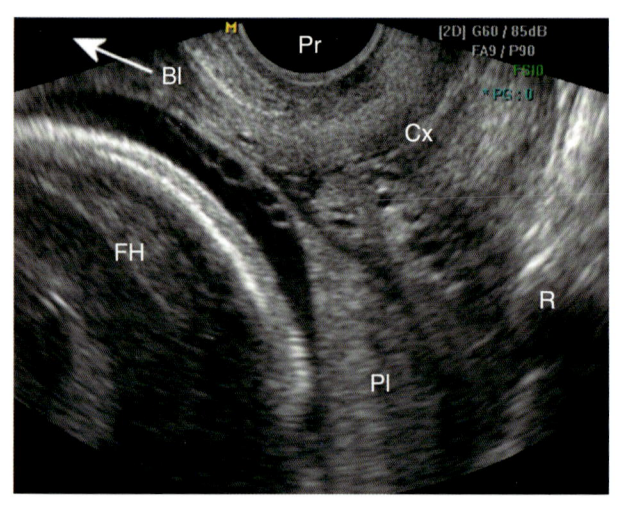

▲ 图 9-2 经阴道矢状面显示正确的方位
屏幕左侧是患者的头侧，也就是朝向膀胱（白箭）。图中标记了探头（Pr）、胎头（FH）、宫颈（Cx）、胎盘（Pl）和直肠（R）。经阴道超声提供了极好的声窗来清晰显示阴道顶端周围组织的结构。注意有无前置血管

三、超声检查方法

（一）M型超声

产科超声中最常应用的是实时二维灰阶超声，也就是大家熟知的B型超声。另一个大部分超声仪都具备的模式是M型超声。M型超声显示一束超声波的实时变化，用于记录有无胎儿心脏活动及其节律（图9-3），也用于专业的超声心动图检查，如心律失常的诊断。

（二）彩色多普勒和脉冲多普勒

超声多普勒可显示有无血流信号，以及血流的方向和速度。超声仪在二维灰阶图像上叠加彩色来显示流动的血液（图9-4）。按照惯例，血流朝向超声探头时为红色，背离探头时为蓝色。脉冲多普勒（图9-5）可以连续测量血管取样门内的相对血流速度。血流速度的波形可用于计算收缩期/舒张期比值（S/D）、搏动指数和阻力指数。这些指标常用于评估血管的下行阻力。在合并胎儿生长受限的妊娠中，脐血流可用于评估胎盘功能。在某些情况下，测量血流速度的绝对值有一定的临床意义。例如，胎儿贫血时，胎儿大脑中动脉的峰值流速与贫血程度相关。为了测量结果更准确，入射角度（θ）应与血流方向在一条直线上。

（三）三维超声成像

随着计算机的不断发展，超声仪和探头可以获取和处理三维容积图像。为获取容积图像，传感器应用内置机械扫描装置来处理相邻的二维平面。存储已获取的容积数据，用于后期分析扫描区域内的所需要的任意平面信息。后处理已获取的容积信息可以逼真地显示胎儿的面部。容积成像可以很好地显示面部异常，如面裂。3D图像有时更容易被患者或其他照顾婴儿的专业人士所理解。调节设置以更好地显示胎儿骨骼，有助于形象的展示开放性神经管缺陷和骨骼发育不良。

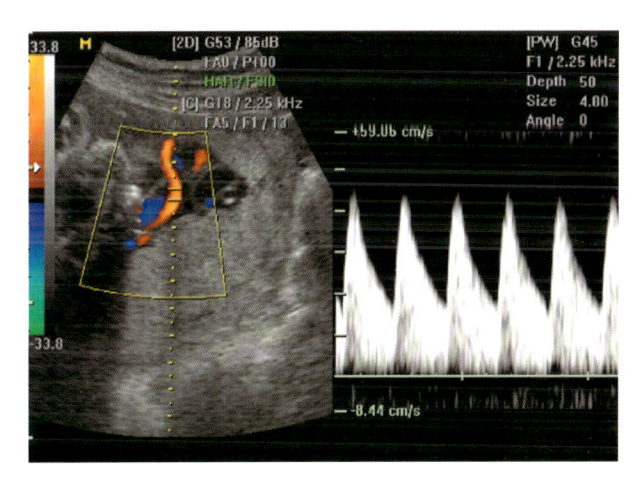

▲ 图9-4 脐动脉彩色多普勒和频谱多普勒图

左图显示螺旋的动脉和静脉。红色代表血流方向朝向探头，蓝色代表血流方向背离探头。叠加脉冲多普勒取样门时，正常的血流速度波形如右图所示

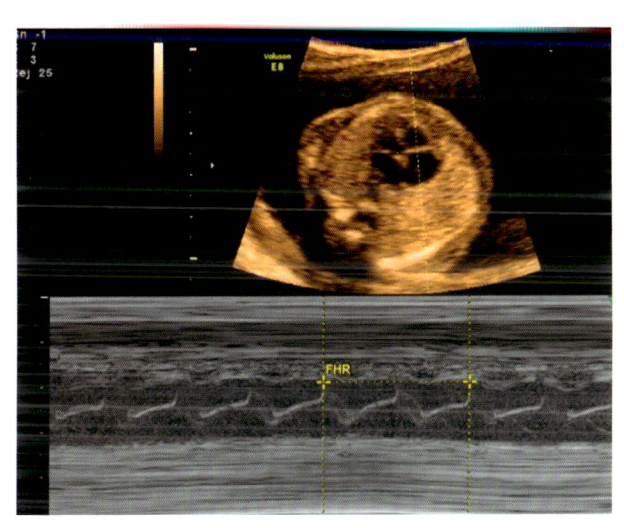

▲ 图9-3 光标置于心脏瓣膜时的M型超声图像

在任何时期的超声检查中，留存可以永久证明胎儿存活的资料十分重要。M型超声简洁方便，同时也可用于测量胎心率

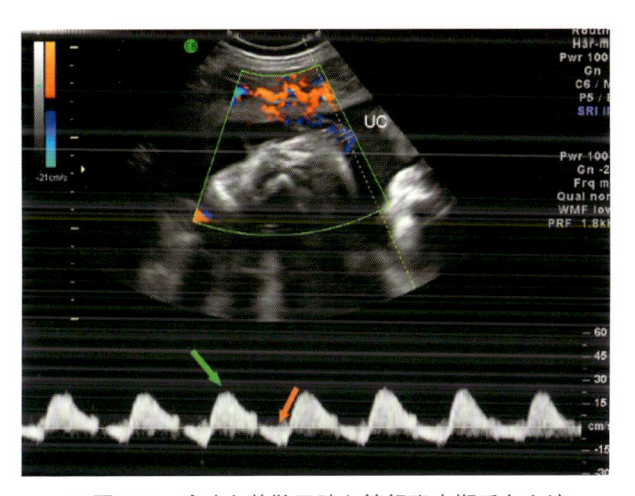

▲ 图9-5 脉冲多普勒示脐血管舒张末期反向血流

图中显示收缩期正向血流（绿箭）和舒张期反向血流信号（红箭），提示胎盘循环的阻力很高

3D超声有其临床价值[1, 2]，但目前仍无证据表明该技术在产前诊断中优于标准的2D成像技术。2016年美国妇产医师协会的报告声明，"三维超声可作为二维超声的辅助检查，有助于超声诊断，但不能替代二维超声"[3]。

在很多地区，3D超声可提供非医疗场所的娱乐性成像或胎儿的纪念照。美国医学超声协会（American Institute of Ultrasound in Medicine，AIUM）、ACOG和国际妇产超声学会（International Society of Ultrasound in Obstetrics and Gynecology，ISUOG）都谴责将超声应用于非诊断性操作[3-5]。他们在政策性声明中提出以下担忧，包括超声波能量可能产生的生物效应、检查给孕妇的错误印象、操作人员检测出胎儿异常时没有进行会诊和随访。

四、孕早期超声检查

孕早期，经阴道超声检查往往能够比经腹部超声检查提供更优质的图像。这是因为经阴道超声检查时可应用高频探头，探头与妊娠结构间的距离仅有几厘米，声衰减很小。一般来说，经阴道超声检查可以比经腹部检查早1周发现妊娠组织。妊娠10~12周时，由于子宫明显增大、胎儿到传感器的距离增加，经阴道超声检查的优势不复存在。作为孕早期非整倍体筛查的一部分，经腹部超声检查测量胎儿颈部透明层厚度更合适。经阴道超声检查时没有明显的不适感，大部分患者可接受。

（一）孕早期正常超声表现

ACOG和AIUM都规范了孕早期超声的主要检查内容[3, 6]。明确胚胎结构的显示时间对鉴别病理性妊娠至关重要[7]。因此，本部分讨论的内容都设定为应用经阴道超声检查。

妊娠4~5周时可显示妊娠囊，随后可见卵黄囊。6周时可显示有原始心管搏动的胚芽。在卵黄囊的侧壁可以看到胚胎的心脏搏动。早期胎心率相当缓慢，6周时约110/min，到妊娠8周时逐步增加到平均约157/min[8]。脉冲多普勒和彩色多普勒能量较高，理论上对妊娠10周前的胚胎发育可能有害，因此这个时期通常用M型来记录胎心搏动[9]。妊娠7周开始可以辨认胚胎的部分结构，如头极。9周时大脑镰可显示，9~11周可以观察到生理性中肠疝的出现和消失。在此生理过程中，肠管位于脐带内，不能自由浮动，此时诊断腹壁裂应十分谨慎。11周可以看到胃泡，条件许可的时候还可以观察到双肾和膀胱。约12周时，应用彩色多普勒可以辨认膀胱两侧绕行的脐动脉。胎儿体位合适时，大多数孕妇在13周进行经阴道超声时可以很好地观察胎儿的心脏解剖结构[10]。到妊娠13~16周时，羊膜和绒毛膜还没有完全融合，显示为独立的膜样结构。妊娠12周时测量头臀长（crown-rump length，CRL）来评估孕周，应注意测量胎儿的全长。在非正中切面测量头臀长时可能会严重低估胎龄。

（二）孕早期异常超声表现

在临床已确定的妊娠人群中，自发性流产的发生率约15%。当发现胎儿有心脏搏动时，无症状低风险女性的流产率降至2%~4%[11, 12]。然而，一些高危流产人群，如35岁以上正在接受不孕症治疗的女性，即便在孕早期能看到胎心搏动也不能确保后期不会发生流产。一项涉及此类孕妇的研究表明，无症状孕妇在检测到胎心搏动后的流产率仍达到16%[13]。当超声检查结果正常且显示胚胎存活的年轻女性出现阴道出血时，流产率为5%~15%[14, 15]。妊娠合并宫内血肿的流产发生率为15%[14, 15]。

大部分难免流产的病例中，超声显示空的妊娠囊，胚胎未发育，称为无胚胎妊娠。当临床或超声怀疑妊娠失败时，患者和临床医生都急于尽快确诊。正常妊娠因被误诊为不能存活的妊娠组织而终止妊娠是难以令人接受的。怀疑妊娠失败等待确诊期间不会增加医学风险，因此，临床工作更谨慎些是明智之举。超声放射医师协会多专业小组推荐了诊断宫内妊娠胚胎停育的标准[16]。该标准包括：①胚胎的头臀长大于7mm，无心管搏动；②胎囊平均直径大于25mm，没有胎芽；③超声检查发现妊娠囊，没有卵黄囊，2周后仍未发现有胎心搏动的胚胎；④超声发现有卵黄囊的妊娠囊，11天后仍未发现有胎心搏动的胚胎。这些标准得到了美国和加拿大实践指南的认可[7, 17]。出现以下表现时可怀疑胚胎停育，但不作为诊断依据：妊娠7周后胎心率小于85/min，卵黄囊直径大于7mm，妊娠囊直径在16~24mm且无胎芽，妊娠囊直径和胚胎头臀长之差小于5mm，发育较预期迟缓但尚未达到上述诊断标准[7, 16]。当有意义不明确的临床表现且子宫有排空的征兆时，建议 7～10 天后复查超声以避免终止活胎妊娠。定量人绒毛膜促性腺激素值升高不理想也与异常妊娠有关，但通过上述超声诊断标准可以更有信心的决定是通过药物或者手术来清除已明确诊断的宫内妊娠。

孕早期超声检查结果可预测染色体异常，包括颈项透明层增厚、鼻骨缺失、胎儿心动过速、胎儿心动过缓、解剖结构畸形[18]。第 10 章将详细讨论孕早期非整倍体筛查。

五、孕中期和孕晚期超声检查

（一）超声检查的种类

指导超声实践的专业组织制订了孕中期和孕晚期产科超声检查的规范标准[3, 19, 20]。指南全文详见列出的参考文献。

指南认为，不是所有的超声检查目的都相同。胎儿超声评估分为 3 类[3]。孕早期超声检查内容如前所述。标准的孕中期和孕晚期检查（现行操作术语编号 CPT76805）可以由所有合格的超声医师操作。某些特殊专科检查项目（CPT76811）比常规产检中完整的标准化超声检查更复杂。这种命名和编码旨在应用于胎儿异常的鉴定和咨询方面的专科转诊实践中[3, 21, 22]。其他专项检查包括胎儿多普勒超声检查和胎儿超声心动图检查。根据产科情况，后续的超声检查称为重复检查（CPT76816）。

另一项检查项目是有限的超声检查（CPT76815）。有限的超声检查也是由经过培训的医师操作完成，从而获取关于妊娠的某些特定信息。例如，判断胎心搏动和胎位，评估羊水量和测量宫颈长度。然而，执业医师以不符合良好诊疗规范的方式进行有限的超声检查现象很常见。在某些诊所，医师在首次产前检查时会进行超声检查，但不会测量胎儿大小或者不存档检查结果。这就可能导致后期孕龄不确定时产生问题。

框 9-1 列出的所有标准化产科检查内容对临床管理都十分重要，任何一项都不应忽视。显然，超声检查漏诊前置胎盘、多胎妊娠或卵巢肿瘤等情况令人难以接受。这些疾病的诊断和治疗处理及其他情况将在本书其他章节详细讨论，此处仅简要描述标准化超声检查内容的重要性。

框 9-1　孕中期和孕晚期标准化超声检查内容[3, 19, 20]

- 标准生物测量
- 胎儿心脏活动（有或无，正常或异常）
- 胚胎数量（若为多胎妊娠，应记录绒毛膜性、羊膜性、比较胎儿大小、评估各妊娠囊内的羊水量和胎儿生殖器）
- 表现
- 定性或半定量评估羊水量
- 胎盘位置，尤其是与宫颈内口的关系；条件允许时确定脐带胎盘插入点
- 条件许可时评估子宫、双附件和宫颈情况
- 观察解剖结构
  - 头和颈部
  - 大脑镰
  - 透明隔腔
  - 侧脑室
  - 脉络丛
  - 小脑
  - 小脑延髓池
  - 上唇
  - 颈部皮肤皱褶，有助于预测非整倍休风险
- 胸部
  - 心脏四腔心切面
- 左心室流出道和右心室流出道
- 腹部
  - 胃泡（有无、大小和位置）
  - 肾脏
  - 膀胱
  - 脐带腹壁插入点
  - 脐血管数量
- 脊柱
- 四肢（有无手臂和腿）
- 性别

（二）执行诊断性超声检查和解释超声结果人员的专业资质

在美国，超声检查主要由经过美国注册超声诊断医师协会（American Registry of Diagnostic Medical Sonography，ARDMS）认证许可的专业人士负责。这些有执业资格的医师接受了充分的教育和考试，以确保有足够的执业能力。医生根据超声医师获得的图像和信息生成超声报告。条件许可时，医生可亲自进行超声检查或复检某一部分。最新的实践报告中，根据 ACOG 提出的标准，有执照的医生有资格进行超声检查或解释超声检查结果。超声医生应

熟知超声检查的适应证，熟练掌握完整超声检查的所有内容，并了解超声检查的局限性。执业医师应了解将检查部位的解剖结构和病理生理学，并接受过产科超声的专业培训。此外，医师应对在其监督下进行的超声检查的检查质量、准确性、记录存档和安全性负责[3]。

六、超声检查内容

（一）心脏活动

显然，观察胎儿有无心脏活动通常是超声检查的首要观察内容，需要及时记录存档。如前所述，妊娠 6 周后易判断胎儿活性。二维超声可以识别胎儿死亡，但更推荐应用彩色多普勒或脉冲多普勒来确认胎儿没有心脏搏动。在整个妊娠期，可通过灰阶超声检测有无心动过速、心动过缓、心律失常。M 型超声（图 9-3）和脉冲多普勒（图 9-6）可记录和定量分析异常的心率。

（二）胚胎数量

当确诊多胎妊娠时，应明确羊膜和绒毛膜的数量（见第 39 章）。绒毛膜性在孕早期易于判断（图 9-7）。当出现胎儿性别不同、两个独立的胎盘或λ状的较厚的膜状结构将胎囊间分隔开（图 9-8）等表现时，均提示为两个绒毛膜。单绒毛膜双胎时，胎儿间附着在胎盘上的分隔较薄，并且没有尖峰（图 9-9）。单绒毛膜双胎的胎儿因共用一个绒毛膜而风险性明显增高，单绒毛膜单羊膜双胎的胎儿则风险极高（图 9-10）[3, 23]。单绒毛膜妊娠应尽早转诊接受专科超声检查。单绒毛膜妊娠中双胎输血综合征的发生率约 15%，发病率和死亡率高。因为双胎输血综合征可突然发生于任何孕周，并且可治疗，多数专家建议妊娠 16 周后每 2 周进行 1 次超声检查[3]。在所有双胎妊娠中，应定期行超声检查评估胎儿生长情况[3]。双胎发育异常的风险显著增加，通过腹部触诊难以评估每个胎儿的生长发育。

（三）胎先露

胎位评估不仅仅是判断胎儿是头朝下还是臀部先露的问题。更精确的超声分析在特殊情况下十分重要。当胎儿横位且背部朝下时，会明显增加剖宫产的难度；而胎儿横位且背部朝上时，会增加脐带

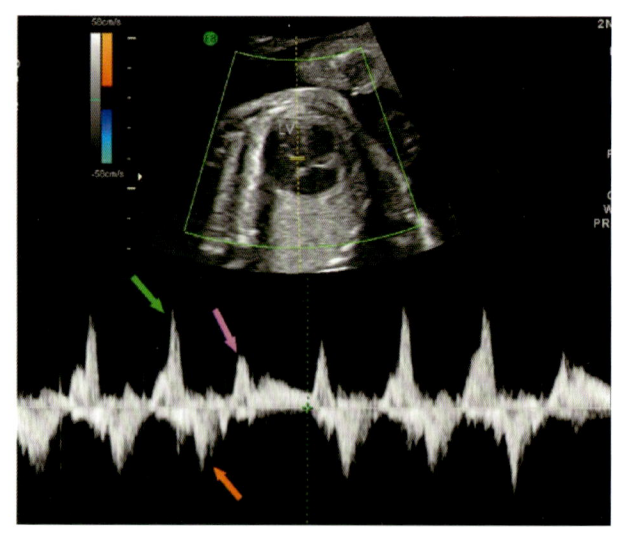

▲ 图 9-6　脉冲多普勒示房性期前收缩

多普勒取样门位于左心室。图中绿箭表示血流进入心室，红箭表示血液流出心室。紫红箭处心房期前收缩导致血流进入心室，但由于心室处于不应期，无法产生相应的心室搏动

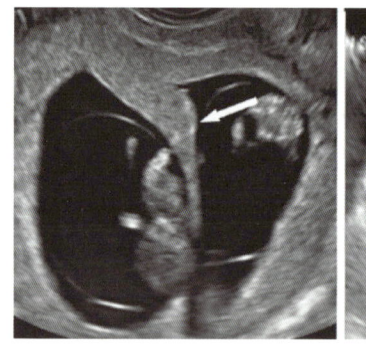

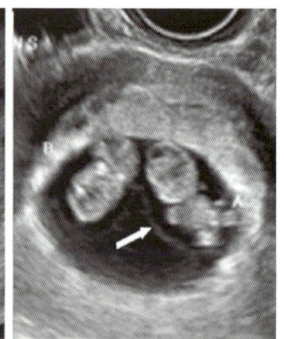

▲ 图 9-7　孕早期双胎妊娠

左图是双绒毛膜双羊膜双胎，右图是单绒毛膜双羊膜双胎。双绒毛膜双胎中，两个胎囊间有明显的分隔，为较厚的绒毛膜组织和膜状结构（大箭）。相反，单绒毛膜双羊膜双胎胎儿间的隔膜很薄（小箭）

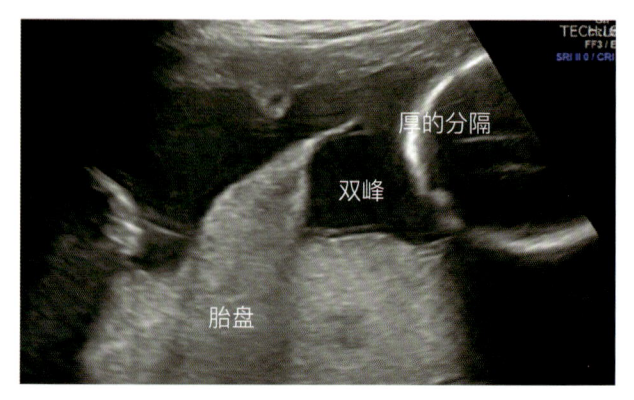

▲ 图 9-8　双绒毛膜双羊膜双胎仅有一个后壁胎盘

可见典型的双峰征（也称为λ征），中间的隔膜很厚

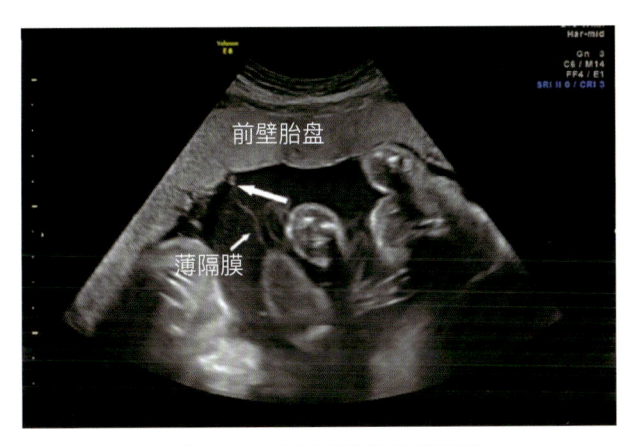

第 9 章　产科超声学：超声成像、胎龄、胎儿生长发育和异常
Obstetric Ultrasound: Imaging, Dating, Growth, and Anomaly

▲ 图 9-9　单绒毛膜双羊膜双胎
共用一个胎盘，两胎儿间可见薄分隔膜。薄膜插入胎盘部位没有双峰征（大箭）

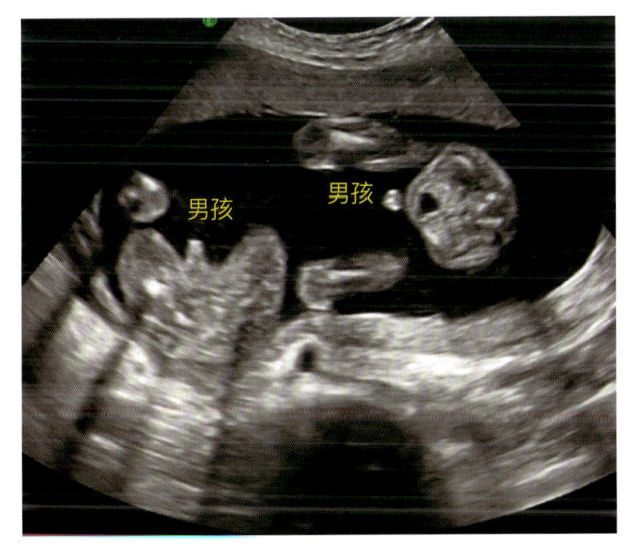

▲ 图 9-10　单绒毛膜单羊膜双胎妊娠
两胎儿间没有隔膜。单绒毛膜双羊膜双胎间的隔膜非常薄，不易观察到，因此诊断单绒毛膜单羊膜双胎或单绒毛膜双羊膜双胎时应更加谨慎

脱垂和胎膜早破早产的风险。胎头的位置，尤其是胎儿面部的朝向，在产程分娩评估中至关重要。在胎头显著水肿或变形的复杂病例中，超声有助于明确胎头位置[24]。

（四）羊水量

每次超声检查都应评估羊水量，见第 28 章。经验丰富的检查者有时主观判断羊水量也是相对准确的[3, 19]。为了提供临床方案管理标准和更好地沟通，推荐首选半定量测量方法[3]。羊水指数（amniotic fluid index，AFI）是子宫腔内每个象限羊水最大垂直深度（deepest vertical pocket，DVP）测量值之和（图 9-11）。各象限的分界线是母体中线和通过脐部的水平线。每个象限至少应有 1cm 宽。两游标间的直线应避开胎儿肢体或脐带[3, 20]。可以通过测量 AFI 或 DVP 来诊断羊水过多和羊水过少。羊水过多是指 AFI＞24cm 或 DVP＞8cm，羊水过少是指 AFI＜5cm 或 DVP＜2cm[3, 20]。

1. 羊水过少

临产前完全无羊水提示可能有胎儿畸形、胎膜早破或胎盘功能不全。孕中期前羊水不足可导致羊水过少序列征，包括肺发育不良、胎儿畸形和四肢屈曲挛缩。无羊水的最终结局取决于病因和首次出现羊水过少时的胎龄。胎儿畸形导致的无羊水常见原因是泌尿道异常，将在本章后续部分讨论。由于结构异常，胎儿尿液不能正常排泄到羊膜腔内，必然会引起致命性肺发育不良。当孕中期胎膜早破或胎盘功能不全导致无羊水时，将难以预测肺发育不良的进展情况[25]。

羊水过少可能是胎盘功能不足的重要标志，羊水量的评估是胎儿生物物理学概况的一部分（见第 27 章）。羊水过少与胎儿损伤间有一定关联，因此临床建议当 AFI＜5 时考虑催产分娩。然而，研究表明，超声独立诊断的羊水过少不再像以前认为的可以预测围产期结局[26]。ACOG 建议应用 DVP＜2cm 作为羊水过少的诊断，并据此做出临床处理决定[27]。这种方法比计算 AFI 更简单。更重要的是，与计算 AFI 相比，测量 DVP 可以降低羊水过低的产科干预率，并且围产期结局没有差异[27]。由于与胎盘功能不全有关，羊水过少通常是产前检查的指征，也可能是早产的指征[28]。

2. 羊水过多

羊水过多可分为轻度、中度和重度。当 AFI 分别大于 24cm、30cm 和 35cm 时，分别为轻度、中度和重度羊水过多。或者，当 DVP 分别大于 8cm、12cm 和 16cm 时也可用于羊水过多分类[3]。重度羊水过多可能提示胎儿畸形或其他异常，需要专科超声检查[29]。神经系统异常、遗传综合征或胃肠道畸形会引起胎儿吞咽功能障碍，导致羊水过多。胎儿畸形或遗传综合征出现轻度、中度或重度羊水过多的概率分别约 8%、12% 和 30%[29]。当伴发其他异常时，羊水过多的胎儿发生非整倍体的概率为 10%。

175

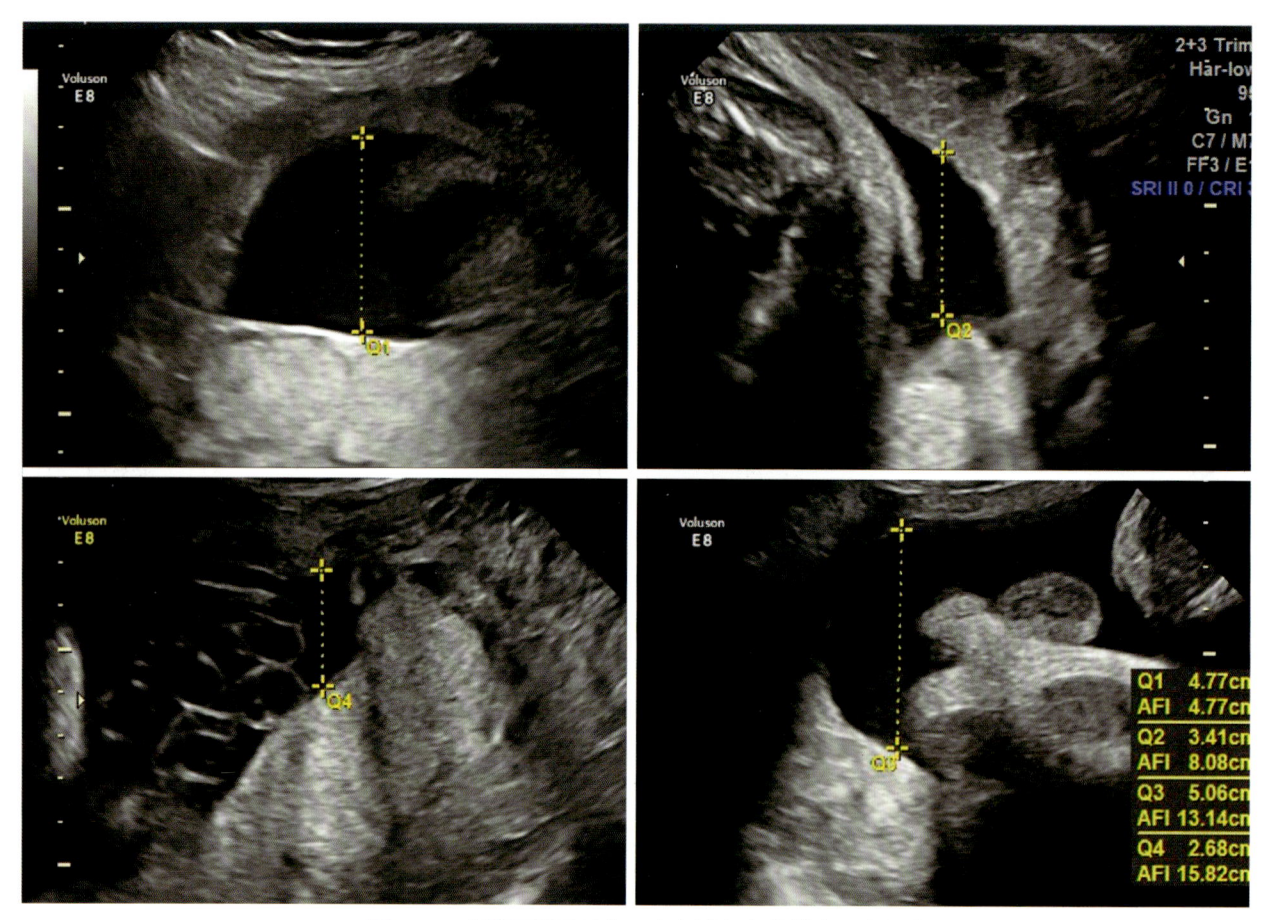

▲ 图 9-11 超声图显示子宫四个象限各自的羊水最大深度

各象限羊水测量值之和为羊水指数

其他导致羊水过多的原因包括双胎输血综合征和胎儿水肿。羊水过多和巨大儿相关，其中 5% 的孕妇伴有糖尿病[29]。轻度羊水过多可能只是正常的变化，通常会自行消退。22% 的妊娠糖尿病患者和 39% 的胎儿畸形伴发羊水过多时早产率会增加。特发性羊水过多不会增加早产风险[30]。羊水过多与巨大儿有关，会增加死产等不良妊娠结局的发生，是产前检查的指征[3, 31, 32]。羊水过多持续存在时，应进行超声随访以评估胎儿生长情况和羊水量。

（五）胎盘和脐带

常规超声检查的主要优点之一是可及时诊断严重的胎盘异常，如前置胎盘、胎盘植入和血管前置（见第 18 章）。妊娠 18 周后常规超声筛查时，应明确胎盘是否覆盖宫颈内口（图 9-12）。如果胎盘和宫颈不能清晰显示或者胎盘边缘紧邻宫颈时，推荐使用经阴道超声明确宫颈内口与胎盘间的位置关系（图 9-13 和图 9-14）[3, 33]。

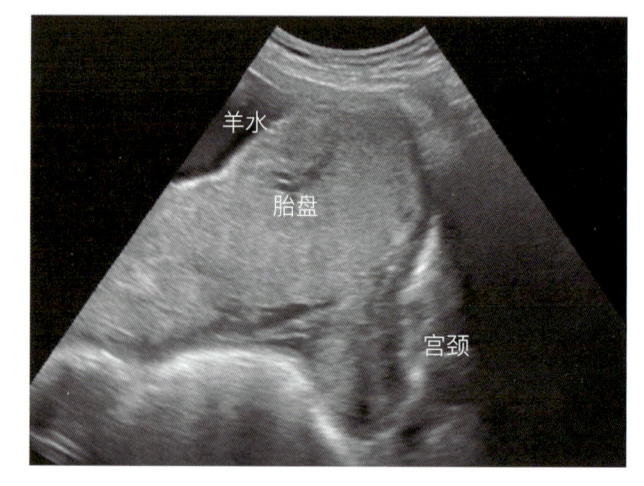

▲ 图 9-12 经腹部子宫下段正中矢状切面

胎盘中央部位完全覆盖宫颈内口

1. 前置胎盘

完全性前置胎盘和部分性前置胎盘常用于描述胎盘覆盖子宫颈的位置。然而，这种分类令人困惑，不能提供有效的临床信息。因此，美国和加拿大的超声和产科协会联合发表声明，建议只保留前置胎盘和胎盘低置状态的分类[20, 34]。应测量并报告胎盘边缘覆盖或终止于宫颈内口的距离。这种定量描述比完全性或部分性前置胎盘的报告更有助于预测后期的胎盘位置及临床管理。妊娠 16 周后，胎盘边缘距离子宫颈不少于 2cm 时，胎盘位置应报告为正常。胎盘边缘距离宫颈内口小于 2cm 但未覆盖宫颈内口时，为胎盘低置状态，妊娠 32 周时进行超声随访[20]。

妊娠 18~23 周时，约 2% 的患者胎盘边缘达到或覆盖宫颈内口[35]。当胎盘边缘覆盖 15mm 及以上时，19% 后期持续表现为前置胎盘；而覆盖 25mm 及以上时，40% 后期持续表现为前置胎盘。另一项研究发现，当 15~19 周出现胎盘低置状态时，只有 12% 的病例后期持续表现为前置胎盘[36]。前置胎盘持续存在的比例随着孕龄的增加而增加，妊娠 32~35 周前置胎盘的病例中持续存在的比例可达 73%。以上结果表明，应持续进行超声检查随访，直到胎盘远离宫颈内口或明确前置胎盘将持续存在。

2. 血管前置

血管前置是指胎儿血管走行于宫颈内口上方或周围的胎膜内。当胎儿存在帆状胎盘（图 9-15）、副胎盘或前置胎盘移行消解使未受保护的脐血管暴露于宫颈周围时，易发生血管前置。当怀疑有上述情况时，应特别注意排除前置血管。没有上述可疑问题时，在条件允许的情况下记录胎盘的脐带插入位置（图 9-16），以排除帆状脐带插入[20]。超声筛查时能及时诊断前置血管是至关重要的，和胎儿的存活息息相关[37]。常规经腹部超声检查有时不易发现越过宫颈内口的胎儿血管。因此，当存在上述任一情况时，推荐联合应用经阴道超声和彩色多普勒超声进一步检查。

3. 胎盘形态异常

除了确定胎盘位置，还应评估其外观。静脉池没有明确的临床意义，虽然有时面积很大。胎盘的许多改变与钙化、纤维化和梗死有关。这些变化随着妊娠的进展逐渐明显，但其临床意义尚不清楚。"球状"胎盘，与胎盘厚度相比其基底部较窄，与宫内生长受限、胎儿死亡和其他并发症有关[38]。

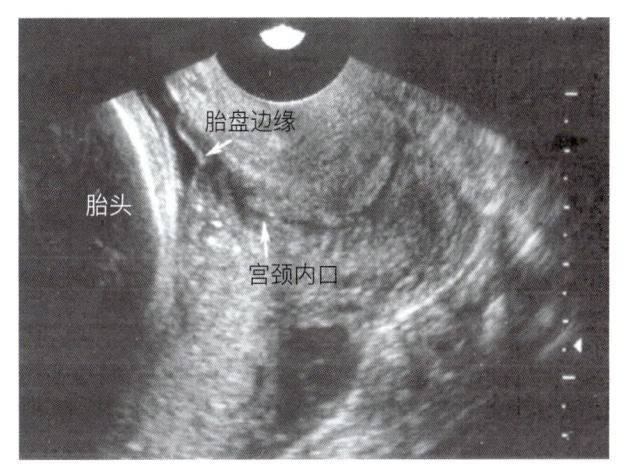

▲ 图 9-13 经阴道矢状切面的超声图像
胎盘边缘清晰可见，胎盘下缘越过宫颈内口约 1.5cm

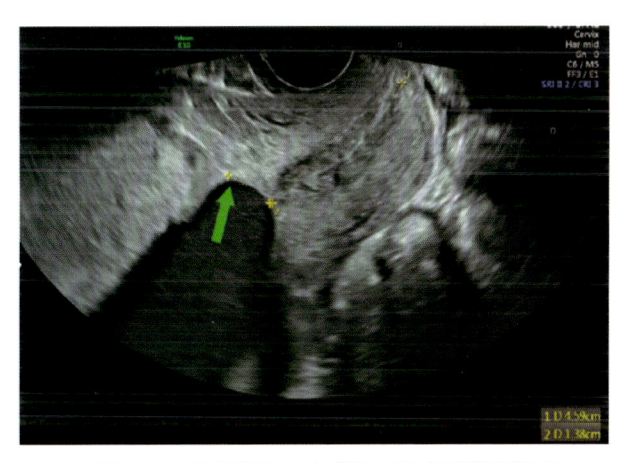

▲ 图 9-14 经阴道正中矢状切面示前壁低置胎盘
胎盘边缘（绿箭）距离宫颈内口 1.4cm，图中宫颈长度在正常范围内

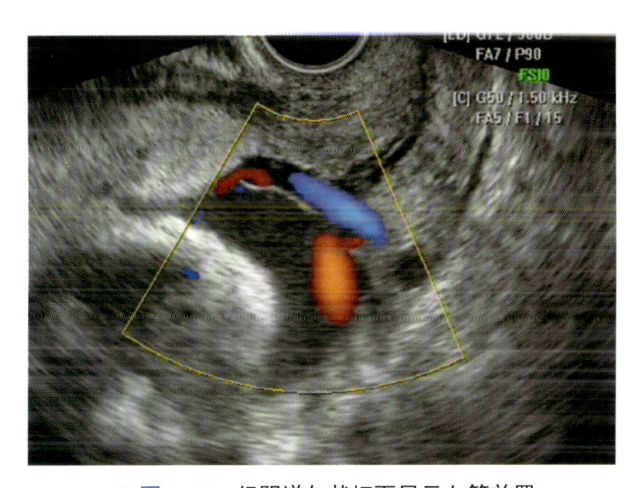

▲ 图 9-15 经阴道矢状切面显示血管前置
脐血管越过宫颈内口（Cx）。该病例存在帆状脐带插入，脐血管从脐带插入点处延伸走行，越过宫颈内口后到达胎盘部位

4. 脐带

在所有的妊娠中，超声检查者应确认脐带中有 2 条动脉和 1 条静脉[3, 20]。妊娠后期可以通过观察游离脐带的横切面来确定。在孕中期，通过观察胎儿膀胱两侧走行的血管很容易确定 2 条脐动脉（图 9-17）。单脐动脉的新生儿发病率约为 0.5%，其中 20% 的单脐动脉病例可合并非整倍体染色体异常等。因此，发现单脐动脉时应对胎儿进行有针对性的系统性检查。单脐动脉胎儿生长受限的发生率为 20%。此外，单脐动脉的胎儿更易发生羊水过多、胎盘早剥、前置胎盘、胎盘结构异常、剖宫产、低新生儿评分和胎儿死亡[39]。因此，应定期随访超声检查评估胎儿生长发育和健康状况。

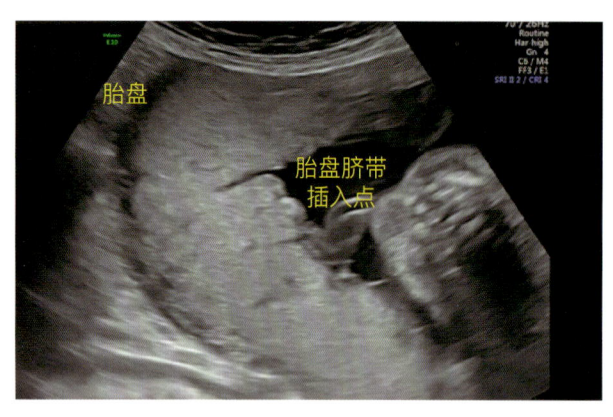

▲ 图 9-16 经腹部正中矢状切面显示脐带插入胎盘位置

（六）子宫

任何时期产科超声检查，包括孕早期超声检查，都应评估子宫和双侧附件。许多女性在妊娠时并不知道自己有肌瘤或米勒管畸形。经阴道或经腹超声检查可以清晰显示子宫肌瘤，易与子宫肌层收缩混淆（图 9-18）。宫缩时子宫更像扁豆形，并与周围的肌层融合。子宫肌瘤通常呈球形，边界清晰，内部纹理呈螺旋状。如果不检查子宫周围区域，有可能漏诊带蒂的浆膜下肌瘤，甚至大的肌壁间肌瘤。多数研究表明，有子宫肌瘤的孕妇妊娠合并症的发生率较高，但比值比不大，临床意义有限[40]。每个患者的肌瘤数量、大小和位置可能差异较大，很难预测肌瘤将如何影响其妊娠过程。超声评估子宫肌瘤有助于制订分娩计划。充满盆腔的大肌瘤可能会妨碍阴道分娩，但孕早期时不预测是否需要剖宫产分娩。肌瘤突起至骨盆外时，子宫下段反而相对显示清晰。关于妊娠期肌瘤生长情况的连续性超声检查的研究结果相互矛盾[41, 42]。当孕妇有多个大肌瘤、肌瘤挤压宫腔或胎盘下方时，需定期超声复查以观察胎儿生长，并进行产前胎儿测试。米勒管畸形会增加自然流产、早产、胎位不正和胎盘早剥的风险[43]。目前没有研究证明预防性环扎、监测宫颈长度或应用孕激素治疗有明显的临床效果，但高度怀疑妊娠合并症时可尽早治疗。

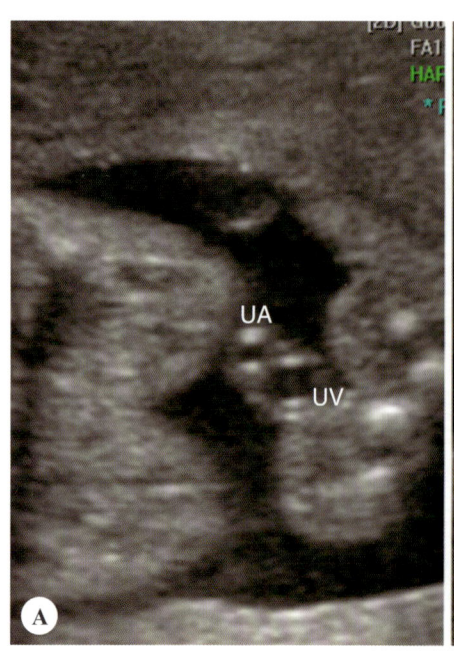

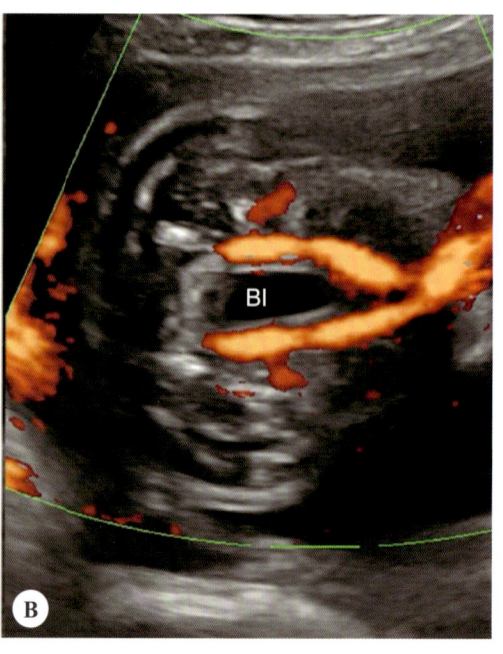

◀ 图 9-17 A. 单脐动脉（UA），游离脐血管横切面显示单一的脐动脉和脐静脉（UV）；B. 胎儿盆腔横切面，彩色多普勒清晰显示膀胱（BI）两侧绕行的双脐动脉。在孕早期应用彩色多普勒法更易观察记录脐动脉

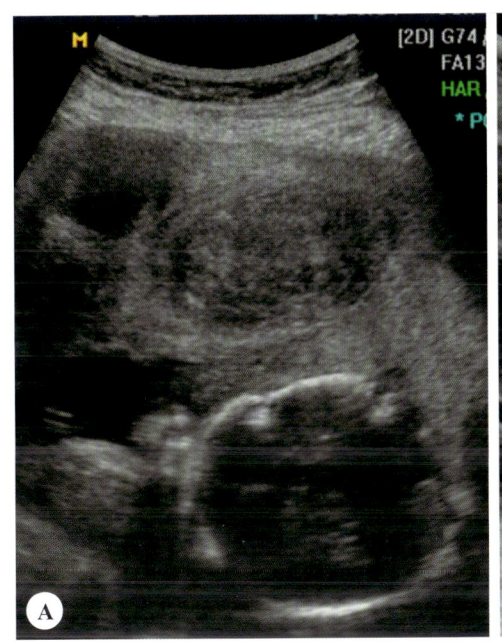

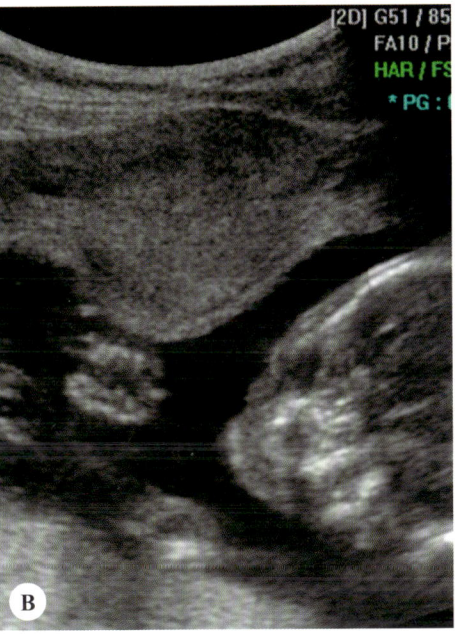

第 9 章 产科超声学：超声成像、胎龄、胎儿生长发育和异常
Obstetric Ultrasound: Imaging, Dating, Growth, and Anomaly

◀ 图 9-18 A. 两个圆形的子宫肌瘤，边界清晰；B. 子宫收缩时呈扁豆形，无明显边界。宫缩在孕中期很常见

（七）子宫颈

经阴道超声检查是超声测量宫颈的金标准。短宫颈（图 9-19）会增加高危和低危患者的早产风险（见第 35 章和第 36 章）。宫颈环扎术介入治疗可以改善前次自发性早产史和此次妊娠时宫颈短的患者的预后[44]。对宫颈短的低风险女性进行阴道孕激素治疗可以降低早产率[45]。然而，经阴道超声广泛筛查的临床价值尚有争议。母胎医学会（Society for Maternal Fetal Medicine，SMFM）指南指出，没有早产的单胎妊娠孕妇可以进行宫颈长度的测量筛查，但不是强制要求[46]。ACOG 尚不推荐上述做法，但宫颈缩短时建议行经阴道或经会阴超声检查[3]。孕中期宫颈长度的正常下限为 25mm。经过规范化训练，掌握正确的宫颈长度测量方法对指导临床决策非常重要。

（八）附件

由于肠管的遮挡，正常卵巢在中孕晚期时很难观察。然而，出现明显肿瘤时则易被发现。单纯囊性肿物通常是良性的，不需要在妊娠期切除。具备以下特征时应仔细评估以判断是否需要手术切除，包括肿物体积较大、多发囊腔、厚隔、内附乳头或实性组织等。妊娠期最常见的肿瘤是良性囊性畸胎瘤，通常可以根据其超声特征诊断。卵巢恶性肿瘤是罕见的，通常不以肿物大小作为手术的标准。

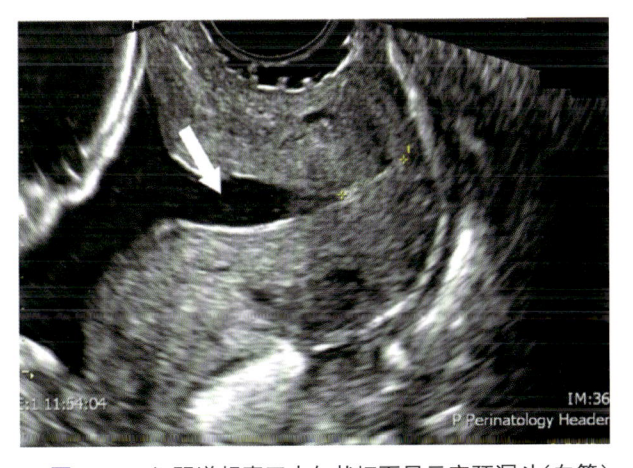

▲ 图 9-19 经阴道超声正中矢状切面显示宫颈漏斗（白箭）
宫颈管闭合部分长度为 16mm（两游标间）

当发现可疑肿块时，可咨询妇科肿瘤医生。

（九）解剖结构

系统评估胎儿解剖结构至关重要。尽管存在许多公认的母体危险因素导致先天异常，出生缺陷常发生于低风险女性孕育的胎儿中。因此，产科超声医师必须熟练掌握正常的胎儿解剖结构表现，以便识别异常情况。如前所述，尽管有更先进且详细的超声检查（专科检查）适用于有危险因素的患者，所有的标准超声检查都应包括全面的解剖学检查[3, 19]。本章后续部分将介绍通过标准超声检查可发现的常见胎儿畸形。

179

当由于母亲肥胖、胎儿体位不佳或其他技术因素不能完成标准的中期或晚期超声检查的所有内容时，应在报告中记录未完成部分，并在 2~4 周内复查超声。第 2 次复查若不成功，无须为了更好地观察而进一步检查[20]。

（十）存档

所有超声检查的报告应标明检查指征。记录超声检查结果有助于良好的患者护理，而且对质量控制和法律辩护也很重要。AIUM 和 ACOG 指南都强调适宜的超声研究文案对高质量的患者护理至关重要[3, 19]。应记录存档包括正常和异常部分在内的所有部位的图像。超声检查结果的正式报告应存档于患者的病历中。

七、超声生物测量

（一）标准测量方法

经阴道超声检查可以检测到妊娠 5~6 周时只有几毫米长的胎芽。妊娠 6~10 周可以测量胚胎的最大长度。妊娠 10 周后可以分辨胎儿的头部、躯干和四肢，清晰测量头顶到臀部的距离（图 9-20）。在妊娠前 3 个月后 CRL 的测量准确性降低，不推荐在妊娠 13 周后测量 CRL[47]。

超声几乎可以测量胎儿身体的任何部位。标准的测量方法是预测孕龄最有效的方法。孕早期后，测量参数包括 BPD、头围（head circumference，HC）、腹围（abdominal circumference，AC）和股骨长（femur length，FL）。应根据框 9-2 的测量标准进行测量，以免测量值在确定胎龄或评估生长发育方面的临床价值受限。图 9-21 至图 9-23 为标准化测量的最佳切面。通过练习，超声医师应学会在母体腹壁上滑动探头至恰当位置，调整角度并旋转探头直至获得标准平面进行生物测量或解剖评估。

框 9-2 胎儿生物测量内容

- **头部**
  - 胎头侧面朝上，不是额部或枕部
  - 胎头呈椭圆形而非圆形
  - 中线结构居中，不向两侧移位
  - 在丘脑和透明隔腔水平进行测量
  - 图像不应包括眼眶顶部、脑干或小脑的任何部分
  - 测量近场颅骨的外缘至远场颅骨的内缘
  - 头围在双顶径平面沿颅骨外围测量
- **腹部**
  - 腹部应接近圆形，不呈椭圆形或被挤压
  - 获取标准的横切面图，而不是斜切图
  - 两侧的肋骨图像对称
  - 在脐静脉与门静脉窦连接处测量
  - 游标沿皮肤表面测量，而不是肋骨、肝脏或脊柱边缘
- **股骨**
  - 股骨应垂直于超声入射方向
  - 股骨末端应清晰可见，不呈锥形或显示模糊
  - 测量时不包含远端骨骺

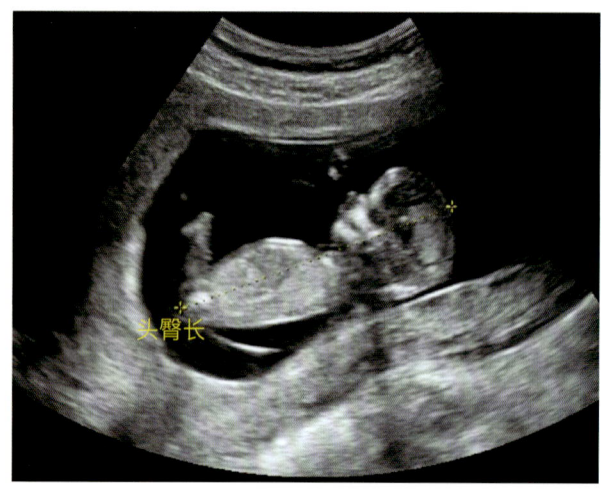

▲ 图 9-20 头臀长（CRL）测量图
胎儿正中矢状切面，头在右侧，臀部向左

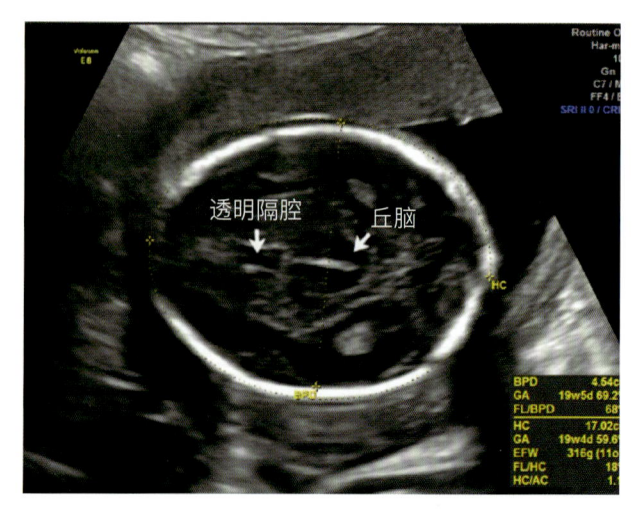

▲ 图 9-21 双顶径和头围测量图
图示透明隔腔（CSP）和丘脑（Thal）。测量标准详见框 9-2

(二) 估测胎龄

在孕早期，胎囊直径十分接近孕龄。测量胎囊大小推算胎龄的误差明显大于应用 CRL 和其他标准测量的误差范围，因此不推荐应用胎囊大小作为推算胎龄的最终决定因素[3, 47]。孕早期测量胚胎的最大长度或 CRL，是公认的确定孕龄的最佳超声方法[3, 47]。Robinson 和 Fleming 研究发现，在月经规律的周期妊娠时，CRL 预测孕龄的 95%CI 为 ±4.7 天[48]。后期研究表明，由体外受精确定的胎龄随机误差更小[49]。孕早期超声波估测胎龄的准确性高是因为胚胎每周变化的大小百分比相对较大，而早期胎囊的生长速度几乎没有变化。胎龄估测的变异性随孕周增大而增加[3, 47]。

在 14~21 周，使用 BPD 作为单一参数预测孕龄的 95%CI 为 ±7 天[50]。在一项体外受精妊娠的研究中，Chervenak 和他的同事发现，妊娠期所有独立参数（BPD、HC 和 FL）的实验结果都很理想，HC 估测孕龄的 95%CI 为 ±7.5 天，FL 为 ±8.7 天[51]。目前公认的孕中期和孕晚期超声估测孕龄方法是用多个参数的数学模型综合评估孕龄[47]。

(三) 何时应用超声孕周

从 19 世纪早期的 Nägele 时代开始，产科医生常应用月经日期来确定预产期（estimated date of delivery, EDD）。由于记忆模糊、月经紊乱、近期药物避孕史和异常出血等原因致使月经日期不确定或不可靠时，推荐应用超声生物测量法估测孕龄[3, 20, 47]。2014 年，ACOG、AIUM 和 SMFM 联合发表的名为"预产期估算方法"的委员会共识提出了适用于整个妊娠期的非常具体的建议（表 9-1）[47]。值得注意的是，委员会共识和 2016 年 ACOG 实践报告都指出，孕晚期生长异常是相对常见的，通过更改末次月经日期来支持超声检查结果有可能会漏诊严重的胎儿生长障碍，因此更改末次月经日期需要仔细考虑和密切监测[3, 47]。

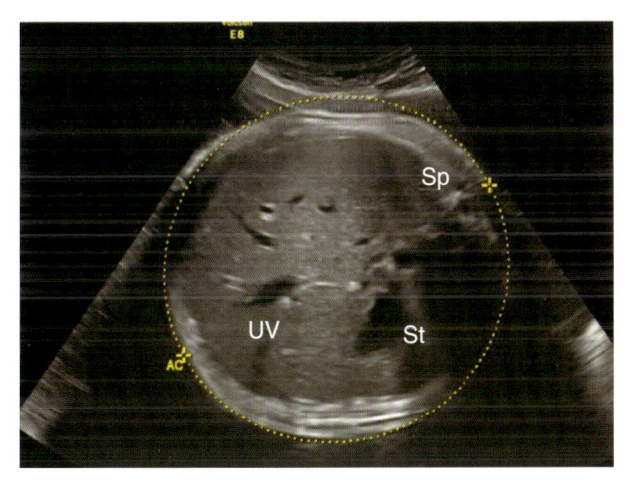

▲ 图 9-22 合格的腹围（AC）测量图
测量标准详见框 9-2。脐静脉（UV）位于门静脉窦水平。图中也标记了胃（St）和脊柱（Sp）。AC. 腹围；St. 胃；Sp. 脊柱

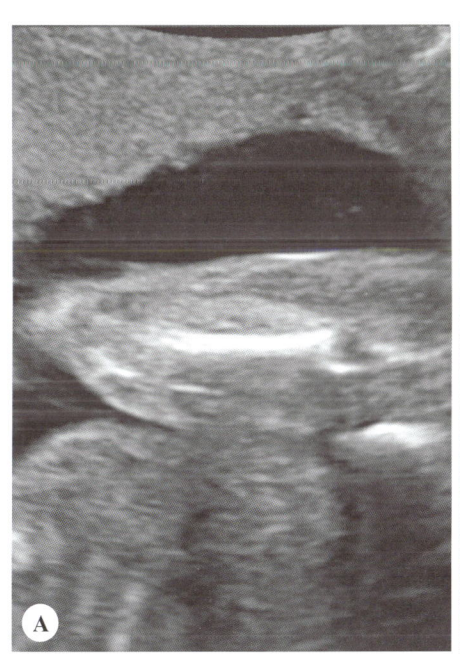

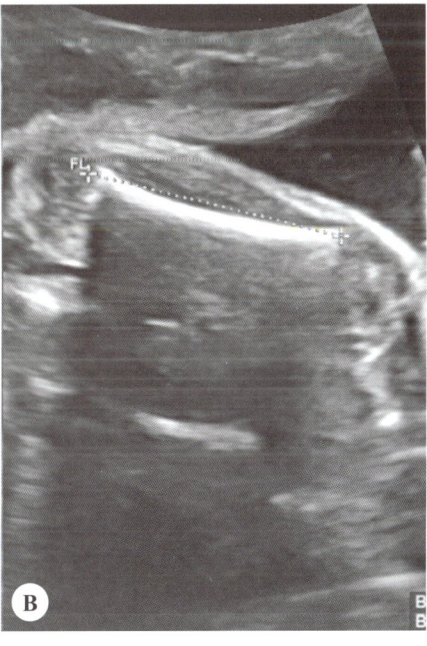

◀ 图 9-23 A. 未清晰显示股骨骨干全貌，这将导致测量值假性过短；B. 股骨两端清晰显示
FL：股骨长度

当首次超声检查是在 22 周后进行的，根据超声结果判断的妊娠日期被认为是"不准确日期"[52]。尽管根据晚期超声结果来确定妊娠日期存在缺陷，但这可能是唯一可行的选择。关于妊娠有效日期的管理，ACOG 制订了相关指南[52]。第一步是在首次超声扫查 3~4 周后进行后续超声检查。异常的生长曲线则提示推算的 EDD 可能是错误的。

（四）超声评估胎儿生长

首次超声检查时确定的预产期是后期临床和超声评估胎儿生长的基础。发育不良或过度与胎儿发病率有关，识别生长异常是产前护理的主要目的之一，也是超声检查的重要内容之一。产科临床工作中，当腹部触诊和宫高测量怀疑有生长异常时，多数需要进行超声检查评估胎儿生长情况[53]。宫高偏低，结合 IUGR 的临床危险因素，通常被用作胎儿发育不良的筛查试验；超声则是诊断试验。这种胎儿生长受限的产前检测方案得到了不同的结果。一些研究表明应用宫高诊断 SGA 的敏感性低至 15%[53]，但其他研究结果的敏感性为 65%~85%，特异性为 96%[54]。据报道，宫高低对诊断 IUGR 的阳性预测值为 50%。若结合临床危险因素，胎儿小于孕周的产前诊断方案可能会有显著的改善[55, 56]。

连续超声检查在诊断生长不足方面优于体格检查[57]。因此，一些专家提倡在孕晚期定期进行超声检查，即使是低风险妊娠也要筛查生长异常。然而，研究表明，这项政策对围产期发病率和死亡率的影响甚微[54, 58]。由于超声检查评估胎儿生长的成本高且临床意义不明确，该筛查项目在美国并不是常规产前护理的一部分。然而，当临床检查发现可疑异常或存在生长异常的重要危险因素时，应进行超声检查。这些危险因素包括糖尿病、母亲高血压、低体重儿或巨大儿史、多次妊娠史或母亲体重增加不理想[54]。这种方法特别适合于多胎妊娠或母亲过度肥胖的情况，因为在这些情况下临床评估胎儿大小是非常困难甚至不可能实现的。

（五）估测胎儿体重

临床有几种可用的计算胎儿预估体重（estimated fetal weight，EFW）的公式，其中最常用的方法已经汇编在 Nyberg 等的综述中[59]。所有的测量方法都包含腹围，因为腹围是对胎儿软组织肿块变化最敏感的标准测量。虽然腹围本身就是预测胎儿生长异常的一个很好的指标，但在估测体重公式中加入其他标准测量参数更增加了其准确性[60]。添加标准组合（BPD、HC、AC 和 FL）以外的测量值并不能显著改善体重评估。获取基础测量值时的固有误差很大，尤其是腹围，足以掩盖额外测量值的校正效果。

已有许多研究评估了超声预测出生体重的准确性[59, 61]。一些研究者认为，准确性有统计学差异的公式比另一个要好。然而，公式间精确度差异的临床意义有限，并且没有一个公认的优于其他公式的算法[62]。

当由训练有素的超声技师检查时，多数研究中预估体重的平均绝对误差为实际出生体重的 8%~10%。总的来说，约 3/4 的婴儿出生体重与超声波估计的误差在 10% 之内。5% 的病例中误差大于 20%[61, 63]。与传统的普适性公式相比，旨在提高超声估测胎儿体重性能的策略在估测体重的准确性方面并没有显著的临床改善效果，例如，使用基于胎儿亚群的公式，包括早产儿、体重低于或高于胎龄儿[61]。

1. 胎儿生长异常的诊断

诊断胎儿生长异常最常用的方法是应用标准超声测量计算胎儿 EFW，然后将估测的体重与公认的标准进行比较。其中一些在现行超声软件中很常用。

如果 EFW 低于第 10 百分位或高于第 90 百分位，则称小于胎龄儿或大于胎龄儿[54, 64]。使用百分比截断值诊断的胎儿生长异常包括许多健康但体重大或小的婴儿。使用更严格的定义时，如出生体重小于第 3 百分位或大于第 97 百分位，可以更好地预测围产期并发症。当然，使用这些标准会漏诊许多病情较轻的胎儿。此外，一些婴儿的出生体重在正常范围，但还没有发育到遗传潜能。因此，部分学者认为，个人出生体重百分位限制应该包含母亲体重、身高、种族、胎次和胎儿性别等特征[65, 66]。然而，定制方案并没有明显改善结果，并且没有普遍开展应用[54, 61]。

2. 生长受限

1977 年，Campbell 和 Thoms 认为 HC/AC 比值是检测胎儿生长受限的有效指标（见第 30 章）[67]。他们观察到当出现营养不足时，胎儿腹部软组织的生长比头更受限。这种理解引出了新概念，即不对称的生长限制实际上是营养剥夺的特征，而对称性生长受限，则说明有非整倍体等情况的潜在可能。这种分类有一定的用处，但由于营养或内在因素限制导致胎儿身体比例生长受限间的重叠很大。然而，HC/AC 比值高在正常胎儿中并不常见，这样的比例说明胎儿偏小。此外，新生儿体重 / 身高比低与一些疾病的发病率增加有关，即使他们出生时体重大于第 10 百分位，说明这些婴儿可能也经历了生长受限[68]。目前，适用于 HC/AC 比值高，但估测体重正常胎儿的临床监测方案尚未达成共识。

当孕妇未按时进行产前护理且孕龄不确定时，诊断生长障碍尤其困难。在这些情况下，HC/AC 比值高或低时临床会怀疑生长障碍。其他超声检查结果可能有助于证实胎儿生长障碍。例如，IUGR 可能与羊水过少、脐动脉多普勒血流异常或胎盘异常有关。巨大胎儿的皮下脂肪垫明显增厚。在可疑病例中，只要胎儿状态稳定，可以通过系列超声检查来评估胎儿的生长情况。应至少间隔 3 周复查超声[3]。复查间隔越短，就越难判断生长趋势是由于实际的增长还是测量误差的变化。胎儿的生长速度变化有助于预测不良结局。临床上已经有定义正常生长速率的公式，但大多数临床医生依靠观察体重百分比的增加或减少来评估持续性生长障碍的严重程度。

3. 巨大儿

巨大儿是指生长超过特定的体重，通常是 4000g 或 4500g。与一般人群相比，体重在 4000~4500g 的婴儿发病率更高，而 4500g 以上婴儿的风险急剧增加。大样本队列研究认为，4500g 以上胎儿应视为巨大儿[61]。超声估计巨大儿胎儿体重的绝对误差增加。一项研究表明，当出生体重超过 4500g 时，只有 50% 的胎儿超声估测的体重误差在 10% 以内[63]。

很多产科医生希望当他们怀疑有巨大儿需要做出决定时，超声波可以提供一定的帮助。肩难产可导致新生儿永久性神经损伤，是产科中最可怕的并发症之一（见第 14 章）。然而，超声估测胎儿体重在预防肩难产和其他巨大儿相关的并发症方面作用有限。Gonen 及其同事对 4480 例分娩病例进行了回顾[69]，因临床怀疑巨大儿而进行超声检查的病例中，超声仅检测出 17% 体重超过 4500g 的婴儿，23 例体重超过 4500g 的婴儿中只有 1 例臂丛神经损伤。此外，93% 的肩难产婴儿体重低于 4500g。综上所述，临床研究人员认为，大多数由肩难产引起的损伤是超声无法预测的，当临床怀疑巨大儿就常规进行剖宫产时，剖宫产率会增加，并且患者受益很小[64]。

八、超声检查的安全性

（一）胎儿安全

自诊断性超声应用于临床后，其安全性一直备受关注。当声波衰减时，超声波的能量转化为热能。为了确保超声诊断的安全性，美国 FDA 要求能够产生大于 94mW/cm² 声强的超声仪需要在显示器上显示功率信息。与产科超声相关的指标是软组织（TIs）和骨骼（TIb）的热指数。热指数表示随功率输出而导致的组织温度升高的可能性。它是由仪器设置和使用的超声模式决定的。热指数（thermal index，TI）为 1.0 表明在特定条件下，组织温度可以升高 1℃。因为孕早期骨骼尚未形成，TIs 是孕早期最相关的参数。孕晚期胎儿骨骼骨化，声波对骨骼的影响更大，因此 TIb 变得更重要。2015 年 AIUM 关于超声生物效应的官方声明称，时空峰值时间平均（spatial-peak temporal-average，SPTA）强度低于 100mW/cm² 或 TI 值小于 2 的未聚焦声束对胎儿没有影响[70]。

2009 年，世界卫生组织发起了一项系统综述和 Meta 分析，旨在评估人类在妊娠期接受超声检查的安全性。该研究表明，超声对产妇或围产期没有不良影响，不会损害身体或神经发育，不增加儿童患恶性肿瘤、智力低下或精神疾病风险[71]。根据现有证据，妊娠期暴露于诊断性超声检查似乎是安全的。尽管如此，ACOG、AIUM 和 ISUOG 都提示检查存在伤害的可能性，并主张只有由有资质的卫生专业人员进行超声检查才能使患者受益[3-5]。在另一份官方声明中，AIUM 提出了 ALARA 原则，即合理、可行、尽量低的暴露[72]。这意味着应考虑每次检查的潜在好处和风险，并调节设备以尽可能减少换能器的声输出。

总的来说，从 B 型超声到彩色多普勒再到频谱多普勒超声，超声波能量逐渐增大，导致温度升高的可能也逐渐增大。因此，M 型超声是孕早期记录胎儿是否存活时的首选方式[3, 9]。多普勒模式则广泛应用于确认胎儿死亡。

（二）感染传播的预防

为避免疾病在患者间传播，探头的清洗和消毒至关重要[3]。经腹部探头只需用一次性消毒纸巾将探头擦拭干净即可。经阴道探头在使用过程中应使用一次性乳胶或非乳胶制品包裹阴道探头。检查结束后，应用流水或湿布清洁探头。按照探头制造商的建议进行高级别化学消毒是很重要的。

九、胎儿畸形的超声诊断

产前超声检查可以检测出很多胎儿结构异常。目前认为可被检测出的疾病目录超出了本章的范围。本部分主要介绍超声作为一种常规畸形筛查方法的应用，讨论超声在非整倍体筛查中的作用，列举通过规范化超声检查可诊断的常见出生缺陷。

（一）超声筛查出生缺陷的准确性

许多患者和临床医生认为超声可以检测出所有严重的胎儿异常。在 20 世纪 80 年代和 90 年代初，几个独立的研究中心报告转诊和低风险患者的检出率均超过 75%。然而，常规超声检查在一般情况下的敏感性明显偏低[73, 74]。在 20 世纪 90 年代进行的一项关于常规超声的大样本随机试验中[74]，中枢神经系统和泌尿道畸形的检出率为 88%，而唇腭裂的检出率仅为 18%。超声可诊断出 74% 的严重骨骼肌肉系统畸形和 39% 的严重心脏病，以及 18% 的轻微骨骼肌肉系统和 21% 的轻微心脏病。

经验丰富的检查者，对某些畸形的检出率可接近 100%。例如，几乎不会漏诊无脑畸形、腹壁缺损和体腔内液体异常积聚的异常（如尿路扩张或脑室扩张）。脊柱裂本身可能很难看到，但总是伴发易被识别的颅内异常，使得该缺陷的检出率相当高。研究表明，获取四腔心切面后，联合扫查心室流出道切面可明显提高心脏畸形的检出率。ACOG 和 AIUM 建议将这些切面纳入中期和孕晚期超声检查中[3, 19]。

在有丰富的出生缺陷诊断经验的筛查中心，高危人群的出生缺陷检出率较高。充分的培训对于恰当的产科超声检查和解释病情至关重要。为了保持敏感性，应遵守 ACOG 和 AIUM 的培训和经验指南。

进行超声检查时的胎龄会影响筛查胎儿异常的敏感性。虽然孕早期可以发现许多畸形（如无脑畸壁缺损），但大多数畸形要到后期才能发现。有些缺陷在妊娠后期表现得更加明显。妊娠期进形和大的腹行多次检查可以增加畸形的检出率，但医疗资源和财政上的限制使其难以实现。

2014 年美国国家儿童健康和人类发展研究所（National Institute of Child Health and Human Development，NICHD）胎儿成像研讨会总结了大样本研究和系统综述的结果，认为胎儿成像异常的检出率变化范围很广，妊娠 24 周前的异常检出率为 16%～44%，严重和致命异常的检出率为 84%[20]。

临床上普遍认可筛查低风险妊娠性价比最高的方法是在 18～20 周间进行规范化检查。在这个孕周的多数孕妇中，充分显示胎儿的主要器官是可行的。在一些病例中，由于母体腹壁异常增厚或致密、胎儿体位不佳，解剖结构扫查并不理想，后续复查有助于进一步完善。

（二）非整倍体筛查

如本章之前所述，胎儿颈部透明层的超声评估是孕早期非整倍体筛查的重要部分（见第 10 章，图 9-24）[75]。标准的颈部透明层和鼻骨切面有严格的操作标准，要开展孕早期超声筛查的医师必须经过专业认证。

临床已有成熟的胎儿非整倍体筛查试验，但超声在非整倍体筛查中的作用不可小觑。从 20 世纪 80 年代开始逐渐发现一些软指标（相对于确切的出生缺陷）与唐氏综合征有关，包括颈部褶皱增厚、尿路扩张（图 9-25）、肠管回声增强、鼻骨发育不良、脑室扩张、股骨或肱骨短、心内强回声点。研究表明，这些软指标作为唐氏综合征的独立预测因素时表现不佳[3]。尽管这些软指标与 21 三体密切相关，但仅进行 18～20 周时的超声筛查不足以诊断染色体异常。

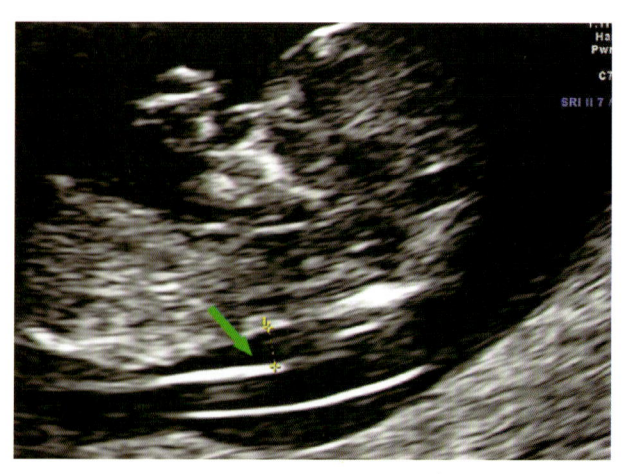

▲ 图 9-24 妊娠 12 周胎儿矢状切面显示颈部透明层增厚（绿箭）

应鼓励希望此类患者选择更完善和诊断性的筛查方法，包括孕早期筛查、四联筛查或游离 DNA 检测。

妊娠 20 周筛查时偶尔可以观察到超声软指标。关于发现这种情况后应如何继续诊疗，NICHD 胎儿影像研讨会提出了建议，心室内强回声光点的似然比很小，不会显著改变之前的风险等级，可以忽略不计[20]。

大多数 18 三体胎儿可以出现草莓头、握拳征、脉络膜丛囊肿和心脏缺陷。IUGR、单脐动脉和羊水过多等也很常见。发现这些非整倍体标志物时应进行专科超声检查和其他非整倍体筛查试验。发现真正的结构异常时应进行侵入性诊断检查[76]。

（三）规范化超声检查筛查胎儿异常

如前所述，孕中期或晚期进行标准超声检查时应对特定内容进行评估（框 9-1）[3, 19, 20]。仔细扫查各个胎儿结构，可以检测出大部分严重的出生缺陷。后续内容将介绍正常的结构和不同出生缺陷的预期变化。标准的超声筛查可以发现所有提及的疾病。

1. 头部和脊椎

(1) 总体外观：轴切面时头部呈椭圆形。头部前后径异常伸长，称为长头畸形，通常是由羊水过少引起的两侧压力过大挤压所致，尤其是胎儿臀位时。短头畸形的胎儿头部较正常者前后径明显缩短，头呈圆形，是胎儿非整倍体和其他异常的重要线索。

(2) 小脑和枕大池：小脑和颅后窝可见。Dandy-Walker 畸形的典型表现是与第四脑室相通的颅后窝囊肿和小脑蚓部缺失。常伴不同程度的脑室肿大。约 50% 的胎儿有其他颅内畸形，35% 有颅外畸形，15%~30% 为非整倍体[77]。许多 Dandy-Walker 综合征的婴儿出生后因相关畸形而死亡，多数幸存者有一定程度的智力障碍。还有一系列其他情况称为 Dandy-Walker 变异或连续体。有些患者小脑蚓部部分发育不良，没有大的颅后窝囊肿。Blake 囊肿是第四脑室和颅后窝间的囊性交通，小脑蚓部存在，没有大的颅后窝囊肿[78]。

(3) 脉络丛：脉络丛囊肿可存在于约 1% 的正常胎儿中，一般为良性，在妊娠 26 周前自行消退，无后遗症。脉络丛囊肿胎儿患 18 三体综合征的风险增加了 7 倍，应进行专科超声会诊[20]。非 18 三体胎儿的脉络丛囊肿临床意义不大，不需要后期随访。

(4) 侧脑室：很多颅内畸形都可表现为脑室扩张。脑积水是指有临床意义的新生儿脑内液体积聚。在轴切面上，侧脑室体部横径的正常上限值为 10mm。脑室扩大分为轻度（10~12mm）、中度（12~14mm）和重度（大于 15mm）。正常情况下，脉络丛通常充满脑室，当脑室扩张时脉络丛受压悬垂。脑室宽 10~12mm 时神经系统无异常的可能性是 96%，12~15mm 时为 86%[79]。发现脑室扩张时，无论何种程度，都应仔细寻找有无其他畸形，这与胎儿预后密切相关。引起脑室扩张的原因包括脊柱裂、中脑导水管狭窄、Dandy-Walker 畸形、胼胝体发育不全、颅内出血或 TORCH 感染（见第 57 章和第 58 章）。也可能合并其他严重但不太常见的大脑发育异常。脑室扩张主要局限于侧脑室后角时，即枕角扩大畸形，应考虑胼胝体发育不全。部分脑室扩张的胎儿头部明显增大，尤其是由导水管狭窄引起的脑室扩张病例。侧脑室和第三脑室明显扩张，大脑皮质菲薄。通过无创分娩和适当的神经外科治疗，超过半数的因中脑导水管狭窄而脑积水的婴儿存活下来，但大约 73% 的幸存者有中度到重度发育迟缓[80]。虽然脊柱裂胎儿常合并侧脑室扩张，但头围通常不增大。

(5) 脑囊肿：邻近大脑皮质的单侧囊性病变很可能是蛛网膜囊肿。这些通常预后良好，但体积过大时可引起癫痫或脑积水等症状。脑穿通性囊肿是单侧脑内囊性病变，其预后较差。脑穿通性囊肿常见原因是脑梗死或出血后脑组织液化坏死。脑实质内穿通性囊腔可与蛛网膜下腔或脑室相通。

(6) 中线镰：大脑中线结构的缺失或异常应考虑

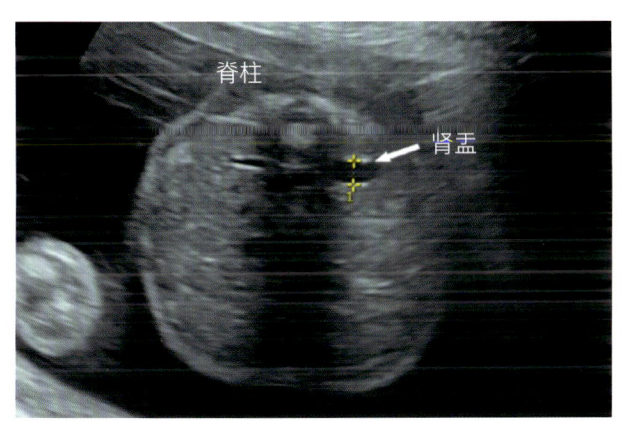

▲ 图 9-25 中腹部轴位切面图显示泌尿道轻度扩张，A1 级
图中显示左侧肾盂（游标间）的前后径测量，脊柱朝向 12 点钟方向

前脑无裂畸形，通常是由于大脑半球分裂不完全造成的。无叶型前脑无裂畸形的头围小且短头，大脑皮质间没有中线分隔。单一的脑室呈新月形，位于球状的丘脑前方。许多前脑无裂畸形胎儿有面部异常，如眼距过窄或独眼畸形、面裂、无鼻或单鼻孔、两眼上方或两眼之间的喙鼻。1/3 的病例合并其他畸形或染色体异常，特别是 13 三体。无论是否存在核型异常或其他畸形，无叶型前脑无裂畸形的神经系统预后很差，出生后存活率很低。当大脑的部分分裂明显时，可能为半叶前脑无裂畸形或叶状前脑无裂畸形，两者均预后较好。

(7) 水囊瘤：水囊瘤是颈后部皮肤的局部液体积聚。水肿可能分布广泛，常合并严重的胎儿水肿。这些胎儿无法存活到孕晚期。当出现水囊瘤时，60% 以上的胎儿有染色体异常，最常见的是 Turner 综合征或 21 三体综合征[81]。

(8) 唇腭裂：除了胎儿面部紧贴子宫或胎盘等少数情况，一般较易获取颜面部的冠状切面来识别唇裂。唇裂的 3D 超声图像可以帮助患者更形象地了解胎儿畸形的本质。约 2/3 的唇裂胎儿同时有腭裂，斜切面可显示上颌嵴缺损。产前超声检查很难诊断孤立性腭裂。

(9) 小颌畸形：面部正中矢状面是诊断小颌畸形的最佳切面，是 18 三体综合征等遗传综合征的重要标志。下颌骨严重发育不良，如 Pierre-Robin 序列征，可导致出生时呼吸困难；因此，产前诊断对于尽早制订新生儿的治疗计划至关重要。

(10) 无脑畸形、脑膨出：当无法获得测量 BPD 的标准图像时，常首先怀疑无脑畸形。妊娠 10 周后可诊断颅顶缺失。超声显示大脑皮质和颅骨缺失，眼睛位于完整的下面部的顶部。虽然颅骨缺失，妊娠 9~11 周间可观察到紊乱的分叶状脑组织，即血管瘤间质，15 周后退化。脊髓脊膜膨出可从颅底延伸至颈部和身体各部位，可伴有无脑畸形。无脑儿不能正常吞咽，未终止妊娠者随孕周增加常合并羊水过多。

当正常的颅骨缺失时，特别是当胎儿合并其他裂隙或截肢时，应仔细寻找附着在胎儿身上的薄膜以诊断羊膜带序列。当颅骨缺损是由羊膜带引起时，通常会残留一些大脑皮质，不过这种不是无脑畸形。

脑膨出是神经管缺损中最不常见的一种，表现为脑膜或脑组织通过颅骨缺损处向外膨出。超声显示中线部位的囊腔通过头骨突出，最常见于枕骨。当膨出囊腔内包含脑组织或并发其他严重畸形时，预后非常差。孤立性颅骨缺损且无脑组织膨出时称为脑膜膨出，其神经系统预后可能是很好的。

2. 脊柱

正常的脊柱横切面显示完整的皮肤，各节段强回声点间互相对应。长轴切面显示两侧强回声中心互相平行走行。脊柱裂的横切面显示两侧强回声中心间距离变宽。可见脊髓脊膜膨出囊。在冠状切面上，正常情况下骨化中心平行走形延伸至背部，在脊柱裂缺损区域骨化中心间距离变宽。矢状面也可见膨出囊。无膨出囊的开放性脊柱裂称为脊髓裂，两者预后相同[82]。足内翻和下肢运动障碍表明下肢运动功能预后不良。

20 世纪 80 年代，当人们发现患脊柱裂胎儿在大脑和颅骨有明显的继发性改变时，超声诊断脊柱裂的灵敏度显著提高[83]。这些异常包括前额颅骨变窄（柠檬头征），脑室扩张，小脑和颅后窝异常。小脑变形后缩，颅后窝完全消失，即 Arnold-Chiari Ⅱ 型畸形，称为香蕉征。

3. 胸腔

(1) 膈疝：心脏移位、偏离中线是膈疝或肺部肿物的征象，如先天性肺囊腺瘤样畸形（congenital pulmonary airway malformation，CPAM）或支气管肺隔离症。这些情况致使重要的胸腔结构被挤压或移位，可能危及生命。胸部占位性病变会严重影响肺的生长发育。肺部肿物压迫食管可引起羊水过多。中央静脉和淋巴管受到类似压力时可导致胎儿全身水肿而死亡。

膈疝时，心脏受压并向膈疝部位的对侧移位，75% 的病例发生于左侧。四腔心切面上出现肠、胃和其他腹部器官时可与其他胸部肿物相鉴别。典型的左侧膈疝时中腹部平面不显示胃泡，右侧膈疝时胃泡向右侧移位。脐静脉肝内段通常向缺损的一侧移位，约半数病例可见肝脏不同程度的疝入胸腔。超声不易观察到患侧的肺组织，对侧肺组织可能很小。胃肠道移位常导致吞咽异常，多发展为羊水过多。新生儿存活率最重要的决定因素是有无其他严重异常，特别是心脏或基因异常，以及肝脏是否疝入胸腔。膈疝对侧肺组织的相对大小可以通过肺头比（lung-head ratio，LHR）来评估。肺头比是在四腔心切面用肺的两个垂直直径的乘积除以头围。

(2) 肺肿物：CPAM 表现为实性或多房囊性肺肿物，几乎均为单侧且局限于某一肺叶。常可见纵隔移位，伴对侧肺组织受压。偶有非免疫性水肿，与预后不良有关。看起来体积很大的 CPAM 随着妊娠的进展可自行消退，临床医生在未进行连续监测时应慎重考虑预后不良结局的可能性[84]。瘤头比（chest volume ratio，CVR）是预测 CPAM 预后的有效指标。计算公式为肿物的前后径 × 左右径 × 上下径 × 0.52/ 头围。CVR 大于 1.6 提示胎儿水肿和分娩时呼吸窘迫的风险增加，可能需要早期手术；CVR 小于 0.91 者预后良好[85]。

(3) 肺隔离症是一种先天性非发育畸形，肺组织团块起源于前肠，独立于正常肺组织之外。隔离肺组织与气管支气管树不相通，直接接受主动脉的血液供应。超声表现为胸腔内或腹腔内的强回声肿块，通常位于横膈上方或下方。彩色多普勒超声可显示其异常的供血血管，与 CPAM 相鉴别。隔离肺通常须在儿童期切除，但很少引起产前并发症[86]。

(4) 心脏和流出道：除了观察心脏在胸腔的位置，心脏的轴向也很重要。超声医生必须根据胎儿的方位，而不是器官的位置，来识别胎儿的左右。否则，易漏诊内脏转位等异常。

诊断先天性心脏病一般从四腔心切面开始（图 9-26）。可在四腔心切面发现异常的畸形包括房间隔缺损、室间隔缺损（ventricular septal defect，VSD）和左心发育不良综合征。室间隔缺损占先天性心脏病的 20%～30%。四腔心切面常可发现大的缺损，但即便是经验丰富的操作者也会漏诊小的缺损。四腔心切面无法显示一些位于前面膜部的缺损。产前超声最易发现的间隔缺损是房室间隔缺损，表现为房间隔和室间隔间存在非常明显的大缺损，并且仅有一组房室瓣。这种特殊的病变与唐氏综合征有很强的相关性，约半数的病例都有唐氏综合征。近一半的 VSD 合并其他更复杂的畸形。房间隔缺损与正常未闭的卵圆孔很难区分。

正常情况下左心室大小与右心室相当，当四腔切面左心室比例非常小时，应怀疑左心发育不良综合征。为了更好地显示其特征，观察流出道是至关重要的（图 9-27 和图 9-28）。左心发育不良综合征中，与肺动脉和动脉导管相比，升主动脉和主动脉弓非常狭窄。

如果不评估心室流出道，可能漏诊许多相对常见的严重先天性心脏病。法洛四联症就是一个很好的例子，它包括室间隔缺损、肺动脉狭窄和主动脉骑跨在室间隔缺损上。三血管切面是帮助筛查流出道异常的重要轴位切面。三血管切面上，肺动脉和升主动脉的内径比例大致相同。三血管切面发现这些血管的内径比例异常时，应考虑法洛四联症和左心发育不良综合征。

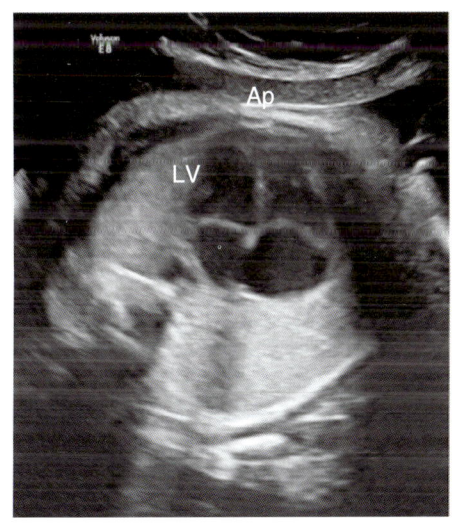

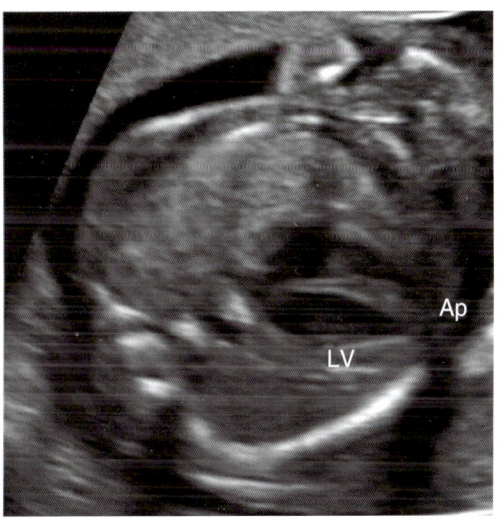

▲ 图 9-26 正常四腔心切面图

左图胎儿为头位，胎儿左侧朝向屏幕上方。右图胎儿为臀位。心脏位于胸腔中部，轴线与中线间角度为 45°。图中标注了左心室（LV）和心尖部（Ap）

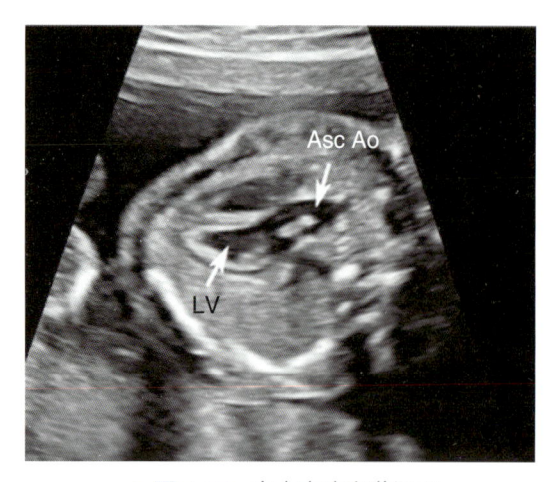

▲ 图 9-27　左心室流出道切面

图中标注了左心室（LV）和升主动脉（Asc Ao）

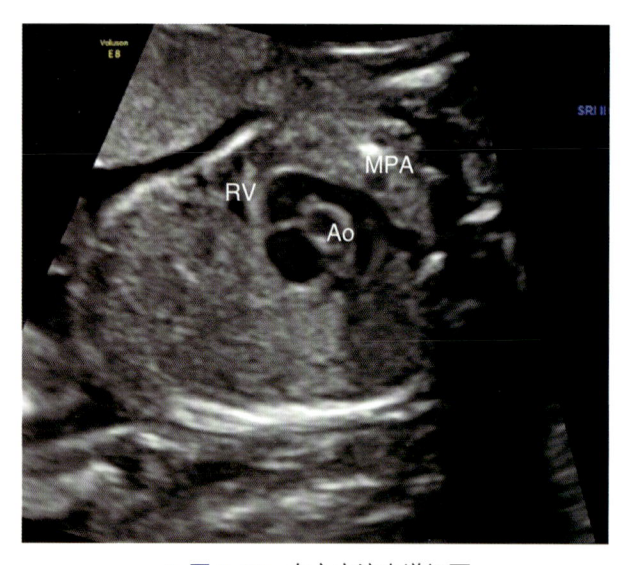

▲ 图 9-28　右心室流出道切面

主肺动脉（MPA）起源于右心室（RV），在分叉前越过升主动脉（Ao）前方

大动脉转位时四腔心切面可正常，而流出道切面上表现为主动脉和肺动脉相互平行而不是交叉走行。可以从头、颈动脉的弓形形状识别主动脉。主动脉起源于右心室，走行于主肺动脉前方，主肺动脉起源于左心室后方。40% 的大动脉转位病例并发室间隔缺损。

4. 腹腔

孕早期之后，胎儿的胃应始终可见。如果胃泡很小或不显示，观察 30~60min 后还不充盈，应怀疑食管闭锁。在大多数情况下，超声显示羊水过多，这是由于胎儿不能正常吞咽羊水造成的。胎儿胃泡不显示合并羊水过少时一般不考虑胃肠道病变，而只是说明缺乏胎儿可吞咽的液体。

孕晚期超声较易诊断胎儿十二指肠闭锁。双泡征中两个相邻囊肿分别代表充满液体的扩张胃泡和近端十二指肠，是十二指肠闭锁的典型表现和诊断依据。常合并羊水过多，30% 的病例为 21 三体综合征。远端的小肠梗阻较十二指肠闭锁少见，超声表现为多处肠蠕动亢进的扩张小肠。羊水过多的程度取决于梗阻部位与胃之间的距离。

腹壁缺陷：脐膨出是一种以腹膜包裹的腹内容物疝入脐带根部为特征的腹壁缺陷。最常见的疝内容物是肠襻、胃和肝脏。伴有脐膨出的新生儿出生缺陷率为 75%，20% 病例伴有核型异常[87]。这些问题是导致死亡的主要原因。

腹裂是脐旁右前腹壁缺陷，并伴有腹腔脏器外翻。腹裂与脐膨出的区别在于腹壁脐带插入点正常，疝出的内脏没有腹膜覆盖。最常累及肠管，但肝脏、胃和膀胱也可暴露于腹腔外。由于腹壁缺损处导致的阻塞或闭锁，腹腔内外的肠襻和胃可能扩张。腹裂很少与染色体异常相关，通常不合并消化道外的异常[88]。

5. 泌尿系统

(1) 肾脏：双侧肾发育不全表现为无羊水，胎儿膀胱不充盈，胎儿腹部双侧肾窝处肾缺如。要明确诊断很困难，因为羊水过少十分影响超声检查，而且盘状肾上腺容易与胎儿肾脏混淆。应用彩色多普勒确认肾动脉是否存在非常有助于判断肾缺如（图 9-29）。肺发育不良与双侧肾不发育密切相关，是活产儿死亡的原因。肺发育不良时，超声显示为胸腔狭小，呈钟形。

常染色体隐性遗传性多囊肾的特征是正常肾实质被小囊肿取代，大多数小囊肿肉眼不可见。肾脏肿大，回声增强。多数病例中，胎儿肾脏无功能，膀胱不充盈，无羊水产生。这些新生儿死于肺发育不良。

多囊性肾发育不良是一种散发性疾病，其特点是肾内出现无数大小不等、互不相通的囊肿。囊肿之间的肾实质回声增强。多囊性肾发育不良可以是双侧的、单侧的或节段性的。受累肾脏的体积可明显增大。这种情况应与尿道扩张相鉴别，后者肾实质正常，肾盂扩张且与肾盏扩张相通。双侧肾脏多

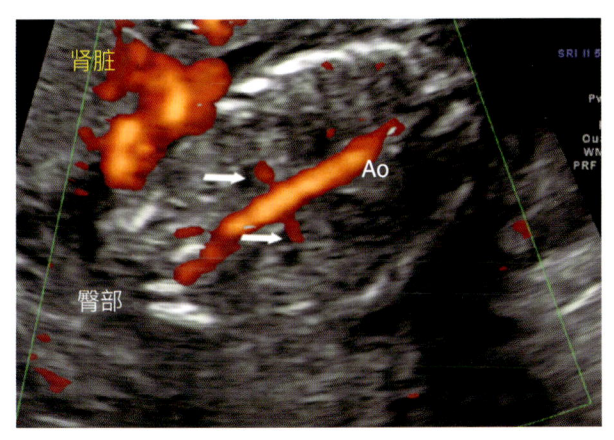

▲ 图 9-29 冠状切面显示肾动脉（白箭）起自降主动脉（Ao）

此切面图有助于在肾脏轮廓不清晰的孕周时确认肾脏的存在

囊性发育不良时不产生尿液，所以膀胱不显示且无羊水。与肾脏不发育类似，单侧肾脏疾病时膀胱充盈和羊水量可正常，预后良好。

尿路扩张是产前超声最常见的异常之一。

肾盂内常可见尿液存在，在一定程度上是生理性的。肾盂"过度"扩张表明可能存在严重的尿路异常。最近的共识试图将测量方法纳入共识，建立术语，指导后续工作[89]。共识推荐应用"尿路扩张"（urinary tract dilation，UTD），不鼓励使用"肾盂积水"、"肾盂扩张"和"肾积水"等术语。UTD 分为 UTD A1（尿路病变低风险）和 UTD A2～3（尿路病变风险增加）。当 28 周前肾盂前后径在 4～7mm，28 周后在 7～10mm 时，为 UTD A1（图 9-25）。测量肾盂时，胎儿脊柱应在超声图像的 12 点或 6 点方向。当肾盂在 28 周前大于 7mm 或 28 周后大于 10mm 时，为 UTD A2～3。肾盏周围扩张、回声增强、肾实质呈囊性或变薄、输尿管扩张、膀胱异常或不明原因的羊水过少等表现也是 A2～3。

共识中的简单算法可指导 UTD 胎儿的产前和产后初步评估。28 周前发现 UTD A1 时，32 周时应复查。如果 UTD A1 持续存在，则无须进行进一步的产前复查，产后随访即可。如果 32 周时 UTD A1 消失，产前或产后均无须复查。UTD A2～3 的胎儿，需定期进行产前和产后检查，但几乎不需要调整产科管理方案。

产前诊断 UTD 和实施本规定的目标是对可能导致产后损害或需要手术的病变具有较高的敏感性。可能导致 UTD 的情况包括肾盂输尿管连接处阻塞或膀胱输尿管反流。输尿管扩张表明可能存在膀胱输尿管反流、膀胱出口梗阻或输尿管膀胱连接处梗阻。输尿管膀胱连接处梗阻通常与集合系统重复畸形有关。输尿管膀胱插入点处可形成输尿管囊肿。

(2) 膀胱：下尿路梗阻（lower urinary tract obstruction，LUTO）最常见于男性胎儿，多由后尿道瓣膜引起。后尿道的膜样结构引起不同程度的尿道梗阻。复杂的泌尿生殖道畸形也可导致膀胱出口梗阻，常见于女性患儿。当膀胱异常增大且不能正常排空时，超声诊断为膀胱出口梗阻。严重梗阻时，可以合并羊水过少、输尿管扩张、肾盂积水和肾脏囊性发育不良。当孕早期就出现完全性尿道梗阻时，输尿管反流会对肾脏造成不可逆的损害。由此引起的羊水过少导致致命性的肺发育不良。梅干腹综合征发生于男性胎儿，其超声表现与膀胱出口梗阻相同。然而，梅干腹综合征的膀胱排空障碍是由膀胱的神经肌肉缺陷所致，而不是尿道的物理性梗阻。

6. 骨骼

多数确诊的骨骼发育不良的病例中，长骨明显异于正常，测量值远低于正常范围。当常规测量股骨时获得的结果比预期的胎龄少几周时，应引起重视。已有表格定义了所有长骨的正常长度范围。大多数长骨对照表中，妊娠 28 周前的置信区间下限滞后约 2 周，妊娠 28 周后为滞后 3 周。因此，当股骨长度比预期短 2～3 周时，应详细检查胎儿解剖结构，尤其是长骨。股骨/足长比接近 1 时通常胎儿是正常的，或仅仅是天生的长得小。

软骨发育不全是骨骼发育不良最常见的形式，与正常寿命有关。超声表现为长骨严重缩短，头部相对较大，前额突出，羊水过多。虽然软骨发育不全为常染色体显性遗传，但 80% 的病例是由基因突变引起的。

成骨不全症是骨骼发育不良的一种，其特征是骨基质的生物化学成分异常。严重者致命，肺发育不良，肢体极短，可见多发骨折和骨骼脱钙。轻度成骨不全者少有骨折，甚至没有骨折，股骨弯曲，肢体长度接近正常范围。

致死性侏儒是最常见的致死性骨骼发育不良，

长骨极度缩短。股骨弓形弯曲，呈老式的电话听筒征。胎儿的胸部狭小，导致致命的肺发育不良，腹部和头部显得相对增大。约 1/6 的病例中，头颅呈三叶草状。常合并脑积水、前额突出和羊水过多。

仅根据超声检查结果难以明确诊断骨骼发育不良。通过羊水标本进行的骨骼发育不良检查通常是诊断性的。

下肢的冠状切面是诊断马蹄内翻足的最佳切面，胫骨和腓骨的长轴均应显示。正常足底与此平面垂直，但内翻足向下并向内旋，与下肢长骨共同显示在冠状切面上。孕晚期或羊水过少时，很难诊断马蹄内翻足。

7. 胎儿水肿

胎儿水肿是指新生儿全身水肿，表现为皮肤水肿和体腔内的液体积聚，包括胸膜腔、心包腔和腹膜腔（图 9-30）。在引入 Rh 免疫预防之前，大多数水肿是由胎儿成红细胞增多症引起的（见第 40 章）。目前，绝大多数水肿病例是非免疫因素引起的。随着诊断方法的改进，大多数非免疫性积水的病因可以明确。框 9-3 列出了非免疫性水肿的常见原因。

十、胎儿磁共振的补充应用

当超声检查获取的诊断信息不足时，胎儿 MRI 在一些情况下可能是有用的[90]。MRI 在产前诊断中应用最多的是胎儿脑成像。Rossi[91] 的文献系统综述认为，在超声发现异常后进行 MRI 检查时，两种检查方式间的一致性为 65%（即 MRI 证实超声检查的阳性结果）。约 50% 超声怀疑异常的报告病例中 MRI 检查结果为阴性，MRI 检出了近一半超声漏诊的脑中线异常。据报道，在 30% 的不一致病例中，超声和 MRI 之间的差异足以改变咨询和治疗方案。许多严重影响出生后神经发育的异常，如脑皮质的异常，可以通过孕晚期 MRI 诊断，而不是超声检查。MRI 的其他用途详见框 9-4。

需要强调的是，MRI 的有效性取决于图像质量和负责督导、解释检查结果的放射科医生的经验。磁共振成像不应用作筛查试验，而应作为超声专家检查结果的补充应用[92]。

十一、出生缺陷产前诊断的临床价值

大多数准父母都想在妊娠期尽早知道胎儿是否有严重问题。产前诊断使家庭和临床医生有时间收集胎儿异常相关的完整信息，以便制订治疗方案，父母可进行必要的心理建设，探讨是否终止妊娠或仅为严重缺陷的新生儿提供舒适的护理。准备继续

框 9-3　胎儿水肿的原因
• 双胎输血综合征
• 染色体异常
• 心脏结构畸形
• 心律失常，尤其是快速性心律失常
• 心脏肿瘤
• 肿瘤或血管畸形导致的高血容量输出
- 骶尾部畸胎瘤
- Galen 静脉畸形
- 胎盘绒毛膜血管瘤
- 双胎反向动脉灌注序列征
• 胎儿贫血
- 细小病毒感染
- 珠蛋白生成障碍性贫血
- 胎母输血综合征
• 其他感染
- TORCH
- 梅毒
• 胸部肿物
- 先天性囊性腺瘤样畸形
- 肺隔离症

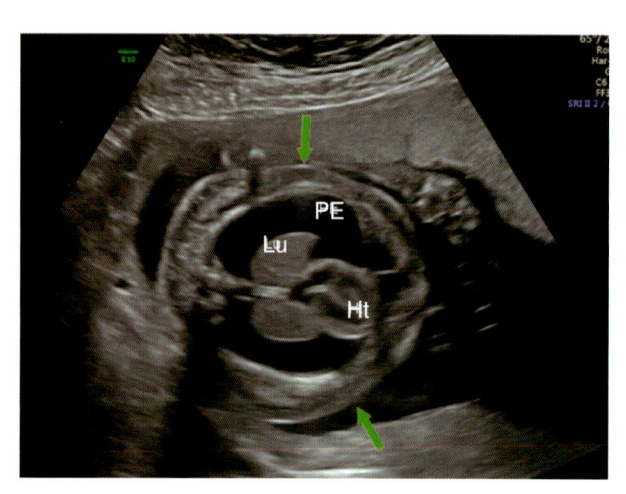

▲ 图 9-30　胎儿胸部横断面观察
皮肤水肿（绿箭）伴有双侧胸腔积液（PE）。心脏（Ht）和肺（Lu）被标记

TORCH. 弓形虫、其他感染、风疹病毒、巨细胞病毒、单纯疱疹病毒

> **框 9-4　MRI 可能有益的适应证**
>
> - 脊柱裂：记录开放性缺损的程度，确认有无 Chiari Ⅱ 型畸形，鉴别脊髓脊膜膨出与其他病变
> - 颈部面部异常和肿瘤：有助于明确胎儿气道情况，对指导新生儿的即时护理至关重要
> - 先天性膈疝：确认肝脏是否在胸腔内，计算肺容积
> - 骶尾骨畸胎瘤：与末端神经管缺陷鉴别，确定肿瘤内部成分，明确椎管或其他盆腔结构受压的证据
> - 腹盆腔肿物：明确肿块的位置（如腹膜后），怀疑泄殖腔畸形时识别盆腔器官

妊娠并对新生儿积极治疗的家庭，可选择合适的时机在高危围产期中心分娩，以便新生儿得到最佳护理。对于许多遗传性疾病，明确诊断对于评估下次妊娠的复发风险和其他家庭成员是否有风险至关重要。产前及时发现胎儿缺陷大大增加了基因检测或尸检的机会。

产前手术治疗对脊柱裂等缺陷是有效的。产前手术可以减少产后脑室分流的需求，并可能改善肢体的运动功能[93]。然而，产前手术会显著增加早产和其他产科并发症的风险。为了平衡风险，使孕妇收益最大化，对孕妇进行手术的适应证进行了严格的限制。

越来越多的有异常胎儿的家庭被转到胎儿中心，由多个学科的专家帮助明确诊断，提供及时的连续性咨询，确定治疗方案。胎儿中心的协调护理可以使胎儿获得更好的结局。同样重要的是，胎儿中心为患者提供了一个"家"，解决客观存在的困难的同时也满足了情感需求。

要　点

- 超声医师应熟练掌握超声的基本物理知识、设备调节和扫查技术，以期获得优质的超声图像。
- 标准化产科超声检查的所有要素对临床管理都至关重要，不容忽视。
- 大多数出生缺陷发生于低风险孕妇的胎儿中，所有的标准化检查都应该包括全面的解剖学结构检查。
- 负责操作和解释产前超声检查的医师应该有专业的培训和临床经验。
- 恰当的超声检查文件存档有助于良好的医疗护理工作。
- 孕早期通过超声检查测量推算妊娠日期是最准确的。指南确定了在哪些情况下应用超声估测妊娠日期会优于月经日期。
- 超声估测胎儿体重在预测肩难产和其他巨大儿相关并发症方面的临床价值有限。
- AIUM 和 ACOG 不鼓励将超声应用于以娱乐性为主的非医疗性检查。
- 超声检测出生缺陷的敏感性取决于检查医师的专业水平和胎儿检查中坚持有序的结构化筛查。
- 孕早期非整倍体筛查需要经过正规的培训和专业认证。
- 产前超声检查医师应该熟知规范化的超声检查可能发现的情况。

第 10 章 基因筛查与诊断
Genetic Screening and Diagnosis

Deborah A. Driscoll　Joe Leigh Simpson　著

张俊荣　译　　马琳琳　校

英汉对照

acetylcholinesterase	AchE	乙酰胆碱酯酶
alpha fetoprotein	AFP	甲胎蛋白
American College of Medical Genetics and Genomics	ACMG	美国医学遗传学和基因组学学院
American College of Obstetricians and Gynecologists	ACOG	美国妇产科医师学会
assisted reproductive technology	ART	辅助生殖技术
cell-free DNA	cfDNA	游离 DNA
chorionic villus sampling	CVS	绒毛活检术
chromosomal microarray analysis	CMA	染色体微阵列分析
comparative genomic hybridization	CGH	比较基因组杂交
confidence interval	CI	置信区间
confined placental mosaicism	CPM	局限性胎盘嵌合
congenital bilateral absence of the vas deferens	CBAVD	先天性双侧输精管缺失
copy number variant	CNV	拷贝数变异
cystic fibrosis	CF	囊性纤维化
deoxyribonucleic acid	DNA	脱氧核糖核酸
early amniocentesis	EA	早期羊膜穿刺术
First and Second Trimester Evaluation of Risk	FASTER	孕早期和孕中期风险评估
fluorescence in situ hybridization	FISH	荧光原位杂交
Genitourinary	GU	泌尿生殖器
human chorionic gonadotropin	hCG	人体绒毛膜促性腺激素
human immunodeficiency virus	HIV	人类免疫缺陷病毒
human leukocyte antigen	HLA	人类白细胞抗原
individual patient data	IPD	个体患者数据
inhibin A	INHA	抑制素 A
intelligence quotient	IQ	智商
intracytoplasmic sperm injection	ICSI	单精子胞质内注射
intrauterine growth restriction	IUGR	宫内生长受限

limb reduction defect	LRD	截肢缺陷
massively parallel DNA shotgun sequencing	MPSS	高通量平行鸟枪测序
maternal serum alpha fetoprotein	MSAFP	母体血清甲胎蛋白
mean corpuscular volume	MCV	平均红细胞体积
megabase	MB	碱基
meta-analysis	MA	Meta 分析
multiples of the median	MoM	中位数的倍数
nasal bone	NB	鼻骨
National Institute of Child Health and Human Development	NICHD	国家儿童健康和人类发展研究所
neural tube defect	NTD	神经管缺陷
noninvasive prenatal screening	NIPT	无创产前筛查
nuchal translucency	NT	颈部透明带
percutaneous umbilical blood sampling	PUBS	经皮脐血取样
polymerase chain reaction	PCR	聚合酶链反应
pregnancy-associated plasma protein A	PAPP-A	妊娠相关血浆蛋白 A
preimplantation genetic testing	PGT	植入前基因检测
quantitative polymerase chain reaction	QPCR	定量聚合酶链反应
randomized controlled trial	RCT	随机对照试验
single nucleotide polymorphism	SNP	单核苷酸多态性
small for gestational age	SGA	小于胎龄儿
Society of Maternal-Fetal Medicine	SMFM	母婴医学会
spinal muscular atrophy	SMA	脊髓性肌萎缩症
transabdominal chorionic villus sampling	TA-CVS	经腹绒毛取样
transcervical chorionic villus sampling	TC-CVS	经宫颈绒毛取样
unconjugated estriol	uE$_3$	游离雌三醇
uniparental disomy	UPD	单亲二倍体
variants of uncertain significance	VOUS	意义不确定的变体
whole exome sequencing	WES	全外显子测序
whole genome amplification	WGA	全基因组扩增
whole genome sequencing	WGS	全基因组测序

摘 要

基因筛查的目标是确定有可能生下遗传性疾病、染色体异常或出生缺陷的孩子的个人或夫妇。理想情况下，筛查应在受妊娠前进行，以确保夫妇充分了解其生育选择，包括植入前遗传学筛查和诊断，在妊娠期间筛查应尽可能早，允许夫妇有机会考虑非整倍体筛查和产前诊断。基因筛查从个人史和家族史开始，如有必要，可以进行遗传咨询。大约 3% 的活产婴儿会有严重的先天性异常，这些异常中约有一半是在出生时检测到的，是由遗传原因引起的，包括染色体异常、单基因突变或多基因/多因素遗传。不太常见的是，畸形可能是由非遗传原因或致畸因素造成的。利用超声和胎儿超声心动图可以发现许多先天性畸形。筛查非整倍体、遗传性疾病和结构畸形是常规产前保健的一个组成部分。如果需要，羊水、胎盘组织和脐血可以很容易地获得并分析染色体异常和遗传疾病。在本章中，我们回顾了遗传史和咨询、常见染色体异常、孟德尔病、非整倍体和携带者筛查、细胞遗传学和分子遗传学检测、整外显子组测序、产前和植入前遗传学诊断检测技术。

关键词

非整倍体筛查；携带者筛选；染色体异常；神经管缺陷；植入前基因检测；产前基因诊断

基因筛查的目标是确定有可能生下遗传性疾病、染色体异常或出生缺陷的孩子的个人或夫妇。理想情况下，筛查应在妊娠前进行，以确保夫妇充分了解其生育选择，包括植入前遗传学筛查和诊断，在妊娠期间筛查应尽可能早，允许夫妇有机会考虑非整倍体筛查和产前诊断测试。基因筛查从个人史和家族史开始，如有必要，进行遗传咨询。大约 3% 的活产婴儿会有严重的先天性异常；这些异常中约有一半是在出生时检测到的，是由遗传原因引起的，如染色体异常、单基因突变或多基因/多因素遗传。不太常见的情况是，畸形可能是由非遗传原因或致畸原引起的（见第 7 章）。利用超声和胎儿超声心动图可以检测许多先天性畸形（见第 9 章）。筛查非整倍体、遗传性疾病和结构异常是常规产前保健的一个组成部分。如果需要，羊水、胎盘组织和脐血可以很容易地获得并分析染色体异常和遗传疾病。在本章中，我们回顾了遗传史和咨询、常见染色体异常、孟德尔病、非整倍体和携带者筛查、细胞遗传学和分子遗传学检测、全外显子测序（whole exome sequencing，WES）以及产前和植入前基因诊断检测技术。

一、遗传史

产科医生/妇科医生应尝试全面了解个人史和家族史，以确定女性及其伴侣或亲属是否患有遗传性疾病、出生缺陷、智力残疾或精神疾病，这些疾病可能会增加他们生育受影响子女的风险。

临床医生应调查一级亲属（兄弟姐妹、父母、子女）、二级亲属（侄子、侄女、阿姨、叔叔、祖父母）和三级亲属（表亲，尤其是母亲方面的亲戚）的健康状况。遗传性疾病的阳性家族史可能需要转诊给临床遗传学家或遗传顾问，他们可以准确评估有受影响后代的风险，并确定基因筛查和测试选项。在某些情况下，遗传史可能直接提示产科医生关于疾病的再发风险。例如，如果二级或三级亲属中存在出生缺陷，如唇腭裂或神经管缺陷，则该异常的风险通常不会比一般人群显著增加。与此相反，发现患有囊性纤维化（cystic fibrosis，CF）等常染色体隐性疾病的二级亲属会增加受影响后代的风险；因此，应该考虑更广泛的遗传咨询。应注意反复自然流产、死产和异常活产婴儿等不良妊娠结局。有此类病史的夫妇应进行染色体检查，以排除平衡易位（见第 33 章）。

应记录父母的年龄。母亲年龄越大，非整倍体的风险越高[1, 2]。一些研究表明，男性 60—70 岁时，精子的非整倍体频率增加。然而，与背景相比，风险仅略微增加，而且数据并不表明非整倍体活产儿的风险会随着父亲年龄的增加而增加。父系年龄效应与某些常染色体显性遗传疾病（如软骨发育不全和颅缝骨病）的散发性基因突变的总风险（40 岁以上男性为 0.3%～0.5% 或更低）相关。虽然超声检查可以检测到某些异常情况，但不存在与高龄父亲年龄相关的特殊筛查试验（见第 9 章）。

还应记录种族血统，因为某些遗传疾病在特定的族裔群体中增加，这将在本章中讨论。这样的问题也适用于配子捐赠者。

二、遗传咨询

尽管存在需要转诊给临床遗传学家或遗传顾问的情况，但产科医生将所有需咨询的患者转诊是不切实际的。产科医生应该能够在进行非整倍体和

NTD 筛查试验、携带者筛查之前为患者提供咨询。咨询的关键是用患者容易理解的术语进行沟通。预先打印的信息、视频和精选的涵盖常见遗传疾病的网站都很有用，而且还有一个额外的优势，即强调给定的问题不是唯一的。应要求携并复习医疗记录以确认诊断。可能有必要由专门的专家检查受累个体并进行确认性诊断试验，可能还需要检查一级亲属以发现细微的发现。这尤其适用于常染色体显性遗传疾病，如神经纤维瘤病或马方综合征。准确的咨询需要明确的诊断。然而，医生应毫不犹豫地承认是否无法确定最终诊断。

在遗传咨询中，临床医生应提供准确的遗传信息，并概述筛查和检测的选择，而无须指定。当然，完全非指导性的咨询可能是不现实的。尽管很难保持真正的客观，临床医生应该尝试以非指导性的方式提供信息，然后支持夫妇的决定。

三、染色体异常

对于提供非整倍体基因筛查或在妊娠期或分娩时可能遇到异常胎儿或婴儿的产科医生来说，有关常见染色体疾病的基本知识是必不可少的。随着染色体微阵列在产前诊断中的应用越来越多，产科医生必须熟悉染色体数量和结构异常的临床意义。

新生儿染色体畸变的发生率为 1：160。此外，超过 50% 的孕早期自然流产和至少 5% 的死产婴儿的原因为染色体异常（见第 33 章和第 34 章）。最常见的染色体异常是常染色体三体（表 10-1）。常染色体三体通常是由于不分离产生的配子有 24 条染色体而不是 23 条染色体，这导致一个合子中有 47 条染色体。这种错误最常发生在母细胞减数分裂期间，众所周知，这与母体年龄效应有关。表 10-2 显示了唐氏综合征和其他非整倍体的发病率随母亲年龄增长逐年增加[1]。孕中期的发病率比足月高约 30%，这反映了整个妊娠期的致死率[2]。有些三体分裂（如 16 三体）几乎只发生在母体减数分裂中，通常是母体减数分裂 I 期。对少数染色体来说，在减数分裂 II 期（如 18 三体）中错误发生的频率相对较高，而在其他染色体中，父系减数分裂中的错误并不罕见（如 2 三体）。常染色体三体可复发，18 三体或 21 三体的复发风险约为 1%。这表明遗传因素干扰减数分裂，这一现象为有一次非整倍体妊娠史的患者提供后续

表 10-1 常见常染色体三体的发病率和临床特征

常染色体三体	活产婴儿发病率	临床特点
21 三体	1：800	• 面部特征：短头，睑斜裂，内眦褶，宽鼻梁，舌突出，小耳朵低耳位，虹膜刷状斑 • 骨骼特征：宽而短的手指（短食指症），斜指畸形（因中指骨畸形导致第五指弯曲），第五个手指上有一个弯曲折痕，前两个脚趾之间有宽阔空间 • 心脏缺陷，十二指肠闭锁，新生儿张力过低 • 易发生呼吸道感染和白血病 • 平均生存期延长到 50 岁左右 • 平均智商是 25~70
13 三体	1：20 000	• 前脑无裂，眼部异常（小眼症、无眼症或缺损），唇腭裂，多指，心脏畸形，头皮皮肤缺损，面部或颈部血管瘤，耳郭低垂和摇椅足（凸底和突出的脚跟） • 宫内和产后生长受限 • 严重智力障碍
18 三体	1：8000	• 面部特征：小头，突出的枕骨，低矮且尖的黄褐色耳朵，小颌 • 骨骼异常：重叠的手指（V/IV，II/III），胸骨短，盾胸，骨盆狭窄，人腿外展受限或先天性髋关节脱位，脚掌摇动，跟骨突出，短背跗趾（锤状趾） • 心脏缺陷，肾脏异常 • 宫内生长受限，发育障碍

产前遗传筛查或检测提供了依据。

除了染色体数目异常外，还可能发生染色体结构异常，如易位、缺失和重复。由于 2 条或多条染色体之间的交换而导致平衡易位的个体通常表型是正常的。然而，这些个体后代配子不平衡的风险增加，这可能导致反复妊娠丢失、胎儿死亡、先天异常和智力残疾。染色体微缺失微重复可导致一些可识别的综合征（如 22q11 缺失综合征），并可能导致结构畸形，以及认知、行为和神经心理问题。

表 10-2 产妇分娩年龄和染色体异常（活产）

母亲年龄	唐氏综合征风险	任何染色体异常的风险
20	1：1667	1：526[a]
21	1：1667	1：526[a]
22	1：1429	1：500[a]
23	1：1429	1：500[a]
24	1：1250	1：476[a]
25	1：1250	1：476[a]
26	1：1176	1：476[a]
27	1：1111	1：455[a]
28	1：1053	1：435[a]
29	1：1100	1：417[a]
30	1：952	1：384[a]
31	1：909	1：385[a]
32	1：769	1：322[a]
33	1：625	1：317[a]
34	1：500	1：260
35	1：385	1：204
36	1：294	1：164
37	1：227	1：130
38	1：175	1：103
39	1：137	1：82
40	1：106	1：65
41	1：82	1：51
42	1：64	1：40
43	1：50	1：32
44	1：38	1：25
45	1：30	1：20
46	1：23	1：15
47	1：18	1：12
48	1：14	1：10
49	1：11	1：7

a. 47，XXX 不包括 20—32 岁（数据不可用）。由于某些区间的样本量相对较小，置信限有时相对较大。尽管如此，这些数据还是适合遗传咨询

引自 Hook EB. Rates of chromosome abnormalities at different maternal ages. *Obstet Gynecol*. 1981;58:282; and Hook EB, Cross PK, Schreinemachers DM. Chromosomal abnormality rates at amniocentesis and in live-born infants. *JAMA*. 1983;249:2034.

本部分回顾了产科医生可能遇到的常见的常染色体三体性疾病和性染色体异常，并讨论了缺失和重复的临床意义。

（一）常染色体三体

1. 21 三体

21 三体（唐氏综合征）是最常见的常染色体三体疾病，有特殊面容和先天性异常（图 10-1 和表 10-1）。唐氏综合征与产妇高龄的关系众所周知（表 10-2）。大约 95% 的病例为 47 条染色体（47，XX，+21 或 47，XY，+21），通常是减数分裂 I 期分裂异常导致。2%～4% 的唐氏综合征为 21 号染色体的嵌合体，智商相对较高（70～80）。唐氏综合征的女性患者通常有生育能力，但很少生育，她们的后代大约 30% 也是 21 三体。男性不育。

常见与唐氏综合征相关的易位（散发性或家族性）涉及 14 号和 21 号染色体。一对父母可能有相同的易位 [45t（14q；21q）]，称为罗伯逊易位。女性罗伯逊易位携带者后代患唐氏综合征的经验风险约为 10%，男性易位携带者为 2%。一个潜在的问题是，二倍体（46，XX 或 46，XY）的后代实际上可能是单亲二体性（uniparental disomy，UPD），在这种情况下，给定的一对染色体都来自父母中的一方。

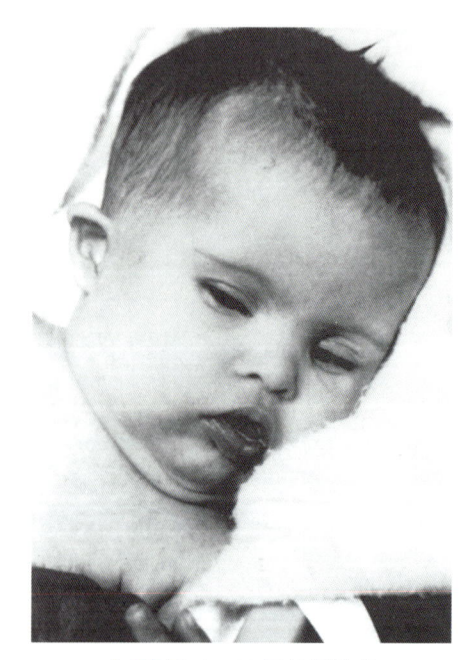

▲ 图 10-1　21 三体新生儿

引自 Simpson JL, Elias S. *Genetics in Obstetrics and Gynecology*. 3rd ed. Philadelphia: WB Saunders; 2003:24.

在对65名罗伯逊易位携带者的研究中，仅观察到一个UPD病例（0.6%）[3]。根据对357例遗传性和102例新发罗伯逊易位病例的UPD检测报告，作者得出结论，UPD的总体风险约为3%。

导致唐氏综合征的其他结构重排包括t（21q；21q）和涉及21号染色体和其他近端着丝粒染色体（13、15或22）的易位。在t（21q；21q）携带者中，仅产生三体或单体合子，后者可能表现为临床前胚胎丢失。患有其他易位的父母生育唐氏综合征后代的经验性风险较低。

2. 13三体

13三体的发生率约为1/20 000活产儿。表10-1总结了13三体的临床特征。大多数病例是由于母源性染色体不分离引起的（47，+13）。罗氏易位导致的病例不到20%，而且总是与13~15号染色体在着丝粒区连接有关。如果父母双方都没有重排，后代患病的风险不会增加。如果父母中的任何一方有13q；14q的平衡易位，受影响后代的复发风险会增加，但仅增加1%~2%。唯一的例外是13q；13q亲本易位，其不形成正常配子。对于13三体的活产婴儿来说，存活超过3年的情况非常罕见。

3. 18三体

18三体发生率约为1/8000活产儿（表10-1）。死产并不少见。胎动微弱，约50%在分娩期间出现胎儿状态不稳定。对于活产婴儿，平均存活率以月为单位，可见明显的发育和生长迟缓。约80%的18三体病例是由原发性不分离（47，+18）引起的，常由于母体二次减数分裂不分裂导致。复发风险约为1%。

4. 其他常染色体三体

除21、13、18三体外，其他常染色体三体通常以流产告终。在少数活胎中可检测到其他三体（8、9、14、16和22），通常与正常细胞系（46条染色体）结合形成嵌合体。他们都表现出一定程度的智力残疾、各种结构异常和宫内生长受限。

（二）常染色体缺失和重复

许多染色体的缺失或重复与已知的遗传疾病有关（表10-3）。尽管其中一些可以通过常规核型检测诊断，但大多数要通过染色体微阵列（chromosomal microarray analysis，CMA）分析检测，CMA可以检测到小于5Mb（500万个碱基对）的缺失和重复。常染色体缺失和重复的临床特征各不相同，但可能包括学习困难、智力障碍、神经和行为障碍、精神障碍和各种先天性异常。新的、大的（1Mb或更大）缺失或重复，也称为拷贝数变异（copy number variants，CNV），可能包含剂量敏感基因，更有可能

表10-3 常见缺失综合征

染色体区域	综合征	临床特点
4p16.3	Wolf-Hirschhorn	宫内发育迟缓、发育不良、小头畸形、发育迟缓、张力过低、认知缺陷、癫痫、心脏缺陷、泌尿/生殖系统异常
5p15.2	Cri du chat	小头畸形、小于胎龄儿、张力过低、猫叫声、心脏缺陷
7q11.23	Williams	主动脉瓣上狭窄、高钙血症、发育迟缓、轻度至中度智力障碍、社会人格、注意力缺陷障碍、女性性早熟
15q11.2q13	Prader-Willi Angelman	Prader-Willi：张力过低、发育迟缓、身材矮小、手脚小、儿童肥胖、学习障碍、行为问题、青春期延迟 Angelman：发育迟缓、智力残疾、言语障碍、步态共济失调、快乐人格、癫痫发作、小头畸形
11p11.2	Smith-Magenis	轻度至中度智力残疾、言语和语言能力延迟、行为问题、身材矮小、对疼痛和温度的敏感性降低、耳朵和眼睛异常
20p12	Alagille	胆管缺乏、外周肺动脉狭窄、心脏缺损、椎体和泌尿/生殖系统异常
22q11.2	DiGeorge（腭心面）	心脏缺陷、低钙血症、胸腺发育不全、免疫缺陷、肾脏和骨骼异常、言语延迟、学习困难、心理和行为问题

具有临床意义。然而，一些小的 CNV 也可能很重要。越来越多的文献和注册机构汇编了有关产后和产前确定的 CNV 结局的数据。根据对 33 项研究的回顾，CMA 已被推荐作为对未确诊的发育迟缓、智力障碍、自闭症谱系障碍和（或）多种先天性异常的个体进行产后评估的一级检测，该研究表明 21 698 例中发现了 12.2% 致病性 CNV（比常规核型高 10%）[4]。同样重要的是，要认识到许多 CNV 没有表面上的临床意义。在某些情况下，临床意义仍然未知；这些 CNV 被称为意义不确定的变异（variants of uncertain significance，VOUS）。

由于减数分裂或有丝分裂期间由 DNA 的低拷贝重复序列介导的非等位基因同源重组，大多数缺失和重复偶尔发生，并且与父母年龄无关。尽管复发风险很低（<1%），但由于生殖嵌合的可能性，一对夫妇可能希望在未来妊娠时进行产前检查。由于 CNV 可能是家族性的，因此，当在儿童或胎儿中发现 CNV 时，建议进行父母研究。如果父母具有相同的 CNV，则对后代的风险为 50%。需要注意的是，许多缺失和重复综合征的表型变化很大，即使在同一个家族中，也可能从轻微到严重不等。在某些情况下，父母可能表现出正常的表型。无法准确预测结果会导致不确定性和焦虑加剧；因此，让患者从经验丰富的咨询师或遗传学家那里获得最新信息至关重要。

（三）性染色体异常

1. X 单体（45，X）

活产女孩中 45，X 的发病率约为 1‰。X 单体或 Turner 综合征占所有孕早期流产的 10%；超过 99% 的 45，X 在孕早期流产。通常（80%）涉及父系性染色体的丢失。嵌合（即 45，X/46，XX）很常见。

常见特征包括原发性卵巢功能衰竭、由于性腺发育不全（条索性腺）和身材矮小（<150cm）导致青春期发育缺失。X 染色体的结构异常也可能导致卵巢早衰。X 染色体的长臂和短臂都含有卵巢分化和正常身高所必需的决定因素。各种躯体异常包括肾脏和心脏缺陷、骨骼异常（肘外翻和斜指）、椎骨异常、色素痣、指甲发育不全和后发际线过低。表现为智商低于言语智商，但整体智商被认为是正常的。成人发病的疾病包括高血压、冠状动脉疾病、甲状腺功能减退症和 2 型糖尿病。

诱导青春期需要低剂量雌激素，成年期需要长期激素替代。妊娠可以通过使用捐赠的卵细胞来实现，但需要在妊娠前、妊娠期间和妊娠后仔细监测心血管状况。生长激素治疗可使最终成年身高增加 6~8cm。Turner 综合征的综合评估和临床治疗指南可用[5]。

2. klinefelter 综合征

klinefelter 综合征活产男婴的发生率大约 1‰，这是有两条或更多 X 染色体（47，XXY；48，XXXY；49，XXXXY）的结果。典型临床表现包括睾丸小、无精子症，卵泡刺激素和黄体生成素水平升高，睾酮水平降低。最常见染色体核型是 47，XXY。

智力障碍在 47，XXY 男性中并不常见，但行为问题和语言接受困难是常见的。智力障碍几乎总是与 48，XXXY 和 49，XXY 相关。骨骼、躯干和颅面异常在 47，XXY 少见，但在 48，XXXY 和 49，XXY 常见。无论染色体核型如何，klinefelter 综合征患者都为男性表型。阴茎可能发育不良，但尿道下裂不常见。通过胞质内单精子注射（intracytoplasmic sperm injection，ICSI）和其他辅助生殖技术，可能受孕。关于评估和临床管理的指南是可用的[6]。

3. 女性 X 多体（47，XXX；48，XXXX；49，XXXX）

X 染色体多体在活产女婴的发生率大约 1/800。大多数有正常的生殖系统。如果一半的母体配子携带 24 条染色体（24，XX），那么生下染色体异常的婴儿的理论风险为 50%。经验风险要小得多。躯体异常不常见，但在一些产前发现的病例中可以观察到。智商比他们的兄弟姐妹低 10~15。47，XXX 智力障碍的绝对风险不超过 10%，即使如此，智商通常为 60~80。48，XXXX 和 49，XXXXX 的个体更易出现智力障碍，并且比 47，XXX 的个体更容易发生躯体畸形。

4. 男性 Y 多体（47，XYY 和 48，XXYY）

多个 Y 染色体的存在是另一种常见的活产男婴的染色体异常（1‰）。47，XYY 的男性比 46，XY 的男孩更可能身材高大、学习障碍、语言延迟、行为和情绪困难的风险更高。这些个体具有正常的男性表型和性发育。

(四)非整倍体筛查

无论母亲的年龄如何,在妊娠期间都应常规向母亲提供染色体疾病(如 21 三体和 18 三体)的无创筛查。有几种无创筛查方法可用,它们在孕早期和中期使用游离细胞(cfDNA)、母体血清生化筛查和(或)超声检查(表 10-4)。然而,在决定哪种测试策略最能满足患者的需求和偏好时,必须考虑筛查的局限性。筛查实验不是确诊实验,无法提供确定的结果。测试前咨询应提醒测试结果父母假阴性或假阳性的可能性。非整倍体筛查试验呈阳性的女性应接受遗传咨询并提供侵入性诊断试验。

表 10-4 非整倍性筛查试验

筛查试验	21 三体检出率(%)	假阳性率(%)
孕早期 NT,PAPP-A,游离 β-hCG	82~87	5
孕中期四联筛查(MSAFP,hCG,uE₃,INHA)	81	5
续贯筛查(早孕和中孕四联筛查)	95	5
血清联合筛查(PAPP-A,四联筛查)	85~88	5
游离 DNA	99	<1

hCG. 人绒毛膜促性腺激素;INHA. 抑制素;MSAFP. 母体血清甲胎蛋白;NT. 颈部透明膜;PAPP-A. 妊娠相关血浆蛋白 A;uE₃. 游离雌三醇

引自 American College of Obstetricians and Gynecologists Committee on Practice Bulletins: Obstetrics, Committee on Genetics and Society for Maternal-Fetal Medicine: screening for fetal aneuploidy, ACOG Practice Bulletin 163, 2016.

1. 游离 DNA 分析

非整倍体的最新筛查试验是 cfDNA 分析,有时称为无创性产前筛查(noninvasive prenatal screening,NIPS)。该方法使用大量的 cfDNA 平行测序分析,并于 2011 年引入临床实践。这种检测最早可在妊娠 10 周时进行。许多研究已经证实了 cfDNA 筛查常见三体(13、18 和 21)和性染色体异常的能力,其灵敏度高,假阳性率低于 1%。但是,应告知患者 cfDNA 分析的局限性,包括假阳性或假阴性检测结果的可能性,以及确认诊断检测以确认筛查结果的必要性。

母体血浆中含有小片段的 cfDNA(50~200 个碱基对),这些 DNA 来源于母体和胎儿细胞的分解,主要来源于胎盘。使用 cfDNA 进行产前诊断的概念并不新鲜,cfDNA 已经通过识别 Y 染色体信号成功地用于确定有 X 连锁疾病风险的妊娠胎儿性别。在欧洲,非侵入性检测常用实时聚合酶链反应扩增技术来检测 RhD 阴性女性的胎儿 Rh 因子(Rh)状态。类似的方法可以用于检测一些单基因疾病。然而,筛选非整倍体需要一种不同的方法,使用高通量平行鸟枪测序(MPSS)。

检测胎儿非整倍体比检测单基因疾病更困难,因为检测胎儿三体必须反映受累和未受累妊娠之间的数量差异。利用 MPSS 技术,在一个母体血浆样本中同时对数百万个母体和胎儿 DNA 片段进行测序,该样本被分配到给定的染色体区域,并与正常个体预期的参考标准相比较进行计数。携带 21 三体胎儿的女性比携带正常胎儿的女性具有相对较多的 21 号染色体计数(转录本)。或者,一些实验室使用有针对性的方法,对特定染色体(如 18 和 21)进行排序,并调整胎儿 DNA(胎儿部分)的比例,以提供考虑到母亲年龄的患者特定风险评估。另一种方法是使用基于单核苷酸多态性(single nucleotide polymorphism,SNP)的测序,它允许检测三倍体和一些常见的缺失综合征。

许多研究已经证明,使用 MPSS 可检测胎儿 21、18、13 三体和性染色体异常。一项盲法、巢式病例对照研究纳入全球 27 家产前诊断中心的、共 4664 例 21 三体风险较高的孕妇,进行的研究证实了 cfDNA 分析作为 21 三体筛查试验的有效性。该研究中,221 例 21 三体患者中有 209 例被检出,敏感性为 98.6%,假阳性率为 0.2%[7]。随后,Palomaki 及其同事[8] 报道了该队列中所有 18 三体病例的检测结果,假阳性率为 0.28%;然而,13 三体检出率仅为 91.7%,假阳性率为 0.97%。

Norton 和同事[9] 进行了一项多中心前瞻性队列研究,即对 3200 多名接受侵入性产前诊断的高危女性进行非侵入性染色体评估(Noninvasive Chromosomal Evaluation,NICE)的研究。21 三体的敏感性为 100%,假阳性率为 0.03%,而 18 三体的敏感性为 97.4%,假阳性率为 0.07%。此外,该队列中

29% 的染色体异常是 18 三体和 21 三体以外的异常，因此向患者咨询 cfDNA 检测的局限性是很重要的。

一项队列研究对 2000 多名孕妇（平均年龄 31.8 岁）进行孕早期常规筛查（11~14 周），Nicolaides 和同事[10]证明，在低风险人群中使用 MPSS 进行 cfDNA 分析是可行的。21 三体的检出率为 100%，假阳性率为 0.1%。Norton 及其同事[11]在盲法、前瞻性多中心非侵入性三体检查（Noninvasive Examination of Trisomy，NEXT）的研究中报道了类似的结果，该研究将 15 841 名单胎孕妇（平均年龄 30.7 岁）妊娠 10~14 周时的 cfDNA 与孕早期筛查进行了比较。21 三体的阳性预测值（positive predictive value，PPV）为 80.9%（95%CI 66.7~90.9）。尽管所有的 21 三体和 13 三体病例都被检测到，但 10 例 18 三体中有 1 例漏诊，同时未检测到该研究人群中发现的其他形式的非整倍体。这表明需要告知患者筛查试验在检测所有非整倍体方面局限性。

cfDNA 筛查的另一个限制是检测失败率高达 5%。其中一个原因是胎儿 DNA 比例低，检测至少需要 4% 的胎儿比例。检测整倍体和三倍体胎儿之间微小差异的能力取决于胎儿与母体 cfDNA 的相对比例。妊娠 10~22 周的平均胎儿比例为 10%，与胎龄、母体年龄、种族/民族或胎儿核型无关[9]。胎儿比例随着母亲体重的增加而降低，如果 cfDNA 筛查在肥胖患者中失败，可能需要重新采血检测，或者提供血生化筛查和（或）超声筛查作为替代。最近的研究报道，当 cfDNA 检测失败时，非整倍体发生的频率更高，因此应该进一步考虑是否提供侵入性检测。在 NEXT 研究中，cfDNA 检测失败的患者非整倍体发生率为 2.7%，发病率为 1/38[11]；因此，应仔细考虑为这类患者提供诊断性检测。

尽管 cfDNA 筛查的假阳性和假阴性率低于序贯和中期筛查，但有报道 cfDNA 筛查结果与胎儿不一致。系统回顾了 1997—2016 年的文献，发现了 182 例假阳性和 24 例假阴性结果[12]。假阴性病例报道了 21 三体、18 三体、13 三体和这些染色体的嵌合。大约 1/3 的假阳性病例是 21 三体和 18 三体，26% 为 13 三体。其他非整倍体 3 例，多重非整倍体 8 例。本研究排除了不一致的性染色体结果。在这些病例中，只有 1/3 的病例可以从生物学或技术上解释 cfDNA 结果与胎儿之间的不一致。其中，32% 有胎盘嵌合体，48% 有母体拷贝数变异。其他的解释包括：1 例 21 三体双胞胎的消失，21 号和 18 号染色体的母亲染色体异常，9 例母亲癌症，其中 6 例有多个非染色体倍体。母亲和胎儿嵌合体为 45，X/XX 也可导致 cfDNA 假阳性结果。这些发现强调了当 cfDNA 提示染色体异常的高风险时，在妊娠终止前提供诊断性检查非常重要。需要告知患者 cfDNA 检测阴性并不能保证此次妊娠无虞，也不能提供侵入性产前诊断测试的诊断准确性，尤其是存在胎儿结构异常或有遗传疾病家族史。

美国妇产科医师学会和母婴医学会建议将 cfDNA 作为筛查非整倍体风险增加的单胎妊娠女性的选择之一，包括 35 岁及 35 岁以上的女性，以及那些具有与非整倍体相关的胎儿超声标记和结构异常的女性，之前妊娠有三体后代的女性，母亲血清筛查试验阳性的女性，或具有 21 三体风险的父母罗伯逊易位的女性[13]。美国医学遗传学和基因组学学院（American College of Medical Genetics and Genomics，ACMG）建议所有女性，无论风险状况如何，都有权选择 cfDNA 分析[14]。

多胎妊娠使用 cfDNA 分析的经验有限，Meta 分析表明 cfDNA 具有与单胎妊娠相似的敏感性和特异性[15-17]。对于双卵双胞胎，可能需要较高的胎儿比例（最低 8%）来检测定量差异。cfDNA 结果在双胎之一消失的妊娠中应谨慎解释；结果可能不一致，因为消失的双胎之一可能会继续将 cfDNA 释放到母体循环中[30]。基于 SNP 的检测可能有助于识别这种现象。

一些实验室提供选择性微缺失综合征的筛查，但是由于有限的经验和检测性能的信息不足，并没有得到大多数专业协会的认可。单独来看，这些都是罕见的疾病（1/3000~1/50 000），因此 PPV 预计较低。Petersen 等报道，选择性微缺失综合征的 PPV 为 13%，22q11.2 缺失的 PPV 为 21%，假阳性率高于普通非整倍体[18]。基于 SNP 的 22q11.2 缺失 cfDNA 检测对 10 个受影响胎儿和 390 个对照组的样本的敏感性为 97.8%，特异性为 99.75%。平均胎龄更高（21.7 周）和胎儿分数更高（16.6%）可能会影响检测性能[19]。未来可能会扩大 cfDNA 筛查，但需要测试前和测试后咨询，以确保患者了解筛查的局限性。

2. 孕早期筛查

对于非整倍体风险较低的女性来说，孕早期筛查是一个很好的筛查选择，可以在11～14周使用生化标志物、妊娠相关血浆蛋白A（PAPP-A）、游离β-人绒毛膜促性腺激素、颈后透明膜（nuchal translucency，NT）的超声测量进行筛查，所有胎儿颈部后面均存在透声间隙[13]。21三体的检出率大于80%，假阳性率为5%，而仅基于NT测量的检出率为70%[20]。在21三体中，PAPP-A水平通常降低，而hCG水平和NT测量值升高。孕早期筛查与仅孕中期筛查具有可比性或优越性，最重要的是，如果筛查结果显示胎儿存在非整倍体的高风险，它为父母提供了早期诊断的选择。然而，NT测量的强制性培训和质量保证至关重要。合并其他超声标志物，如鼻骨（nasal bone，NB）、静脉导管逆流和三尖瓣反流，可进一步提高检出率。一般来说，除了在专业中心以外，不使用这些标记。

虽然单独使用NT对21三体的检出率较低（64%～70%）[13]，不建议将其作为初级筛查试验，值得注意的是，在美国国家儿童健康和人类发展研究所（National Institute of Child Health and Human Development，NICHD）的孕早期和孕中期风险评估（First and Second Trimester Evaluation of Risk，FASTER）试验中，NT大于4mm总是与异常的无创筛查结果相关。因此，NT超过这一阈值的女性应进行诊断性检测，而不应进行血清生化筛查。NT大于3mm的孕妇中只有8%的筛查结果为阴性。当NT测量值增加而胎儿染色体核型正常时，胎儿丢失率增加，并观察到其他胎儿异常（特别是先天性心脏缺陷）和遗传综合征[22]。当NT≥3.5mm且胎儿核型正常时，建议在孕中期进行系统超声检查和胎儿超声心动图检查。

3. 孕中期血清筛查

最广泛使用的孕中期非整倍体筛查试验是所谓的四重筛查，它使用四种生化指标，包括甲胎蛋白、hCG、游离雌三醇（uE$_3$）和抑制素A（INHA）。在妊娠15～22周进行，年龄小于35岁的女性21三体的检出率约为75%，35岁及以上的女性21三体的检出率超过80%，假阳性率为5%。对于18三体，仅使用前三个标记可提供约70%的检出率。血清筛查不能检测到其他年龄相关的非整倍体形式，如Klinefelter综合征（47，XXY）。

怀有唐氏综合征胎儿的女性血清hCG和INHA水平升高。她们血清中AFP和uE$_3$水平低于未怀有唐氏综合征胎儿的孕妇。通常，18三体患者的AFP、uE$_3$和hCG水平降低。检测18三体的一种简单方法是，当这三种标志物的血清筛查低于特定阈值时［母体血清甲胎蛋白（maternal serum alpha fetoprotein，MSAFP）中位数的倍数（multiples of the median，MoM）的0.6倍；hCG，0.55MoM；uE$_3$，0.5MoM］，就提供有创性产前诊断检测[23]。使用这些阈值可检测60%～80%的18三体胎儿，羊膜穿刺术率为0.4%。Palomaki和同事[24]报道，根据三个标志物和母亲年龄计算个体风险，估计60%的18三体妊娠可以被检测到，假阳性率较低，为0.2%。个体风险评估的价值在于，通过血清筛查为18三体风险增加的孕妇中，有1/9会确诊。

混杂因素影响血清筛查，有必要调整胎龄、母亲体重、种族、糖尿病和胎儿数量。需要调整体重，因为如果不进行调整，稀释效应会导致体重较重的女性出现虚假低值，而较瘦的女性则会出现虚假高值。在患有1型糖尿病的女性（NTD风险增加的人群）中，MSAFP、uE$_3$和hCG的中位水平低于非糖尿病女性。黑种人女性胎儿NTD风险较低，MSAFP中位数高于其他种族。母亲吸烟会使MSAFP增加3%，但会使母亲血清uE$_3$和hCG水平分别降低3%和23%[25]。与自然受孕相比，试管婴儿的母亲血清hCG更高，MSAFP更低[25]。计算患病风险之前要考虑这些混杂因素。

4. 孕早期和孕中期联合筛查

已经提出，将孕早期和孕中期筛查的几种方法联合使用，以提高检出率，超过仅在任何一个妊娠期筛查所达到的检出率，检出率为88%～96%，假阳性率为5%。需要注意的是，由于假阳性率高得令人难以接受，不建议进行独立筛查（即使用孕早期和中期筛查试验分别独立评估风险）。

序贯筛查从孕早期筛查开始。根据孕早期筛查的结果，告知女性非整倍体的调整风险。如果她的风险很高（大于1/50），将进行遗传咨询和诊断测试。如果风险较低或中等，则进行中期筛查试验，并使用早期和中期筛查试验的结果来生成21三体、18三体的最终调整风险。这被称为阶梯式方法。通过孕早期筛查，并不是所有女性都要进行中期筛查，因为这只发生在中等风险的情况下；如果在孕早期筛查后风险较低，则无须进一步检测。孕早期筛查方法的检出率约为90%，阳性筛查率较低（2%～3%）。Malone和同事[26]比较了几种不同的孕早期和中期序贯筛查方法，并得出结论，最佳方法是孕早期分组筛查，将患者分为三组：①计算（NT、PAPP-A、hCG）得到女性孕早期风险大于1/30的人将接受绒毛活检术（chorionic villus sampling，CVS）；②风险低于1/1500的女性将不接受进一步检测；③所有其他女性将接受孕中期血清检测。使用这种方法，人群中只有21.8%的需要进行孕中期检测，以检测93%的21三体病例，假阳性率为4.3%；65%的病例在孕早期被发现，只有1.5%的患者进行了CVS。

在这组基于血清分析的检测中，综合筛查具有最高的理论（模型）检出率（93%～96%），采用这种方法进行的孕早期筛查，结果将被保留至孕中期筛查完成。根据早期和孕中期筛查的结果，个体仅获得21三体、18三体的单一调整风险。这种方法明显的缺点是，即使筛查结果提示21三体或18三体有很高的风险，患者孕早期也不能选择产前诊断。此外，由于一些患者未能再来进行孕中期筛查，因此并不总是达到理论检测率。

当无法获得NT测量值时，血清筛查是一种可接受的替代方法。采用这种方法，孕早期的PAPP-A和孕中期的血清生化分析被用来确定21三体的最终风险。在完成孕中期筛查后，患者得到调整风险的结果。在FASTER试验中，该方法的敏感性为88%[27]。

5. 多胎妊娠的非整倍体筛查

在双卵妊娠中，每个胎儿都有21三体的个体风险；欧洲国家唐氏综合征细胞遗传学注册中心分析发现，与年龄调整的单胎妊娠相比，双卵妊娠至少有一个胎儿患有21三体的可能性高出1/3[28]。单卵双胞胎的妊娠特异性和胎儿特异性风险与单胎妊娠相同，尽管研究发现实际风险约为单胎妊娠的1/3。使用多种血清标志物筛查唐氏综合征对双胎妊娠的敏感性低于单胎妊娠。一项研究显示在假设假阳性率为5%情况下，使用单胎妊娠的切割值，可以检测到73%的单卵双胎、43%的双卵双胎妊娠患有唐氏综合征[29]。双卵双胎检测21三体敏感性降低的原因是，一个正常胎儿和一个非整倍体胎儿同时存在会产生钝化效应。因此，应告知双胎妊娠孕妇，血清筛查的检出率低于单胎妊娠。单用NT测量对多胎妊娠和双胎妊娠同样有效，孕早期筛查可发现约70%的唐氏综合征。对2094例双胎妊娠进行回顾性研究时，将NB评估添加到NT测量中，筛查阳性率为5%，将检出率提高到87%；将血清分析物纳入回顾性研究时，检出率提高到89%[30]。尽管经验有限，但cfDNA分析可能被证明是筛查多胎妊娠的良好替代方法。Meta分析表明与单胎妊娠相似的敏感性和特异性[17]。

6. 超声非整倍体筛查

孕中期超声检查可发现与非整倍体相关的异常，如心脏缺陷或十二指肠闭锁（见第9章）。1985年，Benaceraf及其同事[31]显示，胎儿颈部皮肤皱襞厚度与21三体存在显著相关性。常见超声软指标包括NB长度、股骨或肱骨短、心内强回声、肠管强回声和肾盂扩张。随着超声软指标在大量女性中的研究，将似然比分配给每个标志物成为可能，并通过超声调整非整倍体异常的风险。然而，大多数标志物作为唐氏综合征的个体预测因子表现不佳，敏感性很低，假阳性率很高[32]。此外，超声检测取决于操作者的技能和几个标志物所需的主观评估，尤其是心内强回声和肠管强回声。大多数接受超声检查的女性没有发现提示胎儿非整倍体的超声软指标异常，但应告知女性，没有软指标异常并不排除唐氏综合征或其他染色体异常的可能性。

在低风险妊娠中偶然发现"超声软指标"，如心内强回声病灶或肾盂扩张，可能会引起准父母的极大焦虑。在低风险患者身上发现这些标志物时该怎么办，意见各异。合理的方法是将此类患者转诊给专家，以评估其他筛查方法（多标记筛查或cfDNA分析）中其他标志物的存在。

（五）检测染色体异常的诊断策略

大多数染色体疾病在子宫内可通过CMA检测到。因此，如果愿意，任何孕妇都可以进行侵入性操作，以可靠地评估胎儿的染色体状态。然而，对大多数夫妇来说，侵入性手术的风险大于诊断的好处。因此，许多人会选择非侵入性筛查，即便她们知道该筛查的敏感性低于100%，且该筛查仅用于识别三种常见三体和性染色体异常风险增加的妊娠。另一方面，在"阳性"筛查试验或超声检查异常的情况下，强烈建议采用侵入性产前诊断。在本部分中，我们回顾染色体异常产前诊断的适应证，并讨论目前可用的检测类型。

1. 产前细胞遗传学检测的适应证

ACOG建议所有女性，无论年龄，都应接受非整倍体筛查或诊断性检测，包括CMA[13, 33, 34]。产前细胞遗传学检测可以与基本的常规G带核型一样，或者在某些情况下，可以推荐更具针对性的方法，如荧光原位杂交（fluorescence in situ hybridization，FISH）。

(1) 前一次妊娠是染色体异常的孩子：存在染色体异常儿分娩史、死产或流产史，夫妇可以选择在随后的妊娠中进行产前诊断。对于常染色体三体，即使父母的染色体是正常的，后代出现常染色体三体的再发风险也约为1%。其他新的染色体异常的复发风险较低（1%或更低，因为可能存在生殖系嵌合）。诊断性检测可确诊。

(2) 父母的染色体异常：产前细胞遗传学研究中一个不常见但重要的指标是存在父母染色体异常，如平衡易位、倒位、缺失或复制。母亲或父亲染色体存在平衡易位，其后代可能出现易位不平衡并具有异常表型的风险。幸运的是，但经验数据显示，异常（不平衡）后代活产率的理论风险大于经验风险，尽管流产也很常见。正因为如此，植入前基因检测（preimplantation genetic testing，PGT）尤其有用。活产儿染色体不平衡的风险因携带者的性别、染色体核型和确定方法而异。经CVS或羊膜穿刺术汇总的经验风险，男女易位携带者具有相互易位的临床异常后代的风险约为12%[35]。如前所述，罗伯逊易位的风险因涉及的染色体不同而不同。

存在染色体缺失或复制的父母将异常的染色体传递给孩子的风险是1/2。由于许多缺失/重复综合征具有广泛的表型变异性，很难在产前预测受影响后代的表型。

(3) 通过胞质内单精子注射辅助生殖：当男性伴侣不育时，ICSI用于ART。经验数据表明非整倍体频率增加，主要是性染色体异常（1%~2%）[36]。过高的风险似乎与ICSI技术无关，而是与需要ICSI的男性潜在的不育病因有关。

(4) 细胞遗传学/细胞基因组学测试：产前细胞遗传学检测的黄金标准是G显带核型，于20世纪70年代后期首次引入。核型分析可以检测染色体数目异常、平衡易位和大于5~10Mb（500万~1000万个碱基对）的结构异常。对于那些想要了解胎儿是否存在染色体三体的夫妇或有反复流产史需要进行细胞遗传学评估的夫妇来说，常规核型检测仍然是一个有效的方法（见第33章）。然而，随着用于检测小于5Mb的染色体重排的更高分辨率检测（如CMA）的可用性，ACOG建议向希望进行侵入性产前诊断检测的女性提供CMA作为一种选择[33, 34]。研究也支持使用CMA用于评估存在结构畸形的胎儿[37-41]。对于特定染色体区域，可以使用FISH进行针对性的检测。

(5) 染色体微阵列分析：CMA可以用比常规核型更精细的分辨率对整个基因组进行全面分析，并且能够检测三体性及基因组的微缺失和微重复，也称为CNV。可以使用比较基因组杂交（comparative genomic hybridization，CGH）或SNP阵列检测CNV（图10-2）。对于CGH和SNP，其原理都是基于单链DNA与互补的单链DNA退火（杂交）。为了识别CNV，待检DNA样本用荧光染料（如红色）标记，变性为单链DNA，然后与已知序列差异标记（如绿色）的单链DNA父本杂交，以有序的方式嵌入平台（阵列）。如果存在等量的对照和测试DNA，则杂交混合物的颜色应为黄色。如果测试DNA过多（如三体或重复），相关染色体区域的混合物将显示相对更多的颜色，用于暗示测试（患者）DNA。这在前面的例子中是红色的。SNP阵列还可以检测DNA区域的纯合性或杂合性，并且可以检测三倍体、UPD和血缘关系。

有几种不同的商业平台可供使用，但所有平台都会查询每条染色体上的DNA序列。"覆盖范围"根据所要求的敏感性略有不同，并且都具有冗余性，也就是说，在做出诊断之前，给定区域被质询不止一次以确保可重复性。靶向阵列包含来自染色体的着丝粒周围和端粒区域的序列，以及用于识别具有临床意义的缺失和重复综合征的区域。虽然不如全基因组阵列敏感，但有针对性的CMA降低了发现意义不确定CNV的可能性。

与传统的细胞遗传学检测相比，产前微阵列是可靠的，并且具有一些优势，特别是在结构畸形的现单独的生长异常（2.6%）或超声检查中的"软指标"（2.6%）[37]。ACOG 和 SMFM 建议，对具有一个或多个结构异常的胎儿进行侵入性诊断检测时将 CMA 取代传统的细胞遗传学分析[33, 34]。

在 NICHD 研究中，1.7% 的高龄产妇或血清筛查结果阳性的女性中也检测到具有临床意义的 CNV[38]。常规核型中未检测到这些染色体异常。随后的研究报道发现，1%～2% 的胎儿中存在显著的 CNV，并且无结构异常[41]。

这项技术的主要问题之一是 VOUS 的识别。NICHD 研究在 3.4% 的正常核型病例中检测到 VOUS，但同样重要的是要注意，其中 1/3 在几年后被重新归类为致病性[38]。随着病例的确定和纵向追踪，附加信息将为遗传咨询提供更多的准确信息。文献中报道的 VOUS 百分比随所使用的微阵列平台而异。Shaffer 及其同事报道了他们在 7 年内对 5000 多个产前样本进行 CMA 的经验。VOUS 率为 4.2%；然而，如果只考虑新的变异，该比率下降到 0.39%，与使用全基因组 SNP 阵列报道的比率相同[37]。鉴于使用 CMA 获得的诊断率，如此低的比率可能是可以接受的。

除了鉴定胎儿中具有临床意义的 CNV 外，产前 CMA 还具有在父母中鉴定变异的潜力，这些变异可能意味着对癌症或成人发病疾病的易感性增加。CMA 也可能揭示血缘关系；因此，为减少与不确定或意外发现相关的焦虑和痛苦，在检测前告知患者检测的局限性和潜在的检测结果是至关重要的[41]。

与传统核型相比，CMA 的一个缺点是不能区分是否存在易位。另一个困难是无法检测到少见的低比例嵌合。在某些平台上，不能排除三倍体。另一方面，CMA 可以在未培养的 DNA 上进行，这在评估死胎时非常有用，因为在死胎时，染色体异常细胞的培养通常不成功。NICHD 死胎协作研究网络显示，与常规核型分析相比，CMAs 在 532 例死胎评估中的成功率更高（87.4% vs. 70.5%）[43]，染色体异常的检出率也更高（8.3% vs. 5.8%）（见第 34 章）。

(6) 荧光原位杂交：在 CMA 出现之前，FISH 是核型分析的一个有效的辅助手段，用于检查特定的染色体区域或快速筛查非整倍体。当父母存在已知缺失或之前分娩过患儿的夫妇要求仅对该特定区域进行产前诊断时，FISH 仍然很有用。

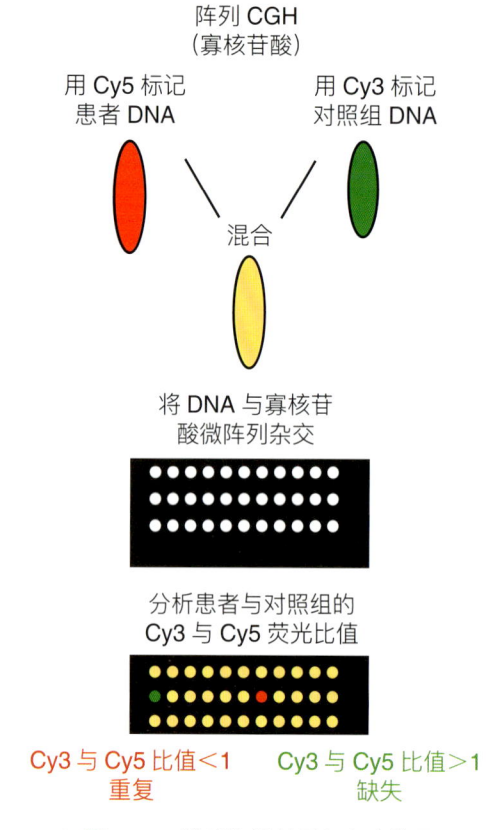

▲ 图 10-2 阵列比较基因组杂交的原理

患者 DNA 标记为红色（Cy5），而参考（正常对照）标记为绿色（Cy3）。当变性为单链 DNA 时，患者 DNA 和对照 DNA 与嵌入在平台上的相同类型的 DNA 杂交（圆圈）。该图仅显示了 33 个类似序列的"点"，而在实际操作中，一个诊断平台将包含数千个嵌入序列。如果被质询区域显示出等量的患者 DNA 和对照 DNA，则信号为黄色。绿色信号表示测试 DNA 缺乏（缺失或嵌合），而红色信号表示测试 DNA 过多（重复或三体）。CGH 可以像核型一样检测三体；而较小的缺失或重复（<500 万个碱基对）只能通过阵列 CGH 检测到。CGH. 比较基因组杂交（图片由 Ron J. Wapner, Columbia University, New York 提供）

胎儿中。NICHD 对 4401 名具有不同产前基因诊断指征的女性进行了前瞻性研究，检测到所有三体、性染色体异常和常规核型鉴定的不平衡易位[38]。此外，在 755 例核型正常、疑似结构异常或生长异常的胎儿中，有 6% 检测到具有临床意义的 CNV（表 10-7）。随后的研究证实，CMA 为 6%～7% 疑似结构异常的妊娠提供了额外信息[37-41]。当涉及两个或多个器官系统（13%）时，具有临床意义或潜在意义的 CNV 的频率高于单独的异常（5.1%）[42]。心脏、骨骼、泌尿生殖系统、肾脏和中枢神经系统异常更可能与异常 CNV 相关。有临床意义的 CNV 较少出将染色体特有的 DNA 序列用荧光标记，并与中期染色体或间期细胞核杂交（图 10-3）。具有两个拷贝数应显示两个信号，三体细胞显示三个信号，染色体缺失显示一个信号。由于染色体易位（例如，在二维扫描中可能无法识别一条染色体覆盖另一条染色体），并非每个三体细胞都显示三个信号；然而，核型很容易确定。单个细胞最多可检测五条染色体。FISH 使用间期细胞，因此可以快速或当天诊断非整倍体。当需要快速诊断以帮助管理高危胎儿时，这一点变得尤为重要，例如超声检测到胎儿存在多个异常时。FISH 也可用于肯定无法进行中期分析培养的保存的组织（如石蜡块）。

(7) 定量荧光聚合酶链反应：聚合酶链反应是一种广泛使用的检测方法，它允许少量 DNA（如来自一个细胞）被扩增，以产生足以进行诊断检测的数量。在定量 PCR（quantitative polymerase chain reaction，QPCR）中，DNA 指数增长的快速性允许快速准确地检测 CVS 中主要数值的染色体异常[44]。该技术可以作为传统细胞遗传学的有力辅助手段，在某些地区（如欧洲），它已经取代了传统的产前诊断核型。

2. 产前细胞遗传学诊断的准确性

随着非整倍体无创筛查的出现，常规细胞遗传学检测的侵入性诊断检测频率显著下降，但对于产科医生 / 妇科医生来说，要了解与绒毛活检或羊水细胞分析相关的常见问题。一是细胞可能不会生长，或者生长可能不足以进行适当的分析（尽管使用 CMA 技术时这不算是问题）。另外，可能存在母体细胞污染，羊膜穿刺术时丢弃前 1~2ml 吸出的羊水可以最小化这一问题。在 CVS 中，显微镜下检查可以让临床医生区分绒毛和母体蜕膜。

更令人担忧的是，绒毛或羊水中检测到的染色体异常可能不能准确反映胎儿状态。染色体的异常可能发生在体外细胞培养的过程中，也可能局限于胎盘组织。当嵌合体（不止一个细胞系）仅限于几个培养瓶中的一个或从单个羊水或 CVS 标本中启动的克隆时，或者具有已知严重异常表型的异常核型与正常超声不相符时，应怀疑这种可能性。虽然实验室和临床遗传学家会提供必要的专业知识，但产科医生应准备与患者讨论某些常见的难题。

(1) 嵌合：羊水或 CVS 标本中含有至少一个额外的结构正常染色体的细胞并不少见（1%~2%）。如果在单个培养物或克隆中发现这些异常细胞，这种现象称为假镶嵌现象，通常没有临床意义。当同一异常存在于多个克隆或培养瓶中时，更可能出现真正的嵌合现象。对 70%~80% 的流产婴儿或活产婴儿的研究可以得到证实[45]。实际上永远无法真正排除嵌合，因为异常可能仅局限于不易得到的组织。

染色体数目异常在短期培养中更为常见，短期培养可以在绒毛膜上进行，但不能在羊水细胞中进行。滋养层或绒毛的中期细胞可在采样后数小时内累积，从而快速得出结果。在 CVS 中，滋养层细胞短期培养和长期培养之间可能存在差异，长期培养是从绒毛间充质核心开始的。CVS 制备和胚胎之间可能进一步存在差异。如果 CVS 结果似乎与临床结果不一致，则追踪生长间隔是合理的；如果生长间隔不正常，则进行后续羊膜穿刺术。一些罕见的三体，尤其是 +16、+22、+7 三体，可能无法确认。有时嵌合现象存在于胎盘中，但不存在于胚胎中，这被称为局限性胎盘嵌合（confined placental mosaicism，CPM）。在这种情况下，认为发生异常的可能性很低[46]。然而，美国 NICHD 协作 CVS 试验观察到与无 CPM 的妊娠（3.4%）相比，CPM 妊娠的晚期流产率增加（8.6%）。尽管 CPM 通常没有临

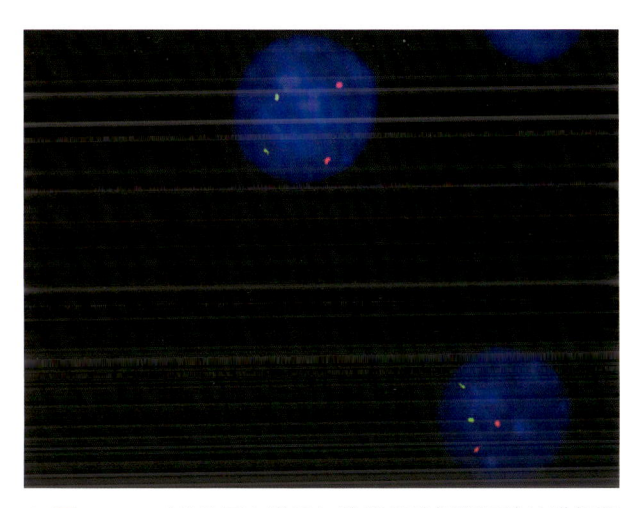

▲ 图 10-3 对从外周血淋巴细胞获得的间期细胞核进行荧光原位杂交

使用 Vysis（Abbot 分子）位点特异性探针对 13 号染色体（绿色）和 21 号染色体（红色）进行了双色 FISH。染色体 DNA 用 DAPI（蓝色）染色。两个信号分别表示这两条染色体的二体性（正常数）（图片由 Helen Tempest, Florida International University, Miami 提供）

床意义[47]，但应注意与 CPM 相关的两种潜在不良反应：IUGR 和 UPD。UPD（从一个亲本继承两条同源染色体）可能是胚胎自救过程中从三体减少到二体的结果[48]。UPD 的表型效应取决于所涉及的染色体[49]。对 UPD 具有表型效应的印记基因包括 7 号染色体（Russell-Silver 综合征）、11 号染色体（Beckwith-Wiedemann 综合征）、14 号染色体（智力障碍和多种异常）和 15 号染色体（Prader-Willi 和 Angelman 综合征）。

尽管存在潜在的技术问题，羊水分析和绒毛膜分析对于检测染色体数目异常非常准确。美国 NICHD 合作 CVS 实验[47]通过直接法、长期培养法或两者结合的方法评估了 11 473 个绒毛样本。没有错误的性别预测。148 个常见常染色体三体（+13、+18、+21），16 个性染色体非整倍体和 13 个染色体结构异常未出现诊断错误；CVS 细胞遗传学诊断正常者，没有三体婴儿出生。总的来说，CVS 的准确性与羊膜穿刺术相当。有了 CMA，检测染色体亚结构异常的能力提高了产前诊断的准确性。

(2) 新发染色体结构异常的含义：如果在胎儿中检测到表面上平衡的倒位或易位，但在双亲中均未发现，则为新发的染色体异常。倒位或易位可能实际上并不平衡；断裂点周围的基因可能会被删除，但通过常规细胞遗传学分析不能发现。导致胎儿异常的风险总结发现新发倒位为 6%，新发易位为 10%～15%[50]。这些报告的风险不是染色体特异性的，而是涉及许多染色体的汇总数据。这些风险也仅适用于出生时明显的解剖或发育异常，而不考虑可能在以后的生活中变得明显的异常。因此，当出现新发的结构异常时，应进行 CMA，以确定断裂处是否出现增多或缺失并导致异常。这将需要更精确的咨询；如果阵列 CGH 未显示异常，则异常的可能性显著降低。

标记染色体，不能在标准细胞遗传学分析的基础上完全确定其特征。这些小染色体通常包含一个中心粒，大部分来自端着丝粒染色体的短臂（13、14、15、21 和 22），它们的意义取决于标记是新发突变还是家族性的。在回顾 15 522 例产前诊断病例时，Hume 和同事[51]确定了 19 条标记染色体，5 条来自 CVS 标本，14 条来自羊水样本。通过高分辨率超声监测这些妊娠，发现新发突变的标记染色体与异常之间存在关联。当超声波检查正常时，后代表型正常的可能性很高。使用 CMA，通常可以确定标记染色体的起源。

四、单基因或孟德尔病

大约 1% 的活产婴儿因基因突变而出现表型异常，但大多数遗传性疾病很少见，除了在某些种族中已经确定了常见突变。随着人类基因组测序和分子诊断测试的发展，目前可以识别许多单基因突变的携带者，并更准确地评估其后代受累的风险。常染色体显性遗传疾病（如马方综合征）和患有 X 连锁疾病（如脆性 X 综合征或杜氏肌营养不良症）的男性的风险为 50%。对于 CF、Tay-Sachs 病或脊髓性肌萎缩症（spinal muscular atrophy，SMA）等常染色体隐性遗传疾病，如果父母双方都是携带者，则每次妊娠中后代受累的概率为 25%。此外，一些携带者是通过受累患儿的出生或通过国家新生儿筛查计划的结果确定的，该计划在出生时筛查了 30 多种遗传病。携带者筛查并不能替代新生儿筛查。具有已知突变的个人和夫妇可能会受益于遗传咨询，并且可以选择进行产前诊断或 PGT。

（一）遗传性疾病的携带者筛查

进行携带者筛查是为了确定个体在特定基因中的两条染色体中的一条是否具有突变（杂合携带者）。筛查是自愿的，并应遵循知情同意的原则。理想情况下，除了有关检测的信息（包括检出率和局限性）之外，还应向个人提供有关病情、患病率和严重程度、治疗方案的信息。当检出率低于 100% 时，重要的是要说明阴性筛查结果降低了个人是携带者的可能性，并使他/她有受累后代的风险降低，但并没有排除这种可能。对于有遗传病家族史的个体，建议进行遗传咨询，因为可能需要进行更广泛的检测。此外，谨慎的做法是在医疗记录中记录提供的筛查方法和个人的决定。

ACOG 建议在进行产前诊断的家庭中对选定的疾病行携带者筛查，这些家庭中没有出生过受累个体（表 10-5），要了解种族/民族特异性和扩展型携带者筛查都是可接受的携带者筛查策略[52]。携带者筛查可用于所有个人，不分种族或民族。扩展型携带者筛查提供了以相对较低的成本筛查数百种疾

表 10-5 不同种族的携带者筛查

种 族	疾 病	筛查试验
所有种族	囊性纤维化	对选定的 23 个 CFTR 突变进行 DNA 分析（等位基因存在于美国总人口的 0.1%）
黑种人	镰状细胞性贫血	MCV<80%，血红蛋白电泳
德裔犹太人	Tay-Sachs 病	己糖脱氨酶 A 降低，选定的等位基因 DNA 分析
	Canavan 病	选定的等位基因 DNA 分析
	家族性自主神经功能障碍	选定的等位基因 DNA 分析
法裔加拿大人	Tay-Sachs 病	选定的等位基因 DNA 分析
地中海人（意大利人、希腊人）	β- 珠蛋白生成障碍性贫血	MCV<80%，如果排除铁缺乏，则进行血红蛋白电泳
东南亚人（菲律宾人、越南人、老挝人、柬埔寨人）和非洲人	α- 珠蛋白生成障碍性贫血	MCV<80%，如果排除铁缺乏，则进行血红蛋白电泳

CFTR. 囊性纤维化跨膜传导调节因子；MCV. 平均红细胞体积

病的选择。如果基因和突变已被确定，建议对具有遗传病家族史的个体进行个体化测试以评估携带者状态。

一种成本效益高的携带者筛查方法首先是检测有风险的伴侣（如存在疾病家族史）或母亲。然而，同时测试两者也是可以接受的。如果一对夫妇中有一人患有常染色体隐性遗传疾病的突变，下一步就是对另一半进行检测。当父母双方都是常染色体隐性遗传疾病的携带者时，子代受累风险为 25%。建议进行遗传咨询，并告知夫妇可行产前诊断、PGT、供卵或供精受孕及收养的可用性，以避免有受累孩子的风险。此外，应告知父母其亲属为高危人群，可以进行携带者筛查。偶尔，携带者筛查可能会发现有两个突变的个体，其受影响程度很轻，以至于"受影响"的表型未被医生注意。在这种情况下，可转诊给专家进行进一步评估。

1. 德裔犹太人遗传疾病

一些遗传疾病在德系犹太人血统中较为常见（表 10-6）。杂合子或携带者检出率为 95%~99%，这种敏感性反映出，在这个特定的人群中，每种疾病仅由少数突变引起。总的来说，德系犹太人个体杂合子患常染色体隐性遗传疾病的可能性是 1/4。在美国，犹太人可能不确定他们是德裔犹太人还是西班牙裔犹太人（90% 是德裔犹太人），因此，产科医生应该为所有犹太夫妇提供筛查。对于德裔血统的个体，ACOG 建议对 Tai-Sachs、CF、Canavan 病和家族性自主神经异常进行携带者筛查，并考虑对该人群中更普遍的疾病进行更全面的携带者筛查（表 10-6）[52]。这些疾病包括黏脂贮积症Ⅳ型、Niemann-Pick 病 A 型、Fanconi 贫血 C 型、Bloom 综合征、Gaucher 病、Jourbet 综合征、家族性高胰岛素血症、枫糖浆尿病和 Usher 综合征。

筛查通常包括对选定的常见突变进行分子检测。在表 10-6 中列出的所有疾病中，仅筛选少数突变（包含突变基因的等位基因）就会检测到非常高比例的杂合子。例如，在 Tay-Sachs 病中，三个己胺酸酶 A 突变的分子检测可检测到德裔犹太人群体中高达 98% 的杂合子。或者，可以测量血清或白细胞中的氨基己糖苷酶 A 水平，无论种族如何，都可以检测到 98% 的携带者。由于血清假阳性率较高，建议妊娠期女性和服用口服避孕药的女性进行分子学或白细胞检测。

如果只有伴侣一方是德裔犹太人，ACOG[52] 建议先对其进行筛查。在低风险人群（如非德裔犹太人欧洲人）中，Tay-Sachs 病的携带率为 1/300。鉴于分子异质性太过普遍，筛选非德裔犹太人时生化检测很有必要。除了 Tay-Sachs 病和 CF 之外，大多数疾病的携带率和非犹太裔伴侣的检出率尚未确定，因此，可能很难准确评估一对夫妇生育受影响孩子的风险。

表 10-6 德系犹太人某些疾病的携带者率和检出率

疾 病	携带者率	携带者检出率（%）
Bloom 综合征	1/100	95
Canavan 综合征	1/41	97
囊性纤维化	1/24	96
家族性自主神经功能障碍	1/31	99.5
家族性高胰岛素血症	1/52	97
Fanconi 贫血 C 型	1/89	95
Gaucher 病	1/15	95
Jourbet 综合征，2 型	1/92	99
枫糖尿病，1B 型	1/81	99
Ⅳ型黏脂类病	1/96	96
Niemann-Pick 病	1/90	95
Tay-Sachs 病	1/30	99
Usher 综合征 IF 型	1/140	75
Usher 综合征Ⅲ型	1/120	98

2. 血红蛋白病

镰状细胞病最常见于非洲血统的人群，但在希腊人、意大利人（西西里人）、土耳其人、阿拉伯人、伊朗南部和亚洲印度人中也很常见。典型的镰状细胞病是由 β- 珠蛋白基因（血红蛋白 S）（见第 49 章）中单个碱基对突变的纯合子引起的。大约 1/10 的非裔美国人是该突变的单拷贝（杂合）的携带者，并且具有镰状细胞特征。血红蛋白电泳仍然是推荐的筛查试验，因为它可以检测其他异常形式的血红蛋白和珠蛋白生成障碍性贫血[52]。扩展型携带者筛查可检测镰状细胞突变存在。

珠蛋白生成障碍性贫血是由 α- 珠蛋白或 β- 珠蛋白的合成减少引起的（见第 49 章），在东南亚、非洲、西印度、地中海（希腊、意大利）、亚洲和中东血统的个体中更为常见。ACOG 建议进行全血细胞计数（平均红细胞体积），对于有风险的夫妇，（MCV 或血统）进行血红蛋白电泳来检测珠蛋白生成障碍性贫血[52]。MCV 值低于 80% 提示缺铁性贫血或地贫，因此有必要检测是否缺铁。如果未发现铁缺乏，血红蛋白 A2 和血红蛋白 F 升高将确认为 β- 珠蛋白生成障碍性贫血。DNA 对于检测 α- 珠蛋白缺失导致的 α- 珠蛋白生成障碍性贫血的是必要的[52]。

3. 囊性纤维化

2001 年首次对 CF 进行携带者筛查。CF 在北欧白人和德裔犹太人中更为常见，主要影响肺和胰腺功能。这种障碍通常在儿童早期表现出来，10%～20% 在出生时因为胎粪肠梗阻被发现。黏稠的分泌物逐渐积聚，导致慢性呼吸阻塞。胰腺管堵塞导致胰酶不足，干扰肠道吸收，继而出现营养不良和产后生长不良。大多数 CF 男性有无精子症，这是先天性双侧输精管缺失（congenital bilateral absence of the vas deferens，CBAVD）的结果。有时 CBAVD 是 CF 的唯一表现。这些病例中，突变等位基因的危害性小于导致严重 CF 的突变等位基因。没有胰腺受累者的病程较轻，生存期较长（中位生存期为 56 年，而非 30 年）。CF 可以通过氯化物汗液试验诊断或通过新生儿筛查试验疑诊，DNA 测序可用于确诊。一旦在家族中发现突变，就需要进行其他携带者（杂合子）和受累亲属的基因检测。

自从首次报道 CF 基因定位以来，已经鉴定出 2500 多个致病突变，但有一个突变，即 ΔF508，苯丙氨酸（F）缺失密码子 508 约占非德裔犹太人白人 CF 突变的 75%[52, 53]。ACMG 建议使用至少含有 23 种最常见突变的探针作为筛选试验，以确定 CF 携带者；然而，许多商业实验室提供了扩展型携带者筛查，可对任何包含已证实的致病突变的外显子组进行测序。在常规携带者筛查期间，不建议对整个 CFTR 基因进行 DNA 测序，但当常规检查未能发现 CF 患者、先天性输精管缺失的男性患者或有 CF 家族史患者的突变时，可能会有所帮助[52]。即使对整个基因进行了测序，也不能确定所有 CF 突变。那些未被鉴定出来的可能作用于启动子区域，或干扰翻译后修饰。

表 10-7 显示了各种族的携带者频率和检测率。表 10-8 显示了当一个或两个伴侣接受检测且筛查呈阳性或阴性时，其后代受累的可能性。检测率因种

族而异。无 CF 家族史的个体、受累伴侣或 CBAVD 伴侣可能受益于遗传咨询、扩大筛查、基因测序。

表 10-7 囊性纤维化携带者（杂合子）的检测

种族 / 民族	携带者频率	携带者检测率	筛查阴性但为携带者的可能性
德裔犹太人	1/24	94	1/380
非西班牙裔白种人	1/25	88	1/200
西班牙裔白种人	1/58	72	1/200
黑种人	1/61	64	1/170
亚洲人	1/94	49	1/180

当前序列面板包含 23 个突变

引自 American College of Obstetricians and Gynecologists (ACOG) Committee on Genetics. Committee Opinion No. 691: Carrier Screening for Genetic Conditions, 2017.

表 10-8 囊性纤维化携带者筛查后胎儿受累的可能性

筛查情况	非西班牙裔欧洲白人	德系犹太人
未筛查	1/2500	1/2304
夫妇双方筛查均阴性	1/173 056	1/640 000
夫妇双方 人筛查阴性，一人未检测	1/20 800	1/38 400
夫妇双方筛查一人阳性，一人阴性	1/832	1/1600
夫妇双方筛查一人阳性，一人未检测	1/100	1/96
夫妇双方均筛查阳性	1/4	1/4

计算结果基于表 10-7 中所示频率

4. 脊髓性肌肉萎缩症

SMA 是 ACOG 推荐的最新携带者筛选目标，其特征是由于脊髓运动神经元的变性而导致进行性肌无力[52]。临床表现是高度可变的，并且很难在产前预测严重程度。常见 6 个月前发病，并可能在 2 年内因呼吸衰竭而死亡。中间型患者的寿命为 2~30 年，大多数人不能站立或行走。病情最轻的患者运动功能不稳定，但预期寿命正常。

大多数受累个体是脊髓运动神经元基因 *SMN1* 中外显子 7 缺失的纯合子（95%）。也有极少数患者是由 *SMN1* 基因的缺失和突变引起。大约 2% 的普通人群具有无法通过携带者筛查识别的 SMN1 突变。携带者频率范围从白种人的 1/35 到西班牙裔人口的 1/117（表 10-9）。检出率各不相同，因为有些人似乎有两个 *SMN1* 基因拷贝，但事实上，他们在一条染色体上有两个 SMN1 拷贝，而在另一条染色体上没有。这些个体是携带者，但无法通过剂量分析检测到。因此，携带者筛查测试呈阴性的个人仍然有成为 SMA 携带者的残余风险，尽管低于他 / 她基于种族的先验风险。

表 10-9 脊髓性肌萎缩的携带者风险和检出率

民族 / 种族	携带者频率	检出率（%）	筛查结果阴性，但仍是携带者的可能性
非西班牙裔白种人	1/35	95	1/632
德裔犹太人	1/41	90	1/350
亚洲人	1/53	93	1/628
黑种人	1/66	71	1/121
西班牙裔白种人	1/117	91	1/1061

引自 American College of Obstetricians and Gynecologists (ACOG) Committee on Genetics. Committee Opinion No. 691: Carrier Screening for Genetic Conditions, 2017.

5. 脆性 X 综合征

脆性 X 基因筛查可用于有脆性 X 基因家族史或不明原因的认知障碍、自闭症或自闭症谱系障碍、未诊断的震颤 / 共济失调、不明原因的卵巢早衰（＜40 岁）或要求进行筛查的女性[52]。脆性 X 染色体是一种与 X 染色体连锁的疾病，是男性最常见的智力障碍遗传形式（1/3600）。女性可能会受到影响，但通常具有较温和的表型。脆性 X 是由卵母细胞发育过程中 *FMR1* 基因中三核苷酸（CGG）重复序列的扩增引起的。有 55~200 个重复的预突变的女性，其后代有完全突变的风险（＞200 个重复）。预变异重复次数越高，完全突变的可能性就越大。中间结果（45~54 次重复）的女性被认为处于"灰色地带"，没有将基因完全扩展和生育受累后代的风险，但有为后代扩展预突变等位基因的风险。在美国，没有已知危险因素的女性的携带频率是1/257。建议对具有中间和预突变等位基因的女性进行遗传咨询。

（二）新生儿筛查

在美国每个州都强制要求对新生儿进行筛查，尽管父母可能会拒绝检测，在一些州，筛查需要征得父母的同意。这些筛查测试还可以识别携带者夫妇，他们可以从遗传咨询中受益，以了解他们在后续妊娠中的选择。

卫生与公共服务部部长建议至少对34种疾病进行筛查，包括可治疗的先天性代谢障碍（如苯丙酮尿症、半乳糖血症和高胱氨酸尿症）、内分泌疾病（如甲状腺功能减退症和21-羟化酶缺乏症）、血红蛋白病和先天性听力损失。各州的信息可在www.marchofdimes.com/professionals/580.asp 或在国家新生儿筛查和遗传资源中心的网站 genes-r-us.uthscsa.edu 上获得。

（三）单基因疾病产前诊断的分子方法

人类基因组测序揭示了大约22 000个基因（基于定义基因的某些既定测序标准）。许多基因的功能仍然未知，但确定了越来越多的可以产前遗传诊断的孟德尔疾病，并且它们的分子机制是已知的。公认的单基因疾病的分子基础各不相同，包括点突变，因单个核苷酸的变化导致对应的氨基酸变化（如镰状细胞性贫血）；截断蛋白质基因产物的过早终止密码子；导致整个氨基酸丢失的三个核苷酸的缺失；一个或两个核苷酸的缺失，从而导致读码框发生变化，所有后续氨基酸都被错误编码。

在特定的疾病中，单个分子的点突变对所有病例都是例外，镰状细胞贫血和软骨发育不全是显著的例外。一个或多个点突变可能在特定种族群体中占很大比例，但更广泛人群中的分子基础往往更加异质。如前所述，诊断或携带者检测可能需要一系列突变，或者可以对这些基因进行定向测序。临床上已使用cfDNA分析进行无创性产前诊断检测，以降低常染色体显性和隐性疾病的父系突变被遗传的可能性[54]。目前，在临床实践中使用cfDNA检测母系传播的等位基因存在局限性，但随着技术的进步，未来这些问题很有可能会被克服[54]。WES可能有助于评估CMA正常胎儿的结构异常[34, 54, 55]。尽管如此，分子基础可能并不总是对每个受影响的个体都很明显，即使在研究充分的疾病（如CF）中，如果对相关基因的所有编码区进行测序未显示出突变，则假设发病机制涉及启动子区域或转录后过程（如翻译）。

检测单基因疾病的一般方法包括确定已知的点突变。另外，如果实际的突变未知，染色体位置已经确定，连锁分析仍然可以用来识别受累病例。假设一对夫妇有患某种已知疾病的风险，但他们家族的分子基础是未知的。在连锁分析中，临床医生依赖于突变位点上游和下游的多态标记。这些多态性没有临床意义，但可以作为标记（核苷酸短串联重复序列，简称SNP）。在每一个多态性或突变位点上，一个标记等位基因来自父系，一个来自母系。一组标记可以与发生突变的染色体共存（同期），称为顺式，与具有正常等位基因（反式）的染色体上的标记形成对比。也就是说，给定两条染色体，一组标记位于含有该疾病突变等位基因的染色体上（显性或隐性），而另一组标记位于"正常"染色体上。研究受累和未受累的家庭成员将允许临床医生确定该家庭特有的标记"阶段"。如果没有幸存的受累家庭成员，临床医生仍然可以通过分析单个精子推断是否该疾病在男性中是新发突变。无论如何，其原理是可以在不知道核苷酸微扰的情况下推断出诊断结果。

全外显子测序

全外显子测序（whole exome sequencing，WES）主要研究基因组的外显子或蛋白质编码区。ACMG建议在其他检查（核型、CMA、靶向基因检测）不能提供信息的情况下，对患有多发性异常或神经发育迟缓的儿童或成人进行WES评估[56]。WES可在产前评估超声检查发现结构异常的胎儿，但迄今为止临床经验有限。在已发表的病例系列中，在三个异常胎儿中有一个发现了致病突变。当有孤立的结构畸形时，发生率较低（3.6%～6.2%）[55, 57-59]。确定诊断的能力也可能受到基因组某些区域覆盖深度较低和（或）无法获得亲代样本以确定致病性的限制。与CMA相似，解释可能受到VOUS、外显率降低和可变表达的限制。由于WES在产前遗传诊断中的临床应用还没有很好地确立，SMFM不建议常规提供WES，但承认在某些病例中，如果所有考虑进行WES的患者都接受遗传咨询，可能是合适的[34]。

（四）未知分子基础的孟德尔病

有些疾病的遗传基础尚未阐明。如果致病基因未知，无法定位，则不适用连锁分析。如果先前受累儿童的细胞遗传学研究（包括 CMA）正常，并且存在结构异常，则无论该问题是源于先前受累儿童还是当前妊娠，临床医生可能必须求助于成像（见第 9 章）。

五、多因素和多基因疾病

据推测，某些先天性畸形，特别是涉及单一器官系统的畸形，是多个基因（多基因）和基因－环境相互作用（多因素）累积效应的结果，包括脑积水、无脑畸形和脊柱裂（NTD）、面裂（唇腭裂）、心脏缺损、幽门狭窄、脐膨出、髋关节脱位、子宫融合缺损、马蹄足（框 10-1）。对于多因素和多基因疾病，当分娩过一个仅涉及一个器官系统缺陷的孩子，其后代的再发风险为 1%～5%。如果只由单个基因造成，则该频率低于预期但仍高于一般人群的频率。受累父母的后代的复发风险相似。

许多先天性异常可以在子宫内通过超声或胎儿超声心动图进行诊断（见第 9 章）。少数与母体血清和羊水中 AFP 水平升高有关。在这一部分中，我们回顾血清标志物和超声波在 NTD 筛查和诊断中的应用。

（一）神经管缺陷筛查

MSAFP 和超声检查是检测 NTD 的有用筛查试验[60]。MSAFP 筛查应在妊娠 15～20 周时进行。当 MSAFP 大于 2.5MoM 时，可检测到 95% 以上的无脑畸形和 65%～80% 的开放性脊柱裂。与非整倍体筛查一样，必须对胎龄、多胎妊娠和糖尿病的存在进行校正。在双胎妊娠中，MSAFP 达到 4.5～5.0MoM 或更高时才考虑为异常。

3%～5% 的女性 MSAFP 升高，这取决于阈值设置和孕周核实的准确性，大多数是假阳性结果。如果准确确定胎龄评估（如通过孕早期超声检查），血清值异常的女性人数相对较低。如果 MSAFP 升高，应进行超声检查，以寻找 NTD 或其他异常的证据，如腹裂或脐膨出，并确认胎龄和胎儿数量。

以下情况中，MSAFP 升高可能并不能反映 NTD，包括：①胎龄评估错误，MSAFP 值会随着妊娠进展而增加；②未确认的多胎妊娠（60% 的双胞胎和几乎所有三胞胎的 MSAFP 值都比单胎妊娠值高）；③胎儿死亡，胎儿血液渗入母体循环；④囊性水瘤和其他与胎儿水肿相关的疾病；⑤其他异常，主要是腹壁缺损，如腹裂和脐膨出。

框 10-1　多因素/多基因病特点

- 脑积水（某些形式的导水管狭窄和 Dandy-Walker 综合征除外）
- 神经管缺陷（无脑、脊柱裂、脑膨出）
- 唇腭裂伴或不伴腭裂
- 唇裂（单唇性）
- 心脏异常（大多数类型）
- 膈疝
- 幽门狭窄
- 脐膨出
- 肾发育不全（单侧或双侧）
- 输尿管异常
- 后尿道瓣膜
- 尿道下裂
- 米勒管融合障碍
- 米勒管发育不全
- 四肢短小
- 马蹄内翻足

这些是以多基因/多因素方式遗传的疾病相对常见的症状。每一对正常父母，分娩过 1 个受累孩子之后有 1%～5% 的再发风险。分娩过 2 个受累孩子之后，风险更高。

仅使用超声，就有可能实现非常高的 NTD 检出率（在经验丰富的中心达到 90% 或更高）；这导致一些中心使用超声检查作为初步筛查试验，但超声筛查在检测小的脊柱缺陷方面存在局限性（见第 9 章）。早在妊娠 11～14 周，超声检查就可以发现一些 NTD。当超声检查不能确诊，胎儿 MRI 可能是有用的，但不是一个主要的筛查工具[56]。由于超声对检测 NTD 敏感性高，羊膜穿刺术测量羊水 AFP 和乙酰胆碱酯酶水平目前很少用于单胎妊娠。

然而，双胎妊娠检测 NTD 的敏感性低于单胎妊娠。鉴于阈值为 4.5MoM，脊柱裂的发生率仅为 30% 左右。存在较低的敏感性是因为双胞胎通常对 NTD 不一致。建议在双胎妊娠中使用超声来评估 NTD，并应讨论羊膜穿刺术。

(二)不明原因母体血清甲胎蛋白升高的产科意义

经常,对 MSAFP 升高的患者进行全面评估后,没有发现明显的异常。这组患者具有较高的围产期不良结局风险,包括自然流产、早产、小于胎龄儿、低出生体重和婴儿死亡。另一方面,极低的 MSAFP 值(<0.25MoM)也与发病率增加有关,包括自然流产、早产、死产和婴儿死亡[61, 62]。

六、产前基因检测的指征

产前基因检测的适应证为产前遗传疾病风险增加的临床情况。这些因素包括母亲的年龄、父母的染色体重排、有染色体异常儿分娩史、可遗传疾病的携带者。其他指征只有在妊娠期间才会出现,包括非整倍体筛查阳性、超声检测胎儿结构异常和早发型胎儿生长受限。

七、产前遗传学诊断

染色体异常和许多遗传疾病的产前检测需要侵入性检查,如羊膜穿刺术或 CVS,以获得用于染色体和基因检测的胎儿细胞或胎盘组织。较少情况下,需要进行脐带穿刺以获取胎儿血液。在本部分中,我们将回顾这些技术及其安全性。

对于任何产前侵入性手术,患者应接受遗传咨询并充分了解手术的性质。患者必须知情同意,要了解有关检查的性质、准确性和可能结果的信息,如何、何时由谁操作,操作的安全性,培养失败率,报告时间,以及术后建议。

(一)羊膜腔穿刺术

羊膜腔穿刺术于 20 世纪 50 年代首次进行。可测量羊水中 AFP 等的水平,并且可以培养羊水细胞用于细胞遗传学和分子分析。通常在妊娠 15 周后进行。应避免在妊娠 14 周之前,尤其是妊娠 13 周之前进行早期羊膜穿刺术(early amniocentesis,EA),因为流产率、羊水渗漏、马蹄足畸形和培养失败率较高[33]。

在持续超声引导下,将一根 20 号或 22 号带针芯的腰穿针经皮穿入羊膜腔,注意避开胎儿和脐带。穿刺部位可使用局部麻醉药。吸入 20~30ml 的羊水,为避免母体细胞污染,最初的 1ml 或 2ml 羊水通常被取出并丢弃。对于 Rh 阴性、Du 阴性、未致敏的患者,如有胎儿 Rh 阳性或 Rh 状态未知,应给予 Rh 免疫球蛋白。

通过超声连续观察针头可显著减少血性羊水、干抽和多次穿刺的需要。偶尔会吸出带血的羊水;然而,血液几乎总是来自母体,不会对羊水中细胞的生长产生不利影响。棕色、深红色或酒红色的羊水表明在孕早期发生过羊膜腔内出血,并且羊水中存在血红蛋白分解产物;大约 1/3 的此类病例最终会发生流产。如果异常颜色的液体与羊膜 AFP 水平升高有关,结果几乎总是不利的(胎儿死亡或胎儿异常)。绿色羊水是胎粪染色的结果,与不良妊娠结局无关。

羊膜穿刺术后,患者可以恢复所有正常活动。慢跑或有氧运动等剧烈运动推迟一天左右。性活动推迟 24~48h 后。当发生持续性子宫收缩、阴道流血、羊水渗漏或发热时,患者需就诊。然而,几乎不需要医生干预,除非发生明显的流产征象。

1. 双胎妊娠的羊膜穿刺术

在多胎妊娠中,通常要对所有胎儿进行羊膜穿刺术。评估和记录绒毛膜性、胎盘位置、胎儿存活率、解剖结构和性别,仔细确定每个囊,在以后需要选择性终止时是很重要的。超声波监测,以确保同一个羊膜囊不会被取样 2 次。如果可行,另一种方法是从第一个羊膜囊中吸取羊水后,拔出针头之前,注射 2~3ml 靛蓝胭脂红。吸出透明液体证明进入第二个(新)囊。由于新生儿不良结局的病例报道,不应使用亚甲蓝替代靛蓝胭脂红。多于双胎的妊娠可以类似地进行处理。多胎妊娠中胎儿细胞的交叉污染似乎很少见,但有时在解释羊水乙酰胆碱酯酶或 AFP 结果时可能会出现混淆。

2. 羊膜腔穿刺术的安全

在患者量大的医学中心,由经验丰富的人员操作,羊膜腔穿刺术是一种相对安全的操作。最近的一项 Meta 分析纳入了超过 42 000 名羊膜腔穿刺术后的女性,评估流产中,估计与手术相关的流产率为 1/900[33, 63]。自 20 世纪 70 年首次进行大型合作研究以评估安全性以来,妊娠流产的风险已经降低[63]。这些早期的合作研究中,没有一项是现有标准所定义的高质量超声检查,也没有像现在这样普遍应用超声检查。对双胞胎进行羊膜穿刺术时,风险似乎没有增加。

有症状的羊膜炎很少发生(0.1%)。在 1% 或更少的病例中会发生轻微的产妇并发症，如短暂的阴道点滴出血或少量羊水渗漏，但这些并发症几乎总是自限性的。其他并发症包括腹腔内脏器损伤或出血。最严重的是导致产妇死亡的暴发性败血症（如大肠埃希菌或梭菌属），但这种情况极为罕见。

（二）绒毛活检术

CVS 允许在妊娠的前 3 个月进行基因诊断。根据结果，如果需要，可以在对母亲更安全的时候提前终止妊娠。例如，妊娠期早期的产妇死亡率为 1/10 万，而中期为 7～10/10 万[64]。早期诊断还使得在多胎妊娠中，当风险小于孕中期时，进行选择性胎儿减胎是可行的。因此，CVS 是多胎妊娠的首选检测方法。提前终止也可以保护患者隐私。绒毛活检分析和羊水细胞分析提供了关于染色体状态、酶水平和基因突变的相同信息。CVS 不适用于少数需要羊水的分析，例如用于检测 NTD 的 AFP。

CVS 在妊娠 10~13 周进行，可通过经宫颈（TC-CVS）或经腹（TA-CVS）方法（图 10-4 和图 10-5）。TC-CVS 通常使用带金属针芯的柔性聚乙烯导管进行，该导管在超声引导下通过宫颈管穿入胎盘。取出针芯后，通过负压将 10～25mg 绒毛吸入含有组织培养基的 20ml 或 30ml 注射器中。TA-CVS 在超声引导下经皮将 18 号或 20 号腰穿针穿入胎盘。取下针芯后，将绒毛吸入含有约 5ml 组织培养基的 20ml 注射器中，保持负压、温和、纵向、前后移动抽吸。TA-CVS 可在妊娠中、晚期进行快速胎儿核型分析，或在羊水过少无法进行羊水取样时进行。孕早期后，这一过程被称为晚期 CVS 或胎盘活检。因为胎盘活检风险较低，技术上更容易，可以在 24～48h 内产生细胞遗传学结果，在许多中心，孕中、晚期胎盘活检已经取代了脐带穿刺，以进行快速胎儿核型分析。

在许多情况下，TA-CVS 或 TC-CVS 均可接受。然而，在某些情况下，一种方法可能更可取。例如，子宫颈肌瘤或子宫过屈成角时可能会妨碍导管经宫颈通过，而 TA-CVS 则允许取样。生殖器疱疹、宫颈炎或双角子宫时，最好采用经腹途径。无论采用哪种方法，除非已知胎儿为 Rh 阴性，否则应对 Rh 阴性、Du 阴性、未致敏的患者注射 Rh 免疫球蛋白。对红细胞抗原敏感的女性的取样应推迟到妊娠后期进行羊膜穿刺术。

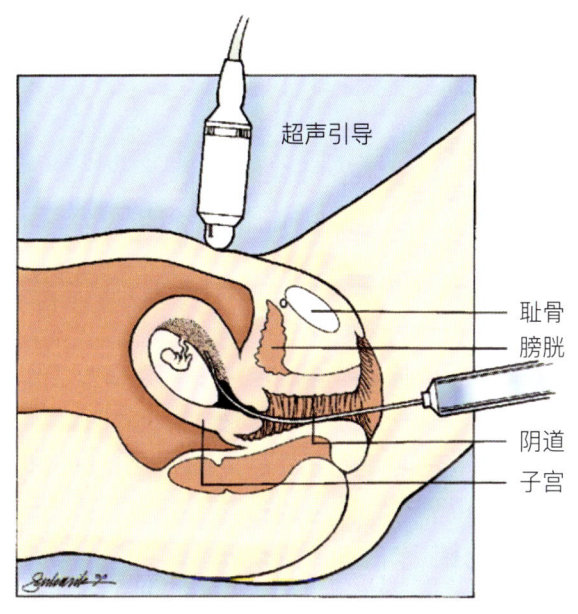

▲ 图 10-4　经宫颈绒毛取样

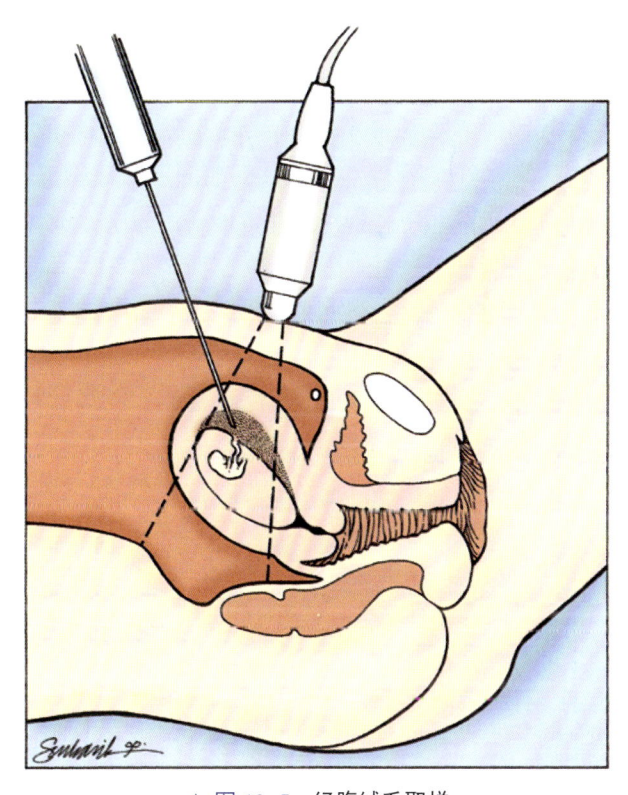

▲ 图 10-5　经腹绒毛取样

1. 绒毛活检的安全性

几项研究，包括在美国和意大利进行的随机研究，发现流产的风险与孕中期羊膜穿刺术的风险相似[65, 66]。最近的一项系统综述和 Meta 分析对 2000 年以后发表的至少 1000 例侵入性手术的 24 周妊娠前流产率进行了研究，得出结论，与手术相关的流产率低于之前报道的。8899 名接受 CVS 的女性和 37 388 名对照组的流产率没有显著差异。计算出的手术相关流产率为 1/455[63]。但是，重要的是要认识到，该比率可能不适用于 NT 增厚、水囊瘤或其他先天性流产风险增加的异常女性。

在 CVS 女性中，IUGR、胎盘早剥和早产的患病率并不高于一般人群。在 20 世纪 90 年代早期，关于 CVS 安全性的争论集中在肢体缩小缺损（limb reduction defects，LRD）的风险上。目前的共识是，在妊娠 10 周后由有经验的人员进行 CVS 时，LRD 不高于一般人群风险（6‰）[33]。

2. 双胎妊娠的绒毛穿刺术

如果是由经验丰富的人员操作，CVS 在多胎妊娠中是安全的。美国的一项研究中[67]，染色体正常胎儿（自然流产、死产、新生儿死亡）的总丢失率为 5%，仅略高于单胎妊娠中观察到的 4% 的丢失率。为双胎妊娠进行产前诊断咨询的一个关键问题是确定绒毛膜性（见第 39 章）。单绒毛膜双胎是同卵的；因此，除了少数例外，它们具有相同的遗传构成。如果在任一胎儿中均未发现显著的超声异常，则只需获取一个样本。对于双绒毛膜双胎，必须对两个胎盘进行采样。当胎盘似乎融合时，确定脐带插入部位可能会有所帮助，以避免绒毛膜组织交叉污染，其可能导致假阳性或假阴性结果。或者，羊膜穿刺术可能是首选测试。

CVS 广泛使用在多胎妊娠选择性减胎前。在这里，特别需要对离宫颈最近的胎儿（通常保留以尽量减少上行感染的风险），以及至少 2 个或 3 个可能保留的其他胎儿进行取样。

3. 对患有乙型肝炎、丙型肝炎和人类免疫缺陷病毒的女性进行侵入性诊断检查

虽然血源性病毒是母婴传播的危险因素，但现有证据表明，在病毒载量完全抑制的女性中，乙肝、丙肝和人类免疫缺陷病毒传播的风险非常低（见第 57 章）[33]。虽然可以进行侵入性产前检查，但应告知患者，有关传播的数据有限。

（三）胎儿脐血采样

超声引导经皮脐血取样（percutaneous umbilical blood sampling，PUBS）也称为脐带穿刺术或脐静脉穿刺术，可获取胎儿血液进行细胞遗传学或分子分析，通常由母胎医学专家或遗传学家在妊娠 18 周后在超声引导下进行。PUBS 最常见的适应证之一是在妊娠中、晚期检测到的胎儿畸形。然而，如前所述，胎盘活检是一种更安全、更简单、更快捷的替代方法，已在许多中心取代了胎儿血液采样。此外，细胞遗传学和分子诊断测试的改进减少了对胎儿血液采样的需求。例如，在血红蛋白病高发地区，曾经经常出于诊断原因进行胎儿血液采样。目前，这些诊断大多数可是通过绒毛活检 DNA 分析得到。

胎儿脐血穿刺术仍然可以用来帮助诊断在培养的羊水细胞或绒毛膜绒毛中检测到的染色体嵌合现象，或用于胎儿血液学异常的产前评估。可以测量胎儿红细胞比容来评估因 Rh 或其他血液抗原同种免疫状态引起的贫血。胎儿血液已用于诊断血友病 A、血友病 B 和血管性血友病等血液因子异常（基因产物）。PUBS 在非免疫性胎儿水肿病例中也可能是一种有价值的诊断方法，因为单一的操作提供了评估不同血液学、遗传和感染病因的机会。

八、植入前基因检测

植入前基因检测（preimplantation genetic testing，PGT）不仅仅是"早期"的产前基因诊断，而是一种新的方法。PGT 会在受孕后 6 天内（即植入时）检测胚胎状态。

（一）获得胚胎和配子 DNA

可能获得 PGT 胚胎 DNA 的三种方法都需要 ART（体外受精）：①在受精前或受精时进行极体活检；②来自 3 天、6~8 细胞分裂胚胎的卵裂球活检（抽吸）；③来自 5~6 天囊胚的滋养层细胞活检。

大多数中心的最初工作是卵裂球活检，通过机械或激光手段透明带打孔，去除卵裂球。去除卵裂球会使胚胎存活率降低 10%；而去除两个细胞会进一步降低妊娠率，通常不会进行[68]。

极体在第 1 次和第 2 次减数分裂时都被挤出，在第 1 次减数分裂中染色体的数量首先减少（46 到 23），然后在第 2 次减数分裂中每个染色体被分成单个染色单体。鉴于未对卵母细胞本身进行检测，诊断是通过推论得出的。例如，如果第一极体没有显示 21 号染色体，卵母细胞可以假定有两条 21 号染色体，因此一旦受精，胚胎将是三体。同样的演绎推理也适用于单基因疾病。如果杂合子女性的极体显示突变等位基因，则可以推断未受干扰的卵母细胞在遗传上是正常的。

极体活检的明显缺点是无法评估父亲的基因型，如果父亲患有常染色体显性遗传疾病，则无法应用该方法，并使分析在管理常染色体隐性遗传特征风险夫妇方面效率降低。然而，95% 的染色体异常是由母体减数分裂错误引起的。因此，极体方法仍然适用于细胞遗传学。读者可以参考 Simpson[69] 或 Kuliev 及其同事[70] 的工作，以了解更多细节，特别是关于如何处理在第一极体中观察到的重组。

目前，PGT 的首选方法是在 5～6 天的囊胚中对滋养外胚层细胞进行活检。如果细胞总数有 120 个或更多，活检时可以安全地取出更多的细胞，这有助于诊断。由于滋养外胚层形成胎盘，因此被移除的细胞不存在于胚胎中（内部细胞团）。囊胚培养的额外 2～3 天超出了 8 细胞胚胎所需的时间，进一步允许对胚胎进行一些自我选择。大约 1/3 染色体异常的胚胎在第 3～5 天丢失；然而，PGT 仍有必要排除剩余的非整倍体。滋养层外胚层活检的价值也因冷冻保存活检胚胎的能力而提高。目前，ART（包括 PGT）的典型政策是"冻结所有"活检胚胎，进行测试，并在稍后的子宫内膜同步时间进行移植。那时子宫内膜容易接受，因为排卵刺激的短期干扰已经消失。

（二）仅通过植入前基因检测解决的新适应证

1. 避免终止妊娠

PGT 是一种适用于那些希望避免胎儿异常但因宗教或其他原因反对终止妊娠夫妇的产前基因诊断方法。事实上，PGT 仅使用第一极体就可以进行先入为主的诊断，也就是说，在受精和胚胎形成之前。这对于某些场所和某些患者至关重要。然而，第二极体直到成熟卵母细胞受精后才被挤出；因此，它的分析不会真正是先入为主的。

2. 不披露父母基因型

假设有成年期发病风险的人希望不知道自己的基因型，但不将任何突变遗传给后代。原型指征包括 Huntington 病和常染色体显性早发性阿尔茨海默病。PGT 是唯一适用的产前诊断方法，因为可以筛查多个胚胎，并且只移植未受影响的胚胎；患者自愿不理会诊断结果，以及他或她是否注定会发展成疾病。需要注意的是，这种情况必须在随后的周期中重复，即使（未披露的）患者证明没有受到影响。否则，任何高危患者都很容易推断出他们的基因型。目前，建议同时进行非整倍体检测，以确保任何移植胚胎具有正常的染色体数目。此外，对于没有可移植的胚胎，存在替代（非公开）解释；因此，患者不安的可能性较小。

3. 用于脐血干细胞移植的人白细胞抗原兼容胚胎

考虑到一对夫妇有罹患某些对骨髓有害的单基因疾病（如 β-珠蛋白生成障碍性贫血）的风险，最好避免再生育一个基因异常的孩子。此外，如果受累的孩子患有可通过干细胞移植治疗的致命疾病（即这对夫妇存在风险的原因），使移植的胚胎具有与活产的受累孩子兼容的人类白细胞抗原将是非常宝贵的。如果脐带血与 HLA 兼容，使用脐带血进行干细胞移植成功率为 95%；如果脐带血与 HLA 不兼容，则成功率为 65%。PGT 允许在四个胚胎中选择一个与受累孩子 HLA 兼容的。

该策略仅适用于 PGT。如果有患常染色体隐性遗传疾病的风险，则遗传正常、HLA 兼容胚胎的可能性仅为 3/16。理想的 HLA 兼容胚胎的概率为 1/4，乘以未受影响的概率 3/4，即 3/16。使用前一种方法的经验与预测是一致的。

在美国和土耳其，检测 HLA 兼容且无遗传病风险的胚胎是广为接受的。主要指征是患有"非遗传性"白血病的年长同胞。在美国，大约 1/3 的 HLA-PGT 病例基于此目的进行，这种现象在英国并不常见。

4. 植入前遗传学检测的染色体指征

(1) 方法：由于不可能在单个细胞上获得可靠的核型，植入前的细胞遗传学分析（数目或结构）必须依赖其他方法。最初，这涉及使用染色体特异性探针的 FISH[71]。

阵列 CGH 现在允许检查所有的染色体和一些微缺失和微重复，而 FISH 最多只能评估 9～12 条染色体。值得注意的是，PGT 中使用的阵列 CGH 类型与绒毛膜绒毛或羊水细胞中使用的不同：用于 PGT 检测的阵列分辨率较低，主要用于非整倍体检测。因此，对于临床意义不确定的 CNV，不存在披露或不披露的困境。另一种允许查询所有 24 条染色体的替代方法是使用 SNP 核型分析或综合筛选。

(2) 染色体数目异常：PGT 可以排除高危夫妇的非整倍体，避免临床终止妊娠。通常，最终排除非整倍体不会通过 PGT，而是通过 CVS 或羊膜穿刺术完成的。但是，如果一对夫妇必须通过 ART 才能妊娠，那么 PGT 会更合乎逻辑。只有 PGT 提供了仅移植整倍体胚胎的额外好处。事实上，ART 妊娠率和流产频率之间存在反比关系。ART 成功率在 40 岁以后开始急剧下降是由于胚胎而非子宫内膜因素，正如在 60 岁及以后的女性使用供体卵母细胞后成功妊娠所证明的那样。然而，非整倍体胚胎的流产随着年龄的增长而增加。因此，好策略是进行 PGT，转移整倍体胚胎，增加潜在可行妊娠的比例。

到 2000 年，美国和欧洲较大的 PGT 和 ART 中心使用 FISH 提供 PGT 以提高老年女性的妊娠率，尽管使用的染色体特异性探针数量有限（5~9 个）。尽管这些经验丰富的中心无法进行随机对照试验（randomized controlled trials，RCT），但观察到令人印象深刻的结果[69, 71]。然而，小型中心的随机对照试验后来没有显示出有益的结果。到 2012 年，人们开始采用新的方法。首先，滋养外胚层活检成为主要的方法，而不是卵裂期胚胎活检，后者受嵌合影响，有时技术要求很高。第二，最重要的是，基于阵列或 SNP 的 24 条染色体非整倍体检测成为可能。2012 年，RCT 实验室显示，将单个 PGT 整倍体妊娠移植与单个非活检胚胎移植相比，囊胚移植妊娠率提高了 20%[72, 73]。

PGT 非整倍体检测也有可能减少 ART 中的多胎妊娠，因为多个胚胎通常是在假设并非所有胚胎都能存活的情况下移植的。Forman 及其同事[74]进行了随机对照试验，纳入平均年龄约为 35 岁的接受 ART 的女性。共有两个组：移植两个未经 PGT 的囊胚与移植一个经 PGT 鉴定为整倍体的囊胚。妊娠率没有统计学差异（65% vs. 61%），但双胞胎的比率有显著差异（55% vs. 0%）。

(3) 结构染色体异常：PGT 适用于检测不平衡易位。第 33 章描述了易位如何导致配子不平衡，从而导致流产。这不可避免地推迟了正常妊娠所需的时间。在易位夫妇中，实现自然活产妊娠的平均时间为 5 年，比没有易位的夫妇长[75]。因此，PGT 可以缩短易位夫妇实现活产的时间。在 PGT 中使用阵列 CGH 时需要注意的一点是，基因正常的胚胎不能与易位携带者的胚胎区分开来，因为两者中存在相同（正常）数量的 DNA。

（三）单基因病植入前的遗传学诊断

大约 1/4 的 PGT 病例是针对有一种或多种单基因疾病风险的夫妇进行的。与其他形式的单基因产前遗传学诊断一样，只要已知某疾病基因的染色体位置，即使致病突变未知，也可以进行 PGT 单基因诊断。全世界已经测试了大约 500 种不同的疾病，最常见的是血红蛋白病、CF、脆性 X 综合征和杜氏肌营养不良症[70]。

单基因 PGT 的主要技术缺陷是必须扩增少量 DNA 才能为诊断测试提供足够数量的 DNA。全基因组扩增（whole-genome amplification，WGA）技术不完善，即使在最有经验的人中，也有 5%~10% 的等位基因没有被充分扩增[70]。这导致了等位基因丢失（allele dropout，ADO）现象，这可能反映了随机现象（即探针无法定位并与患者 DNA 退火），并且如果在活检期间发生胚胎损伤，则可能会加剧。因此，连锁分析数据在单基因 PGT 分析中是强制性的，以限制如果只询问突变等位基因可能出现的错误或无信息结果的机会。

PGT 的另一个适应证涉及成年发病的孟德尔病。PGT 最常用于有成年患癌风险的妊娠，如 *BRCA1*、Li-Fraumeni 综合征、多发性内分泌肿瘤（multiple endocrine neoplasia，MEN）、家族性腺瘤性息肉病（familial adenomatous polyposis，FAP）、视网膜母细胞瘤和 von Hippel-Lindau 综合征[76]。PGT 用于成人发病疾病，2019 年的活产率为囊胚移植的 50%~60%。在美国，目前对这些疾病的检测争议相对较少，但欧洲仍保持沉默。

（四）植入前基因诊断的安全性

从逻辑上讲，去除胚胎细胞可能会降低存活率或阻止着床，从而降低妊娠率。已经注意到[68]，当单个卵裂球被移除时，存活率降低 10%。撇开生存能力不谈，胚胎细胞的全能性意味着，至少在理论上，活组织检查不会导致活产婴儿出现异常。其基础是，如果另一个细胞有能力完成相同的目的，那么在不可逆转的分化为特定胚胎发育途径之前，一个或多个细胞的丢失不应导致器官特异性损伤。

事实上，现有数据表明，作为胚胎接受 PGT 的活产婴儿的出生缺陷率没有增加[77]。此外，单基因 PGT 检测单基因突变与 PGT 检测非整倍体的后代之间没有明显差异。

九、完整的胎儿细胞

母体血液中存在完整的胎儿细胞，其比例估计为每百万到千万个母体细胞中有一个完整的胎儿细胞。基于完整胎儿细胞的无创诊断非常有吸引力，因为从单个有核胎儿细胞获得的遗传信息要比目前通过 cfDNA 方法获得的信息多得多。如果可行且不太昂贵，无创恢复完整的胎儿细胞将是产前遗传筛查的最佳方法。

Price 和同事[78]首次对有核胎儿红细胞进行富集，并用染色体特异性 FISH 探针检测到孕妇血液中的胎儿非整倍体（18 三体）。紧随其后的是其他人对 21 三体进行无创检测[79]。主要障碍是没有获得预期的胎儿细胞数量，可能是在处理过程中丢失了。NICHD 的一项合作研究评估了四个中心使用两种不同方法获得完整胎儿细胞的准确性。总的来说，检测到 74% 的非整倍体（43 例中的 32 例）[80]。然而，这种方法很费力，并且由于缺乏一致的细胞获得方法而受到阻碍。如前所述，此后无创性产前检测开始关注 cfDNA。然而，一些生物技术小组继续寻求恢复完整的胎儿细胞，包括有核红细胞。目前没有一家提供临床试验。

目前最有希望的方法可能是恢复母体血液中的胎儿滋养层细胞。Paterlini Brechot 及其同事最初证明了在过滤器上恢复单个滋养层的原理[81]。根据父系多态性确认胎儿来源，并确定胎儿基因型。2012 年[82]其对 63 例 CF 和 SMA 病例系列的研究显示了令人印象深刻的敏感性和特异性。

总之，母体血液中完整胎儿细胞的获得、运输和分析能力将是一种变革性的能力，可能会取代用于获取胎儿 DNA 的所有其他方法。然而，在临床应用之前，还需要进一步的开发。

> **要 点**
>
> - 大约 3% 的活产婴儿有严重的先天性异常，主要是由于染色体异常、单基因突变或多因素/多基因遗传。
> - 应在任何年龄提供三种常见常染色体三体的无创筛查试验和有创诊断试验，提供患者特异性非整倍体风险。
> - 使用 cfDNA 的无创性产前筛查最早可在妊娠 10 周时进行，灵敏度高（21 三体为 99%），假阳性率低（小于 1%）。阳性结果应通过羊膜穿刺术或 CVS 确认。
> - 使用血清学分析（游离 hCG 和 PAPP-A）和 NT 测量进行孕早期筛查，检出率为 85%～87%，假阳性率为 5%。孕中期孕妇血清筛查的检出率为 80%，与孕早期筛查相结合，则检出率更高（理论上高达 95%）。
> - CMA 允许以比常规核型更高的分辨率对整个基因组进行全面分析。CMA 能够检测三体、不平衡易位、微缺失和微重复。在结构异常或生长异常且核型正常的胎儿中，有 6%～13% 检测到具有临床意义的 CNV，而在无异常的胎儿中，有 1%～2% 检测到具有临床意义的 CNV。
> - 如果 MCV 小于 80%，排除铁缺乏后，可进行血红蛋白电泳，以低成本筛查 β-珠蛋白生成障碍性贫血和 α-珠蛋白生成障碍性贫血携带者。
> - ACOG 建议对 CF、SMA 和东欧犹太人或德系犹太人祖先中常见的一些遗传疾病（如 Tay Sachs、家族性自主神经障碍和 Canavan 病）在妊娠前或产前进行携带者筛查。然而，扩展型携带者筛查可用于更多疾病。
> - 由经验丰富者实施的羊膜穿刺术（15 周或之后）和 CVS（10～14 周），检测染色体异常和基因突变是安全的。由于风险增加，不建议 15 周之前进行羊膜穿刺术。
> - 涉及单一器官系统的先天性畸形（如脊柱裂、唇腭裂、心脏缺陷）是由多因素或多基因造成的。如果一个孩子的出生缺陷只涉及一个器官系统，其后代的复发风险为 1%～5%。

- 多基因先天性异常可以通过超声或胎儿超声心动图（见第 9 章）在宫内发现。评估可能包括 CMA、靶向基因面板或 FISH 或 WES 来确定诊断。
- 孕中期超声检查发现的 NTD 在越来越多（90% 或更高检出率）。
- PGT 需要从第 5 天或第 6 天的胚泡进行滋养层细胞活检。使用分子技术诊断单基因病，使用阵列 CGH 或下一代测序检测染色体异常（如三体性）。PGT 还可以避免临床妊娠终止、胎儿（胚胎）诊断，而无须披露父母基因型（如 Huntington 病），以及选择 HLA 相容的胚胎。经非整倍体或单基因疾病检测的囊胚移植后的活产妊娠率为 50%~60%。

第三篇

产时监护
Intrapartum Care

第 11 章 正常产程和分娩
Normal Labor and Delivery

Sarah J. Kilpatrick   Etoi Garrison   Erin Fairbrother   著

梁　琳　译　　马琳琳　校

英汉对照

American Academy of Pediatrics	AAP	美国儿科学会
American College of Obstetricians and Gynecologists	ACOG	美国妇产科医师学会
body mass index	BMI	体重指数
California Maternal Quality Care Collaborative	CMQCC	加州产妇优质护理合作组织
cephalopelvic disproportion	CPD	头盆不称
cervical length	CL	宫颈长度
computed tomography	CT	计算机断层扫描
dehydroepiandrosterone sulfate	DHEAS	硫酸脱氢表雄酮
fetal heart rate	FHR	胎心率
intrauterine pressure catheter	IUPC	宫内压力导管
intraventricular hemorrhage	IVH	脑室内出血
left occiput anterior	LOA	左枕前
magnetic resonance imaging	MRI	磁共振成像
Montevideo unit	MVU	蒙得维的亚单位
normal saline	NS	生理盐水
occiput anterior	OA	枕前位
occiput posterior	OP	枕后位
occiput transverse	OT	枕横位
prostaglandin	PG	前列腺素
randomized controlled trial	RCT	随机对照试验
right occiput anterior	ROA	右枕前
skin-to-skin contact	SSC	皮肤接触

摘　要

正常分娩是以子宫收缩及宫颈进行性扩张为特征的生理过程。对于多数女性来说，分娩是数月期待的高潮，是令人愉悦的事件。产科医生有责任了解构成正常分娩的生理、生化和机械性因素以促进新生儿安全分娩，尽量减少孕产妇风险及意想不到的并发症的发生。本章详细介绍了与分娩发动及持续相关的胎盘、子宫肌层和胎儿因素。我们回顾了在当前的产程处理中，活跃期宫颈扩张的速率及第二产程持续时间相关的证据。以循证医学证据为基础的干预措施被证明可以促进产程进展并降低剖宫产风险。催产素的应用和第三产程的积极处理降低了产后出血的风险。会阴切开术可能增加产妇的风险，不再推荐无明确指征的情况下使用。我们讨论分娩的主要进程，旨在促进胎儿及胎盘娩出的最佳策略。本章为读者详细回顾了正常分娩，以及支持当前产程处理实践的相关证据。

关键词

正常产程；活跃期；潜伏期；自然阴道分娩；第二产程；积极处理产程

正常足月分娩的发动需要胎儿、子宫、胎盘和母亲之间的内分泌、旁分泌和自分泌信号传导。虽然足月分娩的确切动因仍然未知，但据信与胎儿硫酸脱氢表雄酮的转化有关。硫酸脱氢表雄酮（dehydroepiandrosterone sulfate，DHEAS）通过胎盘转化为雌三醇和雌二醇。这些激素上调子宫内孕酮、孕酮受体、催产素受体和间隙连接蛋白的转录，这有助于促进正常的子宫收缩。分娩潜伏期的特点是宫颈扩张速度较慢，而分娩活跃期的特点是宫颈扩张速度较快，大多数女性直到宫颈扩张 6cm 才会开始。第二产程的持续时间可能受到多种因素的影响，包括硬膜外麻醉的使用、胎位、胎儿体重、种族和产次。本章回顾足月正常分娩的特征和生理。回顾影响第一和第二产程平均持续时间的因素，提供母体支持，为促进胎儿安全分娩所采取的措施提供循证医学证据。

一、分娩的定义与生理学

分娩被定义为胎儿从子宫中娩出的过程。具体地说，分娩需要规律、有效的宫缩，这会引起子宫颈的消退及扩张。本章描述正常足月分娩的生理学及正常特征。

分娩发动的生理学尚未完全阐明，但 Liao 及其同事已经很好地回顾了假定的机制[1]。分娩的发动有种属特异性，人类分娩的机制具有独特性。图 11-1 概述了分娩从静止到复旧的四个时期[2]。第一阶段是静止期，代表子宫临产开始前的时期，此时子宫活动受到孕酮、前列环素、松弛素、一氧化氮、甲状旁腺激素相关肽和其他激素的抑制。在活化阶段，雌激素开始促进前列腺素（prostaglandin，PG）和缩宫素受体在子宫肌层的表达，从而导致离子通道激活和间隙连接增加。子宫肌层细胞之间间隙连接的增加促进了有效收缩[3]。本质上，活化阶段让子宫为随后的兴奋阶段做好准备；在兴奋阶段，宫缩剂（尤其是 PG 和催产素）可以诱发规律宫缩。在人类中，这个过程可能会持续数天到数周。最后是子宫复旧阶段，发生在分娩后，主要由催产素介导。分娩的前三个阶段需要胎儿、胎膜、胎盘和母亲之间的内分泌、旁分泌和自分泌相互作用。

除人类以外的哺乳动物中，胎儿在足月分娩的发动中发挥核心作用。在人类中，胎儿的作用尚不完全清楚（图 11-2）[2-5]。在绵羊中，足月分娩是通过胎儿下丘脑 – 垂体 – 肾上腺轴激活，胎儿促肾上腺皮质激素和皮质醇的增加而发动的[4, 5]。胎儿皮质醇在胎盘代谢中通过 17α- 羟化酶依赖的转化途径使雌二醇的产生增加，孕酮的产生减少。循环孕酮 / 雌二醇浓度的变化会刺激胎盘产生催产素和 PG，特别是前列腺素 $F_{2\alpha}$（$PGF_{2\alpha}$），进而促进子宫肌层收缩[4]。如果胎儿促肾上腺皮质激素和皮质醇的这种增加被阻止，孕酮水平保持不变，分娩就会延迟[5]。相比之下，人类缺乏胎盘 17α- 羟化酶，母体和胎儿的孕酮水平仍然继续升高，因此，在妊娠近足月时，并

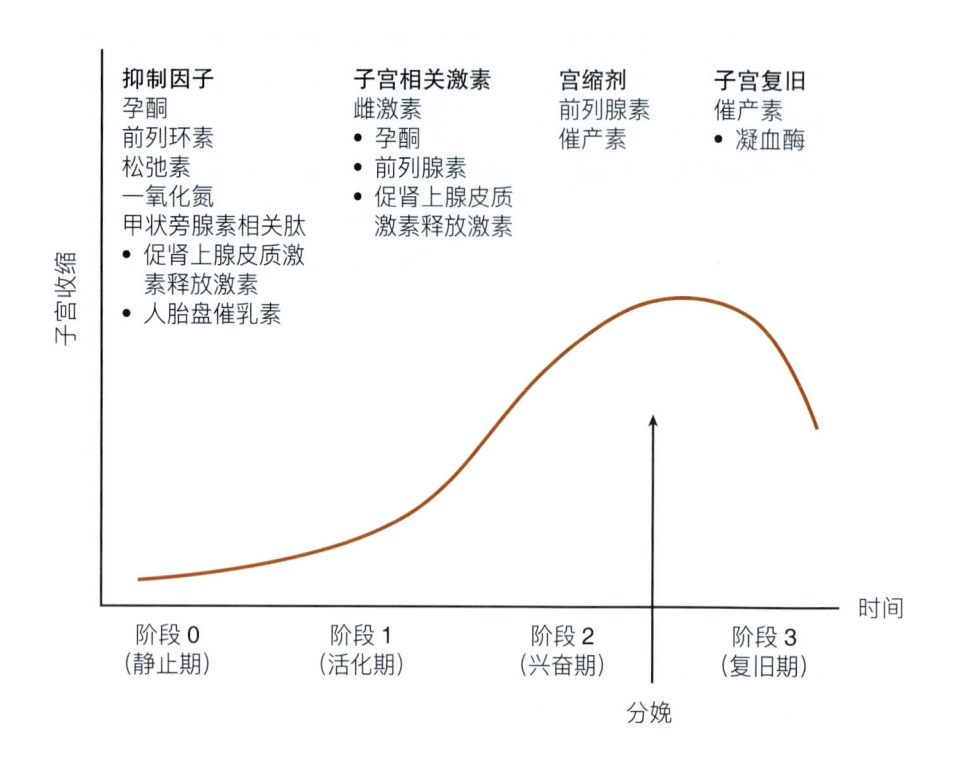

图 11-1 妊娠和分娩期间子宫活动的调节

改编自 Challis JRG, Gibb W. Control of parturition. *Prenat Neonat Med*. 1996;1:283.

抑制因子	子宫相关激素	宫缩剂	子宫复旧
孕酮	雌激素	前列腺素	催产素
前列环素	• 孕酮	催产素	• 凝血酶
松弛素	• 前列腺素		
一氧化氮	• 促肾上腺皮质		
甲状旁腺素相关肽	激素释放激素		
• 促肾上腺皮质激素释放激素			
• 人胎盘催乳素			

阶段 0（静止期）　阶段 1（活化期）　阶段 2（兴奋期）　阶段 3（复旧期）

分娩　　时间　子宫收缩

不存在胎儿皮质醇浓度增加相关的分娩动因。相反，在人类中，有证据表明临近足月时，胎盘产生的促肾上腺皮质激素释放激素会激活胎儿的下丘脑 – 垂体轴，并导致胎儿肾上腺产生的脱氢表雄烯二酮增加[6]。胎儿脱氢表雄烯二酮在胎盘中转化为雌二醇和雌三醇。胎盘产生的雌三醇通过增强母体（可能蜕膜）$PGF_{2α}$、PG 受体、催产素受体和间隙连接蛋白的转录来增强子宫活性[6-9]。在人类中，近足月并未发现孕酮水平降低，孕酮下降也并不是分娩发动的必要条件。但是，一些研究提出了人类功能性孕酮撤退的可能性。临产伴着孕激素受体浓度的降低，以及子宫肌层[10-13]和胎膜中孕激素受体亚型 A 和 B 的比例发生变化[13]。在产程中，细胞核和细胞膜孕酮受体亚型的表达增加有助于增强收缩相关蛋白的基因组表达，增加细胞内钙浓度，减少环磷酸腺苷浓度[14]。需要更多的研究来阐明人类分娩发动级联反应的精确机制。胎儿成熟可能起着重要作用，就像母亲的暗示可能影响昼夜循环。大多数物种有着独特的宫缩和分娩的昼夜模式，在人类中，大多数宫缩发生在夜间[2,15]。

催产素常用于引产和催产，充分了解催产素的作用机制很重要。催产素是在下丘脑合成并以脉冲方式由垂体后叶释放的一种肽类激素。足月时，催产素作为一种强有力的子宫收缩剂，能够以 1～2mU/min 的静脉输注（IV）速率刺激子宫收缩[16]。催产素主要在肝脏和肾脏中失活；在妊娠期间，它主要被胎盘催产素酶降解。其生物半衰期为 3～4min，但在输注更高剂量时半衰期似乎更短。母体循环中的催产素浓度在妊娠期间或临产前没有显著变化，但在第二产程后期显著升高[16,17]。关于胎儿垂体分泌催产素和脐动 – 静脉间催产素血浆浓度差异的研究表明，胎儿分泌的催产素可到达胎盘的母体侧[16,18]。计算出的胎儿催产素分泌速率从分娩前 1mU/min 的基线值增加到自然临产后的 3mU/min 左右[18]。

据报道，子宫肌层催产素受体的分布存在显著差异，宫底受体数量较多，而子宫下段和子宫颈中的受体较少[19]。子宫肌层催产素受体在妊娠期间平均增加 100～200 倍，并在分娩早期达到最大值[16,17,20,21]。受体浓度增加与子宫对循环催产素的敏感性增加并行。在羊膜和包蜕膜中已分离出特定的高亲和力催产素受体，但尚未从壁蜕膜分离出[16,19]。有人提出催产素在分娩中起双重作用。首先，催产素通过其受体直接刺激子宫收缩。其次，催产素可能通过刺激羊膜和蜕膜产生 PG 来间接发挥作用[19,22-24]。事实上，即使催产素输注引发充分的子宫收缩，也只有当其诱发出 PGF 增加时，足月引产才能成功[19]。

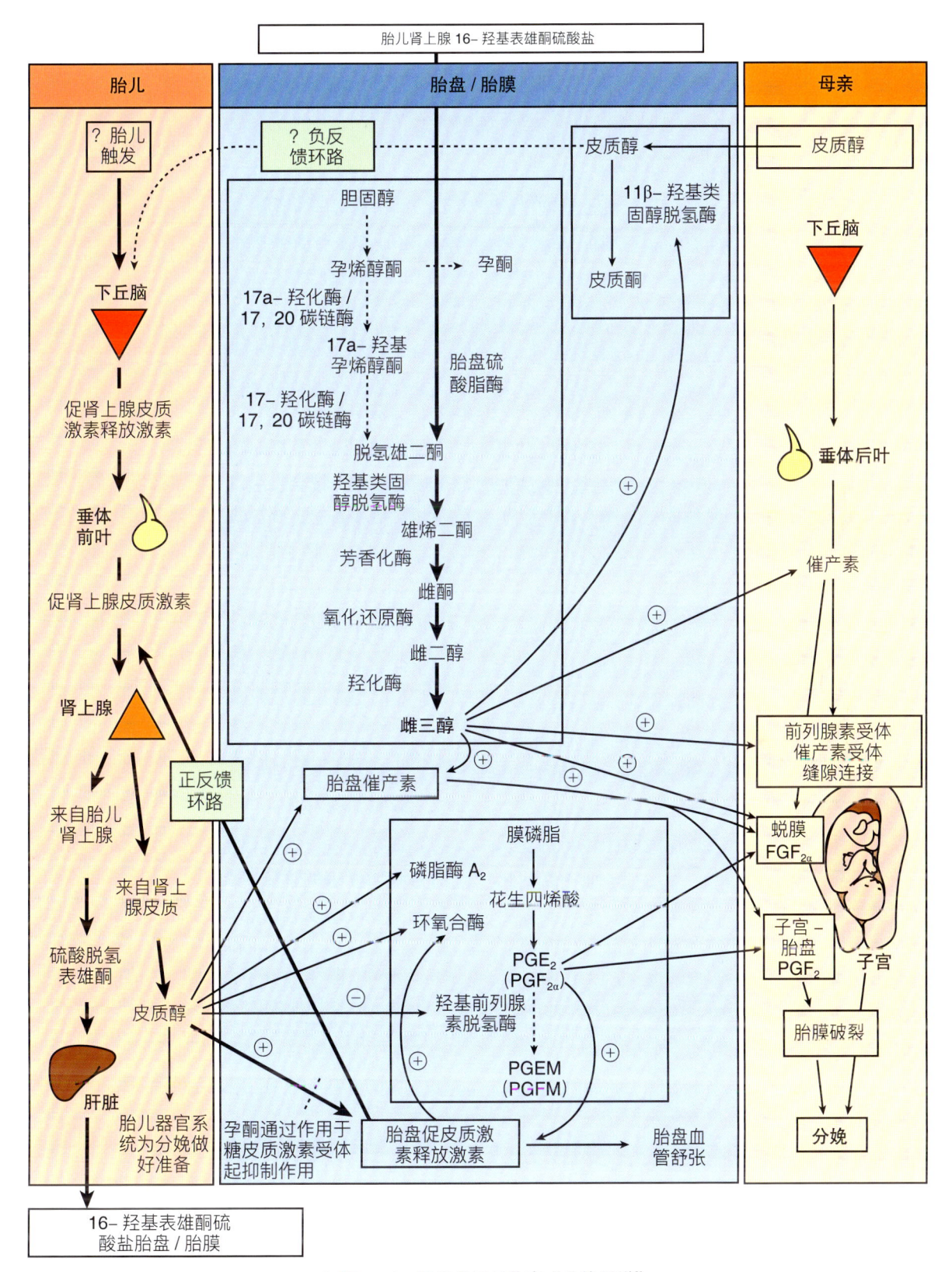

第 11 章 正常产程和分娩
Normal Labor and Delivery

▲ 图 11-2 提出的足月临产"分娩级联"

人类足月自然临产受一系列旁分泌/自分泌激素的调节，这些激素在促进子宫收缩的一系列分娩级联中起作用。PGE_2. 前列腺素 E_2；PGEM.13，14-二氢-15-酮-PGE2；$PGF_{2α}$. 前列腺素 $F_{2α}$；PGFM.13，14-二氢-15-酮-$PGF_{2α}$（改编自 Norwitz ER, Robinson JN, Repke JT, et al. The initiation of parturition: a comparative analysis across the species. *Curr Prob Obstet Gynecol Fertil*. 1999;22:44–71.）

催产素与其受体结合激活磷脂酶 C [25]。反过来，磷脂酶 C 通过刺激细胞内钙的释放和促进细胞外钙的内流来增加细胞内钙。催产素对磷脂酶 C 的激活可以通过增加 cAMP 水平来抑制 [25]。钙浓度的增加激活钙调蛋白介导的肌球蛋白轻链激酶。催产素还可以通过抑制肌球蛋白磷酸酶的非依赖性钙离子通道刺激子宫收缩，从而增加肌球蛋白磷酸化。这些途径（磷脂酶 A2 和细胞内钙）已成为多种宫缩抑制药的目标：吲哚美辛、钙通道阻滞药、β- 模拟物（通过刺激 cAMP）和镁。

二、分娩机制

临产和分娩并非子宫收缩推动刚性物体通过固定孔道的一个被动过程。胎儿在分娩过程中成功通过骨盆的能力取决于三个变量的复杂相互作用：子宫收缩、胎儿和母体骨盆。这种复杂的关系可以简单地记作产力、胎儿、产道。

（一）子宫收缩（产力）

产力是指子宫肌肉组织产生的力量。子宫收缩的特征在于收缩的频率、幅度（强度）和持续时间。子宫收缩的评估可能包括简单的观察、手动触诊、外部客观评估技术（如外部子宫测压法）和通过宫内压力导管（intrauterine pressure catheter，IUPC）的直接测量。外部宫缩压测定通过测量腹壁形状的变化评估子宫收缩的效能，因此，是定性的而不是定量的。虽然它可以以图形方式显示子宫收缩，并能够准确地将胎心率模式与子宫收缩相关联，但外部子宫测压法并不能测量收缩强度或基础的宫内压力强度。确定子宫收缩的最精确方法是使用 IUPC 直接测量宫内压力。但是，考虑到与产妇发热的相关风险相关，除非有指征，否则不应进行此项操作，虽然相关风险很小 [26]。一些历史案例报道记录了其他并发症，包括胎盘早剥、子宫穿孔和母胎出血，这些都发生在此设备的第一代版本使用过程中 [27-28]。

尽管技术有所改进，但分娩期间"足够"的子宫收缩的定义仍不清楚。传统上认为，"足够"可以被定义为每 10 分钟内 3～5 次宫缩，在约 95% 的自然分娩女性中可以观察到这种宫缩模式。在产程中，患者通常每 2～5 分钟宫缩 1 次，在分娩活跃期晚期和第二产程期间，宫缩频率增加到每 2～3 分钟 1 次。异常子宫收缩可以是自发的或由医源性干预造成。收缩过频定义为 10min 内平均宫缩次数超过 5 次，时间超过 30min。如果发生收缩过频，应记录是否存在胎心减速。过度刺激这一名词不再使用 [29]。

已经设计了各种测量单位来客观地量化子宫收缩，其中最常见的是蒙德维的亚单位（Montevideo unit，MVU），这是对高于基础张力的平均频率和幅度的测量（以 mmHg 为单位的平均收缩强度乘以每 10 分钟的收缩次数）。尽管 150～350MVU 被认为足够用于分娩，但在产程活跃期，通常需要 200～250MVU [29, 30]。潜伏期的产力并没有足够的数据用来定义。尽管普遍认为最佳子宫收缩与阴道分娩可能性增加有关，但支持这一假设的数据有限。如果子宫收缩"足以"影响阴道分娩，则会发生以下两种情况之一：子宫颈会消退、扩张且胎头会下降，或者是出现进行性加重的产瘤（头皮水肿）和胎头塑型（颅骨重叠）而不伴有宫颈消退和扩张。后一种情况表明存在头盆不称（cephalopelvic disproportion，CPD），这可以是绝对的，即胎儿太大而无法通过骨盆，也可以是相对的，即在最佳条件下可以通过骨盆分娩胎儿，但因胎头位置不正或姿势异常而未能通过。

（二）胎儿（乘客）

乘客当然就是胎儿。许多胎儿变量会影响到产程。临床上可以通过腹部触诊或超声、询问经产妇的自我估计来估计胎儿大小，但所有这些方法都存在很大程度的误差。ACOG 将巨大儿定义为任何胎龄的出生体重大于 4000g [32]，并且它与计划性剖宫产、难产、阴道试产失败、肩难产和产伤后进行剖宫产的可能性增加有关 [33]。胎产式是指胎儿的纵轴相对于子宫纵轴的位置。胎产式可以是纵向的、横向的或倾斜的（图 11-3）。在单胎妊娠中，只有纵向胎产式的胎儿才能经阴道安全分娩。

胎先露是指胎儿最先进入骨盆入口的部分。在纵产式的胎儿中，先露可以是胎头（顶骨）或胎臀。复合先露是指在骨盆入口上方存在多个胎儿部分，如胎儿手和头。脐带先露在足月时比较少见。在头位胎儿中，先露根据颅骨的主要骨性标志进行分类，可以是枕骨（顶骨）、下巴（颏骨）或额骨（图 11-4）。先露异常是指除顶骨以外的任何先露，约占所有足月分娩的 5%（见第 17 章）。

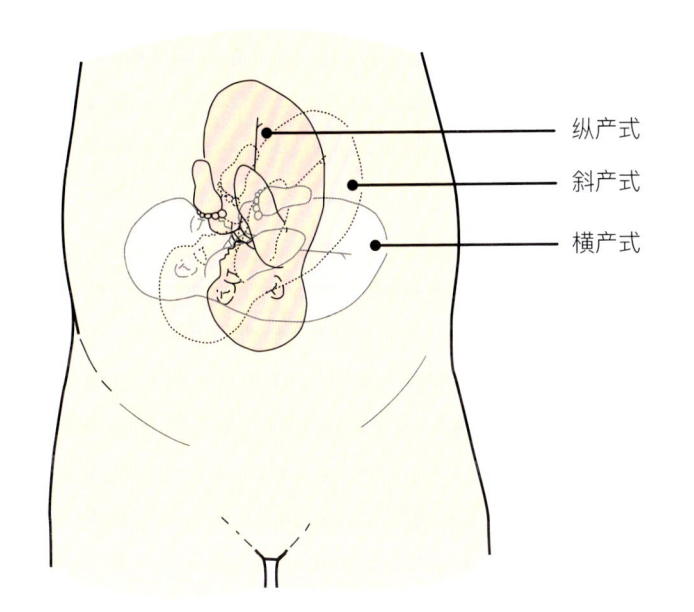

第 11 章　正常产程和分娩
Normal Labor and Delivery

▲ 图 11-3　胎产式示例

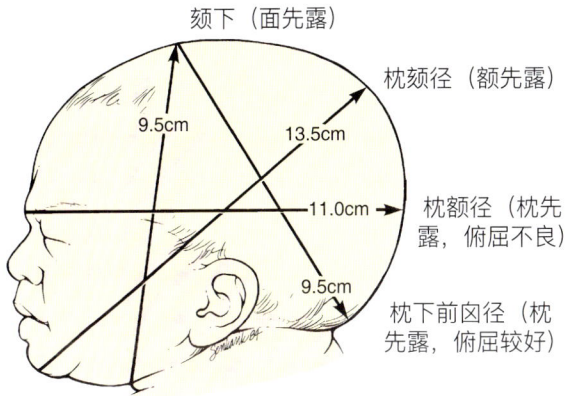

▲ 图 11-5　展示足月胎儿颅骨平均径线

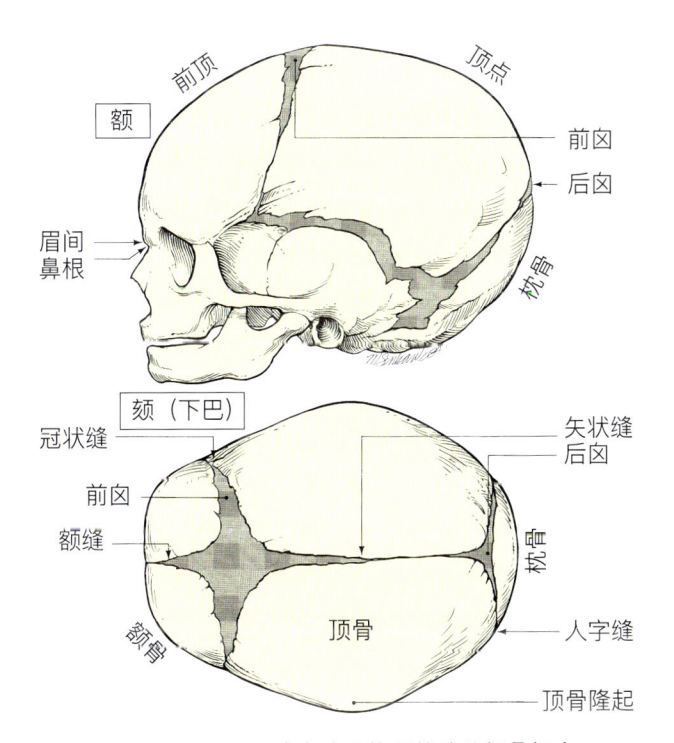

▲ 图 11-4　用于确定胎儿位置的胎儿颅骨标志

　　胎姿势是指胎儿头部相对于胎儿脊柱的位置〔胎儿头部弯曲和（或）伸展的程度〕。头部的弯曲对于促进头部与母体骨盆的衔接很重要。当胎儿下巴最大限度地弯曲到胸部时，枕下前囟径（9.5cm）出现在骨盆入口处（图 11-5）。这可能是头先露中的最小径线。随着头部弯曲度减少（伸展），即使没有先露异常（如面先露和额先露），骨盆入口处的径线也会逐渐增加（图 11-5），并可能导致分娩失败。在产程早期，俯屈不良可能通过盆底结构和逐渐增强的宫缩得以纠正。

　　胎方位是指胎儿先露部位与母体骨盆的关系，通过阴道检查最能准确判断。对于枕先露，胎儿枕骨是指示点：如果枕骨直接向前，则胎位是正枕前位；如果枕骨转向母亲的右侧，则胎位为右枕前（right occiput anterior，ROA）。在臀先露中，骶骨是指示点（骶右前）。图 11-6 说明了头先露的各种位置。在枕先露中，可以通过触诊胎儿颅骨骨缝来确定位置：矢状缝最容易触及，但是需要通过触诊独特的菱形结构明确胎儿枕骨的位置，也可以使用额缝来确定顶骨前部的位置。

　　最常见的是，胎头以枕横位进入骨盆，然后作为正常分产程的一部分，它会旋转到正枕前位。大多数胎儿通过枕前位（occiput anterior，OA）、左枕前（left occiput anterior，LOA）或右枕前。胎位异常是指任何不属于上述三类枕位的胎位。过去，分娩时有不足 10% 的枕位是枕后位（occiput posterior，OP）[34]。然而，硬膜外镇痛可能是分娩时持续性 OP 的独立危险因素。在一项观察性队列研究中，12.9% 的硬膜外女性观察到 OP 表现，而对照组为 3.3%（$P=0.002$）[35]。Cochrane 数据库中一项纳入了 4 项随机对照试验的 Meta 分析中，与对照组相比，硬膜外麻醉的女性胎位异常的可能性高 40%；然而，这种差异并不具有统计学意义（OR=1.40，95%CI 0.98～1.99），需要进行更多的 RCT 加以分析[36]。当矢状缝相对于母体骨盆不是正中央时，就会发生不均倾。如果胎头的转向使得更多的顶骨位于后方，则矢状缝更靠前；这被称为后不均倾。

225

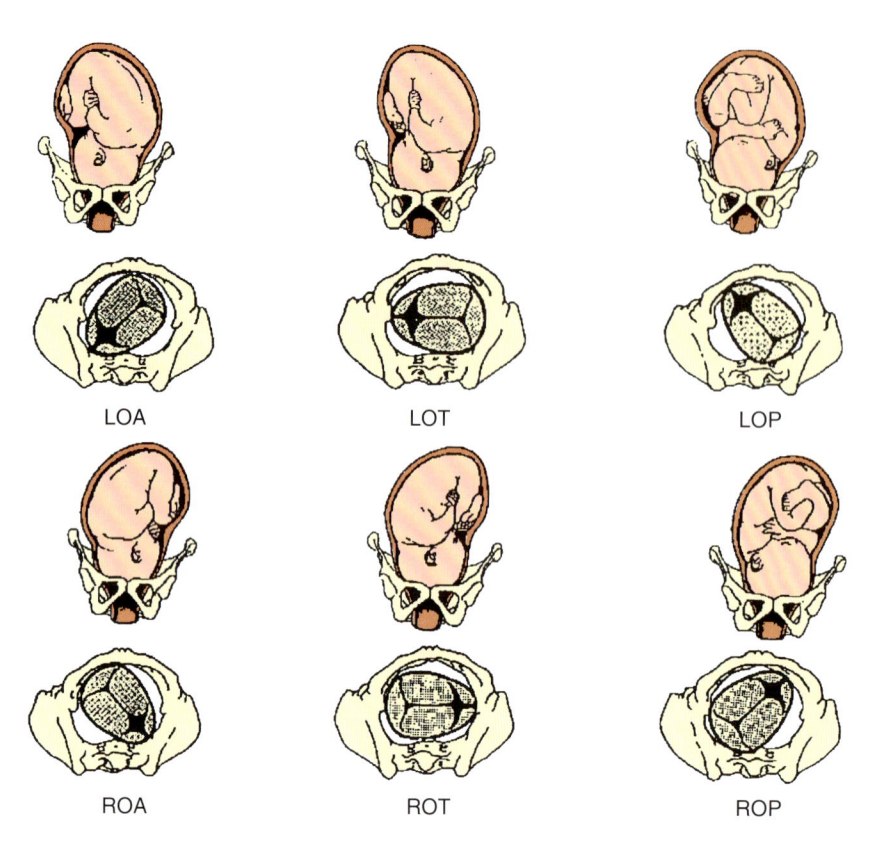

◀ 图 11-6 分娩时胎儿的先露和位置

LOA. 左枕前；LOP. 左枕后；LOT. 左枕横；ROA. 右枕前；ROT. 右枕横；ROP. 右枕后（改编自 Norwitz ER, Robinson J, Repke JT, et al. The initiation and management of labor. In: Seifer DB, Samuels P, Kniss DA, eds. *The Physiologic Basis of Gynecology and Obstetrics.* Philadelphia: Lippincott Williams & Wilkins; 2001.）

相反，当更多的顶骨出现在前方时，就会发生前不均倾。枕横位（occiput transverse，OT）和 OP 在分娩时不太常见，并且更难以分娩。

先露位置衡量胎儿骨性先露部分在骨产道中下降的程度（图 11-7）。当前的标准分类（-5～+5）是基于以厘米为单位的骨性先露与坐骨棘之间距离的定量测量。中点（位置 0）被定义为母体坐骨棘的平面。阴道检查时，大约 8 点和 4 点的位置可以触诊坐骨棘。对于惯用右手的人来说，最容易触及产妇的右侧坐骨棘。

任何这些胎儿变量的异常都可能影响产程过程和分娩方式。例如，众所周知，OP 与分娩时间延长、阴道手术助产（operative vaginal delivery，OVD）和 CD 风险增加有关[35, 37]。

（三）母体骨盆（产道）

该通道由骨盆（由骶骨、髂骨、坐骨和耻骨组成）和软组织提供的支撑力组成。骨盆按骨盆缘分为假（大）骨盆和真（小）骨盆，以骶岬、骶前翼、髂骨弓形线、耻骨线为界和耻骨嵴在联合处达到顶点（图 11-8）。通过在尸体上进行直接测量，以及在女性身上使用影像学成像，女性骨盆各种参数的测量已经

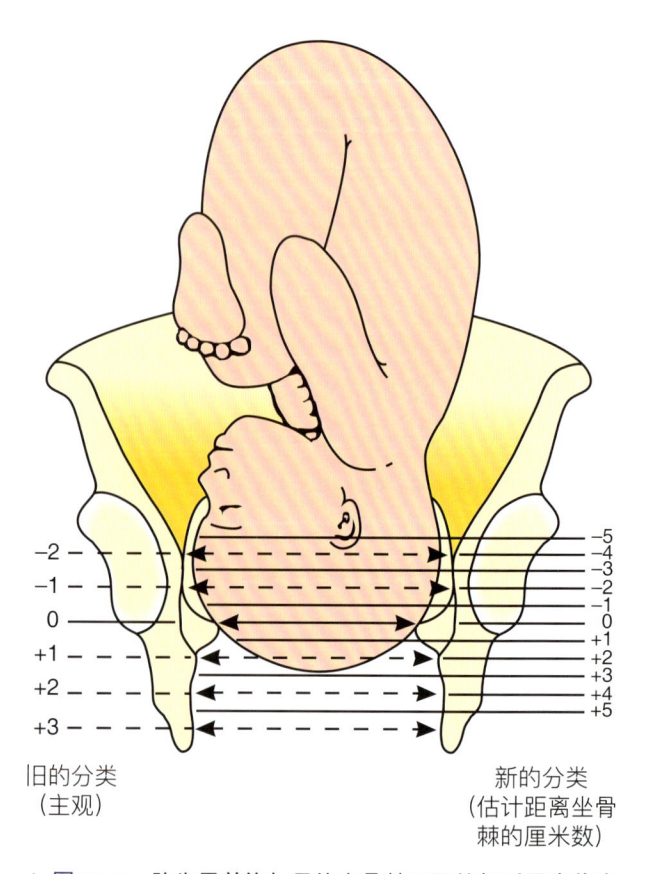

▲ 图 11-7 胎先露前缘与母体坐骨棘平面的相对距离作为先露位置的标记，位置 +1/+3（旧分类）或 +2/+5（新分类）

旧的分类（主观）　新的分类（估计距离坐骨棘的厘米数）

非常精确。此类测量将真骨盆划分为一系列平面，胎儿在通过产道时必须通过这些平面，这些平面可以广义地称为骨盆入口、中骨盆和骨盆出口。使用放射计算机断层扫描（computed tomography，CT）或磁共振成像（magnetic resonance imaging，MRI）进行的骨盆测量已被用于确定骨盆各种参数的平均值及临界限[38, 39]。临界值的数值与CPD的相关性取决于胎儿大小和胎龄[38]。但是，之后的研究无法证明骨盆或胎儿临界值具有足够的敏感性或特异性来预测CPD，以及是否需要行临产前CD[40,41]。在目前的产科实践中，鉴于放射线CT和MRI骨盆测量缺乏获益的证据，并且一些数据提示可能存在的危害（剖宫产发生率增加），很少使用；但是，可以应用于骨盆（分娩）的临床试验。放射影像、CT骨盆测量或MRI的其他指征包括用来评估臀位阴道分娩或曾有严重骨盆骨折的患者[42]。

临床骨盆测量是目前用于评估分娩时骨盆形状和尺寸的唯一方法[40]。图11-9详细介绍了一个有用的临床骨盆测量方案，包括对骨盆入口、骨盆中部和骨盆出口的评估。报告的平均骨盆径线和临界骨盆径线可用作临床检查期间的历史参考，以确定骨盆形状和评估CPD风险。真骨盆入口的横径最大，平均13.5cm[40]。对角径，即从骶骨岬到耻骨联合下缘的距离，在阴道检查中用来估计骨盆入口前后（anteroposterior，AP）径。骨盆入口的真结合径或产科结合径是从骶骨岬到耻骨联合上部的距离。产科结合径的平均值为11cm，是入口的最小径线。如果它的数值小于10cm，则被认为是狭窄的[40]。产科结合径不能在临床上测量，但可以通过对角径减去1.5~2.0cm来估计，对角径的平均距离为12.5cm。

中骨盆的限制因素是坐骨棘间径（坐骨棘之间的测量值），它通常是骨盆的最小直径，但应大于10cm。骨盆出口很少具有显著的临床意义。耻骨弓角度平均大于90°，通常可容纳两个手指宽度[40]。在大多数情况下，从尾骨到耻骨联合的AP直径约为13cm，坐骨结节之间的横向直径约为8cm，通常可容纳四个关节（一拳）（图11-9）。

女性骨盆的形状可分为四大类：女型、类人猿型、男型和扁平型（图11-10）。这种分类基于Caldwell和Moloy[43]的放射学研究，并将具有更有利特征的类型（女型、类人猿型）与那些不太适合阴道分娩的类型（男型、扁平型）分开。然而，实际上，许多女性介于几种类型之间，使得分类变主观。女型骨盆是典型的女性骨盆形状。类人猿骨盆（其入口成夸张的椭圆形、最大的AP径线和有限的前骨盆容量）更常与OP位置的分娩相关。男型骨盆，理论上会增加CPD的风险，而又平又扁的扁平骨盆理论上容易发生横位产程停滞。尽管胎儿大小、骨盆形状和容量的评估仍然具有临床实用性，但它是一门非常不精确的科学。充分的阴道试产是确定胎儿能否安全地通过骨盆的唯一确定方法。

盆底软组织可在第一和第二产程中产生阻力。在第一产程，阻力主要来自于子宫颈，而在第二产程，则来自于盆底肌肉。在第二产程中，认为盆底肌肉组织的阻力在先露部分通过骨盆的旋转和运动中起重要作用。

三、分娩机转

分娩机转指胎头在通过产道的过程中进行的一系列适应性转动。由于胎头和母体骨盆的形状并不相称，胎儿成功通过产道需要旋转以适应骨盆的形状。尽管分娩是一个连续的过程，但有七个主要动作来描述这一过程：①衔接；②下降；③俯屈；④内旋转；⑤仰伸；⑥外旋转或复位；⑦娩出（图11-11）。

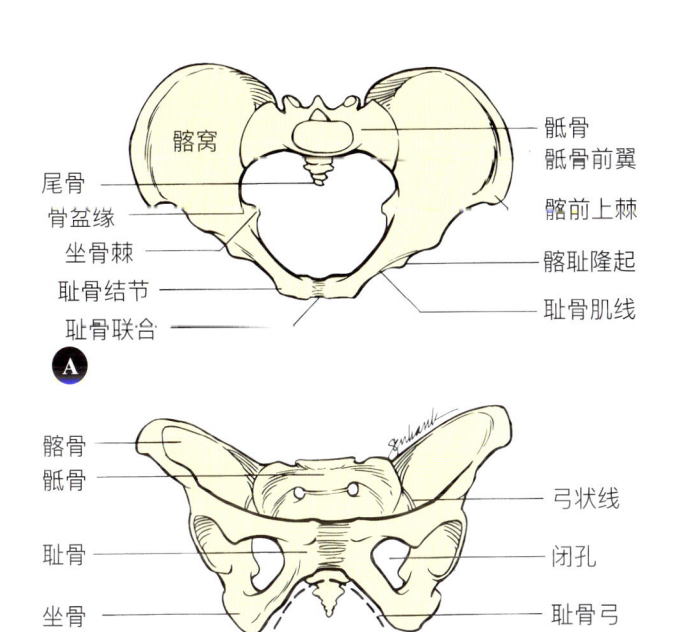

▲ 图 11-8 女性骨盆的上面观（A）和前面观（B）视图
引自 Repke JT. *Intrapartum Obstetrics*. New York: Churchill Livingstone; 1996:68.

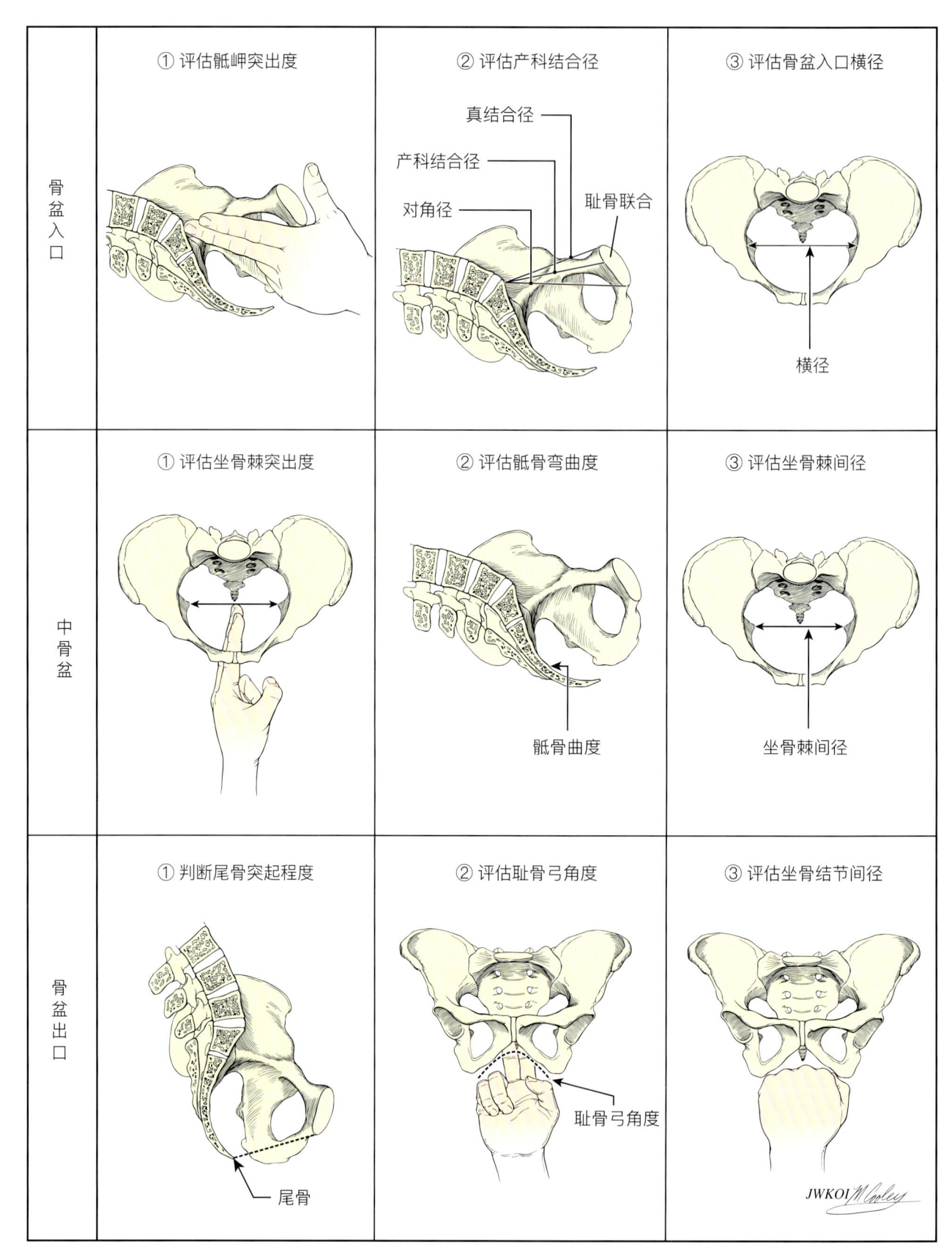

▲ 图 11-9 临床骨盆测量步骤

		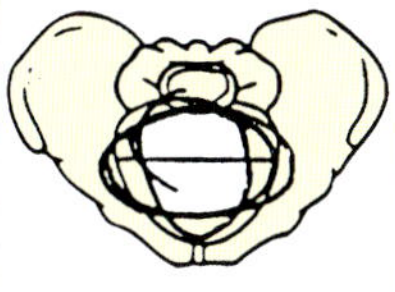 女型	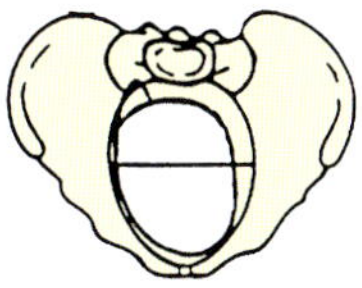 类人猿型	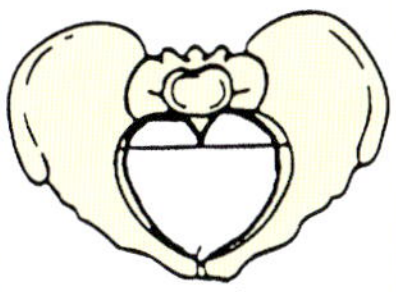 男型	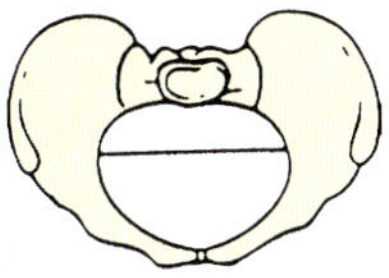 扁平型
骨盆入口 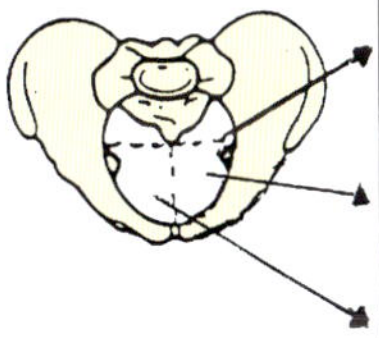	骨盆入口横径最宽	12cm	<12cm	12cm	12cm
	骨盆入口前后径	11cm	>12cm	11cm	10cm
	前盆腔	宽	有变异	窄	平直
中骨盆 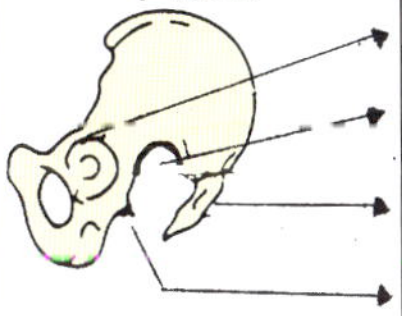	侧壁	平直	窄	内聚	宽
	坐骨切迹	适中	向后	窄	向前
	骶骨倾斜度	适中	宽	向前（下 1/3）	窄
	坐骨棘	不突	突*	突*	不突
骨盆出口 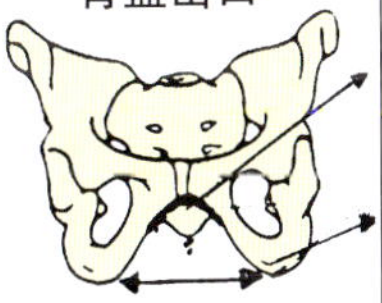	耻骨弓角度	宽	中等	窄	宽
	出口横径	10cm	10cm	<10cm	10cm

▲ 图 11-10 四种女性骨盆的特征

*. 译者注：原书错误，已修改

改编自 Callahan TL, Caughey AB, Heffner LJ, eds. *Blueprints in Obstetrics and Gynecology.* Malden, MA: Blackwell Science; 1998:45.

（一）衔接

衔接是指胎先露最宽的部分通过并到达骨盆入口平面以下的水平（图 11-12）。在头部俯屈良好的头位分娩中，胎头的最大横径是双顶径（9.5cm）。在臀位分娩中，最宽的径线是股骨粗隆间径。临床上，可以通过腹部和阴道触诊胎先露来确认衔接。对于头先露，当阴道检查时主要骨性先露部分达到坐骨棘水平实现衔接[44,45]。认为衔接是重要的临床预后标志，因为它表明，至少在骨盆入口水平，母体骨盆足够大，可允许胎头下降。在初产妇中，胎头衔接通常发生在妊娠 36 周时；然而，在经产妇中，衔接可能发生在妊娠后期，甚至在分娩过程中。

（二）下降

下降是指胎先露向下通过骨盆。胎儿的下降是不连续的；下降速度最快是在晚期活跃期和第二产程。

（三）俯屈

由于骨盆的形状和骨盆底软组织形成的阻力，胎儿头部在下降时被动发生屈曲。尽管大多数胎儿在分娩前都会出现一定程度的胎头向胸部弯曲，但完全屈曲通常只发生在分娩过程中。完全俯屈的结果是呈现最小的胎头径线（枕下前囟径），以便最佳地通过骨盆。

（四）内旋转

内旋转是指先露部分通过骨盆时从进入骨盆入口的原始位置（通常为 OT）旋转到的入口前后径位置。与俯屈一样，内旋转是一种被动运动，由骨盆的形状和骨盆底肌肉组织引起。骨盆底肌肉组织，包括尾骨肌和髂尾肌，形成一个 V 形"吊床"，向前分叉。当头部下降时，胎儿的枕骨向耻骨联合旋转（或者，不太常见的是，向骶骨的凹陷处旋转），从而允许胎儿最宽的部分从骨盆最宽处通过。

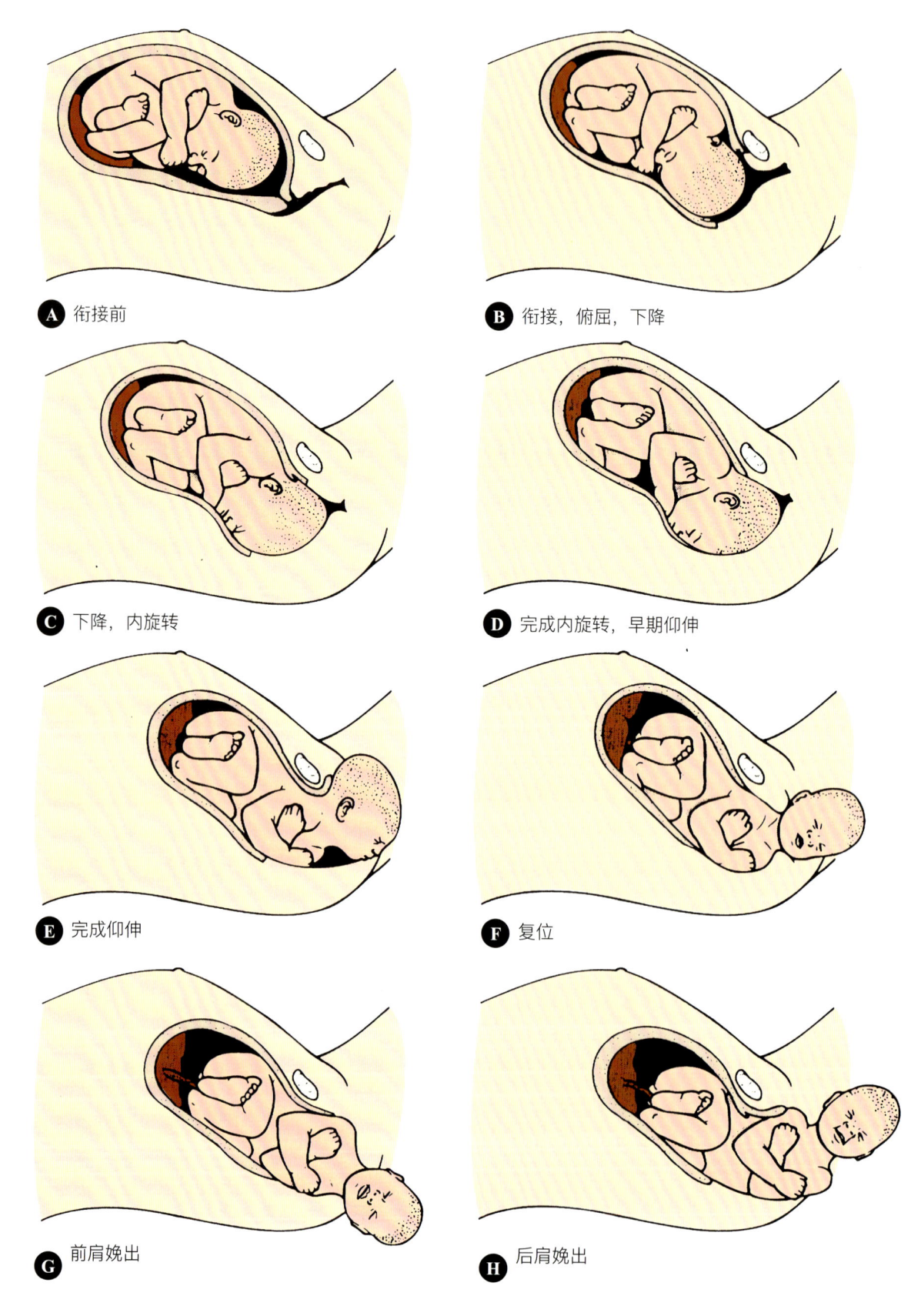

GABBE 产科学（原书第 8 版）
GABBE'S OBSTETRICS: Normal and Problem Pregnancies (8th Edition)

A 衔接前

B 衔接，俯屈，下降

C 下降，内旋转

D 完成内旋转，早期仰伸

E 完成仰伸

F 复位

G 前肩娩出

H 后肩娩出

▲ 图 11-11　分娩的主要动作

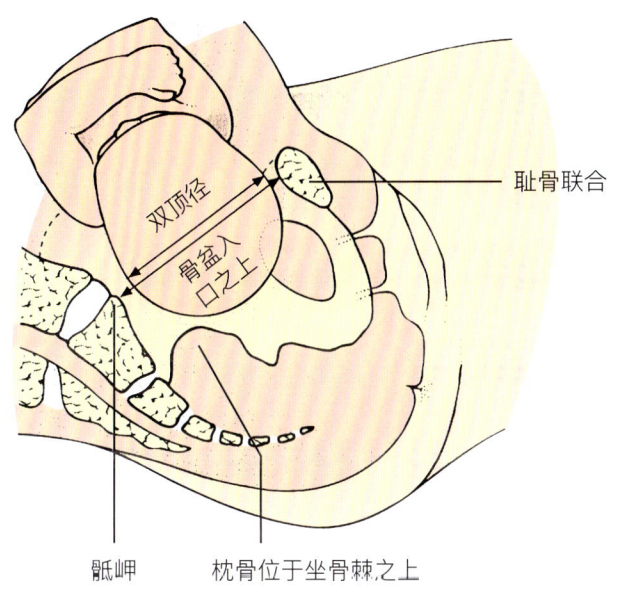

▲ 图 11-12 胎头衔接

由于母体腰椎和骨盆入口之间的倾斜角度，胎头以不同步的方式衔接（即一个顶骨隆凸低于另一个）。随着子宫收缩，前顶骨隆起下降并首先接触盆底。随着子宫放松，骨盆底肌肉组织会导致胎头旋转，直到它与骨盆相称。

（五）仰伸

一旦胎儿下降到阴道口的水平，就会发生仰伸。这种下降使枕骨底部与耻骨联合下缘接触。此时，产道向上弯曲。胎头通过伸展分娩并围绕耻骨联合旋转。引起这种运动的力是子宫收缩对胎儿施加的向下的力，以及盆底肌肉施加的向上的力。

（六）外旋转

外旋转也称为复位，是指胎儿头部相对于胎儿躯干恢复到正确的解剖位置。这可能发生在任何一侧，具体取决于胎儿的方向；这也是一种被动运动，它是由母体骨盆及其肌肉组织施加在胎头上的力引起的，并由胎儿肌肉组织的基础张力介导。

（七）娩出

娩出是指胎儿的其余部分的分娩。在头部和外旋转之后，进一步下降将前肩带到耻骨联合的水平。前肩的分娩方式与头部大致相同，肩部在耻骨联合下方旋转。肩部娩出后，身体的其余部分通常可以毫无困难地娩出。

四、正常产程

分娩过程以多个变量来衡量。随着规律宫缩的开始，子宫颈消退和扩张，胎儿在骨盆中下降。每次行阴道检查来判断分娩进程时，临床医生不仅必须评估宫颈消退和扩张的程度，还必须评估胎儿的位置。这种评估有赖于对母体宫颈和先露部熟练的指诊。宫颈在临产时扩张，它变薄变短，或者说在逐步消退。宫颈消退是指宫颈变薄的程度，可以用宫颈长度（cervical length，CL）或百分比描述。大多数临床医生使用百分比来描述临产期间的宫颈消退程度。术语消退 0% 是指足月宫颈至少长 2cm 或者非常厚，而 100% 消退指没有剩余长度或非常薄的子宫颈。通常，在分娩活跃期的女性中宫颈至少消退 80% 以上。扩张程度从无扩张（闭合）到 10cm（完全扩张或先露周围无法触及子宫颈）。对于大多数女性来说，一个食指的宫颈扩张等于 1cm，两个食指的扩张等于 3cm。前面讨论过的胎头位置对于记录产程进展很重要，对确定能否行手术阴道助产也很重要。一旦产妇进入活跃期，应定期确定胎头位置；理想情况下，这应该发生明显的头部受压之前进行，以免颅缝难以辨别。与胎头位置一样，在行手术阴道助产之前了解胎方位也至关重要（见第 14 章）。

产程分为三个阶段：第一产程是从临产开始到子宫颈完全扩张；第二产程是从宫颈完全扩张到娩出；第三产程以婴儿娩出为开始，以胎盘的娩出为结束。第一产程又分为潜伏期和活跃期两个阶段。潜伏期从临产开始，其特点是宫颈变化速度缓慢。分娩的发动是一种回顾性诊断，定义为开始有规律的、持续时间和强度足以导致宫颈扩张或消失的疼痛性收缩。分娩发动的识别通常取决于患者的记忆和与宫颈检查相关的宫缩时间。当宫颈扩张速度加快时，潜伏期结束，活跃期开始。分娩的活跃期被定义为扩张速度最快的时期。从潜伏期过渡到活跃期的时间点的确定取决于宫颈检查的频率和产程进展的回顾性检查。

（一）第一产程

历史上，根据 Friedman[46] 于二十世纪五六十年代所得的宫颈扩张和产程进展的开创性数据，活跃期需要宫颈消退 80% 及以上，宫颈扩张 4cm 以上。

他分析了 500 名初产和经产女性的产程进展，半个多世纪以来，我们用其报告的数据定义正常和异常产程的预期值[46, 47]。Friedman 彻底改变了我们对分娩的理解，因为他成功绘制了宫颈扩张的静态观察值与时间，并成功地将分娩的动态过程转化为类似于图 11-13A 的 S 形曲线。Friedman 的数据推广了分娩图的使用，该图首先仅描绘宫颈扩张，然后被进一步修改，包含了胎先露的下降。宫颈扩张 4cm 标志着从潜伏期到活跃期的转变，这一结论源自于 Friedman 对 500 名产妇的分娩曲线原始数据的回顾性分析，所产生的平均分娩曲线上的转折点[46]。经产和初产女性在活跃期宫颈每小时分别扩张 1.5cm 和 1.2cm，分别代表正常的第 5 百分位数[46, 47]。根据这些数据，一般认为，即在产程的活跃期，宫颈扩张速度为至少应达到 1cm/h。

更近期的几项研究对产程进展进行分析，挑战了我们对分娩活跃期宫颈扩张的理解，研究表明，从分娩的潜伏期到活跃期的过渡是一个更渐进的过程[48]。对 1699 名自然临产并阴道分娩的初产和经产女性的产程曲线分析表明，在宫颈扩张 4cm 时，只有一半的女性处于活跃期；到 5cm，75% 的女性进入活跃期；到 6cm 时，89% 的女性处于活跃期[49]。此外，国家合作围产期项目数据（National Collaborative Perinatal Project）是 1959—1966 年间自然分娩的 26 838 名足月女性的历史性队列研究，对此项目数据进行回顾性分析，用重复测量分析来构建产妇的分娩曲线，其产时处理与 Friedman 在 20 世纪 50 年代进行的研究类似[44]。该研究认为，实际上，

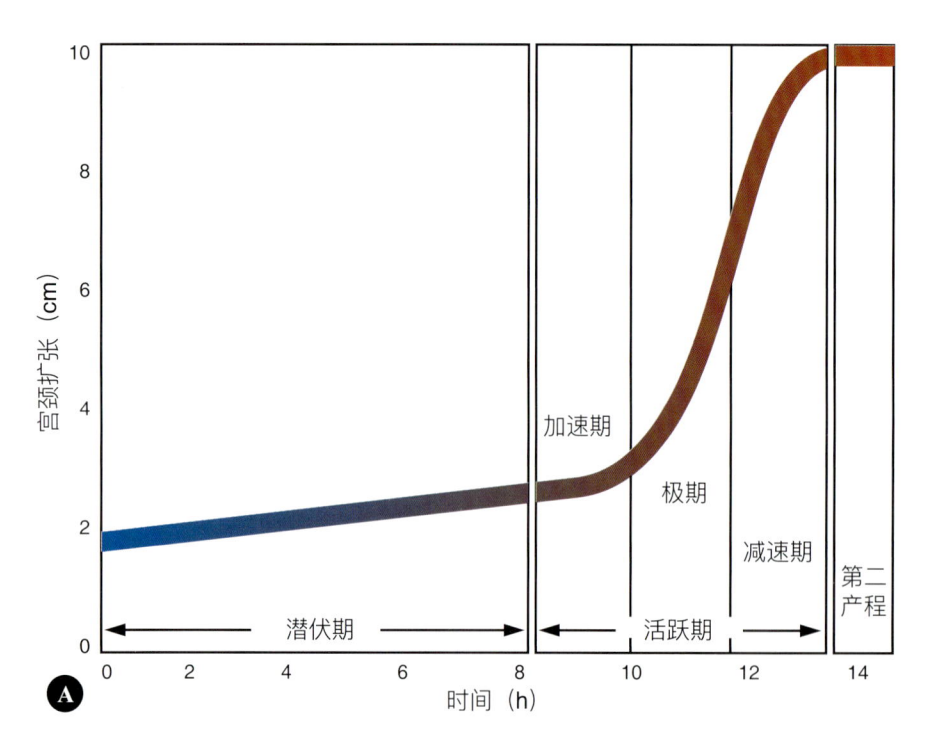

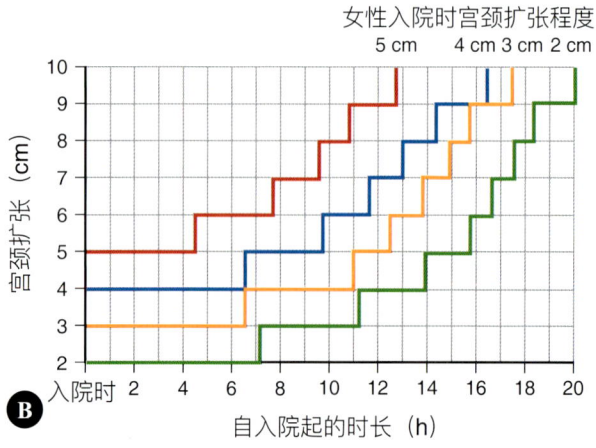

◀ 图 11-13 **A.** 现代产程图，初产妇平均宫颈扩张曲线特征；**B.** 产妇 **Zhang** 的产程图，自然分娩的单胎足月初产女性从入院开始累计分娩持续时间的第 95 百分位数

（A. 改编自 Friedman EA. *Labor: Clinical Evaluation and Mana-gement*. 2nd ed. Norwalk, CT: Appleton-Century-Crofts; 1978. B, From Zhang J, Landy H, Branch DW, et al. Contemporary patterns of spontaneous labor with normal neonatal outcomes. *Obstet Gynecol*. 2010;1116:1281–1287.）

最终阴道分娩的初产妇的分娩进展比之前报道的要慢，直到宫颈扩张 6cm 之后，产程进展速率才会加快。具体而言，这些女性中的大多数直到宫颈扩张 5～6cm 才开始进入到活跃期。值得注意的是，该队列的剖宫产率为 5.6%，只有 20% 的初产妇和 12% 的经产妇接受了催产素以加强产力[50]。

上述发现被安全分娩联盟（Consortium on Safe Labor）收集的前瞻性研究数据所证实，2002—2007 年间，该联盟招募并跟踪了 19 个机构中自然分娩的 62 415 名单胎足月产妇[51]。该数据库更准确地代表了现代产科队列，与 Friedman 研究的女性相比，使用催产素（45%～47%）和硬膜外镇痛（71%～84%）的比例更高。Zhang 及其同事[51] 报道了宫颈扩张从 1cm 进展到下个 1cm 所需时间的中位数和第 95 百分位数，并认为无论胎次如何，宫颈扩张都可能需要 6h 以上才能从 4cm 进展到 5cm，从 5cm 进展到 6cm 可能需要 3h 以上（表 11-1）。所有女性在 6cm 之前似乎都以相似的速度进展，但经产妇在宫颈扩张达到 6cm 后速度开始加快[51]。这些数据表明，以 6cm 为宫颈扩张阈值来定义分娩活跃期更为合适，并且在正常的第 95 百分位数的初产妇中，其宫颈扩张速度可能比之前预期的 1cm/h 要慢。这些重要发现表明，临床医生使用 Friedman 数据集来确定活跃期和正常分娩进展的阈值可能会过早地诊断产程停滞，进而可能导致不必要的剖宫产[50-52]（见第 13 章）。

以前使用的分娩图是基于 Schulman 和 Ledger 于 1964 年发明的图表[53]。来自安全分娩联盟的当前数据可能作为一种更好的方式来描绘产程进展[51]。Zhang 产程图（图 11-13B）按小时数分层，描述了产程进展的第 95 百分位数。宫颈扩张并未按照连续测量数据记录，因此，随时间的间隔变化以阶梯模式表示而非连续的 S 形曲线。Zhang 产程图可能更适合识别那些产程超过正常时间的产妇。但是，其临床效用尚未得到证实和验证。近期一项 Cochrane 综述纳入 6 项评估临床产程图应用的研究，并未发现剖宫产率或器械阴道助产率有任何差异，因此尚未建议将其用于标准产程处理[54]。

Zhang 的里程碑式数据[51] 报道称，初产妇入院时宫颈消退的中位数为 90%，有 1 次分娩史的女性也为 90%，之前分娩过 2 次及以上者为 80%，但并没有宫颈消退进展的数据及其对宫颈扩张率是否存

表 11-1 按胎次分层的自然临产宫颈扩张每厘米变化的中位持续时间（以小时为单位）

宫颈扩张（cm）	产次 0[a]	产次 1	产次 ≥ 2
3～4	1.8（8.1）	—	—
4～5	1.3（6.4）	1.4（7.3）	1.4（7.0）
5～6	0.8（3.2）	0.8（3.4）	0.8（3.4）
6～7	0.6（2.2）	0.5（1.9）	0.5（1.8）
7～8	0.5（1.6）	0.4（1.3）	0.4（1.2）
8～9	0.5（1.2）	0.3（1.0）	0.3（0.9）
9～10	0.5（1.8）	0.3（0.9）	0.3（0.8）

a. 以小时为单位的中位所需时间（第 95 百分位数）。假设分娩数据的对数呈正态分布，使用区间删失回归模型来估计从宫颈扩张 1cm 进展到下个 1cm 的时间分布

改编自 Zhang J, Landy H, Branch D, et al. Consortium on safe labor: contemporary patterns of spontaneous labor with normal neonatal outcomes. *Obstet Gynecol*. 2010;116:1281–1287.

在潜在影响的数据。2016 年，对胎儿动脉血氧饱和度前瞻性试验的分娩数据进行了二次分析，评估了宫颈消失与初产妇宫颈变化率之间的关联[55]。在这项研究中，对 488 名自然分娩女性的分娩数据进行了比较，分别是消退 100% 和小于 100%。在这项队列研究中，从 2cm 到 3cm 和从 3cm 到 4cm 的扩张时间没有因消退程度不同而不同。然而，与宫颈未 100% 消退的患者相比，100% 消退的患者在宫颈扩张 4cm 之后，继续扩张 1cm 所需的时间显著缩短 16～32min （$P=0.01$ 至 $P<0.001$）[55]。这表明宫颈消退确实会影响产程的进展速度，未来需要更多的研究来证实这些发现。在以后的分娩指南中，可以考虑在定义分娩活跃期和绘制分娩曲线或产程图时将宫颈消退程度包括在内。

（二）第二产程

在 Friedman 时代，大多数初产妇在第二产程持续时间达到 2h 后进行了产钳助产，因此，他报道的第二产程长度存在人为因素。总体而言，已报道的阴道分娩第二产程持续时间的平均值和第 95 百分位数的变异范围很广[46, 47, 51, 56-59]。更近期的产程持续时间数据评估了自然临产女性的产程，不包括经阴道

手术助产，多个国家报道的平均持续时间相似，表明这些数据是可靠和实用的[60]。这些在表 11-2 中总结，可以应用于使用和不使用硬膜外镇痛的初产妇和经产妇。

表 11-2 第一和第二产程持续时间的平均值和第 95 百分位数汇总

参 数	平 均	第 95 百分位数
初产妇		
潜伏期	7.3～8.6h	17～21h
第一产程	6～13.3h	16.6～30h
第二产程	36～57min	122～197min
第二产程，硬膜外	79min	336min
经产妇		
潜伏期	4.1～5.3h	12～14h
第一产程	5.7～7.5h	12.5～13.7h
第二产程	17～19min	57～81min
第二产程，硬膜外	45min	255min

引自参考文献 [40, 41, 45, 50-53]

1. 影响正常产程进展的因素

影响第一产程持续时间的因素包括产次、孕妇体重指数、孕妇年龄、胎儿位置和大小、硬膜外镇痛[61-64]。第一产程应用硬膜外镇痛的相关数据结论不一[56-58]。回顾性队列研究表明，与仅接受阿片类药物控制疼痛的女性相比，硬膜外麻醉可能会显著延长第一产程的持续时间。此外，最近纳入 9 项 RCT 进行 Cochrane Meta 分析确实发现，与仅接受阿片类药物的女性相比，随机接受硬膜外镇痛的女性在第一产程的平均时长的增加有统计学意义［平均差异（mean difference，MD）32.28min，95%CI 18.34～46.22］[65]。需要更多的研究来确认硬膜外麻醉对第一产程第 95 百分位持续时间的影响。

最近对安全分娩联盟数据库的一项回顾性分析，确定了产程持续时间的中位数和第 95 百分位数，并根据出生体重重建了分娩曲线。在初产妇中，即使是正常体重的胎儿，出生体重每增加 500g，从 3cm 扩张到 10cm 过程中，每进展 1cm 所需的时间也会显著增加（$P<0.01$）。同样的趋势也适用于经产妇，但是统计学差异只存在于宫口扩张 3～8cm[66]。

在重建的分娩曲线中，对于所有出生体重，反映产程进入活跃期的拐点始终为 6cm；有趣的是，达到这个拐点的时间随着出生体重的增加而增加，这表明，达到活跃期的时间随着出生体重的增加而增加[66]。

多种因素影响第二产程的持续时间，包括产次、引产、较长的活跃期、种族、母亲年龄较大、母亲 BMI 和母亲体重增加过多、胎头位置、出生体重增加和硬膜外镇痛[60, 63, 67-70]。近期一项针对第二产程持续时间的研究纳入了 4605 名女性，报道称，与未使用硬膜外麻醉的初产妇相比，使用硬膜外麻醉者的第二产程分娩持续时间中位数增加了 60min[71]。Cochrane 纳入了 16 项 RCT 的 Meta 分析证实，与不使用硬膜外麻醉相比，使用硬膜外麻醉显著增加了第二产程的平均持续时间（平均 MD15.38min，95%CI 8.97～21.79）并提高了手术分娩率（30 项研究，OR=1.44，95%CI 1.29～1.60）[65]。根据 ACOG/SMFM 产科护理共识[72]，重要的是不仅要考虑硬膜外镇痛第二产程的平均或中位持续时间，还要考虑持续时间的第 95 百分位数。在最近对 33 239 名阴道顺产女性进行的大型回顾性队列研究中，硬膜外麻醉可使初产女性第二产程持续时间的第 95 百分位增加 94min（$P<0.001$），而经产女性增加 102min（$P<0.001$）[58]。确定第二阶段产程的正常时间上限，包括使用硬膜外和其他更现代的分娩干预措施，有助于确定分娩持续时间的范围，保证孕产妇和新生儿发病风险最低[56, 57, 73]。

已发现第二产程持续时间、不良产妇结局（出血、感染、会阴撕裂伤）和成功阴道分娩的可能性之间存在直接相关性[74]。一项关于胎儿血氧饱和度的多中心研究数据的再分析，比较 4126 名初产妇的第二产程持续时间与母体和新生儿结局的相关性。绒毛膜羊膜炎（总发生率 3.9%）、三度和四度撕裂伤（总发生率 8.7%）和子宫收缩乏力（总发生率 3.9%）随着第二产程持续时间的延长而显著增加（OR=1.31～1.60，95%CI 1.14～1.86）[75]。也有经产女性分娩时间延长与不良妊娠结局的相关报道[76, 77]。关于新生儿不良结局与较长第二产程长度的相关性，结论不一。一些研究报道称，新生儿结局与初产女性第二产程的持续时间之间缺乏相关性[74, 75, 78, 79]。但是，一项对43 810位进入第二产程的初产妇进行的研究中，第二产程持续时间超过3h与孕产妇和新生儿发病率增加有关[80]。在非OVD的硬膜外麻醉的初产妇中，第二产程延长超过3h与肩难产风险增加（aOR=1.62，95%CI 1.17~1.65）、5min Apgar评分低于4分（aOR=2.58，95%CI 1.07~6.17）、新生儿重症监护病房入院风险增加（aOR=1.25，95%CI 1.02~1.53）和新生儿败血症（aOR=2.01，95%CI 1.39~2.91）有关[80]。需要注意的是，虽然这些结果意义重大，但每个事件的绝对发生率极低。这些研究结果表明，伴随第二产程延长的阴道分娩的益处与新生儿可能较小但显著增加的风险之间，必须加以权衡[74]。虽然较少见，但也有经产妇第二产程持续时间延长与不良新生儿结局有关的报道[74, 76, 77]。

根据现有的正常分娩进展的当代证据和降低原发性CD率的尝试，一个由Eunice Kennedy Shriver国家儿童健康和人类发展研究所、ACOG和SMFM组织的研讨会，推荐了第一和第二产程进展异常或产程停滞的新定义[81]。第一阶段产程停滞定义为，宫口开大6cm后，胎膜已破，宫缩正常、宫口扩张停止>4h或宫缩欠佳、宫口扩张停止>6h[81]。该指南对初产妇和经产妇是相同的。值得注意的是，第一产程的进展不应只考虑宫颈扩张，还应考虑宫颈消退和胎位。对于第二产程延长，指南因产次和是否使用硬膜外镇痛而异。表11-3概述了识别第二产程异常延长或停滞的指南[81]。记录患者进展和个体化护理至关重要，因为如果母婴条件允许，也可能需要更长的用力时间。不应随意使用这些时限来证明结束第二产程的合理性。它们可用于识别需要进一步评估的产妇群体[75, 82-86]。有证据表明，第二产程延长的产妇发病率明显更高[75, 78-80, 82-87]。重要的是要注意，不应仅仅为了缩短第二产程而决定行OVD或CD，这一决定必须基于权衡手术助娩的风险与第二产程延长的相关风险，以及成功阴道分娩的可能性。

2. 促进产程进展的干预措施

除了应用催产素外，还建议采取各种干预措施来促进正常的分娩进程；其中包括产妇走动和产妇直立体位、分娩支持和静脉输液管理。一项设计严谨的随机试验，对1000多名处于产程早期宫颈扩张3~5cm的低危孕妇进行走动与常规护理的比较，发

表11–3 基于第二产程持续时间第95百分位数而提供的建议

	第95百分位数
经产妇	
未使用硬膜外麻醉的第二产程	2h
使用硬膜外麻醉的第二产程	3h
初产妇	
未使用硬膜外麻醉的第二产程	3h
使用硬膜外麻醉的第二产程	4h

改编自Spong C, Berghella V, Wenstrom K, et al. Preventing the first cesarean delivery: summary of a joint Eunice Kennedy Shriver National Institute of Child Health and Human Development, Society for Maternal-Fetal Medicine, and American College of Obstetricians and Gynecologists Workshop. *Obstet Gynecol*. 2012;120(5):1181–1193.

现在第一产程的持续时间、催产素的需要、镇痛药的使用、新生儿结局、分娩方式方面没有差异[88]。这些结果表明，考虑到适当的人力资源和胎儿监测策略，在第一产程中步行是低风险女性可以考虑的一种选择。一项Cochrane综述纳入了就25项具有相当大异质性的随机及准随机RCT，结果发现，在低风险初产妇中，分娩时直立位而非卧位与第一产程明显缩短有关，缩短1h22min（平均MD-1.36，95%CI -2.22~-0.51），减少硬膜外使用，CD风险降低30%（RR=0.71，95%CI 0.54~0.94）[89]。应鼓励女性在分娩时考虑直立体位，并讨论潜在的获益，以促进知情决策。

关于第二产程，Cochrane回顾了5项随机对照试验，以评估任一种直立位与卧位对分娩方式和产程持续时间的影响[90]。在第二产程持续时间、手术分娩、新生儿结局或产妇产伤方面，两组间没有发现有统计学意义的显著差异[91]。然而，最近的一项前瞻性随机试验比较了第二产程接受硬膜外麻醉采用主动体位与仰卧位的女性，发现改变体位组的自然阴道分娩明显更多，OVD更少，CD更少[92]。此外，体位改变者的第二产程总持续时间显著缩短（94.66min vs. 124.30min，P<0.001）[92]。这些数据表明，根据患者的偏好，可以考虑在第二产程采用非卧位。

一项Cochrane纳入26个临床试验进行回顾分析，纳入了15 858名处于第一产程和第二产程的低风险女性，并随机分配至分娩支持（导乐）和常规护理组[93]。与没有分娩支持的女性相比，获得分娩支持的女性更有可能经阴道分娩（RR=1.08，95%CI 1.04～1.12）。分娩支持人员或导乐与缩短分娩时间，显著减少催产素和区域镇痛的使用有关。女性接受OVD（RR=0.90，95%CI 0.85～0.96）或剖宫产（RR=0.78，95%CI 0.67～0.91）的可能性更小，能够获得更高的个人满意度[93]。此外，最近的一项研究评估参加产前分娩准备课程的效果，结果表明，参加该课程的人第一产程持续时间较短，平均差异为109min（P=0.036），并且还显示出更高的个人分娩满意度和母乳喂养率[94]。这些数据表明，分娩准备及持续的分娩支持对分娩持续时间和分娩结果具有积极影响。有足够多令人信服的数据使导乐式分娩支持获得美国预防服务工作组的"A"评级，这意味着它们可以改善健康结果，应推荐在分娩期间使用[95]。

静脉输液是许多分娩单位的常规做法，尽管与口服补液相比，静脉输液的好处尚未得到很好的阐明，并且可能促进分娩最佳进展的静脉输液量和类型尚不清楚。2013年，一项Cochrane综述纳入9项具有相当程度异质性的随机试验[96]。两项试验比较了随机接受高达250ml/h乳酸林格（Ringer lactate，LR）溶液加口服摄入与单独口服摄入的女性。CD率没有发现差异。然而据报道，接受LR的阴道分娩女性的产程持续时间缩短（MD-28.86min，95%CI –47.41～-10.30）。四项试验比较了口服摄入量受限女性的静脉输液率（125ml/h vs. 250ml/h），据报道，接受250ml/h静脉输液的女性产程持续时间显著缩短[96]。最近的一项Meta分析（纳入7项随机对照试验，n=1215）表明，如果采用250ml/h而不是125ml/h的静脉输液策略，低风险初产妇的分娩时间可缩短约1h。与125ml/h相比，250ml/h的速度似乎与CD发生率降低有关[97]。关于静脉输液的类型，在一项纳入处于分娩活跃期的初产妇的随机试验中，与生理盐水（normal saline，NS）相比，以125ml/h速度静脉应用葡萄糖与分娩和第二产程时间的显著减少相关[98]。最近对包括2503名低风险女性在内的16项RCT进行的Meta分析显示，与不含葡萄糖的静脉输液相比，接受含葡萄糖静脉输液的女性第一产程的时间缩短了75min[99]。现有数据表明，对于低危女性来说，每小时静脉输注较高剂量（250ml）的含葡萄糖溶液可能有利于缩短第一产程时间。此外，需要进行研究以确定临产时IVF替代的最佳体积和类型，特别是考虑到目前可用的各种口服营养和水化治疗选择。

3. 积极地处理产程

由于任何原因导致的产程进展异常和产程停滞，称为难产，是初产妇CD最常见的指征，也是经产女性CD的第二常见指征。在20世纪80年代后期，为了降低快速上升的CD率，根据爱尔兰的调查结果，积极的产程处理在美国得到普及。在爱尔兰，积极处理的常规使用与非常低的CD率有关[100]。积极处理方案包括：①仅在确定临产时才入院，表现为疼痛性宫缩和胎膜自发性破裂、宫颈100%消退或分泌血性黏液；②确诊临产后人工破膜；③产程进展小于1cm/h时积极使用催产素（初始剂量6mU/min，每15分钟增加6mU/min，最大40mU/min）促进产程进展；④患者教育[100]。观察性数据表明，应用该处理方案的女性CD率为5.5%，98%在12h内分娩，只有41%的初产妇确实需要催产素加强宫缩[100]。随后有多项非随机研究发表，试图在美国和加拿大重复出这些结果[101-104]。与既往数据相比，其中两项研究显示CD显著减少[101, 103]。然而，三项RCT中有两项与常规分娩处理相比，CD率没有明显下降[105, 106]。在第三项RCT中，当混杂变量得到控制时，积极处理组的CD显著降低[104]。在所有随机试验中，分娩持续时间减少了1.7～2.7h，差异显著，并且两组之间的新生儿病率没有差异。在最近的Cochrane综述中，纳入7753名女性的11项试验所做的Meta分析得出的结论认为，在自然分娩的女性中，早期增加催产素使用与CD的显著减少相关（RR=0.87，95%CI 0.77～0.99）[107]。一项纳入了8项试验（4816名女性）的Meta分析显示，早期应用人工破膜术和催产素与分娩持续时间显著缩短相关（平均MD-1.28h，95%CI –1.97～-0.59）[107]。Cochrane综述与之前的研究结果相似，表明单独人工破膜术不会影响分娩时间，但会增加CD率。与此相反，随后一项纳入了144名患者的RCT显示，与常规处理组相比，在活跃期之前接受早期破膜术的患者产程持续时间中位数显著降低，早期破膜组为 235min（117~355min），常规处理组为 364min（201~580min）（$P<0.001$），CD 率无差异[108]。这种产程持续时间的缩短可能对成本和床位处理产生重大影响，尤其是繁忙的产房。住院患者产程持续时间的最重要因素可能是确定临产才能收入院。

4. 自然阴道分娩

分娩准备应考虑患者的产次、产程进展、胎先露和任何一项分娩并发症。在预计会出现分娩并发症的患者中（如存在肩难产或多胎妊娠的危险因素），可能需要转移到更大、设备更好的产房或手术室，去除床脚，并采用截石位分娩。如果预计并发症发生可能小，可以在母亲喜欢的姿势下完成分娩。常见的体位包括侧卧体位或半坐位。

自然分娩临床支持的目标是减少母体创伤、预防胎儿损伤和对新生儿的初步支持。当胎头着冠即将分娩时，应使用温和的压力来维持胎头的俯屈并控制分娩，从而防止会阴部损伤。胎头娩出后，允许外旋转（复位）。在复位过程中，应识别并减少颈部脐带襻。在无法进行简单复位的情况下，可以等待胎儿身体娩出后缓解绕颈，或者在极少数情况下，可以双重钳夹并切断脐带。应配合产妇的主动用力，温和地向下牵引来分娩前肩，向上牵引后肩完成分娩。这些动作应以尽可能小的力量进行，以避免会阴损伤和对新生儿臂丛神经的牵拉损伤。

如果可能，最好将婴儿放在母亲腹部来进行下述的步骤。最初，婴儿应擦干并保持温暖。给婴儿保暖尤为重要，因为热量会从头部迅速散失，所以可以给婴儿戴上帽子。出生时对强壮的新生儿进行常规球囊抽吸没有任何好处，因此不应进行[111]。如果分泌物或黏液看起来比较多或阻塞气道，则可予以清除。对于出生时羊水被胎粪污染的婴儿，ACOG 产科实践委员会和美国儿科学会（American Academy of Pediatrics，AAP）不再推荐常规气管插管和吸引。另外，有胎粪的情况应该引起注意，并准备好可靠的医疗团队。有活力的婴儿可以留在母亲的胸前进行早接触和新生儿的初始护理，没有活力的婴儿需要进行常规复苏措施[112]。

既往，脐带钳夹的时机主要是考虑便利性，通常在分娩后立即进行。在足月婴儿出生后的最初几分钟内，有 80~100ml 的血液从胎盘转移。新的证据表明，延迟钳夹脐带对早产儿和足月儿都有好处。

2012 年一项 Cochrane 综述纳入 15 项 RCT 研究，提示在妊娠 24~36 周的早产儿中，与立即夹脐相比，延迟钳夹（至少 30s）显著减少新生儿需输血的贫血、脑室内出血（intraventricular hemorrhage，IVH）和坏死性小肠结肠炎的发生率[113]。研究发现，延迟钳夹脐带的婴儿呈较高的胆红素水平，但两组之间对光疗的需求没有差异[113]。2013 年的一项 Cochrane 研究对 15 项 RCT 进行回顾分析，比较了足月婴儿延迟钳夹脐带（>1min）和立即钳夹脐带，结果显示，延迟钳夹脐带的婴儿血细胞比容、铁蛋白和储存的铁在 3~6 个月内显著增加，而母体出血风险没有显著增加[114, 115]。新生儿红细胞增多症或黄疸的总体发生率没有增加；但是，立即钳夹组中需要光疗治疗黄疸的新生儿较少（RR=0.62，95%CI 0.41~0.96）。此外，延迟钳夹组的儿童在 4 岁时的社交和精细运动技能得分有所提高，表明增加铁储备对发育结果有潜在的长期益处[116]。2017 年，ACOG 发布了更新的推荐意见，肯定了这一做法，即出生后有活力的早产儿和足月儿至少延迟 30~60s 钳夹脐带[117, 118]。有证据表明，在这些接受脐带延迟钳夹的婴儿中，如果需要采集脐带血进行血气分析，可以在分娩后脐带仍有搏动时立即进行[119]。一旦脐带被夹住，并且初始新生儿评估完成，婴儿应尽可能留在母亲身边。早期皮肤对皮肤接触（skin-to-skin contact，SSC）是指将裸露的婴儿俯卧在母亲裸露的胸部和腹部靠近乳房的位置，婴儿的侧面和背部用毯子或毛巾盖住[120]。ACOG、AAP 和世界卫生组织制订的爱婴健康倡议建议，在阴道分娩后立即、CD 后尽快对健康足月新生儿进行早期 SSC[121, 122]。对 RCT 数据所进行的 Meta 分析（13 项试验，纳入 702 名参与者）表明，立即或早期 SSC 增加了 1~4 个月时开始母乳喂养的可能性（RR=1.27，95%CI 1.06~1.53），并且与标准护理相比，出生后 75~90min 时的血糖水平升高（MD10.56mg/dl，95%CI 8.40~12.72）[123]。也已证实 SSC 对母婴关系、母乳喂养持续时间、心肺稳定性和体温的积极影响[123-125]。术语袋鼠式育儿是指一种产后护理模式，包括对低出生体重婴儿的持续性 SSC 和纯母乳喂养，它最初被宣传为资源贫乏环境中保温箱的替代品。一项针对随机对照试验的 Meta 分析发现，与低出生体重婴儿的传统护理方法相比，袋鼠式护理显著降低了新生儿死亡率、医院感染和败血症及体温过低的发生率，并且促进了婴儿生长、母乳喂养和母婴关系的建立[126]。需要更多的前瞻性 RCT 来进一步验证 SSC 和袋鼠式育儿对资源丰富的环境中分娩的足月、正常体重新生儿，以及剖宫产后应用的益处和局限性。

（三）第三产程

脐带延长和阴道出血提示胎盘剥离，这意味着胎盘与子宫壁分离。第三产程一般较短。在妊娠超过 20 周的近 13 000 例单胎经阴道分娩的病例系列中，第三产程的中位持续时间为 6min，只有 3% 的女性超过 30min[127]。持续超过 30min 的第三产程与显著的孕产妇发病率高相关，包括失血量超过 500ml 的风险升高、产后血细胞比容降低超过 10%、需要产后刮宫、产后出血的风险增加 6 倍[127, 128]。这些数据表明，如果没有发生自发性剥离，应在 30min 后考虑手取胎盘，以降低产妇出血的风险。如果存在活动性活跃出血，应尽早执行此操作。与第三产程延长相关的因素包括早产、先兆子痫、多产、初产妇、高龄产妇和第二产程持续时间超过 2h[129, 130]。

第三产程可以被动或主动处理。被动处理的特点是脐带自发搏动停止后钳夹脐带，等待胎盘通过重力作用或自行娩出，无须按压子宫或牵拉脐带。进行被动处理时，直到胎盘娩出后才给予宫缩剂。积极处理第三产程，则子宫收缩药物在婴儿分娩后、胎盘分娩之前给药。控制脐带牵引和反牵引以支撑子宫直到胎盘剥离和娩出，然后在胎盘娩出后按摩子宫。通常使用两种控制性牵引手段来促进胎盘的剥离和娩出：在 Brandt-Andrews 操作中，一只手压在腹部以固定子宫底以防止子宫内翻，另一只手持续向下牵引脐带；使用 Crede 操作，用下方的手固定脐带，同时固定和维持子宫底，用手压在腹部上施加向上的牵引力。应注意避免脐带撕脱。就 3 项 RCT 研究所进行的 Meta 分析提示，在未用催产素的情况下，单独进行子宫按摩并未显示出对产妇有任何益处[131]。

传统上，将产后出血风险降至最低的积极处理策略包括使用催产素、早期钳夹脐带、控制脐带牵引和宫底按摩以促进胎盘较早剥离[132, 133]。一项 Cochrane Meta 分析综述纳入了 7 项随机及准随机对照研究，结果显示，对于具有混合出血风险的异质性女性人群而言，积极处理第三产程可显著减少 1000ml 以上失血量的发生率（RR=0.34，95%CI 0.14~0.87），并且具有较低的贫血风险（Hgb<9g/dl；平均 RR=0.50，95%CI 0.30~0.83）[132]。但是，新生儿出生体重显著降低，部分原因可能是在某些患者中早期脐带钳夹和胎盘输血时间缩短。在产后出血风险低的女性中，与期待产程相比，第三产程的积极处理与总失血量超过 500ml 发生率降低、输血需求减少，最初 24h 内宫缩剂使用的减少有关[132]。未发现严重产后出血（估计失血量＞1000ml）的发生率存在显著差异。此外，与期待治疗的女性相比，积极处理的低风险女性更容易出现产后疼痛、接受镇痛药物治疗或因产后出血而再次入院。需要进一步研究以更好地阐明这些发现背后的病因，特别是基线出血风险较低的女性。

Cochrane 综述和其他几项研究支持将催产素作为减少分娩失血的积极处理策略的重要组成部分的作用[134, 135]。ACOG、世界卫生组织、美国家庭医生学会和女性协会健康、产科和新生儿护士（Association of Women's Health，Obstetric and Neonatal Nurses，AWHONN）建议，所有分娩后都预防性使用宫缩剂（最好是催产素）以预防产后出血[136-139]。国家母体安全合作组织鼓励决策者预防性使用催产素以预防无硬膜外麻醉且出血风险低的自然分娩女性的产后出血[140]。最近，Cochrane 数据库中关于产后出血的最大型 Meta 分析表明，单独使用卡贝缩宫素，或催产素联合米索前列醇，或催产素联合麦角新碱，在预防产后出血方面比单独使用催产素更有效[141]。卡贝缩宫素的不良反应最小；可惜的是，它并非在所有国家 / 地区都可供（如美国）。麦角新碱不应用于患有高血压疾病的女性。

鉴于现有证据，所有女性在分娩时，无论是前肩娩出后还是全身娩出后，都应至少预防性给予催产素，并根据患者情况酌情联合使用米索前列醇或麦角新碱，或卡贝缩宫素（如果有），但肯定是在胎盘娩出之前。如果婴儿足月且活力好，则应延迟钳夹脐带，同时助产团队对婴儿进行评估，并保持她 / 他的温暖。可以采用温和的脐带牵引来促进胎盘分娩，因为此项操作可以获益。

婴儿和胎盘娩出后，应检查胎盘、脐带和胎膜。胎盘重量（不包括胎膜和脐带）随胎儿体重而变化，比例约为1∶6。异常大的胎盘与下述情况相关，如胎儿水肿和先天性梅毒。胎盘的检查和触诊应包括胎儿和母体表面，可能会发现纤维化、梗死或钙化区域。虽然这些情况中的每一种都可能在正常足月胎盘中看到，但广泛的病变应进行组织学检查。母体表面黏附的凝血块可能表明最近有胎盘早剥；但是，凝血块的缺乏并不能做出排除性诊断。胎盘小叶缺失或膜缺损提示胎盘胎膜残留，应进行进一步的临床评估。除非怀疑有妊娠组织残留或产后出血，否则无须在分娩后常规手探宫腔。

应注意脐带插入胎盘的部位。异常附着包括边缘附着，其脐带附着于胎盘边缘，以及帆状附着，其脐带血管通过羊膜与绒毛膜间进入胎盘。应检查脐带的长度，通常为50~60cm；脐带血管通常是2条动脉和1条静脉；脐带真结；血肿和狭窄。病理检查中发现的单脐动脉与胎儿生长受限的风险增加和一种或多种主要先天性异常的风险增加有关（OR=6.77，95%CI 5.7~8.06）[142-145]。因此，应将检查结果转达给新生儿科医生或儿科医生，并且应在母亲的产程图中注明胎盘或脐带的任何异常。

五、会阴切开术和会阴裂伤修复

胎盘娩出后，应仔细检查阴道和会阴是否有损伤迹象。如果看到撕裂伤，应注意其长度和位置并开始缝合。足够的麻醉，无论是局部镇痛还是区域阻滞，对于缝合都是必不可少的。应特别注意会阴体、肛门外括约肌和直肠黏膜的修复。未能识别和修复的直肠损伤可能导致严重的远期发病率，最显著的是大便失禁或瘘管形成。如果进行了手术助产或产后出血严重，应检查宫颈是否有裂伤。

会阴部损伤，无论是自发性还是会阴切开术，是自然阴道分娩或手术阴道助产最常见的并发症，发生在1/2~3/4的阴道分娩中。一度裂伤被定义为局限于上皮层的浅表撕裂；根据出血的多少、位置和数量，它可能需要也可能不需要修复。二度裂伤延伸至会阴体，但未延伸至肛门外括约肌。涉及肛门外括约肌的撕裂是三度裂伤。按照损伤程度分类，3a度为裂伤涉及50%以下的括约肌，3b度裂伤涉及超过50%的肌肉，3c度裂伤涉及整个肌肉和肛门内括约肌。四度裂伤完全贯穿括约肌复合体和肛门上皮。所有二度、三度和四度裂伤都应修复（见第18章）。三度和四度撕裂与显著的并发症发病率相关，包括大便失禁、直肠阴道瘘、感染和疼痛的风险（见第14章）。会阴裂伤的初始治疗为功能修复提供了最佳机会，特别是如果直肠括约肌损伤很明显，应通过直接对合或重叠末端并使用间断缝合固定来修复。

会阴切开术是在产程第二阶段进行的会阴体切开，以促进分娩。根据定义，它至少是二度裂伤。会阴切开术可分为两大类，即正中切开和侧切开术。正中会阴切开术，沿中线从会阴后联合向直肠方向垂直切开（图11-14）。充分镇痛后，直接使用梅奥剪刀行会阴切开术。应该小心将会阴从胎儿头部移开。切口的大小取决于会阴的长度，但一般是近似于会阴长度的50%，并沿着阴道黏膜垂直向上延展2~3cm。应尽量避免直接损伤肛门括约肌。正中会阴切开术的并发症包括出血量增加，尤其是过早切开时；胎儿损伤；局部疼痛。会阴侧切开术自处女膜环开始，以45°角从下半部分切开（图11-14）。切口的长度没有会阴正中切开术要求那么严格，但更长的切口需要更长时间的缝合。进行哪一侧会阴切开术取决于操作者的用手习惯。

既往，人们认为会阴切开术可以通过减少胎儿头部的压力而改善预后，保护母体会阴，防止大面积撕裂，以及预防盆底松弛。然而，自20世纪80

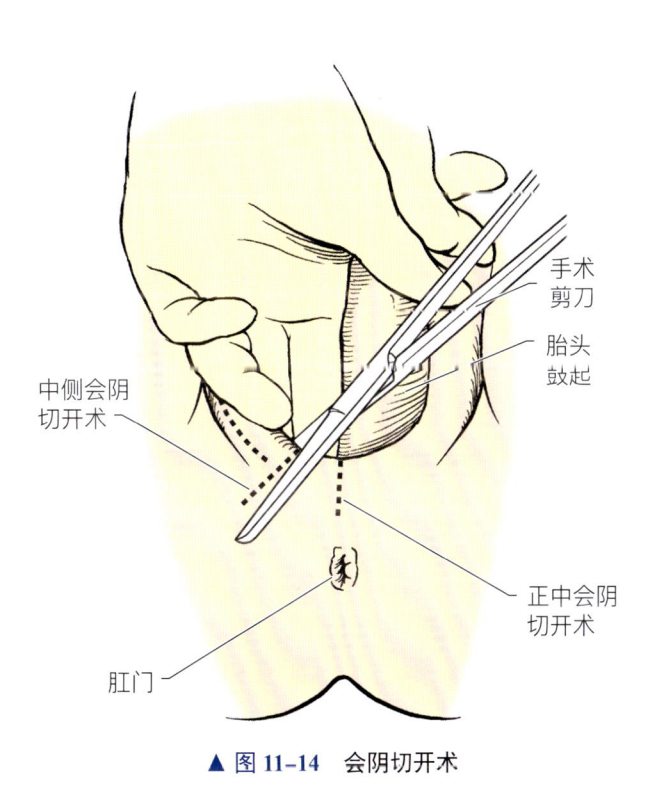

▲ 图11-14 会阴切开术

年代末以来的一致性数据证实，会阴切开术不能防止会阴进一步撕裂，而且证据显示它并不能改善新生儿的预后[146, 147]。会阴正中切开与初产妇会阴三度及四度裂伤发生风险升高相关，不管是自然分娩还是阴道手术助娩[146-153]。在一项大型研究中，与其他肛门括约肌撕裂相关风险因素相比，包括产钳助产，会阴切开术具有最高的比值比（OR=3.2，95%CI 2.73~3.80）[154]。极少数的报道显示，会阴正中切开与会阴四度裂伤无明显相关性[155]。随机对照研究比较了常规会阴切开术和有指征的会阴切开术，有指征会阴切开中需要修复者减少了23%（11%，35%）[155]。最后，系统性评价显示，与常规使用会阴切开术相比，限制性使用会阴切开术显著减少严重会阴撕裂、缝合、愈合并发症，常规使用对预防盆底功能障碍或盆腔器官脱垂并无益处[156, 157]。尽管限制性会阴切开术组阴道前壁撕裂的发生率明显较高，但在疼痛评价方面，两组间没有发现差异。这些研究在会阴正中切开和会阴中切开术中结果相似。

由于缺乏有力证据来支持会阴切开术的获益，并且其存在一定的危害，当今社会中已经不再进行常规会阴切开术[146, 147, 156-158]。会阴切开术潜在的指征包括需要在FHR异常的情况下加速分娩或缓解肩难产。根据这些数据和ACOG的建议[158]，中线会阴切开术的发生率已经下降，但仍有在10%~17%的分娩中进行，这表明在进行限制性会阴切开术[149-155]。在其中一个研究表明，会阴切开率从1976年的87%下降到1994年的10%，与三度或四度撕裂伤发生率（9%~4%）的下降平行，而且与会阴的完整率增加（10%~26%）相关[149]。

已经评估了会阴切开术与随后的盆底松弛和尿失禁的关系，没有研究表明会阴切开术可以降低尿失禁的风险。四度撕裂与日后的尿失禁显著有关[159]，正中和中外侧会阴切开术都未显示出与尿失禁的减少相关[160]。事实上，一项纳入8项研究的Meta分析表明，会阴切开术会增加大便失禁的风险（pOR=1.74，95%CI 1.28~2.38）[161]。如果认为需要进行会阴切开术，则采用哪种类型的手术取决于患者的个体化风险。与正中会阴切开术相比，中外侧会阴切开术似乎与更少的四度撕裂相关[162-164]。然而，其他研究并未显示会阴中侧切术比正中会阴切开术对预防将来的脱垂更有好处[160]。远期并发症，如不满意的美容效果和瘢痕内异物，可能更常见于中外侧会阴切开术，并且失血量更多。最后，必须记住，与未行会阴切开术相比，两种会阴切开术类型均未显示出能减少严重的会阴撕裂。尽管现在不会常规行会阴切开术，并且只有在特定情况下才会进行会阴切开术，但是操作者仍应接受此技能的培训[158]。

六、超声在产程中的应用

超声是围产期临床检查的有效辅助手段。必要时，超声检查结果可用于辅助临床确认胎产式、胎先露、胎龄。对于阴道出血的女性，超声可以确定胎盘位置，并在进行宫颈检查之前排除前置胎盘。对于双胎妊娠女性，胎产式和胎儿体重的超声评估是第一胎、第二胎分娩方式的咨询内容之一。对于足月臀先露胎儿的女性，在咨询和进行外倒转之前，可以使用超声来确认先露、胎盘位置和羊水量。分娩后，超声可用于协助排除第三产程延长的胎盘滞留和（或）在产后出血期间更好地判断宫腔排空情况。

研究还分析了足月时超声CL与分娩结果之间的关联。对37~40周的足月初产妇，每周评估CL测量值，发现只有50%的研究对象在自然临产开始时出现宫颈缩短，25%的CL在分娩前的最后48h内仍超过30mm[166, 167]。妊娠37~38周的CL测量值对于妊娠41周之前的自然分娩具有较低的敏感性和阴性预测值。然而，在异质性较高的人群评估中，发现妊娠37~40周单一的CL测量值与7天内分娩和妊娠41周前分娩之间存在显著相关性[168]。足月时25mm的CL对7天内自然临产的敏感性为77.5%，阴性预测值为84.7%。在所研究的队列中，对于妊娠41周前分娩，宫颈长度30mm的敏感性为73.1%，特异性为40.7%，阳性预测值为81%[168]。一项Meta分析以经阴道CL预测足月自然临产，结果显示，足月单胎妊娠且TVU CL为30mm的女性在7天内分娩的概率低于50%，而经阴道CL为10mm的女性则有超过85%的概率在7天内分娩（图11-15）[169]。尽管这些数据有趣且令人鼓舞，但还需要进一步研究以确定足月CL评估是否可用作临床检查的辅助手段，从而更好地区分最有可能在妊娠37~40周期间自然临产的患者。

足月宫颈参数与成功引产之间存在关联[167, 168, 170]。足月引产后阴道分娩的可能性部分取决于产妇的

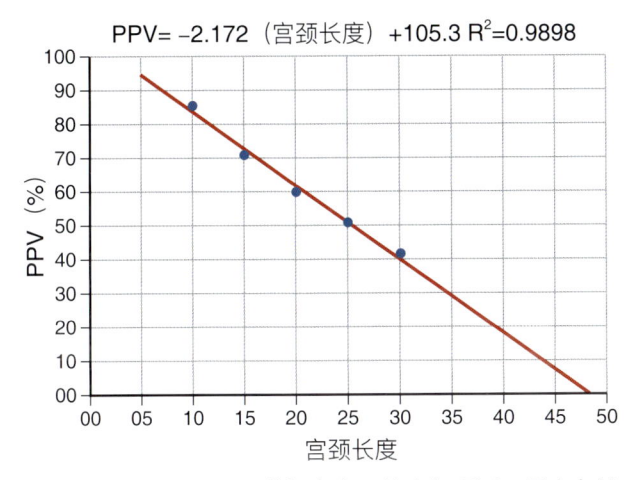

PPV= -2.172（宫颈长度）+105.3 R²=0.9898

▲ 图 11-15 足月经阴道超声宫颈长度与预测 7 天内自然临产的相关性

以毫米为单位的宫颈长度（预测变量；X）和阳性预测值（PPV）（标准变量；Y）之间的线性回归［引自 Saccone G, Simonetti B, Berghella V. Transvaginal ultrasound cervical length for prediction of spontaneous labour at term: a systematic review and meta-analysis. *BJOG*. 2016;123(1):16–22.］

产次，以及宫颈的扩张、消退、质地和位置[167]。Bishop 评分是引产前宫颈评估最常用的工具。虽然它最初旨在预测经产妇阴道分娩成功的可能性，但业已证明同样适用于初产妇[167, 168]。Bishop 评分是一种主观临床评估，已证明其具有显著的观察者内差异和观察者间差异[170-172]。对于接受引产的女性，据报道，Bishop 评分低于 6 分可以推测阴道分娩和引产成功的概率不大[170]。宫颈的长度、扩张，或闭合的宫颈内口，以及宫颈管内胎膜的形态（漏斗或楔形）是超声可以提供的更详细的相关参数，特别是辅助宫颈外口闭合时指检。然而，关于超声检查宫颈参数与 CD 及引产风险之间的关联存在相互矛盾的数据[170, 173]。一项 Meta 分析纳入 20 项前瞻性试验，评估引产前 CL 与成功引产之间的相关性[174]，结果发现较短的 CL 与成功引产相关（阳性似然比 =1.66，95%CI 1.20～2.31），较长的 CL 与引产失败相关（阴性似然比 =0.51，95%CI 0.39～0.67）。纳入 31 项研究（包括 2006 年之后发表的 12 项研究）所进行的 Meta 分析发现，在进行引产的初产妇中，CL 超过 30mm 最能识别剖宫产高危人群，敏感性为 0.70，特异性为 0.74，阳性似然比为 2.7，阴性似然比为 0.40[175]。初产妇 CL 超过 30mm 预测初产妇阴道分娩的敏感性和特异性方面等效于 Bishop 评分低于 6 分[176]。目前，我们没有足够的证据表明超声参数应取代临床检查或此类参数用于取代引产适应证。

分娩时胎头的位置和方位最好通过仔细的盆腔指检来确定。然而，有证据表明，根据宫颈扩张的程度和是否可以触及先露不同，多达 61% 的第一产程患者和多达 31% 的第二产程患者无法确定胎头位置[177]。OP 的胎先露及先露的形态也使得确定胎方位和高低变得困难[178]。几项研究报道称，在临床确定胎头位置的阴道指检中，第一产程准确率仅为 50%～60%，第二产程准确率为 30%～40%[178-181]。在第二产程中，尽管我们可以依靠骨盆腔的各种标志，但要确定胎头在骨盆内的位置也同样具有挑战性。在一项使用胎儿模型和骨盆训练器的研究中，发现 30% 的住院医师在确定中、低、高和出口骨盆位置的检查中存在错误，有 34% 的主治医生检查存在错误[182]。

当胎头位置难以通过触诊评估时，可考虑将超声作为第二产程临床检查的辅助手段。超声下见到眼眶将有助于确定面部和枕骨在母体骨盆内的相对位置。一项研究纳入 514 名需要第二产程 OVD 的足月初产妇，受试者被随机分配到通过超声和临床检查或仅通过临床检查进行胎头位置的产前评估[183]。临床检查预测分娩时头部位置的错误概率为 20%，而临床检查和超声联合确定头部位置的错误率仅为 1.6%（*P*＜0.001）。研究中，在孕产妇或新生儿结局方面，各组之间没有发现统计学上的显著差异。需要更多的试验来确定基于超声的位置和方位评估是否具有足够的敏感性来影响第二产程和分娩方式的临床决策[175, 178, 183, 184]。

▶ **要 点**

- 临产是一种临床诊断，包括有规律的疼痛性子宫收缩和进行性宫颈扩张和消退。
- 胎儿可能在决定分娩发动方面起着关键作用，尽管发生这种情况的确切机制尚不清楚。
- 分娩分为三个阶段：第一阶段是从临产开始到宫颈完全扩张；第二阶段是从宫颈完全扩张到婴儿娩出；第三阶段以婴儿娩出开始，以胎盘娩出结束。第一产程分为两个阶段：第一个是潜伏期，第二个是活跃期。

- 宫颈变化率增加的时间被诊断为临产活跃期，这在未产妇中更难识别，并且可能在至少扩张 6cm 时才会确认。
- 胎儿在分娩过程中成功通过骨盆的能力取决于三个变量之间复杂的相互作用：产力、胎儿和母体骨盆。
- 产程时间受许多变量的影响，包括产次、硬膜外麻醉的使用、胎位、胎儿大小和母亲 BMI。
- 分娩时直立而非卧位的体位，明显缩短了第一产程，减少了硬膜外麻醉的使用，剖宫产风险降低了 30%。
- 导乐式分娩的存在与镇痛、催产素、手术阴道分娩或剖宫产的使用显著减少、患者满意度的提高有关。
- 常规会阴切开术与严重会阴部创伤的发生率显著增加有关，应避免。
- 第三产程的积极处理（目前主要包括至少在胎儿娩出后立即使用催产素，以及温和牵拉脐带）显著减少 1000ml 以上的失血量，因此降低了母亲贫血的风险。
- 超声可能是分娩前后临床检查的有用辅助手段。

第 12 章 引 产
Induction of Labor

Lisa D. Levine　Sindhu K. Srinivas　著

梁　琳 译　　马琳琳 校

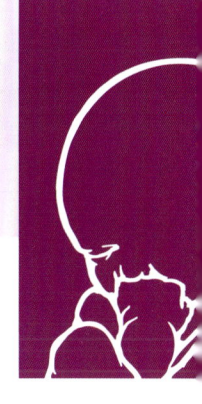

英汉对照

American College of Obstetricians and Gynecologists	ACOG	美国妇产科医师学会
confidence interval	CI	置信区间
electronic fetal monitoring	EFM	胎儿电子监护仪
hazard ratio	HR	风险比
hemolysis, elevated liver enzymes, and low platelets	HELLP	溶血、肝酶升高和血小板减少
induction of labor	IOL	引产
intrauterine growth restriction	IUGR	宫内生长受限
National Institute of Child Health and Human Development	NICHD	国家儿童健康和人类发展研究所
neonatal intensive care unit	NICU	新生儿重症监护病房
odds ratio	OR	比值比
premature rupture of membranes	PROM	胎膜早破
prostaglandin	PG	前列腺素
prostaglandin E1 (misoprostol)	PGE1	前列腺素 E_1（米索前列醇）
prostaglandin E2 (dinoprostone)	PGE2	前列腺素 E_2（地诺前列酮）
randomized clinical trial	RCT	随机对照临床试验
relative risk	RR	相对风险
Society for Maternal-Fetal Medicine	SMFM	母胎医学会

摘　要

　　引产是指自发性临产发动之前医源性的诱发宫缩。引产是美国最常用的产科操作之一，2012 年有超过 20% 的女性接受了引产。虽然一般在 39 周前没有母体或胎儿的指征不建议进行引产，但还有很多需要引产的情况。尽管临床和人口统计学因素可以帮助确定引产成功的可能性，但在继续妊娠风险大于引产失败风险的情况下，切勿延迟引产。本章综述了引产的相关指征，各种促宫颈成熟和引产方法的有效性，以及做出引产失败判定所依据的数据。本章还概述了胎膜早破后何时开始引产，以及在这种情况下应避免使用哪些引产方法。

关键词

宫颈成熟；联合方法；引产失败；Foley 球囊导管；引产；催产素；早产胎膜早破；前列腺素；方案

一、引产：定义 / 流行病学

引产是指在自然临产前诱发子宫收缩[1]。引产是美国最常进行的产科操作之一，2012年，超过23%的单胎分娩曾经经历引产过程[1, 2]。美国国家卫生统计中心的图12-1展示了1990—2012年引产的比率。

二、指征 / 禁忌证

引产的指征不是绝对的，只应在分娩给母亲或胎儿带来的好处大于继续妊娠的风险时才应进行引产[1]。计划进行引产时应考虑的临床因素包括母体和胎儿状况、孕龄和宫颈检查情况[1]。但是，具有医学指征的引产不应因宫颈检查的状况而延迟。引产的适应证包括很多医学和产科因素（框12-1）[1, 3]，禁忌证包括存在经阴道分娩的禁忌证。

引产的适应证和禁忌证应与替代方法一起进行考虑。应与患者讨论引产的风险和益处。确认孕龄至关重要。应估计胎儿体重，进行临床骨盆测量，并应确认胎儿宫内情况。此外，应检查并记录宫颈情况，并在具备熟悉该过程及其潜在并发症的专业人员的医疗机构进行引产。建议对任何接受宫缩药

框 12-1　公认的引产指征

母体指征
- 高血压疾病（妊娠高血压，先兆子痫伴或不伴有严重表现）
- 慢性高血压
- 糖尿病（妊娠合并糖尿病或妊娠糖尿病）
- 肾脏疾病
- 胆汁淤积
- 高凝状态相关疾病（静脉血栓栓塞病史，获得性或遗传性血友病，镰状细胞病）
- 系统性红斑狼疮

胎儿指征
- 胎儿生长受限
- 同种免疫
- 羊水过少
- 胎儿监护不满意
- 多胎妊娠

可选择指征
- 过期妊娠
- 胎膜早破
- 绒毛膜羊膜炎
- 胎盘早剥

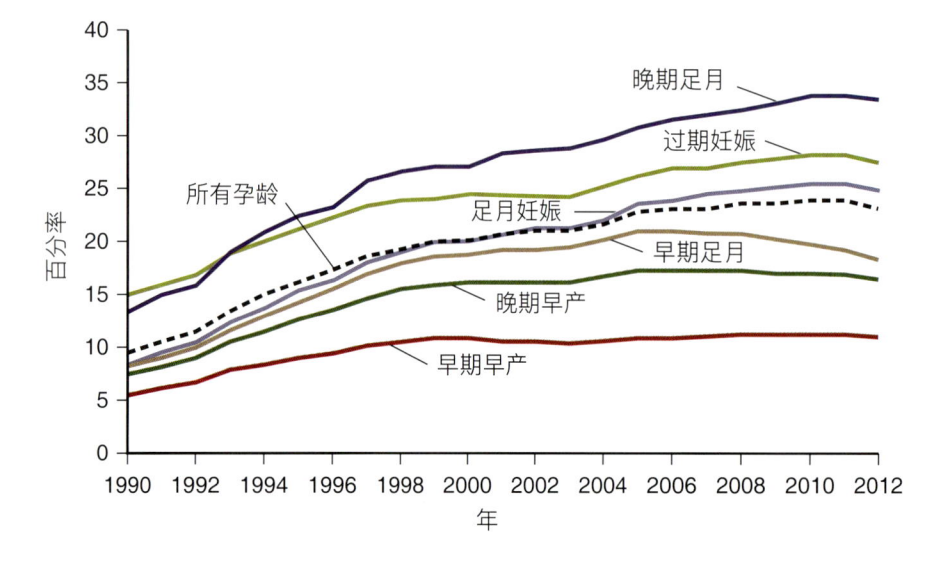

◀ 图 12-1　不同孕周的引产率：美国，1990—2012年

注意：仅适用于单胎。早期早产是妊娠不足34周，晚期早产是妊娠34～36^(6/7)周，早期足月妊娠是37～38周，足月妊娠是39～40周，晚期足月妊娠是41周，过期妊娠是≥42周（引自CDC/NCHS. National Vital Statistics System. http://www.cdc.gov/nchs/data/databriefs/db155_table.pdf#1.）

物引产的孕妇进行宫缩和电子胎心监护（electronic fetal monitoring，EFM）（框 12-2）。对胎儿肺成熟状态的评估是有争议的，一般不建议进行[3-5]。2011 年，一个由 Eunice Kennedy Shriver 儿童健康与人类发展国家研究所和母胎医学会资助的名为"晚期早产与早期足月产的时机"的研讨会，对胎儿肺成熟的作用进行了综述。共识是，如果有明确的产妇或胎儿风险需要分娩，则羊膜穿刺术和对胎儿肺成熟度的评估不应改变分娩管理。相反，检测结果提示胎儿肺成熟也不能预示呼吸性疾病的发生率减低[6,7]，除非可以保证母婴安全，否则单独的胎儿肺成熟度不应作为延迟分娩的理由。

框 12-2　引产前评估

母体
- 明确的引产指征
- 除外经阴道分娩的禁忌证
- 骨盆测量评估骨产道形状及容量
- 与患者探讨风险、获益及可供替代的方法

胎儿 / 新生儿
- 核实孕龄
- 估计胎儿体重，临床或超声评估
- 明确胎先露及胎方位
- 确认胎儿宫内状况良好

（一）高血压疾病

在患有轻度妊娠高血压或先兆子痫但不伴有严重临床表现的女性中，荷兰的研究人员进行了一项大型的多中心试验，纳入 756 名孕龄在 36～41^(6/7) 周的单胎孕妇，随机分配至接受引产组（$n=377$）和期待管理组（$n=379$）。主要结果包含多项母体不良妊娠结局，包括子痫、HELLP 综合征、肺水肿、血栓栓塞性疾病、胎盘早剥、严重疾病进展和产后出血。与期待治疗相比，引产与孕产妇不良结局显著减少相关，分别为 31% 和 44%（$RR=0.71$，95%CI 0.59～0.86，$P=0.0001$），而新生儿并发症和剖宫产率无显著差异。基于这些发现，美国妇产科医师学会高血压小组强烈推荐，为改善母体妊娠结局，轻度妊娠高血压或先兆子痫但不伴有严重表现的女性应在达到或超过 37^(0/7) 周时开始引产，而不是期待管理[8]。

（二）过期妊娠

ACOG 和 SMFM 在联合发表的建议中[9]不推荐仅使用"足月妊娠"这一分类，取而代之，划分为"早期足月妊娠"、"足月妊娠"、"晚期足月妊娠"和"过期妊娠"。过期妊娠（≥42 周）与胎儿和母亲的风险增加相关（见第 29 章）。根据 Hilder 及其同事的一项大规模的流行病学研究[10]，妊娠超过 42 周时，围产期死亡率［包括了死产（妊娠 20 周后的胎儿死亡）和新生儿早期死亡（出生后 28 天内婴儿的死亡）发生率］大约是足月妊娠的 2 倍（每 1000 例分娩中：4～7 例死亡 vs. 2～3 例死亡），而在妊娠 43 周及以后，风险增加 6 倍以上。

对单胎妊娠进行了 2 次大型的基于人群的前瞻性队列评估，并根据超声进行了孕周核实[11,12]。Nakling 和 Backe[11] 发现，过期妊娠（≥42 周）的发生率为 7.6%，如果在 43 周之前不进行引产，则 0.3% 的妊娠将持续到 301 天（妊娠 43 周）。这项研究发现，妊娠 41 周后围产期死亡率显著增加。Heimstad 及其同事[12]还发现，与妊娠 39 周（0.43%）和妊娠 38 周（0.25%）相比，妊娠 42 周（1.55%）胎儿宫内死亡的发生率增加，$P=0.03$。这些研究支持了既往的流行病学数据，这些数据发现妊娠超过 42 周围产期发病率升高[13,14]。基于这些原因，通常的做法是建议在 42^(0/7) 周之前分娩。

超过 41 周的过期妊娠与孕妇的妊娠风险增加相关，包括难产发生率[12,15]、剖宫产风险[12,15-18]、出血风险[12,17]及严重产伤的风险[16,17]。由于子宫胎盘功能不全、胎粪吸入、胎儿生长不均衡（宫内生长受限和巨大儿）、宫腔内感染可能导致围产期死亡，分娩失败和剖宫产风险增加[13,15,19,20]。

总体而言，在观察性研究中比较引产和期待管理发现，接受引产的女性剖宫产风险没有差异，或者可以说这类女性的剖宫产风险更低[21-25]。宫颈条件不成熟的女性也是如此[25]。Hannah 等[26]进行了一项大型的多中心临床研究，纳入宫口开大不足 3cm 且没有妊娠合并症的单胎孕妇，比较妊娠 41 周开始引产者和仅每周产前监测 2～3 次者。在这 3407 名女性中，引产组的 1701 例中有 360 例（21.2%）进行了剖宫产，而观察组的 1706 例中有 418 例进行了剖宫产（24.5%）（$P=0.03$），围产期死亡率和新生儿

发病率没有差异。Meta 分析显示，小于 $42^{0/7}$ 周的孕妇中，接受引产者的剖宫产率低于接受期待治疗的女性[27]。这项 Meta 分析纳入了 11 项随机对照试验和 25 项观察性研究，认为与引产相比，期待管理组剖宫产的机会更高（OR=1.22，95%CI 1.07～1.39）。此外，2012 年，Cochrane 数据库的一项 Meta 分析[28]纳入 22 项 RCT 研究的 9383 名女性，比较了足月 / 过期妊娠引产与期待管理，发现引产与围产期死亡（RR=0.31，95%CI 0.12～0.88）、剖宫产（RR=0.89，95%CI 0.81～0.97）和胎粪吸入综合征（RR=0.50，95%CI 0.34～0.73）的减少相关。基于所有这些信息，对于孕周在 $41^{0/7}$～$42^{0/7}$ 周之间仍未临产的女性，应考虑引产。建议在 $42^{0/7}$ 周后且不迟于 $42^{6/7}$ 周时进行引产，以降低围产期疾病和死亡的风险。

（三）非医学指征（可选择）引产

非医学指征的引产是指在没有医学或产科指征的足月妊娠个体中开始引产。尽管以前不建议这样做，但根据最新证据，在 39 周或 39 周后非医学指征的引产可能是适当且可以接受的。相反，禁止妊娠 39 周前的非医学指征引产。

研究结果表明，妊娠 39 周之前引产的婴儿呼吸道疾病的发生率增加，该结果支持避免在该孕龄之前进行非医学指征的引产[7, 29, 30]。Tita 及其同事就母胎医学网络中 19 个中心的数据进行了一项大型研究，评估妊娠 39 周以内与妊娠 39 周及以上进行无任何明确医学指征择期剖宫产的患者。主要结局是统计了新生儿并发症，包括死亡、需要治疗的低血糖、呼吸系统并发症、败血症和收入新生儿重症监护病房。在第 37 或 38 周出生时，新生儿不良结局的风险增加（图 12–2）[29]。最近一项大型观察性研究对择期早产进行的进一步分析表明，即使确认了胎肺成熟，新生儿结局也较差[7]。

不能将"即将"巨大儿、子宫颈条件良好、先兆子痫风险增加（如先兆子痫的病史）或可疑宫内生长受限（如胎儿的体重估计在第 9 百分位数，译者注：原书有误，已修改）作为在 39 周之前进行引产的指征。此外，不能因为孕妇前次妊娠分娩异常（如急产或肩难产）而焦虑或不适，或者仅仅是因为母亲住在远离医院的地方，而进行足月前或早期足月妊娠引产。

以前，引起人们关注的是引产会增加剖宫产率和医疗护理费用[31, 32]。然而，这些结论是将引产女性与自然临产女性进行了错误的比较而得出的[16]。

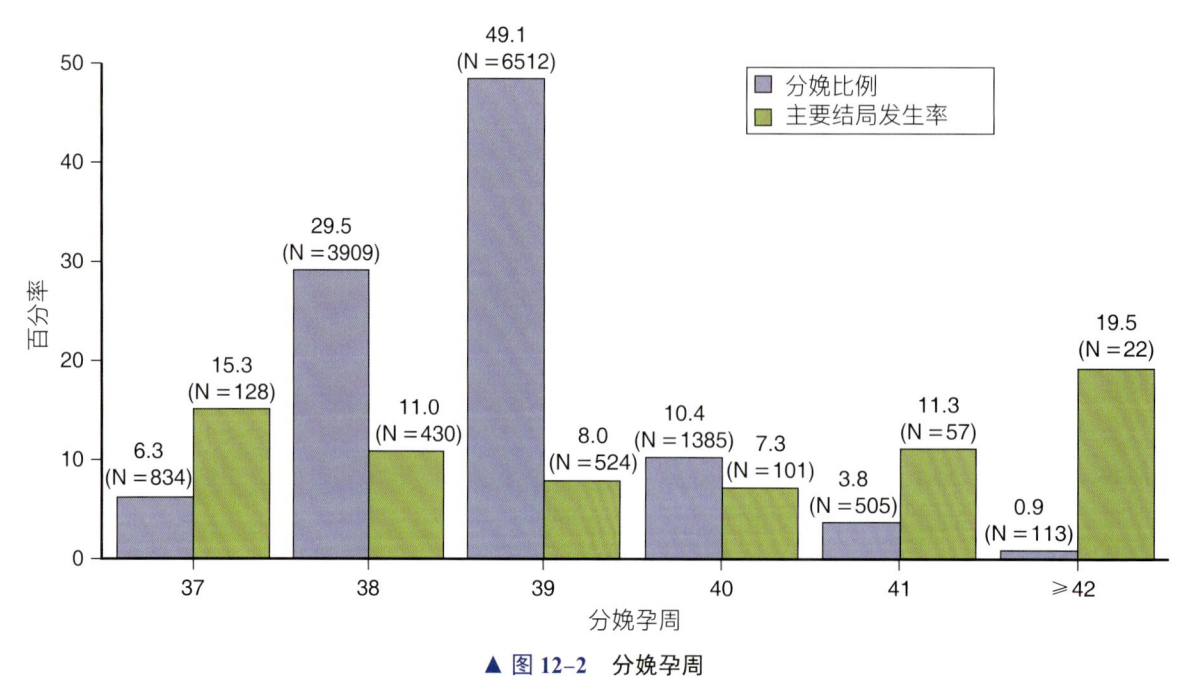

▲ 图 12–2　分娩孕周

引自 Tita AT, Landon MB, Spong CY, et al. Timing of elective repeat cesarean delivery at term and neonatal outcomes. *N Eng J Med*. 2009;360(2):111–120.

实际上，大多数观察性研究将引产与期待管理（实际是引产的临床替代方法）进行了比较，发现接受引产的女性剖宫产风险没有变化或降低[21, 27]。此外，已进行了数项 RCT 研究。在 Caughey 及其同事的系统评价中[27]，对 9 项 RCT 进行了综述，将接受期待管理的女性与选择性引产的女性进行了比较。这项 Meta 分析显示，与引产组相比，期待管理组剖宫产的风险增加（RR=1.22，95%CI 1.07～1.39）。同样，Cochrane 系统综述[28]分析了 19 项试验，共纳入 7984 名女性，发现在妊娠 37～41 周引产的女性比期待管理组的女性剖宫产的可能性更低（RR=0.58，95%CI 0.34～0.99）。在一项观察性研究中，Caughey 及其同事[33]还分析了 38～41 周内每个孕周的剖宫产风险。在他们的回顾性研究中，该研究再次将引产与期待管理进行了比较，引产组的剖宫产率更低。关于围产期结局，似乎选择性引产的婴儿较少有胎粪污染，因此胎粪吸入综合征的发生率可能降低[27]。正如 Zhang 和他的同事在其进行的一项研究中所指出的，巨大儿也可能减少[34]。这项研究表明，在 1992—2003 年，引产率的提高（14%～27%）与胎儿平均出生体重（r=-0.54，95%CI -0.71～-0.29）和巨大儿发生率降低（r=-0.55，95%CI -0.74～-0.32）显著相关。

最近关于非医学指征引产的潜在益处的研究是 Grobman 及其同事在母胎医学网进行的 ARRIVE 研究[35]。在这项研究中，来自于 41 所医院的 6106 例初产妇随机分为 $39^{0/7}$～$39^{4/7}$ 周计划性引产和期待管理组。主要结果是围产期不良妊娠结局。引产组中不良围产期结局的新生儿比例低于期待管理组（4.3% vs. 5.4%，RR=0.80，95%CI 0.64～1.00，P=0.049）。引产组剖宫产率（18.6% vs. 22.2%，RR=0.84，95%CI 0.76～0.93）、先兆子痫 / 妊娠高血压的发生率（9.1% vs. 14.1%，RR=0.94，95%CI 0.56～0.74）也有所降低。不管宫颈条件、体重指数、孕产妇年龄或种族 / 民族如何，引产与围产期结局或剖宫产的关联程度均无差异。预防 1 次剖宫产所需的治疗人数为 28 人，预防 1 名需要新生儿呼吸支持的治疗人数为 83 人，预防 1 名高血压疾病女性的治疗人数为 20 人。该大型随机试验表明，可以考虑在妊娠 $39^{0/7}$ 周对初产妇进行引产，实际上，有可能降低孕产妇和围产期风险。

三、预测引产成功 / 失败

评估宫颈状态，通常称为 Bishop 评分[36]，是 Bishop 于 1964 年发明的，它是一种产前评分系统，用于评估自发临产的可能性。它最初并非旨在用于评估患者引产成功的可能性。Bishop 评分（表 12-1）是美国临床实践中最常用的评分系统，用于在引产前评估子宫颈状况。它根据胎先露位置和子宫颈的 4 个特征来制表评分：①扩张；②消退；③质地；④位置[36, 37]。Lange 等开发了改良的 Bishop 评分（表 12-2），该评分使宫颈扩张的分数增加了 1 倍。1982 年，只纳入了 Bishop 原始评分的三个组成部分（先露位置、宫颈扩张和宫颈长度）。此后，改良版 Bishop 评分应用于众多引产试验中[18, 25, 38-42]。

表 12-1 传统的 Bishop 评分系统

参数	评分 0	1	2	3
扩张（cm）	闭合	1～2	3～4	≥6
消退（%）	0～30	40～50	60～70	≥80
长度（cm）	≥3	2～3	1～2	<1
先露位置	-3	-2	-1, 0	+1, +2
质地	硬	中	软	—
宫颈位置	后	中	前	—

表 12-2 改良的 Bishop 评分系统

参数	评分 0	1	2	3
位置（cm）	-3	-2	-1, 0	+1, +2
消退（%）	0～30	40～50	60～70	≥80
长度（cm）	≥3	2～3	1～2	<1

参数	评分 0	2	4	6
扩张（cm）	0	1～2	3～4	>4

研究已经评估了临界值，以确定引产之前子宫颈的成熟度。例如，1997—1999 年进行的一项研究

对足月初产妇中的 4635 例自然分娩和 2647 例引产孕妇进行了研究[43]，结果表明，与 Bishop 评分≥5 分的女性相比，Bishop 评分＜5 分而进行引产者，其剖宫产率几乎翻倍（32% vs. 18%）。通常，Bishop 得分≤6 分是不利于引产的，这些女性剖宫产的风险较高，因此，在开始引产之前应考虑促宫颈成熟[42, 44, 45]。当 Bishop 得分≥8 分，引产后阴道分娩的可能性等于自然临产分娩，宫颈成熟的价值还不清楚[1]。但是，应该注意的是，尽管不成熟宫颈意味着引产后剖宫产的机会增加，但这并不意味着由于引产而额外增加了风险。如前所述，随机试验已证明，不成熟的宫颈本身（如足月时）就可作为剖宫产风险的更常见标志，无论是进行引产或是期待管理[35]。

许多观察性研究评估引产女性剖宫产的危险因素。已确定的常见人口统计学和临床因素包括产妇年龄、较高的 BMI、孕龄较大、身高、种族、胎次、新生儿出生体重和不成熟的宫颈[39, 41, 42, 46-48]。这些也是自然临产女性剖宫产的危险因素，从而限制了其准确预测引产女性剖宫产风险的能力[42]。

迄今为止，已有两项研究综合已知的临床因素，专门评估其预测引产成功的效能[40, 48]。Tolcher 等在一项回顾性研究中，对 785 名接受分娩引产的初产妇进行了回顾性研究。确定了孕妇年龄高、身高较低、BMI 大、体重增加多、孕龄大、高血压、糖尿病和最初的宫颈扩张小于 3cm 是剖宫产的危险因素。他们绘制了曲线下面积为 0.709（95%CI 0.67～0.75）的列线图，但该图尚未得到验证。Levine 等也评估了引产后剖宫产的危险因素[40]；但是，他们的分析仅限于单胎妊娠且宫颈条件不成熟（Bishop 评分≤6 分，宫颈扩张≤2cm）的足月女性，还排除了胎膜破裂的女性。他们发现以下 5 个因素是剖宫产的预测因素：产妇身高矮、BMI 高、初产妇、孕龄大于 40 周、改良的 Bishop 评分低。他们建立了经过内部和外部验证的预测模型和列线图（图 12-3），建立了一个可以在 http://www.uphs.upenn.edu/labor-induction-calculator/ 上在线使用的计算工具。应该注意的是，该计算器提

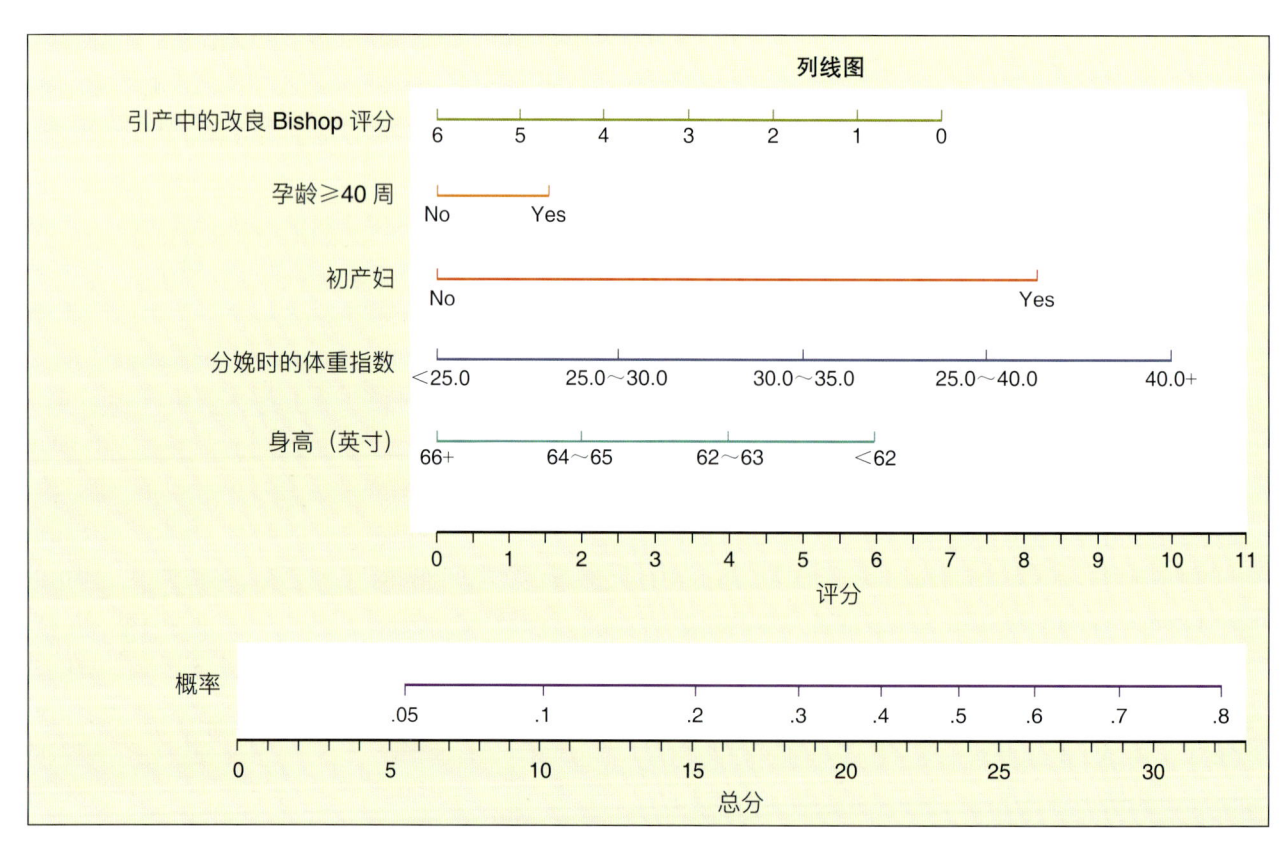

▲ 图 12-3 列线图

BMI. 体重指数（引自 Levine LD, Downes KL, Parry S, et al. A validated calculator to estimate risk of cesarean after an induction of labor with an unfavorable cervix. *Am J Obstet Gynecol*. 2018;218(2):254.e1–254.e7.）

供了关于引产后剖宫产风险的信息，但并未明确在什么情况下按预期处理会使得剖宫产的机会较低。

其他使用生物标志物和超声检查评估引产成功概率的尝试均未取得良好的效果。宫颈阴道分泌物中的胎儿纤连蛋白（fetal fibronectin，fFN）浓度升高代表绒毛膜-蜕膜界面的破坏或炎症，并且可能与成功的引产有关。然而，评估fFN的研究表明，与其他预测成功引产能力的临床标志物相比，fFN并未显示出额外的优势[41, 49, 50]。例如，尽管Crane等[41]发现fFN与成功引产相关，但尚不能确定其优于Bishop评分。引产时以超声评估宫颈长度也有不同的结果[41, 51-53]，尚无研究表明预测准确性比单纯的宫颈检查和Bishop评分有明显改善。最近一项纳入了31项前瞻性研究的Meta分析，涉及5029名女性，提示单独的Bishop评分也缺乏足够的临床效用[53]。

四、促宫颈成熟及引产的方法

宫颈自然成熟或"宫颈软化"是自然临产和医源性临产之前的必需过程。宫颈由纤维结缔组织和细胞外基质组成，细胞外基质由胶原蛋白（主要是Ⅰ型和Ⅲ型）、弹性蛋白、蛋白聚糖、成纤维细胞和脉管系统组成[54]。导致宫颈成熟的确切过程尚未完全清楚。这是一个复杂的过程，会导致子宫颈软化和富有弹性，并最终导致子宫颈的消退和扩张[54, 55]。子宫颈的重塑涉及酶促的胶原纤维的溶解、含水量的增加和化学变化。这些变化由激素（雌激素、孕酮、松弛素）、细胞因子、前列腺素和一氧化氮合酶诱导[54]。

促宫颈成熟的方法（框12-3）分为两大类：药物和机械。在确定使用哪种方法进行引产之前，必须进行子宫颈检查。

（一）药物方法促宫颈成熟

前列腺素

PG的使用导致胶原束的溶解和宫颈黏膜下含水量的增加。足月子宫颈结缔组织的这些变化与临产早期时观察到的相似。PG是妊娠期间在子宫肌层、蜕膜和胎膜中发现的内源性化合物。化学前体是花生四烯酸。自从1968年在实验室中首次合成PG制剂以来，就一直在使用，而PG类似物最初是通过静脉和口服方式给药。后来，由于在阴道或子宫颈局

框12-3 促宫颈成熟的方法

药物
- 前列腺素E_2（地诺前列酮）
- 合成前列腺素E_1（米索前列醇）

机械
- 宫颈Foley球囊导管
- 剥膜
- 吸湿扩宫棒
- 水囊
- 破膜术

部使用PG的不良反应较少，成为常规选择的途径。所有PG制剂和用药途径的不良反应都可能包括发热、发冷、呕吐和腹泻。

纳入了10 000多名女性在内的系统评价已证实，局部使用PG（阴道或颈管内）对促宫颈成熟和引产有效[56, 57]。

尽管分娩时间存在差异，PG的各种药物载体（片剂、凝胶剂和定时释放子宫托）在实现成功阴道分娩方面几乎同样有效。尚未确定用于促宫颈成熟和引产的所有类型和配方PG的最佳途径、频率和剂量。此外，应避免将任何PG制剂作为瘢痕子宫（如剖宫产或子宫肌瘤切除术）女性孕晚期的宫颈成熟剂，因为会增加子宫破裂的风险[1, 58]。使用PG促宫颈成熟后的0.5～2h，应进行宫缩和胎儿心率监测，并且持续使用直至出现规律宫缩[1]。规律宫缩常常没有明确定义。但是，如果患者在10min内有2次以上有痛性宫缩，则继续使用PG需谨慎。

(1) 前列腺素E_2：多项试验评估了阴道内使用PG的有效性[56, 57, 59, 60]。Rayburn总结了59项临床试验，包含3313名女性，在引产前宫颈内或阴道内使用前列腺素E_2（地诺前列酮）促宫颈成熟[60]。他得出的结论是，与单独使用催产素相比，PGE_2局部给药可有效促进宫颈的软化和扩张，缩短引产至分娩的间隔，减少催产素的使用，并降低引产失败剖宫产的机会。就全球范围内应用各种PG制剂和给药方案的44项试验而进行的Meta分析，证实了上述发现。经比较，阴道内或颈管内PGE_2给药时临床结局无明显差异，因此，阴道给药因其更易于管理和有较好的患者满意度，更被推荐使用[57]。

目前，美国 FDA 已批准了两种 PGE_2 制剂用于促宫颈成熟[1]。Prepidil 为每 3 克注射器内容物（2.5ml 凝胶）含有 0.5mg 地诺前列酮，并经宫颈管内给药。如果宫颈软化不足、宫缩较弱，则可以在 6～12h 内重复使用该剂量。催产素应该距离最后一次给药至少 6h 后才开始使用，因为催产素和 PG 同时应用可能会引起宫缩过频。Cervidil 是一种阴道置入物，含有 10mg 地诺前列酮的缓释系统，以 0.3mg/h 的速度给药，可以放置 12h。它可以因产程开始、破膜或宫缩过频而被取出。根据制造商的说明，催产素可以在取出阴道内装置后 30～60min 开始使用。但是，这两种制剂相对昂贵，并且在室温下会变得不稳定，需要冷藏储存。

（2）前列腺素 E_1：米索前列醇是合成的 PGE_1 类似物，分别为 100μg 和 200μg 片剂。目前，FDA 批准使用米索前列醇用于治疗和预防与长期使用非甾体抗炎药相关的消化性溃疡疾病。此外，FDA 还批准了米索前列醇的更新说明书，使其适应证包含促宫颈成熟和妊娠期间引产[61]。ACOG 认为米索前列醇用于诱导宫颈成熟的治疗是安全有效的。米索前列醇价格便宜，并且在室温下稳定。可以口服给药或放于阴道，几乎没有全身性的不良反应。尽管没有刻痕标记，但片剂可被分为 25μg 或 50μg 进行使用[1]。

多项研究表明，阴道放置米索前列醇片的疗效等同于或优于颈管内使用 PGE_2 凝胶。最近，一项纳入了 70 项试验的 Meta 分析[57]进行了总结，与其他促宫颈成熟和引产方法相比，米索前列醇的使用要点。与安慰剂相比，米索前列醇改善宫颈的成熟度，并减少 24h 内经阴道分娩失败的风险（RR=0.36，95%CI 0.19～0.68）。此外，与其他用于引产的阴道 PG 相比，米索前列醇诱发 24h 内成功阴道分娩的效能更高（RR=0.80，95%CI 0.73～0.87）。与阴道或颈管内 PGE_2 相比，米索前列醇需要额外催产素的情况也不常见（RR=0.65，95%CI 0.57～0.73）。但是，胎儿心率变化（RR=2.04，95%CI 1.49～2.80）和羊水胎粪污染（RR=1.42，95%CI 1.11～1.81）更常见。大多数研究表明，与高剂量相比，将米索前列醇的剂量限制在每 4 小时 25μg 以内可以显著降低胎儿心率变化和子宫收缩过频的风险。最重要的是，无论米索前列醇剂量如何，新生儿分娩结局方面均无明显差异的报道。

尽管 ACOG 建议每 3～6 小时阴道使用米索前列醇 25μg，但最佳剂量和时间间隔尚不清楚[1]。如有必要，可以在米索前列醇末次用药 4h 后开始使用催产素。

已有研究着眼于口服米索前列醇用于促宫颈成熟。这种给药途径有望为患者带来更高的满意度和使用便利。大多数试验将口服米索前列醇 20～50μg 剂量与阴道米索前列醇类似的剂量方案（如 25～50μg）进行了比较。与阴道给药相比，这种口服给药方案似乎并不能更有效地实现成功的阴道分娩，但可能与较少发生宫缩过频相关。口服米索前列醇的剂量与宫缩过频之间存在正向的剂量-反应关系[62]。一些研究者描述了将口服米索前列醇滴定给药直至所需的效果[63-66]。在一项研究中，将米索前列醇溶解制成口服溶液[63]（例如，将 200μg 片剂溶于 200ml 自来水或无菌水中，给予 20ml，相当于既往给出的 20μg）。在经过 2 次或 3 次 20μg 剂量后，将每次加量 20μg，直到达到有效的宫缩（每 10 分钟 3 次，持续 30s）。由于口服给药的作用时间短（2h），因此每 2 小时重复给药 1 次。这种方法与阴道使用地诺前列酮一样有效，宫缩过频的发生率及胎儿心率变化也相似。

一项 Cochrane 综述纳入了 76 项 RCT 研究，其中包含了 14 412 名女性，口服米索前列醇似乎至少与当前使用的其他引产方法一样有效[62]。在该 Cochrane 评价中，有 12 个试验（3859 名女性）比较了口服米索前列醇和阴道用地诺前列酮，使用口服米索前列醇的女性剖宫产率较低（RR=0.88，95%CI 0.78～0.99）。该 Cochrane 综述的作者建议，如果临床医生选择使用口服米索前列醇，那么出于安全性考虑和米索前列醇片剂按推荐剂量划分的不精确性，推荐优选溶解滴定剂量 20～25μg。

特别要注意的是，米索前列醇的不同给药途径具有不同的峰值浓度时间、不同的峰值水平和随时间变化的水平[67-69]。例如，口服米索前列醇在 12～28min 内达到峰值，大约 2h 内便会达到基线水平。阴道米索前列醇在 65～72min 内达到峰值，并持续长达 4h 的高水平。因此，重点注意：给药频率根据米索前列醇的给药途径而不同。多数研究证实了米索前列醇每 2 小时使用 20～25μg 口服片剂或口服溶液的效果和安全性。其他已使用过的米索前列醇的给药途径包括颊黏膜途径和舌下含服。Cochrane

着眼于仅包括3项小型试验的Meta分析[70]，提示舌下含服米索前列醇似乎至少与口服相同剂量的药物一样有效，但是数据尚不足以比较其并发症和不良反应发生的频率。利用颊黏膜或舌下含服米索前列醇进行的研究在给药方案上更加不统一，而且规模太小，无法确定安全性。因此，需要更多的数据来阐明颊黏膜和舌下含服米索前列醇的安全性和有效性。当前的ACOG建议是不要将颊黏膜给药和舌下含服米索前列醇用于促宫颈成熟。

（二）机械性方法促宫颈成熟

放置在子宫下段/宫颈中的机械装置可能通过引起蜕膜及其邻近膜的前列腺素$F_{2\alpha}$释放或宫颈的PGE_2释放，从而起到部分作用。同样，扩张物（如海藻棒）和球囊导管会物理性地导致宫颈逐步扩张。机械性方法的一些优势包括低成本、宫缩过频的风险较低和极少的全身性不良反应。机械方法的缺点包括低位胎盘早剥和进行宫颈操作时产妇的不适感。

1. 宫颈管内球囊导管

宫颈管内Foley球囊导管是一种流行的促宫颈成熟方法，已经安全使用了数十年[1, 59, 71-78]。多项大型研究表明，颈管内Foley导管作为促宫颈成熟的方法安全有效[59, 71-75, 79]。与PG相比，使用子宫颈Foley导管可以显著降低宫缩过频和胎儿心率变化的风险，而剖宫产率没有差异[59, 74, 75, 77, 79]。

（1）球囊导管充气量：尽管可以将球囊充至75ml，但我们通常选择30ml。已有研究评估了不同充盈量的功效。一项纳入192位女性的随机对照试验对60ml和30ml充盈量进行了比较[80]，发现60ml充盈量取出后宫颈扩张程度更大（4cm vs. 3cm，$P<0.01$），并且在12h内有更高的分娩率（26% vs. 14%，$P=0.04$）。但是，在24h内分娩的百分比（65% vs. 60%，$P=0.7$）和剖宫产率（23% vs. 21%，$P=0.7$）没有差异。该研究结论的局限性在于，50%的女性在放置球囊导管之前应用了PG，并且主要结局是阴性的（24h分娩）。另一项针对203名以色列女性的随机试验[81]比较了80ml和30ml的充盈量，证明初产妇的宫颈扩张程度更高，并且在24h内的分娩率较高（71% vs. 49%，$P=0.02$），分娩时间更短（11.5h vs. 15.5h，$P=0.03$），剖宫产率没有差异（22% vs. 21%，$P=0.7$）。一项针对174名荷兰女性的随机试验[82]发现，与30ml充盈量相比，60ml的分娩时间更短（28.4h vs. 32.2h，$P=0.006$），失血量更低（389ml vs. 568ml，$P=0.002$）。在纳入经产妇的研究中，剖宫产率没有统计学差异（6.9% vs. 4.2%，$P=0.7$），但是初产妇的剖宫产率较低（15.5% vs. 31.8%，$P=0.04$）。在中国进行的四臂随机对照试验[83]比较了不同充盈量和气囊导管放置时间（80ml充盈12h vs. 24h，30ml充盈12h vs. 24h）。这项研究有两个重要发现：12h（相对于24h）取出球囊者，24h内阴道分娩率更高（50.4% vs. 28.5%，$P<0.001$），分娩时间更短（29.4 vs. 23.4h，$P<0.001$）。这些结论可能受到以下因素的影响：如果较早取出球囊导管，可能会进行包括人工破膜术在内的其他干预措施，这表明将导管放置超过12h没有额外的好处。比较80ml和30ml的充盈量在12h后取出时，结果显示在临床结局上没有显著差异。最近的一项Meta分析[84]分析了7项随机试验，共1432次单胎妊娠，发现充盈量较高时（60~80ml），分娩时间缩短2h，剖宫产率无显著差异（16% vs. 18%，RR=0.84，95%CI 0.6~1.17）。这项Meta分析和单项研究尚无足够的样本量来检测母婴病率这一临床重要结局的差异。同样，也没有关于球囊导管破裂率方面较一致的结论。最后，在较短时间内取出球囊所缩短的2h产程能否通过联合使用来实现仍是未知的。

（2）单气囊与双气囊导管：3项研究评估了单气囊和双气囊导管在促宫颈成熟中的作用。一项试验[85]使用双气囊导管，提示分娩时间较短，但由于舒适度差，使用双气囊导管的女性取出导管的频率更高。另一项试验[86]显示，使用单气囊导管单胎阴道分娩率较高（86% vs. 74%，$P=0.02$），新生儿不良结局总体的发生率较低（1.4% vs. 7.4%，$P=0.02$）。在最近的一项比较单气囊和双气囊导管的试验[87]中，似乎应用双气囊导管者阴道分娩率更高（60% vs. 32%，$P=0.047$），但是胎粪污染的比例也高（26.5% vs. 10%，$P=0.04$）。但是，在该试验中，两组之间存在明显的基线差异（例如，剖宫产后进行阴道试产的女性人数显示，单气囊导管的女性中有15%曾做过剖宫产，双气囊的女性中有4%曾做过剖宫产），这使得结果的有效性并不确定。最近的两项Meta分析[88, 89]认为，与单气囊导管相比，双气囊导管没有更多临床获益，主要与较低的患者满意度相关。因此，双气囊导管并没有明确的临床获益，且可能增加不良结局的风险、患者不适和成本的增加（每个导管 200～300 美元），应优先使用单气囊导管。

2. 人工剥膜

胎膜剥离是指检查者通过将手指插入宫颈内口之上，沿着子宫下段旋转手指一周，将绒毛膜羊膜从子宫颈和子宫下段肌壁上剥离下来。认为该操作可以导致磷脂酶 A2 和前列腺素 $F_{2\alpha}$ 增加。人工剥膜可单独用于诱发自然临产和避免过期妊娠，也可作为已经接受引产女性的辅助方法之一。

2005 年发表了一项 Cochrane 综述，分析评估为防止过期妊娠或降低过多的妊娠 41 周后正式引产频率，在妊娠 38 周或 39 周时的常规行胎膜剥离术[90]。该评价包括 22 项临床试验，其中 20 项比较了单独进行胎膜剥离与期待管理的比较。尽管研究具有异质性，但他们发现剖宫产并未减少（RR=0.90，95%CI 0.70～1.15）；但是妊娠超过 41 周以上（RR=0.59，95%CI 0.46～0.74）或 42 周（RR=0.28，95%CI 0.15～0.50）的概率确实有所降低。为避免一次正式引产需要 8 名女性进行胎膜剥离（需要治疗的人数 =8）。临床上可忽略不计的出血和假性宫缩有所增加。因此，应在人工剥离胎膜之前为女性提供咨询。由于剥膜术有可能在避免引产和缩短妊娠持续时间方面以最小的风险带来益处，因此，我们为希望促进自然临产的患者在妊娠 39 周后提供胎膜剥离术。针对应用胎膜剥离术的研究并未显示与之相关的母体感染或新生儿感染的增加[90]，但尚不清楚这些研究是否包括 B 组链球菌携带者。只有一项小型研究评估了与胎膜剥离有关的 GBS 定植，在胎膜剥离女性中未发现其他风险。此外，由于这项研究规模太小，无法排除任何影响。GBS 定植不是胎膜剥离的禁忌证，因为不存在直接有害的证据。但是，鉴于在 GBS 携带者中应用此项操作的数据有限，因此在胎膜剥离之前，应仔细权衡潜在的收益和风险[90,91]。

最近进行了一项 Meta 分析[92]，其中包括 4 项关于胎膜剥离的随机试验，作为引产的辅助手段，共纳入 1377 名女性。与用于正式引产的其他方法（如米索前列醇、催产素）一起使用时，胎膜剥离可提高阴道分娩率（RR=1.12，95%CI 1.05～1.18）。需要重点注意的是，该 Meta 分析中所包括的 4 项研究均未利用颈管内放置球囊来促宫颈成熟。因此，在放置颈管内球囊女性中胎膜剥离术作为辅助措施的实用性仍是未知的。

3. 催产素引产

催产素是下丘脑产生的一种多肽激素，它以脉冲方式由垂体后叶分泌。它与其合成类似物相同，后者是已知最有效的子宫收缩剂。合成催产素是引产的有效手段[93]。外源性催产素给药会在妊娠约 20 周时产生规律性的子宫收缩，随着胎龄的增加反应性逐渐增加，这主要是由于子宫肌层的催产素受体增加。从第 34 周到足月，子宫肌层对催产素的敏感性变化不大。但是，一旦自然临产开始，子宫对催产素的敏感性就会迅速增加。这种生理机制使催产素在引产方面不甚有效，甚至不能成功地用作促宫颈成熟制剂。

催产素的用药途径多为静脉给药。由于多肽可以被胃肠道酶降解为小的无活性形式，因此无法通过口服给药。血浆半衰期很短，3～6min，在开始使用或调整剂量后的 30～40min 即可达到稳态浓度。合成催产素通常将 10U 放入 1000ml 等渗溶液（如生理盐水）中进行稀释，以产生 10mU/ml 的速度滴注。以输液泵泵入，可以连续、精确地控制给药剂量。

如前所述，尽管催产素是宫颈条件成熟女性的有效引产手段，但若作为促宫颈成熟剂，正如许多将催产素与各种促宫颈成熟方法进行比较的 RCT 所证明的那样，催产素的效果较差[56,57,93]。一项 Cochrane 综述[93] 评估了 110 项试验中，纳入了超过 11 000 名女性，将催产素与任何阴道 PG 制剂比较用于引产的效果，单独使用催产素会增加 24h 内阴道分娩失败的发生率（52% vs. 28%，RR=1.85，95%CI 1.41～2.43），两组之间的剖宫产率没有差异。当将宫颈管内 PG 与单独的催产素引产进行比较时，单独使用催产素者未能在 24h 内阴道分娩的比例较高（51% vs. 35%，RR=1.49，95%CI 1.12～1.99），剖宫产率增加（19% vs. 13%，RR=1.42，95%CI 1.11～1.82）。因此，单独的催产素不能用作促宫颈成熟剂。

4. 催产素的给药间隔和用药方案

催产素给药的最佳方案尚有争议，可能是由敏感性和对催产素反应的个体差异所致。各方案在初始剂量，递增间隔时间和维持剂量方面有所不同[1]。由于各种方案的成功率相似，因此不建议使用单一剂量方案。催产素的最大剂量尚未确定，但大多数方案均不超过 42mU/min。

低剂量方案模拟孕妇内源性生理过程，并与较低概率的宫缩过频相关。小剂量催产素以 0.5～1mU 作为初始剂量，间隔 30～40min 增加 1mU/min。另一种低剂量方案从 1～2mU/min 开始，然后以较短的时间间隔，15～30min 的时间增加 2mU/min。

高剂量催产素治疗方案通常以初始剂量 6mU/min 开始[94]，然后间隔 15～40min 增加 6mU/min，或以 4mU/min 开始，以 4mU/min 的增量每 15 分钟增加 1 次。尽管通常用于加强宫缩，但也就其在引产方面的作用进行了研究。一项前瞻性观察性研究[95]纳入帕克兰医院的近 5000 名女性，比较了低剂量和高剂量催产素用于引产和催产的方案。结果表明，总体剖宫产率没有差异。但是，在接受催产的女性中，接受高剂量治疗的女性因难产而行剖宫产的较少（12% vs. 9%，P=0.04），而因胎儿因素剖宫产的概率更高（6% vs. 3%，P=0.05）。接受高剂量催产素方案催产的患者平均分娩时间明显缩短，绒毛膜羊膜炎的发生率降低，产钳分娩更少。此外，在接受高剂量方案的患者中，无论是催产组还是引产组，新生儿败血症的发生率均低于接受低剂量方案的受试者。另外，在催产组和引产组中，接受高剂量方案者子宫过度刺激的发生率更高。但是，两组的 5min Apgar 评分或脐动脉 pH 低于 7 的情况均无差异。Merrill 和 Zlatnik[96]进行了一项随机双盲试验，纳入了 1307 名患者，将高剂量催产素（初始剂量 4.5mU/min，每 30 分钟增加 4.5mU/min）与低剂量方案（初始计量 1.5mU/min，每 30 分钟增加 1.5mU/min）进行了比较，包括应用于引产和加强宫缩。在接受高剂量催产素的组中，无论用催产素进行引产（8.5h vs. 10.5h，P<0.001），还是加强宫缩（4.4h vs. 5.1h，P=0.3），产程时间都明显缩短。两种方案的剖宫产率没有显著差异（15% vs. 11.3%，P=0.17）。尽管在高剂量组中，子宫收缩过频或胎儿心率异常降低或停止催产素的情况更多，但两组的新生儿结局相似。

2014 年的 Cochrane 综述[97]纳入 9 项试验，与低剂量方案相比，高剂量催产素减少了引产 - 分娩的间隔，但没有降低剖宫产的发生率。在这篇综述中，高剂量方案宫缩过频的发生率更高，两种方案中的母婴并发症相似。

Rohn 及其同事研究了高校医学中心的低剂量方案的实施情况[98]。这是一项回顾性队列研究，评估了小剂量催产素方案实施后的剖宫产和绒毛膜羊膜炎。对新旧方案进行了对比，但方案中催产素以 2mU/min 作为初始剂量，每 15 分钟增加 3mU/min。更改后的方案以催产素 2mU/min 作为初始剂量，每 30 分钟增加 2mU/min。对剂量的评估显示 2 种方案剖宫产率没有差异（分别为 14.8% 和 15.2%，P=0.6），但即使调整了混杂因素，更改后的方案绒毛膜羊膜炎的发生率也显著增加（1.27；95%CI 1.07～1.50，P=0.006）。总的来说，高剂量方案与较短的产程时间和较少的绒毛膜羊膜炎有关，而小剂量方案与较少的宫缩过频相关。高剂量和低剂量方案之间的总剖宫产率相似。

关于应用催产素后已达到理想宫缩模式后还应该持续应用多久，可用数据非常有限。一项 Meta 分析[99]评估了分娩活跃期开始后停用催产素的反应。共纳入 8 项研究，涉及 1232 名受试者。研究观察到在分娩活跃期开始后停用催产素患者的剖宫产率下降（OR=0.51，95%CI 0.35～0.74）。同样，在确定进入产程活跃期后停止使用催产素的女性中，出现不满意的胎心监护的可能性也较小（OR=0.63，95%CI 0.41～0.97）。

几位专家建议，最好采用标准化方案以最大限度地减少催产素应用中的错误[100-102]。Clark 及其同事[100]在三级医疗机构实施了基于催产素检查单的方案，评估了既往方案的 100 名女性和实施该方案的 100 名女性的分娩结局。在检查单方案组中，达到分娩所用的催产素最大剂量明显降低。方案实施前后的分娩时长、催产素给药总时间或手术阴道或剖宫产概率方面均未发现差异。当该方案在整个美国医院合作系统（20 个州的 125 个产科机构）中实施时，剖宫产率从 23.6% 降低到 21.0%，Apgar 评分低于 8 分和需要 NICU 入院的新生儿并发症也降低了。

综上所述，目前尚无一种方案证明其在疗效和安全性方面优于另一种方案。但是，专家建议每个医院的产房制订指导原则，并使用检查单方案来安全使用催产素。具有不同人员配置模式的不同类型医院可能需要不同的给药方案。

（三）引产/促宫颈成熟的联合方法

多项研究评估了机械和药物联合使用的有效

性[72, 103-111]。比较 Foley 尿管 / 催产素与单独使用 Foley 尿管的研究结果存在异质性，两项研究表明 Foley/ 催产素联合给药的分娩时间更短[104, 106]，而其他研究没有发现差异[103, 105]。比较米索前列醇 /Foley 联用和单独使用米索前列醇的研究也得出了异质性的结果[107-110]，而对 6 项试验所进行的 Meta 分析显示，米索前列醇 /Foley 联合使用的分娩时间更短。最近的一项试验包括四种不同的促宫颈成熟方法，包括两种联合应用的方法，从而可以直接比较联合应用的效果[72]。这是一项四臂随机试验，评估了单独使用米索前列醇、单独使用 Foley、同时使用米索前列醇 /Foley 和同时使用 Foley/ 催产素的疗效。研究人员发现，不考虑产次因素，与单一方法相比，联合方法的分娩时间缩短了 4h。但重要的是，在校正了产次及剖宫产史的模型中，Foley/ 催产素联合用药所缩短的分娩时间不再具有统计学意义。因此，研究人员得出结论，同时使用米索前列醇 /Foley 是更好的方法，其分娩速度几乎是单独使用米索前列醇或单独使用 Foley 的 2 倍（HR=1.92，95%CI 1.42～2.59；HR=1.87，95%CI 1.39～2.52）。尽管差异无统计学意义，但在本研究中，经产妇应用 Foley/ 催产素的剖宫产率比起米索前列醇 /Foley 者高出 4 倍（16% vs. 4%，P=0.27）。与应用米索前列醇 /Foley 相比，应用 Foley/ 催产素组的产妇分娩并发症也更多：绒毛膜 – 羊膜炎为 16% vs. 12.2%，P=0.22；综合产妇病率（子宫内膜炎、三度或四度撕裂伤、输血、伤口分离 / 感染、再入院）为 8% vs. 4.1%，P=0.26。此外，与使用 PG 相比，通常大多数催产素的输注应用是在产房进行，需要更多的医护人员。

据此，如果要选择一种联合方法，米索前列醇 /Foley 应该是选择的联合方法，因为分娩时间更短、患病的风险更低、医务人员效率更高。

五、备选的方法
（一）人工破膜

人工破膜可以用作引产方法，特别是在宫颈条件成熟时。由于数据的缺乏，尚不能将单独人工破膜术作为引产方法的推荐，尤其是在宫颈条件不成熟的情况下。但是，有一些相关数据可以指示当已经使用催产素等其他药物时，人工破膜的时机。Macones 及其同事进行的一项随机试验发现，在接受引产的初产妇中，早期人工破膜术（定义为<4cm）缩短了分娩时间，将分娩时间缩短了约 2h。它还增加了 24h 内成功分娩的女性比例（68% vs. 56%）。早期人工破膜术并未增加并发症的风险[112]。

（二）乳头刺激

几项针对低危女性的研究，已经对乳头刺激进行了评估。一项纳入了 6 个试验的系统评价显示，与不干预的女性进行相比，乳头刺激显著降低了 72h 内未能分娩的女性的比例（62.7% vs. 93.6%，RR=67，95%CI 0.60～0.74）[113]，没有发现不良后果。尽管数据有限，但可以考虑使用乳头刺激以诱发低危女性的分娩。

六、引产失败

引产的目标是经阴道分娩。尽管对于"引产失败"的诊断尚无统一标准，但研究人员提出，一项关键原则是在诊断引产失败之前，应留出足够的时间进行促宫颈成熟和促进产程进入活跃期。确认潜伏期的最佳时间应在最终实现阴道分娩的机会与发生更多并发症的风险之间取得平衡。引产失败应该作为一个术语来定义经历了引产但未能进入活跃期的患者。

研究者评估分娩潜伏期持续时间与产科分娩结局之间关系，并试图确定诊断引产失败的条件[114-116]。在一项研究中[117]，要求至少在胎膜破裂后使用催产素引产 12h 才能诊断引产失败，75% 的初产妇经阴道分娩，并且不将引产失败作为经产妇剖宫产的指征之一。2006 年，Lin 和 Rouse[118] 提出将引产失败定义为，促宫颈成熟（如果需要）后，胎膜破裂，催产素点滴至少 12～18h 后，宫颈未能扩张 4cm 和消退 80% 以上或扩张 5cm（不论是否消退）。

NICHD、SMFM 和 ACOG 召开的研讨会[119, 120] 提出，引产失败的定义是，催产素引产至少 24h 后，宫颈无变化，或者不能诱发 3min 左右 1 次的规则宫缩。如果安全可行，还应行人工破膜术。值得注意的是，促宫颈成熟的时间不包含在诊断引产失败所要求的时间之内。

Beckmann[121] 评估了 978 名经人工或自发性膜破裂后的经产女性，以确定可以预测引产失败的因素。胎膜破裂和催产素给药 10h 后，有 8% 女性未能进入产程活跃期，这部分女性因引产失败而剖宫产的概率约为75%；催产素给药12h后，剖宫产的概率几乎为90%。作者得出的结论是，对于宫口扩张少于4cm的女性，可以在人工破膜后继续使用催产素，但持续时间超过12h能否获益尚不明确。

来自母胎医学单位（Maternal-Fetal Medicine Units，MFMU）网站的最新研究，Grobman及其同事[122]试图通过来自25家医院的大型产科队列的数据来定义初产妇的引产失败。在接受评估的10 677名女性中，有96.4%的女性在完成促宫颈成熟、催产素点滴和人工破膜术后的15h内进入分娩活跃期。该发现与引产指征无关，也不论是否是胎膜早破（premature rupture of membranes，PROM）。在15h时仍未进入活跃期的女性占比3.6%，其中有42%经阴道分娩。但是，随着潜伏期的增加，包括产后出血和绒毛膜羊膜炎在内的数种孕产妇并发症发生率均增加。重要的是，没有一个特定的时间点预示发病率开始快速增加，而是随着潜伏期的延长不断增加。

考虑到所有证据，在诊断引产失败之前，必须先进行人工破膜和催产素点滴。鉴于总是要在延长引产时间增加阴道分娩的机会与逐步增加的并发症之间进行权衡，因此，似乎不可能绝对地确定引产失败的时间。根据当前数据，在诊断引产失败之前，在催产素和人工破膜（artificial rupture of membranes，AROM）后等待至少15～24h的潜伏期是合理的。医疗服务需个性化，并且必须考虑其他因素来确定持续分娩中的风险/收益平衡。

七、其他

（一）胎膜早破

在足月PROM的定义（定义为临产前的胎膜破裂）中，通常建议进行引产，因为就23项随机试验进行的Meta分析发现，该方法可缩短从PROM到临产的时间，降低绒毛膜羊膜炎、子宫内膜炎和NICU的风险，并且没有增加剖宫产的风险[123]。在Hannah及其同事进行的具有里程碑意义的规模最大的临床试验中[124]，5041名足月妊娠的女性被随机分配到接受静脉催产素、阴道PGE，凝胶或期待治疗长达4天。期待管理的患者如果发生绒毛膜羊膜炎等并发症，则进行引产。两组之间的新生儿感染率和剖宫产率无统计学差异。静脉应用催产素组的临床绒毛膜羊膜炎的发生率较低。Cochrane综述[93]纳入14项引产试验，将PROM后单独使用催产素与阴道使用PG进行比较，发现两种药物都是有效的，都可以应用于PROM后引产。然而，一些研究表明，使用PG会增加绒毛膜羊膜炎的风险[124]。

在足月PROM中，感染一直是机械性促宫颈成熟方法（即Foley球囊导管）的顾虑之处，但是尚没有足够的数据能够对这种处理提出反对意见。最近的两项试验评估了除催产素外，Foley球囊导管对PROM引产具有实用性。一项多中心试验[125]没有发现分娩时间上的差异，但由于使用球囊导管，绒毛膜羊膜炎的风险显著增加（8% vs. 0%，$P<0.01$）。另一项在初产妇中进行的试验[126]显示，分娩时间（13h vs. 10.8h，$P=0.9$）或绒毛膜羊膜炎的风险（10% vs. 5%，$P=0.31$）均无差异，尽管可能是该研究不足以发现临床相关差异。

因此，根据目前的循证医学证据，如果就诊时尚未临产，则应积极引产，通常使用催产素。同时，没有令人信服的证据表明使用Foley导管可以获益，并且可能增加绒毛膜羊膜炎风险的情况下，一般不建议使用腔内球囊导管进行机械性促宫颈成熟来诱发PROM女性临产。

（二）中期引产

在宫内胎儿死亡或终止妊娠等情况下，分娩的选择包括引产、扩张宫颈和负压吸引（D & E）。尽管在胎死宫内的情况下，一些女性可能希望采用期待管理以避免引产，但这种方法要考虑到消耗性凝血功能障碍和（或）宫腔内感染进展的可能。尽管一些研究[127]报道说，80%～90%的女性会在胎儿死亡后2周内自发分娩，但潜伏期可能会更长。尽管引产和D & E都可以接受，但后者并发症较少[128-132]。在一项回顾性研究中，比较妊娠13～23[6/7]周接受手术终止的女性与接受引产的女性，接受D & E的女性并发症发生率总体上较低（15% vs. 28%，$P=0.02$）[129]。接受引产的女性中最常见的并发症是胎盘滞留，其发生率高达21%。但是，这一结论并不适用于米非司酮联合米索前列醇引产。随机试验数据[133, 134]表明，与单独使用米索前列醇相比，米非司酮联合米索前列醇的方案在缩短分娩时间和降低胎盘滞留风险方面具有优势。米非司酮可能难以获得，因此，在没有米非司酮的情况下，则优选米索前列醇。最后，如果没有经过培训的可行 D & E 的操作者，则药物流产是首选的分娩方式。

当计划引产时，胎龄在引产方法的选择中起着重要作用。当胎龄小于 28 周时，子宫对催产素的敏感性较低，可能需要应用 PG 或机械性方法。当前的引产方案在剂量、给药途径和胎龄方面存在差异（表 12-3）。重要的是要记住，患者用药后的不良反应（宫缩过频、恶心、呕吐、腹泻）和安全性仍然是重要考虑因素，但胎儿健康已不再考虑。

有剖宫产史的女性也可以通过 PG 引产。Berghella 及其同事在 2009 年进行的一项研究[135]报道称，使用米索前列醇进行中期引产的子宫破裂发生率为 0.4%，子宫切除术率为 0%，输血率为 0.2%。

（三）门诊引产

在住院环境中进行的多项大型研究表明，Foley 导管作为促宫颈成熟方法具有安全性和有效性[59, 71-75]。基于安全性概况，Foley 导管似乎是门诊患者进行促宫颈成熟的理想选择[71, 77, 78, 136]。小型研究证明了其可行性，甚至表明以这种方式进行促子宫颈成熟时剖宫产的风险降低[137, 138]。许多研究还表明，与住院促宫颈成熟的患者相比，门诊的患者舒适度和分娩经历更加满意[78, 139-142]。实际上，当他们评估患者对住院或门诊促宫颈成熟（包含了 Foley 导管在内的引产方法）的偏好时，Howard 等[142]发现，为了能够在门诊而不是住院促宫颈成熟，女性愿意接受 1.4 倍的路程，额外花费 1h 以上的时间。证据还表明，门诊促宫颈成熟使住院时间减少[75, 78, 138, 143]，花费减少[144-146]。尽管尚无大型研究比较门诊和住院促宫颈成熟的有效性和安全性，但在低危女性中可以考虑使用这种方法。该方法得到 ACOG 的支持，声明指出[1]，"经过谨慎选择的患者，在门诊操作可能是合适的。门诊患者尤其适用于机械性方法"。

▶ 要 点

- 当分娩给母亲或胎儿带来的益处超过继续妊娠的风险时，应进行引产。不应根据宫颈状态延迟有医学指征的引产。
- 美国妇产科医师学会高血压小组强烈推荐，为改善母体妊娠结局，轻度妊娠高血压或先兆子痫，但不伴有严重表现的女性应在达到或超过 $37^{0/7}$ 周时开始引产，而不是期待管理。
- 非医学指征的引产是指在没有医学或产科指征的足月妊娠个体中的引产，在妊娠 39 周之前不应发生这种情况。
- 应该考虑在 $41^{0/7} \sim 42^{0/7}$ 周引产。建议在 $42^{0/7}$ 周后且不迟于 $42^{6/7}$ 周时引产，以降低围产期疾病和死亡的风险。
- 胎膜完整的女性引产时，身材矮小、体重指数高、不孕、孕龄超过 40 周、改良版 Bishop 评分低是剖宫产的 5 个预测指标，可在 http://www.uphs.upenn.edu/labor-induction-calculator/ 上在线找到帮助患者咨询的计算器。
- 多种类型的促宫颈成熟制剂都是有效的。如果选择联合用药方法，证据表明米索前列醇 / Foley 球囊导管应为首选。选择这种联合方法可以使分娩时间更短，合并症的风险更低，而米索前列醇对医护人员的需求少于催产素。
- 在确定引产失败之前，应先进行人工破膜和催产素引产。根据当前数据，在诊断引产失败之前，应在催产素和膜破裂后等待至少 15~24h 的潜伏期。医疗必须个性化，并考虑其他因素以确定持续引产中的风险 / 收益平衡。
- 对于足月 PROM 的患者，通常不建议放置 Foley 球囊导管。如果就诊时尚未临产，则目前可获得的证据表明，使用催产素（相对于期待管理）通常对分娩有好处。尚无任何一种催产素方案能证明在疗效和安全性方面优于其他方案。每个医院的产房应制订指导原则，并使用检查单来安全使用催产素。具有不同人员配置模式的不同类型的医院可能需要不同的给药方案。
- 孕中期胎死宫内或要求终止妊娠的处理选择包括引产和 D & E。决定选择哪种引产方式必须根据从业者的经验、孕龄和患者的需求而定。

第 13 章 经阴道手术助娩
Operative Vaginal Delivery

Lisa M. Foglia　Peter E. Nielsen　Shad H. Deering　Henry L. Galan　著
梁　琳　译　　马琳琳　校

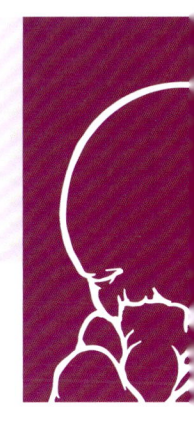

英汉对照

American College of Obstetricians and Gynecologists	ACOG	美国妇产科医师学会
anteroposterior	AP	前位
biparietal diameter	BPD	双顶径
body mass index	BMI	体重指数
confidence interval	CI	置信区间
disseminated intravascular coagulation	DIC	弥散性血管内凝血
Food and Drug Administration	FDA	美国食品和药品监督管理局
intelligence quotient	IQ	智商
intracranial hemorrhage	ICH	颅内出血
left occiput anterior	LOA	左枕前
left occiput posterior	LOP	左枕后
neonatal intensive care unit	NICU	新生儿重症监护病房
occiput anterior	OA	枕前位
occiput posterior	OP	枕后位
occiput transverse	OT	枕横位
odds ratio	OR	比值比
randomized controlled trial	RCT	随机对照试验
relative risk	RR	相对风险率
right occiput anterior	ROA	右枕前
right occiput superior	ROP	右枕后

摘　要

　　具备经阴道手术助产的能力使得产科医生有别于其他产科医疗服务提供者。这一能力能够安全的避免剖宫产。文中回顾了目前有关母体和胎儿获益和风险的信息。这一章包含了最新的信息以支持操作者在与患者商议第二产程使用产钳还是剖宫产时，能够进行充分的知情和平等的讨论。这一章也包含了有

GABBE 产科学（原书第 8 版）
GABBE'S OBSTETRICS: Normal and Problem Pregnancies (8th Edition)

关模拟训练在医学教育、能力保持、团队训练中的重要性的最新信息。

关键词

阴道手术助娩；产钳；胎吸；模拟训练

使用产钳的能力是在产房中提供医疗服务的产科医生独有的一项技能。正确使用这些器械可为那些分娩过程异常和（或）有紧急分娩需求的人提供安全和及时的阴道分娩。

自从 17 世纪 Pierre Chamberlen 发明产钳之后，许多讨论产钳使用方法和使用时机的需求随之而来。从 1760 年 William Smellie 离开临床工作后，产钳的使用频率开始提高，但由于当时普遍的操作技术水平，产妇和新生儿损伤增加。1788 年，Thomas Denman[1] 在题为"助产学实践导论"的文章中指出，"尽管在那段时间内疼痛本应停止，但在使用产钳之前，孩子的头部应降到会阴一样低的位置并至少持续 6h"。Denman 定律被广泛接受为那个时代的标准。然而，在 1817 年 11 月 6 日 Charlotte 公主娩出一位死产王子后去世的消息传出后，Denman 定律被再次审视，并就及时使用产钳引发了大量公开讨论。Charlotte 公主的分娩由 Denman 的一名学生兼女婿 Richard Croft 爵士管理。正如 Denman 定律所建议的那样，Croft 允许第二产程持续 24h，包括胎儿顶部先露点在会阴处停留 6h 者。随后，他对第二产程的管理受到质疑。公主生下了一个 4080g 的死产男性继承人，在分娩后的 24h 内，公主本人死于产后大出血。Croft 因公主和英国王位继承人的死亡而感到沮丧和绝望，3 个月后他开枪自杀。1951 年 9 月 28 日，在皇家妇产科学会的一次演讲中，Eardley Holland 爵士[2] 将他关于这些事件的演讲命名为"三重产科悲剧"，其中描述了一位母亲、婴儿和助产士的死亡，受害于一套错误的方法。在 1817 年的后续文本中，Denman[3] 写道："我们还需要注意，在我们有能力使用器械时，不要因为反感使用器械而耽误太长时间。"关于使用这些器械的争论一直持续到 20 世纪，DeLee[4] 在 1920 年提倡预防性使用产钳。这种临床管理策略导致到 1950 年时产钳分娩率超过 65%。

美国和英国的剖宫产率均有所上升[5, 6]，美国在 1996—2009 年间增加了 60%，比例达到 32.9%（有史以来报道的最高比率），英国在 1990—2008 年增加了 100%（12% 增至 24%）。2009—2016 年，美国剖宫产率仅略微下降至 31.9%。相比之下，产钳和胎吸辅助分娩的比率从 1990 年的 9% 急剧下降到 2012 年的 3.4%[7]。自 2005 年以来，美国所有新生儿中使用产钳的比例不到 1%（2013 年为 0.59%）[7]。尽管医疗机构对这些操作的需求增加，但新的住院医师工作时间有限，在初次剖宫产和胎吸辅助阴道分娩方面的经验不足，使得这些操作的教育和教学更具挑战性。Blanchard 及其同事的一项研究中[8] 报道了相关经验的显著减少，他们注意到，初次剖宫产的经验减少了 54%，胎吸辅助阴道分娩的经验减少了 56%。由于产钳和真空吸引器都是可接受且安全的阴道助产器械，因此操作者的经验是判断特定临床情况下应使用哪种器械的决定性因素[9]。使用减少和住院医师经验下降可能导致难以培养可熟练掌握这种产科技术的操作人员。然而，由于大多数女性更喜欢阴道分娩，因此在住院医师培训期间集中使用这些器械的经验对于确保安全、及时和有效的阴道分娩至关重要。此外，与剖宫产相比，产钳分娩后的女性在随后的妊娠中更有可能实现自然阴道分娩（78% vs. 31%）[10-13]。因此，确保第二产程异常的女性可以获得各种选择以确保其安全及时的分娩，极具挑战性。

一、阴道手术助娩

分类、先决条件和指征

显然，并非所有手术阴道助产在难度或母胎风险方面都是相同的。为了评估与自然阴道分娩或剖宫产相比的孕产妇和新生儿结局，对阴道手术助产使用一致且明确的分类系统至关重要。1952年，Dennen提出了一个基于骨盆四个主要产科平面的分类系统，与双顶径（biparietal diameter，BPD）相关的定义如下。

高位产钳：BPD在入口平面但在坐骨棘上方。

中位产钳：BPD位于坐骨棘处或下方，骶骨凹陷空虚。

低位产钳：BPD位于坐骨棘下方，宫缩间歇会阴与先露骨质之间容一指宽，骶骨的凹陷被占据。

出口产钳：BPD位于坐骨棘水平以下、矢状缝位于前后径，宫缩间歇会阴处可见胎头[14]。

1965年，美国妇产科医师学会（American College of Obstetricians and Gynecologists，ACOG）创建了一个分类系统[15]，该系统对中位产钳的定义非常宽泛，从坐骨棘到骨盆底及任何旋转。此类别包括的产钳操作范围从简单的枕前位到复杂的旋转。1988年，ACOG修订了产钳手术的分类[16]，以解决之前分类系统的两个重大缺陷：中位产钳定义太宽，出口产钳定义太窄。1991年，由Hagadorn-Freathy及其同事对该系统进行了验证[17]，他们证明，研究中以前被归类为中位产钳分娩者有25%被重新归类为低位产钳（>45°旋转）。他们还表明，中位产钳分娩（与低位产钳相比）与队列中会阴切开伤口的延长和撕裂伤的风险增加相关，而较低的位置分娩与母婴损伤风险较低相关。

同样重要的是，要注意这个分类系统适用于产钳和真空吸引器。

对于头位经阴道手术助娩，位置定义为胎儿头部最前方的骨质部分与母体坐骨棘水平之间的估计距离（cm），方位是指枕骨在母体骨盆中特定的位置。位置很重要，因为它会影响产钳/胎吸的放置方式和正确的牵引轴。未能正确评估位置和方位可能导致手术阴道助产失败和（或）更大的并发症风险。

应该注意的是，通过指诊检查准确确定胎头位置可能具有挑战性，尤其是存在明显的产瘤时。一项研究发现，与超声相比，操作者指检仅在约70%的病例中正确判断胎儿方位，偏差在45°以内[18]。另一研究得到类似结果，并指出与超声相比，特定类型的胎儿先露，包括枕后与枕横，更可能导致临床判断错误[19]。在另一项研究中，研究人员发现，产时经腹超声的可行性和准确性通常比阴道检查更准确[20]。两项研究评估了超声和胎吸助娩的分娩结局。

Chi等在胎吸辅助分娩之前，将200多名女性随机分配到阴道检查组或阴道检查联合超声检查组。他们发现紧急剖宫产的发生率没有显著差异[21]。但是，Barak等的另一项研究纳入了超过635名接受胎吸助产的女性，发现与未行超声组相比，超声组的剖宫产率显著降低（20.2% vs. 27.8%，P=0.001）[22]。两组间胎吸失败率没有差异[21, 22]。根据现有的文献，考虑到大多数产房普遍配有便携式超声，如果对实际的胎方位置不能确定，请在进行器械手术助娩之前使用超声定位。但超声检查并不作为手术阴道分娩的强制性前提条件。

除了对位置和方位的精确评估外，在进行手术阴道分娩之前还需要其他一些重要数据。表13-1列出了使用产钳或真空吸引器的先决条件。当满足这些先决条件时，以下三个适应证适合考虑产钳或胎吸。

- 第二产程延长（对于初产妇，有区域镇痛3h或无区域镇痛持续2h没有进展；经产妇，区域镇痛2h或镇痛1h持续没有进展）。
- 缩短第二产程以有利于产妇（即产妇疲惫、产妇心肺或脑血管疾病）。
- 怀疑即刻的或潜在的胎儿损害（如胎心监护不可靠）。

表13-1 使用产钳或胎吸的先决条件

- 胎先露已衔接
- 胎膜已破
- 宫口开全
- 准确了解胎方位
- 评估母体骨盆，确保其能足够通过相应预估体重的胎儿
- 适当镇痛
- 排空膀胱
- 操作者知识丰富
- 如有必要，操作者愿意放弃该操作
- 知情同意
- 必须的支持人员及设备已就位

二、手术阴道分娩器械

（一）产钳

产钳的发明和改良导致现存700多种关于产钳的描述和使用方法。它们中的大多数仅具有历史意义，

仍在使用中的那些依然存在许多共同特征。除了用于剖宫产术时以外，产钳是成对使用的器械，根据其预期用途大致分为经典产钳、转位产钳和专用于辅助阴道臀位分娩的专用产钳。每种类型的产钳都由两半通过锁连接而成，锁可以是滑动的，也可以是固定的。产钳的关键结构包括叶片、胫、锁、护指和手柄（图 13-1）。趾是指叶片的尖端，跟是叶片的末端，它在叶片窗后唇（如果有）的部位与柄连接。头曲定义为两个叶片对合时的半径，骨盆曲定义为叶片从刀柄向上的曲线（或反向，如 Kielland 和 Piper 产钳的情况）。手柄传递施加的力，螺钉或锁代表支点，叶片传递负荷（图 13-2）[23]。

骨盆曲线允许沿母体骨盆轴轻松应用（图 13-3）。产钳有牵引和旋转两种功能，这两种功能都只能通过对胎头施加一定程度的压力来实现。叶片的头曲旨在帮助胎儿顶骨和颧骨周围的力均匀分布。叶片可以是实心的（Tucker-McLane）、开窗的（Simpson）或假开窗的（Luikart-Simpson）。假开窗产钳经更改可以应用于任何类型的产钳的设计，被称为 Luikart 改良。一般而言，使用实心或假开孔叶片可降低母体软组织损伤的风险，尤其是在旋转期间，但与实心叶片相比，开窗叶片可提供更好的牵引力。

1. 经典产钳

当分娩不需要旋转胎头时，通常会使用经典的产钳。但是，它们也可用于旋转，如 Scanzoni-Smellie 产钳。所有经典的钳子都有头弯、骨盆弯和英式锁，其中关节固定在槽中，两个叶片于此处对合。经典产钳的类型由其柄决定，是重叠还是平行。具有平行柄的经典产钳包括 Simpson、DeLee、Irving 和 Hawks-Dennen 产钳。具有重叠柄的经典钳子包括 Elliott 和 Tucker-McLane 产钳。由于这些器械具有比 Simpson 产钳更圆润的头部曲，因此它们通常用于辅助未塑形头部的分娩，例如常见于经产妇。此外，由于 Tucker-McLane 产钳具有更短的坚固叶片和重叠的柄，因此与其他经典器械相比，它们更常用于旋转。

2. 转位产钳

用于旋转的产钳的特征是适合应用于已塑形胎头的头曲，只有轻微的骨盆曲线或根本没有。这些器械没有骨盆曲线，有助于胎头的旋转，而无须以宽弧形移动产钳手柄，这是使用经典产钳完成旋转所必需的。可用于旋转的产钳包括一些经典器械（如 Tucker-McLane）和具有最小骨盆弯曲度的器械（如 Kielland 和 Leff）。1916 年，挪威的 Christian Kielland 描述了他发明的新产钳的基本原理[24]：

"当头部较高时，必须将其牵拉通过更长的产道，而产道准备不充分。孩子的头处于这样的位置时，可握住低位胎头并完成旋转的产钳叶片是不可能以任何方式抓住胎头的。产钳不在双顶径的部位固定头部，而是固定在枕骨和额部区域，不能承受太大的压力。这些因素是造成这种分娩过程出现困难的原因，但它们并不能完全解释所需牵引力的大小或所遇阻力的大小。有些时候必须使用较大力量，人们寻找主要原因时，认为牵引方向可能错误，因为普通产钳的叶片弯曲是与产道相适应的。当试图在骨盆轴上施加牵引力时，这种类型的产钳不会因为很低的位置而对会阴造成压迫，因而不会造成会阴的损伤或从胎头上良好位置滑脱。"

Kielland 产钳面世后，已成为一种常用的旋转胎头的工具（图 13-1）。这些产钳具有略微向后的骨盆曲，带有重叠的柄和滑动锁。与经典的转位产钳相比，Kielland 产钳的优点如下。

- 笔直的设计将手柄和胫置于与胎头长轴相同的平面上，允许叶片游离端在旋转过程中经过一个非常小的弧度。
- 产钳跟与产钳柄交叉点之间的距离很长，可以容纳各种形状和大小的头部，并伴有不寻常的造型。
- 反向的骨盆曲会产生轻微的轴牵引力。
- 滑动锁允许将手柄位于胫的任何水平，以适应不均倾头部，并加以矫正。

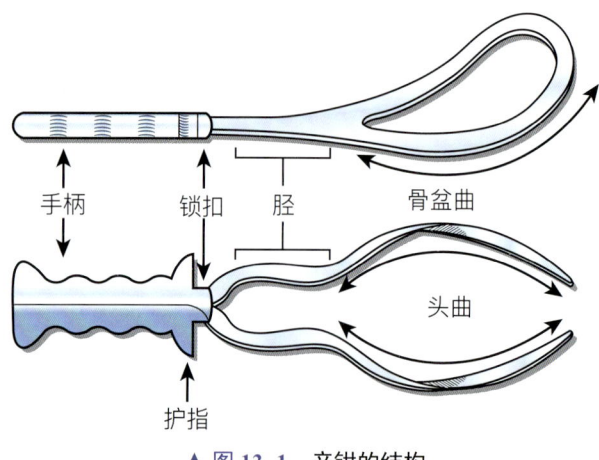

▲ 图 13-1 产钳的结构

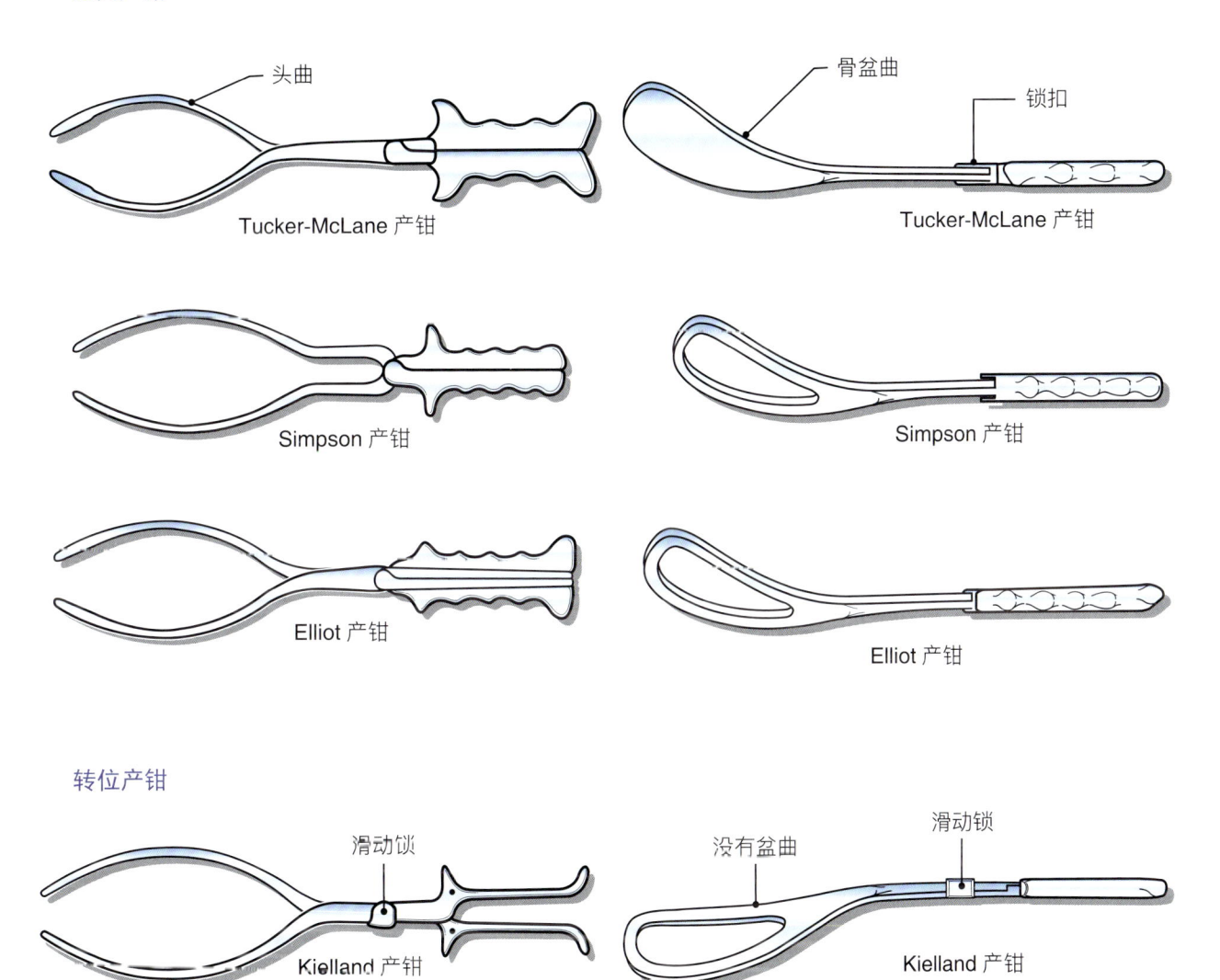

第 13 章 经阴道手术助娩
Operative Vaginal Delivery

经典产钳

Tucker-McLane 产钳 （头曲）

Tucker-McLane 产钳 （骨盆曲、锁扣）

Simpson 产钳

Simpson 产钳

Elliot 产钳

Elliot 产钳

转位产钳

Kielland 产钳 （滑动锁）

Kielland 产钳 （没有盆曲、滑动锁）

臀位后出头的产钳

Piper 产钳 （长柄）

Piper 产钳 （没有盆曲）

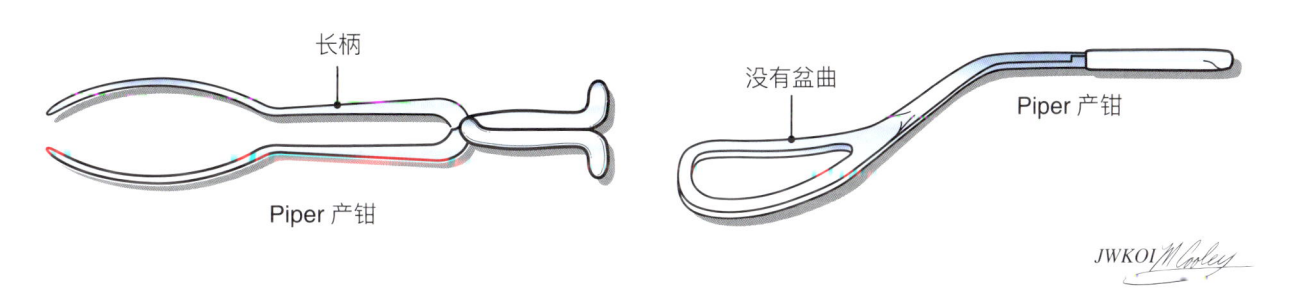

▲ 图 13-2 产钳的分类

▲ 图 13-3　应用产钳的步骤

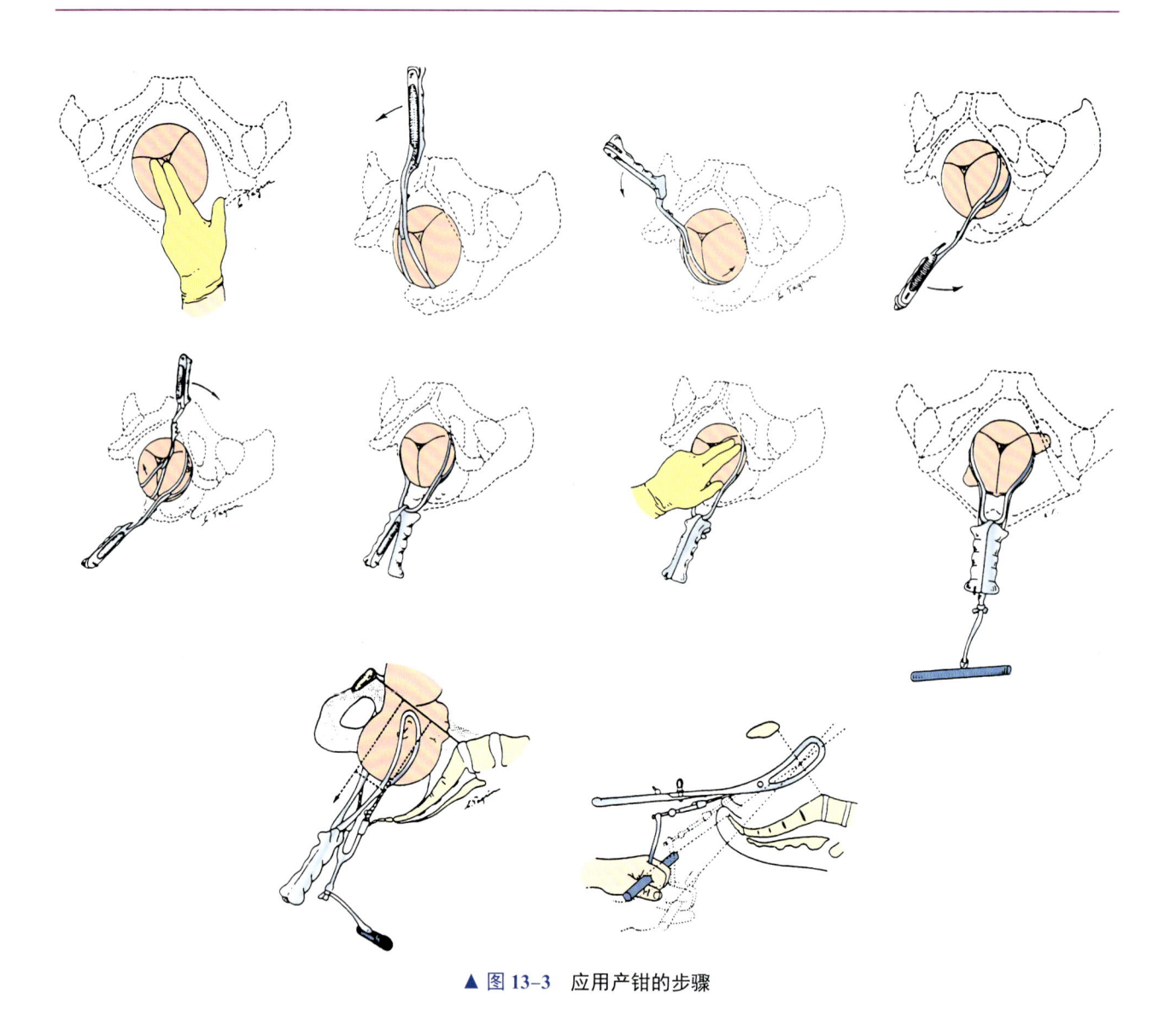

1955 年，Leff 又推出了另一种用于旋转胎头的产钳[25]。与 Kielland 产钳相比，这种产钳带有锁定的胫、短直且狭窄的叶片，头部曲线更小。使用 Leff 镊子进行的 104 个转位产钳分娩（>90°）的系列病例中，Feldman 及其同事[26] 发现，与使用传统器械进行的 163 次非转位产钳分娩相比，其会阴切开率更低（66% vs. 82%），会阴裂伤率（16% vs. 23%）更低，经 Leff 产钳旋转胎位后，自然阴道分娩率为 40%。此外，两组之间胎儿挫伤的发生率较低，没有显著差异（每组 3%）。他们得出的结论是，Leff 产钳也是旋转持续 OP 胎位的安全选择。

3. 其他专业仪器

在阴道臀位分娩过程中协助分娩的产钳（Piper 产钳）具有头弯、反向骨盆弯、平行长柄和英式锁（图 13-2）。这种设计可以方便地应用到后娩出的头部，在分娩过程中稳定和保护胎儿的头部和颈部。在娩出头部的过程中，长长的柄允许臀位分娩的婴儿身体靠在它的上面（见第 17 章）。

（二）真空吸引器

1953 年，瑞典产科医生 Tage Malmström 将第一个成功的胎儿真空吸引器引入现代产科领域。它由金属杯、吸管和牵引链组成[27]。真空设备按用于制造杯子的材料分类，包括不锈钢或塑料（硅胶）。所谓的软（塑料）杯在美国比不锈钢杯更常用，因为软杯的头皮创伤率较低[28]，这些设备由一个杯子与连接手柄组成，并用一根管子将它们连接到真空源（图 13-4）。通过这个管子产生的负压将胎儿头皮连接到杯子上，并允许对胎头进行牵引。真空可以通过管道抽吸装置产生，也可以通过带有抽吸结构的手持设备产生。

1. 不锈钢设备

Malmström 装置是世界上最常用的真空吸引器[29]。该装置由一个蘑菇形不锈钢杯、两条真空软管、一条牵引链和附带的金属盘、一个牵引手柄和一个真空源组成。杯子有 40mm、50mm 和 60mm 直径可供选择，其设计使得开口直径小于杯子内径。因此，当真空建立时，胎儿头皮会填满杯子的内部，形成人工头部（"发髻"）。这会将适当的牵引力施加到头顶而不会"弹出"或脱离。

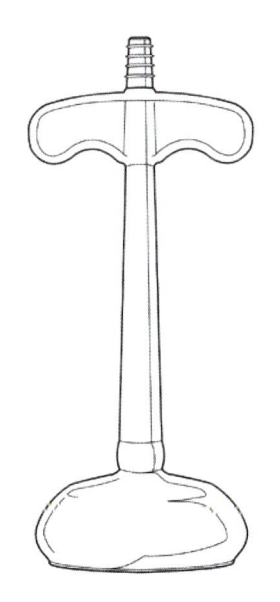

▲ 图 13-4 "M"型蘑菇真空吸尘器杯，杆和手柄位于中央

2. 软杯设备

这些装置可以根据杯子的形状分为三组：漏斗形、钟形和蘑菇形（图 13-5 和图 13-6）。Kobayashi 风格的漏斗形硅胶杯是最原始的设计和目前可用的最大的杯子（65mm）。它旨在适合胎儿枕骨，而无须形成发髻。与不锈钢设备相比，这一特点使得头皮创伤率较低，实现分娩的时间更快，但由于弹出而导致的失败率略高[28]。钟形杯可从许多供应商处获得，包括 MityVac（Prism Enterprises）、Kiwi（Clinical Innovations）和 CMI（Utah Medical）。蘑菇形杯子是不锈钢和塑料装置的混合体。这些设备包括 M-cup（MityVac）、OmniCup（Kiwi）和 Flex Cup（CMI）等。这些装置的可操作性优于漏斗形或钟形装置，因为它们的尺寸更小，并且牵引杆相对于杯子具有更高的柔韧性。然而，与其他真空设备一样，由于无法实现适当的弯曲功能，它们在用于枕后位（occiput posterior，OP）或枕横位（occiput transverse，OT）位置时仍然受到限制。Kiwi 产品的进步产生了一种杯型，其中茎部完全可折叠在杯上（图 13-5），从而允许在不均倾的头部或 OP 中适合的位置产生真空。

三、阴道手术助娩技术

（一）经典产钳：应用于枕前位和枕后位

根据把产钳叶片放置在母体哪一侧标记为左叶和右叶。例如，左叶指的是产妇左侧，操作者的左手握住其手柄放置（图 13-3）[30]。后叶通常首先放

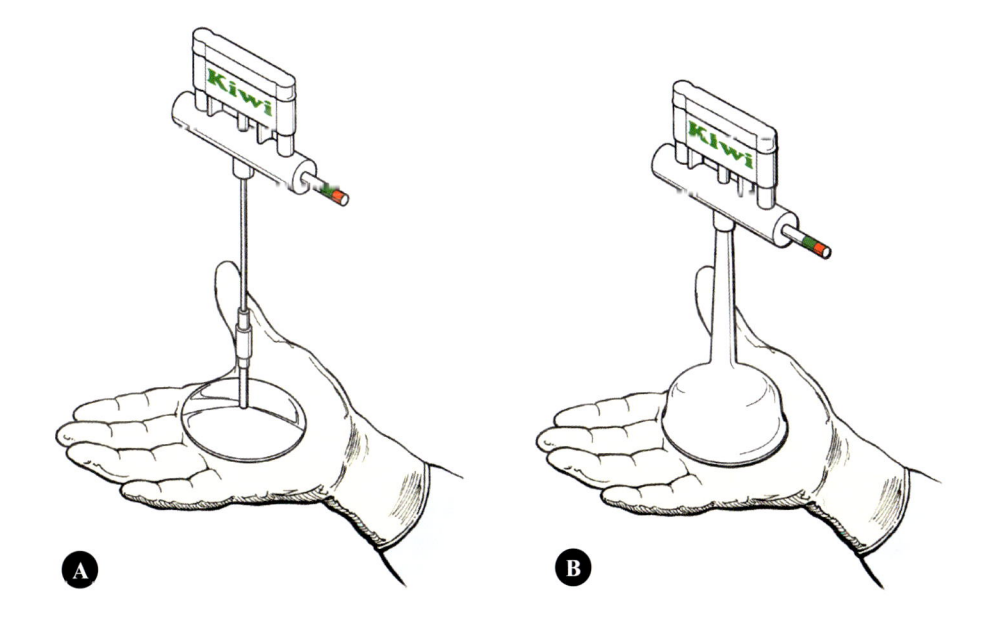

◀ 图 13-5 演示两个 Kiwi 真空设备的手持泵和压力表

与 B 中的杯子不同，OmniCup（A）上的手柄是可活动的，可以平放在杯子上（引自 Vacca A. *Handbook of Vacuum Delivery in Obstetric Practice*. Albion, Australia: Vacca Research; 2003.）

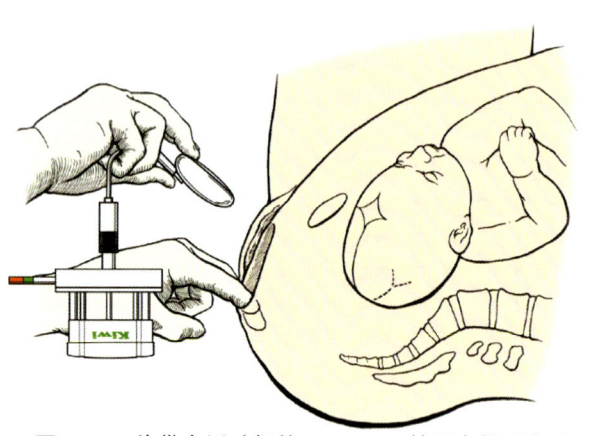

▲ 图 13-6 将带有活动杆的 OmniCup 放置在枕后位胎儿的屈曲点上，这是传统真空设备难以实现的

引自 Vacca A. *Handbook of Vacuum Delivery in Obstetric Practice*. Albion, Australia: Vacca Research; 2003.

置，因为它为胎头提供夹板，以防止在放置第二叶时胎儿从枕前位置旋转到更 OP 的位置。因此，当胎儿左枕前位时，首先放置左叶片。操作员用左手握住左叶片的手柄，叶片的尖端指向地板。产钳胫垂直于地面，叶片的头曲应适用于胎头的曲线。为了保护阴道侧壁，右手的手指放在左侧阴道内，手掌朝向胎儿头骨。当叶片的趾部位于大约 6 点钟位置时，叶片的头部曲线应均匀地靠在胎儿头骨上。操作者的右手拇指引导叶片的根部，右手食指在左顶骨上轻轻地引导叶片的趾部。应用左手拇指和食指轻轻握住叶片的手柄。当叶片插入骨盆时，其胫和手柄将逆时针向孕妇右大腿旋转，然后向内朝向孕妇中线。这个移动将引导叶片的趾部越过左顶骨并到达左颧骨。当叶片进入母体骨盆时，左手拇指和食指施加在手柄上的力应该是最小的。如果叶片进入母体骨盆的阻力超过非常轻微或轻微，则应取出叶片并重新评估操作技术。叶片放置到位后，助手应将其保持固定。放置右叶时，重复这个过程，用相反的手做前面描述的动作。

当胎儿处于右枕前位置时，胎儿右顶骨位于母体骨盆后部，因此后叶片将是右叶片，并且首先放置。一旦两个叶片都放置到位，但是手柄不能轻松锁定，则说明操作不正确。使用正确时，叶片应位于双侧顶骨、颧骨（图 13-7）。手柄锁定后，必须确认叶片处于正确的位置。后囟门、矢状缝、前囟门和叶片窗的识别使操作人员能够在使用前确认产钳

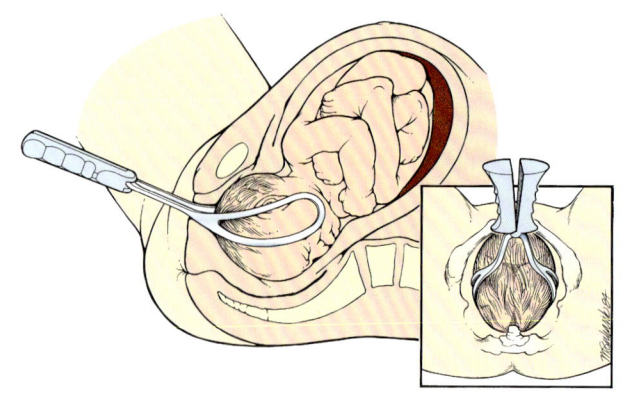

▲ 图 13-7 正确使用产钳

叶片正确的位置。确认正确使用产钳所需的三个标准是：①后囟应在产钳胫平面上方一指宽处，并且在两个叶片中间的位置，或者人字缝（或 OP 胎儿的前囟）应与每个叶片的上缘等距；②矢状缝应垂直于产钳柄平面；③如果使用有窗叶片，叶片窗应该几乎无法触及[30]。叶片窗和胎头之间的间隙不能超过一个指尖。

胎头牵引的方向由 BPD 的位置决定（图 13-3）。例如，较高的胎位需要在水平线以下的更陡峭的牵引角。母体骨盆的形状可以想象为字母 "J" 的末端。当胎头在骨盆内下降时，牵引轴沿着一条从地板向上的曲线，当胎头着冠时，牵引轴升高到水平线以上，并像自然阴道分娩时头部那样伸展。根据轴牵引原理，力指向两个向量，即向下和向外。操作者的一只手握住胫部并施加向下的牵引力，而另一只手握住手柄并向外施加牵引力。随着胎头下降和娩出，胎头会自然伸展，并且产钳应该引导胎头通过这条路径，产钳手柄相对于患者向前弯曲，产钳手柄几乎向前到达耻骨联合。另一种方法是将其用作轴牵引器；该附件可以连接到手柄下方，以便于在骨盆轴线上进行牵引（图 13-3），并允许产钳跟随胎头自然伸展。产钳牵引应在子宫收缩期开始，并应与产妇的屏气用力一致，直到宫缩结束。应监测胎心。每次牵拉都应该下降；如果牵拉 2~3 次后没有下降，操作人员应停止分娩并采取措施进行剖宫产。

如果胎头骨质部分的位置确实至少为 +2，则产钳也可以考虑用于 OP、左枕后（left occiput posterior，LOP）或右枕后（right occiput posterior，ROP）。处于持续 OP 位置的胎儿具有独特的挑战性。对于俯屈不良或仰伸的头部，通过骨盆出口处的径线更大，

这需要更大的力来使胎头下降。胎头的仰伸和塑形可能使胎儿位置的正确评估变得复杂[30]。由于存在胎头塑形，胎儿头部的最宽直径可能位于比顶骨部分高得多的位置，因此正确骨盆轴向牵引力更加难以确认。因为存在低估 OP 位置的倾向，因此操作者必须对胎头位置的评估加以确认。

（二）转位产钳：应用于枕横位

胎头娩出前必须从 OT 位置完成旋转。这可能是自然旋转、在人工协助下旋转或在适当时使用产钳旋转。读者可以参考 Dennen 产钳助娩，以更广泛地回顾产钳旋转技术[30]。只有经验丰富的操作人员才能尝试转位产钳。

1. 经典产钳

对于左枕横位，应首先应用左后叶。叶片趾端置于 6 点钟位置，头部曲线适用于胎头。把手降低以方便叶片进入骨盆后部并置于水平线以下，其程度将由胎位决定。右前叶片称为游动叶片，在大约 7 点钟位置用右手向后插入。当右手以顺时针弧形向左大腿和地板移动手柄时，用左手的手指对叶片施加向上的压力。叶片的趾部从后到前"滑行"，围绕额骨，停留在右耳的前方。右侧叶片手柄的抬高允许叶片进一步移动到骨盆中，超过手柄处的联合和关节。正确的屈曲姿势是通过将手柄移向骨盆中线来实现的。胎头的旋转通过沿左大腿向 12 点钟方向逆时针旋转手柄。使用经典产钳，手柄处较宽的旋转弧度使得叶片尖端仅需较小的旋转弧度。一旦达到 OA 位置，可在开始牵引之前重新调整叶片。相同步骤可用于使用经典产钳的右枕横位。只不过在这种情况下，右叶片在后，应首先放置。

2. Kielland 产钳

Kielland 产钳最初设计用于深部枕横位停滞的分娩[24]。它们现在也用于从 OP 或 OT 位置旋转胎头。Kielland 产钳的优势在于反向的骨盆曲，允许将叶片直接放置在 OT 位置，而不会抬高胎头和移动位置。与经典产钳不同，Kieland 镊子首先使用前叶片。Kielland 产钳有三种应用方法：①反向法，或经典法；②滑行法；③直接法[30]。

反向法可用于 OT 和 LOP 或 ROP。在左枕横位，在操作者的左手的帮助下，右侧前叶片被轻轻引导到耻骨联合下方。使用此应用操作时，头曲朝上并超出耻骨联合，手柄下降到水平线以下，叶片向中线旋转 180°，直到头曲位于顶骨和颧骨隆起处。如果使用反向法遇到阻力，则可以使用滑行法。

Kielland 产钳的滑行法类似于经典产钳使用的方法。它需要将前叶片先放置在后顶骨上，头曲直接应用于胎儿。将叶片围绕面部和额骨轻轻推进，直到它位于胎儿前耳上方。

当头部位于骨盆出口附近的较低位置时，首选直接法。如果前耳在耻骨联合下可触及，可以直接使用产钳，通常比其他两种方法更容易。头曲面向胎儿，通过将手柄朝地板方向降低来应用叶片。在操作者另一只手的引导下轻轻地将趾部向前推进，在 6 点钟方向插入后叶片，头曲朝向胎儿颅骨；将操作者的另一只手插入骨盆后部，手掌朝上，将叶片轻轻引导到后耳上方的位置。当胎头的轴线倾斜于骨盆轴平面时，滑动锁将允许闭合叶片和矫正不均倾。与传统产钳的旋转不同，Kielland 镊子的反向骨盆曲线允许直接在胫的轴向上旋转[30]。胫和手柄围绕产钳的中线点旋转，并且在旋转过程中保持在垂直于胎儿 BPD 平面的平面内。在某些情况下，可能需要抬高甚至松开胎头以完成旋转。这是通过将 Kielland 产钳的手柄保持在水平面以下，相对于母体骨盆（如朝向母体脐部）向头侧方向推动产钳来实现的。如果未能在这样的方向上形成角度将导致产钳与骶骨岬相接，无法获得旋转所需的空间。在旋转过程中，一根手指应跟随骨缝，以确保产钳和胎头作为一个整体转动。一般来说，一只手就能提供足够的力量来完成旋转，这是避免过度用力的最好方式。成功旋转后，应在向下牵引之前确认产钳放置正确。或者可以取下 Kielland 产钳，并在牵引前放置经典产钳。

（三）产钳旋转：应用于枕后位

以经典产钳行 Scanzoni-Smellie 技术，可以将胎头从 OP 旋转到 OA[31]。应先放置后叶片，然后确认产钳的位置适当。胎头在骨盆内向上略微抬高将有助于旋转。手柄向胎儿背部呈宽弧形移动将使其从 LOP 旋转到 OA。在手柄以宽弧度旋转后，叶片的趾部相对于胎儿颧骨位置是反的。必须在牵引胎头之前将产钳取下并进行适当调整。也可以使用 Kielland 产钳完成 OP 的旋转。成功旋转后，可以施加牵引力以分娩胎头。

（四）真空吸引器

与产钳一样，真空吸引器的成功取决于其正确置于胎头和在骨盆轴内的牵引[32]。胎头的顶点是放置真空杯的理想位置。它被标记为屈曲点或中心点，位于 OA 位置后囟门下方 2～3cm 处的矢状缝上，OP 位置位于后囟门上方 2～3cm 处[32]。将真空杯放置在中心点上可以保持头部俯屈良好的姿态，如果牵引力应用正确，则可以使俯屈不良的胎头俯屈。在胎头不均倾情况下，放置位置不得当会导致力度分布不均，增加新生儿颅内损伤和头皮撕裂伤的风险[22, 33]。因此，准确辨别胎位对于有效的负压放置很重要。胎吸产生的力很大，推荐的压力范围为 550～600mmHg（11.6psi）[34]。在最初放置杯子后，必须确认使用正确，包括确定真空压力升高到所需水平之前没有阴道组织被夹在真空杯下方。与产钳一样，牵引力应从每次宫缩开始，并应与产妇的屏气用力同时进行。应避免在宫缩间歇期牵引。没有产妇屏气用力的情况下，单独的牵引会增加胎儿下降所需的力，并增加杯子脱落的风险[32]。由于头皮撕裂伤和颅内出血的风险增加，不推荐扭转或摇动真空吸引器以促进胎头下降[32, 35]。正确使用时，沿骨盆轴的牵引通常会导致屈曲和自行旋转，这取决于胎儿的位置和所选的真空杯[33]。

牵引过程中真空杯的脱落应被视为重新评估放置部位、轴牵引方向和母体骨盆尺寸的指征。软性真空吸引杯脱落导致的快速压力下降与头皮损伤有关，要警惕其对胎儿潜在的风险[33, 36]。安全使用真空吸引器的最长持续时间、胎头娩出前能够耐受的最多牵引次数、最多的脱落次数方面，缺乏足够的循证医学证据支持[32, 33, 37, 38]。然而，目前的共识认为，每次牵引都应发生胎儿顶骨的下降；如果牵拉 3 次后没有下降，则应停止操作。大多数权威机构建议将杯子脱落（弹出）的最大次数限制为 2～3 次，并且在放弃操作之前应用真空吸引的持续时间限制为最多 20～30min[38, 39]。一个随机对照试验比较了在整个胎儿真空吸引分娩过程中持续使用 600mmHg 的吸力和在 2 次宫缩之间将吸力减少至 100mmHg 两种方案，发现手术助娩持续时间或新生儿结局没有差异[40]。最后，真空杯的选择可能会影响阴道分娩成功的可能率。当前实践中使用的软杯器械与较少的头皮创伤相关，但故障率高于刚性金属真空杯[39]。一项 Meta 分析纳入 9 个 RCT 研究，比较软质与硬质真空吸引杯提示，软质和金属杯的平均故障率分别为 16% 和 9%，而脱落率分别为 22% 和 10%。软杯较高失败率可能是与正确放置和牵引相关困难有关，特别是如果胎儿俯屈不良、不均倾或处于更高的位置[31, 39]。

四、阴道手术助娩的获益与风险

（一）阴道手术助娩的获益

大多数女性希望阴道分娩[13]，为了实现这一目标，在第二产程中有指征的时候，安全有效地应用器械助娩至关重要。了解手术阴道助娩的好处和产妇对此类干预措施的意见是知情同意的重要组成部分。在一项队列研究中，393 名女性因第二产程停滞而在手术室进行了"困难"的手术阴道助娩或者剖宫产，在出院前的调查中，两组患者中希望未来再次妊娠的比例相同（51% vs. 54%）。与剖宫产女性相比，阴道手术助娩的患者在后续的妊娠中希望再次经阴道分娩的比例要高，在产后即刻调查为（79% vs. 39%）[10]，3 年后再次询问时为（87% vs. 33%）[11]。此外，在第 1 次分娩后 3 年内妊娠的女性中，与先前剖宫产的女性相比，阴道手术助娩者随后阴道分娩的人数要多得多（78% vs. 31%）[11]。Johanson 及其同事[41]在一项随机试验后对患者进行了 5 年的随访，该试验将产钳助娩与真空吸引进行了比较，结果表明超过 75% 的患者在第 2 次妊娠时实现了自然阴道分娩，并且胎儿更大。因此，成功的手术阴道助娩有助于降低初次剖宫产率，并提高后续妊娠中阴道分娩的机会，相应降低与多次重复剖宫产相关的风险。

多种并发症归因于手术阴道分娩。然而，并发症发生的概率经常与自然阴道分娩后发生的并发症进行比较。考虑到自然阴道分娩不是临床替代方案，这种比较在临床上应该无关紧要，并且不能探查到与有指征的手术阴道分娩相关的任何风险增加。相反，有指征的手术阴道分娩的实际替代方案是第二产程的剖宫产。确定哪些结局与阴道手术助娩相关，母体或产科哪些特征有可能导致有指征的手术阴道分娩，可能具有挑战性。

（二）母体风险

主要风险似乎是尿失禁和大便失禁。然而，与那些未行阴道助娩的患者相比，很难确定经阴道手术助娩者的这些功能障碍的确切风险，存在许多混杂因素，包括[42]手术助娩的适应证、分娩次数、母亲体重、新生儿出生体重和头围、会阴体长度、会阴切开术和母亲年龄[42]。我们将在以下三个方面综述与手术阴道助娩相关的产妇风险：严重的会阴裂伤（三度和四度撕裂伤）、尿失禁和大便失禁。

1. 会阴裂伤

严重的会阴裂伤通常被定义为三度或四度撕裂伤。这些损伤的预估发生率因多个母体因素而异，包括产次、出生体重、分娩类型和会阴切开术的使用。一项的大型、基于人群的回顾性研究纳入超过200万例阴道分娩患者，发现初产妇的会阴部严重裂伤频率为11.5%，剖宫产后经阴道分娩者为13.8%，经产妇为1.8%[43]。肛门括约肌损伤的风险增加与初产、巨大儿、肩难产、母体糖尿病、过期妊娠、胎儿监护不满意和手术阴道分娩有关。其他研究显示产钳和负压助产术（7～8倍）导致会阴部严重损伤的风险较大，但Handa及其同事的研究[43]观察到，相对于自然分娩，产钳的OR仅为1.4，胎吸助娩为2.3，表明手术阴道分娩导致的三度和四度裂伤风险可能比以前认为的低得多。此外，这些研究人员发现，会阴切开术与肛门括约肌撕裂伤减少10%相关。其他研究还观察到，与使用产钳相关的会阴切开术不会增加或降低三度或四度裂伤的风险[44, 45]。会阴切开术使用的减少也与严重会阴裂伤的减少有关，在两项不同的研究中，评估了总共超过7000例次的分娩[46, 47]。不受限制地使用会阴切开术是否会影响严重会阴裂伤的发生率仍有待于在前瞻性随机试验中进行评估。

最大规模前瞻性研究以经肛门超声评估初产妇产钳分娩后肛门括约肌损伤发生率，de Parades及其同事[48]在分娩后6周检查了93名患者，发现肛门括约肌损伤发生率为13%。与其他研究相比，该研究评估的患者数目较少，但仍提示产钳分娩后不久肛门括约肌损伤的发生率较高（表13-2）[48-53]。

表13-2中提到的许多研究的困难在于，分娩后返诊进行经肛门超声检查的患者数量很少。例如，Sultan及其同事[52]招募既往产钳和胎吸助娩患者行RCT研究，但最初招募的313名患者中只有44名（14%）接受了评估。因为并非所有患者都接受了评估，所以可能会出现明显的选择偏倚，并且肛门括约肌损伤的实际患病率较低，症状最严重的那些患者最有可能再次接受经肛超声检查。事实上，在迄今为止评估产钳或真空吸引术后肛门括约肌功能的最大型随机试验中，Fitz-patrick及其同事[53]成功对61名随机接受产钳助娩的全部患者进行随访，证明肛门括约肌损伤的发生率要比先前报道（56%）的低得多。在这项研究中，与胎吸助娩的患者相比，使用产钳分娩的患者自诉大便失禁的比例（59% vs. 33%）更高，但经肛门超声缺损或肛门测压结果方面没有发现差异。此外，两组之间的症状评分没有差异，并且两组的失禁程度均较低；最常见的症状是偶尔轻微的失禁。

表13-2 产钳后肛门括约肌损伤的发生率

文献来源	产钳分娩(n)	IAS损伤(n)	EAS损伤(n)	IAS和EAS损伤(n)	总的肛门损伤(%)
Sultan[49]	26	7	3	11	81
Sultan[52]	19	MD	MD	MD	79
Abramowitz[50]	35	MD	MD	MD	63
Belmonte-Montes[51]	17	0	11	2	76
Fitzpatrick[53]	61	0	34	0	56
De Parades[48]	93	0	11	1	13

EAS. 肛门外括约肌；IAS. 肛门内括约肌；MD. 缺失数据

手术阴道助娩率的下降引发了一个问题，即由于助产者的经验较少，撕裂率是否会增加。华盛顿州出生登记处的一项研究数据表明，尽管产钳和胎吸辅助阴道助娩率在2004—2013年都有所下降（分别为0.9%~0.65%和6.06%~4.12%），但肛门括约肌损伤率也有所下降，包括在调整风险因素后[54]。初产妇和手术阴道助娩已被确定为肛门括约肌撕裂伤的最大危险因素[55]。然而，同一作者还发现，用力时间超过60min是肛门括约肌撕裂的危险因素。增加用力持续时间且随后因第二产程延长而行手术阴道助娩是否造成额外影响，尚不清楚。

2. 尿失禁

压力性尿失禁定义为在用力或劳累过程中不自主地漏尿，在1/3的成年女性中每周至少发生1次[56]。妊娠期和妊娠后的间隔时间内，女性都容易出现尿失禁。Viktrup和Lose[57]观察到，32%的初产妇在妊娠期间出现尿失禁，7%在分娩后出现。分娩后1年，只有3%报告失禁；然而，5年后，19%的产后无症状女性出现尿失禁。Nord-Trøndelag郡的挪威尿失禁流行病学（Norwegian Epidemiology of Incontinence in the County of Nord-Trøndelag, EPINCONT）研究调查11 000余名未生育患者，有80%的调查应答率，观察到尿失禁患病率为24%，并且随着年龄、体重指数和产后年限的增长，尿失禁症状加重[58]。此外，尿失禁与出生体重大于4000g和胎儿头围大于38cm显著相关。在该队列中，至少进行一次胎吸或产钳助娩不会影响发生尿失禁的风险。Meyer及其同事[59]进行了一项前瞻性研究，着眼于产钳助娩与自然阴道分娩相比的短期和长期影响，包括患者调查和临床检查数据，观察到产后9周（32% vs. 21%）和10个月时（20% vs. 15%）尿失禁的发生率相似。此外，各组间膀胱颈和尿道括约肌功能和阴道内压相似。唯一的区别是产后10个月检查时，产钳组盆底薄弱的发生率增加（20% vs. 6%）。一项对随机接受产钳或胎吸助娩患者的5年随访研究中，Johanson及其同事[60]观察到这些组之间泌尿功能障碍的发生率没有差异。相比之下，Arya及其同事[61]报道，与自然阴道分娩或胎吸助娩相比，产钳助娩后尿失禁持续存在超过1年的可能性更大（11% vs. 3%）。一项纳入1100多名妊娠前就存在尿失禁的初产女性队列中，在产后18个月时，自然阴道分娩与手术阴道助娩者的持续性尿失禁率没有差异；剖宫产后持续性尿失禁的概率显著下降[62]。此外，Macleod及其同事的一项研究[63]发现，在随机接受常规会阴切开术与限制性会阴切开术的患者中，会阴切开术对压力性尿失禁有一定的保护作用。

Term Breech试验是唯一一项评估计划性阴道分娩和计划性剖宫产后尿失禁症状的前瞻性随机对照试验[64]。产后3个月，随机分配至剖宫产组女性所报告的尿失禁少于阴道分娩组（4.5% vs. 7.3%，RR=0.62，95%CI 0.41~0.93）。最后，对产钳、自然阴道分娩或临产前计划性剖宫产患者进行的一项长期（34年）随访发现，与产钳阴道助娩的女性相比，尿失禁在阴道自然分娩女性中的发生率更高（19% vs. 7%）。此外，阴道分娩次数是该队列中尿失禁的唯一危险因素（OR=19.5，95%CI 4.01~34.8，P=0.001）[65]。因此，分娩方式与尿失禁之间的确切关联仍不清楚，造成这种情况的因素有很多。除非患者愿意在孕晚期临产之前进行剖宫产，否则，为降低尿失禁的长期风险而避免行手术阴道助娩并没有明显的优势。

3. 大便失禁

据报道，初产妇阴道分娩时肛门括约肌损伤的总体发生率为7%~11.5%[43, 66, 67]。阴道手术助娩与会阴损伤风险增加有关，尤其是三度和四度撕裂伤[43, 44]。然而，尚不清楚阴道分娩患者隐匿性肛门括约肌损伤的确切发生率，以及由此产生的对便失禁的影响。

尽管在手术阴道助娩后短期内主诉大便失禁和肛门括约肌损伤可能高达60%，但长期随访的数据并不支持这一数字。例如，Johanson及其同事[60]对随机分配为产钳或胎吸助娩的患者进行了产后5年的随访，发现两组之间主诉大便失禁的比率没有显著差异（15% vs. 26%）。此外，在产钳组和胎吸组中大多数注意到，大便失禁改变的患者，唯一症状是偶尔出现大便失禁或腹泻（分别为70%和68%）。另外，对41名自然阴道分娩患者和42名产钳助娩患者随访34年的数据表明，产钳组的肛门括约肌损伤率更高（44% vs. 22%），但对大便的控制上并没有明显改变（14% vs. 10%）[65]。

De Parades及其同事[48]发现，每天大便次数的显著增加与经肛门超声检查可见的肛门括约肌缺陷有关，但与大便失禁症状的进展无关[48]。这些数据表明，产钳助娩有括约肌损伤的风险，但不会造成长期大便失禁。事实上，在该研究中行 Logistic 回归分析提示，较大的新生儿出生体重是导致严重大便失禁的危险因素，而非产钳助娩[65]。然而，一项大型纵向研究对 3763 名女性进行长达产后 12 年的随访，发现 6% 的女性在 3 个月或 6 年的随访调查中主诉持续性大便失禁。Logistic 回归分析表明，产钳助娩、产妇年龄 30—34 岁、以 BMI 定义的肥胖均与持续性大便失禁独立相关[68]。因此，关于产钳助娩对长期大便失禁发生率的影响，研究数据之间存在矛盾，需要进一步研究这些结果以充分评估风险。

（三）胎儿风险

可能与手术阴道助娩相关的胎儿损伤着眼于颅面 / 颅内损伤和神经 / 认知影响。胎儿受伤的风险一般与器械类型有关；胎吸助娩与头颅血肿、帽状腱膜下和视网膜出血发生率较高相关，而产钳助娩与头皮和面部损伤发生率较高相关[69]。胎吸和产钳的序贯使用需要特别注意，因为这种使用方式与孕产妇和新生儿风险相关，风险大于器械单独使用的风险之和[67]。

颅面和颅内损伤

（1）头颅血肿和帽状腱膜下出血：胎吸辅助阴道助娩的头颅骨膜下血肿（颅缝边缘的血液和液体积聚）的发生率高于产钳或自然阴道分娩（分别为 112‰ 例、63‰ 例和 17‰ 例）[70, 71]。这类损伤中，临床上最显著且可能危及生命的是帽状腱膜下出血（见第 23 章）。帽状腱膜下出血是剪切力导致连接硬脑膜窦和头皮的静脉在该层破裂，这个充满疏松结缔组织的潜在腔隙随着血液积聚膨胀而超出颅缝的限制。该腔隙可以积聚数百毫升的血液，导致严重的新生儿血容量不足，造成缺氧、弥散性血管内凝血（disseminated intravascular coagulation，DIC）、终末器官衰竭和死亡[72]。较早的文献表述了帽状腱膜下出血的几个原因及其来源：胎吸术为 48%，自然阴道分娩为 28%，产钳为 14%，剖宫产为 9%[73]。尽管这是 1965 年 ACOG 分类方案广泛定义"低位产钳"分娩的时代所报道的较早期文献，但最重要的是要注意到，这些潜在的危及生命的出血也可能发生在自然阴道分娩中。

最近的数据表明，帽状腱膜下出血与胎吸的使用高度相关[74-76]，每 1000 人有 26~45 例帽状腱膜下出血[9]。Benaron[77] 报道说，软硅胶真空杯所致的发生率为 1/200 例次。据估计，每 10 000 次自然阴道分娩中就有 4 人发生帽状腱膜下出血[73]。在一项为期 30 个月的前瞻性研究中，Boo[78] 对 64 000 多名新生儿进行了评估，发现应用真空胎吸术的活产胎儿发生率远高于其他分娩方式（1/41 vs. 1‰）。杯子的类型和使用时间都是头皮损伤的预测因素。软杯可能与头皮损伤的发生率降低有关，但帽状腱膜下出血的发生率似乎并不会减少[1]。一项研究提示，负压持续时间超过 10min 是头皮损伤的最佳预测指标[79]。

1998 年 5 月，美国 FDA 发布了关于使用真空辅助助娩装置的公共卫生建议[35]。该建议指出，与过去 11 年相比，过去 4 年的死亡率和严重发病率增加了 5 倍，并建议仅在存在特定产科指征时才使用这些设备。其他建议如下。

- 使用真空装置辅助分娩的临床医生应熟练使用，并熟知循证医学和当前装置说明书的支持的适应证、禁忌证和预防措施。
- 所有这些产品的推荐用途是在产道轴上施加稳定的牵引力。摇摆运动或扭曲设备可能是危险的。由于每种设备类型或样式的说明可能不同，因此请务必使用所用特定产品的制造商提供的说明。
- 提醒负责婴儿护理的人员已使用真空辅助助娩装置，以便他们可以监测婴儿的并发症迹象。
- 就已报告给 FDA 和文献的真空辅助分娩装置相关并发症，对新生儿护理人员进行教育。他们需要注意经胎吸助娩的婴儿所出现的任何上述并发症迹象。
- 向 FDA 报告与使用真空辅助助娩装置相关的反应。

尽管许多人建议在成功分娩之前允许不超过 3 次的脱落，但没有明确的证据表明应用 3 次是安全的；如果在牵引过程中杯子滑动而没有胎头顶点降低，仍可能发生新生儿头皮损伤[79]。Benaron[77] 证明，初产妇和严重难产、胎位不正和较高负压、长时间使用负压吸引器的患者，受伤和出血的风险增加。使用真空吸引装置时必须小心，以避免长时间

（＞30min）或暴力使用。

(2) 颅内出血：在无并发症的自然阴道分娩后，临床无症状硬膜下出血的患病率约为 6%，表明其存在可能是分娩的一个不常见的结局[80]。一项研究表明，产程中应用胎吸、产钳和剖宫产发生临床上明显的 ICH 比率相似（分别为 1/860、1/664 和 1/907），但高于临产前剖宫产（1/2750）和自然阴道分娩（1/1900）[81]。在该研究中，因异常产程而行剖宫产与产钳和胎吸的 ICH 发生率之间无差异，因此 ICH 风险增加的常见风险因素很可能是产程异常，而不是所采取的分娩方式。在这些新生儿中，无症状硬膜下出血在分娩后 4 周内全部消退。瑞典出生登记处的另一项研究比较了 87 150 例胎吸助娩、75 216 例剖宫产分娩和 851 347 例自然阴道分娩的 ICH 发生率。尽管 ICH 的总体风险较低（0.8‰ 人次），但与自然阴道分娩相比，外伤性 ICH 的校正 OR 值为 10.05。与自然阴道分娩相比，临产后剖宫产不会增加 ICH 的风险。但是，这些是产程中的剖宫产，而并不限于可选择手术阴道助娩的第二产程异常剖宫产。因此，很难从这项研究中知道与第二产程剖宫产相比，胎吸阴道助娩在多大程度上与 ICH 相关[82]。

(3) 神经和认知影响：与产钳分娩相比，真空辅助阴道助娩新生儿视网膜出血的风险增加约 2 倍[69]。尽管有这一发现，但上述出血所致长期后果的数据并未显示出任何显著影响。Johanson 及其同事[60]对一组儿童进行了 5 年随访，该组儿童曾入组产钳与胎吸的随机对照试验，结果发现视力问题发生率为 13%。然而，产钳和胎吸之间没有发现差异（12.8% vs. 12.5%）。Seidman 及其同事[83]也未能检测到通过胎吸方式分娩的 1747 人（出生后 17 年接受检查）的视力异常风险增加，而纳入的自然阴道分娩组的人数则超过 47 000 人。

瑞典出生登记处的数据显示，在分娩时行胎吸和剖宫产后，新生儿惊厥和脑病的风险相似。风险最大的婴儿是自身出生体重较大且母亲身材矮小者。没有长期结局的相关报告[82]。

手术阴道分娩对认知发展的长期影响不明显。Seidman 及其同事[83]证明，与自然阴道分娩相比，产钳或胎吸助娩者在 17 岁时的平均智力评分没有差异。然而，剖宫产组的平均智力评分明显低于自然分娩组。同样，在 1993 年加利福尼亚州奥克兰 Kaiser 系统内的一份患者报道中，Wesley 及其同事[84]通过测定产钳助娩的 1192 名儿童的智商来检测认知发展的差异，与自然分娩的 1499 名儿童相比，没有发现差异，该项检测在 5 岁时进行。此外，在这 1192 例次产钳中，114 次是中位产钳，与对照组 1500 名相比，5 岁时的智商也没有差异。最后，产钳分娩与成年期癫痫之间没有明显关联。Murphy 及其同事[85]对超过 21 000 人的队列进行了评估，发现与其他分娩方法相比，产钳助娩与癫痫或抗惊厥治疗的风险增加无关。

关于神经系统长期结局，对 1999—2000 年有指征的第二产程手术助娩的 264 名足月、单胎、头胎分娩的女性进行了 5 年随访，发现与剖宫产相比，产钳分娩的新生儿神经发育结果没有显著改变[86]。

证据还表明，产钳分娩可能对神经系统的远期不良结局有保护作用。对 1995—2003 年超过 100 万例单胎分娩的新生儿结局进行回顾性研究[87]，结果显示，与真空吸引辅助阴道分娩或剖宫产相比，产钳助娩与不良神经系统结局的风险降低相关，包括癫痫发作和 5min Apgar 评分低于 7 分。

（四）真空吸引器与产钳

Cochrane 数据库的 Meta 分析[88]纳入 10 项使用真空胎吸和产钳的 RCT 研究，结果显示，胎吸的分娩失败率高于产钳。与使用产钳使用相比，使用真空胎吸与更少的产妇创伤有关，包括三度和四度裂伤和阴道撕裂伤延裂。产妇局部麻醉和全身麻醉较少用于胎吸。此外，与使用产钳相比，真空吸引与头颅血肿和视网膜出血的风险增加有关。据报道，在 6% 的真空吸引辅助分娩中形成了头颅血肿，软杯或硬杯之间没有差异，尽管这项发现通常被认为没有临床意义[38, 88]。表 13-3 提供使用真空吸引与产钳的相关结果。

在某些情况下，产钳可能是唯一可以使用的阴道助产工具。这些临床情况包括臀位助娩和小于妊娠 34 周的早产儿助娩等[13]。

（五）阴道手术助娩与第二产程剖宫产分娩

在做第二产程手术器械阴道助娩的决定时，还必须讨论第二产程剖宫产的风险和益处。在评估器械助娩成功的可能性时，也必须将剖宫产纳入考

表 13-3 比较产钳和真空吸引相关发病率

产　钳	真空吸引
更高的三度和四度裂伤和阴道撕裂伤延裂	比产钳失败率高，新生儿损伤风险增加
产后母体不适较多	轻微：颅内出血，视网膜出血
需要更长的培训时间	严重：蛛网膜下腔出血，帽状腱膜下出血
新生儿面神经损伤风险较高	母亲麻醉需求较少

改编自 Johanson RB, Menon BK. Vacuum extraction versus forceps for assisted vaginal delivery. *Cochrane Database Syst Rev.* 2000;(2):CD000224.

虑[89, 90]。一项纳入 3798 名患者的英格兰回顾性队列研究显示，只有 6.5% 的手术阴道助娩失败。值得注意的是，该队列中的初次剖宫产率为 13.8%，尝试手术阴道分娩率为 16.7%。手术阴道分娩失败与较高的出生体重和第二产程时间较长有关[91]。另一项研究按母亲的 BMI（低、正常、超重、肥胖）进行分层，分析胎吸辅助阴道分娩成功的机会。总体成功率为 95.3%，并且成功率在各 BMI 组中没有差异[92]。一项较小的回顾性队列研究比较了胎吸、产钳和第二产程剖宫产对孕产妇和新生儿总体结局的影响。在母体总体结局中没有发现差异。与产钳（14.7%）和剖宫产（9.7%）相比，胎吸辅助分娩新生儿总体不良结局（27%）的概率有所增加。与剖宫产相比，真空吸引器和产钳都与产后感染率降低有关[93]。NICHD MFMU 网络公布了一项回顾性队列研究的结果，该研究对 2531 名手术阴道助娩的初产妇进行了调查。总体新生儿结局没有差异。接受手术阴道助娩的两组产后感染减少。胎吸和产钳的成功概率分别为 93.6% 和 95.6%。两种手术阴道助娩方法都会增加撕裂伤的风险[94]。另一项研究统计了试图手术阴道助娩的母亲和新生儿结局，发现手术阴道助娩后母亲总体结局没有差异。与胎吸辅助分娩或剖宫产相比，接受产钳助娩的初产妇总体新生儿不良结局降低[95]。因此，总而言之，手术阴道助娩的总体成功率约为 95%，并且没有一致的证据表明与第二产程剖宫产相比，手术阴道助娩会增加孕产妇或新生儿的总体不良结局。

（六）复杂阴道手术助娩的流程

1. 旋转大于 45°

在这一操作中，产钳的正确使用至关重要。通常将产钳助娩与自然阴道分娩的结果进行直接比较。当进行上述比较时，与自然阴道分娩相比，产钳分娩与更高的母体损伤率相关。然而，这两种分娩方式的比较并不合适，因为与自然阴道分娩相比，产钳有相应的适应证，这会混淆临床结果。一般来说，更合适的比较方式是将产钳助产或手术阴道助产与第二产程停滞剖宫产相比较。不幸的是，没有前瞻性随机试验直接比较这两种分娩方式。但是，许多比较中位和转位产钳与剖宫产的回顾性研究表明，胎儿/新生儿不良结局的风险没有增加，包括 Apgar 评分、脐带血气值、产伤和新生儿重症监护病房（neonatal intensive care unit，NICU）入住率[96-99]。具体而言，与 Kielland 产钳转位相关的新生儿病率与剖宫产相似，包括头颅血肿（9%～17%）、面部瘀伤（13%～18%）、面神经损伤（1%～5%）、新生儿脑病（<1%）和臂丛神经损伤（<1%）[99-101]。有趣的是，与中位产钳相比，发现剖宫产分娩的产妇病率（术中和术后并发症、失血和住院时间）更高[96, 97]。

也有研究评估了转位产钳分娩的结果，并与非转位钳分娩进行比较。Healy 及其同事[102]评估了 552 次 Kielland 产钳旋转、95 次使用经典器械的 Scanzoni-Smellie 操作、160 次手动转胎位后使用经典器械分娩，发现两组之间的新生儿结局没有差异。Krivac 及其同事[103]将 55 次 Kielland 产钳转位与 213 次非转位产钳进行了比较，发现其中 15 人次旋转大于 90°，40 次大于 45° 且小于 90°。他们发现，与非转位产钳相比，Kielland 产钳的产程时间和第二产程时间更长，分娩 1min Apgar 评分低于 6 分和胎粪污染的发生率更高。然而，非转位产钳的产后出血发生率更高（14% vs. 7%），三度和四度撕裂伤发生率更高（24% vs. 14%）。没有发现孕产妇或新生儿其他发病率的差异，其中包括神经损伤率（<1%）、面部瘀伤（7%）、肩难产（1%）或 NICU 入院率的差异。Hankins 及其同事[104]进行了一项回顾性病例对照研究，比较了 113 次旋转大于 90° 的产钳与 167 次旋转小于 45° 的产钳助娩。在大的胎儿损伤方面，两组之间没有发现存在差异。大的胎儿损伤定义为颅骨骨

折、硬膜下血肿和臂丛神经或面神经损伤，以及胎儿酸中毒（pH＜7.0）。最后，Feldman 及其同事[105]比较了 104 例因持续 OP 位置使用 Leff 产钳进行旋转产钳助娩，163 次非转位产钳助娩，发现旋转产钳组的会阴切开率（66% vs. 82%）和会阴裂伤率（16% vs. 23%）较低，并且组间新生儿发病率没有差异。这些数据表明，如果适应证选择和使用得当，可以安全地完成需要旋转超过 45° 的产钳助娩，而不会增加产妇或新生儿病率的风险；因此，产钳助娩应该仍然是处理第二产程异常女性的选择。

2. 中骨盆分娩

与转位产钳分娩一样，从 0 或 +1（中骨盆或中位产钳）分娩胎儿需要特定的技术和预防措施。1988 年，ACOG 报告了中位产钳分娩所需的条件，包括：①有经验的人员执行或监督该操作；②充分麻醉；③评估母胎大小；④想放弃尝试阴道分娩。此条件应与 Richardson 及其同事[106]提出的先决条件一起考虑：①中位产钳流程必须合理地作为剖宫产的替代方法；②与剖宫产相比，必须明显降低孕产妇病率；③不应造成胎儿伤害。几项比较剖宫产与中位产钳手术的研究表明，中位产钳并未与更多的新生儿并发症显著相关，包括脐带血血气分析、Apgar 评分、NICU 入院和产伤[96, 97, 107]。1997 年，Revah 及其同事[107]报道了其研究结果，数据来源于随访超过 7 年的 401 例剖宫产，75 例中位手术助娩（产钳或胎吸），据其绘制成回顾性图表。剖宫产与手术助娩之间母体或胎儿结局均未发现差异。最近一项对 2138 例阴道手术助娩的前瞻性观察研究发现，18.3% 的助娩是中位助娩，比较中位助娩与低位助娩时，没有发现产妇或新生儿病率之间存在差异[108]。尽管这些研究的结果令人放心，但由于技术要求较高，必须遵守 2000 年出版的 ACOG 实践指南[9]规定的指导原则，其中指出："除非术前评估高度提示成功可能，否则最好避免尝试手术阴道分娩。"简而言之，必须遵循 ACOG 声明和先前陈述的先决条件，熟练的操作者才能尝试中位分娩。

（七）真空吸引器和产钳的序贯使用

与自然阴道分娩相比，序贯使用助产器械可能与不良孕产妇和新生儿结局升高的有关，超过每种器械的 RR 之和[67, 71]。与自然阴道分娩相比，序贯使用真空和产钳助娩与 ICH（RR=3.9，95%CI 1.5～10.1）、臂丛神经损伤（RR=3.2，95%CI 1.6～6.4）、面神经损伤（RR=3.0，95%CI 4.7～37.7）、新生儿癫痫发作（RR=13.7，95%CI 2.1～88.0）、新生儿机械通气需求（RR=4.8，95%CI 2.1～11.0）、严重会阴裂伤（RR=6.2，95%CI 6.4～20.1）和产后出血（RR=1.6，95%CI 1.3～2.0）显著升高相关[67]。因此，应注意限制这些工具的序贯使用，以减少孕产妇和新生儿病率。更换器械应仅限于应用一种器械失败，基于个人能力和经验，判断转为剖宫产的风险大于进一步尝试手术助娩的风险。

（八）真空吸引器分娩与早产儿

没有高质量数据能够推荐孕龄小于多少禁用真空吸引器。两项研究报道了使用软杯对早产胎儿没有不良后果；然而，这些研究规模很小，缺乏验证效能。没有 RCT 研究将产钳与胎吸或不同类型胎吸进行比较以判断胎龄阈值。ACOG 报告说，大多数手术阴道助娩专家要求将胎吸手术应用于 34 周以上孕龄的胎儿[9]。这是一个合理的阈值，因为早产儿颅骨软、头皮的软组织更脆弱，可能受增压 - 减压损伤的风险更大。

五、咨询

害怕分娩是一些女性之后不想再妊娠的常见原因[11]。有研究询问接受手术助娩的患者对这种手术的看法，包括其对再次接受这种分娩方式的准备。大多数女性认为，她们的分娩计划或产前课程并未就其第二产程手术助娩做好适当的准备[12]。此外，尽管医务人员在其出院前会再次叙述其干预适应证，但大多数人仍难以理解干预的必要性。这些患者希望产前获得更多关于手术助娩的信息，并由其分娩医生或助产士进行分娩后的解释，重点是干预的原因及其对未来妊娠和分娩的影响[12]。

通常，患者第 1 次被告知手术阴道助娩是在考虑要进行干预之时。疼痛、医疗紧迫性和（或）镇痛药物的存在会使知情同意复杂化。作者认为，关于分娩方式的产前咨询可以增加患者对手术阴道助娩的认识、理解和接受。无时间压力状态下回答问题的机会使患者拥有充分知情同意的益处。就所有潜在的分娩方式及其适应证进行讨论的好时机，是在检查分娩计划时所进行的咨询。这有助于在病历中记录患者入院前的意愿。

关键的咨询点包括对风险和获益的探讨。任何关于手术阴道助娩母婴获益和风险的讨论都应包括其与第二产程剖宫产之间的比较。

六、阴道手术助娩模拟训练

鉴于手术阴道助娩的发生率下降，很难实现所有操作者都在其初始培训期间获得足够的手术经验。在对 2003—2013 年期间的 12 000 多例次住院病例病程的检查中发现，产钳助娩的平均例次从 23.8 显著减少到 8.4，胎吸助娩例次从 23.8 显著减少到 17.6（图 13-8）[109]。2014 年美国所有阴道分娩中产钳使用率为 0.57%[110]。Andrews 等调查了 58 名产科/妇科操作者，以了解培训期间产钳助娩量是否与其在临床实践中使用产钳的可能性有关[111]。结果发现，当操作者在住院医期间应用了至少 13 次产钳助娩操作时，他们更有可能在临床中继续使用产钳。然而，目前，ACGME 要求的最低手术阴道助娩次数仅为 15 次，其中包括胎吸和产钳助娩，这使得从未用过产钳的住院医师也能毕业[112]。由于手术阴道助娩数量的持续下降，重要的是，要有更多的实践机会才能真正获得经验。一种方法是让有经验的工作人员教授手术阴道助娩，而另一种方法是使用模拟训练。正如该领域的专家所指出的，模拟手术助娩可以"增强住院医师对机械原理的理解，并且应该在临床工作之前进行"[113]。此外，如果操作者在初始培训期间没有足够的经验，可以通过模拟训练与工作人员进行基于团队的练习，以提高技能，促进沟通和团队合作。最近，发表了一项研究，该研究评估了基于模拟的产钳培训课程的临床影响，该课程专门为培训住院医师的掌握水平而设计。这项研究表明，在模拟课程后，实际患者的严重会阴撕裂伤减少了 26%[114]。

在局部地区组织模拟训练时有几个需要考虑的因素。首先，确定受众和培训目标很重要。如果专注于技术技能，那么学习目标将与适应证、知情同意、器械知识、正确放置和牵引轨迹、并发症管理相关。但是，如果对象是一个多学科团队，则目标可能还包括团队合作和沟通技巧。对于团队培训，在分娩单位进行手术助娩演习是一个重要的方式，既可以作为一个团队进行练习，也可以识别出任何一项可能干扰紧急手术助娩的设施或系统问题。

在模拟器方面，可用于阴道助娩手术指导的种类很多。在某种程度上讲，虽然保真度很重要，但低成本的半骨盆模型通常就足以教授技术技能（图 13-8）。混合模型中，模拟患者既能控制胎儿又能与实施者互动，可用于培训技术、团队合作和沟通技巧（图 13-9 和图 13-10）。

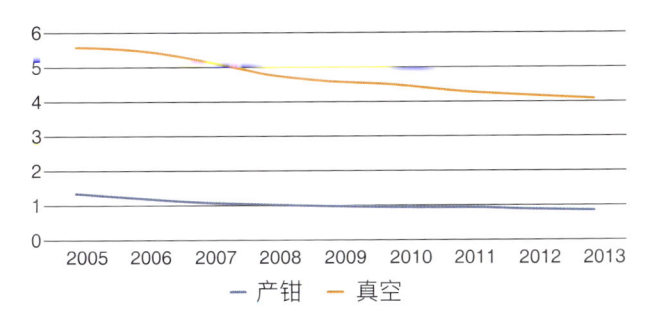

▲ 图 13-8 产钳和真空吸引辅助阴道分娩

改编自 Merriam AA, Ananth CV, Wright JD, et al. Trends in operative vaginal delivery, 2005–2013: a population-based study. *BJOG*. 2017;124(9):1365–1372.

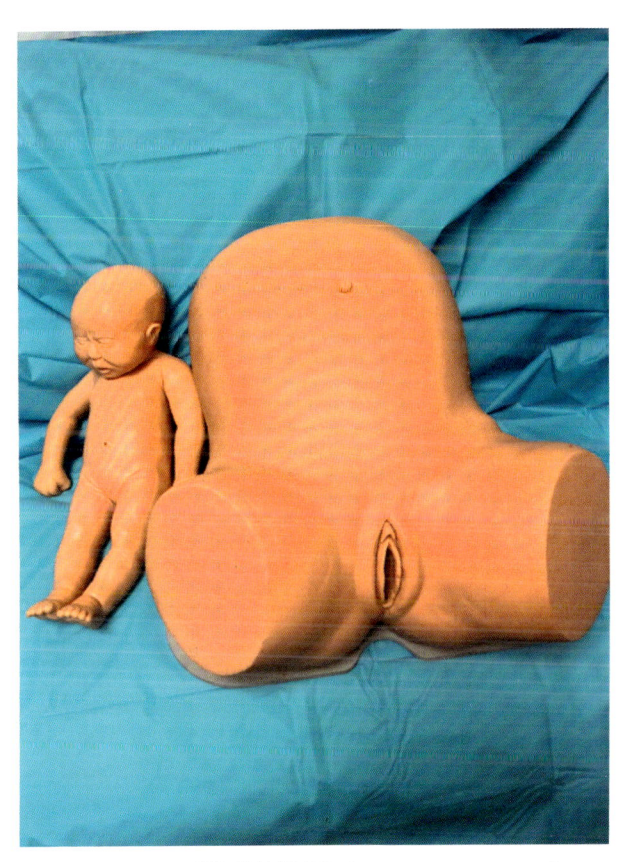

▲ 图 13-9 "苏菲的妈妈"（**Paradigm Scientific**）

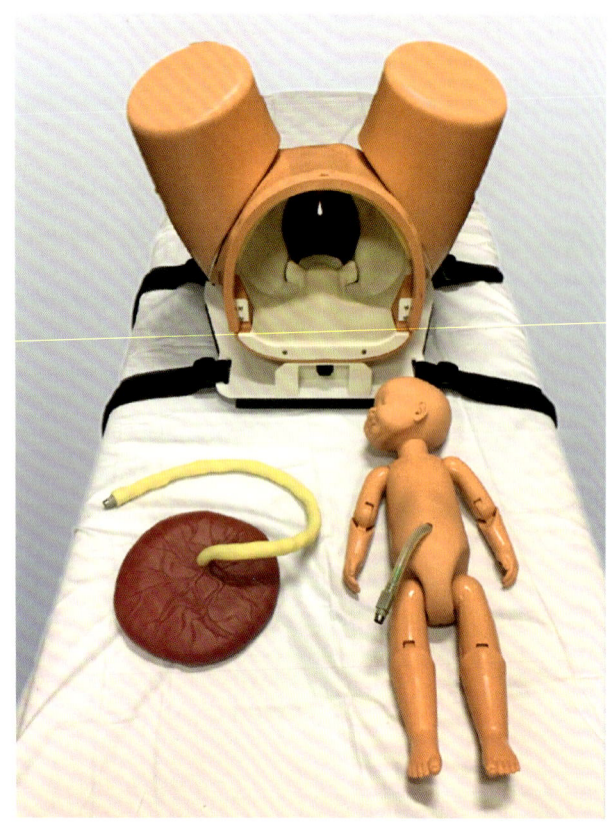

▲ 图 13-10　Prompt Flex 助产训练模型（Limbs and Things）

> **要　点**
>
> - 手术阴道助娩可用于提供安全、及时的阴道分娩，并有助于降低整体剖宫产率。
> - 与第二产程剖宫产相比，手术阴道助娩与较低的产后感染风险相关，并且新生儿总体发病率没有差异。
> - 应用产钳或真空吸引器的先决条件是相同的。
> - 使用真空吸引时，每次牵引都应使胎头下降。如果在 3 次牵引后没有下降，则应停止操作。
> - 经阴道手术助娩女性与自然分娩女性的远期尿失禁率似乎没有区别。
> - 手术阴道助娩的胎儿风险通常是器械特异性的：真空吸引与较高的颅内出血、帽状腱膜下血肿和视网膜出血发生率相关，产钳分娩与较高的头皮和面部损伤率相关。
> - 与剖宫产相比，中位产钳和转位产钳助娩与胎儿或新生儿不良结局的风险增加无关，包括 Apgar 评分、脐带血气分析结果、创伤和 NICU 入住率。
> - 需要旋转大于 45° 的产钳助娩可以安全地完成，不会增加产妇或新生儿发病率；当有经验丰富的操作者在场时，它们仍应是第二产程异常女性的处理方法。
> - 序贯使用负压吸引器和产钳与产妇和新生儿不良结局的可能性增加有关，超过每种器械的相对风险之和。

第 14 章 肩难产
Shoulder Dystocia

Robert Gherman　Bernard Gonik　Joseph Ouzounian　著

梁　琳 译　　马琳琳 校

英汉对照

| abdominal diameter-biparietal diameter difference | AD-BPD | 腹围 – 双顶径之差 |

摘　要

肩难产定义为初始尝试牵拉后胎肩娩出失败，或者需要辅以产科操作才能娩出。报道中的肩难产的发病率范围很广，根据最近的研究，发病率约为阴道分娩的 1%。已经确定一些与肩难产相关的危险因素，但大部分仍然无法预测和预防。例如，母亲患糖尿病或巨大儿会增加肩难产的风险，但是大部分的肩难产发生于未患糖尿病孕妇的正常体重的胎儿中。既往有肩难产病史的患者再发风险显著升高。肩难产是产科急症之一，会导致严重的孕产妇和（或）新生儿损伤。肩难产的处理需要及时诊断并实施适当的操作，以减轻孕产妇和（或）新生儿的损伤。虽然各种操作的次序和联合使用没有优劣之分，但从 McRobert 动作和耻骨联合施加压力开始是合理的，然后根据临床医生的受训经历和经验转向直接的胎儿操作。虽然肩难产相对少见，但是模拟和团队训练有助于在可控的教学环境中呈现这一高危事件的挑战和后果。

关键词

美国妇产科医师学会；巨大儿；胎儿预估体重；胎儿超声；腹围 – 双顶径之差；剖宫产；McRoberts 法；耻骨联合上的加压；Woods 手法；Rubin 法；臂丛神经麻痹

一、肩难产定义

正常分娩中，胎头娩出后，发生外旋转，使头部回到与肩胛带呈相对直角的位置。下降过程中，胎儿肩部通常处于骨盆斜径。娩出和复位后，胎儿前肩应从耻骨支下方的斜径娩出。当胎肩在骨盆入口平面受阻时，就会发生肩难产。肩难产是由胎肩和骨盆入口之间的径线差异引起的，这可能是绝对的或相对的（由于位置不合适）。当胎儿皮肤和阴道壁之间的阻力增加（如胎儿生长过快），相对于双顶径而言胎儿胸径较大（妊娠糖尿病婴儿）时，或躯干未能旋转（急产）时，胎儿肩部会持续处于骨盆入口的前后径。肩难产通常发生在前肩下降受阻于耻骨联合时，也可能是由后肩嵌顿于母体骶岬造成[1]。

广为接受的肩难产定义是，初始尝试以娩出为导向的牵引后胎肩娩出失败或需要辅以产科操作来实现胎肩部分娩出。预防性手法（如McRoberts）的使用非常常见，尤其是预期要发生肩难产时。在这种情况下，如果胎肩娩出没有延迟，则不应被归为肩难产。尽管文献中报道了其他非客观的临床定义，如"肩部绷紧"[2]或"头部娩出后难以牵拉肩部"[3]，但这些描述在日常临床实践中并不常用。两项研究提出将肩难产定义为胎头与躯干的分娩间隔延长，超过60s（均值+2倍标准差）和（或）使用辅助性产科操作[4,5]，但这似乎并不常用于产科实践。在最近的一项多中心研究中，2018年报道的肩难产中只有2例（0.01%）记录了胎头与躯干分娩的间隔时间[6]。2017年美国妇产科医师学会实践简报没有提及这些客观定义[7]。一些助产人员也可能选择再等待一次宫缩；除外人为因素，这一分娩间隔也不适合作为肩难产的诊断标准。只有在胎头从阴道娩出时才能最终诊断这种产科急症（图14-1）。"乌龟征"，即胎头回缩到母体会阴处，预示（但非诊断性的）有肩难产的可能。

研究中所报道的肩难产发生率的变化范围很广，原因包括临床医生对肩难产的定义具有固有主观性、来自社区或三级医学中心的报告程度不同和不同患者人群的不同特征[2,3]。Hansen和Chauhan选出了15篇最近发表的文章，这些文章均报道了总的出生率和肩难产的发生率。在阴道分娩中，肩难产的发生率为0.2%~2.4%[8]。根据美国自2000年以来公开发表的七篇文章，阴道分娩中肩难产的发生率为0.7%（每2 575 283例次中有18 222例次）。在对马里兰州数据库数据的回顾分析中，Dandolu发现，在这些研究所跨越的时间范围内，肩难产率增加了10倍，从1979年的0.2%增加到2003年的2.11%[9]。

肩难产的发生率随着出生体重的增加而增加；这种情况下，躯干，尤其是胸部，相对于头部而言长得更大。据报道，在没有阴道手术助产、没有合并糖尿病的条件下，体重4000~4250g的婴儿肩难产发生比例为5.2%，4250~4500g为9.1%，4500~4750g为14.3%，4750~5000g为21.1%[5]。然而，需要注意的是，50%~60%的肩难产发生在体重低于4000g的婴儿身上。此外，即使婴儿的出生体重超过4000g，肩难产也只会发生在3.3%的阴道分娩中[1]。

二、风险因素和相关性

已确定肩难产的多种危险因素或相关因素，但大多数情况下，肩难产仍然是不可预测、不可预防的。巨大儿和母亲糖尿病会增加肩难产的风险，但大多数病例发生在母体没有合并糖尿病且正常体重的胎儿身上[10-13]。在最近对同一机构的221例肩难产分娩的研究中，大多数婴儿的体重低于4000g，80%的产妇没有糖尿病[14]。在另一项研究中，糖尿病和巨大儿仅准确预测了55%的肩难产病例[15]。虽然，疑似巨大胎儿本身可能不是选择性剖宫产的适应证，但至少需要进行患者知情和仔细的产时临床管理。对于疑似巨大胎儿的糖尿病女性尤其如此。

大多数评估巨大儿和肩难产之间联系的研究在分析时都使用实际出生体重，认识到这一点使得关于巨大儿的问题更加复杂。与此同时，临床医生依赖于对胎儿体重的估计，目前能在分娩前准确估计出生体重的方法（无论是通过超声还是临床技术）仍然有限[16]。2016年，一项使用多变量逻辑回归模型的研究将肩难产预测与估计胎儿体重与实际出生体

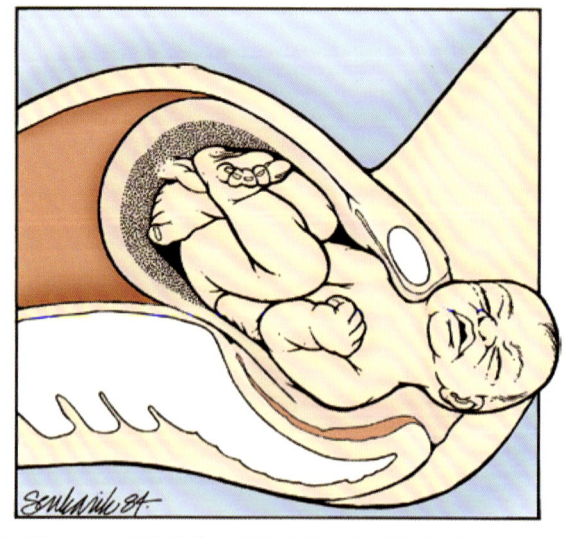

▲ 图14-1 当胎头娩出后胎肩没有随后娩出时，胎肩经常被嵌顿在耻骨联合后面
头部可能会向会阴部缩回，拼命牵引胎头不太可能促进娩出，还有可能导致创伤

重进行比较，得出了非常低的阳性预测值[17]。然而，即使考虑到这些限制，在分娩前估计胎儿体重也有帮助，以帮助指导临床管理和知情同意的过程。美国妇产科医师学会制订了考虑剖宫产的临床估重阈值，分别为糖尿病患者胎儿 4500g 和非糖尿病患者胎儿 5000g[18]。因此，分娩前对胎儿体重的良好估计有助于规划分娩过程。

过去，肩难产的产科风险因素包括孕妇体重过重或体重增加过多、手术阴道助娩、使用催产素、经产、使用硬膜外镇痛和第二产程延长。如果仔细思考，这些风险因素中的大多数实际上可以作为巨大儿的替代标志物。即便如此，许多研究表明，这些危险因素对发生肩难产的预测性较差[12, 19-23]。

40 多年前，Benedetti 等报道称，第二产程延长、巨大儿和中位手术分娩联合使用与肩难产高度相关[24]。但是，单独的异常分娩对肩难产发生的预测价值较差。至少有三项研究专门评估了肩难产患者的分娩模式。最大型的研究将 276 例肩难产系列病例与 600 名匹配的对照组进行比较，但没有发现分娩模式在任一队列中具有预测性，即使是糖尿病患者或是巨大儿[25]。另一项研究显示活跃期异常与肩难产之间存在显著关联，但仅纳入了 36 名患者[26]。一项对 52 例肩难产患者的回顾性分析，并未发现第一产程延长和第二产程的平均持续时间存在差异[27]。目前，虽然在特定情况下要提高对肩难产的警惕性（例如，避免为疑似巨大胎儿且第二产程延长的患者行阴道手术助娩），但目前的数据不足以证明分娩曲线本身是肩难产的有效预测指标。值得注意的是，目前没有研究着眼于子宫收缩过频、子宫收缩幅度或其他特定收缩模式是否是肩难产的预测指标。

一些研究评估超声测量的胎儿腹围 – 双顶径之差（abdominal diameter-biparietal diameter difference，AD-BPD）能否作为肩难产的预测指标。这些研究受限于其回顾性、准确测量胎儿腹围的固有难度和小样本量。在迄今为止最大型的病例队列中，最佳 AD-BPD 临界值报道为 2.6cm，高于该阈值的 40 名患者中有 10 名（25%）发生肩难产，低于该阈值的 292 名患者中有 13 名（4.5%）发生肩难产[28]。然而，另一项研究表明，这种 AD-BPD 差异的敏感性为 46%，阳性预测值为 30%，这显著限制了其临床实用性[29]。目前，应该认为该方法仍是研究性的。

既往肩难产的女性在随后的妊娠中再次发生肩难产的风险增加。研究表明，复发性肩难产的发生率在 1%～17%，大多数研究援引的发生率至少为 10%[30-33]。但是，由于许多既往肩难产的女性可能并没有再次生育，或者可能在后来的妊娠中选择了剖宫产，所以实际发生率很难评估，但有可能要高得多。

对于有既往肩难产史的女性，最好在其分娩之前一起回顾和讨论之前的分娩过程，这很重要。没有可靠的因素可以准确预测后续妊娠中肩难产的复发率。临床医生必须考虑当前的妊娠过程（如母亲是否患有糖尿病或其他危险因素）、当前胎儿的估计体重、先前肩难产孩子的出生体重、先前新生儿是否存在损伤及其损伤的性质。此外，必须考虑未来的妊娠计划和患者自主权。至少，制订仔细的分娩计划和知情同意。

三、预防性剖宫产

预防性剖宫产作为预防肩难产进而避免臂丛神经损伤的手段这一观念，尚未得到临床或数据的支持。Rouse 的决策树形模型比较了下述策略：①无超声的情况下处理；②超声估计胎儿体重超过 4000g 时选择性剖宫产；③超声估计胎儿体重超过 5000g 时进行选择性剖宫产。他发现，需要行 2345～3695 次剖宫产才会防止 1 例次非糖尿病女性胎儿的永久性臂丛神经损伤，增加的费用为 4.9 万～8.7 万美元[34]。Herbst 使用决策分析方法比较了估计胎儿体重为 4500g 的三种策略。她同样发现期待治疗是首选策略，在没有胎儿损伤的情况下，每次的成本为 4104.33 美元。选择性剖宫产的费用为 5212.06 美元，引产的费用为 5165.08 美元[35]。但是，再次强调，是否进行计划性阴道分娩（有或没有既往肩难产史）必须基于知情同意和个人临床判断来决定。

四、肩难产的母婴并发症

产后出血、会阴切开或撕裂伤意外延伸到直肠是与肩难产相关的最常见的产妇并发症。在 Gherman 的研究中，在所纳入的肩难产病例中的发生率分别是 11% 和 3.8%[36]。在 403 例病例中，Gauthaman 发现肩难产与肛门括约肌损伤风险增加 3 倍有关。使用阴道操作（OR=2.182，95%CI 1.173～4.059）、操作次数多(4次及以上)(OR=4.667，95%CI 1.846~11.795)、Woods旋肩法（OR=3.096，95%CI 1.554~6.169）、反向Woods旋肩法（OR=4.848，95%CI 1.647~14.277）和牵后臂法（OR=2.222，95%CI 1.117~4.421）均与肛门括约肌损伤的可能性显著增加[37]。

一项大型多中心研究评估了2018年的肩难产病例，其中有60例Erb麻痹、4例Klumpke麻痹、41例锁骨或肱骨骨折和6例缺氧缺血性脑病[6]。单侧臂丛神经麻痹是新生儿最常见的神经系统损伤。这些损伤大多数（75%~85%）是暂时性的，但如果损伤持续超过6个月，则可能是永久性的。通常受到影响的是右臂，因为左枕前位更常见。大多数（80%）臂丛神经麻痹位于$C_{5~6}$神经根内（Erb-Duchenne麻痹）。其他已报道的臂丛神经麻痹类型包括Klumpke麻痹（C_8~T_1）、中臂型麻痹和整个臂丛神经的完全麻痹。臂丛神经麻痹偶尔会伴随膈肌麻痹、Horner综合征和面神经损伤。大约1/3的臂丛神经麻痹会伴有骨折，最常见的是锁骨骨折（94%）[38]。

五、肩难产的处理

助产人员使用外力（牵引）是处理大多数阴道分娩和肩难产的固有方法。肩难产的临床诊断来自于最初的牵引尝试后胎肩娩出失败。一些作者凭经验主张直接进行尝试娩出胎肩的动作（即避免初始诊断性牵引），以保持胎儿向前的动力。其他人支持一个等待周期，在头部娩出后直到下一次子宫收缩发生之前不采取任何行动[39,40]。他们认为，第二产程的内源性旋转力可以自发缓解梗阻。当临床诊断为肩难产时，我们建议停止所有内源性力（屏气用力）和外源性力量（牵引力），直到开始尝试缓解梗阻的操作。应指导女性停止用力；然而，必须认识到，孕妇很可能会继续不由自主地施加内源性用力，因为子宫收缩不会随着头部从阴道中娩出而自发减弱。在胎儿肩部转向斜径后（作为证明操作成功的诊断步骤），需要产妇重新开始用力，以完成分娩（图14-2）。

当助产医生施加牵拉力（外源性）时，应将胎头保持在轴向位置，并应避免胎头旋转。根据母体骨盆的自然曲线，轴向施加的牵引力显然具有向下的分力（图14-3）。轴向牵引是与胎儿颈胸椎一致的牵引。当分娩中的女性处于截石位时，在胎儿颈胸椎平面上施加的牵引力通常沿着一个向量，估计在水平面以下25°~45°[41]。因此，虽然轴向牵引也是"向下"的，但它是在胎儿颈部最小侧向弯曲（即将颈部向地板或天花板弯曲）的情况下施加的。在一项小型的队列研究中，评估正常分娩期间的胎头动作角度。Ankumah报道，98%的分娩胎头没有表现出向左侧或向右侧的动作[42]。在Leung及其同事描述的4例病例中，单独使用水平胎头牵引完成阴道分娩，3例（75%）臂丛神经损伤，1例（25%）锁骨骨折[43]。

没有随机临床试验来指导医生如何遵照规定顺序来执行操作（表14-1）。最有效的预防措施是熟悉正常的分娩机制，并准备好应对任何阴道分娩中肩难产的可能性。护理人员应避免将宫底加压作为缓

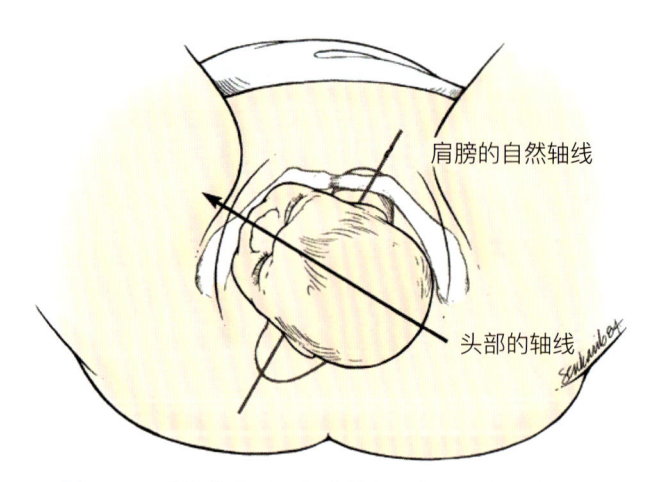

▲ 图14-2 头部娩出后，复位使得头部的长轴重新位于相对肩部正常的方向

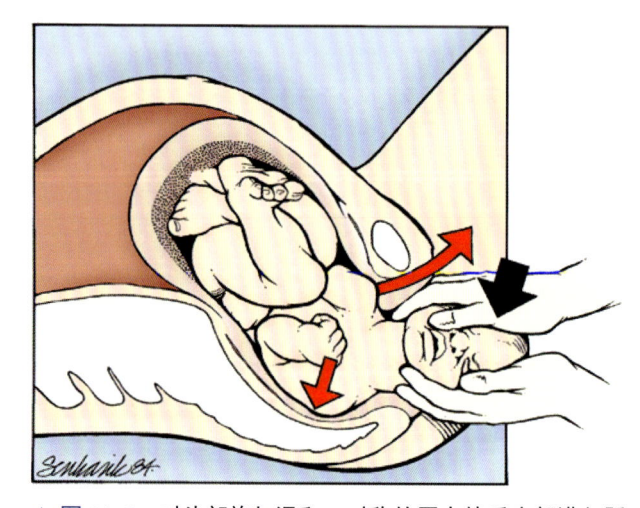

▲ 图14-3 对头部施加温和、对称的压力使后肩部进入骶骨凹陷，会促进前肩的分娩

应注意不要不对称地"撬"前肩，因为这可能导致前臂臂丛神经损伤

第 14 章 肩难产
Shoulder Dystocia

解肩难产的手段。推动宫底只会进一步影响耻骨联合后面的前肩。理论上可以使用宫底加压来辅助胎体娩出，但前提是肩难产梗阻已经缓解（有趣的是，这最初被描述为 Woods 旋肩法的一部分）。

表 14-1 缓解肩难产的方法

方法	
	• McRoberts 法
	• 耻骨上加压
	• Rubin 法
	• Woods 旋肩法
	• 牵拉后臂
	• Gaskin 法
	• Zavanelli 法
	• 耻骨联合切开术

McRoberts 手法是一种简单、符合逻辑且有效的措施，通常被认为是肩难产的一线治疗方法。McRoberts 手法和耻骨上加压是作为一线治疗是合适的，因为其无创、易于学习且可快速执行。在回顾性分析中，Gherman 及其同事发现，236 例肩难产中，McRoberts 操作是 42% 的病例所需的唯一步骤[36]。McRoberts 动作包括产妇腿部在腹部过度弯曲使腰椎变平，产妇骨盆和耻骨联合向腹侧旋转（图 14-4）。应注意避免长时间或过度使用 McRoberts 动作，因为耻骨联合的纤维软骨关节面和周围韧带可能会过度拉伸[44]。由于 McRoberts 操作涉及母体骨盆处理，因此，它可以单独应用，也可以与其他直接涉及胎儿的操作结合起来使用。

作为肩难产处理的方法之一，可以考虑改变与胎儿双肩径相关的胎儿后肩位置，从而缩短其在母体骨盆内的尺寸（图 14-5）。然而，这项操作最终取决于助产人员的经验和临床状况。这种方法在文献中的描述不同，如后肩娩出法或牵拉后臂娩肩法。这一类操作包含很多种方法。使用最广泛的方法是牵拉胎儿后臂。为了抓住后臂，助产医生的手伸入阴道内，从肩部到肘部探寻胎儿后臂的肱骨。抓住后臂后，将其划过胎儿胸部，然后将手臂从阴道中拉出。如果后臂无法触及，可以对肘窝施加压力以弯曲肘部。如果这样可以触及后臂的小臂，则如前所述完成后臂的娩出。如果仍然无法触及后臂小臂，则

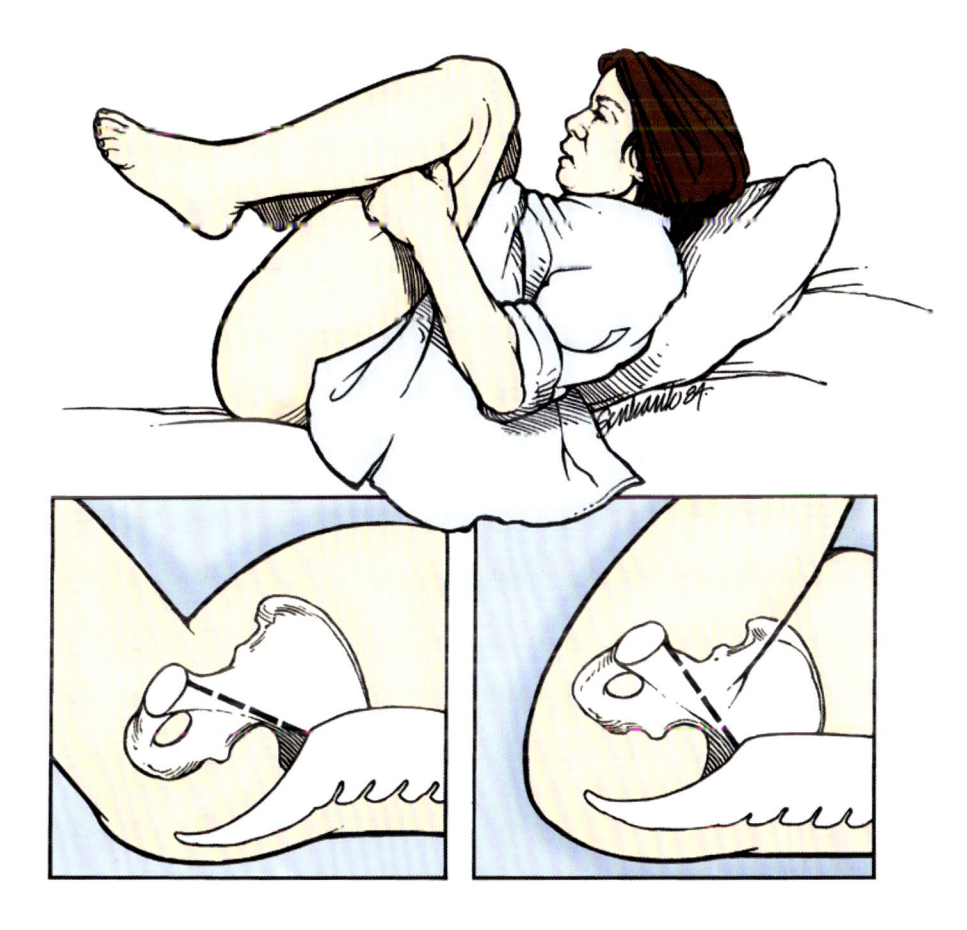

◀ 图 14-4 对肩部压力最小的操作是 McRoberts 法
产妇的髋部向腹侧弯曲呈锐角，使得产妇的骨盆向腹侧旋转，骨盆出口的可用尺寸增加

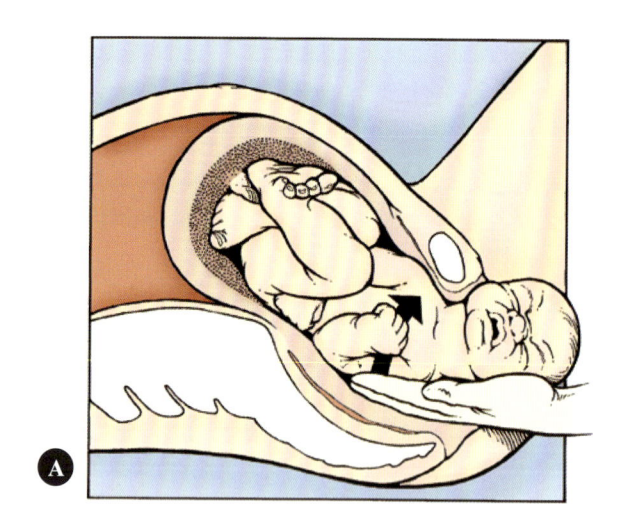

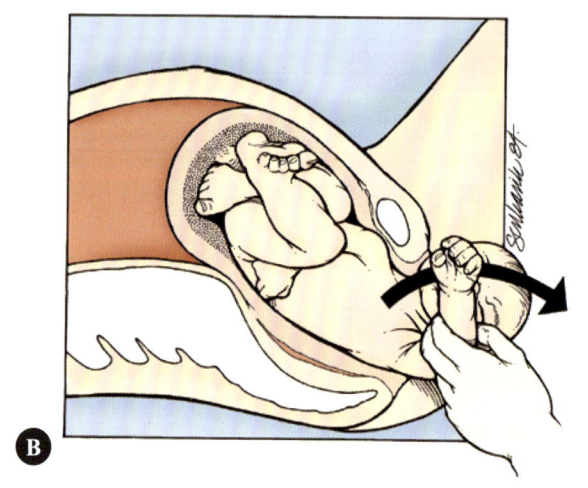

▲ 图 14-5 操作者一只手伸入阴道并将后臂滑过胸部、娩出会阴部
应注意将压力均匀分布在肱骨上，以避免不必要的骨折

尝试娩出后肩或后腋窝使后臂可以触及的牵引方法。Menticoglou 描述了一种利用手指牵引来完成腋窝牵引的技术[45]。该技术首先让助手将胎头向上托起，避免牵引。将操作者的两个中指从后胎肩的两侧放入腋窝。将向下和向外的牵引力放置在后肩上以适应骶骨的弧度。当肩部进入视野时，后臂如前所述被娩出。另一种进行腋窝牵引的方法是使用吊带。Cluver 和 Hofmeyr[46] 描述了一种使用由 12~14F 吸管制成的吊带施加腋窝牵引的技术。此技术中，吸管穿过肩部和腋窝，两个自由端被夹住，向下牵引直到肩部下降到足以允许后臂娩出。

使用计算机建模，Grimm 及其同事已经估计了肩难产期以及进行处理过程中施加给胎儿臂丛神经的压力[47]。与单独使用标准截石位相比，所有操作都会减轻对臂丛神经的牵拉。牵拉后臂娩肩法使施加到前臂神经丛的拉力减少 71%，并且是娩出前肩所需力量最小的操作[47]。这一操作将分娩受阻的双肩径减小至腋肩径。牵拉后肩娩肩法是用腋肩径线代替双肩径，前者比后者约短约 3cm。几何分析表明，与单独使用 McRoberts 法相比，使用后肩分娩法缓解肩难产的概率是其 2 倍以上[48]。在 2018 年肩难产病例的队列研究中，后肩分娩是缓解肩难产最成功（84.4%）的手法，其他方法包括 Woods 手法（72%）、Rubin 手法（66%）和耻骨上加压法（62.2%），缓解肩难产的成功率也很高。多元逻辑回归分析显示，与后肩分娩（OR=1.36）相比，Rubin 手法（OR=1.54）和 Woods 手法（OR=2.22）的新生儿损伤风险更高[6]。Leung 发现，在 McRoberts 操作不成功的情况下，随后应用旋肩法和后肩分娩法成功率相同（72% vs. 63.6%），臂丛神经损伤率没有统计学上的显著增加[43]。

耻骨上加压是通过将压力直接向下施加到前肩部或通过使胎儿自后向前摇摆运动来实现。该操作的目的是通过内收前肩来减小双肩径，并将双肩径旋转至骨盆入口斜径。

常规使用的旋转方法包括 Rubin 或 Woods 旋转法（图 14-6）。Rubin 法通过将手放入阴道并对最容易触及的胎肩后方施加压力来实现。随后胎肩被推向胎儿胸部。该手法的操作机制是使胎儿肩部内收从而减小双肩径，允许前肩旋转并从耻骨联合后方移开。Woods 旋转操作是通过将手指放在胎儿后肩的前方并将肩部沿胎儿背部的方向旋转来实现的。该手法的操作机制是尝试以 180° 的方式旋转胎儿躯干，以实现旋转下降，就像螺纹螺钉的旋转运动一样。

将孕妇体位（Gaskin 动作）改变为"四肢着地"的姿势可能有助于消除胎儿肩部的嵌顿，从而允许重力将后肩部推向前方。这种手法尚未经过前瞻性研究的检验，也未与传统的肩难产缓解手法进行比较，对某些女性来说可能不切实际。胎儿监护仪和静脉输液管可能会阻碍患者的活动能力，椎管内麻醉及伴随的运动神经阻滞可能会降低肌肉力量，使得这种操作变得很困难。一项病例研究纳入了 82 例四肢着地法缓解肩难产患者，结果显示，孕产妇或新生儿病率或死亡率没有增加，只有 1 例体重超过

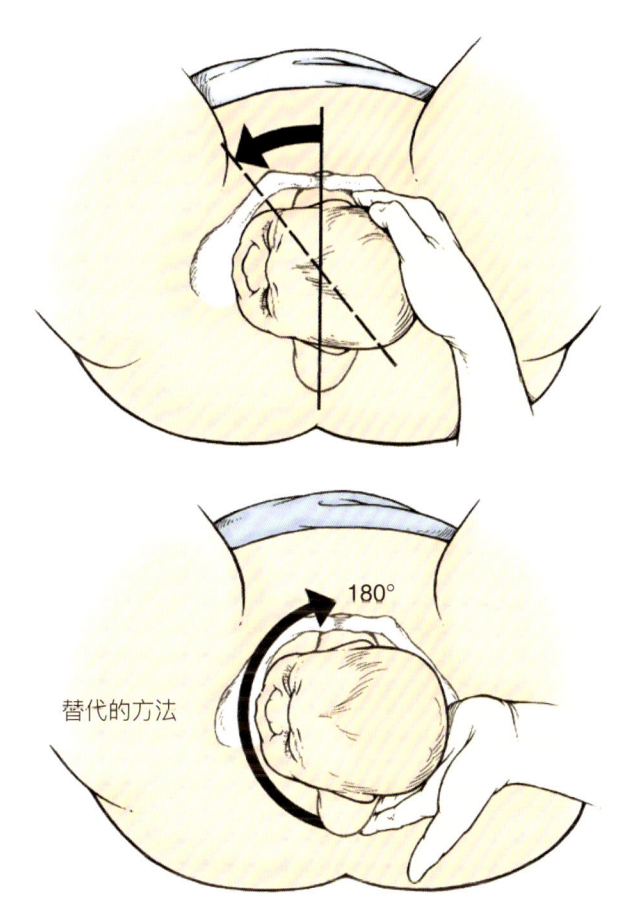

▲ 图 14-6　前肩向前旋转一个小弧或后肩向前旋转一个更大的弧度通常会使得肩部下降和娩出

向前旋转是首选，因为它易于压缩和缩小肩径的尺寸，而后肩旋转会舒展肩胛带并增加其尺寸

4500g 的胎儿出现肱骨骨折[49]。

过去一直提倡所有肩难产病例的处理常规使用会阴切开术，但几乎没有科学证据支持这种做法。从理论的角度来看，阴道和会阴软组织切口似乎不太可能有助于解决嵌顿于母体骨盆骨性结构中的胎儿肩部骨结构。是否需要进行会阴切开术必须基于临床情况，如初产妇相对狭窄的阴道阴唇系带。会阴切开术可以便于手部伸入阴道，以进行旋转操作或后肩分娩所需的阴道内操作[50]。

在美国，缓解肩难产有两种操作极少使用，即胎头复位后剖宫产（Zavanelli 法）和耻骨联合切开术。考虑到潜在的母体和胎儿的高风险，这些应被视为勇敢果断的最后手段。在 Zavanelli 操作中，胎头被旋转回最初的枕前位，然后俯曲。持续、稳定的压力将头部推回阴道内。操作中可以使用宫缩抑制药或全身麻醉使子宫放松并为剖宫产做准备。当胎儿肩部嵌顿于骶岬、双肩难产或后肩未能进入骨盆腔时，可以考虑使用 Zavanelli 手法[51]。Sandberg 回顾了 Zavanelli 操作在头位和臀位难产中的应用[52]。92 例头位分娩中成功了 84 例，11 例臀位全部成功。母体风险包括软组织创伤和败血症，但胎儿风险被描述为"极小"，没有胎儿因操作而受伤；这可能会产生误导，因为存在多种可能导致永久性伤害或死亡的病因，如尝试解除嵌顿、分娩时间延长和缺氧。O'Leary 描述了 35 例，认为其中 31 例是成功的，有 1 例因胎头无法从下方推入阴道，需要子宫切开术以手动解除嵌顿，最后经阴道分娩[53]。多年来，耻骨联合切开术已在世界上欠发达地区作为一种替代剖宫产的权宜之计，并取得了非常好的效果。在 3 个耻骨联合切开术的病例中，该手术都被用作是最后的手段，并且由于缺氧并发症全部 3 个新生儿均死亡。认为该手术操作是安全有效的，但需要注意手术中的三个要点：腿部向侧方支撑，锐性分离耻骨联合，将尿道向一侧移位并留置尿管[54]。

虽然许多女性在分娩前被置于 McRoberts 体位，但目前可用的研究并未显示出这些预防性措施对预防肩难产有显著益处。在 Beall 研究中[55]，估计胎儿体重超过 3800g 的患者，在胎头娩出前或胎头刚刚娩出后，如有必要，则随机使用预防性 McRoberts 手法和耻骨上加压术。两组间平均胎头 - 躯干娩出时间间隔、头身时间大于 60s 的患者比例均无明显差异。该研究未能检测出肩难产发生率的差异，其中预防组的发生率为 9%，而对照组为 21%（P=0.07），而在胎头娩出后分别为 5% 与 18% 需要治疗性操作（P=0.03）。在 Poggi 的研究中[56]，经产妇在胎头娩出后随机取截石位或 McRoberts 位。前肩娩出时牵拉力的峰值、峰值持续时间和胎头 - 躯干娩出时间间隔在两组之间没有统计学差异。每组中发生临床肩难产的数量相似（每组只有 1 例）。

肩难产应被视为产科急症，因为需要在很短的时间内解除梗阻以防止缺氧性脑损伤的发生。并非所有胎儿在第二产程时都具有相同的基线储备，因此很难确定多长时间未能完成分娩会发生缺氧缺血性脑病。有损伤或呼吸抑制与否的新生儿，其分娩时间有相当大的重叠，因此很难确定理想的分娩时间。根据目前的文献，在 4~5min 内若胎儿仍未娩出，应考虑采取特殊措施来完成分娩[1]。

六、肩难产的模拟训练

模拟和团队培训使学员能够在安全、受控的教学环境中接触高危、低频事件的挑战和后果。模拟提供了一种可靠的方式来增加教育课程，年轻工作者可以在不伤害患者的情况下学习新技术，有可能提高患者的安全性。如果助产人员在临床工作中存在不足之处，它还可以让助产人员进一步实践、增加经验和提高技能。模拟培训已被纳入医学生和产科住院医师教育、患者安全计划、医疗事故保险范围和质量保证计划[57, 58]、资格考试[59, 60]。研究表明，肩难产模拟培训可以改善结局（如病历记录）[61, 62]，识别反复出现的错误（如无效的耻骨上加压或错误的McRoberts操作）[63]，沟通技巧[64]，以及避免宫底加压[65]。

然而，目前肩难产模拟的作用存在明显的局限性：①缺乏随机对照试验；②结果缺乏临床意义，如永久性臂丛神经麻痹；③住院医师的参与；④使用引入外部人为因素的模拟器；⑤成功仅限于模拟环境，缺乏临床环境下实践。在Satin的综述中，他指出，已发表的产科出版物中只有4%包括主治医师[60]。只有少数研究评估了基于模拟的教育计划的作用，而且这些研究都未显示永久性臂丛神经麻痹的发生率有统计学上显著降低的证据。Crofts指出，与培训前（1996—1999年）相比（24/324例次，7.4%），培训早期（2001—2004年）的产时臂丛神经损伤的发生率有所降低（6/262例次，2.3%，$P<0.01$），但培训后期（2009—2012年）与培训前相比，并未显示出统计学意义。在同一项研究中，新生儿6个月和12个月的臂丛神经损伤没有发现统计学上的显著差异，其中在培训早期有2例永久性损伤（0.8%）[66]，培训后期为0例（0%），而在培训之前为6例（1.9%）。Grobman发现，着眼于团队反应的肩难产处理策略与产时（10.1% vs. 2.6%，$P=0.03$）和出院时（7.8% vs. 1.3%，$P=0.04$）的臂丛神经麻痹概率降低有关[67, 68]。Inglis指出，临产和助娩团队首次识别肩难产后立刻启动标准化处理流程，臂丛神经损伤率从30.1%（25/83例次）下降到10.7%（8/75例次）（$P<0.01$）[40]。但是，Grobman和Inglis的研究都没有试图区分暂时性损伤与永久性损伤的发生率。

七、胎儿损伤的机制

在胎肩受阻的情况下，侧向牵引力有潜在危害，它可能是内源性的（与母体和子宫的产力有关），也可能是外源性的（与胎头娩出过程有关），或者是内源性与外源性叠加的[69]。这种内源性力量可能发生于临床医生未意识到或并未参与的分娩过程中。2014年美国妇产科医师学会新生儿臂丛神经专业组的手稿指出，出现臂丛神经麻痹并不表明外源性力量是造成损伤的原因[41]。当婴儿的前肩嵌顿于耻骨联合时，与后侧相比，胎儿身体前侧的阻力更大。胎儿在母体产力下继续向前移动，这导致胎儿颈部和受压肩部之间的微分运动[70]。子宫收缩和母体产力提供了分娩所需的子宫力，造成不成比例的下降，进而出现臂丛神经的牵拉[71]。后肩在骶骨岬水平嵌顿期间，胎儿损伤可能在胎头娩出之前就已经发生了。胎儿在通过母体骨盆下降的过程中，在骶骨岬水平也会受到挤压，随后臂丛神经受到牵拉[41, 72-74]。

在过去的10~15年中，流行病学数据、病例研究和计算机建模都支持这样一个概念，即当新生儿的肩部压在母体耻骨联合或骶骨岬时，内源性力量会导致臂丛神经拉伸和损伤。已经证明，母体内源性力量超过了临床医生施加的外源性力[75]。一直有报道称，大约50%的臂丛神经麻痹发生在没有临床确诊肩难产的情况下。Gherman表明，没有肩难产却有臂丛神经麻痹的新生儿出生体重较轻，锁骨骨折率更高，并且更有可能在1岁时麻痹仍持续存在[72]。Spain发现，与仅用McRoberts操作和（或）耻骨上加压相比，使用Rubin操作、Woods旋转操作或娩后肩的女性中，新生儿臂丛神经损伤率在统计学上类似。此外，她指出，与新生儿病率增加的相关因素是肩难产的严重程度，而不是所采用的手法[76]。

> ▶ **要 点**
>
> - 肩难产通常发生在前肩的下降被耻骨联合阻挡之时，也可能由后肩嵌顿于母体骶骨岬引起。
> - 尽管出生体重增加与肩难产之间存在关联，但由于在分娩前准确估计出生体重的能力有限，有效预测仍然是患者管理的临床难题。

- 预测肩难产的危险因素不可靠。在大多数情况下，肩难产仍然无法预防。既往肩难产史是复发性肩难产的最大危险因素。
- 美国妇产科医师学会推荐的剖宫产临床阈值分别为糖尿病患者胎儿 4500g 和非糖尿病患者胎儿 5000g。
- 在可能的情况下，助产医生施加牵拉力时，胎头应保持在轴向位置。
- 最近的研究建议，在 McRoberts 和耻骨上加压后优先考虑后肩分娩。
- 目前不推荐在所有肩难产病例的处理中都常规进行会阴切开术。
- 已证明多学科团队培训和临床模拟可以改善肩难产的处理要素，如病历记录和沟通技巧。
- 流行病学数据、病例研究和计算机建模表明，臂丛神经损伤可由母体内源性产力引起。
- 臂丛神经损伤的发生并不表明外力是损伤的唯一原因。

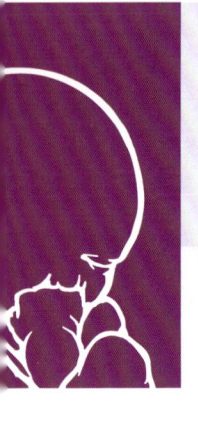

第15章 产时胎儿评估
Intrapartum Fetal Evaluation

Alison G. Cahill 著

梁 琳 译 马琳琳 校

英汉对照

amnioinfusion	AI	羊膜腔灌注
electronic fetal monitoring	EFM	电子胎心监护
National Institute of Child Health and Human Development	NICHD	国家儿童健康和人类发展研究所
fetal electrocardiography	FEC	胎儿心电图
fetal scalp electrode	FSE	胎儿头皮电极
intrauterine pressure catheter	IUPC	宫内压力导管
tocodynamometer	TOCO	宫缩测量仪

摘 要

在产程及分娩过程中评估胎儿安危的产时胎儿监护是产时管理的关键组成部分；在美国，超过80%的患者在分娩期间使用了电子胎心监护。使用标准术语来解释和交流胎心图形很重要。EFM图形与酸中毒和发病率相关，流行病学研究显示，在美国，使用EFM与围产期死亡率降低相关。

关键词

电子胎心监护；产时；宫缩测量仪；心率图形；宫缩；新生儿酸中毒；宫缩过频；分类

一、背景

在产程及分娩过程中评估胎儿安危的产时胎儿监护是产时管理的关键组成部分；在美国，超过80%的患者在分娩期间使用了电子胎心监护（electronic fetal monitoring，EFM）[1]。基于EFM判定的"不满意"的胎儿状况占初次剖宫产的近1/4[2]。这种普遍应用的产时胎儿评估形式已经从最初的间断胎心听诊演变为现在最常见的连续EFM。胎心率特征反映了胎儿对宫内缺氧的反应[3]。产时EFM理论上的益处是识别和干预继发于正常和异常分娩生理需求的胎儿缺氧。分娩的正常组成部分，例如第一和第二产程的宫缩、第二产程的母体屏气用力，会导致胎儿的氧气输送和气体交换暂时减少，即使在无并发症的妊娠中，这也会使胎儿处于氧合中断和缺氧的风险中（图 15-1）[4-6]。长时间、不足的氧气输送可能导致新生儿酸血症和相关的新生儿病率。尽管通过连续 EFM 预防此类发病率的证据不多，但产时胎儿监测仍然是现代产科一个必要的组成部分。

二、胎儿心率监测

（一）胎儿心率的正常生理调控

FHR 和模式受交感神经和副交感神经系统相互作用的控制，受中枢和外周的影响。1818 年，瑞士医生 Francois-Isaac Mayor 制作了第一个关于胎心的医学记录，他将耳朵靠近母体腹部进行胎儿听诊。20 世纪初期，早期胎儿听诊器的引入使得医生能够逐步地将间断性听诊所形成的胎心图形与不良新生儿结局联系起来，最终建立起胎儿窘迫的诊断标准[7]。引入 EFM 之前的监护标准是间断性听诊联合胎儿头皮血 pH 测定。

（二）间断听诊

间断性听诊是在产妇腹部放置一个非侵入性设备并通过声音来判定 FHR 图形。多年来使用了各种设备，包括类似于听诊器的听诊设备，以及监测胎心的多普勒设备。这些方法提供了间断性判定 FHR 图形的机会，但不允许进行连续评估。鉴于分娩的持续性、周期性及通常的不可预测性等生理特性，而间断听诊无法持续监护胎儿、可能无法检测到胎儿窘迫，这促进了持续胎儿监测的发展。

（三）电子胎心监护

1958 年，Hon 和 Kubli 首次发表了人类使用 EFM 的研究报道。报道称，他们观察了 80 名分娩女性，通过分娩时对胎儿头皮或脐带血采样，观察到的胎心图形与胎儿酸血症有关[8]。20 世纪 60 年代 EFM 的引入[9]促成了现代化和商业化监护系统的面世，这些监护系统要么使用基于无创多普勒的技术进行经腹 FHR 测定，要么通过放置在胎儿头皮上的电极有创性获得胎儿心电图（electrocardiogram, ECG）[10, 11]。该方法经过早期报道和广泛应用之后，进行了 13 项随机试验来比较产时 EFM 与间断听诊，旨在降低新生儿发病率和改善产科结局（表 15-1）[12]。在这些尝试中，一项纳入了 12 964 名女性的大型试验，每位女性在整个分娩过程中都由一名助产人员通过间断听诊或 EFM 进行监护，结果显示，接受 EFM 的母亲其新生婴儿癫痫发作减少[13]。然而，4 年后，组间婴儿结局的差异消失[14]。两组之间没有其他新生儿差异，包括脑瘫发生率。其余试验并未提示 EFM 在改善新生儿结局方面优于间断性听诊。这些试验共纳入 37 000 余名女性，结果发现，与间断性听诊相比，未显现出 EFM 可改善新生儿结局的证据，并且显示，接受 EFM 监护的患者剖宫产率显著增加[12]。

在美国广泛使用产时 EFM 后，Nelson 及其同事在 150 000 例出生体重超过 2500g 的单胎活产中进行了巢式病例对照研究，以检查 EFM 对减少脑瘫的有效性[15]。将 78 名脑瘫婴儿的 EFM 图形与 300 名随机选择的对照进行比较，发现多次晚期减速（OR=3.9，95%CI 1.7～9.3）和变异减少（OR=2.7，95%CI 1.1～5.8）与中度至重度脑瘫相关，但大多数呈现此类图形的胎儿并未发展为脑瘫，假阳性率为 99.8%。作者还发现，在这种图形下通常会进行剖宫产，如果这成为临床常见情况，那么许多手术并不会对胎儿有益，并且会增加产妇风险。

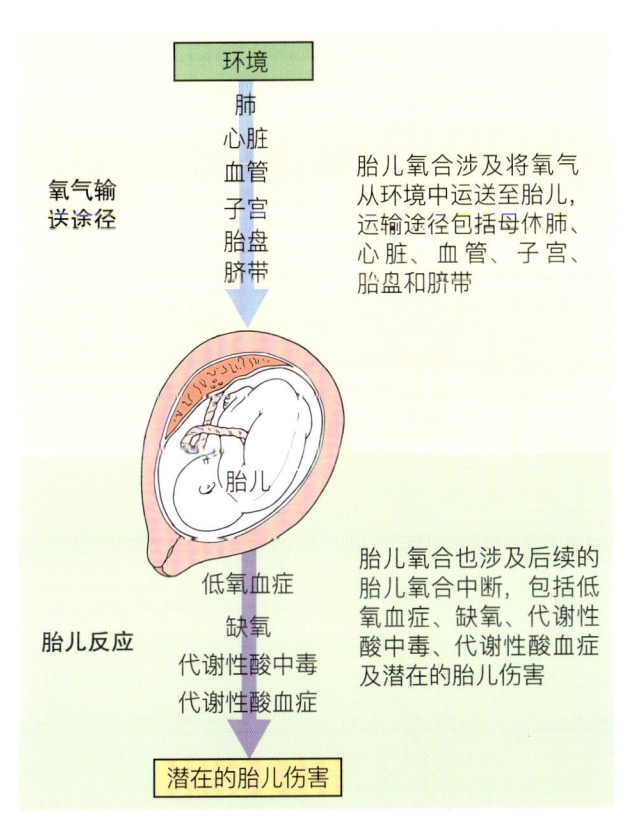

▲ 图 15-1 氧气输送途径

表 15-1 电子胎心监护与间断听诊的随机试验

研　究	年　份	n	围产期发病率	围产期死亡率	剖宫产率
Haverkamp[69]	1976	483	没有差异	没有差异	EFM 组较高
Renou[70]	1976	350	见正文	没有差异	EFM 组较高
Kelso[71]	1978	504	没有差异	没有差异	EFM 组较高
Haverkamp[72]	1979	690	没有差异	没有差异	EFM 组较高
Wood[73]	1981	989	没有差异	没有差异	没有差异
MacDonald[74]	1985	12 964	EFM 组较低 [a]	没有差异	没有差异
Neldam[75]	1986	969	没有差异	没有差异	没有差异
Leveno[76]	1986	14 618	s 没有差异	没有差异	没有表示 [b]
Lutfiy[77]	1987	246	没有差异	没有差异	没有差异
Vintzileos[78]	1993	1428	没有差异	EFM 组较低 [c]	没有差异
Hertst[79]	1994	4044	没有差异	没有差异	没有差异
Madaan[80]	2006	100	没有差异	没有差异	没有差异

a. 电子胎心监护组报道的新生儿癫痫发作较少，但在 4 岁时未发现差异
b. EFM 组胎儿有适应证的剖宫产率较高，但未报道总剖宫产率
c. 该研究在第三季度审查后结束，因为 EFM 组围产儿死亡率在统计学上显著降低了 5 倍

随着产时 EFM 的广泛使用，随后的基于人群的观察性研究报道了更为乐观的结果。2004 年，Chen 及其同事使用美国出生和死亡数据，研究了使用产时 EFM 与新生儿和婴儿死亡之间的关联[1]。研究中，89% 的女性应用了产时 EFM，其应用与婴儿死亡率显著降低有关（aRR=0.75，95%CI 0.69～0.81），这主要是由于新生儿早期死亡的减少（aRR=0.50，95%CI 0.44～0.57）[1]。另一项基于人群的队列研究对超过 5500 万例妊娠 24～44 周期间无异常的出生婴儿数据进行了分析，着眼于产时 EFM 对美国 1990—2004 年期间不良围产期结局趋势的影响[16]。作者发现，产时 EFM 的使用增加了 17%，这与早期新生儿死亡减少 5% 和晚期新生儿死亡减少 2% 相关，同期出于胎儿安危考虑进行的剖宫产和阴道手术分娩增加。综上所述，虽然最初的试验和随后的 Meta 分析没有提供证据表明产时 EFM 在预防新生儿病率方面优于间断性听诊（部分可能归因于某些研究的质量），但过去 20 年来，产时 EFM 的普遍应用，在流行病学研究中表明其可能对新生儿有益。但是，研究也表明，为了防止一例次不良围产期结局而必须进行的手术分娩次数会很高，研究结果普遍一致，即使用产时 EFM 与剖宫产和手术阴道助娩的增加有关[12, 14, 17, 18]。

三、电子胎心监护技术

（一）外监护

EFM 是通过放置在产妇腹部的装置以无创方式完成的，该装置由柔软的带子固定（图 15-2）。设备包含一个胎儿多普勒传感器，可检测胎儿心脏活动或主要血管的活动。由于监护仪在母体表面捕获信号，因此，有几个因素（如胎儿或母亲运动或母体腹壁厚）可能会使信号中断。

同时，另一个装置类似多普勒装置，称为子宫压力探头，监测子宫收缩。重要的是，压力探头可以证明宫缩的存在，包括它们何时开始和结束，但它无法测量宫缩的强度。FHR 监测器和压力探头都连接到床边的终端，该终端在 EFM 纸上实时绘制心率图形（在美国以 3cm/min 移动，在欧洲和世界其他地区以 1cm/min 移动）和（或）在电子显示器上虚拟绘制，使助产人员可以在床边查看和解释图形。

（二）内监护

有时，通过内监测器获取 FHR 和（或）宫缩图

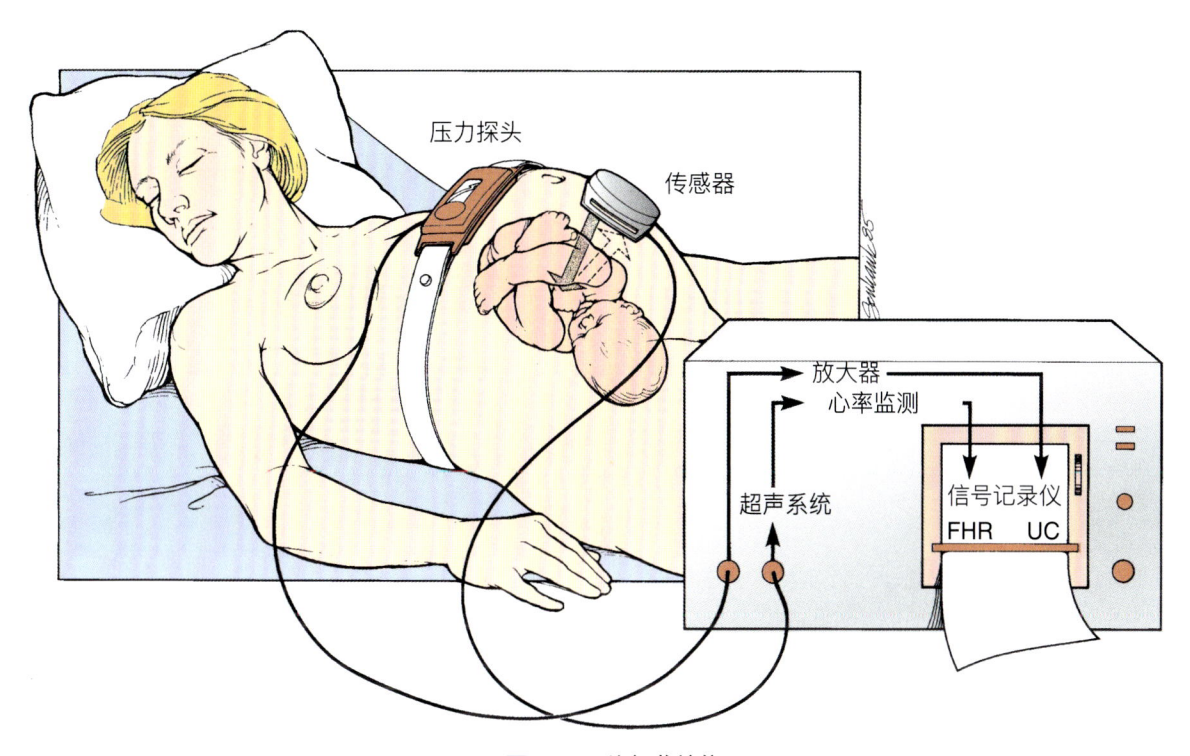

▲ 图 15-2 外部监护仪

使用多普勒超声传感器监测胎儿心率，多普勒超声传感器发送和接收反射的超声信号，然后对其进行计数和记录。子宫收缩由压力敏感的子宫压力探头检测，然后被放大和记录。FHR. 胎儿心率；UC. 子宫收缩

形对于临床干预很重要。母亲的身体习惯可能限制外部监测可靠捕获信号的能力，这种情况可能会经常发生，因为监视器是基于超声技术的。FHR 可以通过胎儿头皮电极（fetal scalp electrode，FSE）进行内部监测，FSE 是一种放置在胎儿头皮皮肤上的小型金属软木电极。电源线的另一端连接到用于应用于外部监护的同一种监视器，结果输出大体相同（图15-3）。与外部监护捕获和传输的胎心运动相反，其捕获的是通过测量心跳间隔（RR 间期）来评估胎儿心电活动。胎儿内部监护仪的优点是它们消除了来自母体运动、身体习惯等信号干扰的可能性，因此信号更准确和连续。由于头皮电极的使用是侵入性的，因此，不适用于所有临床情况且存在一定风险。在母体感染（如人类免疫缺陷病毒或肝炎）的情况下，应避免 FSE 以降低垂直传播的风险。此外，也有新生儿并发症的报道，如血肿和头皮脓肿，但相对罕见[19, 20]。

临床上也可使用侵入性宫缩监测方法。宫内压力导管是一种尖端带有压力传感器的柔性导管，只要胎膜破裂，就可以通过宫颈置入宫腔。与用于外部子宫压力探测的基于超声的技术不同，导管直接测量宫腔压力。这种方法的优点是，它允许临床医生测量宫缩的频率和强度。与用于测量 FHR 的外部和内部装置之间的差异一样，宫内压力导管（intrauterine pressure catheter，IUPC）的使用克服了可能中断外部信号的母体因素。然而，使用 IUPC 相关的风险也已得到证实。Harper 及其同事在一项回顾性队列研究中比较使用 IUPC 与外部监测，结果发现，使用 IUPC 监测的女性有更高的发热和感染风险，这与 Soper 等报道的结果相似[21, 22]。FSE 和IUPC 是常用的、相对安全的临床工具，可帮助评估FHR 图形和收缩；然而，鉴于罕见但可能相关的并发症，在没有临床指征的情况下不应使用它们。

四、命名法

（一）当前术语

2008 年，Eunice Kennedy Shriver 国家儿童健康和人类发展研究所，美国妇产科医师学会，母胎医学会，女性健康、产科和新生儿护士协会，其他相关利益相关者，以及该领域的科学家召开了共识会

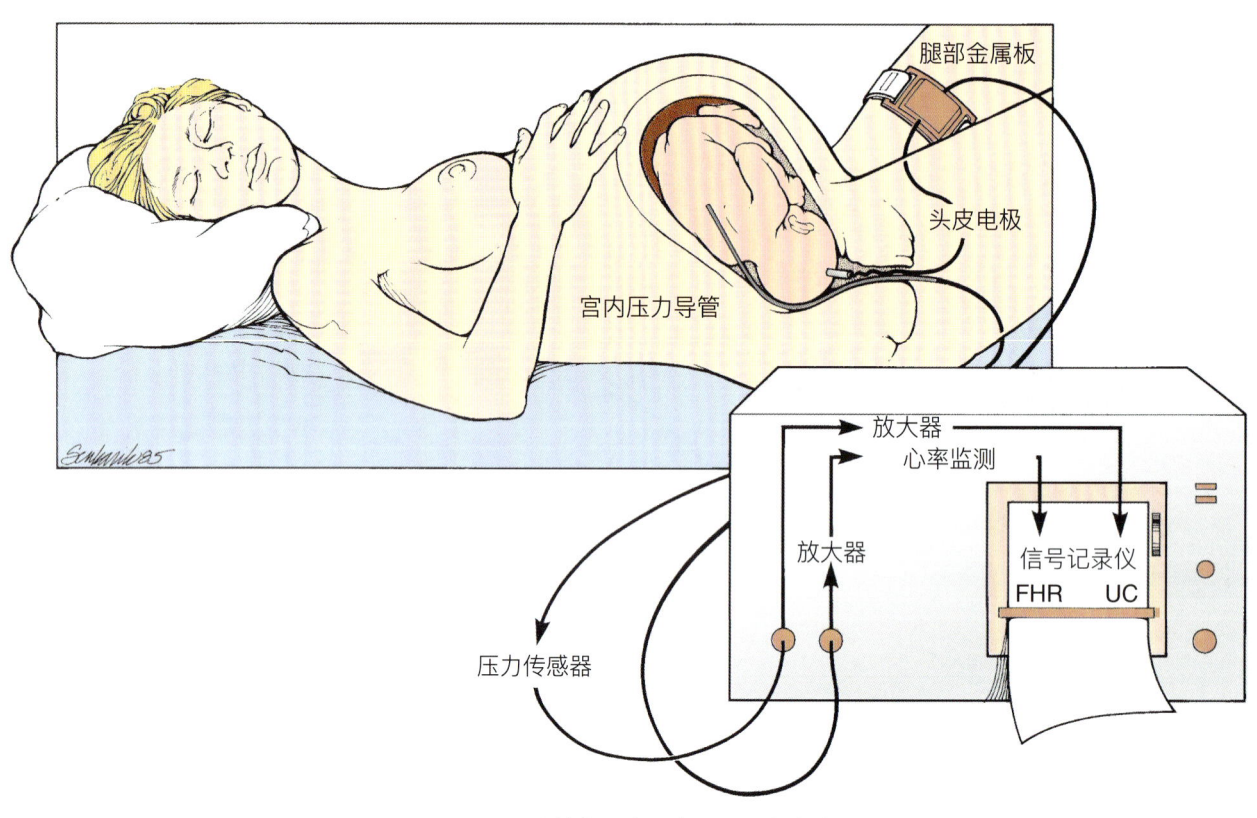

▲ 图 15-3 用于直接监测胎儿心率和子宫收缩的技术

胎儿心电图通过直接放置于头皮上的电极获得，将其连接到母亲大腿上的金属板上。信号被传输到监护仪，在那里被心率监测仪放大、计数，然后记录下来。使用连接到压力传感器的宫内压力导管评估子宫收缩，然后将该信号放大并记录下来。FHR. 胎儿心率；UC. 子宫收缩

议，讨论 EFM 图形的命名及科学研究现状[23]。从历史上看，尽管在临床实践中，EFM 被广泛使用并由临床医生和护士在床旁进行解读，但命名和相关记录是不同的，因此造成了明显的混乱。在 2008 年的共识会议上，一套统一的通用命名法并能够应用于床旁是至关重要的。共识也认为，之前将 EFM 图形分为"可靠"或"不可靠"的两极是不够的，并且没有完全捕捉到床边看到的图形范围或反映现有的相关证据。因此，此后不久，所有利益相关者指定并认可了一个新的三层命名系统。从那时起，所有 EFM 图形都被分类系统指定为Ⅰ类（正常）、Ⅱ类（不确定）或Ⅲ类（异常）（表 15-2）[24]。

EFM 图形在临床上通过观察逐步解释。根据观察到的几部分内容来进行整体类别的判读。第一步是确定胎心率基线，它可以定义为在任何给定的 10min 时间内至少持续 2min。正常范围是 110~160/min。胎心基线>160/min 定义为心动过速，<110/min 定义为心动过缓。接下来，在基线的部分，确定变异

的幅度，即围绕基线的振动幅度。有 4 种变异定义，包括消失（无振幅）（图 15-4）、微小（图 15-5）、中等（6~25/min）（图 15-6）和显著（>25/min）（图 15-7）。一种特定的重复振荡图形称为正弦曲线（图 15-8）。虽然罕见，但识别它非常重要，因为它与胎儿疾病状态（如贫血）相关。

加速是 FHR 高于基线至少 15/min，并持续至少 15s（图 15-9）。在 $32^{0/7}$ 周以下时，加速度的定义不那么严格，即增加幅度至少 10/min，持续至少 10s。在生理上，认为加速是由胎动引起的。

确定是否存在减速很重要。减速是 FHR 降低到基线以下，然后再返回到基线。有 4 种不同类型的减速。因为减速与宫缩的时间关系有助于定义减速的类型，所以应慎重的评估宫缩的准确时间。早期减速的特点是逐渐下降，然后逐渐回到基线，在宫缩结束时结束；持续时间少于 2min，通常是宫缩的开始、最低点和结束的镜像。早期减速被认为是胎头受压的生理反应，因此，最常见于产程中胎儿下降的活跃期。

表 15-2 标准胎心监护定义

图 形	定 义
基线	任何 10min 内，除了加速，减速和明显 FHR 变化的周期（>25/min），FHR 平均变化量为 5/min（四舍五入）。在 10min 内至少有 2min 以上的可识别的胎心基线（可以是不连续的），或者该时间段内的胎心基线是间断的 • 正常胎心基线范围：110～160/min • 胎儿心动过速：FHR 基线>160/min • 胎儿心动过缓：FHR 基线<110/min
变异	FHR 基线的波动在幅度和频率上是不规则的，可以定义为每分钟内胎心率波峰到波谷的振幅改变 • 消失：振幅波动完全消失 • 微小：振幅波动可见但≤5/min • 中等（正常）：振幅波动 6～25/min • 显著：振幅波动>25/min
加速	FHR 从邻近可识别的基线突然加速（开始到波峰<30s） ≥32 周，加速≥15/min，持续≥15s 但<2min <32 周，加速≥10/min，持续≥10s 但<2min 延长加速持续≥2min 但<10min 加速≥10min 考虑胎心基线变化
早期减速	伴随宫缩出现的 FHR 逐渐下降（开始到最低点≥30s） 减速的开始、最低点和恢复分别与宫缩的开始、峰值和结束对应
晚期减速	伴随宫缩出现的 FHR 逐渐下降（开始到最低点≥30s） 减速的开始、最低点和恢复延后于宫缩的开始、峰值和结束
变异减速	突发的 FHR 下降（开始到最低点<30s）；胎心率下降≥15/min，持续时间≥15s 但短于 2min
延长减速	胎心率下降≥15/min，持续≥2min 但<10min；减速≥10min 考虑胎心基线变化
正弦波形	FHR 基线呈现平滑、正弦波样的波动，周期频率 3～5/min，持续时间至少 20min

FHR. 胎儿心率

变异减速的特征是突然下降和突然回到基线，幅度至少 15/min，持续时间<2min（图 15-10）。在不到 30s 的时间内达到减速的最低点，其形状通常被描述为"V"或"U"。变异减速是由脐带受压引起的，由于母亲和胎儿的相对运动和位置，特别是在分娩和屏气用力期间，这种情况随时可能发生。当脐带受压时，通常首先受压的是薄壁的脐静脉，这会降低胎儿前负荷，并会在变异减速之前产生短暂的 FHR 代偿性增加。当脐带受压脐动脉完全闭塞时，压力反射和化学反射导致心率降低。随着脐带受压的消退，厚壁动脉首先恢复流动，然后是静脉，通常会产生图形对称的变异减速（图 15-11）。

晚期减速（图 15-12）的特点是缓慢下降和缓慢回到基线。晚期减速最低点的时间是在宫缩的峰值之后，在宫缩结束后减速消失。晚期减速被认为由压力反射和化学感受器介导。持续晚期减速与缺氧和酸血症有关（图 15-13）。

延长减速（图 15-14）的识别不依靠图形和与宫缩的关系，而是持续时间。任何持续超过 2min 但少于 10min 的至少下降 15/min 的减速，无论形状如何，都是延长减速。在任何给定时期内 50% 以上的宫缩均发生减速被认为是复发性的，无论何种类型的减速。

将任何 10min 时间观察到的几部分内容来进行整体类别的判读，并用于交流、记录和管理。I 类曲线被认为是正常的 EFM 图形（图 15-15 和图 15-16），而Ⅲ类是异常的（图 15-17 至图 15-19）。在分娩过程中看到的大多数图形属于Ⅱ类，包括多种图形（图 15-20 至图 15-27）[25]。

（二）不再使用的术语

一些曾用于描述 EFM 的特征没有包含在 2008 年的命名系统中，尽管它们曾经被认为具有临床意义，但是没有证据表明与这些图形和具有临床意义的结局相关。在变异性方面，历史上分为短期变异和长期变异。这些术语试图区分胎心基线的每搏变化（短期变异）和围绕胎心基线的周期性变化（长期变异）。但是，尽管曾有短期变异降低与酸血症有关的推断，但质量更高的大型研究并未证明其与有意义的临床结局（包括酸血症）具有相关性，因此临床上不再使用这种区别，进而不在包括在 NICHD 规定的临床命名标准中[24]。同样，曾经认为减速期间特别是最低点处的变异，与酸血症有关。然而，没有研究为此提供证据，目前指南在只在胎心基线处评估变异性。

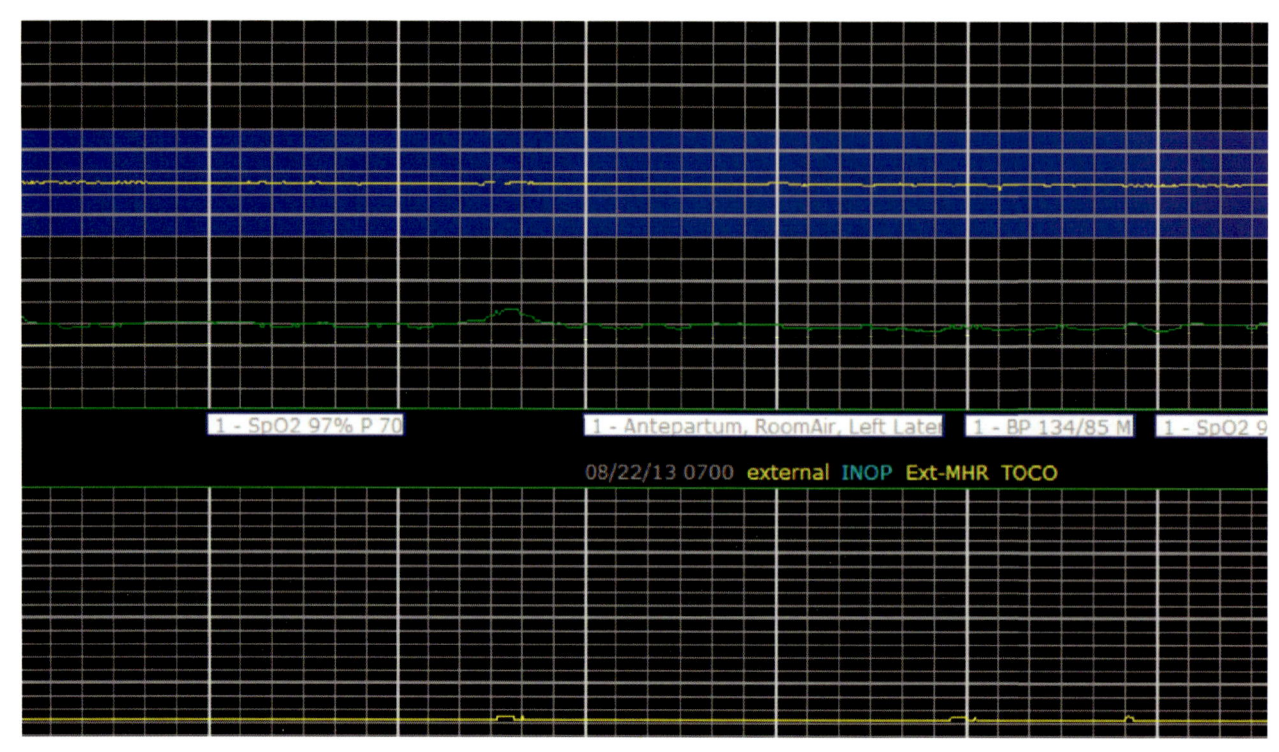

▲ 图 15-4 变异消失

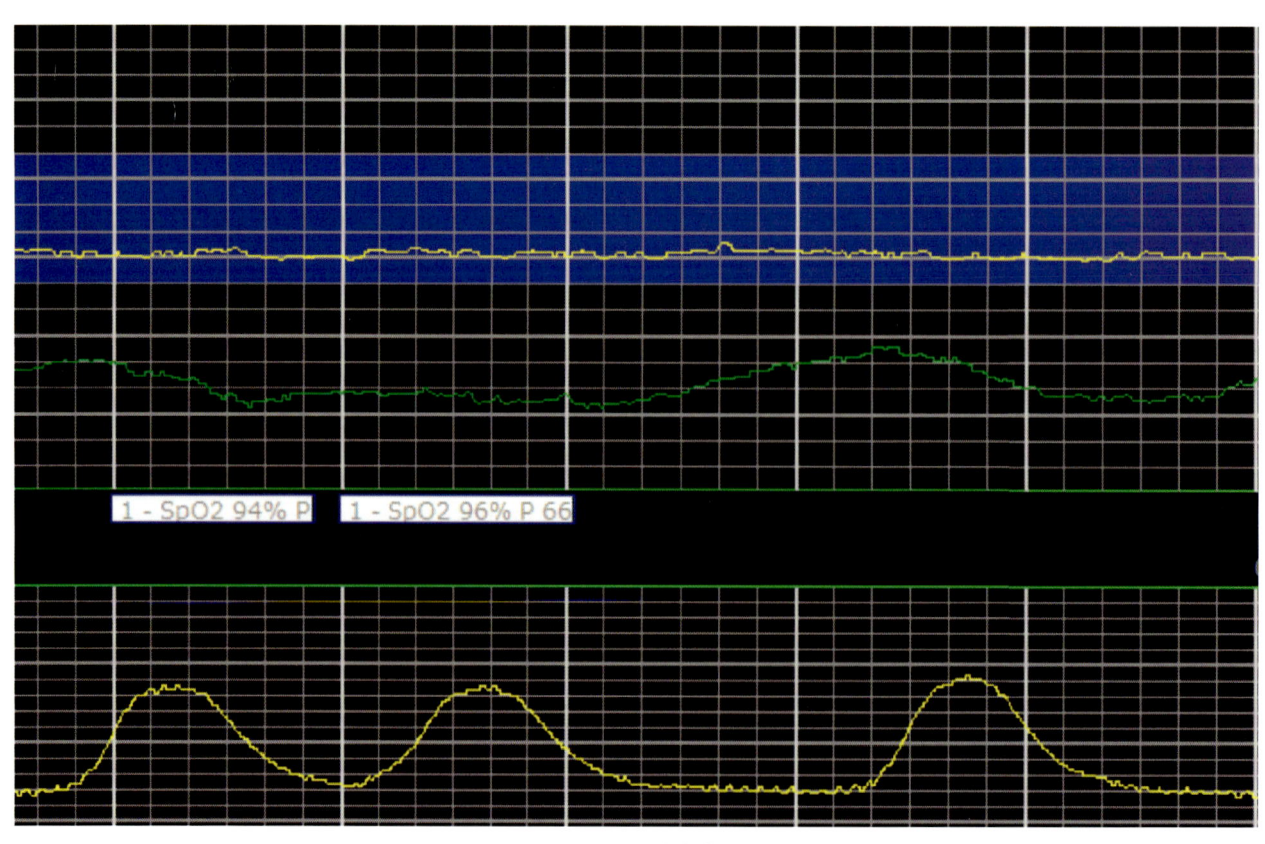

▲ 图 15-5 微小变异

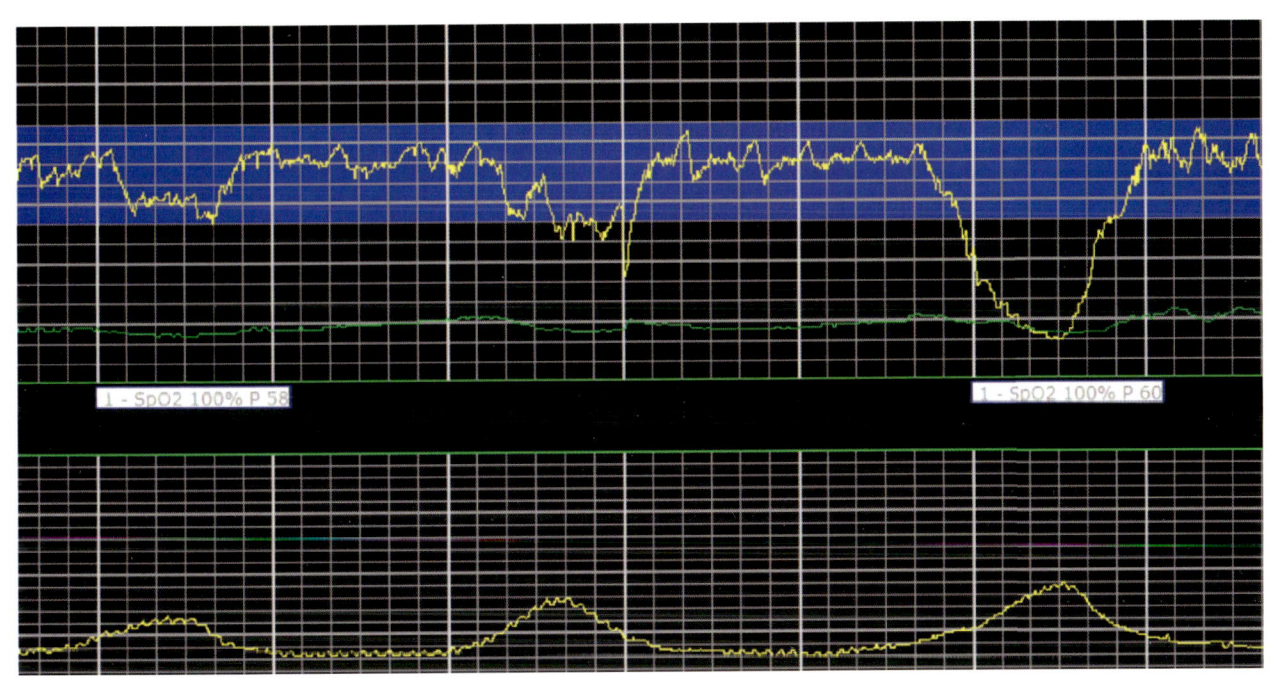

▲ 图 15-6　中等变异

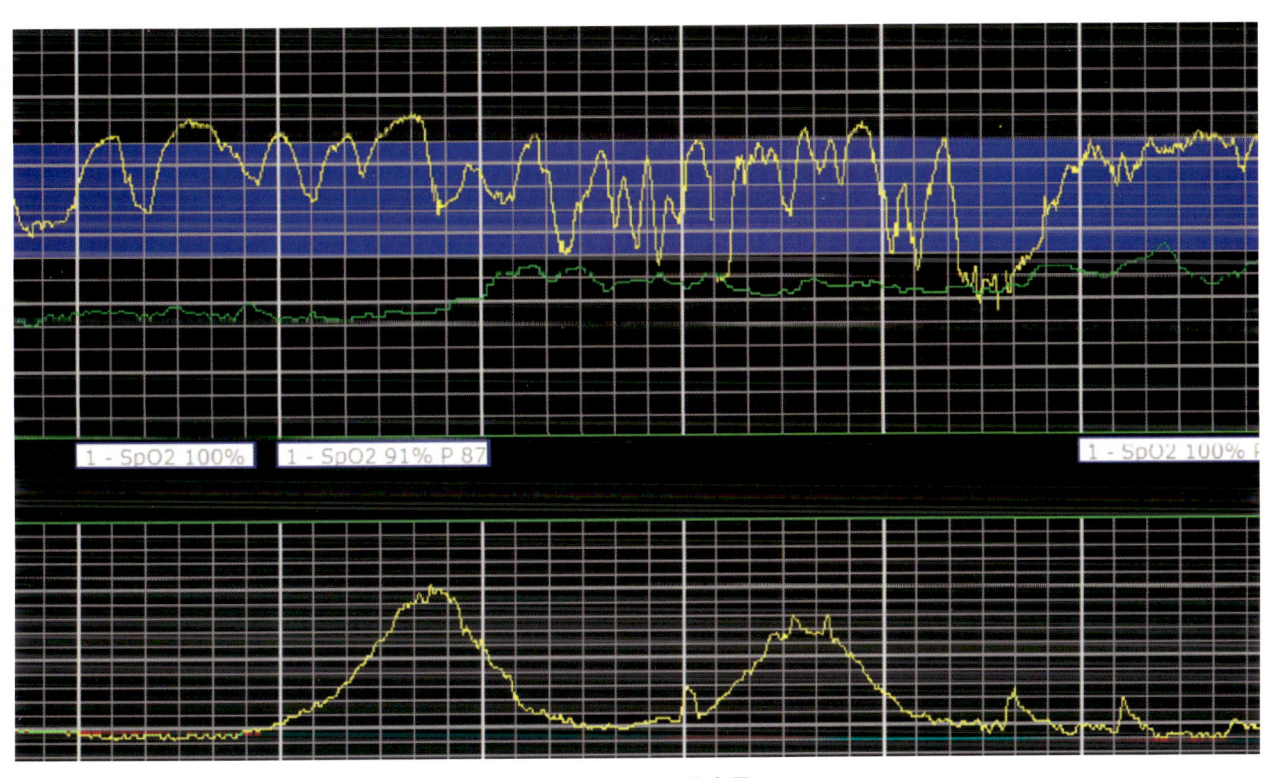

▲ 图 15-7　显著变异

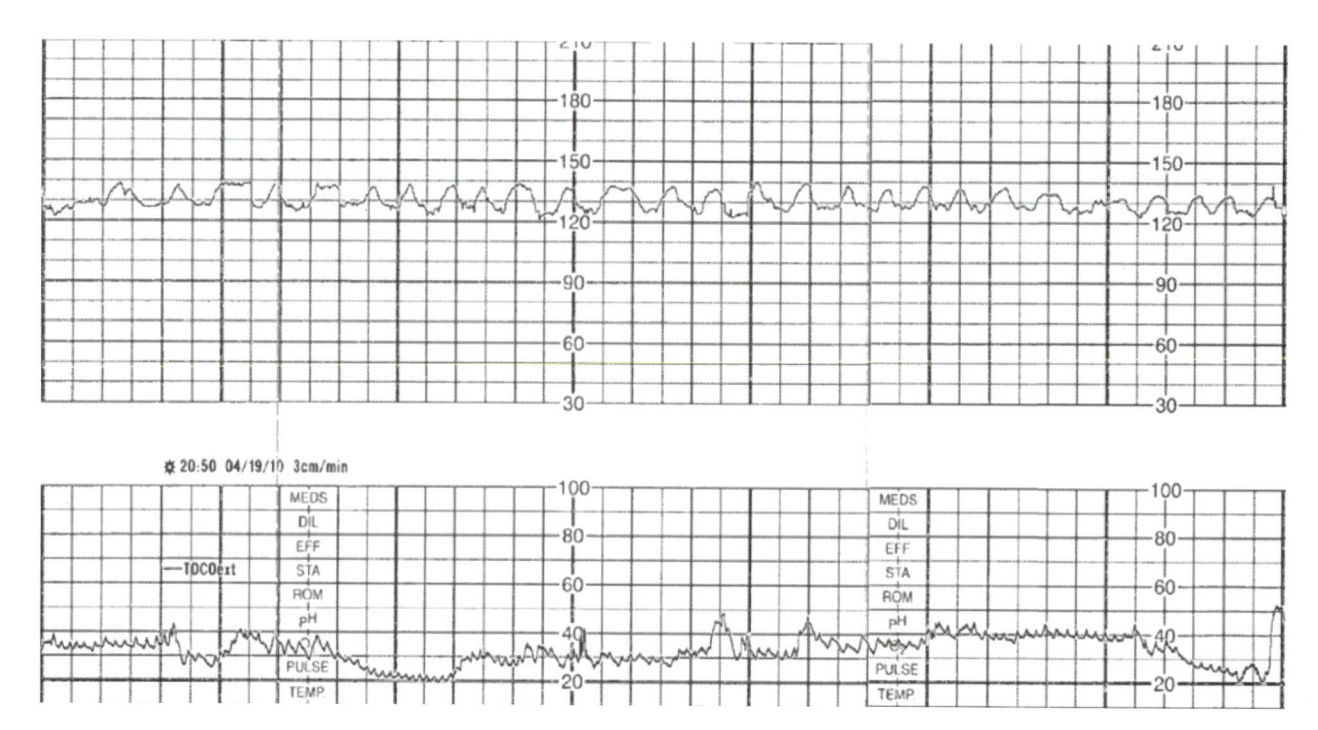

▲ 图 15-8　正弦曲线

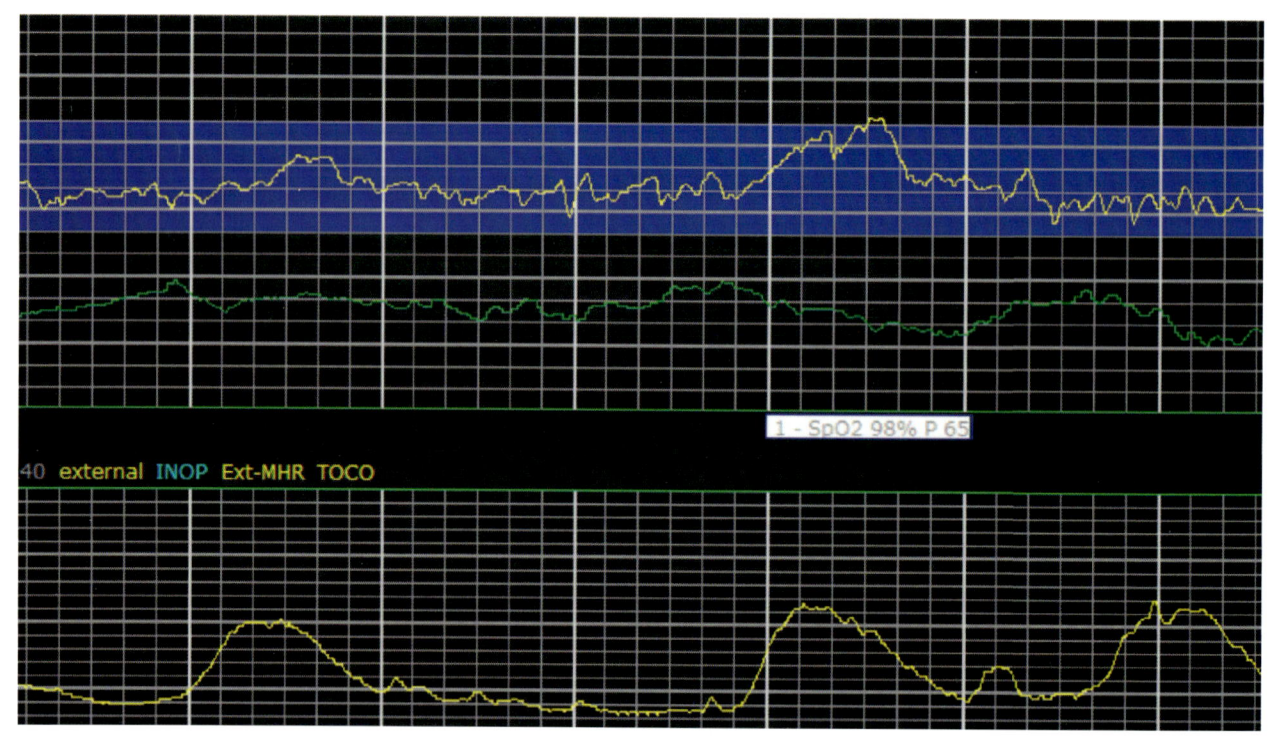

▲ 图 15-9　有加速的 Ⅰ 类曲线

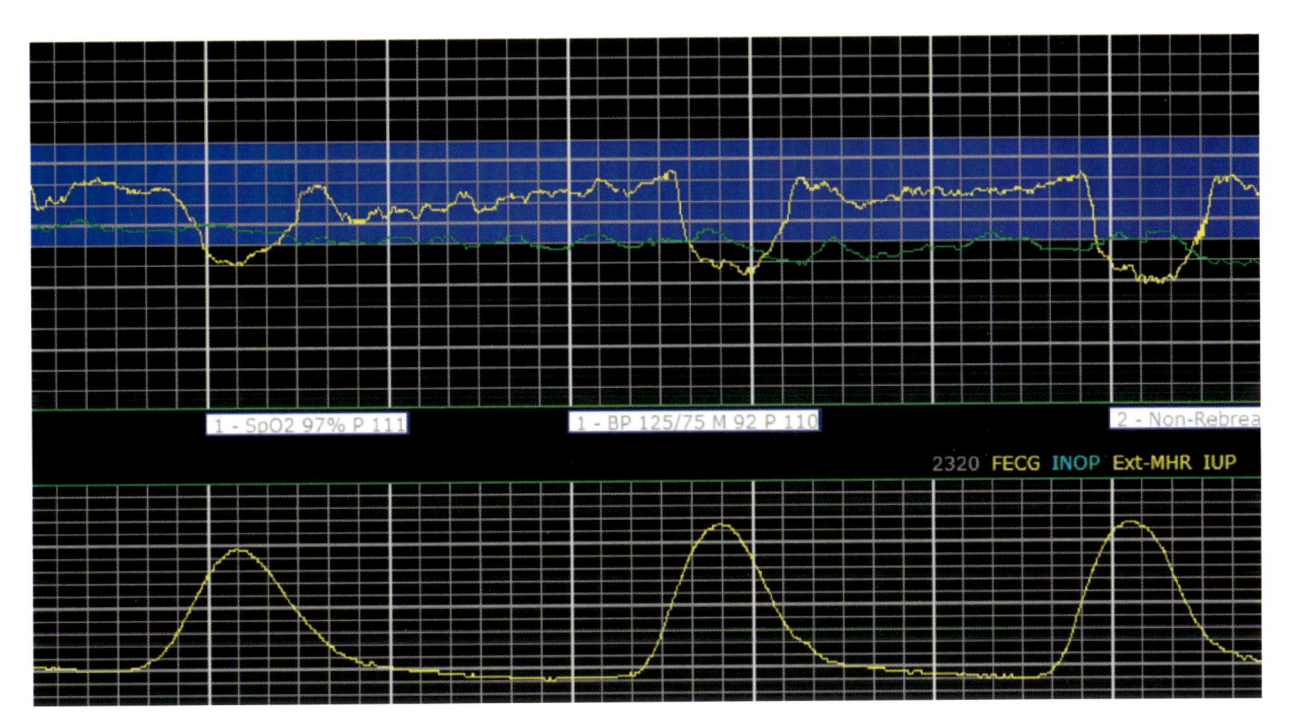

▲ 图 15-10 变异减速

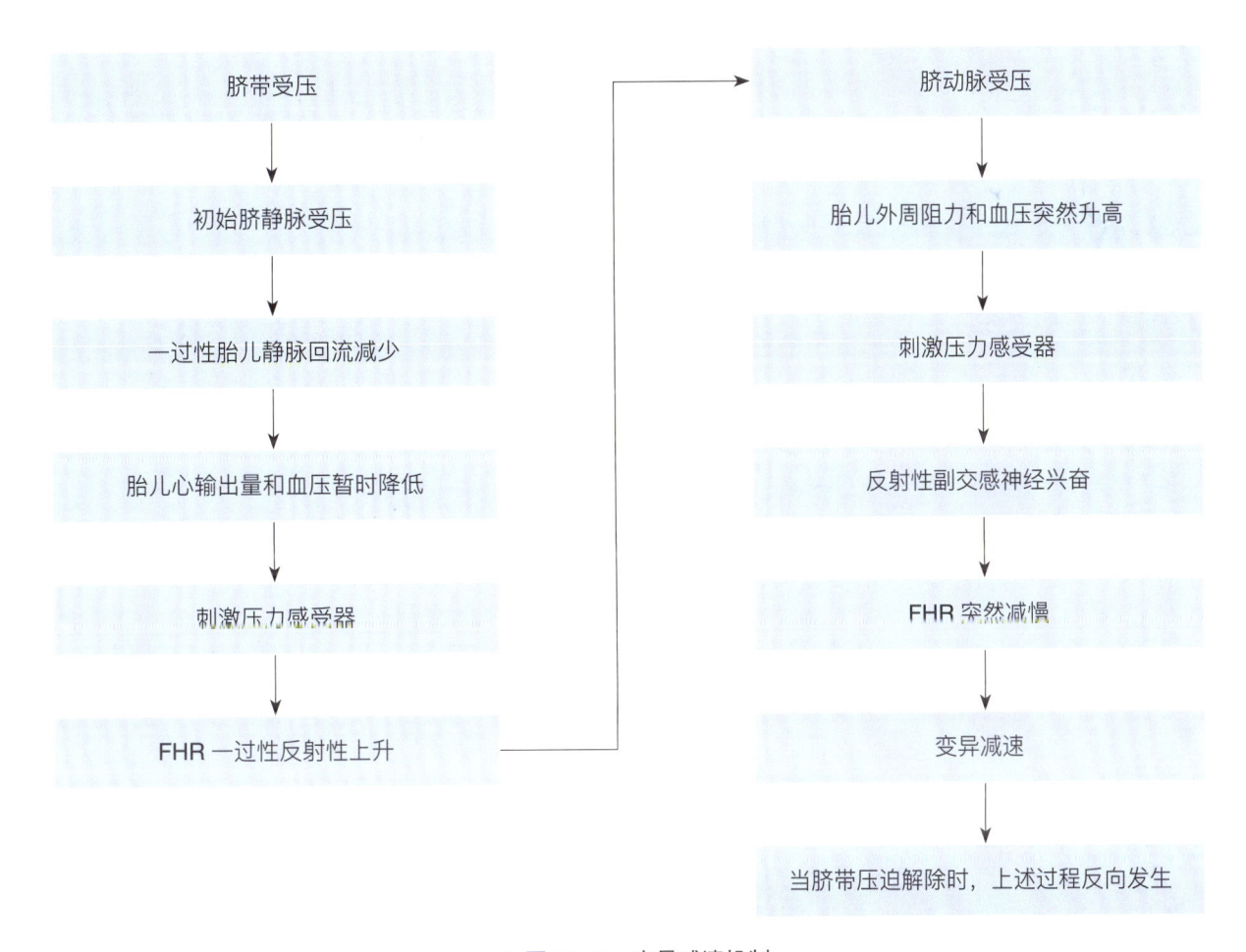

▲ 图 15-11 变异减速机制
FHR. 胎儿心率

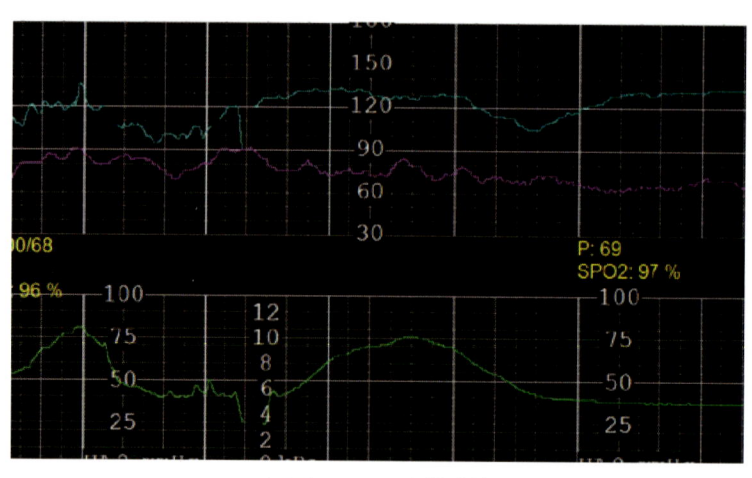

▲ 图 15-12　晚期减速

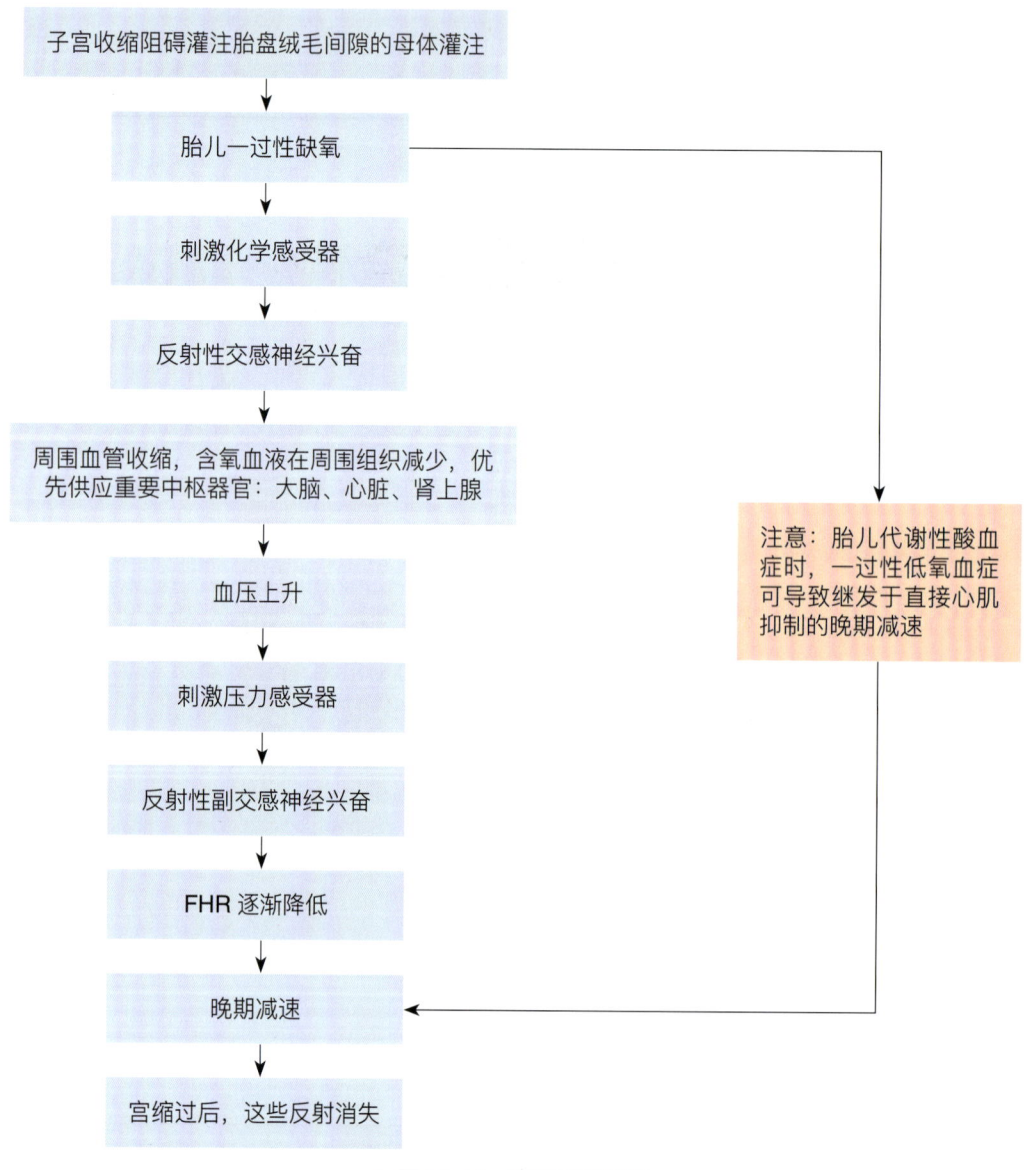

▲ 图 15-13　晚期减速机制
FHR. 胎儿心率

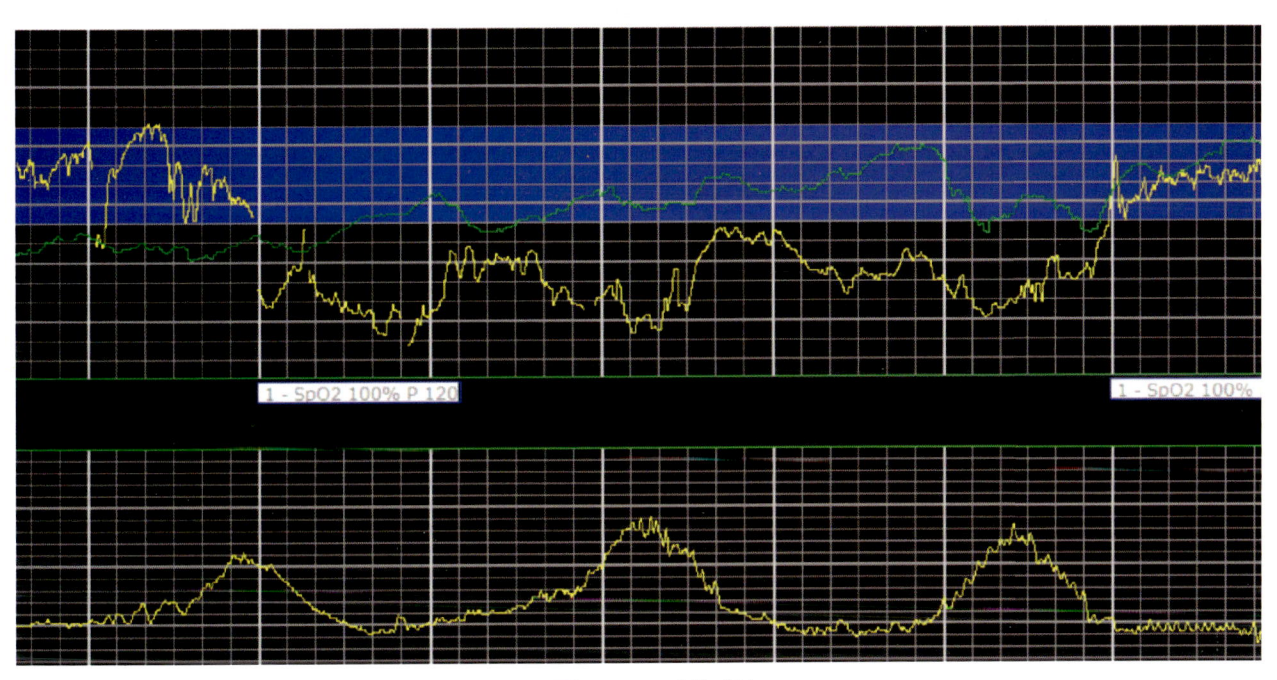

▲ 图 15-14　延长减速

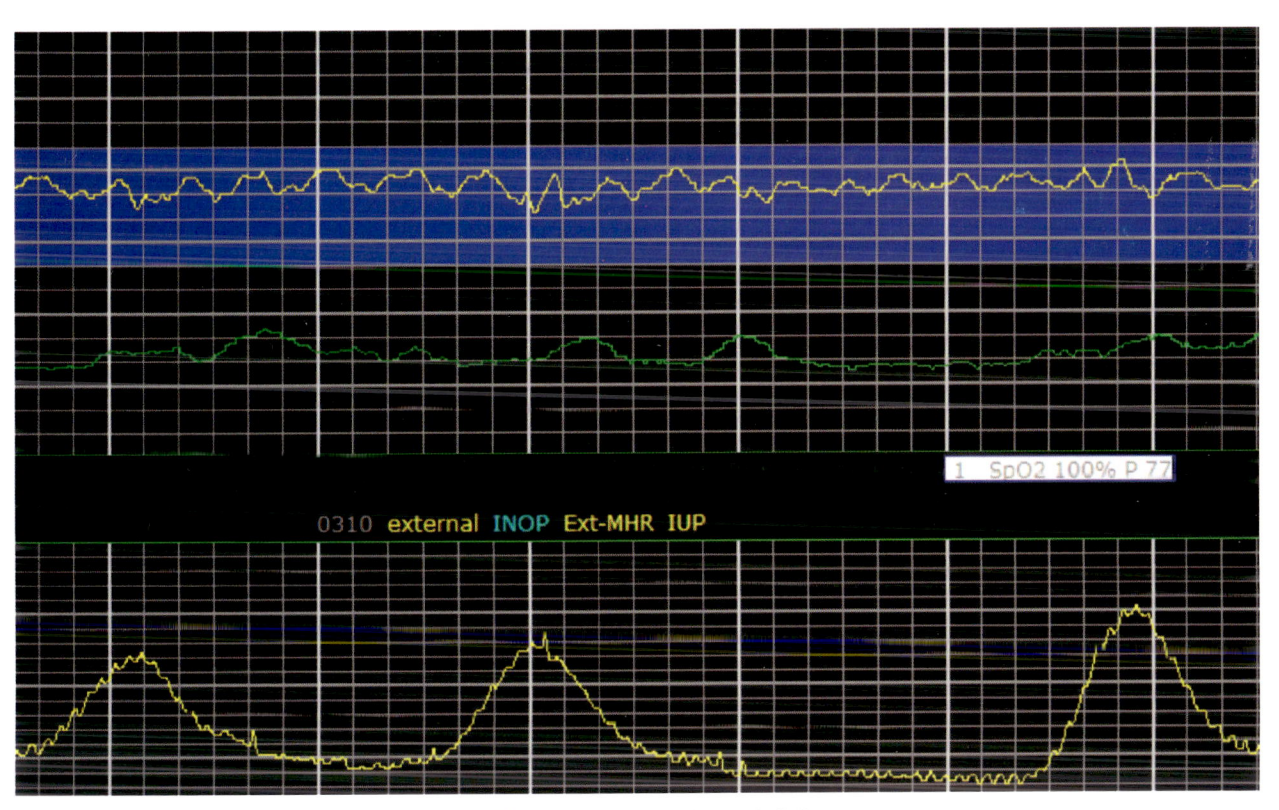

▲ 图 15-15　没有加速的 I 类曲线

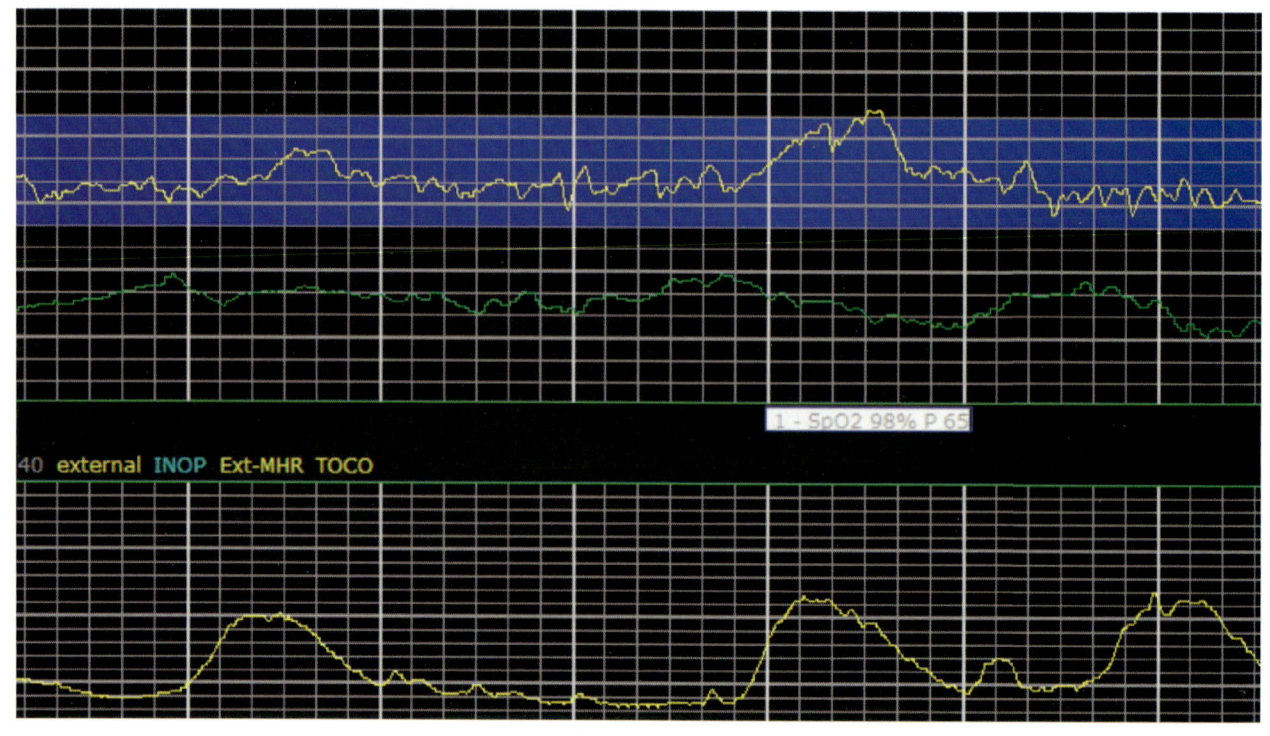

▲ 图 15-16　有加速的 Ⅰ 类曲线

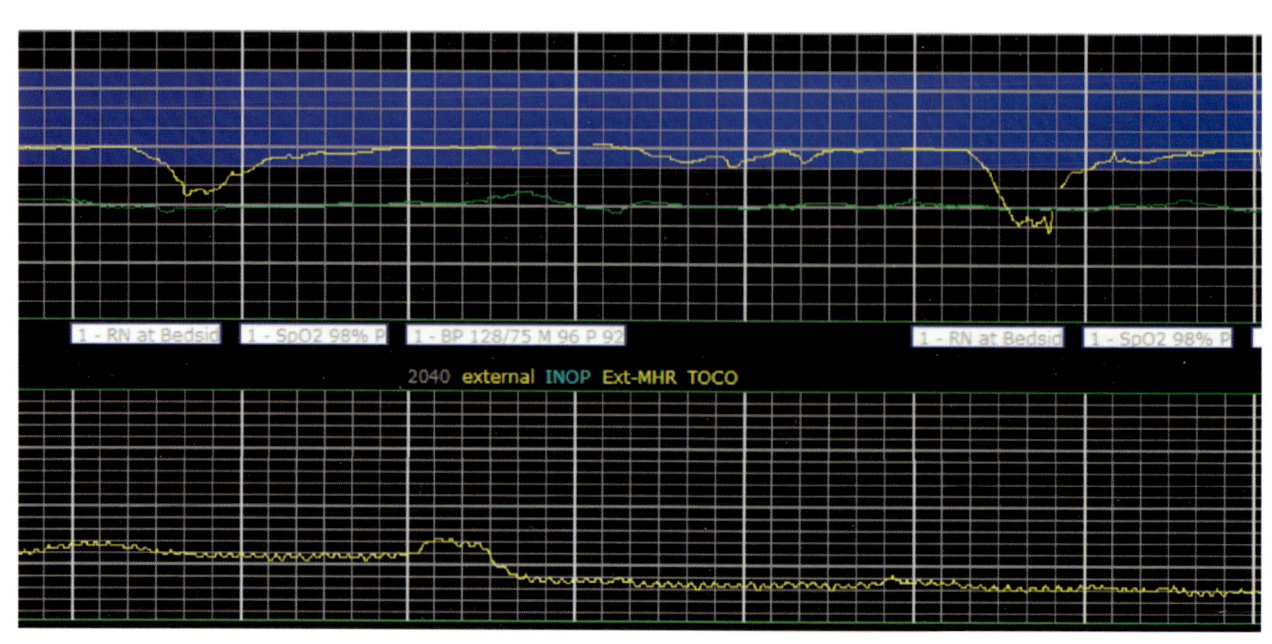

▲ 图 15-17　Ⅲ 类曲线 1

▲ 图 15-18　Ⅲ类曲线 2

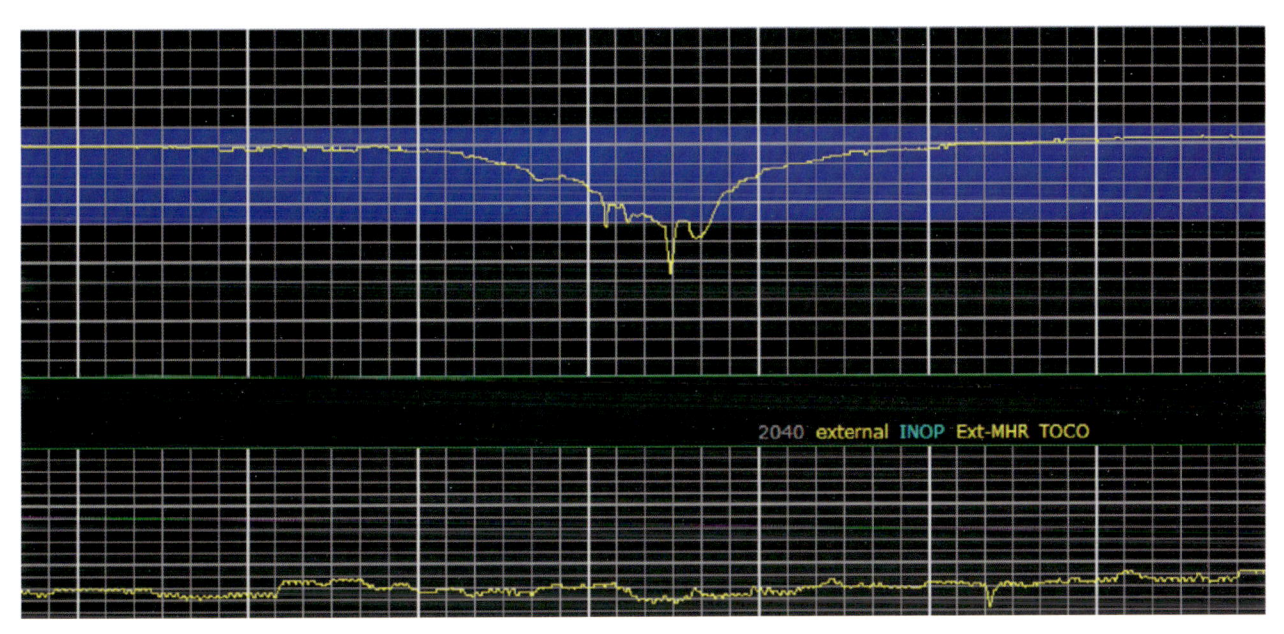

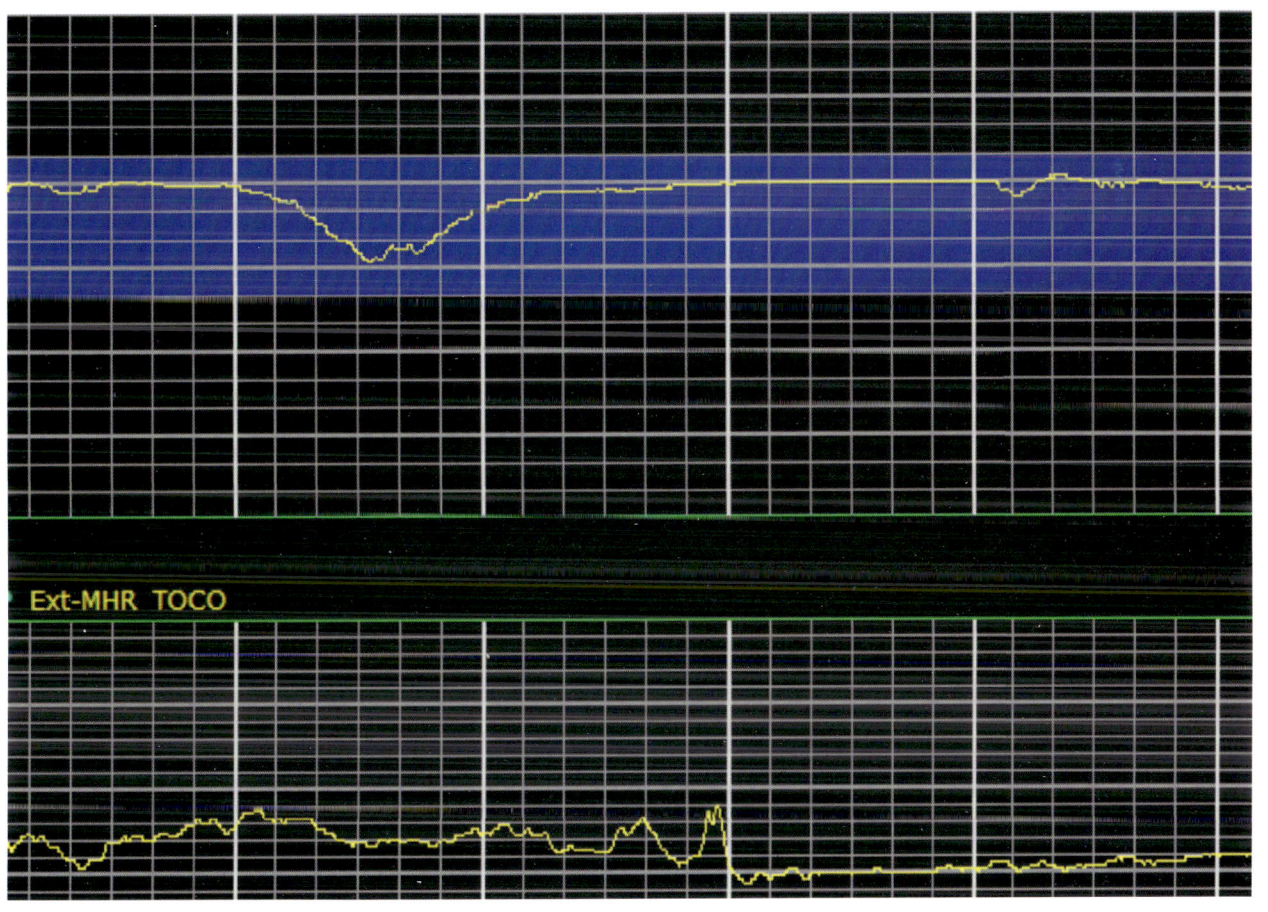

▲ 图 15-19　Ⅲ类曲线 3

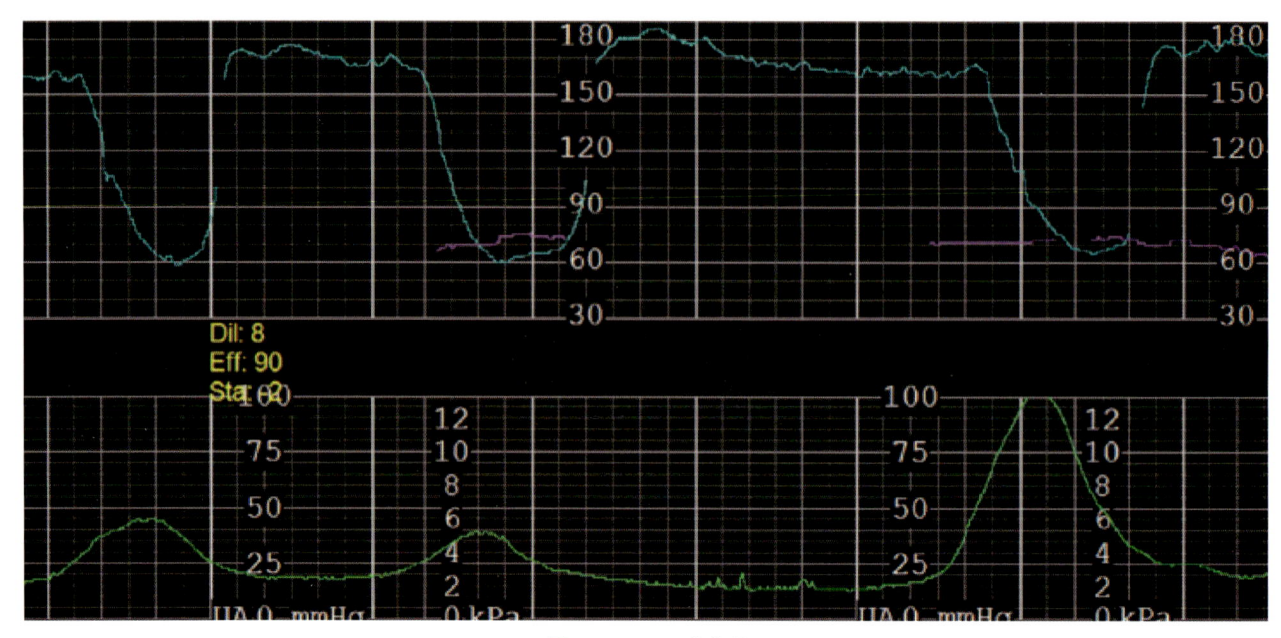

▲ 图 15-20　Ⅱ类曲线 1

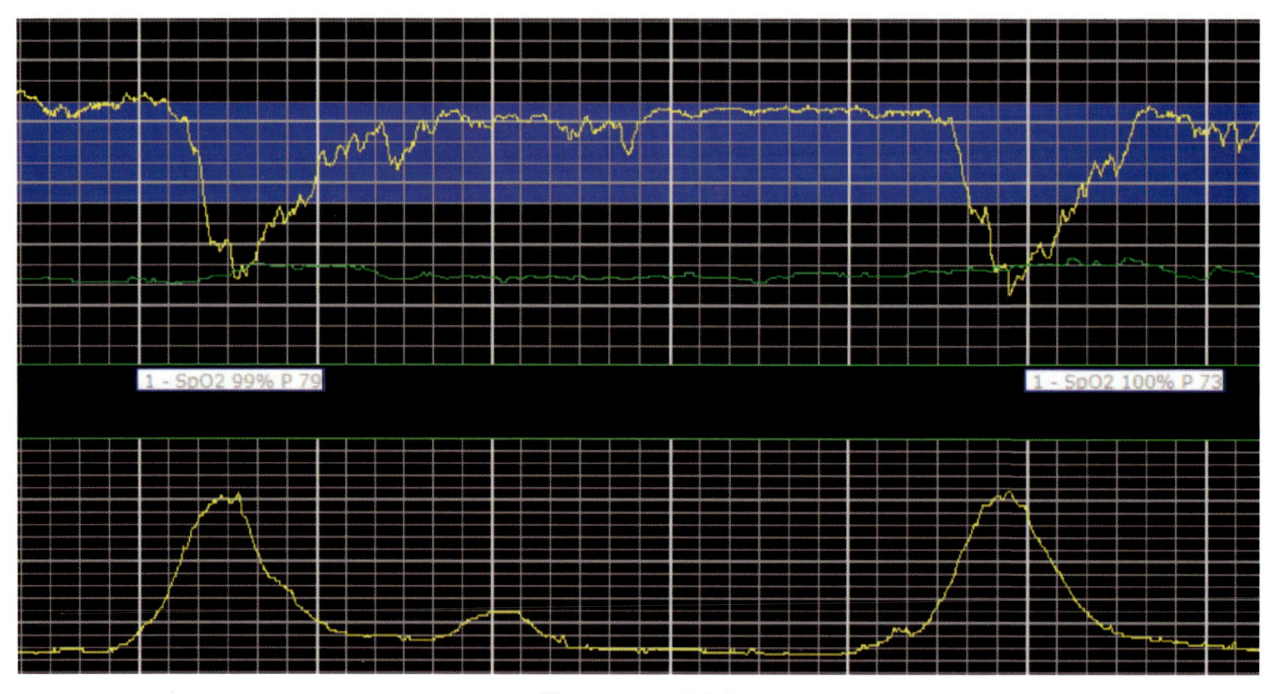

▲ 图 15-21　Ⅱ类曲线 2

▲ 图 15-22　Ⅱ类曲线 3

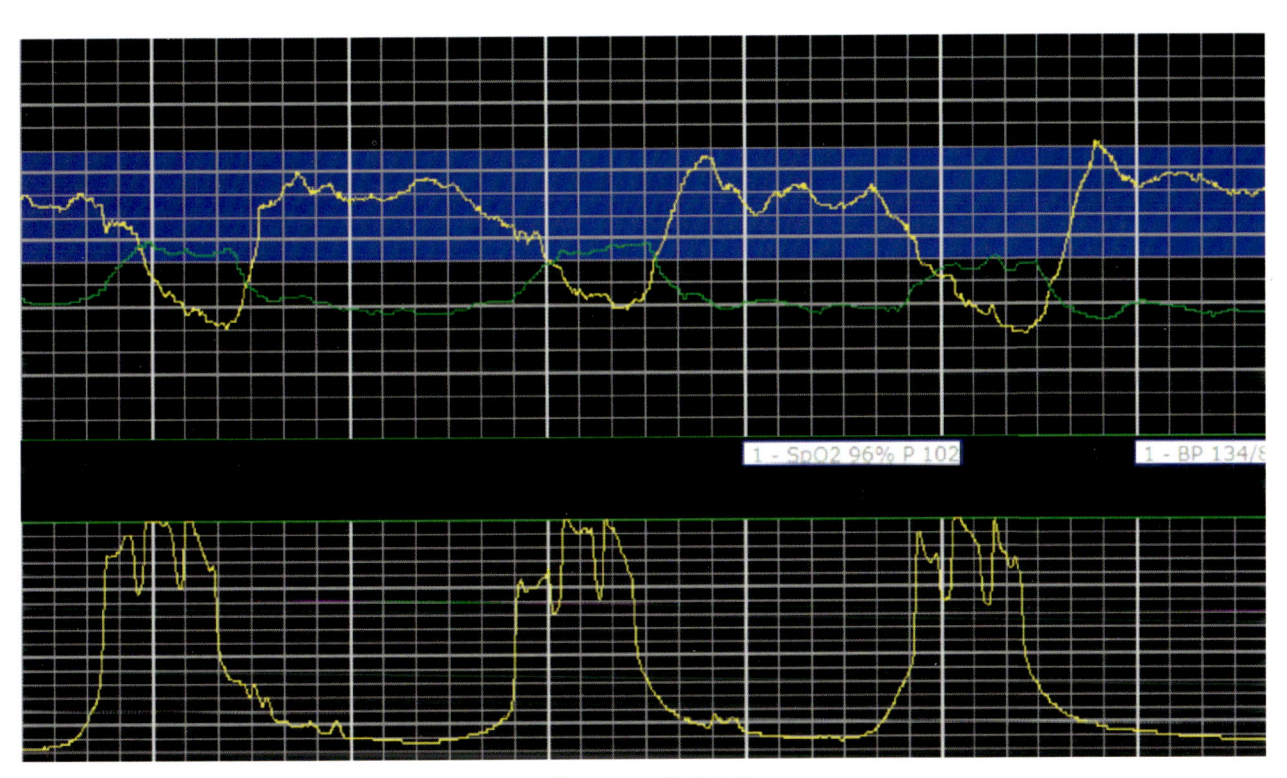

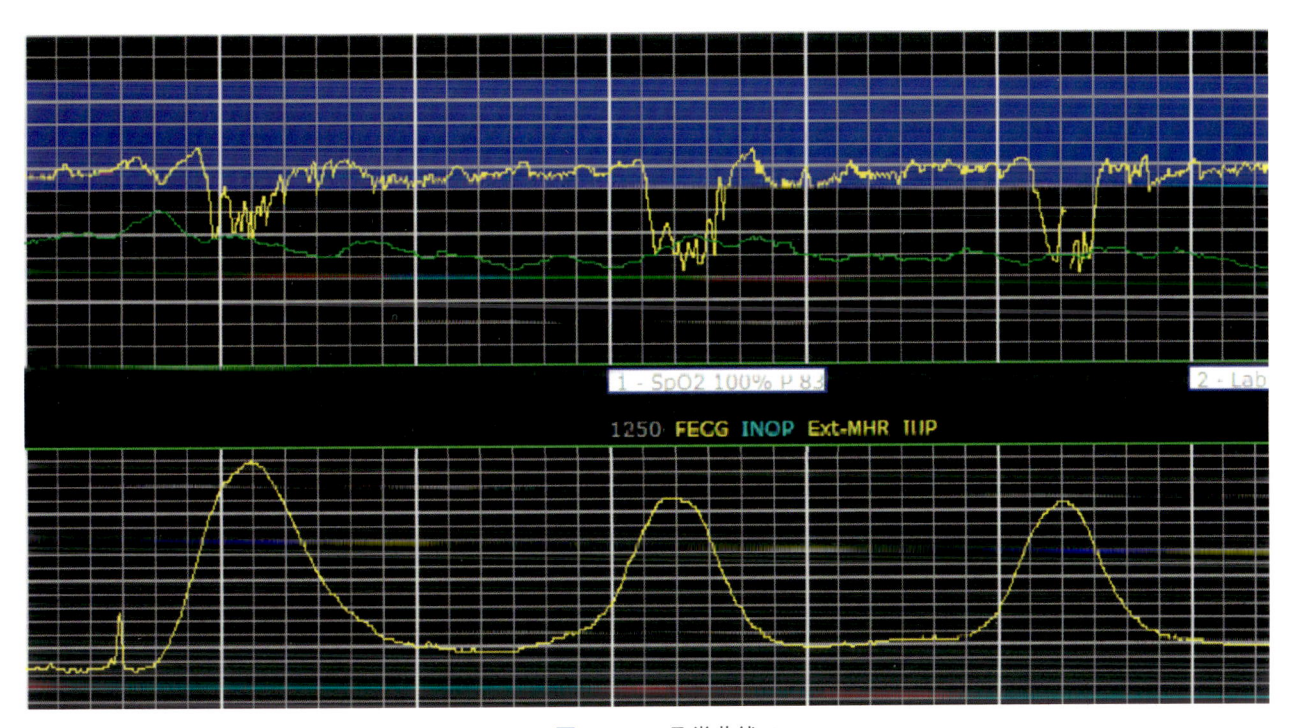

▲ 图 15-23　Ⅱ类曲线 4

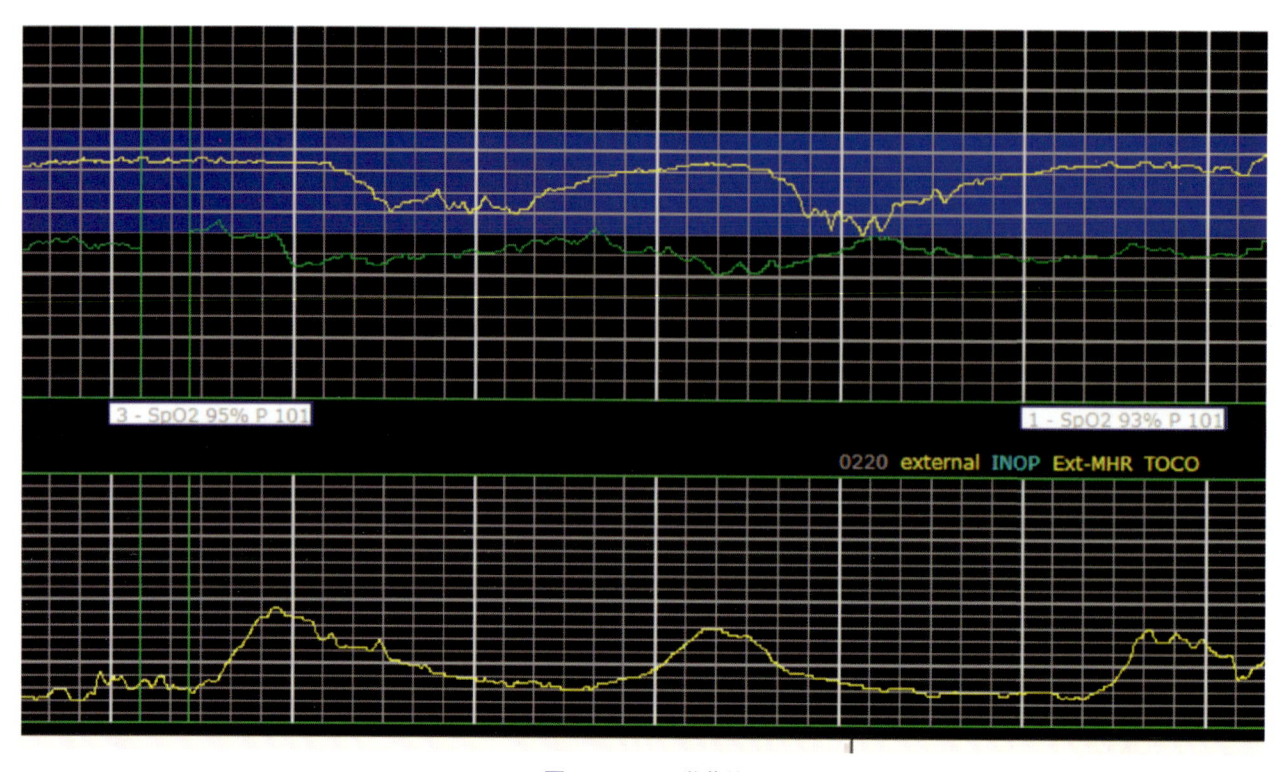

▲ 图 15-24　Ⅱ类曲线 5

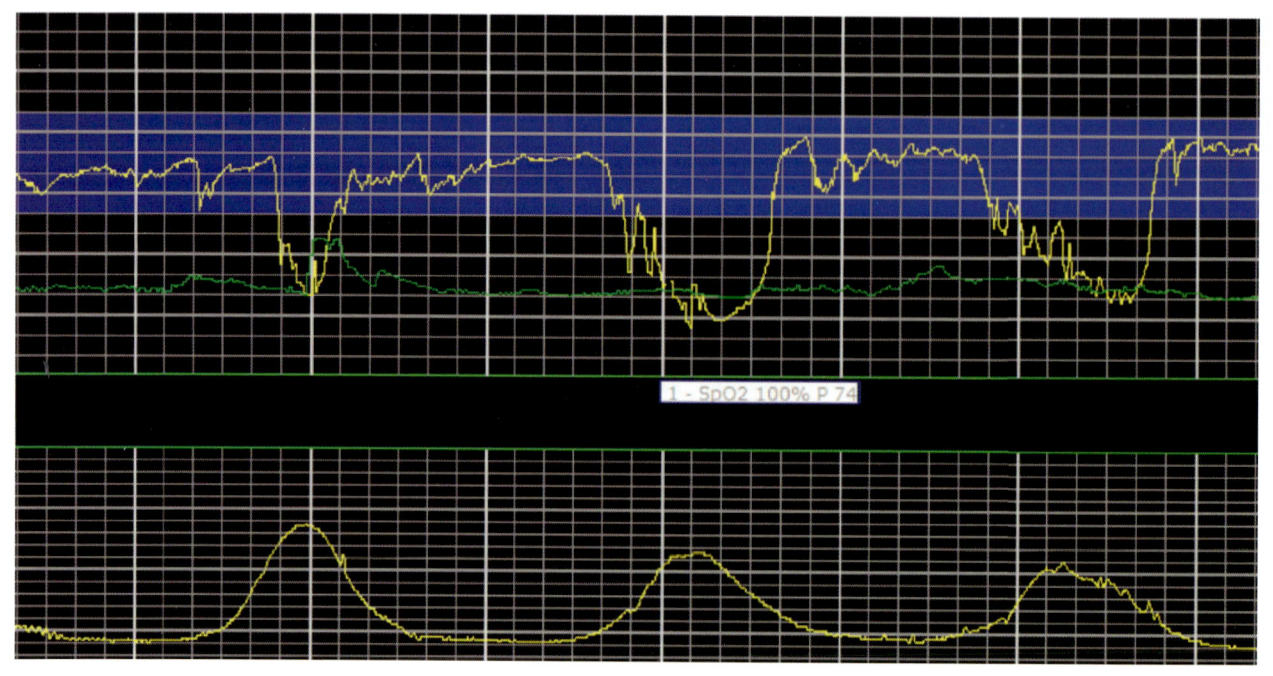

▲ 图 15-25　Ⅱ类曲线 6

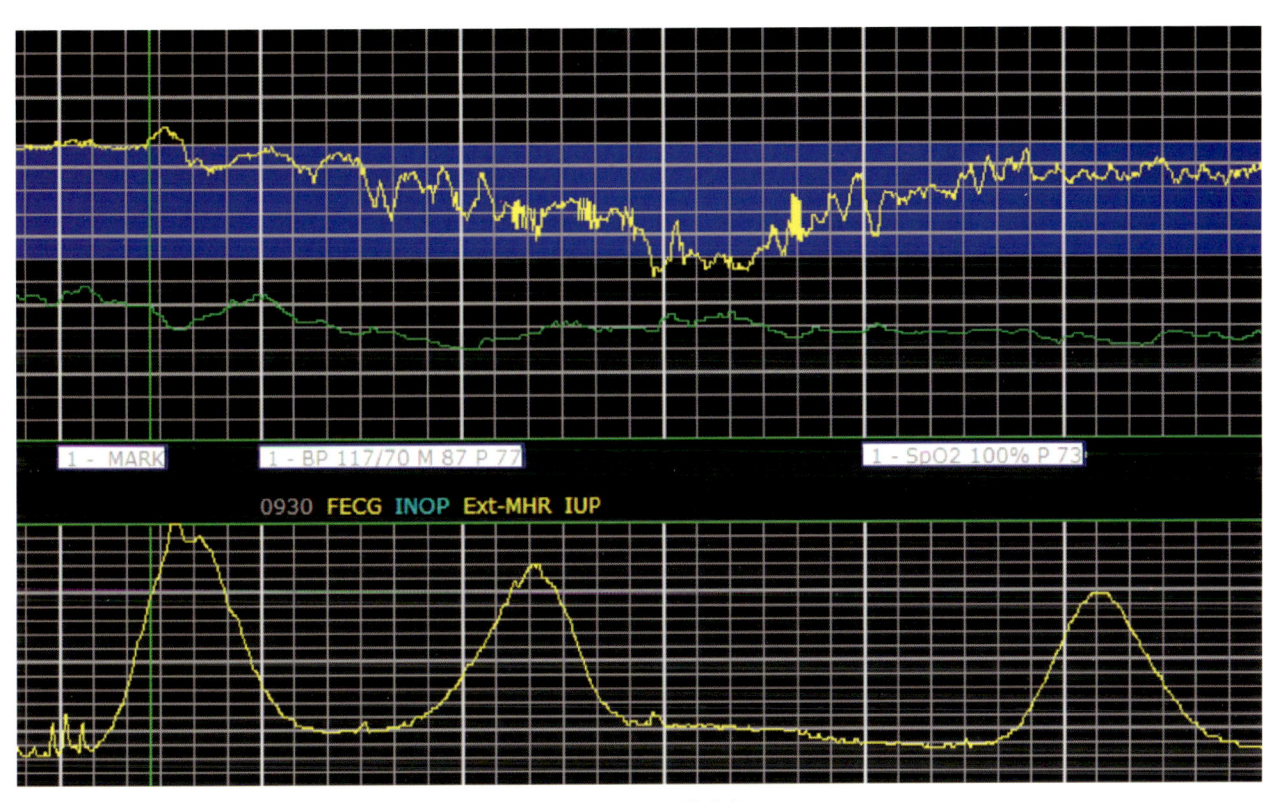

第 15 章 产时胎儿评估
Intrapartum Fetal Evaluation

▲ 图 15-26　Ⅱ类曲线 7

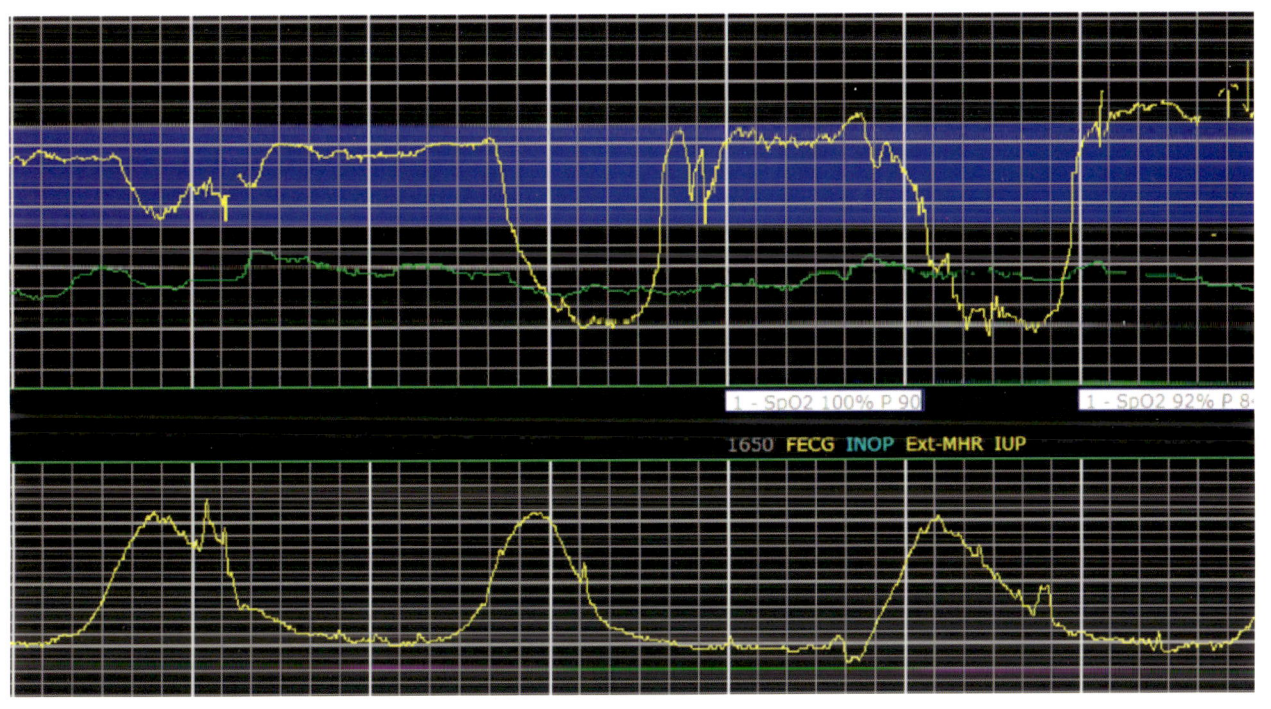

▲ 图 15-27　Ⅱ类曲线 8

既往还有两个减速的特征对于临床干预很重要。术语"肩峰"（shoulder）指的是在减速之前和（或）之后经常看到的胎心率的短暂增加。术语过度反弹是指减速后的 FHR 在返回之前会上升到既定胎心基线以上。所有这些特征都被认为具有临床价值[26]。然而，它们从未被证明与酸血症和（或）不良新生儿结局相关[27]，因此从命名系统中删除是适当的[24]。这些描述不应包含在临床交流或记录中，除非出现新的证据和推荐发生变化。

（三）其他术语

其他命名系统在美国以外使用。例如，妇科学会有自己的命名系统，英国国家健康与临床卓越研究所也是如此，尽管两者与美国使用的分类系统有许多相似之处[32]。一项比较观察者间变异性的研究在使用三种不同的系统来识别分娩中的病理 EFM 图形时，发现它们具有高度的一致性[33]。

五、子宫收缩

子宫监测是产时胎儿监测的重要组成部分，因为它可以在宫缩的背景下解释 EFM 图形[28]。除了在分娩过程中解释胎儿安危之外，特定宫缩类别之所以重要，有两个主要原因。首先，FHR 减速应与子宫收缩同步解释，以确定是否发生晚期减速。在宫缩顶点之后达到减速最低点并在宫缩结束后恢复的减速是需要临床评估的晚期减速。其次，宫缩过频是一个重要的考虑因素，因为有人认为，宫缩过频氧合减少会随着时间的推移导致胎儿缺氧。

宫缩过频定义为在 10min 内宫缩超过 5 次持续超过 30min。在存在宫缩过频的情况下，伴随的 FHR 图形对于评估很重要。一项前瞻性研究纳入 584 名接受米索前列醇引产的足月女性，监测了米索前列醇初始剂量 4h 内宫缩过频与新生儿不良结局之间的关系。研究发现，宫缩过频与胎心减速有关，但与新生儿发病率无关[29]。相比之下，一项回顾性队列研究纳入超过 50 000 次分娩，检查宫缩过频与新生儿发病率之间的关联。研究发现，宫缩过频与新生儿不良结局相关，特别是宫缩过频的发作次数和新生儿复合发病率相关（RR=1.15，95%CI 1.07～1.23）[30]。它确定了宫缩过频的危险因素，包括使用催产素或米索前列醇和硬膜外麻醉。因为宫缩过频可能与不良的新生儿结局相关，NICHD 命名法建议对有（图 15-28）或没有（图 15-29）FHR 异常的宫缩过频进行临床区分[31]。如果在无 FHR 异常的自然分娩期间出现宫缩过频，则无须干预，继续观察是合适的。但当出现 Ⅱ 类或 Ⅲ 类 EFM 图形时，应采取措施缓解宫缩过频，以解除相应的 EFM 图形。在引产或产程中，应尽量避免发生宫缩过频以防止发生 FHR 的异常。

六、间断性监测

在大多数临床情况下，产时 EFM 从产程开始就

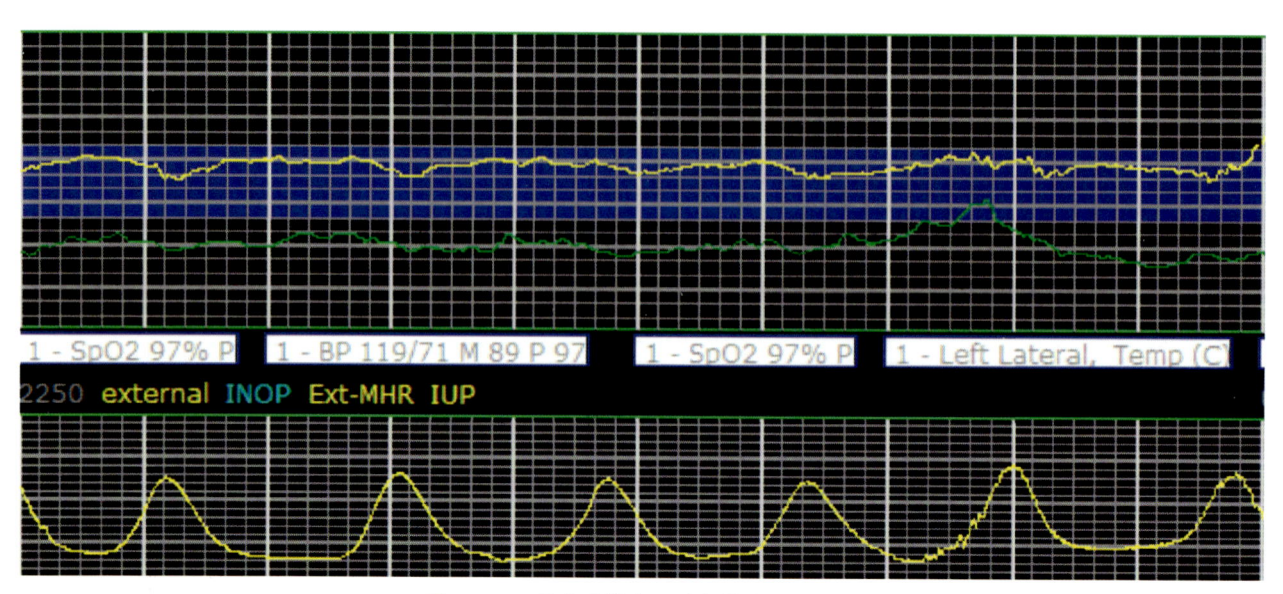

▲ 图 15-28 具有异常电子胎心监护的宫缩过频

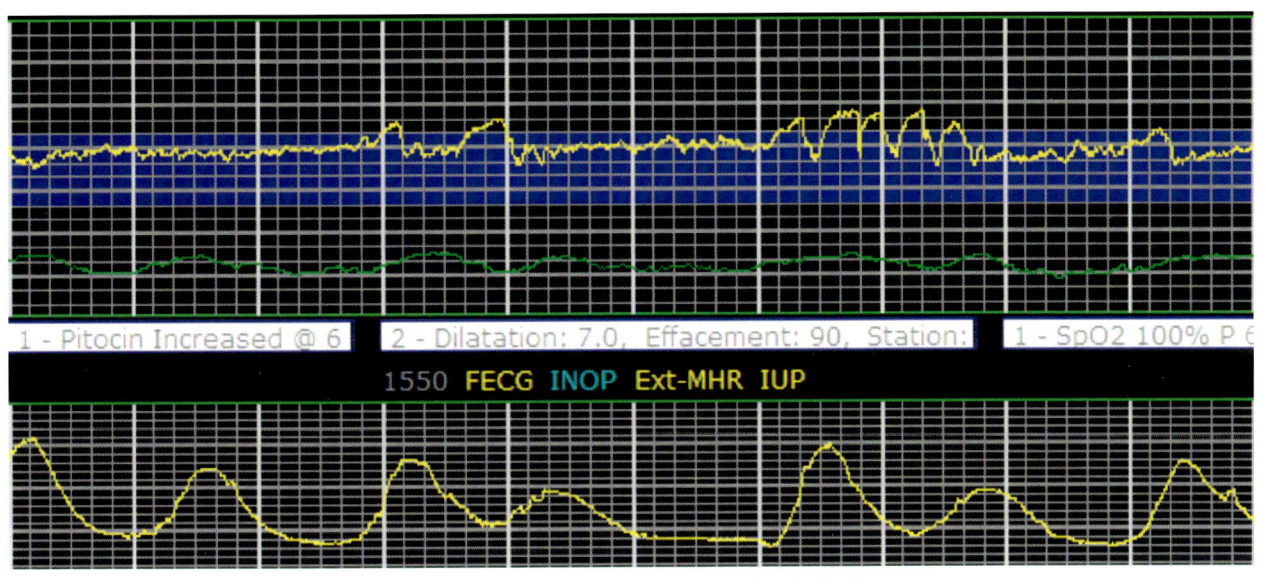

▲ 图 15-29 没有异常电子胎心监护的宫缩过频

连续使用。但是，ACOG 认为分娩期间间断性 EFM 应用于一些低风险患者是合理的，主要是因为连续 EFM 有效性的数据尚不能完全确定。如果在选定的患者中选择间断监测，则需要护士与患者 1 : 1 配比。ACOG 进一步遵循专家意见建议，当对选定的低风险女性采用间断性监测时，在主动用力阶段每小时进行 30min 的胎儿监测，在第二产程每 15 分钟进行 1 次胎儿监测[28]。

七、与酸血症和临床结果相关的电子胎心监护图形和临床结局

几项观察性研究表明，Ⅱ类和Ⅲ类曲线中特定的 EFM 图形与酸血症之间存在关联，尽管酸血症的定义因研究而异。在特定人群中进行的早期研究表明，心动过速或心动过缓[32]和 pH 低于 7.20 有关，以及变异消失和大于 12mmol/L 的碱缺乏有关[33]。另外两项研究表明，变异消失或微小变异，晚期减速或延长减速与 pH 低于 7 之间存在关联[34, 35]。一项针对 10 000 多名女性的队列研究表明，心动过速、微小变异或变异消失，或存在减速（变异、晚期或延长减速）与 pH 低于 7.10 的有关[36, 37]。一项更新的、在三级医疗中心进行的队列研究纳入了 5388 名女性且全部进行脐带血气分析，结果与 Sameshima 之前的结果一致，发现心动过速或减速（变异、晚期或延长）与 pH 低于 7.10 相关[25]。在一项对超过 5000 名足月女性的回顾性队列研究中，终末减速与酸血症或新生儿发病率的增加无关。然而，在分娩前出现终末减速的患者中，与减速持续不到 10min 的相比，心动过缓与酸血症风险显著增加有关[38]。一项对超过 8000 名足月女性的前瞻性队列研究表明，任何 10min 的Ⅲ类曲线与 pH 低于 7.10 之间存在关联（aRR=8.72，95%CI 2.92～26.04）。已经观察到一些婴儿在分娩期间胎心基线改变；然而，只要新的基线在正常范围内，不管加快还是减少，以及变化的幅度，基线变化和酸血症之间就没有关联[39]。所有这些研究都支持Ⅱ类和Ⅲ类曲线与酸血症风险之间的关联，但大多数具有这些图形的患者的 pH 正常，这就是为什么 EFM 图形对酸血症的预测仍然很差[25]。

产时 EFM 图形也与新生儿发病率有关。一项大型队列研究调查分娩前 30min 内的 EFM 图形与新生儿呼吸系统疾病之间的关联[40]。研究发现，心动过速、显著的变异性和延长减速与新生儿呼吸窘迫有关。一项纳入 8000 多名女性的前瞻性队列研究也发现，EFM 图形与新生儿不良结局之间存在关联[41]。分娩前 2h 内的心动过速和复发性减速与足月新生儿发病率相关，定义包括新生儿死亡、低温疗法、呼吸窘迫、机械通气、胎粪吸入、癫痫发作或治疗败血症。两项研究都表明，Ⅱ类和Ⅲ类 EFM 与足月新生儿发病率相关。

其中一些研究也为与正常 pH 相关的 EFM 图形提供了证据。几项研究表明，持续的Ⅰ类 EFM 或

加速的存在与正常的 pH 有关[34, 41, 42]。此外，适度的变异性也与正常的 pH 有关[25, 43]。然而，重要的是要认识到，Ⅰ类曲线和中等程度的变异性都不能 100% 预测正常的 pH。将所有 EFM 图形结合临床背景共同评估也很重要，即使胎心持续为中等程度的变异但存在其他征象，也可能具有显著的酸血症风险[41]。

八、新的思考

在减速期间，胎儿气体交换受到损害。根据减速对酸血症风险影响的人类和动物观察性数据，得出了这样一种概念，即反映减速次数和严重程度的衡量方法可能最能反映不断变化的酸血症风险。几位作者发现，通过计算一段时间内减速的面积（或其估计值）得出的减速面积与酸血症具有更显著的相关性[44, 45]。一项回顾性队列研究分析了分娩前 30min 的 EFM 的图形发现，在早期足月和足月婴儿中，减速面积比任何其他 NICHD 定义的图形更能预测酸血症（定义为脐带动脉 pH≤7.10）[25]。2018 年，一项前瞻性队列纳入 8580 名孕 37 周或以上分娩的女性，研究同样发现，分娩前 120min 内的减速区域最能预测新生儿酸血症和发病率。他们还确定了减速面积的阈值，超过该阈值需要进行 5 例次剖宫产或手术分娩才能防止 1 例酸血症的发生[46]。但是，将这些发现转化为临床实践，将减速面积纳入床边 EFM 的解释之一以指导临床决策，能否改善临床结局，还需要做出更多的努力。

九、周期性变化

重要的是要考虑 EFM 图形的周期性，因为它们会随着时间的推移而演变。不仅应关注当前观察到的图形，还应关注它们之前的图形。许多短暂的因素［包括分娩的生理挑战、胎儿的短暂缺氧、环境暴露（如药物）、正常生理、母婴临床因素］都会影响 EFM 图形。因此，持续评估 EFM 图形非常重要。

十、影响电子胎心监护图形的临床因素和干预

临床因素已被证明会影响产时 EFM 图形。因为这些因素或暴露可以独立影响 EFM 图形，所以在解释产时 EFM 图形时考虑它们很重要。

（一）硫酸镁

硫酸镁有多种产科适应证（包括重度先兆子痫子痫的预防、保胎和早产儿的神经保护），是产房常见的药物，并已知可以穿过胎盘。

一项检查镁对 FHR 图形影响的动物研究发现了相关的变异性降低和加速降低[47]。一项针对分娩女性的观察性研究，比较了镁应用前的 EFM 图形与应用后 1h 的 EFM 图形，发现平均基线下降了 2.4/min，但仍处于正常范围内。研究还发现，镁推注过程中微小变异的发生率有所增加，但是这一变化在推注完成后消失[48]。在非分娩女性中进行的镁与生理盐水的随机对照试验表明，镁暴露 3h 后胎心的变异性和平均基线降低[49]。在一项大型回顾性队列研究中，足月第二产程中应用镁的女性与未应用镁的女性进行了比较，后者的胎心基线有所下降，但仍处于正常范围内，变异性降低，延长减速较少，但新生儿不良结局没有增加[50]。这些观察性研究可能会被镁治疗的适应证所干扰，但研究结果是一致的。镁暴露与平均基线心率的小幅下降，以及在镁注射后可能持续或不持续的变异性降低独立相关。当在镁暴露的情况下遇到这些图形时，应在差异中考虑到药物暴露的因素。

（二）羊水胎粪污染

在所有分娩患者的 12% 和超过 20% 的Ⅱ类 EFM 曲线患者中出现。在一项大型多中心试验的二次分析中，测试羊膜腔灌注（amnioinfusion，AI）在降低羊水污染女性中胎粪吸入综合征风险方面的功效，发现Ⅱ类或Ⅲ类异常 EFM 与新生儿发病风险增加有关[51]。在对妊娠 37 周或之后的Ⅱ类曲线分娩女性的大型前瞻性队列研究的二次分析中，Frey 及其同事发现，与没有胎粪的情况相比，胎粪的存在与新生儿发病率的增加有关。他们还发现如果胎粪污染的液体浓稠而不是稀薄，则发病风险会进一步增加[52]。胎粪污染的存在与否有助于对Ⅱ类 EFM 的患者进行酸血症的风险分层。

（三）小于胎龄儿

这些被定义为出生体重低于相应胎龄第 10 百分位的婴儿是一个异质性群体，包括体质性和病理性生长受限的小于胎龄儿。慢性胎盘功能不全可能是

生长受限的原因，并可能对 FHR 图形产生潜在影响。在一项小型病例对照研究中，与发育正常胎儿相比，生长受限胎儿与 EFM 加速显著减少相关[53]。在另一项小型病例对照研究中，Vinkesteijn 及其同事比较生长受限和正常发育胎儿的 EFM 图形，发现生长受限患者的基线变异性降低[54]。Epplin 等对第二产程足月儿的回顾性队列研究发现，胎心基线或变异性没有差异，但生长受限胎儿的胎心加速更少，晚期减速更多[55]。综上所述，这些研究表明，生长受限者与无生长受限者的 EFM 图形可能存在差异，但尚未描述其对婴儿结局的影响。

十一、其他操作

由于产生 EFM 图形对新生儿酸血症和发病率的预测性较差，产时 EFM 的使用受到挑战，因此，一直在努力探索可能为临床医生增加信息的其他技术，以最终改善结局。

（一）胎儿血液取样

胎儿血液（简称胎血）取样是一种直接取样胎血并测量酸中毒标志物的方法。它是在应用产时 EFM 之前引入的，当时除了 Pinard 听诊器之外没有其他工具可以评估产时胎儿的健康状况。从胎儿头皮采集血液需要通过扩张的子宫颈和破裂的胎膜进入胎儿头皮。由于很少出现使用胎儿头皮取样的临床指征，因此，在过去 20 年中该操作在美国的使用越来越少。此外，随着头皮取样变得越来越少，日常对各检测点的验证工作变得很繁重；该技术最终不再适用于大多数产房。尽管胎儿头皮取样的支持者认为，EFM 图形预测胎儿酸血症的特异性较差，而通过测量 pH 或乳酸来客观测量胎儿酸碱状态可以减少临床干预，但对胎儿头皮取样还有其他担忧。首先，胎儿头皮是取样的部位，因为它在分娩过程中是可以接触到的。但是，在胎儿缺氧期间，胎儿会将血液从非关键器官分流到更关键的器官，如心脏和大脑。因此，皮肤取样可能无法反映关键器官的酸碱状态。其次，已证明当存在区域水肿时，如产瘤，从这些区域取样会比同一个胎儿没有水肿的相邻区域 pH 更低[56]。第三，一项对 293 名患者进行配对对照的前瞻性研究表明，同一时间来自同一个胎儿的两个样本只有 43% 具有一致性[57]，这反映了胎儿头皮取样的变异性和可信度有待商榷。可能会出现其他高等级证据来支持胎儿头皮取样的临床使用，目的是在减少 EFM 相关的剖宫产，但现有证据目前不支持临床常规使用。

（二）胎儿血氧饱和度

产时 EFM 提供胎儿酸中毒和氧合的间接评估，而胎儿脉搏血氧饱和度是胎儿氧合的直接测量。胎儿脉搏血氧饱和度探头是一种无创探头，一旦子宫颈扩张且胎膜破裂，就可以放置在胎儿的脸颊上。胎儿脉搏血氧饱和度监测的准确性发表后[58, 59]，Garite 及其同事进行了一项随机对照临床试验，纳入 FHR 不可靠的女性，验证增加胎儿脉搏血氧饱和度监测是否会减少剖宫产和孕产妇、新生儿的发病率[60]。与 East 及其同事在澳大利亚的一项随机试验中报道的结果相似[61]，Garite 等发现两组间剖宫产率没有差异，但在脉搏血氧测定组中，因为 FHR 不可靠而进行的剖宫产降低了 50%。这些数据证明了将胎儿脉搏血氧饱和度联合 EFM 监测以评估胎儿健康的安全性，但在胎儿脉搏血氧饱和度改善结局的效用方面结果不一致。2006 年，Bloom 及其同事发表了由美国国家儿童健康和人类发展研究所母胎医学院网络进行的胎儿脉搏血氧饱和度多中心随机试验的结果[62]。他们发现，在助产人员了解脉搏血氧饱和度的测量组和未测量组之间，剖宫产率或剖宫产适应证没有差异。在这项大型多中心试验中，使用胎儿脉搏血氧饱和度测定法来辅助产程中根据 EFM 进行临床干预缺乏显著效果，这阻碍了胎儿脉搏血氧饱和度测定法进入临床实践。

（三）ST 段分析

已提出的另一种加强 EFM 图形解读和识别胎儿酸中毒能力的技术是 ST 段分析。动物研究的初步数据表明，胎儿酸血症会影响胎儿心脏，导致心电图上 ST 段抬高或压低，以及 T 波幅度增加[63-65]。欧洲的初步研究表明，使用 ST 段分析加强对 EFM 图形的解读与较低的酸血症、新生儿脑病和手术分娩率相关[66, 67]。美国的 MFMU 网络随后进行了一项多中心随机试验，以评估使用 ST 段分析对降低新生儿发病率的效果。在这项试验中，共有 11 108 名女性被随机分配到传统 EFM 或带有 ST 段分析的 EFM。新生儿发病率或手术分娩率没有差异。与带来希望的前期报道相反，该试验的结果没有提供证据支持使用 ST 段分析来增强床边 EFM 图形的临床解释，以减少新生儿和手术发病率。一项包含 MFMU 试验的 Meta 分析发现，使用 ST 段分析可减少代谢性酸中毒，但未发现因胎儿窘迫导致的手术分娩减少，其他新生儿结局也没有改善[68]。然而，一项 Cochrane 的 Meta 分析将 ST 段分析联合 EFM 与单独的 EFM 进行比较（被认为是中等至高质量）的 7 项试验显示，没有证据表明 ST 段分析减少了剖宫产、严重代谢性酸中毒或新生儿脑病的数量[69]。因此，目前的临床实践中没有使用该技术的证据基础。

（四）电子胎心监护的计算机化解释

一些人提出，由于 EFM 图形本身的复杂性和视觉解释再现性的可变性[70]，应用计算机化解释可能使产时连续 EFM 的能够改善新生儿结局。一项随机试验纳入 7730 名使用连续 EFM 分娩的女性，将单独 EFM 与 EFM 加计算机解释和实时警报进行了比较，

发现脐带代谢性酸中毒的发生率没有差异（pH＜7.05 和碱剩余大于 −12mmol/L），这是主要结果[71]。此后，一项随机试验纳入英国和爱尔兰 24 家医院的 46 000 多名女性[72]。女性被随机分配到单独的 EFM 组，或是以颜色编码系统来表示 EFM 图形严重程度的 EFM 加计算机解释组。研究人员发现主要结局没有差异，即死产、新生儿死亡、脑病或因病入住新生儿重症监护病房的复杂新生儿结局。迄今为止，尚无研究证明，与视觉解释相比，EFM 图形的计算机化解释可减少酸中毒或有意义的新生儿发病率。

十二、诊断和干预

（一）鉴别诊断

有几种特定图形是 Ⅱ 类或 Ⅲ 类胎心监护的组成成分，应考虑到可能的生理、病理和母体暴露因素（表 15–3），包括心动过速、心动过缓、正弦波或微小变异，考虑这些可能的病因来指导临床病史采集、

表 15–3　电子胎心监护图形和可能的鉴别诊断

EFM 图形	生理性	病理性	暴　　露
心动过速	一过性窦性心动过速	• 母体发热或感染 • 绒毛膜羊膜炎 • 胎儿贫血 • 酸血症 • 母体甲状腺功能亢进 • 胎儿快速性心律失常	• 特布他林 • 兴奋剂（可卡因、巴比妥酸盐、安非他明、咖啡因）
心动过缓	无	• 胎儿心脏传导阻滞 • 胎儿结构性心脏病 • 心肌病 • 母体低体温 • 母体低血压 • 胎儿缺氧 • 胎儿 – 胎盘气体交换受阻（子宫破裂、胎盘早剥、脐带脱垂）	• 麻醉药物 • 交感神经阻滞药 • 拟副交感神经药物
正弦波	无	• 胎儿贫血 • 胎儿酸中毒	• 无报道
微小变异	睡眠周期	• 胎儿酸血症 • 感染	• 镁 • 麻醉药物 • 毒品 • 阿托品

EFM. 电子胎心监护

体格检查和评估。

除了去除有问题的药物和排除潜在的诊断外，ACOG 和 AWONN 等还建议针对Ⅱ类和Ⅲ类 EFM 图形采取各种干预措施，尽管支持其使用的证据在广度和质量上存在很大差异。

（二）改变体位

母体体位变化是Ⅱ类和Ⅲ类图形的推荐方法。其原理是产妇改变体位可能会改变胎儿位置，并可能缓解脐带受压。此外，如果女性仰卧，妊娠子宫对腔静脉的压迫可能会降低前负荷，随后减少向胎盘和胎儿输送的血流量和氧气。一项前瞻性观察研究调查母亲体位对胎儿脉搏血氧饱和度的影响研究发现，与左侧卧位相比，孕妇仰卧位与胎儿脉搏血氧饱和度的结果较低有关。有趣的是，所有参与者都有正常（Ⅰ类）EFM 图形。没有数据支持使用体位改变能改善Ⅱ类和Ⅲ类图形，但由于生理学原理和干预的良性性质，ACOG、AWONN 等推荐了这种做法。

（三）母体氧气吸入

除了其他保守措施外，通常还使用给产妇吸氧来应对Ⅱ类和Ⅲ类图形。这样做是因为其中一些图形与胎儿氧合减少相关；因此认为，母亲吸入氧气的增加可以增加向胎儿输送的氧气并防止酸血症。三项随机试验研究母亲氧气吸入的使用及其对胎儿氧合和新生儿结局的影响。Thorp 及其同事发现，与那些吸入室内空气者相比，随机接受氧气治疗的新生儿酸血症发生率更高，脐动脉 pH 更低[73]。Nesterenko 及其同事发现，氧气和室内空气两组之间氧化应激标志物没有差异[74]。但吸氧组女性所生的婴儿在产房的新生儿复苏率更高。一项包含 443 名随机接受氧气或室内空气的女性的更大规模试验发现，没有证据表明氧气会影响脐动脉 pH[75]。一项观察性研究比较了 7500 多名足月婴儿出生时的脐静脉氧分压，发现在酸血症患者中，氧分压高于 90% 与酸血症风险增加有关（aRR=2.3，95%CI 1.1～3.5）[76]。综上所述，这些数据并没有提供证据支持产妇吸氧增加伤害的可能性。这些数据的普遍性也有限，因为所有三项试验都检查了氧气对正常（Ⅰ类）EFM 图形女性的影响。在一项针对需要干预的Ⅱ类 EFM 图形分娩女性的非劣效性随机试验中，Raghuraman 及其同事发现，补充氧气并不劣于室内空气[77]。产妇氧气吸入仍然是目前针对Ⅱ类和Ⅲ类图形推荐方法的一部分。然而，随着这种做法的继续研究，新的发现可能会为未来的建议提供信息，以限制或停止使用此类补充治疗。

（四）静脉输液

静脉输液也是Ⅱ类和Ⅲ类 EFM 胎心监护保守治疗的一部分。基本理论是静脉输液会增加有效循环血容量，从而改善子宫前负荷，以及向胎盘和胎儿输送氧气。很少有数据描述这种干预的效果。Simpson 及其同事报道了一项多因素随机试验的结果，其中一部分为健康女性随机输注 500ml 或 1000ml 液体，并检查对胎儿脉搏血氧饱和度的影响[78]。在 1000ml 组中胎儿血氧饱和度较高，尽管这种差异没有达到统计学显著性，并且两个组中的平均胎儿血氧饱和度百分比组均在正常范围内。没有数据可以指导最佳静脉输液类型或输注次数。局部麻醉的生理反应和伴随的对自主神经系统的外周效应，可降低外周血管阻力和子宫前负荷，从而影响胎儿缺氧的风险。因此，出于母体或胎儿的适应证，局部麻醉后通过静脉输注液体来增加有效循环量以应对低血压的反应在生理上是合理的。但对那些没有低血压的孕妇，经验性静脉输液或针对Ⅱ类或Ⅲ类图形进行输液并没有循证医学证据。

（五）抑制宫缩

一些人认为，抑制宫缩可能是治疗Ⅱ类和Ⅲ类图形的有效方法。理论基础是宫缩过频可能会造成子宫内缺氧和酸血症的坏境，这可能会超过胎儿的代偿机制。β肾上腺素能受体激动药（从在早产保胎的情况下测试时的旧数据推断）已在这种情况下使用。支持这种方法的数据极其有限，尚未探索哪种剂量或药物可能是最好的。最常用的β肾上腺素能受体激动药是特布他林，文献中有两篇报道用于伴有Ⅱ类或Ⅲ类图形的子宫收缩过频或强直宫缩的足月分娩。Ingemarsson 及其同事将 15 名接受特布他林但未使用催产素的女性与 15 名接受特布他林和催产素的女性、10 名仅使用催产素的女性进行了比较[79]。研究称，单剂量的特布他林可以减弱子宫收缩。Magann 及其同事在一项非盲随机试验中纳入 46 名女性，比较一定剂量的特布他林和镁，结果表明，特布他林组超过 50% 与镁组中 0% 的女性"有反应"[80]。尽管指导其临床使用的数据非常有限，这种临床实践并不少见。特布他林应谨慎使用，特别是在有合并症的女性中，因为在这种情况下支持其使用的数据很少，并且已知其对母体和胎儿有不良反应[81]。

（六）羊膜腔灌注

在复发性变异减速的情况下启动 AI 有更好的证据基础。AI 是通过连接到子宫内压力导管的静脉输液管将生理盐水注入子宫。早期在动物身上进行的研究表明，羊水过少的情况下，补液可以减少变异减速，一项针对人类的小型观察性研究也显示了同样的结果[82]。一项随机试验纳入 96 名处于第一产程且反复发生变异减速的女性，结果表明，接受 AI 的女性中有 51% 的女性减速缓解，而未接受此种输液治疗的女性中有 4.2%[83]。其他研究也证明了 AI 在减少复发性减速和降低胎儿指征剖宫产的可能性方面的益处[84]。大多数试验用 250～500ml 进行实验性 AI，然后连续灌注。只有一项小型试验测试了间歇灌注的方法[85]，但没有其他研究证实其实验结果或支持该方法。另一项对 53 名女性进行的小型试验，将患者随机分配到使用乳酸林格溶液与生理盐水的 AI 组，发现新生儿电解质谱没有差异[86]。但大多数测试 AI 功效的试验都使用生理盐水。已发表的试验均未证明存在 AI 风险，但从一般 IUPC 文献中推断出的已知风险需要纳入考虑，包括产妇发热的发病率风险略有增加[87]。Cochrane 数据库的 Meta 分析总结了可用数据，强调在反复变异减速的情况下，启动 AI 是一种合理的循证策略，以减少 II 类或 III 类 EFM 图形的反复减速和剖宫产的机会[84]。

（七）胎儿头皮刺激

FHR 加速是一种与正常胎儿 pH 密切相关的 EFM 图形。在没有自发加速的情况下，可以通过胎儿头皮刺激来引起加速，并可以在一定程度上相信胎儿不存在酸血症。胎儿头皮刺激的概念首次出现在胎儿头皮取样时，作为刺激因素，可以观察到胎心率增加，通常是胎心加速。因此，Clark 及其同事证明，当用 Allis 钳子刺激胎儿头皮胎心加速时，头皮 pH≥7.19 的敏感性为 100%[88]。Elimian 及其同事为了寻求一种更温和的方法来验证 pH 正常，研究了 103 名足月婴儿，发现手指刺激后胎心加速则头皮血 pH≥7.20 的敏感度为 100%[89]。随后的更大规模研究表明，虽然敏感性低于 100%，但头皮刺激后的加速与正常的 pH 显著相关[89]。头皮刺激是一种低风险、廉价且容易操作的方法，可用于在 II 类和 III 类图形的情况下评估胎儿 pH 是否正常。

（八）临床算法

专家已提出用算法来处理 II 类 EFM 图形。迄今为止，尚未在随机试验中进行验证或显示可降低新生儿发病率，但它们确实代表了专家意见。Clark 及其同事提出应用一种算法来管理 II 类 FHR 图形[90]。他们的专家意见是，有一个因素可能促成产时 EFM 有效性的相互矛盾证据，即缺乏标准化的管理和干预方法。考虑到这一点，他们提出了一种针对 II 类图形的标准化方法，将是否存在中等程度的变异、有或没有加速和（或）复发性减速纳入考虑。根据对这些图形和产程的观察，进行保守观察或分娩的处理方案。尽管肯定是实用的，而且对 II 类 EFM 图形的常规方法将减少干预不稳定性的假设是合理的，但该算法和迄今为止提出的其他算法尚未经过测试。也就是说，与通常的做法相比，还没有研究分析基于该算法或其他算法处理 II 类图形对有意义临床结局的影响。因此，这种算法和其他算法在处理 II 类图形方面的效用仍不清楚。

十三、剖宫产后阴道分娩的注意事项

由于存在子宫破裂的风险，产时连续 EFM 在 TOLAC 期间尤为重要。虽然子宫破裂是一种罕见的事件，但 FHR 图形的异常通常先于或伴随着子宫破裂。对于剖宫产后尝试阴道分娩且出现 II 类或 III 类 EFM 图形的任何患者，在鉴别诊断中肯定应考虑子宫破裂。因为子宫破裂是罕见的事件，这种图形的出现常由与其他分娩患者相同的原因引起，但始终应考虑到并排除子宫破裂。有报道称，在子宫破裂之前或期间，最常见的图形是复发性变异减速或延长减速和（或）胎儿心动过缓[91, 92]。

十四、异常胎儿的注意事项

现阶段对产时 EFM 图形的描述和解释主要基于正常足月婴儿的观察性数据。EFM 图形对异常婴儿和早产儿酸血症和（或）发病率的阳性和阴性预测值仍缺乏研究。此外，胎儿心律失常，无论是快速性心律失常还是缓慢性心律失常，通常都需要剖宫产，因为无法实现连续监测和（或）诠释胎儿健康状况的能力受到损害。

在某些临床情况下，不在分娩期间监测胎儿状况。最常见的是生存期有限的胎儿畸形或胎儿状态，与避免胎死宫内相比，更倾向于规避为处理异常FHR图形而进行紧急剖宫产相关的母体风险。这些决定很复杂，通常涉及多学科咨询，并且要以患者和家庭为中心。其他细节超出了本章的范围。

十五、脐带血气分析

分娩时胎儿酸碱状态的评估变得越来越重要。当持续缺氧导致无氧酵解和氢离子堆积并超过胎儿缓冲系统的能力时，脐带pH会降低[93]。由于EFM图形的敏感性和特异性仍然相对较差，胎儿酸碱状态的最佳客观测量和金标准是直接从测量脐动脉血气并将结果与参考值进行比较（表15-4）。许多研究表明，脐带动脉pH与新生儿发病率和死亡率密切相关。对51项研究的Meta分析表明，动脉pH低于7.00与新生儿发病率（OR=12.5，95%CI 6.1~25.6）和死亡率（OR=6.1，95%CI 0.9~41.6）密切相关，并且动脉脐带pH低于7.10也与发病率（OR=2.4，95%CI 1.3~4.2）和死亡率（OR=7.1，95%CI 3.3~15.3）显著相关[94]。还可以评估脐带血气的成分，以尝试进一步将酸血症定为呼吸性、代谢性或混合性。认为呼吸性酸中毒反映了更急性的PCO_2升高过程，而代谢性酸中毒反映了慢性氧合受损，无氧代谢的证据表现为碱剩余升高（表15-5）。

如果预期有任何新生儿呼吸抑制或发病率，ACOG建议采集配对（动脉和静脉）脐带血气[95]。采集配对脐带血气的合理性在于确保报告的动脉血气结果确实是来自于动脉。一些专家和中心已经常规进行配对脐带血气采样[25, 96]。这种方法背后的合理性是双重的。首先，酸血症是罕见的，即使在Ⅱ类EFM的情况下也是如此，这是在大多数产程中观察到的情况。因此，即使出现这些图形，大多数脐带血气也是正常的。第二个合理性是在非预期的情况下发现酸血症，即使是Ⅰ类EFM对正常pH的特异性也不是100%，因此能够识别出可能受益于额外治疗的婴儿，例如，为进行低温治疗而行的连续神经系统评估。在分娩后30min内从夹住的脐带中采集脐带血气样本时，由于血管的口径和其内血液的含量，获取动脉样本可能比获取静脉样本更具挑战性。这一挑战意味着在某些临床病例中只能获得静脉血气样本。

当未获得配对样本时，单个脐带血气结果也可能无法确定是来自于静脉还是动脉。一项研究在进行常规配对脐带取样的中心进行，检查脐带血血气的阈值，该阈值可以在11 000多名新生儿中排除酸血症[97]。静脉pH≥7.23意味着动脉pH低于7的概率≤1%，静脉pH≥7.29意味着动脉pH低于7.10的概率≤1%。这一点特别重要，因为在这个队列中，尽管采取了常规采集动脉血气的策略，但只有62%

表15-4 正常脐带血数值

血　管	pH	PCO_2（mmHg）	PO_2（mmHg）	碱缺乏（mmol/L）
动脉	7.2~7.3	45~55	15~25	<12
静脉	7.3~7.4	35~45	25~35	<12

表15-5 脐动脉酸血症的类别

数　值	呼吸性	代谢性	混合性
pH	<7.20	<7.20	<7.20
PCO_2	升高	正常	升高
碱缺乏	<12mmol/L	≥12mmol/L	≥12mmol/L

的人获得了有效的配对样本。因此，通过静脉样本预测酸血症的可能性非常重要。

也可以检测脐带动脉乳酸。由于乳酸是无氧代谢的直接终产物，一些研究表明，对于识别有发病风险的新生儿，它比 pH 更具敏感性和特异性[98]。认为脐带乳酸被认为主要来源于胎儿，而不是胎盘或母体[99]。一项大型前瞻性队列研究纳入未经选择的足月婴儿，比较脐动脉 pH 与乳酸值以预测新生儿发病率。该研究发现乳酸优于 pH，特别是脐带乳酸大于 3.90mmol/L 对新生儿发病率的敏感性为83.9%，特异性为 74.1%[100]。一项大型前瞻性研究与使用单个静脉 pH 样本预测动脉 pH 的能力类似，3.4mmol/L 的静脉乳酸临界值对动脉乳酸血症的特异性为 91.3%，与动脉乳酸在预测新生儿发病率方面相当[101]。然而，许多中心没有条件测量乳酸，在这种情况下，建议进行传统的脐带血气分析。传统参数，如 pH 和计算出的碱剩余，目前仍用于筛查婴儿的发病率，包括脑病[95]。

十六、电子胎心监护的注意事项：回顾

由于改进产时 EFM 临床使用的科学工作正在兴起和进展，因此需要考虑一些基于循证证据的原则。首先，如果脐带血气是根据产科或新生儿指征而采集的，而不是常规采集的，那么检测 EFM 图形与酸血症的关联和预测能力的研究可能会受到潜在的选择偏倚的影响。此外，从医疗记录中提取 EFM 的解读可能会存在偏差，因为这通常可以在临床事件发生、结果已知、甚至在已观察到后续图形之后进行解读。同样，出于研究目的而对 EFM 图形本身进行审查和解释，而不对临床因素和结果设盲，可能同样存在偏倚。最后，一些研究人员正在使用计算机提取和（或）解读，但这些技术尚未得到验证或证明可以改善结局；他们还质疑调查结果的普遍性。很多重要工作正在开展以改进床旁 EFM 的使用，但应把这些新出现的证据纳入考虑。

十七、尽量减少错误

重要的是将 FHR 与母体心率区分开来，并尽一切努力确保观察和解释的心率图形实际上是胎儿的。如前所述，由于外部 FHR 监护仪使用超声技术，因此检测到的信号可能实际上是来自母体血管的搏动，而不是胎儿心脏的运动。尽管在分娩过程中的大多数时间区分两者可能很简单，但是由于正常的 FHR 在 110～160/min，而正常的产妇心率在 80～100/min，因此在某些特定情况下可能难以区分。在胎心减速和胎儿心动过缓期间，FHR 很容易与母体心率混淆。此外，因劳累、疼痛或发热而导致产妇心动过速期间，产妇心率可能会上升到正常胎心范围内，并且很难与 FHR 区分开来。一种有用的做法是使用产妇血氧饱和度测定法，它在与 FHR 相同的纸质描绘或数字显示器上绘制产妇心率。此外，在临床上适宜的情况下，使用胎儿头皮电极直接获取胎儿信号可以进一步帮助区分两种心率。这一考虑在第二产程中尤为重要，此时通常会遇到因劳累引起的母体心动过速和胎心伴随宫缩的减速。

结论

连续产时 EFM 的使用很普遍。虽然早期的分娩管理试验将产时 EFM 与间歇听诊进行比较，但并未为其使用提供确凿的支持证据，但随后的流行病学研究表明，使用 EFM 与产时胎儿死亡、新生儿发病率和死亡率的降低有关。此外，多项研究表明，部分 EFM 图形与酸血症和发病率显著相关，而其他图形与正常 pH 显著关联。然而，研究发现手术分娩持续增加，因此需要对图形进行认真的临床解释，并且需要更多的针对复杂图形解释的临床指南。

当解读 EFM 图形时，应在床边使用视觉评估，并了解图形和临床背景的周期性变化。公认的 NICHD 命名法应用于临床交流和记录，以及未来的研究。Ⅰ类 EFM 一直与正常 pH 显著相关。尽管所有临床举措都可以单独或联合应用于Ⅱ类和Ⅲ类 EFM 图形，但图形被识别和响应的速度、状况解除的期限不同。Ⅱ类包括的图形范围广泛，其与酸血症的关联强度各不相同，并且在大多数分娩过程中经常遇到。相比之下，Ⅲ类代表了少数很少遇到的图形，这些图形与酸血症密切相关。因此，尽管初始措施可能相同或相似，但必须迅速纠正Ⅲ类图形。

最后，如果对胎儿健康的担忧仍然存在，解决问题的最终手段是分娩。这并不意味着分娩必须通过剖宫产完成。如果患者处于第二产程，通常自然阴道分娩或手术阴道分娩是合适的，并且比剖宫产分娩更快。

第 15 章 产时胎儿评估
Intrapartum Fetal Evaluation

▶ 要 点

- 用于评估分娩期间胎儿健康的产时胎儿监护是产时管理的关键组成部分；在美国，超过 80% 的分娩患者应用了产时 EFM。
- 宫缩监测是产时胎儿监测的重要组成部分，因为它可以在宫缩的背景下解释 EFM 图形。
- 产时 EFM 图形与酸血症、短期新生儿发病率有关。
- 是否存在胎粪污染有助于对 Ⅱ 类 EFM 的患者进行酸血症的风险分层。
- ST 段分析和胎儿血氧饱和度监测均未显示有助于解释 EFM 图形以改善结局。
- 在复发性变异减速的情况下，启动 AI 是一种合理的循证策略，以减少复发性减速和 Ⅱ 类或 Ⅲ 类 EFM 图形的剖宫产机会。
- 当解释 EFM 图形时，应在床边使用视觉评估，并了解图形和临床背景的周期性变化。公认的 NICHD 命名法应用于临床交流和记录，以及未来的研究。
- 头皮刺激是一种低风险、廉价且容易获得的方法，可用于在 Ⅱ 类和 Ⅲ 类图形的情况下评估胎儿 pH 是否正常。
- 如果预期有任何新生儿呼吸抑制或患病率，ACOG 建议采集配对（动脉和静脉）脐带血气。
- 重要的是将 FHR 与母体心率区分开来，并尽一切努力确保观察和解释的心率图形实际上是胎儿的。一种有用的做法是使用产妇血氧饱和度测定法，它在与 FHR 相同的纸质描绘或数字显示器上绘制产妇心率。

第 16 章 产科麻醉
Obstetric Anesthesia

Joy L. Hawkins　Brenda A. Bucklin　著
王　琳　吴　珊　译　马琳琳　彭文平　校

英汉对照

advanced cardiovascular life support	ACLS	高级心血管生命支持
American College of Obstetricians and Gynecologists	ACOG	美国妇产科医师学会
American Society of Anesthesiologists	ASA	美国麻醉医师协会
basic life support	BLS	基础生命支持
central nervous system	CNS	中枢神经系统
combined spinal-epidural	CSE	腰硬联合
confidence interval	CI	置信区间
induction-to-delivery	I-D	诱导分娩
laryngeal mask airway	LMA	喉罩
N-methyl-D-aspartate receptor	NMDA receptor	N-甲基-D天冬氨酸受体
odds ratio	OR	比值比
para-aminobenzoic acid	PABA	对氨基苯甲酸
patient controlled analgesia	PCA	患者自控镇痛
patient controlled epidural analgesia	PCEA	患者自控硬膜外镇痛
postanesthesia care unit	PACU	麻醉后监护室
postdural puncture headache	PDPH	硬膜外穿刺后头痛
randomized controlled trial	RCT	随机对照试验
relative risk	RR	相对风险
Society for Obstetric Anesthesia and Perinatology	SOAP	产科麻醉和围产医学学会
uterine incision-to-delivery interval	U-D	子宫切开到胎儿娩出的间隔时间

摘　要

　　产科麻醉是麻醉医生和产科医生为了缓解分娩期间疼痛而应用的所有技术。尽管椎管内麻醉是最有效的，也是在分娩期间缓解疼痛最常用的方法，但其他一些非椎管内的方法也成功用于很多产妇。本章介绍了可以被用于产科镇痛和剖宫产麻醉的各种方法，以及它们的适应证和并发症。

第16章 产科麻醉
Obstetric Anesthesia

关键词

分娩镇痛；椎管内镇痛和麻醉；非药物镇痛；局麻药；阿片类药物；宫颈旁阻滞；阴部神经阻滞；胎盘转运；误吸；全身麻醉；麻醉并发症

产科麻醉是麻醉医生和产科医生为了缓解分娩期间疼痛而应用的所有技术，包括全身麻醉、椎管内麻醉（脊椎麻醉或硬膜外麻醉）、局部麻醉（局部浸润、宫颈旁阻滞、阴部神经阻滞），以及静脉药物镇痛。缓解分娩期间疼痛是优质产科管理的重要组成部分。"分娩会引起很多女性严重的疼痛。在医生的照护下，产妇所经历的严重疼痛是应该被安全干预的。在分娩过程中，很多产妇期待疼痛管理，分娩过程中有很多需要麻醉和镇痛的医疗指征。在没有禁忌证时，产妇的要求就是进行分娩镇痛的充分的医疗指征[1]"。对于产科患者，有一些特有的临床考虑指导产科麻醉；妊娠期间的生理变化及由此产生的相应并发症的增加必须予以考虑。本章介绍了可以用于产科镇痛和麻醉的各种各样的方法，以及它们的适应证和并发症。

一、人员

在大多数医院中，麻醉医生（独立工作或带领一组住院医生）、麻醉医生助手和有资质的麻醉护士会 24h 待命，提供椎管内麻醉[2]。美国麻醉医师协会（American Society of Anesthesiologists，ASA）联合美国妇产科医师学会关于产科麻醉最优目标发表了一份联合声明[3]，建议每一家能够提供产科管理的医院都要具备一名有资质的麻醉医生来负责麻醉管理。声明指出，"在很多产科机构，由医生或在医生监督下的麻醉护士来进行分娩麻醉。全身麻醉或者椎管内麻醉的实施需要医学判断和专业的技术。因此有执业资格的麻醉医师应该随时待命[3]"。为了给产妇提供最优的管理，ASA 也在他们的产科麻醉实践指南中提出，"为了方便产科医师、麻醉医师及这个多学科团队的其他成员早期和持续地沟通，建立一个沟通系统是非常必要的[4]"。

二、疼痛通路

第一产程的疼痛来源于子宫收缩和宫颈扩张。痛觉从子宫进入内脏传入（交感）神经，通过 $T_{10\sim12}$ 脊神经后根进入脊髓（图 16-1）。在第二产程中，当胎头扩张盆底、阴道和会阴时，会增加额外的疼痛刺激。在第二产程和会阴修补时，$S_{2\sim4}$ 神经的感觉纤维（如阴部神经）将疼痛冲动从会阴传递到脊髓（图 16-1）。剖宫产时，切口通常位于 T_{12} 脊神经支配的皮区。然而，为了完全阻滞腹膜牵拉引起的不适，特别是将子宫外置时，麻醉平面要求达到 T_4 脊神经水平。剖宫产后疼痛来源于切口疼痛和子宫复旧。

三、疼痛和应激的后果

对于多数产妇来说，分娩的过程要经历严重的疼痛和应激。McGill 疼痛问卷可以评价疼痛的强度和性质，Melzack[5] 使用该问卷发现，59% 的初产妇和 43% 的经产妇描述的分娩痛要比癌性疼痛更严重。疼痛强度最主要的预测因素实质是较低的社会经济地位和既往痛经史[5]。

产妇和胎儿对分娩痛的应激反应很难去评估。很多研究者通过促肾上腺皮质激素皮质醇、儿茶酚胺、β-内啡肽的释放来描述和定量分析应激反应（图 16-2）。另外，动物实验表明，肾上腺素和去甲肾上腺素可以在不影响产妇心率和血压的情况下降低子宫血流，导致胎儿窒息。一项在狒狒和猴子中进行的实验指出，产妇出现心理应激（强光和夹趾刺激诱导）会对子宫血流和胎儿酸碱状态产生不利影响[6]。当妊娠的羊受到疼痛刺激，以及受到响亮的噪声等非疼痛刺激引起害怕和焦虑时（挣扎的表现证明了这一点），儿茶酚胺增加，子宫血流减少（图 16-3）。

尽管分娩过程中一些生理性应激反应是不能避免的，但是镇痛和麻醉可能会减轻继发于疼痛的应激反应。经产女性与未妊娠的女性相比，存在认知和记忆功能缺陷，与未进行疼痛干预的产妇相比，分娩镇痛不会加重，反而减少了认知障碍的发生[7]。此外，有观点提出，通过硬膜外镇痛进行有效的疼

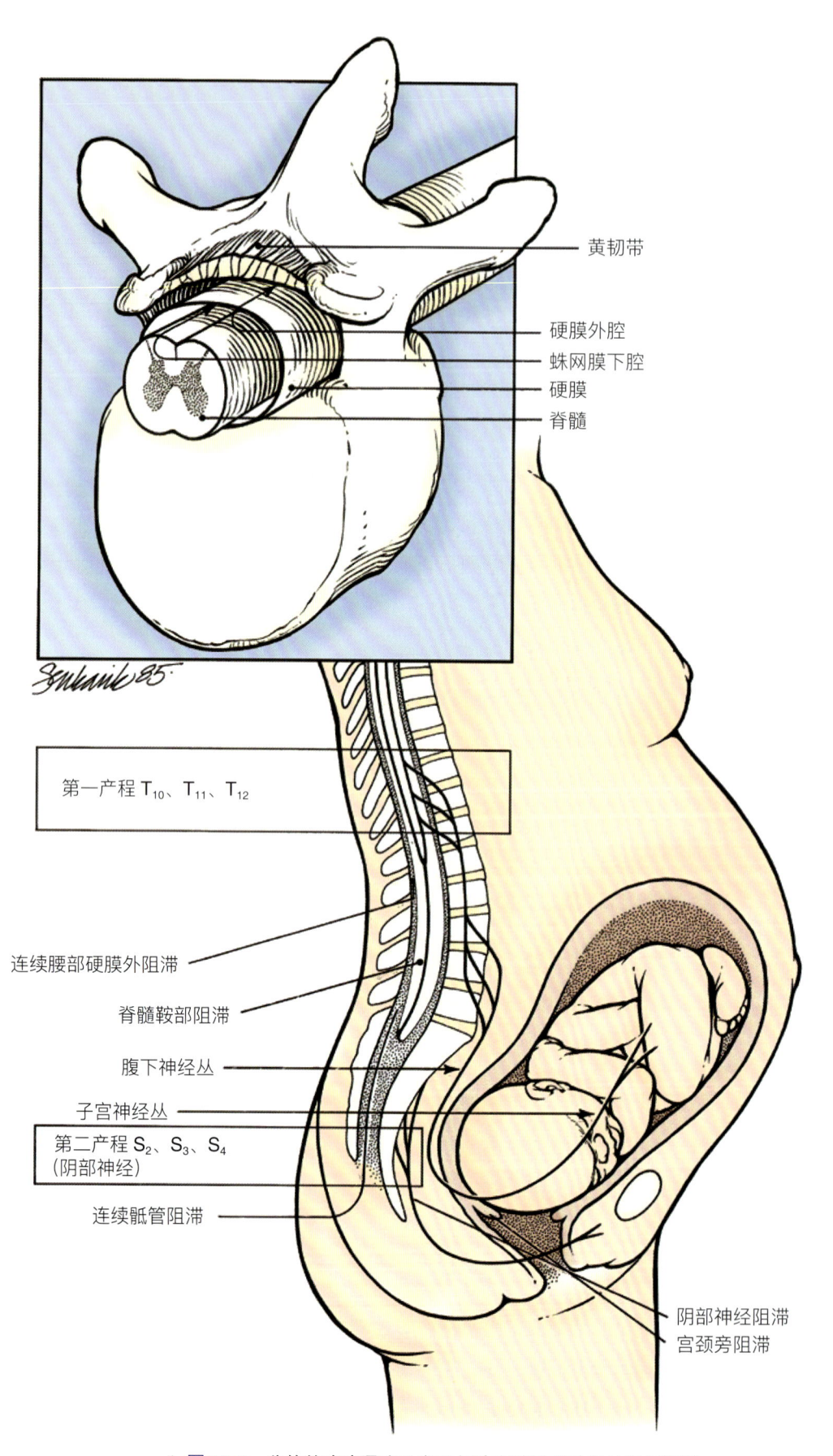

▲ 图 16-1　分娩的疼痛通路及应用各种麻醉技术进行的神经阻滞

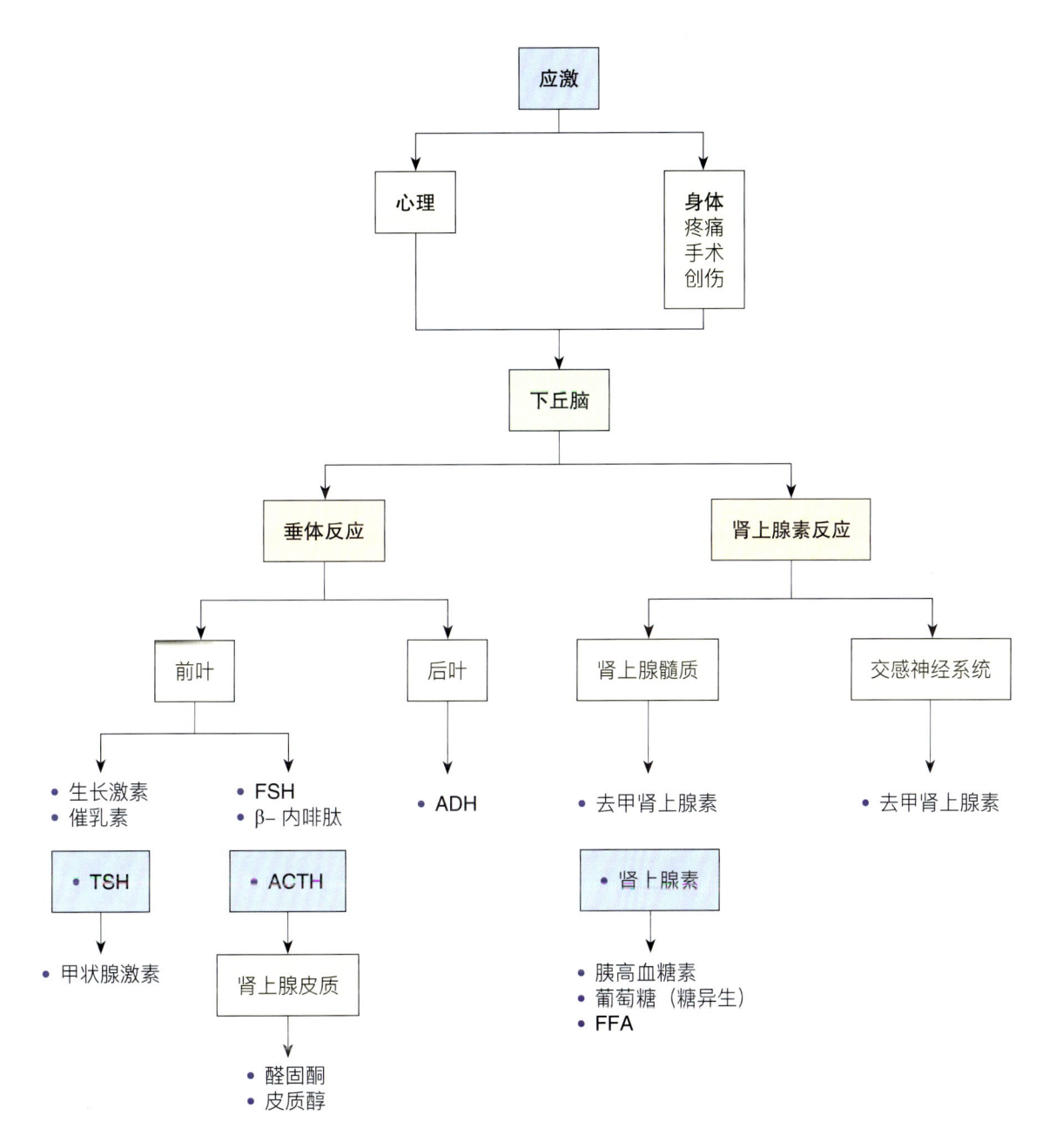

▲ 图 16-2 应激反应

TSH. 促甲状腺激素；FSH. 促卵泡激素；ACTH. 促肾上腺皮质激素；ADH. 抗利尿激素；FFA. 游离脂肪酸

痛管理可以降低产后抑郁的发生[8]。镇痛还可以降低父亲的焦虑和紧张，减少父亲的无助感，增加他们在孩子出生过程中的参与感和满足感[9]。硬膜外镇痛减轻分娩过程中皮质醇和 11- 羟基皮质类固醇水平的升高，但是全身性应用阿片类药物没有此作用[10]。硬膜外镇痛还可以减轻肾上腺素、去甲肾上腺素和内啡肽水平的升高（图 16-4）[10]。假设低血压能被快速纠正，通过避免子宫压迫下腔静脉而保证灌注，第一产程接受硬膜外镇痛的产妇的胎儿相较于接受全身性阿片类药物镇痛的产妇的胎儿，酸碱状态（通过碱缺失测量）变化更小[10]。

四、分娩镇痛

表 16-1 列出了各种各样分娩镇痛方法的使用频率。这些数据来源于对美国医院的一项大型调查研究，根据其分娩服务的规模进行了分层[2]。

（一）心理助产法和非药物镇痛技术

分娩痛是可变的，受多种因素影响：分娩次数，产程时长，骨盆解剖特点，胎儿大小，胎先露位置和助产。尽管疼痛控制是分娩的重要组成部分，而其他因素包括产妇的预期、支持的人在场、能够参与决策过程，这些都影响着分娩体验和患者满意度。

心理助产是指可以减轻子宫收缩疼痛的非药物方法。放松、专注于呼吸、轻柔地按摩、配偶或导乐陪伴是有效的。有支持的人在场会减少药物干预，缩短产程，改善满意度，减少剖宫产率[11]。

尽管心理助产是有镇痛效果的，但大多数的产妇最终还是需要复合药物方法来增加镇痛作用。因为大多数的初产妇会选择硬膜外镇痛，教导她们应用药物缓解疼痛代表失败或可能会伤害胎儿是不利于分娩的，并且可能会放大分娩期间的焦虑和恐惧。

分娩镇痛的非药物方法可单独使用或与注射用药或椎管内技术联合应用。表 16-2 列出了经常使用的非药物镇痛技术和支持它们使用的证据。从这些技术对内源性疼痛通路的影响，可用三种理论模型来解释[12]：①门控；②弥散性有害抑制控制；③中枢神经系统控制。门控模型通过突触刺激来抑制痛觉纤维的传递。按摩、水中分娩/水疗、改变体位、经皮神经电刺激（transcutaneous electrical nerve stimulation，TENS）可用该模型解释。弥散性有害抑制控制模型的镇痛是通过在远离分娩疼痛部位产生疼痛而激活内啡肽系统实现的，如针刺疗法、针压法、经皮神经电刺激疗法和无菌水注射。中枢神经系统控制模型包括 Lamaze 心理助产法、放松、冥想、催眠和芳香疗法。一项关于针刺疗法的系统综述得出结论，其疗效是非常乐观的，但可用的数据很少[13]。从该系统综述回顾的三个随机对照试验中，作者提出针刺疗法可以减轻分娩疼痛，减少硬膜外镇痛和注射用阿片类药物的使用。针刺疗法对于非常排斥硬膜外镇痛的产妇是有帮助的，但是分娩时能够及时安排一位合格并有资质的针灸医生是很有难度的。一项 RCT 研究发现，水中分娩对于分娩的

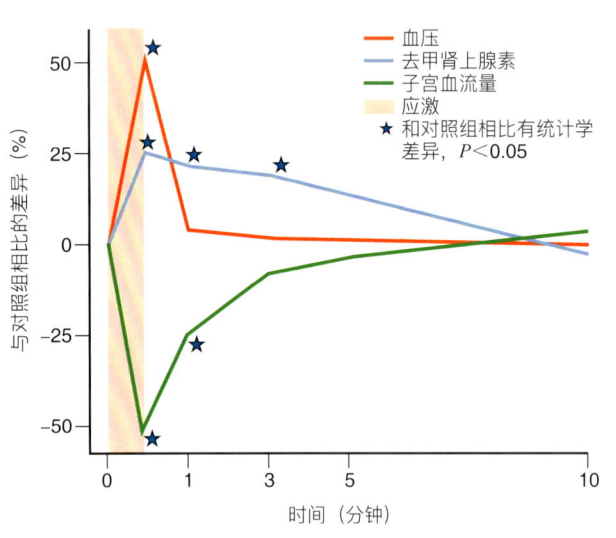

▲ 图 16-3 电刺激诱发应激（30~60s）对于母体平均动脉压，血浆去甲肾上腺素水平，以及子宫血流量的影响

改编自 Shnider SM, Wright RG, Levinson G, et al. Uterine blood flow and plasma norepinephrine changes during maternal stress in the pregnant ewe. *Anesthesiology*. 1979;50:524.

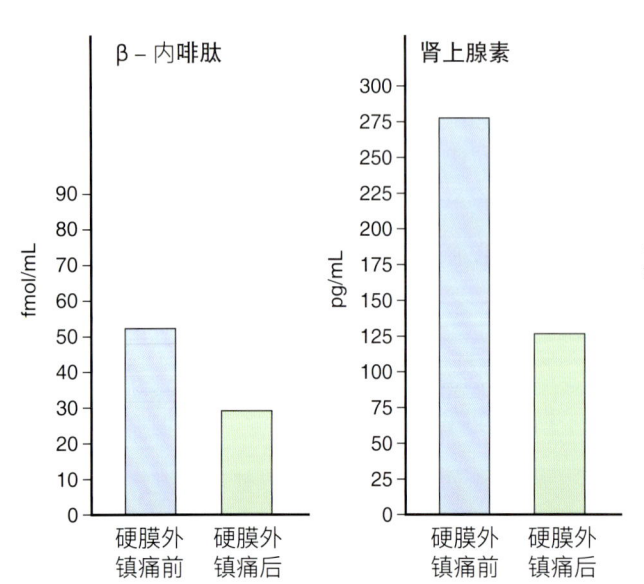

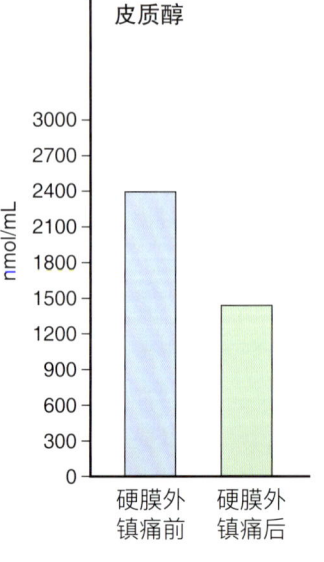

◀ 图 16-4 硬膜外镇痛对于应激反应的作用

改编自 Shnider SM, Abboud TK, Artal R. Maternal catecholamines decrease during labor after epidural anesthesia. *Am J Obstet Gynecol* 1983;147:13.

表 16-1　2011 年根据分娩服务规模分层统计的分娩镇痛方法

医院规模（分娩量/年）	未进行镇痛（%）	阿片类、巴比妥类、镇静类（%）	宫颈旁阻滞（%）	硬膜外阻滞（%）	CSE（%）
<500	14	34	3	49	16
500~1499	9	40	7	67	18
>1500	9	25	2	71	15

CSE. 腰硬联合

改编自 Traynor AJ, Aragon M, Ghosh D, et al. Obstetric anesthesia workforce survey: a 30-year update. *Anesth Analg.* 2016;122:1943.

表 16-2　分娩过程使用非药物镇痛技术的证据

分娩过程中使用的非药物镇痛技术	Cochrane 系统评价数据库	评价结论
持续支持（如导乐分娩）	CD003766	有益
催眠	CD003521	有益
按摩，反射疗法	CD009290	未确定
针刺疗法，针压法	CD009232	有益
水中分娩	CD000111	未确定
经皮神经电刺激	CD007214	未确定
无菌水注射	CD009107	无效

结局或者在降低镇痛需求方面并没有优势，但是可使需要硬膜外镇痛的时间点延后了约 30min [14]。美国妇产科医师学会表达了对水中分娩的担忧，因为缺少证明它安全性的试验，以及存在罕见但仍有报道的并发症，如新生儿感染或窒息 [15]。他们提出，产妇如果要求实施水中分娩，需要告知产妇，其对于母体和胎儿围产期的益处和风险目前还没有充足的研究，因此无法支持或不支持她的需求。应该告知产妇这项选择可能产生罕见但严重的新生儿并发症。如果医生根据循证医学认为，在水中进行第二产程和分娩将会对母婴整体健康产生不利影响，那么她不应该选择这种分娩方式。

在下背部四个点皮内注射无菌注射用水曾被认为能产生和针刺疗法相似的门控机制镇痛，并且很容易操作，但是证明其效果的证据很少（表 16-2）。一些研究对分娩期间经皮神经电刺激进行了研究。虽然它并不能降低疼痛评分或需要额外使用镇痛药物，但是产妇仍然认为这项措施是有效的。就像一项研究表明，经皮神经电刺激没有改变疼痛的程度，但是可能能够减少疼痛对产妇的影响。尽管由于缺少随机对照试验，这些技术的有效性在很大程度上尚未得到证实，但这些技术都不存在严重的安全问题，这点非常吸引产妇和她们的医护人员。产妇希望在分娩过程中能够有选择并有一定程度的控制，她们的医护人员应该为她们提供镇痛方法以供选择，包括非药物镇痛技术。

（二）全身性阿片类药物镇痛

当存在椎管内镇痛禁忌（如严重的血小板减少症），椎管内技术失败，或患者更倾向于全身性阿片类药物镇痛时，可以选择阿片类药物进行分娩镇痛。常用的阿片类药物包括哌替啶、纳布啡、芬太尼和瑞芬太尼。他们可以根据患者的需求进行肌内或静脉间断注射，或通过患者自控镇痛（patient-controlled analgesia，PCA）泵进行自我管理。所有阿片类药物均具有镇静和欣快感，但是它们分娩镇痛的效果有限，主要引起镇静作用 [16]。阿片类药物还会导致产妇的恶心和呼吸抑制，其严重程度通常与镇痛药剂量成正比。此外，所有的阿片类药物均能自由通过胎盘，进入到胎儿体内，降低胎心率变异性。阿片类药物会增加新生儿出生时严重呼吸抑制的可能性，进而增加后续的治疗需要。一项 Meta 分析整合了几项随机研究的结果，提出使用阿片类药物会增加新生儿出生 5min Apgar 评分低于 7 分的风险（OR=2.6，95%CI 1.2~5.6）增加新生儿对纳洛酮的需要（OR=4.17，95%CI 1.3~14.3），尽管两者整体的发生率较低 [17]。阿片类药物镇痛的一个重要的缺点是这些药物延长产妇胃排空的时间。当静脉注射或硬膜外使用阿片类药物时，胃排空时间延长，如果必须全麻时，误吸风险增加[18]。

1. 患者自控镇痛

静脉患者自控镇痛使用程控注射泵，根据患者的需要泵注预先设置好剂量的药物。锁定时间限制了每小时注射的总剂量。这个方法能够使患者进行自主管理，消除由于护理人员配置和注射药物引起的治疗延迟。总体来说，PCA 使分娩过程阿片类药物使用的总剂量降低[19]。芬太尼、瑞芬太尼和哌替啶均可以通过 PCA 注射。然而，由于有报道提出 PCA 注射瑞芬太尼会出现窒息，因此芬太尼和哌替啶是最常用的[20]。

2. 哌替啶（杜冷丁）

哌替啶是合成的阿片类药物，在世界范围内广泛应用。100mg 哌替啶的镇痛作用大约相当于 10mg 吗啡，但哌替啶的呼吸抑制作用可能更小。通常采用 25~50mg 静脉注射；也可以肌内注射或者 PCA 泵注，可根据临床需求每 10 分钟泵注 15mg 哌替啶，直到分娩[21]。静脉使用哌替啶，镇痛作用几乎立刻起效，持续 1.5~2h。不良反应可能包括心动过速、恶心呕吐和胃排空延迟。

去甲哌替啶是哌替啶的活性代谢产物，会增强哌替啶对新生儿的抑制作用。去甲哌替啶的浓度缓慢增加，会在注射后的第 2 小时内对新生儿产生影响。大量哌替啶会导致胎儿组织内哌替啶和去甲哌替啶大量蓄积[22]。剂量过大或者给药距分娩时间过短，会使新生儿风险增加，包括 Apgar 评分降低、氧饱和降低和呼吸减弱。一项应用静脉自控镇痛泵泵注哌替啶用于分娩镇痛的随机对照实验发现，分娩时有 3.4% 的胎儿需要使用纳洛酮（使用硬膜外分娩镇痛为 0.8%）[23]。胎儿去甲哌替啶的蓄积会导致新生儿镇静时间延长和神经行为学改变，这些改变在出生后 2~3 天是最明显的[24]。

3. 纳布啡

纳布啡是合成的阿片受体激动拮抗药，意味着它具有阿片受体阻断特性和镇痛作用。当以毫克为数量级进行比较时，它的镇痛效能与吗啡类似，常规用量是每 3 小时静脉注射 5~10mg。据报道，纳布啡的一个优点是其对于呼吸抑制的天花板效应[25]，也就是说，大剂量纳布啡的呼吸抑制是平台式的。但是纳布啡的局限性是它的拮抗作用可能会限制其镇痛作用，并且它可能会影响蛛网膜下腔或硬膜外阿片类药物的作用。相较于哌替啶，纳布啡很少引起产妇恶心、呕吐，但是可能会引起产妇更严重的镇静、头晕和烦躁，并会引起易感患者阿片类药物的戒断反应。

4. 芬太尼

芬太尼是一种起效迅速，作用时间短的合成类阿片类药物，代谢产物没有活性。一项随机对照试验显示，与哌替啶对比，每小时 50~100μg 的芬太尼能够提供同等的镇痛效果，同时对于新生儿的不良反应较小，产妇镇静和恶心症状也较少。芬太尼主要的缺点是它的作用时间较短，需要频繁给药或者使用患者自控镇痛泵给药。PCA 参数可设置为 50μg 的负荷量，锁定时间 10min，不设置背景泵注剂量[19]。

5. 瑞芬太尼

瑞芬太尼是一种起效更快，作用时间更短的合成类阿片类药物，代谢产物没有活性；它通过血浆胆碱酯酶代谢，不受肝肾功能障碍影响[26]。由于它的半衰期只有 3min，所以应该采用 PCA 泵注，但是出于安全性考虑和在很多医学中心有限的使用经验，瑞芬太尼理想的给药剂量尚未有定论[27]。与 PCA 泵注芬太尼相比，瑞芬太尼在产妇体内快速代谢而降低药物向胎盘转运，并加速其在新生儿体内清除，因此新生儿呼吸抑制更少见[28]。然而与其他阿片类药物相比，瑞芬太尼引起的产妇镇静、低通气伴氧饱和下降、呼吸暂停要更常见。因为用于检测呼吸暂停的呼吸变量，其阳性预测值较低，推荐对给药产妇进行一对一监测[20]。

（三）镇静药

巴比妥类、吩噻嗪类和苯二氮䓬类等镇静药都没有镇痛作用。所有的镇静催眠药均可以自由通过胎盘，除了苯二氮䓬类药物外，其他镇静药都没有明确的拮抗药。因此，在分娩过程中，通常不用镇静类药物。

吸入笑气

尽管笑气在世界各地已经使用了几十年，但美国的医院对笑气在分娩镇痛中的应用越来越感兴趣[29]。产妇通过面罩吸入由机器混合的 50∶50 的笑气氧气混合气体，单向阀可以使产妇在宫缩前或宫缩时吸入笑气。接受过椎管内镇痛的产妇表示，椎管内技术的镇痛效果优于笑气镇痛。然而，接受笑气镇痛的产妇满意度与椎管内镇痛相似[29]。笑气对于产妇是安全的，不会减弱子宫收缩，其主要不良反应是恶心和眩晕。然而，有一些关于新生儿-儿童结局、职业风险的新问题被提出来[29]。尽管存在这些顾虑，笑气仍为分娩过程中的疼痛缓解提供了一个选择，它也可以应用于短期需镇痛的操作（如会阴修补、人工剥离胎盘）[29]。

（四）胎盘转运

其实，除了高解离度的肌松药物，所有的麻醉镇痛药物均可以自由通过胎盘（框16-1）[30]。胎盘对于肌松药物（如琥珀胆碱）限制转运，使其可以在剖宫产实施全麻时被麻醉医生安全使用，不会导致胎儿肌肉松弛。

框 16-1　影响从母体到胎儿胎盘转运的因素

药物
- 分子量
- 脂溶性
- 解离度，血液 pH
- 空间构型

母体
- 进入血液的摄取量
- 通过循环的分布
- 子宫血流量：量、分布（子宫肌层和胎盘）

胎盘
- 循环：间断射血小动脉
- 脂质膜：Fick 单纯扩散法则

胎儿
- 循环：静脉导管、卵圆孔、动脉导管

胎盘的生理特性和药物的药理特性决定了药物经胎盘转运的程度。因为胎盘具有脂质膜特性，使得大多数药物和所有麻醉药可以通过单纯扩散形式被转运。因此，药物通过胎盘的量随着母体循环中血药浓度和胎盘面积的增加而增加。

药物的解离度也是重要因素，因为大多数药物存在解离状态和非解离状态，非解离状态的药物更容易自由通过脂质膜。解离度受 pH 影响，当母体（正常 pH 为 7.40）和内环境偏酸性的胎儿（pH<7.2）之间存在明显的 pH 梯度时，这一点可能就会产生影响。例如，局麻药在 pH 较低的情况下更易解离，因此药物在母体循环内（正常 pH）以非解离的形式转运到偏酸性的胎儿体内时变成解离状态，滞留在胎儿体内，可能会导致胎儿/新生儿体内局麻药浓度过高。但这是否会对胎儿产生相关的临床不良反应尚未可知。

（五）椎管内镇痛和麻醉技术

椎管内镇痛和麻醉技术（蛛网膜下腔，硬膜外，或两者联合）使用局麻药和阿片类药物进行身体某一区域感觉阻滞和一定程度的运动阻滞。在产科，椎管内和其他区域镇痛技术包括大的神经阻滞（如腰部硬膜外和蛛网膜下腔阻滞）和小的神经阻滞（如宫颈旁阻滞、阴部神经阻滞和局部浸润麻醉）（图 16-1）。

1. 腰部硬膜外镇痛/麻醉

硬膜外阻滞是一种椎管内麻醉，可用于分娩镇痛，或者为器械助产或剖宫产提供外科麻醉[31]。硬膜外镇痛是分娩镇痛的最有效方式[1, 32]。2011 年，椎管内分娩镇痛率介于 66%（年分娩量少于 500 例的医院）～82%（年分娩量大于 1500 例的医院）之间[2]。产妇有意愿进行分娩镇痛是硬膜外镇痛最主要的适应证。出于医疗方面考虑的硬膜外分娩镇痛的适应证包括由病态肥胖或其他原因导致的可预料的困难气管插管（如果需要剖宫产）、恶性高热史、某些特定的心血管和呼吸系统疾病，以及预防或治疗产妇高位脊髓损伤引起的自主神经反射亢进。该技术采用大孔径的穿刺针（16G、17G 或 18G）来进行硬膜外腔穿刺。通过穿刺针置入导管，之后拔出针。回抽导管后，首先注入含肾上腺素等标志物的试验剂量的局麻药，确定导管没有意外置入蛛网膜下腔（脊椎麻醉）或血管内。如置入血管内，肾上腺素的作用会使产妇心动过速，如果局麻药注入蛛网膜下腔的脑脊液中，会快速出现感觉和运动阻滞。一旦排除血管内和蛛网膜下腔置管，可通过导管注入局麻药，导管固定于产妇的背部用来在分娩过程中持续注入局麻药（图 16-1 和图 16-5）。这也常叫作连续硬膜外镇痛（图 16-6）。患者应该能够在床上活动，并且能够感知到胎先露对会阴部的压迫感。

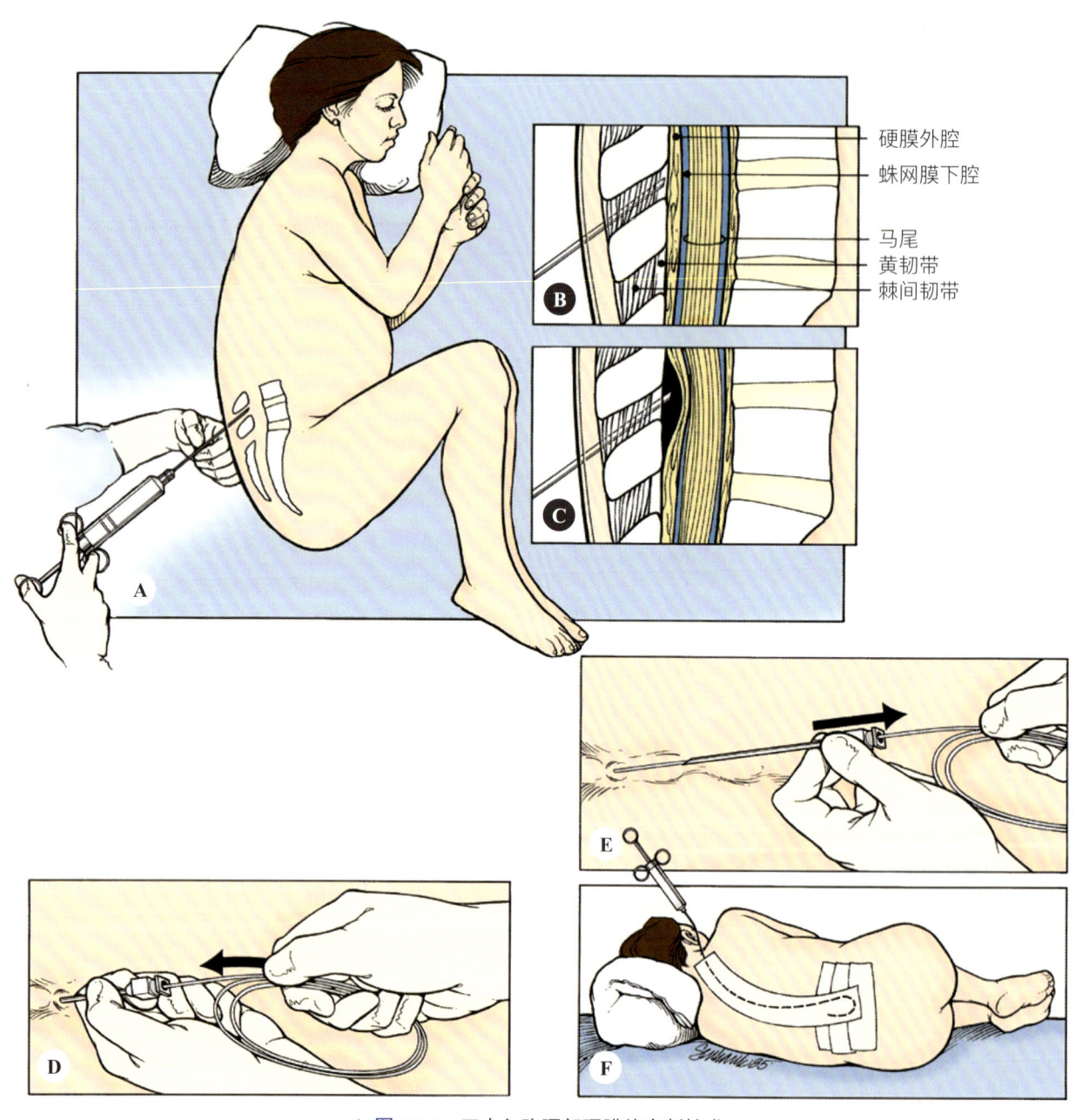

▲ 图 16-5　正中入路腰部硬膜外穿刺技术

A. 侧面图展示了左手抵住患者背部，拇指和食指捏住穿刺针，当针尖进入棘间韧带遇到阻力时尝试推注溶液；B. 针尖位于黄韧带内，可以感受到标志性的阻力，几乎不能推注溶液；C. 注射生理盐水阻力突然消失标志着针进至硬膜外腔，注射溶液的压力推挤硬膜-蛛网膜远离针尖；D. 通过穿刺针置入导管，注意置管时要将针尾压向患者尾侧以增加针与硬膜外腔的角度，同时要注意握管的技术，将导管缠在右手上；E. 沿导管退针，右手固定住导管，F. 用胶布固定导管，注意为降低穿刺点处导管打折的风险，在此处将导管固定成环形（引自 Bonica JJ. *Obstetric Analgesia and Anesthesia*. Amsterdam：World Federation of Societies of Anesthesiologists；1980.）

注入稀释的局麻药联合芬太尼等阿片类药物来维持硬膜外镇痛。可以是以 5～15ml/h 的速度恒速泵注，也可以使用患者自控硬膜外镇痛（patient controlled epidural analgesia, PCEA）泵或程控硬膜外间歇脉冲泵（programmed intermittent epidural bolus, PIEB）。自控硬膜外给药结合连续输注技术，使患者能够根据他们对局麻药的反应进行调节（例如，如果患者出现过度运动阻滞，则减少输注剂量或浓度）。近年来，PIEB 采用自动指令脉冲式泵注药物，代替了传统的连续背景剂量输注[33]。数据表明，PIEB 与连续背景剂量输注相比，PIEB 会改善产妇满意度，减少爆发痛风险（RR=0.60，95%CI 0.39～0.92；10 个研究，797 名产妇），降低局麻药用量（中位剂量，−1.08mg/h，95%CI −1.78～−0.38）；12 个研究，1121 名产妇）[33]。如果分娩过程中需要会阴部麻醉，可以通过导管注入较大剂量的局麻药（图 16-6）。另外，产科医生可以通过阴部神经阻滞或会阴部局部浸润来实施会阴部位的麻醉。

硬膜外技术的另外一种形式，是在置管之前通过硬膜外针置入一根小口径微创铅笔尖粗细的脊椎麻醉针。这种腰硬联合（combined spinal-epidural, CSE）技术应用很小剂量的阿片类药物或局麻药联合阿片类药物，提供更快速起效的镇痛作用。一项在私人医疗机构进行的 RCT 研究纳入了 800 名产妇，对比了 CSE 和传统的硬膜外镇痛[34]，发现接受 CSE 的患者在分娩第一产程的疼痛评分较低，需要麻醉医生追加药物的情况更少，这是当麻醉医生人力有限的情况下的一个重要考虑。CSE 技术另外一项优点是提高硬膜外导管的可靠性，应用 CSE 技术置入硬膜外导管的失败率是应用传统技术的一半[35]。一些医生已经应用该技术使产妇能够在分娩期间走动（"可行走的硬膜外镇痛"），因为它对运动功能几乎没有影响。蛛网膜下腔使用的药物剂量远远小于硬膜外给药，避免了局麻药中毒或高位脊麻的风险。蛛网膜下腔应用阿片类药物的不良反应包括瘙痒和恶心，但通常较轻微且容易治疗。

比较单纯接受硬膜外镇痛的患者，接受 CSE 镇痛的患者可能更容易发生不容乐观的胎心率改变[36]。两种技术低血压的发生率类似，脊椎麻醉镇痛后胎儿心动过缓的原因更可能与子宫肌张力过高有关，而不是低血压[36]。母体的内源性儿茶酚胺，特别是 β 受体激动药肾上腺素，随着脊椎麻醉镇痛起效快速降低，可能导致子宫肌张力过高，特别是同时输注外源性催产素时。幸运的是，这些不利的胎心率改变看起来并没有影响到分娩的预后。一家社区医院的调查纳入了 2380 例产妇，1240 名接受椎管内分娩镇痛的患者（98% 采用 CSE）与 1140 名全身性给予镇痛药物或未进行镇痛的患者相比，急诊剖宫产率并未增加[36]。一项系统回顾纳入分娩期间蛛网膜下腔给予阿片类药物和硬膜外或静脉给予阿片类药物的随机对照试验发现，蛛网膜下腔应用阿片类药物明显增加胎儿心动过缓的风险（OR=1.8，95%CI 1.0～3.1）[37]。然而，两组由于胎心率异常导致的剖宫产风险是相似的（6.0% 和 7.8%）。无论硬膜外还是蛛网膜下腔给药，给药期间和给药之后均应监测胎心率，以便能够及时进行胎儿宫内复苏[4]。

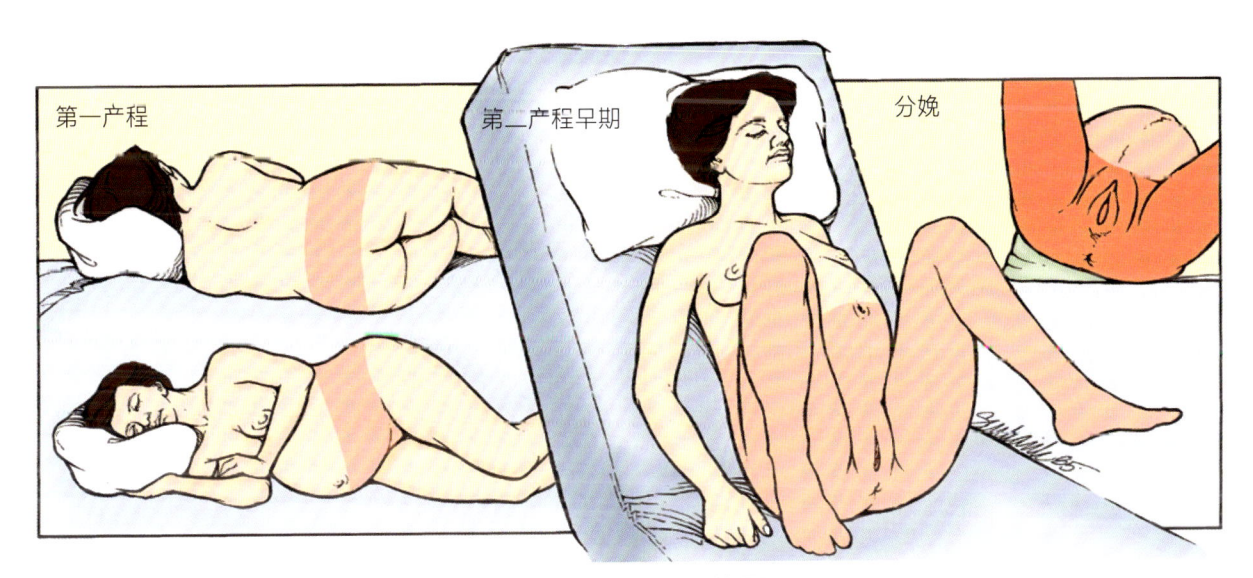

▲ 图 16-6 用于分娩的节段性硬膜外镇痛

一根导管置入硬膜外腔，它的尖端向上到达 L_2。开始时，注射少量低浓度的局麻药以产生节段性的镇痛。第二产程，患者半卧位，注射大量的同等浓度的局麻药，镇痛范围扩大到骶部节段。胎头内旋转后，注射高浓度的局麻药，产生骶部节段的运动阻滞，以达到会阴区的松弛与麻醉。右侧臀部垫高，使子宫处于左倾位（引自 Bonica JJ. *Obstetric Analgesia and Anesthesia*. Amsterdam: World Federation of Societies of Anesthesiologists; 1980.）

2. 椎管内阻滞的并发症

产科麻醉和围产学学会（Society of Obstetric Anesthesia and Perinatology，SOAP）的严重并发症数据库（Serious Complication Repository，SCORE）项目显示，椎管内阻滞的并发症虽然罕见，但是过去的5年研究期间，在超过257 000例麻醉病例中，高位椎管内阻滞，分娩期间呼吸停止和未发现的蛛网膜下腔置管是最常被报道的严重并发症（表16-3）[38]。硬膜外或腰硬联合镇痛其他的不良反应包括低血压、局麻药中毒、过敏反应、神经损伤和硬膜外穿刺后头痛（postdural puncture headache，PDPH）。应用硬膜外镇痛也可能会增加产时发热率，延长第二产程。硬膜外分娩镇痛对产程有影响的证据不足将在后面具体讨论。

因为硬膜外麻醉与不良反应和并发症相关，其中一些是很危险的，所以ASA和ACOG已经声明[3]，"实施或监护产科麻醉的人员应具备处理大的区域麻醉引起的罕见但偶尔危及生命的并发症的资格，如呼吸和心血管衰竭、局麻药中毒导致的惊厥、呕吐和误吸。掌握和保持处理这些并发症所需的技能和知识需要充分的培训并经常应用"。ASA实践指南也提出[4]，"当选择一项椎管内技术时，应该同时制订好合适的并发症治疗方案（如低血压、全身毒性反应、高位脊麻）"。

(1) 低血压：低血压的定义有很多，最常用的是收缩压低于100mmHg，低于基线水平，或者是绝对值和相对基线水平同时降低[39]。分娩过程中采用蛛网膜下腔或硬膜外腔阻滞的产妇中至少有10%会发生低血压[40]。低血压的发生主要是由局麻药物作用于交感神经纤维上所导致的，生理状态下这些神经纤维维持血管张力。血管扩张导致静脉回流至右心的血流量减少，进一步降低心输出量，引起低血压。继发的机制是随着疼痛缓解，产妇内源性儿茶酚胺降低。低血压会减少子宫血流量而威胁胎儿安全，但如果及时发现并有效治疗，则很少会对产妇和胎儿产生不利影响。应特别注意避免或及时治疗低血压，特别是当怀疑有急性或慢性胎儿窘迫时。

治疗低血压要从预防开始，包括静脉输液和静注缩血管药。等张晶体液内不能包含葡萄糖，因为其可能导致继发的新生儿低血糖。将子宫左倾预防妊娠的子宫压迫主动脉和下腔静脉，维持心脏的前负荷和心输出量。低血压恰当的治疗依赖于及时的诊断，因此，实施麻醉的医务人员必须在场并保持警惕。一旦确诊，通过增加静脉输液的速度和将子宫左倾来纠正低血压，如果这些简单的措施无法纠正，应该给予缩血管药物。

麻黄碱或去氧肾上腺素均可以用于治疗椎管内麻醉/镇痛过程中出现的低血压[4]。然而，与去氧肾上腺素治疗椎管内镇痛期间低血压相比，麻黄碱可能会导致程度更严重的胎儿酸中毒[41]。麻黄碱的β受体激动作用可能会增加胎儿氧需，在子宫胎盘供给不足的情况下会导致胎儿缺氧。在没有产妇心动

表16-3 椎管内麻醉（脊椎麻醉或硬膜外麻醉）相关的严重并发症发生率

并发症	并发症（n）	发生率	95%CI
硬膜穿刺后头痛	1647	1：144	1：137，1：151
高位椎管内阻滞	58	1：4336	1：3356，1：5587
产房内呼吸停止	25	1：10 042	1：6172，1：16 131
未发现的蛛网膜下腔置管	14	1：15 435	1：9176，1：25 634
严重的神经损伤	27	1：35 923	1：17 805，1：91 244
硬膜外脓肿/脑膜炎	4	1：62 866	1：25 074，1：235 620
硬膜外血肿	1	1：251 463	1：46 090，1：10 142 861

CI. 置信区间；n. 并发症数量

引自 D'Angelo R, Smiley RM, Riley E, et al. Serious complications related to obstetric anesthesia. The serious complication repository project of the Society for Obstetric Anesthesia and Perinatology. *Anesthesiology*. 2014;120:1505.

过缓（基线水平的母体心率＜70/min）的情况下，可以每次给予50～100μg的去氧肾上腺素，"改善无并发症妊娠的胎儿的酸碱状态"[4]。对于剖宫产来说，预防性输注去氧肾上腺素在早期控制血压方面优于单次注射给药[41]。去氧肾上腺素可以反射性引起心动过缓，可能更适合低血压伴心动过速或麻黄素导致的心动过速是有害的产妇。去氧肾上腺素纠正母体低血压时，不会引起有临床意义的子宫动脉收缩或胎盘灌注减少，即使使用剂量非常大。这些药物使脊椎麻醉后血管张力恢复正常，优先将血液分流至子宫动脉，而不是引起全身血管阻力的异常增加。产妇对所有血管收缩药的敏感性均下降，这反过来可以保护胎儿免受子宫动脉过度收缩的影响。

(2) 局麻药中毒：局麻药全身性毒性反应（局麻药的血药浓度过高）的发生极其罕见，最近的报道是在腹横筋膜平面（transversus abdominus plane，TAP）阻滞后出现的[38]。当局麻药被注射入血管内而不是硬膜外腔，或者即使注射位置正确但注射剂量过大时会发生毒性反应。进行阴部神经阻滞或宫颈旁阻滞时，也可能发生毒性反应。所有局麻药都有最大推荐剂量，不应该超过这个剂量。例如，当与肾上腺素合用时，利多卡因的最大推荐剂量是7mg/kg，单独使用时最大推荐剂量是4mg/kg。肾上腺素可以收缩血管，延缓和降低血液循环对局麻药物的摄取。所有局麻药的包装说明书都包含合适的剂量信息（表16-4）。

局麻药反应由中枢神经系统和心血管系统两部分的临床表现组成。通常CNS的临床表现先于心血管系统出现。中枢神经系统反应的前驱症状包括兴奋、怪异行为、耳鸣和定向障碍。这些症状可在癫痫发作时达到顶峰，通常是短暂的。癫痫发作后会出现认知抑制，定义为癫痫发作后状态。局麻药反应的心血管系统的临床表现通常以高血压和心动过速开始，但随后会出现低血压、心律失常，在某些情况下还会出现心脏骤停。因此，心血管系统的表现也具有兴奋和抑制的特性。通常情况下，中枢神经系统表现出现时往往不伴随严重的心血管反应，但是布比卡因是一个例外。布比卡因血管内注射后患者的复苏是极具挑战性的，可能是由于布比卡因对钠通道长时间的阻滞作用造成的。来自实验室的证据支持相较于其他酰胺类局麻药（如罗哌卡因和利多卡因），布比卡因在等剂量时的心脏毒性增加[42]。布比卡因制造商不建议将0.75%浓度的布比卡因用于产科患者或用于宫颈旁阻滞。然而，使用更低浓度的布比卡因并不能保证安全，因此，布比卡因和所有的局麻药都应缓慢、渐进地注射。

因为更加强调渐进式给药和使用试验剂量（通常是15μg肾上腺素），以排除意外静脉注射或蛛网膜下腔置管，局麻药毒性引起的不良事件已经减少。有些学者质疑在分娩过程中的试验剂量缺乏特异性，以及对胎儿或高血压产妇具有潜在的伤害[43]。血管内注射15μg肾上腺素会使产妇心动过速，这可能难以与宫缩时的心动过速相区别。血管内注射肾上腺素后，由于子宫血流减少，会出现胎心异常，特别是当胎儿已经受到损害时。

局麻药中毒的治疗取决于对体征和症状的识别。出现前驱症状时应立即停止局麻药的注射。如果已经发生抽搐，治疗的目的是维持氧合和防止患者伤害自己。抽搐发生时需要大量氧气，会导致缺氧和酸中毒。如果发生持续抽搐，静脉注射小剂量异丙酚（30～50mg）或苯二氮䓬类药物（2～5mg咪达唑仑）是有效的。这些药物对心脏和呼吸的抑制作用会

表16-4 常用局麻药的最大推荐剂量

局麻药	复合肾上腺素[a]		没有肾上腺素	
	mg/kg	剂量（mg/70kg）	mg/kg	剂量（mg/70kg）
布比卡因	3.0	210	2.5	175
氯普鲁卡因	14.0	980	11.0	770
利多卡因	7.0	490	4.0	280

a. 肾上腺素浓度是1:200 000

叠加在局麻药中毒的抑制阶段，因此，必须要备有合适的设备和人员来维持患者氧合和气道通畅，并提供心血管支持。偶尔需要使用琥珀胆碱来提供肌松以利于通气和插管。在完全性心力衰竭的病例中，分娩出胎儿可能会有利于产妇复苏。静脉注射脂肪乳可能是治疗脂溶性局麻药（如布比卡因或罗哌卡因）引起心脏毒性反应的有效方法[44]。应在进行区域阻滞麻醉的地方备有脂肪乳。

SOAP 制订了一份关于妊娠期心脏骤停管理的共识，旨在通过向医疗保健提供者提供与孕产妇心脏骤停有关的关键信息来改善孕产妇的复苏[45]。该共识对关键认知和应采取的技术干预措施进行了描述，包括应立即进行基本生命支持（basic life support，BLS）和向他人求救，如果可能在二氧化碳监测下进行胸外按压、在背板上仰卧时手动保持子宫左倾位、除颤、气道管理和通气，根据当前高级心血管生命支持（advanced cardiovascular life support，ACLS）指南进行静脉通路给药、濒死期剖宫产或阴道分娩。如果在几分钟内没有恢复自主循环，应尽快娩出胎儿。团队应争取在心脏骤停开始后 4min 内切开皮肤，以便在 5min 内将胎儿娩出[45]。

(3) 局麻药物过敏：局麻药分为酰胺类和酯类。真正对酰胺类局麻药（如利多卡因、布比卡因、罗哌卡因）过敏极为罕见。对酯类局麻药（2- 氯普鲁卡因、普鲁卡因）的过敏反应也不常见，但可能发生，并且通常与对护肤霜或防晒霜中的对氨基苯甲酸（para-aminobenzoic acid，PABA）反应有关。当患者提及她对局麻药"过敏"时，通常是指对局麻药中偶尔添加的肾上腺素的正常反应，特别是在口腔科局部麻醉时。肾上腺素会引起心率加快、耳鸣和恶心等，这些症状可能被解释为过敏反应。因此，记录过敏反应发生时的情况是很重要的。

(4) 高位脊麻或"全脊髓"麻醉：这种并发症的发生是由于阻滞平面上升到危险的高度，导致呼吸肌麻痹，包括膈肌麻痹（$C_{3\sim5}$）。这是脊椎麻醉或硬膜外麻醉最常见的并发症，其原因可能是药物剂量计算错误或在硬膜外阻滞期间意外地将药物注射进蛛网膜下腔。椎管内阻滞后全脊麻的发生率为 1/4336（表 16-3）[38]。来自 ASA 已结案索赔项目对责任索赔的分析[46]和一个大型医疗责任保险数据库[47]的医疗法律数据表明，高位脊麻和全脊髓麻醉更经常与产妇死亡或因延迟开始产妇复苏而导致的脑损伤有关。这种并发症的高发生率很可能反映了目前椎管内麻醉的广泛使用。

在全脊髓麻醉或高位脊麻时，呼吸辅助肌群麻痹会使产妇感到恐惧、焦虑和呼吸困难。在膈肌不受影响的情况下，产妇通常是可以充分呼吸的，但治疗必须个体化，无论是真实存在的呼吸困难，还是由于焦虑而感受到的呼吸困难，都应该被认为是呼吸肌群瘫痪的后果，直到被证明并非如此。全脊麻还会伴有心血管系统症状，包括低血压甚至心血管衰竭。

全脊麻治疗包括快速识别麻醉阻滞平面，因此，实施椎管内麻醉的医师应当十分熟悉脊神经的体表分布图（图 16-7），同时还应掌握不同的麻醉感觉阻滞平面与其他器官或系统的神经支配关系。例如，T_4 感觉水平阻滞可能代表着全部交感神经系统被阻滞，手指和手臂的麻木和无力意味着麻醉平面已经到达颈部（$C_{6\sim8}$），这是非常危险的，因为这个平面已经非常接近膈肌的神经支配。当膈肌没有受累时，产妇的自主呼吸是充分的，心血管系统可以保持稳定，只需给氧和安慰就足够了。但如果产妇感到焦虑，或者怀疑膈肌受累时，则需要进行辅助通气，需要进行气管插管来保护气道。此外，必要时还应进行心血管支持。如果因为监护不充分、麻醉医师不在场、产房缺少气道设备或急救药物、在将产妇转移到手术室分娩时复苏延迟等原因耽误治疗，将会造成严重后果[46, 47]。经过及时和充分的治疗，临床上严重的后遗症极其罕见。

(5) 神经损伤：硬膜外麻醉或蛛网膜下腔麻醉后瘫痪是极其罕见的，即使是像足下垂或节段性感觉缺失等轻微的损伤也不常见。严重神经损伤的发生率为 1/35 923（表 16-3）[38]，尽管在大型医疗责任保险数据库中最常见的诉讼原因是产妇神经损伤（54.7%）[47]，但是 ASA 已结案索赔项目对责任索赔的分析指出，在最近的回顾中因神经损伤索赔的发生率有所下降[46]。这些差异可能是由于未公开索赔数据的性质、样本量小、对损害的不同定义造成的。

大多数产后神经并发症是由分娩时对神经的压迫引起的，麻醉医师和产科医师都应该能够识别这些神经并发症的常见表现[48]。由于商业化生产的药物、安瓿和一次性使用的针头，感染和腐蚀性损伤

▲ 图 16-7　脊神经的体表分布

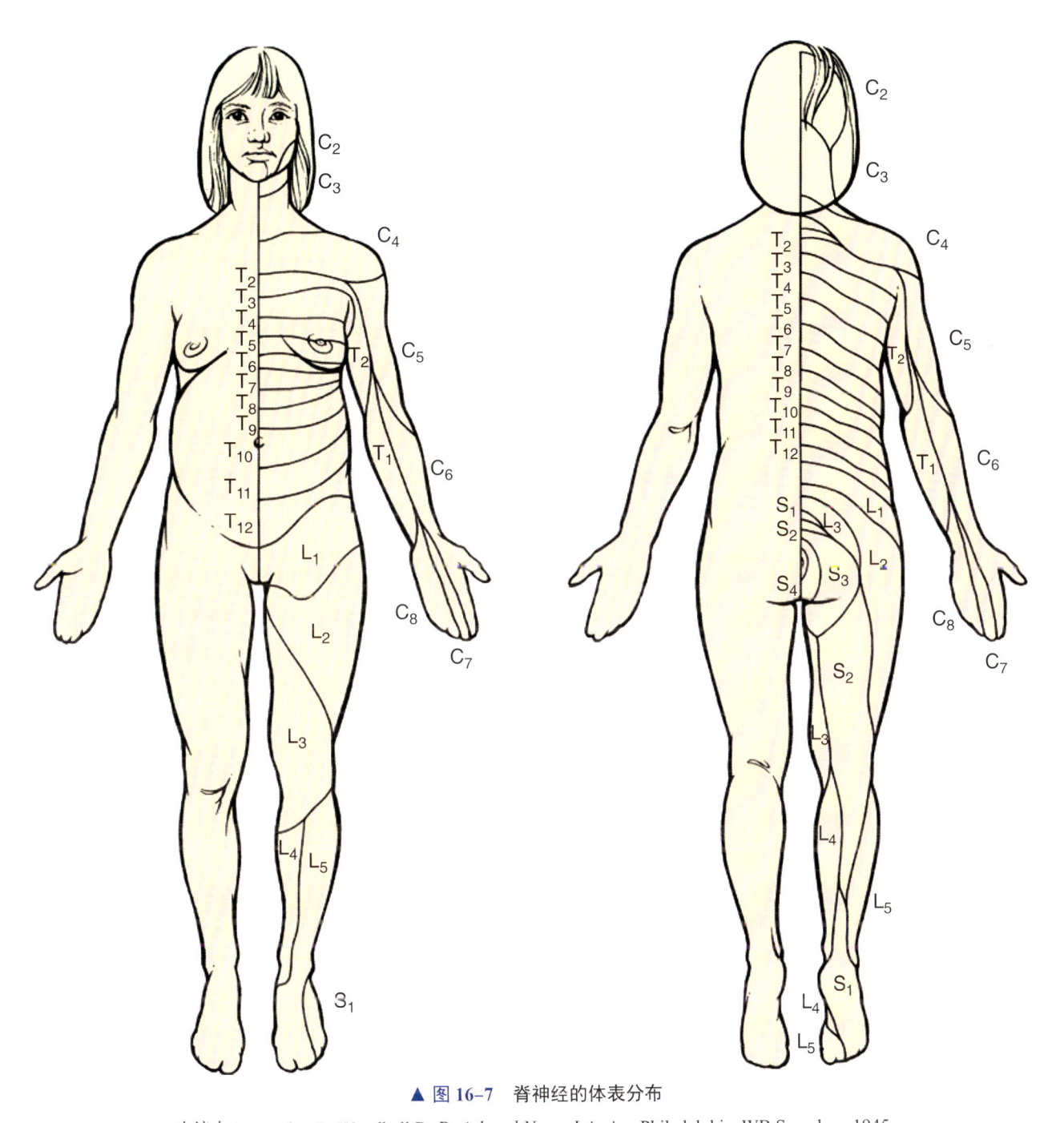

改编自 Haymaker L, Woodhall B. *Peripheral Nerve Injuries*. Philadelphia: WB Saunders; 1945.

在临床上十分罕见。不论是顺产还是剖宫产手术过程中，当椎管内麻醉/镇痛后出现神经损伤时，都应当怀疑与麻醉相关，即使麻醉原因引起的神经损伤非常罕见。其他潜在的病因包括在分娩过程中脚架位置不正确、困难的器械助产或胎儿娩出异常。在剖宫产手术中，过度或长时间使用牵开器对敏感神经组织施加压力也可能导致神经损伤。幸运的是，大多数分娩后的神经障碍都是轻微和短暂的，如果症状持续时间长或进一步加重，都应该咨询神经内科或神经外科医生。

一项关于 137 万名在分娩期间接受硬膜外镇痛的产妇的严重不良事件系统回顾发现，硬膜外血肿和硬膜外脓肿的发生率分别为 1/168 000 和 1/145 000 [49]。持续神经损伤的风险是 1/240 000，一过性神经损伤的风险是 1/6700。相比之下，在 SOAP 严重并发症记录中发现，与麻醉有关的硬膜外血肿

325

的发生率为1/251 463，硬膜外脓肿或脑膜炎的发生率为1/62 866（表16-3）[38]。在实施脊椎麻醉或硬膜外麻醉期间由于意外穿破硬膜外血管形成的血肿压迫脊髓，是一种更应该引起重视且可以逆转的神经损伤。通过影像学能够早期发现硬膜外血肿，在神经内科医生或神经外科医生的帮助下，可以通过椎板切除术去除血肿而解决问题，以防造成永久性损害。幸运的是，这是一种罕见的并发症。尽管如此，凝血功能障碍或正在使用抗凝药物是脊椎麻醉和硬膜外麻醉禁忌证。由于凝血功能障碍的原因是多方面的，HELLP综合征强烈提示产妇存在凝血功能障碍的风险[50]。椎管内麻醉后任何明显的运动或感觉障碍都应该立即和彻底地查明原因（图16-7）。

虽然椎管内感染（如脊髓膜炎或硬膜外脓肿）很罕见，但这是导致产妇发生并发症和死亡的一个重要原因。2009年，美国疾病控制和预防中心回顾了5例与分娩时脊椎麻醉相关的细菌性脑膜炎病例，其中有1名产妇死亡[51]。在这些案例中，一个共同的特点是，麻醉医生或手术间里的其他人员没有戴口罩。美国麻醉师协会、美国区域麻醉和疼痛医学学会已经发布了关于预防椎管内麻醉期间感染的联合指南，其中包括建议摘除首饰、洗手、戴上新的口罩，以及使用酒精对产妇的背部进行消毒[52]。

（6）脊椎麻醉后头痛：在使用非创伤性的针（如铅笔尖粗细）进行脊椎麻醉后，头痛的发生很罕见，更常见的情况是，在实施硬膜外阻滞时，用大口径（17G或18G）硬膜外穿刺针穿破硬脊膜（"打穿"）。如果继续进针，硬脊膜就会紧贴在硬膜外腔的后方（图16-5）。腰硬联合麻醉后头痛与单纯硬膜外麻醉后头痛的发生率无差异，都约为1.5%。在硬膜外置管时，意外穿破硬膜或"打穿"的发生率在1%～3%之间，其发生取决于硬膜外麻醉的实施者的经验[53]。

一旦"打穿"，多达70%的患者会出现脊椎麻醉后头痛。典型的脊椎麻醉后头痛在直立位时加重，在仰卧位时缓解。鉴别诊断应包括偏头痛、使用空气行阻力消失法引起的颅内积气、感染、大脑皮质静脉血栓形成、先兆子痫、颅内或蛛网膜下腔出血[54]。脊椎麻醉后头痛被认为是由于脑脊液丢失，当直立位时，大脑向下沉降，拉伸脑膜和桥接血管。在已知硬脊膜穿破后，补液、卧床休息、穿腹部绑带和俯卧位都被认为是脊椎麻醉后头痛的预防措施。然而，目前大多数麻醉医师都认为这些措施并没有什么作用[55]。

当产妇出现脊椎麻醉后头痛时，应该向产妇解释病因和从保守到积极的可能的治疗方案。脊椎麻醉后头痛虽然不危险，但如果患者觉得她的担忧没有得到解决，则头痛是产科麻醉中常见的诉讼原因，因此，密切的随访、安慰和必要的治疗是很重要的[46,47]。如果是轻微的、不影响日常生活的头痛，可以口服止痛药和咖啡因进行治疗。咖啡因是一种脑血管收缩剂，能够缓解头痛的症状[55]。如果简单的治疗无效，或者头痛严重，影响了她的日常生活，应该考虑使用硬膜外血补丁。在硬膜外腔中注射约20ml的无菌自体血。硬膜外血补丁的确切机制尚不清楚，可能有填塞作用，可以立即缓解头痛；也可能是它凝固在硬脊膜穿破孔上，防止脑脊液进一步泄漏。产妇的头痛症状在置入血补丁后能很快缓解，应指导产妇在血补丁后第1天避免咳嗽或用力。尽管硬膜外血补丁是医源性硬膜外血肿，但它对于缓解脊椎麻醉后头痛是非常有效的，并且几乎没有并发症。分娩后立即进行预防性硬膜外血补丁并不能有效预防头痛，这可能是因为脑脊液在与血液混合稀释血液时具有使血凝块不稳定的作用[56]。

（7）背部疼痛：背痛是围产期常见的主诉，也是考虑在分娩时使用椎管内麻醉/镇痛的产妇普遍关注的问题。在分娩前和进行椎管内麻醉之前的产前调查发现，有69%的产妇已经出现背疼，58%的产妇因背痛而影响睡眠，57%的产妇表示背痛影响日常生活，30%的产妇因为背痛而停止了至少一项日常活动[57]。这其中只有32%的产妇告诉产科医生她们有背痛，而只有25%的医生建议进行治疗。尽管有人担心椎管内麻醉可能会导致背部疼痛，但根据产后调查显示，在分娩时无论是否使用椎管内麻醉/镇痛，分娩后背痛的发生率都是一样的，在产后2个月和6个月时背痛的发生率为40%～50%[58]。一项Cochrane综述比较了在分娩过程中接受硬膜外麻醉/镇痛的产妇和那些没有接受的产妇，发现产妇长期背痛无差异（RR=1.00，95%CI 0.89～1.12；纳入814名产妇，2个研究，中等证据强度）[32]。尽管有这些令人欣慰的发现，但还是出现有关背痛的责任索赔，通常与先前存在的背痛或椎管内阻滞困难有关[46,47]。

(8) 母乳喂养的问题：由于母乳喂养对母亲和新生儿均具有短期和长期的益处，因此被认为是一项重要的公共卫生倡议。联合委员会已经引入了产科质量指标，包括设定最低期望的母乳喂养率[59]。一些患者和医务工作者担心椎管内镇痛可能会影响新生儿有效吸吮母乳的能力，尽管事实是生理学上无法解释为什么会发生这种情况[60]。观察性研究显示，母乳喂养困难与分娩过程中麻醉药使用之间存在关联，但这没有考虑到可能导致早期母乳喂养困难的产科事件，如分娩时间延长或手术分娩等[60]。有助于母乳喂养成功的因素包括哺乳咨询服务、产妇的积极性、产科医生和儿科医生的支持[60]。

没有随机试验对比接受硬膜外镇痛和不接受药物治疗的患者的母乳喂养结果[61]。研究表明，分娩过程中硬膜外给予大剂量芬太尼（＞150μg）与早期母乳喂养成功率较低之间存在关联，但一项随机、双盲、对照试验比较硬膜外药液中是否含芬太尼，发现无论给予的硬膜外芬太尼累积剂量如何，产后6周母乳喂养的成功率均无差异，与预想的一样，剖宫产后接受硬膜外镇痛的产妇比那些接受全身性阿片类药物镇痛的产妇的母乳喂养成功率更高[62]。

3. 对分娩和分娩方式的影响

在过去，围绕着如何对产妇进行关于椎管内镇痛对分娩过程和剖宫产风险的影响的指导存在很大争议。美国妇产科医师学会关于这个问题的最新实践公告指出[1]，"椎管内分娩镇痛不会增加剖宫产率，因此，不应该因为这个问题而拒绝（A级）"。

椎管内镇痛对剖宫产率的影响是过去几十年来研究的最重要的分娩结局之一。尽管较早的观察性研究表明，椎管内镇痛增加剖宫产风险，但最近的RCT证据支持椎管内镇痛并不增加剖宫产率。一项Cochrane综述[32]评估了分娩时所有类型的椎管内镇痛（包括CSE）与非硬膜外镇痛或无镇痛对分娩结局的影响。在该综述中，三者之间的剖宫产率没有差异（RR=1.07，95%CI 0.96~1.18；纳入10 350名产妇，33项研究，中等强度证据）[32]。

其他有研究探讨在产程早期（宫口扩张≤4cm）开始椎管内镇痛与宫口扩张大于4cm开始椎管内镇痛是否会增加剖宫产风险[63-65]。这些研究结果表明，在产程早期启动硬膜外镇痛并不会增加剖宫产率，而且早期有效的镇痛能提高产妇的满意度。一项关于早期与晚期启动硬膜外镇痛的Cochrane综述认为，有高质量的证据表明，早期和晚期启动硬膜外镇痛对所有观察结果的影响是相似的[66]。硬膜外镇痛的管理和给药时机应该根据患者的需要和疼痛程度而定。然而，在产科医生确定产程启动前，应避免实施硬膜外镇痛。

临床医生和产妇在接受椎管内镇痛时另外的担心包括可能延长产程、增加催产素使用、增加器械助产的风险。尽管硬膜外镇痛开始后使用催产素治疗的相对风险因产科操作（如引产和积极的分娩管理）而有很大差异，但系统研究表明[32, 67]，硬膜外镇痛与催产素的使用显著增加有关。

硬膜外镇痛对第二产程的时长也有一定影响。尽管椎管内镇痛在某些产妇中可能会缩短第一产程，在另一些产妇中会延长第一产程，但毫无疑问，有效的椎管内镇痛会延长第二产程约15min[32, 67]。然而，当在分娩前后问及产妇的偏好时，她们更喜欢分娩时较低强度的疼痛，即使持续时间会更长，而不是高强度、持续时间较短的疼痛[68]。大多数产科医生认为，在以下条件下，第二产程的延长不会对产妇或新生儿的结局产生不利影响：①电子胎儿监护证实胎儿状态良好；②母体水化和镇痛充分；③胎头下降有进展。一项对42 268名产妇（其中半数实施硬膜外镇痛）的回顾性研究发现，不论是头胎还是多胎产妇，实施硬膜外镇痛后第二产程都延长[69]。然而，与未接受硬膜外镇痛的产妇相比，接受硬膜外镇痛的产妇的第二产程的第95百分位数阈值超过2h。接受更长时间第二产程的概念可能会避免一些不必要的干预措施。在硬膜外分娩镇痛的药液中使用低浓度局麻药联合阿片类药物可以在不影响镇痛的前提下改善产科结局（如减少器械助产，缩短第二产程）和减少母体不良反应（如较少的运动阻滞、更好的行走、减少尿潴留）[70]。

由于产科实践和产科医生对器械辅助阴道分娩态度的强烈影响，使得任何关于椎管内镇痛与器械助产之间关系的分析都是复杂的。此外，产科医生可能更倾向于对有效镇痛的产妇进行选择性的器械助产。一项系统综述和两项大型随机试验评估了椎管内镇痛对阴道分娩方式的影响[67, 71, 72]。这些研究纳入近10 000名产妇，结果表明，硬膜外镇痛与器械助产风险增加相关。然而，操作者偏倚是一个重要的混杂因素。在临床实践中，产科医生对产钳或负压吸引胎头辅助分娩的适应证的把握差别很大，通常很难区分有指征的和选择性的器械助产。虽然争议一直存在，但现有的证据表明，有效的椎管内分娩镇痛与器械助产风险增加相关。一项分娩时实施硬膜外镇痛与未实施硬膜外镇痛的 Cochrane 综述发现，硬膜外镇痛组有更多的产妇接受辅助的阴道分娩（RR=1.44，95%CI 1.29~1.60；纳入 9948 名产妇，30 项研究，低强度证据）。然而，对 2005 年后的试验进行的事后亚组分析显示，当把 2005 年以前的试验排除后，该结果被逆转了（RR=1.19，95%CI 0.97~1.46）。这很可能是因为在现代椎管内分娩镇痛中将局麻药浓度降到了最低，以在提供足够镇痛的同时减少运动阻滞和实施有效的分娩用力。较高的局麻药浓度能有更好的镇痛效果，但是可能会导致器械助产率增加，但不会增加剖宫产率。随机试验对 0.25% 布比卡因（高剂量）硬膜外镇痛与低剂量布比卡因 / 芬太尼硬膜外镇痛进行了比较，发现两者的剖宫产率没有差异[71]。尽管硬膜外镇痛不会增加剖宫产风险，但椎管内分娩镇痛应根据产妇的需要和疼痛程度进行个体化实施，重点是能提供足够镇痛效果的同时尽量降低局麻药浓度和减少运动阻滞。在一个特定的人群中，剖宫产的实施可能因产妇人群、产科管理、催产素增加方案、产科医生、产妇对剖宫产的态度、产科医生对器械助产的喜好及其他风险因素而不同。单纯的椎管内分娩镇痛并不增加剖宫产风险[73]。

发热：与不使用镇痛药或单独使用全身性阿片类药物的产妇相比，硬膜外镇痛与产妇产时体温升高有关[74]。在一项设计良好、交叉率低（6%）的研究中，Sharma 和同事发现，有 33% 随机接受硬膜外镇痛的初产妇发生了产时发热，体温超过 37.5℃，而在接受全身性阿片类药物的产妇中，这一比例为 7%。尽管平均产程只有相对轻度延长（50min），但发热的风险增加了 4 倍以上。虽然硬膜外镇痛引起发热的确切机制尚不清楚，但目前认为它与潜在全身和（或）局部炎症反应有关，可能是由 IL-6 介导，没有潜在的感染病原学证据。硬膜外镇痛后的产时发热与产妇和胎儿血清中炎性细胞因子水平升高有关，但硬膜外阻滞可能引起炎症反应的机制尚未阐明。硬膜外镇痛后温度调节功能可能会被改变，因

为硬膜外镇痛会引起出汗减少（通过阻滞交感神经），以及疼痛缓解后过度通气减少。而出汗和过度换气都可以起到散热作用。没有研究发现分娩时使用硬膜外镇痛会增加感染概率。

已经发现了几种产时发热的预防措施，对乙酰氨基酚是解热的标准疗法，但对预防硬膜外镇痛继发发热无效。硬膜外镇痛的产妇给予大剂量皮质类固醇可阻断发热反应，但也显著增加暴露新生儿菌血症的风险[75]。一项随机试验发现，与安慰剂相比，预防性应用头孢西丁并不能预防实施硬膜外镇痛的初产妇的产时发热，这一结果支持了产时发热与感染无关[76]。多因素 Logistic 回归分析显示，暴露于镁剂的产妇发生产时发热的可能性更小，产时未接受镁剂治疗的产妇比接受镁剂治疗的产妇早 78min 达到最高体温（P=0.004）[77]。尽管机制尚不清楚，镁剂可能对母体发热起到保护作用。

即使没有感染性疾病，产程中暴露在高热状态下对新生儿来说也可能是有害的。一项对接受硬膜外镇痛的低风险产妇的回顾性研究发现，产妇体温高于 99.5 ℉（37.5℃）与不良新生儿结局相关，如肌张力不足、辅助通气、低 Apgar 评分和早发癫痫等[78]。不良结局的发生率随产妇最高体温增加而增加，但如果没有体温升高，硬膜外镇痛与新生儿不良结局无关。必须澄清的是，没有证据表明硬膜外镇痛与感染、脑病或脑瘫相关。所有发热的产妇都应采取主动降温措施，如降低室温、不盖毯子和使用低温静脉输液等。

（六）宫颈旁阻滞

如果操作正确，宫颈旁阻滞镇痛是一个简单而有效的方法（表 16-1）。通常，在 4 点和 8 点位置向宫颈黏膜注射总剂量为 10~20ml 不含肾上腺素的稀释后的局麻药（如 1% 利多卡因，或 1% 或 2% 的 2- 氯普鲁卡因）（图 16-8）。镇痛的持续时间取决于所用的局麻药。这种技术已经不常用于分娩镇痛，因为它与 2%~70% 的胎儿心动过缓有关。这些心动过缓通常是良性的，大多发生在宫颈旁阻滞后的 2~10min 内，持续 3~30min；但是，也有胎儿酸中毒和死亡的报道。pH 显著下降和碱剩余增加只发生在那些心动过缓持续 10min 以上的胎儿[79]。虽然对于宫颈旁阻滞后胎儿心动过缓的机制尚未达成共识，但

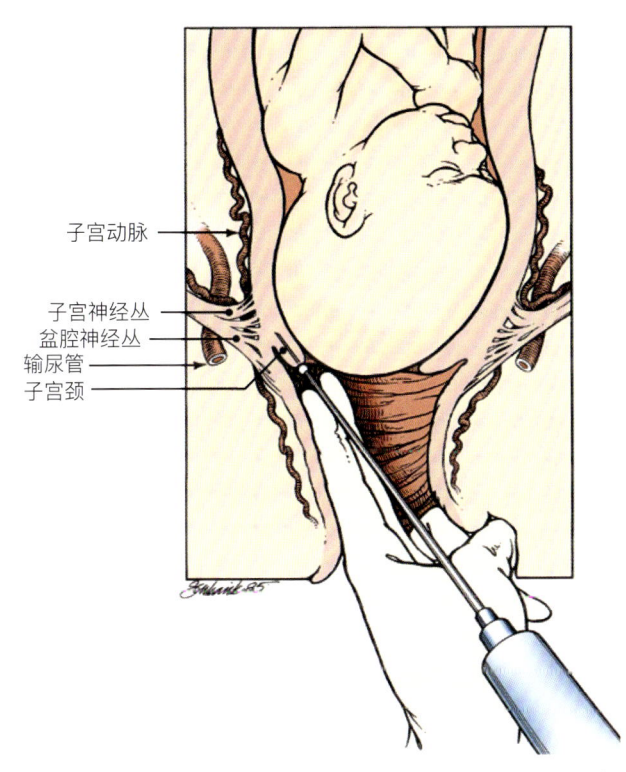

▲ 图 16-8 宫颈旁阻滞技术宫颈下部和阴道上部的冠状图，（放大）显示针与宫颈旁区域

改编自 Bonica JJ. Principles and Practice of Obstetric Analgesia and Anesthesia. Philadelphia: FA Davis; 1967:234.

（标注：子宫动脉、子宫神经丛、盆腔神经丛、输尿管、子宫颈）

在分娩过程中应谨慎使用这种阻滞，在胎儿心率监测不可靠或怀疑子宫胎盘功能不全时，应禁忌使用。

五、器械助产或会阴修补的麻醉

阴道分娩镇痛的目标是在不增加产妇和胎儿不必要风险的前提下，既满足产妇的镇痛愿望，又满足分娩需求。

（一）局部麻醉

会阴部局部浸润麻醉是非常安全、简单且广泛使用的方法，能满足自然阴道分娩、会阴切开术的麻醉需求，也可能满足负压吸引胎头辅助分娩的麻醉需求。但如果使用大剂量的局麻药或意外发生血管内注射，就可能会发生局麻药中毒。通常情况下，5～15ml 的 1% 利多卡因就足够了。在会阴部浸润后，利多卡因会快速和显著地转移到胎儿体内，但在常规剂量下，是没有临床意义的。

（二）阴部神经阻滞

阴部神经阻滞是一种有效安全的局部神经阻滞技术。产科医生使用 Iowa 专用注射器和 20G 针头在两侧坐骨棘下各注射 10ml 局麻药。由于 50% 的患者会出现痔神经变异，有些产科医生喜欢在坐骨棘后方注射一部分局麻药（图 16-9）。虽然经会阴入路进入坐骨棘也是可行的，但大多数医生更倾向于经阴道入路，可使用 1% 利多卡因或 2% 2- 氯普鲁卡因。

阴部神经阻滞能够满足所有自然阴道分娩、会阴切开术及一些出口处或低位手术辅助阴道分娩，但它可能不能满足其他需要额外操作的分娩。由于注射部位附近血管丰富，所以与会阴部局部浸润相比，阴部神经阻滞因意外血管内注射而导致局麻药中毒的风险更高；因此，在注射前回抽尤为重要（图 16-9）。当阴部神经阻滞后需要复合会阴部和阴唇部局部浸润时，需要特别注意局麻药总量。

（三）麻醉监护镇静术

在紧急或非预期器械助产时，麻醉医师、麻醉助理医师或麻醉护士可以在保留产妇保护性喉反射和咳嗽反射的情况下，使用笑气或静脉镇痛药物进行镇静，此时产科医生同时给予会阴部局部浸润或阴部神经阻滞。局麻加镇静的综合效果是相辅相成的，能满足大多数手术辅助阴道分娩、肩难产和头部卡压。麻醉医师应密切监测产妇，评估其麻醉深度，避免麻醉过深。如果产妇失去意识，所有与全身麻醉有关的并发症都可能发生，包括气道阻塞、缺氧和误吸。如果有吸入装备或麻醉机，麻醉医师可以使用 50% 的笑气；也可以使用 0.25～0.5mg/kg 的氯胺酮复合一些苯二氮䓬类药物（如咪达唑仑）进行静脉镇痛。在没有麻醉机的产房里，或者对于不能或不愿忍受麻醉面罩的产妇，氯胺酮可能是非常有效的。应当向产妇充分告知吸入或静脉镇痛的遗忘作用。

（四）脊椎麻醉（蛛网膜下腔阻滞）

鞍麻是脊椎麻醉技术的一种，能将麻醉平面局限于会阴部，使产妇在没有痛苦的情况下完成自然分娩、产钳助产、会阴修补和更复杂的阴道分娩。脊椎麻醉是一种简单易行，能使受阻滞部位疼痛完全缓解的技术。但由于运动力量减弱和明显的感觉阻滞，产妇的产力可能会受到一定程度的影响。在注射局麻药后到分娩完成，均应保持子宫左倾位以保持静脉回流通畅，防止过度低血压。

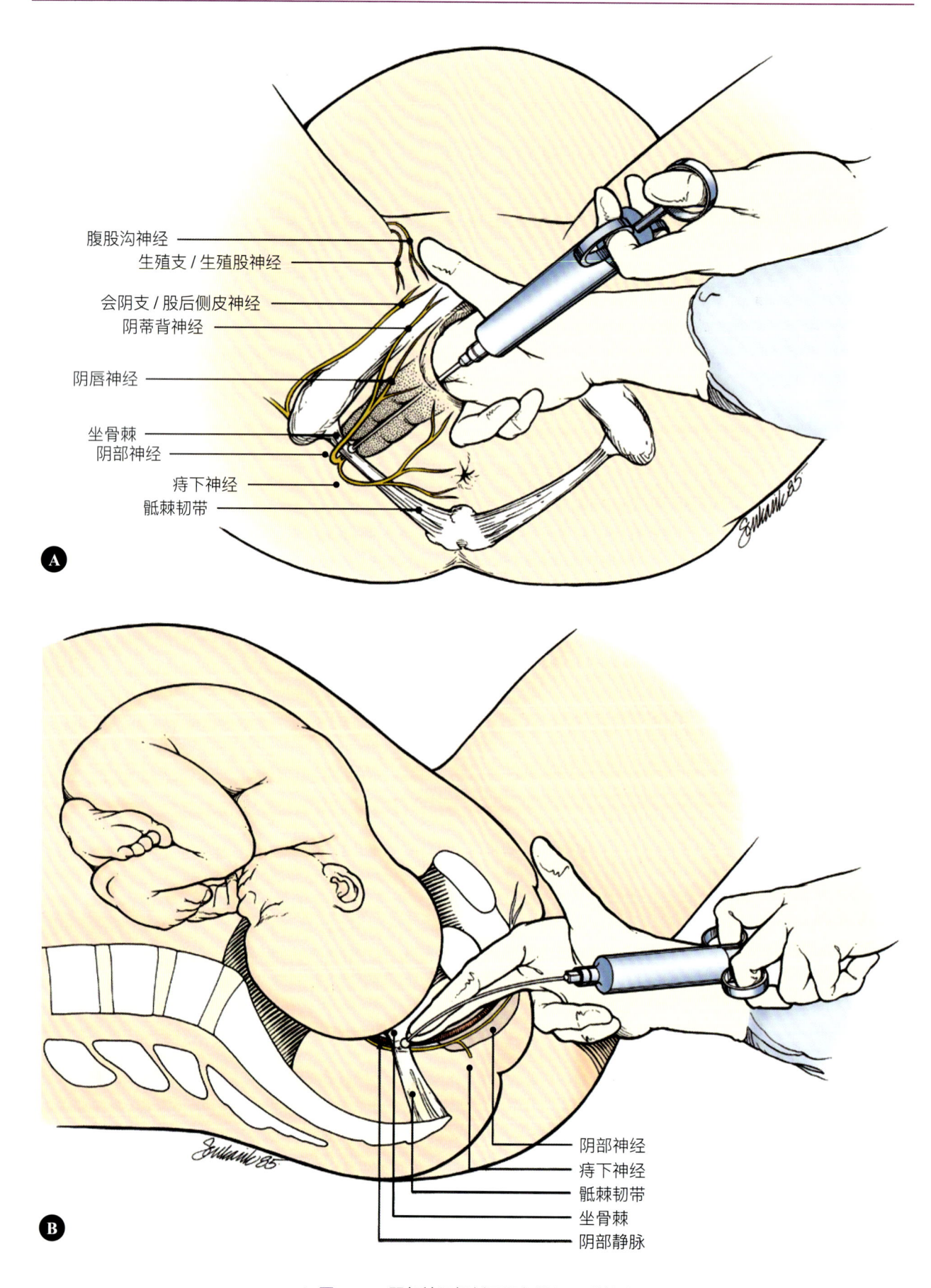

▲ 图 16-9　阴部神经解剖及阴部神经阻滞技术

其他技术，如开始实施硬膜外麻醉（假设尚未用于分娩镇痛）或全身麻醉，在现代产科中已很少使用。

六、剖宫产麻醉

在美国，5.8% 剖宫产和 14.6% 紧急剖宫产会使用全身麻醉。尽管麻醉技术会因医院规模大小而有所不同，但大约 90% 剖宫产使用脊椎麻醉、硬膜外麻醉或腰硬联合麻醉（表 16-5）[80]。局部麻醉可用于剖宫产手术，但目前已经很少使用或教授。虽然椎管内麻醉对母亲可能有益处，但根据 Apgar 评分和血气测量的结果表明，椎管内麻醉或全身麻醉后胎儿的临床结局是相似的（表 16-6）。

（一）术前用药

术前一般不常规使用抗焦虑药、镇静药或阿片类药物，因为这些药物会通过胎盘对新生儿产生抑制作用。如果术前进行了充分的谈话，让产妇确信她的需求会得到满足，那么术前就没必要进行镇静了。

（二）误吸和预防误吸

误吸是一种严重且可能致命的全麻并发症。如果误吸的胃容量大且酸性强，后果将会更严重。孕妇误吸风险高，是由于子宫增大、腹内压和胃内压升高。其他原因包括子宫增大引起胃食管括约肌变形、功能降低，导致妊娠期间食管反流高发；妊娠期孕激素水平增加影响平滑肌功能，使胃排空延迟和胃食管括约肌松弛；分娩本身也会使胃排空延迟，尤其是当产妇接受阿片类药物治疗时[18]。

误吸后肺损害的严重程度和发病率不同取决于误吸物的性质。弱酸性的吸入物（pH>2.5）进入肺泡会使 PaO_2 降低，但对肺组织没有显著的破坏性或致炎作用。pH 小于 2.5 的强酸性吸入物会引起肺部出血、炎性渗出和水肿，并导致严重的低氧血症。吸入部分消化的食物会使肺组织产生非常严重的生理和组织学改变（表 16-7）。尽管可以通过抗酸剂或 H_2 受体阻滞药来有效中和酸性胃内容物，但抗酸剂不能降低吸入固体食物的风险。即使是吸入 pH 高达

表 16-6 择期剖宫产分娩的胎儿血气分析和 Apgar 评分

	全身麻醉[a] （n=20）	硬膜外麻醉[a] （n=15）	脊椎麻醉[b] （n=15）
脐静脉			
pH	7.38	7.359	7.34
PO_2（mmHg）	35	36	37
PCO_2（mmHg）	38	42	48
Apgar<6			
1	1	0	0
5	0	0	0
脐动脉			
pH	7.32	7.28	7.28
PO_2（mmHg）	22	18	18
PCO_2（mmHg）	47	55	63
BE（mEq^hL）	–1.80	–1.60	–1.40

BE. 碱剩余

a. 引自 James FM Ⅲ, Crawford JS, Hopkinson R, et al. A comparison of general anesthesia and lumbar epidural analgesia for elective cesarean section. *Anesth Analg*. 1977;56:228.
b. 引自 Datta S, Brown WU. Acid-base status in diabetic mothers and their infants following general or spinal anesthesia for cesarean section. *Anesthesiology*. 1977;47:272.

表 16-5 2011 年根据分娩服务规模分层统计的剖宫产麻醉方法

分娩量/年	硬膜外麻醉（%）		脊椎麻醉（%）		腰硬联合麻醉（%）		全身麻醉（%）	
	择期	急诊	择期	急诊	择期	急诊	择期	急诊
<500	16	34	87	61	4	5	3	14
500~1499	13	41	88	56	9	5	4	17
>1500	15	43	75	41	17	12	3	19

改编自 Traynor AJ, Aragon M, Ghosh D, et al. Obstetric anesthesia workforce survey: a 30-year update. *Anesth Analg*. 2016;122:1943.

5.9 的部分消化的食物，也会导致严重的缺氧和肺损伤。为了降低非择期剖宫产的误吸风险，在分娩过程中，口服应限于适量的清亮液体或冰片[4]。

所有产妇均应在手术前常规使用抗酸剂。对于合并有病态肥胖、糖尿病、最近食物摄入、困难气道或先前接受过阿片类药物等胃排空延迟的产妇，可复合使用 H_2 受体阻滞药和胃复安进行误吸预防[4, 81]。一旦确定产妇需要进行剖宫产，无论是椎管内麻醉还是全身麻醉，产妇均应服用 30ml 透明、非颗粒的抗酸剂［如 0.3mol/L 枸橼酸钠、Bicitra（枸橼酸和枸橼酸钠）或 Alka-Seltzer 泡腾片（将 2 片药物溶于 30ml 水中）］中和胃酸，以减轻误吸的后果。应避免使用粉末状白色颗粒抗酸剂，因为吸入它们会造成肺损伤（图 16-10）。

表 16-7 2ml/kg 各种物质误吸 30min 后狗的动脉血气分压和 pH

吸入物	反应			
	吸入物 pH	PO_2（mmHg）	PCO_2（mmHg）	血气 pH
生理盐水	5.9	61	34	7.37
盐酸	1.8	41	45	7.29
食物颗粒	5.9	34	51	7.19
食物颗粒	1.8	23	56	7.13

引自 Gibbs CP, Modell JH. Management of aspiration pneumonitis.

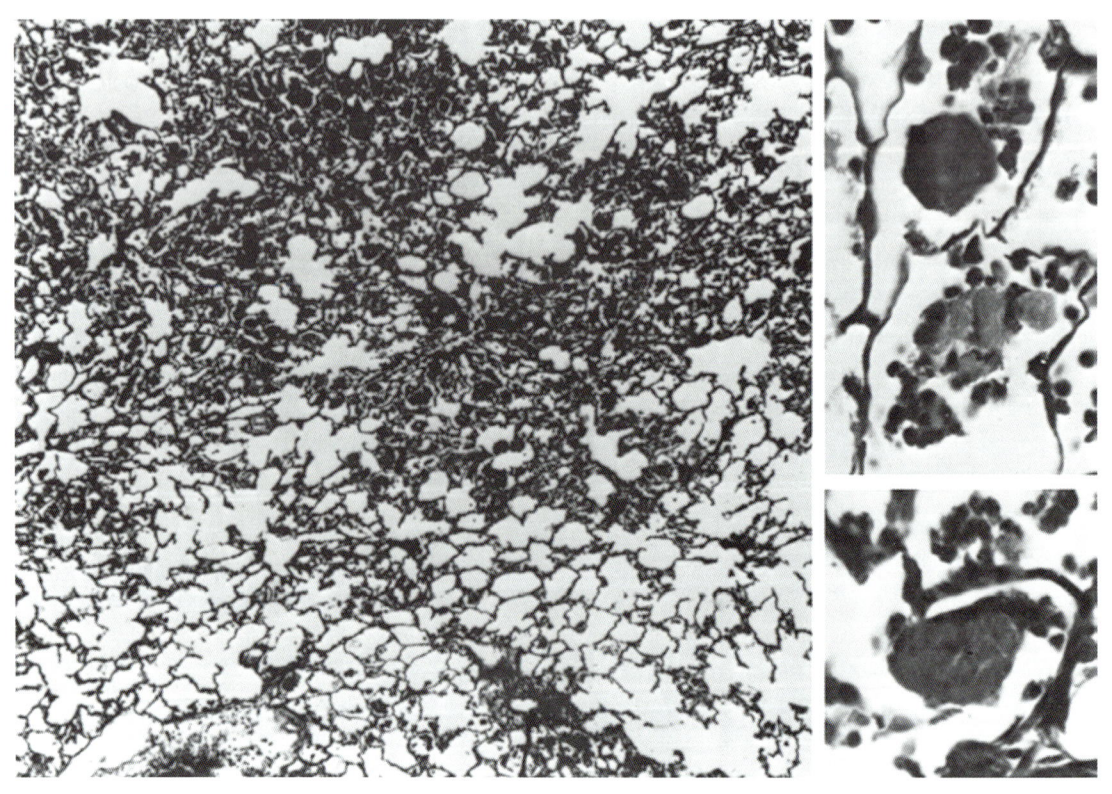

▲ 图 16-10 吸入抗酸颗粒后的肺

可见广泛的炎症反应，肺泡内充满数量大致相等的多形核白细胞和巨噬细胞。右侧插图显示大小不等的被炎症细胞包围的肺泡内颗粒（48h）。随后，反应转变为大巨噬细胞簇肺泡内聚集，这些巨噬细胞簇具有丰富的颗粒状胞质，其中一些包含类似插图中所见的小两性颗粒。未见纤维化或其他炎症反应（28 天）（引自 Gibbs CP, Schwartz DJ, Wynne JW, et al. Antacid pulmonary aspiration in the dog. *Anesthesiology*. 1979;51:380.）

(三)子宫左倾位

与分娩时一样,剖宫产时子宫可能压迫下腔静脉和主动脉,导致回流到心脏的血液减少,心输出量减少,子宫胎盘灌注减少。长时间主动脉和腔静脉受压对产妇和胎儿都是有害的。当子宫左倾位时,椎管内麻醉或全身麻醉的时长对新生儿酸碱状态的影响很小;但如果产妇是仰卧位,那么随着麻醉时间的延长,新生儿Apgar评分和脐带血pH可能会下降[82]。然而,最近的研究表明有必要重新评价这些做法[83]。磁共振成像研究表明,子宫左倾大于通常使用的15°时才能缓解对下腔静脉的压迫,结果还显示仰卧时子宫并没有压迫主动脉。一项使用现代麻醉技术的研究发现,健康足月的产妇在脊椎麻醉下行剖宫产时,只要输液和预防性使用缩血管药使血压维持在基线水平,那么无论是倾斜还是仰卧,新生儿的酸碱状态是相似的[83]。然而,值得注意的是,仰卧位产妇的平均心输出量更低,需要使用更多的苯肾上腺素来维持血压。在对这些指南进行进一步评估之前,临床上仍应使用子宫左倾位。

(四)全身麻醉

全身麻醉是通过多种麻醉药物的组合而不是单独使用高浓度的强效吸入麻醉药来实现的,这些药物包括诱导睡眠的镇静药、维持麻醉状态的吸入全麻药、用于镇痛的阿片类药物和肌肉松弛剂(框16-2)。

框 16-2　剖宫产全身麻醉的优缺点

优点
- 大手术期间患者不需要保持清醒
- 全身麻醉可完全缓解疼痛
- 手术条件最佳
- 如果需要,可以给产妇提供100%的氧气

缺点
- 患者在剖宫产过程中不会保持清醒,但有不希望的术中知晓的小风险
- 出生后立即存在轻微的胎儿抑制风险
- 插管可引起高血压和心动过速,特别是对严重先兆子痫的患者是危险的
- 插管困难或失败
- 吸入胃内容物的可能

使用不必要的全身麻醉会增加产妇不良事件的风险,包括麻醉并发症、手术部位感染和静脉血栓栓塞,但不包括死亡或心脏骤停[84]。插管失败和误吸进而导致了与麻醉相关的产妇死亡;因此,目前更多的麻醉医师、产科医师和产妇喜欢选择椎管内麻醉而不是全身麻醉[80]。为了了解气道并发症是如何发生的,产科医师应该了解全身麻醉过程中发生的事件的顺序。

1. 预充氧

因为产妇的功能残气量降低,如果产妇呼吸暂停时遇上插管困难,则会比非妊娠患者更迅速地出现低氧血症,因此预充氧对产妇尤其重要。在开始诱导前,通过面罩给予产妇100%的氧气2～3min。在非常紧急的情况下,通过一个密封的面罩进行4次100%氧气的肺活量呼吸也能达到相似的效果。

2. 麻醉诱导

麻醉医师应使用短效诱导药使产妇失去意识。目前使用的诱导药物包括丙泊酚、依托咪酯和氯胺酮,所有这些药物都会在产妇和胎儿体内迅速地重新分布,因此血药浓度会迅速下降。适当剂量的这些药物对胎儿几乎没有影响。与硫喷妥钠组相比,接受氯胺酮诱导的产妇在剖宫产后24h内镇痛药的需要量更少[85]。氯胺酮可通过阻断N-甲基-D-天冬氨酸受体防止中枢超敏反应,并提供超前镇痛作用。

虽然产科医师经常关注全麻期间的麻醉诱导分娩(Induction-to-delivery,I-D)的间隔时间,但子宫切开至胎儿娩出的间隔(uterine incision-to-delivery interval,U-D)时间更能预测新生儿状态[82,86]。当I-D间隔延长(如致密粘连)时,胎儿会摄取吸入性麻醉药,Apgar评分降低(即沉睡的胎儿),但胎儿的酸碱状态正常,只需进行有效通气即可。无论使用椎管内麻醉还是全身麻醉,U-D时间延长大于3min(如胎位不正导致胎儿取出困难)会使新生儿Apgar评分下降,并与胎儿脐动脉去甲肾上腺素浓度升高和相关的胎儿酸中毒有关[87]。

麻醉医师应当在诱导药物产生意识消失作用后立即给予肌肉松弛剂以方便气管插管。琥珀酰胆碱是一种起效迅速且短效的肌肉松弛剂,是大多数产妇的首选药物,但如果存在琥珀酰胆碱的禁忌证时,也可以使用大剂量罗库溴铵[88]。两者满足插管条件的起效时间相似,但相较于琥珀酰胆碱,罗库溴铵

引起的肌痛更少见。

在快速顺序诱导过程中，当产妇进入麻醉状态后由一名助手对甲状软骨下方的环状软骨施加压力，直到气管插管完成、气囊充气、通过呼气末二氧化碳监测和听诊双侧呼吸音确定气管导管位置正确。实施在环状软骨上的压力是为了压迫食管，这在发生反流或呕吐时避免误吸是极其重要的。

3. 气管插管

在大多数情况下，气管插管都能顺利进行。然而，大约每 533 名产妇中就有 1 名产妇是插管困难、插管时间过长或插管失败[38]。在手术室中产妇插管失败的发生率高于外科患者（大约每 533 名产妇中有 1 名[38]，而外科患者中每 16 700 名有 1 名）[89]。当插管时间过长或插管失败时，关键因素是向已经意识消失和肌肉松弛的患者输送氧气，并防止误吸。插管时间过长与误吸风险增加有关；因此，在困难插管时，特别重要的是，对环状软骨加压的助手在麻醉医师准许前不能释放压力。

在大多数情况下，可以在手术前预判产妇是否会出现插管困难或插管失败。对气道的检查是麻醉前评估的一个关键部分（图 16-11）。麻醉医师将通过四个方面对气道进行评估：①观察口咽部结构（Mallampati 分级）[90]；②颈部的活动度，尤其是伸展能力；③是否存在小下颌或甲状腺距离过短，这表明下颌骨下空间的深度使舌根移动；④是否存在突出的上颌门牙。最重要的是要认识到在分娩过程中，气道的通畅性会因肿胀而明显恶化。一项研究表明，与分娩后的气道检查结果相比，分娩前产妇的 Mallampati Ⅲ 级和 Ⅳ 级困难气道的发生率随着口腔容积和咽部容积的减少而显著增加[91]。气道恶化与分娩时间或液体摄入量无关。这些变化会使气管插管更加困难；因此，在实施麻醉之前进行仔细的气道评估是非常必要的，而不能只依赖产妇产前的资料。产科医师应警惕产妇是否存在肥胖、严重水肿，以及面部、颈部或脊柱的解剖学异常（包括那些因创伤或手术导致的解剖学异常）、牙齿异常、张口困难、身材极其矮小、颈部短小或颈部关节炎、甲状腺肿。当产科医师发现患者气道异常时，应尽早由麻醉医师进行术前评估[1]。

在手术开始前，麻醉医师必须确保气管导管位置正确，可使用二氧化碳监测仪监测呼气末二氧化碳和听诊法来确保双肺通气。确定气道安全后才能进行手术，因为不能让产妇在开腹后苏醒。

插管失败：当插管失败而剖宫产又不紧急时，可以决定推迟手术，让产妇苏醒。然而，如果是由于胎儿状况迅速恶化或母亲出血而进行的手术，让产妇苏醒可能会进一步危及胎儿或产妇。在胎儿极度窘迫的情况下，麻醉医师和产科医师可联合决定进行剖宫产，麻醉医师可通过面罩或喉罩（laryngeal mask airway，LMA）提供氧合和通气，助手保持持续的环状软骨加压；在这种紧急情况下，需要更多有经验的人员在手术室内参与抢救；分娩后，产科医生可能需要暂时止血，然后停止手术，麻醉医师通过纤支镜插管或其他方法建立可靠气道。

产科患者插管失败的处理流程如图 16-12 所示。护理人员也应该熟悉困难气道的处理流程，以便在紧急气道情况下提供协助[92]。可视喉镜在紧急情况下是一种很有价值的工具，作为最常用的抢救技术，成功率最高。在紧急情况下，视频喉镜是一种有价值且成功率最高的最常使用的抢救技术[93]。在插管困难或插管失败的情况下，声门上装置（如 LMA）应随时可用[92]。

4. 术中麻醉维持药物

(1) 氧化亚氮和氧气：气管插管建立后通常会吸入能提供镇痛和镇静作用的氧化亚氮和氧气混合物，这对产妇和胎儿都是安全的。

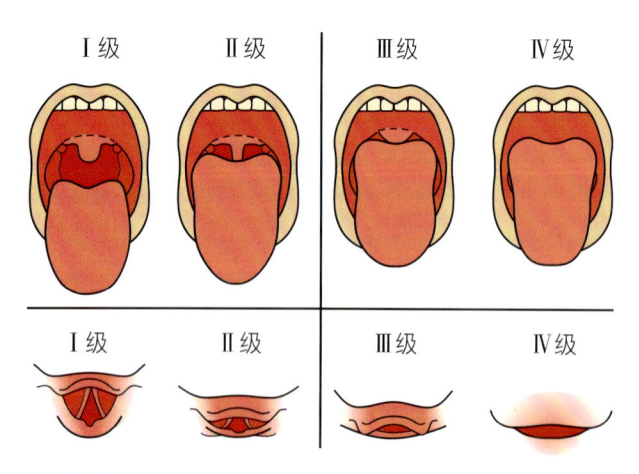

▲ 图 16-11 Mallampati 气道分级与相应的喉镜下声门显露分级

改编自 Hughes SC, Levinson G, Rosen MA, eds. *Shnider and Levinson's Anesthesia for Obstetrics*. 4th ed. Philadelphia: Lippincott Williams & Wilkins; 2002.

第16章 产科麻醉
Obstetric Anesthesia

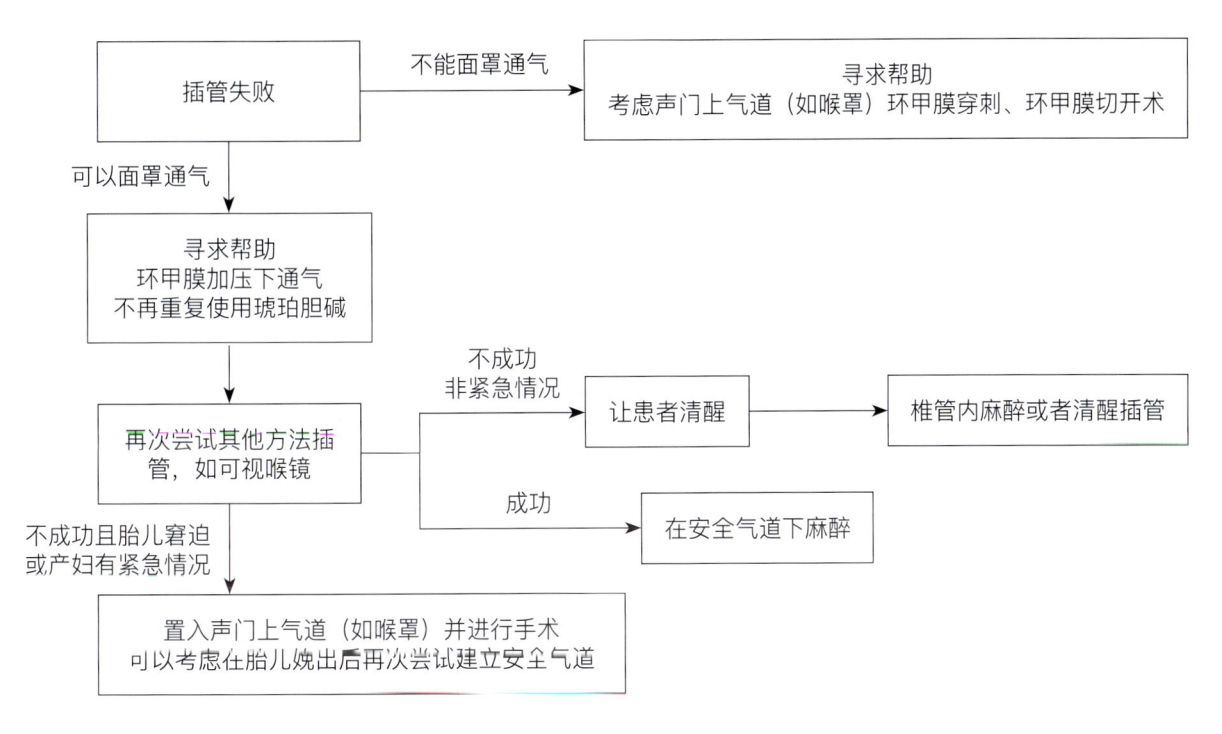

```
插管失败 ──不能面罩通气──→ 寻求帮助
   │                        考虑声门上气道（如喉罩）环甲膜穿刺、环甲膜切开术
   │可以面罩通气
   ↓
寻求帮助
环甲膜加压下通气
不再重复使用琥珀胆碱
   │
   ↓
再次尝试其他方法插管，如可视喉镜 ──不成功 非紧急情况──→ 让患者清醒 ──→ 椎管内麻醉或者清醒插管
   │                         ──成功──→ 在安全气道下麻醉
   │不成功且胎儿窘迫
   │或产妇有紧急情况
   ↓
置入声门上气道（如喉罩）并进行手术
可以考虑在胎儿娩出后再次尝试建立安全气道
```

▲ 图 16-12 产科患者插管失败的处理流程图

(2) 挥发性卤代物：除氧化亚氮外，还可复合使用低浓度的挥发性卤化物（如异氟烷、七氟烷或地氟烷），以提供产妇镇静和额外的镇痛作用。低浓度的挥发性卤代物对产妇或胎儿无害，不会导致子宫松弛，也不会增加出血。在没有强效吸入麻醉药的情况下手术，可能会导致产妇术中知晓高发。即使使用了其中一种吸入麻醉药，也偶尔会发生术中知晓[94]。因此，所有手术室工作人员在谈话时要谨慎，要像患者是清醒的一样。

5. 胎儿娩出后

如果产妇能耐受较低的吸入氧气浓度，胎儿娩出后可吸入 70% 的氧化亚氮。此外，继续保持吸入低浓度的挥发性卤代物，可辅之以阿片类药物（如芬太尼或吗啡）以提供镇痛。其他静脉药物，如苯二氮䓬类可以使用以提供顺行性遗忘作用。静脉注射催产素以促进子宫收缩，但应避免大剂量注射（＞5U），因为它们会导致全身血管阻力下降、低血压和心动过速，在罕见情况下甚至会导致死亡[95]。

6. 拔管

在麻醉苏醒期患者可能出现误吸，是不能拔管的。咳嗽和抽搐并不一定表明患者已经清醒，可能说明患者处于麻醉的第二阶段，即兴奋阶段。在麻醉期间，任何异物包括气管内导管或胃内容物刺激喉部都容易发生喉痉挛。因此，为防止误吸，拔管前患者必须保持清醒，而不仅仅是可以活动。

(五) 椎管内麻醉

如果胎儿状况允许，产妇没有禁忌证，那么剖宫产应首选椎管内麻醉（框 16-3）[80, 84]。其好处包括：①在手术室里有支持人员在场的机会；②母亲与新生儿建立亲密关系的可能，包括在手术室中进行皮肤接触；③减少手术中出血；④降低产后立即血栓形成或栓塞的风险；⑤更好的术后疼痛控制。椎管内麻醉的禁忌证很少见，但包括引起血流动力学不稳定的明显的出血或败血症、穿刺部位感染、凝血功能障碍、颅内肿瘤引起颅内压增高、患者拒绝，还有某些类型的心脏病（如狭窄性瓣膜病、明显的肺动脉高压或艾森曼格综合征），此时广泛的交感神经阻滞和心脏前负荷降低是不利的。明确的持续出血是椎管内麻醉的绝对禁忌证，因为交感神经阻滞可以超越代偿性血管收缩，可能会导致严重低血压和心血管失代偿。

为胎儿窘迫的产妇行椎管内麻醉取决于胎儿窘迫的严重程度。如果病情危急，就不要延迟分娩而

335

> **框 16-3　椎管内麻醉的优缺点**
>
> **优点**
> - 患者是清醒的，可以参与孩子出生的过程
> - 药物抑制或误吸风险小，无插管困难
> - 新生儿通常有良好的神经行为评分
> - 父亲更有可能被允许进入手术室
> - 使用椎管内阿片类药物镇痛的效果可能优于静脉患者自控镇痛
>
> **缺点**
> - 患者可能不希望在大手术期间保持清醒
> - 阻滞不充分可能
> - 低血压可能是椎管内麻醉最常见的并发症，发生于25%～85%脊椎麻醉或硬膜外麻醉中
> - 全脊麻的可能，需要气道管理
> - 可能发生局麻药中毒
> - 虽然极为罕见，但也可能发生永久性神经后遗症
> - 存在几个禁忌证

实施椎管内麻醉。进行性胎儿急性恶化通常是全身麻醉的指征。然而，尽管存在胎儿窘迫情况，如果产妇提示困难插管，也应该考虑清醒插管或椎管内麻醉，因为插管不成功可能导致产妇严重并发症或死亡。胎儿窘迫程度较轻时，可进行椎管内麻醉。例如，如果手术前已经放置了硬膜外导管，并且已经存在部分麻醉平面，那么扩展硬膜外麻醉可能能满足剖宫产的需求。麻醉医师可以在导尿和消毒铺巾的同时给予额外的局部麻醉。通常情况下，当外科医生在准备切皮时已有令人满意的麻醉效果。如果麻醉效果不佳，可以用胎心监测来指导是否可以延迟手术。当硬膜外麻醉效果不完全时，临床医生可考虑追加局麻药浸润或静脉镇静，但大多数情况下需要全身麻醉。胎心监测提示没有危险的情况下，可重新进行脊椎麻醉或腰硬联合麻醉。在现有硬膜外麻醉平面扩展不佳的情况下，应谨慎使用脊椎麻醉，因为脊椎麻醉平面过高的风险会增加[38,47]。

在健康患者中，硬膜外麻醉、脊椎麻醉和腰硬联合麻醉的选择主要取决于麻醉医师[4]。当使用铅笔尖设计的小号脊椎麻醉针头时，脊椎麻醉或硬膜外麻醉后头痛的发生率没有差别。大多数麻醉医师认为，脊椎麻醉能更容易、更快速地实施，而且产生的麻醉效果将比硬膜外麻醉更可靠、更完全。然而，

应尽量缩短脊椎麻醉和胎儿娩出之间的时间，以减少新生儿酸中毒[87]。脊椎麻醉的另一个显著优点是需要的局麻药相当少，因此局麻药中毒的可能性降低或不存在。腰硬联合麻醉既有脊椎麻醉的优点，也能在必要时通过硬膜外导管给药而延长麻醉时间。以上这些麻醉方式都是令人满意的，都可以为母亲和胎儿提供安全有效的麻醉。

（六）术后管理

如果是在脊椎麻醉或硬膜外麻醉下进行的剖宫产，在局麻药中加入无防腐剂吗啡可获得良好的术后镇痛。将脂溶性强的阿片类药物，如芬太尼或舒芬太尼加入局麻药中可增强术中麻醉效果、减少恶心，但持续时间较短，为2～4h。也可以将它们与局麻药联合用于术后持续硬膜外输注或患者自控硬膜外镇痛。相比之下，吗啡是水溶性的药物，因此，剖宫产时可以在蛛网膜下腔或硬膜外腔单次给予吗啡，以提供长约24h的镇痛效果。但是，吗啡的水溶性也增加了它的起效时间和不良反应的发生率。脊椎麻醉和硬膜外使用阿片类药物最常见的不良反应是瘙痒和恶心；在这一患者群体中，呼吸抑制是极为罕见的[96]。一些研究表明，与肠外（肌内注射或静脉PCA）应用阿片类药物相比，在术后24h内，脊椎麻醉或硬膜外使用吗啡的镇痛效果更好[96]。

如果进行了全身麻醉或椎管内阿片类药物不能提供有效镇痛时，也可选择静脉PCA来进行术后疼痛管理。吗啡、氢化吗啡酮和芬太尼均可应用。静脉PCA泵的设置可以是追加剂量为1～2mg吗啡、0.2～0.4mg氢化吗啡酮或25μg芬太尼，锁定时间为6～10min，一般不需要设置背景剂量，背景剂量只会增加产妇镇静和不良反应。与护士间断给药进行镇痛相比，PCA镇痛泵因能实现患者自控给药而提高患者满意度。

当没有实施椎管内麻醉或为了进行补救性镇痛时，另外一个选择是，麻醉医生在超声引导下或产科医生在关腹时实施腹横肌平面阻滞（TAP阻滞）。由产科医生在术中操作可能会更快，保持手术部位附近无菌，并提供与麻醉医师在超声引导下操作相当的镇痛效果[97]。与TAP阻滞相比，超声引导下腰方肌阻滞局麻药可向上扩散到胸腰筋膜和椎旁间隙，从而提供更好的镇痛效果[98]。

复合使用非甾体抗炎药能明显增强椎管内吗啡的镇痛效果，同时也减少 PCA 阿片类药物的使用量[96]。根据患者口服的耐受情况，可静脉注射酮洛酸或口服布洛芬。NSAID 使用的禁忌证包括肾功能不全或少尿，使用庆大霉素或其他有肾毒性、导致凝血功能障碍和子宫松弛的药物。尽管酮咯酸的说明书上写着禁止哺乳期女性使用，但美国儿科学会批准哺乳期女性使用酮咯酸。静脉或口服对乙酰氨基酚也可作为多模式镇痛方案的一部分。剖宫产手术后快速康复方案应包括使用 NSAID 和对乙酰氨基酚的多模式疼痛管理，而阿片类药物仅用于爆发性疼痛[96]。

在大多数情况下，产科患者的术后管理是平安无事的。然而，罕见的术后即刻呼吸抑制的报道，提出剖宫产全身麻醉后监护室（postanesthesia care unit，PACU）的重要性，并指出需要对有阻塞性睡眠呼吸暂停风险的肥胖患者进行额外监护。一项对北美学术机构的产科麻醉科主任的调查发现，45% 的机构没有对提供剖宫产后护理的护理人员进行专门的麻醉后恢复培训，包括椎管内麻醉后恢复或全身麻醉后恢复[99]。此外，43% 的受访者认为，为剖宫产患者提供的康复护理比为普通外科患者提供的护理质量低。这项调查的结果表明，在许多情况下，为剖宫产手术后麻醉恢复所提供的护理水平可能不符合 ASA 麻醉后护理工作组和美国麻醉围术期护士协会制订的指南。ASA 产科麻醉实践指南强调[4]，产房和分娩单位应拥有与外科手术和恢复室相同的人员和设备，以减少剖宫产全身麻醉后出现的风险，并减少与肥胖和阻塞性睡眠呼吸暂停相关的风险。

总之，正在进行的产科麻醉调查将推进患者安全和以患者为中心的护理，以确保女性和儿童的最佳预后[100]。

要 点

- 分娩镇痛可以减少或防止潜在的分娩疼痛引起的负面应激反应，包括产后抑郁。
- 全身性给予阿片类药物主要通过镇静发挥作用，除非是大剂量，否则只能轻微地减轻产妇疼痛。不良反应包括母亲恶心和母亲及新生儿呼吸抑制。应避免常规将异丙嗪与阿片类药物联合使用，以防止过度镇静。
- 药物在母体和胎儿之间的胎盘转移与药物特性相关，包括分子大小、脂溶性和电离性，产妇血药浓度和子宫血流量，胎盘循环和胎儿循环。
- 连续椎管内（硬膜外或脊椎麻醉）镇痛是目前最有效的分娩镇痛方式，可满足自然分娩、器械助产、剖宫产和术后疼痛管理。
- 椎管内应用阿片类药物作为腰硬联合技术的一部分，能为第一产程提供良好镇痛的同时减少或避免局麻药中毒、高位脊麻和运动阻滞的风险。这就是被大家称为的"可行走的硬膜外麻醉"。大多数患者在分娩后期和第二产程需要追加硬膜外局麻药以增加镇痛。
- 椎管内麻醉的不良反应和并发症包括低血压、局麻药中毒、全脊髓麻醉、神经损伤、脊椎麻醉后头痛和发热。实施麻醉的人员必须有足够的知识和能力来处理这些问题。
- 硬膜外镇痛不会增加剖宫产率，但可能增加催产素的使用和器械助产率。当使用硬膜外镇痛时，第二产程的平均持续时间增加了 10～30min。决定剖宫产率的最重要因素是母胎因素和产科管理。
- 硬膜外镇痛与产妇分娩时发热率增加有关，但其机制尚不清楚。这不会改变新生儿的败血症发生率，对新生儿的其他影响尚不清楚。
- 在美国，约 6% 的择期剖宫产和 15% 的紧急剖宫产使用全身麻醉。虽然全麻对新生儿是安全的，但可能会导致产妇插管失败和误吸，这是麻醉相关孕产妇死亡的原因。
- 误吸了含有食物颗粒或 pH 小于 2.5 的胃内容物是最不利的，因此，在分娩期间不鼓励产妇吃固体食物，在剖宫产前应使用中和胃酸的药物。

第 17 章 胎先露及胎位异常
Malpresentations and Malposition

William H. Barth Jr 著

张思辰 译　马琳琳 校

英汉对照

abdominal diameter	AD	腹围
American College of Obstetricians and Gynecologists	ACOG	美国妇产科医师学会
amniotic fluid index	AFI	羊水指数
anteroposterior	AP	前后径
biparietal diameter	BPD	双顶径
cerebral palsy	CP	脑瘫
combined spinal-epidural	CSE	腰硬联合
computed tomography	CT	计算机断层扫描
confidence interval	CI	置信区间
external cephalic version	ECV	外倒转
fetal heart rate	FHR	胎心率
internal podalic version	IPV	内倒转
magnetic resonance imaging	MRI	磁共振成像
occipitofrontal diameter	OFD	枕额径
occiput posterior	OP	枕后位
odds ratio	OR	比值比
perinatal mortality rate	PMR	围产期死亡率
periventricular leukomalacia	PVL	脑室周围白质软化
preterm premature rupture of membranes	PPROM	未足月胎膜早破
relative risk	RR	相对风险
Term Breech Trial	TBT	足月臀位试验

摘　要

当胎儿的长轴与母体脊柱不呈平行关系或胎儿先露不是顶点时，则为胎位异常，包括臀位、斜位和横位，脸、额及复合先露。先露异常包括持续性枕后位和枕横位。本章回顾了胎位和先露异常的流行病学、母胎结局、识别和诊断管理方法。

> **关键词**
>
> 臀先露；外倒转；阴道臀位分娩；产钳；枕后位；手转胎位

临近足月或产程过程中时，胎儿通常呈纵产式，胎头先露，顶点朝向骨盆屈曲（图 17-1）。但是，3%~5% 的足月单胎妊娠中，出现异常的产式、先露或屈曲方向；这些异常形成了胎位异常。胎位异常一词提示可能存在不良结局，并且通常会增加母儿风险。在 20 世纪早期，胎位异常促进了各种阴道助产方法的发展，包括可预见的会导致胎儿死亡的破坏性手术。后来，使用手动或仪器化的方法，将异常胎位的胎儿转为有利于分娩的胎位。曾主张将完全性臀位进行内倒转（internal podalic version，IPV）作为解决许多异常胎位的方法。然而，与大多数为实现阴道分娩而进行的操作一样，许多情况下，IPV 可能增加母儿的发病率和死亡率，所以已被广泛摒弃。

一、胎位异常的临床表现

一般而言，与胎位异常相关的因素包括：①宫腔垂直容量减小；②胎儿活动度增加或减少；③骨盆入口梗阻；④胎儿畸形；⑤早产。多产次导致的胎位异常可能与母亲腹部肌肉松弛及宫腔正常垂直方向消失有关。胎盘低置（图 17-2）也是导致胎位异常的高危因素[1]。子宫肌瘤、宫腔粘连和米勒管融合异常（如子宫纵隔或双子宫）也增加了胎位异常的发病率。早产和羊水过多都可导致胎儿活动度增加，因此，如果发生早产或胎膜破裂，非头位先露出现的可能性更大。此外，早产儿相对较小，因此，临产后衔接、下降或胎膜早破时更易发生胎位异常。另外，一些原因导致的染色体异常、先天性强直性肌营养不良、关节挛缩等导致的胎儿肌肉张力、力量或活动减少的关节病，以及羊水过少和胎儿神经功能障碍等，都可能增加胎位异常的发病率。最后，重度胎儿脑积水或与母体骨盆有关的头盆不称可阻碍胎儿头部的正常衔接，所以也可以导致胎位异常。

二、轴向异常

胎产式表示胎儿脊柱相对于母亲脊柱的方向。正常的胎产式是纵向的，但并不指明先露是头还是臀。如果胎儿脊柱或长轴与母亲的脊柱或长轴相交，则胎儿可被称为横位或斜位（图 17-3），从而可能导致手臂、脚或肩膀成为先露部分（图 17-4）。如胎膜完整、胎儿活动度增加，而导致的频繁胎产式或胎先露改变，被称为不稳定胎产式。

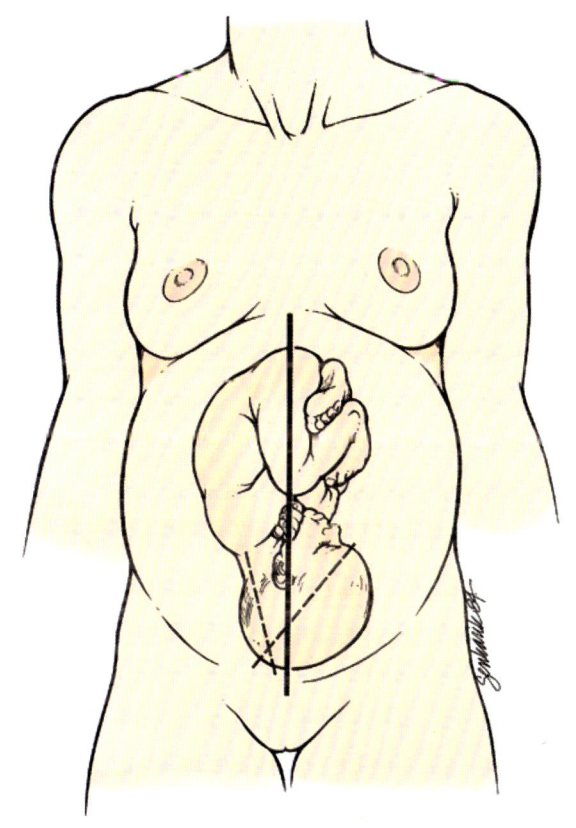

▲ 图 17-1　纵产式正位图，胎儿的顶点在颈部弯曲

▲ 图 17-2 胎盘低置

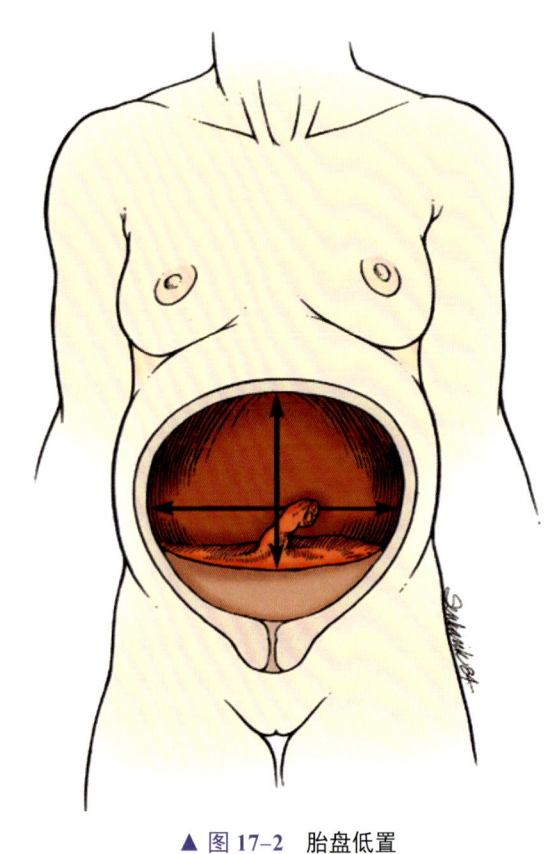

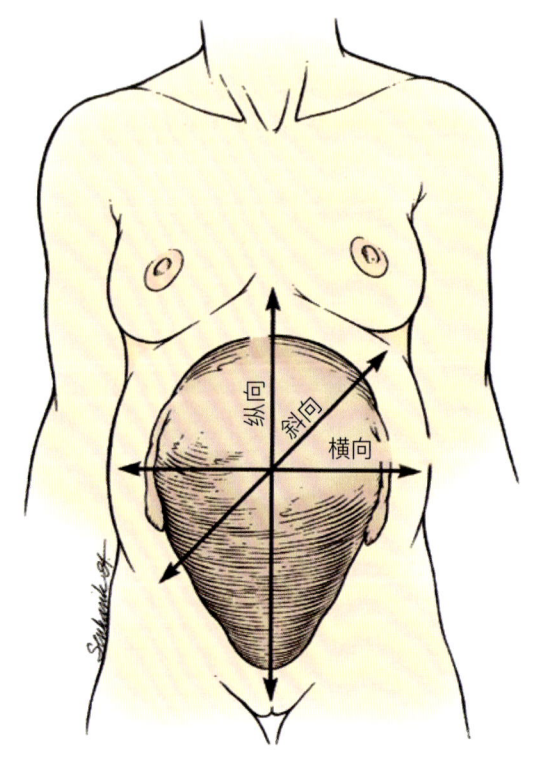

胎盘通常位于宫腔的垂直方向，增加胎位异常的风险

▲ 图 17-3 胎儿可以位于纵向、斜向或横向轴上

横位表示胎头或胎臀不是最接近宫颈的点

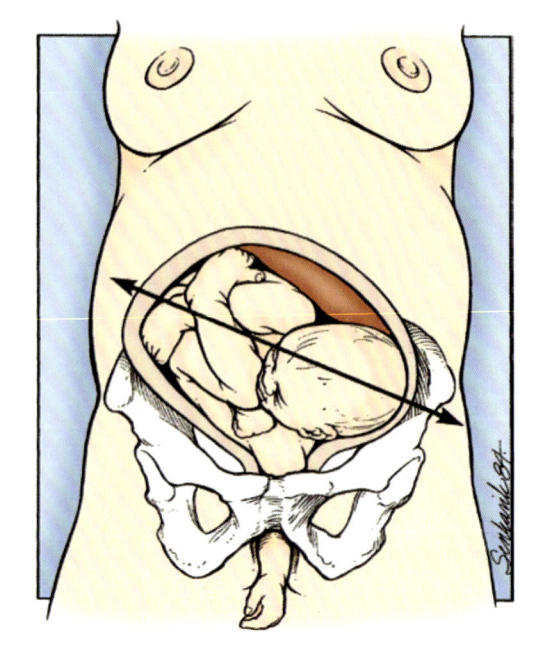

▲ 图 17-4 胎儿处于斜轴上，手臂脱出

300 例中有 1 例诊断为异常的胎产式，占足月妊娠的 0.33%。早产是一个重要因素，据报道，大约 2% 的横位发生在妊娠 32 周，是足月的 6 倍。超过 37 周的横位、斜位或不稳定胎产式如持续存在，需要系统的临床评估和管理计划。如果忽略可导致胎膜破裂后，因为没有胎儿部分填充骨盆入口会增加脐带脱垂、胎儿受损和母体发病率的风险。

如前所述，多产、早产、异常宫缩或母体骨盆畸形及胎盘异常是最常导致胎产式异常的临床因素；但是，异常胎产式也经常发生于没有上述因素存在的病例中。所以，任何导致宫腔垂直容量的异常都能够导致异常胎产式的发生。

通过 Leopold 四部触诊或经阴道超声检查可确诊异常胎产式。尽管四部触诊的常规使用有一定帮助，但 Thorp 等[2] 发现 Leopold 手法对异常胎位的检测灵敏度仅为 28%，与即时超声验证相比，阳性预测值仅为 24%。其他人在产前检查发现的胎位异常仅 41%。对 Leopold 四部触诊法进行改进，从而增加对异常胎产式和胎先露检测的灵敏度。Sharma[3] 改良 Leopold 四部触诊的手法，并且使用左右握手法，从而提高了诊断准确率。他们发现，与传统的 Leopold 手法相比，臀先露的诊断率高于枕前位（95% vs. 84.4%，$P=0.05$）和枕后位（96.3% vs. 66.6%，$P=0.001$）。这一手法除了手和手指外，还使用到了前臂。但是，与任何腹部触诊一样，肥胖患者和子宫肌瘤患者的诊断准确性会受到限制。超声的使用在大多数临床环境中是有益的，它可以解决由腹部触诊技术不足带来的局限性。所有情况下，早期诊断胎位异常是有益的。报道显示，早期诊断胎位异常的胎儿丢失率为9.2%，而延迟诊断胎位异常的胎儿丢失率为27.5%，所以早期诊断胎位异常可改善胎儿预后。

不稳定胎产式或横位的围产期死亡率（perinatal mortality rate，PMR）（校正致死性畸形和极端早产）在3.9%~24%，母亲死亡率高达10%。产妇死亡通常与胎膜早破后感染、因胎盘异常导致的出血、头盆不称或创伤性分娩的手术导致的并发症有关。表型及染色体正常的胎儿在可存活孕周的丢失，主要与延迟干预、脐带脱垂或创伤性分娩有关。横位的脐带脱垂的发病率是头位的20倍。

妊娠的管理

异常轴位的胎儿经阴道分娩是不安全的。寻找胎位异常的病因非常重要。在孕晚期，横/斜位或不稳定胎位，需要进行超声检查以排除主要的胎儿畸形和胎盘异常。而大多数胎儿畸形或胎盘异常的病例在孕晚期前很长时间内就可以诊断出来。Phelan等[4]报道，妊娠37周或37周以上诊断为横位并进行干预治疗的患者中，83%（24/29）在分娩前自动转为臀位（9/24）或头位（15/24）；剖宫产率为45%，其中2例脐带脱垂，1例子宫破裂，1例新生儿死亡。Hankins等比较了14对母儿在妊娠37周横位的结局，并与胎龄、分娩途径和分娩方式相匹配的臀位和头位进行对照。横位的新生儿结局明显更差，包括重度酸中毒（3/14 vs. 1/56，P=0.04）和产伤（5/14 vs. 1/28 臀位，P=0.01；2/28 头位，P=0.03）。为降低不良结局的风险，建议在36~37周时使用外倒转术，否则建议在38周时剖宫产终止妊娠[5]。由于胎儿和母体并发症的发生率较高，现代医学显示，内倒转和臀牵引术在单胎妊娠中横位和斜位的可行性并不稳定，所以不常使用。

持续异常轴位，尤其伴有胎膜破裂时，剖宫产时子宫切口的选择可能发生改变。低位横向（Kerr）子宫切口具有许多手术优点，通常作为因胎位异常而行剖宫产术的首选切口（见第19章）。多达25%的横向切口可能需要垂直延伸，以满足异常胎产式胎儿分娩。而且异常胎产式的母体子宫下段通常发育不良且不够宽，想要无创伤娩出先露部位变得更困难，所以可以考虑其他子宫切口。低位横切口的"J"或"T"延伸导致的瘢痕子宫更容易因血管形成不良而破裂。因此，在罕见的横位或斜位子宫下段发育不良的病例中，如果横切口不可行或不充分时，垂直切口（低垂直或经典）可能是个合理的选择。如果术前经超声确定为横位，并且是"胎背向下"的横位，为了易于取出胎儿，也应该选择子宫垂直切口。术中行倒转术的患者可采用低位横切口，但胎膜破裂或羊水过少可能会增加倒转术的困难性。如果因子宫收缩引起分娩困难，子宫松弛剂（如吸入麻醉药或静脉注射硝酸甘油）可提高成功率。

三、偏斜胎姿势

胎姿势是指胎儿头部相对于颈部的位置。产程中胎儿头部的正常姿势是完全屈曲，下颌靠在胸腔上部。偏斜胎姿势包括不同程度的偏斜，以及胎儿颈部和头部的伸展（图17-5），从而导致面先露或额先露。由于骨盆和软组织施加阻力，当分娩进行时，通常会自动转为正常的屈曲姿势，或进一步伸展形成完全伸展的姿势。虽然阴道分娩成功的案例很多，但是在多数情况下的经验表明，当产程进展停止时，应选择剖宫产终止妊娠。

四、面先露

面先露的特点是纵产式，胎儿颈部和头部完全伸展，枕骨靠在胎背上部（图17-6）。在阴道检查时，以胎儿下颏作为指示点。例如，面先露且下颏位于母体骨盆右后方的胎儿称为右后颏位（图17-7）。报道显示，面先露的发病率在0.14%~0.54%，平均约为0.2%，即每500个活产儿中有1个发生面先露[6,7]。PMR报道的（校正了非存活畸形和极早产）范围为0.6%~5%，平均值为2%~3%。

所有已知的增加胎位异常发生率的临床因素都可能增加胎儿面先露风险，许多面先露的胎儿都存在畸形。例如，无脑畸形中大约1/3发生面先露。胎儿甲状腺肿和头颈部软组织肿瘤也可能引起胎姿势偏斜。10%~40%的病例存在母体因素，如骨盆异常或头盆不称。面先露回顾研究中，Duff等[7]发现多达90%的病例存在至少一项病因学因素。

早期识别面先露非常重要，当腹部触诊发现胎头与胎背同时在母亲腹部同侧时，可疑似诊断（图17-8）；但是，阴道检查更易发现面先露。实际上，每20个面先露的胎儿中只有不到1个是通过腹部检查确诊的。一半面先露的胎儿是在第二产程前被发现，剩下的一半直到产时才被诊断。但是，晚期诊断会增加围产儿死亡率。

分娩机转

对于面先露临产的早期机制了解并不充分。许多面先露的胎儿在临产开始时，额头并不过度仰伸。但伴随着先露部位在骨盆内的下降，产力将胎儿向母体组织挤压；随后向胸部屈曲（顶先露）或向背部

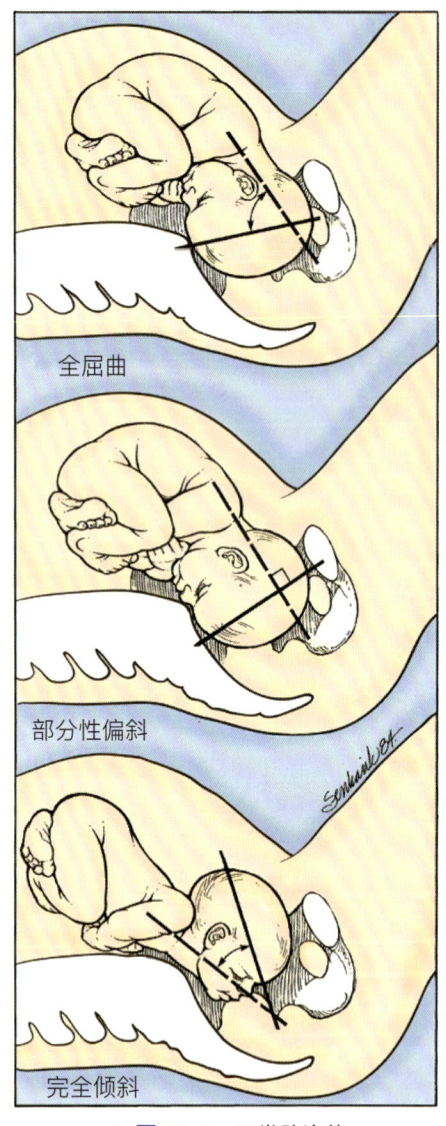

▲ 图 17-5 正常胎姿势

上图为胎儿顶部在颈部屈曲；中图为部分性偏斜，胎儿顶部处于屈曲和伸展之间；下图为完全偏斜，胎儿顶部完全伸展，面先露

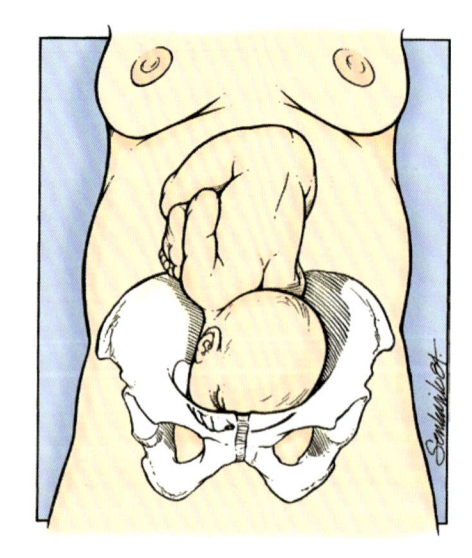

▲ 图 17-6 面先露时，胎头和颈部以完全仰伸姿态进入母体骨盆

在母体腹部和胎儿脊柱的同一侧可触及突出的头部

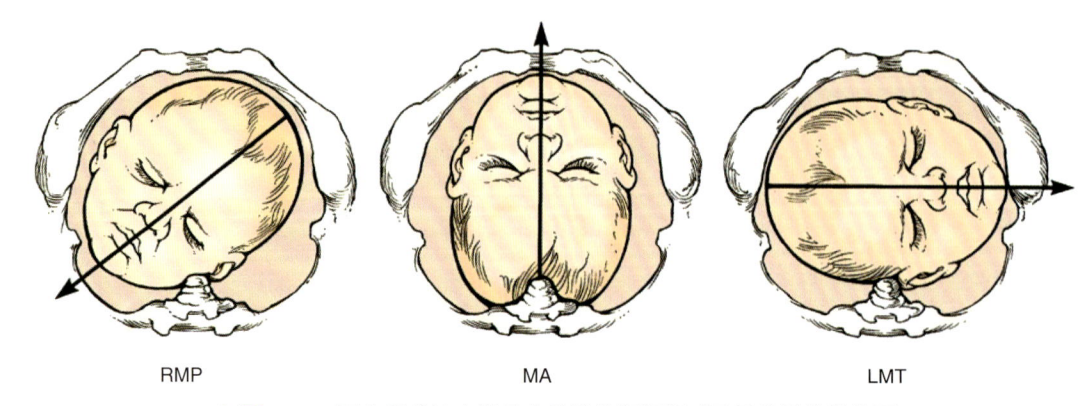

▲ 图 17-7 面先露的检查指示点是胎儿颏部相对于母体骨盆的位置

左图，右颏后位（RMP）；中图，颏前位（MA）；右图，左颏横位（LMT）

完全伸展（面先露）。面先露分娩通常包括衔接、下降、内旋转到颏前位，当下颌向下通过耻骨联合时屈曲娩出（图 17-9）。但是，因为枕骨屈曲不一定发生，所以以完全伸展的姿势娩出较为常见。

面先露分娩的预后取决于胎儿下颌的方向。诊断时，60%～80% 的面先露胎儿为颏前位[7]，10%～12% 为颏横位，20%～25% 为颏后位[8]。几乎所有头盆关系相称的颏前位、正常体重胎儿都能够自然阴道分娩，或通过助产经阴道分娩。此外，大多数颏横位胎儿能够旋转至颏前位并经阴道分娩，甚至 25%～33% 的颏后位胎儿能够旋转至颏前位，并经阴道分娩。Schwartz 等[8]在一项对持续性颏后位胎儿分娩的回顾性研究中发现，能够旋转并经阴道分娩的新生儿的平均出生体重为 3425g，而无法旋转经阴道分娩的新生儿的平均出生体重为 3792g。然而，正常体重胎儿如持续性存在颏后位，不太可能经阴道分娩。总之，70%～80% 面先露胎儿可通过阴道分娩；但无论是自然分娩还是通过熟练操作的低位产钳助产，仍然有 12%～30% 的新生儿需要剖宫产分娩。徒手将面先露转为俯屈姿势或将颏后位旋转为颏前位难以成功，并且增加母体和胎儿风险[6]。

产程延长是面先露的常见特征，与死产数量增加有关；因此，建议加强对产程停滞的关注。对于平均体重或较小体重的胎儿及骨盆正常的低张力宫缩患者，可以考虑使用催产素。面先露不是宫缩乏力者使用缩宫素的绝对禁忌证，但当产程进展停止时，应剖宫产分娩。

分娩时胎儿情况的恶化常见。研究发现，胎儿心率异常与面先露有关[6, 7]。面先露的胎儿应常规使用连续产前胎心电子监测，但在放置电极时须格外小心，因为电极可能会损伤眼部或外观。如果体外多普勒胎心监测不充分，应推荐使用内部电极，通常将电极放置在胎儿下颌。

面先露阴道分娩的禁忌证包括巨大儿，即便无产程停滞或产程延长的不可靠胎心监测结果，以及头盆不称。按照上述原因，有高达 60% 的胎儿需要剖宫产分娩[7]。剖宫产分娩时，应小心俯屈曲头部，以抬高头部进而通过子宫切口并避免新生儿颈神经损伤。暴力俯屈可能导致产伤，尤其是当合并胎儿甲状腺肿或颈部肿瘤时。

分娩过程中的压力造成的胎儿喉部和气管水肿，需要立即行鼻气管插管。颈部肿瘤或单纯性甲状腺肿或胎儿畸形导致的胎先露异常，需要新生儿专家进行处理，包括产时宫外处理措施，即在脐带钳夹之前建立胎儿 / 新生儿气道。理想情况下，应在临产前对这些特殊情况进行判断并制订计划[9]。

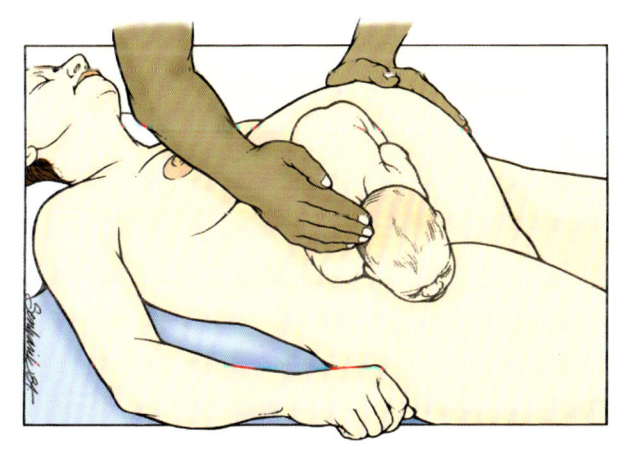

▲ 图 17-8 面先露行腹部触诊时，可发现胎头处于远离胎儿小肢体的另一侧；而在胎头胎颈正常俯屈的情况下，胎头与胎肢应处于同侧

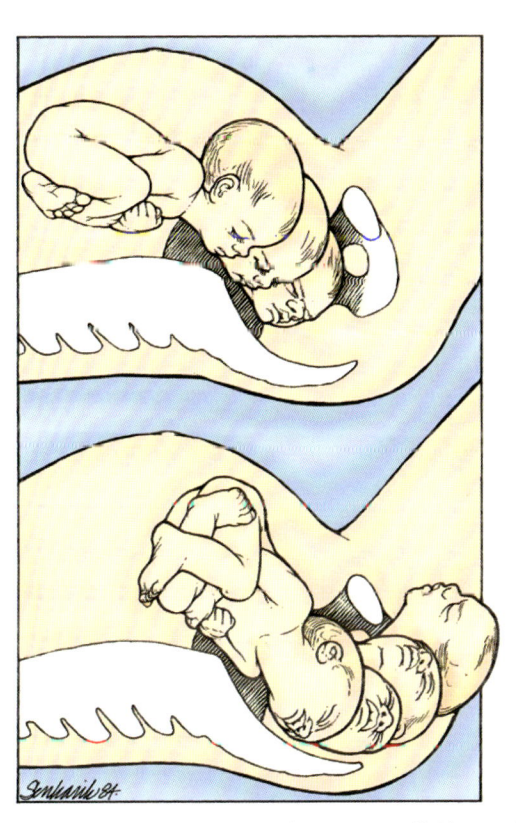

▲ 图 17-9 面先露经阴道分娩时，需要经过衔接、下降和内旋，但是面先露的足月胎儿达到成功阴道分娩需要以颏前位方式通过耻骨联合

五、额先露

额先露是指胎儿纵轴位于母体长轴上，头部姿势介于完全屈曲和完全伸展之间（图 17-10），以额骨作为指示点。如果前额在母亲骨盆左侧，矢状缝在骨盆横轴上，胎儿将位于左额横位（图 17-11）。报道显示，额先露的发生率差异很大，为 1/670～1/3433，平均每 1500 例分娩中有 1 例发生额先露。额先露在俯屈前的临产早期较常见，被认为是正常胎姿势。进一步的仰伸导致面先露的发生率很低。

1976 年，额先露 PMR 为 1%～8%（校正了致死性畸形和极低出生体重）[10]。在一项对 88 988 例分娩的研究中，额先露的调整后 PMR 取决于分娩方式；最高的胎儿丢失率为 16%，与阴道助产分娩相关。近期研究中，没有阴道助产分娩时，额先露的 PMR 为 0.5%～1.2%，这一数字远低于之前的报道[11]。因此，在分娩过程中禁止通过屈曲胎儿头部来矫正额先露。

一般而言，衔接延迟与持续性额先露相关。头盆不称、早产、羊水过多、产次多占持续性额先露病因的 60% 以上。在临床实践工作中，很少能通过腹部触诊确定额先露。一般是在阴道检查时发现额先露。与面先露的情况一样，临产后诊断更常见。在第二产程前发现的额先露＜50%，大部分在分娩前无法被确诊。据报道，额前位是最常见的额先露，发生频率约为额横位或额后位的 2 倍。虽然初始胎位诊断的预后价值有限，但额横位或额后位的剖宫产率高于额前位。

持续性额先露一般发生于胎头以最大径线（枕颏径）衔接及下降，只有骨盆较大和（或）胎儿较小的情况发生。然而，大多数额先露胎儿通过屈曲或进一步伸展自然地转换为顶先露或面先露，并进行相应的管理。诊断越早，自发旋转的可能性越大。少于一半的发生持续性额先露的胎儿能够自发性阴道分娩，但多数情况下，分娩试产并非禁忌[10]。

33%～50% 的额先露发生产程延长，第二产程停滞也较为常见。禁止使用产钳及手转胎头的方法将额先露强制转换为更有利阴道分娩位置。出现持续额先露的一个原因可能是胎儿张开的嘴巴压在阴道壁上，使头部受压并阻碍了屈曲或伸展（图 17-12）。虽然这在外观正常的胎儿中罕见，但在胎儿的异常情况下需要考虑，如上颌寄生胎（一种罕见的口咽畸胎瘤）。

与面先露相似，如果胎心呈可靠状态，较少的

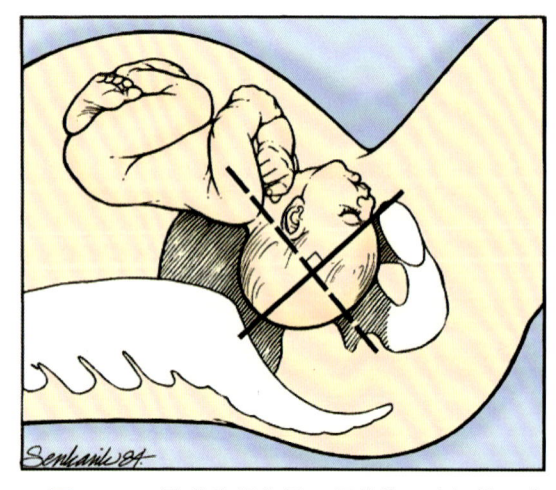

▲ 图 17-10 胎儿为额先露，额前位，头部处于中度偏斜姿势

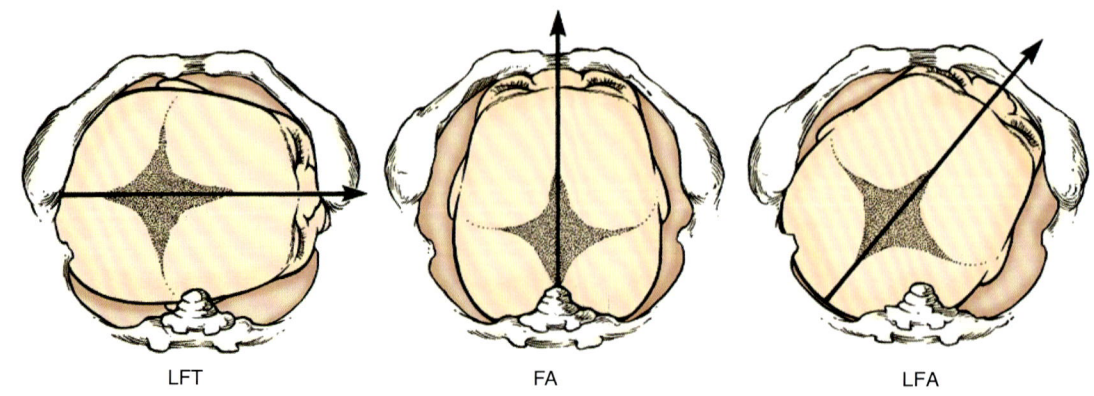

▲ 图 17-11 额先露，相对于母体骨盆的前方是指示点
LFT. 左额横位；FA. 额前位；LFA. 左前额位

操作会产生最好的结果。根据一项大型研究的结果，期待治疗可能是合适的，尤其是相对于胎儿大小来说较宽裕的骨盆条件和恰当的产程进展[12]。如果一个较大的胎儿出现额先露，则阴道分娩成功率较低，选择剖宫产分娩可能更合适。

在临床上，并未使用影像学或计算机断层扫描去测量骨盆。报道指出，骨盆测量正常的产妇中，91%的胎儿旋转为顶先露或面先露并通过阴道分娩，但20%狭小骨盆产妇的胎儿也能够阴道分娩。因此，无论骨盆大小如何，考虑阴道试产时，需要仔细监测母体和胎儿状况。与面先露一样，可以谨慎使用催产素来纠正低张力性宫缩，但随后仍应密切关注产程进展。

六、复合先露

当胎儿肢体，最常见的是上肢，在胎儿主要的先露旁脱出时，称为复合先露（图17-13）。报道的发病率为1/250～1/1500[13-15]。上肢和头部顶点的组合最为常见。

当活跃期出现任何形式的产程停滞，或衔接不良，尤其是胎膜破裂后的衔接不良，或胎头偏离中线时，均应怀疑复合先露[16]。阴道检查特点为，较大的先露部旁边可触及不规则可移动的组织块。常见于临产后期诊断，多达50%的持续性复合先露直到第二产程才得以诊断。延迟诊断不一定有害，因为只有持续性复合先露才需要进行干预。

虽然母亲年龄、种族、产次和骨盆大小与复合先露有关，但早产是最常见的临床病因。极小的早产儿存在很大的持续复合先露的风险。孕晚期，臀位胎儿外倒转会增加复合先露的风险。

较早期研究报道复合先露的PMR较高，但最有可能的原因是那时没有超声诊断、使用现已不再推荐的内倒转和臀牵引术。现代医学中，随着床旁超声的即时可用性，以及对产程延长或停滞放宽剖宫产指征，胎儿风险报告中仅涉及了脐带脱垂或胎儿脱垂肢体的损伤[17, 18]。脐带脱垂发生于在11%～20%的病例中，是这种先露异常最常见的并发症。脐带脱垂可能是由于复合先露中四肢形状不规则，先露部不能完全填充骨盆入口，导致脐带进入骨盆入口。母亲风险包括软组织损伤和裂伤[19]。

再次强调，虽然阴道分娩并非禁忌证，但不应该手动复位脱垂的肢体。当主要先露部分下降时，它可能会自发回缩。75%的胎儿顶部/上肢复合先露能够经阴道分娩。因为隐匿性脐带脱垂可能发生，故建议进行持续胎心电子监测。手术干预（即剖宫产）的主要适应证是脐带脱垂、不可靠的胎心监测及产程停滞。剖宫产是治疗脐带脱垂和不可靠胎心监护的唯一的临床干预措施，因为侧位牵拉和复位脱出肢体都能够造成不良结局，所以应该避免。2%～25%的复合先露需要剖宫产分娩。第二产程延长和产程停滞与持续性复合先露的发生关系密切。与其他胎先露异常的病例一样，复合先露自然消失的发生率更高，早产的病例中手术干预的频率更低。

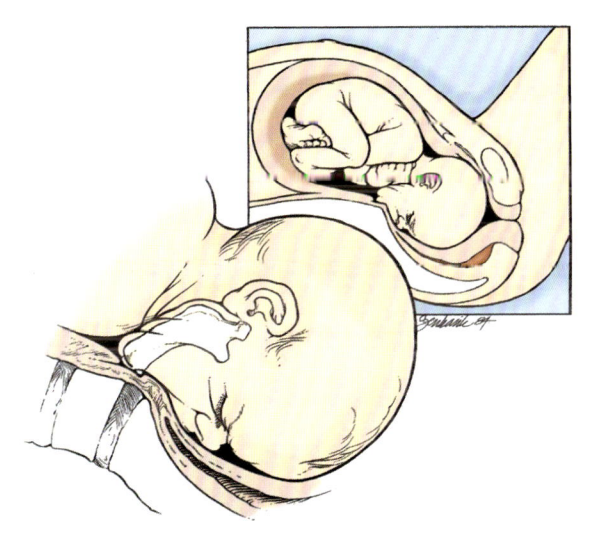

▲ 图17-12 张开的胎儿口部压在阴道侧壁，使胎头呈不伸不屈姿势

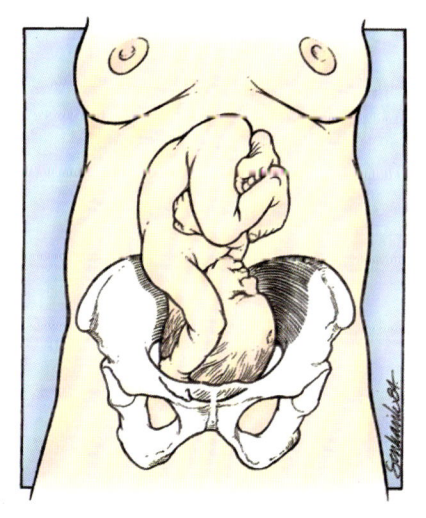

▲ 图17-13 上肢和胎头顶点复合先露，通常随产程进展和下降而自发解决

胎儿较小或早产的胎儿更可能有出现持续性复合先露，但经阴道分娩的成功率也更高。在足月胎儿中，除了头顶和手复合先露以外，其他部位的持续性复合先露经阴道分娩预后较差，通常需要剖宫产。然而，如果产程进展顺利且胎儿状态良好，则允许简单复合先露（如手）经阴道试产。

七、臀先露

臀先露胎儿纵轴与母体纵轴平行，胎儿头部位于宫底。总体上，临产时有 3%~4% 的胎儿为臀先露，但在妊娠 32 周时有 7% 的胎儿为臀位，28 周前的臀位约为 25%[20]。三种类型的臀先露特点见表 17-1。单臀先露的胎儿髋关节屈曲，膝关节伸直（屈体姿势）。完全臀先露的胎儿髋关节及膝关节均屈曲（蜷曲姿势）；足先露或不完全臀先露的胎儿有一个或两个髋关节部分或完全伸展（图 17-14）。

臀先露可能通过腹部触诊或阴道检查诊断，经超声确诊。早熟、胎儿畸形、米勒管畸形和胎盘异常形成是常见的致病因素。在某些胎儿遗传疾病中，包括三体病（13、18 和 21 三体）、Potter 综合征及强制性肌营养不良，臀先露发病率高。改变胎儿肌张力及活动性的因素（如羊水过多和过少）也增加了臀先露的发病率。在超声检查中，臀先露胎儿的胎头呈长形，因此双顶径较小，差异可达 16 天以上（95%CI 14.3~18.1，P=0.001），但头围不受影响[21]。

虽然较小的双顶径可能影响超声对胎儿体重的估计，但在不存在其他生长受限条件下，枕额径与双顶径比值大于 1.3 是臀先露的胎头变形特征。大约 80% 的臀先露胎头会出现长形轮廓，以前称为"臀位头"。宫底呈较细长轮廓，而子宫下段如碗状轮廓。因此，认为外部力量对胎儿的作用是造成这种胎头形状的原因。由于长头和臀位可能与遗传学和表型上有异常的胎儿有关，因此要求超声学家在诊断"臀位头"之前，对胎儿解剖结构进行详细的检查[22]。

表 17-1 臀先露类型

类 型	占臀先露百分比（%）	脐带脱垂风险（%）	早产风险（%）
单臀	48~73[a~c]	0.5	38
完全臀	4.6~11.5[b, c]	4~6	12
足先露	12~38[c]	15~18	50

a. 引自 Collea JV, Chein C, Quilligan EJ. The randomized management of term frank breech presentation: a study of 208 cases. *Am J Obstet Gynecol*. 1980;137:235–244.
b. 引自 Gimovsky ML, Wallace RL, Schifrin BS, et al. Randomized management of the nonfrank breech presentation at term: a preliminary report. *Am J Obstet Gynecol*.1983;146:34–40.
c. 引自 Brown L, Karrison T, Cibils LA. Mode of delivery and perinatal results in breech presentation. *Am J Obstet Gynecol*. 1994;171:28–34.

完全臀先露　　　　　　不完全臀先露　　　　　　单臀先露

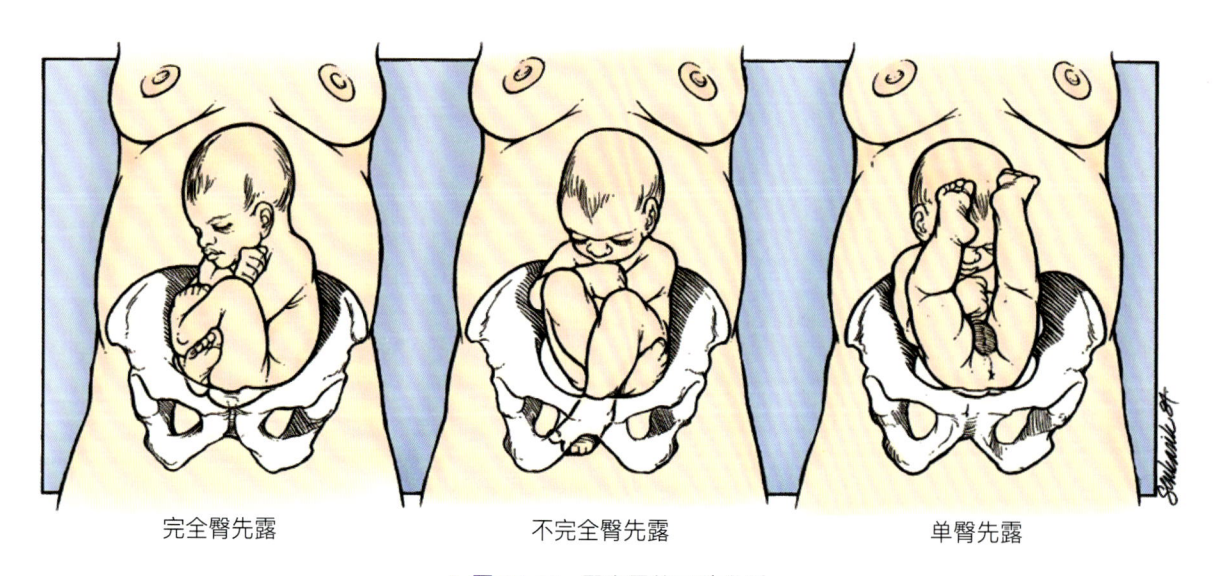

▲ 图 17-14　臀先露的三种类型

完全臀先露，髋关节及膝关节均屈曲；不完全臀先露，一个或两个髋关节或膝关节不完全伸展；单臀先露，髋关节屈曲，膝关节伸直（屈体姿势）

（一）阴道分娩机转

臀先露阴道分娩成功的两个最重要的因素是连续电子 FHR 监测，以及在胎儿臀部至脐部自然娩出之前不进行人工干预。临产初期，应建立立即剖宫产的条件，包括麻醉可供，手术室准备好，以及恰当的知情同意。另外还应有两名产科医生和儿科团队在场。充分培训和经阴道臀位分娩助产经验是成功的基础。临床经验越来越不常见，所以模拟臀先露分娩的培训将有助于技能的保持。按照常规方法准备仪器工作台，增加臀位后出头产钳（Piper 产钳）和治疗巾。产程中可使用硬膜外镇痛，许多观点认为，硬膜外麻醉能够有效控制第二产程。

单臀先露的胎儿通常以骨盆对角径进入母体骨盆入口（图 17-15）。衔接的标志为，胎儿臀部下降超过骨盆入口平面，行阴道检查，仅可在 $S_{2\sim 4}$ 的位置触诊到先露部位。当臀部继续下降并受到母体肛提肌作用时，会发生内旋，大转子间径位于骨盆的前后径上。臀先露分娩的指示点是胎儿骶骨；因此，当胎儿大转子间径位于骨盆前后径时，胎儿骶骨位于骨盆横径上（图 17-16）。

如果下降正常，胎儿臀部到达骨盆出口，并开始拨露，首先转为骶横位，然后旋转至骶前位。这种旋转方向能够使后盆腔中空部容纳胎儿胸部和其他较小的胎儿部分。当大转子间径通过耻骨联合下方时，开始着冠。需要强调的是，除了可能行会阴切开术（有指征情况下）和鼓励产妇加大腹压外，不需要进行手术或其他人工干预。

过早的干预可能在至少两方面对分娩产生不利影响。首先，宫颈完全扩张需要足够的时间，以延缓宫颈回缩造成的下降胎头的嵌顿，迅速娩出躯干可能导致胎儿颈部回缩。其次，臀先露的胎儿下降和分娩必须是子宫和母亲腹压共同作用下保持胎儿颈部屈曲。任何为加快分娩速度而进行的牵引外力都会造成颈部仰伸，导致胎儿以较大的枕额径进入骨盆入口（图 17-17），造成严重不良结局。急产还增加了胎臂上举的风险，即一个或两个手臂卡在胎头后方嵌顿于骨盆入口上方，从而使安全阴道分娩变得更加困难，因为它增加了娩出过程中的胎儿的骨质体积大小。因此，平均大小的胎儿能否安全的经阴道分娩主要取决于产妇的产力和耐力，而不是

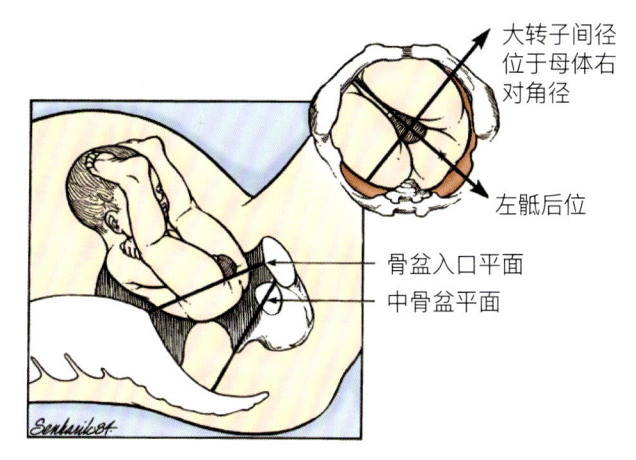

▲ 图 17-15 胎儿臀部进入骨盆入口，胎儿大转子间径位于母体右对角径，骶骨作为指示点，左骶后位

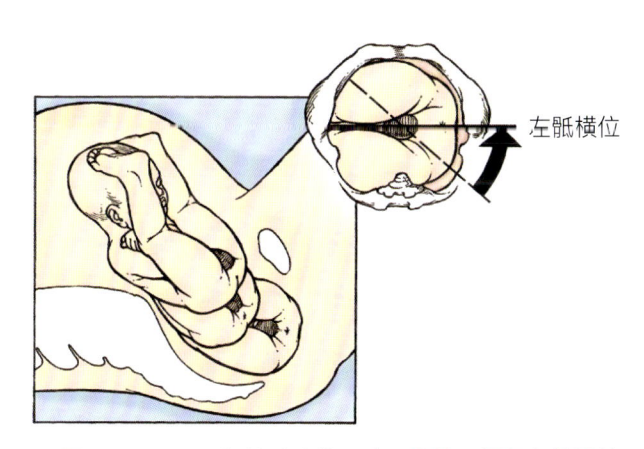

▲ 图 17-16 先露部位随分娩下降，大转子间径向前后轴旋转，骶骨向横向轴旋转

术者的牵引力。

对于单臀先露的胎儿，胎儿的大腿通常会紧贴胎儿的腹部，并夹住和保护脐和脐带。需要使用 Pinard 的手法来帮助单臀先露的胎儿腿部娩出。在胎儿脐部娩出之后，向胎儿膝盖的内侧加压，使膝关节屈曲并娩出小腿。娩出小腿的同时，旋转胎儿骨盆离开侧方（图 17-18）。同时大腿在髋部外旋、膝关节屈曲，以及整条腿娩出。术者向外旋转胎儿右大腿时胎儿骨盆的逆时针旋转，术者外旋转胎儿左大腿时胎儿骨盆的顺时针旋转，能够更为有效地促进分娩。用治疗巾包裹胎儿躯干，以提供支撑点，同时由母体产力促进胎儿进一步下降。术者主要提供支撑和引导，使胎儿身体通过骨盆入口来促进分娩。术者不应对胎儿施加向外牵引，导致胎儿头部或颈部手臂的仰伸。

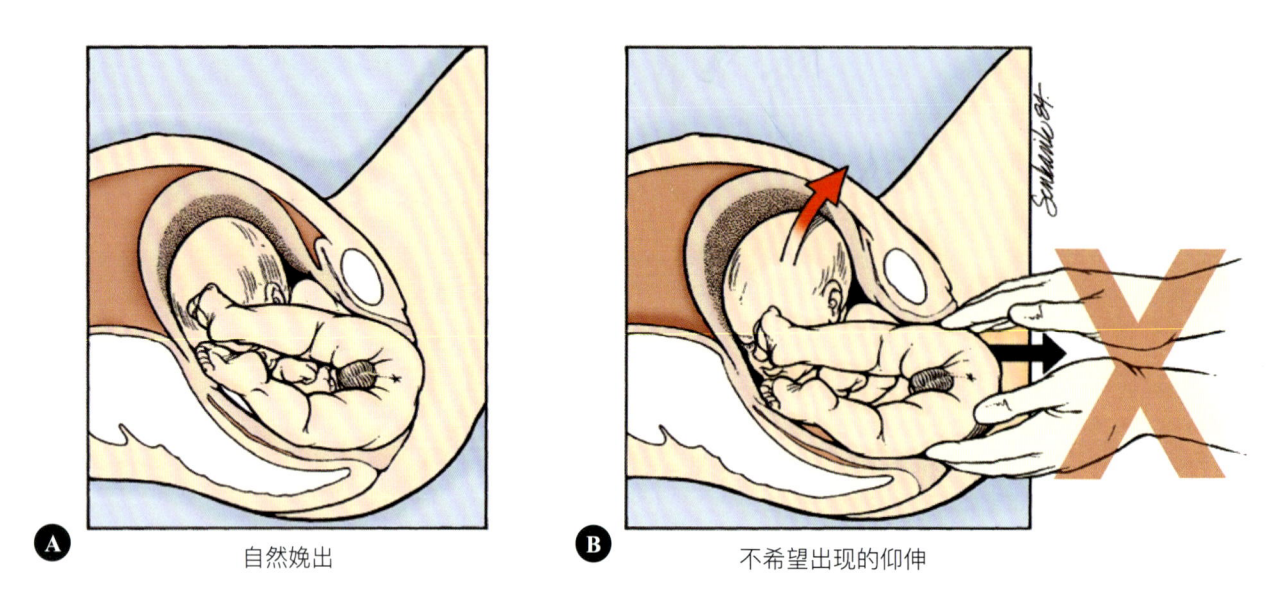

▲ 图 17-17　A. 胎儿自然娩出，子宫收缩保持头部屈曲；B. 过早的牵引导致胎儿头部仰伸，增加头部或颈部手臂嵌顿风险

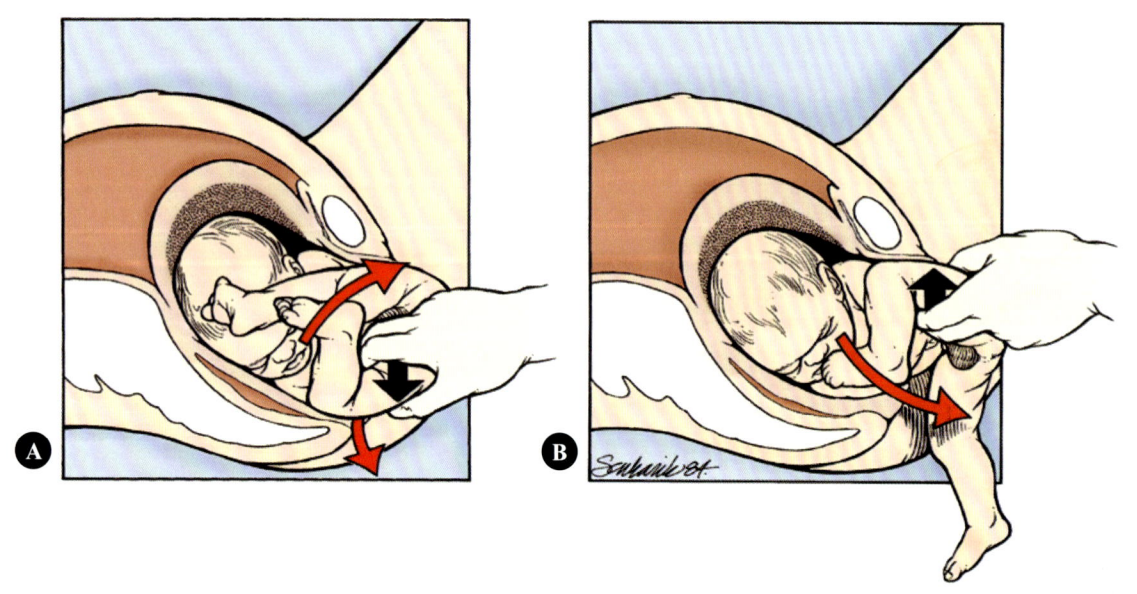

▲ 图 17-18　A. 胎儿自然分娩到脐部之后，大腿外旋；B. 向胎儿骨盆相反方向旋转，能够使膝关节屈曲和小腿分娩

当肩胛骨到达阴道口时，术者可以将手从背部滑向胎儿肩膀（图 17-19）；跟随肱骨方向，从内侧到外侧，先将手臂扫过胸部，再扫出会阴。胎儿躯干逆时针旋转有助于右臂分娩，顺时针旋转有助于左臂分娩（将身体"变成"手臂）。这样，类似于腿部的娩出，就可以将胎儿手臂滑过胸腔从而娩出（图 17-20）。这些动作能够首先使胎儿的肘部先娩出，然后是前臂和手。一旦双臂均已娩出，如果胎儿仍保持颈部屈曲，下颌和脸部将出现在出口（图 17-21）。

随着母体产力的进一步增加，胎儿头部通常可以自然分娩。如果不能自然分娩，可以通过简单的操作来最大限度地帮助胎头屈曲，压力需作用于胎儿上颌骨（而不是下颌骨）。Mauriceau-Smellie-Veit 手法柔和向下牵引胎儿及压迫耻骨联合上方（Credé手法）（图 17-22）。尽管上颌加压有助于屈曲，但影响分娩的主要力量仍是母亲产力。

或者，术者可以将 Piper 产钳用于后出头[23]。使用时，需要助手稍微抬高胎儿躯干，同时术者跪

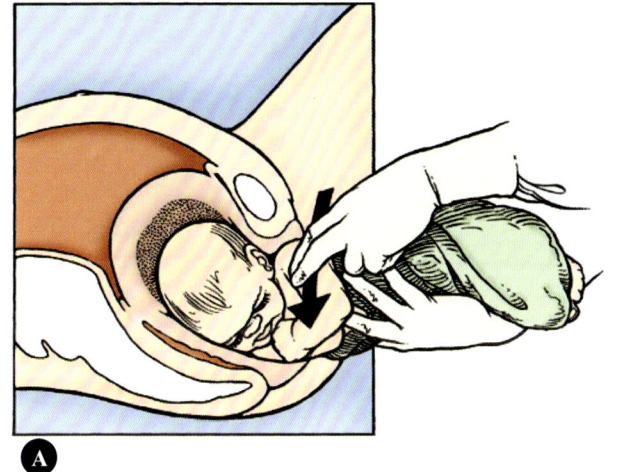

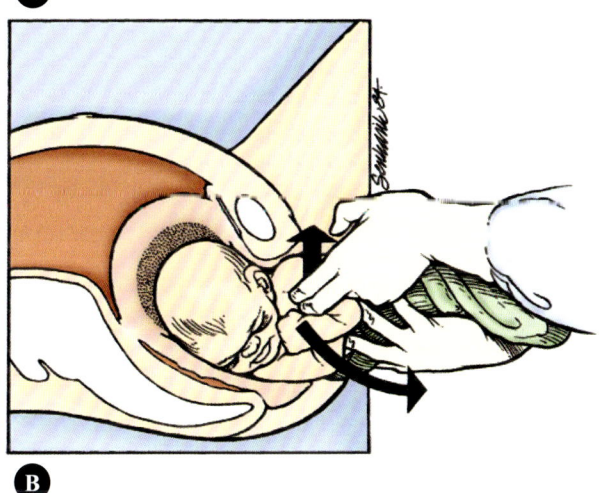

第 17 章 胎先露及胎位异常
Malpresentations and Malposition

▲ 图 17-19 A. 肩胛骨到达耻骨联合下方时，术者越过左侧肩膀上方，将手臂扫过胸部；B. 娩出手臂

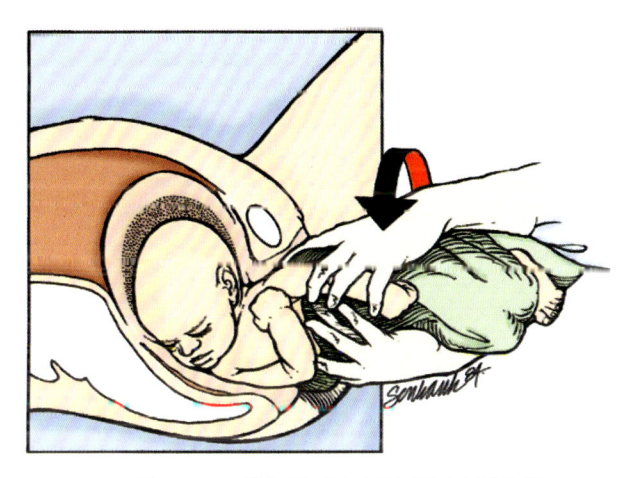

▲ 图 17-20 轻轻转动肩胛带便于右臂娩出

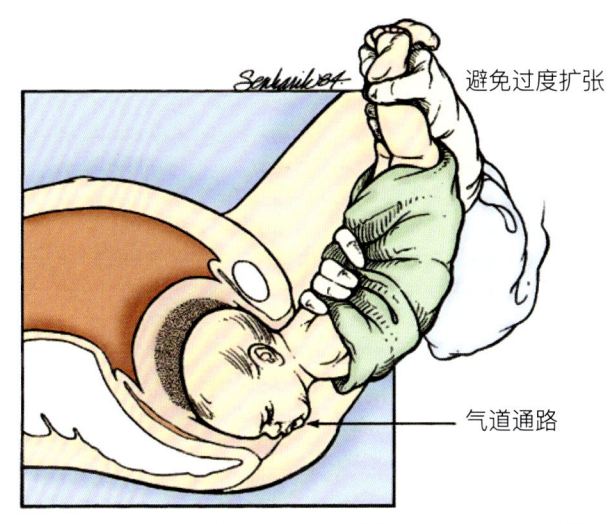

▲ 图 17-21 手臂娩出后，将胎儿包裹在治疗巾中并稍微抬高。胎儿的面部和气道会出现在会阴上方。应避免将躯干抬得过高

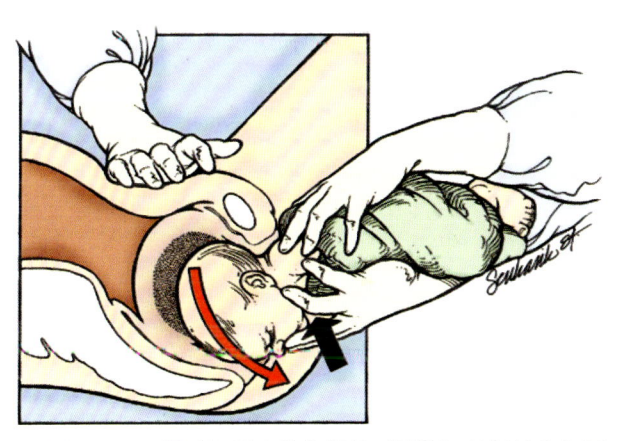

▲ 图 17-22 通过加压胎儿上颌骨（黑箭）以保持头部屈曲，而非下颌骨

通常，通过持续的产力和轻柔的牵引头部很容易分娩

下并直接将产钳从胎儿下方置于骨盆中的胎儿头部。因此，臀位胎儿的分娩应该在有高度的桌上或床上进行，使操作人员能够调整自己的姿势，使用产钳。因为需要在会阴处直接操作，所以如果使用产床，只将床底部去掉是不够的。术者使用产钳的位置如图 17-23 所示。应避免胎儿颈部因躯干过度抬高而过度仰伸，因为这可能导致胎儿脊髓损伤。

Piper 产钳的特点是没有骨盆弯曲。该特点能够让其直接置于胎儿头部，避免与胎儿身体发生冲突，而标准产钳无法避免。助手需要对胎儿身体进行控制，同时由术者将产钳从胎儿下方插入阴道。术者左手握住左叶，顺着术者右手从母体左侧插入阴道，并贴靠在胎儿右顶骨上。右手握住右叶，顺着术者左手从母体右侧插入阴道，并放置在胎儿左顶骨上。

349

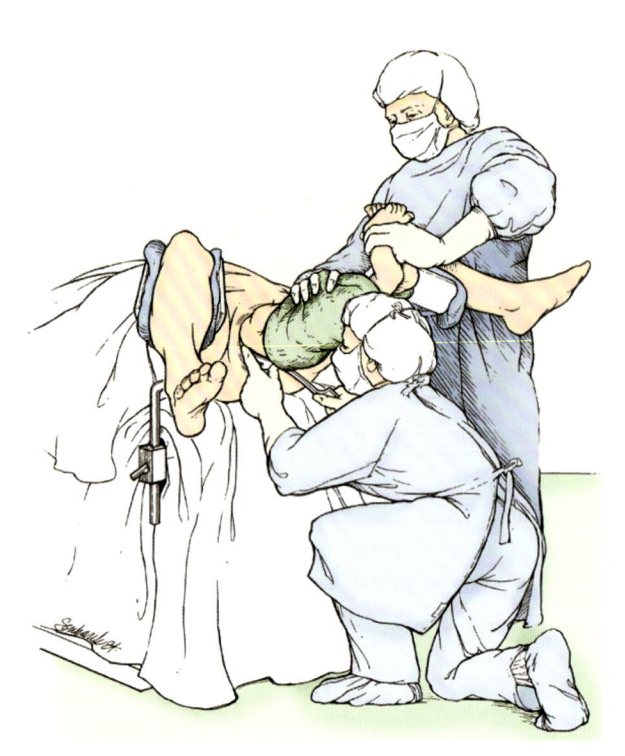

▲ 图 17-23　使用 Piper 产钳进行助产的演示
助手将胎儿保持在中间位，避免过度仰伸和神经损伤

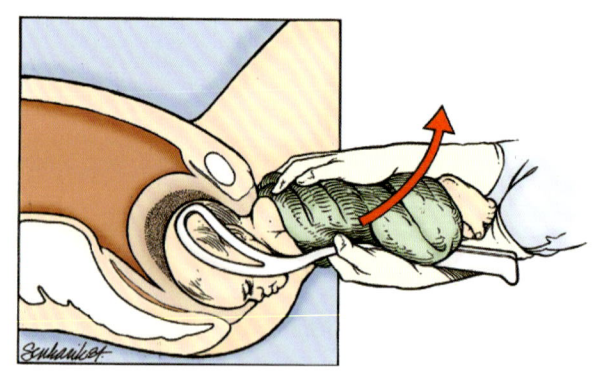

▲ 图 17-24　将胎儿放置在钳柄上，柔和向上牵动手柄使胎儿身体娩出

按此顺序放置的产钳有助于直接锁定，并避免重新定位手柄。此时，助手将胎儿身体放在钳柄上并握住手柄。Piper 产钳的主要目的是在胎儿颈部提供使胎儿头部屈曲的力量，而不是向外牵引。用钳柄支撑胎儿躯干，轻轻抬起手柄，可控制头部的分娩（图 17-24）。建议在使用 Piper 产钳进行后出头时，保证对分娩的控制，并保证术者能够在面临困难分娩时保持最佳熟练操作。

有研究建议，臀先露应避免使用催产素进行引产或加速产程。但是，在最近的大型观察研究中，引产不增加臀位分娩不良结局的发生率，也并非其禁忌证[24, 25]。不过，在有效宫缩的条件下，如自然分娩的产程停滞，则需要考虑剖宫产分娩。在使用连续胎心电子监测时，如有证据证实发生胎儿受损或持续脐带受压时，也需要考虑剖宫产。由于经阴道干预措施会使胎儿和母体的发病率和死亡率都大大增加，因此不鼓励采取经阴道干预措施促进臀位的分娩。但是，如果通过子宫内部监测证实低张力子宫收缩，可使用催产素[26, 27]。

不完全和完全的臀先露下降和分娩机制与前面描述的单臀先露下降和分娩机制不同，至少一条腿无须特意关注。但脐带脱垂或缠绕的风险较大，因此紧急剖宫产的可能性增加。此外，不完全和完全的臀先露时，宫颈扩张程度可能不如头先露或单臀先露时的扩张效果好。因此，后出头受压的风险增加，通常提倡非单臀先露的臀先露胎儿进行剖宫产分娩。然而，Gimovsky 等[28]的随机试验发现，非单臀先露的阴道分娩是也安全的。

（二）足月臀位的管理

自从里程碑式的足月臀位试验（Term Breech Trial，TBT）发表以来，关于足月臀位的正确处理一直都存在争议[29, 30]。除了两项小型随机对照试验外，足月臀位试验发表前的大多数报道都是较小的病例报道，缺乏对照或回顾性队列研究。总的来说，这些较早的报道显示臀位经阴道分娩的围产期死亡率高于头位，但这些报道的围产期死亡，大部分是纳入了存在致死性畸形和早产并发症的病例，这两类在臀位胎儿中发生率更高。排除畸形和极早产后，一些研究报道显示，无论分娩方式如何，校正的围产期死亡率都接近于零；而另一些研究者发现，即使排除这些因素，足月臀位婴儿也有较高的产伤和窒息风险。

（三）足月臀位试验

回顾性研究推动了 TBT 的进程。既往回顾性研究表明，臀位阴道分娩后新生儿的发病率和死亡率较高，包括新生儿入重症监护病房、高胆红素血症、骨折、颅内出血、新生儿抑郁[31]、抽搐和死亡[32]。然而，其他研究发现，紧急剖宫产也与新生儿不良结局有关。Irion 等[33]报道，705 例单胎臀位剖宫产分娩的新生儿结局同样较差，并得出结论，由于剖宫产增加母体相关并发症发生率，所以臀位不作为剖宫产的明确指征。Brown 等[27]的前瞻性研究中支持了这一观点，指出对于体重≥1500g 的新生儿，调整后 PMR 没有差异。

2000 年 10 月，TBT 公布了第一个结果[29]。根据世界卫生组织的数据，共有来自 26 个国家 121 个中心的 2088 名患者入选本研究，这些患者具有不同的国家围产期死亡率统计数据。依照随机分配，计划剖宫产组 1041 例，计划阴道分娩组 1042 例。资料采用意向性分析法，其中计划性剖宫产组 1041 例中 941 例（90.4%），阴道分娩 1042 例中 591 例（56.7%）按计划分娩。产时事件包括脐带脱垂和胎心异常，发生率与既往研究相似。本研究和后续研究报道了母体和胎儿/新生儿短期（即刻、6 周和 3 个月）和长期（2 年）结局。对于低 PMR 和高 PMR 的国家，在围产期死亡率或严重新生儿发病率中，计划剖宫产组明显低于计划阴道分娩组（RR=0.33，95%CI 0.19~0.56，$P<0.0001$）。在 PMR 已经很低的国家，计划性剖宫产组的 PMR 风险降低相对更大。术者经验和产程延长不会影响风险整体降低的趋势，只会产生轻微影响降低幅度。组间母体死亡率或严重母体发病率并无差异[29]。

在独立的回归分析中评估产程和分娩因素之间相关性的关系，其中，仅在一个回归中使用分娩方式，在另一个回归中仅使用分娩因素（包括所有其他变量，如胎儿监测、产程时间和药物）。分娩方式和出生体重均与新生儿不良结局显著相关，但这些变量之间没有显著的相互作用。从本质上讲，小于 2800g 的婴儿风险最大（OR=2.13，95%CI 1.2~3.8，$P=0.01$）。出生体重大于 3500g 的新生儿出现不良结局的趋势增高，但该趋势未达到统计学意义。分娩数据分析显示，"产程进展与不良围产结局风险之间呈剂量－反应关系"，因此与臀位阴道分娩相比，临产前剖宫产与最低的不良结局发生率相关[34]。计划性剖宫产患者，产后 3 个月的尿失禁发生率降低（RR=0.62，95%CI 0.41~0.93）[35]，但分娩后 2 年，两组的患者尿失禁发生率或母乳喂养、医疗、性生活、社交、疼痛或生殖问题方面未发现差异[36]。出生后 2 年的婴儿结局显示，计划剖宫产组和计划阴道分娩组的死亡率或神经发育迟缓的发病率无差异[37]。

总结 TBT 结果，如果尝试阴道试产并取得成功，与计划剖宫产相比，计划阴道分娩的婴儿在短期内有死亡或持续衰弱的危险。但如果婴儿存活下来，与计划剖宫产所生的婴儿相比，其死亡率或发育迟缓发病率没有发现差异。

TBT 的全球影响仍在继续。26 个国家中有 23 个国家的 80 个合作中心在 TBT 结果公布后答复了关于实践模式变化的后续问卷。多名受访者表示，治疗发生了变化（92.5%），85% 的受访者报告称，经济成本不会影响足月臀位计划性剖宫产[38]。一项荷兰研究检查了 TBT 后对分娩统计和结局的影响，结果显示，足月臀位剖宫产率从 50% 增加到 80%，从而使 PMR 从 0.35% 减少到 0.18%[39]。

TBT 后，在法国和比利时的 174 个中心进行了一项大型前瞻性队列分析，在两个国家 TBT 对臀位阴道分娩的影响力不大[40]。在胎先露和分娩方式（Presentation and Mode of Delivery，PREMODA）试验中，来自 37 周及以上的活胎产妇数据显示，妊娠和分娩数据与 TBT 中描述的发病率相似。一个专业委员会不设盲的就分娩方式对每一个分娩结局进行评估，以确定 39 周的选择性剖宫产是否会影响分娩结局。他们发现 22 例胎儿中有 6 例死亡，18 例新生儿或新生儿死亡中有 17 例是由致死性畸形所致；在表型正常的胎儿中只发生了 1 例在出生后 15 天内突然发生死亡。总之，该研究发现了全球臀位阴道分娩胎儿或新生儿死亡率风险为 1.59%（95%CI 1.33~1.89），这与计划性剖宫产分娩的新生儿死亡率无显著差异。该研究中新生儿死亡率和严重并发症发病率明显低于 TBT 研究中 PMR 较低的国家（1.59% vs. 5.7%）。因此，在 PMR 已经较低的国家，高出来的新生儿病率和死亡率不能归因于阴道分娩。

到本章完稿之时，仍仅有三项随机对照试验着眼于臀位足月胎儿进行计划性阴道分娩的研究。根据最新的 Meta 分析显示，低 PMR 和高 PMR 国家的围产儿或新生儿死亡减少（随机效应分析，RR=0.29，95%CI 0.10~0.86）[41]。该 Meta 分析显示，出生后 2 年，各组间"死亡或神经发育延迟"没有差异（RR=1.09，95%CI 0.52~2.30），但计划性剖宫产组存在医疗问题的婴儿较多（RR=1.41，95%CI 1.05~1.89）[41]。计划性剖宫产组女性近期发病率较高（RR=1.29，95%CI 1.03~1.61），但 2 年后与阴道分娩组女性发病率相似。值得注意的是，该最新 Meta 分析中包含的研究未涉及剖宫产的长期预后，如与重复剖宫产相关的母体发病率、手术并发症或胎盘异常（如前置胎盘或胎盘早剥），这些均是剖宫产并发症明显增多的病因。在最近的一项 Meta 分析中，包括三项 RCT、PREMODA 试验和总样本量超过 250 000 的其他大型观察性研究中发现，围产期发病率和死亡率在臀位计划阴道性分娩中相对较高，但绝对发生率较低，并且需要制订足月臀位胎儿分娩途径的个体化决策[42]。最近来自加拿大、挪威和瑞典的大规模人群队列研究显示，这些国家的阴道臀位分娩更为常见，研究都报道了与计划剖宫产相比，计划阴道分娩的新生儿发病率和死亡率的风险增加，但绝对差异较小[43-45]。这一结果与分娩时其他具有挑战性的决策（如家庭分娩或剖宫产后阴道分娩）报道相似，两者均具有显著统计学意义，新生儿不良结局的绝对值升高幅度较小，而母体倾向于会获得更好的结局。为了明确这一观点，Yeomans 和 Gilstrap 将自 TBT 以来发表的所有大型观察研究集中在分娩途径使用率、成功率、最终分娩途径的新生儿发病率和死亡率上[46]。表 17-2 以 Yeomans 和 Gilstrap 的原始数据为背景进行了修改，并添加了另外三项基于大规模人群的研究[43-45]。

自 TBT 发表以来，臀位阴道分娩出生的儿童的长期神经系统结局和教育程度方面，结果相互矛盾。Mackay 等根据来自 2006—2012 年间在苏格兰入学的儿童出生和教育档案发现，与计划性剖宫产相比，臀位阴道分娩的儿童考试成绩较低的比较多（OR=1.16，95%CI 1.02~1.32，P=0.02），但在需要额外教育支持方面没有显著差异（OR=1.13，95%CI 0.92~1.37，P=0.239）[47]。但是，来自澳大利亚和芬兰的两项类似的基于人群的大型研究表明，两种分娩方式的儿童在长期神经系统结局或学龄期成绩方面没有差异[48, 49]。

表 17–2 足月臀位分娩临床试验的新生儿结局

研 究	总数 (n)	产前计划性 CD	产前计划性 阴道分娩	产 时 CD	产 时 VBD	围产期发病率 VBD	围产期发病率 CD	围产期死亡率 VBD	围产期死亡率 CD
Lashen, 2002	841	349（42%）	492（58%）	238（48%）	254（52%）	—	—	2	0
Krupitz, 2005	809	427（53%）	382（47%）	98（26%）	284（74%）	0.5%	0%	0	0
Pradihan, 2005	1433	552（38%）	881（62%）	465（53%）	416（47%）	5.9%	0.9%	3	1
Giuliani, 2002	699	218（31%）	481（69%）	129（29%）	352（71%）	2.3%	0.5%	0	0
Alarab, 2004	641	343（54%）	298（46%）	152（51%）	146（49%）	0.7%	0%	3	0
Goffinet, 2006	8105	5579（69%）	2526（31%）	730（29%）	1796（71%）	1.6%	1.4%	2	8
Hopkins, 2007	725	511（70%）	214（30%）	76（36%）	138（64%）	—	—	0	0
Michel, 2011	1133	711（63%）	422（37%）	68（16%）	354（84%）	0.5%	0.7%	0	1
Toivonen, 2012	751	497（66%）	254（34%）	80（31%）	174（69%）	1.2%	0.2%	0	0
Borbolla Foste, 2004	766	523（68%）	243（32%）	102（42%）	141（58%）	1.6%	0.4%	0	0
Lyons, 2015	52 671	46 313（88%）	6358（12%）	4765（75%）	1593（25%）	2.9%	0.7%	0	5
Bjelllmo, 2017	16 700	8783（53%）	7917（47%）	2356（30%）	5561（70%）	—	—	5	9
Eckeus, 2019	27 357	19 205（70%）	8152（30%）	6397（78%）	1755（22%）	—	—	8	14

CD. 剖宫产；VBD. 阴道球囊扩张
改编自 Yeomans ER, Gilstrap LC III. Breech delivery. In: Queenan JT, Spong CY, Lockwood CJ eds. Queenan's Management of High-risk Pregnancy: An Evidence-based Approach. 6th ed. Oxford: John Wiley & Sons; 2012:424.

分别从胎儿和母亲的角度，对臀位阴道分娩的最终安全性的看法仍然各不相同，但目前的实际情况是，在美国，自愿性臀位阴道分娩较为罕见。2005—2014年间，臀位剖宫产率超过90%[50]。即便剖宫产被越来越多地用于足月臀位胎儿的首要分娩方式，仍有许多人认为完全放弃臀位阴道分娩是不合理的。有不支持TBT的学者提出，纳入估计体重超过4kg或小于2500g的胎儿、产程评估和充分试产的程序性异常（第一和第二产程允许的时间长度，引产和促进分娩方法的自由使用）、世界范围内产科医疗标准及水平的差异，使得试验结果并不十分完美。没有一项研究的方法或结果是完美的，统计学方法、专业问题的确定、死胎和异常胎儿的纳入、部分参与研究的医学中心缺乏超声检查等缺陷使得该研究受到质疑[51]。尽管TBT可能存在缺陷，但它依然充实了臀位阴道分娩的文献，但也并非给出臀位阴道分娩是否安全的最终答案。

（四）臀位阴道分娩的指征

根据TBT，专业协会发布了指南，以辅助选择适合计划性臀位阴道分娩的患者[52]。尽管所有的准则都略有不同，但目前的指南都有一些共同要点，包括知情同意书的签署、产前胎儿监护的使用、剖宫产的准备工作、至少有1名熟练掌握臀位阴道助娩的医护人员、充分的临床或影像学骨盆测量评估、不存在已知的会增加胎儿损伤或难产风险的禁忌证（如胎颈过度伸展、巨大儿、单臀先露以外的臀位、估计胎儿体重过低、胎儿畸形或产前胎儿合并症）。决定臀位是阴道分娩还是剖宫产的常见因素见框17-1。在以下任何条件缺失的情况下，都不应该进行臀位阴道试产：①可迅速提供麻醉；②即刻可进行剖宫产；③持续胎心监测；④由1名儿科医生和2名产科医生接生，其中至少有1名有阴道臀位助娩经验。

在决定能否允许臀位胎儿的进行阴道试产时，经常用到骨盆测量。通过临床骨盆测量可以估计骨盆入口、中骨盆及骨盆出口的尺寸。可参考产后护理章节和第12章中的正常产程和分娩，讨论和展示临床上的骨盆测量。放射学骨盆测量法已经应用于臀位的管理中，但几乎没有什么客观证据。无论如何，人们期望足够的骨盆径线可以预测成功的阴道

分娩。全世界通常使用的骨盆测量技术有4种：①传统的平片放射线照相术，使用多达三张胶片；②CT使用多达三个轴向的图像，包括冠状位、矢状位和横断位；③磁共振成像；④数字荧光成像，目前未在美国使用。磁共振成像是唯一与辐射暴露无关的技术，而使用单一矢状位CT骨盆测量暴露量最低；空气间隙技术与传统X线技术相结合可降低辐射剂量。目前趋势是倾向于使用三轴向低剂量CT技术。尽管TBT不要求骨盆成像，但许多中心仍使用了X线或CT进行骨盆测量。结合唯一一项臀位计划性阴道分娩的随机对照试验，Collea及其同事建议骨盆尺寸应符合以下要求：入口前后径11cm，入口横径11.5cm，中骨盆前后径（耻骨联合下缘中点通过两侧坐骨棘连线中点至骶骨下端间的距离）11.5cm，中骨盆横径（坐骨棘间径）10cm[26]。

框17-1　臀先露的处理

如果符合以下条件，可考虑阴道试产：
- 估计胎儿体重2000~4000g
- 骨盆正常
- 胎儿颈部及头部屈曲
- 应用胎心监护
- 可实施快速剖宫产
- 产程进展顺利
- 有臀位阴道助娩经验的医护人员在场
- 签署知情同意

如以下情况，剖宫产分娩可能更合适：
- 估计胎儿体重<1500g 或>4000g
- 胎儿足先露
- 产妇骨盆小
- 胎儿颈部及头部过度伸展
- 没有臀位阴道助娩经验的医护人员
- 胎心监护呈现不可靠模式
- 宫缩正常情况下产程进展停止

为了实施臀位计划性阴道分娩，临床医生必须经过必要的培训，具备操作经验。此外，应建立患者与临床医生之间的良好关系，交代的风险和受益须客观且不具有导向性，并有准确的记录。如果缺乏这些因素中的任何一个，剖宫产是更安全的选择。然而，即使临床医生决定其绝不会为患者提供臀位

阴道助娩服务，也不能减轻其学习臀位分娩机制和处理的责任。任何在产科的执业人员都无法避免偶尔的紧急臀位阴道分娩。与经验丰富的医护人员一起使用人体模型和骨盆模型，定期复习分娩机制及实践，可以提高技能，改善对任何紧急情况的处理水平。在美国，足月臀位胎儿的剖宫产率目前超过90%，这导致能提供臀位阴道分娩服务的医务人员越来越恶少，能够教授这一技术的医护人员越来越少，从而形成恶性循环。所以，对于任何一位可能面临意外阴道臀位分娩的医护人员来说，部分性解决方案和关键因素就是模拟实战。2006年的研究显示[53]，住院医师在使用Noelle骨盆训练器进行模拟训练后，当面临紧急情况时，医生的关键动作技术能得到普遍改善。

（五）特殊临床情况和风险：早产臀位、头部伸展过度和足先露

不同类型的臀先露提示不同程度的风险，所以不同情况下的管理计划可能不同。早产臀位、头部过度伸展臀位和足先露会导致胎儿病率或死亡率升高。宫颈不完全扩张和后出头困难相关的并发症更为常见。这三种臀位情况，剖宫产能够使新生儿获得更好的结局，因此建议采用剖宫产终止妊娠。

与足月臀位新生儿相似，对于低出生体重和极低出生体重的臀位新生儿，剖宫产能否改善结局具有争议[54-57]。尽管大多数极低出生体重者的死亡是由早产或致死性畸形所致，但大多数作者已经证明，与类似的头先露新生儿相比，该体重组新生儿经剖宫产分娩可改善结局，并降低调整后的围产期死亡率。然而，剖宫产对臀位早产结局的改善作用可能更加微妙。一项对妊娠26～36周的8300例未足月单胎臀位分娩的研究表明，剖宫产与阴道分娩的围产期死亡率无显著差异。但在28～32周期间，剖宫产和阴道分娩的新生儿死亡率分别为1.7%和4.1%（OR=0.27，95%CI 0.10～0.77），围产期死亡率和主要并发症发病率分别为5.9%和10.1%（OR=0.37，95%CI 0.20～0.68）[56]。但是，在产后2年随访的观察性研究中，未显示早产臀位经剖宫产分娩的婴儿结局明显改善[58-60]。其他作者认为，与既往对照的结果相比，后续研究中的存活率提高是因为早产新生儿医疗水平的改善。然而，当选择或不可避免地出现早产臀位阴道分娩时，较早期研究表明，使用传导麻醉、Piper或Laufe后出头产钳助娩，可降低新生儿病率和死亡率。

未足月胎膜早破（preterm premature rupture of membranes，PPROM）与早产儿和绒毛膜羊膜炎有关，两者都是脑瘫（cerebral palsy，CP）形成的独立危险因素。由于早产和羊水减少，PPROM的出现率高。绒毛膜羊膜炎与脑室周围白质软化症，是早产儿发生脑瘫之前的病变。Brud等[61]证实，患有脑室周围白质软化症的胎儿出生后脑瘫的风险与分娩方式相关。所以，在存在绒毛膜羊膜炎的情况下，计划性剖宫产分娩能够显著降低脑室周围白质软化症的风险。

臀位阴道分娩时如胎头持续过度伸展，则脊髓损伤的风险高达21%。Ballas等证明，单纯的仰头不会带来额外的风险，所以如何区分头部的单纯后仰和明显的过度仰伸非常重要[62]。胎儿顶部过度俯屈，与过度仰伸相反，如图17-5中所示的枕额颅平面和胎儿颈椎轴线之间的关系。一般而言，随着分娩的进行，宫底压力增大时会发生自然屈曲。

最后，足先露在分娩过程中具有极高的脐带脱垂风险（16%～19%）。在许多情况下，脐带脱垂仅在分娩后期出现，此时可能已经做过阴道试产的决定了。脐带脱垂需要及时剖宫产。此外，足先露扩张宫颈的效果最差，增加后出头困难风险。

（六）双胎第二胎臀位

大约1/3的双胎妊娠的胎产式为头/臀位，即第一个双胎表现为头位，第二个双胎表现为臀位（见第39章）。分娩中头位/臀位双胎妊娠分娩方式的选择包括剖宫产、第一胎阴道分娩联合第二胎ECV或IPV或臀位牵引。Blickstein等[63]比较了39例头/臀双胎和48例头/头双胎的妊娠结局。尽管双胎中臀位第二胎的低出生体重发生率较高、住院时间较长，但作者发现，这种临床情况下也并无选择剖宫产的依据。一项研究结果提示[64]，对于体重超过1500g的头位/非头位双胎，对比剖宫产，双胎中第二胎臀位牵引娩出也是一种安全的选择。Laros等[65]研究了206对双胎，发现特殊先露胎产式胎儿采用剖宫产分娩，并没有明显的优势。有学者比较390例经阴道分娩的双胎第二胎（207例头位，183例臀位）的结局，

95% 的臀位分娩方式为臀牵引，结果发现，即使按出生体重分层，头位和臀位新生儿之间也不存在显著差异[66]。这些结论基于术者具备必备的臀位牵引技能和经验。一项丹麦的关于非头位第二胎儿进行 IPV 的回顾性研究显示[67]，尽管 IPV 很罕见，但与双胎第一胎经阴道分娩后第二胎通过剖宫产分娩相比，IPV 能够减少新生儿窒息；此外，IPV 组的脐带血 pH 和 Apgar 评分有升高趋势。本研究强调，阴道与剖宫产联合分娩带来的风险可能很高。

双胎分娩研究[68]是一项多中心随机试验，研究表明，与阴道分娩相比，双胎剖宫产的胎儿或新生儿死亡率或发病率没有明显差异。研究者主张，患者需要选择可熟练辅助双胎中第二胎阴道分娩技术的医务人员。然而，对于任何一位难以完成单胎臀位阴道助娩的临床医生而言，双胎第二胎非头位的妊娠处理中，剖宫产是一个更安全的选择。

如果需要行第二胎 IPV 或臀牵引，可以通过超声引导来协助。将一只手伸入子宫，确认胎儿的双足，在胎膜完整的情况下抓住双足，施加牵引，借助母体主要的产力将双足带入骨盆。过程中需要保证胎膜完好无损，直到两只脚都在骨盆入口。一旦膜破裂，需要按照足先露进行处理。如果操作者难以确认胎儿足部，产时超声可协助。

臀牵引过程中，经常是牵引较小的那一胎时，胎头可能会被卡在宫颈中。在这种情况下，操作者的整个手需放置在子宫中，将胎儿头部托起，随着手的撤回，胎头得以保护[69]。这种夹板固定技术也可用于剖宫产时的臀位后出头。可能因了宫张力增加或宫缩而发生胎头嵌顿，这种情况下，可以使用子宫松弛剂，硝酸甘油 50～200μg 静脉注射是作用最快、最安全的药物之一。也可使用特布他林或吸入麻醉药。

尽管有"双胎分娩研究"的出版，并且广大产科从业人员也清楚了经严格选择的计划性双胎第二胎非头位阴道分娩的安全性，但许多人仍然不愿意实施[70]。随着经验丰富的术者和愿意教授的老师越来越少，尽管已证明操作的安全性，但仍面临着优势和可用性下降的风险。与臀位计划性阴道分娩一样，模拟是解决该问题和提供信心的重要方法。数个团队已经发表了高仿真模拟系统的说明，用于双胎第二胎非头位分娩的教学和训练[71, 72]。Schmitz 等证实，

经过双胎第二胎非头位阴道分娩的持续教学和培训后，无论是监督下的住院医师还是教职医生，他们所处理的阴道分娩双胎第二胎的新生儿结局并没有差异[73]。

如果 IPV 和臀牵引方面经验丰富的医护人员缺乏，则在双胎第一胎阴道分娩后，第二胎在超声观察下于产房行外倒转是另一选择。通常，在第一个胎儿分娩后，宫缩会出现短暂的下降，对外倒转有利。一项研究分析了 30 例第二胎非头位的双胎（12 个横位和 18 个臀位）[74]，报道显示，第一胎出生后，第二胎横位的 12 个胎儿中有 11 个成功分娩，18 个臀位胎儿中有 16 个成功。这些双胎的胎龄都超过 35 周，并且在第一胎分娩后第二胎的胎膜完整，没有畸形和羊水量异常。

（七）外倒转

建议臀位胎儿在妊娠 36～37 周时进行外倒转（external cephalic version，ECV）。许多人发现 ECV 可显著降低产程中臀先露的发生率，并与较少的并发症相关，如脐带受压或胎盘早剥[75]。报道显示，ECV 成功率为 50%～75%，在临产时仍保持头位的比例与此相似。虽然许多妊娠 34 周前臀先露的胎儿会自动转为头位，但随着足月的临近，自动转为头位的机会降低。一项随机试验在妊娠 37～39 周的低危孕妇中随机抽取了 48 例臀位病例，其中 25 例患者进行 ECV，68% 的病例成功转为头位，23 例患者没有进行 ECV，只有 4 例在分娩前自动转为头位[76]。所有成功行 ECV 的患者在临产时均为头位。近期一项 Meta 分析纳入 8 项研究、超过 1300 名随机分配的妊娠女性，发现非头位分娩明显减少，无论是阴道分娩（RR=0.42，95%CI 0.29～0.61）还是剖宫产（RR=0.57，95%CI 0.40～0.82）[77]。

ECV 的最佳时间为 36～39 周。2011 年发表的早期 ECV2 试验中就已评估了 ECV 的时机。与晚期（妊娠 37 周及以上）行 EVC 相比，早期（妊娠 34～35+6 周）操作使得临产时为头位的比例更高，但是两组剖宫产率并无差异[78]。早期 ECV 的另一个问题是，会增加晚期早产的发生率。在该研究的后续成本分析中，作者得出结论，早期 ECV（36 周前）的成本高于后期[79]。其他组也注意到早期 ECV 的成功率较高，但早期与晚期的剖宫产率比较并没有差异。为了取

得较早操作成功率较高和早产风险之间的平衡，我们建议在36～38周进行ECV[80]。如果在此时间窗内ECV成功且没有临产指征，可以等待自然临产。在一项前瞻性观察研究中，Burgos等证明，与立即引产相比，ECV成功后等待自然临产显著提高了阴道分娩的成功率（91.5% vs. 75.4%，$P<0.001$）[81]。

ECV后妊娠结局证明，这是一项安全、有效的干预措施。涉及的胎儿并发症包括胎盘早剥、不可靠的胎心监护、胎膜破裂、脐带脱垂、自发转回臀位和母胎出血等。母体并发症罕见。几份报道提示，尽管成功实施ECV者的剖宫产率明显低于未成功者，但并未降低到与本就是头位妊娠的剖宫产率水平[82,83]。

让患者放松，对其温柔的、强度一致的施加外力，并反复监测胎心，是所有研究者强调的成功要素。ECV方法各不相同，但"向前翻转"比"向后翻转"应用更广泛（图17-25）。机械性目标是将胎儿臀部向上挤压、远离骨盆，然后胎儿头部轻轻地从宫底转向横位，最后下降至子宫的下段。

许多因素都能可以预测ECV能否成功。在妊娠37～39周时比在40周后进行ECV更容易成功。Burgo及其同事[81]在2010年进行了一项研究，表明妊娠37周ECV的成功率增加2倍（OR=3.74，95%CI 2.37～5.9），后壁胎盘（OR=2.85，95%CI 1.87～4.36）和双足先露（OR=2.77，95%CI 1.16～6.62）成功率也高。完全臀先露的成功概率也增加，但没有达到双足先露的程度。正常或充足的羊水量能提高ECV的成功率。两项研究提示[84,85]，当羊水指数超过7cm时，ECV的成功率更高。操作当日对ECV成功率产生有利影响的因素包括未衔接的胎臀和容易触及的胎头[86,87]。

ECV时应用宫缩抑制药、局部麻醉和超声也有帮助。可使用多种宫缩抑制药，包括利托君（在美国不可供）、海索那林、沙丁胺醇、硝酸甘油和特布他林。一项随机对照研究纳入了103名初产妇[88]，行特布他林皮下注射的产妇ECV成功率为52%，对照组为27%，未发现药物对母体的不良影响。2015年的一项Cochrane研究着眼于宫缩抑制药（和其他干预措施）对ECV的影响，结果显示[89]，宫缩抑制药，特别是β受体激动药，能够显著增加临产时头先露的发生率（RR=1.68，95%CI 1.14～2.28），降低剖宫产率（RR=0.75，95%CI 0.67～0.88）。尽管美国食品和药品监督管理局对特布他林的使用发出了预警，但这仍然是最常用的辅助ECV的宫缩抑制药。一般在ECV前15～20min皮下注射特布他林0.25mg。

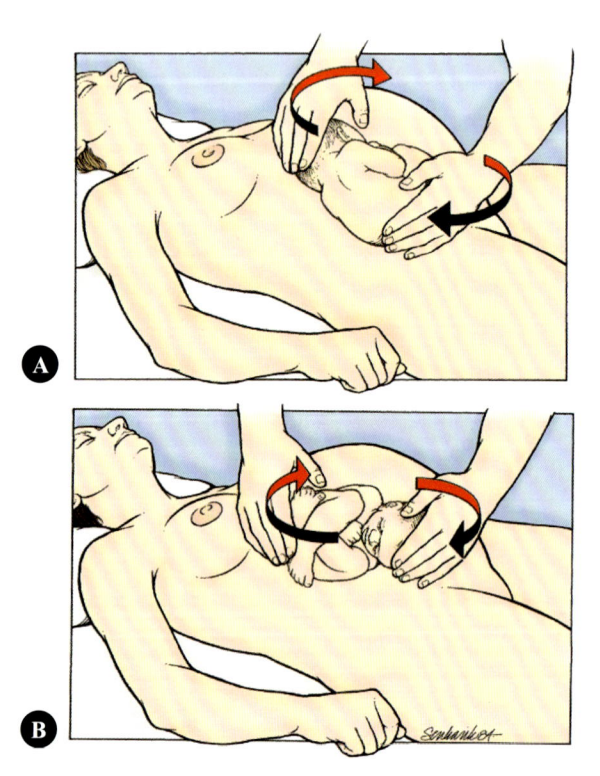

为ECV而使用区域麻醉也存在争议。一些人认为，当使用硬膜外麻醉时，操作者可能会对母体腹部施加过大的压力，更容易导致胎儿受到损害（如FHR减速），并可能造成胎盘早剥。然而，一项随机临床试验[90]纳入60例使用硬膜外麻醉的接受ECV的女性，结果显示，当使用硬膜外麻醉时，手术成功率高出2倍。应用腰硬联合（combined spinal-epidural，CSE）镇痛或脊椎麻醉时，有一些不同的结果报道。一项随机临床试验提示[91]，与未麻醉组相比，脊椎麻醉组初产妇ECV的成功率提高4倍，视觉模拟疼痛评分也降低。另一项随机试验[92]比较镇痛剂量的CSE麻醉与全身性使用阿片类药物，结果显示ECV成功率无差异。该临床试验中，ECV总成功率较低（39%），麻醉组为47%，阿片类药物组为31%，有47名医生参与，这提示操

▲ 图 17-25 向前翻转
将胎儿臀部轻轻地"挤压"出盆腔，并将头部从宫底转向横位，最后到达子宫下段

作者的技术水平可能差异很大。最近的 Meta 分析明确显示，区域麻醉提高了 ECV 的成功率。Magro-Malosso 等进行了一项 Meta 分析，纳入 9 项临床试验，涉及 900 名余名产妇。报道称，应用脊髓麻醉进行 ECV 的成功率增加（58% vs. 43%，RR=1.44，95%CI 1.27~1.64），临产时头先露（55% vs. 40%，RR=1.37，95%CI 1.08~1.73）和阴道分娩成功（54% vs. 45%，RR=1.21，95%CI 1.04~1.41）的可能性均较高[93]。该 Meta 分析显示，神经脊髓镇痛可显著降低母体不适和视觉模拟疼痛量表评分。尽管有明确证据表明区域镇痛可提高 ECV 成功率并减少产妇不适，但仍需要考虑应用局部麻醉的工作安排协调和资源问题。因此，我们通常将这种干预措施应用于那些强烈要求的产妇，或那些计划性剖宫产前选择再次尝试 ECV 的臀先露产妇。

相反，与 ECV 失败相关的因素包括肥胖、胎臀深入盆、羊水过少和胎背朝后。据报道，在接受 ECV 患者中，多达 6% 的患者会发生胎母输血[94]；因此，Rh 阴性血型且未致敏的女性应该接受 RhD 免疫球蛋白治疗。使用 Kleihauer-Betke（酸洗脱）或流式细胞检测对胎儿母体输血进行定量，能够确定 RhD 免疫球蛋白的剂量。

对于有剖宫产史的产妇，ECV 的应用存在争议。有研究已得出结论，ECV 对母亲和胎儿是安全的，并能够使阴道分娩率增加。据报道，82% 具有剖宫产史的产妇 ECV 获得成功[95]。另一项研究中，11 名有子宫下段剖宫产史的孕妇行 ECV 时静脉应用利托君，未发现子宫破裂的临床征象，剖宫产时也未发现子宫破裂[96]。2009 年，Sela 及其同事[97]就世界范围内的文献（包括妊娠 36 周及以上无畸形单胎胎儿，全部为回顾性研究）进行了综述，发现既往 1 次剖宫产史的单胎臀位经产妇 ECV 成功率在 65.8%~100%（平均为 76.6%）。既往有过成功的阴道分娩是 ECV 高成功率的预测因子，而且并未发现这些患者存在额外的并发症、死亡及无症状瘢痕破裂。最大的关于 ECV 并发症率的研究纳入了有 1 次剖宫产史的女性，该亚组中，无论是成功率还是并发症率均未报道；对所有并发症的描述中并未报道明显的子宫破裂或瘢痕破裂[98]。近期，Impey 等的前瞻性研究纳入了 100 例有 1 次剖宫产史的行 ECV 的孕妇，加上文献报道的 549 例病例，均未发生子宫破裂或围产期死亡[99]。鉴于以上有利经验，1 次剖宫产史既不是尝试 ECV 的相对禁忌证，也不是绝对禁忌证。目前对有 2 次剖宫产史的患者能否尝试剖宫产后阴道试产的建议有限（见第 20 章），也没有该人群 ECV 成功率和并发症发生率的数据。

有学者研究针灸治疗穴位 BL67（至阴穴，第五趾外旁）与非头位胎儿转位的关系，已有关于这一主题的 Cochrane 综述发表[100]。虽然早期研究证明这些疗法能够获益，但纳入了 8 项研究、1346 名产妇数据的综述显示，与未治疗相比，单独艾灸并不能减少非头位先露的发生率。与针灸相比，艾灸效果较好（RR=0.25，95%CI 0.09~0.72），但与针灸联合使用时，非头位先露（RR=0.73，95%CI 0.57~0.94）和剖宫产率均下降（RR=0.79，95%CI 0.64~0.98）。一项来自芬兰的随机对照试验[101]纳入 200 名女性，随机分配至接受连续 2 周的艾灸或常规治疗，不论初产妇还是经产妇，臀位发生率都没有显著影响。另一项来自法国的随机对照试验[102]研究了 250 多名产妇，在 32~34 周进行针灸治疗，与未行治疗的产妇相比，针灸治疗没有明显疗效。尽管目前证据表明这些干预措施收效甚微或没有效果，但补充疗法、替代医学、传统技术在现代医学中的作用仍有待进一步研究。

八、枕位异常：枕后位和枕横位

枕后位和枕横位是胎位异常，而不是先露异常。当胎儿枕骨在母体骨盆的后方象限中，贯穿第二产程并持续至分娩时，或持续至有处理指征时，就是持续性 OP。OP 和枕横位的发生率随产程中评估枕位的时间点不同而变化。OP 更常见于临产初期和活跃期，在第二产程开始时仍然常见，现代研究中报道的持续至分娩时比例为 5%~10%[103-106]。以超声对整个产程进行监测的研究发现，50% 的胎儿以枕横位临产，枕前位和枕后位各占大约 1/4。临产初期为 OP 的胎儿中，80%~90% 会在娩出前自发旋转[103, 106, 107]。以 OP 位开始第二产程的胎儿中，50%~80% 将在娩出之前自发旋转。

易发生持续性 OP 的因素包括初产、体重指数＞30、巨大儿、需要促进产程进展、前壁胎盘、种族、骨盆异常和硬膜外镇痛[106, 108-110]。硬膜外镇痛是否作为持续性 OP 的病因一直受到争论。依据超声的设计良好的观察性研究明确支持硬膜外麻醉对持续性 OP 的诱发作用，但就硬膜外镇痛分娩的随机试验所进行的 Meta 分析表明，这一影响很微弱（RR=1.40，95%CI 0.98~1.99）[111]。并没有哪些因素的组合能够很好地用于临床上预测持续性 OP。

与胎儿或新生儿病率相比，与持续性 OP 相关的母体病率更明显。相关的母体结局包括的第一产程和第二产程延长[104,109,112]，剖宫产[113,114] 及阴道手术助产风险增加[115-117]。当胎儿以 OP 分娩时，胎儿头部相对延伸，以相对较大的枕额径或枕颏径通过会阴，而不是 OA 时的较小的枕下前囟径。前者的直径比后者大 3~4cm，所以枕后位经阴道分娩会增加三度和四度裂伤的发生率[118]。大型观察研究表明，以枕后位分娩的产妇肛门括约肌损伤率明显增加。在 NICHD 盆底疾病网络的报告中显示，以 OP 位阴道分娩者括约肌损伤的风险增加 7 倍[119]。即使剖宫产，产妇的发病率也因持续性 OP 而增加。持续性 OP 剖宫产后行子宫切除的风险增加 2 倍。与持续性 OP 相关的胎儿和新生儿并发症包括低 Apgar 评分、脐带血气酸中毒、胎粪吸入、产伤和入住新生儿重症监护病房。然而，一项大型的观察性研究表明，当对其他因素进行调整时，唯一与持续性 OP 显著相关的胎儿并发症是与阴道手术助娩操作相关的产伤增加（OR=1.77，95%CI 1.22~2.57）[120]。

（一）枕后位的诊断

仅凭阴道检查来诊断持续性 OP 是很具挑战性的。以超声作为"金标准"的大型观察研究证实，在活跃期以体格检查来确定枕骨位置很不准确，即使在有经验的临床医生中临床价值也很有限[121-125]。这些研究和其他研究均表明，使用床旁超声判断第二产程枕骨位置具有很高的准确性和可重复性（>99%），而体格检查的准确率仅为 80% 左右（图 17-26）[126]。

（二）持续性枕后位的预防

临产前，尚无任何干预措施被证明能够有效预防 OP。一项纳入了 2500 名女性的随机试验显示，从妊娠 37 周开始至分娩，产妇手和膝盖朝向骨盆方向行旋转骨盆运动，对持续性 OP 的发生率没有影响（治疗组为 8.1%，对照组为 7.8%）[127]。虽然通常推荐产妇在活跃期或第二产程中有目的性地采取某种体位，但大多数随机对照试验显示，该方法对预防或治疗持续性 OP 并无作用[128-131]。但这些试验也并未显示出某种体位的危害性，一些试验显示产妇的舒适程度有所改善。

多年来，第二产程早期的枕后位通常推荐单纯的观察和保守性处理，无须干预。这大多是因为人们认为处于 OP 位置的胎儿会自发旋转[132-134]。此外，这种推荐来自于很少使用硬膜外镇痛分娩的年代，那时持续性 OP 的发生率一般为 5% 或更低。现在，持续性 OP 发生率接近 10%，提倡在第二产程早期积极干预和处理，用以作为降低剖宫产率的一种可能方法[135]。由于认识到全手法或手指法旋转胎头的成功率会随着第二产程持续时间的延长而降低，所以有学者提倡在第二产程早期进行预防性全手法或手指法旋转胎头，以预防持续性 OP 及其带来的不良结局。最近的回顾性观察研究表明，预防性手转胎头可有效减少持续性 OP、剖宫产治疗持续性 OP 和手术阴道助产[136-139]。Reichman 及其同事开展的依据时间分配队列的前瞻性临床试验中，设定计划如下：第二产程的枕后位观察一段时间后（在尝试手转之前，初产妇观察 1h，经产妇观察 30min）行预防性手转胎头，评价操作的有效性。与通常的处理方式相比，这种处理方法显著提高了枕前位分娩率（93% vs. 15%，$P<0.01$）及自然阴道分娩率（77% vs. 27%，$P<0.01$），减少了手术阴道助产（23% vs. 50%，$P<0.05$），减低了剖宫产率（0% vs. 0.23%，$P<0.001$）[140]。但是，对照组具有较高的引产率和促进产程进展率、硬膜外镇痛使用率和会阴切开率，是该研究的局限性所在。判断预防性手转胎头对于预防持续性 OP 的效果和可用性的结论，仍须等待正在进行中的随机试验的结论和公布[141,142]。

全手法或手指法旋转胎头的方法如图 17-27 所示[143]。在第二产程早期而不是等到先露下降停止时再进行手转胎头，成功率可能会较高。一般第二产程早期成功率为 80%~90%，如果在先露下降停止时进行手转胎头，成功率仅为 30% 或更低。为了便于操作，最好使患者呈准备分娩的膀胱截石位。在子宫收缩间歇且产妇不用腹压时尝试旋转。如果旋转遇到阻力，将胎头轻微屈曲或轻微上可能有所帮助。但后一种手法应谨慎，避免羊水涌出和脐带脱垂。

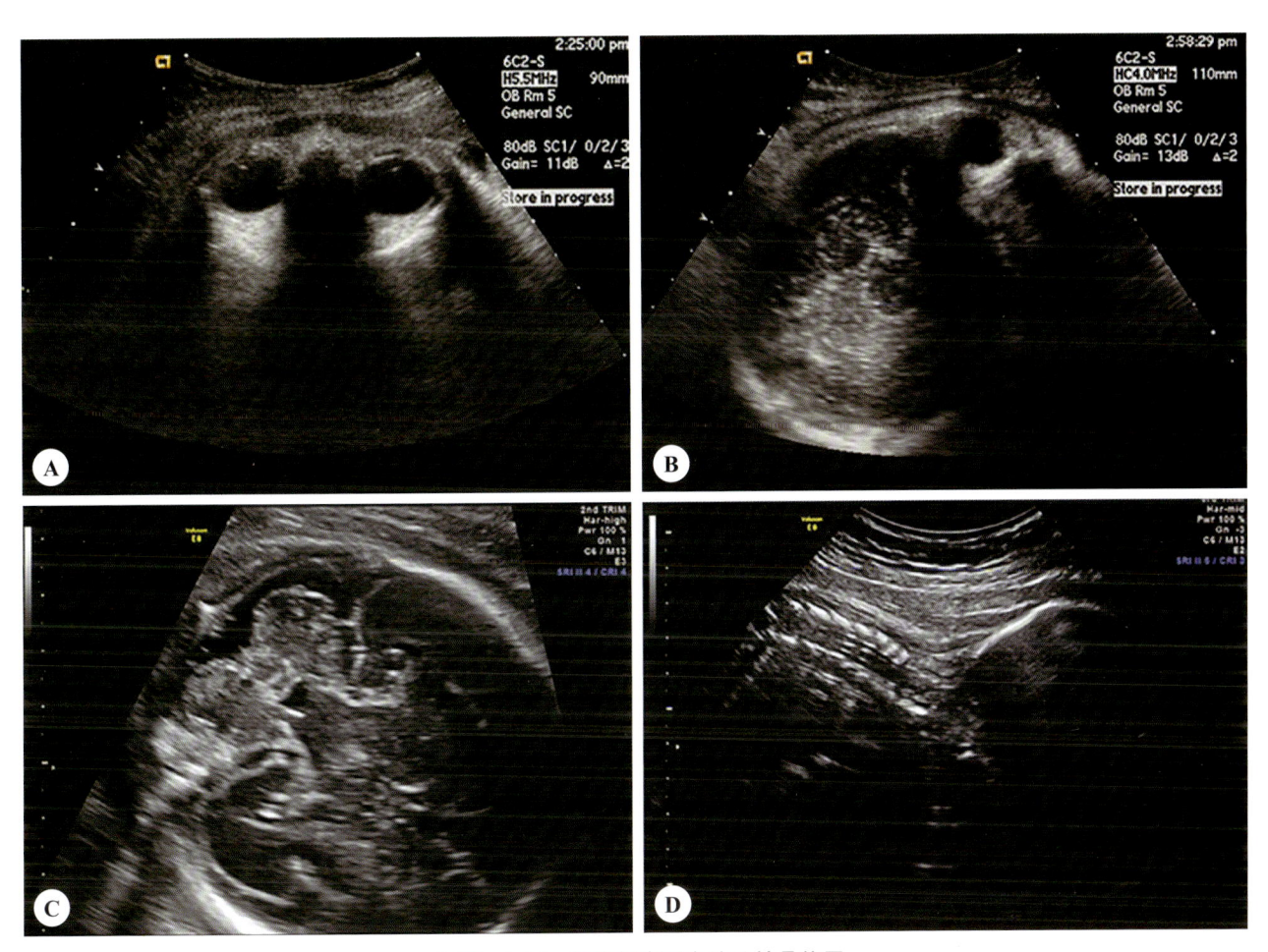

第 17 章 胎先露及胎位异常
Malpresentations and Malposition

▲ 图 17-26 经腹超声测定胎儿枕骨位置

A. 正枕后时胎儿眼眶朝向探头；B. 右枕后，胎儿眼眶朝向母体左侧；C. 右枕前，胎儿小脑朝向母体右前方；D. 枕前位，胎儿脊柱位于母体矢状面（引自 Barth WH Jr. Persistent occiput posterior. *Obstet Gynecol*. 2015;125:695–709.）

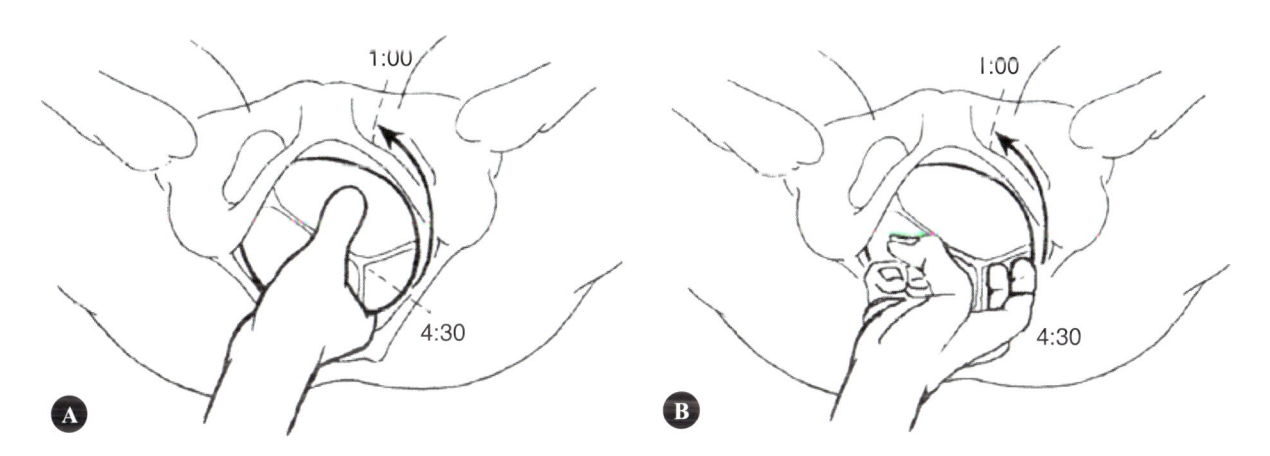

▲ 图 17-27 A. 全手法自左枕后向左枕前旋转胎头。右手掌心朝上，四个手指在下，手指在胎头左侧伸开，拇指在胎头右侧。俯屈胎头的同时，操作者逆时针将枕骨旋转到骨盆前方。B. 手指法自左枕后至左枕前旋转胎头。在右侧人字缝处，食指和中指用于定位并对右顶骨后缘施加逆时针拨动力

引自 Barth WH Jr. Persistent occiput posterior. *Obstet Gynecol*. 2015;125:695–709.

当第二产程中枕后位的胎儿出现下降停滞或其他母儿问题有分娩指征时，推荐按照图 17-28 的步骤进行处理。在持续性 OP 的情况下，手术阴道助产的禁忌证包括疑似巨大儿、以 Leopold 手法发现胎儿双顶径位于盆腔入口上方、缺乏任何一项安全阴道手术助产的条件（见第 13 章），或前盆腔内聚的男型骨盆特征、骶骨突出和前坐骨棘突出等男型骨盆特征[143]。如果存在其中任何一项，应行剖宫产；同样，在Ⅲ类 EFM 图形的情况下，建议剖宫产，因为不能保证成功的手术阴道助产，而剖宫产可以更快地娩出胎儿。否则，可考虑手术阴道助产[144]。如果仔细检查盆腔后，发现具备后盆腔比前盆腔空间大的类人猿骨盆特征，则应在转胎头的情况下行手术阴道助娩[145, 146]。但是，如果骨盆具有女性特征，前盆腔空间充足，骶骨前空虚，坐骨棘不突出，则可考虑通过手动或器械旋转胎头阴道助娩。如前所述，进行手转胎头，然后立即使用产钳或胎吸助产[147-151]。

由于诸多因素，转位产钳目前已经不太常见，主要因为应届住院医师缺乏相关经验，以及愿意传授的教师减少[145, 146]。然而，大型队列研究表明，转位产钳在现今的临床实践中仍具有作用[147-151]。这些现代的研究，主要来自于仍然教授和应用 Kielland 转位产钳手术助产的机构，证实与非转位产钳、胎

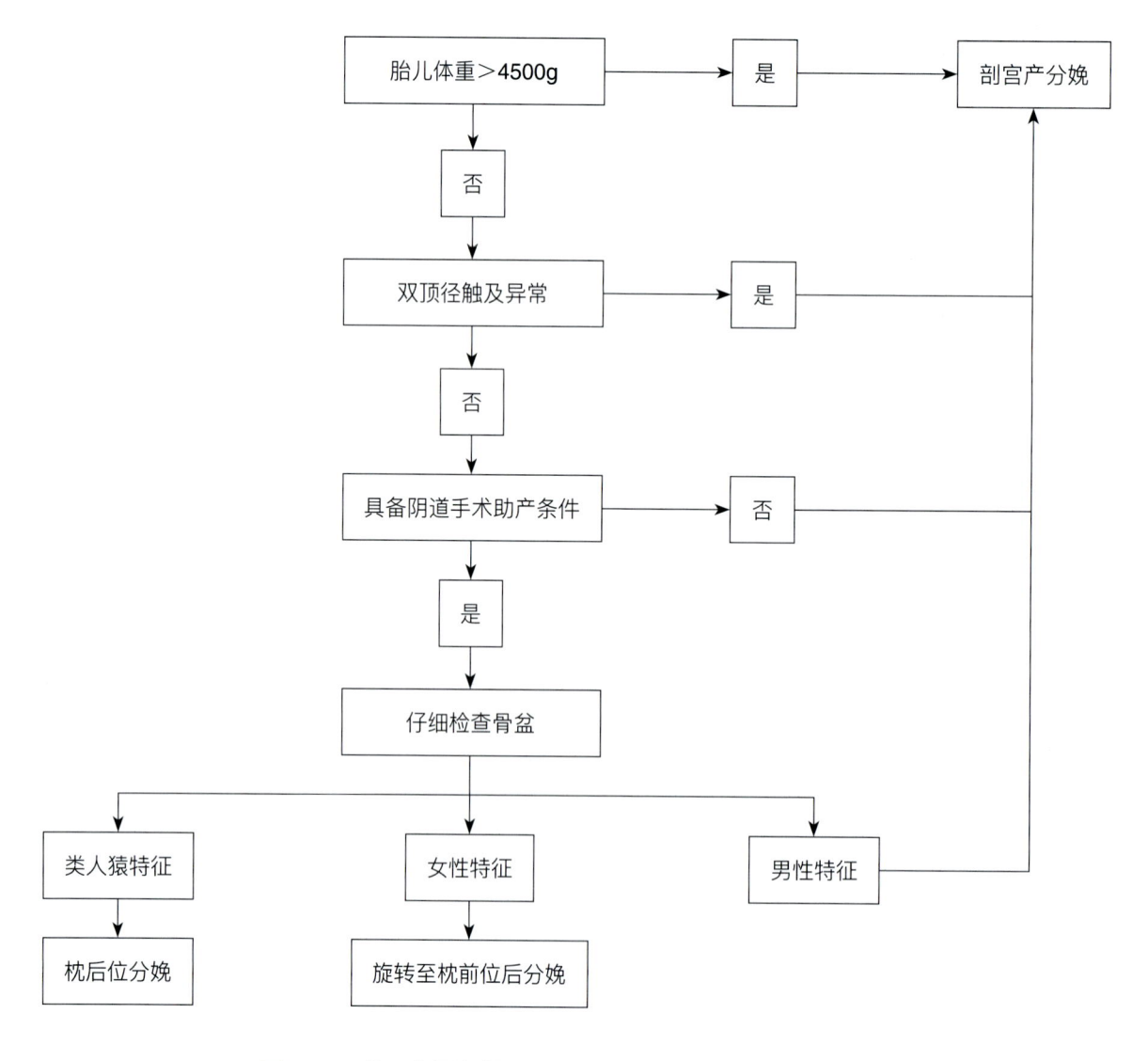

▲ 图 17-28　第二产程持续性枕后位胎先露下降停止时的推荐处理流程
引自 Barth WH Jr. Persistent occiput posterior. Obstet Gynecol. 2015;125:695–709.

吸或第二产程剖宫产相比，阴道分娩的成功率高达 90%，三度和四度会阴裂伤的发生率降低，阴道手术助娩失败率降低，而新生儿并发症发生率无差异。虽然较早期的研究表明使用转位产钳会引起胎儿脊髓损伤，但在这些现代研究所纳入的 2966 例次转位产钳助娩中并没有出现此类损伤（0/2966，0%，95%CI 0.0~0.16%）。Kielland 转位产钳的用法与本文其他段落所描述的枕横位用法相似，但应用起来更简单。对于枕后位转位，使手柄上的按钮朝向胎儿面部放置产钳，在宫缩间歇旋转，使胎头向胎儿脊柱方向转动 180°（左枕后为逆时针旋转，右枕后为顺时针旋转）。如果旋转成功，则将 Kielland 产钳取出并替换为传统产钳（如 Simpson 产钳）以完成助娩。有些人更习惯在会阴下倒着放置 Kielland 产钳，使产钳叶片的骨盆曲在旋转完成时与骨盆的轴方向一致。使用这种方法，Kielland 产钳在牵引和助娩过程中保持在适当位置，注意不要将产钳手柄抬到高于水平面，使软产道裂伤风险最小。

与宫口开全前的剖宫产相比，第二产程剖宫产与母体病率增加有关，通常与子宫切口不慎延伸至宫颈或向侧方裂到子宫动脉有关[152,153]。当胎儿为 OP 时，这种延裂风险会加倍。由于延裂风险的增加，以及娩出胎头时有时会遇到胎头深入骨盆导致的出头困难，所以有些学者提出，以臀牵引方式娩出替代上推胎头[154]。一项综合了 6 项前瞻性研究和 4 项回顾性观察研究的 Meta 分析表明，与内倒转臀位牵引相比，上推胎头的方法显著增加子宫切口延长的风险[155]。但是牵拉方法容易造成胎儿损伤。当持续性 OP 先露下降停滞，需要剖宫产时，可在剖宫产前或术中（如果需要）用 Allen 腿架将患者置于低膀胱截石位，以便更好地娩出胎头，并且仅在此方法失败时才采用内倒转臀位分娩或臀牵引术。

要 点

- 胎产式是指胎儿脊柱相对于母亲脊柱的方向。正常的胎儿是纵产式，它本身并不意味着是头先露还是臀先露。
- 轴向异常的胎儿发生脐带脱垂的风险是头先露胎儿的 20 倍。
- 面先露胎儿中有一半以上存在胎儿畸形。
- 胎先露异常需要及时诊断，并排除严重的胎儿或子宫畸形和（或）胎盘异常。
- 密切监测产程为面先露或额先露的阴道分娩提供了可能性。但是，如果未观察到自然阴道分娩的正常进展，剖宫产是唯一可选的替代方法。
- 为近足月臀位胎儿施行 ECV 是一种安全且成功率高的处理方法。使用宫缩抑制药和硬膜外麻醉可以提高成功率。
- 恰当的培训和经验是经选择的臀位胎儿能够安全阴道分娩的先决条件。
- 当有经验的医护在场时，头/非头先露的双胎产妇可阴道试产，因为这种处理方案与计划剖宫产具有相似的母体和围产儿结局。
- 当产程正常且胎心监护可靠时，简单的复合先露可以阴道试产。但是，胎儿的受压部位可能导致损伤。
- 产程中，用简单的床旁超声来验证体格检查的发现，可改善持续性 OP 的诊断。
- 如果持续性 OP 的胎儿在第二产程早期采取保守处理后仍处于 OP，可沿胎儿脊柱方向，用手掌法或手指法旋转胎头，以改善母儿结局。
- 有经验的术者使用转位产钳助娩持续性枕后位患者，能够改善母儿结局，与非转位手术阴道助娩和剖宫产分娩类似。

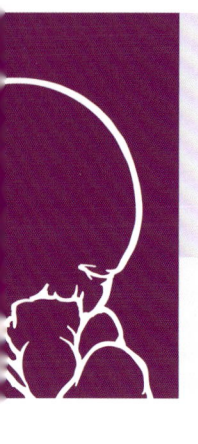

第18章 产前和产后出血
Antepartum and Postpartum Hemorrhage

Karrie E. Francois   Michael R. Foley   著
张思辰   译   马琳琳   校

英汉对照

fresh frozen plasma	FFP	新鲜冰冻血浆
packed red blood cells	pRBC	浓缩红细胞
placenta accreta syndrome	PAS	胎盘植入综合征

摘 要

产科出血是全世界孕产妇患病和死亡的主要原因之一。产前出血对母体和胎儿都有影响。产前出血的主要原因包括胎盘早剥、前置胎盘、胎盘植入并发症和前置血管。另外，产后出血可导致母体患病和（或）死亡。在所有分娩中，发生率为1%～5%。快速评估潜在病因和启动产后出血治疗方案可以减少并发症发生率。

关键词

胎盘植入综合征；新鲜冰冻血浆；浓缩红细胞

产科出血是全世界导致孕产妇死亡的首要原因[1]。尽管治疗方案众多，产后出血仍然是产妇入住重症监护病房、需输血和相关疾病（如急性肺损伤、感染、凝血功能障碍、肾衰竭、垂体坏死和不孕）的主要原因[2]。由于其影响广泛，产科医生必须充分掌握妊娠相关的血流动力学变化、过量失血引起的母体适应性改变、产科出血的基本管理原则。

一、妊娠相关血流动力学变化

妊娠期间有5个方面的显著的血流动力学变化。首先是血浆容量增大。妊娠第4周，血浆容量开始增大。妊娠30周时，血浆最大容量比妊娠前高出40%～50%。红细胞数量随着血浆容量增大而增加。合成红细胞的原料充足的情况下，孕晚期时红细胞数量增加20%～30%。由于红细胞数量增加小于血浆容量的增加，在孕晚期会出现生理性贫血。在孕晚期，随着心搏量增加和心率增快，母体心输出量增加，比非妊娠期平均增加30%～50%。随着心输出量的增加和血浆容量的增加，全身血管阻力下降。阻力的下降与激素影响引起的全身血管舒张和妊娠后子宫位置的改变相关。另外，妊娠期间纤维蛋白原和其他促凝血因子（Ⅱ、Ⅴ、Ⅶ、Ⅷ、Ⅹ和Ⅻ）升高。以上5个方面血流动力学变化可以保护母体，使其能够适应产科出血。

二、母体对出血的适应性改变

发生产科出血时，人体会发生一系列生理反应（图18-1）。当产妇失血量达到全身血液循环的10%时，动脉和静脉均发生血管收缩，从而维持血压正常，并保证血液对重要器官的灌注。当失血量超过总容量的20%时，全身血管阻力的增加无法代偿血管内容量的丢失，会出现血压下降及心率加快。当这种情况发生时，心输出量由于前负荷的降低而下降。如果不维持血管内容量，持续的心输出量下降会导致终末器官灌注不良及母亲失血性休克。

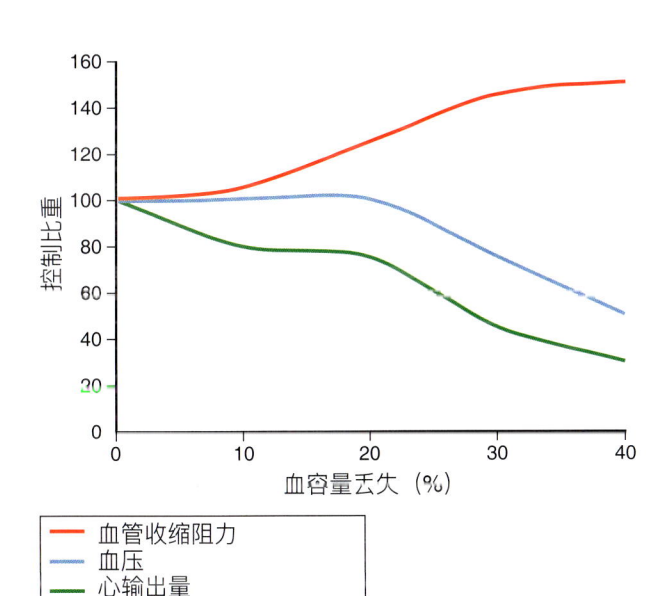

▲ 图18-1 当血容量丢失时，血管收缩阻力、血压、心输出量之间的关系

三、出血的分类

急性失血的标准分级如表18-1所示。了解不同程度容量不足的生理反应有助于临床医生处理产科出血。妊娠30周时，平均70kg体重的孕妇血容量约为6000ml（85ml/kg）。

1类出血对应大约1000ml的失血量，相当于丢失血容量的10%～15%。由于正常妊娠伴随的血流动力学改变，此类型血容量不足的产妇出现轻微的生理变化，如头晕和心悸。

2类出血对应大约1500ml的失血量，相当于20%～25%的血容量丢失。2类出血期间发生的早期生理学变化包括心动过速和呼吸急促。脉压差缩小是2类出血的另一个表现。脉压代表收缩压和舒张压之间的血压差值。收缩压是反应心搏量和β_1受体刺激的重要指标。舒张压反应的是全身血管收缩。因此，脉压差代表这两者之间的关系。2类出血时，交感神经肾上腺系统被激活，导致血液从非重要器官（皮肤、肌肉和肾脏）流出，重新分布到重要身体器官（脑和心脏），这可导致血管收缩增加、舒张压增加、收缩压不变和脉压差缩小。2类出血的最终生理反应是直立性低血压。虽然可以通过仰卧位、坐位和站位的血压测量进行记录，但更为实际的方法是按压患者手掌小鱼际，其变白后抬起，测定小鱼际恢复充血所需的时间。一般情况下，血容量正常的产妇在加压后1～2s就可以再次充盈，而2类出血和体位性低血压的患者将有明显的再灌注延迟。

3类出血定义为失血2000ml，相当于30%～35%的血容量丢失。发生此类出血时，在2类出血生理反应基础上，患者的临床表现更重，包括心动过速（120～160/min）、呼吸急促（30～50/min）、明显的低血压、烦躁不安、苍白和四肢发凉。

表 18-1 出血的分类及生理变化

分 类	急性失血量（ml）	丢失比（%）	生理变化
1	1000	10～15	头晕，心悸，血压轻微改变
2	1500	20～25	心动过速，呼吸急促，出汗，乏力，脉压差缩小
3	2000	30～35	明显的心动过速及呼吸急促，苍白，烦躁，四肢湿冷，直立性低血压
4	≥2500	40	休克，缺氧，少尿或无尿

改编自 Bonnar J. Massive obstetric haemorrhage. Baillieres Best Pract Res Clin Obstet Gynaecol. 2000;14:1.

4 类出血的失血量超过 2500ml，相当于失血量超过患者总血量的 40%。这种失血类型的临床表现包括远端脉搏消失、休克、缺氧和少尿或无尿。

四、产前出血

（一）胎盘早剥（框 18-1）

> **框 18-1　胎盘早剥病例**
>
> - 37 岁女性，G₅P₀221，妊娠 29 周出现腹部疼痛和急性阴道出血。产科病史提示，患者既往妊娠 32 周因胎盘早剥而胎死宫内，随后阴道分娩；另一次在妊娠 30 周时因胎盘早剥行急诊剖宫产。患者既往患有慢性高血压，每天吸烟 20 支。入院时，血压 160/90mmHg 并伴有心动过速，并且子宫收缩过频，胎儿监护图形属于 Ⅱ 类监护图形

1. 定义和致病机制

胎盘早剥，或早剥胎盘，是指在胎儿分娩前，正常位置的胎盘与子宫壁分离。诊断通常仅限于超过 20 周的妊娠。胎盘早剥以底蜕膜处母体血管缺损及破裂为特征，并引起分离。在极少数情况下，分离可能是由胎儿胎盘血管的破坏引起的。这些受损的血管引起出血，导致蜕膜血肿，促进胎盘剥离并破坏胎盘组织，导致母胎之间营养和气体交换减少及丢失。

虽然一些胎盘早剥在突然的机械事件（如钝性创伤、突然的宫腔压力降低或机动车事故）之后发生，但大多数病例是慢性的过程[3-4]。子宫螺旋动脉早期发育异常可导致底蜕膜坏死、炎症、梗死及血管破裂出血[3-6]。凝血酶在底蜕膜出血或缺氧时释放，是胎盘早剥的致病机制中重要的加重因素。凝血酶能够直接收缩子宫，增强基质金属蛋白酶的作用，上调凋亡基因，增加炎性细胞因子的表达，触发凝血级联反应，启动功能性孕酮消失作用[7-11]。这些凝血酶介导的反应导致血管破裂、出血、炎症、收缩和胎膜破裂。

2. 发生率

胎盘早剥的总发病率为 1%。其发病率在国际上各不相同，美国的发病率高于其他国家。大约 1/3 的产前出血可归因于胎盘早剥[12]。大多数胎盘早剥病例发生在孕晚期，妊娠 37 周前[13]。

3. 临床表现

胎盘早剥的临床表现由几个因素决定，包括早剥的时间特点（急性与慢性）、临床表现（显性与隐性）和严重程度。急性显性早剥通常表现为阴道出血，腹部和（或）背部疼痛及子宫收缩。严重的胎盘早剥，会发生子宫压痛、宫缩频率加快、缺氧性胎心率模式、母体低血压、凝血功能障碍和胎儿死亡。阴道出血量与胎盘剥离的程度无关[14]。事实上，10%～20% 的胎盘早剥是隐匿的。腹痛通常是母胎结局较好的预测因素[15]。

慢性早剥常与胎盘缺血性疾病有关[16]。这些病例一般临床表现为轻度间歇性阴道出血和慢性胎盘炎症和胎盘功能障碍，如羊水过少、胎儿生长受限、早产、胎膜早破和先兆子痫。

4. 高危因素

现已证实，多种高危因素与胎盘早剥有关（框 18-2）。

> **框 18-2　胎盘早剥高危因素**
>
> - 胎盘早剥病史
> - 产次及母亲年龄增加
> - 母亲药物滥用
>   – 吸烟
>   – 可卡因或甲基安非他明滥用
> - 创伤
> - 母体疾病
>   – 高血压
>   – 甲状腺功能减退
>   – 哮喘
> - 早产胎膜早破
> - 多胎妊娠或羊水过多导致的母体腹压急速下降
> - 子宫、胎盘及胎儿因素
>   – 子宫畸形
>   – 宫腔粘连
>   – 子宫肌瘤
>   – 瘢痕子宫
>   – 胎盘形成异常
>   – 慢性缺血
> - 胎儿畸形

（1）胎盘早剥病史：产妇既往发生过胎盘早剥是再次出现胎盘早剥的重要危险因素[17]。发生 1 次胎盘早剥后再次发生的风险为 5%～10%，而 2 次胎盘早剥后复发风险增加至 20%～25%[18]。发生严重早剥后，复发的风险进一步更高。

(2) 产次和产妇年龄增加：一些研究发现，随着产次和母亲年龄的增加，胎盘早剥的发生率更高。初产妇胎盘早剥发生率＜1%，而经产妇的风险增加至2%～3%[19]。一项大规模研究表明，母亲年龄与胎盘早剥之间存在明显的相关性；但是，其他研究表明，如果排除产次和高血压疾病，风险并没有增加。理论上，子宫内膜受损、蜕膜化受损和血管异常是重要的致病因素。

(3) 母亲药物滥用：持续吸烟会增加胎盘早剥和胎儿死亡的风险。风险程度与吸烟数量正相关。每增加一包吸烟量，胎儿因胎盘早剥而致死的风险增加了40%[20]。此外，吸烟和高血压对胎盘早剥的具有协同效应。所提出的病因包括胎盘低灌注造成的蜕膜缺血和坏死。

在孕晚期滥用可卡因和甲基安非他明与胎盘早剥有关。致病机制与药物诱导的血管痉挛相关，随后发生蜕膜缺血、反射性血管舒张和胎盘内的血管破裂。

(4) 创伤：胎盘早剥与妊娠期腹部钝性或穿透性创伤密切相关。母亲创伤最常见的两个原因是车祸和家暴。发生车祸时，子宫被拉伸、直接穿透和（或）来自加速 - 减速导致的胎盘剪切力是致病因素。

(5) 母体疾病：母体高血压是胎盘早剥的一个持续的危险因素[21]，包括慢性高血压及妊娠相关高血压疾病。与血压正常的女性相比，高血压女性胎盘早剥的风险增加了5倍。降压治疗不能降低慢性高血压女性胎盘早剥的风险[22]。

另外一些研究中显示，除了高血压疾病，母体亚临床性甲状腺功能减退症和哮喘均与胎盘早剥有关[23, 24]。关于母体血小板增多症与胎盘早剥的关系，没有明确证据。

(6) 胎膜早破和绒毛膜羊膜炎：足月前胎膜早破中有2%～5%的患者发生胎盘早剥。宫内感染和羊水过少增加胎盘早剥的风险，这些病例中近一半出现不可靠的胎心监护[25]。胎盘早剥是胎膜早破的原因还是结果尚不清楚。出血和相关凝血酶的生成可能刺激细胞因子和蛋白酶的产生，导致胎膜破裂。另外，胎膜破裂后的细胞因子 - 蛋白酶级联可能对蜕膜脉管系统造成损害，使胎盘易于剥离。

(7) 母体腹压迅速下降与多胎妊娠或羊水过多有关：过度扩张的子宫，其宫腔压力的快速降低可能发生急性胎盘早剥。当多胎妊娠或羊水过多时，与单胎妊娠相比，双胎的早剥风险增加3倍。虽然难以确定多胎妊娠胎盘早剥的确切时间，但通常发生在第一胎娩出后宫腔压力快速降低之时。同样，妊娠合并羊水过多时，羊水迅速流失也与胎盘早剥有关。通常发生在自发性胎膜破裂时或在治疗性羊膜腔穿刺术后。

(8) 子宫、胎盘和胎儿因素：子宫畸形、宫腔粘连、子宫肌瘤和瘢痕子宫患者的胎盘植入与早剥有关[26, 27]。此外，异常胎盘（如帆状胎盘）、与先兆子痫和胎儿生长受限相关的慢性胎盘缺血与胎盘早剥有关[26]。一项关于妊娠合并胎儿先天性畸形的病例对照研究表明，胎儿畸形时，胎盘早剥的风险会增加[28]。

5. 诊断

胎盘早剥主要是临床诊断，可应用影像学、实验室检查和病理学支持诊断。阴道出血、子宫收缩、腹部和（或）背部疼痛或外伤中的任何症状，均应检查是否存在潜在的胎盘早剥。阴道出血的范围从轻度到重度，但实际出血量与临床症状可能不相符，因为出血可以保留在胎盘后。典型的胎盘早剥宫缩模式表现为频率高、幅度低，在某些情况下可能会与临产宫缩相似[13]。

(1) 影像学评估：虽然既往研究显示超声影像学只能够发现一小部分胎盘早剥，但近期成像技术和图片解释方面的进展提高了检出率。早期底蜕膜出血通常为高回声或等回声，而吸收中的血肿在1周内表现为低回声，2周内表现为无回声。急性出血可能被误认为均匀增厚的胎盘或纤维瘤。

超声可识别胎盘早剥的三个主要部位：绒毛膜下（胎盘和膜之间）、胎盘后（胎盘和肌层之间）和胎盘前（胎盘和羊水之间）。图18-2显示绒毛膜下早剥的超声图像。

超声检查发现胎盘早剥的部位和范围具有临床意义。胎盘后血肿比绒毛膜下血肿预后更差。血肿的大小对胎儿的存活也具有预示性。巨大胎盘后血肿（大于60ml）者，胎儿死亡率风险为50%，而类似大小的绒毛膜下血肿者，胎儿死亡风险小于10%[29, 30]。

当超声检查不明确时，磁共振成像可用于胎盘早剥的诊断[31, 32]。

(2) 实验室检查：很少有实验室检查有助于胎盘早剥的诊断。低纤维蛋白原血症和凝血功能障碍的证据可能伴随严重的早剥而出现，但是，需要临床

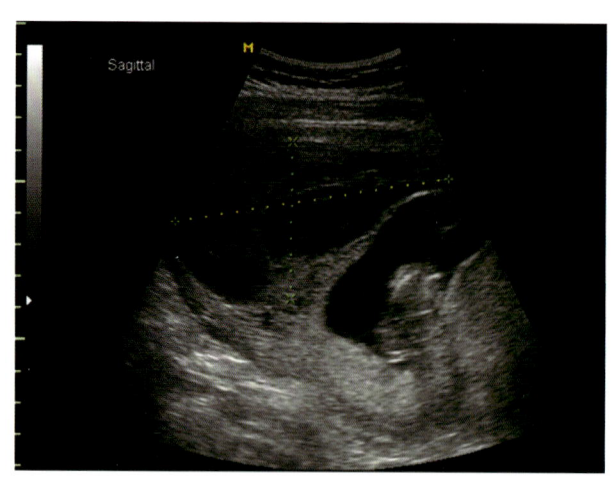

▲ 图 18-2 绒毛膜下早剥的超声图像

相关的证据。此外，大多数胎盘早剥不伴有母体凝血障碍性疾病。

孕早期异常的母体血清非整倍体标志物（如不明原因的母体血清甲胎蛋白或人绒毛膜促性腺激素升高、妊娠相关血浆蛋白 A 或未结合雌三醇降低或升高、抑制素 A 降低或升高）与中晚期胎盘早剥的风险增加有关[33-35]。另外，孕早期无细胞非整倍体筛查的中胎儿低拷贝数与产科发病率风险增加相关，包括胎盘早剥[36]。

(3) 病理学研究：肉眼检查胎盘可显示胎盘表面凝血块和凹陷。在大体病理学检查中，急性胎盘早剥可能没有任何可识别的证据，但组织学分析可能显示绒毛基质的存在、合体滋养层的嗜酸性粒细胞变性、具有绒毛凝集的散在中性粒细胞[5]。慢性胎盘早剥病理改变包括蜕膜炎、母体底蜕膜坏死、绒毛炎、蜕膜血管病变、梗死、绒毛间血栓形成、绒毛发育不良和含铁血黄素沉积的组织学表现[5]。

6. 处理

胎盘早剥可引起母儿并发症。母体并发症包括失血、凝血功能障碍、输血、终末器官损害、剖宫产、围产期子宫切除术和死亡。最近的数据还表明，有胎盘早剥史的女性，其后代未来发生未足月儿心血管疾病和死亡的风险增加[37, 38]。胎儿并发症包括胎儿生长受限、羊水过少、早产、低氧血症和死产。母体并发症与早剥的严重程度有关，而胎儿并发症与出血的严重程度和出血时程均有关[13]。

胎盘早剥的处理取决于胎盘早剥的严重程度、孕周和母胎状况。一旦诊断为胎盘早剥，应采取预防措施，并预测可能对母亲和胎儿造成的危及生命的后果。这些预防措施包括实验室评估（血红蛋白、红细胞比容、血小板计数、血型、纤维蛋白原、凝血、生化和尿液毒理学筛查）、适当的静脉通路（1个或 2 个大口径管）、母体血流动力学监测、液体复苏、失血量定量、准备血液制品、持续胎心和宫缩监测，以及联系麻醉、手术室和新生儿医生。

图 18-3 展示了胎盘早剥的一般管理办法。最初的胎儿评估将决定后续的治疗。如果胎儿死亡，必须迅速评估母体状况。母亲情况不稳定常表现为血流动力学不稳定和（或）凝血功能障碍。在这些情况下，需要立即进行血管内容量复苏和血液制品输入。通常剖宫产有利于治疗；然而，手术可能导致无法控制的出血和子宫切除术的风险增加，因此需要谨慎。如果母体血流动力学稳定，最好采用阴道分娩。建议对凝血进行系统评估，并根据临床指征应用血液制品。

如果胎儿存活且母亲情况稳定，则治疗取决于胎心监护图形和孕周。Ⅲ类 EFM 图形是分娩的指征。除非能够立刻阴道分娩，否则无论孕周如何，均建议剖宫产。Ⅱ类 EFM 图形在某些情况下可以期待管理。当早剥发生时，胎儿可以进行快速代偿。在大多数情况下，分娩是首选，分娩方式取决于产科情况（如母体血流动力学状态、宫颈成熟度和胎心监护）。当图形显示为Ⅰ类时，由孕周决定是否分娩。当孕周＜34 周时，胎盘早剥可期待管理。在大多数情况下，建议住院治疗，以便促胎肺成熟、镁离子神经保护和产前检查。当慢性早剥发生时，会发生出血、凝血酶产生、宫缩、胎盘进一步剥离这一恶性循环。这种情况下，短时间应用宫缩抑制药（48h）可能有助于抑制宫缩并打破这一早剥循环[11, 39]。当产妇面临晚期早产（妊娠 34～36 周）时，处理取决于胎儿和母亲的共同状况。如果两者均处于安全状态，应考虑糖皮质激素促进胎肺成熟和产前检查，预防早产儿并发症。如果有任何危险的证据，建议分娩。足月或即将足月（＞36 周）的胎盘早剥产妇应该分娩。

在发生早产的情况下，引产或催产并非禁忌证，但是建议密切监测母体或胎儿状况。多达 60% 的胎儿可能表现出与低氧血症相一致的胎心监护图形。置入宫内压力导管和胎心监护可辅助临床医生在产

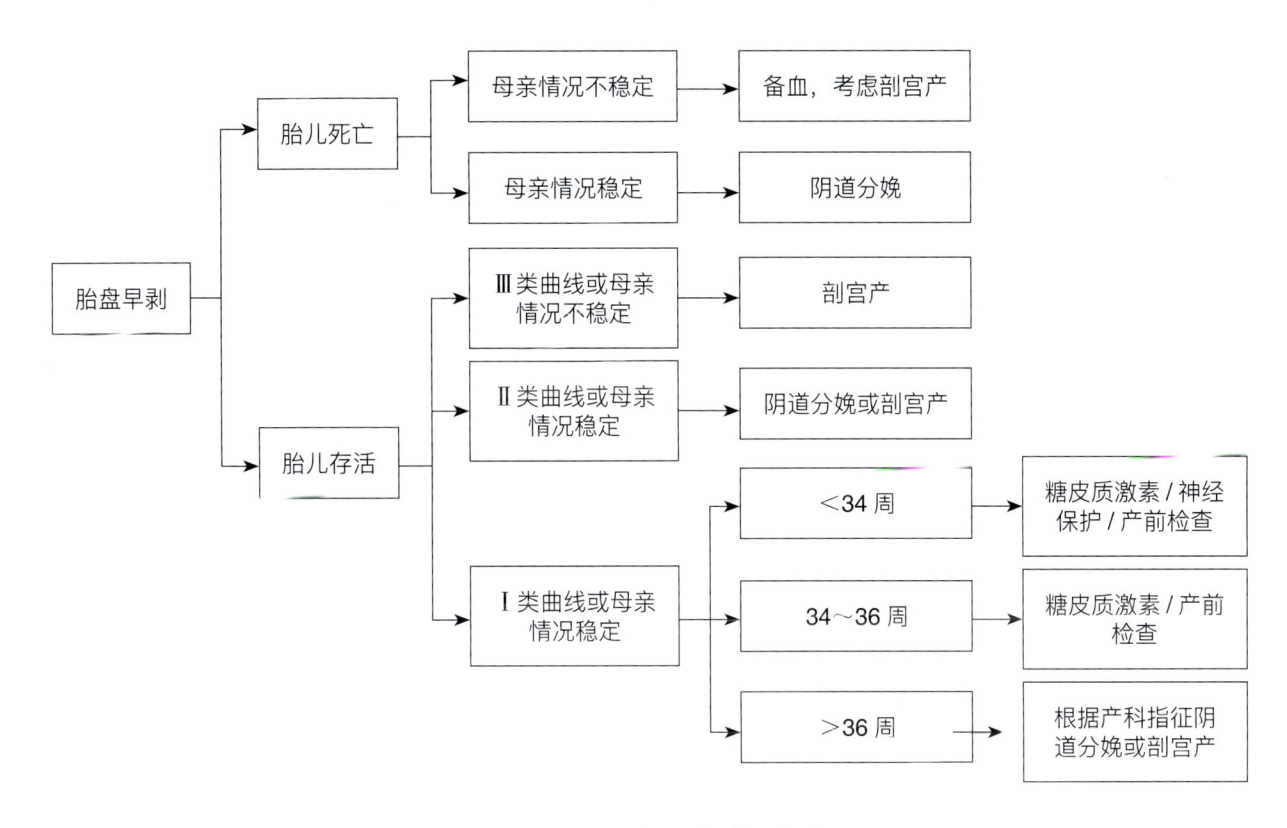

```
                                    ┌─ 母亲情况不稳定 ──→ 备血，考虑剖宫产
                    ┌─ 胎儿死亡 ──┤
                    │               └─ 母亲情况稳定 ────→ 阴道分娩
                    │
                    │               ┌─ Ⅲ类曲线或母亲情况不稳定 ──→ 剖宫产
                    │               │
胎盘早剥 ──────────┤               ├─ Ⅱ类曲线或母亲情况稳定 ────→ 阴道分娩或剖宫产
                    │               │
                    └─ 胎儿存活 ──┤                          ┌─ <34周 ──→ 糖皮质激素/神经保护/产前检查
                                    │                          │
                                    └─ Ⅰ类曲线或母亲情况稳定 ┼─ 34~36周 ──→ 糖皮质激素/产前检查
                                                               │
                                                               └─ >36周 ──→ 根据产科指征阴道分娩或剖宫产
```

▲ 图 18-3　胎盘早剥的管理办法

程中进行监护。必须密切关注母体血流动力学变化和凝血改变，以发现凝血问题的进展。虽然首选阴道分娩，但如果胎儿和（或）母体失代偿，通常需要手术分娩。如果需要剖宫产，应快速决定，因为胎儿心动过缓发生的 20min 内娩出与结局改善相关。有时剖宫产时会发现子宫卒中，特点是血液外渗到子宫肌层，并且常导致子宫收缩乏力[40]。对难治性病例应及时加强子宫收缩和手术干预，甚至可能行子宫切除术。

7. 新生儿结局

胎盘早剥与围产期病率和死亡率有关。与正常妊娠相比，围产儿死亡风险增加 10 倍[41]。此外，其他研究显示，胎盘早剥影响新生儿结局，包括远期神经发育不良、缺氧相关脑室周围白质软化和新生儿猝死综合征[42-44]。

（二）前置胎盘（框 18-3）

1. 定义和致病机制

前置胎盘定义为宫颈口上方有胎盘组织。前置胎盘的分类包括两种：当宫颈内口被胎盘覆盖时，称为前置胎盘；当胎盘距宫颈内口小于 2cm，但不覆

框 18-3　前置胎盘病例

- 30 岁女性，G_3P_2002，妊娠 31 周时发生无痛性阴道出血。既往产科病史：1 例足月阴道分娩，1 例足月剖宫产。2 次妊娠都依靠了辅助生殖技术。患者自诉胎盘"在子宫颈附近"。查体：血压 120/84mmHg，脉搏 105/min，裤子上可见大量血迹。胎心监护为Ⅰ类

盖宫颈内口时，称为低置胎盘[45]。虽然低置胎盘不是真正的前置胎盘，但它也增加出血和其他不良妊娠事件的风险。

2. 发病率

据报道，分娩时前置胎盘的总发生率为 1/200~1/300。在孕中期，前置胎盘的发病率为 2%~6%；而分娩时超过 90% 的前置胎盘都已消失[46]。胎盘迁移这一术语被用来解释这种近足月时前置胎盘的"消失"。有人提出两种理论来解释这一现象。第一种认为，随着妊娠的进展，随着子宫下段的延长，胎盘下缘相对远离宫颈口。第二种理论认为，向营养性，或滋养层组织向宫底生长，远离宫颈内口，导致前置胎盘的消失。

3. 临床表现

前置胎盘通常表现为孕中期或孕晚期无痛性阴道出血。由于子宫下段逐渐拉伸变薄，所以血管被破坏，造成了出血。近90%的前置胎盘患者至少会出现1次阴道出血[47]。10%~20%的患者在出血前有子宫收缩，不到10%的患者在足月时仍无症状。出血的患者中，1/3在妊娠30周前出现，1/3在妊娠30~36周出现，1/3在妊娠36周之后出现。早发出血者（30周内）输血、围产期病率和死亡率的风险最大。此外，产前出血次数和输血需求都与需要紧急剖宫产独立相关[48]。

4. 风险因素

前置胎盘的几个危险因素见框18-4。此外，一些报道提示了胎儿畸形、早产、胎膜早破、宫内生长受限、先天性畸形和羊水栓塞也与前置胎盘相关[49, 50]。

框18-4　前置胎盘的危险因素

既往前置胎盘
既往剖宫产和子宫手术
母体内在因素
- 产次增加
- 高龄产妇
- 母亲种族

母体外在因素
- 吸烟
- 使用可卡因
- 辅助生殖技术

胎儿因素
- 多胎妊娠
- 男性胎儿

（1）前置胎盘病史：有前置胎盘病史的患者在再次妊娠发生前置胎盘的风险增加。据报道，其相关性高达4%~8%[51]。这种风险增加的确切病因尚不清楚。

（2）剖宫产和子宫手术：既往子宫手术与前置胎盘有关。虽然刮宫和（或）子宫肌瘤切除术的病史显示前置胎盘风险略高，但剖宫产是最大的风险因素[52]。前置胎盘的风险与剖宫产次数呈正相关，子宫内膜瘢痕是风险增加的病因。

（3）内在母体因素：研究表明，随着产次的增加，前置胎盘发生率增加。经产妇的前置胎盘风险为5%，初产妇的前置胎盘风险低于1%。母亲的年龄也会影响前置胎盘的发生[53]。35岁以上的女性患前置胎盘的风险增加4倍以上，40岁以上的女性患前置胎盘的风险增加9倍以上。母亲种族也与前置胎盘有关。

（4）外在母体因素：吸烟女性前置胎盘风险增加3倍[54]。母亲使用可卡因会使前置胎盘的风险增加4倍[55]。借助辅助生殖妊娠的女性前置胎盘风险也会增加[56]。

（5）胎儿因素：大多数研究表明，多胎妊娠的前置胎盘风险增加[53]。与单绒毛膜妊娠相比，双绒毛膜双胞胎的前置胎盘风险显著升高[57]。胎儿为男性时，母亲发生前置胎盘的风险增高[58]。可能由于男性胎儿的胎盘较大，或者男性胚囊着床较晚，从而导致在子宫下段着床。

5. 诊断

在过去的50年中，前置胎盘的诊断时间发生了重大变化。无痛性孕晚期出血在过去是前置胎盘的常见表现，而目前大多数前置胎盘病例在发生临床明显出血前就能够通过超声在产前进行诊断。

影像学：经腹和经阴道超声是诊断前置胎盘的最佳方法。尽管经腹超声可检测大多数前置胎盘病例，但经阴道超声的诊断准确率接近100%。经阴道超声是安全的，使用经阴道超声探头可以在不接触宫颈的情况下获得高质量的图像，不应该被禁用（图18-4）。

如果在孕中期诊断为前置胎盘或低置胎盘，应在进入孕晚期时或妊娠32周进行复查超声[45]。90%以上的孕中期诊断的前置胎盘病例会在孕晚期消失。前置胎盘诊断消失的可能性取决于之前诊断的时机、宫颈口上方的延伸程度和胎盘的位置。一项研究分析了714例孕妇的前置胎盘超声诊断指出，诊断越早，前置胎盘越有可能在晚期消失（表18-2）。但是，如果孕中期前置的胎盘超过宫颈内口2.5cm，则持续到孕晚期的可能性更高。而低置胎盘持续到孕晚期的比例不到5%。前壁前置胎盘比后壁的前置胎盘更难消失[59]。

MRI可用于诊断前置胎盘，尤其有助于后壁前置胎盘的识别和胎盘植入的评估。

6. 处理

孕晚期前置胎盘患者的一般管理原则包括连续的超声检查评估胎盘位置和胎儿生长情况、避免宫

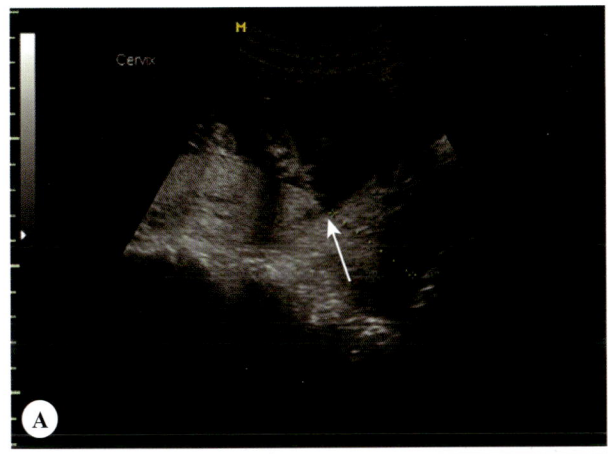

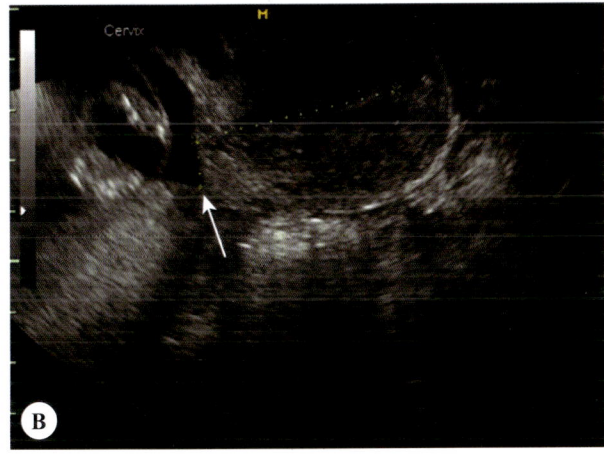

▲ 图 18-4　A. 经腹部超声显示前置胎盘；B. 经阴道超声显示前置胎盘
箭及虚线表示胎盘

表 18-2　孕晚期前置胎盘消失的可能性

诊断孕周	足月时仍前置胎盘比例（%）
15～19	12
20～23	34
24～27	49
28～31	62
32～35	73

引自 JS, McIntire DD, Ramus RM, et al. Persistence of placenta previa according to gestational age at ultrasound detection. *Obstet Gynecol*. 2002;99:692.

无症状前置胎盘：国家儿童健康和人类发展研究所的一个工作组对关于无症状前置胎盘的处理给出了具体建议。对于妊娠 16 周以上的低置胎盘或前置胎盘，建议在 32 周时重复超声检查以评估胎盘位置。如果 32 周时低置胎盘或前置胎盘持续存在，则在 36 周时再次进行超声检查。

无症状的前置胎盘女性可在门诊期待治疗。与产前出血风险较高相关的因素包括胎盘完全覆盖宫颈内口、胎盘边缘增厚、宫颈内口可见无回声、宫颈长度小于 3cm。尽管超声检查能够发现这些问题，但仍无法预测前置胎盘所造成的所有出血病例[45]。所以，应指导无症状前置胎盘患者避免刺激子宫收缩和（或）宫颈刺激的活动，如剧烈运动、性交和宫颈检查。几项研究记录了无症状前置胎盘门诊治疗的安全性、有效性和成本效益。门诊管理的患者必须满足以下条件：依从性好，住在医院附近的社区，24h 随时能够前往急诊就诊，充分理解前置胎盘相关

颈检查和性生活、限制活动、提供分娩和阴道出血的咨询、饮食和营养补充避免母亲贫血，以及在发生阴道出血时尽早给予医疗处理。图 18-5 提供了用于管理前置胎盘的流程。

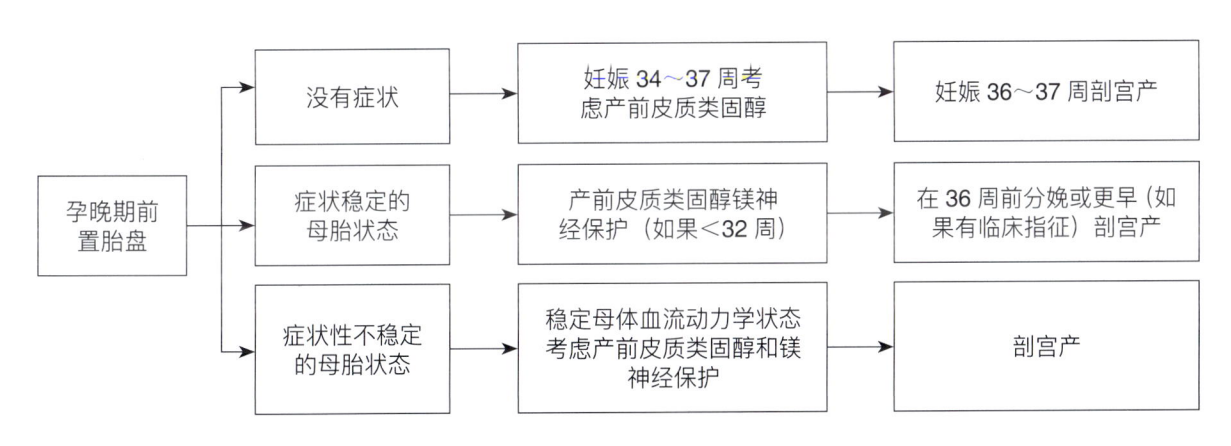

▲ 图 18-5　前置胎盘管理流程

的风险。

前置胎盘出血。出现急性阴道出血的前置胎盘女性需要住院治疗，并立即评估母胎安全。最初应在待产室及产房进行管理，并对母亲进行血流动力学监测和持续胎心监测。建立快速静脉通路，行基本的实验室检查（血红蛋白、红细胞比容、血小板计数、血型以及凝血检查）。如果孕周小于32周，应考虑硫酸镁神经保护。此外，所有孕周小于34周的孕妇应使用产前皮质类固醇用于促胎肺成熟。有必要为母亲和新生儿评估场所的应急资源。某些情况下需要请母胎医学和新生儿科会诊。最后，如果阴道出血继发于宫缩或与宫缩有关，可考虑宫缩抑制剂治疗。

一旦母胎情况稳定下来，大多数有症状的前置胎盘症状女性可以住院卧床休息和期待治疗。推荐通过血液保护技术尽可能纠正母亲的贫血程度。虽然有些患者可能需要输血，但许多患者可以补充铁剂（口服或静脉）、维生素C（增强口服铁吸收）和B族维生素。促红细胞生成素可用于加速红细胞的生成。血红蛋白大于110g/L的患者可考虑自体备血。

前置胎盘出血可导致母胎屏障破坏，进而可能导致胎儿失血。所有前置胎盘出血的Rh阴性未致敏女性应给予抗D免疫球蛋白。这种情况下，要考虑对母血进行κB检查。当胎母出血大于30ml时，需要额外剂量的抗D免疫球蛋白注射。

分娩。剖宫产适用于所有有超声证据的前置胎盘和多数低置胎盘产妇。若胎盘距宫颈内口1cm以内，则产妇的剖宫产率和分娩前出血率高于胎盘距宫颈内口1cm以上的胎盘低置产妇[60]。如果低置胎盘产妇进行阴道试产，应评估紧急剖宫产的可能性和输血的必要性。

根据国家儿童健康和人类发展研究所共识小组的共识，无症状的前置胎盘患者，如胎儿生长正常且无其他产科指征，可考虑在妊娠36～37周期间剖宫产终止妊娠[45]。有并发症的前置胎盘患者，无论孕龄如何，都应立即分娩。前置胎盘相关并发症包括阴道出血致不可靠的胎心监护模式（即使已行复苏措施）、危及母亲生命及难产。

为前置胎盘患者进行剖宫产时，产科医生应意识到分娩过程中有快速失血的可能性。交叉匹配的血液制品应在分娩前准备好。此外，切开子宫下段之前，外科医生应评估该区域的血管情况。尽管前置胎盘患者并不禁用低位横切口，但在某些情况下，最好采用子宫纵切口，尤其在前壁前置胎盘时。理想情况下，进入子宫时，最好胎盘不要被切开。如果切开胎盘进入宫腔，快速娩出胎儿至关重要。考虑有胎盘植入的可能性时，医生应等待胎盘自然剥离。如果不易剥离，应采取预防措施处理胎盘植入综合征（placenta accreta syndrome，PAS）。当胎盘剥离后，螺旋小动脉周围的子宫肌层纤维收缩，从而控制出血。由于子宫下段通常收缩不良，胎盘植入部位可能会出现大量出血。应采取积极的子宫按摩、氨甲环酸、手术干预和（或）填塞技术以快速控制出血。一些研究表明，胎儿娩出后在胎盘部位注射垂体后叶素可减少出血[61]。

（三）相关并发症

1. 胎盘植入综合征（框18-5）

> **框18-5　胎盘植入综合征病例**
>
> - 36岁，G_8P_5025，妊娠20周时行胎儿结构筛查超声检查。既往5次剖宫产病史。超声检查发现前置胎盘，伴有较大缺损，异常血管和膀胱线消失

（1）定义和发病机制：由于基底蜕膜和纤维蛋白样层发育不良，PAS表现为胎盘异常附着于子宫内膜。PAS包括胎盘粘连（胎盘异常黏附于子宫肌层）、胎盘植入（胎盘侵入到子宫肌层中）和穿透性胎盘植入［胎盘穿透子宫肌层延伸到子宫浆膜和（或）邻近器官］（图18-6）。

（2）发病率和危险因素：PAS的总发病率为1/500～1/700。根据组织学诊断，胎盘粘连是最常见的胎盘浸润（79%），其次分别是胎盘植入（14%）和穿透性胎盘植入（7%）[62]。

PAS的两个最显著的危险因素是前置胎盘和剖宫产。前置胎盘但非瘢痕子宫的患者发生胎盘植入的风险约为3%[63]。1次或多次剖宫产史则风险显著增加（表18-3）。即使没有合并前置胎盘，有剖宫产史的女性中PAS也更常见。

其他报道的危险因素包括产次和母亲年龄、黏膜下子宫肌瘤、既往子宫手术史、剖宫产瘢痕妊娠、辅助生殖技术、需手取胎盘、既往产后子宫内膜炎、盆腔放射治疗史、子宫畸形和子宫内膜缺损或消融[64-66]。与前置胎盘的情况不同，怀女胎的母亲更

常出现胎盘植入[67]。

(3) 临床表现：PAS 的临床表现通常与前置胎盘相似；然而，人工剥离胎盘通常是导致大量出血的病因。血尿是胎盘侵犯膀胱的特征[68]。

(4) 诊断：大多数 PAS 病例是通过先进的影像学技术诊断的。已证实，产前诊断可改善母体结局，从而减少失血量并减少输血需求。

(5) 影像学技术：彩色多普勒超声是诊断 PAS 的首选影像学检查方法。提示为 PAS 的超声发现包括许多巨大的胎盘内血管腔隙，胎盘后肌层区正常低回声（"透明区"）丢失，子宫浆膜 – 膀胱壁界限（"膀胱线"）变薄和破坏，胎盘内局灶性外生性肿块，肌层变薄，子宫浆膜下或穿过子宫浆膜的异常血管，明显的胎盘陷窝，胎盘隆起进入膀胱（图 18-7）[69, 70]。三维多普勒能够用于识别 PAS。诊断标准包括不规则的胎盘内血管和子宫浆膜 – 膀胱壁交界处血管增多[71]。

MRI 可与超声联合用于评估 PAS。当超声检查结果不明确，胎盘位于后壁，并需要确定胎盘对周围组织如宫旁和膀胱的侵犯程度时，应该行 MRI。

(6) 实验室检查：PAS 与不明原因的母体血清甲胎蛋白升高有关。

(7) 病理学研究：子宫切除术标本的病理检查可证实 PAS。组织学可提示子宫肌层内胎盘绒毛，以及蜕膜板消失。在未切除子宫的局灶性胎盘粘连病例中，刮宫标本可显示黏附于胎盘的肌层细胞。

(8) 处理：PAS 的处理可分为四个部分，即产前检查、分娩准备、分娩和产后处理（图 18-8）。当产前诊断为 PAS 时，应就潜在风险［包括出血、需要输血、膀胱和（或）肠损伤、子宫切除术、需要入住重症监护病房治疗、可能出现膀胱阴道瘘］向产妇提供咨询。此外，应纠正贫血，给予产前皮质类固醇，如果预计在妊娠 32 周内分娩，则考虑应用硫酸镁以保护神经。女性应避免孕中期和晚期的剧烈活动和性生活。最后，如果发生阴道出血或居住地远离 PAS 医学中心，应考虑住院。

分娩准备包括在 PAS 医学中心进行咨询。应签署知情同意，并建立三级医学中心的多学科专家团队[77]。该团队通常包括母胎医学专家、麻醉医师、

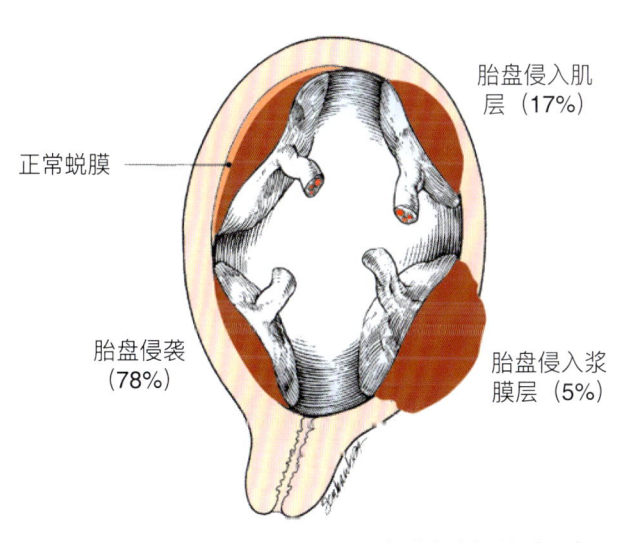

▲ 图 18-6 胎盘植入综合征中子宫胎盘之间关系示意

表 18-3 前置胎盘和既往剖宫产史患者的胎盘植入风险

既往剖宫产分娩次数	胎盘植入风险（%）
0	3
1	11
2	40
3	61
≥4	67

引自 Silver RM, Landon MB, Rouse DJ, et al. Maternal morbidity associated with multiple repeat cesarean deliveries. *Obstet Gynecol*. 2006;107:1226.

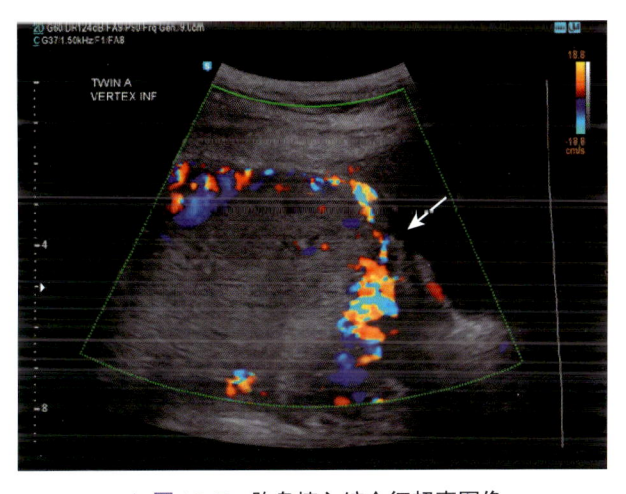

▲ 图 18-7 胎盘植入综合征超声图像
箭示子宫浆膜 – 膀胱壁变薄和界线（"膀胱线"）消失。大量胎盘内血管腔隙，胎盘轻微凸向膀胱（图片由 K.Francois 提供）

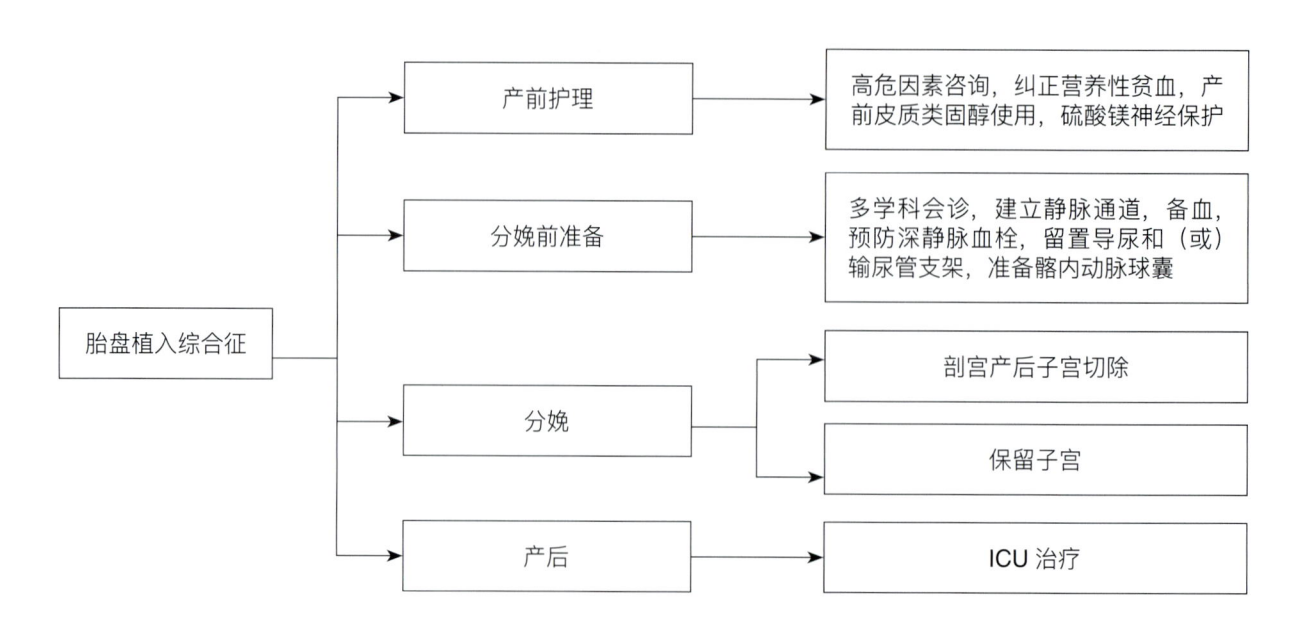

```
胎盘植入综合征 ──┬── 产前护理 ────── 高危因素咨询，纠正营养性贫血，产前皮质类固醇使用，硫酸镁神经保护
                ├── 分娩前准备 ──── 多学科会诊，建立静脉通道，备血，预防深静脉血栓，留置导尿和（或）输尿管支架，准备髂内动脉球囊
                ├── 分娩 ──┬── 剖宫产后子宫切除
                │          └── 保留子宫
                └── 产后 ──────── ICU 治疗
```

▲ 图 18-8　胎盘植入综合征处理流程图
ICU. 重症监护病房

高级别盆腔外科医生、泌尿外科医生和（或）普通外科医生、输血科团队、介入放射科医生、新生儿医生和护理团队。理想情况下，建议在妊娠 34~36 周时计划分娩[73]。患者应建立两个快速静脉通道，准备血制品及进行交叉配血，留置膀胱导管和（或）输尿管支架，以及应用气动加压软管。如果条件允许，应安排自体血液回输设备。虽然研究尚未明确预防性使用氨甲环酸治疗 PAS 的作用，但可考虑使用。一些机构准备髂内动脉球囊和导管，以备术中使用和栓塞。

胎儿娩出后，大多数 PAS 患者行剖宫产子宫切除术。腹部切口应能充分暴露盆腔和邻近器官（如纵切口）。应该在胎盘附着部位上方切开子宫。钳夹脐带后，胎盘保留在原位，因为破坏植入部位可能会导致快速失血。胎儿分娩后，应迅速关闭子宫切口并进行子宫切除术。

一些情况下，可以尝试保留子宫，包括局灶性 PAS、希望保留生育或高度侵袭性的植入胎盘，因为子宫切除术可能危及生命。很多人会在胎儿娩出后将胎盘留在原位，然后缝合子宫切口。后续治疗可包括子宫收缩药物、放置填塞球囊、胎盘植入部位楔形切除术、压迫缝合、子宫动脉栓塞和（或）结扎、延期行宫腔镜下切除术。保留子宫的并发症包括迟发性出血、败血症、二次子宫切除术、瘘形成、子宫坏死和产妇死亡[74]。

许多 PAS 产妇的产后处理在重症监护病房进行。由于大量输血的可能性，这些产妇一般需要立即通气和血流动力学支持。

2. 前置血管（框 18-6）

(1) 定义和致病机制：前置血管定义为在宫颈口上方或附近（2cm 以内）存在胎儿血管。典型表现为血管在羊膜内穿行，缺乏华通胶的保护，因此，血管容易破裂，以及容易受压。当血管破裂时，胎儿有较高的出血风险。前置血管有两种类型的前置血管，1 型为血管起源于帆状的脐带插入，2 型为膜状血管连接双叶胎盘或副胎盘[75]。

(2) 发病率和危险因素：前置血管的总发生率为 1/2500。据报道，前置血管的危险因素包括帆状脐带插入、双叶胎盘或副胎盘、辅助生殖技术、多胎妊

框 18-6　前置血管病例

- 26 岁，G_1P_0，妊娠 18 周时进行全面的胎儿超声筛查，可见低置胎盘。该次妊娠为体外授精受孕。妊娠 32 周再次检查胎盘位置。彩色多普勒经阴道超声成像提示胎儿血管穿过宫颈口。宫颈长度超过 3cm，无宫缩和阴道出血

娠、孕中期前置胎盘或低置胎盘的病史[76]。

(3) 临床表现：过去，大多数前置血管病例是在胎膜破裂后才发现，表现为胎儿血管破裂引起的急性阴道出血，以及相关的胎儿心动过缓。而目前，大多数前置血管的病例都是通过产前超声诊断的。在极少数情况下，胎儿血管搏动可在覆盖宫颈口上方的胎膜上触及。

(4) 诊断：前置血管常通过彩色和脉冲多普勒成像诊断。最常用的方法是经腹和经阴道超声。通过彩色和脉冲多普勒成像记录宫颈上方的脐带血管来进行诊断（图 18-9）。

(5) 处理：若于产前确诊，则前置血管的管理应类似于前置胎盘（图 18-10）。门诊处理可用于无宫颈管缩短或早产迹象的无症状产妇。通常，妊娠 32 周的产检开始评估胎儿脐带受压情况。对于有阴道出血、子宫收缩、宫颈缩短或胎儿检查不确定安全的患者，建议住院治疗。通常在妊娠 34 周前给予产前皮质类固醇，如果预计于妊娠 32 周内分娩，则给予硫酸镁神经保护。大多数建议在妊娠 34～37 周进行剖宫产[76, 77]。如果产程中诊断为前置血管，需要迅速娩出胎儿。这种情况下，通常需要立即进行新生儿输血。

五、产后出血

产后出血是产科急症，占所有分娩的 1%～5%。是母体发病率和死亡率的主要原因，产科医生必须充分掌握正常分娩相关的失血，以便能够有效地识别和处理产后出血。

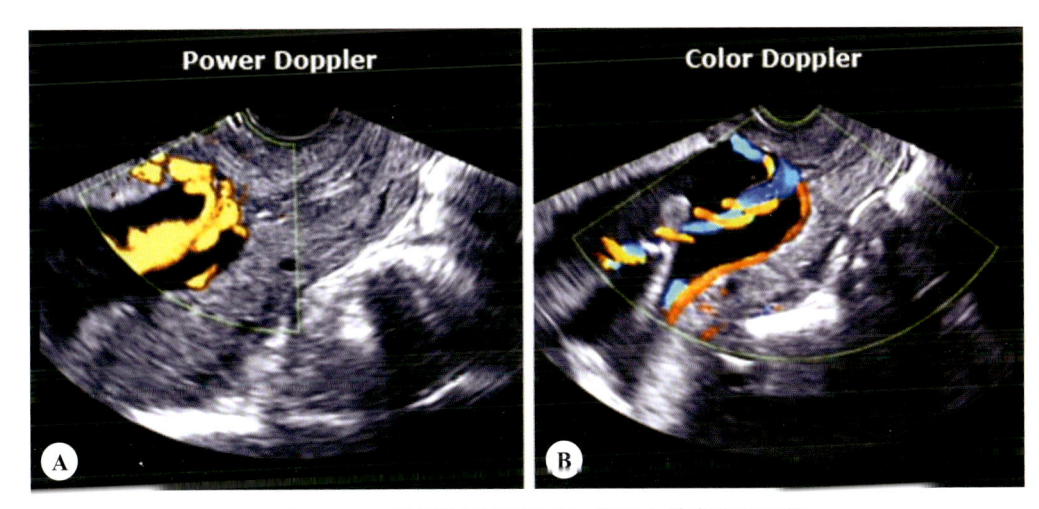

▲ 图 18-9　经阴道超声图像显示前置血管和膜状脐带

胎盘位于后壁，有向前的一叶副胎盘（引自 Lockwood CJ, Russo-Steiglitz K. Velamentous umbilical cord insertion and vasa previa, www.uptodate.com, May 27, 2018.）

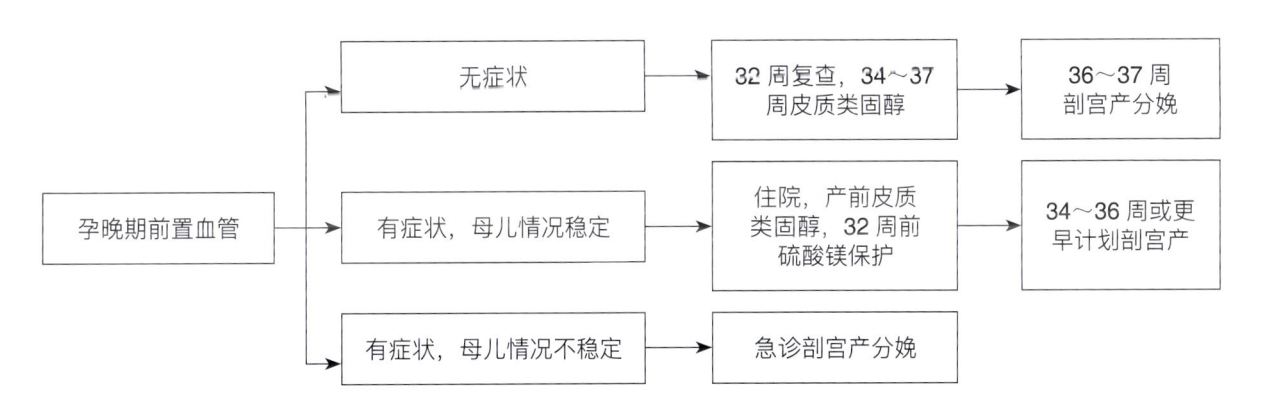

▲ 图 18-10　前置血管管理

（一）正常失血和产后出血

正常分娩相关失血取决于分娩方式。阴道分娩、剖宫产分娩和剖宫产子宫切除术的平均失血量为 500ml、1000ml 和 1500ml[78]。但是由于正常妊娠时血容量显著增加，出血量常常被低估及未被重视。

产后出血在文献中的定义各不相同。过去的定义包括大于标准量的主观和（或）定性评估、母体血流动力学不稳定和需要输血。最新定义为当累积失血量大于 1000ml，一定程度上导致母体低血容量和（或）血流动力学不稳定[2, 79, 80]。

（二）产后出血的病因及管理

产后出血的病因可分为原发性（早）和继发性（晚）。原发性产后出血是指产后 24h 内发生的过多出血，而继发性产后出血是指产后 24h～12 周内发生的出血。框 18-7 列出了原发性和继发性产后出血的最常见原因。因为原发性比继发性产后出血更常见，所以本章集中讨论原发性的病因和处理。图 18-11 提供了产后出血处理的一般流程。

1. 宫缩乏力（框 18-8）

(1) 定义和致病机制：宫缩张力低或子宫肌层不能有效收缩是产后出血最常见的原因。足月时，通过胎盘着床部位的血流平均为每分钟 500～700ml。胎盘娩出后，螺旋小动脉周围的子宫肌层纤维收缩，

框 18-7　产后出血的病因

早期产后出血
- 子宫收缩乏力
- 下生殖道裂伤（会阴，阴道，宫颈，阴蒂旁，尿道旁，直肠）
- 上生殖道裂伤（阔韧带）
- 下尿道裂伤（膀胱，尿道）
- 妊娠物残留（胎盘，胎膜）
- 胎盘植入综合征
- 子宫破裂
- 子宫内翻
- 凝血因素

晚期产后出血
- 感染
- 妊娠物残留
- 胎盘部位复旧不全
- 凝血因素

以止血带方式控制出血。如果子宫收缩不佳，就会迅速失血。

(2) 发病率和危险因素：每 20～40 例次分娩中就有 1 例次发生宫缩乏力，将近 80% 的产后出血病例由子宫收缩乏力引起[81]。子宫收缩乏力可以是弥漫性的，涉及整个子宫，或局灶性仅影响子宫的一部

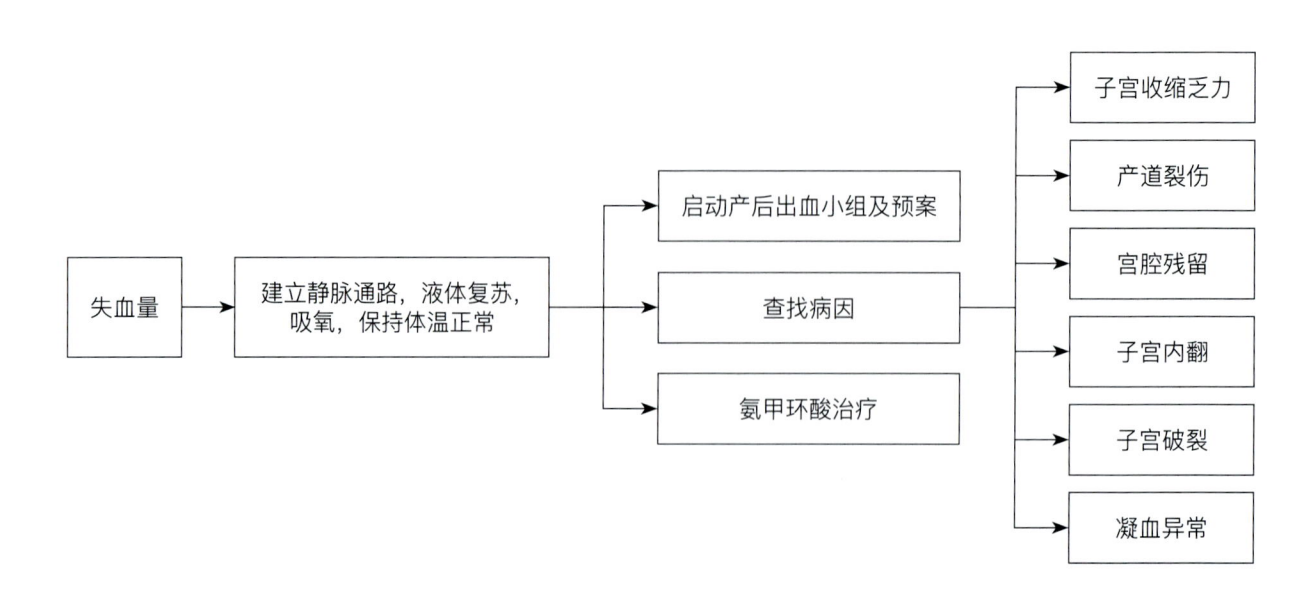

▲ 图 18-11　产后出血处理的一般流程

第 18 章 产前和产后出血
Antepartum and Postpartum Hemorrhage

> **框 18-8　临床病例：子宫收缩乏力**
>
> - 37 岁，G_5P_4004，妊娠 37 周时自然临产。有妊娠糖尿病。急产阴道分娩了体重 4250g 的新生儿。胎儿娩出后，可见快速阴道出血。无宫腔内残留物或者生殖道撕裂伤。子宫软，给予子宫按摩后收缩仍不佳

分（如子宫下段）。子宫收缩乏力的危险因素包括子宫过度膨胀（多胎妊娠、羊水过多、巨大胎儿）、引产、急产或产程延长、多产、羊水过多、子宫内翻、宫腔残留、异常胎盘和使用子宫松弛剂（宫缩抑制药治疗、麻醉药、硝酸甘油）。

(3) 临床表现及诊断：宫缩乏力临床诊断为子宫肌层收缩张力不足，并排除其他原因后引起的子宫快速出血和产后出血。典型的双手触诊子宫可以确诊。

(4) 预防和处理：美国加州产妇医疗质量协会根据产后出血风险将产妇分为三组（框 18-9）[80]。通过识别这些危险因素并快速启动治疗系列措施，临床医生可以将失血量降至最低。三种预防产后出血的方法是：①积极处理第三产程；②剖宫产时允许胎盘自发剥离；③延长产后催产素输注时间。第三产程的积极管理包括控制性脐带牵引、子宫按摩和胎盘剥离前子宫按摩。一项大型的系统回顾将第三产程的积极处理与期待治疗进行比较，提示积极处理第三产程可以显著减少产妇失血量、产后出血、第三产程延长，以及减少对额外的促宫缩治疗需求[82]。

第一种减少宫缩乏力的策略是在剖宫产时等待胎盘自发剥离。与自发性胎盘剥离相比，人工手取胎盘增加了产后子宫内膜炎、失血和产后出血的风险（>1000ml）[83]。

宫缩乏力型产后出血的预防措施还包括延长产后催产素输注时间。一项随机安慰剂对照试验显示，同样接受产后单剂催产素的产妇，产后立即给药 1 次与静脉输注 4h 相比，后者宫缩乏力显著减少[84]。

如果预防措施不成功，应开始针对子宫收缩乏力的治疗。主要措施包括双手按摩子宫和促宫缩治疗。

双手按摩子宫。为了提供有效的双手按摩子宫，宫底应该被压在体外手掌和阴道内手掌之间（图 18-12）。避免过于激烈的按摩，以免损伤阔韧带血管[85]。

促宫缩治疗。促宫缩药物是治疗低张性产后出血的主要药物。表 18-4 列出了可用的促宫缩药物（美国范围内）的剂量、不良反应、反应时间和禁忌

> **框 18-9　美国加州产妇医疗质量协会：产后出血危险产妇分组**
>
> **低危组**
> - 单胎妊娠
> - 既往分娩次数少于 4 次
> - 无子宫手术史
> - 无产后出血病史
>
> **中危组**
> - 多胎妊娠
> - 既往分娩次数大于 4 次
> - 子宫手术史
> - 大的子宫肌瘤
> - 绒毛膜羊膜炎
> - 硫酸镁或缩宫素用药时间延长
>
> **高危组**
> - 胎盘植入综合征
> - 红细胞比容小于 30%
> - 入院时有出血
> - 出血倾向或凝血物质缺乏
> - 产后出血病史
> - 心动过速、低血压

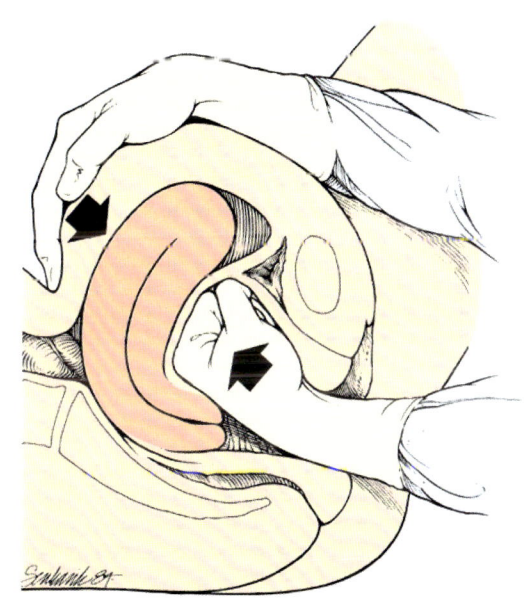

▲ 图 18-12　双手按摩子宫

证。缩宫素通常作为一线用药。静脉注射疗法是首选给药途径，但肌内或子宫给药均可。初始治疗为 10~30U 稀释到 500~1000ml 的晶体溶液中。短时间内高剂量缩宫素是安全、有效的，并能够有效减少额外的促宫缩治疗和综合治疗（促宫缩药物、输血、填塞、栓塞、手术）[85]。

当缩宫素不能产生良好的宫缩时，必须开始二线治疗。目前有多种促进子宫收缩治疗的药物。二线药物的选择取决于其不良反应和禁忌证。米索前列醇是一种合成的前列腺素 E$_1$ 类似物，是一种安全、廉价和有效的促宫缩药物，不需要冷藏。用于预防和治疗产后出血。与直肠给药（600~1000μg）相比，舌下含服的剂量更低（200~400μg）、生物利用度更高。甲基麦角新碱治疗子宫收缩乏力的优点是生物利用度迅速，半衰期长；缺点为室温下不稳定、不良反应明显、高血压女性禁用。天然和合成的前列腺素是非常有效的促进子宫收缩药物。重复给予肌内和子宫注射前列腺素 F$_2$，可用于治疗子宫收缩乏力。但需注意，哮喘是前列腺素 F$_{2α}$ 的绝对禁忌证，因为其具有支气管收缩作用。前列腺素 E$_2$ 是一种天然产生的促宫缩物质，可显著改善子宫张力；但不良反应限制了其应用（包括发热、寒战、恶心、呕吐、腹泻和头痛）。催产素类似物和麦角新碱–催产素复方制剂在美国以外的地区可供，用于控制宫缩乏力。

抑制宫缩的药物（硫酸镁、硝苯地平）影响钙离子进入细胞，当宫缩乏力由此引起时，氯化钙或葡萄糖酸钙可作为辅助治疗。1 安瓿（1g/10ml）静脉注射可有效改善子宫张力，解决子宫低张力引起的出血。

氨甲环酸。是一种 IV 型抗纤溶药物，在临床中广泛用于预防和治疗出血。一项大规模随机试验显示，氨甲环酸治疗产后出血（阴道分娩>500ml，剖宫产>1000ml）使产妇死亡减少近 20%，使开腹手术的需要减少了 30%[86]。为了改善结局，必须在开始出血的 3h 内进行治疗。

如果药物无法控制宫缩乏力相关的出血，则必须采取其他措施。在采取这些措施之前，应仔细检查生殖道是否有裂伤。一旦排除裂伤，可采取以下干预措施：宫腔填塞、选择性动脉栓塞和手术干预。

宫腔填塞。宫腔填纱是一种安全、简单、有效的控制产后出血的方法，为出血的宫腔表面提供填塞压迫。虽然宫腔填纱技术各不相同，但应遵循一些基本原则。宫纱应该由长的连续纱布（如 Kerlix）制成，而不是由多个小的海绵制成。一些权威机构使用凝血酶或壳聚糖处理的纱布，并取得了成功[87]。填塞宫腔时，应该从宫底开始，并以并排的方式向

表 18-4 促宫缩治疗

药 物	剂 量	给药途径	剂量间隔	反应时间	不良反应	禁忌证
缩宫素（催产素）	10~80U 稀释到 500~1000ml 晶体液	一线：IV 二线：IM 或 IU	持续	1~5min	恶心、呕吐、低血压、水中毒	无
米索前列醇（喜克馈）	200~1000μg	一线：SL 二线：PO 或 PR	单次	30min（SL） 40~60min（PR）	恶心、呕吐、腹泻、发热、寒战	无
甲基麦角新碱（麦角新碱）	200μg	一线：IM 二线：IU 或 PO	每 2~4 小时	2~5min	高血压、低血压、恶心、呕吐	高血压、硬皮病、偏头痛、雷诺综合征
F$_{2α}$ 前列腺素（欣母沛）	250μg	一线：IM 二线：IU	每 15~90 分钟（最多 8 次）	15~30min	恶心、呕吐、腹泻、潮红、寒战	活动性心、肺、肾及肝脏疾病
E$_2$ 前列腺素（地诺前列酮）	20mg	PR	每 2 小时	10min	恶心、呕吐、腹泻、发热、寒战、头痛	低血压

IM. 肌内注射；IU. 子宫注射；IV. 静脉注射；PO. 口服；PR. 经直肠；SL. 舌下含服

第 18 章 产前和产后出血
Antepartum and Postpartum Hemorrhage

下进行，以避免死腔。应考虑留置导尿管和预防性使用抗生素以预防尿潴留和感染。最后，应避免填塞时间过久（不超过 12~24h）。宫腔填有宫纱的时候，也要密切关注患者的生命体征和血液指标，以最大限度地减少未被识别的持续性出血。

近十年来，宫腔填塞球囊已经在很大程度上取代了传统的宫腔填纱。已有多种类型的球囊，包括 Bakri 产后球囊、BT-Cath 球囊、ebb 全填塞系统、Sengstaken-Blakemore 管和带有 30ml 球囊的 24 号 Foley 导管。产后 Bakri 球囊、BT-Cath 和 ebb 全填塞系统专为管理产后出血而开发。产后 Bakri 球囊（Cook Women's Health）由连接在导管上的硅胶球囊组成。凭手感或在超声引导下将未充气的球囊置入子宫。放入后，以无菌盐水（最多 500ml）充盈。充盈的球囊应与子宫形态相适应，以便充分填塞于子宫内膜表面。腔内导管从子宫内引流，以便持续评估失血量。正确放置球囊对于有效控制出血至关重要（图 18-13）。与 Bakri 球囊类似，BT-Cath（Utah Medical Products）也是硅胶球囊，但它的形状类似倒置梨形。该球囊也有一个双腔导管，以使盐水充填球囊并从子宫内引流血液。ebb 全填塞系统（Kentec Medical）是可以分别填塞宫腔和阴道的聚氨酯球囊（图 18-14）。子宫球囊可从生理盐水袋迅速填充至相对较大的 750ml 容量。阴道内球囊填充量为 300ml。与其他球囊一样，该系统有一个引流口，用于评估持续出血。

选择性动脉栓塞术。选择性动脉栓塞术越来越普遍地应用于治疗血流动力学稳定的产后出血。该操作可以单独进行或在手术干预失败后进行。诊断性盆腔血管造影可用于显示出血血管或其他血管异常。将 Gelfoam 小颗粒（一种可吸收性明胶海绵）放入血管中进行栓塞。报道显示，成功率为 90%~97%[88]。

与手术干预相比，选择性动脉栓塞具有以下优点。首先，它能够选择性栓塞出血的血管，因而在盆腔血管异常（如子宫动静脉畸形）或技术上具有挑战性的血管部位（如髂内动脉）的情况下更有优势。其次，可以保留子宫和未来的生育能力，有盆腔栓塞后妊娠成功的病例报道。最后，该方法相关病率最低，可在外科手术干预前进行或推迟手术干预。相关并发症的发生率为 3%~6%[89]，包括栓塞后发热、感染、缺血性疼痛、血管穿孔和组织坏死。但该方法的相对缺点是可用性有限，必须及时协调产科和介入放射科团队的合作。

外科手术干预。当保守治疗无法治疗子宫收缩乏力时，必须通过开腹手术进行干预。干预措施包括动脉结扎、子宫压迫缝合和子宫切除术。

动脉结扎的目的是减少子宫灌注及随后的出血。文献报道的成功率为 40%~95%，取决于所结扎的血管。可行动脉结扎的血管包括子宫上行动脉、子宫卵巢动脉、盆腔漏斗部韧带血管和髂内（下腹）动脉。由于髂内动脉结扎在技术上难度较高且耗时久，因

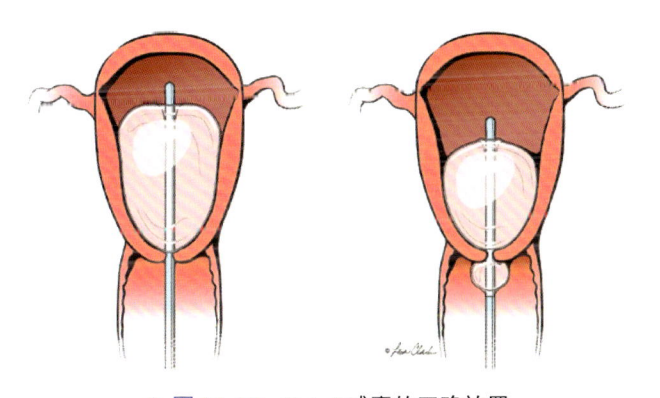

▲ 图 18-13 Bakri 球囊的正确放置
2007 Lisa Clark 版权所有，图片由 Cook Medical 提供

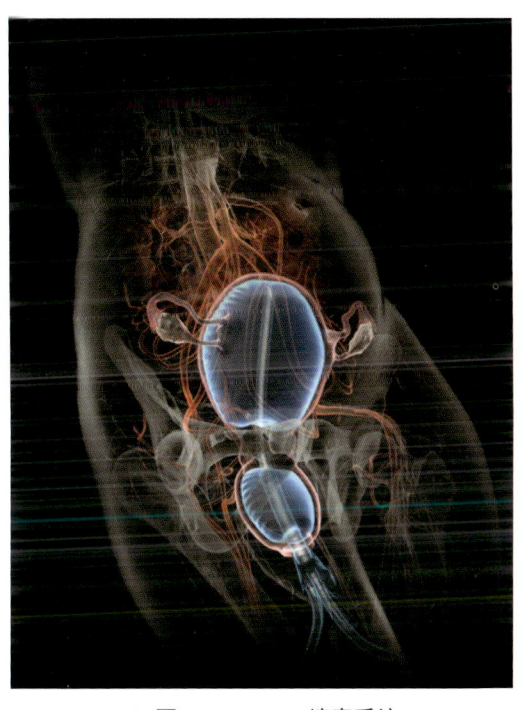

▲ 图 18-14 ebb 填塞系统
图片由 Kentec Medical 提供

此不建议将其作为一线方法，除非外科医生可以非常熟练地进行此操作。建议逐步进行子宫血管结扎。

50 多年前，O'Leary 描述了一种用于控制产后出血的双侧子宫动脉结扎技术[90]。由于子宫动脉易于解剖和暴露，目前仍被认为是最初的结扎技术。子宫动脉上行支位于子宫上下段的交界处。可吸收缝合线在子宫下段水平穿过子宫肌层，并在子宫血管的侧面穿过阔韧带的透明层。然后将缝合线固定在宫壁上以压迫血管（图 18-15）。由于子宫下段缝线较高，避免了输尿管损伤；因此不必推动膀胱。单侧动脉结扎可控制 10%～15% 病例的出血，双侧动脉结扎可控制 90% 以上病例的出血。

如果出血持续，应结扎子宫卵巢血管和盆腔漏斗血管。子宫卵巢动脉的结扎与子宫动脉上行支相似。如果该措施无法止血，可结扎骨盆漏斗血管。尽管骨盆漏斗血管结扎术后卵巢血供可能减少，但术后仍有成功妊娠的报道。

一项很有前途的手术技术将双侧子宫动脉结扎和子宫填塞球囊置入结合在一起（图 18-16）。该手术称为双侧子宫血管环状缝合术，以可吸收线穿过肌层在双侧子宫血管周围环状缝合，从子宫下段到宫角。缝线打紧后，将 Bakri 产后气囊放置在宫腔内，提供宫腔内填塞。一项小型的病例研究提示这种结扎 - 填塞联合方法取得了较高的成功率[91]。

除了动脉结扎外，子宫压迫缝合也可用于控制子宫收缩乏力。在过去的 20 年中，很多技术得到发展，包括 B-Lynch 缝合、Hayman 纵行缝合、Pereira 横向和纵向缝合、多重方块缝合法[92]。为了评估压迫缝合，患者应取膀胱截石位，以便于评估阴道出血。可吸收性缝线通常锚定在子宫前后肌壁，以连续或间断的方式围绕或穿过子宫的外表面，并牢固地打结，从而进行充分的子宫压迫。图 18-17 至图 18-20 显示上述缝合的正确方法。对于难治性出血，与动脉结扎一样，子宫压迫缝合也可与压迫球囊联合使用。

对于收缩乏力导致的难治性出血，最后的效果确切的手术干预是子宫切除术。因为失血可能很严重，所以需要使用"逐步钳夹"步骤（图 18-21）来改良手术，行子宫次全切除术，或进行全切[93]。当

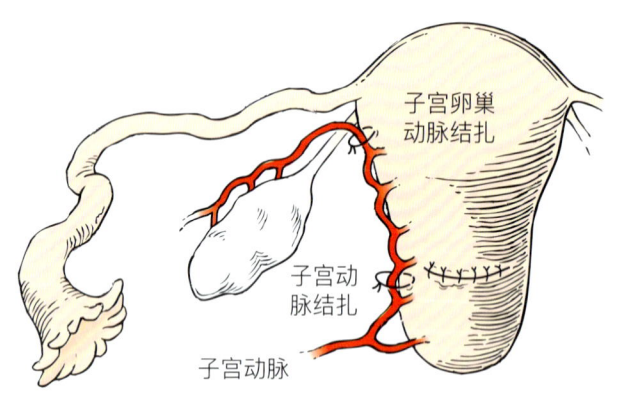

▲ 图 18-15 子宫动脉结扎

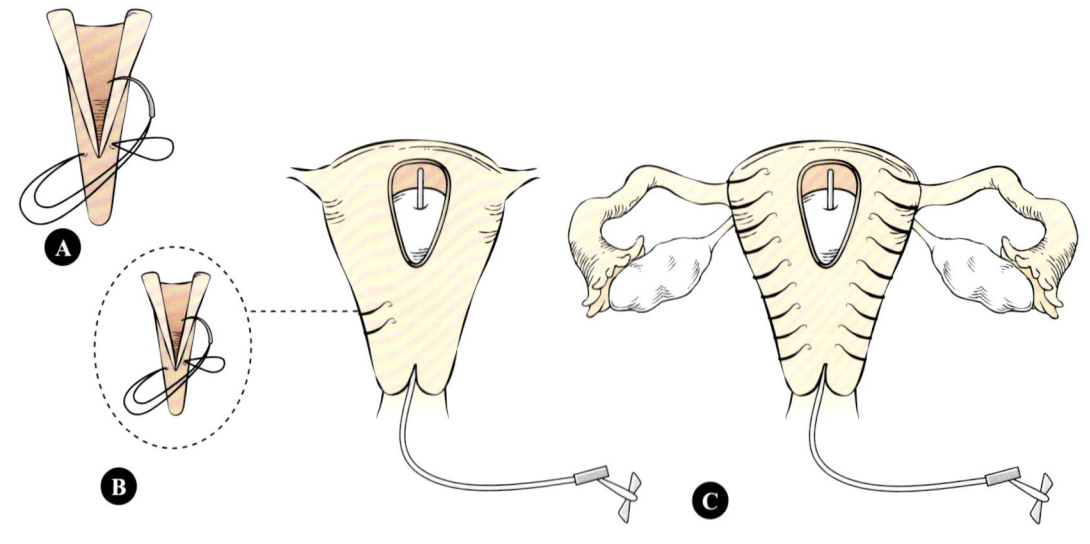

▲ 图 18-16 双侧子宫血管环状缝合术

引自 Bakri YN. Looped uterine sutures and tamponade balloon test for surgical management of massive obstetric hemorrhage. *Southwest Mich Med J*. 2006;III:14.

患者血流动力学不稳定时，这些考虑因素尤为重要。

图 18-22 所示为处理子宫收缩乏力的流程。

2. 生殖道裂伤

（1）定义和致病机制：阴道分娩和剖宫产均可发生生殖道裂伤。这些裂伤累及母体软组织结构，如果未能识别，可造成大血肿和快速失血。最常见的下生殖道裂伤部位为会阴、外阴、阴道和宫颈。上生殖道裂伤通常与阔韧带和（或）腹膜后间隙有关。

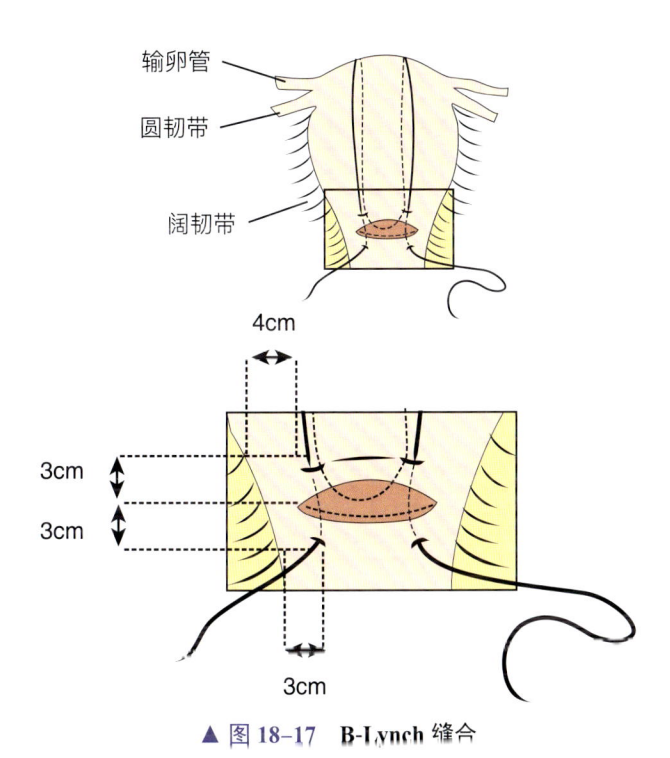

▲ 图 18-17　B-Lynch 缝合

引自 Belfort MA. *Postpartum hemorrhage: management approaches requiring laparotomy*, www.uptodate.com, May 28, 2018.

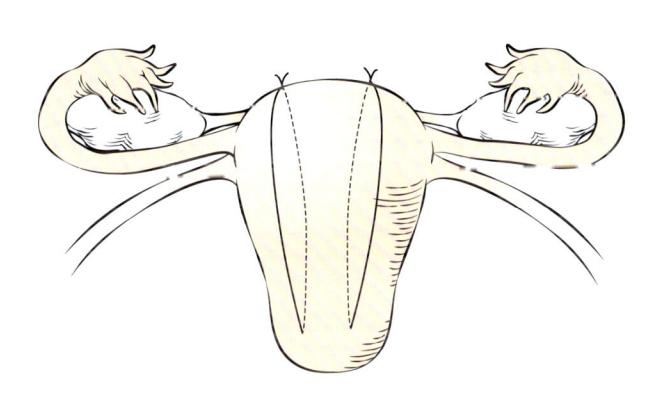

▲ 图 18-18　Hayman 纵行缝合术

引自 Belfort MA. *Postpartum hemorrhage: management approaches requiring laparotomy*, www.uptodate.com, May 28, 2018.

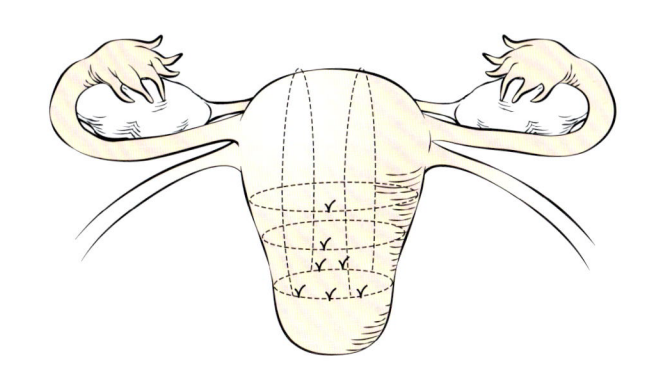

▲ 图 18-19　Pereira 横向及纵向缝合术

引自 Belfort MA. *Postpartum hemorrhage: management approaches requiring laparotomy*, www.uptodate.com, May 28, 2018.

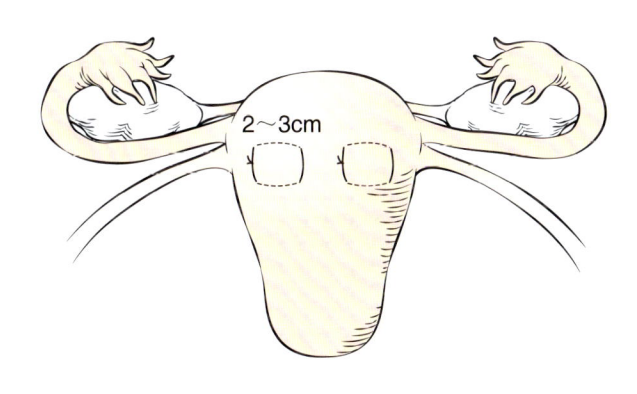

▲ 图 18-20　多重方块缝合

引自 Belfort MA. *Postpartum hemorrhage: management approaches requiring laparotomy*, www.uptodate.com, May 28, 2018.

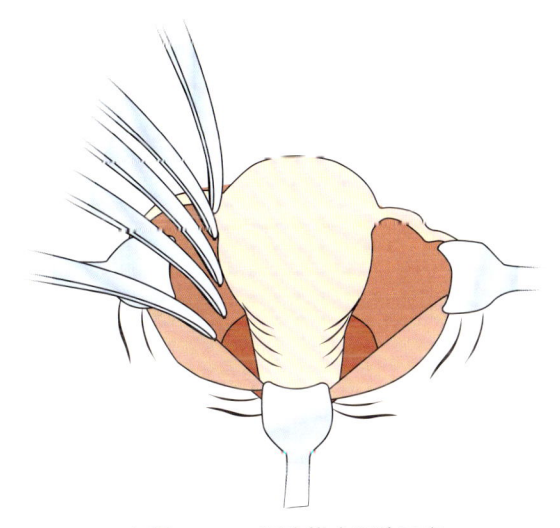

▲ 图 18-21　逐步钳夹切除子宫

引自 Wright JD, Bonanno C, Shah M, et al. Peripartum hysterectomy. *Obstet Gynecol*. 2010;116:429–434.

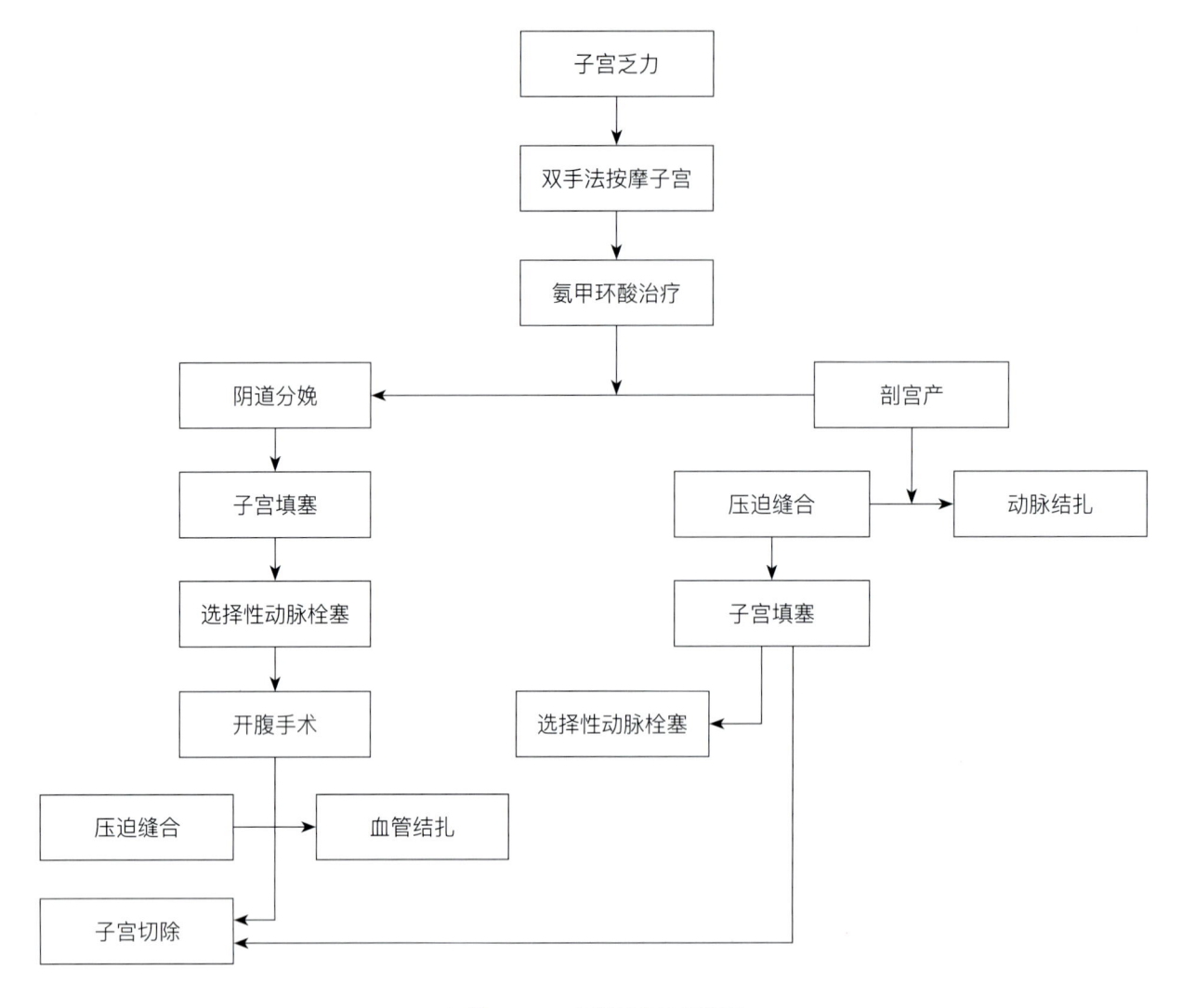

```
┌─────────────┐
│  子宫乏力    │
└──────┬──────┘
       ↓
┌─────────────┐
│ 双手法按摩子宫│
└──────┬──────┘
       ↓
┌─────────────┐
│ 氨甲环酸治疗 │
└──┬───────┬──┘
   ↓       ↓
┌──────┐ ┌──────┐
│阴道分娩│ │剖宫产│
└──┬───┘ └──┬───┘
   ↓        ↓
┌──────┐ ┌──────┐ ┌──────┐
│子宫填塞│ │压迫缝合│→│动脉结扎│
└──┬───┘ └──┬───┘ └──────┘
   ↓        ↓
┌────────┐ ┌──────┐
│选择性动脉│ │子宫填塞│
│  栓塞   │ └──┬───┘
└──┬─────┘    ↓
   ↓       ┌────────┐
┌──────┐   │选择性动脉│
│开腹手术│   │  栓塞   │
└──┬───┘   └────────┘
   ↓
┌──────┐ ┌──────┐
│压迫缝合│→│血管结扎│
└──┬───┘ └──────┘
   ↓
┌──────┐
│子宫切除│
└──────┘
```

▲ 图 18-22　宫缩乏力处理流程

(2) 发病率和危险因素：虽然很难确定确切的发病率，但生殖道撕裂伤是产后出血的第二大病因。危险因素包括器械辅助阴道分娩、胎位异常、巨大儿、会阴切开术、急产、宫颈环扎术后、Dührssen 宫颈切开术（译者注：在宫颈的 2 点钟、6 点钟 10 点钟处切开至穹窿，剪开操作在两把止血钳之间操作）和肩难产。

(3) 临床表现及诊断：如果产后子宫收缩好，但出血仍持续存在，应怀疑有泌尿生殖道裂伤。有时出血可能因为位置隐秘而被掩盖，例如在阔韧带内。这种未识别的血肿可能造成大量失血。疼痛和血流动力学不稳定通常是主要症状。

(4) 诊断：下生殖道的评估应该从宫颈上方开始，逐步向下检查阴道、会阴和外阴。充分暴露和牵拉对于识别裂伤非常重要。

(5) 处理：一旦发现生殖道裂伤，治疗取决于其严重程度和部位。宫颈和阴道穹窿裂伤经常因其位置特殊而难以修复。在这种情况下，建议在手术室内麻醉下进行评估，以更好地缓解疼痛、放松盆腔和暴露伤口。对于宫颈裂伤，需要缝合撕裂的顶端，因为这通常是出血的主要来源。但是暴露可能很困难。这种情况下，从宫颈近端开始缝合，然后牵拉缝合线，以暴露宫颈较远端部分，直到暴露裂伤顶端（图 18-23）。

会阴裂伤是最常见的生殖道撕裂伤类型。图 18-24 至图 18-26 显示了二度、三度和四度会阴裂伤及其缝合术。如果裂伤邻近尿道，留置导尿管可以帮助更有效地修复和保护未受伤的器官。建议在修补三度和四度裂伤后进行直肠指诊检查，以确保直肠的完整性。

有时血管撕裂可能导致下生殖道或上生殖道盆腔血肿的形成。盆腔血肿最常见的三个部位是外阴、阴道和腹膜后。

外阴血肿。外阴血肿通常是由骨盆前三角或后三角浅筋膜处血管撕裂引起的。失血量由 Colles 筋膜、泌尿生殖膈和肛门筋膜决定（图 18-27）。由于存在筋膜边界，故肿块可延伸到皮肤，产生肉眼可见的血肿（图 18-28）。

手术引流是治疗大的外阴血肿的主要方法。建议在皮肤上开一个宽的直线形切口。典型的出血是由多个小血管引起的，因此，血管结扎不太可能。血肿排空后，应使用可吸收缝线和无菌压力敷料逐层关闭死腔。留置尿管，直至明显的组织水肿消退。

阴道血肿。阴道血肿是分娩相关软组织损伤所致。通常聚集在盆腔隔膜上方，并向阴道直肠区域延伸（图 18-29）。与外阴血肿类似，阴道血肿也是由多处小血管撕裂引起的。根据出血的范围，阴道血肿并非都需要手术引流。小的、不扩张的血肿通常可以期待治疗。较大、不断扩张的血肿需要手术干预。与外阴血肿不同，阴道血肿的切口不需要闭合；可以留置阴道纱布或填塞装置引流。如果出血持续，可考虑选择性动脉栓塞。

腹膜后血肿。腹膜后血肿虽然不多见，但却是最严重且危及生命的。腹膜后血肿的早期症状通常不典型，在患者因大出血而出现血流动力学不稳定

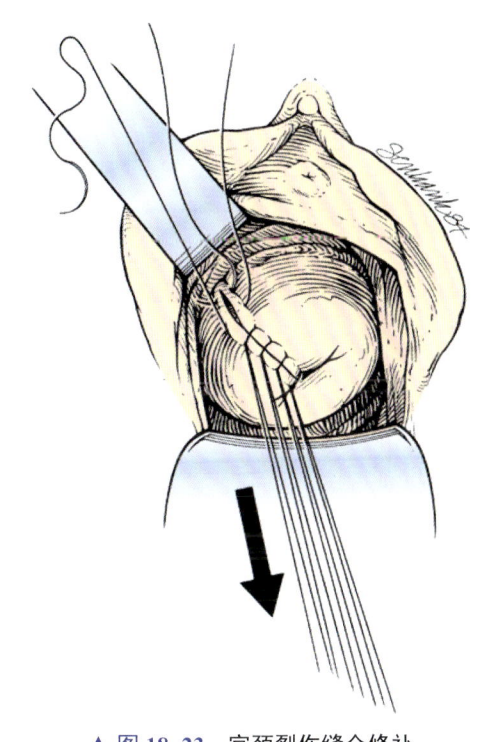

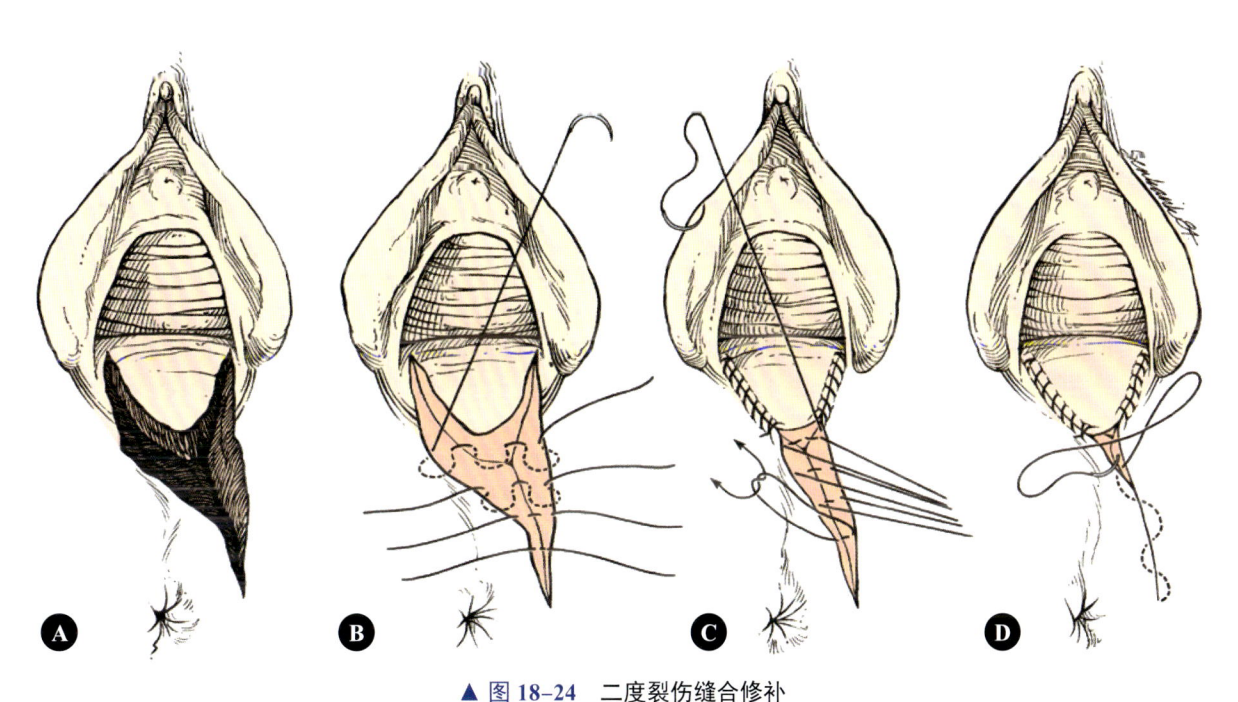

▲ 图 18-23 宫颈裂伤缝合修补
在近端开始缝合，利用缝合线牵拉显露远端直至顶端

▲ 图 18-24 二度裂伤缝合修补
一度裂伤包括阴唇系带、会阴皮肤和阴道黏膜。二度裂伤还包括会阴体肌肉，但直肠括约肌完整

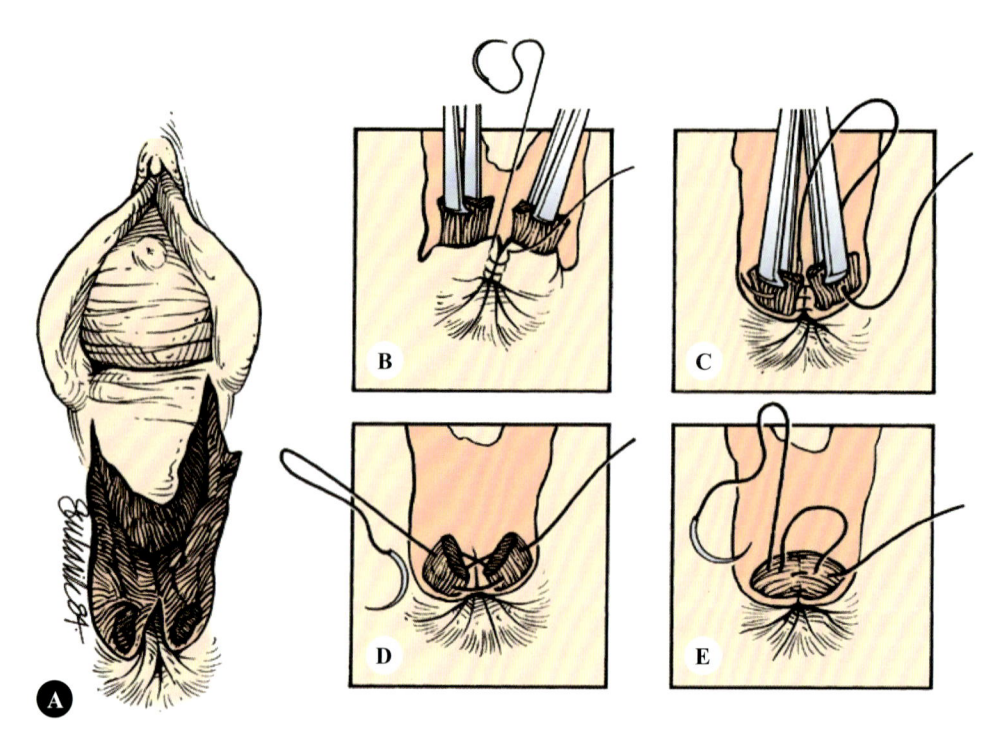

▲ 图 18-25 三度裂伤缝合修补

三度裂伤包括皮肤、黏膜、会阴体、肛门括约肌。缝合时应在括约肌内行间断 8 字缝合

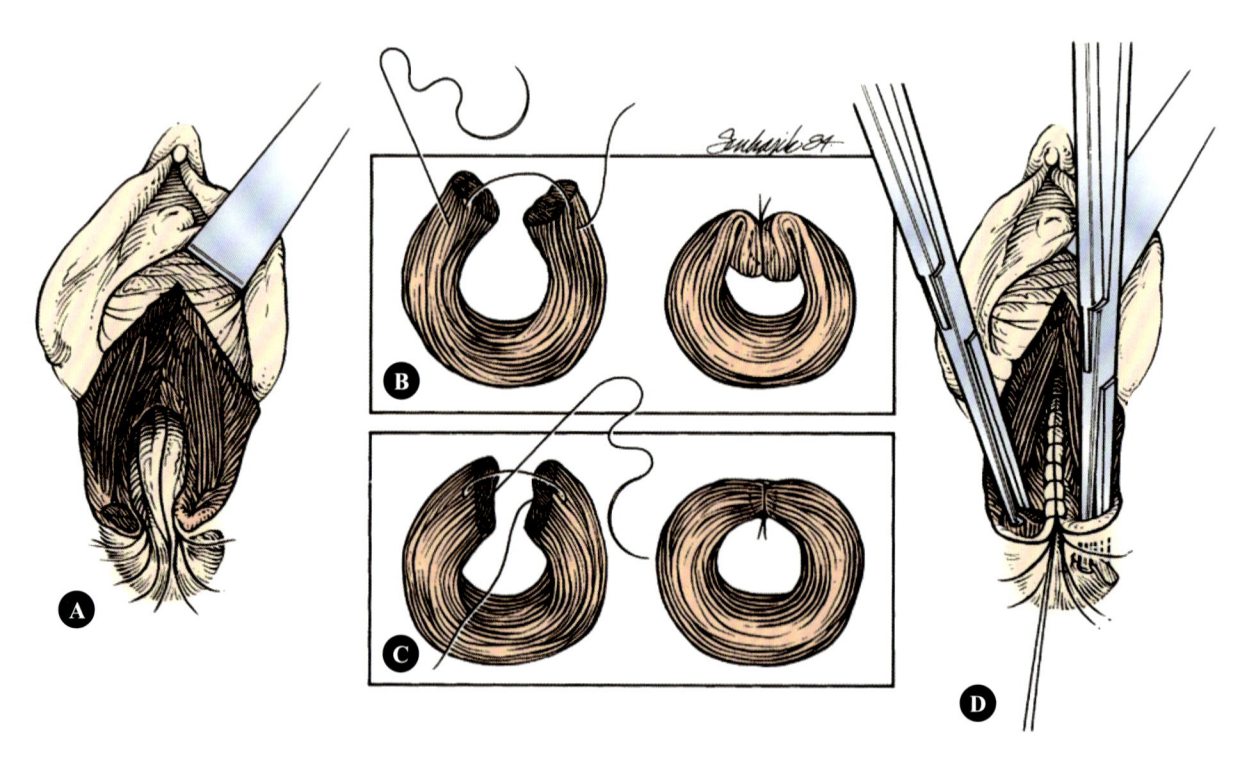

▲ 图 18-26 四度裂伤缝合修补

四度裂伤穿透直肠黏膜。A. 撕裂范围显示出一段直肠外露；B. 接近直肠黏膜下层，这是最常用的修补方法；C. 接近直肠黏膜缝合的替代缝法，将线结打在直肠肠腔内；D. 关闭直肠黏膜下层后，可以加固缝合一层，然后修复直肠括约肌

之前，常常未被识别。这些血肿通常发生在髂内（下腹）动脉干血管裂伤后（图 18-30）。此类裂伤可能由阴道器械助娩、剖宫产时子宫动脉止血不充分或剖宫产后阴道试产时的子宫破裂引起。腹膜后血肿的治疗通常包括开腹手术、血肿清除术和动脉结扎术。在某些情况下，选择性动脉栓塞可用作主要治疗或辅助治疗。

3. 妊娠物残留

(1) 定义和致病机制：妊娠物残留，即胎盘组织和（或）羊膜残留，可抑制子宫充分收缩从而导致出血。当分娩后 30～60min 内未发生胎盘自发剥离时诊断。

(2) 发病率和危险因素：妊娠物残留发病率不到 1%。危险因素包括孕中期分娩、绒毛膜羊膜炎和副胎盘。

(3) 临床表现及诊断：妊娠物残留通常伴有子宫收缩乏力和出血。为了评估是否存在妊娠物残留，需对宫腔进行探查。人工探查不仅可以诊断，也可以治疗（图 18-31）。用湿纱布包裹住进行检查的手，便于去除残留的胎盘碎片和羊膜。如果由于母体体位限制或疼痛缓解不充分而难以进入宫腔，则可使用经腹或经阴道超声来确定是否存在妊娠物残留。

(4) 处理：一旦诊断妊娠物残留，必须进行清宫。治疗选择包括手法清除（如前所述）或刮宫术。静脉注射硝酸甘油（50～200μg）可有效用于辅助手工剥离胎盘。硝酸甘油能够快速使子宫松弛，有助于去除残留组织。刮宫可在产房进行；但是，当大量出血时，需进入手术室处理。可以使用大的钝型刮匙（Banjo 或 Hunter）或负压吸引刮宫术。经腹超声引导有助于确定残留物是否清除干净。

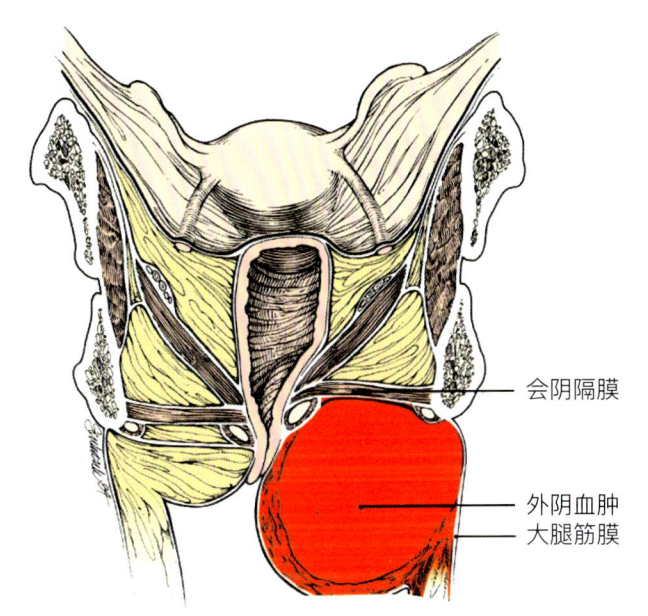

▲ 图 18-27 外阴血肿的筋膜边界

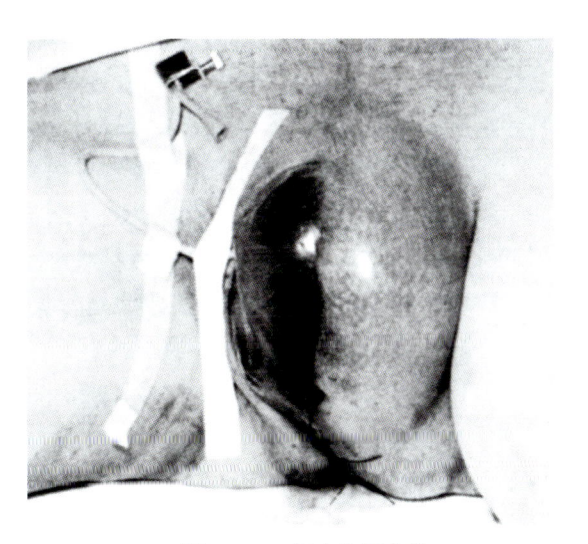

▲ 图 18-28 巨大外阴血肿

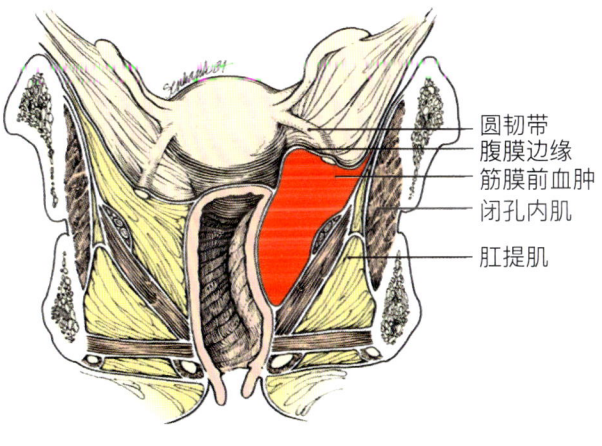

▲ 图 18-29 阴道血肿

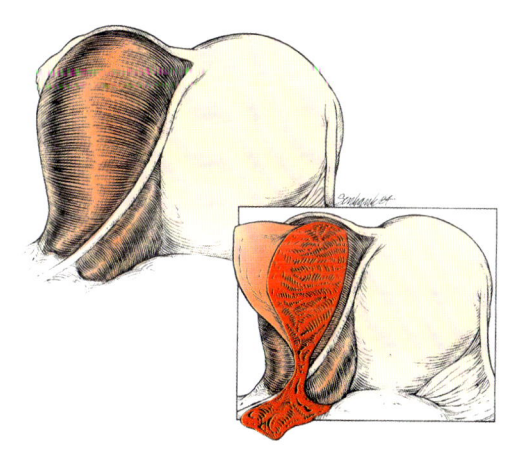

▲ 图 18-30 腹膜后血肿

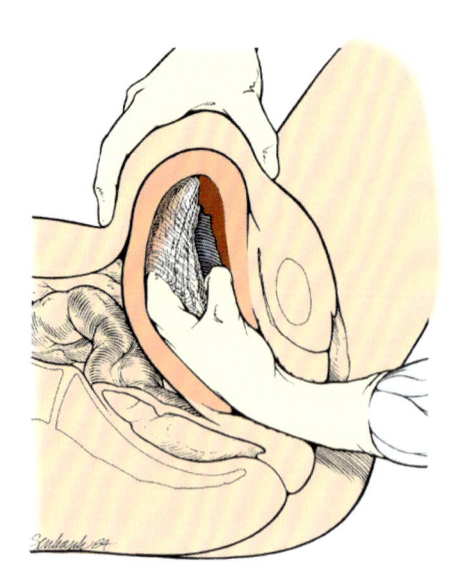

▲ 图 18-31　手法探查宫腔

4. 子宫破裂（框 18-10）

> **框 18-10　子宫破裂病例**
>
> - 32 岁，G_2P_1001，孕足月。22 个月前因臀位行剖宫产。本次分娩希望阴道试产。临产后，第一产程进展缓慢，并应用催产素加强宫缩。进入第二产程，即使有分娩镇痛她仍感到腹痛和突然的阴道出血。阴道检查发现无法触及胎头，体外超声未听及胎心音

（1）定义和致病机制：子宫破裂是指子宫全层（子宫内膜、子宫肌层和浆膜层）完全的非手术性破裂。出血和母胎病率的严重程度取决于破裂的程度。大的破裂可导致大量出血和胎儿和（或）胎盘被挤入母体腹部，而小的破裂可能导致少量出血，不显著影响母儿结局。子宫不全破裂是指子宫浆膜保持完整的不完全或隐匿破裂，通常没有不良产科结局。

（2）发病率和危险因素：子宫破裂（瘢痕子宫和无瘢痕子宫）的总发生率为 1/2000[94]。子宫破裂最常见于瘢痕子宫的女性，尤其是前次剖宫产分娩的产妇。有剖宫产史的产妇，子宫破裂发生率为 1/200~1/100[94]。既往剖宫产子宫切口的位置影响子宫破裂的风险。不同切口剖宫产的子宫破裂风险如表 18-5 所示。

虽然多种危险因素与子宫破裂有关，但没有单一因素或综合因素能可靠地预测所有病例[95]。较强的危险因素包括既往子宫破裂、既往剖宫产或子宫肌瘤切除术采用宫底切口或纵切口、引产和自然临

表 18-5　前次剖宫产子宫切口位置与子宫破裂风险

前次剖宫产子宫切口位置	子宫破裂风险（%）
古典型	2~6
T 形或 J 形	2~6
低位纵切口	2
低位横切口	0.5~1

引自 Landon MB, Hauth JC, Leveno KJ, et al. Maternal and perinatal outcomes associated with a trial of labor after prior cesarean delivery. *N Engl J Med*. 2004;351(25):2581.

产。其他研究表明，与剖宫产后阴道试产（trial of labor after cesarean，TOLAC）相关的危险因素包括：母亲年龄及产次增加，孕周大于 40 周，巨大儿，分娩间隔短（<24 个月），1 次以上剖宫产，单层子宫缝合，连续锁边的子宫缝合，超声提示子宫瘢痕薄，剖宫产后感染，胎儿畸形和先天性子宫畸形。第 20 章将进一步讨论剖宫产后阴道试产相关的子宫破裂。

（3）临床表现及诊断：子宫破裂可导致胎儿和母亲均有临床表现。突然出现 Ⅱ 类或 Ⅲ 类胎心监护是常见的临床表现。通常 Ⅲ 类胎心监护以胎儿心动过缓为特征，伴或不伴变异减速和（或）晚期减速。在某些情况下，可能会发生产程中听不到胎心的情况。母体的临床表现各不相同，但可能包括急性阴道出血、腹痛、子宫形状改变、宫缩消失、血尿（如果破裂累及膀胱）和血流动力学不稳定。

临床可疑的子宫破裂，明确诊断需要手术。剖腹探查可见子宫壁完全破裂、腹腔积血、胎儿部分或完全被挤入母体腹腔。

（4）处理：当胎儿和胎盘已经娩出，应评估破裂部位能否修复。如果可行，应使用可吸收缝线对缺损进行多层修复。评估相邻器官（如膀胱和附件）是否损伤，并进行修复。子宫切除术适用于大出血、子宫损伤不可修复和（或）母体血流动力学不稳定的病例。

5. 子宫内翻（框 18-11）

（1）定义和发病机制：子宫内翻是指宫底内陷进入宫腔。通常按程度和时间分类。按照程度分为一度（不完全内翻）、二度（完全内翻）、三度（脱出）和四度（完全脱出）。一度子宫内翻表现为宫底部分进入子宫腔。在二度子宫内翻中，宫底的内缘线穿过宫颈口，在阴道中形成圆形肿块，腹部触不到宫

> **框 18-11　子宫内翻病例**
>
> - 19 岁，G_1P_0，孕足月，急诊室分娩。胎盘娩出后，迅速出现阴道出血，很快发展为低血压伴随休克症状。产科检查无法在腹部触及宫底。阴道检查发现阴道内有圆形肿块

底。三度子宫内翻是指整个子宫通过子宫颈脱出，宫底从阴道口脱出。四度子宫内翻代表通过全子宫及阴道全部脱出于阴道口。子宫内翻按发生时间分为急性（分娩后 24h 内）、亚急性（产后 24h～4 周内）或慢性（产后＞1 个月）。

子宫内翻最常见的两个病因是脐带过度牵拉和宫缩乏力情况下宫底加压。然而，积极处理第三产程与子宫内翻之间的因果关系尚未得到证实。

(2) 发病率和危险因素：子宫内翻非常罕见，发病率 3‰[96]。目前报道的危险因素包括巨大儿、急产或产程延长、先天性子宫畸形、子宫肌瘤、脐带过短、使用子宫松弛剂、初产、胎盘滞留和 PAS[96]。

(3) 临床表现及诊断：子宫内翻的临床表现因其程度和发生时间不同而不同。不完全子宫内翻的临床表现不明显，完全性子宫内翻通常表现为迅速阴道出血、经腹无法触及宫底和母体血流动力学不稳定。可能发生在胎盘剥离之前或之后。通过双合诊检查做出临床诊断，发现宫底位于子宫下段或阴道内。如果临床检查不清楚，可使用超声确诊[97]。

(4) 处理：一旦确诊，子宫内翻需要快速干预，以恢复母体血流动力学稳定性和控制出血。建议建立一个或两个大口径静脉通道进行母体液体复苏。为了最有效地解决出血问题，必须将子宫复位。通常需要在手术室完成，以便获得更多医疗辅助（产科和麻醉科）。开始应静脉应用硝酸甘油（50～500μg）、宫缩抑制药（硫酸镁或 β 受体激动药）或吸入麻醉药来松弛子宫和宫颈。一旦子宫松弛，用手轻柔地向宫底施压，使其回到腹部正常位置。给予促宫缩药物以促进子宫收缩，并防止子宫内翻再次出现。

如果手法复位不成功，可选择其他方法，如静水压力复位和手术矫正。通过静水压力复位时，将温热灭菌生理盐水输注到阴道中。医生的手或硅胶杯用作液体保持器，以产生阴道内静水压力，并最终矫正内翻。手术包括 Huntington 方法和 Haultain 方法、腹腔镜辅助复位、宫颈切开手工子宫复位[98]。亨廷顿手术是剖腹连续钳夹和向上牵拉圆韧带，以恢复子宫的正确位置。如果失败，则可以尝试 Haultain 方法。该手术方法经由内翻子宫后壁纵切口将子宫复位。与手动复位一样，子宫一旦复位，立即给予促进子宫收缩治疗，以防止再发生内翻。

6. 凝血功能障碍（框 18-12）

> **框 18-12　凝血功能障碍病例**
>
> - 31 岁，G_1P_0，妊娠 35 周，双绒毛膜双羊膜双胎。早产临产，胎位异常，行剖宫产术。分娩时轻度子宫收缩乏力，使用促宫缩治疗。在术后麻醉恢复室，持续有子宫出血。检查发现不凝血。生命体征显示低血压、心动过速。立即行实验室检查发现血红蛋白 9g/dl，血小板计数 55 000/mm³，纤维蛋白原 90mg/dl，凝血酶原时间和部分活化凝血酶时间延长，血糖 46mg/dl

(1) 定义和发病机制：凝血功能障碍代表凝血系统和纤溶系统之间的平衡被打破。这一失衡可能是先天的也可能是获得性的。遗传性凝血障碍性疾病相对罕见，病因各异。获得性凝血功能障碍可以是医源性的，例如与抗凝血药的使用有关，通常是凝血因子消耗所致。图 18-32 显示了消耗性凝血功能障碍的病理生理学及其与出血的关系。

(2) 发病率和危险因素：10 000 例次分娩相关住院中，凝血功能障碍约占 12 例次[99]。与凝血功能障碍相关的产科疾病包括胎盘早剥、产后出血、先兆子痫/HELLP 综合征/子痫、妊娠急性脂肪肝、羊水栓塞、妊娠相关败血症和胎死宫内。

(3) 临床表现及诊断：消耗性凝血病的主要临床表现包括出血、与失血量不成比例的低血压、微血管病性溶血性贫血和终末器官组织损伤（急性肺损伤、急性肾衰竭、肝功异常、神经功能障碍）。

消耗性凝血障碍性疾病是由实验室数据支持的临床诊断。典型的实验室检查异常包括血小板减少、外周血涂片溶血性改变、纤维蛋白原降低、纤维蛋白降解产物和 D- 二聚体升高、凝血酶原时间延长和部分凝血活酶时间延长。无法及时进行实验室评估时，凝血功能障碍粗略评估方法是在室温下观察红顶管中 5ml 母亲血液，观察 8～10min。如果不形成血凝块或形成血凝块但溶解，则提示存在显著的

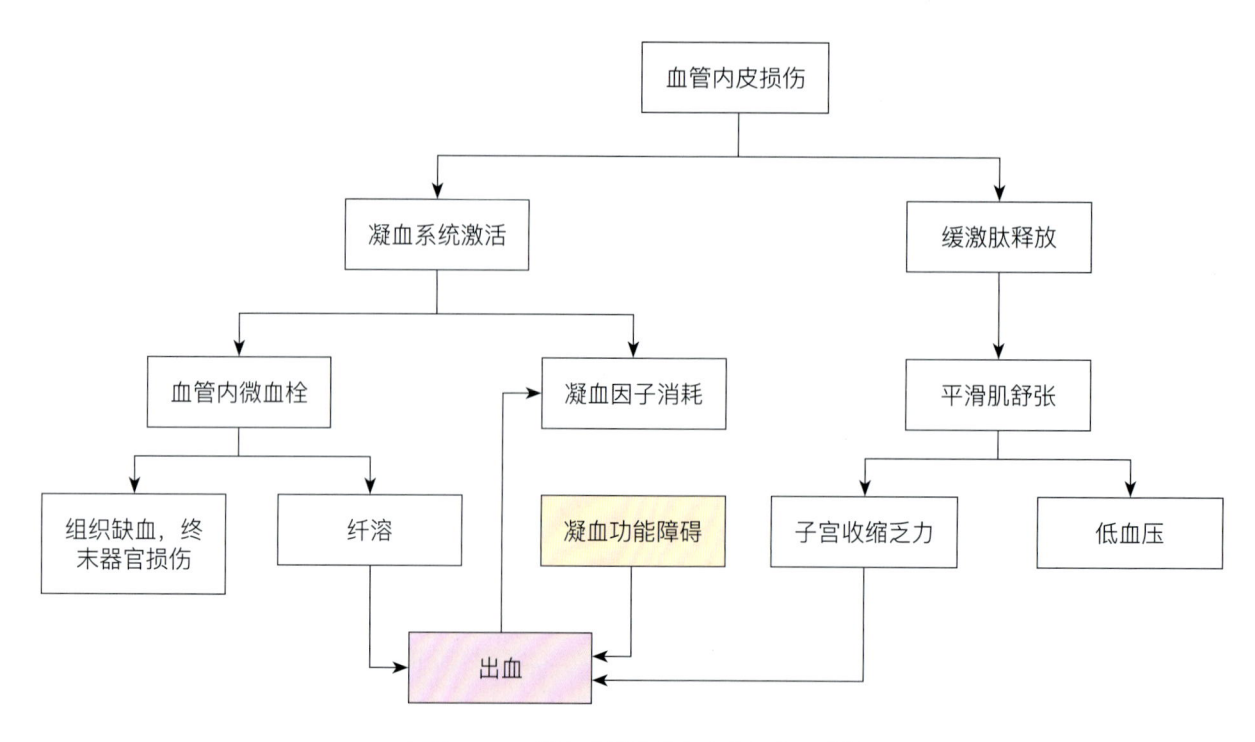

▲ 图 18-32 凝血功能障碍疾病病理生理过程

凝血功能障碍，纤维蛋白原水平通常低于 200mg/dl。产后出血发生时，纤维蛋白原水平低于 200mg/dl 高度提示严重性、需要大量输血、需要额外的治疗干预和母体死亡[100]。

(4) 处理：凝血功能障碍成功治疗的最重要因素是明确和治疗病因。对于大多数产科因素，胎儿娩出能够解决凝血功能障碍。此外，应同时快速使用血液制品和凝血因子。患者应有两个大口径的用于液体复苏和血液成分治疗的快速静脉通道，并维持体温和氧饱和度。每 2~4 小时进行 1 次实验室检查，直至凝血功能障碍得到明显纠正。产科医生应尽可能使得血红蛋白应大于 70g/L，血小板计数大于 50 000/mm³，纤维蛋白原大于 200mg/dl，凝血酶原时间和活化部分凝血活酶时间短于 1.5 倍对照。还应当考虑辅助治疗，如氨甲环酸、重组活化人凝血因子Ⅶ、纤维蛋白原浓缩物、凝血酶原复合物浓缩物和止血药。

氨甲环酸。如前所述，氨甲环酸是一种Ⅳ类抗纤溶药物，已证明可减少产后出血女性的死亡和开腹手术的需求。虽然对凝血功能障碍疾病的治疗没有特异性，但其作用机制可以减轻纤溶，进而减少出血和凝血因子的消耗。

重组活化人凝血因子Ⅶ。Ⅶ因子是外源性凝血级联的前体。当大量消耗凝血因子时，需要使用。重组活化因子Ⅶ（rⅦa）已成功用于因产后出血引起的消耗性凝血功能障碍疾病[101]。rⅦa 的平均剂量范围为 40~90μg/kg。rⅦa 的优点是易于给药和快速的生物利用（10~40min）；然而，缺点包括相对较短的半衰期（2h）、成本昂贵和血栓栓塞风险。

纤维蛋白原浓缩物。纤维蛋白原浓缩物（如 RiaSTAP）由混合的人血浆制成。每瓶含 900~1300mg 纤维蛋白原和 400~700mg 人白蛋白。纤维蛋白原浓缩物可单独使用或与冷沉淀结合使用。在欧洲，它已成功地用于治疗消耗性凝血功能障碍引起的产科大出血[102]。缺点包括给药时间长（10min）、成本昂贵和选择性纤维蛋白原补充（在消耗性凝血功能障碍中往往不足够）。

凝血酶原复合物浓缩物。凝血酶原复合物浓缩物（如 KCentra）包含因子Ⅱ、Ⅶ、Ⅸ、Ⅹ、蛋白 C 和蛋白 S。可用作新鲜冰冻血浆（fresh frozen plasma，FFP）的替代物。潜在优点包括不需要解冻或血型分型、降低容量负荷、输血相关急性肺损伤（transfusion-related acute lung injury，TRALI）和过敏反应的风险。但是，凝血酶原复合物浓缩物昂贵，尚未在产科病例中进行研究，并存在血栓栓塞风险。

止血物质。各种局部止血物质可用于控制凝血功能障碍性疾病的表面出血。这些药物具有不同的凝血因子和不同的作用机制，可以单独使用，也可以结合使用，包括氧化再生纤维素［如Surgicel（Ethicon）］、纤维蛋白密封剂［如Tisseel（Baxter）］、微孔多糖球［如Arista（Bard）］、微纤胶原［如Avitene（Bard Davol）］、止血基质［如Floseal（Baxter）］、明胶基质［如Gelfoam（Pfizer）］和局部凝血酶［如Recothrom（ZymoGenetics）］。

（三）液体复苏和输血

所有产科医生都会遇到产前和产后出血。在大多数情况下，液体复苏和血液成分治疗可以挽救生命；因此，每位医生都应该充分掌握容量复苏、输血治疗和替代治疗方案。

1. 容量复苏

出血患者的初始治疗需要适当的容量复苏。建立2个快速静脉通道。通常应输注与估计失血量比例为3∶1的温热晶体溶液。治疗目标是维持适当的母体血压（收缩压大于90mmHg）和尿量（至少30mm/h）。如果出血容易控制，这可能是唯一需要的治疗方法。应连续评估患者的生命体征和血液学特征，以确认血流动力学稳定性。大量补液（通常大于3L）可导致稀释性凝血功能障碍、电解质失衡和低体温。

胶体。胶体溶液含有较大的颗粒胶体，在血管膜上的渗透性较小，可以较大增加胶体渗透压和血浆体积；然而，它们比晶体昂贵，并且可能发生过敏样反应。胶体溶液的实例包括白蛋白和右旋糖酐。

2. 血液成分疗法

（1）全血：全血含有红细胞、凝血因子和血小板。现代产科很少使用全血，因为它有许多缺点，包括储存时间短（24h）、容量大（每单位500ml）和可能出现高钙血症。

（2）浓缩红细胞：浓缩红细胞（packed red blood cells，pRBC）最适用于因出血而需要补充红细胞的患者。它们是唯一能提供携氧能力的血液制品，每单位pRBC包含大约300ml。对于体重为70kg的患者，一个单位的pRBC将使血红蛋白升高1g/dl，使红细胞比容升高3%。对于血红蛋白低于7g/dl或有活动性出血和凝血障碍疾病的孕妇，应考虑输注pRBC。

（3）血小板浓缩物：浓缩血小板是从全血中分离出来并储存在血浆中的血液制品。一个单位的血小板使血小板计数增加7500/mm³，通常输6～10U的血小板浓缩物。血小板浓缩物可以来自多名供者，也可以来自单名供者。单名供体浓缩物是首选，因为患者可以暴露于较少的抗原和较低的免疫反应风险。输注单供体血小板浓缩物将使循环血小板计数增加30 000～60 000/mm³。由于可能发生过敏，因此血小板必须是ABO⁻和Rh⁻特异性的。阴道分娩后血小板计数低于20 000/mm³，剖宫产后血小板计数低于50 000/mm³，或有凝血障碍明显时，应考虑输注血小板浓缩物。

（4）新鲜冰冻血浆：新鲜冰冻血浆FFP是从全血或血浆中分离提取的血制品。FFP主要含有纤维蛋白原、抗凝血酶和凝血因子Ⅴ、Ⅺ和Ⅻ。每单位FFP约为250ml，输注FFP不仅有助于凝血，而且能够进行容量复苏。通常纤维蛋白原水平用于监测患者对FFP的反应，每单位FFP可使纤维蛋白原水平提高10mg/dl。FFP不需要与ABO或Rh血型兼容。对于有消耗性凝血功能障碍、凝血障碍性肝病、特定凝血因子缺乏或使用华法林导致的出血患者，应考虑输注FFP。

（5）冷沉淀：冷沉淀是由解冻FFP产生的沉淀物。富含纤维蛋白原、血管性血友病因子（von Willebrand因子）、因子Ⅷ和因子ⅩⅢ。与FFP类似，患者对冷沉淀物的反应可通过纤维蛋白原水平来测量，每单位冷沉淀物可使纤维蛋白原水平提高10mg/dl。此外，给予冷沉淀物也不需要ABO或Rh相容性。与FFP不同，每单位的冷沉淀体积为5～15ml，对容量复苏是无效的。冷沉淀物适用于凝血功能障碍的患者，尤其是容量超负荷、纤维蛋白原缺乏、因子Ⅷ缺乏和血管性血友病的患者。

表18-6总结了可供的血液成分治疗。

大量输血方案。近十年来，已经制订各种各样的产科大量输血方案。大多数着眼于pRBC、FFP和血小板之间的等比例。一般常用方案是6U的pRBC、4U的FFP和1U的浓缩血小板（6∶4∶1，译者注：此处的每个单位pRBC、FFP和浓缩血小板容量与我国标准略有不同）[80]。一些医学中心在此基础上增加了6～10单位的冷沉淀。

（6）输血风险及反应

表 18-6 血液成分治疗

血制品	成 分	体 积	预期效果（每单位）
全血	全部成分	500ml	仅在紧急情况下使用
浓缩红细胞	红细胞	300ml	血红蛋白增加 1g/dl
			血细胞压积增加 3%
血小板（单一供体）	血小板	300ml（6 单位）	血小板计数增加 30 000～60 000/mm³
新鲜冰冻血浆	所有凝血因子	250ml	增加纤维蛋白原 10mg/dl
冷沉淀物	纤维蛋白原，vWF，因子Ⅷ和ⅩⅢ	5～15ml	增加纤维蛋白原 10mg/dl

① 代谢异常和体温过低：储存 pRBC 时，可能会出现钾离子和氨外溢。这可能导致需要大量输血的患者出现高钾血症和高血氨浓度。此外，因为大多数 pRBC 储存在枸橼酸钠溶液中，所以也可能发生低钙血症。监测钙离子水平可以帮助临床医生有效处理这些变化。

除代谢异常外，体温过低还可能使大量输血的临床过程复杂化，导致心律失常。可通过输血前加热 pRBC 和提供其他加热装置 [如 Bair Hugger 麻醉加热器（3M）] 来防止低体温。

② 免疫反应：输血导致先天性或获得性抗体与所输注血制品的外来抗原发生相互作用。最常见的免疫反应是发热性非溶血性输血反应，细胞因子被认为是其主要原因。输注白细胞少的血液制品可能可以降低这些反应的发生率，但随机对照试验数据有限。罕见的免疫并发症包括急性或迟发性溶血性输血反应、过敏反应、荨麻疹反应、输血后紫癜和移植物抗宿主性疾病。

③ 感染风险：所有血液制品都有传播病毒和细菌感染的可能。虽然在过去的 20 年中，感染率逐渐下降，但仍有潜在风险，在需要输血时必须交代清楚。表 18-7 列出了目前输血相关的感染风险[103]。

④ 输血相关循环超负荷和输血相关急性肺损伤：输血相关的循环超负荷（transfusion-associated circulatory overload，TACO）是指由大量输注液体和血液制品引起的肺水肿。症状包括呼吸困难、端坐呼吸、心动过速、脉压增宽、高血压和低氧血症。TACO 通常与脑利钠肽、中心静脉压和肺动脉压升高有关。TACO 一般由利尿剂和补充氧气来治疗。

输血相关急性肺损伤是指一种罕见的、可能

表 18-7 输血感染相关风险

感 染	输血风险
HIV-1、HIV-2	1/150 万
乙型肝炎	1/100 万
丙型肝炎	1/120 万
HTLV-Ⅰ和 HTLV-Ⅱ	1/150 万

HIV. 人类获得性免疫缺陷病毒；HTLV. 嗜人 T 淋巴细胞病毒
引自 Zou S, Stramer SL, Dodd RY. Donor testing and risk: current prevalence, incidence, and residual risk of transfusion-transmissible agents in US allogeneic donations. *Transfus Med Rev.* 2012; 26:119.

危及生命的急性肺损伤形式，由输注血制品引起。TRALI 的标志性体征是血液制品输注期间或输注后 6h 内突然出现低氧血症性呼吸功能不全。其他发现包括非心源性肺水肿、低血压、发热、呼吸急促、心动过速和发绀。治疗有两个方面：① 停止输血；② 支持治疗，包括给氧、通气支持、稳定血流动力学，以及可能需要类固醇。

（四）节约用血方法

1. 术前自体备血和回输

术前自体备血和回输是指在手术前采集患者自身的红细胞，并在术中或术后回输。输血风险高的患者（如前置胎盘或 PAS 患者）可采用这种方法。自体备血主要适应证包括抽血前血红蛋白 110g/L，首次抽血距预期分娩的 6 周内（pRBC 的储存寿命为 42 天），2 次抽血时间间隔 1 周，预期分娩的 2 周内不再抽血。自体输血需要谨慎选择，因为它比异体输血更昂贵，具有细菌污染的风险，也不能完全避免对异体输血的需求。

2. 急性等容稀释血液

急性等容血液稀释是指术前从患者体内抽取血液，同时用晶体或胶体溶液输注以维持血容量的一种血液保护技术。在手术期间，患者的失血被稀释。术后，给患者输注较浓缩的血液。对于初始血红蛋白正常且预计手术失血量至少为 1000ml 的患者，可考虑急性等容稀释血液。

3. 术中血液回输

术中血液回输是指在术中采集患者的血液，过滤使得 RBC 与污染物分离，然后将 pRBC 再输注回患者体内，细胞保存技术是应用最广泛的血液保存系统。在产科特定环境中，术中血液回输是安全有效的[2]。与异体输血相比，优势包括成本效益，快速输血能力（每 3 分钟 1 单位 pRBC），可在某些特殊人群（如 Jehovah's Witnesses）中应用，无传染病传播、同种异体免疫和免疫性输血反应的风险。

4. 可替代的携氧产品

由于一些患者拒绝接受血液制品（如耶和华见证人）或由于血型不相容而不能输血，提供携氧替代产品已发展成为输血疗法的替代方法。两种主要产品为血红蛋白的氧载体和全氟碳化合物。

（五）出血预防和治疗

产科出血是如此普遍存在的一个问题，因此，产科机构制订标准化的出血预案、特定流程和产后出血配套非常重要。此外，许多机构建议，应该为实践训练提供团队和（或）模拟培训。对产科出血的病例进行讨论可以改善所有参与者的实践能力[104]。多个组织已经制订了产后出血的诊断、管理和预防指南[2, 80]。图 18-33 提供了产后出血治疗方案。

> **要 点**
>
> - 产科出血是世界上导致孕产妇发病率和死亡率首要原因。
> - 胎盘早剥主要依据临床诊断，影像学、实验室和病理学辅助。胎盘早剥的处理取决于胎盘早剥的严重程度、孕周和母儿情况。
> - 大多数前置胎盘可以通过产前超声发现。无症状的前置胎盘女性可进行门诊随诊。有症状的患者通常需要住院治疗。所有近足月前置胎盘女性均需剖宫产终止妊娠。
> - 剖宫产史相关的前置胎盘是的主要危险因素。彩色多普勒超声是诊断 PAS 的首选影像学检查方法。
> - PAS 的管理可分为四个部分：产前医疗、分娩准备、分娩和产后医疗。建议在妊娠 34~36 周时在能够处理 PAS 的医疗机构行剖宫产，同时行子宫切除术。
> - 大多数前置血管通过产前超声诊断。
> - 产后出血是产科急症，占所有分娩的 1%~5%。每位临床医生必须对正常分娩相关的失血有全面的了解，才能识别产后出血。
> - 子宫收缩乏力的治疗应快速启动方案，包括双手按摩、促进子宫收缩治疗、氨甲环酸、宫腔填塞、选择性动脉栓塞和（或）手术干预。
> - 诊断和纠正潜在病因和快速补充血制品是成功治疗凝血功能障碍性疾病的最重要因素。
> - 标准化出血应急方案、处理流程、应急包、抢救团队、模拟训练、情况说明可以改善患者的预后。

产科急诊团队组成：产科医师，母胎医学专家，麻醉医生

• 急救呼叫，应诊 • 每 5 分钟关注 1 次生命体征及失血量 • 宫底按摩，给氧，快速补液，增加催产素使用，使用二线促进宫缩药物，书面通知家属	• 呼叫产科急诊室团队 • 呼叫高级护理团队 • 建立第二条静脉通路，输血准备，实验室检查 • 交叉配血，有指征的输血 • 促进子宫收缩治疗	• 启动产后出血决策 • 放置 Foley 尿管 • 维持体温 • 正压通气 • 有指征的放置球囊	• 通知血库及实验室 • 呼叫其他人员 • 呼叫手术室 • 移动患者至手术室抢救	• 查找并积极治疗产后出血病因 • 继续促进宫缩治疗 • 氨甲环酸治疗 • 大量输血治疗 • 考虑球囊压迫，子宫动脉栓塞或者手术

▲ 图 18-33 产后出血处理步骤

第 19 章 剖宫产
Cesarean Delivery

Vincenzo Berghella A. Dhanya Mackeen Eric R.M. Jauniaux 著
张思辰 译   马琳琳 校

英汉对照

American College of Obstetricians and Gynecologists	ACOG	美国妇产科医师学会
cephalopelvic disproportion	CPD	头盆不称
cesarean delivery	CD	剖宫产
computed tomography	CT	计算机断层扫描
deep venous thrombosis	DVT	深静脉血栓形成
delayed cord clamping	DCC	延时断脐
fetal heart rate	FHR	胎心率
hypoxic-ischemic encephalopathy	HIE	缺氧缺血性脑病
National Institutes of Health	NIH	美国国家卫生研究所
pulmonary embolism	PE	肺栓塞
randomized controlled trial	RCT	随机对照试验
relative risk	RR	相对风险
trial of labor after cesarean	TOLAC	剖宫产后阴道试产
vaginal birth after cesarean	VBAC	剖宫产后阴道分娩
venous thromboembolism	VTE	静脉血栓栓塞

摘 要

剖宫产是世界范围内最常见的手术之一，应规范化以降低手术发病风险。为降低感染风险，术前使用静脉抗生素，以聚维酮碘进行阴道清洁，不剔除阴毛并用碘酊/酒精做手术部位的准备。术中，自然娩出胎盘，间隔 2cm 以上关闭皮下组织，缝合皮肤切口。为了降低产后出血的风险，术前应使用氨甲环酸，术中应使用子宫收缩药物。为了降低静脉血栓栓塞的风险，患者应接受血栓预防。剖宫产术后子宫内膜肌炎仍是剖宫产最常见的并发症。有几种方法可以在剖宫产时、产后即时或以后进行输卵管绝育。

第 19 章　剖宫产
Cesarean Delivery

关键词

剖宫产技术；剖宫产史；剖宫产指征；基于循证医学的剖宫产；剖宫产并发症；降低剖宫产率；输卵管绝育

一、定义

剖宫产（cesarean delivery，CD）定义为胎儿通过腹部切口从子宫娩出。剖宫产或剖宫产分娩是首选术语。初次剖宫产是指未曾剖宫产的女性行剖宫产，而二次剖宫产是指在前一次妊娠中曾剖宫产的女性进行剖宫产[1]。本章回顾剖宫产的历史、发生率、适应证、相关技术、并发症、输卵管绝育。

二、剖宫产史

古代时期，就有剖宫产的相关描述，来自早期西方和非西方社会的证据均表明有这种手术的存在[2]。随着历史进展，剖宫产术一词的演变一直是争论的焦点。虽然，剖宫产最初被认为是从 Julius Caesar 的出生演变而来，但他的母亲 Aurelia 不太可能在手术中存活下来；然而，她知晓儿子多年后入侵欧洲却表明她从分娩中生还了。在凯撒大帝的时代，手术分娩仅用于母亲死亡或濒死的情况下。Numa Pompilius 一世（Lex Regia），后更名为凯撒（Lex Cesarea），其统治时期的罗马法律规定，已故孕妇埋葬之前需要进行手术取出胎儿；宗教法令要求婴儿和母亲分开埋葬。剖宫产一词也可指切开腹部的患者，因为拉丁语动词 caedare 意思是切开。1598 年 Guillimeau 发表文章之前，Cesarean operation 是首选的术语，而 Guillimeau 引入了 Cesarean section 一词。

尽管数百年来，总有英雄般的以剖宫产方式抢救生命的零星报道，但直到 19 世纪后期，该手术才成为产科的一部分。这与分娩的逐渐过渡过程相吻合，由开始的农村环境下助产士参与事件，转到城市产科医院这一过程。18 世纪和 19 世纪欧洲产科医院的广泛兴起，为产科成为医院专科奠定了基础。

随着麻醉等镇痛新方法的出现，尤其高位产钳可能引起胎儿损伤、母体盆腔深部裂伤、膀胱和肛门括约肌永久损伤，剖宫产分娩越来越受到人们的欢迎。然而，剖宫产的死亡率仍然很高，脓毒败血症和出血是术后死亡的主要原因。原始手术技术和缺乏抗生素造成了高发病率。开始时，外科医生并不关闭子宫，以免缝合材料本身增加感染机会，希望最好通过再次手术来愈合子宫。

1769 年，Lebas 首先主张在手术时缝合子宫。传统上，腹腔或骨腔内不使用缝合线，因为一旦腹腔闭合，认为缝合线是不可能去除的。1876 年，Eduardo Porro 主张在剖宫产术中行宫颈上方子宫切除术和双侧输卵管 – 卵巢切除术，以控制出血和预防术后感染。此后不久，经验丰富的外科医生可使用由妇科医生 J.Marion Sims 研发的银丝缝线行内部缝合，J.Marion Sims 将这些缝合线应用在梗阻性分娩所致的膀胱阴道瘘手术中。19 世纪 80 年代初，两位德国的产科医生 Ferdinand Adof Kehrer（1837—1914 年）和 Max Sangnger（1853—1903 年）都各自独立提出了略高于宫颈内口水平的子宫下段横切口，并并发了内层子宫缝合方法。1900 年，德国妇科医生 Hermann Johannes Pfannenstiel（1862—1909 年）做出了另一项重要贡献，即耻骨上横切口。

随着妇科医生进行了越来越多的剖宫产，并且结局改善，人们更加关注该项技术，包括子宫切口的位置。1890—1925 年，越来越多的外科医生开始使用子宫横切口。John Martin Munro Kerr（1868—1960 年）是格拉斯哥大学助产学教授，他推广了 Pfannenstiel 皮肤切口和子宫下段切口，被认为是现代剖宫产之父。与垂直切口相比，这种切口降低了感染率，降低了切口疝和子宫破裂的风险。然而，在抗生素出现之前，由于腹膜炎的风险存在，Frank（1907 年）、Veit 和 Fromme（1907 年）、Latzko（1909）提出了腹膜外剖宫产，Beck（1919 年）在美国推广。尽管从 20 世纪初人们就知道垂直腹部切口剖宫产与较高的术后并发症（如伤口裂开和腹部切口疝）发生率有关，而且美观性差，但仍然是20世纪70年代使用的主要技术。

20世纪40年代青霉素的引入大大降低了围产期感染的风险。随着抗生素的出现，对腹膜外剖宫产的需要量减少。随着技术的发展，包括改进麻醉、使用促宫缩药物和输血等，使得剖宫产在产科中变得更加普遍。鉴于安全性和有效性的确立，在过去40年中，世界范围内的很多发达国家都出现了放宽使用剖宫产分娩的现象。

三、发生率

剖宫产率是指在特定时期内所有分娩女性中接受剖宫产的比例（发生率）。剖宫产率可进一步细分为初次剖宫产率和再次剖宫产率，两者占整个产科人群的一部分。美国的剖宫产率急剧上升，从20世纪60年代的不到5%上升到2017年的32%，10年以来稳定在31%～33%[3]。每年在美国进行的剖宫产手术超过100万次。这是目前在美国和世界各地进行的最常见的外科手术。剖宫产率增加的原因包括：①难产、引产失败、手术阴道助娩减少和胎位异常（如臀位）；②肥胖、糖尿病和多胎妊娠的女性比例增加；③社会因素；④由于安全性和医学法律方面的考虑，剖宫产后阴道试产使用有限。剖宫产率增加的原因见框19-1。

框19-1　剖宫产率上升的部分相关因素

产科因素
- 初次剖宫产率增加
  - 过早定为引产失败，例如胎膜破裂时间和缩宫素的使用还在18h之内
  - 手术阴道助娩减少
  - 胎儿体重增加
  - 臀位阴道分娩减少
- 再次剖宫产率增加
  - 剖宫产后阴道分娩降低

母体因素
- 年龄>35岁者比例升高
- 初产比例升高
- 母亲要求初产剖宫产

医疗因素
- 医疗事故诉讼

近年来，国际上剖宫产率均逐年增加。一些欧洲国家，例如英国报道的比率为25%～30%；意大利为40%以上，在中国为40%～50%（近年有所下降），在巴西、墨西哥、土耳其和埃及等国均为50%以上。剖宫产率的上升引起了对该手术的适应证、并发症和技术的广泛关注。

世界卫生组织建议，将控制剖宫产率为10%～15%作为优化产妇和围产期保健的目标[4]。但是无法确定一个最佳的剖宫产率，因为理想的比率是多种临床因素导致的，如母体年龄、母体肥胖和其他合并症、人工辅助生殖技术，所有这些因素在每个人群中都不同，并且受到统计方法、实践方式和所能获得的不同水平的产科医疗的影响。由于缺乏母婴结局的完整和准确的数据，使得这一问题更加复杂。因此，虽然剖宫产率可被认为是特定医疗过程的评价指标，但这些比率并非结局指标，因其并不能提示剖宫产还是阴道分娩会带来最佳的围产期结局。应监测母体和围产期病率和死亡率，以确保最佳医疗质量。在数项研究中，较高的剖宫产率（如15%～20%与<5%或5%～10%）与更好的围产期结局相关[5]。因此，不能制订总体剖宫产率的目标或限制剖宫产率，取而代之，最重要的是监测围产期母儿的结局。21世纪初的最佳剖宫产率应取决于人口学。例如，Robson就建议[6]对不同人群进行分类，以比较剖宫产率。Ⅰ类是大多数医学中心最常见的类型，为足月单胎头位妊娠，自然临产入院。只有通过比较类似Robson分组的数据，或者至少是类似的病例集合，才能客观地评估剖宫产率。此外，能够处理大量早产分娩和妊娠合并症的三级产科医疗机构的剖宫产率应该高于初级医疗机构。两类人群经常用于比较，即≥37周单胎头位且无其他并发症的初产妇和既往有1次≥37周单胎头位子宫下段横切口剖宫产史但无其他并发症的经产妇[7]。用这些简单的病例组合调整比率，对剖宫产率进行的比较性评价及对母亲和围产儿结局进行的比较，才更有意义。

2014年，美国妇产科医师学会和母胎医学会就安全预防初次剖宫产发表了一份产科医疗共识文件，其中建议采取数种干预措施来预防不必要的剖宫产（框19-2）[8]。机构可以通过提高医疗安全质量而切实降低剖宫产率[9]。

框 19-2　安全预防不必要的剖宫产

第一产程
- 潜伏期延长（初产妇>20h，经产妇>14h），不是剖宫产指征（1B级）
- 第一产程有进展但进展缓慢不是剖宫产指征（1B级）
- 只要胎儿和母亲状态稳定，宫口开大6cm应该作为大多数女性的活跃期阈值。因此，宫口开大6cm之前，不应定为难产而行剖宫产（1B级）
- 剖宫产用于第一产程活跃期停滞应满足以下条件：宫口扩张6cm及以上且胎膜破裂并宫缩强度足够持续4h以上，或宫缩不够给予催产素治疗至少6h，宫颈仍无进展（1B级）

第二产程
- 并未确定出特定的第二产程绝对时长，所有超过该时长的女性都应该手术分娩（1级）
- 在诊断第二产程停滞之前，如果母亲和胎儿状态良好，应符合下列情况：
  - 经产妇第二产程3h，其中屏气用力至少2h（1B级）
  - 初产妇第二产程4h，其中屏气用力至少3h（1B级）
  在一些情况下，只要持续有产程进展，第二产程的持续时间可以更长（如使用硬膜外镇痛或胎位异常）（1B级）
- 考虑第二产程的手术阴道助娩来替代剖宫产，应鼓励阴道手术助娩技术的培训和持续性保持（1B级）
- 在胎儿位置异常的情况下，第二产程手转胎头可作为手术阴道助娩或剖宫产的合理替代选择。为了安全地预防胎位异常情况下的剖宫产，在第二产程中全程评估胎位非常重要（1B级）

胎心监测
- 羊膜腔灌注用于复发性胎心变异减速者，可能会安全地降低剖宫产率（1A级）
- 当胎心监护异常或不确定（不可靠）时（如微小变异），头皮刺激可用作评估胎儿酸碱状态的方法（1C级）

引产
- 引产一般根据母亲和胎儿适应证，并在知情同意并文字记录确认后进行。可在妊娠39$^{0\sim7}$-39$^{4\sim7}$周进行引产以降低剖宫产风险、高血压疾病风险和新生儿呼吸问题（1A级）
- 宫颈不成熟的女性要进行引产时，应先行促宫颈成熟方法（1B级）
- 如果母亲和胎儿情况允许，因潜伏期引产失败而行的剖宫产可能在下列情况下避免，包括允许更长的潜伏期时长（长达24h或更长）；诊断引产失败之前，胎膜破裂后的应用缩宫素时长至少应18h（1B级）

胎儿先露异常
- 应在36$^{0\sim7}$周左右评估和记录胎儿胎位，并允许行外倒转（1C级）

怀疑巨大儿
- 为避免产伤而行剖宫产，应限制应用于母亲无糖尿病情况下胎儿体重大于5000g和母亲患糖尿病情况下胎儿体重大于4500g。出生体重在5000g及以上的发生率很小，而且应该告知患者胎儿体重的估算可能不准确（2C级）
- 应告知产妇IOM孕母体重指南，以避免体重增长过多（1B级）

双胎妊娠
- 剖宫产不能改善第一胎为头位的双胎妊娠的围产期结局，所以双胎妊娠的产妇，如双头位或者头位/非头位时，应该告知其可阴道试产（1B级）

其他
- 个人、组织和管理机构应该尽可能确保其所进行的研究是为了提供一个更好的知识体系，用于指导剖宫产相关决策的制订，鼓励政策改革，以安全地降低初次剖宫产率（1C级）

改编自 American College of Obstetricians and Gynecologists, Society for Maternal-Fetal Medicine, Caughey AB, Cahill AG, Guise JM, Rouse DJ. Safe prevention of the primary cesarean delivery. *Am J Obstet Gynecol.* 2014;210(3):179–193.

四、剖宫产指征

剖宫产可根据母胎、胎儿和母体指征进行。目前最常见的指征按频率排序为：①试产失败，也称为头盆不称（cephalopelvic disproportion，CPD）或难产（约占30%）；②前次剖宫产（占30%）；③不可靠的胎心率模式（10%~20%）；④胎先露异常（占5%~10%）。指征见框19-3。仅考虑初次剖宫产，常见指征所占的百分比见图19-1。

（一）母胎适应证

大多数剖宫产用于经阴道分娩可能造成母亲或胎儿损伤的情况下。伴潜在出血风险的完全性前置胎盘和胎盘早剥是典型例子。难产可能会导致直接的胎儿和母体损伤风险，也可能影响胎儿氧合和代谢状态。关于第一产程和第二产程期间产程停滞和引产失败的定义建议见框19-2，只要产妇和胎儿情况稳定，就应当遵照执行。

> **框 19–3 按类别划分的特定剖宫产适应证**
>
> **母胎因素**
> - 试产失败
> - 胎盘早剥
> - 前置胎盘
> - 再次剖宫产
> - 母亲要求剖宫产分娩
>
> **母亲因素**
> - 特定类型的心脏疾病（如伴主动脉根部扩张的马方综合征）
>
> **胎儿因素**
> - 不确定的胎儿情况
> - 臀位或横位
> - 母体生殖器疱疹活动期

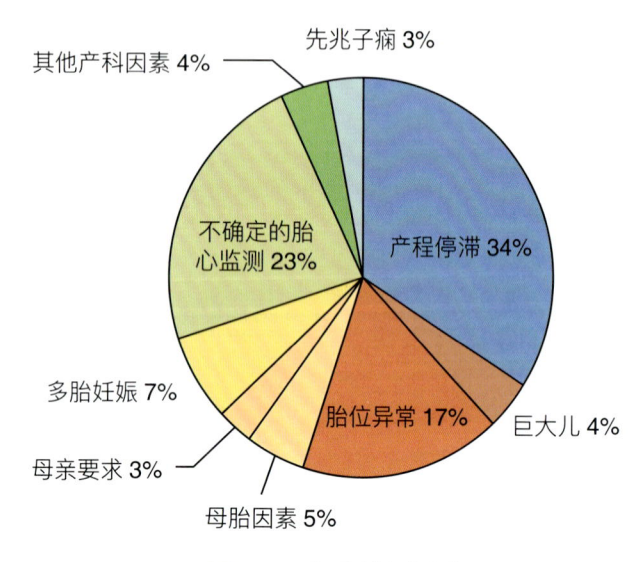

▲ 图 19–1 初次剖宫产指征

（饼图数据：产程停滞 34%、不确定的胎心监测 23%、胎位异常 17%、多胎妊娠 7%、母胎因素 5%、巨大儿 4%、其他产科因素 4%、先兆子痫 3%、母亲要求 3%）

引自 Barber EL, Lundsberg LS, Belanger K, et al. Indications contributing to the increasing cesarean delivery rate. *Obstet Gynecol.* 2011;118:29–38.

（二）胎儿适应证

胎儿适应证主要为不可靠的胎心监护，因其可导致潜在的新生儿代谢性酸中毒这一长期结局。持续 FHR 监测与新生儿惊厥显著减少有关，也是产时最常用的胎儿监测方式。头皮刺激可改善持续胎心监护的假阳性率（框 19–2）。脉搏血氧监测、ST 段监测和其他监测方法均并未显示出对新生儿结局或剖宫产发病率的影响（见第 15 章）。

剖宫产的其他胎儿适应证包括胎位异常，如臀位，单胎臀位胎儿中 90% 以上通过剖宫产分娩[10]。活动期的母体生殖器疱疹是剖宫产终止妊娠的指征，以降低感染传播给新生儿。只要极少数情况下，疑似巨大儿或潜在胎儿损伤才是剖宫产指征（框 19–2）。某些先天缺陷的胎儿，如脑积水伴大头畸形的胎儿，通常经剖宫产分娩；然而，没有足够的数据证明这可以作为绝对指征。胎儿伴有神经管缺陷或腹壁缺陷（如脐膨出和腹裂）时，如果没有其他剖宫产产科指征，可以经阴道分娩。因先天异常而具有气道受压高风险的胎儿，如颈部畸胎瘤或囊性腺瘤样畸形，现在经宫外治疗（ex utero treatment，EXIT）后分娩，需要古典式剖宫产（正中切口），使胎儿部分娩出（头部和胸部上部）以便于儿科团队在胎儿完全娩出和脐带钳夹之前建立气道。

（三）母体适应证

母体的剖宫产适应证相对较少，一般为内科疾病或机械原因（框 19–3）。这些适应证中，大部分不是基于随机对照试验的证据。某些母体心脏疾病，如马方综合征伴有主动脉根部扩张（≥4cm）是剖宫产的适应证[11]。如果母体存在可能引发第二产程发生颅内压升高的中枢神经系统异常，则建议剖宫产终止妊娠。

母亲盆腔容量改变可作为剖宫产的指征，如子宫下段肌瘤引起的机械性产道梗阻。足月时产妇有大量尖锐湿疣和初次疱疹感染应剖宫产终止。

（四）孕妇要求的剖宫产

随着剖宫产越来越安全，尽管没有医学指征，有时候，女性也会表达剖宫产终止妊娠的意愿。近期，这种临床情况被称为"孕妇要求的剖宫产"。"选择性"（elective）一词缺乏特异性，提示某种行为是最合理、最谨慎的做法，而不像"孕妇要求的剖宫产"那样，记录干预或操作的特定的适应证，无论是医学指征还是非医学指征（如孕妇要求的剖宫产）[11]。有时，即便没有上述的医学指征，医生也会提倡剖宫产作为首选分娩方式，称之为"医生要求的剖宫产"。

计划剖宫产或阴道分娩的决定应该基于现有的最佳文献来进行比较选择。比较时，按照前述公认适应证所进行的剖宫产（或阴道分娩）病例应排除在外。美国国家卫生研究院（National Institutes of Health，NIH）和美国妇产科医师学会已就该主题详细进行了文献综述[12, 13]。两者均报道称，就计划性剖宫产与计划性阴道分娩的比较而言，目前并没有高质量的证据，因为大多数足月单胎头位妊娠的产妇尚无随机对照试验。中等质量的证据表明，计划性剖宫产与产后出血较少、新生儿呼吸疾病发病率轻度升高、产妇住院时间较长有关，并可能在后续妊娠中出现较多并发症（框19-4）[12, 13]。希望生育多个孩子的女性应避免接受非医学指征的剖宫产，因为剖宫产次数增加与危及生命的并发症的增加直接相关，如前置胎盘、胎盘植入、需要剖宫产子宫切除术[13]。有时候，会因为产妇过度害怕疼痛和害怕阴道会阴的损伤，基于其要求而行剖宫产。3%~8%的女性存在对分娩的恐惧，应保证产妇临产后的疼痛可以得到充分缓解。阴道分娩所致的母体风险增加还包括尿失禁和大便失禁、盆腔脱垂和性功能障碍。但是，阴道分娩本身与妊娠和产程相比，对这些并发症的确切作用仍然很难确定，许多流行病学研究根据孕周、母亲年龄、产次和胎儿体重等变量将结局分层。

框19-4　无医学适应证剖宫产的风险与益处

潜在益处
- 降低围产期发病率和死亡率
  - 消除与围产期窒息相关的产时事件
  - 减少创伤性分娩损伤
  - 减少39周以上死产
- 对盆底功能障碍的可能保护作用
- 减少产后出血

潜在风险
- 产妇短期发病率增加
- 子宫内膜炎、输血和静脉血栓形成率增加
- 停滞时间延长，恢复时间延长
- 短期新生儿发病率增加
- 轻度新生儿呼吸道发病率增加
- 产妇和新生儿长期发病率增加
- 胎盘植入和随后的剖宫产和分娩子宫切除术的风险增加

其他相关比较将在后面讨论，均基于弱等级证据，不应当影响临床决策。据报道，与临产阴道分娩相比，妊娠39周行计划性剖宫产的围产儿死亡率低数倍。此外，新生儿缺氧缺血性脑病（hypoxic-ischemic encephalopathy，HIE）与产时事件有关，在无合并症分娩的新生儿中占1/5000~1/3000；有合并症分娩的新生儿中风险高5~10倍，产时事件包括胎盘剥离、脐带脱垂和进行性缺氧。许多上述情况可能会因计划性剖宫产而避免，如39周以后发生的不明原因胎死宫内。剖宫产还可减少颅内出血、骨折和臂丛神经损伤等产伤。

总体上，与阴道分娩相比，剖宫产的母亲风险很低。除非有指征剖宫产，剖宫产母亲死亡率与阴道分娩的母亲死亡率相当。Sachs等[14]报道了与剖宫产相关的死亡率为22.3/10万人次，而阴道分娩为10.9/10万人次；但是，当除外医学合并症时，两组比例相似。

但是，剖宫产确实增加了母体病率。与阴道分娩相比，子宫内膜炎发生率增加（3.0% vs. 0.4%），但产后出血、输血和深静脉血栓形成的发生率相似。其他研究报道剖宫产的并发症发病风险升高，包括严重并发症率可高达4.5%。剖宫产还呈现出未来胎盘形成异常的风险，包括前置胎盘和胎盘植入系列疾病。这些风险随着既往剖宫产次数的增加而增加，尤其是当剖宫产大于3次时。因此，进行产妇要求的剖宫产时必须考虑她未来的生育计划。

无公认医学指征的计划性剖宫产，应在39周时进行[12, 13, 15]。不到10%的产妇更愿意选择无医学指征的剖宫产。

五、剖宫产术

每年在美国进行的剖宫产超过130万次，在全球范围内大约有2000万次[16]，因此，遵循最安全、有效的剖宫产技术，使得围产儿和母体并发症最低非常重要。剖宫产的每一个步骤都应该单独评估，最好经由RCT评估，因为如果同时研究多个方面，就不可能评估特定方面的益处。应采取适当的、通用的手术预防措施，以防止失血和感染。剖宫产术的优选技术如表19-1所示。

（一）家庭友好式剖宫产

一项随机对照试验发现，家庭友好式剖宫产对母亲和婴儿都是安全的，其特点是可以直接看到新生儿

表 19-1　基于循证医学的剖宫产技术推荐

步　骤	证据支持：可以这样做	证据不支持：不要这样做	可以考虑
静脉使用第一代头孢菌素或氨苄西林进行抗生素预防治疗	开皮前 30～60min 给药	断脐后给药	
预防静脉血栓	在术中及术后使用分级弹力袜或气动加压装置进行机械性预防		
侧方倾斜	考虑侧方倾斜		
留置导尿			术中留置导尿并非必须，如果留置了，可以在手术结束后立即拔出
皮肤切开前阴道消毒	使用聚维酮碘进行阴道消毒		
毛发准备	不需要去除毛发。如果去除，则在手术当天早上剪除	术前刮除毛发	
手术区域准备	使用碘酊 / 酒精		
切口贴膜	无黏合剂贴膜	黏合剂贴膜	
疼痛试验	钝头器械	尖头器械	
皮肤切开	皮肤横切口，通常为 Pfannenstiel 或 Joel-Cohen 切口		
膀胱瓣	不要形成膀胱瓣		
子宫切口	行子宫横切口，除非存在纵切口指征（框 19-5）	常规纵切口	
扩大子宫切口	钝性首尾方向牵拉扩大子宫切口	锐性分离子宫切口，横向牵拉	
钳夹脐带	对所有胎儿均延迟 60s 后断脐（译者注：除非怀疑母胎输血，或特定双胎分娩情况）		
预防产后出血	胎儿娩出后，立刻下面 3 种方案中任选一种：1L 晶体液加 10～80U 缩宫素 + 米索前列醇 200～400μg；催产素联合麦角新碱；卡贝缩宫素（若可供）	使用其他效果差的方案	在三种方案的基础上，考虑加用氨甲环酸
胎盘娩出	轻柔牵拉脐带，等待胎盘自然分娩	手动剥离胎盘	
腹腔冲洗		以生理盐水冲洗腹腔以降低母亲发病率	
将子宫娩出腹腔			便于更好的直视效果，但结局与在原位缝合并无差别
宫颈扩张	不要人工或手术扩张宫颈	人工或手术扩张宫颈	
子宫切口缝合	如果产妇已完成生育可使用单层缝合（可同时行输卵管结扎），否则使用双层缝合		
皮下缝合	间隔≥2cm 间断缝合	皮下引流	
皮肤缝合	建议使用 Vicryl 或 monocryl 缝线缝合皮肤横切口	使用皮钉关闭皮肤横切口	

的出生、剪断脐带和早期皮肤接触，还能够提高母亲满意度、母乳喂养率和改善早期母婴相互作用[17]。

（二）剖宫产术前抗生素

术前预防性抗生素能够显著降低剖宫产术后子宫内膜肌炎和伤口感染的发生率[6]。就预防性抗生素的时机、药物和剂量进行了广泛的研究[18, 19]。应在皮肤切开前30～60min给予预防性抗生素，以达到足够的组织药物浓度；头孢唑林的药代动力学研究表明，给药后30min，母体和羊水样本中的药物浓度足够[19-21]。预防用药优选第一代头孢菌素（如头孢唑林）或氨苄西林[22-25]。对于对青霉素过敏的女性，可使用甲硝唑或克林霉素和庆大霉素。使用更广谱抗生素预防感染（如阿奇霉素或甲硝唑）并未显示出明显的优势，除非产妇已临产或胎膜破裂（这些产妇术前除了使用头孢唑林，还应加用阿奇霉素）[26]。在未临产和无胎膜破裂的产妇中，单剂量治疗与多剂量治疗效果相同[27]。

对于患有绒毛膜羊膜炎的女性，应选用抗生素联合治疗（如氨苄西林钠/舒巴坦钠），如果在剖宫产皮肤切开前的适当时间范围内给药，则可替代预防性抗生素。该治疗应在诊断为绒毛膜羊膜炎时立即开始，直至产妇临产症状缓解。

（三）剖宫产前血栓预防

由于静脉血栓栓塞（venous thromboembolism, VTE）是发达国家母亲死亡率的主要原因，并且剖宫产增加了该风险，因此，所有剖宫产中均应考虑血栓预防。有临床意义的血栓形成的发病率为0.9%[28]，尚无足够数量的产妇被随机分配至不同处理方案，包括机械预防、肝素、低分子量肝素或无抗凝治疗，来评估这些方案的安全性和有效性[18, 29-32]。我们建议每例剖宫产期间及术后，使用分级弹力袜或充气压迫装置[33, 34]来进行机械性预防直至恢复走动[35]。还有其他危险因素，如病态肥胖、既往静脉血栓栓塞、多胎妊娠、产后出血、先兆子痫或长时间不动的产妇，会受益于剖宫产后使用抗凝药物（如预防性使用肝素）。

（四）类固醇药物促胎肺成熟

孕周≥34周应用产前类固醇激素可降低新生儿呼吸疾病的发病率[36]。妊娠34[0]～36[+6]周的有即将发生晚期早产风险的女性，以及妊娠37周及以上计划剖宫产分娩的产妇，均可考虑单疗程皮质类固醇治疗。因为证据仍然有限，并且长期效应尚未完全明确[35]，尚不建议所有妊娠37周后行计划剖宫产的产妇都常规给予类固醇。

（五）其他预防性剖宫产术前干预

一项随机对照试验显示，剖宫产时手术室温度的适度提高与新生儿和母亲体温过低的发生率降低有关，但是不能降低新生儿病率[37]。

建议向一侧倾斜15°，使母亲身体右侧抬高，以避免对下腔静脉的压迫和仰卧位低血压并发症。然而，关于左侧倾斜、头高或头低位、楔形物和垫子的使用、手术台弯曲和机械性替代物的使用，研究均不足，无法向临床提供强有力的推荐证据[38]。

剖宫产前用聚维酮碘溶液进行阴道准备可显著降低剖宫产后子宫内膜炎的发生率（安慰剂组8.8% vs.试验组4.5%），尤其是在胎膜破裂和已临产的产妇中，效果更加明显[39]。即使接受剖宫产术前抗生素预防治疗，阴道准备也可减少术后病率，因此建议在剖宫产前已临产或胎膜破裂的产妇中进行聚维酮碘阴道准备[39]。

世界上大多数国家中，常规在计划性或紧急剖宫产术前留置导尿管（如Foley尿管）。建议在麻醉镇痛后插入尿管，原位留置12～24h，直至患者能够活动。尿管连接至封闭的尿液收集系统以排出尿液并减小膀胱内压力。这可以改善于宫下段的视野，减少膀胱损伤。一项纳入了5项随机对照试验的Cochrane Meta分析显示，800多名产妇，随机接受留置尿管与未留置尿管，其膀胱损伤、泌尿系统感染或产后出血的发生率均无差异。与未留置导尿管相比，留置尿管能够降低尿潴留和需要导尿的发生率，但是，术后首次排尿时间延长（约为17h），因导尿引起的疼痛或不适［和（或）首次排尿时］增加，可下地活动的时间和住院的时间延长[40]。剖宫产术前留置尿管是一种谨慎做法，除非进一步证据明确证实取消留置尿管不会增加膀胱或尿道损伤，目前数据可开始提示，避免常规留置尿管可能弊大于利。如剖宫产术前不留置尿管，则应在手术前即刻排空膀胱[41]。建议血流动力学不稳定的产妇留置尿管，以监测尿量并评估液体平衡。

（六）术野准备

皮肤准备是通过减少切口部位的皮肤菌落和污染物的数量来降低伤口感染的风险。不需要去除手术区域的毛发。使用刮刀去除毛发可能使皮肤破损导致细菌进入，增加感染风险[42]。所以，有人主张不去除毛发，或者在手术日的早晨剪去毛发[42]。去除接近术野皮肤的毛发就足够了。

在手术室通过外科消毒进行切口部位的准备。剖宫产伤口是清洁污染型。与聚维酮碘消毒相比，以碘酊/酒精消毒的伤口感染发生率更低[43]。此外，切口膜不应该有黏性，因为与非黏性膜相比，黏性切口膜与更高的伤口感染率有关[44-46]。

（七）腹部切口类型及进入腹腔

一般而言，应采用广泛认可的良好的外科技术，以避免失血过多和组织损伤。与锐性针头相比，剖宫产期间使用钝性针头不仅降低手术医生手套破裂的风险，但也降低了手术医生的满意度[47]。

外科医生可以选择横切口或纵切口，Pfannenstiel横切口是美国最常见的切口类型（图19-2）。影响切口类型的因素包括分娩的紧急性、胎盘疾病（如前壁完全性前置胎盘和胎盘植入）、之前的切口类型、孕妇严重肥胖伴脂膜炎，以及可能需要因非产科疾病而探查上腹部。尽管有些人在紧急情况下仍倾向于垂直切口，但实际上，Pfannenstiel切口仅在初次剖宫产时增加了1min的手术时间，而在再次剖宫产时增加了2min，而且与垂直切口相比，新生儿结局没有改变[48]。20世纪80年代以来，美国和欧洲的常规剖宫产中很少使用垂直切口。一项在英国产科医生中进行的调查发现，80%以上的产科医生使用Pfannenstiel切口进入腹腔[49]。其余20%使用Joel-Cohen切口[50]进入腹腔，该切口位于Pfannenstiel切口上方1.5~2cm或耻骨联合上方4~5cm处。一项在美国产科住院医师中进行的调查发现，77%的人使用横向皮肤切口进行紧急剖宫产[51]。总体上，Pfannenstiel切口是目前全球首选的技术，用于美国90%以上的剖宫产。与Pfannenstiel切口用于膀胱手术不同，Joel-Cohen切口被认为适用于妇科手术，如腹式子宫切除术。它与垂直切口类似，适合盆腔和下腹部，术后疼痛较轻，长期并发症风险与Pfannenstiel切口相似。20世纪90年代早期，Stark及其同事[52, 53]将Joel-Cohen切口整合入一种极简剖宫产技术，称为Misgav Ladach法。迄今为止，报道Joel-Cohen切口益处的研究涉及剖宫产技术的多个方面而不仅仅是皮肤[18]，因此，确定其对于某个人的剖宫产步骤的益处并没有临床帮助[54]。鉴于此，没有强有力的证据推荐Joel-Cohen切口优于Pfannenstiel剖宫产技术。对于大多数再次剖宫产，都是使用先前的皮肤切口，皮肤横切口优于纵切口（表19-1）。

采用Pfannenstiel横切口时，取耻骨联合中线上方约两指宽（2.5cm），并且以稍微弯曲的方式向两侧横向延伸。切口长度应考虑胎儿大小，通常应该是15cm左右，或者相当于Allis钳的长度。在大多数肥胖患者中，皮肤横切口也优于纵切口，但是横切口的位置应该在脂膜下方还是上方并没有充分证据。许多专家建议在脂膜下方进行。

偶尔，为了适当暴露和足够空间以娩出胎儿（如胎儿大量脑积水），需要横向切开腹直肌肌鞘和肌肉（Maylard切口）。这种情况下，只切开内侧一半肌肉，避免撕裂上腹深部血管。腹直肌的完全横断称为Cherney切口，需要识别双侧上腹部血管，并进行结扎。

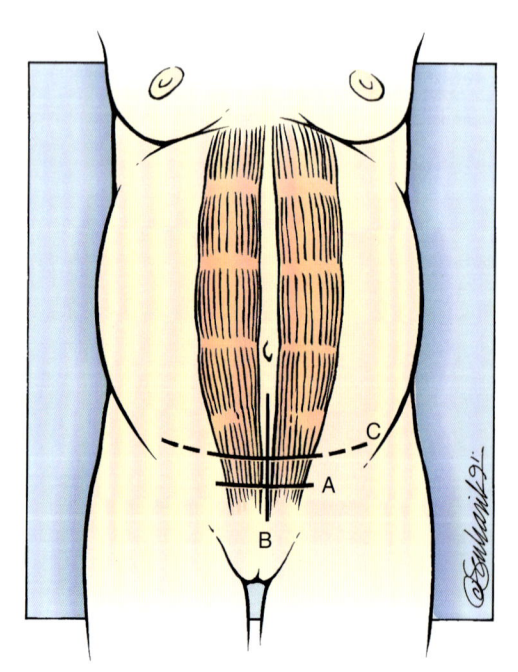

▲ 图19-2 Pfannenstiel腹部切口在剖宫产分娩中最常用（A）。中线（B）和Maylard切口（C）较少见，虚线表示可能延伸的方向

改编自Baker C, Shingleton HM. Incisions. *Clin Obstet Gynecol.* 1988;31:701.

皮肤切开之后，将皮下组织钝性分离以确认下方的筋膜。再次手术中，可能需要锐性分离皮下脂肪组织。切开并剪开筋膜，或以轻微弯曲的方式向两侧钝性分离。应使用外科钳将其与下方的肌肉组织分离，并确认撕裂的血管，可能需要结扎或电凝。必须沿曲线延伸切口，因为直接横向延伸经常导致肌肉切割伤和出血。

一项小型随机对照试验发现，与手术刀切开相比，剖宫产期间使用电刀打开前腹壁可减少失血量和手术时间，并且对术后疼痛或伤口并发症没有影响[55]。缺乏剖宫产术中使用手术刀或电刀的长期效果数据，如是否会增加术后粘连风险。

筋膜切开后，可在中线两侧钳夹筋膜，通过钝性和锐性剥离，从中缝正中向上、向下分离下方的腹直肌。有些人免去该步骤，因为缺乏其有效性证据。腹直肌可以在中线处钝性分离，暴露腹直肌后鞘和腹膜，也可以用手指直接钝性进入腹腔，以避免对潜在的肠管或膀胱造成创伤。进入点应尽可能靠上，以避免膀胱损伤，特别是在再次剖宫产时，膀胱可能发生被粘连到较高位置。

（八）膀胱瓣建立

有 4 项随机试验共纳入了 581 名女性，比较形成膀胱瓣与直接在膀胱腹膜反折上方切开子宫这两种方法[56]。建立膀胱瓣会使切开到娩出的时间间隔延长约 1.27min，而在膀胱损伤、总手术时间、失血量或住院时长方面没有任何差异[56]。需要注意的是，研究排除了紧急剖宫产，并且大多数为妊娠 32 周以上。总之，研究人群间存在异质性，4 项研究中有 2 个研究的方法学质量较差，有 1 个未公开[56]。游离膀胱瓣未显现出任何直接的优势，故我们不推荐。

（九）子宫切口

完全进入腹腔后，手术医生应触诊子宫以了解胎儿的胎先露和胎姿势，然后放置膀胱拉钩以暴露子宫下段。子宫通常是右旋的，必须了解其位置，然后计划切口选取的部位。特殊牵开器的使用，特别是在肥胖女性中的使用，其安全性和有效性尚未得到充分研究[57]。

与纵切口相比，应该优先选择低位横切口，因为失血量更少，更容易操作及修复，并为后续妊娠提供剖宫产后阴道试产（trial of labor after cesarean，TOLAC）的可能，因为这种切口的子宫破裂风险低于子宫上段切口[58]。

在低位横切口中，用手术刀在膀胱边缘上方至少 2cm 处切开（图 19-3），切开同时进行吸引器抽吸。如果出现大量出血，可在切口上下填塞海绵。这种技术可以获得更好的视野且减少划伤胎儿的机

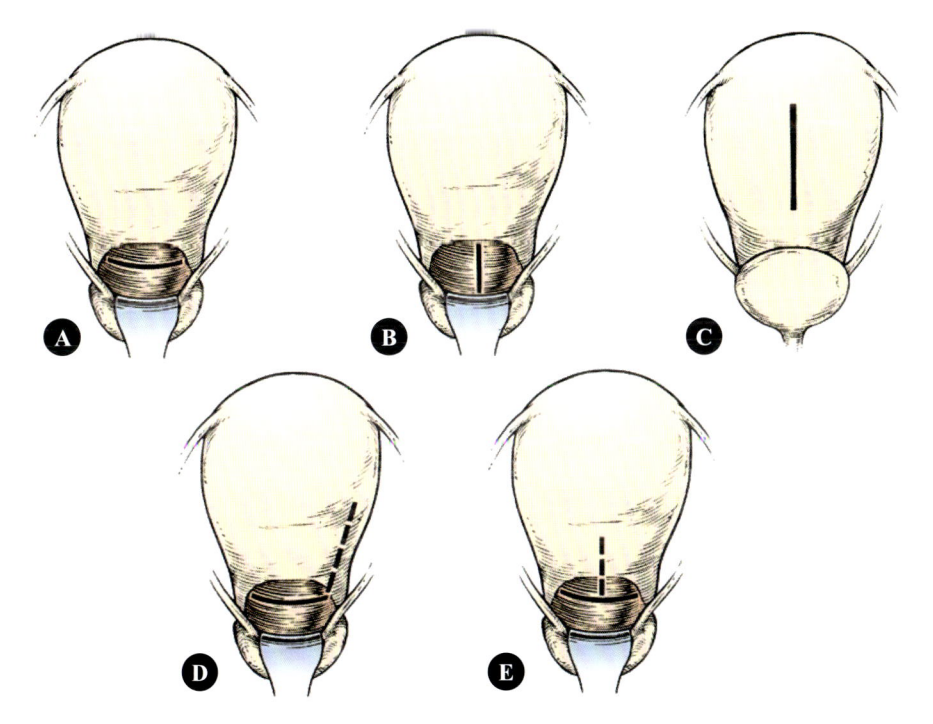

◀ **图 19-3 剖宫产术的子宫切口**
A. 低位横切口（应用于 90% 以上的剖宫产术），切口位于子宫下段，轻微向上弯曲。如果子宫下段发育不良，切口也可以在两端骤然向上弯曲，以避免延至子宫动脉上行支。B. 低位纵切口是在子宫下段垂直切开，避免向下延伸到膀胱。如果需要更多的空间，切口可以向上延伸到子宫上段。C. 古典式切口，完全位于子宫上段，可延伸至如图所示或宫底。D. J 切口，如果开始已行横切口而又需要更大的空间，则切口的任一端可向上延伸到子宫上段，平行于子宫动脉上升支。E. T 形切口，通过从中线位置向上延伸切口至子宫上段，以获得更多空间

会。用手术刀切开中线处的第一部分之后，我们倾向于一根手指进入子宫腔，是钝性的。一旦进入宫腔，一般是由见到羊膜、羊水或胎儿来确认，用食指以向两侧、向上的角度钝性延长切口。随机试验就钝性和锐性延长子宫切口进行了比较。与钝性操作相比，锐性操作的失血量和需要输血风险均增加[59]。更倾向于首 – 尾方向牵拉以钝性延长子宫切口，因为横向扩大会导致更意想不到的裂伤和失血[60]。与皮肤和筋膜切口一样，子宫切口的大小应足够安全娩出胎儿。足月时，通常超过 15cm。

子宫纵切口现在很少使用（框 19-5）。采取纵切口时，低位（主要涉及子宫下段）或古典式（涉及子宫上段）均可，应该有明确的适应证。以下情况可能需要纵切口：子宫下段发育不良（如妊娠第 23~25 周时）；胎儿为胎背向下的横位；前壁前置胎盘或胎盘植入时，可能需要行子宫切除术（见第 21 章）；肌瘤阻塞于子宫下段。其他更罕见的适应证可能包括某些胎儿异常，如巨大脑积水、极大的骶尾部畸胎瘤或连体双胎。古典式切口的缺点是更容易形成粘连，下次妊娠临产前及产程中子宫破裂的风险较高。低位纵切口取决于膀胱下推的情况，以使切口真正限于子宫下段（图 19-4）。切口开始于尽可能靠下的部位，用手指或绷带剪向头侧扩大。如果切开

框 19-5　子宫纵切口的潜在适应证
• 子宫下段发育不良（如妊娠第 23~25 周） • 胎儿为胎背向下的横位 • 前壁肌瘤阻塞于子宫下段 • 完全性前壁前置胎盘或胎盘植入

子宫上段的厚肌层，则切口变成了古典式，并应在手术记录中进行描述。

（十）胎儿娩出

足够大的子宫切口一旦形成，如胎儿为头位，术者可将手作为支点抬高和屈曲胎头以娩出胎儿。助手给予足够的宫底压力通常也非常关键。如果胎头不易娩出，可能需要延长子宫切口（或皮肤切口或腹部切口）。极少情况下，需要 T 形切口以便于娩出。一般避免使用产钳或胎吸。

当胎先露进入母亲骨盆，通常发生于第二产程停滞时，与从阴道上推胎先露相比，反向臀牵引（"牵拉"法）与较短的手术时间、较少的子宫切口延裂和产后子宫内膜炎有关[61]，但证据不足以提出强烈推荐。另一种方法是利用胎儿枕[62]（译者注：经阴道放置，以上推胎头），但这尚无足够的研究以提

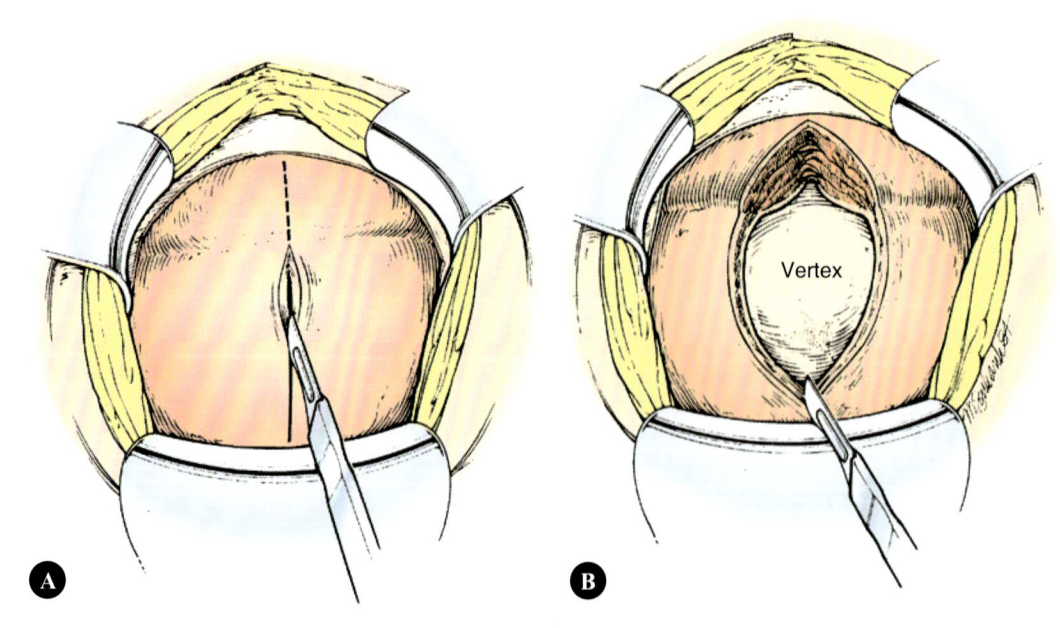

▲ 图 19-4　低位纵切口

A. 理想情况下，垂直切口完全位于子宫下段；B. 无论是无意的还是选择性的，切口延伸到子宫上段都是常见的

出强烈推荐。与前面提到的一样，一般避免应用胎吸或短的 Simpson 产钳，因为如果上述步骤都做了，就很少需要胎吸或产钳。

娩出后，将脐带钳夹并切断，将新生儿从手术台移交给儿科团队。延迟脐带钳夹（delayed umbilical cord，DCC）30～120s（我们通常选择 60s）和（或）逆向挤压脐带会增加胎盘灌注，从而使新生儿出生时血容量增加约 30%。在早产儿中，DCC 显著降低了新生儿输血的需求，坏死性小肠结肠炎的发生率，住院死亡、脑室内出血和迟发型脓毒症的风险[63, 64, 65]。对于足月新生儿，DCC 可增加早期血红蛋白浓度和铁储存，但也可能增加足月新生儿黄疸的风险和光疗的需要[66]。因此，建议所有剖宫产均采用 DCC，为新生儿保暖。极少情况下，预期到新生儿会存在呼吸困难，需要儿科团队立即复苏。有几项新研究显示，即使发生这种情况，也应该在进行有效复苏的同时，进行 DCC[67]。

（十一）产后出血的预防

新生儿分娩后，应立即开始预防产后出血。Cochrane 网站一项新的 Meta 分析建议 3 种可能最有效的方案：①卡贝缩宫素 100μg，静脉滴注或肌内注射；②催产素 10～20U 稀释到 1L 晶体液中，静脉滴注 4～8h，同时米索前列醇 200～400μg，舌下含服；③催产素 5U 肌内注射和麦角新碱（甲基麦角新碱）500μg 肌内注射[68]。高质量研究表明，后两种药物联用的方案最有效，比单独使用缩宫素更有效。缩宫素的剂量和给药途径有一定争议，几乎任何剂量和途径都呈现出有益作用。常用方案包括单次 5～10U 静脉推注和（或）10～40U 静脉滴注。考虑到单次静脉推注可能的不良反应（低血压），我们用静脉滴注，至少 20U，如果存在 PPH 危险因素，则通常使用更高剂量（如 40U 或 80U）。一项研究纳入 1798 名女性，随机分组为剖宫产后静脉应用缩宫素 80U、40U 或 10U，结果显示，对出血和宫缩的综合治疗效果并没有差异；但是，与 10U 组相比，80U 确实减少了追加缩宫素治疗的需要[69]。缩宫素和米索前列醇/甲基麦角新碱的给药时机通常是在新生儿娩出后，但近期的一项随机对照试验显示，在子宫切开前给予缩宫素，可以减少手术出血和对其他促宫缩药物的需求[70]。

与单用缩宫素相比，已经证明，胎儿娩出后应用缩宫素加上皮肤切开前应用氨甲环酸（10～15mg/kg 静脉滴注，通常在脊椎麻醉或皮肤切开前 10～20min 给药 1g），可减少失血和促进宫缩的需求。近期一项就 18 项随机对照试验进行的系统评价和 Meta 分析表明，剖宫产前即刻给予氨甲环酸可显著降低 PPH 的风险和术后需要输红细胞的风险，而且不会增加母体或新生儿的不良反应[71]。氨甲环酸并未在高危病例中进行试验，如前置胎盘或植入，但基于上述随机对照试验可作为推荐[72]。

并无随机对照试验评价剖宫产时子宫按摩对预防 PPH 的有效性[73]。

（十二）胎盘娩出

数项随机对照试验显示，与手剥胎盘相比，轻柔牵拉脐带自然娩出胎盘可减少失血量，降低子宫内膜炎发生率[74-76]。因此，应轻柔牵拉脐带和按摩子宫以娩出胎盘。剖宫产术中更换手套未能降低术后子宫内膜炎的风险[75]。

（十三）修复子宫

提起宫底并将子宫娩出腹腔，可能更便于子宫修复。娩出子宫有利于更好地暴露待修补的切口范围，并能观察附件。纳入了 11 项试验的 Meta 分析显示，与在腹腔内进行修复相比，娩出子宫缝合并未增加失血、感染、低血压、恶心呕吐的风险[77]。因此，是否娩出子宫可以由手术医生决定。

然后，以包裹湿纱布的手行人工刮宫，从子宫壁剥离所有胎盘碎片或胎膜。胎盘取出后手动或手术操作扩张宫颈不会带来任何益处，因此不推荐使用[18, 78]。

关闭子宫切口之前应仔细检查，切口的任一延裂部分都应暴露出来并单独修复。

子宫缝合的第一层采取连续缝合。与间断缝合相比，该技术手术时间更短，失血量更少[79]。第一层锁边闭合有助于止血，但是如果缝合之前切口已经得到很好的止血，则可能没有必要。通常使用 1-0 号或 0-0 号的合成缝线（如 Vicry 缝线）。剖宫产术后 6 周的超声证据提示，包含子宫内膜层在内的全层缝合与伤口的愈合改善有关[59, 80]。

子宫下段切口可以采用单层或双层缝合（图 19-5）。与双层缝合相比，单层缝合能够减少平均失血量、手术持续时间和术后疼痛，差异有统计学意义，但在临床数据上很小[81]。围绕单层缝合是否会增加再次妊娠时子宫破裂或胎盘植入的风险存在争论。剖宫产同时接受输卵管结扎的女性中，如果单层缝合的止血效果非常好，我们通常采用单层缝合。否则，我们倾向于行双层缝合。然而，评估单层或双层子宫缝合的随机试验所报道的大部分为短期结局，对长期结局的评估并没有足够证据，特别是在未来妊娠行 TOLAC 的子宫破裂风险[18]。

子宫纵切口至少需要双层缝合，但更通常行三层缝合（图 19-6），浆膜层采用 Baseball 缝合法（一里一外进针）。

将子宫放回腹腔之前仔细检查子宫切口的出血情况。各个单独出血点烧灼或结扎进行止血，尽可能少用缝合材料。探查附件，如果患者迫切要求，则行输卵管结扎。子宫放回至盆腔后、关腹前，清点纱布及针的数量。

剖宫产术中的生理盐水冲洗腹腔增加术中和术后恶心的发生率，增加止吐剂的使用需求，但不会显著减少感染及术中和产后的并发症[82]。

（十四）关腹

壁腹膜和脏腹膜能够在术后几天内自然闭合，所以不需要对合关闭。几项随机对照试验显示，不关闭腹膜的患者手术时间更短、发热更少、住院时间更短、对镇痛的需求更少[83]。有限的非一级水平数据表明，关闭壁层腹膜可能降低未来粘连的风险[84]，但 RCT 未能证实剖宫产时使用透明质酸钠 – 羧甲基纤维素有助于预防粘连[85]。

第 1 次行剖宫产的产妇，缝合腹直肌的患者术后疼痛和对镇痛需求明显增加[86]，因此不推荐缝合腹直肌。

目前没有临床试验评价剖宫产时的筋膜缝合。筋膜通常采用连续非锁边缝合，筋膜内无血管，故不锁边以免形成筋膜绞窄，造成筋膜裂开的风险增加。倾向于选择抗拉强度好且吸收相对延迟的缝线。最好使用合成编织缝线或单股丝线。大多数情况下，单股丙烯丝线足够用于横切口。闭合筋膜时，缝线距边至少 1cm，针距约 1cm。大多数伤口裂开的病例中，缝合线保持完好，但由于太靠近切口边缘而切断了筋膜。对于有伤口裂开风险的患者，使用延迟

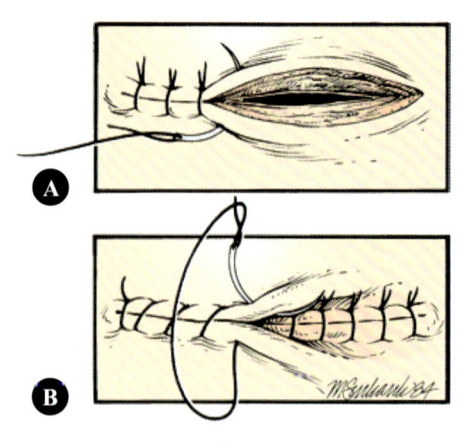

▲ 图 19-5 低位横切口缝合

A. 第一层可以是连续（推荐）或间断缝合。虽然普遍认为连续锁边缝合具有止血功能，但不太需要，因为它可能会影响切口的血管形成，从而影响愈合和瘢痕形成。B. 采用连续性 Lembert 或 Cushing 法缝合第二层。缝合过多组织会形成大的肿块，可能导致延迟对合，干扰愈合

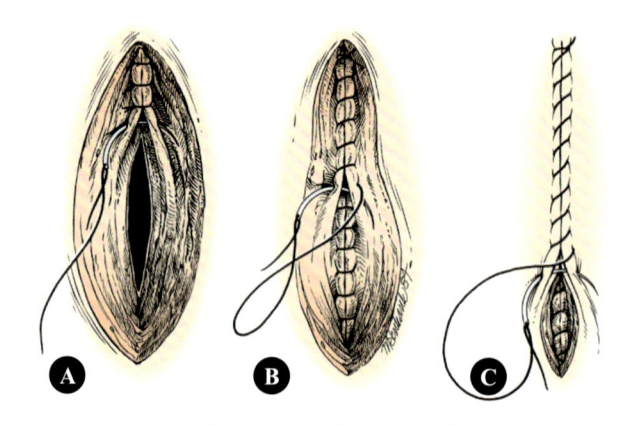

▲ 图 19-6 古典式切口的缝合

古典式切口的三层缝合，包括将浆膜向内缝合以阻止粘连形成。第二层切口上端处的线结可以埋在切口内，通过从切口内深部进针由内向外出针，然后在对侧切缘，从外再进针到切口内部出针，由此，线结位于切口内（译者注：原图似有误）

吸收缝合材料（如单股聚乙醇酸），行 Smead-Jones 缝合或间断 8 字缝合可使其获益。高风险纵切口患者首选 Smead-Jones 缝合方法（图 19-7）。为完成这一方法，缝线由远及近或由近及远进针，穿过腹直肌前筋膜侧面和邻近的皮下脂肪组织；然后，穿过切口中线钩起腹直肌筋膜内侧缘，然后挂住对侧腹直肌鞘近边，最后返回到对侧腹直肌鞘的远边和皮下脂肪。

如果关闭皮下组织有助于关闭皮肤，或皮下组

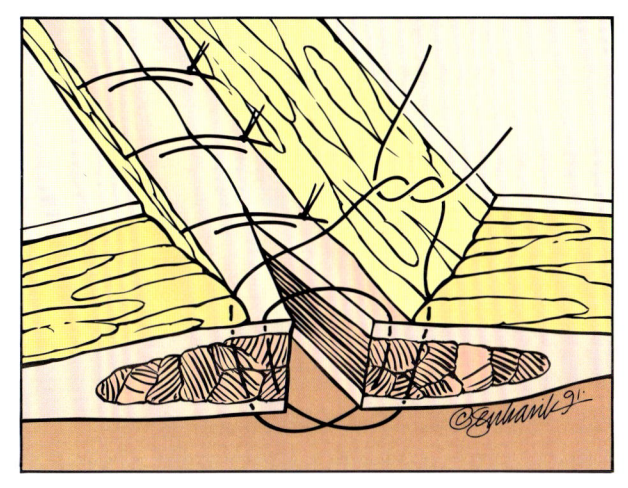

▲ 图 19-7　由远及近、由近及远的改良 Smead-Jones 缝合（译者注：用左侧和右侧介绍，即右侧进针左侧出针）

缝合线由外向内于右侧腹直肌前鞘外侧和邻近脂肪深入进针，绕过切口中线由里向外穿过左侧腹直肌筋膜内侧缘，出针后跨至右侧腹直肌鞘近侧由外向里进针；最后，回到左侧从里向外穿过腹直肌鞘和皮下脂肪的远侧，打结（改编自 American College of Obstetricians and Gynecologists. Prologue. In: *Gynecologic Oncology and Surgery*. Washington, DC: American College of Obstetricians and Gynecologists; 1991:187.）

织的厚度大于 2cm，则关闭皮下组织。如此缝合的目的是消除死腔。相比于不缝合厚度至少为 2cm 的皮下组织，缝合与较少的伤口并发症有关（如血肿、皮下积液、伤口感染或伤口裂开）[87]。缝合皮下组织可能对所有剖宫产都有益[88]。预防性伤口引流不能获益，因此不应常规进行[89-91]。少数情况下，当腹腔内或皮下止血不充分时，可放置引流，但是并没有一级数据支持其有效性。

剖宫产的皮肤横切口应采用皮下缝合而非皮钉钉合，因为缝合使伤口并发症风险减少 57%（从 10.6% 降至 4.9%），特别是伤口裂开的风险（从 7.4% 降至 1.6%）[92,93]。皮钉钉合比缝合快大概 7min[94]。对于剖宫产皮肤纵切口，尚无足够证据推荐应该使用哪种缝合方法[92,93]。一项 RCT 提示，胶水或单股合成缝线关闭皮肤的效果相似。对于择期剖宫产，两种方法均呈现安全且成功的皮肤闭合效果[95]。鉴于证据有限，我们仍推荐使用缝线缝合皮肤。

关于预防性负压伤口治疗的有效性，研究结果具有异质性，但提示可减少手术部位感染和总体上的切口并发症[96]。能否推荐常规的预防性负压伤口治疗用于剖宫产，仍需要更多数据。不推荐使用经

阴道接种[97]（译者注：阴道接种指的是用棉纱布或棉签上蘸阴道液体，将阴道菌群转移到新生儿的口腔、鼻子或皮肤上；目的是将母体阴道细菌转移给新生儿）。

（十五）剖宫产后即刻医疗处理

剖宫产术后立刻开始嚼口香糖，每天 3 次，每次 30min，直到第 1 次排气。该方法与肠蠕动的早恢复有关，建议常规使用[98]。术后 2～4h 早进食，可增强胃肠功能的恢复，并且不会增加术后并发症的风险，应常规进行[99]。强烈鼓励产妇尽早下地行走。术后 6h 去除伤口敷料对切口愈合无不利影响。提早去除敷料使产妇可以较早处理个人卫生，使其术后恢复更满意[100]。剖宫产术后疼痛的管理不属于本章范畴，一般应包括剖宫产结束时给予的区域麻醉药物镇痛，以及标准的全天候非甾体抗炎药和对乙酰氨基酚。上述方法无法控制住疼痛的产妇可给予麻醉药。一项随机对照试验提示，与 72h 内出院相比，24h 出院的产妇再入院率并无差异，但由黄疸引发的新生儿再入院率明显升高。就产后 6 周所报道的并发症而言，仅有两项结局差异明显，72h 出院组启动母乳喂养明显升高，而情绪波动明显较低[101]。

六、剖宫产并发症

（一）术中并发症

剖宫产术中并发症风险包括出血和邻近器官损伤。肠管、膀胱和输尿管损伤虽然并不常见，但是产科医生必须可以熟练处理这些问题。关键点是识别损伤和确定损伤程度，并及时进行修补。可能需要向泌尿科、普通外科或妇科肿瘤医生寻求帮助，取决于产科医生的技术水平和所遇损伤的复杂性。

1. 子宫裂伤

子宫切口裂伤最常见的原因是，以低位横切口娩出第二产程胎先露下降停滞的胎儿或巨大儿。大多数的裂伤是肌层延裂，可以单独行连续锁边缝合或与子宫原切口一起缝合。高位侧向延裂可能需要结扎单侧子宫动脉上行支。向侧方和向下方延裂时，修补时必须注意避免输尿管损伤。有时，如果延裂造成出血进入阔韧带内，那么缝合之前需要打开阔韧带有助于确认输尿管。在极少数情况下，可能需要行逆行置入输尿管支架。打开膀胱顶是逆行支

置入的首选技术。

2. 膀胱损伤

膀胱的剧烈收缩和淤血引起轻微损伤，导致血尿是常见的。更严重的损伤，如膀胱顶裂伤，并不常见，但可发生在进入腹膜时，特别是多次重复手术时。瘢痕加重子宫下段前壁粘连的情况下，形成膀胱瓣也会导致膀胱损伤。这也是我们不常规形成膀胱瓣的另一个原因。如果膀胱粘连非常严重且位置很高，建议行子宫纵切口以避免膀胱破裂。

膀胱顶裂伤通常采用双层缝合，使用 2-0 或 3-0Vicryl 缝线进行修补。黏膜层可以不缝合，尽管这也不强制。修补前如果考虑可能存在膀胱三角损伤或输尿管损伤，应静脉注射靛胭脂，在输尿管开口观察是否有染料溢出。修补创面后逆行充盈膀胱，以确认其完整性。膀胱损伤修复后应留置 Foley 尿管数日。

3. 输尿管损伤

据报道，每 1000 例剖宫产中就有 1 例发生输尿管损伤。剖宫产子宫切除术增加输卵管损伤发生率。大多数输尿管损伤发生于意图控制向外延裂到阔韧带的出血之时。如前所述，缝合前打开阔韧带可能降低该并发症的风险。如果怀疑输尿管的完整性，可以静脉注射靛胭脂，通过膀胱镜（通常由泌尿科医生进行）观察膀胱内喷尿情况。如输尿管开口可见染料溢出，意味着输尿管通畅。如果术后发现输尿管损伤，膀胱镜下支架置入或影像学辅助下肾造瘘可能可以确定损伤范围，并有助于制订适当的治疗方案。

4. 胃肠道损伤

剖宫产的肠管损伤罕见。多数发生于再次开腹手术时进入腹腔时，尤其使用剪刀或其他锐性器械时。所以，这是我们建议用手指钝性分离腹膜进入腹腔的另一个原因。用带细丝线的无损伤针间断缝合修补肠管。如果小肠肠腔撕裂，需要进行双层缝合。黏膜层首选 3-0s 可吸收性缝线，然后以丝线间断缝合浆膜层。

较大的小肠损伤或结肠损伤通常需要求助于普通外科医生或妇科肿瘤医生。小的破口可以一期缝合，但是，伴随粪便污染的大的损伤可能需要暂时性造口。此类病例建议使用广谱抗生素，除了甲硝唑或克林霉素，还必须包括氨基糖苷类抗生素。

5. 子宫收缩乏力

第 18 章对子宫收缩乏力的治疗进行了全面阐述。大多数病例中，宫缩乏力可以通过子宫按摩和促宫缩药物来控制。静脉缩宫素最大剂量可达 80U/L。一般剂量范围是 20～40U 溶于 1L 生理盐水。如果未能促进子宫收缩，则马来酸麦角新碱 0.2mg 肌内注射，或 15-甲基前列腺素 $F_{2\alpha}$ 0.25mg 肌内注射/直接子宫肌壁注射。如果有必要，可以每 10～15 分钟予 15-甲基前列腺素 $F_{2\alpha}$ 给药数次（最多达 1mg）。大多数患者在给药 1～2 次后好转。也可以米索前列醇 1000μg 直肠给药。如果药物治疗达不到完全有效，可以考虑使用宫腔填塞或球囊压迫。大多数的子宫收缩乏力病例，经迅速和正确的给药可成功处理。

少数病例以非手术处理不能控制出血时，应采用手术方法。初步手术方法可以选择双侧 B-Lynch 缝合或子宫动脉上行支结扎，尤其适用于有生育要求的女性。如果失败，可能需要髂内动脉结扎或子宫切除术（图 19-8）。髂内动脉结扎术对 50% 以下的病例有效。

6. 前置胎盘和胎盘植入

前置胎盘和胎盘植入的发生率随着剖宫产率的升高而增加，胎盘植入是剖宫产子宫切除术最常见的适应证。每一次重复剖宫产都会增加胎盘植入发生的风险，存在前置胎盘时，发生风险更高。第 21 章介绍了胎盘植入的处理方法。前置胎盘（非植入）剖宫产的具体手术操作和附加操作也已经详述。近期的一项研究着眼于比较剖宫产时横切口与避免切开位于前壁的前置胎盘的方法，结果发现，以绕过胎盘的切口、医生的手从胎盘边缘进入宫腔来避免切开胎盘，可减少手术期间和术后母体输血的风险[102]。另一种报道的方法是经由子宫下段切口在胎盘剥离部位进行间段环形缝合[103]。环绕子宫浆膜层的出血区域，以针距 2～3cm、间距 1cm 结扎血管。进出针尽可能深，以到达子宫内膜层，能够明显减少术中出血。已证实，子宫下段的前后加压缝合可成功控制前置胎盘剖宫产的出血[104, 105]。胎盘植入部位局部注射血管加压素[106]或使用 Bakri 球囊压迫[107]也可减少出血且不增加病率。

7. 孕产妇死亡率

可归因的孕产妇死亡率为 6～22/10 万。一项包含 250 000 例次分娩的研究中，Lilford 及其同事[108]报道称，排除原有基础疾病的情况下，与阴道分娩相比，剖宫产的孕产妇死亡相对风险度升高约 7 倍。

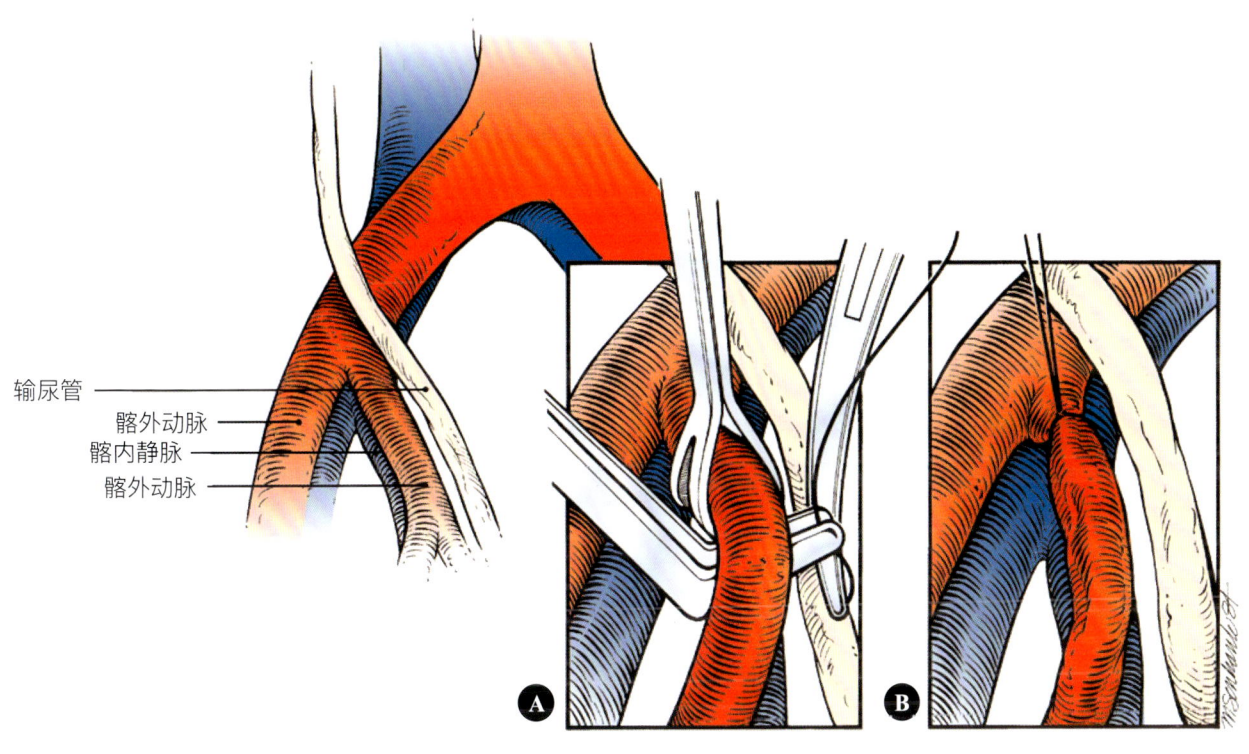

▲ 图 19-8 髂内动脉结扎术

显露阔韧带后叶的内侧面，顺着腹膜，平行于卵巢血管且在其侧面，可找到髂内动脉。输尿管贴附于阔韧带内侧叶上。钝性分离髂总动脉表面的疏松组织，显露其向外和向内（髂内）的分叉。确认这些结构很重要。A 和 B 以直角钳越过髂内动脉去钳夹游离血管带之前，使用 Babcock 夹将髂内动脉抬高，来避免损伤其下方的髂内静脉（改编自 Breen J, Cregori CA, Kindierski JA. *Hemorrhage in Gynecologic Surgery*. Hagerstown, MD: Harper & Row; 1981:438.）

相反，Lydon-Rochelle 及同事发现[109]，调整母亲年龄和重度先兆子痫后，剖宫产与阴道分娩终止妊娠的产妇死亡率类似。

对于标准插管可能有困难的困难气道女性，通过扩大区域麻醉和清醒插管的使用，麻醉相关病率和死亡率已大幅降低。

（二）产妇术后并发症

1. 感染

与阴道分娩相比，剖宫产产妇感染和感染性并发症的风险高 5~20 倍，包括子宫、皮肤伤口和尿路感染，与住院天数增加相关[110]。从感染的伤口和子宫内膜分离出的病原体包括大肠埃希菌和其他需氧革兰阴性杆菌、B 族链球菌和其他链球菌、粪肠球菌、金黄色葡萄球菌和凝固酶阴性葡萄球菌、厌氧菌、阴道加德纳菌和生殖支原体。肥胖女性感染性术后并发症的发生率增加 2~4 倍，包括主要感染结局和伤口感染[111]。剖宫产术后感染的最主要微生物来源于生殖道，尤其当胎膜破裂时[112]。

2. 子宫内膜炎

剖宫产术后子宫内膜炎仍是剖宫产最常见的并发症。随着前文所述的合理预防性抗生素的应用，发病率通常低于 5%[113, 114]。产程延长、胎膜破裂和社会经济地位低下是最影响该并发症发病率的因素。大多数子宫内膜炎源于宫颈阴道菌群的逆行感染。经过子宫切口最深处的感染可延伸至子宫肌层组织，如果未得到充分治疗，可能会形成腹膜炎、脓肿和脓毒性静脉炎。使用抗生素预防治疗则盆腔脓肿罕见，在诊断为绒毛膜羊膜炎的病例中约为 0.47%，如果临产期间未发现发热，发病率仅为 0.1%。

产后子宫内膜炎的诊断依据是发热（≥37.8℃），以及排除其他原因所致的宫底压痛或阴道恶臭分泌物。存在绒毛膜羊膜炎、产程延长和胎膜破裂的疑似患者应进行及时治疗。子宫内膜培养的实用性有限，因为阴道菌群可能污染标本，而且实际上，治疗也很少由培养结果来指导。治疗主要基于临床表现，包括子宫压痛和发热。

使用针对可能为厌氧菌感染的肠外抗生素治疗是首选方案。克林霉素和氨基糖苷类（如庆大霉素）的联合用药方案与其他治疗方案相比，能够明显改善安全性和有效性。或者选择可抑制 β- 内酰胺酶活性的青霉素类单药方案，旨在覆盖厌氧菌（如氨苄西林和舒巴坦）。抗生素治疗应该在发热缓解后至少维持 24h。无并发症的子宫内膜炎患者一旦通过静脉用药得到症状改善，不需要口服抗生素。抗生素治疗 2～3 天仍无反应的患者，需要考虑其他感染原因，如伤口感染、深部脓肿、血肿（图 19-9），或感染性盆腔血栓性静脉炎。有时，乳腺炎可能会引起明显的体温升高。

3. 伤口感染

伤口感染发生于 1%～5% 的剖宫产[115]。由于与下生殖道接触，大多数剖宫产伤口被认为是可能污染的清洁伤口。紧急剖宫产和因绒毛膜羊膜炎而行剖宫产的伤口被认为是污染伤口，感染率更高。肥胖产妇的伤口感染率增加 2～4 倍[116]。

对于伤口存在压痛、红肿或分泌物的患者，伤口感染的诊断通常很明确。早期伤口感染（术后前两天）通常是链球菌感染，而后期伤口感染通常是由葡萄球菌过度繁殖或需氧 - 厌氧菌混合感染引起。

开始治疗前，可以行伤口分泌物培养。如果需要，伤口的感染部分可以打开、检查、冲洗和清创。大多数情况下，单单上述处理这就足以治疗了。伤口脓肿可能需要引流（图 19-10）。单纯的伤口感染很少需要使用抗生素，但若进展为严重的伤口破坏，需要抗生素治疗。一旦感染控制，可通过手术缝合伤口或二期愈合。与二期愈合相比，清洁的受破坏的经腹伤口再次缝合在 80% 以上的患者中安全有效，愈合时间缩短。

如伤口严重变色、广泛感染、坏疽、大疱或周围组织麻痹，应考虑坏死性筋膜炎，这是一种危及生命的外科急症，文献报道其在剖宫产产妇中的发生率为 1/2500。这种情况下，需要在全麻下清创，组织学标本送病理检查有助于坏死性感染的诊断。应手术切除所有无活性组织，建议向有经验的外科医生求助。应迅速应用广谱抗生素。

4. 血栓栓塞性疾病

由于妊娠期间凝血因子水平高及静脉瘀滞，VTE 更常见，是发达国家孕产妇死亡的主要原因。危险因素还包括产褥期、剖宫产、制动、肥胖、高龄及多产次。剖宫产分娩的产妇，深静脉血栓的发病率

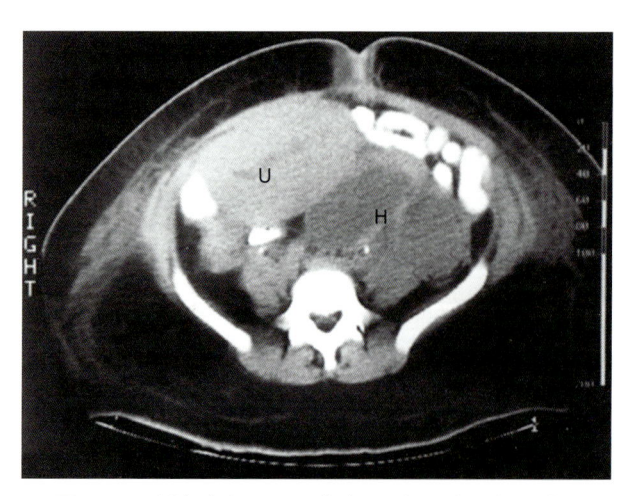

▲ 图 19-9　剖宫产术后 6 天盆腔 CT 提示左侧阔韧带血肿（H）。子宫（U）被压迫至右侧。该患者对抗生素治疗有效
图片由 Dr. Michael Blumenfeld, Department of Obstetrics and Gynecology, Ohio State University–Columbus 提供

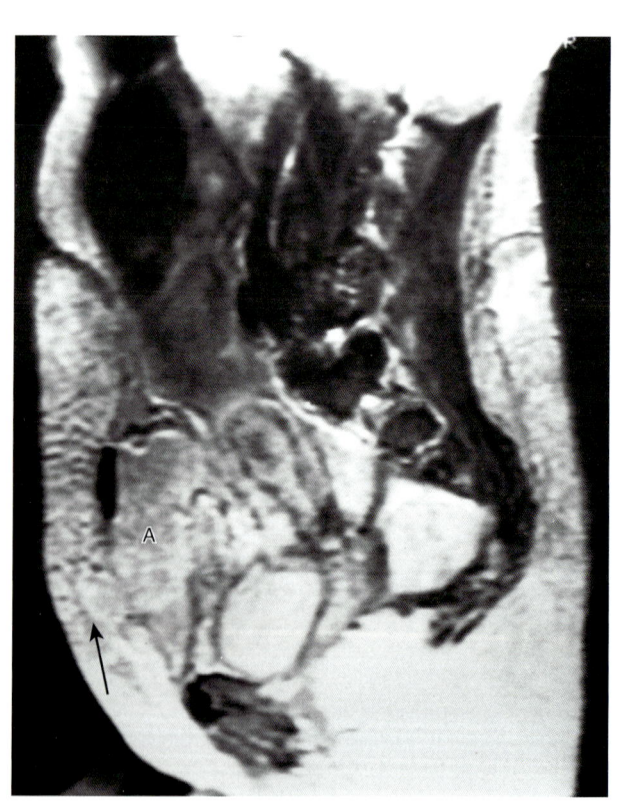

▲ 图 19-10　腹壁脓肿的磁共振成像
剖宫产术后 1 周患者主诉发热伴有腹部肿块。鉴别诊断包括腹膜内感染扩散及伤口脓肿。图像显示，筋膜上方伤口脓肿（A）延伸至腹壁（箭）。引流和抗生素治疗对脓肿有效

为 0.17%，肺栓塞（pulmonary embolism，PE）的发病率为 0.12%。

单侧下肢疼痛和肿胀的存在，对诊断 DVT 具有提示性。双侧小腿或大腿直径可能存在明显差别，但是这种测量可能存在误差。如果小腿受累，通常能观察到 Homans 征，表现为足背屈时疼痛。许多 DVT 患者表现为 PE，尤其是术后患者。典型症状包括呼吸急促、呼吸困难、心动过速和胸膜炎性疼痛，而很少通过咳嗽及特异性肺部听诊发现。

如可疑 DVT，多普勒检查可能有助于近端肢体 DVT，但对远端（小腿）并不敏感。阻抗血流图也可能有助于发现近端 DVT，但在盆腔血栓的诊断中价值有限。如果高度怀疑 DVT 但之前的检查并无定论，应该进行静脉造影。

如果怀疑肺栓塞，应该进行的检查包括动脉血气分析和胸片，然后行通气 - 灌注检查或螺旋 CT。如果临床诊断肺栓塞可能，应给氧并开始肝素治疗。如通气灌注扫描无法确定或排除肺栓塞，应该行肺动脉造影确诊。

5. 感染性盆腔血栓性静脉炎

不到 1% 的子宫内膜炎产妇会进展称为感染性盆腔血栓性静脉炎。但是，依据目前的临床数据，具体发病率尚无法确定。

感染性盆腔血栓性静脉炎通常是建立于子宫内膜炎难治性病例中的排除性诊断。盆腔 CT 可能有助于诊断，尽管很难确定该技术的敏感性和特异性。临床中，经剖宫产分娩的、经过数日针对可疑子宫感染的恰当广谱抗生素治疗（通常超过 5 天）却无反应的发热患者，可开始接受全剂量肝素治疗。该治疗的证据非常有限。不能长期抗凝治疗。感染性盆腔血栓性静脉炎患者可能出现夜间发热呈体温高峰和寒战。但是，也可能并无上述发现，而仅表现为持续的发热。如抗凝治疗无效，则有指征行盆腔 CT 在内的影像学检查，以排除脓肿或血肿。

七、输卵管绝育

输卵管绝育手术在产后立即进行或间隔一段时间后再进行，是有影响的。产后立即进行的优点包括临产、分娩和绝育均在同一次麻醉下，并且仅住院 1 次。阴道分娩后的输卵管结扎通常通过宫底水平的脐下小切口。剖宫产时行输卵管结扎，所用手术技术一样。

（一）改良 Pomeroy 术

1930 年，Pomeroy 记录了一种输卵管闭塞技术（Pomeroy），因其简单易行而成为产后输卵管结扎术最普遍的方法。如初始描述那样，Pomeroy 手术步骤包括在输卵管中部钳夹，形成环状，然后用双股肠线结扎输卵管襻。如何识别输卵管非常重要，通过显露输卵管伞端可以与圆韧带相鉴别。使用可吸收性缝线，于是输卵管断端在术后可以很快分开，使得近端和远端之间形成间隙。术中，应注意保证输卵管襻足够大，以确保输卵管管腔能够完全横断。结扎输卵管襻后，用剪刀穿透襻内的输卵管系膜，然后切下一截输卵管（图 19-11）。切断输卵管的部位不要距离结扎线太近，否则可能导致输卵管留存部分从结扎线中脱出，并可能造成延迟性出血。

（二）输卵管切除术

最近已证实，至少有一些卵巢癌病例，也可能是大部分卵巢癌，起源于输卵管纤毛。与未行输卵管切除相比，输卵管切除术（包括剖宫产中切除）能够减低未来卵巢癌的发病率。因此，目前一些专家推荐输卵管切除术作为剖宫产后绝育的首选方法。最近的一项小型随机对照试验表明，与传统的输卵管结扎术相比，输卵管切除术是一种安全有效的绝育方法。

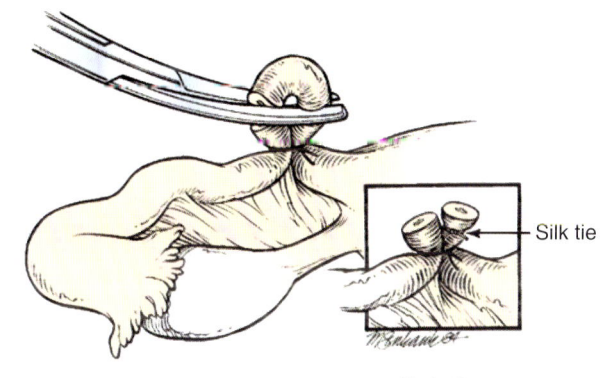

▲ 图 19-11 Pomeroy 绝育术

用可吸收性缝线结扎输卵管并切除一小段。注意，如果可能有需要，则应在易于行吻合的部位进行结扎。一些外科医生在近侧残端处用不可吸收性缝线额外再打个结，以增加对再通的保护性（译者注：即预防再通）

（三）Parkland 手术

Parkland 手术设计旨在避免 Pomeroy 手术中输卵管断端距离过近。确认输卵管中段无血管区，使用止血钳或电刀造口。然后，于游离的输卵管近端和远端分别结扎，切除中间游离段并送病理检查。输卵管近端的结扎端可以游离，也可以埋在输卵管系膜中（图 19-12）。

（四）Irving 手术

1924 年，Irving 首次报道了其绝育技术，1959 年报道了改良版。改良版中，如 Parkland 手术一样，在输卵管系膜处开窗并进行输卵管双重结扎，然后在距子宫输卵管部 4cm 处横切，近端输卵管的结扎

线尾线要留长。输卵管近端部分自输卵管系膜中游离出来，然后埋入子宫后壁肌层，靠近输卵管子宫连接处。这一方法需要用蚊式钳在子宫上先打通一条 2cm 左右的隧道。近端输卵管结扎线的两根游离尾线被缝针牵引，深入子宫肌层隧道，并从子宫浆膜层穿出。牵拉缝线，使近端输卵管残端进入肌层隧道，缝线游离部分打结，将卵管固定在那个位置。不需要对远端输卵管残端进行处理，但也有人选择将该段埋在输卵管系膜中（图 19-13）。虽然这项技术比其他技术稍微复杂一些，但是失败率最低。

（五）Uchida 手术

在 Uchida 绝育术中，将输卵管肌层部分与其浆膜层分离，并从距离子宫输卵管连接部 6~7cm 处钳夹输卵管。在浆膜下注射生理盐水（译者注：以便形成水垫），然后切开浆膜。输卵管肌层部分用钳子夹住并分离出来。将近端输卵管表面的浆膜向子宫方向钝性剥离，显露近端输卵管管腔约 5cm。在子宫输卵管连接部附近用铬缝线结扎，并切除长约 5cm 的输卵管。缩短的近端输卵管残端可缩回至输卵管系膜内。输卵管系膜开口周围的浆膜用可吸收缝合

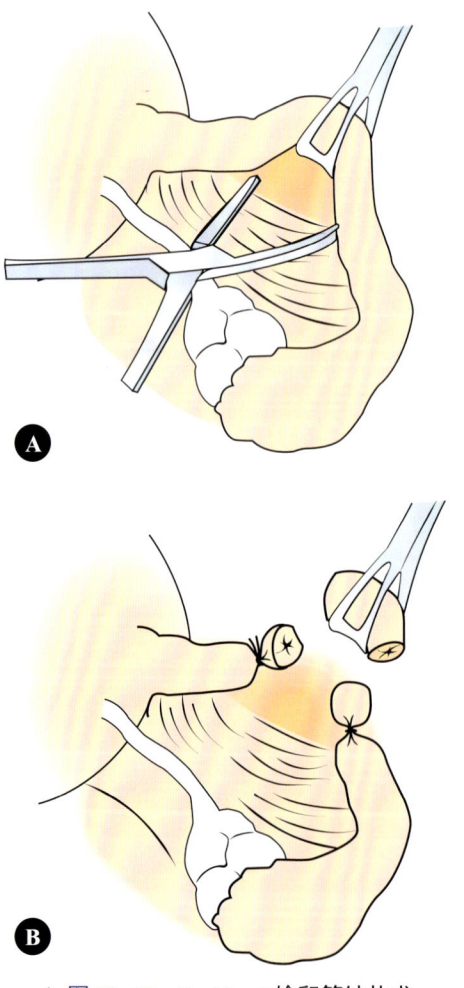

▲ 图 19-12 Parkland 输卵管结扎术

通过钝性分离打开输卵管系膜无血管区，用 0-0 铬缝线在输卵管中段结扎出一段约 2cm 长的部分并切断（改编自 Cunningham FG, Leveno KJ, Bloom SL, et al., eds. *Williams Obstetrics*. 22nd ed. New York: McGraw-Hill; 2005.）

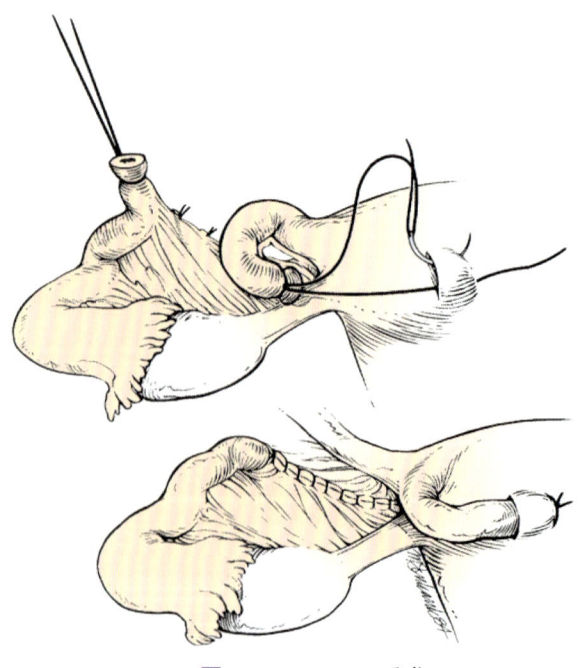

▲ 图 19-13 Irving 手术

距离输卵管进入子宫部 3~4cm 处切断输卵管，用尖头血管钳在子宫前壁或子宫后壁形成一条短隧道。将输卵管断端埋入隧道中，如果需要，还可以在隧道开口处间断缝合以进一步固定。远端断端可在阔韧带两叶之内进行包埋

线荷包缝合；打结后，输卵管系膜集中在输卵管远端节段周围（图 19-14）。一些外科医生选择仅切除 1cm 的输卵管，而不是推荐的 5cm，以防万一患者以后希望行输卵管复通。

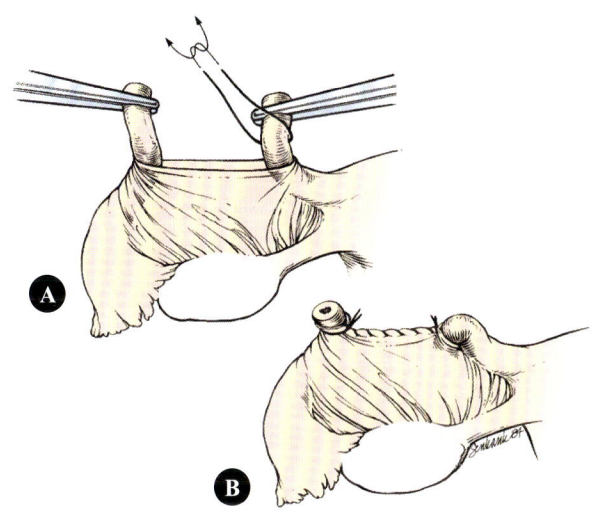

▲ 图 19-14 Uchida 绝育术

阔韧带两叶和输卵管系膜之间打水，使输卵管易于从这些结构游离出来，切断（A），结扎（B）。缝合阔韧带，近端残端包埋在两叶之中而远端在缝合线处

要 点

- 1970 年，美国的剖宫产率约为 5%。到 2008 年，已达到 32.8%，这是美国有记录以来最高的剖宫产率。剖宫产后阴道分娩（vaginal birth after cesarean，VBAC）率迅速下降，从 1996 年的峰值 28.3% 下降到 2008 年的 8.5%，归因于剖宫产率的升高。近年来，美国的剖宫产率稳定在 32% 左右。
- 在过去几十年中导致剖宫产升高的因素包括：①因难产、引产失败和胎位异常而行初次剖宫产者持续增加；②肥胖、糖尿病和多胎妊娠的产妇比例增加；③计划性剖宫产增加；④出于安全性和医学法律方面的考虑，剖宫产后 TOLAC 的应用有限。
- 单剂、术前预防性抗生素在降低剖宫产术后子宫内膜炎和伤口感染的发病率方面，明显有益。
- 应考虑在所有剖宫产术中和术后使用分级加压弹力袜或气动加压装置进行机械血栓预防。
- 皮肤纵切口与远期术后并发症（如伤口裂开和腹部切口疝）相关，并且美容效果不佳，因此优选水平的皮肤横切口。
- 对于几乎所有的剖宫产，低位子宫横切口都作为首选切口。
- 钝性扩大子宫切口可以减少失血量，故作为首选方法。
- 对于所有有活力的新生儿，均应延迟 30~120s 再钳夹脐带。
- 在所有剖宫产术中，胎儿娩出后，应该预防性给予卡贝缩宫素，或缩宫素 10~20U 入 1L 晶体静脉滴注联合米索前列醇 200~400mg 舌下含服，或缩宫素联合麦角新碱。氨甲环酸可安全有效地预防剖宫产产后出血。
- 数项随机对照试验显示，剖宫产时手取胎盘会导致失血量更多，子宫内膜炎发病率更高。因此，推荐轻柔牵拉脐带使胎盘自然娩出。
- 如果患者已经完成生育，并要求剖宫产同时行双侧输卵管结扎，可单层缝合子宫切口。否则，应考虑双层缝合。
- 剖宫产后关腹时，如果皮下组织厚度超过 2cm，需要缝合皮下组织，这可显著降低伤口裂开的风险。
- 皮肤应该用缝线缝合而不是皮钉钉合。
- 剖宫产术后子宫内膜炎仍是剖宫产最常见的并发症。如前所述，使用适当的预防性抗生素，其发生率通常低于 5%。

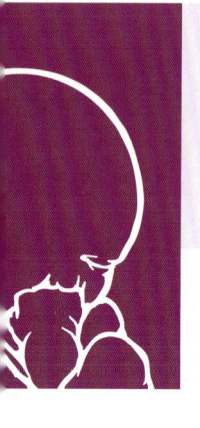

第 20 章 剖宫产后阴道分娩
Vaginal Birth After Cesarean Delivery

Mark B. Landon　William A. Grobman　著
张思辰　译　　马琳琳　校

英汉对照

American College of Obstetricians and Gynecologists	ACOG	美国妇产科医师学会
body mass index	BMI	体重指数
cephalopelvic disproportion	CPD	头盆不称
fetal heart rate	FHR	胎心率
hypoxic-ischemic encephalopathy	HIE	缺血缺氧性脑病
lower uterine segment	LUS	子宫下段
maternal-fetal medicine units	MFMU	母胎医学单位
National Institute of Child Health and Human Development	NICHD	国家儿童健康和人类发展研究所
National Institutes of Health	NIH	国家卫生研究所
odds ratio	OR	比值比
relative risk	RR	相对风险
trial of labor after cesarean	TOLAC	剖宫产后阴道试产
vaginal birth after cesarean	VBAC	剖宫产后阴道分娩

摘　要

　　大约 2/3 有既往剖宫产的女性被认为是剖宫产后阴道试产的候选者。在美国，TOLAC 仍未充分应用。向有既往剖宫产史的女性提供的咨询内容既要讨论 TOLAC 成功的可能性，也要讨论包括 TOLAC 和计划性再次剖宫产手术的风险。TOLAC 成功率受既往剖宫产指征、阴道分娩史、人口统计学特征、出现了自发临产和入院时宫颈状况的影响。TOLAC 的主要风险是子宫破裂，在少数病例中这可导致显著的围产期发病率和死亡率。然而，产妇绝对风险和成本效益均较低，使得 TOLAC 可能成为许多有剖宫产史产妇的首选。需要考虑与子宫破裂相关的个体化因素。与计划性剖宫产或 TOLAC 失败相比，成功的 TOLAC 能够降低产妇风险。

第 20 章 剖宫产后阴道分娩
Vaginal Birth After Cesarean Delivery

关键词

剖宫产后阴道试产；剖宫产后阴道分娩；子宫破裂；剖宫产分娩

一、剖宫产后阴道分娩

（一）趋势

Zhang 及其同事[1]就当代剖宫产分娩临床实践所写的综述认为，美国剖宫产率持续上升的最重要原因之一是剖宫产后阴道分娩的减少。20 世纪 60 年代初开始，美国剖宫产率稳步上升；之后这一比例略有下降，1996 年达到了 21% 的最低点，主要因为剖宫产后阴道试产的比率增加，估计超过了 50%（图 20-1）。但是，到了 2006 年，TOLAC 率下降至约为 15% 的低谷，TOLAC 成功分娩率也逐渐下降。自 2006 年以来，TOLAC 率仅有轻微上升，到了 2013 年，有 1 次剖宫产史的产妇中有大约 20% 的人尝试过阴道分娩[2]。鉴于绝大部分有剖宫产史的产妇都是 TOLAC 的候选者，可见大多数计划性再次手术者受到医生的判断和患者选择的影响。比较美国和几个欧洲国家的 TOLAC 率，后者 TOLAC 率在 50%~70%，而美国的 TOLAC 应用明显不足。鉴于此，更广泛地应用 TOLAC 可能降低总体剖宫产率。Metz 等估计，如果所有适合参加 TOLAC 的女性都尝试阴道分娩，那么，该人群的剖宫产率将从 70.4% 降至 25.5%[3]。

在过去的 25 年里，一系列美国妇产科医师学会的文件和关键研究可以追溯到有 1 次剖宫产史产妇的管理上的演变过程。1988 年，ACOG 发表了《剖宫产后阴道分娩指南》，建议使用 TOLAC 和 VBAC，因为与再次剖宫产相比，该方法是安全的，不会增加围产期发病率。他们建议每家医院制订自己的 VBAC 患者管理方案，在没有禁忌证（如既往经典切口）的情况下，应建议或鼓励既往只有 1 次低位横切口剖宫产史的产妇尝试阴道分娩。几个大型病例研究证实了 TOLAC 安全性和有效性，均支持上述建议的。根据这些信息，许多机构的 TOLAC 率超过 50%。一些第三方支付机构和管理式医疗组织开始要求对有 1 次剖宫产史的产妇实施 TOLAC。医生感觉到来自医疗机构的降低剖宫产率的压力，开始自由地进行更多的 TOLAC，可能纳入了一些不太理想的候选患者。随着 VBAC 经验的增加，文献中出现了许多报道，提示子宫破裂可能增加，并报道了其母胎结局。子宫破裂伴了宫切除术和不良围产期结局（包括胎儿死亡和新生儿脑损伤）的描述性报道，为过去 25 年间 VBAC 率的急剧下降奠定了基础[4, 5]。

1999 年，ACOG 发布了一项关于 TOLAC 的实践简报[6]，文中指出，尽管 TOLAC 的风险相对较小，但确实存在临床上显著的子宫破裂风险，可能导致较差的母儿结局。文中指出，TOLAC 过程中的此类不良事件导致医疗事故诉讼[7]。因此，ACOG 建议 TOLAC 需要在医生能够"立即提供"剖宫产的背景下进行，并且机构应具备处理子宫破裂等紧急情况的能力。该文件还表明，对于前次低位横切口剖宫产的产妇，不应"鼓励"TOLAC，而应"提供"TOLAC[6]。随后，由于意识到需要重新评估 VBAC 建议，对 TOLAC 采取了更为保守的方法。

1999 年的共识发布后，许多医院开始停止提供计划性 TOLAC。Korst 及其同事[8]就 TOLAC 下降的

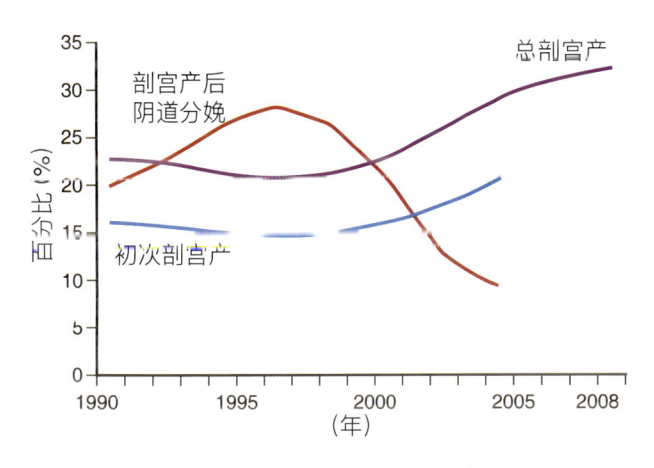

▲ 图 20-1 1990—2008 年间美国的总剖宫产率，1990—2004 年间的初次剖宫产率和剖宫产后阴道分娩率
改编自 MacDorman M, DeClercq E, Menacker F. Recent trends and patterns in cesarean and vaginal birth after cesarean deliveries in the United States. *Clin Perinatol*. 2011;38;179–192.

非临床因素进行了综述，指出可能影响 VBAC 率的 5 个因素：①权威专家和专业指南的推荐；②医院设施和剖宫产可用性；③赔偿；④医疗责任；⑤患者层面因素。在患者层面因素中，考虑到患者越来越不愿接受风险，所以，选择计划性重复剖宫产感觉更舒服。还有一个问题，产妇是否自己就不太相信 VBAC 是一项合理选择，以及她们是否被医疗保健系统说服了。尽管如此，2017 年 ACOG 实践简报发布了与既往一致的结论，即大多数有 1 次低位横切口剖宫产史的产妇都是 TOLAC 的候选者，应就此展开咨询并进行告知[9]。

尽管两项大规模的当代多中心研究证明了 TOLAC-VBAC 的相对安全性[10, 11]，仍有越来越多的证据表明产妇进行 TOLAC-VBAC 的机会受限，就此，卫生研究院在 2010 年就 VBAC 问题召开了共识制订会议。会议上，专家组得出结论认为，对于许多有 1 次剖宫产史的产妇来说，TOLAC 是一种合理的分娩选择。并指出，现有的实践指南和医疗责任环境限制了 TOLAC-VBAC 的实施机会，应予以解决[12]。其中提到的一个具体问题是，现有指南对"立即可获得"手术和麻醉人员这一要求的证据水平较低，而且鉴于医生和护理资源有限，需要参照其他产科并发症的风险重新评估该建议。实际上，2017 年 ACOG 实践简报不再包含手术和麻醉人员的即时可用性，而是建议应尝试在可提供剖宫产的条件下实施 TOLAC，以应对产妇或胎儿生命出现危险的情况。

ACOG 认为，较小型的医疗机构可能无法提供立即剖宫产的条件。在这种情况下，患者及其医疗保健提供者应仔细考虑 TOLAC 的决定。建议将患者转诊至具有条件的机构进行诊治。

（二）剖宫产后阴道试产的候选者

对于患者和医疗保健机构而言，如果可取得计划性 TOLAC 风险（如尽可能低）和成功机会（如尽可能高）之间的平衡，则这些患者是最佳候选者。大多数前次低位子宫横切口剖宫产且无阴道分娩禁忌证的产妇均应被视为 TOLAC 候选者。以下是 ACOG[9] 建议行 TOLAC 的指征。

- 既往 1 次或 2 次低位横切口剖宫产。
- 临床角度上大小足够的骨盆。
- 无其他子宫瘢痕或既往子宫破裂病史。

- 具备监测产程和紧急剖宫产的条件。

注意，这些标准确定了哪些女性可能是合适的 TOLAC 候选者，但是并未排除任何其他不适合 TOLAC 的临床情况。例如，数项研究着眼于巨大儿、妊娠超过 40 周、既往低位纵切口、子宫瘢痕类型不详和双胎妊娠，这些女性能否行 TOLAC 有争议的[10, 13-16]（译者注：原文表述欠妥，已修改）。

TOLAC 禁用于子宫破裂高风险产妇。下列情况不应尝试 TOLAC。

- 既往经典或 T 形切口或在宫底切开子宫的手术。
- 既往子宫破裂病史。
- 禁止阴道分娩的内科或产科并发症。

（三）剖宫产后阴道试产成功率

接受 TOLAC 产妇的总体成功率在 60%～80%[9]，一些数据表明，真实临床实践中可能无法达到这样的成功率。一项应用全国医院出院患者调查资料的横断面研究报道指出[17]，TOLAC 成功率已从 2000 年的近 70% 下降到 2009 年的 40%～50%。

已有文章详细描述了 TOLAC 成功的预测因子[18-26]。预测 TOLAC 能否成功很重要，因为 VBAC 产妇的母体病率最低，而 TOLAC 失败且需要进行再次剖宫产的产妇病率最高。证据表明，VBAC 成功可能性至少为 60%～70% 的女性，其母体病率与选择性再次剖宫产者相似或更低[9]。既往剖宫产的指征是明确影响 TOLAC 成功可能性的因素，例如可能再次出现的剖宫产指征（产程停滞问题）就提示不太可能 VBAC 成功。此外，有既往阴道分娩史的产妇 VBAC 成功率最高（表 20-1）。有些研究者开发了预测 VBAC 的模型（图 20-2）。Grobman 及同事研发了一种模型[27]，基于第 1 次产前检查所获得的各项因素，包括母亲年龄、体重指数、种族、既往阴道分娩史、既往 VBAC 和再次剖宫产的指征。在开发和内部验证后发现，该模型能够进行准确的预测和辨别；随后，又在研发群体以外的人群中进行了进一步的验证[28-31]。预测计算网址是 mfu.bsc.gwu.edu。为分娩而入院时的情况可能会影响 TOLAC 的成功机会，所以建立第二个计算体系将这些因素包含在内，可在母胎医学单位获得。其他因素包括产妇分娩时的 BMI、宫颈条件、是否需要引产、是否存在先兆子痫[32]。Metz 等建立了一个简单的计算模型和评分系统，来预测 VBAC 是否成功，内容包括宫颈条件、阴道分娩史、产妇年龄、既往剖宫产指征和产妇 BMI[33]。

表 20-1 剖宫产后阴道试产成功率

	VBAC 成功率（%）
前次剖宫产指征	
CPD/FTP	63.5
NRFWB	72.6
胎位异常	83.8
阴道分娩史	
是	86.6
否	60.9
临产方式	
引产	67.4
加强宫缩	73.9
自然临产	80.6

CPD. 头盆不称，FTP. 产程无进展，NRFWB. 不可靠胎儿情况，VBAC. 剖宫产后阴道分娩
改编自 Landon MB, Leindecker S, Spong CY, et al. Factors affecting the success of trial of labor following prior cesarean delivery. Am J Obstet Gynecol. 2005;193:1016.

TOLAC 背景下，VBAC 的相关因素将在以下进行详细阐述。

（四）产妇的人口统计学资料

已证实，种族、年龄、体重指数和保险状况都与 TOLAC 的成功率有关[18]。一项多中心研究纳入 14 529 名孕足月行 TOLAC 的女性，其中白种人女性的成功率为 78% 左右，而非白种人女性的成功率为 70%[18]。肥胖及年龄超过 40 岁的产妇更有可能 TOLAC 失败[34]。

（五）既往剖宫产指征

前次剖宫产分娩的产妇，如前次指征为非复发性（如臀位、EFM 不可靠等），则本次阴道分娩的成功率与初产妇阴道分娩成功率相似。前次因胎儿臀位而行剖宫产分娩的产妇本次阴道分娩的成功率约为 89%[18]。但是，如前次因头盆不称或产程无进展（failure to progress，FTP）而行剖宫产的产妇，其阴

道分娩成功率只有 50%～67%。

（六）既往阴道分娩

既往阴道分娩史，包括 VBAC，是 TOLAC 成功的最重要的预测因素。在一项研究中发现[18]，如产妇既往有阴道分娩史，则本次 TOLAC 的成功率约为 87%；若无阴道分娩史，TOLAC 成功率仅为 61%。Caughey 等报道指出[19]，如产妇既往有 VBAC 史，则本次 TOLAC 成功率为 93%；而剖宫产前有阴道分娩史但无成功 VBAC 史的产妇，TOLAC 成功率为 85%。Mercer 等[20]研究发现，2 次阴道分娩成功史的产妇 TOLAC 成功率为 90%，1 次阴道分娩成功史的产妇 TOLAC 成功率为 87.6%。

（七）出生体重

VBAC 成功的可能性随出生体重增加而降低[13, 21]，尤其是当出生体重＞4000g 时，VBAC 的失败风险更高。尽管有些报道指出，巨大儿 VBAC 成功率不到 50%，尤其是母亲没有阴道分娩史时[35]；但也有研究显示，VBAC 成功率可达 60%～70%。Paceman 等[22]报道提出，如第 2 次妊娠时估计胎儿出生体重超过第一胎 500g，并且前次剖宫产指征为难产时，VBAC 成功率仅为 34%，而前次剖宫产指征为其他因素时，VBAC 成功率为 64%。需要注意的是，虽然新生儿出生体重与 VBAC 成功与否相关，但在进行 TOLAC 前，并不能准确知道胎儿体重这一因素，尚不能够确定胎儿估计体重到达什么程度会与 VBAC 相关。

（八）临产情况及宫颈条件

入院时的临产情况及宫颈条件均是影响 TOLAC 成功的重要因素。Flamm 和 Geiger 报道指出[23]，如产妇临产，宫颈扩张大于 4cm，则 TOLAC 的成功率为 86%。相反，如果入院时宫颈扩张小于 4cm，则成功率下降到 67%。

与自然临产的产妇相比，引产者的重复剖宫产风险更高[18, 24]。来自美国国家儿童健康和人类发展研究所剖宫产登记处的数据显示，引产分娩成功率为 67.4%，而自然临产分娩的成功率为 80.5%[24]。Grinstead 和 Grobman[25] 对 429 名有剖宫产史的产妇进行了分析，报道总体成功率为 78%。作者指出几个与引产相关的因素作为 VBAC 成功的关键

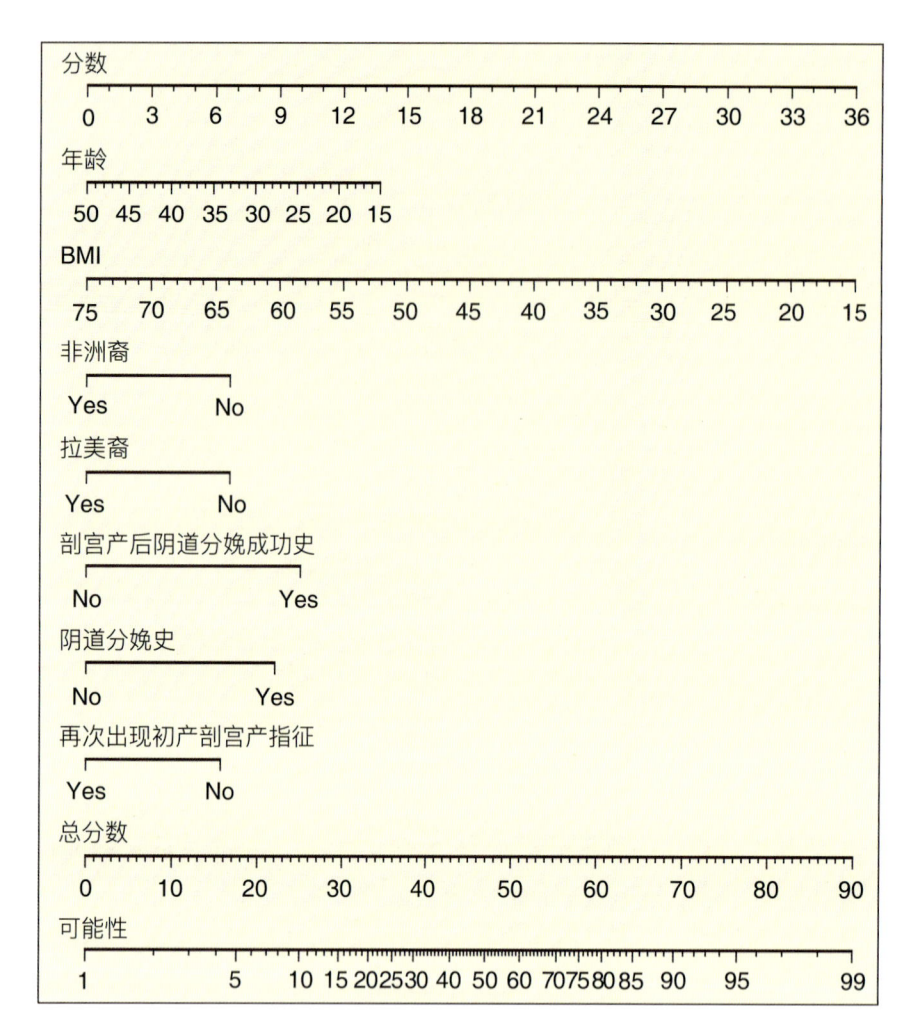

◀ 图 20-2 预测剖宫产后阴道分娩成功率的风险模型

该列线图的使用方法是定位患者的每一条特征，并在顶端标尺处找到与该特征对应的得分数字。总分预测了 VBAC 可能性，位于底部标尺上。BMI. 体重指数［改编自 Grobman WA, Lai Y, Landon MB, et al. for the National Institute of Child Health and Human Development (NICHD) Maternal Fetal Medicine Units Network (MFMU). Development of a nomogram for prediction of vaginal birth after cesarean delivery. *Obstet Gynecol*. 2007;109:806–812.］

因素，包括引产的适应证和是否需要促宫颈成熟。Grobman 等[24] 报道了 1208 例有既往剖宫产和引产后阴道分娩史的产妇，VBAC 成功率为 83%。

尽管与自然临产相比，引产与较低的 VBAC 成功率有关，但回顾性观察队列研究的数据显示，妊娠 39 周及以上接受引产的 TOLAC 产妇，与较低的再次剖宫产率有关[36, 37]。

（九）既往切口类型或类型不详

某些患者不能确定既往的切口类型。然而，既往切口类型不详的产妇 VBAC 成功率与已知低位横切口产妇的 VBAC 成功率相似[18]。同样，既往低位纵切口的女性 VBAC 成功率也并没有更低[26]。

（十）既往多次剖宫产

有过 1 次以上剖宫产史的女性 VBAC 成功的可能性较低（表 20-2）。Caughey 及其同事报道称，有 1 次剖宫产史的产妇 VBAC 成功率为 75%，而有 2 次剖宫产史者成功率为 62%[19]。相反，一项较大型的多中心研究纳入了 13 617 名接受 TOLAC 的产妇[34]，发现有 2 次剖宫产史的产妇 VBAC 成功率为 75.5%，有 1 次剖宫产史者成功率为 75%，两者之间没有统计学差异。

表 20-2 2 次剖宫产后阴道试产成功率

研究者	病例数（n）	成功率 %
Miller 等[43]	2936	75.3
Caughey 等[44]	134	62.0
Macones 等[34]	1082	74.6
Landon 等[38]	876	67.0

1. 超过预产期的妊娠

妊娠 ≥ 40 周的产妇 TOLAC 成功率可能比妊娠小于 40 周的产妇低，但成功机会也在 70% 左右[14]。

不应该因为妊娠超过40周而阻止其TOLAC。

2. 双胎妊娠

两个大规模当代研究纳入尝试VBAC的产妇[11, 16]，提示双胎妊娠产妇的TOLAC成功率与单胎妊娠者没有区别。

二、剖宫产后阴道试产的相关风险

（一）子宫破裂

TOLAC的主要风险是子宫破裂。因为在计划性再次剖宫产手术中很少出现有症状性子宫破裂，所以TOLAC是该并发症的直接原因[10, 38-41]。鉴别子宫破裂和子宫瘢痕裂开非常重要。这种鉴别是有临床意义的，因为裂开更常见的表现是开腹术中观察到既往剖宫产史的女性子宫瘢痕的隐匿性分离。瘢痕裂开时，子宫浆膜完整，没有可能引发没有胎儿和母体不良结局的出血。与之相反，子宫破裂是贯穿子宫全层的破裂，可能造成不确定的胎儿状态、围产儿病率和死亡率，以及严重的产妇病率、出血和死亡率。在现有的VBAC文献中，关于子宫破裂的术语和定义差异很大[39]。就4项观察性研究所做的综述发现[40]，TOLAC组和择期再次剖宫产组发生有症状性子宫破裂的风险分别为0.47%（95%CI 0.28%~0.77%）和0.026%（95%CI 0.009%~0.082%）。一项大型的多中心MFMU网络研究报道称[10]，17 898例接受TOLAC的产妇中，124例出现有症状的子宫破裂，发病率为0.69%。

子宫破裂发病率取决于前次手术子宫切口的类型和位置（表20-3）。子宫破裂发病率最高的是既往古典式切口或T形切口，其范围为4%~9%。以往低位纵切口破裂的风险难以估计，因为诊断不准确且这种切口不常使用。据Naif及其同事报道，174名既往有低位纵切口瘢痕的产妇行TOLAC，发生子宫破裂的风险为1.1%[42]。而Shipp及其同事的研究报道的风险为0.8%（3/377）[45]。在这两项研究的基础上，作者结论认为，与既往低位子宫横切口的产妇相比，既往为低位纵切口者的子宫破裂风险没有显著增加。

切口类型不详的女性，未显示出子宫破裂的风险升高。MFMU网络剖宫产登记处有3206名剖宫产切口类型不详的产妇，接受TOLAC后，子宫破裂发生率为0.5%[15]。但是，这也反映出现代医疗背景下的一个事实，即大多数子宫瘢痕类型不详的产妇前次剖宫产为低位横切口。为瘢痕类型不详的患者进行咨询时，医生应该试图去了解，患者是否在一些情况，使其更有可能接受了非低位横切口剖宫产手术。例如，需要重视早产剖宫产，尤其是在胎位异常情况下，因为切口可能涉及子宫下段未形成的问题，或可能是古典式切口。所以，如果临床医生怀疑前次所用剖宫产切口延至了子宫肌层，应选择再次剖宫产分娩。

子宫破裂最严重的并发症包括围产儿死亡、新生儿缺氧缺血性脑病和子宫切除术。Guise等[40]总结了11项研究，包含74例子宫破裂患者，其中有6例围产儿死亡，计算得出，每1000例次TOLAC，增加0.14例次围产儿死亡。这一结果与Landon等[10]基于美国儿童健康与发展中心MFMU网络的研究结果非常相似，124例子宫破裂中有2例新生儿死亡，子宫破裂相关的围产儿死亡为每1000例次TOLAC中0.11例次。纳入20年间所有不同质量的研究进行综述，共有880例子宫破裂，发生率为0.4‰（表20-4）[41]。

围产期缺氧缺血性脑病是另一个公认的与子宫破裂相关的不良结局。然而，文献估计的新生儿窒息发病率存在差异，因为TOLAC研究对其定义不一致，而且脐带血血气分析值和Apgar评分仅在一部分病例中报道。Landon等[10]发现同为足月妊娠，与计划性再次剖宫产产妇的子代相比，TOLAC者的后代子宫破裂相关的HIE发生率显著增加（分别为0.46‰和0）。114例足月子宫破裂新生儿中，7例新生儿

表20-3 基于切口类型的子宫破裂风险

前次切口类型	子宫破裂风险（%）
低位横切口	0.5~1.0
低位垂直切口	0.8~1.1
古典式或T形切口	4~9

表20-4 与子宫破裂相关的围产儿死亡风险

研究者	围产儿死亡/TOLAC导致的子宫破裂	
Guise等[40]（合并数据）	74	0.14‰
Landon等[10]	123	0.11‰
Chauhaun等[41]（合并数据）	880	0.40‰

TOLAC. 剖宫产后阴道试产

（6.1%）出现 HIE，其中 2 例死亡（表 20-5）。

表 20-5 足月子宫破裂后围产儿结局

结　局	足月妊娠子宫破裂（n=114）
产时胎儿死亡	0
缺血缺氧性脑病	7（6%）
新生儿死亡	2（1.8%）
入新生儿重症监护病房治疗	46（40.4%）
5min Apgar 评分≤5 分	16（14.0%）
脐血 pH≤7.0	23（20.2%）

改编自 Landon MB, Hauth JC, Leveno KJ, et al., for the National Institute of Child Health and Human Development Maternal-Fetal Medicine Units Network. Maternal and perinatal outcomes associated with a trial of labor after prior cesarean section. *N Engl J Med.* 2004;351:2581.

如果子宫破裂的缺损不能修复或出血无法控制，子宫切除术可能成为母亲并发症。5 项研究中，共 60 例有症状的子宫破裂患者[41]，7 例因子宫破裂行子宫切除术（占 13%，范围为 4%~27%），提示每 10 000 名选择 TOLAC 的女性有 3.4 人发生子宫破裂，需要进行子宫切除术。美国儿童健康中心 MFMU 网络研究显示[10]，在 124 名子宫破裂的产妇中，5 人（4%）因此行子宫切除术。然而，子宫切除术也可以发生在计划性重复剖宫产的人群中，一些证据表明，子宫破裂在 TOLAC 中的发生率并不比在计划性再次剖宫产中低。Guise 等[40]报道称，TOLAC 的女性与计划再次剖宫产的女性中，子宫切除术风险没有显著差异。

（二）子宫破裂的危险因素

子宫破裂相关危险因素不同，其发生率有显著差异。除了子宫瘢痕的类型，产科病史特点，包括以前次剖宫产和阴道分娩的次数、分娩间隔、子宫的缝合方法等，均与子宫破裂的风险相关。另外，产程处理相关的因素，如引产和缩宫素的使用等也有研究。

（三）既往剖宫产次数

Miller 及其同事[43]在一项大型的单中心研究中，纳入 1000 多名有多次剖宫产史而行 TOLAC 的产妇。结果提示，有 2 次及以上剖宫产史的女性子宫破裂发生率为 1.7%，而有 1 次剖宫产史者为 0.6%（OR=3.06，95%CI 1.95~4.79）。但是，有 3 次剖宫产史的女性发生子宫破裂的风险并没有进一步增加。Caughey 等[44]对 134 名有 2 次剖宫产史的女性进行了一项较小的研究，控制分娩特征和产科病史。结果提示，这 134 名女性的子宫破裂率为 3.7%，而 3757 名有过 1 次剖宫产的女性的子宫破裂率为 0.8%（OR=4.5，95%CI 1.18~11.5）。Macones 等[34]报道有 2 次剖宫产史的产妇子宫破裂发生率为 1.8%（20/1082），而有 1 次剖宫产史者为 0.9%（113/12 535）（aOR=2.3，95%CI 1.37~3.85）。一项 Meta 分析也表明，有 2 次剖宫产史的产妇发生子宫破裂的风险增加了近 3 倍（1.59% vs. 0.72%）[45]。相反，Landon 等[38]分析 MFMU 网络登记处的剖宫产数据，提示 1 次剖宫产史的产妇子宫破裂发生率［115/16 916（0.7%）］与多次剖宫产史者［9/975（0.9%）］相比，两者之间没有显著差异。因此，有 1 次以上剖宫产史会增加子宫破裂的风险，但是增加的风险值非常小（表 20-6）。ACOG 认为，为有 1 次以上剖宫产史的产妇提供 TOLAC 是合理的，并结合其他可能影响其 VBAC 成功可能性的因素向产妇提供咨询[9]。

（四）既往阴道分娩史

拟行 TOLAC 的产妇，如果既往有阴道分娩史，则无论阴道分娩在剖宫产之前还是之后，都对子宫破裂具有高度的保护性。一项纳入 3783 名 TOLAC 女性的研究发现[46]，有阴道分娩史的产妇子宫破裂发生率为 0.2%（1021 人中有 2 人），而无阴道分娩史的产妇发生率为 1.1%（2762 人中有 30 人）。控制人口统计学差异和分娩特征后发现，有 1 次或多次阴道分娩史的女性子宫破裂发生率是无阴道分娩史产妇的 1/5（aOR=0.2，95%CI 0.04~0.8）。两项大型多中心研究也证实了该数据[10, 11]。

（五）子宫缝合方法

过去的 20 余年中，单层子宫缝合技术应用广泛，因为与传统的双层缝合技术相比，该方法的手术时间更短，短期并发症更少。Chapman 及其同事的一项随机试验[47]比较接受单层或双层子宫缝合的 145 例剖宫产产妇。在其随后的 TOLAC 中，两组均未

表 20-6 多次剖宫产后子宫破裂风险

研究	子宫破裂发生率			
	n	既往1次剖宫产（%）	既往多次剖宫产（%）	RR（CI）
Miller 等[43]	3728	0.6	1.7	3.1（1.9~4.8）
Caughey 等[44]	134	0.8	3.7	4.5（1.2~11.5）
Macones 等[34]	1082	0.9	1.8	2.3（1.4~3.9）
Landon 等[38]	975	0.7	0.9	1.4（0.7~2.7）

CI. 置信区间；n. 多次剖宫产后尝试阴道分娩的女性总数；RR. 相对风险

出现子宫破裂，但是该研究不具备发现潜在统计学差异的能力。一项更大型的观察性研究发现[48]，与双层缝合相比，采用单层缝合后子宫破裂发生率增加了约4倍（3.1% vs. 0.5%）。2010年的一项病例对照研究发现[49]，相比于双侧缝合，前次剖宫产使用单层缝合的产妇发生子宫破裂的风险增加（OR=2.69，95%CI 1.57~5.28）。此外，单层子宫缝合是唯一一个与新生儿不良结局相关的有统计学意义的变量，但是有假设认为，单层子宫缝合可能是用于某些情况之下，如子宫下段过薄无法行双层缝合，或缝合存在其他方面因素（如缝线或锁边缝合技术），这些都可能混淆上述的单层缝合与新生儿不良结局之间的相关性。实际上，另一项由 Durnwald 和 Mercer 开展的研究[50]显示，缝合层数与子宫破裂之间没有关联。因此，尚不清楚单层缝合是否会增加子宫破裂的风险。

（六）妊娠间隔

数项研究着眼于短的妊娠间隔后 TOLAC 是否与子宫破裂风险增加有关。Shipp 及其同事报道称[51]，分娩间隔小于18个月的产妇子宫破裂发生率为2.3%（7/311），而间隔较长者为1.1%（22/2098）。控制人口统计学特征和缩宫素的使用之后，妊娠间隔时间较短的产妇发生子宫破裂的可能性增加3倍。Bujold 及其同事以多变量研究发现[52]，分娩间隔小于24个月时，子宫破裂的风险增加近3倍。在其研究中，距前次剖宫产间隔时间短的女性子宫破裂率为2.8%，而间隔时间超过2年者为0.9%。然而，Huang 及其同事纳入1185名接受 TOLAC 的女性，研究结果显示[53]，并未发现分娩间隔少于18个月的产妇子宫破裂风险增加。

（七）引产

与自然临产相比，引产可能与子宫破裂风险增加有关[54, 55]。在 Lydon-Rochelle 及其同事开展的一项基于人群的队列研究[54]中，纳入了2326例引产产妇和10 789自然临产的产妇，分别有24例（1.0%）和56例（0.5%）发生了子宫破裂。Landon 及其同事发现，子宫破裂的风险提高了近3倍（OR=2.86，95%CI 1.75~4.67），尽管与引产相关的子宫破裂归因风险相对较小（1.0% vs. 0.4%）[10]。对该研究（n=11 778）数据进行的分析显示，只有1次既往低位横切口剖宫产史的产妇行 TOLAC 引产时，无阴道分娩史者子宫破裂风险增加，而有阴道分娩史者风险没有增加[24]。就该研究数据所进行的另一项分析也报道了类似结果。该研究中，宫颈成熟度似乎并不影响子宫破裂的发生率。但是，在另一项调查中[55]，宫颈条件成熟的产妇进行引产，发生子宫破裂的风险与自然临产者相似，而宫颈不成熟者进行引产，发生子宫破裂的风险增加4倍。尽管有上述分析结果，但是，与有 TOLAC 意愿产妇行期待治疗相比，引产是否会增加子宫破裂的风险仍不清楚。根据累积的数据，ACOG 认为对于行 TOLAC 的女性，需要根据母亲或胎儿指征进行引产。

关于各种引产方法是否会增加子宫破裂的风险，也有相互矛盾的数据报道（表20-7）。Lydon-Rochelle 等[54]提出，使用前列腺素引产会增加子宫破裂的风险。1960名未使用前列腺素的女性中有15名（0.8%）发生子宫破裂，而366名使用前列腺素者有9名（2.5%）发生子宫破裂。但是，研究没有具体指出所用前列腺素制剂的类型。Dekker 等[56]的研究发现，

表 20-7　引产的子宫破裂风险

	Lydon-Rochelle 等[54]	Landon 等[10]	Dekker 等[56]
引产（所有方法）	24/2326（1.0）	48/4708（1.0）	16/1867（0.9）
自然临产	56/10 789（0.5）	24/6685（0.4）	16/8221（0.2）
前列腺素	9/366（2.5）	0/227（0.0）	4/586（0.7）
前列腺素 + 缩宫素	—	13/926（1.4）	4/226（1.8）

单独使用缩宫素时子宫破裂风险为 0.54%，单独使用前列腺素时为 0.68%，而联合使用时为 0.88%。

Landon[10] 和 Macones 团队[11] 均未能证实 Lydon-Rochele 团队[54] 的结果，即单独使用前列腺素引产会增加子宫破裂的风险。Macones 及其同事的研究方法允许将两种引产方法区别开来，确实报道了引产女性子宫破裂的风险会增加，但是只在使用前列腺素和缩宫素两种引产的情况下。有趣的是，Landon 等[10] 在其 MFMU 网络研究中，并没有发现单独使用前列腺素引产导致子宫破裂的案例，其中包括 52 例使用米索前列醇进行引产的病例。但是，这种在促宫颈成熟和引产中非常常用的药物（见第 13 章），其对于尝试 VBAC 的产妇的安全性仍具挑战。Plaut 等[57] 报道，使用米索前列醇引产的产妇子宫破裂发生率为 5.6%（5/89）。但是，与其他系列研究一样，尚不清楚这些女性是否也接受了缩宫素引产。米索前列醇给药是否会延迟导致子宫破裂也存在疑问。与米索前列醇使用有关的子宫破裂时机（延迟），也引发了因果关系问题。数例应用米索前列醇的子宫破裂病例报道之后，Wing 及其同事[58] 在尝试 VBAC 的女性中开展了一项随机试验，其中 17 名使用米索前列醇，21 名使用缩宫素。该研究被提前终止，因为接受米索前列醇治疗的患者中有 2 例发生子宫破裂而行紧急剖宫产。

遗憾的是，许多 VBAC 研究没有具体说明用于引产的前列腺素类型。Smith 及同事在尝试 VBAC 的女性中开展了一项最大型的使用前列腺素引产的研究[59]，4475 名接受非特定前列腺素引产的产妇，子宫破裂率为 0.87%；而 4429 名未接受此类药物产妇，子宫破裂率为 0.29%。尽管与前列腺素使用相关的子宫破裂相对风险升高，但绝对风险很低。目前，ACOG 基于现有的有限数据，不建议米索前列醇（前列腺素 E_1）用于有剖宫产史产妇孕晚期的促宫颈成熟或引产，但是很难对前列腺素 E_2 的使用做出明确的建议。前列腺素可用于瘢痕子宫女性妊娠 28 周前胎死宫内的引产，因为这种情况下子宫破裂的风险较低。一项小型研究[60] 纳入使用经宫颈 Foley 导管引产的有剖宫产史的产妇，发现子宫破裂发生率与自然临产的 VBAC 产妇相似。

（八）加强产力

在当代产科研究中，关于 TOLAC 期间使用缩宫素加强产力是否增加子宫破裂的风险，数据互相冲突。在一项病例对照研究中，Leung 等[61] 报道称，接受缩宫素加强产力的产妇子宫破裂的 OR 值为 2.7。但是，不协调子宫收缩可能是导致破裂的危险因素。与 Leung 的结果相反，Zelop 等[62] 发现使用缩宫素加强产力不会显著增加子宫破裂的风险。Cahill 及其同事[63] 报道，试行 TOLAC 的女性中，最大缩宫素剂量与子宫破裂风险之间存在剂量 – 反应关系。但是该研究的局限性在于，它既包括用缩宫素引产的产妇，也包括用缩宫素加强产力的产妇。作者注意到，当缩宫素应用达最大剂量（>20mU/min）时，子宫破裂的风险为 2.07%。基于上述数据，缩宫素似乎可用于接受 TOLAC 的女性，但是采用较快的输液速度时应谨慎。

（九）子宫瘢痕的超声评价

为了更好地确定 TOLAC 产妇子宫破裂的风险度，需要在临产前以超声评估 LUS 的厚度。超声测量 LUS 处残余肌层的厚度，以及之前剖宫产部位低回声区域的宽度、深度和长度[64]。但是，这些测量值可能会随着胎龄的变化而改变，目前看来，即便测量得很好，这些值在临床实践中都没有任何价值，无法预测分娩过程中子宫瘢痕的完整性。一项系统回顾纳入了 21 个研究，这些研究均以超声评估 LUS 厚度来预测 TOLAC 中子宫瘢痕缺损的风险，未能找到可用于临床的理想阈值[65]。

（十）剖宫产后阴道试产的其他相关风险

缺乏随机对照试验数据的情况下，现有观察性研究数据为女性和卫生保健者所提供的信息显示，与计划性再次剖宫产相比，各种 TOLAC 相关的不良结果与相关风险因素之间的确定性均未能得以验证，因为这两类人群之间本身可能就缺乏可比性。

根据目前资料，普遍认为阴道分娩的发病率和死亡率低于剖宫产。Landon 等[10]发现，与未临产即行计划性再次剖宫产的产妇相比，TOLAC 产妇产后罹患子宫内膜炎和输血的风险增加（表 20-8）。然而，在计划性再次剖宫产人群中，包含那些已计划再次剖宫产但提前临产的产妇，排除这些临产剖宫产者之后，则并发症的风险降低。Gilbert 等[66-68]采用倾向性分析，旨在建立一个偏倚性最小的队列，以便于更精确计算自然分娩和计划性剖宫产之间的可比性风险。他们发现，在计划性再次剖宫产的女性中，子宫内膜炎和手术损伤的发病率较低，但是子宫切除术和伤口并发症的发病率较高。

要意识到，这些比较是针对整个产妇群体的，对于某一特定个体可能并不适用。普遍认为，TOLAC 额外的不良事件大多数来源于产程中需要再次剖宫产的产妇群体（表 20-9）[69]。因此，当考虑 TOLAC 和计划性再次剖宫产之间的风险平衡时，需要重视 TOLAC 产妇经阴道分娩成功的机会有多大。

对比计划性 TOLAC 和计划性再次剖宫产的产妇，一般情况下推测认为后者导致产妇死亡风险升高，但支持这种关联性的数据有限。Guise 等[40]对 402 833 例有剖宫产史患者中的 24 例孕产妇死亡进行了评估，结果显示，与 TOLAC 相关的孕产妇死亡的总体风险明显较低（RR=0.33，95%CI 0.13～0.88）。但是，产妇死亡的罕见性、母体疾病等混杂变量，以及计划或非计划性手术的分类均使得死亡率的估计和比较非常复杂。由子宫破裂引起的产妇死亡是非常罕见的，在 MFMU 登记的剖宫产人群中，计划性再次剖宫产组的产妇死亡并不常见[10]。但是，该研究的检验效能并不足以发现该组与 TOLAC 组产妇之间的差异。

（十一）剖宫产后阴道试产的管理

接受 TOLAC 的产妇的最佳分娩管理建议并非基于随机试验得出，而是基于意见。产妇临产或胎膜破裂时，应鼓励有 VBAC 意愿者及时联系其医疗保健机构。推荐使用持续的胎心电子监护，尽管尚未确定是否需要通过胎儿头皮或宫内压力导管进行宫腔内监测。着眼于子宫破裂前胎儿心率模式的研究一致

表 20-8 TOLAC 与计划性再次剖宫产之间母体并发症的比较

并发症	阴道试产 (n=17 898)	计划性再次剖宫产 (n=15 801)	比值比 95%CI
子宫破裂	124（0.7%）	0	—
子宫切除	41（0.2%）	47（0.3%）	0.77（0.51～1.17）
血栓栓塞疾病	7（0.04%）	10（0.1%）	0.62（0.24～1.62）
输血	304（1.7%）	158（1.0%）	1.71（1.41～2.08）
子宫内膜炎	517（2.9%）	285（1.8%）	1.62（1.4～1.87）
母亲死亡	3（0.02%）	7（0.04%）	0.38（1.10～1.46）
上述一项以上	978（5.5%）	563（3.6%）	1.56（1.41～1.74）

CI. 置信区间

改编自 Landon MB, Hauth JC, Leveno KJ, et al., for the National Institute of Child Health and Human Development Maternal-Fetal Medicine Units Network. Maternal and perinatal outcomes associated with a trial of labor after prior cesarean section. *N Engl J Med*. 2004;351:2581.

表 20-9 TOLAC 相关的母体并发症结局

并发症	阴道试产失败 (n=4759)（%）	阴道试产成功 (n=13 139)（%）	比值比 （95%CI）	P 值
子宫破裂	110（2.3）	14（0.1）	22.18（12.7～38.72）	<0.001
子宫瘢痕裂开	100（2.1）	19（0.1）	14.82（9.06～24.23）	<0.001
子宫切除	22（0.5）	19（0.1）	3.21（1.73～5.93）	<0.001
血栓栓塞疾病[a]	4（0.1）	3（0.02）	3.69（0.83～16.51）	<0.09
输血	152（3.2）	152（1.2）	2.82（2.25～3.54）	<0.001
子宫内膜炎	365（7.7）	152（1.2）	7.10（5.86～8.60）	<0.001
母亲死亡	2（0.04）	1（0.01）	5.52（0.50～60.92）	<0.17
其他不良事件[b]	63（1.3）	1（0.01）	176.24（24.44～127.05）	<0.001
以上一项或多项并发症	669（14.1）	309（2.4）	6.81（5.93～7.83）	<0.001

a. 血栓栓塞疾病包括深静脉血栓及肺栓塞
b. 其他不良事件包括阔韧带血肿、膀胱损伤、肠管损伤、输尿管损伤
CI. 置信区间
改编自 Landon MB, Hauth JC, Leveno KJ, et al., for the National Institute of Child Health and Human Development Maternal-Fetal Medicine Units Network. Maternal and perinatal outcomes associated with a trial of labor after prior cesarean section. *N Engl J Med*. 2004;351:2581.

报道，不可靠的胎儿监护图形模式，特别是延长减速或心动过缓，是子宫破裂最常见的伴随征象[70,71]。

子宫破裂是灾难性的、突发的、不可预测的。处理 TOLAC 产妇的医护人员应该熟悉可能与子宫破裂有关的胎心监护图形，并了解有可能需要紧急分娩。即便有足够的人员进行紧急剖宫产，及时干预也并不能完全避免胎儿神经损伤或胎儿死亡（图 20-3）[10]。Leung 等的研究报道称[67]，从胎心减速开始到胎儿娩出的时间大于 18min 时，新生儿病率明显升高。与之相反，Bujold 和 Gauthier 等[70]报道提出，23 例子宫破裂产妇的新生儿中，即便从延长减速出现到娩出之间的时间间隔不到 18min，仍有 2/3 的病例诊断为 HIE[18]。

硬膜外镇痛在 TOLAC 中并非禁忌，而且不影响成功率[18]。硬膜外镇痛也不会掩盖子宫破裂的症状和体征。事实上，当子宫破裂发生时，产妇可能出现腹痛的症状，表现为更频繁地使用硬膜外麻醉[71]。如前所述，缩宫素引产和缩宫素加强产力均不是禁忌，但使用时需要考虑合适的剂量。

阴道分娩过程本身不会因其既往的剖宫产史而改变。大多数产科医生并不常规检查子宫是否存在无症状的瘢痕裂开。但是，若出现阴道出血过多或产妇低血压，应该及时评估，包括评估可能存在的子宫破裂。17 898 例 TOLAC 患者中发生了 124 例子宫破裂，其中 14 例（11%）是在阴道分娩后发现的[10]。

（十二）剖宫产后阴道试产的咨询

子宫破裂可能是灾难性事件，故 ACOG 建议，应该在具备应急能力的机构进行 TOLAC；如果医疗机构无法提供 TOLAC，转诊是合适选择[9]。ACOG 进一步建议，缺乏即刻剖宫产条件时，医疗机构和考虑行 TOLAC 的患者应该重新讨论医疗资源和医护人员的可用性。患者及医护人员应仔细考虑是否决定在这种情况下继续行 TOLAC。因此，应在产前检查过程中尽早开始有关 TOLAC 的咨询。

无论采用何种分娩方式，有剖宫产史的产妇都存在母体和围产儿并发症的风险。应讨论与这两种分娩方式相关的并发症，并尝试纳入个体化的危险因素以评估 VBAC 成功的可能性（框 20-1），以及孕产妇和围产儿病率的相对风险度。此类评估可由

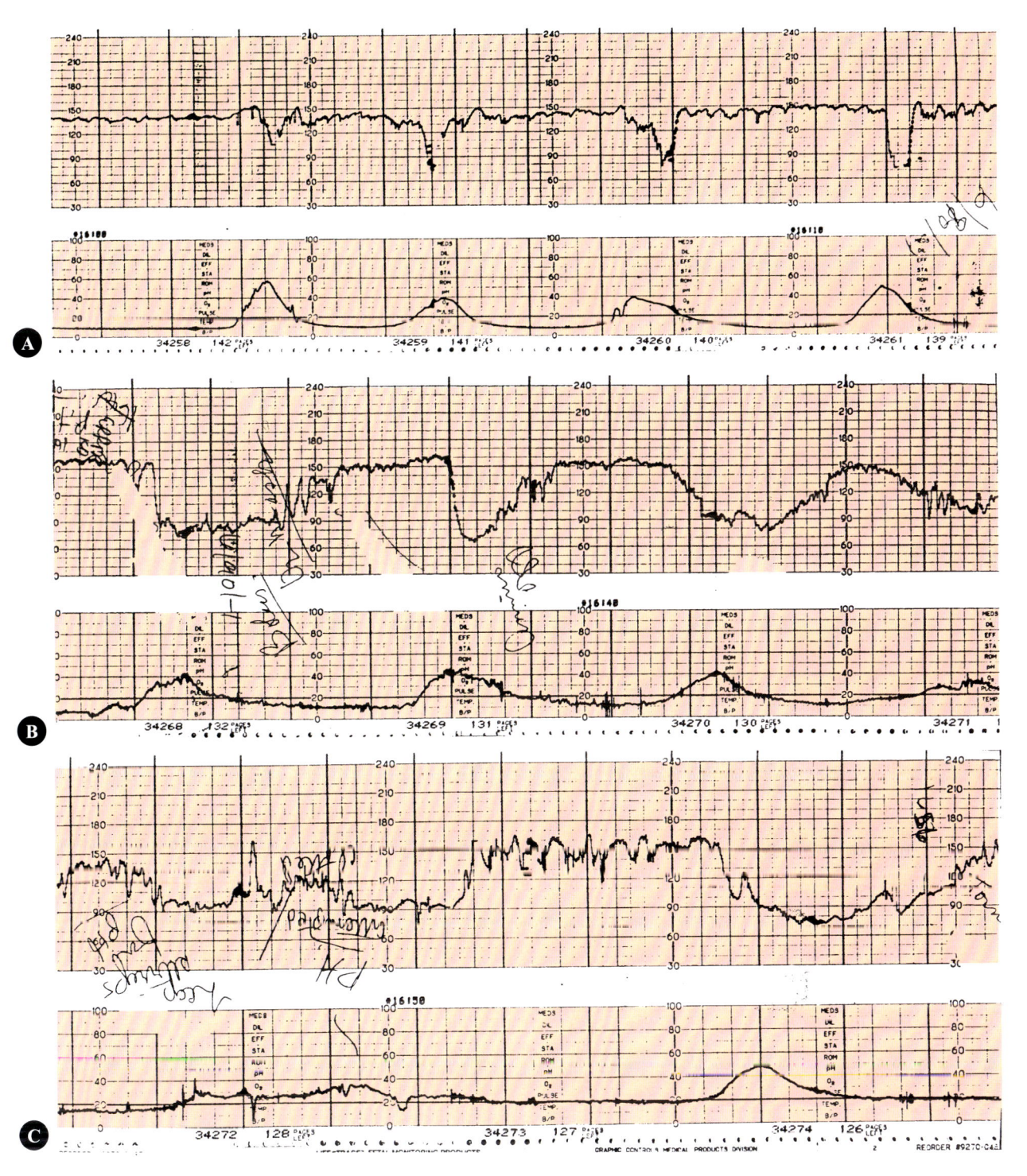

第 20 章 剖宫产后阴道分娩
Vaginal Birth After Cesarean Delivery

▲ 图 20-3　A. 37 岁，G₇P₃ 流产 3 次，妊娠 41 周引产。既往 2 次阴道分娩史，但最后一次（即第 3 次分娩）是妊娠 33 周因胎儿心脏畸形引发非免疫性水肿而行低位横切口剖宫产。使用前列腺素凝胶开始引产，宫颈由消退 50%，容指尖，进展为消退 70%，开 1cm，头先露位于 S₂。之后以 1mU/min 的速度开始使用缩宫素。产程进展良好，宫颈消退 90%，扩张 4～5cm，S₀ 时给予硬膜外镇痛。宫颈扩张 6cm，胎心监护显示正常胎心变异伴有变异减速。B. 前次胎心监护 30min 后，胎心监护提示严重的变异减速。C. 胎心监护提示延长减速，胎心率 90/min。患者入手术室进行紧急剖宫产，发现前次子宫切口部位破裂。分娩女活婴，体重 3200g，Apgar 评分 7～8 分；脐动脉血 pH 为 7.17，静脉血 pH 为 7.22。子宫切口没有延长，易于缝合，新生儿情况良好

既往开发的预测模型得出，如 Grobman 及其同事所开发的模型[27]。目前尚无任何一个预测个人子宫破裂风险的模型像 VBAC 预测模型那样能提供准确可用的预测值，但是，仍应该考虑与子宫破裂相关的个体化因素[69]。最后，还应考虑未来生育计划和多次剖宫产的风险，包括前置胎盘和胎盘植入等（框 20-2）[72, 73]。

框 20-1　TOLAC 相关风险

子宫破裂及相关死亡率
- 子宫破裂（0.5~1.0/100）
- 围产儿死亡和（或）脑病（0.5‰）
- 子宫切除（0.3‰）

TOLAC 失败提高母亲病率
- 输血
- 子宫内膜炎
- 住院时间

TOLAC 的其他相关风险
- 产程中潜在的围产儿窒息风险（脐带脱垂，胎盘早剥）
- 大于 39 周胎死宫内的潜在风险

TOLAC. 剖宫产后阴道试产

框 20-2　计划性重复手术的相关风险

- 与试产成功者相比，产妇病率增加
- 住院时间和康复时间延长
- 连续行剖宫产增加胎盘异常和出血的风险

要尽可能了解既往剖宫产的记录，以确定既往子宫切口类型，尤其当既往切口为非低位横切口时。如果以前的子宫切口类型不详，应该对此进行讨论。

向产妇详细说明相关风险和益处，并获得知情同意，分娩计划应由患者和医生共同决策建立。要清楚了解，这个计划可能会根据临床情况而改变，如产程进展。不应该强制实施 TOLAC，因为许多产妇在全面咨询后希望进行计划性再次手术。也有患者主动要求医务人员行 TOLAC 相关的知情告知，并希望医务人员帮助其实现 TOLAC 成功的目标。也有产妇临产时要求 TOLAC，但 TOLAC 并不是该机构的常规医疗服务。ACOG 指出，即使一个医学中心不提供 TOLAC，也不能强制产妇行剖宫产，也不能以此拒绝为已经临产但不想再次剖宫产的产妇提供医疗服务。Korst 等[58]认为，缺乏 TOLAC-VBAC 知情同意的报道很多，并质疑产妇在多大程度上能够真正选择 TOLAC，而不是被医疗机构劝阻。由于各医疗机构的设施、资源和政策差异很大，有人建议医疗机构和医生应该考虑公布其 TOLAC 政策、VBAC 花费，以及应对产科急诊的方案[12]。此外，标准化的患者宣教材料可能有助于改善咨询服务并提供准确的信息。数据的透明度无疑会有助于告知有剖宫产史的产妇如何选择计划分娩方式及合适的医疗机构。

基于现有的证据，对于大多数有剖宫产史的产妇来说，TOLAC 仍应是一种选择，尤其是考虑到 TOLAC 伴随的绝对风险较低。足月严重不良围产儿结局（围产儿死亡或 HIE）的归因风险约为 1/2000 例次 TOLAC。将足月子宫破裂导致子宫切除术作为独立风险与新生儿 HIE 的风险相结合，则这些不良事件发生机会约为 1/1250。

TOLAC 也可能增加与子宫破裂无关的围产儿死亡和 HIE 风险。对于超过 39 周而未自然临产的产妇来说，存在小概率的不明原因死产可能性，如果在 39 周时行计划性再次剖宫产，则可能避免。胎儿缺氧及其后遗症的风险可能出现在产程中，而与子宫瘢痕的完整性无关。在 MFMU 网络研究中[10]，足月 TOLAC 组新生儿中发生了 5 例非破裂相关的 HIE，而计划性再次剖宫产组中没有发生。

剖宫产后分娩试产的成本效益

有研究人员评估 TOLAC 是否具备成本效益性，以及在何种情况下具有成本效益性。Grobman 等[74]分析提示，第 2 次分娩选择计划再次剖宫产而非 TOLAC 的情况下，每增加 1591 例剖宫产可以避免 1 例严重不良新生儿结局，每 10 万名女性需要额外花费 240 万美元。Chung 等[75]在其分析中纳入质量调整寿命年作为有效性的衡量标准，结果显示，只要 VBAC 的成功机会超过大约 74%，则第 2 次分娩采用 TOLAC 就具有成本效益性。

但是，Chung 及其同事的分析并没有考虑到选择分娩方式对未来妊娠的影响。另外，Grobman 和 Chung 根据观察性研究文献的总结性估计值，报道了与既往结果相似的发现，即行 TOLAC 还是计划性再次剖宫产并非随机选择，因此，两组间的分析可能存在偏倚。Gilbert 及其同事[76] 进行了另一项研究试图纠正上述研究的两种限制：一方面，分析女性整个生育期的结局概率（取决于其对 TOLAC 的最初选择）；另一方面，直接从 MFMU 剖宫产登记处获得的数据，并由倾向性分析计算出概率估计值。该研究分析认为，在各种情况下，TOLAC 都具有成本效益性，即使产妇的 VBAC 成功概率仅有 43%。

要 点

- 有剖宫产史的女性中，大约有 2/3 都是 VBAC 候选者，但是美国的 TOLAC 比例仅为 20% 左右。
- 大多数有 1 次低位横切口剖宫产史的女性都是 TOLAC 候选者，应该咨询并告知这一观点。
- TOLAC 的成功率受强制剖宫产指征、阴道分娩史、人口统计学特征等因素的影响，如产妇年龄和 BMI、有无自发性分娩、入院时宫颈状况等。
- 行 TOLAC 的产妇可采用催产素引产和加强宫缩。
- 米索前列醇禁止用于 TOLAC 产妇的促宫颈成熟。
- 与子宫破裂最一致的征象是胎儿心率异常，包括延长变异减速和心动过缓。

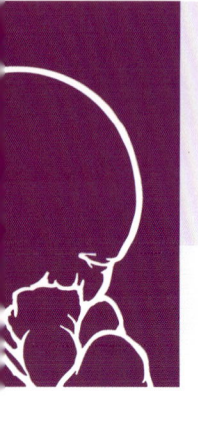

第21章 胎盘植入谱系疾病
Placenta Accreta Spectrum

Eric R.M. Jauniaux　Robert M. Silver　Jason D. Wright　著
张思辰　译　　马琳琳　校

英汉对照

abnormally invasive placenta	AIP	异常侵入性胎盘
American College of Obstetricians and Gynecologists	ACOG	美国妇产科医师学会
cesarean delivery	CD	剖宫产
color Doppler imaging	CDI	彩色多普勒成像
Federation International of Gynecologists and Obstetricians	FIGO	国际妇产科医师联合会
intensive care unit	ICU	重症监护病房
magnetic resonance imaging	MRI	磁共振
massive obstetric hemorrhage	MOH	大量产科出血
multidisciplinary team	MDT	多学科小组
odds ratio and confidence intervals	OR & CI	比值比和置信区间
placenta accreta spectrum	PAS	胎盘植入谱系疾病
postpartum hemorrhage	PPH	产后出血
randomized controlled trial	RCT	随机对照试验

摘　要

　　胎盘植入谱系疾病（PAS）是一类复杂的产科疾病，导致孕产妇和围产儿患病率升高。在过去20年中，由于高收入和中等收入国家剖宫产率的增加，其患病率迅速增加。发病原因是子宫内膜－子宫肌层界面的子宫壁损伤。80年前其首次被描述，主要发生在既往手剥胎盘、刮宫或子宫内膜炎之后。目前，侵入性PAS（如胎盘植入和穿透）的主要病因包括子宫手术，特别是剖宫产后留下的子宫瘢痕。PAS的处理需要复杂的外科手术，通常是剖宫产后子宫切除术。产妇的结局取决于产前或分娩过程中PAS的识别，特别是附着型和侵袭型之间的鉴别诊断。标准方案的应用对改善PAS的筛查、诊断和管理、提供准确的流行病学数据至关重要，也对多学科团队的发展至关重要。

第 21 章 胎盘植入谱系疾病
Placenta Accreta Spectrum

关键词

胎盘植入；内膜层；浆膜层；超声影像；剖宫产；产前诊断

胎盘植入一词的起源未知，在医学文献中也没有关于它何时第 1 次被使用和被谁使用的信息。根据现代字典，"accreta"是拉丁语单词"accretum"的阴性词，它结合了前缀 ad，意思是"到"，以及动词 crescere，意思是"增长、增加或扩展"。

病理学家根据胎盘组织侵入子宫壁的深度将胎盘植入分为不同的级别，当绒毛附着在肌层上时，称为胎盘粘连；当绒毛侵入肌层时，称为胎盘植入；当绒毛浸润子宫肌层全层，甚至超过子宫浆膜层进入盆腔周围器官和血管时，称为穿透性胎盘（图 21-1）。这个术语已经被大多数病理学家所采用。根据植入面积的大小，胎盘植入还分为全胎盘、部分胎盘或局部胎盘植入[1-4]。临床上很难区分这些类别，特别是它们可能同时存在于同一胎盘床时（图 21-2）。

临床医生也经常混淆不清异常附着胎盘和单纯胎盘残留的区别[5, 6]。19 世纪末维多利亚时期使用"胎盘黏附病"一词来描述胎盘残留[7]，导致现在粘连性和侵袭性胎盘植入的定义概念混淆，以及流行病学数据的差异[8, 9]。所以为避免混淆，在本章中，我们将提到胎盘植入谱系疾病，包括不同级别的异常胎盘绒毛附着和（或）侵入肌层，超出生理蜕膜 - 肌层连接区。

所有最近的流行病学研究都表明，既往剖宫产率的增加和胎盘植入的发病率之间有很强的关联。由于研究设计差异，以及大多数人群和队列研究中缺乏产前和出生时临床诊断的详细病理证实，胎盘植入谱系疾病（placenta accreta spectrum，PAS）缺乏一个标准化的临床定义，因此很难获得 PAS 患病率与发病率的准确值[9]。总的来说，PAS 仍然相对少见，发病率约为 1/800，但随着全球剖宫产率的增加，PAS 可能更多[10, 11]。

PAS 表现为分娩后整个胎盘无法与子宫壁分离，通常伴有大量产科出血（massive obstetric hemorrhage，MOH）。尝试剥离附着的绒毛组织会引起进一步的出血和持续出血、休克和凝血异常一系列连锁反应，需要复杂的临床处理。本章回顾了发病机制、流行

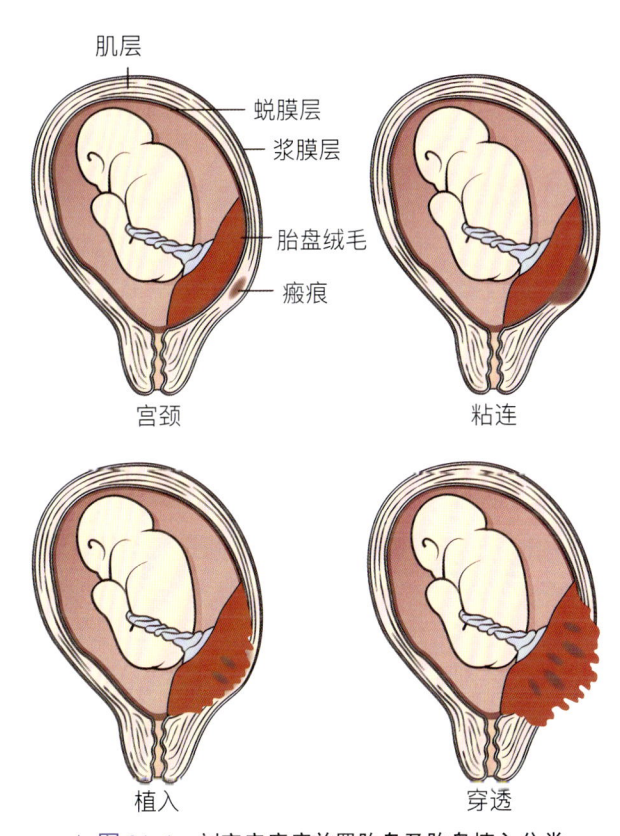

▲ 图 21-1 剖宫产瘢痕前置胎盘及胎盘植入分类

粘连：胎盘绒毛黏附在肌层；植入：绒毛进入肌层；穿透：胎盘侵入肌层全层并穿透至浆膜层（引自 Jauniaux E, Collins SL, Burton GJ. Placenta accreta spectrum: pathophysiology and evidence-based anatomy for prenatal ultrasound imaging. *Am J Obstet Gynecol*. 2018;218:75–87.）

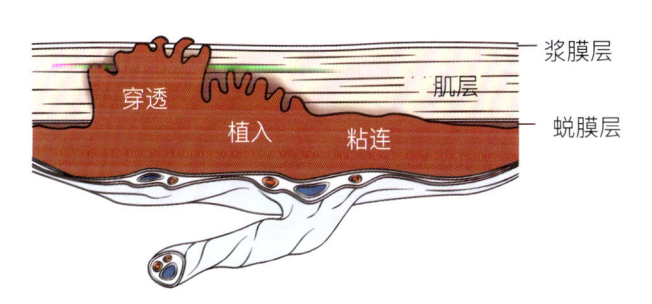

▲ 图 21-2 胎盘前置异常附着及植入区域：粘连，植入，穿透

引自 Jauniaux E, Collins SL, Burton GJ. Placenta accreta spectrum: pathophysiology and evidence-based anatomy for prenatal ultrasound imaging. *Am J Obstet Gynecol*. 2018;218:75–87.

病学、产前诊断和产科疾病的管理。

一、病理学

1937 年，Irving 和 Hertig 发表了一项含 18 例病例的队列研究[12]，临床上描述为"整个或部分胎盘与子宫壁的异常黏附"，在组织学上描述为"基底蜕膜完全或部分缺失"，至今仍被临床医生和病理学家使用。如果强行剥离附着于肌层表面的绒毛组织，会导致大出血。这一研究不包括侵入性 PAS 病例；因此，其临床和病理描述仅限于异常附着胎盘。

PAS 包括多种病因，如原发性滋养细胞功能的缺陷和继发性正常基底膜缺陷，导致正常蜕膜缺失，并在瘢痕处形成血管，造成组织氧合异常。由此产生的纤维组织比完整的肌肉更脆弱，缺乏弹性，易受损伤。肌纤维紊乱、组织水肿、炎症增生和弹性缺失均可见于术后子宫愈合创面[13]。不同的缝合方法（如单层或双层的肌层缝合，锁边或连续单层缝合）或用于缝合的材料都可能会影响愈合过程，并增加之后子宫破裂的风险[11, 13]。但这些因素是否影响之后妊娠的 PAS 风险，数据很少。

较大的剖宫产瘢痕缺损可导致下次妊娠瘢痕裂开（图 21-3 和图 21-4）甚至 PAS，可能发生孕早期子宫破裂[11]。PAS 是异常胎盘的一种极其罕见的并发症，侵袭性 PAS 导致子宫破裂的机制与输卵管异位妊娠破裂类似。孕晚期瘢痕裂开时，开腹手术可见子宫浆膜下胎盘，从而导致 PAS 的假阳性诊断。越来越多的证据表明，"剖宫产瘢痕妊娠"是 PAS 的前兆，但是流行病学的证据仍然局限于少数回顾性队列研究[14-17]。

PAS 并不完全是既往子宫手术瘢痕造成的，广泛的非手术子宫内膜损伤（如子宫内膜炎等）也可导致子宫内膜纤维化和萎缩，继发蜕膜发育不良，并在之后妊娠中发展 PAS[12]。这解释了为什么抗生素出现之前，手取胎盘后无论是否刮宫，都可能导致之后妊娠PAS 的发生[18]。流产手术标本中，大约 1/3 存在肌层碎片，但这也并不是 PAS 的主要风险，与剖宫产相比，刮宫手术对子宫肌层和子宫内膜的创伤相对有限。

组织学发现，大而深的肌层缺陷常与瘢痕区上皮再覆盖缺失有关。正常分泌期的子宫内膜，白细胞向子宫内膜的募集，但剖宫产后白细胞募集增多。既往剖宫产不仅会增加后续妊娠 PAS 的风险，还会增加前置胎盘的风险，并且囊胚对瘢痕区有趋向性[19]。与阴道分娩史的产妇相比，有剖宫产史的产妇子宫动脉阻力增加，子宫血流量占母亲心输出量的比例降低[9-11]。总之，这些数据表明，子宫瘢痕区域血管化不良和子宫循环中血液流动阻力的增加之间，可能存在联系[20]。这支持了 PAS 的原发性蜕膜肌层缺陷理论，即肌层及其交界区以下的脉管系统暴露于移动的绒毛外滋养层和绒毛组织（图 21-5）。正常受精卵分裂缺失、绒毛与子宫动脉壁的附着异常可解释植入性胎盘的临床症状（表 21-1）[21]。

数据显示，子宫壁的严重损伤与瘢痕区蜕膜继发性发育不良有关，对受精卵着床和胎盘的形成都有影响。蜕膜缺陷可能会对早期着床产生不利影响，

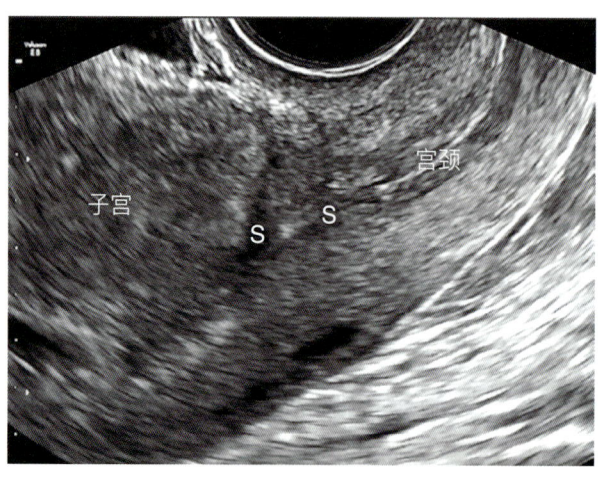

▲ 图 21-3　2 次剖宫产后妊娠 5 周经阴道超声
子宫壁上下段之间均可见剖宫产瘢痕（S）缺损

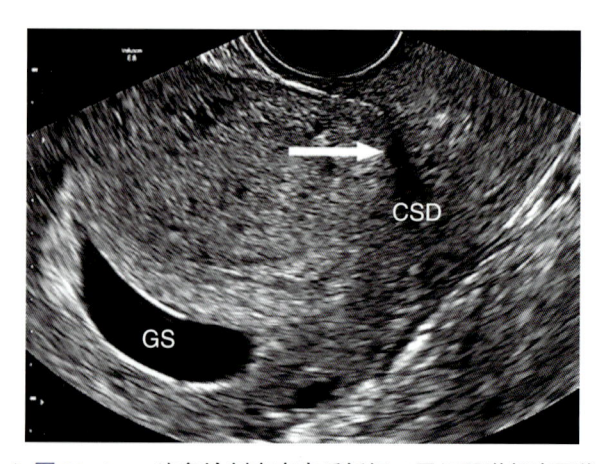

▲ 图 21-4　一次急诊剖宫产史后妊娠 6 周经阴道超声图像
GS. 妊娠囊；CSD. 子宫瘢痕缺损；箭 . 大的子宫瘢痕缺损位于子宫上下段之间

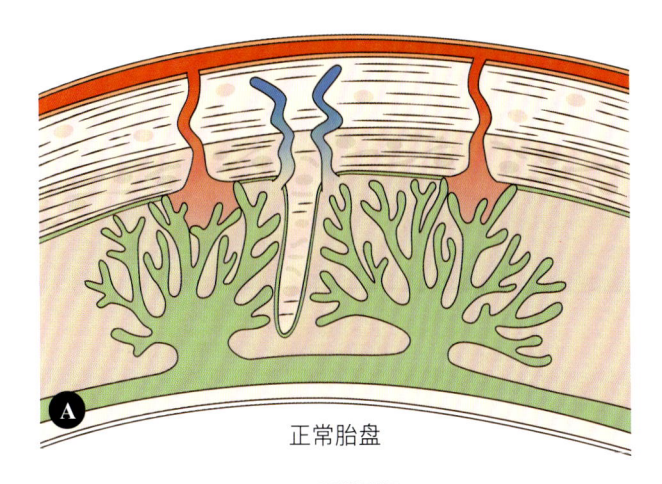

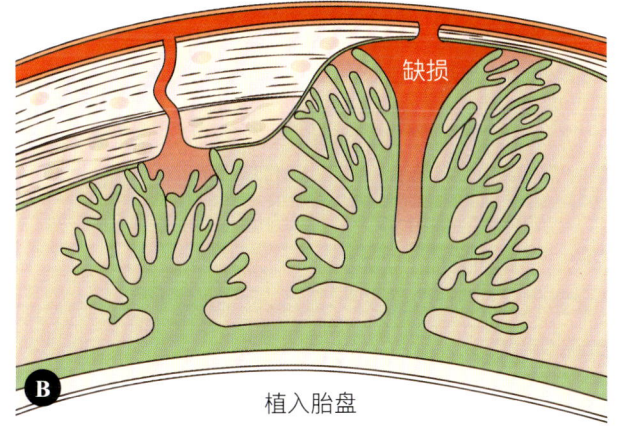

▲ 图 21-5　A. 正常胎盘小叶；B. 胎盘植入及胎盘侵入到深肌层，子宫腔胎盘中正常小叶的解剖异常，小叶间隔消失、缺损形成

引自 Jauniaux E, Collins SL, Burton GJ. Placenta accreta spectrum: pathophysiology and evidence-based anatomy for prenatal ultrasound imaging. Am J Obstet Gynecol. 2018;218:75-87.

因为它为胚泡优先附着在瘢痕组织上创造了条件，并促进绒毛组织异常深入地侵入子宫壁及子宫外[13]。

二、流行病学

1937年，Irving 和 Herting[12] 发表其队列研究结果，在其 18 个 PAS 病例中只有 1 例有既往剖宫产史。1966 年，Luke 等发表了关于 PAS 的研究，21 例患者中有 9 例有剖宫产史[4]。过去 20 年间剖宫产率快速增长，剖宫产史已经成为后续妊娠中 PAS 的主要危险因素，而其他因素对胎盘植入的影响相对较小。PAS 的风险随着先前剖宫产次数的增加而增加。最近的一项系统综述和 Meta 分析报道称，剖宫产后胎盘植入的总比值比为 2.95（95%CI 1.32~6.60）[23]。由于各研究的方法学存在异质性，并且一些数据的可用性受限，无法对既往研究中的剖宫产次数进行风险分层分析。其他研究将 PAS 的风险根据既往的剖宫产次数进行分层分析，提示有过 1 次剖宫产史的患者发生 PAS 的 OR 值为 8.6（95%CI 3.5~21.1），2 次剖宫产史患者 PAS 的 OR 值为 17.4（95%CI 9.0~31.4），3 次或更多剖宫产史患者 PAS 的 OR 值为 55.9（95%CI 25.0~110.3）[24-26]。一项多中心研究纳入 1999—2002 年间美国 19 家教学医院的数据，共 30 132 名剖宫产女性，发现 143 人发生 PAS，1 次剖宫产后发生 PAS 的绝对风险为 0.24%，而 6 次及以上剖宫产后则增加到 6.74%[25]。北欧产科监测研究（Nordic Obstetric Surveillance Study，NOSS）发现侵入性 PAS［排除粘连型 PAS 和（或）单纯胎盘滞留］的风险在 1 次剖宫产后增加了 7 倍[26]。

（一）前置胎盘植入

PAS 最重要的风险因素是前置胎盘，约占所有的病例的一半。而且，前置胎盘植入的风险也随着剖宫产次数增加而增加[11, 22, 25, 27-30]。2000 年 4 月—2009 年 2 月，英格兰的一项回顾性队列研究纳入 399 674 名连续生育两个单胎的产妇，另一项纳入 21 个国家的 37 项已发表研究所进行 Meta 分析，两者均表明，初次经阴道分娩的产妇在其第 2 次妊娠时发生前置胎盘的概率为 4.4‰，而初产为剖宫产者第 2 次妊娠发生前置胎盘的概率为 8.7‰（OR=1.60，95%CI 1.44~1.76）[30]。Meta 分析显示，1 次剖宫产后前置胎盘的随机效应 OR 值为 2.20（95%CI 1.96~2.46）。总之，流行病学研究显示，1 次剖宫产后，后续单胎妊娠前置胎盘的风险增加 50%；2 次剖宫产后发生前置胎盘的风险比 2 次阴道分娩后更大。

PAS 的风险随着既往剖宫产次数和合并前置胎盘而增加。既往剖宫产史且有前置胎盘的孕妇发生 PAS 的风险约为 4%，有 3 次以上剖宫产史且合并前置胎盘的产妇发生 PAS 的风险为 50%~67%[11]。英国国家病例对照研究报道显示，有前置胎盘和剖宫产史的女性中，PAS 的发病率从 1.7‰增加到 577‰[31]。该研究还发现，发生低置胎盘的产妇中，如有 1 次以上剖宫产史，其胎盘植入发生的风险增加 3.2 倍。美国一项大型多中心队列研究发现，有前置胎盘和剖宫产史的孕妇[32]，剖宫产 1 次、2 次、3 次、4 次和 5 次以上者，植入的风险分别为 3%、11%、40%、

表 21-1　FIGO 胎盘植入谱系疾病临床分级及诊断

	描　述
1 级	**胎盘异常粘连（胎盘粘连）**
临床标准	阴道分娩： • 缩宫素或轻柔的牵拉脐带时胎盘不剥离 • 手剥胎盘导致胎盘植入部位大出血，需要机械操作（宫腔球囊填塞）或外科缝合（压迫缝合） 开腹手术： • 缩宫素或轻柔的牵拉脐带时胎盘不剥离 • 胎盘着床部位未见明显膨胀（胎盘隆起），未见胎盘组织侵入子宫表面（浆膜或肌层），前壁血管也未见明显增加
组织学标准	• 镜下见子宫切除术后的胎盘部位标本，发现绒毛组织和子宫肌层之间有大面积的蜕膜缺失，胎盘绒毛直接附着在表层子宫肌层上 • 诊断不能仅通过胎盘组织或胎盘着床部位的随机活检确诊
2 级	**胎盘异常侵犯（胎盘植入）**
临床标准	开腹手术： • 肉眼见胎盘异常：呈蓝色/紫色或膨大 • 子宫前壁血管明显增多（密集的血管床或多条平行的血管位于浆膜层） • 子宫浆膜层未见胎盘组织 • 轻柔的牵拉脐带导致子宫向内翻，胎盘未分离（酒窝征）
组织学标准	子宫切除术标本或子宫肌层部分切除术标本显示，胎盘绒毛内可见子宫肌纤维或子宫深部脉管系统
3 级	**胎盘穿透**
3A 级	**局限于子宫浆膜层**
临床标准	开腹手术： • 子宫表面可见胎盘组织侵入浆膜 • 胎盘组织没有侵犯任何其他器官，包括膀胱后壁（手术时，膀胱子宫间界限清晰）
组织学标准	子宫切除术标本显示绒毛组织在子宫浆膜内
3B 级	**膀胱侵犯**
临床标准	开腹手术： • 与 3A 相同 • 胎盘绒毛侵犯膀胱，但未侵犯其他器官 • 膀胱子宫之间间隙不清
组织学标准	子宫切除标本显示绒毛破坏子宫浆膜，侵犯膀胱壁组织或尿路上皮
3C 级	**伴其他盆腔组织/器官侵犯**
临床标准	开腹手术： • 与 3A 相同 • 胎盘绒毛侵犯阔韧带、阴道壁、盆腔侧壁或任何其他盆腔器官（有或无侵犯膀胱）
组织学标准	子宫切除术标本显示绒毛破坏子宫浆膜，侵犯盆腔组织/器官

FIGO. 国际妇产科医师联合会
引自 Jauniaux E, Ayres-de-Campos D, Langhoff-Ross J, et al. FIGO classification for the clinical diagnosis of placenta accreta spectrum disorders. *Int J Gynecol Obstet*. 2019;146:20–24.

61% 和 67%[25]。其他 PAS 的独立风险还包括母体特征，如胎次、体重指数、吸烟和伴发高血压或糖尿病。国家生育网络构建的决策分析模型数据显示，1995—2005 年剖宫产和阴道分娩的趋势。如果剖宫产率近年来持续上升，到 2020 年，剖宫率将达到 56.2%，每年将会出现 6236 例前置胎盘，4504 例 PAS 和 130 例孕产妇死亡[33]。使用泊松回归模型评估在 2000—2011 年美国全国住院患者初产剖宫产和重复性剖宫产中 PAS 的相对发生率[34]。与初产剖宫产相比，重复性剖宫产产妇在后续妊娠中出现 PAS 的可能性是前者的 2.13 倍（95%CI 1.98~2.29）。

（二）其他风险因素

刮宫、子宫肌瘤切除术、子宫内膜切除术或子宫内膜消融术或以任何形式损伤子宫内膜 – 肌层交界区完整性，即使是很小的损伤，都与继发妊娠中的 PAS 相关（框 21–1）[1, 11, 13, 24, 35]。子宫畸形、子宫腺肌症和黏膜下肌瘤也可能导致初产妇 PAS[1, 11]。这些罕见的病例表明，子宫肌层内植入绒毛组织并非均继发于大的子宫手术，这也是 20 世纪以前观察到的 PAS 的发病原因[11]。子宫疾病，特别是肌瘤和子宫腺肌症，在普通人群中的患病率虽高，但缺乏与侵入性胎盘有关的明确证据，所以可能不是 PAS 的主要危险因素。

由体外受精引起的妊娠 PAS 的 OR 值为 3.1（AR=8.2‰）[26]。孕妇年龄、采用辅助生育技术、多胎、前置胎盘和既往子宫手术风险等混杂因素均可能是 PAS 的高危因素。PAS 与新的生育技术（如子宫内膜搔刮）相关的风险仍有待评估。一项多中心观察性研究纳入 176 名既往行子宫肌瘤切除术的女性，分析结果显示，患者后续妊娠中 PAS 的风险没有增加（0%，95%CI 0%~1.98%）[36]。

三、诊断

在影像学技术发展之前，PAS 只能在分娩时诊断。Irving 和 Hertig[12] 发表的 PAS 临床诊断标准模糊且无法统一。许多术者使用简单文字进行描述，例如，剖宫产时胎盘黏附在子宫壁上，不易分离和（或）胎盘着床部位出血；或者，在子宫收缩良好的情况下，进行了积极的处理，但 20min 后仍无胎盘剥离迹象，伴或不伴胎盘部位出血。一些术者还参考了世界卫生

框 21–1 胎盘植入谱系疾病的原发性及继发性子宫病因

原发性子宫病因
- 子宫内膜炎
- 重大子宫畸形
- 子宫腺肌症
- 黏膜下肌瘤
- 强制性肌营养不良

继发性子宫病因
- 剖宫产
- 刮宫
- 手剥胎盘
- 宫角异位妊娠
- 子宫肌瘤剔除术
- 宫腔镜手术（子宫内膜切除术）
- 体外授精
- 子宫动脉栓塞
- 化疗和放疗
- 宫内避孕装置

组织的国际疾病统计分类（World Health Organization international statistical classification of diseases，ICD-10），但是该系统是出于行政目的而对疾病进行的分类设计，并未描述如何将 PAS 与单纯的胎盘残留或不同等级的植入胎盘进行鉴别。所以，可以使用 FIGO 提出的标准化的临床分类[37]（表 21–1）。

超声和磁共振成像的发展使得医务人员能够在产前精确定位胎盘在子宫内的位置，并可用于 PAS 的产前诊断[38]。与其他临床研究一样，已发表的以产前超声诊断 PAS 的报告在术语和研究设计上存在很大异质性[9]。欧洲异常侵入性胎盘（Abnormally Invasive Placenta，AIP）工作组和国际 AIP 专家组对 PAS 相关的超声图像进行了标准化描述（框 21–2）[39, 40]。

（一）超声成像

超声已成为评估 PAS 风险的主要筛查和诊断工具。产前诊断 PAS 的超声成像技术包括灰阶成像、彩色多普勒成像（color-Doppler imaging，CDI）和三维超声。具备 CDI 和三维超声功能的超声设备数量比单纯灰阶成像的设备少，而且对技能和经验的需求更多[32, 38]。

> **框 21-2　产前超声诊断胎盘植入谱系疾病标准**
>
> **灰阶图像**
> - 胎盘着床部位肌层透明区缺失
> - 肌层变薄至<1mm 或无法检测到
> - 胎盘内腔隙，大而不规则（"虫蛀"区域）
> - 膀胱壁中断或丧失（子宫浆膜和膀胱腔之间的高回声线）
> - 胎盘膨出至子宫外器官
> - 局灶性胎盘组织外生超出子宫壁
>
> **彩色多普勒成像**
> - 子宫肌层和膀胱后壁之间的血管增多
> - 胎盘下血管过多（胎盘床）
> - 血管跨越子宫肌层和子宫浆膜
> - 腔隙内供血血流高速（峰值收缩期速度>15cm/s 湍流）从肌层动脉血管流出

PAS 在灰度超声上的主要特征是肌层变薄（图 21-6A 和 B），胎盘低回声缺损，大量大的或不规则的胎盘内腔隙造成胎盘呈"虫蛀"外观（图 21-7 和图 21-8）。纳入高危产妇的前瞻性队列研究结果表明，经验丰富的操作者仅使用灰阶成像诊断胎盘植入谱系疾病的敏感性和特异性均很高（93%～96%）[41, 42]。胎盘植入的深度并无特异性的超声征象或超声征象组合[9]，但是在侵袭性 PAS 中，可以看到胎盘膨出到膀胱[3, 9]。

彩色多普勒对 PAS 的诊断有重要价值[3, 9]。CDI 能够更好地显示子宫胎盘循环，能够显示出大多数 PAS 病例的胎盘内部，以及胎盘基底部 / 胎盘下和底层组织之间血管呈现的龙卷风样图像[3, 9, 38]。据报道，灰阶和彩色多普勒成像超声的结合提高了超声成像的灵敏度（图 21-9）[38]。多因素分析发现，出现 CDI 胎盘下透明带缺失、多胎盘腔隙和胎盘床下血管异常时，PAS 的发病率更高[43]。近期的一项分析中，研究者发现，灰阶图像上清晰区域的缺失、肌层明显变薄、二维图像上腔隙供血血管、三维 CDI 图像上的交叉血管和腔隙的病例，临床上最常诊断为 PAS[44]。近期一项关于标准化超声征象的系统综述显示（框 21-2），无论在病例报道还是队列研究中，CDI 清晰区缺失、胎盘陷窝和胎盘下血管丰富是 PAS 最常见的征象[9]。

纳入 14 个队列研究的系统回顾分析中，共包含 3889 名有 1 次或多次剖宫产史且出现前置胎盘或低置胎盘的产妇。对其进行 PAS 筛查，超声对产前前置胎盘植入的预测敏感性为 97.0%（95%CI 93.0～99.0），特异性为 97.0%（95%CI 97.0～98.0）[32]。但是，超声成像依赖于操作者，因此，对超声操作者进行 PAS

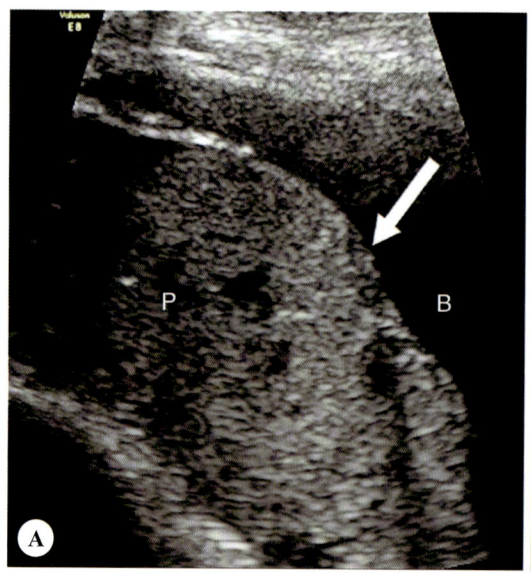

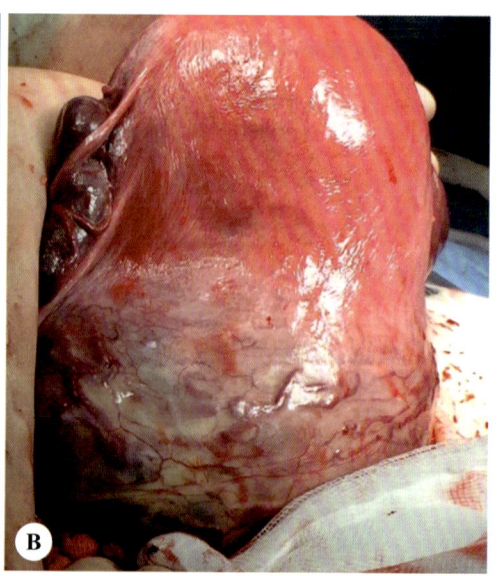

▲ 图 21-6　子宫肌层变薄与异常侵入性胎盘植入
A. 妊娠 36 周，前置胎盘的超声纵向轴图像，子宫肌层（箭）的胎盘（P）和膀胱之间（B）没有明显界限；B. 手术时可见增生的胎盘血管进入子宫肌壁（引自 Jauniaux E, Collins SL, Burton GJ. Placenta accreta spectrum: pathophysiology and evidence-based anatomy for prenatal ultrasound imaging. *Am J Obstet Gynecol*. 2018;218:75–87.）

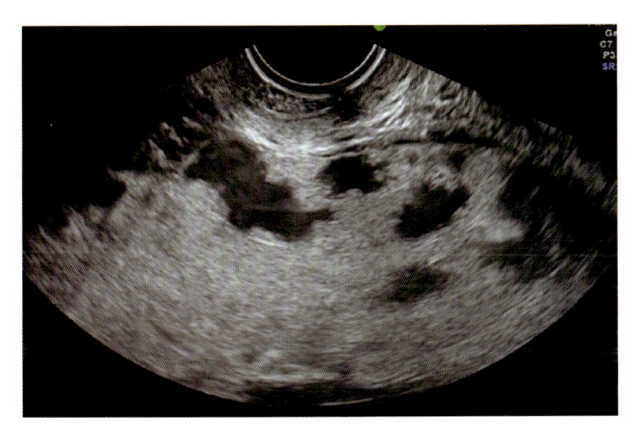

▲ 图 21-7 经阴道灰阶超声子宫下段纵轴图像

妊娠 20 周前子宫下段可见胎盘覆盖宫颈，形成"虫蛀"外观。胎盘结构可见缺损，呈现"虫蛀"征

▲ 图 21-9 彩色多普勒超声子宫下段纵切图像

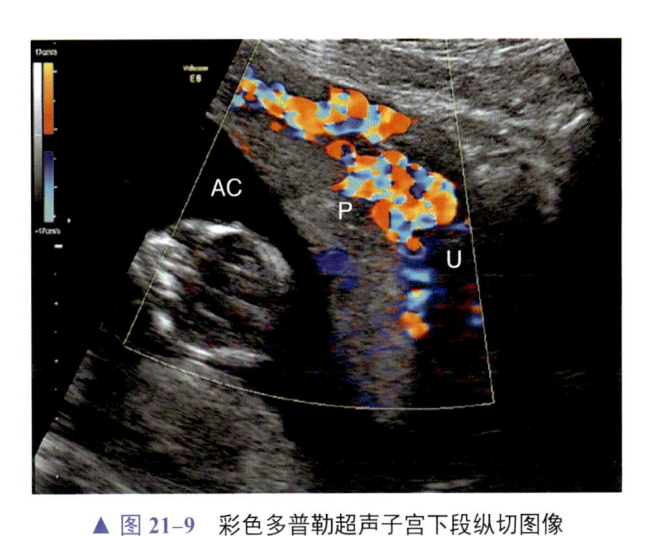

患者 2 次剖宫产史，妊娠 12 周发现前壁低置胎盘，可见扩张子宫胎盘血管但是基底部连续，妊娠期及分娩时未发现 PAS。AC. 羊膜腔；P. 胎盘；U. 子宫

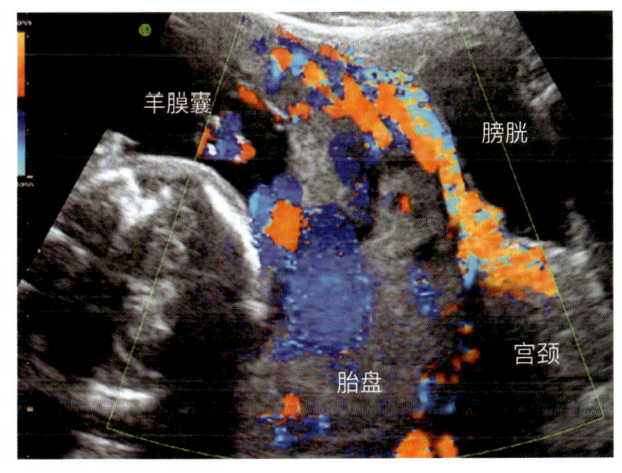

▲ 图 21-8 经腹彩色多普勒超声子宫下段纵切图像

患者有 1 次剖宫产史，妊娠前可见瘢痕缺损图像。妊娠 20 周发现前置胎盘，可见胎盘覆盖宫颈内口，胎盘内血流紊乱，胎盘后血流改变，异常血管穿过胎盘表面

诊断方面的培训非常重要。准确的产前诊断对于前壁前置胎盘植入至关重要，因为涉及剖宫产切口及胎儿分娩问题。产前胎盘植入的诊断为假阴性时，不会引起外科医生的重视，医生会采用常规子宫低位横切口分娩胎儿，这会导致大量出血，有时出血会发生在胎儿娩出之前[32]。而 PAS 假阳性诊断则会导致不必要的垂直皮肤切口和子宫底切口，增加术中和术后并发症的风险，并增加后续妊娠发生 PAS 和子宫破裂的风险[32]。

Logistic 回归模型研究表明，通过 PAS 相关的特征进行数学建模诊断，比单独应用超声具有更好的阳性预测价值[45]。将 PAS 筛查纳入到高危孕妇（如既往多次剖宫产）孕中期的产前检查内容之中，对 PAS 的管理至关重要。所有产妇如发现低置胎盘（妊娠 16 周后胎盘边缘距宫颈内口 < 2cm）或前置胎盘（胎盘达到或覆盖宫颈内口），应仔细询问是否有过剖宫产史，并且进行超声 PAS 评估。

（二）磁共振成像

MRI 广泛用于 PAS 的产前诊断。胎盘植入的 MRI 主要表现为子宫异常膨出，T_2 加权像显示胎盘内可见暗区，胎盘内信号强度不均匀，胎盘血管紊乱，子宫胎盘结合带破坏（图 21-10）[38]。一项纳入 18 项研究的 Meta 分析共包含 1010 例具有侵袭性胎盘风险的孕妇，MRI 在产前诊断 PAS 的敏感性和特异性分别为 94.4% 和 84.0%[46]。MRI 评估胎盘侵犯深度和位置方面具有较高的预测准确性。研究队列中，PAS 的发生率接近 75%，表明纳入研究的患者经过高度筛选。因此，很难确定 MRI 在一般人群中的诊断准确性。

有学者认为，在确定异常胎盘区域和评估子宫肌层侵犯深度方面，MRI 优于超声，特别是胎盘位于后壁的病例。比较 MRI 和超声的研究提示，两种技术检测 PAS 的灵敏度和特异性均无差异。但是，其中几项研究中，MRI 仅对部分已进行了超声检查的产妇进行了检查，这可能会干扰预测的准确性，而且并没有对两种技术进行比较性研究。大多数评估 MRI 诊断性能的研究中，放射科医生会参考超声检查结果[46]。

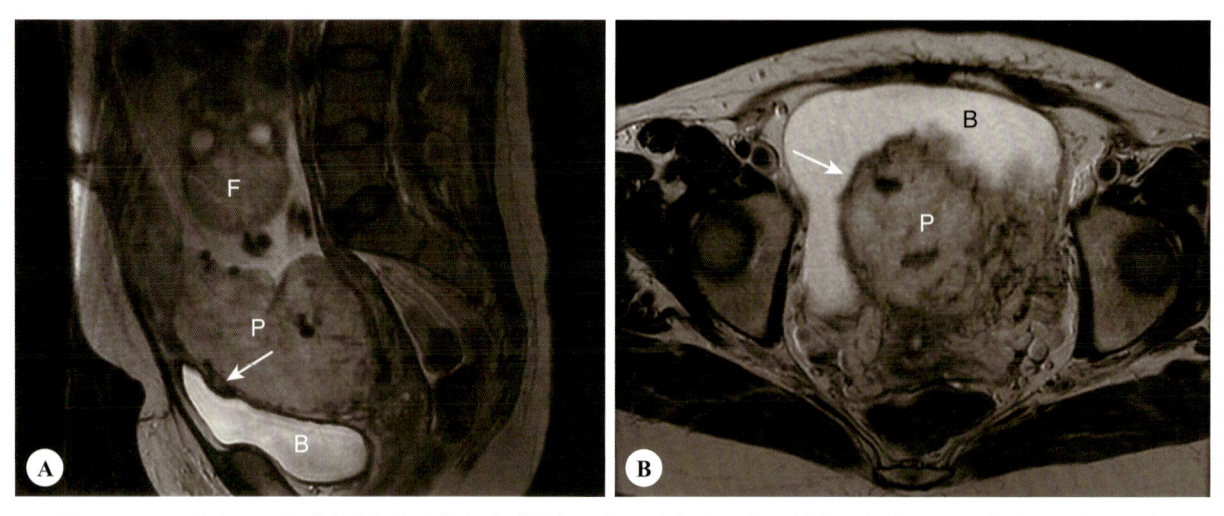

▲ 图 21-10　A. 妊娠 25 周时胎儿（F）顶位矢状磁共振图像。胎盘（P）位于前方，低位置，正常的肌层暗信号消失。在子宫和膀胱（B）之间突出的血管（箭）与胎儿胎盘累及膀胱壁有关。B. 轴位 MRI 显示胎盘组织（P）紧挨着膀胱左侧后部（B），缺失深色的子宫肌层信号，保留在胎盘右侧（箭）。检查结果提示胎盘侵犯膀胱。病理检查证实胎盘异常

这可能会影响 MRI 实际的诊断准确性，但与临床实践的关系较小，因为通常也是在了解超声结果的情况下进行 MRI 阅片的。近期的一项研究显示，MRI 证实 34 例（44%）患者的超声诊断，纠正了 15 例（19%）患者的错误超声诊断，但是也错误修正了 13 例（17%）患者的正确超声诊断，还错误确认对了 15 例（21%）患者的错误超声诊断[47]。

总的来说，MRI 可以增加 PAS 的信息，特别是评估胎盘侵犯的深度和位置，但 MRI 的成本和局限性限制其作为 PAS 筛查工具的使用，所以，超声成像仍然是一般人群的主要筛查工具[38]。

四、处理

PAS 产妇分娩的主要风险是 MOH 和相关并发症，如凝血功能障碍、多系统器官衰竭和死亡[38]。产妇如在产前未发现 PAS，而分娩时医生试图人工剥离侵入的绒毛组织，则可能会出现危险[48, 49]。诊断为 PAS 的患者，尤其是植入性或者是穿透性胎盘者，不剥离胎盘能够明显减少出血量和输血需要[43]。诊断 PAS 的产妇，与计划分娩者相比，如果在计划分娩日期前分娩，发生产前阴道出血与胎膜早破的风险更高（校正后 OR=3.8，95%CI 1.8～7.8）。大多数 PAS 女性存在前置胎盘，因此，相关的产前出血和早产的风险更高。胎盘穿透孕妇自孕早期开始就可能与严重的产前并发症相关，如子宫破裂和膀胱侵犯症状，包括需要泌尿外科干预的危及生命的出血[5]。

在美国专业产科医生和妇科医生中进行的调查显示，PAS 在每个学科都有不同的治疗方法[50-52]。母胎医学会调查发现，508 例无症状的高度怀疑胎盘植入的产妇中，15.4% 产前住院治疗，34.5% 进行糖皮质激素治疗，46.8% 在分娩前进行羊膜穿刺术促肺成熟，48.4% 在妊娠 36 周计划分娩[52]。美国妇产科医师学会的一项调查发现，怀疑患有 PAS 的产妇中，20.4% 转到最近的三级医院，7.1% 转到区域医学中心。41.2% 的患者得到的分娩时间建议是，妊娠 34～36 周分娩[52]。

许多 PAS 患者需要大量输血（≥8U）。在出血过程中，与其他原因导致大量 PPH 得患者相比，PAS 患者的血小板中位数较低[53]。一项基于英国人群的横断面研究发现，需要大量输血的产妇中近一半（49%）存在 PAS，其中 34% 发生于正常上班时间以外，表现为出血或宫缩[54]。

经多学科小组（multidisciplinary team，MDT）治疗的 PAS 产妇，需要大量输血的风险、产后 7 天因出血并发症而再次手术的风险均降低。进入重症监护病房治疗时间缩短，大量输血、凝血功能障碍、尿路损伤和早期再次手术的风险均降低[55-59]。妊娠 34～35 周内经过 MDT 合作处理并分娩的 PAS 产妇，急诊手术率明显低于未经过 MDT 处理者（23% vs. 64%，P<0.001），并且患者的中位分娩孕周相似 [34（16～39）vs. 34（19～40），

$P<0.5$][57]。以上均提示，医学中心设有成人和新生儿ICU，可保证血液制品供应，并具有多学科团队和PAS管理经验，对于PAS患者的分娩非常必要。

表21-2和表21-3总结了PAS手术治疗和保守治疗所需的准备。但是，许多作者在其分析中没有区分胎盘粘连和侵袭性PAS，也没有描述绒毛组织是否向外延伸，所以很难评估现有资料。

当PAS产妇发生产前出血、胎盘位置异常（低置胎盘、中央性前置胎盘）、大面积胎盘侵入时，建议在分娩前选择合适的时机进行糖皮质激素治疗。一项分析显示，妊娠34～35周计划性分娩能够获得最佳的母儿结局[48]。应根据产妇症状和分娩时机决定是否需要给予类固醇[60,61]。

PAS患者手术分娩时，全麻和区域麻醉都是安全的；但最佳的麻醉方式应该个体化实施。手术方式的选择需要根据产前影像学评估的胎盘位置、胎盘侵犯深度、胎盘向侧壁植入的范围而决定，并需要根据术中手术情况及临床情况进行调整。另外，治疗决策还需要考虑患者的血流动力学状态、保留生育能力的愿望、资源和专业知识。

（一）手术治疗

子宫切除术（通常与剖宫产同时进行）仍然是控制MOH最常用的方法。应该在手术室准备必要的器械进行大型的妇科手术，包括自动牵开器和用于子宫切除的器械。在许多三级医学中心，均在大手术室进行，而不是在分娩室，提供普外科设备、外科医生、产科麻醉医生和血库支持的护理人员[62,63]。手术风险随胎盘侵犯深度而增加。与单纯胎盘粘连的产妇相比，有胎盘植入的产妇更有可能需要更多的血液制品、更易发生泌尿系统损伤及进入ICU治疗[63]。

应在皮肤切开前准备好血液制品，包括红细胞、新鲜冰冻血浆和血小板。考虑到血容量、携氧能力和凝血因子含量，早期给予血液制品能够改善减少围术期并发症[53,54]。对于剖宫产子宫切除术的患者，自体输血可减少库存异体血的应用[64]。当需要输血时，要输注与红细胞相匹配的充足的血小板和新鲜冰冻血浆（通常为1∶1的比例），能明显改善创伤出血的预后[65,66]。区域麻醉可能影响腹腔内放置牵开器；因此，对于需要子宫切除术的高危病例和（或）胎盘累及膀胱的病例，需要进行全身麻醉。在手术

表21-2 胎盘植入谱系疾病手术治疗的处理

干 预	建 议
转诊中心进行	多学科团队，包括盆腔外科、麻醉科、血管科、创伤外科、介入放射科、新生儿科
术前影像学评估	胎盘超声评估
分娩时间	约34周
分娩地点	以手术室为主，或者具有分娩设备且工作人员具有分娩及骨盆外科手术的经验
麻醉	全麻
血管通路	中心，动脉
输尿管支架	剖宫产前逆行放置输尿管支架
血液回收	可用血液回收
快速输液	快速输液装置
介入放射	子宫动脉放置导管，准备栓塞或球囊压迫
血库	准备10～20U红细胞、10～20U新鲜冰冻血浆和2U血小板
子宫切口	必要时从宫底或从后方切开子宫，避免切开胎盘

表21-3 胎盘植入谱系疾病保守治疗的处理

干 预	建 议
转诊中心进行	多学科团队，包括盆腔外科、麻醉科、血管科、创伤外科、介入放射科、新生儿科
术前准备	按上述出血情况处理
分娩地点	以手术室为主，或者具有分娩设备且工作人员具有分娩及骨盆外科手术的经验
介入放射	子宫动脉放置导管，准备栓塞或球囊压迫
血管通路	中心，动脉
子宫切口	必要时从宫底或从后方切开子宫，避免中断胎盘
血库	准备10～20U红细胞、10～20U新鲜冰冻血浆和2U血小板

开始前，应确保足够的血管通路，包括中心静脉通路和动脉通路。如果发生大量失血（表21-3），需要提供快速输液器，快速输入血液制品。

多次剖宫产史的PAS患者进行剖宫产子宫切除术的难点包括盆腔粘连、子宫下段菲薄及血管异常增生、胎盘体积增大、骨盆深部血管增生、胎盘侵犯宫颈及宫旁组织的同时有可能穿透并侵犯膀胱及肠管[63]。手术进入腹腔后，需要进行全面探查。胎盘侵袭最常见的部位是子宫前壁，绒毛组织也可能从侧方侵入宫旁[62, 63]。胎盘向侧方侵犯可能造成输尿管的识别和子宫血管的分离困难。绒毛组织异常植入部位的肌层及周围肌层非常薄且脆弱，被扩张的血管包围（图21-6B）。确定胎盘位置后，应合理选择子宫切口位置（子宫切开术），远离胎盘（无胎盘区）。有时需要在宫底部甚至子宫后壁切口，在技术上有一定困难，可能导致胎儿娩出延迟及后续的新生儿窒息。所以，对PAS进行准确的产前诊断非常重要，以避免非PAS的产妇和新生儿经历不必要的高风险手术并发症[38, 67]。

如果需要子宫切除，应在迅速关闭子宫切口后进行。关闭子宫切口后，分离阔韧带，暴露输尿管，切断子宫-卵巢韧带，游离卵巢。轻轻打开膀胱子宫反折腹膜，尽可能在不破坏胎盘的情况下将膀胱与子宫分离。再将子宫动脉及侧支血管结扎，如果子宫壁菲薄及脆弱，应避免子宫壁破裂[68]。某些情况下，结扎子宫动脉后，可将膀胱与子宫分离，进而形成合适的手术范围，并且不会对膀胱造成过多损伤。

当子宫壁被破坏时，沿着子宫侧壁钳夹可能导致胎盘破裂并大量出血。因此，为减少出血，医生可以在腹膜后结扎子宫血管[68, 69]。辅助操作，如预防性髂内动脉结扎效果不明显，因为侧支循环广泛。分离血管主干后，应继续分离直到胎盘组织下方，往往需要分离膀胱和子宫/胎盘。有时甚至需要行膀胱切开术将膀胱与子宫完全分离。

当到达胎盘组织下方时，将子宫下段和子宫颈轻轻抬高，切除带有胎盘的宫底部分。止血时，可以将宫颈留在原位行子宫次全切除术；但是，宫颈表面通常有重要的血管通道，需要切除宫颈止血。子宫和胎盘完全切除后，应重新检查整个盆腔。膀胱后壁常有多条血管支，可行电凝或结扎止血。

上述手术过程中，泌尿生殖器官损伤的风险较高[62, 63]。最常见的是膀胱和输尿管损伤。如果绒毛组织侵犯宫旁，输尿管的识别可能会很困难。麻醉诱导之后、开腹之前，可以通过膀胱镜逆行置入输尿管支架，以方便输尿管的识别。应用输尿管支架以降低输尿管损伤风险的数据有限，因此，是否需要对所有PAS患者常规使用输尿管支架，还需要进一步的评估。

术后常见的并发症为发热和肠道功能障碍。围产期子宫切除的女性中有1/3需要再次手术[68, 69]。需要再次探查的产妇中，3/4左右的病因是持续性出血。其余手术为损伤修复，主要是泌尿生殖器官的损伤修复。

（二）保守治疗

保守治疗是将胎盘留在原位，适用于希望保留生育功能和手术可能引起严重并发症的产妇。近20年来，各种保守治疗PAS（保留子宫）的方法不断发展，每一种方法的成功率、围产期并发症的发生率都各不相同[70-72]。PAS孕妇的保守治疗仍然具有挑战性，因为许多研究都无法在分娩时提供侵袭性PAS的准确诊断，尤其是队列研究。

保守治疗的手术方法通常采用宫底/古典式切口娩出胎儿，而不处理胎盘。经典切口剖宫产娩出胎儿后关闭子宫切口，将胎盘留在原位。该手术与其他治疗方法（如子宫动脉栓塞、甲氨蝶呤治疗、止血缝合、盆腔断流术和球囊填塞）相结合，成功率各不相同[71]。曾经报道过使用压缩缝合成功的小样本病例系列，将宫颈翻转入宫腔，将宫颈前唇和（或）后唇与子宫下段前壁和（或）后壁缝合，将宫颈作为自然的填塞工具。与子宫切除术或保留胎盘相比，局部切除子宫肌层并进行修补术，术后24h内的并发症较少[71, 72]，但是只适用于植入区域局限且不伴有子宫前壁广泛裂开，以及周围脏器受侵时才可使用。甲氨蝶呤可能导致较高的产妇病率和死亡率，所以不推荐使用[71]。

保守治疗的情况下，将胎盘保留在原位等待吸收可能与严重的出血和感染或其他长期并发症有关，子宫切除的风险为58%[72]。许多研究报道的成功率很高，但是病例数量较少，而且纳入患者的选择上可能存在偏倚。另外，未进行子宫切除术则无法进行病理检查以证实PAS的存在，因此，不可能确定患者是否真的存在浸润性PAS。

由于缺乏随机对照试验，尚未确定PAS的最佳管理方案。治疗方案应个体化，并与患者共同决定。

应结合术前诊断的胎盘侵袭能力、绒毛侵袭深度和症状等多种因素进行方案的制订。

行保守治疗的女性的随访内容应包括超声评估和凝血情况的密切监测[71]。大出血的 PAS 患者不建议采取保守治疗，因为成功率较低，并且有延误治疗和增加发病率和死亡率的风险。

（三）其他治疗

介入造影栓塞或盆腔血管球囊闭塞可以作为剖宫产子宫切除术、保留子宫手术和期待治疗的补充方法，也可能适用于有术后持续性出血但血流动力稳定的患者。最近对 508 名产科医生和妇科医生的调查显示，PAS 产妇中分别有 28.1% 和 20.1% 使用预防性髂动脉导管栓塞或导管球囊闭塞[52]。导管球囊系统可以在术前放置，新生儿娩出后充气。剖宫产后，可考虑采用髂内血管栓塞进行保守治疗。这些技术可以帮助产妇止血，但都有风险，包括出血、感染、血栓栓塞并发症，以及需要手术修复的盆腔动脉损伤。在缺乏 RCT 的情况下，介入放射学在剖宫产子宫切除术中的作用仍不确定。

有学者提议使用甲氨蝶呤来加速胎盘吸收[71]。但是，只有病例报道和小型研究进行了报道，并且没有对照组。甲氨蝶呤有造成中性粒细胞减少及骨髓抑制的风险；因此，不再提倡在保守治疗患者中常规使用。甲氨蝶呤在促进胎盘吸收方面收效甚微，并且可能导致危及生命的并发症[71]。

（四）PAS 的生育结局

有限的数据显示，成功的 PAS 保守治疗可能不会影响之后的生育或产科结局，但 PAS 后再次妊娠可能增加不良妊娠结局的风险，包括复发性 PAS、子宫破裂、PPH 和围产期子宫切除术[73-76]。后续妊娠中 PAS 复发的风险在 22%[76]～29%[73]，发生早期 PPH 风险约为 8.6%[73,76]，子宫破裂风险约为 3.3%，围产期子宫切除风险约为 3.3%，输血风险约为 16.7%[75]。长期并发症还包括宫腔粘连和继发性闭经[7]。

结论

PAS 是指胎盘发育障碍，胎盘绒毛直接附着在子宫肌层（附着或粘连）和（或）深入侵袭子宫肌层直至浆膜层（植入），有时侵入周围的盆腔组织和器官（穿透）。流行病学调查显示，PAS 发病率的增加与剖宫产率增加直接相关。任何原发性子宫内膜肌层结构的异常或子宫壁的轻微继发性损伤都与 PAS 相关。有前置胎盘和既往剖宫产史的女性患 PAS 的风险最高，占侵入性 PAS 新发病例的 95% 以上。PAS 患者的胎儿娩出后整个胎盘不能正常地与子宫壁分离，并常伴有 MOH。因此，准确的产前诊断是影响 PAS 结局的关键。包括外科医生、产科麻醉医生和血液科专家在内的 MDT 进行有计划的管理，可以降低孕产妇发病率。手术方式的选择取决于影像学评估及临床所见的胎盘位置、侵犯深度、胎盘植入是否向外侧延伸。治疗决策必须基于患者的血流动力学状态、保留生育力的愿望、可用资源和专业知识。MDT 提供服务时，需要使用标准化诊断方案，准确评估 PAS 的患病率和妊娠结局。

要 点

- 近年来 PAS 发病率和患病率增加，归因于过去几十年剖宫产率的上升。
- 既往剖宫产史已成为 PAS 最相关的高危因素。
- 既往有剖宫产史且本次妊娠胎盘低置或/前置胎盘的女性，PAS 风险较高，并且风险随既往剖宫产次数的增加而增加。
- 使用标准化术语对 PAS 疾病进行临床诊断和病理诊断，对于获得新的、更准确的流行病学数据至关重要。
- 准确的产前诊断对 PAS 的预后至关重要，可有效降低围产期死亡率和发病率。
- 建议由受过培训的超声操作人员对 PAS 高危女性进行常规筛查。对于被诊断为 PAS 的女性而言，计划分娩的最佳时间是在皮质类固醇注射一个疗程后，即妊娠 35 周左右。
- 选择性剖宫产时避免对胎盘进行操作并使其留在原处，对于后续行延迟性子宫切除或保守治疗非常重要。
- 产前诊断为 PAS 的女性应转到三级医学中心，该中心应配备成人和新生儿 ICU，并由包括外科医生、产科麻醉医生、介入放射科医生和血液科医生在内的多学科团队进行管理。
- 介入放射治疗在剖宫产子宫切除术中的作用仍不确定。

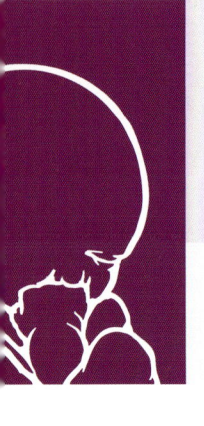

第 22 章 产科护理中的患者安全和质量测评
Patient Safety and Quality Measurement in Obstetric Care

William A. Grobman　Jennifer L. Bailit　著

徐馨宇　译　马琳琳　校

英汉对照

Catholic Healthcare Partners	CHP	天主教医疗合作伙伴
crew resource management	CRM	人员资源管理
Hospital Corporation of America	HCA	美国医院合作组织
hypoxic-ischemic encephalopathy	HIE	缺氧缺血性脑病
Institute of Medicine	IOM	医学研究所
intensive care unit	ICU	重症监护病房
nulliparous term singleton vertex	NTSV	未生育过的足月头位单胎
situation, background, assessment, and recommendation	SBAR	情况，背景，评估，建议

摘要

医学研究所（IOM）将医疗保健质量定义为"为个人和群体提供的医疗保健服务提高预期健康结局的可能程度，并与当前的专业知识一致"。在 IOM 框架下，安全是医疗保健质量更大概念的一部分[1]。为了提高安全性和质量，许多研究人员试图确定可预防性不良事件的根本原因。许多因素与可预防性不良事件的发生有关，但值得注意的是，沟通和"系统"问题一直被发现是这些事件发生的主要原因，这些问题超出了简单的个人错误。因此，考虑到不良事件的多种原因，改善安全性的努力可能需要多种不同的方法。本章描述了这些方法，并在质量改进的背景下描述了评估原则。

关键词

安全；质量；质量改进；评估

医学研究所（Institute of Medicine，IOM）将医疗保健质量定义为"为个人和人群的医疗保健服务增加预期健康结局可能性的程度，并与当前的专业知识一致"[1]。在 IOM 框架下，安全是医疗保健质量这一大概念中的一部分[1]。本章描述了提高患者安全的方法，并尝试测评和实现产科高质量护理。

一、患者安全

患者安全已成为医学界日益关注的焦点。多种因素导致了人们的关注，其中一个重要因素是可预防不良事件的发生率逐渐增加。多份报告记录了相对较高的医疗事故数量，其中包括 2016 年的一份报告，该报告表明，每年有超过 25 万人死于医疗事故[2]。报告指出，减少错误是改善医疗保健和患者结局的重要手段。

由于产科住院是美国女性住院的主要原因，每年有 400 多万女性出院[3]，因此孕妇更容易发生医疗事故。进一步强调产科安全非常重要，因为每次产科入院都有可能不仅影响患者自身的健康，还会影响母亲和婴儿的健康。

二、可预防的产科不良事件的发生率

许多探索可预防性产科不良事件发生率的研究都采用了回顾性研究方法，并对发生不良结局的案例进行了详细研究。根据这些研究，无法确定某一产科病房可预防性不良事件的总体发生率，这是考虑到可能会发生但不会导致实际不良结局（如过敏性休克）的不良事件，例如给予患者可导致过敏反应的药物。然而，这些研究确实让我们了解到当这种结局发生时，不良结局可被预防的概率。

Geller 及其同事[4] 分析了他们所在机构的发病率和死亡率。这些病例包括重度和"濒临死亡"的病例。需要强调的是，所谓的濒临死亡不是因为一位女性险些发病，而是因为她险些死亡[5]。因此，在他们的结构框架中，孕产妇发病有一个严重程度的范围，并且没有比濒临死亡更严重的了。其研究发现发病和死亡事件通常是可预防的，可预防事件定义为医疗保健提供者的任何作为或不作为（如患者管理不善和诊断失败或延迟）、系统问题（如沟通失败）或患者问题（如不依从）。此外，不良结局最严重的女性更有可能定义为可预防性事件：16% 的重度病例被判定为可预防，而 46% 的濒临死亡事件和 41% 的死亡事件被判定为可预防。

Berg 及其同事[6] 专门研究了发生在北卡罗来纳州的孕产妇死亡。他们研究了 1995—1999 年期间 108 例与妊娠有关的女性死亡事件。如果符合以下条件，则认为死亡可能是可预防的：①妊娠前保健和咨询可以改善结局；②患者未遵守医嘱；③医疗保健系统的结构和功能欠佳；④临床护理不满意。在他们的研究中，40% 的死亡被认为是可以预防的，尽管这一频率因主要潜在死因的不同而存在显著差异。例如，93% 与出血有关的死亡被认为是可以预防的，而心肌病相关的死亡中只有 22% 被认为是可以预防的。

White 及其同事[7] 调查了 90 例导致诉讼的案件，其中的索赔都已结案。值得注意的是，这些病例包括妇科和产科病例，但大多数与产科有关。在他们的研究中，78% 的病例被认为存在一个潜在可避免的促成因素。Clark 及其同事[8] 分析了索赔数据，仅关注了与围产期护理相关的索赔。其发现与 White 及其同事的发现十分相似；特别指出，70% 的病例是可以预防的，并且与患者在医院接受的护理有关。

Forster 及其同事[9] 尝试通过前瞻性研究来量化产科病房不良事件的发生率。这些研究人员在 6 周的工作日时间里，在产房安排了一名经过培训的观察员，以确定患者的不良结局、程序错误和不安全的工作条件，然后由多学科团队进一步评价观察员确定的关注病例。研究的主要结果是"质量问题"的发生，定义为一个不良事件或潜在不良事件的发生。不良事件归因为卫生保健管理而非自然疾病进展，潜在不良事件是指"极有可能造成伤害的有缺陷的过程"。在研究期间接受治疗的 400 多名患者中，5% 的患者经历了质量问题（即 2% 有不良事件，3% 有潜在不良事件）。发生的不良事件中，有 66% 被认为是由医疗保健服务中的错误造成的。

三、导致可预防不良事件的因素

现有文献表明，产科不良事件的发生涉及多个因素。例如，联合委员会的数据说明了多种因素在重大孕产妇和围产儿不良事件发生中的作用。例如，他们通过对主要孕产妇不良事件的分析，揭示了多种根本原因，包括缺乏充分的沟通、培训、人员配备和患者评估[10]。其他研究人员同样发现，可预防性不良事件或潜在事件不能追溯到一个简单且容易补救的原因，而是多因素的，是由多种因素复杂的相互作用造成的。Geller 及其同事[5,7,9] 已经证明了医务人员和医疗系统层面存在多种不同因素，这些因素导致了不良事件的发生。

尽管许多因素与可预防性不良事件的发生有关，但值得注意的是，已发现沟通和"系统"问题超出了简单的个人错误，一直是这些事件发生的主要原因[5, 7, 9-11]。系统问题指的不是源于一个人的行动，而是源于人与制度政策的相互关联的关系。关于联合委员会分析的孕产妇护理事件，在80%以上的病例中，沟通问题被认为是根本原因[10]。这一概率远远超过了其他最常见的因素（能力和患者评估），这些因素仅仅出现在不到40%的病例中。White及其同事[7]在对已结案索赔的研究中指出，医疗服务提供者之间的沟通不足是与索赔有关的最常见的可预防因素。同样，Forster及同事[9]的前瞻性研究指出，训练有素的观察员提醒到，"系统"问题是进一步评估质量问题可能性的最常见原因。

四、提高产科安全性的方法

前面的讨论强调了影响患者安全的不同因素，这表明改善安全性的努力可能需要多种不同的方法。在一个组织内这些因素表现出来的不同层次进一步表明可能了需要采取多方面的办法。具体来说，预防不良事件所需的关键组成部分发生在：①个人水平，如向工作人员提供的教育或培训水平；②团队水平，如团队效能和沟通；③结构水平，如组织内部流程的标准化[11]。与之相应的是，提高产科患者安全的尝试通常使用了几种不同类型的方式。这些方法被认为是有效的理论基础，它们在妇产科中能得以应用的依据都将被进一步讨论。

（一）清单和方案

由于医疗保健过程的复杂性和相应沟通错误的可能性，提高患者安全性的一种方法是引入标准化的患者护理方法。这些方法采取了方案和核对清单的形式，前者规定使用者要完成项目以达到预定的结果，后者以系统方式列出行动目录或标准，允许使用者记录所列举的单个项目存在或不存在，以确保所有项目都考虑到或完成。尽管两者都与标准化有关，但清单方式提供了被认为可认知辅助的项目或行动的明确列表，因为相关项目以有组织的方式分组，从而提高了记忆[12]。

Pronovost及其同事[13]在其重症监护病房导管相关血行感染的研究中证明了清单方式的潜在作用。该研究中，在密歇根州的108个ICU引入一个详细的检查表，列出在任何中心导管置入过程中所需的5个关键措施。值得注意的是，这些关键措施是基于证据的；此外，清单不仅被公示，而且还得到了地方领导人的支持，他们针对最佳实施方法提供了意见。导管相关血行感染的发生率不仅在实施后3个月显著下降（发生率RR=0.62，95%CI 0.47～0.81），而且直到实施后18个月，该发生率持续下降（发生率RR=0.34，95%CI 0.23～0.50），此时是数据收集的终点。

Clark及其同事[14]制订了一份指导催产素给药的清单，并且在一家私立医院实施了这份清单。将实施清单前的100名女性的结果与实施清单后接受催产素治疗的100名女性的结果进行比较。尽管使用的最大剂量催产素显著较低，发生一种或多种并发症的新生儿频率也显著较低（P=0.049），但分娩持续时间、催产素给药持续时间或给药后手术分娩率均未见差异。

Menzies及其同事[15]已经证实了先兆子痫评估和管理的标准化方法的潜在益处。在制订最佳实践方案后，研究人员在不列颠哥伦比亚女性医院介绍了这些用于先兆子痫管理的方案。在标准化方法实施后接受治疗的先兆子痫女性中，0.7%出现了孕产妇不良结局的综合终点，与干预前5.1%的发生率相比降低了86%（P<0.001）。围产期的不良结局也有所减少，尽管这一发现没有达到统计学意义（OR=0.65，95%CI 0.37～1.16）。

然而，关于清单方式和方案方式都需要谨慎，不能假设单元中仅存在其中一个就可以自动改善护理。正如Pronovost及其同事[13]所证明的那样，当清单的组成部分基于证据，并且它的使用得到组织成员支持时，清单的存在可能会加强护理。此外，最好使用传统科学方法或设计质量改善的研究来证明清单方法的应用与提供的护理或得到的结局改善相关[16]。相反，清单或协议可以存在，但仍不能转化为任何医疗保健方面的具体变化。例如，一组研究人员观察到，在加拿大安大略省引入手术安全清单与手术并发症或死亡率的改善无关[17]。Bailit及其同事[18]在产科护理中也有类似的发现。在他们的研究中，无论是否有针对产后出血或肩难产的方案，这两种并发症在产科病房的结局相似。

（二）模拟

模拟是指对已经发生或可能发生的实际事件的再现[19]。模拟可用于提高患者的安全性，因为可以重复一个操作或程序，从而改进该操作或程序的执行，而不会使医疗服务者或患者受到伤害。从本质上讲，模拟事件是医护人员准备和培训干预措施的机会。尽管模拟可能对任何类型的产科操作（如阴道分娩）都有好处，但它经常在肩难产和子痫等事件中进行研究。对于这些事件而言，模拟可能不仅对新手特别有用，甚至对经验丰富的专业人士也有帮助，使他们可以保持管理不可预测和不常见事件的能力。

1. 肩难产

来自多项研究的数据表明，模拟可以在多个方面上改善肩难产的处理，包括团队成员之间的沟通、缓解该问题所需操作的执行和事件的记录。已经证实，这些改进措施在住院医师培训和住院医师后经历中的有效性。

在一项随机试验中，Deering 及其同事[20]证明，一些住院医师被分配至应用产科分娩模拟器组接受肩难产培训，与那些没有接受过肩难产初步模拟训练的住院医师相比，有培训经验者更有可能及时和正确地使用助娩动作。此外，由盲态观察员评价时，接受过模拟训练的住院医师在整体表现和准备方面的得分更高。

Goffman 及其同事[21]进行了一项研究，该研究着眼于住院医师和主治医师参加模拟前和模拟后的培训结果。在这项研究中，参与者接受肩难产事件的模拟，然后进行汇报，其中包括：①关于肩难产的简短讲座；②肩难产管理的基本操作和基本算法的回顾；③关于在产科紧急情况下优化团队表现的讨论；④审查文件的关键组成部分；⑤回顾数字记录的模拟和讨论参与者的表现。在第 2 次意外的肩难产模拟中，参与者在沟通、动作应用和整体表现方面表现出显著的改善。

Crofts 及其同事[22]在多中心研究中比较模拟前后的结局，获得了相似的结果。此外，本研究随机分配参与者，分入应用人体模型的高保真模拟组或使用简单的洋娃娃模型的低保真模拟组，试图判断前者是否会更大限度地提高培训性能。无论随机分组如何，模拟训练后模拟肩难产期间的表现均得到改善。尽管在接受过高保真培训的参与者中，一些性能指标（如总施加力）得到了更大程度的改善，但是许多其他指标（如峰值力和操作实施）在高保真组和低保真组之间并没有差异。已证实模拟肩难产事件的表现改善可持续至训练后 12 个月[23]。

既往研究已经研究了模拟事件期间的结局，但并未证明在与模拟训练相关的实际临床中结果是否得到改善。然而，目前有几项观察性研究就临床结局进行研究，似乎支持暴露于模拟可能改善肩难产相关的临床结局这一假设。在一项单个机构进行的研究中，研究者检查开始肩难产培训项目前后的结果，培训内容包含产科操作培训和实践[24]。据报道，培训计划后，肩难产采用适当手法的频率显著增加，肩难产后出生时新生儿损伤显著减少（9.3%～2.3%；RR=0.25，95%CI 0.11～0.57）。Grobma 及其同事[25]还使用模拟来帮助培训参与者应对肩难产。他们没有模拟特定的手法，而是强调一旦诊断出肩难产后团队的协调反应和沟通。以这种方式进行模拟后，发生了肩难产的新生儿出院时臂丛神经麻痹的发生率从 7.6% 下降到 1.3%（P=0.04）。

2. 子痫

已有研究评估就子痫发作的处理所进行的模拟训练，结果表明，在附加的模拟测试中，反应得到了改善。例如，Thompson 及其同事发现[26]，让一个三级医疗中心的工作人员参加模拟子痫事件的汇报会议，训练后其更好地处理了患者的复苏。值得注意的是，这些模拟不是在独立的模拟实验室中进行，而是应用于实际的产房中。这些研究人员使用初始模拟不仅是为了训练，同时也是为了说明在实现最佳反应过程中，一些特定位置存在的障碍（如一个低效的呼叫系统）[27]。其他人也注意到，模拟训练具备识别出阻碍最佳临床实践效果的系统级障碍的能力。

Ellis 及其同事[28]还在子痫模拟期间检查了训练前和训练后的临床结局。在他们的研究中，培训与适当及时完成预期任务的增加有关（如硫酸镁给药）。值得注意的是，虽然所有参与者都接受了模拟培训，但他们也被随机分配到不同的培训地点（即模拟中心与医院单位），并在他们的教育过程中加入团队合作培训。现场和补充的团队合作教育都未显示出额外的改进作用。

3. 其他产科事件

在模拟背景下被检查的其他产科事件包括臀位分娩、产后出血和脐带脱垂。在一项着眼于臀位分娩的研究中，在模拟了一个即将发生的阴道臀位分娩后，住院医师参加了关于阴道臀位分娩适当技术的模拟器培训课程[29]。本次培训后，住院医师反复进行标准化模拟。由对培训状态不知情的研究者对培训前后的模拟进行录像和判断。培训后参与模拟臀位分娩的住院医师的技能和安全性评分显著更高。关于产后出血，Toledo 及其同事[30] 使用失血量的模拟示例来提高护理人员对失血量估计的准确性。

Siassakos 及其同事[31] 评估了引入包括脐带脱垂演练在内的产科急诊培训项目后，与脐带脱垂相关的临床结局是否改善。他们发现，在这些演习后，诊断至分娩的间隔时间显著减少（25 → 14.5min，$P<0.001$），尽管在低 Apgar 评分或新生儿重症监护病房入住率方面没有发现显著差异。

Draycott 及其共同研究者[32] 还检查了培训课程引入后的临床结局，培训课程包括胎心监护教育和肩难产、产后出血、子痫、双胞胎分娩、臀位分娩、成人复苏（包括心肺复苏）和新生儿复苏方面的训练。在该培训后，其所在机构的缺氧缺血性脑病发生率减少了大约一半（每 1 万例新生儿中为 27.3 → 13.6 例，$P=0.03$）。这一降低似乎与 HIE 发病率的其他已存在趋势或研究期间人口的变化无关。

（三）加强沟通

一些研究人员并没有专注于模拟特定的产科事件，而是强调改善沟通过程和加强团队合作。其中一种方法是建立一个经过培训的特定团队，在产科紧急情况时发挥职能并具体参与。例如，一个机构根据快速应答系统概述的规则创建了一个"条件 O"团队[33]，包括：①触发医疗危机团队响应的病例的发现；②医疗危机团队可随时提供响应；③一个评价和程序改进系统；④支持该系统的管理结构。在实施该系统后，研究人员报道了一些质量改进干预措施，这些干预措施因为与调用"条件 O"相关的病例审查而得以引入，尽管特定结局的改善尚未得到证实。

与刚才描述的方法相比，另一种方法是对整个单位或机构的标准化沟通过程进行培训和实施。这种干预措施经常被引用的一种方法是人员资源管理（Crew Resource Management，CRM）。这种培训开始于航空业，并一直在继续。有人指出，事故主要与缺乏协调和团队合作不力有关[33]。CRM 寻求通过标准化语言、情境感知、简报和汇报，以及让所有团队成员表达其对安全的担忧，进而产生有效的沟通。来自观察性纵向研究和随机试验的一些证据表明，沟通训练可以改善提供者之间的团队合作和沟通[34, 35]。

在一项纵向观察性研究中[36]，认为在单个机构引入 CRM 课程与高严重程度的"诉讼、索赔和观察"（即当保险承运人保留资金时）减少 62% 有关。然而，一项随机试验对 CRM 课程、MedTeams Labor 课程和分娩团队协调课程进行了评价，研究者报道称，与完全未接受干预的机构相比，随机接受干预的机构并不太可能减少产科不良结局的主要指标（平均不良结局指数）[37]。

（四）多方面的方法

一些人认为，产科护理的复杂性在于，产科安全的改善并不是通过使用某一种特定的干预措施达到的，而是通过多方面的方法，最终导致一个机构内基本文化的变化。遵循高度可靠性组织的原则有助于指导其中一些工作。纵向观察性研究表明，引入此类项目与结局改善有关。一些组织已经报告了此类项目的实例。

- 天主教医疗合作伙伴（Catholic Healthcare Partners，CHP）[38] 在 16 家研究中心设立了一个项目，包括跨学科教育、常规医疗记录审查以监测对恰当临床实践的持续依从性，以及表格标准化以鼓励遵守最佳做法。引入该项目后，出生创伤率从每 1000 个新生儿中的 5.0 个下降到 0.17 个，产科不良事件（特定的出生相关事件或可能导致索赔的损伤）的数量减少 65%，从每 1000 名婴儿的 7.2 个降至 2.5 个。
- Seton Family Hospitals[39] 在四项研究中心启动了一个项目，包括表格和护理流程的标准化；介绍日常沟通流程，如情况、背景、评估和建议（situation，background，assessment，and recommendation，SBAR）；就短时间直接反馈的不良结局进行主动监测；具有高保真人体模型的跨学科产科危机模拟。在引入该项目之后，产伤率从 2 年平均的 0.3% 下降到 0.08%，因产伤入住 NICU 的婴儿平均住院时间下降了 80%。

- 耶鲁－纽黑文医院[40]产科开始了对不良事件的外部专家审查、匿名事件报告、方案标准化、建立患者安全护士职位和患者安全委员会，以及团队技能和胎儿心脏监测解释方面的培训。该项目的引入与其所选结局（平均季度不良结局指数）的显著降低相关（$P=0.01$）。他们报道称，在引入该计划后，医疗责任索赔和支付也有所减少[41]。

- 美国医院合作组织（Hospital Corporation of America, HCA）[42]制订了一个计划，包括标准化过程、积极的同行评议和反馈，以及授权医疗保健团队中的任何成员叫停其认为可能危险的护理。在该项目启动后，每 1 万次分娩的专业责任索赔数量显著减少（$P<0.001$）。

（五）结论

很明显，发生在产科的不良结局中至少有一些是可预防的，而这些可预防事件的根本原因虽然是多方面的，但往往涉及沟通和团队协作。理论支持各种减少误差的方法，其中许多方法已用于产科。尽管一些研究已经记录了与患者安全措施相关的结局的改善，但这些研究主要是观察性的，并使用了不同的结局（如参与者的满意度和知觉、在模拟情境中显示技能的获得、实际护理过程和实际患者结局）来评估改善。有必要进行进一步的工作来阐明最有效的改善医疗实践和实践方法的最佳组合（如现场模拟与实验室模拟）。

五、产科医疗质量的测评

为了了解是否提供了安全的医疗，以及患者安全方法的改变是否真正提高了医疗质量，需要进行评估（图 22-1）。患者安全评估示例包括手术海绵滞留率或手术部位错误率。质量测评评估了产妇和新生儿医疗的优化程度。下文详细介绍了用于优化产科医疗的不同评估方法。

（一）医疗质量

不同的利益相关群体都对产科医疗的质量感兴趣。患者、医生和保险公司都希望以负担得起的费用获得高质量的产科服务。然而，每个群体对质量的理解可能不同。患者希望他们的医生是有爱心的人，能产生好的结局。医生想要确保患者获得最好的可能结局，但无论结局如何，他们必须确保自己采用的是最佳做法。保险公司想知道所提供的护理是否具有成本效益。这些群体中的每一个都想要且需要反映他们自身利益的质量测评标准。因此，测评质量的第一步是了解谁将使用测评，以及如何使用它。

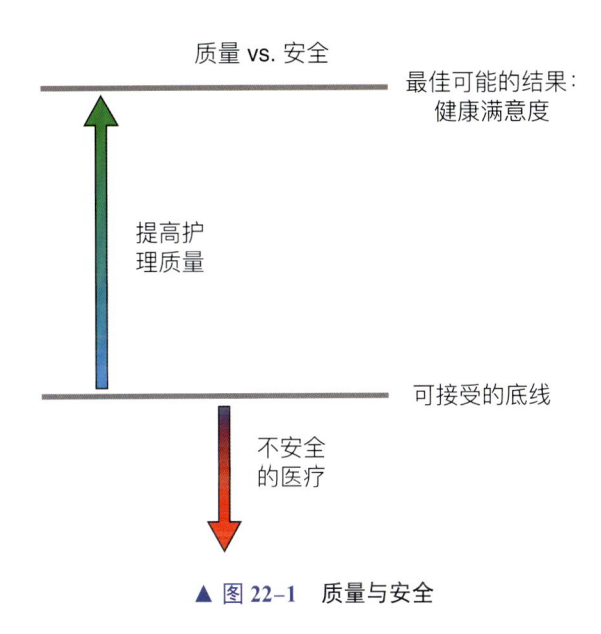

▲ 图 22-1 质量与安全

（二）质量测评

质量测评的五个主要类别是：①结构；②结局；③流程；④通路；⑤患者体验（图 22-2）[43]。

结构测评就是假设如果医院包含高质量的组成部分，那么产品（医疗保健）也将是高质量的。结构测评的例子包括委员会认证、医师执照和医院评审。结构测评之所以吸引人，是因为它们易于测定和复制；然而，虽然结构测评可能表明存在最佳结构，但这些测评并不能保证医院的各个组成部分能很好地协同工作。

结局测评，如其名称所示，反映了患者的结局。结局测评的一个例子是孕产妇死亡率或新生儿低血糖发生率。由于产科医生通常治疗健康女性，所以产科的不良结局相对少见。因此，许多结局衡量指标（如孕产妇死亡率）的有效性可能有限，因为大多数医院几乎没有这些结局可供衡量。更重要的是，如果结局测评要最大限度地有用并反映出某一特定

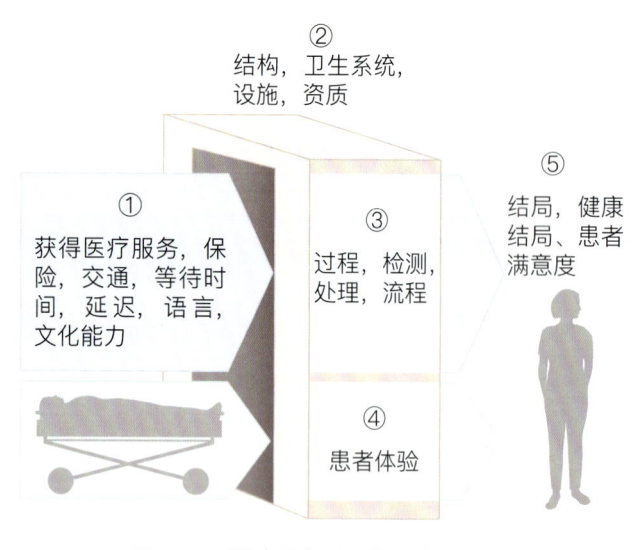

▲ 图 22-2　医疗服务质量的五个组成部分

机构提供的实际医疗水平，它们必须反映出该机构实际上可能影响的结局，并应进行风险调整，以解释可能显著影响受关注结局的患者差异。例如，尽管胎儿生长受限是一个不良结局，但胎儿生长受限率可能不是一个反映患者质量的良好指标，因为缺乏有效的干预措施来预防这一不良结局。此外，如果一家医院更有可能治疗胎盘异常的女性，那么根据围产期子宫切除术的频率对医院进行比较，就很可能无法比较出其医疗质量。一项调查表明，在不同医院分娩的患者的特征差异可能会在很大程度上影响一家医院相对于其他医院在几种不良产科结局上的表现，这些结局包括严重的产后出血、围产期感染、严重的会阴撕裂、新生儿综合不良结局[44]。最后，当母亲和婴儿这两个患者同时发生不良结局时，结局测评可能会对产科产生明显的挑战。因此，尽管一家医院可能有相对较好的孕产妇结局，但它也可能有相对较差的新生儿结局，仅检查这些结局中的一组并不能全面反应医疗环境的质量[44]。

流程测评反映了医生或医院在治疗患者时实际使用的做法。流程测评的一个例子是测量已知 B 组链球菌阳性女性接受适当抗生素的频率。如果一项流程测量能充分反映护理质量，那么应该有证据表明该流程与结局的改善有关。流程测评最核心的优势是，它能直接了解卫生保健系统内的预期行动。与之相应的是，这些测评能够使人立即了解为加强患者诊治而必须采取的措施。相反，流程测评的缺点之一是，结局往往由许多不同因素和过程的相互作用造成，而这些测评的改进可能会让人误以为医疗质量的改善已经完全实现。Draycott 及其同事[45]表示，担心过分依赖流程测评可能会掩盖一个事实，即医疗的"改进"并没有转化为结局的改善。最近的产科分析证明了这一点。Grobman 及其同事[46]研究了 25 家不同医院的 115 000 多名女性的医疗流程和结局，但无法证明医院提供的医疗差异可以解释所看到的不良结局的差异。同样，Howell 及其同事[47]研究了纽约各医院中妊娠少于 39 周的剖宫产和选择性分娩的频率，但是他们没有发现医院在这些测评上的表现与产妇或新生儿发病率之间的关系。

1. 获得医疗服务的测评

获得医疗服务是指患者或医疗保健组织或临床医生注册人员获得及时和适当的医疗保健[43]。获得医疗服务测评的例子包括患者是否可以在没有保险的情况下进行预约、预约新患者的速度有多快，以及相比于使用翻译服务，患者是否可以使用其母语与医务人员见面。尽管医院系统中的医务人员可能无法直接控制这些类型的问题，但许多私人执业者可能拥有更大程度的直接控制权。此外，即使在大型医院系统中，医务人员也必须意识到医疗的这些方面对整体健康和以患者为中心的医疗的重要性，而不是将医疗服务的获得简单地视为业务问题。

2. 患者体验

医疗体验是患者的观察和参与报告，或对其健康状况的任何变化的评估。根据定义，这些类型的测评数据来源必须是患者，如果涉及新生儿，则数据来源于家庭。通常，这些指标是根据对患者的调查来确定的。示例可能包括患者对医务人员是否具有良好沟通能力的评价，或患者是否会向朋友推荐。与医疗服务的获得一样，换作者体验通常被错误地视为成功商业计划的一部分，而不是质量指标。但是，重要的是要知道，患者的医疗体验可能会影响医疗过程，并最终影响健康状况。

考虑到这些方面，在确定产科质量指标是否为良好时，应考虑几个标准。例如，一个好的措施应该：①平衡孕产妇和新生儿结局，也就是说，它不应该反映出对母婴二人中的一个成员的医疗效果改善，而对另一个的医疗效果明显恶化；②有可能被相关卫生保健系统内的行为所改变；③负担得起适用于更大规模的运用；④被利益相关者接受为有意义的质量指标；⑤可靠性和可重复性好[48]。

3. 数据来源

数据源对于理解质量测评和在多大程度上依赖给定测评是至关重要的。主要出于收费或非医疗目的而收集的管理性数据是一个丰富的信息来源。管理性数据具有人群完全性优势，并且使用起来相对便宜。不幸的是，管理性数据往往缺乏临床细节，难以做出有意义的质量判断。例如，出生证明数据通常用于产科。然而相较于其敏感性，出生证明数据字段的特异性更强[49]，即如果列出了某并发症，患者很可能有该并发症；但如果没有列出某项并发症，却不能确定该并发症没有发生。

个体医疗记录的优势是比管理性数据更准确，但更难以获得，特别是当所需要的数据群体超出某单一机构或卫生保健系统范围时。纸质的医疗记录尤其难以统一的方式为一个群体获取，而且收集和提取的成本很高。越来越多的电子医疗记录被用于提供质量测评数据。这些数据在一个机构内很容易收集，并且具有临床细节。但是，由于存在许多不同类型的 EMR 系统，整理来自许多来源的医疗记录信息可能需要大量时间。电子病历的优势在于，能够连接门诊患者和住院患者的信息，这在管理性数据或纸质病历中是很难做到的。电子病历提供的信息类型将随着时间的推移而增加和改进，人们希望最终生命统计记录将基于实际的医疗记录，而不是数据提取，从而使出生证明数据成为更丰富、更准确的医疗数据来源。

（三）质量改进

测评医疗质量的主要目的是利用这些测评来改进医疗。质量测评工具允许利益相关人员来评估系统变更的影响。全国存在许多质量协作机构[50]，其中有些是自发、免费的，有些则需要成员医院支付参与费用。两家成熟的质量协作机构是加利福尼亚州孕产妇质量护理协作组织（California Maternal Quality Care Collaborative，CMQCC）（www.cmqcc.org）和俄亥俄州围产质量协作组织（Ohio Perinatal Quality Collaborative，OPQC）（www.opqc.net）。除了作为成员交互和共享数据的资源，包括 OPQC 和 CMQCC 在内的许多优质护理协作组织还提供工具包和数据收集工具，使未参与的医院也能够从其质量改进工作中受益。

除了质量协作组织外，许多专业小组现在还会创建"捆绑包"，通常包含关于改善特定临床事件（如产后出血）结果的核心方法的指导。考虑到可用的捆绑包数量和提供这些捆绑包的不同来源，选择要实施哪些捆绑包可能很有挑战性。就像临床证据有一个等级制度一样，评价哪些捆绑包可能更有效也有一个类似的等级制度。例如，那些已经广泛实施（如在整个州实施）并在统计学上被证明与显著改善的结果具有相关性，应被认为具有更强的证据基础。下一个层级是在单个机构中实施并使得结果有所改善的捆绑包。在层次结构中较低的是基于专家意见推荐的捆绑包，但这些捆绑包的实施并没有显示出具有改善结果的作用。在已被证明与大规模实施后的结果改善具有相关性的捆绑包中，实施的选择可能基于问题的严重程度、实施的便利性和成本等因素[51]。方案法、检查清单法或捆绑包的实施方式会影响项目的有效性。以往的工作表明，仅凭借一项医疗方案不足以确保结果得到改善[52]。

当医务人员群体、医院或卫生系统被测评并将测评结果进行比较时，就会出现基准化。对相关因素的了解和沟通是产生更好表现（即审查和反馈）和提高医疗质量最有效的方法之一[53]。例如，计算城市中所有医院的未生育过的足月头位单胎（nulliparous term singleton vertex，NTSV）比率。然后，每家医院将收到一个图表，显示其比率（非盲性）与城市中所有其他医院（通常为盲性，但不总是）的比率进行比较。

OPQC 已采用审查和反馈[54]。俄亥俄州的这一大群医院聚集在一起分享数据，并比较了如何降低无医疗指征的 39 周前计划性分娩频率的技术。每家医院收集其自身机构 $36^{0/7} \sim 38^{6/7}$ 周的计划分娩数据，并将数据提交至中心来进行数据整理。然后，数据中心生成报告，显示每家医院自己的比率并与所有其他医院的比率相比较。每家医院都利用这些信息来设计自己的方案以降低自家发生此种情况的频率。医院每个月都可以通过电话分享他们的设计和进展。在项目开始时，$36 \sim 38^{6/7}$ 周的计划性分娩中，25% 无记录的医疗指征；1 年后，该比例降至 5% 以下（$P < 0.05$）。据估计，经过 12 个月的努力，俄亥俄州约有 1000 名新生儿从 $36^{0\sim7} \sim 38^{6\sim7}$ 周出生转为 39 周以

上出生。

质量协作组织实施捆绑包并证明其改善结果的另一个例子是加州质量协作组织对产后出血的研究[55]。在参与该研究的医院中，该组织能够将严重产妇病率降低 20.8%。重要的是，他们还报道了如何实施捆绑包。

协作组织及其他形式的组织机构有助于深入了解改善产科医疗的最有效方法。Clark 和美国医院合作组织[56] 的一组研究人员比较了三种在产房实施的改变方法，以减少 39 周前选择性分娩的频率。他们比较的方法如下：①硬性停止法，医生不允许在 39 周前无医学指征安排分娩；②软性停止法，允许医生在 39 周之前安排分娩，但被告知将有一个同行审查程序来评估是否需要在 39 周之前进行选择性分娩；③仅教育方法，对医生就相关问题进行教育，但不再做其他改变。这项研究的结果表明，硬性停止和软性停止方法都与改善表现相关，而教育方法根本无效。此外，硬性停止法的有效性是软性停止法的 2 倍。

> **要　点**

- 已证明，一部分产科不良事件是可以预防的，这一比例因不同临床情况而异。
- 多种因素与产科不良事件的发生有关，其中沟通问题被认为是常见因素。
- 提高产科患者安全的方法包括清单和方案、模拟和团队合作训练。
- 需要进一步研究以阐明哪些方法和方法组合最能改善临床医疗及其结局。
- 质量测评评估孕产妇和新生儿医疗优化的程度。
- 质量测评的主要类别包括结构、过程、结局、准入和患者体验。

第四篇

产后护理
Postpartum Care

第 23 章 新生儿
The Neonate

Paul J. Rozance　Clyde J. Wright　著
蒋　理　译　　马琳琳　校

英汉对照

American College of Obstetricians and Gynecologists	ACOG	美国妇产科医师学会
appropriate for gestational age	AGA	适于胎龄儿
central nervous system	CNS	中枢神经系统
chronic lung disease	CLD	慢性肺病
computed tomography	CT	计算机断层扫描
continuous positive airway pressure	CPAP	呼吸道持续性正压
cyclic adenosine monophosphate	cAMP	环磷酸腺苷
dipalmitoyl phosphatidyl choline	DPPC	二棕榈酰磷脂酰胆碱
docosahexaenoic acid	DHA	二十二碳六烯酸
functional residual capacity	FRC	功能残气量
glucose-6–phosphate dehydrogenase	G6PD	葡萄糖 –6- 磷酸脱氢酶
Group B *Streptococcus*	GBS	B 族链球菌
human immunodeficiency virus	HIV	人类免疫缺陷病毒
hyaline membrane disease	HMD	肺透明膜病
idiopathic thrombocytopenic purpura	ITP	特发性血小板减少性紫癜
inferior vena cava	IVC	下腔静脉
insulin-like growth factor 1	IGF-1	胰岛素样生长因子 –1
intrauterine growth restriction	IUGR	宫内生长受限
intraventricular hemorrhage	IVH	脑室内出血
kangaroo maternal care	KMC	袋鼠式育儿
large for gestational age	LGA	大于孕龄儿
magnetic resonance imaging	MRI	磁共振成像
meconium aspiration syndrome	MAS	胎粪吸入综合征
necrotizing enterocolitis	NEC	坏死性小肠结肠炎
neonatal resuscitation program	NRP	新生儿复苏计划
periventricular hemorrhage	PVH	脑室周围出血
periventricular leukomalacia	PVL	脑室周围白质软化

persistent pulmonary hypertension of the newborn	PPHN	新生儿持续性肺动脉高压
pulmonary vascular resistance	PVR	肺血管阻力
rapid eye movement	REM	快速动眼期
respiratory distress syndrome	RDS	呼吸窘迫综合征
small for gestational age	SGA	小于胎龄儿
surfactant protein	SP	表面活性物质蛋白
thyroid-stimulating hormone	TSH	促甲状腺激素
thyrotropin-releasing hormone	TRH	促甲状腺激素释放激素
uridine diphosphoglucuronosyl transferase	UDPGT	尿苷二磷酸葡萄糖醛酸转移酶
vascular endothelial growth factor	VEGF	血管内皮生长因子
very low birthweight	VLBW	极低出生体重

摘 要

新生儿期通常被定义为一个人生命最开始的 28 天。这个时期是儿童死亡率最高的一个时期，其中出生后最初几天的死亡风险是最大的。成功地适应子宫外生活对这一时期的生存至关重要。出生后即刻发生的许多生理功能调整使新生儿得以存活。这些调整包括正常的体温调节、代谢稳态、呼吸气体交换，以及从胎儿循环转换到出生后循环。因此，新生儿的适应期与胎儿的生命是连续的，有着重要的意义。本章回顾了胎儿正常过渡到子宫外新生儿的过程，以及该过程被破坏时的情况。

关键词

新生儿；适应期；呼吸系统；死亡率；发病率；生存；结局

新生儿期是婴儿生命的前 4 周，也是所有儿童中死亡率最高的时期。出生后最初几天的风险最高。新生儿具有成功适应子宫外生活的能力是这一时期生存的关键。在出生后的最初几小时，新生儿必须适应体温调节、代谢稳态和呼吸气体交换的任务，还必须经历从胎儿循环到出生后循环的转换。本章回顾了正常过渡的生理学，以及破坏该过程时可能发生的情况。这些情况都包含着一种观点，即新生儿反映了其遗传和环境的总和，其中包括在妊娠和分娩期间受到的任何轻微或严重的影响。新生儿的适应期与胎儿生命是连续的，有着重要的意义。

一、心肺过渡

（一）肺的发育

肺的发育和成熟需要精细的解剖、生理和生化的相互调节作用。这些调节过程为器官提供了足够的表面积、血管化和新陈代谢能力，以维持新生儿期的氧合和通气。胚胎期肺形态发育分为五个阶段[1]：①胚胎期，妊娠 0~6 周；②假腺体形成阶段，妊娠 6~16 周；③小管形成阶段，妊娠 16~24 周；④囊泡阶段，妊娠 24~38 周；⑤肺泡阶段，妊娠 36 周~2 岁。

在妊娠的第 4 周，也就是胚胎期，肺从前肠长出腹侧憩室。在接下来的几周里，在假腺体形成阶段，憩室出现分支，形成一棵由柱状细胞组成的上皮壁较厚的狭窄的支气管树。参与肺发育的分子机制包括前肠内胚层重要转录因子的表达，对形态发育重要的内源性多肽的分泌，以及对细胞发育至关重要的生长和分化因子的产生。到妊娠 16 周时，气管支气管树已经分支到终末细支气管。来源于肺循环的血管与气道同时发育，腺泡前血管形成。小管形成阶段期的特点是气道上皮细胞出现分化，气道增宽，气道上皮变薄。此外，原始的呼吸性细支气管开始形成，标志着肺部气体交换单位的形成。血管继续增殖，间质相对减少，使血管更接近气道上皮。囊泡阶段的标志是气管 - 支气管树（腺泡）的气体交换部分的发育，该部分由呼吸细支气管、肺泡管、终末囊泡及最后的肺泡组成。在这一阶段，肺血管继续与气道一起增殖，并围绕着发育中的囊泡。产前肺发育的最后阶段，即肺泡阶段，以细的次级肺泡间隔的形成和毛细血管床的重塑为标志。

在整个过程中，间叶细胞和上皮细胞的相互作用引导着肺泡化和血管化的正常过程[2]。几百万个肺泡在出生前就会形成，这就强调了妊娠最后几周对肺适应能力的重要性。出生后肺发育的特点是肺泡的形成，超过 85% 的肺泡化进程发生在出生后[1]。

决定子宫外存活的关键因素是薄血气屏障的形成和表面活性物质的产生。出生时，气体交换表面的上皮薄且连续，有两种肺泡细胞类型：肺泡 I 型上皮细胞很薄，几乎不含亚细胞器，而肺泡 II 型上皮细胞含有辅助产生表面活性物质的亚细胞器（图 23-1）。表面活性物质磷脂和表面活性物质蛋白（surfactant proteins，SP）B 和 C 通过胞吐作用以板层小体的形式分泌，并分解成管状髓鞘。另外两种 SP，即 SP-A 和 SP-D，独立于板层小体分泌。管状髓鞘是由磷脂和表面活性物质特异性蛋白组成的松散格子。表面活性剂的表面活性成分以单分子层形式吸附在气液间的肺泡表面上。随着单分子层的重复扩张和压缩，表面活性物质被挤出，一部分被肺泡巨噬细胞通过内吞途径清除，一部分被 II 型细胞吸收，再循环回到板层小体中[3]。

由于呼吸开始时会沿肺泡表面形成高表面张力，因此终末肺泡中的表面活性物质对出生后的肺功能至关重要。就像表面张力可以减小水中气泡的大小一样，它也可以减少肺膨胀，从而造成肺不张。这是由 Laplace 定律描述的，该定律指出，在一个球体内，压力（P）与表面张力（T）成正比，与曲率半径（r）成反比（图 23-2）。表面活性物质具有改变表面张力的物理性质，表面张力本身随表面积压缩程度而变化。换言之，随着肺泡半径的减小，表面活性物质起到了降低表面张力的作用，从而防止了肺泡的塌陷。如果将这一特性外推到肺，小肺泡表面张力较低，较大肺泡更稳定。图 23-3 强调了这一特征，它比较了早产兔子表面活性物质缺乏和表面活性物质治疗后的压力 - 容积曲线。肺表面活性物质缺乏的特征是肺开放压力高，最大肺容量降低，在低压下缺乏通气稳定性。

天然型表面活性物质主要含有脂类，特别是磷脂，以及一些蛋白质（图 23-4）[3]。大约一半的蛋白质是表面活性物质所特有的。磷脂的主要类别如下。

- 饱和磷脂酰胆碱化合物是发挥降低表面张力的作用，其中 45%～80% 以上是二棕榈酰磷脂酰胆碱（dipalmitoyl phosphatidyl choline，DPPC）。
- 不饱和磷脂酰胆碱化合物占 25%。
- 磷脂酰甘油、磷脂酰肌醇和磷脂酰乙醇胺占 10%。

与其他物种相比，饱和磷脂酰胆碱在妊娠人类的胎儿肺组织中较早发现。在孕晚期，表面活性物质以基本速率从储存池释放到胎儿肺液中，并受到临产和呼吸启动的刺激。目前已鉴定出四种独特的 SP，它们都是由 II 型肺泡细胞合成和分泌的。SP-A 与其他 SP 和脂质协同作用，增强表面活性物质的生物物理活性，但其最重要的作用是在肺的天然宿主防御中发挥作用。SP-B 和 SP-C 是亲脂性蛋白，能促进脂质的吸附和扩展，形成表面活性单分子膜。SP-B 缺乏与新生儿肺部并发症和死亡有关，而 SP-C 缺乏与不同年龄段的间质性肺病有关。SP-D 在调节表面活性物质脂质稳态、炎症反应和宿主防御机制中发挥作用[3]。

几种激素和生长因子参与调节肺磷脂代谢和肺成熟：糖皮质激素、甲状腺激素、促甲状腺素释放激素、维甲酸和表皮生长因子等。糖皮质激素是最重要的，临床上是用来增加表面活性物质的合成并加速肺形态发育的药物[4]。自 1972 年以来，预期早产的孕妇一直接受糖皮质类固醇药物治疗，并

第 23 章　新生儿
The Neonate

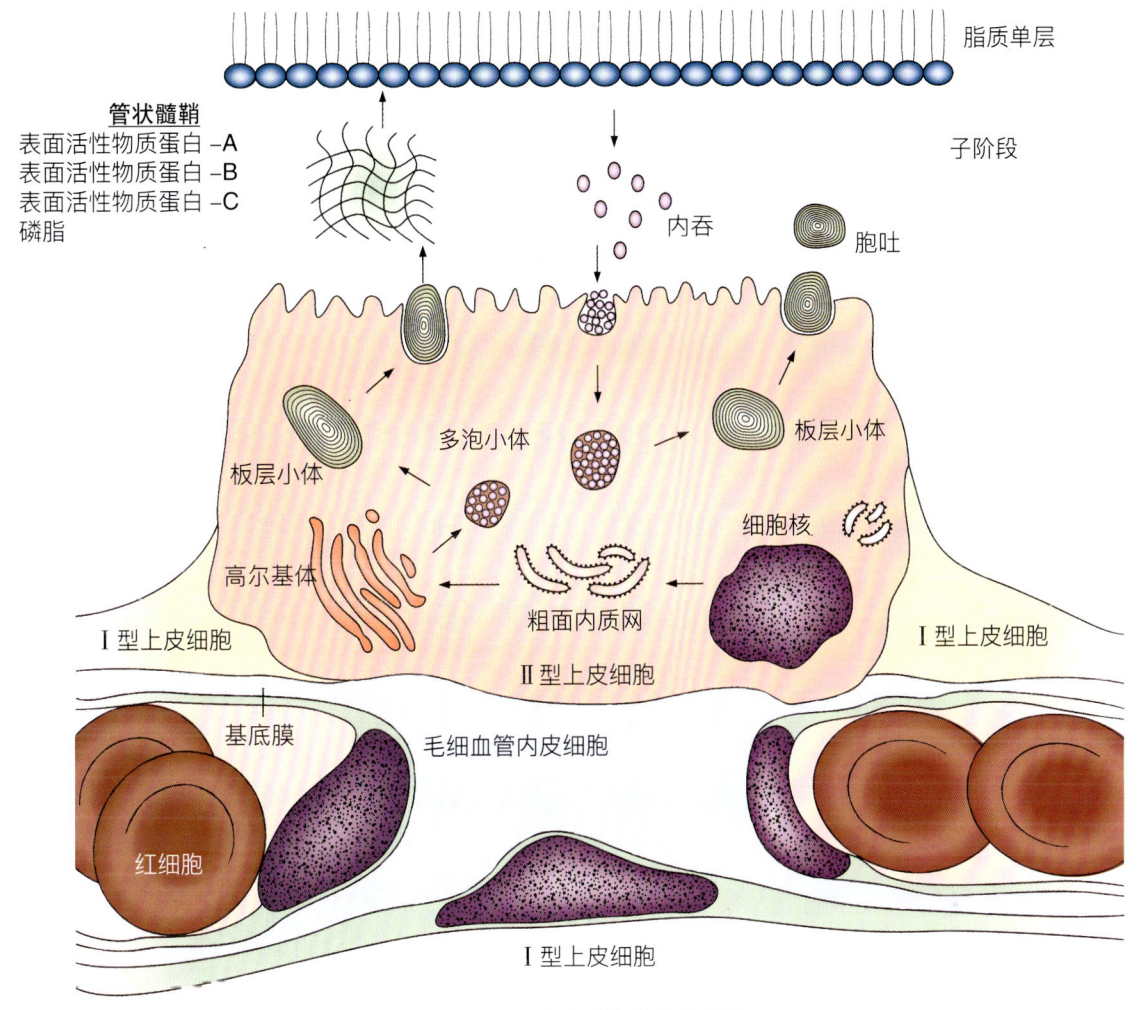

▲ 图 23-1　表面活性物质的代谢

表面活性物质磷脂在内质网上合成，通过高尔基体运输到多泡小体，最后包装成板层小体。在板层小体胞吐后形成管状髓鞘，然后在肺泡内的气液界面上排列成单层。表面活性物质磷脂和相关蛋白被Ⅱ型细胞摄取，并被分解或重复利用。表面活性物质相关蛋白是在多聚核糖体中合成的，在内质网、高尔基体和多泡小体中被修饰（引自 Whitsett JA, Pryhuber GS, Rice WR, et al. Acute respiratory disorders. In: Avery GB, Fletcher MA, MacDonald MG, eds. Neonatology: Pathophysiology and Management of the Newborn. 5th ed. Philadelphia: Lippincott, Williams & Wilkins; 1999:485.）

且后期已经进行了许多对照试验。基于 Meta 分析[5]，不论性别、种族或民族，母亲产前使用皮质类固醇则新生儿呼吸窘迫综合征（respiratory distress syndrome，RDS）发病率显著降低约 50%。从使用类固醇到分娩之间的时间会影响对治疗的反应。在使用皮质类固醇后 24h～7 天出生的新生儿中，RDS 的发病率减少了 70%。此外，有证据表明，即使在分娩前不到 24h 开始治疗，死亡率和 RDS 的发病率也会降低。值得注意的是，这项 Meta 分析纳入的是 1972—1994 年进行的研究，并包括极少数胎龄小于 30 周的早产儿。对于小于 31 周的早产儿，RDS 的发病率明显减少。此外，因为已经证实产前应用糖皮质激素对更成熟的新生儿的发病率和死亡率有影响，那么，在孕早期（妊娠 22～28 周）患者种进行随机对照试验来证明其产前应用的确切益处十分困难。鉴于缺乏类固醇对生存能力有益的胎龄阈值数据，美国国家儿童健康和人类发展研究所、母婴医学会、美国儿科学会和美国妇产科医师学会发表的联合声明规定，围绕可存活期（妊娠 $20^{0/7}$～$25^{6/7}$ 周）可以自由选择使用类固醇[6]。ACOG 最新的意见建议，其适用于"有 7 天内早产风险的妊娠 $24^{0/7}$～$33^{6/7}$ 周的孕妇"，"根据家属对于复苏的意见，可以考虑开始应

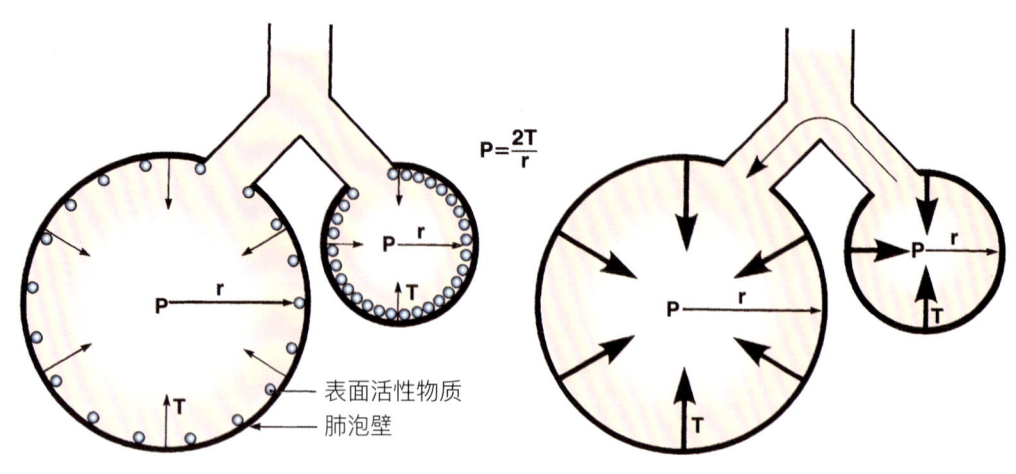

▲ 图 23-2 Laplace 定律

球体内的压力（P）与表面张力（T）成正比，与曲率半径（r）成反比。在正常肺中，随着肺泡体积的减小，表面张力（细箭）也会因为表面活性物质的存在而降低。这有助于降低起对抗作用的塌陷压力，并在相互连接的大小肺泡中保持相等的压力（改编自 Netter FH. *The Ciba Collection of Medical Illustrations. The Respiratory System*. Vol. 7. Summit, NJ: Ciba-Geigy; 1979.）

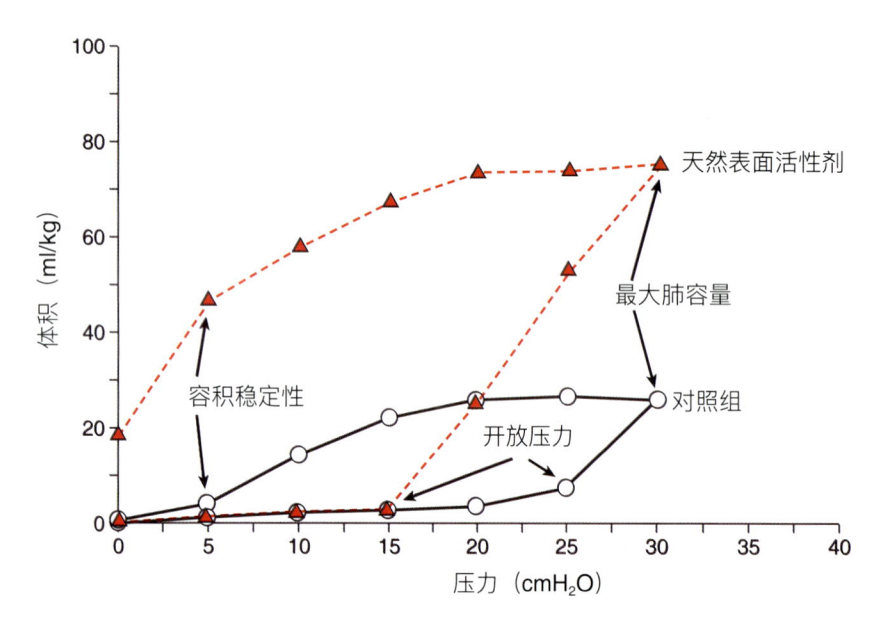

◀ 图 23-3 表面活性物质缺乏和表面活性物质治疗（红线）的早产兔肺压缩和膨胀的压力 – 容积关系

表面活性物质缺乏（黑线）表现为高开放压力，在 30cm 水柱膨胀压力下最大体积低，以及在低压力下收缩排气稳定性差（引自 Jobe AH. Lung development and maturation. In: Fanaroff AA, Martin RJ, eds. *Neonatal-Perinatal Medicine: Diseases of the Fetus and Infant*. 7th ed. St. Louis: Mosby; 2002:973.）

用于有 7 天内早产风险的妊娠 23^(0/7) 周开始的孕妇"[7]。

皮质类固醇还可以促进发育中胎儿的其他器官的成熟，包括循环、消化和中枢神经系统。除了坏死性小肠结肠炎外，皮质类固醇治疗还可降低脑室周围出血和脑室内出血的概率[5]。重症新生儿发病率的显著降低也反映在早期新生儿死亡风险的降低上。长期结果的报道进一步确证了产前使用皮质类固醇的短期益处。妊娠 34 周前接受皮质类固醇治疗的母亲，其婴儿有更好的神经系统功能完整性，这些儿童患有严重或轻度残疾、智力或行为发育指数低于 70 及脑瘫的概率较低[8]。与未接受治疗的婴儿相比，产前使用皮质类固醇对婴儿的远期发育也没有影响[9]。

自从产前用于预防 RDS 的类固醇出现以来，已经引入了其他治疗方法来降低死亡率和发病率。针对肺表面活性物质缺乏所引发的 RDS，肺表面活性物质替代疗法已被证明可以降低死亡率和 RDS 的严重程度[10]。产前使用皮质类固醇和出生后补充肺表面活性物质的作用在降低 RDS 的严重程度和由其引起的死亡率方面相得益彰[11]。

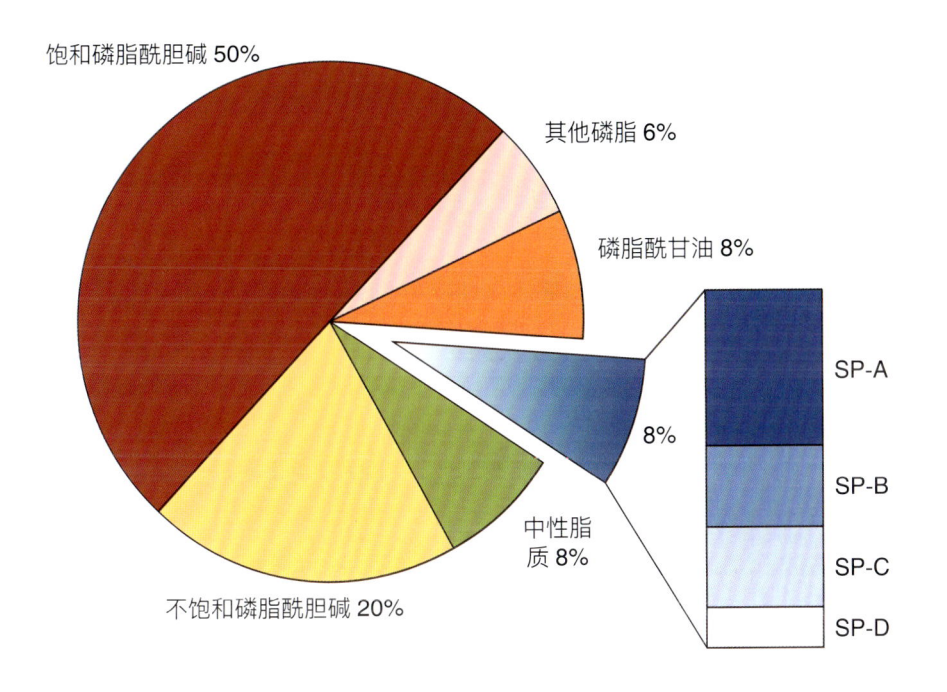

饱和磷脂酰胆碱 50%
其他磷脂 6%
磷脂酰甘油 8%
SP-A
8%
SP-B
中性脂质 8%
SP-C
不饱和磷脂酰胆碱 20%
SP-D

◀ 图 23-4 肺表面活性物质的组成

SP：表面活性物质蛋白（改编自 Jobe AH. Lung development and maturation. In: Fanaroff AA, Martin RJ, eds. *Neonatal-Perinatal Medicine: Diseases of the Fetus and Infant.* 7th ed. St Louis: Mosby; 2002:973.）

（二）首次呼吸

从宫内生命过渡到宫外生命的关键一步是将肺部从充满液体的器官转变为能够进行气体交换的器官。这需要肺通气、建立充分的肺循环、经薄壁组织进行通气，以及氧气和二氧化碳通过肺泡 – 毛细血管膜扩散。这一过程起源于子宫，即胎儿呼吸。

（三）胎儿呼吸

在胚胎第 11 周可初次检测到呼吸运动。最普遍的模式是快速、小幅度的运动（60~90 次 / 分），这种模式在 60%~80% 的时间都会出现。较少见的模式是不规则的低振幅运动，其间穿插着较慢、较大振幅的运动[12]。胎儿呼吸对化学刺激和其他因素有反应。急性高碳酸血症会刺激胎儿呼吸。缺氧会抑制胎儿呼吸，而氧分压增加到 200mmHg 以上则会导致持续的胎儿呼吸。虽然已证实在胎儿中存在外周和中枢化学反射及迷走神经反射，但它们在胎儿自发呼吸中的作用似乎微乎其微。在从胎儿到新生儿的生命延续中，胎儿呼吸的作用尚不完全清楚。胎儿的呼吸活动可能对胸壁肌肉（包括横膈）的发育至关重要，并作为肺内液体量的调节器，从而调节肺的生长。

从胎儿间歇呼吸过渡到新生儿持续呼吸的机制尚不清楚。除了与分娩相关的因素，如血气变化和各种感官刺激外，前列腺素也可能参与其中。另一种可能性是断脐后来自胎盘的抑制因子作用的去除。

（四）首次呼吸的力学

新生儿首次呼吸时，必须克服几种抵抗肺膨胀的力量：①胎儿肺液的黏度；②肺组织本身提供的阻力；③气液界面的表面张力[13-15]。胎儿肺液的黏度是一个主要因素，因为新生儿试图清除存在于大气道中的液体。随着空气流向小气道和肺泡，表面张力变得更加重要。肺组织本身对扩张的阻力就不那么明显了。当胎儿通过产道时，这个过程就开始了。阴道挤压引起的胸腔内压力高达 200cmH$_2$O。随着头部的娩出，有 5~28ml 的肺内液体通过气道挤出。随后胸部娩出，引起胸部的弹性回缩，会产生一个不超过 2ml 的被动吸气。伴随而来的是压迫舌咽后，空气进入近端气道（蛙式呼吸）、血液进入肺毛细血管。这种肺血管压力可能在肺的小气道形成连续性表面方面发挥作用，使肺表面活性物质可以分布其中。

首次呼吸的特点是吸气时间短，随后的呼气时间较长[14]。首次呼吸开始时没有气体容量，也没有跨肺压力梯度。吸气时的主要胸腔内负压由横膈收缩和胸壁扩张提供。在空气开始进入之前，通常需要 25cmH$_2$O 的开放压力来克服小气道和肺泡的表面张力。首次呼吸的气体量为 30~67ml，与胸腔内压相关。呼气相延长，因为新生儿的咽部在呼气期是间歇性闭合的，产生了明显的胸腔内正压。该压力有助于维持功能残气量，并排出肺泡中的液体。首次呼吸后的残气量为 4~30ml，平均 16~20ml。前

3次呼吸之间没有明显的差异，显示出相似的压力模式，压力下降幅度很大。FRC在最初的几次呼吸中迅速增加，然后逐渐增加。到30min时，大多数新生儿的FRC正常，肺膨胀均匀。功能性表面活性物质的存在有助于FRC的积累。

在子宫内，肺泡是开放和稳定的，接近新生儿的肺容积，因为它们充满了由肺毛细血管超滤和肺泡细胞分泌产生的肺液。跨上皮细胞的氯离子分泌可能是导致胎儿肺液产生的主要因素。新生儿肺的正常扩张和通气有赖于肺液的清除。肺液是通过机械外力和肺上皮细胞吸收相结合的方式排出的[16]。这一过程在正常足月分娩前就开始了，因为体液分泌减少，吸收增加。一旦临产开始，流经肺上皮细胞的液体就会发生逆转。钠离子的主动跨细胞转运将肺液吸收到间质，并通过肺毛细血管和淋巴管排出[17]。在正常情况下，这一过程在出生后2h内完成。剖宫产新生儿和早产儿的肺液清除延迟。两类胎儿中均未出现胎儿期肺液的减少。此外，在早产儿中，由于肺泡表面张力增加、左心房压力增加和低蛋白血症，肺液的清除率降低。

（五）循环过渡

已经应用多种技术（见第2章）对不同物种的胎儿循环进行了研究（图23-5）。从胎盘回流的脐静脉血的PO_2为30~35mmHg（见第2章）[18, 19]。由于胎儿血红蛋白-氧合血红蛋白解离曲线左移，这相当于氧饱和度达到80%~90%。大约60%的血液流入肝脏，主要流向中叶和左叶，最终通过肝静脉进

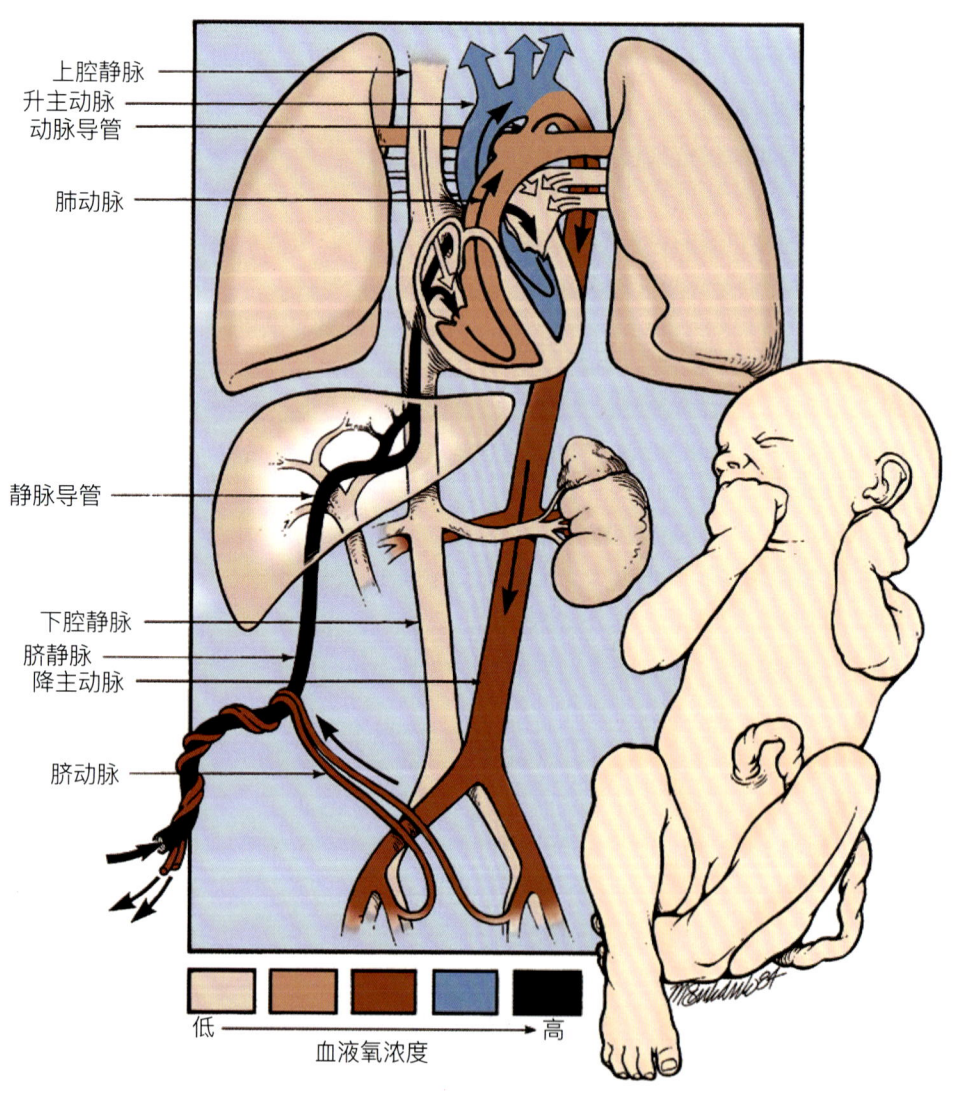

▲ 图 23-5　胎儿循环

入下腔静脉（inferior vena cava，IVC）。其余的（孕中期 40%，足月 20%）通过静脉导管绕过肝循环，直接进入下腔静脉。由于下腔静脉的流动，来自静脉导管和肝左静脉的含氧量更高的血液在进入心脏时通过卵圆孔流入左心房。剩余的左心房的血液是来自肺循环的少量静脉回流。来自下半身及肾静脉、肠系膜静脉和肝右静脉的含氧量较低的下腔静脉血通过三尖瓣流向右心室。上腔静脉（superior vena cava，SVC）和冠状窦的回流几乎全部通过三尖瓣进入右心室，只有 2%～3% 通过卵圆孔。在近足月胎儿中，心室联合输出量约为 450ml/(kg·min)，其中 2/3 来自右心室，1/3 来自左心室。左心室的 PO_2 为 25～28mmHg（饱和度为 60%），分布到冠状动脉循环、脑、头部和上肢，其余的（联合输出量的 10%）进入降主动脉。右心室输出量的主要部分（联合输出量的 60%）由动脉导管输送至降主动脉，只有 7% 的联合输出量进入肺。因此，70% 的联合输出量通过降主动脉，血氧饱和度为 20～23mmHg（饱和度为 55%），供应腹部内脏和下肢。45% 的联合输出量通过脐动脉到达胎盘。因此，PO_2 更高的血液供应给重要的冠状动脉和大脑的血液循环，脐静脉血液被分流到氧合关键的地方。

胎儿的肺血管阻力（pulmonary vascular resistance，PVR）过高导致右心室泵出的血液通过动脉导管从肺转移。这种高 PVR 是由多种机制维持的。随着胎龄的增加，肺小血管的数量增加，肺血管的横截面积也随之增加。这导致 PVR 在妊娠后期开始逐渐下降（图 23-6）。在分娩过程中，多种因素相互作用可以显著降低 PVR。这些因素包括机械通气、氧分压升高、内皮衍生舒张因子或一氧化氮的产生[20]。

随着肺动脉血流量的增加，左心房反流随左心房压力的升高而增加（表 23-1）。此外，随着胎盘的移除，下腔静脉向右心房的回流减少。卵圆孔是一个瓣膜，当左心房压力超过右侧时，其开口被功能性关闭。在新生儿出生后的最初 12h，仍然有可能存在卵圆孔水平微量的从右向左的分流，但在 7～12 天的新生儿中，这样的分流非常罕见。解剖学闭合所需时间较长。

当脐带结扎时，低阻力的胎盘循环被中断，从而导致全身循环压力增加。再加上 PVR 的下降，使得通过动脉导管的分流逆转为主要从左向右的分流。到生后 15h，向任何一个方向的分流在生理上的影响

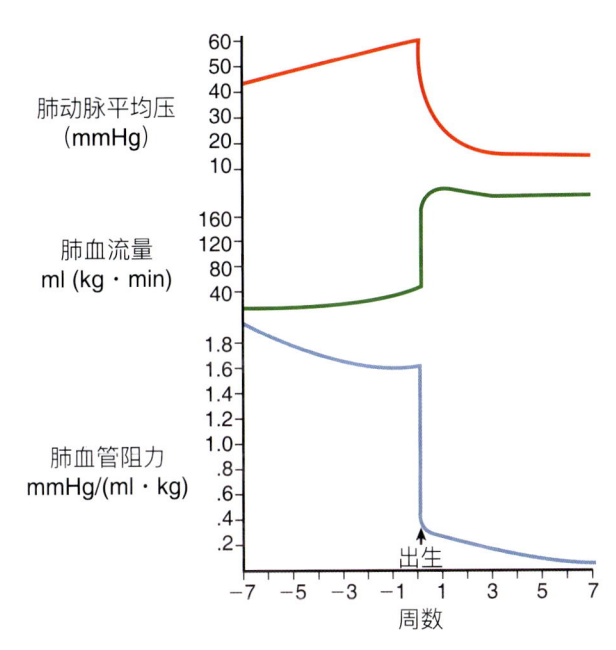

▲ 图 23-6　从晚期胎儿循环过渡到新生儿循环期间肺血流动力学的代表性变化

改编自 Rudolph AM. Fetal circulation and cardiovascular adjustments after birth. In: Rudolph CD, Rudolph AM, Hostetter MK, et al., eds. *Rudolph's Pediatrics*. 21st ed. New York: McGraw-Hill; 2003:1749.

表 23-1　围产期循环中的压力

	胎儿（mmHg）	新生儿（mmHg）
右心房	4	5
右心室	65/10	40/5
肺动脉	65/40	40/25
左心房	3	7
左心室	60/7	70/10
主动脉	60/40	70/45

改编自 Nelson NM. Respiration and circulation after birth. In: Smith CA, Nelson NM, eds. *The Physiology of the Newborn Infant*. 4th ed. Springfield, IL: Charles C. Thomas; 1976:117.

都极小。虽然动脉导管在 4 日龄时发生功能性关闭，但其在解剖上关闭需 1 个月。氧气环境和前列腺素代谢增加在动脉导管关闭中的作用已得到证实。导管关闭有两个阶段：狭窄和解剖闭塞。最初，肌壁收缩，然后通过内皮破坏、内膜下增生和结缔组织形成而永久闭合[21]。胎盘循环中断后不久，静脉导管就被功能性闭塞。

二、心肺过渡异常

（一）新生儿窒息

即使是正常的新生儿，在分娩过程中也可能会经历一定程度的氧合限制（窒息）。各种情况都会加剧这一问题，并可能导致新生儿呼吸抑制，包括：①脐带受压时脐血流急性中断；②胎盘早剥；③产妇低血压或缺氧；④在慢性子宫胎盘功能不全基础上，上述任何问题的叠加；⑤未能进行适当的复苏。其他因素包括母亲使用麻醉药和镇痛药、分娩的方式和难度、产妇健康和早产。

新生儿对窒息的反应遵循一种可预测模式。Dawes[22]研究了新生恒河猴的反应（图23-7）。分娩后，脐带结扎，猴子的头被放在充满盐水的塑料袋中。在30s内，一系列的呼吸努力开始了，接着被抽搐或一系列阵挛运动打断，并伴有心率骤降。随后，动物躺在那里一动不动，肌肉失去张力。为了维持全身血压，血管开始收缩，皮肤颜色逐渐变紫，然后变成瘀斑。最初的呼吸暂停持续了30～60s。然后，猴子开始以3～6/min的呼吸速度喘息。喘息持续了大约8min，最后变得越来越弱。从窒息开始到最后喘息的时间可能与胎龄和出生时的成熟度有关。动物越不成熟，时间越长。随后出现继发性或终末期呼吸暂停，如果没有迅速开始复苏，则会导致死亡。当动物经过喘息阶段并进入终末期呼吸暂停时，心率和血压持续下降，这表明心肌功能受到缺氧抑制。由于心力衰竭，流向重要器官的血流减少，导致器官受损。

包括人类在内的许多物种的复苏反应在性质上是相似的。在呼吸暂停的第一阶段，几乎任何物理或化学刺激都会引发呼吸。如果喘息已经停止，开始正压通气后的第一个复苏迹象是心率增快，紧接着血压上升。如果在最后一次喘息刚刚过去时进行正压通气，血压会上升得很快。但如果窒息持续时间更长，血压上升会更慢。接着皮肤会变成粉红色。继续喘息一段时间后，就会建立有节奏的自主呼吸。在最后一次喘息后，每过1min，需要2min的正压通气再开始下一次的喘息，需要4min才能达到有节奏的呼吸。随后，脊髓和角膜反射恢复。肌张力在几小时内逐渐改善。

（二）产房新生儿管理

妊娠期、临产和分娩地点的许多情况都会增加新生儿窒息的风险：①孕妇疾病，如糖尿病和高血压，以及孕晚期出血和胎膜早破；②胎儿状况，如早产、多胎妊娠、生长受限、胎儿畸形和恒河猴同种免疫；③与分娩相关的状况，包括胎儿窘迫、胎粪污染、臀位、使用麻醉药物和止痛药物。

当预计可能存在新生儿窒息时，应在产房组建复苏小组。这个团队应该至少包括两个人，一个负责管理气道，另一个负责监测心率，并提供任何需要的帮助。新生儿复苏丛书介绍了充分复苏所需的设备[23]。这些设备应定期检查，并应处于持续的备用状态。图23-8中[23]的流程图概述了复苏过程中的步骤，一些关键点如下所述。

- 预计进行复杂新生儿复苏时，如果时间允许，应在分娩前进行产前咨询和复苏小组情况介绍。
- 防止新生儿在温暖的环境下体温过高。
- 评估新生儿病情的最佳标准是呼吸情况（无论是呼吸暂停、喘息还是正常呼吸）和心率（>100/min还是<100/min）。
- 如果新生儿有呼吸暂停、呼吸急促或心率<

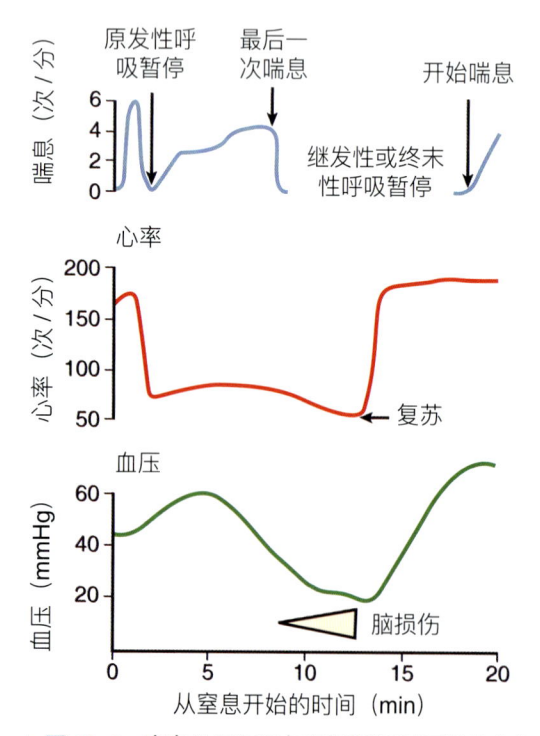

▲ 图23-7 窒息及正压通气复苏期间恒河猴的变化

引自 Dawes GS. *Foetal and Neonatal Physiology*. Chicago: Year Book; 1968.

- 100/min，则应在新生儿的右手上连接脉搏氧饱和度仪，并应考虑连接三导联心电监测。
- 大多数新生儿可以通过自动充气式气囊、气流充气式气囊或T-组合复苏器进行有效的复苏。尽管可能需要30~40cmH₂O的压力来克服肺部的表面张力，初始的吸气峰值压力应为20~25cmH₂O。通过观察新生儿胸廓起伏、肤色、血流灌注和心率是否逐渐改善，来评估通气的充分性。通气速度应为40~60/min。
- 胎龄≥35周的新生儿的初始复苏应从吸入氧浓度为21%的空气开始。对于胎龄小于35周的早产儿，复苏氧浓度应从21%~30%开始。氧浓度应根据特定时间的血氧饱和度指标（图23-8）和临床状态而定。
- 如果新生儿最初对气囊和面罩的通气没有反应，试着将头部稍微伸展一下，重新放置面罩以达到良好的密封效果，并尝试张口进行通气。可以在必要时适当增加通气压力。如果在30~40s内没有观察到良好的反应，应继续放置喉罩或进行气管插管。
- 机械原因或严重窒息可引发无效果的通气。应迅速排除表23-2中列出的机械原因。
- 极少数的新生儿复苏需要胸外按压或药物，几乎所有的新生儿都对正压通气有反应。如果需要胸外按压，则需要以3∶1的比例配合通气（每分钟90次按压配合30次通气）。需要药物治疗的情况甚至更少见。最佳途径是通过脐静脉给药。
- 对于对上述复苏无反应的新生儿，应重新评估继续复苏的适当性。现在，甚至对"明显死产"（即1min Apgar评分为0~1分）的新生儿也会进行复苏（表23-3）。

除了最初使用氧气进行复苏，对早产儿的复苏还应考虑其他因素。至关重要的是最大限度地减少热量损失。对于胎龄小于32周的早产儿，应在辐射台上预热保暖床垫及毯子。早产儿在出生后应该立即用聚乙烯塑料覆盖或包裹到脖子，而不是用毛巾擦干。还应密切监测体温，并考虑放置温度传感器。使早产儿腋温保持在36.5~37.5℃[23]。复苏早产儿时需要考虑的其他措施包括轻柔地抚摸婴儿，不要将婴儿的腿放在高于头部的位置，避免在正压时通气或持续正压气道给药时产生过大的压力，使用脉搏氧饱和度仪并监测血气以调节通气和氧气浓度，以及避免过快地静脉输注液体[23]。

最近对羊水胎粪污染新生儿的处理方法有了改变。羊水中胎粪污染可能预示着胎儿窘迫。然而，其对新生儿护理和复苏的最初步骤并无影响。对于存在羊水胎粪污染的新生儿，不再建议常规进行气管插管胎粪吸引[22]。这是基于大型多中心前瞻性随机对照试验的数据所推荐的方法，这些试验评估了有活力[24]和无活力[25]的羊水胎粪污染新生儿的选择性气管插管。与对症处理相比，气管插管和气管内吸引不会降低胎粪吸入综合征或其他呼吸系统疾病的发生率。在娩肩前对口咽部进行吸引并不能预防胎粪吸入综合征[26]。因此，产科医生应该在新生儿分娩后对口咽和鼻咽进行球囊吸引术。

（三）脐带结扎

根据新生儿复苏流程，有活力的足月儿和早产儿结扎脐带的最佳时间应在30~60s[23]。在出生到脐带结扎期间，应开始最初的复苏步骤。对于足月新生儿来说，这包括将新生儿贴在母亲的胸部或腹部进行体温调节。夹闭和剪断脐带只需几秒钟，然而研究发现，延迟结扎脐带30~60s会有如下结果：①出生后向围产期过渡更加平稳；②胎盘血液输注给新生儿；③出现各种改善的结果[27-29]。尽管具体的早产患者群体和情况需要进一步研究，ACOG现已认可将这一做法应用于早产儿[29]。在胎盘循环中断的情况下，如胎盘早剥、前置胎盘出血和脐带撕裂等情况下，出生后应立即结扎脐带[22]。对于活力较差的新生儿，是否应该延迟结扎脐带尚不清楚[22]。

表23-2 复苏失败的机械原因

分 类	举 例
设备故障	气囊出现故障，氧气未接通
气管插管错位	食管、右主干支气管
气管插管堵塞	
充气压力不足，无法扩张肺部	
胸腔占位性病变	气胸、胸腔积液、膈疝
肺发育不全	极早产、羊水过少

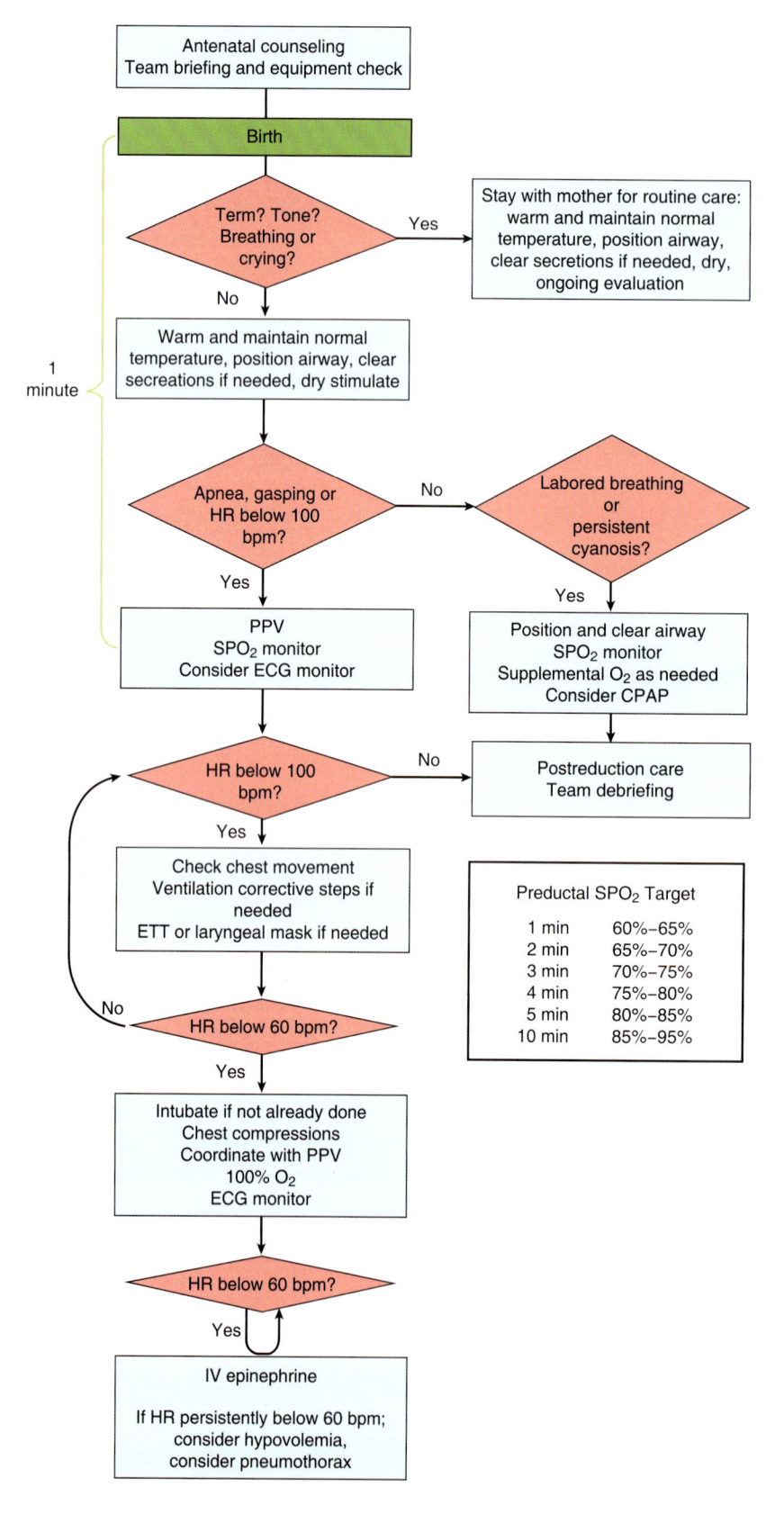

◀ 图 23-8 **Delivery Room Management of the Newborn.** CPAP, Continuous positive airway pressure; HR, heart rate; IV, intravenous; PPV, positive pressure ventilation; SPO2, peripheral capillary oxygen saturation. (From the American Heart Association and American Academy of Pediatrics. Textbook of Neonatal Resuscitation Textbook. Elk Grove, IL: American Academy of Pediatrics; 2016.)

表 23-3 Apgar 评分系统

体征	0	1	2
心率	无	<100/min	>100/min
呼吸	无	微弱，不规则	规则
反射刺激反应[a]	无反应	些许反应	做鬼脸、打喷嚏、咳嗽
肌张力	软	肢体回缩	活动自如
肤色	青紫或双手苍白双足青紫	躯干红润	全身红润

a. 通过吸引口咽和鼻而引出
改编自 Apgar V. A proposal for a new method of evaluation of the newborn infant. *Anesth Analg*. 1953;32:260.

（四）新生儿窒息的并发症

足月儿生后窒息的发生率约为 0.1%，低胎龄儿的发生率有所增加[30]。表 23-4 列举了新生儿期需要处理的急性并发症。在窒息的情况下，易发生多器官损害。新生儿窒息复苏后管理侧重于针对性的支持性护理和治疗。这包括液体管理、循环支持、静脉注射葡萄糖和抗惊厥治疗。降低体温（全身或选择性头部降温），尤其在生后 6h 内开始降温，可改善 6—7 岁儿童的预后[31]。氧自由基清除剂、促红细胞生成剂、兴奋性氨基酸拮抗药和钙通道阻滞药在减少窒息后脑损伤方面的作用仍在研究中。

如果婴儿存活，则最让人忧虑的长期影响是永久性的中枢神经系统损伤。挑战在于标准的确定，来对婴儿未来的风险提供信息。预测预后的最佳指标是新生儿神经综合征的严重程度[32]。对于轻度脑病的存活婴儿，在随访中没有发现严重残疾的风险增加。中度脑病的婴儿，有 25%~50% 的严重残疾或死亡风险，而有严重神经综合征的婴儿有超过 75% 的残疾或死亡风险。虽然在生后 6h 开始降温可以改善预后，但这些患者神经系统发育不良的风险仍然很高[31]。脑电图和磁共振成像扫描可以帮助预测预后。循环系统对缺氧的反应是以牺牲其他器官为代价的血流量重新分配，向重要器官（如大脑和心脏）提供足够的氧气输送。因此，严重到损害大脑的窒息缺氧应该伴随着多器官功能障碍的证据。

新生儿窒息的长期神经系统后遗症是伴有或不伴相关认知缺陷和癫痫的脑瘫。虽然脑瘫可能与分娩过程中的事件有关，但绝大多数病例的原因不明。此外，与脑瘫相关的认知缺陷和癫痫，才会考虑与窒息或其他产程事件相关。要将脑瘫归因于围产期窒息，必须排除其他可证明的原因、严重或长时间的产时窒息（胎儿心率异常、胎儿酸中毒），以及新生儿出生后第 1 天神经功能障碍的临床证据[33]。

表 23-4 窒息的急性后遗症

系统	临床表现
中枢神经	脑水肿，癫痫发作，出血，缺氧缺血性脑病
心脏	乳头肌坏死，一过性三尖瓣关闭不全，心源性休克
肺	吸入综合征（胎粪、清亮羊水），获得性表面活性物质缺乏，持续性肺动脉高压，肺出血
肾脏	急性肾小管坏死伴无尿或少尿
肾上腺	出血伴肾上腺功能不全
肝脏	肝酶升高，肝衰竭
胃肠	坏死性小肠结肠炎，喂养不耐受
代谢	低血糖，低钙血症
血液	凝血功能障碍，血小板减少症

二、产伤

产伤是指在分娩过程中引起的新生儿损伤。易致产伤的因素包括巨大儿、头盆不称、肩难产、产程延长或难产、急产、异常头位（包括臀位）、手术阴道分娩。产伤包括不需要治疗的轻伤到危及生命的严重损伤（表 23-5）。

软组织损伤是最为常见的产伤之一。大多数都与难产和手术阴道分娩有关。剖宫产时，手术刀可能会造成头皮、臀部和大腿的意外损伤。总体而言，这些损伤性质轻微，对治疗反应良好。在软组织损伤的新生儿，尤其是早产儿中，新生儿高胆红素血症是主要的并发症。

产伤有多种颅外、颅骨和颅内表现。产瘤是分娩过程中头皮和颅骨受压所致的浅表出血性水肿。体格检查时，这种凹凸不平的弥漫性肿胀跨越骨缝，几乎不需要干预。头颅血肿发生在 0.2%~2.5% 的活产儿中。

表 23-5 产伤

分 类	举 例
软组织损伤[a]	撕裂伤，擦伤，脂肪坏死
颅外出血	头颅血肿[a]，帽状腱膜下出血
颅内出血	蛛网膜下腔、硬膜下、硬膜外、大脑、小脑出血
神经损伤	面神经[a]、颈神经根（臂丛神经麻痹[a]、膈神经、Horner 综合征）、喉返神经（声带麻痹）损伤
骨折	锁骨[a]、面骨、肱骨、股骨、头骨、鼻骨骨折
脱位	四肢、鼻中隔脱位
眼部损伤	结膜下[a]和视网膜出血，眼眶骨折，角膜撕裂，后弹力膜破裂并角膜混浊
斜颈[b]	
脊髓损伤	
内脏破裂	肝、脾破裂
头皮撕裂伤[a]	胎儿头皮电极、手术刀导致的撕裂伤
头皮脓肿	胎儿头皮电极导致的头皮脓肿

a. 更常见的情况
b. 继发于胸锁乳突肌出血

出血是由从颅骨到骨膜下血管破裂引起的，血液局限于骨膜下，故血肿不超过颅缝。最常见的出血部位是顶骨。头颅血肿的相关因素包括产程延长或难产和手术阴道分娩造成的机械性创伤。5.4%的病例报道有血肿下的线状颅骨骨折，但除非发生软脑膜囊肿，否则不会造成严重后果。大多数头颅血肿在2周~3个月内就会被吸收。帽状腱膜下血肿不受颅缝的限制，仅与胎头吸引有关，尤其是多次和长时间的使用胎吸，以及使用产钳助产分娩，可导致危及生命的贫血、低血压或消耗性凝血障碍。凹陷性颅骨骨折也见于新生儿，但大多数不需要手术干预。

与创伤相关的颅内出血包括硬膜外、硬膜下、蛛网膜下腔和脑实质内出血[34]。幸运的是，随着产科护理的改善，硬膜下出血现在很少见。硬膜下出血主要有三种类型：①颅后窝血肿，其原因是小脑幕撕裂合并直窦、Galen 静脉或横窦破裂，或由于枕骨骨折（枕骨鳞部和侧部分离）；②大脑镰撕裂合并下矢状窦破裂；③大脑浅静脉破裂。临床症状与出血部位有关。由于小脑幕撕裂，出血发生在幕下，导致脑干症状，并迅速发展至死亡。大脑镰撕裂导致双侧大脑体征（如癫痫发作和局灶性无力），直到血液从幕下延伸到脑干。大脑凸面上的硬膜下出血可导致从无症状到有癫痫发作和局灶性神经系统表现的多种临床状态。有小脑幕和大脑镰撕裂伤的婴儿视力不佳。相比之下，大脑浅静脉破裂的预后更佳，大多数存活者都是正常的。原发性蛛网膜下腔出血是新生儿颅内出血中最常见的一种[34]。临床上，这些新生儿通常没有症状，部分新生儿可能在生后第 2 天开始出现特征性的癫痫发作模式，并且新生儿在两次抽搐之间状态良好。一般来说，蛛网膜下腔出血的预后良好。

另一组主要的产伤是外周神经的损伤。臂丛神经损伤通常是在肩难产的情况下由分娩过程中颈神经支的牵拉引起的。上臂型 –Erb 瘫是最常见的臂丛神经损伤，是由 C_5 和 C_6 神经损伤引起的；下臂型 –Klumpke 瘫是由 C_8 和 T_1 神经损伤引起的。这四个神经根的损伤都会导致整个手臂瘫痪。这些损伤的结果是多种多样的，一些婴儿会留下明显的后遗症。通过 T_1 神经根流出的交感神经损伤和由此导致的 Horner 综合征可能伴随 Klumpke 瘫痪，约 5% 的上臂型 –Erb 瘫患者继发于 C_5 神经根损伤而引发的膈神经麻痹。面瘫是另一种相当常见的损伤，这种损伤是由于新生儿通过产道或手术阴道分娩时，来自骶岬或胎儿肩部的压力造成的。虽然有些婴儿的瘫痪是持续性的，但大多数瘫痪症状都会消失。

大多数由产伤引起的骨折为锁骨骨折，是由肩难产或臀位分娩引起的，这些手术需要较大力量的操作。临床上，许多骨折是无症状或症状轻微的。锁骨和四肢骨折的预后都是良好的。最常见的长骨骨折是肱骨骨折。

脊髓损伤是一种相对少见但严重的产伤。准确的发病率很难评估，因为其症状类似于其他新生儿疾病，尸检通常不包括对脊柱的检查。新生儿音调减低、反射减退和呼吸衰竭是诊断脊髓损伤的线索。产钳分娩过程中的过度纵向牵引和头部旋转易造成脊柱损伤，尤其在足式臀位下，过度牵拉头部十分危险。脊髓损伤的结局包括高位颈部或脑干病变导致的死亡或死产，出生后瘫痪的婴儿长期存活，以及轻微的神经症状或痉挛。

四、新生儿的体温调节

生理学

新生儿能够存活的环境温度范围比成年人更窄，因为新生儿无法在温暖的环境中有效散热，更关键的是，也无法在寒冷环境下保持体温。胎龄越小，这一温度范围越小。

冷应激情况下，虽然已观察到新生儿存在一些动作和颤抖的增加，但非颤抖性产热是其增加产热量的最重要手段[35]。它可定义为在没有检测到（肉眼可见或电学检测）肌肉活动的情况下，总产热量的增加。增加产热的是棕色脂肪，部位分布于肩胛间区，颈部、腋窝和纵隔的肌肉和血管周围，食管和气管之间，以及肾脏和肾上腺周围。与白色脂肪细胞相比，棕色脂肪细胞含有更多的线粒体和脂肪空泡，交感神经和血液应更丰富。

对环境的热损失既取决于从体内到表面的内部温度梯度，也取决于从表面到环境的外部温度梯度。新生儿可以通过改变血管张力来改变内部梯度，也可以在较小程度上通过改变姿势来减少暴露的体表面积。外部梯度取决于纯粹的物理变量。从表面到环境的热传递涉及四种途径：辐射、对流、传导和蒸发。辐射散热，即从温暖物体到与其未接触的较冷物体的热传递，取决于物体之间的温度梯度。对流到周围气体环境的热损失取决于空气速度和温度。在大多数情况下，经过传导散热到互相接触的较冷物体所导致的热损失是最小的。蒸发热损失是继发于水分蒸发的冷却，水分蒸发速率为0.6cal/g，受相对湿度、风速、暴露表面积和皮肤渗透性的影响。在过热环境中的新生儿，如在头顶辐射热源下的新生儿，或者皮肤薄而通透性高的极不成熟的新生儿，蒸发损失会显著增加。表23-6总结了新生儿在面对冷或热环境中维持稳定核心温度的过程。将新生儿放置在中性温度环境中是有利的（图23-9）。特定新生儿的中性温度环境取决于其大小、胎龄和出生后年龄[36]。总体而言，将腹部皮肤温度保持在36.5℃可将能量消耗降至最低。

五、临床应用

（一）产房

在子宫内，胎儿体温调节由胎盘负责，其取决于母体的核心体温。胎儿体温比母体体温高0.5℃。出生时，新生儿的核心温度从37.8℃迅速下降，因为潮湿的身体通过蒸发、辐射和对流将热量损失至冷空气和房间墙壁。即使新生儿的氧气消耗增加到15ml/(kg·min)的最大能力，新生儿每分钟也只能产生0.075cal/kg的热量，并且散热迅速。减

表23-6 新生儿对温度应激的反应

应激因素	反应	足月	早产
冷	血管收缩	++	++
冷	减少暴露表面积（姿势变化）	±	±
冷	增加耗氧	++	+
冷	增加运动活动，颤抖	+	−
热	血管舒张	++	++
热	出汗	+	−

++. 最大程度反应；+. 中度反应；±. 可能起作用；−. 无反应

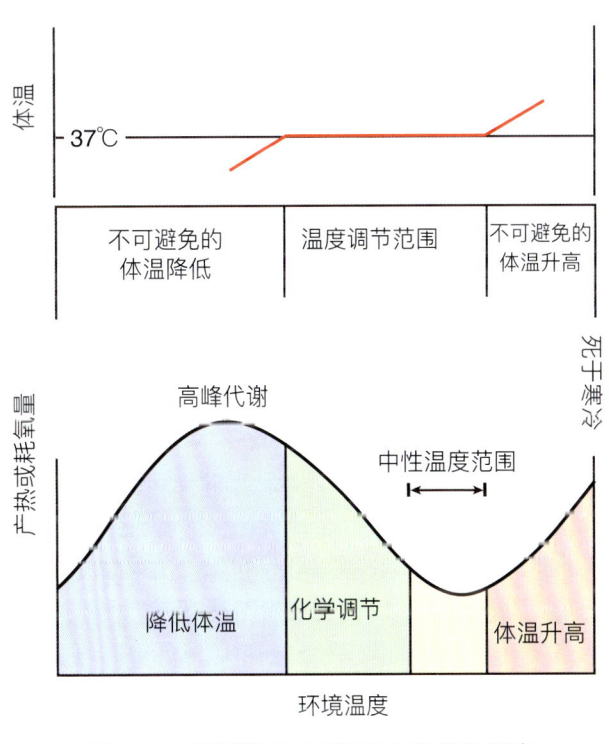

图23-9 环境温度对耗氧量和体温的影响

改编自 Klaus MH, Fanaroff AA. The physical environment. In: Klaus MH, Fanaroff AA, eds. *Care of the High-Risk Neonate*. 5th ed. Philadelphia: WB Saunders; 2001:130.

少生后热量损失的措施取决于临床情况。对于足月儿来说，应擦干皮肤并用温暖的毯子包裹。当需要让新生儿暴露在空气中进行密切监护或复苏时，应将新生儿擦干并置于辐射热源下。对于低出生体重儿，可以提高室温作为额外的预防措施；对于早产儿可以采取其他措施，如上新生儿复苏部分所述。

（二）婴儿室

新生儿在婴儿室，裹在毯子中在摇篮（婴儿床）、早产儿人工抚育器或辐射加热器下接受护理。健康的足月儿（＞2.5kg）需在摇篮中穿上衣服并盖好毯子。晚期早产或生长受限的体重为2～2.5kg的新生儿，应允许其在婴儿室中稳定12～24h，然后应将其置于婴儿摇篮。出生体重较轻（＜2kg）的新生儿需要在早产儿人工抚育器或辐射加热器下进行护理。对LBW新生儿进行适当的温度保护是至关重要的。这对体重小于1.5kg的极低出生体重儿尤其重要，他们的行为表现通常不像一个成熟的恒温动物。这些新生儿可以通过体温的变化而不是氧气消耗的变化来对环境温度的微小变化做出反应。此外，较温暖的环境会加速早产儿的成长。

早产儿人工抚育器通过对流进行加热，是裸体LBW新生儿最常用的加热设备。在中性温度环境中，热损失的主要来源是辐射至抚育器器壁的热量。如果室温已知，那么热量损失的大小是可以预测的，使用早产儿人工抚育器可以将损失降至最低，在早产儿人工抚育器中，内壁温度与抚育器内的温度非常接近。一旦临床状况稳定，新生儿就可以穿衣以增加热稳定性。

辐射加热器也可用于确保LBW和正常新生儿的温度稳定性。在最初的复苏和稳定期间，辐射加热器可有效地应用于短期升温，并用于进行操作。它们更方便接触新生儿，同时确保温度稳定性。主要的热损失是对流和蒸发，由于房间内的风速不同，对流的热损失可能会很大。蒸发热损失导致大量液体损失是VLBW在辐射加热器下护理的主要问题。在新生儿身上放置塑料保护罩或用半透膜覆盖皮肤可以最大限度地减少液体流失。

对LBW新生儿最经济的温度支持方式是与父母亲的皮肤接触[37]。

六、新生儿营养管理和消化系统疾病

出生后，新生儿必须承担起胎儿发育过程中胎盘所起到的各种功能。前文已经讨论了心肺过渡和体温调节方面的内容。新生儿的另一个重要任务是吸收热量、水和电解质。

（一）婴儿喂养

对于足月儿或晚期早产儿，合理的做法是在出生后2～4h进行经口喂养。对于小于胎龄儿或大于胎龄儿，可以建议提早喂养以避免低血糖。无法用乳头喂养的早产儿（＜妊娠34周）的情况更复杂。除了不能有效地吸吮和吞咽外，这些早产儿还面临多个问题：①热量需求相对较高；②胃容量较小；③食管-贲门括约肌功能不佳，导致胃食管反流；④呕吐反射差，有吸入倾向；⑤消化能力低，尤其是对脂肪的消化能力低；⑥胃排空和肠道运动缓慢。这些新生儿最初可以通过肠外营养得到充分的营养支持，在心肺状况稳定后进行鼻饲喂养。

虽然很多基于母乳成分的婴儿配方奶粉能满足大多数新生儿的营养需求，但母乳仍然是标准配方（见第25章）。母乳的热量由7%的蛋白质、55%的脂肪和38%的糖类构成。乳清/酪蛋白的比例为70∶30，这更利于蛋白质消化和胃排空，而脂肪的消化则主要依靠母乳脂肪酶。尽管几种维生素和矿物质含量较低，但生物利用度很高。除了营养特性外，母乳的免疫化学成分和细胞成分还能预防感染。

LBW的生长需要蛋白质、钙、磷、钠、锌和铜，还可能需要早产母乳不能提供的其他营养素。这些可以通过在母乳中添加母乳强化剂来解决[38]。母乳对早产儿的好处包括免疫特性、减少坏死性小肠结肠炎（necrotizing enterocolitis，NEC）的发生、促进神经系统发育[39]。母乳对于早产儿十分重要，在母亲为其婴儿提供足量的母乳前，可使用储存的捐献者母乳作为衔接[40, 41]。

母乳喂养的禁忌证很少。患有半乳糖血症的婴儿不应摄入含乳糖的牛奶。患有其他遗传性代谢病（如苯丙酮尿症）的婴儿，可在密切监测摄入量的情况下摄入一些母乳。有研究指出，母乳中存在环境污染物，但到目前为止还没有严重不良反应的报道。

大多数药物并不影响母乳喂养，但也有少数例外（见第 7 章）。母乳喂养医学学会和 AAP 已经编写了政策声明，指导临床医生关于母乳喂养和药物依赖女性哺乳的问题[42,43]。总而言之，政策声明的重点是产妇教育和咨询，以及提供治疗药物滥用的机会。根据 AAP 的说法，"母亲滥用药物并不是母乳喂养的绝对禁忌[42]"。然而，必须考虑母乳喂养对母亲和婴儿的风险和益处。母乳喂养和使用母亲乳汁的相对禁忌证包括产妇在分娩时进行的毒理学筛查（大麻以外的物质）呈阳性、缺乏产前检查、无产后药物滥用治疗计划和长期饮酒[43]。通过母乳传播的病毒感染也是一个令人担心的问题。人类免疫缺陷病毒呈阳性的母亲不应母乳喂养，应使用安全有效的母乳替代品。与母乳喂养相关的问题也应得到重视，并且应该有哺乳顾问来处理婴儿衔乳不良、乳头酸痛、哺乳不足和新生儿高胆红素血症等问题。产科和儿科医生应该宣传有关知识，并且最重要的是提供支持。表 23-7 说明了母亲在哺乳婴儿时可预见的情况。

（二）新生儿低血糖

葡萄糖是一种主要的胎儿能量燃料，其通过易化扩散经胎盘转运。出生后，在提供适当的外源性热量之前，新生儿必须通过内源性途径来源维持血糖。在健康的新生儿中，如果没有其他葡萄糖来源，肝糖原储备在出生后的 12h 内几乎完全耗尽，而早产儿或应激新生儿的肝糖原储备会更快耗尽。随后使用储存的脂肪和蛋白质提供能量，而葡萄糖水平则由肝脏的糖异生途径来维持。

表 23-7　成功母乳喂养指南

	生后 8h 内	8~24h	2 天	3 天	4 天	5 天	6 天
供奶	可能出现几滴奶		在第 2~4 天产奶			应产奶，乳房可能变硬，可能会漏奶	哺乳后应该会感觉乳房变软
婴儿活动	婴儿在出生后的 1h 通常是完全清醒的，应该在 30min 内哺乳	叫醒你的宝宝，婴儿可能不会自己醒来吃奶	宝宝应该更配合，少打瞌睡	寻找早期哺乳的线索，例如觅食、敲打嘴唇和脸			婴儿在喂养后应该表现出满意的样子
喂养常规	婴儿可能在出生后 2~4h 进入深度睡眠	用图表写下每个喂食时间。每 1~4 小时喂养 1 次，或根据宝宝需要喂养的频率进行喂养，但每天至少喂养 8~12 次				婴儿可以在 24h 内间隔更长的时间（2 次喂养间隔最多 5h）	
母乳喂养	婴儿将醒来，并在最初睡眠后的几小时内保持警觉和反应	只要母亲感觉舒服，只要婴儿还在吸吮，就可以哺乳双侧乳房	每次喂奶时尽量两侧都喂，目标是每侧 10min；乳头可能产生触痛	如果乳房太硬，宝宝无法衔乳，可以考虑用手挤出数滴来软化乳头	在生命的最初几周，每次喂奶时，每侧哺乳 10~30min；一旦确定了母乳供应，让宝宝先吃完第一个乳房，然后再喂另一个乳房		母亲的乳头压痛正在好转或消失
尿量		宝宝在出生后 24h 内必须至少有一块湿尿布	宝宝必须每 8~11h 至少有一块湿尿布	你应该会看到 24h 内湿尿布的数量增加了（4~6 块）	尿液应该是淡黄色的	每天应该有 6~8 块尿布，尿液颜色为无色或淡黄色	
大便		可能有颜色很深的大便（胎粪）	可能会有第 2 次颜色很深的大便（胎粪）	婴儿的大便应该从黑色、绿色过渡到黄色		每天应该排 3~4 次黄色大便	大便的数量在 4~6 周后可能会逐渐减少

引自 Beth Gabrielski, RN, The Children's Hospital, Denver, Colorado.

在健康的无应激新生儿中，血糖在生后 1～2h 下降，稳定在最低约 40mg/dl，然后在生后 3h 升至 50～80mg/dl[44]。根据新生儿的年龄，低血糖定义是不同的。低血糖的诊断阈值在 40～50mg/dl。有低血糖风险并需要监测血糖的新生儿包括早产儿、SGA、高胰岛素血症婴儿、糖尿病母亲的婴儿（infant of a diabetic mother，IDM）、LGA 和有围产期应激或窒息的新生儿。与足月新生儿一样，早产儿出生后血糖会下降，但他们较难产生负调节反应。此外，呼吸窘迫、体温过低和其他因素会增加葡萄糖需求，加剧低血糖。SGA 有患低血糖的风险，原因是糖原储存迅速利用，以及糖异生和生酮功能受损。高胰岛素血症发生在 IDM 和患有其他罕见疾病包括 Beckwith-Wiedemann 综合征和先天性高胰岛素血症的新生儿中。在围产期窒息的情况下，低血糖是由于过量的葡萄糖需求和偶尔的一过性高胰岛素血症造成的[45,46]。反复低血糖超过 3 天的新生儿应该接受内分泌疾病（高胰岛素血症、反调节激素 - 皮质醇、生长激素和胰高血糖素减少）和遗传代谢性疾病的评估（框 23-1）。

> **框 23-1　新生儿低血糖的病因**
>
> **暂时性新生儿低血糖**
> - 早产和 IUGR 新生儿
> - 短暂性高胰岛素血症（IDM）
> - 围产期应激（缺氧、RDS）
>
> **持续性新生儿低血糖**
> - 高胰岛素血症
>   - 钾 -ATP 通道
>   - 葡萄糖激酶高胰岛素血症
>   - 谷氨酸脱氢酶高胰岛素症
>   - Beckwith-Wiedemann 综合征
> - 负调节激素缺乏（垂体功能减退）
> - 先天代谢缺陷
>   - 糖原分解障碍
>   - 糖异生障碍
>   - 脂肪酸氧化障碍

IUGR. 宫内生长受限；IDM. 糖尿病母亲的婴儿；RDS. 呼吸窘迫综合征；ATP. 腺苷三磷酸

低血糖的症状包括神经过敏、癫痫发作、发绀、呼吸窘迫、淡漠、肌张力减低和眼球转动。然而，许多新生儿，特别是早产儿，是没有症状的。由于新生儿低血糖可能引起后期神经发育受损[47]，应该在有症状和无症状的高危新生儿中对新生儿低血糖进行识别和治疗，包括早产儿、SGA、IDM、LGA 和应激儿。这些新生儿应该用床旁血糖仪进行血糖筛查。在开始治疗时，应通过实验室检测来确认血糖浓度。对有症状的新生儿的治疗，特别是对有异常神经体征的新生儿，应该静脉注射 2ml/kg 的 10% 右旋葡萄糖溶液，然后以约 6mg/(kg·min) 的速度输注葡萄糖，并复测血糖[48]。对于无症状的患者，应予肠内喂养，然后继续测量血糖浓度。如果新生儿对肠内喂养无效，应开始以约 6ml/(kg·min) 的速度静脉输注葡萄糖[48]。

（三）先天性消化系统外科疾病

几种先天性消化系统外科疾病干扰了胎儿向新生儿生活的正常过渡。气管食管瘘、食管闭锁、十二指肠闭锁、腹壁缺损（腹裂和脐膨出）和先天性膈疝等许多该类疾病都可以通过产前超声进行诊断，母亲可以转诊到围产医学中心分娩。先天性膈疝新生儿最好在医学中心分娩，以便接受如体外膜肺氧合等先进的治疗。

（四）坏死性小肠结肠炎

NEC 是新生儿重症监护病房中最常见的获得性胃肠道急症。尽管 NEC 也可见于患有红细胞增多症、先天性心脏病和窒息的足月儿中，但主要还是影响早产儿，并且胎龄越小，发病率越高。发病机制是多因素的，肠道缺血、感染、提供肠内喂养和肠道发育程度在不同患者中起着不同程度的作用[49]。研究表明，新生儿肠道菌群在这一早产儿并发症的发病机制中起着关键作用。使用益生菌是一种良好的预防方法[50]。使用吲哚美辛可以增加 NEC 的发病率，而产前使用倍他米松可能会降低 NEC 的发病率，这可能与肠道循环的改变有关。

临床上，NEC 的疾病范围从轻微的胃肠道功能障碍到以肠坏疽、穿孔、脓毒症和休克为特征的快速暴发性病程。其显著症状是腹胀、肠梗阻、胃排空延迟和便血。影像学表现为肠壁水肿、肠壁积气、胆管积气和腹腔游离气体。相关症状包括呼吸暂停、心动过缓、低血压和体温不稳定。存活者可能需要手术切除肠道，导致短肠综合征。此外，严重的

NEC 对神经发育结果有负面影响[51]。

(五) 新生儿黄疸

在足月儿婴儿室中遇到的最常见的问题是黄疸。黄疸是血清胆红素浓度明显升高的表现。当正常的胆红素代谢和排泄途径改变时，新生儿就会发生高胆红素血症。图 23-10 呈现了胆红素的代谢情况。循环红细胞的正常破坏约占新生儿每天胆红素产量的 75%，其余的来源包括无效的红细胞生成和组织血红素蛋白。血红素在网状内皮系统中转化为胆红素，副产物是一氧化碳。未结合胆红素是脂溶性的，在血浆中与白蛋白可逆性结合。胆红素通过与肝窦中的白蛋白解离进入肝细胞。胆红素一旦进入肝细胞，就会在尿苷二磷酸葡萄糖醛酸转移酶（uridine diphosphoglucuronosyl transferase, UDPGT) 的催化下与葡萄糖醛酸耦联。水溶性结合胆红素迅速排入胆小管和小肠。β-葡萄糖醛酸酶存在于小肠中，能水解部分结合胆红素，将其转化为未结合胆红素。这种未结合胆红素可以重新吸收到循环中，增加未结合胆红素的总负荷（肠肝循环）。

结合或非结合胆红素升高均可引起新生儿期黄疸。然而，新生儿早期的病理性黄疸是间接高胆红素血症，通常是由于胆红素分泌过多引起的。新生儿黄疸的主要诱发因素有：①由于红细胞体积增加，细胞寿命减少，胆红素负荷增加，无效红细胞生成增加，以及肠肝循环；②肝脏胆红素摄取、耦联和排泄减少。这些因素导致大约 2/3 的新生儿在出生后第 1 周出现临床上明显的黄疸，大多数被认为是生理性黄疸。胆红素水平超过同龄（以小时计）第 95 百分位数的新生儿和高危儿发展为高胆红素血症需要密切随访（图 23-11 和框 23-2）[52]。

在新生儿期，确定是否是溶血导致的高胆红素血症至关重要。继发于溶血的高胆红素血症必须及早诊断，及早有效治疗以预防神经系统损伤。母子血型不合，如 ABO、Rh 和其他次要抗体引起的血型不合是新生儿溶血的最常见原因（见第 40 章）。溶血的其他原因包括遗传性疾病，特别是遗传性球形红细胞增多症和非球形细胞溶血性贫血，如葡萄糖-6-磷酸脱氢酶缺乏症。对脐带血进行直接 Coombs 试验，及早评估网织红细胞计数和血红蛋白/红细胞比容可以帮助诊断溶血。

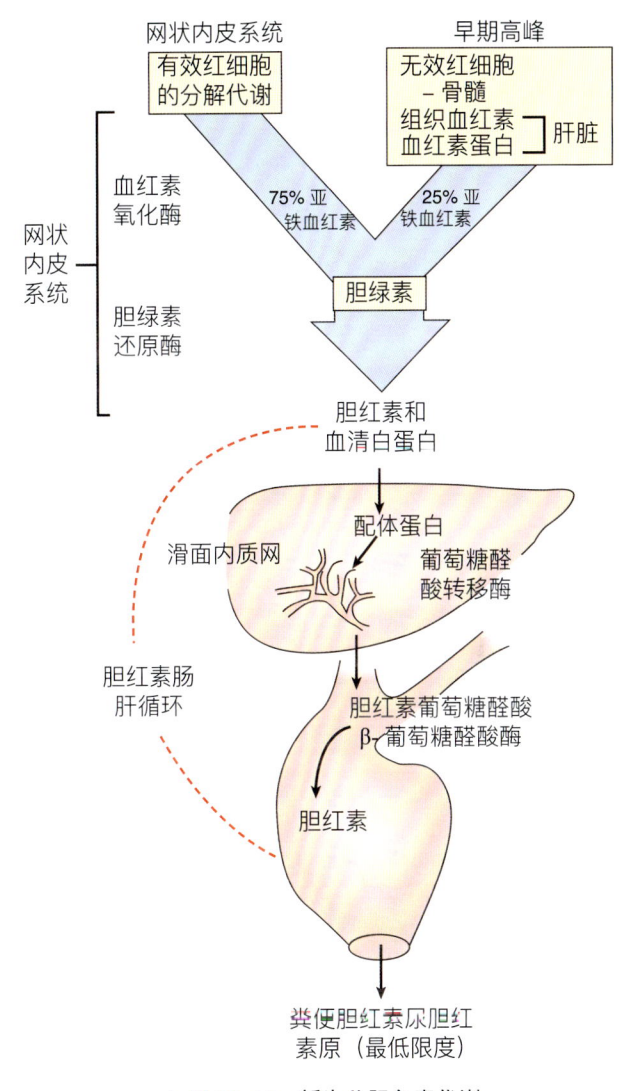

▲ 图 23-10 新生儿胆色素代谢

改编自 Maisels MJ. Jaundice. In: Avery GB, Fletcher MA, MacDonald MG, eds. Neonatology: *Pathophysiology and Management of the Newborn*. 5th ed. Philadelphia: Lippincott, Williams & Wilkins; 1999:765.

胆红素产生过多的其他原因包括血液外渗（瘀斑、出血）、红细胞增多症，以及由于机械性胃肠梗阻或经口摄入不足造成肠道蠕动减弱所致的胆红素的肠肝循环增加。对于不能确定胆红素产生过多原因的患者，必须考虑涉及胆红素清除率降低的疾病状态。间接高胆红素血症的原因包括家族性 UDPGT 缺乏（Crigler-Najjar 综合征）、Gilbert 综合征、母乳性黄疸和甲状腺功能减退。混合性和直接高胆红素血症在出生后第 1 周很少见。

大多数需要治疗的新生儿黄疸不是由胆红素的增加（溶血等）引起的，而是由于胆红素排泄减少

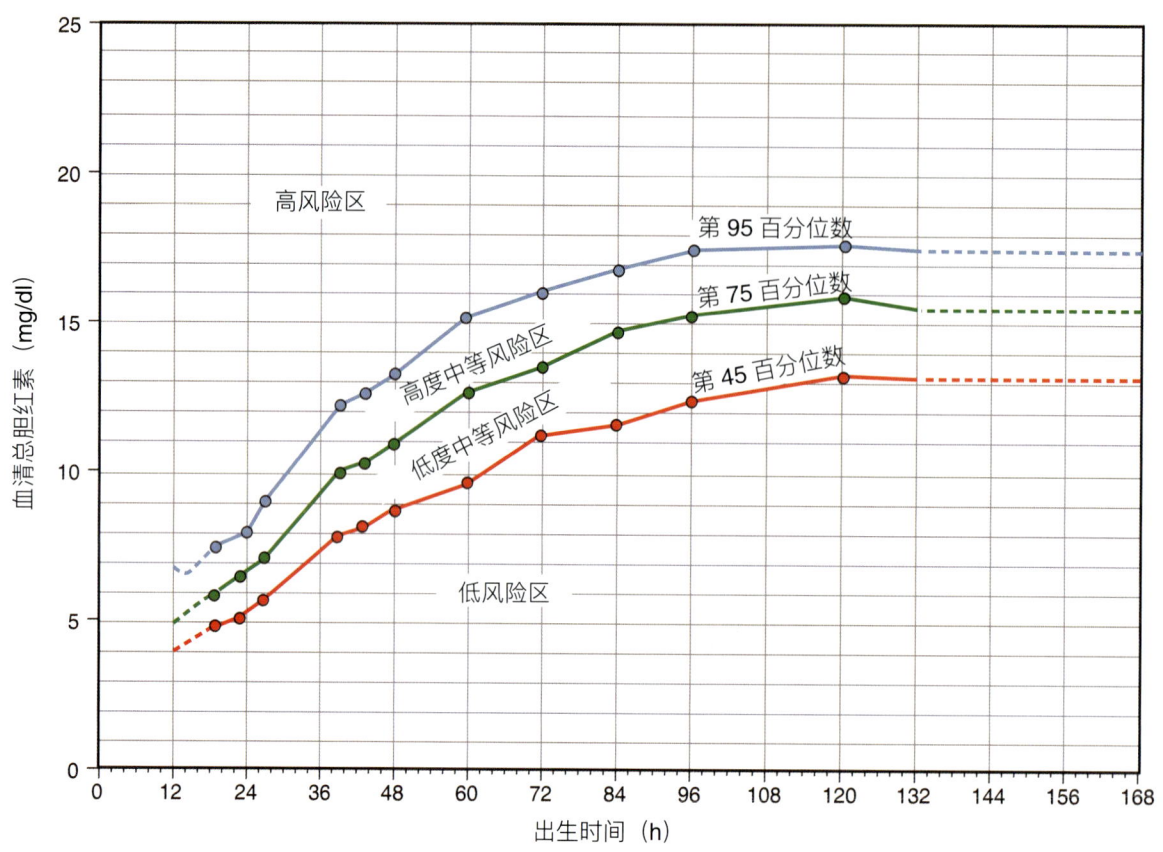

▲ 图 23-11 基于特定时间点（小时数）的胆红素测定，评估足月儿和近足月儿发生显著高胆红素血症的风险
引自 Bhutani VK, Johnson L, Sivieri EM. Predictive ability of a predischarge hour-specific serum bilirubin for subsequent significant hyperbilirubinemia in healthy term and near-term newborns. *Pediatrics*. 1999;103:6.

框 23-2　Risk Factors for Significant Hyperbilirubinemia

- Jaundice observed at <24h
- Blood group incompatibility with positive direct Coombs test
- Other hemolytic disease (G6PD deficiency)
- Gestational age <35 to 36 weeks
- Previous sibling needing phototherapy
- Cephalohematoma, subgaleal blood collection, bruising
- Exclusive breastfeeding, especially if it is not going well
- East Asian race

G6PD, Glucose-6–phosphate dehydrogenase.
Modified from American Academy of Pediatrics Subcommittee on Hyperbilirubinemia. Management of hyperbilirubinemia in the newborn infant 35 or more weeks gestation. *Pediatrics*. 2004;114:297.

引起的。这通常被称为"生理性黄疸"，一旦排除溶血和其他病理状态，新生儿通常不需要治疗。然而，一些生理性黄疸的患者确实需要治疗以防止神经系统损伤。一些需要治疗的高危因素已经确定。母乳喂养与新生儿高胆红素血症有很强的相关性。总而言之，母乳喂养的新生儿在生后 3～5 天的胆红素水平高于配方奶喂养的新生儿（图 23-12）。母乳性黄疸的可能机制包括早期热量摄入量减少、母乳中含胆红素结合抑制物，以及肠道对胆红素的重吸收增加。在一些患者中，可能有多种因素叠加引发母乳性黄疸。这种黄疸起病早，发生在生后 2～4 天，并伴有摄入不足、体重过度减轻和脱水的证据。这种早期黄疸对增加母乳喂养频率是有反应的。母乳性黄疸的特点是足月新生儿黄疸持续到生后第 2～3 周，最高胆红素水平为 10～30mg/ml。如果继续母乳喂养，这种水平会持续 4～10 天，然后在 3～12 周后下降到正常水平。停止母乳喂养可引起胆红素在 48h 内迅速下降。

新生儿高胆红素血症最令人担忧的是胆红素毒性所引起的核黄疸，大脑的某些区域，如基底节、海马、膝状体、各种脑干核团和小脑被胆红素染色。

在生后 7~10 天，神经细胞坏死是主要组织病理学特征。胆红素脑病的早期症状包括嗜睡、肌张力减低和食欲减退，最后发展为尖叫、肌张力增高和角弓反张。存活者通常会有后遗症，包括手足徐动型脑瘫、高频听力丧失、向上凝视麻痹和牙齿发育不良[53, 54]。除了在 Rh 同种免疫的新生儿中 20mg/dl 的胆红素水平与核黄疸的风险增加有关以外，胆红素脑病的风险并没有很好的界定。这一观察已经扩展到患有其他溶血病的新生儿的治疗。对于没有溶血性疾病的足月儿，即使胆红素水平高于 20mg/dl，胆红素脑病的风险也很小。近几年，对母乳喂养的新生儿，特别是伴有脱水和高胆红素血症的晚期早产儿的胆红素脑病的研究中，要求所有母乳喂养的母亲密切跟踪[53]。目前，广泛使用光疗防止早产儿严重的胆红素升高，非溶血性高胆红素血症造成早产儿脑损伤的真正风险尚不清楚。然而，目前大多数可用的数据都表明，这种风险很低。

七、新生儿血液系统疾病

（一）贫血

早期造血细胞起源于卵黄囊。妊娠 8 周时，红细胞在肝脏生成，在胎儿早期，肝脏仍然是红细胞产生的主要部位。妊娠 6 个月后，骨髓成为红细胞发育的主要部位。足月儿的血红蛋白正常范围为 13.7~20.1g/dl。在极早产儿中，血红蛋白最低可至 12g/dl。出生时或生后最初几周出现贫血是失血、溶血或红细胞生成不足的结果。导致贫血的失血可能发生在产前、分娩时或产后。宫内失血可能是母胎出血、双胎输血或外伤（母体创伤、羊膜穿刺术、胎头外倒转术）出血所致。用流式细胞术或 Kleihauer-Betke 酸洗脱技术来鉴定母体循环中的胎儿细胞，可以诊断出严重到足以引起贫血的母胎出血。分娩时失血可由脐带破裂、剖宫产时切开胎盘、前置胎盘或胎盘早剥引起。新生儿可能会发生与难产有关的内出血。部位包括颅内出血、头颅血肿、帽状腱膜下血肿、腹膜后血肿、肝包膜和脾脏破裂。如果是慢性失血（如胎母输血），新生儿出生时则会出现面色苍白，但代偿良好，没有血容量减少的迹象。最初的红细胞比容会很低。急性出血会出现血容量减少的迹象，如心动过速、血流灌注不良和低血压等现象。最初的红细胞比容可以是正常的，也可以是降低的，但经过几个小时的平衡后，红细胞比容会降低。由血型不合所致溶血引起的贫血在新生儿期很常见。较不常见的溶血原因包括红细胞膜异常、酶缺乏和血红蛋白合成障碍。红细胞生成受损是新生儿贫血的罕见原因。

（二）红细胞增多症

活产婴儿中有 1.5%~4% 会出现红细胞比容升高。虽然 50% 的红细胞增多症发生在适于胎龄儿中，

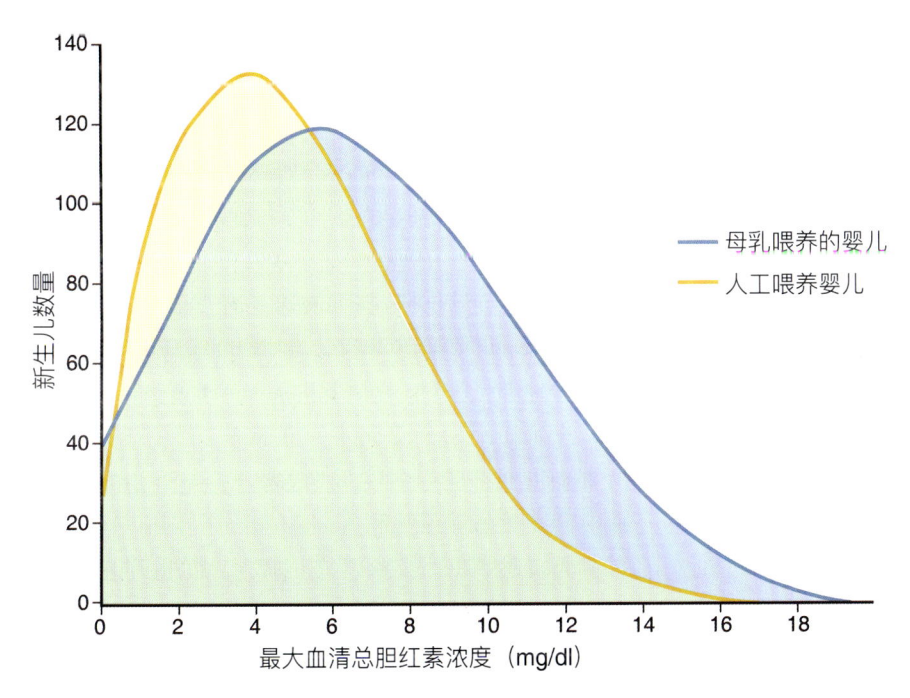

◀ 图 23-12 体重超过 2500g 的新生儿血清胆红素浓度的分布

改编自 Maisels MJ, Gifford KL. Normal serum bilirubin levels in the newborn and the effect of breast-feeding. *Pediatrics*. 1986;78:837.

但在 SGA 和 LGA 中，红细胞增多症的比例更大。红细胞增多症的原因包括双胎输血、母胎输血、与胎儿窘迫及慢性宫内缺氧相关的胎盘输血（SGA、糖尿病母亲的 LGA）、脐带结扎延迟、染色体异常。红细胞增多症的后果是血液高黏滞性导致毛细血管床的灌注损伤。因此，临床症状可能与任何器官系统有关（表 23-8）。静脉血红细胞比容降至 60% 以下可改善急性症状，但还没有证明它能改善长期的神经系统结局[55]。

表 23-8　高黏血症的器官相关症状

系　统	症　状
中枢神经系统	易怒、紧张、癫痫发作、嗜睡
心肺	充血性心力衰竭或持续性肺动脉高压引起的呼吸窘迫
胃肠	呕吐、血红素阳性大便、腹胀、坏死性小肠结肠炎
肾脏	尿量减少、肾静脉血栓形成
代谢	低血糖症
血液	高胆红素血症、血小板减少症

（三）血小板减少症

新生儿血小板减少症可以是原发的，也可以与凝血因子缺乏有关。在表 23-9 中列出了新生儿血小板减少症的鉴别诊断。免疫性血小板减少症对围产期护理有影响。在特发性血小板减少性紫癜（idiopathic thrombocytopenic purpura，ITP）中，母体抗血小板抗体穿过胎盘会导致胎儿血小板的破坏（见第 49 章）。然而，患有 ITP 的母亲所生婴儿中，只有 10%~15% 的血小板计数低于 10 万 /μl，即使是存在严重血小板减少症的婴儿也很少出现严重出血。同种异体免疫性血小板减少症是指胎儿血小板上存在某种抗原，但母体血小板上没有这种抗原。一旦接触到胎儿血小板，母亲就会产生抗血小板抗体，这些抗体会穿过胎盘，导致胎儿血小板的破坏。在疑似同种异体免疫性血小板减少症的病例中，大多数是由人类血小板抗原 -1a（HPA-1a）同种抗体引起的。因为孕妇的血小板计数是正常的，所以应根据既往受影响的孕产史提出疑诊。颅内出血在这种情况下很常见（10%~20%），可发生在产前或产时[56]。产前治疗是根据既往患病胎儿血小板减少的严重程度和是否存在颅内出血来指导的。治疗方案包括给母亲静脉注射免疫球蛋白和皮质类固醇[56]。

表 23-9　新生儿血小板减少症的鉴别诊断

诊　断	举　例
免疫性	被动获得性抗体（如特发性血小板减少性紫癜、系统性红斑狼疮、药物诱导）对 HPA-1a 抗原的同种免疫过敏
感染性	细菌和先天性病毒感染（如巨细胞病毒、风疹病毒）
综合征	桡骨缺如、Fanconi 贫血
巨大血管瘤	
血栓	
患 RDS、肺动脉高压等高危婴儿	弥散性血管内凝血 孤立性血小板减少症

HPA-1a. 人类血小板抗原 –1a；RDS. 呼吸窘迫综合征

（四）新生儿维生素 K 缺乏性出血症

维生素 K 是 Ⅱ、Ⅶ、Ⅸ 和 Ⅹ 凝血因子羧化过程中必不可少的辅助因子。维生素 K 胎盘转运不良、新生儿的摄入不足，特别是母乳喂养不足者，以及出生时结肠细菌定植不足的新生儿有维生素 K 缺乏性出血的风险。早期维生素 K 缺乏性出血（vitamin K-deficiency bleeding，VKDB）发生在生后 24h 内，常发生在母亲摄入干扰维生素 K 代谢的药物（如抗凝血药、抗惊厥或抗结核药物）的情况下。典型的 VKDB 发生在生后 2~7 天，主要是由维生素 K 饮食摄入不足所致。晚期 VKDB 出现在生后 8 天后，在 3~8 周时达到顶峰，通常出现在出生时没有接受维生素 K、口服维生素 K 或患有损害肠道吸收维生素 K 的疾病（胆道闭锁、囊性纤维化等）的纯母乳喂养新生儿中。在没有接受维生素 K 预防的新生儿中，出血发生的概率为 0.25%~1.4%，通常发生在生后 5 天~2 周，但有时甚至晚到 12 周。所有新生儿都应肌内注射维生素 K_1（0.5~1mg），以预防因缺乏依赖维生素 K 的凝血因子（Ⅱ、Ⅶ、Ⅸ、Ⅹ）而引起的出血性疾病[57]。肌内注射是首选途径。虽然业已证明口服维生素 K 能有效提高维生素 K 水平，但其预防新生儿晚期出血性疾病方面效果不佳。

八、围产期感染

早发性细菌感染

由于围产期先天和后天免疫反应的独特特性，新生儿对细菌感染有独特易感性[58]。随着B族链球菌筛查和产时抗生素治疗绒毛膜羊膜炎的应用，5天以下新生儿的细菌感染发生率已降至每1000名活产婴儿中不到1例[58a]。自发性早产、母体GBS定植、胎膜早破超过12h、绒毛膜羊膜炎会增加感染的风险[59, 60]。其他原因（如硬膜外麻醉）引起的产妇发热不会增加新生儿感染的风险，只需密切观察新生儿即可。结合考虑上述因素的在线计算器已被开发，以帮助临床医生评估个体患者的风险（https://neonatalsepsiscalculator.kaiserpermanente.org）。这些工具可以帮助临床医生及早识别和治疗，以降低早发性细菌感染相关的发病率和死亡率。

大多数早发性细菌感染出现在生后第1天，呼吸窘迫是新生儿最常见的症状。感染通常是由GBS和革兰阴性肠道病原体引起的。新生儿感染的其他病因在第57章和第58章中介绍。预防早发性GBS感染的方法如图23-13所示。新生儿的治疗方法如图23-14所示。值得注意的是，临床症状和体征较病史（孕妇GBS阳性、GBS治疗不足、暴露于绒毛膜羊膜炎等）更为重要。然而，筛查试验（白细胞计数升高、I：T比值升高、C反应蛋白升高）并不能可靠地确诊疾病[61]。有临床症状时，必须及早做出治疗的决定，以降低早发性细菌感染相关的发病率和死亡率。临床病程改善及监测C反应蛋白[62]水平无升高可用于排除感染情况，并可停用抗生素。

九、呼吸窘迫

出生时呼吸功能的建立依赖于肺泡的扩张和维持、肺液的清除和足够的肺血流灌注。在许多早产儿和其他高危儿中，发育缺陷或不良围产期事件阻碍了平稳的呼吸过渡。呼吸窘迫是新生儿最常见的症状之一，可继发于非心肺和心肺疾病（表23-10）。症状包括呼吸频率增加至60/min以上，伴有或不伴有发绀、鼻翼扇动、肋间和胸骨凹陷，以及呼气呻吟。凹陷是新生儿以顺应性强的胸壁带动顺应性差的肺进行扩张的结果。呼气呻吟是由于在呼气时关闭声门以努力增加呼气末压力以帮助维持FRC造成的。对新生儿的评估需要结合病史、体格检查和实验室检查以做出诊断。临床上常关注更常见的心肺病因，但考虑心肺相关以外的原因也是很重要。

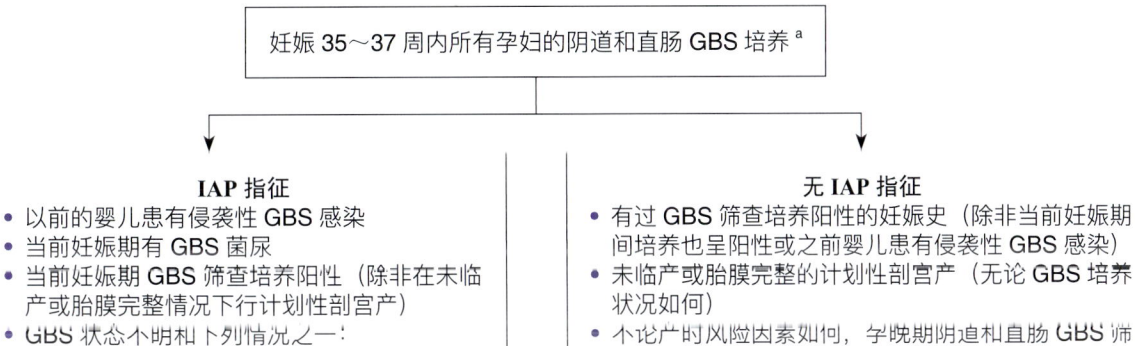

妊娠35～37周内所有孕妇的阴道和直肠GBS培养[a]

IAP指征
- 以前的婴儿患有侵袭性GBS感染
- 当前妊娠期有GBS菌尿
- 当前妊娠期GBS筛查培养阳性（除非在未临产或胎膜完整情况下行计划性剖宫产）
- GBS状态不明和下列情况之一：
  - <37周时分娩
  - 胎膜破裂≥18h
  - 产时发热 [体温≥38.0℃ (100.4°F)][b]

无IAP指征
- 有过GBS筛查培养阳性的妊娠史（除非当前妊娠期间培养也呈阳性或之前婴儿患有侵袭性GBS感染）
- 未临产或胎膜完整的计划性剖宫产（无论GBS培养状况如何）
- 不论产时风险因素如何，孕晚期阴道和直肠GBS筛查培养阴性

a. 例外：当前妊娠期间患有GBS菌尿的女性或以前婴儿患有侵袭性GBS疾病的女性
b. 如果怀疑绒毛膜羊膜炎，包括已知对GBS有活性的药物的广谱抗菌治疗应取代GBS的IAP

▲ 图23-13 所有孕妇在妊娠35～37周时普遍采用产前培养筛查策略，在产时使用抗菌药物预防B族链球菌早期发病的适应证

GBS. B族链球菌；IAP. 产程中抗预防性使用抗生素［引自 Verani JR, McGee L, Schrag SJ; Division of Bacterial Diseases, National Center for Immunization and Respiratory Diseases, Centers for Disease Control and Prevention. Prevention of perinatal group B streptococcal disease—revised guidelines from CDC, 2010. *MMWR Recomm Rep.* 2010;59(RR-10):1–36.］

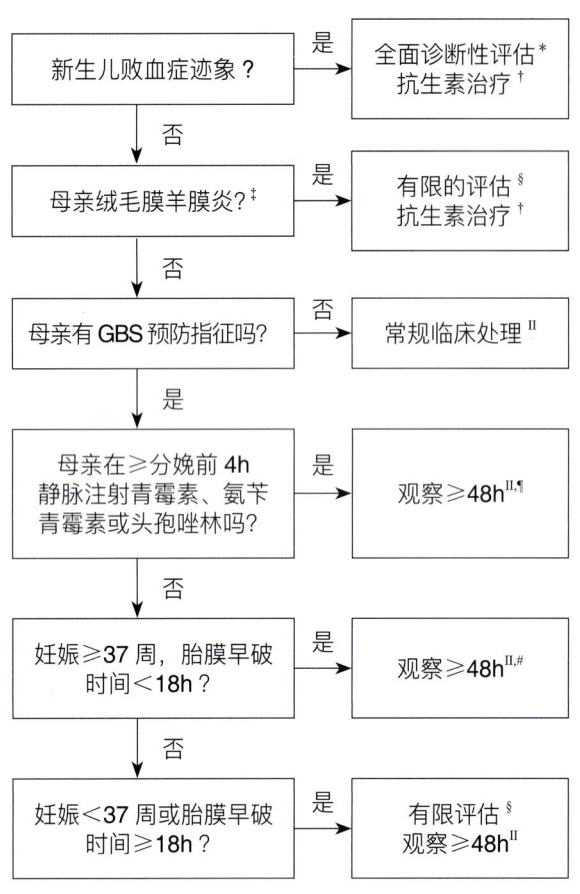

（一）心血管病因

新生儿期呼吸窘迫的心血管原因可以分为两大类：结构性心脏病和心脏结构正常的经胎儿通道持续性右向左分流。生后第1周的严重结构性心脏病的两种表现为发绀和充血性心力衰竭[63]。发绀型心脏病包括大血管转位、三尖瓣闭锁、某些类型的动脉干、完全性肺静脉异位引流和右心室流出道梗阻，包括法洛四联症和肺动脉狭窄或闭锁。患有充血性心力衰竭的婴儿通常有某种形式的左心室流出道梗阻（如左心发育不良综合征及主动脉缩窄）。现在建议所有新生儿在24h内进行脉搏血氧饱和度筛查，以除外危重先天性心脏病[64]。

（二）肺部原因

在表23-10中列出了与呼吸道和肺实质相关的呼吸窘迫原因。足月儿的鉴别诊断包括暂时性呼吸增快、吸入综合征、先天性肺炎和自发性气胸[65]。暂时性呼吸增快在非窒息足月儿或轻度早产儿中可表现为呼吸窘迫。临床特点包括在生后数小时内出现各类型发绀、呻吟、鼻扇、凹陷和呼吸急促。胸片是诊断的关键，胸片可表现为肺门周围明显的条片影及叶间裂积液。这些症状通常会在12~24h消退，也可能会持续更长时间。临床症状可用胎儿肺液延迟重吸收解释。暂时性呼吸增快更多见于择期剖宫产的新生儿和轻度早产儿。

分娩时，新生儿可能会吸入清亮的羊水或混合了血液或胎粪的羊水。胎粪吸入综合征可发生在足月儿和早产儿中。围产期常伴有慢性宫内缺氧、胎儿窘迫和低Apgar评分。这些新生儿临床表现为出呼吸急促、凹陷、发绀、胸部过度膨胀和桶状胸，以及呼吸音粗。胸片可出现肺纹理粗糙，以及充气不足或实变引发的肺密度不均。空气漏的发生率很高，许多新生儿表现为持续性肺动脉高压。

肺部是新生儿最常见的主要感染部位。细菌和病毒感染可发生于产前、产时或出生后。分娩前或分娩期间的生殖道逆行感染是最常见的感染途径，尤其是细菌感染。患有先天性肺炎的新生儿在生后不久即会出现呼吸窘迫。胸片表现通常与其他原因的呼吸窘迫难以区分，特别是肺透明膜病（hyaline membrane disease，HMD）。

自发性气胸在所有分娩中的发生率为1%，但少

*. 全面的诊断性评估包括血液培养、完整的血细胞计数（包括白细胞分类和血小板计数）、胸部X线（如果存在呼吸异常）和腰椎穿刺（如果患者足够稳定，可以耐受手术，怀疑有脓毒症）

†. 抗生素治疗应该针对新生儿败血症的最常见原因，包括静脉注射氨苄西林治疗GBS，覆盖其他微生物（包括大肠埃希菌和其他革兰阴性病原体），并应考虑局部抗生素耐药模式

‡. 咨询产科医生对于确定绒毛膜羊膜炎的临床怀疑程度很重要。绒毛膜羊膜炎是临床诊断的，有些体征是非特异性的

§. 有限的评估包括出生时血培养和出生时和（或）6~12h进行血细胞分类和血小板计数检查

Ⅱ. 如果出现脓毒症迹象，应进行全面诊断评估并开始抗生素治疗

¶. 如果孕≥37周，并且满足其他出院标准，可获得医疗处理，能够完全遵守家庭指导，则可能在24h后在家中进行观察。如果不满足上述任何条件，新生儿应在医院接受至少48h的观察，直到达到出院标准

#. 一些专家建议在6~12h内对新生儿进行血细胞分类和血小板计数检查

▲ 图23-14 新生儿早发性B族链球菌病二级预防方法

GBS. B族链球菌［引自 Verani JR, McGee L, Schrag SJ; Division of Bacterial Diseases, National Center for Immunization and Respiratory Diseases, Centers for Disease Control and Prevention. Prevention of perinatal group B streptococcal disease—revised guidelines from CDC, 2010. *MMWR Recomm Rep*. 2010;59(RR-10):1–36.］

表23-10 新生儿呼吸窘迫

非心肺	心血管	肺
• 低体温或高体温 • 低血糖 • 代谢性酸中毒 • 药物中毒、撤退反应 • 红细胞增多症 • 中枢神经系统损伤 • 窒息 • 出血 • 神经肌肉病 • Werdnig-Hoffman 病 • 肌病 • 膈神经损伤 • 骨骼异常 • 窒息性胸廓发育不良	• 左侧流出道梗阻 • 左心发育不全 • 主动脉狭窄 • 主动脉缩窄 • 紫癜 • 大血管转位 • 完全性肺静脉异位引流 • 三尖瓣闭锁 • 右侧流出道梗阻	• 上气道梗阻 • 后鼻孔闭锁 • 声带麻痹 • 胎粪吸入 • 分泌物吸引 • 暂时性呼吸增快 • 肺炎 • 肺发育不全 • 原发性 • 继发性 • 透明膜病 • 气胸 • 胸腔积液 • 肿块病变 • 肺气肿 • 囊性腺瘤样畸形

部分会出现临床症状。操作如正压通气会增加自发性气胸的风险。呼吸窘迫通常从生后不久就开始出现，患侧的呼吸音可能会减弱。大部分气胸在没有特殊治疗的情况下会自愈。

RDS 仍然是新生儿期呼吸窘迫最常见的病因。根据 Laplace 定律（图23-2），早产儿肺表面活性物质缺乏使肺泡表面张力增加，增加了维持开放肺泡所需的压力。最终结果是肺顺应性差，并出现进行性肺不张，FRC 降低，通气-灌注不匹配，以及通气分配不均。HMD 因早产儿呼吸肌无力和胸壁顺应性高而进一步复杂化。低氧血症及呼吸性和代谢性酸中毒会导致 PVR 增加、右向左导管水平分流，以及加重通气-灌注不匹配的程度，从而加剧低氧血症。低氧血症和低灌注导致肺泡上皮损伤、毛细血管通透性增加，以及血浆渗入肺泡中。蛋白质渗漏到空气中会抑制肺表面活性物质的功能，从而加剧疾病进展。血浆中的物质和细胞碎片结合在一起，血浆和细胞碎片中的物质结合形成病理上所见的典型透明膜。恢复期的特征是肺泡细胞（包括Ⅱ型细胞）再生，表面活性增强。

临床上，患有 HMD 的新生儿表现为呼吸急促、鼻扇、肋下和肋间凹陷、发绀和呼气呻吟。肺部的影像学表现与广泛的肺不张一致（图23-15）。浸润呈弥漫状、磨砂状，主要气道充气，与肺不张对比，形成支气管充气征。肺严重扩张不足使横膈抬高。RDS 的急性并发症包括感染、气漏和动脉导管持续开放。

与急性并发症相比，更令人担忧的是 RDS 的长期后遗症。主要的长期后遗症后果包括支气管肺发育不良、长时间的呼吸支持（图23-15）和严重的神经损伤。在孕周不到28周的早产儿中，发病率尤其高。其严重程度各不相同，从非常轻微的肺功能不全到需要长时间机械通气的严重疾病，出院后可因呼吸情况恶化而频繁再次住院，与对照组相比，VLBW 组神经系统发育后遗症的发生率更高。虽然肺功能可随着时间的推移而改善，大多数儿童预后良好，但长期的肺部后遗症也是显著的。支气管肺发育不良的病因与胎龄、生长受限、机械通气和吸氧、感染（绒毛膜羊膜炎、早发性脓毒症、晚发性脓毒症、NEC）相关。

十、新生儿神经病学

脑室内出血和脑室周围白质软化症

脑室周围出血（periventricular hemorrhage, PVH）

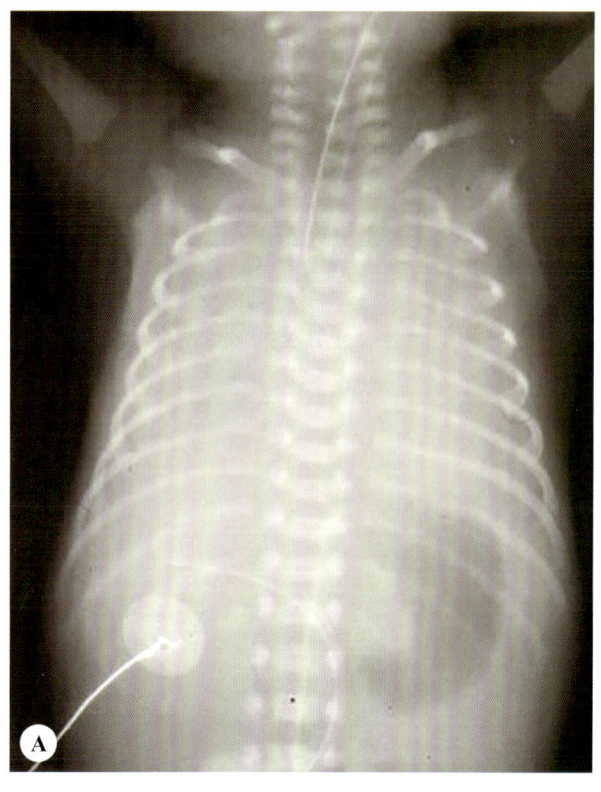

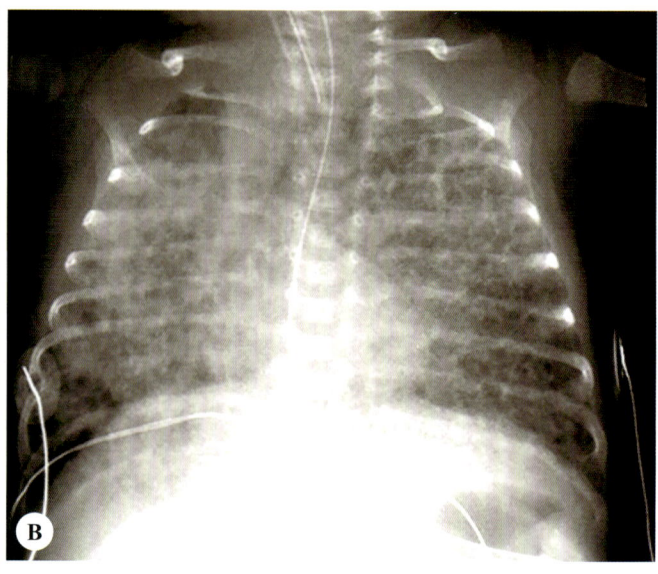

▲ 图 23-15 A. 胸片显示与肺透明膜病（呼吸窘迫综合征）一致的表现，包括广泛的肺不张，肺野呈均匀的磨玻璃样改变，支气管充气征和膈肌抬高；B. 胸片显示支气管肺发育不良相关改变，包括不均匀的肺不张和高透光区

或脑室内出血和脑室周围白质软化症（periventricular leukomalacia，PVL）是早产儿最常见的神经系统并发症。在体重小于 1500g 或孕周小于 31 周的新生儿中，PVH/IVH 的总发生率为 20%～30%，其中 10% 出现严重颅内出血（3 级和 4 级）。胎龄和出生体重越小的新生儿发病率越高。出生体重低于 700g 的新生儿分别占所有 IVH 和严重颅内出血的近 50% 和 25%[66]。如表 23-11 所示，出血根据严重程度进行分级，并通过超声确诊。据报道，妊娠 32 周以下的新生儿中有 2%～4% 患有 PVL[66]。但报道的囊性 PVL 可能低估了 PVL 的全谱。

囊性 PVL 包括多个坏死区，并伴有脑室周围深层白质的囊肿形成。囊性 PVL 在超声检查中特征明显，MRI 扫描在早产儿中的广泛使用已发现，新生儿（特别是胎龄较小的新生儿）常存在弥漫性白质损伤，并伴随脑室扩张。在早产儿中，上述发现比囊性 PVL 更常见，代表了 PVL 谱系的一部分。与 PVL 相关的另一个重要临床因素是母体绒毛膜羊膜炎和新生儿感染。

IVH 患儿的神经发育结果与原始出血的严重程度、出血后脑积水的发展程度、合并脑实质损伤的程度有关。虽然头颅超声是诊断 IVH 和 PVL 的主要手段，但它并不是一个敏感的预后预测因子。在头颅超声无异常的 VLBW 中，近 1/3 有不同程度的神经发育障碍（脑瘫或认知障碍）[67]。有 I 级或 II 级 IVH 的婴儿患残疾的风险略高[68]。轻度 IVH 的学龄期儿童表现出各种神经和认知异常，包括运动不协调、多动及注意力和学习障碍[69]。进行性脑室扩张（III 级）或脑室周围出血性梗死（IV 级）的婴儿患严重神经发育障碍及轻度神经和认知障碍的风险较高[70,71]。严重的囊性 PVL 者患脑瘫和相关的认知障

表 23-11 脑室出血的分类

分　级	定　义
I	室管膜下出血
II	无脑室扩张的脑室内出血
III	伴脑室扩张的脑室出血
IV	脑室内出血合并实质出血

引自 Papile LA, Burstein J, Burstein R, Koffler H. Incidence and evolution of subependymal and intraventricular hemorrhage: a study of infants with birth weights less than 1500 g. *J Pediatr*. 1978;92:529.

碍的风险很高。

随着产科和新生儿护理不断进步，颅内出血的发生率和严重程度已经逐渐降低，但治疗的重点仍然是对这种早产并发症采取预防策略。产前和产后的预防方法都得到了研究。在很大程度上，出生后药物治疗在降低 IVH 的发生率、严重程度和神经发育结局方面没有起到重要作用。由于 IVH 和 PVL 可能是围产期事件，所以重点应放在产前预防上。产前应用皮质类固醇可以降低此类并发症的发生率，并可能是颅内出血最重要的产前预防策略[5]。此外，硫酸镁也可用于早产儿产前的神经保护[72]。

十一、新生儿生长和孕龄分类

在评估特定新生儿的死亡或发病风险时，出生体重和胎龄的评估非常重要。基于大规模人群研究，母亲的同房时间仍然是决定孕周的单一最佳因素。早期产科超声是非常有用的辅助手段（见第 9 章）。然而，对于单个新生儿，尤其是同房日期不确定的新生儿而言，有必要进行产后胎龄的评估。根据生理和神经学标准估算孕周的评分系统是由 Dubowitz 及其同事开发的，后来由 Ballard 及其同事简化和更新（图 23-16）[73]。Ballard 评估方法在妊娠 28 周之前不太准确，但可以检查其他特征以帮助确定准确的孕周。在妊娠 27~28 周时，晶状体的前血管囊显示晶状体被血管完全覆盖。在妊娠 25 周时，足长（从脚后跟到最大的脚趾尖端）为 4.5cm，每周增加 0.25cm。使用生长参数和胎龄，新生儿可以通过宫内生长曲线进行分类，如 Lubchenco 及其同事开发的（图 23-17）或其他最近开发的生长曲线[74,75]。出生在 37~42 周的新生儿为足月儿，低于 37 周的为早产儿，大于 42 周的为过期产儿（见第 36 章）。在每组新生儿中，根据生长情况对新生儿进行分类。如果出生体重在第 10 百分位数至第 90 百分位数之间，则为 AGA。如果出生体重低于第 10 百分位数，则为 SGA。如果出生体重超过第 90 百分位数，则为 LGA。了解新生儿出生体重与胎龄的关系有助于预测新生儿问题。

造成生长受限的原因很多（见第 30 章）。发生于孕早期的染色体畸变、先天性病毒感染和暴露于一些药物会都导致体重、身长和头围的对称性受限。在大多数情况下，生长受限发生在妊娠后期，导致更具选择性的出生体重受限。相关因素包括高血压或其他母体血管疾病和多胎妊娠。新生儿方面，除了染色体异常和先天性病毒感染外，SGA 常见的新生儿问题还包括产时窒息、低血糖、红细胞增多症和体温过低。此外，先天畸形在发育不全的新生儿中更常见[76]。

导致新生儿出生体重超标的最常见的原因是妊娠糖尿病和产妇肥胖。与巨大儿相关的其他情况有胎儿成红细胞增多病、其他原因的胎儿水肿，以及 Beckwith-Wiedemann 综合征。LGA 有低血糖、红细胞增多症、先天性畸形、心肌病、高胆红素血症和产伤的风险。

十二、新生儿护理

婴儿室根据提供的护理水平进行分类（框 23-3）[77]。围产中心涵盖高危产科服务和三级婴儿室服务。在 VLBW 年分娩量较大（>100 例）且有更高水平婴儿室的医学中心分娩，VLBW 的存活率得到改善[78]。这一生存优势也可能延伸到中度早产儿[79]。

对正常新生儿的护理包括观察从宫内到宫外的过渡、建立母乳或人工喂养、记录正常的大便和小便情况，以及监测新生儿的问题。体征包括体温不稳定、活动改变、拒乳、面色苍白、发绀、黄疸、呼吸急促和呼吸窘迫，第 1 次排便或排尿延迟（>24h），以及呕吐胆汁。此外，还应进行以下实验室筛查：①对 O 型或 Rh 型阴性母亲所生新生儿进行血型检查，以及直接和间接 Coombs 试验；②对有低血糖风险的新生儿进行血糖筛查；③对有贫血或红细胞增多症体征和症状的新生儿进行红细胞比容筛查；④强制筛查先天性代谢性疾病，如苯丙酮尿症、半乳糖血症、镰状细胞病、甲状腺功能减退症、囊性纤维化和先天性肾上腺增生。美国许多州现在强制要求或提供扩大范围的新生儿筛查，通过串联质谱学方法筛查各种其他类型的先天代谢疾病。所有新生儿在出院前都应该进行初步的听力筛查。最后，新生儿常规肌内注射 0.5~1mg 维生素 K，以预防新生儿维生素 K 缺乏性出血性疾病，并使用红霉素软膏预防新生儿淋球菌性结膜炎。所有新生儿都应该接种乙肝疫苗，最迟在 2 月龄时接种。对于

神经肌肉成熟度

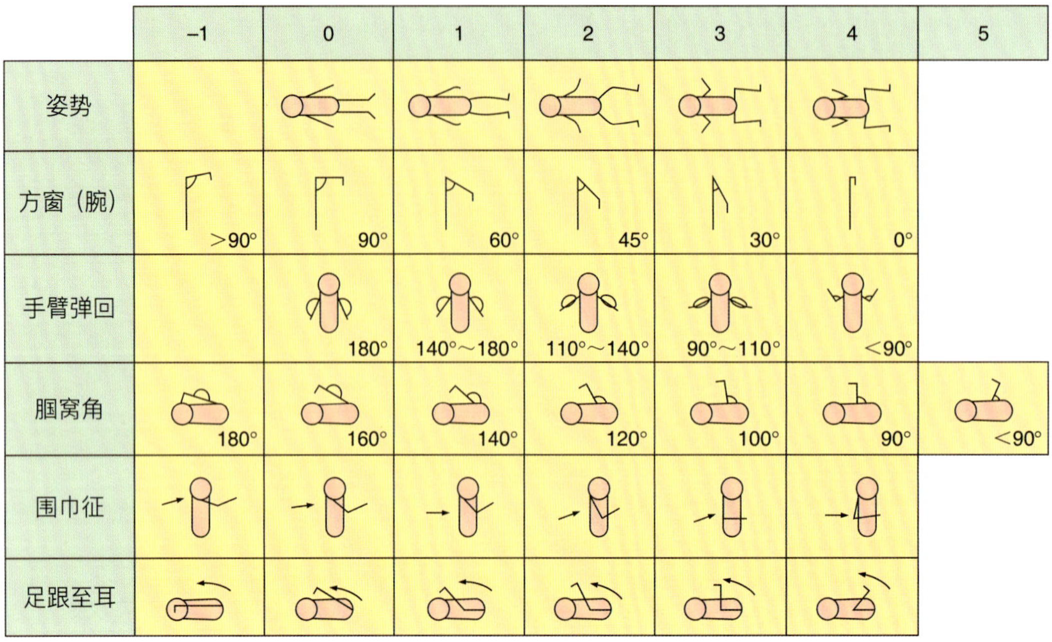

	-1	0	1	2	3	4	5
姿势							
方窗（腕）	>90°	90°	60°	45°	30°	0°	
手臂弹回		180°	140°~180°	110°~140°	90°~110°	<90°	
腘窝角	180°	160°	140°	120°	100°	90°	<90°
围巾征							
足跟至耳							

身体成熟度

								成熟度分级	
								评分	周数
皮肤	黏性、易碎、透明	凝胶状，红色，半透明	光滑的粉红色，可见静脉	浅表脱皮和（或）皮疹，可见少数静脉	皲裂苍白的区域，可见稀少的静脉	羊皮纸样，深皱裂，无血管	皮革样，皱裂	-10	20
胎毛	无	稀疏	丰富	变薄	间以光亮区	无		-5	22
								0	24
足底	足跟至脚趾 40~50mm: -1 <40mm: -2	>50mm，无褶皱	浅红色痕迹	仅前部横向折痕	前部折痕1/3	全足底		5	26
								10	28
乳房	不可见	几乎不可见	乳晕平，无乳头	斑点乳晕，乳头1~2mm	乳晕凸起，乳头3~4mm	乳晕清晰，乳头5~10mm		15	30
								20	32
眼/耳	眼睑闭合 松: -1 紧: -2	睁眼，耳郭平坦卷折	耳郭轻微卷折，柔软，回位慢	耳郭卷折良好，柔软，回位可	耳郭成型牢固，瞬间回位	软骨厚，耳郭硬		25	34
								30	36
男性生殖器	阴囊平整，光滑	阴囊空虚，褶皱较淡	睾丸高位，皱褶少	睾丸下降，皱褶少	睾丸下降，皱褶多	睾丸下垂，皱褶深		35	38
								40	40
女性生殖器	阴蒂突出，阴唇扁平	阴蒂突出，小阴唇小	阴蒂突出，小阴唇增大	大小阴唇同等突出	大阴唇大，小阴唇小	大阴唇覆盖阴蒂小阴唇		45	42
								50	44

▲ 图 23-16 胎龄评估

引自 Ballard JL, Khoury JC, Wedig K, et al. New Ballard Score, expanded to include extremely premature infants. *J Pediatr*. 1991;119:417.

HBsAg 阳性母亲所生的新生儿，应同时接种乙肝疫苗和乙肝免疫球蛋白（见第 52 章）。新生儿睡眠时应保持仰卧，以最大限度地减少婴儿猝死综合征的风险[80]。

如果框 23-4 中的所有标准都满足，则正常新生儿出院是安全的。首次随访需要在出院后 48~72h 进行[81]。

包皮环切术是一种选择性手术，只能在健康、

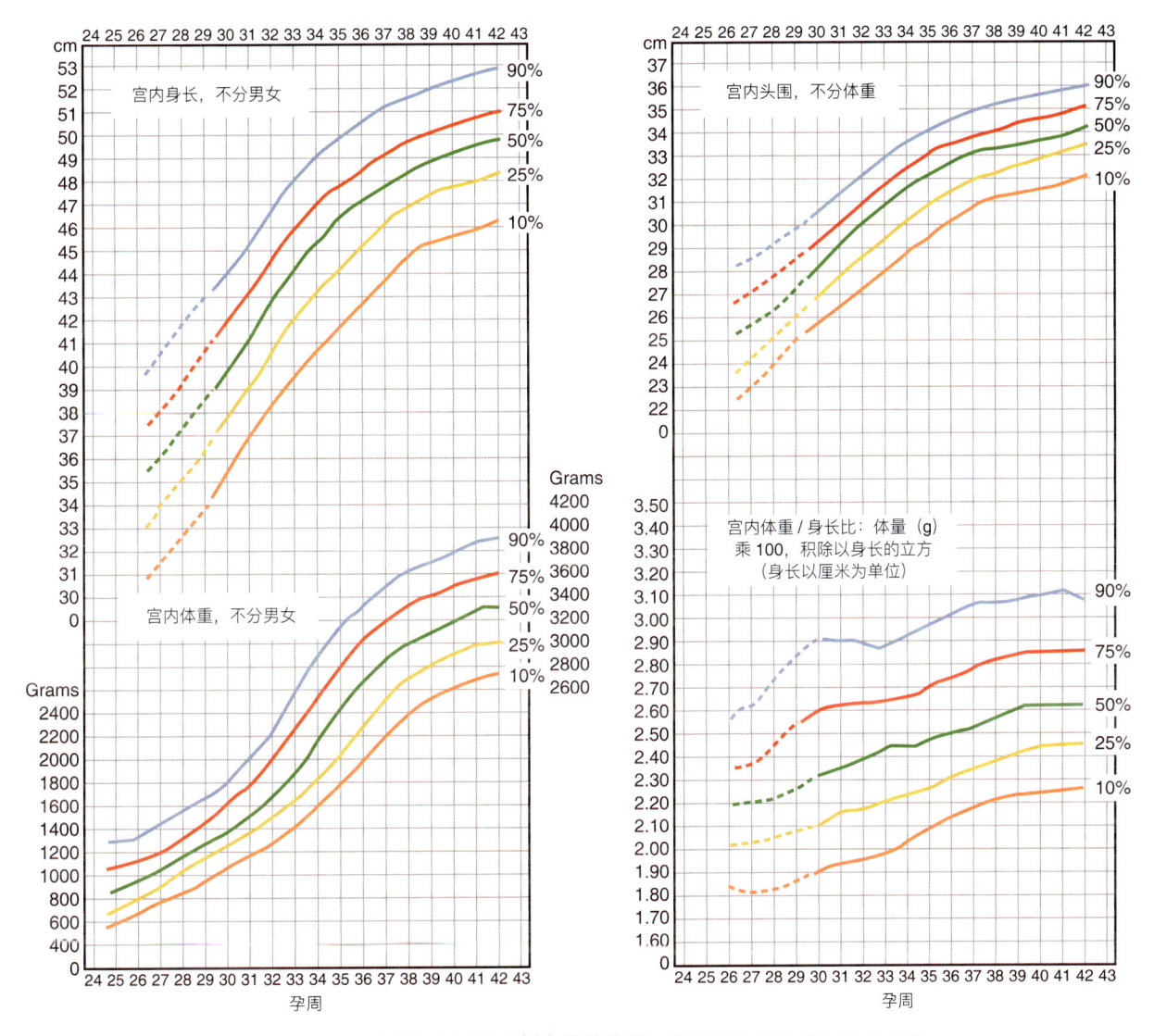

▲ 图 23-17　科罗拉多州单胎新生儿的体重、身长和头围的宫内生长曲线

引自 Lubchenco LO, Hansman C, Boyd E. Intrauterine growth in length and head circumference as estimated from live births at gestational ages from 26 to 42 weeks. *Pediatrics*. 1966;37;403.

情况稳定的婴儿中进行。这种手术在临床上的益处包括预防包茎、轻度包茎和龟头炎，以及降低阴茎癌、包皮环切术男性伴侣的宫颈癌、性传播疾病（包括 HIV）和男性婴儿尿路感染的发病率。然而，大多数父母是出于非医学原因做出了包皮环切术的决定。该手术的风险包括局部感染、出血、切除过多皮肤和尿道损伤。这些并发症的总发生率不到 1%。用 1% 不含肾上腺素的利多卡因进行局部麻醉（阴茎背神经阻滞或环状阻滞）是安全有效的。在整个手术过程中呈现龟头的技术（Plattibell 和 Gomco 夹）比"盲法"技术（Mogen 夹）更受欢迎，因为后者偶尔会截断龟头。包皮环切术在有生殖器异常的婴儿中是禁忌

的。对于有出血性疾病家族史的婴儿，手术前应进行适当的实验室检查评估。

（一）家庭护理

Klaus 和 Kennell[82] 概述了亲子依附的步骤：① 计划妊娠；② 确认妊娠；③ 接受妊娠；④ 记录胎动；⑤ 接受胎儿为个体；⑥ 经历产程；⑦ 分娩；⑧ 听和看到新生儿；⑨ 触摸、嗅觉和抱着新生儿；⑩ 照料；⑪ 将婴儿视为一个独立的个体。许多因素都会影响这一过程。父母的行为和反应来自于其自身的基因遗传和自身的家庭间关系、文化习俗，以及本次或以前妊娠的经历，最重要的因素是，他们如何由父

> **框 23-3　Levels of Nursery Care**
>
> - Level 1: A nursery with personnel and equipment to perform neonatal resuscitation, evaluate and provide newborn care for healthy infants, stabilize and provide care for infants born at 35 to 37 weeks' gestation who remain physiologically stable, and stabilize ill infants and those at less than 35 weeks' gestation before transport to a higher-level facility.
> - Level 2: A facility able to provide care to infants born at more than 32 weeks' gestation weighing more than 1500 g who have physiologic immaturity, are moderately ill with problems expected to resolve quickly, and do not need urgent subspecialty care; and they can provide convalescent care for infants after intensive care.
>   - 2A: Does not do mechanical ventilation or nasal CPAP
>   - 2B: Can do short-term (<24h) ventilation.
> - Level 3: Provides care for the sickest and most complex infants.
>   - 3A: Provides care for infants beyond 28 weeks and 1000 g who are in need of conventional mechanical ventilation.
>   - 3B: Can provide care for infants at less than 28 weeks and 1000 g, including high-frequency ventilation, inhaled nitric oxide, on-site subspecialists, advanced imaging, on-site or nearby pediatric surgeons, and anesthesiologists.
>   - 3C: Can provide ECMO and repair of complex congenital heart disease.

CPAP, Continuous positive airway pressure; ECMO, extracorporeal membrane oxygenation.
Modified from the American Academy of Pediatrics Committee on Fetus and Newborn. Levels of neonatal care. *Pediatrics*. 2004;114:1341.

母抚养长大。同样重要的是围绕分娩的住院体验、医生和护士的行为方法、与婴儿的分离，以及医院的做法。

分娩后的60～90min是一个非常重要的时间。新生儿是警觉的、活跃的，能够用眼睛跟随与父母进行有意义的互动。新生儿的一系列感觉和运动能力可以与母亲产生交流并唤起母亲的反应，这有助于依恋和诱导互惠行为。目前尚不清楚这些最初互动的关键期是否存在，但产后前3天的接触增加可能会改善育儿行为。所以，应该尽可能降低分娩给母亲带来的焦虑，如果新生儿的健康状况允许，分娩后新生儿应该立即与父母接触。

高危妊娠的母亲之后出现育儿问题的风险更高。对于产科医生和儿科医生来说，重要的是在产前即参与进来，以便让家庭有时间为新生儿护理做好准备并提供保证，以利于存活婴儿保持健康状况。如果有可能在出生前预测到新生儿可能需要进行重症监护，例如患有已知的先天性疾病或难治性早产，则应计划将产妇运送到有能力照顾新生儿的医学中心。在分娩前，让父母参观其宝宝将居住的婴儿室也是有所助益的。

与患病新生儿父母沟通的基本原则是清楚而准确地向父母双方提供必要的信息，最好是当双方均在场的情况下。随着新生儿特别是早产儿存活率的提高，尽管早期可能出现一些问题，但大多数婴儿的情况都会很好。因此，在大多数情况下，应合理地对结果保持积极态度。也没有理由强调未来可能出现的问题或处理医生个人的担忧。医生需要诚实回答家长提出的问题，但不必增加家长的担忧。

在父母第1次去病房之前，医生或护士应该描述新生儿和设备的样子。当他们到达婴儿室时，可以再次详细复习。如果新生儿必须被转移到另一家医院，在转移之前，母亲应该有时间去看和抚摸她的新生儿。应该鼓励父亲在接受治疗的医院与新生儿见面，以适应重症监护病房。他可以作为新生儿和母亲之间的纽带，提供信息和照片。

先天畸形新生儿的出生是需要医护人员提供支持的另一种情况。父母对畸形新生儿出生的反应是可以预见的。对于大多数人来说，最初是震惊和否认，随后是悲伤和愤怒，逐渐适应后是对婴儿的满意度和照顾能力的提高。父母需要时间去度过这些阶段，来哀悼其失去预期的正常孩子。

新生儿死亡或死产是一件压力很大的家庭事件。Cullberg[83]强调了这一事实，他发现，在其所研究的56名母亲中，有19名母亲在新生儿死亡后1～2年出现了精神障碍。主要的患病易感性因素之一是父母之间沟通的中断。医护人员需要鼓励父母相互交谈，讨论他们的感受，表达他们的情感。医护人员应在新生儿死亡时与其父母交谈沟通，然后在几个月后审核尸检结果，回答家属问题，并了解死者家属的情况。

第 23 章 新生儿
The Neonate

> **框 23-4　婴儿的早期出院标准**
>
> - 新生儿是足月儿，定义为在妊娠 37~41 周出生的新生儿
> - 未发现需要继续住院的异常情况
> - 生命体征在正常范围内，根据生理状态有适当的变化，出院前 12h 内生命体征稳定
> - 婴儿有规律地排尿，并自主排便
> - 婴儿已成功完成最少 2 次连续哺乳
> - 包皮环切处无明显出血
> - 已评估随后发生高胆红素血症的临床风险，并已制定适当的处理和（或）随访计划
> - 根据产妇的危险因素，并按照目前预防围产期 B 族链球菌病的指南，对婴儿进行充分的败血症评估和监测
> - 已有孕妇血液检测和筛查结果，包括产妇梅毒、乙肝表面抗原和符合本州规定的人类免疫缺陷病毒检测结果，并已进行了审核
> - 提供婴儿血液测试，并已对结果进行审核，如脐带血或婴儿血型和直接 Coombs 试验结果
> - 根据医院方案和国家规定，已完成新生儿代谢和听力筛查
> - 对母亲照顾婴儿的知识、能力和信心进行了以下方面的评估
>   - 母乳喂养或人工喂养（母乳喂养的母亲和婴儿应由训练有素的工作人员就母乳喂养的位置、衔乳和吞咽是否充足进行评估）
>   - 母乳喂养对母亲和婴儿的重要性和益处
>   - 婴儿适当的小便频率
>   - 婴儿的脐带、皮肤和生殖器护理，包括包皮环切的护理
>   - 识别疾病征象和常见婴儿问题的能力，特别是黄疸
>   - 婴儿安全（如使用适当的汽车安全座椅、仰卧睡觉、保持无烟环境和合住房间）
> - 评估家庭、环境和社会风险因素，并对母亲和其他家庭成员进行了关于安全家庭环境的教育。这些风险因素包括但不限于以下方面
>   - 未经治疗的母体药物滥用或由此导致的母亲或新生儿尿液毒理学检测阳性
>   - 虐待或忽视儿童的历史
>   - 居家的父母患有精神疾病
>   - 缺乏社会支持，特别是对单亲和首次妊娠的母亲
>   - 住在收容所、康复之家或街头的母亲
>   - 遭受家庭暴力史，特别是在妊娠期间的家庭暴力史
>   - 父母或其他家庭成员患有传染病
>   - 未成年母亲，尤其是伴有上述其他情况的
> - 要确定一家为婴儿提供持续医疗护理的医疗院，并已制订如何将相关临床信息及时传达给医疗院的计划。对于出生后 48h 内出院的新生儿，应预约新生儿接受有执照的健康护理专业人员的检查，基于风险因素，最好在出院后 48h 内进行检查，但大多数情况下不迟于 72h
> - 评估对新生儿进行适当后续护理的障碍，例如，缺乏接受医疗服务的交通工具、难以获得电话通信及父母不会说英语，要在可能的情况下向该家庭提供帮助，以便做出适当的安排来解决这些问题

（二）袋鼠式育儿

随着新生儿的生长发育，医护人员可以帮助父母舒适的与其婴儿在一起。这包括参与照料及与婴儿的皮肤接触，即袋鼠式育儿（kangaroo maternal care，KMC）。除了对体温调节有好处以外，在 LBW 中，KMC 还可以降低死亡率、医院感染或败血症发生率并缩短住院时间。KMC 对婴儿生长和母乳喂养率也有好处[37]。基于发育的个性化护理对高危儿也有一些好处[84]。医护人员应与父母讨论可能遇到的任何问题，并记录探视和电话通话。这种方法可以提供尽早干预，以处理潜在的问题。

十三、新生儿重症监护预后和生存阈值

更复杂的新生儿护理提高了 VLBW 的存活率。在妊娠 23~24 周出生的早产儿中，出院总存活率一直在不断快速上升。在妊娠 25~28 周出生的早产儿存活率也一直在上升[85]。目前按胎龄计算的出院存活率，28 周约为 93%，27 周约为 90%，26 周约为 85%，25 周约为 75%，24 周约为 60%，23 周约为 30%，22 周为 5%~10%[86]。除了出生体重和胎龄外，综合考虑临床数据也可以显著提高对存活的预测性。这些数据包括产前类固醇激素恰当应用疗程、新生儿性别，以及是否为单胎妊娠。值得注意的是，在极低胎龄时，依据最佳产科评估的生存率要高于依据出生后胎龄评估的生存率。根据出生机构的数据得出的最佳产科评估数据应作为产前咨询的参考。或者，也可以参考来自 NICHD 的数据。在决定可存活性阈值的时候，新生儿学家、产科专家和家庭之间达成共识是至关重要的。需要重要的讨论是在这些新生儿身上出现的各种重大疾病。存活出院的婴儿中，在妊娠 22、23、24、25、26、27 和 28 周时，下列严重疾病至少有一种，包括 NEC、严重颅内出

血、PVL、早发性或晚发性脓毒症或脑膜炎、支气管肺发育不良或早产儿晚期视网膜病变，各孕周发生率分别约为 100%、95%、90%、80%、70%、50% 和 40%[87]。除了严重残疾的增加，这些婴儿轻度残疾的比率也增加了，轻度残疾包括学习成绩、行为和注意力问题的缺陷，以及需要接受特殊教育的概率[88-90]。最后，最近的数据研究发现，早产儿幸存者中患孤独症谱系障碍的比率增加[91]。

由于体重在 1000g 以下的幸存者数量增加，早产儿视网膜病变的发生可能会增多。这种疾病是由视网膜血管增生引起的，造成出血、瘢痕形成、视网膜脱离和失明。它与低浓度的胰岛素生长因子 -1（Insulin-like Growth Factor 1，IGF-1）和出生后早期暴露于高浓度氧有关，从而导致视网膜血管生长延迟。后来，IGF-1 使用的增加促使血管内皮生长因子诱导了血管生成，但可导致异常的血管增殖[92]。体重超过 1250g 的新生儿急性增殖性视网膜病变的发生率低于 10%，1000~1250g 的新生儿为 20%，750~1000g 的新生儿为 50%~60%，低于 750g 的新生儿为 70%[66]。严重的视网膜病变在 1000~1250g 的新生儿中占 5%，在 750~1000g 的新生儿中占 10%，在低于 750g 的新生儿中占 25%~40%。在患有严重视网膜病变的婴儿中，10%（占总人口的 4%）将继续出现严重的视力问题。另一个主要的神经感觉障碍是听力损失，2% 的 NICU 存活新生儿会发生听力损失。新生儿重症监护的其他后遗症包括慢性肺部疾病、发育迟滞、短肠，以及出院后再次住院需求。

之前提供的结局信息与产科和新生儿科干预就可存活阈值的讨论有关。如果考虑到无严重残疾的生存终点，22 周时只有 1% 的新生儿会达到这种情况，23 周时不到 13%，24 周时会有 32%[93]。产科和新生儿医疗就可存活性阈值的讨论应该根据具体情况进行修改。例如，面对存在明显感染或严重 IUGR 的新生儿，发病率和死亡率都会增加。对妊娠 24 周以上的胎儿或新生儿进行干预是一种合理的做法。应在个案基础上做出对妊娠 23 周胎儿或新生儿的干预决定，并且最好是在家庭和包括产科医生、新生儿医生在内的医务人员之间进行讨论。

十四、晚期早产儿

与足月儿相比，晚期早产儿（妊娠 $34^{0/7}$~$36^{6/7}$ 周）有较高的死亡率和新生儿急症发病率，包括呼吸窘迫、体温不稳定、低血糖、呼吸暂停、黄疸和喂养困难[91]。呼吸问题是由胎儿肺液清除延迟、表面活性物质缺乏或两者兼有而引起的，有时会发展为呼吸衰竭。喂养问题是由于吸吮和吞咽协调不良造成的，这可能会干扰人工喂养，并可能导致无法建立成功的母乳喂养。这会使新生儿面临脱水和严重黄疸的风险。晚期早产儿的血清胆红素浓度显著升高的风险至少是足月儿的 2 倍。与足月儿相比，由于黄疸、确诊或疑似感染、喂养困难和发育不良而再次住院的情况要常见得多。长期的神经发育结果也受到认知和情绪调节困难、学习问题和 IQ 值偏低的影响[94]。由于出生时呼吸系统不成熟，肺功能缺陷可能会持续到成年[95]。一项大型多中心随机对照试验显示，对比于需要治疗的 35 人，在妊娠 $34^{0/7}$~$36^{5/7}$ 周期间母亲应用倍他米松后，单胎分娩后的 72h 内，新生儿对呼吸支持的需求较低。此前已接受过一程糖皮质激素者、患妊娠前糖尿病者或双胎妊娠的母亲被排除在这项研究之外[96]。主要基于这项研究，目前 ACOG 建议对有晚期早产风险的女性使用产前单疗程的倍他米松[7]。然而，这一建议也并不是没有争议。有几位作者建议，在缺乏长期神经发育结局和其他结局的情况下，应谨慎采用这种做法[97-100]。

晚期早产儿，即使在大小上与足月儿相似，也应该被认为是早产儿，而不是近足月儿，需要对潜在的并发症密切监测。这些新生儿应该推迟出院，直到他们达到足够的经口摄入量并解决了急性新生儿问题。首次门诊随访应在出院后 48~72h 内进行。

要 点

- 表面活性物质通过降低肺泡内气液界面的表面张力来维持呼气时肺的扩张。
- 早产儿 RDS 的部分原因是表面活性物质缺乏，可以用表面活性物质补充疗法处理。
- 在早产儿中，产前应用糖皮质激素可促进胎肺成熟，降低新生儿死亡率和 RDS 发病率。

此外，皮质类固醇与颅内出血和 NEC 发生率的降低有关。
- 从子宫内生命过渡到子宫外生命需要清除肺液、从胎儿循环切换到新生儿循环，并建立正常的新生儿肺容量。
- 新生儿复苏最重要的一步是实现足够的肺膨胀。
- 胎粪吸入综合征可能是宫内窒息的结果，其死亡率与持续性肺动脉高压有关。
- 新生儿时期出现缺氧缺血性脑病是预测新生儿窒息神经后遗症的最好指标。新生儿窒息的神经系统后遗症是脑性瘫痪。然而，绝大多数脑性瘫痪的病因不明或有围产期窒息以外的其他病因。
- 早产儿的主要神经系统并发症是脑室周围或脑室内出血和脑室周围白质软化症。
- 低血糖是新生儿可预见的并发症。
- 随着新生儿重症监护方法的改进，新生儿（特别是体重低于 1000g 的新生儿）的存活率有所提高，但这是以医疗资源和出现神经发育后遗症为代价的。

第 24 章 产后护理和长期健康管理
Postpartum Care and Long-Term Health Considerations

Michelle M. Isley 著

杨晓科 译　　王少为　马琳琳 校

英汉对照

American College of Obstetricians and Gynecologists	ACOG	美国妇产科医师学会
combined hormonal contraception	CHC	复方激素避孕
Centers for Disease Control and Prevention	CDC	疾病预防和控制中心
depot medroxyprogesterone acetate	DMPA	长效醋酸甲羟孕酮
Edinburgh Postnatal Depression Scale	EPDS	爱丁堡产后抑郁量表
follicle-stimulating hormone	FSH	促卵泡激素
Food and Drug Administration	FDA	食品和药品监督管理局
intrauterine device	IUD	宫内节育器
lactational amenorrhea method	LAM	哺乳期避孕法
long-acting reversible contraception	LARC	长效可逆避孕
pelvic floor muscle training	PFMT	盆底肌训练
postpartum depression	PPD	产后抑郁症
postpartum thyroiditis	PPT	产后甲状腺炎
posttraumatic stress disorder	PTSD	创伤后应激障碍
progestin-only oral contraception	POP	仅含孕激素的口服避孕药
World Health Organization	WHO	世界卫生组织

摘 要

产褥期是指从胎盘娩出后至产后 6~12 周的这段时期。妊娠期绝大部分生理改变会在产后 6 周恢复至妊娠前状态。然而，许多心血管和心理变化可能会持续数月，还有一些（如盆底肌恢复和心肌重塑）将持续数年。本章探讨产后生理调节、女性生殖脏器恢复到妊娠前状态（复旧）、主要的产褥期疾病、产后保健、避孕和生育间隔。

关键词

产后；产褥期；产后生理；产后访视；孕晚期；产后避孕；绝育

第 24 章 产后护理和长期健康管理
Postpartum Care and Long-Term Health Considerations

产褥期是指从胎盘娩出至产后 6~12 周的这段时期。妊娠期绝大部分生理改变会在产后 6 周恢复至妊娠前状态。然而，许多心血管和心理变化可能会持续数月，还有一些（如盆底肌恢复和心肌重塑）将持续数年。本章探讨产后生理调节、女性生殖脏器恢复到妊娠前状态（复旧）、主要的产褥期疾病、产后保健、避孕和生育间隔（图 24-1）。

一、产后复旧

（一）子宫

足月时子宫的粗重（不包括胎儿、胎盘、胎膜和羊水）约为 1000g，比非妊娠期的子宫重 10~20 倍[1]。子宫复旧的具体时间进程尚未完全阐明，但在产后 2 周，子宫通常已入盆腔，到产后 6 周时，子宫的触诊大小一般已恢复至妊娠前状态。复旧过程中的解剖学和组织学特征是基于尸检、子宫切除术和子宫内膜活检标本的研究得到的[2]。而产褥期子宫、宫颈大小的减小可以通过连续磁共振扫描、超声检查和计算机断层扫描等检查得到证实[3]。

分娩后，迅速减少的子宫内膜表面积促使胎盘从子宫蜕膜层剥离。胎盘的平均直径为 18cm；在刚分娩的子宫里，胎盘附着部位的平均直径为 9cm。产后前 3 天，胎盘部位附着处被粒细胞和单核细胞浸润，这种反应会延伸到子宫内膜层和子宫浅肌层。到第 7 天，有子宫内膜腺体再生的证据。通常表现为非典型、不规则的核染、畸形、增大的细胞核，多形、增多的胞质。到产后第 1 周末，也有证据表明子宫内膜间质再生，腺上皮中出现有丝分裂象；到产后第 16 天，子宫内膜完全恢复。

产后第 1 天，蜕膜开始坏死；到第 7 天，坏死蜕膜和存活组织之间的界限清晰可见，并有存活的蜕膜组织位于坏死的蜕膜和较深的子宫内膜之间。Sharman[2] 描述了这些存活的蜕膜细胞可能通过子宫内膜结缔组织细胞的原始功能参与子宫内膜重建。产后 6 周，蜕膜细胞就很少见了。多形核白细胞和淋巴细胞等即刻炎性细胞浸润可能会起到抗菌屏障的作用，这种反应持续约 10 天，在第 10 天后迅速消退，浆细胞首次出现。浆细胞和淋巴细胞反应可持续长达数月。事实上，浆细胞和淋巴细胞的子宫内膜间质浸润是近期妊娠的标志（并且可能是唯一的标志）。

产后止血是通过动脉平滑肌收缩和子宫复旧肌肉对静脉血管的压迫完成的。胎盘部位的血管在前 8 天的表现为血栓形成、玻璃样变、静脉内膜炎、玻璃样和闭塞性纤维蛋白样改变的动脉内膜炎。动脉壁玻璃样变的机制尚不完全清楚，可能与孕早期动脉壁的滋养细胞浸润有关。许多血栓化的、玻璃样变的静脉组织与胎盘坏死部位的蜕膜一起排出，但玻璃样变的动脉作为胎盘部位的标志将长期保留。胎盘部位以外区域的子宫内膜在产后 16 天内迅速修复完成。子宫腺上皮不出现反应性改变或表现出胎盘腺体中假瘤样外观。

产后子宫分泌物或恶露以持续数小时的出血开始，在产后第 3 天或第 4 天迅速减少为红棕色分泌物。随后会转变为黏液脓性、有点恶臭的分泌物，称为浆液性恶露。浆液性恶露需要每天更换几个护理垫，它的中位持续时间为 22~27 天[4, 5]。然而，有 10%~15% 的女性在产后 6 周复查时仍会发现浆液性恶露。大多数患者浆液性恶露之后会出现黄白色分泌物，称为白色恶露。母乳喂养或使用口服避孕药不会影响恶露的持续时间。在产后 7~14 天，胎盘附着部位的血痂脱落导致突然但短暂的子宫出血，这种突发的出血也可与产后 2 周内仍存在直径大于 5mm 的子宫肌层血管相关[5]。尽管有可能出血量较多，但过程通常是自限性的，患者无须过度担心。如果大量出血在近 1h 或 2h 内没有减少，需要评估患者是否有胎盘组织残留可能。

超声用于检测是否有组织或凝血块残留，从而确定是否需要清宫，有助于异常产后出血的处理。具有清晰中线回声的正常子宫与被凝血块（无透声）或残留组织（致密回声）充满的宫腔很容易区分开来[6]（图 24-1）。相反，如果没有组织残留，就可以看到回声清楚的子宫内膜线。产后患者的连续超声检查显示，有 20%~30% 的患者在产后 24h 内，有血液或组织残留。到产后第 4 天，只有约 8% 的患者出现子宫内膜腔分离，其中一些人最终因胎盘组织残留而出现异常产后出血[7]。那些宫腔无残留的异常产后出血可能会对催产素或麦角新碱治疗有反应[8]。

（二）宫颈

妊娠期间，宫颈上皮增厚，宫颈腺体增生、肥

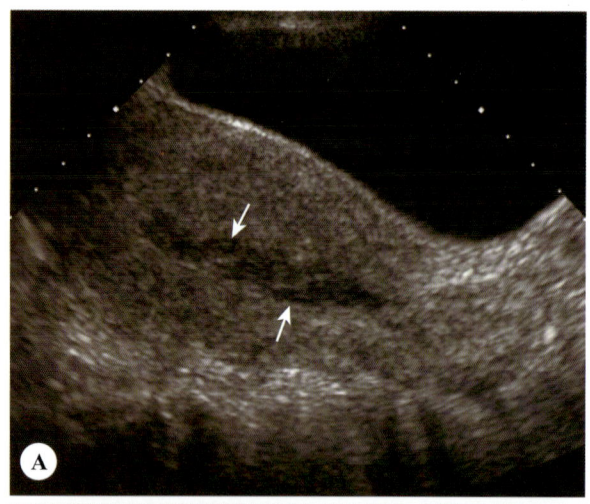

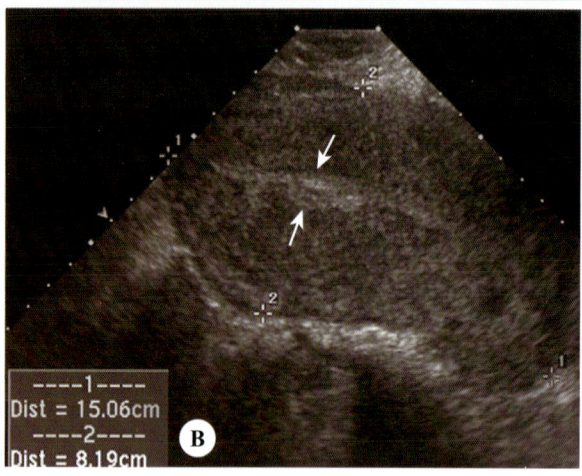

▲ 图 24-1　A. 正常产后子宫的声像图；B. 有残留组织的产后子宫声像图

引自 Poder L. Ultrasound evaluation of the Uterus. In: Callen PW, ed. *Ultrasonography in Obstetrics and Gynecology*. 5th ed. Philadelphia: Saunders; 2000:939, 940.

大。宫颈基质发生明显的蜕膜反应，同时伴随着宫颈血管形成的大量增加。分娩后进行阴道镜检查显示宫颈有溃疡、裂伤和瘀斑。宫颈上皮在产后 4 天内开始退化；到第 1 周结束时，宫颈内的水肿和出血基本消失。而宫颈血管的肥大和增生在产后第 1 周则持续存在。到产后 6 周，大部分产前变化已恢复正常，只有圆细胞浸润和一些水肿可能会持续数月。

（三）输卵管

妊娠期间，由于高水平的孕酮和雌激素之间的平衡维持，输卵管上皮以无纤毛细胞占据优势。分娩后，雌孕激素的降低导致非纤毛细胞排出细胞核，纤毛细胞和非纤毛细胞的高度均减低。而在产褥期使用雌激素治疗可以增加纤毛细胞的数量和高度。

在产后第 5~15 天切除的输卵管显示，有 38% 的病例出现无菌性的急性输卵管炎的炎症变化。炎症变化的具体原因尚不清楚，而且输卵管组织学炎症的存在与产褥热或输卵管炎的其他临床症状之间没有相关性。

（四）卵巢功能

大多数母乳喂养的产妇在断奶之前会经历一段长时间的闭经。有关排卵的多种研究表明，未哺乳女性排卵最早发生在产后 27 天，平均排卵恢复时间为 70~75 天[9]。母乳喂养的女性排卵恢复的平均时间约为 6 个月。

70% 未哺乳的女性在产后 12 周恢复月经。根据人群、社会、营养因素，哺乳期女性规律月经的恢复可能会延长至产后 36 个月。排卵的持续时间取决于母乳喂养的频率、每次喂养的持续时间、补充喂养的比例[10]。对于纯母乳喂养的女性，在产后 6 个月之内恢复排卵的可能性为 1%~5%。

持续升高的血清泌乳素水平似乎抑制了哺乳期女性产褥期排卵。非哺乳期女性的泌乳素水平在产后第 3 周下降到正常范围，但哺乳期女性在产后第 6 周仍保持升高。哺乳期和非哺乳期女性的雌激素水平在分娩后立即下降，而哺乳期患者的雌激素水平仍受到抑制。非哺乳期女性的雌激素水平在产后 2 周开始升高，并且在产后 17 天显著高于哺乳期女性。母乳喂养和非母乳喂养女性的促卵泡激素水平相同，表明卵巢在高泌乳素水平状态下对 FSH 的刺激没有反应。

（五）体重减轻

产后由于胎儿、胎盘、羊水的娩出，以及失血体重会减轻 4.5~5.9kg，然而，由于产后立即出现的液体潴留，这一变化在产后 1~2 周才会体现出来。产力和分娩会引起激素的变化，包括增加的抗利尿激素导致短时间的水钠潴留。手术分娩或硬膜外麻醉液体维持时，体内水分总量也会急剧增加。孕妇出现轻度足部水肿也很常见，无须过度担心，这种暂时的依赖性水肿正是继发于额外的液体进入第三间隙导致的液体潴留。分娩后即出现的由于液体潴留导致的体重短暂增加的这一时期被称为生理反应的减退期。产后 4~7 天的多尿期有时被称为涨潮期。

产妇对分娩后"体重增加"表示轻度焦虑的情况并不少见。

对于大多数女性来说，产后体重的减轻并不能抵消妊娠期体重的增加。到产后 6 周，只有 28% 的女性会恢复至妊娠前体重。剩下的体重减轻发生在产后 6 周～6 个月，大部分体重减轻集中在产后前 3 个月。妊娠期体重增加过多（>15.9kg）的女性可能会净增加 5.0kg。母乳喂养对产后体重减轻的影响相对较小。通过饮食和运动计划，母乳喂养的超重女性在产后 4～14 周每周减轻约 0.5kg 体重不会影响婴儿的生长[11]。同样，只要保持足够的水分，有氧运动对泌乳也没有不利影响[12]。在一项关于妊娠期体重增加的前瞻性研究中，540 名女性在首次妊娠后随访了 5～10 年（平均 8.5 年）。在 5～10 年的随访中与产后仍维持妊娠期体重的产妇相比，分娩后 6 个月恢复到妊娠前体重的产妇更有可能增重较少。在这个队列中，随着时间的推移，母乳喂养和有氧运动与显著降低的体重增加有关[13]。一项纳入 1656 娩次的回顾性队列的研究发现，妊娠期体重增加大于推荐量与产妇 1 年后的体重增加直接相关[14]。产后锻炼计划可改善对健康和慢性病风险的长期影响[15, 16]。Phelan[17] 强调，妊娠和产后是非常适合为女性提供体重控制方面咨询的时期。鉴于西方社会肥胖症的流行，饮食咨询和运动建议是健康维护的重要补充。然而，正如预期的那样，干预措施对于产后体重减轻和体重减轻的保持更有效[18]。Cochrane 综述通过分析有关减肥计划的文献发现，节食和节食加运动对产后减肥最有效[19]。

（六）甲状腺功能

妊娠期和产褥期的甲状腺大小和功能可以通过超声和甲状腺激素水平定量获得。妊娠期甲状腺体积增加约 30%，产后 12 周逐渐恢复至正常[20]。妊娠期升高的甲状腺素和三碘甲状腺素在产后 4 周恢复至正常。对于服用甲状腺药物的女性，应在产后 6 周监测甲状腺功能以调整药物剂量。一些暂时性的自身免疫性甲状腺炎容易在产后进展为永久性的甲状腺功能减退。亚临床的甲状腺功能异常与产后抑郁的关系尚有争议[21-23]。产后甲状腺炎是一种自身免疫性疾病，表现为甲状腺功能亢进或甲状腺功能低下，在女性中发生率为 2%～17%，平均发生率约 10%。合并 1 型糖尿病的女性发生 PPT 的风险升高 25%。合并妊娠糖尿病和 2 型糖尿病的女性发生 PPT 的风险轻度升高。只有有症状的这部分女性才需要治疗。产褥期甲状腺功能减低通常表现为轻度烦躁；因此，产后 2～3 个月出现可疑产后抑郁的患者建议评估甲状腺功能。有甲亢症状的患者最好服用 β 受体阻滞药，有甲减症状的应补充甲状腺素，这两种情况均不影响哺乳。甲巯咪唑和丙硫氧嘧啶哺乳期用药也是安全的。有 5%～30% 的 PPT 最终进展为甲状腺功能减退。出现症状并接受治疗的女性，1 年后停药并在考虑再次妊娠前需要重新评估甲状腺功能[21-23]。

（七）心血管系统、免疫和凝血功能

孕晚期血容量较非妊娠期增加 35%。这部分的增加包括从孕早期开始增加的血浆量，累计约 1200ml，到孕晚期血浆的增加量占据 50%。红细胞容积增加约 250ml。

血浆容量继发于失血在产后立即减少约 1000ml。到产后第 3 天，血浆容量通过细胞外液转移到血管间隙得到补充。相反，总血容量较产前降低约 16%，也就是说存在一个相对短暂的贫血。到产后 8 周，大多数产妇红细胞量已反弹、红细胞比容恢复正常。随着总血容量正常化，静脉张力也恢复到基线水平。在一项对 42 名女性的前瞻性评估中，发现在产后 4～42 天，深静脉血管大小显著减少，同时下肢静脉流速增加[24]。

整个妊娠期脉率、每搏量和心输出量都增加。分娩后，这些指标仍然较高，甚至在 30～60min 内更高。收缩压和舒张压在产后前 4 天会短暂升高约 5%。关于心脏血流动力学恢复到妊娠前水平所需的时间，数据很少。早期研究表明，心输出量在产后 8～10 周已恢复到正常水平。Clapp 和 Capeless[26] 使用 M 型超声对 30 名健康女性妊娠前、妊娠期和产后 12、24 和 52 周，每 2 个月进行 1 次心脏功能的纵向评估，发现心输出量和左心室容积在妊娠 24 周达到峰值，而恢复至妊娠前水平相当缓慢。即使在产后 1 年，初产和经产妇的心输出量也较妊娠前显著增加。作者认为，健康女性从妊娠开始的这种"心脏重塑"可能会持续很长时间。有趣的是，精英运动员试图在重大体育赛事前 1 年计划妊娠，就是利用妊娠对心脏功能的生理性促进作用。

妊娠期的高凝状态将持续至产后[26]，并在产后48h达峰。纤维蛋白原浓度在产后2周逐渐降低。与产前值相比，部分患者血小板迅速减少，而另一些患者血小板没有变化或增加。产后2周血小板计数升高，可能是随着红细胞被替代，骨髓输出量增加的原因。通过纤溶酶原激活抑制物-1水平的测量表明，纤溶活性在产后1～4天增加，并在产后1周内恢复至正常水平。D-二聚体水平在妊娠期增加，并且是血栓形成的不良标志。蛋白S水平和活化的蛋白C抑制物降低持续至产后6周甚至更长的时间。一般来说，如果可能的话，血栓形成倾向和凝血检查应推迟10～12周。凝血系统的变化、血管的创伤和不稳定性导致产褥期血栓栓塞风险增加，尤其是在进行手术分娩时。加利福尼亚州一项为期4.5年的大型多中心研究发现，在1 688 000例初产妇中，产后6周血栓事件的发生率比产后1年同期更高（OR=10.8，CI 7.8～15.1）。然而作者指出，产后7～12周血栓事件发生的风险仍然很高（OR=2.2，CI 1.5～3.1）。从分娩到产后6周，血栓事件的发生风险增加到每100 000次分娩22.1次，而产后7～12周增加到每100 000次分娩3.0次[27]。

妊娠期受到轻度抑制的免疫系统（尤其是细胞介导的免疫反应）在分娩后会反弹。这种反弹可能会导致自身免疫性疾病和潜在感染的炎症反应的爆发。后一种反应通常是出现临床症状的原因。自身免疫性甲状腺炎、多发性硬化症和红斑狼疮是可能在产后前几个月表现为活动期可能性增加的疾病[28]。人口数据库的大型横断面研究表明，产后住院率高于年龄匹配对照组的预期值。再入院与高血压疾病、感染有关，如肺炎、胆囊炎和阑尾炎。阴道分娩的产后再入院率为0.8%～1.5%，剖宫产的再入院率为1.8%～2.7%[29-31]。

（八）泌尿系统和肾功能

人们普遍认为，妊娠期泌尿道会扩张，尤其是肾盂和骨盆边缘上方的输尿管。70年前的发现证明，邻近脉管和增大的子宫对输尿管存在压迫和孕激素的影响，对右肾集合系统的影响比对左肾的影响更大。泌尿道的超声研究也记录了整个妊娠期泌尿集合系统的扩张。一项对20名女性妊娠期及产后6周的泌尿道系列超声检查的研究指出，泌尿集合系统妊娠期的总体变化趋势是扩张，通过测量肾盂肾盏回声复合体的分离度来估计，右肾集合系统孕早期平均分离5mm至孕晚期的10mm，左肾收集系统孕早期平均分离3mm至孕晚期的4mm。在产后6周检查时，除2名患者外，所有患者的测量值均已恢复到妊娠前状态。对24名患者在整个妊娠期至产后12周的产褥期[32]进行连续肾脏超声检查，发现超过一半的患者表现出持续的尿潴留，表现为肾盂的轻微分离。这一发现是集合系统过度扩张的证据，并表明妊娠对上泌尿系统的大小有永久性影响。静脉尿路造影研究还发现，输尿管发生细微的解剖结构变化，这种变化持续至产后很长一段时间。骨盆缘上方的输尿管的张力在妊娠期高于正常水平，剖宫产后立即恢复到妊娠前水平。

一项对产后48h和产后4周的产妇进行膀胱压力和尿流速测量的研究表明，膀胱容量（395.5～331ml）和首次排尿量（277～224ml）在这个研究间隔有一个轻度但有意义的下降。在这两种情况下的所有的尿动力学值都在正常范围内。这个结果不受新生儿出生体重或会阴切开术的影响。不过产程的延长和使用硬膜外麻醉镇痛似乎会暂时减弱产后膀胱的功能。

Sims和Krantz对12名正常妊娠的患者从妊娠期至产后1年的肾功能做了连续详细的研究[33]。肾小球滤过率在孕早期增加50%，并在分娩前一直保持升高状态，直到产后第8周才恢复到正常的妊娠前水平。内源性肌酐清除率同样在整个妊娠期升高，至产后第8周恢复正常。肾血浆流量在孕早期增加了25%，在孕晚期逐渐减少（即使在侧卧位测量时），并在产后24周降至低于正常值。正常值最终在产后50～60周确定。产后肾血浆流量长期受抑制的原因尚不清楚。鉴于肾脏清除率的可变性，由于妊娠生理性改变而调整药物剂量的女性在产后4～6周需要重新检测药物水平。

（九）其他改变

头发生长在妊娠期和产后会发生改变。产后前3个月，头发的更替速度较正常更快。越来越多的头发开始进入生长期意味着更多的头发会随着梳理而脱落。这种脱发是广泛式的，而不是秃头式的。我们可以将之称为休止期脱发。女性也大可放心，她们的头发生长将在几个月内恢复正常，再生的将取代在梳子中丢失的头发。

一些研究员报道了泌乳和相关闭经引起的骨矿物质变化。产后骨矿化普遍减少，但这是暂时的，大多数女性会在产后 12~18 个月内恢复[34]。股骨颈的骨质流失似乎比骨骼其他部位的骨质流失更多[35, 36]。补钙也似乎并不能改善骨质流失，因为它不是钙储备不足的问题，运动也不能阻止骨质流失[37]。对于几乎所有女性来说，骨质流失是自限的和可逆的。最近的调查发现，产后有氧运动可以减少与哺乳相关的骨质流失[38]。

（十）产褥期的处理

对于绝大多数产妇来说，产褥期最先开始于医院或分娩中心。无并发症的阴道分娩的产妇理想的住院时间存在争议，并且经常由文化决定。第二次世界大战期间，为了支持"战争新娘"的婴儿潮，开始了护士随访的早期出院[39]。在 20 世纪 50 年代，产后卧床时间为 8~14 天[40]。目前大多数阴道顺娩产妇的住院时间为产后 24~48h。术后无并发症的剖宫产患者的住院时间为 2~4 天。最佳时间取决于患者需求和家庭支持。大约 3% 的阴道分娩女性和 9% 的剖宫产女性因至少合并一种与分娩相关的并发症，产后需要延长住院时间或再次入院治疗[41]。研究表明，产后 48h 前出院的安全性和结局依赖于护士或助产士的家访。应鼓励患者向其保险公司查询此类服务的承保范围。

一项关于产褥期健康问题调查的研究，纳入 1249 名随机选择的产后 8 周的患者[42]，85% 的人在住院期间提出了至少一个问题，76% 的人指出至少有一个问题持续了 8 周。患者提出了一系列问题，包括会阴疼痛、母乳喂养困难、尿路感染、尿失禁和便失禁、头痛。占总数 3% 的患者最常因异常出血或感染被重新收入院。这项研究使人们注意到，有症状的产褥期疾病发病率较高。虽然延长住院时间可能不会改善会阴疼痛或失禁，但在出院和产后 6 周就诊之间与患者保持开放的沟通渠道可以提高患者的自我护理，并促进更积极的患者体验。一项对在新西兰分娩的 597 000 名女性的为期 8 年的研究表明，较短的产后住院时间对再入院率没有影响。在这项研究中，哺乳期/乳房问题、晚期产后出血和剖宫产后伤口感染是再入院的主要原因[43]。除了一些新生儿因高胆红素血症再住院的发生率增加外，产后 48h 内出院对大多数女性而言几乎没有什么缺点[44-47]。

特别是对于选择母乳喂养的女性，住院期间的哺乳咨询有助于提高母乳喂养的有效性，应考虑在出院前向所有母乳喂养的女性提供此项服务。为了持续的哺乳协助和支持，为出院后的产妇提供门诊资源也很重要，例如母乳喂养支持小组和与当地母乳喂养专家的一对一指导。

确保女性在家里得到足够的支持，帮助她们在婴儿护理和喂养方面获得信心，并让她们意识到要从婴儿或自己身上发现危险迹象，这些都是患者住院期间要完成的重要事情。一对一的护理教育、书面和视频演示是教育患者的有效方式。教育材料应在分娩前、孕晚期的某个时刻、产后出院时提供以期获得最大的帮助。在一些特定情况下，家庭护理访问有助于为母亲提供支持、教育和建议。书面材料或讲义是特别必要的，因为在产后最初几周，记忆通常会暂时受到睡眠剥夺的影响。

出院前应为女性接种任何能保护免疫力的疫苗。麻疹、腮腺炎和风疹（measles, mumps, and rubella, MMR）疫苗适用于对风疹无免疫力的母亲。乙型肝炎、破伤风、白喉和百日咳（tetanus, diphtheria, and pertussis, Tdap），MMR 和流感是四种最常见的疫苗。所有这些对母乳喂养都是安全的[48]。正如 CDC 在 2012 年建议的那样，无论上次 Tdap 接种的时间间隔如何，所有的孕妇都应在妊娠期接种 Tdap[49]。如果在妊娠期未接种 Tdap，则应在产后立即接种。对于水痘滴度呈阴性的产妇，应在产后接种水痘疫苗[48]。

从分娩到完全的生理复旧和心理调整的这段时间被称为"第四产程"[50]。作为产后教育的一部分，患者应该了解恶露会持续 3~8 周，并且在产后第 7~14 天胎盘结痂脱落时，通常会出现较多量的阴道出血。如果使用时舒适、经常更换，并且没有会阴、阴道或宫颈撕裂伤，则可以使用卫生棉条。如果分娩顺利无并发症，可以立即恢复体力活动，包括上下楼梯、举起中等重量的物体、乘车或开车、进行肌肉锻炼。Minig 及其同事回顾分析了大量产后建议的科学证据[51]。他们指出，传统推荐中几乎很少是基于证据的。除了剖宫产女性可能需要做出一些调整外，举重、性活动、驾驶和运动都没必要过度限制。锻炼相关的说明因人而异。研究发现产后运动不仅不影响泌乳，而且可能会降低焦虑水平，减少产后抑郁症的症状[52-54]。因此，运动的好处远超出了母亲想"恢复体型"的欲望。产后最需要关注的症状是疲劳和慵懒。因此，在产褥期的前几天，为了避免过度劳累，每项任务或活动都应该是简短的。必须对持续数周以上都无精打采的产妇进行评估，以除外甲状腺功能障碍和产后抑郁症。

当会阴部位感觉舒适且阴道出血减少时，产妇可以恢复性生活。女性在产褥期恢复性生活的意愿差异很大，取决于会阴或阴道切口和裂伤的愈合部位和状态、母乳喂养导致的阴道萎缩程度、性欲的恢复[55]，这些受睡眠模式及其他新问题的影响很大。分娩后恢复性交的中位时间为6周，90%的女性在产后3个月恢复性生活[56]。多达80%的女性有性相关的问题，包括产后8～12周的性交痛[56, 57]。在相当多的情况下，性交痛持续1年或更长时间[58, 59]。Signorello和同事[60]注意到，阴道手术助娩后的产妇在产后6个月发生性交困难的风险较其他亚组的产妇增加了2.5倍。对于所有女性来说，产后6个月仍进行母乳喂养会使性交困难增加4倍以上。同样，对产后性行为的大量回顾性研究指出，与阴道手术分娩相关的性功能障碍发生率最高[61]。剖宫产分娩与阴道分娩相比，仅在产后前6个月性交困难发生率降低，之后发生率会变得相似。相比之下，25%的女性在产后6个月性快感增强。

产后性交痛并非总是与外阴创伤有关，也会发生在一些剖宫产的女性身上。在一项就50名产妇所进行的研究中，Ryding[62]发现，20%的产妇在产后前3个月几乎没有性生活欲望，另外21%的产妇完全丧失性欲甚至厌恶性活动。当向女性提供关于恢复性活动的咨询时，必须承认这种态度、欲望和意愿的变化。母乳喂养的女性开始性交的时间往往比平均晚，而剖宫产的女性开始性交的时间往往更早[63]。临床医生通常建议孕妇在产后前几个月使用阴道润滑剂进行性活动，因为雌激素水平较低会减少自然润滑。这些应当包含在患者回家时发给她们的书面手册中。对于母乳喂养的女性，如果性交困难持续存在，每天阴道涂抹少量雌激素乳膏可能有助于改善阴道萎缩性改变。

许多患者在妊娠后仍需离家工作。通常情况下，医生必须填写保险或雇主表格才能为患者安排产假。即使产后超过6周后，女性也经常会感到不适、疲劳和乳房酸痛。因此与恢复锻炼和性活动类似，如果可能的话，重返工作应该是个性化的。产后复工的标准因国家而异。在美国，6～12周后重返工作岗位很常见。在中国，30天是常态；而在西欧和加拿大，产假从几个月到1年不等。

二、健康维持

产后访视通常在产后4～6周。一些女性可能会从更早的访视中获益，以解决诸如抑郁症、复杂分娩的后遗症或剖宫产经历相关等问题。美国妇产科医师学会建议，产后综合检查的时间应个体化并以女性为中心[64]。访问应包括对女性身体、社交和情感健康的评估。应该通过开放式问题来发现问题。ACOG建议将以下主题作为全面产后检查的一部分进行评估：情绪和情绪健康，婴儿护理和喂养，性、避孕和生育间隔，睡眠和疲劳，产后身体恢复，慢性病管理和健康维持[64]。

爱丁堡产后抑郁量表（Edinburgh Postnatal Depression Scale，EPDS）见框24-1。它可用作抑郁症快速、可靠且对用户友好的筛查工具。询问分娩相关的问题是有用的，因为女性一般不愿意主动去咨询这些，尤其是与性和尿失禁相关的问题。如果有同时需要解决的健康问题（如葡萄糖筛查、甲状腺水平或其他测试），也可能会在这次访视中得到解决或安排。

合并有慢性内科疾病，如胶原血管疾病、自身免疫性疾病和神经系统疾病的女性应当缩短访视间隔，因为许多合并有这些疾病的患者可能在产后出现症状发作。理想情况下，应与患者的初级保健医生或专科医师提前安排这些访视。不推荐对患有系统性红斑狼疮或多发性硬化症的女性进行预防性治疗。但是，要提醒患者注意反映其疾病发作的症状和体征，将有助于早期和更有效的干预。对于患有癫痫的女性，需要特别注意药物的剂量应当随肾脏清除率变化。此外，产后睡眠剥夺的增加可能会导致癫痫发作阈值的降低。

（一）会阴和盆腔护理

许多产妇都会有会阴或阴道的裂伤或切开。只要切口或裂伤不超过会阴横肌，无血肿或大面积瘀

框 24-1　爱丁堡产后抑郁量表

在过去 7 天：

- 我能笑也能看到事物有趣的一面
  - 尽我所能
  - 现在不多了
  - 现在肯定没那么多了
  - 一点也不能

- 我一直以快乐的心情期待着一切
  - 和我以前一样
  - 比以前少了很多
  - 肯定比以前少了
  - 几乎没有

- 当事情出错时，我不必要地责备自己
  - 是的，大多数时候
  - 有的时候
  - 不经常
  - 不，从来没有

- 我无缘无故地焦虑不安
  - 不，一点也不
  - 几乎从来没有
  - 是的，有时
  - 是的，经常

- 我没有任何理由地感到害怕或惊慌失措
  - 是的，很多
  - 是的，有时
  - 不多
  - 不，一点也不

- 事情一直困扰着我
  - 是的，大多数时候我根本无法应付
  - 是的，有时候我没有像往常那样应付
  - 不，大部分时间我都应付得很好
  - 不，我能和以前一样应付

- 我一直很不开心，以至于难以入睡
  - 是的，大多数时候
  - 是的，有时
  - 不经常
  - 不，一点也不

- 我感到悲伤或痛苦
  - 是的，大多数时候
  - 是的，经常
  - 不经常
  - 不，一点也不

- 我太不高兴了，一直在哭
  - 是的，大多数时候
  - 是的，经常
  - 只是偶尔
  - 不，从来没有

- 我突然想到要伤害自己
  - 是的，经常
  - 有时
  - 几乎从来没有
  - 从来没有

随着症状严重程度的增加，反应类别得分为 0、1、2 和 3。第 3 项和第 5~10 项为反向评分（3、2、1、0）。这个总分通过将 10 个项目的得分相加计算得出

引自 Cox JL, Holden JM, Sagovsky R. Detection of postnatal depression: development of the 10-item Edinburgh Postnatal Depression Scale. Br J Psychiatry. 1987;150:782.

斑，并且恢复效果满意，除常规洗澡或淋浴清洁外，几乎不需要会阴部的护理。大多数患者可以使用非甾体抗炎药（如布洛芬或萘普生钠）来镇痛。这些药物在会阴切口的疼痛和子宫痉挛方面的镇痛效果优于对乙酰氨基酚或丙氧芬。此外，由于布洛芬在乳汁里与血浆里的药物浓度之比低、半衰期短且可转化为葡萄糖醛酸代谢物，因此该药物对哺乳期母亲是安全的。

进行过中外侧会阴切开术、三度或四度会阴裂伤、尿道周围裂伤或会阴大面积瘀伤的患者可能会出现程度较重的会阴疼痛[65]。有时，疼痛和尿道周围肿胀影响患者排尿，需要导尿缓解。当患者抱怨会阴过度疼痛时，第一步也是最重要的一步是重新检查会阴、阴道和直肠，以发现和引流血肿或鉴别会阴部位的感染。会阴部疼痛可能是血管性水肿、坏死性筋膜炎或会阴蜂窝组织炎等罕见但可能致命的并发症的首发症状。

对于中度会阴疼痛的患者，坐浴会缓解一些疼痛。尽管长期以来热坐浴一直是治疗会阴部疼痛的常规疗法，但使用冷坐浴或"冰"坐浴也是有道理的。这种疗法类似于用于治疗运动损伤的疗法，冷疗法已经取得了相当大的成功。冷能立即缓解疼痛，因为它会降低游离神经末梢和神经传导的兴奋性。局部血管收缩可进一步缓解疼痛，从而减少水肿、抑制血肿形成、减少肌肉的易激惹和痉挛。交替使用冷热坐浴的患者通常更喜欢冷浴。进行冷坐浴的技

术是首先让患者坐在一盆室温水中，然后加入冰块，这避免了突然浸入冰水中的感觉。患者在冰水中坐浴 20～30min。建议会阴有切口或裂伤的患者推迟至会阴部不再有任何不适时再进行性生活。也可以考虑使用会阴冰袋（通常外敷超过 6h）。只要患者感觉舒服，就可以使用卫生棉条。

通常看似严重的会阴部疼痛，实际上是由痔疮脱出引起的。金缕梅敷料、含有皮质类固醇的栓剂、局部麻醉喷雾剂或润肤剂可能会有所帮助。脱出的痔疮偶尔会出现血栓，血栓可以通过一个小切口切除，接受过此手术培训的产科医生或普通外科医生局麻下即可完成这个简单的操作。疼痛通常随后会显著缓解。大便软化剂、泻药或这两种均可以与患有痔疮的女性讨论使用。一些女性会经历长时间的骨盆带疼痛。物理治疗可能有助于缓解这种产后问题。这种疼痛的预测因素包括腰痛病史、妊娠期间的骨盆带疼痛和工作时诱发疼痛的姿势[66]。

尿失禁和便失禁是产后女性的一个重大问题[67]。Weidner 及其同事[68]对 58 名初产妇产后进行了研究，发现其中有 14 名女性在产后 6 周时出现提肛神经病变。其中 17 名女性在产后 6 个月仍有尚未解决的神经病变。选择性剖宫产对这一系列的神经病变有保护作用，但临产剖宫产没有保护作用。大约 1/3 的女性在产后 8 周、15% 的女性在产后 12 周有尿失禁。正如所料，这对生活质量有非常不利的影响[69]。产后尿失禁的一个强有力的预测因素是既往尿失禁史或妊娠期新发尿失禁史。除了尿失禁之外，3%～10% 的女性在阴道分娩后 3 个月会出现肛门失控，并且其中大多数是肛门失控而不是大便失禁[67, 70, 71]。产钳阴道助产比胎吸在初产妇中肛门失禁的发生率增加 2 倍。同样，有肛门括约肌破裂的初产妇产后 5 年肛门失禁增加 2.3 倍[72, 73]。有括约肌破裂的未产妇或手术阴道分娩的女性应在随访时注意筛查相关症状。

1984 年，Kegel 发明了会阴锻炼，涉及盆底肌的自主收缩。这些练习和随之而来的改进被称为盆底肌肉训练（pelvic floor muscle training，PMFT）。最好由训练有素的引导者（如物理治疗师）在舒适的环境中教授。PFMT 可以在分娩前和产后开始。这些练习每天进行数次。多项严格设计的研究和综述在超过 10 000 名女性中评估了 PFMT 的预防和治疗价值[64, 74-77]。PFMT 的结果和益处是混合的。总之，在产前开始训练并在产后加强训练对预防产后 6 个月的尿失禁有显著益处。咨询和宣传材料明显不如治疗师的生物反馈培训，计划强度越大就越有效。PFMT 对产后才开始锻炼的有症状和无症状女性的混合人群收效甚微。然而，当有症状的女性在产后通过治疗师的培训和强化 PFMT 后，症状会得到显著改善。尽管行 PFMT 的女性的症状发生率会略有下降，但失禁和盆底脱垂的长期（10 年）获益微乎其微。所有研究都强调着手干预和随访的价值，以及研究不同程度阴道受损的混合人群存在困难[67-73]。

如果尿失禁或者肛门失禁的症状持续超过 6 个月，应进行评估以确定具体的神经肌肉或解剖异常，以便开始适当的治疗。我们需要在产后访视时就向产妇提供盆底相关咨询，这样她们可以在一出现症状就及时返诊。如果可能且可行，应为初产妇在产前提供 PFMT。

（二）迟发性产后出血和产后贫血

产后立即出血的原因和处理将在第 18 章中讨论。1%～2% 的患者发生大量的迟发性产后出血需要进一步就医诊治。发生在分娩后 2～5 天的产后出血的最常见原因之一是血管性血友病。von Willebrand 因子在妊娠期增加，因此，患有这种疾病的女性通常不会在产后最初 48h 内出现大量出血。对于分娩后超过 48h 出现出血的女性，应考虑 von Willebrand 病的可能性。

迟发性产后出血最常发生在产褥期 8～14 天[78]。大量出血可能需要使用子宫收缩剂或刮宫术治疗。约 40% 的病例在清宫时会发现少量残留的妊娠附属物[79, 80]。尚不清楚少量的胎盘残留物是否是出血的原因。在处理重型迟发性出血患者时，通常用超声来确定宫腔里是否有大量残留物，尽管有时难以区分血凝块和残留胎盘组织。无论是否有组织学证实的妊娠附属物残留，刮宫几乎均可成功止血。如果此时需要刮宫，特别是需要一个锋利的刮匙，应在术前使用覆盖厌氧菌的广谱抗生素一个疗程，以减少子宫粘连的形成和 Asherman 综合征的发生。刮宫时要小心，因为产后子宫比妊娠期子宫更软，更容易穿孔。对催产剂及刮宫没有反应的延迟性产后出血罕见，在此情况下，选择性动脉栓塞可能有效。

产后出血继发贫血的女性在产后常常会感到过度疲劳。一些研究人员主张使用重组促红细胞生成素和肠外铁剂作为贫血女性输血的替代品。

严重的产后出血可能会在产后和产后最初几周内（特别是在产妇疲劳或再入院时）导致母婴互动及哺乳相关的问题。尽早发现并持续关注这个问题很重要。一项队列研究纳入了206名产后出血1500ml或以上女性发现，除了因感染和复发性出血导致再入院率升高以外，这组女性产后抑郁症或健康相关的并发症发生率并没有升高[81]。

（三）产褥感染

尽管产褥病率的标准定义是分娩24h后至产后前10天中任意2天的体温达到38℃（100.4 °F）或更高，但绝大多数临床医生不会等2天后才开始对产褥期发热患者进行评估和治疗。产后发热最常见的原因是子宫内膜炎，约2%发生在阴道分娩后，10%~15%的发生在剖宫产后。鉴别诊断包括尿路感染、下生殖道感染、伤口感染、肺部感染、血栓性静脉炎和乳腺炎。产后感染的诊断和处理将在第58章中详细讨论。许多抗生素对哺乳期是安全的，这些将在第25章中讨论。

（四）母婴依恋

Klaus及其同事[82]是最早研究母婴依恋的研究者之一，并引发人们关注母婴最初几个小时建立联系的重要性。他们及其他人的研究极大地促进了医院在处理分娩和产后患者的政策方面发生了重大变化。现在已经认识到，父母应该经常陪伴他们的新生儿，特别是从出生后的最初几分钟到接下来的几天里，尽可能频繁地陪伴他们。推荐即刻进行皮肤接触。这些互动通常以爱抚、亲吻、拥抱和凝视婴儿为特征，表现出母亲对婴儿的承诺和保护。已证明，母亲和婴儿在产后最初几小时内分开会减少或延迟这些特征性母亲行为的发展[83]。当医疗、产科或新生儿并发症需要对母亲或婴儿进行重症监护时，这一问题就会加剧。

Robson和Powell[84]总结了有关早期母性依恋的文献，并强调了由于存在多种混杂因素，对这一现象进行有效的研究是多么困难。尽管普遍认为建立母婴的早期联系是有益的，并且不应该受到不必要的干扰，但缺乏早期母婴联系是否具有长期影响（如果有的话）仍然存在疑问。Klaus和Kennel[85]在其就亲子依恋调查所著的专著中提出警告，不要得出影响深远的结论。尽管这些研究人员支持出生后不久的"敏感期"理论，在此期间亲子的亲密互动促进了后续的依恋和有益的养育行为，但他们一致认为人类具有高度的适应性，并指出"有许多安全可靠的依恋途径"。许多医院和生育中心已经认识到并重视产后最初几小时内的母婴互动。推迟第1次洗澡，限制健康婴儿在育婴室的时间，将婴儿放在母亲的胸部进行皮肤接触（即使在剖宫产期间），并在第1次儿科评估时的母婴同室都是支持和促进这种互动的步骤。

现代妇产科应通过父方的免费探视、父母与婴儿同室等策略，增强和鼓励亲子依恋。只要可能，我们就应该对母婴同室像母乳喂养一样持强烈的支持态度。这些策略还允许护理人员观察育儿行为，并识别出不当的育儿行为。在某些情况下，可能需要通过随访护士、家庭健康访问者或社会工作者进行更深入的随访，以便为出院后处于康复期的孕妇提供进一步的支持。产后家访在增强育儿行为方面的作用是有争议的。Gray及其同事[86]发现这种方法是有益的。Siegel和同事[87]研究了院内早期和长期的母婴接触及产后探视计划对依恋和养育行为的影响。他们发现，医院内的早期和长时间母婴接触对增强后续的育儿行为有着显著的影响，但产后家访没有影响。

与良好教养相关的品质的发展取决于许多因素。当然，它不仅仅取决于分娩时小时内发生的事情。有证据表明，孕晚期开始，宫内的胎儿就能特定识别母亲的声音。此外，父母儿时的经历，以及他们对孩子的智力和情感态度也在他们自己的养育行为中发挥着重要作用。Areskog及其同事[88]研究表明，在产前表达害怕分娩的女性在分娩时会出现更多的并发症和更多的痛苦，并且与婴儿的依恋也更困难。因此，围产期提供加强养育行为的机会，并确定出生后需要随访的家庭，以确保孩子拥有最有利的未来。例如，青少年，特别是生育第一胎的青少年，是一个特别高危的群体。青少年母亲的家庭虐待率尤其高。

总之，产后病房应该是一个让父母有充分机会与新生儿互动的环境。工作人员（包括护士、护士助手和照顾母亲和婴儿的医生）应该警惕异常养育的迹象（例如，母亲拒绝照顾婴儿，在描述或提及婴儿时使用负面或辱骂性的名字，过分拖延给婴儿起名，或对婴儿的健康抱有强迫性和不切实际的担忧）。这些或其他表明母婴依恋延迟或受到威胁的迹象，与任何传统的医疗或产科并发症一样，都值得在产后进行频繁的随访。

第 25 章详细阐述了哺乳和母乳喂养。所有文化都强调了母乳喂养的重要性。产后应采取多项措施来促进和加强母乳喂养。已证明使用视听辅助、电话热线和在职人员培训可以增加母乳喂养的成功率。不能低估额外的家访和主动电话干预的价值。

三、避孕和节育

了解女性未来的妊娠意图有助于指导患者和医疗保健提供者之间关于避孕选择所做的共同决策。产后避孕可以减少意外妊娠，并为女性提供控制妊娠时机的方法。应建议女性避免短于 6 个月的妊娠间隔时间。最近的一项 Meta 分析发现，出生间隔短于 18 个月与小于胎龄儿、早产和出生第 1 年的死亡显著相关[89]。计划生育建议和避孕教育的理想时机尚未确定。尽管产前避孕咨询很重要，并且女性很重视在此次讨论避孕的机会，但一些研究表明，产前教育对产后避孕的使用或随后的妊娠率几乎没有影响[90, 91]。关于避孕的讨论已经成为产后护理的标准组成部分。Lopez 等对随机试验进行了系统综述，评估了产后避孕教育的有效性。他们确定并纳入了 10 项试验，发现大约一半的产后干预措施减少了重复妊娠或分娩，增加了避孕药具的使用[92]。一项研究发现，书面材料加上住院时的讨论对母亲最有帮助。虽然提供产后避孕教育的理想方法和时机尚未确定，但其重要性不容置疑。

产后选择母乳喂养的女性比例正在增加。2011年，在美国，分娩后开始母乳喂养的女性比例为 79.2%。产后 6 个月时仍在母乳喂养的女性比例为 49.4%，高于 2000 年的 35%；产后 12 个月时为 26.7%，高于 2000 年的 16%[93]。母乳喂养期间升高的催乳素水平会影响垂体和卵巢激素水平，导致哺乳期闭经和无排卵[94]。哺乳期避孕法（lactational amenorrhea method，LAM）的避孕效果取决于母亲的营养状况、哺乳的强度、婴儿饮食中添加的辅食量[95]。如果女性日夜按需纯母乳喂养、闭经且婴儿小于 6 月龄，则 LAM 的避孕效果为 98%[96, 97]。产后前 6~8 周的出血或点滴出血对纯母乳喂养的女性而言是正常的，不是由于排卵导致的。如果吸吮强度和（或）频率降低，LAM 的避孕效果就会降低。产后 6 个月后，即使是纯母乳喂养的母亲也需要避孕，因为婴儿开始摄取其他营养来源。泵乳的女性与按需喂养的女性吸乳的频率不同，吸乳的强度也不同，因此，她们不能依赖 LAM 达到 98% 的有效性。

在不进行母乳喂养的女性中，催乳素水平在产后第 3~5 周恢复到基线水平。第 1 次排卵的平均天数为 45 天，没有女性在产后 25 天前就出现排卵[96, 98]。因此，那些不进行母乳喂养的女性在产后第 3 周就需要进行避孕。传统上来说，女性被告知在产后 6 周内不要进行性生活，但研究表明，许多夫妇会更早地恢复性生活。

应该让新父母以双方都能理解的方式了解预防妊娠和控制生育的各种选择。这可以通过护士、医生或助产士的个别指导或通过各种电影或录像带来完成。关于计划生育方法的决定取决于患者的动机、孩子的数量、健康状况、是否正在母乳喂养、这对夫妇的宗教背景。不能因为女性在此次妊娠前已经有效地使用了某种避孕方法，就假设她此后再不需要进行咨询。超过一半的患者在两次妊娠之间改变避孕措施（表 24-1）。

（一）长效可逆避孕

长效可逆避孕（long-acting reversible contraception，LARC）方法，包括宫内节育器（intrauterine devices，IUD）和避孕植入物，是女性可用的最有效的可逆避孕方法，失败率低于 1%。它们是方便的方法，特别是对于新妈妈来说，因为在性交前几乎不需要患者做些什么。除了易于使用之外，LARC 方法还具有成本效益，并且在取出后立即恢复生育能力，因此，是生育中期女性的好方法。经过充分的研究发现，它们也非常安全，并且几乎没有禁忌证（表 24-2）。LARC 方法对于母乳喂养时期的女性也是安全的。

激素类宫内节育器含有一种名为左炔诺孕酮（levono-rgestre，LNG）的孕激素，以 20μg/d 的初始速率释放，FDA 批准使用期限长达 5 年[99]。LNG 宫内节育器主要通过使宫颈黏液变稠使精子无法到

表 24-1 避孕：传统应用和完美应用避孕方法的女性在第 1 年的意外妊娠率和相应避孕方式在第 1 年末的持续使用率（美国数据）

方　法	传统应用(%)	完美应用(%)	第 1 年末的持续使用率(%)
左炔诺孕酮 IUD	0.2	0.2	80
含铜 IUD	0.8	0.6	78
ETG 植入	0.05	0.05	84
长效醋酸甲羟孕酮	6	0.3	56
避孕环	9	0.3	68
避孕贴	9	0.3	68
COC 和 POP	9	0.3	68
男性避孕套	15	2	49

COC. 复方口服避孕药物；ETG. 依托孕烯；IUD. 宫内节育器；POP. 只含孕激素的口服避孕药

表 24-2 宫内节育器的绝对禁忌

分　类	禁　忌
左炔诺孕酮 IUD	现患乳腺癌
含铜 IUD	铜过敏（Wilson 病）
两种 IUD	妊娠
	产褥期败血症
	淋球菌/衣原体现症感染
	化脓性宫颈炎
	败血症后立即流产
	现患盆腔感染性疾病
	已知子宫畸形或宫腔异常
	子宫内膜癌
	宫颈癌
	不明原因的阴道流血
	β-hCG 水平持续升高或滋养细胞疾病的恶性肿瘤
	盆腔结核

IUD. 宫内节育器

达上生殖道来防止妊娠。这种宫内节育器也会使子宫内膜变薄，但不能可靠地抑制排卵。主要不良反应与月经出血的变化有关。女性应该被告知在置入的几个月内会发生不规则出血和（或）点滴出血。这通常会随着时间的推移而改善，到置入 1 年时，30%～40% 的女性会闭经[100-102]。其他方面来说，出血量将比正常时期减少大约 90%[100-102]。

非激素类的宫内节育器含有铜，并已获得 FDA 批准使用期限为 10 年。铜离子被释放到宫腔中并引起杀精作用。告知患者含铜宫内节育器的主要不良反应也与月经出血的变化有关。在使用含铜宫内节育器时，必须告知女性可能出现经量增多、痛经加重、经期延长约 1.5 天。对于有严重痛经史的女性，含铜宫内节育器可能不宜首选。

最后一种 LARC 方法是皮下埋植。避孕植入物含有依托孕烯，主要通过抑制排卵起作用。植入物通常置入在非优势臂的内侧。它也可以改变出血模式，出现不规则点滴出血、出血或闭经。这种避孕装置的出血模式更加难以预测。FDA 批准皮下埋植物使用期限可长达 3 年。所有这三种 LARC 方法的延续率都很高（表 24-1）。

LARC 装置可以在产后立即放置或稍后放置。如果在产后放置宫内节育器，最佳做法是在胎盘娩出后 10min 内放置。如果存在宫内感染，则不建议放置 IUD。产后立即放置的脱落风险略有增加，高达 20%。与阴道分娩相比，剖宫产时放置装置被排出体外的风险较低[103]。在产后女性中使用单杆植入皮下埋植物不会导致乳量、乳汁成分或婴儿生长速度发生变化。尽管包装标签建议在产后 6 周开始植入，但临床经验和有限的随机试验数据证实产后立即植入也是可以的，并且也符合尽早阻止患者很快再次妊娠的最大利益。Gurtcheff 等随机将女性分为产后 1～2 天与产后 4～8 周接受植入物的两组，发现这组间泌乳第二阶段、泌乳失败、使用配方奶粉和 6 周时的母乳成分方面没有差异[104]。

（二）注射用避孕药

长效醋酸甲羟孕酮（depot medroxyprogesterone acetate，DMPA）是一种可注射的仅含孕激素的避孕药，每 3 个月给药 1 次。它的传统失败率为 6%。DMPA 的作用机制是阻止 LH 峰的形成和排卵。

DMPA 可与母乳喂养兼容，可在分娩后立即给予。产后立即或产后 6 周开始使用 DMPA，均未显示会缩短哺乳期或减少婴儿的体重增加[105]。DMPA 的主要不良反应是不规则出血或闭经、乳房胀痛、体重增加和抑郁。最有可能停用该方法的相关不良反应是出血的变化，包括不规则出血和闭经[106]。不规则出血随着使用时间的延长而减少。在使用的第 1 年内，不规则出血的发生率为 70%，而此后为 10%。闭经率也随着使用时间的延长而增加。使用 1 年时，有 50% 的患者发生闭经；使用 5 年后，闭经率可达到 80%。开始 DMPA 避孕时，告知预期的出血情况很重要，因为许多女性由于出血困扰而不会回来进行第 2 次注射。停用 DMPA 后生育能力会延迟恢复，向女性就这一问题提供咨询也很重要。最后一次注射 DMPA 后受孕的平均延迟时间为 9 个月，而持续使用 DMPA 的时间不影响受孕的恢复[107]。

有限的证据表明，为有妊娠糖尿病史的拉丁裔女性开具 DMPA 应谨慎。有一些证据显示，DMPA 的使用与患 2 型糖尿病的风险增加有关。这种增加的风险很大程度上可以用其临床特征来解释，具有这些特征的女性开始使用 DMPA 之前患 2 型糖尿病的风险就增加了[108]。此外，与使用复方口服避孕药的女性相比，有妊娠糖尿病病史且使用 DMPA 的拉丁裔女性患 2 型糖尿病的风险增加了 2 倍。DMPA 还与升高的基线甘油三酯水平相关，从而增加了拉丁裔女性患 2 型糖尿病的风险[108]。然而，世界卫生组织和疾病控制中心将有妊娠糖尿病病史的女性使用仅含有孕激素方法避孕列为 1 类，这意味着对该方法的使用没有限制。

也有人担心 DMPA 会导致情绪变化和抑郁症恶化，但临床试验的结果令人放心，抑郁症状不会恶化，即使基线抑郁评分高的女性中也是如此[109, 111]。产后立即使用 DMPA 不会导致更高的产后抑郁症发生率[111]。

由于 DMPA 抑制卵巢功能，降低雌二醇水平，导致使用 DMPA 期间会发生暂时性骨量丢失。这种丢失在使用的前 2 年最明显，此后下降。令人欣慰的是，随着 DMPA 的停用，骨矿物质密度（bone mineral density，BMD）水平会恢复到基线水平[112, 113]。横断面研究表明，DMPA 曾使用者的 BMD 与从未使用者的 BMD 相似，这让我们确信与 DMPA 相关的 BMD 丢失可能是暂时的[114, 115]。关于使用 DMPA 是否造成骨折风险这一问题，并没有高质量的数据来回答。ACOG、美国儿科学会和世界卫生组织承认 DMPA 是一种有效且方便的避孕方法，尽管提供者应告知患者 DMPA 对骨骼的潜在影响，但不应限制 DMPA 的使用。此外，不推荐 DMPA 使用者行骨密度测试。

（三）复方激素避孕药

复方激素避孕药（combined hormonal contraception，CHC）包括口服、经皮和经阴道的含有雌激素和孕激素的避孕药物。所有这些方法的传统失败率为 9%。孕激素成分抑制 LH 峰并阻止排卵。雌激素成分抑制 FSH 和优势卵泡的形成。添加的雌激素还会促成许多女性所喜欢的更规律的出血模式。在开具 CHC 处方之前，必须对患者进行适当的筛查，因为雌激素成分会略微增加健康育龄女性发生静脉血栓栓塞的风险。有关使用雌激素的禁忌证列表，请参见框 24–2。产后 VTE 发生风险也会增加，是未妊娠、非产后育龄女性的 22～84 倍[116]。这种风险在产后前 1 周最高，并随着时间的推移而降低，VTE 发生风险在产后 42 天恢复到基线水平。在此期间使用添加含雌激素的避孕措施可能会进一步增加 VTE 的发生风险。因此，考虑给产后女性使用 CHC 时必须谨慎行事。对于非母乳喂养的女性，产后 21 天前不应使用 CHC[117]。对于没有其他 VTE 危险因素的女性，可在产后 21 天后使用 CHC。对于有其他 VTE 危险因素的产后女性（如年龄 35 岁或以上、吸烟、近期剖宫产），不应使用 CHC，直到产后 42 天 VTE 风险恢复到基线时，CHC 的使用才没有限制。在母乳喂养的女性中，有证据显示，CHC 对哺乳存在不利影响，如母乳喂养持续时间缩短、产奶量下降和补充量增加，应推迟到 30 天后再开始使用 CHC[118]。有 VTE 其他风险因素的哺乳期女性应推迟 CHC 使用直至产后 42 天。

（四）仅含孕激素的口服避孕药

通常被称为"迷你药丸"，仅含孕激素的口服避孕药（progestin-only oral contraceptives，POP）含有低剂量的孕激素，需要每天服用。作用机制是使宫颈黏液变稠以阻止精子进入上生殖道。因为激素的剂量很低，而且对宫颈黏液的影响在 22h 后就开始

> **框 24-2　雌激素的绝对禁忌**
>
> - 年龄≥35 岁且每天吸烟≥15 支
> - 有动脉心血管疾病的多种危险因素（高龄、吸烟、糖尿病、高血压）
> - 收缩压≥160mmHg 或舒张压≥100mmHg
> - 高血压伴血管病
> - 急性 DVT/PE
> - 复发性 DVT/PE 或复发性 DVT/PE 病史的风险较高
> - 长时间不活动
> - 已知有血栓形成的突变
> - 现患或既往有缺血性心脏病病史
> - 脑卒中
> - 复杂性瓣膜性心脏病
> - 围产期心肌病的 6 个月内
> - 中度或重度心脏功能受损
> - 阳性（或未知）抗磷脂抗体
> - 先兆偏头痛
> - 现患乳腺癌
> - 伴有终末器官血管疾病或病程>20 年的糖尿病
> - 重症急性病毒性肝炎
> - 严重肝硬化
> - 肝细胞腺瘤
> - 肝癌
> - 复杂实体器官移植

DVT. 深静脉血栓；PE. 肺动脉栓塞

消退，如果 POP 用药晚，其避孕安全性降低。POP 的典型使用失败率为 9%。POP 在哺乳期可安全服用，并且对乳汁量或婴儿生长发育没有影响[118]。尚未证明使用 POP 会对母乳喂养产生不利影响，因此在产后可以立即开始使用 POP[119]。与 DMPA 的情况一样，有限的证据表明，在母乳喂养的、既往有妊娠糖尿病的超重或肥胖的拉丁裔女性中，POP 使 2 型糖尿病发生的风险增加了 3 倍[120]。

（五）紧急避孕药

紧急避孕药（emergency contraception，EC）在无保护或已知避孕失败后使用。存在几种选择，包括仅含左炔诺孕酮的孕激素方法、Yuzpe 方法（联合使用雌孕激素避孕药）、含铜宫内节育器。所有这些 EC 选项都可以在发生无保护性行为后 5 天内使用，但使用越早，效果越好。醋酸乌利司他是最新的紧急避孕选择。它是一种孕激素受体激动药 / 拮抗药，也可在无保护性行为后 5 天内使用。醋酸乌利司他的不同之处在于，它在第 5 天和第 1 天一样有效[121]。哺乳期女性不建议服用醋酸乌利司他。

（六）绝育

男性和女性绝育是美国最常用的避孕方法，有 37% 的避孕者使用。产褥期是对希望绝育的女性进行输卵管结扎手术的合适时间，因为它们可以在剖宫产时或分娩后的 24～48h 内进行。在一些医院，对于无并发症的患者，在分娩后立即进行手术，特别是有硬膜外麻醉进行分娩镇痛时。由于使用一个小的脐旁切口，该手术很少会延长患者的住院时间。

产后部分输卵管切除术的 10 年失败率为 0.75%[122]。手术过程有多种修改，包括 Pomeroy、Parkland、Uchida 和 Irving 版本。由于腹壁松弛且输卵管易于接近，小切口经腹手术具有方便快速的优点，而不存在腹腔镜套管针可能导致内脏损伤的风险。

产后女性绝育也可以作为延期手术进行。一种方法是腹腔镜输卵管结扎术，可以使用钛夹、硅胶带或烧灼术。新近发现输卵管可能在卵巢癌的发生中起作用，因此，腹腔镜绝育也可以进行双侧输卵管切除术[123]。产后女性绝育也可以作为门诊延期手术进行。除了在延期绝育手术时考虑双侧输卵管切除术外，在剖宫产时也可以考虑。与其他绝育方法相比，双侧输卵管切除术在住院时间、再入院、输血、术后并发症、感染或发热方面没有显著差异[123a, 123b]。有异常输卵管或绝育失败史的女性进行双侧输卵管完全切除是首选的绝育方法。另一种延期绝育是通过宫腔镜进行的经宫颈绝育。用于执行此类绝育的设备已不再可用，但仍有临床医生可能会继续使用该设备。因为输卵管手术的损伤小，输卵管绝育的所有延期方法都可以作为门诊手术来完成。

无论是在产褥期还是作为延期手术进行输卵管结扎手术，其风险都包括麻醉事故的短期影响，肠、膀胱或血管受伤，以及感染。女性绝育并发症的总体风险为 1.6%。并发症的独立危险因素是全身麻醉、糖尿病、既往腹部 / 盆腔手术和肥胖。每 100 000 次手术中就有 1~2 人死亡，通常归因于麻醉。

产科医生必须记住，对于考虑绝育的夫妇来说，输精管结扎术通常是更可取和更理想的选择[124]。输精管结扎术可以在局麻下作为门诊手术进行，工作或家庭的时间损失很小。此外，几乎所有的失败（每 1000 次手术有 3~4 次）都可以通过术后精液分析检测到。与输卵管结扎术相比，这是一个明显的优势只有在再妊娠时才会发现输卵管结扎术失败。术后 3 个月时无精子率为 60%，术后 6 个月时为 98%~99%。在确认无精子之前需要避孕。输精管结扎术的费用较低，并且总体而言，与女性绝育相比，并发症更少。输精管结扎术对性没有影响，对长期健康影响的研究也没有证据证明动脉粥样硬化性心脏病或其他慢性疾病发生风险的增加[124]。

大多数选择绝育的女性并不后悔自己的决定。美国绝育协作审查研究中指出，14 年来绝育后悔的累积风险为 12.7%。年龄是后悔的危险因素。对于 30 岁以上的女性，后悔的风险为 5.9%。相比之下，30 岁或以下的女性有 20.3% 的后悔风险[125]。导致绝育后悔的其他因素包括手术信息不完整，对使用替代避孕方法的信息较少或支持较少，以及由于配偶的压力或由于某种医疗状况所做的绝育决定。当夫妻考虑绝育时，综合性咨询很重要。

输卵管结扎是可逆的，但价格昂贵且通常不在保险范围内。如果患者考虑可逆性则不应接受绝育手术。以输卵管再通术后妊娠发生率来衡量手术的成功率，为 40%~85%，这取决于所进行的输卵管结扎的类型和保留的输卵管功能部分的长度。输精管再吻合术的成功率为 37%~90%，较高的成功率与从输精管结扎开始的时间间隔较短有关。

（七）屏障避孕

在 19 世纪 20 年代美国开始制造之前，欧洲和英国长期使用屏障避孕方法和阴道杀精剂。隔膜是美国女性可用的第一种女性控制的避孕方法。隔膜的传统失败率为 16%，范围为 2%~23%。由于这种避孕方法需要实际动机、指导和经验，因此对熟悉该方法的年长女性更有效。然而，通过适当的咨询，年轻女性也可能成为成功的使用者。隔膜放在耻骨后面并完全覆盖子宫颈。为了获得合适尺寸的隔膜，需要与医生进行配合。由于妊娠期和产后身体的变化，隔膜不应在产后 6 周内放置。即使女性以前使用过隔膜，她也需要在产后重新放置。母乳喂养的女性，无排卵会导致其阴道干燥和紧绷，可能会使隔膜的正确放置变得更加困难。隔膜应与一种杀精子润滑剂一起使用，所有这些润滑剂都含有壬苯醇醚 –9。

避孕套是一种有效的避孕方法，可以防止性传播感染。可用的各种类型避孕套包括乳胶避孕套和非乳胶避孕套，如聚氨酯、硅橡胶和天然薄膜避孕套。值得注意的是，虽然天然薄膜避孕套可以防止精子渗透，但它们不能很好地阻止性传播感染。不再提倡将杀精剂与避孕套一起使用，因为会导致阴道刺激和阴道黏膜微撕裂，从而增加感染风险，尤其是 HIV。避孕套的典型失败率为 17%，但根据研究人群的年龄和动机，它可能低至 2%。

女用避孕套比男用避孕套更贵更难用，但具有受女性控制的优势，它的典型失败率为 27%。

（八）自然的计划生育方法

自然的计划生育方法，也称为周期性禁欲或生育意识方法，基于女性对自己的月经周期的充分了解，密切关注月经周期受孕阶段的体征和症状，并在此期间避免性生活。要成功使用这些方法，女性必须有规律的月经周期和伴侣的配合。在正常月经周期恢复之前，产后女性不应依赖自然家庭计划生育方法。

可以使用几种自然家庭计划生育方法，如节律法或日历法，即通过过去周期的时间来预测未来 1 个月的生育期。宫颈黏液法要求女性监测她的宫颈黏液是否发生与雌激素相关的变化。安全期法通常将宫颈黏液监测与基础体温监测相结合。标准天数法在自然计划生育方法中失败率最低，因为它的禁欲天数最多。这种方法适合 26~32 天的月经周期，并且在周期的第 8~19 天避免性生活。如果使用得当，使用第 1 年的妊娠率为 3.1%[126]。自然的计划生育方法的典型失败率为 12%~25%。如果使用得当，自然的计划生育法是有效的，但如果不遵守周期性禁欲的规则，则很棘手。

四、产后心理反应

分娩后经历的心理反应包括常见的、相对轻微的、生理性和短暂的"产后忧郁症"（影响 50%～70% 的女性，产后 10～14 天消退）；真正的抑郁症发生于 8%～20% 的女性中；而产褥期精神病，发生率为 0.14%～0.26%。

总的来说，焦虑是产褥期最常见的情绪症状。对于潜在抑郁症患者、既往有产后抑郁症病史的患者，以及产后立即出现症状的患者，安排比传统 6 周更早的产后就诊时间是很重要的。产后抑郁症的其他危险因素包括抑郁症家族史、母亲患产后抑郁症、社会状况不佳、母婴长期分离。中度抑郁的母亲经常会因为她在母亲角色中失败的感觉而感到内疚和尴尬，以至于她无法打电话给她的医生或承认她的抑郁症状。因此，必须留出充足的时间来深入探讨，即使是最轻微的抑郁症状或迹象。在这种情况下，家访可能适合评估患者。当患者打电话问一个看似无关紧要的问题时，应该询问 2～3 个关于她的一般状况的开放式问题。如果患者有非常内疚或害怕表达的潜在抑郁症状，以下这些问题能让她敞开心扉。

- 你觉得事情进展如何？
- 宝宝的情况怎么样？
- 你的感觉和你预期的一样吗？

由于护理人员经常会为医生和助产士的电话进行分类，因此，指导这些人员注意此方案很重要。此外，我们建议在出院前提示父母双方，如果产妇忧郁症状似乎持续了 2 周以上或变得"很难处理"，任何一方都应该打电话。框 24-1 显示了一个简单的抑郁症筛查量表 EPDS。产褥期甲状腺疾病通常会出现包括轻度烦躁不安在内的症状；因此，在评估产后 2～3 个月出现疑似产后抑郁症的患者时，建议进行甲状腺功能检查。

五、管理围产期悲伤

在大多数情况下，围产期事件是快乐的，是值得庆幸的。当患者和她的家人经历妊娠相关丢失时，必须要特别关注悲伤的患者及其家人。

最明显的围产期丢失案例是那些发生了胎儿或新生儿死亡的案例。其他丢失也可能与明显的悲伤情绪有关，如危重或畸形婴儿的出生、因难治性产后出血进行的意外子宫切除术，甚至有计划的产后绝育手术。悲伤伴随着重大损失而发生，无论是婴儿死亡还是残疾婴儿出生，都意味着理想化孩子的消失。

哀悼与人类一样古老，但近年来，人们特别关注悲伤的临床体征和症状，以及其与女性遭受妊娠丢失有关的心理后果。研究第二次世界大战中阵亡军人的亲属时，Lindemann 识别出了五个正常的悲伤表现，包括：①失眠、疲劳、消化系统症状和呼吸样叹气等躯体症状；②关注死者的形象；③内疚感；④对他人的敌意和愤怒；⑤破坏日常生活的正常模式。他还描述了如果抑制或中断急性哀悼可能会发生的一些特征现在被认为是病理性悲伤。这种所谓病态的悲伤反应的一些表现是过度活跃而没有失落感，心身疾病的出现或恶化，与朋友和亲戚的关系发生变化，对特定人的强烈敌意，社会交往模式的持久丧失，有害于个人、社会和经济生存的活动，以及激动型抑郁症。

Kennel 及其同事[127] 研究了 20 位母亲对失去新生儿的反应。所有患者都出现了哀悼的特征性体征和症状，即使在婴儿无法存活的情况下也是如此。在转诊到地区新生儿重症监护病房后幸存下来的 101 名危重婴儿的父母，大多数都出现了类似的悲痛反应，这表明与重病新生儿的分离足以引发典型的悲痛反应。有趣的是，过去 15 年的研究发现，实际上，未见到死亡婴儿的女性患抑郁症的较少；这表明，虽然最佳做法是让母亲有权选择在分娩后看婴儿和抱孩子，但不一定鼓励她们一定要这样做。

照顾悲痛患者的卫生专业人员必须认识和理解这些患者的特征，否则会发生对患者的重大误解和管理不善。例如，如果没有预料到患者的愤怒和敌意反应，护士或医生可能会采信患者或其家人的个人陈述或行为，并在患者最需要安慰和支持的时候避开患者。产后病房的医生、护士和其他人经常对死亡感到不适，他们发现与胎儿或婴儿死亡的患者打交道时感到不适。因此，他们不愿与患者讨论死亡问题，而更倾向于使用镇静药来应对患者的悲痛。在这种时刻，真正有益的是有一个富有同情心的倾听者，以及有一个能表达与讨论内疚、愤怒、绝望和其他悲伤症状的机会。

毫不奇怪，产后抑郁症在遭受围产期丢失的家庭中更常见、更严重。在一项研究中，婴儿死亡后 5 个月内就妊娠的女性，更常发生长时间的悲伤反应。这一发现表明，在为失去婴儿的女性提供咨询时，不应鼓励其尽快开始下一次妊娠，以作为对死去婴儿的"替代"这一传统建议。正常的悲痛反应会持续多久尚不清楚，也肯定会因家庭而异。Lockwood 和 Lewis[128] 研究了 26 名有死产经历的患者，跟踪了几名患者长达 2 年之久。他们的数据表明，这种情况下的悲伤通常会在 18 个月内得到缓解，并且在失去 1 周年时症状再次出现。

悲伤的躯体症状（如厌食、虚弱和疲劳），其他心理表现也有报道。在失去婴儿后试图妊娠的夫妇中，自然流产和不孕症增加。伴随悲伤的身体变化可能是导致生育成功率下降的原因。虽然压抑症状在丢失发生后的第 1 个月内最强烈，但缓解后仍可能会持续长达 14 个月之久。

围产期保健的区域化导致很大一部分围产期死亡发生在三级中心。在其中一些中心，医生、护士、社会工作者和牧师顾问团队已经发展到专门帮助管理经历围产期丢失的家庭。尽管这种方法对失去亲人的家庭采取开明、理解和一致的做法，但它也表明，对悲伤患者的支持是一项非常复杂的工作，只能由少数受过专门训练的能照顾产后患者的人来完成。任何一位母亲的医疗保健专业人员都可以使用框 24-3 列出的指南为遭受围产期损失的父母提供开明和富有同情心的咨询。显然，处理悲伤不仅仅是产后的责任。当产前诊断是胎儿死亡或胎儿畸形时尤其如此。从产前环境到临产和分娩，到产后病房，最后到她的家庭，持续的支持是必不可少的。可能需要放宽许多传统的医院常规，以便为这些家庭提供所需的支持类型。例如，让一个亲爱之人在探视时间后留下来，为夫妇提供一个私人环境使其与他们死去的婴儿在一起，或者允许早出院并提供频繁的电话和后续探访，这些通常都可以促进悲伤的解决。

同样重要的是要认识到，去世婴儿的父亲与母亲的悲伤反应略有不同。一项针对 28 位失去婴儿的父亲的研究中，悲伤的主要特征是必须持续忙于增加的工作、感觉自我价值的下降、自责、寻求帮助的能力有限。坚忍反应是典型的男性反应，可能会阻碍悲伤的正常解决。

六、产后创伤后应激障碍

任何身体或心理创伤后都可能发生创伤后应激

框 24-3　围产期丢失管理指南

- 让父母了解情况，诚实和坦率
- 识别并帮助克服预期的悲伤
- 将悲伤的过程告知父母
- 鼓励支持者在整个分娩过程中留在母亲身边
- 鼓励母亲就她的护理有尽可能多的选择
- 支持父母看到、触摸或抱着婴儿
- 详细描述婴儿，特别是对于选择不看婴儿的夫妇
- 允许给婴儿拍照
- 为这对夫妇准备医院文书工作，例如尸检请求
- 讨论葬礼或追悼会
- 帮助这对夫妇决定如何通知兄弟姐妹、亲戚和朋友
- 讨论后续妊娠
- 充分利用后续的家访或诊室就医

改编自 Kowalski K. Managing perinatal loss. *Clin Obstet Gynecol.* 1980;23:1113.

障碍（posttraumatic stress disorder，PTSD）。这种疾病通常发生在女性经历了不寻常的临床分娩之后，在这种经历里，女性面临着其防御能力或幸福感无法克服的状况（如疼痛、损失、创伤）。创伤性分娩经历可导致 3%～16% 的女性发生产后创伤后应激障碍[129]。医疗提供者必须对这种疾病的发展保持警惕，因为对一些女性可以轻松应对的或对于临床医生来说似乎相当不起眼的经历，对另一些女性而言却发展成产后 PTSD。

PTSD 可能导致行为后遗症，包括情景重现、回避和功能丧失。据报道，阴道和腹部的紧急手术分娩和严重的意外疼痛会产生创伤后压力。这种反应可能会导致其对随后分娩的恐惧进而无法耐受分娩，也会产生该疾病的全身症状。无论何时需要紧急手术，不管是事后马上还是几周后进行解释，都可能有助于减少这种问题的发生。随着下一次分娩的临近，出现过不良结局的女性经常会经历既往经验的转移。如果焦虑是产后就诊时的主要症状，则可能需要讨论 PTSD 反应。PTSD 症候群不那么严重，有时可以通过早期干预消除。产后 PTSD 可能由任何形式的并发症引起，并表现为多种症候群。因此，如果女性似乎表现出与其分娩经历不成比例的心理症状，则进一步转诊评估是合适的。

第 24 章　产后护理和长期健康管理
Postpartum Care and Long-Term Health Considerations

> **要　点**
>
> - 到产后 6 周，只有 28% 的女性恢复到了妊娠前体重。
> - 约 50% 的产妇在分娩后的 3 个月内性欲减弱。
> - 1%～2% 的产妇会出现需要就医的大量产后出血。在需要刮宫的患者中，40% 会发现胎盘组织残留。
> - LARC 方法是最有效的避孕方法，对产后女性（包括母乳喂养的女性）来说是安全的方法。
> - 对于非母乳喂养的产后女性，由于 VTE 风险，不应在产后 21 天内使用复方激素避孕方法（药丸、贴剂、环）。对于有其他危险因素的产后女性，应在 42 天后，当 VTE 风险恢复到基线时才能使用 CHC。
> - 当女性按需纯母乳喂养（白天和晚上）、闭经且婴儿小于 6 月龄时，母乳喂养可实现 98% 的避孕保护。
> - 仅含孕激素的避孕药不会降低泌乳性能。
> - 产后，8%～20% 的产妇会出现重度抑郁症。如果可能，应考虑风险因素以识别患者，以加强筛查和监测。
> - 产褥期甲状腺功能减退症的症状通常包括轻度烦躁不安。因此，在评估产后 2～3 个月内出现疑似产后抑郁症的患者时，建议进行甲状腺功能检查。

第 25 章 哺乳和母乳喂养
Lactation and Breastfeeding

Edward R. Newton　Alison M. Stuebe　著

杨晓科　译　　马琳琳　校

英汉对照

Agency for Healthcare Research and Quality	AHRQ	医疗保健研究和质量机构
Baby-Friendly Hospital Initiative	BFHI	爱婴医院倡议
Centers for Disease Control and Prevention	CDC	疾病控制与预防中心
confidence interval	CI	置信区间
daily recommended intake	DRI	每天推荐摄入量
Food and Drug Administration	FDA	美国食品和药品监督管理局
human immunodeficiency virus	HIV	人类免疫缺陷病毒
hypothalamic-pituitary-adrenal（axis）	HPA	下丘脑 – 垂体 – 肾上腺（轴）
immunoglobulin A	IgA	免疫球蛋白 A
Infant Feeding Practices Study	IFPS	婴儿喂养实践研究
lactational amenorrhea method	LAM	哺乳期避孕法
long-chain polyunsaturated fatty acid	LCPUFA	长链多不饱和脂肪酸
luteinizing hormone	LH	黄体生成素
Maternal，Infant，and Child Health	MICH	母婴和儿童健康
messenger RNA	mRNA	信使 RNA
methicillin-resistant *Staphylococcus* aureus	MRSA	耐甲氧西林金黄色葡萄球菌
odds ratio	OR	比值比
potassium hydroxide	KOH	氢氧化钾
purified protein derivative	PPD	纯化蛋白衍生物
recommended daily allowance	RDA	推荐的每天津贴
secretory immunoglobulin A	sIgA	分泌性免疫球蛋白 A
United Nations Children's Fund	UNICEF	联合国儿童基金会
World Health Organization	WHO	世界卫生组织

摘　要

6 个月的纯母乳喂养和至少 12 个月的辅食喂养是世界各地主要卫生组织支持的婴儿喂养的黄金标

第 25 章 哺乳和母乳喂养
Lactation and Breastfeeding

准。支持该结论的是源自持续和大量的关于母乳喂养对婴儿和母体有直接和长期好处的研究结果。不幸的是，许多女性没有达到母乳的喂养目标。我们回顾了母乳喂养的流行病学，以识别因未达目标而面临风险的女性。未能实现母乳喂养的目标源于患者、医疗提供者和医疗保健系统之间缺乏足够的知识。最大的错误信息涉及母乳喂养生理学、母乳的独特性，以及母乳喂养对母亲及其孩子的好处。本章通过教育和最优行为来应对挑战，提供基本资源。我们回顾了乳房解剖学、泌乳生理学、母乳的独特特点、母乳喂养的好处、产科医疗提供者的特殊作用，以及成功管理母乳喂养中的重点问题/挑战。

关键词

母乳喂养；流行病学；生理学；人类母乳；好处；挑战；管理

母乳喂养和母乳促进最佳的机体生长和代谢能力，是最佳的认知发展所必需的，增强婴儿对感染的反应并调节炎症反应，增进母婴感情。与纯配方奶喂养的婴儿相比，母乳的独特特点以剂量依赖的方式为母亲及其孩子带来了许多短期和长期益处。如果女性实现 2020 年关于母乳喂养行为的健康人群目标，那么直接和间接的医疗费用将减少数十亿美元。本章的主要目的是教育产科医疗人员，使女性能够实现母乳喂养目标。本章回顾了美国母乳喂养的流行病学、乳房的发育和功能解剖学、产生和排出母乳的反馈回路的复杂生理学、母乳向婴儿的转移和机制，以及与配方奶相比人类母乳的独特特点。本章的其余部分回顾了妇产科医生在支持、教育和促进母乳喂养方面的作用。本章针对妇产科医生可能遇到的问题、乳房解剖异常、既往的乳房手术、临产和分娩的管理、母乳转运、乳房和乳头疼痛、孕产妇营养和锻炼、乳腺炎和乳房脓肿、乳房肿块、母乳转移和婴儿生长、催乳药、母亲疾病、重返工作岗位问题、避孕和断奶等问题，进行简要综述，并提供资源支持。

一、流行病学

母乳喂养和母乳是最佳婴儿喂养的全球标准，世界卫生组织（Guideline: protecting, promoting, and supporting breastfeeding in facilities providing maternity and newborn services.Geneva: World Health Organization；2017.License：CC BY-NC-SA 3.0 IGO）[1]、美国外科医生总会[2]、疾病控制和预防中心[3]、美国儿科学会[4]、美国妇产科医师学会[5]、美国家庭实践学会[6]和母乳喂养医学学会[7]已认可该推荐指南超过 20 年。他们建议产后前 6 个月纯母乳喂养，并继续母乳喂养至少到产后 12 个月，后续断奶由母婴双方在随后的几个月和几年内共同决定完成。历史和生理人类学数据表明，除了 20 世纪，人类一般母乳喂养他们的孩子 3~4 年[8]。

不幸的是，由于缺乏足够的社会和医疗支持，美国的大多数女性无法达到世界卫生组织和国家卫生组织制订的独特和持续的目标。图 25-1 描述了美国母乳喂养行为的历史趋势。美国外科医生总会，尤其是 C.Edward Koop 医学博士，在 20 世纪 80 年代早期启动并支持"健康人"目标，以改善母乳喂养行为。CDC 目前在其全国免疫双重（手机/固定电话）电话调查［National Immunization dual（cellular/landline）telephone Survey，NIS］中使用母乳喂养其他问题来评估母乳喂养的表现。该方法在 CDC 的健康人群 2020 文件中进行了描述。母乳喂养行为的最新估计（2015 年）（表 25-1）（http://www.healthypeople.gov/2020）中，有大约 83.2% 的女性在医院开始母乳喂养，但到产后 6 个月时，其中只有 57.6% 的女性仍在母乳喂养。约 35.9% 的美国婴儿达到 1 年或更长时间的母乳喂养标准。约 13.5% 的婴儿在 18 个月时仍进行母乳喂养。在 3 个月和 6 个月时分别只有 46.9% 和 24.9% 的美国婴儿采用纯母乳喂养，2015 年超过 17.2% 的婴儿在出生后 48h 内接受了补充配方奶喂养[9]。

特定人群不太可能开始和继续母乳喂养（表25-2）[10]。社会经济地位较低的女性、受教育程度较低的女性和青少年开始母乳喂养的比例约为中、高社会经济地位的成年高中毕业生的 1/2~2/3。黑种人女性基本符合母乳喂养开始率和持续率，尽管低 10%~20%，这与母亲的社会经济和教育地位一致，即受过大学教育的非洲裔美国女性约有 75% 的女性开始母乳喂养。自从 2009 年以来，由于面临着人工母乳替代品喂养婴儿的风险很大，所以更多女性在医院即开始母乳喂养。

一项前瞻性研究着眼于出生后第 1 年的母乳喂养行为[11]。在 CDC 和 FDA 赞助的婴儿喂养实践研究Ⅱ（Infant Feeding Practices Study Ⅱ，IFPSⅡ）中，1147 名女性在研究期间（2005—2007 年）开始并停止母乳喂养。所有女性都是在孕晚期招募的。大约 60% 的母亲在母乳喂养期间没有完成其个人计划；完成母乳喂养计划的女性平均母乳喂养持续时间为 7.8 个月，未达到母乳喂养计划的女性平均母乳喂养持续时间为 3.8 个月。在多变量分析中，未能达到预期母乳喂养持续时间的女性所面临的问题包括最初难以克服衔乳和乳头疼痛或受伤，或者认为婴儿没有获得足够的营养，或者因为产妇疾病需要服用药物。

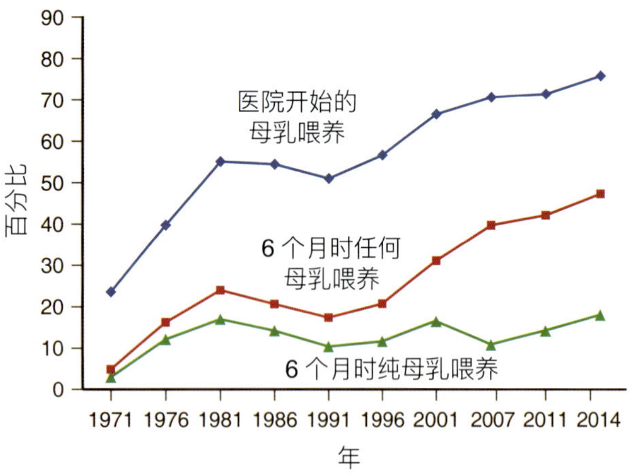

使用来自 IFPSⅡ 研究的数据，Stuebe 等[12]分析了 2335 名报告了其产前母乳喂养目标的女性。他们将哺乳中断定义为由以下三个原因中的两个而引起的过早、非意愿的断奶，即乳房疼痛、乳汁供应不足或衔乳不良，所有这些都可能通过母乳喂养行为的支持得到缓解。哺乳中断的发生率为 12%。哺乳中断的女性平均在 1.2 个月断奶，而没有哺乳中断的女性平均在 7.0 个月断奶。调整后的多变量分析显示，在超重、肥胖、产后 2 个月爱丁堡产后抑郁量表评分≥13 的女性中，哺乳中断更加常见。

鉴于母乳喂养对母婴健康的重要性，提高母乳喂养率是公共卫生的当务之急。健康人群 2020 母婴和儿童健康（Maternal, Infant, and Child Health, MICH）目标在表 25-1 中描述为：①任何母乳喂养，81.9%；② 6 个月时任何母乳喂养，60.6%；③ 12 个

▲ 图 25-1 医院开始的母乳喂养、6 个月时任何母乳喂养和 6 个月时纯母乳喂养的发生率

表 25-1 健康人群 2020 年目标

健康人群 2020 年目标	目 标	2015 年比率
MICH[a]21：增加母乳喂养婴儿的比例		
MICH21.1：母乳喂养过	81.9%	83.2%
MICH21.2：产后 6 个月母乳喂养	60.6%	57.6%
MICH21.3：产后 12 个月母乳喂养	34.1%	35.9%
MICH21.4：3 个月纯母乳喂养	46.2%	46.9%
MICH21.5：6 个月纯母乳喂养	25.2%	24.9%
MICH22：增加有工作单位哺乳支持计划的雇主比例	38.0%	49.0%
MICH23：减少出生后 2 天内接受配方奶粉的母乳喂养的新生儿比例	14.2%	17.2%
MICH24：增加可为哺乳期女性及其婴儿提供推荐护理服务的机构中活产的比例	8.1%	26.1%

a. MICH21 和 MICH23 当前比率代表 2015 年出生的婴儿（2016—2017 年的全国免疫调查）；MICH22 当前比率代表雇主提供现场哺乳室 / 母亲室（人力资源管理协会，2018 年调查）；MICH24 当前比率代表截至 2018 年 6 月在美国爱婴医院和指定的生育中心出生的婴儿

第 25 章 哺乳和母乳喂养
Lactation and Breastfeeding

表 25-2 2009 年和 2015 年，都有哪些人在母乳喂养

母乳喂养结果	人群	2009 年	2015 年
曾经母乳喂养过	非西班牙裔白种人	78%	86%
	非西班牙裔黑种人	61%	69%
	西班牙裔人	80%	85%
纯母乳喂养 6 个月	非西班牙裔白种人	17%	30%
	非西班牙裔黑种人	11%	17%
	西班牙裔人	16%	21%
母乳喂养大于 12 个月	非西班牙裔白种人	26%	40%
	非西班牙裔黑种人	16%	24%
	西班牙裔人	26%	33%
曾母乳喂养过	教育时间<12 年	67%	74%
	教育实践≥16 年	89%	92%
纯母乳喂养 6 个月	教育时间<12 年	11%	19%
	教育实践≥16 年	22%	33%
母乳喂养大于 12 个月	教育时间<12 年	21%	30%
	教育实践≥16 年	35%	49%
曾母乳喂养过	WIC 参与者	69%	77%
	WIC 不合格者	87%	92%
纯母乳喂养 6 个月	WIC 参与者	12%	18%
	WIC 不合格者	21%	33%
母乳喂养大于 12 个月	WIC 参与者	19%	25%
	WIC 不合格者	32%	47%

引自 Centers for Disease Control and Prevention. Rates of Any and Exclusive Breastfeeding by Socio-demographics among Children Born in 2015. https://www.cdc.gov/breastfeeding/data/nis_data/rates-anyexclusive-bf-socio-dem-2015.htm.
引自 the 2015 to 2016 National Immunization Survey-Dual Frame (cellular/landline survey) Centers for Disease Control and Prevention, Department for Health and Human Services.

月时的任何母乳喂养，34.1%；④ 3 个月纯母乳喂养，46.2%；⑤ 6 个月纯母乳喂养，25.5%。健康人群 2020 目标还涉及一些因素，包括拥有在工作中实施母乳喂养计划的雇主比例（MICH22，目标 38%）。这些目标具体是将产后最初 48h 内接受补充配方奶粉的婴儿数量减少到 14.2%（MICH23），并将可为母乳喂养夫妇推荐医疗服务的机构比例增加到 8.1%（MICH24）。

根据 CDC 公布的 2015 年 NIS 母乳喂养数据[10]，各州之间的母乳喂养开始率存在很大差异，为 63.2%~93.1%。母乳喂养开始率超过 90% 的州包括阿拉斯加、科罗拉多、夏威夷、爱达荷、华盛顿和怀俄明，然而，仅 38.6%~49.7% 的婴儿在产后 12 个月时仍接受母乳喂养。开始率低于 75% 的州包括阿拉巴马、阿肯色、肯塔基、路易斯安那、密西西比和西弗吉尼亚，其中，只有 18.3%~28.2% 在产后 12 个月时仍接受母乳喂养。在这些州，女性缺乏与有丰富母乳喂养经验的母亲的接触，严重影响其尝试母乳喂养的成功机会。

公众和卫生保健提供者缺乏有关母乳喂养和母乳的知识，增加了女性不能达到其母乳喂养期间个人目标的概率。由于乳房与性之间的联系，乳房的正常功能经常被排除在中小学课程之外。完成学业后，很少有女性遇到持续母乳喂养的例子。1980—2000 年，也就是当今的母亲出生时，只有 50%~70% 的女性启动母乳喂养，而母乳喂养时间超过几周的人数不到一半。

不幸的是，许多医生与他们的患者有着相同的文化偏见，同样缺乏关于母乳喂养正常生理学的中小学教育。尽管最近医学院的课程和住院医师培训项目有所改进，但普遍缺乏教学经验，也缺乏接触成功母乳喂养的母婴的临床经验，导致了母乳喂养知识的匮乏。大多数反思自己教育的医生既不会识别结构化的课程，也不会识别成功母乳喂养母婴的实践经验。在产科轮转中，医学生和产科住院医师很少看到产后超过 3 天的正常母乳喂养。在儿科轮转中，学生通常只在婴儿室看到婴儿，很少能在住院时或新生儿就诊时看到正常母亲的母乳喂养。尽管儿科住院医师会观察并支持母亲为其成长中的早产儿喂奶或挤奶，但这种接触通常是负面的。因此，当医生试图为每年超过 300 万的新生儿和其他开始母乳喂养的人提供服务时，他们在知识方面存在严重差距。事实上，最常被医生引用的资源是来自另一个非医务人员或母乳喂养孩子的同伴的经验。

在 Feldman-Winter 等的报道中，医生的实践和态度是一种持续挑战，这显而易见（2017）[13]。近期

在 AAP 研究生中进行的三项调查，报道了儿科医生实践和态度的全国趋势。1995—2014 年，大多数实践建议领域的趋势显示出显著的改善：在出生 1h 后开始母乳喂养，分别为 43% 和 93%；除非有医学指征，否则仍进行母乳喂养，分别为 80% 和 93%；一天内母婴 24h 同室，分别为 51% 和 86%；无限制母乳喂养，分别为 59% 和 73%。然而，儿科医生的态度却呈现出不同的变化，45 岁以下的儿科医生不如 45 岁以上的儿科医生情形乐观。同意以下观点的儿科医生：①大多数女性如果继续尝试就会成功，从 69% 下降到 57%；②母乳喂养和配方奶喂养同样是可接受的婴儿喂养方法，从 45% 下降到 40%；③从长远来看，配方奶喂养的婴儿与母乳喂养的婴儿一样健康，从 34% 下降到 24%。

二、乳房的解剖和发育

乳房的大小和形状因发育阶段、生理状态和表型不同而有很大的差异。通常，乳腺组织伸入每个腋窝，从而形成腋尾部。成熟的乳房在非妊娠状态下重约 200g，妊娠期间重 500g，哺乳期间重 600~800g。大多数乳房的生长是在孕激素、雌激素、人类生长激素、甲状腺素、催乳素和人类胎盘催乳素的影响下，由腺体组织（即腺泡）肥大引起的。腺泡是产生和排出乳汁的关键单位：一个腺泡细胞囊被一圈肌上皮细胞包围，并且腺泡细胞受到催乳素的刺激产生乳汁。肌上皮细胞受到催产素的刺激，收缩并将乳汁输入到输乳管及其他部位。如果存在足够的腺体组织、畅通无阻的导管系统和乳头，则乳房的大小或形状与其功能无关。

乳头乳晕复合体（nipple-areola complex，NAC）由于其结构和神经支配，在母乳喂养中起着重要作用（图 25-2）。乳晕是一个圆形的色素区，妊娠期颜色会加深，乳头是乳晕中间的锥形隆起。乳晕和身体其他部位较白皙的皮肤之间形成对比，为新生儿试图衔乳提供了视觉线索。乳晕包含多个称为蒙氏结节的小隆起，在妊娠和哺乳期间会增大。这些结节含有多个皮脂腺和汗腺开口，分泌润滑和抗感染物质（IgA），在哺乳时保护乳头和乳晕。当用肥皂或含酒精的化合物清洗乳房和乳头时，这些物质会被冲走，从而使乳头容易破裂和感染；因此，不建议用肥皂清洗。

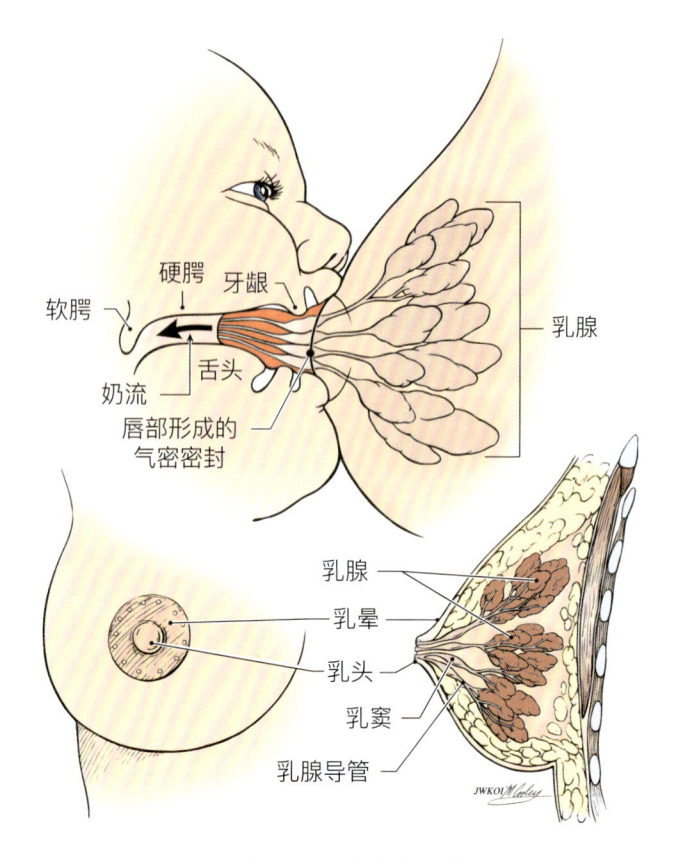

▲ 图 25-2 乳房的解剖

与包含脂肪的乳房主体的真皮不同，乳晕和乳头包含平滑肌、胶原和弹性组织。轻轻触摸或期待哺乳时，这些肌肉就会收缩，乳头突出形成奶头。肌肉收缩时，将输乳管拉入乳头乳晕复合体。乳头尖端包含 15~20 条乳管（直径 2~4mm）的开口（直径 0.4~0.7mm），嵌入乳房脂肪中的每条乳管排空一个小管腺泡（图 25-2）。导管开口处的括约肌限制了母乳从乳房中的排出，尽管该机制的能力各不相同。大约 80% 的女性在受到刺激时会从对侧乳房喷出乳汁。如果在哺乳时对侧乳房有乳汁渗漏，则表明存在完整的泌乳反射，并且高度提示母乳转移给了婴儿。

乳管在其出口处功能性地从 5~8mm 扩大到 5~10mm（图 25-2）。这被解剖学家称为乳窦的可膨胀导管，在哺乳时被拉入乳头，婴儿用舌头、面部肌肉和嘴巴将乳汁从乳窦吸入到口咽部。小管 - 腺泡（15~20 个）形成叶，从中央 NAC 呈放射状排列。叶和输乳管延伸到乳腺尾部。10~40 个输乳管连接到每个乳窦，形成一个小叶。每个小叶分支成 10~100 个腺泡，成为管球分泌单位。

以 NAC 神经支配为重点的解剖学研究表明，NAC 神经支配与母乳喂养之间有着重要联系，并且是母乳分泌和排出的重要组成部分。此外，神经提供对区域血流的器官特异性控制，哺乳时乳房血流明显增加。这种自主控制的中断可能会严重影响泌乳性能。

虽然神经支配模式因人而异，但普遍认为 NAC 最常受到第三、第四和第五肋间神经的外侧和前皮支支配；第四侧皮支是最常见的解剖模式。神经深入胸大肌筋膜，穿过中央乳腺实质，到达乳头表面。大约 10% 的乳房中，第四侧皮支从表面穿过皮下组织到达 NAC。额外的内侧神经支配由第三和第四前皮支提供，它们在左乳房的 8 点和 11 点位置和右乳房的 1 点到 4 点位置之间浅表地到达 NAC[14]。因此，破坏乳房底部的切口、破坏浅表神经路线或乳晕后神经支配的乳晕周围切口和（或）压迫输乳管的缝合线最有可能对未来的母乳喂养产生负面影响。

所有哺乳动物，包括人类，都有可能在沿着乳线的任何地方发育乳腺组织（腺体或乳头组织），也称为乳腺带。乳线从腋窝和上臂内侧开始沿着锁骨中线向下到腹部上外侧和大腿内侧。当出现副乳时，也被称为乳腺肥大，这可能涉及副腺组织、多余的乳头或两者兼有。2%～6% 的女性有明显的乳腺肥大，并且对妊娠和哺乳期的反应各不相同。

副乳组织最常见的部位是腋窝。在产后 2～5 天，开始泌乳（泌乳第二阶段）时，女性可能会出现腋窝疼痛性肿大。冰敷和对症治疗 24～48h 即可。多乳头与肾脏异常（11%）相关。

三、泌乳生理

除了对母乳喂养母亲的下丘脑性腺功能减退及其影响月经和生育间隔有所了解以外，对母乳喂养期间母亲的急性生理变化知之甚少，例如就快速（10～30min）产生 100～200ml 极复杂液体所产生的血管适应性[15]。

（一）泌乳的阶段

乳房腺泡的完全发育和成熟必须依赖妊娠激素（孕酮、雌激素、催乳素、人类生长激素、甲状腺素和胎盘生成素），才能在分娩时完成发育过程。这被称为分泌分化或泌乳第一阶段。到孕中期，腺体能够分泌乳汁（初乳），尽管直到组织从高水平的循环孕酮的抑制中释放后才能完全发挥功能。在非常早产的情况下，大多数乳房能够产生足够的乳汁来支持这些婴儿的生长和发育。

腺泡细胞、输乳管和支持组织的肥大导致妊娠期和哺乳期乳房体积急剧增加，乳房的平均体积从妊娠前到全哺乳期增加 3 倍（胸罩尺寸长大 1～2 个罩杯）。

目前，没有一种成像技术比体格检查能更准确地确定是否有"足够"的腺体组织。标准化的方法学和验证研究，即三维超声、体积测量或乳房 X 线检查，可以更精确地测量腺体体积。

原发性泌乳失败被定义为新生儿在没有添加的情况下体重无增加，即便有专家支持、正常的衔乳、足够的刺激（24h 内＞10 次哺乳），也未能证明有泌乳反射。原发性泌乳失败非常罕见（＜0.01%），可能与孕晚期和产后 2 周母体血清的催乳素水平低（＜15ng/ml）有关[16]。更常见的是腺体功能不全，根据体重增加不良的定义，其发生率可能为 1%～16%。腺体功能不全被定义为尽管有专家支持、正常的衔乳、足够的刺激（每天超过 10 次哺乳刺激）并证实有泌乳，但新生儿仍未能增加适当的体重。在一项前瞻性队列研究中，Neifert 等[17]研究发现，妊娠期乳房增大最小的女性中有 23% 存在母乳供应不足，定义为婴儿生长低于 28.5g/d，相比之下，妊娠期胸罩尺寸增大大于 1 个罩杯的女性中，这一比例为 16%。任何对妊娠期乳房大小、形状或生长的担忧都应告知婴儿母亲，以确保早期随访。

分泌激活或泌乳第二阶段发生在胎盘娩出后 7 天内孕酮水平下降的时候。在产后的第 2～4 天，初乳会逐渐分泌（50～400ml/d）。在泌乳第二阶段发展完善之前，乳房会分泌初乳，初乳的量和成分都与成熟乳不同。初乳含有较多的蛋白质，尤其是分泌性免疫球蛋白，乳糖较多；它的脂肪含量也低于成熟乳。催乳素和糖皮质激素在这个发展阶段起着重要的促进作用。

在产后第 2～6 天，乳房血流量和乳房对氧气/葡萄糖的吸收会显著增加。乳汁分泌充裕，"来奶"时，每天分泌 500～900ml。如果乳房没有通过有效、频繁的护理排空，这个时期最常出现涨奶。

经过产后 2~6 天发生的泌乳第二阶段之后，泌乳进入无限期的产奶期，以前称为乳汁生成期，但现在称为泌乳第三阶段。这个阶段的持续时间取决于母乳的持续产生和母乳的有效排出。母乳是通过转移给婴儿或当母亲和婴儿分开时，用手挤奶或使用吸奶器吸奶排出的。泌乳素似乎是唯一的最重要的促进乳汁生成的激素，因为溴隐亭选择性抑制催乳素分泌会破坏泌乳。催产素似乎是主要的泌乳动力激素。乳头和乳晕的刺激、婴儿的行为暗示会导致围绕腺泡的肌上皮细胞反射性收缩，并触发乳汁从乳房中排出。

泌乳的最后阶段，即泌乳第四阶段，是停止母乳喂养和腺体组织退化的阶段。当母乳喂养的频率减少到 24h 内少于 6 次，并且 24h 内产生的乳汁量少于 400ml，催乳素水平与乳头刺激的频率成比例下降，最终导致乳汁完全停止分泌。不给婴儿喂奶 24~48h 后，导管内压力的增加和腺泡上皮抑制蛋白的产生似乎会启动分泌性上皮细胞的凋亡和基底膜的蛋白水解降解。最近对海狗的研究表明，α-乳清蛋白（LALBA）可能是导致回奶的抑制蛋白[18]。研究认为，在没有排乳的情况下，抑制蛋白浓度的增加会降低腺泡细胞的产奶量。这种负反馈系统允许婴儿需求的日常调整。

（二）泌乳的内分泌学

催乳素是促进泌乳的主要激素，甲状腺激素选择性地促进乳清蛋白的分泌。皮质醇、胰岛素、甲状旁腺激素和生长激素是母乳中糖类和脂质产生的支持性代谢激素。卵巢激素，即雌激素和孕酮，不是维持已建立的产奶量所必需的激素，而高水平的催乳素会抑制下丘脑-垂体-卵巢轴。

腺泡细胞是产奶的主要场所。Neville[15] 描述了乳腺腺泡中乳汁合成和分泌的五种途径，包括四种主要的跨细胞途径和一种细胞旁途径：①高尔基体来源的分泌囊泡中乳蛋白和乳糖的胞吐作用（局部分泌）；②通过乳脂球分泌乳脂（顶浆分泌）；③通过顶体膜分泌离子和水；④免疫球蛋白的胞饮-胞吐作用；⑤血浆成分和白细胞的细胞旁通路。在哺乳期间，很少有母乳成分直接从母血中转移。细胞之间的连接（也称为紧密连接）是关闭的。当断奶时，紧密连接被打开，钠和其他矿物质很容易地进入乳汁，这改变了乳汁的味道。复旧期乳汁口味的变化可能会影响婴儿继续吃奶的兴趣。

大多数乳汁成分是由乳房重新产生的，而不是通过母体肠道或母体器官（如肝脏、肾脏等）直接吸收。产奶的底物主要从母体肠道吸收或由母体肝脏以元素形式产生。葡萄糖是乳汁产生的主要底物，是其他反应的主要能量来源，也是碳的重要来源。从糖类合成脂肪在人乳中的脂肪生产中起主导作用，而蛋白质则由来自血浆的游离氨基酸合成。

虽然存在争议，但在哺乳时产生的母乳有相当大比例可能是液体成分。为了向产奶提供底物，流向乳腺（20%~40%）、胃肠道和肝脏的血流量会增加。在哺乳期间心输出量增加 10%~20%。局部血管床的血管舒张受来自第四外侧神经和皮神经的自主神经系统控制，自主神经和副交感神经调节母体心输出量的区域分布，催乳素可能在此方面发挥关键作用。乳汁是在哺乳时产生的，喂养期间的含量会有所不同。在哺乳时，乳汁的脂质含量会增加 2~3 倍（1%~5%），乳糖浓度相应下降 5%。蛋白质含量保持相对稳定。在极端情况下，从每个乳房获得的乳量可能会有 30%~40% 的差异。同样，在脂质和乳糖浓度方面也观察到了个体差异[19, 20]。

一天之中，乳量和各成分浓度也会发生变化。夜间和早晨每次哺乳的量和脂肪增加 10%~15%[21]；氮含量在下午晚些时候达到峰值，并在凌晨 5 点降至最低点；脂肪浓度在清晨达到峰值，并在晚上 9 点达到最低[19, 20]；仅回家后哺乳的职业女性的乳汁量和含量变化尚未研究。如果女性在白天充分（每 2~3 小时）吸出母乳，则乳量和成分会保持不变。

饮食会影响母乳的量和成分吗？对于饮食范围从青少年喜好到注重健康的成年美国女性喜好来说，答案是否定的。没有令人信服的证据表明在通常的美国饮食范围内母乳中的常量营养素（蛋白质、脂肪和糖类）有所不同，尽管在极端情况下奶量可能会有所不同。在饥饿普遍存在且妊娠前和妊娠期每天热量摄入量低于 1600cal/d 的发展中国家，母乳量及其热量密度仅略有下降（5%~10%）[22]。一项对照实验中[23]，营养良好的欧洲女性在 1 周内减少了 33% 的热量摄入量。当饮食维持在 1500cal/d 以上时，奶量并没有减少；但如果每天能量摄入低于 1500cal，奶量就会减少 15%。适度节食和产后体重减轻［每月

4.5磅（2kg）］与奶量变化无关，有氧运动也没有任何不利影响[23-25]。

在生命的第 1 年，婴儿经历了巨大的成长，在 180 天内较其出生体重增加了 1 倍。人工喂养（配方奶）的婴儿在出生后的第 1 周内最多可减少出生体重的 5%，纯母乳喂养的婴儿减少大约 7% 的出生体重。体重减轻的时间和程度因分娩方式而异，如来自 100 000 余名纯母乳喂养婴儿的列线图所示；因此，应在更广泛的临床背景下解释婴儿体重的减轻。临床医生可以使用新生儿体重工具〔（Newborn Weight Tool，NEWT）；www.newbornweight.org〕确定婴儿体重减轻的百分位数。如果体重减轻超过 10%，或超过使用 NEWT 列线图的胎龄和分娩方式的第 75 百分位数，则应督促受过培训的医疗保健提供者对母婴二人进行仔细评估。尽管可能需要补充捐赠乳或人工奶，但干预的重点是通过确保充足的泌乳量、正确的哺乳行为、正确的吸吮和足够的频率来建立良好的母乳转移。最近的证据表明，一旦进入泌乳第三阶段（"来奶"），足月婴儿的体重中位数将增加 40g/d [26]。到第 14 天时，母乳喂养的婴儿应该会恢复到出生体重。

食物摄入量和能量需求不是恒定的。由于生长突增、活动量增加、免疫挑战（如在与疾病作斗争时）或在炎热天气中流失更多的液体，婴儿对能量和液体的需求可能每天或每周都不同。哺乳动物已经具备一种极其有效的机制，可以根据需求，通过催产素和泌乳反射（图 25-3）和催乳素的产生，在 24~48h 调整乳汁供应。催乳素和催产素进入它们的靶细胞，即催乳素进入乳房的腺泡上皮，催产素进入环绕腺泡上皮的肌上皮细胞。哺乳期女性中，基线催乳素水平为分娩时 200ng/ml，产后 10~90 天为 75ng/ml，产后 90~180 天为 50ng/ml，产后 180 天后为 35ng/ml。在乳头刺激的几秒钟内，母亲血清催乳素水平较基线水平升高了 80%~150%[15]。只要哺乳频率保持在每天 8 次以上，每次 10~20min，血清催乳素水平就会抑制促黄体生成素激增和卵巢功能。血清催产素水平也会随着乳头刺激而升高；然而，催产素反应更受操作性条件反射的影响，它的反应可能先于催乳素水平的上升。母亲的大脑受到哺乳提示和乳头刺激的影响。大脑对催乳素的释放影响较小。与哺乳相关的积极的视觉、声音或气味通常会刺激催产素的产生，进而导致肌上皮细胞收缩并使乳汁从乳房中流出。这一观察结果是一个很好的临床提示，表明存在不受抑制的喷乳反射。

在 1948 年的一系列经典实验中，Newton 和 Newton [27, 28] 证明了不良因素抑制催产素释放并减少母乳向婴儿转移。在受控条件下测量每次哺乳的基线产奶量，每次约为 160g。在连续喂食期间，加以不良事件（即注射生理盐水），产奶量就会减半至每次哺乳为 80~100g。随后，在另一项试验中测量产奶量，在该试验中加以不良事件的同时使用口颊或鼻内催产素，产奶量恢复到基线产量的近 90%，为 130~140g。各种各样的不良事件同样都会导致乳量下降。最近，小的不良事件（如数学计算或嘈杂的噪音）降低了下丘脑催产素的脉冲性[29]。疼痛、焦虑和不安全感可能会通过抑制喷乳反射来干扰母乳喂养。相比之下，播放舒缓的励志 / 教育录音带给为早产儿泵奶的女性，则提高了产奶量[30]。

对母亲和家庭态度的观察进一步突出了大脑的积极和消极影响。在妊娠期间持积极态度的女性，75% 可能会成功进行母乳喂养[31]，而在妊娠期间持消极态度的女性中有 75% 会经历不成功的母乳喂养。53 年后的一项类似研究[32]指出，当母亲状态良好或非常好，家人在场支持时，6 个月时纯母乳喂养率为 20%；而如果母亲状态一般，则 6 个月时母乳喂养率则为 5%。产科医生的重要任务是让母亲的家人和朋友参与支持母乳喂养。

催产素在母体中有额外的靶细胞（图 25-3），催产素对子宫活动的影响是众所周知的。母乳喂养会促进子宫复旧。动物和人类研究表明，催产素是一种神经激素，与自主神经系统中的战 / 逃反应、母亲对压力的更好耐受、母婴关系的改善有关[33, 34]。这种关联的因果方向不明确。在患有焦虑和抑郁症的女性中，在喂奶时观察到催产素水平较低[35]。此外，研究人员发现，催产素基因的遗传多态性改变了不良童年经历与产后抑郁症和母乳喂养持续时间之间的关联[36]。在临床实践中，母乳喂养困难和产后抑郁症状经常同时出现[37]，临床医生应准备好同时评估和管理这些问题。

此外，催产素水平的激增与胃肠激素的释放和胃肠蠕动的增加有关。在母亲体内，这些作用增强

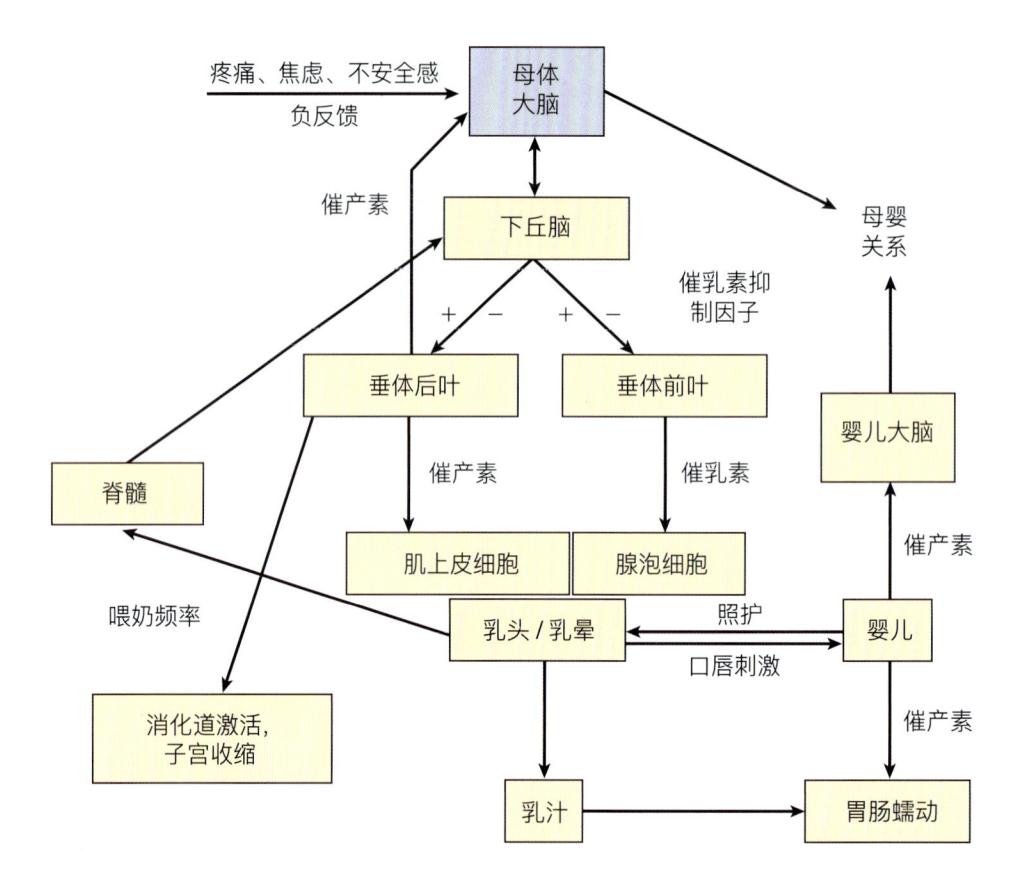

▲ 图 25-3 催产素和喷乳反射

主要反射包括从乳头 / 乳晕到下丘脑的反馈刺激，以增加 / 减少来自垂体后叶和催乳素抑制因子（PIF，多巴胺）的催产素的释放。PIF 影响催乳素的释放，从而增加产奶量；催产素会导致喷乳，两种激素的释放都会受到上部中枢神经系统的正面或负面影响。催产素具有三个不同的靶位点：胃肠道（运动）、子宫（收缩）和上部中枢神经系统（母婴关系）。婴儿的口腔刺激会启动催产素的释放，以改善胃肠道功能和母婴关系

了泌乳所必需底物的吸收，越来越多的信息表明婴儿催产素的激增与此有类似关联。皮肤对皮肤（skin-to-skin，STS）接触和喂奶的口腔刺激会刺激婴儿的副交感神经、战 / 逃反应。早产新生儿袋鼠式护理和 STS 接触与生理稳定状态、改善应激反应和改善体重增加有关[38]。催产素似乎介导了这种反应。与奶瓶喂养相比，母乳喂养与更多的 STS 接触有关。

出生后立即印记是母乳喂养成功的重要预测因素。几项随机分配受试者接受早期哺乳（产房）或晚期哺乳（出生后 2h）的试验[39]表明，产房已哺乳的那些女性，在产后 2~4 个月仍在母乳喂养者数量增加了 50%~100%[38]。产科管理的关键之一是让母亲在出生后 30~60min 发生 STS 接触，并在产房哺乳她的新生儿。

最近的研究表明，产房中的早期 STS 接触与早开奶一样重要。2016 年关于早期 STS 影响的 Cochrane 综述[39]发现，STS 护理可改善母乳喂养的开始、专属性、有效衔乳和持续时间。早期 STS 接触在母亲和新生儿中产生强大的迷走神经、抗应激反应，并且似乎持续存在。无论喂养方法如何，母亲和婴儿都可以从频繁、持续的 STS 接触中受益。

（三）乳汁输送

母乳喂养婴儿是哺乳期的一个关键生理原则[40-43]。母乳喂养的初始步骤是良好的衔乳。通过对婴儿脸颊和嘴角的轻微触觉刺激，婴儿会反射性地转动头部并张开嘴巴，就像打哈欠一样（图 25-4）。使用"C 形握持"或手掌抓握将乳头略微向下倾斜。在这种手部姿势中，手指从下方支撑乳房，拇指轻轻抓住乳晕 - 乳房线上 1~2cm 的上表面。婴儿被支撑臂

第 25 章 哺乳和母乳喂养
Lactation and Breastfeeding

牢牢地抱向乳房，注意不要推动婴儿的后脑勺（图25-5）。乳头和乳晕被吸入口中直到乳晕 - 乳房线。后乳晕可能不如前乳晕明显，并且婴儿的下唇经常卷曲。婴儿的下牙龈轻轻固定在乳晕线处的 NAC 上。

近期研究利用超声帮助母乳喂养的母亲来确定婴儿是如何从乳房中吸出乳汁[40-43]。目前的工作表明，在最初的衔乳期间，婴儿会拉长乳头和乳晕以形成奶头，乳头的尖端靠近硬腭和软腭的交界处。

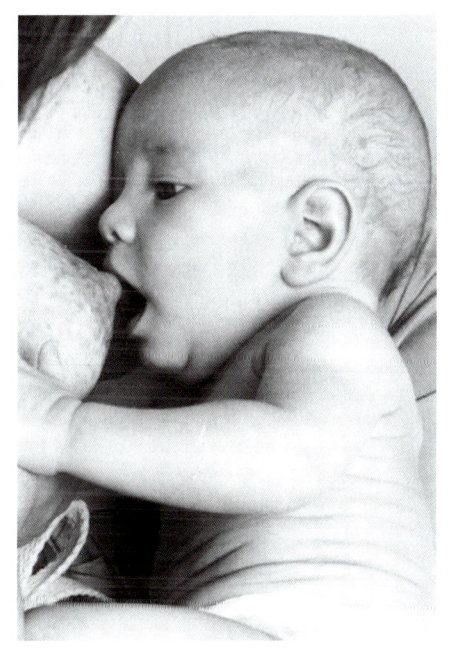

▲ 图 25-4 衔乳前的衔乳反射

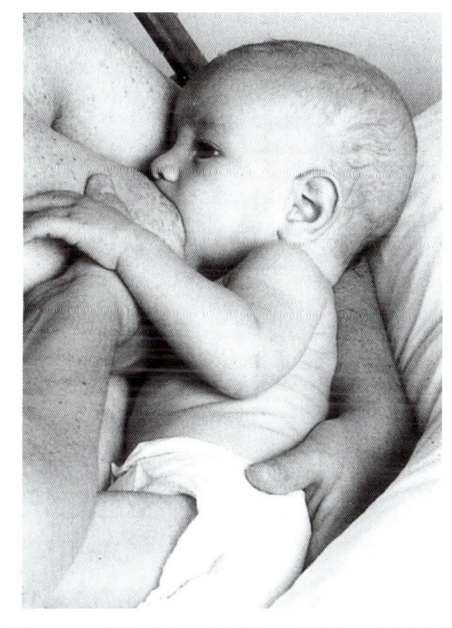

▲ 图 25-5 摇篮式，成功的 C 形抱，合适的衔乳

下颌闭合会压迫乳头，挤出乳汁，然后下颌张开扩大口腔，产生负压，将乳汁从乳房中吸出。这个过程依赖于婴儿能够通过关闭鼻道和收紧乳房周围的嘴唇来产生吸力[40-43]。虽然在喂奶时舌头前部相对僵硬，但舌头后部蠕动，启动吞咽反射。

要从乳房中吸出乳汁，需要协调吸吮和挤压。此外，婴儿必须协调吞咽和呼吸。在健康母乳喂养的婴儿中，有证据表明吞咽发生在口腔内吸吮压力的峰值时；婴儿在 2 次呼吸之间定时吞咽以避免吸入乳汁。母乳喂养的这种协调似乎比奶瓶喂养更容易，即母乳喂养的婴儿比奶瓶喂养的婴儿有更协调的吞咽模式和更高的氧气水平[42, 43]。

婴儿舌头的运动在吃奶的前 3min 最为频繁；从衔乳到排乳的平均延迟时间为 2.2min。奶流建立后，吸吮频率下降到慢得多的速度。可以辨别到吸 - 吸 - 吞 - 呼吸的节奏变化。吞咽乳汁的声音是乳汁传递的好兆头。在开始喂食时，婴儿每次吸吮 0.10~0.20ml，随着婴儿学习如何吸吮，他们在更短的时间内获得更多乳汁的效率更高。在最初的 5min 内，婴儿在每个乳房上吃奶，可获得 80%~90% 的乳汁，但在其余时间吸吮每个乳房时则获得富含脂肪和热量的后乳，通常总时间少于 20min。奶瓶喂养的婴儿以线性方式稳定吸吮，并在前 10min 内接受大约 80% 的人造母乳替代品。

婴儿与乳房定位合适（婴儿和母亲胸对胸）可以更有效地进行母乳输送（图 25-5）。婴儿的耳朵、肩膀和臀部在一条直线上。最常见的产妇姿势是摇篮式（图 25-5）、侧卧式（图 25-6）或橄榄球式（图 25-7）。每个姿势都有其各自的优点。轮换哺乳体位可以改善不同小叶的引流，这对于治疗"堵奶"或乳腺炎很重要。产妇舒适和方便是更换哺乳位置的主要原因；当母亲有腹部切口时，橄榄球式和侧卧式更舒适。

最近，母乳喂养的传统姿势受到了视频摄影的挑战。Colson 等的研究[44]使用录像和标准化观察者判断评分表明，40 名健康足月新生儿和母亲在产后第 1 个月表现出 14 种先天/原始哺乳反射，以促进高效和有效的哺乳。他们确定了哺乳的最终"最佳"位置。趴在产妇腹部的新生儿会定位母亲的乳房并爬到乳房上含住。母亲似乎本能地采取有效的哺乳姿势和手部支撑，让新生儿表现出 14 种原始的哺乳

505

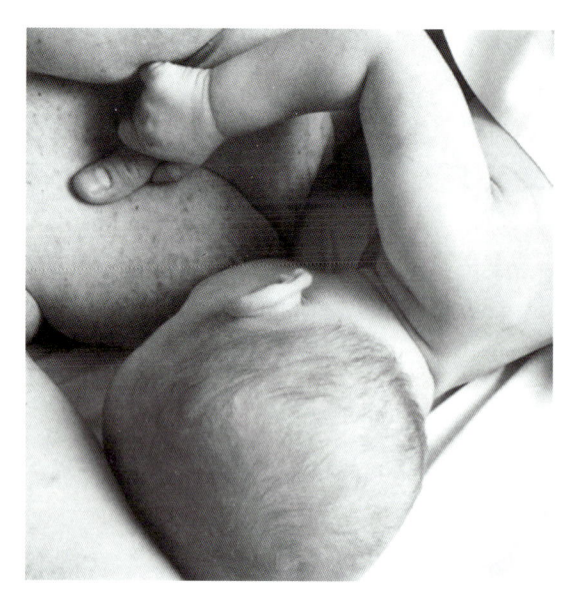

▲ 图 25-6　侧卧式哺乳

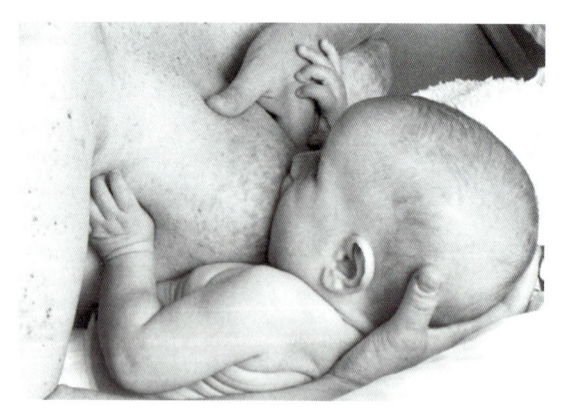

▲ 图 25-7　橄榄球式哺乳

反射。最好的姿势似乎是半躺着的姿势，新生儿腹部对着腹部，衔乳靠重力而不是靠母亲的手压支撑。新生儿和母亲之间的本能互动被称为生物性哺乳。在"正确"母乳喂养行为的教育发生重大变化之前，母乳输送的改善需要研究结果的验证和确认。

新生儿应根据婴儿的提示每天至少喂食 8 次（框 25-1）。重要的教育关键之一是让母亲在婴儿哭泣、生气或应激之前识别婴儿饥饿的迹象。

基线催乳素水平似乎是哺乳期母体荷尔蒙状态的主要决定因素，这是一种高催乳素和低雌激素和孕激素水平的状态。随着吸奶频率在 24h 内降至 8 次以下，基线催乳素水平降至排卵受抑制的水平（35～50ng/ml）以下，LH 水平升高，月经周期开始[15]。启动月经开始的因素强度（aOR）是吸吮持续时间短于 7min（OR=2.4），夜间喂养少于每 24 小时 4 次（OR=2.3），产妇年龄在 15—24 岁（OR=2.1），母亲年龄在 25—34 岁（OR=1.7），以及日间喂食少于每 24 小时 7 次（OR=1.6）[45]。在仅人工喂养婴儿的女性中，血清催乳素水平会在几天内降至妊娠前水平（8～14ng/ml）。总之，每天的哺乳总次数（每 24 小时超过 8 次）和夜间哺乳对于成功实现母乳喂养至关重要。

> **框 25-1　婴儿喂养提示**
>
> **饥饿**
> - 将手或拳头移到嘴边
> - 发出吸吮的声音和动作
> - 咂嘴
> - 抚摸或寻找乳房
> - 哭着表示："我很沮丧，很生气！"可能为时已晚
>
> **"我现在已经满足了"**
> - "乳头脱落"或释放乳房
> - 远离乳头
> - 张开拳头，全身放松
> - 睡着了

哺乳频率的主要决定因素之一是为婴儿添加替代营养物质、人造母乳或固体。母乳中的营养成分可以满足婴儿在产后至少 6 个月内的生长需求，但腺功能不全（尽管有专业的支持和"正确"的技术，婴儿仍无法增加足够的体重）除外。在前 6 个月，用人工母乳（即配方奶）喂养至少会在两个方面影响成功哺乳的生理功能：①成比例地减少母乳中的营养需求；②增加胃排空时间（消化速度比母乳慢），随后哺乳发生的频率降低。如果母亲在挤奶（吸奶），则许多乳汁分泌不会产生与实际吃奶相同的荷尔蒙反应[46]。如果母亲发生了喷乳，这是充分刺激的好的实际证据。

与喂养配方奶粉一样，婴儿开始吃固体食物对哺乳期女性的激素环境也有类似的影响。西方儿童保育的错误之一是过早（<4 个月）强制引入固体食物。在大多数情况下，婴儿的肠道里充满了消化缓慢的食物，其营养价值低于母乳，长期结果可能导致儿童和青少年肥胖[47,48]。最近的文章强调了将儿童肥胖与早期引入固体食物联系起来的不确定性。

开始补充固体食物的最合乎逻辑时间是当婴儿达到神经系统成熟时，可以从母亲的盘子里抓取食物并将其送到嘴里，这通常发生在大约 6 个月的时候。随着婴儿的成熟，其进食能力提高，固体食物的饮食比例可以逐渐增加。

未能发展良好的母乳输送是泌乳失败和乳房疼痛的主要原因，尤其是在新生儿期[49]。喷乳反射受抑制和乳房无法完全排空会导致导管扩张和血管外液引起的实性肿胀。这被称为涨奶，它损害了哺乳机制（图 25-8）；腺泡扩张会减少腺泡细胞分泌乳汁。如果没有足够的乳汁给婴儿，更可能发生哺乳中断。滞留的乳汁引起腺泡扩张，导致乳汁分泌和腺泡上皮酶活性迅速降低（6～12h）。乳汁产量减少的原因是压力抑制和母乳中分泌的抑制物。

（四）将药物和药物治疗转移给母乳喂养的孩子

产科医生从其他医疗保健提供者、哺乳期母亲、她的家人或药剂师那里收到的最常见问题之一是："这种新药会伤害婴儿吗？"表 25-3 列出了许多有助于回答这个常见问题的资源，尤其是 www.toxnet.nlm.nih.gov/newtoxnet/lactmed.htm 和 InfantRisk.com。母乳中药物浓度的最强决定因素是母体血浆（非蛋白结合）的药物浓度。实际乳汁浓度取决于药物特征与腺泡细胞的相互作用，以及储存在腺泡囊和输乳管中的母乳的化学特征[50]。一旦母体血浆中的游离药物浓度下降，平衡力就会迅速将母乳中的未结合型药物驱回到母体血浆中（见第 7 章）。

母亲服用的大多数药物都可以出现在乳汁中，但经计算，其哺育的婴儿所吸收的剂量范围为婴儿可以耐受且无毒的标准治疗剂量的 0.001%～5%（见第 8 章）。表 25-3 提供了哺乳期女性使用产妇药物的附加指南。

表 25-3　哺乳期女性使用产妇药物的指南

- 向婴儿护理提供者告知、协调和记录产妇的药物管理
- 评估母亲和婴儿的药物特征，以了解药物相互作用和类似的非特异性婴儿体征和症状，以避免多药效应
- 评估母亲在妊娠期是否接受过药物，如抗癫痫药。胎儿的暴露量将远大于母乳喂养的新生儿/婴儿可用的剂量。如果有新生儿戒断综合征的风险，母乳中较低的浓度和吸收会慢慢减少新生儿/婴儿的剂量，并可能减少戒断症状
- 评估药物的治疗效果。药物是否必要，是否有更安全的替代品
- 选择测试最广泛的药物，尤其是用于新生儿和婴儿的药物[51]
- 选择母乳/母亲血浆比例最低和婴儿相对剂量最低的药物
- 选择生物利用度最低的药物
- 选择毒性最小、半衰期最短的药物
- 避免使用半衰期长（12～24h）的药物。通常，这些药物会被肝脏解毒，并可能在脆弱的婴儿体内蓄积
- 如果可能的话，制定给药方案以便最少的量进入母乳。达到母体最大浓度的时间（T_{max}）可用于为母体制定给药方案
- 在治疗期间监测婴儿。许多母亲使用的药物也用于婴儿[51]

四、母乳：黄金标准

原始人的进化改变了杂食性智人的营养需求。双足行走和直立姿势改变了骨盆和脊柱的关系，使产道变窄，此外，颅骨体积增加了 3～4 倍（从 400ml 到 1300～1600ml），以发展当今人类的认知功能[52]。这些进化改变导致在发育和成熟的更早期阶段分娩。发育中的神经系统和免疫系统最容易受到早期分娩的影响。大部分神经系统和免疫系统的发育分别在 6

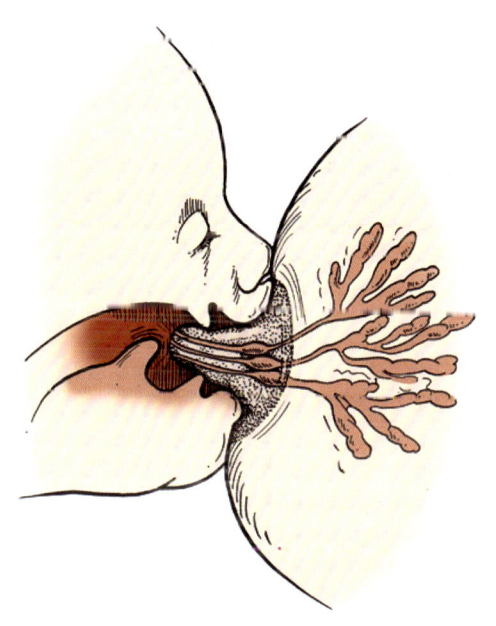

▲ 图 25-8　母乳喂养和涨奶
坚硬、肿胀的乳房将新生儿的脸推开，她无法将奶嘴拉入嘴里。她的舌头摩擦着乳头的尖端

岁和 2 岁完成，前 24 个月对两个系统来说都是最关键的。此外，婴儿 / 儿童有选择性地需要快速生长，使其摆脱对提供营养和支持的母亲的依赖。人类最大的不幸之一是寻找最好 / 最便宜的人工配方乳，并以更早更快的速度提供辅食。很不幸，这些是现代肥胖症和许多急慢性病流行的主要因素。

医生和普通大众最常见的误解之一，也就是配方行业的大力推销，即现代"配方乳"等同于母乳。积极营销成功减少了母乳喂养的开始和持续时间，导致世界卫生组织于 1981 年制订了反对配方奶粉公司营销的准则，即母乳代用品的国际营销准则（http://www.who.int/nutrition/publications/code_english.pdf）。

在 apps.who.int/iris/bitstream/handle/10665/272649/9789241565592-eng.pdf?ua=1 上可以找到对这些建议的国际回应的最新更新。

古老的现实仍然存在：人类母乳特别适合我们的生理需求，并且仍然是人类婴儿的最佳营养来源。人类母乳的成分与人造母乳替代品的牛乳或大豆植物的成分大不相同[53]。母乳和母乳喂养与配方奶和奶瓶喂养在营养、宿主防御、激素和心理生理方面的差异都会导致配方奶喂养和母乳喂养婴儿之间的健康结果的差异。此外，母乳喂养在材料、母婴保健和产妇病假方面的成本低于配方奶。

大量研究描述了人乳的独特成分。婴儿配方奶粉行业已经产生了更多关于他们试图精确复制母乳的数据。1980 年，美国国会通过了《婴儿配方食品法》（1985 年进行了修订），以应对因未能在新配方奶粉组合物中包含关键维生素和矿物质而导致的严重健康后果。该法律现在要求人造母乳配方中含有少量的必需营养素、维生素和矿物质。尽管不太可能出现危及生命的遗漏，但与人乳相比，目前的配方奶粉在蛋白质、糖类、矿物质、维生素和脂肪的总量和质量方面存在重大差异。

作为营养来源，人乳优于人工乳。人类母乳更容易消化、通过已存在的独特的人类底物结构，更好地获得底物，即脂肪酸附着在甘油三酯桥上、肠道菌群易于消化和吸收、维生素和矿物质生物利用度更高、活化酶和激素，尤其是胃肠激素。

母乳和配方奶之间差异的一个形象示例是纯母乳喂养的婴儿与纯配方奶喂养的婴儿的大便频率和外观。母乳喂养的婴儿每天有 4 次或更多的芥末色大便，在整个半液体物质中混合着小凝乳[54]。配方奶喂养的婴儿的大便次数要少得多、更硬、呈深棕色，气味更像成人大便。早期母乳喂养的新生儿大便频率高，可在 48～96h 内迅速消除深绿色胎便。这是一种积极的适应性反应，因为过量的胆红素会被肠肝循环清除，从而保护新生儿免受胆红素的毒性。

人乳与人造母乳（配方）的差异，远远超出了人乳的营养优势。与配方奶相比，母乳和母乳喂养的四个主要差异是：①母乳促进最佳的身体生长和代谢能力；②母乳和母乳喂养是最佳认知发展所必需的；③母乳增强婴儿对感染的反应并能调节炎症反应；④母乳喂养增强母婴感情。表 25-4 描述了这些好处及其机制。

最近的大量研究检查了正常新生儿肠道微生物群的起源、相互作用和共生，向成人肠道微生物群的过渡，以及对生长特征和宿主防御的影响，这些在比较母乳和配方奶时具有重要意义[48, 55]。正常新生儿肠道菌群的建立似乎是儿童和成人生活中的关键事件，因为它建立了生命的基线模式。成人肠道菌群组因疾病和抗生素而发生变化，但在绝大多数个体中又恢复到基线结构[55-62]，从而导致市售益生元（非活性增强剂）、益生菌（活生物体，即乳酸杆菌属、双歧杆菌科）和治疗（即成人粪便植入物）。在正常情况下，新生儿肠道在子宫内会接触到一些细菌，但大部分接种发生在通过产道的过程中，那里的菌群与健康的新生儿肠道菌群相似。新生儿的初始菌落定植受多种因素影响：母体肠道和阴道菌群、宠物暴露、抗生素和分娩方式。Walker 对这些相互作用进行了简要回顾[55]，最好通过喂母乳而不是配方奶粉来克服不同定植菌落可能引起的差异。

在生命的第 1 年，大脑体积增加了 3 倍：85% 的生长发生在大脑中，65% 的脑组织是脂质。脂质是母乳中的第二大成分（3.8g/dl，其中 98% 是甘油三酯）。长链多不饱和脂肪酸（long-chain polyunsaturated fatty acids, LCPUFA）似乎对神经组织的形成和功能至关重要。新生儿肠道菌群可能对神经发育产生深远的影响。在一篇有争议的综述文章中，Dinan 和 Cryan[65] 认为越来越多的动物数据将早期新生儿微生菌群和神经发育联系起来。

第 25 章　哺乳和母乳喂养
Lactation and Breastfeeding

表 25-4　人类母乳的好处

好　处	机　制	评　论
母乳促进最佳的身体生长和代谢能力	• 正常人体微生物群 • 人类生长因子 • 人体肠道激素 • 人体肠道酶 • 双歧杆菌产生底物的研究	• 配方奶喂养产生的异常微生物群与肥胖增加 103% 相关[48]
母乳和母乳喂养是最佳认知发展所必需的	• 人体长链脂肪酸和氨基酸库 • 神经生长因子 • 神经内分泌因子 • 微 RNA	• 智力指标在一般人群中提高 3～5 分[75, 76]，在高危人群（早产儿）中提高 7～10 分[63-65, 74]
母乳增强婴儿对感染的反应并调节炎症反应	• 正常人体微生物组[48] • 通过分泌性免疫球蛋白增强抗原特异性适应性免疫应答（图 25-9）[59] • 增强先天免疫反应（低聚糖） • 非致病性共生生物的增强[55-58] • 抑制促炎性免疫反应[55-58] • CD14 对脂多糖与黏膜 TLR-4 受体结合的调节作用[61] • 杀微生物剂（乳铁蛋白）[62]	• 活化白细胞、抗体、抗菌产品、对黏膜受体的竞争性抑制、对细菌必需营养素（铁、维生素 B_{12}）的竞争性抑制、酸性肠内容物、杀微生物剂、双歧杆菌 – 寡聚糖复合物与树突状细胞的结合[55, 61, 62]
母乳喂养增强母婴感情	• 更多的皮肤与皮肤的接触[39, 68] • 增加母亲和婴儿的催产素 • 通过抑制下丘脑 – 垂体 – 肾上腺轴降低战 / 逃反应[29, 30, 33, 34, 38, 39, 66, 67]	• 改善母亲对婴儿的态度 • 母乳喂养可减少经证实的孕产妇虐待和忽视[69] • 根据在 10 岁时的测量结果，配方奶喂养增加了与父母离婚相关的童年焦虑感[70]

Newton 等（1948）[28] 在人类身上证明了催产素与哺乳时母乳的排出有关。重要的是，有害刺激抑制了这种反应，清楚地证明了大脑对喷乳反射的高级别控制。许多成功母乳喂养的女性都非常清楚，这种反射可以被某些操作调节；气味、视觉和声音会出乎意料地引发喷乳反射。由于这些早期观察，许多动物和人类研究表明，催产素能系统与母体行为、母婴关系、母体情绪、应激反应、伴侣依恋、性高潮、产时子宫收缩有关[33, 34, 38]。

最近基于健康动物数据的人体研究[29, 30, 33, 34, 66, 67] 表明，持续 STS 接触和母乳喂养会极大地影响婴儿和母亲对应激的反应。在母乳喂养女性与纯婴儿配方奶粉喂养的女性中，实验性生理和心理压力源会产生可测量的促肾上腺皮质激素和皮质醇的压力诱导变化和自主反应。与大量动物研究一致，母乳喂养的母亲对实验压力源的下丘脑 – 垂体 – 肾上腺轴（也称为战斗或逃跑反应）的反应明显迟钝[29, 30]。这种互惠关系在母乳喂养的婴儿中很明显，与类似的配方奶喂养的婴儿相比，母乳喂养婴儿的副交感神经张力更大，HPA 轴反应更迟钝。这些观察结果的部分原因可能是，喂养配方奶粉的婴儿的 STS 接触减少。虽然袋鼠式护理有益于母乳喂养率，但体重增加和钝性应激反应的积极影响与 STS 接触量独立相关[39]。

2016 年 Moore 及其同事[39] 在 Cochrane 系统评价数据库发表综述，支持早期 STS 接触能增强母婴关系的观点。他们纳入了 38 项研究，共 3472 对母婴，回顾后得出的结论是，和母亲互动更多、保持更暖且哭得更少的婴儿与早期 STS 接触有关。如果婴儿早期有过 STS 接触，则他们更有可能接受

509

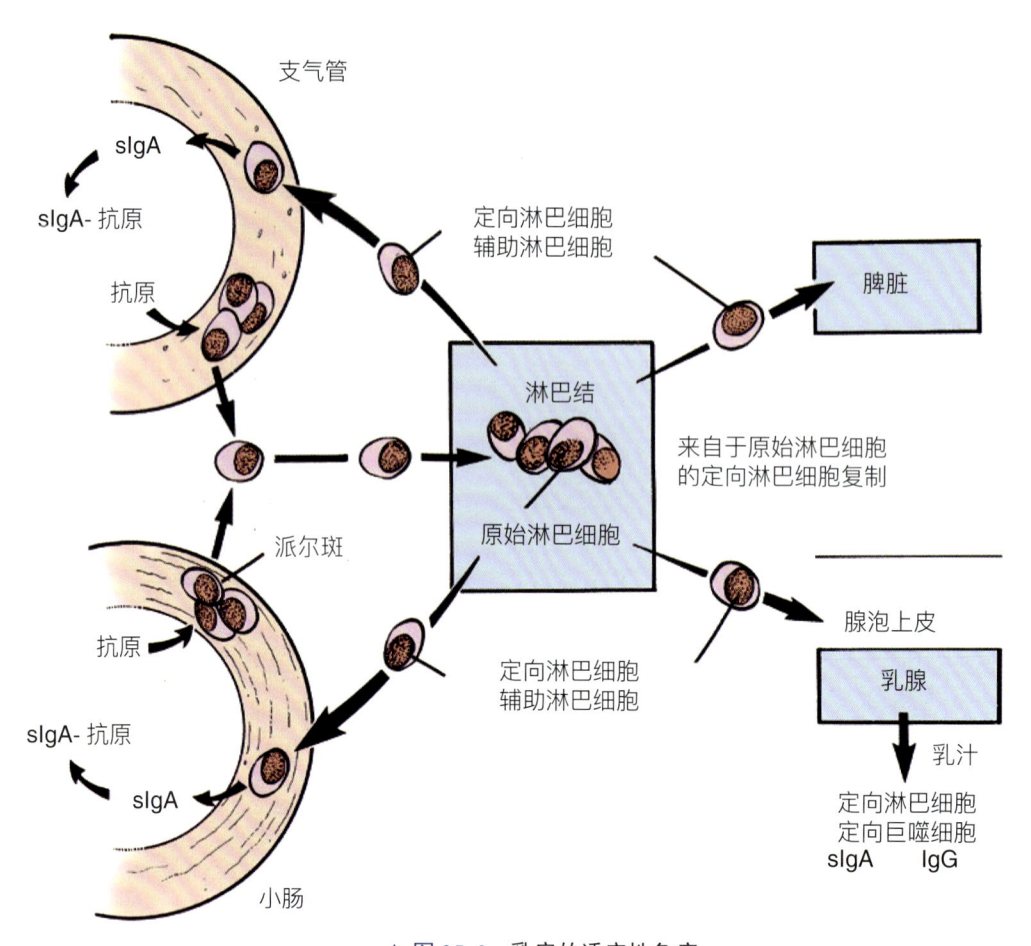

▲ 图 25-9　乳房的适应性免疫
IgG. 免疫球蛋白 G；sIgA. 分泌型免疫球蛋白 A

母乳喂养，并且母乳喂养的时间更长。一项随机分配受试者是否立即接触 STS 的研究（第 1 次喂养的时间由母亲指导并独立记录）表明，早期 STS 接触比第 1 次吸吮的时间更能预测纯母乳喂养的持续时间[68]。这一观察结果补充了所谓的袋鼠式护理在新生儿重症监护病房中高危新生儿的表现方面所获得的成功。

母乳喂养对家庭和社会都具有成本效益。人工母乳（配方奶）喂养的非医疗费用远高于母乳喂养。人工母乳喂养的直接成本包括人工配方奶（800ml/d）、奶瓶和用品的成本。在北卡罗来纳州东部（2018 年 12 月），品牌配方奶粉的零售成本为 30ml 液体 0.14~1.25 美元（现成或调和）。如果平均配方奶消耗量为每天 800ml，则每天费用为每天 4~15 美元。人工母乳喂养的一个主要间接成本是供应牛奶底物的大型奶牛群，以及大量丢弃在垃圾填埋场或焚烧的包装材料对环境的影响。

母乳喂养可在合适时间和合适温度下提供适量的优质产品。母乳喂养的非医疗成本包括增加膳食热量和蛋白质需求（每天 2~3 美元）、哺乳内衣、乳垫、前 2~3 个月内尿布数量增加的成本。如果在女性重返工作岗位时使用租用的电动吸奶器，母乳喂养的费用每天将增加 3~5 美元。许多私人和政府保险支付吸奶器的购买或租赁费用。

医疗保健成本效益还体现在工作的母亲照顾生病孩子的病假减少，因为母乳喂养的婴儿感染和住院的次数更少。数据表明，工作并继续母乳喂养的女性每年请的家庭病假比配方奶喂养的工作女性少 4~6 天[71]。

6 个月纯母乳喂养与纯配方奶粉喂养和 6 周后重返工作岗位的"成本"是复杂的，不仅仅是一个简单的分类账本。例如，母乳喂养和配方奶喂养的女性可能都会发现有必要通过无薪休假、减少工作时间或辞去工作来减少工作活动去尽力抚养婴儿[72]。

这些行为将导致当前收入的损失、由于收入打折和（或）他们重返工作岗位时的加薪损失而导致未来收入的损失。相比之下，纯配方奶婴儿的母亲可能会被"鼓励"早点返回工作岗位，并可能需要支付更多的日托费用。解决这些不公正挑战的办法是延长带薪产假和改善工作场所的母乳喂养支持。作为团体意见领袖的产科医生/妇科医生应该积极倡导职业母亲。

五、母乳喂养：更好的母婴结局

过去，关于母乳喂养益处（或缺乏益处）的流行病学研究的设计和结论存在重大缺陷。在过去的 20 年中，研究质量有所提高，但仍需要注意几点。母乳喂养研究的主要局限性已得到改善，但仍有一些局限性，包括：①未能控制母乳喂养和配方奶喂养女性之间人口学特征的差异（表 25-2）；②过分依赖未经验证的自我回忆数据；③没有完义母乳喂养和配方奶喂养女性的母乳喂养程度，比如，10% 与 90% 的喂养是母乳；④添加固体辅食的时间；⑤母乳喂养时间未能控制（例如，抗原特异性分泌型 IgA 竞争性抑制病原体的黏膜附着，如抑制大肠埃希菌黏膜附着于肠黏膜并预防胃肠道感染；如果婴儿在断奶后发生胃肠道感染，则胃肠道感染不是母乳喂养未能预防胃肠道感染的结果）[73]；⑥未能确定母乳喂养的"有效"量，即能防止特定疾病状态的纯母乳喂养的持续时间，如心血管疾病、糖尿病和胃肠道感染。

对人口变量进行统计控制后，仍然不可避免地选择偏倚。内在人格特征可能是喂养选择的决定因素，随机分配喂养方法是不可能的。还有证据表明，母乳喂养的女性比人工喂养婴儿的女性表现出更多的养育行为。这可能是母乳喂养产生更多催产素的直接影响[68]，或者因为拥有更多社会支持和更高内源性催产素水平的女性更有可能开始和坚持母乳喂养。

着眼于更佳母婴结局的研究存在挑战，因为人们无法将母亲随机分配给新生儿进行母乳喂养或配方奶喂养。对极低出生体重的婴儿进行胃管喂养是选择偏差减少的唯一时机。在第一批试验中，高风险、早产儿被随机分配接受人类母乳或配方奶胃管喂养[74]。在控制了母亲智力、家庭教育和社会经济地位之后，人类母乳可将婴儿后期的智商（intelligence quotient，IQ）提高约 9 分（母乳对 vs. 配方奶），并在剂量依赖方式的心理测试中表现出色。

剂量效应在高危婴儿中最为显著[63, 74]，与低出生体重婴儿（5.18 分，95%CI 3.59～6.77）相比，足月婴儿（调整后增量，3.16 分；95%CI 2.35～3.98）IQ 所受的影响较小[75]。1982 年在巴西佩洛塔斯的 5914 名新生儿中启动了一项基于人口的出生队列研究[76]，记录了母乳喂养的开始、单纯性和持续时间。有 3701 名 30 岁登记者（68% 的随访率）接受了关于她们的智商、教育成就和家庭收入的调查。在调整混杂因素后的分析中，母乳喂养 12 个月或更长时间者比母乳喂养不到 1 个月者智商分值更高（+3.76，95%CI 2.20～5.33），受教育年限更长（+0.91 年，95%CI 0.41～1.40），并且月收入更高。

母乳喂养是生死攸关的决定吗？最近的一项对国际社会数据的 Meta 分析中[77]，纯母乳喂养与婴儿猝死综合征的发生率显著降低有关（OR=0.27，95%CI 0.24～0.31），并且任何母乳喂养形式都与其降低有关（OR=0.55，95%CI 0.44～0.69）。这些数据都强调了通过母乳喂养来降低婴儿死亡率的重要性。反对将这一发现外推至美国的一个论点是，该研究纳入了资源贫乏的国家。而现今尚缺乏仅针对资源丰富国家的研究；然而，美国的一项关于不同喂养方法对产后婴儿死亡率影响的病例对照研究支持了母乳喂养的益处[78]。当孩子出生时没有出生缺陷或患有恶性肿瘤时，任何母乳喂养方式都与出生后 28～365 天的死亡风险降低相关（aOR=0.79，95%CI 0.67～0.93）。

最近，Bartick 等（2017）[79] 在美国进行了一项关于母乳喂养与健康成本效益的有趣研究。他们以一组在同年出生（2002 年）的女性的健康结果为模型，从 15 岁到 70 岁对她们进行随访，并了解以她们的孩子从出生到 20 岁的健康结果。该研究使用了 2012 年全国免疫调查的数据，该调查每年进行 1 次、CDC 每 3 年分析 1 次实际的母乳喂养行为。健康和成本结果的比较是基于 90% 的女性达到了健康人群 2010 年美国外科医生关于母乳喂养行为的一般目标。通过使用 Monte Carlo 模拟，组成一个由 199.4 万模拟女性和 375 万模拟出生的队列，作者预测了该队列整个生命周期的健康和成本收益。研究人员回顾文献，确定了与最佳母乳喂养相比，母乳喂养对健康影响最大的一些结果。

表 25-5 描述了在对照良好的研究中，作者认为受最佳母乳喂养、治疗效果、剂量依赖性反应和避免病例影响最大的疾病和状况。未能进行最佳母乳喂养导致 721 名儿童过早死亡和 2619 名母亲过早死亡，分别占所有过早死亡人数的 22% 和 78%。就治疗人数而言，即需要最佳母乳喂养以预防疾病的女性人数范围为 0.8 人（预防 1 例婴儿胃肠道感染）、235 例（预防 1 例母体心肌梗死）和 397 例（预防 1 例母体乳腺癌）不等。为了将最佳母乳喂养视为最佳初级保健方法，进行了一项女性健康研究（2015 年）试验，该试验涉及约 28 000 名女性，随机服用安慰剂或每隔 1 天服用 100mg 阿司匹林，持续 15 年，结果表明阿司匹林可以在 397 名健康女性中预防 1 例次心肌梗死，709 名健康女性中预防 1 例次结直肠癌[80]。因此，纯母乳喂养是一种更好的初级预防干预措施。

表 25-6 描述了 2002 年 15 岁以上未达最佳标准母乳喂养行为的女性的医疗保健费用与使用最佳母乳喂养行为的医疗保健费用的差异，并使用 2012 年的医疗数据比较成本，以充分估计在出生后 10 年里的医疗负担的差异。未达最佳标准母乳喂养费用占孕产妇医疗费用的 79%。毫无疑问，纯母乳喂养至 6 个月并继续母乳喂养 12 个月或更长时间是最好的初级预防干预措施之一。

六、妇产科医生的作用

产科医生 / 妇科医生在母乳喂养管理中扮演四个角色：①直接诊断和处理母亲的医疗挑战，尤其是

表 25-5　美国的未达最佳标准的母乳喂养：孕产妇和儿童健康结果

疾　病	母乳喂养与纯配方奶粉	风险测定（95%CI）	避免病例
儿童			
急性淋巴细胞白血病	任何母乳喂养>6 个月	OR=0.82（0.73～0.93）	185
急性中耳炎	纯母乳喂养>3 个月	PaOR=0.77（0.64～0.91）	601 825
克罗恩病（<20Y/O）	任何母乳喂养	POR=0.5（0.36～0.70）	145
溃疡性结肠炎（<20Y/O）	任何母乳喂养	POR=0.45（0.26～0.79）	136
胃肠道感染	纯母乳喂养 4 个月，持续母乳喂养至 6 个月	OR=0.41（0.26～0.64）	2 558 629
院内下呼吸道感染	纯母乳喂养>4 个月	风险降低 0.72（0.46～0.86）	20 900
坏死性结肠炎	纯母乳喂养（≥98%）至 36 周经后孕龄	aOR=0.083（0.0106～0.65）	13 555
肥胖	任何母乳喂养>12 个月	PaOR=0.49（0.25～0.95）	45 298
婴儿猝死综合征	死亡前 1 个月纯母乳喂养	OR=0.27（0.13～0.56）	492
母体			
乳腺癌	每年的任何哺乳	风险降低 4.3%（2.9%～5.8%）	5023
绝经前卵巢癌	任何哺乳>18 个月	RR=0.66（0.46～0.96）	22
2 型糖尿病	任何哺乳>23 个月	RR=0.53（0.46～0.96）	12 320
高血压	任何哺乳>12 个月 / 每胎	HR=0.82（0.76～0.88）	35 982
缺血性心肌梗死	任何哺乳>23 个月	HR=0.66（0.49～0.89）	8487

改编自 Bartick MC, Schwarz EB, Green BD, et al. Suboptimal breastfeeding in the United States: maternal and pediatric health outcomes and costs. *Matern Child Nutr.* 2017;13:e12366.

哺乳期特有的问题；②指导患者进行母乳喂养和哺乳教育；③认识并改善对围产期母乳喂养的必要产科护理的影响；④在其卫生保健系统（世界卫生组织的十个步骤）和更大的团体（立法举措和对哺乳期母亲的工作场所支持）中倡导为母婴提供母乳喂养支持[5]。在过去的 15 年中，帮助女性及其医生的线下和线上资源激增（表 25-7）。表 25-8 描述了妇产科医生在支持母乳喂养方面的作用。

妇产科医生的妊娠前支持在支持母乳喂养方面发挥着重要作用[5]。50%～70% 的女性会在妊娠前决定如何喂养婴儿，因此妇科医生需要在第 1 次产前检查时就开始推广。当育龄女性寻求初步计划生育建议和避孕措施时，她在未来 2～5 年内妊娠的可能性很高。产前和（或）乳房检查在识别可能与母乳喂养成功相关的乳房解剖结构（如瘢痕、异常形状和大小、腺体组织体积、乳头环）方面发挥着重要作用。这个检查是一个很好的机会，让女性相信她的乳房解剖结构正常，并通过听觉和视觉的母乳喂养支持建立她对母乳喂养成功的自信。

产科医生/妇科医生通过社区宣传、办公环境和

表 25-6 美国未达最优标准的母乳喂养：孕产妇和儿童健康

	直接医疗费用	间接医疗费用	总医疗费用	非医疗费用	过早死亡费用（人数）
儿童费用（近十亿美元）	547 美元	81 美元	605 美元	832 美元	7143（721）
母亲费用（近十亿美元）	2055 美元	363 美元	2417 美元	421 美元	7074（2619）

表 25-7 母乳喂养管理的资源

资 源	评 价
内容	
Schanler RJ, Krebs NF, Mass SB, eds. Breastfeeding Handbook for Physicians. AAP and ACOG; 2nd ed. 2014.	作为团队的一部分，提供关于如何支持母乳喂养的优秀资源
ACOG. Committee Opinion No. 658. Optimizing support for breastfeeding as a part of clinical practice. Obstet Gynecol. 2016;127:e86–e92.	产科医生管理母乳喂养母亲的简易回顾
ACOG. Committee Opinion No. 570. breastfeeding in underserved women: increasing initiation and continuation of breastfeeding. Obstet Gynecol. 2013;122:423–428.	着眼于为医疗服务不足的女性更新母乳喂养的益处
ACOG Breastfeeding Toolkit	https://www.acog.org/About-ACOG/ACOG-Departments/Toolkits-for-Health-Care-Providers/Breastfeeding-Toolkit
AAFP-Breastfeeding Support and Resources Toolkit	AAFP.org
Johnston M, Landers S, Noble L, et al. Breastfeeding and the use of human milk. Pediatrics. 2012;129:e827–841.	陈述 AAP 针对母乳喂养的立场
Lawrence RA, Lawrence RM, eds. Breastfeeding: A Guide for the Medical Profession. 8th ed. St. Louis: Elsevier; 2015.	对母乳喂养感兴趣的医生的标准教科书
Infant and young child feeding: Model chapter for textbooks for medical students and allied health professionals.	www.who.int/maternal_child_adolescent/en/ WHO 出版

(续表)

资 源	评 价
Sachs HC; Committee On Drugs. The transfer of drugs and therapeutics into human breast milk: an update on selected topics. Pediatrics. 2013;132:e798–809.	母乳中药物和药物治疗的临床报告
Hale TW, Rowe HE, eds. Medications and Mothers' Milk. 16th ed. Plano, TX: Hale Publishing; 2019	母乳中的哺乳药理学、药物和药物治疗手册 https://www.medsmilk.com
Infant Risk Center (includes Apps).	https://www.infantrisk.com
Cadwell K, Turner-Maffei C, eds. Continuity of Care in Breastfeeding: Best Practice in Maternity Settings. Sudberry, MA: Jones and Bartlett; 2009.	世界卫生组织 10 步法的应用手册
组织	
母乳喂养医学学会 官方期刊：母乳喂养医学（www.liebertpub/com/bfml）	一个由产科医生、儿科医生和全科医生成立的医师专用国际专业组织，致力于母乳喂养的医师教育和临床研究。优秀的临床方案在线访问 bfmed.org
国际哺乳顾问协会 官方刊物：《人类哺乳杂志》	www.ilca.org 国际哺乳认证考试委员会（IBCLC）
线上培训	
美国儿科学会，母乳喂养住院医师课程	aap.org/breastfeeding/curriculum 多学科投入，优秀
开始国际	www.wellstart.org 最古老、最有经验的母乳喂养教育机构
维吉尼亚大学	www.wellstart.org
其他网上资源	
母乳喂养医学学会	www.bfmed.org
美国家庭医师学会	www.aafp.org
美国妇产科医师学会	www.familydoctor.org
母乳喂养业务计划（女性健康办事处）	www.acog.org
疾病控制和预防中心	www.womenshealth.gov/breastfeeding/government-in-action/business-case.html
人类哺乳中心，罗彻斯特大学医学中心	www.cdc.gov
国际哺乳顾问协会	www.urmc.rochester.edu/childrens-hospital/neonatology/lactation.aspx
卡罗莱纳全球母乳喂养研究所	www.ilca.org
国际牛奶联盟	University of North Carolina.sph.unc.edu
国际母乳会	www.lalecheleague.org
药物和泌乳数据库	www.toxnet.nlm.nih.gov/newtoxnet/lactmed.htm
美国母乳喂养委员会	www.usbreastfeeding.org

表 25-8 产科/妇科医生在母乳喂养和人类乳汁喂养管理中的作用

时 期	目 标
妊娠前	• 识别解剖学挑战 • 识别为什么以前的母乳喂养经历没有达到其目标
第1次产前检查	• 积极支持母乳喂养目标 • 确认解剖学挑战 • 确认其母乳喂养目标 • 指导母乳喂养的自我教育,尤其是妊娠时乳房会发生的变化 • 积极支持其母乳喂养目标
孕中期	• 在孕妇的自我教育中加入正规的母乳喂养教育 • 评估其关于母乳喂养的自我教育
妊娠 36 周随访	• 让孕妇了解围产期哺乳生理学:皮肤对皮肤的接触,频繁哺乳,除非婴儿护理服务人员要求,否则不额外添加,良好衔乳的重要性,以及乳汁成熟的时间线 • 遇到挑战时请咨询哺乳专家
围产期	• 识别和改善产科药物和干预对哺乳生理的影响 • 支持并实施世界卫生组织 10 步法,特别是皮肤对皮肤接触,早期频繁哺乳,无医学指征不添加,以及母婴同室 • 如果母亲和新生儿分离,每 2 小时给妈妈吸 1 次奶 • 每天检查乳房是否有乳头损伤 • 观察并校正至少 1 次衔乳 • 如果出现挑战,尽早向哺乳专家咨询
产褥期	• 积极支持母亲达到其母乳喂养目标 • 保持有利于母乳喂养的办公环境 • 迅速、专业地解决任何乳房问题(乳头破损、乳腺炎、乳房肿块等) • 就恢复生育能力和避孕问题进行教育(见第 5 章) • 当其他卫生专业人员哺乳期药物治疗问题时,对其进行支持和教育
总体上	• 成为支持医疗系统(母乳喂养认证医院)、社区和工作场所内的哺乳期女性的倡导者和活动家

个人选择来扩大对母乳喂养的支持。作为意见领袖,产科医生/妇科医生是地方、州和国家政府、建筑规划(例如,为母乳喂养员工的设立的哺乳间的位置、数量,参见母乳喂养商业计划(www.womenshealth.gov/breastfeeding/government-in-action/business-case.html)、在公共场合喂奶等母乳喂养问题的重要倡导者。他们的医疗办公环境需要"友好的母乳喂养"。明显的、积极的母乳喂养支持包括有母乳喂养的母亲在场、母乳喂养的患者教育计划、哺乳母亲的安静区域、对选择母乳喂养的办公室成员的可见支持、无配方奶粉公司提供的宣传材料。在一项试验中,随机分配一个由配方奶公司生产的产前教育包和一个支持母乳喂养的儿科医生制作的教育包,配方奶公司的教育包导致开始母乳喂养者更少、持续时间更短[81]。美国所有主要的卫生保健组织都支持世界卫生组织的建议,即卫生保健设施中不应出现配方奶营销材料[5,6,82]。

通常,产科医生/妇科医生是医学生的老师,无论是护理学生、中级医疗服务人员、医学生、住院医师还是研究生。不管其学科是什么,任何为母乳喂养的母婴提供护理的人员都需要了解有关泌乳生理、母乳的独特特点、母乳喂养和母乳对母婴的益处、药物/药物治疗通过母乳的基本信息,以及用于自我教育的资源。

产科医生的另一个重要作用是在孕早期确认那些不能母乳喂养或可能有困难的女性(表 25-9)。母乳喂养学会第 2 号协议(2014 年修订)在表 25-1 和表 25-2 中提供了母婴母乳喂养困难风险的综合清单[83]。对于存在母乳喂养困难风险的患者,建议向母乳喂养问题管理专家进行产前咨询,如母乳喂养医学学会(www.ABM.org)和国际认证哺乳顾问委员会(International Board of Certified Lactation Consultants, IBCLC)。ABM 有补充指南[84]。

孕中晚期,有关母乳喂养的产前患者教育,产科医生在指导和支持方面发挥着重要作用。已证明患者教育可以增加母乳喂养的开始和维持。美国预防服务工作组(2016 年)[85]综述显示,对改善母乳喂养行为的教育干预措施虽然未能改变母乳喂养的开始情况,但对 3 个月内的任何形式母乳喂养[RR=1.07,95%CI 1.03~1.11;26 项研究(n=11 588)]、3~6 个月内的任何形式母乳喂养(RR=1.11, 95%CI 1.04~1.18;

表 25-9 识别母乳喂养不成功的高危女性

处 理	
母乳喂养的禁忌证	
美国的 HIV 患者	配方奶喂养
母体服用抗肿瘤药物	配方奶喂养
新生儿患半乳糖血症	母乳和常规配方奶均禁忌，零乳糖添加
暂停母乳喂养	
未治疗的活动性肺结核	新生儿抗生素治疗，如果母亲无症状，则在其治疗 2 周后恢复母乳喂养
乳头疱疹	感染侧禁喂。隔离病变，对母亲和婴儿进行系统治疗
喂养困难的高危因素	
乳房缩小手术	向哺乳顾问和儿科医生行产前咨询
隆胸	向哺乳顾问和儿科医生行产前咨询
妊娠期间乳房未增大，小管状乳房	向哺乳顾问和儿科医生行产前咨询
先前的孩子母乳喂养失败	识别问题，产前教育，向哺乳顾问行产前咨询

对于潜在的母乳喂养困难，这并不是一份详尽的清单。具体参见 ABM Clinical Protocol #2: Guidelines for Hospital Discharge of the Breastfeeding Term Newborn and Mother: "The Going Home Protocol," Revised 2014, Tables 1 and 2.
HIV, Human immunodeficiency virus.

23 项研究）和 6 个月时［RR=1.16，95%CI 1.02～1.32；17 项研究（n=7690）］的任何形式母乳喂养都起到了改善作用。该综述包括 26 项（n=11 588）3～6 个月以内的研究（RR=1.11，95%CI 1.04～1.18），23 项（n=8942）纯母乳喂养不足 3 个月的研究（RR=1.21，95%CI 1.11～1.33），22 项（n=8246）3～6 个月以内的研究（RR=1.20，95%CI 1.05～1.38），18 项 6 个月的研究（n=7027）（RR=1.16，95%CI 1.02～1.32），及其他 17 项研究（n=7690）。

在妊娠 36 周这次随访中，产科医生再次向母亲强调关于母乳喂养的意向和知识。加强了母乳喂养生理的简单概念：早期喂养 /STS（产后＜1h）、频繁哺乳（每天＞10 次）、支持性环境，以及除非儿科医生指示，否则不进行辅食添加。产科医生应强化婴儿衔乳的恰当方法，并确定母亲乳房大小的增加（反映了激素为母乳喂养做好了准备）。告诫患者，医院政策和态度会影响母乳喂养的成功。妊娠 36 周这次随访也是解决药物和母乳喂养的合适时机。

分娩经历对母乳喂养的开始和维持有着巨大的影响[86]。包括护理团队在内的产科和儿科护理人员会根据母亲、胎儿和新生儿的健康状况进行调整，以提高或降低母乳喂养的成功率。在 19 世纪 80 年代，国际专业组织认识到，数个主要基于医院的行为会促进母乳喂养的开始和维持。1989 年（随后于 2017 年更新），世界卫生组织和联合国儿童基金会（United Nations Children's Fund，UNICEF）在一份联合声明中公布了保护、促进和支持母乳喂养的 10 个基本步骤（框 25-2）。

框 25-2 成功母乳喂养的 10 个步骤（2018 年修订）

- 关键管理流程
  - 完全遵守国际母乳代用品销售守则和相关的世界卫生大会决议
  - 制定书面的婴儿喂养政策，定期与员工和家长沟通
  - 建立持续的监督和数据管理系统
- 确保员工有足够的知识、能力和技能来支持母乳喂养

关键临床实践

- 与孕妇及其家人讨论母乳喂养的重要性和处理
- 促进直接和不间断的皮肤接触，并支持母亲在出生后尽快开始母乳喂养
- 支持母亲开始和维持母乳喂养并处理常见的困难
- 除非有医学指示，否则不要向母乳喂养的新生儿提供母乳以外的任何食物或液体
- 使母亲和她们的婴儿能够在一起并练习每天 24h 同室
- 支持母亲识别并回应婴儿需喂养的提示
- 向母亲提供奶瓶、奶嘴和安抚奶嘴的使用和风险咨询
- 协调出院，以便父母及其婴儿能够及时获得持续的支持和护理

引自 World Health Organization. Ten steps to Successful Breastfeeding (revised 2018). http://www.who.int/nutrition/bfhi/ten-steps/en/.

世界卫生组织在爱婴医院倡仪（Baby-Friendly Hospital Initiative，BFHI）中的建议和应用原世界

卫生组织10步法（WHO Ten Steps）的认证程序，均已在循证医学基础上证明其可提高母乳喂养成功率，如框25-1（世界卫生组织于2017年修改，取代10步法）。

较新的人群研究设计证实了母乳喂养率的提高和人群健康的改善，同时减少了混淆母乳喂养流行病学研究的选择偏倚。已经在至少两项独立人群整群随机试验中，应用以 WHO/UNICEF BFHI（WHO10步法）为模型的母乳喂养促进干预。在这些研究中，随机分配产科诊所和医院，接受强化教育项目以提高母乳喂养率。关注的结果是母乳喂养率和短期新生儿发病率（感染、特应性皮炎等）。在两项研究中，3个月时纯母乳喂养率显著提高（$P<0.001$），分别为白俄罗斯的 PROBIT 研究（43.4% vs. 6.4%[87]）和印度的研究（79% vs. 48%[88]）。

不幸的是，在将产科设施建设为"爱婴"型方面，美国远远落后于世界其他地区。2018年，仅25.3%的活产儿出生在 BFHI 指定的机构中。2008年，CDC 开始报告母乳喂养相关的孕产实践和结果（http://cdc.gov/breastfeeding/data）。这些数据用于对医院及其医务人员就母乳喂养支持所提供的护理质量进行分级和比较。产科医生是提高母乳喂养质量和申请 BFHI 认证的关键角色。

医院的 BFHI 称号并不能免除产科护理工作者支持母乳喂养的宣传和行动。支持产科质量举措，例如不在39周前择期分娩和降低初次剖宫产率的举措，将减少开始学习吸奶并同时面临其他挑战的新生儿的数量，如早产儿更高的高胆红素血症发生率和剖宫产新生儿更多的短暂性呼吸窘迫。

让婴儿与母亲进行 STS 接触并在 30min 内开奶方面，提供分娩服务的医务人员发挥了重要作用。在 BFHI 认证的三级保健医院中，对300名足月患者进行多变量分析发现，预测产后出院前24h内纯母乳喂养的四个变量，至少部分性地受产科医疗工作者的控制。包括产前母乳喂养的愿望（阳性预测因子）、剖宫产（阴性预测因子）、新生儿在1h内接受乳房亲喂（阳性预测因子）和前48h内的添加（阴性预测因子）[89]。

在产科干预方面，医疗保健提供者通常希望给新生儿补充1~2瓶配方奶粉，以"让母亲恢复"。在一项前瞻性队列研究中，产后住院期间用了一瓶或多瓶配方奶粉的新生儿的母亲，在产前门诊时是希望产后纯母乳喂养的[90]。早期添加对母乳喂养和纯母乳喂养的持续时间都有显著的影响。不添加与早期添加导致60天时非纯母乳喂养的比率分别为37%和68%，第60天停止母乳喂养的比率分别为11%和33%[90]。此外，在产妇报告中"纯母乳喂养"的3月龄的婴儿中，有多达30%的婴儿在产后住院期间使用了1~2瓶牛奶配方奶粉，可能导致有特应性疾病风险的新生儿对牛奶蛋白过敏[91]。

产后出院后，产科医生主要着眼于母乳喂养母亲的一些关注点：产妇饮食、乳房症状和体征、产后激素的功能、避孕、产妇药物，以及当母亲被转诊给其他专家时的母乳喂养建议。次要但同样重要的关注点是，产后筛查是否存在母乳喂养不足，以及婴儿的生长发育受限（框25-3）。传统上来说，产科医生在产后3~6周复诊产妇（最新的 ACOG 指南建议在产后3周就诊），但产科医生和母亲应在此时间之前经常进行沟通。产科医生通过询问婴儿的生长和喂养情况，既可增强母亲母乳喂养的决心，又为儿科医生提供婴儿成长和喂养方面的筛查，两者都很重要（框25-2）。产科医生可以为儿科医生识别有关婴儿生长和喂养的关键或正在出现的问题提供帮助，因此产科医生必须了解婴儿正常生长的指标，以及母乳生产和输送的临床指示。如果筛查问题引发担忧，与婴儿的医生快速沟通很重要。如果产科医生在母亲产后3~6周随访时仍然是母乳喂养过程的口头参与者，则母亲在16周时仍继续母乳喂养的可能性则几乎增加了1倍[92]。

框 25-3　产后访视时对母乳喂养母婴提出的一些问题

- 您做出了一个很好的选择来母乳喂养您的宝宝。最近好吗？
- 您多久哺乳一次？
- 您一天换多少湿尿布？
- 您家宝宝一天大便几次？
- 您每次哺乳时都能差不多排空乳房吗？
- 当您一侧哺乳时，会出现另一侧漏奶（即喷乳）吗？
- 您有乳头痛或乳房痛吗？
- 您宝宝的医生担忧宝宝的体重增加吗？
- 您担心宝宝的体重增加吗？
- 今天，您觉得宝宝更黄／黄疸吗？

七、母乳喂养成功管理中的重点问题

产科护理人员面临几个问题：乳房的解剖异常、乳房手术的影响、分娩管理、母乳挤出、乳房和乳头疼痛、哺乳期母亲的营养和运动、乳腺炎和乳房脓肿和肿块、母乳输送和婴儿生长、催乳素、母体疾病、重返工作岗位问题、避孕和断奶。许多可靠的资源可用于获取更多信息（表25-7）。

八、乳房解剖的异常

第1次产前检查时的乳房检查是解决婴儿喂养问题和与乳房解剖相关误区的最佳机会。应该解决孕妇对乳房大小或形状的自我怀疑，并且让患者放心只有不到1%的泌乳失败是由解剖结构异常引起的。

除了乳头内陷以外，先天性乳房异常是罕见的，1000名女性中只有不到1人发生（Poland综合征）。最显著的缺陷是部分腺体发育不全，其中1个或2个乳房在性成熟期间明显异常或没有发育。乳房没有发育的女性通常有异常形状和大小的乳头和乳晕，她们可能会向整形外科医生寻求咨询。异常发育的一种表现被称为管状乳房。乳头和乳晕（它们的大小、形状和外观通常是正常的）附着在一束纤维索上。无论非妊娠女性的乳房形状或大小如何，最终评估是否有足够腺体组织都必须等待妊娠期间乳房的预期生长情况。除了不对称性增加，单侧异常通常不是问题，因为正常侧乳房通常可以为婴儿产生足够的乳汁。乳房的质地和乳头内陷也需要评估。无弹性的乳房给人的印象是皮肤固定在致密的皮下组织上，而有弹性的乳房允许皮肤和皮下组织从实质中抬高。缺乏弹性可能会使哺乳复杂化，因为充血会增加涨奶。产后应通过早期、频繁的哺乳以尽量避免涨奶。

通过挤压乳晕的外缘来诊断乳头与下方筋膜的先天性粘连（图25-10）；通常，乳头会突出。严重的粘连表现为乳头内陷。只有不到1%的女性有很严重的乳头内陷。尽管在这些严重病例中成功母乳喂养是可能的，但产前咨询和密切随访对于识别和治疗母乳转运不良非常重要[49]。扁平或内陷的乳头不太可能影响成功完成母乳喂养。

在新生儿早期，吸奶器可以帮助乳头扁平或内陷的女性；以较低的吸力轻轻吸乳，直到吸出乳头，然后立即给婴儿以该侧乳房哺乳。在另一侧用相同的步骤，通常这只需要几天即可。不幸的是，还没有对照试验支持其功效。

现代服装，尤其是防护内衣，可阻止摩擦使皮肤变硬，并有助于防止乳头在泌乳早期破裂。但是，用刺激性肥皂清洗、用毛巾擦乳头和使用酒精、安息香或其他干燥剂不仅无济于事，还有可能会增加龟裂的发生率。通常，乳房应用清水清洗，然后自然晾干。谨慎使用可能造成干燥的日光灯或吹风机。暴露于快速变化的温度（通常是寒冷）可能会导致暂时的乳头疼痛和发白（血管痉挛）。有研究比较未经处理的乳头和使用乳霜或挤出初乳来处理乳头，结果并未显示可以减轻乳头创伤或降低敏感性[93]。

既往乳房手术史

既往乳房手术史可能对母乳喂养的成功有显著的不利影响。主要问题是由于神经损伤或输乳管受

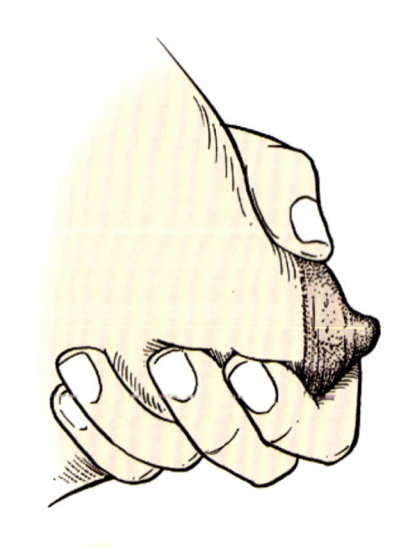

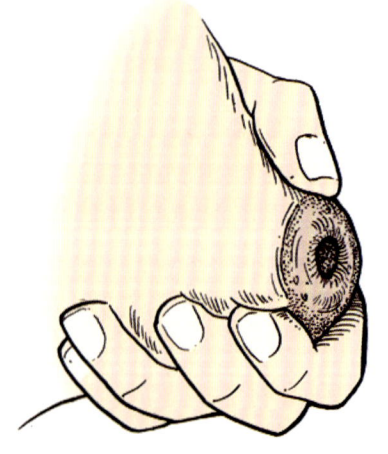

▲ 图 25-10 乳头内陷的评估

损导致的乳头或乳晕感觉丧失。接受过乳房活检或乳房或胸部手术（包括隆胸）的女性，母乳喂养失败的发生率高 3 倍[17, 49, 94]。对于正在哺乳或将要哺乳的女性，乳管的径向投影提示了与乳房手术相关的重要注意事项。平行于乳晕线的手术皮肤切口，尤其是在乳晕线处，具有较好的美容愈合效果，常被外科医生选用；然而，如果切口深入实质，输乳管可能会被破坏，因此首选浅表平行皮肤切口和径向深切口。对于打算母乳喂养的女性，应避免在乳晕周围做切口，因为它会在三个方面影响母乳喂养：①闭塞输乳管；②在哺乳期间限制奶头的形成；③第四肋间神经外侧皮支损伤。

在过去的 30 年中，缩乳手术技术的改进已经验证了上述解剖结构的保留、神经内分泌反馈回路的保留与母乳喂养成功的相关性。Kraut 等（2017）[95]就缩乳手术（以美容为指征切除 250g 以上组织）对后续母乳喂养成功的影响进行了系统综述。母乳喂养成功被定义为任何形式母乳喂养 6 个月。他们使用系统综述首选报告项目和 Meta 分析方法总结了文献。51 项研究符合他们的选择标准。当胸壁中央或下方位置有直径小于 5cm 的乳晕下蒂且未被横断时，则母乳喂养更有可能成功。如果横断蒂部，即游离乳头移植，中位成功率为 4%（IQR=0%～38%）；部分保留中位数为 75%（IQR=37%～100%），完全保留中位为 100%（IQR=75%～100%）。如果保留蒂部，去除 600g 以上组织似乎都不会影响母乳喂养的成功率。

手术破坏第四肋间神经的外侧皮支会对母乳喂养的成功产生毁灭性影响。该神经对母乳的产生和排出至关重要。乳晕周围皮肤切口（用于隆胸的美容考虑）可能会损伤神经和导管。

隆胸具有破坏母乳喂养的巨大潜力[96]。在一项精心设计的前瞻性系列研究中，在妊娠前隆胸后纯母乳喂养的女性中，64%（27/42 人）泌乳不足，婴儿生长速度低于 20g/d；乳晕周围切口是泌乳不足的主要预测因素。乳房下切口或腋窝切口的女性有半数泌乳不足，而乳晕周围切口隆胸的 11 名女性都出现了泌乳失败。输乳管受损和乳头感觉丧失会导致泌乳不足。1/3～1/2 的患者在进行乳晕周围切口后会出现乳头感觉丧失。隆胸手术和成功母乳喂养的一个主要混杂因素是，我们缺乏手术前是否就已存在腺体功能不全的信息。

如果女性植入了硅胶，她可以放心，没有证据表明母乳喂养会使她的婴儿面临风险。人工母乳（配方奶）中的硅酮浓度比植入硅酮的高 5～10 倍。大型流行病学研究显示，含硅胶植入物的乳房哺育的婴儿并没有过多的不良事件[96]。

九、临产和分娩管理

在单个机构的回顾性图表研究中，在足月临产开始时表示希望母乳喂养的女性中，在出院时约 15% 的人要么完全人工母乳（配方奶粉）喂养婴儿，要么在婴儿的大部分喂养过程中给予配方奶粉[89]。产科管理、医院政策和儿科管理的共同导致了这种损失。产科干预通常对母亲或婴儿的健康至关重要，它们可能会影响哺乳的成功[89, 90]。很少有干预措施直接抑制哺乳的生理功能。大多数产科干预会间接干扰生理进而降低泌乳的成功率。引产与哺乳失败无关，但长时间、令人疲倦的引产和分娩会降低母亲在产房和出生后最初 24h 内与婴儿进行适当接触的可能性。剖宫产使产后第 1 周的母乳喂养率降低 10%～20%。大多数剖宫产和困难阴道分娩后，婴儿出生后不会立即进行 STS，母亲也不会在最初的 24h 内母乳喂养婴儿超过 8 次。好心的护士开始关心婴儿的营养，并给婴儿配方奶粉直到母亲"康复"。2015 年，在美国，17.2% 的母乳喂养新生儿在前 24h 内会得到一瓶配方奶粉。有 15% 希望母乳喂养的女性出院，向纯配方奶粉喂养则部分反映了她们在围产期住院期间管理不善和（或）缺乏对母乳喂养的支持。

长期以来，分娩镇痛（即哌替啶和异丙嗪）一直与母乳喂养成功率低有关。产时麻醉药似乎对婴儿有效哺乳的能力产生不利影响[97]。与静脉麻醉药相比，用于硬膜外麻醉的局麻药似乎对母乳喂养更好。使用局部麻醉药进行硬膜外麻醉似乎不会产生重大影响。现已证明硬膜外鞘内麻醉药会降低正确的吸吮行为并降低哺乳成功率。导乐分娩或家庭成员以外的分娩同伴的存在似乎是减少硬膜外麻醉和手术分娩需求的有效方法。一个额外的好处是更早开奶和更长的母乳喂养持续时间[98]。

最好不要使用哌替啶来控制术后疼痛，因为哌替啶会对新生儿行为产生不利影响。产科和儿科治疗方案可能会将母婴分开，而此举并非必要。几个突出的例子包括用于先兆子痫的硫酸镁治疗、用于母体 B 族链球菌阳性治疗的静脉抗生素、母体发热检查和糖尿病 / 低血糖情况。所有这些医疗干预措施都成为产房哺乳和最初 24～48h 充足哺乳频率的重大障碍。

围产期是实现成功哺乳的关键。在此期间，产科医生必须注意哺乳生理学的五个基本原则：①至少在产后 1h 内通过早期连续 STS 接触进行早期印记；②早期频繁哺乳（10～12 次 /24h）；③良好的衔乳；④自信舒适的妈妈；⑤除非有医学指征，否则不得添加。婴儿出生时应进行 STS，直到第 1 次喂养完成。STS 护理的禁忌证包括服用大量药物的母亲、5min Apgar 评分低于 7 分的婴儿或妊娠不足 36 周的早产儿。

在恢复室和产后病房，新生儿最好的地方是和母亲在一起。这最大限度地增进了母婴关系，并允许每 1～2 小时按需喂养（框 25-1）。母婴同室可以让母亲参与照顾她的婴儿，并让她有机会提出问题。新生儿睡觉时应鼓励母亲睡觉，但医院通常的成人昼夜模式可能无法为母亲营造一个安静的环境，她应尽早安全出院，以便可以在家休息。

早期喂养的频率与产奶量和新生儿的体重增加成正比[99]，因此，只有在有医学指征时才应补充捐赠乳或配方奶。

乳汁挤出

当母婴意外分离超过 4h 时，挤出母乳可能对于防止第四阶段泌乳过早发生（即避免乳汁产量减少）至关重要。尽管机械吸奶器随时可用，但在紧急情况下，哺乳期的母亲可能无法在 12～24h 内获得。如何手动挤奶的知识将减少她的焦虑和急性乳房充血的痛苦。可在下述网址上观看演示此技术的视频：http://newborns.stanford.edu/Breastfeeding/HandExpression.html。

手工挤奶是产科护理团队教新妈妈的一种相对容易的技术。在手动或机械挤奶之前，用温和的肥皂和温水或含酒精的洗手液清洗母亲的手。当母亲位于安静、放松和舒适的环境中时，可以改善乳汁的流动。以螺旋方式按摩乳房，从顶部开始向乳晕移动；手指以圆形方式从一个点移动到另一个点，就像乳房检查一样。按摩后，当女性身体前倾时，从乳房顶部到乳头轻轻抚摸并抖动乳房。一旦乳汁开始流出，就可以开始手动挤奶了。

手动挤奶是用拇指和前两个手指在乳晕两侧握住半圈，但不应该托住乳房。当拇指和手指向前滚动时，手将乳房直接推向胸壁。在此之前，可能需要抬起大而下垂的乳房。在乳晕的所有四个象限中重复该操作以排出尽可能多的储存奶。有节奏地、轻柔地重复这个过程，挤压、滑动或拉扯可能会伤害乳房。按摩、轻触、抖动、挤奶的顺序，有利于立即为精力旺盛的婴儿提供乳汁；它通过减少乳晕周围充血和减少对受伤乳头的高吸力来改善衔乳。手动挤奶可能需要 20～30min 来排空双乳。将挤出的乳汁倒入干净、干燥的杯子中，并在需要的情况下喂给婴儿。

无论是婴儿吸吮还是使用电动吸奶器吸奶，乳房的早期引流对于健康进化到全乳产生都至关重要。

当极低出生体重儿入住 NICU 时，早期母乳引流的延迟通常会延长。最近的一项研究[100]随机分配极低出生体重儿的母亲，分为在出生后 1h 内开始吸乳或在出生后 1～6h 开始吸乳。尽管每组 10 名女性的样本量非常小，但治疗效果差异显著。产后 1h 内开始吸乳的女性在第 7 天时的产乳量几乎翻了 1 倍，在第 3 周和第 6 周时每天的产乳量也翻了 1 倍。结果发现，与那些在出生后 1～6h 开始吸奶的人相比，她们更早经历泌乳第二阶段（"来奶"）。显然，在这些高风险情况下，在让母亲在 1h 内使用吸奶器吸奶方面，产科医生发挥着重要作用。

在挤奶和储存母乳时，适当的着装和卫生是重要的安全问题（框 25-4 和框 25-5）。越来越多的母亲使用便携式或固定式医院级别机械吸奶器进行吸奶，以方便使用奶瓶喂母乳，特别是对于职业女性而非紧急情况下。最近的一系列发表的文章都集中在 2005 年 5 月—2007 年 6 月期间 FDA 和 CDC 研究的结果，即 IFPS Ⅱ。它源于广泛的全国范围的样本，纳入已确定进入孕晚期的 18 岁以上母亲，她们分娩的 35 周或以上的健康婴儿，体重超过 2.25kg。母亲完成 10 次调查，每月 1 次直到 12 个月。重点之一是前一周的喂养方法[101, 102]：纯母乳喂养、母乳喂养和通过奶瓶喂养人类乳汁的喂养、母乳喂养和通过奶瓶喂养非人类乳汁的喂养、通过奶瓶喂养人类乳汁和非人类乳汁的喂养、通过奶瓶喂养人类乳汁的养专家[105] 建议哺乳女性应该服用补充剂，以防止其自身和母乳喂养的婴儿缺乏维生素 D。母乳喂养的婴儿应在出生后不久以 10～20g/d（400～800U/d）的剂量服用维生素 D_3（胆钙化醇）。如果母亲也缺乏维生素 D，随机试验表明，可以为哺乳母亲提供安全的维生素 D 补充剂，以使她和她母乳喂养的婴儿达到健康的维生素 D 状态。建议母体剂量为 160g/d（6400U/d）。阳光照射有限的女性和肤色较深的女性患母婴维生素 D 缺乏症的风险增加。

素食主义变得越来越普遍，如果哺乳期的母亲是素食主义者，饮食不足可能包括 B 族维生素（尤其是维生素 B_{12}）、总蛋白质和必需氨基酸的全部补充。对于这些患者，临床医生应记录好饮食史，重点关注蛋白质、铁、钙、维生素 D 和 B 族维生素。营养应包括补充大豆粉、糖蜜或坚果，使用补充植物蛋白组合并避免过量的植酸盐和麸皮。

肥胖症的减肥手术史正变得越来越普遍，她们妊娠后会有更多的早产和生长受限的新生儿。如果哺乳期的额外热量需求得到满足，正常乳量和成分的母乳喂养通常不会受到影响，但产妇的减肥可能会有问题。虽然研究仅限于案例研究和综述，但儿童似乎没有强劲的追赶性生长，无论是否母乳喂养[106]。如果母亲缺乏维生素 B_{12}，母乳也可能缺乏维生素 B_{12}。有减肥手术史的哺乳期母亲需要继续服用推荐的补充剂，尤其是维生素 B_{12}。

许多女性关心产后减肥。研究人员[22-24] 将富裕、积极主动和纯母乳喂养的女性随机分配到干预组和对照组，研究饮食和锻炼对母亲体重、母乳量和成分、婴儿生长的影响。锻炼组训练达到 60%～70% 的心率储备水平，持续 45min，每周 4～6 次，持续 12 周。目标饮食经过单独调整，以减少热量并保持蛋白质摄入量。在这些受干预人群中，女性每周减重 1.0～1.5kg，母乳的体积或成分没有显著变化。干预组和对照组的婴儿均长了约 2000g。在实际层面，如果每天使用 700～1200kcal 来喂养婴儿，母亲可以通过不增加热量摄入量来减肥，但需要仔细选择食物类别并消除"无营养热量"。总热量（<25kcal/kg）和总蛋白（<0.6g/kg）的减少可能会使每天的奶量减少 20%～30%，但不会影响母乳质量，除非妈妈低于其理想体重 10% 以上，并且生活在一个资源匮乏的国家[22, 107]。

十一、乳房和乳头疼痛

乳房和乳头疼痛是哺乳期母亲最常见的抱怨之一，也是女性无法达到预期母乳喂养时间的主要原因[108]。IFPS II 研究表明，1177 名女性中有 60% 未能达到理想的母乳喂养时间。乳房疼痛、乳头损伤和（或）乳房感染是大多数提前停止母乳喂养的女性所提及的原因。乳房和乳头疼痛的频率与开奶晚、喂奶频率低、衔乳不良和（或）姿势不当导致的哺乳初始管理失败有关。乳房疼痛的鉴别诊断包括衔乳问题、涨奶问题、乳头外伤、乳腺炎、血管痉挛，偶尔还有溢乳反射[49, 108-114]。

出生后的前 5 天内，约 35% 母乳喂养的母亲会出现乳头损伤，69% 的母亲有乳头疼痛[115]。涨奶会导致整个乳房隐隐作痛、全身不适，在喂奶前会变得更糟，哺乳后会缓解[115]。乳房局部、单侧和持续疼痛可能是由乳腺炎引起的。体格检查和观察哺乳技巧可以确认询问病史带来的初步印象。通过观察哺乳，可以评估哺乳技巧。整个乳头和大部分乳晕都应该在婴儿的嘴里。乳头检查可能会发现裂隙或血疱，双侧乳房硬实和触痛可能表明涨奶可能存在于外周、乳晕周围或两者兼而有之。乳腺炎的特点是发热、不适、局部皮肤红、发热、压痛和硬结。

感染可能是与乳头损伤疼痛相关的辅助因素。将 61 名乳头疼痛的哺乳期女性、64 名无乳头疼痛的哺乳期女性、31 名非哺乳期女性的乳头和乳汁的进行微生物学比较时，发现与对照组相比，白色念珠菌（19%）和金黄色葡萄球菌（30%）在有疼痛和乳头皲裂的女性中更常见，对照组仅 3%～5%[114, 116]。不幸的是，目前的数据表明，经验性抗生素对治疗乳头疼痛和外伤无效。在一项研究中，使用抗生素时，有皲裂和黄色渗出液的患者受益，并发乳腺炎者减少[111]。

当乳汁排出不充分时会发生乳房涨奶[115]。肿胀、坚硬和压痛的乳房是由导管扩张和血管外液增加引起的。除了不适之外，涨奶还会导致不正常的哺乳行为和乳头外伤（图 25-8）。坚硬的乳房组织将婴儿的脸从乳头上推开，乳头底部的增宽不利于贴附，婴儿伸出的舌头损伤了乳头。这将导致进一步的涨奶、产奶量减少，并且在某些情况下会导致母乳喂养的提前终止。

喂养、通过奶瓶的非人类乳汁喂养。对 1.5—4.5 月龄（$n=1564$）、4.6—6.5 月龄（$n=1128$）和 6.6—9.5 月龄（$n=914$）的三组婴儿进行了分析。在月龄最小的一组中，85% 的母亲自孩子出生以来就成功地挤出了乳汁，其中超过一半是在出生后的第 1 周，25% 的母亲定期挤出母乳。在每个婴儿月龄组中，职业母亲定期吸奶的 aOR 范围为 3.99~5.94，均具有非常显著的统计学意义。

框 25-4　选择电动吸奶器的要点

- 母亲和主要支持人员应向专家学习如何组装和拆卸吸奶器设备
- 与手动挤奶一样，舒缓、安静和舒适的环境最适合挤奶
- 妈妈每次使用吸奶器前都应该洗手
- 双泵系统可改善催乳素反应并增加产奶量
- 轮缘应该足够宽以方便乳头在没有疼痛的情况下出入，但又不能大到影响压力密封。不合适的轮缘可能是乳头创伤和不适的主要来源
- 每个妈妈都应该只使用自己的收集工具包和贴有标签的储奶器
- 每次使用后，应冲洗吸奶器收集套件以去除乳汁残留物，用热肥皂水清洗并风干。洗碗机清洗足够；但是，始终应遵循制造商关于清洁的说明
- 一般来说，每侧吸奶应持续约 10min，并且至少每 3 小时进行 1 次

框 25-5　母乳储存的要点

- 每次使用前后都应用温肥皂水清洗储奶容器
- 推荐使用聚碳酸酯或聚丙烯硬塑料容器长期储存挤出的母乳。在母乳容器上贴上挤出母乳的日期和时间，并首先使用最旧的母乳
- 不同温度下母乳储存的最长持续时间：室温（<25℃），4h 最佳，在非常干净的条件下 6~8h；冰箱（<4℃），最佳天数，在非常干净的条件下 5~8d；先前解冻的冷藏母乳，24h；冰箱冷冻室/深冷冻室（-18℃），6 个月最佳，12 个月可接受
- 冷冻母乳在无水加热器或盛有温水而非热水的容器中解冻。不要在微波炉中解冻冷冻母乳。解冻后的母乳应存放在冰箱中，并应在 24h 内使用

引自 Eglash A, Simon L, and the Academy of Breastfeeding Medicine. ABM clinical protocol #8: human milk storage information for home use for full-term infants, revised 2017. https://www.liebertpub.com/doi/full/10.1089/bfm.2017.29047.aje.

冷冻可能会影响储存母乳的营养和抗感染质量，使用奶瓶会增加急性中耳炎，并可能抵消母乳喂养的积极益处；奶瓶喂养是急性中耳炎的强预测因子。就储存母乳的质量、乳房亲喂与奶瓶喂养母乳的健康结果比较，以及奶瓶喂养对行为的影响方面的研究非常有限[102]。来自 IFPS Ⅱ 的数据表明，与仅乳房喂养婴儿相比，用奶瓶喂养母乳的婴儿在出生后的第 1 年体重增加更快。数据显示，只通过奶瓶接受母乳喂养的婴儿比纯母乳亲喂的婴儿每月多增加体重 89g。与 33% 以上的哺乳通过奶瓶喂养的婴儿相比，66% 以上的哺乳通过奶瓶喂的婴儿更可能吃空奶瓶，并且每天消耗的母乳量约多出 10%[103]。这表明，与母乳喂养的婴儿相比，奶瓶喂养的婴儿对食物摄入的自我调节能力较弱。健康结果的差异凸显了政策的重要性，例如带薪育儿使女性能够直接乳房亲自喂养婴儿，而不是用吸奶器和奶瓶喂挤出的乳汁。显然，该领域是进一步研究的绝佳机会。

十、哺乳期母体的营养和锻炼

母体食物转化为乳汁的效率为 80%~90%。如果每天的平均乳量为 900ml，而乳汁的平均能量含量为 75kcal/dl，则母亲必须大约额外消耗 480kcal/d，除非动用储存的能量[104]。在妊娠期间，大多数女性额外储存 2~5kg 组织（19 000~48 000cal），主要是脂肪，用于哺乳的生理准备。这些热量和营养素补充了哺乳期母亲的饮食。因此，健康的母亲和婴儿很容易获得所需的饮食增加。

在哺乳期，大多数维生素和矿物质应该比非妊娠期需求量增加 20%~30%；但是叶酸要加倍，钙、磷、镁要增加 40%~50%，尤其是哺乳期的青少年。实际上，这些需求可以通过以下饮食添加来满足：2 杯牛奶、56g 肉或花生酱、一片富含小麦的面包或全麦面包、一个柑橘类水果、一份沙拉和额外的一份（1/2~3/4 杯）深绿色或黄色蔬菜。在整个哺乳期间，可以通过食用含有 0.8~1mg 叶酸的非处方复合维生素来确保适当维生素的摄入。母亲应该每天至少喝 1L 额外的液体，以弥补因母乳喂养而流失的液体。

钙和维生素 D 对纯母乳喂养婴儿的女性特别重要（见第 6 章）。除了那些强化食物外[105]，较少有食物是维生素 D 的良好来源。因此，权威的母乳喂

最好的治疗是预防，一旦发生了，处理则围绕对症支持和缓解肿胀展开。适当抬高乳房很重要。母亲应该穿着紧身的哺乳文胸，既不能有细肩带，也不能有塑料衬里。喂奶前用温水淋浴或用手挤奶是有效的。每 1~2 小时频繁吸吮是缓解涨奶最有效的机制，喂奶后用电动吸奶器或双侧乳房按摩可能会有帮助[117]。

十二、乳腺炎和乳房脓肿

乳腺炎是哺乳期女性的常见病。前瞻性研究估计的发病率为 3%~20%，具体取决于确诊方法、病例定义和随访持续时间。乳腺炎的临床病例定义为乳房的感染过程，其特征是高热（>38.5℃）、局部红、压痛、硬结和该区域皮温升高[118]。全身性细胞因子释放的体征和症状、寒战、不适、流感样症状、白细胞计数低于 4000/ml 或高于 12 000/ml、恶心和呕吐，可将乳腺炎与其他哺乳期乳房炎症过程区分开来（如导管堵塞或严重涨奶）。符合上述病例定义的急性病患者不应延迟使用抗生素，延迟抗生素治疗可能带来感染性休克、中毒性休克综合征和脓肿形成等严重后果。体温高于 38.5℃且在 24h 内没有全身体征或症状的患者可以通过纠正衔乳和积极的乳房引流来处理，尤其是受累小叶。

乳腺炎最常发生在产后最初的 2~4 周。危险因素包括产妇疲劳、哺乳技术差、乳头外伤、哺乳频率迅速减少、紧身衣和流行性金黄色葡萄球菌。与乳腺炎相关的最常见微生物是金黄色葡萄球菌，包括耐甲氧西林金黄色葡萄球菌（methicillin-resistant Staphylococcus aureus，MRSA）、表皮葡萄球菌、链球菌，偶尔还有革兰阴性杆菌。

乳腺炎的管理是以回顾性临床经验总结为指导。大多数情况下，治疗包括卧床休息、持续哺乳和抗生素治疗，治愈率为 80%~90%，脓肿率为 10%，复发率为 10%，停止母乳喂养率为 50%。虽然实验室检查和其他诊断标准不是乳腺炎的常规所需，但这些技术在令人困惑的病例中可能会很有价值。

乳腺炎性症状的诊断和预后可以通过母乳中白细胞和细菌的计数来确定。这是在用温肥皂水仔细清洗母亲的手和乳房后获得的。人工挤奶并丢弃前面 3ml。对样品进行显微镜下分析。当白细胞计数大于 10^6/ml 而细菌计数小于 10^3/ml 时，诊断为乳腺非感染性炎症。如果不治疗，炎症症状会持续 7 天；50% 的人发展为乳腺炎，只有 21% 的人恢复正常泌乳。通过持续哺乳频繁排空乳房，症状持续 3 天，96% 的人恢复正常哺乳。

如果母乳显示白细胞大于 10^6/ml 且细菌大于 10^3/ml，则诊断为乳腺炎。延迟治疗导致 11% 的脓肿形成，只有 15% 恢复正常泌乳。通过持续哺乳频繁排空，受感染的乳房可消除形成的脓肿，但只有 51% 的人恢复正常哺乳。额外的抗生素治疗使 97% 的泌乳恢复正常，症状在 2.1 天内消失。一项有趣的研究中，口服从母乳中分离的乳酸杆菌成功治疗了早期乳腺炎[119]。框 25-6 描述了乳腺炎的治疗。

框 25-6 乳腺炎的治疗

- 托起乳房
- 适量摄入液体
- 评估哺乳技术
- 首先在未感染的一侧开始哺乳以建立泌乳反射
- 每次喂奶时，保证受感染侧被排空（有时，吸奶器有助于确保完全排空）
- 双氯西林 500mg 每 6 小时 1 次，持续 10~14 天。对青霉素过敏的患者可使用头孢氨苄或克林霉素
- 用非甾体抗炎药（如布洛芬）镇痛

因细菌性乳腺炎而接受治疗的女性大约有 10% 会出现乳房脓肿。体征包括高热（>39℃）和局部红、压痛和硬结。中心可能存在有波动区域，但难以触诊。患者感觉不舒服，就像"得了流感"。脓肿通常发生在外上象限，并且通常可从脓腔中培养出金黄色葡萄球菌。

乳房脓肿的治疗与乳腺炎相似，只是需要引流脓肿。受感染侧乳房应每 2 小时和每次泌乳反射时机械泵乳。在超声引导下连续经皮穿刺抽吸是引流脓肿的标准最佳方法。在极少数需要切开和引流的情况下，皮肤切口应在波动区域以平行于并尽可能远离乳晕边缘的方式进行。皮肤切口沿着皮肤纹理，深部延伸应该在径向方向上进行。垂直于泌乳导管的锐性解剖会增加失血、形成瘘管的风险和导管闭塞的风险。一旦进入脓肿腔，所有小腔隙都要钝性缩小，然后用盐水冲洗。美国外科医生主张将伤口开放以进行引流和二次缝合，而英国外科医生则主

张去除脓肿壁并进行一期缝合。在任何一种情况下，都应避免使用宽的闭合缝线，因为它们可能会损害导管。患者的恢复期为18~32天，9%~15%的患者会出现复发性脓肿形成。

白色念珠菌引起乳房疼痛的程度尚不清楚。在一项病例对照研究，比较16名有"导管"念珠菌症状的母亲和18名无症状母乳喂养女性，Hale及其同事使用β-D-葡聚糖方法（1-β到3-β以上）来检测念珠菌的生长[116]。他们发现病例和对照之间的β-D-葡聚糖水平没有差异；在CHROMAgar培养基中，病例组女性中的2个母乳样本之一分离出单个念珠菌菌落，而在无症状女性中未培养出念珠菌。培养阳性的病例随后被诊断为MRSA脓肿。纳入了360名初产女性的前瞻性研究，使用聚合酶链反应检测念珠菌的，52%的乳头疼痛和乳房疼痛的女性中发现念珠菌分子学证据，而没有疼痛的女性则为34%[116]。虽然这种差异具有统计学意义，但近一半疼痛女性的乳汁中没有念珠菌的分子学证据，排除念珠菌是她们症状的原因。支持念珠菌是乳房疼痛主要原因的证据非常有限，鉴于此，如果哺乳期女性对抗真菌治疗没有反应，则应考虑其他诊断。

血管痉挛是母乳喂养相关疼痛的常见原因[109]。母亲可能会发现其在风干乳头、洗完热水澡或在杂货店的冷冻食品区时发生疼痛。她们还可能会在疼痛发作期间注意到乳头的颜色变化，无论是发白还是变紫色。喂奶后热敷可能会有所帮助，但去除热敷后可能会导致更多疼痛。母亲既往可能有手脚冰凉、天气温和时戴手套或穿袜子睡觉的情况。一线治疗包括在喂奶后使用温热的米袜（rice sock），待其自行冷却至室温。也可以建议母亲避免低温。如果采取这些措施后疼痛仍持续存在，长效钙通道阻滞药可能会有所帮助。

十三、乳汁传递和婴儿生长

什么时候纯母乳饮食不足以满足成长中婴儿的营养需求？在前8周断奶的女性最常说母乳不足是停止哺乳的原因，好心的家人经常问："你什么时候开始给宝宝喂真正的食物？"

很难得到正确答案。许多非饮食因素影响婴儿的生长发育，生长不良与出生顺位高（活胎超过4个）、母亲年龄较低、母亲体重低、妊娠期母亲营养不良、生育间隔短、出生体重低于2.4kg、多胎妊娠、感染、婴儿双亲之一死亡、离婚或分居有关。WHO和CDC已经根据纯母乳喂养的婴儿制订了适当的婴儿生长图表[120]。

十四、催乳剂：提高母乳产量的药物

当母亲存在乳汁分泌和转运问题时，产科医生可能会与母乳喂养的母婴进行互动。母亲和（或）儿科医生经常要求产科医生开催乳剂处方[121, 122]。已证实，许多药物可以增加非妊娠期女性的催乳素分泌，而溢乳是使用吩噻嗪或甲氧氯普胺女性的一个相对常见的临床问题。当喷乳（泌乳反射）受阻时，可给予鼻喷催产素以增加乳汁排出；然而，并非所有试验都表明催产素鼻喷雾剂有效[123]。

甲氧氯普胺（Reglan）用于促进胃肠道张力；然而，次要作用是增加催乳素水平。大多数研究表明基础催乳素水平可成倍增加，乳汁量也可增加60%~100%。甲氧氯普胺的作用非常依赖给药剂量；通常的剂量是10~15mg口服，每天3次，但不良反应（胃痉挛、腹泻和抑郁）经常限制其使用。长期使用会增加抑郁症的发生率，因此治疗应随着时间的推移逐渐减少，并限制在4周以内。对婴儿的影响似乎很小。无论在产后多长时间，婴儿接受的剂量远低于治疗食管反流的剂量。美国食品和药品监督管理局发布了迟发性运动障碍与甲氧氯普胺用药超过3个月之间具有相关性的黑框警告。

多潘立酮是一种类似于甲氧氯普胺的药物，可阻断肠道和脑干中的多巴胺受体，但心理神经系统不良反应较少。多潘立酮在加拿大用作止吐药，但在美国未获得FDA批准。在乳汁减少的母亲进行了安慰剂对照试验，发现多潘立酮使催乳素水平和母乳供应量增加了2~3倍。改善母乳供应的常用剂量是每天3~4次，每次10~20mg。建议缓慢减量（每周减少10mg），因为快速停药会迅速减少母乳供应。母体血清中相对较高的蛋白结合率限制了药物向新生儿的转运，相对婴儿的剂量为0.04%。2004年，由于存在室性心律失常的风险，FDA发布了警告，禁止使用多潘立酮。这些可能危及生命的反应发生在因癌症而接受化疗的低钾血老年患者中，他们静脉或口服高剂量多潘立酮作为止吐药。在一项巢式病例对照研究中，多潘立酮的使用与心脏性猝死或严重室性心律失常的风险提高 1.6 倍相关，而在患有糖尿病、男性或 60 岁以上的受试者中观察到的风险更大[124]。

舒必利是一种选择性多巴胺拮抗药，在欧洲用作抗抑郁药和抗精神病药。较小的剂量（50mg，每天 2 次）不会对母亲产生精神安定作用，但催乳素和乳汁产量显著增加。临床研究表明，产奶量可增加 20%～50%，但低于甲氧氯普胺[125, 126]。130 名受试者随机分配到安慰剂对照研究中发现，舒必利 50mg 每天 2 次，用于产后前 7 天，可使总产奶量从对照组的 916ml（±66ml）增加到舒必利治疗组的 1211ml（±65ml）。舒必利的经母乳转移是最小的，在婴儿中没有观察到不良反应。舒必利在美国不可供。

鼻喷催产素替代内源性催产素来收缩肌上皮细胞并导致泌乳。理论上，它用于克服被抑制的喷乳反射。催产素会被 GI 酶破坏，不能口服。曾经，催产素作为鼻内喷雾剂使用，但已自愿退市。药剂师可配制浓度为每滴 2U 的鼻内喷雾剂。刺激泌乳反射的剂量是每个鼻孔一喷（3 滴），在每个哺乳周期的 2min 或 3min 内的总催乳剂量约 12U。建议的治疗持续时间尚不清楚。需要识别和控制抑制喷乳反射的根本原因。

很少有临床试验单独使用催产素来提高产奶量。在一项双盲组别序贯试验中，在早产儿分娩后的前 5 天内，单独使用鼻内催产素来提高女性的产奶量。使用鼻内催产素的初产妇在第 2～5 天获得的母乳累积量，比安慰剂组初产妇高 3.5 倍[126]。这一获益源于每次喂奶时能够更彻底地排空乳房。由于催产素与催乳素刺激药物的互补机制，它们经常被联合使用。

尽管甲氧氯普胺、多潘立酮、舒必利和催产素似乎对母婴有效且相对安全，但它们只是次要的支持干预措施。主要重点应该是通过自然机制（即适当和频繁地刺激乳头和乳晕）来促进催乳素和催产素分泌。催乳剂只能在短时间内（2～4 周）使用，并投入时间、精力和知识进行个体化的有实践经验的咨询，两者相结合以提高母乳的"自然"产量。

十五、母体疾病

大多数有并发疾病的哺乳期母亲，都没有任何医学理由停止母乳喂养；然而，适当的处理需要个体化护理母婴二人，以保持哺乳的供需关系。例如，住院的哺乳母亲应该带着其哺乳的婴儿在医院按需喂养。这种情况延伸了医院管理人员和护理服务的灵活性，但这个问题可以通过教育来克服。母亲的产科医生和婴儿的儿科医生需要共同倡导以保持母婴关系。

第一个原则是保持哺乳。需外科手术的紧急住院是一种常见的情况。如果母乳是新生儿的唯一营养来源，哺乳的急剧减少可能会导致乳房涨奶、术后发热和乳腺炎。在麻醉用药前，应当将婴儿放在乳房上，并在恢复室排空乳房。最有效的方法是让妈妈喂奶。尽管母乳中可能存在一些麻醉药，但大多数与哺乳不冲突。如果有理由担心或母亲无法沟通（例如因为她上了呼吸机），则应在恢复室中机械吸乳，然后每 2～3 小时通过哺乳或泵乳排空乳房 1 次。母乳被保存、冷冻，随后在胎儿不易受到镇静作用影响的时候，提供给婴儿。如果有顾虑，可以用之前吸出的母乳进行稀释。ABM 临床协议第 15 号（母乳喂养母亲的镇痛和麻醉，2017 年修订版）提供了哺乳期母婴镇痛和麻醉的综合指南[127]。

第二个原则是针对哺乳期母亲的特殊营养需求进行调整。当术后限制摄入和必须控制产妇饮食时，这一原则尤其重要。术后外科医生必须考虑哺乳所需的热量和液体。在恢复饮食之前，哺乳期母亲每天需要额外补充 800ml 液体。尽早恢复均衡饮食对于抵消哺乳和伤口愈合所需的额外能量和蛋白质至关重要。

第三个原则是确保母体疾病不会伤害婴儿。这与传染病最相关，但在母亲诊断可能不可靠的情况下也同样重要。在后一种情况下，母乳喂养的益处必须经过患者和家人、社会服务资源进行仔细评估。

感染是母乳喂养受到质疑的最常见情况。一般来说，婴儿与母亲之间的必要性接触，如母乳喂养，并不会增加风险。该建议是假设母亲和婴儿都被适当治疗了。仍应实施感染区域的隔离，如在呼吸道感染的情况下使用口罩和疱疹病灶的隔离。禁止母乳喂养的四种急性感染是：①乳房单纯疱疹病损；②新生儿 3 日龄内的母亲患急性水痘［直到新生儿接受水痘 - 带状疱疹免疫球蛋白（varicella-zoster immunoglobulin，VZIG）］；③未经治疗的活动性肺结核［胸部 X 线阳性证实分枝杆菌的存在，而不仅仅是纯化蛋白衍生物（purified protein derivative，PPD）阳性］；④在发达国家中发生的人类免疫缺陷病毒疾病。

第四个原则是充分评估用于治疗的药物的需求和类型。慢性高血压的药物管理说明了这一原则。首先，必须仔细审查对药物的需求，对于是否治疗轻度慢性高血压患者（舒张压为85~95mmHg），文献中存在相当大的争议。轻度高血压母亲的母乳喂养意愿可能会改变其风险/收益比，因此应推迟抗高血压药物治疗，但应在哺乳后监测高血压。其次，应评估药物对产奶量的影响。在治疗的前3~4个月，利尿剂会减少血管内容量，随之减少乳量。其次，当患者使用低剂量噻嗪类利尿剂超过6个月，如果维持足够的口服摄入量，则对乳量的影响很小。第三，应评估药物在母乳中的分泌及其对婴儿的可能影响。噻嗪类利尿剂、乙炔酸和呋塞米也会少量进入母乳。许多药物都有替代胆红素的潜力，在婴儿不到1月龄或出现黄疸时，这些药物在哺乳期的使用则令人担忧。虽然新药上市频繁，但使用临床应用历史悠久的药物仍是明智之举。

第五个原则和持续的挑战是来自放射科医师和X线技师的全面禁止，要求在使用对比剂的24~48h"泵奶并倒掉"。2017年，经美国放射学会同意，ACOG发布了临床实践指南[127]，综述了婴儿接触钆和碘对比剂的实际风险。这两种对比剂在给药后的前24h内，血管内对比剂剂量的不到0.04%会被进入到母乳中。在这小剂量中，不到1%会被婴儿吸收。使用钆或碘对比剂后不应中断母乳喂养。虽然用于成像的碘对比剂是安全的，但除非中断母乳喂养，否则不应使用放射性 ^{131}I。

十六、哺乳期乳房肿块

乳腺癌是女性生殖器官最常见的癌症。尽管40岁以后患乳腺癌的风险会急剧增加，但在所有乳腺癌中有1%~3%发生在妊娠和哺乳期间（见第55章）。在哺乳期间诊断出的乳腺癌可能起源于妊娠前或妊娠期间。由于存在这一假设，以及妊娠期或哺乳期女性数量较少，大多数研究将这些人群归为一类。日本的研究人员[128]分析了年龄匹配的对照组（$n=192$）、妊娠期诊断的女性（$n=72$）和哺乳期诊断的女性（$n=120$）所患的乳腺癌。在妊娠或哺乳期间诊断出乳腺癌的患者比其他时间诊断者的预后差。无淋巴结转移的患者的10年生存率，年龄匹配对照组为93%，而在妊娠或哺乳期间诊断者为85%。当淋巴结受累时，对照组的10年生存率为62%，而妊娠或哺乳期间诊断者为37%。与对照组女性相比的存活率差异部分源于哺乳期女性诊断前的症状持续时间较长（6.3个月 vs. 5.4个月）、触诊肿瘤体积更大（4.6cm vs. 3.0cm）和剖面肿瘤体积更大（4.3cm vs. 2.6cm）。哺乳期女性诊断延迟和诊断时体积较大是产科医疗服务者和（或）哺乳期女性未能积极进行乳房肿块评估的结果。

哺乳期女性最有可能通过每天的乳房按摩来发现乳房肿块。在其参考框架中，她通常认为这个硬块是"堵塞的乳腺管"。如果尽力促进该小叶的引流后导管堵塞仍超过2周，应鼓励她上报。她的医生面临较多的鉴别诊断；最常见的诊断是乳管扩张，这是一种完全良性的诊断。纤维瘤和纤维腺瘤在年轻女性中更为常见，实性呈橡胶状、结节状且可移动，可能会随着妊娠的激素刺激而迅速生长。

肿块细针穿刺是诊断的主要依据。许多产科医生将患者转诊给乳腺放射科医生进行咨询和处理。细针穿刺活检在妊娠期和哺乳期的准确性似乎与未妊娠、非哺乳期女性相同。在一项含214例次妊娠和哺乳期细针穿刺的研究中，8例次（13.7%）是癌症，敏感性、特异性和阳性预测值分别为100%、81%和61%[129]。

超声是确定哺乳期女性乳房肿块囊性性质的准确方法。钼靶在哺乳期更难进行解释。年轻的乳房通常更致密，有功能腺体的大量增加可能会掩盖小的癌灶；但是，如果由经验丰富的放射科医生解读胶片，其准确性仍然很好。一般来说，乳腺X线检查或磁共振成像是仅次于超声检查的次要诊断方式。

十七、复工问题

在美国就业女性中，23%在产后10天重返工作岗位[130,131]。累计1/3在出生后3个月内重返工作岗位，2/3在出生后6个月内重返工作岗位。IFPS Ⅱ 研究前瞻性地调查了分娩后12个月内就业的母乳喂养母亲（$n=810$），着眼于其就业和母乳喂养的联合策略[101]。重要发现包括，母亲重返工作岗位时婴儿平均年龄为11.4周，每周工作时间的中位数为24.8h，重返有偿工作后的母乳喂养时间中位数为 25.6 周。母亲重返工作岗位后的第 1 个月内继续母乳喂养的策略包括：①直接乳房亲喂（31.3%）；②泵奶和直接乳房亲喂（9.4%）；③仅用吸奶器泵奶并用奶瓶喂母乳（43.4%）；④白天既不泵奶也不直接亲喂。直接亲喂和泵 - 喂策略导致重返工作岗位最长的哺乳持续时间，分别为 31.4 周（n=250）和 32.4 周（n=75）。CDC 已开发了一个网站帮助女性和雇主支持母乳喂养的母婴（http://www.cdc.gov/brommeding/promotion/employment.htm），该网站包括了在美国支持母乳喂养的雇主所需的法律法规。框 25-4 和框 25-5 描述了吸奶器的使用和母乳的储存。

结论

母乳喂养和母乳是婴儿营养的全球标准。所有主流卫生组织都支持 6 个月的纯母乳喂养和辅食加母乳喂养直至 12 个月及以后。虽然 2015 年已有 83% 的美国女性符合美国卫生总署健康人群 2020 年目标所制订的开始母乳喂养比率，但很少有女性将纯母乳喂养延续至 6 个月并继续母乳喂养至 12 个月及以上。

要 点

- 世界卫生组织、美国卫生总署、美国儿科学会、美国家庭实践学会、美国妇产科医师学会和母乳喂养医学会都认可母乳喂养作为婴儿喂养的金标准。
- 在人群水平上，更高强度和持续时间的母乳喂养与婴儿的许多健康益处相关，包括防止感染、更少过敏、更好的生长、更好的神经系统发育，以及更低的慢性病率，如 1 型糖尿病和儿童期癌症。
- 更高强度和持续时间的母乳喂养也与母亲的健康益处相关，包括更快的产后复旧、更少的绝经前乳腺癌、更少的卵巢癌、更低的心血管疾病发病率和更少的 2 型糖尿病。
- 配方奶缺乏母乳的关键成分，包括抗感染、帮助消化的激素和酶、最利于大脑生长的多不饱和脂肪酸，以及易于消化的充足成分。
- 催乳素是乳汁合成的主要促进激素，催产素是泌乳反射的主要启动激素。催乳素和催产素的释放是乳晕和乳头的感觉神经受刺激所引发的。
- 从垂体后叶释放的催产素可以被操作性地调节，并受到疼痛、压力或自尊丧失的负性影响。
- 在出生后的第 1 小时内持续 STS 接触会增加母乳喂养的持续时间。哺乳婴儿的正确姿势和正确衔乳可促进有效的母乳输送，并减少乳房疼痛和乳头损伤的发生率。需要每 24 小时 8 次以上的哺乳频率、夜间哺乳和超过 15min 的哺乳时间，以维持足够的催乳素水平和乳汁供应。
- 对人类乳头和人工乳头的护理作用大不相同。泌乳不良是乳头损伤和乳汁转移不良的主要原因。自我感知的或真正意义上的母乳转移缺乏是停止哺乳的主要原因。
- 一种蛋白通过抑制腺泡细胞、拮抗腺泡细胞的膨胀和张力来减少产奶量，通过这一自分泌通路减少产奶量。因此，频繁地排空乳腺对于维持泌乳至关重要。

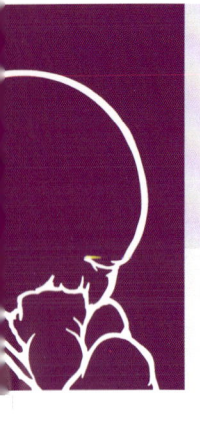

第26章 妊娠期是未来母婴健康的窗口期
Pregnancy as a Window to Future Maternal and Child Health

Lauren H. Theilen　Michael W. Varner　著
蒋 理 译　马琳琳 校

英汉对照

American College of Obstetricians and Gynecologists	ACOG	美国妇产科医师学会
fetal growth restriction	FGR	胎儿生长受限
gestational diabetes mellitus	GDM	妊娠糖尿病
high-density lipoprotein	HDL	高密度脂蛋白
low-density lipoprotein	LDL	低密度脂蛋白
placental growth factor	PLGF	胎盘生长因子
polycystic ovary syndrome	PCOS	多囊卵巢综合征
soluble fms-like tyrosine kinase-1	sFlt-1	可溶性 FMS 样酪氨酸激酶 –1

摘 要

由于某些妊娠合并症与受影响的女性及其后代的远期健康结局有关，所以妊娠期被视为未来母婴健康的窗口期。慢性疾病的妊娠相关危险因素包括不孕症、产次、妊娠糖尿病、妊娠高血压疾病、自发性早产、胎儿生长受限和胎盘早剥。支持这些因素与母婴健康关联的大多是观察性的数据，关于这些关联背后的病理生理机制有很多需要研究的地方。尽管存在认识的偏差，但有足够的数据表明，受妊娠合并症的影响，一些女性和儿童是晚年罹患慢性疾病，特别是心血管疾病的高危人群。早期筛查和干预是否可以改善这些人群的远期健康结局是正在进行的研究主题。

关键词

女性健康；应激测试；心血管疾病风险；Barker 假说；胎儿编程；预防性保健

妊娠是一种独特的跨代体验。其结局受女性的个人病史和产科病史、其母亲的产科病史（在较小程度上也受其伴侣的母亲的产科病史的影响）、父母的家族病史的影响。所有这些影响因素都可用于对当前妊娠风险的预测上。女性的妊娠经历也为她和孩子未来的健康状况提供了可能的溯源依据，并且为将来出现的新疾病或者对某些病症的易感性提供一个早期干预的可能时期，即产后和妊娠期，以达到健康促进的目的。

一、妊娠是一种应激测试

妊娠被视为一种生理应激测试，因为患有某些妊娠合并症的女性在首次妊娠后，罹患某些慢性疾病的风险增加、年龄提前。已有理论认为，在首次出现合并症的妊娠期间给予早期干预，可能使这些女性在后续的妊娠过程中及产后的指标处于临床心血管和代谢疾病的阈值以下，并将疾病的发生推迟到更晚的年龄（图 26-1）[1]。妊娠和产后是一个时间窗，为查明相关的危险因素并改善女性及其子女长期健康提供干预的机会。

二、与后期慢性疾病相关的妊娠期事件

（一）不孕症

在美国，11% 的育龄女性受到不孕不育的影响，这可能是许多不同因素单独或联合作用的结果[2]。然而，育龄女性最常见的内分泌疾病是多囊卵巢综合征（polycystic ovary syndrome，PCOS），它经常伴随着女性的体重增加或超重，并且会增加随后发生胰岛素抵抗、代谢综合征和 2 型糖尿病的风险[3, 4]。这带来了一个问题，即不孕症本身或其治疗是否会增加女性产后患代谢性疾病或血管疾病的风险。或者说，不孕和产后的血管疾病其实是同一潜在疾病的不同表型。

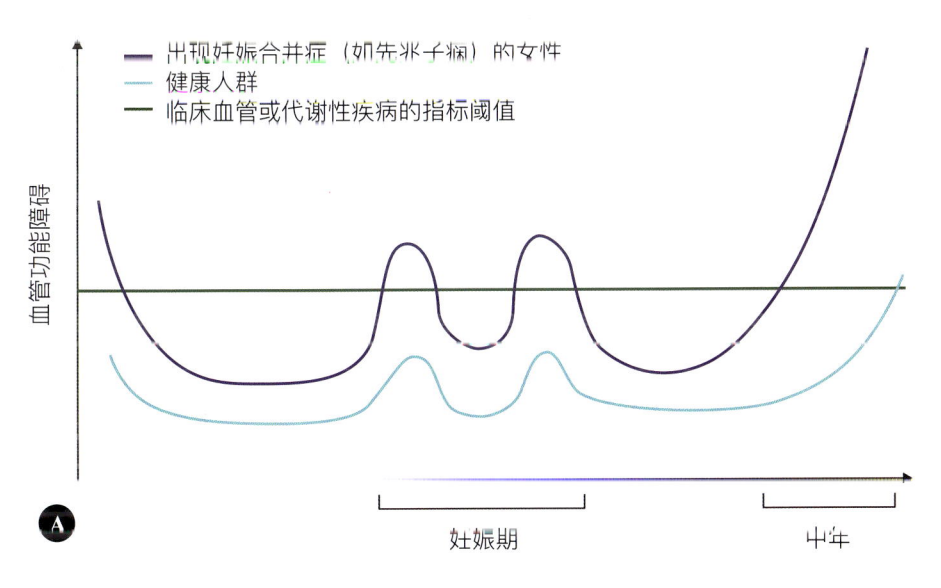

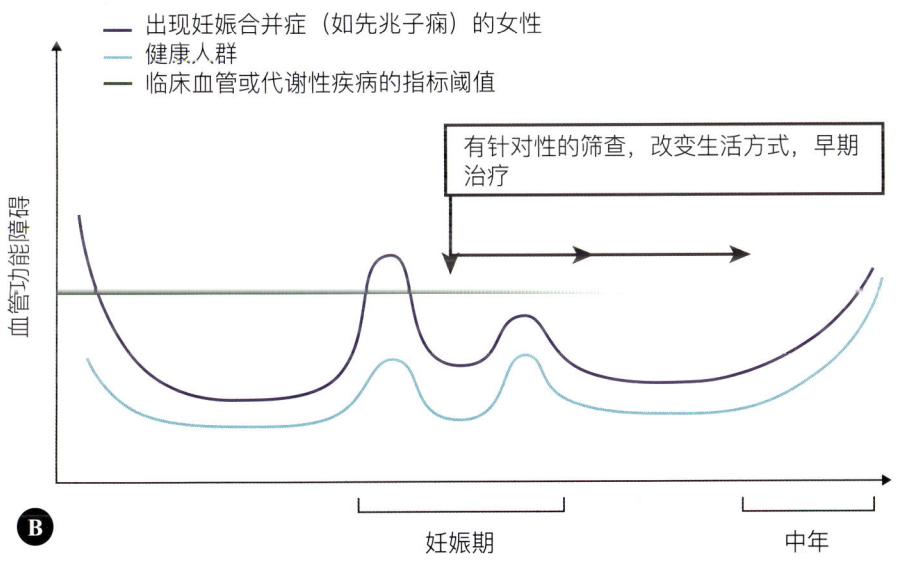

◀ 图 26-1 妊娠是慢性病风险的"应激测试"

A. 具有亚临床风险的女性在妊娠期间会出现临床明显的病理改变；B. 对出现并发症的高危女性进行早期干预可能会改变其慢性病的发展轨迹 [引自 Rich-Edwards JW, McElrath TF, Karumanchi SA, et al. Breathing life into the lifecourse approach: pregnancy history and cardiovascular disease in women. *Hypertension*. 2010;56(3):331–334.]

一项纵向队列研究对安大略省 1993—2011 年间接受不孕不育治疗的 28 000 余名女性继续跟踪调查至 2015 年，结果发现，与治疗后生育的女性相比，在中位随访时间为 8.4 年的过程中，那些一直没有妊娠的女性的心血管事件发生率高了 19%[5]。这与生育治疗周期数或治疗手段并无相关性。虽然这项研究没有将心血管事件的患病率与生育能力未受损的对照人群进行比较，但最近的一项 Meta 分析发现，接受生育治疗和产后的心血管结果之间没有明显的关联[6]。

弗雷明汉心脏研究（Framingham Heart Study）第三代队列人群研究最近的一份报告指出，与没有不孕症病史的女性相比，自称有此病史的绝经前女性（占队列的 14.2%）体重指数和腰围较大，糖尿病的发病率有增加的趋势[7]。此外，女性健康倡议组织最近的一份报告指出，总是或有时月经不规律与绝经后冠心病呈正相关，而后者与不孕症本身则没有相关性[8]。这些报告共同表明，PCOS/代谢综合征表型是女性不孕症与随后的代谢和血管疾病之间的主要关联。

值得注意的是，不孕史也可能是女性其他长期健康问题的先兆。子宫内膜癌在患有 PCOS 的女性中更为常见，而骨质疏松和痴呆症在卵巢早衰的女性中更常见[9]。因此，初级保健医生应了解女性生育史的详细情况，以确定该病史是否增加了心血管疾病和代谢性疾病的风险。

（二）多产次

除了未产妇外，多产次（≥5）也与心血管疾病的风险增加有关。一项纳入 1932—1955 年间在瑞典出生的 130 多万名女性的纵向队列研究发现，有两个孩子的女性患心血管疾病的风险最低[10]。在这个队列中，一胎女性的患病风险比略有增加，为 1.09（95%CI 1.03～1.15）；而多胎女性的风险比略高，为 1.47（95%CI 1.37～1.57）。虽然这些值在计算过程中试图控制社会经济因素和妊娠相关并发症等因素，但仍不能明确它们之间是因果关系还是相关关系。

有人认为，与未妊娠的女性相比，有过无并发症妊娠的女性心血管风险降低与长期存在的血管结构和功能变化有关，这些变化与妊娠期间的心血管生理性变化有关。然而，最近的一项研究对男性和女性的子女数量和随后的心血管疾病进行了比较，发现男性和女性的子女数量与心血管疾病之间存在相似的关联[11]，这表明，之前的报道可能是由于未观察到行为和（或）生活方式，而不是与妊娠相关的生理变化。

（三）妊娠糖尿病

妊娠期糖尿病（gestational diabetes mellitus，GDM）是一种在妊娠期间加重或首次被诊断为糖类不耐受的疾病。在过去的几十年里，GDM 的患病率有所增加。据估计，在 1980 年，美国 1%～3% 的孕妇患有 GDM[12]，而目前的患病率为 6%～9%[13]。这一疾病的增长与西方社会日益普遍的肥胖症并驾齐驱。

众所周知，被诊断为 GDM 的女性随后患 2 型糖尿病的风险更高。事实上，O'Sullivan 和 Mahan 在 1964 年对 GDM 的描述是基于它对未来患糖尿病的预测能力，而非预测围产期结局[14]。特别是在晚期，2 型糖尿病的负担很重。它使个体患心血管和外周血管疾病、视网膜病变、神经病变和肾脏疾病的风险增加。

最近的一项估计表明，患有 GDM 的女性终生患 2 型糖尿病的风险增加了 7.4 倍[15]。回顾 28 项研究发现[16]，这种疾病的发病率在产后前 5 年迅速增加（17%～50%），此后逐渐趋于平稳，在 20 多年后发生的达到约 70%（图 26-2）。这些估计值的不同可能是由于不同的研究人群，以及对 GDM 和 2 型糖尿病的不同定义所致。

尽管这些事实清楚地表明了对 GDM 女性进行持续随访的重要性，但目前 2 型糖尿病的发病速度也可能更高。来自单一支付医疗系统国家的几位研究人员指出，过去几十年里，他们各自人群中 2 型糖尿病的发病速度变得更快。安大略省的一项研究发现，女性患 2 型糖尿病的速度正在加快，1995—1996 年分娩的女性，产后 9 年内达到患糖尿病概率为 16% 的临界值；而在 1999—2001 年分娩的女性，则在 4.7 年内达到临界值（图 26-3）[17]。丹麦的一项研究表明，在经过多年的随访后，1987—1996 年出生的 GDM 患者的糖尿病或糖耐量减退的发生率高于 1978—1985 年出生的 GDM 患者（分别为 40.0% 和 27.0%），部分原因是较新的队列患者的 BMI 中位数明显更高（26.0 vs. 22.9）[18]。

GDM 是由同样的遗传和生理异常引起的，与非妊娠 2 型糖尿病的特征相同。这些症状包括不同程度

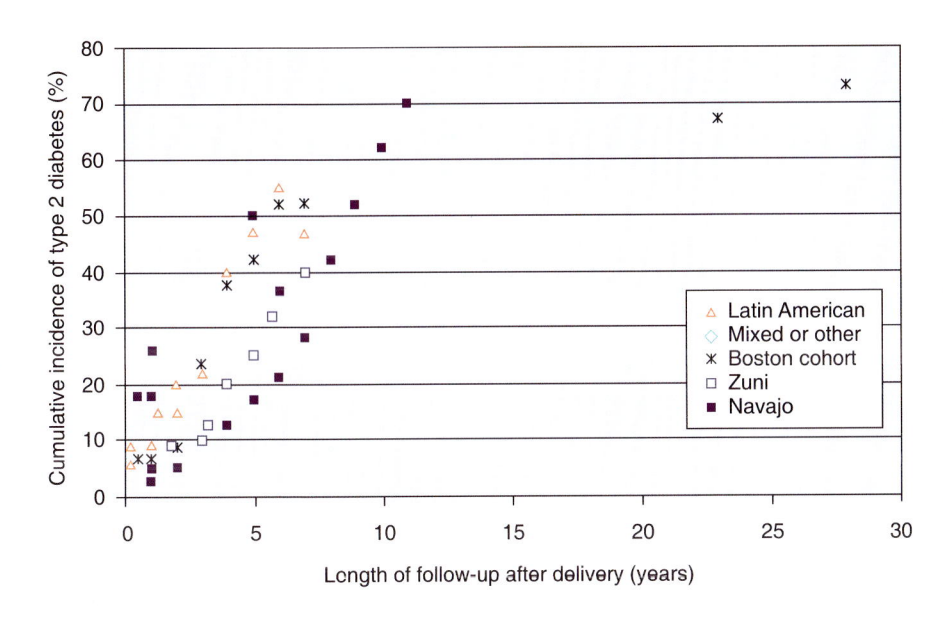

▲ 图 26-2 Cumulative Incidence of Type 2 Diabetes by Ethnicity and Length of Follow-Up Adjusted for Retention. Studies using local criteria or World Health Organization criteria for gestational diabetes mellitus diagnosis are not illustrated. (From Kim C, Newton KM, Knopp RH. Gestational diabetes and the incidence of type 2 diabetes: a systematic review. *Diabetes Care*. 2002;25[10]:1862–1868).

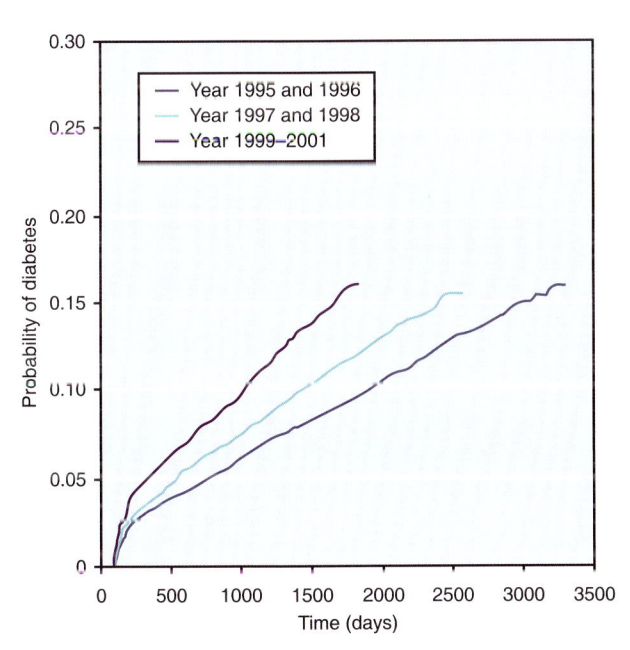

▲ 图 26-3 Cumulative Incidence Rate of Diabetes Mellitus for Ontario Women With Gestational Diabetes by Year Group. (From Feig DS, Zinman B, Wang X, et al. Risk of development of diabetes mellitus after diagnosis of gestational diabetes. CMAJ. 2008;179[3]:229–234.)

的胰岛素抵抗和相对胰岛素缺乏。常伴随着由高血压、低密度脂蛋白升高和高密度脂蛋白降低等共同构成的代谢综合征。高热量饮食和久坐不动的生活方式进一步加剧了这些问题。GDM 的家族性患病率与 2 型糖尿病的患病率相当。

有 GDM 病史的女性，由于患有或获得代谢综合征各部分的风险增加，患心血管疾病的风险也增加。

有 GDM 病史的女性中有约 1/3 将在分娩后 5～10 年内发展为代谢综合征[19]。这可能是持续的亚临床炎症和血管功能障碍的后遗症，这些症状常见于 GDM 后血糖正常的女性中[20]。

妊娠合并 GDM 的女性必须在产后采取有效的避孕措施。她们在妊娠期间发展为临床糖尿病的可能性增加，这使得在计划后续妊娠及在受妊娠前完成糖尿病筛查测试尤为重要。

妊娠合并 GDM 是各种新生儿并发症的高危因素，包括手术助娩、产伤、新生儿低血糖、高胆红素血症和红细胞增多症。然而，妊娠合并 GDM 的后代在以后的生活中也有患慢性病的风险，包括肥胖和代谢性疾病[21]。

（四）妊娠高血压疾病

在美国，每年有 3%～5% 的孕妇患妊娠高血压疾病。人们普遍认识到妊娠高血压疾病是母婴健康相关的直接威胁，并且妊娠高血压疾病也是后期慢性病的重要危险因素。女性心血管疾病、脑卒中和 2 型糖尿病与妊娠高血压病史密切相关（图 26-4）[22]。这些风险似乎在反复患妊娠高血压疾病的女性、早产女性和胎儿结局不良的女性（如生长受限和死产）中最高[23-27]。

Leon Chesley 对 20 世纪 40 年代子痫幸存者进行的前瞻性队列研究发现，有子痫的经产妇在随访 30 年后患高血压、糖尿病或死亡的风险显著增加，但在第 1 次妊娠时患有子痫的女性脑卒中风险并没有增

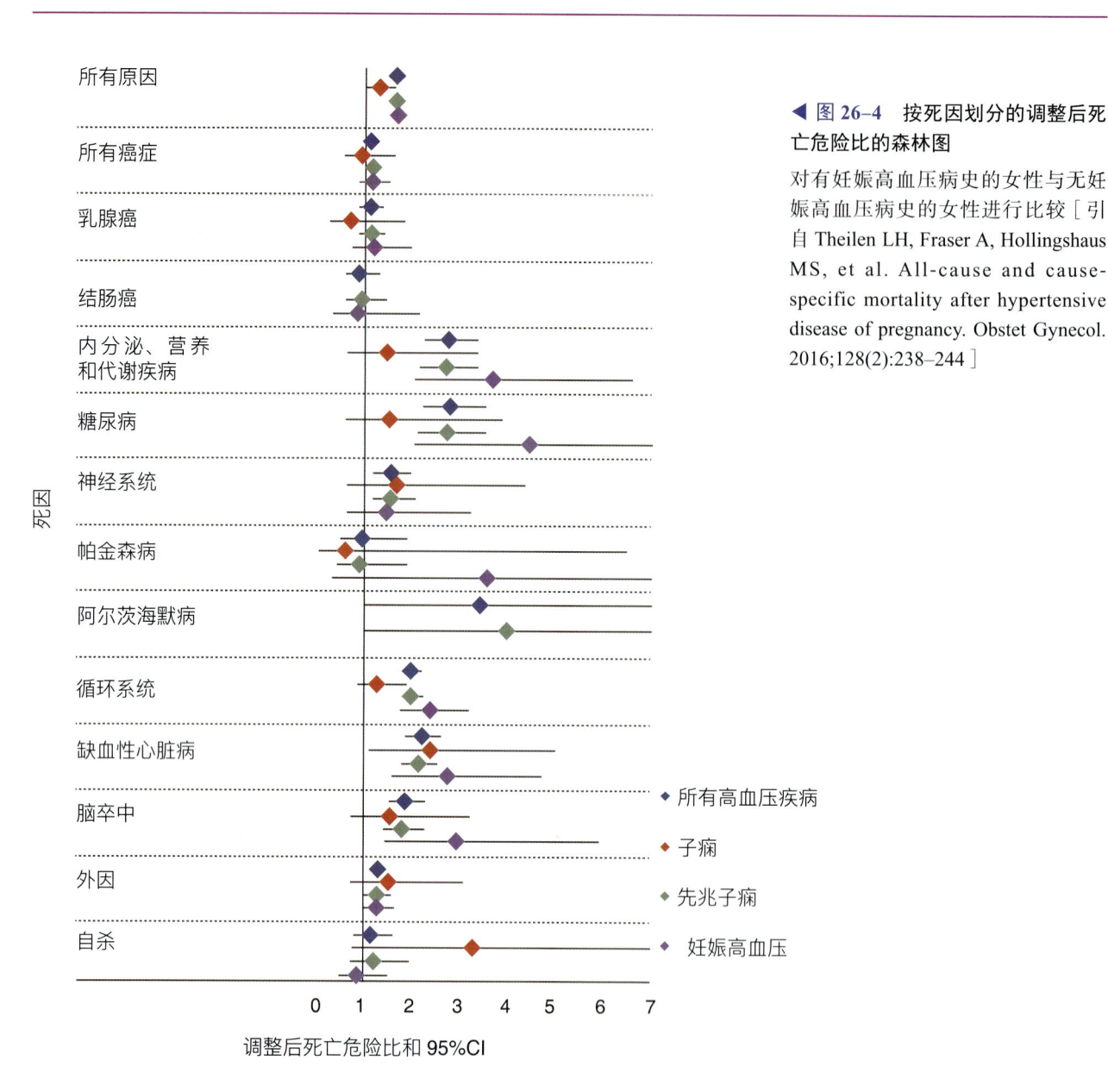

▲ 图 26-4 按死因划分的调整后死亡危险比的森林图

对有妊娠高血压病史的女性与无妊娠高血压病史的女性进行比较［引自 Theilen LH, Fraser A, Hollingshaus MS, et al. All-cause and cause-specific mortality after hypertensive disease of pregnancy. Obstet Gynecol. 2016;128(2):238–244］

加[28]。妊娠高血压疾病在第 1 次妊娠时比在第 2 次妊娠时更常见。患妊娠高血压疾病的经产女性可能会因为血管结构和功能的改变而增加心血管疾病的风险。然而，关于妊娠后血管顺应性的研究结果喜忧参半[29, 30]。

一些研究人员假设，慢性高血压是患有妊娠高血压疾病的女性远期不良结局的中介因素。然而，一些数据表明，即使是产后血压恢复正常的女性，心血管疾病的风险也会增加[31]。

大多数关于妊娠高血压疾病与长期不良健康结局之间关系的现有数据来自回顾性研究，这些研究依赖于病历、出生证明和死亡证明中列出的诊断。这些研究可能受到错误分类偏差的影响，即当女性实际上患有未诊断的慢性高血压时，她们被诊断为妊娠高血压疾病。这也许可以解释，为什么与先兆子痫女性相比，妊娠高血压女性患心血管疾病和 2 型糖尿病的风险更高。尽管有这样的影响，未诊断的慢性高血压和在妊娠期间第 1 次被诊断为妊娠高其血压的女性构成了一组高危女性，她们的妊娠相关诊断应均应被视为危险信号。

尽管妊娠高血压疾病和慢性心脏代谢疾病之间的关联机制尚不清楚，但越来越多的证据表明，这些女性是早期心血管疾病发病率和死亡率发生的高危人群。心血管疾病是美国女性的主要死因，对患有妊娠高血压疾病的女性及早发现其血管功能障碍的表型可能有助于及时筛查和干预。多个专业组织，包括美国心脏协会和美国妇产科医师学会，呼吁改善产后和初级/预防保健，以应对这些风险。ACOG建议，有反复妊娠高血压病史或早产合并妊娠高血压病的女性进行高血压、糖尿病和血脂异常的年度筛查，尽管这一建议主要基于专家意见，并未在临床实践中广泛采用。目前还没有关于这种筛查对改善女性长期健康有效的证据。

有限的数据表明，患有妊娠高血压疾病的女性也可能面临非心脏代谢疾病的发病率和死亡率升高的风险。基于人群的回顾性研究表明，先兆子痫可能与视网膜疾病、传染病和阿尔兹海默病的风险增加有关[22]。尽管妊娠高血压等全身炎症反应可能与许多慢性病有关，但这些关联的特征尚未得到很好的描述。

关于患有妊娠高血压的女性后代的长期健康结局的数据相对较少。然而，一些研究表明，妊娠合并高血压疾病的女性，其后代成年后心脏代谢疾病的发病率增加[32,33]。这些发现支持流行病学家 David Barker 的假设，他提出产前和围产期发生的不良事件，使子代个体容易患上某些成人疾病[34]。此外，先兆子痫女性胎盘 11β-羟基类固醇脱氢酶 -2 在的表达和活性降低[35]，导致母体皮质醇向胎儿转运增多，继而子代在产前及出生后的远期健康都受到了一定的影响。

（五）自发性早产

在美国，早产发生在约 10% 的分娩中。在美国，由宫缩提前、胎膜早破和（或）宫颈功能引发的早产，约占了自发性早产或早产的一半[36]。越来越多的文献支持炎症和胎盘衰老是自发性早产某些亚类的病理机制[37]。心血管疾病同样与全身炎症和血管衰老有关，流行病学研究表明，自发性早产和随后的母体心血管疾病之间存在显著的相关性[38-40]。一项 Meta 分析报道称，有自发性早产史的女性死于冠心病的风险增加了 2 倍[41]。尽管有报道提出，心脏病和脑卒中的风险接受医疗性早产的女性中最高，但发生过自发性早产的女性，发生心血管疾病相关死亡、心脏病和脑卒中的风险也显著增加了。

有人认为，自发性早产的女性（类似于患有妊娠高血压疾病的女性）可能代表着有基础炎症环境，妊娠的生理变化加剧了炎症环境，导致妊娠合并症。

这一揭开慢性病潜在风险的理论是正在进行的研究的主题。

长期以来，一直认为早产儿在儿童和成人时期患慢性病的风险是增加的。其中许多疾病，如慢性肺部疾病和视网膜病变，都与早产儿本身的新生儿并发症有关。然而，一些数据表明，与足月儿相比，早产儿在以后的生活中仍有患肥胖症、糖尿病和心血管疾病的风险[42]。

（六）胎儿生长受限

FGR 和胎盘功能不全通常属于妊娠合并症的"胎盘综合征"范畴，它们与妊娠高血压疾病等其他胎盘综合征有共同的病理生理变化。如前所述，如果先兆子痫等与胎盘相关的妊娠疾病与胎儿宫内发育迟缓或死产等不良胎儿结局有关，则产妇心血管疾病发病率和死亡率较高[27]。

FGR 还与后代的长期不良健康结局有关。前文提到的流行病学家 Barker 是最早报道这种联系的人之一。他注意到，在英国，最贫穷的地区和最低收入人群中，缺血性心脏病的发病率最高。同时婴儿死亡率也出现了同样显著的地理差异。他提出，出生前和出生后早期发育受损是后期缺血性心脏病的重要风险因素。为了验证他的假设，他回顾了 1911—1930 年在英国部分地区出生人群的接生记录和死亡记录，发现出生时和 1 岁时体重最低的男性，死于缺血性心脏病的概率最高[43]。自那以后，"Barker 假说"，即成人疾病的胎儿起源学说，就不断接受大量产前暴露和成人结局的验证，观察证据都支持这一假说。

荷兰饥荒是另一个经常被引用的胎儿编程证据的例子。它始于 1944 年德国占领时期，一直持续到 1945 年。在此期间，该国西部地区的口粮低至每人每天 400～800cal（图 26-5）。正在进行的荷兰饥荒出生队列研究旨在评估宫内暴露于饥荒对成年人健康的影响。到目前为止发表的研究结果包括在孕早期暴露于饥荒的成年后代患糖尿病、动脉粥样硬化脂质异常血症和心血管疾病的风险增加[44,45]。不同妊娠期暴露，风险都会不同，孕早期暴露通常导致最大的风险。然而，一些研究表明，在那些出生体重较轻的后代中，只有产前暴露与不良的成人健康结局之间存在显著的关联[46]。

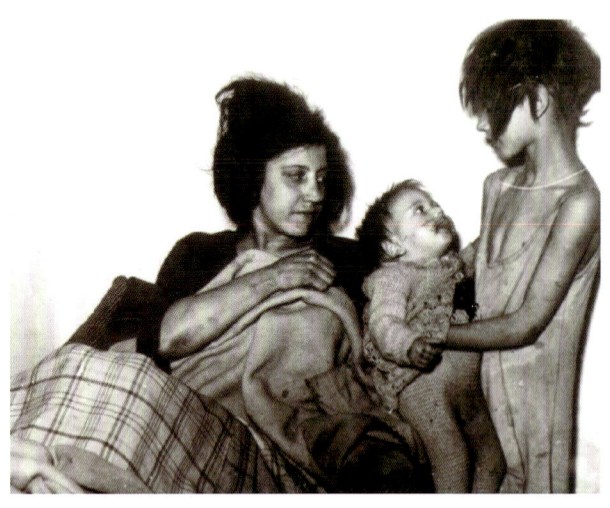

▲ 图 26-5 1944—1945 年荷兰饥荒期间的一位荷兰母亲和她的孩子，当时的口粮不到建议日摄入量的 1/4

引自 Lumey LH, Ravelli ACJ, Wiessing LG, et al. The Dutch famine birth cohort study: design, validation of exposure, and selected characteristics of subjects after 43 years follow-up. *Paediatr Perinat Epidemiol*. 1993;7(4):354–367.

（七）胎盘早剥

胎盘早剥定义为胎盘在分娩前过早剥离。在美国，临床上可识别的胎盘早剥约占妊娠合并症的 1%[47]。众所周知，胎盘早剥与围产期母婴发病率和死亡率相关。与其他胎盘相关的疾病（妊娠高血压疾病、FGR 和子宫胎盘功能不全）一样，胎盘早剥也与产后的母体心血管疾病有关。

现有数据仅限于回顾性研究，胎盘早剥和心血管疾病之间存在几个重要的潜在混杂因素。吸烟、慢性高血压、妊娠高血压疾病和 FGR 都与胎盘早剥和心血管疾病有关。即使在调整了这些混杂因素后，一项基于人群的大型研究发现，妊娠合并胎盘早剥的女性患心血管疾病的风险比那些没有胎盘早剥的女性高 1.5 倍[48]。

胎盘血管生成功能障碍被认为是远期易患心血管疾病的胎盘综合征的共同特征。孕早期循环血管生成因子，如胎盘生长因子（placental growth factor，PLGF）和可溶性 FMS 样酪氨酸激酶 –1（soluble fms-like tyrosine kinase-1，sFlt-1）水平较高，与降低产科不良结局的风险有关，包括先兆子痫、小于胎龄儿的分娩、自发性早产，以及在早产或生长受限情况下的死产[49]。虽然缺乏预防这些胎盘综合征的循证学方法，但妊娠合并胎盘相关疾病（包括胎盘早剥）的女性可以进行早期心血管疾病筛查和干预，以改善长期健康结局。

三、产后及后期管理

（一）哺乳支持

母乳喂养对婴儿和产妇的益处是毋庸置疑的。它为婴儿提供最佳的营养，并通过促进减肥和内脏脂肪动员[50]、增强胰岛素敏感性，从而增强母亲的葡萄糖代谢[51, 52]。虽然早期研究结果喜忧参半，但最近的一项系统回顾和 Meta 分析表明[53]，母乳喂养 4～12 周以上的女性在 2～5 年内（OR=0.56，95%CI 0.35～0.89）和 5 年以后（OR=0.22，95%CI 0.13～0.36）（表 26–1 和图 26–6）患 2 型糖尿病的可能性明显较低（OR=0.56，95%CI 0.13～0.36）。与完全不母乳喂养的 GDM 女性相比，纯母乳喂养至少 6 周的 GDM 女性患 2 型糖尿病的风险也较低（OR=0.42，95%CI 0.22～0.81）。研究表明，有 GDM 病史的女性，延长母乳喂养时间对预防 2 型糖尿病可能是有益的。

母乳喂养的好处不仅限于婴儿和患有 GDM 的女性。现已证明，较长时间的母乳喂养可以预防后期的心血管疾病，而这里回顾的许多与妊娠相关的并发症都与心血管疾病有关，因此哺乳支持可能是高危女性心血管疾病二级预防的一种重要形式。

（二）改变生活方式

母亲的妊娠前和妊娠期体重在过去的几十年里一直在增加。在任何健康长期管理策略中，减肥是预防 2 型糖尿病发展的最好方法。糖尿病预防计划表明，体重每减轻 1kg，患 2 型糖尿病的相对风险降低 16%[54]。相反，产后体重增加会增加患 2 型糖尿病的风险。Peters 和他的同事证明，分娩后体重每增加 4.5kg，这种风险就会增加 1 倍[55]。

减肥是一个多方面的挑战，既要实现，又要保持。以饮食和锻炼为形式的生活方式干预显然有利于降低产后 2 型糖尿病的发病率[56]。虽然这些干预措施在临床试验中已被证明是成功的（RR=0.59，95%CI 0.52～0.66），但许多高危女性的社会经济现实情况强调了多学科长期方法的重要性。为了达到最佳效果，所有干预措施都应专门针对有年幼子女的母亲的不同生命阶段而量身定做。这不仅仅包括调整母亲的生活方式，而是调整整个家庭的生活方式。

表 26-1 较长哺乳期（>4～12 周）和较短哺乳期（<4～12 周）的比较（图 26-6）

研究/亚组	较长哺乳期 事件	较长哺乳期 总数	较短哺乳期 事件	较短哺乳期 总数	权重	OR, M-H 随机（95%CI）
3.1.1 DM 评估<2 年						
Kim（2001）	27	338	0	43	5.1%	7.68（0.46～128.19）
Kjos（1992）	17	404	109	405	23.3%	0.12（0.07～0.20）
小计（95%CI）	44	742	109	448	28.5%	0.77（0.01～55.86）
总事件数	44		109			

异质性: τ^2=8.58; χ^2=9.03; df=1（P=0.003）; I^2=89%
总体效应检验: Z=0.12（P=0.91）

3.1.2 DM 评估 2～5 年						
Gunderson（2015）	86	806	27	153	24.0%	0.56（0.35～0.89）
小计（95%CI）		806		153	24.0%	0.56（0.35～0.89）
总事件数	86		27			

异质性: NA

总体效应检验: Z=2.43（P=0.02）

3.1.3 DM 评估>5 年						
Kjos（1998）	26	182	129	261	23.9%	0.17（0.11～0.28）
Ziegler（2012）	44	109	109	155	2306%	0.29（0.17～0.48）
小计（95%CI）		291		416	47.5%	0.22（0.13～0.36）
总事件数	70		238			

异质性: τ^2=0.07; χ^2=2.07; df=1（P<0.15）; I^2=52%
总体效应检验: Z=5.77（P=0.00001）

总计（95%CI）		1839		1017	100%	0.29（0.14～0.58）
总事件数	200		374			

异质性: τ^2=0.49; χ^2=26.88; df=4（P<0.0001）; I^2=85%

总体效应检验: Z=3.45（P=0.0006）

亚组差异检验: χ^2=7.13; df=2（P<0.03）; I^2=71.9%

CI. 置信区间; DF. 频度; DM. 糖尿病; M-H 随机. Mantel-Haenszel 随机

引自 Tanase-Nakao K, Arata N, Kawasaki M, et al. Potential protective effect of lactation against incidence of type 2 diabetes mellitus in women with previous gestational diabetes mellitus: a systematic review and meta-analysis. *Diabetes Metab Res Rev.* 2017;33(4).

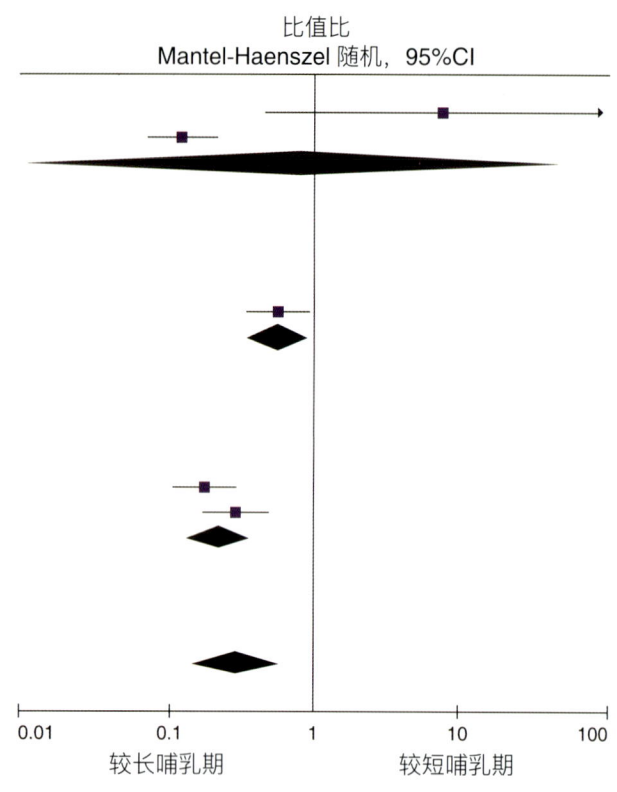

▲ 图 26-6 比较较长哺乳期（>4~12 周）和较短哺乳期（<4~12 周）的森林图，并根据糖尿病评估时间将三个亚组进行分析：<2 年、2~5 年和 5 年以上（数据见表 26-1）

引自 Tanase-Nakao K, Arata N, Kawasaki M, et al. Potential protective effect of lactation against incidence of type 2 diabetes mellitus in women with previous gestational diabetes mellitus: a systematic review and meta-analysis. *Diabetes Metab Res Rev.* 2017;33(4).

（三）健康筛查

与妊娠合并症相关的慢性疾病包括代谢综合征、2 型糖尿病、慢性高血压和心血管疾病。目前还没有足够的数据来确定有妊娠合并症史的女性中及早筛查这些情况是否会改善健康结局，但是，所有这些情况的筛查都可以在例行的预防性医疗过程中进行。

GDM 是在妊娠期间第 1 次发现糖类不耐受时诊断的。然而，肥胖症的流行导致患有未确诊 2 型糖尿病的育龄女性人数增加[57]。美国糖尿病协会现在建议，有 2 型糖尿病危险因素的女性在初次产前检查时筛查 GDM。如果这些女性在妊娠前 3 个月被诊断为糖尿病，则其不应被诊断为 GDM[58]。

多达 1/3 的被诊断为 GDM 的孕妇在分娩后会有持续性的糖类不耐受[13]。这表明，这些人中有许多在妊娠前就已患病，只是在妊娠期间才被诊断出来。

为了评估这种可能性，所有被诊断为 GDM 的女性在分娩后应继续进行代谢监测。

同样重要的是对患有 GDM 的女性进行专门教育，使其了解适当随访的重要性。以前的几份报道已经证明，患 GDM 的女性缺乏患 2 型糖尿病风险的自我认识，因此对风险的具体沟通是很重要。

来自 ACOG[13] 和美国糖尿病协会[58] 的最新指南建议，要在妊娠期和产后对所有 GDM 女性进行咨询。这些建议包括营养和运动调整、分娩后持续的血糖检测，以及持续的初级保健转诊。尽管有这些建议，许多患 GDM 的美国女性仍然很可能没有得到最佳的随访。一项研究纳入 12 622 名 GDM 患者，并在接下来的 3 年内连续随访[59]，发现 52.2% 的女性妊娠后再次发生 GDM，7.6% 的女性在产后 3 年内患上了 2 型糖尿病。然而，整个群体中只有 29.9% 的人在分娩后 1 年接受过初级保健或血糖测试。虽然这一比例在产后 3 年有所改善（67.3% 进行初级保健或间断血糖测试），但 32.7% 在患 GDM 分娩后 3 年没有对自己的糖尿病状况或风险进行评估。对于母亲来说，婴儿期是一个忙碌的时期，她们往往会忽视自己的健康需求，而更关心家人的健康需求[60]。

患有 GDM 的女性并非没有注意到这种产后随访的缺乏[60, 61]。美国医疗体系支离破碎的性质使得这一问题尤其具有挑战性。然而，澳大利亚也有一个多付款人系统，并启动了国家 GDM 登记，女性在病理妊娠期间进行登记。该计划直接与受影响的女性和她们的医疗保健提供者合作，每年向她们发送关于筛查和健康生活方式重要性的提醒[62]。

GDM 女性的长期治疗应侧重于改变生活方式，包括减肥、健康饮食和体力活动。美国糖尿病预防计划显示，诊断 GDM 的女性，在改变生活方式后，2 型糖尿病的发病率降低了 50%，这为这些方法的广泛应用提供了有力的支持[63]。

患有妊娠高血压疾病的女性也被确定为需要产后随访的人群，以确定心血管风险。然而，对这些女性的治疗建议并不像有 GDM 病史的女性那样明确。美国心脏协会将先兆子痫和妊娠高血压列为心血管疾病的主要危险因素，但没有将这些危险因素纳入他们的筛查和干预中[64]。ACOG 建议有先兆子痫病史、早产或反复出现先兆子痫的女性应该每年进行血压、血脂、空腹血糖和 BMI 的评估[65]。然而，ACOG 承认，这是一个基于低质量证据的有保留的建议，在这一人群中进行筛查的价值和时机尚未确定。

结论

妊娠一直被描述为通向未来健康的窗口，因为某些妊娠合并症与受影响的女性及其后代的远期不良健康结局有关。这些与妊娠相关的慢性病危险因素包括不孕症、产次、GDM、妊娠高血压疾病、自发性早产、FGR 和胎盘早剥。支持这些关联的数据大多是观察性的，关联背后的病理生理机制有很多需要学习研究的地方。尽管缺乏这些知识，但有足够的数据表明，受妊娠合并症影响的女性和儿童是慢性疾病特别是心血管疾病的高危人群。

早期筛查和干预是否可以改善这些人群的长期健康结局是正在进行的研究主题。很明显，在女性保健被描述为"有缝隙的拼凑被子"[66] 的 1/4 个世纪里，美国卫生保健系统在改善女性终身护理方面还有很多工作要做。针对有合并症的妊娠，产后心血管疾病风险发生时间的研究正在进行中，关于早期筛查和干预以改善女性长期健康，还需要更多的有效性和成本效益的信息。

要 点

- 妊娠是女性的一种生理应激测试，它暴露了女性患慢性疾病的一种倾向。
- 与某些妊娠合并症相关的宫内环境可能会使胎儿在成年后发生某些慢性疾病。
- 与妊娠有关的慢性疾病危险因素包括不孕症、流产、GDM、妊娠高血压疾病、FGR、胎盘早剥和自发性早产。
- 这些妊娠合并症与后期的心血管疾病和 2 型糖尿病的相关性最强且最一致。
- 美国心脏协会、ACOG 和美国糖尿病协会都认为妊娠合并症是心血管疾病和 2 型糖尿病的主要风险因素。
- 改变生活方式、体重管理和哺乳支持是对受妊娠合并症影响的女性和儿童进行一级和二级预防的重要形式。
- 早期筛查和干预对预防患有妊娠合并症的女性及其后代的不良健康后果的有效性尚不清楚。

第五篇

异常妊娠
Complicated Pregnancy

第 27 章 产前胎儿评估
Antepartum Fetal Evaluation

Mara B. Greenberg Maurice L. Druzin 著
王　佩 译　　韦晓宁 校

英汉对照

American College of Obstetricians and Gynecologists	ACOG	美国妇产科医师学会
amniotic fluid index	AFI	羊水指数
antiphospholipid antibody syndrome	APLAS	抗磷脂抗体综合征
assisted reproductive technology	ART	辅助生殖技术
biophysical profile	BPP	生物物理评分
body mass index	BMI	体重指数
central nervous system	CNS	中枢神经系统
contraction stress test	CST	宫缩应激试验
deepest vertical pocket	DVP	羊水池最大垂直深度
fetal breathing movement	FBM	胎儿呼吸运动
fetal movement counting	FMC	胎动计数
human chorionic gonadotropin	hCG	人绒毛膜促性腺激素
intrauterine growth restriction	IUGR	胎儿生长受限
lecithin/sphingomyelin ratio	L/S ratio	卵磷脂/鞘磷脂比值
modified biophysical profile	mBPP	改良生物物理评分
multiples of the median	MoM	中位数的倍数
National Center for Health Statistics	NCHS	美国卫生统计中心
National Institute for Child Health and Human Development	NICHD	国家儿童健康和人类发展研究所
nonstress test	NST	无应激试验
perinatal mortality rate	PMR	围产儿死亡率
phosphatidylglycerol	PG	磷脂酰甘油
pregnancy-associated plasma protein A	PAPP-A	妊娠相关血浆蛋白 A
rapid eye movement	REM	快速眼动
respiratory distress syndrome	RDS	呼吸窘迫综合征
systemic lupus erythematosus	SLE	系统性红斑狼疮
vibroacoustic stimulation	VAS	声振动刺激
World Health Organization	WHO	世界卫生组织

第27章 产前胎儿评估
Antepartum Fetal Evaluation

> **摘 要**
>
> 本章综述发达国家与死胎相关的流行病学、危险因素及其防治策略。

> **关键词**
>
> 产前胎儿监测；产前胎儿评估；产前胎儿检测；死胎；死产

产前胎儿评估需要权衡利弊后再做出临床决策。其目的在于通过有效且可靠的产前评估手段，审慎地避免过早干预可能正常的妊娠或错失胎儿异常的征兆，由此降低围产期死亡率及永久性的胎儿神经系统损伤。随着胎儿评估技术及新生儿科医疗技术的不断发展，产科医师在权衡利弊做出决策时有了更多的证据支持[1]。尽管胎儿监测目前已被广泛应用且有很大发展，在某些状况下这些监测手段预防胎儿不良结局的效能仍不确切[2]。本章着重探讨在美国及其他技术先进且重视研究的国家产前胎儿评估现状，但需注意，死胎仍然是世界性的问题，需引起全社会的关注[3]。

一、围产期死亡率的相关问题

产前胎儿评估的目的是鉴别出具有围产期死亡相关危险因素的胎儿。但实现这一目标的过程相当复杂，由于：①远期神经系统损害虽然整体上是与围产期死亡相关的，但偶尔亦会出现矛盾关系；②发现死胎相关危险因素可能导致医源性早产，而医源性早产亦是围产期死亡的高危因素。

NCHS提出了2种不同的围产期死亡率定义。由于美国各州和全世界不同国家针对围产期死亡率的定义和报告率存在差异，使之很难进行比较；NICHD等国际委员会一直致力于建立相关的共识[3]。NCHS关于胎儿和围产期死亡的全国统计报告描述了2种不同的围产期死亡率定义。定义Ⅰ指每1000例活产和死胎中妊娠28周及以上的死胎和出生7天以内的新生儿死亡的发生率；定义Ⅱ的范围更加广泛，其分母同定义Ⅰ，分子为妊娠20周及以上的死胎和出生28天内的新生儿死亡数[4,5]。WHO和ACOG提出的PMR定义与之稍有不同，其不以孕周划定界限，体重≥500g的胎儿和活产儿均包括在内[6,7]，使用此定义时选择"死胎"这一词汇表示。本章中后续使用此定义时亦不以死产、自然流产或流产表示，均以"死胎"表示（译者注：WHO和ACOG对死胎的定义是胎儿娩出时无呼吸、心跳、脐带搏动或随意肌的明确运动等生命迹象）。

尽管自1965年以来，美国的PMR已稳步下降，但过去10年内死胎总数并未发生实质性的变化（图27-1）[4,5,8]。使用前文NCHS的定义Ⅰ，2013年美国的PMR为每1000例活产及死胎中为6.2例，死胎约占所有围产期死亡的50%[4]。PMR因母亲的种族和民族不同有很大差异（图27-2）。2013年美国非西班牙裔白种人的PMR为5.25（每1000例活产及死胎，后同），西班牙裔为5.58，非西班牙裔黑种人为10.8。2006—2011年，非西班牙裔黑种人女性的PMR下降最为显著，自11.76降至10.8，但其PMR仍是非西班牙裔白种人女性的2倍。黑种人群体的新生儿死亡率和死胎率过高导致其PMR显著高于其他族群[4]。

（一）胎儿死亡的特征

通过研究新生儿死亡率可以从另一方面了解胎儿事件对PMR的影响（图27-3）[4]。婴儿死亡率包括1岁以内的所有婴儿死亡，50%发生于出生后1周，这其中又有50%发生于生后1天内[7]。2017年婴儿死亡的主要原因包括先天性畸形（21%）、与提早终止妊娠和低出生体重相关的疾病（17%）、孕产妇并发症（6%）、婴儿猝死综合征（6%）和意外伤害（6%）[9]。产前及围产期疾病对婴儿死亡有明显的影响。

(二)胎儿死亡的原因

过去 50 年，美国的 PMR 逐渐下降，围产期死亡的总体模式也发生了巨大变化。20 世纪 80—90 年代，一些研究者[10, 11]针对 20 世纪中后期的纵向队列研究发现产前胎儿死亡的病因可分为慢性胎儿窒息（或胎盘功能不全）、先天性畸形、妊娠期并发症或合并症（如 Rh 血型不合所致的同种免疫反应、胎盘早剥、未足月胎膜早破所致的胎儿宫内感染等），以及不明原因的死亡。同时这些研究发现，通过预防 Rh 致敏、重视产前和产时胎儿监测、改进超声对 IUGR 和胎儿畸形的监测、改善妊娠糖尿病和先兆子痫的诊疗，胎儿死亡率逐年下降。胎儿先天性畸形和染色体异常的产前诊断和处理对降低围产期患病率和死亡率非常重要，我们将分别讨论（见第 9 章和第 10 章）。

诸多研究发现，未确诊的 IUGR 是胎儿死亡的原因之一，并且有一定的预防价值，特别是在妊娠第 28～36 周期间（Fretts[11, 12]）。尽管 20 世纪后半期的队列研究中不明原因的胎儿死亡率已有明显的下降，但仍占总死亡的 25%，并且美国最近的统计报告显示不明原因的死胎占总数的 30%[13]。美国和其他发达国家完成了大量基于人群的胎儿死亡原因分析，例如死胎合作研究网络进行的一系列评估，试图使用严格的方法对尽可能多的原因不明的死胎进行分类[14]。类似的研究结论表明，在城市高收入人群的死胎病因分类中，胎盘、脐带、胎膜的非特异性因素占比最多，占 25%～30%；其次是妊娠期并发症和先天性畸形，分别占 10%～15%（图 27-4）。另外，与孕早期的胎儿死亡相比，妊娠晚期的胎儿死亡可能更没有可识别的病因[6, 15]。随着无法解释的死胎病

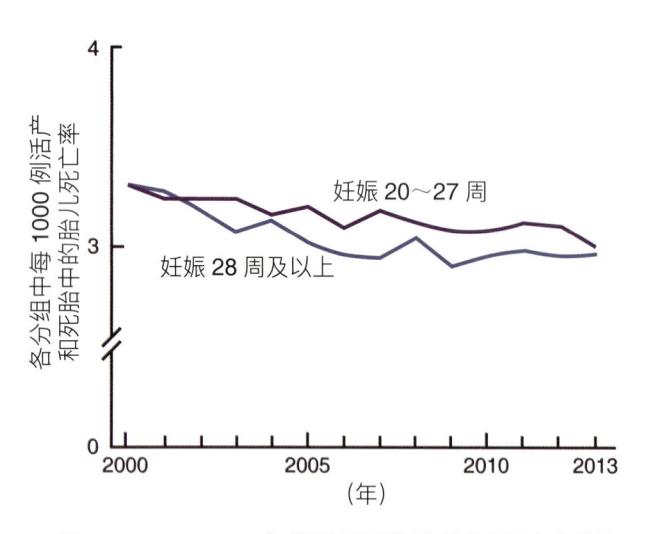

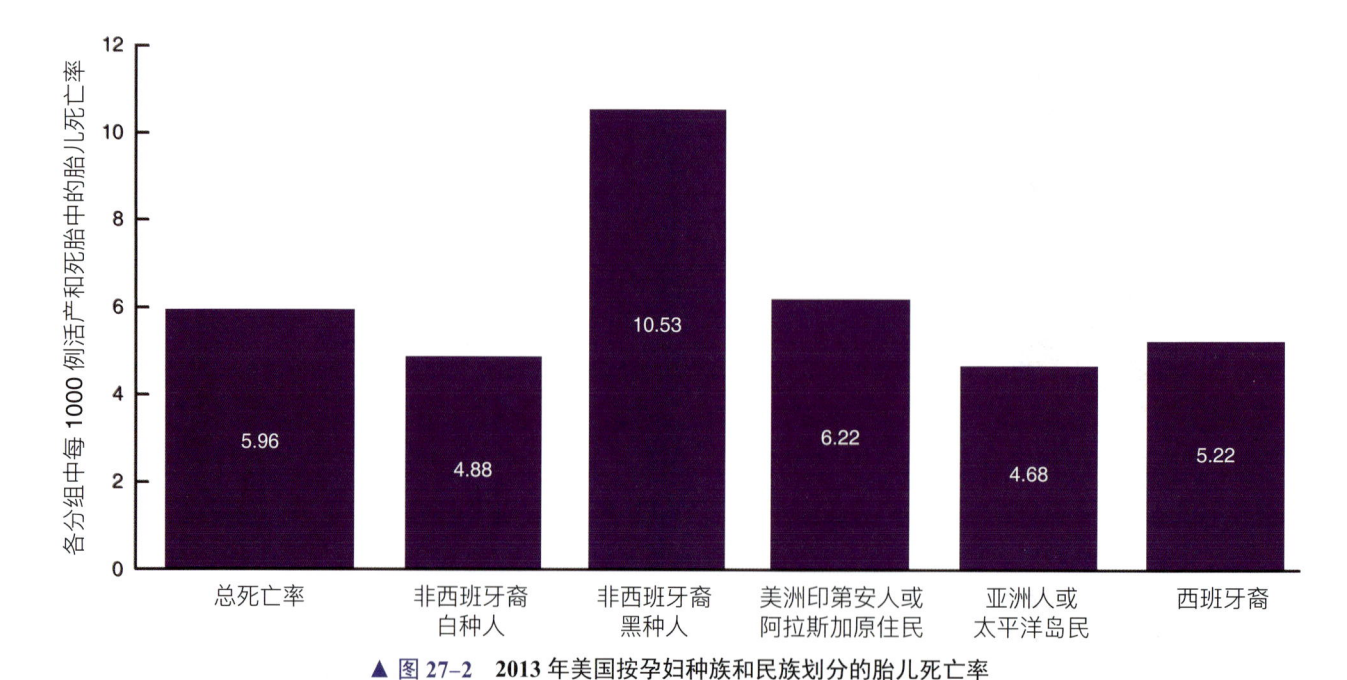

▲ 图 27-1 1990—2013 年美国按孕周划分的胎儿死亡率趋势
引自 the Centers for Disease Control and Prevention/National Center for Health Statistics, National Vital Statistics System, July 2015.

▲ 图 27-2 2013 年美国按孕妇种族和民族划分的胎儿死亡率
引自 the Centers for Disease Control and Prevention/National Center for Health Statistics, National Vital Statistics System, July 2015.

因逐渐减少，可预防的死胎病因可能会逐渐增加，因此，很多人呼吁在临床诊疗和科学研究中采用标准和严格的方法对每例胎儿死亡进行病因和病种分类[16]。

现今的胎儿监测方法能否对围产期死亡率产生影响取决于其能否提前预测损伤，以及能否使用产科干预措施预防不良后果。由于胎儿死亡的减少主要归功于在日常诊疗中可被发现及改善的因素，如先天性畸形、Rh 同种免疫反应等，进一步确定和减少其他可预防的胎儿死亡已成为了新的重要目标。在英国的一项研究中[17]，产科和儿科研究者审查了每个围产期死亡病例的情况，以确定可能会导致死亡的任何"可避免"的因素。309 例围产期死亡（半数为死胎，半数为出生 1 周内的新生儿死亡）中，59% 的病例存在"可避免"的因素，这其中 74% 的病例出生体重正常、未合并胎儿期异常及孕产妇合并症。大多数可避免的因素是产科因素，而不是儿科、孕产妇或社会因素，例如，未能对妊娠和分娩期间的异常（包括胎儿生长监测或产时胎儿监测的异常结果、孕妇体重显著下降和胎动减少等）给出及时适当的应对。这些可避免因素导致围产期死亡的特征已在其他研究中得到证实。美国死胎合作研究网络最近的一项针对 512 例死胎的综合分析发现，22% 的死亡是可预防的[15]。这种"潜在可预防"的分类是基于理论上可以在其他存活的胎儿（>24 周，体重>500g，无致命异常）中被发现的基于母胎危险因素的特征。被归类为潜在可预防的胎儿死亡病例大多都有一个共同的特征，即胎盘功能受损，理论上可以通过胎儿生长监测和产前胎儿监护发现。

（三）胎儿死亡的时间

另一种死胎的分类方法是根据胎儿死亡发生的时间进行区分，包括产前发生的死亡及产时发生的死亡。产前胎儿死亡比产时胎儿死亡更常见，原因不明的胎儿死亡比原因不明的婴儿死亡更常见[4, 18]。2007 年美国的一项基于人群的研究显示产前胎儿死亡率为 3.7‰，产时胎儿死亡率为 0.6‰[18]。虽然大多数死胎发生在妊娠 32 周前，但在制订产前胎儿监护策略时，对当时正在妊娠的所有孕妇群体均应评估其发生胎儿死亡的风险[19]。整个妊娠期直至分娩都存在着胎儿死亡的风险，因此提出了"预期胎儿死亡率"这一概念来评估每个孕周的胎儿死亡率[4]。预期胎儿死亡率定义为特定孕龄时（按孕周记）每 1000 例活产和死胎中的胎儿死亡数（图 27-5）。应用这一概念后发现，与妊娠 28~31 周的胎儿相比，妊娠 40~41 周的胎儿死亡风险是其 3 倍，妊娠 42 周或以上的胎儿死亡风险是其 12 倍。随妊娠进展，多胎妊娠发生胎死的风险更高。为预防孕晚期胎儿在

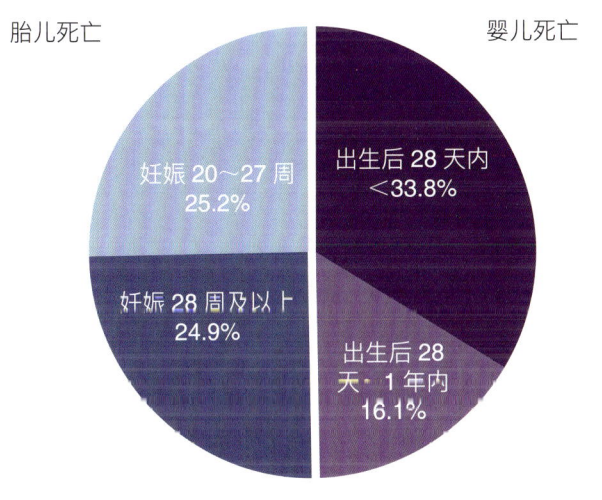

▲ 图 27-3 胎儿死亡和婴儿死亡的相对组成

引自 the Centers for Disease Control and Prevention/National Center for Health Statistics，National Vital Statistics System，July 2015.

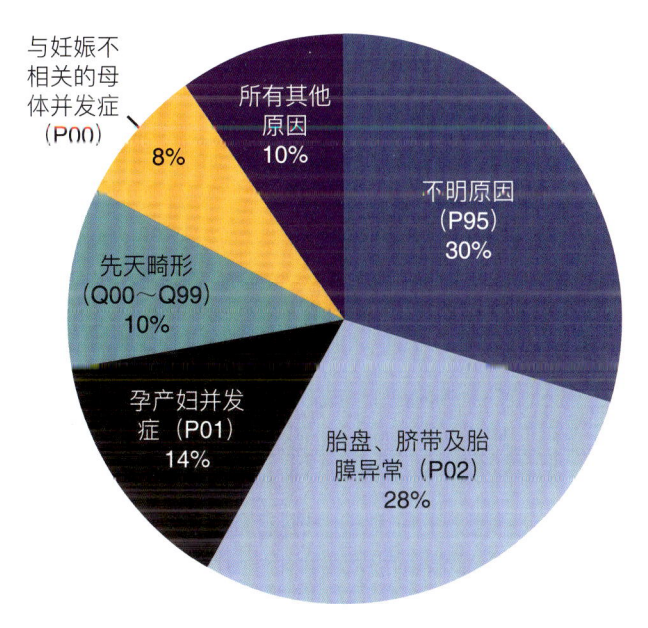

▲ 图 27-4 2014 年美国胎儿死亡原因分类

括号中的代码是《疾病和有关健康问题的国际统计分类》第 10 次修订版中的疾病代码（引自 the Centers for Disease Control and Prevention/National Center for Health Statistics，National Vital Statistics System，October 2016.）

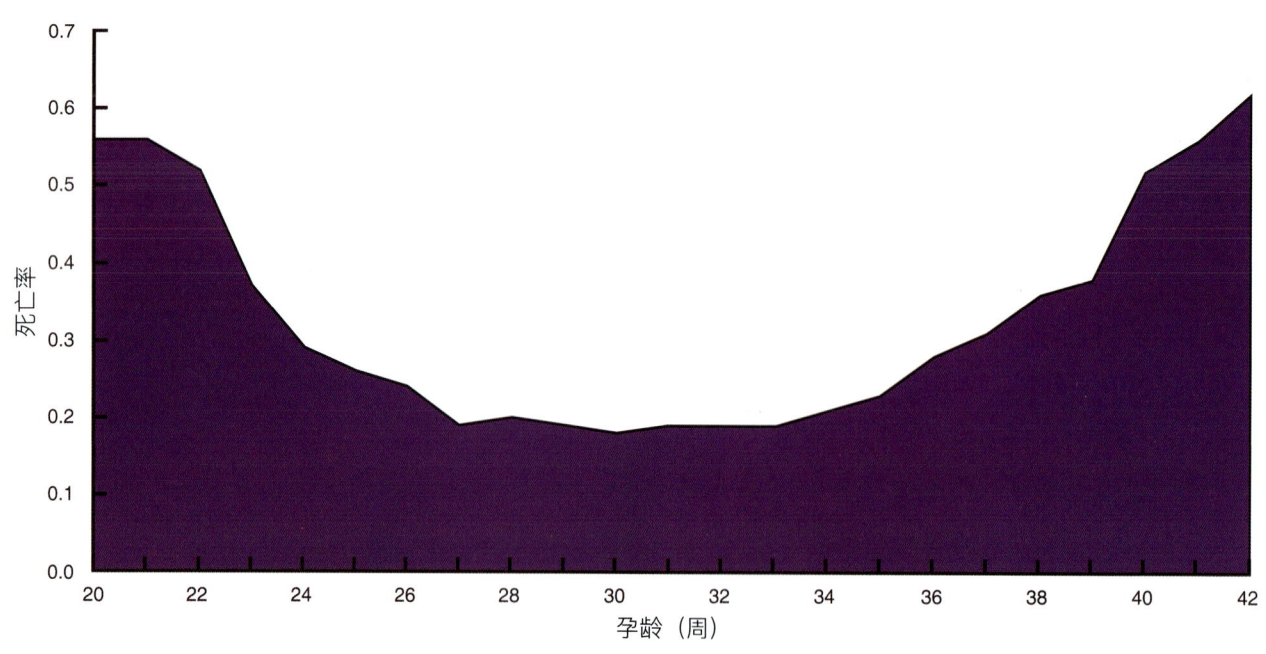

▲ 图 27-5　2014 年美国按孕周划分的预期胎儿死亡率

预期胎儿死亡率是在特定孕周时每 1000 例活产和死胎中的胎儿死亡数（引自 the Centers for Disease Control and Prevention/National Center for Health Statistics，National Vital Statistics System，July 2015.）

围产期死亡，双胎妊娠的最佳分娩时间是妊娠 39 周之前，三胎妊娠是妊娠 36 周之前[20, 21]。一项纳入了 75 000 例合并胎儿生长受限的单胎妊娠的队列研究也对死胎的时机进行了探讨；该研究的重点是找到一个能够平衡胎儿死亡和新生儿死亡风险的终止妊娠时机，为决定分娩时机提供信息，研究得出在妊娠 32～34 周终止妊娠能较好地平衡上述风险[22]。

（四）识别风险人群

一些危险因素与胎儿受损和死亡有明确的关系，如致畸物的暴露，或孕妇合并症导致胎儿环境或血供的改变。另外一些危险因素与胎儿死亡的关系可能更复杂也更不为人所知，如一些流行病学因素，包括孕妇年龄、种族和生活习惯等（图 27-6）[3]。表 27-1 列出了美国常见的胎儿死亡相关因素[2, 23]。许多因素可以在一个病例内共存，故评估每个因素对围产期死亡造成的影响较为困难。因此有研究者提出了一个概念，将个体的风险因素视为一个"三重风险模型"的一部分，类似于过去用来解释婴儿猝死综合征病因的概念。在 Warland 和 Mitchell[24] 提出的这个模型中，母体、胎儿和胎盘因素与应激原间存在相互关系。他们认为虽然这些因素单独存在时并不能导致胎儿死亡，但结合起来可能是致命的（图 27-7）。这些危险因素对胎儿的损伤还可能导致活产儿永久性的神经系统损伤，这同样值得更进一步的研究[2]。

二、增加胎儿死亡风险的产前因素

（一）母体因素

1. 孕妇年龄

多项研究发现[2, 12, 25]，在控制了合并症相关偏倚后，与 30 岁以下的女性相比，35 岁及以上的女性发生胎儿死亡的风险增加，40 岁及以上的女性风险则更高。2006 年美国一项基于人群的包含 550 万活产的研究阐述了胎儿死亡、孕妇年龄和孕龄间的关系[26]。在该队列中，年龄在 30—34 岁的孕妇在妊娠 41 周时的胎儿死亡风险与 35—39 岁女性妊娠 40 周时的风险相当，亦与 40 岁以上女性妊娠 39 周时的风险相当。35 岁以上的孕妇中只有 10% 罹患合并症，排除这些孕妇后研究结果并未发生变化；这进一步强调了与年轻女性相比，健康的高龄孕妇胎儿死亡风险仍会增加。

2 孕妇的种族及族裔

在美国，由于孕妇种族的多样性，胎儿死亡风险的变化较为复杂，确定与种族有关的生物学危险

病例 1	病例 2	病例 3	病例 4	病例 5	病例 6
甲状腺功能减退已治疗	高血压已治疗脐带帆状插入	控制良好的1型糖尿病	胆汁淤积，ALT和胆汁酸升高	SLE，妊娠23周时子宫多普勒超声异常	干燥综合征，Ro抗体阳性，La抗体阳性
出生体重50th百分位	出生体重15th百分位	出生体重96th百分位	出生体重50th百分位	出生体重1st百分位	孕28周胎儿死亡
孕40周胎儿死亡	孕34周胎儿死亡	孕36周胎儿死亡	孕37周胎儿死亡	孕25周胎儿死亡	死亡原因：胎儿水肿，胎儿心脏传导阻滞
死亡原因：不明	死亡原因：不明	死亡原因：不明	死亡原因：不明	死亡原因：不明	

不确定 → 确定

▲ 图 27-6 胎儿死亡原因的病理生理学连续性与确定性

ALT. 谷丙转氨酶；SLE. 系统性红斑狼疮。从左向右，特定情况下胎儿死亡病因的病理生理学机制确定性逐渐增加（图片由 Gordon Smith 教授提供，改编自 Reddy UM, Goldenberg R, Silver R, et al. Stillbirth classification: developing an international consensus for research. Executive summary of a National Institute of Child Health and Human Development workshop. Stillbirth Classification of Cause of Death. *Obstet Gynecol*. 2009;114:901–914.）

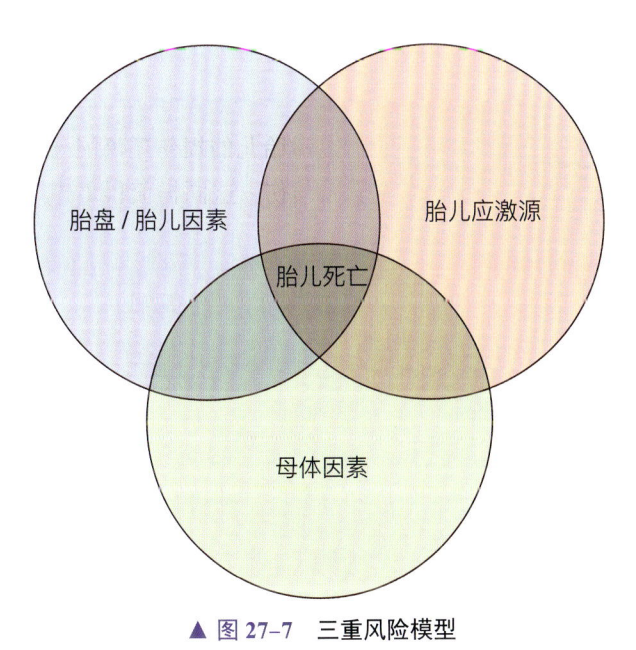

▲ 图 27-7 三重风险模型

母体因素、胎儿/胎盘因素和应激因素的相互作用可导致胎儿死亡。虽然这些因素单独存在时不足以导致胎儿死亡，但它们结合在一起时可能是致命的（引自 Warland J, Mitchell EA. A triple risk model for unexplained late stillbirth. *BMC Pregnancy Childbirth*. 2014;14:142.）

因素较为困难[23]。导致黑种人孕妇的胎儿死亡率高于白种人的因素包括社会经济地位差异、获得医疗保健的机会和本身的疾病状态差异[27]。2009 年美国一项纳入 500 万活产的研究结果表明，黑种人与白种人差距最大的是围产期早产死亡率，妊娠 20～23 周时的危险比为 2.75，而 39～40 周时降至 1.57。与黑种人女性胎儿死亡有关的因素包括教育水平较低，医源性、妊娠期和分娩期并发症发生率较高；而白种人女性中则以先天性畸形为主[28]。针对世界范围内胎儿死亡率的种族差异研究，以及这些差异如何与社会人口特征相交叉，可以采取哪些补救措施，是一项严重滞后的倡议（图 27-8）。

3. 社会经济因素、产前保健和药物滥用

在发展中国家和发达国家，无正规产检、基础健康情况差和营养不良与胎儿死亡风险增加有关。与其他社会人口学危险因素一样，这些因素对胎儿死亡的影响难以量化，并可能与其他高危情况相叠加[29]。吸烟、酗酒和滥用非法药物虽然是胎儿死亡的危险因素，但有干预的可能。通过咨询和生活干预来预防胎儿死亡有一定可行性，但通过相关干预措施进行行为干预的前瞻性研究并未发现其能降低胎儿死亡率[23]。

（二）母体并发症

1. 肥胖

妊娠前肥胖与围产期死亡率增加有关，尤其是孕晚期。几项大型的研究，包括一项纳入了 38 个研究共 300 多万女性的 Meta 分析[30]，均已证实这一观点。肥胖和胎儿死亡风险增加之间的因果关系尚不清楚，妊娠前肥胖患者妊娠期合并症增加使其机制

表 27-1　美国常见的胎儿死亡危险因素

危险因素	发生率（%）	OR
所有妊娠	—	1.0
低危妊娠	80	0.86
肥胖		
BMI 25～29.9	21～24	1.4～2.7
BMI≥30	20～34	2.1～2.8
初产妇（与第 2 次分娩相比）	40	1.2～1.6
第 4 次分娩或更多（与第 2 次分娩相比）	11	2.2～2.3
分娩年龄（与<35 岁相比）		
35—39 岁	15～18	1.8～2.2
≥40 岁	2	1.8～3.3
多胎妊娠		
双胎妊娠	2.7	1.0～2.2
三胎妊娠或更多	0.14	2.8～3.7
羊水过少	2	4.5
辅助生殖技术（所有）	1～3	1.2～3.0
血清学指标异常		
孕早期 PAPP-A<5%	5	2.2～4.0
2 个或以上孕中期指标异常	0.1～2	4.2～9.2
肝内胆汁淤积	<0.1	1.8～4.4
肾脏疾病	<1	2.2～30
系统性红斑狼疮	<1	6～20
吸烟	10～20	1.7～3.0
饮酒（所有）	6～10	1.2～1.7
非法药物滥用	2～4	1.2～3.0
教育水平及社会经济水平低	30	2.0～7.0
产前检查<4 次 [a]	6	2.7
黑种人（与白种人相比）	15	2.0～2.2
高血压	6～10	1.5～4.4
糖尿病	2～5	1.5～7.0
>胎龄儿（>97% 的孕妇无糖尿病）	12	2.4

（续表）

危险因素	发生率（%）	OR
胎儿生长受限（%）		
<3	3.0	4.8
3～10	7.5	2.8
既往妊娠胎儿生长受限	6.7	2.0～4.6
既往妊娠胎儿生长受限合并早产	2	4.0～8.0
胎动减少	4～8	4.0～12.0
既往妊娠发生胎儿死亡	0.5	2.0～10.0
既往剖宫产史	22～25	1.0～1.5
过期妊娠（与下述相比较）		2.0～3.0
妊娠 38～40 周		1.5
妊娠 41 周	9	2.0～3.0
妊娠 42 周	5	

a. 针对死胎，妊娠 37 周
BMI. 体重指数；PAPP-A. 妊娠相关血浆蛋白 A
改编自 Signore C, Freeman RK, Spong CY. Antenatal testing: a reevaluation. Executive Summary of a Eunice Kennedy Shriver National Institute of Child Health and Human Development Workshop. Obstet Gynecol. 2009;113:687–701; and Fretts RC. Stillbirth epidemiology, risk factors, and opportunities for stillbirth prevention. *Clin Obstet Gynecol*. 2010;53:588–596.

更加复杂。从理论上讲，肥胖患者不良围产结局的原因可能包括胎盘功能障碍、睡眠呼吸暂停、代谢异常、免疫失调，以及肥胖限制了临床医生和超声对胎儿生长的评估[23]。随 BMI 的增加和孕周的增加，肥胖与胎儿死亡的关联性逐渐紧密。

2. 糖尿病

一直以来，胰岛素依赖性糖尿病是胎儿死亡的主要危险因素，但现在，血糖控制理想的孕妇其胎儿死亡率已逐渐接近非糖尿病孕妇[2, 31]。然而，血糖控制与胎儿死亡之间的关系仍不确定。血糖控制不佳与围产期死亡率增加有关，主要是与先天性畸形、有指征的未足月分娩及不明原因的胎儿猝死相关。2014 年加拿大安大略省一项包含 100 多万活产的研究结果显示，患有妊娠前糖尿病的女性胎儿死亡的

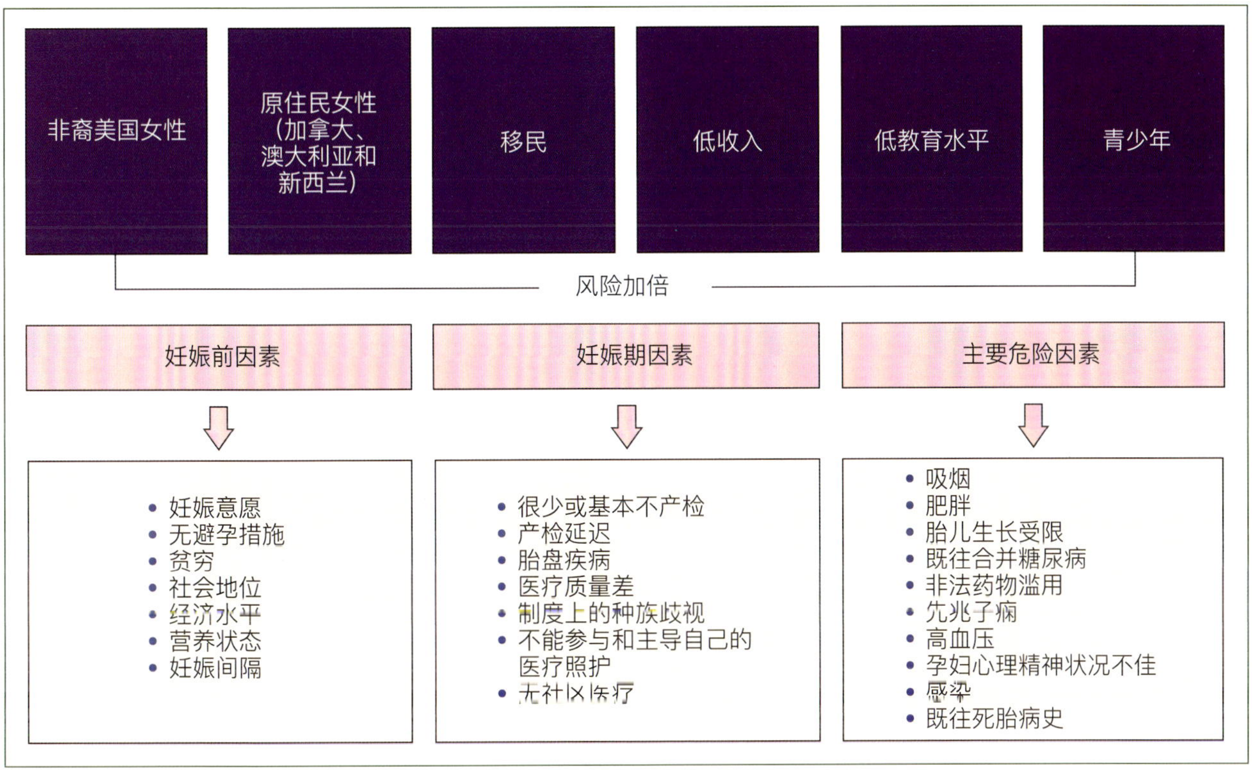

```
┌─────────────┬─────────────┬─────────┬─────────┬──────────┬─────────┐
│ 非裔美国女性 │ 原住民女性   │  移民   │ 低收入  │ 低教育水平│ 青少年  │
│             │（加拿大、    │         │         │          │         │
│             │澳大利亚和    │         │         │          │         │
│             │新西兰）      │         │         │          │         │
└─────────────┴─────────────┴─────────┴─────────┴──────────┴─────────┘
                              风险加倍

┌───────────────────┬───────────────────┬───────────────────┐
│    妊娠前因素      │    妊娠期因素      │    主要危险因素    │
└───────────────────┴───────────────────┴───────────────────┘
          ↓                    ↓                    ↓
┌───────────────────┬───────────────────┬───────────────────┐
│ • 妊娠意愿         │ • 很少或基本不产检 │ • 吸烟             │
│ • 无避孕措施       │ • 产检延迟         │ • 肥胖             │
│ • 贫穷             │ • 胎盘疾病         │ • 胎儿生长受限     │
│ • 社会地位         │ • 医疗质量差       │ • 既往合并糖尿病   │
│ • 经济水平         │ • 制度上的种族歧视 │ • 非法药物滥用     │
│ • 营养状态         │ • 不能参与和主导自己的│ • 先兆子痫       │
│ • 妊娠间隔         │   医疗照护         │ • 高血压           │
│                   │ • 无社区医疗       │ • 孕妇心理精神状况不佳│
│                   │                   │ • 感染             │
│                   │                   │ • 既往死胎病史     │
└───────────────────┴───────────────────┴───────────────────┘
```

▲ 图 27-8 基于社会人口学因素的胎儿死亡发生率差异

复杂的关系和关联决定了不同人群胎儿死亡率的差异（引自 Flenady V, Wojcieszek AM, Middleton P, et al. Lancet Ending Preventable Stillbirths study group. Stillbirths: recall to action in high-income countries. *Lancet*. 2016;387:691–702.）

风险是无糖尿病的女性的 2.3 倍[31]。没有证据表明仅通过饮食控制的妊娠糖尿病与胎儿死亡率的增加相关，但是需降糖药物控制的妊娠糖尿病与胎儿死亡率增加是否相关尚存在争论[7, 32]。

3. 高血压

妊娠前合并高血压但血压控制良好的女性，其胎儿死亡风险是与普通人群相当还是会增加，目前的研究数据尚无法证明。与高血压相关的围产期死亡通常与复杂性高血压和胎盘功能不全（如 IUGR 和羊水过少）相关。妊娠合并高血压，特别是具有严重特征的先兆子痫或子痫，可能通过胎盘和凝血相关途径（如胎盘早剥）影响胎儿死亡率[3, 33]。

4. 易栓症

尚未发现遗传性易栓症与胎儿死亡之间有明显的联系[3, 34]。部分研究发现胎儿死亡和易栓症（如凝血因子 V 基因 Leiden 突变和凝血酶原基因突变）存在相关性，但大型的前瞻性研究未能证实其关联性。抗磷脂抗体综合征（antiphospholipid antibody syndrome，APLAS）患者循环中的抗磷脂抗体，特别是狼疮抗凝物、抗心磷脂抗体和抗 β₂ 糖蛋白 I 抗体，与多种不良妊娠结局相关，其中就包括胎儿丢失[35]。这些不良结局的机制尚不清楚，但可能与炎症、血栓形成和胎盘梗死相关[3]。胎儿死亡与这些抗体或 APLAS 之间的关系尚需进一步的研究，目前并没有足够的证据证明其会导致胎儿死亡风险的增加[36]。

5. 肝内胆汁淤积

妊娠期肝内胆汁淤积患者发生胎儿死亡的原因尚不清楚，胎儿死亡的时间和疾病特征也不可预测。在这些妊娠中，胎儿死亡前并没有胎盘功能不全的迹象，如出现生长受限或胎盘功能的异常；甚至在胎儿死亡前 24h 内胎儿心率监护可有正常结果。尚不明确孕妇肝酶水平或药物治疗能否改善和预测胎儿死亡风险，但能够明确的是，孕妇血清胆汁酸水平在 40~100μmol/L 或更高时与不良妊娠结局相关[37]。

6. 肾脏疾病和系统性红斑狼疮

对于合并慢性肾脏疾病的孕妇，围产期结局主要与其肾功能损伤的程度和是否合并高血压或糖尿病有关。有限的前瞻性研究数据表明，严重肾功能障碍的孕妇（血清肌酐水平在 2.4~2.8mg/dl）其胎儿死亡风险最高[38]。系统性红斑狼疮（systemic lupus erythematosus，SLE）患者的胎儿预后也取决于疾病状态和合并症情况，如高血压、循环自身抗体和肾脏受累情况[39]。随着治疗方法的发展，妊娠合并肾脏疾病和 SLE 的患者，其胎儿预后也逐渐改善。

（三）产科因素

1. 生育史和辅助生殖技术

女性生育史的多个方面可能与本次妊娠的胎儿死亡风险有关，包括产次、ART 的使用和既往不良孕产史。与既往分娩过 1 次、2 次或 3 次的女性相比，初产和多产（超过 3 次）都与胎儿死亡风险增加有关[40]。在控制了相关的社会和医疗因素后，诸多研究已经证明产次和胎儿死亡间存在关联；这种关联可能是通过与总体健康状态和妊娠间期健康状况相关的各种社会人口学因素介导的。既往有不良产史（如胎儿生长受限、早产和胎儿死亡）提示本次妊娠存在胎儿死亡风险，但其关联性很复杂，并且可能会被其他共存的危险因素所影响。胎儿死亡的再发风险需严格评估，当研究人群不同，或存在其他危险因素时，死亡率存在很大差异。考虑到许多胎儿死亡发生在没有可识别的危险因素的妊娠中，并且设计良好且有适当对照组（即无可识别的危险因素的低风险孕妇）的研究比较缺乏，对既往有胎儿死亡病史的妊娠，临床医生和患者如能认识到增加的风险，则可以改善临床的管理[41]。关于 ART 和胎儿死亡的关系，一些系统综述已证实体外受精的应用与胎儿死亡之间存在独立的关联；但尚不清楚其原因是与技术本身相关，还是与潜在的不孕症或其他机制相关[42]。

多胎妊娠：与单胎妊娠相比，多胎妊娠的围产期死亡率更高，不仅与多胎妊娠独有的合并症相关（如双胎输血综合征），也与常见的妊娠合并症相关（如胎儿畸形和 IUGR）[23]。绒毛膜性是决定胎儿风险的最重要因素，单绒毛膜双胎的不良结局率较高[2, 43]。另外，许多多胎妊娠的孕妇本身具有增加围产期死亡率的危险因素，如高龄和应用 ART，并容易出现先兆子痫和早产等并发症[2, 43]。虽然单胎妊娠在妊娠 39~40 周适宜分娩，但由于双胎妊娠孕晚期胎儿死亡的风险增加，故其适宜分娩的孕周在妊娠 37~38 周[21, 44]。

2. 孕早期指标

孕早期和中期非整倍体血清学筛查中的一些标志物异常降低或升高与不良围产结局相关，即使胎儿并不是非整倍体。子宫的生物物理指标也有涉及。与 24 周后的胎儿死亡可能相关的标志物包括 PAPP-A 低于第 5 百分位数（0.415MoM），孕中期游离 β-hCG、甲胎蛋白和抑制素 A 超过 2 倍 MoM，子宫动脉搏动指数在第 90 百分位数以上。这些标志物对胎儿死亡的敏感性和阳性预测价值仍在研究中。这些标志物与不良结局之间的病理生理联系尚不清楚，但最有可能涉及的是异常胎盘附着或胎盘功能障碍[45]。

3. 羊水异常

羊水过少或羊水过多对不良妊娠结局尤其是胎儿死亡的预测价值还与其他异常合并症有关，如母亲糖尿病、高血压疾病、胎膜早破、胎儿生长受限或胎儿畸形。孤立的羊水过少尚未被证实与胎儿死亡风险增加有关，而孤立的羊水过多在至少一项大型研究中被证实与胎儿死亡独立相关[46]。羊水量作为胎儿远期健康状况的标志，是产前胎儿评估的主要指标[2, 47]。

4. 胎儿生长受限

IUGR 是围产期死亡较为常见的危险因素，但在发生胎儿死亡之前一直未被充分重视。胎盘功能障碍是无畸形和染色体异常的 IUGR 较为常见的原因。胎儿生长受限将在第 30 章中详述。

5. 过期妊娠

过去 10 年，基于对胎儿风险峰值时间的重新评估，对孕晚期进行了重新定义（见第 29 章）。过期妊娠胎儿死亡风险增加的病理生理学机制可能与胎盘氧交换受损相关，常合并羊水过少。过期妊娠时羊水过少是胎儿风险增加的指标之一，提示需尽快干预。但如前所述，妊娠 40 周后羊水过少是否与胎儿死亡独立相关尚未被证实[48]。

6. 胎儿畸形和非整倍体

合并重大胎儿畸形或非整倍体（如 21 三体）时死胎风险明显增加，并且与合并胎儿生长受限无关。胎儿畸形与胎儿死亡之间的关系在一项大型回顾性队列研究中得到了证实，研究发现有重大畸形的胎儿死胎率为55‰，而正常胎儿的死胎率为4‰，aOR为15[49]。合并先天性心脏畸形的胎儿死亡率最高。研究者特别指出，针对此类高危胎儿，"医疗人员应该权衡产后新生儿死亡和产前死亡的风险"。

（四）结论

根据每例妊娠的具体情况，可用的最佳产前监测方式可能不同。后文总结个体化的监测模式以讨论各种特殊情况下的胎儿监测方法。

三、产前胎儿检测的预测价值

在产前，胎儿受损和死亡能否被预测是一个问题。在进行检测前，产科医生需要明确以下几个方面。

- 检测能否提供除患者本身临床状态外的额外信息。
- 这些信息对患者的管理是否有帮助。
- 如果检测发现异常，是否有治疗方法。
- 异常结果是否增加母胎风险。
- 该检测最终能否降低围产期发病率和死亡率。

大量的临床和研究经验表明，产前胎儿评估可对胎儿死亡的发生率和原因产生重大影响[1]。然而，一些针对产前监测进行利弊分析的综述认为，"目前缺乏产前监测有效性的有力证据"[50]。目前在临床实践中常用的产前监测方法几乎都没有经过大规模的前瞻性随机试验的评估以证明其真实有效[34]。在大多数情况下，一项检测被使用后观察到了良好的围产结果，因此，该检测得到了进一步的认可和更广泛的应用。在这种情况下，我们并不确定是该检测得到的结果导致了结局的改善，还是整个治疗方案起了作用。在进行前瞻性随机试验时，患者基数必须大，因为许多不良结局如胎死宫内即使在高危人群中也不常见。例如，一些未能证明NST作用的对照试验其研究对象仅300～530人。

在决定使用某种产前诊断性检测时，必须考虑其预测价值。用于大规模孕妇人群的筛查项目最好具有高灵敏度（当疾病实际存在时，检测结果为阳性），以降低患病胎儿未被检测出的风险。较为谨慎的方法是容忍一定程度的过度诊断，即接受该检测存在一定程度的假阳性结果。在进一步评估存在一定患病风险的胎儿、试图确认疾病是否存在时，就需要高特异性（当疾病不存在时，检测结果为阴性）的检测了。尽量避免非必要的终止妊娠干预；在无法做出决定时，可考虑行多项检测。当多项检测结果均正常时，患病的可能性较小；相反，当多项检测结果均异常时，往往提示胎儿疾病的存在。

疾病的患病率对检测的预测值有很大影响。一项胎儿产前检测的阳性预测值是指检测阳性的患者胎儿死亡的风险真正增加的可能性，这不依赖于该检测本身的特点，而是取决于应用该检测的人群中被检测疾病的患病率。一项研究利用McGill产科/新生儿数据库获取的风险估计值，对35岁及以上女性在孕晚期进行产前检测的利弊进行决策分析，发现了这些参数对检测效用的影响[51]。在这个模型中，与临床情况相似，产前检测的益处依赖于被预防的胎儿死亡数量和为预防胎儿死亡所需干预的数量和类型之间的平衡。在McGill队列中，当胎儿死亡率从1.5‰增加到5‰时，为预防额外的胎儿死亡发生，需要进行的产前检测数量、引产和剖宫产的数量增加了2倍。因此，随着被检测人群中胎儿死亡风险的增加，需要评估和治疗以预防胎儿死亡的数量减少。

在解释产前检测的相关研究结果时，产科医生必须考虑将该试验应用于他或她自己所处的人群的情况。如果这项研究是在高危人群中进行的，那么异常的检测结果更有可能与胎儿异常有关。如果产科医生行医的社区患者总体风险较低，那么异常的检测结果更有可能与假阳性诊断有关。

四、这些检测能告诉我们胎儿的什么信息

胎儿宫内状态

为了发现宫内胎儿受损等情况，我们使用针对胎儿生物物理状态、血流和心率的各种检测方法前，必须先了解这些检测结果在正和异常情况下的表现。

到孕晚期，正常胎儿的神经系统状态会有明显的改变[52]。已经发现的状态有四种。近足月胎儿约有25%的时间处于安静睡眠状态（1F状态），60%～70%的时间处于活跃睡眠状态（2F状态）。活跃睡眠与快速眼动（rapid eye movement, REM）有关。胎儿表现出有规律的呼吸运动和间歇性的头部、四肢和躯干的突然运动。活跃睡眠状态（2F状态）下胎儿的心率表现为变异性增加和伴随运动的频繁加速。在安静期，或非快速眼动期和睡眠期，胎儿心

率减慢，变异性降低。胎儿可能会有不频繁的呼吸运动和惊动。近足月时，安静睡眠可能持续20min，活跃睡眠大约持续40min[52]。控制胎儿休息和活动时间的机制尚不清楚。外部因素（如母亲的活动、药物摄入、营养摄入等）可能有一定影响。可能导致孕晚期胎动减少的具体因素包括胎儿畸形，特别是中枢神经系统的畸形；孕妇因素，如糖皮质激素、镇静药的暴露，吸烟和焦虑；羊水量少；由于胎盘功能不全导致的胎盘血流量减少[53]。

当使用NST或生物物理评分（biophysical profile，BPP）评估胎儿状况时，如胎儿未出现呼吸运动或基线心率无加速，临床医师应判断胎儿是处于安静睡眠状态还是神经系统遭受了损伤。在这种情况下，延长评估时间后，通常胎儿状态会发生改变，更多正常的参数会出现。

胎儿对缺氧的适应是通过改变心率和心输出量的再分配来调节的。然而，胎儿心输出量的变化通常只在低氧血症合并酸中毒时出现。对突发的缺氧，胎儿可通过迷走神经介导的化学感受器做出反应，出现心率的减慢和变异性增加。随着缺氧时间延长（30～60min），循环中肾上腺素能激动药水平增加、内源性阿片类物质调节迷走神经活动，导致胎儿心率恢复到以前的基线水平或出现基线的上调[51]。在缺氧基础上出现的酸中毒可能加速胎儿病情的恶化，氧合血红蛋白解离曲线向右移动使胎儿血液携氧能力降低，使低氧血症进一步加剧，最终导致心输出量的重分配，在评估胎儿血流时出现所谓的"脑保护"效应。受损胎儿血流的再分配除了优先保护大脑的灌注，还保护心脏和肾上腺的灌注[54]。

胎动是胎儿氧状态和中枢神经系统功能的一个间接指标，胎动减少（decreased fetal movement，DFM）是对低氧血症的反应[2]。但是当使用胎动评估胎儿状况时，需考虑到随妊娠进展胎动的发育特征。随妊娠进展，胎动缺失的时间逐渐延长，至妊娠中、晚期，正常的胎儿安静睡眠期逐渐延长。妊娠40周时，胎儿的非活动期可能长达40min；而在妊娠20周时，非活动期一般少于10min；妊娠32周时，非活动期一般少于20min[54]。牢记此特征，胎动异常或缺乏可作为胎儿低氧血症的适当标志。然而，动物研究发现，胎动水平可与诱导出的低氧血症相适应，在长时间缺氧的情况下，特别是在逐渐出现低氧血症的情况下，胎儿的呼吸和胎动可出现缓慢恢复。因此，在产前检查中观察到胎动并不能保证胎儿不处于缺氧状态。

五、胎儿评估的生物物理技术

表27-2列举了几种常用的产前胎儿评估的方法及其预测值，后文将对每种方法作详细说明。

表27-2 几种产前检测方法的比较

检测方法	假阴性率（%）	假阳性率（%）
宫缩应激试验	0.04	35～65
无应激试验	0.2～0.8	55～90
胎儿生物物理评分	0.07～0.08	40～50
改良生物物理评分	0.08	60

引自Signore C, Freeman RK, Spong CY. Antenatal testing: a reevaluation. Executive Summary of a Eunice Kennedy Shriver National Institute of Child Health and Human Development Workshop. *Obstet Gynecol*. 2009;113:687–701.

（一）母亲对胎动的评估

利用实时超声评估胎动的研究发现，在孕晚期，人类胎儿有10%的时间是在进行大幅度的活动，每小时约30次[55]。活跃胎动周期一般持续约40min，静止期持续约20min。Patrick等[55]发现，正常胎儿无胎动表现的最长时间约为75min。孕妇一般能觉察到70%～80%的大幅度胎动。胎儿也会做一些小幅度的活动，如四肢的弯曲和伸展，手的抓握动作和吮吸动作；这些动作可能与更协调的中枢神经系统功能有关，但是孕妇通常无法感觉到这些精细的动作。胎动通常在晚上9点到凌晨1点之间较多，这一时间段正对应着孕妇的血糖水平下降时期[52,55]。在一项利用人工胰腺控制孕妇血糖水平的研究中，Holden发现低血糖与胎动增加相关。胎动在饭后或孕妇摄入糖分后并不会增加[56]，但是一项新的随机试验发现，在孕妇接触音乐后，胎动可能会增加[57]。

缺氧导致胎动减少，这一表现使得孕妇自评胎动有可能成为一种简单且可广泛应用的监测方法。但是通过使用这种方法来预防围产期死亡率的前瞻性试验并未得出明确的获益结果[2]。在一项前瞻性试验中，Neldam 等研究者指导 1500 余名孕妇在妊娠期自数胎动，最终发现可避免的胎儿死亡减少了 73%。但在一项纳入了 68 000 余名孕妇的多国随机试验中[58]，进行常规胎动评估的女性与没有进行胎动评估的女性相比，胎儿死亡并无显著减少[58]。验证和重现这些试验结果有一定的困难，并且将孕妇自评胎动引入常规的临床实践能否带来效益并不确切。2015 年，一篇 Cochrane 系统综述纳入了 5 项研究共 71 000 名孕妇表示[59]，提示没有足够的证据推荐常规的胎动计数可预防胎儿死亡。

尽管有上述研究结果存在，自评胎动还是有一定的优势。虽然胎动的范围很广泛，但在 FMC 时，每个孕妇和她的胎儿都可以作自身对照[19]。影响孕妇感知胎动的因素尚不明确；胎儿和胎盘因素如胎盘位置、胎动的时长和类型，以及 AFV，都可能影响孕妇对胎动的感知；但是我们并不清楚羊水量是影响了孕妇的感知还是影响了实际的胎动[53]。可能影响胎动评估的母体因素包括孕妇的活动、胎次、肥胖、药物使用和心理因素（如焦虑等），但相关的研究结果尚存在矛盾[53]。约 80% 的孕妇能够遵守计数胎动的流程[19]。

已有数种胎动监测方法用于研究和临床实践，包括在规定的时间内进行 FMC，每天 1～3 次，每次 30～60min；或在一个时间范围内计数目标胎动次数。针对各种方法有各种"正常"和"异常"的 FMC 结果或阈值，医生应指导孕妇对结果做初步的判断，以便发现异常，做出进一步的评估。

孕妇自评胎动的缺点包括导致孕妇焦虑、需使用其他检测方法和入院率的增加。不过鉴于 FMC 假阳性的影响较小，并且与不做任何检测相比，这是唯一一种对预防胎儿死亡有效的检测，因此在更有效力的证据出现之前，指导孕妇常规进行胎动自评是合理的。正如 Froen 等[60]在 2008 年的一篇综述中所说的，"与不计数胎动相比，FMC 似乎是有益的，并且这种受益与胎动减少的定义无关。这一事实也支持上述受益来自孕妇对 FM 警惕性的提高这一假设。我们建议当孕妇在能够感受到胎动，提高警惕且认真计数胎动的情况下，DFM 主要指孕妇认为的明显地、持续性地胎动减少；其他的警戒情况如 '2h 内 10 次胎动' 应该只是作为指导的 '经验法则'"。

如上所述，基于一些死胎预防研究的结果，可以发现通过胎动计数评估胎儿状态的最大障碍在于当发现胎动减少时，患者和医护人员应如何应对[61]。在科学研究和临床实践中，胎动计数的方法、"异常"胎动的定义、患者对干预的依从性、医护人员对因胎动异常而就诊的患者的处理都存在显著差异。2016 年，一篇纳入了 23 项研究，包括 3 项随机试验的 Meta 分析对这种不一致性进行了研究，发现强调 DFM 的干预措施对胎儿死亡率的影响并不一致[61]。

（二）宫缩应激试验

宫缩应激试验（contraction stress test，CST），也被称为缩宫素激惹试验（oxytocin challenge test，OCT），是第一个广泛应用于产前胎儿监测的生物物理技术。众所周知，子宫收缩时绒毛间隙的血流量减少，对产时胎心监护的分析显示，缺氧时，特别是在胎儿动脉氧分压低于 20mmHg 时，胎盘氧储备不足的胎儿会反复出现晚期减速（见第 15 章）。如前所述，短暂缺氧状态下胎儿心率下降是由迷走神经反射介导的，是缺氧引起的胎儿短时间的全身血管反应。CST 将这些表现扩展到了分娩前。胎盘功能障碍时胎儿对宫缩的反应是这项检测的基础。

进行 CST 时，患者处于 30°～45° 角的半坐卧位，轻微向左倾斜以避免仰卧位低血压综合征。首先在刺激宫缩前需获得胎儿基线心率，然后持续记录胎心率和宫缩。每 5～10 分钟测定 1 次孕妇血压以及时发现低血压情况。如果已有自发宫缩且宫缩足够，则不需要作额外的刺激。合格的 CST 需要适度的子宫收缩，强度中等，10min 内 3 次宫缩，持续 40～60s。选择这些标准是为了模拟胎儿在第一产程时所经受的压力。如果无宫缩或宫缩不足，可静脉予缩宫素刺激宫缩，逐渐加量直到宫缩足够[34]。几种乳头刺激的方法也可被用来诱导宫缩，其刺激宫缩和获得结果的效果与催产素相当[34,43]。CST 完成后，应观察患者直至子宫活动恢复到基线水平。虽然 CST 并不增加早产风险，但是早产高风险（如胎膜早破、多胎妊娠和宫颈功能不全）的患者禁忌行 CST[62]。在合并前置胎盘或既往有剖宫产或子宫手术史的患者中也应避免 CST。

大多数临床医生使用 Braly 和 Freeman 等[62,63]提出的定义解释 CST（表 27-3）。

表 27-3 宫缩应激试验的结果判定

结　果	描　述	发生率（%）
阴性	宫缩满意的情况下无晚期减速（10min 内 3 次宫缩）	80
阳性	无子宫过度活动的情况下，晚期减速持续地伴随大多数（>50%）宫缩出现；如果在宫缩频率达标之前就观察到了持续性的晚期减速，则判定为阳性	3~5
可疑	间歇性的晚期或变异减速	5
过度刺激	每 2 分钟 1 次宫缩或宫缩持续时间超过 90s 或 10min 内有 5 次宫缩；如在前述情况下未见晚期减速，可判定为阴性	5
不满意	宫缩频率不达标或曲线无法解释	5

- 阴性：无晚期减速或显著的变异减速。
- 阳性：至少 50% 的宫缩伴有晚期减速。
- 可疑：间歇性的晚期或变异减速。
- 过度刺激：持续时间超过 90s 的宫缩伴随减速或宫缩频率超过 2min。
- 不满意：每 10 分钟内宫缩少于 3 次或曲线无法解释。

CST 的预测值

CST 阴性一直与胎儿预后良好相关。研究表明，CST 阴性 1 周内围产期死亡的发生率（即假阴性率）小于 1‰[2, 43, 64, 65]。这其中许多死亡可归因于脐带意外、胎儿畸形、胎盘早剥和糖尿病患者血糖控制的急性恶化。因此，像大多数产前胎儿监护方法一样，CST 不能预测急性的胎儿窘迫。如果 CST 呈反应型且结果阴性时，通常在 1 周内复查（图 27-9）；结果阴性但无反应的 CST 虽然不提示急性胎儿窘迫，但不代表其假阴性率与结果阴性的有反应的 CST 一样低。阴性但无反应的 CST 通常应在 24h 内复查（图 27-10）；如患者的临床情况发生变化，可能需要更频繁的复查。CST 阳性与胎死宫内、分娩期的晚期减速、5min Apgar 评分低、IUGR 和羊水粪染的发生率增加相关（图 27-11）[64]，CST 阳性者总体的围产期死亡率在 7%~15%。另一方面，CST 的假阳性率很高，根据判定的终点不同，发生率波动在 35%~65%[2, 65]。如果 CST 阳性的同时基线缺乏加速且宫缩起始点与晚期减速起始点间的时间间隔小于 45s，提示胎儿窘迫的风险增加。

假阳性率高是 CST 最大的局限之一，因为这样的结果可能导致不必要的过早干预。CST 假阳性可能的原因包括对胎心曲线理解错误、仰卧位低血压减少了子宫灌注或子宫过度刺激。假阳性率偏高也提示 CST 阳性的患者不一定需要择期剖宫产。CST 结果可疑或模棱两可或不满意，或子宫过度刺激的 CST，应在 24h 内复查。在一项研究中，对 CST 结果可疑的患者进行复查，7.5% 的患者 CST 结果阳性，53.7% 阴性，38.8% 仍为可疑[66]。对胎儿期 CST 阳

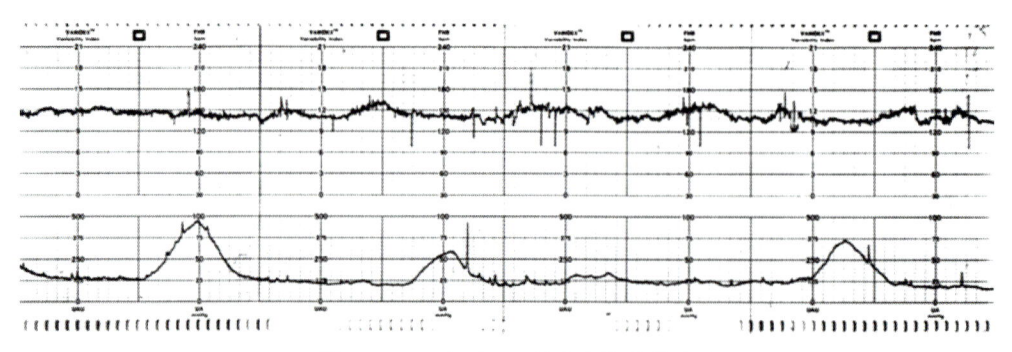

▲ 图 27-9 反应型且阴性的宫缩应激试验
通常于 1 周内复查

性的儿童进行随访研究，发现只有极少数儿童表现出神经系统和心理发育的异常[67]；提前发现可疑的胎心率可能会预防胎儿窘迫，从而影响这些孩子的远期预后。

虽然 CST 在可靠性和预测价值方面经受住了时间的考验，但它在现代产科临床中并不是一项常规的检测。实施的成本、繁琐的性质、患者的不便限制了它的作用。

（三）无应激试验

20 世纪中期的观察研究表明，胎儿活动、子宫收缩或刺激导致的胎儿心率加快反映了胎儿的健康状况，这是无应激试验（nonstress test，NST）的基础。NST 是产前胎儿评估中应用最广泛的技术，尽管其作为胎儿评估试验的可靠性和可重复性存在不确定性。其基础技术自被引入临床并被广泛使用至今，变化并不大[68]。

孕晚期健康胎儿每小时的胎心加速平均为 34 次[69]，加速的平均振幅为 20～25/min，持续时间约为 40s，需要胎儿的中枢神经系统和心脏之间完整的神经耦联[69]。胎儿缺氧破坏了这一途径。足月胎儿 85% 以上的胎动伴随着胎心加速，90% 以上的大运动伴有加速。在胎儿安静睡眠期间可能不会出现加速。Patrick 等[69]的研究发现，健康足月胎儿胎心加速的间隔时间最长约为 40min，但是胎儿有可能在

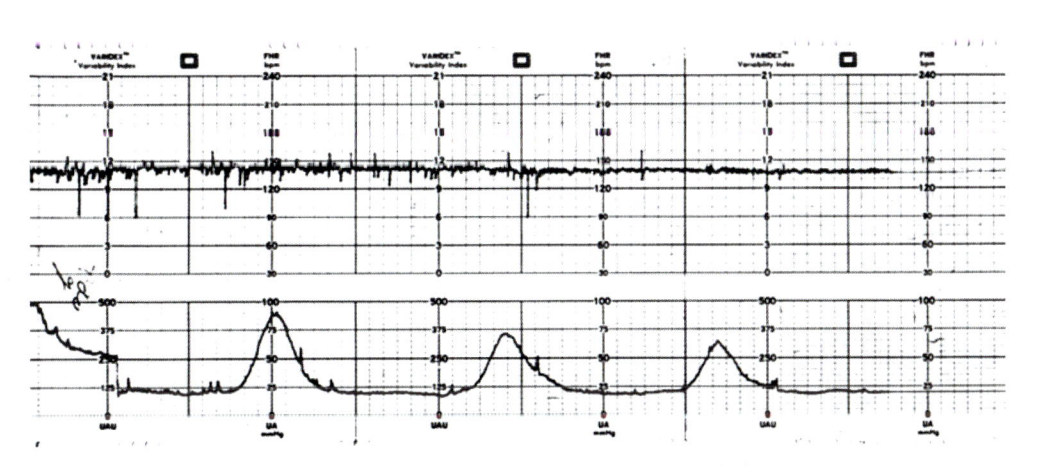

▲ 图 27-10 无反应型且阴性的宫缩应激试验

通常于 24h 内复查

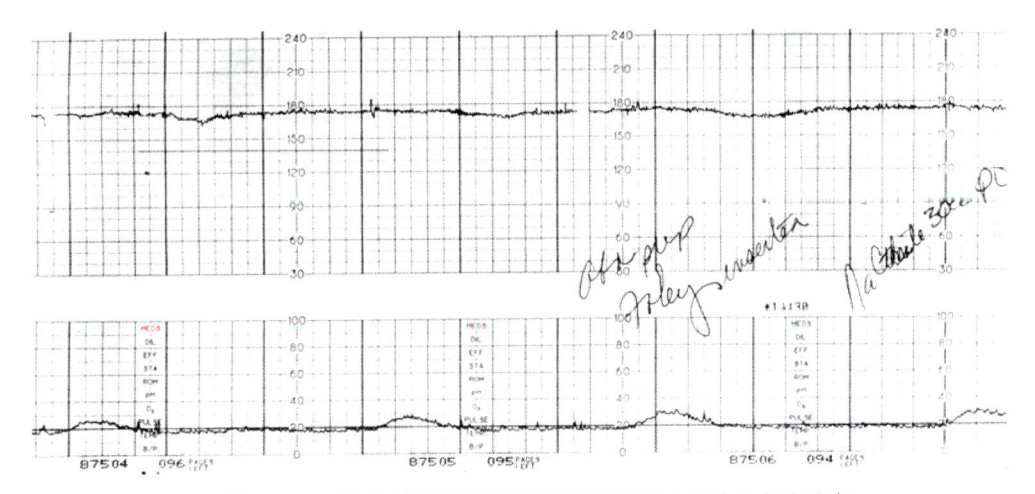

▲ 图 27-11 无反应型且阳性的宫缩应激试验合并胎儿心动过速

患者妊娠 34 周，合并 1 型糖尿病，主诉胎动减少。NST 无反应型，提示胎儿心动过速，胎心率 170/min。CST 阳性，BPP 2 分。患者宫颈条件不适宜引产，故行子宫下段剖宫产术，娩一男婴，2200g，Apgar 评分：1min 为 1 分，5min 为 3 分。脐动脉 pH 7.21

80min 内没有表现出心跳加速，却仍然是正常的。

缺乏胎心加速最常见于胎儿的安静睡眠期，但中枢神经系统抑制药（如麻醉药物和苯巴比妥）和 β 受体阻滞药（如普萘洛尔）也可以降低胎心率的反应性。众所周知，长期吸烟会通过增加胎儿的碳氧血红蛋白和减少子宫血流量使胎儿缺氧，故吸烟孕妇的胎心加速会减少。

NST 通常在门诊进行。在大多数情况下，只需要 10~15min 即可完成。NST 几乎没有禁忌证，也很少得到模棱两可的结果。患者可坐在躺椅上，注意确保患者稍向左倾斜，以避免仰卧位低血压综合征[34]。在测试开始前记录患者的血压，然后每 5~10 分钟复测血压。用多普勒超声传感器监测胎儿心率，并同时使用宫缩记录仪记录子宫收缩或胎动。胎动可以由患者使用事件标记来记录，也可以由执行检测的工作人员来记录。

1. NST 结果判读

(1) 反应型：最广为人知的"反应型"的定义是在监测的 20min 内至少有 2 次加速，加速的振幅≥15/min，持续时间≥15s（图 27-12）[70]。孕周影响对"反应"的定义，因为交感神经和副交感神经对胎心率的变化随孕周的增加而改变。与晚孕早期相比，妊娠 30 周后，胎心加速的频率和幅度均有增加；半数正常胎儿在妊娠 24 周时即可表现出伴随胎动的加速，几乎所有胎儿在 30 周后都会出现加速。因此在妊娠 32 周之前，胎心反应型的标准是胎心加速振幅≥10/min，持续时间≥10s，而不是上述的 15-15 标准[70]。

总体来讲，85% 的 NST 是反应型的，仅 15% 为无反应型[71]；不满意的 NST 不到 1%，主要是胎心记录不足导致的。

(2) 无反应型：未达到反应型标准的 NST 判读为"无反应型"（图 27-13）。无反应型最常见的原因是胎儿处于安静睡眠期。因此监护可继续延长 20min，以期胎儿状态发生改变，出现反应。Keegan 等[72] 注意到，约有 80% 的无反应 NST 在当天晚些时候再复查会出现反应。为了改变胎儿状态，一些临床医生会尝试人工刺激胎儿或让孕妇喝橙汁以增加胎儿血糖水平；但没有证据表明这些尝试能够增加胎动[73, 74]。如果试验持续了 40min 仍无反应，应行 BPP 或 CST。大多数 NST 呈无反应型的胎儿并不是缺氧，只是在这 40min 测试期间没有表现出心率的反应性。NST 无反应型的胎儿中，约 25% 的胎儿在进一步评估中 CST 呈阳性[71, 75]。CST 宫缩基线水平时胎心的反应性是胎儿健康的可靠指标。

孕周越小，NST 无反应型的可能就越大。妊娠 24~28 周，约 50% 的 NST 为无反应型；妊娠 28~32 周，仍有 15% 的 NST 为无反应型[76]。妊娠 32 周后，NST 反应型和无反应型的发生率与孕足月相当。畸形胎儿 NST 无反应型的发生率明显增加[77]。

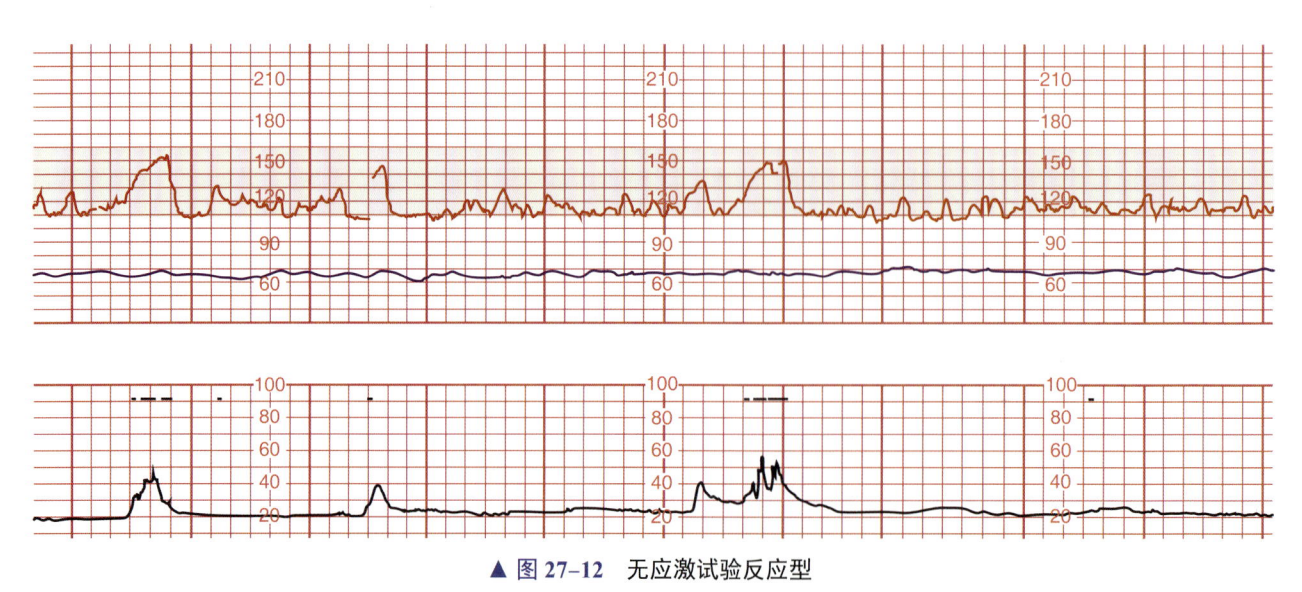

▲ 图 27-12　无应激试验反应型

胎心加速振幅超过 15/min，持续时间超过 15s。当患者自觉胎动时可通过监护仪上的事件记录器记录，在图像下半部分会出现标识声振动刺激（vibroacoustic stimulation，VAS）可用于影响胎儿从安静睡眠状态转变为活跃睡眠状态（图 27-14）。胎儿的听性脑干反应在妊娠 26～28 周时出现。因此，妊娠 26 周后，VAS 可显著增加反应型 NST 的发生率，并可减少检测时间，使其成为产前胎儿监测的有效手段[76, 78]。大多数 VAS 研究使用的是电子人工喉，它产生的声压级在 1 米的空气中测量为 82dB，频率为 80Hz，谐波为 20～9000Hz。但究竟是声学刺激还是振动刺激改变了胎儿的状态还不得而知。VAS 刺激后 3min 内，胎心加速的平均持续时间和幅度、胎心的变异性和胎动会出现明显的增加[79]。一些研究发现，使用 VAS 使 NST 无反应型的发生率从 13%～14% 降低到 6%～9%。VAS 刺激后出现的反应型 NST 与自发的反应型 NST 一样是胎儿健康的可靠指标[79]。但是，VAS 后 NST 仍无反应的胎儿，其不良围产期结局的风险可能增加，如胎儿宫内窘迫、宫内生长受限和低 Apgar 评分。

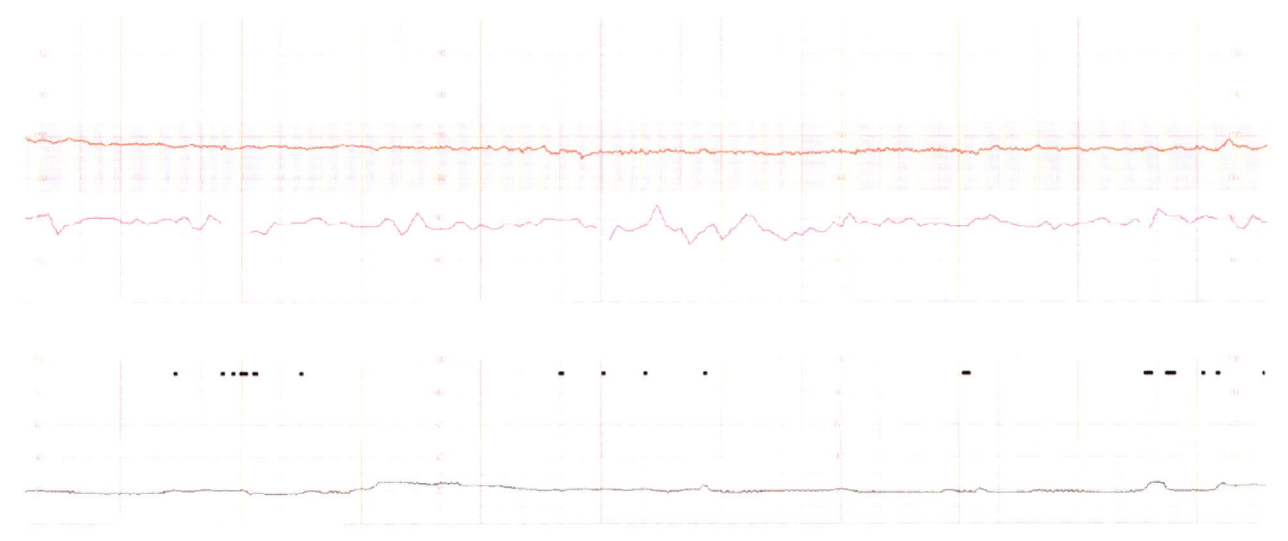

▲ 图 27-13　无应激试验无反应型
图中未见胎心加速，下方可见胎动标记

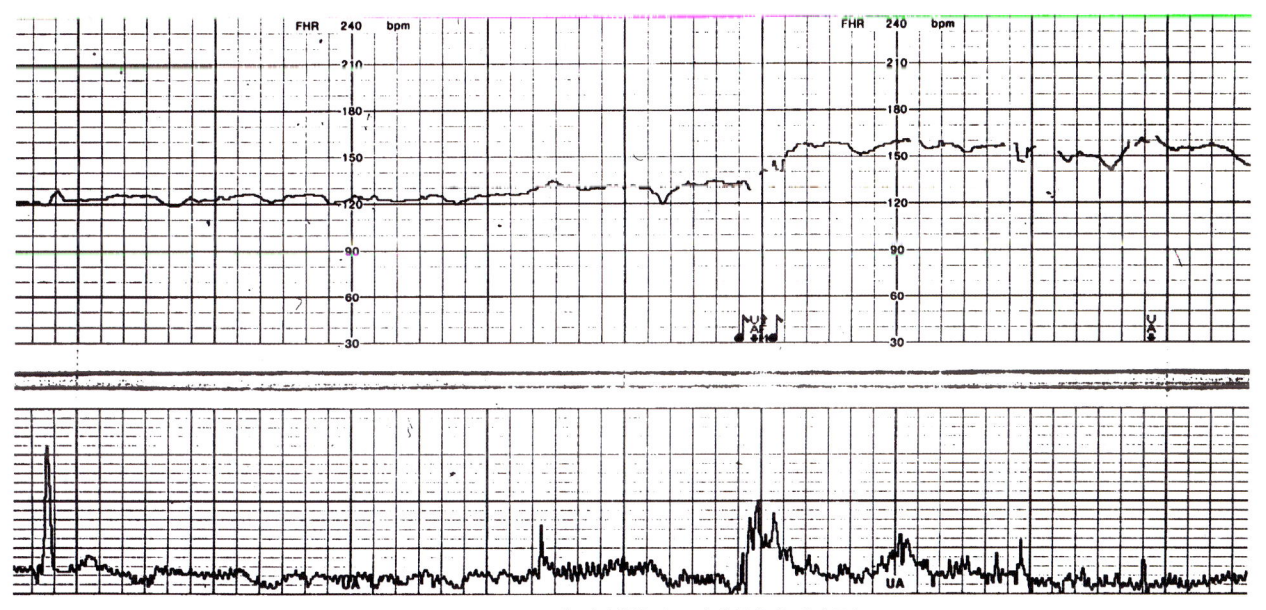

▲ 图 27-14　声动刺激后无应激试验反应型
图中音符标记表示声振动刺激，可见刺激后胎心出现加速

在大多数使用 VAS 的医院，首先会观察 10～20min 胎心率基线，如果为无反应型，则在胎儿头部附近施加至多 3s 的刺激。如果 NST 仍然无反应，刺激可以 1min 为间隔重复 3 次。如果胎儿仍然没有反应，应进一步行 BPP 或 CST。研究证实在妊娠期间使用 VAS 是安全的，并且自新生儿期至儿童期（4 岁）的随访中，并未发现长期听力受损的证据[80]。其他试图安全缩短 NST 时间的干预措施相关研究得到的结果并不明确[81]。因此，VAS 可能有助于缩短 NST 所需的时间，在进行大量 NST 的医院尤其有用。

2. NST 的其他发现

(1) 正弦模式：如第 15 章所述，胎心的正弦心率模式非常罕见。这种几乎没有变异性的波动心率模式与胎儿贫血、窒息、先天性畸形和药物（如麻醉药）有关。在非常早期的 NST 研究中，Rochard 等[82] 在伴有 Rh 同种免疫反应的 50 例妊娠中，发现有 20 例出现了正弦曲线；其中一半的病例发生了围产期死亡，40% 的存活婴儿需要长期住院治疗，只有 10% 的婴儿无合并症。

(2) 心动过缓：在妊娠 27 周之前，正常的胎儿心率对胎动做出的反应实际上可能是"心动过缓"。但是，在具有较高胎儿宫内窘迫风险的病例中，如与 APS 相关的 IUGR，妊娠 26～28 周时胎儿的心动过缓可能是胎儿即将死亡的一个预测因素。

在所有 NST 中，可以观察到 1%～2% 的胎儿心动过缓，其定义为胎儿心率 90/min，或低于基线心率 40/min 且持续时间超过 60s（图 27-15）。注意将此定义与产时胎心监护中的"延长减速"相区分，后者定义为持续时间大于 2min 但小于 10min 的减速（见第 15 章）。在对 121 例病例的回顾分析中，研究者发现产前心动过缓与围产期发病率和死亡率的增加有关，特别是产前胎儿死亡、脐带受压、IUGR 和胎儿畸形等不良结局[83]。虽然有一半的合并心动过缓的 NST 是反应型，但其导致紧急终止妊娠的产时不可靠胎心率的发生率与 NST 无反应型是相同的。因此，临床治疗决定应基于心动过缓而制订，而非胎心是否存在反应性。心动过缓对胎儿损害（胎儿死亡或产时窘迫）的阳性预测值高于无反应型 NST。发现心动过缓后期待治疗的 PMR 为 25%，因此，在充分考虑早产相关风险，并进行详细的咨询后，应做好终止妊娠的准备。

(3) 心动过速：胎心率基线的评估和反应性的评估一样，也要考虑孕周的影响。随妊娠进展，迷走神经活动对胎儿心率的影响逐渐增大；因此，胎儿的平均基线心率将从 20 周时的 155/min 下降到 30 周时的 145/min。胎儿心动过速最常见的病因是母胎感染（如绒毛膜羊膜炎）继发的发热，其他原因包括慢性低氧血症、孕妇甲状腺功能亢进、孕妇药

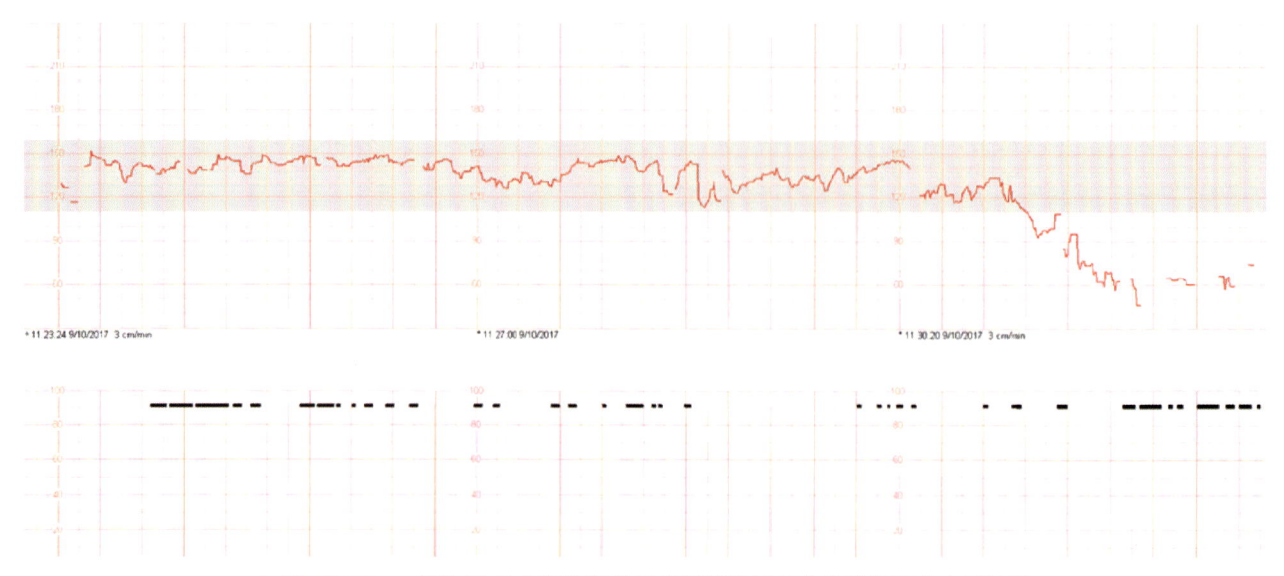

▲ 图 27-15 一例妊娠 43 周初产妇的无应激试验显示自发性的胎儿心动过缓

胎心率自基线的 150/min 下降至 100/min。该患者引产后出现重度变异减速和胎儿窘迫，故行剖宫产终止妊娠。同时发现羊水量减少及羊水胎粪污染

物暴露和胎儿快速性心律失常。胎儿心率高于 200/min 时需高度怀疑胎儿是否存在快速性心律失常，并通过胎儿超声心动进一步评估胎儿心脏。胎儿心率在 160～180/min 时，基线变异是胎儿酸碱状态的重要指标。如果缺乏基线变异，胎儿酸中毒的可能性增加[70]。

(4) 心律失常：在胎儿心律失常中，绝大多数（约 90%）是快速性心律失常。胎儿心率超过 180/min 时可诊断为快速型心律失常，但通常都会大于 200/min。胎儿快速型心律失常的常见原因包括阵发性室上性心动过速和心房扑动。首例产前心脏治疗获得成功的案例，即对怀有患持续性室上性心动过速的胎儿的孕妇进行的抗心律失常治疗。许多文章都对这种心律失常的治疗方案进行了介绍。持续性心律失常合并水肿的胎儿，以及孕周过小不宜分娩且无法保证产后治疗的胎儿，可能需要产前的抗心律失常治疗。在这种情况下，对胎儿和母亲来说，治疗药物最好具有较宽泛的治疗范围，并且致心律失常（心律失常意外加重或恶化）的风险相对较低。地高辛是最常用的一线药物，但在合并胎儿水肿时效果欠佳，此时索他洛尔或氟卡尼是一线选择[84]。

当胎儿心率低于 100/min 时诊断为缓慢型心律失常，通常继发于房室传导阻滞。约半数病例由胎儿心脏畸形引起，其他心脏结构正常的病例中，多数与母体抗体相关。母体抗体如 SS-A 和 SS-B 可以直接靶向损害胎儿心脏房室结或心肌，导致胎儿心脏传导阻滞和心肌炎。缓慢型心律失常的胎儿可能会出现胎儿水肿，特别是合并持续性心动过缓，心率低于 55/min 时。宫内发生心力衰竭及先天性心脏传导阻滞的胎儿，无论是否合并先天性心脏病，都具备分娩后行心脏起搏器治疗的指征。与胎儿快速心律失常相比，上述情况行产前治疗的成功率较低。现有的治疗方法包括给予孕妇 β 受体激动药、类固醇或免疫球蛋白；β 受体激动约已被证明可使胎儿的心室率提高 10%～20%，而类固醇或免疫球蛋白可能对与母体抗体相关的胎儿心脏传导阻滞有效。可能改善的胎儿结局包括改善胎儿水肿情况等[84]。

(5) 减速：在大多数情况下，轻度的变异减速与不良围产期结局无关。Meis 等[85]发现在行 NST 的患者中，50.7% 的患者记录到了下降振幅≥20/min，但持续时间小于 10s 的变异减速。这些减速通常与脐带绕颈相关，其并不能预测 IUGR、不可靠的胎儿心率模式或产程中更严重的变异减速。当观察到轻度变异减速时，即使 NST 反应型，也应进行超声检查以排除羊水过少。羊水少和轻度变异减速增加脐带事件的可能性。如果在 NST 中观察到宫缩后的晚期减速，则应使用 CST 的解释标准进行判读。

3. NST 的预测值

NST 在正常或反应型时最具预测价值。多个研究报道的 NST 假阴性率范围在 0.2%～0.8%，同时反应型 NST 后 1 周内的胎儿死亡率在 3‰～8‰。NST 的假阳性率相当高，不同研究报道的范围在 50%～90%[2, 43]。

2015 年一篇 Cochrane 综述[68]综合了 6 项随机对照试验、2105 名孕妇的结果。其中 4 项研究对 1636 名孕妇行 NST（或有结果的 NST）和不行 NST（或无结果的 NST）进行了比较，2 项研究对 469 名孕妇行计算机分析的 NST 和传统分析的（视觉分析）NST 进行了比较。这 6 项研究只招募了高危女性，没有提供关于单胎和多胎妊娠的信息。值得注意的是，4 项比较行 NST 和不行 NST 的研究都是在 20 世纪 80 年代进行的。妊娠期行 NST 和不行 NST 相比，围产儿死亡率（RR=2.05，95%CI 0.95～4.42，2.3% vs. 1.1%）、剖宫产率、"可预防的围产期死亡率"、Apgar 评分、新生儿重症监护病房入住率、出生胎龄或新生儿癫痫发生率方面均没有发现显著差异。在两项比较计算机分析和视觉分析 NST 的研究中，计算机分析 NST 显著降低了围产期死亡率（RR=0.20，95%CI 0.04～0.88，0.9% vs. 4.2%）[68]。作者认为，该研究结果不足以说明围产期死亡率有明显差异，并且自该研究实施至今，产前产后医疗的许多方面都已经发生了变化。

作者还呼吁进行新的研究以评估传统方法和计算机分析 NST 的差异，从而评估其对围产期死亡率和其他结果的真正影响。传统的 NST 分析缺陷之一就是观察者之间的可变性，或是临床医生解释 NST 时对操作者的依赖性。目前计算机化的 NST 分析技术仍处于研究阶段，并未在临床实践中被广泛应用。研究报道观察者间和观察者内的变异性高达 0.5[86]。

在一些高危妊娠（如合并妊娠糖尿病、IUGR 和过期妊娠）时，与每周 1 次 NST 相关的 NST 假阴性率可能非常高。在这种情况下，建议将 NST 的频率增加到每周 2 次[87, 88]。

（四）胎儿生物物理评分

实时超声检查使得产科医生能够对宫内胎儿状态进行评估，从而了解反映胎儿中枢神经系统完整性的动态功能[89]。正如 Manning 等强调的[90]，"胎儿生物物理评分的原则是，对胎儿的检查越完善（如胎动、胎儿环境等），就越能准确地区分出胎儿的健康和疾病状态"。

胎儿呼吸运动（fetal breathing movements，FBM）是第一个利用实时超声评估的生物物理参数。现在认为胎儿在宫内锻炼呼吸肌是为了出生后的呼吸做准备。在实时超声检查中，FBM 表现为膈肌和腹部内容物的向下运动和胸部的向内塌陷式运动。胎儿 FBM 在 20～21 周时变得规律，由位于胎儿第四脑室腹侧表面的中心控制[91]。约 30% 的时间可以观察到 FBM，多见于快速眼动睡眠期，出现 FBM 表明胎儿存在完善的神经系统控制功能。虽然 FBM 的缺失可能提示胎儿缺氧，但也可能是胎儿处于安静睡眠期[52]。除了胎儿睡眠状态和缺氧外，还有一些因素也会影响 FBM。母体血糖升高时，FBM 增加；而母体低血糖期间，FBM 减少。母亲吸烟可使 FBM 减少，可能与胎儿低氧血症相关。抑制胎儿中枢神经系统的麻醉药也可能使 FBM 减少。

综合其他可观察的胎儿健康状态指标，Vintzileos 等[91]发现，在胎儿发育进程中出现越早的胎儿生物物理活动，在胎儿缺氧时消失越晚。胎儿肌张力在大脑皮质的控制中心在妊娠 7.5～8.5 周时开始发挥作用，因此胎儿肌张力是随着胎儿病情恶化而丧失的最后一个胎儿参数。在妊娠 9 周时，皮质核内的胎儿运动中心开始发挥功能，这一指标比胎儿肌张力更为敏感。前文提到，FBM 在妊娠 20～21 周时变得有规律。胎儿心率控制中心位于下丘脑和延髓后侧，在孕中期末和晚期初开始发挥作用，理论上胎心率改变是胎儿受损的最早迹象。

利用上述规律，Manning 等[92]提出了胎儿 BPP 评分的概念，将 NST 与 4 个可通过实时超声检查评估的参数相结合，即 FBM、胎动、胎儿肌张力和 AFV。FBM、胎动和胎儿肌张力由复杂的神经通路介导，反映了胎儿中枢神经系统的功能。同时，AFV 与慢性胎儿缺氧相关。另外，超声检查对 BPP 有额外的优势，因其可以发现以前未发现的胎儿畸形。BPP 评分与用于评估新生儿状况的 Apgar 评分相似[92]。每项参数正常（如反应型 NST）得 2 分，参数异常得 0 分。最高分为 10 分，最低分数为 0 分。妊娠 26～28 周即可使用 BPP。胎儿获得满意 BPP 评分所需时间与胎儿状态密切相关，胎儿在 2F 状态时平均仅需 5min，1F 状态时平均需要 25min 以上[93]。

Manning 等[92]提出的 BPP 评判标准见表 27-4，针对评分建议的后续临床处理见表 27-5。如果无其他产科因素禁忌，BPP 得分低并不是阴道试产的禁忌。

在一项对 216 名高危患者进行的前瞻性双盲试验中，前述的 5 个参数均正常时，没有观察到围产

表 27-4 生物物理评分标准

生物物理参数	正常（得分 =2）	异常（得分 =0）
胎儿呼吸运动	30min 内至少 1 次，持续时间≥30s	30min 内无呼吸运动或持续时间<30s
胎动	30min 内至少 3 次躯干 / 肢体活动（连续出现的胎动算 1 次）	30min 内胎动≤2 次
肌张力	至少 1 次躯干或肢体的伸展复屈，手指展开和合拢	伸展缓慢，部分复屈；或肢体完全伸展；或无胎动
胎心率反应性	20min 内至少 2 次胎动伴随胎心加速，振幅≥15/min，持续≥15s[a]	20min 内加速<2 次或加速幅度<15/min
羊水量	在 2 个垂直平面上至少 1 个羊水池深度≥2cm	无羊水池，或在 2 个垂直平面上的羊水池深度<2cm

a. 孕周>30 周

改编自 Manning FA. Biophysical profile scoring. In: Nijhuis J, ed. *Fetal Behaviour.* New York: Oxford University Press; 1992:241.

表 27-5 基于生物物理评分的处理

评 分	解 释	处 理
10	正常，慢性缺氧风险低	每周复查 1~2 次
8	正常，慢性缺氧风险低	每周复查 1~2 次
6	可疑慢性缺氧	如≥36 周或＜36 周且胎儿肺成熟度检测阳性，考虑终止妊娠；如＜36 周和（或）胎肺成熟度检测阴性，4~6h 复查生物物理评分；如发现羊水过少，应终止妊娠
4	可疑慢性缺氧	如≥36 周，终止妊娠；如＜32 周，复查评分
0~2	强烈怀疑慢性缺氧	延长检查时间至 120min；如评分一直≤4 分，无论孕周，立即终止妊娠

改编自 Manning FA, Harman CR, Morrison I, et al. Fetal assessment based on fetal biophysical profile scoring. Am J Obstet Gynecol. 1990;162:703; and Manning FA. Biophysical profile scoring. In: Nijhuis J, ed. *Fetal behaviour*. New York: Oxford University Press; 1992:241.

期死亡，但得分为 0 时 PMR 为 60%[92]。胎动消失时胎儿死亡风险增加 14 倍；FBM 消失时，PMR 增加 18 倍。所有单个指标的假阳性率均较高，范围在 50%~79%。但是将所有参数综合后假阳性率明显降低至 20%。假阴性率即胎儿实际受损但检测结果正常的发生率，单个指标的假阴性率很低，PMR 范围从 6.9‰（AFV 正常）到 12.8‰（NST 反应型）。研究者还发现，在大多数情况下，超声测量 BPP 参数和 NST 可以在较短的时间内完成，每项大约需要 10min。

Manning 等[94] 报道了 26 780 例高危妊娠行 BPP 的经验。在他们的方案中，如果所有超声参数均正常，评 8 分，则不进行常规的 NST 检查。当超声发现异常时再行 NST 检查。该研究中校正后 PMR 为 1.9‰，当 BPP 结果正常时，1 周内每 1000 例患者中胎儿死亡数少于 1 例。在所有接受检测的患者中，97% 的患者得分为 8 分，这意味着只有 3% 的患者得分≤6 分，需要进一步评估。在一项对 525 例评分≤6 分的患者的研究中，不良围产期结局最常与 NST 无反应型且胎儿肌张力缺失或 NST 无反应型且 FBM 缺失相关[95]。最近一次的 BPP 评分与围产期发病率和死亡率之间存在显著的负线性关系（图 27-16 和图 27-17）[96]。由于使用的终点不同，假阳性率范围从 BPP6 分的 75% 到 BPP0 分的小于 20% 不等。Manning 总结了使用 BPP 进行胎儿评估的 8 项研究的数据，共纳入了 23 780 名患者和 54 337 项检测，研究发现除外致死性畸形的校正后 PMR 为 0.77‰。

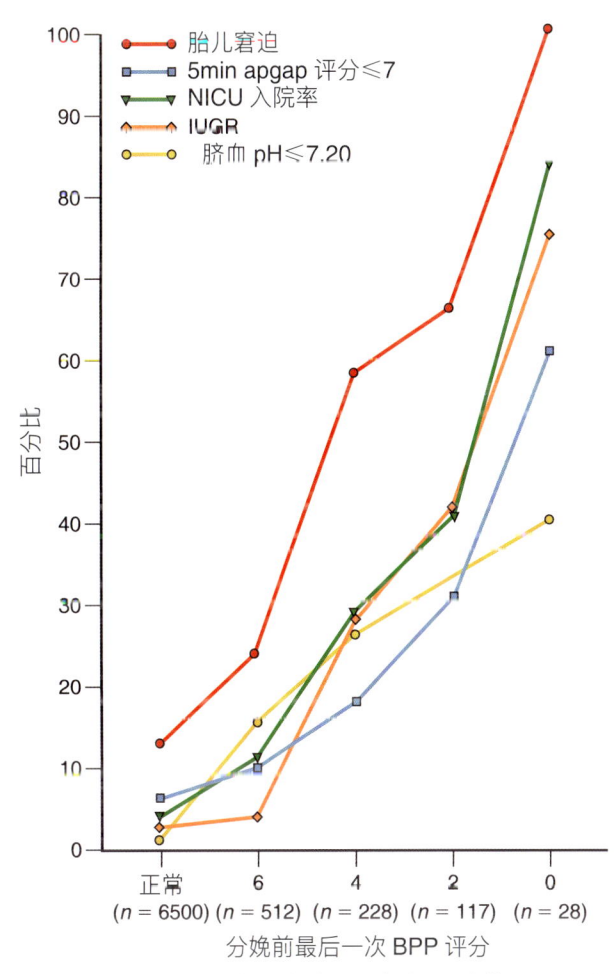

▲ 图 27-16 5 项围产期患病率指标与分娩前最后一次 BPP 评分的关系

每项指标与 BPP 均存在显著的负线性相关性。BPP. 生物物理评分；IUGR. 宫内生长受限；NICU. 新生儿重症监护病房（引自 Manning FA, Harman CR, Morrison I, et al. Fetal assessment based on fetal biophysical profile scoring. *Am J Obstet Gynecol*. 1990;162:703.）

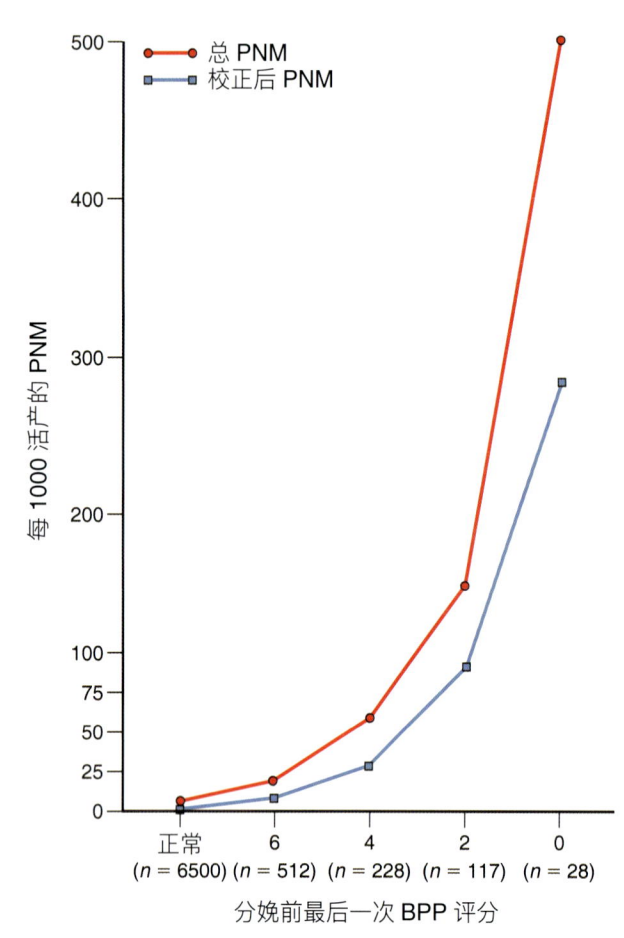

▲ 图 27-17 围产期患病率（包括总患病率与校正主要畸形后的患病率）与分娩前最后一次 BPP 评分的关系

存在显著的呈指数上升的负相关性。BPP. 生物物理评分；PNM. 新生儿死亡率（引自 Manning FA, Harman CR, Morrison I, et al. Fetal assessment based on fetal biophysical profile scoring. Am J Obstet Gynecol. 1990;162:703.）

BPP 与胎儿的酸碱状况密切相关。Vintzileos 等[91]对 124 例临产前剖宫产患者进行了研究，剖宫产指征包括重度先兆子痫、选择性再次剖宫产、胎儿生长受限、臀位、前置胎盘和巨大儿。酸中毒的定义是脐动脉 pH 小于 7.20，胎儿酸中毒的早期表现为无反应型 NST 和 FBM 消失。当 BPP 评分≥8 分时，脐动脉 pH 平均值为 7.28，102 例胎儿中只有 2 例为酸中毒。9 例评分≤4 分的胎儿 pH 平均值为 6.99，都为酸中毒。

一些研究表明，产前的糖皮质激素促肺治疗可能影响 BPP 评分，使评分降低。由于糖皮质激素多用于可能发生早产的患者（妊娠 24~34 周），任何生物物理测试的假阳性结果都可能导致不适当的干预和分娩。Kelly 等发现，超过 1/3 的胎儿在妊娠 28~34 周接受评估时 BPP 评分下降，这种情况多发生于糖皮质激素给药后 48h 内，并且新生儿结局并未受影响。当 BPP 评分下降 4 分时，于 24~48h 内重复 BPP 结果通常恢复正常。最常受影响的参数是 FBM 和 NST。亦有其他研究人员报道在妊娠 34 周前给予糖皮质激素后，FBM 和胎心反应性有短暂的抑制，并于给药后 48~96h 恢复正常。在对早产或未足月胎膜早破（preterm premature rupture of the membranes, PPROM）患者每天行 BPP 评估的医疗机构，需要考虑到这种影响。

在早产或 PPROM 的患者中，能否使用 BPP 预测绒毛膜羊膜炎的发生尚存在争议。Sherer 等报道，在妊娠 32 周前胎膜完整的早产临产患者中，FBM 的缺失与胎儿炎症和宫内感染的组织学证据有关。然而他们建议，因 FBM 缺失的阳性预测值很低，这一发现并不能用于指导临床处理。Lewis 等进行了一项随机试验，评估在 PPROM 的管理中，每天行 NST 与每天行 BPP 的效果比较，结果发现，无论是每天行 NST 还是 BPP，在对感染并发症的预测方面都没有高敏感性。每天 BPP 增加了成本，但没有明显的效益。

Manning 等报道了曼尼托巴省生物物理评分和脑瘫发病率之间的相关性。行 BPP 的患者，最近一次的 BPP 评分与脑性瘫痪的发生率之间存在呈指数性的负相关，BPP≤6 分的敏感度为 49%。最近一次 BPP 越不正常，患脑瘫的风险越大。胎龄、出生体重和假定损伤时间与脑瘫发生率无关，脑瘫发生率范围在千分之 0.7（BPP 正常）到 13.1（BPP 6 分）再到 333（BPP 0 分）活产。

BPP 的几个缺点需额外注意。与 NST 和 CST 不同，BPP 需要超声仪器，并且评分过程无法审核，除非行超声检查时录像。如果胎儿处于安静睡眠状态，BPP 需要更长时间的观察。目前的评分系统没有考虑羊水过多的影响，如在合并糖尿病时，羊水过多可能是胎儿存在风险的指标。

BPP 的预测价值

总结多项研究的结果得出正常 BPP 的假阴性率小于 0.1%，在正常 BPP 后 1 周内胎儿死亡率小于 1‰[2]。由于不必要的干预（终止妊娠）和随后的医源性并发症可能，特定检测的假阳性率一直受到关注。BPP 在一定程度上是为了解决 CST 和 NST 的高假阳性率问题，但很少有人注意异常或不确定的 BPP 可能的假阳性问题，但这是非常重要的，因为 BPP 作为 NST 和 CST 后的最后关卡，尤其在早产的管理中至关重要。如前所述，BPP 得分为 0 的假阳性率小于 20%，但得分为 6 的假阳性率高达 75%。Inglis 等使用 VAS 来明确 81 例妊娠 28~42 周的 BPP≤6 分的胎儿状况。对 41 例 VAS 后评分正常的患者和 238 例评分正常未行 VAS 的患者的产科和新生儿结局进行比较，发现两组之间的产科和新生儿结局没有显著差异。VAS 改善了约 80% 的 BPP 结果，对结果不明确的 BPP 使用声震刺激进行验证不会增加假阴性率，并可能减少不必要的产科干预。

一篇 2008 年的系统综述[97]总结了 2829 名孕妇随机行 BPP 或 NST 的比较，大多数是足月妊娠。围产儿死亡率、剖宫产率、Apgar 评分或 NICU 入院率无明显差异。正如前文 NST 部分中提到的 2015 年的系统综述[68]中所说，该研究不足以证明 BPP 与其他检测对围产期死亡率的影响存在显著差异。作者还指出，"令人遗憾的是，自 20 世纪 80 年代引入 BPP 以来，在对数万名孕妇的观察性研究中，只有不到 3000 名孕妇被纳入了随机试验"。

（五）改良生物物理评分

为了简化流程和减少检测时间，研究者对 BPP 的各种改良方案进行了评估，尤其对 BPP 中最能预测围产期结局的部分进行了评估。在改良 BPP（mBPP）中，将 NST 与 AFV 结合在一起，NST 是当前胎儿状况的指标，AFV 是胎儿长期状况的指标（见第 27 章）。虽然有多种评判标准，但通常认为，最大羊水池垂直深度大于 2cm 是正常的。Miller 等对 15 482 名孕妇进行的 56 617 次产前检查进行分析，证明 mBPP 与完整的 BPP 效果相近，假阴性率（或正常 mBPP 后 1 周内的胎儿死亡率）为 0.8‰。Nageotte 等[98]证明 mBPP 与 CST 结果阴性一样，是不良胎儿结局的良好预测指标。约 10% 的患者 mBPP 结果异常，需要额外评估。如果使用 VAS 或延长了监测时间，NST 仍呈无反应型，或者 AFV 异常，则应行完整的 BPP 或 CST。作为后备检测，CST 与完整的 BPP 相比，结果异常的干预率更高。总的来说，mBPP 的假阳性率与 NST 相当，但高于 CST 和完整的 BPP。mBPP 较低的假阴性率和执行的简易性使其成为评估大量高危患者的一种极好的方法。因此，尽管 CST 仍然有用，但在当前的临床实践中的使用频率已经降低了。

使用完整的 AFI 还是简化版的 DVP 来评估 AFV 也存在争议。Chauhan 等纳入了 1000 多名孕妇的随机试验发现，使用 AFI 评估 AFV 会导致更多"羊水过少"的诊断、更高的干预率、更多的医源性早产，但在发现或预防不良结局方面没有优势。2009 年的一篇系统综述[99]纳入了 5 项共 3200 多名孕妇进行分析，发现围产期结局并没有明显差异，但是与 DVP 相比，AFI 确实提高了羊水过少的诊断率和引产率。这篇综述并不能评判 AFI 与 DVP 在预防围产期死亡方面的能力，因为在纳入的研究中没有死亡报告。基于此，将 DVP 作为羊水量评估的初步方法已得到越来越多的认可[34]。

（六）多普勒超声

多普勒超声的出现使得对胎儿、母体和胎盘循环的无创评估成为可能。利用多普勒超声，我们可以获得子宫胎盘血流和阻力的信息，这可能是胎儿适应和储备的标志。这种胎儿评估方法对于怀疑 IUGR 和合并其他子宫胎盘血流障碍的胎儿，在降低围产期死亡率和不必要的产科干预方面有一定价值[2]。多普勒超声用于 IUGR 评估的基本原理和具体使用的详细描述见第 30 章。基于本章的主题，使用多普勒超声测量胎儿血流和阻力的方法可以用作可疑 IUGR 胎儿的储备功能评估，但不能作为高危或低危妊娠中主要的产前监测方法。

但是，在诸多随机试验中，多普勒超声比其他产前检测方法更严格。现有证据的最新总结来自 2017 年的一篇 Cochrane 系统综述，涉及 19 项随机试验，共纳入了 1 万多名高危孕妇；结果显示，使用多普勒超声测量脐动脉血流可降低围产期死亡率（RR=0.71，95%CI 0.52~0.98），引产率和剖宫产率也明显降低。多普勒超声测量静脉血流也得到了类似的结果，但在高危妊娠的常规监测中没有得到结论。2015 年一项包含了 1.4 万名孕妇，共 5 项研究的系统综述也发现，多普勒超声用于低危妊娠的日常监测并未显示出益处。

六、胎儿评估技术的临床应用

我们发现，预防胎儿死亡或损伤的能力不仅取决于所用检测的预测值和被检人群，还取决于我们对异常结果的应对能力。为改善胎儿结局，必须对异常结果做好应对策略，如一系列的评估和干预措施，但并不包括早产；如果宫内损伤或死亡不可避免，则考虑医源性早产终止妊娠。图 27-18 是一个已被多个医院成功使用的应对流程[89]。该策略组合了多种产前评估的方法，有序地对胎儿状况进行评估。对于怀疑胎儿受损的患者，后续包括住院严密监测、使用产前糖皮质激素促肺，以及识别或纠正可能导致胎儿缺氧的母体或胎儿因素。

高危妊娠可于孕中期（妊娠 25～26 周）开始评估。如结果异常，可以考虑适宜的母胎干预措施，并注意评估方法的高假阳性率和在该胎龄建议早产的利弊影响。显然，安全地延长宫内妊娠是首要目标，而更好地了解早产胎儿的病理生理状态和联合评估可使这一目标得以实现。

常规的产前胎儿监测也需仔细评估。产前胎儿检测比产前风险评估评分更能准确预测胎儿结局。风险评分高危但胎儿监测结果正常的患者，其 PMR 低于风险低危但结果异常的患者。为检测出相当比例的没有任何高危因素但胎儿已受损的患者，常规的产前胎儿监测是必要的。因此，应考虑将产前胎儿检测（如胎动评估等）扩大到所有产科患者。

如何在临床实践中很好地将不同产前检查结合起来并筛选出符合条件的患者，仍然是一个不小的挑战。在不引起医源性早产、不需要过多检测并引发患者担忧的情况下，为了更好地预防胎儿受损和胎死宫内，规定的检查方法必须考虑到本章中描述的胎龄、合并症和社会人口学因素。根据 Fretts 等 2008 年的总结[25]，"降低围产期死亡率的最佳方法是提前发现胎死风险高的患者，尽量将产前评估的负面影响和医源性早产风险最小化"。

后文举例说明不同情况下产前检查的具体应用。过期妊娠中应采用平行检查方案，因为这种情况下产科医生关心的不是胎儿的成熟度，而是胎儿的健康状态。这种高危情况下需同时进行胎心监护和 BPP 等多项检查，如单个检查异常，可考虑进行干预。为避免已足月且健康的胎儿发生胎死宫内，需谨慎处理假阳性的检查结果。在大多数其他高危妊娠中，如合并糖尿病或高血压的妊娠，最好尽量延长宫内妊娠时间。因此在这些情况下采用序贯检查方案，以减少不必要的过早干预。产科医生通过一系列检查了解胎儿宫内状况，通常情况下只有所有检查都表明胎儿受损时，才会考虑干预性早产。如早产可能性大，需考虑到新生儿呼吸窘迫综合征的可能，以及其他早产的近期与远期后果，并在患者咨询时与新生儿专家一起讨论这些风险。

各种产前检查的预测价值及相互比较见表 27-2。孕妇自评胎动对高危和低危妊娠患者来说都是合理的一线筛查，其可减少所谓的"正常妊娠"中意外性胎死宫内的发生。在大多数医院，NST 和 mBPP 仍是高危患者产前胎儿评估的主要方法，而对于 NST 持续无反应型或 mBPP 异常的患者，则采用完整的 BPP 和 CST 来评估胎儿状况。这种序贯方案对于避免不必要的过早干预尤其有价值。NST 和 mBPP 可

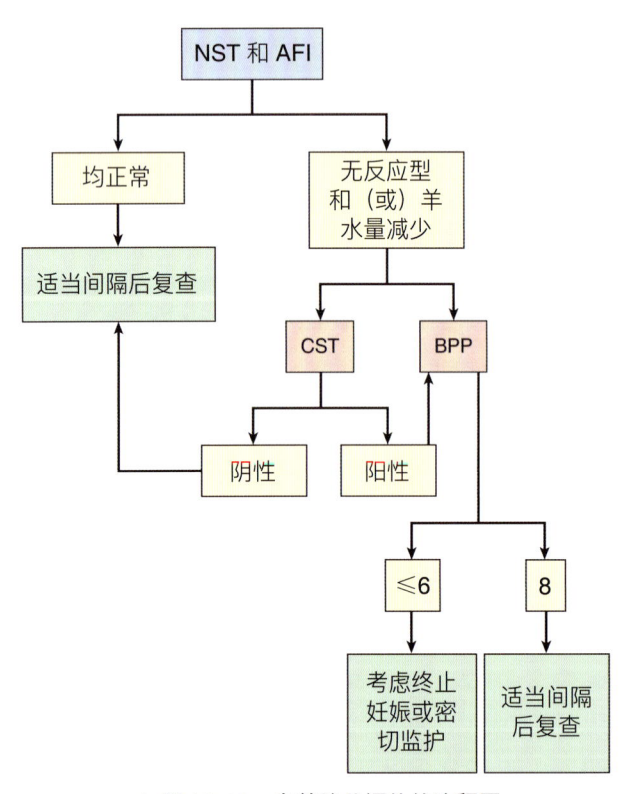

▲ 图 27-18　产前胎儿评估的流程图

NST 和 AFI 是胎儿评估的首选方法。NST 无反应型和 AFI 降低时，可使用 CST 或 BPP 作进一步评估。BPP 应用的详细信息见表 27-6。a 如胎儿已成熟且羊水量减少，在进行下一步检测前，终止妊娠也可作为被考虑的选项。AFI. 羊水指数；BPP. 生物物理评分；CST. 宫缩应激实验；NST. 无应激试验（引自 Finberg HJ, Kurtz AB, Johnson RL, et al. The biophysical profile: a literature review and reassessment of its usefulness in the evaluation of fetal well-being. *J Ultrasound Med*. 1990;9:583.）

表 27-6 在特定产前情况下建议的初始检测策略

危险因素		检测	频率	开始时间
所有妊娠		FMC	每天	妊娠 24~28 周
低危妊娠		FMC	每天	妊娠 24~28 周
需胰岛素治疗的糖尿病	妊娠前或妊娠期糖尿病，无并发症	mBPP	每周 2 次	妊娠 32 周
	合并高血压、肾脏疾病或 IUGR	同上，以及考虑 CST	每周	妊娠 26~28 周
高血压疾病	无并发症	mBPP	每周 2 次	妊娠 32 周
	有并发症	mBPP	每周 2 次	妊娠 26~28 周
	IUGR	mBPP/多普勒	每周 1 次或 2 次	诊断时
多胎妊娠	双胎妊娠			
	生长一致	mBPP	每周	妊娠 32 周
	生长或 AFV 不一致	mBPP	每周 2 次	诊断时
	三胎或多胎妊娠	mBPP	每周 2 次	妊娠 28 周
	羊水过少	mBPP	每周 2 次	诊断时
	肝内胆汁淤积	mBPP	每周	妊娠 34 周
	肾脏疾病	mBPP	每周	妊娠 30~32 周
	胎动减少	mBPP	必要时	诊断时
	既往死胎病史	mBPP 替代方案：BPP 或 CST	每周 1~2 次 每周	32~34 周或既往胎儿死亡前 1 周
	过期妊娠	mBPP	每周 1~2 次	≥41 周
	SLE	mBPP	每周	26 周

AFV. 羊水量；BPP. 生物物理评分；CST. 宫缩应激试验；FMC. 胎动计数；IUGR. 宫内生长受限；mBPP. 改良生物物理评分；SLE. 系统性红斑狼疮

引自 Signore C, Freeman RK, Spong CY. Antenatal testing: a reevaluation. Executive Summary of a Eunice Kennedy Shriver National Institute of Child Health and Human Development Workshop. *ObstetGynecol*. 2009;113:687–701.

以在门诊快速进行，而且很容易解释。相较而言，CST 通常是在产程中或临近分娩时进行，需要静脉输注催产素，并且解释更为复杂；但是 CST 可使胎儿承受宫缩压力，使胎儿对绒毛间断性血流中断做出反应，因此可能比 NST 或 mBPP 更早地做出预警。

进行特定产前胎儿检查的频率取决于患者的病情及该项检查的预测价值。前文描述的大多数检查在结果正常的情况下具有相对可靠的风险概况，而对于异常结果，推荐的检查间隔时间会缩短。需评估可能导致不良结局的患者病情是稳定还是正在恶化，或者正在好转。大对于大多数高危妊娠，开始检查的孕周尚无定论，多于妊娠 32~34 周开始，对于有多种合并症或风险极高的病例，建议更早开始检查。

未足月检查的利弊评估需考虑到该检查的潜在危害，如增加早产率和剖宫产率、产妇焦虑、花费增加等。没有证据表明任何一种检查方法能改善结局，并且一些研究者已经开始研究前述的检查是否会增加引产率或剖宫产率。此外，我们有理由质疑产前检查项目是否会导致孕产妇焦虑或其他难以量化的间接成本。Kafali 等[57] 的研究表明，行 NST 后孕妇的焦虑评分增加，而在行 NST 期间随机接受音乐治疗的女性焦虑评分下降。在制订个体化检查方案时，考虑到患者的特定高危因素和偏好有可能带来更好的结果。

Signore 等[2]根据现有证据制订了一系列针对特定情况的产前检查指南（表 27-6）。在 2009 年发表的文章中，Signore 等强调，"产前检查的前提是胎儿如发生宫内缺氧，会出现一系列可被检查到的代偿或失代偿表现"，因此，推荐在胎儿对宫内环境做出适应性改变后，推荐使用一系列的检查来评估胎儿宫内状况。虽然提出的检查策略不甚全面，但希望在未来的研究中，按风险分层的具体策略能够使临床医生更有效和安全地制订检查方案。

研究证据

目前没有足够证据能够对大多数可能增加胎儿死亡风险的情况而言，目前尚无足够证据能够给出特定的产前检查策略推荐。除此之外，我们也无法将针对特定情况的检查策略推广为普筛方案，因为许多胎死宫内也发生于低风险或无任何危险因素的孕妇[2]。尽管如此，医务人员也有责任将所有与胎死风险增加或其他不良结局相关的情况纳入考虑，并以此为依据进行某些产前检查[2, 34]，根据患者的具体情况制订个性化的产前检查计划。Kontopoulos 和 Vintzileos 概述了这一策略[100]，他们对几种病理生理机制进行了研究，以了解其在不同人群的胎儿死亡中所起的作用。研究者认为，对于高危妊娠患者，目前没有理想的单一检查策略，但临床医生的判断、逻辑及观察研究的证据可以作为指导每个患者个体化检查的依据。

以妊娠高血压疾病为例，针对危险因素和具体情况制订以循证医学为基础的临床推荐非常困难。在临床中针对高血压疾病的患者经常使用各种产前检测方案进行评估，但目前还缺乏能为特定检查策略提供询证证据的设计良好的前瞻性试验。妊娠高血压疾病中，不同分类的病理生理机制存在异质性，因此很难对具体情况给出建议。Freeman 等[33]在 2008 年的一篇综述中总结了上述情况，并指出，尽管以前的指南建议对所有的高血压疾病患者均进行产前胎儿评估，但最近的专家建议并不支持对轻度至中度高血压的患者、未合并先兆子痫或 FGR 的患者进行过多产前检查。有循证证据表明，所有形式的慢性高血压都会增加胎儿死亡和不良结局风险，这会促使许多医生进行更详细的产前胎儿评估。

实施针对性检查的另一个问题在于识别和认可个体化的风险因素，特别是一些没有明确病理生理联系的人口统计学危险因素。例如，研究者对高龄妊娠与胎儿死亡和其他不良妊娠结局的关系及处理策略进行了大量的调查；然而，其他人口统计学因素，如肥胖和种族，却不能以此作比较，它们与高龄妊娠的胎儿死亡风险相似甚至更高，因为人群对其作为危险因素的接受程度历来较低，所以需要进行不同的检查，并加强产前监测。

七、胎儿肺成熟的评估

本部分介绍一些技术，预测可能早产的婴儿发生 RDS 的风险。对于可疑宫内窘迫的胎儿，需评估医源性早产的风险与继续行产前评估的风险，权衡利弊，决定最终方案。作为产前胎儿成熟度评估的标志，胎儿肺成熟度评估与产前评估相结合非常重要。但是，单凭肺成熟度检测很难预测早产儿的适应性。新生儿的适应性（如 RDS 的发展等）不仅在早产儿和足月儿间存在差异，在不同胎龄间（妊娠 37～39 周）也存在差异。因此，如在妊娠 39 周前需终止妊娠，需要着重评估其分娩指征和时机，不过此时权衡风险利弊基本不需要评估胎儿的肺成熟度。

（一）胎儿肺成熟度检测

评估胎儿肺成熟度的方法主要是针对肺表面活性物质的定性和定量检测，或是测定肺表面活性物质的功能。现阶段临床工作中，前者已成为最常见和最可靠的方法，但是在预测肺成熟度方面，目前没有数据表明某一种方法优于其他。一般来说，检测胎儿肺成熟度时，结果阳性（提示无 RDS）的准确性比结果阴性（提示存在 RDS）时更高。

评估胎儿肺成熟度除了通过阴道后穹窿获得羊水标本外，最常用的方法是通过羊膜腔穿刺术获得羊水样本。该操作的风险很低，几乎没有不良后果，可能的风险包括穿刺失败（1.6%～4.4%）和发生需当日分娩的并发症（0.7%～3.3%）。

肺表面活性物质定量检测是检测羊水中的磷脂

含量或比值，羊水中的磷脂含量通常在妊娠后期（妊娠 35～37 周）升高。检测的内容包括卵磷脂/鞘磷脂（L/S）比值、PG 定性、羊水外观检查、表面活性物质/白蛋白比值。有些检测结果，如 L/S 比值会受到羊水样本中血液或胎粪的影响，而 PG 在内的其他检测结果则不受这些物质的影响。表面活性物质的功能检测可以通过层状体计数来估计。与上面提到的定量方法相比，这种检测相对快速和容易，而且结果不受血液和胎粪的影响。

（二）胎儿肺成熟度评估的临床应用

如前所述，近年来在临床中，对胎儿肺成熟度检测的推荐和使用已逐渐减少。ACOG 和 NICHD[34, 44] 都支持严格评估晚期早产和早期足月产的分娩指征，如果遵循其建议，尽量降低分娩的临床不确定性，可以进一步降低胎儿肺成熟度检测的需求。2011 年 NICIID 指出，"如果存在显著的母胎风险，无论检测成熟度的结果如何都应终止妊娠，如果没有立即终止妊娠的严格指征，则胎肺发育不成熟时可以推迟分娩。此外，存在肺表面活性物质表明胎儿肺成熟，但并不代表胎儿其他器官系统也已成熟[96]。"

基于一项大型的多中心随机试验，在妊娠 34～37 周使用产前糖皮质激素促胎肺成熟可以进一步改善早产导致的新生儿近期不良结局，因此在临床实践中针对晚期早产患者越来越多地使用糖皮质激素常规促胎肺成熟治疗，从而进一步减少了胎儿肺成熟度检测在临床中的常规应用。

结论

我们必须意识到，在许多情况下，我们对围产儿死亡的病理生理学了解有限；使用产前检测措施时必须小心谨慎，目的在于在预防不良结局的同时不造成额外伤害。针对异常结果，通过进一步的检查和分娩干预，目的是为了改善最终结局，但就像 Scifres 等[50]在 2008 年一篇关于产前检测的利弊总结综述中提到的，"在缺乏数据支持的情况下，并不能保证为了防止胎儿死亡，我们的干预措施不会影响新生儿远期神经功能障碍和胎儿死亡之间的平衡"。除此之外，产前检查和干预措施除了可能带来未知后遗症外，还必须付出金钱、时间和心理上的代价，并且这些在研究和临床实践中都很难量化。

当医生致力于实施以循证医学为基础的临床策略来筛查和预防胎儿损伤和死亡时，必须考虑到现有研究的局限性。在高危妊娠中，针对产前检查方法进行对照试验在许多方面的操作性欠佳且伦理较难通过，因此我们必须承认，这类证据不太可能马上出现[2]。但是，在临床实践中，临床医生的判断优于治疗上的虚无主义，未来的研究可以进一步探讨特殊情况下的治疗方案和不可预测的胎儿死亡的预防方法。

▶ 要 点

- 自 1965 年以来，美国的 PMR 已稳步下降，但过去 10 年内死胎总数并未发生实质性的变化。
- 围产期事件除了可能导致胎儿死亡外，也可能对婴儿死亡率和新生儿的远期并发症产生影响。
- 至少 20% 的胎儿死亡没有明显的胎儿、胎盘、母体或产科病因，这一比例随着孕周的增加而增加。
- 异常情况的存在（如胎儿死亡）对产前胎儿检测的预测价值有很大影响。
- 目前在临床实践中常用的产前检查几乎都没有经过大规模的前瞻性随机试验的评估以证明其真实有效。
- 胎儿对低氧血症的适应是通过改变心率和心输出量的再分配来调节的。
- 低氧血症导致胎动减少，这使得孕妇自评胎动有可能成为一种简单且可广泛应用的监测方法。但是通过这种方法来预防围产期死亡的前瞻性试验并未得出明确的获益结果。
- CST 的假阴性率低，但假阳性率高，操作繁琐，因此，与其他检测方式相比，在临床实践中的使用率较低。
- 胎儿活动、子宫收缩或刺激导致的胎儿心率加快反映了胎儿的健康状况，这是 NST 的基础。
- 对无反应型 NST 和结果不明确的 BPP 使用声震动刺激进行验证不会增加假阴性率，并可能减少不必要的产科干预。
- NST 的假阴性率虽然较低，但比 CST 高，并且假阳性率高。
- 胎儿生物物理活动可以通过实时超声评估，在胎儿发育进程中出现越早的胎儿生物物理活动，在胎儿缺氧时消失越晚。
- mBPP 与完整的 BPP 效果相近，两者的假阴性率，或结果正常后 1 周内的胎儿死亡率均为 0.8‰。
- 当产前胎儿检查结果异常，需在 39 周前分娩时，大多应在预期新生儿总成熟度的情况下，使用羊水标本进行胎儿肺成熟度的检测进行。
- 特定情况下的检测需根据孕妇的高危因素，有针对性的优化产前检查的频率、类型和开始时间。
- 在应用特定的检查策略时，应考虑检查的成本和效益，并权衡胎儿死亡的风险与新生儿患病的风险。

第 28 章 羊水异常
Amniotic Fluid Disorders

William M. Gilbert 著
王 佩 译 韦晓宁 校

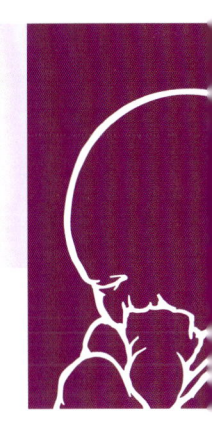

英汉对照

amniotic fluid	AF	羊水
amniotic fluid index	AFI	羊水指数
amniotic fluid volume	AFV	羊水量
antiphospholipid syndrome	APS	抗磷脂综合征
intrauterine fetal deat	IUFD	胎儿宫内死亡
intrauterine growth restriction	IUGR	宫内生长受限
maximum vertical pocket	MVP	最大羊水池垂直深度
neonatal intensive care unit	NICU	新生儿重症监护病房
odds ratio	OR	比值比
perinatal mortality rate	PMR	围产期死亡率
premature rupture of the membranes	PROM	胎膜早破
twin-to-twin transfusion syndrome	TTTS	双胎输血综合征

摘 要

羊水量 AFV 异常，如羊水过少和羊水过多，依据其病因、发生孕周和严重程度不同，可能导致围产期发病率和死亡率的增加。本章回顾了妊娠期羊水的来源（即胎儿尿液和胎肺产生）和吸收（即胎儿吞咽和胎膜吸收），同时也介绍了 AFV 异常的相关并发症及其治疗措施。AFV 异常的病理机制广为人知，如羊水过少伴胎儿肾脏发育不全、羊水过多伴胎儿肠道梗阻等，但我们对调节正常 AFV 的机制却知之甚少。本章还讨论了合并 AFV 异常患者的分娩时机及其新生儿的关注重点。

关键词

羊水量；羊水过少；羊水过多；羊水指数；最大羊水池垂直深度

当羊水量（amniotic fluid volume，AFV）出现异常时，可能意味着出现了病理生理的异常或胎儿/新生儿的损害，需对胎儿或孕妇的情况作密切关注。孕中期严重羊水过少的患者围产期死亡率可达90%～100%，孕中期严重羊水过多的患者 PMR 可超过 50%[1-5]。虽然这两种极端的 AFV 异常比较罕见，但其他不太明显的 AFV 异常很常见，并可能影响妊娠结局。尽管在各种人类和动物模型上进行了 40 多年的研究，但我们对正常 AFV 调控的过程所知甚少，这使得针对羊水异常的研究工作更为复杂。与维持正常 AFV 的生理机制相比，与 AFV 异常状态相关的许多疾病反而更容易理解。

本章探讨 AF 产生和吸收的正常机制，包括胎儿排尿、吞咽、肺液和胎膜吸收。同时，介绍整个妊娠期 AFV 和组成的正常变化。AFV 异常（如羊水过少和羊水过多）也在讨论之列，同时将探讨其病因和不良妊娠结局，以及改善妊娠结局的治疗方案。

一、羊水量

由于显而易见的局限性，测量真正的 AFV 很困难。为了测量羊水的实际体积，必须通过羊膜腔穿刺术将惰性染料注入羊膜腔，并获取羊水样本以确定稀释曲线。虽然染料注射技术被认为是测量 AFV 的金标准，并可与其他估计 AFV 的方法（如超声）进行比较，但在临床中使用侵入性试验来评估 AFV 是不切实际的。

Brace 等[6]总结了所有已发表的 AFV 测量值，包括 12 项研究和 705 次测量；在整个妊娠期间，每周的 AFV 值都有很大的变异（图 28-1）。妊娠 32～33 周时变异最大，正常范围非常宽泛，在 400～2100ml（第 5～95 百分位数）。Brace 等的研究中最有趣的一点是，从妊娠 22 周到 38 周，尽管胎儿体重从约 500g 增加到了 3500g，增加了 7 倍，但 AF 的平均体积（图 28-1 上的黑点）一直保持不变[6]。另有研究者使用染料稀释技术发现 AFV 的正常范围可能更小，并且 AFV 的峰值出现在妊娠 40 周，而不是 30～38 周[7]。这些研究表明，AFV 在整个妊娠期都受到了严格调控。

超声评估羊水量

在很大程度上，超声已经取代了临床上基于四步触诊或宫高测量评估 AFV 的方法。当子宫大小与孕周不符时，应怀疑 AF 异常可能。如果子宫大于相应孕周，或触诊时不易触及胎儿，或子宫触感似球囊状，则需怀疑羊水过多。如果宫高小于相应孕周或触诊时胎儿易于触及，则需考虑羊水过少可能。

早期超声是通过测量最大羊水池垂直深度（maximum vertical pocket，MVP）完成 AFV 的评估[8]。Chamberlain 等[9]和 Mercer 等[10]发现，当 MVP 分别小于 1cm 和 0.5cm 时，围产期患病率和死亡率分别增加。MVP 值低（≤1cm）提示胎儿处于危险中，

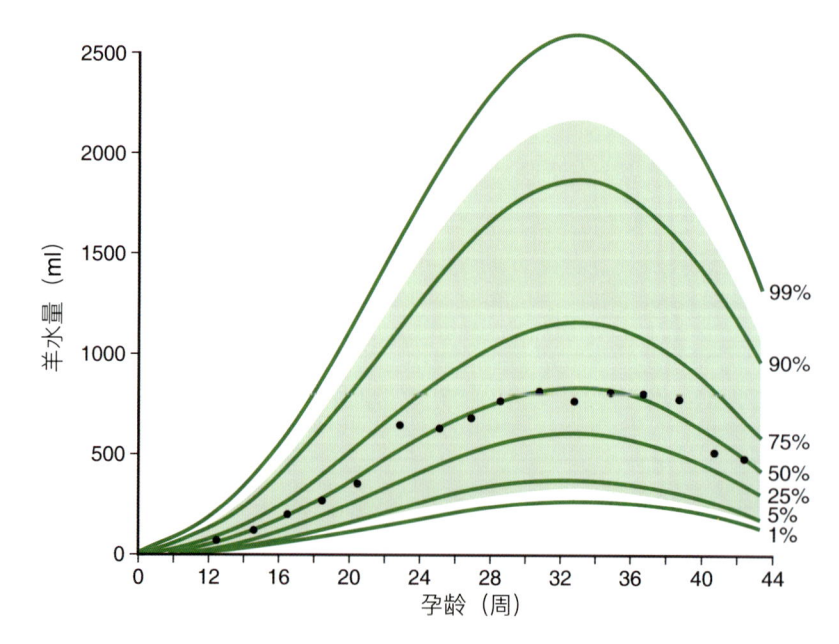

◀ 图 28-1 羊水量与孕周的关系
黑点显示每 2 周的羊水量均值，百分比是根据多项式回归方程和残差标准差计算出来的（引自 Brace RA, Wolf EJ. Normal amniotic fluid volume throughout pregnancy. *Am J Obstet Gynecol*. 1989;161:382.）

但其大多数与羊水过少相关的妊娠并发症中，其预测敏感性较低，这促使其他研究者会选择临界值较高的指标。

随后，研究者[11-13]提出了羊水的四象限评估法，即羊水指数。妊娠20周后，将子宫分成四个相等的象限，如图28-2所示。在每个象限测量MVP，测量时需确保超声探头垂直于地面，并且胎儿的身体部分和脐带不干扰垂直测量（图28-3）。每个象限的MVP之和即为AFI[13]。Moore等[13]对791例正常妊娠进行了横断面研究，发现AFI的第5百分位数和第95百分位数随胎龄的变化而变化。妊娠35~36周AFI的第95百分位数为24.9cm，至妊娠41周时为19.4cm。AFI第5百分位数的变化小于第95百分位数，但仍相差2.5cm。最后，作者提到该研究的观察者间和观察者内差异分别为3.1%和6.7%，对于这种临床上广泛使用的操作，此差异是可接受的。使用超声测量AFI以评估AFV（图28-4）与实际测量AFV相比（图28-1），显示出了非常相似的曲线。

有研究比较了用超声估算AFV（MVP和AFI）和用染料稀释技术实际测量的AFV，发现MVP和AFI的测量并不能很好地预测实际AFV。有研究比较哪种超声测量方式能更好地预测妊娠结局，发现AFI效果更佳[14]。也有人认为MVP比AFI更好。Nabhan等[15]对AFI和MVP进行了Meta分析比较，发现两者在预防不良围产期结局方面均无优势。但是，使用AFI时羊水过少的诊断率更高（RR=2.39，95%CI 1.73~3.28），引产率（RR=1.92，95%CI 1.5~2.46）和因胎儿窘迫行剖宫产的发生率更高（RR=1.46，95%CI 1.08~1.96）。作者认为，MVP是诊断羊水过少更好的选择，它可以减少羊水过少的过度诊断，降低引产率。此外，Moise等[16]发现

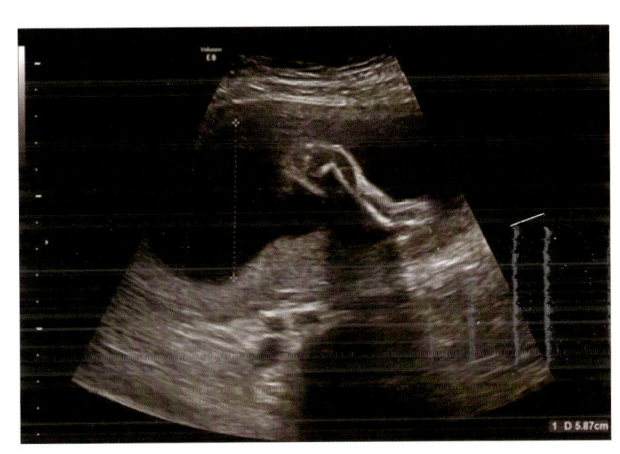

▲ 图28-3 测量最大羊水池垂直深度的超声图像
测量最大羊水池垂直深度（cm）时超声探头需垂直于地面

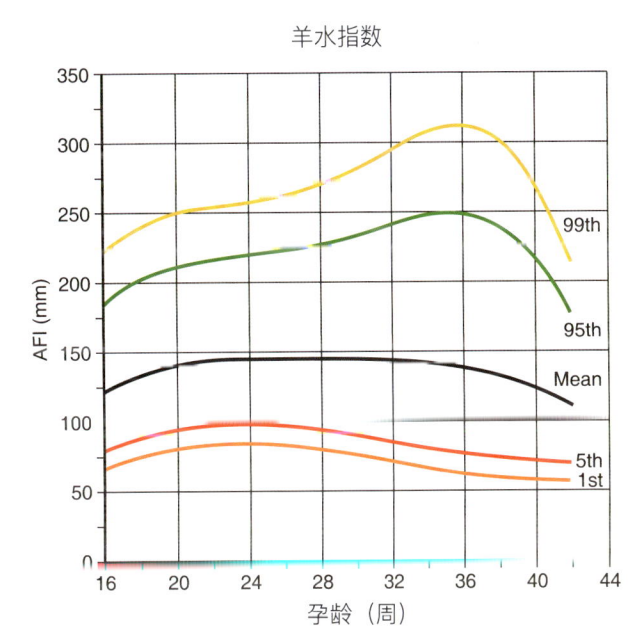

▲ 图28-4 羊水指数与孕周的关系
黑线，第50百分位数；红线和绿线，第5百分位数和第95百分位数；橙线和黑线，+2个标准差（第2.5百分位数和97.5百分位数）。AFI. 羊水指数（引自Moore TR, Cayle JE. The amniotic fluid index in normal human pregnancy. *Am J Obstet Gynecol*. 1990;162:1168.）

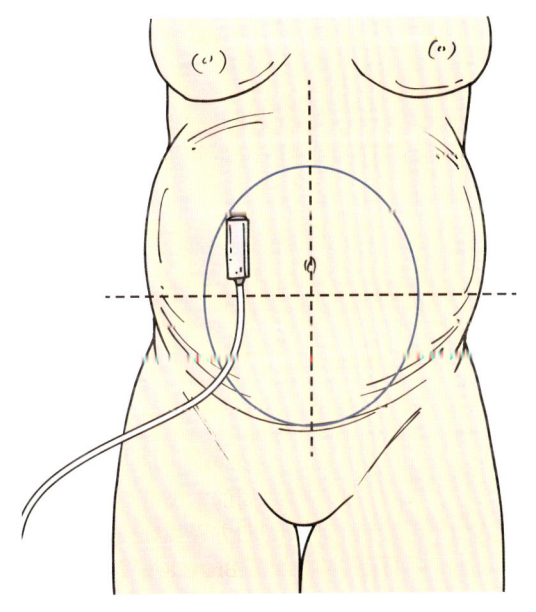

▲ 图28-2 四象限羊水指数测量

在诊断羊水过少时，使用 MVP 小于 2cm 的标准要优于使用 AFI。虽然大多数文献关注的是 AFI 在决定妊娠结局方面的研究，但现在似乎有一种趋势，即在足月或近足月时使用 MVP 来诊断羊水过少。

超声技术的差异，特别是在孕妇腹部探头加压程度的不同，会影响超声测量 AFV 的准确性。施加在探头上的压力越大，测得的 AFI 越小，反之亦然。尽管有证据表明目前的超声方法并不能很好地预测 AFV 的异常，但临床上仍然每周进行 1 次或 2 次超声测量 AFV，以评估胎儿状态。

二、羊水的形成

（一）胎儿尿液

羊水的主要来源是胎儿的尿液。人类胎儿的肾脏在孕早期就已经能够产生尿液，并且排尿量会一直增加直到足月。我们利用许多不同的动物模型来研究胎儿尿液的产生。由于胎羊足月时的体重与人类胎儿相近，并且其羊膜腔体积足够放置导管，放置导管后早产的风险较低，故与类比人类研究提供了一个极好的模型。据报道，胎羊在孕晚期产生的尿液为 200~1200ml/d [17-19]。测量人类胎儿的尿量可通过超声测量随时间变化的胎儿膀胱体积来完成。Wladimiroff 等[20]每 15 分钟测量 1 次胎儿膀胱的三条经线，得出人类胎儿在妊娠 36 周时，产尿率为 230ml/d，至孕足月时增加到 655ml/d。其他研究者用同样的方法也得到了类似的结果。Rabinowitz 等使用了同样的技术，但每 2~5 分钟测量 1 次体积的变化[21]，发现胎儿的产尿率（1224ml/d）远高于前述。三维超声和计算机建模证实了这一点[22]。几项研究得出的胎儿产尿量如图 28-5 所示[20-22]。足月时人类胎儿产生尿液的速率为 1000~1200ml/d，这表明整个 AFV 循环 1 次的时间小于 24h。

（二）肺部液体

胎儿肺部产生的液体在 AF 的产生中也起重要作用。多年来，人们一直认为羊水会进入到胎儿的肺部；但现在有数据开始质疑这一认知[23, 24]。事实上，整个妊娠期胎儿肺部产生的液体从气管排出，被胎儿吞咽或经口腔进入羊膜腔。在胎羊试验中，胎肺可产生高达 400ml/d 的液体，50% 被吞咽，50% 经口排出[25-28]。虽然我们无法直接测量人类胎儿，但近足

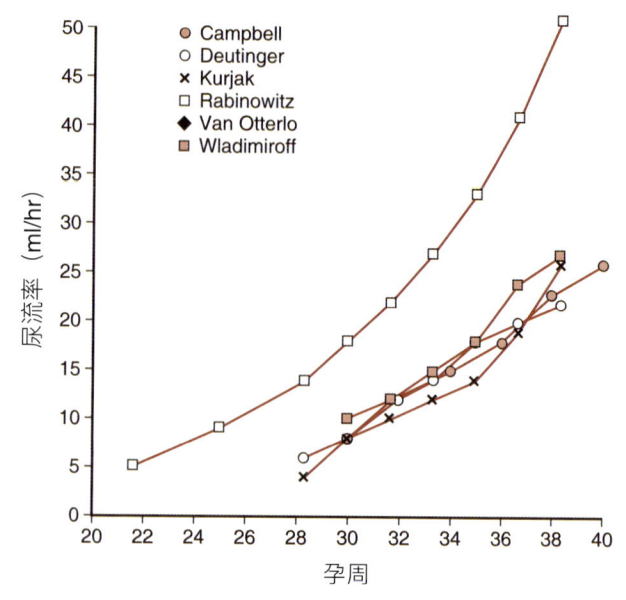

▲ 图 28-5 妊娠期胎儿尿流率的正常变化

一条线代表一篇文献报道[20, 21]，第一作者见图示；图中所示为文献报道的胎儿尿流率均值。最高的一条线来自 Rabinowitz 等的数据，每 5 分钟测量 1 次膀胱容积；其他五项研究每 15 分钟测量 1 次（引自 Gilbert WM, Brace RA. Amniotic fluid volume and normal flows to and from the amniotic cavity. *Semin Perinatol.* 1993;7:150.）

月胎儿的羊水中存在表面活性物质进一步证明了肺部液体的流出。胎儿的呼吸运动，使羊水进出气管、上肺和口腔，并使胎儿肺液外流进入羊水中[29]。

三、羊水的吸收

（一）胎儿吞咽

人类胎儿吞咽羊水在孕早期就开始了，是羊水吸收的主要途径。在胎羊模型中于妊娠后半期测量羊水吞咽，发现其随孕周增加而逐渐增加。Sherman 等[30]发现绵羊胎儿每次吞咽持续 2min，每天吞咽 100~300ml/kg（胎儿体重）的羊水。对于一个足月、体重约 3.5kg 的绵羊胎儿，这表示其每天吞咽 350~1000ml 的羊水。这明显多于成年羊，成年羊每天只喝 40~60ml/kg 的水。

已经应用许多技术来确定动物模型中羊水的吞咽速率，包括羊膜腔内注射染料后重复采样和实时流量探测[17, 30]。显而易见，现今测量人类胎儿的吞咽速率非常困难。过去的研究者通过向羊膜腔内注射放射性铬标记的红细胞和泛影酸（泛影葡胺）来研究人类胎儿的吞咽；20 世纪 60 年代的研究发

现，人类胎儿的吞咽速率为每天 72～262ml/kg [23, 31]。Abramovich [32] 向人羊膜腔内注射胶体金以检测吞咽速率，发现胎儿吞咽随着孕周的增加而增加；他也发现了与既往报道相似的吞咽速率 [31]。显然，类似的研究在现代社会中无法开展，但这些信息有助于推进我们对人类胎儿吞咽的了解。胎儿吞咽并不能完全吸收胎儿尿液和胎儿肺部产生并进入羊膜腔的全部液体，因此，羊水还有别的吸收机制存在，如胎膜吸收。

（二）胎膜吸收

理解 AFV 调控的一个主要障碍就是理解胎儿尿液和肺液的产生量与胎儿吞咽的吸收量之间的差异。如果以前针对羊水产生和吸收的测量和估计是准确的，那么至少每天有 5000ml 的多余液体将进入羊膜腔，这会导致急性的羊水过多。正常情况下这种现象不会发生（图 28-1），因此人们提出了第二种羊水吸收的途径，即膜内途径 [33-36]。这个膜内途径描述了水和溶质在羊膜腔和胎儿血液之间经过胎盘的胎儿面进行循环的过程。羊水和胎儿血液之间的渗透梯度较大（图 28-6），这为羊水进入胎儿血液提供了驱动力。在胎羊模型中，研究者已详细描述了其膜内吸收途径，并且已证明恒河猴胎儿中也存在这一途径 [36]。另一些研究也表明膜内吸收同样发生于人类中。Heller [37] 和 Renaud 等 [38] 将经标记的氨基酸注射到即将择期剖宫产的孕妇的羊膜腔内，两组在注射后 45min 内都在胎盘中发现了高浓度的标记氨基酸。作者认为氨基酸应该是通过吞咽以外的其他途径被吸收的，这样才能解释为什么氨基酸会被快速吸收进胎儿循环且出现在胎盘中。研究人员发现，正常生理条件下，每天有 200～500ml 的羊水离开羊膜腔 [33, 34, 39]。此外，有研究发现，在实验条件下，绵羊通过膜内途径的吸收量可增加近 10 倍 [40]。图 28-7 总结了目前确定的羊膜腔内液体进出途径及经测量或估计流量，进出羊膜腔的液体似乎总处于平衡状态。探讨膜内吸收机制的研究提出了四种可能的膜内吸收机制，包括：①从羊膜腔进入胎儿循环的大量单向羊水及溶质转运；②溶质的被动双向扩散；③水的被动双向转运；④乳酸单向转运入羊水 [39]。尽管已经有了一些新发现，羊水的整体调节仍需要进一步的研究。

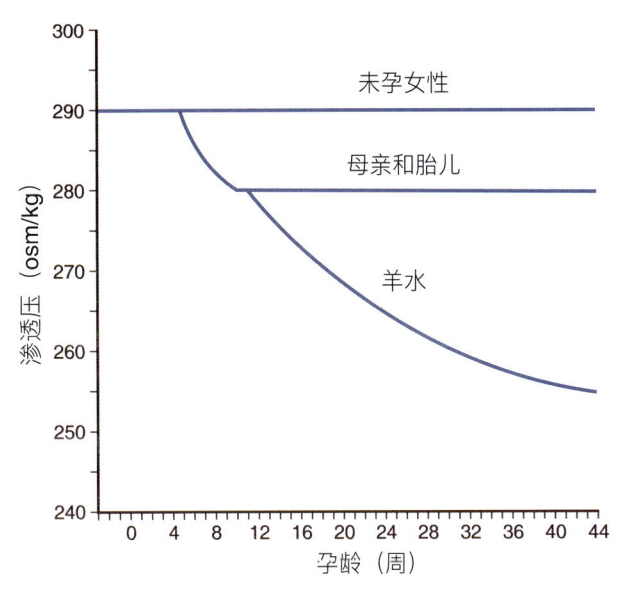

▲ 图 28-6 妊娠期母胎血液和羊水的渗透压变化

引自 Gilbert WM, Moore TR, Brace RA. Amniotic fluid volume dynamics. *Fetal Med Review*. 1991;3:89.

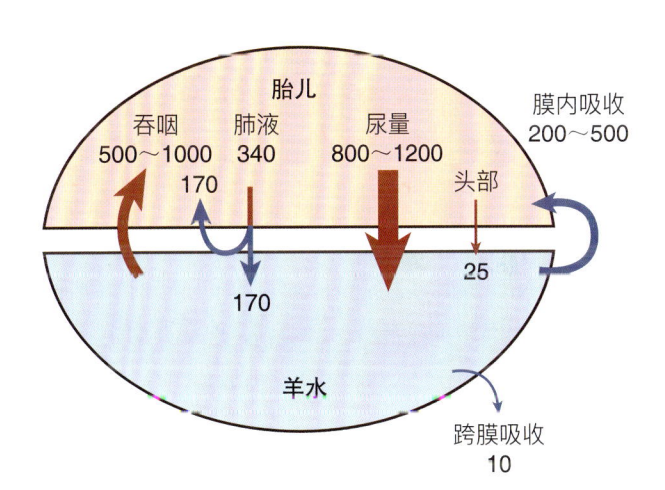

▲ 图 28-7 已知的近足月胎儿液体与溶质进出羊水的途径

箭的大小与流量相关，红实箭表示直接测得的流量，蓝箭表示估计的流量；数字表示每天的流量，单位为毫升；双箭的弯曲部分表示肺液离开气管后直接被吞咽的部分，直线部分表示经口和鼻进入羊膜腔的部分（引自 Gilbert WM, Moore TR, Brace RA. Amniotic fluid volume dynamics. *Fetal Med Review*. 1991;3:89.）

四、羊水过少

羊水过少的发生率取决于其使用的定义，研究报道的发生率在 1%～3% [41]。随着超声评估 AFV 的出现，出现了多种新的诊断阈值 [3, 8]。临床上常以 MVP<2cm 或 AFI<5cm 作为诊断羊水过少的标准。

Chamberlain 等[9]发现在 MVP 小于 1cm 时，PMR 增加 50 倍。这一结果有助于提高人们对羊水过少妊娠中死胎和新生儿死亡风险的关注。另一个少为人知的结果是 40% 的羊水过少病例还存在其他危险因素，如宫内生长受限、妊娠高血压疾病和先天性畸形。另有研究报道，过期妊娠合并羊水过少与羊水胎粪污染、分娩时胎儿窘迫和低 1min Apgar 评分的风险增加有关[41]。

当 AFV 在妊娠早中期，特别是孕中期明显减少时，PMR 接近 100%[1-3]。羊水减少或消失的原因在很大程度上决定了围产期结局（框 28-1）。如合并胎儿肾脏发育不全，出生后 100% 会死于肺发育不全。在孕早期和孕中期，胎儿肺的发育需要适量的羊水。如果胎膜早破导致羊水流失，新生儿的存活率将因破水时的孕周和是否因宫内感染导致胎膜破裂而不同[42]。羊水过少也可能发生于其他妊娠期合并症中，如高血压疾病或抗磷脂抗体综合征；在这种情况下，如果需要在未足月时终止妊娠，只要胎儿足以在宫外存活，除了早产的影响外，几乎不会对围产期结局产生其他负面影响[42]。

框 28-1 羊水过少的母胎病因

胎儿原因
- 肾缺如
- 尿路梗阻
- 胎膜早破
- 未足月胎膜早破
- 胎盘异常
- 过期妊娠
- 重度胎儿宫内生长受限

母体原因
- 脱水 - 低血容量
- 妊娠高血压疾病
- 子宫胎盘灌注不良
- 抗磷脂抗体综合征

在超声随访低危妊娠时，经常意外发现低 AFI/MVP。由于羊水过少与不良围产结局相关，许多已足月或近足月的孕妇仅仅因 AFI 低而考虑引产。通常情况下，这些孕妇的宫颈条件较差，不利于引产，故引产仅仅是尝试，通常都以引产失败行剖宫产告终。在过期妊娠中羊水过少进行引产有可靠的证据（见第 29 章），但仅合并羊水过少的足月或早产孕妇可能不需要立即终止妊娠。尽管如此，临界性羊水过少可能是小于胎龄儿 NICU 入院率增加的一个预测因素，除此之外，其他疾病的患病率并无增加[43]。Naveiro-Fuentes 等[44]在一项大型的回顾性研究中发现，足月后只合并羊水过少仅与 SGA、引产率增加和相应的剖宫产率增加相关；因此，作者认为在这种情况下是否需要引产尚存在质疑。此外，Lagrew 等[45]发现，41% 的羊水过少患者在 3~4 天后复查羊水指数恢复正常；还发现正常的 AFI 测量值 1 周有效，这意味着除了某些高危情况，不需要频繁地复查 AFI。Casey 等[41]的研究分析了 6423 名妊娠 34 周及以上、AFI 小于 5cm 的孕妇的妊娠结局，发现与 AFI 超过 5cm 的孕妇相比，其胎儿宫内死亡（intrauterine fetal death，IUFD）、入住 NICU、新生儿死亡、低出生体重和胎粪吸入综合征（meconium aspiration syndrome，MAS）的风险明显增加；但如果排除了合并出生缺陷和 IUGR 的孕妇后，入住 NICU、新生儿死亡或呼吸窘迫综合征的风险并无显著差异[41]，这表明 IUGR 和出生缺陷才是导致发病率和死亡率增加的原因，而非羊水过少。所有羊水过少的患者均应评估是否存在 IUGR，并应进行产前检查随访。

（一）羊水过少的评估与治疗

孕中期诊断羊水过少后，需进行完整的病史询问和体格检查，并进行有针对性的超声检查以帮助确定病因（框 28-1）。询问患者是否有胎膜破裂、透明或带血的液体流出，或内裤湿透的情况。如果可疑胎膜破裂，应进行无菌的阴道检查，打开窥器获取阴道内液体进行检查，如果显微镜检见羊齿状结晶，硝嗪试纸测 pH 呈中性，或阴道后穹窿可见羊水池，需考虑胎膜破裂。也可通过一些商业产品检测胎膜破裂，包括 AmniSure（Qiagen）和 ROM Plus（Clinical Innovations），其原理是检测阴道内是否存在羊水中的某种蛋白质。据研究报道，这些测试比羊齿状结晶和 pH 试纸有更高的灵敏度和特异性。下一步应行针对性的超声检查，评估目前的 AFV、胎儿肾脏和膀胱结构，以及胎儿生长情况。如果胎儿生长正常，可以看到肾脏和膀胱，大概率可能是胎膜早破；如果看不到肾脏和膀胱，很可能是肾脏发育不全。后者是致命的，而前者如果发生于胎儿可存活的孕周，并且无感染表现，其预后尚可期待。

虽然孕晚期严重的羊水过少与PMR增加有关，但孕早期的羊水过少更加危险[3, 41, 46]。其他研究也发现，羊水过少与围产期死亡率增加相关，但大多数研究没有校正其他妊娠期合并症与并发症[8]。由于过期妊娠合并羊水过少增加围产期发病率和死亡率，建议及时终止妊娠（见第29章）。如前所述，在孕晚期出现孤立性羊水过少时，可考虑期待治疗[41, 44]。

一些研究者试图验证能否通过喝水来治疗羊水过少，即希望通过母亲来给胎儿"补水"。动物研究表明，母亲的水合状态和胎儿的水合状态之间存在着密切的关系[47, 48]。母亲脱水会导致胎儿脱水，反之亦然。Goodlin等[49]发现特发性羊水过少的孕妇血管内容量低，并且通过增加孕妇血管内容量可以改善羊水过少。在一项随机试验中，羊水过少的患者通过喝水可增加AFI[50]，治疗组患者在4h内喝2L水后复查AFI，与对照组（AFI为5.1cm）相比，治疗组的AFI有明显增加（AFI为6.3cm）[50]。一项对AFI正常的孕妇的随访研究表明，水的摄入量可能影响AFI[51]。如表28-1所示，与对照组相比，"水化"组的AFI明显升高。对照组饮用的水被认为是"正常"量，但AFI下降且尿渗透压增加，这表明对照组孕妇出现了脱水情况。两组结果都表明，增加或减少水的摄入量可以影响AFI。

Petrelli等[52]进行了一项大型前瞻性随机对照试验，纳入孕晚期孤立性羊水过少的患者，发现与正常对照组相比，无论是短期还是长期口服补水，都能有效增加AFI，使其进入正常范围。许多研究也发现，口服或静脉补水或晶体液对AFV也有类似的改善[53-55]。在一项前瞻性随机试验中，对于AFI为6~24cm的患者，使其在不少于1h的时间内补水1L，同时左侧卧位；或者仅仅左侧卧位，不额外喝水。在90min内每15分钟测量1次AFI，两组在第15分钟和第30分钟时的AFI值都有增加，但补水组在第45分钟时AFI进一步增加，这表明口服补水和仅卧床休息都可以小幅度地改善AFI[56]。左侧卧位可增加AFI的机制是，处于左侧卧位时，胎儿尿量（3D超声测量）可从73ml/h显著增加到151ml/h[56]。

表28-1 口服补水后4~6h羊水指数的变化

	对照组（n=20）	补水组（n=20）
治疗前		
AFI（cm）	17.7±5.0	18.4±4.7
USG	1.013+0.007	1.015+0.008
治疗后		
AFI（cm）	16.2±4.5[a]	21.4±4.5[b]
USG	1.019±0.009[b]	1.006±0.006[b]
AFI变化（cm）	−1.5±2.7	3.0±2.4
饮水量（ml）	1576+607	1596+465

a. $P<0.02$，治疗前后配对t检验
b. $P<0.0001$，治疗前后配对t检验
AFI. 羊水指数；USG. 尿比重；AFI变化. 治疗前后AFI的变化；饮水量. 过去24h除2L以外的饮水量
引自 Kilpatrick SJ, Safford KL. Maternal hydration increases amniotic fluid index in women with normal amniotic fluid. Obstet Gynecol. 1993;81:50.

（二）产时羊水过少

40多年前，Gabbe等[57]对胎猴进行的研究发现，从羊膜腔中抽出所有羊水后，胎儿心率出现变异减速；把羊水重新注入羊膜腔后，减速消失，提示脐带受压可能是胎心减速的原因。从那时起，许多研究者开始研究通过羊膜腔灌注治疗分娩中变异减速的可能，虽然大多数研究发现变异减速出现的频率降低，但围产期发病率、死亡率、剖宫产率并无显著降低[58-61]。也有研究者试图通过羊膜腔灌注改善产程中宫内羊水粪染的情况。在一些小型的前瞻性试验中，羊膜腔灌注可以改善新生儿预后，如新生儿声带下方可见的胎粪明显减少，MAS发生率降低。但是一项大型的随机对照试验并未发现羊膜腔灌注的益处[62]。基于这一大型多中心试验，ACOG建议不常规进行预防性羊膜腔灌注来稀释粪污的羊水[63]。

五、羊水过多

羊水过多的发生率为1%~2%。妊娠期发生羊水过多的孕周越早，AFV越多，围产期发病率和死亡率越高[4]。孕中期严重的羊水过多合并早产和非整倍

体的风险很高，因此 PMR 明显升高[64-66]。超声测量 MVP 或 AFI 可明确羊水过多的诊断。现多将羊水过多定义为 MVP 大于 8cm，或 AFI≥25cm。Hill 等[67] 将羊水过多患者分为三组，即轻度（MVP8～11cm，占79%）、中度（MVP12～15cm，16.5%）和重度（MVP≥16cm，5%）；总的围产期死亡率为 127.5‰，排除致命畸形后的 PMR 为 58.8‰，该值明显高于 AFV 正常的患者。16% 的轻度、90% 的中度和 100% 的重度羊水过多患者有明确的原因。当 AFV 在妊娠期间显著增加时，妊娠并发症显著增加，如早产（增加 2.7 倍）、先兆子痫（增加 2.7 倍）、IUFD（增加 7.7 倍）和新生儿死亡（增加 7.7 倍）等。这种情况下，需要对孕妇和胎儿进行产前监测[67]。

与羊水过多相关的胎儿和孕妇并发症见框 28-2。Aviran 等[68] 在最近的一项关于妊娠 34 周后孤立性羊水过多的研究中，发现与 AFI 正常的孕妇相比，羊水过多患者肩难产率、引产率、剖宫产和胎心异常风险明显增加，这表明即使排除了胎儿畸形和妊娠前糖尿病的患者，其围产期发病率和死亡率仍在增加。与羊水过多相关的妊娠并发症可能因子宫过度膨胀和迅速收缩导致胎盘早剥和产后出血风险的增加，在产检中需要考虑到这一点。

框 28-2　羊水过多的母胎病因

胎儿原因
- 先天畸形
  - 胃肠道梗阻、中枢神经系统异常、囊性水瘤、非免疫性水肿、骶尾部畸胎瘤、肺囊性腺样畸形
- 非整倍体
- 遗传性疾病
  - 软骨发育不良 1B 型
  - 肌肉萎缩症
  - 巴特综合征
- 双胎输血综合征
- 感染
  - 细小病毒 B_{19}
- 胎盘异常
  - 绒毛膜血管瘤

母体原因
- 特发性羊水过多
- 糖尿病血糖控制不佳
- 胎母输血

羊水过多的评估与治疗

如孕中期出现子宫迅速增大，无论是否合并早产，均需通过超声检查来评估 AFV 和胎儿结构畸形。食管闭锁伴或不伴气管食管瘘均可因吞咽梗阻出现早发性重度羊水过多。其他胃肠道梗阻（如十二指肠闭锁）也可导致羊水过多[67]。当羊水过多的胎儿出现结构缺陷时，应考虑进行羊膜腔穿刺术，对胎儿进行微阵列分析（见第 10 章）。

孕中期急性重度羊水过多的另一个常见原因是双胎输血综合征（twin-to-twin transfusion, TTTS；见第 39 章）。TTTS 相关的超声表现为受血儿羊水过多，供血儿羊水过少或无羊水。发生于孕晚期的羊水过多通常是轻度的，与胎儿畸形无关[67]。虽然孕晚期的绝大多数病例是特发性的，但也要先排除羊水过多的其他原因（框 28-2）。

一项总结了 43 个研究的 Meta 分析发现，羊水过多（AFI>24cm 或 MVP>8cm）是巨大儿的预测因素，OR 值为 11.5（95%CI 4.1～32.9），在考虑可能要终止妊娠时需考虑到这一点[69]。羊水过多的治疗方案通常根据其病因而定。对于轻度的特发性羊水过多（检查无殊但随访超声持续提示羊水过多），可考虑行产前胎儿监测、胎动计数及非应激试验。对于羊水过多合并糖尿病控制不佳的孕妇，建议进行产前监测。

对于早产风险高的重度羊水过多患者，有一种药物治疗方案是使用前列腺素抑制药（如吲哚美辛等）减少胎儿尿量[70-72]。服药 5h 内药物开始起效，并在 24h 内使 AFV 减少[70, 71, 73]。妊娠期短时间内（如72h）使用吲哚美辛已被证明是相对安全的；但长时间使用可能影响胎儿，如胎儿动脉导管提前闭合或缩窄、新生儿期肾脏损害[71, 72]。随孕周增加，吲哚美辛相关并发症风险增加，妊娠 31～32 周后应避免此类治疗[73]。在一些病例中，行羊膜腔穿刺，反复放出羊水，每次 1～5L，可以延长妊娠时间，并且未导致不良妊娠结局[5, 73, 74]。

▶ 要　点

- 羊水是动态循环的，每天有大量的羊水进入和流出羊膜腔。
- 与 AFI 相比，MVP 是诊断羊水过少更好的选

择，它可以减少羊水过少的过度诊断，降低引产率，并且其他结局相似。
- 如羊水过少合并 IUGR 或过期妊娠，其围产期患病率和死亡率显著增加。
- 未足月或足月后孤立性的羊水过少，如胎儿正常，则不增加围产期患病率或死亡率。
- 早发或重度的羊水过多与非整倍体、先天畸形、早产和围产期死亡风险增加有关。
- 轻度羊水过多，尤其是发生在孕晚期的羊水过多，通常是特发性的，但也应尽量对母胎进行评估，寻找病因。孤立的羊水过多与不良妊娠结局相关，应谨慎地进行产前检查。
- AFV 可通过口服补水和（或）左侧卧位卧床休息增加。
- 短期使用吲哚美辛可降低胎儿产尿量，在给药 24h 内降低 AFV；但其长时间使用有可能导致新生儿动脉导管早闭和新生儿的肾脏损害，故应避免长期使用。

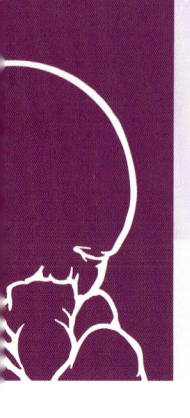

第 29 章 晚期和过期妊娠
Late-and Postterm Pregnancy

Roxane Rampersad　George A. Macones　著
王　佩　译　韦晓宁　校

英汉对照

American College of Obstetricians and Gynecologists	ACOG	美国妇产科医师学会
amniotic fluid index	AFI	羊水指数
confidence interval	CI	置信区间
estimated date of delivery	EDD	预产期
International Federation of Gynecology and Obstetrics	FIGO	国际妇产科协会
last menstrual period	LMP	末次月经
odds ratio	OR	比值比
perinatal mortality rate	PMR	围产期死亡率
randomized controlled trial	RCT	随机对照试验
relative risk	RR	相对风险
Society for Maternal-Fetal Medicine	SMFM	母胎医学会
World Health Organization	WHO	世界卫生组织

摘　要

产科医生很早就认识到早产可能会有不良影响，但直到 20 世纪，才开始关注超过正常妊娠时限的妊娠。早期关于过期妊娠的认识只有胎儿偏大，分娩困难和死胎风险增加[1]。后来逐渐发现，过期妊娠的胎儿不一定偏大，也可能是小于胎龄儿[2]。上述问题使部分医生考虑通过引产以避免过期妊娠的并发症。但这种做法存在争议，因为妊娠的时间上限并无明确的定义，并且上述风险并不是一直存在。近期研究表明，过期妊娠的围产期患病和死亡风险有微小但显著的增加。因此，在美国，过期妊娠是引产最常见的原因之一。

一、定义

美国妇产科医师学会（American College of Obstetricians and Gynecologists，ACOG）、国际妇产科协会（International Federation of Gynecology and Obstetrics，FIGO）和世界卫生组织（World Health Organization，WHO）定义，过期妊娠是从末次月经的第 1 天开始，达到或超过 42 周或 294 天的妊娠[3-5]。

因早年间的研究发现妊娠42周及以后胎儿死亡的风险会增加[6]，故提出了这种划分方式，这一定义已经使用了几十年。近几年精确定义妊娠时间的研究中得到的围产期死亡率数据进行分析，发现值得临床关注的孕周时限应为41周。

不同文献中使用的术语很多，包括"postmature"、"postdates"、"extended"和"postterm"，这些术语代表的定义也不尽相同，导致了一些术语的混淆。ACOG和母胎医学会同意使用"定义足月妊娠工作组"推荐的新术语，这不仅可以减少医生、患者和研究人员的混淆，也能够区分出高危的妊娠[7, 8]。妊娠$37^{0/7} \sim 38^{6/7}$周称为"早期足月妊娠"，$39^{0/7} \sim 40^{6/7}$周称为"完全足月妊娠"，$41^{0/7} \sim 41^{6/7}$周称为"晚期足月妊娠"，$42^{0/7}$周及之后称为"过期妊娠"。

二、发病率

据疾病预防和控制中心的统计结果，既往相比，2016年美国的过期妊娠发生率与下降到了0.35%[9]，明显低于前几年。需要注意的是，美国疾病控制和预防中心改变了其既往计算孕龄的方法。2014年，国家卫生统计中心废弃了使用末次月经计算孕龄的方法，改为采用产科推算孕周来确定孕龄的方法[10]。

其他已发表的研究中发病率因研究人群而异。欧洲国家的过期妊娠发生率差异较大，奥地利低至0.4%，而丹麦和瑞典高至7%～8%[11]。这可能是由于：①对超过预产期（estimated date of delivery，EDD）的妊娠的处理方法不同；②孕龄的计算标准不同。

三、病因

大多数晚期足月或过期妊娠的病因尚不清楚，但一些被定义为晚期足月或过期的妊娠可能是因为日期计算错误。临床上通常根据LMP来计算EDD，但有研究指出这种做法并不可靠，可能导致分类错误[12]。

理解人类的分娩动因可能有助于理解过期妊娠的病理生理学机制。分娩是孕妇、胎儿和胎盘之间复杂相互作用的结果[13]。人类的分娩机制尚不清楚，但可能与其他哺乳动物相似。在绵羊中，下丘脑-垂体-肾上腺轴在分娩发动中起重要作用。胎儿大脑释放的促肾上腺皮质激素释放激素刺激垂体分泌促肾上腺皮质激素，进而肾上腺分泌皮质醇[14]。皮质醇增加的同时前列腺素和雌激素的分泌也增加，孕激素分泌减少[14]。孕激素的减少与前列腺素的增加是已知的宫缩触发器。在垂体切除的绵羊中，HPA轴在分娩发动中的作用得到了进一步的验证，HPA轴的破坏导致了过期妊娠[15]。近期有研究提出，HPA轴在人类妊娠中也有类似的作用，其失调可能在过期妊娠中发挥了作用。

早期的研究将无脑儿类比为垂体切除的绵羊，推测无脑畸形胎儿的脑缺失可能导致类似的HPA轴功能障碍，从而导致过期妊娠。无脑儿的流行病学研究发现，其妊娠时限的确有延长[16]。该发现支持以下观点，即胎儿大脑和胎盘之间的相互作用在触发分娩中起着重要作用。

胎盘硫酸酯酶缺乏症是一种X连锁隐性遗传病，其特征是类固醇硫酸酯酶的缺乏。妊娠合并胎盘硫酸酯酶缺乏症表现为雌三醇水平异常降低，通常不能自然临产[17]。这是过期妊娠的一种遗传病因，并进一步支持胎盘在分娩发动中的重要作用。

许多观察性研究发现了一些过期妊娠的危险因素，包括初产、既往的过期妊娠病史、男性胎儿、肥胖和遗传倾向[18-26]。在挪威进行的一项为期10年的出生队列研究，未能发现危险因素与过期妊娠之间的强烈关联[18]。代际研究发现过期妊娠有一定的遗传倾向，孕妇自己是过期分娩的，则发生过期妊娠的风险增加。一项研究纳入475 429例瑞典的出生记录，分析发现，姐妹的过期妊娠风险增加[23]。对双胞胎的研究发现，与男方为双胎相比，女方为双胎发生过期妊娠的风险更高，提示母亲对过期妊娠风险有一定影响[24]。

四、诊断

真正的晚期足月妊娠和过期妊娠诊断要基于准确的妊娠时间推算。确定EDD最常用的三种方法是：①明确LMP的日期；②性交或胚胎移植的日期；③早期超声评估。其他的方法包括确定子宫大小、初觉胎动的日期、手持多普勒听筒可听到胎心的时间，以及测量宫高，但这些在当代临床中已很少使用。在大多数情况下受孕日期很难确定，因此不常用于确定孕龄。EDD通常根据LMP确定，前提是假定受孕日是月经周期的第14天。这种方法非常不准确，因为每个人的月经周期和在月经周期中的排卵日差异都很大[27, 28]。仅基于LMP估计的孕周常常偏大，可能因误诊过期妊娠而导致引产率增加。

在LMP计算预产期的基础上利用超声确定孕周的准确性优于单独使用LMP。在孕早期测量胚胎头臀长估算EDD更为准确，误差±5～7天。如果妊娠22周前未通过超声确定孕周，则计算的EDD可作为次优选择[29]。Boyd等发现，如果基于LMP计算，超过293天的妊娠发生率为7.5%；而如果通过早期超声确定，则下降到2.6%[30]。Gardosi等也得出了类似的结论，他们分析了24 675例自然受孕、正常的单胎分娩，发现过期妊娠率（>294天）从基于LMP计算的7.5%下降到了基于超声测定的1.5%[31]。作者同时指出，约有72%的妊娠42周常规引产实际上是没有指征的，因为根据超声核对孕周后，引产时这些孕妇并未达到42周。Nguyen等分析了14 805例LMP可靠的自然分娩，结果显示超声核对孕周后过期分娩的比例降低了39%（从7.9%降至5.2%）[32]。Bennett等的前瞻性随机研究纳入218名孕妇证实了上述发现，与由中期超声确定预产期的孕妇相比，通过早期超声确定预产期的孕妇过期妊娠引产率更低[33]。一篇2015年的Cochrane综述总结了11项研究，纳入37 505名孕妇，得出了相似的结果，与对照组相比，孕早期超声核对孕周的孕妇过期妊娠引产率降低[34]。

五、围产期患病率和死亡率

许多研究对晚期足月妊娠和过期妊娠的胎儿风险进行了评估。早期的描述性研究发现，过预产期而未分娩时，胎儿死亡风险会增加。1963年，McClure等发现妊娠42周时"胎儿窘迫"的风险增加2倍，手术分娩的比例增加；因此认为，如妊娠持续至42周，胎儿风险明显增加。由此，该作者建议通过引产或剖宫产干预以避免胎儿死亡的风险[6]。早期的研究中孕周计算可能并不准确，并且对过期妊娠的定义也不一致。而且需要注意的是，这些研究并未排除胎儿畸形、胎儿宫内生长受限和妊娠期合并症或并发症的病例，而所有这些都增加了胎儿死亡的风险。

最近的一些观察性研究评估了每个孕周的围产期死亡风险，结果显示，当孕周超过预产期后，风险明显增加[35-37]。Divon等分析了181 524例孕周准确的完全足月、晚期足月和过期妊娠，发现从妊娠41周开始，胎儿死亡率显著增加（41周、42周和43周的OR分别为1.5、1.8和2.9）[38]。Campbell等纳入65 796例单胎过期妊娠（≥294天），对围产期死亡相关因素进行多因素分析[18]，发现3个围产期死亡的独立预测因素：①出生体重小于相应胎龄的第10百分位数，RR为5.7（95%CI 4.4～7.4）；②孕妇年龄≥35岁，RR为1.88（95%CI 1.2～2.9）；③出生体重≥相应胎龄的第90百分位数是围产期死亡的保护因素（RR=0.51，95%CI 0.26～1.0）。

上述许多研究都使用了围产期死亡率这一指标，但Yudkin和Smith认为使用这一指标评估胎儿风险并不恰当[36, 39]。计算围产期死亡率的分母是分娩数[38-41]，但Smith认为，"计算一个事件的概率时需要用该事件的数量（分子）除以可能发生该事件的总数（分母）"[39]；因此，合乎逻辑的做法是计算胎儿死亡率时分母应为每1000例妊娠，而不是每1000例分娩。Hilder等在一项纳入了171 527例分娩的大型回顾性研究中使用妊娠数作为分母，得到的死胎率更高[40]。妊娠41周时死亡率达到最低点，但到妊娠43周时，与妊娠37周相比，死亡率增加了8倍（图29-1）。Smith等分析了苏格兰的出生登记数据，发现死胎风险从37周（0.4‰）到43周（11.5‰）显著增加。最近一项使用了美国加州出生记录的研究，共分析了3 820 826例根据月经推算孕周的未合并畸形的单胎分娩，也发现了类似的趋势，自妊娠39周之后，死胎风险逐渐增加，42周时风险最高[43]。

一些研究评估围产期病率与过期妊娠的关系。Clausson等针对一个大型的瑞典足月和过期（≥294天）单胎、正常妊娠数据库进行分析，结果显示，过期妊娠与新生儿惊厥、胎粪吸入综合征和5min Apgar评分低于4分的风险增加有关（表29-1）[44]。Tunon等比较了10 048例足月妊娠与246例过期妊娠（由超声和LMP共同确定孕龄≥296天）的NICU住院率[45]，发现过期妊娠与NICU入院率显著增加相关（OR=2.05，95%CI 1.35～3.12）。

Guidetti等发现，妊娠超过41周时，围产期患病率明显增加[46]。Caughey等在一项大型的回顾性队列研究（n=45 673）中评估了母胎并发症风险[47]，妊娠41周后胎死宫内的比例显著增加。该作者认为，当妊娠超过40周后，母亲和胎儿的风险都会增加。

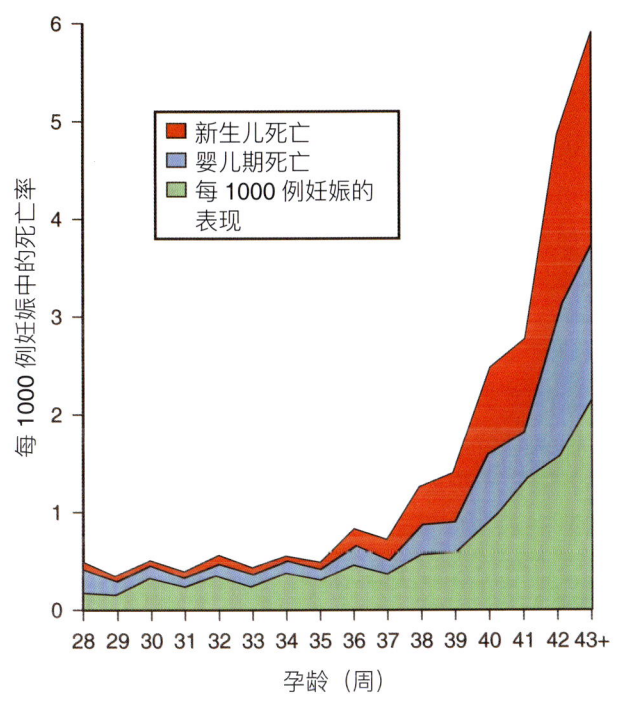

▲ 图 29-1 妊娠期每周的围产期死亡率

红色表示总死亡率，蓝色表示新生儿死亡率，绿色表示婴儿期死亡率（译者注：原文有误，已修改）

改编自 Hilder L, Costeloe K, Thilaganathan B. Prolonged pregnancy: evaluating gestation specific risks of fetal and infant mortality. BJOG. 1998;105:169.

表 29-1 过期妊娠中 AGA 和 SGA 的新生儿患病率

并发症	与足月 AGA 新生儿相比的 OR 和 95%CI
抽搐	
足月 SGA	2.3（1.6～3.4）
过期产 AGA	1.5（1.2～2.0）
过期产 SGA	3.4（1.5～7.6）
胎粪吸入	
足月 SGA	2.4（1.6～3.4）
过期产 AGA	3.0（2.6～3.7）
过期产 SGA	1.6（0.5～5.0）
5min Apgar 评分 < 4 分	
足月 SGA	2.2（1.4～3.4）
过期产 AGA	2.0（1.5～2.5）
过期产 SGA	3.6（1.5～8.7）

AGA. 适于胎龄儿；CI. 置信区间；SGA. 小于胎龄儿

引自 Clausson B, Cnattinguis S, Axelsson O. Outcomes of post-term births: the role of fetal growth restriction and malformations. Obstet Gynecol. 1999;94:758. Copyright 1999 American College of Obstetricians and Gynecologists.

（一）羊水过少

羊水过少在过期妊娠中很常见。推测胎儿生长受限时羊水过少是胎儿缺氧的结果，缺氧可能导致肾灌注的改变和尿量的减少[48]。然而，肾血流的多普勒研究给出了相互矛盾的结果[49,50]。因此，过期妊娠中羊水过少的病因仍有争议。

无论过期妊娠中羊水过少的病理生理学机制为何，在合并羊水过少时围产期发病率和死亡率都会增加[51,55]。

Leveno 等发现了羊水过少的重要性，他们用羊水过少的存在来解释在过期妊娠中出现的产前和产时胎儿心率异常发生率的增加[52]。作者发现，75% 因胎儿窘迫行剖宫产的指征是脐带受压导致的胎心延长减速。羊水指数降低与变异减速之间存在一定关联，这可能与脐带受压有关[53,54]。羊水胎粪污染也与羊水过少有关，推测可能是缺氧导致了胎儿的直肠括约肌松弛。研究报道，羊水胎粪污染在过期妊娠合并羊水过少时发生率高达 29%[55]。关于羊水过少的进一步讨论见第 28 章。

Morris 及其同事对 1584 例妊娠进行了前瞻性双盲观察研究，以评估超声测量羊水量在预测过期妊娠不良结局中的作用[56]。研究发现，AFI<5cm（而非 DVP<2cm）与生后窒息或胎粪吸入显著相关。此外，AFI<5cm 与分娩时胎儿窘迫、脐动脉 pH 小于 7.0 和低 Apgar 评分显著相关。

羊水过少常被认为是足月妊娠或过期妊娠的分娩指征，但是目前还没有大型的前瞻性随机试验评估在这种情况下终止妊娠的利弊。尽管如此，考虑到羊水过少与足月或过期妊娠不良结局之间密切相关，对于被诊断为羊水过少的患者来说，终止妊娠是一个合理的选择。

（二）胎儿生长

巨大儿的风险随孕周增加而增加。虽然大多数过期妊娠的胎儿生长是适于孕周的，但其巨大儿的风险仍然会增加。McLean 等分析了 7000 例妊娠 39~42 周的病例，发现胎儿体重和头围均有所增加[57]。Eden 等发现，与足月妊娠相比，过期妊娠发生巨大儿的风险增加了 2 倍[58]，巨大儿与手术分娩和肩难产风险增加相关，并且易导致胎儿损伤。

Chervenak 等利用超声评估妊娠 41 周及以后的胎儿体重，发现胎儿体重超过 4000g 的发生率明显增加[59]，并且与非巨大儿相比，巨大儿因产程延长和停滞行剖宫产的比例增加（10%，$P<0.01$），阳性预测值为 70%，阴性预测值为 87%。一项针对妊娠 41 周及以上孕妇的类似研究发现，使用超声评估分娩前 1 周内的胎儿体重时，绝对误差约为 8%，阳性预测值为 64%[60]。ACOG 明确警示，超声对巨大儿的评估并不精确，提前引产或剖宫产并不能降低巨大儿相关的患病率[61]。

（三）过度成熟

过度成熟是过期妊娠的另一常见并发症，在过期妊娠中的发生率为 10%~20%[62-65]。"过度成熟"的婴儿皮下脂肪减少，缺少胎毛和皮脂。其特征与宫内生长受限的胎儿相似，因此一些作者认为，过度成熟是宫内生长受限的另一种表现。过度成熟也与胎粪羊水污染的发生率增加有关。

（四）羊水粪染

羊水粪染可见于任何孕周，但一些研究发现，过期妊娠中羊水粪染的风险显著增加。胎粪吸入是一种严重的新生儿并发症，导致新生儿的肺顺应性下降，表面活性物质产生异常及肺炎。

六、妊娠期并发症

过期妊娠也会给孕妇带来很大的风险。当妊娠时间超过预产期时，孕妇的焦虑明显增加，并且分娩期孕妇的患病率也明显增加。Caughey 等分析了 119 254 例妊娠 37 周及以上的分娩病例，结果显示会阴撕裂（OR=1.19，95%CI 1.09~1.22）、绒毛膜羊膜炎（OR=1.32，95%CI 1.21~1.44）、子宫内膜炎（OR=1.46，95%CI 1.14~1.87）、产后出血（OR=1.21，95%CI 1.10~1.32）和剖宫产（OR=1.28，95%CI 1.20~1.36）的风险均明显增加[65]。该研究中剖宫产的指征为不可靠的胎心率和头盆不称。该作者还发现随妊娠进展先兆子痫的风险增加。

七、管理

准确评估孕龄在晚期和过期妊娠的处理中至关重要。使用超声核对预产期后，晚期和过期妊娠的发生率及不必要的干预率均有降低[65]。由于晚期和过期妊娠增加胎儿死亡的风险，现代的管理策略包括产前胎儿监测和适时干预终止妊娠。

（一）产前监测

由于死胎风险增加，针对晚期和过期妊娠的管理需要进行产前胎儿监测。胎儿监测的选项包括胎动计数、无应激试验、宫缩应激试验、改良生物物理评分（NST 和 AFI）、生物物理评分。目前尚无足够证据给出过期妊娠中胎儿监测开始的时间或频率的建议。但依据前文提到的围产期发病率和死亡率的研究，开始胎儿监测的时间不应迟于 41 周。一些小型研究发现，过期妊娠中每周行 2 次胎儿检测优于每周 1 次。John 等报道了 293 名患者每周 2 次 BPP 的结果，直至妊娠 42 周及以后均无死胎发生[66]。

目前还没有大型的随机对照试验对过期妊娠中不同的胎儿监测方法进行比较。一项随机对照试验纳入了 145 例妊娠 42 周以上的孕妇，比较 BPP 与改良 BPP 的差异[66]。研究发现，改良 BPP 组的异常检测结果显著增加（42% vs. 20.5%，OR=3.5，99%CI 1.3~9.1），两组脐血气和新生儿结局无差异，但结果并未显示某种产前监护方法优于其他[67]。

由于羊水过少与胎心率异常、脐带压迫和羊水胎粪污染有关，ACOG 建议孕晚期开始行产前胎儿监测时，应同时评估羊水量。Chamberlain 等分析了 7582 例有合并症的妊娠，发现羊水减少时胎儿死亡的风险增加[68]。

目前尚缺乏数据证明胎儿监测可改善过期妊娠的新生儿结局。尽管如此，考虑到过期妊娠中死胎风险的增加，ACOG 建议于妊娠 41 周开始监测胎儿宫内情况并评估羊水量[3]。

可疑胎盘功能障碍时，可行脐动脉多普勒超声评估，因此人们推断该方法可能也可用于过期妊娠的评估。但该方法在过期妊娠的管理中并未展现出有效性[69]。

（二）期待治疗与引产的比较

到目前为止，针对晚期足月妊娠和过期妊娠，尚无明确推荐自某个孕周后不再进行期待治疗。提倡对宫颈条件欠佳的孕妇行期待治疗，同时行胎儿监测；宫颈条件好的孕妇则建议引产，以期降低围产期发病率和死亡率。一些临床试验比较了在超过预产期的妊娠中进行期待治疗和引产的差异。Hannah 等纳入了 3407 名妊娠 41 周的孕妇，随机将其分配到引产组或监护期待组[70]，如妊娠达 44 周或发生胎儿窘迫，则有指征终止妊娠。两组的围产期死亡率和新生儿发病率没有差异，但期待治疗组剖宫产率较高。引产组无胎儿死亡发生，但期待治疗组发生了 2 例。

由美国国家儿童健康和人类发育研究所开展的另一项随机对照试验对，纳入 440 例无合并症的妊娠，比较妊娠 42 周引产和期待治疗（直到出现宫颈的缩短、扩张或胎儿窘迫）[71]的结局。该研究的主要结局是围产期死亡、孕产妇死亡和综合性的围产期患病率，次要结局包括剖宫产、孕产妇感染、输血、重度变异减速或晚期减速，以及 5min Apgar 评分小于 4 分。两组的主要结局和剖宫产率无明显差异，因此研究结论认为妊娠 42 周时无论引产还是期待治疗都是可接受的。

Sanchez-Ramos 等发表了一项 Meta 分析，包含 16 项 RCT 和 6588 名患者，结果显示，针对无并发症的妊娠 41 周的患者，引产组的剖宫产率为 20%，而期待治疗组为 22%[72]。引产组的围产期死亡率虽偏低，但无统计学意义（0.09% vs. 0.33%，OR=0.41，95%CI 0.14～1.18）；NICU 入住率和胎粪吸入性肺炎发生率也没有差异。

最新的 Cochrane 综述（更新于 2018 年）[73]纳入了 30 项 RCT，合计 12 479 名患者，评估妊娠 40 周及以上行引产或期待治疗的潜在利弊。主要结果是围产期死亡率，包括胎死宫内和出生第 1 周内的新生儿死亡。引产组的围产期死亡率显著降低（RR=0.33，95%CI 0.14～0.78），剖宫产率也更低（RR=0.92，95%CI 0.85～0.99）。这项 Cochrane 的 Meta 分析表明，引产可能在一定程度上改善围产结局。

ACOG 建议基于前文所述的研究证据，在妊娠 $42^{0/7}$～$42^{6/7}$ 周进行引产，也可以考虑在妊娠 $41^{0/7}$～$41^{6/7}$ 周进行引产。

（三）引产

本书第 12 章讨论引产相关内容。在一些研究中尝试采用"胎膜剥离法"引产以减少过期妊娠的发生。胎膜剥离法是指在宫颈检查时，用手指将胎膜从子宫下段剥离。人们认为这种做法能提高内源性前列腺素的水平，从而导致宫缩。de Miranda 等开展的一项 RCT 纳入了 742 名妊娠 41 周的孕妇，随机将受试者分配到引产组（每 48 小时进行 1 次胎膜剥离，直至妊娠 42 周或分娩发动）和对照组（无干预措施）[74]，结果显示引产组孕妇过期妊娠的风险降低，23% vs. 41%（RR=0.57，95%CI 0.46～0.71）。该研究中因胎膜剥离而需要治疗的患者为 6 人。既往发表的相似研究并未显示出显著差异，可能与研究者只进行了单次的胎膜剥离有关[75, 76]。最新的 Cochrane 综述分析了妊娠 38～41 周行胎膜剥离引产的孕妇，发现妊娠延迟至 41 周的比例下降，但需要治疗的患者数量为 8 人[77]。虽然这种做法可能对一些孕妇有效，但它可能会引起孕妇的不适和出血。对于 B 族链球菌定植的孕妇行胎膜剥离的研究证据也很有限。因此，需谨慎选择施行这一引产方法的患者，并给予适当的咨询。

一些研究者试图通过经阴道超声测量宫颈和检测胎儿纤连蛋白预测引产成功的可能性。Pandis 等比较了 Bishop 评分和超声测量宫颈的预测价值，发现超声测量宫颈长度比 Bishop 评分更能预测引产的成功性（敏感性和特异性分别为 87% 和 71%，而特异性分别为 58% 和 27%）[78]。经阴道超声测量宫颈以预测引产成功率虽然有一定前景，但在临床上并不常用。宫颈分泌物中的胎儿纤连蛋白预测分娩发动的作用并不确切。Rozenberg 等最近的研究发现，Bishop 评分大于 7 分和测量的宫颈长度小于 25mm 可预测 7 天内的分娩发动，但胎儿纤连蛋白并不能预测[79]。

前列腺素制剂引产适用于宫颈条件欠佳或 Bishop 评分小于 6 分的孕妇。研究表明，地诺前列酮（PGE_1）和米索前列醇（PGE_2）对过期妊娠的引产均有效，两种制剂都是可接受的[70, 71, 80]。

八、新生儿长期结局

关于妊娠 42 周及之后出生的新生儿的结局，信息很少。Ting 等评估了费城围产期合作研究中纳入的这一人群，发现其新生儿在儿童期身体上和精神上都与匹配的对照组无区别[81]。Shime 等对 1 岁和 2 岁的孩子进行了随访调查，发现了类似的结果[82]，他们用 Griffiths 智力发展量表评估了这些孩子的智力，发现与足月出生的孩子相比并无差异。基于这些小型研究，过期妊娠的新生儿远期预后与足月妊娠并无差异。

九、多胎妊娠

对于双胎妊娠、三胎妊娠等多胎妊娠，尚无明确的过期妊娠时限。双胎、三胎和四胎的平均妊娠时间分别为 36 周、33 周和 29 周。双胎妊娠死胎风险的最低点出现 38 周，三胎为 35 周，四胎和其他多胞胎不详[83]。针对单胎妊娠，我们使用围产期死亡率来定义过期妊娠的界限，因此，对多胎妊娠可能也应采用同样的方法。目前还没有相应的推荐建议当多胎妊娠进展至上述孕周时应该如何管理，但可尝试：①进行产前胎儿监护；②在死胎风险达到最低时终止妊娠。

▶ 要 点

- 妊娠 $41^{0/7} \sim 41^{6/7}$ 周称为"晚期足月妊娠"，$42^{0/7}$ 周及之后称为"过期妊娠"。
- 通过早期或中期超声（最好在妊娠 22 周）核对预产期。
- 对于多胎妊娠尚无明确的过期妊娠时限。双胎妊娠死胎风险的最低点出现在妊娠 38 周，三胎妊娠为妊娠 35 周。
- 晚期足月妊娠和过期妊娠与围产期患病和死亡、羊水过少、巨大儿、过度成熟和孕产妇患病的风险增加有关。
- 在未合并胎儿宫内生长受限及其他并发症的妊娠中，可以考虑于妊娠 41 周开始产前胎儿监测。
- 妊娠 41 周时的产前胎儿监测应至少每周行 1 次改良生物物理评分。
- 如果妊娠 41 周时宫颈条件良好，可以考虑引产。
- 由于围产期发病率和死亡率风险显著增加，建议在妊娠 $42^{0/7} \sim 42^{6/7}$ 周终止妊娠。
- 前列腺素制剂（PGE_1 或 PGE_2）均可用于过期妊娠的引产。

第 30 章 胎儿生长受限
Fetal Growth Restriction

Ahmet Alexander Baschat Henry L. Galan 著

王 佩 译 韦晓宁 校

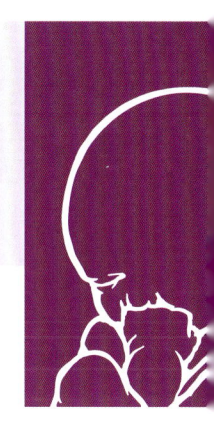

英汉对照

abdominal circumference	AC	腹围
absent end-diastolic velocity	AEDV	舒张末期血流缺失
alpha fetoprotein	AFP	甲胎蛋白
amniotic fluid index	AFI	羊水指数
amniotic fluid volume	AFV	羊水量
average for gestational age	AGA	平均孕周
biophysical profile	BPP	生物物理评分
biparietal diameter	BPD	双顶径
cerebroplacental Doppler ratio	CPR	大脑胎盘比
computerized cardiotocography	cCTG	计算机化心力描计
contraction stress test	CST	宫缩应激试验
ductus venosus	DV	静脉导管
estimated date of confinement	EDC	预产期
femur length	FL	股骨长
fetal activity count	FAC	胎动计数
fetal growth restriction	FGR	胎儿生长受限
fetal heart rate	FHR	胎心率
head circumference	HC	头围
human chorionic gonadotropin	hCG	人绒毛膜促性腺激素
intraventricular hemorrhage	IVH	脑室内出血
low birthweight	LBW	低出生体重
multiples of the median	MoM	中位数的倍数
necrotizing enterocolitis	NEC	坏死性小肠结肠炎
neonatal intensive care unit	NICU	新生儿重症监护病房
nonstress test	NST	无应激试验
nucleated red blood cell	NRBC	有核红细胞
placental growth factor	PlGF	胎盘生长因子

polymerase chain reaction	PCR	聚合酶链反应
pregnancy-associated plasma protein A	PAPP-A	妊娠相关血浆蛋白 A
respiratory distress syndrome	RDS	呼吸窘迫综合征
reversed end-diastolic velocity	REDV	舒张末期血流反向
selective fetal growth restriction	sFGR	选择性胎儿生长受限
small for gestational age	SGA	小于胎龄儿
sonographically estimated fetal weight	SEFW	超声估计胎儿体重
systolic/diastolic	S/D	收缩期 / 舒张期比值
transcerebellar diameter	TCD	小脑横径

摘 要

胎儿生长受限（FGR）可能由多种因素引起，包括胎盘功能障碍、病毒感染、非整倍体和其他遗传综合征等。当超声估计胎儿体重低于同孕周的第 10 百分位数时，可怀疑为 FGR，此时的鉴别诊断包括体格偏小和其他前文提到的潜在病理因素。本章同时介绍寻找原发病因的诊断方法。FGR 中因胎盘功能障碍导致的生长受限是一个特殊亚组，鉴于胎盘疾病的进展可在产前发现，并可能使胎儿死亡和不可逆损害的风险增加，故需格外重视。合并 FGR 时的产前监测包括胎盘和胎儿循环的多普勒超声检查、羊水量评估、生物物理评分中胎儿行为的评估和胎心监测。多普勒参数和羊水量可反映临床预后，有助于确定监测的时间间隔。对分娩的干预选择取决于孕周。早产相关的不良影响是新生儿远期不良结局的主要原因之一，并且与胎儿的疾病程度无关。本章还讨论了不同孕周的干预策略，以及 FGR 对子代器官功能、神经发育和远期健康的长期影响。

关键词

胎儿生长受限；诊断；管理；分娩时机；产前胎儿监测

由于宫内环境不佳导致胎儿无法达到其生长潜力的妊娠构成了一个高危群体，其围产期的异常情况可以通过产前的识别加以预防。宫内胎儿生长受限是仅次于早产的第二大围产期死亡原因。与生长正常的新生儿相比，生长受限的新生儿围产期死亡率要高出 6~10 倍。据报道，胎儿生长受限（fetal growth restriction，FGR）的围产期死亡率高达 120‰，除外合并畸形的婴儿后为 80‰。高达 53% 的早产死胎和 26% 的足月死胎合并 FGR；在幸存者中，产时窒息的发生率可高达 50%[1]。通过适当的产前鉴别与管理可以预防一些导致 FGR 不良结局的围产期并发症。本章回顾了胎儿生长的正常和异常情况、FGR 的影响，并以此为基础介绍高危妊娠的筛查、诊断和管理。宫内生长受限、FGR 和小于胎龄是描述偏小胎儿时经常交替使用的术语；在本章中，我们使用 FGR。

一、胎儿生长的调节

第 1 章中总结了早期胎盘发育中促使胎盘循环成功建立的关键步骤。胎儿生长经历了多层次的调节，这需要母胎界面的正常发育。妊娠 16 周时，母体微绒毛与胎儿胎盘基底层仅相距 4μm，被动扩散阻力很小。三种主要营养物质（葡萄糖、氨基酸和游离脂肪酸）主动转运机制的完善，以及绒毛表面积的增加，提高了经胎盘主动转运的能力和效率，母胎间穿过胎盘的血流量也有增加。绒毛外细胞滋养层侵袭母体螺旋动脉导致动脉内肌弹性组织的渐进性缺失；在胎儿侧，绒毛血管逐渐分支进入绒毛干。因此，子宫和脐血管的血流阻力显著降低，将两个循环都转化为低阻力、高容量的血管床。基于此，至妊娠足月时，高达 600ml/min 的母体心排出量会到达面积为 12m[2] 的胎盘交换区域；与此相匹配，整个妊娠期间，在胎儿面的交换血流量为 200～300ml/(kg·min)。如此大的血流量对于确保胎盘功能的维持是非常必要的，胎盘功能的能量密集性质需要消耗血液中高达 40% 的氧气和 70% 的葡萄糖。胎儿生长和发育的状态取决于母体向子宫输送的营养和氧气的量，供给的营养和氧需要保证足够的盈余以供胎儿利用。

在主动运输的基本营养物质中，葡萄糖是主要的氧化燃料，而氨基酸是蛋白质合成和肌肉生长的主要原料。葡萄糖能够驱动胰岛素样生长因子轴，从而刺激胎儿的持续生长，氨基酸也能在较小程度上达到此效果。

胎儿循环的发育与成熟为营养和废物的运输提供了通路，从而使营养能优先供给胎儿。初级绒毛循环中富含营养和氧气的血液通过脐静脉进入胎儿，随后的静脉导管（ductus venosus，DV）是血液分流的第一个站点，它调节分配到肝脏和心脏的脐静脉血比例。这些比例在妊娠期间会发生变化。近足月时，18%～25% 的脐静脉血流通过 DV 分流，以高速流到达右心房；55% 到达肝左叶的主要部分，20% 到达肝右叶（图 30-1）。DV 血液进入右心房的方向和速度保证了富营养血液优先流向左心室、心肌和大脑，而低营养的胎儿静脉血液回流入胎盘进行再氧合和废物交换[2]。除了左心输出量和右心输出量的分布外，一些器官还可以通过自调节改变局部血供以满足对氧和营养的需求。

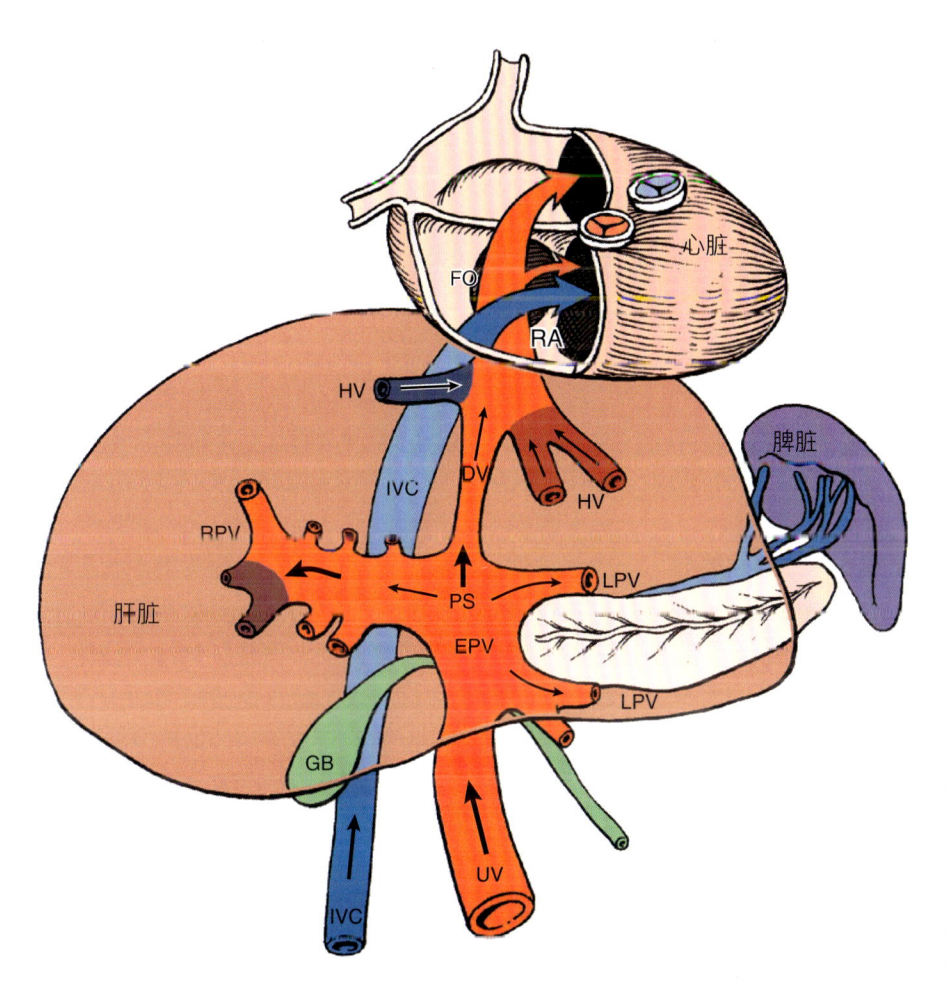

◀ 图 30-1 胎儿脐静脉和肝静脉循环

箭代表血流方向，颜色代表氧含量（红色：高；紫色：中等；蓝色：低）。GB. 胆囊；UV. 脐静脉；EPV. 肝外门静脉；PS. 门静脉窦；DV. 静脉导管；RPV. 右门静脉；LPV. 左门静脉；HV. 肝静脉；RA. 右心房；FO. 卵圆孔；IVC. 下腔静脉（引自 Mavrides E, Moscoso G, Carvalho JS, et al. The anatomy of the umbilical, portal and hepatic venous systems in the human fetus at 14-19 weeks of gestation. *Ultrasound Obstet Gynecol*. 2001;18:598.）

当母体、胎盘和胎儿发育进展到一定程度后，胎盘和胎儿可以正常地生长。母体对妊娠的代谢和血管适应保证了稳定的营养物质输送，必要时还可增加；胎盘运输机制允许营养物质和废物的有效双向交换。胎盘和胎儿在三个妊娠期的生长特征依次是细胞增生，细胞增生伴肥大，最后是单纯的肥大。胎盘生长呈 S 形曲线，在孕晚期胎儿生长呈指数性上升之前，首先达到平稳期。在这一段呈指数性上升的胎儿生长期，生长速率可达 1.5%/d，最初的体重增加是由胎儿沿纵轴的生长和肌肉体积增大导致，主要与葡萄糖和氨基酸有关。80% 的胎儿脂肪是在妊娠 28 周后积累的，为胎儿在子宫外的生活提供必要的身体储备。从妊娠 32 周开始，胎儿脂肪储存量从胎儿体重的 3.2% 增加到 16%，使其身体含水量显著降低[3]。

几种可能的机制可能会影响母亲-胎盘-胎儿单位的代偿能力，以致胎儿最终无法发挥其生长潜力。

二、胎儿生长受限的定义和分类

正常的胎儿生长包括细胞水平上的细胞增生和肥大。胎儿生长动态的紊乱可导致细胞数量、细胞大小或两者减少，最终导致出生时体重、体成分或生长比例的异常。胎儿出生时生长异常的分类在过去的 1 个世纪经历了显著的改变，从根据绝对体重分类进展为根据百分位数界限分类，将来还可能根据父母的体质因素来描述胎儿个体化的生长潜力。随着超声技术的出现，对胎儿生长异常的识别和研究已延伸到了产前阶段。需要注意，在产科和儿科文献中，描述异常生长的几个定义可以互换使用，但它们不一定描述的是同一人群。

从 20 世纪 60 年代开始，根据绝对出生体重将胎儿生长划分为低出生体重（＜2500g）、极低出生体重（＜1500g）、超低出生体重（＜1000g）和巨大儿（＞4000g）。随后，Lubchenco、Usher、Battaglia 等的研究表明，只有在相同胎龄的人群中，将实际出生体重与预期出生体重进行比较，才能发现偏小的新生儿是否存在不良结局风险。20 世纪 70 年代引入了基于人群的出生体重参考范围，采用与同孕龄预期出生体重相比的"轻度"和"重度"偏小概念，允许按出生体重百分比对生长进行分类。由此出现了目前公认的出生体重分类，即极小于胎龄（very small for gestational age，VSGA）（＜第 3 百分位数）、小于胎龄（＜第 10 百分位数）、适于胎龄（第 10～90 百分位数）和大于胎龄（＞第 90 百分位数）。虽然按出生体重百分位数分类的方法在识别新生儿是否偏小的方面有优势，但它不能描述胎儿生长的身体比例和个体的生长潜力。因此，可能会错失出生时体重百分位数正常但由于生长延迟导致身体比例异常的新生儿。同样，出生体重百分位数也不能区分由遗传潜力决定的正常生长的小婴儿和由疾病导致生长受限的新生儿。

体格或身体比例是否异常主要根据人体测量的数据、所占比例（相对独立于性别、种族）和相应胎龄进行判定，当然也包括传统的出生体重百分位数。体重指数 $[(出生体重/顶臀长)^{[3]} \times 100]$ 对 SGA 和巨大儿的诊断准确率较高。与传统的出生体重百分位数相比，体重指数与围产期发病率和死亡率的相关性更密切，但它可能会错失均小且瘦的生长受限新生儿。试图寻找能够跨种族地计算个体化生长潜力的最佳统计方法的研究尚未达成结论性共识。

在妊娠期提前发现胎儿生长异常标志着胎儿医学的重大进展，基于此，我们可以在产前对生长异常的胎儿进行产前监测、预防或治疗性管理。在超声测量胎儿生长的过程中纳入百分位数的概念，使胎儿头部、腹部和骨骼生长的参数有基于人群的参考范围。基于超声生物学测量的 FGR 产前诊断将于之后详述。

除了个体测量值偏小和出生体重偏低两种分类，还有两种 FGR 的主要分类模式：不匀称型和匀称型。不匀称型的胎儿躯体生长（如腹围和下肢）明显延迟，但头部的生长则相对或绝对正常；匀称型的胎儿躯体和头部生长同时受到影响。不匀称型生长受限的机制包括两个步骤，首先由于营养供应有限，肝糖原不断消耗且储积量减少，导致肝脏体积减小，进而胎儿腹围减小；其次，胎盘血流阻力的上升增加了右心后负荷，由于胎儿心脏的分流和外周循环的调节机制，使得心脏右向左的分流增加，从而导致血液和营养供应流向躯体上半部分的重要器官，使胎儿的头部发育"相对正常"。匀称型的生长受限主要是因胎儿的生长过程被打断，导致细胞的数量减少和体积减小，通常是由孕早期的影响引起的；因此，胎儿身体的所有部分都受到了同等的影响，从而导致一致性的均小生长。

FGR 的模式取决于生长延迟的原因，以及影响生长发育的因素出现的时机和持续时间。鉴于上述机制，胎盘功能不全通常与不匀称型胎儿生长受限有关。在细胞增生阶段，胎儿非整倍体、其他遗传综合征和病毒感染都会扰乱生长过程的调节或干扰生长，这通常会导致均称型的生长延迟。一些特殊情况，如骨骼发育不良，鉴于其对长轴骨骼及外周骨骼的特殊影响，可能会导致特殊的生长模式。由于胎儿生长是一个动态过程，生长受限的模式可能在妊娠过程中进一步变化。胎盘疾病可能最初表现为头部生长相对正常，但随着胎盘功能不全的进一步恶化，最终将发展为匀称型的生长受限。而胎儿病毒感染的急性期可能暂时导致生长停滞，随后又会恢复正常的生长模式。

胎儿或新生儿体格偏小是一种体征，而不是一种需要进一步调查潜在原因的特定疾病。SGA 一词只是指体重低于某一临界值的胎儿，并不特指其是否存在某些病因，如果没有明显的病因特指，本章将使用 SGA 一词。术语 FGR 意味着某些病理性的原因导致胎儿未达到其生长潜力，重点在于患者可能存在胎盘疾病。从产科医生的角度来看，产前诊断 FGR 最为重要，因为基于诊断可给予适当的前瞻性管理。相对的是，如能在产前明确胎儿偏小是由于遗传潜能，则可使患者打消疑虑。为了制订统一的产前监测和围产期管理方法，了解胎盘功能不全对母体和胎儿的影响至关重要。

三、宫内胎儿生长受限的病因

各种不同病因干扰正常胎盘功能以致最终发生妊娠丢失或 FGR 的精确机制非常重要。导致 FGR 的病因很广泛，包括母体、子宫、胎盘和胎儿因素等。这些因素通过影响到达胎盘的营养和氧气（母体原因）、胎盘输送给胎儿的营养和氧气（胎盘原因）、胎儿对营养的摄取、生长过程的调控（胎儿原因），从而导致生长受限。在临床实践中，决定临床表现、疾病进展和结局的致病因素之间可能存在相当大的重叠。

FGR 的母体原因包括血管性疾病，如妊娠高血压疾病、糖尿病血管病变、胶原血管疾病、易栓症和慢性肾脏疾病。胎儿和（或）胎盘的异常也会导致 FGR。染色体异常、先天性畸形和遗传综合征与不到 10% 的 FGR 相关[4]。尽管长期以来宫内感染被认为是生长受限的一大病因，实际上却只占所有病例的不到 10%。FGR 的遗传和感染病因特别重要，因为胎儿的围产期和长期结局最终取决于这些病因，并且围产期的干预措施对结局几乎不造成影响。

53% 的 13 三体和 64% 的 18 三体病例中观察到了生长受限的存在，并且在孕早期即可出现。其他以 FGR 为表现的遗传性疾病包括骨骼发育不良和阿姆斯特丹型侏儒征（Cornelia de Lange syndrome）。人类遗传在线数据库列出了 100 多种可能与 FGR 有关的遗传综合征。在感染性病原体中，疱疹病毒、巨细胞病毒、风疹病毒和弓形虫是均称型 FGR 的已知病因。

FGR 的常见病因列于框 30-1。识别这些病因是制订计划、选择检测方法进行诊断和鉴别诊断的重要一环。

框 30-1 宫内生长受限的病因和危险因素

母体
- 高血压疾病
- 妊娠前糖尿病
- 发绀型心脏病
- 自身免疫性疾病
- 限制型肺部疾病
- 高海拔地区（>3000 米）
- 吸烟/药物滥用
- 吸收不良性疾病/营养不良
- 多胎妊娠

胎儿
- 致畸物暴露
- 胎儿感染
- 遗传性疾病
- 结构畸形

胎盘
- 原发性胎盘疾病
- 胎盘早剥和梗死
- 前置胎盘
- 胎盘嵌合体

虽然讨论临床结局超出了本章的目的范围，但我们仍然要强调在双胎妊娠中，FGR 的诊断和预后取决于其绒毛膜性（见第 39 章）。选择性胎儿生长受限（selective fetal growth restriction，sFGR）特指单绒毛膜双胎妊娠中发生的 FGR，根据脐动脉（umbilical artery，UA）血流可以确定其预后和风险概况[5]。

四、宫内胎儿生长受限的表现

胎盘功能不全造成的影响和临床表现取决于发病时的孕周和胎盘疾病的严重程度及类型。孕早期对正常胎盘发育的干扰会影响各个水平的胎盘和胎儿发育，临床表现逐渐恶化，甚至导致流产或早期的胎儿死亡。如果有足够的胎盘血供，可能会出现胎盘的分化，但母体不能很好地适应妊娠，并且营养供应不足还是会造成生长限制。如果适应机制尚可允许胎儿生存，早发型的生长受限可能引起诸多胎儿异常。如果胎盘疾病较轻微或已形成代偿，营养缺乏的后果可能并不明显，只有在孕中期至孕晚期，胎儿的指数性生长被限制时才暴露出来。在这种情况下可能出现迟发性生长限制，即胎儿脂肪组织减少或胎儿身体比例异常。

（一）孕妇影响

胎盘功能障碍从多个方面影响母体对妊娠的适应。胎盘功能不良与母体容量扩张欠佳、血管反应性增加和葡萄糖耐量试验曲线"平坦"之间有关系。胎盘血管发育特别重要，发育异常可通过子宫动脉的多普勒超声检测到，通常在临床疾病出现前就已发生（图 30-2）。当滋养层细胞侵袭仅局限于子宫肌层的蜕膜部分时，母体螺旋动脉等小动脉无法经历向低阻血管的生理转化（通常发生于妊娠 22～24 周），胎盘母体面梗死、胎儿面绒毛管腔闭塞和纤维化均使胎盘的血流阻力增加，从而出现母－胎胎盘灌注错配，有效交换面积减少。随着血管闭塞的进展，整个血管床的胎儿胎盘血流阻力增加，最终代谢活跃的胎盘组织减少。

（二）胎儿影响

当胎盘功能障碍影响了营养物质的传递，触发胎儿动员其储存的肝糖原时，生长迟缓的体征逐渐显现。除了 FGR 的主要特征外，胎盘功能不全导致的代谢、内分泌、血液系统、心血管和行为表现异常也与胎盘功能障碍的严重程度和持续时间有关。其中，针对心血管和中枢神经系统的研究最多，因其无创评估可通过多血管多普勒、灰阶超声检查和胎儿心率分析实现，因此可用于胎儿监测。充分认识到胎儿表现的多样性可有助于理解产前胎儿监测的局限性和胎盘功能不全的近期和远期影响。

代谢表现在生长受限的胎儿中出现较早，因为母体提供的营养轻至中度减少时，会优先维持胎盘的营养供应，而使胎儿受到损害。随着胎盘功能不全的进展，营养不足变得普遍，导致胎儿和胎盘体积减小。因此，在氧气和葡萄糖供应轻度受限的情况下，仍可通过增加摄取能力来满足胎儿需求。但当子宫供氧低于临界值［在胎羊模型中为 $0.6\text{mmol}/(\text{min}\cdot\text{kg})$］时，胎儿氧供开始下降，最终伴有胎儿低血糖的发生。最初的轻度低血糖使胎儿胰腺的胰岛素反应减弱，促进储存肝糖原的糖异生；由于葡萄糖和乳酸优先转移到胎盘，胎儿体内储存的肝糖原迅速耗尽；不断增加的营养逆差导致胎儿低血糖持续恶化，使胎儿的氧化代谢和胎盘营养减少。氧化代谢的进一步受限必须调用其他的能量来源，更广泛的代谢后果随之而来。氨基酸的转运受限，同时，为了获得进行糖异生的氨基酸，内源性肌蛋白分解，支链和其他必需氨基酸消耗殆尽[6]。由

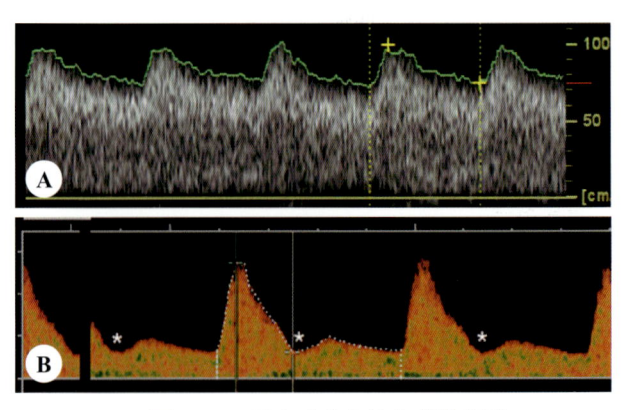

▲ 图 30-2　子宫动脉血流多普勒频谱

正常的滋养层侵袭导致胎盘循环阻力低，容量高，可通过子宫动脉多普勒流速测定显示。A. 妊娠 24 周的子宫动脉多普勒频谱，舒张期流速高证明滋养层侵袭成功；B. 舒张期流速降低伴舒张早期切迹（星）。这种血流模式反映了螺旋动脉和胎盘下游血管床的血流阻力增加。妊娠 24 周后血流切迹持续存在与胎儿生长受限和（或）妊娠高血压疾病的风险增加有关

于氧化代谢能力有限，乳酸逐渐积累。脂肪酸的胎盘转运（尤其是必需脂肪酸）失去了选择性。游离脂肪酸利用率的降低导致游离脂肪酸和甘油三酯水平的升高，进而导致脂肪储积失败。在这种营养不良加剧的情况下，大脑和心脏的乳酸和酮体代谢上调，以清除这些无氧代谢的累积产物。只要胎儿血红蛋白有足够的缓冲能力来应对酸性物质的产生，并且各器官间达到代谢平衡，酸碱平衡就可以维持。由此，代谢病情由单纯的低血糖、低氧血症和必需氨基酸水平下降发展为明显的低氨基酸血症、高碳酸血症、高甘油三酯血症和高乳酸血症。乳酸产量与由这种代谢状态引起的酸中毒程度呈指数相关[7]。代谢反应概述见表30-1。

表30-1 胎盘功能不全的代谢反应

物质	变化
葡萄糖	• 下降与胎儿缺氧程度成正比
氨基酸	• 支链氨基酸（缬氨酸、亮氨酸、异亮氨酸）、赖氨酸和丝氨酸显著减少；相反，羟脯氨酸升高。必需氨基酸的减少与缺氧的程度成正比 • 羊水中甘氨酸与缬氨酸的比值升高 • 羊水中氨水平的升高与胎儿体重指数呈正相关
脂肪酸和甘油二酯	• 长链不饱和脂肪酸（二十二碳六烯酸和花生四烯酸）减少，总脂肪酸水平降低，仅伴有胎盘物质的显著损失 • 利用率下降导致高甘油三酯血症 • 低胆固醇酯
氧气和二氧化碳	• 低氧血症的程度与绒毛的损伤成正比 • 与高碳酸血症、酸血症、低血糖和高乳酸素显著相关

胎盘功能不全的胎儿内分泌表现非常重要，因为胎儿内分泌系统负责下调生长和发育过程。供应胎儿的葡萄糖和氨基酸的减少间接下调了胰岛素、IGF-1和IGF-2，这是胎儿纵向生长的主要内分泌调节因子。与瘦素相关的脂肪沉积也受到类似的影响。此外，胰岛细胞功能障碍导致胰岛素/葡萄糖比例降低，胎儿糖耐量受损。促肾上腺皮质激素释放激素、促肾上腺皮质激素和肾上腺皮质激素的显著升高，以及活性维生素D和骨钙素的下降，与胎盘功能障碍的严重程度成正比。这些激素的失衡对胎儿生长、骨骼矿化和产后追赶生长有额外的负面影响。

在生长受限的胎儿中，甲状腺轴在各个水平上的功能下降与低氧血症的程度相关，尽管促甲状腺激素水平升高，但甲状腺素和三碘甲状腺素水平较低，仍然会发生甲状腺功能障碍。另外，中枢促甲状腺激素的产生也与胎儿甲状腺功能减退相关。最后，甲状腺激素受体的下调可能会限制循环中甲状腺激素针对特定靶组织（如发育中的大脑）发挥作用时的生物活性[8]。

血清胰高血糖素、肾上腺素和去甲肾上腺素的升高刺激胎儿糖皮质激素轴，立即促进已储存肝糖原的动员和外周糖异生。同时，这些激素变化的持续存在可能与成人糖尿病和血管并发症的发展有因果关系。

胎儿对胎盘功能不全的血液学反应也很重要。最初，胎儿血液的改变为低氧血症和酸中毒提供了一种代偿机制；但最终随病情的进一步恶化，该机制将逐步参与到胎盘血管功能障碍的形成中。胎儿低氧血症触发了红细胞生成素的释放，通过骨髓和髓外途径刺激红细胞的产生，导致了红细胞增多症的出现[9]。血红蛋白的增加使血液携氧能力和缓冲能力增加。如果长期的组织缺氧和（或）酸血症持续存在，越来越多地诱导骨髓外造血，有核红细胞（nucleated red blood cell，NRBC）自造血部位逃逸出来，导致外周血RRBC的计数上升。因此，NRBC计数升高与胎儿代谢状态和心血管状态相关，是不良围产期结局的独立标志。随胎盘功能的进一步恶化，由于红细胞生成功能障碍、胎盘消耗血小板、维生素和铁缺乏，会出现更复杂的血液学异常。随后会出现胎儿贫血和胎儿血小板减少，尤其是在胎盘血流阻力明显升高和有胎盘内血栓形成的胎儿，这之间可能存在着病因关联。血液黏性增加、红细胞膜流动性降低和血小板聚集可能是加速胎盘血管堵塞和功能障碍的重要前驱因素，并进一步导致了病情的恶化[10]。

生长受限的胎儿也存在细胞和体液水平的免疫功能障碍。免疫球蛋白、绝对B细胞计数、白细胞总数、中性粒细胞、单核细胞和淋巴细胞亚群的减少，以及对辅助T细胞和细胞毒性T细胞的选择性抑制，与胎儿酸血症的程度成正比。这些免疫缺陷解释了生长受限的新生儿在分娩后对感染的较高易感性。

胎儿对胎盘功能不全的心血管反应可根据心血管状况恶化的程度和相关的胎儿酸碱平衡紊乱程度分为早期和晚期[11]。早期反应是典型的自适应性反应，营养优先供应重要器官。胎盘血流阻力升高和经胎盘气体转运受阻对胎儿循环有一些影响。正常情况下，营养丰富的含氧血液通过脐静脉进入胎儿，到达第一个主要器官肝脏。胎盘功能不全最早的心血管征象之一就是脐静脉流量的减少。为应对脐静脉营养含量和血流量的改变，脐静脉血经 DV 流向胎儿心脏的比例增加[12]。通过 DV 的静脉分流改变增加了营养丰富的脐静脉血绕过肝脏通过卵圆孔到达心脏左房室的比例[13]。经卵圆孔和动脉导管的中央分流使下游血流阻力发生变化，从而影响每个心室的心输出量所占比例（图 30-3）。肺血管床血流阻力和膈下循环（躯体下半部分和胎盘）阻力的增加导致右心室后负荷增加。脑部血流阻力减小降低了左心室后负荷。由此，营养丰富的血液从 DV 经卵圆孔分流到左心的量增加，左心室输出量增加与右心室输出量相关[14]。在主动脉峡部，来自右心室的血

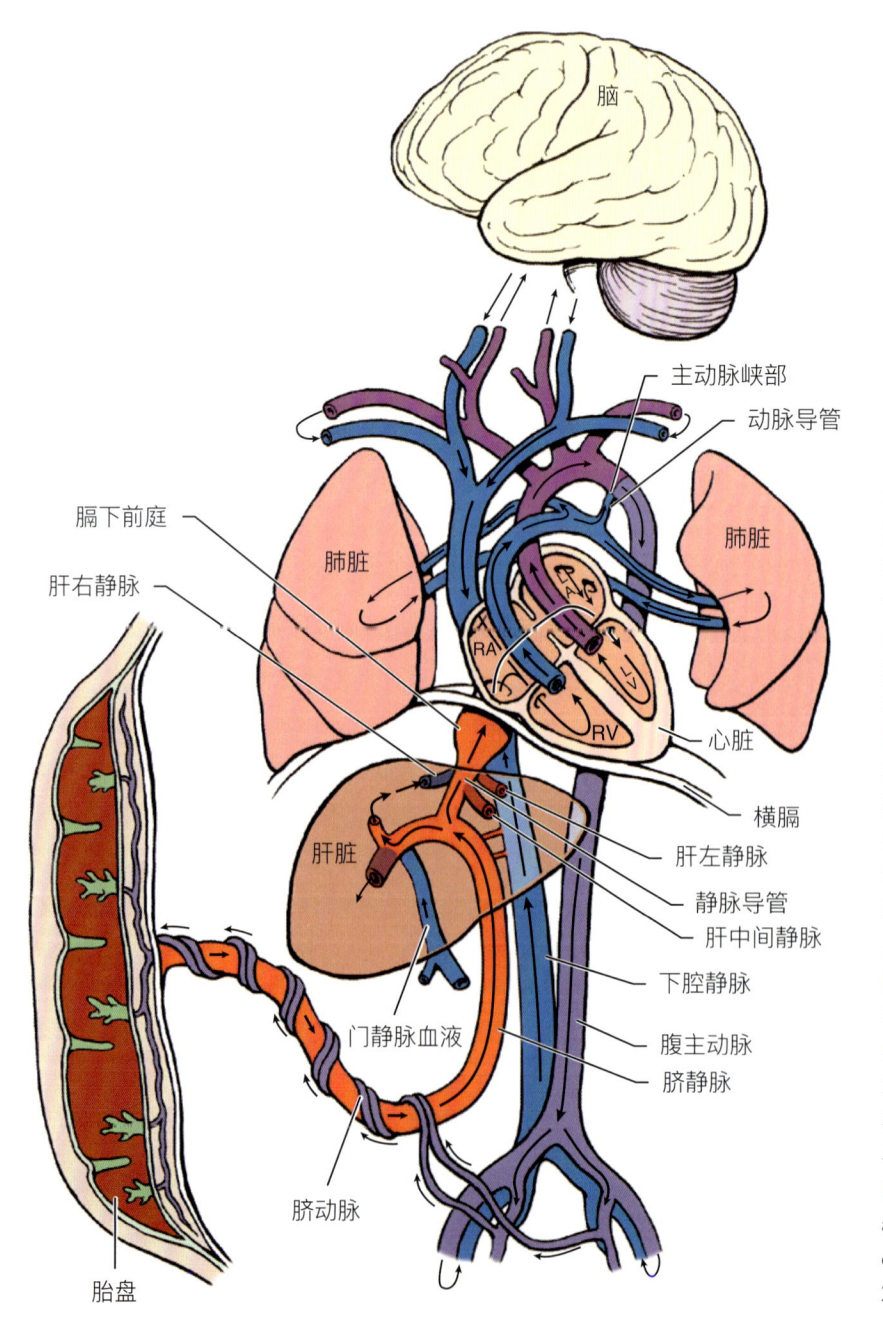

◀ 图 30-3 胎儿循环示意

本示意图意在说明富含营养和氧的血液如何经脐静脉到达胎儿的各器官系统。脐静脉血在静脉导管前进行首次分流，大部分血液进入胎儿肝脏，其余经静脉导管进入右心房，经卵圆孔进入左心房，再至左心室。这部分富氧血液经头臂循环供应胎儿脑部和躯体上半部分，经冠状动脉循环营养心肌。入右心室的一小部分血液供应肺部，其余经动脉导管汇入主动脉。主动脉内的血液在主动脉峡部依血流阻力不同分流入头臂循环和膈下循环。正常生理状态下，所有的血流都是净前向血流，当头臂循环血流阻力降低或膈下循环（胎盘）血流阻力升高时，可能会出现舒张期血流反向。最后，降主动脉中的大部分血流经脐动脉回流入胎盘，进行气体和营养物质的交换。RA. 右心房；RV. 右心室；LA. 左心房；LV. 左心室（引自 Baschat AA. The fetal circulation and essential organs—a new twist to an old tale. *Ultrasound Obstet Gynecol*. 2006;27:349.）

液通过动脉导管分流入主动脉弓，从而完成右向左的中心分流。这种心输出量向左心室的相对转移导致流向心肌和头臂循环的血流量增加的现象，称为心输出量的再分配，是一种对胎盘功能不全的代偿机制。

晚期循环反应与心血管状况恶化有关，主要见于早发型生长受限，需要在妊娠 34 周前终止妊娠[15]。再分配只有在维持足够的前向心功能时才有效。胎盘血流阻力显著升高和进行性胎盘功能不全可导致心功能的损害。当这种情况发生时，心血管稳态的几个方面都会受到影响。无效的再分配、心输出量明显下降和心脏前向血流的减少造成无效的前负荷和中心静脉压升高。这种心血管状态恶化的标志是脐血流循环中舒张期血流消失和静脉系统前向血流明显减少[16]。最后，心肌功能障碍和心脏扩张可能导致全收缩期三尖瓣功能不全和胎心自发减速，甚至最终出现胎儿死亡[17]。

胎儿器官也有能力通过自调节改变其血流。这种自调节机制已经在心肌、肾上腺、脾脏、肝脏、腹腔轴、肠系膜血管和肾脏中被证实。这些自调节机制在不同程度的缺氧时出现，在维持心血管稳态的基础上，通过增加重要器官的灌注来补充心输出量的再分配。表 30-2 总结了胎盘功能不全时的多普勒超声指数。

胎儿对胎盘功能不全的行为反应和 FHR 特征反映了胎儿的发育状况，并随妊娠的进展发生显著的变化。胎儿行为的精细化发展和 FHR 变异的增加反映了中枢调节中心的分化和中枢处理能力的进展。胎儿行为发育的重要转折是从孕早期的简单胎动和呼吸运动进展到妊娠 28~32 周时的胎儿行为（如胎心反应性）和休息－活动周期与稳定行为状态（状态 1F~4F）的耦联整合（见第 11 章）。胎心基线的稳步下降提示这些胎儿行为的发育伴随着迷走神经系统的完善。此外，胎心的短变异、长变异和加速的幅度随妊娠进展而逐渐增加，这也反映了中枢神经系统的发育。随着这些发育的逐步完成，在妊娠 32 周时 80% 的胎儿能表现出传统意义上要求的胎心反应性。成熟状态和行为状态的差异、神经通路被扰乱、氧分压的下降都可能改变甚至抑制胎儿的行

表 30-2 动脉和静脉多普勒指数

指　数	计　算
动脉多普勒指数	
收缩期／舒张期（S/D）比值	$\dfrac{\text{收缩期峰值流速}}{\text{舒张期末期流速}}$
阻力指数（RI）	$\dfrac{\text{收缩期峰值流速} - \text{舒张末期流速}}{\text{收缩期峰值流速}}$
搏动指数（PI）	$\dfrac{\text{收缩期峰值流速} - \text{舒张末期流速}}{\text{时间平均最大流速}}$
静脉多普勒参数	
下腔静脉前负荷指数	$\dfrac{\text{心房收缩时的峰值流速}}{\text{收缩期峰值流速}}$
静脉导管前负荷指数	$\dfrac{\text{收缩期峰值流速} - \text{舒张期峰值流速}}{\text{收缩期峰值流速}}$
下腔静脉和静脉导管的静脉搏动指数（PIV）	$\dfrac{\text{收缩期峰值流速} - \text{舒张期峰值流速}}{\text{时间平均最大流速}}$
下腔静脉和静脉导管的静脉峰值流速指数（PVIV）	$\dfrac{\text{收缩期峰值流速} - \text{心房收缩期流速}}{\text{舒张期峰值流速}}$
反向血流比例	$\dfrac{\text{收缩期时间平均流速}}{\text{舒张期时间平均流速}}$

为或心率特征。

胎儿行为和 FHR 的变化受诸多因素的影响，为区分生理性和病理性的变化，需要足够长时间的观察。生物物理评分使用超声观察胎儿至少 30min，通过量化胎儿的肌张力、运动、呼吸运动和 FHR 反应性来评估胎儿行为（见第 27 章）。羊水量评估一直是 BPP 的一部分，从孕中期开始，AFV 主要与胎儿尿液的产生和肾灌注有关（见第 28 章）。因此，AFV 可以间接评估肾脏 / 血管状况，并构成 BPP 纵向监测的主要组成部分。主观的 FHR 分析存在观察者间和观察者内的变异，可以通过计算机化心力描计（computerized cardiotocography，cCTG）分析来避免。cCTG 除了可以分析传统的胎心监护参数外，还可以分析短变异、长变异、平均每分钟的变异、高变异的周期，可以作为纵向观察的方法之一。

患有慢性低氧血症和轻度胎盘功能障碍的生长受限胎儿中，主要的 CNS 表现是 CNS 各方面成熟的延迟[18]。在计算机研究工具的帮助下，逐渐出现了一些针对此种情况下行为发育延迟的研究。FHR 控制与中枢整合的延迟、胎动减少和慢性低氧血症共同导致了较高的胎心基线，较小的短变异和长变异（计算机分析），以及心率反应性发育的延迟[19]。这些 FHR 指标的成熟差异在妊娠 28~32 周间特别明显。

尽管中枢神经系统的某些功能成熟出现延迟，一些针对酸碱状态的中枢调节反应仍然存在。因此，生长受限的胎儿对酸碱状态的失衡仍然能够做出行为反应，并且与心血管状态无关。AFV 的下降通常伴随着生物物理评分中各参数的接连恶化，这似乎与肾血流灌注和血流再分配的程度有关[20]。

随着胎儿缺氧的恶化，整体的胎儿活动减少是胎盘功能不足特征性的晚期行为反应起点[21]。随胎儿缺氧进一步加重，胎儿的呼吸运动消失。

胎儿的全身运动逐渐减少，肌张力进一步降低，直到在检查期间观察不到胎动[22, 23]，此时通常合并 FHR 变异异常。平均 pH 为 7.10~7.20 时，可以观察到整体胎动的减少和胎儿耦联的丧失（胎心反应性和胎儿呼吸运动消失）；随着 pH 的进一步下降，肌张力和胎动进一步消失。氧分压的相对下降（超过 8mmHg）可能导致胎心的晚期减速（见第 15 章）。心脏收缩力的直接抑制或"心源性"晚期减速导致的自发减速通常预示着胎儿死亡风险极高。

五、胎儿生长受限的诊断工具

FGR 是一种综合征，特征在于胎儿无法达到其生长潜力，其结局与潜在的母胎疾病病因和胎儿疾病的严重程度有关。由于 FGR 的潜在病因很多，鉴别诊断通常包括母体疾病、胎盘功能不全、非整倍体、遗传综合征和病毒感染。为了对患者进行适当的咨询并选择治疗方案，必须进行全面的产前评估，除了评估胎儿大小，还要以寻找病因为目的进行诊断性检查。确认胎儿大小后，需将患者分为三组，第一组由体格小但其他方面正常的胎儿（如 SGA）组成，这些患者通常不需要任何干预，因此不需要进行特殊的产前监测；第二组由患有非整倍体、遗传综合征或病毒感染的胎儿组成，其预后与病因密切相关，围产期干预对其影响不大，就可能的预后向父母进行咨询特别重要；第三组是合并胎盘疾病的胎儿，胎儿状况的进行性恶化可能使预后持续恶化，这类患者最有可能从产前监测和随后的干预中获益。虽然灰阶超声为 FGR 的存在提供了重要的线索，但如果仅仅基于生物测定法进行诊断，早产和医源性并发症的风险将增加。对可能的胎儿疾病和风险分层进行准确评估除了通过病史和体格检查明确母体疾病外，还需要综合几种评估胎儿、胎盘和羊水的诊断指标[24-26]进行评判。

（一）胎儿生长的测量

超声测量标准可作为 FGR 的诊断标准之一。为诊断 FGR，超声测量的胎儿骨性和软组织结构都有相应孕周的参考范围。用于评估胎儿生长的主要测量指标包括胎儿腹围、头部和长骨指标。评估胎儿生长最重要的计算后超声指标是超声估计胎儿体重（sonographically estimated fetal weight，SEFW），许多研究已经确定了可用于计算 SEFW 的不同超声参数[27]。所有估计胎儿体重的计算方法都包含胎儿腹部测量指标。特定人群公式生成的参考限值通常有 95% 置信区间，偏离实际值约 15%。

从这些胎儿测量值中准确估计胎儿生长情况需要以孕周作为参考，计算其估计体重在同孕周参考范围中所处的百分位数。通常根据末次月经日期计算 EDC，如果超声对孕周的估计在预测误差范围内（孕早期相差不超过 7 天，孕中期不超过 14 天，孕晚期不超过 21 天），则不调整原本的 EDC。一旦用这种方法或通过孕早期超声明确了 EDC，就不能再更改，随意更改会干扰 FGR 的诊断。

仅测量胎儿双顶径不足以发现 FGR。随妊娠进展，此值的生理性变异很大。大多数表现为不匀称型生长受限的患儿，其头颅生长曲线表现为延迟性平台性生长，并且较晚时候才能被发现。外力改变头颅形状（羊水过少、臀位）和胎儿头先露的方位都可能影响 BPD 的准确测量。

头围不受上述 BPD 测量影响因素的影响。超声医生的测量技术很重要，因为通常经计算得出的 HC 值比直接测量值要小。因此，评估胎儿生长的列线图应选择采用相同方法测得的结果。作为 FGR 的筛查工具，HC 和 BPD 的不足之处相似，即 2/3 发育不匀称的 FGR 胎儿较晚时候才能被发现。小脑横径（transcerebellar diameter，TCD）是为数不多的与胎龄密切相关的软组织测量指标之一，在某种程度上不受轻至中度子宫胎盘功能障碍的影响[28]。

AC 是筛查 FGR 最佳的独立测量指标[29]。最准确的 AC 是在胎儿呼吸间，胎儿上腹部肝静脉水平的垂直平面直接测得的腹部最小周长。无论是通过出生体重还是体重指数诊断 FGR，AC 百分位数都是超声诊断 FGR 最敏感的指标（阴性预测值最高）。以第 10 百分位数作为界值，AC 的敏感性高于 SEFW（98% vs. 85%），但阳性预测值偏低（36% vs. 51%）。通过间隔至少 14 天的连续测量，可以进一步提高其灵敏度[30]。鉴于 AC 的高灵敏度，所有超声生长评估均应包括某种类型的胎儿腹部测量。头围/腹围（HC/AC）比值可增加不匀称型 FGR 的检出率（图 30-4 和图 30-5）。正常发育的胎儿中，HC/AC 在妊娠 32 周前大于 1.0，在妊娠 32~34 周时约为 1.0，在妊娠 34 周后小于 1.0。在不匀称型生长受限的胎儿中，HC 始终大于 AC，导致 HC/AC 升高[31]；而在均称型 FGR 中，两者直接受到同等的影响（图 30-4 和图 30-5），故该比值仍然正常。利用 HC/AC，可以检测出 70%~85% 的生长受限胎儿，从而减少假阴性的诊断。因此，即使在妊娠后期才能发现异常，单独测量腹围在评估胎儿生长状态方面也是非常有用的。但是，HC/AC 对诊断 FGR 的敏感性和 PPV 都比不上 AC 百分位或 SEFW[32]。

受胎儿体位原因限制而无法测量 HC 时，可以使用股骨长/腹围（FL/AC）比值，在不匀称型 FGR 中，FL 相对受影响较小。自妊娠 21 周至足月，FL/AC 比一直为 22；因此，这个比值可以在孕周不清的情况下应用。FL/AC 大于 23.5 提示 FGR 可能。

目前有一些用于计算 SEFW 的公式。测量胎儿腹部尺寸后使用一个包含多因素的公式可以计算出该孕周时的估计体重。对于 FGR 胎儿，使用含有 FL 的公式可以提高估算体重的准确性。由于我们不能直接测量 SEFW，只能通过直接测量出的各个参数进行组合计算，因此估计体重的误差会增加。大多数公式（±2SD）的准确性为 ±10%，并且尚无研究者证明其他任何一个公式优于 Warsof 设计、Sheppard 报道的第一个公式。如前所述，SEFW 与 AC 相比，敏感性较低，但 PPV 较高，并且诊断 FGR 时不需要增加 AC 百分位数这一指标。当 SEFW 低于第 10 百分位数时，可以给出一个列线图参考，使患者和咨询医生更易于将 FGR 概念化。因此，胎儿体重估算法已成为评估胎儿大小和生长异常最常用的方法。

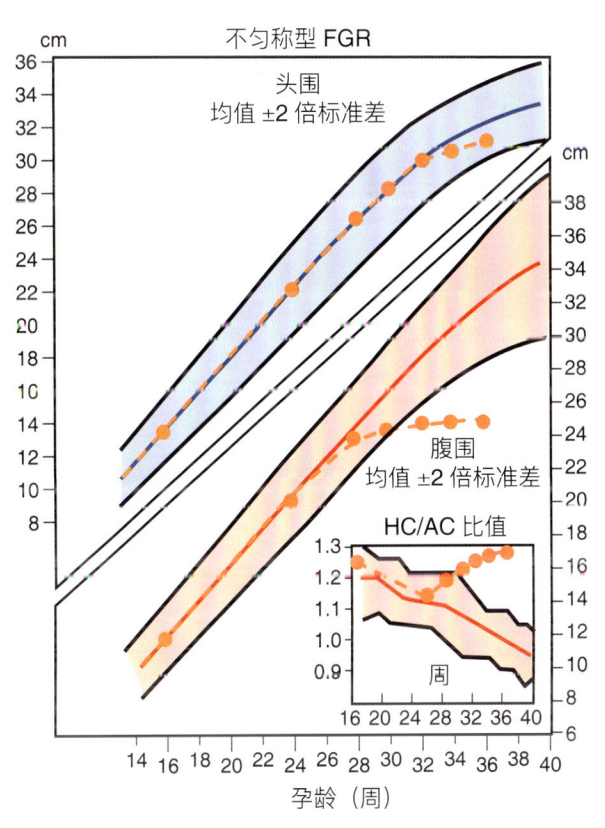

▲ 图 30-4 不匀称型胎儿生长受限的生长曲线图

虽然胎儿的头围正常，但腹围在晚孕早期就开始出现生长迟缓。因此，图中右下角显示的 HC/AC 在自晚孕早期开始上升（引自 Chudleigh P, Pearce JM. Obstetric Ultrasound. Edinburgh: Churchill Livingstone; 1986.）

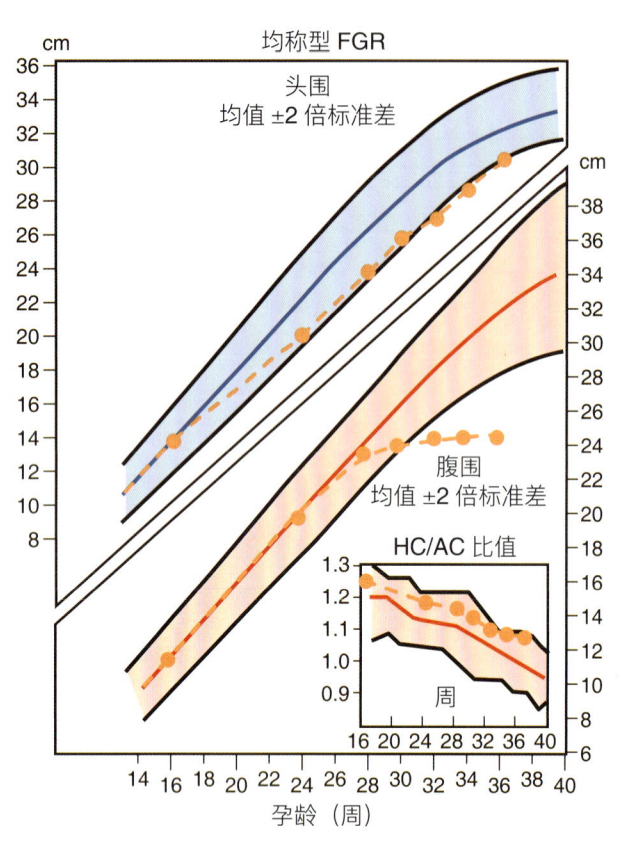

▲ 图 30-5 均称型胎儿生长受限的生长曲线图

注意头围和腹围的生长受限均出现较早。因此，图中右下角显示的 HC/AC 依旧正常（引自 Chudleigh P, Pearce JM. Obstetric Ultrasound. Edinburgh: Churchill Livingstone; 1986.）

（二）胎儿生长的参考范围

识别 FGR 胎儿是否有不良结局风险的重要性在于，要据此判断是否需要对其进行产前监护和积极管理。定义 FGR 的绝对阈值可以应用于任何胎儿生物参数。这些标准是统计学上的诊断标准，而不是基于结局的诊断标准；诊断标准中通常使用阈值百分位数（非标准性数据）或低于平均值的标准差（标准性数据）作为界值。SGA 的定义是胎儿出生体重低于同胎龄人群的第 10 百分位数。这一定义同样可延伸至妊娠期，即 SEFW 低于同孕龄的第 10 百分位数。由于这种方法纯粹是基于体重的判断，它只能作为发现有不良结局风险的偏小胎儿的筛查手段。在出生体重低于第 10 百分位数的婴儿中，约有 70% 的婴儿能够正常成长（如体格偏小的胎儿），不良结局的风险很低，因为他们其实就处在正常新生儿体型谱的一端[33]。剩下的 30% 是真正生长受限的婴儿，围产期患病率和死亡率风险明显增加。如将异常出生体重的临界值调整到第 3 百分位数，真正的生长受限的比例会增加，但一些轻度的 FGR 可能会被遗漏。降低百分位数界值的主要优势在于，可以发现真正需要进行产前监测的胎儿。出生体重超过第 15 百分位数的新生儿与出生体重在第 10～15 百分位的新生儿相比，死亡风险增加了（OR=1.9），这表明百分位数界值可能并不精准。定义异常生长的百分位数界值仍处于争论中，SEFW 和实际出生体重之间的差异又进一步限制了仅基于体重评估胎儿风险的可能。实际出生体重的判定标准并不适于 SEFW，而早产与 FGR 之间又存在着明显的关联[34]；早产儿的体重与足月时的正态分布不同，故就早产儿而言，以出生体重定义的生长曲线与以 SEFW 定义的生长曲线存在显著差异[35]。以 SEFW 定义的生长曲线由代表整个产科人群、包含所有孕周的样本数据生成；相比之下，早产数据表只反映那些在非正常情况下分娩的情况。因此，SEFW 生长曲线与非足月妊娠中以出生体重定义的生长曲线相比，其胎儿体重是偏大的；使用 SEFW 低于第 10 百分位数的界值可以筛查出更多围产期风险较大的胎儿[36]。对于 AC 来说，因其参考范围来源于一个较小的、针对生长适宜的早产和足月新生儿人群的横截面研究，其较合适的诊断界值是第 2.5 百分位数；尽管如此，由于其参考范围是基于健康女性孕足月分娩的健康新生儿的 AC 范围，低于第 10 百分位数也与 FGR 有一定相关性。

使用以人群为基础的参考范围评估胎儿生长有一定局限性，因此，一些研究者提出了个体化的生长模型[1, 37]。其最明显的优势是不依赖于以人口为基础的标准数据，即使 EFW 大于人群的第 10 百分位数也能够发现真正的、特定的生长受限。其中一些模型需要 3 次连续的超声检查。第 1 次超声为孕中期的基线生物测量，第 2 次超声为确定其生长潜力，第 3 次超声为发现生长异常。由于这种方法比较繁琐，随后又出现了基于其他变量而建立的模型，这些变量对新生儿体重差异影响较大，这些变量包括孕妇孕早期的体重、身高、种族、产次和胎儿性别[1]。利用这些变量和胎儿生长模型，可以个体化地估计胎儿在孕足月和妊娠期任何孕周的大小；基于此，如果胎儿生长相较预期的生长模式出现了偏差，可以轻易被发现。但是，利用这种个体化生长模型进行诊断的优势也受到了质疑，尤其是当其与个体的连续性生长参数百分位数比较，或与基于人群的生长曲线相比较时。

胎儿的生长相对于胎儿大小而言是一个动态的过程，需要不止1次的评估。评估胎儿生长的间隔时间基于"生长是连续的而非跳跃的"这一观点，并且生长参数的测量受所用超声设备的技术能力限制。推荐的胎儿生长超声评估间隔为3周，评估的间隔时间越短，假阳性诊断的可能性越高。

总而言之，仅通过估计体重来识别有不良结局风险的FGR胎儿，能力有限。个体化或连续性的生长评估优于单一的胎儿大小测量。改进风险分层需要整合其他的诊断性测试。

（三）胎儿结构的超声检查

胎儿结构的超声检查可能为FGR的潜在病因提供线索。结构超声检查主要关注与非整倍体、其他遗传综合征和胎儿感染相关的软指标和结构畸形。非整倍体与胎儿畸形（如脐膨出、膈疝、先天性心脏病）和超声软指标（如肠回声、颈皮增厚、手姿势异常）之间的关系将在第9章中详述。颅骨轮廓、胸廓异常或长骨不相称的缩短可能提示骨骼发育不良。病毒感染的超声软指标可能是非特异的，如胎儿器官（如脑和肝脏）的异常回声和钙化[38]。通过超声发现这些异常可能有助于FGR的鉴别诊断，并且可能发现影响预后的潜在疾病。

（四）羊水评估

从孕中期开始，AFV的调控主要依赖于胎儿尿液、肺部液体的产生和胎儿的吞咽（见第28章）。胎盘功能障碍和胎儿缺氧均可导致胎儿肾灌注减少，随后出现少尿和AFV减少[39]。两种AFV的评估技术都可提供重要的诊断和预后信息（见第28章）[40]。正常羊水池垂直深度为2cm，1~2cm为临界偏少，小于1cm为明确减少。另外，AFV也可通过宫腔的四个象限羊水池垂直深度之和来评估。此四象限羊水指数示意图见图28-4，需将测得的AFI与妊娠期参考范围进行比较。尽管可以用这些方法来估计AFV，但羊水减少这一临床印象更重要。主观评估AFV减少的超声标准包括最大羊水池垂直深度小于3cm，胎儿处于屈曲姿势活动空间有限，胎儿膀胱和胃偏小或空置，以及子宫裹在胎儿身周。此外，超声探头的频繁刺激有可能引起子宫收缩，这可能与胎心的变异减速有关。

总的来说，以AFV筛查FGR或胎儿酸中毒的效能较差；但是，羊水量评估是临床中重要的诊断和评估预后的工具。羊水过少可能是超声发现胎儿发育迟缓之前最早出现的异常。如果已知孕周，可以根据HC、AC、FL和SEFW进行胎儿生长的超声评估。如果孕周未知，则必须使用FL/AC比值和单个羊水池深度进行评估，因为这2个指标与孕周无关。羊水池深度<1cm的胎儿中高达96%可能为生长受限[41]。当怀疑生长迟缓时，评估AFV可辅助进行鉴别诊断；胎儿偏小且AFV过多，提示非整倍体或胎儿感染；羊水正常或减少时，需考虑胎盘功能不全。羊水量对分娩过程也有预后意义，Groome等[12]发现羊水过少伴胎儿少尿与产时并发症发生率较高相关，这可能与胎盘储备能力降低有关。

（五）多普勒血流测速

与AFV的评估类似，多普勒测速在FGR管理中作用特殊，因为它既是一种诊断工具，也是一种监测工具。通过多普勒超声测定胎儿的动脉和静脉血液流速以获得频谱波形。动脉频谱提供下游血管阻力的信息，这些阻力可因血管结构改变或血管张力的调节而变化。收缩期/舒张期比值（S/D）、阻力指数和搏动指数（pulsatility index，PI）是分析动脉血流阻力最常用的三个多普勒指标（表30-2）。血流阻力的增加表现为舒张末期流速（end diastolic velocity，EDV）的相对降低，使三个多普勒指标值均升高；其中，PI测量误差最小，参考范围最窄。随着血流阻力的增加，舒张末期正向血流可能消失甚至反向，称为舒张末期血流缺失（absent end-diastolic velocity，AEDV）或舒张末期血流反向（reversed end-diastolic velocity，REDV）（图30-6）。

静脉多普勒参数通过评估胎儿心脏前向功能来评价胎儿的心血管状态。静脉系统的前向血流是由心脏的顺应性、收缩性和后负荷决定的，其特征是三相血流模式，反映了整个心动周期中心房的压容变化[43]。心室收缩期和被动舒张期心室充盈时房室环的移动分别产生收缩期和舒张期峰值血流（S波和D波）。舒张末期心房开始收缩时，右心房压力的突然增加会引起不同程度的反流，表现为D波后的波谷（a波）（图30-7）。在心房收缩时，不同静脉的前向血流量大小有很大差异，下腔静脉和肝静脉的血液反流可能是生理性的，但静脉导管的反流一定是病理性的。已有多个静脉多普勒指数来呈现这种复杂的波形，但尚无某个指数显现出明显的优势（表 30-2）。

在胎盘功能障碍的鉴别诊断中最重要的测速血管是脐动脉和大脑中动脉（middle cerebral artery, MCA）。随机试验和 Meta 分析证实，将胎儿生长测量与 UA 多普勒测速结合可显著降低围产期死亡率和医源性干预；如能证实为胎盘血管功能不全，则可以有效地将需要监测和可能干预的 FGR 胎儿与体格偏小的胎儿区分开[44, 45]。

UA 多普勒测速应用连续或脉冲式多普勒超声，在远离胎儿和胎盘插入口的脐带部分进行测量。目前大多数超声设备可以同时使用彩色和脉冲多普勒进行检查，并且测量的可重复性大大提高。如血管损伤影响了约 30% 的胎盘血管，可能导致 UA 多普勒指数升高；更明显的异常则会导致 AEDV 或 REDV。胎盘血管功能障碍较轻时，尤其是近足月时，传统的多普勒检查不足以发现脐动脉血流阻力的升高[46]。如果胎盘气体交换受到较大影响导致胎儿缺氧，则可能出现 MCA 的阻力降低（图 30-8）。临床上常用的另一个指标是 MCA 搏动指数与 UA 搏动指数的比值；MCA 搏动指数是反映胎儿大脑血管舒张情况的指数，而 UA 搏动指数是反映胎盘血管收缩情况的指数。在较轻的胎盘疾病中，UA 血流阻力的轻微增加会导致大脑胎盘比（cerebroplacental ratio, CPR）的降低。Gramellini 等发现，CPR 小于 1.08

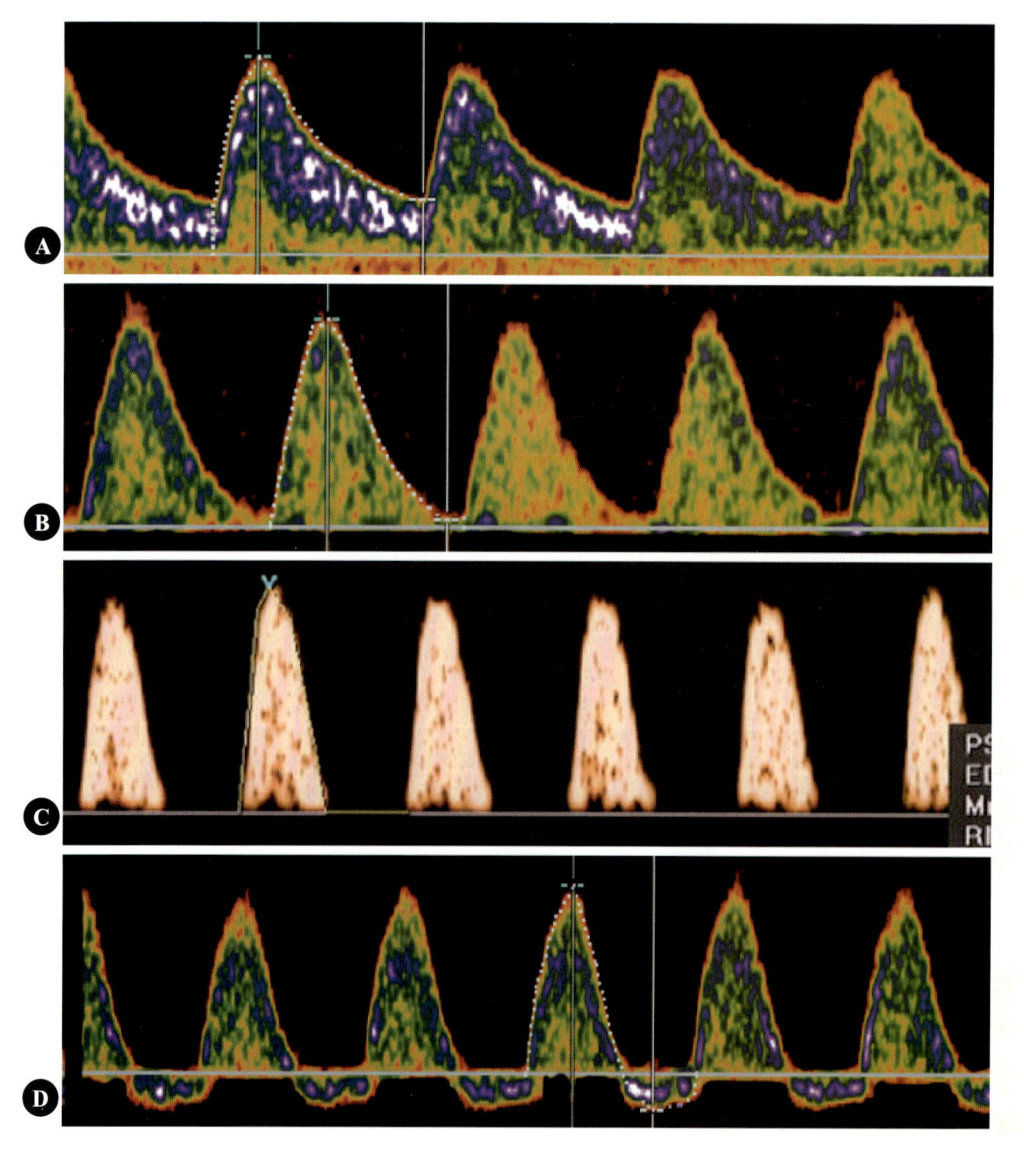

◀ 图 30-6 脐动脉多普勒频谱

A. 正常的脐动脉多普勒频谱，舒张末期血流为正向血流，随孕周增加舒张末期流速增加，反映绒毛干血流阻力随孕周增加而降低；B. 绒毛血管结构的中度异常导致血流阻力增加，舒张末期流速降低；C. 大部分绒毛血管异常导致舒张末期血流消失；D. 绝大部分绒毛血管异常导致舒张末期血流反向提示胎儿可能存在不良结局风险。随后，Bahado-Singh 等[47] 发现，妊娠 34 周后 CPR 的预测准确率下降。这可能是由于生长受限胎儿近足月后 UA 的血流阻力可能正常，但会出现孤立性的"脑保护"，这是胎盘功能障碍、氧气供给不足的唯一迹象；这些胎儿面临不良结局的风险可能增加。

由于 FGR 在整个妊娠期的表现不同，胎盘功能的综合评估应包括脐血管和 MCA 的多普勒检查。对于 UA，测量参数的结果异常是指测得的多普勒指数大于平均孕龄的 2SD 和（或）EDV 消失。与生长曲线一样，最好使用从当地或可比人群中获得的数据作为参考。对于 CPR 和 MCA，下降超过 2 倍 SD 即为异常。在胎儿偏小时，这些指标可以帮助我们发现不良结局风险最大的胎儿（图 30-9 至图 30-12）。

（六）侵入性检查

评估可疑 FGR 胎儿的侵入性检查中，只有少数有一定意义，如母体弓形虫、风疹病毒、巨细胞病毒和疱疹病毒感染的评估。如依据孕妇的病史、血清学或超声检查高度怀疑感染可能，可通过孕妇的血清学和（或）羊水中的病毒 PCR 检测进行排查。通过侵入性操作获得羊水和（或）胎儿血液后，可进行核型或微阵列分析，以排除染色体异常（如 13、18、21 三体）或微缺失和微重复（表 30-3）。18 三体可能表现为生长受限合并羊水过多（见第 10 章）。如果可由此确诊胎儿患有致死性的疾病，则可避免因胎儿窘迫而行的非必要剖宫产。

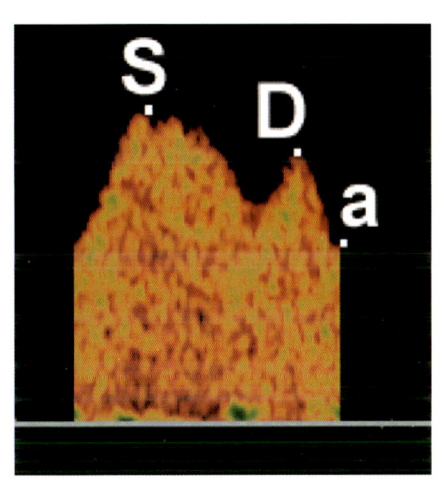

▲ 图 30-7 静脉多普勒频谱

本图为典型的静脉多普勒频谱。三相波形 [收缩期（S）、舒张期（D）和心房收缩期（a）] 反映了心动周期中的血流量的变化。心室收缩时房室瓣下落，导致心房内压力下降，表现为 S 波的流量骤升；房室瓣环于收缩末期上升时，静脉流速降低，出现波形中的第一个波谷。当心房压超过心室压时，房室瓣打开，血液快速流进心室，静脉中血液流速随即上升，出现 D 波。当下一个心动周期开始时，心房收缩导致心房内压力骤然升高，静脉前向血流减少，造成了波形中的第二个波谷，称为"a 波"，因其是由心房的收缩导致的

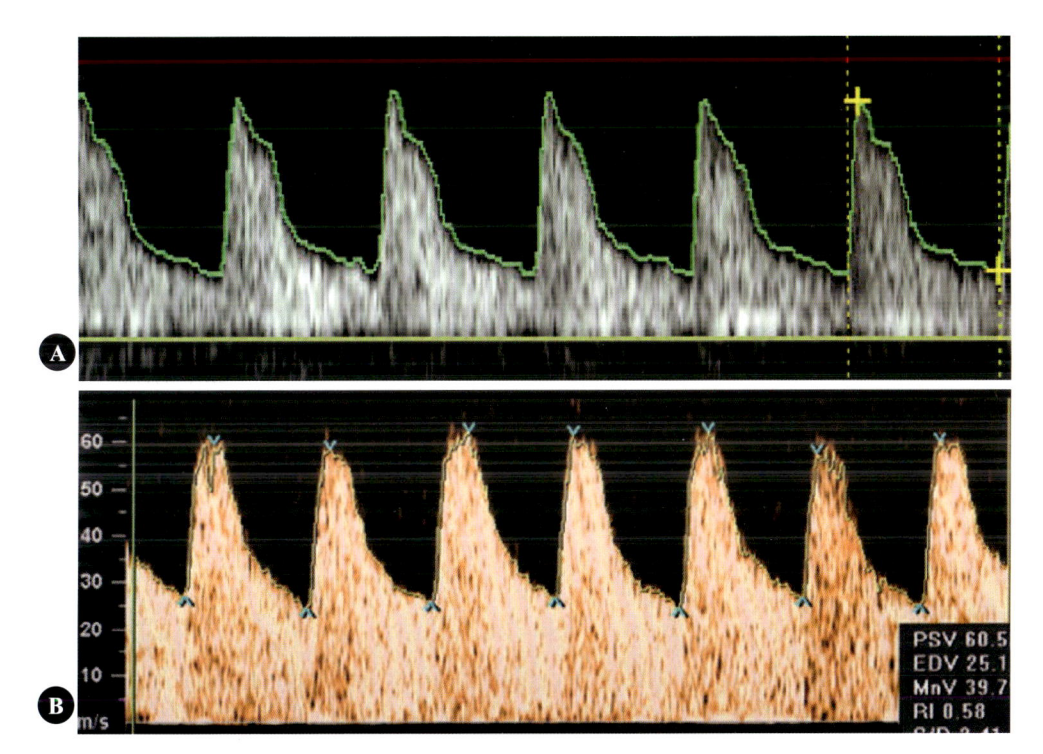

◀ 图 30-8 大脑中动脉血流频谱

A. 正常的大脑中动脉血流模式中，舒张期的流速相对较低。随胎盘功能障碍的进展，舒张期流速增加，导致多普勒指数降低（脑保护）。B. 随着脑保护的出现，收缩期波形的下坡部分变得缓和，使大脑中动脉的整体波形与 UA 越发相似，因此，大脑中动脉的全周期平均流速上升，相关多普勒指数进一步下降

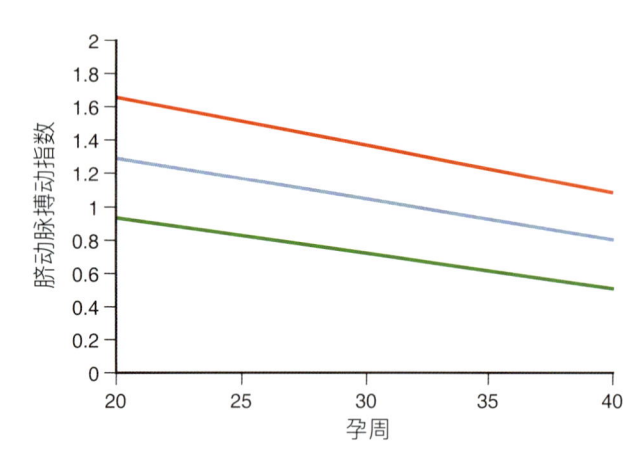

▲ 图 30-9　脐动脉搏动指数随孕周的变化
图中所示为 PI 的参考范围（均值和 95%CI）

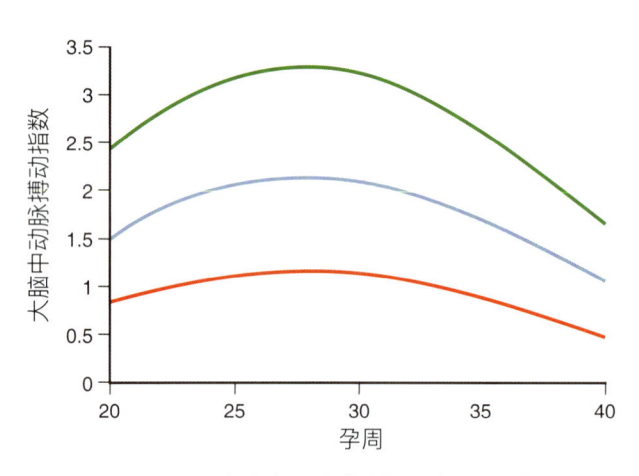

▲ 图 30-10　大脑中动脉搏动指数随孕周的变化
图中所示为 PI 的参考范围（均值和 95%CI）

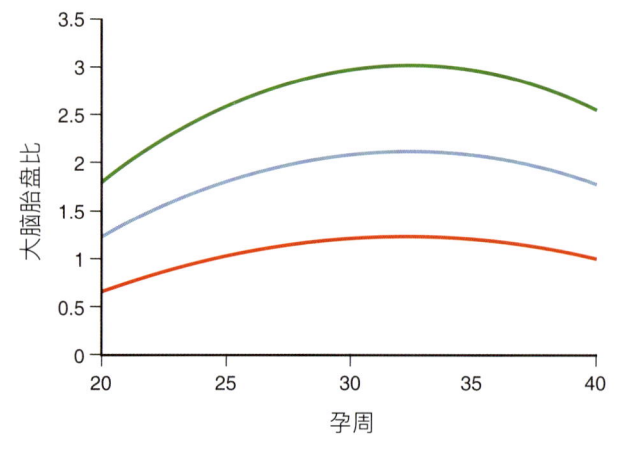

▲ 图 30-11　大脑胎盘比随孕周的变化
图中所示为大脑胎盘比的参考范围（均值和 95%CI），配对测量的大脑中动脉和脐动脉搏动指数相比得到大脑胎盘比

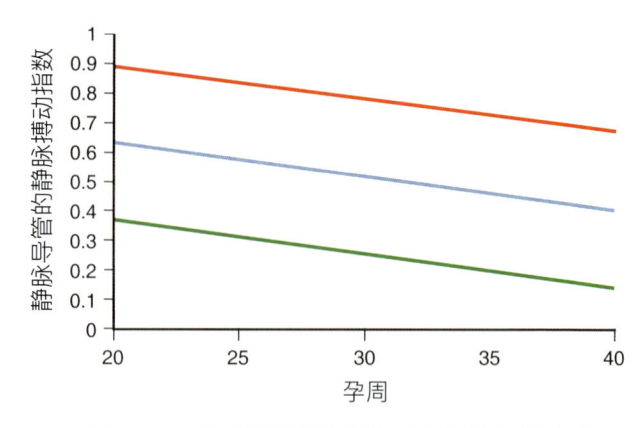

▲ 图 30-12　静脉导管的静脉搏动指数随孕周的变化
图中所示为静脉导管的静脉搏动指数的参考范围（均值和 95%CI），数据来自纳入 232 名正常单胎胎儿的横断面研究

表 30-3　宫内生长受限与染色体异常

超声表现			核型异常
胎儿生长受限	畸形	羊水过多	
×			12/180（7%）
×	×		18/57（32%）
×		×	6/22（27%）
×	×	×	7/15（47%）

综上所述，超声检查是评价胎儿生长的主要诊断工具。如果存在与 FGR 相关的危险因素和可疑病因，则需要对胎儿进行全面的灰阶超声检查，包括胎儿生长的测量、胎儿结构的检查和羊水的评估。如果没有常规超声检查的指征，针对高危妊娠，应于孕早期或孕早中期行超声检查核对孕周，并于妊娠 32～34 周时再次行超声检查。如果胎儿的确偏小，针对脐动脉和 MCA 的多普勒超声检查及侵入性检查最为重要，这些检查可有助于鉴别胎儿能否从产前监测和围产期干预中受益。图 30-13 描述了一种使用上述检查组合的诊断流程[48]。

六、胎儿生长受限的筛查和预防

FGR 作为一种疾病，符合能够进行疾病筛查的标准，即具有可识别的疾病前状态，并且能为潜在的干预留有足够时间。虽然宫内治疗 FGR 的方法有限，但还有能够改善结局的宫外干预措施。目前提出的筛查方法包括 FGR 危险因素的识别、血清学检

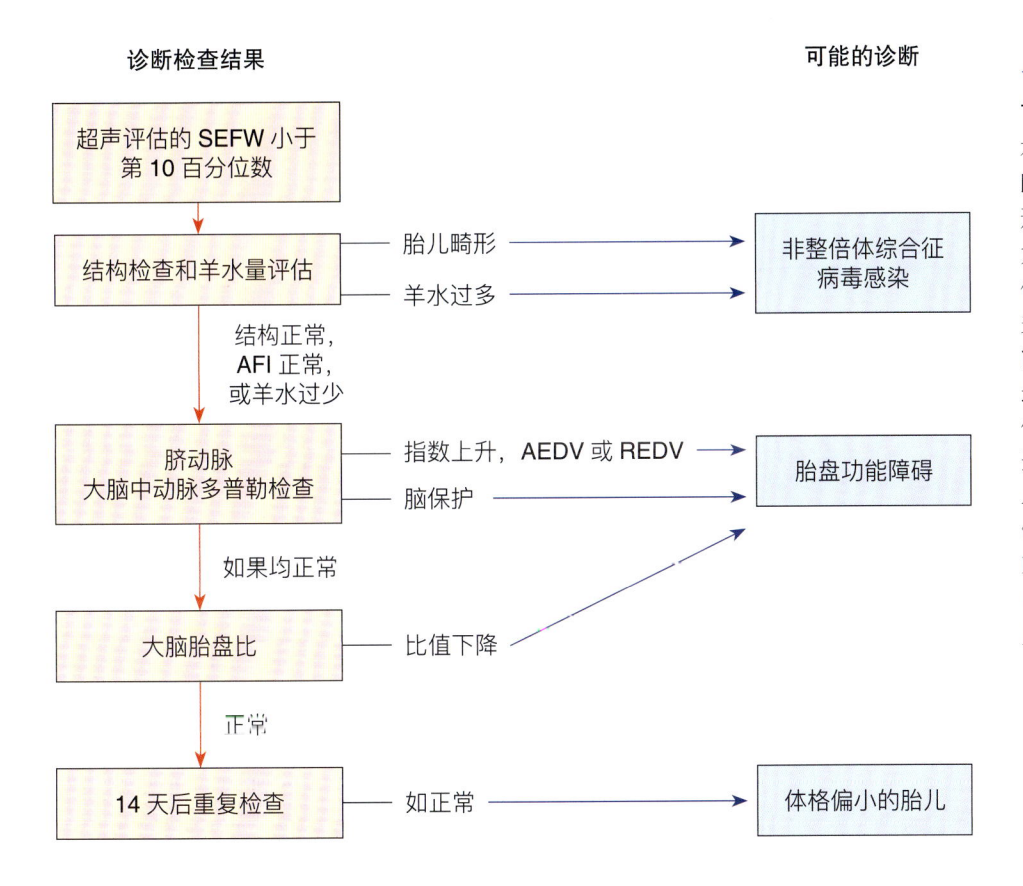

▲ 图 30-13 可疑胎儿生长受限的综合诊断流程

本示意图介绍了一种诊断流程，包含胎儿畸形、羊水量、脐动脉和大脑中动脉的多普勒评估。图中右侧为基于相关检查结果给出的最可能的临床诊断。在整个过程中都需保持对非整倍体、病毒感染和其他遗传综合征的高度怀疑。AFI. 羊水指数；AEDV. 舒张末期血流缺失；REDV. 舒张末期血流反向；SEFW. 超声估计胎儿体重

```
诊断检查结果                                                    可能的诊断

超声评估的 SEFW 小于
    第 10 百分位数
        │
        ▼
结构检查和羊水量评估 ──── 胎儿畸形 ────┐
                       └── 羊水过多 ────┤──→ 非整倍体综合征
                                          病毒感染
        │ 结构正常，
        │ AFI 正常，
        │ 或羊水过少
        ▼
脐动脉
大脑中动脉多普勒检查 ── 指数上升，AEDV 或 REDV ──┐
                    └── 脑保护 ──────────────┤──→ 胎盘功能障碍
        │
        │ 如果均正常
        ▼
大脑胎盘比 ──── 比值下降 ─────────────────────┘
        │
        │ 正常
        ▼
14 天后重复检查 ──── 如正常 ──→ 体格偏小的胎儿
```

查和超声检查。

（一）病史

不良孕产史与本次妊娠发生 FGR 明显相关。前次妊娠分娩 FGR 胎儿是与本次妊娠发生 FGR 最相关的产科因素。相关研究中的研究人群的确包括一些患病女性。一项回顾性研究纳入 83 名有 FGR 胎儿分娩史的经产孕妇发现，这些孕妇既往的 200 次妊娠中，围产期死亡率为 41%，这一惊人的数字包括自然流产、新生儿死亡和胎死宫内。这表明不良孕产史是 FGR 的危险因素。第 1 次妊娠分娩了生长受限的婴儿，第 2 次妊娠时新生儿生长受限的风险是 25%。如果前 2 次妊娠都合并 FGR，风险会增加 4 倍。应用所有风险指标进行计算后，认为 FGR 风险最高的那 1/3 的患者，其新生儿中超过 60% 被确诊为生长受限；剩下 1/3 的生长受限婴儿来自那 2/3 的没有 FGR 风险的患者。这些婴儿大多数是体格偏小的婴儿，而非病理性的 FGR。

（二）血清学指标分析

在妊娠早中期检测的血清学指标中，至少有 4 种激素或蛋白质指标与后期的 FGR 有关，包括血清雌三醇、人胎盘生乳素、人绒毛膜促性腺激素和甲胎蛋白。孕中期孕妇血清甲胎蛋白（maternal serum alpha fetoprotein，MSAFP）升高和 hCG 水平升高被认为是胎盘异常的标志，并且与 FGR 风险增加有关[49]。很多研究都发现其值升高至 2~2.5MoM 时，生长受限的风险增加 5~10 倍，但原因不明。

研究发现，一些孕早期的血清学指标与早期胎盘血管生成和发育异常相关。在妊娠 34 周前发生早发型先兆子痫或 FGR 的孕妇中，其值存在显著差异。在这些指标中，PAPP-A 或胎盘生长因子（placental growth factor，PlGF）下降的预测价值最稳定。PAPP-A 作为孕早期非整倍体筛查的一部分，有一定的商用优势。PAPP-A 低于 0.8MoM 与随后发生胎盘功能障碍的风险增加有关。

（三）体格检查

从孕中期开始，每次产前检查都应测量宫底到耻骨联合之间的距离，即宫底高度。妊娠 20 周后，在充分考虑孕妇身高和胎位的前提下，正常的宫高（cm）同孕周数。妊娠 20 周后，宫高较孕周偏小超

过 4cm 提示生长受限。利用宫高筛查 FGR 的敏感性为 27%～85%，PPV 为 18%～50%。虽然以宫高筛查 FGR 的效果较差，但如果临床上因宫高偏小怀疑 FGR，后续用超声预测 FGR 的准确性将提高。

（四）母体多普勒血流测速

子宫动脉频谱异常是滋养细胞侵袭延迟的表现，与妊娠高血压疾病、FGR 和胎儿死亡高度相关[50]。基于此，许多研究讨论了子宫动脉多普勒检查在预测 FGR 中的作用。对于合并妊娠高血压疾病的孕妇，子宫动脉 S/D 升高（＞2.6）和（或）出现舒张期切迹时 FGR 和死胎的风险增加。子宫动脉血流模式的变化先于 UA 变化和 FGR。随后的研究使用了不同的界值来定义结果异常，如妊娠 18 周时 S/D 大于 2.18，妊娠 18～24 周时阻力指数大于 0.58，妊娠 22～24 周时 PI 大于第 95 百分位数（1.45）等。根据孕周和前文定义结果异常的标准进行计算，筛查的阳性率在 5%～13%。妊娠 22～23 周时，低危孕妇的子宫动脉多普勒阻力高、切迹持续存在，或两者均存在时，可怀疑该孕妇后期有患先兆子痫和 FGR 的风险，敏感性和 PPV 分别高达 72% 和 35%。子宫动脉多普勒预测严重疾病的效果比预测轻度疾病要好。子宫动脉阻力异常预测 FGR 发生的似然比为 3.7，预测重度早发型的敏感性更高。Meta 分析显示，子宫动脉多普勒超声结果异常预测宫内死亡的似然比为 2.4。子宫动脉多普勒超声联合其他检查可提高筛查灵敏度。孕中期子宫动脉多普勒流速异常与孕妇糖耐量试验结果异常相结合，预测 FGR 的 PPV 为 94%，敏感性为 54%。子宫动脉频谱正常具有很高的阴性预测值，其对先兆子痫和 FGR 发生的预测似然比分别为 0.5 和 0.8。

（五）综合筛查方法

一些标志物能反映孕早期胎盘的发育异常。孕妇心血管系统对妊娠的适应异常导致了平均动脉血压的生理性下降出现延迟。滋养层侵袭缺陷时，子宫动脉血流阻力的下降较预期更加缓慢，胎盘分泌的与正常发育相关的标志物出现变化。这些标志物不能独自准确地预测后续的胎盘功能障碍。因此，有研究者开发了一种综合的筛查算法，纳入了多种独立的危险因素，包括先兆子痫病史、孕妇孕早期 BMI、血压、子宫动脉 PI 和 PAPP-A 水平（MoM）。该联合模型能够预测早发型先兆子痫或 FGR，敏感性为 80%～90%，假阳性率为 5%～10%。尽管该算法的预测准确性还需要在各种人群中进行证实，但该方法具有根据干预潜力进行早期风险分层的优势。

（六）预防策略

预防 FGR 的干预工作效果一直欠佳。研究者们广泛评估了低剂量阿司匹林作为胎盘功能障碍预防药物的潜力。虽然在孕中期使用阿司匹林是安全的，但在此时开始治疗为时已晚，阿司匹林并不能改善胎盘功能或长期结局，并且合并明确的胎盘功能障碍时还可能增加胎盘早剥的风险。只有在妊娠 16 周之前服用阿司匹林的女性，发生先兆子痫或 FGR 的相对风险才会降低 50%～60%[51]。ASPRE 试验证实了这一结果，该试验中，孕早期评估发现患早发型先兆子痫风险较高的孕妇接受 150mg 阿司匹林，结果证实阿司匹林可预防早发型先兆子痫的发生，并且由于早发型先兆子痫与 FGR 相关，故也可以预防 FGR 的发生 51a。如果临床上高度怀疑 FGR 和（或）先兆子痫的发生风险高，可考虑将不良孕产史、原因不明的孕中期血清甲胎蛋白升高、口服糖耐量异常、孕中期子宫动脉多普勒测速异常作为 FGR 的重要危险因素进行进一步调查。如果这些危险因素得到证实，此类患者应行超声评估胎儿大小，并进行全面的诊断检查。

七、临床管理

在制订治疗计划之前，需要通过前文所述的全面性诊断检查明确 FGR 的主要原因。需要强调，大多数被定义为生长受限的胎儿其实是体格偏小的胎儿，不需要额外的干预。约 15% 的均称型生长受限是早期的胎儿受损导致的，尚无有效的治疗方法；因此，准确的诊断至关重要。另有约 15% 的生长受限胎儿是胎盘疾病或子宫胎盘血流灌注减少的结果，一旦诊断胎盘功能不全，可考虑尝试适当的治疗。当权衡胎儿风险后倾向于终止妊娠时，评估胎儿生长和胎儿健康的其他参数就显得至关重要，医生需根据其结果判断临床干预的节点。

治疗选择

建议避免精神压力、吸烟、酗酒和吸毒等危险因素。烟草烟雾中含有许多血管收缩物质，有研究者发现，原本存在 UA 舒张末期血流消失的 FGR 病例，戒烟后其舒张末期血流恢复了。非特异性的治疗包括左侧卧位卧床休息以增加胎盘血流量。虽然在美国，饮食不足并不是生长受限的明确病因，但饮食补充可能对妊娠期体重增加不足或妊娠前低体重的人有帮助。在慢性营养不良的患者中，有报道证实，治疗性全肠外营养可促进胎儿的生长。虽然严格卧床休息并不能减少早产、流产、先兆子痫或 FGR 的发生[52]，但是在某些情况下，应该考虑住院休息，以强调休息的重要性，便于每天进行胎儿监测。患者需住院还是门诊随诊取决于孕妇和（或）胎儿的病情严重程度，以及当地的医疗条件。

一些研究认为，孕妇高氧血症对治疗 FGR 有潜在的益处。多组研究证实，孕妇的高氧合状态可提高胎儿脐血的氧分压（PO_2）[53]。可以使用面罩吸氧（氧浓度 55%）或鼻导管吸氧（2.5L/min）增加氧合。从第 1 次发现胎儿缺氧开始给予治疗，可延长妊娠 9～35 天，但是胎儿生长速度并没有提高。除此之外，与对照组相比，接受氧疗的胎儿发生低血糖、血小板减少和弥漫性血管内凝血的风险更高。因此，孕妇氧疗的主要作用可能在于短期内安全地延长孕周，在早产风险较高的情况下争取时间进行糖皮质激素治疗以降低新生儿呼吸窘迫综合征和脑室内出血的风险。尽量延长宫内妊娠时间也有利于提高胎儿生存率和胎儿成熟度。

孕妇的静脉营养治疗作为生长受限胎儿宫内治疗的一种方法，可能具有一定的作用。母体血液中氨基酸浓度的增加会增加胎儿对某些氨基酸的摄取，但三种必需氨基酸（赖氨酸、组氨酸和苏氨酸）的摄取并没有增加。这些也进一步说明，全肠外营养仅可改善孕妇缺乏营养导致的 FGR，而不能治疗胎盘功能异常导致的 FGR，后者在动物模型和人类妊娠中都未观察到效果。只有在生长受限病因明确为营养不良的患者中，孕妇静脉营养治疗才有作用。

基于孕妇血容量低与不良妊娠结局相关这一研究结果[54]，有研究者提出了孕妇扩容这一治疗概念。研究发现，在一小组有中心监测的胎盘多普勒异常的孕妇中，扩容与 UA 舒张末期血流的重新出现和新生儿存活率的显著改善相关。

1987 年，Wallenburg 和 Rotmans 首次报道了一项研究，自妊娠 16 周开始使用低剂量阿司匹林联合双嘧达莫，可显著降低既往有 FGR 分娩史的女性本次妊娠发生 FGR 的风险。接受治疗的孕妇 FGR 发生率为 13%，而未接受治疗的对照组为 61%。1997 年，一项 Meta 分析表明，使用低剂量阿司匹林（50～100mg/d）可使 FGR 发生率显著降低。高剂量（100～150mg/d）阿司匹林在预防 FGR 方面比低剂量（50～80mg/d）更有效。

ASPRE 试验发现，阿司匹林在有显著 FGR 危险因素的患者中效果最佳，开始阿司匹林治疗的最佳窗口期是妊娠 12～16 周，此时胎盘分支血管正在生成。

虽然阿司匹林在大规模人群中的安全性已被证实，但有研究者发现，孕早期服用阿司匹林可能与胎儿腹壁缺损有关。因此，我们建议将有指征的阿司匹林治疗推迟到妊娠 12 周之后，此时胎儿器官发育已完成。在孕中期出现 FGR 的特定患者仍可从阿司匹林中获益，应在个体化的基础上进行咨询用药。阿司匹林可在妊娠 34～36 周停用，理论上此时继续应用阿司匹林可能存在分娩期出血和局部麻醉时出血的风险，弊大于利。

糖皮质激素是常见的产前治疗方法，通过促进肺发育成熟和预防 IVH 改善妊娠结局。Bernstein 等[35]开展的一项研究纳入了 19 759 名体重 500～1500g 的新生儿，研究产前应用糖皮质激素对生长受限新生儿并发症发生率的影响。在控制了不同的混杂因素后，研究发现，产前给予糖皮质激素治疗后，新生儿 RDS、IVH 和死亡率显著降低，与无生长受限的新生儿使用糖皮质激素相比，该效应并无差别。其他研究也反驳了宫内"压力"可促进胎儿成熟和防止早产的说法。但是另一项较小的研究发现，围产期使用糖皮质激素对新生儿结局没有影响。虽然这些研究结果提示我们，有必要针对糖皮质激素的产前应用进行随机试验比较，但同时也清楚地表明，产前不使用皮质激素没有任何好处。我们建议所有生长受限的胎儿如需在妊娠 34 周前终止妊娠，并且可安全地完成治疗，则可给予全疗程（48h）的产前糖皮质激素治疗。

使用糖皮质激素时，解释产前监测结果需考虑激素对胎儿参数的影响。例如，第 1 次注射倍他米松后的第 2 天和第 3 天，FHR 变异可出现短暂性的减少，同时胎动减少 50%，胎儿呼吸运动几乎停止。因此，在糖皮质激素治疗48h后，BPP评分异常的发生率显著增加，而72h后可恢复至给药前状态[55]。但是，孕妇和胎儿的多普勒检查结果在此期间受到的影响程度不同。据报道，倍他米松给药48h后，MCA血流阻力有短暂性的下降。

八、胎儿健康的评估

一旦FGR的诊断和鉴别诊断明确，就应开始着手产前胎儿评估（见第27章）。每3～4周需进行1次胎儿生长的超声评估，测定BPD、HC/AC、胎儿体重和AFV。产前胎儿监护是生长受限胎儿产前管理的重要组成部分，目标是避免胎儿死亡和优化分娩时机，这就需要审慎决定适当的干预时机和监测间隔。胎儿产前监测的结果和随后妊娠结局之间的关系影响着继续妊娠还是终止妊娠的利弊平衡，由此决定何时进行干预。此外，各种预后结局发生率的变化决定了未分娩患者进行产前监测的间隔。生长受限胎儿发生胎盘功能恶化、酸碱失衡、失代偿、胎儿死亡和成年后远期不良结局的风险可能增加。虽然预防远期并发症的发生是一个很好的愿景，但其与产前监测指标的关系尚不明确，故现有的产前监测结果无法指导对远期健康的管理。许多与胎儿疾病相关的短期结局中，只有少数具有临床意义。胎儿酸中毒和常见的新生儿并发症对胎儿神经系统发育有显著影响，同时胎儿和新生儿的死亡共同组成了围产期死亡[56]，因此，胎儿酸中毒或死胎风险高就是终止妊娠最强烈的指标。相反，针对特定胎龄的胎儿，如果生后的新生儿并发症发生率高，存活可能很低，则不得不进行保守治疗延长孕周。新生儿并发症通常由多因素引起，并且无法在产前准确预测，故评估胎儿风险仍然是首要目标。产前胎儿监测还需评估胎儿的酸碱状态、疾病进展可能和由此产生的病情恶化和死胎风险。实现这一目标的监测工具包括传统的无应激试验、宫缩应激试验、BPP和多普勒超声检查。

（一）孕妇自测胎动

在英国、斯堪的纳维亚和以色列，孕妇自测胎动已广泛应用于合并FGR妊娠的评估。合并FGR的妊娠中，根据胎动记录可预测产时的胎儿缺氧风险[57]。最简易的胎动评估方法是在2h内至少有10次胎动。如果不满足此标准，则需要进行额外的测试。非住院患者可通过自数胎儿胎动或胎动计数器进行产前监测。对于胎动计数依从性良好的患者，如果胎儿状况恶化，可以更改监测间隔。

（二）胎心率分析

传统的NST是对FHR基线、变异和周期性变化的可视化分析记录。正常的FHR特点与孕周、中枢调节中心的成熟和功能状态、氧分压有关。"反应型"NST表现为在30min监护时间内，出现2次加速，振幅≥15/min，持续时间≥15s。当NST作为BPP的一部分进行分析时，应采用检测时相应孕周的评判标准。不论患者当时的情况如何，"反应型"的NST表明，在监护当时，胎儿无酸中毒表现。许多心率正常的生长受限胎儿的PO_2可能处于正常下限，但反应型NST排除了其酸中毒的可能。胎心反应型同时也提示胎儿短期内发生宫内死亡的可能性很小。另一方面，无反应型NST往往是假阳性的，需要进一步评估。频发减速可能提示胎儿缺氧或羊水过少导致的脐带压迫，与高围产期死亡率相关[58]。

CST是检测胎盘氧储备的另一种选择[59]。有研究报道，在已证实为生长受限的妊娠中，有30%的患者CST呈阳性。在一项研究中，合并生长受限的胎儿有30%NST为无反应型，40%CST为阳性[60]。92%的FGR胎儿合并NST无反应型时围产期患病的风险增加，但是一些研究者也指出，CST的假阳性率在25%～50%。当FGR胎儿出现舒张末期血流消失或反向，或羊水过少时，可能要考虑引产终止妊娠，CST可以作为计划引产前的胎盘储备功能评估工具。

视觉分析FHR图形时的观察者内和观察者间变异是影响胎儿状态预测的因素。目前，除了传统的FHR参数，毫秒级的FHR短变异，长变异，短变异、长变异的持续时间，以及信号丢失率都可以通过计算机分析来评估。针对这些变量的客观评估可绕过观察者变异的问题，由此可分析FHR变异和脐血PO_2之间的直接相关性（PO_2可通过临产前行脐血穿刺获得）。据报道，研究者使用cCTG进行记录后发现，每分钟内平均变异<3.5ms对于UA pH<7.20有一定预测性，预测灵敏度大于90%。此外，FHR变异通常在晚期减速和胎儿缺氧出现前数周逐渐减少，

因此变异是计算机化的 FHR 参数中纵向评估 FGR 最有用的参数。与传统 NST 一样,在解释计算机化胎心率描记的结果时,也需要考虑胎龄、检查时间和胎儿休息-活动周期的存在。FHR 模式和变异的正常范围很宽泛,但每个胎儿在整个妊娠期间表现出一定的内在一致性。因此,为了监测趋势,每个胎儿都应该以自身为对照,记录时使用标准的持续时间和适当的参考范围。

总的来说,反应型 FHR 可以保证在检测时胎儿还是健康的。传统的 NST 在预测胎儿的正常氧合方面最为敏感,计算机分析似乎在预测胎儿缺氧和酸中毒方面更有优势。如传统的胎心监护中胎心反应性消失,cCTG 分析即可作为进一步的长期纵向随访分析工具。计算机化的 FHR 分析在欧洲应用得更广泛。与 cCTG 相比,多普勒超声和生物测量相结合,在预测胎儿酸碱状态方面也具有相当的准确性。分析 FHR 并不能评估疾病的严重程度,也不能预测病情恶化的速度,因此,胎儿监测的频率判定也不能基于 FHR 的结果。为了解决这些问题,还可以进行其他的胎儿试验。

(三)羊水评估

行产前胎儿监测时,AFV 的评估为胎儿胎盘的血管情况提供了间接的信息。研究者发现,在 FGR 和过期妊娠中,羊水过少与动静脉多普勒指数的进行性恶化之间存在关联。

因此,AFV 的下降提示心输出量中下游血流量的减少,即使测得的多普勒指数正常,也需要进行长期的随访。NST 反应型和 AFV 评估共同构成了改良生物物理评分,如果两个指标均正常,提示胎儿的健康状况良好。基于每周 2 次 mBPP 的干预结局和基于每周 1 次 CST 的干预结局相似,围产期结局没有差异,故前者已基本上取代了后者。当 FHR 呈无反应型时,仅依靠 AFV 正常并不足以评估胎儿风险,此时需采用包含多个胎儿健康参数的完整 BPP 进行评估,以更好地识别胎儿风险。

(四)生物物理评分

由 Manning 及其同事提出的胎儿 BPP 已被广泛用于生长受限胎儿的监测。该评分系统包括胎儿肌张力、胎动、呼吸运动、心率反应性和最大羊水池垂直深度 5 个指标,正常得 2 分,异常得 0 分(见第 27 章)。Vintzileos 等发现,在不同程度的缺氧或酸中毒情况下,BPP 评分系统中的 4 个指标会出现异常。胎儿生物物理活动异常的最早表现是心率反应性的消失和胎儿呼吸运动的消失。其后随着酸中毒、低氧血症和高碳酸血症的加重,胎儿肌张力开始下降,胎动减少。鉴于 AFV 和胎儿胎盘血管状态之间的关系,羊水量是慢性缺氧唯一的观察标志,也是 BPP 中唯一的可纵向监测的指标。

虽然生长受限胎儿的中枢发育有延迟,但对酸碱状态的变化仍保持着快速的中枢反应,因此存在羊水过少的风险。BPP 的五个组成部分很好地反映了胎儿的生理状态和行为的个体性差异,因此 BPP 与妊娠 20 周后未合并畸形的 FGR 胎儿的脐动脉 pH 紧密相关[61]。BPP 评分≤4 分与平均 pH 低于 7.20 相关,≤2 分预测酸中毒的敏感性为 100%。评分正常且 AFV 正常表明,在检测时胎儿没有发生酸中毒。对生长受限胎儿的纵向观察表明,BPP 恶化发生较晚但往往非常迅速[70]。虽然 BPP 异常与围产期死亡的风险增加有关,但如果 BPP 正常,则胎儿病情恶化或死亡的风险极小。

总而言之,胎儿生物物理评分可保证在检测当时胎儿的状态评估是准确的。如 NST 无反应,应进行完整的 BPP 评估。作为无反应型 NST 的后备试验,与 CST 相比,BPP 后的干预率更低,并且并不危及围产结局。在 AFV 正常的情况下,BPP 评分正常,即 8 分(NST 无反应型为 2 分)或 10 分,可确保胎儿此时处于健康状态。然而,在合并重度 FGR 的患者中,由于不了解胎盘血管状况,无法仅通过 BPP 预测病情进展的速度,故可能需要每天进行监测。羊水过少的进展尤其危险,常需进一步的管理,甚至终止妊娠。胎儿的多普勒检查评估是对 BPP 的补充,可进一步帮助我们预测胎儿病情的恶化,并辅助胎儿状态的评估[62]。

(五)多普勒超声

多普勒参数受多个变量的影响,包括血管壁的组成、血管张力和胎儿血压。胎盘的呼吸功能与绒毛血管的完整性相关,动脉 PO_2 的降低会触发血管平滑肌张力的自我调节。多普勒超声是 FGR 的诊断工具,UA 血流阻力的升高和(或)MCA 的"脑保护"调节提示存在胎盘功能障碍。鉴于多普勒参数与胎儿的代谢状态、疾病进展和胎儿死亡风险之间有一定关联，故可利用多普勒超声评估胎儿的健康状态。多普勒超声对早发型生长受限的评估最有效，尤其是合并早发型胎盘功能障碍时；与需要在 34 周后分娩的晚发型生长受限相比，早发型生长受限的多普勒指标异常更多[18, 63]。鉴别针对胎盘功能不全的早期和晚期心血管反应，为风险评估提供了一个大致范围。

针对胎盘功能不全的早期反应可见于轻度胎盘血管疾病中，此时 UA EDV 仍然存在。CPR 的降低是心输出量再分配的早期敏感指标，通常先于明显的生长延迟 2 周即出现。胎儿生长速度的减缓与 UA 血流阻力的升高同时出现，随后 MCA 阻力降低（脑保护）。脑血流阻力的最低点通常出现在 2 周后，随后主动脉的血流阻力增加[64]。早期的心血管反应是代偿性的，因为发生在心功能正常之时，通常伴有重要器官和胎盘的优先灌注，虽然胎儿可能缺氧，但发生酸中毒的风险很低。

当胎盘疾病进展导致 UA EDV 消失或反向，或胎盘血流阻力和静脉多普勒指标同时升高，胎儿病情恶化变得明显时，针对胎盘功能不全胎儿出现了晚期反应。虽然许多静脉都出现了血流的异常，但临床上常用的主要是入心前静脉，包括 DV、下腔静脉和脐静脉（图 30-14 和图 30-15）。当胎儿窘迫进一步恶化时，脐血流阻力稳步上升；静脉多普勒指数进一步上升，出现羊水过少和代谢性酸中毒等心输出量下游灌注无效的特征性表现[65]。胎儿窘迫发展至终末期，可以观察到胎儿心脏扩张伴全收缩期三尖瓣关闭不全、胎动完全消失、胎心短变异小于 3.5ms、FHR 自发性的"心源性"晚期减速等濒死期事件（图 30-16)[66]。

过去，评估胎儿健康的多普勒超声终点在于脐循环。UA 多普勒血流指标升高、胎盘灌注紊乱、胎儿酸碱状态恶化与多普勒异常程度成正比。约 30% 的胎盘绒毛血管异常时，即可观察到 UA 多普勒指数的升高。绒毛血管受损 60%～70% 时，可出现脐动脉 EDV 的消失甚至倒置[67]。在舒张末期血流消失的胎儿中，有 50%～80% 存在宫内缺氧。随机对照试验和 Meta 分析证实了 UA 多普勒评估在 FGR 管理中的益处。在这些研究中，当 UA 多普勒检查与标准的产前检查结合时，围产期死亡率、产前入院率、引产率和高危孕妇因产时胎儿窘迫行剖宫产的比例均有降低。一些研究评估了胎儿脑循环，特别是静脉循环后，认为多普勒指标异常和预后之间有更深层次的关系。有研究报道，UA 舒张末期血流消失且出现脐静脉搏动的胎儿，死亡率增加了 5 倍。Arduini 等[68]的研究发现，起病时的孕周、孕妇高血压和脐静脉搏动的出现，与自诊断至因晚期减速而终止妊娠的时间间隔之间，存在显著相关。随后，一些研究证实，动脉血流异常的胎儿同时出现心前静脉血流异常时，其发病率和死亡率高于无静脉血流异常的胎儿[69]。这些研究表明，单纯的 UA 多普勒超声已不足以评估胎儿状态，尤其是针对妊娠 34 周前的早发型 FGR，结合 MCA 和静脉多普勒测速可更好地预测胎儿的酸碱状态、死胎风险和疾病进展可能。

生长受限胎儿的 UA 多普勒指数升高时，如果"脑保护"与静脉多普勒参数正常同时存在，则提示胎儿虽然缺氧但 pH 尚正常。孤立的静脉多普勒指数升高或合并脐静脉搏动出现，则胎儿酸中毒的风险增加；如果 DV 的多普勒指数也升高，风险将进一步增加。鉴于各研究中采用的界值（2SD 或 3SD）和静脉多普勒指数的不同，预测胎儿酸中毒的敏感性波动在 70%～90%，特异性在 70%～80%。静脉多普勒指数异常是胎儿死亡最有力的多普勒预测指标。即使动脉多普勒指标异常非常严重（如 AEDV 或 REDV），其胎死风险也大大低于静脉多普勒指标异常的胎儿[69]。死胎风险随静脉多普勒指标异常的程度增加而增加。死胎风险非常大的静脉多普勒异常表现为静脉导管 a 波消失或反向，以及双相或三相的脐静脉搏动。在早发型重度 FGR 且死胎率为 25% 的人群中，上述多普勒指标的敏感性为 65%，特异性为 95%[70]。

虽然新生儿发病率主要取决于分娩孕周，新生儿死亡率受多种因素影响，但这两个指标也与胎儿多普勒指数有关。血流的再分配和脑保护与新生儿主要并发症的增加无关。相比之下，DV 多普勒指数升高 2SD 与新生儿并发症增加 3 倍相关，DV 多普勒指数进一步升高时，新生儿并发症的相对风险增加 11 倍。当静脉多普勒指数正常时，脐动脉 EDV 消失或反向的新生儿死亡率为 5%～18%；DV 多普勒指数升高大于 2SD 时，新生儿死亡率翻倍，但其敏感性仅为 38%，特异性为 98%。

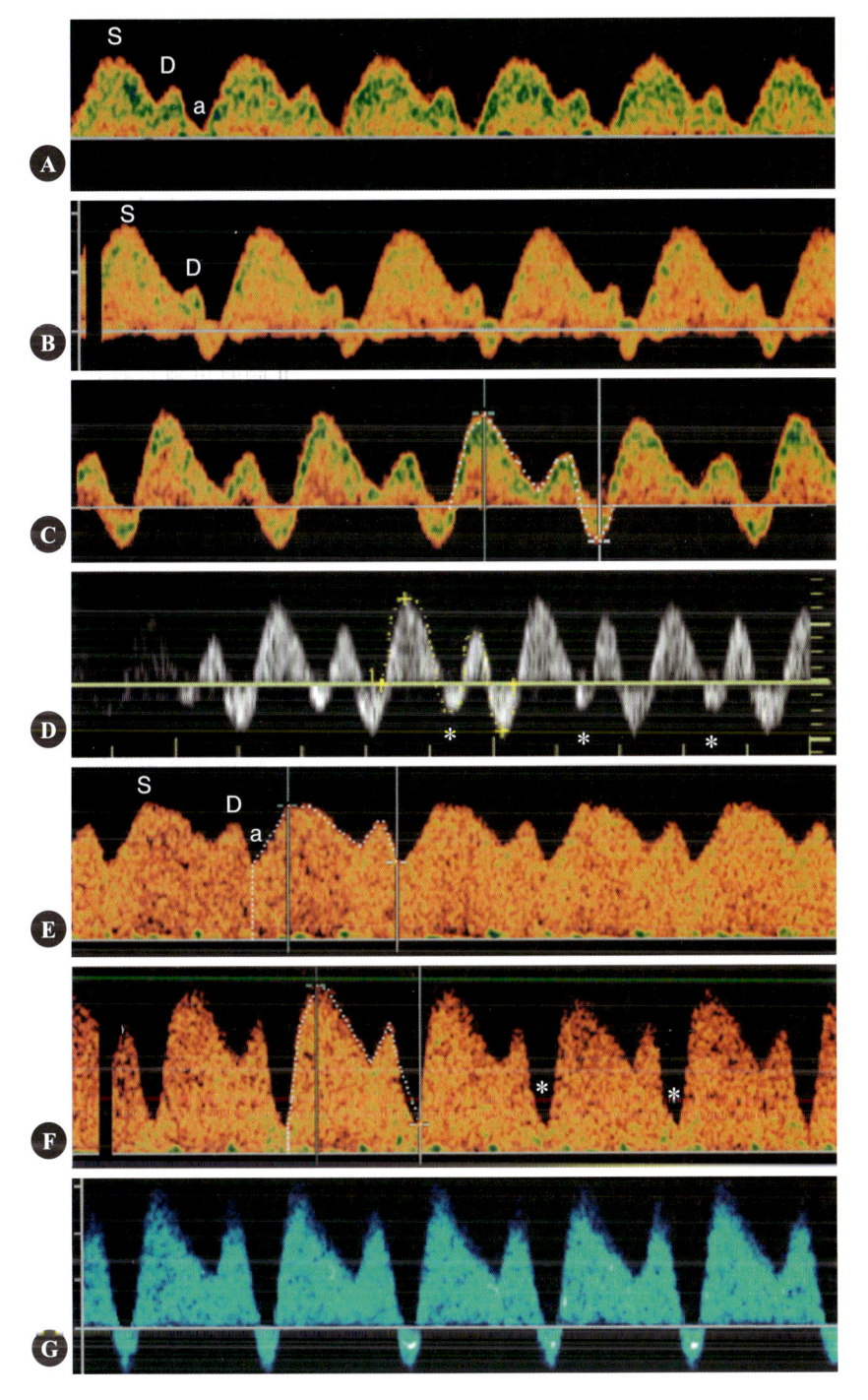

▲ 图 30-14 心前静脉的正常和异常多普勒频谱

下腔静脉和静脉导管是最常用于评估的心前静脉，而脐静脉多普勒频谱主要用于定性评估。A. 下腔静脉频谱，显示出特征性的三相波形，有收缩期峰值和舒张期峰值（S 和 D）；B. 下腔静脉，生理状态下 a 波可能倒置；C. 下腔静脉的异常波形，第一个波谷、D 波和 a 波的异常均提示前向血流的相对性减少；D. 下腔静脉波形，极端状态下，第一个波谷时甚至会出现反向血流（星）；E. 静脉导管频谱，与下腔静脉不同，在整个心动周期中静脉导管内均为净前向血流，故频谱中的 S 波、D 波和 a 波均是正向的；F. 静脉导管频谱中，心房收缩时前向血流流速的下降（星）是最早出现的异常指标，多普勒指数随之上升；G. 静脉导管异常频谱，中心静脉压的明显上升导致心房收缩时出现血液反流

如前所述，对 FGR 临床表型的评估发现，妊娠 34 周前的早发型 FGR 与显著的心血管异常相关，包括动脉和静脉血管床的异常。相反，晚发型 FGR 的 UA 多普勒指标可能正常，并且疾病恶化的指标仅限于 MCA 多普勒指数、羊水和胎心反应性[12]。在晚发型疾病中，孤立的新发"脑保护"可能是预示胎儿死亡的唯一指标。了解这些临床表型的差异非常重要，当发现这些指标异常时，产胎儿监测的间隔时间应调整为每周至少 2 次。

多普勒超声对生长受限胎儿的脐、脑和心前血管评估可提供重要的诊断和预后信息。随着静脉多普勒指数的进行性升高，胎儿酸中毒和死亡的风险逐渐增加。多普勒指标的异常进展表明疾病状态进一步恶化，需要提高胎儿监测的频率。生长受限胎儿的多普勒评估是对其他产前监测指标的重要补充。

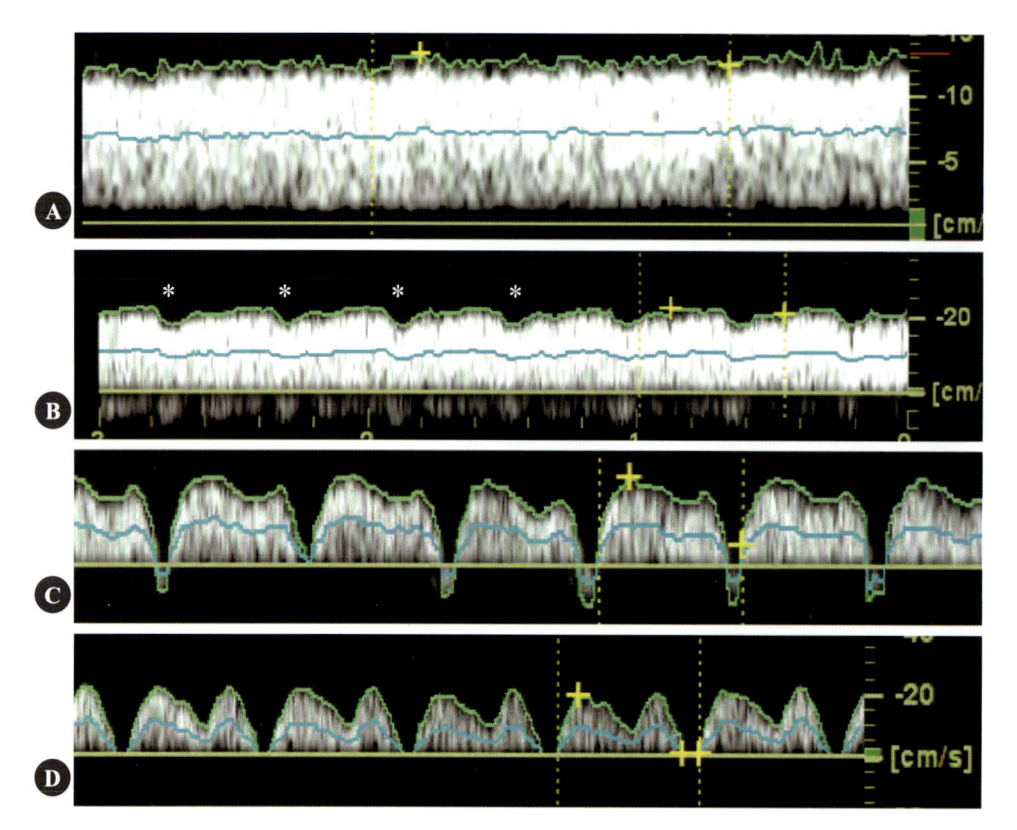

图 30-15 脐静脉的正常和异常多普勒频谱

A. 脐静脉血流通常为持续性的恒量血流；B. 胎盘血管阻力中度升高和（或）羊水过少时，可能出现脐静脉的单向搏动血流（星）；C 和 D. 中心静脉压的升高逆向影响脐静脉，进而出现双相和三相脐静脉搏动

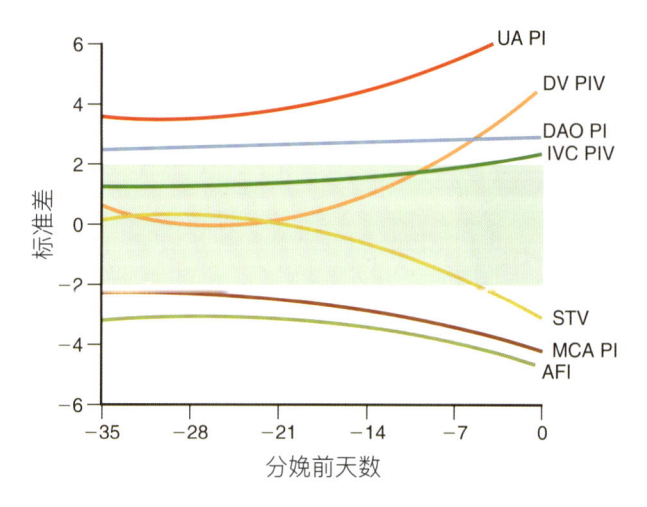

▲ 图 30-16 产前监测指标的纵向进展

本图显示了妊娠 32 周前分娩的生长受限胎儿的动脉和静脉多普勒参数、羊水指数、计算机化胎心短变异（STV）在分娩前一段时间内的变化。所有参数以标准差表示，终止妊娠有明确的胎儿指征。如图所示，动脉多普勒参数在分娩前 5 周即出现异常，而静脉多普勒参数和胎心短变异在分娩前 1 周才出现恶化。UA PI. 脐动脉搏动指数；DV PIV. 静脉导管的静脉搏动指数；DAO PI. 降主动脉搏动指数；IVC PIV. 下腔静脉的静脉搏动指数；STV. 胎心短变异；MCA PI. 大脑中动脉搏动指数；AFI. 羊水指数（引自 Hecher K, Bilardo CM, Stigter RH, et al. Monitoring of fetuses with intrauterine growth restriction: a longitudinal study. *Ultrasound Obstet Gynecol*. 2001;18:564. ）

（六）侵入性胎儿检查

在过去，常在脐静脉穿刺行胎儿核型分析检查时直接测定胎儿酸碱状态。Nicolini 等在行脐静脉穿刺检查胎儿核型的同时，分析了 58 名生长受限胎儿的脐血酸碱状态，发现舒张末期血流消失的胎儿脐血 pH、PCO_2、PO_2 存在显著差异。但是，他们并未观察到酸碱测定与围产期结局之间的关联。Pardi 等[71]分析了 56 例生长受限胎儿的脐血酸碱状况，发现酸碱状态与胎心率描计和多普勒超声的结果之间存在关联。如果 FHR 和多普勒检查均正常，则无低氧血症或酸中毒表现；当两项检查均异常时，64% 的生长受限胎儿表现出异常的酸碱状态。这些异常的预后意义尚不清楚。因脐血穿刺并无明显益处，并发症发生率高，可用羊水细胞行快速核型分析，并且胎儿酸碱状态的无创评估方法准确性高，故目前已很少使用脐血穿刺了。

（七）评估疾病进展

疾病进展的评估是 FGR 管理的关键组成部分，因为它决定了胎儿监测的间隔和干预的时机。尽管所有监测方式都可以发现胎儿状态的恶化，但 AFV 和动静脉多普勒参数预测疾病加速进展的效果最佳

（图 30-17）。起病孕周对临床表现有重要影响，也对 FGR 的诊断和处理有重要影响。早发型生长受限（妊娠 34 周前）的患者，因新生儿生存率显著下降且立即分娩后新生儿死亡率升高，故更需要尽量安全地延长妊娠时间[72,73]。晚发型 FGR（妊娠 34 周后出现）通常不会使分娩时机的决定陷入困境，因为此时终止妊娠后新生儿的风险较低。但是，晚发型 FGR 仍然导致了超过 50% 的足月后胎儿死亡，故依然需要得到重视[74]。因此，妊娠足月后更紧迫的问题是发现生长受限的胎儿，而非决定其分娩时机。一旦发现了 FGR，产前监测的结果将影响临床决策，并且临床管理上也有明显差异。每次监测时需要决定此时是否需要干预，以及何时进行下一次监测。是否干预取决于继续妊娠和终止妊娠的风险利弊，孕周越小，干预的门槛越高，因为此时终止妊娠后新生儿患病率高；随孕周逐渐增大，干预的门槛越来越低。通常先凭经验决定胎儿监测的时间间隔，如果胎儿出现恶化征象，提示疾病进展加速，则需缩短监测间隔。这反过来又要求我们了解早发和晚发型 FGR 的经典发展模式[11,75]。

Farine 等的研究发现，仅用 UA 多普勒指数不能准确进行预测，因为进展至 FHR 参数出现异常的时间不定，可能在 0～49 天。一般来说，妊娠 28 周前发生的早发型 FGR 多与显著的胎盘血管异常相

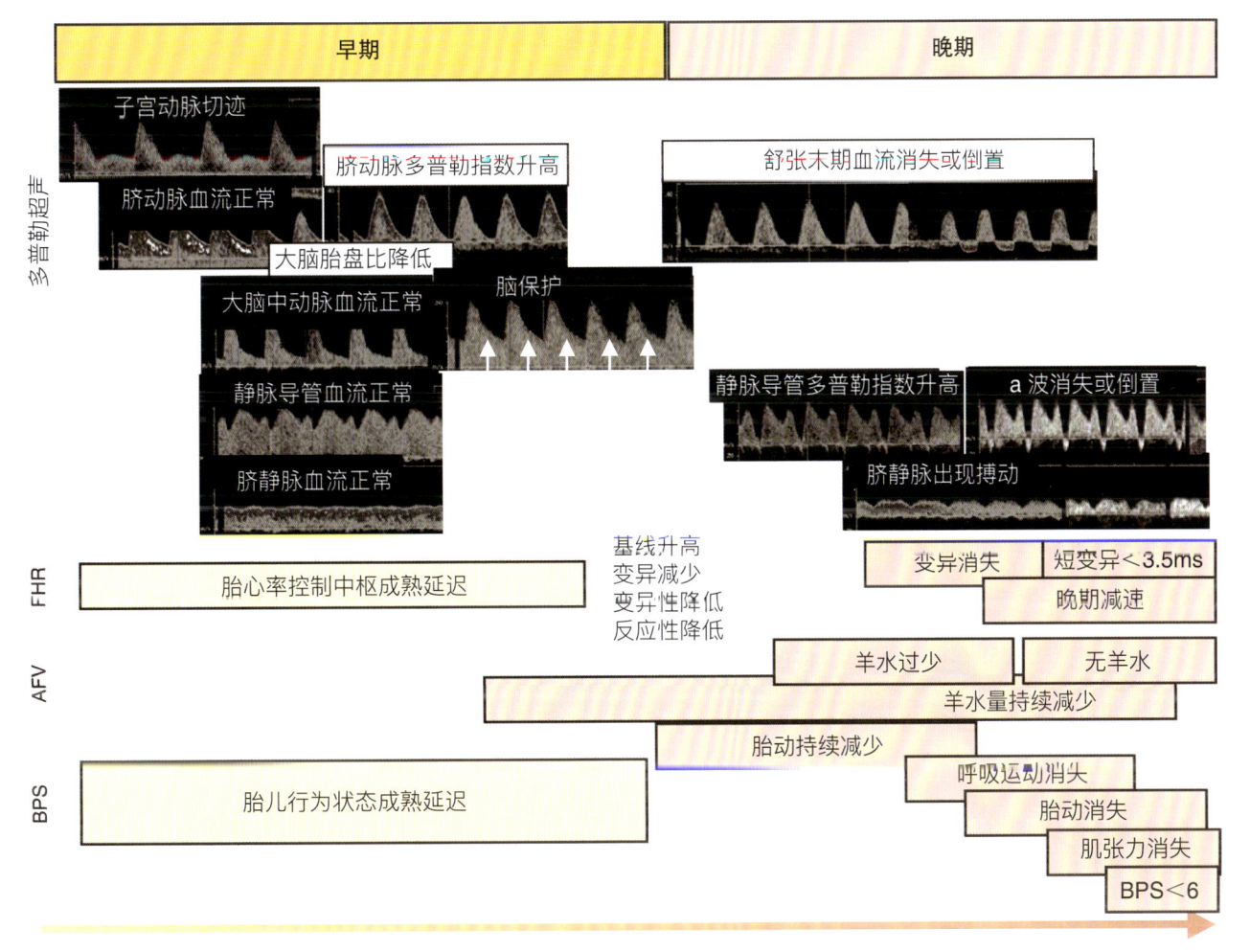

▲ 图 30-17　各产前监测系统中胎儿窘迫的进展表现

图中总结了胎儿应对胎盘功能障碍的早期和晚期反应。胎盘循环的多普勒指数异常出现先于脑循环，此时胎心率、羊水量和生物物理评分依旧正常，但计算机化心力描计（cCTG）显示已出现了胎儿行为发育迟滞。进展至晚期反应时，特征性的表现是胎儿循环中静脉多普勒指标的异常及 AFV 的减少，通常在胎动动态指标消失前出现。与酸碱状态相关的 BPS 下降可重复出现。由于 BPS 是 5 个指标的综合，BPS<6 分通常在很晚时才出现，并且进展迅速。静脉导管 a 波消失或倒置、cCTG 中胎心率短变异的减少、自发性晚期减速和 BPS 异常是最严重的检查结果。如果代偿失败，并且妊娠仍未终止，胎死宫内随之发生。FHR. 胎心率；AFV. 羊水量；BPS. 生物物理评分

关，多普勒指标的改变更为明显。相反，近足月时出现的 FGR 通常与较轻的胎盘疾病相关，因此，多普勒指标通常变化不明显。无论多普勒指标如何变化，整个妊娠期都可能出现 AFV 的降低和行为反应的异常。因此，疾病的进展程度和临床结局因孕周而异，并且受到母体疾病的影响[76]。妊娠 34 周后，UA 波形可能正常或接近正常，此时需要检查 MCA 血流以评估胎盘疾病状态，指导监测的频率[47]。胎盘血流阻力升高的胎儿，如出现"脑保护"或 AFI 的下降，提示疾病进展。一旦"脑保护"建立，疾病进一步恶化时就会出现脐动脉 EDV 的消失、胎盘血流阻力和心前静脉多普勒指数的同时升高。虽然这可能在数周后才会发生，但为了提前发现恶化的征象，需要每周 2 次而非每周 1 次的胎儿监测。当胎儿情况加速恶化时，脐血流阻力会进一步上升（导致 REDV），静脉多普勒指数也进一步上升（图 30-15）。Baschat、Ferrazzi、Hecher 和 Bilardo 的研究发现，40% 出现宫内病情恶化的生长受限早产儿在终止妊娠前 1 周 DV 多普勒指数明显升高（图 30-16，图 30-18 和 30-19）；另有 20% 在终止妊娠当天出现进一步的恶化。在 UA 血流阻力升高的胎儿中，心前静脉多普勒指数的升高多发生于 BPP 突然恶化前 1 周（中位数）。这些发现对监测频率的决定有重要影响。例如，如果早发型生长受限的胎儿静脉多普勒指数升高，即使 BPP 评分为 10 分也不能保证在接下来的 1 周胎儿病情始终保持稳定；事实上，这些胎儿中有相当多的一部分在仅仅一天（中位数）之后 BPP 评分会低于 6 分[20]。因此，这类胎儿可能需要每周 3 次甚至每天 1 次的监测。Divon 等的研究也支持此观点，在他们的研究中，针对脐动脉 EDV 消失的胎儿每天行 BPP 评分。终止妊娠的指征包括孕妇原因、BPP 小于 6 分、羊水过少、胎肺已成熟或孕周超过 36 周。通过使用这种密集监测方法，该研究最终未发生一例死胎和脐动脉 pH<7.20 的病例。

通过优化 FGR 儿童健康的前瞻性观察性研究（Prospective Observational Trial to Optimize Pediatric Health in FGR，PORTO），研究者还发现多普勒超声在评估妊娠 34 周前严重生长受限胎儿的过程中也存在一定限制[48]。不良妊娠结局风险增加的妊娠状态包括 UA 多普勒指标异常，EFW 低于第 3 百分位数，合并或不合并羊水过少的妊娠。妊娠 31 周后，这

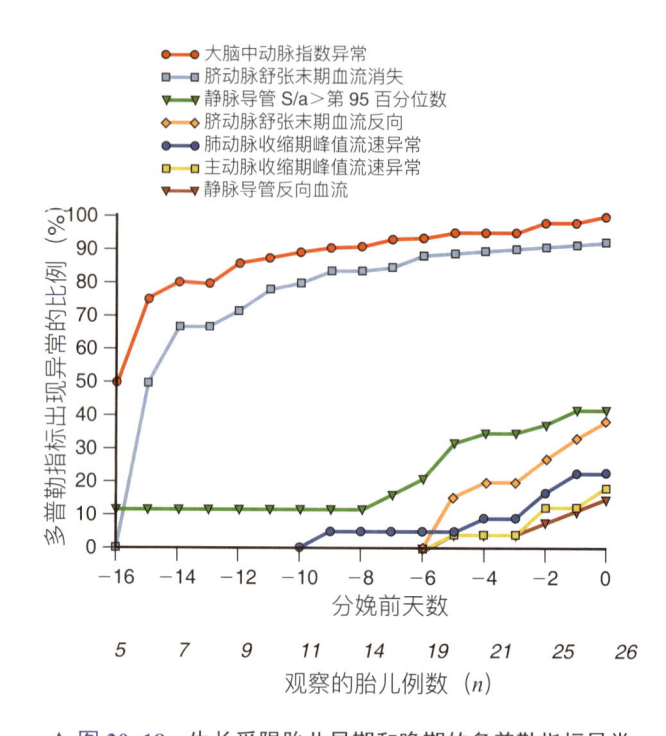

▲ 图 30-18 生长受限胎儿早期和晚期的多普勒指标异常

本图显示了胎儿各血管多普勒指标异常的累积出现时间曲线。早在分娩前 16 天即可观察到大脑中动脉的脑保护和脐动脉舒张末期血流消失。S/a. 静脉导管收缩期峰值流速与心房收缩时流速的比值（改编自 Ferrazzi E, Bozzo M, Rigano S, et al. Temporal sequence of abnormal Doppler changes in the peripheral and central circulatory systems of the severely growth-restricted fetus. *Ultrasound Obstet Gynecol*. 2002;19:140.）

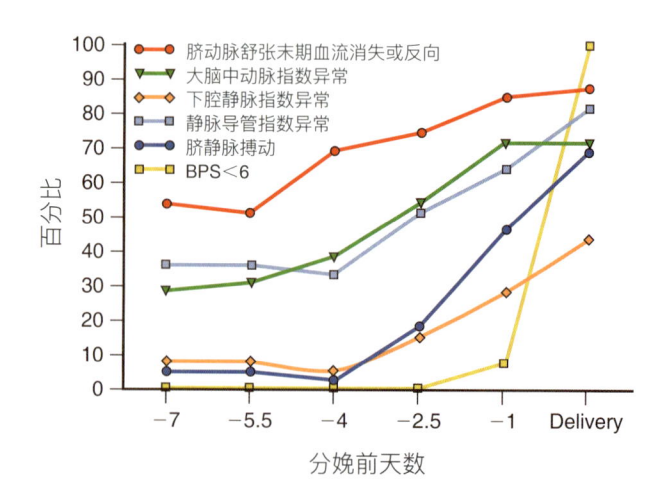

▲ 图 30-19 多普勒指数和生物物理指标的恶化趋势

本图显示了分娩前 1 周内胎儿各血管多普勒指标异常的比例和生物物理评分<6 分的发生率。多普勒指标的恶化发生于生物物理评分下降之前（引自 Baschat AA, Gembruch U, Harman CR. The sequence of changes in Doppler and biophysical parameters as severe fetal growth restriction worsens. *Ultrasound Obstet Gynecol*. 2001;18:571）

些生长受限的胎儿似乎并未遵循早前所见的多普勒异常的主要模式或顺序，并且无法预测在生物物理评估出现异常之前，会出现哪种模式的多普勒异常。但是，当检测到严重的静脉多普勒改变时，胎儿通常已处于酸中毒状态[77]。值得注意的是，大量的妊娠 30 周后出现 UA 舒张末期血流消失的患者都被收治入院了，因此并未被纳入 PORTO 试验。

妊娠 34 周前的 FGR 胎儿中，70%～80% 可以观察到多普勒和生物物理指标的恶化[11, 20]。有两种进展速率可用于描述基于 UA EDV 的疾病进展。确立诊断后 2 周内 UA EDV 消失的妊娠，常于 4 周内发生静脉多普勒指标的恶化和生物物理指标的异常（图 30-20）；如果 UA EDV 可维持较长时间，则在诊断后 6 周内病情可能不会出现恶化。妊娠 34 周后出现的迟发型生长受限的患者，也可能有其他临床表现。UA 的血流阻力可能正常，"脑保护"可能是胎儿发生低氧血症后唯一的多普勒征象，故更需增加监测频率，最好每周 2 次[15]。患者的多普勒检查结果也可能是正常的，羊水过少和（或）生物物理参数的恶化可能是胎盘功能不全的唯一迹象。同样，在不同的临床情况下，疾病进展速度的差异很大，在"脑保护"发生之前，脐血流多普勒参数甚至可维持正常长达 9 周。由于疾病进展所用的时间和模式差异较大，将几种检查指标相结合更有可能发现病情恶化的证据。如果使用 BPP 评分，需特别注意羊水量，因为这是唯一可反映疾病随时间进展的指标。针对整个妊娠期 FGR 胎儿的心血管和行为反应，最全面的测试方法称为"综合胎儿试验"。

综合胎儿测试是针对 FGR 妊娠进行产前监测的一种方法，需要熟练地使用 BPP 和动静脉多普勒参数进行综合评估[78]。多普勒检查包括对 UA、MCA、DV 和游离脐静脉频谱的评估，通常还辅以孕妇对胎动的自评（"踢数"）。自妊娠 24 周开始进行产前监测，如 UAPI 增加，舒张末期血流存在，无任何额外的异常时，可每周行 1 次 BPP，每 2 周行 1 次血管多普勒检查。随着"脑保护"的出现，多普勒监测间隔缩短到每周 1 次；如果 AFI 小于 5cm 或脐动脉发生 AEDV，监测间隔缩短为每 3～4 天 1 次；DV 多普勒指数上升＜2SD 时，监测频率增加至每 2～3 天 1 次；DV 多普勒指数进一步升高时，可能需要每天监测。是否住院可根据当地医疗情况决定。无论最近一次的检查结果如何，只要孕妇病情出现任何变化，特别是先兆子痫病情进展，都需要重新评估胎儿状态（图 30-21）。

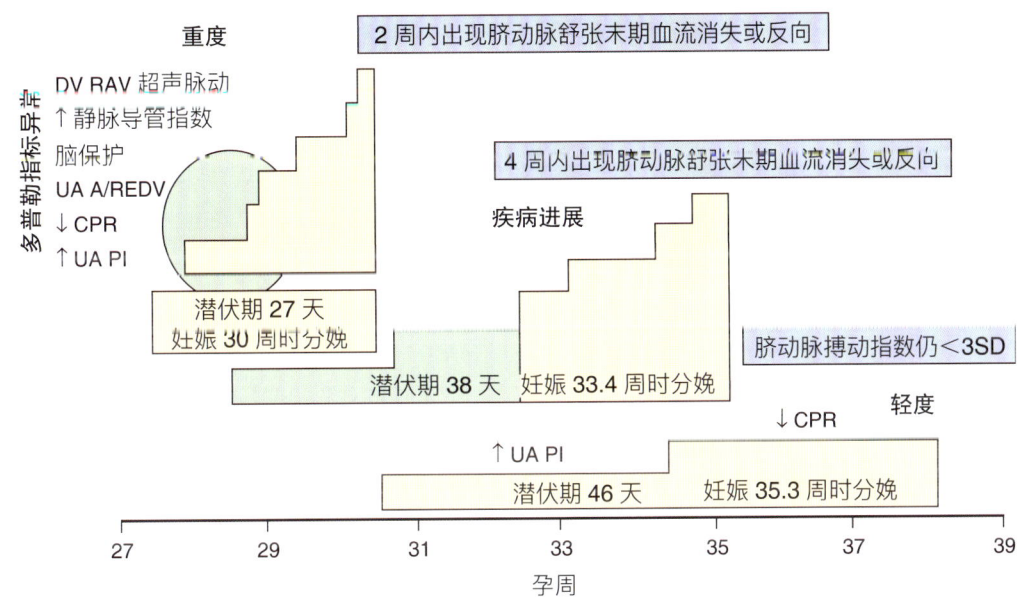

▲ 图 30-20　基于脐动脉舒张末期血流的两种疾病进展模式

诊断后 2 周内脐动脉舒张末期血流消失通常意味着随后 4 周内静脉多普勒指数和生物物理指标会出现异常（图中部所示）。但是，脐动脉舒张末期流速也可能持续存在较长时间，甚至于诊断后 6 周仍未出现疾病恶化（图下部所示）。DV RAV. 静脉导管 a 波反向；UA. 脐动脉；A/REDV. 舒张末期血流消失 / 倒置；CPR. 大脑胎盘比；UA PI. 脐动脉搏动指数

	FGR 可能性小	
• AC、AC 生长速度和 HC/AC 正常 • UA、MCA 多普勒指数、BPS 和 AFV 正常	• 缺氧极其罕见 • 产时窘迫的风险很低	• 仅根据产科或母体因素决定分娩的方式和时机 • 监测生长情况
	FGR	
• AC<第 5 百分位数，AC 生长速度慢，HC/AC 升高，UA 多普勒指数异常和（或）CPR 异常，MCA 和静脉多普勒指数正常，BPS≥8 分，AFV 正常	• 缺氧极其罕见 • 产时窘迫的风险增加	• 仅根据产科或母体因素决定分娩的方式和时机 • 每 2 周行多普勒超声检查 • 每周行 BPS
	出现血流再分配	
• 根据上述标准诊断为 FGR • MCA 多普勒指数降低，静脉多普勒指数正常 • BPS≥8 分，AFV 正常	• 可能存在血氧不足 • 缺氧极其罕见 • 产时窘迫的风险增加	• 仅根据产科或母体因素决定分娩的方式和时机 • 每周行多普勒超声检查 • 每周行 2 次 BPS
	合并显著的血流再分配	
• UA A/REDV • 静脉多普勒指数正常 • BPS≥6 分，羊水过少	• 血氧不足较为常见 • 可能存在缺氧或酸中毒 • 开始出现胎儿窘迫	• >34 周：终止妊娠 • <32 周：产前糖皮质激素治疗 • 每天复查所有检测
	合并明确的胎儿窘迫	
• 出现显著的血流再分配 • 静脉导管搏动指数上升 • BPS≥6 分，羊水过少	• 血氧不足较为常见 • 很可能存在缺氧或酸中毒	• >32 周：终止妊娠 • <32 周：产前糖皮质激素治疗，个体化的监测或每天 3 次监测
	出现胎儿失代偿	
• 根据上述标准明确出现胎儿窘迫 • DV a 波消失或倒置，UV 出现搏动 • BPS<6 分，羊水过少	• 心血管系统不稳定，代谢系统出现异常，极有可能出现胎儿死亡，无论是否进行干预围产期死亡率均较高	• 在三级医疗机构终止妊娠，并提供最高级别的 NICU 医疗

▲ 图 30-21 综合胎儿监测与管理计划

合并 FGR 的妊娠管理方案基于能否进行动脉和静脉多普勒检查、五组分生物物理评分的能力。AC. 腹围；AFV. 羊水量；A/REDV. 舒张末期血流消失 / 倒置；BPS. 生物物理评分；CPR. 大脑胎盘比；DV. 静脉导管；FGR. 胎儿生长受限；HC. 头围；MCA. 大脑中动脉；NICU. 新生儿重症监护病房；UA. 脐动脉（引自 Baschat AA, Hecher K. Fetal growth restriction due to placental disease. *Semin Perinatol*. 2004;28:67.）

九、分娩时机

管理生长受限的胎儿时，如果没有可靠的胎儿宫内治疗方案，最关键的问题就是确定适当的终止妊娠时机了。原则上，分娩时机的确定需权衡继续妊娠的胎儿风险与分娩后的新生儿风险，首先需要考虑的就是早产儿的相关风险，这使得早发型 FGR 的管理更加富有挑战。新生儿死亡率在妊娠 24～28 周下降最明显，新生儿患病率在此之后逐渐下降直至妊娠 32 周。但是，研究 FGR 终止妊娠时机的随机试验很少。最早的研究是生长受限干预研究（Growth Restriction Intervention Trial，GRIT），这是一项多中心的前瞻性随机试验，500 多名合并 FGR 的孕妇随机分配至立即分娩组和延长妊娠组（如医生不能决定分娩时机）[79]。在出生后 2 年和 6～13 年进行的随访研究显示，两组之间在认知、语言、行为和运动能力方面没有差异（表 30-4）[80]。这提示 FGR 胎儿需要终止妊娠时，神经功能损害可能已经存在了。其他的观察性研究也探讨了胎龄对围产期发病率的影响。在产前即确定生长受限的胎儿中，胎龄的影响

表 30-4　生长受限干预研究结果

	立即分娩 (*n*=296)	延长妊娠 (*n*=291)
入组时的胎龄（周）	32（30～34）	32（29～34）
已经注射类固醇	191（70%）	189（69%）
子宫内延长天数	0.9（0.4～1.2）	4.9（2～10.8）
出生体重（g）	1200（875～1705）	1400（930～1940）
5minApgar 评分＜7 分	25（9%）	17（6%）
脐带 pH＜7.0	2（1%）	4（2%）
出院前死亡	29（10%）	27（9%）
死胎	2	9
新生儿死亡	23	12
死亡＞28 天	4	6
幸存 2 年	256	251
24～31 周分娩患者 2 岁时发育延迟	14（13%）	5（5%）

引自 the GRIT study group. A randomised trial of timed delivery for the compromised preterm fetus: short term outcomes and Bayesian interpretation. *BJOG*. 2003;110:27; and Thornton JG, Hornbuckle J, Vail A, et al. The GRIT study group: Infant well-being at 2 years of age in the Growth Restriction Intervention Trial (GRIT): multicentred randomized trial. *Lancet*. 2004;364:513.

压倒了所有其他的围产期变量。妊娠第 27 周后，当新生儿存活率和整体存活率首次超过 50% 时，出生体重小于 550g 的新生儿死亡风险明显升高[81, 82]。自妊娠第 28 周开始，胎儿静脉多普勒指数的恶化对新生儿存活率产生了独立的影响，同时随着孕周增大，新生儿患病率逐渐降低[73]。孕周也是影响未分娩患者围产期死亡率的重要因素。来自欧洲脐血流和胎儿血流随机试验（Trial of Randomized Umbilical and Fetal Flow in Europe，TRUFFLE）的数据[83]证实，随着孕周增大，妊娠结局有改善趋势。该研究是一项随机临床试验，入组的重度生长受限胎儿根据胎心监护或胎心监护和 DV 检查的结果决定是否终止妊娠，同时以 cCTG 监测作为安全标准（图 30-14）。从本质上说，这就是单一监测指标与联合监测指标（多普勒超声与生物物理监测）的比较。与之前的研究相比，TRUFFLE 研究的新生儿结局明显更好，这可能归功于标准化的管理方法和过去 10 年中新生儿医疗条件的改善[84]。最近发表的一项为期 2 年的随访研究显示，因出现晚期 DV 变化而终止妊娠的胎儿，其结局有明显改善，即尽量延长妊娠时间直至 DV a 波消失或倒置，或达到了 cCTG 的安全标准时，再终止妊娠[84]。

Frigoletto 强调，FGR 中大多数胎儿死亡发生在妊娠 36 周后和分娩发动前。足月后胎儿生长受限干预（Disproportionate Intrauterine Growth Intervention Trial at Term，DIGITAT）随机试验[85]发现，直至妊娠第 38 周前，新生儿患病率依旧是一个问题。因此，在妊娠第 38 周前，即使怀疑生长受限，如无其他明确的终止妊娠指征，也不应考虑分娩[86]。DIGITAT 研究的局限性是缺乏 UA 和 MCA 的多普勒评估和联合监测的评估。

这些研究说明，合并 FGR 的妊娠管理中有几个关键点。患者需要意识到，生长受限胎儿的生存能力和新生儿风险与正常胎儿并不相同。生长受限胎儿尚在宫内时，主要关注缺氧状态进一步进展为酸中毒和胎儿死亡的风险。因此，当这些并发症的风险很高或延长妊娠再无额外受益时，就应考虑终止妊娠。对于尚未足月的生长受限胎儿，当出现与羊水过少相关的反复的晚期减速，或 BPP 小于 6 分、DV 多普勒指数上升超过 3SD、DV a 波反向且出现脐静脉搏动时，酸中毒和胎儿死亡的风险最高。妊娠第 37 周后的生长受限胎儿，当出现"脑保护"、心率反应性消失或 AFV 下降时，意外死亡的风险增加[15]。华盛顿大学研究组最近的一项研究[86]发现，虽然妊娠第 37 周后胎儿死亡的总体风险较低，但妊娠每增加 1 周，胎儿死亡的风险就增加一点；因此，他们建议 FGR 胎儿应于妊娠第 37～38 周终止妊娠。该研究受其回顾性研究性质的限制，并且胎死宫内的胎儿在产前可能未发现其生长受限的情况，并未行多普勒或其他产前监测。

常规管理

在未足月妊娠中，胎儿监测和管理问题最为复杂，因此要求妊娠第 34 周前的胎儿监测结果必须准确可靠。一旦怀疑 FGR，就应该开始适当的胎儿监测，并要求孕妇每天自评胎动；每3～4周超声评估胎儿生长，只要超声显示胎儿头部在持续生长，并且其他监测结果正常，就不需要干预。在这种情况下，需要了解个体化胎儿监测的优势和局限性。NST和胎儿动态指标（胎儿呼吸运动、胎动和肌张力）的监测可确保在检测时胎儿处于健康状态。由于未足月时传统的NST常呈无反应型，因此NST不宜作为胎儿健康监测的独立指标。未足月生长受限胎儿的产前监测应包括UA多普勒检查和完整的BPP评分，以此避免NST独立监测的限制性。如果UA EDV正常，AFV、BPP也正常，产前监测每周1次就足够了。检查频率需根据胎儿状态是否达到前述的终止妊娠指征进行调整。对于未足月生长受限的胎儿，判断分娩时机非常重要，综合多种指标（包括动静脉多普勒检查）的监测方案为评估胎儿健康提供了最全面的方式方法[62, 87]。建议在检查经验丰富的医学中心实施这种综合监测方案。对于妊娠第34周前出现的生长受限，必要时应给予糖皮质激素促肺治疗，持续监测FHR并吸氧治疗。妊娠第34周后，可考虑行羊膜腔穿刺，检测胎肺成熟度以帮助决定分娩时机。妊娠合并SGA时，于妊娠第38～39周分娩是一个选择，但需考虑到在这个孕周时，很难确定胎儿病情是否已恶化。即使经过最佳管理，此类患者仍可能存在由疾病本身导致且无法被治疗的背景患病率。

以下关于SGA胎儿分娩时机的建议主要基于回顾性研究、登记研究和专家意见，相关的随机临床试验比较缺乏或结果不确切。与ACOG一致，下述建议主要针对胎盘功能不全导致的FGR；其他病因（如感染、核型异常）导致的FGR可能需要更加个体化的管理。

1. 妊娠第24～30周

妊娠第24～26周的生长受限胎儿处于围产期，大多因孕妇合并症（如重度先兆子痫等）才需要进行干预。胎儿干预的指征要求很高，必须有强有力的胎儿窘迫和死胎风险的证据才考虑进行干预。此时的管理以个体化为主，即使新生儿可以在NICU中得到最大程度的治疗，其结局也可能很差。需要告知患儿的父母，尽管给予最大限度的治疗，尽最大的努力，围产期死亡率仍超过50%[81, 82]。回顾性研究的结果显示妊娠第29周可能是一个重要的节点，妊娠第29周前，胎龄似乎是新生儿整体存活率最强有力的预测因素，94%的围产期死亡发生在妊娠第29周之前[81, 88, 89]。终止妊娠的指征包括以下一个或多个因素的组合，即胎心监护出现晚期减速、BPP≤4分、DV a波倒置提示胎儿酸中毒。

2. 妊娠第30～34周

有确切的胎儿窘迫证据是终止妊娠的指征之一，在终止妊娠前尽可能完成一个疗程的产前激素治疗。终止妊娠的指征包括以下一个或多个因素的组合：胎心监护出现晚期减速，BPP≤4分，UA EDV倒置，DV a波消失或倒置。根据TRUFFLE研究的标准，妊娠32周后UA EDV消失才可作为终止妊娠的指征。

3. 妊娠第34～37周

妊娠第34～37周，FGR终止妊娠的门槛较低，包括胎儿生长停滞（特别是头部生长停滞）、羊水过少、羊膜腔穿刺示肺已成熟、疾病进展的多普勒超声证据和孕妇合并症与并发症。

4. 妊娠第37周后

如果SGA胎儿一直有适当的生长、多普勒检查各指标正常、AFV正常、产前监测的结果正常，并且孕妇无妊娠期合并症和并发症，则提示这可能是一个正常或仅是体格偏小的胎儿，可考虑在妊娠第38～39周分娩。

十、分娩

未足月的生长受限胎儿需要最高水平的NICU治疗；因此，建议所有早发型FGR患者均应在分娩前转诊至相应机构。由于许多生长受限的胎儿可能发生产时窒息，故在分娩时需要持续的FHR监测。原则上，分娩方式由胎儿和孕妇的病情严重程度和其他产科因素共同决定。如果孕妇和胎儿病情无法耐受经阴道分娩，则不需试产，可考虑直接剖宫产，例如产前发现胎儿酸中毒的证据、自发性晚期减速或轻度宫缩即伴随晚期减速。此外，UA舒张末期血流消失和反向与产时胎儿窘迫风险增加相关。因此，这些重度生长受限的胎儿通常需考虑剖宫产终止妊娠。在胎儿检测结果不太异常的情况下，尤其在孕周较大时，分娩方式的选择基于孕妇的Bishop评分、羊水量和估计引产可能出现的困难。一些研究者认为，FGR是使用前列腺素促宫颈成熟的相对禁忌证。如果考虑促宫颈成熟，可于引产前行缩宫素激惹试验以评估阴道分娩的可行性和安全性。使用药物或机械的方法促宫颈成熟，加上产程中左侧卧位及吸氧，可以增加阴道分娩的成功率。FGR胎儿在分娩过程中胎心监护无晚期减速是结局良好的预测指标。然而，生长受限胎儿如出现晚期减速，发生窒息的风险会远高于正常发育的胎儿。

十一、结局

FGR可暂时性和（或）永久性地影响新生儿的健康。疾病对新生儿出生时和新生儿期的潜在影响已被广泛研究，围产期疾病对中期和远期健康的额外影响也逐渐显现出来。母体疾病的胎儿起源相关研究指出，暴露于恶劣的宫内环境可能是成年期心血管疾病和内分泌紊乱的一个诱发因素（见第26章）。了解这些远期影响对管理策略的制订有重要影响，现今的管理策略重心已经从降低胎儿和新生儿患病率逐渐转向了改善胎儿的中期和长期结局。因此，探讨FGR胎儿产后结局的研究最好分为着眼于短期结局的研究和着眼于长期结局的研究。

（一）短期结局

早期研究评估FGR与新生儿发病率之间的关系，提示FGR可能有保护作用，但之后的随访研究并不支持这一发现。根据胎龄匹配的SGA胎儿与AGA胎儿相比，其胎肺成熟度指数和需要呼吸机支持的比例并无差异。近期的几项大型试验表明，生长受限新生儿出现RDS、坏死性小肠结肠炎（necrotizing enterocolitis，NEC）、IVH、凝血障碍和多器官衰竭的可能性显著增加[90, 91]，死亡率也同样偏高。这些数据应该足以让FGR与新生儿患病减少相关这一错误观念消失。其他必须考虑到的新生儿疾病包括胎粪吸入、低血糖和电解质异常。

与生长正常的新生儿相比，合并FGR的新生儿更容易发生胎粪吸入，并且多发生于妊娠34周后。宫内缺氧导致胎儿在宫内出现喘息，这可能是导致胎粪吸入的原因之一。过去常在分娩时使用DeLee导管小心地抽吸新生儿的鼻咽和口咽部，以减少胎粪吸入并发症的发生；然而，近期的研究数据显示情况并非如此。分娩时可通过直接喉镜检查和抽吸进行气道清理。为了在分娩当时及时处理相关的新生儿问题，如果可疑FGR的胎儿即将分娩，儿科医师应在产房提供适当的儿科支持。

生长受限的婴儿也常发生低血糖，这是由于其糖原储备不足，且糖异生途径对低血糖的敏感性低于正常婴儿[90]。因存在低血糖风险，对所有生长受限的婴儿应进行频繁的血糖监测。低钙血症是FGR另一个常见的问题，可能是由相对性的甲状旁腺功能减退或胎儿宫内酸中毒引起；组织分解引起的高磷血症也可能是原因之一。因低血钙的症状无特异性，并且与低血糖的症状相似，故需要对新生儿进行频繁的血钙监测。

因肾功能受损导致的低钠血症在生长受限的婴儿中较常发生。与FGR相关的肾脏并发症可能归因于胎儿缺氧；缺氧导致中枢神经系统损伤，进一步导致了抗利尿激素的异常分泌[90]。

生长受限的新生儿发生红细胞增多症、贫血、血小板减少和复杂血液系统疾病的风险增加，并且这些问题可能会持续至生后很长时间[10]。与体重匹配的对照组相比，生长受限婴儿发生红细胞增多症的风险增加3~4倍。红细胞增多症的主要原因是缺氧刺激红细胞的产生和宫内缺氧时胎盘的血容量转移至胎儿血循环。因此，如果在分娩过程中出现缺氧，这些婴儿会产生更多的红细胞以供给自身。红细胞增多会导致红细胞分解增加，从而导致这些婴儿高胆红素血症的发生率升高。红细胞增多是高黏血症的诊断标准之一，但不一定会引起高黏血症，高黏血症可导致毛细血管床的淤积和血栓形成。这可能影响婴儿的多个器官系统，并导致肺动脉高压、脑梗死和NEC。贫血可见于生长受限合并胎盘血流明显异常的早产儿，并且贫血常伴有血小板的减少。如果脐动脉EDV消失，血小板减少的风险增加10倍以上。造成这些异常的可能原因包括无功能红细胞的产生和胎盘对血小板和红细胞的消耗。患有这种复杂血液系疾病的新生儿，尽管多次给予替代的血液制品，却仍然无法维持其血细胞计数。

体温过低是生长受限婴儿的另一个常见问题，由继发于宫内营养不良的脂肪储积减少引起[90]。如果未被发现和治疗，体温过低可能会导致生长受限胎儿本就不稳定的代谢状态出现进一步恶化。

最后，由于胎儿期和新生儿期可能出现多种并发症，生长受限的新生儿围产期死亡风险可能增加。研究报道的围产期死亡率差异较大，但都与所接受的围产期管理明显相关：接受最佳产时和新生儿管理的婴儿，其围产期死亡率明显低于未接受此类管理的对照组（以年龄匹配）[91]。

（二）长期结局

分娩后，生长受限婴儿的最终生长潜力似乎整体见好。在几个纵向研究中，都观察到了出生后追赶生长的现象，这表明，这些婴儿的生长曲线可能正常，并且成年后体型虽然略微偏小，但整体正常。在一项对出生时体重低于 1500g 的儿童为期 8 年的随访调查中，75% 的生长受限婴儿后来的身高和体重超过了第 10 百分位数[92]。出生体重低于第 3 百分位数的婴儿中，有 60% 在 8 岁时体重达到了第 25 百分位数。但是，在 8 年的随访中，胎儿期头围偏小的患儿，有 50% 尽管身高和体重达到正常水平，但 HC 仍低于第 10 百分位数[92]。其他研究者发现，生长受限的婴儿在婴儿早期就经历了一段时间的追赶生长，但在 47 个月时仍处在第 25 百分位数附近；出生体重小于 1250g 的患儿，在其 1 岁时有 38%~46% 的身高和体重仍小于第 3 百分位数[93]。一般来说，在临近终止妊娠时发生生长受限的婴儿在出生后往往会出现追赶生长；但是，那些起病较早、宫内生长受限时间较长的胎儿，出生后生长依旧较正常落后。

FGR 胎儿远期神经系统后遗症的问题仍未得到妥善解决。1972 年，Fitzhardinge 等[94]评估了 96 名生长受限婴儿的远期发育，发现 50% 的男性和 36% 的女性在学习上表现不佳，总体上有 25% 的患儿出现了轻微的脑功能障碍。严重的神经功能障碍则少得多。其他研究表明，低出生体重和胎龄小是脑瘫的危险因素。不过，绝大多数脑瘫患儿并没有生长受限。

Low 等的研究数据表明，生长受限胎儿的产时监测有积极的作用[95]，88 名生长受限胎儿没有出现严重的神经后遗症。与生长正常的对照组相比，生长受限的婴儿智力发育存在明显滞后，尤其是出生体重低于 2300g 的婴儿。这项研究与其他 LBW 婴儿的相关研究结果一致，即 HC 低于第 10 百分位数的生长受限婴儿出现严重神经系统后遗症的数量是正常婴儿的 2~3 倍。其他研究也发现，足月婴儿如合并 FGR 且 HC 低于均值 -2SD，其在 7 岁时的智力和视觉运动发育测试结果明显比对照组差[96]。Walther 等开展的一项研究，针对在围产期合并 FGR 而尤其他合并症的 7 岁儿童，研究显示，当与对照组（根据社会阶层匹配）相比时，其多动症、注意力不集中和行为笨拙的比例增加。Robertson 等进行了一项研究，以社会经济地位匹配 8 岁儿童，对其学习表现进行研究，结果显示，与对照组相比，未足月的生长受限儿童有多动症的倾向。Low 等[97]的研究表明，在 9—11 岁的孩子中，只有 FGR 和社会经济地位是学习缺陷的独立危险因素，而通过 UA 酸碱状态评估的产时胎儿缺氧与学习缺陷无关。

探讨神经系统发育与产前监测参数相关性的研究很少。一项研究评估了生长受限早产儿 2 岁后的发育结局，发现分娩时的胎龄、出生体重和 UA EDV 反向是运动和神经感觉性疾病的主要影响因素。有趣的是，胎儿静脉多普勒指数或生物物理参数的恶化对神经系统发育没有明确的影响[98]。

从这些评估数据中可以发现，神经系统的长期结局主要取决于生长受限的程度，尤其是 FGR 对头部发育的影响、FGR 的发病时间、婴儿出生时的胎龄，以及出生后的环境。发生于妊娠 10~17 周的早期宫内损伤可能影响胎儿神经细胞的增殖，对神经系统功能有深远的影响。在孕晚期，大脑发育的特点是胶质细胞增殖、树突分枝、突触连接的建立和髓鞘化，所有这些都会持续至出生后 2 年。因此，孕晚期发生的生长受限在一段时间后有可能会恢复。与生长受限的早产儿相比，生长适宜的早产儿神经系统发育更正常，严重的神经系统缺陷更少。与出生体重正常的成熟婴儿相比，合并 FGR 的成熟婴儿的发育节点和神经系统发育过程相似。这也反映出现代医疗对生长受限的认知明显促进了针对 FGR 的监测、产前管理、产时治疗和早期儿科干预。生长受限的早产儿发生宫内缺氧和其他所有新生儿并发症的易感性增加。如果生长受限合并妊娠 26 周前的头部生长迟缓，即使出生时胎儿已成熟，在 4 岁时也可能表现出显著的发育迟缓。总而言之，这些发现令人担忧，它强调在分娩管理出现问题之前，宫内环境对胎儿神经系统的发育已产生了重大影响。因此，干预试验不太可能证明分娩时机对胎儿的神经系统发育有重大影响[98]。

在过去的 10~15 年妊娠期间生长受限胎儿的程序化受到了相当多的关注。出生时生长受限的婴儿患代谢综合征、肥胖、高血压、糖尿病和冠心病诱发的脑卒中风险明显增加。胎儿程序化和 FGR 成人结局的更深层次的探讨见第 2 章。

▶ 要 点

- 虽然术语 FGR、IGR 和 SGA 可以互换使用，但 IGR 和 FGR 主要描述病理状态的胎儿偏小，而 SGA 则描述胎儿小于某一特定界值，但不是异常的病理状态。
- FGR 是围产期患病率、死亡率增加及生后近期和远期患病率增加的主要原因之一。
- 尽管目前仅以胎儿大小来定义 FGR，但其四种主要病因（非整倍体、病毒感染、遗传综合征和胎盘功能障碍）造成的结局截然不同。
- 明确由胎盘功能不全导致的生长受限需要进行全面检查，包括测量胎儿腹围、脐动脉多普勒检查和排除胎儿畸形，并可进行侵入性检查以检测非整倍体和病毒感染。
- 胎儿腹围小、结构正常、羊水量少或正常及脐动脉多普勒异常，这四者结合起来强烈提示胎盘功能不全。
- 通过适当的产前监测，可降低 FGR 导致的围产期死亡率，因此应仔细监测所有存在 FGR 风险的妊娠。
- 胎儿生物物理参数和心血管参数的恶化呈现相对可预测的模式，从早期到晚期的进展可用于预测胎儿的酸碱失衡和死亡风险。
- 未足月 FGR 的产前监测需要结合多种检测方法以提供足够准确的胎儿评估，从而指导干预。
- 在合并 FGR 的早产儿中，终止妊娠的指征受胎龄的严格影响。

第31章 妊娠期间的外科手术
Surgery During Pregnancy

Nadav Schwartz　Jack Ludmir　著

马琳琳　译　韦晓宁　校

英汉对照

American College of Obstetricians and Gynecologists	ACOG	美国妇产科医师学会
as low as reasonably achievable	ALARA	最低合理可行
Association of Professor of Gynecology and Obstetrics	APGO	妇产科教授协会
computed tomography	CT	计算机断层扫描
fetal heart rate	FHR	胎心率
intrauterine growth restriction	IUGR	宫内生长受限
last menstrual period	LMP	末次月经
magnetic resonance imaging	MRI	磁共振成像
Society of American Gastrointestinal and Endoscopic Surgeons	SAGES	美国胃肠和内镜外科医生协会

摘　要

妊娠期非产科手术相对安全。需要了解妊娠期的生理变化，需要产科医生、外科医生、麻醉师和儿科医生参与的多学科合作。腹腔镜手术是常见的。

关键词

附件肿物；麻醉；阑尾切除术；减肥手术；心血管手术；胆囊切除术；诊断性辐射；腹腔镜；肾结石；神经外科手术；肥胖

约 1/5 的女性在妊娠期间需要进行非产科手术[1]。妊娠期手术患者的医疗需要涉及多个学科，包括产科医生、外科医生、麻醉医生和儿科医生。处理可能需要外科手术的妊娠期女性时，可能会出现许多特殊的挑战。对此类患者的评估常常受妊娠生理变化的影响，同时需兼顾胎儿健康和继续妊娠的潜在风险。新型影像学诊断方式的引入提高了我们的诊断能力，但是，其在妊娠期间使用的安全性仍有待持续评估。在本章中，我们将重点关注：①评估妊娠患者时，临床医生需要注意特殊的妊娠生理和解剖改变；②评估妊娠女性时存在诊断学方面的挑战，尤其是放射学研究；③在妊娠期间进行手术麻醉时出现的特有问题；④必须行非产科手术时，其对妊娠的潜在风险。尽管一些更常见的妊娠期手术指征在其他章节进行了更为详细的讨论，包括外伤、阑尾炎和胆囊炎（见第 32 章）；本章我们依然讨论了妊娠期间越来越常见的一些临床情况，包括腹腔镜的使用、附件肿物的评估和治疗、与肥胖和减肥手术相关的问题、与心脏和神经外科手术相关的挑战，以及妊娠期肾结石的治疗。

一、孕产妇生理

在评估妊娠患者的腹部症状时，妊娠引起的母体生理和解剖结构的变化可能会混淆临床判断。在没有腹腔病变的情况下，腹部不适、恶心、呕吐、腹泻和便秘也经常在妊娠期间出现。此外，在非妊娠患者中通常被视为异常的实验室改变在妊娠状态下可能是正常的。因此，在评估出现腹部不适和胃肠道症状的妊娠期女性时，熟悉这些变化非常必要（见第 3 章）。

妊娠会导致心血管、血液和呼吸系统生理发生显著变化。妊娠期心血管系统的适应性改变包括心输出量、心率和血容量的显著增加[2, 3]。与非妊娠状态相比，心率的增加可达每分钟 15～20 次，因此，可能很难确定轻度心动过速是生理性的还是与潜在的病理情况有关。

妊娠期间，呼吸系统的生理功能也会发生改变。妊娠子宫导致功能残气量和总肺活量降低。此外，孕酮对呼吸驱动的刺激作用导致潮气量和每分通气量增加。值得注意的是，呼吸频率保持不变。因此，妊娠与相对过度换气和轻度呼吸性碱中毒有关。

妊娠期女性的腹部体格检查又是一个特有挑战。妊娠 12 周后增大的妊娠子宫成为腹部器官，并可能移位或压迫其他部位的腹腔器官，使疼痛定位困难。例如，阑尾逐渐向上移位，直到产后 1～2 周才恢复到原来的位置[4]。而且，尽管位置发生了变化，妊娠期阑尾炎最一致和最可靠的症状仍然是右下腹疼痛[5, 6]。阑尾炎其他典型体征和症状（如恶心、呕吐和白细胞增多）可能是妊娠期的正常表现。同样，体格检查发现，在妊娠期间，反跳痛可能不是腹膜炎的可靠指征[7, 8]，而腹部压痛又可能是妊娠特发性并发症

的体征，如绒毛膜羊膜炎或胎盘早剥。因此，妊娠期腹痛的评估可能是一个具有挑战性的诊断学难题。

妊娠子宫也可能影响腹腔器官的诊断性成像。孕早期过后，母体附件向头侧移位，可能难以利用超声成像。子宫不断增大所引起的解剖学变化可能会干扰对诊断性影像的解释。例如，妊娠期常见的轻度至中度输尿管积水，是继发于子宫压迫输尿管远端和孕酮诱导的平滑肌松弛。妊娠期肾盂肾炎和肾结石的发病率均增加，因此，一定程度的上尿路扩张通常是正常现象，认识到这一点很重要。

正常妊娠期，实验室结果也会有变化（见第 3 章和第 60 章）。母体血容量的增加与红细胞量的增加不成比例，这会导致妊娠期稀释性贫血，尤其是在妊娠后期。评估接受腹部手术的妊娠患者时，这种生理性贫血可能被误认为是隐匿性失血。妊娠期还会出现外周血白细胞计数的进行性升高，孕中期的平均值为 14 000 个 /mm^3。这种生理性白细胞增多、心动过速和贫血，可能会混淆临床表现并导致错误的诊断。

总之，妊娠期生理学改变和诊断性评估的变化，使得有相关症状的孕妇的病情评估复杂化。识别潜在的疾病并及时做出诊断至关重要，以便实施适当的处理。

二、诊断性影像

评估妊娠期女性时，一个常见问题是诊断性放射学检查的安全性。在考虑影像学相关的潜在风险时，重要的是寻求平衡，即任何潜在伤害与错误诊断或延迟诊断相关的重大风险之间的平衡。还要认识到另一关键点，即未能及时准确地诊断出严重疾病可能对女性及其胎儿造成重大伤害。

（一）电离辐射

与诊断性影像相关的重要问题是发育中的胎儿暴露于电离辐射。造成胎儿风险的关键因素是胎儿所受辐射剂量和暴露时的胎龄（表 31-1，第 7 章）。在孕早期，即受孕的前 2 周内，通常被认为辐射引起的任何显著的细胞损伤都会导致流产，这被认为是一种"全或无"现象；也就是说，如果胎儿在早期暴露后仍能存活，则预计不会产生不利影响。超过 50mGy［5rad（1mGy=0.1rad）］的辐射剂量才可能导致胚胎死亡。受孕后 2～8 周对致畸性特别敏

感，因为该时期是器官发生时期。在这个阶段，胚胎对辐射致死的抵抗力更强，需要 250～500mGy（25～50rad）以上的剂量才能导致胚胎死亡[9, 10]。

表 31-1　不同孕龄的辐射暴露对胎儿的影响

孕龄（从末次月经算起）	不良影响	估计最小放射剂量
3～4 周（受孕后最初 2 周）	胚胎死亡（"全或无"）	5～20cGy
5～8 周	死亡，先天异常，IUGR	20～50cGy
9～15[a] 周	IUGR，小头畸形，严重智力障碍[b]	6～50cGy
16～25 周	智力障碍	25～150cGy

a. 对辐射损伤最敏感的神经元发育时期
b. 在此期间暴露于 1Gy 的辐射与 IQ 损失 30 分有关
IUGR. 宫内生长受限
引自 Brent RL. Saving lives and changing family histories: appropriate counseling of pregnant women and men and women of reproductive age, concerning the risk of diagnostic radiation exposures during and before pregnancy. Am J Obstet Gynecol. 2009;200:4–24; and Patel SJ, Reede DL, Katz DS, et al. Imaging the pregnant patient for nonobstetric conditions: algorithms and radiation dose considerations. *Radiographics.* 2007;27:1705–1722.

胎儿中枢神经系统在 8～25 周，尤其是在 8～15 周期间对辐射损伤敏感，因为这是神经元快速发育的时期。然而，需要较前更高的辐射剂量才能造成显著的损害。超过 25 周，胎儿对辐射相关异常具有相当程度的耐受力[9, 10]。

除了致畸风险外，电离辐射对发育中胎儿的潜在致癌作用也令人担忧。某些学者估计，与基线相比，每暴露于 1cGy，儿童白血病和其他癌症的发病率可能会增加约 0.06%[11]。鉴于较低的背景风险，诊断剂量的辐射似乎不会显著增加胎儿的绝对风险[9, 12]。此外，胎儿暴露于诊断性辐射剂量与儿童白血病之间的因果关系也受到质疑[9]。

表 31-2 显示了各种常用的诊断性影像学检查的胎儿辐射暴露估计剂量[12-14]。需要重点注意的是，这些诊断性研究中的任何一项，其辐射暴露剂量都远低于致畸风险的剂量阈值。因此，在评估有明显临床症状的孕妇时，应让患者放心，诊断性影像学检查对胎儿的辐射暴露不会对胎儿造成重大危害[15, 16]。临床医生必须熟悉常用检查方法所带来的相对辐射剂量，因为此信息可能有助于决定选择某种方法而非另一种。当临床适用时，应考虑其他不涉及电离辐射的诊断方式，如超声或磁共振成像。ALARA 原则（最低合理可行）适用于母亲和婴儿。最优的计算机断层扫描方案、适当的屏蔽和基于辐射量的影像应用仍然是重要的原则。

表 31-2　常用诊断性放射学研究中的估计胎儿暴露剂量

放射学研究	估计胎儿暴露剂量[a]（cGy）
胸部 X 线（后前位，侧位）	0.0002
腹部 X 线	0.1～0.3
头部 CT	0.0005
胸部 CT	0.002～0.02
腹部 CT	0.4～0.8
腹盆 CT	2.5～3.5
腹盆 CT（结石方案）	1
通气扫描	0.007～0.05
灌注扫描	0.04
静脉肾盂造影	0.6～1.0
骨扫描	0.3～0.5
正电子发射扫描	1.0～1.5
甲状腺扫描	0.01～0.02
乳腺 X 线检查	0.007～0.02
小肠序列	0.7
钡灌肠	0.7

a. 根据患者病情的严重程度、孕周和咨询可用性，在手术前后进行产科咨询
围术期不应预防性使用宫缩抑制药，但当出现早产迹象时，应与产科会诊，考虑使用宫缩抑制药
CT. 计算机断层扫描
引自 Yumi H. Guidelines for diagnosis, treatment, and use of laparoscopy for surgical problems during pregnancy: *Surg Endosc.* 2008;22:849–861.

不仅胎儿暴露存在潜在风险，还应意识到，与其他成年人相比，孕妇对辐射的敏感性可能更高。例如，评估疑似肺栓塞的孕妇时，目前通常建议对

胸片正常的患者进行通气-灌注检查而不是CT扫描。尽管胎儿的辐射暴露剂量同样低，但CT扫描使母体乳房和肺部的暴露量显著增加[17]。因此，不仅要告知患者不应认为单一的诊断性检查对胎儿有害，还应根据母体的获益来确定是否需要进行影像学检查。

使用实时放射线成像的透视技术越来越多地用于众多诊断和治疗过程中。例如，妊娠期心血管合并症越来越常见，诊断性心导管插入术、电生理学研究、消融手术和心脏瓣膜干预都通过荧光介导。胎儿的绝对暴露量因手术而异，但大多数可以在妊娠期间安全进行[18]。可以通过控制诸多变量来限制母体和胎儿的辐射暴露，遵守妊娠期间的ALARA原则[19]。

总而言之，孕妇使用诊断性辐射需要充分的患者咨询，以减少对胎儿损害的担忧，并在任何小的潜在风险与准确及时诊断的需要之间寻求平衡。美国妇产科医师学会认为，"应告知女性，单一诊断程序中的X线照射不会对胎儿造成有害影响。具体而言，50mGy（5rad）以下的暴露量与胎儿异常或流产的增加无关[12]。"

（二）超声

在评估出现急性腹痛的孕妇时，超声仍然是首选的影像学检查方式。超声检查使用声波，不是电离辐射。虽然超声确实有可能将能量转移到被成像的组织[20]，但尚无诊断性超声检查对胎儿存在不利影响的报道。尽管如此，应注意妊娠期间的热学指数和机械指数。总体上，超声检查的安全性和多功能性使其成为妊娠期间解决当前临床问题的一线诊断工具。

（三）磁共振成像

妊娠期间MRI的应用具有许多优点。像超声波一样，MRI不存在电离辐射，并无对母亲或胎儿造成有害影响的报道。近年来，随着图像质量和可用性的提高，MRI的使用范围已大大扩展。例如，已证实MRI可用于肾上腺肿瘤、子宫和卵巢肿块、胃肠道病变和腹膜后病变等情况的评估，而避免了与CT扫描有关的辐射暴露[21]。

（四）妊娠期的对比剂

众所周知，常用的放射性对比剂（如低渗碘对比剂）会穿过胎盘并随胎儿尿液排出体外。总体上，认为少量和短暂性接触不会对胎儿产生任何致畸作用。尚未观察到临床使用剂量对胎儿甲状腺功能存在理论上的影响，因此，没必要对妊娠期暴露于这些药物的胎儿进行特殊的新生儿监测[22]。

尚未观察到妊娠期间使用基于钆的对比剂所带来的已知不良反应。此外，来自妊娠期暴露的有限数据并未显示任何已证实的危害；因此，对患者或胎儿的显著益处超过理论危害的临床情况下，可以考虑使用钆对比剂。然而，鉴于钆可以在羊水中浓缩且半衰期较长，目前的建议并不支持在妊娠期间常规使用钆对比剂[22]。

三、非产科手术期间的麻醉

妊娠期间需要麻醉时，重点需要考虑的是可能影响麻醉安全性和有效性的妊娠期生理变化。

（一）麻醉和妊娠生理学

如前所述（见第3章），妊娠期许多明显的生理变化对妊娠期间安全有效的麻醉产生了深远的影响。例如，接受全身麻醉的孕妇发生误吸的风险增加。妊娠期胃排空时间延长，尤其是孕晚期和肥胖女性[28]。此外，在胃食管交界处存在孕酮介导的张力减弱。因此，降低误吸风险的策略必不可少，如术前禁食、抗酸预防（如30ml枸橼酸钠）和气道保护。在某些情况下，还应考虑使用H_2受体阻滞药或胃动力剂（如甲氧氯普胺）或两者同时使用。

妊娠期间，口咽水肿和声门开口变窄很常见，这会影响插管安全进入气道，尤其是在紧急情况下。Mallampati气道检查通常用于评估气道并预测插管难度，从低风险气道（Ⅰ级）到高风险气道（Ⅳ级）（图31-1）[29]。与孕早期相比，足月时Ⅳ级Mallampati气道所占比例增加了34%[30]。这些变化在孕晚期、肥胖女性和先兆子痫女性中更为明显。

妊娠期最重要的一个生理现象与妊娠子宫压迫主动脉下腔静脉有关，尤其是在仰卧位时。在妊娠后期，这导致前负荷和心输出量降低，进而导致子宫和胎盘灌注减少。此外，下肢静脉淤血会增加静脉血栓栓塞的风险。因此，对于接受外科手术的孕妇来说，采取倾斜位来将妊娠子宫移到一侧，在一定程度上减轻压迫，这是必不可少的。通常可以通过在右侧臀部下方放置一个楔形垫子来实现。

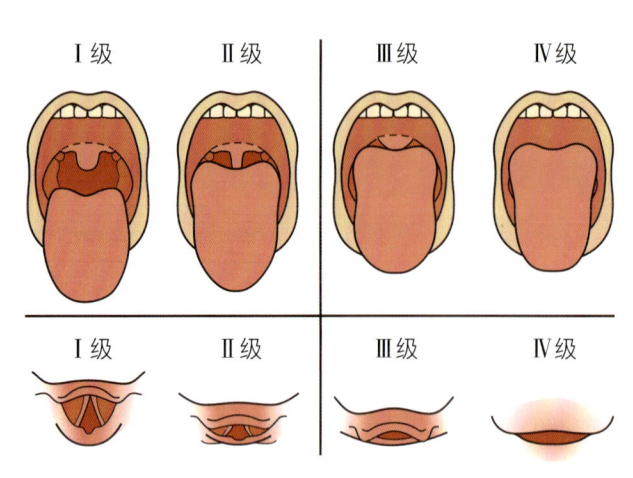

▲ 图 31-1 Mallampati 气道分级及相应喉镜下声门视图

改编自 Hughes SC, Levinson, G, Rosen MA, eds. *Shnider & Levinson's Anesthesia for Obstetrics*. 4th ed. Philadelphia: Lippincott Williams & Wilkins; 2002.

（二）麻醉和致畸性

与任何产前暴露的潜在致畸性一样，大部分数据仅限于系列病例和登记处的回顾性信息。然而，着眼于药物致畸性的前瞻性研究在伦理上或逻辑上都不可行；因此，必须根据现有数据为患者提供咨询，并承认其固有的局限性。

几项早期研究提出了一种可能性，即在孕早期接触麻醉药可能会增加中枢神经系统畸形的风险[23, 24]；然而，这些研究所使用的方法受到了质疑，随后的研究亦不支持其发现[25]。

大多数研究令人消除顾虑，其结论认为，孕早期进行外科手术不太可能造成明显的先天性畸形风险[25, 26]。例如，Mazze 和 Kallen[26] 描述了来自瑞典出生登记处的 5405 名妊娠期间接受非产科手术的孕妇，其中 40% 的手术发生在孕早期。他们发现，与未接受手术者相比，妊娠期间接受手术者的后代先天畸形的发生率没有显著差异。此外，一项更近期的系统回顾纳入了 12 000 多例接受非产科手术的妊娠，其报道的先天性畸形总体发生率为 2%，其中在孕早期进行手术者畸形发生率为 3.9%[27]。尽管该综述中没有可用的对照组，但观察到的畸形率在一般人群的预期范围内。尽管现有最佳数据认为，妊娠期间接受非产科手术和麻醉者的畸形风险没有显著增加，但最好还是将大多数手术干预推迟到孕中期，此阶段理论上的致畸风险及自然流产的风险均进一步降低。

（三）全身麻醉和神经发育结果

最近，FDA 发布了一项安全性公告，关于 3 岁以下儿童和孕晚期孕妇长期或重复使用多种全身麻醉药和镇静药物[31]。该公告基于动物和人类数据，引发了人们的担忧，即对此类药物暴露 3h 以上会引发神经细胞损失。然而，人类数据仅限于儿科人群，妊娠动物研究包括 5~24h 的持续性药物暴露，远远超过了几乎所有妊娠期间外科手术的持续时间。ACOG 和 FDA 都澄清说，当有医学指征时，不应延迟或拒绝对孕妇进行手术治疗。仍需在该领域进行更多研究[32]。

四、非产科手术和妊娠结局

最近，美国外科医师学会利用 2006 年 1 月—2011 年 12 月期间的国家外科质量改进参与者数据（National Surgical Quality Improvement Participant Data），对非产科手术后的妊娠结局进行了综述。匹配了接受手术的 2539 名妊娠女性与 2539 名非孕女性。63 项围术期特征均没有差异。30 天死亡率相似（妊娠女性为 0.4%，非孕女性为 0.3%，$P=0.82$）。组间的总体发病率没有差异（6.6% vs. 7.4%，$P=0.30$）[33]。

Cohen-Kerem 及其同事[27] 的综述纳入了 12 452 例接受妊娠期非产科手术的病例。总体上，他们发现手术干预导致 3.5% 的胎儿分娩，但他们无法区分这是由手术本身还是由需要手术干预的潜在疾病所造成的。缺乏匹配对照限制了其对数据的解释，但仍然支持了以下结论：大多数接受非产科手术的妊娠女性妊娠结局良好。总之，有理由让有妊娠期手术需求的妊娠女性放心，总体死亡率和发病率与非妊娠状态相似，并且围产期不良结局相对较少。在半择期手术的情况下，如附件肿块增大或难治性胆绞痛，将手术推迟到孕早期之后仍然需要非常谨慎，尽管那时自发性流产的风险降低，并且可以避免担心理论上的致畸性。同样，在妊娠中晚期和晚期进行手术可能会影响手术视野并增加早产风险。因此，对于不能安全推迟至妊娠结束的手术而言，孕中期的早期阶段被认为是择期手术的最佳时间。

五、胎儿监护

孕妇需行非产科手术干预时，是否应该在术中进行持续的胎儿监测是一个有争议的问题[34-35]。倾向于监测的因素包括手术期间胎儿心率和子宫活动的潜在变化，以及在胎儿出现持续不可靠状态的情况下可能进行干预。此外，妊娠女性的子宫灌注可能处于极高风险之下，FHR 的变化可能有助于指导如何优化母亲状态，如心血管[36]和肺部手术[37]、需要俯卧位的手术[38]。

另一方面，对极早产胎儿胎心率的记录结果进行解释可能特别不可靠。此外，偶尔会看到 FHR 监测的变化（如变异减速和胎心基线下降），这通常是一过性的，不是胎儿受损的迹象。因此，持续的术中胎儿监测可能会导致不必要的紧急剖宫产。此外，进行紧急剖宫产会使正在进行的非产科手术复杂化，并且有可能显著增加产妇病率。妇产科教授协会（Association of Professors of Gynecology and Obstetrics，APGO）最近的一项调查发现，大多数受访者并不常规进行术中胎儿监测，而只是在术前和术后监测胎儿[39]。因此，ACOG 建议，对于可存活胎儿，至少应在手术前后进行胎儿监测。然而，在某些情况下，可以在咨询产科医生后决定是否进行术中监测，产科医生可以为面临手术的孕妇提供恰当的建议，并根据胎龄、手术类型和可用设施等因素做出个性化决定[40-41]。

六、妊娠期腹腔镜检查

尽管妊娠期腹腔镜检查的安全性已被广泛接受，但必须考虑几个妊娠期特殊的重要因素。气腹会进一步降低功能残气量，并可能导致通气 – 灌注不匹配和高碳酸血症。头低脚高位会进一步加剧这些影响。Bhavani Shankar 及其同事[42]的前瞻性数据证明，呼气末二氧化碳压力与动脉 PCO_2 密切相关，而维持呼气末二氧化碳压力为 32mmHg 左右和收缩压在基线的 20% 以内可有效预防腹腔镜检查期间的呼吸性酸中毒。再次强调，产妇左侧卧位对于妊娠子宫至关重要，这有助于缓解主动脉腔的压迫并优化心输出量。

在手术过程中，获得足够的腹腔镜视野所需的腹内压力对孕妇和胎儿都有显著的生理影响。早期的动物研究表明，心输出量随着腹腔内压力的增加而减少。Reedy 及其同事[43]用狒狒进行腹腔镜研究，比较 10mmHg 和 20mmHg 的腹内压。在较高压力下，肺毛细血管楔压、中心静脉压、肺动脉压和气道峰压数值均明显增加。此外，还需要显著增加呼吸机频率以维持氧合和呼气末 CO_2。20mmHg 的压力也与呼吸性酸中毒风险增加有关。类似研究表明，压力超过 15mmHg 时，母体和胎儿的生理功能都会发生显著变化[42]。所以，尽管较低的充气压力可能会导致手术视野受限，但尽力将充气压力保持在 15mmHg 以下还是很重要的。如果需要更高的压力来安全地完成手术，则建议定期释放气腹以允许生理功能恢复。这对于肥胖患者尤其重要，她们通常需要更高的压力来抵消前腹壁的重量。尽管已建议各种技术的应用，以避免腹腔镜检查期间较高的腹腔压力，如无气腹腔镜检查[44]和机械提升牵开器[45]，但它们尚未得到广泛应用。

（一）妊娠期腹腔镜入路技术

虽然传统的入路方法一直使用 Veress 针，但已有各种其他封闭和开放技术的应用性建议，来降低非产科腹腔镜手术中的进腹并发症的发生率。然而，文献综述并未证明各种方法在并发症方面存在显著差异[46,47]。另外，有报道称，Veress 针意外置入妊娠 21 周的子宫，随后出现肺炎和妊娠丢失[48]。因此，在妊娠后半期使用开放式方法需谨慎。美国胃肠道和内镜外科医生协会（Society of American Gastrointestinal and Endoscopic Surgeons，SAGES）指南支持使用任何技术进行腹腔镜入路，前提是进入的位置需经过调整，以适应妊娠子宫（框 31-1）[49]。在妊娠后期进行手术可能需要将初始套管置入左上腹。妊娠期腹腔镜手术可安全实施的胎龄上限尚未确定。有些学者担心妊娠子宫所占空间过大，因此建议在孕晚期避免进行腹腔镜检查[50]。然而，当前的实践指南并没有强加这样的限制，因此，关于最佳手术方法的决定应该因人而异[40]。

（二）腹腔镜检查和妊娠结局

源自瑞典出生登记处的数据分析证实了妊娠期腹腔镜检查的安全性。Reedy 和同事[51]比较了 2181 例在妊娠 4~20 周期间接受腹腔镜检查的孕妇与 1522 例接受剖腹手术的孕妇的胎儿结局。所考虑到的所有胎儿结局均未发现差异。其他几个系列研究进一步支持妊娠期腹腔镜检查的安全性[52]。然而，数项已发表的报道和病例也引起了人们的担忧，即在妊娠期间进行腹腔镜检查可能会增加不良结果的风险[53]。

> **框 31-1　美国胃肠和内镜外科医生协会关于妊娠期腹腔镜检查的相关指南**
>
> - 经选择的用于妊娠期急性腹部疾病的诊断和治疗时,诊断性腹腔镜检查是安全有效的
> - 在妊娠和非妊娠急腹症患者中,腹腔镜治疗具有相同的适应证
> - 腹腔镜检查可以在妊娠的任何阶段安全使用
> - 应将妊娠患者置于左侧卧位,以尽量减少对下腔静脉和主动脉的压迫
> - 如果已根据宫底高度、先前的切口和外科医生的经验调整初始入路位置,则可以使用开放式(Hassan)、Veress针或光学套管针技术安全地置入首个套管
> - 10~15mmHg 的 CO_2 气腹可以安全地用于妊娠患者的腹腔镜检查。腹内压应足够提供满意的视野
> - 妊娠患者腹腔镜检查期间应使用二氧化碳图监测术中 CO_2
> - 推荐术中和术后充气加压装置和术后早期下床活动,用于预防妊娠患者的深静脉血栓形成
> - 无论妊娠期别,腹腔镜胆囊切除术是患有胆囊疾病的妊娠患者的首选治疗方法
> - 怀疑有阑尾炎的孕妇可以安全地进行腹腔镜阑尾切除术
> - 在有指征及采取标准预防措施的孕妇中,腹腔镜肾上腺切除术、肾切除术和脾切除术是安全的
> - 对于有症状的附件囊性肿块的妊娠患者,腹腔镜检查是安全有效的治疗方法。对所有其他附件囊性病变进行观察是可以接受的,前提是超声未提示恶性可能且肿瘤标志物正常。大多数小于 6cm 的附件囊性有理由进行初步观察
> - 建议腹腔镜检查用于附件扭转的诊断和治疗,除非临床严重程度需要剖腹手术
> - 在妊娠期间紧急腹部手术时,应在手术前后进行胎心监测

McGory 及其同事[54]通过加州住院档案纳入了 3000 例妊娠期阑尾切除术病例,结果发现,在控制了几个潜在的混杂因素后,与开放式阑尾切除术相比,腹腔镜阑尾切除术与流产风险增加相关(OR=2.31,95%CI 1.51~3.55)。但是,他们无法获得手术时的胎龄。此外,他们将胎儿丢失限定为存在自然流产或宫内死亡的诊断代码,或与阑尾切除术相同的入院相关的刮宫术的程序代码。必须考虑这种数据收集方法的局限性。

近期一项关于妊娠期腹腔镜与开腹阑尾切除术比较的 Meta 分析 t 检验中,分析了来自 20 项不同研究的 6210 名妊娠患者的结果[55]。腹腔镜阑尾切除术显著降低总体并发症发生率和缩短住院时间(1835 名患者;OR=0.48,95%CI 0.29~0.80,P=0.005)。然而,腹腔镜阑尾切除术与更高的胎儿丢失率相关(4867 名患者;OR=1.82,95%CI 1.30~2.57,P=0.0006)(表 31-3)。尽管该 Meta 分析的结果证明腹腔镜阑尾切除术的并发症发生率较低,但与腹腔镜检查相关的胎儿丢失率较高,值得谨慎考虑和补充研究。

小规模的妊娠期胆囊切除术显示出腹腔镜方法的良好结果。近期的一项澳大利亚综述提示,妊娠期间腹腔镜胆囊切除术的并发症发生率不高,流产风险也不高[56]。

总之,如果在妊娠期间考虑进行腹腔镜手术,则应使用 SAGES 实践指南,直到国家级学会根据新数据提出进一步建议。

七、妊娠期附件包块

随着产前超声应用的增加,与排卵相关的生理性囊肿的发病率升高;以及不孕症治疗中促排卵的使用,产科临床中妊娠期附件包块的评估越发常见。据报道,妊娠期附件肿块的患病率从不到 1% 到 25% 不等,取决于多种因素,如孕龄和将附件区发现定义为肿块而非单纯卵泡的标准[57]。

幸运的是,妊娠期间遇到的大多数附件包块都是良性的,并且会在妊娠过程中自然消退。事实上,有报道称,自发消退率高达 72%~96%[57]。这些囊肿大多数是单纯卵泡囊肿(薄壁、单房囊肿,含有无回声液体);或者,可能是厚壁单房囊肿,内可见不同程度出血的黄体囊肿(图 31-2)。这些也是良性和暂时性的,通常会在孕中期消退,很少需要进一步监测。在接受促排卵治疗的不孕症女性中,可能会出现含无回声液体且无内部分隔或乳头的多发薄壁多囊的卵巢,通常会在妊娠过程中消退。如果它们特别大,会引起患者不适(图 31-2)。黄素化囊肿是与 β- 人绒毛膜促性腺激素显著升高有关的多囊性卵巢肿块,如妊娠滋养细胞疾病和多胎妊娠,表现为无乳头的厚壁多房肿块。它们通常含有无回声

第 31 章 妊娠期间的外科手术
Surgery During Pregnancy

表 31-3 妊娠期腹腔镜与开放性阑尾切除术胎儿死亡的 Meta 分析

研究 / 亚组	腹腔镜阑尾切除术 事件数	总数	开放性阑尾切除术 事件数	总数	权重	OR：M-H 随机（95%CI）
Gurbuz（1997）	0	5	0	4		不可估算
Afflek（1999）	0	22	0	18		不可估算
Lyass（2001）	0	11	0	11		不可估算
Carver（2005）	2	17	0	11	1.2%	3.71（0.16, 84.92）
McGory（2007）	31	454	88	2679	65.5%	2.16（1.41, 3.29）
Kirshtein（2009）	1	23	1	18	1.4%	0.82（0.05, 14.02）
Corneille（2010）	0	9	3	40	1.3%	0.56（0.03, 11.88）
Sadot（2010）	1	41	0	16	1.1%	1.22（0.05, 31.57）
Bakker（2011）	1	12	0	3	1.0%	0.91（0.03, 27.83）
Eom（2012）	0	15	0	28		不可估算
Chung（2013）	0	22	0	39		不可估算
Kapan（2013）	0	10	0	10		不可估算
Peled（2013）	1	26	0	59	1.1%	7.00（0.28, 177.68）
Cheung（2015）	7	128	37	653	16.9%	0.96（0.42, 2.21）
Karaman（2016）	1	12	1	36	1.4%	3.18（0.18, 55.19）
Laustsen（2016）	0	19	0	26		不可估算
Segev（2016）	2	50	2	42	2.9%	0.83（0.11, 6.18）
Winter（2016）	7	125	0	93	1.4%	11.84（0.67, 209.90）
Yoo（2016）	3	24	4	56	4.7%	1.86（0.38, 9.02）
总数（95%CI）		1025		3842	100.0%	1.82（1.30, 2.57）
事件总数	57		136			

异质性：$\tau^2=0.00$；$\chi^2=7.19$；$df=11$（$P=0.78$）；$I^2=0\%$

合并效应量的检验：$Z=3.45$（$P=0.0006$）

CI. 置信区间

引自 Prodromidou A, Machairas N, Kostakis ID, et al. Outcomes after open and laparoscopic appendectomy during pregnancy: a meta-analysis. *Eur J Obstet Gynecol Reprod Biol*. 2018;225:40–50.

液体，也可能发生内出血，尤其是在大肿块中（图 31-2）。通常在整个妊娠期间持续存在，而在产后自行消退（图 31-2E）。

尽管妊娠期遇到的大多数良性肿块在生理上与妊娠有关，但偶然发现的其他良性卵巢肿块也并不少见，如成熟的囊性畸胎瘤（即皮样囊肿）、囊腺瘤或子宫内膜异位囊肿。皮样囊肿可以包含多种组织类型，并且在超声下表现不同。通常，被称作 Rokitansky 结节的高回声区域可以帮助确认皮样囊肿的性质，其是良性的，并在整个妊娠期间持续存在。

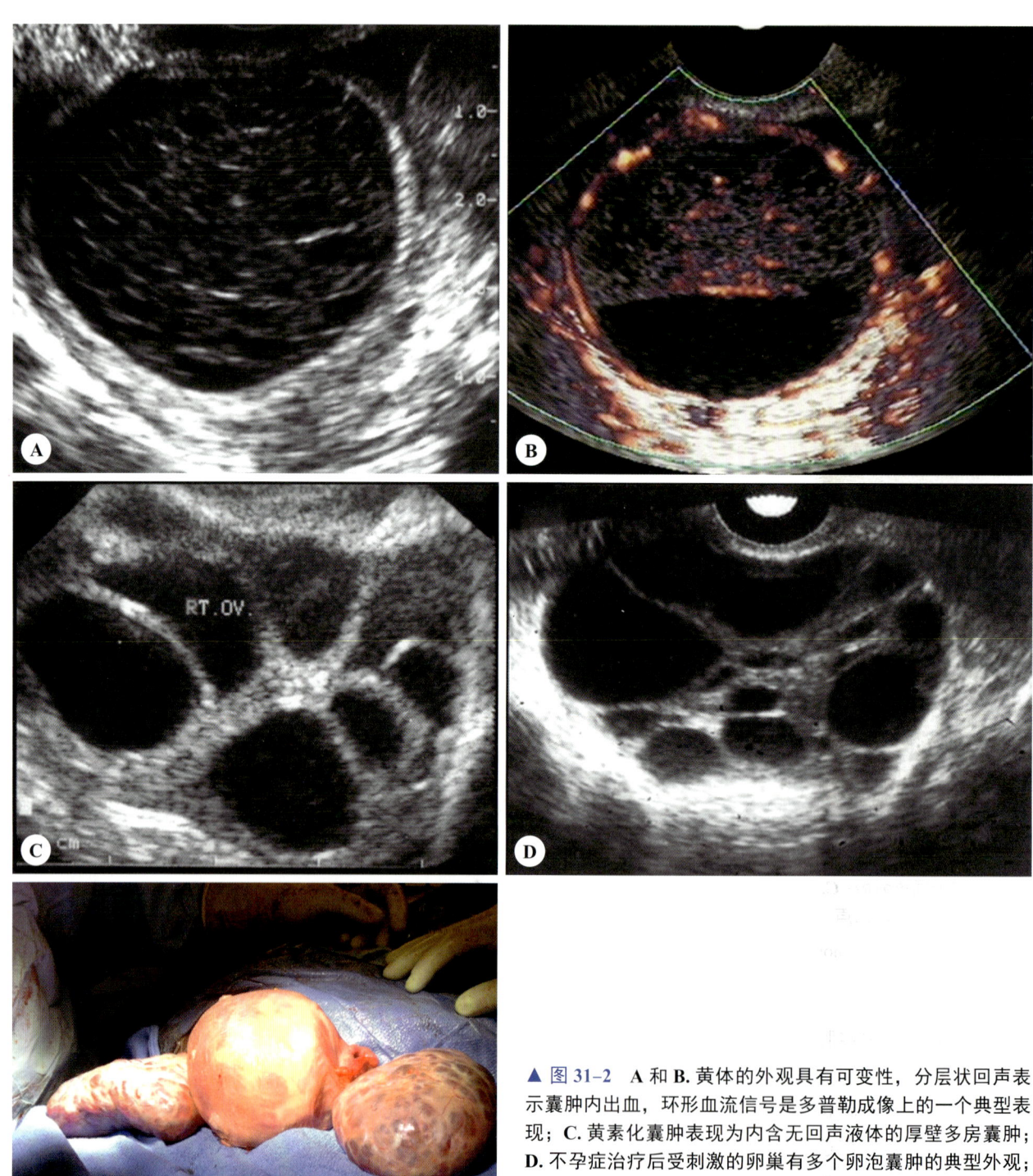

▲ 图 31-2 A 和 B. 黄体的外观具有可变性，分层状回声表示囊肿内出血，环形血流信号是多普勒成像上的一个典型表现；C. 黄素化囊肿表现为内含无回声液体的厚壁多房囊肿；D. 不孕症治疗后受刺激的卵巢有多个卵泡囊肿的典型外观；E. 剖宫产时双侧黄体囊肿

引自 Schwartz N, Timor-Tritsch IE, Wang E. Adnexal masses in pregnancy. Clin Obstet Gynecol. 2009;52:570–585.

幸运的是，恶变极为罕见，尤其是育龄女性；因此，无症状的女性很少需要加强监测和手术干预。与所有较大的肿块一样，应告知患者有卵巢扭转的风险，并且必须告知患者扭转的典型临床表现。囊腺瘤通常有薄的分隔，并可能表现出小的壁结节（图 31-3B）。这些肿块通常缺乏血管，可能含无回声液体（浆液性囊腺瘤）或低回声液体（黏液性囊腺瘤）（图 31-3C）。子宫内膜异位囊肿是含异位子宫内膜组织的良性卵巢肿块，最常表现为典型的弥漫性低回声（图 31-3D）。患者通常有子宫内膜异位症

第31章 妊娠期间的外科手术
Surgery During Pregnancy

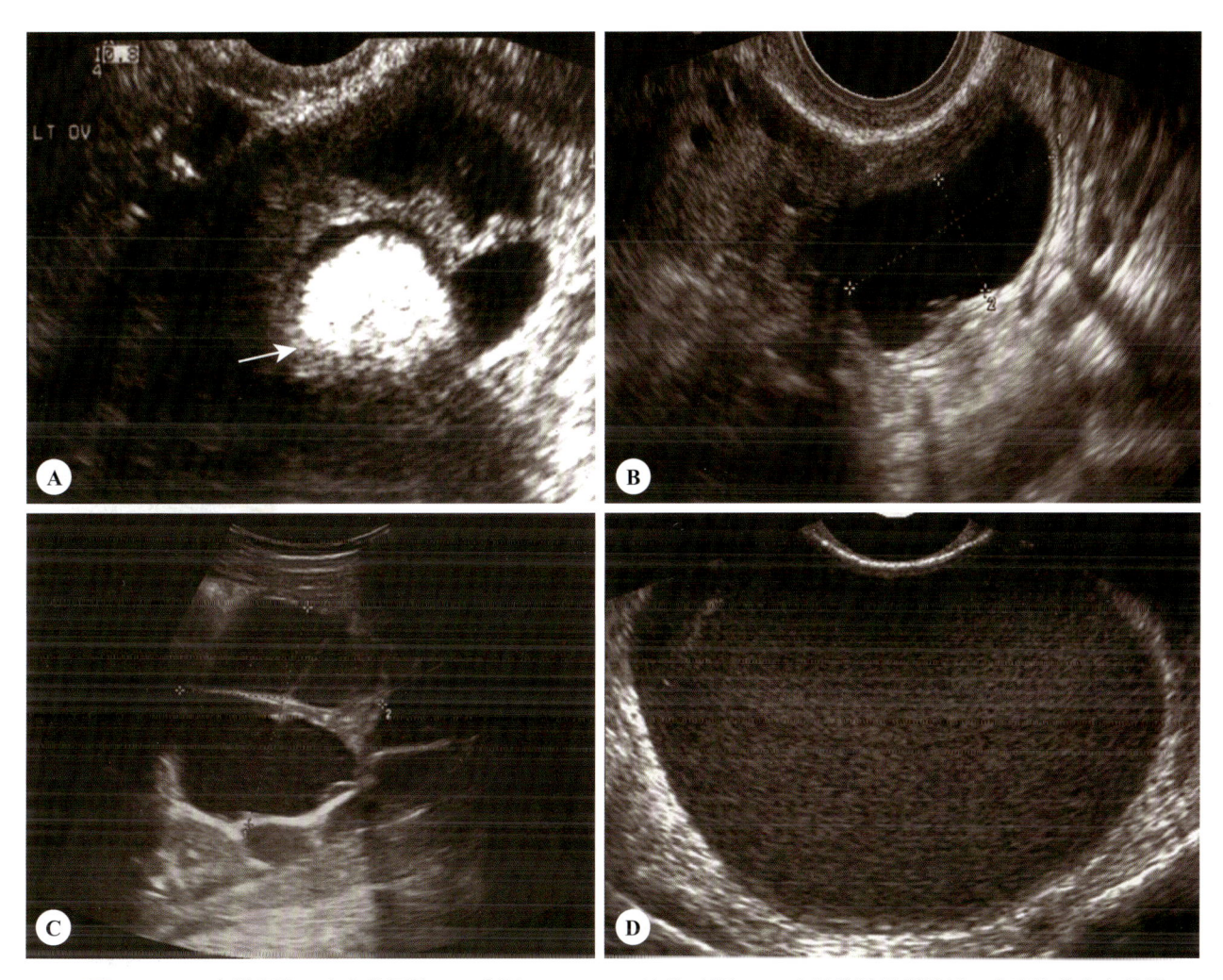

▲ 图 31-3 **A**. 皮样囊肿，内容物不均一，典型 Rokitansky 结节（箭）；**B**. 良性浆液性囊腺瘤，表现为带有小的壁结节的无回声囊肿；**C**. 该囊性肿块有薄的内分隔，提示为黏液性囊腺瘤；**D**. 子宫内膜异位囊肿通常表现为囊性肿块，表现为均一的低回声

引自 Schwartz N, Timor-Tritsch IE, Wang E. Adnexal masses in pregnancy. *Clin Obstet Gynecol*. 2009;52:570-585.

或痛经的病史。这些肿块通常在整个妊娠期间持续存在，体积变化不明显。偶尔，子宫内膜异位症会在妊娠期间发生蜕膜化，因为子宫内膜组织会对激素变化出现反应。在这些情况下，肿块可能表现为异质性，血管化和乳头状突起增加，呈现出许多恶性卵巢肿瘤的超声特征（图 31-4）。妊娠前已知的子宫内膜异位症病史可能有助于将这种肿块与恶性肿瘤区分开来，但有必要进行密切监测和充分的患者咨询。

尽管妊娠期间的大多数附件肿块是良性的，但不应该忽视较为罕见的恶性可能性。事实上，研究发现，妊娠期间切除的肿块中有 1%~3% 是恶性的[58, 59]。然而，这些数据受到手术指征的混淆，可能代表了高风险的患者群体。在最大的一项关于妊娠期附件肿块的病例系列中，Leiserowitz 及其同事[58] 纳入了 9375 例与妊娠相关的附件肿块，发现其中 87 个（0.93%）是恶性的。在其研究人群中，每 56 000 次分娩中有 1 例卵巢癌。另外发现了 115 例（1.25%）交界性肿瘤。总体上，具有临床意义的卵巢肿瘤的患病率为 23 800 次分娩中有 1 例。除了极其罕见之外，妊娠期卵巢癌还具有比较好的特点，如较低的分期和较高比例的生殖细胞肿瘤（见第 55 章）[58, 59]。这可能归因为患者人群较年轻，并且是在无症状女性中偶然发现的肿块。

超声以外的影像学检查（如 MRI）在某些病例中可能有帮助。但是，对于受妊娠子宫影响而难以

625

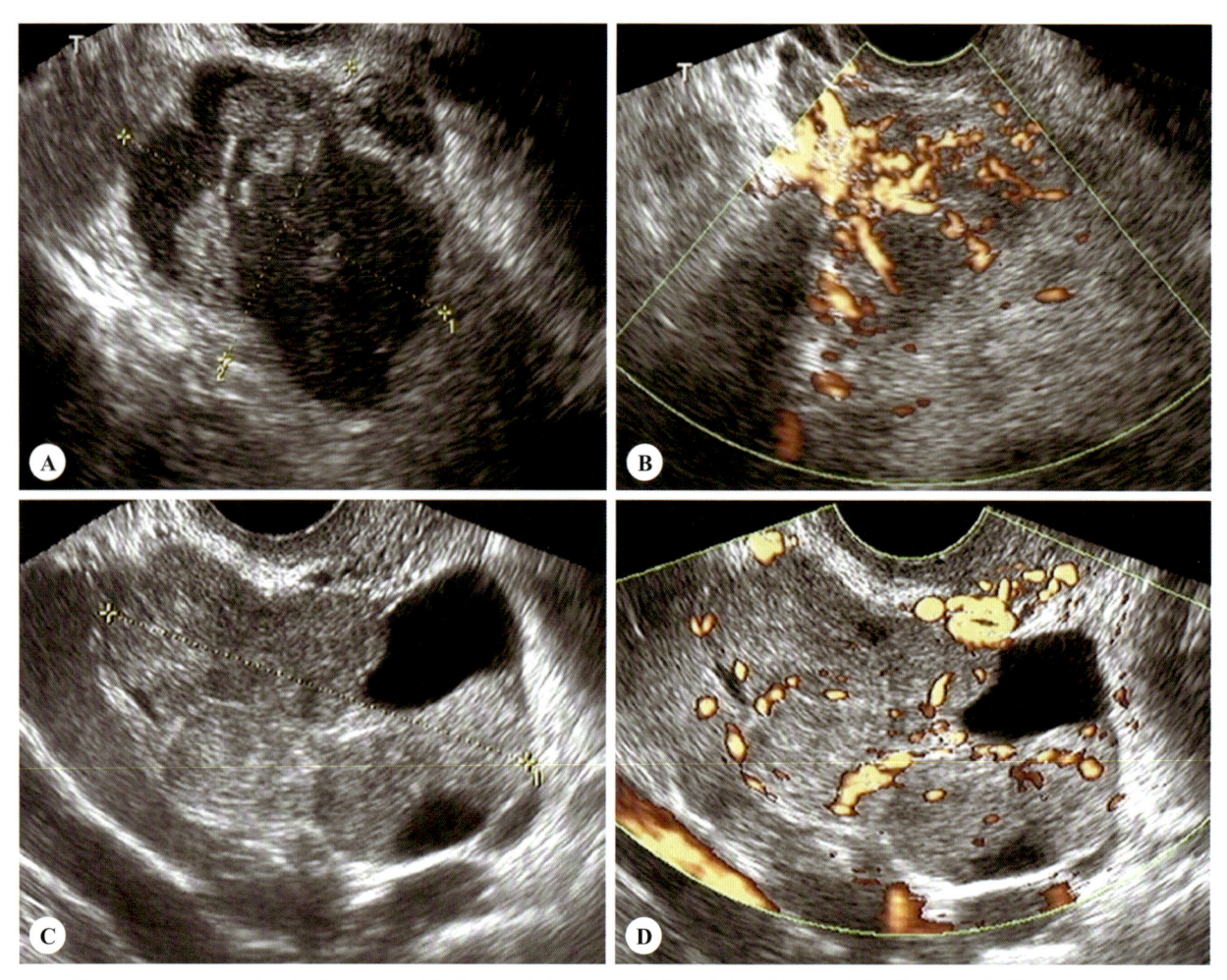

▲ 图 31-4 **A** 和 **B**. 有已知子宫内膜异位囊肿病史的患者，复杂的非均质肿块，间隔增厚，血供增多。超声特征怀疑恶性肿瘤，致其在孕中期进行手术切除。病理显示为蜕膜化的子宫内膜异位囊肿。**C** 和 **D**. 一个外观相似的异质性肿块，血供增加。经手术切除并被证实是 Ⅰ 期囊腺癌

引自 Schwartz N, Timor-Tritsch IE, Wang E. Adnexal masses in pregnancy. *Clin Obstet Gynecol*. 2009;52:570-585.

全面评估的肿块，超声检查仍然是评估附件的首选诊断工具。一些超声学特征与恶性风险增加有关，例如体积大于 10cm、不均匀的囊实性成分、乳头状赘生物或壁结节、厚的内部分隔、不规则的边界、血供增加和血流低阻。然而，这些发现中任何一项的特异性都很有限，并且没有任何单一一项高风险特征是恶性肿瘤的特异性表现。例如，一项回顾性研究纳入了 126 例妊娠女性，她们均有持续性的、直径≥5cm 的卵巢肿物，其中 69 例在妊娠期间或妊娠后接受了手术切除，未见恶性肿瘤病例 [60]。经验丰富的超声科医师的整体全面评估可能是最准确的诊断方法 [61-63]。当高度怀疑恶性时，可能需要手术切除。

附件包块的另一个潜在并发症是卵巢扭转，估计高达 7% 的妊娠期附件包块会发生扭转，其中 60% 发生在孕早期 [64, 65]。担忧该并发症的发生常常导致医生建议妊娠期间行选择性肿物切除。然而，Lee 及其同事 [64] 比较了 36 例因妊娠期卵巢扭转而行急诊手术者与 53 例选择性附件肿块切除者，发现妊娠结局并无差异。另外，Daykan 等 [66] 报道，84 例手术证实的扭转病例，其围产期结局与对照之间并无差异。因此，应告知妊娠期附件包块持续存在的女性卵巢扭转的体征和症状，手术切除仅用于有症状的患者和怀疑恶性的患者。

当手术确认卵巢扭转时，存在一个问题，即在不存在卵巢广泛坏死的情况下，是否能够保留卵巢（图 31-5）。在非妊娠女性中，一些证据支持采用上述做法 [67, 68]。虽然妊娠期数据更为有限，但也有

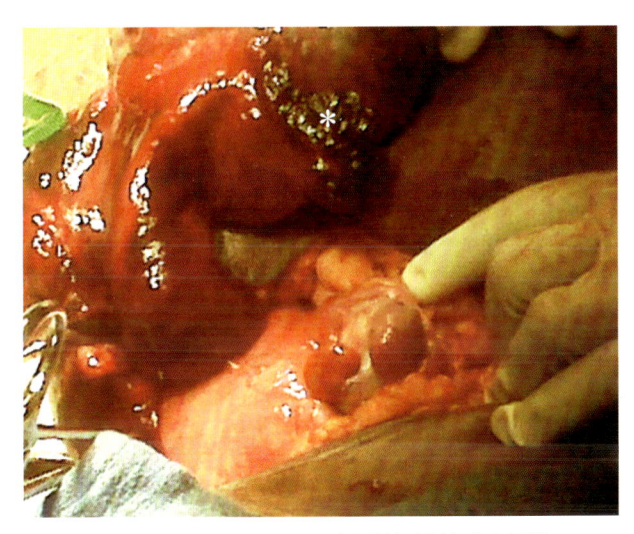

▲ 图 31-5 妊娠 11 周时卵巢扭转的术中图像

9cm 的附件肿块（左上）在水肿的血管蒂部周围扭转。由于担心尖端坏死（*），经腹手术切除了肿块。右侧可见正常的左侧卵巢和输卵管，妊娠子宫在中间。病理证实是有坏死区域的皮样囊肿（图片由 Stephanie Jean，MD 提供）

几项报道表明妊娠期卵巢扭转成功治疗并保留了卵巢[69-71]。然而，也曾报道过 1 例在妊娠期卵巢扭转后需要再次手术切除坏死卵巢的病例[72]。此外，在决定扭转的卵巢是否保留时，必须考虑复发的可能性。一些作者建议进行卵巢固定术以稳定卵巢，以期最大限度地减少扭转复发，但是还不能作为常规方法推荐。如果发现游离的卵巢囊肿或肿块，切除肿块可以减少复发的机会，尤其是在担心潜在恶性时。最终，应根据术中所见和复发危险因素来决定是否复原扭转和保留扭转的卵巢。

总体而言，当出现需要手术切除的附件肿块时，决定行腹腔镜检查还是开腹手术与非孕者的标准一样。已证实，腹腔镜检查是一种安全有效的切除妊娠期附件肿块的方法[73]，尽管在某些情况下可能首选剖腹手术，例如先前接受过腹部手术或肿块体积大的患者，以及那些在妊娠后期就诊的患者，因为视野可能会受影响。总的来说，虽然有报道称妊娠期间可以对大的单纯囊肿安全地进行穿刺抽吸，但这种方法存在囊肿内容物渗漏到腹腔的风险，如果是未预料到的恶性肿瘤，则将尤其有害。此外，囊肿内容物的细胞学分析可能不是确定肿块病理学的准确方法[74]。因此，囊肿抽吸术不能作为处理妊娠期附件肿块的标准方法。无论采用何种手术方法，都要牢记，在妊娠 8 周之前，黄体是妊娠期孕酮的主要来源。因此，在妊娠 8~10 周前接受附件手术的女性应补充孕酮。

八、肥胖、减肥手术和妊娠

母体肥胖是妊娠期越来越常见的情况，第 46 章有更详细的讨论[77]。肥胖与许多重要合并症的风险增加有关，包括糖尿病、高血压、心脏病和呼吸系统疾病。此外，孕产妇肥胖是多种妊娠相关并发症的独立危险因素，包括妊娠糖尿病、先兆子痫、剖宫产分娩、传染性疾病发病率和血栓栓塞。胎儿并发症也有所增加，如先天性畸形、巨大儿和死产[75-77]。减肥手术是一种越来越普遍且有效的肥胖治疗方法，并且与整体健康状况的显著改善和不良妊娠结局的减少有关[78,79]。在本讨论中，重要的是回顾与肥胖孕妇手术相关的特殊注意事项，以及妊娠前减肥手术的影响。

肥胖的围术期管理存在独特的挑战，并且是与全身麻醉和手术相关的多种不良结局的危险因素[80,81]。肥胖患者的插管通常更困难，术前有必要以 Mallampati 分类法进行气道的评估[82,83]。此外，妊娠期呼吸系统生理学的变化，如功能残气量减少和呼吸增加，可导致接受全身麻醉的肥胖孕妇的通气受损和不良呼吸事件增加。此外，孕妇的体型可能会加剧妊娠期的主动脉腔压迫。由于这些原因，建议在治疗肥胖患者时采取各种措施，例如调整患者体位和术前过度氧合。

接受麻醉的肥胖患者中，另一个需特别考虑的问题与麻醉药物的药代动力学改变、脂肪组织中亲脂性药物的分布容积和浓度改变有关。因此，为肥胖患者计算麻醉药量和监测手术后麻醉恢复时必须小心[84]。如果可能，应考虑局部麻醉以避免其中一些风险，尽管在某些情况下，手术类型和实施区域麻醉的难度可能不允许采用局麻。

肥胖也是术后静脉血栓栓塞的独立危险因素；因此，应鼓励早期下床活动。应使用充气性加压装置进行预防，直到完全下地；也可以考虑皮下肝素预防血栓。此外，鉴于肥胖患者伤口感染和裂开的风险增加，建议足量使用预防性抗生素[81]。

妊娠前体重的明显减轻是降低肥胖相关医疗风险（包括妊娠相关风险）的最有效手段[78]。肥胖症最成功的治疗方法之一是减肥手术，在美国，这正在成为一种越来越普遍的手术。因此，产科医师必须熟悉既往接受过减肥手术的孕妇所面临的特殊问题。此外，近期更新的减肥手术患者的围术期营养、代谢和非手术支持的临床指南，共包含74条建议[80]。

一般来说，减肥手术可分为限制性手术（如胃束带术）和减少吸收的手术（如胃旁路术）。限制性手术的创伤较小，通常可以通过腹腔镜完成。该方法不会像减少吸收的手术那样显著减轻体重，但造成营养缺乏及与吸收不良相关的其他并发症的风险较低。可以调整胃束带以减轻其对胃的限制程度，保证在妊娠期间能够摄入足够的食物。

最常用的减少吸收的手术是Roux-en-Y胃旁路术，在该手术中，形成近端胃袋并绕过大部分胃和近端小肠。这通常会导致体重迅速且显著的减轻，尤其是在最初的1～2年内。事实上，有些人建议将妊娠推迟到手术1～2年后，以避免妊娠期间体重的迅速下降；因此，有必要进行全面的避孕咨询[85]。减肥手术后短时间内的受孕率似乎有所增加[86]，这可能与口服避孕药吸收不良、正常月经周期恢复和避孕咨询不足有关。胃和近端小肠吸收能力的降低通常会导致几种必需营养素的缺乏，包括铁、维生素B_{12}和维生素D、叶酸和钙。不幸的是，减肥手术患者对维生素补充剂的长期依从性很差[87]。建议在妊娠前或孕早期对这些营养素进行基线评估。此外，应考虑咨询营养师[88]。

虽然没有证据表明妊娠会增加与既往减肥手术有关的术后并发症的风险，但这些问题可能会在妊娠期间发生[89]。因此，对于产科医师而言，熟悉可能出现的并发症非常重要，以便可以通知减肥外科医生。一些已知的并发症包括吻合口瘘、肠梗阻、内疝和胃带侵蚀或移位。这些并发症中，许多首先表现为正常妊娠期间的常见症状，如恶心、呕吐和腹部不适[90]；因此，在妊娠患者中，可能会延迟并发症的准确诊断，并且已经有产妇死亡的报道[88]。当这些患者出现明显的腹部不适时，临床医生应保持高度的警惕性。有减少吸收性减肥手术史的妊娠患者可能遇到的另一个并发症是倾倒综合征，其对单糖的消耗会导致液体大量转移到小肠，导致痉挛、恶心、呕吐和腹泻。严重的情况下，患者会出现心动过速和出汗，并可能会出现心悸。应考虑监测母体血糖水平，因为低血糖可能由妊娠期的相对高胰岛素血症引起。对糖摄入敏感的患者可能无法耐受用于筛查妊娠糖尿病的葡萄糖负荷试验。对于敏感患者，监测1～2周的空腹和餐后血糖水平可能是一种合理的筛查方法。

总体而言，通过减少病态肥胖相关的医学并发症，减肥手术和成功减重可以改善妊娠结局。尽管手术后，孕产妇并发症的风险可能会降低，但已发现减肥手术后的妊娠患者中有1%存在内疝风险[91]。在瑞典进行的一项最大的基于人群的匹配队列研究中[92]，与体重指数低于$35kg/m^2$就开始妊娠的对照患者相比，减肥手术与更高的早产风险相关，包括自发性和有医学指征的早产（OR=1.7，95%CI 1.4～2.0），小于胎龄儿风险也更高（OR=2.0，95%CI 1.5～2.5）。这项大型人群研究并未着眼于造成以上差异的原因，但可以推测，微量营养素缺乏是一个影响因素。更近期的瑞典医学出生登记册数据分析了670例减肥手术后妊娠的情况，此类患者妊娠糖尿病和大于胎龄儿的风险均降低[93]。两项Meta分析表明，减肥手术后产妇并发症的发生率较低，包括妊娠糖尿病（OR=0.31，95%CI 0.15～0.65）、高血压疾病（OR=0.42，95%CI 0.23～0.78）和巨大儿（OR=0.40，95%CI 0.24～0.67）。但是，小于胎龄儿的发生率增加（OR=2.16，95%CI 1.28～3.66）[94,95]（似乎接受腹腔镜胃束带术的女性中，SGA婴儿的风险并未增加[96]）。

随着年轻女性肥胖手术治疗的日益流行，临床医生应该能够熟悉处理此类患者在妊娠期时可能出现的一系列特殊问题，应该进行患者教育，并监测其是否存在可能的早产和宫内生长受限。

九、妊娠期心脏手术

妊娠期间的心脏合并症越来越常见。许多诊断和治疗措施是微创的，在保证透视期间尽量少的胎儿辐射暴露情况下，可以在妊娠期间安全进行。然而，侵入性心脏手术，尤其是那些需要体外循环的心脏手术，可能与母体显著的灌注变化有关，会损害胎儿氧合并导致不良结局[97,98]。非搏动性血流、低灌注压和每搏流量、低体温和酸碱失衡都是重要因素[99,100]。事实上，在高风险心脏手术中，持续性术中胎儿监测可以帮助优化母体灌注，从而使母儿双方受益[101-103]。与通常情况一样，密切的跨学科合作对于成功处理这些复杂的患者至关重要。

十、妊娠期神经外科手术

神经外科麻醉通常涉及多种旨在调节脑血流量的技术，但这些技术也可能影响子宫胎盘灌注。例如，控制性低血压会导致胎盘灌注减少和短暂的FHR异常。同样，妊娠女性通常可以耐受低体温、过度换气和利尿，但不能忽视其潜在的胎儿影响[93]。在大多数情况下，母体健康应是首要关注点，其次才是潜在的胎儿影响。尽管如此，对上述影响的基本了解可以有助于产科医生指导手术和麻醉团队如何处理患者。

妊娠期肾结石的治疗

妊娠期间的正常生理变化可导致肾集合系统轻度至中度扩张，类似于阻塞性结石。肾脏超声是一线的影像学方法，但灵敏度有限（50%~60%），可能导致高达 20% 的假阳性[104, 105]。MRI 可用作无辐射的辅助诊断方法，但对于该适应证的应用仍然有限。低剂量 CT 扫描是具有 95% 以上敏感性和特异性的诊断测试，并且通常可以在低于 1.9mGy 的辐射剂量下完成[106]。

与非妊娠患者一样，妊娠期肾结石的主要治疗应该是补液和疼痛控制。有时，在非妊娠人群中会应用α受体阻滞药或钙通道阻滞药进行药物排石治疗，以促进结石排出[107]（然而，这些药物的疗效和成本效益数据存在矛盾[108]）。数量有限的一些病例报道了坦索罗辛（一种α受体拮抗药）在妊娠期间使用而达到成功排石[109]，但是，未知的安全性和有效性使得许多医疗从业者未能为妊娠患者提供该选择[110]。

对于保守治疗失败的孕妇，其他有创性治疗方案仍然可用。输尿管支架置入术和经皮肾造瘘术用于泌尿系统减压是有效的，通常仅在局部麻醉下进行。当然，这些都是临时措施，因为它们不会移除结石。此外，支架和肾造瘘管可能需要每 4~6 周更换 1 次，以降低细菌定植、移位和堵塞甚至败血症的风险[111]。输尿管镜取石是一种更确切有效的处理选择，可以在妊娠期间进行，并且成功率高，并发症发生率低[112]。输尿管镜检查还避免了异物相关的风险，以及更换支架等所需要的多项流程。气动和钬激光碎石术已在妊娠女性中安全有效地使用，尽管透视引导使用受限可能是其存在的技术性困难[111, 113]。

▶ 要 点

- 基于对正常妊娠伴随的生理变化的了解，妊娠期外科手术患者的处理需要多学科合作。
- 妊娠期间母体血容量的增加可能会掩盖母体出血的体征，并且在血流动力学变化明显之前可能已发生临床上显著的失血。
- 手术干预的延迟会导致孕产妇和胎儿发病率和死亡率的增加，显著增加早产和胎儿丢失的风险。
- 来自 X 线和 CT 扫描的诊断性辐射剂量（<5cGy）不太可能对发育中的胎儿构成任何重大风险。在适当的时候可以安全地使用 MRI 和超声，以进一步减少辐射暴露。
- 妊娠期间需要非产科手术的女性，其后代先天畸形的风险没有明显增加。虽然早产、低出生体重和新生儿死亡的风险可能会增加，但这可能归因于其潜在疾病，而不是外科手术。
- 尽管腹腔镜检查作为妊娠期腹部手术的首选方法似乎是合理的，但其安全性仍在继续研究。应当尽可能将腹部充气压力保持在 15mmHg 以下，并应遵循 SAGES 指南。妊娠后期经腹腔镜手术应基于适应证和外科医生的经验进行个体化。
- 妊娠期间经常会发现附件肿块，其中大多数是良性的。应告知被诊断为附件包块的孕妇有关卵巢扭转的体征和症状信息。手术切除通常只用于有症状的女性或怀疑为恶性的肿块。
- 妊娠女性手术期间是否常规行持续性胎心监测，尚缺乏推荐建议。大多数情况下，术前和术后胎心监测是合适的。
- 术前是否给予皮质类固醇以促进胎肺成熟应基于胎龄和所计划手术的性质和风险。
- 所有妊娠手术患者都应考虑使用气动加压装

置和（或）抗凝血药预防血栓栓塞。
- 肥胖者的围术期管理具有特殊性，最显著的是与麻醉风险、术中风险、预防性使用抗生素和预防血栓栓塞有关。应鼓励早期下床活动。如果不能早期下床活动，应考虑皮下注射肝素预防。
- 减肥手术和随后的体重减轻可能会降低妊娠期间出现医学并发症的风险。然而，它可能会增加早产和宫内生长受限的风险。接受减肥手术的女性应就营养性维生素缺乏症进行评估。
- 腹腔镜下胃束带术可以降低妊娠合并症的风险，并且与 SGA 婴儿无关。
- 有减肥手术史且有明确的腹部主诉的孕妇，应进行严格评估，因为内疝、肠梗阻或吻合口瘘的诊断延误通常会导致灾难性事件。

第 32 章 妊娠期创伤及相关手术
Trauma and Related Surgery in Pregnancy

Haywood L. Brown　Maria Small　著
马琳琳　译　　韦晓宁　校

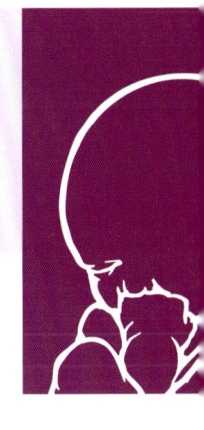

英汉对照

100 cGy or 100 rads	1Gray	100cGy（100rad）
centigray	cGy	戈瑞
computerized tomography	CT	计算机断层扫描
focused abdominal sonography for trauma	FAST	用于创伤的聚焦腹部超声检查
Kleihauer-Betke test	KB	Kleihauer-Betke 测试
magnetic resonance imaging	MRI	磁共振成像
motor vehicle crash	MVC	机动车事故
radiation absorbed dose	rad	辐射吸收剂量

摘　要

在全世界范围内，创伤是 40 岁以下个体死亡的主要原因。在美国，机动车事故、他杀、自杀和药物滥用导致的孕产妇死亡多于妊娠相关原因所致的孕产妇死亡。机动车事故是创伤相关胎儿丢失的最常见原因，碰撞的严重程度与胎盘早剥直接相关。因此，应鼓励孕妇正确佩戴安全带约束装置。包括产科医生在内的团队对受伤孕妇进行的紧急处理至关重要，无论创伤事件的原因如何，医疗团队都是产妇和胎儿结局的关键。产科处理取决于胎龄、胎儿可存活性和损伤的严重程度。

关键词

产妇伤害；非产科因素发病率和死亡率；机动车事故；胎盘早剥；胎儿监护

一、妊娠期创伤的发生率

由于漏报，妊娠期间创伤的实际发生率是未知的。然而，据报道，创伤使得所有妊娠女性中的 6%~8% 复杂化，并且是孕产妇非产科因素死亡的主要原因[1-3]。美国每年约有 30 000 名孕妇因创伤而经受治疗性伤害。

世界范围内，创伤每年造成至少 100 万人死亡，是美国40岁以下人群死亡的主要原因[4]。

尽管与创伤相关的孕产妇死亡人数众多，但大多数国家的孕产妇死亡率都不包括这些死亡人数[5, 6]。

孕产妇死亡的风险与其损伤的严重程度有关。El Kady及其同事[7]进行了一项大型回顾性研究，应用加利福尼亚州1991—1997年期间因外伤住院的女性数据库，发现腹腔内损伤是导致孕产妇死亡的最常见损伤类型，外伤导致的颅内损伤是第二大常见死亡原因。

创伤不仅与孕产妇病率和死亡率风险有关，还与胎儿死亡和其他不良妊娠结局的风险增加有关[4]。自然流产、早产、胎膜早破、子宫破裂、剖宫产、胎盘早剥、死胎的发生率均有所增加。

回顾为期3年、覆盖16个州的胎儿死亡证明数据，结果提示，孕产妇创伤导致的胎儿死亡率为2.3例/100 000例活产；胎盘早剥是主要因素[8, 9]。宾夕法尼亚州胎儿死亡证明的数据提示，估计美国机动车事故（motor vehicle crashes，MVC）每年导致90～367名胎儿死亡[8]。

由母体创伤所导致的胎儿死亡或伤害以非标准化的形式报告，因此，人们认为创伤给胎儿带来的疾病负担程度是被低估的[4]。与妊娠期外伤风险增加相关的因素包括母亲年龄小、非裔美国人或西班牙裔、家庭暴力（domestic violence，DV）、不系安全带、吸毒或酗酒[1, 10]。使用手持设备和发短信可能增加孕产妇风险，与一般人群一样。

2002年，美国每1000次分娩中有4.1例孕妇因受伤住院；住院治疗过程中，估计有1/3因外伤入院的孕妇会在住院期间分娩[11]。涉及孕妇的MVC中，多达45%可能与酒精有关，违禁品的使用也经常与妊娠期间的母体创伤有关[10]。

创伤可以根据类型进行分类，包括钝挫伤、贯穿伤、骨折和热损伤。更新的系统评价报告了各种创伤机制的发生率[12]。据估计，MVC的发病率为207例/100 000名活产儿[12, 13]，DV或亲密伴侣暴力的发生率为8307例/100 000名活产儿，而非妊娠期的发病率为5239例/100 000名女性[12, 14]。跌倒、烧伤、他杀、自杀和有毒物质暴露也是造成创伤的主要原因[12]。枪伤和烧伤分别占产妇创伤的4%和1%[15]。母体创伤后最常见的产科并发症是与钝挫伤相关的并发症，包括胎盘早剥、早产和胎儿丢失[16]。

二、妊娠期的解剖和生理变化

充分理解妊娠期间母体生理变化和胎儿生理学，对于受伤孕妇的有效复苏至关重要，在处理母体的创伤应激和血容量不足中尤为重要。由于妊娠，女性的生理反应存在根本性的差异，了解这些差异对于创伤的复苏非常重要。

（一）胎儿生理学

创伤性事件对妊娠结局的影响因素中，有几项非常重要，包括胎龄、创伤的类型和严重程度，以及创伤对正常母体和胎儿生理功能的破坏程度[17, 18]。

受孕后的第1周，未植入的胚胎对有害刺激具有相当的耐受性。在孕早期，子宫相对安全地位于骨盆范围内，并在妊娠13～14周时到达耻骨联合上方。因此，可以在很大程度上保护子宫免受直接创伤的影响。但是，母体血容量不足可能对任何孕龄的胚胎/胎儿发育产生重大影响。孕早期流产可能与直接的子宫损伤无关，而更多是由生理性心血管变化所致，归因于母体血容量不足和相应的低血压，这导致子宫和发育中的胎儿灌注不足。子宫血流量不是自动调节的，在正常生理状态下最大限度地扩张。母体血容量不足可能导致血管床（包括子宫血管）的血管收缩。在低血容量性休克实验模型中，妊娠绵羊的子宫血流量降低程度大于预期的母体血压下降。即使没有子宫动脉血管的收缩，血容量不足所导致的母体血压下降也会导致子宫血流量减少。上述现象说明，保持足够的母体血容量是胎儿复苏中重要的第一步。孕晚期胎儿可适应子宫血流量和供氧的下降，会将血流重新分配到心脏、大脑和肾上腺。此外，与成人血红蛋白相比，胎儿血红蛋白对氧气的亲和力更大，只有当氧气输送量减少到50%的程度时，胎儿的氧气消耗量才会减少[19]。

妊娠期间腹部钝挫伤的主要原因是机动车事故。贯穿伤通常是枪伤和刺伤的结果。钝挫伤和贯穿伤都可能导致羊膜破裂。在孕中期的中间阶段，胎膜早破伴羊水过少可能导致肺发育不全或骨骼畸形。胎盘损伤可能造成胎盘早剥，导致胎儿贫血、血容量不足和低氧血症。贯穿伤的产妇死亡风险比钝性创伤低一些，因为妊娠子宫为非生殖系统内脏提供了一定的保护，它容受了利器[20, 21]。

(二)孕产妇解剖和生理变化

妊娠期,几乎每个母体器官都会有解剖或生理方面的变化。以下叙述会强调这些变化在创伤处理中的作用。

创伤受害者处理中的一个主要问题是内出血和血容量不足的可能性。体格检查时首要发现是非常重要的生命体征异常,通常是低血压和心动过速。应考虑到妊娠期(尤其是孕中期)全身血管阻力的生理性下降,导致平均血压下降10~15mmHg,脉搏增加5~15/min。如果将创伤受害者置于仰卧位(如绑缚在长板上以固定颈椎),这些变化可能会加剧。由此产生下肢静脉回流量的潜在减少,会导致中心静脉容量减少,并导致心输出量减少高达30%。用手将子宫推向左侧的简单操作或在确保脊柱安全的情况下在硬板下放置一条卷起的毛巾就可以在很大程度上减轻上述影响。

单胎妊娠中,血容量平均增加50%,通常在妊娠28~30周时达峰。红细胞量的增加程度低于血浆容积,导致血红蛋白浓度略有下降和红细胞比容下降。缺铁性贫血在妊娠期间也很常见,再加上生理性稀释,血红蛋白浓度通常低至9~11g/dl。这些血液学变化有两个潜在影响:贫血可能与活动性出血和血容量不足相混淆,在液体复苏期间应上调血容量估计值。

妊娠期胃肠道系统方面的变化对于创伤的处理也很重要。肠道向上移位使其在下腹部创伤发生时免受伤害,但会增加孕晚期上腹部贯穿伤时的受损伤风险。小肠的复合伤可能会涉及多个入口和出口伤,因为它们被挤入并压实到上腹部。胃动力减弱导致胃排空时间延长,从而增加与全身麻醉相关的误吸风险。在妊娠后期,由于腹部肌肉组织和腹膜的拉伸和力度减弱,反跳痛和保护作用可能不太明显。

子宫血流量的明显增加(高达600ml/min)可能会在发生子宫血管撕脱或损伤或子宫破裂的情况下造成快速失血。盆腔血管明显扩张引起的腹膜后出血是骨盆骨折的常见并发症。

三、钝挫伤

增大的子宫使其容易受到直接的腹部创伤。子宫损伤(子宫撕裂或破裂)、其内容物损伤(胎盘早剥或直接胎儿损伤)或邻近器官损伤(膀胱破裂)在妊娠期间更有可能发生,尤其是在妊娠后半期。尽管其中一些并发症与更直接和剧烈的创伤有关,如直接的胎儿损伤或子宫破裂,但一些损伤如胎盘早剥,在相对较小的创伤后也可能会出现。

母体腹部钝挫伤是胎盘早剥的重要原因,因为钝性创伤使妊娠子宫暴露于加速-减速力量中,这对子宫和附着的胎盘有不同的影响。子宫肌层组织通过改变形状,可以拉伸并适应这些外力,然而,胎盘相对缺乏弹性。子宫肌层和胎盘拉伸能力的不匹配会在子宫胎盘界面产生剪切力,如果剪切力足够大,可导致胎盘与其子宫肌层附着处分离[4, 16, 20]。胎盘早剥导致胎儿传递氧气的能力受损并有可能导致胎儿死亡,具体取决于早剥的严重程度。由于羊水不可压缩,撞击子宫壁会导致羊水移位和子宫膨胀。因此,看似轻微或非严重受伤的孕妇发生胎盘早剥的风险也会增加。胎盘早剥可能在腹部撞击后立即发生,也可能延迟数小时出现。母体创伤也可能导致子宫肌层内出血,通过激活凝血酶、溶酶体酶、细胞因子和前列腺素而增强子宫收缩[16]。严重的钝挫伤也可能导致母体脾、肝和腹膜后损伤,从而导致母体出血和血容量不足[16]。

(一)机动车事故

在美国,许多人为因素与交通事故相关的伤害和死亡有关。由于许多原因,驾驶员在驾车时越来越容易分心。开车时使用手机和发短信是重要因素。因此,在过去10年中,越来越多的州法律禁止驾驶中使用手机和发短信[22]。

根据美国国家公路运输安全管理局(National Highway Transportation Safety Administration,NHTSA)2012年的报告,在美国,平均每14秒发生1次机动车事故,每14秒发生1次受伤,每16分钟发生1次死亡[21]。在美国,MVC是创伤相关胎儿丢失的最常见原因[4]。MVC导致胎儿丢失的可能性与碰撞严重程度和母体受伤害的严重程度直接相关[4, 18]。例如,基于系列病例的估计数据表明,只有约1%的轻微MVC会导致胎盘早剥,而在严重钝挫伤孕妇中,临床上明显的早剥发生率高达40%~50%[16]。此外,已发现不系安全带与胎儿丢失有关,特别是如果母亲从车辆弹出和头部外伤[18, 23]。而且，即使是看似轻微的没有对母亲造成实质性伤害的MVC，由于暴露于前面所述的加速-减速剪切力，也可能会导致胎盘早剥和胎儿丢失[2, 4, 18]。

在国际上，道路交通伤害对发展中国家的发病率和死亡率有显著影响。虽然很难确定具体的孕产妇伤害率，但2010年，在撒哈拉以南的非洲地区，道路伤害导致231 000人死亡，几乎占全球道路伤害死亡人数的1/5[24]。

（二）跌倒

妊娠会改变重心并导致姿势不稳定，因此失去平衡的情况并不少见，严重跌倒的可能性也相应增加[25-27]。一项回顾性研究发现，多达1/4的孕妇发生过妊娠期间某个时间的跌倒[25]。与MVC一样，跌倒使胎盘暴露于与钝挫伤有关的剪切力。然而，与MVC相比，跌倒导致胎盘早剥和胎儿死亡的可能性较低。一项研究数据报道，仅占外伤相关性胎儿死亡的3%[6]。近期一项前瞻性队列研究纳入了153名在妊娠期间跌倒的女性，没有报道胎盘早剥病例[28]。尽管如此，与未经历过妊娠期间跌倒相关住院治疗的孕妇相比，因妊娠期跌倒而住院的孕妇出现不良妊娠结局的风险仍然增加。一项回顾性队列研究对693名因妊娠期间跌倒而住院的女性进行分析，发现其发生早产、胎盘早剥、剖宫产、"胎儿窘迫"和胎儿缺氧的风险均增加[27]。

（三）家庭暴力和亲密伴侣暴力

与非孕女性相比，妊娠女性遭受暴力袭击的风险更高[29]。据报道，妊娠期间IPV的发生率为6%~22%；多达45%的孕妇在其一生中的某个时间报告有家庭虐待史[29]。报道称，妊娠期间的自杀率和他杀率分别约为2.0例/100 000名活产和2.9例/100 000名活产婴儿[30]。非裔美国女性活产仅占17.7%，但占妊娠相关凶杀案的将近一半（44.6%），其中45.3%与IPV相关。自杀受害者更有可能是老年人和白种人，54.3%的妊娠相关自杀涉及IPV[30]。国家暴力死亡报告系统报告称，2003—2007年，美国发生了94起与妊娠相关的自杀事件和139起与妊娠相关的凶杀案，孕产妇死亡率分别为每100 000例活产中2.0例和2.9例[30]。科罗拉多州的一项人口研究报道称，2004—2012年，30%的孕产妇死亡是自残造成的。妊娠相关死亡中，药物过量占5.0%，自杀占4.6%（均为每100 000例活产）。死亡平均分布于产后第1年内，只有6名孕产妇死亡发生在妊娠期间[31]。同样，加拿大安大略省的一项研究报道称，孕产妇自杀率为2.58/100 000例活产，966名孕产妇死亡中，自杀为51人（5.3%）[32]。

自杀未遂的常见方法是药物过量和腐蚀性物质中毒[33]。一项研究发现[34]，谋杀是妊娠期间和产后1年中最常见的死因，而且发现大多数肇事者都是现任或前任亲密伴侣。这项对妊娠相关凶杀案的分析发现，亲密伴侣凶杀案最有可能发生在妊娠前3个月。一项基于美国数据的研究报道称，女性凶杀案受害者中有5%是妊娠的[35]。尽管DV可发生在所有种族和社会经济群体中，但非裔美国人和美洲原住民女性、来自低收入家庭的女性所面临的风险有所增加[29]。妊娠期间遭受故意伤害的孕妇发生早产的风险是2.7倍（95%CI 1.3~5.7），低出生体重风险是5.3倍（95%CI 3.99~7.3）[36]。根据加利福尼亚州1991—1999年产妇出院记录数据库研究[37]，即使受害者在住院初期没有分娩，殴打仍与子宫破裂显著相关，并带来胎盘早剥和低出生体重的重大风险。

四、特殊伤害

（一）骨折

骨折是妊娠期间需要住院治疗的最常见的母体损伤类型，而下肢是使妊娠复杂化的最常见骨折部位[3]。尽管骨盆骨折的发生不像四肢骨折那样频繁，但骨盆骨折最有可能导致不良后果，包括胎盘早剥、围产期和婴儿死亡率升高（图32-1）[3]。Leggon及其同事[38]报道了总共101例孕妇骨盆或髋臼骨折，其中3个最常见的损伤原因是MVC（73%）、跌倒（14%）和行人被机动车撞击（13%）。骨盆和髋臼骨折者的总体胎儿死亡率为35%，而孕产妇死亡率为9%。因此，骨盆骨折被认为是不良胎儿结局的独立危险因素[38]。由于盆腔腹膜后血管明显充血扩张，若随后这些血管被尖锐的骨碎片撕裂，那么骨盆骨折也可能造成严重的产妇出血和休克[39]。骨盆骨折也可能与膀胱和尿道损伤有关[1]。骨盆骨折不是阴道分娩的禁忌证，除非骨折导致产道梗阻或骨盆骨折不稳定；80%以上的骨盆骨折女性可以经阴道分娩[39]。

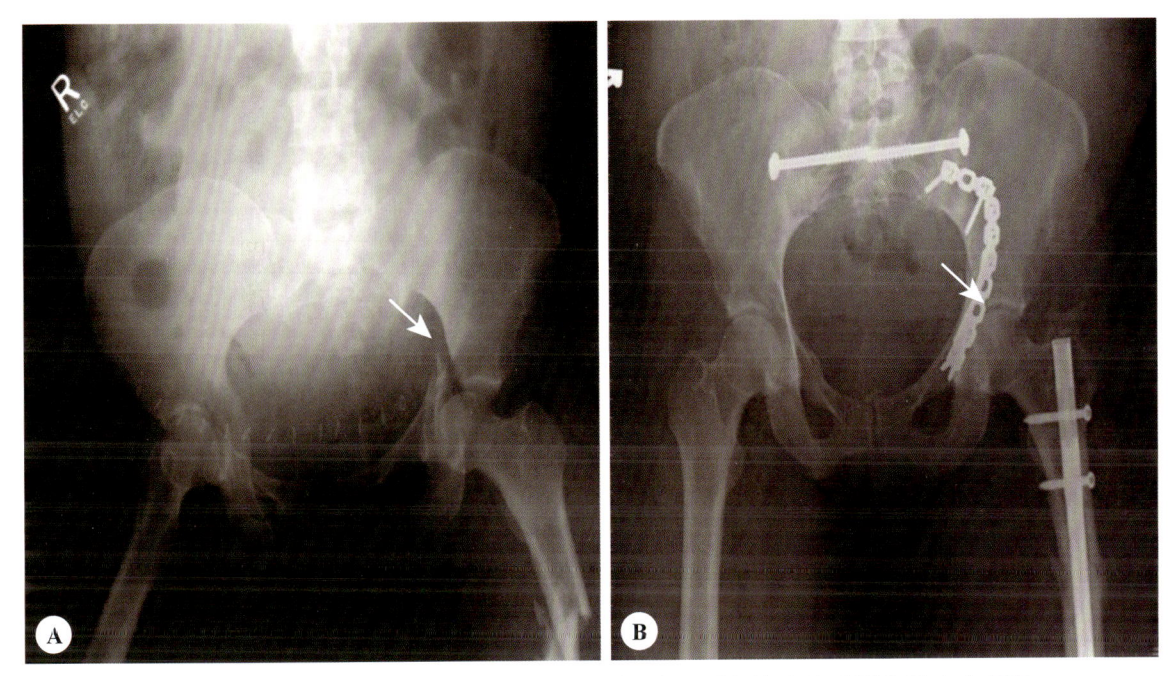

▲ 图 32-1　箭指向导致胎儿死亡的孕晚期骨盆骨折，固定前（A）和固定后（B）图像
引自 Brown HL. Trauma in pregnancy. Obstet Gynecol. 2009; 114(1):147–160.

（二）贯穿伤

枪伤和刀刺伤是妊娠期间最常见的贯穿伤类型[4, 23]。与非孕个体相比，上腹部贯穿伤导致妊娠女性死亡的可能性较小，因为妊娠子宫提供了保护作用。然而，由于增大的子宫将肠道局限于上腹部，贯穿伤会增加母体发生复杂肠道损伤的风险[23]。腹部枪伤需要探查术以确定腹部内脏损伤的程度并进行受损组织的清创。孕妇刀刺伤的处理与非孕妇一样。肠损伤伴肠内容物外溢会增加感染性腹膜炎和妊娠丢失风险。对子宫的穿透性创伤与不良胎儿结局密切相关[4, 16]。胎儿死亡与否取决于胎盘或脐带破裂的程度。据报道，枪伤后胎儿死亡的风险高达 71%，刀刺伤后高达 42%[23]。

（三）热损伤（烧烫伤）

热损伤后母体和胎儿的预后决定于受累体表面积所占的百分比[40, 41]。涉及体表面积 10% 及以下的轻微烧烫伤不太可能导致母体或胎儿受损，而且并不一定需要住院[16]。50% 及以上的体表严重烧伤与较高的产妇和胎儿死亡率有关[41]。过去，为了改善母体预后，建议娩出胎儿[40]。而较近期的研究表明，孕妇和非孕妇之间，严重热损伤的预后没有差异[40]。然而，由于妊娠相关的母体生理变化，与非妊娠个体相比，严重烧伤的孕妇需要更积极的液体复苏。除了败血症、呼吸窘迫、肾衰竭和肝衰竭之外，严重烧伤还可能导致母体血容量不足和心血管系统不稳定[16]。由于妊娠相关的胶体渗透压降低和体表面积增加，与非妊娠个体相比，烧伤的妊娠者存在体液流失更多的风险[41]。早产可能是由母体血容量不足所致的子宫胎盘灌注减少而引发的。积极的液体复苏对于预防这一并发症至关重要[16, 41]。

遭受重度烧伤的人也可能存在吸入性损伤，这会带来更高的孕产妇死亡率和胎儿风险[16, 41]，尤其是一氧化碳可自由通过胎盘，与胎儿血红蛋白高度结合，从而增加胎儿心力衰竭的风险[16]。建议给母亲吸氧以缩短碳氧血红蛋白的半衰期[16]。

（四）直接的胎儿损伤

由于子宫和羊水的保护，直接的胎儿损伤并不常见。胎儿损伤使得不到 1% 的妊娠期钝挫伤病例变得很复杂[42]，然而，最有可能的是发生在妊娠后期的直接且严重的腹部或骨盆损伤，此时胎头已入母体骨盆[4, 16]。据报道，直接损伤可能会导致胎儿脾脏破裂、颅骨骨折、颅内出血和脑水肿[4]。接近足月，胎头位于母体骨盆中，因此，母体骨盆骨折时胎儿颅骨骨折和脑损伤的风险增加。暴力造成的钝性创伤可导致直接的胎儿损伤[43]。据报道，这些损伤所导致的血管梗死、全脑损伤和脑室周围白质软化会产生长期的发育障碍[4]。

五、母体创伤导致胎儿丢失的病理生理学

与创伤相关的母体低血压和血容量不足是胎儿结局不良的重要预测因素[6, 18, 23]。胎儿丢失可能是由于母体失血性休克所导致的胎盘灌注不足[15]。在母体创伤导致严重失血的情况下，子宫动脉收缩，减少子宫血流量，进而使血供重新分布，持续灌注心脏和大脑。在产妇失血性休克的情况下，估计胎儿死亡率为80%[44]。

六、胎儿死亡率的预测因素

迄今为止，已发表的系列数据中，胎盘早剥是胎儿死亡的主要原因，占所有外伤所致胎儿死亡的50%～70%[40]。胎盘早剥使得1%～2%的母体低损伤评分病例和高达40%的严重母体腹部创伤病例变得非常复杂[23]。据报道，一旦发生胎盘早剥，胎儿死亡风险高达50%～80%[4]。据报道，孕产妇死亡是继胎盘早剥之后胎儿死亡的第二大常见原因，约占胎儿丢失的10%[16]。一项加利福尼亚州的大型数据库研究提示，分娩时的胎龄是胎儿、新生儿或婴儿死亡的最强预测因素[5]。MVC（82%）是导致胎儿死亡的最常见损伤机制，其次是枪伤（6%）和跌倒（3%）[4]。特别要注意，不系安全带是导致胎儿结局、发病率和死亡率不佳的重要风险因素[23, 45, 46]。

Schiff及其同事[47, 48]使用伤害严重程度评分对产妇伤害的严重程度进行分类。受重伤的女性中，母体、胎儿和新生儿不良结局的风险最大；但与未受伤的对照组相比，受轻伤的女性风险也增加了。研究者发现，损伤的严重程度评分对胎盘早剥的预测价值有限；还得出结论认为，即使是相对轻微的伤害也可能导致不良的胎儿结局，甚至胎儿死亡[47, 48]。轻微伤害比严重伤害更常见，所以，其所造成的胎儿丢失占外伤所致胎儿丢失的60%～70%，但即便如此，重伤更有可能导致流产[4]。

七、处理方面的考虑因素

（一）初步处理

管理妊娠期创伤受害者最重要的初始步骤是全面评估和稳定转运到创伤中心。通常由现场急救医疗技术人员提供初始评估。大多数急诊医疗技术人员都熟悉社区指定的能够处理严重创伤病例的创伤救治单位。这对于妊娠期的创伤受害者尤其重要，因为对她们来说，母胎存活都非常重要。疾病控制和预防中心已发布指南，以指导从事受伤孕产妇现场护理的急救人员和紧急医疗人员[49]。急救人员的指导指南包括将母亲置于侧卧位来减轻子宫对下腔静脉的压迫[44]。在初步评估时，可在长板下方放置一条长6英寸（15.24cm）、卷起的毛巾，使脊柱固定板向左倾斜15°，以达到相同的效果[44]。CDC专家组建议，如果可以，将妊娠20周及以上的女性运送到可以行产科处理的创伤中心。如果考虑到受创伤的孕产妇自身的生命安全，必须将其转运到比指定创伤中心更近的医疗机构，那么该机构的急救团队必须做好紧急处理的准备，稳定病情，然后将她转运到更高水平的医学中心。

经过急诊内科医生、创伤外科医生和产科医生的合作处理，预期可以改善结局。无论孕周多大，所有遭受或怀疑遭受严重伤害的孕妇都应首先在急诊科（emergency department，ED）进行评估，遵循孕产妇健康优先于胎儿健康这一原则。母体和胎儿的生存取决于协调的团队合作，一旦通知ED正在转运妊娠期创伤受害者，就应该立即开始着手准备。确定母体损伤情况、稳定母体是首要任务。胎儿评估和干预通常可以根据需要在急诊室同时进行。不应因为妊娠而推迟插管的决定，尤其是在可能需要手术干预的情况下。胎儿容易缺氧、神经损伤或死亡；因此，即使不需要插管，也应为所有妊娠的创伤受害者补充氧气并避免低血压。

图32-2列出创伤孕妇的处理计划流程建议。

（二）临产和分娩评估

在ED完成对严重孕产妇伤口的清创后，产科团队应进行更全面的体格检查和产科评估。创伤病例的全面体格检查应包括在全身寻找新旧瘀斑和瘀伤，以明确暴力是否为伤害的来源。阴道检查可以发现出血、破膜和骨盆骨折时可能发生的阴道撕裂伤。应在评估早期进行超声检查，以记录胎儿心脏活动、可存活性和胎龄。根据该医疗机构所能承担的临产和分娩胎龄标准，妊娠23周及以上（即胎儿存活阈

急诊科处理：妊娠期创伤

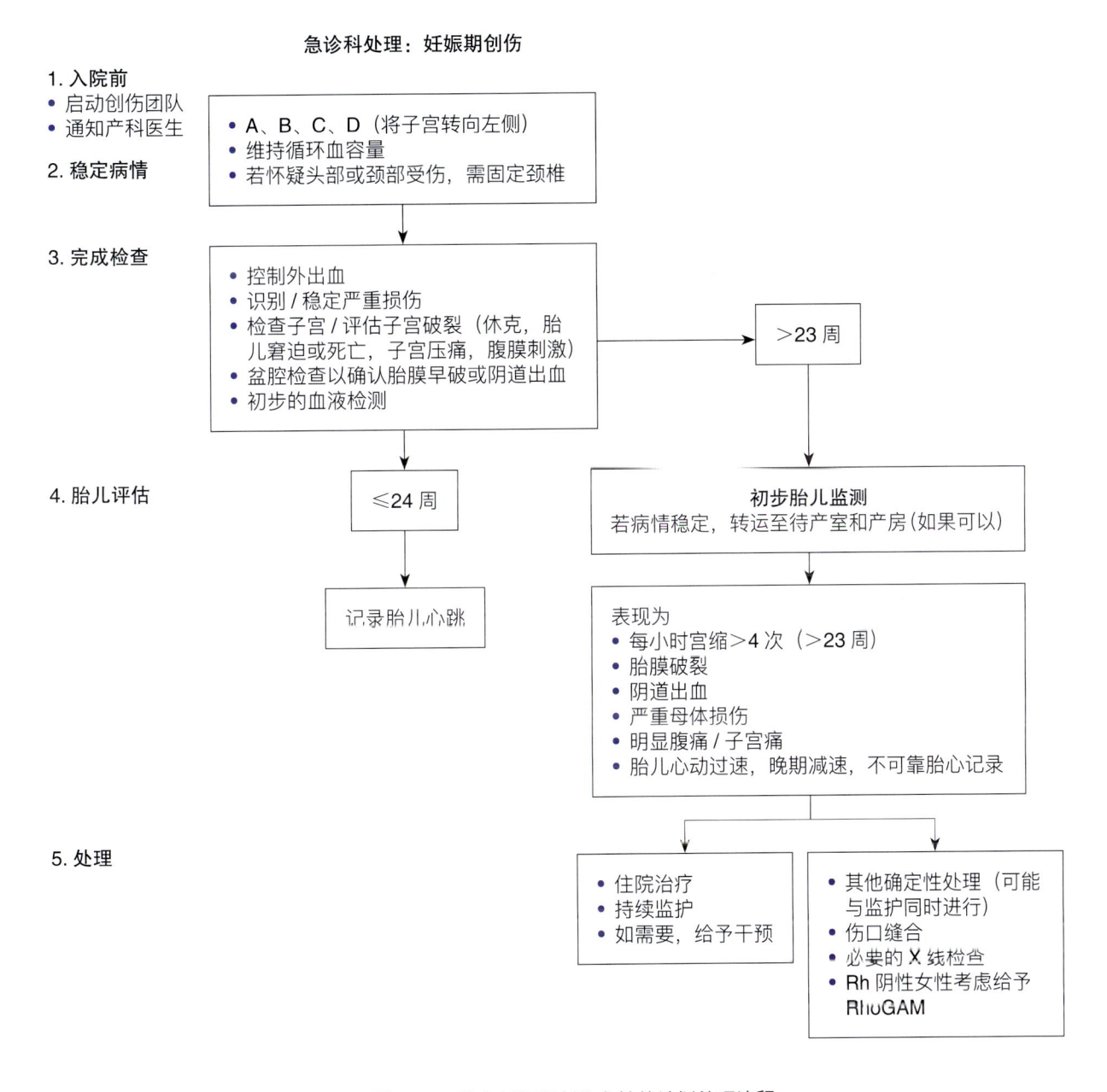

1. 入院前
- 启动创伤团队
- 通知产科医生

2. 稳定病情
- A、B、C、D（将子宫转向左侧）
- 维持循环血容量
- 若怀疑头部或颈部受伤，需固定颈椎

3. 完成检查
- 控制外出血
- 识别 / 稳定严重损伤
- 检查子宫 / 评估子宫破裂（休克，胎儿窘迫或死亡，子宫压痛，腹膜刺激）
- 盆腔检查以确认胎膜早破或阴道出血
- 初步的血液检测

4. 胎儿评估

≤24 周 → 记录胎儿心跳

>23 周 → 初步胎儿监测
若病情稳定，转运至待产室和产房（如果可以）

表现为
- 每小时宫缩＞4 次（＞23 周）
- 胎膜破裂
- 阴道出血
- 严重母体损伤
- 明显腹痛 / 子宫痛
- 胎儿心动过速，晚期减速，不可靠胎心记录

5. 处理
- 住院治疗
- 持续监护
- 如需要，给予干预

- 其他确定性处理（可能与监护同时进行）
- 伤口缝合
- 必要的 X 线检查
- Rh 阴性女性考虑给予 RhoGAM

▲ 图 32-2 推荐妊娠期创伤女性的计划处理流程

值）的稳定女性应收入待产室和分娩室，以便进一步观察和监测胎盘早剥和早产临产的体征和症状。妊娠 20 周前或胎儿可存活之前的女性可以在 ED 评估胎儿生命，但不一定收入院待产和分娩。根据患者的临床表现和子宫收缩频率，在患者出院前要观察 4h，最多可观察 24h。

（三）胎儿监护

胎儿和宫缩监测是监测外伤后胎盘早剥最敏感的方法。在妊娠 23~24 周以上的女性中，创伤后发生胎盘早剥者几乎都会出现频繁的子宫收缩[50, 51]。此外，不可靠的胎心率模式可能反映了母亲失血性休克或低血压[20]。就胎盘早剥而言，监测子宫收缩无疑比超声更敏感，因为在创伤情况下，超声仅能检测到大约 40% 的胎盘早剥[20, 23, 52]。尽管有数位作者建议将胎儿状态评估纳入到标准化腹部创伤超声重点检查（focused abdominal sonography for trauma，FAST）之中，但它不应取代胎儿监护[16, 53]。标准化 FAST 检查是为了评估腹腔内出血，鉴于其检测腹腔积液的高敏感性（80%~83%），因此，在许多医学中心，其已经取代了诊断性腹腔灌洗[53]。胎儿生物物理评分检测和大脑中动脉血流多普勒研究可以在FAST检查同时进行，以期获取有关胎儿健康的更多信息，但是，在创伤情况下，尚未全面评估其对胎儿结局的预测能力[16, 53]。FHR监测被称为"第五生命体征"，因为它可能为母亲血容量不足或低血压提供最早的证据（图32-3）[16]。同样，频繁的子宫收缩是胎盘早剥或早产最可靠的警告信号[17, 52, 54]。

受创伤孕妇的胎儿监测持续时间是可变的。延长监测时间是因为担心延迟性胎盘早剥，据报道称，早剥甚至可以在创伤事件后长达6天时出现[55]。如果观察4h，子宫收缩的频率均低于每15分钟1次，则不太可能发生胎盘早剥[13, 51, 52]。事实上，如果观察4~6h，胎心正常且宫缩频率较低，低于每10分钟1次，则不太可能发生延迟性胎盘早剥。当监测正常且没有出血和腹痛这些早期预警症状时，与创伤直接相关的不良结果的阴性预测值为100%[56]。因此，如果胎儿处于妊娠23~24周及以上，建议的最短监测时间为创伤发生后至少4h。如果出现明显的子宫压痛、宫缩、易激惹、异常胎心活动或阴道出血，应继续监测。如果胎儿状态明显恶化，即使胎盘早剥的临床表现不明显，也应考虑可活胎龄胎儿的分娩指征。如果宫缩频繁（每15分钟或更短时间1次），即使没有其他早产体征和症状，也建议进行24h监测，因为有可能发生延迟性胎盘早剥[16, 20, 52]。

（四）实验室评估

可能有助于评估创伤的实验室检查包括全血细胞计数、血小板、血型和Rh血型测试；如果怀疑胎盘早剥，则应评估凝血功能；Rh阴性女性应进行Kleihauer-Betke试验（KB试验）[16, 57]。KB试验可用于确定是否需要额外给予Rh免疫球蛋白来预防受伤Rh阴性女性致敏[1, 52]。受伤孕妇中，约90%的胎-母出血量少于30ml，而1瓶Rh免疫球蛋白就足以预防致敏[20]。围绕该测试在Rh阳性女性中应用的有效性存在一些争议。基于纳入了71名女性的系列研究，Muench及其同事[58]建议将其用作创伤后早产/分娩风险的预测指标。所有有宫缩的女性KB试验均呈阳性。通过逻辑回归，KB试验结果是与早产相关的单一风险因素（$P<0.001$；KB试验阳性的似然比为20.8）。与其他部位相比，腹部外伤通常与宫缩（$P<0.001$）、早产（$P=0.001$）和KB试验阳性（$P<0.001$, χ^2）的相关性更高。作者发现，KB测试对早产的预测敏感性是100%[58]。但其他研究不支持常规使用该测试作为不良胎儿结局的预测指标[54, 59]。报道承认KB试验可用于确定少数需要额外应用Rh免疫球蛋白以预防同种免疫的Rh阴性女性，但对其他不良妊娠结局（如胎盘早剥、早产或胎儿低氧血症）的预测价值很小。而且，与KB测试相比，胎儿监护的应用更有可能预测这些并发症。

当胎龄小于20周时，300μg Rh免疫球蛋白应该足以覆盖胎儿出血，因为预期的胎儿血量不太可能超过标准剂量300μg所能覆盖的出血量。无论KB状态如何，所有经历过腹部创伤的未致敏Rh阴性女性应在72h接受Rh免疫球蛋白治疗，这是合理的。有胎盘早剥证据或有可疑的情况下，或者患者处于大量失血所致的稀释性凝血功能障碍的情况下，包括凝血酶原时间、部分凝血活酶时间、血小板和纤维蛋白原在内的凝血试验可能有用。也可以进行尿液分析。尿液分析中的血尿可能与骨盆骨折或泌尿道损伤有关[23]。鉴于药物和酒精滥用与创伤性损伤密切相关，临床上可能需要进行尿液毒理学筛查，特别是受伤可能需要非产科或产科手术干预的时候[23]。

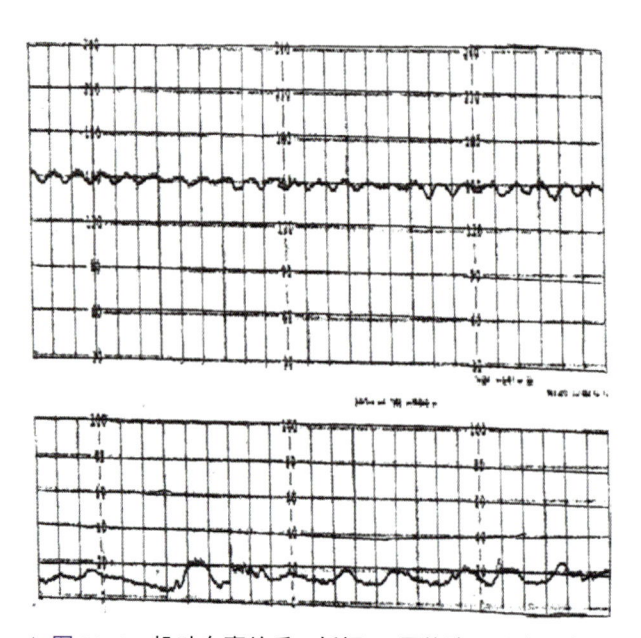

▲ 图32-3 机动车事故后，妊娠30周的胎-母出血女性的胎心监护呈正弦曲线模式。婴儿出生时严重贫血
引自 Brown HL. Trauma in pregnancy. Obstet Gynecol. 2009; 114(1):147–160.

八、诊断性影像

（一）超声

超声可用于评估胎儿的健康状况，而胎儿不会暴露于电离辐射下。此外，床旁腹部超声检查可能是评估妊娠期创伤女性是否有腹腔游离液的有用工具。据报道，其敏感性在61%~83%，而特异性在94%~100%[60, 61]。

超声是一种安全的方式，但对检测胎盘早剥不是特别敏感，据报道，可以识别大约40%的病例[62]。血流动力学稳定、超声检查结果阴性的患者，是否需要进一步影像学检查，尚无明确的指南。

（二）电离辐射

由于担心胎儿暴露于电离辐射，临床医生可能会犹豫是否在母体受创伤的情况下进行某些有指征的诊断性检查。但是，如果需要对孕妇进行全面评估，即便其胎儿处于可存活孕周，也不应因为考虑胎儿而推迟对孕妇进行影像学检查，包括X线、磁共振和计算机断层扫描。对电离辐射暴露的担忧涉及致畸风险及其后患癌症的风险[63]。最明显的胎儿畸形风险包括小头畸形和智力障碍，人类暴露于100~200cGy剂量后可观察到上述风险。宫内暴露于电离辐射可能会使儿童白血病的风险从1/3000的背景风险上升到1/2000[64, 65]。同样，妊娠期间暴露于50mGy（5rad）电离辐射可能与2%的终生恶性肿瘤风险相关[66]。电离辐射暴露的致畸或致癌风险是剂量依赖性的[66]。根据美国放射学会（American College of Radiology，ACR）的说法，任何单独一种诊断方法的辐射剂量都不足以威胁发育中的胚胎或胎儿的健康，尤其是在妊娠中后期[67]。ACR和美国妇产科医师学会都发布了妊娠期间使用诊断放射学技术的影像学指南[64, 66]。在母体创伤的情况下，孕产妇不接受治疗所带来的胎儿病率或死亡风险远远超过理论上的未来发展为恶性肿瘤的风险。表32-1总结了妊娠不同阶段宫内暴露于电离辐射所造成的影响，常见诊断性检查相关的辐射剂量列于表32-2。

（三）磁共振成像

MRI可能是一个比较有吸引力的选择，因为它不涉及电离辐射，但与其他更成熟的方法相比，MRI在妊娠期间应用的有效性和安全性证据较少。目前，FDA称MRI对胎儿的安全性"尚未确定"[65]。但没有证据表明宫内暴露于MRI对儿童有任何致畸作用或任何长期的不利发育后果[45, 48]。ACR发表的安全使用MRI的指南，支持可以在妊娠任一期别内为了必要的准确诊断而使用MRI检查[60, 67]。妊娠期创伤患者应用MRI检查对其处理的确切意义尚未明确，但可能有助于评估软组织损伤，包括母体骨盆的解剖结构。

表 32-1 宫内暴露于电离辐射的生物学效应

妊娠孕龄	受孕孕龄	< 50mGy（< 5rad）	50~100mGy（5~10rad）	> 100mGy（> 10rad）
0~2周（0~14天）	受妊娠前	无	无	无
3~4周（15~28天）	1~2周（1~14天）	无	可能无	可能自然流产
5~10周（29~70天）	3~8周（15~56天）	无	潜在影响在科学角度不确定，可能太过于微小而临床无法发现	随着剂量的增加，致畸风险可能增加
11~17周（71~119天）	9~15周（57~105天）	无	潜在影响在科学角度不确定，可能太过于微小而临床无法发现	随着剂量的增加，智力缺陷或智力障碍的发生率和严重程度增加
18~27周（120~189天）	16~25周（106~175天）	无	无	诊断剂量时未发现智力受损
>27周（>189天）	>25周（>175天）	无	无	不适用于诊断医学

改编自 American College of Radiology. *Practice Guidelines for Imaging Pregnant or Potentially Pregnant Adolescents and Women with Ionizing Radiation.* American College of Radiology Practice Parameter, amended 2014 (Resolution 39). www.acr.org/guidelines.

表 32-2 与常见诊断过程相关的辐射剂量

过　程	胎儿剂量
腹部、盆腔和腰椎的单相 CT	3.5rad
髋部摄片（单一视图）	200mrad
胸部 X 片	0.02～0.07mrad
头部或胸部 CT	<1rad
腹部和胸部的诊断学透视	<10rad

改编自 ACOG Committee on Obstetric Practice：ACOG Committee Opinion 299：Guidelines for Diagnostic Imaging During Pregnancy and American College of Radiology（ACR）Practice Guidelines for Imaging Pregnant or Potentially Pregnant Adolescents and Women with Ionizing Radiation.

（四）对比剂

含碘对比剂可以通过简单扩散通过胎盘[68]。因其可被胎儿甲状腺吸收并造成理论上的胎儿甲状腺功能减退的风险，所以妊娠期间通常避免使用含碘对比剂，除非明确需要诊断[64, 68]。然而，临床上使用含碘对比剂后，尚无胎儿甲状腺肿或新生儿甲状腺功能异常的病例报道[68]。妊娠期间接受含碘对比剂的孕妇，其新生儿筛查甲状腺功能减退已经是一种标准做法[65]。近期关于妊娠期间 CT 和 MRI 的应用指南提出，在妊娠期间使用含碘对比剂的增强 CT 比接受重复 CT 检查更可取，因为没有对比剂的情况下检查结果欠佳[65]。

妊娠期使用含钆对比剂行 MRI 检查是有争议的。钆可通过胎盘并在羊水中积聚[68]，尽管尚未发现其临床使用剂量具有致畸性或致癌性[23, 68]。然而，在极罕见情况下，对患有潜在肾功能不全的儿童和成人应用钆可导致一种称为肾源性系统性纤维化的综合征，这使得人们担忧胎儿期暴露后存在理论上的毒性[65, 69]。因此，急性或慢性肾功能不全患者应避免使用钆。

（五）创伤的放射学评估建议指南

近期，关于妊娠期创伤的循证医学指南和诊断性影像学附加报告建议使用超声作为初始方式，但当怀疑胸部、主动脉、纵隔、脊柱、骨骼、肠或膀胱、内脏受损时，也建议使用 CT 作为首选评估方法（图 32-4）[60, 65]。

九、妊娠期外伤时的探查性手术

当妊娠女性需要进行非产科手术时，要注意足够的母体氧合、血容量和子宫灌注，以避免胎儿缺氧的发生。贯穿伤是妊娠期外伤中最常见的非产科手术指征[16]。从历史观点上看，手术探查被推荐用于评估和修复贯穿伤引起的腹部损伤；然而，鉴于妊娠期间贯穿伤导致的腹部损伤模式不同，应根据个体情况决定是否进行期待治疗或手术[16]。Muench 和 Canterino[16] 建议根据伤口是在上腹部还是下腹部来个体化评估贯穿伤。由于上腹部贯穿伤后肠道损伤的风险显著增加，有此类伤口的女性应接受手术探查。而妊娠子宫为内脏提供了一定程度的损伤保护作用，因此，如果血流动力学稳定，下腹部贯穿伤的孕妇可能可以保守治疗。妊娠子宫的贯穿伤会增加胎儿直接损伤的风险，但如果伤口不超过子宫肌层，则可以保守治疗[16]。保守治疗可能包括诊断性腹腔灌洗，这可以在妊娠期间的所有时间段内安全进行，应用开放式直接可视化技术在超声引导下通过脐上切口进行[16, 23]。手术探查的指征包括上腹部贯穿伤、腹部枪伤、有活动性腹腔内出血的临床证据或怀疑肠道损伤。

手术团队应当避免增大的子宫影响其充分的手术探查和处理。如果进行剖腹探查，应注意尽量减少对妊娠子宫的牵拉，并应评估任一处损伤的性质和程度[16]。剖腹探查术并不一定是胎儿娩出的指征[23]。如果在手术探查前胎儿已经死亡，那么引产后经阴道分娩可能更合适。如果有胎盘早剥和凝血功能障碍的可能性，Brown 建议，在母亲当时已麻醉的情况下应该行剖宫产[23]。凝血功能障碍使出血情况进一步复杂化，也使得围术期过程更为复杂，其中包括母亲的急性呼吸窘迫综合征。在某些情况下，为了更充分探查腹腔或完成受伤内脏的手术修复，可能需要娩出胎儿。

在妊娠 24 周及以上情况下，应在手术过程中间歇性地进行胎儿监测。手术过程中发现的胎儿状态不可靠，在大多数情况下，可以通过关注和纠正母体血容量不足或低氧血症来缓解。如果这些支持措施无效，则可能需要剖宫产[23]。

（一）子宫破裂

钝挫伤和贯穿伤均可导致子宫破裂，发生在

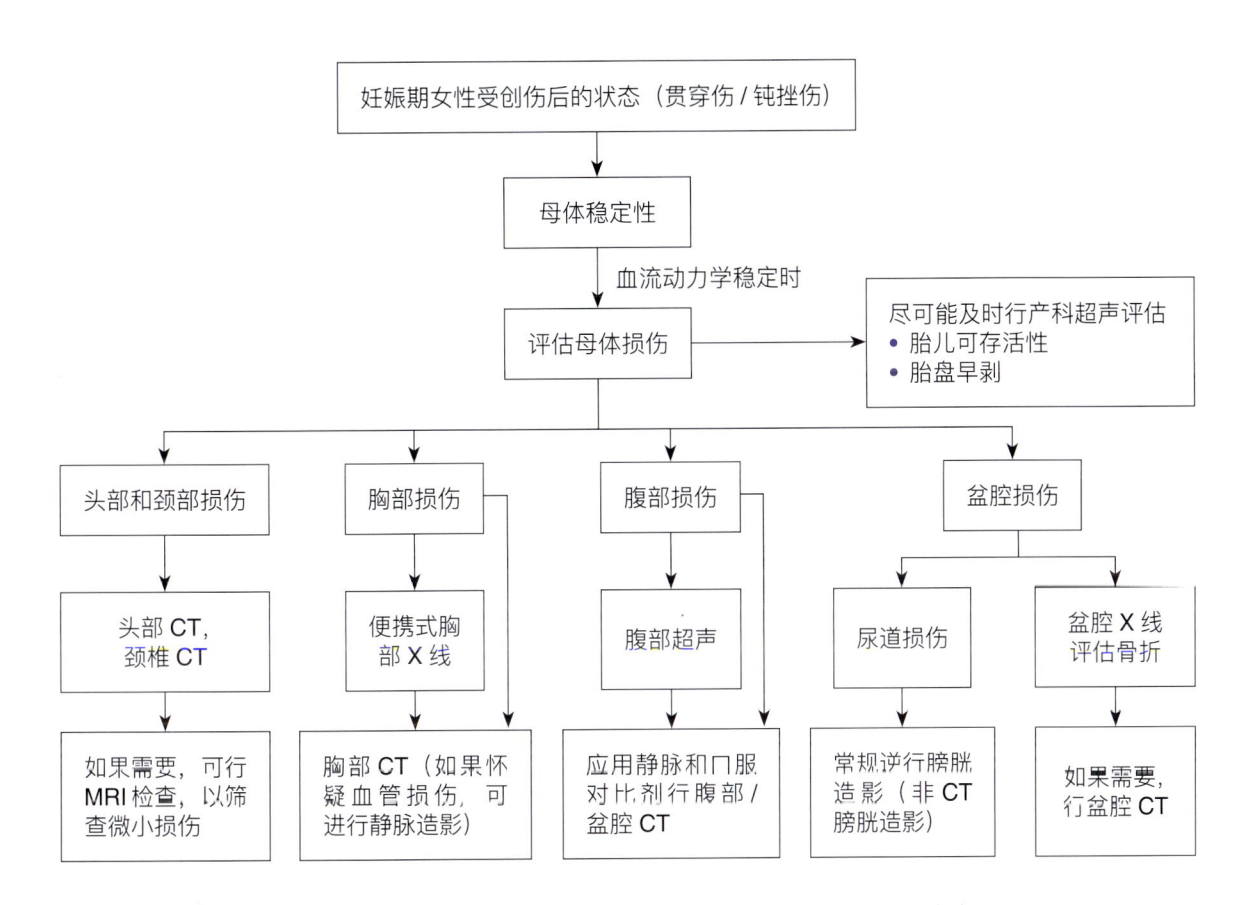

▲ 图 32-4 研究所建议的针对受创伤孕妇的诊断性影像学计划方案

CT. 计算机断层扫描；MRI. 磁共振成像（改编自 Patel SJ, Reede DL, Katz DS, et al. Imaging the pregnant patient for nonobstetric conditions: algorithms and radiation dose considerations. *Radiographics*. 2007;27:1719.）

0.6%~1% 的母体创伤情况中[23, 52]。子宫破裂最常由腹部直接撞击引起，并且可能发生在任何孕周，而随着子宫在妊娠后期变为腹部器官，风险更会增加[1, 70]。遭受过攻击的女性发生子宫破裂的风险尤其增加[37]。母体创伤导致的子宫破裂大多数位于宫底[52]。子宫破裂也可能导致子宫动脉完全撕脱和大量出血[1]。子宫破裂的迹象变化多样，可能是母亲血流动力学稳定而胎心异常，也可以是产妇心血管系统不稳定和低血容量性休克[52]。子宫破裂的胎儿预后很差，需要立即剖腹手术。是否需要进行子宫切除术取决于子宫肌层和血管的损伤程度，以及由外科医生判断的修复子宫的迅速程度。妊娠使得子宫血管增加，因此，子宫破裂可能导致产妇大量出血，建议积极补充红细胞和凝血因子[23]。据报道，外伤性子宫破裂后产妇死亡率高达 10%[4]。

（二）心脏骤停和围死亡期剖宫产的影响

在母体严重损伤和母体心脏骤停的情况下，由于存在妊娠相关的母体生理改变，心肺复苏不太可能成功。妊娠子宫可能压迫下腔静脉并干扰静脉回流，进而影响全身灌注。向左侧倾斜以减少子宫对主动脉和下腔静脉的压迫有利于改善子宫胎盘灌注，也有利于心肺复苏和胸外按压的效果；因此，排空子宫应该有助于更有效的产妇复苏。为了最大限度地提高生存机会，高质量的胸外按压对于孕妇尤其重要[71]。

复苏指南建议如下[72]。

- 胸外按压速度应至少为每分钟 100 次，深度至少为 2 英寸（5cm），在下一次按压前要完全回弹，中断时间最少，按压 – 通气比为 30∶2（Ⅱa 类；证据等级 C 级）。

- 除了特定的干预措施，如置入高级气道装置或使用除颤器外，应尽量减少中断并将中断限制在 10s 内（Ⅱa 类；证据等级 C 级）。

- 患者应仰卧以进行胸外按压（Ⅰ类；证据等

级 C 级）。

- 没有文献研究使用机械胸外按压。妊娠期间，目前不建议这样做。

与非妊娠状态相比，即使进行积极的复苏努力，但心脏骤停后孕产妇的存活机会仍然显著降低。母亲心脏骤停后，如果能在母亲循环停止 5min 之内娩出孩子，则可能有利于出生孩子的长期预后[44]。在创伤受害者的复苏过程中，应尽早考虑围死亡期剖宫产。如果孕周已超出可存活妊娠期，则应立即果断的决定行围死亡期剖宫产。因此，如果孕周达到或超过胎儿可存活孕周（妊娠 23～24 周），而复苏未能使母体循环恢复，则应在母体心脏骤停后 4min 内开始围死亡期剖宫产[16]。

切口应取剑突到耻骨的正中切口，切开腹壁全层并行子宫正中纵切口。新生儿娩出后，继续进行复苏，如果复苏成功，将患者转移到手术室以缝合子宫和腹部伤口并确保充分止血。

十、其他方面的考虑因素

（一）产妇创伤后的医学和法律意义

对于遭受创伤的孕妇而言，准确、仔细地记录所有病史、体格检查结果、临床医疗措施，以及母亲和胎儿的随访至关重要。如果采取法律行动，很有可能会重新查看这些记录，特别是有不良妊娠结局的情况下。参与该女性初始处理和后续医疗的临床医生很可能需要提供因果关系相关的医学意见。

产科评估、遵守基于临床病史的监护建议，以及事故或受伤后长达 4h 的临床观察，作为关键评估时期，对母婴健康非常必要。书面记录应反映出整个观察期间的母体和胎儿状态。例如，从创伤事件的发生时间，到紧急剖宫产或胎盘早剥的时间，或者事件发生后的数天或数周出现早产临产和（或）早产分娩，其可能存在的因果关系。如果所有观察记录均显示正常，那么创伤性事件后数周的临产及随后的分娩不太可能与创伤直接相关。

因此，对于所有妊娠期创伤，从急诊室、产房和手术室到出院，以及随访的整个医疗过程中，所有提供医疗服务的人员都必须进行记录。

（二）创伤的长期影响

在一些报道中，妊娠期间遭受创伤的女性中有高达 38% 的人会在同一次住院治疗时分娩[23]，但大多数已发表的案例中，绝大多数遭受创伤的孕妇未分娩，会出院[4, 50]。由母体创伤引起的胎盘早剥大多发生在事件发生后的 24h 之内，但一些报道表明，遭受创伤的女性仍有出现其他并发症的风险，包括胎儿生长受限、宫内胎儿死亡、"胎儿窘迫"、胎盘早剥和剖宫产分娩[3, 4, 73]。相反，一项前瞻性对照研究表明，受伤女性 48h 后的妊娠结局与未受伤的对照组相似[50]。推荐的出院指导见框 32-1。

框 32-1　受伤后住院观察孕妇的出院建议

- 观察 24h 后出院
- 如果没有临产、胎盘早剥、胎膜破裂、胎儿受损或母体受损的迹象或症状，则有出院指征
- 健康教育
  - 出院后，应告知产妇在胎动减少、阴道流血、破膜、腹痛或每小时宫缩超过 3 次的情况下电话咨询临产和分娩事宜
  - 建议每天 2 次胎动计数
  - 建议在 1 周内与医疗服务提供者联系，进行随诊
  - 提倡正确使用安全带：肩带置于乳房和子宫底之间，腰带置于子宫下方和骨盆棘之间
  - 如果怀疑家庭暴力，请安排社工咨询

（三）创伤的预防

弗吉尼亚大学应用生物力学中心的一项研究发现，在相似的碰撞强度下，系安全带的女司机比系安全带的男司机受重伤的概率高 47%。就中度损伤而言，该差异上升到 71%[74]。

加拿大的一项研究表明，与非孕状态相比，妊娠期（尤其是孕中期）严重 MVC 的发生率相对增加 42%。事故发生率为 4.55 起 /1000 人年，大约是人群平均事故率 2 起 /1000 人年的 2 倍[75]。针对孕中期该数据的显著增长，相关因素的判断非常主观。就妊娠期安全带的使用进行教育和强化，应作为产前教育和医疗的常规内容。在机动车辆碰撞创伤及其对胎儿影响的灵长类动物模型中，与两点束缚相比，三点束缚显著降低了胎儿死亡率[2]。1996—1999 年间，一项纳入 43 名孕妇的 MVC 研究中，密歇根州的 Klinich 及其同事[18]证明，正确使用安全带与胎儿结局改善显著相关。作者推测，正确使用安全带可以预防多达 84% 的不良胎儿结局。事实证明，提供

产科保健的工作人员就妊娠期间使用安全带给予恰当的咨询，也可以显著提高安全带使用的依从性[76]。

有合理证据表明使用约束装置可降低母胎病率和死亡率，因此，ACOG 建议在妊娠期间使用安全带以降低母胎病率和死亡率[77]。NHTSA 建议孕妇系安全带，肩带部分位于乳房之间、锁骨上方，腰带部分位于孕妇腹部下方、尽可能低的髋部位置，绕过大腿上部，不要在腹部上方或绕过腹部[78]。将腰带置于宫底部会增加重大碰撞时的压力传导和子宫受伤的风险。妊娠期间使用约束的情况不一致，据报道，不使用约束使得围产儿死亡的相对风险高达 5.2：1[79]。

机动车事故中，安全气囊可以挽救生命。然而，若速度超过 230 英里 / 小时（370km/h），安全气囊会以超过 1200 磅的力度（5338N）引爆。

没有证据表明在孕晚期安全气囊打开会增加胎儿受伤的风险；然而，有报道称，安全气囊打开会使产妇受到轻微伤。NHTSA 建议，当孕妇在安全气囊前驾驶时，安全气囊应距离仪表板或方向盘至少 10 英寸（25cm），并且随着孕妇腹部的增大，座椅应向后移动。虽然有人表示，担心妊娠期间发生 MVC 时安全气囊展开可能产生有害影响，但是 NHTSA 和 ACOG 均未建议在妊娠期间禁用安全气囊[52, 77]。事实上，2002—2005 年华盛顿州的一项回顾性队列研究分析了 MVC 中的妊娠期女性，结论认为，安全气囊不会增加不良妊娠结局的风险[80]。图 32-5 描绘了导致机动车外伤后胎盘早剥的力量，图 32-6 描绘了如何正确使用安全带约束装置。

（四）有家庭暴力风险女性的筛查和识别

美国预防服务工作组建议对所有育龄女性进行 IPV 筛查[81]。病史含糊不清或前后矛盾的患者，应怀疑其受到殴打[82]。妊娠期间 DV 和殴打可能会升级。腹部是击打、腿踢和其他攻击的最常见目标[83]。

通过妊娠期间对 IPV 的早期筛查和发现，也可以预防外伤。ACOG 建议在第 1 次产前检查时对所有孕妇进行 IPV 筛查，并且至少每 3 个月重复 1 次。他们建议使用一个简短的三问题式筛查工具来识别妊娠期间有 DV 风险的女性（框 32-2）[84]。

▲ 图 32-5 影响顺序

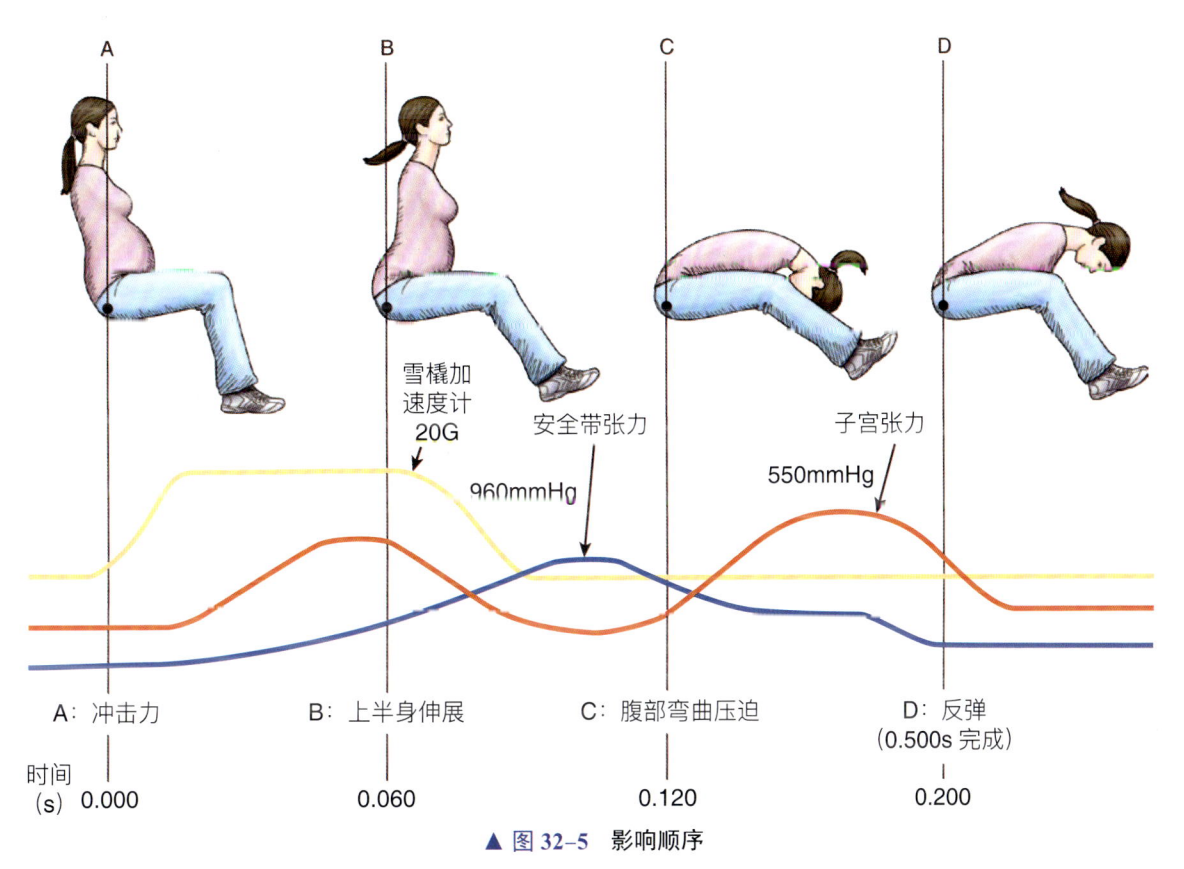

身体运动、子宫张力和安全带张力之间的关系（改编自 Hankins CVD. *Operative Obstetrics*. Stamford, CT: Appleton & Lange; 1995.）

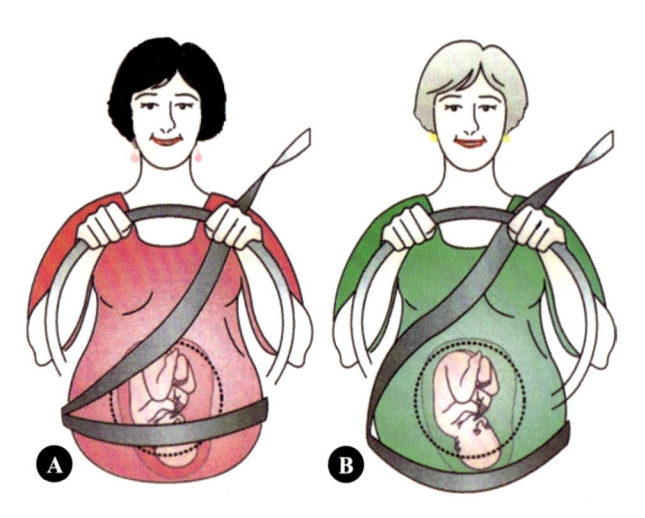

▲ 图 32-6　**A.** 孕妇安全带腰带使用不当，如图示腰带置于隆起的腹部上；**B.** 恰当的腰带放置部位在隆起的腹部下方

图片由 John Yanson 提供，改编自 Brown HL. Trauma in pregnancy. Obstet Gynecol. 2009;114(1):147–160.

框 32-2　家庭暴力筛查问题建议

在许多女性的生活中，暴力非常普遍，而受到虐待的女性可以获得帮助，因此，现在我向每位患者询问是否存在家庭暴力

- 在过去 1 年内或妊娠后，你受到过任何人的击打、耳光、踢腿或其他身体伤害吗？
- 您正在与威胁或伤害你身体的人交往吗？
- 有人强迫你进行让你感到不舒服的性生活吗？

要　点

- 孕产妇创伤是非产科孕产妇死亡的最常见原因。
- 发生严重创伤的情况时，如 MVC，应在转向临产和分娩前在 ED 稳定产妇并评估。
- 应尽快行胎儿监测，可在进行产妇评估的同时完成。
- 胎盘早剥使 1%～2% 的轻微腹部钝器外伤和高达 40% 的严重腹部外伤病例变得复杂。
- 在发生钝性创伤后，建议进行 4～24h 的胎儿监测，具体取决于检查结果。
- 胎盘早剥是外伤后胎儿死亡的最常见原因。
- 大多数胎盘早剥发生在事故后 24h 内，但也可能发生延迟早剥。
- Rhogam 应该用于遭受创伤的 Rh 阴性女性。
- 建议将 Kleihauer-Betke 测试用于妊娠 20 周以上的遭受妊娠期创伤的 Rh 阴性女性。
- 受伤孕妇进行医疗干预所必需的影像学检查，不应该因为担忧电离辐射对胎儿存在影响而延迟。
- 系安全带可减少高达 84% 的外伤所致胎儿不良结局。
- 所有孕妇都应在孕早、孕中、孕晚期进行 DV 筛查。

第 33 章 妊娠丢失
Pregnancy Loss

Eric R.M. Jauniaux　Joe Leigh Simpson　著
马琳琳　译　　韦晓宁　校

英汉对照

β-human chorionic gonadotropin	β-hCG	β 人绒毛膜促性腺激素
adjusted odds ratio	aOR	调整后比值比
American College of Obstetricians and Gynecologists	ACOG	美国妇产科医师学会
anticardiolipin antibody	ACA	抗心磷脂抗体
antiphospholipid antibodies	APA	抗磷脂抗体
antiphospholipid syndrome	APS	抗磷脂综合征
assisted reproductive technology	ART	辅助生殖技术
bacterial vaginosis	BV	细菌性阴道病
chorionic villus sampling	CVS	绒毛活检术
chromosomal microarray analysis	CMA	染色体微阵列分析
comparative genome hybridization	CGH	比较基因组杂交
confidence interval	CI	置信区间
European Society of Human Reproduction and Embryology	ESHRE	欧洲人类生殖与胚胎学会
fluorescence in situ hybridization	FISH	荧光原位杂交
immunoglobulin	Ig	免疫球蛋白
intrauterine adhesions	IUA	宫腔粘连
in vitro fertilization	IVF	体外受精
lupus anticoagulant	LAC	狼疮抗凝物
luteal phase defect	LPD	黄体功能不足
odds ratio	OR	比值比
oxygen	O_2	氧气
preimplantation genetic screening	PGS	植入前遗传学筛查
randomized controlled trial	RCT	随机对照试验
recurrent early pregnancy loss	REPL	复发性孕早期丢失
relative risk	RR	相对风险
Royal College of Obstetricians and Gynecologists	RCOG	皇家妇产科学院
standard deviation	SD	标准差

| three-dimensional | 3D | 三维 |
| thyroid-stimulating hormone | TSH | 促甲状腺激素 |

摘 要

妊娠丢失包括孕早期丢失、妊娠 20~24 周的流产和胎死宫内，即妊娠 20 周后的胎儿丢失。孕早期丢失是最常见的形式，大多数发生在 8 周之前。影响临床妊娠丢失率的两个主要因素是母亲年龄和既往妊娠丢失史。临床确认的流产中，至少 50% 与染色体异常有关。糖尿病控制不佳、暴露于辐射、饮酒和吸烟、纵隔子宫的女性，孕早期丢失的风险增加，但几乎没有证据支持黄体功能不足、甲状腺功能异常、宫腔粘连、子宫肌瘤、感染和大多数血栓形成倾向与妊娠丢失存在关联。在孕妇肥胖、多胎妊娠、感染、患癌和合并许多系统疾病的情况下，死产率更高。

关键词

妊娠丢失；死产；流产；复发性妊娠丢失；染色体异常；母亲高龄

并非所有妊娠最后都会娩出活产婴儿，与其他哺乳动物相比，人类的繁殖效率极低[1]。自然受孕中，50%~70% 在妊娠 3 个月内丢失，大多数发生在植入前或在最后一次月经的第 1 个月内。这些丢失通常未被确认为妊娠。在临床确认的妊娠中，有 10%~15% 的妊娠失败。尽管来自野外生存的动物（如猴子）的流行病学数据有限，但已知实验室内啮齿动物的植入后妊娠丢失率约为 10%[1]。美国卫生与人类服务部报告称，1965—1982 年期间的已婚女性中，4% 的人经历过 2 次胎儿丢失，3% 的人经历过 3 次及以上[2]。一部分女性表现为反复的自然流产，而不是随机性的、重复发生的不良事件。本章关注妊娠丢失的频率和时间点、胎儿丢失的原因、反复流产夫妇的处理。

一、妊娠丢失的频率和时间点

受孕后 6 天胚胎植入。通常在末次月经后 5~6 周才会出现生理特征。只有不到一半的植入前胚胎会存活下来，正如辅助生殖技术所证实的那样，体外受精（in vitro fertilization，IVF）周期启动后，成功率很少超过 50%。即使植入后立即测定母体血清 β-hCG 存在与否，仍有约 30% 的妊娠失败[1]。临床确认妊娠后，仍有 10%~12% 丢失。大多数临床妊娠丢失发生在 8 周前。

超声影像广泛应用之前，通常要到妊娠 9~12 周时才会发现早期胎儿死亡，当时大多伴出血和组织物排出（妊娠产物）。广泛应用的超声已经发现，胎儿死亡通常发生于明显临床症状出现之前的几周。这一结论是基于队列研究而得出的，提示妊娠 8 周后只有 3% 的存活妊娠会丢失[3]。胎儿活力（胎心）可能在母亲出现流产症状的前几周就消失了。在临床确认之前，几乎所有失败的妊娠物都会在子宫内保留一段时间，这意味着几乎所有妊娠丢失都可以被视为"稽留流产"。孕早期 3 个月后，流产率较低。妊娠 16 周时经超声证实为活胎的妊娠女性，之后的妊娠丢失率仅为 1%。

影响临床流产率的两个因素具有临床相关性。首先，母亲年龄与流产率呈正相关；40 岁女性的流产风险是 20 岁女性的 2 倍。这在整倍体和非整倍体妊娠中均是如此。其次，既往妊娠丢失也会增加流产率，但远低于人们曾经认为的。从未流产过的无分娩史的女性，流产的可能性很低：初产妇为 5%，经产妇为 4%（表 33-1）。1 次妊娠丢失后，再发风险会增加，但即使有 3 次及以上病史，风险也不会超过 40%[4]。上述风险值不仅适用于妊娠 9～12 周时确认丢失的女性，也适用于妊娠 5 周确定妊娠者[5]。在临床相关性方面，尚无科学证据表明有 3 次妊娠丢失的女性与有 2 次甚至 1 次丢失的女性之间存在病因学上的不同。极少情况下，如果发生了 4 次及以上的妊娠丢失，情况可能会有所不同；该不常见的亚组中可能存在不同的病因。

表 33-1 可用于反复自然流产女性咨询的复发风险估计值

	既往流产次数	风险（%）
有活产胎儿的女性	0	5～10
	1	20～25
	2	25
	3	30
	4	30
没有活产胎儿的女性	3	30～40

高龄女性的复发风险略高

引自 Regan L. A prospective study on spontaneous abortion. In: Beard RW, Sharp F, eds. Early Pregnancy Loss: Mechanisms and Treatment. London: Springer-Verlag; 1988:22; Warburton D, Fraser FC. Spontaneous abortion risks in man: data from reproductive histories collected in a medical genetic unit. Am J Hum Genet. 1964;16:1; and Poland BJ, Miller JR, Jones DC, et al. Reproductive counseling in patients who have had a spontaneous abortion. Am J Obstet Gynecol. 1977;127:685.

上述信息带来的临床结果是，为了判断某种治疗方案预防复发性孕早期丢失（recurrent early pregnancy loss，REPL）的有效性，该方案的成功率必须远高于 70%。到目前为止，基本上没有哪种治疗方案能达到此效果。

二、成功妊娠和失败妊娠的胎盘解剖学特征

根据成人组织标准来判断，人类胎儿是在低氧（O_2）环境中发育的。很明显，人类胎盘的发育受到宫内环境的调节[6-9]。在孕早期，由子宫内膜腺体组织给予营养支持的低氧环境中发育。因此，此期间正常妊娠中绒毛膜囊的生长速度几乎没什么区别，并且在个体之间非常一致。妊娠前 3 个月快结束时，随着母体动脉循环的开始和血绒毛膜养分供给的转变，子宫内环境发生了根本性的转变（见第 1 章）。胎盘内 O_2 浓度的升高导致广泛的绒毛重塑，尤其是形成终胎盘膜[6,7]。

早期的人类妊娠囊，目标是使母体血液到胎儿循环的 O_2 量最少[1,6]。尤其是，迁移到子宫蜕膜和浅肌层内的绒毛外滋养细胞会在子宫胎盘动脉的顶端形成带有塞子的细胞壳[2,10]。这种额外的屏障将大部分母体循环保持在胎盘之外，因而，人类妊娠前 3 个月的大部分时间里，胎盘内游离 O_2 自由基的化学活性是降低的[6,7]。在正常妊娠中，母体循环的开始是一个渐进的现象，开始于 9 周左右，从外周逐渐向胎盘中心延伸[2,7,8]。这个过程与滋养细胞侵入胎盘床的模式密切相关（图 33-1）。

胎盘发育不良的解剖学证据存在于约 2/3 的孕早期失败病例，主要特征是滋养层细胞外壳较薄且破

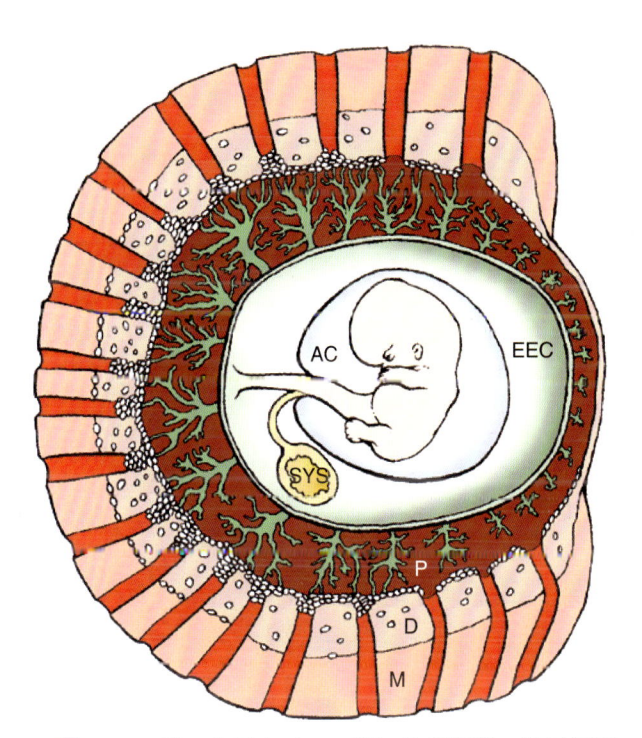

▲ 图 33-1 第 2 个月末（8～9 周）的妊娠囊，显示子宫肌层（M）、蜕膜（D）、胎盘（P）、胚外腔（ECC）、羊膜腔（AC）和次级卵黄囊（SYS）

引自 Jauniaux E, Cindrova-Davies T, Johns T, et al. Distribution and transfer pathways of antioxidant molecules inside the first trimester human gestational sac. J Clin Endocrinol Metab. 2004;89:1452.

碎，螺旋动脉尖端管腔的滋养细胞浸润减少[2, 10-12]。在大多数流产病例中，这与整个胎盘的母体循环过早开始有关[2, 9, 10-12]。上述缺陷在整倍体流产和大多数非整倍体流产中是相似的，但在完全性葡萄胎中更为明显（图33-2）。体内超声成像和组织病理学数据均表明，大多数早期流产中，绒毛间循环的发生过早且广泛，主要归因为子宫胎盘动脉的转化不完全和堵塞[7, 10-12]。大约80%的妊娠流产中，母体胎盘循环开始过早且遍及整个胎盘。这与胎儿的核型无关[11]，导致妊娠过程中过早出现高O_2浓度，继发广泛性滋养细胞氧化损伤和胎盘变性。尽管体外研究已经证明，受损合胞体具有从底层细胞滋养层再生的能力，但面对广泛的损伤，这种能力很可能会不堪重负，最终导致完全性的妊娠失败[1, 12]。

三、染色体数目异常

染色体异常是植入前即经临床确认的流产的主要原因。人类植入前胚胎丢失的频率非常高。形态正常的胚胎中，25%～50%呈染色体异常（非整倍体或多倍体）[13]，取决于母亲的年龄。有形态学异常的胚胎中染色体异常的频率更高。而且，这些数据只是基于荧光原位杂交，该技术仅靶向针对7～9条染色体的特异性探针；如果使用可以评估所有染色体的技术，如含24条染色体探针的FISH、单核苷酸多态性或比较基因组杂交微阵列分析，发生率会更高。形态学正常的胚胎与外观正常的男性精子，非整倍体高发病率一致，为5%～10%，ART女性的卵母细胞非整倍体率（从极体推断）高达20%。随着母亲年龄的增加，卵母细胞和胚胎的非整倍体率呈可预见性地升高。

临床确认的流产至少有50%由染色体异常引起[14]。实际上该比例可能更高，如果超声诊断胎儿死亡[15]后立即分析由绒毛活检术（chorionic villus sampling，CVS）或清宫术[16]而取得的绒毛（而不是培养自然流产物，因其培养成功率较低），65%～90%的病例可检测到染色体异常。此外，基于CGH分析还可以检测到核型分析所不能发现的细微异常[17]。

大约25%的孕中期丢失可归因于遗传学病因。最常见的细胞遗传学异常与活产婴儿相似，包括21三体、18三体和13三体、X单体和性染色体多体。确定胎儿存在结构异常时，细胞遗传学异常更为常见[18]。总体而言，孕中期非整倍体的发生频率低于孕早期流产中的频率，但仍远高于活产婴儿中的发生率（0.6%）。

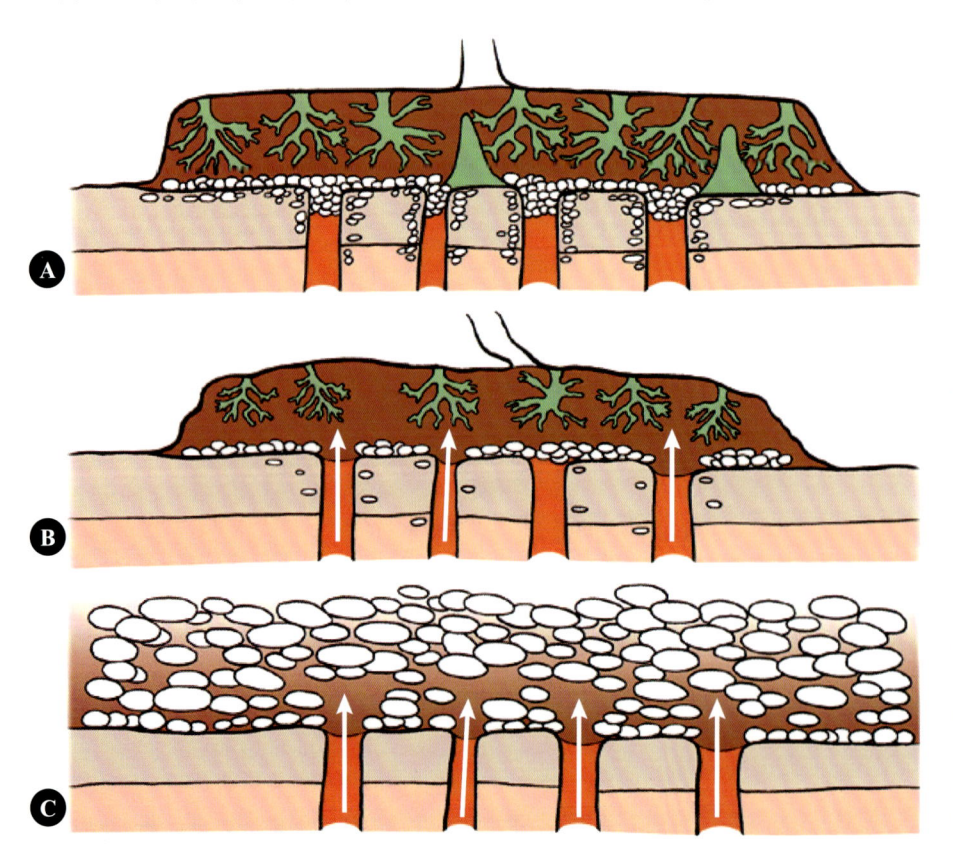

◀ 图33-2 正常持续妊娠（A）、孕早期失败（B）、完全性葡萄胎（C）中的胎盘

A. 显示了连续的滋养层壳，螺旋动脉管腔中的栓子，以及绒毛外滋养层通过蜕膜向下到子宫肌层浅层的间质迁移；B. 显示了不连续的滋养层壳，没有栓子，以及绒毛外滋养层细胞的迁移减少；C. 显示了没有滋养细胞栓塞和间质迁移（引自Jauniaux E, Burton GJ. Pathophysiology of histological changes in early pregnancy loss. Placenta. 2005;26:114.）

（一）染色体数目异常的类型

1. 常染色体三体

从细胞遗传学角度来看，孕早期失败的染色体异常中，常染色体三体最常见（约50%）。也就是说，所有流产中有50%是染色体异常，25%是三体性异常。表33-2列出了各种三体的发生率。每条染色体三体均可见。孕早期丢失中最常见的三体是16三体[16]。大多数三体呈现出母体年龄效应，但该效应在染色体之间的差异显著[19]。母亲年龄增加的效应在双重三体上尤其明显。

可以预见，与可存活三体（如13、18、21三体）相比，存活性差的三体可呈现出生长更缓慢，但除此之外，通常没有可鉴别的特征。存活性差的胎儿可能呈现与足月活产二体新生儿相一致的异常表现。与产前诊断后人工流产病例中所观察到的畸形相比，分娩时所见的畸形程度更为严重。

非整倍体通常由第Ⅰ次减数分裂的错误引起，特别是母体第Ⅰ次减数分裂，与产妇高龄有关[19]。

表33-2 孕早期临床识别的自然流产中的染色体情况

染色体情况	频 率	比 例
正常46, XX 或 46, XY		54.1
三倍体		7.7
69, XXX	2.7	
69, XYX	0.2	
69, XXY	4.0	
其他	0.8	
四倍体		2.6
92, XXX	1.5	
92, XXYY	0.55	
未标明	0.55	
X染色体单体		18.6
结构异常		1.5
性染色体三体		0.2
47, XXX	0.05	
47, XXY	0.15	

（续表）

染色体情况	频 率	比 例
常染色体单体（G）		0.1
常染色体三体		22.3
1	0	
2	1.11	
3	0.25	
4	0.64	
5	0.04	
6	0.14	
7	0.89	
8	0.79	
9	0.72	
10	0.36	
11	0.04	
12	0.18	
13	1.07	
14	0.82	
15	1.68	
16	7.27	
17	0.18	
18	1.15	
19	0.01	
20	0.61	
21	2.11	
22	2.26	
两条染色体三体		0.7
三体嵌合体		1.3
其他未明确的异常		0.9
		100.0

引自Simpson JL, Bombard AT. Chromosomal abnormalities in spontaneous abortion: frequency, pathology and genetic counseling. In: Edmonds K, ed. *Spontaneous Abortion*. London: Blackwell; 1987.

曾经认为主要原因是整条染色体的不分离，现在发现，染色单体错误同样是母体减数分裂错误的常见原因[20]。无论如何，细胞学机制涉及减数分裂重排的减少或缺失[21]。在13三体和21三体中，90%的母体原因病例发生在第Ⅰ次减数分裂时。几乎所有16三体病例都发生在母体第Ⅰ次减数分裂时。18三体是个例外，90%的母体减数分裂异常病例中，有2/3发生在第二次减数分裂时[19,21]。

以上数据的实践结果是，通过极体分析推断卵母细胞的染色体状态可以检测出95%以上的染色体异常胚胎。这很有意义，因为与3天的胚胎卵裂球分析相比，极体分析是预测胚胎状态的更可靠指标。在卵裂球分析中，有丝分裂不分离会导致虚假和不具代表性的结果。父源性减数分裂错误占近端着丝粒（13、14、15、21及22号）三体的10%[19]。在21三体中，父源减数分裂错误出现在第一次或第二次减数分裂中的可能性差不多[21]，这与母源减数分裂错误的情况不同。在非近端着丝粒染色体减数分裂错误中，父源性原因并不常见，只有2号染色体三体比较例外。

2. 多倍体

在多倍体中，存在两套以上的单倍染色体。非同源三倍体（3n=69）和四倍体（4n=92）在流产物中很常见。这种现象可能与30%左右的囊胚中发现的二倍体或三倍体嵌合体不同[22]。三倍体流产通常是69，XXY或69，XXX，是由精子缺陷（父系遗传）引起的。这些双雄来源三倍体与持续性滋养细胞疾病相关的部分性葡萄胎的发生有关。因此，这些情况下，应建议进行适当的hCG随访[23]。更常见的"完全性"（经典）葡萄胎是46，XX，全部源于雄性，仅由绒毛组织组成。双雄三倍体和四倍体胎盘的病理学发现包括不成比例的大孕囊、胎盘绒毛局灶性（部分）水肿和滋养细胞增生。胎盘水肿这一变化是进行性的，在孕早期可能难以识别。但是，胎儿死亡后胎盘绒毛通常也会发生水肿，这可能发生于所有类型的流产中。因此，组织学和细胞遗传学研究对于区分真水泡状胎块和假水泡状胎块至关重要，只有前者才能与持续性滋养细胞疾病相关[23]。与三倍体流产相关的胎儿畸形包括神经管缺陷和脐膨出，这些异常容易让人想起三倍体中可见的难以存活到足月的畸形。面部畸形和肢体异常也有报道。

四倍体不常见，胚胎期很少超过3周。这种染色体异常也可能与持续性滋养细胞疾病有关，因此需要明确以进行后续hCG随访。

3. 性染色体多体（X或Y）

47，XXY和47，XYY两种类型的发生率均为每800个活产男婴中大约1个，47，XXX的发生率为每800名女婴中就有1名。X或Y多体在流产中的频率仅比在活产婴儿中高一点。通过胞质内单精子注射而获得的妊娠中，47，XXX和47，XXY胚胎和胎儿的频率似乎有所增加[24]。

4. X染色体单体

X染色体单体是流产中最常见的染色体异常，占异常样本的15%～20%。X染色体单体胚胎通常仅包含脐带残端。在妊娠后期，可能会出现特纳综合征的异常特征，如囊状水瘤和全身水肿（图33-3）。与45，X活产个体不同，45，X流产物常为生殖细胞；但生殖细胞很少发育到原始生殖细胞以上的阶段。因此，与46，XX胚胎相比，45，X生殖细胞衰竭的发病机制与其说是生殖细胞发育失败，不如说是消耗过快[25]。X染色体单体通常由于父系性染色体丢失（80%）而发生，该结果符合45，X异常无产妇年龄效应这一现象。

（二）复发性孕早期丢失与染色体数目异常

植入前和孕孕早期失败中，复发性非整倍体异常发生率比预期的要高。复发性非整倍体异常是一种常见的流产病因，尤其是复发性流产次数达到或超过4次。某些家庭中，连续的流产可能是反复的染色体数目正常性流产，也可能是反复的染色体数目异常性流产。表33-3显示，如果第1次流产的染色体构成异常[26,27]，复发通常也会涉及非整倍体，并且不一定是同一条染色体异常。真实存在的一种现象进一步支持复发性和非整倍性，即连续性ART周期中均会出现三体胚胎。因孟德尔遗传为适应证而行植入前遗传学筛查（preimplantation genetic screening，PGS）的夫妻获得非整倍体胚胎的概率为45%，低于复发性REPL夫妻的概率（71%）[28]。这一概率差异随母亲年龄的增长而增加，35岁以下女性为21%与37%，35岁以上则为31.5%与34%[29]。

（三）复发性孕早期丢失的预期核型

复发性非整倍体这一概念暗示了某些推论，其

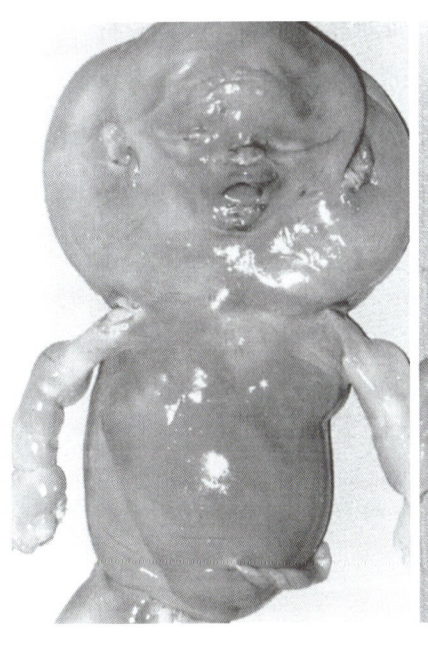

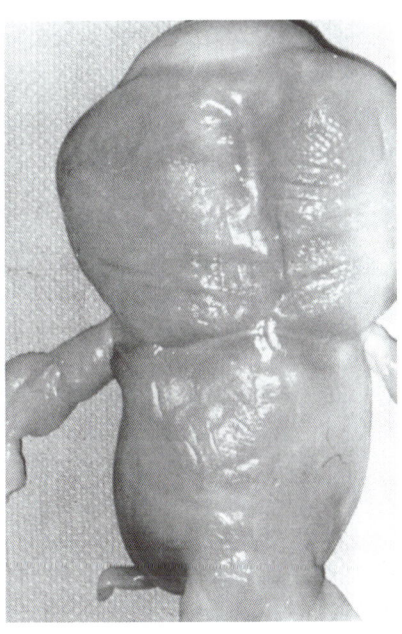

▲ 图 33-3 核型为 45, X 的流产胎儿

引自 Simpson JL, Bombard AT. Chromosomal abnormalities in spontaneous abortion: frequency, pathology and genetic counseling. In: Edmonds K, Bennett MJ, eds. *Spontaneous Abortion*. London: Blackwell; 1987:51.

中之一经常引发争议。复发性非整倍体分为两类，即夫妻反复出现染色体异常的流产，以及夫妻反复出现染色体正常的流产。鉴于至少有 50% 的流产存在细胞遗传学异常，因此，在随机核型流产中检测到非整倍体的可能性应该与在散发性流产中的概率一样。这一概念得到以下数据的支持：患 REPL 的女性流产组织中发现的染色体异常比率为 57%，与散发性流产女性的流产物结果相似[30]。一项研究分析 REPL 女性的 420 份妊娠物样本，发现 46% 存在细胞遗传学异常，31% 的胚胎组织是三体[31]。与对照组相比，患复发性流产的 36 岁以下女性的整倍体流产率明显更高。按母亲年龄分层后，复发性流产组与对照组在细胞遗传学异常的分布方面并无显著差异。

与这些数据相反，孕早期之后发生的胎儿丢失（尤论是否为复发性）更有可能是细胞遗传学正常的（85%）[15, 16]。一项研究针对有 3 次及以上 REPL 史的女性，结果发现，流产物存在异常核型的可能性仅为 29%[32]。在该研究中，纳入标准延长至妊娠 20 周，与其他病因的复发性流产相比，预期此时间段内非整倍体性复发的理由更少。

（四）复发性非整倍体的遗传咨询

易患复发性非整倍体流产的夫妇不仅非整倍体流产的风险增加，其娩出非整倍体活产新生儿的风险也增加。后续妊娠中的常染色体三体可能存活（如

21 三体）。事实上，有报道称，发生非整倍体孕早期丢失后，活产 21 三体儿的风险约为 1%（见第 10 章）。发生其他非整倍性妊娠之后，风险也是相似的。孕早期丢失次数较多的女性，其产前诊断时发现核型异常的风险也增加[33]。控制产妇年龄、产次、种族和产前诊断模式后，与无流产史女性相比，有过 1 次流产史（aOR=1.21，95%CI 1.01～1.47）或 3 次及以上自然流产史（aOR=1.51，95%CI 1.02～2.25）的女性，在随后妊娠中出现非整倍性的风险升高，差异有统计学意义。这项研究的结果为先前流产物核型不明者的咨询提供了信息。如果孕早期丢失反复发生，但缺乏流产物的染色体信息，则可以使用比值比来推算患者的特定风险[34]。例如，如果先前的唐氏综合征风险是 1/300，OR 是 1.5，那么计算女性 3 次流产后的风险即为 1/300×1.5，即 1/200。

（五）复发性非整倍体的临床管理

如果缺乏既往孕早期流产物的染色体信息，则可以应用 FISH 或微阵列 CGH 技术检测流产物石蜡块，以确定非整倍性[35]。如果检测显示为三体，则在其随后妊娠中出现活产三体儿的可能性会增加。如果得不到任何信息，则很难确定其是否适用产前基因诊断。羊膜腔穿刺术或 CVS 手术后的流产风险虽小但确实存在，那些难以受孕的夫妇可能较难接受此风险。因此，无创性方法（如游离细胞 DNA 筛查）通常可作为一种选择（见第 10 章）。终止妊娠这

一决定也可能会困扰到一些夫妇。这种情况下，PGT（见第10章）是另一种选择。已证实，整倍体胚胎的选择性移植可以降低REPL夫妇的孕早期临床丢失率[36]，因为所有染色体信息都可获得。

四、染色体重排
（一）易位

结构性染色体异常是复发性流产的一个明确原因。最常见的结构性重排是易位，患REPL的夫妇中有2%~3%。携带平衡易位的个体在表型上是正常的，但是经过正常的减数分裂分离过程后，其后代（流产或异常活产儿）通常出现染色体重复或缺陷。在复发性流产夫妇中，大约60%的易位是相互易位，40%是着丝粒融合（罗伯逊易位）。女性出现平衡易位的可能性大约是男性的2倍[37]。

表33-3（译者注：原文有误，已修改）已说明了平衡易位的临床后果。因21号染色体罗伯逊易位而呈现唐氏综合征表型的孩子中，50%~75%的病例是因为发生了重排，也就是说，父母双方都不存在平衡易位。这些父母的后代中，唐氏综合征复发的可能性很小。另一方面，如果父母是平衡易位者［例如，父母染色体为［45，XX，-14，-21，+t（14q；21q）］，则生育唐氏综合征孩子的理论风险为33%，但经验风险要低得多。如果父亲携带易位染色体，风险仅为2%；如果母亲携带易位染色体，则风险为10%[38, 39]。如果其他染色体存在罗伯逊易位，则经验上，风险会相当低。如果易位为t（13q；14q），则活产13三体儿的风险为1%或更低。

相互易位不涉及着丝粒融合，而是两条或多条染色体之间的互换。通常无法获得某特定易位的经验性数据，但可以根据许多不同易位的汇总数据进行概括[40]。同样，异常后代（不平衡相互易位）的理论风险远大于经验风险。总体而言，女性杂合子或男性杂合子的后代风险为12%[38, 39]，因此，检测染色体重排会显著影响随后的妊娠管理。应向其提供产前细胞遗传学检测。如果父母的平衡易位通过异常活产婴儿而确定，则其后孕育不平衡易位胎儿的概率接近20%；如果通过复发性流产物而确定父母的平衡易位，则该频率较低（3%）[38]。据推测，不平衡易位妊娠大多是致死性的。

以PGT对植入前胚胎进行的分析表明，大多数来自易位父母的胚胎是不平衡易位的，即58%来自携带罗伯逊易位染色体的父母，76%来自携带相互易位染色体的父母[41]。这意味着这些父母的大多数妊娠都会丢失，通常是在临床前。当一对反复流产的夫妇检测到平衡易位时，其活产婴儿的累积预后与未检测到易位者几乎没有什么不同[42]；而获得妊娠的时间却大大增加（平均为4~6年）。因此，更现实的策略是以PGT来识别和植入染色体平衡的胚胎，增加受孕的统计学可能性。总体而言，目前数据表明，PGT并未提高染色体结构异常的REPL夫妇的活产率[43]。

表33-3 复发性非整倍体：连续性早孕流产和核型之间的关系

首次流产的染色体类型	再次流产的染色体类型					
	正常	三体	X单体*	三倍体	四倍体	重排
正常	142	18	5	7	3	2
三体	31	30	1	4	3	1
X单体	7	5	3	3	0	0
三倍体	7	4	1	4	0	0
四倍体	3	1	0	2	0	0
重排	1	3	0	0	0	0

*.译者注：原文有误，已修改
引自 Warburton D, Kline J, Stein Z, et al. Does the karyotype of a spontaneous abortion predict the karyotype of a subsequent abortion? Evidence from 273 women with two karyotyped spontaneous abortions. *Am J Hum Genet*. 1987;41:465.

极少数情况下，易位很难产生染色体正常的活产婴儿。当易位涉及同源、近端着丝粒染色体［如 t（13q13q）或 t（21q21q）］时，就会发生这种情况。如果父亲有这样的结构重排，人工授精可能比较合适。如果母亲携带重排，则应考虑供体卵母细胞或供体胚胎和 ART。

（二）倒位

倒位并不是常见的父母染色体重排，但会导致类似于染色体易位的反复性妊娠丢失。在倒位中，基因的顺序是颠倒的。如果其基因只是重排，则倒位杂合个体的表现应该是正常的。然而，由于存在正常的减数分裂现象，携带倒位的个体会出现不良的生育结局。反向片段的交叉会产生不平衡配子[44]，REPL 患者中，大约 0.1% 的女性和 0.1% 的男性存在臂间倒位。臂内倒置更为少见。

臂间倒位的女性孕育异常活产婴儿的风险是 7%，而男性风险为 5%。通过表型正常的先证者而诊断的臂间倒位者，不太可能生育出异常的活产婴儿。

仅涉及染色体总长度中一小部分的倒位在临床表现上不太明显，因为如果染色体交换后存在大量重复或缺陷，通常是致死性的。相比之下，占染色体总长度 30%～60% 的倒位更有可能以片段重复或缺陷为特征而存活下来。这些情况下，应提供产前细胞遗传学检查。

与臂间倒位者相比，臂内倒位者生育染色体不平衡后代的风险应该更小，因为从理论上讲，几乎所有的臂内重组都应该是致命的。然而，已经在同一家族中观察到流产和异常活产婴儿，染色体不平衡的可存活后代风险列在表中，为 4%[45]。因此，仍应提供产前细胞遗传学检测。

五、孟德尔和多基因 / 多因素病因学

30%～50% 的孕早期流产物中没有发现染色体异常，即便如此，也不能排除遗传学因素。胎儿死亡可能是其他遗传学因素的结果。具体来说，孟德尔遗传疾病和多基因 / 多因素疾病都不会表现出染色体异常，但能解释比染色体异常还多的活产儿先天性异常。因此，孟德尔和多基因 / 多因素疾病肯定在胚胎死亡中起关键作用，并且有无数候选基因。在病因学角度，表现为孤立性结构异常的孕早期丢失，尤其可能是孟德尔或多基因原因。这些标本通常缺乏细胞遗传学数据，因此几乎不可能确定细胞遗传学与孟德尔 / 多基因机制在早期胚胎发育不良中的相对作用。刮宫前经宫颈胚胎组织活检与流产绒毛组织的细胞遗传学分析结果一致，表明染色体异常的胚胎通常表现出一个或多个体表异常，但也有 18% 的胚胎有形态学缺陷但核型正常[46]。

除了传统的单基因疾病（孟德尔病因）外，非孟德尔遗传形式在胚胎丢失中发挥着更大的作用。嵌合现象可能仅限于胎盘，胚胎本身是正常的。这种现象被称为限制性胎盘嵌合。这种机制造成的胚胎丢失可能已经包含在现有数据中，因为大多数研究只涉及对绒毛样本的分析。限制性胎盘嵌合体的一个必然结果是单亲二体，其中指定染色体的两个同源染色单体都来自单一亲本。这可能是由于某条染色体从三体受精卵中排出（"三体拯救"）而造成的。尽管核型看起来是正常的（46，XX 或 46，XY），但该个体缺乏来自某一个亲本的染色体。

六、黄体功能不足

着床于容受性不佳的子宫内膜是流产的一个合理原因。特别是孕酮缺乏会导致雌激素预处理过的子宫内膜无法维持着床。长期以来，一直存在黄体功能不足（luteal phase deficiency，LPD）假说，认为由黄体分泌的孕酮不足引起。然而，黄体期"缺陷"患者中所观察到的子宫内膜组织学，与生育功能正常的女性相同，缺乏可信证据表明 LPD 与不孕和 REPL 有关。

近期一项多中心、双盲、安慰剂对照、随机试验着眼于孕酮治疗是否会增加不明原因复发性流产女性的活产率[47]。836 名自然受孕的女性被随机分配接受孕酮组（404 名女性）或安慰剂组（432 名女性）。活产率或不良事件发生率没有显著的组间差异。

ART 期间所必需的促排卵和取卵过程中出现的黄体功能异常可能有所不同。此情况下，与安慰剂相比，黄体期补充孕酮与更高的活产率或维持妊娠有关[48]。标准方法是孕酮应用至妊娠 9 周左右。在这种情况下，卵母细胞周围的细胞通常会形成黄体，但在取卵时它们可能也被取走了。

七、甲状腺功能异常

理论上讲，受孕率下降和胎儿丢失的增加与明显的甲状腺功能减退或甲状腺功能亢进有关。亚临床性甲状腺功能减退症的作用不太清楚，通常不认为是 REPL 的原因。多项研究着眼于甲状腺功能、甲状腺抗体、生育力和妊娠之间的关系。在碘充足的地区，甲状腺自身免疫是甲状腺功能减退症的最常见原因[49]。虽然在一些研究中，甲状腺抗体与不良生育结局有关，如流产和不孕症，但根据现有的全部证据，甲状腺功能异常或甲状腺抗体作为常规普遍筛查并不能显著改善母婴结局[50]。

八、糖尿病

糖尿病控制不佳的女性流产风险增加。NICHD 的一项合作研究表明，与糖化血红蛋白水平较低的女性相比，糖化血红蛋白水平比均值高 4 个标准差者有更高的流产率[51]。无论是患 1 型还是 2 型糖尿病的女性，自发流产的比例均相似，约为 20%，高于普通人群[52]。因此，控制不佳的糖尿病应被视为早期流产的原因。另一方面，控制良好或亚临床糖尿病不应被视为早期流产的原因。皇家妇产科学院（Royal College of Obstetricians and Gynaecologists，RCOG）和美国妇产科医师学会都不建议检测隐匿性糖尿病。

九、宫腔粘连

理论上，宫腔粘连（intrauterine adhesions，IUA）可能会干扰妊娠囊的着床或早期发育。然而，IUA 似乎更像是孕早期丢失的结果而不是原因，是闭经和继发性不孕的原因。最近的一项系统回顾和 Meta 分析发现，1/5 的女性在流产后出现 IUA[53]。尽管研究的数量和纳入的病例数量有限，但是在流产的保守治疗、药物治疗或手术治疗后，呈现出类似的生育结局。相比于流产 1 次的女性，流产 2 次与流产 3 次及更多者发生 IUA 的风险增加，合并 OR 值分别为 1.41 和 2.1。宫颈扩张和清宫术的次数似乎是相关性背后的主要原因。IUA 也可能继发于产后过度刮宫、子宫手术（如子宫肌瘤切除术）或子宫内膜炎。

子宫粘连患者通常表现为月经量少或闭经，并继发不孕。宫腔镜下粘连松解术和宫内支架植入，随后以雌激素和孕激素序贯治疗是主要的治疗方法，但由于没有普遍认可的分类系统，治疗效果难以评估。获得妊娠者发生并发症的风险尚不清楚，需要通过前瞻性对照研究进行评估。

十、米勒管融合缺陷

米勒管畸形的患病率为 1/200，即 0.5%。大约 30% 的异常是子宫纵隔，30% 为双角子宫，10% 为弓形子宫，10% 为双子宫和单角子宫，以及不到 5% 的子宫和阴道发育不良。相对较高的患病率导致很难确定流产病因。纵隔子宫是最有可能的病因，因为植入可能发生在发育较差的部位。如果流产物没有染色体异常，并且发生在妊娠 10 周后，则最合乎逻辑的解释是子宫发育缺陷。然而，到目前为止，尚无随机对照试验来评估手术修复子宫异常是否会降低随后的流产机会。

米勒管融合缺陷实际上是孕中期流产和妊娠并发症的公认原因。2001 年发表的一项研究提示，与子宫正常的女性相比，不全纵隔的女性孕早期流产比例要高得多，而弓形子宫女性在孕中期流产的比例要高得多[54]。然而，2018 年的一项前瞻性观察研究[55]发现，子宫异常的女性和子宫正常的女性活产率相似（35% vs. 37%，$P=0.47$）。与对照组相比，子宫异常女性 37 周前早产更为常见（分别为 22% 和 14%，$P=0.03$）。按异常的类型进行亚组分析，发现弓形子宫女性的活产率和临床妊娠率没有差异，但也提示其他常见异常女性的妊娠结局较差[55]。然而，这些报道都缺乏对照。

2011 年的系统评价和 Meta 分析[56]表明，弓形子宫与孕中期流产率增加有关（RR=2.39，95%CI 1.33~4.27），而融合缺陷与临床妊娠率降低（RR=0.86，95%CI 0.77~0.96）、孕早期流产率增加（RR=2.89，95%CI 2.02~4.14）和早产率增加（RR=2.14，95%CI 1.48~3.11）有关。缺陷并不会降低生育力，但有些与流产和早产有关，因此作者结论认为，弓形子宫与孕中期流产特别相关。然而，如前所述，难以判定孕中期并发症和子宫异常的因果关系，主要是因为子宫异常在普通人群中太常见，不良妊娠结局可能只是巧合。

经阴道三维超声检查似乎是评估子宫异常的最佳初步检查。近期，就改良美国生殖医学学会

(American Society for Reproductive Medicine，ASRM）对弓形子宫的诊断及处理，欧洲人类生殖和胚胎学协会（ESHRE）/欧洲妇科内镜学会（ESGE）的女性生殖器异常分类系统对其进行了评价，称其方法学存在明显的缺陷[57]。诊断为正常和异常子宫的女性，既往的生育结局并没有显著差异；因此，使用新的 ESHRE/ESGE 分类系统诊断为不全纵隔的女性，临床医生要谨慎决定是否行手术矫正。全球范围内许多国家都为患有 REPL 和纵隔子宫的女性进行宫腔镜下子宫内膜成形术，并且手术仍然持续进行中，以期改善其生育结局，但是仅在无对照组的研究中进行评估[58]。此外，这些研究存在偏倚，因为接受宫腔镜下子宫成形术治疗的 REPL 参与者是作为其自身对照的。同样，有中期流产史的女性可能会从子宫重建中受益，但是，缺乏不同类型畸形的客观诊断标准，以及研究设计的异质性，导致不同研究结果之间相互矛盾。因此，手术修复在提高妊娠率方面的益处仍不确定。

十一、平滑肌瘤

尽管平滑肌瘤（肌瘤）很常见，但相对较少需要药物或手术治疗。以前认为平滑肌瘤可能导致孕早期或中期的妊娠丢失。近期，一项纳入了 21 829 次妊娠的系统回顾和 Meta 分析，包括 1394 名肌瘤患者和 20 435 名对照（只有 1/5 研究针对潜在的混杂因素进行了调整），结果显示，与无肌瘤的女性相比，肌瘤患者的早期流产风险没有增加（11.5% vs. 8.0%，RR=1.16，95%CI 0.80～1.52）[59]。考虑潜在的混杂偏倚后，得出的总 RR 值为 0.83（95%CI 0.68～0.98）。作者得出结论认为，既往研究未调整混杂因素可能导致临床普遍认为平滑肌瘤是自然流产的危险因素。因此，对于有复发性孕中期流产病史的女性，不建议仅将肌瘤剔除术作为提高后续妊娠率的一种手段。

十二、感染

感染是晚期胎儿丢失的已知原因，理论上也可能是早期胎儿丢失的原因。与早孕流产相关的微生物包括天花、牛痘、伤寒沙门菌、胎儿弧菌、疟疾、巨细胞病毒、布鲁菌、弓形虫、人支原体、沙眼衣原体和解脲支原体。这些微生物中的每一种都会通过胎盘感染胎儿，在理论上可能会导致随机性妊娠损失。然而，感染引起 REPL 的可能性非常小。

REPL 所涉及的众多微生物中，解脲脲原体、沙眼衣原体和人型支原体似乎最有可能与重复性自然流产有关，因为它们满足两个重要的先决条件：①假定生物体可以持续无症状状态；②毒力并不会严重到使输卵管阻塞进而造成不孕的程度，不会因此失去妊娠的机会。尽管如此，这些因素仍然更有可能造成偶发性而非复发性的妊娠损失。

研究还表明细菌性阴道病（bacterial vaginosis，BV）（推测为阴道加德纳菌）与流产之间存在关系。最近一项关于不孕症患者中 BV 相关风险的系统评价和 Meta 分析表明，BV 与临床前流产风险的明显升高相关，但孕早期流产的风险并未增加[60]。

鉴于缺乏证据支持反复流产与感染之间存在因果关系，人们可能想知道之前讨论的传染性病原体是否真的导致了胎儿流产，还是仅仅在胎儿因其他原因死亡后才出现。队列监测可以最好地阐明感染在早孕流产中的真正作用。一项研究前瞻性评估临床感染率，纳入 386 名糖尿病患者和 432 名对照者[61]，从孕早期开始，每周或每隔 1 周 1 次。与成功妊娠的 706 名受试者相比，112 名流产者的感染率并未升高。临床上确认妊娠丢失所需的 2 周间隔和前 2 周间隔均适用。将数据分层，分为仅生殖道上行感染与仅全身感染时，对照组和糖尿病组结果仍然相似。

总之，毫无疑问，感染可以解释部分流产，但在孕早期，即使是在散发病例中，归因风险也很低，而在 REPL 中感染作为原因的可能性就更小了。

十三、血栓形成倾向

获得性和遗传性高凝状态使个体易患血栓栓塞，有些研究提示其与妊娠病率有关，如先兆子痫、胎儿生长受限、胎盘早剥和死产（见第 30 章、第 34 章和第 38 章）。然而，除了获得性血栓形成倾向如抗磷脂抗体综合征以外，并没有令人信服的证据提示其与孕早期流产相关。

（一）获得性血栓形成倾向

妊娠期最常见的获得性血栓形成倾向是抗磷脂综合征（antiphospholipid syndrome，APS），这是一种自身免疫性疾病，其特征是存在抗磷脂抗体（antiphospholipid antibody，APA），如狼疮抗凝物（LAC）抗体、抗心磷脂抗体（anticardiolipin antibody，ACA）或抗 β$_2$- 糖蛋白（aβ2GPI）抗体。后两者的值应大于第 99 百分位数，具有中等或更高的滴度，并且至少相隔 12 周，才能做出该综合征的诊断。20 世纪 80 年代的描述性研究似乎最早提示孕早期流产女性的 ACA 升高。后来证明其存在选择偏倚，因为只研究了流产后的夫妇。一项前瞻性研究先取到了 93 名患者妊娠 21 天内的血清，而这些患者后来流产了，将这些女性的样本与 190 名正常活产对照组的样本进行比较，发现流产与 APA 或 ACA 存在与否无关[62]。

APS 可有多种临床表型，包括静脉、动脉和微血管系统中的血栓形成，以及产科并发症。最近的系统回顾和 Meta 分析显示 APS 与 REPL 相关（OR=0.083，95%CI 0.036～0.189）[63]。

APS 的诊断基于标准化标准，目前预防产科病率的 APS 治疗方法主要是低剂量阿司匹林和肝素（见第 51 章）。一项系统评价和 Meta 分析表明，对于 APS 和至少 2 次既往妊娠丢失的女性，肝素和阿司匹林的组合对活产存在显著益处，减少早孕流产（OR=0.39，95%CI 0.24～0.65）[64]。

（二）遗传性血栓形成倾向

遗传性血栓形成倾向，如因子 V Leiden 突变（Q1691G → A）、凝血酶原基因突变（PT2021G → A）、亚甲基四氢叶酸还原酶基因（MTHFR）纯合突变（677C → T），以及天然凝剂蛋白 C、蛋白 S 和抗凝血酶的缺陷都曾被报道与 REPL 相关。例如，一项纳入了 2003 年之前发表的 31 项研究的 Meta 分析提示，13 周内的复发性（2 次及以上）胎儿丢失与下列血栓形成倾向有关：因子 V Leiden（G1691A）、凝血酶原（*20210A0* 基因）和蛋白 S 缺乏症[65]。*MTHFR*、蛋白 C 和抗凝血酶缺乏与 REPL 之间未发现关联。因此，遗传性血栓形成倾向与 REPL 之间的关联性仍然存在争议。

在过去的 20 年中，针对遗传性血栓形成倾向因素中的某一种呈阳性且有 REPL 病史的女性，反复研究肝素或其他抗血栓形成或抗凝方法的治疗效果。最近的几项系统评价和 Meta 分析强调，这些研究存在许多方法学问题，如 REPL 定义的异质性（2 次还是 3 次及以上的妊娠丢失）、研究规模小、入组胎龄不同、混杂偏倚。一项 Meta 分析评估低分子量肝素（low-molecular-weight heparin，LMWH）合并阿司匹林与单用阿司匹林治疗遗传性血栓形成倾向孕妇的随机对照试验，结果发现，各组之间的孕早期流产率没有显著差异（OR=0.69，95%CI 0.22～2.16）[66]。一项纳入 8 项 RCT 的 Meta 分析，包括 483 名患有遗传性血栓形成倾向伴有既往孕晚期丢失（≥10 周，至 32 周）或复发性早期（<10 周）流产（1～3 次丢失）的女性，结果显示，LMWH 组和无 LMWH 组的活产率无显著差异（RR=0.81，95%CI 0.55～1.19）[67]。总体上，这些研究表明，在预防患有遗传性血栓形成倾向的女性的复发性流产方面，LMWH 并未显示出有益。因此，鉴于治疗没有已知的益处，不建议仅根据孕早期流产史而去检测遗传性血栓形成倾向。该结论与 RCOG（www.rcog.org.uk/en/guidelines-research-services/guidelines/gtg17/）、ACOG（www.acog.org/Patients/FAQs/Repeated-Miscarriages）和 ESHRE（www.eshre.eu/Guidelines-and-Legal/Guidelines/Recurrent-pregnancy-loss.aspx）的在线指南相一致。

十四、孕早期丢失的其他原因

（一）宫颈功能不全

功能完整的宫颈和下段宫腔显然是成功妊娠的先决条件。宫颈功能不全可能继发于创伤性事件，如宫颈切除、宫颈撕裂伤、暴力宫颈扩张或宫颈锥切术。同时，以宫颈功能不全为病因的妊娠损失也可能是先天性的，如结缔组织基因（如胶原蛋白、纤维蛋白）异常。以无痛性宫颈扩张和颈管消失为特征的宫颈功能不全（现在更倾向于是功能不足）通常发生在妊娠 16～28 周。第 35 章讨论了诊断的注意事项、手术指征和纠正宫颈功能不全的技术。

（二）外源性因素

多种外源性因素都与孕早期丢失有关。当然，每个孕妇都会接触到一些低剂量的无处不在的物质，如杀虫剂和污染。许多研究未能按照偶发性和复发性妊娠丢失进行分层，也没有考虑到诸如母亲年龄和吸烟状况等混杂因素；因此，很少有数据能够很自信地确定这些外源性因素在孕早期丢失中的作用。

通常只能基于病例对照研究得出暴露于外源性药物后的妊娠结局。在此类研究中，与对照组相比，经历不良事件（如流产）的女性会更频繁地回忆起所接触过的相关药物。然而，病例对照研究存在固有偏倚。主要偏倚是回忆的准确性，因为与经历异常妊娠结局的受试对象相比，对照组女性回忆起先前事件的动机更少。雇主会很自然地尽力限制育龄女性的化学品暴露；因此，接触具有潜在危险的化学品通常是不知情的，因此而记录不全。孕妇也会同时接触多种药物，使得几乎不可能将不良反应归因于单一药品。鉴于以上，将妊娠丢失归因于某外源性因素时，医生应当非常谨慎。常识要告诉人们，要尽量减少与潜在有毒物质的接触。

1. X 线辐射和化疗药物

高剂量的治疗性放疗和抗肿瘤药具有公认的致流产性。母胎辐射暴露和剂量所产生的作用受孕龄、解剖部位、方式和技术的影响。大剂量放疗和化疗仅适用于因产妇适应证而需终止妊娠的重症女性（见第 7 章）。更常见的是暴露，如胸部或骨盆的 X 线，几乎不增加女性流产风险。超声和磁共振成像与流产风险无关，是妊娠患者的首选影像学技术[68]。计算机断层扫描、核素成像、透视介导的介入放射学、碘或钆对比剂和放射性示踪剂的使用仅应用于必要的临床情况，或对患者有医疗益处。

2. 乙醇

饮酒可能会略微增加流产率，但证据有限，并且数据难以评估。2014 年的一项基于人群的研究发现，在妊娠 10 周前每周饮酒 4 杯及以上的女性 aHR 为 2.65（95%CI 1.38～5.10）。与戒酒的女性相比，只喝烈酒的女性流产风险增加 2 倍以上（aHR=2.24，95%CI 1.32～3.81）[69]。妊娠前咨询可显著减少孕早期饮酒量（见第 8 章）。

3. 咖啡因

关于妊娠期间母亲摄入咖啡因与流产和后期妊娠并发症（如低出生体重）风险之间的关系存在相当大的争议。研究咖啡因的问题包括难以将恶心的影响考虑在内，因为恶心是低流产风险的独立保护因素；也难以调整吸烟的影响和剂量依赖性效应的影响。最近的一项剂量反应型 Meta 分析纳入 14 项前瞻性研究，共 130 456 名参与者，结果发现，母亲每天的咖啡因摄入量增加 100mg（1 杯咖啡），会使妊娠丢失的风险增加 7%（95%CI 3%～12%）[70]。

4. 常用药物和避孕方法

尽管非甾体抗炎药、抗抑郁药和抗生素在妊娠期间应用广泛，但关于其胎儿安全性的证据仍然有限（见第 7 章）。最近一项纳入了 65 457 名女性的队列研究显示，除了暴露于吲哚美辛可孕早期丢失风险显著增加以外，其他特定的非甾体抗炎药并没有增加风险[71]。丹麦的一项大型流行病学研究，纳入 22 061 名暴露于抗抑郁药（米氮平、文拉法辛和度洛西汀）的孕妇，结果发现，与无抗抑郁药暴露的女性相比，用药者流产风险略有增加（aRR=1.14，95%CI 1.10～1.18）[72]。同样，魁北克妊娠队列研究中的一项巢式病例对照研究发现，在调整潜在混杂因素后，使用大环内酯类药物（不包括红霉素；aOR=2.35，95%CI 1.90～2.91）、喹诺酮类药物（OR=2.72，95%CI 2.27～3.2）、四环素类药物（aOR=2.59，95%CI 1.97～3.41）、磺胺类药物（aOR=2.01，95%CI 1.36～2.97）和甲硝唑（aOR=1.70，95%CI 1.27～2.26）均会增加妊娠第 20 周前的流产风险[73]。

有宫内节育器的情况下受孕会增加流产的风险，少数情况下会导致孕中期败血症。如果在妊娠前去除 IUD，则不会增加继发性流产的风险。妊娠前或妊娠期间使用口服避孕药与胎儿丢失无关[74]。这同样适用于针剂或植入式避孕药具。没有证据表明受妊娠前后接触杀精剂会增加流产率。

5. 化学制品

普遍认为各种化学试剂都与胎儿丢失有关，但只有少数被认为是潜在病因[75]。难点首先在于如何定义较低的暴露量所产生的确切影响，然后赋予其特定的风险度。人们普遍认可的有毒物质包括麻醉气体、砷、苯胺染料、苯、溶剂、环氧乙烷、甲醛、杀虫剂和某些二价阳离子（铅、汞、镉）。橡胶工业、电池厂和化学生产厂的工人被认为有潜在风险。确定受妊娠前环境接触史可以帮助女性减少妊娠前和妊娠期的暴露（见第 7 章）。

6. 吸烟

母亲主动和被动吸烟在人类妊娠的每个阶段都具有破坏性的影响。香烟烟雾含有大量毒素，这些毒素直接影响胎盘和胎儿的细胞增殖和分化，流行病学研究报道称，其可以解释流产、FGR、胎死宫内、早产和胎盘早剥的风险增加[76]。最近的一项系统回顾和 Meta 分析表明，任何主动吸烟都与流产风险增加有关（RR=1.23，95%CI 1.16～1.30），并且风险随着吸烟量的增加而增加（每天吸烟 1 支则相对风险度增加 1%）[77]。此外，妊娠期间接触二手烟雾（被动吸烟）使流产风险增加 11%。

从孕早期开始，吸烟与绒毛滋养层基底膜增厚、绒毛间充质胶原含量增加和血管化减少有关。这些解剖学变化与胎盘酶活性和合成功能的变化有关。特别是，尼古丁会抑制人胎盘绒毛对活性氨基酸的摄取和滋养细胞侵袭，而镉会降低 2 型 11β- 羟基类固醇脱氢酶的表达和活性，并与 FGR 有因果关系[76]。这种情况下，大量吸烟对胎盘组织的直接损害可以解释孕早期较高的流产率和妊娠中晚期的胎儿发育不良。

（三）高泌乳素血症

泌乳素瘤引起的血清催乳素水平升高会造成年轻女性的闭经和不孕，需要多巴胺激动药治疗以恢复生育能力。目前认为卡麦角林是多巴胺激动药的金标准，但溴隐亭是有妊娠意愿的女性的首选药物，因为认为它在孕早期应用是安全的。特发性高泌乳素血症定义为没有明确原因的泌乳素分泌过多。这种情况与较高的流产风险有关，特别是有 REPL 病史的女性。最近的一项系统综述发现，只有一项 RCT 比较多巴胺激动药组（溴隐亭，2.5～5.0mg/d，直到妊娠第 9 周结束）与无治疗对照组[78]。仅有的这项研究结果表明，与不治疗相比，特发性高泌乳素血症女性口服溴隐亭可有效预防其后续的流产。然而，该研究被判断为存在高偏倚风险。

（四）心理因素

抑郁症是复发性流产孕妇的常见疾病。一些研究表明，在孕早期使用抗抑郁药（米氮平、文拉法辛和度洛西汀）会略微增加流产风险[72]。然而，并未证明这种关联为因果关系，心理健康受损易导致早期胎儿丢失的说法从未得到证实。患有精神疾病的女性可能会经历妊娠丢失，但没有精神疾病的女性也同样可能。最终也未能确定前者的损失频率是否更高，因为没有充分考虑潜在的混杂变量，也没有考虑潜在的混杂遗传因素。

Stray-Pedersen 和 Stray-Pedersen 的一项调查经常被引用，提示良好的心理状态是有益的[79]。以前经历过复发性流产的孕妇受到更多的关注（即"温柔的关爱"），但没有特殊的药物治疗。这些受到密切关注的女性（n=16）比未受到密切关注的女性（n=42）（36%）更有可能（85%）完成妊娠。这项研究的一个缺陷是，只有住在"靠近"大学的女性才符合关注度更高组的入组条件，住得较远的女性充当"对照"。在这样的设计背景下，对照组女性可能在暴露因素之外的其他多方面都与实验组有所不同。

十五、复发性孕早期丢失的管理

尽管某些流行病学、临床和生化方面的危险因素与 REPL 明显相关，但在大多数情况下，具体病因仍不清楚。面对经历过流产的夫妇，产科医生有几个直接的义务：①向夫妇提供关于胎儿流产总体发生率的信息（临床确认的妊娠中有 10%～12%[80]，以及更多未被确认的）和可能的病因（遗传学，尤其是细胞遗传学）；②向他们提供个体化的适用的复发风险（表 33-2）；③明确正式临床评估的必要性，包括超声筛查子宫异常和实验室筛查父母染色体和母体抗磷脂抗体。可以通过总结本章中的重要事实来为患者提供信息，强调导致胎儿丢失的常见病因。值得一提的是，损失率与孕产妇年龄和既往妊娠丢失之间存在正相关关系。母体年龄效应不仅造成非整倍体妊娠增加，也反映出子宫内膜、血管、内分泌和免疫学因素。

（一）何时有必要进行正式评估

一对夫妇即便只有 1 次妊娠丢失都应当进行咨询，并向其提供复发风险率。然而，并不是每一对夫妇都需要正式的评估和一系列的检查。年近 40 岁或 40 岁出头的不孕夫妇可以选择在 2 次失败后就进行正式评估，并可以选择 PGT。在连续 3 次妊娠丢失之后，通常要指导夫妻进行正式评估。让患者等到 3 次妊娠失败的时候再进行评估这一做法还缺乏确凿的科学依据，但这是 RCOG（www.rcog.org.uk/en/guidelines-research-services/guidelines/gtg17/）和 ESHRE 的标准程序[80]。ACOG 将复发性妊娠丢失定义为连续 2 次或 3 次的丢失。2001 年版的 ACOG 指南[81]在科学上也许更站得住脚，但是否需要"连续"这一标准是有争议的。

（二）评估建议

2次妊娠丢失后进行某些检查项目，而其他项目却要等到3次或更多次丢失之后，这几乎没有什么道理。2次早孕流产后可能需要检查也可能不需要，这取决于患者的年龄和个人意愿。3次流产后，通常需要进行评估。如果以前未评估过，则应该：①获得详细的家族史；②进行1次完整的体格检查；③讨论复发风险；④在本章列举的检测方法中，选择特定的方法进行检测。

- 咨询和支持。仅经历过1次孕早期流产的夫妇应进行相应的咨询，但不一定要行系统评估，因为普通人群的流产率就相对较高（10%～15%），并且流产在也是异常胚胎被淘汰的过程。考虑到相关的复发风险，有活产史的女性，后续再次流产的发生率通常在20%～25%，而无活产史的女性其再发流产的风险会轻微升高（表33-1）。年龄大的女性风险高于年轻女性。大多数 REPL 患者的流产没有确切的原因。对于不明原因（特发性）REPL 的夫妇要给予适当的情感支持和安慰，告知其未来妊娠预后良好。

  女性应当避免香烟和酒精暴露，但在个案中不一定能与流产划为因果关系。类似的规律也适用于其他有潜在毒性的物质暴露。确定妊娠前阶段的药物滥用和环境史可帮助女性减少其主要的健康风险，包括早孕流产在内（见第7章和第8章）。

- 流产物的细胞遗传学信息可能很有价值，如果在连续性孕早期流产的组织中多次检测到染色体三体，则表明为复发性非整倍体流产，提示应在未来妊娠中进行产前染色体微阵列或核型检测。如果不存在其他标准适应证，仅基于 REPL 进行侵入性产前细胞遗传学检测更有争议。相比之下，染色体正常的流产意味着存在整倍体病因。

- 亲本染色体研究。2%～3% 的 REPL 夫妇存在染色体重排。理想情况下，所有父母都应该进行染色体重排核型评估，但 RCOG（www.rcog.org.uk/en/guidelines-research-services/guidelines/gtg17/）和 ESHRE[80] 认为这不符合成本效益原则。如果一对年轻夫妇发生多次妊娠丢失，并且其兄弟姐妹也有妊娠丢失，则找到平衡易位的可能性最大。

- 内分泌检查。反复流产的内分泌原因包括糖尿病控制不佳和严重的甲状腺功能障碍，应根据病史和体格检查对 REPL 女性进行相关检测，并提供妊娠前咨询和适当的治疗/管理（见第33章、第45章和第47章）。在一项研究中，亚临床甲状腺疾病（TSH>2.5mU/L）与妊娠20周前散发性流产的风险较高有关（RR=1.90，95%CI 1.59～2.27）[82]，但这一结果并不总是一致，并且没有证据表明其与 REPL 相关[83]。因此，并未常规建议散发性或 REPL 女性进行糖尿病或甲状腺筛查。不再认为黄体功能不全是可能的原因，因此孕酮水平的测定在 REPL 的管理中没有用处。

- 子宫形态学评估。对于妊娠8～10周后的 REPL，只有在整倍体流产的情况下才应考虑子宫异常是可能的病因。可以通过三维超声检查宫腔，也可以使用宫腔镜检查或二维超声检查。经历过1次或多次孕中期流产的女性，如果检测到米勒管融合缺陷（纵隔或双角子宫），则可能需要进行手术矫正，但支持手术的证据仍然有限。

- 获得性血栓形成倾向。应使用标准化的诊断标准对患有 REPL 的女性进行 APS 检测。大多数指南不建议常规筛查遗传性血栓形成倾向进行。遗传性血栓形成倾向与 REPL 的相关性并不太强。

- 其他调查研究。REPL 患者中慢性子宫内膜炎的患病率为7%，这使得一些学者提出抗生素治疗后活产率可能会提高[84]。然而，来自临床试验的数据并不一致支持这种方法，目前，它不是推荐的策略。

- 免疫学评估。无法解释的特发性继发性 REPL 被认为是与异常的母体免疫反应或由 T 细胞辅助的 Th1/Th2/Th17 细胞因子和调节性 T 细胞诱导的失衡有关。一些作者提出，应检测 REPL 女性是否存在自身免疫和细胞免疫异常。据推测，女性自然杀伤细胞数量的升高可能会对生殖能力产生影响。2014年的一项 Meta 分析，评估 RM 组和对照组女性的外周 NK 细胞百分比和数量，发现 RM 组的 NK 细胞百分比明显更高[85]。因此，血液中的 NK 细胞水平被一些人用作诊断测试，以指导不孕女性[87]和患有REPL的女性启动治疗，而这一方法并未在设计严谨的随机试验中证实有效。当前的RCOG、ESHRE和ACOG指南不推荐普遍应用NK检测或免疫治疗。

（三）不明原因的复发性孕早期丢失的治疗

从孕早期开始，不同剂量和剂型的孕酮已被使用了几十年，以预防自然流产。最近一项多中心随机对照试验，将836名女性随机分配至接受400mg微粉化孕酮组（Utrogestan阴道胶囊2粒200mg）与安慰剂组，并无证据支持孕早期孕酮治疗可改善有不明原因REPL病史的女性的妊娠结局[86]。与之相反，最近，纳入10项RCT的系统评价和Meta分析发现，与随机分配到安慰剂组的女性相比，有不明原因REPL病史的女性在孕早期至妊娠16周应用孕激素，复发性流产的风险较低（RR=0.72，95%CI 0.53～0.97）[87]。该研究强调孕激素在给药途径和剂量方面存在一些局限性，但仍表明，补充孕激素对母亲和婴儿都是安全的。

过去的20年间，为了提高不明原因复发性流产女性在其随后妊娠中的活产机会，不论遗传性血栓形成倾向存在与否，抗凝血药/抗血栓剂（阿司匹林和肝素）都常常用到。一项纳入9项随机和半随机对照试验的系统评价和Meta分析发现，在低偏倚风险的研究中，抗凝血药并未呈现出有益作用[88]。最近的一项多中心随机对照试验纳入了256名女性，随机接受每天皮下注射依诺肝素40mg或安慰剂直至妊娠35周，发现活产率没有显著差异[89]。

几种免疫疗法也已被用于治疗不明原因流产的女性，例如父源细胞免疫、第三方供体白细胞、滋养层细胞膜和静脉注射免疫球蛋白，与安慰剂相比，在提高活产率方面均未显示出显著有益的效果[90]，当前的RCOG、ESHRE和ACOG指南均未推荐使用。用于复发性流产和着床失败的其他免疫调节疗法包括类固醇、脂肪乳、TNF-α拮抗药、粒细胞集落刺激因子、羟氯喹和静脉注射免疫球蛋白。例如，一项Meta分析表明，泼尼松龙治疗可改善妊娠结局，包括特发性REPL女性的活产率（RR=1.58，95%CI 1.23～2.02）、成功妊娠结局（RR=7.63，95%CI 3.71～15.69）和流产率（RR=0.42，95%CI 0.28～0.61）[91]。近期，纳入了11项RCT的Meta分析表明，IVIG治疗组和安慰剂组之间活产率的差异处于统计学意义边缘（RR=1.25，95%CI 1.00～1.56，P=0.05）[92]。相比之下，对同样RCT进行的Meta分析，但使用两步法分析个体患者数据，发现与安慰剂相比，IVIg组活产频率并没有显著变化（RR=0.92，95%CI 0.75～1.12，P=0.42）[93]。总之，必须谨慎对待这些数据；由于试验通常规模较小，个别研究之间的方法学差异常常妨碍结果的汇总分析，结果也不一致。因此，由于这些疗法在随机试验中并未显示出一致且明确的益处，因此并未将其作为常规医疗的一部分（译者注：原书有误，已修改）。

同样，中国传统草药在亚洲应用广泛，最近也被经常用于西方医学。许多研究声称会改善REPL孕妇的妊娠结局。最近一项针对随机或半随机对照试验的系统评价，纳入861名女性接受单独（一项试验）或与其他药物联合（七项试验）的中草药（各种剂型），与单独接受其他药物相比，没有明确证据表明中草药能有效预防再次流产，也缺乏这些草药对母亲或胎儿的安全性的数据[94]。

十六、孕晚期丢失

胎死宫内是用于描述妊娠≥20周或24周后妊娠丢失的术语（根据WHO）。按胎儿体重计算，定义为350g，即相应孕周的第50百分位数。在美国，胎死宫内的频率约为每160次分娩中发生1次（每1000次分娩中6.2人次，译者注：原书有误，已修改），每年25 000人次（表33-4）[95-97]。胎死宫内几乎占美国妊娠20周到1岁间死亡人数的一半[97]。

（一）风险因素

在美国，非西班牙裔黑种人女性的胎死宫内率明显高于非西班牙裔白种人女性（每1000次分娩中分别为11.1人次和4.8人次）[95-97]。美洲印第安人/阿拉斯加原住民（6.2/1000次分娩）和西班牙裔女性（5.4/1000次分娩）胎死宫内率处于中等水平。早期胎死宫内（小于28周妊娠）和晚期胎死宫内也存在种族差异。一项回顾性队列研究，针对2000—2011年间澳大利亚维多利亚州所有24周及以上的单胎妊娠（n=685 869），研究发现，与出生在澳大利亚/新西兰的女性相比，出生在南亚的女性发生胎死宫内的可能性更大（aOR=1.27，95%CI 1.01～1.53，

表 33-4 对孕产妇危险因素和胎死宫内风险的估计

情 况	胎死宫内中的发生率	OR 值
一般人群	—	1.0
既往生长受限儿（<10%）	7%	2~4.6
既往胎死宫内	1%	1.4~3.2
多胎妊娠		
双胎	3%	1.0~2.8
三胎	0.1%	2.8~3.7
低风险妊娠	80%	0.86
高血压性疾病		
慢性高血压	6%~10%	1.5~2.7
妊娠高血压疾病		
轻度	6%~8%	1.2~4.0
重度	1%~3%	1.8~4.4
糖尿病		
饮食控制	3%~5%	1.2~2.2
胰岛素控制	2.4%	1.7~7.0
系统性红斑狼疮	<1%	6~20
肾脏疾病	<1%	2.2~30
甲状腺疾病	0.2%~2%	2.2~3.0
血栓栓塞性疾病	1%~5%	2.8~5.0
妊娠期肝内胆汁淤积	<0.1%	1.8~4.4
吸烟>10 支	10%~20%	1.7~3.0
肥胖（妊娠前）		
BMI 25~29.9kg/m[2]	21%	1.9~2.7
BMI>30kg/m[2]	20%	2.1~2.8
母亲高龄（vs.<35 岁）		
35—39 岁	15%~18%	1.8~2.2
≥40 岁	2%	1.8~3.3
与白种人女性相比的黑种人女性	15%	2.0~2.2
低教育程度（<12 年 vs. ≥12 年）	30%	1.6~2.0

BMI. 体重指数
改编自 ACOG Practice Bulletin. Management of Stillbirth. No. 102:1, 2009.

$P=0.01$），而出生在东南亚和东亚的女性胎死宫内的可能性较小（aOR=0.60，95%CI 0.49~0.72，$P<0.001$）[98]。以上数据强调，产妇的出生地区和（或）种族背景是胎死宫内的独立危险因素。

多种母体状况都会增加胎死宫内率[95, 97]，包括肥胖、多胎妊娠、感染（如细小病毒 B_{19}）、孕产妇癌症，以及许多全身性疾病，包括但不限于糖尿病、慢性高血压、自身免疫性疾病、肾脏疾病和甲状腺疾病。数个队列研究着眼于孕产妇 BMI 与围产儿死亡风险，对这些研究进行系统评价和 Meta 分析发现，孕产妇 BMI 每增加 5U，胎死宫内的总 RR 值为 1.24（95%CI 1.18~1.30）[99]。最近两项就英国产妇数据所进行的回顾性队列研究，纳入 14 001 名妊娠 24 周及以上的单胎妊娠女性，分析发现，与血红蛋白≥110g/L 的女性相比，在首次就诊和 28 周就诊时存在中重度贫血（血红蛋白<100g/L）的女性，胎死宫内和围产儿死亡风险分别升高 5 倍和 3 倍[100]。大多数疾病相关的胎死宫内通常是可以预防的，有这些风险因素的女性可以从妊娠前咨询和优化的医疗处理中获益。

较有争议的是产妇非左侧卧位，尤其是仰卧位睡姿，与晚期胎死宫内（≥28 周妊娠）之间的相关性。在新西兰 7 个健康地区进行的一项多中心病例对照研究发现，仰卧位睡姿与总体晚期胎死宫内风险增加 3.7 倍有关[101]，独立于其他常见风险因素。最近对英国 41 个产科病房进行的一项前瞻性病例对照研究报道称，与左侧卧位相比，仰卧入睡姿势者的晚期胎死宫内风险增加了 2.3 倍（aOR=2.31，95%CI 1.04~5.11）[102]。需要进一步的研究来确定这种关联的一致性，以及干预措施是否可以降低仰卧入睡姿势频率和晚期胎死宫内的发生率[101, 102]。

妊娠期间被动和主动吸烟及非法药物，无论是单独还是联合，均与胎死宫内风险增加有关（OR=1.94）[103]。有吸毒史的女性发生胎死宫内的 aOR 为 2.08（95%CI 1.12~3.88）[97]。其他环境因素也可能起作用，如产前暴露于高浓度细颗粒物（PM2.5）。2006—2010 年俄亥俄州 57 个监测站的记录显示，产前暴露于高水平细颗粒物（PM2.5），孕晚期化学成分暴露与胎死宫内风险增加 42% 有关（aOR=1.42，95%CI 1.06~1.91）[104]。同样，2002—2009 年来自加利福尼亚州 8 个地区的数据发现，与胎儿生长受限相关的胎死宫内与暴露于 PM2.5 的总量有关，与较低暴露者相比，暴露较高者的 OR 值为 1.23（95%CI 1.06~1.44）[105]。暴露于重悬浮土壤（OR=1.25，95%CI 1.10~1.42）和二次硫酸铵（OR=1.45，95%CI 1.18~1.78）方面的研究也发现了类似的关联。然而，提示上述相关性的这些研究，很难解释所有潜在的混杂因素，而且作为观察性研究，结果并不能确定因果关系。

众所周知，亲密伴侣暴力与早产、低出生体重和小于胎龄儿的风险增加有关[106]。同样，应用美国全国住院患者数据库，对 2002—2009 年与分娩相关的出院数据进行回顾性横断面分析，发现妊娠期间的亲密伴侣暴力与胎死宫内有关（aOR=4.12，95%CI 2.75~6.17）[107]。

（二）复发

再次发生的胎死宫内促使人们对疾病的严重程度和治疗方法进行深入探索。反复胎死宫内的相关因素可能有许多，但有一些风险因素是广泛适用的。母亲高龄（＞40 岁及以上）与胎死宫内风险呈正相关（OR=1.75，95%CI 1.62~1.89）[108]。年龄反映的不仅是可预知的胎儿原因（如染色体异常），还反映了与年龄相关的母体并发症。一项大型的丹麦国家级队列研究发现，父亲年龄也与胎死宫内相对概率呈 J 型相关，40 岁以上父亲的风险比最高[109]。

与初次妊娠为活产的女性相比，初次妊娠为胎死宫内的女性在其第 2 次妊娠时发生胎死宫内的可能性是前者的将近 5 倍（OR=4.77，95%CI 3.70~6.15）[110]。最近的一项系统评价和 Meta 分析表明，与既往阴道分娩的女性相比，既往剖宫产的女性在随后妊娠中出现不明原因胎死宫内的风险较高（OR=1.23，95%CI 1.08~1.40）[111]。综合估计表明，与阴道分娩相比，剖宫产的胎死宫内风险增加 23%。一项来自丹麦国家登记数据的基于人群的队列研究发现，与自然阴道分娩者相比，初次分娩为剖宫产的女性发生胎死宫内的风险增加（HR=1.14，95%CI 1.01~1.28），理论上胎死宫内的绝对风险增加 0.03%[112]。来自 1999—2008 年苏格兰所有产科单位的基于人群的回顾性队列研究证实了上述发现，其中，既往剖宫产的女性发生不明原因胎死宫内的风险增加（HR=1.47，95%CI 1.12~1.94），从妊娠 34 周开始，额外的风险就突显出来了[113]。

（三）遗传因素

大约 25% 的胎死宫内归因于遗传学病因[114, 115]。最常见的细胞遗传学异常与活产儿所见异常相似，包括 45X、21 三体、18 三体和 13 三体。对死胎的检查出乎意料地困难，即使是三体，因为胎儿死亡后几天就会出现浸软。因此，没有畸形的医疗记录也不能排除非整倍体的可能性，应格外尽力去确定死胎的染色体状态。现在已经认识到，在胎死宫内婴儿娩出后获取胎儿组织这一传统方法是次优选的。细胞培养经常失败，在需要核型检查的情况下，可能会导致 50%~75% 的病例得不到结果。在分娩前应用羊膜穿刺术获取细胞进行细胞培养时，有 80% 能够培养成功，获得染色体分析结果[97]。避免对已经处于应激状态的患者进行有创性操作，这本身非常好，但是如果她希望了解死胎的染色体状态，那么这样的有创操作则可以优化其获得信息的机会。核型分析需要成功培养细胞，与此不同，CMA 可以从未经培养的细胞中取得结果。因此，无论样本来源如何，只要有行 CMA 的条件，它都是首选[116]。

胎死宫内胎儿尸检的主要作用就是解剖学异常，它们可能提供孟德尔遗传疾病的线索。显然，这可能会改变后续妊娠的管理。全身照片、全身 X 线、由经验丰富的医生进行胎盘检查均是合适的处理方法。在诊断骨骼发育不良方面，胎儿尸检格外成功，骨骼发育不良通常是一种常染色体隐性遗传疾病，可在随后的妊娠中复发。其他骨骼发育不良可能是由新发突变引起的常染色体显性遗传疾病。区分这两种可能性很重要，因为如果是新发常染色体显性突变，那么复发风险应该几乎为零。如果父母拒绝尸检，医务人员应尝试从其他来源获取尽可能多的信息，如照片、放射线片或磁共振图像。头部保留完好的尸检比不行尸检更可取，而有些时候，前者可能更容易被父母接受。

（四）多基因 / 多因素

死胎中几乎任何一种独立出生缺陷的发生频率都高于新生儿。这反映了子宫内的逆向选择，是多年来超声随诊中公认的一种现象。

如果发生孤立的器官特异性缺陷（如心脏），多基因 / 多因素病因和复发风险（2%~5%）通常适用。

另一方面，这种缺陷可能只是唯一明显的缺陷，但实际上是多发畸形复合体的一个组成部分。力图区分这些可能性是进行尸检的一个主要原因。多发畸形综合征可能提示存在孟德尔遗传病因。

(五)产妇评估

在胎死宫内情况下，ACOG 建议进行某些母亲的实验室检查（框 33-1）[97]。当然，患有并发症的母亲已经接受了许多检查，胎死宫内的原因似乎很明显（如糖尿病）。然而，需谨慎推荐实验室检查项目，因为表面上的诊断可能被证明是错误的。值得注意的是，ACOG 不建议检测抗核抗体、某些血清学检查（弓形虫、风疹、巨细胞病毒、单纯疱疹病毒），或者此时不建议进行核型分析以外的基因检测。

框 33-1　美国妇产科医师学会推荐的胎死宫内后产妇实验室检查

所有经历胎死宫内的母亲
- 全血细胞计数
- Kleihauer-Betke 检测或其他方法检测母体循环中的胎儿细胞
- 人细小病毒 B_{19} 免疫球蛋白 G；免疫球蛋白 M 抗体
- 梅毒
- 狼疮抗凝物
- 抗心磷脂抗体
- 甲状腺刺激素

特定的胎死宫内母亲
- 血栓形成倾向
  - 因子 V Leiden
  - 凝血酶原基因突变
  - 抗凝血酶Ⅲ
  - 同型半胱氨酸（空腹）
- 蛋白 S 和蛋白 C 活性
- 父母核型
- 间接 Coombs 测试
- 葡萄糖筛查（口服葡萄糖耐量试验、糖化血红蛋白 HA1c）
- 毒理学筛查

引自 ACOG Practice Bulletin. Management of Stillbirth. No. 102:1, 2009.

任何有胎死宫内或异常活产婴儿的夫妇都应接受细胞遗传学研究，除非已知死胎的染色体结果正常。亲本染色体（常规细胞分裂中期）重排（即易位或倒位）应排除在外，通常需要核型分析。尽管基于链接的分子学测试可以检测平衡性重排，但这些只是实验性的。如果对死胎的染色体检查不成功，还可以通过对储存的石蜡组织进行 FISH 检查来排除常见的非整倍体。

(六)后续妊娠的管理

一般推荐高质量超声和谨慎的胎儿监测。管理上，将重点关注已确定的任何特定母体因素（如糖尿病）。在某些妊娠中，管理与一般产科患者的管理几乎没有区别。在其他情况下，有必要进行产前基因诊断。目前，就改善胎死宫内后妊娠的妊娠前和孕后干预处理方面，没有足够的证据验证其在临床实践中的有效性，特别是那些没有复发病因者，如 APS 的情况[117]。

十七、孕早期并发症后的产科结果

孕早期并发症，包括流产、伴或不伴宫腔内出血的先兆流产和双胎之一消失，相对常见。这些并发症在持续妊娠和后续妊娠中的短期和长期后果知之甚少。大多数可用数据来自小型回顾性研究，包含许多不同的并发症和疾病，或来自大型研究，但针对病理生理学上差异很大的特定疾病。理论上，有理由相信早孕并发症可能会对妊娠结局产生后续影响，因为有证据表明，异常胎盘可能与自由基失衡有关，这也可能对胎盘的进一步发育和功能产生有害影响，进而对胎儿和孕妇产生不利影响[2]。

最近的 Meta 分析和综述表明，发生孕早期不良事件后，继续妊娠出现不良结局的风险增加。例如，已经发现下列相关性 OR 值大于 2，包括围产期死亡与既往的 1 次流产史，有 2 次或 2 次以上流产史与极早产（very preterm delivery，VPTD），前置胎盘、胎膜早破、VPTD、低出生体重与反复流产[118]。此外，先兆流产后继续妊娠发生下述并发症的概率至少增加 2 倍，如早产、VPTD、胎盘早剥、小于胎龄、LBW 和极低出生体重；宫腔内血肿与妊娠高血压、先兆子痫、胎盘早剥、早产、SGA 和较低的 5min Apgar 评分也有同样的相关性；还有双胎之一消失后，发生 VPTD、VLBW 和围产期死亡的概率也至少增加 2 倍[119]。这些数据表明，涉及胎盘的孕早期并发症与随后的产科和围产期不良结局之间存在联系。

然而，大多数研究之间存在显著的异质性，许多较早的研究没有对不良产科结果的相关混杂因素进行调整，如年龄、ART、经济状况、教育水平、种族、身高、婚姻状况、产次、既往产科结局、长时间不孕、吸烟和母亲体重[118, 119]。由此，人们推测，对孕早期并发症的认知可以指导特定产科并发症高危女性的筛查策略，或者制订更好的可以改善围产期结局的管理方案和新的治疗指南。然而，目前这些新方法尚未确定或显示出有效性。

▶ 要 点

- 50%～70% 的妊娠会丢失，大部分发生在孕早期。植入前胚胎丢失率尤其高，包括 25%～50% 形态学正常的胚胎和 50%～75% 形态学异常的胚胎。
- 流产率与年龄有关，40 岁女性的流产率是 20 岁女性的 2 倍。大多数在妊娠 8 周之前流产。
- 临床确认的流产中至少有 50% 为染色体异常，流产物与活产婴儿中发现的染色体异常不同。常染色体三体仍占异常的 50%。2%～3% 的 REPL 夫妇存在平衡易位。
- 已提出 REPL 的多种非遗传学病因，但很少被确认。治疗的有效性通常不确定。
- 子宫异常是孕中期流产的公认原因，但其在孕早期流产中的作用尚不清楚。如果胎儿在 10 周时能够存活，并且有正常的染色体核型，那么这种因果关系最为合理。有子宫纵隔及孕中期流产史的女性可以从子宫成形术或宫腔镜子宫纵隔切除术中获益。
- 药物、有毒物质和物理因素导致早孕丢失并不常见，尤其是复发性流产。被动和主动吸烟及非法药物使用与早孕流产和胎死宫内的高发生率有关。但是，不能想当然地认为接触有毒物质就是复发性妊娠丢失的原因。
- 血栓形成倾向可以是获得性或遗传性的。在对 REPL 的整倍体解释中，对 APS 的治疗似乎最合理。
- REPL 患者中，即使没有治疗，总体预后也很好。即使有多达 4 次丢失且之前没有活产婴儿的女性，其活产率也有 60%～70%。有 4 次以上妊娠丢失的女性不太可能有细胞遗传学解释，并且可能有不同的预后。
- 针对 REPL 整倍体病因的任何一种有效治疗方案的成功率都应该高于预期的背景率，或者应该在 RCT 中进行评估。这个标准很少达到。
- 死产（妊娠 20 周后流产或体重至少 350g）胎儿中染色体异常和非染色体遗传因素（如综合征）的频率被低估了。娩出后（胎盘或胎儿皮肤）组织进行培养通常会导致培养失败。细胞遗传学研究的组织应尽可能通过羊膜穿刺术或绒毛活检术获得，或者应转向不需要细胞培养的染色体微阵列。
- 应尽最大努力对所有胎死宫内进行全面尸检和影像检查，因为结果可能会改变对未来妊娠的管理。如果一对夫妇拒绝尸检，则应进行全身 X 线、磁共振成像和其他无创成像检查。

第 34 章 死 胎
Stillbirth

Uma M. Reddy　Robert M. Silver　著
马琳琳　译　　韦晓宁　校

英汉对照

advanced maternal age	AMA	高龄产妇
antiphospholipid syndrome	APS	抗磷脂综合征
body mass index	BMI	体重指数
cytomegalo virus	CMV	巨细胞病毒
dilation and evacuation	D&E	宫口扩张和清宫
fetal growth restriction	FGR	胎儿生长受限
initial causes of death	INCODE	初始死因
intrahepatic cholestasis of pregnancy	ICP	妊娠期肝内胆汁淤积症
maternal fetal medicine unit	MFMU	母胎医学单位
premature rupture of membranes	PROM	胎膜早破
randomized controlled trail	RCT	随机对照试验
relative risk	RR	相对风险
small for gestational age	SGA	小于胎龄儿
Stillbirth Collaborative Research Network	SCRN	死胎协作研究网络
systemic lupus erythematosus	SLE	系统性红斑狼疮
United Kingdom	UK	英国
United States	US	美国

关键词

死胎；胎儿死亡；胎儿宫内死亡

死胎定义为妊娠 20 周及以上的胎儿死亡，是世界范围内最常见的不良妊娠结局之一，估计每年有 260 万例妊娠 28 周及以上死胎，大多数（98%）发生在低收入和中等收入国家[1]。在美国，死胎发生率为 1/165，每年有 24 000 例死产，高于大多数发达国家[2, 3]。2013 年，美国死胎率为 5.96‰ 例，与 2006 年相比没有明显变化。妊娠 20~27 周的死胎率与 28 周及以上相似，约 3 例 /1000 胎[4]。这种稳定的死胎率，加上婴儿死亡率的下降，导致死胎率高于婴儿死亡率[4]。本章回顾了死胎的危险因素[5]、病因、评估和管理。

一、危险因素

美国的死胎率存在明显的种族差异，非西班牙裔黑种人女性的死胎率是非西班牙裔白种人女性的 2.2 倍（每 1000 名新生儿中分别为 10.53 例和 4.88 例）[4, 6]。西班牙裔女性的死胎率（每 1000 名新生儿 5.29 例）为 7%[4, 6]。死胎协作研究网络（Stillbirth Collaborative Research Network，SCRN）进行了一项多中心、基于人群的病例对照研究，登记分娩时的死胎和活产，发现非西班牙裔黑种人女性死胎率过高的主要原因是产科并发症、感染或两者兼而有之，死产通常发生在妊娠 24 周及以下分娩时，其病理生理学与自发性早产相似[7]。

产妇年龄与死胎呈 U 型关系。30—34 岁女性是死胎风险最低的人群（5.34‰ 例分娩），15 岁及以下女性（15.88‰ 例分娩）和 45 岁及以上女性（13.76‰ 例分娩）的风险是其 2 倍多[4, 6]。产妇高龄（≥35 岁）也是死胎的独立危险因素，即使是控制了较高龄女性更可能合并的糖尿病、高血压、多胎妊娠和胎儿异常等因素后[2, 4]。

妊娠期间，肥胖会增加患高血压和糖尿病的风险，是死胎的独立危险因素[8]。一项 Meta 分析含 38 项研究，纳入 16 274 例死胎，结果指出，体重指数为 $20kg/m^2$、$25kg/m^2$ 和 $30kg/m^2$ 的女性，所对应的死胎绝对风险分别为每 10 000 次妊娠中 40 例（参考标准）、48 例（95%CI 46～51）和 59 例（95%CI 55～63）[9]。肥胖女性妊娠出现先天畸形、死胎、巨大儿和胎儿生长受限的风险均增加[10, 11]。

多胎妊娠是死胎的主要危险因素。与单胎相比，双胞胎的死胎率是其 2.5 倍，三胎和更多胎次妊娠的死胎率是单胎的 5.0 倍[4, 6]。多胎妊娠的风险增加部分归因于早产率增加、FGR、母体高血压、胎盘和脐带问题（尤其是单绒毛膜双胎）。

既往有早产或小于胎龄儿病史的情况下，既往不良妊娠结局与随后的死胎之间的相关性提高。瑞典的一项队列研究中，既往有妊娠 32 周前生长受限胎儿活产史，则死胎风险增加 5 倍[12]。英国的一项研究纳入 364 名第 1 次妊娠发生死胎的女性，与既往活产女性相比，前者出现先兆子痫、胎盘早剥、引产、器械分娩、择期或紧急剖宫产、早产、低出生体重或胎位不正性难产的风险均增加。大多数流行病学研究中，既往死胎病史与死胎再发风险增加有关，相对风险值增加了 6 倍[13]。非裔美国人的复发风险更高[14]。

吸烟与死胎风险增加有关，并且似乎存在剂量反应性[15]。幸运的是，已证实在第 1 次和第 2 次妊娠之间戒烟的女性，其第 2 次妊娠的死胎风险会降至与不吸烟者相同的水平[16]。

二、死胎的分类

确定死因有助于优化预防工作，但极具挑战性。现已提出了 80 多种分类方法，但仍未能使各研究之间、各医院之间和国家之间就死胎原因的比较达成一致意见[17]。SCRN 应用严格的定义开发了一个分类系统，称为初始死因（initial causes of death，INCODE）[18]。INCODE 的一个特点是为潜在的死因分配"确定性水平"。死胎的原因被视为"可疑原因""可能原因"或"存在的条件"。

三、病因

SCRN 使用 INCODE 分类系统[18]通过完整的评估，对 512 例死产进行了系统性的死因分类，包括胎盘检查和围产期尸检。通过进行完整评估，在 60.9% 的死胎中发现了有合理根据的死因，76.2% 存在有可能的死因。死因分布如下：产科疾病，29.3%；胎盘异常，23.6%；胎儿遗传/结构异常，13.7%；感染，12.9%；脐带异常，10.4%；高血压疾病，9.2%；其他孕产妇医学情况，7.8%[7]。

（一）感染

在发达国家，感染与 10%～20% 的死胎有关[7, 19]，在发展中国家则更高。在发达国家，与足月死胎相比，感染在足月前死胎中所占的比例更大[7, 20]。病原体可能通过直接感染胎儿、造成胎盘功能障碍、引发严重的孕产妇疾病，甚至在近成活孕周刺激自发性早产，从而导致胎儿死亡。

胎盘和胎儿感染最常见的原因是阴道细菌上行感染到母体蜕膜和绒毛膜之间的间隙。进一步传播可能导致微生物到达羊水或胎儿，如 B 族链球菌和大肠埃希菌。母体全身感染也可能通过血行传播并通过胎盘绒毛（绒毛炎）到达胎儿。这些类型的感染通常涉及胎儿肝脏，因为胎儿肝脏是病原体到达的第一个主要胎儿器官，包括相对不太常见的病原体，如李斯特菌。

梅毒在美国并不常见，但仍会导致一些死胎，尤其是在梅毒流行地区和发展中国家[21]。妊娠期间首次感染疟疾也是死胎的一个原因，是资源匮乏的疟疾流行地区死胎的一个极其常见的原因[22]。

病毒感染也可能导致胎儿死亡。细小病毒在成人中通常无症状，但可能因其破坏红细胞生成组织而导致死胎，从而导致严重的贫血和水肿。它还可能引起心肌炎和心肌功能障碍。其他病毒病原体包括肠道病毒（如柯萨奇病毒和埃可病毒）和巨细胞病毒（cytomegalo virus，CMV）。CMV 是最常见的先天性病毒感染，妊娠期原发感染率高达 1%。已知其会造成胎儿和胎盘损伤，与散发性死胎有关[23]。最近，发现寨卡病毒也与死胎有关[24]。

（二）孕产妇健康状况

1. 高血压病

妊娠高血压疾病是导致死胎的重要原因[25]。在 SCRN 中，9.2% 的死胎与高血压疾病有关[7]。死胎风险随着高血压疾病的严重程度而增加。一项前瞻性队列研究纳入 1948 名妊娠高血压女性，单纯慢性高血压女性的死胎率相对较低，与一般人群相似[26]。伴/不伴潜在慢性高血压的女性若进展为先兆子痫，其围产期死亡风险增加。该队列中围产期死亡率最高的亚组（9.2%）是慢性高血压病合并先兆子痫的女性[26]。

2. 糖尿病

糖尿病与大约 4% 的死胎有关[7]。在血糖控制不佳的女性中，死胎最常见的原因是先天性畸形、胎盘功能不全和（或）FGR、巨大儿或羊水过多或梗阻性难产（死产）。近十余年，随着 1 型糖尿病女性的血糖控制情况的改善，其妊娠结局有所改善，但死胎风险仍然较高。一项前瞻性研究纳入 5000 名 1 型糖尿病患者，与非糖尿病对照组相比，糖尿病妊娠组的死胎率为 1.5%，是非糖尿病组的 5 倍，其中大多数发生在妊娠 34~40 周[27]，血糖控制不佳是最一致的发现。

3. 甲状腺疾病

严重的孕产妇甲状腺功能亢进是导致死胎的罕见原因[28]。另一方面，甲状腺功能减退症很常见（见第 47 章），而明显的甲状腺功能减退症会使女性发生死胎的风险增加，每 1000 次分娩中有 12~20 人次发生死胎[29]。大多数研究表明，亚临床性甲状腺功能减退症与死胎几乎没有关联，尽管结果不一致[30, 31]。

4. 系统性红斑狼疮

系统性红斑狼疮的总体患病率低于 1%，死胎率为 40‰~150‰ 例[32]。在疾病活动期、肾脏受累和抗磷脂综合征（antiphospholipid syndrome，APS）的情况下，风险会增加。极少数情况下，死胎是由于新生儿红斑狼疮伴先天性房室传导阻滞。SLE 女性中，抗磷脂抗体的存在和先前胎儿丢失是其随后妊娠发生死胎的主要预测因素。1/3 以上的 SLE 患者存在抗磷脂抗体，这与血栓形成和子宫胎盘血管系统损伤的风险增加有关。

5. 妊娠期肝内胆汁淤积症

妊娠期肝内胆汁淤积症（intrahepatic cholestasis of pregnancy，ICP）孕妇中，死胎率增加，为 12‰~30‰ 例[32]。ICP 的特征是瘙痒和血清胆汁酸浓度升高。其造成死胎的确切机制尚不清楚，但可能是由心脏功能异常所致。瑞典的一项前瞻性研究中，对 45 000 多名孕妇进行了 ICP 筛查，与胆汁酸水平正常和轻度升高的 ICP 女性（胆汁酸水平为 40mol/L 或更低）相比，胆汁酸水平大于 40mol/L 的孕妇出现胎儿并发症的概率明显升高，如胎儿窘迫、自然早产，以及羊水、胎盘和羊膜胎粪污染[33]。在 SCRN 研究中，测定了 581 名死胎女性和 1546 名活产女性的胆汁酸。与活产者相比，死胎女性的胆汁酸平均值略高，但在调整其他死胎风险因素后差异并不显著，提示在没有 ICP 临床证据的死胎病例中，检测胆汁酸可能不太有用[34]。非应激试验和其他产前检查似乎不会降低死胎风险[35, 36]。

6. 遗传性和获得性血栓形成倾向

APS 是一种不常见但很重要的死胎原因。在 SCRN 研究中，母体血清中抗心磷脂抗体和抗 β_2- 糖蛋白 - Ⅰ 抗体水平升高与死胎概率增加 3~5 倍有关。上述结果支持在某些死胎病例中检测抗磷脂抗体，如有胎盘功能不全的病例[37]。

与 APS 相比，抗凝蛋白缺乏或异常、促凝蛋白增加的遗传性凝血功能障碍或血栓形成倾向在死胎中的作用尚不清楚。病例系列和回顾性研究报道了与因子V Leiden突变、凝血酶原基因G20210A突变、抗凝蛋白抗凝血酶和蛋白C、蛋白S缺陷相关的死胎风险增加[38, 39]。然而，前瞻性研究并未发现这些血栓形成倾向与死胎之间的关联[40-42]，抗凝治疗似乎并没有改善妊娠结局[43, 44]。SCRN在其病例对照研究中发现，大多数血栓形成倾向与死胎之间没有关联[45]。综上所述，目前的数据表明，遗传性血栓形成倾向与死胎之间的关联微弱（如果认为有关联的话）。

（三）胎儿状况

1. 遗传异常

总体而言，所有死胎中有6%~13%存在胎儿细胞遗传学异常[46, 47]，但在浸软或畸形胎儿中这一比例更高。SCRN中一项基于人群的研究纳入五个流域内的所有死胎，分析发现，所有死胎中有7%是非整倍体[7]。荷兰一项针对750例产前死胎的研究，发现有形态学异常的死胎中38%存在染色体异常，而没有形态学异常者有4.6%[46]。与死胎相关的染色体异常分布如下：21三体，31%；X单体，22%；18三体，22%；13三体，6%；其他染色体异常，19%[46]。除了非整倍体，传统核型分析无法识别的染色体异常也可能导致或促成死胎。例如，在SCRN研究中，核型分析未识别而染色体微阵列确认的致病性拷贝数异常似乎是数例死胎的原因[48]。在极少数情况下，单基因疾病会导致死胎。随着来自死胎病例的全基因组测序数据越来越多，以上均可能被证明是死产的重要原因。

2. 胎儿结构异常

大约25%的死胎有可检测到的结构异常，是其死亡原因[47, 49]。已报道90多种与死胎相关的疾病，但任何单一诊断都未占到所有事件的1.5%以上[49]。特别值得注意的是，羊膜带综合征是一种病因不明的偶发情况，指的是部分胎儿被破裂的羊膜所夹住，通常会导致死胎。

3. 胎母输血综合征

胎母输血综合征指胎儿血细胞经胎盘进入母体循环或进入羊膜囊，在死胎原因中高达4%[50, 51]。大约50%的分娩后女性体内可检测到胎儿细胞，但是只有不到1%的女性会经历大量的经胎盘输血[52]。胎母输血综合征最公认的危险因素是胎盘早剥、腹部创伤、剖宫产、手术助阴道分娩、人工剥离残留胎盘和多胎妊娠[53]。胎母输血可导致死胎的血量阈值尚不清楚。胎儿血容量损失超过25%（20ml/kg或更多）与高死胎率（26%）有关[54]。

4. 胎儿生长异常

FGR（见第30章）不是死胎的真正"原因"；它被认为是一个可能的危险因素，因为大多数FGR胎儿是活产的。尽管如此，死胎中FGR更常见，并且与其他死胎有许多相似的病理生理学特点，包括胎儿异常（如染色体和结构异常）、多胎妊娠、母体状态［包括感染（如CMV）、高血压疾病、营养不良和吸烟］、子宫胎盘血管功能不全、脐带异常（如帆状胎盘）。

瑞典的一项大型数据研究提示[55]，基于母亲生理变化（身高、体重、胎次、种族）而调整的定制化生长图表，当SGA胎儿低于第10百分位数时，死胎率会增加6倍，而这种定制化使得更大比例的胎儿被定为处于危险之中。但是，仅仅根据基于人群的生长曲线，SGA胎儿的死胎风险并没有增加。死胎的预测价值很差，而且由于某些数据无法提供，使得定制化图表使用起来很麻烦。SGA胎儿应被视为某种线索，提示需要评估相关疾病（如先兆子痫或胎盘功能不全），而不是作为一个诊断。

5. 胎盘异常

除了与FGR相关的子宫胎盘功能不全之外，死胎的其他胎盘原因包括前置胎盘、前置血管和肿瘤。与死胎相关的急性胎盘循环障碍可能发生在母体或胎儿一方。主要的母体原因循环障碍是胎盘早剥，调整后的死胎相对风险为8.9（95%CI 6.0~13.0）[56]。胎盘剥离超过75%的女性，调整后的死胎RR为31.5（95%CI 17.0~58.4）[56]。当存在大面积胎盘早剥临床征象，或胎盘组织病理学检查显示广泛早剥迹象（≥75%）时，可认为胎盘早剥是死亡原因。

胎盘的组织学评估有助于记录早剥。在慢性早剥的情况下，胎盘中可能有含铁血黄素沉积。在其他情况下，可能有异常胎盘血管系统、血栓形成和胎盘灌注减少（如梗死）的证据。SCRN研究评估了518例死胎和1200例活产的胎盘组织学。与活产相比，以下胎盘病变与死胎高度相关：单脐动脉、帆状胎盘、弥漫性终末绒毛发育不成熟、炎症（如急性绒毛膜羊膜炎）、绒毛膜板血管退行性改变、胎盘后血肿、实质性脏器内血栓、实质性脏器梗死、纤维蛋白沉积、胎儿血管血栓、无血管绒毛和水肿[57]。

6. 脐带异常

脐带异常占死胎的3%～15%[7, 58, 59]。当血管插入胎膜而非胎盘时，成为脐带帆状附着。如果形成前置血管，它可能会导致死产。由于血管扩张且分布广泛，这些血管暴露于外部创伤，可能会影响胎盘循环并导致死胎。

脐带梗阻导致流向胎儿的血流中断。脐带事件导致死胎的机制包括血液流动的间歇性中断（如脐带脱垂）、脐带出血导致胎儿失血，脐带内部异常，以及单绒毛膜双胞胎中的脐带缠绕[59]。

脐带脱垂是一种导致死胎的产科急症，定义为脐带出现在胎儿部之前。脐带脱垂与异常胎位、早产、多产、产科操作和脐带过长有关[60, 61]。

据报道，脐带扭转是导致胎儿死亡的一个原因，最常见于脐带的胎儿端。如果扭转发生在胎儿死亡之前，则在胎儿与胎盘分离后，脐带仍保持扭曲状态。受累的脐带充血、水肿，通常有脐带血管血栓形成证据[62]。

无并发症妊娠中有多达30%的病例出现脐带绕颈形式的脐带缠绕。一项纳入了近14 000次分娩的队列对照研究中，23.6%出生时有脐带绕颈1周，3.7%存在脐带绕颈多周[63]。该队列中，单周或多周脐带绕颈与死胎风险增加无关[63]。同样，脐带真结在活产中也很见。在脐带真结长期存在的病例中，检查绕紧的脐带真结，可能会发现脐带的凹槽和脐带血管的收缩，在较急性病例中可能会出现水肿、充血或血栓形成。若缺乏上述变化，很难将任何不良妊娠结局归因于脐带真结的存在。因此，在出生时仅发现脐带缠绕或脐带真结并不足以证明脐带事件是死产的原因。

7. 多胎妊娠

多胎妊娠死胎率高8～10倍，主要归因于胎盘异常，特别是单绒毛膜胎盘。最常见的并发症是双胎输血，出现于约10%的单绒毛膜双羊膜妊娠，通常发生在孕中期（妊娠16～26周），归因为胎盘动静脉吻合支的存在[64]。单绒毛膜双胎的其他不常见但可能致命的并发症包括双胎反向动脉灌注序列、选择性FGR和双胎-贫血性红细胞增多症序列（见第39章）[65]。

在单绒毛膜双胎中，5%是单绒毛膜单羊膜双胎[66]。由于胎儿和脐带都在同一个羊膜囊中，脐带缠绕导致死胎率很高。其他导致胎儿死亡的潜在因素包括早产、生长障碍、畸形、先天异常和血管吻合。

多胎妊娠还会增加早产、胎膜早破、先兆子痫和FGR的风险，每一种都与死胎独立相关。

四、分娩时死产

发达国家的产时死产率约为1‰例次，而发展中国家为7.3‰例次。在高收入国家，大约1/10的死胎发生在分娩时，通常与早产临产、宫颈功能不全、PROM、绒毛膜羊膜炎和胎盘早剥有关，这些均会导致可存活孕周前或可存活孕周前后临产[7]。

五、死胎的评估

死胎病例可能很少或根本没有进行可能的死因学评估。在某些情况下，家庭不愿意进行检查，因为他们认为这不会有什么不同，他们对尸检或基因检测感到不舒服，或者担心费用问题。

尽管存在这些问题，仍应该意识到，提供死胎评估和鼓励对死胎进行评估至关重要。如果可以确定死因，就可以解释妊娠丢失，带来安慰，并促进悲伤的治愈。即使没有找到死因，尽力尝试的过程往往会给父母带来安慰。此外，有再次妊娠要求的家庭想知道复发的可能性，可以做些什么以使其在随后的妊娠中获得更好的结局。

最重要的死胎初步评估是全面的医疗史和产科病史（框34-1）。建议在所有死胎病例中进行一系列测试，其余的评估可能围绕死胎的临床特点来进行[67]。产妇的医学状况、症状或部分产科病史会提示死胎可能的危险因素和原因，并指导其进行重要的和具有成本效益比的检查。

（一）病理学和组织学

由经验丰富的病理学家对胎盘、脐带和胎膜进行大体和组织学评估是死胎评估中最有用的方面，是评估的重要组成部分[67, 68]。应记录胎盘重量，并

> **框 34-1　母胎病史的基本组成部分**
>
> **妊娠详情**
> - 死亡胎龄（基于准确的同房日期和确定的死亡时间）
> - 妊娠合并症
>   - 高血压疾病
>   - 妊娠糖尿病
>   - 妊娠期胆汁淤积
>   - 病毒性疾病
> - 妊娠并发症
>   - 多胎妊娠
>   - 早产
>   - 羊膜破裂
>   - 胎儿结构或染色体异常
>   - 感染
>   - 创伤
>   - 胎盘早剥
> - 母体血清标志物筛查、超声发现
>
> **母亲病史**
> - 慢性疾病
>   - 糖尿病
>   - 高血压
>   - 自身免疫性疾病（系统性红斑狼疮）
>   - 心肺疾病
>   - 甲状腺疾病
>
> - 相关急性病史
>   - 先前的静脉血栓栓塞
> - 香烟、酒精或物质使用
> - 已知基因异常
>   - 平衡易位
>   - 单基因突变
>
> **妊娠史**
> - 妊娠损失
> - 既往死胎或新生儿死亡
> - 既往妊娠并发下列疾病
>   - 胎儿生长受限
>   - 先天性异常
>   - 胎盘早剥
>   - 高血压
>
> **家族史**
> - 死胎或复发性流产
> - 遗传综合征
> - 发育迟缓或智力低下
> - 重大疾病（肺栓塞、深静脉血栓形成）

标记其与相应胎龄标准的关系。大体评估可能会发现胎盘早剥、脐带血栓形成、帆状胎盘和前置血管等情况。胎盘评估还可以提供有关感染、先天性异常和贫血的信息。发生多胎妊娠某一胎胎死宫内时，胎盘血管系统和胎膜的检查可能有特殊的提示价值，应确认绒毛膜性和血管吻合状态。

应注意脐带结或脐带缠绕，但要谨慎解释，因为大约 25% 正常妊娠有脐带结，而大多数真结是在活产后发现的。在判定脐带事件是可能的死亡原因之前，应寻求确凿的证据（如围产期尸检，胎盘、脐带组织学检查中发现的脐带梗阻和缺氧证据）。考虑诊断脐带原因的最低组织学标准应包括脐带、绒毛膜板和绒毛干中的血管扩张和血栓形成。对于可能诊断者，除了之前的发现外，还需要区域性分布的无血管绒毛或呈基质核破裂的绒毛[69]。

建议对所有死胎病例进行全面的死亡后评估（图 34-1）。大多数专家认为胎儿尸检是确定死因最有用的诊断性方法之一[70]。它不仅可以识别大体解剖学和形态学的异常，还可以记录更细微的用于判断或确认其他死因的发现。尸检可以确认感染、贫血、缺氧和代谢异常等死亡原因[71]。如果家属对完整尸检感到不舒服，可以采用其他一些方式，如部分活检、由有经验的病理学家进行大体外观检查，以及影像学方式（如超声和磁共振振像）[72]。进行完整尸检时，应遵循已发布的指南[73]。此外，最好交给围产期尸检方面经验丰富的病理学家，并由具备遗传学和畸形学方面经验的医生来检查胎儿。临床医生应将产科情况和相关病史均告知病理团队，并要求收集任何可能需要进行额外分析的组织。在尸检前，应让家属有充足的时间探望和拥抱婴儿，并进行任何宗教或文化活动。

（二）遗传

虽然不是所有死胎病例都涉及遗传学因素，大多数仍应进行遗传学评估。经检测的所有死胎中，6%～13% 的胎儿存在核型异常[7, 46, 74]，在有结构异常

第 34 章 死胎
Stillbirth

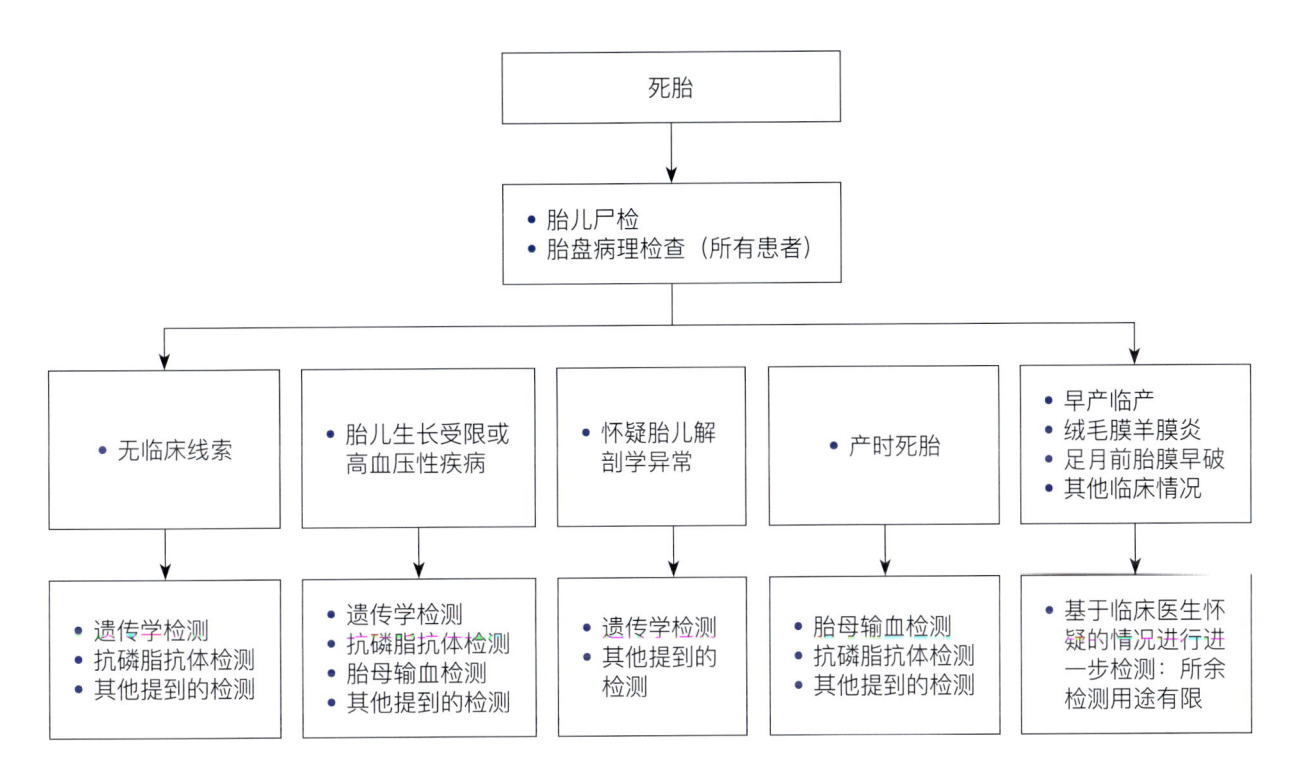

```
                            ┌─────────┐
                            │  死胎   │
                            └────┬────┘
                                 │
                    ┌────────────┴────────────┐
                    │ • 胎儿尸检              │
                    │ • 胎盘病理检查（所有患者）│
                    └────────────┬────────────┘
                                 │
   ┌──────────┬──────────┬───────┼───────┬──────────┐
   │          │          │               │          │
┌──────┐ ┌─────────┐ ┌─────────┐ ┌────────┐ ┌──────────┐
│•无临床│ │•胎儿生长│ │•怀疑胎儿│ │•产时死胎│ │•早产临产 │
│ 线索 │ │ 受限或  │ │ 解剖学  │ │        │ │•绒毛膜羊 │
│      │ │ 高血压性│ │ 异常    │ │        │ │ 膜炎     │
│      │ │ 疾病    │ │        │ │        │ │•足月前胎 │
│      │ │        │ │        │ │        │ │ 膜早破   │
│      │ │        │ │        │ │        │ │•其他临床 │
│      │ │        │ │        │ │        │ │ 情况     │
└──┬───┘ └────┬────┘ └────┬────┘ └───┬────┘ └────┬─────┘
   ↓          ↓          ↓          ↓           ↓
┌──────┐ ┌─────────┐ ┌─────────┐ ┌────────┐ ┌──────────┐
│•遗传学│ │•遗传学  │ │•遗传学  │ │•胎母输血│ │•基于临床 │
│ 检测 │ │ 检测    │ │ 检测    │ │ 检测   │ │ 医生怀疑 │
│•抗磷脂│ │•抗磷脂抗│ │•其他提到│ │•抗磷脂抗│ │ 的情况进 │
│ 抗体 │ │ 体检测  │ │ 的检测  │ │ 体检测 │ │ 行进一步 │
│ 检测 │ │•胎母输血│ │        │ │•其他提到│ │ 检测：所 │
│•其他提│ │ 检测    │ │        │ │ 的检测 │ │ 余检测用 │
│ 到的 │ │•其他提到│ │        │ │        │ │ 途有限   │
│ 检测 │ │ 的检测  │ │        │ │        │ │          │
└──────┘ └─────────┘ └─────────┘ └────────┘ └──────────┘
```

▲ 图 34-1 死胎的评估

引自 Page JM, Christiansen-Lindquist L, Thorsten V, et al. Diagnostic tests for evaluation of stillbirth: results from the stillbirth collaborative research network. *ObstetGynecol*. 2017;129(4):699–706.

或 FGR 的胎儿中则高达 20% 以上[32]。然而，这些数字仍然可能被低估了，因为 25%~60% 的组织培养在受到污染或浸软后检测失败[46, 47]。可用于核型分析的样本包括羊水或取自脐带插入部位下方的胎盘组织，其中包括绒毛膜板、一段脐带或在低氧状态下生长的胎儿体内组织标本，如肋软骨或髌骨组织。胎儿皮肤并不理想。组织应在室温下保存于无菌的乳酸林格溶液组织培养基中[32]。在这些选择中，羊水细胞培养的产量最高，因此，如果计划进行核型分析，则应考虑在分娩前进行羊膜穿刺术[32, 46, 75]。此外，也需从胎盘取组织样本进行核型分析以排除限制性胎盘嵌合体。

如果核型分析不成功，则可以采用分子技术，不需要活细胞且能检测出低于常规细胞遗传学分析分辨率（>5Mb）的染色体异常。微阵列平台可以更高的密度覆盖全基因组，检测小至 50kb 的缺失或重复，称为拷贝数变异。单核苷酸探针阵列还可以检测单亲二体性和血缘关系[76]。在 SCRN 研究的 532 例死胎中，与核型分析相比，微阵列分析更常得到结果（87.4% vs. 70.5%，$P<0.001$），并能更好地发现遗传学异常（如非整倍体或致病性拷贝数变异）（8.3% vs. 5.8%，$P=0.007$）。在 443 例产前死胎（8.8% vs. 6.5%，$P=0.02$）和 67 例伴先天异常的死胎（29.9% vs. 19.4%，$P=0.008$）中，微阵列分析发现了更多的遗传学异常（图 34-2）。微阵列分析比常规核型更可能给出遗传学诊断，主要是因为它可以从非活性组织中得到成功结果，而且分析具有先天性异常的死胎或无法获得核型结果时尤其有价值[48]。微阵列技术的局限性包括成本、临床意义不确定的拷贝数变异的识别、结果不确定性所导致的父母焦虑，以及在提供此测试之前所需的额外咨询。微阵列技术不检测平衡易位或低水平嵌合。另外，它还需要高质量的 DNA，而这可能很难从浸软的组织中获得。尽管存在这些问题，但如果不考虑成本，染色体微阵列仍被认为是死胎的一线基因检测方法[77]。

（三）实验室检查

胎母输血检测需要确认和量化出血的程度，最好是在引产之前。此类检测的结果必须基于临床和病理结果一起来解释，因为无并发症的妊娠中也可

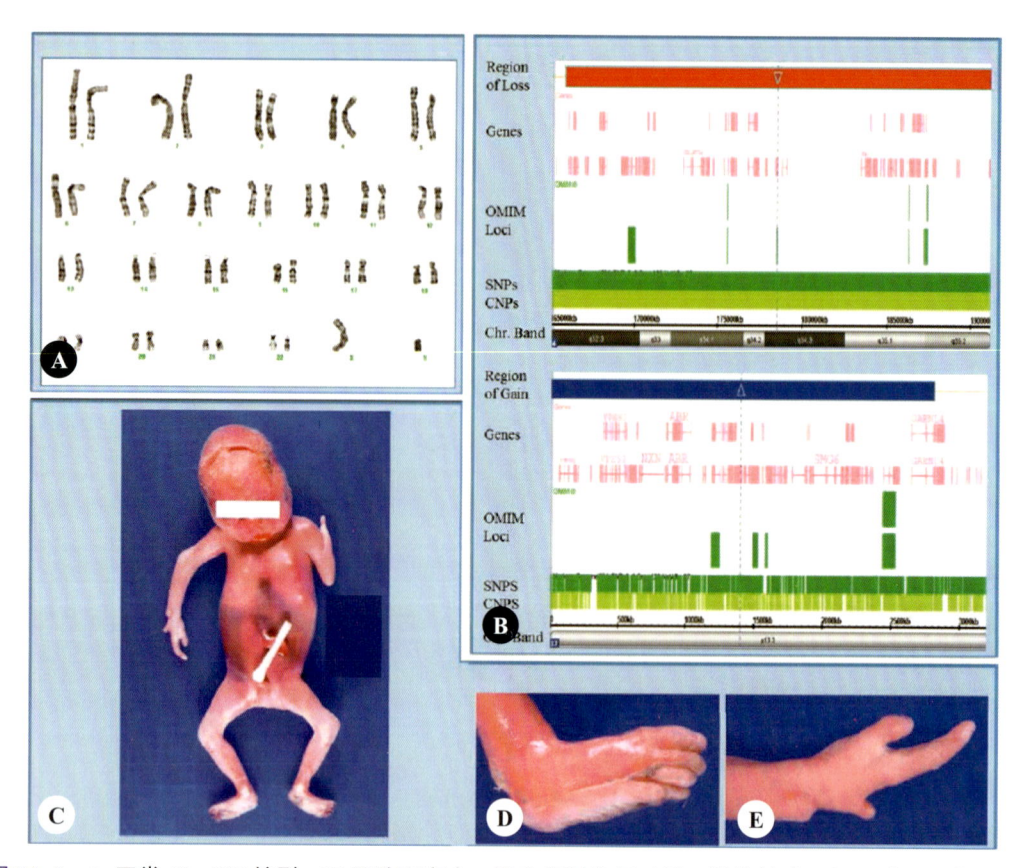

▲ 图 34-2　A. 正常 46，XY 核型，27 周胎死宫内，具有多种先天畸形：肢体缺陷、颅面畸形、软腭裂、多种心脏缺陷。B. 顶部。微阵列分析提示存在染色体 4q32.3 → 4qtel 的 25Mb 缺失。红色条带代表缺失。粉红色条带代表已知基因。该段缺失影响至少 50 个基因。绿色条带是已知的 OMIM 基因位点。7 个 OMIM 基因位点缺失，包括与杵状指、天冬酰胺血症、心肌病和 XI 因子缺乏相关的基因位点。底部的深绿色和浅绿色条带代表 SNP 和 CNC 探针的位置。数字编号线表示自然的基因组位置，灰色和黑色条带显示染色体条带位置。B. 底部。通过微阵列识别出的染色体 17pter → 17p13.3 也有 2.5Mb 的增加。蓝色条带代表增加。其他数据如上所述。这种增加包括超过 20 个基因和 6 个 OMIM 基因位点，包括 Miller-Dieker 无脑畸形和皮质下层流异位。这些大的基因组失衡与胎儿不平衡易位一致，而不是两个独立的不相关事件。C 至 E. 多发肢体缺陷

OMIM. 在线人类孟德尔遗传；SNP. 单核苷酸多态性

能检测到少量胎儿细胞。在量化出血方面，流式细胞仪可能比 Kleihauer-Betke 更准确。然而，只有明显的输血（如胎儿血容量的 25% 以上）才可能导致死胎，所以这两种测试作为评估的一部分可能同样有用[54]。分娩后再行胎母输血检测，用以评估死胎的有效性值得怀疑，因为分娩本身可导致胎母输血。但是，分娩本身不太可能导致大量输血，并且胎儿细胞在分娩后存在长达 2~3 周，因此分娩后立即进行检测也是合理的[53]。

在少数病例中，应进行母亲尿液毒理学筛查[32]。在某些人群中，孕产妇用药与一定比例的死胎有关。

在许多死胎中，建议进行 APS 检测，尤其是当伴有 FGR、重度先兆子痫或其他胎盘功能不全证据

时[78]。实验室检测是指检测狼疮抗凝物、抗心磷脂抗体和抗 β_2- 糖蛋白抗体 IgG 和 IgM。中等至高滴度 IgG 磷脂（GPL）或 IgM 磷脂（MPL）（>40MPL 或 GPL，或 >99% 百分位数）被认为是阳性，但必须在 12 周后通过重复检测进行确认[78]。不建议常规检测遗传性血栓形成倾向[32]。

通常建议行梅毒和细小病毒的血清学检测，因为它们一直与死胎有关[32]。然而，效用不确定，检测可能只适用于有可疑的病史、活检或胎盘组织学的病例。其他细菌、病毒、原虫和真菌病原体的检测应以临床病史、病理学或影像学检查结果为指导。如果活检、病理或病史提示感染性病因，则应进行评估。这可能包括母体或新生儿血清学、特殊组织

染色、细菌或病毒核酸检测。然而，如果缺乏临床或组织学证据，检测的阳性率很低[32]。传统上，尽管一直建议行 TORCH（弓形虫、风疹、CMV、单纯疱疹）滴度检测来评估死胎，但其用于常规检测的有效性尚未得到证实[32]。

应以病史、体格检查和临床情况为指导，对产妇医学状况进行检测。例如，在瘙痒或肝功能检查升高的情况下，评估胆汁酸是合适的，如果胎儿大于胎龄，则需要进行糖尿病筛查（口服葡萄糖耐量试验、糖化血红蛋白）。在没有其他狼疮证据的情况下，抗核抗体试验阳性可能没有意义。因此，不推荐对孕妇的亚临床疾病进行常规检测[32]。

最近有两项大型研究着眼于死胎评估中各个组成部分的效用性。SCRN 研究中[67]，接受全面评估的 512 例死胎中，每项检测的有效性列举如下：胎盘病理为 64.6%，胎儿尸检为 42.4%，遗传学检测为 11.9%，抗磷脂抗体检测为 11.1%，胎母输血为 6.4%，葡萄糖筛查为 1.6%，细小病毒为 0.4%，梅毒为 0.2%。检测的有效性因临床表现而异，建议就每位患者个体化制订。最有用的是胎盘病理学检查和胎儿尸检，其次是遗传学检测和抗磷脂抗体测试。荷兰一项就 1025 例死胎进行分析的大型研究发现[68]，确定死胎原因最有价值的是胎盘检查（95.7%）、胎儿尸检（72.6%）和细胞遗传学分析（29.0%），SCRN 结果也证实了上述结果。11.9% 的女性表现出胎母输血指标 Kleihauer-Betke 试验阳性，但只有 1.3% 被认为是导致死胎的原因[68]。因此，所有死胎病例都应进行尸检和胎盘检查，以及胎母输血检测（在引产时进行）。此外，大多数情况下应该进行基因检测和抗磷脂抗体的筛查，如果不考虑成本，也许所有死胎都应该涵盖。这两项研究中，其他检测项目对死胎评估的价值相对较低，因此，需要根据胎儿尸检和胎盘组织学的结果、死胎时并发的临床情况进行进一步检测。

六、死胎的分娩

死胎的分娩时机和方式应由胎龄、患者倾向和临床情况决定。没有需立即分娩的医学指征的情况下，对于一些女性而言，期待或延迟分娩可能是可取的。消耗性凝血功能障碍和宫内感染很少与长时间的期待治疗有关。80%~90% 的女性会在胎儿死亡的 2 周内自然临产；但是，等待时间可能会更长[79]。死胎滞留可导致慢性消耗性凝血功能障碍，但通常发生在 4 周后，非常罕见。期待治疗的另一个缺点是胎儿死亡和自然分娩之间时间间隔较长，这会限制从胎儿尸检中所能获得的关于死因的信息量。

几项研究比较了孕中期引产与宫口扩张及清宫（dilation and evacuation，D&E）。一项前瞻性队列研究纳入因胎儿异常而终止妊娠的女性，比较引产与 D&E，发现女性的悲伤反应并没有显著差异[80]。但是，由经验丰富的医务人员进行操作，D&E 比引产的并发症发生率更低[81]。尽管数据有限，也没有 D&E 后后续妊娠并发症发生率增加的证据[82-84]。因此，分娩方式应基于患者的意愿，只要医务人员的经验和孕龄允许，D&E 也是可行的选择（框 34-2）。尽管有这些医学优势，D&E 也有一些缺点。首先，与相对完整的娩出胎儿相比，D&E 后围产期尸检的质量受到限制。其次，对于许多家庭来说，能够拥抱他们的孩子并促进丧亲之痛的愈合，在情感上是有益的。在可能和适当的情况下，D&E 和引产均应可供选择，并仔细讨论利弊。

对于小于 28 周的妊娠引产，无论 Bishop 评分多少，米索前列醇均是最有效的引产方法，高剂量催产素滴注也是可接受的替代方法[32, 85]。妊娠 28 周后，可以根据标准的产科方案给予催产素或前列腺素来进行引产[32, 85]。

有子宫瘢痕的女性是一个独特的群体，治疗应该个体化。对于先前有低位横切口且子宫小于妊娠 28 周的女性，可应用妊娠 28 周以内的米索前列醇引产方案[32]。先前有低位横切口且子宫大于 28 周的女性，可以使用催产素方案，并可以考虑使用 Foley 球囊促进宫颈成熟[32, 85]。死胎情况下，患者也可以选择再次剖宫产，但必须与患者讨论，仔细考虑风险和收益。理想情况下，应避免剖宫产。对于没有既往子宫切口的女性，剖宫产应限于产妇适应证[32]。然而，SCRN 研究中，611 例死胎病例中，15.2% 进行了剖宫产，其中 43.0% 曾接受过剖宫产，9.3% 从未接受过剖宫产。引产使得 98.5% 无剖宫产史的女性和 91.1% 有剖宫产史的女性经阴道分娩，其中包括 2 名子宫破裂的女性。有剖宫产史且自然临产的女性中，74.1% 经阴道分娩，没有子宫破裂病例[86]。既

> **框 34-2　死胎分娩方案**
>
> **13～22 周大小的妊娠子宫的宫颈扩张和清宫**
> - 入院时，获得血细胞比容和血型和筛查
> - 手术前 1h 给予 100mg、手术后给予 200mg 多西环素（口服）；或术后给予甲硝唑每（500mg 口服，每天 2 次，连续 5 天）
> - 促进宫颈扩张
>   - 手术前 4h 在后穹窿放置米索前列醇（200mg）
>   - 或将海藻棒放入宫颈
> - 在超声引导下进行宫颈扩张和清宫
> - 麻醉苏醒、阴道出血量少后，可出院回家
> - 如果患者为 Rh 阴性血型，则给予 RhD 免疫球蛋白
> - 在 2 周内安排随访
> - 开具非甾体抗炎药或温和的麻醉制剂
>
> **引产**
> - 入院待产后，完善全血细胞计数、血型和筛查。如果胎儿已经死亡超过 4 周，则考虑测定纤维蛋白原水平
> - 给予诱导药物
>   - 子宫小于 28 周大小：每 4 小时经阴道或口服 1 次米索前列醇（200～400μg），直至胎儿娩出
>   - 子宫大于 28 周大小：每 4 小时经阴道或口服米索前列醇（25～50μg）或按照常规方案点滴催产素
> - 为尽量减少胎盘滞留，允许胎盘自然分娩，避免牵拉脐带，并考虑在适当的时间间隔再次服用米索前列醇
> - 麻醉选择包括患者自行控制的镇痛泵以硬膜外方式、经静脉方式给予麻醉药，或间歇性给药
> - 应鼓励父母花时间陪伴婴儿并提供纪念品（如图片、手/脚印）
> - 给 Rh 阴性血型母亲注射 RhD 免疫球蛋白
> - 考虑在非产科病房进行产后护理
> - 提供丧亲服务
> - 2～6 周后随访
>
> **既往有剖宫产史**
> - 既往低位横切口，子宫小于 28 周者用米索前列醇，应用 28 周内引产给药剂量
> - 先前的低横向切口且子宫大于 28 周者，应用催产素方案和 Foley 尿管促宫颈成熟
>   - 在讨论风险和获益后，可以选择再次剖宫产
> - 既往为古典式子宫切口，以再次剖宫产为宜

往有古典型剖宫产史的患者数据有限[32]，但考虑到分娩时 1%～12% 的子宫破裂风险[87]和随之而来的母亲风险，再次剖宫产是合适的[85]。

七、丧亲之痛和心理问题

临床医生应该对死胎家庭的情绪问题和情感需求保持敏感性。应该让家庭有机会看到并拥抱他们的婴儿，并提供纪念物品，如照片、手印或脚印、特殊毯子或衣服[88]。应为所有父母提供丧亲服务和心理咨询，并密切监测抑郁的发生。应让家庭了解当地、国家和国际死胎倡导和支持团体。还应建议随后访问以讨论死产评估的结果，并进行有关后续妊娠的咨询。

八、后续妊娠的管理

几乎没有什么证据可以为死胎后后续妊娠的管理提供建议。基于可用的有限数据，框 34-3 提供了指导。咨询应针对女性的具体情况个性化地进行。很多死胎与 FGR 有关，因此，自妊娠 28 周起可进行一系列超声检查以监测胎儿生长。如果有 FGR 证据，则可以进行多普勒检查和产前胎儿监测（见第 30 章）。对于既往有死胎史的女性，可以在妊娠 28 周时开始评估胎动或胎动计数。产前胎儿监测，如每周 2 次的非应激测试和羊水指数或生物物理特征，可在妊娠 32 周时开始。对于患有多种并发症或特别令人担忧的高危疾病（如可疑 FGR 的慢性高血压）的孕妇，可能会更早开始监测[89, 90]。应谨慎解读妊娠 32 周以内的产前胎儿监测。由于死胎的发生率低，连续行超声检查和产前监测的效果仍未能得到证实。尽管如此，复发性死胎的风险至少与其他有正当理由行产前监测的情况一样高。此外，有过死胎史的女性发生其他并发症的风险增加，如先兆子痫、FGR 和早产，所有这些都可以通过产前监测发现。最后一点也很重要，即超声和产前检查可以为焦虑的家庭提供相当程度的安慰。

应在孕晚期来临之前与夫妇双方讨论分娩计划。分娩的时机取决于产妇的焦虑程度和之前死胎的原因。未证实常规医源性早产的益处，并且在大多数情况下，如果妊娠期情况不复杂，在 39 周时选择性引产是合适的[32]。

框 34-3　死胎后续妊娠的管理
妊娠前或初次产前检查
• 详细的医学和产科史
• 既往死胎的评估/检查
• 确定复发风险
• 讨论其他产科并发症所增加的风险
• 吸烟、酒精和毒品的戒断
• 肥胖女性的减重
• 如果存在家族遗传病，则进行遗传咨询
• 支持与安慰
孕早期 3 个月
• 预约超声，测量头臀长
• 孕早期筛查：妊娠相关血浆蛋白 A、人绒毛膜促性腺激素和颈部透明层厚度[a]
• 糖尿病筛查
• 抗磷脂抗体/血栓形成倾向检查（仅用于有明确提示时）
• 支持与安慰
孕中期 3 个月
• 18~20 周时的胎儿解剖学检查
• 支持与安慰
孕晚期 3 个月
• 从 28 周开始，连续性超声检查，以排除胎儿生长受限
• 从 28 周开始胎动计数
• 从 32 周开始产前胎儿监测，如果前次死胎发生在 32 周后，则从上一次死胎胎龄前的 1~2 周开始
• 支持与安慰
分娩
• 咨询过风险和未经证实的获益后，如果夫妻希望，可在妊娠 39 周或稍早时选择性引产

a 提供风险修正但不改变处理方式
改编自 Reddy UM. Prediction and prevention of recurrent stillbirth. *ObstetGynecol*. 2007;110(5):1151–1164; American College of Obstetricians and Gynecologists. ACOG Practice Bulletin No. 102: management of stillbirth. *ObstetGynecol*. 2009;113(3):748–761.

九、预防

改善孕产妇疾病（如糖尿病和高血压）的治疗，可明显降低这些情况下死胎的风险。APS 相关的死胎风险随着治疗（预防性肝素或低分子量肝素和低剂量阿司匹林）而降低[78]。

降低死胎风险的药物疗法旨在减轻炎症或增加血流来改善胎盘功能。高质量数据表明，低剂量阿司匹林可降低高危女性的死胎风险，但效果不大。低剂量阿司匹林可降低先兆子痫、自发性早产、FGR 和胎盘功能不全的风险，每一种都与死胎有关。一项 Meta 分析纳入 40 项试验，共 33 098 名接受低剂量阿司匹林治疗的女性，胎儿或新生儿死亡降低了 14%（40 项试验，33 098 名女性；RR=0.86，95%CI 0.76~0.98；需要治疗的数量为 243 例）[91]。

被认为是高死胎风险的女性［如高龄产妇（advanced maternal age，AMA）］中，产前检查所起到的作用尚未知。一项回顾性研究纳入 4469 名女性，其中 1541 名（34.5%）是 AMA，并在妊娠 36~41 周期间每周接受产前监测，结果表明，其死胎率与 2928 名（65.5%）未接受监测的非 AMA 女性相当。作者结论认为，应考虑对所有 AMA 患者进行常规产前监测[92]。由于证据非常有限，美国妇产科医师学会和母胎医学会均未建议仅就孕妇高龄这一单独因素进行产前胎儿监测[90]。

引产是预防产前死胎的一个潜在策略。纳入了 619 名高龄产妇（≥35 岁）的随机对照试验中，与期待分娩相比，妊娠 39 周引产对剖宫产率没有显著影响，对孕产妇或新生儿结局也没有不良的短期影响[93]。在 MFMU ARRIVE 试验（一项将选择性引产与期待处理相对比的随机试验）中，6106 名低风险初产妇被随机分配到妊娠 39 周选择性引产组与期待处理组。尽管妊娠 39 周引产并没有降低综合性不良围产期结局（包括围产期死亡）的频率，但它降低了剖宫产率[94]。

▶ 要　点

• 死胎定义为妊娠 20 周或以上的胎儿死亡，在美国，每 165 例妊娠中有 1 例死胎（每年发生 24 000 例死胎）。

• 死胎的危险因素包括母亲年龄小于 15 岁或大于 35 岁、初产妇、黑种人种族、高 BMI 或妊娠期体重增长过多、吸烟、多胎妊娠、既往不良妊娠结局（包括早产、分娩过小于胎龄儿或死胎）。
- 基于死胎合作研究网络而发现的死胎原因包括：产科情况，29.3%；胎盘异常，23.6%；胎儿遗传/结构异常，13.7%；感染，12.9%；脐带异常，10.4%；高血压疾病，9.2%；其他孕产妇医学情况，7.8%。即使进行全面评估，仍有约25%的死胎原因不明。
- 死胎最重要的初步评估是全面的医学病史和产科病史。胎盘、脐带和胎膜的大体和组织学评估，以及经验丰富的病理学家进行的胎儿尸检，都是评估死胎最有用的要素。
- 所有死胎病例都应进行尸检、胎盘检查和胎母输血检测（要引产时）。
- 如果费用不成问题，染色体微阵列被认为是死胎的一线基因检测方法。
- 如果费用不成问题，大多数情况下应提供抗磷脂抗体检测。进一步检测应基于尸检、胎盘组织学、死胎所伴发的临床情况。
- 应以病史、体格检查和临床情况为指导，对产妇的医学状况进行检测。
- 应该让家庭有机会看到并拥抱他们的婴儿，留纪念品，如照片、手印或脚印、衣服，并获得丧亲服务和心理咨询。
- 在随后的妊娠中，管理包括连续超声检查胎儿生长和产前监测；如果妊娠无合并症及并发症，在妊娠39周时择期引产是合适的。

第 35 章 宫颈功能不全
Cervical Insufficiency

Vincenzo Berghella　Jack Ludmir　John Owen　著
马琳琳　译　　韦晓宁　校

英汉对照

17-α-hydroxyprogesterone	17-OH-P	17-α-羟基孕酮
American College of Obstetricians and Gynecologists	ACOG	美国妇产科医师学会
cervical insufficiency	CI	宫颈功能不全
cervical intraepithelial neoplasia	CIN	宫颈上皮内瘤变
cervical length	CL	宫颈长度
diethylstilbestrol	DES	己烯雌酚
interquartile range	IQR	四分位间距
intraamniotic infection	IAI	宫内感染
intramuscular	IM	肌内注射
large loop excision of the transformation zone	LLETZ	转化区大环形切除术
loop electrosurgical excision procedure	LEEP	环形电切术
National Institutes of Child Health and Human Development	NICHD	美国国家儿童健康和人类发展研究所
preterm birth	PTB	早产
preterm premature rupture of the membranes	PPROM	未足月胎膜早破
randomized controlled trial	RCT	随机对照试验
receiver operating characteristic	ROC	受试者操作特征
Royal College of Obstetricians and Gynaecologists	RCOG	皇家妇产科学院
Society for Maternal-Fetal Medicine	SMFM	母胎医学会
spontaneous preterm birth	SPTB	自发性早产
transabdominal ultrasound	TAU	经腹超声
translabial ultrasound	TLU	经会阴超声
transvaginal ultrasound	TVU	经阴道超声

摘　要

宫颈功能不全（CI）是孕中期的临床诊断，诊断依据包括产科病史（经产妇）、超声宫颈长度（CL）

测量和体格检查的发现。根据定义，CI 的概念表示早期病理性宫颈病变，但也提供了早产已经开始的证据。传统上，CI 的标准治疗方法是环扎术，几乎所有病例均经阴道手术，经腹途径仅适用于特殊情况。现已证实，对于某些女性而言，环扎术可有效延长其妊娠期，但是，如果出现其他自发性早产的征兆，则可能导致环扎术后的女性保胎失败。

关键词

环扎术；自发性早产；早产临产；足月前胎膜早破；经阴道超声；体格检查

1658 年，Cole 和 Culpepper 首次描述子宫颈"松弛到无法保留住种子"[1]，从那时以来，很少有哪个产科概念能像 cervical incompetence 这个词一样引起如此多的争议，现在更准确地称为宫颈功能不全（cervical insufficiency，CI）。合格的或"功能足够"的人类宫颈是一个复杂的器官，在整个妊娠和分娩过程中会发生巨大的变化。它是一个关键结构，负责将胎儿和胎膜维持在子宫内直到妊娠结束，并为适应自然分娩或引产而发生明显变化。

宫颈是由细胞外基质成分为主的纤维结缔组织，细胞外基质由Ⅰ型和Ⅱ型胶原蛋白、弹性蛋白、蛋白聚糖及由平滑肌和血管组成的细胞部分组成。宫颈在妊娠期间发生复杂的重塑过程，涉及定时生化级联反应、细胞外和细胞区室之间的相互作用，以及炎症细胞对宫颈间质的浸润[2]。任何中断这种时间限定性相互作用的情况都可能导致宫颈过早成熟。没有明显的子宫活动或胎膜破裂的情况下，这种事件通常被称为 CI，通常会导致孕中期流产或早产（preterm birth，PTB）。

据报道，普通产科人群中 CI 的发生率为 1/2000～1/100 [3]。单胎伴既往自发性早产（spontaneous preterm birth，SPTB）且当前经阴道超声（transvaginal ultrasound，TVU）测得宫颈长度（cervical length，CL）小于 25mm 的女性，以及妊娠 24 周前体格检查发现宫颈扩张的女性，均被视为患 CI，发生率为 3%～5%[4]。估计发病率变异范围大的原因包括研究人群之间存在实际的生物学差异、用于确立诊断的标准、全科医生和转诊中心之间的报告偏差。曾经认为，有无痛性宫颈扩张相关的孕中期分娩史的患者中，CI 是一个独立事件，但在过去几年中，该诊断被视为 SPTB 综合征的一个组成部分，这可能更为恰当（见第 35 章）。已制订各种处理方案以降低 PTB 的复发率，其中包括有指征的妊娠中宫颈缩短的识别。

一、宫颈功能不全：是早产的独特因素和证据

1962 年，Danforth 和 Buckingham[5] 提出，宫颈功能不足不是一种全有或全无的现象；相反，它包含一定程度的功能不良，同时合并多种可能导致"宫颈功能丧失"的因素。这些经典研究表明，与子宫体不同，正常宫颈主要由结缔组织组成。该纤维带是防止不断增大的妊娠产物丢失的主要机械性屏障。在防止阴道菌群上升到正常无菌宫内环境的过程中，宫颈和黏液腺体都发挥着重要的免疫作用。

在随后的一篇报道中，研究人员分析产后女性的宫颈活检组织，并将其与子宫切除的非妊娠患者宫颈进行了比较[6]。发现妊娠与含水量增加、胶原蛋白和糖蛋白显著下降、糖胺聚糖增加有关。细胞学和生化方面的变化均表明妊娠期宫颈扩张是一个动态过程，这可能解释了一个现象，即为什么有些女性表现出宫颈功能不良，但在没有治疗的情况下却又足月分娩。据推测，引发病理性宫颈变化的因素可能在不同次妊娠之间有所变化。宫颈肌肉组织发达的女性，可能更不容易受到与宫颈变化（功能不全）和 PTB 相关因素的影响。

Leppert 及其同事[7] 分析了这些早期观察性结果，报道称，生育史提示了明确 CI 临床特征的女性，其

宫颈缺乏弹性纤维。相反，正常妊娠女性的宫颈活检标本则显示弹性纤维的数量和走行均正常。目前尚不清楚这些微观结构和生化现象是先天性的，还是由既往创伤造成的，或是源自其他妊娠相关病理状态。最近，Vink 等报道人类宫颈内口水平上存在肌性括约肌[8]，该括约肌的损伤可能导致从宫颈内口水平开始的宫颈管过早扩张。总的来说，这些生化方面和超微结构方面的发现支持以下观点，即有 CI 史的患者，其临床经过具有可变性且通常不可预测[9]。

尽管传统模式将宫颈描述为有功能或无功能，但临床数据[10,11]和解释性综述[12,13]都表明，与大多数其他生物学过程一样，宫颈"能力"很少是全或无现象。历史上，宫颈功能不足一词被认为代表宫颈自身的固有缺陷，导致无法保留妊娠。正如作者稍后将讨论的，初始治疗旨在通过加强宫颈的结构完整性和修复子宫颈间质的缺陷来预防流产。然而，随着作者对治疗宫颈病变的各种外科手术、机械方法和生化制剂的进一步深入，研究人员开始质疑宫颈解剖异常是否是主要原因，或者有时为其他因素起主要作用；这些辅助因素将导致功能性改变而非解剖学功能不全。

CI 如其经典定义，是复发性、无痛性宫颈扩张，导致 3 次及以上的孕中期分娩[14]。然而，有痛性宫缩并不是早期宫颈改变的突出特点，宫缩相关的疼痛程度与宫缩开始前的宫颈成熟度呈负相关[15]。与提出的宫颈组织缺陷机制相反，临床诊断为 CI 的患者中，可能仅一部分有明显的宫颈完整性差的解剖学证据，而大多数的宫颈解剖结构是正常的。了解宫颈完整性是因原发性机械缺陷而受损，还是其他局部或全身因素，将有助于确定最佳治疗方案。将宫颈功能作为一个连续体的模型中，归因于 CI 的不良产科病史可能是由无数潜在事件所引起的宫颈过早成熟造成的，包括作用减弱的宫颈内口、感染、炎症、局部或全身激素效应，甚至是遗传倾向。一旦宫颈完整性受损，可能会刺激其他事件（如胎膜早破、早产），并在临床上表现为自发性早产综合征，其中还可能包含与子宫和绒毛膜羊膜相关的特征[16]。因此，CI 这一概念可能越来越多地被认为是临床上方便的标签，用于描述宫颈过早成熟和孕中期分娩发动这一复杂而又知之甚少的过程。鉴于此，作者认识到，更广泛的 PTB 预防课题应涵盖更新的 CI 处理方法。

二、宫颈缩短

传统上，CI 的定义标准仅基于产科病史：没有其他原因的情况下，无痛性宫颈扩张导致复发性孕中期流产。新的诊断方法涵盖无多次流产史的初产妇或多胎妊娠女性 CI 的诊断。新方法通过以下两种临床表现来定义 CI：① TVU 测量 CL 小于 25mm 和（或）妊娠 24 周前体格检查发现的宫颈变化；② 既往有妊娠 37 周内的 SPTB。关于第 2 条标准，有些人将其限制为 34 周内的 SPTB[4]。TVU 筛查是评估 CL 以预测 PTB 的金标准。CL 也可以通过经腹超声（transabdominal ultrasound，TAU）或经会阴超声（translabial ultrasound，TLU）测得，但在临床上不应用于预测 PTB，因为 TVU 在许多方面都具有优势。TAU 检测 CL 缩短的敏感性较低，特别是它会高估 CL 而对 CL 诊断不足[17]，并且有几个额外的限制：① 需要充盈的膀胱；② 宫颈可能被胎儿部分遮挡；③ 腹部探头到宫颈之间的距离使得图像质量较差[18]。与 TAU 相比，已证明 TVU 筛查 CL 具有更高的成本效益比，与更好的 PTB 预防相关[19]。所有包含 CL 筛查的主要指南都明确推荐了 TVU，包括母胎医学会[20]、美国妇产科医师学会[21]和皇家妇产科医师学会[22]。TLU 的敏感性和预测值也低于 TVU[18,22]。鉴于此证据，不应将 TAU 或 TLU 用于 CL 筛查。此外，也已证明，与指检的 CL 数字相比，TVU 更能预测 SPTB[23]。

TVU 筛查 CL 应基于 CL 测量培训和审查（Cervical Length Education and Review，CLEAR）计划[24]和 SMFM 通过其围产期质量基金会所描述的技术标准执行。CLEAR 计划提供经 TVU 筛查 CL 的官方培训计划，通过体格检查和持续的影像学复审来认证围产医生、产科医生、培训过程中的住院医师/专科医师及超声科医师。该计划完成后，才可在临床实践中以 TVU 进行 CL 筛查。

TVU 筛查 CL 是一种安全、可接受且可靠的筛查方法，现广泛用于筛查女性的 PTB 风险[25]。TVU 筛查 CL 应在患者排空膀胱后进行。然后，将无菌的经阴道探头置入阴道前穹窿。最初，先将探头后撤，直到图像模糊以减少来自换能器的压力，然后重新施加足够的压力以呈现最佳图像。TVU 所呈现的宫颈图像应占屏幕的 75%，并且膀胱下端也应可见。宫颈前唇的厚度应与后唇相等，不应因压力过大而导致宫颈回声增加。在测量之前，应确定宫颈内外口和整个宫颈管。正确放置卡尺以测量内口到外口的距离（图 35-1）。通常测量三个 CL 值，然后轻微按压宫底或做 Valsalva 运动约 15s 以观察漏斗形状和（或）宫颈缩短，通常再取 3 个测量值。建议在宫底施压或耻骨上施压时降低探头压力。TVU 筛查 CL 的总时间不应少于 5min。运用适当的技术，观察者自身和不同观察者之间的变异都应小于 10%。CL 的筛查效能受研究人群的影响，包括单胎与多胎、无症状与有症状、胎膜完整与胎膜破裂、无 SPTB 史与有 SPTB 史，以及许多其他因素[25-31]。不同的患者群体中，TVU 筛查 CL 具有不同的预测特征，因此，应该分开评估。目前，最适合考虑经 TVU 筛查 CL 的群体如下[25]。

- 既往无 SPTB 史的无症状单胎妊娠。
- 既往有 SPTB 史的无症状单胎妊娠。
- 有症状的单胎妊娠。

近期，基于个体患者水平的 Meta 分析表明，CL 为 25mm 及以下的双胎妊娠女性经阴道应用孕酮可降低 PTB 风险、新生儿病率和死亡率[32]。这一发现促使一些医学中心在无症状双胎妊娠女性中应用 CL 筛查，但目前这不是标准做法，ACOG 和 SMFM 的建议也没有改变。

不同群体中，CL 缩短的敏感性和阳性预测值非常不一样，如有或无 SPTB 史的女性中。没有 SPTB 病史的单胎妊娠中，单次妊娠 20 周 TVU 筛查检测到的 CL 缩短对后续 PTB 的敏感性为 15%～30%[11, 26]，PPV 为 20%～30%，这意味着大多数 CL 缩短的女性会在妊娠 35 周及以上分娩[11]。TVU 筛查 CL 在双胎妊娠中的敏感性在 30%～35%[28]。然而，先前有 SPTB 史的单胎妊娠中，CL 缩短的敏感性要高得多，约为 70%，尤其是妊娠 16～23$^{+6/+7}$ 周行连续的 TVU 筛查[27]。

三、宫颈功能不全的危险因素

CI 的危险因素主要是基于 CI 的临床诊断和既往病史之间的流行病学关联，目前已确定许多 CI 的危险因素，包括既往的宫颈手术［如宫颈切除术、环形电切除术（loop electrosurgical excision procedure，LEEP）、转化区大环形切除术（large loop excision of the transformation zone，LLETZ）、激光锥切术和冷刀锥切术］、早孕中期人工流产史或自然流产史、其他需要机械性扩张宫颈的操作术（如宫腔镜检查）、子宫畸形、多胎妊娠，甚至是既往不符合典型 CI 临床诊断的 SPTB 史。早期报道还涉及已烯雌酚的应用。该药早在 20 世纪 70 年代初期就已经被放弃使用，所以现在这种先天性风险因素仅具有历史意义。

被动的宫颈扩张通常伴随后续的宫口扩张和清宫术，与孕中期自发性妊娠丢失有关。一项综述[33]提示，其名义上的相对风险度为 3。作者充分认识到，较早期的调查性研究具有局限性，不包含适当的对照组或未考虑到重要的混杂因素。初次妊娠通过人工流产而终止的女性，通常是通过负压吸引，似乎并未显著增加 CI 的风险，但确实有 PTB 风险[33, 34]。近期的一项病例研究针对 24 周以内的终止妊娠方法，比较宫颈扩张后中期流产手术和渗透性扩张棒，并未证实较早期文献所观察到的风险[35]；但是研究人员推测，他们主要使用渗透性扩张棒，而不是机械括宫棒，这可能降低了相关风险。近期的文献综述证实，清宫与 PTB 有关，不管是自然流产还是自愿终止的妊娠[36]。使用较为温和的方法（如米索前列醇或渗透性扩张棒）代替暴力的机械扩张，可能会防止损伤宫颈内口并预防 CI 和 PTB[36]。

现在，育龄女性很少行宫颈切除术，因此，很难在当代临床实践中明确其与 CI 的相关风险；如果行宫颈切除术的女性有未来生育的计划，一些肿

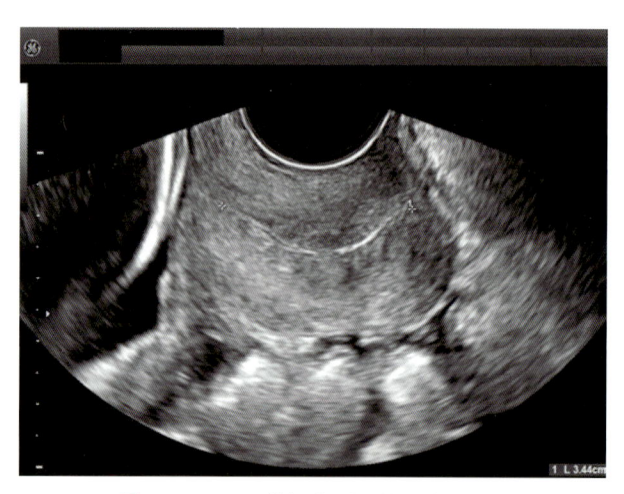

▲ 图 35-1 经阴道超声测量的正常宫颈长度

瘤学家建议同时行预防性地经腹宫颈环扎术。较早期的病例研究证实，宫颈切除后的PTB风险显著升高[37]。LEEP、LLETZ和宫颈锥切术（冷刀或激光）是否是CI的重要危险因素仍然存在争议，因为其是否显著影响妊娠的相关结果都是矛盾的，而且研究人员普遍关注PTB风险而不是临床定义的CI风险。除了所使用的手术类型、切除的宫颈组织体积（尤其是反复手术）和残留CL以外，上皮内瘤变的存在作为独立危险因素进一步混淆了上述关联性。此外，几乎所有研究都是回顾性的，并且存在相当大的偏倚。因此，必须谨慎解释现有证据，尤其是当观察到的相对风险度较小但具有统计学意义时。鉴于LEEP/LLETZ的日益广泛使用和明显的公共卫生问题，确定其相关风险尤为重要[38-40]。

并非所有研究人员都报道了LEEP或锥切术后发生妊娠37周前PTB的风险增加，但确实大多数均如此。一项Meta分析揭示，冷刀锥切术与37周前PTB风险增加2.6倍有关（95%CI 1.80~3.72）。既往行LEEP术的女性发生PTB的风险增加1.7倍（95%CI 1.24~2.35），足月前胎膜早破的风险增加近3倍（95%CI 1.62~4.46）；未观察到激光消融术后PTB风险增加。控制年龄、产次和吸烟后的亚组分析也显示，LEEP后早产的RR增加（RR=2.10，95%CI 1.34~2.69）[41]。两项基于芬兰登记处数据的大型研究报道，LEEP或锥切术后PTB的风险增加[42, 43]。第1项研究报道重复LEEP术后PTB的风险增加了近3倍[43]，与其他文献一致。第2项研究提到，超过25 000名接受过宫颈上皮内瘤变(cervical intraepithelial neoplasia, CIN)手术治疗的女性中，宫颈锥切术后极早产（28~31周）的RR为2.9（95%CI 2.2~3.7），超早产（<28周）的RR为2.1（95%CI 1.47~2.99）[43]。最令人信服的关于上皮内瘤变手术治疗与孕中期分娩之间的关联性数据可能来自系统评价和Meta分析[44]。研究人员纳入14项报道了孕早期结果的研究，有8项包括中期分娩。尽管其中7项没有单独报道显著的关联性，但所纳入的来自挪威的一项基于人群的大型研究[45]证实了其非常显著的关联性，总体风险度为2.6（95%CI 1.5~4.7）。作者认为，这种风险增加是宫颈组织大部分切除造成宫颈功能不良的结果，但无法确认已排除SPTB综合征的其他因素。

与Sadler及其同事的结果类似[46]，数位研究人员探讨能否将LEEP或锥切切除标本的实际大小作为PTB的更好预测指标。Leiman[47]结论认为，只有当最大锥高大于2cm或体积大于4ml时，PTB风险才会增加。Raio及其同事[48]报道称，激光切除的锥高大于10mm是PTB重要的独立危险因素。更近期的一项回顾性研究，纳入321例LEEP术后妊娠患者[49]，结果提示，如果切除体积超过6ml（95%CI 1.45~5.92）或切除组织的厚度大于12mm（95%CI 1.27~7.01），则37周以内PTB的风险增加3倍。

一些研究人员提出，仅仅在存在宫颈不典型增生时，PTB风险才会增加，这表明手术适应证才是更重要的生物学风险因素，而不是外科手术本身。Conner及其同事的Meta分析中[50]，纳入了6589名有LEEP史的患者与100余万名无切除史的患者，发现LEEP术后发生妊娠37周内PTB的风险略有增加（RR=1.61，95%CI 1.35~1.92）。然而，进一步分析发现，既往行LEEP术的患者与那些已知不典型增生但未接受手术切除的患者相比，发生PTB的风险相似。一项回顾性研究[42]基于芬兰登记处的大约450 000名患者，发现既往LEEP史与37周前早产风险增加1.61倍相关，但CIN的严重程度并未增加该风险。研究人员报道说，因组织病理学证实的非宫颈上皮内病变（如尖锐湿疣）而接受LEEP术的患者中，PTB风险增加了2倍（95%CI 1.5~2.9）；这些数据表明，手术确实会带来独立的风险。

Poon及其同事[51]对一项预防PTB的临床试验数据进行了二次分析，提示妊娠期CL可能更好地反映先前LEEP所致的PTB风险。该研究中，26 867名接受常规产前检查的女性在妊娠20~24$^{+6/7}$周行TVU筛查CL。473例既往行LEEP术的女性中，妊娠34周内的早产率增加（3.4% vs. 1.3%，P=0.0002），并且中位CL显著缩短（32mm；IQR=27~38mm），无LEEP史者为34mm（IQR=30~39mm，P<0.0001）。控制CL后，既往LEEP史不是PTB的重要预测因子。

预测可能属于术后CI的患者，提倡其进行预防性治疗。Kuoppala和Saarikoski[52]回顾分析了62名接受宫颈锥切活检的女性和相同数量的匹配对照患者。以病史为适应证行环扎术的22名孕妇，其妊娠结局与未行环扎术者相似，胎儿获得率分别为97%和100%。就该结果及其他7篇已发表的综述进行总结，作者认为，就宫颈锥切史这一危险因素而言，不应常规推荐患者行以病史为适应证的环扎术。值得注意的是，已发表的以病史为适应证行环扎术的最大型随机对照试验[37]提示，有1次或多次锥形活检或宫颈切除的女性，妊娠33周前总PTB率为35%；然而，并未报道该人群是否会从以病史为适应证的预防性环扎术中获益。

总之，权衡现有证据，相信CIN手术治疗与自发性PTB之间存在关联性。然而，应该指出的是，在CI临床诊断与临床表现一致的情况下，这些数据并未证实孕中期流产发生率的不成比例性。切除了较大的锥形宫颈组织，包括宫颈切除在内的女性，以及接受过多次LEEP或锥切手术的女性是SPTB风险增加最多的群体，可能提前分娩。以病史为适应证的环扎术是否是这些高危女性的有效预防策略仍然是推测性的。现有临床试验数据并未证实以病史为适应证的宫颈环扎术（physical exam-indicated cerclage，PEIC）有益，因此，可以对这些女性进行随访，通过TVU筛查CL，进而来发现预示宫颈不全的宫颈过早变化证据。有宫颈手术史和复发性自发性孕中期流产史，临床诊断为CI的女性，应考虑在未来妊娠时进行PEIC。那些有LEEP史或锥切病史而没有既往自发性中期流产史的女性可被视为需以TVU筛查CL来临床监测的对象。

四、宫颈功能不全的检查

CI可能是宽泛的早产综合征的一部分，除了罕见的严重宫颈缺陷之外，几乎没有经过证实的客观标准。出于这个原因，随着更大型的着眼于PTB预防的研究启动，已经有相当多的举措致力于为CI制订客观且可重复的标准。

大多数早期报告的CI检测基于非孕状态下宫颈内口的生理特点，具有历史意义。试行的客观评估包括8号Hegar扩宫器无阻力地进入非妊娠宫颈管[53]，将Foley尿管球囊置于宫颈内口上方并注入1ml生理盐水而仅需很小力即可牵出[54]，以及评估宫颈弹性[55]。

所有这些尝试进行CI客观诊断的方法都失败了，因为它们没有根据标准特征（如灵敏度、特异性）对诊断的参考标准进行评估。此外，这些检测方法都不能合理预测会导致宫颈早熟和宫口扩张（即功能不足）的妊娠相关疾病。总而言之，CI的诊断不存在普遍适用的标准，测试结果从未被评估，也没有任何一种被证明有效的治疗方法。因此，它们的临床效用充其量只是理论水平的。尚无任何一种在非妊娠患者中进行的CI测试是经过验证的，因此，不推荐任何一种。

致力于筛查CI的文献主要是受控于CL测量，但在评估妊娠宫颈时，除了CL之外，还有更重要的因素[56]。已有多种方法用来评估宫颈的微观结构，包括评估组织水合作用、胶原结构和组织弹性的技术。Feltovich及其同事的综述中提到了各种技术[56]，其中一些被认为在评估子宫颈方面具有很高的临床前景，包括光谱学、反向散射功率损失和剪切波速度。目前，这些创新模式仍处于发展的早期阶段。最终，它们可能会提高我们对宫颈生理学的理解，并可能在宫颈早熟的临床预测中发挥作用。

五、宫颈功能不全的临床诊断

病史

CI主要是一种临床诊断，其特征是有复发性无痛性宫颈扩张和自发性孕中期（16~24周）分娩正常胎儿，胎儿通常因超早产而出现新生儿死亡或严重的长期疾病。诊断通常是回顾性的，并且仅在出现不良产科结局后才做出诊断。遇到分娩前经历过无痛性宫颈扩张的患者，很有必要仔细记录所发生的事情。仔细询问病史和回顾既往产科记录对于诊断至关重要。然而，许多情况下，记录都不完整或不可用，许多女性无法提供可靠的病史。即使有完整记录和准确病史，如果不是最经典的病例，临床医生也可能会有分歧。病史、记录或体格检查中的混杂因素可能会因其所感知的重要程度不同而支持或反对诊断。

如上所述，处理孕中期自然流产患者的医生最适合评估和记录患者是否满足CI临床标准（如不伴有痛性规律宫缩的沙漏形胎膜），并排除孕中期分娩的其他原因（如胎盘早剥、前期胎儿死亡或胎儿异常）。早产综合征还包括其他解剖学因素，因此，某些CI病例之前可能发生绒毛膜羊膜早破，这可能产生临床明显的子宫活动。宫内感染也是可能想到的排除性诊断，但如果宫颈成熟和隐匿性扩张导致黏液栓丢失，阴道菌群和绒毛膜羊膜之间的正常屏障被破坏，感染也可能是同时可见的临床表现[57]。通常认为 CI 是一种排除性诊断，但尚未明确指出应该如何排除 PTB 的其他原因。

CI 通常是一种基于不良妊娠结局病史的回顾性诊断，临床医生一直在寻找可能具有前瞻性且更客观的诊断标准。对于那些病史不典型的女性，或既往因受质疑的旧指征而行环扎术的女性，或由于上述其他已确定的风险因素而被定义为有 CI 风险的女性，可以进行一系列检查，以明确是否有进行性宫颈缩短和宫口扩张，从而推断 CI，然后可以接受治疗性干预措施（框 35-1）。如上所述，不推荐在仅存在各种风险因素时就进行环扎术。

框 35-1　宫颈功能不全的临床诊断标准
• （复发性）无痛性宫口扩张和孕中期分娩史
• 通过连续性数字化评估检测到无痛性孕中期宫颈缩短和扩张

六、宫颈功能不全的超声诊断

过去的几十年间，许多研究人员认为孕中期宫颈超声可以评估诊断 CI。各种超声学发现陆续报道，包括 CL、漏斗形宫颈内口和对刺激性操作（如按压宫底）的动态反应（图 35-2）。在这些早期报道中，超声评估不是盲法，这导致了干预的不可控性及其价值的不确定性。诊断标准各不相同，在某些情况下，没有以定量或可重复的方式进行描述。

后来，发表了使用可重复方法的大型、盲法、观察性研究文章[11, 23, 27]。研究人员报道称，孕中期宫颈超声检查结果与 PTB 有关，并试图确定导致宫颈变化的主要病因，提供干预的可能性。Eunice Kennedy Shriver 国家儿童健康和人类发展研究所母胎医学单位网络[11]完成了一项研究，共纳入 2915 名未经选择的单胎妊娠女性，妊娠 22～24 周时接受了盲法宫颈超声检查；随着测得的 CL 缩短，SPTB 的 RR 稳步升高。尽管存在这种非常显著的关系，但作为一种预测 35 周内时自发性 PTB 的检测，26mm 以内的 CL 临界值（人群第 10 百分位数）仍显示出灵敏度低（37%）和阳性预测值低（18%）的特点。没有具体报道与 CI 相拟合的中期分娩率，但对生存曲

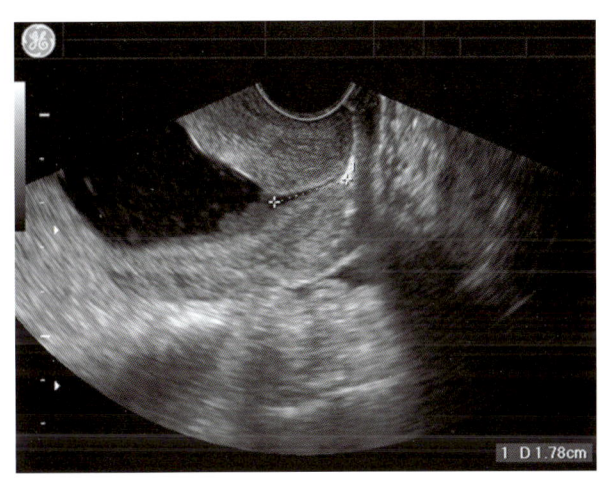

▲ 图 35-2　妊娠 20$^{+5/7}$ 周时经阴道超声检查显示的宫颈缩短（卡尺）

请注意生物膜（泥沙样物）的存在被认为是亚临床感染的潜在标志物（引自 Romero R, Kusamovic JP, Espinoza J, et al. What is amniotic fluid "sludge"？ *Ultrasound Obstet Gynecol*. 2007;30:793–798.）

线的检验表明，妊娠 22～24 周 CL 在 25mm 及以下的女性，于 28 周前分娩的比例不到 5%。此外，并未报道早产的具体情况，因此无法评价 CI 的临床标准。因此，在未经选择的人群中，22～24 周时 CL 缩短似乎无法识别出 CI 女性。

随后的一项研究中，NICHD 母胎医学单位网[27]检验宫颈超声作为高危女性 35 周内 SPTB 预测因子的有效性，高危女性定义为既往至少有 1 次 32 周内 SPTB 史的女性。临床诊断为 CI 的女性被除外。从妊娠 16～18 周开始，183 名孕妇接受了一系列的每 2 周 1 次的超声检查，直到妊娠 23 周。研究设计允许分析全程内所观察到的最短 CL，其中还包括按压宫底所诱发的或自发发生的 CL 缩短。与之前的研究一样[11]，发现 CL 与自发性 PTB 之间存在非常显著的负相关。然而，在这个高危人群中，以 CL 小于 25mm 作为截止值时，敏感性增加到 69%，PPV 增加到 55%。重要的是，对数据的二次分析表明，这些 CL 缩短的高风险女性可能具有明显的宫颈功能减退的临床特点，因为该组人群中，大多数孕中期分娩的发生于 27 周内[58]。

上述报道[11, 27]支持将缩短的 CL 作为宫颈功能的替代指标。显然，宫颈超声作为低风险女性（即无既往 SPTB 史的单胎妊娠女性）的筛查性检查，其敏感性较低（最多可达 30%）[11]，但对于绝大多数有早期

SPTB 史、很可能有复发性早期 SPTB 或孕中期流产的女性，它似乎对识别有临床意义的宫颈功能不良具有重要意义[27, 59]。

一些研究人员将具有各种危险因素的女性都纳入研究人群中，主要由既往有 SPTB 史的女性组成，但由于样本量小，结果无法细分[59]。然而，最近一项研究对 64 名有各种子宫异常的女性进行分析，观察到 35 周内的整体早产率为 11%，并发现 CL 小于 25mm 与 PTB 之间存在显著关联[31]，总结预测值与其他高危人群相似[27]。

也有在双胎妊娠中应用宫颈超声的报道[60]。然而，筛查的特征，尤其是敏感性和阳性预测值（通常都<40%），似乎普遍低于有既往早期 SPTB 史的女性。一项系统评价[61]总结了 46 个已发表研究，含单胎和双胎妊娠、无症状和有症状孕妇，总结阴道超声检查对早产的预测价值，包括了 11 项针对无症状双胎妊娠女性的队列。在受试者工作特征曲线和似然比的 Meta 分析评估中，与双胎妊娠相比，单胎中宫颈缩短和 PTB 之间的相关性要强得多（框 35-2）。

> **框 35-2　宫颈功能不全的超声诊断标准**
> - 孕中期，妊娠 24 周前通过超声检查发现单胎且有 34~37 周间自发性早产史的女性，其宫颈长度缩短（<25mm）

七、宫颈功能不全的体格检查诊断

如果孕中期患者出现不明确的盆腔症状，如压力增加和阴道分泌物增多伴尿频，但不伴其他尿路感染症状，这并不常见。用窥器进行的体格检查发现相对未消退但扩张的宫颈口（至少 1cm，但通常小于 5cm）、在外口水平或超出外口水平可见到胎膜。可能看到膜后面的胎儿部分或脐带，甚至包含在脱出的胎胞中。没有明显的子宫收缩和宫内感染的临床证据（如发热、子宫压痛），通常需要对明显的感染和临产进行一段时间的观察和监测以确定诊断。这称为急性宫颈功能不全。据推测，上述发现是大多数（如果不是全部）孕中期分娩的先兆事件，后来，依据历史标准归因于 CI。这种临床表现提供了一个独特的临床机会，可以见证 CI 的自然史，探索可能的病因，并考虑不同干预措施的有效性（框 35-3）。

> **框 35-3　体格检查时宫颈功能不全的诊断标准**
> - 在没有临床确定的早产临产或明显宫内感染的情况下，在宫颈外口处或外口外可见孕中期的宫颈扩张和胎膜
> - 孕中期触诊发现的无症状宫颈扩张

八、治疗：经阴道环扎术

尽管已有药物治疗和其他机械支持疗法的报道，但是当代主流的 CI 治疗方法仍然是经典的经阴道环扎技术这一手术方法。

（一）经阴道环扎术

评估围术期不同策略的 RCT 数量有限，因此，在宫颈间质和（或）其周边进行恰当的缝合以治疗 CI 或预防 PTB 一直是争论的主题[62]。下面描述了基于适应证的技术。

（二）以病史为指征的环扎术

无明显临产或胎盘早剥的情况下，若孕妇有以无痛宫颈扩张为特征的复发性中期流产史，则她是以病史为指征的 PEIC 对象。有孕中期无痛宫颈扩张并随后行 PEIC 病史的女性同样适用，即依据孕中期体格检查发现的宫颈扩张而行 PEIC 的人[63]。以病史为指征的环扎术通常在妊娠 12~14 周进行，可避免通常归因于遗传学异常的孕早期自发性胚胎丢失，并能在 CI 出现之前（通常在 14 周后）进行缝合[64]。

1955 年，Shirodkar[65]报道其使用黏膜下束带进行以体格检查为适应证的环扎术，成功处理了 CI。最初，他使用肠线作为缝合材料，后来他在宫颈内口水平用 Mersilene（Ethicon）缝合。该手术需要上推膀胱，力图将缝合线尽可能高地缝合在宫颈内口水平。这种类型的手术导致很多患者经剖宫产分娩，因为很难去除埋在宫颈表面下的缝合线，并且在产后，缝合线通常留在原位。几年后，McDonald[66]描述了一种不需要分离宫颈的荷包缝合技术，易于在妊娠期使用。该技术会在宫颈尽可能高的位置，避开膀胱或直肠缝 4 针或 5 针，在宫颈前方打结以便于拆除（图 35-3）。针对任何指征而行环扎术的 RCT 研究中，绝大多数都使用 McDonald 技术。一项欧洲的 RCT 使用 Shirodkar 技术没有显示出益处[67]。因

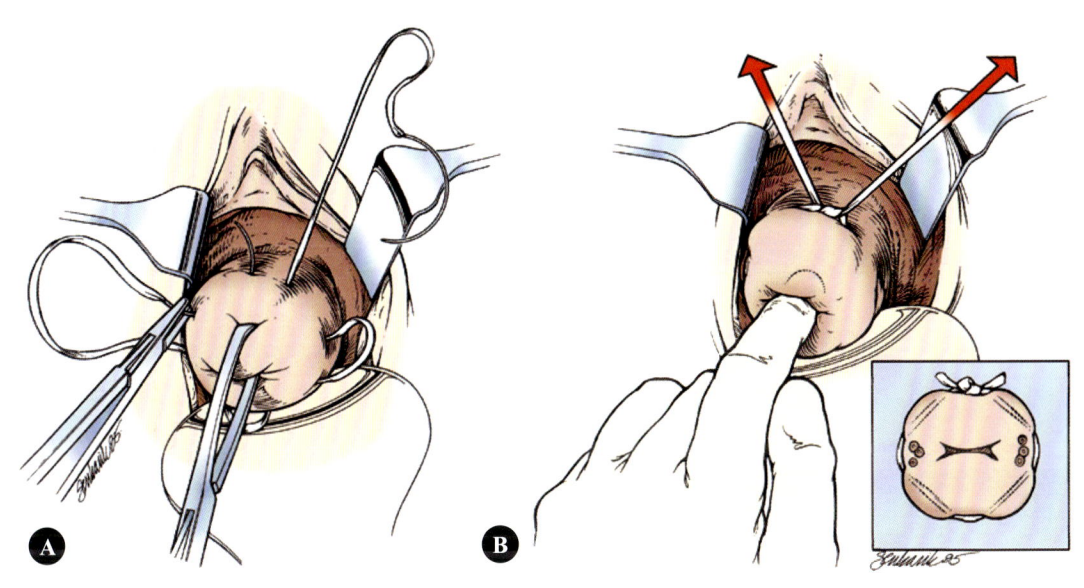

▲ 图 35-3 McDonald 环扎术的缝合法
A. 双头 Mersilene 束带在宫颈上缝四针，避开血管；B. 缝合线位于宫颈上较高的位置，靠近子宫颈阴道交界处，大约在内口水平

此，由于其简单性和有效性，推荐 McDonald 技术作为用于所有适应证的一线环扎手术。

已有几种类型的缝合材料被报道使用，但只有一项小型 RCT 比较了不同类型环扎缝合线和（或）缝针[68]。作者已经成功地使用了 Mersilene 束带，而其他学者主张使用更薄的缝合材料，如 Prolene（Ethicon）或其他合成的不可吸收缝合线，如 Ethibond（Ethicon）。有人认为，Mersilene 束带的宽度会使患者面临较大的感染风险[69,70]。目前，没有强有力的证据表明两根缝合线比一根缝合线产生的结果更好。一项大型回顾性研究并未显示两针组和一针组的 PTB 发生率存在差异[71]。此外，在 RCT 中，在外口水平再置入第 2 条闭合性缝合线以固定宫颈黏液塞这一做法，并没有显示出益处[72]。

以病史为适应证行环扎术的女性中，包括预防性抗生素或宫缩剂在内的术前准备是否有效，尚未得到充分研究或未被证明有益，因此，证据不足以推荐使用。环扎术之前、之中或之后进行细菌培养的价值，数据有限，目前并无推荐[73]。同样，环扎术前是否行羊膜穿刺术也没有经过随机对照试验。以病史为适应证的环扎术，亚临床宫内感染（intraamniotic infection，IAI）的发生率非常低，羊膜穿刺术似乎没有道理。

环扎术的麻醉方式选择各不相同[74]。Chen 及其同事[75]没有观察到全身麻醉与区域麻醉之间的结果差异。根据作者的经验，短效局部麻醉就足够了，脊椎麻醉似乎是环扎术的首选。

术后卧床的价值受到质疑甚至批评[76]。鉴于有害证据，作者不鼓励限制环扎后女性的活动（图 35-4）。

（三）在阴道环扎失败的情况下经腹环扎

经阴道环扎失败的患者，建议行经腹部环扎[77]。既往以病史为特征行阴道环扎术且 33 周前 SPTB（即环扎术失败），是目前经对照研究证明的可从经腹环扎术获益的唯一适应证，而非重复性经阴道环扎术[78]。手术可以在妊娠 11 周左右经腹完成或在受妊娠前完成，通常通过腹腔镜或机器人手术[79]。不一定需要形成膀胱瓣。该手术需要在子宫下段、宫颈外侧和子宫血管内侧的交界处置入 Mersilene 束带（图 35-5）。手术病率较高，包括损伤子宫血管，术者需要非常专业。

鉴于机器人（或腹腔镜）方法的有效性、易于操作性、不需要住院过夜的门诊性质，在作者所在的医学中心，大多数需要经腹环扎术的女性都会选择在非妊娠状态下接受此种手术方式[80]。纳入 31 项研究的文献综述中[81]，有 6 项经腹腔镜手术，26 项经腹手术，在 2 次妊娠之间或妊娠期间进行，两种路径都取得了良好的结果。78.5% 的腹腔镜环扎术患者和 84.8% 的经腹手术患者在 34 周后分娩了有活力的婴儿。8.1% 的腹腔镜手术患者和 7.8% 的经腹手术患者出现孕中期流产。近期，已有妊娠期间经机器人辅助腹腔镜行经腹环扎的报道[82]。此外，已报道单孔机器人或单孔腹腔镜用于经腹环扎术，获得了更好的外观和更少的疼痛，并且结果类似于腹部多切口入路的环扎术[83]。

目前，作者仅对已经妊娠但有阴道环扎失败史的女性进行经腹环扎手术。在手术过程中，作者发现当外科医生分离子宫血管并将其横向牵拉以暴露动脉和子宫颈之间的无血管区时，让助手牵拉宫底是很有帮助的。一个直角钳从前到后穿过这个无血管区，打开并切开阔韧带后叶，将 Mersilene 束带送入该空间并夹出一端，对侧同样的处理步骤，在宫颈前方打结（图 35-6 至图 35-9）。几位研究人员已报道称，就该手术已积累了丰富经验，获得了较低的并发症发生率和良好的结局[79, 84]。

有些患者宫颈发育不全或宫颈紧贴阴道壁，为避免这些患者经腹手术，作者描述这些情况下如何行经阴道环扎术[85]。在超声引导下，将宫颈阴道上部与膀胱分开，从 12 点到 6 点、从 3 点到 9 点，以荷包方式或交叉方式缝合宫颈（图 35-10）。作者已经对 32 名患者进行了这项手术，避免了经腹手术，获得成功妊娠结局：50% 的患者进行了剖宫产，其余患者在拆除环扎线后通过阴道后壁小切口成功阴道分娩[85]。

因妊娠并发症而需要孕中期提前终止妊娠的情况下，作者通常会行阴道后壁切开术，剪断束带，以顺利经阴道分娩。很少需要开腹手术和子宫切开取胎术。

所有的经腹环扎都必须行剖宫产分娩，而缝合线通常是永久留在原处。

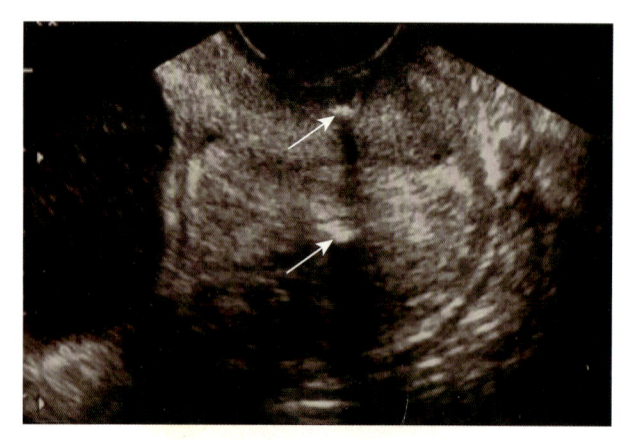

▲ 图 35-4 宫颈环扎术后经阴道超声检查
宫颈内口是闭合的，没有明显的漏斗。宫颈中的强回声光点是环扎线（箭）

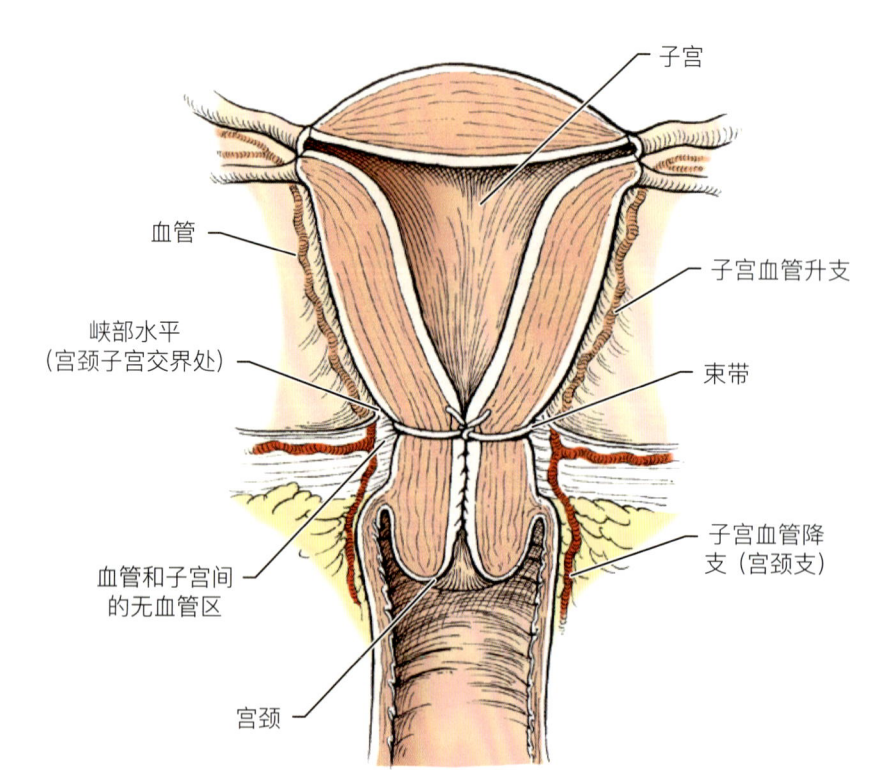

◀ 图 35-5 经腹环扎术
围绕子宫峡部和子宫血管内侧的环形 Mersilene 束带的手术操作，结打在宫颈前方

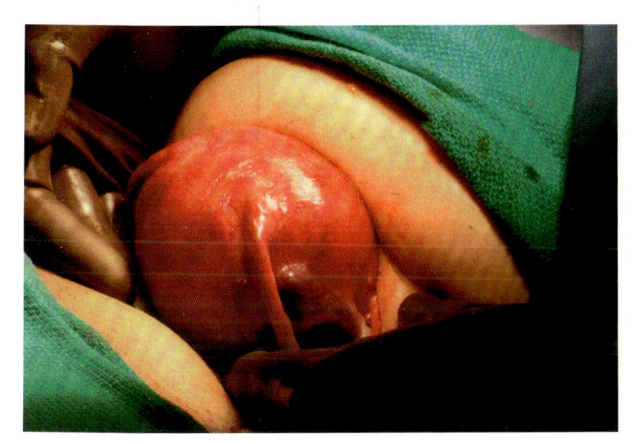

第 35 章 宫颈功能不全
Cervical Insufficiency

▲ 图 35-6　妊娠 12 周时的经腹环扎术，将子宫娩出至腹腔外

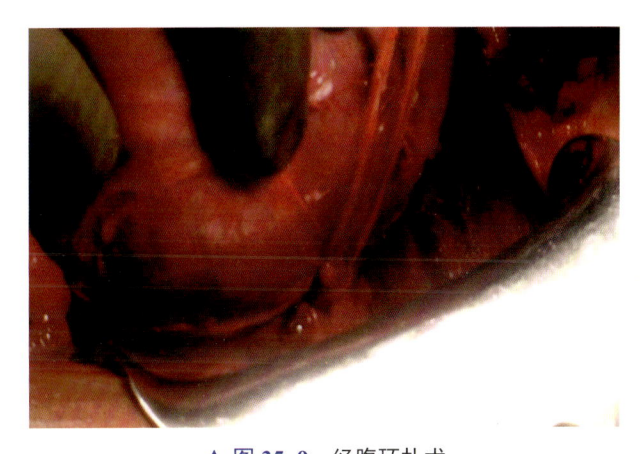

▲ 图 35-9　经腹环扎术
Mersilene 束带环绕子宫峡部放置并在宫颈前部打结。注意缝合线上方膨胀的子宫下段

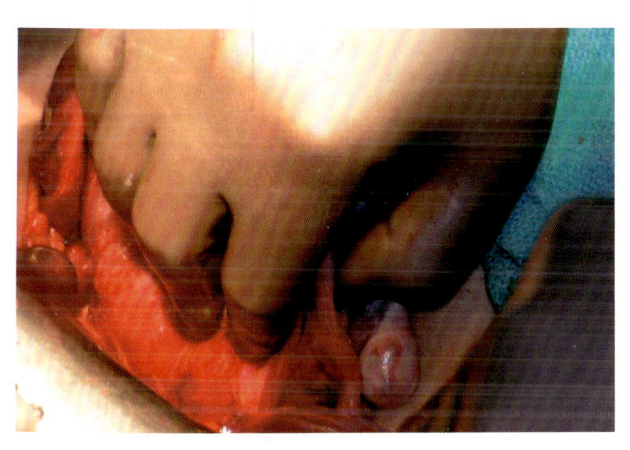

▲ 图 35-7　经腹环扎术
已经形成膀胱瓣，外科医生识别并触诊了子宫血管

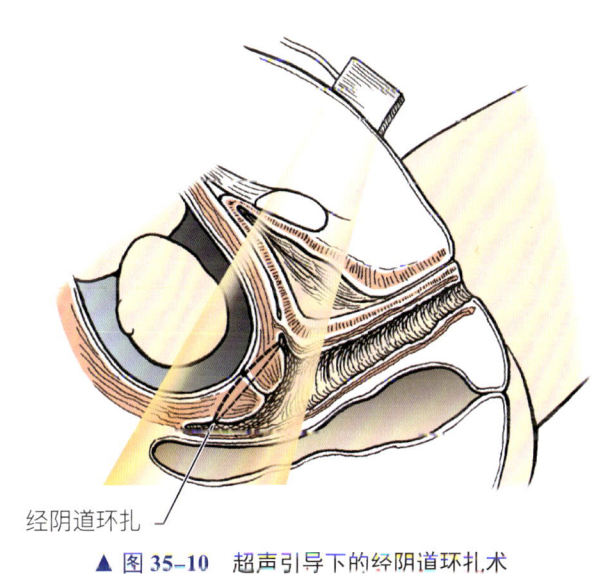

经阴道环扎

▲ 图 35-10　超声引导下的经阴道环扎术
改编自 Ludmir J, Jackson GM, Samuels P. Transvaginal cerclage under ultrasound guidance in cases of severe cervical hypoplasia. *Obstet Gynecol*. 1991;75:1067.

（四）以超声为指征的环扎术

有 SPTB 史的女性经阴道超声提示的宫颈缩短是目前 PEIC 最常见的指征[86]。TVU 下 CL 缩短通常在妊娠 16～23 周检测到，并且在发现后应尽快进行以超声为指征的环扎术（ultrasound-indicated cerclage, UIC），最好在 24～48h 内进行，因为宫颈缩短会随着时间的推移而加重。以超声为指征的环扎术中，亚临床 IAI 的发生率可高达 1%～2%[87]。这种情况下羊膜穿刺术的价值需要通过 RCT 评估，但鉴于发生率低，作者通常不会做，除非 CL 小于 10mm 且发现宫颈开指，胞膜位于或超过宫颈外口[62]。

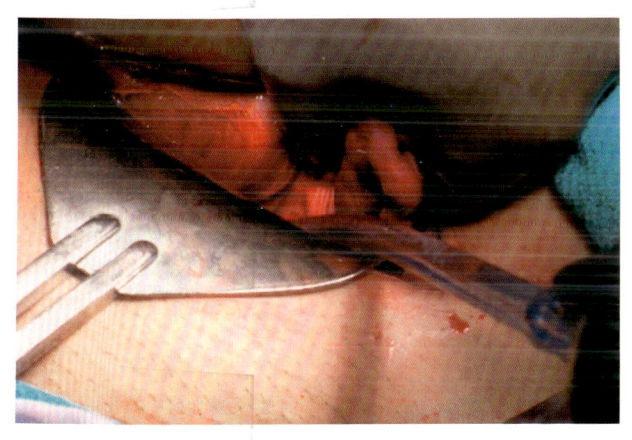

▲ 图 35-8　经腹宫颈环扎术
术者将子宫血管向外侧方牵拉以在子宫和血管之间形成无血管区，而后将带有 Mersilene 束带的直角钳穿过该区域

687

被称为"泥沙样物"的超声标记（图35-2）与亚临床炎症和（或）感染有关，可能会促使医生考虑行羊膜穿刺术。对于UIC患者，尤其是存在上述发现（非常短的CL，泥沙样物）的病例，作者建议在环扎术前15～30min给予1次术前剂量的头孢氨苄，并从发现CL缩短开始给予吲哚美辛，并在环扎术后继续使用，共48h[88]。鉴于现有的临床证据，作者采用McDonald术式，脊椎麻醉，使用Mersilene束带，并将其缝于尽可能高的位置。

（五）以体格检查为指征的环扎术

宫颈扩张1cm及以上和（或）宫颈外口处或外口外可见胎膜的女性，适合进行以体格检查为指征的PEIC。术前有几个问题需要考虑。有此类发现的患者中，13%～50%存在IAI。因此，作者建议女性行PEIC之前进行羊膜穿刺术以排除IAI。鉴于感染的高发病率和可能存在的亚临床宫缩，PEIC建议围术期使用抗生素和宫缩抑制药。一项RCT证明这种情况下抗生素和宫缩抑制药有效（Miller），因此作者在PEIC开始前15～30min给予头孢氨苄，在围术期每6～8小时给予吲哚美辛，共给药48h。

当宫颈扩张到足暴露胎膜，或者胎膜已经脱出到阴道中时，行环扎术在技术上可能会很困难[89]。已发表过几种方法来减轻胎胞凸出，包括使患者处于Trendelenburg位并应用儿科Foley尿管使胎膜退回宫颈管内，作者根据需要采用，大多数PEIC时两种技术均采用。另一种技术是将1L生理盐水滴入膀胱，使子宫下段向上移位（图35-11）[90]。欧洲的一项研究[91]建议减少羊水量以便于进行环扎术，这与妊娠期延长相关。临床医生可能不太愿意为胎胞凸出的患者行PEIC，但一些报道表明，即便有明显的宫颈扩张，挽救率仍超过70%，只有40%的患者在35周前分娩[92]。PEIC在宫颈扩张宽度达4cm时仍可能有效，但面对明显的宫颈扩张和胎胞膨出，正确评估宫颈扩张是很困难的。然而，即使在明显扩张的情况下，也应考虑环扎。

任何指征的环扎术都没有明确规定胎龄范围。只有一项RCT有意识地纳入了妊娠24周以上女性，并发现其有效性可达妊娠27周[93]。

（六）去除环扎线的指征

在没有临产或胎膜破裂等并发症的情况下，通常在36[0/7]～36[6/7]周拆除经阴道环扎束带。对文献的系统回顾表明，与临产时拆除宫颈环扎线相比，在36～37周临产开始前计划性拆除，宫颈撕裂伤发生率降低28%，但差异不显著（11.4% vs. 6.4%，RR=0.72，95%CI 0.35～1.49）。约95%患者可在门诊成功拆除环扎线，门诊拆线失败需要住院，通常需要局部麻醉[94]。Shirodkar法拆线比McDonald法更具挑战性，应做好控制局部出血的准备。拆除后，患者可等待自然分娩。拆除环扎线本身并不是分娩的指征。拆除环扎线和自然分娩之间的平均间隔约为14天[95]，计划性环扎线拆除和自然分娩之间的潜伏期越长，下一次妊娠发生PTB的概率越低[95]。

（七）宫颈环扎和早产

临床诊断为早产临产或阴道出血的情况下，应拆除环扎线。PEIC可能会影响最初的宫颈扩张，因此在疼痛、规律宫缩的情况下应怀疑临产，尤其是在并发阴道出血的情况下。体格检查时，可能会感觉到宫颈消失甚至扩张（或记录到进行性的宫颈改变），可能感觉到缝线似乎处于有张力的状态，或者可能感觉子宫下段好像在膨胀。医生（和患者）可能会犹豫，不想太早拆除宫颈环扎线，希望延长妊娠期，但是必须考虑到存在宫颈撕裂伤的风险。如果临产，保留环扎线的风险显然超过了获益。对于未足月而宫缩未达到临产标准的患者，治疗方法尚未得到充分评估，无法给出明确的建议。大多数临床医生会在缝线有张力时拆除环扎线，因为保留缝合线会导致宫颈撕裂。

（八）宫颈环扎和未足月胎膜破裂

38%的宫颈环扎女性会发生足月前胎膜早破，最佳治疗方案存在争议。大多数已发表的数据来自较小的回顾性队列研究。作者自己的数据表明，保留缝合线会延长潜伏期，但代价是增加新生儿败血症和死亡率的风险[96]。Jenkins及其同事的报道质疑这些数据[97]，他们观察到，保留环扎线使潜伏期更长（244h vs. 119h，大约5天），而新生儿病率没有增加。McElrath及其同事[98]发现，保留缝合线时，潜伏期或新生儿结局均没有差异。最近的一项随机试验[99]（计划样本量142人）在入组56人后提前终止，但它提示，立即拆除环扎线与保留环扎线的患

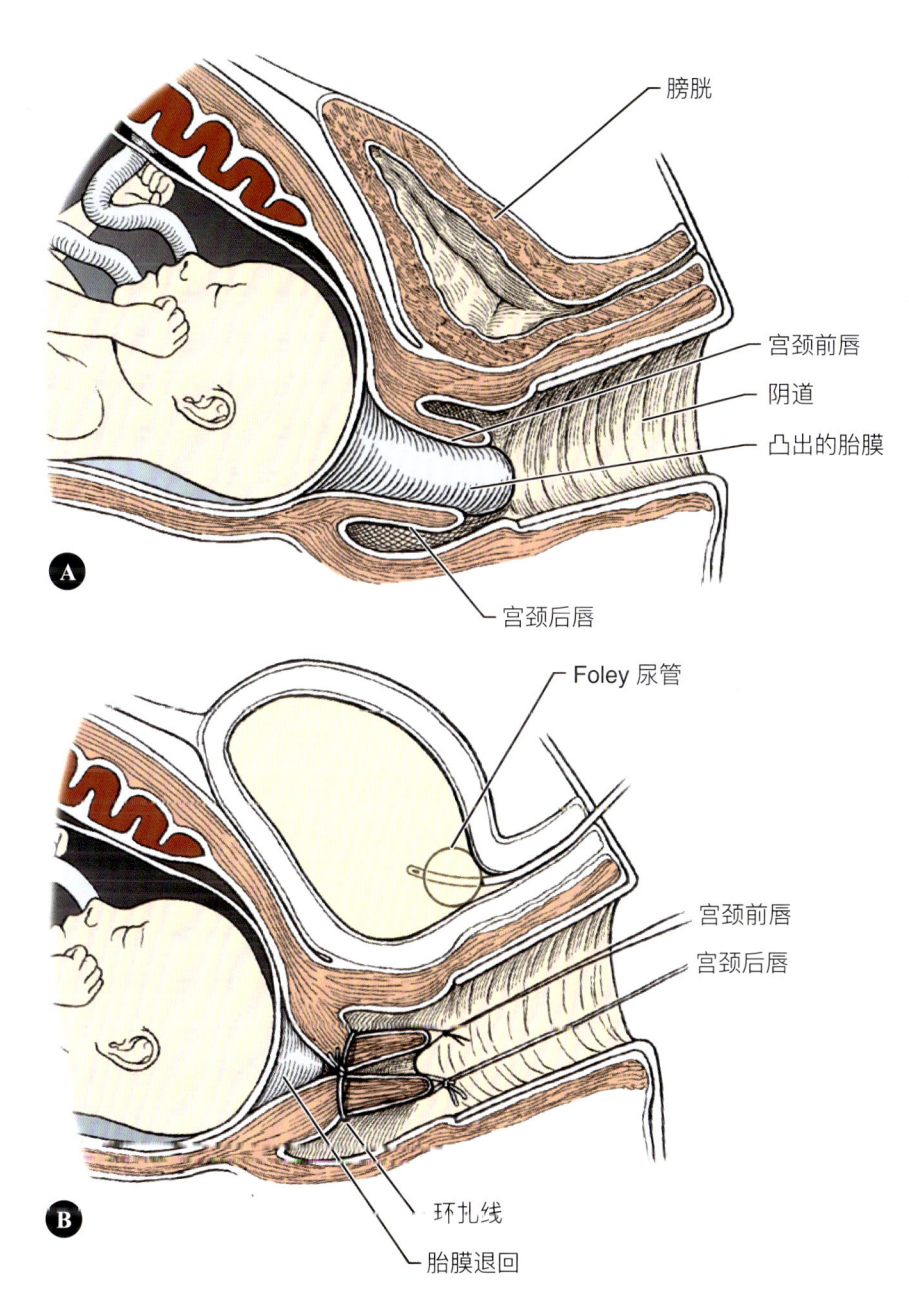

第 35 章 宫颈功能不全
Cervical Insufficiency

◀ 图 35-11 妊娠 23 周胎胞凸出患者的紧急环扎术

A. 宫颈扩张 3cm，胎膜通过宫颈外口伸入阴道；B. 患者处于 Trendelenburg 位，膀胱注满生理盐水。将丝线缝在宫颈前唇和后唇上以进行牵引，同时减轻胎膜凸出。在远端行 McDonald 环扎术以减轻胎膜膨出

者中，潜伏期、感染或新生儿结局没有差异。尽管证据力度不足，但环扎线去除后感染性疾病发病率呈下降趋势（25% vs. 42%）。就 6 项已发表的回顾性研究所进行的文献综述中[100]，作者结论认为，保留缝线、承担较高的母儿感染风险而获得更长的潜伏期和立即拆除环扎线之间，需要权衡。膜破裂时是否拆除缝合线这一决定应个体化，直到获得更多确凿的信息。作者通常建议 PPROM 后立即拆除环扎线。有一种情况可能是例外，即妊娠不足 26 周的女性，在这种情况下延迟拆线直到完成皮质类固醇的应用，可能会改善新生儿的结局。

（九）环扎的其他风险

产时宫颈撕裂伤是环扎术最常见的并发症之一，发生在 1%～13% 的患者中[101]。3% 的患者因为宫颈无法扩张而需要剖宫产，继发于宫颈瘢痕和难产[101]。以病史为指征的环扎术感染风险很小，但在宫颈明显扩张、胎膜暴露于产道的情况下，风险显著增加[102]。而且，感染性疾病可能是亚临床绒毛膜羊膜炎的最终表现形式。少数患者发生宫颈环扎线移位。小规模病例报道称，失败的环扎术可通过再次手术成功补救。虽然存在支持者，但目前证据不足以推

689

荐在初始环扎线移位后施行加强缝合[103]。尽管认为环扎术是一种良性手术，但曾有报道称 1 名 PPROM 且保留环扎线的患者死于败血症[104]。

九、基于证据的环扎术的有效性

（一）以病史为指征的环扎术

至少有 4 项随机试验，纳入有各种 SPTB 危险因素和潜在 CI 的单胎妊娠女性，其管床医生不确定是否需要就其典型 CI 病史行以病史为指征的环扎术[37, 105-108]。大多数纳入的患者有 1 次或多次的 SPTB 史。其中 3 项试验的规模相对较小[105, 106, 108]，只有一项表明环扎术有益[104]。但总的来说，它们均证实环扎组的住院率和医疗干预率更高。1981—1988 年，RCOG 进行了一项最大的关于环扎的随机试验[37]，共有 12 个国家 / 地区的 1292 名女性入组，而其主治医生不确定是否需要进行以病史为指征的环扎术。正如预期的那样，这些患者组成了一个异质性群组，根据其主要病史或体格检查结果确定了至少 6 个不同的危险因素亚组。环扎组女性 33 周内的 PTB 发生率显著降低（13% vs. 17%，P=0.03），研究者估计需要大约 25 次环扎会防止 1 次 33 周前分娩。宫颈环扎组女性接受了更多的宫缩抑制药，在医院待的时间也更多，产褥热明显更常见。有 3 次及以上 SPTB 史（包括孕中期流产）的女性亚组会从环扎中获益，PTB 发生率更低（15% vs. 32%，P=0.02）。该研究强调，在考虑 CI 的诊断和治疗时，评估临床病史非常重要。研究还强调，以病史为指征的环扎术应该很少，因为有 3 次及以上 SPTB 史的女性，包括中期流产，并不常见，在孕妇中的比例远低于 1%。

此外，对于大多数有 SPTB 史的女性而言，有比以病史为指征的环扎术更好的替代方法。纳入 4 项 RCT 的 Meta 分析，分为以病史为指征的环扎组和以 TVU 筛查 CL 组，后一组中，有 PTB 史且 24 周前 CL 缩短的单胎孕妇才进行环扎，两者显示出相似的孕产妇、围产儿和 PTB 结局，不同之处就是 TVU 筛查 CL 组只有 42% 的女性行环扎术，而那些以病史为指征的环扎组手术率是 100%[109]。总的来说，上述研究均表明，即使是有典型病史的女性也可以在仅行 TVU 筛查 CL 而不行环扎术的情况下成功妊娠。

由于未能在 RCT 中证实 PEIC 的疗效，并且存在伴随的手术风险，当仔细的病史和体格检查表明宫颈因素在妊娠丢失中占主导地位时，才在有多次中期 PTB 的女性中推荐以病史为指征的 PEIC。大多数有 SPTB 史的女性可以转向行 TVU 筛查 CL，如果妊娠 24 周前 CL 短于 25mm，则进行以超声为指征的环扎术。

（二）以超声为指征的环扎术

有 SPTB 史和单胎的孕妇，若 24 周前 CL 短于 25mm 可诊断 CI，基于这一推论，一些研究人员分析以超声为指征的环扎术对妊娠结局的影响。

已发表 5 项随机试验，针对以超声为指征的环扎术（表 35-1 和表 35-2）。

基于前 4 项随机试验的 Meta 分析[112] 观察到，单胎妊娠女性接受环扎术会获益，尤其是既往经历过 SPTB 的女性（RR=0.6，95%CI 0.4～0.9）。

第 5 项大型随机试验是在美国的 15 个医学中心联合进行的[4]，仅纳入有 1 次及以上妊娠 17～34 周 SPTB 史的单胎孕妇。从妊娠 16 周开始对其进行连续的 TVU 检查。只要 CL 为 30mm 以上，则检查安排为每隔 2 周 1 次；如果 CL 为 25～29mm，检查频率就要增加到每周 1 次。妊娠 16～22$^{+6/7}$ 周间出现宫颈缩短（<25mm）的女性被分配到 McDonald 环扎组或不环扎组。研究人员观察到，手术组妊娠 24 周前的无生机儿出生率（6% vs. 14%）、围产儿死亡率（9% vs. 16%）和 37 周前出生率（45% vs. 60%）均显著下降，35 周前 PTB 率有下降趋势，但差异无统计学意义（32% vs. 42%，P=0.09）。宫颈缩短患者中，需要进行 13 人次 PEIC 才能防止 1 人次的无生机儿分娩。值得注意的是，PEIC 的益处与宫颈状况密切相关。随机分组时，与 CL 为 15～24mm 的女性相比，CL<15mm 的女性获益更大。这一发现表明，CL 越短，则越有可能与原发性宫颈病因有关，因此更适合机械性支撑。尚未能确定施行环扎术的"最佳"宫颈长度，但对以上详述的环扎试验的二次分析表明，所有 CL<25mm 的女性都显著获益[113]。同样，不光是 CL，宫颈成 U 形漏斗（而非 V 形漏斗）也是早产非常重要的额外危险因素；这些女性行环扎术以延长妊娠期也会显著增加有益效果[114]。

综合上述多中心临床试验的结果[4]，Berghella 及其同事进行了一项后续 Meta 分析，纳入该试验的结果和早期的 4 项研究[115]。患者层面分析证实，妊娠

第 35 章　宫颈功能不全
Cervical Insufficiency

表 35-1　基于适应证的环扎技术建议

	病史为指征	超声为指征	体格检查为指征	Shirodkar（1955）	McDonald（1957）
胎儿超声	是	是	是	N/A	N/A
羊膜腔穿刺	否	否	考虑	N/A	N/A
围术期抗生素	否	否	是	否	否
围术期宫缩抑制药	否	考虑	是	否	否
围术期孕酮	否	否	否	否	否
麻醉	脊椎麻醉	脊椎麻醉	脊椎麻醉	ND	ND
McDonald vs. Shirodkar	McDonald	McDonald	McDonald	Shirodkar	McDonald
缝线	术者偏好	术者偏好	术者偏好	人类阔筋膜（后为 Mersilene 线）	丝线（后为 Mersilene 缝线）
缝针	术者偏好	术者偏好	术者偏好	Aneurism 针	Mayo 针
环扎高度	尽可能高的缝扎	尽可能高的缝扎	尽可能高的缝扎	尽可能高的缝扎	尽可能高的缝扎
缝线数目	1	1	1	1	1

表 35-2　宫颈环扎术用于超声下可疑的宫颈功能不全

研　究	人　群	n	选择标准	US 评估孕周（周）	主要结局（周）	环扎组（%）	非环扎组（%）	是否获益
Althuisius 等[110]	病史或症状提示 CI	35	CL<25mm	<27	PTB<34	0	44	是
Rust 等[109]	许多有危险因素	115	CL<25mm 或 >25% 呈漏斗型	16~24	PTB<34	35	36	否
To 等[67]	非特定人群，主要是低风险人群	253	CL≤15mm	22~24	PTB<33	22	26	否
Berghella 等[111]	大多数有危险因素	61	CL<25mm 或 >25% 呈漏斗型	14~23	PTB<35	45	47	否
Owen 等[4]（2009）	既往 SPTB（17~33 周）	301	CL<25mm	16~21	PTB<35	32	42	是

CI. 宫颈功能不全；CL. 宫颈长度；PTB. 早产；SPTB. 自发性早产；US. 超声

24 周前 CL 小于 25mm、有 SPTB 史的女性，以超声为指征的环扎术会有显著益处。以此为界值，环扎术使得 37 周、35 周、32 周、28 周和 24 周前 PTB 降低了约 30%，并且综合新生儿死亡率和发病率也显著降低了 36%（RR=0.64，95%CI 0.45~0.91）。

有既往孕中期自然分娩史但不符合 CI 临床标准的患者并不少见。因此，在过去，她可能会在随后的妊娠中接受以病史为指征的环扎术。越来越多的证据表明，对这些女性进行 CL 测量，避免以病史为指征的环扎术是安全的。近期，Berghella 及其同事[114]就 4 项随机试验而进行的 Meta 分析表明，如果以超声测量 CL 来选择有超声指征环扎术的女性，那么大多数女性（58%）可避免手术，而发生 PTB 的风险并不高于队列中以病史为指征接受环扎者（RR=0.97，95%CI 0.73~1.29）。

总之，确定了共同结果，即对于有既往 SPTB 史的、宫颈缩短（<25mm）的女性，CL 筛查和以超声为指征的 PEIC 是有效的（框 35-4）。

> **框 35-4　有宫颈功能不全风险的患者：以病史为指征与以超声为指征的宫颈环扎术**
>
> - 无论选择何种策略，都会发生早产
> - 两种策略的早产率相似
> - 以超声为指征的方案，所实施的环扎术较少
> - 有风险的患者以 TVU 筛查 CL 进行随诊并根据超声检查结果进行环扎似乎是合理的

一项 Meta 分析针对 RCT 中的 650 余名女性，均为单胎妊娠，既往没有 SPTB 史，但妊娠 24 周前 CL 较短，结果提示，经阴道给予孕酮与 PTB 和新生儿发病率的显著降低有关[112]。目前尚不清楚环扎术是否对这些女性有益处。在一项就 RCT 试验进行的 Meta 分析中，仅纳入单胎妊娠、既往无 SPTB 史但妊娠 24 周前 TVU CL 小于 25mm 的女性，此情况下，以超声为指征的环扎术与获益趋势相关，并且 TVU CL 小于 10mm 的女性 PTB 显著降低[116]。需要进一步 RCT 以评估该亚组分析的结果，相关研究正在进行中。

（三）以体格检查为指征的环扎术

通常认为孕中期出现宫颈扩张和（或）胎膜凸出于宫颈外口或超出外口的女性是以体格检查为指征的宫颈环扎对象。鉴于 TVU 筛查 CL 越来越普遍，这种临床表现越来越不常见，但在某些情况下仍然存在。

Althuisius 及其同事进行了一项针随机对照试验，是唯一一项比较以体格检查为指征的宫颈环扎加卧床休息对比单独卧床休息的研究，纳入了 23 名妊娠 27 周前出现宫颈扩张和胎膜脱垂至宫颈外口或超出外口的女性。单胎和双胎妊娠均符合条件。他们观察到，环扎组从就诊到分娩的平均间隔更长（54 天 vs. 20 天，P=0.046）。环扎术的新生儿存活率为 56%（9/16），卧床组为 29%（4/14）。尽管存活率差异无统计学意义，但环扎组和卧床组的综合新生儿病率（包括新生儿死亡）显著较低 [63%（10/16）vs. 卧床组 100%（14/14）；P=0.02]。其他大型对照研究已证实，宫颈扩张和（或）胎膜位于或超过宫颈外口的女性中，与未行 PEIC 者相比，PEIC 使妊娠期延长约 4 周，PTB 发生率较低，相关新生儿结局更好[117]。

作者建议，这类患者行 PEIC 之前考虑行羊膜腔穿刺术，特别是宫口扩张 2cm 及以上，或者若胎膜位于或超过宫颈外口的患者。因为一些研究显示，羊水中细菌定植、亚临床绒毛膜羊膜炎的其他标志物、炎症的蛋白标志物或出血的发生率约为 50%。羊水标志物异常的女性无论是接受环扎还是期待治疗，从就诊到分娩的时间间隔都要短得多。羊膜腔穿刺术有助于选择合适的 PEIC 对象。血糖水平低于 15mg/dl、革兰染色阳性或细菌培养阳性的女性不应该行 PEIC。如果 IL-6、白细胞水平或白细胞酯酶可查，则 IL-6 水平大于 2.5ng/ml、白细胞水平大于 50/mm^3 或白细胞酯酶阳性可能也是 PEIC 的禁忌证。

总之，有宫颈扩张或胎膜膨出达到或超过宫颈外口的女性，作者建议首先向患者提供有关羊膜穿刺术风险和益处的咨询，如果进行羊膜腔穿刺术且羊膜腔穿刺术结果可靠，可行 PEIC。咨询内容应当包括一个重要事实，即孕周延长 4 周仍可能是早产，具有显著的围产期病率和死亡率的高风险。

（四）多胎环扎

仅一项小型随机对照试验评估了在双胎妊娠中应用环扎术，没有发现任何益处[107]。

关于妊娠 24 周前 TVU 筛查 CL＜25mm 的双胎妊娠行环扎术的有效性，1 级数据非常有限。目前仅有一项关于双胎妊娠宫颈环扎的 Meta 分析，仅含 49 例妊娠 24 周前 TVU CL＜25mm，未发现以超声为指征的环扎术对这些患者有益[118]。一项回顾性队列研究报道称，如果 TVU 筛查 CL 非常短，短于 15mm，则以超声为指征的环扎术对双胎妊娠有益[119]。需要更大型的 RCT 来评估 TVU 筛查 CL 短的双胎妊娠环扎是否有益，这些 RCT 正在进行之中。

尚无设计严谨的 RCT 研究评估双胎妊娠 PEIC 候选患者，可用数据尚无定论。近期的一项回顾性研究中，PEIC 可显著延长双胎妊娠期、预防 PTB 并改善新生儿结局[114]。尽管如此，还需要更多的数据，尤其是来自 RCT 的数据，并且应考虑在 CL 缩短的多胎妊娠患者中尝试环扎术。

十、宫颈环扎术的替代治疗

有学者主张对怀疑 CI 的患者进行非手术干预。

（一）限制活动

建议单纯卧床休息或与环扎术相结合的基本理

论依据是，卧位对宫颈施加的压力较小。卧床休息对治疗的有效性尚未得到科学证明，有数据表明，卧床休息的 CL 缩短患者预后更差[76]。因此，对于 CL 缩短或疑似 CI 的女性，作者不建议限制其活动，而是鼓励她们监测调整活动方式后的症状和效果。

（二）子宫托

20 世纪 60 年代以来，有学者主张使用经阴道子宫托来预防 PTB，最近几项 RCT 纳入超声提示 CL 缩短的患者进行了研究，特别是使用 Arabin 子宫托（图 35-12）。

在本章完稿之时，已有 6 项 RCT 发表，探讨妊娠 24 周前 CL＜25mm 的双胎妊娠女性应用子宫托能否预防 PTB。纳入上述 RCT 研究的 Meta 分析显示，子宫托使妊娠 34 周内的 PTB 下降了 22%，但差异不显著[115]。

在本章提交之时，已经发表了 6 项随机对照试验，评估应用子宫托与否对孕 24 周前 CL＜25mm 的双胎妊娠的 PTB 预防作用。对这些 RCT 的分析显示，小于 34 周的 PTB 显著降低了 28%[120]。

其他几项 RCT 正在进行中（www.clinicaltrials.gov），着眼于单胎和多胎妊娠 CL 缩短的患者应用子宫托的效果。作者必须等这些正在进行的 RCT 研究结果公布，然后才能向 TVU CL 较短的女性推荐子宫托，但总体结果令人鼓舞。还需要 RCT 来评估子宫托与其他干预措施（如环扎、孕酮等）的疗效比较。

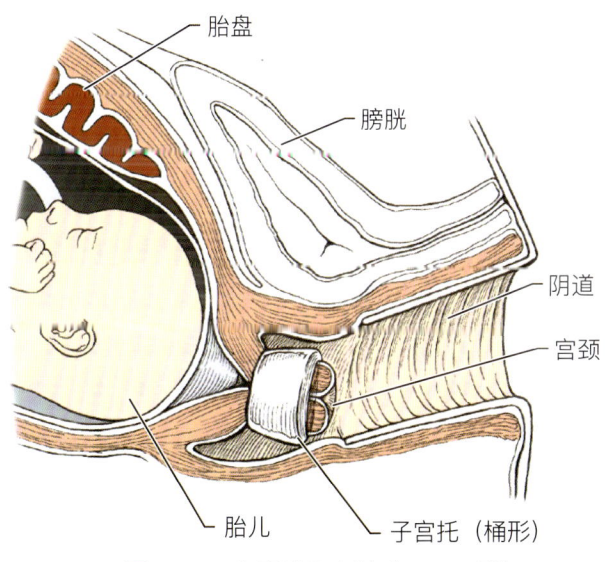

▲ 图 35-12　经阴道子宫托（Arabin 型）

（三）孕酮

RCT 表明，17α-羟孕酮（17-OH-P）250mg 肌内注射，每周 1 次，妊娠 16 周左右开始直到妊娠 36 周，与复发性 PTB 显著减少约 30% 相关。基于这些数据，ACOG 和 SMFM 都建议所有单胎妊娠且既往有 SPTB 史的女性应从妊娠 16 周开始接受孕激素治疗[20, 21]。作者认为，所有因既往 SPTB 史而存在一定 CI 风险的女性，应在 $16^{0/7}$～$36^{6/7}$ 周接受孕激素。ACOG 和 SMFM 使用图 35-13 中所示的流程进行管理。一项纳入 3 项 RCT 的 Meta 分析[115]表明，这种临床情况下，经阴道孕酮也有效，甚至可能比 17-OH-P 更有效。TVU 监测 CL 适用于既往有 SPTB 史的单胎妊娠人群，即使患者已接受预防性肌内注射的 17-OH-P 或经阴道孕酮。有研究提示，妊娠 24 周前有 SPTB 史的患者，若 TVU 提示 CL＜25mm，即便已使用孕酮，环扎也可能对 SPTB 有进一步的累积性预防作用，尽管该研究可能因为样本量较小而未能显示出统计学差异。

十一、宫颈功能不全治疗的对比试验

迄今为止发表的大多数 RCT 都是将一种干预措施（如环扎术）与无干预措施（如无环扎术）对比，比较其预防作用或对 CI 的治疗作用。这是正确的初始方法，因为在比较不同干预措施之前，应该首先证明某种干预优于安慰剂或无干预。与无治疗措施相比，既然某些干预措施（如环扎、孕激素，或可能的子宫托）已被证明有效，至少在某些人群中有效，那么应该设计 RCT 来比较这些不同的治疗方法。

Keeler 及其同事进行的一项研究中，纳入 79 名妊娠 16～24 周 TVU 筛查发现宫颈缩短（≤25mm）的无症状女性，随机接受每周 1 次 17-OH-P 肌内注射（$n=37$）或 McDonal 环扎术（$n=42$）。35 周前自发性 PTB 未见显著差异（RR=1.14，95%CI 0.67～1.93）。对既往有 PTB 史的女性进行析因分析，依然显示没有差异。然而，对 CL 短于 15mm 及以下的患者进行二次分析显示，环扎术使 35 周前 SPTB 风险降低了 52%（RR=0.48，95%CI 0.24～0.97）。Mackeen 及其同事进行的一项回顾性队列研究中，研究对象行以病史为指征的环扎术，其中 14 人接受 17-OH-P，而 80 人未用药。评估所有不同胎龄界

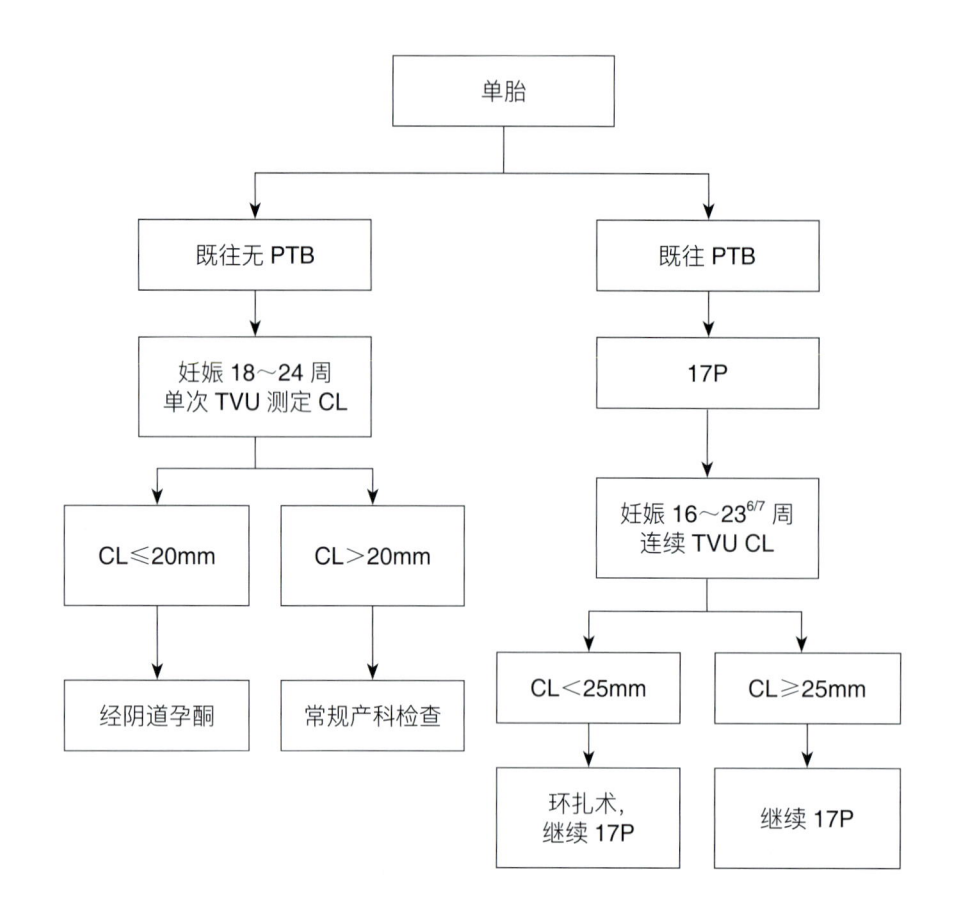

图 35-13 使用孕激素预防早产

17P.17-α羟孕酮；CL.宫颈长度；PTB.早产；TVU.经阴道超声[改编自 Society for Maternal-Fetal Medicine publications committee. Progesterone and preterm birth prevention: translating clinical trials data into clinical practice. *Am J Obstet Gynecol*. 2012;206(5):376–386.]

值的 PTB，发现各组之间从环扎术到分娩的时间间隔、分娩时的胎龄和婴儿出生体重均没有差异。TVU 联合试验纳入接受 17-OH-P 治疗的宫颈缩短（CL＜25mm）女性，将其随机分配到环扎组或无环扎组，Szychowski 及其同事对其进行二次分析，得出了类似的结论。99 位接受 17-OH-P 治疗的女性，47 人接受环扎术，52 人未接受手术。尽管环扎组 35 周内 PTB 发生率降低了 36%，但差异并无显著意义（aOR=0.64，95%CI 0.27～1.52），可能继发于 β 误差。

两项 RCT 纳入单胎、既往 SPTB 史、24 周前 TVU CL＜25mm 的女性，比较经阴道孕酮与 PEIC 预防 PTB 的有效性。两项研究均显示结果无显著差异，但与孕酮相比，环扎术的分娩潜伏期有延长的趋势，延长 1～2 周[121]。

上述数据强调，需要高质量 RCT 研究来比较各种可用的干预措施。此类 RCT 研究正在进行中。

十二、宫颈功能不全的多种疗法的案例

迄今为止，关于所研究的干预措施是否具有累积作用的证据知之甚少。对于单胎妊娠、既往 SPTB 史（有孕酮应用指征）、妊娠 24 周前 CL 缩短的女性（有宫颈环扎指征），孕酮和环扎术联合似乎优于单独使用其中一种，能更好地预防 PTB。一项 RCT 证明，与安慰剂相比，吲哚美辛和抗生素与单胎行 PEIC 女性的 PTB 发生率进一步降低有关[88]。需要进一步的研究来确认预防 PTB 的多种干预措施联用可能具有的累积效应，特别是在 TVU CL 缩短的可能存在 CI 的女性中，包括环扎术、孕酮、非甾体抗炎药、其他宫缩抑制药和其他药物或非药物因素。

结论

CI 并不是一个定义明确的临床疾病，而只是更大更复杂的 SPTB 综合征的一部分。既往观点认为，产科和妇科创伤是 CI 的常见原因，这种关于疾病起源的认知模式已被功能性病因所取代，而非解剖学缺陷。宫颈功能是一个连续的过程，受内源性和外源性因素的影响，这些因素通过各种途径与 PTB 综合征的其他公认因素相互作用：子宫收缩和蜕膜/膜

激活。临床上使用方便的术语，即"宫颈功能不全"，可能是很宽泛的病理生理过程的一个过度简化版，尽管作者对这一病理生理过程了解其少。

CI 主要是一个临床诊断。基于既往（早期）自发性 PTB 的产科病史，在特定的无症状高危女性人群中，宫颈超声提示的宫颈缩短已成为一种经过验证的、临床上有用的筛查和诊断工具。有早产史的女性在后续妊娠中出现孕中期 CL 缩短似乎需要采用一种 CI 治疗措施，即环扎术。所有有 SPTB 病史的女性都应在 16 周左右开始使用孕激素、17P 或经阴道用药，并持续到 36 周。以病史为指征的环扎术、超声为指征的环扎术和 PEIC 形式的外科干预可能对特定患者有益。既往有 3 次及以上 SPTB 或多次孕中期妊娠丢失的女性才应在 12~14 周时接受以病史为指征的环扎术。绝大多数既往 SPTB 的女性，即使疑似 CI，也可以采用 16 周左右开始的 TVU 筛查 CL 方法；如果 24 周前 TVU 提示 CL<25mm，则可以进行以超声为指征的环扎术。此外，围环扎期间应用单次抗生素和 48h 吲哚美辛可能有益，特别是对于宫颈扩张或胎膜脱垂达到或超过宫颈外口的女性。极少数经仔细筛选的患者可能可以经腹/腹腔镜和（或）机器人行环扎术，例如，既往以病史为指征行环扎术后仍在 33 周前分娩单胎的患者。联用和（或）改用其他干预措施（如阴道子宫托）显示出一定的应用前景，但仍需要进一步评估，才能为具有 CI 病史或孕中期 CL 缩短的患者给出最终的治疗建议。

▶ 要 点

- CI 主要是一种临床诊断，其特征是复发性无痛性宫颈扩张和自发性孕中期分娩。
- CI 不是一个定义明确的临床疾病，只是更大更复杂且知之甚少的 SPTB 综合征的一部分。
- 目前的证据表明，宫颈功能是一个连续的过程，受内源性和外源性因素的影响，如子宫收缩和蜕膜/膜激活。
- 应该用以病史为指征、以超声为指征和以体格检查为指征取代传统的预防性、治疗性和紧急性环扎术命名方式。
- 没有针对 CI 的客观的妊娠前诊断测试。
- 有 CI 临床病史的患者，如无痛性孕中期复发性流产或 3 次及以上 PTB 病史的患者，进行以病史为指征的环扎术仍然是一种有 1 级证据支持的合理方法。
- 宫颈超声作为 CI 的筛查方法，在低风险女性的效果不佳，但在特定的高风险人群中，已证明它是具有临床有效性的筛查和诊断工具，包括那些有 SPTB 史、有可治疗方法的 CI 人群。目前，单胎妊娠合并既往 SPTB 和 24 周前 TVU 提示 CL 短于 25mm 的女性，可能是临床上最常见的 CI 患者。
- 绝大多数有既往 SPTB 的女性，甚至那些具有非典型 CI 临床病史的女性，进行连续性超声评估宫颈以确定 UIC 对象，是替代以病史为指征的 PEIC 的首选方法。
- 应建议所有既往有 SPTB 的女性从妊娠 16 周开始预防应用孕酮，一直持续到妊娠 36 周。
- 单胎妊娠、既往有 SPTB 且 24 周前 CL 短于 25mm 的女性应接受以超声为指征的环扎术。
- PEIC 可能有助于减少宫颈扩张或胎膜膨出达到或超过宫颈外口的女性的 PTR。
- 少数阴道环扎失败史且导致 33 周内 PTB 的患者，后续妊娠可能首选经腹环扎术。
- 双胎妊娠的女性以超声为指征的环扎术研究不足，不能在研究方案之外推荐。
- 需要进一步的 RCT 来评估 CI 的替代疗法，如其他药物疗法和阴道子宫托。还需要 RCT 来比较各种不同的针对潜在 CI 的干预措施，并检验对同一患者同时使用不同的干预措施是否可累积获益这一假设。

第36章 早 产
Preterm Labor and Birth

Hyagriv N. Simhan　Roberto Romero　著
刘斐然　译　韦晓宁　校

英汉对照

adrenocorticotropic hormone	ACTH	促肾上腺皮质激素
assisted reproductive technology	ART	辅助生殖技术
bacterial vaginosis	BV	细菌性阴道病
biophysical profile	BPP	生物物理评分
bronchopulmonary dysplasia	BPD	支气管肺发育不良
confidence interval	CI	置信区间
corticotropin-releasing hormone	CRH	促肾上腺皮质激素释放激素
cyclic adenosine monophosphate	cAMP	环腺苷酸
cyclooxygenase	COX	环氧合酶
estrogen receptor	ER	雌激素受体
ex-utero intrapartum treatment	EXIT	产时宫外治疗
extremely low birthweight	ELBW	超低出生体重儿
fetal inflammatory response syndrome	FIRS	胎儿炎症反应综合征
glycosaminoglycan	GAG	糖胺聚糖
granulocyte-colony stimulating factor	G-CSF	粒细胞集落刺激因子
Group B *Streptococcus*	GBS	B族链球菌
interleukin-6	IL-6	白细胞介素 –6
intravenous	IV	静脉注射
intraventricular hemorrhage	IVH	脑室内出血
in vitro fertilization	IVF	体外授精
low birthweight	LBW	低出生体重
matrix metalloproteinase	MMP	基质金属蛋白酶
messenger RNA	mRNA	信使 RNA
myosin light-chain kinase	MLCK	肌球蛋白轻链激酶
National Institute of Child Health and Human Development	NICHD	国家儿童健康和人类发展研究所
necrotizing enterocolitis	NEC	坏死性小肠结肠炎

nitric oxide	NO	一氧化氮
nonsteroidal antiinflammatory drugs	NSAID	非甾体抗炎药
odds ratio	OR	比值比
omega-3 polyunsaturated fatty acid	PUFA	多不饱和脂肪酸
patent ductus arteriosus	PDA	动脉导管未闭
pathogen-associated molecular pattern	PAMP	病原体相关分子模式
polymerase chain reaction	PCR	聚合酶链反应
preterm premature rupture of membranes	PPROM	未足月胎膜早破
progesterone receptor	PR	孕激素受体
relative risk	RR	相对风险
respiratory distress syndrome	RDS	呼吸窘迫综合征
retinopathy of prematurity	ROP	早产儿视网膜病变
thyrotropin-releasing hormone	TRH	促甲状腺激素释放激素
tissue inhibitor of metalloproteinases	TIMP	金属蛋白酶组织抑制物
tissue-type plasminogen activator	tPA	组织型纤溶酶原激活物
tumor necrosis factor α	TNF-α	肿瘤坏死因子-α
urokinase-type plasminogen activator	uPA	尿激酶型纤溶酶原激活物
US Food and Drug Administration	FDA	美国食品和药品监督管理局
very low birthweight	VLBW	极低出生体重儿
white blood cell	WBC	白细胞

摘 要

约50%的早产儿出生之前都会发生先兆早产。早产是产科中最重要的问题，占围产期死亡原因中的大多数。每年，美国大约有400万新生儿，其中约12%为早产儿。依此算来，美国有超过50万名早产儿，全世界每年有1500万名早产儿。超过75%与早产相关的围产期死亡发生在妊娠22～31周出生的新生儿中。围产期发病率也与出生时的孕周成反比。早产的病理生理学尚不清楚。早产可能是宫内感染或炎症、血管损伤、病理性子宫过度扩张、应激激素激活或其他病理性过程所致的常见临床表现。早产是一种临床诊断。临床上早产的诊断是基于有规律的、伴有宫颈扩张的有痛性子宫收缩和（或）宫颈管的缩短。未足月临产导致临床上大多数情况的早产，其识别和管理有助于优化母胎结局。宫内转运、产前使用皮质类固醇激素、宫缩抑制药，以及用于神经保护的硫酸镁可以有助于缓解早产所导致的临床结局。

关键词

早产；早产儿；早产分娩；胎儿发病率及死亡率

人类正常的平均妊娠期为从受孕开始计算267天，或从末次月经开始计算280天（40周）。妊娠39～40周出生的新生儿不良结局发生率最低。早产（preterm birth，PTB）相关并发症导致的新生儿死亡人数超过其他任何原因[1]。尽管新生儿诊治水平的进步提高了早产儿的存活率并降低了短期和长期发病率，但存活下来的新生儿视力和听力障碍、慢性肺病、脑瘫和儿童发育迟缓的风险增加。PTB的原因多种多样，但可以根据分娩动因过程（包括宫颈扩张、蜕膜激活和子宫收缩）是否产前就出现或存在而进行分类。当母亲或胎儿处于危险之中（如出血、高血压或胎儿生长不良）时，不遵循自然分娩途径的PTB通常是医源性早产。

一、定义

早产通常被定义为，无论出生体重如何，在妊娠20周之后和妊娠37周之前分娩者。低出生体重定义为出生体重低于2500g，与孕周无关；极低出生体重是出生体重低于1500g，超低出生体重是出生体重低于1000g。孕周和出生体重有关，出生体重小于孕周所对应体重的第10百分位数称为小于胎龄儿，处于10%～90%称为适于胎龄儿，高于第90百分位数称为大于胎龄儿。早产儿是指在妊娠37周之前出生的婴儿，即从母亲最后一次正常月经的第一天算起259天或受孕后245天。20周和37周的孕周界限是沿自先前的定义[2]。在妊娠36周、37周甚至38周出生的婴儿可能会因一个或多个器官不成熟而产生新生儿并发症，甚至影响终身。16～19周自然流产与20～25周自然分娩的风险因素、病因和复发风险没有差异[3,4]。美国妇产科医师学会和母胎医学会采用了晚期早产（妊娠$34^{0/7}$～$36^{6/7}$周）和早期足月产（妊娠$37^{0/7}$～$38^{6/7}$周）的命名法，以认识到孕周对新生儿风险的影响[5]。由于认识到一些37周后出生的婴儿尚未完全成熟，并且许多20周前出生的婴儿都是由导致早产的相同原因引起的，因此重新评估这些定义和孕周界限[6]。

二、早产儿和低出生体重儿发生率

世界卫生组织估计，2010年所有新生儿中有近1/10是早产，全世界近1500万。在非洲亚洲占近1100万[7]。

美国37周前的出生率每年从1980年的9.4%增加到2006年的12.8%（图36-1）。此后，这一比例每年都下降，到2015年略低于11.99%[8]。早产率增加上升的原因是通过确定妊娠日期的超声技术的改进，这将孕周分布向左移动；辅助生殖技术应用增加；最重要的是，当妊娠34周后出现内科或产科

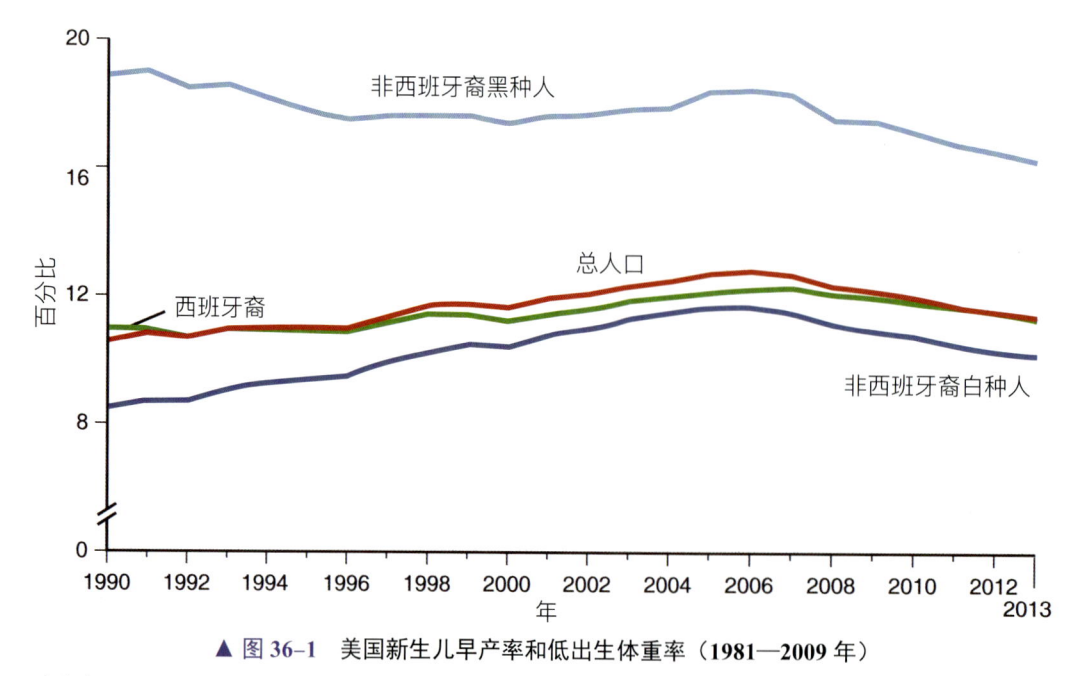

▲ 图 36-1 美国新生儿早产率和低出生体重率（1981—2009 年）

改编自 Hamilton BE, Martin JA, Ventura SJ. Births: preliminary data for 2009. *Natl Vital Stat Rep*. 2010;59(3):1–19.

并发症时，人们更愿意选择分娩。早产率下降的原因是改善了生育策略，例如降低了多胎妊娠的风险；提出了质量改进计划，将计划中的晚期早产和早期足月仅限于有适应证的分娩；制订了预防复发性早产的策略。

美国各地的 PTB 发生率差异很大（图 36-2）。地理差异的原因很复杂，但受黑种人人口百分比的影响很大。黑种人女性的 PTB 率几乎是其他种族/族裔群体的 2 倍（图 36-3）。

早产儿结局

出生孕周与不良妊娠结局密切相关，包括死产（妊娠 20 周后胎儿死亡）、新生儿（<28 天）和婴儿（<12 个月）的死亡，以及远期的身体和智力不健全。

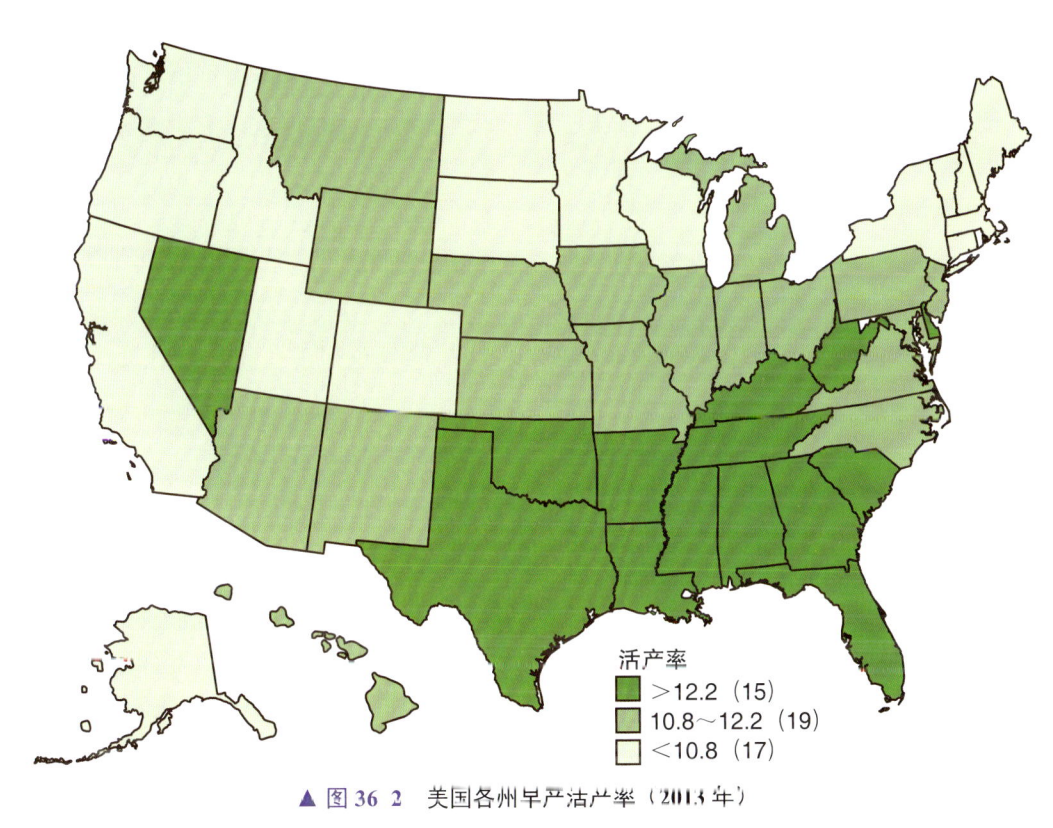

▲ 图 36-2 美国各州早产活产率（2013 年）

引自 National Center for Health Statistics, final natality data. Available at www.marchofdimes.org/peristats.

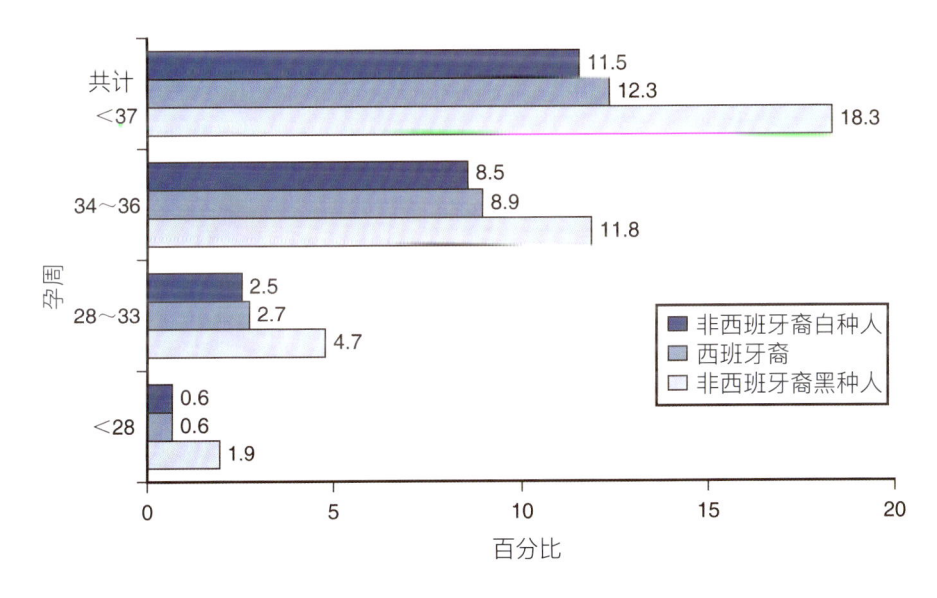

◀ 图 36-3 按种族划分的早产活产百分比

引自 Martin JA, Hamilton BE, Sutton PD, et al. Births: final data for 2008. *Natl Vital Stat Rep*. 2010;59(1):1–71.

三、围产期死亡率

围产期死亡率定义为每 1000 次总出生（活产加上死产）中妊娠 20 周后的死产加上出生 28 天内的新生儿死亡的总和。随着出生孕周和出生体重的下降，围产儿死亡率显著增加。因为该数值包括产前、产时和新生儿死亡事件，所以它反映了产科和新生儿科的诊疗水平。死产和 PTB 具有相似的流行病学特征，尤其是在 32 周之前。胎儿死亡占围产期死亡的一半以上，几乎与婴儿死亡一样。2013 年，据报道有 23 595 名胎儿死亡（20～27 周为 50.3%，28 周后为 49.7%），以及 15 983 名新生儿死亡（出生后 7 天前 80.7%，出生后 7～28 天为 19.3%）[9]。

（一）婴儿死亡率

婴儿死亡率是指每 1000 名活产婴儿中 1 岁前的死亡人数。尽管先天性畸形通常被列为婴儿死亡的主要原因，但这个排名是通过将与 PTB 相关原因分为几类来划分的。图 36-4 显示了美国 2008 年按出生孕周划分的所有婴儿死亡人数的比例。

早产儿的死亡率和发病率随着出生孕周的下降而上升，并且与之出生时所接受的新生儿诊疗水平相关。2008 年，婴儿总死亡率为每 1000 例活产死亡 6.6 例；然而，婴儿死亡率因出生孕周不同而差异很大。对于妊娠不足 32 周出生的婴儿，婴儿死亡率为每 1000 例活产婴儿 175.5 例，而孕周 39～41 周（风险最低的年龄组）出生的婴儿死亡率为 2.1。婴儿死亡率普遍随着出生孕周的增加而降低，即使是 37～38 周出生的婴儿，其死亡率也比 39～41 周出生的婴儿高 50%。

对高危母亲和早产 LBW 婴儿的区域化诊疗、产前使用皮质类固醇、新生儿使用外源性肺表面活性物质、改进的呼吸机技术改善了极早产儿的结局。在三级医疗中心重症监护病房的婴儿存活率随着出生孕周而上升，从 22 周出生婴儿的 6% 升至 28 周婴儿的 90% 以上[10]。除了孕周外，还可以通过考虑胎儿数量（单胎或多胎）、性别、是否使用产前皮质类固醇、出生体重来更准确地预测结果[10]。可以使用 Eunice Kennedy Shriver 国家儿童健康和人类发展研究所新生儿研究网络提供的基于产前因素的在线计算器预测婴儿结局的概率[11]。图 36-5 显示了在挪威出生的 903 402 名婴儿中按出生孕周划分的长期存活率[12]。

（二）围产期发病率

早产儿面临着与各种器官系统不成熟和导致早产的原因有关的特定疾病的风险。早产儿常见的并发症包括呼吸窘迫综合征、脑室内出血、支气管肺发育不良（bronchopulmonary dysplasia，BPD）、动脉导管未闭（patent ductus arteriosus，PDA）、坏死性小肠结肠炎（necrotizing enterocolitis，NEC）、败血症、呼吸暂停和早产儿视网膜病变（retinopathy of prematurity，ROP）。发病率主要因胎龄而异，但也

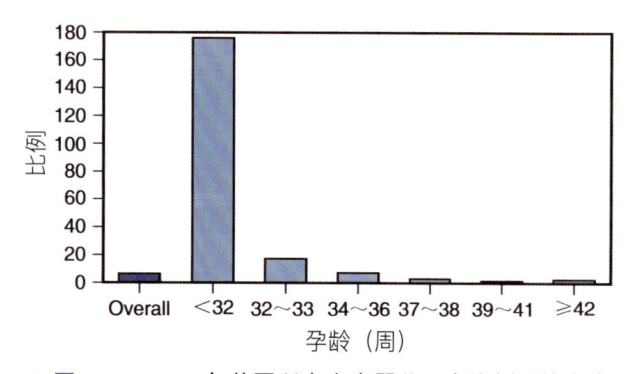

▲ 图 36-4 2008 年美国所有出生婴儿死亡比例（按出生孕周）

改编自 Centers for Disease Control and Prevention. Mathews TJ, MacDorman MF. Infant mortality statistics from the 2008 period linked birth/death data set. Natl Vital Stat Rep. 2012; 60(5):1–27.

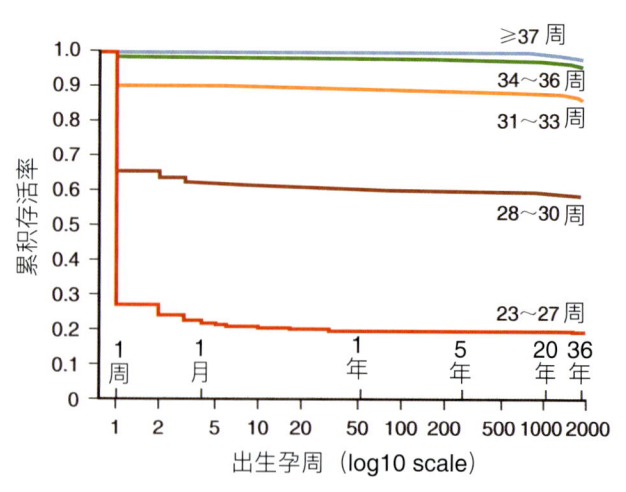

▲ 图 36-5 挪威出生的 903 402 名婴儿按出生孕周计算的累积长期存活率

改编自 Moster D, Lie RT, Markestad T. Long-term medical and social consequences of preterm birth. N Engl J Med. 2008;359(3): 262–273.

受出生体重、胎儿数量（单胎与多胎）、地理位置、是否进入新生儿重症监护病房及任何可能导致早产的母胎因素的影响。主要发病率随着孕周的降低而增加，尤其是在妊娠 30 周之前。新生儿发病率存在明显的地域差异，特别是对于 VLBW 婴儿。存活率和发病率的报道也因计算方法而异。产科数据库包括进入产科病房的所有活胎，而新生儿数据库中则不包括产时和发生在产房的胎儿死亡。因此，在新生儿数据库中，相同孕周和出生体重的存活率和发病率略高。

（三）长期结局

与 PTB 相关的主要新生儿疾病包括慢性肺病、3～4 级 IVH（与脑瘫相关）、NEC 和视听障碍，这些都会带来终身影响。对早产儿和低出生体重儿的随访研究显示，脑瘫、神经感觉障碍、认知和运动能力下降、学习困难和注意力缺陷障碍的发生率增加。

妊娠 26 周前出生的新生儿长期发病率显著增加。在英国的一项研究中，对 308 名妊娠 25 周之前出生的新生儿中的 78% 进行了随访，并与出生体重正常婴儿进行比较。几乎所有早产儿在 6 岁时都有一些缺陷：22% 有严重的神经认知障碍（脑瘫、智商低于平均值 3 个标准差以上、失明或耳聋），24% 有中度残疾，34% 有轻度残疾，20% 没有神经认知障碍。

四、早产的流行病学

根据是否为自发性早产应考虑发生在早产之前的众多母婴因素。自发性早产可能首先表现为宫颈软化和成熟、蜕膜激活和（或）子宫收缩。宫颈软化是分娩开始最常见的初始证据。在妊娠 28～36 周自然分娩的女性中，妊娠 22～24 周时的宫颈长度测量值明显短于足月分娩的女性，表明宫颈软化在 24 周之前已经开始[13]。同一项研究发现，半数以上有明显宫颈管缩短迹象的女性在妊娠 35 周后分娩，表明自发性先兆早产的结局并不总是发展为早产分娩。有自发性早产症状和体征的女性通常具有框 36-1 中显示的一种或多种人口统计学特征，但要注意，约一半的早产女性没有明显的危险因素。在 10 个合作诊所中接受产前保健的 2521 名女性中，323 人（12.8%）在妊娠 37 周前分娩。其中，234 人（占总数的 9.3% 和早产儿的 72%）在自然临产后分娩，89 人（占总数的 3.5% 和早产儿的 27%）为医源性早产[13]。

框 36-1　自发性早产女性的人口统计资料

- 生殖道定殖、感染或器械操作史
  - 尿路感染和菌尿
  - 性传播感染，如衣原体、淋病、人乳头瘤病毒或滴虫
  - 细菌性阴道病
  - 宫颈发育不良和相关治疗
  - 自然流产或人工流产
- 黑种人
- 妊娠期不明原因出血
- 既往自发早产史
- 子宫畸形
- 辅助生殖技术的使用
- 多胎妊娠
- 吸烟、滥用药物
- 妊娠前体重不足（体重指数<19.6）和妊娠前肥胖（体重指数>30）
- 牙周疾病
- 受教育程度低、收入低、社会地位低
- 首次产检时间延迟
- 在生活的一个或多个领域中存在巨大的压力

如前所述，早产前未发生先兆早产的女性通常有内科和（或）产科疾病，导致分娩发动或医源性干预以使母胎受益。她们的人口统计学特征反映了这一点（框 36-2），延长孕周主要是为了对她们的病情进行最佳管理。这种策略在某些情况下更成功，例如糖尿病患者，维持血糖正常通常会足月分娩，但在其他情况下，例如慢性高血压患者，有效控制血压却不能预防先兆子痫。

五、自发性早产的高危因素

自发性早产（spontaneous preterm birth，SPTB）的危险因素来自母体因素、既往妊娠史和当前妊娠风险。

（一）母体因素

许多母体因素会影响 PTB。这些可能是内科或牙科因素（如感染或疾病）、行为学、与孕产妇人口统计学相关因素或压力，或与遗传学和解剖学有关，

框 36-2　有早产征兆的女性的人口统计学特征和医疗概况

- 妊娠前或妊娠期间诊断出的糖尿病
- 慢性或急性（先兆子痫）高血压
- 当前或既往妊娠的产科疾病或风险
  - 先兆子痫
  - 既往子宫手术史（如之前通过垂直或 T 形子宫切口剖宫产）
  - 胆汁淤积
  - 胎盘疾病
    ◆ 前置胎盘
    ◆ 胎盘早剥
- 医学疾病
  - 癫痫发作
  - 血栓栓塞
  - 结缔组织疾病
  - 哮喘和慢性支气管炎
  - 母体感染人类免疫缺陷病毒或单纯疱疹病毒
  - 肥胖
  - 抽烟
- 高龄产妇
- 胎儿疾病
  - 胎儿宫内异常
    ◆ 慢性（胎儿生长不良）
    ◆ 急性（胎儿窘迫，非压力测试或生物物理评分中结果异常）
    ◆ 羊水过多或羊水过少
    ◆ 胎儿水肿、腹水、血型相关同种异体免疫反应
    ◆ 出生缺陷
    ◆ 多胎妊娠相关并发症（如生长缺陷、双胎输血综合征）

包括泌尿生殖道异常。以下将对这些因素逐个讨论。

1. 疾病

(1) 感染：全身和生殖道感染与 PTB 相关。在胎膜完整的自然早产女性中，发现下生殖道菌群通常也存在于羊水、胎盘和胎膜中。菌群包括解脲支原体、人形支原体、梭杆菌属、阴道加德纳菌、消化链球菌和拟杆菌属。随着分娩孕周降低，特别是在 30~32 周之前，羊膜腔内炎症和感染的临床和组织学证据更为常见。据报道，通过培养和分子方法，可检测到 20%~60% 的妊娠 34 周前早产女性的羊水中细菌的存在。孕周越低，培养阳性率越高。从 30 周后的 20%~30% 到妊娠 23~24 周时的 60%。34 周后感染的证据不太常见。

细菌性阴道病是一种阴道生态系统发生改变的疾病，革兰阴性厌氧菌（如阴道加德纳菌、拟杆菌、普氏菌、移动菌和支原体）在很大程度上取代了通常占优势的乳酸杆菌。BV 与 SPTB 风险双倍增加相关。如果在孕早期检测到 BV，BV 和 PTB 之间的关联会更强。尽管存在关联，但抗生素根除 BV 并不能降低 PTB 的风险。生殖道外感染也与 PTB 有关，最常见的是泌尿道和腹腔内感染（如肾盂肾炎和阑尾炎）。与之相关的可能疾病机制是邻近生殖器官的炎症的蔓延，但一些距离生殖器官较远器官的感染（特别是慢性炎症）也与 SPTB 风险增加有关。

(2) 牙周疾病：患有牙周病的女性与早产风险增加有关。牙周疾病的治疗并未降低 PTB 的风险，这表明早产与牙周疾病存在共同的易感性而不是因果关系。泌尿生殖道和消化道都是微生物定植的主要部位，宿主免疫因子在其中起到保护的作用，因此它们共享相同的风险因素。

2. 泌尿生殖道因素

(1) 宫颈长度：经阴道超声测量的 CL 与单胎和双胞胎的 PTB 风险呈负相关。妊娠 22~24 周时 CL 等于或低于第 10 百分位数（阴道内超声检查为 25mm）的女性在 35 周前患 PTB 的风险增加 6.5 倍（95%CI 4.5~9.3）。与 CL 测量值大于第 75 百分位数的女性相比，妊娠 32 周前发生 PTB 的风险增加 7.7 倍（95%CI 4.5~13.4）[14]。对 CL 和 PTB 风险之间的解释曾经被认为反映了"宫颈功能的连续性"，其中宫颈对子宫收缩的抵抗力不同解释了这种关系。然而，现在有大量证据表明宫缩并不预示早产[15]，并且 24 周前使用孕酮补充剂可减缓宫颈缩短并降低 24 周前的早产风险，这一点对于有无早产史的女性均适用[16-20]。这些研究支持以下结论：宫颈缩短（软化和成熟）不是宫颈功能不全的被动结果，而是一个主动或激活的过程，表明无论其根本原因如何，病理性早产已经开始[13]。

(2) 宫颈手术：宫颈手术史，包括锥切术和环形电切术，已被认为是 PTB 的危险因素。最近的一项 Meta 分析支持这样一个观点，即有 LEEP 手术史的女性和既往宫颈发育不良但未行宫颈切除术的女性相比，发生 PTB 的风险相似。这一发现表明，发育不良和 PTB 之间、LEEP 和 PTB 之间存在相同的风险因素。

(3) 子宫先天性异常：先天性子宫结构异常，称为米勒管融合缺陷，可能会影响子宫颈、子宫体或两者均受影响。根据具体的畸形类型和产科病史，患有子宫畸形的女性患PTB的风险为25%~50%。胎盘植入子宫隔膜可能通过胎盘分离和出血导致PTB。子宫内暴露于己烯雌酚的T形子宫也与早产风险增加有关。

3. 行为学

一般来说，行为对PTB影响的研究并未发现母亲活动与PTB之间存在一致的关系，除了吸烟。

(1) 吸烟和药物滥用：吸烟与早产风险增加有关，与大多数其他风险不同，可以在妊娠期对吸烟进行干预。

(2) 体力活动：过度体力存在争议。活动是否与早产有关存在争议。

(3) 营养因素：一直发现母体低体重（体重指数19.8kg/m²）与早产风险增加有关[21, 22]。妊娠前超重和肥胖也与早产风险增加有关，尤其是极早期PTB[23]。与很少或从不吃鱼的女性相比，经常食用鱼类的女性患PTB的概率要低[24]。据报道，各种营养缺乏与早产风险有关，但很少有研究发现营养补充剂可以降低早产的发生率。

4. 人口统计学、压力和健康的社会决定因素

社会地位低与PTB风险增加相关：贫困、教育程度、在贫困社区、州和地区的居住、缺乏获得产前保健的途径都和早产发生率显著相关[75]。这些关联曾经被认为是社会性的，而不是医疗性的，因此超出了医疗保健的范围。压力[26]和抑郁[27]一直被报道与PTB有中度关联，尽管机制仍不清楚。

此后，社会环境影响得到了进一步的研究，并揭示了因果关系的证据。表36-1和图36-6显示了不同教育水平和种族/民族的PTB风险增加的幅度。

在所有种族和族裔群体中，受教育程度最高和最低的女性PTB发生率存在近2倍的差异。同样引人注目的是，无论受教育程度如何，以及是否能获得妊娠前保健，黑种人女性的PTB率差异仍然存在（表36-2和图36-7）。

黑种人族裔：与任何其他种族或民族的女性相比，黑种人女性患PTB的风险显著增加[28]。2005—2007年，黑种人女性的PTB平均率为18.4%，而亚裔女性为10.8%，白种人女性为11.6%，西班牙裔女性为12.6%，美洲原住民女性为14.2%。在平衡了社会和医疗因素后，PTB发生率的差异仍然存在[25, 28, 29]，并且在美国黑种人中更明显，但在非洲女性中则不然。差异的起源尚不清楚。无论病因如何，即使没有其他风险因素，所有非裔美国女性都被认为存在早产高风险。

5. 早产的遗传因素

对某些遗传因素影响PTB，这一认识源于一些观察研究的结果。首先，女性的PTB家族史会影响自身早产风险。Porter及其同事发现，早产出生的女性妊娠期早产的风险增加；风险增加的程度与出生孕周成反比。PTB的比值比范围从妊娠36周出生的女性的1.18（95%CI 1.02~1.37）到妊娠30周出生的女性的2.38（95%CI 1.37~4.16）不等。对双胞胎研究的观察结果也支持遗传因素对PTB的影响。Treloar及其同事[30]研究了905对澳大利亚女性双胞胎，观察她们是否在35周之前分娩。在这项研究中，所有因素导致的PTB为试验结局[30, 31]。同卵双胎的相关性高于异卵双胎的相关性（分别为r=0.3±0.08与

表36-1 根据受教育水平和种族划分的早产风险增加程度

受教育年限（年）	非西班牙裔黑种人	非西班牙裔白种人	亚洲/太平洋岛人	美洲原住民	西班牙裔
<18	19.6	11.0	11.5	14.8	10.7
8~12	16.8	9.9	10.5	11.8	10.4
13~15	14.5	8.3	9.1	9.9	9.3
≥16	12.8	7.0	7.5	9.4	8.4

引自 Behrman RE, Stith Butler A. Committee on Understanding Premature Birth and Assuring Healthy Outcomes: Causes, Consequences, and Prevention. Washington, DC: National Academies Press; 2007.

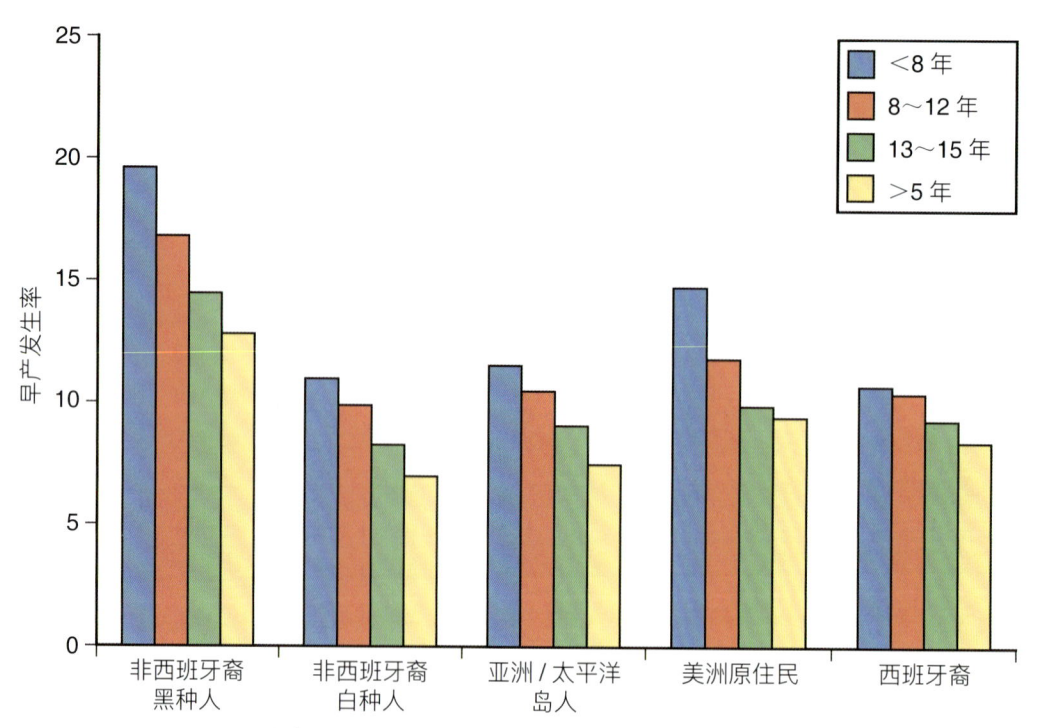

▲ 图 36-6 按种族/民族划分的不同教育水平（年）的早产风险（表 36-1）

引自 Behrman RE, Stith Butler A. *Committee on Understanding Premature Birth and Assuring Healthy Outcomes: Causes, Consequences, and Prevention.* Washington, DC: National Academies Press; 2007.

表 36-2 1998—2000 年按孕产妇种族/族裔和妊娠期获得产前保健时机划分的早产率

受教育年限（年）	非西班牙裔黑种人	非西班牙裔白种人	亚洲/太平洋岛人	美洲原住民	西班牙裔
孕早期	14.7	8.3	8.6	10.4	9.7
孕中期	17.5	10.2	10.8	12.7	11.0
孕晚期	16.0	10.0	9.5	12.3	10.0
未产检	33.4	21.7	19.4	24.0	19.8

引自 National Committee on Health Statistics for U.S. birth cohorts from 1998 to 2000 and from Berhman RE, Butler AS. *Sociodemographic and Community Factors Contributing to Preterm Birth: Causes, Consequences, and Prevention.* Institute of Medicine (US) Committee on Understanding Premature Birth and Assuring Healthy Outcomes. Washington, DC: National Academies Press; 2007.

0.03 ± 0.11 标准误差）。计算出的第 1 次妊娠早产的遗传率为 17%，任何一次妊娠早产的遗传率为 27%。在斯堪的纳维亚进行的一项基于人群的双胎研究，调查了 1973—1993 年间分娩单胎的 868 对同卵双胎和 1141 对异卵双胎[30, 31]。与异卵双胞胎相比，同卵双胞胎的孕周相关性更高，并且模型拟合的遗传力对于孕周的估计为 30%，对于早产的估计为 36%。这种遗传性似乎是母系而非父系遗传的结果。家族谱系中发生的 PTB 模式表明，最可能的遗传形式是非孟德尔遗传；相反，观察到的谱系更符合多基因的影响。许多研究旨在发现导致 PTB 的基因变异，但许多关联未能在人群中复制。然而，在全基因组研究中，四个基因与 PTB 显著相关：促卵泡激素受体（FSHR）、胰岛素样生长因子 1 受体（IGF1R）、col-52 蛋白和丝氨酸肽酶抑制物分枝 B 成员 2（SERPINB2）。GWAS 研究可能有助于阐明 PTB 未曾被充分了解的致病因素。Zhang 等发现 EEFSEC（真核延伸因子，硒代半胱氨酸 tRNA 特异性）显示出对妊娠周数和 PTB 风险的全基因组意义。EEFSEC 参与将硒代半胱氨酸掺入硒蛋白中。硒蛋白，如谷胱甘肽过氧化物酶和

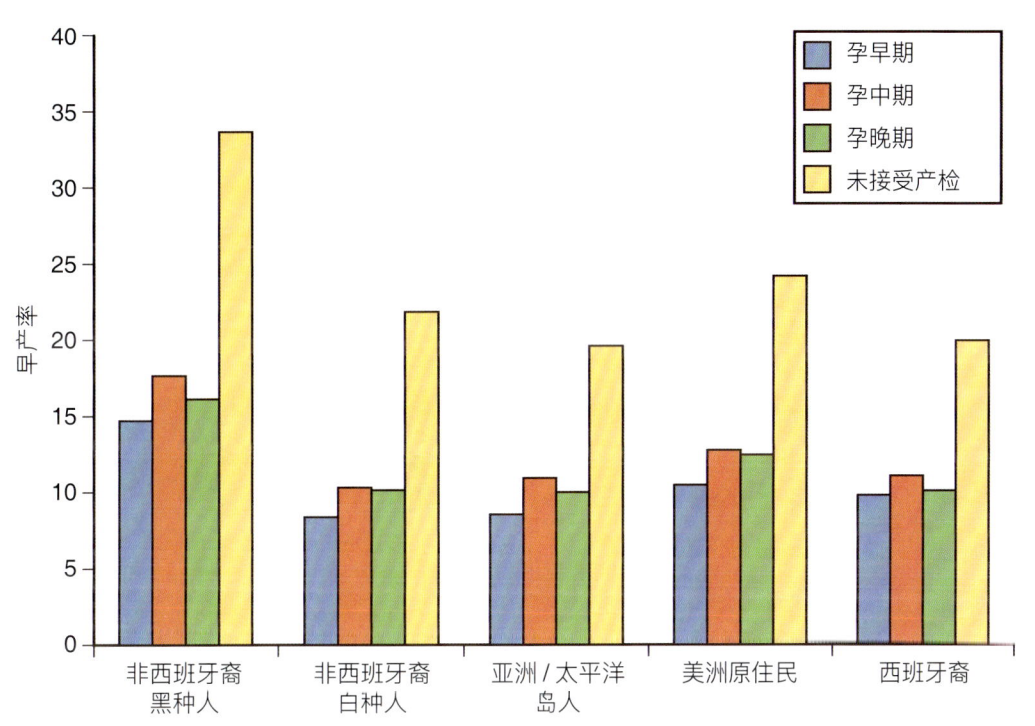

▲ 图 36-7 根据种族/民族和妊娠期获得产前保健的机会不同划分的早产风险（表 36-2）

引自 National Center for Health Statistics: U.S. Birth Cohorts From 1998 to 2000. From Berhman RE, Butler AS. *Sociodemographic and Community Factors Contributing to Preterm Birth: Causes, Consequences, and Prevention*. Institute of Medicine (US) Committee on Understanding Premature Birth and Assuring Healthy Outcomes. Washington, DC: National Academies Press; 2007.

硫氧还蛋白还原酶，在维持氧化还原状态和抗氧化防御、调节炎症反应方面发挥关键的细胞稳态功能。这些生理功能以前与分娩过程和早产有关。有趣的是，硒代半胱氨酸的通路发现表明，进一步评估母体硒微量营养素状态对早产风险的作用存在潜在益处。

深入了解 PTB 的复杂遗传学，有助于深入了解其病理生理学，并可能有助于识别风险；目前，这些潜在受益尚不会影响临床决策。

（二）孕产史

最强的既往风险因素是，存在 16～36 周的早产或流产史。据报道，这种病史通常会使风险增加 1.5～2 倍，但根据既往 PTB 的次序、先后顺序和孕周而有很大差异（图 36-8）。

前次妊娠为双胎妊娠且发生早产，下次单胎妊娠发生早产的风险自上次分娩时的孕周开始上升，至 34 周时下降。对于在前次妊娠 34 周后分娩双胞胎的女性来说，增加的早产风险很小，但如果前次双胎妊娠在 30 周之前出生，本次单胎 PTB 的风险可能高达 40%。

既往死产[32] 和孕 16～20 周结束妊娠[3] 也与后续妊娠发生早产的风险增加有关。

在孕早期和中期终止妊娠与后续 PTB 风险增加有关，尤其是在进行机械性扩张宫颈或刮宫或当这些操作反复进行时[33]。在自然流产和人工流产后发生 PTB 的风险增加[34]。

（三）当前妊娠期风险

受孕方式也会影响 PTB 的风险。辅助生殖后 PTB 率的增加不仅是由于多胎妊娠的发生率增加，即使单胎妊娠 PTB 率也会增加。采用所有生殖技术（包括促进排卵）的单胎妊娠中观察到 PTB 风险增加近 2 倍[35]。一项对 15 项研究的 Meta 分析，将体外受精导致的 12 283 次妊娠与 190 万自然受孕单胎婴儿进行了比较，发现应用辅助生殖技术出生的婴儿围产期死亡率、PTB、LBW 和 VLBW 及 IVF 后出生的 SGA 婴儿的死亡率大约增加了 2 倍。与自然受孕的双胞胎和三胞胎相比，辅助受孕后多胎妊娠的 PTB 发生率似乎没有增加，因此单胎妊娠 PTB 率增加的解释尚不清楚。可能的原因包括上生殖道的微

前次早产分娩的顺序和孕周

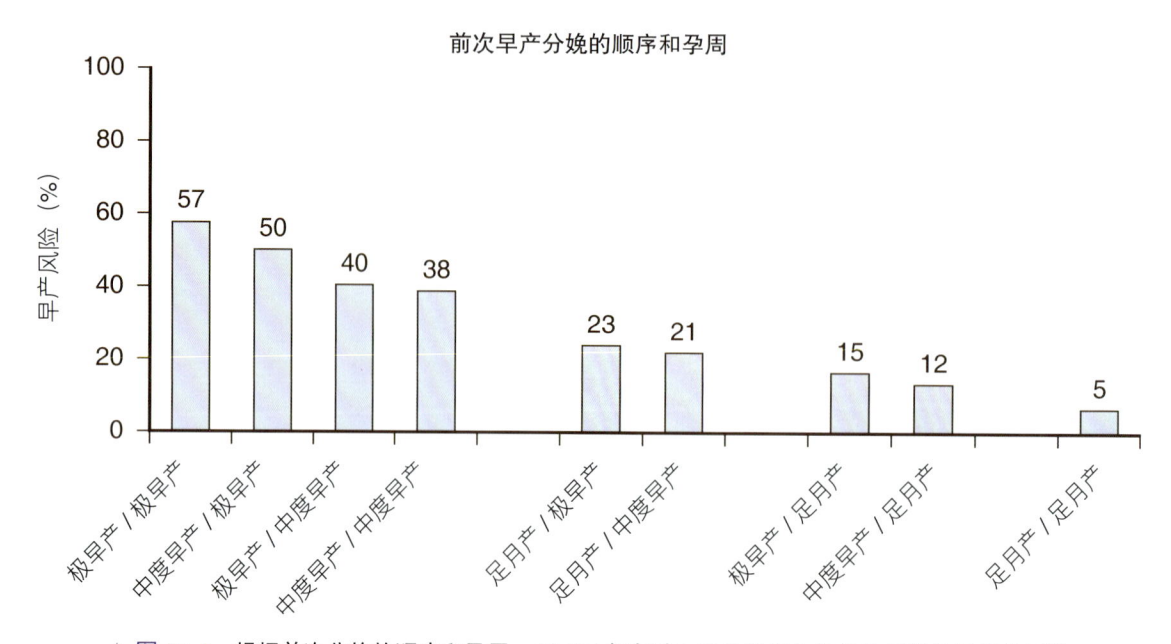

早产风险（%）

极早产/极早产	中度早产/极早产	极早产/中度早产	中度早产/中度早产	足月产/极早产	足月产/中度早产	极早产/足月产	中度早产/足月产	足月产/足月产
57	50	40	38	23	21	15	12	5

▲ 图 36-8 根据前次分娩的顺序和孕周，19 025 名有过 2 次分娩史女性发生复发性早产的风险

极早产，妊娠 21～31 周；中度早产，妊娠 32～36 周［改编自 McManemy J, Cooke E, Amon E, Leet T. Recurrence risk for preterm delivery. *Am J Obstet Gynecol*. 2007;196(6):576.e1–e7.］

生物定殖、不孕夫妇的压力增加、超排卵的不良反应，以及出生缺陷率的增加。

1. 流血和消失的双胞胎

在妊娠前 3 个月出现不明原因阴道出血的女性随后发生 PTB 的风险会随着出血次数的增加而增加。因多胎妊娠一胎胎死宫内或母体血清甲胎蛋白不明原因升高而导致妊娠并发症的女性，其 PTB 的风险也会增加。

2. 多胎妊娠和子宫过度膨胀

多胎妊娠是早产的最强风险因素之一。第 39 章描述了根据胎儿数量划分的早产、极早产、LBW 和 VLBW 的发生率。略多于 50% 的双胞胎女性在妊娠 37 周前分娩。早产的风险随着胎儿数量的增加而增加，这表明子宫过度膨胀和胎儿信号是分娩发动起始的潜在途径。除了自发性早产外，多胎妊娠更常因合并内科和产科疾病而复杂化，导致早产。胎儿生长不良、胎儿异常、高血压、胎盘早剥和胎儿异常在多胎妊娠中更为常见，并且随着胎儿数量的增加而增加。双胎妊娠的绒毛膜性也是不良妊娠结局的一个重要风险因素。单绒毛膜双胎妊娠比双绒毛膜双胎妊娠更容易并发死产和胎儿生长受限。单绒毛膜双胞胎的新生儿比双绒毛膜双胞胎更有可能发展为 NEC 和神经系统疾病。目前尚不清楚单绒毛膜双胞胎中 PTB 的发生率中有多少源于医源性早产，多少源于自发性早产。

3. 风险评分系统

尝试根据既往史和流行病学数据加上当前妊娠风险因素的评分系统来识别早产，但敏感性较低，并且并未包括此处列出的一些既往史风险。

六、自发性早产的病理生理学

足月产和早产的解剖学、生理学和生化特征相同，这些特征被认为是分娩共同通路的一部分。该途径包括：①宫颈变化（软化和成熟）；②胎膜/蜕膜激活；③子宫收缩力增加。足月分娩是由共同分娩通路的生理性激活引起的，而早产是该通路病理性激活的结果。负责激活的损伤可能导致每个途径的非同步募集。这种非同步在临床上被认为：①当该过程主要影响宫颈时表现为宫颈功能不全；②当该过程主要影响子宫肌层时表现为子宫收缩；③如果损伤作用于绒毛膜羊膜，则表现为未足月胎膜早破。同步激活将被标记为具有完整胎膜的早产临产。无论是在足月还是足月之前，分娩过程都会在一个由宫颈变化、持续的子宫收缩、胎膜激活组成的共同途径中达到顶峰。根本区别在于足月分娩是共同通路的正常生理激活，而早产是全部或部分病理过程激活共同通路的一个或多个组成部分的结果。

尽管分娩持续时间很短（最多几小时或几天），但分娩的发动是一个较长的过程，包括参与共同途径的关键组织的准备。因此，宫颈变化会在数周内发生，子宫肌层收缩力在临产前已经加强。宫颈阴道黏液中胎儿纤连蛋白（fetal fibronectin，fFN）的出现反映了细胞外基质（extracellular matrix，ECM）的降解，这表明胎膜的激活。

基于胎儿成熟的分娩信号起源于胎儿下丘脑，并导致促肾上腺皮质激素释放激素（corticotropin-releasing hormone，CRH）的分泌增加，进而刺激促肾上腺皮质激素（adrenocorticotropic hormone，ACTH）和皮质醇的产生，最终导致激活分娩的共同通路。在胎儿炎症反应综合征（fetal inflammatory response syndrome，FIRS）的背景下，胎儿可能会激活早产通路。

自发性早产应被理解为一种综合征，其中早产、未足月胎膜破裂、未足月宫颈消失和扩张的临床表现是多种病因的结果，这些病因可以单独发生或组合发生。有些行为会迅速启动早产（如急性外伤后胎盘早剥），但大多数会在数周内走向更亚急性或慢性发展的路径。值得注意的是，在临床上出现分娩证据的数周之前，临产的过程已经慢慢发生了。因此，分娩的病理刺激可能与正常的分娩生理准备相互协同，尤其是在妊娠32周后。而在30～32周之前，更多早产是由病理刺激所致。

（一）宫颈的软化和成熟

子宫颈是妊娠和分娩的关键结构；它必须保持结构完整性，在妊娠期间充当物理屏障，并在分娩期转化为允许胎儿通过的通道。这种变化并不是急性的；生理上，分娩发生在妊娠过程中，需要宫颈不断地发生生化和生物力学变化，表现为宫颈成熟[36, 37]。生理性和病理性分娩之间导致宫颈成熟的分子过程不同，并且可能因病理性早产原因不同而有差异。

虽然胶原蛋白主要维持子宫颈拉伸强度，但糖胺聚糖（glycosaminoglycans，GAG）对组织的黏滞弹性至关重要。GAG是长无支链多糖（ECM的重要组成部分），它具有多种作用，能够帮助确定组织水合作用，有助于维持黏性，并且稳定ECM的整体结构。此外，小分子富含亮氨酸的蛋白多糖（与核心蛋白相连的GAG），如核心蛋白聚糖，已被证明与可溶性生长因子和炎症介质相互作用。宫颈上皮细胞中的紧密连接提供结构支持并调节液体流量。

宫颈上皮具有多种功能，包括增殖、分化、维持体液平衡、保护免受环境危害、通过紧密连接进行细胞旁溶质转运。在妊娠和分娩期间机体调节宫颈上皮功能，维持上皮完整性和功能的分子是动物模型和足月女性宫颈变化的关键组成部分。子宫颈中的ECM周转率很高，因此子宫颈的机械性能会迅速变化。宫颈成熟期间ECM的变化包括炎性细胞（巨噬细胞、中性粒细胞、肥大细胞、嗜酸性粒细胞等）在类似于炎症反应的过程中流入宫颈间质。这些细胞产生影响ECM代谢的细胞因子和前列腺素。前列腺素影响宫颈成熟，并已被广泛用作促进宫颈成熟的引产药物。宫颈成熟受雌激素的影响，雌激素通过刺激胶原蛋白降解来诱导成熟，而孕酮会阻止这些雌激素作用。此外，应用孕酮受体（progesterone receptor，PR）拮抗药可诱导宫颈成熟，据报道使用孕酮可延迟甚至逆转宫颈成熟。另一种与宫颈成熟机制有关的介质是一氧化氮，它可以作为炎症介质。

宫颈变化通常在分娩开始之前，是渐进的，并在数周内发展。PTB之前通常是在孕中期和晚期的数周内宫颈成熟，临床检查发现宫颈软化和变薄，超声检查显示宫颈呈漏斗样改变，并且宫颈管长度缩短。

（二）宫缩增强

分娩的特点是子宫收缩发生变化，从持续几分钟且几乎不会增加宫内压力的偶发性不协调宫缩，发展到协调的短期收缩，导致宫内压力显著增加，最终分娩。这种变化通常在夜间开始，体现了神经控制。这可能会进展到正常分娩，或者可能由于炎症（如母体感染或腹部手术）并不同步发生。禁食也可能诱发这种变化。催产素由蜕膜和下丘脑的室旁核产生，具有内分泌和旁分泌两种作用。催产素的血浆浓度反映了子宫收缩力，这表明催产素可能介导子宫收缩力的昼夜节律。

细胞通讯是分娩的另一个特征，间隙连接在分娩前的子宫肌层中形成并在分娩后消失。人类子宫肌层中间隙连接的形成和间隙连接蛋白43的表达在足月临产和早产临产方面相似。这些发现表明，间隙连接的出现和连接蛋白 43 的表达增加可能是导致分娩发动时子宫挛缩转变为规律收缩的潜在分子和细胞机制的一部分。雌激素、孕酮和前列腺素与间隙连接形成的调节和连接蛋白 43 的表达有关。Lye 及其同事提出，一组称为收缩相关蛋白的变化是这一阶段的特征。

（三）蜕膜激活

在妊娠的最后几周，母体蜕膜和邻近的胎膜会发生解剖结构和生化变化，最终导致胎膜自发破裂。这种机制的过早激活会导致 PPROM，占所有早产临床病因的 40%。虽然胎膜破裂通常发生在分娩的第一阶段，但对未足月胎膜早破的组织学研究显示，Ⅰ型、Ⅲ型和Ⅴ型胶原蛋白数量减少；腱生蛋白的表达增加，并在组织重塑和伤口愈合过程中表达；正常的波浪形胶原蛋白模式断裂，这表明未足月胎膜早破是发生于分娩启动前的一个过程。

结构 ECM 蛋白（如胶原蛋白）与胎膜的拉伸强度有关，而黏弹性则归因于弹性蛋白。细胞外黏固剂（如纤连蛋白）的溶解是分娩时胎膜与蜕膜分离过程的原因。通过检测 FFN 可评估 ECM 的降解。

妊娠第 22～37 周宫颈阴道分泌物中的病原体相关分子模式（pathogen-associated molecular patterns，PAMP）或 FFN 的存在，是绒毛膜界面破坏的证据，并且与 PTB 风险增加有关。

胎膜激活的确切机制尚不确定，但已经提出的假说有基质降解酶和细胞凋亡，即程序性细胞死亡。PPROM 女性羊水中的基质金属蛋白酶（matrix metallo proteinases，MMP）及其调节剂[金属蛋白酶组织抑制物（tissue inhibitors of metalloproteinases，TIMP）]水平升高。细胞凋亡也可能通过促凋亡基因表达增加和抗凋亡基因表达减少而在胎膜早破机制中发挥作用。MMP-9 可诱导羊膜细胞凋亡。

（四）胎儿参与分娩的启动

胎儿信号有助于动物和人类的分娩开始。胎儿下丘脑室旁核的破坏导致绵羊妊娠孕周延长。该动物实验对应在人类身上是无脑畸形，当排除羊水过多的情况时，其特征是妊娠期延长。一旦达到胎儿成熟，胎儿的大脑（特别是下丘脑）会增加 CRH 的分泌，进而刺激胎儿肾上腺产生 ACTH 和皮质醇。绵羊皮质醇和灵长类脱氢表雄酮硫酸盐的增加最终导致分娩共同途径的激活。

（五）早产综合征

产科分类主要基于临床表现，而非疾病机制。早产可能是感染、血管损伤、子宫过度膨胀、异基因识别异常、压力或其他病理过程的临床表现。通常不止一种因素起作用。因此，早产是一种不存在单一诊断标准或治疗的综合征。产科综合征具有以下特点。

- 多种病因。
- 慢性。
- 胎儿受累。
- 适应性临床表现。
- 由于基因 – 环境相互作用而导致的易感性多样。

以上每一个特性都适用于 PTB。如前所述，早产显然有多种病因。导致早产的通路是慢性的，正如在孕中期观察到宫颈短或阴道液中 FFN 浓度增加与随后的早产或分娩之间存在时间间隔。在微生物侵入羊膜腔的女性中已证实胎儿受累，其中 30% 的 PPROM 和羊水培养微生物阳性的女性检测到胎儿菌血症和存在细胞因子。同样，自发早产或 PPROM 后出生的新生儿更可能是 SGA，这表明胎儿供应慢性受损。早产可能被视为宿主对抗感染的一种适应性机制，它允许母亲清除受感染的组织并允许胎儿离开不良环境。如果临床表现是适应性的，那么针对分娩的共同终末途径（如抑制宫缩或宫颈环扎）的治疗有效，而针对诱发疾病的途径激活的基本机制（肌层收缩力、宫颈缩短和扩张）则不会有效。越来越多的证据表明，在导致早产的步骤中存在基因 – 环境相互作用，因为有两组基因组的存在，即母体和胎儿。这在对母体生殖道定植微生物与 PTB 之间关系的研究中最为明显。最后，其他机制可能也发挥作用。

早产综合征涉及的病理过程包括宫内炎症/感染、血管疾病、子宫过度膨胀、母胎耐受性下降、过敏原因、宫颈功能不全和内分泌失调。

（六）宫内感染

母体全身感染（如肾盂肾炎和肺炎）通常与早产有关。宫内感染是导致早产的常见且重要的疾病机制。宫内感染或对妊娠动物全身应用微生物制剂可导致早产临产和早产分娩，大量证据表明亚临床宫内感染与先兆早产和早产临产有关。此外，胎儿感染和炎症与导致胎儿或新生儿脑瘫和慢性肺病有关。微生物学和组织病理学研究表明，感染相关炎症可能占早产病例的25%~40%。

1. 自发性早产的宫内感染发生率

早产且胎膜完整的女性羊水培养微生物阳性的概率约为13%，感染病例可使用聚合酶链反应技术而并非培养技术进行识别。PTB的孕周越早，微生物侵入羊膜腔的可能性就越大。在PPROM中，羊水培养阳性率约为32%。在孕中期宫颈扩张的女性中，羊水培养阳性率为51%。双胎妊娠早产病例中有12%微生物侵入羊膜腔。羊膜腔中最常见的微生物是支原体和解脲脲原体。

2. 宫内感染是一个慢性过程

支持慢性子宫内炎症/感染的证据来自对羊膜穿刺术取羊水微生物，以及炎症介质浓度的检测。有病例报道，从孕中期羊膜穿刺术获得的羊水样本中证实存在人型支原体和解脲支原体，尤其是解脲支原体阳性，而后发生早产和组织学绒毛膜羊膜炎。随后有研究报道，早产的女性，其孕中期获得的羊水样本中发现了许多炎症标志物的水平增加。这些观察结果表明，孕中期羊膜腔的感染和炎症可导致数周后早产。宫内感染的终末阶段是胎儿感染。33%的羊水培养阳性的胎儿和4%的羊水培养阴性的胎儿通过脐带穿刺获得的血液中检测到胎儿菌血症的存在。

触发分娩的分子介质（细胞因子和其他炎症介质）与保护宿主免受感染的分子介质相似。因此，宫内感染引起的早产很可能是一种宿主防御机制，以保护母亲和胎儿。

3. 感染、早产和新生儿结局

根据上述证据可得到假设，定居在或上升到达蜕膜的微生物可能会根据宿主防御和环境刺激局部炎症反应和促炎细胞因子、趋化因子和炎症介质产生。这种炎症过程最初是羊膜外的，可能会导致宫颈扩张、羊膜蜕膜界面的进一步炎症和子宫收缩，并且可能会发展到感染累及羊水中，最终影响到胎儿。已知微生物可以穿过完整的膜进入羊膜腔，其中炎症介质由羊膜腔内的常驻巨噬细胞和其他宿主细胞产生。最后，侵入胎儿的微生物可能会引发全

身炎症反应，即FIRS，其特征是IL-6和其他细胞因子的浓度增加，以及中性粒细胞和单核细胞活化。

FIRS是一种亚临床疾病，最初用于描述早产、胎膜完整和PPROM出生的胎儿。亚临床性微生物侵入羊膜腔的母亲所分娩的胎儿通常患有FIRS，其新生儿并发症的发生率较高。FIRS病例多系统受累的证据包括胎儿血浆MMP-9浓度升高、中性粒细胞增多、循环有核红细胞数量增多、粒细胞集落刺激因子血浆浓度升高。FIRS的组织学标志是脐带炎症或绒毛膜血管炎。在没有及时分娩的情况下，全身性胎儿炎症反应可能导致多器官功能障碍、感染性休克和死亡。患有脐带或绒毛膜羊膜炎的新生儿患新生儿败血症和长期残疾（包括BPD和脑瘫）的风险增加。

当炎症过程不涉及绒毛膜羊膜和蜕膜、最终足月分娩的情况下，可能会在没有临产的情况下发生全身性胎儿炎症和损伤。这方面的一个例子是胎儿同种免疫（见第40章），其中胎儿血浆IL-6浓度升高，但不会发生早产。

4. 基因-环境相互作用

基因-环境相互作用是许多复杂疾病（如动脉粥样硬化和癌症）的潜在机制。同时暴露于遗传因素和环境因素的个体患疾病（发生或严重程度）的风险大于或小于根据遗传因素或环境暴露单独预测的风险时，就认为存在基因-环境相互作用。对微生物产生的炎症反应由宿主基因和环境的相互作用调节，这决定了某些感染性疾病的发生可能性和发展病程。已经报道了BV、TNF-α和早产等位基因的相互作用。母体BV是自发性早产的一个危险因素，但BV的治疗并不能可靠地预防早产。一个可能的解释来自一项对女性PTB率的研究，该研究根据其是否患BV及是否存在TNF-α等位基因2已知该基因与SPTB有关。BV（OR=3.3，95%CI 1.8~5.9）和TNF-α等位基因2（OR=2.7，95%CI 1.7~4.5）均与早产风险增加相关，而SPTB风险在同时具有BV和TNF-α等位基因2的女性中显著增加（OR=6，95%CI 1.9~21.0）所以基因-环境相互作用可能导致PTB的假设是合理的。

（七）子宫胎盘缺血和蜕膜出血

炎症后，SPTB胎盘病理标本中最常见的异常是

母体的血管病变和胎儿循环异常。母体病变包括螺旋动脉生理转化失败、动脉粥样硬化和血栓形成。胎儿异常包括绒毛小动脉数量减少和胎儿动脉血栓形成。

将血管病变与早产/分娩联系起来的一种假设机制是子宫胎盘缺血，这在灵长类动物模型和研究中得到证实，这些研究发现螺旋动脉子宫肌层部分的生理转化失败（这是先兆子痫和宫内生长受限的典型现象）出现在胎膜完整的早产女性及PPROM的女性中。据报道，明显为特发性早产的女性中，子宫动脉多普勒测速异常表明子宫循环中的血流阻抗增加。

在缺血情况下导致早产的机制尚未确定，但推测子宫缺血会导致从胎膜产生的子宫肾素增加。血管紧张素Ⅱ可直接或通过释放前列腺素诱导子宫肌层收缩。

蜕膜坏死和出血可通过产生凝血酶激活分娩，凝血酶以剂量依赖性方式刺激子宫肌层收缩。在细胞实验中，凝血酶还刺激培养的子宫内膜产生基质细胞产生MMP-1、尿激酶型纤溶酶原激活物（urokinase-type plasminogen activator, uPA）和组织型纤溶酶原激活物（tissue-type plasminogen activator, tPA）。这些因素可以直接或间接地分解绒毛膜羊膜中ECM的重要成分。凝血酶/抗凝血酶复合物是体内凝血酶生成的标志物，在早产和PPROM女性的血浆和羊水中增加。蜕膜是组织因子的丰富来源，是凝血和凝血酶激活的主要引发剂。这些观察结果与阴道出血、胎盘后血肿和早产之间的临床关联一致。

子宫缺血不应等同于胎儿低氧血症。胎儿脐带血研究不支持胎儿低氧血症是早产的原因或结果。

(八)子宫过度膨胀

多胎妊娠和其他与子宫过度膨胀相关的疾病中PTB发生率增加的机制尚不清楚。核心问题是子宫如何感受张力，以及这些机械力如何引起导致分娩的生化变化。近期在大鼠子宫肌层中证明了催产素受体、连接蛋白43和c-fos信使RNA的表达在临近预产期时增加。孕酮阻断子宫肌层中张力诱导的基因表达。已提出丝裂原活化蛋白激酶调控在子宫肌层细胞中介导拉伸诱导的c-fosmRNA表达。子宫张力会对胎膜产生影响；例如，体外研究表明，胶原酶、IL-8、前列腺素E_2、细胞因子前B细胞集落增强因子的产生增加。这些观察结果提供了一些证据，即在过度扩张的子宫所起的机械力作用与胎膜破裂之间可能存在联系。

(九)母体耐受破坏

胎盘单位是最成功的移植物。这是一种在正常妊娠期间需要母体和胎儿免疫系统共同参与的免疫耐受状态，并激活母胎界面的免疫抑制状态。最近的证据表明，母体抗胎儿排斥反应是早产疾病的常见机制。慢性绒毛膜羊膜炎是一种母体淋巴细胞浸润绒毛膜羊膜的病变，是SPTB最常见的病理发现。

母体淋巴细胞可引起绒毛膜滋养层的破坏，从而诱发早产。认为这种病变及慢性绒毛炎均为母体抗胎儿排斥反应的证据[38,39]。

(十)过敏性早产

病例报道表明，暴露于引起过敏样机制（Ⅰ型超敏反应）的过敏原后可发生早产，并且一些早产女性的羊水中以嗜酸性粒细胞为主要细胞，这表明早产是一种子宫的过敏反应。子宫中的肥大细胞产生组胺和前列腺素，两者都可以诱导子宫肌层收缩。在一些致敏动物身上，暴露于过敏原可以诱发早产，并且可以通过使用组胺H_1受体拮抗药进行治疗来预防早产。

(十一)宫颈功能不全

了解了超声检查提示短宫颈与随后的PTB之间关系后，对宫颈功能的理解从宫颈功能不全与完整性的分类概念演变为宫颈的"连续性的能力"[14]。然而，随后的分析[13]是针对临床试验所得出的数据进行的，这些试验表明早产宫颈缩短（软化和成熟）不是宫颈功能不全的被动结果，而是一个主动过程，在一些女性中可以通过补充孕酮来减缓或预防这一过程[16-20]。这些研究得出的结论是，孕中期宫颈较短是分娩开始的证据，推测可能是由微生物定植和(或)蜕膜出血引起的蜕膜激活引起，由宫颈因素和(或)亚临床子宫肌层活动辅助。图36-9显示，与足月或医源性早产女性相比，妊娠22～24周的宫颈长度，以及随后28周后发生早产或未足月胎膜早破的女性宫颈缩短的速度差异。CL的显著差异发生在22～24周，即出现临床表现前1个多月时已经很明显，并且在临床表现前数周加速显现。

(十二)内分泌失调

雌激素和孕酮在妊娠内分泌学中起着核心作用。

不同孕周对应的平均宫颈长度

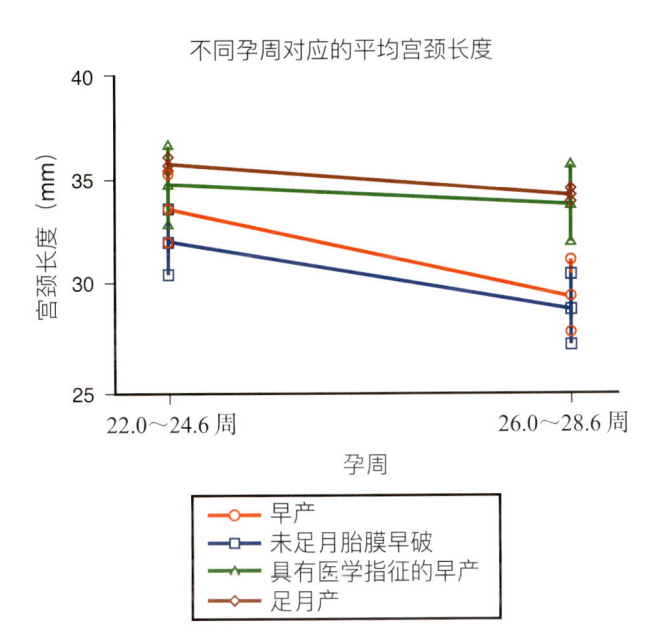

▲ 图 36-9 28 周后出现早产或未足月胎膜早破相比于足月产或具有医学指征的早产女性妊娠 22~24 周时的宫颈长度和随后的宫颈缩短速度

认为孕酮可以维持子宫肌层静止并抑制宫颈成熟。雌激素与增加子宫肌层收缩力和兴奋性、在分娩开始前诱导宫颈成熟有关。在许多物种中，自然分娩前母体血清孕酮浓度下降，但这种孕酮撤退的机制主要取决于胎盘或黄体是否是孕酮的主要来源。

在人类分娩前尚未证实血清孕酮水平降低。然而，抑制孕酮作用可能导致分娩。在没有血清孕酮撤退的情况下，孕酮作用暂停的可能机制包括孕酮与高亲和力蛋白结合，从而减少功能活性形式；与孕酮竞争结合糖皮质激素受体的皮质醇浓度增加，导致功能性孕酮撤退；与受体相互作用之前，孕酮在靶细胞内转化为非活性形式。这些假设都没有得到证实。最近的研究集中在雌孕激素受体数量和功能，以及孕激素结合的改变上。

人类 PR 存在两个主要亚型，即 PR-A 和 PR-B。最近发现了另一种同种型 PR-C，但其功能尚不清楚。人类雌激素受体（estrogen receptor，ER）也以两种主要亚型 ERa 和 ERb 存在。已经提出了功能性孕酮撤退，其中 PR-A 在子宫肌层中的表达抑制了孕酮反应性，并且功能性孕酮撤退通过 PR-A 相对于 PR-B 的表达增加而发生。已经提出了另一种功能性孕酮撤退机制，其中羊膜中 NFκB 的激活抑制了孕酮功能。无论机制如何，人们都在建立共识，即在人类分娩过程中子宫肌层中会发生局部的功能性孕酮撤退。

（十三）早产综合征总结

早产是由多种病因引起的综合征，具有多种临床表现，包括宫缩增强（先兆早产）、没有明显宫缩的宫颈早熟（宫颈功能不全或进行性宫颈扩张和消失）或未足月胎膜早破。临床表现随着对共同分娩途径组分的刺激类型和时机不同、环境辅助因子的存在与否、母体和胎儿宿主反应的个体差异而变化。这一概念对理解早产的触发机制、诊断、治疗和预防具有重要意义。

七、早产女性的临床处理

早产的临床评估从评估潜在的分娩原因开始，首先寻找威胁母亲和胎儿健康的条件。急性母体疾病（如肾盂肾炎、肺炎、哮喘、腹膜炎、外伤和高血压）或包括先兆子痫、胎盘早剥、前置胎盘和绒毛膜羊膜炎在内的产科疾病可能需要结束妊娠。胎儿受损可能是急性的，表现为胎心监护异常，也可能是慢性的，表现为 FGR 或羊水过少。根据病情严重程度、宫内宫外治疗的可能获益来决定是否分娩。FGR 在早产或 PPROM 后分娩的婴儿中更为常见。如早产胎膜破裂或宫颈功能不全等情况表明需要进行特定治疗，则应进行相应治疗。

下一个问题是早产诊断的准确性，以及延迟分娩与允许分娩的风险收益平衡（框 36-3）。

八、早产诊断

鉴于先前描述的早产途径，早产的临床识别需要注意分娩开始的生物化学和生物物理特征。病理性子宫收缩很少单独发生，宫颈成熟和蜕膜激活最常见于在临床上出现明显的子宫收缩之前。因此，每当孕中晚期孕妇报告盆腹腔症状持续数小时反复发作时，就必须考虑早产。早产的症状，如骨盆压迫感、阴道分泌物增加、背痛和月经样痉挛，在正常妊娠中常有发生，提示早产更多是因为症状持续性而不是严重性。宫缩可能是有痛的或无痛的，这取决于子宫颈的张力。当宫颈完整时，宫缩可能是有痛的，但当宫颈消退在宫缩开始之前，持续反复的压力或发紧可能是唯一的症状。

> **框 36-3　早产的诊断和初步评估**
>
> - 确定孕周，对孕周准确性的可信度是多少？
> - 在没有临产（宫颈缩短＞80%，扩张＞2cm）且早产原因明确的情况下，早产诊断的准确性如何？
> - 需要进行诊断测试（如宫颈超声检查、胎儿纤连蛋白或羊膜穿刺术以检测感染）吗？
> - 在这种临床条件中，该孕周预期新生儿发病率和死亡率是多少？
> - 该终止妊娠吗？
> - 需要转移至上级医院吗？
> - 应该检测胎肺成熟度吗？
> - 可以采取哪些干预措施来降低围产期发病率和死亡率的风险？
> - 应该给予宫缩抑制药、糖皮质激素或抗生素吗？

几十年来，早产的临床诊断一直是规律的宫缩伴有宫颈管的消退和宫口扩张。这些标准假设先兆早产和早产临产之间有明确的界限，但现在人们越来越认识到早产具有渐进性。临床体征和症状的敏感性和特异性较差，不应将其作为筛查标准。识别早期出现宫缩的女性中有哪些会真正进展为早产临产是一个不确定的过程。同样，仍然很难确定早产风险增加的人群。一项系统回顾指出，大约 30% 的未足月临产病例自然消退。在随后的研究中，50% 的未足月临产住院患者最终足月分娩。

无法准确区分发生早产的女性和足月分娩的女性，这极大地阻碍了对治疗干预的评估，因为多达 50% 的未经治疗（或安慰剂治疗）的先兆早产者实际上并未早产。开始治疗的最佳标准尚不清楚。宫缩频率为每小时 6 次或更多、宫颈扩张 3cm 和消失 80%、胎膜破裂和出血是早产的症状，最常与早产临产相关。当使用较低的宫缩频率和宫颈变化阈值时，近 40% 的女性会出现假阳性诊断（在随机对照试验中定义为仅用安慰剂治疗后足月分娩），但敏感性并未升高。准确诊断的困难是由于正常孕早期早产症状和体征高发，早产的渐进性，以及宫颈扩张 3cm 和消退 80% 的阴道检查标准并不精准。无附加诊断标准而仅存在规律宫缩的女性中，开始使用宫缩抑制药，会导致那些无 SPTB 风险增加者接受不必要的治疗[40]。

（一）早产的诊断性测试

宫口扩张小于 2cm 且宫颈消失小于 80% 的有症状女性的诊断，极其挑战。测试其他临产特征，如宫颈成熟，可以提高这些患者的诊断准确性；以 TVU 测量 CL，通过宫颈阴道液中的 FFN 测定进行测试蜕膜活化[41, 42]。两种测试主要通过减少假阳性结果来帮助诊断。经腹超声对宫颈测量的可重复性较差，未经 TVU 确认不得用于临床。如果检查正确，阴道内超声检查的 CL≥30mm，不太可能发生早产。

同样，对于妊娠 34 周前出现症状且宫颈扩张小于 3cm 的女性而言，进行 FFN 检测也可以降低假阳性率，这是在结果能够及时反馈且临床医生针对阴性结果不启动治疗的情况下。一项研究对 206 名可能早产的女性进行这两项测试时，只有当超声 CL＜30mm 时，FFN 检测才能提高超声 CL 的预测性能（框 36-4）。

（二）羊膜腔穿刺术

早产女性的治疗目标是降低围产期发病率和死亡率，其中大部分是由早产儿的呼吸系统、胃肠道、凝血和中枢神经系统不成熟引起的。胎肺不成熟是新生儿严重疾病的最常见原因，胎肺是唯一可在分娩前直接进行功能检测的器官。如果产科检查的质量良好且胎儿宫内健康不受影响，则可以从孕周估计新生儿发生 RDS 的可能性。

在以下情况中，羊水检查或许对可能早产的女性有用。

- 胎肺成熟度测试。出生孕周是预测新生儿早产后果发生率和严重程度的最佳指标。当预计在妊娠第 24～34 周分娩时，使用宫缩抑制和产前糖皮质激素治疗。当孕周不确定时（如实际孕周偏大，这表明预产期提前），在某些情况下，使用羊水肺成熟度研究来帮助指导决策是合理的。
- 检测感染。在未足月临产且胎膜完整的女性中，孕周小、宫颈短和使用宫缩抑制药的情况下仍出现分娩不可抑制都是隐匿性羊水感染的危险因素。在这种情况下，羊水感染的研究可以指导女性的咨询，并可以影响临床决策中关于抗生素、抑制临产和分娩的决定。羊水葡萄糖（水平＜20mg/dl 表明宫内感染）、革兰细菌染色、

框 36-4　可能早产患者的临床评估	
患者出现早产的体征/症状 • 持续性宫缩（有痛或无痛） • 间歇性腹部绞痛、盆腔压迫感或背痛 • 阴道分泌物增加或改变 • 阴道点滴出血或出血 **一般检查** • 静坐时的脉搏和血压 • 体温 • 体外胎心率和宫缩监测 **无菌窥器检查** • 酸碱度 • Fern • 羊水池 • 纤连蛋白取样（后穹窿或宫颈外口，避开出血区域） • 衣原体（宫颈）、淋病奈瑟菌（宫颈）和 B 族链球菌（会阴和阴道外 1/3）的培养 **经腹超声检查** • 胎盘位置 • 羊水量	• 估计胎儿体重和胎动 • 胎儿状况 **宫颈检查（排除破膜后）** • 宫口扩张>3cm 扩张，≥80% 消退 　– 确认早产诊断，评估宫缩抑制药作用 • 宫口扩张 2～3cm，宫颈<80% 消退 　– 可能早产但尚未确定。监测子宫收缩频率，并在 30～60min 内重复阴道检查。如果子宫颈改变，则诊断早产。如果没有，取纤连蛋白或经阴道宫颈超声。如果发生任何宫颈变化、宫颈长度<20mm 或纤连蛋白阳性，则考虑使用宫缩抑制药 • 子宫颈扩张<2cm 且消失<80% 　– 早产诊断不确定。监测子宫收缩频率，取纤连蛋白检测和（或）获得宫颈超声检查，并在 1～2h 内重复阴道检查。如果宫颈扩张的变化为 1cm、消退率>80%、宫颈长度<20mm 或纤连蛋白阳性，则考虑使用宫缩抑制药 **宫颈超声的使用** • 宫颈长度<20mm 且符合宫缩标准：早产 • 宫颈长度为 20～30mm 且符合宫缩标准：可能早产 • 宫颈长度>30mm：无论宫缩频率如何，都不太可能早产

细胞计数和培养物均可应用。

- 确定胎儿核型。早产可能是由子宫膨胀或与胎儿非整倍体相关的胎盘功能不全所致，可能存在羊水过多或胎儿畸形。针对最常见非整倍体条件的荧光原位杂交研究可在 48h 内完成，无须细胞培养；染色体微阵列同样不需要细胞培养（见第 10 章）。在没有其他提示非整倍体胎儿特征的情况下，仅存在早产不是进行胎儿核型分析的充分指征。

九、早产的治疗

在观察到宫缩开始和宫颈变化后，可以使用宫缩抑制药来成功抑制分娩。然而，胎膜破裂后的治疗并不能充分延长妊娠，以使得胎儿在宫内继续生长和成熟，但治疗通常可以延迟 PTB 足够长的时间，从而允许进行下述四种干预措施，已证明其降低新生儿发病率和死亡率的作用。

- 将母亲和胎儿转运到最合适的医院。
- 分娩时使用抗生素预防新生儿感染 B 族链球菌。
- 产前给予母亲糖皮质激素以降低新生儿因 RDS、IVH 和其他原因引起的发病率和死亡率。
- 在 32 周前出现 PTB 时给予母体硫酸镁以降低脑瘫的发生率。

（一）宫内转运

认识到集中护理早产儿的优势后，许多州都采用了区域化围产期保健系统，尤其是针对在妊娠第 32 周之前出生的早产儿。照护正常母婴的医院和生育中心定为一级。处理大部分孕产妇和婴儿并发症的较大医院定为二级中心；这些医院设置了配备人员和设备的新生儿重症监护病房，可以照顾大多数出生体重超过 1500g 的婴儿。三级中心通常为病情最严重和出生体重最小的婴儿、需要重症监护的孕产妇并发症提供诊疗。这种分级诊疗与改善早产儿的结局有关。

（二）抗生素

早产女性应接受抗生素治疗以预防新生儿 GBS 感染（见第 57 章和第 58 章）。由于早产儿比足月儿感染 GBS 的风险更大，因此建议产时使用青霉素进行预防[43]。该政策已成功地将早产新生儿 GBS 感染的发生率降低到同足月婴儿相等的程度。证据还表明，产前预防性使用抗生素 3～7 天后，PPROM 女性分娩的婴儿的围产期发病率降低。

对未足月临产且胎膜完整的女性进行抗生素治疗对延长孕周或预防早产无效。抗生素未能延长孕周可能由于有些早产由非感染因素引起，以及与感染过程相关的治疗时机。与近期由阴道微生物进入子宫引起的急性感染不同，感染驱动的早产发生的病理过程通常为慢性。早产女性的抗生素治疗应仅限于 GBS 预防、PPROM 或特定病原体（如尿路感染）的治疗。

（三）产前应用糖皮质激素

糖皮质激素通常作用于发育中的胎儿中，促进其发育成熟。在胎肺中，皮质类固醇促进表面活性物质的合成，增加肺顺应性，降低血管通透性，并增强其对出生后表面活性剂治疗的反应。糖皮质激素对其他器官也有类似的成熟作用，包括大脑、肾脏和肠道。

Liggins 对绵羊分娩机制的研究发现，产前糖皮质激素对早产婴儿肺的成熟和性能具有有益影响。随后的研究最终表明，产前使用糖皮质激素倍他米松或地塞米松可降低早产新生儿死亡、RDS、IVH、NEC 和 PDA 的风险。产前糖皮质激素临床使用指南最初质疑和选择性使用，经过 1994 年第一份 NICHD 专家组报告后的广泛和重复治疗，已经发展到 2000 年 NICHD 共识小组推荐，对所有孕 24～34 周、有 7 天内早产风险的女性实施单一疗程的治疗。最近，临床试验支持这样的观点，即在妊娠 33 周前给予单一抢救剂量的皮质类固醇可改善新生儿结局（例如，可以减少 RDS、呼吸机支持和表面活性剂的使用），而不会明显增加短期风险[44]。既往治疗时间超过 2 周，胎龄小于 $32^{6/7}$ 周，经临床医师判断可能在 1 周内分娩者，可考虑产前糖皮质激素使用一个疗程抢救剂量。然而，不推荐常规重复应用或多次应用（即 2 次以上）[45]。倍他米松和地塞米松的盐皮质激素的作用非常有限。一个疗程包括 2 次肌内注射 12mg 倍他米松，间隔 24h；或每 12 小时肌内注射 4 剂 6mg 地塞米松。其他皮质类固醇（泼尼松龙、泼尼松）和给药途径（口服）均不是合适的替代方案，因为与肌内注射途径相比，其他途径胎盘转运少、缺乏已证实的益处，并且口服地塞米松的不良反应风险增加。

最近的数据还表明，倍他米松可能有益于晚期 PTB 高风险、妊娠第 $34^{0/7}$～$36^{6/7}$ 周且之前未接受过产前皮质类固醇疗程的孕妇。母胎医学单位网络产前晚期早产类固醇试验[46]是一项双盲、安慰剂对照、随机临床试验，旨在评估产前类固醇对晚期早产高危女性的使用疗效。如果女性出现未足月临产、有未足月 PROM 或计划在晚期早产分娩，则被视为高风险人群。她们没有使用宫缩抑制药，也没有因产科指征而延迟分娩，类固醇的使用可使新生儿呼吸支持需求的减少。严重呼吸系统并发症的下降幅度更大，从安慰剂组的 12.1% 到倍他米松组的 8.1%（RR=0.67，95%CI 0.53～0.84，$P<0.001$）。新生儿一过性呼吸急促也有改善；BPD、RDS、新生儿短暂性呼吸急促合并 RDS，以及对产后表面活性剂的需求都有改善。晚期早产时使用倍他米松没有增加确诊的新生儿败血症、绒毛膜羊膜炎或子宫内膜炎的风险。低血糖在暴露于倍他米松的婴儿中更为常见，其发生风险分别为 24.0% 和 14.9%（RR=1.61，95%CI 1.38～1.88）。美国儿科学会建议对晚期早产儿进行新生儿血糖监测。

该试验未包括多胎妊娠女性、妊娠前糖尿病女性、以前接受过皮质类固醇一个疗程的女性和足月剖宫产的女性。类固醇在这些人群中的有效性和安全性均未知。

1. 胎儿影响

随机安慰剂对照试验和 Meta 分析证实了产前皮质类固醇的有益作用。接受治疗的女性所生的婴儿发生 RDS（OR=0.53）、IVH（OR=0.38）或新生儿死亡（OR=0.60）的可能性显著降低。对 IVH 的有益影响与对呼吸功能的影响无关。产前糖皮质激素也可降低 PTB 的其他发病率（包括 NEC、PDA 和 BPD）。尽管认为倍他米松和地塞米松均有效，但在降低早产新生儿的发病率和死亡率方面，前者可能优于后者。

2. 糖皮质激素对胎儿的其他影响

两种药物都描述了胎儿呼吸和身体运动的短暂减少，足以影响胎儿的生物物理评分，但这种现象在应用倍他米松后更常见，通常在第 2 次给药后持续 48~72h。已经报道了新生儿皮质醇水平的短暂抑制，但新生儿对 ACTH 刺激的反应未受影响。

3. 母体影响

产前糖皮质激素会使母体血小板和白细胞（white blood cell，WBC）计数短暂升高，持续 72h；WBC 计数超过 20 000 很少是由类固醇所致。母亲的葡萄糖耐量也受到挑战，治疗通常需要胰岛素治疗，以维持先前控制良好的血糖。产前类固醇治疗不会影响孕妇血压，倍他米松和地塞米松都没有显著的盐皮质激素作用。妊娠期间接受多个疗程类固醇治疗的女性在妊娠后期和产褥期对 ACTH 刺激反应迟钝。

4. 受益期限

单疗程糖皮质激素对胎儿有益的持续时间尚不清楚。这个问题很难研究，因为临床试验中治疗和分娩之间的间隔是可变的，并且一些影响可能是暂时的，而另一些则是永久性的。当第 1 次给药和分娩之间的时间间隔超过 48h 时，最容易观察到新生儿的获益，但即使不完整的疗程后，也有一些明显的获益。一项大型多中心试验发现初始治疗后长达 18 天的获益证据。

5. 产前皮质类固醇治疗的风险

1994 年 NICHD 共识会议建议增加产前类固醇的使用，再加上单一疗程对新生儿的保护持续时间的不确定性，以及难以预测即将到来早产的时间，导致对处于危险中的母亲的治疗次数增加。虽然更多的女性接受了治疗，但许多女性没有在 7 天内分娩，可仍处于风险之中，故每周接受 1 次治疗，直到分娩或妊娠 34 周。一个疗程的类固醇的安全性和益处从未受到质疑。对原始队列中婴儿的长期随访研究与孕周匹配的对照组相比，接受单疗程产前类固醇治疗的婴儿在身体特征或心理功能方面没有差异。重复疗程的增加促进了动物和人类研究，并引起了人们对长期接触类固醇对胎儿生长和神经功能影响的担忧。动物研究可以概括为，在几个物种中显示胎儿生长受限且不利于大脑和神经发育。

人体研究还观察到暴露于多个疗程产前类固醇的胎儿生长减慢。澳大利亚的一项研究发现，暴露于产前 3 个疗程以上的类固醇的婴儿，出生体重低于第 10 百分位数的概率增加了 2 倍，并且头围显著下降。其他研究也发现头围减少。这项澳大利亚研究的后续工作指出，每周重复用 1 个疗程的产前皮质类固醇，婴儿在出生后 3~5 周生长加速[47]。

（四）降低胎儿/新生儿发病率的产前治疗后遗症

1. 呼吸窘迫

接受类固醇治疗的女性所生婴儿中仍有 RDS 的发生，这导致对替代治疗方法的研究，以进一步促进肺成熟。用表面活性剂治疗新生儿是一种有效的辅助治疗，在皮质类固醇降低 RDS 相关发病率方面，增加其单独性和协同性的益处。超过 4600 名孕产妇参加了 13 项试验，使用产前促甲状腺激素释放激素进行治疗以减少新生儿肺部疾病。与单独使用皮质类固醇相比，没有发现产前 TRH 对任何新生儿结局的益处。在一些试验中，用 TRH 进行产前治疗实际上增加了婴儿不良结局的风险。

2. 神经系统发病率

已有研究应用苯巴比妥、维生素 K 和硫酸镁对孕妇进行产前治疗，以减少或预防新生儿神经系统发病率。单独使用苯巴比妥或与维生素 K 联合使用对减少 IVH 无效。

母亲产前用硫酸镁治疗与早产儿 IVH、脑瘫和围产期死亡率降低的相关性不一致。一项研究纳入 1062 名妊娠 30 周前分娩的女性，进行产前硫酸镁随机安慰剂对照，结果发现，治疗组 2 岁时存活婴儿的粗大运动功能障碍发生率显著降低，死亡率和脑瘫降低趋势不显著。产前暴露于硫酸镁的婴儿中未发现显著不良反应。在 20 世纪 90 年代，观察性研究表明，产前接触硫酸镁与随后较少发生神经系统疾病之间存在关联。随后，几项大型临床研究评估硫酸镁、神经保护和 PTB 之间的证据[48-51]。如果需要宫缩抑制药，应给予最有效的药物。没有一项试验证明当硫酸镁用于神经保护时，可显著延长妊娠。然而，现有证据表明，在预期的早期 PTB 之前给予硫酸镁可降低存活儿脑瘫的风险[52]。

一项 Meta 分析评估了孕周对产前给予硫酸镁神经保护作用的影响，其中包括 Cochrane 系统中的五项试验[53]。这些试验按孕周进行分层：小于 32~34 周（5235 个胎儿）或小于 30 周（3107 个胎儿）。两组的主要结果相似[53]。

- 在校正年龄 18~24 个月时，死亡或脑瘫为主要结局，或围产期/婴儿死亡为结局，并没有发现显著差异。

- 风险降低幅度最大的是中度至重度脑瘫。
- 在小于 32~34 周的孕周，RR 为 0.60（95%CI 0.43~0.84）。
- 孕周不足 30 周时，RR 为 0.54（95%CI 0.36~0.80）。
- 发现脑瘫风险（妊娠＞32 周和妊娠＞30 周时，RR 分别为 0.7 和 0.69）和死亡或中度至重度脑瘫发生率显著降低（妊娠＞32 周和妊娠＞30 周时，RR 分别为 0.85 和 0.84）。
- 预防 1 例脑瘫需要治疗的人数，小于 34 周组和小于 30 周组分别为 56 人和 46 人。

4g 硫酸镁推注和 1g/h 维持剂量比高剂量方案具有更高安全性和更小不良反应。对硫酸镁的神经保护机制和剂量反应都不是很清楚。虽然硫酸镁的神经保护作用似乎基于新生儿循环中的药物浓度，但关于可产生新生儿受益的母体剂量，数据不足。

硫酸镁适用于有 PPROM 或很有可能早产分娩的女性（如在 24h 内），或在医源性早产之前使用。如果鉴于母体或胎儿的状况需要紧急分娩，则不应为使用硫酸镁而延迟分娩。即将分娩的高风险女性应予硫酸镁治疗，而不是仅被诊断为先兆早产或 PPROM 的女性。如果未发生分娩，作者不建议继续输注镁超过 24h。

治疗方案：作者建议将硫酸镁用于 24~32 周妊娠的女性进行神经保护，因为两项最大的神经保护作用试验并未招募超过该孕周范围的女性[51, 54]。

硫酸镁必须胃肠外给药，以达到高于正常范围的血清水平。治疗剂量方案类似于预防先兆子痫抽搐的静脉剂量方案。在 30min 内给予 4g 的冲击量，然后以 1g/h 的速度输注。

如果肾功能正常，镁会迅速从尿液中排出。对于有肾功能损害证据的患者（如少尿或血清肌酐水平大于 0.9mg/dl），镁应谨慎给药，并应频繁监测生命体征、深腱反射和血清镁水平，相应调整剂量。重症肌无力患者不应使用硫酸镁，因为镁离子与钙相竞争。以下是硫酸镁对胎儿神经保护的临床方案。

- 在 30min 内，10%~20% 浓度的硫酸镁 4g 作为负荷剂量（以 1L 0.9% 生理盐水配制 10% 硫酸镁，应用 60ml）。
- 维持剂量为 1g/h（40g 硫酸镁溶入 1L 0.9% 生理盐水或乳酸林格液，50ml/h 用药）。
- 将静脉输注量限制为 125ml/h。密切关注体液状态，建议留置导尿管。
- 接受硫酸镁治疗的患者应进行以下检查。
  - 应每小时记录膝腱反射和生命体征，包括呼吸频率。
  - 应每 2~4 小时计算出入量。
  - 若存在任何出现不良反应的迹象，应监测血镁水平。
- 葡萄糖酸钙用于逆转镁引起的呼吸抑制。

（五）宫缩抑制药

因为子宫收缩是 PTB 最常见的可识别前驱症状，所以抑制宫缩一直是重要的治疗方法。这种策略是基于以下假设，即临床上明显的收缩意味着分娩发动；因此，成功抑制宫缩应该可以防止分娩。为抑制子宫肌层收缩而施用的药剂称为宫缩抑制药。尽管美国食品和药品监督管理局尚未批准任何药物用于宫缩抑制药，但很多种药物都以此为目的进行临床应用。

1. 疗效

宫缩抑制药的疗效已通过比较一种宫缩抑制药与另一种宫缩抑制药的研究来解决，或者将一种药物与安慰剂用于延长妊娠 48h（足以获得产前皮质类固醇益处的时间）或 1 周（被认为足以在子宫内获得显著胎儿成熟的时间）的效果进行比较。没有研究表明宫缩剂可以降低 PTB 的发生率。大多数研究规模太小，无法得出确切的结论，因此将几项类似设计的研究结合起来的综述或 Meta 分析是判断疗效的最佳可用方法。Cochrane 协作网（www.cochrane.org）定期对包括宫缩抑制药在内的产科干预措施进行 Meta 分析。最近对宫缩抑制药的 Cochrane 数据库 Meta 分析表明，钙通道阻滞药和催产素拮抗药可以延迟分娩 2~7 天，获益与风险比最有利，β受体激动药延迟分娩 48h，但具有更大的不良反应，关于环氧合酶（cyclooxygenase，COX）抑制药的证据不足，而且硫酸镁对于推迟分娩无效。

个别宫缩药物研究的 Meta 分析报道，孕周延长有限但 PTB 没有减少，并且它们很少提供关于妊娠期延长是否伴随着婴儿结局改善的信息。因此，延迟分娩 48h 以允许产前转运和应用皮质类固醇，以降低新生儿发病率和死亡率是使用这些药物的主要理由。

2. 选择宫缩抑制药

(1) 药理：图 36-10 描绘了子宫肌层细胞和常用宫缩抑制药的作用部位。肌动蛋白 - 肌球蛋白相互作用，以及收缩的关键过程是肌球蛋白轻链磷酸化。该反应由肌球蛋白轻链激酶（myosin light-chain kinase，MLCK）控制。宫缩抑制药的活性可以解释为它们调节该酶活性因子的作用，特别是钙和环磷酸腺苷。为了使子宫肌层以协调有效的方式收缩（即分娩，无论是足月还是早产），单个平滑肌细胞必须在功能上相互关联并能够与相邻细胞进行通信。药物不会影响间隙连接的功能或表达。

(2) 抑制宫缩的禁忌证：常见禁忌证包括先兆子痫或具有严重特征的妊娠高血压、出血和严重的母体心脏病。尽管由于宫颈消退或扩张而未足月临产的女性可能会出现阴道点滴出血，临产本身很少引起超过点滴血量的阴道出血。必须考虑前置胎盘和胎盘早剥，因为两者都可能伴有子宫收缩。一般来说，这两种诊断都使女性在宫缩抑制药治疗中面临更大的血流动力学损害风险。然而，在极少数情况，如在极早产的情况下，当出血被认为是对宫缩的反应时，可以考虑对具有这些危险诊断的女性使用宫缩抑制药来达到使用皮质类固醇的时间。这种治疗充满困难，因为即使是低剂量的宫缩抑制药对出血患者也是危险的。β 受体激动药和钙通道阻滞药可能会阻碍母体心血管系统对低血压的反应，COX 抑制药可能损害血小板功能。心脏疾病是宫缩抑制的禁忌证，在这些患者中使用宫缩抑制药治疗存在风险。宫缩抑制的禁忌证包括胎龄大于 37 周、胎儿死亡或致死畸形、绒毛膜羊膜炎，以及有急性或慢性胎儿受损的证据。

当遵循标准方案时，可以安全地使用宫缩抑制药。宫缩抑制药的选择需要考虑每位患者的疗效、风险和不良反应。表 36-3 描述了常用宫缩抑制药的不良反应。

(3) 钙通道阻滞药：钙通道阻滞药通常用于治疗高血压、心绞痛和心律失常，并且越来越多地用作宫缩药。硝苯地平是作为宫缩抑制药研究最多的钙通道阻滞药；与维拉帕米等其他钙阻滞药相比，它能更有选择性地抑制子宫收缩。钙通道阻滞药直接阻断钙离子经细胞膜流入，也抑制细胞内钙从肌浆网释放，从而增加钙从细胞中流出。随后细胞内游离钙的减少导致抑制钙依赖性 MLCK

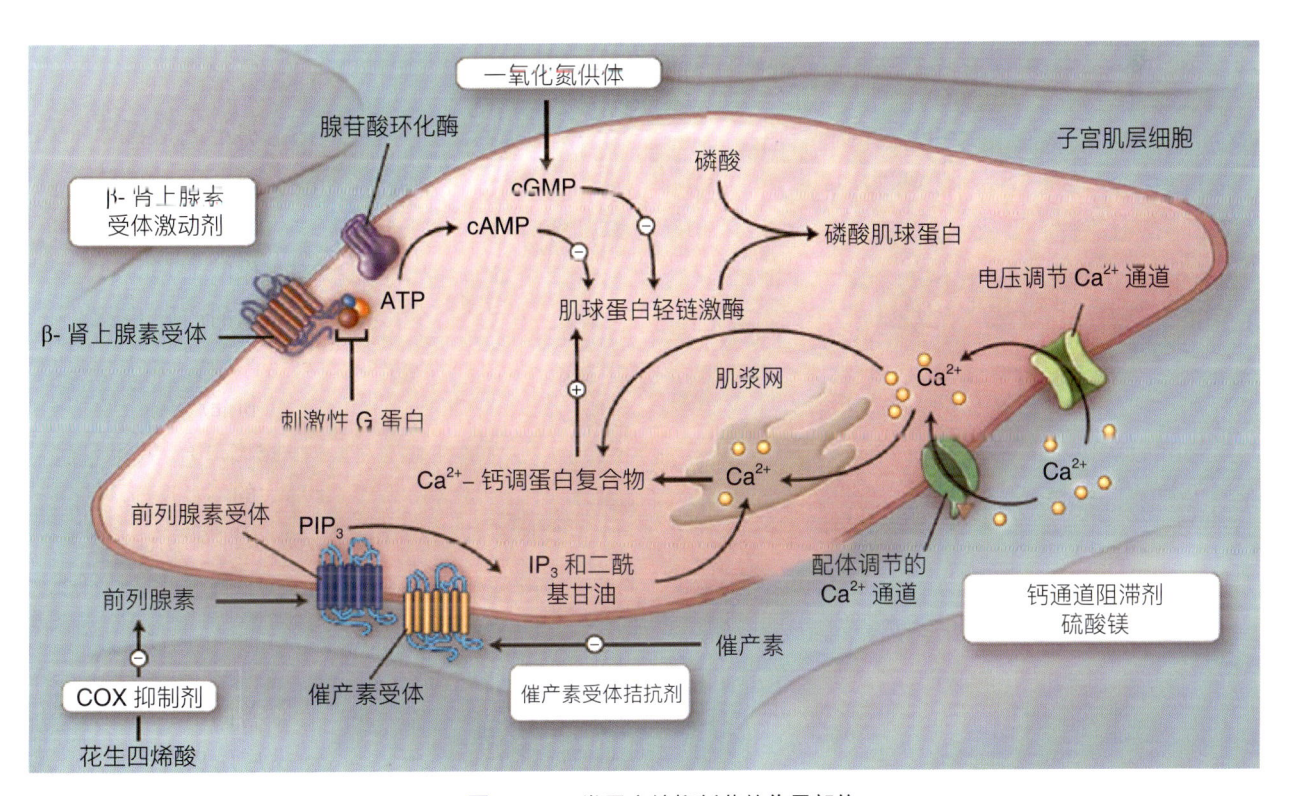

▲ 图 36-10 常用宫缩抑制药的作用部位

ATP. 腺苷三磷酸；cAMP. 环磷酸腺苷；cGMP. 环磷酸鸟苷；COX. 环氧合酶；IP. 三磷酸肌醇；PIP. 磷脂酰肌醇三磷酸

表 36-3 宫缩抑制药的不良反应总结

	母体影响	胎儿影响	禁忌证
β肾上腺素能受体	心动过速和低血压、震颤（与安慰剂比较，39% vs. 4%）、呼吸急促（与安慰剂比较，15% vs. 1%）、胸部不适（与安慰剂比较，10% vs. 1%）、肺水肿（0.3%）、低钾血症、高血糖（与安慰剂比较，30% vs. 10%）	心动过速	对心动过速敏感的母体心脏病，血糖控制不佳的糖尿病
硫酸镁	潮红、出汗、恶心、深腱反射（血清水平为 9.6~12mg/dl）、呼吸麻痹（血清水平为 12~18mg/dl）、心脏骤停（血清水平为 24~30mg/dl）；与钙通道阻滞药一起使用时，可抑制心率、收缩力、左心室收缩压和神经肌肉阻滞	关于对围产期死亡率影响的数据不一致	重症肌无力
钙通道阻滞药	与硫酸镁搭配使用时头晕、潮红、低血压；抑制心率、收缩力、左心室收缩压，出现神经肌肉阻滞；肝转氨酶水平升高		低血压、前负荷依赖性心脏病变（如主动脉瓣关闭不全）
COX 抑制药	恶心、食管反流、胃炎和呕吐，血小板功能障碍（在无潜在出血性疾病的患者中无临床意义）	动脉导管早闭（与使用时间>48h 相关的风险），新生儿 PDA（相关数据互相矛盾）	血小板功能障碍或出血障碍、肝或肾功能障碍、胃肠道或溃疡性疾病、哮喘（对阿司匹林过敏的女性）
缩宫素受体抑制药	注射部位过敏反应	对于阿托西班，胎儿或婴儿死亡率增加（可能归因于阿托西班组孕周较低）	无
一氧化氮供体	头晕、潮红、低血压		低血压、前负荷依赖性心脏病

COX. 环氧合酶；PDA. 动脉导管未闭

介导的磷酸化并导致子宫肌层松弛。钙通道阻滞药经口服后吸收迅速。目前尚未进行钙通道阻滞药作为宫缩抑制药的安慰剂对照试验。Cochrane 协作网的 Meta 分析支持钙通道阻滞药作为短期宫缩抑制药，与其他可用药物相比，收缩抑制作用更强，不良反应更少。应用钙通道阻滞药，治疗后 7 天内（RR=0.76，95%CI 0.60~0.97）和妊娠 34 周前（RR=0.83，95%CI 0.69~0.99）的出生率显著降低，新生儿发病率，包括 RDS（RR=0.63，95%CI 0.46~0.88）、NEC（RR=0.21，95%CI 0.05~0.96）、IVH（RR=0.59，95%CI 0.36~0.98）和黄疸（RR=0.73，95%CI 0.57~0.93）。接受钙通道阻滞药治疗的女性较少因药物不良反应而停止治疗（RR=0.14，95%CI 0.05~0.36）。Vis 及其同事最近的一项随机对照试验[55]表明，在有早产症状、CL 介于 10~30mm 且 FFN 阴性的女性中，硝苯地平和安慰剂在阻止 7 天内分娩的表现相当。在硝苯地平组中，3 名女性（8.1%）在 7 天内分娩，而安慰剂组中 1 名女性（2.8%）分娩（差异 -5.3%，单侧 95%CI 4.5%）。分娩的中位孕周，硝苯地平是 37^{+0} 周（IQR=34^{+6}~38^{+5}），安慰剂组是 38^{+2} 周（IQR=37^{+0}~39^{+6}）（P=0.008）。

母体效应。与 β 受体激动药和硫酸镁相比，硝苯地平的不良反应更少。虽然硝苯地平经常发生低血压，但硫酸镁和 β- 受体激动药的其他不良反应更常见。在一项硫酸镁对比的随机试验中，尼卡地平显示出类似优势。静脉输液预处理可以减少与低血压相关的母体不良反应的频率，如头痛（20%）、潮红（8%）、头晕和恶心（6%）。大多数影响是轻微的，但曾有报道称给予年轻健康女性第 2 剂硝苯地平 45min 后观察到发生心肌梗死。不推荐钙通道阻滞药与 β 受体激动药同时或序贯使用，也不推荐同时使用硫酸镁，因为硝苯地平与硫酸镁合用时有骨骼肌阻滞的报道。

胎儿效应。最初的动物研究提出了胎儿低血压的问题，但一项针对接受早产治疗的研究显示，胎儿大脑中动脉、肾动脉、动脉导管、脐动脉或母体血管没有变化。

治疗方案。尚未确定最佳硝苯地平给药方案。一种常见的方法是口服20mg的初始负荷剂量，然后在90min内再口服20mg。另一种方案是每20分钟口服10mg，最多4剂。如果宫缩持续存在，可每3~8小时口服20mg，最多72h，最大剂量为180mg/d。硝苯地平的半衰期为2~3h，单次口服作用持续时间长达6h。血浆浓度在30~60min内达到峰值。硝苯地平几乎完全在肝脏代谢并由肾脏排出。

钙通道阻滞药治疗总结。由于硝苯地平对母体和胎儿的显著不良反应发生率低且易于给药，因此越来越多地用作宫缩抑制药。硝苯地平不应与镁或β受体激动药合用，并且应避免在存在宫内感染、孕妇高血压和心脏病的情况下使用。使用时应遵循已发布的剂量时间表，并应牢记所指出的注意事项。

(4) 硫酸镁：硫酸盐作为分娩抑制药是源自20世纪60年代在体内和体外实验中观察到的硫酸镁可减少人类子宫肌层收缩力的结果。在药理浓度（5mmol/L）下，硫酸镁可抑制收缩反应并降低孕妇子宫纤维中的细胞内钙离子的浓度。尽管有体外观察实验，最大的安慰剂对照随机试验显示，硫酸镁作为宫缩剂未能证明在延长妊娠方面优于安慰剂。一项将硫酸镁与对照组进行比较的Meta分析发现，接受硫酸镁治疗的女性在治疗后48h内分娩的风险没有差异（RR=0.85，95%CI 0.58~1.25；11项试验，881名女性）。硫酸镁似乎对PTB（<37周妊娠）或极早产（<34周妊娠）没有益处。暴露于硫酸镁的胎儿或婴儿的死亡风险较高（RR=2.82，95%CI 1.20~6.62；7项试验，727名婴儿）。现有大部分文献未能支持硫酸镁作为宫缩抑制药的功效。因此，对于妊娠24~32周的女性，作者建议对接受硫酸镁以保护胎儿神经的同时使用另一种药物来抑制分娩。由于同时使用硝苯地平和硫酸镁会增加母体并发症的风险，因此在接受硫酸镁以保护胎儿神经的女性中，吲哚美辛等药物可能是抑制宫缩的合理选择。

母体效应。硫酸镁对母体的严重不良反应发生率低，但经常出现潮红、恶心、呕吐、头痛、全身肌肉无力、复视和呼吸急促。胸痛和肺水肿的报告频率与β受体激动药相似。

新生儿效应。硫酸镁穿过胎盘并达到与母体水平相当的血清水平，但严重的短期新生儿并发症并不常见。可能会出现嗜睡、肌张力减退和呼吸抑制。超过7天的长期治疗与新生儿骨骼异常有关。一项小型试验表明，硫酸镁可能对新生儿和婴儿的发病率和死亡率产生不利影响，但纳入10倍以上受试者的更大规模研究并未证实上述观察结果。

硫酸镁治疗总结。硫酸镁治疗历史悠久，但抑制宫缩功效未能得到数据支持。然而，硫酸镁在降低脑瘫风险方面可能对早产新生儿有益。

(5) 环氧合酶抑制药：前列腺素是子宫肌肉收缩最终途径中的介质。前列腺素导致子宫肌层细胞中游离细胞内钙水平增加和MLCK活化增加，导致子宫收缩。子宫肌层间隙连接的形成是子宫同步活动的一个重要步骤，前列腺素可增强这一过程；前列腺素可以使子宫颈成熟或用于引产。前列腺素合酶，也称为环氧合酶，将花生四烯酸转化为前列腺素G_2。当这种酶的COX-2形式被细胞因子、细菌产物（如磷脂酶和内毒素）、皮质类固醇诱导时，前列腺素的合成增加；通过用非甾体抗炎药抑制COX可减弱这一过程。这些药物在活性、效力和不良反应方面各不相同。吲哚美辛是最常用作宫缩抑制药的非甾体抗炎药，尽管它会穿过胎盘。与阿司匹林不同，吲哚美辛与COX可逆结合，因此抑制作用仅持续到药物代谢清除为止。在口服给药后6h内，脐动脉血清浓度等于母体水平。母亲的半衰期为4~5h，足月婴儿的半衰期为15h，但早产儿的半衰期明显更长。Cochrane综述的结论是，吲哚美辛给药与妊娠37周前出生显著减少、出生时孕周增加和出生体重增加有关。

母体效应。由于前列腺素介导的生理功能丰富，前列腺素抑制具有多种不良反应。然而，当在短暂的抑制宫缩过程中使用该药物时，严重的母体不良反应并不常见。与任何非甾体抗炎药一样，胃肠道不良反应（如恶心、胃灼热和呕吐）很常见，但通常很轻微。不太常见但更严重的并发症包括胃肠道出血、出血时间延长、血小板减少症和阿司匹林过敏性哮喘。长期使用非甾体抗炎药会导致肾损伤，尤其是在使用其他肾毒性药物时。高血压女性在吲哚美辛治疗后可能很少出现急性血压升高。NSAID 的解热作用可能掩盖发热症状。应用吲哚美辛的母体禁忌证包括肾病或肝病、活动性消化性溃疡病、高血压控制不佳、哮喘和血小板疾病。

胎儿和新生儿的影响。在临床实践中，母体服用吲哚美辛对胎儿/新生儿造成严重并发症的情况很少见，但如果不仔细遵循治疗方案，则可能会对胎儿造成伤害。三个引起关注的主要不良反应为：①宫内胎儿动脉导管收缩；②羊水过少；③新生儿肺动脉高压。导管闭合的发生是因为维持导管血管舒张的前列环素和前列腺素 E_2 的形成被吲哚美辛抑制。在妊娠 27~31 周期间接受吲哚美辛治疗的 14 名胎儿中有 7 名发现动脉导管收缩的多普勒证据，但在停药后 24h 内消失。治疗 48h 后动脉导管收缩的可能性从 32 周前的 5%~10%，增加到 32~35 周的 50%。动脉导管收缩通常是一过性的，停药后可逆转，但也有持续性动脉导管收缩和不可逆的右侧心力衰竭的报道。61 名接受吲哚美辛治疗早产的女性，其胎儿行超声心动图检查发现，50% 的胎儿有导管收缩的证据。一项更大规模的研究，纳入 124 名服用吲哚美辛超过 48h 以抑制分娩的女性，结果显示，子宫内动脉导管狭窄的发生率为 6.5%。在这两项研究中，停药后所有胎儿的动脉导管狭窄都发生了逆转。

与吲哚美辛抑制宫缩相关的羊水过少是由胎儿尿量减少导致的。这是由于吲哚美辛诱导的前列腺素对抗利尿激素的正常抑制作用降低和对胎儿肾血流量的直接影响所致。长期使用吲哚美辛治疗羊水过少发生率为 7%。这些影响是可逆的，但有报道称，在未经监测的产前母亲服用吲哚美辛治疗数周后，新生儿出现肾功能不全和死亡。

新生儿原发性肺动脉高压是一种潜在的致命疾病，也与长期（>48h）吲哚美辛治疗有关。治疗后 24~48h 尚未报告原发性新生儿肺动脉高压，但长期治疗的发生率可能高达 5%~10%，尽管近期的病例系列研究未能确定与未治疗的孕龄匹配对照组相比，新生儿肺动脉高压的发生率究竟增加了多少。

在不限制治疗持续时间或在妊娠 32 周后使用该药物的情况下，还观察到了其他并发症，包括 NEC、小肠穿孔、PDA、黄疸和 IVH。在使用标准方案的研究中未发现与 IVH 相关，对子宫内接受吲哚美辛治疗的 1621 名胎儿的结果进行回顾分析，发现与 4387 名未暴露的婴儿相比，上述并发症的发生率没有显著差异。

舒林酸是一种非甾体抗炎药，与吲哚美辛相比，其胎盘转移较少，但尚未对其抑制宫缩功效进行大规模研究。由于对胎儿尿量和羊水量的影响，当早产与羊水过多相关时，吲哚美辛可能是一种合适的宫缩剂。吲哚美辛已用于治疗羊水过多。妊娠期子宫肌瘤变性相关的子宫活动和疼痛也对吲哚美辛反应良好。

吲哚美辛保胎的治疗方案。吲哚美辛口服吸收良好。通常的方案是口服负荷剂量 50mg，然后每 6 小时口服 25~50mg。由于担心前述不良反应，治疗仅限于 2~3 天。

- 对于羊水量正常且肾功能正常的女性，应限制在妊娠 32 周前的早产中使用。
- 负荷剂量为口服 50mg。
- 每 6 小时口服 25mg，持续 48h。
- 如果药物使用超过 48h，应使用超声连续监测羊水量，并应使用多普勒超声心动图评估动脉导管流量。如果羊水明显减少或动脉导管变窄，应停药。
- 如果即将分娩，请立即停止治疗。
- 使用吲哚美辛的胎儿禁忌证包括肾脏异常、绒毛膜羊膜炎、羊水过少、导管依赖性心脏缺陷和双胎输血综合征

吲哚美辛治疗总结。吲哚美辛是一种有效的宫缩抑制药，通常母体能很好地耐受。对胎儿不良反应的担忧已将吲哚美辛限制应用于 32 周前早产患者的短期治疗过程中。

(6) β 受体激动药。β 拟交感神经药物包括特布他林、利托君和其他已被广泛用作宫缩抑制药多年的药物。在结构上与肾上腺素和去甲肾上腺素相关，这些药物起到松弛平滑肌的作用；例如，在支气管树、血管和子宫肌层中，β 受体被分为 $β_1$ 和 $β_2$ 亚型。$β_1$ 受体主要负责心脏效应，而 $β_2$ 受体介导平滑肌松弛、肝糖原产生和胰岛细胞释放胰岛素。心脏、血管系统和肝脏中 β 受体的刺激是这些药物不良反应的原因。

在美国，最常用的 β 受体激动药是特布他林，其作为哮喘药物销售，但其他国家使用的其他药物包括沙丁胺醇、非诺特罗、己烯肾上腺素、间肾上腺

素、布酚宁、异丙肾上腺素和沙丁胺醇。利托君于1980年被FDA批准为肠胃外宫缩抑制药，但由于频繁出现的母体不良反应，它没有得到广泛使用。利托君不再在美国销售。皮下注射特布他林具有快速（3~5min）作用。已公布的方案通常使用皮下给药，通常剂量为每4小时0.25mg（250μg）。在初步评估早产宫缩期间，单次皮下注射特布他林以阻止子宫收缩可能有助于早产的诊断。在一项研究中，单次注射后宫缩持续或复发的女性比宫缩停止的女性更可能出现真正的早产。Cochrane数据库报告了一项对纳入11项β受体激动药随机安慰剂对照试验，共1332名女性的分析，发现接受治疗的受试者在48h内分娩的可能性较小（RR=0.63，95%CI 0.53~0.75），但在7天内则不然。尽管延迟分娩48h为宫内转运和类固醇治疗留出足够的时间，但在该分析中，围产期和新生儿死亡、围产期发病率并未降低。出现需要改变或停止治疗的不良反应很常见。

β受体激动药的不良反应和并发症。由于体内β受体丰富，其母体不良反应常见且多样。心动过速、胸部不适、心悸、震颤、头痛、鼻塞、恶心和呕吐、高钾血症和高血糖症在接受β受体激动药治疗的女性中常见。大多数症状轻微且持续时间有限，但已报道了严重的孕产妇心肺和代谢并发症。

β受体激动药的心肺并发症。β受体激动药使舒张压下降5~10mmHg，广泛的外周血管舒张使其难以对血容量不足产生正常反应。β受体激动药掩盖了过度失血的迹象（如母体和胎儿心动过速），因此它们的使用对产前出血的女性可能是危险的。预防心脏并发症的最重要步骤是排除患有既往心脏病的患者和限制输液速度，使母体脉搏不超过130/min。β受体激动药宫缩抑制药治疗期间曾发生有症状的心律失常和心肌缺血。当患者在β受体激动药治疗期间出现胸痛时，应停止给药并吸氧。与β受体激动药疗法相关的心律失常通常对停药和吸氧有反应。治疗前或治疗期间的基线或常规心电图没有帮助。如果吸氧和停药均不能缓解症状，则需要进行心电图检查。据报道，β受体激动药会导致肺水肿。将治疗持续时间限制在24h以内，密切关注体液状况，并检测宫内感染等并发症可能会降低这种风险。

代谢并发症。β受体激动药在治疗过程中会引起短暂的高血糖和低钾血症。在开始治疗前和治疗的前24h内测量葡萄糖和钾，有助于识别显著的高血糖（>180mg/dl）或低钾血症（<2.5mEq/L）。这些代谢变化轻微且短暂，但超过24h的长期治疗可能会导致母体血糖、胰岛素水平和能量消耗的显著变化。同时使用皮质类固醇（一种用于先兆早产的常见组合）治疗会进一步增加葡萄糖代谢异常的风险。应为妊娠前糖尿病女性选择其他药物，通常也应为妊娠糖尿病患者选择其他药物。这些女性的β受体激动药治疗需要频繁监测和使用胰岛素以维持血糖正常。

新生儿反应。新生儿低血糖、低钙血症和肠梗阻可能在用β受体激动药治疗后出现，如果在分娩前2h或更长时间持续给药，则可能有更明显的反应。缺乏关于人类神经发育结果的长期数据。

据报道，特布他林连续皮下输注方案比口服给药的不良反应更少，但在随机安慰剂对照试验中，其并未改善PTB或围产期发病率。该药物已被FDA警告[56]，"不应将特布他林通过注射或通过输液泵给药用于早产孕妇预防早产或延长孕周（超过48h），因为它可能导致严重的孕产妇心脏问题和死亡。此外，口服特布他林片剂不应用于预防或治疗早产"。自FDA发布公告以来，没有任何安慰剂对照试验证明其有效性。

鉴于其潜在的显著不良反应和已有可用的替代药物，β受体激动药不应用于已知或疑似心脏病、严重先兆子痫或子痫、需要胰岛素的妊娠前妊娠糖尿病或甲状腺功能亢进的女性。当疑似早产并发母体发热、胎儿心动过速、白细胞增多或其他可能的绒毛膜羊膜炎体征时，禁用β受体激动药。

β受体激动药治疗总结。β受体激动药曾经是最常用的宫缩抑制药之一，但已被具有更好安全性和更少不良反应的药物所取代。特布他林单次皮下注射0.25mg以实现母体转移或抑制宫缩，同时给予另一种起效较慢的药物时，其严重不良反应相对较少。对照试验未显示出长期口服或皮下治疗可降低早产或新生儿发病率。

(7) 阿托西班和其他宫缩抑制药：阿托西班是一种选择性催产素-加压素受体拮抗药。虽然在欧洲普遍使用，但在美国不可用。在正常分娩中，催产素通过诱导磷脂酰肌醇转化为三磷酸肌醇来刺激收缩，肌醇三磷酸与肌质网中的蛋白质结合并导致钙释放到细胞质中。Cochrane综述分析了六项随机试验（n=1695），将催产素受体拮抗药阿托西班与安慰剂进行了比较。使用阿托西班会增加治疗开始48h内的出生风险（RR=2.50，95%CI 0.51~12.35），增加小于28周妊娠时的PTB风险（RR=2.25，95%CI 0.80~6.35），并且在小于37周时增加了PTB的风险（RR=1.17，95%CI 0.99~1.37）；然而，这些都没有达到统计学差异。两组中的所有新生儿发病率和死亡率结果相似。然而，分组中妊娠26周以下先兆早产女性的分配不平衡，明显更多的女性被分配到阿托西班组。此外，安慰剂组中接受抢救治疗的女性多于阿托西班组，这可能混淆了对阿托西班真实效果的评估。使用抢救性宫缩抑制药使这些试验的分析变得复杂，因为转换治疗的标准没有严格定义。最后，试验方案没有定义应如何使用糖皮质激素，这导致不同研究地点之间的使用差异很大。FDA拒绝批准将阿托西班用于保胎，是由于担心该药物用于小于28周的胎儿时的安全性[57]。

NO供体也促进子宫肌层松弛。将NO供体与其他药物进行比较的试验的Meta分析支持这样一种观点，即与安慰剂、无治疗或替代宫缩抑制药（如利托君、沙丁胺醇和硫酸镁）相比，NO供体不会延迟分娩或改善新生儿结局。然而，与替代宫缩抑制药相比，妊娠37周前的分娩例数有所减少，但妊娠32周和34周前的分娩例数并未受到影响。在接受NO供体而不是其他宫缩抑制药的女性中，其他不良反应减少了。然而，当使用NO供体时，女性更容易出现头痛。

3. 抑制宫缩药的临床应用

抑制宫缩疗法用于几种临床情况。对于处于有规律宫缩且宫颈扩张患者，首要问题不是诊断，而是及时治疗以争取孕妇转运时间，并进行皮质类固醇治疗和GBS的预防。在这种情况下，口服吲哚美辛或口服硝苯地平的初始治疗是迅速停止宫缩的最佳选择。早产的治疗可以持续到宫缩停止，或发生频率低于每小时4次，并且宫颈不再进行性扩张，或者直到48h后完成完整的皮质类固醇治疗。

宫缩持续存在。如果治疗后宫缩持续存在，则应重新评估宫缩治疗的策略。应重新检查宫颈，如果宫颈扩张超过4cm且认为即将分娩是不可避免的，大多数情况下应停止宫缩抑制药治疗。临产受到抑制但仍出现早产不可避免的情况下，应意识到胎盘早剥和（或）亚临床绒毛膜羊膜炎的可能性较高。应使用重要病史采集、体格检查和实验室评估等一系列临床评估来解决这些情况。

一些女性会出现持续的子宫收缩，但不伴有宫颈变化。如果在治疗开始前收集了纤连蛋白拭子，则应进行FFN分析。但如果在阴道检查前收集到阴性纤连蛋白标本，则表明即将分娩的风险很低。或者，可以进行经阴道颈部超声检查，宫颈管长度≥30mm者分娩可能性显著降低。

血清药物水平对调整宫缩抑制药的剂量没有帮助。换用第二种药物或与多种药物联合治疗可能会减缓宫缩，但也可能导致风险增加。还应避免将β受体激动药或硫酸镁与钙通道阻滞药联合使用（框36-5）。

框36-5 抑制宫缩治疗12~24h后宫缩持续存在的管理策略

- 存在亚临床宫腔感染吗？重复临床检查、白细胞计数和胎儿评估。考虑羊膜穿刺术检测葡萄糖、革兰染色、白细胞酯酶和培养
- 胎儿有问题吗？查看胎心监护，并在需要时进行生物物理评估
- 有胎膜早破的证据吗？怀疑子宫异常合并胎盘植入吗？评估生命体征以获取对失血的血流动力学反应的证据，并重复检查血红蛋白、血细胞比容和纤维蛋白原，以及胎盘植入部位的腹部超声检查
- 早产的诊断正确吗？子宫颈有变化吗？进行经阴道宫颈超声以测量宫颈长度。获取纤连蛋白拭子
- 如果可以排除感染、胎儿受损和未足月胎膜早破，则停止保胎药物24h并观察。大多数患者的宫缩会自发停止

---

4. 早产急诊治疗后的护理

维持抑制宫缩治疗。急性宫缩后持续进行抑制宫缩治疗不会降低PTB的发生率。对这些数据的Meta分析也没有发现孕周延长或PTB频率下降的证据。

在三项随机试验中或对这些试验的Meta分析中，监测宫缩并没有提高妊娠37周前的分娩率、分娩孕周或出生体重。一项多中心随机试验监测子宫收缩活动但不告知医疗工作者，也发现使用宫缩数据时PTB率没有改善。

因早产而住院的时间因多种因素而异，包括宫颈检查、治疗的难易程度、孕周、产科病史、与医院的距离以及能否获得家庭支持。应在出院前解决可能使复发性早产复杂化或增加风险的相关风险因素，如生殖道衣原体或淋球菌感染、尿路感染和贫血。社会问题是患者遵守医疗建议的重要决定因素，在患者出院前必须考虑这些问题。

十、早产儿的产程和分娩

早产女性的产时护理通常会因增加产时胎儿受损机会而变得复杂，如先天畸形、高血压、绒毛膜羊膜炎、胎膜早破、羊水过少或FGR。当因母体或胎儿适应证而早产时，子宫下段和宫颈均不成熟，从而导致潜伏期延长。

（一）早产儿的产时评估

产时胎心监测与早产儿产时死亡和新生儿癫痫发作的发生率显著降低有关。与孕晚期相同，早产监护异常与胎儿酸中毒具有关联。由于副交感神经张力逐渐增加，平均胎儿心率持续下降，从妊娠22周时的160/min下降到足月时的140/min。胎儿心率模式应被视为胎儿健康状况的表现。

（二）分娩

早产的分娩持续时间可能比足月妊娠的要短。活跃期第一阶段和第二阶段可能特别短暂。应注意确保胎儿不会在没有控制胎头的情况下突然娩出。预防性产钳没有任何益处。新生儿护理团队应在分娩前尽早了解PTB的情况，以便准备适当的人员和设备。

（三）剖宫产

对所有早产儿或VLBW婴儿进行常规剖宫产是不合理的。调整混杂因素后，CD有利的趋势消失。对妊娠24~36周出生（阴道分娩及剖宫产后）的婴儿进行新生儿和母亲发病率的回顾性研究发现，母亲发病率增加，新生儿也没有明显益处。新生儿颅内出血在分娩前后和分娩期间的发生频率无差别。

对于臀先露的婴儿，为了避免后出头困难和其他可能导致产时外伤或缺氧而会进行剖宫产（见第17章）。较早的回顾性研究表明，CD的益处导致目前对早产臀位习惯进行剖宫产，但相关文献支持这种做法的证据不足。进行手术时应尽量减少分娩时的损伤，切口应尽可能大。在一项针对VLBW婴儿的高危（如先兆子痫、阴道流血、胎心异常）与低危（如早产、宫颈功能不全）妊娠的分娩模式的研究中，发现CD对低危组无价值，但与高危组的生存率显著提高相关。考虑到这些因素，对于VLBW胎儿，在没有阴道试产条件的情况下有时会适时决定进行CD。一般来说，早产儿的合适分娩方式应该基于与足月儿相似的产科指征标准。

（四）延迟断脐

2012年12月，ACOG发表了委员会意见，建议早产儿延迟断脐[58]。该意见得到了美国儿科学会的认可。早期脐带钳夹和延迟脐带钳夹的定义在文献中大不相同。普遍共识和大量文章的综述表明，在分娩后30s内尽早夹住脐带；当延迟时间为30s~5min时，则为延迟脐带钳夹，但大部分获益发生在前60~120s[59]。延迟脐带钳夹与血液学方面的显著获益相关。DCC后，早产儿具有更高的初始血细胞比容、更高的循环血容量和更高的舒张压，并且需要复苏的情况更少[60]。此外，DCC与早产儿较低的输血率有关[61]。尽管红细胞增多症和较高的胆红素水平与DCC相关，但在早产人群中，并未发现光疗需求有统计学意义上的显著增加。在迄今为止发表的唯一一项直接比较研究[62]中（招募了58名婴儿），在脐带挤压4次和延迟夹住脐带30s之间没有发现差异。已发表的关于该主题的随机研究相对较小（共有173名婴儿随机接受脐带挤压和立即或延迟脐带钳夹），因此目前不建议将脐带挤压作为早产儿的标准护理。提供DCC而导致复苏延迟的潜在后果是新生儿和产科提供者普遍关注的问题。然而，一些研究表明，这些担忧没有根据。根据第1分钟和第5分钟的Apgar评分或胸外按压和肾上腺素的需要，DCC长达60s对产房复苏没有不利影响。事实上，在VLBW人群中，DCC减少了产房复苏干预、补充氧气或气囊面罩通气的需求[63]。此外，在接受DCC的婴儿中没有发现体温过低的发生率增加。

十一、预防早产

根据公共卫生模型，PTB的护理可以分为三级（在分娩过程开始后启动，以控制围产期发病率和死亡率）、二级（高风险个体进行识别和治疗）或一级（预防和减少人群中的风险）。本章前文中描述的三级诊疗机构改善了围产期结局，但对 PTB 的发生率没有影响。识别可能早产的女性以降低或消除其风险的目标尚未达到，并且直到最近还没有有效的干预措施来降低风险。

已经开展了针对风险因素的预防工作，预期 PTB 发生率会随之下降。这种方法的不足是由于目前将早产理解为一种综合征，其中多种因素有助于早产的发生和发展。PTB 不是一个可通过特定测试的独特实体，而是应当将 PTB 视为影响分娩时间和进程的各种病理事件的结果。将孕产妇风险因素、症状检查结果等理解为可能会导致提前分娩的线索，这一点有助于对早产的理解。

（一）早产的一级预防

PTB 的初级预防策略需要通过教育和公共卫生政策做出一致的努力，目前，公众和政府低估了该疾病的严重程度和社会影响。多达 50% 的 PTB 发生在没有已知风险因素的女性身上，所以需要进行妊娠前干预。

1. 公共教育干预

公共和专业政策提高对与 ART 相关的单胎妊娠 PTB 风险增加的认识，可能会影响对生育的态度和选择。降低吸烟流行率、增加使用避孕套以预防性传播感染、促进抑郁症的识别和早期治疗的类似策略可能最终都会对 PTB 率产生影响。为有风险的女性推广长效可逆避孕药，尤其是在早产后，可降低复发性早产风险。

2. 医疗卫生政策

生育专家颁布的旨在降低多胎妊娠风险的政策，在欧洲、澳大利亚和美国取得了成功。在美国，三胞胎和多胎妊娠率一直在迅速上升，直到 1998 年，采取了对移植胚胎数量的限制，这一增长才被阻止了。1996—2003 年，多胎的比率下降了 50%。大多数欧洲国家都采用了改善妊娠结局的社会学方法，其中保护孕妇的政策包括最低带薪产假、提供产前检查时间、夜班豁免和工作场所危害保护。欧洲职业风险和妊娠结局计划（European Programme of Occupational Risks and Pregnancy Outcome，EUROPOP）对此类政策的研究发现，每周工作超过 42h（OR=1.33，CI 1.1~1.6）和需要每天站立超过 6h 女性患 PTB 的风险增加（OR=1.26，CI 1.1~1.5）。

3. 社会决定因素

种族差异不仅限于围产期医学，而是反映在整个生命周期中。公共卫生界正在通过健康的社会决定因素来解决黑种人和其他弱势群体中许多疾病发病率增加的问题：①提高就学率和学业完成率；②食品安全；③社区营养计划；④工作平等；⑤医院和医疗服务提供者担任地方领导者，并发挥越来越大的作用[91]。

（二）早产的二级预防

可以应用于受孕之前和（或）之后，以识别和消除或降低风险。

1. 妊娠前

多达 40% 的 PTB 存在妊娠前风险因素，但用于减少女性 PTB 妊娠前风险的医疗措施令人失望。孕中期流产史或 PTB 史最容易识别[3, 64]，根据回顾研究，随着前次 PTB 发生的孕周下降和 PTB 次数的增加，风险会增加。妊娠前干预包括米勒管畸形的手术矫正和妊娠前经腹环扎术。一项随机试验对 1579 名女性进行两次妊娠之间的家庭访视，并未显示出 LBW 和 PTB 相关的咨询有益。另一项随机安慰剂对照试验在既往早期 PTB 的女性中测试了备妊娠期抗生素治疗。在两次妊娠之间的 3 个月间隔期中，受试者被随机分配接受甲硝唑和阿奇霉素或安慰剂，但未改善 PTB 的复发风险。

2. 在妊娠期间

受孕后预防策略的相关研究，最常见于具有主要风险因素（如多胎妊娠或出血）、有 PTB 史的女性中，以及有早产风险的体征、症状或阳性筛查试验的女性中。本书的前几版并未列出任何有效的干预措施，但最近的一些研究表明，对于某些人群，适当的孕后干预可降低 PTB 风险。例如，对于有 PTB 史且宫颈较短的女性进行干预。

3. 母体活动的改变

尽管缺乏支持性证据，但医生经常建议孕妇卧床休息、限制工作和减少性生活以降低发生早产的风险。Yost 及其同事发现，性生活与 PTB 复发风险之间没有关系。Grobman 及其同事[65]报道了 24 周前 CL 小于 30mm 的初产妇中，活动减少与 PTB 频率之间没有关联。

(1) 营养补充剂：建议补充使用 ω-3 多不饱和脂

肪酸，因为其摄入量高的人群的 PTB 率较低，这可能是因为 ω-3 多不饱和脂肪酸会降低促炎细胞因子的水平。一项在欧洲进行的试验发现，补充 ω-3 多不饱和脂肪酸和鱼油可显著减少 PTB。但美国的一项安慰剂对照试验纳入接受 17-α- 羟孕酮治疗的既往有 PTB 女性，补充 ω-3 多不饱和脂肪酸没有益处[66]。有趣的是，与每月食用 1 次或更少鱼肉的女性相比，这项研究的两组女性中，每月食用 1 次以上鱼油的女性患 PTB 的概率要低得多。补充维生素 C、维生素 E 和补充钙剂钙并未证明可降低 PTB 风险[67]。

(2) 加强产前护理：提供社会支持、家庭访视和教育并没有减少 PTB 的发生。在随机试验中，对既往有 PTB 的女性频繁随访也没有减少 PTB 的复发。

然而，据报道，在以下地区中接受妊娠期保健的女性的 PTB 发生率降低：南卡罗来纳州的集体产前护理[68]，德克萨斯州为贫困人口提供标准化护理的区域计划[69]，犹他州和俄亥俄州[70]的早产专科诊所。但是，这些试验都为回顾性分析。

(3) 口腔护理：早产风险的增加促使人们深入研究牙周护理对早产的影响。结果显示，两者具有共同的易感性而不是因果关系。

(4) 抗生素治疗：生殖道菌群异常的女性进行筛查和抗生素治疗在很大程度上无法预防 PTB。在分析中，对既往患有 BV 的 PTB 女性进行抗生素治疗与降低复发性 PTB 的风险相关。综述和 Meta 分析也都是阴性的，美国预防服务工作组的评论[71]警告说，妊娠期 BV 的筛查和治疗可能存在"意外的潜在伤害"。其还在 FFN 检测结果呈阳性的女性中研究了抗生素预防的效果。接受抗生素治疗的纤连蛋白阳性女性中，PTB 的发生率实际上增加了。一项针对滴虫病女性的抗生素试验也报道了类似的结果。

(5) 孕激素：已经根据几种可能的作用机制，研究了 PTB 风险的女性补充孕激素预防早产的作用，包括减少间隙连接形成和催产素拮抗导致平滑肌松弛、保持宫颈完整性和抗炎作用。Keirse[72] 回顾了 1990 年之前对复发性流产和 PTB 女性进行的研究，他发现，"没有支持 17α- 己酸羟孕酮预防流产的观点，但它确实减少了 PTB 的发生"。随后的随机试验表明，在接受过肌内注射 17α- 羟孕酮治疗的既往 PTB

和（或）宫颈短（妊娠 24 周前＜15～20mm）的女性中，在妊娠 16～36 周，每周使用己酸 250mg 或每天使用阴道孕酮栓剂或乳膏，PTB 的发生率降低了约 40%（表 36–4）[16-18, 20, 73-75]。

表 36–4　有关孕激素治疗早产的研究

研　究	年　份	研究人群特征	对于早产率的影响
Keirse[72a]	1990	Meta 分析	↓ 40%
da Fonseca[73b]	2003	有早产史	↓ 40%
Meis[74a]	2003	有早产史	↓ 35%
Fonseca[17b]	2007	宫颈长度＜15mm	↓ 44%
O'Brien[18b]	2007	早产史不合并宫颈短 c	无↓
DeFranco[16b]	2007	早产史合并宫颈短 d	↓
Hassan[20b]	2011	宫颈长度 10～20mm	↓ 45%

a. 17α- 己酸羟孕酮
b. 不同剂型的阴道用孕酮
c. 可能接受宫颈患者的女性未入组。入组时的平均宫颈管长度为 37mm
d. O'Brien 研究的二次分析，针对后期出现宫颈管长度＜28mm 的受试者

几项随机安慰剂对照试验发现，补充孕激素不会影响多胎妊娠女性的 PTB 发生率，表明孕酮降低单胎 PTB 风险的作用机制与子宫张力无关[76-79]。

重要的是，在既往早产的女性中并未普遍观察到补充孕酮的效果，这首先表明，某些导致早产复发的途径不受这种疗法的影响，而且许多既往早产的女性在没有治疗的情况下足月分娩。未经治疗的 SPTB 复发风险与妊娠 22～24 周时的 CL 相关，CL 小于 25mm 女性中有 35% 以上，CL 25～35mm 女性中有 15%，CL 大于 35mm 的女性中小于 10%。唯一一项对既往有早产史但宫颈管缩短的女性进行的研究中，阴道孕酮并未降低这些女性复发性早产的风险[17]，她们孕 18～22 周时的平均 CL 为 37mm，表明这些女性不会从孕酮补充治疗中受益。事实上，对这项研究的二次分析发现，后来宫颈变短的女性经阴道孕酮治疗后，PTB 风险降低[16]。总之，这些研究表明，宫颈长度较短，而不是既往 PTB 史，是阴道孕酮治疗的最佳适应证。然而，PTB 病史将继续作为 17α- 己酸羟孕酮治疗的指征，直到其他研究

表明，对于既往有 PTB 且在妊娠 24 周后仍保持正常 CL 的女性，这种治疗是不必要的。

尚未报道在具有其他危险因素（如 FFN 阳性或出血）的女性中进行孕激素试验。作用机制尚不确定，但在多胎妊娠中没有影响，加上孕激素应用于短宫颈女性可致 PTB 减少，表明该途径可能主要与宫颈软化的调节有关，基础研究也证实了这一结论。

尚未确定孕酮治疗的最佳适应证。基于两项有利的成本效益研究[80, 81]和专家意见[82]，已提议对所有妊娠 18~24 周的孕妇进行普遍 CL 筛查，但任何筛查试验在产科护理中的普遍应用始终伴随着相关成本和后果，在这种情况下可能与宫颈超声检查的可重复性和对推荐治疗方案的依从性不确定有关。

框 36-6 显示了 TVU 选择性筛查具有短宫颈的替代适应证列表。如果妊娠 16~24 周时的 CL 测量值为 20mm 或更小，则这些女性预计将考虑补充孕酮。对于边缘 CL 测量值的女性，重复进行宫颈超声检查的价值和时间尚不确定。建议方案可能会根据更广泛的宫颈超声筛查经验进行修改。

框 36-6　孕中期宫颈超声检查的适应证

- 有 16~36 周早产分娩史的女性
- 辅助生殖技术助孕后受孕的妊娠
- 所有有宫颈手术史的女性
  - 宫颈锥形活检或环形电外科切除术
  - 用于诊断或治疗的刮宫术，包括孕早期和孕中期的终止妊娠
- 有过生殖道感染史或巴氏涂片持续异常的女性
- 所有患有抑郁症、体重指数低（体重指数<19.6）或吸烟的女性
- 所有在孕中期经腹部超声检查中宫颈长度<35mm 的女性
  - 在当前妊娠期间有早产迹象或症状的女性
    ♦ 无明显原因的阴道出血或点滴出血
    ♦ 出现盆腔受压、痉挛、妊娠 16 周后阴道分泌物变化的持续症状

---

(6) 宫颈环扎术：宫颈短与 PTB 风险之间的关系最初被解释为宫颈强度或能力减弱，但随后的临床经验和干预研究不支持该结论。宫颈环扎术对于有 PTB 病史和宫颈短的女性来说是一种有效的治疗方法。尽管宫颈环扎术对 CL 非常短（<15~25mm）的既往 PTB 女性有益[83, 84]，但并不能降低无 PTB 病史的孤立性宫颈短（<15mm）女性的 PTB 风险[85]，实际上，它似乎会增加双胎妊娠合并子宫颈短的女性 PTB 的风险[85, 86]。在先前有 PTB 的女性中，自相矛盾的是，宫颈环扎术对那些 CL 最短的女性最有益（<15mm）[83, 84]，这表明环扎的好处可能更多地与保护暴露的胎膜有关，而不是与增强宫颈强度有关。

（三）孕酮和宫颈环扎术预防早产的临床应用

大量证据表明，孕酮可有效降低有宫缩颈短女性的 PTB 风险，这影响了以前被认为适合做预防性宫颈环扎的临床策略。同样，NICHD 阴道超声及宫颈环扎临床试验结果[83]表明，1000 多名有妊娠 17~34 周 PTB 病史的女性中，当进行宫颈超声检查时只有 30% 在妊娠 24 周前显示出≤25mm 的 CL。根据这些观察结果绘制了图 36-11 中显示的流程[87]。宫颈环扎术仅适用于有宫颈损伤、子宫异常和（或）尽管进行了孕酮治疗，宫颈仍进行性缩短至小于 25mm 的女性。在这些患者中，在宫颈长度为 25mm 时提供环扎术，如果 CL 为 15mm 或更小或可见胎膜，则强烈建议进行环扎。

（四）晚期早产

2008 年，美国的早产率为 12.3%，其中 8% 发生在孕晚期（孕周为 34~36+6 周）。尽管这些婴儿的情况比妊娠 34 周前出生的婴儿好，但与妊娠 37 周后出生的婴儿相比，其发病率和死亡率显著增加，并且占 NICU 入院人数的绝大多数。约 70% 的 PTB 是自发的，但近年来相对百分比有所下降，因为有医学指征的 PTB 有所增加。2006 年以来，晚期自发性早产比例下降的原因包括辅助生殖相关的多胎妊娠减少，孕酮和宫颈环扎术的使用增加。1990—2006 年单胎 PTB 的增加几乎完全是妊娠 34~36 周具有医学指征的 PTB 率增加所致。这一增长的主要驱动因素是患有各种妊娠并发症的女性越来越愿意将计划分娩视为比继续妊娠更安全的选择。

在任何孕龄选择医源性 PTB 而非继续妊娠，这一决定预防或减少了围产期发病率和死亡率。不幸的是，分娩与期待治疗的风险比和好处很难准确

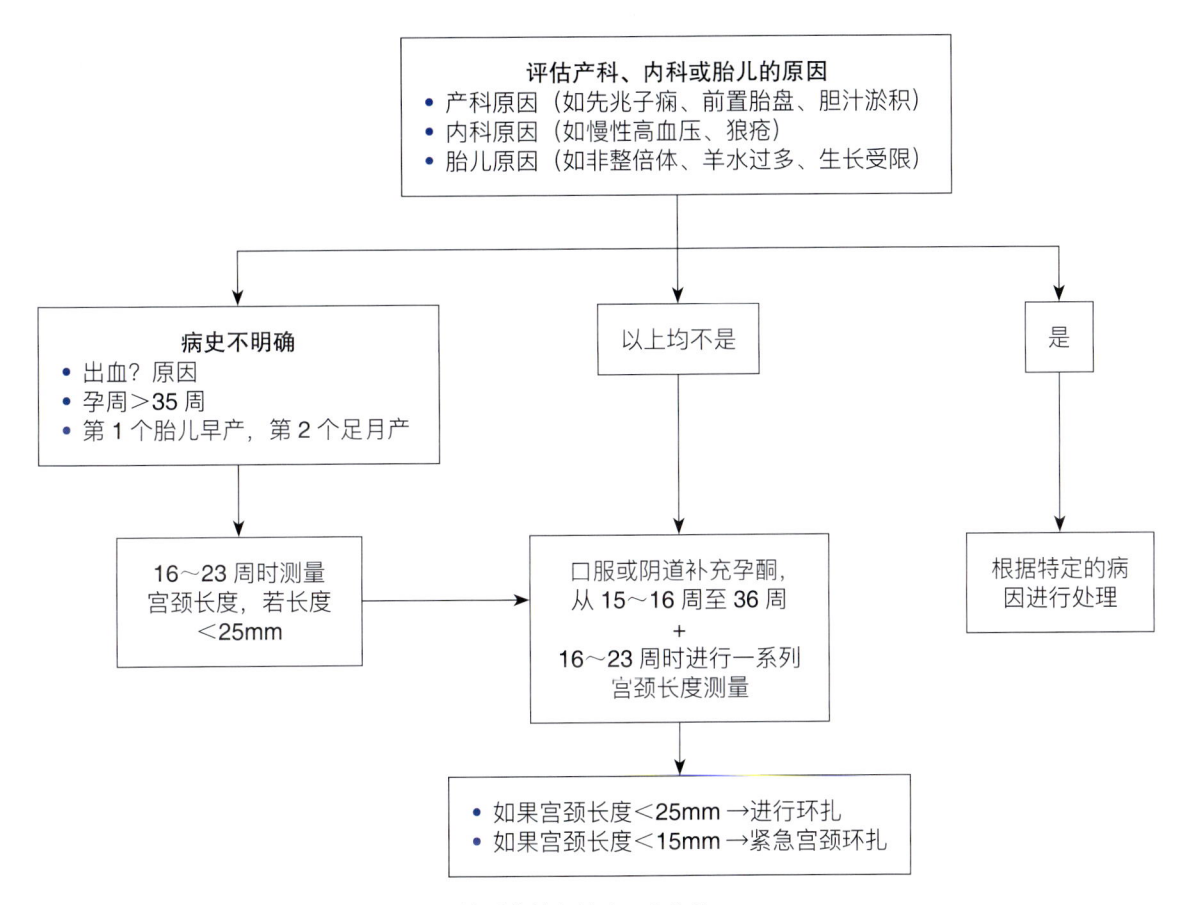

第 36 章 早产
Preterm Labor and Birth

```
              评估产科、内科或胎儿的原因
      • 产科原因（如先兆子痫、前置胎盘、胆汁淤积）
      • 内科原因（如慢性高血压、狼疮）
      • 胎儿原因（如非整倍体、羊水过多、生长受限）
```

```
   病史不明确              以上均不是              是
   • 出血？原因
   • 孕周＞35 周
   • 第 1 个胎儿早产，第 2 个足月产
```

```
   16～23 周时测量           口服或阴道补充孕酮，      根据特定的病
   宫颈长度，若长度    →     从 15～16 周至 36 周       因进行处理
   ＜25mm                   +
                           16～23 周时进行一系列
                           宫颈长度测量
```

- 如果宫颈长度＜25mm →进行环扎
- 如果宫颈长度＜15mm →紧急宫颈环扎

- 所有女性在初次就诊时和之后根据需要接受营养和社会工作咨询
- 根据需要提供戒烟教育和计划
- 所有女性在每次就诊时都接受护理教育和支持，并在 2 次就诊之间根据需要进行电话随访

▲ 图 36-11 前次妊娠有 16～36 周早产史女性的诊疗流程

衡量，尤其是在晚期早产。在妊娠 34 周之前，可以获得明显益处。通过胎儿成熟度的每天增加，在 34 周时，复杂妊娠的未成熟风险被认为是可以接受的，但妊娠 34～37 周出生的婴儿的发病率和死亡率高于以前的认识（图 36-12）。Reddy 和同事[88]检查了 292 627 例晚期早产单胎的记录，发现 49% 与自发分娩有关。值得注意的是，23% 的晚期 PTB 没有记录任何原因。在另一项研究中[89]，7.8% 的出生和 65.7% 的早产是晚期早产。其中，29.8% 的人经历自发临产；32.3% 发生在 PPROM 之后；31.8% 的产科、内科或胎儿状况导致引产或 CD 后发生晚期 PTB；6.1% 未知。缺乏在复杂妊娠中选择晚期 PTB 的具体指南，但最近努力记录这些分娩的原因并跟踪这些分娩的风险和益处，预计将来会有所帮助（表 36-5）[90]。

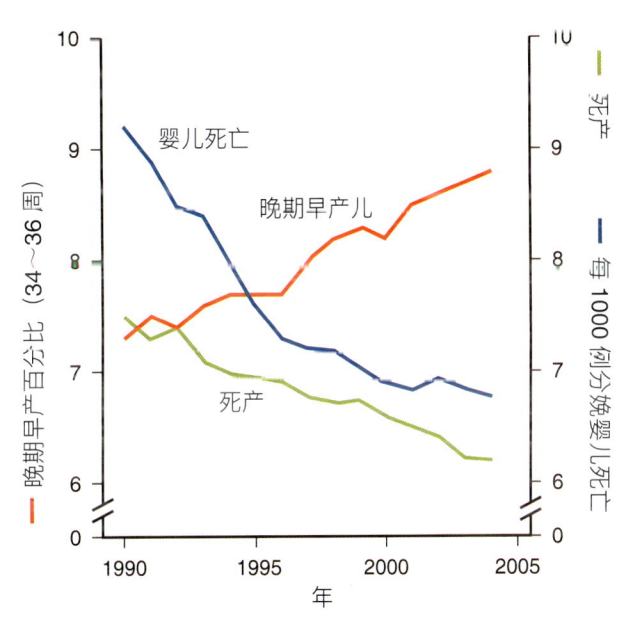

▲ 图 36-12 美国 1990—2004 年晚期早产、死产和婴儿死亡率的趋势

727

表 36-5 34 周或以后具有合并症的妊娠的分娩时机指南

母胎情况	分娩孕周 [a]	推荐等级 [b]
子宫和胎盘因素		
前置胎盘 [c]	36～37 周	B
可疑胎盘粘连或胎盘植入或前置胎盘伴植入 [c]	34～35 周	B
既往古典式剖宫产史 [c]	36～37 周	B
前次因子宫肌瘤切除术而行剖宫产 [c]	37～38 周（若肌瘤切除范围复杂或广泛应考虑提前分娩，同既往古典式剖宫产）	B
胎儿因素		
单胎，胎儿生长受限	38～39 周：无其他并发症	B
	34～37 周：有合并症及并发症（合并羊水过少、超声检查异常、母体危险因素、合并症）	B
	无论孕周如何都应立即分娩：持续胎心监护异常提示胎儿濒危	
双胎，胎儿生长受限	36～37 周：双绒毛膜双羊膜双胎妊娠合并一胎生长受限	B
	32～34 周：单绒毛膜双羊膜双胎妊娠合并一胎生长受限	B
	有合并症及并发症（伴有羊水过少、超声检查异常、母体危险因素、合并症）	
	论孕周如何都应立即分娩：持续胎心监护异常提示胎儿濒危	
胎儿先天发育异常 [c]	34～39 周：怀疑胎儿器官损伤程度恶化	B
	胎儿颅内出血可能	
	在分娩发动前终止妊娠（如 EXIT）	
	胎儿宫内干预	
	母体合并症（如先兆子痫、慢性高血压）	
	胎儿状况可能对母体产生不利影响	
	无论孕周多少都应立即分娩的情况：当干预会获益时，胎儿疾病进展（异常胎心监护、新发胎儿水肿、进展性或新发脏器受损）	B
	母体并发症进展（镜像综合征合并胎儿水肿）	
多胎妊娠：双绒毛膜双羊膜 [c]	38 周	B
多胎妊娠（见第 39 章）：单绒毛膜双羊膜	34～37 周	B
多胎妊娠：双绒毛膜双羊膜或单绒毛膜双羊膜合并一胎胎死宫内 [c]	在 34 周或 34 周后考虑分娩，如果分娩发生在 34 周之前，应该根据母胎情况进行个性化考虑	B
多胎妊娠：单绒毛膜单羊膜 [c]	32～34 周	B
多胎妊娠：单绒毛膜单羊膜合并一胎死亡 [c]	根据孕周和并发症进行个性化考虑分娩	B

（续表）

母胎情况	分娩孕周[a]	推荐等级[b]
单发且持续存在的羊水过少[c]	36～37 周	B
母体合并症		
慢性高血压无须用药	38～39 周	B
慢性高血压，药物控制血压[c]	37～39 周	B
慢性高血压，血压控制不佳，需要经常调整药物	36～37 周	B
妊娠高血压	37～38 周	B
重度先兆子痫	34 周之后	C
轻度先兆子痫	37 周	B
妊娠前糖尿病，血糖控制良好	不建议在 39 周前终止	B
妊娠前糖尿病合并血管病变	37～39 周	B
妊娠前糖尿病血糖控制欠佳	34～39 周因情况而进行个体化处理	B
妊娠糖尿病，饮食控制血糖良好	不建议在 39 周前终止	B
妊娠糖尿病药物控制血糖良好	不建议在 39 周前终止	B
妊娠糖尿病药物控制血糖欠佳	34～39 周因情况而进行个体化处理	B
产科并发症		
原因不明既往死胎[c]	LPTB 或 ETB 并无推荐	B
	若在 39 周之前计划分娩，应考虑行羊膜腔穿刺术测定胎肺成熟情况	C
自发早产未足月胎膜早破[c]	34 周	B
自发早产	如果临产不可抑制或出现额外的母胎指征，则进行分娩	B

a. 胎龄以完整周为单位，因此，34 周包括 $34^{0/7}$～$34^{6/7}$ 周
b. 推荐等级：推荐或结论或两者均基于良好且一致的科学证据（A），基于有限或不一致的科学证据（B），主要基于共识和专家意见（C）。未对即将发生胎儿危险的快速分娩进行评分。关于重度先兆子痫的建议主要基于专家意见；然而，更高级别的证据不太可能出现，因为这种情况被认为会带来显著的母体风险，34 周后期待治疗对胎儿的潜在益处有限
c. 无复杂合并症，因此没有胎儿生长受限、叠加先兆子痫等。如果存在这些情况，则复杂情况优先，并且可能会指示提前分娩
d. 维持性降压治疗不应用于治疗妊娠高血压
ETB. $37^{0/7}$～$38^{6/7}$ 周的早产；EXIT. 宫外产时治疗；LPTB. $34^{0/7}$～$36^{6/7}$ 周的晚期早产；PPROM. 早产胎膜早破；PTB. 早产
引自 Spong CY, Mercer BM, D'Alton M, et al. Timing of indicated late-preterm and early-term birth. *Obstet Gynecol*. 2011;118(2 Pt 1):323.

结论

PTB 是一种综合征，是多种通路激活的共同结果，这些途径通常相互重叠加以启动分娩。降低婴儿发病率的产科干预措施，例如产前糖皮质激素和用于 B 族链球菌预防的抗生素，是有效的三级预防措施，但没有机会降低 PTB 的发生率。通过仔细回顾既往妊娠史、选择性或普遍使用宫颈超声，检测有风险的妊娠人群，以确定是否有孕酮治疗的适应证，以及选择性使用环扎术，是目前为止预防早产的医疗干预措施。需要遵守计划分娩的时机，遵循医源性早产儿的适应证，以进一步降低死产率，同时限制晚期早产儿的相关发病率。

要 点

- 超过 70% 的胎儿、新生儿和婴儿的发病率和死亡率发生在早产婴儿身上。
- 由于辅助生殖技术、超声测量和医源性早产的使用增加，PTB 的发病率在 2006 年达到顶峰。此后下降的主要原因是采取了措施来减少与不孕症治疗相关的多胎妊娠。
- PTB 的主要危险因素是既往早产史、多胎妊娠和孕中晚期出血。然而，大多数早产女性没有明显的危险因素。因此，每次妊娠都可能处于危险之中。
- SPTB 是一种综合征，其中分娩过程可能由一个或多个途径引发，最终导致宫颈成熟、蜕膜激活、子宫收缩和胎膜破裂。
- 已证明四种干预措施可以降低围产期发病率和死亡率：①在 PTB 之前将母亲和胎儿转移到合适的医院；②给予母体抗生素预防新生儿 B 族链球菌感染；③给予母体皮质类固醇以降低新生儿 RDS、IVH 和新生儿死亡率；④小于 32 周的孕产妇可给予硫酸镁，以降低新生儿脑瘫的发生率。
- 既往 PTB 病史的女性使用 17α-己酸羟孕酮，宫颈短（<20mm）的女性通过预防性补充孕酮，均可降低复发性早产的风险。宫颈环扎术应用于先前患有 PTB 且宫颈较短的女性。

第 37 章　胎膜早破
Premature Rupture of the Membranes

Brian M. Mercer　　Edward K.S. Chien　著
刘斐然　译　　韦晓宁　校

英汉对照

by mouth (per os)	PO	口服
confidence interval	CI	置信区间
fetal fibronectin	fFN	胎儿纤连蛋白
Group B *Streptococcus*	GBS	B 族链球菌
herpes simplex virus	HSV	单纯疱疹病毒
human immunodeficiency virus	HIV	人类免疫缺陷病毒
insulin-like growth factor-binding protein 1	IGFBP-1	胰岛素样生长因子结合蛋白 –1
intramuscular	IM	肌内注射
intravenous	IV	静脉注射
intraventricular hemorrhage	IVH	脑室内出血
lamellar body count	LBC	板层小体计数
Maternal-Fetal Medicine Unit	MFMU	母胎医学单位
matrix metalloproteinase	MMP	基质金属蛋白酶
National Institute of Child Health and Human Development	NICHD	国家儿童健康和人类发展研究所
neonatal intensive care unit	NICU	新生儿重症监护病房
odds ratio	OR	比值比
periventricular leukomalacia	PVL	脑室周围白质软化
phosphatidylglycerol	PG	磷脂酰甘油
placental α-microglobulin 1	PAMG-1	胎盘 α 微球蛋白 –1
premature rupture of the membranes	PROM	胎膜早破
pretermPROM	PPROM	未足月胎膜早破
respiratory distress syndrome	RDS	呼吸窘迫综合征
tissue inhibitors of matrix metalloproteinase	TIMP	金属蛋白酶组织抑制物
US Food and Drug Administration	FDA	美国食品药品监督局

摘 要

分娩发动前胎膜自发破裂可以发生在足月、未足月和（或）新生儿有存活能力之前。这一章中综述了胎膜的生理学，导致胎膜破裂的理论原因和通路，以及可能的预测因素。本章列出了有助于改善结局的诊疗措施，并且讨论了这些事件的自然历程。本章对不同孕周的管理进行分类：足月（37 周以后），晚期未足月（$32^{0/7}$～$36^{6/7}$ 周），早期未足月（$23^{0/7}$～$31^{6/7}$ 周），以及不能存活的 23 周之前。本章介绍的治疗措施包括使用皮质类固醇、预防性抗生素、硫酸镁用于神经保护，使用宫缩抑制药。最后，介绍了宫颈环扎术和单纯疱疹感染对胎膜早破（PROM）的影响。

关键词

未足月胎膜早破；胎膜早破；胎儿未能存活；宫颈环扎；胎膜

无论在任何孕周，临产前胎膜自然破裂为胎膜早破，（premature rupture of the membranes，PROM）（PROM）占总妊娠例数的 8%～10%。发生在 37 周之前的（PROM）是自发性早产的原因之一。PROM 对早产的相对作用因人而异，国家数据库提示其对早产的贡献度约为 10%[1]，但在某些高危人口中超过 20%。早产的发生率在过去 10 年有所下降[2-5]。

在任何孕周的（PROM）中，从胎膜破裂到分娩都有一个短暂的间隔时间，与之相伴的是增加了新生儿感染及脐带受压的风险（由于羊水过少）。由于这些特点，足月和未足月胎膜早破（pretermPROM，PPROM）都是围产期死亡率和发病率的重要原因。足月 (PROM) 时，经阴道分娩有导致新生儿感染或窒息的风险。临床管理应以顺利分娩为目标。妊娠 32～36 周的 (PROM) 通常合并良好的婴儿结局，特别是已证明胎肺成熟时。鉴于继续妊娠和预期的分娩延迟的风险，在 34 周之后成熟胎儿的分娩通常是有保证的。在妊娠 32～36 周时，未成熟的胎儿可能受益于促进胎儿成熟的措施和延长孕周。妊娠 23～31 周 (PROM) 后立即分娩，新生儿并发症的风险很大，并且可以通过延迟分娩来降低。如果没有禁忌证，临床管理措施应关注延长妊娠和潜在并发症，包括脐带受压、宫内感染、胎盘早剥。当 PROM 发生在胎儿有生存能力之前，立即分娩后不可避免发生新生儿死亡。尽管保胎治疗可能仍会导致早产，但延长从 (PROM) 到分娩的时间，一些女性会因新生儿可能存活而受益。由于 PROM 的原因和结果因胎膜破裂时的孕周、不同人群和地理位置而异，因此不能采用单一的 PROM 管理方法，应考虑个体情况。在任何情况下，都应告知患者 PROM 的潜在母体、胎儿和新生儿并发症。本章将详细讨论这些问题。

一、胎膜的解剖和生理

胎儿在羊水中发育，羊水被胎膜所包围。这些膜由位于羊膜腔内的薄羊膜层和直接与母体蜕膜相连的较厚的外部绒毛膜组成。羊膜在妊娠前 3 个月快结束时与绒毛膜融合，随后由富含胶原蛋白的结缔组织区连接。在妊娠的剩余时间里，胎膜包括一个单层立方羊膜上皮，下面有致密的海绵状结缔组织层，以及由网状层和滋养层组成的较厚的绒毛膜。羊膜和绒毛膜一起比任何单独一层都更牢固，羊膜比绒毛膜具有更大的拉伸强度。

随着孕周增加，胶原蛋白含量和类型、细胞间基质和细胞凋亡的变化导致胎膜结构减弱。子宫颈内口附近胎膜重塑更加明显，这一过程可以通过凝血酶介导的基质金属蛋白酶增加、膜内基质金属蛋白酶的组织抑制物水平降低和聚合酶（PARP）裂解增加来激活[6-8]。子宫收缩使羊膜受到额外的物理牵拉，这可能导致膜破裂。如果胎膜在分娩前没有破裂，宫颈扩张会促进宫颈内口处胎膜破裂。最后，PPROM

可能由加速胎膜弱化的各种因素引起。一些可能的原因包括局部细胞因子增加、基质金属蛋白酶（matrix metalloproteinase，MMP）和金属蛋白酶组织抑制物（tissue inhibitors of matrix metalloproteinase，TIMP）之间的相互作用不平衡、胶原酶和蛋白酶活性增加，或其他导致宫内压力增加的因素（如羊水过多）[5-9]。

二、胎膜早破的病因

许多风险因素与 PPROM 的发生有关。其中包括社会经济地位低、子宫过度膨胀、孕中期和晚期出血、体重指数低、铜和抗坏血酸的营养缺乏、母亲吸烟、宫颈锥切术或宫颈环扎术、妊娠期肺部疾病、结缔组织疾病（如 Ehlers-Danlos 综合征），以及未足月临产或有症状的宫缩。每个风险因素，单独或协同都可能通过上述机制导致 PROM。然而，胎膜破裂的最终临床原因通常并不明显，许多有风险的患者会在没有 PROM 的情况下足月分娩。

PPROM 也与涉及泌尿生殖道的感染有关。淋病奈瑟菌、沙眼衣原体和阴道毛滴虫均与 PPROM 有关[10]。尽管阴道 B 族 β- 溶血性链球菌定植似乎与 PPROM 无关，但宫颈 GBS 定植与 PPROM 有关。GBS 菌尿与 PPROM 和低出生体重婴儿有关[11, 12]。虽然细菌性阴道病与自发性早产有关，包括 PPROM，目前尚不清楚细菌性阴道病是否为促进其他细菌上升到上生殖道的诱因，或者它仅仅是母体对异常生殖道定植易感性的标志[13]。细菌入侵可以通过蛋白酶直接释放，以及通过刺激宿主炎症反应而导致局部细胞因子、基质金属蛋白酶和前列腺素的产生来促进膜破裂。PPROM 后胎膜的组织学研究通常表明，沿着绒毛膜蜕膜界面存在明显的细菌污染，而羊膜的参与度最小[14]。将未足月 PROM 与生殖道感染联系起来的进一步证据是，即使临床上并无怀疑的宫内感染的证据，这些女性的羊水培养阳性率也很高（25%～35%）[15, 16]。尽管其中一些发现可能反映了胎膜破裂后的上行感染，在许多情况下，上行细菌定植和感染可能是 PPROM 发病机制的组成部分。

虽然阴道流液的发生是一种急性事件，但有证据表明，导致胎膜破裂的因素和事件可以是亚急性的，甚至是慢性的。有过早产史的女性，尤其是因为 PROM 早产的女性，在未来妊娠中因 PROM 而发生早产的风险会增加。研究还表明，由于早产或 PROM，母体炎症蛋白、基因型和自发性早产之间存在关联[17, 18]。此外，在孕中期，宫颈长度较短的无症状女性未足月 PROM 的风险增加，并且可能在数周后发展为 PROM[19]。

三、胎膜早破的预测和预防

一旦发生 PPROM，通常需要或不可避免地分娩。理想状态下，预防 PROM 才是避免其并发症的最佳手段。既往早产，尤其是 PPROM 者，在随后的妊娠中也会发生 PPROM[20]。PTB 复发的风险随着初次 PTB 孕周的降低而增加。那些先前分娩接近生存极限（23～27 周）胎儿的患者后续发生 PTB 的风险为 27.1%。因 PROM 而发生有 PTB 的女性，下次妊娠因 PROM 而发生 PTB 的风险升高 3.3 倍（14% vs. 4.1%），妊娠 28 周前发生 PROM 的风险高 13.5 倍（1.8% vs. 0.13%）（$P<0.01$）。在一项预测早产的前瞻性评估分析中，因为初产妇缺乏生育史的信息，初产妇和有既往早产史的孕妇被分别评估[19]。在该研究中，多变量分析显示，在妊娠 22～24 周进行评估时，内科并发症（包括妊娠期肺部疾病）、妊娠期工作、近期有症状的子宫收缩和细菌性阴道病是初产妇发生 PTB 的重要标志物（表 37-1）。在经产妇中，在控制其他因素后，由于早产或 PROM 导致的先前 PTB 和宫颈阴道胎儿纤连蛋白筛查阳性是随后 PPROM 的具有统计学意义的临床标志物。经阴道超声确定的宫颈长度缩短（<25mm）和低 BMI（<19.8kg/m²）与初产妇和经产妇 PROM 风险增加有关。宫颈阴道 fFN 阳性且宫颈短的初产妇发生 PPROM 的风险为 17%。与没有这些风险因素的女性相比，既往因 PROM 发生 PTB、超声显示宫颈较短、宫颈阴道 fFN 筛查阳性的女性，妊娠 35 周前因 PROM 分娩的风险升高 31 倍（25% vs. 2.3%）（表 37-2）。

不幸的是，临床风险评估系统只能确定一小部分最终会早产的女性。尽管临床和辅助检查帮助作者识别一些潜在可改变的高危因素（如吸烟、营养不良、尿路和性传播感染、肺部疾病和严重羊水过多），目前尚不清楚在特定患者中改变这些因素是否会降低 PROM 的风险。然而，根据临床发现，可就胎膜破裂和收缩的症状向因 PROM 导致 PTB 高风险的女性提供咨询，并鼓励在出现这些症状时寻求医疗帮助。关于辅助检查，建议使用孕酮治疗预防宫

表 37-1　妊娠 37 周前胎膜早破的标志物

	初产妇 ($n=1618$)	经产妇 ($n=1711$)
内科合并症	3.7（1.5～9.0）	—
妊娠期工作	3.0（1.5～6.1）	—
有症状的宫缩持续 2 周	2.2（1.2～7.5）	—
细菌性阴道病	2.1（1.1～4.1）	—
低体重指数（<19.8kg/m²）	2.0（1.0～4.0）	1.8（1.1～3.0）
前次妊娠因胎膜早破早产	—	3.1（1.8～5.4）
前次早产史	—	1.8（1.1～3.1）
宫颈管长度小于 25mm	3.7（1.8～7.7）	2.5（1.4～4.5）
胎儿纤连蛋白阳性	—	2.1（1.1～4.0）

初产妇和多产妇的多变量分析结果（以 95% 置信区间的比值比表示）

改编自 Mercer BM, Goldenberg RL, Meis PJ, et al. The preterm prediction study: prediction of preterm premature rupture of the membranes using clinical findings and ancillary testing. The National Institute of Child Health and Human Development Maternal-Fetal Medicine Units Network. *Am J Obstet Gynecol*. 2000;183:738–745.

表 37-2　经产妇因胎膜早破发生早产的风险因素

	n	<37 周（%）	<35 周（%）
所有经产妇	1711	5.0	2.3
无高危因素	1351	3.2	0.8
前次妊娠仅由于胎膜早破发生早产	124	10.5	4.8
前次妊娠由于胎膜早破及 fFN 阳性发生早产[a]	13	15.4	15.4
前次妊娠由于宫颈缩短及胎膜早破发生早产[b]	26	23.1	15.4
存在全部三项危险因素	8	25.0	25.0

a. 阳性 fFN, 妊娠 22～24 周时宫颈阴道 fFN 筛查阳性（>50ng/ml）
b. 宫颈短，在妊娠 22～24 周时经阴道超声显示宫颈长度 <25mm
fFN. 胎儿纤连蛋白

改编自 Mercer BM, Goldenberg RL, Meis PJ, et al. The preterm prediction study: prediction of preterm premature rupture of the membranes using clinical findings and ancillary testing. The National Institute of Child Health and Human Development Maternal-Fetal Medicine Units Network. *Am J Obstet Gynecol*. 2000;183:738–745.

颈短的无症状女性的早产，因此宫颈长度筛查既具有预测价值，又具有治疗价值[21]。或者，常规 fFN 筛查与 CL 测量具有相似的预测价值；然而，根据该测试的结果，无法提供有效的干预。因此，对于既往因 PROM 发生 PTB 的女性不建议在后续妊娠中进行常规 fFN 测试。对于既往因 PROM 发生 PTB 和有早产史的女性，目前的证据支持使用 17-α-己酸羟孕酮治疗，使用阴道孕酮治疗短宫颈的无症状女性[21-24]。关于补充维生素 C 在预防 PROM 方面的价值，现有证据是相互矛盾的，通常不支持使用。在一项研究中，这种治疗与较低的 SPTB 风险相关（7.7% vs. 25%，$P=0.02$）[25]。相比之下，另一项研究的二次分析表明，用维生素 C 和 E 治疗并没有减少 PROM 引起的 SPTB 或晚期早产，但与妊娠 32 周前 PROM 引起的 PTB 频率降低有关[26]。然而，对单独服用维生素 C 或与其他补充剂联合服用的研究进行的回顾表明，此干预对胎膜强度有负面影响，并增加了 PTB 的风险[27, 28]。鉴于这些研究结果相互矛盾，不建议应用维生素 C 补充剂预防 PPROM。

四、胎膜早破后的临床进程

从胎膜破裂到分娩的短暂时间间隔是 PROM 的主要标志之一。平均而言，胎膜破裂时孕周越小，期间延迟的时间就越长。足月时，半数期待治疗的妊娠孕妇在 33h 内分娩，95% 的病例在胎膜破裂后 94～107h 内分娩[29]。34 周前 PROM 的所有女性中，93% 在不到 1 周内分娩。排除入院后需立即分娩的患者后，50%～60% 的保守治疗和为了延长孕周而进行抗生素治疗的患者将在胎膜破裂后 1 周内分娩[30]。虽然只有一小部分自发性胎膜破裂的女性（≤5%）阴道流液症状会消失，但大约 86% 的羊膜穿刺术后阴道流液的女性会停止流液[31, 32]。

五、胎膜早破的风险

（一）母体风险

绒毛膜羊膜炎是未足月 PROM 后最常见的母体并发症。这种风险随着胎膜破裂持续时间的延长而增加，并随着 PROM 孕周的增加而降低[33]。绒毛膜羊膜炎和子宫内膜炎的风险随着PROM发生孕周的降低而增加，在不同患者人群中均有体现（绒毛膜羊膜炎为13%～60%，子宫内膜炎为2%～13%）[34, 35]。胎盘早剥可导致PROM，也可能发生在胎膜破裂后，影响这些病例中的4%～12%[36]。一些不常见但严重的并发症包括：需要刮宫术的胎盘滞留和出血（12%），败血症（0.8%），以及孕产妇死亡（0.14%）[37]。

（二）胎儿和新生儿风险

胎膜破裂后胎儿可能的并发症包括感染、脐带受压或胎盘早剥引起的胎儿窘迫。也可能发生显性或隐匿性脐带脱垂，特别是在胎儿先天畸形的情况下。由于这些因素，与胎膜完整的早产女性相比，PROM女性因胎儿监护异常行剖宫产的风险更高（7.9% vs. 1.5%）。此外，保守治疗的PROM病例中有的1%～2%发生胎儿死亡[30]。

PROM后新生儿并发症的频率和严重程度与胎膜破裂和分娩孕周成反比。呼吸窘迫综合征是最常见的严重新生儿并发症。坏死性小肠结肠炎、脑室内出血和败血症在早期PTB中很常见；然而，当PROM和分娩在临近足月时发生，则上述并发症相对不常见。未足月分娩的严重围产期疾病可导致长期后遗症，如慢性肺病（chronic lung disease，CLD）、视力或听力困难、智力障碍、发育和运动延迟、脑瘫和死亡。尽管没有未足月PROM后分娩的具体数据，但基于社区的一般生存率和发病率数据表明，妊娠32周后分娩的长期并发症发病率和死亡并不常见[38]。对于PPROM后分娩的早产儿是否存在孕周相关死亡率的增加，尚存在争议[39, 40]。

相比于胎膜完整的早产，PPROM使新生儿败血症的风险增加2倍[41]。新生儿感染可由羊水中或其他组织中存在的共同病原体引起，并可表现为急性先天性肺炎、败血症或脑膜炎。迟发性细菌或真菌感染也可能发生。越来越多的证据表明，胎儿和新生儿感染和炎症与长期神经系统并发症的风险增加有关。绒毛膜羊膜炎在PPROM后更常见，在胎膜破裂后更可能采用保守治疗，与以下后遗症有关：脑瘫、囊性脑室周围白质软化、认知障碍、死亡和极早产儿的神经发育障碍[42, 43]。羊水细胞因子升高和胎儿全身炎症也与PPROM、脑室周围白质软化和脑瘫有关[44]。尽管没有数据表明PROM入院后立即分娩可以避免这些后遗症，但这些发现强调了将保守治疗限制应用于以下情况：有可能通过产前皮质类固醇和（或）硫酸镁给药减少新生儿并发症，或延长妊娠期以促进胎儿生长和成熟。

肺发育不全是羊水过少的严重并发症，这是由孕中期肺发育的小管阶段缺乏终末细支气管和肺泡发育所致[45]。使用径向肺泡计数和肺重量可以最准确地进行病理诊断[46]。临床发现（如新生儿胸围小，伴有严重呼吸窘迫和持续性肺动脉高压）和影像学发现（肺部体积小通气良好伴有钟形胸部和膈肌抬高）也支持诊断。在胎膜破裂后数周内发生的肺发育不全可由液体外流和气管支气管塌陷或气管支气管液中内在因子流失引起。肺发育不全，在孕中期PROM病例中发生率约为6%，死亡率为70%[47]。其发病率与孕周呈负相关，当PROM发生在19周之前，肺发育不全的概率高达50%。PROM发生在15～16周，合并持续羊水过少时，肺发育不全的发生率可高达74%～82%[49]。妊娠26周后PROM很少发生致死性肺发育不全（0%～1.4%）[50]；然而，可能会发生其他肺部并发症，例如与肺顺应性差和高通气压力相关的气胸和纵隔积气。孕中期PROM后保守治疗分娩的婴儿中约有1.5%会出现限制性畸形，但如果同时合并羊水过少，则该数值为27%[37, 51]。

六、胎膜早破的诊断

PROM通常可以通过临床病史和阴道窥器检查来做出诊断，诊断仍不清楚时可进行实验室评估。

PROM诊断由以下发现证实。
- 看到羊水从宫颈管流出。
- 或阴道侧壁或后穹窿的液体pH大于6.0。
- 和（或）通过用无菌拭子擦拭后穹窿获得的分泌物干燥后置于显微镜下，看到羊齿状晶体结构。

血液或精液污染、碱性消毒剂或细菌性阴道病可能会导致pH假阳性结果。宫颈黏液可以产生假阳性的分枝状图案；然而，羊水结晶更像是一种花卉图案。被血液严重污染的样本中的分枝图案是不典型的，看起来更为"骨架化"。残留羊水少的PROM病例可能会导致宫颈检查或pH或涂片结晶的假阴性结果。如果初步测试后诊断不明确，可以将患者置于头低脚高位，并在几小时后重新检查。没有明显的胎儿泌尿道畸形或胎儿生长受限证据的羊水过少可能提

735

示胎膜破裂，但仅基于超声并不能确定诊断。

非侵入性宫颈阴道标志物，如 fFN、α- 胎蛋白、促乳素、人绒毛膜促性腺激素、胎盘 α- 微球蛋白 –1（PAMG-1）和胰岛素样生长因子结合蛋白 –1（IGFBP-1）等确认或排除 PROM 的能力大多数无法用于临床。当临床确诊时，这种检测是不需要的[52-54]。此外，虽然宫颈阴道分泌物中存在 PAMG-1 可以证实胎膜破裂，检测的准确性相对不受血液存在的影响[53]，存在于近 1/3 的分娩女性和 1/20 没有怀疑破膜的非分娩女性中，这表明在这些情况下，它在阴道分泌物中的存在可能反映了蜕膜破裂而不是胎膜破裂[54]。

胎膜破裂的诊断可以明确地通过超声引导下的染料羊膜灌注，然后观察染料是否流到会阴垫。荧光素钠、苯酚磺酞和吲哚菁绿已被建议作为靛蓝胭脂红的替代品，最近不太使用靛蓝胭脂红。然而，这些羊膜腔内灌注的母体和胎儿风险尚未完全明确[55]。由于潜在的胎儿和母体风险，不推荐使用其他染料，如非那吡啶、伊文思蓝和亚甲蓝。

七、胎膜早破的治疗

（一）一般注意事项（图 37-1）

PROM 的管理主要基于对胎儿和新生儿并发症风险的个体评估，从而判断是否应该进行保守治疗或分娩。还应考虑产妇发病的风险，特别是当 PROM 发生在新生儿有存活能力的孕周之前（目前为 23 周）。区域因素可能会影响保守治疗的潜在风险和收益。在宫内感染风险高且在延迟分娩过程中并发症发生可能性高的人群中，重点往往是促进胎儿成熟、预防宫内感染和适当的神经保护，如果延迟分娩对胎儿无益，则进行分娩。或者，在宫内感染风险低且延迟分娩可能性较高的人群中，保守治疗也可适用于孕周较大的人群。

最初，确认胎膜破裂的诊断及持续时间，以帮助儿科医务人员做出随后的新生儿管理决策。应根据临床病史和最早期的超声来确定孕周。超声有助于评估胎位、孕周（如果之前未评估过）、胎儿生长情况和残余羊水量，并且可以识别一些可能导致羊水过多和 PROM 的胎儿异常。评估患者的宫缩、宫内感染或胎盘早剥，以及发现胎儿健康的证据。是否存在 B 族链球菌（group B streptococcus，GBS）感染可通过最近 5 周内进行的阴道直肠培养确定。

一般而言，在确定分娩不可避免之前应避免进行阴道检查，因为此类检查会缩短从胎膜破裂到分娩的时间[56]。使用无菌窥器进行宫颈视诊可提供有关宫颈扩张和消退的有用信息。除了提供胎膜破裂的确认证据外，无菌窥器检查还可以提供检查宫颈炎和获得适当的宫颈和阴道培养物的机会[57]。如果最近没有进行过培养，此时可以获得检测 GBS 的阴道直肠拭子。

产时预防性使用窄谱抗生素：静脉注射青霉素 G（500 万 U，然后每 4 小时 250 万～300 万 U）或氨苄西林（2g IV，然后每 4 小时 1g IV），预防由母亲携带 GBS 者引起的垂直传播和早发性新生儿 GBS 败血症。2009 年，美国疾病控制和预防中心发布了关于预防围产期 B 族链球菌病的修订指南[58, 59]。目前产时预防 GBS 的适应证和青霉素过敏者的替代抗生素治疗方案在第 58 章中讨论。无论之前接受了何种抗生素治疗方案，已知 GBS 阳性的任何孕周的 PROM 患者或 GBS 状态未知但 PPROM 都应接受产时预防性的抗生素治疗。有 PROM 和绒毛膜羊膜炎的 GBS 携带者应接受广谱产时抗生素治疗，覆盖对 GBS 有效的抗生素。如果临床上没有怀疑绒毛膜羊膜炎，并且最近阴道直肠培养 GBS 呈阴性，则不应在产时使用抗生素，因为如果发生新生儿败血症，可能会出现潜在耐药菌[60]。

尽管关于 PPROM 的管理实践各不相同，但已就某些问题达成了共识。对于晚期早产、宫内感染、明显阴道流血或胎儿监测不可靠的孕妇，最好的做法是分娩。如果要对 PPROM 进行保守治疗，则应将患者收入能够处理胎盘早剥、分娩时胎先露异常、胎儿窘迫或为脐带脱垂提供紧急分娩的医疗机构。该机构还应能够提供 24h 新生儿复苏和重症监护，因为通常仅应在新生儿发病率和死亡率存在重大风险时进行保守治疗。如果预计需要转移到三级医疗机构，则应及早进行，以避免在紧急转移的过程中分娩或出现并发症。长时间卧床保胎会增加深静脉血栓形成的风险，因此，在保守治疗期间应考虑进行腿部锻炼、穿戴抗血栓弹力袜和（或）预防剂量的皮下注射肝素（见第 50 章）[61]。

（二）足月胎膜早破的治疗

尽管过去存在一些争议，但研究发现，足月

第 37 章 胎膜早破
Premature Rupture of the Membranes

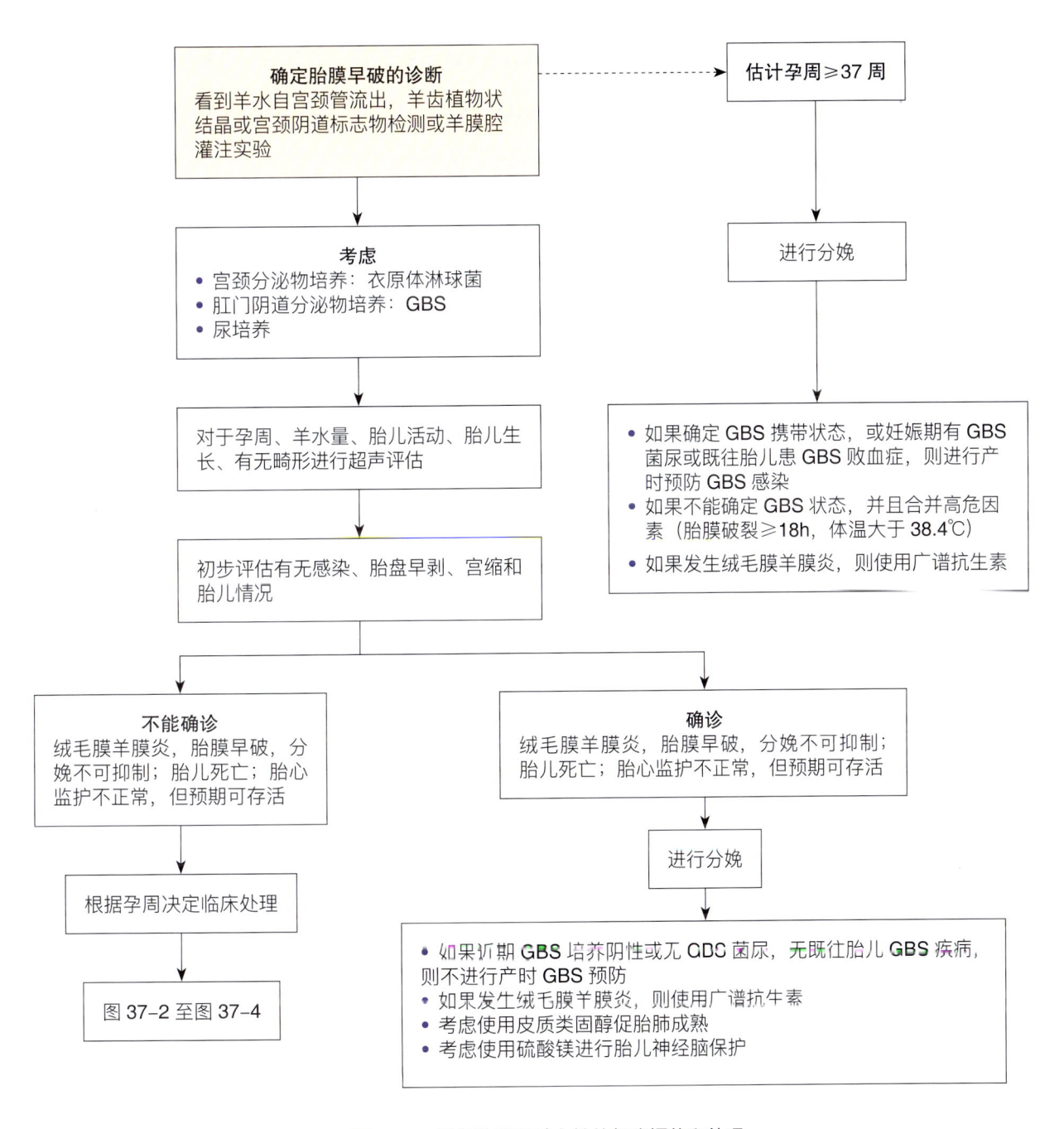

```
┌─────────────────────────┐          ┌─────────────────┐
│   确定胎膜早破的诊断      │ - - - -> │   估计孕周≥37周   │
│ 看到羊水自宫颈管流出，羊齿植物状│          └────────┬────────┘
│ 结晶或宫颈阴道标志物检测或羊膜腔│                   │
│ 灌注实验                │                   ▼
└────────────┬────────────┘          ┌─────────────────┐
             │                        │    进行分娩      │
             ▼                        └────────┬────────┘
┌─────────────────────────┐                   │
│          考虑           │                   ▼
│• 宫颈分泌物培养：衣原体淋球菌 │         ┌─────────────────────────────────────┐
│• 肛门阴道分泌物培养：GBS    │         │• 如果确定GBS携带状态，或妊娠期有GBS │
│• 尿培养                │         │  菌尿或既往胎儿患GBS败血症，则进行产 │
└────────────┬────────────┘         │  时预防GBS感染                     │
             │                      │• 如果不能确定GBS状态，并且合并高危因 │
             ▼                      │  素（胎膜破裂≥18h，体温大于38.4℃） │
┌─────────────────────────┐         │• 如果发生绒毛膜羊膜炎，则使用广谱抗生素│
│对于孕周、羊水量、胎儿活动、胎儿生│         └─────────────────────────────────────┘
│长、有无畸形进行超声评估      │
└────────────┬────────────┘
             │
             ▼
┌─────────────────────────┐
│初步评估有无感染、胎盘早剥、宫缩和│
│胎儿情况                 │
└────┬───────────────┬────┘
     │               │
     ▼               ▼
┌──────────┐   ┌──────────────────────┐
│ 不能确诊  │   │       确诊           │
│绒毛膜羊膜炎，胎膜早破，分│   │绒毛膜羊膜炎，胎膜早破，分娩不可抑制；│
│娩不可抑制；胎儿死亡；胎心│   │胎儿死亡；胎心监护不正常，但预期可存活│
│监护不正常，但预期可存活 │   └──────────┬───────────┘
└────┬─────┘              │
     │                    ▼
     ▼              ┌──────────┐
┌──────────────┐    │  进行分娩  │
│根据孕周决定临床处理│    └─────┬────┘
└──────┬───────┘          │
       ▼                  ▼
┌──────────────┐   ┌─────────────────────────────────┐
│图37-2至图37-4│   │• 如果近期GBS培养阴性或无GBS菌尿，无既往胎儿GBS疾病，│
└──────────────┘   │  则不进行产时GBS预防             │
                   │• 如果发生绒毛膜羊膜炎，则使用广谱抗生素│
                   │• 考虑使用皮质类固醇促胎肺成熟     │
                   │• 考虑使用硫酸镁进行胎儿神经脑保护  │
                   └─────────────────────────────────┘
```

▲ 图 37-1 疑似胎膜早破女性的初步评估和处理

GBS. B 族链球菌（改编自 Mercer BM. Preterm premature rupture of the membranes: diagnosis and management. *Clin Perinatol.* 2004;31:765）

PROM 后使用催产素引产不会增加围产期感染或剖宫产的风险[29, 62-65]。事实上，迄今为止最大的前瞻性研究发现，在足月 PROM 后使用催产素引产减少了 PROM 到临产（译者注：原书错误，已改正）的持续时间（中位数，17h vs. 33h），以及绒毛膜羊膜炎（4% vs. 8.6%）和产后发热（1.9% vs. 3.6%）的发生率，并没有增加剖宫产率（均为 14%）或新生儿感染（2% vs. 2.8%）的发生[29]。该试验中较早使用催产素的另一个好处是减少了新生儿抗生素治疗（7.5% vs. 14%，$P<0.001$）。对 12 项研究（共包括 6814 名女性）的 Meta 分析对比了足月 PROM 的期待治疗和尽早分娩两项策略，证实了计划分娩的女性绒毛膜羊膜炎和子宫内膜炎的发生率较低，剖宫产或新生儿感染率也没有增加[66]。尽早分娩组中，新生儿进入重症监

护病房或需要特殊护理也较少。这些研究还比较了对足月 PROM 后使用前列腺素和催产素引产的差异，前列腺素治疗会增加绒毛膜羊膜炎（OR=1.5，95%CI 1.1~2.1）、新生儿感染（OR=1.6，95%CI 1~2.7），NICU 住院时间延长（OR=1.4，95%CI 1.1~1.9），而剖宫产率没有改善（OR=0.92，95%CI 0.73~1.2）[67]。该 Meta 分析主要由 TermPROM 试验[29]主导，该试验发现，与使用前列腺素相比，使用催产素组从胎膜破裂到分娩的时间更短（中位数，17h vs. 23h，$P<0.001$）。综上所述，这些数据似乎表明，应为足月 PROM 女性提供尽早分娩的措施（通常通过连续输注催产素）以降低孕产妇和新生儿并发症的风险。潜伏期应予充分的时间。在产程过程中，如果根据胎心监护怀疑脐带明显受压，并且不需要立即分娩，则经宫颈羊膜腔灌注温热生理盐水可能有益[68, 69]。

（三）妊娠 32^0/7~36^6/7 周时胎膜早破的处理（图 37-2）

妊娠 32~36 周时患有 PROM 的女性的管理存在争议，因为可能会发生肺部和其他与孕周相关的并发症；然而，新生儿存活可能性很高，长期并发症并不常见。

Neerhoff 及其同事[70]发现在妊娠 32~33 周时采用保守治疗对新生儿住院时间和高胆红素血症频率有一定的益处。Cox 及其同事发现，在妊娠 30~33^6/7 周时对 PROM 进行保守治疗只会短暂地延迟分娩的时间（59% 与 100% 在 48h 内分娩，$P<0.001$）[71]。在对妊娠 32~36^6/7 周 PROM 的研究中，Mercer 及其同事[72]观察到，保守治疗仅使分娩延迟了 24h（36h vs. 14h，$P<0.001$）。然而，两项研究均指出，保守治

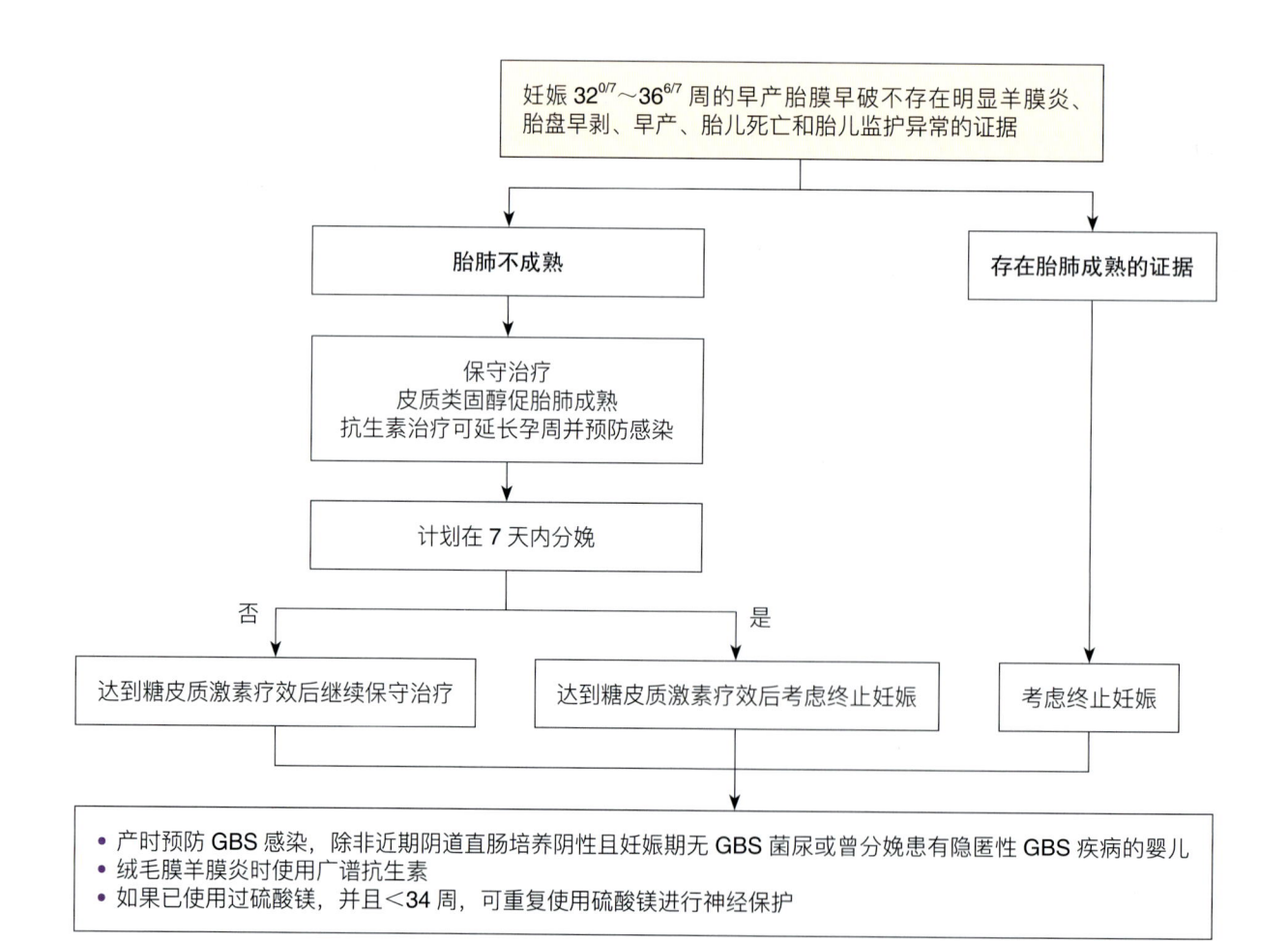

▲ 图 37-2　妊娠 32^0/7~36^6/7 周未足月胎膜早破的管理流程

GBS. B 族链球菌（改编自 Mercer BM. Preterm premature rupture of the membranes: diagnosis and management. *Clin Perinatol*. 2004;31:765.）

疗增加了绒毛膜羊膜炎的风险（分别为 15% vs. 2%，$P=0.009$ 和 28% vs. 11%，$P=0.06$），而新生儿并发症并未明显减少。在后一项试验中，对妊娠 32～33$^{6/7}$ 周 PROM 患者的二次分析显示，潜伏期、感染和婴儿发病率方面有相似的趋势[73]。在这些研究中，PROM 的保守治疗期间，出现了 1 例死胎和频发的短暂胎心监护异常，使得人们更加关注脐带受压的潜在可能[71, 72]。

在妊娠 32～33 周时，评估胎肺成熟度，或对无法评估的女性使用产前皮质类固醇可能会有所帮助。阴道羊水池或羊膜穿刺标本均可用于测试。如果能够获得足够的标本，最好采用阴道羊水池采样，因为当羊水量减少时，羊膜穿刺术中意外穿刺到胎儿或脐带的可能性会增加。如果需要进行羊膜穿刺术，超声引导有助于区分脐带和少量残留液体。当胎膜完整时，来自阴道的灌洗液中不存在肺磷脂[74]。对 PROM 女性的研究发现，阴道采集的标本和羊膜穿刺术采集的标本肺磷脂（如卵磷脂、磷脂酰甘油、磷脂酰肌醇、磷脂酰乙醇胺和磷脂酰乙醇胺[75]丝氨酸）的一致率很高（89%～100%）。Lewis 及其同事[76]发现，若阴道羊水池取样为成熟 PG，则分娩的婴儿中没有 RDS 病例。同样，Russell 及其同事[77]的一项针对阴道收集样本的研究中发现，在提示胎肺成熟的卵磷脂与鞘磷脂（L/S）比率病例中，或检测到 PG 的病例中，均未发现 RDS。会阴垫收集的液体中 PG 的存在预示着胎肺成熟（98%），而其缺失预示着胎肺不成熟（34%）[78]。板层小体（lamellar body count, LBC）（≥50 000 被认为是成熟的）可以从阴道收集的羊水标本中进行检测，并且已经被证明对胎儿肺成熟度具有很高的预测价值[79]。羊水肺成熟度测试可能会因血液和胎粪等污染物的存在而混淆。实际上，如果 PROM 后阴道羊水池或羊膜穿刺标本中存在大量血液或胎粪，则应考虑及时终止妊娠。

妊娠 34～36 周 PROM 的回顾性研究表明，保守治疗只会短暂延长妊娠，同时增加绒毛膜羊膜炎的风险（16% vs. 2%，$P=0.001$），并且不能预防新生儿并发症[70, 80]。最近的三项大型前瞻性临床试验提供了更多信息。PPRO-MEXIL 试验发现，在妊娠 34～36 周时保守治疗 PROM，平均孕周仅增加了 3 天，代价是临床绒毛膜羊膜炎（5.6% vs. 2.3%，$P=0.045$）、组织学绒毛膜羊膜炎（32% vs. 22%，$P=0.026$）和阴道炎（18% vs. 11%，$P=0.048$）的概率增加[81]。而积极分娩导致新生儿低血糖（19% vs. 8.9%，$P=0.0008$）、高胆红素血症（38% vs. 26%，$P=0.004$）和更长的住院时间（8.0 天 vs. 6.5 天，$P=0.034$）。这项研究缺乏足够效能来解释其主要结果，即新生儿败血症。后续的 PPROM EXIL-2 试验证明了类似的结果。短暂的额外（3 天）的妊娠延长，以更高的临床绒毛膜羊膜炎发病率（4.3% vs. 0%，$P=0.038$）和更多失血（505 vs. 351ml，$P=0.022$）为代价，但没有明显减少保守治疗后的新生儿并发症[82]。事实上，尽管这两个结果都包含了早在妊娠 26 周就接受保守治疗的女性，但还是出现了这些结果。PPROMT 试验评估了在 34～34$^{6/7}$ 周 PROM 的引产与保守治疗，40% 的受试者接受了产前类固醇以促进胎儿成熟。在这研究表明，妊娠平均仅延长 1 天（6.0 天 vs. 5.0 天，$P<0.0001$），并且与更频繁的产时发热（2.0% vs. 0.8%，$P=0.02$）和产妇出血（5.0% vs. 2.9%，$P=0.02$）有关[83]。有研究发现，保守治疗中，RDS 发生率较低（5.2% vs. 8.3%，$P=0.008$），机械通气概率降低（9.1% vs. 12.4%，$P<0.0001$），新生儿住院时间更短（4.0 天 vs. 6.0 天，$P<0.0001$），并且新生儿败血症发生率没有增加。综上所述，这些研究表明，临近足月的 PROM 的保守治疗不会延长足够的妊娠时间使得胎儿自然成熟；然而，可能有机会使用产前皮质类固醇促进胎儿成熟，但这种潜在获益与增加的宫内感染和出血风险相抵消。由于这些原因，当一名女性在 34～36 周出现晚期 PPROM 且正在考虑保守治疗时，应评估胎儿肺成熟度。如果胎肺明显成熟，那么保守治疗不太可能给胎儿/新生儿带来获益，应该继续分娩。然而，如果胎儿肺成熟度不明显或不能确定，则保守治疗应同时给予产前皮质类固醇以促进胎儿成熟。在此治疗期间应考虑使用抗生素以减少宫内感染。一旦有足够的时间让胎儿成熟，在明显感染发生之前分娩是合适的。

总之，妊娠 30～33 周 PROM 后分娩的婴儿有感染和其他与孕周相关发病率的风险，但妊娠 32～33$^{6/7}$ 周胎儿肺成熟的证据表明，立即分娩的并发症风险低。由于感染的风险增加和保守治疗有可能发生隐匿性脐带受压，如果在 PROM 发生在 32～33 周，并且评估胎肺已成熟，则应在并发症发生之前进行分娩。同样，PROM 发生在 34～36 周，如果评估胎肺成熟，也应进行分娩。因为分娩后新生儿并发症的风险较低,并且保守治疗会增加围产期感染的可能性。或者,胎肺未成熟,或无法在妊娠第32~36周时获得羊水进行检测,则采用产前皮质类固醇激素促进胎儿成熟,并给予抗生素治疗以降低保守治疗时的感染风险。在PROM后32~36周完成产前皮质类固醇治疗后继续保守治疗仍然存在问题。实际上,如果计划或预计在1周内分娩,则胎肺不太可能出现自发性进一步发育成熟;如果是这种情况,则应考虑分娩,因为继续尝试延长妊娠会增加围产期感染的潜在风险。如果继续妊娠可能会有好处,可尝试数周的保守治疗。

(四)妊娠第 $23^{0/7}$~$31^{6/7}$ 周时胎膜早破的处理(图 37–3)

妊娠第 23~31 周出生的婴儿围产期死亡的风险增加,幸存者通常会出现短期和长期并发症。延长孕周可以降低这些风险,因此,通常会尝试住院保守治疗,除非出现以下明显迹象:宫内感染、明显的阴道流血或分娩难以抑制,或者胎儿检测不可靠。胎先露异常、脐带先露,人类免疫缺陷病毒感染和原发性单纯疱疹病毒(herpes simplex virus,HSV)感染是可能需要快速分娩的例外情况,PROM持续时间越长,胎儿死亡或感染蔓延的可能性增加。

在保守治疗期间,初始治疗通常包括长时间、连续的FHR和产妇宫缩监测,以发现隐匿性宫缩和(或)脐带受压的证据,以及确定胎儿健康。如果最初的测试令人放心,并且产兆不明显,则可以将患者转移到住院病房卧床休息。因为远离足月的PROM胎儿有因脐带受压引起心率异常的风险,应至少每天进行1次胎儿评估。如果存在间歇性FHR减速,应行更频繁或持续的监测。尽管NST和生物物理评分都能够在PPROM的情况下确认胎儿的健康状况,但FHR监测提供了识别周期性心率变化的机会,并允许同时评估子宫活动。生物物理评分可能会因羊水过少而受影响,但在无宫缩试验结果不确定时,BPP会有所帮助(见第36章)。虽然初始羊水

妊娠 $23^{0/7}$~$31^{6/7}$ 周的未足月胎膜早破没有明显的羊膜炎、胎盘早剥、早产、胎儿死亡和胎心监护异常的证据

↓

保守治疗
- 若无其他禁忌证,收住院进行监护
- 预防深静脉血栓形成
- 对绒毛膜羊膜炎、胎盘早剥、产前进行一系列的评估
- 给予广谱抗生素治疗,减少传染性疾病和孕周相关的发病率
- 给予产前皮质类固醇激素以促进胎儿成熟
- 如果分娩时间距离第一疗程皮质类固醇激素时间过长,可再给予1次抢救剂量
- 硫酸镁进行神经保护
- 若出现绒毛膜羊膜炎、胎盘早剥、分娩不可抑制、胎儿死亡或胎心监护异常,应及时终止妊娠
- 妊娠34~37周时应终止妊娠

↓

- 产时预防GBS,除非近期阴道直肠培养阴性且妊娠期无GBS菌尿或之前分娩过患有侵袭性GBS疾病的婴儿
- 羊膜炎时使用广谱抗生素
- 如果之前曾应用过硫酸镁进行胎儿神经保护,并且目前<34周,可重复使用硫酸镁进行神经保护

▲ 图 37–3 妊娠 $23^{0/7}$~$31^{6/7}$ 周胎膜早破的管理流程

GBS. B族链球菌(改编自 Mercer BM: Preterm premature rupture of the membranes: diagnosis and management. *Clin Perinatol*. 2004;31:765.)

指数低与延长妊娠的时间较短和绒毛膜羊膜炎风险增加有关，但它并不能准确预测谁最终会出现这些并发症；因此，不应孤立地使用它来做出医疗决策。

据报道，与未感染母亲相同孕龄匹配的对照组相比，发生绒毛膜羊膜炎后出生的婴儿的围产期死亡率、IVH 和新生儿败血症的风险增加了 2~4 倍[34]。当没有其他明显感染源的情况下发现母体发热[温度≥38℃（100.4 ℉）]伴子宫压痛和母体或胎儿心动过速时，即可做出临床诊断。如果临床表现不明确，母体白细胞计数可能会有所帮助。WBC 计数从入院时获得的基线水平增加提示感染，但如果在 5~7 天给予产前皮质类固醇，则可能会人为升高。如果需要进一步确认宫内感染，羊膜穿刺术可能会有所帮助[15, 84]。羊水培养阳性也支持临床怀疑临床绒毛膜羊膜炎（敏感性为 65%~85%，特异性为 85%），但在获得培养结果所需的 48h 内，临床诊断可能会清楚了。羊水葡萄糖浓度低于 20mg/dl（敏感性和特异性，阳性培养为 80%~90%）或细菌革兰染色阳性支持绒毛膜羊膜炎的临床诊断，并且可以快速获得。然而，仅靠羊水中存在 WBC 并不能诊断 PROM 后宫内感染。羊水中白细胞介素水平升高也与早产和围产期感染发病率的风险增加有关，但大多数临床实验室都不具备进行细胞因子分析的条件[84]，因此限制了它们在临床实践中的应用。一旦确诊为绒毛膜羊膜炎，应开始使用广谱抗生素并进行分娩。

（五）胎膜早破的处理［妊娠 23[0/7] 周前（图 37-4）］

在具备存活能力之前，PROM 的原因影响预期妊娠结果，这有助于指导医学咨询和管理。孕中期羊膜穿刺术后出现 PROM 可能与液体通过小的膜缺损持续渗漏有关，而没有并发感染或弥漫性胎膜破裂。在这种情况下，胎膜很可能会重新愈合，并且可以期待继续妊娠。或者，在孕中期出血、羊水过少或母体血清甲胎蛋白水平升高后发生 PROM，更可能反映胎盘异常，预后较差。应就保守治疗的潜在风险和益处向患有 PROM 且没有立即分娩指征的患者提供咨询。咨询应包括对胎儿和新生儿结局、母体并发症风险的现实评估。

大多数关于胎儿接近具备生存能力孕周的 PROM 女性的数据来自回顾性研究。一项就 24 周前 PROM 的回顾分析中，Waters 和 Mercer[37] 发现自胎膜破裂至分娩的中位时间为 6~13 天。最近的另一项评估发

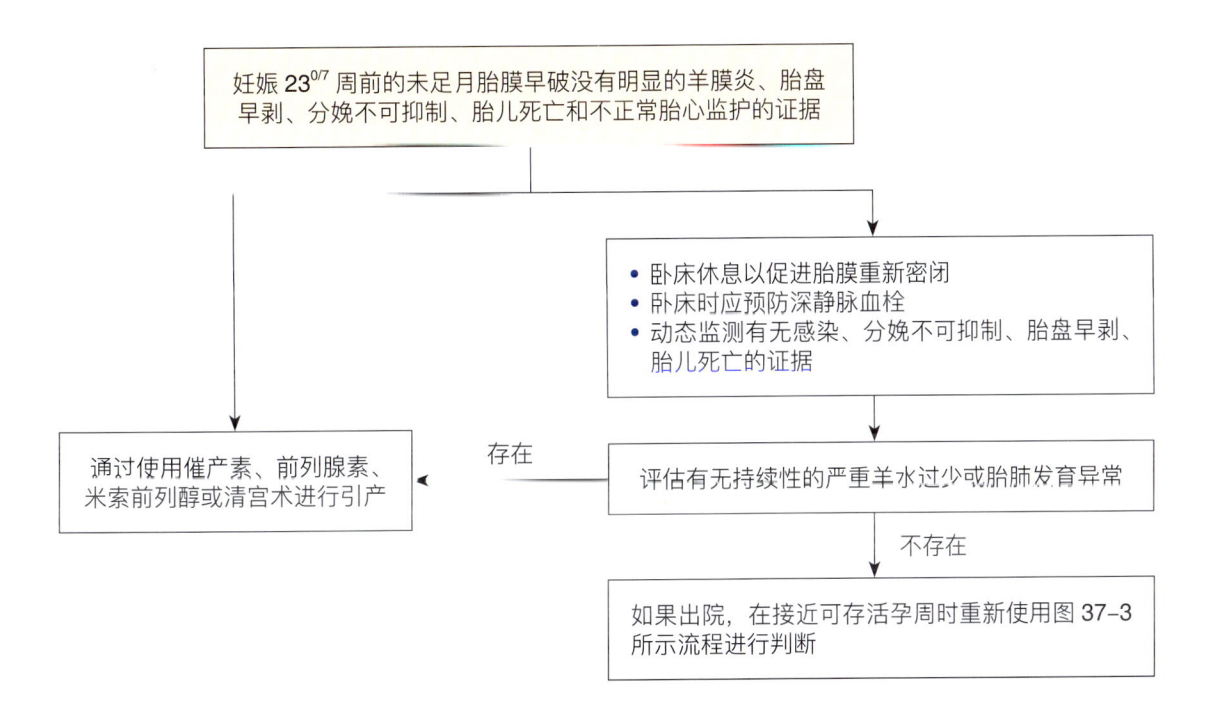

▲ 图 37-4　具有生存能力之前（目前为 23[0/7] 周妊娠）胎膜早破的管理流程。PGE2. 前列腺素 E₂

改编自 Mercer BM: Preterm premature rupture of the membranes: diagnosis and management. *Clin Perinatol*. 2004;31:765.

现，38% 的人在 1 周内分娩，69% 的人分娩在围存活期 PROM 后 5 周内分娩[114]。24 周或之前 PROM 保守治疗期间的其他母体风险包括绒毛膜羊膜炎（35%）、胎盘早剥（19%）、胎盘滞留（11%）和子宫内膜炎（14%）[38]。孕产妇败血症（0.8%）和死亡（总共 619 次妊娠中有 1 次）是罕见但严重的并发症。由于长时间卧床，保守治疗也会导致产妇肌肉萎缩、骨骼脱矿和 DVT。总体而言，44% 的病例在保守治疗后存活，但这随胎膜破裂时孕周而异（22 周前为 14.4%，22～24 周时为 57.7%）。死产很常见，并使高达 23%～53% 的病例复杂化。新生儿并发症包括肺发育不良（19%）、RDS（66%）、Ⅲ 级或 Ⅳ 级脑室内出血（5%）、败血症（19%）、NEC（4%）、支气管肺发育不良（29%）、早产儿 Ⅲ 期视网膜病变（5%）和挛缩（3%）等长期并发症。由于无法预测分娩时的最终孕周，因此很难预测个体结局。

对于 PROM 后选择保守治疗的患者，住院治疗与门诊治疗的优势尚未达成共识。住院观察初期的好处可能包括卧床休息和盆腔休息，以增加胎膜重新愈合的机会，以及早期识别感染、胎儿死亡和胎盘早剥的机会。已经初步研究了许多新型治疗方法，包括羊水灌注和纤维蛋白 – 血小板 – 冷沉淀或明胶海绵密封膜[115-118]。尚未对这些新兴干预的风险和益处进行充分研究以表明此类治疗应该纳入常规临床实践。通常，一旦妊娠达到胎儿可存活孕周，作为门诊患者进行管理的 PROM 的女性将重新收入院。产前皮质类固醇促进胎儿成熟是合适的，因为早产仍旧是不可避免的。

在保守治疗期间，连续每 1～2 周进行 1 次超声检查，可以评估羊水量和胎肺的发育。尽管持续的严重的羊水过少是发展为致命性肺发育不全的有力标志，但连续胎儿生物特征评估（如肺长度、三维肺容积、胸围）和根据胎儿整体大小调整的比率（胸腹围、胸围），可以提供是否存在胎儿肺发育不全的信息，并进行预测[45, 48, 119, 120]。用胎儿呼吸运动研究肺动脉和动脉导管波形调制显示出一定的前景。然而，在技术上可能难以执行。

一些女性在初步咨询后，或发现合并有胎儿肺发育不全的证据后，会选择放弃保胎，立即终止妊娠，以降低产妇并发症风险。此时分娩可以通过阴道放置前列腺素 E_2（PGE_2）、前列腺素 E_1（米索前列醇）、高剂量静脉内催产素或刮宫术来完成。最佳方法取决于患者特征（如胎龄、有无绒毛膜羊膜炎、有无剖宫产史）、可用设施和医生经验。如果药物引产，应预计当胎盘残留时可能需要刮宫术。

（六）应用皮质类固醇

已证明在预期早产前使用一个疗程的皮质类固醇激素：倍他米松（每 24 小时肌内注射 12mg，共 2 剂）或地塞米松（每 12 小时 6mg，共 4 剂）可降低以下风险：RDS、IVH、NEC、围产期死亡和长期神经系统疾病。最近一项关于 PPROM 后产前皮质类固醇给药的 Meta 分析证实，类固醇治疗显著降低了 RDS（22% vs. 32%）、IVH（4.2% vs. 8.6%）和新生儿死亡（10% vs. 17%），而不增加绒毛膜羊膜炎（11% vs. 11%）或子宫内膜炎（6.6% vs. 6.0%）的风险[85]。在 PROM 保守治疗期间给予产前皮质类固醇和抗生素治疗的研究显示，RDS 发生率（18% vs. 44%，$P=0.03$）、围产期死亡率（1.3% vs. 8.3%，$P=0.05$）、复杂并发症的发病率（29% vs. 49%，$P<0.05$）降低，并且没有增加围产期感染发病率[86-88]。美国妇产科医师学会和母胎医学会最近发表的联合委员会意见建议，对 $24^{0/7}$～$33^{6/7}$ 周的 PROM 女性进行单一疗程的皮质类固醇治疗；如果存在 7 天内分娩的风险，可以考虑从 $23^{0/7}$ 周开始治疗，无论胎膜是否完整[89]。最近的评估也支持产前皮质类固醇对预期晚期早产前胎儿成熟的益处，认为这种治疗适用于 34～36 周 PROM[90, 91]。总之，如果预计有足够的时间获益，在 23～36 周 PROM 后使用单疗程治疗产前皮质类固醇是合适的。

在一些研究中，PPROM 后重复使用产前类固醇与新生儿感染增加有关，但与新生儿结局改善并不一致[92]。Ghidini 及其同事[93]发现 IVH 和绒毛膜羊膜炎较少，但产前重复使用皮质类固醇不会降低 RDS 的风险。而 Abbasi 及其同事[92]观察到，PROM 后使用超过 1 个疗程的产前皮质类固醇可降低 RDS 的风险（35% vs. 45%）。鉴于潜在风险和缺乏明确数据支持每周重复产前皮质类固醇给药的益处，这种治疗似乎没有必要。PROM 后接受初始产前皮质类固醇治疗的孕周接近生存能力极限但预计在很长时间后才会分娩的女性，可能从单一重复的抢救剂量中获益，但这种做法是有争议的[89]。

（七）抗生素应用

在远离足月的 PROM 保守治疗期间，抗生素治疗的目标是治疗或预防逆行感染，以延长妊娠期并降低围产期感染和孕周依赖性并发症发病的风险。Meta 分析总结了大量这方面的随机对照临床试验[94, 95]。结果表明，抗生素治疗显著延长了胎膜破裂后的孕周，并减少绒毛膜羊膜炎；治疗还降低了新生儿并发症的发生频率，包括新生儿感染、吸氧或肺泡表面活性剂治疗的需要、IVH。一些已发表的试验就辅助抗生素在这种情况下的潜在作用提供了宝贵见解。美国 NICHD MFMU 研究网络研究了远离足月（妊娠 24～32$^{0/7}$ 周）的 PROM 女性[96, 97]。参与者接受 48h 广谱抗生素静脉治疗（氨苄西林 2g，每 6 小时和红霉素 250mg，每 6 小时），然后进行 5 天口服（PO）治疗（阿莫西林 250mg，每 8 小时和肠溶红霉素碱 333mg，每 8 小时）或匹配的安慰剂。两个研究组的 GBS 携带者都接受了氨苄西林治疗 1 周，然后产时继续进行抗生素治疗。抗生素治疗使 7 天后仍未分娩的可能性增加 1 倍，并且这种获益在随机化后持续长达 3 周，这表明抗生素治疗成功，而不仅仅是抑制亚临床感染。抗生素将患有一种或多种严重婴儿并发症的婴儿数量从 53% 减少到 44%（复合发病率：死亡、RDS、早期败血症、严重 IVH、严重 NEC；$P<0.05$），改善了新生儿健康，并且还减少了单独新生儿并发症，包括 RDS（40.5% vs. 48.7%）、3 期或 4 期 NEC（2.3% vs. 5.8%）、动脉导管未闭（11.7% vs. 20.2%）和 CLD（支气管肺发育不良：20.5% vs. 13.0%）（$P<0.05$）。关于个体感染的发病率，抗生素降低了非 GBS 携带者的绒毛膜羊膜炎（32.5% vs. 23%）、新生儿败血症（8.4% vs. 15.6%）和肺炎（2.9% vs. 7%）总体发生率（$P \leq 0.04$）。另一项多中心安慰剂对照试验中，Kenyon 及其同事[98]研究了在妊娠 37 周前 PROM 后使用长达 10 天的红霉素、阿莫西林 - 克拉维酸或两者都口服治疗，发现红霉素只是短暂地延长了孕周（7 天，并且无显著差异），但确实减少了吸氧（31.1% vs. 35.6%）和血培养阳性的发生率（5.7% vs. 8.2%）（$P=0.02$）。阿莫西林 - 克拉维酸延长孕周（43.3% vs. 36.7%，7 天）并减少对氧疗的需求（30.1% vs. 35.6%），但增加了 NEC 的风险（1.9% vs. 0.5%）（$P \leq 0.05$）。对本试验中分娩的婴儿进行长期随访，结果显示，抗生素组和对照组之间没有明显差异[99]。随后的研究试图确定抗生素治疗的持续时间是否可以缩短，但试验不足以充分评估婴儿结局。

总之，在远离足月的 PROM 的保守治疗期间，进行 7 天的肠外给药，然后口服红霉素和阿莫西林 - 氨苄西林抗生素治疗，以延长孕周并减少感染性疾病和孕周依赖性新生儿并发症。不推荐使用超广谱氨苄西林 - 克拉维酸治疗，因为它可能有害。

（八）硫酸镁用于神经保护

在早期 PTB 之前使用硫酸镁可改善婴儿长期结局，发生 PROM 后，预计在 32 周前分娩时建议使用，无论是否进行保胎治疗[100, 101]。在研究该问题的一项大型多中心试验中，92% 的受试者在妊娠 32 周前发生 PROM，存活的婴儿观察到 2 周岁，发现硫酸镁治疗可有效预防中 / 重度脑瘫（1.9% vs. 3.9%，$P=0.03$），总体脑瘫率也有所下降（4.2% vs. 7.3%，$P=0.004$）[101]。硫酸镁以 6g 冲击量的形式给药，如果未分娩，则以 2g/h 的速度输注 12h。对初始治疗时未分娩且随后在妊娠 32 周前分娩的婴儿，可进行重复硫酸镁治疗。

（九）宫缩抑制药

有限的证据表明，在 PPROM 之后和宫缩开始之前预防性使用宫缩抑制药，可以短暂延长妊娠[102]。然而，仅在宫缩开始后才开始抑制宫缩治疗并未显示出可以延长 PPROM 的孕周。美国 NIH 一项关于产前类固醇的合作研究报道表明，PPROM 后宫缩抑制药治疗与随后的新生儿 RDS 之间存在关联，但随后的小型前瞻性研究发现，宫缩抑制药治疗既不会增加也不会减少新生儿并发症[103]。尽管宫缩抑制药可以保持子宫处于未收缩状态，从而为抗生素和皮质类固醇留出更多时间，但尚未对在 PPROM 后使用传统宫缩抑制药进行治疗同时给予产前皮质类固醇和抗生素治疗进行研究。此外，最近一项小型随机对照试验中，每周孕酮治疗未能延长 PROM 后的孕周[104]。虽有待进一步研究，但目前不建议在 PPROM 的保守治疗期间使用宫缩抑制和孕酮治疗。

八、影响未足月胎膜早破临床诊治的特殊情况

（一）宫颈环扎

PPROM 是宫颈环扎术后常见的并发症，发生在约 1/4 的择期环扎术和一半的紧急环扎术中[105]。回

顾性研究表明，如果在入院时拆线，围产期并发症与没有进行宫颈环扎的 PROM 相似[106]。一项随机对照研究中，PROM 后拆除环扎线的病例统计无法满足研究的要求，未能得出有意义的结果，而保留环扎线的结果显示，患者的孕周并没有明显得到延长（1 周内分娩 56% vs. 46%，$P=0.59$），并且保留环扎线的新生儿结局没有改善。尽管环扎线保留时绒毛膜羊膜炎的发生率升高 1.7 倍，但并没有显著增加（42% vs. 25%，$P=0.25$）[107]。比较 PPROM 后拆线和保留缝线的回顾性研究规模较小，但得出了一致的结果[108, 109]。每项研究都发现母体感染增加的趋势微不足道，只有短暂的孕周延长；一项研究指出，在 PROM 后保留环扎线时，婴儿死亡率和因败血症导致的死亡增加[108]。由于没有良好的对照研究发现保留环扎术可以改善 PROM 后的新生儿结局，因此建议在 PROM 发生时尽早去除环扎线。产前使用皮质类固醇期间短期保留环扎线的风险和益处尚不清楚。

（二）单纯疱疹病毒

新生儿 HSV 感染最常见于分娩过程中母胎直接传播，新生儿感染率为 34%～80%（母体初次原发性感染）和 1%～5%（母体复发感染）[110]。发生新生儿 HSV 感染时，婴儿死亡率为 50%～60%，高达 50% 的幸存者会出现严重的后遗症[111]。1971 年，Gibbs 及其同事[112]（$n=9$）和 Nahmias 及其同事（$n=26$）均进行了小型病例系列研究，研究患活动期生殖道 HSV 感染的女性，得出公认的观点是，在胎膜破裂后延迟分娩（>4～6h）与新生儿感染风险增加有关。也有文章[113]报道了 29 例 PROM 孕妇于 32 周前进行期待治疗，合并复发性活动性 HSV 病变。胎膜破裂后到分娩的间隔时间为 1～35 天，如果分娩时存在活动性病变，则进行剖宫产。在此方案下分娩的婴儿均未发生新生儿疱疹感染。当婴儿早产发生死亡和长期并发症的可能性很高时，这些数据支持在并发母亲复发 HSV 感染的情况下对 PROM 进行保守治疗。在这些情况下，可使用抗病毒药物（如阿昔洛韦）进行预防性治疗以减少病毒传播和复发的概率。

结论

无论 PROM 发生在足月时还是足月之前，都存在严重的围产期并发症的可能性。临近预产期的 PROM 患者尽早分娩可以降低围产期感染的风险，而不会增加手术分娩率。远离足月的 PROM 患者行谨慎的保守治疗，可减少感染和孕周相关并发症的发病率。提前转移到设施充足、可提供紧急产科和新生儿重症监护的医疗机构很重要。无论采用何种管理方法，未足月 PROM 后和胎儿具有存活能力前 PROM 后分娩的婴儿都面临围产期并发症的高风险，其中许多无法通过当前的医疗技术和诊疗措施避免。

▶ **要 点**

- PROM 占总妊娠例数的 8%～10%，并且是孕周依赖性和感染性围产期发病率和死亡率的重要原因。
- 从胎膜破裂到分娩的间隔时间通常很短，并且随着胎膜破裂时胎龄的增加而缩短。
- 绒毛膜羊膜炎在 PPROM 后很常见，并且随着胎膜破裂时胎龄的减少而增加。
- 先前因 PROM 发生早产的女性随后再次因 PROM 发生早产的风险升高 3.3 倍，妊娠 28 周前出现 PROM，再次发病的风险升高 13.5 倍。
- 一些与 PPROM 相关的潜在可预防因素包括泌尿生殖道感染、孕产妇营养不良、体重指数低（<19.8kg/m²）和吸烟。
- 阴道收集的羊水可以可靠地预测 PPROM 后胎肺是否成熟。
- PROM［胎肺成熟度近（32～36 周）］后保守治疗只能短暂延长潜伏期，但增加围产期感染的风险，不能改善新生儿结局。
- 现有证据提示，PROM 距足月时间很远时，给予产前皮质类固醇管理和广谱抗生素处理可减少新生儿并发症。
- 未足月 PROM 后保留宫颈环扎线并没有显示出可改善新生儿结局。
- 致命的肺发育不全在 PROM 后常见，PROM 发生在 20 周之前，可以通过一系列的超声评估肺和胸部生长来预测。

第38章 先兆子痫和妊娠高血压
Preeclampsia and Hypertensive Disorders

Baha M. Sibai 著

刘斐然 译　　韦晓宁　刘惠东 校

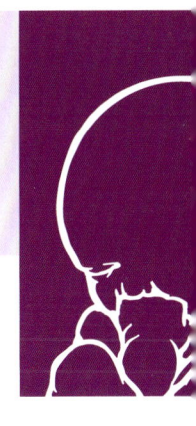

英汉对照

acute fatty liver of pregnancy	AFLP	妊娠急性脂肪肝
acute respiratory distress syndrome	ARDS	急性呼吸窘迫综合征
alanine transaminase	ALT	丙氨酸转氨酶
American College of Obstetricians and Gynecologists	ACOG	美国妇产科医师学会
angiotensin-converting enzyme	ACE	血管紧张素转化酶
aspartate aminotransferase	AST	谷草转氨酶
biophysical profile	BPP	生物物理评分
blood pressure	BP	血压
body mass index	BMI	体重指数
central venous pressure	CVP	中心静脉压
computed tomography	CT	计算机断层扫描
confidence interval	CI	置信区间
disseminated intravascular coagulation	DIC	弥散性血管内凝血
electrocardiogram	ECG	心电图
electroencephalography	EEG	脑电图
false-positive rate	FPR	假阳性率
fetal growth restriction	FGR	胎儿生长受限
gestational hypertension	GH	妊娠高血压
glomerular filtration rate	GFR	肾小球滤过率
hemolysis, elevated liver enzymes, and low platelets	HELLP	溶血，肝酶升高和血板减少
hemolytic uremic syndrome	HUS	溶血性尿毒症综合征
hypertensive disorders of pregnancy	HDP	妊娠高血压疾病
immune thrombocytopenic purpura	ITP	免疫性血小板减少性紫癜
intrauterine growth restriction	IUGR	宫内生长受限
lactate dehydrogenase	LDH	乳酸脱氢酶
low-dose aspirin	LDA	低剂量阿司匹林
magnetic resonance imaging	MRI	磁共振成像

mean arterial pressure	MAP	平均动脉压
nonstress test	NST	无应激实验
placental-like growth factor	PLGF	胎盘样生长因子
positive predictive value	PPV	阳性预测值
posterior reversible encephalopathy syndrome	PRES	可逆性后部白质脑综合征
preeclampsia	PE	先兆子痫
protein/creatinine ratio	P/C ratio	蛋白质/肌酐比
pulmonary capillary wedge pressure	PCWP	肺毛细血管楔压
relative risk	RR	相对风险
respiratory distress syndrome	RDS	呼吸窘迫综合征
small for gestational age	SGA	小于胎龄儿
soluble fms-like tyrosine kinase 1	sFlt-1	可溶性 FMS 样酪氨酸激酶 -1
thrombotic thrombocytopenic purpura	TTP	血栓性血小板减少性紫癜
thromboxane A_2	TXA_2	血栓素 A2
US Preventive Services Task Force	USPSTF	美国预防服务工作组
vascular endothelial growth factor	VEGF	血管内皮生长因子

高血压疾病是最常见的妊娠并发症之一。发病率在 5%～10%[1,2]，尽管发病率因医院、地区和国家而异。这类疾病是全世界孕产妇和围产儿死亡率和发病率的主要原因[4]。妊娠高血压一词通常用于广泛描述一系列可能只有血压轻度升高或严重高血压并伴有各种器官系统功能障碍的疾病。这些患者的临床表现可能相似（如高血压、蛋白尿）；然而，它们可能由不同的潜在原因引起，如慢性高血压、肾病或单纯先兆子痫（preeclampsia，PE）。使妊娠复杂化的三种最常见的高血压疾病是：①妊娠期高血压（gestational hypertension，GH）；② PE；③慢性原发性高血压。

一、定义

高血压可能在妊娠前就已存在，也可能在妊娠期间被首次诊断。此外，在一些女性中，高血压可能仅在分娩期间或产后表现出来。就临床而言，患有高血压的女性可能被归入前面列出的三类之一，如表 38-1 中所描述[1,2]。最近，美国妇产科医师学会妊娠高血压工作组的成员，扩大和修订了 PE 及其亚型的诊断[1,3]。

（一）妊娠高血压

- 收缩压≥140mmHg 但小于 160mmHg。
- 或舒张压≥90mmHg 但小于 110mmHg。
- 和至少 2 次重复测量间隔 4h 但不超过 7 天[5]。

（二）严重高血压

重度高血压是指收缩压持续升高至至少 160mmHg；和（或）舒张压持续升高至至少 110mmHg 持续至少 4h；或如果患者在 4h 前接受静脉降压药物治疗，仍出现收缩压升高至至少 160mmHg 和（或）舒张压升高至至少 110mmHg。在最近的 ACOG 实践公告中，具有严重特征的 GH 女性被认为等同于患有具有严重特征的 PE 进行管理[3]。

（三）蛋白尿

蛋白尿也可能在妊娠前出现，或者可能是在妊娠期新诊断出来的。无论何时发生，蛋白尿的定义都是一样的。

- 24h 尿液蛋白超过 0.3g 或尿蛋白/肌酐（P/C）比值大于 0.3。如果无法测量 24h 蛋白质或 P/C 比值，蛋白尿可以定义为试纸测量 2 次至少 1+。
- 正常妊娠时尿液中的蛋白质排泄量从孕早期和

第 38 章 先兆子痫和妊娠高血压
Preeclampsia and Hypertensive Disorders

表 38-1 妊娠高血压疾病

临床表现	慢性高血压	妊娠高血压[a]	先兆子痫
发病时机	小于 20 周	大于 20 周	通常在孕晚期
高血压程度	轻度或严重	轻度	轻度或严重
蛋白尿[a]	无	无	经常有
神经系统症状	可能有	无	存在于 30% 的病例中
血液浓缩	无	无	严重时有
血小板减少症	无	无	严重时有
肝功能异常	无	无	严重时有

a. 通过试纸测尿蛋白 1+ 以上至少 2 次测试，或蛋白质/肌酐>0.30，或 24h 尿定量 300mg 以上

框 38-1 健康孕妇轻度妊娠高血压诊断标准

- 收缩压>140mmHg 且<160mmHg 和舒张压>90mmHg 且<110mmHg
- 24h 尿蛋白<300mg
- 血小板计数>100 000/mm³
- 肝功能正常
- 不存在自觉症状
- 超声检查未见宫内生长受限和羊水过少

中期的约 5mg/dl 增加到孕晚期的 15mg/dl。试纸无法检测到这些低水平的蛋白尿。尿蛋白浓度受阴道分泌物、血液、细菌或羊水污染的影响。它还因尿液比重和 pH、运动和体位而异。此外，它还受收集方法的准确性和收集的尿液总量的影响[6]。

- 病程中，蛋白尿通常出现在高血压之后，但在一些女性中，它可能出现在高血压之前。

（四）水肿

水肿定义为孕中期或晚期体重过度增加［1 周内>4 磅（1.8kg）］，这可能是 PE 潜在发展的首发迹象。然而，39% 的子痫患者没有水肿。

（五）先兆子痫和子痫

PE 是高血压加蛋白尿或存在与 PE 一致的症状。框 38-1 列出了 GH 和 PE 的诊断标准。ACOG 高血压工作组根据是否具有严重特征对 PE 进行分类。"轻度 PE"一词已从 ACOG 分类系统中删除，不应在临床实践中使用。

众所周知，一些患有 GH 的女性可能患有未经确诊的慢性高血压，而随后会进展为 PE 的临床综合征[1]。一般而言，进展为 PE 的可能性取决于诊断时的孕周，如果在妊娠 35 周之前出现高血压，则可能性更高[7-10]（图 38-1）。

具有严重特征的先兆子痫或妊娠高血压的标准

PE 或具有严重特征的 GH 定义如下。

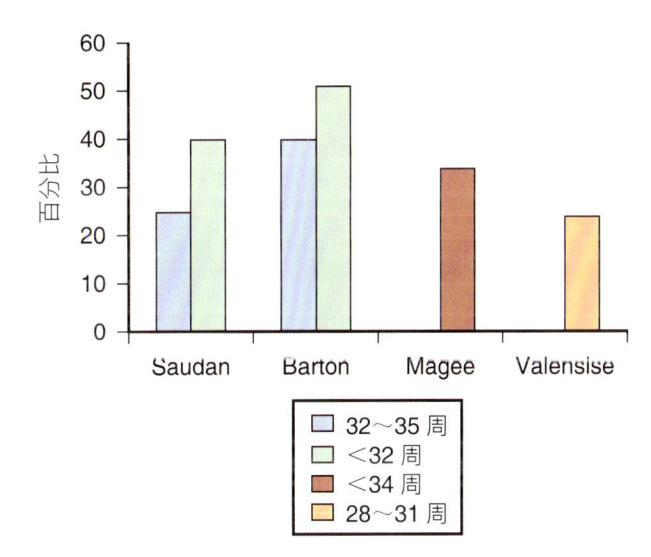

▲ 图 38-1 各种确诊孕周中，从妊娠高血压到先兆子痫的进展率

引自参考文献 [7-10]

- 至少间隔 4h 的卧床休息时，测量 2 次收缩压大于 160mmHg 或舒张压大于 110mmHg，或者如果患者之前接受过静脉降压治疗，血压仍为收缩压大于 160mmHg 或舒张压大于 110mmHg。对于持续时间超过 30min 的严重高血压，建议及时治疗。
- 对镇痛无反应的新发持续性脑部症状（头痛）或视力障碍。
- 肝功能受损，表现为肝酶异常升高（至少是正常上限的 2 倍）。
- 严重、持续的右上腹痛或上腹痛，对药物无反应或其他诊断无法解释，或两者兼而有之。
- 肺水肿。
- 血小板减少症（血小板计数<100 000/μl）。
- 无肾脏疾病病史的进行性肾功能不全（血清肌酐>1.1mg/dl）。

需要注意的是，蛋白尿的量、少尿、超声检查的宫内生长受限或胎儿生长受限的存在已不再作为诊断严重疾病的标准。

子痫被定义为妊娠后半期后发生的不能归因于其他原因的癫痫发作[11]。

（六）慢性高血压

慢性高血压定义为妊娠前存在或在妊娠20周前诊断出的高血压。产后持续超过3个月的高血压也被归类为慢性高血压[1]。

慢性高血压合并先兆子痫

患有慢性高血压的女性也会合并PE，这会增加母亲和胎儿的发病率。慢性高血压合并先兆子痫的诊断基于以下一项或两项发现：新发蛋白尿，定义为24h尿蛋白≥0.3g或P/C比值>0.3，妊娠20周前患有高血压且无蛋白尿的女性；或者，对于20周前患有高血压和蛋白尿的女性，高血压严重恶化并出现新的症状，或血小板减少，或肝酶异常[1,12,13]（表38-2）。

表38-2 既往合并内科疾病的女性先兆子痫的推荐诊断标准

疾 病	诊断标准
只存在高血压	蛋白尿大于0.3g/24h或血小板减少症
高血压合并蛋白尿（肾脏疾病或F级糖尿病）	严重高血压恶化合并蛋白尿和任何新发症状，血小板减少和肝酶升高

ACOG妊娠高血压工作组报告[1]和最新的ACOG慢性高血压实践公告[14]建议，将慢性高血压合并先兆子痫分为两组以指导临床管理：①慢性高血压合并先兆子痫，定义为先前控制良好的血压突然升高需要或增加降压药物以控制血压；②新发蛋白尿（>300mg/24h收集或P/C>0.3），受妊娠前或孕早期已知有蛋白尿的女性蛋白尿程度加重。需要强调的是，列出的血压或蛋白尿变化的标准是模糊和主观的。因此，在使用这些标准诊断慢性高血压合并先兆子痫时，临床判断很重要。

存在以下任何一种情况时，可诊断为具有严重特征的慢性高血压合并先兆子痫：①尽管升级降压药物，收缩压>160mmHg或≥110mmHg舒张压；

②持续的脑部症状，如头痛或视力障碍；③肝酶显著升高（至少是当地实验室正常浓度上限的2倍）；④血小板减少症（血小板计数<100 000/μl）；⑤新发和（或）恶化的肾功能不全。

（七）妊娠高血压

GH是妊娠期发生高血压最常见的原因。初产妇发病率为6%~29%[2,5,15]。经产女性中为2%~4%[2]。多胎妊娠发病率显著增加[13-17]。一般而言，大多数GH病例发生在妊娠37周或之后；因此，总体妊娠结局通常与血压正常妊娠的女性相似[5,7,15]（表38-3）。然而，轻度GH女性的引产率和进展为PE的比率更高[5,7]。

表38-3 轻度妊娠高血压女性的妊娠结局

	Knuist等 (n=396)	Hauth等 (n=715)	Barton等 (n=405)	Sibai (n=186)
分娩孕周[a]	NR	39.7	37.4[b]	39.1
37周之前分娩（%）	5.3	7.0	17.3	5.9
34周之前分娩（%）	1.3	1.0	4.9	1.6
出生体重[a]（g）	NR	3303	3038	3217
小于胎龄儿（%）	1.5[c]	6.9	13.8	7.0
小于2500g（%）	7.1	7.7	23.5	NR
胎盘早剥（%）	0.5	0.3	0.5	0.5
围产期死亡（%）	0.8	0.5	0	0

a. 平均值
b. 在24~35周时出现高血压的女性
c. 小于第3百分位数
NR. 未报道；
改编自Sibai BM. Diagnosis and management of gestational hypertension and preeclampsia. Obstet Gynecol. 2003;102: 181–192.

严重妊娠高血压

需要注意的是，新的工作组报告并未将重度

GH 作为分类之一。重度 GH 定义为收缩压至少为 160mmHg 或舒张压至少为 110mmHg，至少间隔 4h 复测 2 次；或者如果在 4h 前给予急性降压药，则血压出现 1 次即可满足诊断。此外，应无蛋白尿、无母体症状，血小板计数、血清肌酐和肝酶正常。严重 GH 女性的围产期发病率显著增加[2, 5]。事实上，与轻度 PE 女性相比，这些女性的发病风险增加，她们胎盘早剥、早产（<37 周和<35 周）和小于胎龄儿的发生率与患有严重特征的 PE 的女性相似[2, 18]。尚不清楚这种情况下早产的增加是继发于根据医生意见的医源性早产，还是由于疾病过程而发生。

作者建议，所有患有重度 GH 的女性都应该住院治疗，并且一开始就将其视为具有重度特征的 PE 进行治疗。这些女性应接受静脉抗高血压治疗，并监测是否存在症状或异常实验室检查结果。随后的管理将取决于对治疗的初始反应、治疗后的血压值、孕周和实验室检查结果。其中一些女性只有轻度高血压或在初始治疗后血压保持正常，可以在 37 周或之前作为没有严重特征的分娩者进行 PE 管理。

二、先兆子痫

PE 是一种人类妊娠独有的高血压形式。PE 的临床表现可表现为母体综合征（图 38-2）或胎儿综合征（图 38-3）[19-21]。在实践中，PE 的母体综合征代表了一系列临床特征，与没有胎儿受损的临近足月的 PE 有显著差异，PE 和与低出生体重和早产有关[19, 22]。PE 是一种异质性疾病，其发病机制在具有各种危险因素的女性中可能不同[19, 22, 23]。初产妇 PE 的发病机制与先前存在心血管疾病、多胎妊娠、糖尿病或既往有 PE 史的女性中不同。此外，早发性 PE 胎盘的病理生理异常可能与足月、分娩期间或产后发生的 PE 不同[19, 22, 23]。

在健康初产妇，PE 的发生率在 2%～7%[2, 5, 15]。在这些女性中，PE 通常不严重，通常在临近足月或分娩期（75% 的病例）发病，并且只是轻微增加[2, 5, 15]胎儿不良结局的风险[2, 5, 15]。然而，这些妊娠可能与严重的孕产妇并发症有关，如子痫或肺水肿。相比之下，多胎妊娠[12, 15, 17, 24]、慢性高血压[12, 13]、既往 PE、[25-30]妊娠前糖尿病[12, 31, 32]或先前存在血栓形成倾向的女性，PE 的严重程度和发病率都更高[33]。

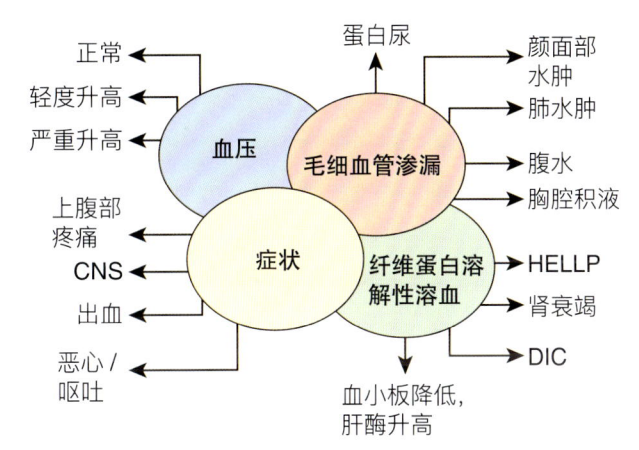

▲ 图 38-2 先兆子痫的母体表现

CNS. 中枢神经系统；DIC. 弥散性血管内凝血；HELLP. 溶血、肝酶升高和血小板减少

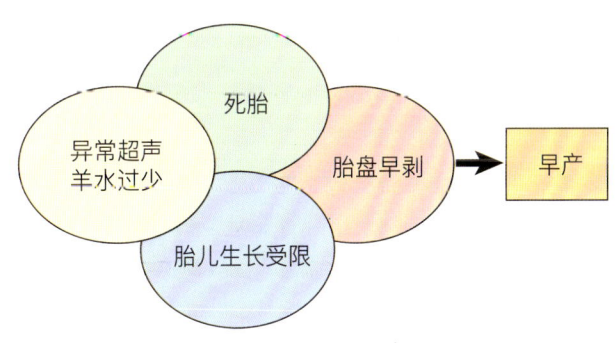

▲ 图 38-3 先兆子痫的胎儿表现

（一）非典型先兆子痫

非典型 PE 的标准包括妊娠蛋白尿或 FGR 加上以下 PE 的一种或多种症状：溶血，肝酶升高，血小板减少，早于 20 周出现的 PE-子痫的早期体征和症状，以及晚期产后 PE-子痫（>产后 48h）。

（二）毛细血管渗漏综合征：面部水肿、腹水、肺水肿、妊娠蛋白尿

高血压被认为是诊断 PE 的标志。然而，在一些 PE 患者中，疾病可能表现为毛细血管渗漏（蛋白尿、面部和外阴水肿、腹水、肺水肿）；体重增加过多，特别是在孕中期和孕晚期；或伴有多器官功能障碍的一系列病理生理表现。这些女性通常表现出非典型 PE 的临床表现，例如蛋白尿伴或不伴面部水肿、外阴水肿（图 38-4）、体重增加过多［每周>4 磅（1.8kg）］、腹水、与实验室指标异常相关的肺水肿或存在症状但没有高血压[34]。因此，作者建议，对伴有或不伴有高血压的毛细血管渗漏综合征女性进行

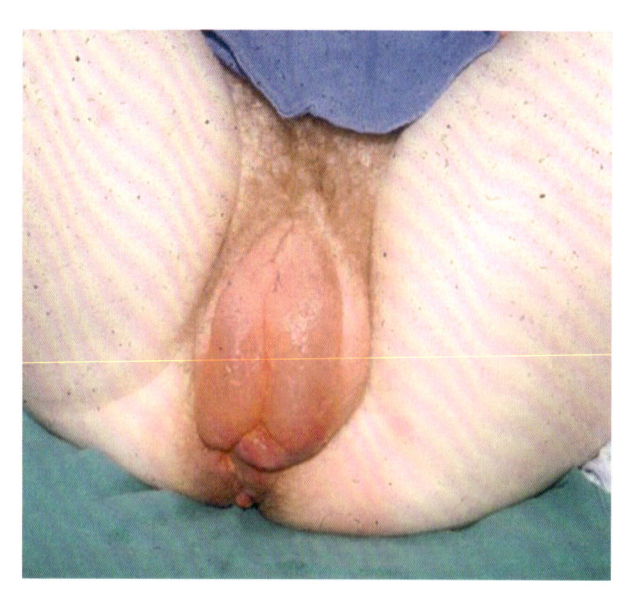

▲ 图 38-4 重度先兆子痫的外阴水肿

血小板、肝酶和肾脏异常的评估。那些有症状的人，如新出现的持续剧烈头痛、严重视力障碍或血液检查异常，应考虑可能患有 PE [34]。

妊娠蛋白尿

人们普遍认为，应在妊娠 20 周后的每次产前检查时进行尿试纸蛋白测量。妊娠蛋白尿定义为 24h 尿蛋白排泄至少 300mg，P/C 大于 0.3，或持续性蛋白尿（至少 2 次，间隔至少 4h 的试纸上≥1+）[1, 2-3, 6]。此外，一次新发蛋白尿超过 2+ 与 24h 内尿蛋白超过 300mg 密切相关。妊娠蛋白尿进展为 PE 的确切发生率尚不清楚。然而，在两项多中心试验中，有 4% 的女性发现了孤立性妊娠蛋白尿[35, 36]。此外，这些研究报道称，4.3%～7% 的患者同时出现 GH 和妊娠蛋白尿。因此，似乎至少有 1/3 患有妊娠蛋白尿的女性可能会发展为 PE [35, 36]。事实上，一些作者认为，仅妊娠蛋白尿就可能预示着即将发生 PE [35, 37]。在没有其他病理情况下，患者应被视为可能患有 PE，并需要评估是否存在相应症状；评估包括血液检查和经常监测血压（至少每周 2 次，或者居家动态血压测量），并且应该对患者进行有关 PE 宣教。此外，妊娠前半期出现与高血压和蛋白尿相关性抽搐的女性应被视为患有子痫，除非另有其他解释。这些女性应接受子宫超声检查，以排除葡萄胎妊娠或胎盘水肿/囊性变。

（三）先兆子痫的危险因素

已确定几个因素会增加 PE 的风险（框 38-2）。

一般来说，认为 PE 是初产妇易患的一种疾病。受妊娠前只与同一伴侣的精子接触的人，患 PE 的风险增加[19, 22, 38]。这可能解释了 20 岁以下年轻女性患 PE 的高风险。既往流产（自然流产或人工流产）或与同一伴侣的正常妊娠史与 PE 风险较低相关。然而，这种保护作用会随着伴侣的改变或妊娠间隔的延长而丧失[39]。此外，斯堪的纳维亚和美国的研究都证实，男方因素和大于 7 年的妊娠间隔是 PE 的重要风险因素[40, 41]。

框 38–2　先兆子痫的危险因素

- 初产妇
- 年龄>40 岁
- 辅助生殖妊娠
- 妊娠时间间隔>7 年
- 先兆子痫家族史
- 出生时小于胎龄的女性
- 肥胖/妊娠糖尿病
- 多胎妊娠
- 前一次妊娠中曾患子痫前期
- 前一次妊娠不良结局
- 胎儿生长受限、胎盘早剥、胎儿死亡
- 既往存在的医学遗传疾病
- 慢性高血压
- 肾病
- 1 型（胰岛素依赖型）糖尿病
- 抗磷脂抗体综合征
- 因子 V Leiden 突变

通过辅助生殖技术受孕与 PE 风险增加有关[16, 17, 42]。40 岁以上、不孕女性的第 1 次妊娠、多胎妊娠、肥胖女性[42]、患有多囊卵巢综合征的女性，以及因捐赠配子或胚胎而妊娠，都是高危因素[42]。使用捐赠配子会影响母胎免疫相互作用。此外，反复流产的不孕女性患 PE 的风险也增加[43]。

肥胖反映为体重指数增加，也会增加 PE 的风险[44]。因此，世界范围内肥胖症的增加很可能导致 PE 发病率的上升[45, 46]。肥胖症与胰岛素抵抗密切相关，而胰岛素抵抗也是 PE 的一个危险因素。肥胖或胰岛素抵抗与 PE 相关的确切机制尚不清楚。

早期的研究发现，与对照组相比，PE 女性的血栓形成倾向总是更高[33]。最近，一些报道未能重现这些发现[47,48]。结果的差异可能反映了所研究女性的异质性。最大型的先兆子痫女性系列研究中，与无血栓形成倾向的女性相比，有血栓形成倾向者发生早发、严重疾病（在28周前分娩）的风险增加[33]。

（四）病理生理学

PE的病因尚不清楚。人们提出了许多理论，但大多数都没有经受住时间的考验。一些仍在讨论中的理论列在框38-3中[19,49-52]。

框38-3　先兆子痫病因学相关的理论

- 滋养细胞浸润异常或着床不良
- 血管生成失衡
- 凝血异常
- 血管内皮损伤
- 心血管适应不良
- 免疫适应不良
- 遗传易感性
- 过度的炎症反应
- 氧化应激增加

在正常妊娠期间，子宫胎盘血管系统和心血管系统会发生明显的生理变化。这些变化很可能是由胎儿（父母）同种异体移植物与母体组织的相互作用引起的。孕早期相互免疫耐受的发展导致全身和子宫胎盘循环的重要形态学和生化变化。

（五）子宫血管变化

足月时，人类胎盘从众多子宫胎盘动脉获得血液供应，这些动脉是通过迁移的间质和血管内滋养细胞进入螺旋小动脉壁的作用而形成的。这将子宫胎盘动脉床转变为低阻力、低压、高流量的系统。非妊娠子宫的螺旋小动脉转变为子宫胎盘动脉这一过程被称为生理变化[52,53]。在正常妊娠中，这些滋养细胞引起的血管变化从绒毛间隙一直延伸到螺旋动脉的起点。这些血管变化分两个阶段进行[54,55]，"螺旋小动脉的蜕膜段在孕早期通过血管内滋养层迁移进行转换，在孕中期随后进行子宫肌层段的转换"。据报道，这一过程与广泛的纤维蛋白形成和动脉壁肌肉层的退化有关。这些血管变化导致100~150条螺旋状小动脉转变为膨胀、曲折和漏斗状的血管，这些血管通过多个开口进入绒毛间隙。

相反，PE或FGR的妊娠中母体血管对胎盘的反应不足。在这些妊娠中，前面提到的血管变化通常仅发生在子宫胎盘动脉的蜕膜段。因此，螺旋小动脉的子宫肌层段继续表现出其特征性的肌肉弹性结构，继续受激素影响[52,54]。此外，发育良好的小动脉的数量也比正常妊娠时少。

据推测，胎盘这种有缺陷的血管反应是由于抑制了第2次血管内滋养层迁移，通常发生在大约18周以后。这些病理变化可能会减少妊娠后期为胎儿胎盘单位所需而增加的血液供应，并且可能与大多数PE病例中观察到的子宫胎盘血流量减少有关[52]。Frusca及其同事[54]研究了正常妊娠（n=14）、先兆子痫妊娠（n=24）和慢性高血压妊娠（n=5）剖宫产期间获得的胎盘活检标本。先兆子痫组每例活检标本均显示出异常血管变化，18例出现急性动脉粥样硬化改变。相比之下，来自血压正常妊娠的14个样本中，有13个血管生理变化表现正常。此外，他们发现动脉粥样硬化组的平均出生体重明显低于对照组。重要的是，在很大比例的血压正常妊娠合并FGR病例中，也可以观察到这种血管变化。Meekins及其同事[55]证明，血管内滋养细胞侵袭在正常妊娠和先兆子痫妊娠中不是一种全或无的现象。这些作者观察到，在一个螺旋动脉中发现的形态特征可能不能代表胎盘床上的所有血管。

（六）血管内皮激活和炎症

认为胎盘缺血导致PE临床综合征的机制与胎盘因子的产生有关，这些因子进入母体循环并导致内皮细胞功能异常[49-51,56]。可溶性FMS样酪氨酸激酶-1（sFlt-1）是一种由胎盘产生的蛋白质。它通过与血管内皮生长因子的受体结合域结合起作用，并且还与胎盘样生长因子结合。母体循环中这种蛋白质水平的增加导致游离VEGF和游离PLGF水平降低，从而导致内皮细胞功能障碍[56]。

合并PE母亲血清和胎盘的sFlt-1水平表达增加。Maynard及其同事[57]证明，可溶性胎盘衍生的VEGF受体（sFlt-1）（VEGF和PLGF的拮抗药）在PE中不受调节，这导致sFlt-1的全身水平升高，并在分娩后下降。PE中循环sFlt-1增加与游离VEGF和PLGF循环水平降低有关，并导致内皮功能障碍。

sFlt水平的增加幅度与疾病严重程度相关[58]，这进一步支持了VEGF-sFlt平衡，并代表了最终的常见病理生理途径之一。

在后期发展为先兆子痫妊娠和合并FGR的妊娠中，孕早期PLGF水平降低，而sFlt水平与对照组没有差异[59]。同样，这些数据与蜕膜血管生成生长因子（特别是PLGF）相一致，因为它对早期胎盘发育至关重要（FGR中PE和PLGF都很低），随后sFlt作为胎儿救援信号引导母体的反应（如产妇全身性血压升高）。这一假设得到了Levine及其同事的支持[58]，他们证明在血压正常的对照组中妊娠的最后2个月，sFlt-1水平升高，PLGF水平降低。

Levine等[60]研究伴和不伴PE的孕妇的尿PLGF水平，发现在血压正常的孕妇中，尿PLGF在孕早期和中期增加，在29~32周达到峰值，然后下降。在最终发展为PE的女性中，尿PLGF的模式相似，但水平从25~28周开始显著降低。特别在后来发展为早发性PE和分娩SGA胎儿的病例上观察到了显著差异[60]。一项类似的研究表明，尿血管生成因子可以识别严重PE[61]。

在过去的10年中，作者对PE病理生理异常的分子基础的理解日益深刻。目前，对于细胞黏附分子和血管生成蛋白的作用、炎症系统在PE女性微血管功能障碍发病机制中的激活存在有了明确的认识[49, 50, 58]。相关证据还表明炎症反应过度（细胞因子产生异常和中性粒细胞激活）表现在具有PE临床表现的女性中[51]。然而，在PE发生之前，这种增强的炎症反应不存在[62]。

最近的研究证实，PE女性血管紧张素Ⅱ自身抗体水平增加、外泌体产生增加和补体系统激活表明，以上情况在该疾病的病理生理学中发挥重要作用[63, 64]。内皮功能障碍、异常内皮细胞激活和一氧化氮水平的改变解释了最典型的临床表现，包括内皮细胞通透性增加和血小板聚集增加[65]。

（七）遗传学和遗传印记

足月时，根据遗传冲突理论，胎儿基因增加营养向胎儿的转移，而母体基因会限制这种转移超过某个最佳水平[19, 22]。基因组印记现象意味着类似的情况发生在胎儿细胞内，母源基因和父源基因之间存在冲突。冲突假说表明，胎盘因素（胎儿基因）会增加母体血压，而母体因素会降低血压[22]。当子宫胎盘血液供应不足时，内皮细胞功能障碍可能已经演变为一种胎儿挽救策略。

Nilsson及其同事[66]发表了一个模型，该模型表明PE的遗传力估计为31%，GH的遗传力估计为20%。不太可能找到一个主要的PE基因，因为这样的基因会通过进化被筛选出来，除非它也具有主要繁衍优势。更有可能的是，越来越多的易感基因将被发现，其中许多基因与母体心血管止血系统或母体炎症反应的调节相互作用[67]。这些位点在不同人群中不同[68]。应该指出的是，这些位点解释了PE总体病例相关性较小的现象。此外，虽然这些连锁研究表明母体易感性，但并不排除胎儿基因的参与[68]。关于PE遗传学的另一个重要考虑因素是所谓的胎儿起源的成人疾病假说的混杂效应，这表明不利宫内环境将形成胰岛素抵抗综合征及其相关内皮功能障碍，因此，它会导致PE风险增加[22]。

表观遗传特征和印记也参与PE的发病机制[68, 69]。Oudejans和vanDijk[68]、Nafee及其同事最近提出了印记作用的进一步证据[69]。

（八）前列腺素的变化

几位研究人员描述了整个妊娠期间各种前列腺素及其代谢物的水平。他们测量了血浆、血清、羊水、胎盘组织、尿液和脐带血中这些物质的浓度。数据的不一致反映了方法上的差异[70, 71]。在妊娠期间，母体和胎儿胎盘组织中的前列腺素产量增加。前列环素由血管内皮和肾皮质产生。它是一种有效的血管扩张物和血小板聚集抑制物。血栓素A2（thromboxane，TXA_2）由血小板和滋养层细胞产生，是一种有效的血管收缩剂和血小板聚集剂。因此，这些类花生酸具有相反的作用，并在调节血管张力和血管血流方面发挥重要作用。前列腺素生成或分解代谢的不平衡被认为是PE病理生理变化的原因。然而，前列腺素在PE病因学中的确切作用仍不清楚[22]。

（九）脂质过氧化物、自由基和抗氧化剂

越来越多的证据表明，脂质过氧化物和自由基可能在PE的发病机制中起重要作用[42, 52, 72]。超氧离子可能通过改变细胞膜的特性并产生膜脂质过氧化作用而对细胞产生细胞毒性。在PE发生之前，自由

基氧化产物的血浆浓度升高。此外，一些研究报道，PE 患者的血清抗氧化活性低于血压正常的孕妇[19, 22]。

关于氧化应激的许多争议与标志物的非特异性有关。Moretti 及其同事最近的一项研究[73]测量了呼出气中的"在线"氧化应激压力（不受体外伪影的主观影响），并证实与未妊娠的对照组和无并发症妊娠的女性相比，PE 女性的氧化应激压力更大。

（十）先兆子痫的诊断

PE 是一种临床综合征，包括广泛的体征和症状，临床观察到这些体征和症状单独或联合出现。血压升高是诊断该疾病的传统标志。PE 的诊断和疾病过程的严重程度通常基于母体血压。许多因素可能会影响血压的测量，包括所用设备的准确性、血压计袖带的尺寸、记录前休息时间、患者的姿势、所使用的 Korotkoff 相（舒张压为Ⅳ相或Ⅴ相血压）。建议所有 BP 值在女性坐位（对于非卧床患者）或半卧位（对于住院患者）的情况下进行记录[1, 2, 3, 20, 21]。应持续测量右臂血压，并且该臂应处于与心脏水平大致水平的位置。对于舒张压测量，应记录两个阶段，即消音阶段和完全消失阶段（Ⅳ相和Ⅴ相）。这非常重要，因为在Ⅳ期测得的血压水平比在Ⅴ期测得的水平高 5~10mmHg。很多文章中将血压升高用作诊断妊娠高血压的标准。这个定义通常是不可靠的，因为在大多数血压正常的妊娠中可以看到从孕中期到晚期血压逐渐升高。Villar 和 Sibai[74]前瞻性研究了 700 名年轻初产妇在妊娠过程中的血压变化，发现 137 名患者（19.6%）患有 PE。舒张压阈值增加至少 15mmHg 两次，对于 PE 的敏感性和阳性预测值分别为 39% 和 32%。收缩压阈值增加至少 30mmHg 的相应值分别为 22% 和 33%。

最近来自新西兰[75]、美国[76]和土耳其[77]的三项研究调查了舒张压升高超过 15mmHg 但绝对舒张压水平低于 90mmHg 的女性的妊娠结局。新西兰[75]和土耳其研究[77]纳入了血压升高但无蛋白尿的女性，而美国的研究[76]纳入了舒张压升高 15mmHg 或更多且伴有蛋白尿（≥300mg/24h）的女性。总体而言，血压保持正常的女性，舒张压升高≥15mmHg 但未达到 90mmHg 的女性，妊娠结局相似。使用比基线血压升高作为诊断标准主要受两个因素的影响：首次观察时的孕周和血压测量的频率。因此，舒张压升高 15mmHg 或收缩压升高 30mmHg 对于诊断 PE 是不可靠的。

（十一）先兆子痫的预测

文献回顾表明，已经推荐了 100 多种临床、生物物理和生化测试来预测或识别未来有发展为 PE 风险的患者[78-86]。各种测试汇总数据的结果缺乏一致性表明，这些临床测试中没有一个足够可靠且可用作临床实践中的筛选测试[30]。

已经提出了许多生化标志物来预测哪些女性注定会患上 PE。这些生化标志物通常是根据已报道的合并 PE 的患者身上特定的病理生理学异常来选择的。因此，这些标志物包括胎盘功能障碍标志物、内皮和凝血激活、血管生成和全身炎症标志物。然而，评估这些标志物预测 PE 可靠性的各种研究结果并不一致，其中许多标志物的特异性和预测值太低，无法在临床实践中常规使用[82-90]。

在过去的 10 年中，几项前瞻性和巢式病例对照研究发现，在孕早期的某些母亲危险因素、生物物理临床因素和血清生物标志物与随后发生妊娠高血压疾病（hypertensive disorders of pregnancy，HDP）、GH 或 PE 有关[81-85, 91, 92]。这些研究评估了这些因素或标志物单独或组合的使用，提供了各种亚型高血压和 PE 的检出率，假阳性率（false-positive rate，FPR）为 5% 或 10%。总体而言，无论是母体因素还是血清生物标志物，无论是单独还是组合，对于在妊娠 37 周或更晚发生的所有 HDP 或 GH 或 PE 都没有足够的检出率。在相同的研究中，使用孕早期的母体因素和平均动脉压（mean arterial pressure，MAP）进行筛查，34 周前 PE 的检出率为 73%，37 周前 PE 的检出率为 60%，FPR 为 10%。使用胎儿医学基金会的数据，结合母体因素、生物物理和生化标志物的使用将需要在妊娠 34 周前分娩的 PE 的检出率提高到 95%，对需要在妊娠 37 周前分娩的 PE 的检出率提高到 77%，FPR 为 10%[92]，然而 PPV 仍然低于 10%。此外，这些研究是在具有不同 HDP 和 PE 风险的不同人群女性群体中进行的。有人提出，FMF 算法预测 PE 的性能优于 ACOG 提出的风险因素。相比之下，Giguère 及其同事最近的一项研究[93]评估了 7929 名 GH（2.7%）和 PE（1.8%）风险极低的女性，在孕早期综合测量母体因素和血清标志物。在 PE 患者中，妊娠 34 周前的发生率为 0.2%，妊娠不足 37 周的发生率为 1.2%。他们发现，一个包含母亲危险因素、BMI 和 MAP 的临床模型的检出率为 54%，PPV 为 3%，PE 在早于 37 周疾病时的 FPR 为 10%，而完整模型还包括血清生物标志物，其检出率为 39%，对于小于 37 周的 PE，PPV 为 2%。类似的研究表明，在美国人群中进行测试时，母胎医学基金会算法对 PE 的敏感性和 PPV 较低。

根据这项研究的结果和近年来的其他报道，很明显，对孕早期测量的母体临床因素、其他生物物理和生物标志物的评估仅对预测最终将发展为 34 周之前需要分娩的 PE 患者有用。然而，鉴于 34 周前 PE 的 PPV 较差，以及所有 GH 和 PE 病例的检出率较低，孕早期 PE 筛查的临床指征仍未完全明确。在没有获益证据的情况下筛查 PE 的一个主要担忧是，那些被确定为有风险者的意外妊娠结局，特别是对于 PPV 非常低 FPR 非常高的结果。一些作者和商业实体建议，筛查阳性的人应该进行更频繁的产检、更多的母婴检测、卧床休息和其他可能对母婴有害的干预措施，尤其是因高 FPR 被错误标记为有风险时。此外，除非有有效的预防方法和治疗干预措施，否则即使是最可靠的预测测试也不会有临床效用。

目前，没有前瞻性研究或随机试验评估孕早期筛查预测 PE 的益处和风险。在此之前，使用此类测试进行筛查仍应处于研究阶段[94]。

多普勒超声是评估孕中期子宫动脉血流速度的有用方法。异常子宫动脉血流波形的特征在于高阻力指数或存在早期舒张切迹（单侧或双侧）[79, 80, 83]。孕中期发现子宫动脉多普勒异常的病例并发 PE 的比率增加了 6 倍以上[79]。然而，异常子宫动脉多普勒预测 PE 的敏感性为 20%～60%，PPV 为 6%～40%[79, 83]。当前数据不支持为筛查 PE 对孕妇进行常规多普勒检测。ACOG 工作组关于妊娠高血压的报告和 ACOG 实践公告建议，仅使用风险因素来识别 PE 风险增加的女性[1, 3]。

（十二）预防先兆子痫

许多临床试验描述了使用各种方法来预防或降低 PE 的发生率[30]。由于该疾病的病因尚不清楚，这些干预措施尝试被用于纠正 PE 的理论异常。对这些试验的详细描述超出了本章的范围；然而，这些研究的结果已成为最近几项系统综述的主题[30]。简而言之，随机试验评估了蛋白质或限盐饮食、锌、镁、鱼油、维生素 C 或维生素 E 补充剂，使用利尿药和其他抗高血压药，以及使用肝素预防具有各种 PE 危险因素的妊娠。这些试验的样本量有限，结果显示获益微乎其微。框 38-4 总结了一些研究的方法。

框 38-4 预防先兆子痫的措施

- 高蛋白低盐饮食
- 营养补充剂（蛋白质）
- 钙
- 镁
- 锌
- 鱼油和月见草油
- 抗高血压药物，包括利尿药
- 抗血栓药
- 低剂量阿司匹林
- 双嘧达莫
- 肝素
- 维生素 E 和维生素 C
- 西地那非

---

1. 补钙

膳食钙摄入量与高血压之间的关系已成为多项实验性和观察性研究的主题。流行病学研究已经证明钙摄入量和母体血压、PE 和子痫的发生率呈负相关。钙的降压作用被认为是由血浆肾素活性和甲状旁腺激素的改变所介导的。

13 项临床研究（15 730 名女性）比较了在妊娠期间使用钙与未治疗或安慰剂的情况。这些试验在研究人群（HDP 的低风险或高风险）、研究设计（随机化、双盲或使用安慰剂）、纳入时的孕周（妊娠 20～32 周）、每个样本的样本量（范围为 22～588）、所用钙的剂量（156～2000mg/d）、所用 HDP 的定义均有所不同。

在 Cochrane 综述中，补钙与高血压降低（RR=0.65，95%CI 0.53～0.81）和 PE 风险降低（RR=0.45，95%CI 0.31～0.65）相关，特别是对于那些高风险和基线膳食钙摄入量低的人；对于那些钙摄入量充足的人，差异没有统计学意义。在试验中没有记录钙补充剂的不良反应。相比之下，美国食品和药品监督管理局最近的一项循证综述得出结论，"钙剂与妊娠高血压风险之间的关系不一致且不确定，钙与妊娠高血压、PE 风险之间不太可能存在相关关系"。目前，钙补充剂对膳食钙摄入量低的女性预防 PE 的益处尚不清楚[30]。此外，最近的一项多国双盲随机试验表明，对 PE 高危女性进行妊娠前和早孕补钙并没有降低 PE 复发率[95]。根据现有数据，作者不建议使用补钙来预防 PE。

2. 抗血小板药物，包括小剂量阿司匹林

PE 与血管痉挛和凝血 – 止血系统的激活有关。增强的血小板活化在前面提到的过程中起着核心作用，反映了血栓素 – 前列环素平衡的异常。因此，一些作者使用药物操作来改变前面提到的比率，以试图预防或改善 PE 的进程。

阿司匹林通过不可逆地乙酰化和失活环氧合酶来抑制前列腺素的合成。在体外，血小板 COX 对低剂量阿司匹林（＜80mg）的抑制作用比血管内皮 COX 更敏感。低剂量阿司匹林（low-dose aspirin，LDA）的这种生化选择性似乎与其不寻常的动力学有关，这会导致血小板在门脉循环中暴露于更高浓度的阿司匹林时发生系统前乙酰化。

大多数预防 PE 的随机试验都使用 LDA（50～100mg/dl）。推荐 LDA 预防的基本原理是，PE 中的血管痉挛和凝血异常部分是由 TXA2/ 前列环素比率失衡引起的[22,30]。

在过去的 30 年中，几项随机对照试验和系统评价评估了在妊娠期使用 LDA 预防具有上述一种或多种危险因素的女性 PE 及其并发症的益处和风险。RCT 的结果相互矛盾，系统评价也没有定论[96]。因为已发表的试验和各种系统回顾中包含的试验在纳入研究人群（PE、早产、FGR 和围产期死亡风险极低到极高风险）、入组时的孕周（12～32 周）、阿司匹林的使用剂量（50～150mg/d）、每项试验的研究对象数量和试验中心数量、对 PE 和不良反应的定义、围产期结局、系统评价是否包括计划外的亚组分析均存在差异[96]。

美国预防服务工作组（US Preventive Services Task Force，USPSTF）最近发表了一份报告，关于 LDA 预防 PE 的发病率和死亡率[97]。该报告对已发表的试验进行了详尽的审查，涉及妊娠期 LDA 对于 PE 高危女性预防 PE 和其他不良围产期结局的有效性和安全性。该评价考虑了在 PE 风险增加的女性中进行的 15 项随机试验（8 项高质量）来评估产妇和围产期的益处，13 项随机试验（8 项高质量）来评估 PE 的发生率。PE 高风险的女性 PE 发生率为 8%～30%。此外，还纳入了两项大型观察性研究，以评估妊娠期 LDA 使用的安全性。

在 PE 风险增加的女性中，USPSTF 成员发现，在妊娠 12 周后使用 LDA 可将 PE 风险平均降低 24%（PRR=0.76，95%CI 0.62～0.95），将早产的平均风险降低 14%（PRR=0.86，95%CI 0.76～0.98），并将 FGR 风险降低 20%（PRR=0.80，95%CI 0.65～0.99）。此外，他们发现，使用 LDA 降低上述并发症的风险程度取决于研究人群中 PE 的基线风险。与其他系统评价的结果相反，他们发现 LDA 的有益效果不依赖于 LDA 的剂量，并且当 LDA 在妊娠 12～28 周使用时，这种效果很明显。此外，他们发现 LDA 不会增加出血并发症（胎盘早剥、产后出血、新生儿脑内出血）或围产期死亡的风险。根据这次系统综述的结果，工作组成员建议 PE 风险增加的女性（即有 PE 病史、既往存在慢性高血压或肾病、妊娠前糖尿病、自身免疫性疾病、多胎妊娠或合并超过 1 个中等风险因素，如初产妇、肥胖）应在 12～28 周开始接受 LDA（81mg/d），直至分娩，以减少后续发生 PE、早产或 FGR 的可能性[1,3]。

最近，围产期抗血小板研究国际合作组对抗血小板药物（主要是阿司匹林）预防 PE 的有效性和安全性进行了患者个体数据 Meta 分析[98]。该评价纳入了涉及 32 217 名女性的 31 项试验，发现与使用抗血小板药物相关的 PE 风险降低了 10%（RR=0.90，95%CI 0.84～0.96）。对既往有高血压或 PE 病史的女性（n=6107）分配抗血小板药物，发生 PE 的 RR 为 0.86（95%CI 0.77～0.97）。在其他结局指标上，治疗组和对照组之间没有发现显著差异。最终得出结论，抗血小板药物（主要是 LDA）用于预防 PE 时有小到中等的好处。在更新的个体患者数据 Meta 分析中，他们发现阿司匹林剂量小于 75mg 或大于 75mg/d 与 LDA 是在妊娠小于 16 周还是在妊娠 16 周时开始使用的获益没有差异[96]。相比之下，最近的一项多中心、国际试验（ASPRE）使用临床和生物标志物筛查测试来确定妊娠 37 周内有 PE 风险的人。女性在孕早期接受筛查，随后随机分配至阿司匹林 150mg/d（n=798）或安慰剂（n=822）[98]。作者报道称，阿司匹林使 37 周前分娩的 PE 发生率显著降低（LDA 为 1.6%，安慰剂为 4.3%，OR=0.38，95%CI 0.20～0.74）；然而，总的 PE（8.3% vs. 11.4%）和 HDP（18.35 vs. 19.8%）比率相似。基于这些发现，作者建议对所有孕早期孕妇进行母胎医学基金会推荐的筛查测试。筛查呈阳性的人每天服用 150mg 阿司匹林，直到妊娠 34 周。但是，作者认为这种方法在临床上没有应用价值，因为它需要对大量女性进行筛查以预防 1 例在 37 周内发生的 PE，并且会遗漏大多数最终发展为 PE 或其他高血压疾病的孕妇。高假阳性测试结果会给许多女性带来焦虑，并且可能会给提供医疗服务者一种错误的安全感，导致漏诊或延迟妊娠高血压或 PE 的诊断，从而导致严重的孕产妇和围产期发病率。

大多数研究和回顾表明 LDA 是安全的。然而，尽管对该主题进行了 40 多年的研究，有超过 64 项随机试验、超过 30 项系统评价和 Meta 分析，但关于谁是 LDA 的最佳应用人群、使用剂量、何时开始、妊娠期间何时停止仍不确定。

3. 肝素或低分子肝素

几项观察性研究和随机试验评估了预防性使用低分子量肝素以预防 PE 和其他不良妊娠结局。这些研究的结果是最近几篇系统综述的主题。最近在意大利[99]和加拿大[100]进行的两项大型随机试验表明，预防性低分子肝素并不能降低 PE 高危女性的 PE 发生率。此外，对已发表试验的 Meta 分析表明低分子肝素没有益处[101]。因此，作者认为 LMWH 不应用于预防 PE。

4. 维生素 C 和维生素 E

已提出母体循环和胎盘中抗氧化能力降低、氧化应激增加或两者都在 PE 的发病机制中起主要作用。因此，一些试验设计了使用维生素 C 和维生素 E 来预防 PE。第一项试验表明，药理剂量的维生素 E 和维生素 C 有益。然而，该研究样本量有限，必须在其他人群中得到证实。相比之下，几项对 PE 低风险和极高风险女性进行的大样本随机试验发现，补充维生素 C 和维生素 E 不会降低 PE 发生率（表 38-4）[31, 102-107]。

5. 二甲双胍和普伐他汀

由于已知肥胖和胰岛素抵抗是 GH 和 PE 的危险因素，因此一些随机试验评估了口服二甲双胍与安慰剂对预防 PE 的作用[108]。这些研究的结果在表 38-5 中描述。此外，一项大型多中心随机试验正在进行中，以评估使用二甲双胍 2000mg/d 与安慰剂相比预防 PE 的效果。一些研究人员发现，在 PE 动物模型中，普伐他汀可预防 PE 发生，一项小型随机试验发现，普伐他汀 20mg/d 可预防复发性 PE。因此，正在进行一项多中心随机试验，以确定在 14 周前开

表 38-4 研究维生素 C 和维生素 E 对于预防先兆子痫作用的多中心临床实验

研究机构	研究人群	入组孕周	先兆子痫 维生素 C 和维生素 E（%）	安慰剂（%）
ACTS[102]	初产妇	14～22	56/935（6）	47/942（5）
VIP[103]	高危人群	14～22	181/1196（15）	187/1199（16）
Global Network[104]	高危人群	12～20	49/355（14）	55/352（16）
WHO[105]	高危人群	14～22	164/681（24）	157/674（23）
NICHD[106]	初产妇	9～16	358/4993（7.2）	332/4976（6.7）
INTAPP[107]	高危人群	12～18	69/1167（6）	68/1196（5.7）
DAPIT[31]	妊娠前糖尿病	8～22	57/375（15）	70/3784（19）

DAPIT. 糖尿病和先兆子痫干预试验；INTAPP. 国际抗氧化剂预防先兆子痫试验；NICHD. 国家儿童健康和人类发展研究所；VIP. 妊娠期维生素补充研究；WHO. 世界卫生组织

始使用 20mg/d 的普伐他汀剂量是否会降低 PE 的复发率[109]。

表 38-5 高危女性服用低剂量阿司林：国家儿童健康和人类发展研究所试验

入组标准	人数	先兆子痫（%）	
		阿司匹林[a]	安慰剂[a]
血压正常且无蛋白尿	1613	14.5	17.7
存在蛋白尿且血压升高	119	31.7	22.0
蛋白尿	48	25.0	33.3
血压升高	723	24.8	25.0
胰岛素依赖性糖尿病	462	18.3	21.6
慢性高血压	763	26.0	24.6
多胎妊娠	678	11.5	15.9
既往先兆子痫病史	600	16.7	19.0

a. 任何组的先兆子痫发生率均未报道差异
引自 Caritis SN, Sibai BM, Hauth J, et al. Low-dose aspirin therapy to prevent preeclampsia in women at high risk. National Institute of Child Health and Human Development. Network of Maternal-Fetal Medicine Units. N Engl J Med. 1998;338(11):701–705.

6. 补充叶酸

Wen 及其同事[110]进行了一项国际多中心随机试验，在 2464 名患有慢性高血压、妊娠前糖尿病、既往 PE、双胞胎或 BMI > 35 的孕妇中比较了每天 4mg 叶酸与安慰剂的结局。符合条件的女性从妊娠 8 周到妊娠 16 周随机入组结束直至分娩。主要结局是 PE。叶酸组 169/1144（14.8%）名女性和安慰剂组 156/1157（13.5%）名女性发生 PE（RR=1.10，95%CI 0.90~1.34，P=0.37）。没有证据表明两组之间在任何其他孕产妇或新生儿不良结局方面存在差异。

（十三）先兆子痫的实验室检查

患有 PE 的女性可能会表现出复杂的症状，从血压小幅度升高到多个器官系统的紊乱。肾脏、血液系统和肝脏系统最有可能受累。

1. 肾功能

正常妊娠期间肾血浆流量和肾小球滤过率（glomerular filtration rate，GFR）增加。这些变化是导致血清肌酐、尿素和尿酸浓度下降的原因[1]。在 PE 中，血管痉挛和肾小球毛细血管内皮肿胀（肾小球内皮增生）导致 GFR 比正常妊娠平均降低 25%。在 PE 中血清肌酐很少升高，但尿酸可以升高。在一项对 95 名患有严重 PE 的女性进行的研究中，Sibai 及其同事报道，平均血清肌酐为 0.91mg/dl，平均尿酸为 6.6mg/dl，平均肌酐清除率为 100ml/min。

PE-子痫中尿酸水平升高的临床意义一直令人困惑。高尿酸血症与肾功能障碍（尤其是肾小管分泌减少）有关，并且一直与肾小球内皮增生有关。此外，它与 PE 中氧化应激的增加有关。尽管患有 PE 的女性的尿酸水平升高，但该测试对于 PE 的诊断或预测不良的围产期结果的敏感性和特异性均不佳。

2. 肝功能

PE 较少累及肝脏，仅 10% 的重度 PE 女性出现肝脏累及。在没有肝脏受累的实验室或组织学证据的先兆子痫患者中，已发现沿肝窦壁的纤维蛋白沉积。当 PE 中发生肝功能障碍时，血清转氨酶轻度升高是最常见的。胆红素在 PE 中很少升高，但当升高时，间接胆红素升高占主导地位。肝酶升高是溶血、肝酶升高和血小板减少（hemolysis, elevated liver enzymes, and low platelets, HELLP）综合征（严重 PE 的一种表现）的一个特征。

3. 血液学变化

许多研究评估了 PE 女性的血液学异常。与血压正常的孕妇相比，PE 女性的血浆纤维蛋白肽 A、D-二聚体水平和循环凝血酶-抗凝血酶复合物水平更高。相反，血浆抗凝血酶Ⅲ活性降低。这些发现表明凝血酶生成增强。

血浆纤维蛋白原在正常妊娠期间逐渐升高。一般来说，在没有胎盘早剥的情况下，PE 女性的血浆纤维蛋白原水平很少降低。然而，在 PE 合并血清肌酐升高和肝功能异常的患者中，纤维蛋白原可以降低。在妊娠急性脂肪肝（acute fatty liver of pregnancy，AFLP）的病例中，纤维蛋白原也会减少。

血小板减少症是重度 PE 女性最常见的血液学异常。它与疾病过程的严重程度、有无胎盘早剥有关。在一项针对 1414 名妊娠高血压女性的研究中，Burrows 和 Kelton 发现 15% 的病例血小板计数低于 150 000/mm^3。

Leduc 及其同事研究了 100 名患有严重 PE 的女

性的凝血状况，包括血小板计数、纤维蛋白原、凝血酶原时间（prothrombin time，PT）和部分凝血活酶时间（partial thromboplastin time，PTT）。50% 的女性血小板计数低于 150 000/mm³，36% 的女性血小板计数低于 100 000/mm³。13 名女性的纤维蛋白原水平低于 300mg/dl，2 名女性入院时 PT、PTT 延长和血小板减少。这些研究人员发现，入院时血小板计数是随后血小板减少症的极好预测指标，并得出结论，仅当血小板计数小于 100 000/mm³ 时，应当进行纤维蛋白原水平、PT 和 PTT 实验室检查。Barron 最近的一项研究在 800 多名妊娠高血压女性中证实了这些观察结果。

4. HELLP 综合征

围绕 HELLP 综合征的定义、诊断、发病率、病因和治疗存在相当多的争论[111]。许多研究人员先前描述了具有此类表现的患者。Weinstein 认为它是 PE 的一种独特变体，并为之创造了 HELLP 综合征一词。Barton 及其同事对 PE 和 HELLP 综合征患者进行了肝活检，发现门静脉周围坏死和出血是最常见的组织病理学发现。此外，他们发现 HELLP 综合征的实验室异常程度，包括血小板计数和肝酶水平，与肝脏组织病理学发现无关。

(1) 实验室诊断标准：对于 HELLP 有各种各样的诊断标准。存在微血管病性溶血性贫血，是 HELLP 三联征的标志[111]。微血管病性溶血的典型表现包括外周血涂片异常（裂红细胞、毛刺细胞、棘细胞）、血清胆红素升高（间接形式）、血清结合珠蛋白水平低、乳酸脱氢酶（lactate dehydrogenase，LDH）水平升高和血红蛋白水平显著下降。已发表的报道中有很大一部分包括没有溶血证据的患者；因此，这些患者不符合 HELLP 综合征的标准[111]。在一些描述溶血的研究中，诊断是可疑的，因为它的诊断基于存在异常的外周涂片（未描述异常的类型或程度）或升高的 LDH 水平（阈值为 180～600U/L）。

关于要使用何种肝功能测试或何种程度的升高来诊断肝酶升高文献中并没有达成共识。Weinstein 在最初的报道中提到了血清天冬氨酸转氨酶水平异常、丙氨酸转氨酶异常和胆红素值异常；然而，没有建议具体的水平。在随后的研究中，肝酶升高，无论是 AST 还是 ALT，被认为异常的值范围为 17～72U/L[111]。在临床实践中，这些值被认为是正常的或略有升高。

低血小板计数是确诊 HELLP 综合征所需的第三个异常；各种已发表的关于血小板减少症诊断的报道尚未达成共识。报道的临界值范围为 75 000～279 000/mm³，引用最多的水平低于 100 000/mm³[111]。

许多作者使用升高的总 LDH 值（通常 >600U/L）作为溶血的诊断标准。在 LDH 的五种同工型中，只有两种（LDH1 和 LDH2）从破裂的红细胞中释放出来。大多数患有严重 PE 子痫的女性中，总 LDH 的升高可能主要是由肝脏缺血引起。因此，许多作者主张使用胆红素值升高（间接形式）、外周涂片异常或血清结合珠蛋白水平低作为溶血诊断标准的一部分。

基于对 302 例 HELLP 综合征的回顾性研究，Martin 及其同事根据血小板计数的最低点设计了以下分类。1 级 HELLP 综合征定义为血小板最低点低于 50 000/mm³，2 级定义为血小板最低点在（50 000～100 000）/mm³，3 级定义为血小板最低点在（100 000～150 000）/mm³。这些类别已被用于预测产后恢复的速度、孕产妇 - 围产期结局、对血浆置换的需求。

溶血定义为存在微血管病性溶血性贫血，是 HELLP 综合征的标志。弥散性血管内凝血在 PE 中的作用有争议。大多数作者不认为 HELLP 综合征是 DIC 的变体，因为 HELLP 综合征中凝血参数（如 PT、PTT 和血清纤维蛋白原）是正常的[111]。然而，在临床实践中很难确定 DIC 的诊断。当使用敏感决定因素（如抗凝血酶Ⅲ、纤维蛋白肽 A、纤维蛋白单体、D- 二聚体、α2- 抗纤溶酶、纤溶酶原、前激肽释放酶和纤连蛋白）时，许多患者的实验室值与 DIC 一致。不幸的是，这些测试非常耗时，不适合常规监测。因此，通常使用不太敏感的参数。Sibai 及其同事将 DIC 定义为存在血小板减少症、低纤维蛋白原水平（血浆纤维蛋白原 <300mg/dl）和大于 40mg/ml 的纤维蛋白裂解产物。这些作者指出，442 名 HELLP 综合征患者中有 21% 存在凝血功能障碍。他们还发现，大多数病例先前存在胎盘早剥或围产期出血，并且在其研究中，凝血障碍全部发生在 4 名有肝包膜下血肿的女性身上。在没有这些并发症的情况下，DIC 的发生率仅为 5%。

鉴于前面提到的诊断问题，作者建议使用统一和标准化的实验室值来诊断HELLP综合征[111]。溶血的诊断应包括血浆结合珠蛋白和胆红素值。此外，肝酶的异常程度应定义为与每个医院人群的正常值相差一定数量的标准差。作者满足诊断的实验室标准见框38-5。

框 38-5　HELLP 综合征诊断的标准

- 溶血（至少符合以下 2 个）
  - 外周涂片（裂细胞、毛刺细胞）
  - 血清胆红素（≥1.2mg/dl）
  - 低血清结合珠蛋白
- 肝酶升高
  - 天冬氨酸转氨酶或丙氨酸转氨酶至少 2 倍于 ULN
  - 乳酸脱氢酶 2 倍或更多的 ULN
- 与失血无关的严重贫血

血小板减少（<100 000/mm³）
HELLP. 溶血、肝酶升高和血小板减少；ULN. 正常上限

(2) 临床发现：报道的 PE 中 HELLP 综合征的发生率是各不相同，这反映了诊断标准的差异。该综合征似乎在白种人女性中更常见，在保守治疗的先兆子痫女性中也更常见[111]。

HELLP 综合征的早期诊断可能是一个挑战，因为许多女性表现出非特异性症状或 PE 的微妙体征。报道的各种体征和症状不能诊断 PE，也可能在没有 HELLP 综合征的严重 PE、子痫女性中发现[111]。据报道，右上腹或上腹疼痛、恶心或呕吐的发生频率在 30%~90%（表 38-6）。大多数女性在就诊前几天都有过典型的非特异性病毒样综合征的不适病史，这导致一位研究人员建议对所有在孕晚期出现这些症状疑似 PE 的孕妇进行实验室检查（全血细胞计数和肝酶）[111]。33%~61% 的患者报告头痛，而大约 17% 的患者报告视力改变。一小部分 HELLP 综合征患者可能会出血小板减少相关症状，如黏膜表面出血、血尿、点状出血或瘀斑。

尽管大多数患者患有高血压（82%~88%）（表 38-6），但可能只有 15%~50% 的病例为轻度，12%~18% 的病例不存在血压升高的表现。大多数患者（86%~100%）通过试纸检查有蛋白尿。

(3) 鉴别诊断：HELLP 综合征女性的症状、临床发现和实验室发现与许多内科综合征、外科疾病和产科并发症重叠；因此，HELLP 综合征的鉴别诊断应包括框 38-6 中列出的任何情况。一些患有 HELLP 综合征的女性可能会出现胃肠道、呼吸道或血液系统症状，并伴有肝酶升高，或血小板减少而没有高血压或蛋白尿，因此，许多患者最初被误诊为其他疾病，如上呼吸道感染、肝炎、胆囊炎、胰腺炎、AFLP 或免疫性血小板减少性紫癜[111]。相反，一些患有其他疾病的女性，如血栓性血小板减少性紫癜（thrombotic thrombocytopenic purpura，TTP）、溶血性尿毒症综合征（hemolytic uremic syndrome，HUS）、系统性红斑狼疮、败血症或灾难性抗磷脂抗体综合征，可能会被误诊为 HELLP 综合征。此外，PE 有时可能会叠加在这些疾病之上，进一步增加了诊断难度。由于这些疾病过程的临床和实验室发现非常相似，即使是最有经验的临床医生也可能面临艰难的诊断挑战。因此，鉴于这些情况的管理策略

表 38-6　患有 HELLP 综合征女性的体征和症状

	Weinstein (n=57)（%）	Sibai 等 (n=509)（%）	Martin 等 (n=501)（%）	Rath 等 (n=50)（%）
右上腹疼痛	86	63	40	90
恶心，呕吐	84	36	29	52
头痛	NR	33	61	NR
高血压	NR	85	82	88
蛋白尿	96	87	86	100

HELLP. 溶血、肝酶升高和血小板减少；NR. 未报道
改编自 Sibai BM. Diagnosis, controversies, and management of HELLP syndrome. *Obstet Gynecol*. 2004;103(5):981–991.

可能不同，应努力尝试确定准确的诊断。重要的是，要强调受影响的女性可能有各种非典型的体征和症状，这些都不能诊断为严重的 PE。出现非典型症状的可能患有 PE 的孕妇，无论血压如何，都应该进行 CBC、血小板计数和肝酶测定。

> **框 38-6　经常与 HELLP 综合征混淆的内科和外科疾病**
>
> - 妊娠急性脂肪肝
> - 阑尾炎
> - 胆囊疾病
> - 肾小球肾炎
> - 溶血性尿毒症综合征
> - 肝性脑病
> - 妊娠剧吐
> - 特发性血小板减少症
> - 肾盂肾炎
> - 系统性红斑狼疮
> - 抗磷脂抗体综合征
> - 血栓性血小板减少性紫癜
> - 病毒性肝炎

有时，这种综合征的存在与导致昏迷、严重低钠血症和皮质失明的低血糖有关。HELLP 综合征的一个罕见但有趣的并发症是一过性肾源性尿崩症。与下丘脑精氨酸加压素分泌减少或缺失导致的中枢性尿崩症不同，一过性肾源性尿崩症的特征是对精氨酸加压素产生的抗性，由过量的加压素酶介导。据推测，循环血管加压素酶水平升高可能是由该酶的肝脏代谢受损所致。

(4)HELLP 综合征的管理：对出现 HELLP 综合征的先兆子痫女性的管理存在很大争议[111]。因此，文献报道了几种治疗方式来治疗或逆转 HELLP 综合征。这些方法中的大多数类似于用于管理远离足月的严重 PE 的方法（框 38-7）。

患有真正 HELLP 综合征的女性，其临床病程的特点通常是母体状况出现进行性甚至有时突然恶化[111]。因为这种综合征的存在与孕产妇发病率和死亡率的增加有关，许多作者认为它的存在是立即分娩的指征。也有共识认为，如果该综合征在妊娠 34 周以上出现或更早时出现并合并明显的多器官功能

> **框 38-7　用于治疗或逆转 HELLP 综合征的治疗方式**
>
> **扩张血浆容量**
> - 休息
> - 晶体液
> - 5%～25% 白蛋白
>
> **抗凝血药**
> - 低剂量阿司匹林
> - 双嘧达莫
> - 肝素
> - 抗凝血酶 Ⅲ
>
> **免疫抑制药**
> - 类固醇
>
> **其他**
> - 新鲜 - 冷冻血浆输注
> - 血浆置换术
> - 透析

HELLP. 溶血、肝酶升高和血小板减少
改编自 Sibai BM. The HELLP syndrome (hemolysis, elevated liver enzymes, and low platelets): much ado about nothing? *Am J Obstet Gynecol*. 1990;162(2):311–316.

障碍、DIC、肝梗死或出血、肾衰竭、怀疑早产或胎儿宫内情况不佳，则需要及时分娩。如果该综合征在妊娠 23 周前出现，也需要分娩[1, 111]。

对于妊娠 34 周或之前病情稳定的 HELLP 综合征女性的管理，存在相当大的分歧。在这些患者中，一些作者建议使用皮质类固醇来加速胎肺成熟，然后在 24h 后分娩[111]，而其他人则建议延长孕周，直到出现母体或胎儿分娩指征或胎儿肺成熟。在后一种情况下使用包括以下一种或多种措施：卧床休息、使用抗高血压药、抗血栓药（LDA、双吡瑞达莫）、血浆容量扩张药（晶体、白蛋白、新鲜冰冻血浆）和皮质类固醇（泼尼松、泼尼松龙、地塞米松或倍他米松）[111]。

HELLP 综合征的期待治疗。很少有大型病例系列研究描述了对真正 HELLP、部分 HELLP 或严重 PE 并伴有孤立肝酶升高的女性进行期待治疗。总的来说，这些报道表明，在特定的 HELLP 综合征女性组中，实验室指标的短暂改善或妊娠期从几天延长到几周都是可能的。值得注意的是，这些研究所

包括的大多数患者最终都是在期待治疗的1周内分娩的[111]。

来自荷兰的研究人员报道了他们在妊娠34周前对患有HELLP综合征的女性进行期待治疗的经验。Visser和Wallenburg报道了在128名妊娠34周前患有HELLP综合征的女性中使用侵入性血流动力学监测和血管扩张药进行血浆容量扩张。此类女性未使用硫酸镁和类固醇。128名患者中有22名在48h内分娩,其余102名患者的妊娠延长中位数为15天(范围为3～62天)。这102名女性中有55名在产前解决了HELLP综合征,这些女性的妊娠延长中位数为21天(范围为7～62天)。没有孕产妇死亡或严重孕产妇发病率的报道。然而,据报道,128例妊娠中有11例(8.6%)在25～34.4周时导致胎儿死亡,7例新生儿(5.5%)在妊娠27～32周时死亡。

Van Pampus及其同事报道了41名妊娠35周前患有HELLP综合征的女性使用卧床休息、抗高血压药物和限盐饮食的措施。14名女性(34%)在24h内分娩;在其余27名女性中,妊娠时间中位数延长了3天(范围为0～59天)。这27名女性中有15名实验室指标完全恢复正常。没有发现严重的孕产妇发病率,但在妊娠27～35.7周时出现了10例胎儿死亡。

Ganzevoort及其同事的研究包括54名在入组时患有HELLP综合征的女性。在随后的文献中,相同的作者将这些女性的孕产妇和围产期并发症与没有HELLP的女性进行了比较。他们发现,两组之间的妊娠延长天数、孕产妇和围产期并发症的中位数相似。

一项随机、双盲试验比较了使用泼尼松龙（$n=15$）和安慰剂（$n=16$）对妊娠30周前的HELLP综合征患者的效果。试验组每天静脉注射泼尼松龙2次。主要结局指标是进入分娩间隔和产前"复发性HELLP"加重的次数。两组之间的平均进入分娩间隔相似（泼尼松龙为6.9天,安慰剂为8天）。安慰剂组报道了3例肝血肿或肝破裂,以及1例产妇死亡。两组之间围产儿死亡率相似（泼尼松龙组为20%,安慰剂组为25%）。

这些研究的结果表明,在妊娠34周前,疑似HELLP综合征的一组特定女性中,期待治疗是可能的。然而,尽管其中一些病例孕周得以延长,但与在诊断HELLP综合征后48h内分娩的相同孕周的胎儿相比,围产期的总体结局并未改善。

混杂变量使得评估针对该综合征的治疗方式变得困难。偶尔,一些并非真正HELLP综合征的患者可能会在卧床、使用皮质类固醇或血浆扩容治疗后表现出血液学异常逆转。然而,这些患者中的大多数在保守治疗后的1～10天内经历了母体或胎儿状况的恶化。令人怀疑的是,这种有限的孕周延长,在合并很大母婴风险的情况下,是否会改善围产期结局[111]。

总之,这些研究的结果表明,妊娠34周前患HELLP综合征的女性中,某些特定群组行期待治疗是可行的。然而,报道中研究的女性人数不足以评估母体安全;因此,这种处理应被视为实验性的。此外,大多数专家(包括ACOG工作组的成员)建议在完成用于促进胎儿肺成熟的皮质类固醇治疗后或胎龄小于24周的情况下,应选择终止妊娠[1,111]。

皮质类固醇可改善HELLP综合征的妊娠结局。众所周知,产前糖皮质激素治疗可降低妊娠34周或之前的重度PE女性的新生儿并发症和新生儿死亡率。用于促进胎肺成熟的皮质类固醇的推荐方案是倍他米松(每24小时肌内注射12mg,2次剂量)或地塞米松(每12小时肌内注射6mg,4次剂量)。这些方案已被确定为促胎肺成熟的最佳方案,因为它们很容易穿过胎盘,并且具有最小的盐皮质激素活性。然而,尚不清楚相同或不同的方案是否对患有HELLP综合征的女性有益。

皮质类固醇已被认为是改善患有HELLP或部分HELLP综合征孕产妇和新生儿结局的安全有效药物。对文献的回顾表明,提倡在患有HELLP综合征的女性中使用皮质类固醇的研究人员,其皮质类固醇的方法学、给药时间和药物选择方面存在重大差异。已建议使用不同的类固醇方案来预防呼吸窘迫综合征,以及加速产后产妇的恢复[111]。使用的类固醇方案包括肌内注射倍他米松（12mg/12h或2次间隔24h),或静脉注射地塞米松(不同剂量间隔时间不同),或两者的组合。一些研究仅在产前使用类固醇(24h、48h、重复方案或长期持续数周直至分娩)。在一些研究中,类固醇在分娩前使用48h,然后在产后24～48h继续使用,而其他研究则建议仅在产后服用[111]。

一些随机试验比较了高剂量地塞米松与不治疗

或倍他米松在疑似 HELLP 综合征女性中的应用。这些研究在 Woudstra 等的综述中进行了总结[112]。这些研究的结果表明，接受地塞米松的患者的实验室指标和尿蛋白有所改善，但未发现严重的孕产妇发病率存在差异。此外，研究的患者数量有限，而且这些小型研究都没有使用安慰剂组对照。

最近，进行了三项随机、双盲安慰剂试验，以评估与安慰剂对比，地塞米松在产前和产后 HELLP 综合征女性中的疗效。其中两项试验是多中心试验，一项是单中心试验。表 38-7 和表 38-8 总结了两项大型多中心试验的结果。总体而言，这些试验表明，在患有 HELLP 综合征的女性中使用地塞米松对母体没有收益[112]。作者认为，皮质类固醇应仅使用 48h，以加速已达到 24~34 周妊娠的胎肺成熟。此外，建议不要将地塞米松用于治疗孕周超过 34 周或发生在产后时期的 HELLP 综合征[1, 3]。

（5）孕产妇和围产期结局：HELLP 综合征的存在与孕产妇死亡风险增加（1%）和孕产妇发病率增加有关，如肺水肿（8%）、急性肾衰竭（3%）、DIC（15%）、胎盘早剥（9%）、肝出血或衰竭（1%）、急性呼吸窘迫综合征、败血症和脑卒中（<1%）[111]。妊娠合并 HELLP 综合征也与伤口血肿发生率增加、需要输血和血液制品有关[111]。这些并发症的发生率取决于所研究的人群、用于确定诊断的实验室标准，以及既往是否存在相关内科疾病（慢性高血压、狼疮）或产科并发症（胎盘早剥、围产期出血、胎儿死亡、子痫）[111]。产后出现 HELLP 综合征也会增加肾衰竭和肺水肿的风险。胎盘早剥的存在会增加 DIC、肺水肿和肾衰竭的风险，也会增加输血的需求。腹水量大的患者似乎心肺并发症的发生率很高。最后，符合所有诊断标准的女性比那些仅具有部分 HELLP 或肝酶升高的女性有更高的产妇并发症发生率（表 38-9）。

人们普遍认为，妊娠合并 HELLP 综合征的围产期死亡率和发病率显著增加。最近系列报道的围产期死亡率为 7.4%~34%，这种高围产期死亡率主要发生在极早孕周（<28 周）中，并且与严重 FGR 或胎盘早剥有关[111]。需要强调的是，这些妊娠中的新生儿发病率取决于分娩孕周，校正孕周后，发生率与没有 HELLP 综合征的先兆子痫相似。早产率约为 70%，15% 发生在妊娠 28 周之前。因此，这些新生儿的急性并发症发生率很高。

表 38-7 HELLP 综合征中使用地塞米松治疗与安慰剂治疗的母体并发症

	使用安慰剂治疗人数（%）	使用地塞米松治疗人数（%）	粗相对风险（95%CI）
急性肾衰竭[a]	8（13）	6（10）	0.8（0.3~2.1）
少尿	4（6）	5（7.6）	1.3（0.4~4.5）
肺水肿[a]	1（2）	3（4.6）	3.1（0.3~28）
子痫	10（15）	8（14）	0.8（0.3~1.9）
感染	10（15）	5（8）	0.5（0.2~1.4）
死亡	1（2）	3（5）	3.0（0.3~28）
输注血小板	10（15）	12（18）	1.2（0.6~2.6）
输注血浆	6（9）	5（8）	0.8（0.3~2.6）

a. 仅包括随机分组前没有并发症的患者
CI. 置信区间
改编自 Fonseca JE, Mendez F, Catano C, et al. Dexamethasone treatment does not improve the outcome of women with HELLP syndrome: a double-blind, placebo-controlled, randomized clinical trial. *Am J Obstet Gynecol*. 2005;193:1591–1598.

表 38-8 产后 HELLP 综合征使用地塞米松与安慰剂的产妇并发症对比

并发症[a]	地塞米松（n=56） n	%	安慰剂（n=49） n	%
肺水肿	2	3.6	5	10.2
出血表现	20	35.7	16	32.7
急性肾损伤	9	16.1	12	24.5
少尿	27	48.2	22	44.9
输血	16	28.6	19	38.6
其他合并症	37	66.1	25	51
死亡	2	3.6	2	4.1

a. 每位患者可能有不止一种并发症
改编自 Katz L, de Amorim MM, Figueiroa JN, et al. Postpartum dexamethasone for women with hemolysis, elevated liver enzymes, and low platelets (HELLP) syndrome: a double-blind, placebo-controlled, randomized clinical trial. *Am J Obstet Gynecol*. 2008;198(3):283.

HELLP综合征可能在产前或产后发生。Sibai及其同事对442例病例的分析显示，309例（70%）有产前综合征的证据，而133例（30%）出现在产后。报道了4名孕产妇死亡，发病率很高（表38-10）。

在产后阶段，这些表现的出现时间可以从几个小时到7天不等，但大多数在产后48h内出现。对于患有严重高血压或严重PE症状的女性，应在产后48h内考虑对潜在HELLP综合征进行实验室指标的评估。80%产后发展为HELLP综合征的女性在分娩前有PE，而20%在产前或产时都没有PE的证据。

表38-9 316例HELLP综合征、部分HELLP综合征或重度先兆子痫且实验室值正常的妊娠中的母体并发症

	HELLP (n=67)	部分HELLP (n=71)	重度HELLP (n=178)
输注血液制品（%）	25[a]	4	3
弥散性血管内溶血（%）	15[a]	0	0
伤口出血感染[b]（%）	14	11[d]	2[d]
胸腔积液（%）	6[c]	0	1
急性肾衰竭（%）	3[c]	0	0
子痫（%）	9	7	9
胎盘早剥（%）	9	4	5
肺水肿（%）	8	4	3
肝包膜下血肿（%）	1.5	0	0
颅内出血（%）	1.5	0	0
死亡（%）	1.5	0	0

a. P＜0.001，HELLP与部分和重度HELLP对比
b. 剖宫产女性的百分比
c. P＜0.05，HELLP与重度HELLP对比
d. P＜0.05，部分与重度HELLP对比
HELLP. 溶血、肝酶升高和血小板减少
引自 Audibert F, Friedman SA, Frangieh AY, et al. Clinical utility of strict diagnostic criteria for the HELLP (hemolysis, elevated liver enzymes, and low platelets) syndrome. *Am J Obstet Gynecol*. 1996;175(2):460–464.

根据作者的经验，该组患者发生肺水肿和急性肾衰竭的风险增加（表38-11）。鉴别诊断应包括系统性红斑狼疮发生恶化、TTP和HUS。

表38-10 442名HELLP综合征患者的严重母体并发症

并发症	n（%）
弥散性血管内凝血	92（21）
胎盘早剥	69（16）
急性肾衰竭	33（8）
严重腹水	32（8）
肺水肿	26（6）
胸腔积液	26（6）
脑水肿	4（1）
视网膜剥离	4（1）
喉水肿	4（1）
肝包膜下出血	4（1）
急性呼吸窘迫综合征	3（1）
孕产妇死亡	4（1）

HELLP. 溶血、肝酶升高和血小板减少
引自 Sibai BM, Ramadan MK, Usta I, et al. Maternal morbidity and mortality in 442 pregnancies with hemolysis, elevated liver enzymes, and low platelets (HELLP syndrome). *Am J Obstet Gynecol*. 1993;169(4):1000–1006.

(6) 管理建议：HELLP综合征的临床进程特征通常是母体和胎儿状况逐渐加重，有时甚至突然恶化。因此，疑似诊断为HELLP综合征的患者应立即住院并在产房或待产室观察（图38-5）。此类患者应按照具有严重特征的PE进行管理，并应首先接受静脉注射硫酸镁预防抽搐和使用降压药物以维持收缩压低于160mmHg或舒张压低于105mmHg[111]。这可以通过每20分钟根据需要重复5mg的肼屈嗪推注来实现，最大剂量为25mg/h。治疗期间每10～20分钟记录1次血压，并且在达到降压目标后每小时记录1次血压。如果肼屈嗪不能充分降低血压，或孕妇出现心动过速、头痛等不良反应，则可以使用另一种药物，如拉贝洛尔或硝苯地平。

拉贝洛尔的推荐剂量为每10分钟静脉注射20～40mg，最大剂量为240mg，硝苯地平的推荐

表 38-11　与发病时间相关的 HELLP 综合征的结果和并发症

	产前发病（n=309）（%）	产后发病（n=133）（%）	相对风险	95%CI
27 周之前分娩[a]	15	3	4.84	2.0～11.6
37～42 周分娩[b]	15	25	0.61	0.41～0.91
肺水肿	5	9	0.50	0.24～1.05
急性肾衰[b]	5	12	0.46	0.24～0.87
子痫	7	10	0.73	0.38～1.40
胎盘早剥	16	15	1.05	0.65～1.70
DIC	21	20	1.09	0.73～1.64

a. $P<0.0007$
b. $P<0.002$
CI. 置信区间；DIC. 弥散性血管内凝血；HELLP. 溶血、肝酶升高和血小板减少
引自 Sibai BM, Ramadan MK, Usta I, et al. Maternal morbidity and mortality in 442 pregnancies with hemolysis, elevated liver enzymes, and low platelets (HELLP syndrome). *Am J Obstet Gynecol.* 1993;169:1000–1006.

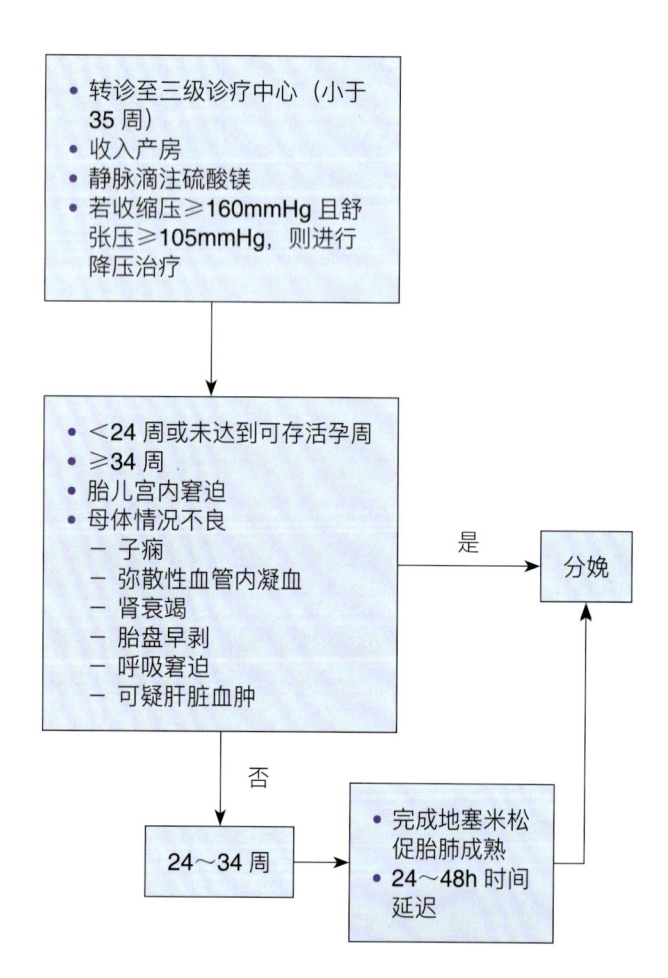

▲ 图 38-5　HELLP 综合征的管理流程

剂量为每 20 分钟口服 10～20mg，1h 内最大剂量为 50mg。观察期间应仔细观察母胎情况。

推荐的硫酸镁方案是在 20min 内给予 6g 冲击量，然后以 2g/h 的维持剂量给药，静脉输注。在观察到发病时开始使用硫酸镁，然后在分娩期间和产后至少 24h 内继续使用。对于肾功能异常（少尿或血清肌酐≥1.2mg/dl）的患者，硫酸镁的剂量应减少甚至停药。

一旦确诊 HELLP 综合征，就必须决定是否需要分娩（图 38-5）。妊娠不足 35 周时患有 HELLP 综合征的女性如果病情稳定，应转诊至三级医疗机构。首要任务是评估和稳定母体状况，尤其是血压和凝血异常。下一步是使用胎儿心率监测、生物物理评分或胎儿血管多普勒评估来评估胎儿状态。最后，必须决定是否应开始分娩或延迟 48h 分娩，以充分发挥皮质类固醇的作用。因此，在实践中，所有真正的 HELLP 综合征患者都应立即分娩，但孕周在 24～34 周且母胎状况稳定的患者除外。这些患者应用倍他米松，然后通常在最后一剂皮质类固醇应用后 24h 内分娩。在此期间持续评估母体和胎儿的状况。在其中一些女性中，可能会看到母亲实验室值的短暂改善；然而，尽管有这些改进，仍然建议分娩[111]。

(7) 产时管理：HELLP 综合征的存在并不是立即剖宫产的指征，这种方法可能对母亲和胎儿都有害。

进行剖宫产的决定应基于孕周、胎儿状况、临产情况和宫颈 Bishop 评分。建议所有妊娠 30 周前未临产且 Bishop 评分<5 分的 HELLP 综合征女性进行选择性剖宫产。对于伴有 FGR 或羊水过少的 HELLP 综合征患者也可进行选择性剖宫产，尤其是孕周小于 32 周且宫颈 Bishop 评分不理想（框 38-8）。

> **框 38-8　HELLP 综合征剖宫产的适应证和管理**
>
> 剖宫产的指征
> - 不明胎儿状况
> - 异常胎先露
> - 妊娠<30 周且 Bishop 评分<5 分
> - 妊娠<32 周伴有 IUGR，或羊水过少且 Bishop 评分<5 分
> - 已知肝包膜下血肿
> - 疑似胎盘早剥
>
> 剖宫产期间的管理
> - 血小板计数<75 000/mm³，则进行全身麻醉
> - 如果血小板计数<40 000/mm³，则输注 6U 血小板
> - 术口二期缝合或留置皮下引流管
> - 关腹前检查上腹腔出血情况

HELLP. 溶血、肝酶升高和血小板减少；IUGR. 宫内生长受限

在没有产科并发症的情况下，允许已临产和胎膜破裂的女性进行阴道分娩。孕周超过 30 周的患者有引产指征时，无论宫颈条件如何，可使用催产素或使用前列腺素。如果宫颈 Bishop 评分≥5 分，则对妊娠 30 周及以下的孕妇也使用类似的方法。

产妇在分娩过程中的疼痛可以通过间歇全身使用小剂量阿片类药物来缓解。如果需要进行会阴切开术或裂伤修补，局部浸润麻醉可用于所有阴道分娩。这些患者禁止使用阴部阻滞，因为该区域有出血和血肿形成的风险。硬膜外麻醉也是禁忌，特别是如果血小板计数低于 75 000/mm³。因此，全身麻醉是大多数血小板减少症孕妇剖宫产的首选方法。O'Brien 及其同事分析 37 名患有部分 HELLP 综合征且在类固醇给药前血小板计数低于 90 000/mm³ 的女性，评估类固醇激素给药对硬膜外麻醉的影响。他们发现在这些患者中使用皮质类固醇会增加硬膜外麻醉的使用，特别是那些在分娩前达到 24h 间隔时间的患者（类固醇组 14 人中有 8 人，而未接受类固醇治疗组 10 人中有 0 人；P=0.006）。

所有存在明显出血表现、血小板计数低于 20 000/mm³ 的 HELLP 综合征患者在分娩前或分娩后均需输注血小板，如肝包膜下血肿、瘀斑、牙龈出血、穿刺部位或伤口或腹腔内出血等。然而，由于此类患者输注的血小板的半衰期较短，因此通常不需要重复输注血小板。在任何手术前纠正血小板减少症都很重要。如果需要剖宫产，建议所有血小板计数低于 50 000/mm³ 的患者在插管前给予 6U 血小板。由于某些患者的血小板计数持续下降，因此在手术期间或产后即刻可能会发生切口部位渗血。在这些部位形成血肿的风险约为 20%，出于这个原因，有些人更喜欢使用纵切口，而其他人则使用筋膜下引流术，并在需要剖宫产的女性要保持皮肤切口至少开放 48h（图 38-6）[111]。

(8) 产后管理：分娩后应密切监测 HELLP 综合征患者生命体征、液体进出量、实验室指标和脉搏血氧饱和度至少 48h。静脉注射硫酸镁预防通常持续 48h，如果收缩压≥150mmHg 或舒张压≥100mmHg，则使用抗高血压药物。一般而言，大多数女性会在分娩后 48h 内显示疾病消退的证据。然而，一些患者［尤其是胎盘早剥并发 DIC、严重血小板减少症（血小板计数<20 000/mm³）、严重腹水或有明显肾功能不全的患者］可能表现出延迟缓解，甚至临床状况恶化。这些患者因输血和血液制品、液体流动和肾功能受损而有发生肺水肿的风险。这些患者也有发生急性肾小管坏死的风险，并且可能需要透析和重症监测长达数日。一些学者认为，这些患者可能受益

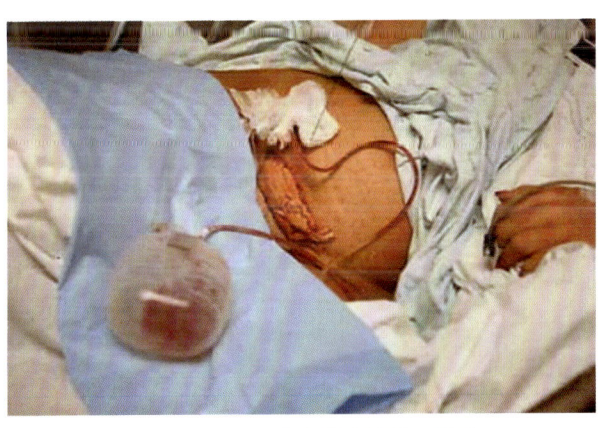

▲ 图 38-6　剖宫产术中筋膜下引流

于血浆置换术或输注血浆。在临床实践中，大多数患者仅通过支持疗法就能康复。但是，如果患者在分娩后持续恶化超过 72h 或显示实验室指标有所改善，然后又开始出现血小板减少和肝酶异常，则应考虑 TTP/HUS 的诊断。在这种情况下，需要进行血浆置换。

HELLP 综合征的临床和实验室检查结果可能首先出现在产后[111]。在这些女性中，症状出现的时间从几小时到 7 天不等，尽管大多数在产后 48h 内发生[111]。因此，应教育所有产后女性及其医疗保健提供者了解 HELLP 综合征的体征和症状。产后 HELLP 综合征患者的管理应与产前相似，包括使用硫酸镁。

5. HELLP 综合征的肝脏并发症

血清转氨酶显著升高（1000～2000U/L）不是 HELLP 综合征的典型特征；然而，当它们发生时，必须考虑肝梗死和肝脏包膜下血肿的可能性。鉴别诊断还应包括 AFLP、胎盘早剥伴 DIC、急性胆囊炎伴败血症、病毒性肝炎和 TTP。除了 PE 的体征和症状外，还可能存在与腹膜刺激和肝大相一致的体格检查结果。

(1) 肝梗死：血清转氨酶显著升高（通常为 1000～2000U/L 或更高），LDH（通常为 10 000～20 000U/L）伴有右上腹疼痛和发热是肝梗死的特征；这种诊断可以通过肝脏影像学检查来确认（图 38-7）。分娩后的后续成像通常显示梗死的消退。这些女性可能有潜在的抗磷脂抗体综合征[111]。

(2) 肝血肿和破裂：HELLP 综合征可能并发肝破裂，并在 Glisson 囊下形成血肿（图 38-8）。与破裂相邻的肝脏组织学显示门静脉周围出血和纤维蛋白沉积，以及提示肝脏 PE 的中性粒细胞浸润的证据。血肿可能会被控制住，也可能会破裂，导致出血进入腹腔。发生肝血肿的女性通常会出现腹痛，许多患者会出现严重的血小板减少症、肩痛、恶心和呕吐。转氨酶通常轻度升高（＜400U/L），但偶尔可见数值为 4000～5000U/L。如果发生肝破裂，腹腔积血和休克会迅速引起腹部肿胀。

血肿控制后的处理主要为根据需要进行容量支持和输血，并考虑经皮肝动脉栓塞。如果血肿大小保持稳定，并且实验室异常正在恢复，患者可以出

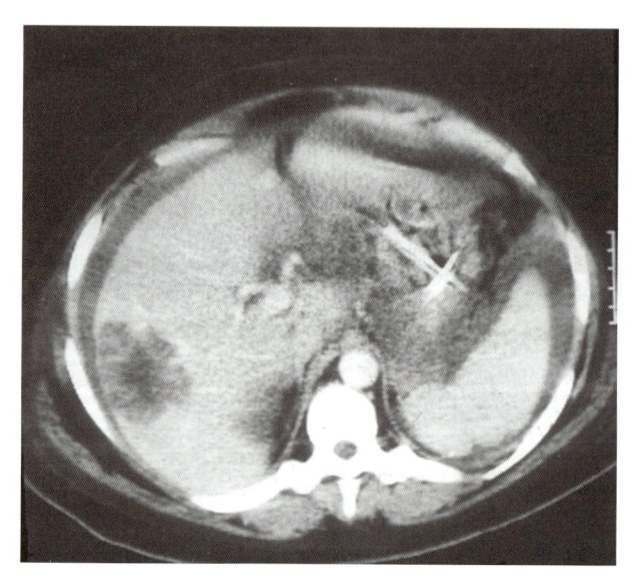

▲ 图 38-7　肝脏 CT 显示肝梗死

胸腔积液 40 周时
肝血肿，插管

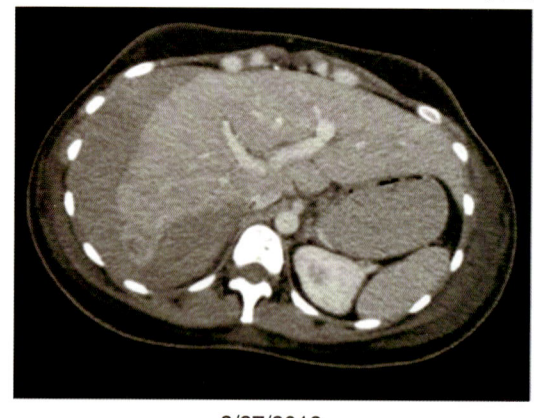

8/27/2013　　　　　　　　　　9/10/2013
▲ 图 38-8　肝脏 CT 显示就诊时和产后 2 周的肝包膜下血肿

院回家进行门诊随访。血肿可能需要数月才能完全消退。

对于没有肝破裂的肝出血，推荐手术修复。然而，这种并发症可以在血流动力学保持稳定的患者中进行保守治疗。管理应包括密切监测血流动力学和凝血状态。用超声或计算机断层扫描对包膜下血肿进行连续评估是必要的，对于破裂或状况恶化的立即干预也是必要的。保守治疗时，避免外源性肝脏创伤（如腹部触诊、抽搐或呕吐），并在运送患者时小心谨慎很重要。事实上，任何腹内压突然增加都可能导致包膜下血肿破裂（图 38-9）。

肝包膜下血肿破裂是 HELLP 综合征的一种危及生命的并发症。先前高血压患者的严重低血容量性休克是血肿破裂的标志。大多数情况下，破裂累及右叶，并且以发展为肝实质血肿为先导。患者经常出现肩痛、休克、大量腹水的证据、呼吸困难、胸腔积液，并经常合并胎儿死亡。应进行肝脏超声或 CT 以排除肝脏包膜下血肿的存在，并评估是否存在腹腔出血[113]。腹腔穿刺术可以确认腹腔内出血。

导致休克的肝包膜下血肿破裂是一种外科急症，需要急性多学科治疗（框 38-9）。复苏应包括大量输血、用新鲜冰冻血浆和血小板纠正凝血功能障碍，以及立即剖腹探查手术。

应咨询有肝外伤手术经验的团队。如果怀疑肝破裂，则需要在上腹部切开以进行充分的手术暴露。下腹部正中切口可以向上延伸。如果使用 Pfannenstiel 切口进行手术分娩，则应制作单独的上腹部正中切口，以最大限度地观察上腹部和肝脏。

剖腹手术的选择包括填塞和引流、出血肝段的手术结扎、受累肝段的肝动脉栓塞、将网膜或补片与肝脏松散缝合以提高完整性。Shrivastava 及其同事在一份病例报道中描述了成功使用氩束凝固器对 HELLP 综合征患者的肝血肿破裂处进行止血，而之前使用这种方式的经验并不成功。即使经过适当的治疗，孕产妇和胎儿死亡率仍接近 50%。死亡率最常与失血过多且伴有凝血病和败血症有关。幸存者在术后期间发生 ARDS、肺水肿、肝衰竭和急性肾衰竭的风险增加。

Reck 及其同事回顾了 HELLP 综合征相关肝破裂病例（4 名患者来自德国中心，49 名患者来自 Medline 文献检索，涵盖 1990—1999 年）。尽管进行了手术

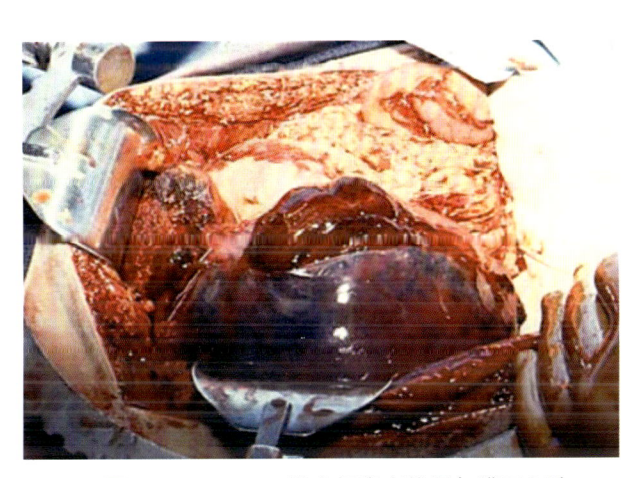

▲ 图 38-9 HELLP 综合征患者的肝包膜下血肿

框 38-9　肝包膜下血肿患者的管理

一般考虑因素
- 告知血库对浓缩红细胞、新鲜冷冻血浆和血小板浓缩物的潜在大量用血要求
- 确保可咨询到普通外科医生或血管外科医生
- 避免直接和间接接触肝脏
- 安排密切监测血流动力学状态
- 静脉注射硫酸镁以防止子痫发作

未破裂血肿
- 保守治疗
- 纠正凝血
- 连续 CT 或超声

扩大或破裂的血肿
- 大量输血
- 立即剖腹手术

少量出血
- 观察
- 负压引流

严重出血
- 剖腹手术海绵作为压力包的应用
- 肝动脉栓塞至受累肝段
- 出血肝段手术结扎
- 将大网膜或补片疏松缝合至肝脏以提高完整性
- 氩束凝固器到肝脏表面
- 肝叶切除术
- 肝切除术和临时门腔分流术后肝移植

干预，但 HELLP 综合征相关肝破裂的死亡率仍为 39%（49 人中的 19 人）。死亡的主要原因是失血性休克（n=11）和多器官衰竭（n=7）。根据他们的综述，这些作者建议对肝脏破裂或肝衰竭的患者采取跨学科的方法，包括使用临时肝脏填塞来控制出血。对于那些肝衰竭或无法控制的肝出血患者，他们指出，必须考虑将肝移植作为最后的手段。

(3) 肝移植治疗顽固性出血：对于进行了先前描述的干预措施，仍存在顽固性出血的女性和随后发生肝衰竭的肝坏死患者，肝移植在病例报道和病例系列中取得了成功。Shames 及其同事查询了器官移植网络数据库，了解因 HELLP 综合征并发症而进行的肝移植。1987 年 10 月—2003 年 11 月，在美国有 8 例具有此适应证的已故供体肝移植。在综述发表之时，8 名患者中有 6 名还存活，而 2 名产妇在移植后 1 个月内死亡。此外，还有 2 名患者需要再次移植。根据作者团队的经验和综述结果，作者提出了一种工作流程，其中考虑对患有复杂 HELLP 综合征的患者进行肝移植，包括持续的、不受控制的出血或肝坏死和衰竭。根据作者的经验和文献回顾，作者制订了与 HELLP 综合征相关的肝血肿的管理计划。该计划强调了输注大量血液和血液制品的可能性，以及如果怀疑血肿破裂，则需要积极干预（框 38-9）。如果怀疑包膜下血肿破裂，作者建议输注 10～20U 浓缩红细胞、10～20U FFP、30U 血小板和冷沉淀物。

作者同意其他人的观点，即稳定的未破裂包膜下血肿患者应该保守治疗。然而，在此管理期间必须持续监测，因为患者在血肿破裂后生命体征会迅速变得不稳定。幸存率显然与快速诊断和立即内科或手术稳定生命体征相关，因此这些患者应在重症监护病房进行管理，密切监测血流动力学参数和体液状态，以避免发生肺水肿或呼吸系统损害的可能性[113]。

肝包膜下血肿患者的产后随访应包括一系列 CT、磁共振成像或超声检查，直至血肿消失。尽管关于妊娠期肝脏包膜下血肿后下次妊娠结局的数据有限，但作者已经治疗了 3 名此类患者，这些患者的后续母胎结局均正常。Wust 及其同事报道了 3 名有肝破裂合并 PE 或 HELLP 综合征病史的女性，其 4 次后续妊娠结局均成功。

（十四）先兆子痫的血流动力学监测

多年来，许多作者对 PE 的心血管血流动力学进行了研究，他们使用各种技术测量血压、心输出量、肺毛细血管楔压和中心静脉压（central venous pressure，CVP）。

PE 患者的血流动力学观察是多种多样的。英文文献的回顾分析表明，所研究的一个或多个血流动力学参数存在很大不一致。这种缺乏一致的原因是 PE 的定义不同，疾病的严重程度和进展时间不同，是否存在潜在的心脏或肾脏疾病，用于测量心输出量和血压的技术，以及获得各种测量值之前应用的治疗干预措施也不相同。此外，所研究心血管参数存在动态的每分钟波动，这使得难以对所观察到的状况进行标准化，限制了单一测量值的价值。

许多作者已经使用侵入性技术来研究未经治疗的重度 PE 女性的血流动力学结果。报道的心脏指数范围为每分钟 2.8～4.8L/m²，报道的 PCWP 范围为 3.3～12mmHg。研究结果表明，在严重 PE 中，心脏指数和 PCWP 值通常≤正常值。报道的 CVP 值也在 2～6mmHg。研究结果表明，接受治疗的 PE 患者心脏指数正常或升高，全身血管阻力指数正常或升高，PCWP 正常或升高。

总之，PE 常伴随可变的血流动力学结果。此外，有创血流动力学监测在 PE 中的临床效用值得商榷。

妊娠高血压的产前管理：先兆子痫

(1) 妊娠高血压：患有 GH-PE 的女性有发展为重度高血压、具有严重特征的 PE、HELLP 综合征或子痫的风险[1-10]。确诊孕周越低，风险就会增加[7-10]，因此，这些患者需要密切观察母胎情况。孕妇评估要求每周产前检查，告知如何报告先兆子痫症状，全血细胞计数、血小板、肝酶及血肌酐水平[1-3]。胎儿评估包括羊水量超声检查和诊断时估计的胎儿体重，每周或每周 2 次的非应激试验和评估羊水量[1-3]。并未证明限制饮食盐分和体力活动对这些患者的管理有益[1-3]。此外，几项随机试验的结果表明，使用抗高血压药物控制母体血压并不能改善这些女性的妊娠结局。

在没有进展为严重疾病的情况下，患有 GH-PE 的女性可以继续妊娠直到妊娠 37 周。在产时和产后，她们不需要预防子痫发作，因为这些女性的子痫发生率低于 1/500[1,2]。

足月高血压和先兆子痫干预试验（Hypertension and Preeclampsia Intervention Trial at Term, HYPITAT）[114] 是一项多中心、开放标签的 RCT，在荷兰的 6 家教学医院和 32 家非学术医院进行。其中包括 756 名单胎妊娠女性，孕周在 $36^{0\sim7}\sim41^{0\sim7}$ 周，患有轻度 GH（n=496）或非重度 GH（n=246）；377 人接受引产，379 人随机接受期待监测。主要结局是母体不良结局的复合，即进展为严重疾病或 HELLP 综合征、子痫、肺水肿、胎盘早剥、产后出血、血栓栓塞性疾病或死亡。次要结局是不良新生儿结局和剖宫产率的综合结果。两组均未报道孕产妇、胎儿或新生儿死亡病例，也未报道子痫或胎盘早剥病例。然而，随机分配到引产组的女性的主要结局显著降低（31% vs. 44%，RR=0.71，95%CI 0.59~0.86），主要是因为严重高血压的发生率存在差异。两组的次要结局没有差异。然而，亚组分析显示轻度 PE 组的主要结局存在显著差异（33% vs. 54%，RR=0.61，95%CI 0.45~0.8），但在轻度 GH 组中无差异（31% vs. 38%，RR=0.81，95%CI 0.63~1.03）。此外，在引产组中，初产妇和宫颈 Bishop 评分<2 分的女性剖宫产率较低，这驳斥了既往观点即在这些人群中引产会增加剖宫产率。该试验的结果总结在表 38-12 和表 38-13 中。

（2）住院：过去，对这些女性的管理包括在妊娠期间住院卧床休息，相信这种管理可以减少进展为严重疾病的概率，并允许在疾病突然进展（包括胎盘早剥）的情况下进行快速干预，包括发展为胎盘早剥、子痫或高血压危象。然而，这些并发症在轻度高血压或非重度高血压且无症状的依从性好的女性中极为罕见。此外，两项针对 GH 女性的随机试验、几项针对轻度高血压和非重度 PE 女性的观察性研究的结果表明，这些女性大多数可以在家中或在日托机构中进行频繁的母胎评估以达到安全管理[1-3]。

（3）卧床：对于患有非重度高血压 -PE 的女性，通常建议在妊娠期间完全或部分卧床休息。迄今为止，没有证据表明这种做法可以改善妊娠结局。此外，没有已发表的随机试验比较完全卧床休息和限制活动在女性 PE 管理中的作用。另一方面，妊娠期间长时间卧床会增加血栓栓塞的风险。ACOG 工作组的报告建议，不要在 GH-PE 的管理中使用卧床休息[1]。

表 38-12 比较轻度妊娠高血压 - 先兆子痫的引产和期待治疗的随机试验中的母体结局

	引产（n=377）（%）	期待治疗（n=379）（%）	相对风险（95%CI）
总体不良结局	117（31）	166（44）	0.71（0.59~0.86）
HELLP 综合征	4（1）	11（3）	0
肺水肿	0	2（1）	0
胎盘早剥	0	0	0
子痫	0	0	0
孕产妇转入 ICU	6（2）	14（4）	0
剖宫产	54（14）	72（19）	0.75（0.55~1.04）

CI. 置信区间；HELLP. 溶血、肝酶升高和血小板减少；ICU. 重症监护病房

改编自 Koopmans CM, Bijlenga D, Groen H, et al. Induction of labour versus expectant monitoring for gestational hypertension or mild pre-eclampsia after 36 weeks' gestation (HYPITAT): a multicentre, open-label randomized controlled trial. *Lancet*. 2009;374:979–988.

表 38-13 比较轻度高血压 - 先兆子痫的引产与期待治疗随机试验中的新生儿结局

新生儿结局	引产 例数（%）	期待治疗 例数（%）
总体不良结局	24（6）	32（8）
围产儿死亡	0	0
5min Apgar 评分<7 分	7（2）	9（2）
脐动脉血气小于 7.05	9（3）	19（6）
新生儿于重症监护病房监护	10（3）	8（2）
呼吸窘迫综合征	1（0.25）	1（0.25）

改编自 Koopmans CM, Bijlenga D, Groen H, et al. Induction of labour versus expectant monitoring for gestational hypertension or mild pre-eclampsia after 36 weeks' gestation (HYPITAT): a multicentre, open-label randomized controlled trial. *Lancet*. 2009;374(9694):979–988.

(4) 血压药物：几项随机试验着眼于与无治疗或安慰剂相比，抗高血压药物在非严重高血压或远离足月的 PE 女性中的应用。总体而言，这些试验显示，虽然围产期结局没有改善，但进展为严重疾病的比率较低[1-3]。值得注意的是，这些试验的样本量不足以评估 FGR、胎盘早剥、围产期死亡或产妇结局的差异。建议降压药不作为常规用于控制轻度高血压。

(5) 胎儿和母体监测：普遍认为在患有 GH 或 PE 的女性进行期待治疗期间需要进行胎儿监测[1-3]。美国的大多数权威机构建议，自明确诊断时，进行每天胎动计数并结合 NST 或 BPP，此后连续进行直至分娩（每周 1～2 次）[1-3]。其中一些女性的子宫胎盘血流量可能会减少，因此也建议在诊断时和之后连续进行超声估计胎儿体重和羊水状态，检查频率取决于超声结果。建议在疑似 IUGR 的情况下进行多普勒血流测速[1-3]。这些测试的频率通常取决于高血压或 PE 的严重程度、诊断时的胎龄和胎儿生长结果。大多数临床系列建议，对患有 GH 或 PE 的女性每周检测 1 次；如果胎儿生长迟缓，则每周检测 2 次；在妊娠不到 32 周且没有严重特征的 PE 女性的期待治疗期间，进行每天检测。然而，没有大型前瞻性研究评估这些监测技术在患有 GH 或 PE 的女性中的结果。

所有患 GH 和 PE 的女性都需要进行母体监测，监测的目标是观察病情进展为严重高血压或 PE 的程度[1-3]，以便在有严重特征 GH 的女性中早期发现可能进展为 PE 的个体。在那些有严重特征的人中，检测器官功能障碍的发展；因此，所有此类女性都应评估器官功能障碍的症状，如严重头痛、视力改变、精神状态改变、右上腹或上腹痛、恶心或呕吐、呼吸急促[1-3]。此外，她们应进行血清肌酐、血小板计数和肝酶的实验室检测。在血小板计数和肝酶正常的情况下，不需要进行凝血功能测试。实验室检查的频率将取决于最初的发现、母体状况的严重程度，以及随之而来的临床进展。

(6) 推荐管理措施：在患有 GH-PE 的女性中，临床管理首要必须始终确保母亲的安全，之后分娩的新生儿不需要重症监护和延长新生儿监护。这个目标可以通过制订一个管理计划来实现，该计划考虑了疾病过程的严重程度、胎龄、初始评估时的母体和胎儿状态、是否临产，以及母亲的意愿。

无严重特征的高血压或先兆子痫。一旦做出 GH 或 PE 的诊断，后续的管理将取决于母胎评估结果（图 38-10）。一般来说，在妊娠 37 周或更晚出现疾病的女性应进行引产。

对于仍未分娩的女性，密切的母体和胎儿评估是必不可少的。指导这些女性规律饮食，不限制盐分，限制活动但不建议完全卧床休息。不使用利尿药和抗高血压药物，因为有可能掩盖严重疾病的诊断[1-3]。在初次和后续就诊时，对女性进行教育和指导，告知她们报告严重 PE 的症状。那些作为门诊患者进行管理的人，如果出现腹痛、严重头痛、子宫收缩、阴道出血或胎动减少，应立即医院就诊。

对于非严重 GH 的女性，胎儿评估应包括 NST，使用羊水指数或最大羊水深度测得 AFV，以及估计胎儿体重的超声检查。如果结果正常，则如前所述，每周进行重复测试。

母体评估包括每周测量血细胞比容、血小板计数、血清肌酐和肝功能测试。这些女性通常每周进行 2 次产检，以评估母体血压、通过试纸或 P/C（仅 GH）测定的尿蛋白水平，以及评估是否存在子痫发生的症状。这种评估对于早期识别进展到严重疾病很重要。孕妇出现症状和（或）血压突然升高至严重值，则需要立即住院进行仔细评估。

对于妊娠 32～37 周的依从性好的 PE 女性，收缩压为 155mmHg 或更低，或舒张压为 105mmHg 或

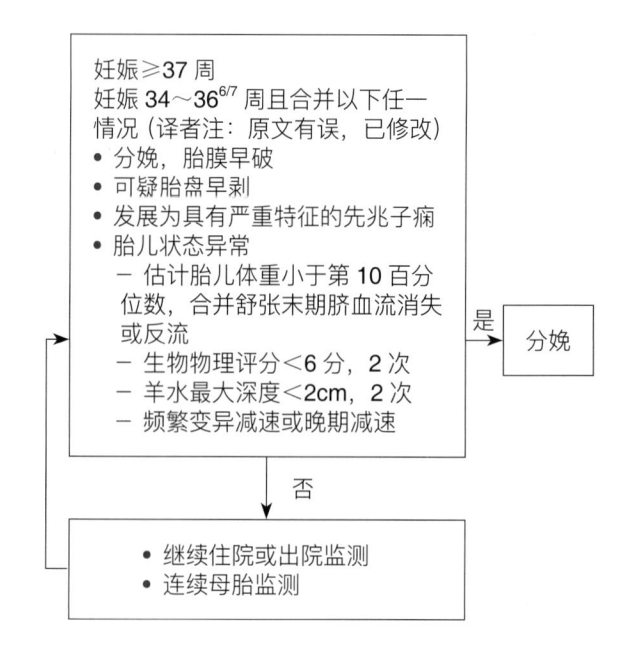

```
妊娠≥37周
妊娠34～36^(6/7)周且合并以下任一
情况（译者注：原文有误，已修改）
• 分娩，胎膜早破
• 可疑胎盘早剥
• 发展为具有严重特征的先兆子痫
• 胎儿状态异常
  - 估计胎儿体重小于第10百分
    位数，合并舒张末期脐血流消失
    或反流
  - 生物物理评分<6分，2次
  - 羊水最大深度<2cm，2次
  - 频繁变异减速或晚期减速
```
→ 是 → 分娩

↓ 否

• 继续住院或出院监测
• 连续母胎监测

▲ 图 38-10　妊娠高血压 - 先兆子痫患者的管理计划

更低，并且无症状的可靠患者，可以考虑门诊管理。不满足这些标准的女性需要住院治疗，尤其是32周前患有PE的女性。在门诊管理期间，指导女性在家里进行有限的活动，并指导其及时报告严重疾病症状；这些女性应每周产检2次。胎儿评估包括每天胎动计数、每周2次NST、胎儿生长和AFV的连续超声评估。如果疾病进展明显（也就是说，如果血压升高到高于前面提到的阈值、出现新发症状、血液检查异常的证据或胎儿生长异常），这些女性应住院治疗。在医院管理的女性接受类似的母体和胎儿评估。图38-11总结了产科管理流程。

具有严重特征的先兆子痫。具有严重特征的PE的发生率为0.6%~1%[1]。妊娠合并具有严重特征的PE与严重的孕产妇和围产期并发症有关，特别是早产、FGR、胎盘早剥和围产期死亡（表38-14）。因此，了解预期的孕产妇、胎儿和新生儿风险对于适当的咨询和管理至关重要。

（十五）期待治疗

具有严重特征的PE的临床过程可能以母体和胎儿状况的进行性恶化为特征。由于这些妊娠与孕产妇发病率和死亡率的增加有关，并且对胎儿具有显著的风险（生长受限、低氧血症和死亡），因此普遍认为，如果疾病在34周后发展，所有此类患者都应分娩。子痫即将发生时也应立即分娩，即持续的、严重的症状对治疗没有反应时，或者存在多器官功能障碍或严重的IUGR（<5%）合并脐动脉血流异常（如舒张末期血流倒置或严重羊水过少，最大垂直深度<2cm），疑似胎盘早剥、胎儿监护异常、胎龄小于24周或胎儿死亡，也应立即分娩[1-3]。

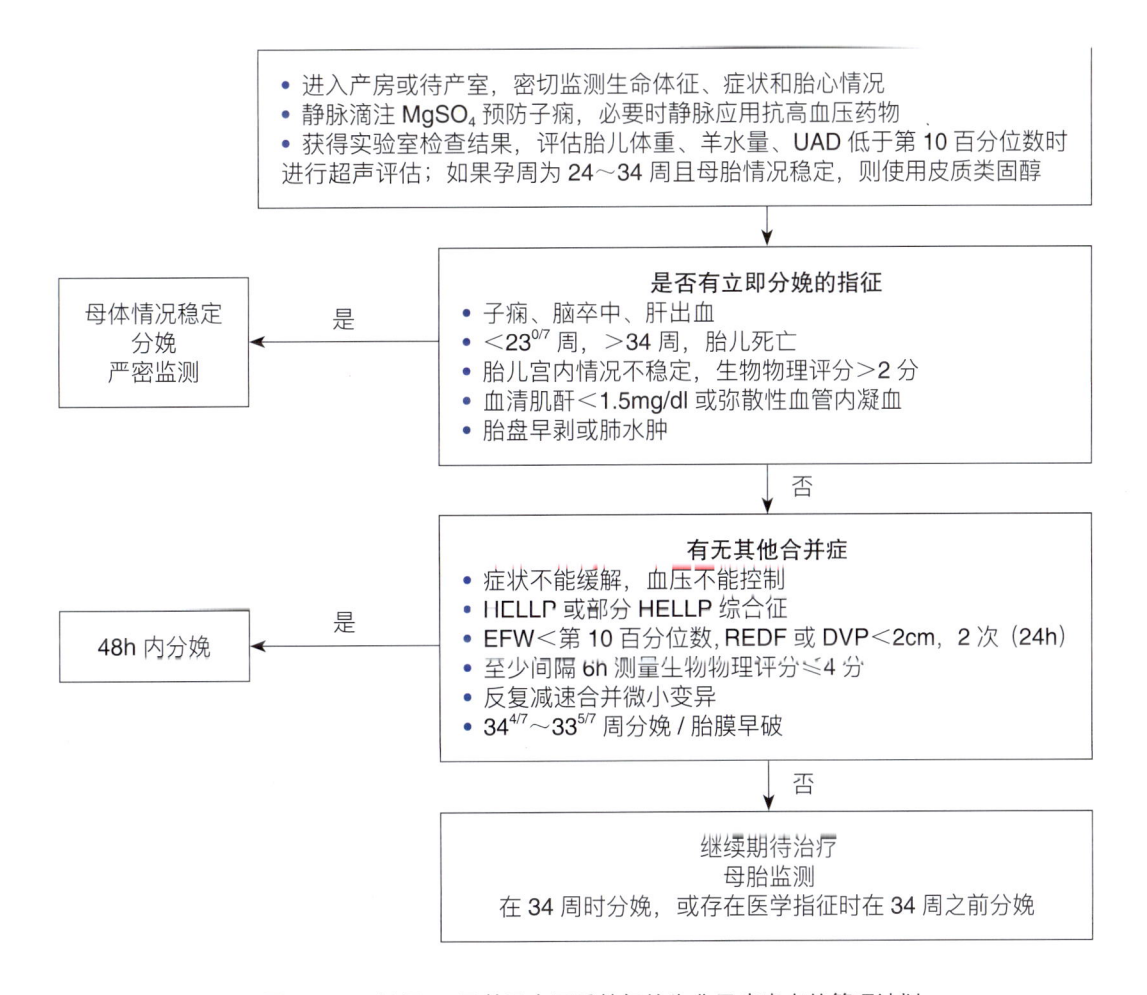

▲ 图38-11 妊娠34周前具有严重特征的先兆子痫患者的管理计划

DVP. 最大液区深度；EFW. 估计胎儿体重；HELLP. 溶血、肝酶升高和血小板减少；REDF. 舒张末期血流反向；UAD. 超声多普勒脐动脉血流指标

表 38-14　轻度和重度先兆子痫女性的妊娠结局

结局	HAUTH 等[5] 轻度（n=217）（%）	HAUTH 等[5] 重度（n=109）（%）	BUCHBINDER 等[18, a] 轻度（n=62）（%）	BUCHBINDER 等[18, a] 重度（n=45）（%）	HNATE 等[25] 轻度（n=86）（%）	HNATE 等[25] 重度（n=70）（%）
37 周之内分娩	NR	NR	25.8	66.7	14.0	33.0
35 周之内分娩	1.9[b]	18.5[b]	9.7	35.6	2.3	18.6
SGA[a]	10.5	18.5	4.8	11.4	NR	NR
胎盘早剥	0.5	3.7	3.2	6.7	0	1.4
围产儿死亡	1.0	1.8	0	8.9	0	1.4

a. 包括既往先兆子痫的女性。其他研究仅包括初产妇
b. <34 周分娩的概率
NR. 未报道；SGA. 小于胎龄儿

尽管分娩对母亲有益，但必须权衡与早产相关的风险。过去人们认为，与非先兆子痫女性所生的相似胎龄婴儿相比，严重先兆子痫女性早产的新生儿死亡率和发病率较低。这种信念基于临床印象，即先兆子痫女性的胎儿由于子宫内的压力而加速了肺和神经系统的成熟。病例对照研究从未记录过早产相关新生儿发病风险降低。然而最近的几项病例对照调查表明，与其他相似胎龄的早产儿相比，具有严重特征的 PE 后出生的早产儿具有相似的新生儿并发症和死亡率，并且新生儿 ICU 的入院率更高。此外，病例对照研究的结果表明，先兆子痫女性的胎儿没有加速的肺或神经系统成熟的表现。

在期待治疗期间，女性应该意识每天都需做出是否继续这种治疗的决定。研究表明，妊娠延长的中位时间为 7 天，范围为 2～35 天。只有三项随机试验比较了皮质类固醇后早期选择性分娩与延迟分娩的结局[1]。一项试验在南非进行，纳入妊娠 26～34 周的患者，一项美国试验纳入妊娠 28～32 周的女性，最近拉丁美洲国家的一项试验纳入妊娠 28～34 周的患者。前两项研究共涉及 133 名女性，结果显示，延迟分娩者的新生儿结局有所改善；而拉丁美洲的多中心研究则显示没有围产期获益，并且增加了孕产妇发病率。然而，对 2000 多名女性的研究表明，在选定的妊娠 24～32 周的女性组中，期待治疗与降低短期新生儿发病率有关[1-3]。

过去，对妊娠 34 周前具有严重特征的 PE 女性使用皮质类固醇的有效性和安全性存在不确定性。

一项前瞻性双盲随机试验纳入了 218 名妊娠 26～34 周的重度 PE 女性，她们接受倍他米松（n=110）或安慰剂（n=108）。据报道，类固醇治疗组的 RDS 发生率显著降低（RR=0.53，95%CI 0.35～0.82）。皮质类固醇的使用还与新生儿脑室内出血（RR=0.35，95%CI 0.15～0.86）、新生儿感染（RR=0.39，95%CI 0.39～0.97）和新生儿死亡的风险降低有关（RR=0.5，95%CI 0.28～0.89）。然而，两组之间在产妇并发症方面没有差异。因此，数据支持使用类固醇来减少妊娠 34 周或以下具有严重特征的 PE 女性的新生儿并发症。

（十六）具有严重特征的先兆子痫的推荐管理

出现严重特征的 PE 患者要求立即住院分娩。开始静脉注射硫酸镁以预防惊厥，并给予抗高血压药物以降低严重的高血压水平［持续收缩压≥160mmHg 和（或）舒张压≥110mmHg］。降压治疗的目标是保持收缩压在 140～155mmHg，舒张压在 90～105mmHg。在观察期间，评估母体和胎儿的状况，并就是否需要分娩做出决定（图 38-11）。妊娠 24～34 者人给予皮质类固醇以加速胎肺成熟。母体评估包括监测血压、出入量、大脑状态、是否存在持续严重的上腹痛、临产情况或阴道出血。实验室评估包括血小板计数、肝酶和血清肌酐。胎儿评估包括连续胎心监测、BPP、胎儿生长和 AFV 的超声评估。尽管采用最大剂量静脉注射拉贝洛尔（1h 240mg）加最大剂量的肼屈嗪（20mg）或口服速效硝苯地平（50mg），

但仍存在顽固性重度高血压，或在使用硫酸镁时出现持续脑部症状的患者，无论孕周如何都应终止妊娠。

在初步评估后，应确定立即分娩与期待治疗相比潜在的新生儿益处，以及相对母胎风险[1,3]。发生子痫、肺水肿、记录或怀疑胎盘早剥，患有 DIC 或中度至重度肾功能不全（血清肌酐≥1.5mg/dl），胎龄小于 23$^{0/7}$ 周的女性，应在产妇稳定后分娩。此外，胎心监护不可靠（重复减速）和持续 BPP 为 4 分或以下者，应及时分娩[1,3]。胎儿在 23$^{0/7}$~23$^{6/7}$ 周的女性应该接受关于期待治疗的最小新生儿益处和高产妇并发症的全面咨询，并且治疗应该个体化。

对于妊娠 24$^{0/7}$ 周或以上且没有任何即刻分娩指征的情况，给予皮质类固醇以加速胎儿肺成熟[1-3]。胎龄在 33$^{0/7}$~33$^{5/7}$ 周，严重 FGR 伴脐动脉舒张血流缺失或逆转，最大羊水深度小于 2cm，早产或胎膜早破，HELLP 综合征或部分 HELLP 综合征，或存在持续性症状，如头痛、视力改变、上腹或右上腹疼痛、恶心或呕吐，应在最后一剂皮质类固醇后 24h 内分娩胎儿。这些孕妇应继续使用硫酸镁，并持续监测子宫收缩和 FHR 直至分娩。

在最初的 24h 观察期内，妊娠 24$^{0/7}$~32$^{6/7}$ 周，并且母体和胎儿状况稳定的女性被认为可以期待治疗（图 38-11）。在这些女性中，硫酸镁通常在应用 24h 后停药。在期待治疗期间母胎情况有可能迅速恶化，因此，这些患者通常应在具有足够孕产妇和新生儿重症监护设施的三级保健医院进行治疗。她们应该在咨询母胎医学专家的情况下得到照顾，母亲应该接受新生儿科医生的咨询[1]。

根据需要口服抗高血压药物，以将收缩压保持在 140~155mmHg，舒张压保持在 90~105mmHg[1]。口服拉贝洛尔和口服钙通道阻滞药（硝苯地平或尼卡地平）是常用降压药物。作者的方案是初始剂量每 12 小时 200mg 的拉贝洛尔，然后根据需要增加至每 8 小时 800mg（600~2400mg/d）。如果最大剂量不足以达到预期的血压目标，则加入短效口服硝苯地平，初始剂量为每 6 小时 10mg，随后每 4 小时增加至 20mg（40~120mg/d）。另一种方案可能包括每 8 小时服用 1 次长效硝苯地平（30~60mg）。在口服降压药滴定期间，如果患者有持续的重度高血压发作［收缩压≥160mmHg 和（或）舒张压≥105mmHg］，应每 15 分钟评估 1 次血压。如果 60min 后血压仍处于严重范围内，则应将患者转至分娩室进行更深入的监测和静脉用药，如肼屈嗪或拉贝洛尔。最大剂量静脉注射肼屈嗪（20mg）或拉贝洛尔（240mg）后出现顽固性重度高血压的患者应接受硫酸镁治疗并分娩。此外，最大剂量口服拉贝洛尔（2400mg/d）联合短效硝苯地平（120mg/d）或长效硝苯地平（180mg/d）仍发生持续严重高血压的患者也应考虑分娩。

产妇评估包括对症状的频繁评估，例如新发作的对重复剂量镇痛药无反应的严重头痛、视物模糊或复视或失明、意识模糊、持续恶心、呕吐、上腹痛或右上腹痛、呼吸急促、子宫收缩和阴道流血。此外，应密切监测出入量[1-3]。

实验室评估包括每天检测 CBC，包括血小板计数、转氨酶、LDH 和血清肌酐水平[1]。仅当存在血小板减少症、肝酶异常或怀疑早剥时，才进行凝血检查。

胎儿评估包括每天胎动计数和至少每天 1 次的胎心监护。如果 NST 为无反应型，则应进行生物物理评分。每周 2 次进行羊水测定[1,3]，每 2~3 周进行 1 次胎儿生长的超声评估[1,3]。认为严重的羊水过少（最大羊水深度＜2cm）是 30 周以上孕妇的分娩指征。在妊娠 30 周或更短的情况下，若 NST、BPP 和脐动脉多普勒检查结果满意，则继续妊娠。脐动脉多普勒检查每周进行 1 次，当怀疑 FGR 或检查显示舒张期血流异常或严重羊水过少时，应更频繁地进行检查。一般来说，大多数没有严重特征的 PE 患者需要在 2 周内分娩，但有些患者的期待治疗可以持续数周。需要强调的是，这种疗法仅适用于特定的患者组，并且应在具有足够母婴重症监护设施的机构中进行。一旦决定分娩，应在分娩时和产后至少 24h 内使用硫酸镁[1-3]。

1. 产时管理

治疗 GH-PE 女性的目标是及早发现 FHR 异常和从轻度到重度疾病的进展，并预防孕产妇并发症。妊娠合并 PE，特别是那些患有严重疾病或 FGR 的人，有胎儿储备减少和胎盘早剥的风险[2]。因此，PE 女性应接受持续监测 FHR 和子宫收缩。子宫收缩过频或反复出现的 FHR 减速可能是胎盘早剥的首要迹象。

由于心输出量和应激激素的变化，一些患有 GH-PE 的女性在分娩期间会发展为严重疾病。因此，患有 GH-PE 的女性应该每小时记录 1 次血压，并评估提示严重疾病的症状。那些出现严重高血压或症状的患者应作为具有严重特征的 PE 患者进行管理。

孕妇在分娩过程中的疼痛可以通过全身阿片类药物或节段性硬膜外麻醉来缓解。对于 GH 和 PE 不严重的女性，硬膜外镇痛被认为是缓解疼痛的首选方法。尽管对于患有具有严重特征的 PE 的女性使用硬膜外麻醉没有一致意见，有证据表明硬膜外麻醉对这些女性也是安全的。一项随机试验纳入 116 名接受硬膜外镇痛或患者自控镇痛的重度 PE 女性，报道称剖宫产率没有差异，并且接受硬膜外麻醉组在分娩期间的疼痛缓解效果更好。

大多数产科麻醉师认为，使用硬膜外麻醉、脊髓麻醉或区域麻醉联合技术是剖宫产期间的首选方法。在具有严重特征的 PE 女性中，全身麻醉会因气道水肿而存在误吸和插管失败的风险，并且与插管和拔管过程中全身和脑压显著升高有关[1]。气道或喉部水肿的女性可能需要在纤维镜下清醒插管，并立即进行气管切开术。全身和脑压的变化可以通过注射拉贝洛尔或硝酸甘油进行预处理。重要的是，要认识到存在凝血障碍或严重血小板减少症（血小板计数＜50 000/mm³）时禁止使用区域麻醉。

2. 预防子痫发作

硫酸镁是预防 PE 女性抽搐的首选药物。最近随机试验的结果表明，对于具有严重特征的 PE 女性，硫酸镁在预防惊厥方面优于安慰剂或不治疗。这四项试验的总体结果表明，与安慰剂（2 项试验，10 795 名女性）、尼莫地平（1 项试验，1750 名女性）和无治疗（1 项试验，228 名女性）相比，硫酸镁预防与严重 PE 相关子痫发生率显著降低（RR=0.39，95%CI 0.28～0.55）。迄今一项最大的随机试验的结果显示，该试验对 33 个国家（主要在第三世界）的 10 141 名患有 PE 的女性进行。按照美国标准，几乎所有入选的患者都为患有严重特征的 PE：50% 的患者在随机分组前接受了降压治疗，75% 的患者在随机分组后接受了降压治疗，其余患者患有严重的 PE 或即将发生的子痫。在所有登记的女性中，硫酸镁组的子痫发生率显著降低（0.8% vs. 1.9%，RR=0.42，95%CI 0.29～0.60）。然而，在西方世界招募的 1560 名女性中，硫酸镁组的子痫发生率为 0.5%，而安慰剂组为 0.8%，差异不显著（RR=0.67，95%CI 1.19～2.37）。

两项随机安慰剂对照试验评估了硫酸镁对轻度 PE 女性的疗效和安全性。其中一项试验包括 135 名女性，另一项试验仅包括 222 名女性。在这两项试验中，两组均未报道发生子痫的情况。此外，两项研究的结果都表明，硫酸镁不会影响分娩时间和剖宫产率。然而，这些研究都没有足够的样本量来证明硫酸镁预防子痫抽搐的效果。

3. 控制重度高血压

持续时间超过 60min 的急性和持续性重度高血压的治疗目的是预防脑血管病、心血管并发症［如出血和充血性心力衰竭（ongestive heart failure，CHF）］，并预防视网膜损伤（图 38-12）[1, 3]。出于伦理原

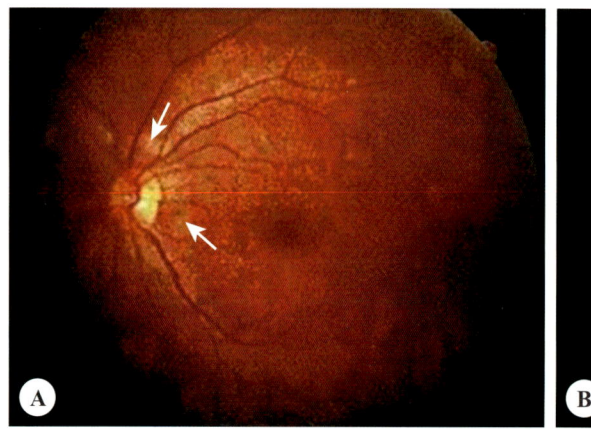

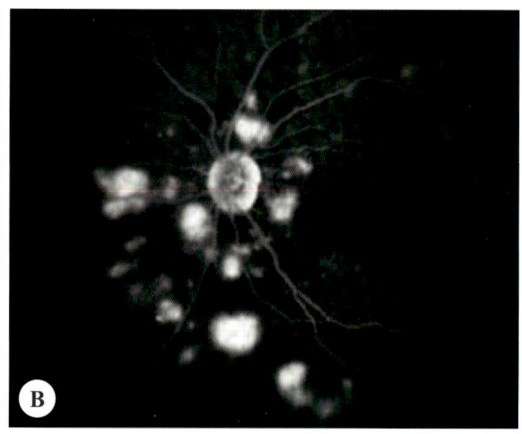

▲ 图 38-12 重度先兆子痫的视网膜缺血和损伤（箭）
A. 分散的、淡黄色不透明的视网膜色素上皮病变；B. 荧光血管造影显示脉络膜毛细血管的斑片状充盈缺损

因，尚未进行随机试验来确定需要治疗的高血压水平以预防这些并发症。一些人推荐收缩压持续≥160mmHg或舒张压持续≥110mmHg进行降压治疗。持续性高血压的定义不明确，持续时间为15~60min [2a-3, 115]。

作者建议，在收缩压持续升高至≥160mmHg和（或）舒张压为≥110mmHg至少30min时使用抗高血压药物。如果使用最大剂量的静脉内药物后仍未达到目标血压，建议插入动脉导管并开始连续静脉内给予药物（如尼卡地平、硝普钠、拉贝洛尔或硝酸甘油）。这一操作可能需要让患者进入重症监护病房。几种抗高血压药物可用于治疗PE中的严重高血压。最常推荐的药物包括静脉推注肼屈嗪、拉贝洛尔或口服硝苯地平（速效片剂或长效胶囊）。推荐用于治疗严重高血压的其他抗高血压药物包括静脉注射尼卡地平。

尽管有大量关于该主题的文献，但仍不清楚哪种是用于严重PE女性急性高血压的理想降压药物。最近对相关随机试验的Meta分析结果发现，与其他抗高血压药相比，肠外应用肼屈嗪的不良反应更多；然而，最近的一项大型随机试验并未证实这一发现。根据现有证据，肼屈嗪、拉贝洛尔或硝苯地平可用于治疗PE中的重度高血压[115]。提供者应熟悉每种药物的使用剂量、预期反应和潜在不良反应。肼屈嗪和硝苯地平都与心动过速和头痛有关，因此不是心率＞100/min的患者的首选药物。在这种情况下，优选拉贝洛尔。但中重度哮喘、心动过缓（心率＜60/min）、慢性心力衰竭患者应避免使用拉贝洛尔。与其他抗高血压药物相比，硝苯地平的优点是增加肾血流量，同时增加尿量[115]。因此，它可能是尿少和产后严重高血压治疗的首选药物[2]。过去曾有理论担心重度PE患者联合使用硫酸镁和硝苯地平会导致过度低血压和神经肌肉阻滞。最近对该主题的一项综述发现，硫酸镁和硝苯地平的治疗不会增加PE女性相关并发症的风险。然而，如果这些患者出现神经肌肉阻滞，可通过静脉注射1g葡萄糖酸钙轻松逆转。

对于妊娠期重度高血压的治疗，推荐剂量为每20分钟静脉注射5~10mg肼屈嗪，最大剂量为60min内注射20mg。拉贝洛尔的推荐剂量为每10分钟静脉注射20mg、40mg和80mg，最大剂量为140mg；硝苯地平的剂量为每20分钟口服10~20mg，60min内最大剂量为50mg [115]。收缩压≥160mmHg或舒张压≥110mmHg的持续血压值持续至少30min，需要在产时进行治疗。需要强调的是，由于缺乏标准化的袖带位置，以及分娩和疼痛的影响，分娩期间电子记录的血压读数可能不可靠。因此，在使用急性静脉注射药物治疗严重持续收缩期高血压之前，应准确测量血压记录，然后用血压计确认[4]。对作者来说，一线药物是静脉拉贝洛尔，如果最大剂量无效，可以加用肼屈嗪。当静脉通路不可用或难以获得时，以及治疗产后严重的高血压时，口服硝苯地平是首选。

4. 分娩方式

没有随机试验比较GH-PE女性的最佳分娩方式。对于所有没有其他剖宫产指征的女性和大多数患有严重疾病的女性，尤其是妊娠30周以上的女性，都应尝试阴道分娩[1, 2]。进行剖宫产的决定应基于孕周、胎儿状况、临产情况和宫颈Bishop评分。一般而言，存在具有严重特征的PE本身并不是剖宫产的指征。

没有随机试验比较重度高血压或重度PE患者的最佳分娩方式。分娩方式将取决于孕周、宫颈Bishop评分和胎儿状况。在所报道的研究中，妊娠不足34周患者的剖宫产率为66%~96%，妊娠28周前发病的患者剖宫产率更高。考虑到胎儿或母体状况的恶化是期待治疗期间分娩的指征（严重FGR、羊水过少、胎儿状态不可靠、异常表现和母体并发症），这种高剖宫产率是可以预期的[2]。因此，这些患者中只有很小一部分可进行引产。

几项回顾性研究评估了妊娠34周前且没有任何引产禁忌证的PE患者的引产。然而，这些研究中包括的大多数女性在引产时的孕周超过32周，其中只有两项研究包括了28周之前进行引产的患者数据。这两项研究均报道剖宫产率大于95%，因此建议对此类患者进行选择性剖宫产。

一般来说，对此类患者进行剖宫产还是阴道试产的决定应因人而异，并参照以下因素：胎儿孕周、胎儿表现、是否存在严重FGR、羊水过少、脐动脉多普勒表现、BPP、FHR监测、分娩和宫颈Bishop评分。根据现有数据，作者建议对所有妊娠小于28周的女性和32周内存在严重FGR、严重羊水过少、BPP≤4分或存在脐动脉多普勒血流反流的女性进行剖宫产。

5. 产后管理

在产后即刻，PE 女性应密切监测血压和与严重疾病一致的症状，并准确测量液体出入量。

由于硬膜外镇痛前的预水化，这些女性在分娩期间经常接受大量静脉输液，并且在分娩和产后施用催产素和硫酸镁期间给予静脉输液。此外，在产后期间，细胞外液的流动导致血管内容量增加。因此，患有 PE 和严重特征的女性（尤其是那些肾功能异常、毛细血管渗漏或早发性疾病的女性）发生肺水肿和产后重度高血压恶化的风险增加。除了通过脉搏血氧仪和胸部听诊进行监测外，建议仔细评估静脉输液量、口服摄入量、血液制品和尿量[2-3]。

一般来说，大多数患有 GH 的女性在产后第 1 周血压就会恢复正常[1-3]。相比之下，患有 PE 的女性中，高血压通常需要更长的时间才能消退。此外，一些患有 PE 的女性中，产后立即观察到血压下降，然后在第 3～6 天再次出现高血压。此外，最近的一项研究发现，高血压和蛋白尿的消退可能需要长达 1 年的产后时间。如果收缩压至少为 150mmHg 或舒张压至少为 100mmHg，则推荐口服抗高血压药物治疗。可以使用各种试剂。一个常见的方案是口服硝苯地平，每 6 小时 10mg，或长效硝苯地平。如果血压得到很好的控制，并且产妇没有症状，那么在产后第 1 周或更长时间（如有必要）由家庭访问护士进行每天血压测量的指导下，该女性出院回家。如果血压保持低于高血压水平至少 24h，则应停用抗高血压药物。严重高血压或具有严重特征的 PE 可能在产后期间首次出现。因此，应该对产后女性进行有关严重高血压或 PE 的体征和症状的教育。这些女性发生子痫、肺水肿、脑卒中和血栓栓塞的风险增加。因此，应就严重产后高血压的症状对医疗服务提供者和接听患者电话的人员进行教育和指导。持续性严重头痛且对最大剂量镇痛药无反应，或持续严重视力改变，或新发上腹部疼痛伴恶心或呕吐，以及持续严重高血压的女性需要进行评估，并可能住院治疗。一些女性可能需要至少 24h 的硫酸镁和抗高血压治疗。如果存在神经系统症状或症状对硫酸镁和降血压没有反应，则进行脑部成像以排除脑部病变的存在。

最近的 ACOG 工作组建议，由于担心接受这些药物的女性产后出现高血压危象，因此对于患有严重高血压或具有严重特征 PE 的女性，不应给予非甾体抗炎药来缓解疼痛。但是，没有提供任何数据来支持这一专家意见。事实上，最近的两项研究，即一项病例对照[116]和一项随机试验[117]显示，对于在分娩前被诊断为 PE 的产后女性，使用非甾体抗炎药与高血压严重恶化之间没有关联。因此，作者认为 NSAID 可以安全地用于缓解患有的 PE 女性的产后疼痛。

（十七）先兆子痫的母胎结局

严重 GH 的孕产妇和围产期发病率显著增加。事实上，这些女性的发病率高于轻度 PE 的女性[21]。此外，这些妊娠中胎盘早剥、早产（<37 周和 35 周）和 SGA 婴儿的发生率与在具有严重特征的 PE 女性中观察到的相似。然而，这种早产率的增加是医源性的结果还是疾病本身的原因仍然未知。因此，这些女性应该像患有严重的 PE 一样进行管理[3]。

PE 的母体和围产期结局通常取决于以下四个因素中的一个或多个：① PE 发病时和分娩时的胎龄；②疾病进展的严重程度；③多胎妊娠的存在；④既往合并内科疾病，如妊娠前糖尿病、肾病或血栓形成倾向。

具有严重特征的 PE 还与孕产妇死亡风险增加（0.2%）、孕产妇发病率增加（5%）相关，如抽搐、肺水肿、视网膜缺血和损伤（图 38-12）、急性肾病或肝衰竭、肝出血、DIC 和脑卒中。这些并发症在妊娠 32 周前发生 PE 的女性和合并内科疾病的女性中更为常见。

（十八）为既往有先兆子痫病史的女性提供咨询

作者回顾了在前次妊娠（11—25 岁）中患有严重 PE（287 名女性）或子痫（119 名女性）的女性在随后的妊娠中的妊娠结局、PE 发生率、慢性高血压和糖尿病的发生率，与之相比的是在前次妊娠中血压正常的 409 名女性（12—25 岁）。每名女性至少有 1 次后续妊娠（范围为 1～11 次），最短间隔时间为 2 年（范围为 2～24 年）。两组糖尿病发生率无显著差异（1.3% vs. 1.5%），但 PE 患者中慢性高血压的发生率显著更高（14.8% vs. 5.6%，$P<0.001$）。对于随访超过 10 年的女性，这种差异变得更大（51% vs. 14%，$P<0.001$）。患有 PE 的女性在第 2 次妊娠（25.9%～4.6%）和随后的妊娠（12.2%～5.0%）

中，严重 PE 的发生率也显著升高。

在后来的报道中，对 108 名在孕中期患有严重 PE 的女性进行了随后妊娠的妊娠结局和长期预后研究。这些女性至少随访了 2 年（范围为 2~12 年），随后总妊娠次数 169 次。59 次后续妊娠（35%）血压正常，110 次（65%）并发 PE。总体而言，21% 的后续妊娠在孕中期并发严重 PE。此外，这些女性患慢性高血压的风险更高。发生率最高的是那些在孕中期反复发生严重 PE 的人（55%）。

Hnat 及其同事[25] 报道了先前参加多中心试验的 PE 女性的后续妊娠结局。PE 复发率为 17%。作者还指出，这些女性的严重 PE 发生率较高，围产期结局较差。此外，即使在随后的妊娠中血压正常的人，出现不良妊娠结局（早产、SGA 婴儿和围产期死亡）的可能性也更大。

一些远离足月的 PE 女性可能有胎盘早剥。在妊娠 34 周前患 PE 的患者中，尤其是在孕中期患 PE 的患者中，这种并发症的风险显著增加。对于伴有胎盘早剥的 PE 女性，随后妊娠发生早剥的风险为 5%~20%。

研究了 37 名 PE 合并肺水肿女性的妊娠结局和长期预后，其中 18 名女性随后妊娠。18 人中有 10 人血压正常，4 人并发慢性高血压，4 人有 PE；之后 1 名女性也有肺水肿。

此外，还在 18 名患有严重 PE 并发急性肾衰竭的女性中研究了妊娠结局和远期预后。所有人都出现了急性肾小管坏死，9 人需要透析，2 人在生产后 8 周内死亡。所有女性在急性肾衰竭发作时和随访期间都进行了肾功能、尿液显微镜检查和电解质研究的连续评估。在长期随访（平均 4 年）中，所有 16 名存活患者的肾功能均正常。16 名女性中有 4 名随后妊娠 7 次：1 名以流产告终，1 名在 35 周时并发 PE，5 名是没有并发症的足月妊娠。

有 HELLP 综合征病史的女性在随后的妊娠中发生各种形式的 PE 的风险增加（表 38-15）。一般来说，后续妊娠中的 PE 发生率约为 20%，如果 HELLP 综合征发生在孕中期，则发生率显著更高。HELLP 综合征的复发率为 2%~19%，最可靠的数据表明复发风险低于 5%。最近一项系统回顾的结果证实了这一较低的 5% 的比率。由于前面提到的风险，这些女性被告知她们在随后的妊娠中出现不良妊娠结局（早产、FGR、胎盘早剥和胎儿死亡）的风险增加，因此需要在随后的妊娠期间密切监测。目前，还没有针对复发性 HELLP 综合征的预防性治疗方法。病例系列描述了前次妊娠肝血肿破裂的女性后续妊娠结局。作者随访了 3 名这样的女性，随后的 4 次妊娠没有发生并发症。其他作者回顾相关文献并报道了类似患者的随后妊娠，在严密母胎检测情况下无并发症发生。

表 38-15 HELLP 的妊娠结局

	病例数	妊娠次数	HELLP（%）	子痫前期（%）
Sibai 等[115]	139	192	3	19
Sullivan 等[116]	122	161	19	23
Van Pampus 等[117]	77	92	2	16
Chames 等 a,[118]	40	42	6	52

a. 前次妊娠 28 周之前出现 HELLP（溶血、肝酶升高和血小板减少）
改编自 Sibai BM. Diagnosis, controversies, and management of HELLP syndrome. Obstet Gynecol. 2004;103:981–991.

对 54 名妊娠中并发 HELLP 综合征的女性在妊娠后中位时间为 31 个月（范围为 3~101 个月）进行了肝功能检查。发现 AST、LDH 和结合胆红素的血清水平正常。然而，11 名（20%）受研究女性的总胆红素水平升高。该报道的作者提出，胆红素结合机制的功能障碍可能是该综合征发展的危险因素。

两份报道描述了 HELLP 综合征后的长期肾功能。其中一份报道包括 23 名妊娠合并 HELLP 综合征和急性肾衰竭的患者，其中 8 名女性有 11 次后续妊娠，其中 9 例为足月妊娠。在平均 4.6 年（范围为 0.5~11 年）的随访中，所有 23 名女性的血压和肾功能均正常。另一项研究比较了 10 名患者在 HELLP 综合征后至少 5 年后的肾功能与 22 名既往血压正常的患者的表现。两组间肾功能检查无差异。这些发现表明伴或不伴肾衰竭的 HELLP 综合征的发展不会影响长期肾功能。

（十九）远期预后

还应就未来心血管风险和潜在肾病风险向患有 PE 的女性提供咨询。有证据表明，远离足月的 PE

女性在以后的生活中患慢性高血压的风险特别高。此外，这些患者（尤其是那些复发性 PE 的患者）更有可能患有潜在的肾脏疾病。在最近的一份报道中，86 名在妊娠期间患有严重高血压、严重蛋白尿或两者兼有的日本女性进行了产后肾活检。作者发现，在妊娠 30 周前出现妊娠蛋白尿或 PE 的女性更有可能患有潜在的肾脏疾病。

最近的几项研究表明，患 PE 的女性日后患心力衰竭、冠状动脉疾病和脑卒中等心血管疾病的风险可能会增加。事实上，PE 的许多危险因素和病理生理异常与冠状动脉疾病相似。Ramsey 及其同事首次使用体内激光多普勒成像证明，15—25 岁女性在妊娠并发 PE 后微血管功能受损。因此，与胰岛素抵抗相关的微血管功能障碍可能是诱发冠心病和 PE 的血管机制。此外，妊娠合并 PE 会增加晚年脑卒中的风险。因此，妊娠合并 PE 的可能会识别出女性在晚年患血管疾病的风险，并随之改变生活方式为改变并发症高危因素提供了机会。目前，ACOG 和美国心脏协会建议患有 PE 的女性产后接受密切观察，并在产后第 1 年进行仔细评估，以确定哪些人可以从早期干预中受益，以预防后续心血管疾病[118]。

三、子痫

子痫是具有 PE 的体征和症状，发生与其他脑部疾病无关的抽搐或昏迷。埃及人和中国人的早期著作都警告过妊娠期间抽搐的危险。希波克拉底指出，头痛、抽搐和困倦是与妊娠有关的不祥征兆。子痫一词出现在 Varandaeus 于 1619 年撰写的妇科专著中。Pew 于 1694 年描述了与妊娠相关的阵挛性痉挛。1772 年，DelaMotte 认识到抽搐孕妇的及时分娩有利于她们的康复。

子痫被定义为具有 PE 体征和症状的患者在妊娠期间或产后发生惊厥或不明原因昏迷。在西方，子痫的报告发生率为 1/3448~1/2000。在三级转诊中心其报告发生率通常更高[11]。

（一）病理生理学

子痫惊厥的发病机制仍然是广泛研究和推测的主题。一些理论和病理机制被认为是可能的病因，但这些都没有得到最终证实。目前尚不清楚子痫的病理特征是抽搐的原因还是结果。

（二）诊断

出现全身水肿、高血压、蛋白尿和抽搐时，子痫的诊断是可靠的。然而，发生子痫的女性表现出体征的多样性，从严重高血压、严重蛋白尿和全身水肿到无或轻微高血压、无蛋白尿和无水肿[119]。高血压被认为是诊断子痫的标志。高血压可能很严重（收缩压≥160mmHg 或舒张压≥110mmHg），如在 20%~54% 的病例中[11, 119]，也可能是轻微的（收缩压在 140~160mmHg 或舒张压在 90~110mmHg），如 30%~60% 的病例[11, 119]。然而，在 16% 的病例中，可能不存在高血压[11]。此外，在产前发生子痫的患者（58%）和妊娠 32 周或更晚发生子痫的患者（71%），重度高血压更为常见[11]。此外，在妊娠 32 周或之前发生子痫的女性中，只有 10% 没有高血压[11]。

子痫的诊断通常与蛋白尿有关（试纸至少 1+）[11, 119]。在一系列 399 名患有子痫的女性中，只有 48% 的病例出现大量蛋白尿（试纸≥3+），而 14% 的病例没有蛋白尿[119]。孕晚期体重异常增加超过 2 磅/周（907g/w）（无论是否存在临床水肿）可能是子痫发作前的首个迹象。然而，在所研究的 399 名子痫女性中，26% 没有水肿[11]。

几种临床症状可能有助于确定子痫的诊断。这些包括持续性枕部或额部头痛、视物模糊、畏光、上腹或右上腹疼痛、精神状态改变。在 59%~75% 的病例中，女性至少有这些症状中的一种（表 38-16）。50%~75% 的患者报告头痛，而 19%~32% 的患者报告视力改变[119]。这些症状可能发生在抽搐发作之前或之后[119]。

表 38-16 子痫女性的症状

	Douglas 和 Redman (n=325)(%)	Katz 等 (n=53)(%)	Chames 等 (n=89)(%)
头痛	50	64	70
视力改变	19	32	30
右上腹疼	19	未报道	12
至少一种表现	59	未报道	75

引自 Sibai BM. Diagnosis, differential diagnosis and management of eclampsia. Obstet Gynecol. 2005;105:402–410.

（三）子痫发作的时间

子痫发作可以在产前、产时或产后时期。在最近的系列报道中，产前子痫发生率为 38%～53%（表 38-17）[11]，而产后子痫的发生率为 11%～44%[11]。尽管大多数产后子痫病例发生在产后 48h 内，但有些病例可能会在产后 48h 后发生，并已报告至产后 23 天[11]。在后一种情况下，可能需要进行广泛的神经系统评估以排除其他脑部病变的存在[119]。

几乎所有的子痫病例（91%）都发生在孕晚期（≥28 周）[11]。其余病例发生在妊娠 21～27 周（7.5%）或妊娠 20 周时或之前（1.5%）[11]。在妊娠 20 周之前发生的子痫通常与有或没有胎儿共存的胎盘水肿性退化有关[34, 119]。虽然罕见，但子痫可能发生在孕早期，而不伴有胎盘退化[34, 119]。这些女性可能被误诊为高血压脑病、癫痫或 TTP。妊娠前半期出现抽搐并伴有高血压和蛋白尿的女性应被视为患有子痫，除非另有其他解释[34]。这些女性应进行超声检查以排除葡萄胎妊娠或胎盘水肿，并且还应进行广泛的神经系统和内科评估以排除其他病理过程。

晚期产后子痫定义为分娩后超过 48h 但少于 4 周发生的子痫。从历史上看，认为子痫不会在分娩后 48h 内发生。然而，最近的一些报道证实了晚期产后子痫的存在[119]。这些女性的体征和症状与 PE 一致并伴有惊厥[34, 119]。一些女性在分娩期间或产后立即表现出 PE 的临床表现（56%），而其他女性则在分娩后 48h 以上首次表现出这些临床表现（44%）。有趣的是，尽管在分娩期间和产后至少 24h 内预防性使用了硫酸镁，但在先前诊断出的先兆子痫女性中，仍会发生晚期产后子痫[119]。因此，在分娩 48h 后出现与高血压、蛋白尿、头痛或视物模糊相关的抽搐的女性应被视为患有子痫，并进行初始治疗[34]。

（四）脑病理学

脑循环的自动调节是在血压变化期间维持脑血流量恒定的一种机制，它可能在子痫中发生改变。通过小动脉水平脑血管阻力的积极变化，当脑灌注压在 60～120mmHg 时，脑血流量通常保持相对恒定。在这个正常范围内，脑血管因血压升高而发生血管收缩，随着血压降低而发生血管舒张。然而，一旦脑灌注压超过 130mmHg，自动调节机制就会失效。在极度高血压中，正常的代偿性血管收缩可能出现缺陷，脑血流量增加。结果，部分血管扩张、缺血且渗透性增加。因此，发生血浆渗出并引起局灶性脑水肿和血管受压，导致脑血流量减少[119]。高血压脑病可能是一种子痫模型，是一种急性临床病症，由突然的严重高血压和随后的颅内压显著增加引起。由于这是脑小动脉血流动力学的急性紊乱，解剖学的形态学变化在病理检查中可能并不统一。一些相对恒定的尸检结果包括脑肿胀和血管壁纤维蛋白样坏死。

子痫的病因尚不清楚，关于其脑部表现的发病机制的许多问题仍未得到解答。以水肿、梗死和出血（微出血和脑实质出血）形式出现的皮质和皮质下白质脑病理学是死于子痫的患者常见尸检发现。然而，尽管尸检系列提供了死于子痫患者的中枢神经系统异常有关的信息，但这些信息并不一定表明大多数幸存下来的患者存在 CNS 异常[119]。子痫的诊断不依赖于任何单一的临床或诊断性神经系统发现。

表 38-17　子痫发病时机和分娩的关系

	Douglas 和 Redman[114] (n=383)(%)	Knight[118] (n=214)(%)	Katz[115] (n=53)(%)	Tuffnell[117] (n=82)(%)	Mattar 和 Sibai[17] (n=399)(%)	Chame 等[121] (n=89)(%)
产前	38	96	53	45	53	67ª
产时	18	41	36	12	19	—
产后	44	75	11	26	28	33
<48h	39	—	5	24	11	7
>48h	5	—	6	2	17	26

a. 包括产前和产时病例

在发达国家报道的子痫病例中，局灶性神经系统体征（如偏瘫或无意识状态）很少见[119]。尽管子痫患者最初可能会表现出多种神经系统异常（包括皮质失明、局灶性运动障碍和昏迷），幸运的是，大多数没有永久性神经功能缺损[11, 119]。这些神经系统异常可能是由于短暂的损伤，如缺氧、缺血或水肿。

已经在患有子痫的女性中研究了几种神经诊断测试，如脑电图、CT、脑多普勒测速、MRI和脑血管造影（传统和MRI血管造影）。一般来说，大多数子痫患者的脑电图是急性异常的；然而，这些异常并不是子痫的特征。此外，异常的脑电图结果不受使用硫酸镁的影响。此外，腰椎穿刺对子痫女性的诊断和治疗没有帮助。CT和MRI研究的结果显示皮质下白质和邻近的灰质中存在水肿和梗死，主要发生于顶枕叶（框38-10）。脑血管造影和多普勒测速表明存在血管痉挛。

框38-10 复杂子痫病例的CT和MRI结果
• 弥漫性白质低密度区
• 低密度的片状区域
• 枕部白质水肿
• 正常皮质沟的丧失
• 脑室大小萎缩
• 急性脑积水
• 脑出血
– 脑室内出血
– 实质出血（高密度）
• 脑梗死
– 低衰减区
– 基底节梗死

根据脑成像结果，高血压脑病作为子痫中枢神经系统异常的模型受到关注。这两种情况具有许多相同的临床、放射学和病理特征。高血压脑病患者和一些子痫患者出现正常脑血流自动调节失败[119]。已经提出了两种理论来解释这些脑异常，强迫扩张和血管痉挛[119]，强迫扩张理论表明子痫的病变是由脑血管自动调节功能丧失引起的。

最近，使用了MRI和表观扩散系数成像在子痫女性中表征血管源性和细胞毒性水肿的相对频率[120]。高达93%～100%的病例存在脑水肿（主要是血管源性）。然而，由降低的表观扩散系数（扩散受限）证明的并发梗死灶并不常见。在一些患有子痫的女性中，这些病变是可逆的，而在另一些女性中，MRI异常可能是永久性的，提示细胞毒性水肿伴梗死。在最近的一项研究中[121]，47名子痫患者中有46名（97.9%）在使用一种或多种方式进行神经影像学检查时发现可逆性后部白质脑综合征（posterior reversible encephalopathy syndrome，PRES）（87.2%）：增强MRI，27名（57.4%）；CT，16名（34%）；增强CT，7名（14.8%）；磁共振血管造影/磁共振静脉造影，2名（4.3%）。在大脑的顶叶、枕叶、额叶、颞叶和基底神经节/脑干/小脑区域内发现了PRES。产前子痫23例，产后24例。头痛是最常见的症状（87.2%），其次是精神状态改变（51.1%）、视力障碍（34%）和恶心/呕吐（19.1%）。22名患者（47%）存在严重的收缩期高血压。

在另一项研究中[122]，在39名有神经系统症状的患者中，13名子痫患者中有12名（92.3%）和26名PE患者中有5名（19.2%）发生PRES。尽管脑病患者和非脑病患者的年龄和发病血压无显著差异，但PRES患者的血细胞比容、血清肌酐、AST、ALT和LDH值显著高于无MRI异常的患者。相比之下，与合并PRES的PE患者相比，患有PRES的子痫患者在临床表现和实验室检查方面没有表现出任何显著差异。除了顶枕区，非典型区域（如额叶和枕叶）也存在。这些发现表明，PRES存在于子痫患者和20%的具有神经系统症状的PE患者中。两组患者PRES临床和放射学发现的相似性，支持具有共同病理生理学背景的假设。

总之，子痫的脑成像结果与高血压脑病患者的脑成像结果相似。经典的发现被称为后部可逆性脑病综合征；图38-13展示了这样的病变。该综合征也见于可逆性脑血管收缩综合征患者，通常见于产后出现类似于子痫的体征和症状的患者。诊断通过血管造影证实（图38-14）。对于大多数患有子痫的女性的诊断和治疗，脑成像不是必需的；然而，它适用于有局灶性神经功能缺损或长期昏迷的患者。在这些患者中，必须排除需要特定药物或手术治疗的出血和其他严重异常。脑成像也可能对子痫表现不典型（在妊娠20周前发作或分娩后超过48h和对足够的硫酸镁治疗无效的子痫）的患者有所帮助。

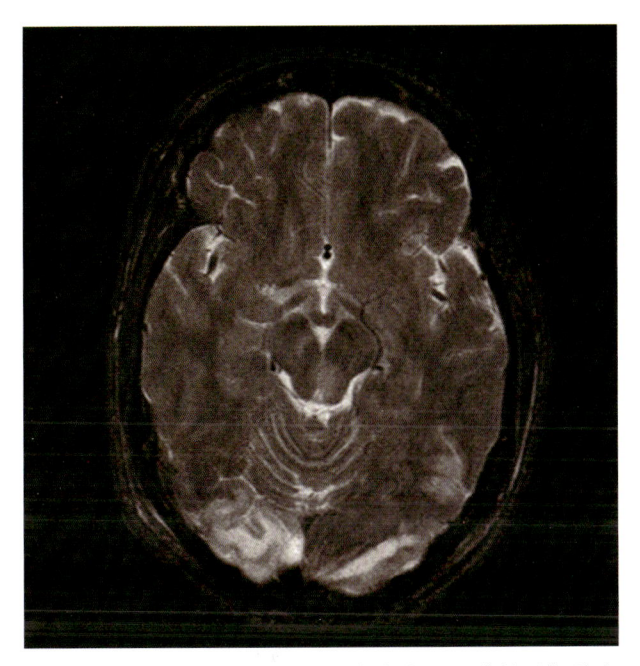

▲ 图 38-13 脑部 MRI 显示子痫患者的可逆性后部脑白质综合征

箭指向可逆的血管源性水肿

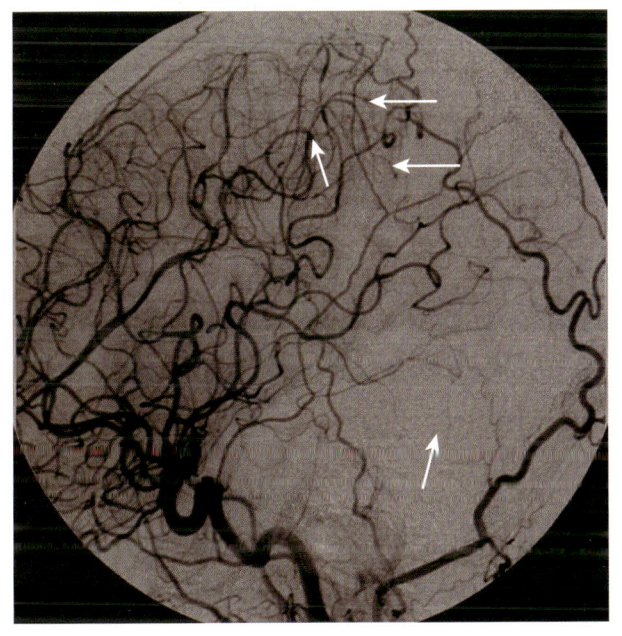

▲ 图 38-14 脑动脉造影显示脑血管收缩

箭显示小血管中的弥漫性血管收缩

MRI 和磁共振血管造影、脑血管多普勒测速技术的进步可能有助于作者了解发病机制，并可能改善这种情况的长期结果[120]。此外，PE/子痫和其他 PRES 相关疾病的长期后遗症仍不明确。子痫或伴有神经系统症状的严重 PE 后，MRI 可能会发现非特异性白质病变，这可能与 PRES 发作有关，也可能无关[120]。虽然一些既往（先兆）子痫女性报告认知障碍，但尚未报告神经认知障碍。

（五）鉴别诊断

出现的症状、临床发现和许多实验室发现与许多内外科疾病重叠[34]。对于在妊娠期间或产后立即出现的与高血压或蛋白尿相关的抽搐，最常见的原因是子痫。在极少数情况下，在妊娠或产后引起抽搐的其他病因可能与子痫相似[119]。

在存在局灶性神经功能缺损、长期昏迷或非典型子痫时，这些诊断尤为重要。此外，在某些患者中，GH 或 PE 可能与结缔组织病、血栓形成倾向、癫痫发作或高血压脑病等疾病相关，这进一步增加了诊断难度。因此，应努力做出准确的诊断，因为不同情况下的管理策略可能不同（框 38-11）。

框 38-11　子痫的鉴别诊断

- 高血压脑病
- 癫痫发作
- 低血糖、低钠血症
- 可逆性后部脑白质综合征（图 38-13）
- 血栓性血小板减少性紫癜
- 硬膜后穿刺综合征
- 血管炎、血管病
- 羊水栓塞
- 脑血管意外
- 出血
- 动脉瘤破裂或畸形
- 动脉栓塞、血栓形成
- 脑静脉血栓形成
- 缺血缺氧性脑病
- 血管瘤

（六）母胎结局

在发达国家，子痫与孕产妇死亡风险略有增加有关（0%～1.8%）[119]，但在发展中国家，孕产妇死亡率可能高达 14%。发展中国家报道的高孕产妇死亡率主要发生在医院外多次癫痫发作的患者和没有产前检查的患者中。此外，这种高死亡率可能是由于缺乏管理子痫孕妇并发症所需的资源和重症监护设施所致。在 1979—1992 年报道的 4024 例妊娠相关死亡中，共有 790 例（19.6%）被认为是由 PE-子痫引起的，这 790 例中的 49% 被认为与子痫有关。在这个系列中，30 岁以上的女性、没有产前检查的女性和黑种人女性死于 PE 或子痫的风险更高；在妊娠 28 周及之前死亡风险最大。

妊娠并发子痫也与母体发病率增加有关，如胎盘早剥（7%~10%）[119]、DIC（7%~11%）、肺水肿（3%~5%）、急性肾衰竭（5%~9%）、吸入性肺炎（2%~3%）和心肺骤停（2%~5%）[119]。在发达国家报道的一系列子痫患者中，ARDS 和脑出血是罕见的并发症。重要的是，发生产前子痫的女性，尤其是在远离足月时发生子痫的女性中，母体并发症最为严重[119]。

子痫妊娠的围产期死亡率和发病率仍然很高。最近系列报道的围产期死亡率为 5.6%~11.8%。这种高围产儿死亡率与早产、胎盘早剥和严重 FGR 有关[119]。早产率约为 50%，约 25% 的病例发生在妊娠 32 周之前[119]。

（七）子痫可以预防吗

子痫的预防需要了解其病因、病理生理学和预测发生子痫的高风险患者的方法。然而，如前所述，子痫的发病机制在很大程度上是未知的。子痫的预防可以是一级预防，通过预防 PE 的发生和（或）进展；或者可以是二级预防，通过使用药物来预防已确诊的 PE 女性的惊厥；也可以是三级预防，预防已确诊的子痫女性的后续抽搐。

当前旨在预防子痫的管理方案是基于对这些女性的 GH 或 PE 的早期检测，以及随后使用的预防性治疗。一些推荐的预防性治疗包括密切监测（住院或门诊）、使用抗高血压治疗将母体血压保持在一定水平（低于严重范围或正常值）、及时分娩和在分娩期间和产后立即预防性使用硫酸镁。方案的制订基于子痫发展的临床过程的特点，即它是一个渐进的过程，从体重逐渐增加开始，然后是高血压（轻度到重度）和蛋白尿，伴随着随后出现的先兆症状，最后开始全身抽搐或昏迷[119]。这种临床病程可能存在于发达国家的一些发生子痫的女性中。然而，来自美国和欧洲的大规模子痫女性研究的最新数据表明，20%~40% 的子痫女性在惊厥发作前没有任何先兆体征或症状[11]。在许多病例中，惊厥发作是突然的，并且不会在子痫发作之前有疾病从轻度到重度缓慢进展[119]。

尚未在随机试验中评估 GH 或 PE 患者住院治疗预防子痫的有效性。此外，来自发达国家的回顾性研究数据表明，大约 50% 的子痫女性在"密切医疗监督"下住院期间发生第 1 次抽搐[119]。因此，大多数情况下，轻度高血压或 PE 女性早期和长期住院可能无法预防子痫。

几项随机试验比较了使用抗高血压药物与不治疗或安慰剂治疗轻度高血压或 PE 女性的情况。总体而言，这些试验显示进展为严重疾病的比率较低。然而，这些试验的研究设计和样本量不足以评估预防子痫的潜在益处。

仅推荐对确诊为 PE 的住院女性预防性使用硫酸镁[1-3]。仅推荐在分娩期间和产后 12~24h 内使用硫酸镁[1-3]；因此，可以预期它仅对在此期间发生的子痫（占总数的 40%）具有潜在的预防作用。

几项随机试验比较了硫酸镁与其他抗惊厥药预防子痫女性复发性子痫发作的疗效。在这些试验中，将硫酸镁与地西泮、苯妥英钠和冬眠合剂进行了比较。总体而言，这些试验表明，硫酸镁可以显著降低复发性癫痫的发作率（9.4% vs. 23.1%，RR=0.41，95%CI 0.32~0.51），降低孕产妇死亡率（3% vs. 4.8%，RR=0.62，95%CI 0.39~0.99）。

发达国家子痫的低发病率可能与预防典型表现的子痫和典型从轻度到重度 PE 进展有关[119]。因此，在美国和欧洲报道的系列报道中描述的大多数子痫病例都具有非典型表现（突然发作，在接受预防性硫酸镁时发生惊厥，或在分娩后 48h 后发生惊厥）[119]。事实上，这些病例中的大多数子痫抽搐发生在住院女性中，并且在其中一些女性中，抽搐发作之前没有警告迹象或症状[119]。总体而言，在这些病例中，认为无法预防的子痫百分比在 31%~87%[119]。

（八）子痫患者的转运

在过去的 20 年中，子痫的发病率显著降低。因此，大多数产科医生几乎没有或没有管理子痫的经验。最近对来自所有 50 个州的产科医生的随机抽样调查表明，约 50% 的私人诊所产科医生在过去 1 年中没有见过子痫患者。

因为子痫患者的管理需要新生儿和产科 ICU、专业护理人员，建议足月子痫患者在具有足够设施和专科顾问的二级或三级医院进行诊疗。对于远离足月的子痫患者，应转诊至三级医疗中心。在转移这些危重患者之前，应采取以下步骤。

- 转诊医生或护士应就转诊和适当治疗咨询围产中心的医生。应传输所有孕妇记录，包括产前数据和患者病情的详细摘要。
- 应稳定血压，控制抽搐。
- 应给予足够的预防性抗惊厥药物。方案是20min内给予4g或6g IV 硫酸镁作为负荷剂量。
- 应进行母体实验室检查（CBC与血小板计数、肝酶）和胎儿监测。

患者应由配有医务人员的救护车转送以防止抽搐发作。

（九）子痫抽搐的治疗

子痫抽搐是一种危及生命的紧急情况，需要适当的医学处理以尽量减少发病率和死亡率。子痫抽搐的发展过程令人恐惧。最初，患者的面部因眼睛突出而变得扭曲。接下来是面部表情狰狞，嘴里流出泡沫，如果没有受到保护，患者通常会咬舌头。在整个癫痫发作期间没有呼吸。抽搐可以分为两个阶段，通常持续60~75s。第一阶段持续15~20s，从面部抽搐开始，然后身体变得僵硬，全身肌肉收缩。第二阶段持续约60s，由身体肌肉交替快速连续收缩和放松组成。这个阶段从下颌肌肉开始，并迅速涉及眼睑、其他面部肌肉，然后是身体的所有肌肉。昏迷发生在抽搐之后，患者通常对最近发生的事情一无所知。如果她反复抽搐，每次抽搐后都会恢复一定程度的意识，那么她可能会进入易激惹的状态，可能会变得烦躁且难以控制。抽搐一结束，通常就开始快速而深的呼吸。1次抽搐后维持氧合通常不是问题；管理良好的患者发生误吸的风险较低。

因为子痫凶险，治疗应当是试图消除抽搐。但是，不应使用地西泮等药物来试图阻止或缩短惊厥，尤其是在患者没有静脉通路且无法立即找到熟练插管人员的情况下。如果使用地西泮，60s内不应超过5mg。地西泮的快速给药可能导致呼吸暂停、心脏骤停或两者兼而有之。

1. 预防抽搐期间孕妇受伤

子痫治疗的首要任务是预防母体损伤和心血管功能支持。在急性惊厥发作期间或之后，应给予支持性治疗，以防止严重的孕产妇损伤和误吸；评估和建立气道通畅，并确保母体氧合。在此期间，床的侧栏应升高并加垫；将带衬垫的舌片插入牙齿之间（避免引起呕吐反射），并且可能还需要身体约束。为了尽量减少误吸的风险，患者应侧卧位，并根据需要抽吸呕吐物和口腔分泌物[119]。将带衬垫的舌垫压在喉咙后部，刺激呕吐反射导致呕吐，可能会引起误吸。

由于经常发生换气不足和呼吸性酸中毒，在抽搐发作期间应保持充足的氧合。虽然最初的癫痫发作只持续几分钟，但重要的是通过面罩以8~10L/min的速度补充氧气[119]。抽搐停止后，患者又开始呼吸，氧合很少成为问题。然而，在反复抽搐的女性、吸入性肺炎或肺水肿的女性中，或由于这些因素的综合作用，患者可能会出现低氧血症和酸中毒。作者的经验是使用经皮脉搏血氧饱和度监测所有子痫患者的氧合情况。如果脉搏血氧饱和度结果异常（氧饱和度≤92%），则需要进行动脉血气分析。除非pH<7.10，否则不用碳酸氢钠。

2. 预防反复抽搐

子痫治疗的下一步是防止反复抽搐。硫酸镁是治疗和预防子痫女性复发的首选药物[119]。建议在20min内使用6g的负荷剂量，然后每小时2g静脉持续输注。大约10%的子痫女性在接受硫酸镁后会出现第2次抽搐[119]。在这些女性中，可以在3~5min静脉注射另一剂量2g硫酸镁。

偶尔，患者在接受足够治疗剂量的硫酸镁时会反复抽搐。在这些患者中，可以在3~5min静脉注射劳拉西泮2mg治疗复发性癫痫发作[119]。极少数情况下，女性可能会出现子痫发作、昏迷，进而发生死亡。对于那些没有恢复意识的女性，应考虑镁中毒。一份硫酸镁中毒病例报道详细介绍了这种严重并发症的特征。在开始使用硫酸镁负荷剂量后的几分钟内，患者出现了心肺骤停。立即进行复苏，包括插管。随后患者昏迷，认为是由颅内事件或子痫引起的；继续负荷剂量，并开始维持治疗。初始血气正常，停搏后15min心电图正常。患者生命体征平稳；然而，需要机械通气支持，她的瞳孔没有反应。血清电解质、葡萄糖、血尿素氮、肌酐正常，头部CT扫描和脑血管造影也正常。3.5h后，在心脏停搏时通过股静脉穿刺采集的血样报告，镁水平为 35mg/dl，立即停止硫酸镁输注。在心肺骤停后的前 5h 内，尿液中排出了 1344mg 镁。心肺骤停后 12h，因臀位行下腹部纵切口剖宫产。分娩 3160g 的男婴，其在 1min 和 5min 时的 Apgar 评分分别为 8 分和 9 分。分娩时母体和脐带血镁水平为 5.8mg/dl。母婴均已出院，无明显后遗症。有趣的是，患者报告说她可以听到和看到周围发生的事情，但在插管时她无法做任何动作。图 38-15 显示了这种情况下的母体镁水平。

3. 控制重度高血压

子痫管理的下一步是将血压降至安全范围。治疗重度高血压的目标是避免脑自动调节功能丧失和预防 CHF 而不影响脑灌注或危及子宫胎盘血流，在许多患有子痫的女性中，脑血流及子宫胎盘灌注已经减少[119]。因此，将收缩压维持在 140～160mmHg 和舒张压维持在 90～105mmHg 是一个合理的目标。这可以通过每 20 分钟推注 5～10mg 肼屈嗪或根据需要每 10 分钟推注拉贝洛尔（20～40mg）来实现[119]。

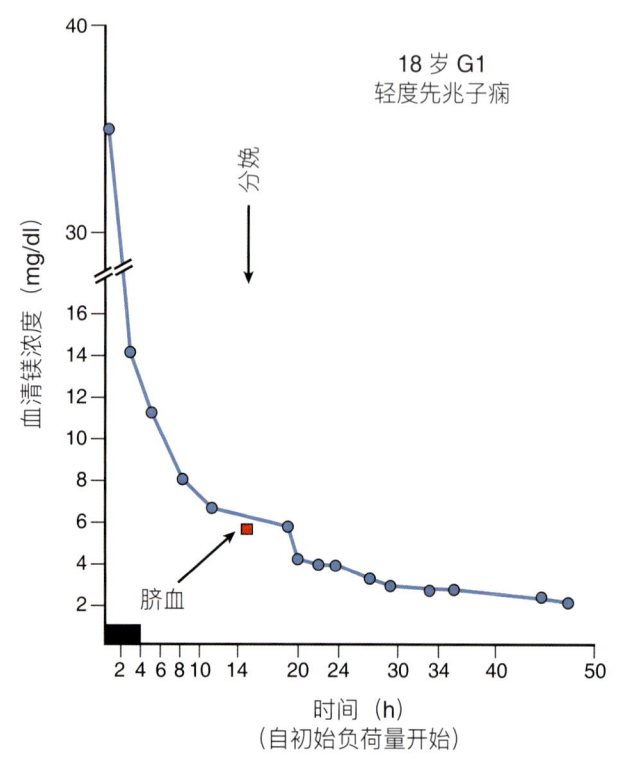

▲ 图 38-15 镁中毒患者的镁水平随时间的变化

引自 McCubbin JH, Sibai BM, Abdella TN, et al. Cardiopulmonary arrest due to acute maternal hypermagnesemia (letter). *Lancet.* 1981;1(8228):1058.

子痫很少需要其他有效的抗高血压药物，如硝普钠或硝基甘油。除非存在肺水肿，否则不使用利尿药。

（十）子痫的产时管理

孕妇低氧血症和高碳酸血症会在抽搐期间和抽搐后引起胎心率和子宫活动的变化。胎心监护可能会显示心动过缓、短暂的晚期减速、变异性降低和代偿性心动过速。子宫收缩的频率和张力会增加[119]。这些变化通常在抽搐终止后 3～10min 内和低氧血症纠正后自发消退。在孕妇母体情况稳定的情况下，不应因上述胎儿监护结果而急于行急诊剖宫产。

在对 10 名在子痫抽搐期间接受胎心监护的回顾文章中，6 名有胎儿心动过缓（FHR＜120/min），持续时间为 30s～9min。从抽搐发作到胎心率下降的间隔为 5min。在长时间的心动过缓之后经常发生短暂的胎儿心动过速。此外，在恢复阶段发生了具有短暂缺乏变异的晚期减速。在子痫发作期间发生子宫张力和子宫收缩频率增加。子宫活动增加的持续时间为 2～14min。

子痫惊厥后胎儿结局通常良好。暂时性胎儿心动过缓的机制可能是剧烈血管痉挛和子宫过度活跃引起的子宫血流量减少。抽搐期间母体呼吸暂停也可能导致胎儿缺氧和心率变化。FHR 模式通常在抽搐后恢复正常，如果异常模式持续存在，则应考虑其他情况。对于早产且生长受限的子痫，胎心监护可能需要更长的时间才能恢复到基线水平。抽搐后可能发生胎盘早剥，如果宫缩过频或心动过缓持续存在，则应考虑胎盘早剥[119]。

子痫的存在并不是剖宫产的指征。进行剖宫产的决定应基于孕周、胎儿状况、临产情况和宫颈 Bishop 得分[119]。对于妊娠 30 周前患有子痫且未分娩且宫颈不成熟（Bishop 评分＜5 分）的孕妇，建议剖宫产。在没有产科并发症的情况下，允许临产或胎膜破裂的患者进行阴道分娩。当有分娩指征时，无论 Bishop 评分如何，孕周≥30 周的患者均开始经典催产素或前列腺素进行引产。如果宫颈 Bishop 评分≥5 分，则对妊娠 30 周之前的患者使用类似的方法。

患有严重 PE 的孕妇在分娩过程中的疼痛可以通过全身阿片类药物或硬膜外麻醉来缓解[2]。硬膜外麻醉、脊髓麻醉或腰硬联合麻醉均可用于剖宫产。

存在凝血功能障碍或严重血小板减少症（血小板计数＜50 000/mm³）时禁用区域麻醉。在患有子痫的女性中，全身麻醉会增加由于气道水肿引起的误吸和插管失败的风险，并且与插管和拔管过程中全身和脑压显著增加有关[119]。患有气道或喉部水肿的女性可能需要在纤维镜下清醒插管，并立即进行气管切开术。通过注射拉贝洛尔或硝酸甘油进行预处理可以减轻全身血压或脑压的变化[119]。

（十一）子痫的产后管理

分娩后，患有子痫的女性应密切监测生命体征、液体出入量、症状至少48h。这些女性通常在妊娠期、分娩和产后接受大量静脉输液。此外，在产后期间，细胞外液的流动导致血管内容量增加。因此，患有子痫的女性（尤其是肾功能异常的女性）、胎盘早剥者、既往患有慢性高血压的人患肺水肿和产后重度高血压恶化的风险增加[119]。仔细注意液体状态是必不可少的。

胃肠外硫酸镁应在分娩后至少持续使用24h，或在最后一次惊厥后至少持续24h。如果存在少尿（＜100ml/4h），应减少补液速度和硫酸镁剂量。一旦分娩，其他口服降压药（如拉贝洛尔或硝苯地平）可用于保持收缩压低于155mmHg和舒张压低于105mmHg。硝苯地平在产后使用有利尿的益处。

（十二）后续妊娠结果和远程预后

有子痫史的女性在随后的妊娠中发生各种形式的PE的风险增加（表38-18）。一般来说，后续妊娠中的PE发生率约为25%，如果子痫发生在孕中期，则发生率会更高。复发性子痫的发生率约为2%。由于这些风险，应告知这些女性，她们在随后的妊娠中出现不良妊娠结局的风险增加。目前，对于复发性产前子痫尚无预防性治疗方法。

子痫对母体血压和神经系统结果的长期影响鲜有报道。这些研究的结果表明，妊娠前血压正常的女性不会发生子痫导致高血压。其中两项研究发现，与妊娠37周或超过37周发生子痫的患者相比，远离足月子痫患者的慢性高血压发生率显著更高。此外，其中一份报道显示，合并子痫经产妇死于心血管及肾病的风险增加。此外，这些调查显示在随访期间没有神经功能缺损的证据。

四、慢性高血压

估计妊娠期慢性高血压的发生率为1%～5%，在老年女性、肥胖女性和黑种人女性中更为常见。由于目前高龄生育趋势和肥胖流行，预计妊娠期慢性高血压的发病率将继续上升。在21世纪，估计妊娠期间慢性高血压的患病率为3%，美国每年将至少有120 000名孕妇（400万孕妇中的3%）患有慢性高血压。

近日，美国心脏病学会/美国心脏协会最近发布了2017年高血压临床实践指南（ACC/AHA指南）[123]。该报告包含对男性和女性高血压前期和高血压的危险因素、检测、预防、分类、诊断和管理的详尽回顾。新的ACC/AHA指南将成人的血压分类为正常（收缩压＜120mmHg和舒张压＜80mmHg）、升高（收缩压120～139mmHg和舒张压＜80mmHg）、高血压1级（收缩压130～139mmHg或舒张压80～89mmHg）、高血压2级（收缩压≥140mmHg或舒张压≥90mmHg）。此外，它还包括关于哪些人群需要对继发性高血压进行详细评估、何时开始药物治疗、治疗强度、治疗期间对有或没有靶器官损伤的目标血压的建议[123]。

表38-18 子痫女性复发性先兆子痫—子痫

	Chesley[124]	Lopez-Llera 和 Horta[125]	Adelusi 和 Ojengbede[126]	Sibai 等[122]
女性数	171	110	64	182
妊娠次数	398	110	64	366
子痫（%）	1.0	—	15.6	1.9
先兆子痫（%）	23	35	27	22

引自 Sibai BM. Diagnosis, prevention, and management of eclampsia. *Obstet Gynecol*. 2005;105(2):402–410.

尽管 ACC/AHA 指南提供了与非妊娠个体的血压升高或高血压相关的明确和临床有用的信息，特别是那些年龄超过 44 岁或估计患有 10 年动脉粥样硬化性心血管疾病的约超过 10% 的个体。它也对育龄女性高血压的患病率、诊断和管理产生重大的临床意义。根据 ACC/AHA 指南中引用的数据，估计 20—44 岁的人中还有 15% 将被诊断出患有高血压[123]。此外，7802 名在妊娠前或孕早期接受过产前保健并在凯撒医疗中心分娩的女性中，有 2156 名（27.6%）患有高血压，定义为连续 2 次血压升高（收缩压≥120mmHg 或舒张压≥80mmHg）[124]。这意味着美国将再有 100 万孕妇被诊断出患有 GH 前期。即使在最新指南之前采用的 BP 标准，关于加强监测的益处的数据、对标记为 GH 前期的女性进行管理的数据也是有限的。

据估计，由于新指南的实施，20—44 岁需要接受抗高血压治疗的人数将增加约 10%。新指南还建议更严格的血压控制标准，并鼓励使用一种以上的降压药来实现这种控制。因此，会有越来越多的在开始妊娠前就开始服用一种或多种降压药物的女性，并且其更有可能使用的抗压药物剂量更大。目前，作者不建议在妊娠期间或产后使用新指南的标准。

（一）定义和诊断

在妊娠期间，慢性高血压被定义为在妊娠之前已经存在的血压升高。对于妊娠前血压未知的女性，诊断基于妊娠 20 周前存在持续高血压，定义为至少 2 次相隔 4h 收缩压≥140mmHg 或舒张压≥90mmHg。

在妊娠 16 周后开始产前检查的先前未确诊的慢性高血压女性，诊断可能难以确定，因为此时发生生理性血压下降。对 211 名轻度慢性高血压患者的妊娠结局分析表明，为了获得良好的妊娠结局，降压药并非必须（表 38-19）。图 38-16 总结了整个妊娠过程中平均 MAP 的变化。这种下降可能会导致孕中期血压正常，但最终会在孕晚期再次升高。这些女性更有可能被误诊为患有 GH。

患有慢性高血压的女性发生 PE 的风险增加。合并 PE 的发生与母体和围产期不良结局的高发生率相关[12, 125]。PE 的诊断应如前所述，根据血压变化、新发蛋白尿的发展、新发症状或实验室检查的变化。

（二）病因和分类

慢性高血压的病因和严重程度是妊娠管理中的重要考虑因素。慢性高血压分为原发性高血压和继发性高血压。迄今为止，原发性高血压是妊娠期间最常见的慢性高血压类型（90%）。在 10% 的病例中，慢性高血压继发于一种或多种基础疾病，如肾脏疾病（肾小球肾炎、间质性肾炎、多囊肾、肾动脉狭窄）、结缔组织病（狼疮、硬皮病）、内分泌疾病（糖尿病血管受累、嗜铬细胞瘤、甲状腺毒症、库欣病、醛固酮增多症）或主动脉狭窄。

根据收缩压和舒张压读数，妊娠期慢性高血压可细分为轻度或重度。收缩压和舒张压（Korotkoff V 相）分别至少达到 160mmHg 或 110mmHg，构成严重高血压。

出于管理和咨询的目的，妊娠期慢性高血压也

表 38-19 描述妊娠期轻度慢性高血压的观察性研究中不良妊娠结局的发生率

	先兆子痫（%）	胎盘早剥（%）	早产（%）	SGA（%）
Rey 和 Couturier[124]（*n*=337）	21	0.7	34.4	15.5
McCowan 等[123]（*n*=142）	14	NR	16	11.0
Sibai 等[16]（*n*=763）	25	1.5	33.3	11.1
Giannubilo 等[126]（*n*=233）	28	0.5	NR	16.5
Chappell 等[125]（*n*=822）	22	NR	22.7	27.2
Spinnato 等[104]（*n*=369）	17	2.4	29.3	15.0

NR. 未报道；SGA. 小于胎龄儿

分为低风险或高风险，如图 38-17 所示。当患者患有轻度原发性高血压而没有任何器官受累时，则认为该患者处于低风险。血压标准基于初次就诊时的测量结果，与抗高血压药物治疗无关。例如，如果患者服用抗高血压药物后血压为 140/80mmHg，仍被归类为低风险。重要的是要注意，最初在孕早期被归类为低风险的患者，如果后来发展为严重的高血压或 PE，可能会变成高风险。

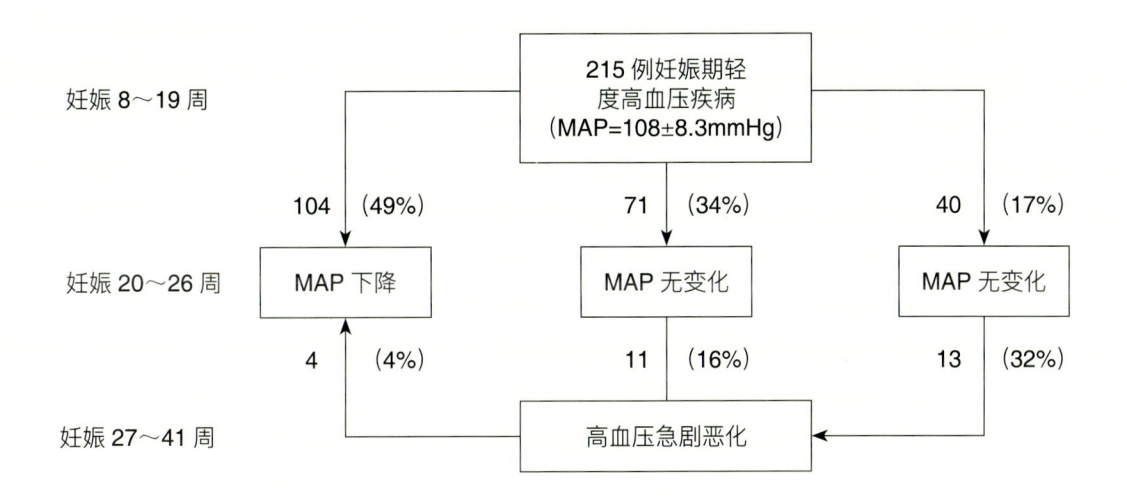

▲ 图 38-16　妊娠期的平均动脉血压

MAP. 平均动脉压（引自 Sibai BM, Abdella TN, Anderson GD. Pregnancy outcome in 211 patients with mild chronic hypertension. *Obstet Gynecol*. 1983;61:571–576.）

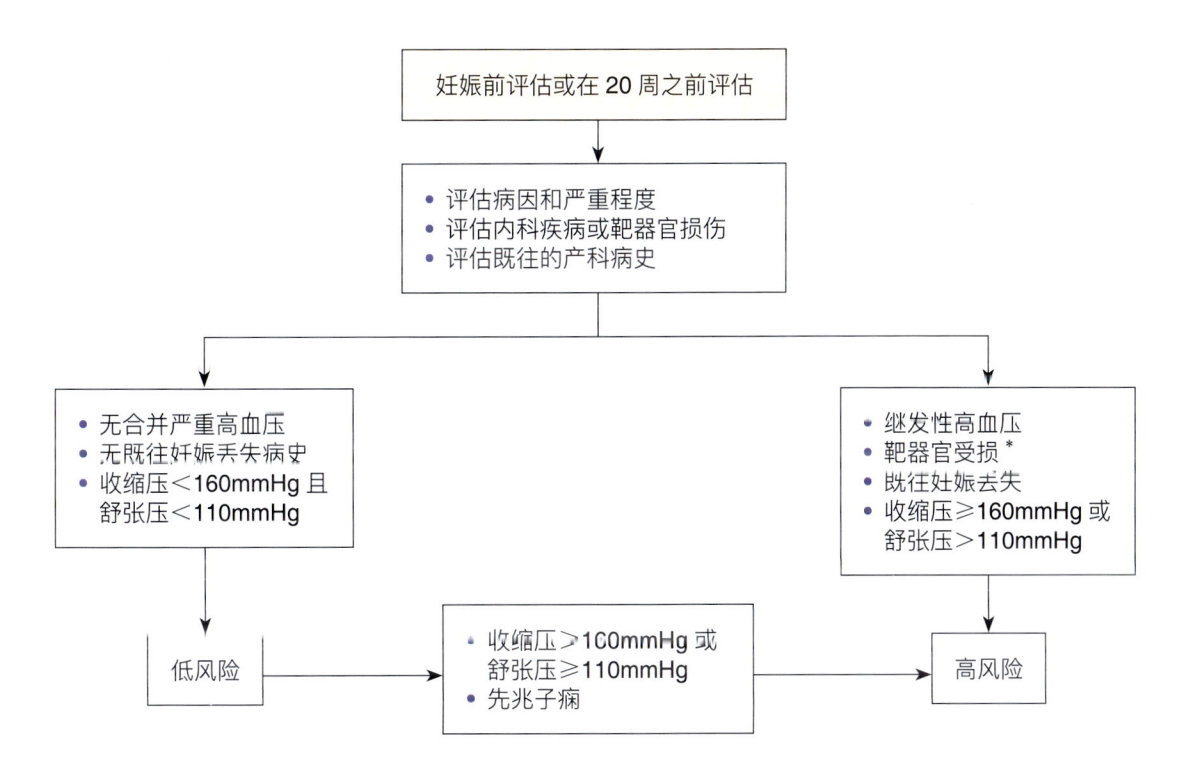

▲ 图 38-17　慢性高血压孕妇的初步评估

*. 左心室功能障碍、视网膜病变、血脂异常、孕妇年龄＞40 岁、微血管疾病、脑卒中（引自 Sibai BM. Chronic hypertension in pregnancy. *Obstet Gynecol*. 2002;100:369.）

（三）孕产妇和围产期风险

合并慢性高血压的妊娠发生 PE、胎盘早剥和 FGR 的风险增加。文献中报道的轻度高血压的 PE 发生率为 14%~28%（表 38-19）[15]。患有严重慢性高血压的女性的 PE 发生率在 50%~79%。Sibai 及其同事[15]研究了在美国几家三级医疗中心前瞻性随访的 763 名慢性高血压女性的叠加 PE 发生率。总体 PE 的发生率为 25%。该比例不受母亲年龄、种族或孕早期蛋白尿的影响；然而，在患有高血压至少 4 年的女性（31% vs. 22%）、在之前妊娠期间患有 PE 的女性（32% vs. 23%）、舒张压≥100mmHg 的女性（42% vs. 24%）中发病率更高[15]。

据报道，轻度慢性高血压女性的胎盘早剥率为 0.7%~2.7%（表 38-19）。重度或高危高血压患者的胎盘早剥发生率为 5%~10%。最近的一项多中心研究纳入 763 名患有慢性高血压的女性，报道的总体胎盘早剥率为 1.5%，合并 PE 的患者的发生率显著高于无 PE 的患者（3% vs. 1%，P=0.04）[15]。然而，该比例不受母亲年龄、种族或高血压持续时间的影响[15]。此外，对 9 项观察性研究的系统评价结果显示，与血压正常的患者相比，慢性高血压女性的胎盘早剥率翻了一番（OR=2.1，95%CI 1.1~3.9）。

除了 PE 和早剥外，患有高危慢性高血压的女性发生危及生命的母亲并发症的风险也增加，如肺水肿、高血压脑病、视网膜病变、脑出血和急性肾衰竭。这些风险在患有未经控制的严重高血压、孕早期严重肾脏疾病或受妊娠前左心室功能障碍的女性中尤其增加。

慢性高血压女性的胎儿和新生儿并发症也会增加。围产期死亡风险是一般产科人群的 3~4 倍（OR=3.4，95%CI 3.0~3.7）。慢性高血压女性中，早产和婴儿生长受限的可能性也会增加。在孕早期患有严重慢性高血压的女性中，报道的早产率为 62%~70%，SGA 婴儿的发生率为 31%~40%。最近，Sibai 及其同事[15]在一项对 763 名轻度慢性高血压女性的二次分析中报道了围产期不良结局的危险因素，这些女性参加了一项多中心试验，该试验比较 LDA 与安慰剂预防 PE 的效果。他们发现慢性高血压叠加合并 PE 与较高的早产率（OR=3.9，95%CI 2.7~5.4）、新生儿脑室内出血（OR=4.5，95%CI 1.5~14.2）和围产期死亡率（OR=2.3，95%CI 1.4~4.8）相关。此外，孕早期存在蛋白尿是与较高早产率（OR=3.1，95%CI 1.8~5.3）、SGA 婴儿（OR=2.8，95%CI 1.6~5.0）和新生儿脑室内出血（OR=3.9，95%CI 1.3~11.6）相关的独立危险因素[15]。

（四）妊娠期降压治疗的目标

在非妊娠个体中，长期血压控制可显著降低脑卒中和心血管发病率和死亡率。而妊娠高血压相反，治疗时间较短，对母体的益处可能并不明显，而且药物的暴露将包括母体和胎儿。在这方面，临床医生必须平衡潜在的短期孕产妇利益与可能对胎儿和婴儿造成的获益和风险。

大多数妊娠期间患有慢性高血压的女性患有轻度、原发性、无并发症的高血压，并且在妊娠的短时间内发生心血管并发症的风险很小。已经进行了几项回顾性和前瞻性研究，以确定抗高血压治疗是否能改善妊娠结局。这些研究的总体总结表明，无论使用何种抗高血压治疗，母体心血管和肾脏并发症很少或不存在。没有可用数据表明短期降压治疗对低危高血压患者的母亲或胎儿有益，但可降低高血压恶化率。然而，只有三项试验有足够的样本量来评估合并 PE 和胎盘早剥的风险。

最近，在一项大型多中心研究"妊娠高血压控制研究"中，对妊娠期慢性高血压女性严格控制血压与较少血压控制的益处进行了研究[126]。该试验包括 732 名患有慢性高血压的女性；361 人被分配到严格控制，371 人被分配到不太严格的控制。研究人员发现，主要结局（流产或高水平新生儿护理）或严重的孕产妇并发症在各组之间没有差异。然而，不严格控制血压的对照组中的女性进展为重度高血压的概率更高。相比之下，严格控制组的 SGA 婴儿发生率明显更高（19.7% vs. 13.9%）。

尚无安慰剂对照试验研究降压治疗对妊娠期重度高血压女性的益处，而且也不可能进行。重度高血压女性需要进行抗高血压治疗，以降低脑卒中、CHF 和肾衰竭的急性风险。此外，控制重度高血压可以延长妊娠期，从而改善围产期结局。然而，没有证据表明严重高血压的控制可以降低合并 PE 或胎盘早剥的发生率。

没有试验研究着眼于慢性高血压合并其他危险

因素（如预先存在的肾脏疾病、糖尿病或心脏病）的女性的治疗。来自回顾性和观察性研究的证据表明，对于患有肾病、糖尿病伴血管病变或左心室功能不全的女性，未控制的轻度至中度高血压可能会加剧妊娠期间的靶器官损伤。因此，一些作者建议对这些女性的轻度高血压进行积极治疗，因为相信这种管理可以减少短期和长期心血管并发症。

（五）妊娠期使用降压药的安全性

最常用的抗高血压药物的潜在不良反应尚不明确。大多数关于妊娠期降压药相关危害的证据仅限于病例报道。对这些报道的解释很困难，因为无法确定妊娠期间接触抗高血压药物的女性的确切人数。此外，公布的病例报道数量可能低估了经历不良反应的女性实际数量。由于不存在与妊娠期间先前接触药物有关的信息，这一限制被放大了。此外，孕妇接受抗高血压药物治疗的情况本身可能是不利胎儿和新生儿结局的部分原因。

一般来说，关于致畸性的可用信息（除了在实验室动物中）是有限的和有选择性的。所有可用数据均从登记处获得，如州立医疗补助登记数据。由于缺乏针对慢性高血压女性的多中心随机试验，尚未对这些药物在受孕时和整个妊娠期间使用时的安全性进行安慰剂对照评估。目前，只有很少的数据可用于帮助临床医生评估大多数妊娠期降压药的益处或风险。然而，文献中有限的数据表明，在孕中期或晚期使用血管紧张素转换酶抑制药时，可能会对胎儿产生潜在的不利影响，如羊水过多和胎儿-新生儿肾衰竭。使用血管紧张素Ⅱ受体阻滞药预计会产生类似的效果。因此，一旦妊娠就应避免使用这些药物。

在孕早期和中期使用阿替洛尔与胎儿生长显著降低、限制胎盘生长和体重降低有关。另一方面，其他β受体阻滞药（如美托洛尔、吲哚洛尔和氧烯洛尔）对胎儿或胎盘生长没有类似报道，但关于在孕早期使用这些药物的数据非常有限。

研究甲基多巴或拉贝洛尔对轻度慢性高血压女性的影响的前瞻性试验表明，使用这些药物没有对母体或胎儿产生不利影响。在一项大型且独特的试验中，甲基多巴或拉贝洛尔在慢性高血压患者的妊娠6~13周开始使用，没有报道新生儿有严重的先天性异常。

妊娠期间使用噻嗪类利尿药的临床经验丰富。现有数据表明，在孕早期和整个妊娠期间使用利尿药治疗与主要胎儿异常或不良胎儿-新生儿事件的风险增加无关。关于在患有轻度慢性高血压的女性中使用钙通道阻滞药的信息很少；然而，现有证据表明，在孕早期使用钙通道阻滞药，尤其是硝苯地平，与主要出生缺陷率的增加无关。一项前瞻性随机试验评估了硝苯地平对胎儿-新生儿结局的影响，该试验纳入了283名患有轻度至中度妊娠高血压的女性，其中47%的参与者患有慢性高血压。这些女性中有66名在妊娠12~20周入组。在这项研究中，缓释硝苯地平的使用与不良胎儿-新生儿结局无关。

除了关于甲基多巴和硝苯地平的有限信息之外，缺乏对妊娠期间暴露于抗高血压药物的母亲的孩子的长期影响。一项对婴儿的7.5年的随访研究表明，与未接受甲基多巴治疗的婴儿相比，宫内暴露于甲基多巴治疗的婴儿其发育没有长期不良影响。一项类似的研究在1.5年的随访后，关注了缓释硝苯地平的影响，表明对发育没有不利影响。

（六）妊娠期慢性高血压的推荐管理

妊娠合并慢性高血压的主要目标是降低孕产妇风险，并实现最佳围产期存活率。这一目标可以通过制订合理的管理流程来实现，包括妊娠前评估和咨询、早期产前保健、频繁产前检查以监测母体和胎儿的健康状况、密切产时监测及时分娩、适当的产后管理。

评价与分类

理想情况下，慢性高血压女性应在妊娠前接受咨询，届时可以进行广泛的评估和完整的检查。评估病因和高血压的严重程度，以及是否合并其他内科疾病，并排除长期高血压导致的靶器官损害的存在。病史采集应特别描述高血压的持续时间、抗高血压药物的使用、药物的类型、对这些药物的反应。此外，应注意是否存在心脏或肾脏疾病、糖尿病、甲状腺疾病、脑血管意外或CHF病史。详细的产科病史应包括既往妊娠的母体和新生儿结局，并应强调任何发生胎盘早剥、合并PE、早产、FGR、宫内胎儿死亡和新生儿发病率和死亡率的病史。

实验室检查以评估可能受慢性高血压影响的不同器官系统的功能，并作为未来评估的基线。对于所有患者，应行尿液分析、尿培养和药敏试验、24h 尿蛋白定量、电解质、CBC 评估和糖尿病筛查。

患有长期高血压数年的女性，尤其是那些有依从性差或血压控制差的病史的女性，应评估靶器官损害，包括左心室肥厚、视网膜病变和肾损伤。如果心电图、眼科评估和肌酐清除率异常，这些女性应接受心电图检查和超声心动图检查。

应选择性地进行某些检查以确定高血压的继发性原因，如嗜铬细胞瘤、原发性醛固酮增多症或肾动脉狭窄。这些情况需要行生化测试，并且可以通过 CT 或 MRI 进行诊断。有阵发性重度高血压、高血糖和出汗的女性应怀疑嗜铬细胞瘤。妊娠期原发性醛固酮增多症极为罕见，合并严重高血压和显著低钾血症的女性应考虑此诊断。根据该评估，患者被归类为低风险或高风险慢性高血压，并进行相应管理（图 38-18）。

(1) 低风险高血压：没有合并 PE 的低危慢性高血压女性的妊娠结局通常与一般产科人群相似。此外，在孕早期停止抗高血压治疗不会影响这些女性的 PE、胎盘早剥或早产的发生率。许多临床医生选择在第 1 次产前检查时停止抗高血压治疗，因为这些女性中的大多数在没有这种治疗的情况下也会获得良好的妊娠结果。尽管其中许多女性不需要后续的药物治疗，但谨慎的管理仍然必不可少（图 38-16）。在初次和后续就诊时，对女性进行营养需求、体重增加和钠摄入量（最多 2.4g/d）进行教育。患者还应被告知，妊娠期间饮酒和吸烟会加重母体高血压，并与对胎儿的不利影响有关，如 FGR 和胎盘早剥。在随后的每次产检中，都应密切观察患者有无 PE 和 FGR 的早期迹象[119]。

胎儿评估应包括在妊娠 16～20 周时进行超声检查，在 30～32 周时重复 1 次，此后每月 1 次直至足月。如果患者在足月前出现严重高血压，则开始使用硝苯地平或拉贝洛尔进行抗高血压治疗。严重高血压、PE 或胎儿生长异常的发展需要立即使用 NST 或 BPP 进行胎儿检测。患有严重高血压的女性需要住院治疗，而那些通过超声检查记录到 FGR 的女性需要密切监测，并且通常需要分娩。如果在 37 周或

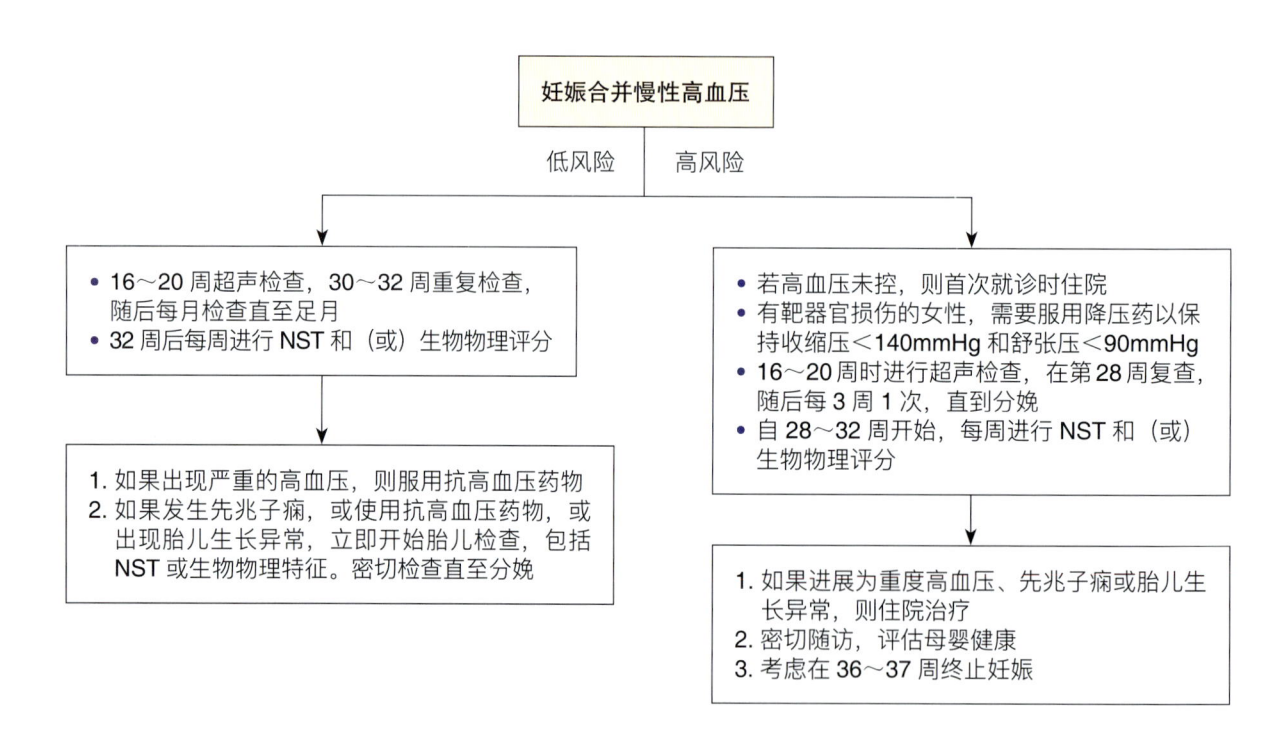

▲ 图 38-18 慢性高血压的产前管理

低风险包括通过药物控制良好的高血压和没有服用抗高血压药物的孕妇；高风险包括未控制的高血压、左心室功能障碍和（或）合并疾病者（肾病、糖尿病、系统性红斑狼疮）［引自 Sibai BM. Chronic hypertension in pregnancy. *Obstet Gynecol*. 2002;100(2):369–377.］

之后诊断出重合并 PE，应考虑分娩。在没有这些并发症的情况下，妊娠可以持续到妊娠 40 周。

(2) 高血压危象：患有高危慢性高血压的女性发生不良孕产妇和围产期并发症的风险增加。这些并发症的可能性和影响将取决于高血压的病因、靶器官损伤的程度。有严重肾功能不全（血清肌酐＞1.4mg/dl）、糖尿病合并血管受累（R/F 级）、严重结缔组织病、心肌病或主动脉缩窄的女性，应在妊娠前接受有关妊娠不良反应的全面咨询。应告知这些女性，妊娠可能会加重她们的病情，并有可能发生 CHF、需要透析的急性肾衰竭，甚至死亡。此外，围产期妊娠丢失和新生儿并发症显著增加。所有这些女性都应由母胎医学专科医生管理或咨询，并根据需要与其他医学专家联合。此外，这些女性必须在具有适当母婴保健资源的三级保健中心接受观察和分娩。

建议在第 1 次产前检查时让患有高危未控高血压的女性住院治疗。这有助于评估心血管和肾脏状态，并在需要时有助于调节抗高血压药物和其他处方药物（如胰岛素、心脏药物、甲状腺药物）。接受 ACEI 或血管紧张素 Ⅱ 受体拮抗药的女性应在密切观察下停用这些药物[119]。随后，所有收缩压≥160mmHg 或舒张压≥110mmHg 的女性均使用表 38-20 中列出的一种或多种药物进行抗高血压治疗。在没有靶器官损害的女性中，降压治疗的目标是将收缩压保持在 140~150mmHg，将舒张压保持在 90~100mmHg。此外，有轻度高血压合并靶器官损害的女性需要降压治疗，因为在这些女性中降低血压对母体有短期益处。在这些女性中，建议保持收缩压低于 140mmHg 和舒张压低于 90mmHg。在一些女性中，最初的血压可能难以控制，这需要使用肼屈嗪或拉贝洛尔静脉治疗或口服短效硝苯地平，剂量见表 38-20。对于维持治疗，可选择口服甲基多巴、拉贝洛尔、缓释硝苯地平或利尿药。甲基多巴仍然是最常推荐用于治疗妊娠高血压的药物。然而，它很少用于非妊娠高血压女性。推荐用于控制妊娠高血压的首选药物是拉贝洛尔，从每天 2 次 100mg 开始，增加到最大 2400mg/d。如果使用最大剂量的拉贝洛尔不能控制母体血压，则可以添加第二种药物，如噻嗪类利尿药或硝苯地平。对于患有糖尿病和血管疾病的女性，推荐口服硝苯地平。口服硝苯地平或噻嗪类利尿药是患有高血压的年轻黑种人女性的首选药物，因为这些女性通常表现出低肾素型高血压或盐敏感性高血压。如果使用这些药物充分控制了母亲的血压，则患者可以在分娩后继续使用相同的药物。

表 38-20 用于治疗妊娠高血压的药物

药　物	开始剂量	最大剂量	注意事项
严重高血压紧急降压			
肼屈嗪	5~10mg IV q20min	20mg[a]	避免在以下情况下使用：心动过速和持续性头痛
拉贝洛尔	20~40mg IV q10~15min	220mg[a]	避免在患有哮喘或充血性心力衰竭时使用
硝苯地平	10~20mg 口服 q30min	50mg[a]	在以下情况下避免使用：心动过速和心悸
高血压的长期治疗			
甲基多巴	250mg bid	4g/d	
拉贝洛尔	100mg bid	2400mg/d	
硝苯地平	10mg bid	120mg/d	
噻嗪类利尿药	12.5mg bid	50mg/d	

a. 如果未达到理想的血压水平，请换用另一种药物
bid. 一天 2 次；IV. 静脉注射

利尿药通常用于受妊娠前患有原发性高血压的女性，尽管在整个妊娠期间使用利尿药存在争议。值得关注的是，从孕早期开始使用利尿药的女性的血浆容量没有增加到正常妊娠预期的程度。然而，血浆容量的减少并未显示出对胎儿结局的不利影响。因此，在妊娠期间开始将利尿药作为单一药物或与其他药物联合使用是合适的，特别是在钠盐潴留过多的女性中。然而，如果发生合并 PE 或有疑似 FGR 的证据，应立即停用利尿药，因为有这些并发症的女性可能会继发于血浆量减少而导致子宫胎盘血流量减少。

早期和频繁的产前检查是高危慢性高血压女性的成功妊娠结局的关键。这些女性在整个妊娠期间

都需要密切观察，并且可能需要至少每 3 个月 1 次对 24h 尿蛋白排泄量和 CBC 进行连续评估，并进行代谢特征分析。可以根据临床进展进行进一步的实验室检查。在每次就诊期间，应告知该女性吸烟和酗酒的不良影响，并应向她提供有关饮食和盐摄入量的营养建议。

胎儿评估应包括在妊娠第 16～20 周时进行超声检查，在妊娠第 28 周重复 1 次，随后每 3 周重复 1 次，直到分娩。NST 或 BPP 测试通常在妊娠第 28～32 周开始，然后每周重复 1 次。无法控制的严重高血压或 PE 的发展需要住院治疗，从而更频繁地评估母儿的健康状况。FGR 的发展也需要密切监测，并且在妊娠第 34 周或之后出现这些并发症应被视为终止妊娠的指征。在所有其他女性中，应在妊娠第 36～37 周时记录胎儿肺成熟后考虑分娩。

（七）产后管理

患有高危慢性高血压的女性有产后并发症的风险，如肺水肿、高血压脑病和肾衰竭。这些风险在患有靶器官受累、合并 PE 或胎盘早剥的女性中增加。在这些患者中，必须在分娩后至少 24h 内密切控制血压。可根据需要静脉使用拉贝洛尔或肼屈嗪，对于循环充血和肺水肿的女性，可适当使用利尿药。对于在产后第 1 周出现恶化和持续严重高血压的人，通常需要这种疗法。

分娩后可能需要口服治疗来控制血压。在一些女性中，通常需要改用一种新的药物，如 ACEI，尤其是那些患有妊娠前糖尿病和心肌病的女性。一些患者可能希望母乳喂养，而所有抗高血压药物都存在于母乳中，尽管这些药物的母乳血浆药物浓度比各不相同。此外，母亲降压药对母乳喂养婴儿的远期影响尚未专门研究。母乳中甲基多巴的浓度似乎很低，被认为是安全的。β 受体阻滞药（阿替洛尔和美托洛尔）在母乳中被浓缩，而拉贝洛尔和普萘洛尔浓度较低。母乳中利尿药的浓度低；然而，它们可能会导致产奶量减少。

关于钙通道阻滞药转移到母乳中的信息很少，但没有明显的不良反应。应避免使用 ACE 抑制药和血管紧张素 Ⅱ 受体拮抗药，因为它们对新生儿肾功能有影响，即使它们在母乳中的浓度似乎很低（见第 25 章）。

最后，在哺乳期女性中，使用甲基多巴作为一线口服疗法是一个合理的选择。如果禁用甲基多巴，可以使用拉贝洛尔。

五、慢性高血压的高血压危象

在极少数情况下，孕妇可能会出现危及生命的临床状况，需要立即控制血压，如高血压脑病、急性左心室衰竭、急性主动脉夹层或循环儿茶酚胺增加（嗜铬细胞瘤、可乐定戒断、可卡因摄入）。这些并发症风险最高的患者包括使用多种药物控制高血压的患者，以及患有潜在心脏或慢性肾小球肾病、孕中期合并 PE 及合并 DIC 的胎盘早剥的女性。虽然舒张压≥115mmHg 通常被认为是高血压急症，但血压的变化程度可能比其绝对水平更重要。血压升高与新的或进行性终末器官损伤的证据决定了临床情况的严重性。

高血压脑病

由于不明原因，未经治疗的原发性高血压在多达 1%～2% 的病例中会发展为高血压危象。高血压脑病通常见于收缩压＞220mmHg 或舒张压＞130mmHg 的患者。高血压急性发作的患者可能会在慢性高血压患者通常可以耐受的血压水平下发展为脑病。正常情况下，每 100 克组织的脑血流量约为 50ml/min。当血压下降时，脑小动脉通常会扩张；而当血压升高时，它们会收缩以维持恒定的脑血流量。这种机制通常在舒张压 60～120mmHg 保持有效。高血压脑病目前被认为是大脑小动脉自动调节的紊乱，当血压超过自动调节的上限时就会发生。严重高血压（130～150mmHg 脑灌注压）时，脑血管尽可能收缩，然后发生反射性脑血管舒张。这导致过度灌注、小血管损伤、脑水肿和颅内压升高（突破理论）。也有人认为，高血压脑病是由导致脑缺血的小动脉过度的血管收缩反应引起的（过度调节理论）。涉及脑小动脉的自动调节功能受损的患者可能会出现坏死性小动脉炎、微梗死、点状出血、多发小血栓或脑水肿。通常，高血压脑病在 24～72h 呈亚急性发作。

在高血压危象期间，可能存在终末器官损害的其他证据，包括继发于器官灌注受损和血流自动调节功能丧失的心脏、肾脏或视网膜功能障碍。可能会出现火焰状视网膜出血、视网膜梗死或视盘水肿的视网膜缺血，并可能导致视力下降。冠状动脉血流调节受损和心室壁应力显著增加可能导致心绞痛、心肌梗死、CHF、恶性室性心律失常、肺水肿或主动脉夹层。肾小球入球小动脉坏死导致皮质和髓质出血、纤维蛋白样坏死和增殖性动脉内膜炎，进一步导致血清肌酐升高（>3mg/dl）、蛋白尿、少尿、血尿、透明或红细胞管型、进行性氮质血症。严重的高血压可能导致胎盘早剥和DIC。此外，高水平的血管紧张素Ⅱ、去甲肾上腺素和加压素伴随着持续的血管损伤。这些循环激素增加相对出球小动脉张力，导致钠利尿和血容量不足。由于肾素和血管紧张素Ⅱ水平升高，醛固酮水平也升高。这些内分泌变化的影响可能对高血压危象很重要。

高血压脑病的治疗

治疗的最终目标是预防高血压急症的发生。有高血压危象风险的患者应在分娩期间和分娩后至少48h内接受密切检测。虽然妊娠可能会使诊断复杂化，但一旦发现危及生命的情况，不应以任何方式减慢或改变治疗方式。确认高血压脑病诊断的唯一可靠临床标准是患者对降压治疗的迅速反应。头痛和感觉通常会明显消失，有时会在治疗后1~2h消失。尿毒症患者的整体恢复可能会稍微慢一些，并且在给予治疗前症状已经存在很长时间。持续的脑血管缺陷应提示其他诊断。

高血压脑病或其他高血压危象患者应住院卧床休息。应建立静脉通路。尽管高血压危象患者倾向于限制钠摄入，但可能存在钠利尿导致的容量收缩。从仰卧位站立时，舒张压显著下降和心率上升是容量收缩的证据。应考虑在最初24~48h输注生理盐水以达到扩容。盐水输注可以帮助降低肾素-血管紧张素-醛固酮轴的活性，并可以更好地控制血压。必须同时补充钾流失并持续监测血压、容量状态、尿量、心电图读数和精神状态。动脉内导管可提供最准确的血压信息。实验室研究包括CBC的分类、网织红细胞计数、血小板和血生化检查。应该对蛋白质、葡萄糖、血液、细胞、管型和细菌进行尿液分析。应定期评估中枢神经系统、视网膜、肾脏和心血管系统的终末器官损伤。产前患者应进行持续的胎儿监测。

（1）降低高血压脑病的血压：某些风险与过快或过度降低血压有关。治疗的目标是将平均血压降低不超过25%。建议在前60min内小幅降低血压，使舒张压水平降至100~110mmHg。虽然脑血流量在很广泛的血压范围内保持恒定，但自动调节有下限和上限。对于继发于脑血管系统内层肥厚的大脑自动调节曲线右移的慢性高血压女性，过快地降低血压可能导致脑缺血、脑卒中或昏迷。冠状动脉血流、肾灌注和子宫胎盘血流也可能恶化，导致急性肾衰竭、心肌梗死、胎儿窘迫或死亡。越来越难以控制的高血压是终止妊娠的指征。如果预估患者的结局不佳，则应考虑围死期剖宫产。

高血压危象的首选药物是硝普钠。也可以使用其他药剂，如硝酸甘油、硝苯地平、甲氧苄啶、拉贝洛尔和肼屈嗪。

（2）硝普钠：硝普钠通过干扰钙的流入和细胞内激活钙离子而导致动脉和静脉松弛。它以每分钟0.25~3μg/kg的静脉输液形式给药。立即起效，停药后效果可持续至5min。由于硝普钠的半衰期很短，硝普钠引起的低血压应在停止输注后几分钟内消退。如果低血压没有消退，应怀疑其他原因导致的低血压。

硝普钠对子宫血流的影响是有争议的。硝普钠代谢为硫氰酸盐，随尿液排出体外。如果由于大剂量［>10μg/（kg·min）］或长时间给药（>48h）导致产生增加，或者如果肾功能不全或肝脏代谢减少，氰化物会积聚。中毒症状包括厌食、定向障碍、头痛、疲劳、烦躁、耳鸣、谵妄、幻觉、恶心、呕吐和代谢性酸中毒。当以低于每分钟2μg/kg的速度输注时，不太可能出现氰化物中毒。在最大剂量率为每分钟10μg/kg时，输注时间不应超过10min。动物实验和少数妊娠期使用硝普钠的病例报道表明，如果以常规剂量使用硫氰酸盐，很少会发生对母体和胎儿的毒性。对硝普钠的快速耐受通常发生在毒性发生之前。当怀疑有氰化物中毒时，应使用3%亚硝酸钠以不超过5ml/min的速率开始治疗，总剂量为15ml。然后，应开始在10min内将12.5g硫代硫酸钠溶于50ml 5%葡萄糖水静脉输注。

（3）硝酸甘油：硝酸甘油是可扩张动脉，但主要是静脉扩张药。它以5μg/min的静脉输注给药，每3~5分钟逐渐增加至最大剂量100mg/min。它是与肺水肿相关的PE和与气管操作相关导致的高血压的首选药物。可能会出现头痛、心动过速和高铁血红蛋白血症等不良反应。它禁用于高血压脑病中，因为它会增加脑血流量和颅内压。

> **要　点**

- 妊娠高血压是妊娠期间最常见的医学并发症。
- PE 是全球孕产妇死亡和发病的主要原因。
- PE 的病理生理异常众多，但病因不明。
- 目前，还没有行之有效的预防 PE 的方法。但是，LDA 可能对某些女性起作用。
- HELLP 综合征可能在没有母体高血压和蛋白尿的情况下发生。
- 在特定群组中期待治疗可改善妊娠 32 周前特定人群中严重 PE 女性的围产期结局。
- 硫酸镁是预防或治疗子痫抽搐的首选药物。
- 罕见的子痫病例可在妊娠 20 周之前和产后 48h 之后发生。
- 降压药物不能改善轻度无并发症慢性高血压女性的妊娠结局。
- 拉贝洛尔是治疗妊娠期慢性高血压的首选药物，妊娠期不应使用 ACEI 类药物。

第39章 多胎妊娠
Multiple Gestations

Elizabeth Ramsey Unal　Roger B. Newman　著
刘斐然　译　　韦晓宁　白雪峰　校

英汉对照

英文	缩写	中文
17-hydroxyprogesterone caproate	17-OH-P	17-己酸羟孕酮
American College of Obstetricians and Gynecologists	ACOG	美国妇产科医师学会
arterio-arterial	AA	动脉-动脉
arterio-venous	AV	动脉-静脉
artificial reproductive technology	ART	辅助生殖技术
body mass index	BMI	体重指数
deepest vertical pocket	DVP	最大液区深度
dichorionic	DC	双绒毛膜
dichorionic diamniotic	DCDA	双绒毛膜双羊膜
disseminated intravascular coagulation	DIC	弥散性血管内凝血
dizygotic	DZ	双卵
estimated fetal weight	EFW	估计胎儿体重
fetal fibronectin	fFN	胎儿纤连蛋白
follicle-stimulating hormone	FSH	促卵泡激素
gestational diabetes	GDM	妊娠糖尿病
Institute of Medicine	IOM	医学研究所
intrauterine fetal death	IUFD	胎儿宫内死亡
intrauterine growth restriction	IUGR	宫内生长受限
in vitro fertilization	IVF	体外受精
low birthweight	LBW	低出生体重
magnetic resonance imaging	MRI	磁共振成像
middle cerebral artery	MCA	大脑中动脉
monoamniotic	MA	单羊膜
monochorionic	MC	单绒毛膜
monochorionic diamniotic	MCDA	单绒毛膜双羊膜
monochorionic monoamniotic	MCMA	单绒毛膜单羊膜
monozygotic	MZ	单卵
multifetal pregnancy reduction	MPR	多胎妊娠减胎术

multiples of the median	MoM	中位数倍数
National Institute of Child Health and Human Development	NICHD	国家儿童健康和人类发育研究所
neonatal intensive care unit	NICU	新生儿重症监护中心
North American Fetal Therapy Network	NAFTNet	北美胎儿治疗网络
peak systolic velocity	PSV	收缩期峰值流速
preterm birth	PTB	早产
preterm prelabor rupture of membranes	PPROM	未足月胎膜早破
radiofrequency ablation	RFA	射频消融
randomized controlled trial	RCT	随机对照试验
selective intrauterine growth restriction	sIUGR	选择性宫内生长受限
selective termination	ST	选择性终止
small for gestational age	SGA	小于胎龄儿
Society for Maternal-Fetal Medicine	SMFM	母胎医学会
spontaneous preterm birth	SPTB	自发性早产
transvaginal cervical length	TVCL	经阴道宫颈长度
twin anemia-polycythemia sequence	TAPS	双胎贫血－红细胞增多症序列
twin reversed arterial perfusion	TRAP	双胎反向动脉灌注
twin-twin transfusion syndrome	TTTS	双胎输血综合征
vanishing twin syndrome	VTS	双胎消失综合征
veno-venous	VV	静脉－静脉
very low birthweight	VLBW	极低出生体重儿
World Health Organization	WHO	世界卫生组织

摘 要

过去 30～40 年多胎妊娠的增加已得到充分证明，多胎妊娠是产科医生最常见的高风险问题之一。所有多胎妊娠都应按绒毛膜性和羊膜性进行分类，因为这些是产科风险和管理的主要决定因素。所有多胎都存在早产、妊娠糖尿病、妊娠高血压疾病、胎儿生长受限和剖宫产高风险。单绒毛膜性使得双胎输血综合征（TTTS）的风险增加了 10%～15%，以及其他不太常见的并发症，如双胎贫血红细胞增多症序列（TAPS）、单羊膜囊双胎和连体双胞胎。过去 25 年里，医学技术进步让作者对多胎妊娠特有的并发症有了新的认识，并且为作者提供了检测和处理这些问题的工具。产科超声检查和彩色多普勒的进展使作者能够更好地识别胎儿/胎盘异常，并了解其病理生理。激光光凝术现已显著改善合并 TTTS 单绒毛膜妊娠结局。早期确定绒毛膜性，注意孕产妇营养，进行一系列超声检查，加强产前监测，以及对分娩时间和方式的决策，有助于实现多胎妊娠的最佳临床结局。

关键词

绒毛膜性；连体双胎；单羊膜囊双胎；早产；三胞胎；双胎分娩；双胎；双胎输血综合征

第 39 章 多胎妊娠
Multiple Gestations

过去 30~40 年间多胞胎的增加已得到充分证明，这使得多胎妊娠成为产科医生遇到的最常见的高风险疾病。多胞胎的增加归因于辅助生殖技术，以及分娩时母亲年龄较大，这是自发性双卵（dizygotic，DZ）双胞胎的已知风险因素。在 1980—2009 年的 30 年间，双胞胎出生率上升了 76%，从每 1000 名婴儿 18.9 名增加到每 1000 名婴儿 33.2 名。2009—2012 年，双胞胎出生率总体稳定，但随后在 2014 年达到峰值，创下有史以来最高的出生率，为每 1000 名新生儿 33.9 人。最新的可用数据来自 2015 年，每 1000 名新生儿略有下降至 33.5 人。同样，三胞胎和多胎妊娠的比率在 20 世纪 80 年代和 90 年代增加了 400% 以上，在 1998 年达到每 100 000 名新生儿 193.5 人的历史最高水平。从那以后，发生率呈下降趋势。2015 年出生率为 103.6/100 000，是 1994 年以来的最低水平[1]。

一、合子性和绒毛膜性

双胞胎可以是单卵（monozygotic，MZ）或 DZ。羊膜性是指双胎妊娠的基因组成，绒毛膜性表示胎盘组成（图 39-1）。绒毛膜性由双胎妊娠机制决定，在 MZ 双胞胎中，由胚胎分裂的时间决定。每例多胎妊娠都应尽早确定绒毛膜性，因为绒毛膜性是确定产科风险和管理的主要因素。因为它们是由两个不同的卵细胞通过两个不同的精子受精而产生的，所以 DZ 双胞胎总是会形成双绒毛膜（dichorionic，DC）双羊膜胎盘。MZ 双胞胎妊娠是通过一个精子一个卵细胞受精和随后受精卵的自发分裂产生的。胎盘的类型由卵裂的时间决定（表 39-1）。

MZ 双胞胎出现不良后果的风险更高。MZ 双胞胎不仅比 DZ 双胞胎有更高的畸形率，而且也更易早产，出生体重较轻，围产期死亡率较高。然而，几项研究，包括一项使用 DNA 分析来确认羊膜性的研究，表明单绒毛膜性（而不是单羊膜性本身）是决定因素。

二、双卵与单卵的分布和成因

在自然受孕中，DZ 双胞胎出现在 1%~1.5% 的妊娠中，MZ 双胞胎出现在 0.4% 的妊娠中。自发的 DZ 双胞胎妊娠的概率受母亲年龄、家族史和种族的影响。DZ 双胞胎的风险随着母亲年龄的增长而增加，并在 37 岁时达到峰值。母系家族史，尤其是一级亲

单绒毛膜单羊膜　　单绒毛膜双羊膜

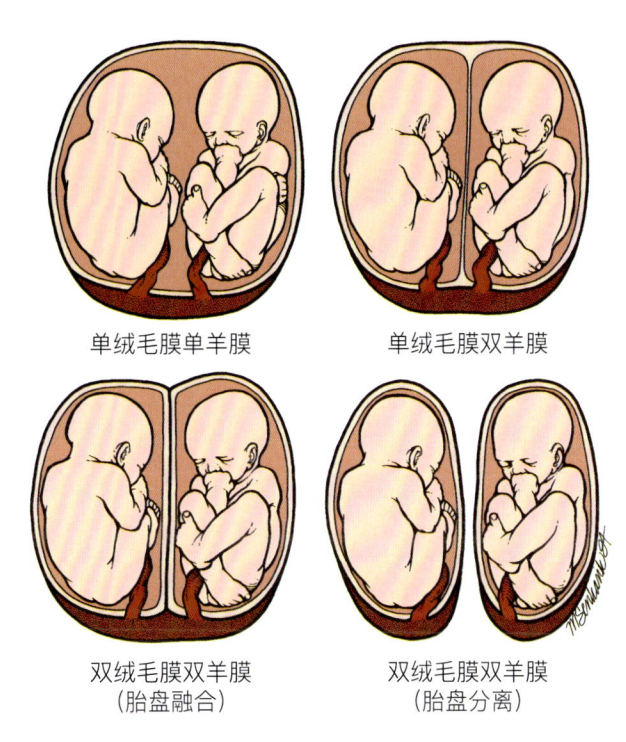

双绒毛膜双羊膜　　双绒毛膜双羊膜
（胎盘融合）　　　（胎盘分离）

▲ 图 39-1　双胎妊娠中的胎盘

表 39-1　同卵双胎胎盘形成的决定因素

受精卵的分裂时间	形成的胎膜胎盘类型	在同卵双胎中所占比例
<72h	双绒毛膜双羊膜	25~30
4~7d	单绒毛膜双羊膜	70~75
8~12d	单绒毛膜单羊膜	1~2
≥13d	连体婴儿	连体婴儿

属，也增加了自发 DZ 双胞胎的机会。父系家族史对这种风险的贡献很小或没有。最后，西非裔女性的 DZ 双胎高于白种人女性，而白种人女性的比例又高于亚裔女性。例如，在日本，每 250 个新生儿中就有 1 个是双胞胎，而在尼日利亚，每 11 个婴儿中就有 1 个是双胎妊娠。

DZ 的原因比 MZ 的原因更容易理解。DZ 是由多次排卵引起的，这与母体较高的促卵泡激素水平有关。FSH 水平和 DZ 发生率随季节、地理、孕妇年龄和身体习惯而变化。据报道，在夏季和日光较多的地方，以及较高、较重和年长的母亲中，DZ 双胎的增加。据报道，在停止服用避孕药后，DZ 双胎发生率更高，这可能是由于激素抑制后 FSH 水平反弹。

MZ 的机制尚不清楚。除了产生 MZ 四胞胎或八胞胎的犰狳之外，不存在天然存在的 MZ 孪生动物模型。MZ 孪生的理论包括"旧"卵细胞受精，其具有更脆弱的透明带或细胞质不足，并且内细胞团受损，导致受精卵细胞有两个独立的再生点和分裂点。除辅助生殖外，MZ 孪生率在所有人群和人口统计变量中都是恒定的。体外受精和促排卵已被证明可以产生更高的 MZ 双胞胎率。与一般人群中 0.4% 的自发率相比，对 MZ 孪生的研究报道称，通过辅助生殖技术 MZ 的发生率高出 10 倍以上。

三、多胎妊娠的诊断

产前超声对于多胎妊娠的早期诊断非常重要。使用经阴道超声，最早可在末次月经第一天起 5 周内识别出具有单独卵黄囊的单独妊娠囊，通常可在 6 周内看到有心脏活动的胚胎。超声医师必须仔细检查整个子宫腔，以避免对多胎妊娠诊断不足或过度诊断。尤其是单绒毛膜（monochorionic，MC）双胞胎，如果超声检查不细致，可能会在孕早期被误诊为单胎。

（一）绒毛膜性的测定

2010 年的一篇社论认为"没有双胞胎的诊断"（There is no diagnosis of twins），称所有双胞胎妊娠在诊断时必须进一步分类为 MC 或 DC[2]。绒毛膜性知识对于就产科和新生儿风险向患者提供咨询至关重要。绒毛膜性在产前管理中也至关重要，因为 MC 双胎妊娠需要更密切地对合并症进行检测，如双胎输血综合征。

在孕早期评估绒毛膜性是最简单和最可靠的。在 6~10 周，计算妊娠囊的数量和评估分隔膜的厚度是确定绒毛膜性的最可靠方法（表 39-2）。两个单独的孕囊，每个包含一个胎儿和厚的分隔膜代表双绒毛膜双羊膜（dichorionic diamniotic，DCDA）妊娠，而一个具有薄分隔膜和两个胎儿的妊娠囊表明单绒毛膜双羊膜妊娠（图 39-2）。对于 MC 妊娠，在孕早期可能很难看到分裂的羊膜。然而，除了极少数例外，羊膜囊的数量将与卵黄囊的数量相同，这在孕早期相对容易计算。

9 周后，分隔膜逐渐变薄，但在 DC 妊娠中仍较厚且易于识别。到妊娠 11~14 周时，超声检查交织膜底部是否存在 λ 峰或双峰标志，可以可靠地区分

表 39-2 在孕早期确定绒毛膜性和羊膜性

特 性	妊娠囊（个）	羊膜腔（个）	卵黄囊（个）
双绒毛膜双羊膜	2	2（厚的分开的膜）	2
单绒毛膜双羊膜	1	2（薄的分开的膜）	2
单绒毛膜单羊膜	1	1	1[a]

a. 虽然这涵盖了大多数情况，但有案例报道称双胞胎在孕早期有两个卵黄囊，后来证实是单羊膜性

MC 和 DC 妊娠。双峰征是组织的三角形投影，延伸到胎盘绒毛膜表面之外（图 39-3）。该组织在交织膜的层之间走行；它在绒毛膜表面较宽，并在距该表面向内一定距离处逐渐变细。这一发现是由绒毛膜绒毛延伸到双胞胎膜的潜在绒毛膜间空间产生的，在那里它遇到了双胞胎的胎盘。双峰征不会出现在 MC 胎盘中，因为单个连续的绒毛膜没有延伸到单绒毛膜双羊膜（monochorionic diamniotic，MCDA）双膜之间的潜在羊膜间空间。在 MC 妊娠中，羊膜与绒毛膜表面的相互作用是齐平的，称为 T 征（图 39-4）。

在孕中期之后，绒毛膜性和羊膜性的测定变得不太准确（图 39-5）。绒毛膜性和羊膜性的超声预测应通过确定胎盘数量和每个胎儿的性别，然后通过评估分隔囊的膜来系统地进行。在某些 MCDA 妊娠中，分隔膜可能难以通过超声显示，因为它们非常薄。在其他情况下，它们可能不会被看到，因为严重的羊水过少导致它们与该囊中的胎儿紧密相连。这会导致"贴附儿"的出现，即尽管母体位置发生变化，被卡住的胎儿仍然牢牢地靠在子宫壁上。在大多数情况下，可以看到一小部分分隔膜从胎儿边缘延伸到子宫壁（图 39-6）。这种情况必须与单羊膜（monoamniotic，MA）妊娠区分开来，MA 不存在分隔的羊膜。在后一种情况下，双胞胎可以自由运动并与脐带缠绕。

（二）确定羊膜性

如果双胞胎是 MC，则可以推断出单合子。如果这对双胞胎的性别不同，除了非常罕见的病例外，他们可以被认为是 DZ。基于这两个发现，大约 55% 的双胞胎的接合性可以通过婴儿和胎盘的临床检查

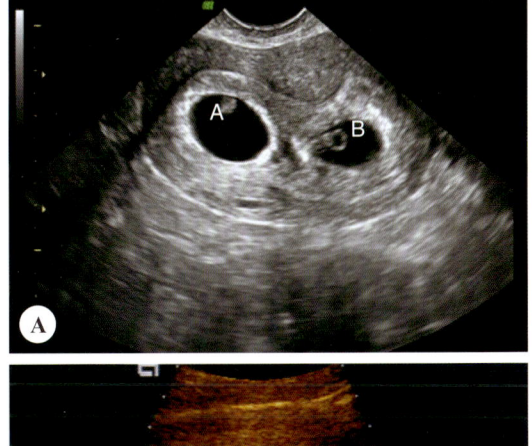

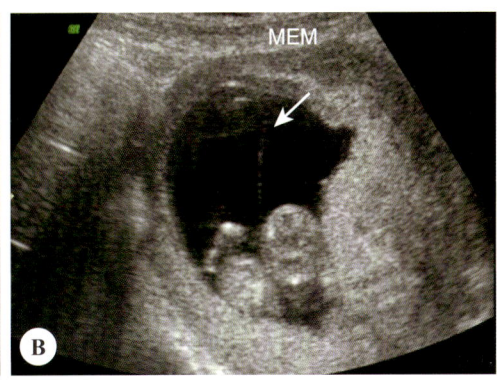

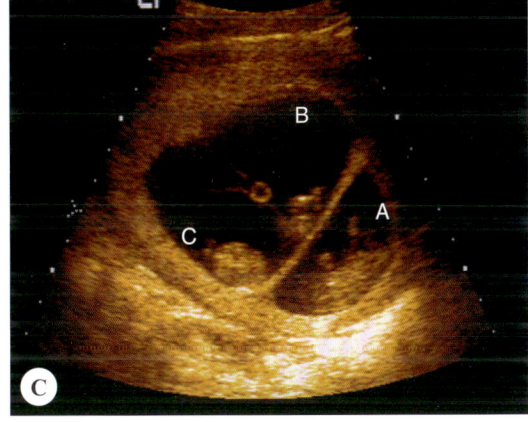

第 39 章 多胎妊娠
Multiple Gestations

▲ 图 39-2　A. 孕早期的早期双绒毛膜双胎妊娠，注意明显分开的孕囊，每个孕囊都被厚厚的回声环包围；B. 孕早期的中期单绒毛膜双羊膜双胎妊娠，具有薄的毛发状分隔膜（MEM，箭）；C. 双绒毛膜三羊膜三胞胎妊娠的孕早期图像

请注意，单绒毛膜三胞胎 B 和 C 被一层薄膜隔开，而三胞胎 A（带有自己的胎盘）与 B 和 C 被厚膜隔开

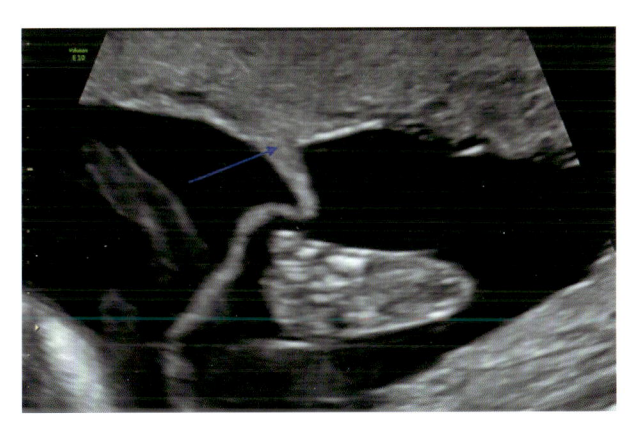

▲ 图 39-3　双绒毛膜双胎妊娠中的双峰标志（箭）
注意，与图 39-4 中的单绒毛膜分隔膜相比，分隔膜更厚

▲ 图 39-4　单绒毛膜双胎妊娠中的 T 征（箭）
注意，与图 39-3 中的双绒毛膜分隔膜相比，分隔膜要薄得多

来确定。相反，45% 的双胞胎（同种性别 DC 双胞胎）需要进一步的基因检测来确定接合性。

四、多胎妊娠的母胎风险

（一）母体对多胎妊娠的适应

多胎妊娠会加重母体对妊娠的生理适应程度。多胎妊娠的母体孕酮、雌三醇、皮质醇和人绒毛膜生长激素（胎盘催乳素）水平高于单胎妊娠。人胎盘催乳素升高会改变母体代谢，并被认为与多胎妊娠

中妊娠糖尿病风险增加有关。多种胎盘蛋白（如人绒毛膜促性腺激素）的产生增加可能会导致临床症状，例如妊娠剧吐的风险更大，并且使孕早期和中期孕妇血清非整倍体筛查试验的解释变得复杂。与单胎妊娠相比，心率和每搏量均增加，从而增加心输出量。除了这些心脏变化，双胎妊娠时血浆体积增多和体内总水分显著增加。部分由于体内总水分增加，胶体渗透压降低。胶体渗透压降低的临床影响是水肿和肺水肿风险增加。

799

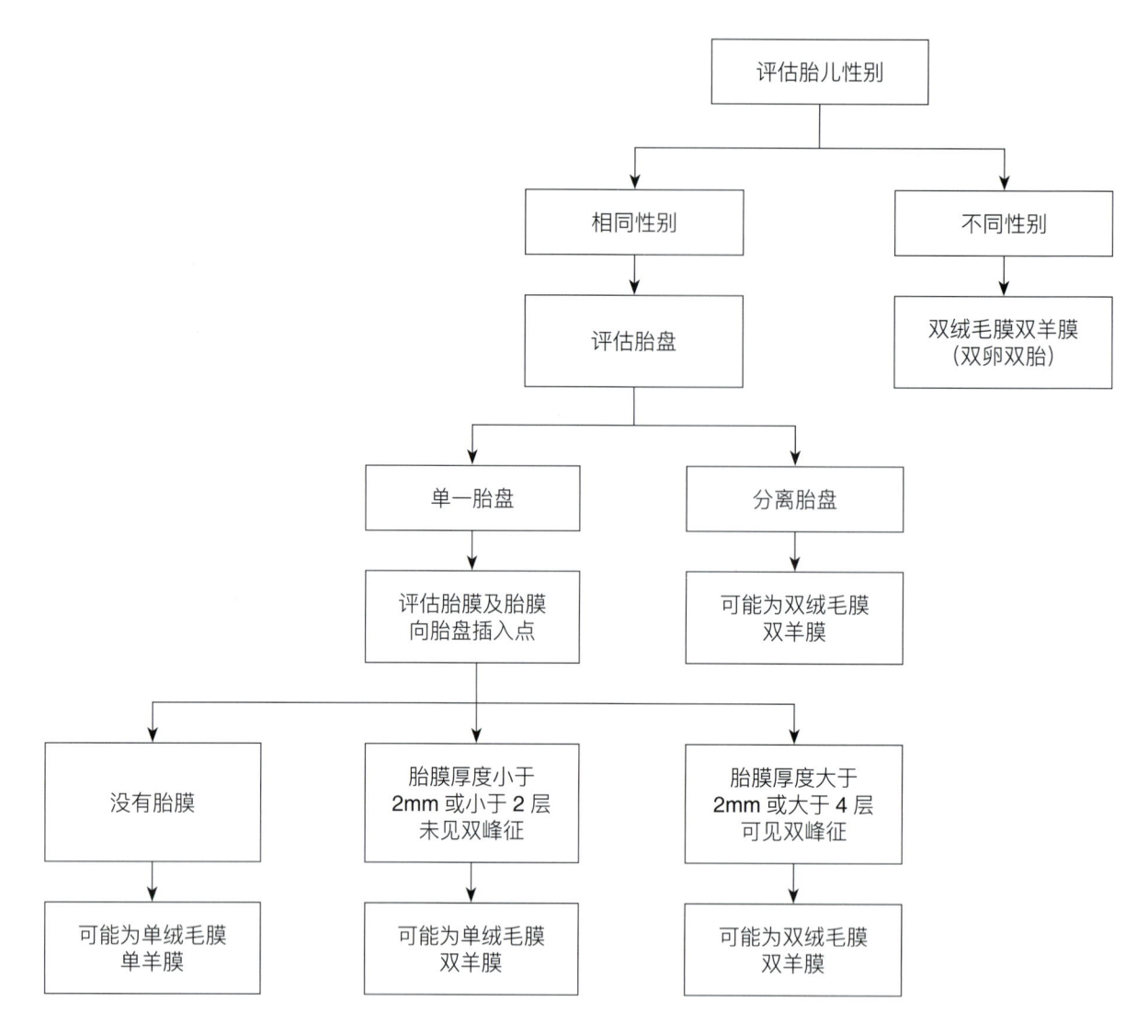

```
                    ┌──────────────┐
                    │  评估胎儿性别  │
                    └──────┬───────┘
                ┌──────────┴──────────┐
          ┌─────┴─────┐         ┌─────┴─────┐
          │  相同性别  │         │  不同性别  │
          └─────┬─────┘         └─────┬─────┘
                │                     │
          ┌─────┴─────┐         ┌─────┴──────┐
          │  评估胎盘  │         │ 双绒毛膜双羊膜 │
          └─────┬─────┘         │  （双卵双胎） │
                │               └────────────┘
       ┌────────┴────────┐
  ┌────┴────┐       ┌────┴────┐
  │ 单一胎盘 │       │ 分离胎盘 │
  └────┬────┘       └────┬────┘
       │                 │
  ┌────┴─────┐      ┌────┴─────┐
  │评估胎膜及胎膜│    │可能为双绒毛膜│
  │向胎盘插入点 │    │   双羊膜   │
  └────┬─────┘      └──────────┘
```

▲ 图 39-5 确定孕中期和晚期绒毛膜性和羊膜性的流程

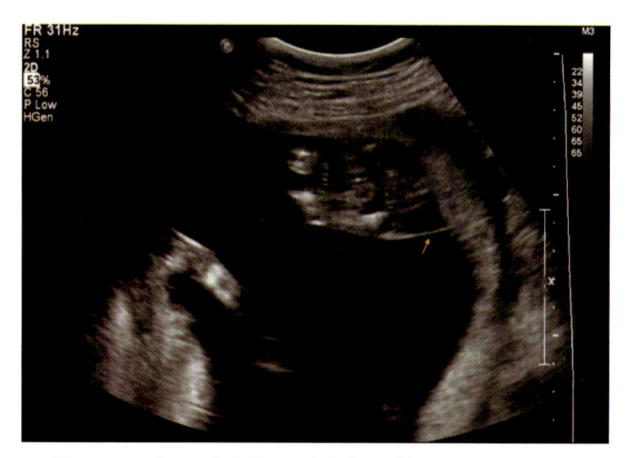

▲ 图 39-6 在双胞胎输血综合征的情况下，供体双胞胎"贴附"在子宫前壁上

注意，一小部分可见的膜（箭）从胎儿边缘延伸到子宫壁

如前所述，血清蛋白浓度在妊娠期间会降低。其中部分原因，是由体内总水分增加所致；另一部分原因在于，与单胎妊娠相比，多胎妊娠中肝脏血清蛋白合成能力下降更多。2014 年对 50 名双胞胎和 49 名单胎妊娠进行了研究，比较了妊娠 24~36 周时的 24h 尿蛋白。在收集尿液时，这些女性都没有高血压疾病的证据。双胞胎母亲的尿蛋白为（269.3 ± 124.1）mg/24h，而单胎母亲的蛋白质含量为（204.3 ± 92.5）mg（$P=0.004$）。排除那些后来患上高血压的女性，双胎妊娠孕妇的蛋白尿水平增加依旧存在 [24h 尿（278.9 ± 138.7）mg vs.（202.4 ± 92.1）mg，$P=0.007$]。在没有被诊断出患有高血压疾病的女性中，43% 的双胞胎母亲每天排出超过

300mg，而单胎母亲的这一比例为 7%[3]。肾脏蛋白质排泄增加也可能导致双胎妊娠孕妇的血清蛋白质降低，并且对多胞胎女性先兆子痫的诊断有影响。

（二）孕产妇并发症发病率和死亡率

除了巨大儿和过期妊娠外，几乎所有产科并发症在多胎妊娠中都更为常见。一般来说，风险随着胎数的增加成比例上升。表 39-3 提供了与单胎相比双胎妊娠中各种产科并发症的相对风险[4]。除了表中列出的情况外，多胎妊娠还与较高的妊娠糖尿病和罕见但危及生命的疾病（如急性脂肪肝和围产期心肌病）有关。怀有多胞胎的女性不仅有更高的发生某些不利产科疾病的风险，而且更有可能出现这些疾病的严重表现。Sibai 及其同事[5]不仅表明双胞胎的母亲更容易患先兆子痫（RR=2.62，95%CI 2.03～3.38），而且患有先兆子痫的双胞胎母亲在 37 周和 35 周之前分娩率更高，胎盘早剥和小于胎龄儿的发生率更高。先兆子痫的非典型表现在多胎妊娠中也更常见，尤其是三胞胎和多胎妊娠。一项对 21 例三胞胎和 8 例四胞胎妊娠的回顾性研究发现，只有一半因先兆子痫而分娩的女性在分娩前出现血压升高。此外，16 名女性中只有 3 名在分娩前出现蛋白尿。该系列先兆子痫的主要表现是实验室异常（主要是肝酶升高）和母体症状[6]。三胞胎和多胞胎女性非典型先兆子痫发病率较高的一种理论是，多胞胎中发现的血流动力学变化加剧可能掩盖了先兆子痫的"典型"母体表现。

孕产妇风险的增加会扩展到危及生命的并发症发病率甚至死亡率。最近的一项法国队列巢式病例对照分析将 2500 名患有严重急性孕产妇发病率的女性与 3650 名没有严重急性孕产妇发病率的女性进行了比较。严重的孕产妇发病率包括一系列并发症，例如入住 ICU、输血 4U 以及以上红细胞、子痫、肺栓塞、脑卒中和心力衰竭，以及其他一些标准。在多变量分析中，与单胎妊娠相比，双胎妊娠对严重孕产妇发病率的 aOR 为 4.2（95%CI 3.1～5.8）[7]。即使在调整了混杂因素和获得医疗的机会后，在非白种人女性中，双胎妊娠仍合并许多不良结局[7a]。最后，多胎妊娠中的孕产妇死亡率增加，幸运的是，这是一个极罕见事件。一项基于世界卫生组织多国调查数据的研究比较了 4756 例双胞胎分娩和 308 111 例

表 39-3 多胎妊娠中的母体并发症

	单胎 (*n*=71 851) (%)	双胎 (*n*=1694) (%)	RR	95%CI
妊娠剧吐	1.7	5.1	3	2.1～4.1
先兆流产	18.6	26.5	1.4	1.3～1.6
贫血	16.2	27.5	1.7	1.5～1.9
胎盘早剥	0.5	0.9	2	1.2～3.3
妊娠高血压	17.8	23.8	1.3	1.2～1.5
先兆子痫	3.4	12.5	3.7	3.3～4.3
子痫	0.1	0.2	3.4	1.2～9.4
产前血栓栓塞性疾病	0.1	0.5	3.3	1.3～8.1
手取胎盘	2.5	6.7	2.7	2.2～3.2
刮宫术	0.6	2	3.1	2.0～4.8
产后严重出血>1000ml	0.9	3.1	3.4	2.9～4.1
继发性产后出血	0.6	1.7	2.6	1.8～4.6
产后血栓形成	0.2	0.6	2.6	1.1～5.9

CI. 置信区间；RR. 相对风险
引自 Campbell DM, Templeton A. Maternal complications of twin pregnancy. Int J Gynecol Obstet. 2004;84:71–73.

单胎分娩，报道称，双胞胎妊娠的孕产妇死亡比单胎妊娠高出 3.97 倍（95%CI 2.47～6.38）[8]。欧洲国家也报道了类似程度的风险升高。

（三）双胞胎绒毛膜性在母体并发症风险中的作用

一个重要的问题是双绒毛膜是否会改变母体并发症的风险。一项对 1990—2010 年在一个机构中所有双胎妊娠的回顾性研究提供了有用的数据。该队列包括 1747 名 DC 和 554 名 MC 双胎妊娠。与之前的研究一致，MC 双胎在小于 34 周和 28 周时分娩、胎死宫内和收入新生儿重症监护病房的风险较高。然而，当在多变量分析中分析先兆子痫、妊娠糖尿病和剖宫产的结果时，DC 与 MC 中这些结果的风险

没有统计学差异[9]。这些信息可能有助于为怀有 MC 双胞胎的女性提供咨询。尽管 MC 妊娠的胎儿风险较高，但绒毛膜性不会改变母体风险。

（四）围产期并发症发病率和死亡率

多胎妊娠婴儿的低出生体重、极低出生体重、分娩时胎龄较小、新生儿和婴儿死亡率和脑瘫发生率较高（表 39-4）[1]。1/10 的双胞胎和 1/3 的三胞胎在妊娠 32 周之前出生，而单胎妊娠的这一比例略高于 1/100。双胞胎的婴儿死亡率比单胎妊娠高出约 4 倍，三胞胎高 12 倍，四胞胎高 25 倍以上[10]。多胎妊娠脑瘫的发生率估计为 5‰～10‰，而单胎为 1‰～2‰[11]。这种风险增加的大部分原因是多胎妊娠中早期早产和 VLBW 的发生率较高。值得注意的是，虽然双胞胎的脑瘫总体发病率高于单胎，但 LBW 早产双胞胎的脑瘫发生率并不比相同体重孕周匹配的单胞胎更高。

然而，一些研究表明，足月出生的体重超过 2500g 的双胞胎的脑瘫发生率高于足月单胎。这种差异主要反映了单绒毛膜性的影响[11]。

（五）胎儿畸形

众所周知，多胎妊娠的胎儿发生畸形的风险增加，而这种增加的风险在很大程度上与 MZ 双胎有关。2009 年，英国的一项基于人群的研究[12]发现，双胎的先天异常率比单胎高出 1.7 倍（95%CI 1.5～2.0），并且 MC 双胎的 RR 值几乎是 DC 双胎的 2 倍（RR=1.8，95%CI 1.3～2.5）。中国台湾的研究将[13]844 双胞胎与 4573 单胎相比，发现双胞胎中主要先天畸形的 RR 翻了一番。当按羊膜性分类时，DZ 双胎的 RR 为 1.7，MZ 双胎的 RR 为 4.6，单胎异常发生率为 0.6%，DZ 双胎为 1%，MZ 双胎为 2.7%。畸形发生在 18% 的 MZ 双胞胎中，但在 DZ 双胎中没有发生。总体证据支持双胞胎先天性异常的风险比单胎增加大约 2 倍，其中大部分风险发生在 MZ 双胞胎中。

（六）心脏畸形

在这些研究中，所有器官系统都会出现畸形。然而，正如在一般人群中一样，最常受累的器官系统之一是心脏。虽然一些研究已经发现了 DC 双胞胎心脏畸形的风险增加，MC 双胞胎的风险最大。对 1996—2003 年 Kaiser Permanente 系统中所有 MC 双胎妊娠的回顾性研究发现，在所研究的 926 名婴儿中，先天性心脏异常的患病率为 7.5%（n=69）。这 69 例先天性心脏异常（包括产后超声心动图证实的病变并仅持续到 1 岁的心脏畸形）与一般人群相比，风险增加了 11.6 倍[14]。2015 年美国心脏协会关于胎儿心脏病的声明指出，MC 双胞胎有 2%～10% 的先天性心脏病风险，并建议对所有 MC 双胞胎进行胎儿超声心动图检查[15]。母胎医学会和北美胎儿治疗网络（North American Fetal Therapy Network，NAFTNet）也认可了对所有 MC 双胞胎在 18～22 周时进行胎儿超声心动图检查的建议[16, 17]。

表 39-4　多胎妊娠的胎儿并发症

	平均出生体重[a]（g）	分娩时平均孕周[a]（周）	小于 32 周分娩的比例（%）	低体重（%）（< 2500g）	极低体重（%）（< 1500g）
单胎	3309	38.6	1.2	6.3	1.1
双胎	2348	35.1	10.7	55.4	9.6
三胞胎	1652	31.7	37.1	95.7	36.4
四胞胎	1135	28.1	81.1	98.6	79.1
五胎或更多	880	27.3	95.8	100	100

a. 引自 National Center for Health Statistics. Vital statistics data available. Natality public use file and CD–ROM. Hyattsville, MD: National Center for Health Statistics. http://www.cdc.gov/nchs/data_access/VitalStatsOnline.htm.
引自 Martin JA, Hamilton BE, Osterman MJK, et al. *Births: Final Data for 2015. National Vital Statistics Report*; vol 66, no 1. Hyattsville, MD: National Center for Health Statistics. 2017.

五、多胎妊娠特有的问题和并发症

（一）双胎消失

所谓双胎消失是指在孕早期，多胎妊娠中失去一个胎儿。这是一种相当普遍的现象，通常无症状或伴有点滴出血或轻度出血。Dickey 及其同事[18]进行了一系列超声检查以评估多胎妊娠孕早期的自然病程。第 1 次超声检查在排卵后 3.5～4.5 周进行，每 2 周重复 1 次扫描，直到妊娠 12 周。36% 的双胞胎、53% 的三胞胎和 65% 的四胞胎发生一个或多个妊娠囊的自发性丢失。大多数这些丢失是在妊娠 9 周前发现的。其他研究人员表明，不出所料，初始超声越早，发现双胞胎现象消失的可能性就越大。此外，与 DC 双胞胎相比，MC 双胞胎妊娠的双胎消失或完全流产的风险更高。

（二）双胎消失综合征的妊娠结局

产科医生经常会面对经历双胎消失综合征的女性咨询的情况。关于这个问题的大多数可用数据来自通过辅助生殖技术受孕的妊娠。尽管并非所有研究都是一致的，但大部分数据显示，合并双胎消失综合征出生后婴儿，出生体重略有下降，分娩时的孕周略早。最近使用基于挪威人口登记的一篇论文也是最大的研究之一。研究人群完全由辅助生殖妊娠组成，包括 17 291 名未经历过双胎消失综合征（vanishing twin syndrome，VTS）的单胎妊娠和 638 名经历过 VTS 的单胎妊娠。与没有 VTS 的单胎妊娠相比，有 VTS 平均出生体重较轻（少 116g，95%CI −165～−67）。本文还将患有 VTS 的单胎妊娠与他们自己没有 VTS 的单胎妊娠兄弟姐妹（同样通过 ART 受孕）进行了比较，发现出生体重的差异仍然存在（出生体重的调整平均差异为 −112g，95%CI −209～−15）。在这项研究中，分娩孕周或早产风险没有统计学上的显著差异[19]。没有关于双胎消失综合征出生孕周信息，这也是许多其他关于该主题的研究的局限性。可以合理地假设胚胎丢失发生得越早，对幸存者的影响就越小。

对因孕早期合并双胎消失综合征的妊娠进行咨询和管理的合理方法是安慰孕妇及家属，告知其妊娠最有可能的结果是分娩健康的足月或接近足月的婴儿。由于有低出生体重和 SGA 风险增加的文献报道，孕晚期对其进行生长监测是合理的。

（三）孕早期多胎妊娠减胎术

与多胎妊娠相关的风险与所怀胎儿的数量成正比。提倡将孕早期减少多胎妊娠减胎术（multifetal pregnancy reduction，MPR）作为一种降低与多胎相关妊娠风险的方法。MPR 是一种门诊手术，通常在妊娠 10～13 周进行。可以在手术前对部分或所有胎儿进行绒毛膜绒毛取样，以确认正常的染色体构成。超声检查用于绘制每个胎儿的位置，并测量颈部透明层厚度。选择具有异常颈部透明层、解剖学异常或已知有染色体异常的胎儿进行减胎。如果 MC 双胞胎成分出现在多胎妊娠中，则 MC 通常是减胎目标。如果不能检测到异常，则选择技术上最容易接近的一个或多个胎儿进行减胎。

选择的方法是将氯化钾注射到一个或多个胎儿的胸部，最常见的是在超声引导下经腹进行。除非计划减掉整个 MC 双胎，否则由于胎盘内的血管交通，在 MC 妊娠中禁止使用该技术。

在决定 MPR 对多胎妊娠的适当性时，临床医生不仅必须考虑减少高阶多胎妊娠对妊娠结局的潜在改善，而且还必须考虑因手术而失去整个妊娠的风险。总体而言，文献提示，随着胎儿起始数量的增加，胎儿丢失率呈增加的趋势，随着操作员经验的增加，胎儿丢失率更低。

Stone 及其同事[20]证明，在 1000 次手术中，意外流产率为 4.7%，低于他们机构前 200 次手术中 9.5% 的流产率。这个 4.7% 的流产率不太可能进一步下降，因为它已大致接近双胞胎流产的基线风险。对于双胞胎、三胞胎、四胞胎和五胞胎或更多，他们按最初胎儿数计算的完全流产率分别为 2.1%、5.1%、5.5% 和 11%。关于完全流产率，单胎为 3.8%，双胞胎为 5.3%。

尽管将四胞胎及以上的多胎妊娠进行减胎，围产期发病率和死亡率明显改善，但将三胞胎减胎为双胞胎的产科和围产期优势引起了较大的争论。2006 年的一项 Meta 分析试图回答这个问题[21]。作者收集了 893 例从三胞胎开始的妊娠，其中 411 例接受了期待治疗，482 例接受了 MPR 减胎至双胞胎。MPR 组 24 周前流产率较高（8.1% vs .4.4%，P=0.036）。然而，这种风险被 MPR 组在 24～32 周较低的分娩率所抵消（10.4% vs. 26.7%，$P<0.0001$）。作者计算出需要7次减胎术以防止一次32周前的，而每26例减胎术会导致1例24周前的流产。总的来说，将三胞胎减少为双胞胎可能与妊娠结局的整体改善有关，但也有一些风险。自从这项Meta分析发表以来，又有其他几篇报道三胞胎减为双胞胎的相关论文发表。大部分研究结果表明，与未减产的三胞胎相比，减为双胞胎的三胞胎在出生体重和分娩时的胎龄有所改善，尽管并非所有研究都发现该操作可降低围产期死亡率[22-25]。显然，1/3的死亡率是从三胞胎减少到双胞胎所固有的。根据美国妇产科医师学会，为三胞胎的患者提供减胎术的选择在医学上是合理的[26]，但是这是否被患者视为有价值的选择，则取决于许多因素，如出于家庭、社会、经济、道德和宗教等多因素的考虑。

（四）双胎中一胎异常

当在双胞胎妊娠中检测到一胎异常时，另一胎通常是正常的，即使在MZ组中也是如此。医疗管理就包括了对两个胎儿的期待管理、终止整个妊娠或选择性终止（selective termination，ST）异常胎儿。

在向患者提供治疗选择时应考虑几个问题。这些包括：①畸形的严重程度和诊断的确定性；②畸形双胞胎存活或完整存活的可能性；③绒毛膜性；④畸形胎儿对正常胎儿的影响；⑤父母的意愿。一个关键的因素是，期待治疗对健康胎儿的预期结果的影响。在DC双胞胎中，主要问题是异常双胞胎的存在是否与早产风险显著增加有关。对于MC双胞胎，除了早产风险之外，异常胎儿的胎儿宫内死亡（intrauterine fetal death，IUFD）显然对正常同卵双胞胎有直接影响。正如本章其他地方所讨论的，MC中一个双胞胎的IUFD与另一胎的高死亡率（10%～25%）或神经功能障碍（24%～45%）有关[27]。

关于PTB的风险，数据是相互矛盾的。2009年的一项基于人群的研究使用1995—1997年美国匹配多胎出生数据库，将3000多对具有非染色体性结构异常的正常双胞胎与12 000多对无结构异常的双胞胎进行了比较。在存在结构异常的双胎中，正常的胎儿中发现了更高的PTB、LBW和围产期死亡率。然而，分娩时平均孕周和平均出生体重的差异虽然具有统计学意义，但差异很小（分别为35.0周 vs. 35.8周，$P<0.0001$，以及2265g vs. 2417g，$P<0.0001$）[28]。最近一项规模较小的研究没有发现双胎妊娠合并一个胎儿的严重畸形会增加早产的风险。这项研究[29]将66例异常的双胞胎妊娠与1911例结构正常的双胞胎妊娠进行了比较，发现分娩时的中位孕周没有差异（正常妊娠与异常妊娠分别为36.0周和35.7周，$P=0.43$）。最后，本章前面引用的关于MC双胞胎心脏畸形的论文在多变量分析中没有发现分娩孕周的统计学显著差异[14]。

一些研究人员报道说，异常双胞胎的正常胎儿的围产期死亡风险略有增加[28, 30, 31]。然而，应该指出的是，其中一篇论文没有关于绒毛膜性的信息，其中一些死亡是发生在MC双胞胎妊娠中。2016年来自巴西（一个没有ST的国家）的一个单中心的回顾性研究报道了在40例纳入研究的妊娠中，正常双胞胎的死亡风险为22.5%。没有提供具体的畸形情况，但可以推测畸形情况很严重，因为正常胎儿中的12例死亡被描述为畸形胎儿水肿。在这些情况下，分娩时的平均胎龄为27.9周，而整个队列的分娩时平均胎龄为34.9周[31]。最近的一项研究是对2000—2015年间在意大利一家三级医疗中心分娩的所有DC双胞胎的回顾性队列，提供了更令人放心的数据。在总共642对DC双胞胎中，有56例妊娠中一个胎儿存在的结构或染色体异常。当比较没有异常胎儿的妊娠和那些存在异常的妊娠时，无论是产妇结局（PPROM、早产、先兆子痫、GDM），还是正常胎儿的结局（分娩时的胎龄、出生体重、NICU入院情况），都没有统计学差异[32]。作者对现有数据的解释是，对于大多数双胎妊娠一胎畸形的情况，除非畸形特别严重，否则几乎没有证据表明PTB风险或正常胎的发病率和死亡率在临床上显著增加。风险最高的病变可能是导致羊水过多或积水的病变。患者咨询必须根据诊断出的畸形进行个性化。对于双胎妊娠一胎畸形的MC双胞胎，如果畸形胎死亡，则必须告知患者正常同卵双胎也具有相当大风险。

（五）选择性终止妊娠

ST是指在一个多胎妊娠中基于该胎儿的已识别的异常而终止该胎儿妊娠。确定绒毛膜性对于多胎妊娠管理始终至关重要，但如果考虑ST，则必须100%确定绒毛膜性。

1. 双绒毛膜双胎

在 DC 双胎妊娠中，最常见的 ST 方法是心内注射氯化钾。

Evans 和同事[33]报道了来自 4 个国家 8 个中心的 DC 双胞胎使用超声引导下的氯化钾心内注射 402 次 ST 手术的结果。他们报道了 100% 的 ST 成功率和超过 90% 的病例分娩一名或多名有活力的婴儿。在减胎结果为单胎的情况下，24 周前的完全流产率为 7.1%，在减胎结果为双胞胎的情况下为 13.0%。没有报道弥散性血管内凝血或严重的孕产妇并发症病例。

关于实行 ST 时的孕周是否影响手术风险的文献并不完全一致。在已经引用的 Evans 的研究中，进行手术时的孕周对完全流产的风险没有显著影响[33]。对 2004—2010 年在单个中心进行的 DC 双胞胎 (n=80) 的所有 ST 手术的回顾性分析发现，随着手术时孕周的增加，流产的风险增加。所有 80 个 ST 手术的胎儿丢失率为 5%。在经历 ST 后完全流产的妊娠中，手术时的中位胎龄为 21.2 周（范围为 19.0~22.1 周），而成功继续妊娠的中位胎龄为 14.9 周（范围为 10.0~23.7 周）。在多变量分析中，ST 时的胎龄是唯一与流产独立相关因素（OR=1.43，95%CI 1.03~2.26）[34]。担心 ST 对 DC 一胎显著畸形的双胎妊娠的父母可以放心，该手术风险很低。从情感的角度来看，在孕早期进行 ST 可能与减少家庭痛苦有关，并且令人欣慰的是，较小的孕龄并发症发生率可能比较低。

2. 单绒毛膜双胎

ST 在 MC 双胎中比在 DC 双胎中更具挑战性。需要消融异常胎儿的脐带以避免通过交通血管进行血液交换，这可能导致正常胎儿的死亡或神经损伤。在涉及 MC 多胎妊娠的几种情况下，可以考虑脐带血流闭塞进行 ST。

- 双胞胎中一胎出现严重畸形。
- 严重不协调的生长，在可存活孕周内有严重 IUFD 风险。
- 双胎反向动脉灌注序列。
- 严重的（twin-twin transfusion syndrome，TTTS），其中激光光凝术在技术上不可行。

本章的相应部分将更详细地讨论上述每一个适应证。

双极脐带凝固术、激光脐带凝固术、胎内射频消融（radiofrequency ablation，RFA）和胎内激光凝固术都已用于 MC 双胎 ST。现在最常见的两种方式是 RFA 和双极脐带凝固。

在 ST 后，存活的 MC 同卵双胞胎的妊娠结局相对有利，尽管风险高于 DC 双胞胎中。Rossi 和 D'Addario 发表了一篇关于复杂 MC 双胎妊娠中 ST 的文献综述。他们评估了 12 项研究，共 345 例中位胎龄在 18~24 周的脐带闭塞病例。其存活胎儿的总生存率为 79%，18 周后接受手术的病例的存活率（89%）高于 18 周前接受手术的患者（69%）。RFA 后的存活率为 86%，双极脐带凝固后为 82%，激光后为 72%，脐带结扎后为 70%[35]。

（六）双胎—胎宫内死亡

IUFD 最常发生在孕早期。这种现象被称为双胎消失，本章前面已经讨论过。发生在妊娠中晚期的多胎妊娠中的 IUFD 不太常见，但可能会给幸存的胎儿带来更严重的后遗症。单胎死亡占双胎妊娠的 2.4%~6.8%，占三胞胎妊娠的 4.3%~17%。

双胞胎妊娠中的单一 IUFD 使幸存胎处于危险之中。风险包括存活胎儿潜在 IUFD、早产和可能的缺血缺氧损伤（主要是神经功能障碍）。在合并一胎死亡的双胎妊娠中，据报道，15% 的 MC 妊娠和 3% 的 DC 妊娠出现了另一胎儿在宫内死亡[36]。

尽管并非所有研究都发现单胎 IUFD 的早产率更高，但大多数现有证据确实表明双胎妊娠合并一胎 IUFD 的早产风险增加。一项以色列回顾性病例对照研究，将 1988—2010 年在同一机构中所有双羊膜双胎妊娠合并 22 周后一胎 IUFD 与两个胎儿都存活的双胞胎妊娠进行对比。发现双胎妊娠合并一胎 IUFD 的出生孕周更早（平均为 33.5 周 vs. 35.6 周，$P<0.001$）。此外，一胎胎死宫内的双胞胎的存活儿出现胎心率异常模式的风险较高，7min、1min 和 5min Apgar 评分低，以及产后死亡风险增加（9.5% vs. 2.3%，$P<0.001$）。然而，在预测产后死亡因素的多变量分析中，分娩时的孕周（而非双胞胎 IUFD）与产后死亡相关[37]。一项欧洲研究检查了 3013 例双羊膜双胎妊娠（2469DC 和 544MC），确定了 62 例双胎妊娠的 IUFD 发生在妊娠 14~34 周。合并 IUFD 的妊娠分娩周数更早，当按绒毛膜性分层时，这种差异仍然存

在。有趣的是，如果 IUFD 发生在妊娠后期，另一胎更有可能在妊娠 34 周之前分娩[38]。

双胎合并 IUFD 的幸存儿也有神经损伤的风险。一项 Meta 分析报道了 34% 的 MC 双胞胎和 16% 的 DC 双胞胎在出生后 4 周内的颅脑成像异常。神经发育障碍发生在 26% 的 MC 双胞胎与 2% 的 DC 双胞胎之中（OR=4.81，95%CI 1.4～16.6）[36]。

多囊性脑软化被认为是婴儿和儿童脑损伤的病理前兆。它经常导致分布区域内的脑白质囊性病变由大脑前动脉和大脑中动脉供血，与严重的神经系统障碍有关（图 39-7）。应告知患有 MC 胎盘的患者出现这种情况的风险，以及由此导致的幸存胎儿严重的神经发育障碍的可能。直到最近，人们认为 MC 双胎妊娠中的宫内死亡至少到孕中期不会对其另一胎造成神经系统损伤。然而，也有在孕早期晚期或孕中期早期发生损伤的病例报道。

关于 MC 妊娠中存活胎神经系统损伤的原因，被最广泛接受的假说是在一胎死亡时发生了显著的低血压。在一胎死亡后，该胎循环系统呈现低血压，导致幸存胎的血液通过胎盘吻合支迅速回流到死胎中。根据低血压的严重程度和持续时间，幸存胎面临着死亡和重要器官缺血性损伤的风险，尤其是那些氧气需求大的器官，如大脑。应该强调的是，由于损伤与 IUFD 重合，因此，在 MC 妊娠中单胎 IUFD 后快速分娩不会改善结果。

胎儿大脑的超声检查可能提示多囊性脑软化症，但并不总是确定性的。胎儿大脑的磁共振成像也可用于检测。作者目前在检测到一名胎儿死亡后 2～3 周为所有 MC 胎盘患者提供胎儿 MRI 神经影像学检查。尽管作者认为正常 MRI 并不能明确排除脑部异常，但这是一个积极的预后发现。

最初估计，当死胎发生在多胎妊娠中时，母体 DIC 的发生率为 25%，但这个发生率是被严重高估了。在这些情况下，仅报道了少数与亚临床凝血病一致的实验室变化病例。还令人欣慰的是，在大量关于 ST 和 MPR 的文献中，没有报道任何临床上明显的凝血病病例。关于复杂 MC 双胎管理的 NAFTNet 共识声明指出，在双胎妊娠一胎 IUFD，"不需要常规监测凝血功能障碍[27]"。

多胎妊娠中一胎 IUFD 的最佳管理尚未确定，建议主要基于专家意见。临床管理取决于孕周、母亲

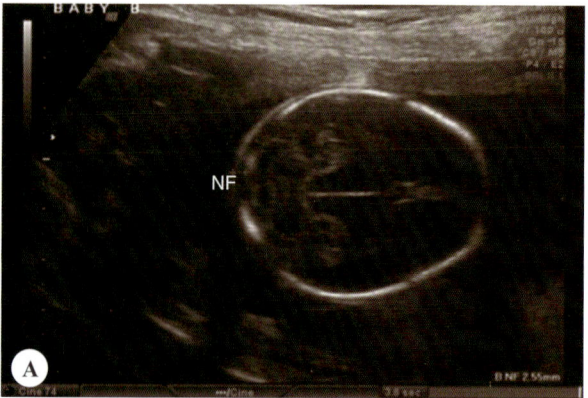

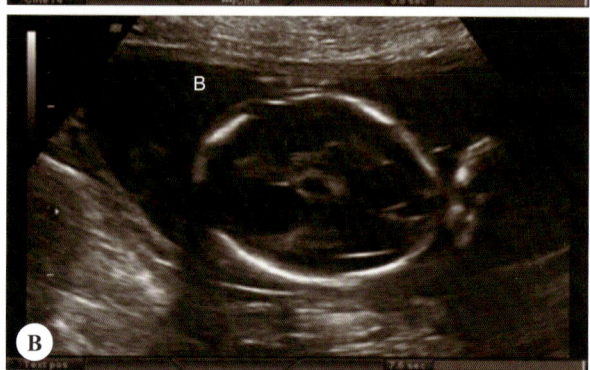

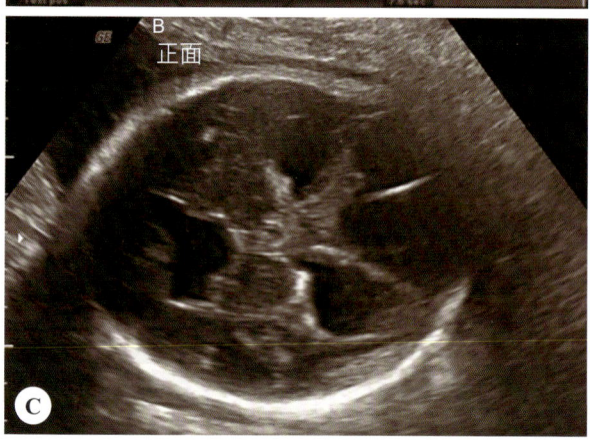

▲ 图 39-7　A. 为单绒毛膜双胎，20 周时，一胎胎死宫内前存活胎儿的脑部超声图；B 和 C. 一胎胎死宫内后存活胎儿的脑部超声图。请注意 A 中脑解剖结构正常，B 中一胎宫内死亡后不久，脑室扩张和囊性变化，以及 12 周后，存活胎儿出现不规则脑积水和脑实质丢失（C）

B. 胎儿 B；NF. 颈褶

状态、检测到的存活胎儿或胎儿是否存在子宫内损害。目标是优化幸存胎儿的临床结局，同时避免不必要的早产。应对幸存胎的生长进行一系列超声评估和产前检测。然而，何时开始产前检查和检查频率取决于临床因素，如发生 IUFD 的孕周。

2011 年，NICHD 和 SMFM 关于医源性晚期早产和早期足月产工作组阐述了双胎妊娠中一胎 IUFD

的问题。如果 IUFD 发生在 34 周及以上，则应考虑分娩[39]。2016 年 ACOG 多胎妊娠实践公告给出了类似的建议，指出在没有其他适应证的情况下，双胎妊娠 34 周前的单胎 IUFD 不应立即分娩[40]。这两份文件没有特别说明双胞胎 IUFD 发生在 34 周之前的妊娠的分娩时间。NAFTNet 关于复杂 MC 双胞胎管理的共识声明指出，当一胎死亡时，"期待治疗至足月是有利的[27]"。在作者的实践中，MC 双羊膜妊娠在 34 周或之后的单胎 IUFD 是分娩的指征。如果一个双胞胎的 IUFD 发生在单绒毛膜双羊膜双胞胎妊娠的孕中期或孕晚期，如果生长和产前检查令人放心，作者通常建议在 37 周分娩，但 34 周后应做好随时分娩的准备。在 DC 妊娠中，分娩时间应根据 IUFD 的可能原因、胎儿生长的适当性和存活胎儿的胎儿监测来个体化制订。图 39-8 提供了 DCDA 双胎妊娠在孕中期或晚期合并单胎 IUFD 的管理方法。

（七）双胎输血综合征

1. 病因

TTTS 发生在 10%～15% 的 MCDA 妊娠中，因此是 MC 双胞胎特有的最常见的危及生命的并发症。TTTS 的特点是通过共享胎盘交通血管的胎儿血流不平衡，导致供体胎灌注不足和受体胎灌注过度。供体胎出现羊水过少，受者胎由于容量超负荷而出现羊水过多。羊水过多会导致子宫过度扩张，从而增加早产和 PPROM 的风险。在胎儿超声心动图上，受体胎可能表现出心室功能下降、房室瓣关闭不全和心脏肥大。随着时间的推移，受体胎会出现功能性右心室流出道阻塞和肺动脉狭窄。

所有 MC 双胞胎都共享血管吻合，因此处于持续的双胞胎输血状态（图 39-9）。在 MC 胎盘中，可能存在三种类型的血管连接：①动脉 - 静脉（arterio-venous，AV）；②动脉 - 动脉（arterio-arterial，

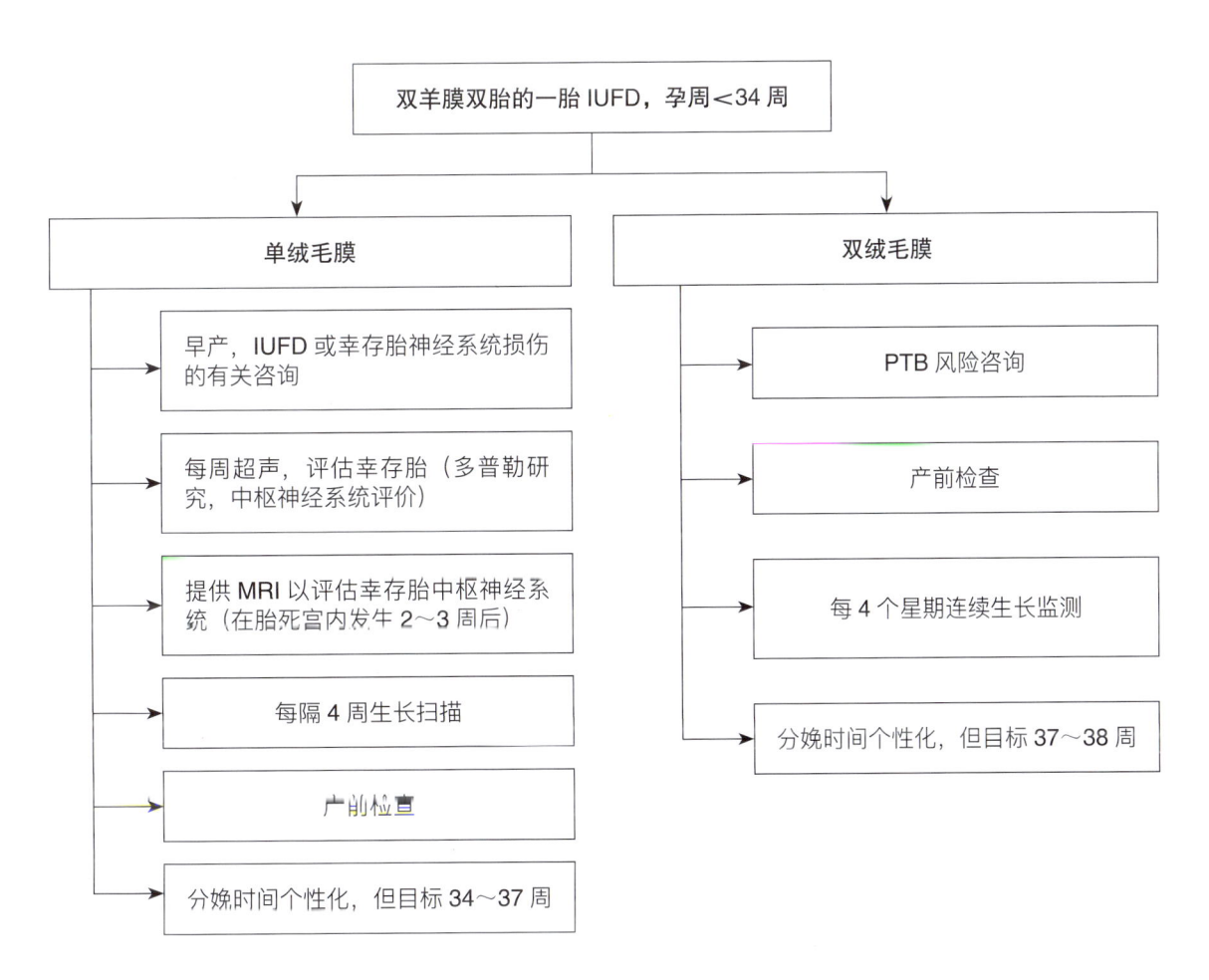

▲ 图 39-8 在妊娠 34 周前双羊膜双胎妊娠中因一胎宫内胎儿死亡管理流程
IUFD. 胎儿宫内死亡；MRI. 磁共振成像；PTB. 早产

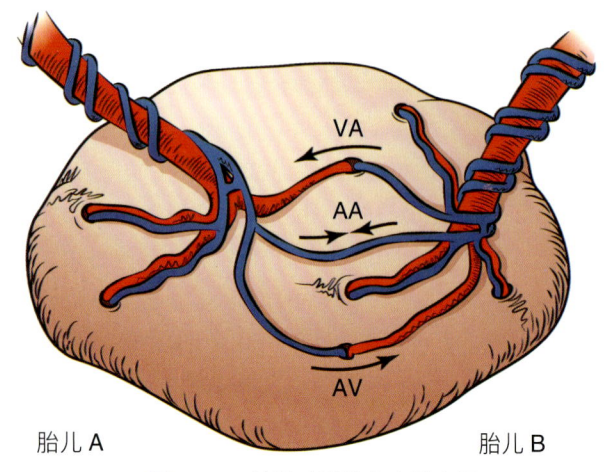

▲ 图 39-9 单绒毛膜胎盘血管交通

图中显示动脉 – 动脉（AA）吻合于胎盘表面，动脉 – 静脉（AV）吻合于胎盘深部，实际吻合位于胎盘小叶深部（图中未显示）。VA. 静脉 – 动脉 [经 Vickie Feldstein, University of California, San Francisco 许可转载，引自 Society for Maternal-Fetal Medicine, Simpson LL. Twin-twin transfusion syndrome. *Am J Obstet Gynecol*. 2013;208(1):3–18.]

表 39-5 双胞胎输血综合征的 Quintero 分期（表格）

阶段 1	羊水过少，羊水过多序列。可见供体膀胱
阶段 2	羊水过少，羊水过多序列。供体膀胱不可见。多普勒扫描正常
阶段 3	羊水过少，羊水过多序列。供体膀胱不可见，多普勒扫描异常（脐动脉舒张末期流速消失或逆转，静脉导管中的逆流，或脐静脉搏动）
阶段 4	一个或两个胎儿有水肿
阶段 5	一个或两个胎儿已经死亡

AA）；③静脉 – 静脉（veno-venous, VV）。AA 和 VV 吻合通常是绒毛膜板表面的浅表双向吻合。AV 吻合在胎盘表面可见，但吻合连接本身发生在胎盘深处的共享小叶中。AV 吻合产生单向流动，从一胎接受动脉供应，并从静脉引流到另一胎。如果没有得到补偿，这种单向流动可能会导致双胎之间的血流不平衡。浅表吻合，尤其是 AA 吻合，对于维持双向流动至关重要。当单向 AV 吻合占优势，同时 VV 和 AA 吻合相对不足时，就会发生 TTTS。

2. 诊断和分期

TTTS 产前是通过超声进行诊断的。在 MCDA 双胎妊娠中，经典标准是一个羊膜囊羊水过少（DVP<2cm）和另一个羊膜囊羊水过多（DVP>8cm）。尽管供体胎经常出现宫内生长受限，但 IUGR 并不是 TTTS 诊断标准的一部分。Quintero 及其同事[41]于 1999 年开发了 TTTS 分期系统（表 39-5），以标准化比较不同治疗方法。尽管 Quintero 分期被广泛使用，并且已证明对作者理解 TTTS 非常有用，但它确实有局限性。分期并不总是在进展，当它发生时，也并不总是按顺序进行。已提议修改 Quintero 分期以纳入病理生理性心血管变化。然而，这些提议的分期替代方案均未在前瞻性研究中得到验证。

TTTS 的发病高峰期是妊娠 18~19 周[42]，但它可以出现在任何胎龄。如果严重的 TTTS 未经治疗，报道的死亡率可能在 80%~100%。如果一个胎儿在子宫内死亡，幸存的胎儿将面临死亡（15%），或因急性失血而导致多器官缺血的风险，原因是血液循环向死胎中回流。据报道，大约 25% 的 MC 中的幸存胎出现严重的神经系统后遗症[17]。

应在所有 MC 双胞胎中进行强化超声监测，以便及时诊断。因为超过 14 天的超声间隔与诊断时的 TTTS 严重程度相关[42]，ACOG、SMFM 和 NAFTNet 支持从 16 周左右开始每 2 周对 MCDA 双胞胎进行超声监测[17, 40, 43]。

3. 管理

对于 Ⅱ 期及以上的 TTTS，激光光凝术是小于 26 周妊娠的首选治疗方法，并且是标准治疗手段（如果技术上可行）。如果由于孕周偏大或由于技术限制而无法进行激光手术，则可以考虑进行一系列羊膜减胎术。在极少数情况下，可以考虑通过脐带阻塞进行选择性终止妊娠。这通常有极高的妊娠丢失的风险。

(1) 一系列羊膜腔内羊水减量：在连续羊膜腔内羊水减量术中，在超声引导下将针头刺入羊水过多囊中。抽出羊水直到羊水量恢复正常（即最大羊水深度<8cm）。根据需要重复羊水减量以维持正常或接近正常的羊水量。从羊水过多的囊中去除多余的羊水可能会降低羊膜腔内压，这反过来可能会增加对供体胎的胎盘灌注。此外，使 AFV 正常化可能有助于通过缓解子宫过度膨胀来延长孕周。

根据观察数据，与不干预相比，羊水减量似乎使总生存率增加了 2~3 倍。在一个大型系列研究中发现，有 15% 的病例会在手术 48h 内出现并发症

（胎膜自发性破裂、自发性早产、胎儿窘迫、IUFD 和胎盘早剥）[44]。

(2) 激光治疗：如前所述，胎盘吻合的激光消融是 Quintero Ⅱ 期或更严重 TTTS 的首选治疗方案（图 39-10）。在美国，激光光凝术的使用仅限于早于 26 周的妊娠。与连续羊水减量不同，激光消融术可纠正导致 TTTS 的潜在病理生理异常。此外，由于激光消融会中断胎儿之间的血管吻合，因此如果其中一胎胎死宫内，它具有保护幸存胎的优势。

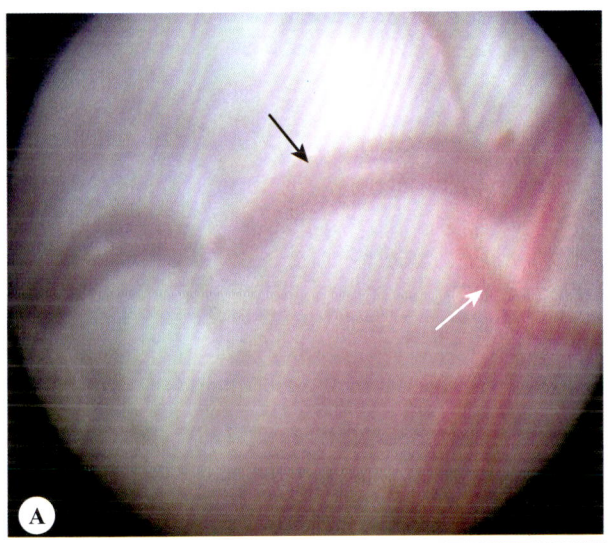

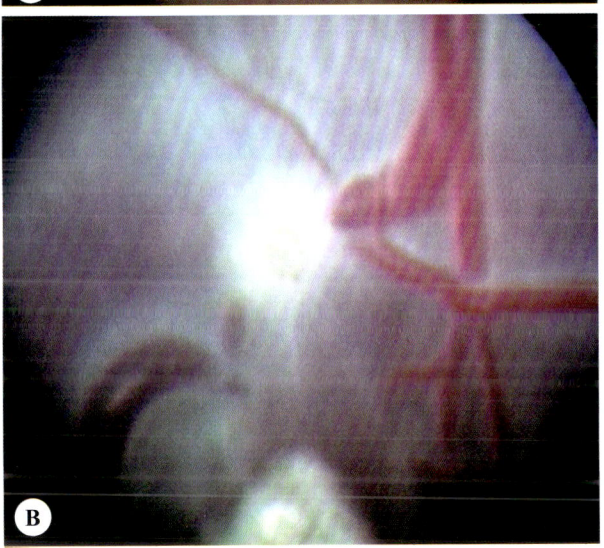

▲ 图 39-10　**A.** 从一个胎儿走行至胎盘子叶的动脉，通过静脉回流至另一胎（黑箭）。子叶也由来自另一胎（白箭）的小动脉灌注，并由同样通向另一胎的大静脉回流。为了保留这个子叶，从另一胎到子叶的动脉灌注被激光光凝术中断。**B.** 光凝作用

引自 Courtesy Timothy M. Crombleholme, MD, University of Cincinnati College of Medicine.

在这个过程中，关键操作是消融连接两个胎儿之间的所有吻合血管。该过程在局部或区域麻醉下经皮进行。在超声引导下，将内镜套管插入受体胎儿的羊膜腔，与假定的血管垂直成 90° 角，并通过套管插入胎儿镜。通过显示胎儿、脐带插入和胎盘的位置，操作员可看到整个血管赤道，绘制吻合图，然后凝固所有可见的吻合。通常首选顺序选择性凝固术。在这种技术中，首先凝固从供体动脉到受体静脉的吻合，然后是供体静脉到受体动脉，最后是 AA 和 VV 吻合。在中断所有交通血管之前，这种凝固顺序可能允许一些羊水从受体胎返回到供体胎[43]。这与羊水减量术通常是同时进行的。如果胎盘附着在前壁，手术条件比较困难；目前已经为这些情况开发了特殊仪器，如有角度的胎儿镜。在操作中，存在于先前羊水减量术或插管中的血液可能会影响术野。许多专家在围术期使用宫缩抑制药和抗生素。有时会给予硝苯地平，因为这种药物可以为心脏功能异常的受体胎提供生存益处[43]。

一些医生也采用了 Solomon 技术。在对所有可见的吻合进行凝固后，用激光将凝固后的点连接成线，其目的是在血管层面，功能性地将胎盘分离。在一项随机对照试验中，274 例 TTTS 进行激光光凝手术，Solomon 技术显示可降低消融后双胎贫血 – 红细胞增多症序列（twin anemia-polycythemia sequence，TAPS）的发生率（3% vs. 16%，OR=0.16，95%CI 0.05～0.49）和 TTTS 的复发率（1% vs. 7%，OR=0.21，95%CI 0.04～0.98）[45]。

激光治疗后的效果。已经有两项 RCT 讨论了 TTTS 的激光光凝治疗与羊水减量术，一项研究在欧洲[46]，另一项在美国[47]。在这两个 RCT 中，大约 90% 的病例为 Quintero Ⅱ 或 Ⅲ 期。Eurofetus 试验是一项前瞻性多中心 RCT，比较内镜激光与连续羊水减量术治疗妊娠 15～26 周的 TTTS，发现在接受激光治疗的妊娠中，至少一胎存活至 28 天（76% vs. 56%，P=0.009）和 6 个月（76% vs. 51%，P=0.002）的可能性更高[46]。激光组分娩时的中位孕周明显提升（33.3 周 vs. 29.0 周，P=0.004）。激光组的新生儿脑室周围白质软化的发生率也较低，并且更有可能在 6 个月大时达到神经功能的完好（52% vs. 31%，P=0.003）。

美国 RCT 提前停止，主要是因为入组困难（仅

招募了40名患者），但也因为担心会出现更不利的胎儿结局，影响激光组中的受体胎[47]。对40名患者的分析显示，无论是供者还是受者，主要结局30天新生儿存活率均无差异（供者在两组中均为55%，对于受者而言，羊膜减少组与激光组分别为45%和30%；$P>0.5$）。在QuinteroⅢ期和Ⅳ期疾病的患者中，激光组受者胎儿死亡率增加（70% vs. 35%，$P=0.025$）更为明显。激光组胎儿死亡率的增加被羊水减量组较高的新生儿死亡率所抵消。

随后，一项Cochrane综述和一项单独的Meta分析将激光与连续羊水减量术进行了比较，均支持使用内镜激光疗法治疗重度TTTS。在Cochrane系统评价中，激光组在6岁时没有神经系统异常的儿童比羊水减量组更多（RR=1.57，95%CI 1.05～2.34）。然而，两组总体死亡率没有明显差异（RR=0.87，95%CI 0.55～1.38）[48]。另一项Meta分析发现，与连续羊水减量术相比，激光治疗总生存期提高（OR=2.04，95%CI 1.52～2.76），新生儿死亡减少（OR=0.24，95%CI 0.15～0.4），神经系统发病率降低（OR=0.2，95%CI 0.12～0.33）[49]。

激光消融的短期并发症包括胎盘早剥、PPROM、IUFD和早产。在Eurofetus试验中，6%的接受激光治疗的女性在手术后7天内发生了PPROM，其在术后28天内发生率9%。12%的胎儿在手术后7天内发生IUFD[46]。文献中报道的母体并发症并不一致；然而，在TTTS激光治疗文献中没有报道孕产妇死亡，肺水肿或输血等严重并发症似乎很少见。

如前所述，IUGR不是TTTS分期标准的一部分。然而，它的存在预示着激光光凝术后预后较差。当IUGR存在且合并舒张末期血流消失或反向（reversed end diastolic flow，REDF）时，20%～40%的病例会发生供体胎死亡[43]。在一项包含166名接受激光光凝术的患者的单中心研究中，13%的病例发生了供体胎死亡，手术至死亡的中位间隔为4天。与供体死亡相关的因素包括生长不一致性大于30%、供体胎REDF、供体升高的大脑中动脉峰值收缩速度（peak systolic velocity，PSV）大于中位数的1.5倍，以及帆状胎盘。在生长不一致超过30%的病例中，29%的病例发生供体死亡。增长不一致性大于30%合并REDF的病例会出现100%的供体胎死亡；然而，该研究仅包括4个病例[50]。

双胞胎输血综合征激光治疗后的神经系统结局。一个单中心队列包括1023例接受激光光凝治疗的TTTS病例，并在术后每周进行1次超声检查，并在妊娠30～32周进行MRI检查，发现产前脑成像异常的发生率为2.1%。所有病变都在缺血-出血性损伤范围内。在这些病例中，13%的超声检查正常，仅通过MRI诊断病变[51]。一篇Meta分析，纳入15项接受激光光凝术病例的儿童研究，发现出生时神经系统疾病的发生率为6.1%（$n=895$），6—48月龄时（$n=1255$）神经功能障碍的发生率为11.1%，其中脑瘫最为常见。神经系统损伤在受体胎和供体胎中发生概率相同[52]。最近有更多类似的小型系列研究被报道出来。

Ⅰ期双胞胎输血综合征。目前的共识是，激光消融是妊娠26周前QuinteroⅡ～Ⅳ期疾病的最佳治疗方法。然而，Ⅰ期疾病的最佳管理方案尚不确定。如果不进行激光手术，Ⅰ期患者的预后可能良好。一项仅包含Ⅰ期TTTS的文献综述报道了羊水减量术后总生存率为77%，激光治疗总生存率为85%，期待治疗后为86%[53]。期待治疗中有15%的病例发展到更高分期的TTTS。

最近来自10个NAFTNet中心的一项回顾性队列研究发现，期待治疗对于Ⅰ期患者来说，并不十分有利。这项研究回顾了124例QuinteroⅠ期TTTS病例，并将其分为三组：期待治疗组、接受激光治疗组、接受羊水减量组。在期待治疗的患者中（$n=49$），11名患者病情恶化（22%），4名患者仍处于Ⅰ期（8%），34名（69%）患者分期恶化或流产。从诊断Ⅰ期到状态改变（进展、退化或分娩）的平均时间为11.1天。除了存活率，该文章将妊娠结局分为良好结局（双胎活产≥30.0周）、混合型结局（单胎死亡或在26.0～29.9周分娩）和不良结局（双胎死亡或分娩<26.0周）。羊水减量术和激光术都降低了死胎死产的概率。然而，只有激光光凝降低了不良结果的风险[54]。

此外，研究表明，即使在Ⅰ期和Ⅱ期TTTS，受者胎可能会出现心功能障碍，这是常用的Quintero标准没有考虑到的[55]。受者胎的心脏功能障碍在激光治疗后有所改善，但在羊水减量后没有改善，这表明激光治疗可能是QuinteroⅠ期TTTS患者的更好选择。一篇论文还发现，在Ⅰ期TTTS中，激光治疗与期待治疗相比 2 岁时的神经发育障碍较少（0/21 vs. 7/30，$P=0.03$），但短期结果（分娩孕周和围产期存活率）在两个治疗组之间没有显著差异[56]。这项研究提出了一个问题，即使疾病没有进展，轻度 TTTS 是否会发生神经系统损伤，以及是否可以通过使用激光中断 TTTS 来预防这种损伤。

总之，激光光凝被认为是妊娠 26 周前 Ⅱ 期及以上 TTTS 的最佳治疗方法。Ⅰ期 TTTS 的最佳策略尚不清楚，但某些病例可能会受益于激光术。因此，一些胎儿治疗中心对特定的一部分 Ⅰ 期患者提供激光光凝术。目前正在针对 Ⅰ 期 TTTS 的对比激光与期待治疗的国际 RCT 正在招募患者[57]。对于 26 周后诊断为 TTTS 的女性，推荐期待治疗或连续羊水减量术，治疗决策应基于疾病的严重程度。许多经验丰富的胎儿治疗中心激光后的双胎存活率为 60%～65%，并且在大约 85% 的病例中至少有一名胎儿存活[27,45]。鉴于 TTTS 妊娠固有的高风险性质和妊娠期间进行手术干预的相关风险，这些结局已经相对理想了。因此，即使采用最佳治疗，TTTS 仍然是一种严重的疾病，具有较高的胎儿和新生儿发病率和死亡率。

六、单绒毛膜双胎妊娠的选择性宫内生长受限

选择性 IUGR 被定义为双胞胎中的一胎生长受限，最常见的是估计胎儿体重或腹围测量值小于第 5 或第 10 百分位数，合并另一胎正常，但没有达到 TTTS 的标准。在 10%～15% 的 MCDA 妊娠中报道了这种情况。它通常比单胎或 DC 双胎中的早发 sIUGR 发生得更早，并且遵循不同的过程。脐动脉多普勒检查结果不能以与单胎或 DC 妊娠相同的方式解释，因为波形不仅代表胎盘功能不全的影响，还代表双胎血管交通的影响。通常，从第 1 次发现异常多普勒到 MC 双胞胎分娩，中间间隔时间较长。此外，最初的 UA 多普勒结果通常保持不变；也就是说，如果多普勒最初是正常的，它们很少会恶化。与 DC 双胞胎相比，在 MC 中，sIUGR 还与更高频率的胎儿畸形相关，如单脐动脉和帆状胎盘或球拍状胎盘。

Gratacós 及其同事[58]基于 IUGR 双胞胎的 UA 多普勒发现提出了 sIUGR 的分类系统。Ⅰ 型以舒张期血流正向为特征，Ⅱ 型为舒张期血流持续缺失或 REDF，Ⅲ 型为间歇性缺失或 REDF。一项包括 610 例 sIUGR MCDA 双胎妊娠的研究发现，39% 被归类为 Ⅰ 型，38.2% 为 Ⅱ 型，22.8% 为 Ⅲ 型[59]。接下来讨论每种类型的预后。

Ⅰ 型 sIUGR：一项包含 610 例并发 sIUGR 的 MC 妊娠的 Meta 分析发现，在 238 例并发 Ⅰ 型 sIUGR 的妊娠中，总体围产期死亡风险为 4.1%。3.1% 的 Ⅰ 型 sIUGR 双胞胎发生宫内胎儿死亡，1.9% 的 Ⅰ 型 sIUGR 双胞胎发生双胎 IUFD。在这项 Meta 分析中，分娩时的平均孕周为 33.7 周[59]。然而，一些研究报道了平均或中位分娩孕周为 35～36 周[58,60]。因此，Ⅰ 型 sIUGR 的预后总体良好，分娩时的胎龄通常接近 35.1 周，因此伴随的不良结局发生率很低。

Ⅱ 型 sIUGR：Ⅱ 型 sIUGR 的预后令人担忧。IUGR 双胞胎的胎盘大小通常比 Ⅰ 型小得多，胎盘吻合的数量和大小更小。据信，较小且数量较少的胎盘吻合阻止了 Ⅰ 型 sIUGR 中可能发生的代偿。上述 Meta 分析发现，在 233 例合并 Ⅱ 型 sIUGR 的妊娠中，围产期死亡率为 16.1%。IUFD 发生率为 11.0%，在 7% 的病例中，双胎均在子宫内死亡。分娩时的平均胎龄为 30.9 周[59]。应该指出的是，Meta 分析中包含的许多研究还包括通过激光或脐带闭塞治疗的病例，因此可能不代表 sIUGR 的自然病程。一个日本的病例系列研究，报道了 sIUGR 自然进程。在 27 例进行脐带治疗的 Ⅱ 型 sIUGR 中，分娩时的平均孕周为 28 周。IUFD 中较小胎儿的发生率为 29.6%，较大胎儿发生率为 22.2%[60]。

Ⅲ 型 sIUGR：在 Ⅲ 型 sIUGR 中发现的间歇性异常多普勒血流的循环模式是 MC 胎盘特有的，并且被认为是由于存在大 AA 吻合而从较大胎儿脐带传输到较小胎儿引起的。据报道，与无并发症 MC 双胎妊娠、Ⅰ 型或 Ⅱ 型 sIUGR 妊娠相比，合并 Ⅲ 型 sIUGR 的妊娠具有更频繁和更大直径的 AA 吻合[58]。引用的 Ⅰ 型和 Ⅱ 型 sIUGR Meta 分析中还包括 139 例合并 Ⅲ 型 sIUGR 的妊娠。对于这些妊娠，围产期死亡率为 11.5%。IUFD 发生率为 9.6%，双胎 IUFD 发生率为 4.9%。分娩时的平均孕周为 32.0 周[59]。该 Meta 分析中的一些研究，采用了激光或脐带闭塞治疗 Ⅱ 型 sIUGR 妊娠。Ish 等报道了 13 例期待治疗的 Ⅲ 型 sIUGR 病例。小胎儿的 IUFD 发生在 15.4% 的病例中。

较大胎儿的神经系统疾病发生率为 38.5%，较小胎儿为 23.1%。分娩时的平均胎龄为 31 周[60]。重要的是，大多数研究人员发现，Ⅲ型 sIUGR（在无异常产前检查的情况下）死产发生率更高。

正如这些数据所证明的那样，期待治疗的Ⅰ型 sIUGR 的预后通常良好，因此首选每周进行 1 次超声密切观察。Ⅱ型和Ⅲ型 sIUGR 的预后要令人警醒。对于 MC 双胎妊娠中的Ⅱ型和Ⅲ型早发性 sIUGR，可使用以下三种管理方案。

- 严密监测下的期待治疗，努力使双胎的结局最优化。
- 进行脐带夹闭从而牺牲 IUGR 胎儿以保护较大胎儿免受因与较小胎死亡相关的急性双胞胎输血而受损。
- 激光光凝术治疗。

sIUGR 的激光光凝术在技术上比 TTTS 更困难，因为缺乏羊水过少/羊水过多的表现，这些表现会使胎盘变平，并使血管更容易暴露。虽然已经报道了激光光凝术，并且在某些情况下可能是一种选择，但据报道，在多达 70% 的病例中，较小的双胞胎在激光后死亡[27]。这通常是由胎盘分配份额不平等所致。然而，如果较小的双胞胎死亡，激光通过对胎盘进行"分区化"（dichorionizing），确实可以在一定程度上保护较大的双胞胎免受 IUFD 或神经系统损伤。来自英格兰的一个系列报道了 142 例没有合并 TTTS 的Ⅱ型 sIUGR 病例，这些病例在中位妊娠 20 周时接受了激光光凝术。较小胎仅在 38.7% 的病例中存活，较大胎存活率为 67.6%。其中 71.8% 的病例中至少有一胎存活，但只有 34.5% 病例的双胞胎存活。大多数死亡发生在激光治疗 2 周内。分娩时的中位孕周为 32 周[61]。

在某些情况下，也可以考虑较小胎的脐带闭塞。在一病例系列中纳入了 90 例Ⅱ型和Ⅲ型 sIUGR，该手术是在中位胎龄为 20.6 周时进行的。幸存的较大胎分娩时的中位孕周为 36.4 周，93.3% 的较大胎幸存下来[62]。

如果选择期待治疗，合理的计划是在生长受限双胞胎可能存活的孕周开始监测。对于患有孤立性胎儿生长受限的 MC 双羊膜双胞胎，ACOG 建议在 $32^{0/7} \sim 34^{6/7}$ 周分娩[63]。作者的建议是，超声检查指标稳定且产前检查良好的Ⅰ型 sIUGR 可在 34 周终止妊娠。而对于Ⅱ型和Ⅲ型 sIUGR，如果没有尽早分娩的医学指征，作者认为应在 32 周终止妊娠。

七、双胎贫血 - 红细胞增多症序列

双胎贫血 - 红细胞增多症序列是指在不符合其他 TTTS 标准的情况下，MC 双羊膜双胞胎中发生慢性和严重的血红蛋白不一致。TAPS 可在 MC 妊娠中自发发生，观察到的发生率为 3%～5%，但据报道，更常见的是作为 TTTS 激光光凝术的后遗症。据报道，激光后 TAPS 在激光治疗的 TTTS 病例中高达 13%。Solomon 技术，在前面关于 TTTS 的部分中讨论过，已被证明可以降低激光后 TAPS 的发生率[45]。

产前 TAPS 的诊断是基于一个双胎的 MCA 多普勒 PSV 大于 1.5 个 MoM 值，而另一胎小于 1.0MoM 值，不存在符合 TTTS 标准的羊水量不一致的证据。出生后，其诊断根据双胞胎血红蛋白差异大于 8g/dl，加上网织红细胞计数比大于 1.7 和（或）胎盘只有小（直径<1mm）血管吻合而不存在提示 TTTS 的羊水差异。已经提出了一种类似于用于 TTTS 的 Quintero 系统的 TAPS 分类系统（表 39-6）[64]。

表 39-6 双胎贫血 - 红细胞增多症序列的分期系统

分期	表现
1	供体胎 MCA-PSV>1.5MoM，受体胎 MCA-PSV<1.0MoM
2	供体胎 MCA-PSV>1.7MoM，受体胎 MCA-PSV<0.8MoM，没有其他胎儿受损迹象
3	在 1 期或 2 期基础上，伴严重的超声多普勒血流异常 a
4	供体胎水肿
5	一胎或两胎出现 IUFD

a. 脐动脉舒张末期血流缺失或反流、脐静脉搏动、脉动脉指数增加，或静脉导管中反流
IUFD. 胎儿宫内死亡；MCA. 大脑中动脉；MoM. 中位数的倍数；PSV. 峰值收缩速度

TAPS 的原因被认为是仅存在少数非常小的（<1mm）AV 吻合，这使得血液从供体胎缓慢输注到受体胎。AA 吻合对于平衡双胞胎之间的血流很重要，并且在 80% 的无并发症 MCDA 妊娠中可见。相比之下，AA 吻合仅见于约 25% 的 TTTS 妊娠，在并

发 TAPS 的妊娠中更为罕见（11%）。

TAPS 的最佳管理策略尚不清楚，但据报道，宫内输血（腹腔内和静脉内）和激光治疗报道取得了良好的成功。然而，期待治疗也被证明是一种合理的方法。宫内输血一直饱受批评，因为它不能纠正潜在病因，而是一种对症治疗。此外，由于双胞胎之间的专有血管交通，宫内输血甚至会加重受者胎的红细胞增多症。TAPS 的激光光凝术在技术上比 TTTS 更困难，因为没有羊水过少 / 羊水过多的存在，使视野暴露更加困难。TAPS 中的吻合口也比 TTTS 中的小，因此更难以通过胎儿镜识别。

一项对 52 例 TAPS 病例（其中 67% 发生在 TTTS 激光治疗后）的回顾性研究比较了期待（$n=27$）、激光（$n=8$）或宫内输血（$n=17$）的妊娠结局。围产期存活率很高，并且组之间没有差异（期待管理、激光和宫内输血分别为 83%、94% 和 85%，$P=0.3$）。在那些接受激光治疗的病例中，呼吸窘迫综合征显著减少，但未检测到其他新生儿发病率的显著差异。与宫内输血后 5 周和期待治疗后 8 周相比，激光组从诊断到出生的中位时间为 11 周（$P<0.01$）。然而，组间分娩孕周没有显著差异，因为激光组的诊断时间中位数比其他两组早 6～7 周（$P=0.02$），并且比宫内输血组早 7 周接受治疗，但这种差异没有统计学意义（$P=0.06$）[65]。

NAFTNet 指出，由于没有足够的数据来确定 TAPS 的最佳管理策略，因此无法给出建议。尽管考虑使用 MCA 多普勒来筛查 TAPS 并非没有道理，但尚不建议对 MC 妊娠进行常规 MCA 多普勒监测[17]。

八、单羊膜囊双胎

单绒毛膜单羊膜是 MZ 双胎妊娠中的一种罕见形式，其中两个胎儿都占据同一个羊膜囊。MA 双胞胎仅占所有 MZ 妊娠的 1%。这其中存在女性优势，据报道，55%～74% 的 MA 双胞胎是女性[66, 67]。这种差异的原因尚不清楚。从历史上看，据报道，MA 双胞胎围产期死亡率接近 50%，归因于早产、生长受限和先天畸形（见于高达 25% 的 MA 双胞胎妊娠），但主要原因是脐带缠结（图 39-11）。几乎每个 MA 双胞胎妊娠中都存在一定程度的脐带缠结。最近越来越多的分娩前诊断的病例报道表明，围产期结局有所改善，死亡率范围为 7%～20%[68-70]，如果排除异常胎儿，死亡率可低至 2.4%～2.8%[71, 72]。这种改善归

因于产前检查、产前皮质类固醇的使用、增强胎儿监测和选择性早产。由于脐带意外是胎儿死亡的主要原因，因此大多数管理协议强调密切的胎儿监测，以在胎儿丢失之前识别脐带异常情况的发生。

Rodis 和同事[70] 回顾了一个三级医疗中心 10 年间的 13 例单绒毛膜单羊膜妊娠。从妊娠 24～26 周开始，所有患者每周接受 2～7 次连续超声检查和产前胎儿监测，62% 的妊娠因胎儿检测异常而分娩。如果未提前分娩，所有患者均在妊娠 35 周时通过剖宫产分娩。无胎儿死亡报道，分娩时平均胎龄为 32.9 周。与文献中未在产前确诊的 77 对 MA 双胞胎相比，这些患者的围产期死亡率 RR 降低了 71%。

最近的一项针对 96 对 MA 双胎的多中心回顾性队列研究中评估了常规住院胎儿监测对围产期存活率和新生儿发病率的潜在价值[69]。在 87 名双胞胎均在 24 周时存活的女性中，43 名患者在中位胎龄为 26.5 周时入院接受住院监测，每天进行 2～3 次胎儿检测。其余 44 名女性作为门诊患者进行随访，每周进行 1～3 次胎儿检测。没有住院患者发生 IUFD 的报道，但有 14.8%（88 名中的 13 名）的孕妇在门诊随访期间出现死产。在选择收住院的女性中，出生体重、分娩孕周和新生儿发病率在统计学上也有显著改善。这项研究表明，MA 双胎妊娠在达到存活孕周后收入院进行每

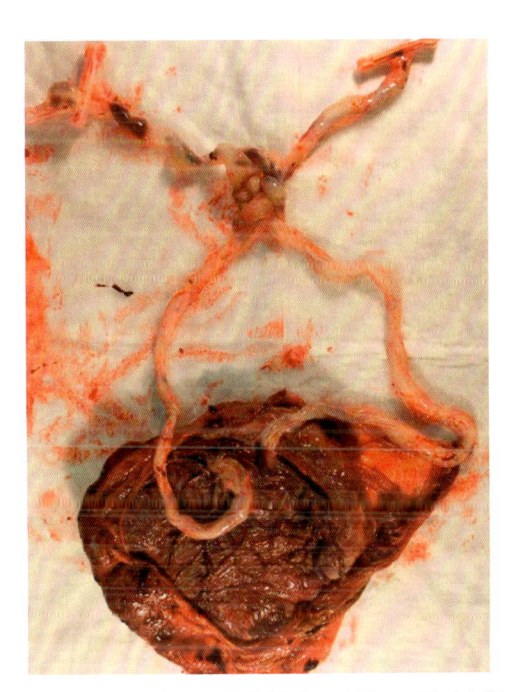

▲ 图 39-11 一例单绒毛膜单羊膜双胞胎 32 周时在紧急剖宫产期间发现的脐带缠绕

天胎儿监测，可以提高新生儿存活率并降低围产期发病率，作者建议所有 MA 双胞胎女性都住院检测。

入院时间应该是母亲因出现胎儿受损的而希望终止妊娠的孕周，通常为 24~28 周。孕妇与新生儿科医生进行了入院前咨询，以知晓与不同孕周早产相关的短期和长期并发症。入院时，应使用产前皮质类固醇治疗，因为有可能会发生紧急分娩。

一些机构对选择入院治疗的 MA 双胞胎的女性进行连续胎儿监测。然而，在实际实践中，真正的持续检测永远无法实现。一项研究回顾了对 MA 双胞胎超过 10 000h 的胎儿监测，发现两个胎儿只有 51.6% 的时间被成功监测[73]。作者建议持续监测，而是采用每天进行 3 次 FHR，每次持续 1~2h。尽管无法预测脐带事件，但胎心率监测可能会表现为可变减速的频率增加。在不存在胎儿监测异常的情况下，前瞻性数据并不能很好地确定择期分娩的时间。过去 10 年的多篇论文表明，在整个妊娠期间，随着孕周的增长，发生突然 IUFD 的风险降低但持续存在。由于这种突发胎死宫内的风险持续存在，大多数专家在妊娠 32~34 周进行选择性分娩。在 32~34 周时分娩与严重新生儿发病率的低风险相关，与不可预测的 IUFD 的持续存在的低风险相抵消。Van Mieghem 及其同事[74]回顾了 2003—2012 年间在 8 家欧洲大学附属医院治疗的 193 对 MA 双胞胎的胎儿和新生儿结局，发现胎儿死亡的总体风险为 18.1%；但在妊娠 26 周时有 2 个活胎的 144 个妊娠病例中，仅报道了 8 个胎儿死亡。这些作者比较 IUFD 的风险与新生儿发病率/死亡率的风险，并计算出妊娠 32 周 4 天时 IUFD 的风险超过了发生非呼吸道新生儿并发症的风险。他们得出的结论是，通过在妊娠 26~28 周进行密切的胎儿监测，并且在妊娠 33 周时分娩，死产的风险、新生儿死亡或严重并发症的风险最低。

2011 年 NICHD 和 SMFM 研讨会讨论了医源性晚期早产和早期足月产的时机，建议 MA 双胞胎的分娩时机定于 32~34 周[39]。2016 年 ACOG 实践公告承认，MA 双胞胎妊娠管理和分娩时间的现有证据存在局限性，但指出在 32~34 周分娩是合理的[40]。图 39-12 概述了 MA 双胞胎的妊娠期管理和分娩时机的方法。

有案例报道称，为了方便分娩，第一胎的脐带被切断，结果发现切断的脐带属于第二胎。鉴于这种担忧和产时胎儿异常胎儿监测的高发生率，大多数专家建议对 MA 双胎妊娠进行剖宫产。

（一）单羊膜双胎妊娠中的双胎输血综合征

TTTS 也可能发生在 MA 双胞胎妊娠中，尽管数据比 MCDA 双胞胎更有限。MA 双胎妊娠的相对稀有性是该主题数据缺乏的原因之一。另一个限制因素是无法诊断羊水过少 – 羊水过多序列，这是 TTTS 的关键诊断标准。据报道，有 2%~6% 的 MA 双胞胎妊娠发生 TTTS[66, 75]。然而，由于 MA 双胞胎无法诊断出 I 期 TTTS（羊水过少/羊水过多），因此该数字可能被低估了。研究表明，MA 胎盘具有更高频率发生（接近 100%）AA 吻合，这被认为可以防止 TTTS 的发展[75, 76]。一项直接比较 24 对 MA 和 200

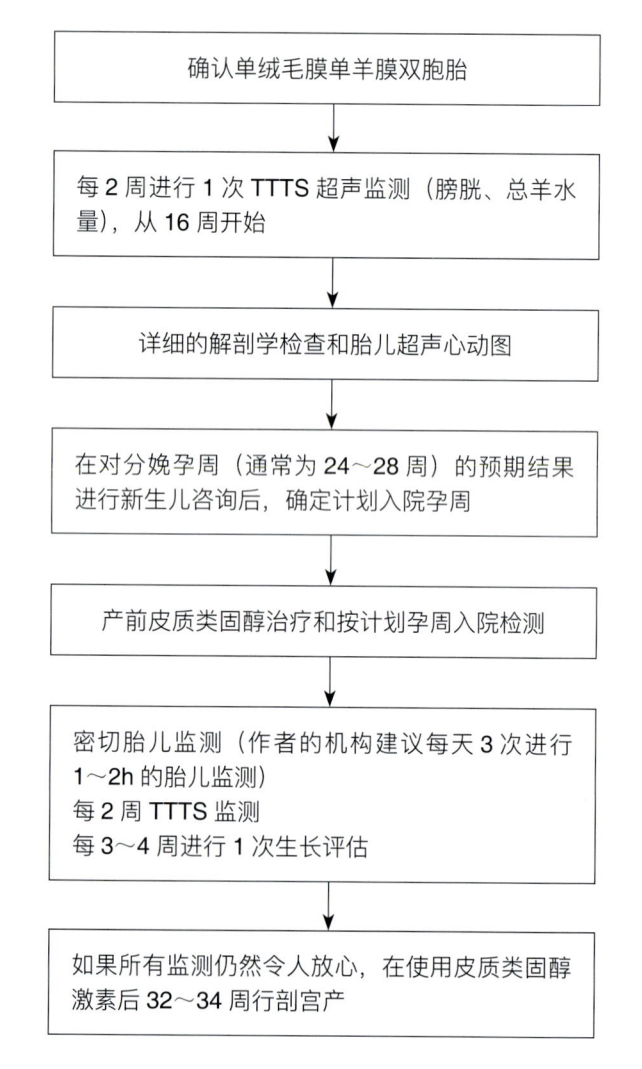

```
┌─────────────────────────────┐
│   确认单绒毛膜单羊膜双胞胎      │
└─────────────────────────────┘
              ↓
┌─────────────────────────────┐
│ 每 2 周进行 1 次 TTTS 超声监测 │
│（膀胱、总羊水量），从 16 周开始 │
└─────────────────────────────┘
              ↓
┌─────────────────────────────┐
│  详细的解剖学检查和胎儿超声心动图 │
└─────────────────────────────┘
              ↓
┌─────────────────────────────┐
│ 在对分娩孕周（通常为 24~28 周）│
│ 的预期结果进行新生儿咨询后，    │
│ 确定计划入院孕周              │
└─────────────────────────────┘
              ↓
┌─────────────────────────────┐
│ 产前皮质类固醇治疗和按计划孕周  │
│ 入院检测                     │
└─────────────────────────────┘
              ↓
┌─────────────────────────────┐
│ 密切胎儿监测（作者的机构建议每天│
│ 3 次进行 1~2h 的胎儿监测）    │
│ 每 2 周 TTTS 监测            │
│ 每 3~4 周进行 1 次生长评估    │
└─────────────────────────────┘
              ↓
┌─────────────────────────────┐
│ 如果所有监测仍然令人放心，在使用│
│ 皮质类固醇激素后 32~34 周行剖 │
│ 宫产                         │
└─────────────────────────────┘
```

▲ 图 39-12 单羊膜双胎的产前监测和分娩时机的流程图
TTTS. 双胎输血综合征

对 MCDA 双胎盘中胎盘血管结构的研究估计，根据 AA 吻合的频率，MA 双胞胎中 TTTS 的发生频率应该比 MCDA 妊娠发生率低 5 倍[76]。MA 双胎妊娠中 TTTS 的表现是膀胱容量不一致和总体羊水过多。生长不协调也可能出现，但不是诊断所必需的。一些专家主张将多普勒研究作为 TTTS 筛查的一部分，但其价值并未得到普遍接受。

（二）双胎反向动脉灌注序列

双胎反向动脉灌注（twin reversed arterial perfusion，TRAP）序列，也称为无心双胞胎，是一种仅发生在 MC 妊娠中的畸形，其频率约为 1/30 000 次分娩，1/100 例 MC。无心双胞胎是极度畸形的胎儿，要么完全没有心脏，要么只有基本的心脏组织，并伴有多种其他发育异常（图 39-13）。在大约 1/3 的无心双胞胎中能发现核型异常，2/3 的无心双胞胎中存在两条脐静脉。另一胎通常是正常的。

TRAP 序列患者的 MC 胎盘具有血管吻合，可维持无心胎的生命。无心胎通过胎盘表面的直接 UA-UA 吻合术灌注。血液从正常胎的 UA 流回胎盘。然后通过这个 UA 吻合，脱氧的血液直接流向无心胎，而无须通过胎盘毛细血管床。因此，在无心胎的脐动脉中，血流逆行，形成 TRAP 序列。这种含氧不足的血液优先灌注无心胎的下半身，导致无心胎儿出现异常表现。

通过超声对与正常胎共存的无心胎儿进行妊娠期诊断很简单，但彩色多普勒是必不可少的。唯一鉴别诊断是畸形胎 IUFD，彩色多普勒显示脐血流可排除此诊断。此外，可以在脐动脉探到血流逆行。

无心胎显然没有生存机会，但它的存在也对正常的泵血胎构成了危险。泵血胎发生宫内心力衰竭和早产的风险增加。在没有干预的情况下，据报道，死亡率为 50% 或更高。无心胎估计体重与正常胎的估计体重比值（使用公式 $1.2L^2 \sim 1.7L$ = 胎儿估计体重，单位 g，其中 L 是最长径线，译者注：未查到此公式来源）是一个重要的预后因素。Moore 及其同事报道了一个 49 例合并 TRAP 序列的病例系列，并且通过期待治疗。Moore 及同事报道，当无心双胎与正常胎的体重比超过 70% 时，正常双胎的早产率为 90%、羊水过多概率为 40%、心力衰竭概率为 30%；当重量比小于 70% 时，早产率为 75%、羊水过多发生率为 30%，心力衰竭概率为 10%。在同一研究中，当体重比小于 50% 时，泵血胎没有出现心力衰竭。在该系列的所有 49 例病例中，分娩时的平均孕周为 29 周，正常泵双胞胎的总生存率仅为 50%[77]。

当面临 MC 妊娠在可存活孕周之前合并 TRAP 序列时，治疗方案是期待治疗或中断双胞胎之间的血管交通。过去，干预只用于那些预后指标不佳的病例，例如无心胎与泵血胎重量的比为 0.5（50%）或更高、积水或羊水过多。然而，随着许多大型胎儿治疗中心在胎儿干预方面的经验增加，许多中心正在采用更主动的方法在诊断出 TRAP 序列时进行血管交通阻断。

在没有不良预后风险因素的情况下，期待治疗是合理的，并且当无心胎与泵血胎的体重比低于 50% 时，具有良好的存活率。如果进行期待治疗，产检应包括每周行胎儿超声心动图。面对远离足月的不良预后特征，中断双胞胎之间的血管交通可能是最好的方法。这种干预最常在孕中期进行，尽管有病例报道表明早在 12 周成功进行了手术。

中断血管交通的最佳方式（双极脐带凝固、激光消融或 RFA）和干预的最佳孕周尚不清楚。目前一项国际开放标签多中心试验正在招募入组，以评估与晚期干预（16～19 周）相比，早期干预（12～14 周）是否能改善结果[78]。

最近一项针对 TRAP 序列的胎儿内激光治疗（中位胎龄 18 周和 4 天）的 Meta 分析发现，泵血胎的存活率为 82%。分娩时的中位胎龄为 37 周零 1 天[79]。

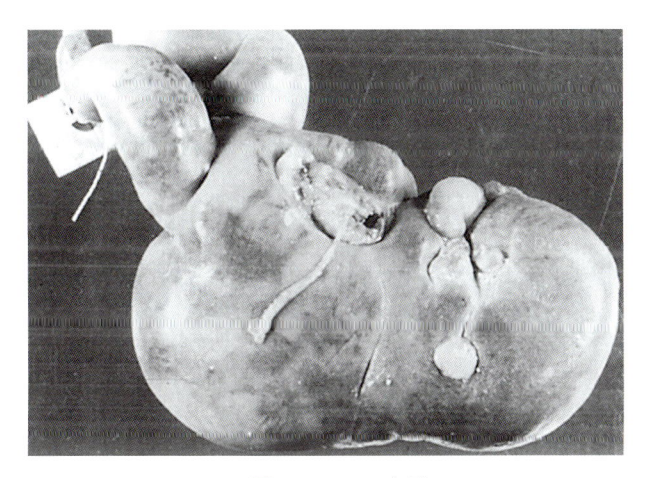

▲ 图 39-13 无心胎

图片由 Dr. James Wheeler, Department of Surgical Pathology, Hospital of the University of Pennsylvania, Philadelphia 提供

一项针对 1998—2008 年在 NAFTNet 机构接受 RFA（平均胎龄 20.2 周）TRAP 的所有患者（n=98）的研究报道了非常相似的结果：泵血胎的 30 天的总生存率为 80%，中位分娩孕周为 37 周 0 天[80]。

（三）连体双胎

连体双胞胎是 MZ 双胎的另一种罕见并发症。它们被认为是在单个胚胎在受精后 13~15 天发生不完全分裂，导致连体胎儿 MCMA 形成，其发生频率约为 1/50 000 次妊娠。和 MA 一样，大多数连体双胞胎是女性，据报道男女比例为 2：1 或 3：1。

连体双胞胎根据其结合部位进行分类。最常见的位置是胸部（胸腔），其次是前腹壁（脐）、臀部（尾骨）、坐骨（坐骨联体）和头部（头骨）（图 39-14）。一个或两个胎的主要先天性畸形很常见，据报道，78%~91% 的双胞胎有心脏缺陷[81, 82]。几乎一半的连体双胞胎病例都存在羊水过多。

费城儿童医院的回顾性病例系列证明，连体胎死亡率也很高[81]。该系列报道了 1996—2002 年间由其机构管理的 14 对连体双胎，宫内死亡发生率为 28%，新生儿早期死亡率为 54%，总生存率为 18%。另一个系列[82] 来自巴西的单一中心的 1998—2010 年间 36 例联体双胎研究中报道的类似结果：排除近 40% 的终止妊娠后，存活率为 13.6%。

超声可以通过单羊膜性和分裂的胎芽，在孕早期就确立诊断（图 39-15）。三维超声和 MRI 可作为二维超声成像的补充，以明确诊断并确定器官共享的程度。如果在可存活孕周前确诊，则应终止妊娠。如果患者需要期待治疗，应告知她生存和成功分离的预后取决于两个胎儿器官（尤其是心脏）和血管共享的程度。为了优化产后管理，连体双胎患者在产前应由多学科团队进行护理，包括母胎医学专家、新生儿科医生、儿科麻醉师、儿科外科医生和适当的儿科亚专科医生。

如果计划进行姑息治疗以外的任何评估和治疗，连体双胞胎患者应在三级医疗机构分娩，那里有在治疗连体双胞胎方面有经验的新生儿和儿科专家。临近足月进行剖宫产以减少母胎损伤。据报道，连体双胎分娩时的平均孕周为 34~35 周[81, 82]。如果分娩发生在孕中期的晚期，则有必要进行剖宫产以最大限度地减少母体和胎儿的损伤。在无法存活的极

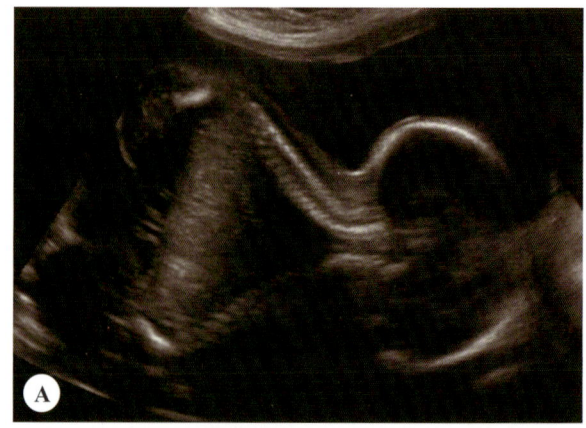

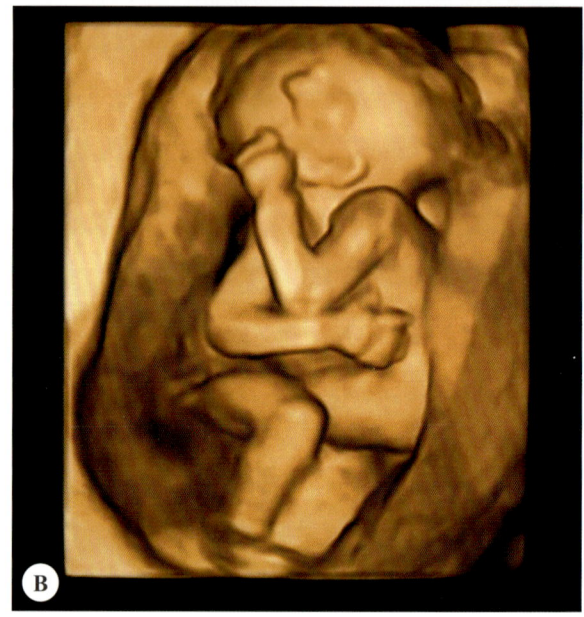

▲ 图 39-14 头部融合的连体双胞胎，有一个头盖骨，两个独立的棘连接到骨盆正上方的水平

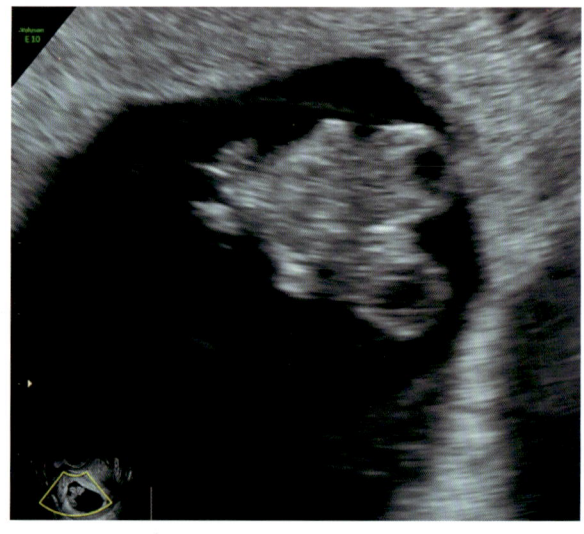

▲ 图 39-15 妊娠 9 周时的连体双胎妊娠
注意分裂的胎芽

早产病例中，如果认为双胎足够小，可以通过产道而不会对母亲造成损伤，则可以谨慎考虑阴道分娩。在前面提到的巴西病例系列中，所有孕周不足27周的连体双胞胎都是阴道分娩。

认为适合进行选择性分离的连体双胞胎中，术后存活率接近80%。然而，如果连体双胞胎需要紧急分离，存活率就会低得多，为25%~30%[83]。尽管成功手术分离的连体双胞胎的长期随访有限，但数据似乎是有利的。幸存者在最初的分离后经常需要进一步的手术，但许多人的教育水平与单胎的同龄人相似。

九、三胞胎妊娠：绒毛膜性的影响

众所周知，与 DC 双胞胎相比，MC 双胞胎的并发症风险更高，三胞胎的风险高于任何一组。然而，尚不清楚的是，绒毛膜性在多大程度上预测了现代产科监测管理的三胞胎妊娠的结果。

较早的研究表明，与 TC 三胞胎相比，DC 三胞胎的死亡率增加了几倍。在早期的单中心系列研究中，1993—2000 年间怀三胞胎的 151 名女性中发现了 17 名 DC 三胞胎。在这个小样本中，近 1/3 的病例发生了可存活孕周之前的流产或孕中期的严重 TTTS。其余 12 例妊娠的平均分娩孕周为 33.5 周（±2.3 周），出生体重中位数为 1880g（智商范围为 1585~2340g）[84]。

英国的一项回顾性研究检查了 1986—2000 年间 88 名自然受孕三羊膜三胞胎（49 名 TC 和 39 名 DC）。相比于 TC 三胞胎，DC 三胞胎在不到 30 周的内分娩风险（46% vs. 16%，$P<0.01$），出生体重小于 1000g 风险均较高（10% vs. 9%，$P<0.01$）。DC 三胞胎的围产期死亡风险也比 TC 三胞胎高 5.5 倍（OR=5.5，95%CI 2.5~12.2）[85]。

然而，最近更大规模的研究提供了更令人放心的数据。现有最大的研究是 1999—2009 年来自 91 个日本中心进行的 701 例三羊膜囊三胞胎妊娠的回顾性队列。在 701 例妊娠中，507 例为三绒毛膜，144 例为 DC，50 例为 MC。研究人员发现，分娩时中位孕周（TC、DC 和 MC 三胞胎分别为 33 周、33 周和 32 周）没有统计学上的显著差异。出生体重中位数（TC、DC 和 MC 分别为 1668g、1662g 和 1570g，$P=0.011$）存在微小的差异。与 TC 三胞胎相比，DC 三胞胎的总体围产期死亡率没有差异。然而，MC 三胞胎的死亡风险是 TC 三胞胎的 2.6 倍（OR=2.6，95%CI 1.17~5.76）[86]。TTTS 发生在 5.6% 的 DC 和 8.0% 的 MC 三胞胎中。

来自美国的另一项相当大的回顾性队列研究包括在 1999—2010 年的 159 例三绒毛膜三胞胎妊娠（108 例 TC 和 51 例 DC）在 20 周及以上分娩。分娩时的平均胎龄没有差异（DC 和 TC 三胞胎分别为 32.2 周和 32.8 周）。TTTS 发生在 5.9% 的 DC 三胞胎中。IUFD 或新生儿死亡率在统计学上没有显著差异，妊娠合并 TTTS 的新生儿的 28 天存活率低于非 TTTSDC 或 TC 新生儿[87]。

总体而言，文献提供了一定程度的保证，即与 TC 三胞胎相比，DC 三胞胎妊娠的不良结果风险并没有明显升高。但 DC 三胞胎的 TTTS 风险显然更高，尽管大多数论文描述的比率低于 MC 双胞胎报道预期的 10%。据推测，第三个妊娠囊可能具有保护作用，减少羊水过多对绒毛膜板施加的压力，类似于减少羊水可以改善已建立的 TTTS 的机制[87]。具有 MC 成分的三胞胎应接受与 MC 双胞胎相同的 TTTS 筛查，并且由于单绒毛膜性，也应进行胎儿超声心动图检查。

十、产科病史对双胎自然早产风险的影响

1. 既往单胎自然早产患者多胎自然早产的风险

自发性 PTB 的最重要危险因素是既往自发 PTB。双胎妊娠也是 SPTB 的独立危险因素。因此，双胞胎 SPTB 的最高风险亚组之一是那些以前分娩过早产单胎的患者。一项使用荷兰围产期登记处的研究报道了 4071 名在 1999—2007 年间单胎妊娠后分娩双胞胎的女性的结果。在对混杂因素进行调整后，既往单胎妊娠自发早产的患者比足月产的患者发生双胎妊娠自发性早产的风险高出 8 倍（67.3% vs. 20.9%，OR=7.8，95%CI 5.5~11.2）[88]。

来自美国的一个小组最近发表了一项对双胞胎中 17- 己酸羟孕酮研究的二次分析，根据先前的产科病史分析了小于 35 周的双胞胎 SPTB 风险。该研究还对双胎妊娠的初产妇进行了比较。使用初产妇作为参考组并调整潜在的混杂因素，先前早产单胎分娩史发生 35 周前双胞胎 SPTB 的 aOR 为 2.44（95%CI 1.28~4.66，55.1% vs. 28.2%）。既往足月单

胎妊娠分娩的保护作用也值得注意。与初产妇对照组相比，既往单胎足月分娩的女性小于 35 周时双胞胎 SPTB 的 aOR 为 0.55（95%CI 0.38～0.78，24.8 vs. 28.2%）。虽然绝对保护作用很小，但它可以理解为发生不良新生儿结局的统计学上显著降低（aOR=0.38，95%CI 0.27～0.53）[89]。

总之，产科病史可用于细化多胎妊娠中自发性早产的风险。由于过去的产科病史，双胞胎或三胞胎早产风险较高的女性应接受更深入的咨询和监测。

2. 双胞胎自然早产后续单胎的自然早产风险

由于双胞胎 PTB 很常见，因此可能很容易假设 SPTB 仅由双胞胎妊娠本身引起，并且 SPTB 风险升高不会在随后的单胎妊娠中持续存在。然而，大部分证据表明，患有双胞胎 SPTB 的女性在随后的单胎中发生 SPTB 的概率更高。2012 年使用荷兰围产期登记处数据的一项研究报道了 1957 名在双胞胎分娩后单胎妊娠的女性。在该队列中，与足月分娩双胞胎的女性相比，早产双胞胎的女性（分娩时的平均胎龄为 32.5 周）的后续单胎早产风险增加了近 7 倍（aOR=6.9，95%CI 3.1～15.2）。在双胞胎 PTB 是自发性早产的女性中，单胎 SPTB 的风险比足月分娩双胞胎的女性高近 10 倍（aOR=9.9，95%CI 4.4～22.4）[90]。然而，先前有双胞胎 SPTB 的女性患单胎 SPTB 的风险仅为 7.3%，这甚至略低于美国 7.8% 的单胎 PTB 基线水平[1]。

来自美国的两项研究提供了相似的结果，但绝对风险更高。Menard 等使用机构围产期数据库报道了 144 名双胞胎分娩后单胎分娩的女性。双胞胎早产与随后的单胎早产的风险较高相关，但前提是分娩孕周少于 34 周。与先前足月双胞胎分娩组的单胎 PTB 率为 6.9% 相比，在 30～34 周分娩双胞胎的女性单胎早产的绝对风险为 25%，在孕周不足 30 周分娩双胞胎的绝对风险为 42%[91]。那篇论文没有根据早产的适应证（自发性与医源性）进行区分，但 Rafael 等在一项回顾性队列研究（n=255）中报道了类似的发现，专门检查了双胞胎 SPTB 后单胎妊娠的 SPTB 风险。与足月分娩的相比，只有那些在不到 34 周内分娩的双胞胎发生后续单胎 SPTB 的风险显著增加。总体而言，在 34 周或之后分娩双胞胎的女性随后发生单胎 SPTB 的风险为 2.2%，低于一般人群的预期。相比之下，双胞胎在 34 周前分娩的女性后续单胎 SPTB 的发生率为 22%（OR=9.67，95%CI 3.07～30.47），高于美国单胎的 PTB 基线率 7.8%[1]。在多变量分析中，34 周前双胞胎分娩后单胎的 SPTB 风险增加持续存在[92]。

总之，经历双胞胎 SPTB 的女性有后续单胎 SPTB 的风险，尽管这种增加的风险似乎仅限于妊娠 34 周前的双胎分娩。

十一、多胎妊娠的产前管理

图 39-16 概述了双胞胎妊娠独有的合理的产前管理算法流程。此处讨论了双胎妊娠产前管理的各个方面细节。

（一）孕产妇营养和体重增加

对新生儿结局影响最大的两个因素是分娩时孕周和胎儿生长的充分性。妊娠期母亲的营养状况与这两种结局密切相关。多胎妊娠增加的生理压力需要更高的母体静息能量消耗，这可能导致双胎妊娠的热量需求增加 40%。

母体总体重增加和体重增加的时间对优化双胞胎出生体重和围产期结局至关重要。Luke 及其同事[93]认为，28 周前母体体重增加对胎儿的出生体重的影响较大，占 80%。这一点值得强调，这些研究人员证明，即使 24 周后体重增加是适当的，24 周前体重增加不理想仍然与早产和宫内发育不良有关。双胞胎妊娠结局相关的体重指数或特定体重增加模式被定义为在 36 周或以后出生体重达到 2850～2950g，这在表 39-7 中进行了总结[94]。虽然使用的 BMI 分类与当前的 BMI 定义略有不同，但很容易理解 BMI 在推荐体重增加方面的差异。

最近 NICHD 双胞胎胎儿生长研究的结果（一个于 2012 年和 2013 年在美国 8 家机构登记的前瞻性队列）证实了这一早期数据。在 143 例 DC 双羊膜双胎妊娠中，孕中期（妊娠 14～20 周和 21～27 周）母亲体重增加与双胞胎出生体重增加显著相关。在妊娠 14～20 周每增加 1kg，每对双胞胎的出生体重平均增加 132.8g[95]。研究还报道了整个妊娠期间母亲体重增加与估计胎儿生长之间的关联。孕中期（14～20 周和 21～27 周）的母亲体重增加与 21 周（母亲体重增加 10.5g/kg）和 28 周（母亲体重增加 21.3g/kg）的 EFW 增加显著相关。孕产妇在 14～20 周期间体重增

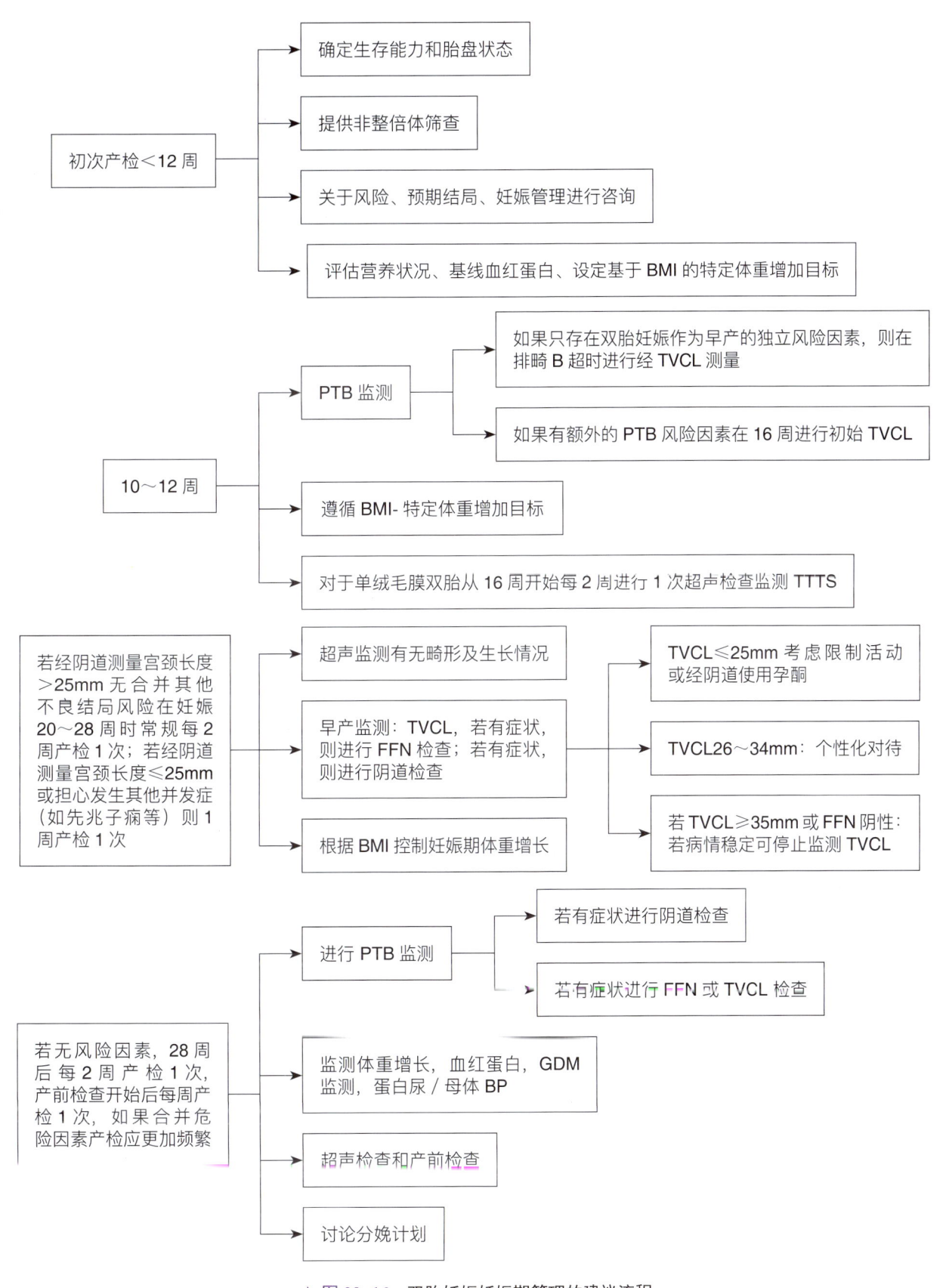

第 39 章 多胎妊娠
Multiple Gestations

```
初次产检＜12周 ──┬── 确定生存能力和胎盘状态
                ├── 提供非整倍体筛查
                ├── 关于风险、预期结局、妊娠管理进行咨询
                └── 评估营养状况、基线血红蛋白、设定基于 BMI 的特定体重增加目标

10～12 周 ──┬── PTB 监测 ──┬── 如果只存在双胎妊娠作为早产的独立风险因素，则在排畸 B 超时进行经 TVCL 测量
            │              └── 如果有额外的 PTB 风险因素在 16 周进行初始 TVCL
            ├── 遵循 BMI-特定体重增加目标
            └── 对于单绒毛膜双胎从 16 周开始每 2 周进行 1 次超声检查监测 TTTS

若经阴道测量宫颈长度＞25mm 无合并其他不良结局风险在妊娠 20～28 周时常规每 2 周产检 1 次；若经阴道测量宫颈长度≤25mm 或担心发生其他并发症（如先兆子痫等）则 1 周产检 1 次
    ├── 超声监测有无畸形及生长情况
    ├── 早产监测：TVCL，若有症状，则进行 FFN 检查；若有症状，则进行阴道检查 ──┬── TVCL≤25mm 考虑限制活动或经阴道使用孕酮
    │                                                                        ├── TVCL 26～34mm：个性化对待
    │                                                                        └── 若 TVCL≥35mm 或 FFN 阴性：若病情稳定可停止监测 TVCL
    └── 根据 BMI 控制妊娠期体重增长

若无风险因素，28 周后每 2 周产检 1 次，产前检查开始后每周产检 1 次，如果合并危险因素产检应更加频繁
    ├── 进行 PTB 监测 ──┬── 若有症状进行阴道检查
    │                    └── 若有症状进行 FFN 或 TVCL 检查
    ├── 监测体重增长，血红蛋白，GDM 监测，蛋白尿/母体 BP
    ├── 超声检查和产前检查
    └── 讨论分娩计划
```

▲ 图 39-16 双胎妊娠妊娠期管理的建议流程

BMI. 体重指数；BP. 血压；AFN. 胎儿纤连蛋白；GDM. 妊娠糖尿病；PTB. 早产；TVCL. 经阴道超声测量宫颈长度；TTTS. 双胎输血综合征

加也与 21 周时 AC 和双顶径有关。孕产妇在 21~27 周期间体重增加与 28 周时股骨和肱骨长度有关。

这些数据表明，早期体重增加在改善母体营养储备方面具有滚雪球效应，以便在妊娠后期，当胎儿需求增加时使用。此外，孕早期最佳母体营养和体重增加可能会促进胎盘生长，从而为婴儿持续提供营养提供增强机制。

Luke 等已经推荐了一种饮食方案，其中 20% 的热量来自蛋白质，40% 来自低升糖指数糖类，40% 来自脂肪，类似于妊娠糖尿病。对于妊娠前 BMI 正常的患者，建议每天摄入 3500cal 的热量，其中包括 175g 蛋白质、350g 糖类和 156g 脂肪[96]。

Greenan 等报道了 2000—2010 年在单一机构管理的双胞胎的回顾性队列研究。双胞胎母亲在专门的双胞胎诊所进行管理，根据 Luke 等的建议制订体重增加目标和营养咨询。达到或超过体重增加建议的女性的平均分娩延长 1 周（33.9 周 vs. 32.9 周，$P<0.001$），并且在达到体重增加目标的女性中，每对双胞胎平均出生体重增加近 300g（2146g vs. 1859g，$P<0.001$）。达到增重目标的女性的新生儿结局（包括复合新生儿发病率、新生儿重症监护病房入院率和新生儿住院时间）都得到了改善。控制潜在混杂因素的多变量回归发现，与 32 周前分娩相关的唯一独立变量是未能实现孕妇体重增加目标（aOR=1.66，95%CI 1.10~2.53）[97]。

使用 Luke 及其同事发布的数据，但根据 BMI 分类的变化进行了修改，医学研究所于 2009 年发布了针对双胞胎妊娠的 BMI 的体重增加建议。这些总结在表 39-8 中。几项研究使用 IOM 建议检查了围产期结局，并发现达到 IOM 体重增加目标的女性妊娠结局有所改善。Fox 及其同事[98]回顾性研究了 297 名双胞胎妊娠，应用 2009 年 IOM 指南来比较那些达到或未达到建议的女性的妊娠结局。达到 IOM 体重增加建议的正常体重女性的婴儿明显更大，并且

表 39-7　双胎妊娠中孕妇体重增加的推荐方案

妊娠期	体重过轻（BMI < 19.8）	体重正常（BMI1 9.8~26）	超重（BMI 26.1~29）	肥胖（BMI > 29）
早期（<20 周）	每周 1.25~1.75lb	每周 1~1.5lb	每周 1~1.25lb	每周 0.75~1lb
中期（20~28 周）	每周 1.5~1.75lb	每周 1.25~1.75lb	每周 1~1.5lb	每周 0.75~1.25lb
晚期（≥29 周）	每周 1.25lb	每周 1lb	每周 1lb	每周 0.75lb

BMI. 体重指数；lb. 磅（1 磅等于 0.45359237kg）
引自 Luke B, Hediger ML, Nugent C, et al. Body mass index–specific weight gains associated with optimal birth weights in twin pregnancies. *J Reprod Med*. 2003;48:217–224.

表 39-8　2009 Institute of Medicine Recommendations for Weight Gain in Pregnancy

Prepregnancy BMI	BMI (kg/m^2) WHO Criteria	Total Weight Gain—Singleton (lb)	Total Weight Gain—Twins (lb)
Underweight	<18.5	28~40	No recommendations made
Normal weight	18.5~24.9	25~35	37~54
Overweight	25.0~29.9	15~25	31~50
Obese	≥30	11~20	25~42

BMI, Body mass index; WHO, World Health Organization
From Rasmussen KM, Yaktine AL, editors. Institute of Medicine (Committee to Reexamine IOM Pregnancy Weight Guidelines, Food and Nutrition Board and Board on Children, Youth, and Families). Weight Gain During Pregnancy: Reexamining the Guidelines. Washington, DC: National Academies Press; 2009.

婴儿体重超过 2500g 的可能性更大。达到增重建议的超重女性分娩时孕周更大，双胞胎体重更大。达到增重目标的正常体重和超重女性的总体早产率和 SPTB 均有所降低。值得注意的是，IOM 双胞胎指南没有为妊娠前体重指数偏低的女性提供具体的增重建议。然而，有关单胎妊娠文献清楚地表明，体重不足的女性从最佳妊娠期体重增加中获益最多。双胎妊娠中体重不足的女性应该接受特殊的营养咨询，并且至少应达到 IOM 为正常 BMI 推荐的增重目标或 Luke 等对 BMI<18.5 的女性的增重建议（表 39-7）。

虽然妊娠期体重增加与改善结局有关，但孕产妇体重保持及其对健康的长期影响也是一个问题。因此，重点应该放在适当的体重增加上，同时避免增加超过 IOM 建议的体重。

（二）自发性早产

通过选择那些可能从增加的监测或干预中获益最多的患者，同时最大限度地减少对低风险女性的不必要干预，细化每个多胎患者的 PTB 风险可以改善妊娠管理。

超声经阴道宫颈长度（transvaginal cervical length，TVCL）测量和胎儿纤连蛋白取样是客观测试，可以帮助对多胎妊娠的 PTB 风险进行分层。2010 年的一项 Meta 分析包括 21 项研究，涉及 3523 名双胎妊娠，发现在无症状女性中，妊娠 20~24 周的 TVCL≤20mm 是 32 周和 34 周之前 PTB 的最佳预测指标。TVCL 为 20mm 或更小使 32 周前出生的概率从 6.8% 增加到 42.4%，并将 34 周前出生的风险从 15.3% 增加到 61.9%。相反，25mm 及以上的 TVCL 将 28 周前分娩的风险降低至 1.4%，将 37 周前分娩的风险降低至 36.8%。[99]

除了绝对宫颈长度，宫颈长度随时间的变化程度也可能是双胞胎 PTB 的重要预测指标。在 121 名无症状双胎妊娠的队列中，在妊娠 18 周至 24 周进行了 2 次 TVCL 测量，在此期间宫颈长度缩短 20% 或更多，与 CL 保持稳定的女性相比，28 周、30 周、32 周和 34 周之前发生 PTB 的风险增加有关（<28 周时为 15.8% vs. 1%，<30 周时为 15.8% vs. 2%，<32 周时为 31.6% vs. 5%，以及 <34 周为 36.8% vs. 12.9%；$P \leq 0.03$）[100]。即使排除宫颈长度小于 25mm 的患者，这种与 PTB 的关联仍然显著。

fFN 也被研究作为多胎妊娠中 SPTB 风险的预测指标。2010 年的一项 Meta 分析[101]包括 15 项研究，共 1221 名女性，发现在有症状的双胞胎母亲中，fFN 具有良好的预测价值。在这种情况下，阳性 fFN 结果后 7 天内分娩的风险从 7.7% 增加到 24.5%，而阴性结果将 7 天内分娩的风险降低到 1.6%。

使用这些测试可以帮助指导管理决策，例如诊室访问的频率，或者是否需要谨慎的工作或活动限制。根据 TVCL、fFN 或两者的组合确定早产风险特别高的患者可以加强监测，并可能允许及时干预，如类固醇给药或阴道用孕酮。另一方面，在孕中期记录高于平均水平（>35mm）或稳定的 TVCL 或阴性 FFN 可以让患者和医生对患者继续进行正常活动感到满意，避免实施不必要的限制或干预。

1. 卧床休息和活动限制

多胎妊娠的临床决策者面临的一个常见临床问题是卧床休息或限制活动是否有益。不幸的是，由于缺乏"卧床休息"与"活动限制"的准确定义，因此阻碍了相关文献对这个问题提供建议。2017 年 Cochrane 评价分析了 6 项随机对照试验，这些试验检查了在家中或医院严格或部分卧床休息对多胎女性的影响。在规定卧床休息的女性中，没有证据表明极早 PTB、围产期死亡率、LBW、SGA 或 PPROM 降低。与在家中没有活动限制的女性相比，严格住院卧床休息女性的平均出生体重有所增加，但差异相对较小（136.99g，95%CI 39.92~234.06）。该评价的结论是，关于多胎妊娠卧床休息的建议没有足够的依据[102]。

尽管活动限制的一些细微差别是有争议的，但对于无并发症双胞胎妊娠的女性来说，卧床休息或任何形式的"预防性"活动限制都没有作用。除了缺乏有效证据外，严格卧床还会带来静脉血栓栓塞、骨骼脱矿、母体失调、抑郁、与家庭和社交生活中断相关的心理压力的风险。

一个更困难的临床决定涉及活动限制，特别是停止工作，尤其是当女性遇到并发症时，如先兆早产或 TVCL 缩短。作者的方法是对工作限制做出个性化决定，女性的偏好是决策的主要组成部分。其他考虑的因素是她工作的体力要求、她所经历的并发症的具体情况、胎数和孕周。在最终建议停止工作的情况下，作者会谨慎地告知患者不需要严格卧床休息，尽管这实际上可能会造成伤害。在作者的实践中，"活动限制"包括停止外出工作、避免锻炼、尽量减少爬楼梯、避免重复举起超过20磅（9.1kg）的物品，并尽量限制她的双脚站立时间超过30min。

2. 抑制宫缩

已在多胎妊娠中评估了预防性抑制宫缩的作用，但未发现有效。然而，就像在单胎中一样，早产情况下的短期抑制宫缩有助于获得足够的时间来给予产前皮质类固醇，并允许转送到三级保健机构。在多胎妊娠中使用宫缩抑制药必须伴随对母体状况的仔细监测。由于多胎妊娠孕妇的母体心血管系统过度负荷，多胎妊娠的女性易患心肺并发症，尤其是肺水肿。2011年，美国食品和药品监督管理局对特布他林发出了黑框警告，指出它不应以注射形式使用超过48h来预防早产，更不应以口服形式使用，因为有导致严重的孕产妇心血管损伤、心律失常和死亡的可能性。在作者所在的机构中，静脉注射硫酸镁被用作一线急性宫缩抑制药。需要时，作者在妊娠不足32周的患者中添加口服吲哚美辛治疗48h。32周后，作者还使用短效硝苯地平进行保胎，前提是母亲的血压可以耐受。

3. 孕酮

(1) 肌内注射17-己酸羟孕酮：在证明17-己酸羟孕酮（17-OH-P）可有效减少单胎的复发性PTB后，人们将目光投向多胎妊娠。许多RCT已使用17-OH-P完成，剂量范围从每周250mg（单胎妊娠研究的剂量）到每周2次500mg不等。大多数研究中，双胎妊娠人群是未经选择的，但一项研究[103]仅招募了TVCL为25mm或更小的女性。这些研究均未显示在多胎妊娠中使用17-OH-P有任何益处[103-107]。特别是鉴于最近的数据对17-OH-P对单胎妊娠的疗效产生怀疑[107a,107b]，作者认为在多胎妊娠中考虑使用17-OH-P没有作用。

(2) 阴道用孕酮：多项研究表明，阴道给药孕酮有助于延长宫颈较短的单胎妊娠的孕周。ACOG推荐阴道孕酮用于无症状单胎妊娠在妊娠24周前偶然发现TVCL≤20mm女性的治疗。Fonseca及其同事2007年[108]研究了夜间阴道使用孕酮对孕中期短TVCL女性的影响，包括双胞胎妊娠，尽管双胞胎仅占安慰剂组的10.4%（$n=13$）和治疗组的8.8%（$n=11$）。该研究将中位妊娠22周时TVCL≤15mm的女性随机分配至200mg阴道孕酮或安慰剂组，发现阴道孕酮使34周前的自发早产率从34.3%降至19.2%（$P<0.05$）。在双胎亚组分析中，阴道孕酮与类似的早产减少相关，尽管由于样本量小，差异没有达到统计学意义。自从那篇论文发表以来，几项随机对照试验研究了在多胞胎女性中使用每天90mg阴道孕酮凝胶或每天100~400mg剂量阴道微粒化孕酮栓剂的情况。大多数研究在结果上没有显示出统计学上的显著差异。然而，一项埃及研究将妊娠期20~24周时TVCL为20~25mm的DC双胞胎孕妇随机分配至每天400mg阴道孕酮（$n=116$）或不接受治疗（$n=108$）。与未治疗组相比，孕酮组在34周前早产的主要结局显著降低（35.3 vs. 52.8%，RR=0.670，95%CI 0.494~0.908，$P=0.010$）。孕酮组分娩时孕周较晚（34.3±2.2周 vs. 33.4±2.7周，$P=0.007$），新生儿结局也有所改善。在孕酮组中，出生体重低于1500g、呼吸窘迫综合征、需要机械通气和新生儿早期死亡的发生率的降低具有统计学意义[109]。

最近使用个体患者数据进行的Meta分析有助于阐明双胎妊娠中使用阴道孕酮的各种研究。该研究包括来自6项随机对照试验的303名孕中期宫颈缩短的女性（≤25mm），159名分配到阴道孕酮组，144名分配到安慰剂组/未治疗组，大多数患者来自引用的RCT[109]。阴道孕酮与妊娠不到33周时PTB主要结局的降低显著相关（31.4% vs. 43.1%，RR=0.69，95%CI 0.51~0.93）。接受阴道孕酮治疗的女性患PTB的风险也较低（妊娠<35周、<34周、<32周和<30周）。阴道孕酮与较低的新生儿复合发病率和死亡率风险（RR=0.61，95%CI 0.34~0.98），以及呼吸窘迫综合征、机械通气、出生体重低于1500g和新生儿死亡的个体结局降低相关。在4—5岁时，各组之间的神经发育结果没有显著差异，这一发现与其他关于单胎妊娠使用阴道孕酮长期安全性的数据一致[110]。根据这项Meta分析，一些机构（包括作者的中心）已经开始为双胞胎合并短宫颈（<25mm）的女性在妊娠24周之前提供阴道孕酮。

作者对有关孕酮预防双胞胎早产的现有文献的解释是，没有证据支持在多胎妊娠中使用肌内注射17-OH-P，也不应在未选择的多胎妊娠中使用任何形式的孕酮。然而，由于对TVCL≤25mm的双胎妊娠的潜在益处，应向这些女性提供阴道孕酮。没有证据表明任何特定剂量或孕酮制剂（凝胶与微粒栓剂）优于其他制剂。

4. 宫颈环扎

关于双胎妊娠临床管理最有争议的问题之一是环扎术的使用，因为缺乏高质量的数据。目前明确的是多胎妊娠的"预防性"环扎并没有作用。这已被充分研究，并发现对双胞胎和三胞胎都无效。

大多数关于双胎妊娠中因超声为适应证的环扎术的数据并未显示环扎术的益处，甚至可能有一些潜在危害的证据。一项2005年超声指示宫颈环扎术的Meta分析发现，在双胞胎亚组（三项研究，其中短宫颈定义为<25mm），宫颈环扎术实际上与35周前出生率的统计学显著增加有关（75% vs. 36%）[111]。最近进行的Meta分析评估了相同的三项研究，包括更详细的个体患者水平数据，以及更新的统计方法。该分析再次发现没有益处的证据，但也没有发现任何危害。调整随机分组时既往PTB和孕周的混杂因素后，小于34周、32周、28周或24周的PTB没有差异；围产期死亡或NICU入院率也无差异[112]。一项对1995—2012年间140例双胎妊娠的回顾性队列研究同样发现，对于妊娠16~24周时发现TVCL小于25mm的病例，与期待治疗相比，宫颈环扎术（n=57）在延长妊娠期或新生儿结局方面没有益处（n=83）[113]。然而，在对小于15mm的TVCL进行的计划亚组分析中，有证据表明超声指证环扎术有益。当根据诊断为短宫颈时的孕周进行调整时，相比于39名期待治疗的女性，32名接受宫颈环扎术的女性的发展至分娩间隔时间显著延长［（12.52 ± 4.5）周 vs.（8.76 ± 4.65）周，P<0.001］。环扎组中也显示出小于34周的PTB发生率更低，以及更少的NICU入院率。2019年关于双胎妊娠使用环扎术的Meta分析包括来自16项研究的1211名女性。研究人员对TVCL<15mm的女性进行环扎术可带来获益。结果显示，与对照组相比，环扎组孕周延长（延长3.89周，95%CI 2.19~5.59，P=0.000；I^2=0%），PTB发生率显著减少（在<37周时、<34周时和<32周时）[113a]。宫颈长度可能会识别出更大程度的宫颈功能不全，这些人更有可能从环扎术中受益。未来对双胞胎进行以超声为适应证的环扎术的研究应侧重于TVCL<15mm的女性。

体格检查为指征的环扎术也受到缺乏高质量数据的困扰，尽管有一些有限的益处的证据。一项对76例在妊娠16~24周期间宫口扩张≤1cm的双胎妊娠进行的回顾性队列研究发现，在延长妊娠期和改善新生儿结局方面，宫颈环扎术有好处。38名女性接受环扎术与期待治疗的38名女性相比，从诊断宫颈扩张到分娩的时间间隔更长［（10.5 ± 5.6）周 vs.（3.7 ± 3.2）周，平均差异为6.8周（95%CI 4.71~8.81）］。自发性PTB发生率也有统计学上的显著减少（<34周、<32周、<28周和<24周）。这导致围产期死亡率、新生儿重症监护病房入院率和综合不良新生儿结局降低[114]。正如作者在讨论中所说，该研究有许多局限性，包括其为回顾性研究，但结果令人鼓舞。上文引用的同一项Meta分析还分析了宫颈扩张1cm或更多的双胞胎女性的宫颈环扎术。同样，宫颈扩张的环扎术与显著延长妊娠孕周和减少早产（<34周、<32周、<28周和<24周）有关113a。目前正在进行一项针对双胎妊娠以体格检查为指征的环扎术的随机试验的招募[115]。

目前，没有确凿的证据来推荐双胎妊娠应以超声或是体格检查为指征进行环扎术。作者的方法是在双胎妊娠中为根据先前的产科事件有明确宫颈功能不全病史的女性或通过阴道检查发现早期宫颈扩张的女性提供宫颈环扎术。根据上述研究，作者还认为应为孕中期TVCL<15mm的双胞胎孕妇提供环扎术。然而，所有患者都应被仔细告知环扎术可改善双胎妊娠结局的证据的局限性。

5. 子宫托

在过去几年中，几项研究检查了放置子宫托在未选择的双胎妊娠和合并短宫颈的双胎妊娠中的潜在获益。ProTWIN试验是一项在荷兰40个中心进行的未选择多胎妊娠的随机对照试验，将813名多胎妊娠女性随机分配到期待治疗或子宫托放置组。在这813例多胎妊娠中，98%是双胞胎。在16~22周测量TVCL，在子宫托组中，在妊娠16~20周放置。在整个队列中，新生儿结局没有差异，分娩时的胎龄和妊娠28周、32周或37周之前分娩发生率也没有差异。该研究最初计划对所有TVCL<25mm的女性进行先验分析。但是，很少有女性符合此标准，因此更改为低于第25百分位数的TVCL进行，对应于38mm。在该亚组中，子宫托组的中位分娩孕周晚于对照组（36.4周 vs. 35.0周，P<0.05）。在TVCL低于25%

的女性组中，使用子宫托与 28 周前和 32 周前分娩风险降低相关。此外，在 TVCL 低于 25% 的女性中，子宫托组的复合不良新生儿结局风险降低（OR=0.40，95%CI 0.19~0.83）[116]。

随后，Nicolaides 等报道了一项多中心 RCT，其中 1180 名未选择的双胎妊娠在妊娠 20^0~24^6 周随机分配至子宫托组与期待治疗组。两组之间在 34 周前 SPTB 的发生率、围产期死亡率或不良新生儿结局方面没有显著差异。在对 TVCL<25mm 的 18% 入组女性（n=214）进行的事后亚组分析中，34 周前 SPTB 的发生率也没有差异[117]。同年发表的另一项随机对照试验纳入了 137 名妊娠 18~22 周时 TVCL<25mm 的双胞胎母亲。该研究发现，子宫托组的主要结果为 34 周前 SPTB 降低（16.2% vs. 39.4%，P=0.003），以及出生体重低于 2500g 的风险降低（34.6% vs. 47.7%，P=0.01）[118]。两组之间在新生儿发病率或死亡率方面没有统计学显著差异。一项包含上述所有三项研究的 Meta 分析得出结论，与接受期待治疗的女性相比，子宫托并未降低 TVCL 短的双胎妊娠的 SPTB 风险，分娩时的平均胎龄或新生儿结局也没有差异[119]。

2016 年，ACOG 多胎妊娠实践公告 "不建议在多胎妊娠中使用预防性宫颈托"[40]。因为在 TVCL 短的双胎妊娠中使用宫颈托的数据相互矛盾，但不可否认在一些双胎女性中可能仍然存在一定的作用。宫颈缩短程度（如<15mm）或既往 SPTB 病史等因素值得进一步研究。

（三）产前检查

多胎妊娠会增加胎儿生长受限、IUGR 和 IUFD 的风险。出于这个原因，推荐以非应激测试或生物物理评分形式进行的妊娠期检测。回顾性数据表明，NST 和 BPP 都可以有效检测双胎妊娠异常，并且可以用与单胎相同的方式进行解释。然而，关于特定监测方案的任何建议仅基于专家意见，因为没有可用于建立精确指南的前瞻性数据。ACOG 不建议对无并发症的 DC 双胞胎进行产前监测，但 2014 年 ACOG 产前检测实践公告确实将单绒毛膜性列为指征，尽管没有建议具体的检测时间表[120]。2009 年 NICHD 对产前监测的重新评估并未具体说明绒毛膜性，而是将 32 周时的每周检测列为胎儿生长正常的双胞胎的合理策略[121]。在美国，大多数机构从 32~34 周开始对 MC 双胞胎进行每周或每周 2 次的产前检查。作者还认为在 DC 双胞胎中每周进行常规 NST 或 BPP 是合理的，部分原因是超声检测 IUGR 的局限性。在作者所在的机构，MC 双羊膜双胞胎在 32 周时开始每周 NST 或 BPP，DC 双胞胎在 34 周时开始（图 39-17）。对有额外并发症（如 IUGR、生长不协调或潜在的母体疾病）的双胞胎开始更频繁或更早的检测。三胞胎和多胎妊娠的可用数据甚至更少。

然而，由于 IUGR 和 IUFD 的发生率随着胎数的增加而增加，因此三胞胎比双胞胎更早开始产前检查是合理的。2009 年 NICHD 文件将在 28 周开始产前检查列为三胞胎的合理策略[121]。由于难以一致有效地获得和解释具有两个以上胎儿的 NST，作者对于三胞胎及以上的多胎妊娠优先执行 BPP 而不是 NST。

（四）胎儿生长监测

尽管超声不能完美地预测胎儿体重，但它是评估多胎妊娠个体胎儿生长的唯一方法。较早的数据表明，双胞胎在妊娠 32 周之前以与单胎相同的速度生长，之后与单胎相比，双胞胎的生长速度会减慢。更多的当代研究证实了这一发现[122, 123]，并且一些数据表明，增长的差异可能最早在 26~28 周开始[123]。

作为 NICHD 胎儿生长研究的一部分，对 171 名 DC 双胞胎女性的前瞻性队列进行了一系列（中位数为 5 次）超声检查。该队列中有 54.5% 的非西班牙裔白种人、21.2% 的非西班牙裔黑种人、19.3% 的西班牙裔和 4.7% 的亚裔。将生长轨迹与来自 NICHD 胎儿生长研究的 1731 例单胎妊娠的数据进行比较。双胞胎的平均 EFW 在妊娠 32 周时开始偏离单胎，这一趋势持续了 38 周。即使分析仅限于 36 名在 37 周后分娩的低风险女性，这种在 32 周后开始的与单胎生长曲线的差异仍然存在[122]。

来自意大利的一项规模更大但种族更同质（大约 90% 是欧洲人）的回顾性研究报道了类似的结果。Ghi 等研究了 1781 例双胞胎妊娠（1289 例 DC 和 492 例 MC），在妊娠 36 周或之后分娩，或分娩两个出生体重高于第 5 百分位数的活胎儿。为了胎儿的生长，这些女性接受了中位数为 5 次的超声波检查。双胞胎的生长曲线在孕晚期早期开始与单胎不同。与单胎妊娠相比，最早出现差异的参数是 AC；

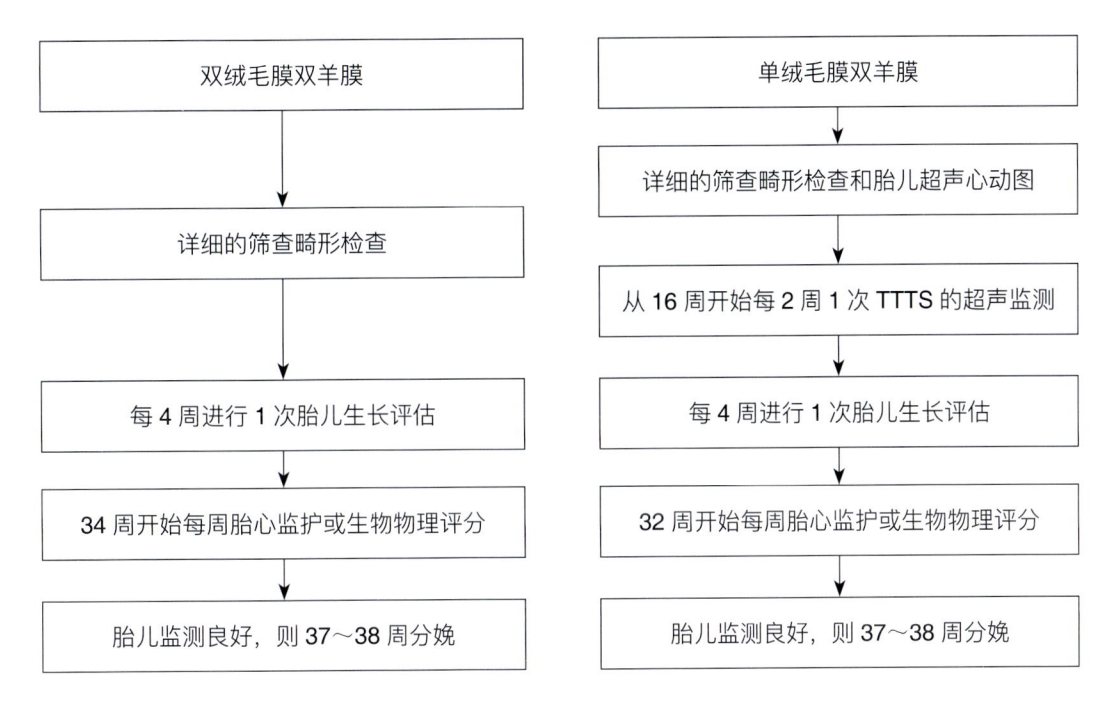

```
┌─────────────────────┐                    ┌─────────────────────┐
│   双绒毛膜双羊膜    │                    │   单绒毛膜双羊膜    │
└──────────┬──────────┘                    └──────────┬──────────┘
           │                                          │
           ▼                                          ▼
┌─────────────────────┐                    ┌─────────────────────────────┐
│  详细的筛查畸形检查 │                    │ 详细的筛查畸形检查和胎儿超声心动图 │
└──────────┬──────────┘                    └──────────┬──────────────────┘
           │                                          │
           ▼                                          ▼
                                           ┌─────────────────────────────┐
                                           │ 从16周开始每2周1次TTTS的超声监测 │
                                           └──────────┬──────────────────┘
                                                      │
           ▼                                          ▼
┌─────────────────────┐                    ┌─────────────────────┐
│ 每4周进行1次胎儿生长评估 │                │ 每4周进行1次胎儿生长评估 │
└──────────┬──────────┘                    └──────────┬──────────┘
           │                                          │
           ▼                                          ▼
┌─────────────────────────────┐            ┌─────────────────────────────┐
│ 34周开始每周胎心监护或生物物理评分 │        │ 32周开始每周胎心监护或生物物理评分 │
└──────────┬──────────────────┘            └──────────┬──────────────────┘
           │                                          │
           ▼                                          ▼
┌─────────────────────────────┐            ┌─────────────────────────────┐
│ 胎儿监测良好，则37～38周分娩 │              │ 胎儿监测良好，则37～38周分娩 │
└─────────────────────────────┘            └─────────────────────────────┘
```

▲ 图 39-17　无并发症双羊膜双胞胎的产前监测和分娩时间
TTTS. 双胎输血综合征

对于 DC 双胞胎，这开始于 27 周，而 MC 双胞胎则是在 26 周[123]。当 DC 双胞胎与 MC 双胞胎进行比较时，唯一的统计学显著差异是 33 周后的 AC 测量值，MC 双胞胎的测量值较小。

此处概述的两项研究和多份较早的报道表明，与单胎相比，孕晚期双胞胎的生长存在明显差异。然而，仍然未知的是，这些生长差异到什么程度才反映了对双胎妊娠的正常生理改变与病理性生长受限的差异。此处引用的 NICHD 论文发现，使用胎儿生长研究生成的非西班牙裔白种人单胎标准，他们队列中 34% 的双胞胎在 32 周时会被归类为低于 10%；到 35 周时，38% 的双胞胎将被归类为低于 10%[122]。Ghi 的研究仅包括在妊娠 36 周或以后分娩且出生体重高于第 5 百分位数的无并发症双胎妊娠，但仍发现孕晚期与单胎生长曲线存在差异。这些数据支持生理改变而不是病理性 IUGR。然而，双胞胎胎儿正常生长与病理性胎儿生长的准确区分仍然难以捉摸。在引入确定的双胞胎生长曲线作为诊断标准之前，作者必须确保标准的改变不会对作者识别病理性生长受限并因此存在风险的双胞胎的能力产生不利影响。

在双胎胎儿生长标准被证明比单胎生长标准更能预测围产期结果之前，建议使用多个生物特征参数计算双胞胎 EFW，并使用单胎标准进行评估。此外，由于生长是一个动态过程，多胎妊娠患者应在整个妊娠期间进行随访。双胞胎应在妊娠 20 周后至少每 4 周接受 1 次胎儿生长的超声评估。此外，从 16 周开始，应每 2 周对 MC 双胞胎进行 1 次超声检查以筛查 TTTS（图 39-17）。

生长不一致

双胞胎之间体重的显著差异通常被定义为实际或估计双胞胎体重的差异大于 20%（体重之差除以较大胎的体重）。在 293 名双胎妊娠队列中，分别有 48.8%、34.5%、23.5% 和 18.8% 的双胎妊娠报道了出生体重差异超过 10%、15%、20% 和 25%[124]。因为 DZ 双胞胎在基因上是不同的，他们很容易在出生时体重有明显不同。然而，在几种病理情况下，MC 或 DC 双胞胎可能会出现显著的体重差异。这些包括 TTTS，异常胎儿与正常胎的组合，影响单胎的脐带异常，以及仅影响一胎的 IUGR。虽然有人认为如果两个胎儿的估计体重仍然适合胎龄，双胞胎体重不一致可能无关紧要，但体重不一致，尤其是严重不一致时，表明存在临床上生长受限的可能性。

导致不良结果风险增加的体重差异程度是有争

议的。ESPRiT 试验通过连续超声检查前瞻性地跟踪了 977 名双胞胎妊娠，包括每 2 周进行 1 次生长评估。出生体重不一致性超过 18% 时，围产期发病率和死亡率的增加变得明显，并且在排除 TTTS 病例后，无论绒毛膜性如何，该阈值保持不变[125]。不一致性为 18% 或更多的双胞胎的围产期不良结局升高 2 倍（HR=2.1，95%CI 1.6~2.8），即使双胞胎体重都适合胎龄。如果一对不一致的双胞胎中的一胎出生体重低于第 5 百分位数，则围产期不良结局的风险比会增加 4 倍以上（HR=4.5，95%CI 1.8~10.8）。

Harper 等最近进行的另一项回顾性队列研究涉及 895 例 DC 和 250 例 MC 妊娠，并报道了不同的结果。1990—2008 年，所有妊娠都在同一个三级医疗中心就诊。排除标准是单羊膜性、TTTS、结构异常，以及生长受限的双胞胎（出生体重低于 10%）。该研究发现，20% 或更多的出生体重差异不会影响适当 DC 妊娠的结局。然而，在 MC 双胞胎中，20% 或更多的出生体重不一致与 28 周和 34 周前分娩的风险增加和入住 NICU 的风险增加有关。该论文得出的结论是，当双胎都不是生长受限时，生长不一致仅是 MC 双胎妊娠中产生不良围产期结局的危险因素[126]。

最近一项包含已经讨论过的 Harper 和 ESPRiT 论文的 Meta 分析评估了出生体重不一致与围产期死亡率之间的关联。分析了 22 项研究，包括 10 877 例双胞胎妊娠。在 DC 妊娠中，与对照组相比，出生体重不一致≥15%、20%、25% 和 30% 的双胞胎发生 IUFD 的风险更高，比值比范围为 7.0~22.9。对于出生体重不一致的每个临界值，仅在其中一个胎儿为 SGA（定义为出生体重低于 10%）的双胞胎中，IUFD 显著增加。在 MC 双胞胎妊娠中，双胞胎不一致≥20%（OR=2.8，95%CI 1.3~5.8）或≥25%（OR=3.2，95%CI 1.49~6.67），排除 TTTS 病例，与对照组相比，IUFD 的风险更高。与 DC 双胞胎的结果相似，当分析仅限于非 SGA 的不一致双胞胎时，未检测到 IUFD 的发生率具有显著差异[127]。

值得注意的是，大多数关于双胞胎体重不一致和相关结果的现有文献都使用出生体重不一致而不是 EFW。当然，胎儿体重的超声估计是指导产前管理的唯一可用信息。Khalil 及其同事[124]将超声确定的 EFW 和胎儿生长不一致与实际出生体重（距离超声测量 48h 之内）进行了比较。超声在 69%~86% 的病例中正确识别了生长不一致（≥10%、≥15%、≥20% 和≥25%），在生长不一致的极端情况下具有更高的准确性。由于胎儿生长不一致和 IUGR 的超声诊断不完善，作者建议使用 15%~20% 或更多的 EFW 不一致作为加强监测的指征，即使两个胎儿都不符合 IUGR 的标准。该建议适用于 DC 和 MC 双胞胎，但与 DC 妊娠相比，MC 妊娠中监测应更加谨慎。

双胞胎之间估计胎儿体重的不一致程度随着妊娠进展呈线性增加。NICHD 胎儿生长研究的一项研究发现，在纵向跟踪的 140 对双绒毛膜双胞胎中，估计胎儿体重差异的中位数百分比在整个妊娠期间略有增加[127a]。在 15 周时，中位数不一致为 5.9%，但到 38 周时为 8.4%。然而，胎儿体重不一致的百分比越高，胎龄差异更为显著。例如，估计胎儿体重差异的第 90 百分位数在 15 周时为 15.6%，在 38 周时为 26.3%。本研究还计算出，如果使用 18% 的设定临界值（根据 ESPRiT 论文选择），本研究中不到 10% 的双绒毛膜双胞胎会被认为在 26 周之前有显著的生长不一致，但到 38 周近 20% 的不一致会超过 18%。研究人员建议，在未来，使用百分位数而不是绝对增长不一致可能在临床上更有用，但他们指出，需要进一步研究来将百分位数与结果的相关性[127a]。

十二、多胎妊娠的分娩时机

对多胎早产的担忧有时会影响对双胞胎或三胞胎孕妇分娩时间的决策。不幸的是，选择性早产会为双胞胎妊娠带来更好结果这一假设尚未经过严格的前瞻性研究证明，但许多基于人群的研究表明，与单胎相比，多胎妊娠中围产期并发症发生率的最低点发生在更早的孕周。

直到最近，唯一一项关于选择性终止妊娠的随机研究是一项日本研究，这项研究并非强有力的证据，因为只有 17 名女性在引产组和 19 名女性在期待治疗组。无并发症的 DC 和 MC 妊娠，第一胎头先露，在 37 周时随机接受引产或期待治疗。出生体重、Apgar 评分或剖宫产率无明显差异，两组均未发生胎儿死亡[128]。最近，Dodd 及其同事[129]对无并发症的双胎妊娠进行了足月分娩时间的随机试验。235 名无并发症的 DC 或 MC 双羊膜双胞胎女性被随机分配在 37 周时分娩（n=116）与 38 周或之后分娩（n=119）。由于资金不足，入组人数远远低于 460 名女性的目标样本规模。其主要结局是新生儿不良结局，37 周分娩组的发生率降低（4.7% vs. 12.2%，RR=0.39，95%CI 0.20～0.75，P=0.005）。然而，主要结果的改善几乎完全是由于出生体重低于第 3 百分位数的发生率降低（3.0% vs. 10.1%，P=0.004）。任何婴儿个体结局均未报道差异，母亲结局或分娩方式也未发现差异。组间平均出生体重的差异具有统计学意义（37 周组与 38 周组分别为 2.74kg 和 2.83kg，P=0.01），但可以说在临床上不显著。由于这个原因，以及该研究证据明显不足的事实，不伴有合并症的双胞胎的最佳分娩时间问题尚未得到明确回答。明确回答这个问题的试验不太可能进行。

如前所述，许多基于人群的研究表明与双胞胎早产相关的围产期获益。Kahn 及其同事[130]审查了近 300 000 对双胞胎，发现 39 周是将胎儿和新生儿死亡率降至最低的交叉点。他们发现，在妊娠 36～37 周时，双胞胎死产的预期风险与单胎过期妊娠的风险相当。另一项分析评估了 4000 多例多胎妊娠，其中超过 99% 是双胞胎，发现妊娠 37～38 周的双胞胎的死产率与单胎妊娠过期妊娠的死产率相当[131]。尽管此类基于人群的研究提供了持续超过妊娠 38 周的双胎妊娠风险增加的一致证据（类似于单胎过期妊娠），但不幸的是，几乎没有研究区分 DC 和 MC 妊娠。需要进一步研究以不同绒毛膜性的最佳分娩时间，后文将进一步讨论其中的区别。

（一）单绒毛膜双羊膜双胞胎：关于分娩时机的特殊考虑

尽管 MC 妊娠与 DC 双胞胎具有相同的产科风险，但 MC 双胞胎也有独特的风险，如 TTTS、TAPS 和选择性 IUGR。因此，他们也有更高的死产风险。许多研究人员也对即使在无明显合并症的 MCDA 双胞胎晚期早产 / 早期足月产期间死产风险升高表示担忧。

第一篇正式提出这一问题的论文是 2005 年英国的回顾性分析[132]，该分析回顾了 151 例无并发症的 MC 妊娠。患者每 2 周接受 1 次胎儿生长、羊水和 UA 超声评估，但没有其他产前监测。该研究报道了 32 周后死产的预期风险为 4.3%（每 23 个中有 1 个）。自该论文发表以来，已经发表了十多项关于 MCDA 双胞胎死产风险和最佳分娩时间的研究。大多数显示出比之前提到的论文中报道的更低的死产风险。这些研究的结果相互矛盾，产前监测方案的差异和纳入排除某些并发症使得信息难以综合。2013 年对 9 项研究的 Meta 分析[133]显示，每次 MCDA 妊娠在妊娠 32 周、34 周和 36 周时死产的风险分别为 1.6%、1.3% 和 0.9%。与无并发症的 DC 妊娠相比，妊娠 32 周、34 周和 36 周每个 MCDA 妊娠死产的比值比为 4.2（95%CI 1.4～12.6）、3.7（95%CI 1.1～12.0）和 8.5（95%CI 1.6～44.7）。重要的是，这项 Meta 分析没有包括几篇最近的论文，这些论文在不复杂的 MCDA 双胞胎中报道的死产风险要低得多。作者的数据来源于 1987—2010 年在一个三级保健中心在 34 周或之后分娩的所有双胞胎（601 对 DC 和 167 对 MC）的回顾性队列，仅报道了一个 DC 死产。所有双胞胎至少每 4 周接受 1 次胎儿生长和 AFV 超声检查，MC 双胞胎从 32 周开始，DC 双胞胎从 34 周开始，每周接受 1 次 NST。建议分别在 38 周和 37 周时分娩无并发症的 DC 和 MC 双胞胎。DC 双胞胎在≥34 周时发生 IUFD 的预期风险为 0.17%（在 34 周时出现单次死产），MC 为 0.0%。发现复合新生儿发病率随着孕周的增加而降低（P＜0.0001）。MC 双胞胎的复合新生儿发病率最低点发生在 36^0～36^6 周，DC 双胞胎发生在 37^0～37^6 周[134]。

最近的一项 Meta 分析得出了基本相同的结论，即关于持续妊娠风险高于新生儿并发症风险的胎龄。在包含 35 171 个双胎妊娠（29 685 个 DC 和 5486 个 MC）的 32 项研究中，DC 双胞胎的死产风险与新生儿死亡风险在 $37^{[0]}$～$37^{[6]}$ 周平衡。在妊娠 38^0 周或之后，死产风险显著高于新生儿死亡风险（每 1000 次妊娠合并风险差为 8.8，95%CI 3.6～14.0）。对于 MC 双胞胎，这种平衡在 36^0～36^6 周时达到。在妊娠 37 周或之后，死产风险高于新生儿死亡风险，但差异无统计学意义。作者将缺乏统计意义归因于，由于选择性终止妊娠，36 周后仍妊娠的 MC 双胞胎数量下降[135]。

2011 年 NICHD 和 SMFM 出版的关于有指征的晚期早产和早期足月产的时间，建议无并发症的 DC 双胞胎为 38 周和无并发症的 MCDA 双胞胎为 34～37 周[39]。2016 年多胎妊娠实践公告提供了类似的建议，对于无并发症的 DC 妊娠在 38 周内分娩，对于无并发症的 MCDA 双胞胎在 34～$37^{6/7}$ 周分娩[40]。考虑到死产和新生儿发病率的风险，图 39-17 概述了对无并发症 DC 和 MCDA 妊娠进行监测和计划分娩的合理方法。

当然，面对母体或胎儿并发症，分娩时间受严重程度和临床判断的影响，需要对图 39-17 中所述流程进行修改。

（二）三胞胎分娩时间

三胞胎显然处于 PTB 的高风险中。然而，在对超过 15 000 例三胞胎妊娠的审查中，多达 15% 的三胞胎在 36 周时未分娩。同一项研究发现，新生儿死亡率下降和死产率上升之间的交点发生在妊娠 36 周[130]。大多数专家同意无合并症的三胎妊娠的分娩时机在 35～36 周。

十三、多胎分娩方式

在确定双胎妊娠的分娩方式时，必须考虑许多因素。这些因素包括胎龄、两个胎儿的估计体重、它们相对于彼此的位置、产房和待产室中实时超声的可用性，以及在整个产时独立监测每个胎儿的能力。

产时双胞胎表现的组合可分为三类：①胎儿 A 头位，胎儿 B 头位；②胎儿 A 非头位，胎儿 B 头位或非头位；③胎儿 A 头位，胎儿 B 非头位。在一系列包含 362 例双胞胎分娩的研究中[136]，以上组合的发生率分别为 42.5%、19.1% 和 38.4%。下面依次探讨每个情形，并在图 39-18 中总结了建议。

（一）头 – 头位

阴道试产适用于所有头 – 头位双胎妊娠，无论胎龄或 EFW。没有发现常规剖宫产对头 – 头位双胞胎的明显好处。然而，重要的是要注意，第二个胎儿的位置可能会在第一胎分娩后发生变化。最近的一项回顾性研究包括美国一家机构中所有在妊娠 24 周后分娩双胞胎的女性（n=450），入院时两个胎儿都处于头位，并且其中第一胎经阴道分娩，发现 12% 的病例在第一胎分娩后第二胎的位置发生变化。在多变量分析中，与胎位变化更高风险的相关的因素是经产妇和胎龄小于 34 周[137]。产科医生应在分娩前和患者讨论一胎分娩后另一胎出现胎位异常的可能性，并且产科团队应制订明确的计划来处理第二胎转为非头位时的意外。尽管有这种可能性，据报道，头 – 头位双胞胎的阴道分娩成功率至少为 70%，在一些综述中超过 80%[137, 138]。

（二）非头先露双胎

目前，在几乎所有单胎臀位胎儿都通过择期剖宫产分娩的时代，剖宫产被认为是非头先露双胎妊娠的首选分娩方式。

（三）头位 – 非头位双胎

尽管前两组的分娩方式没有争议，但对双胞胎处于头 – 臀位或头 – 横位的管理存在重大争议。当第一胎分娩后第二胎为非头位时，阴道分娩的两种选择是臀牵引或外倒转术。尽管外倒转术是一种可接受的策略，但与臀牵引相比，它已被证明与更多的分娩并发症和较低的阴道分娩成功率有关[139]。因此，只要产科医生在臀牵引方面接受过充分的培训，并且胎儿大小合适，那么臀牵引是实现非头位第二胎阴道分娩的最佳选择。

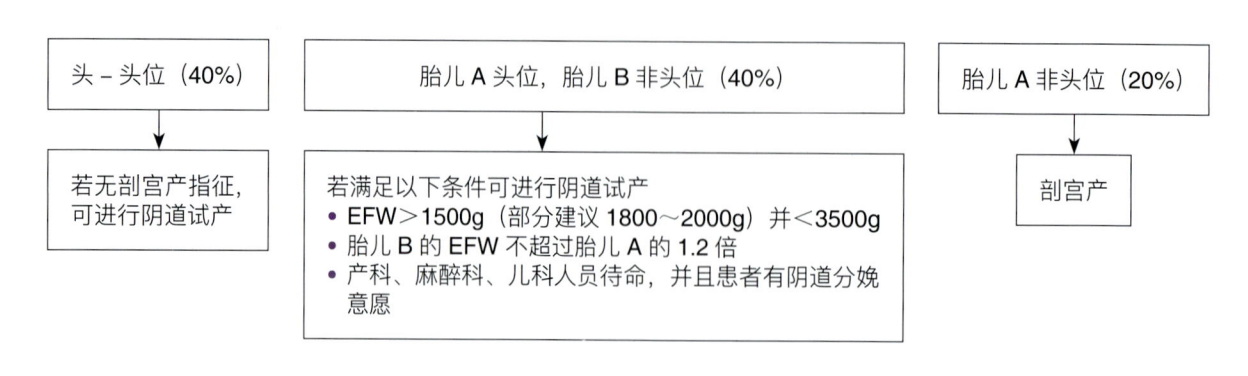

▲ 图 39-18 双羊膜双胞胎分娩方式的流程（单羊膜双胞胎应通过剖宫产分娩）
EFW. 估计胎儿体重

头 – 头位（40%）	胎儿 A 头位，胎儿 B 非头位（40%）	胎儿 A 非头位（20%）
若无剖宫产指征，可进行阴道试产	若满足以下条件可进行阴道试产 • EFW>1500g（部分建议 1800～2000g）并<3500g • 胎儿 B 的 EFW 不超过胎儿 A 的 1.2 倍 • 产科、麻醉科、儿科人员待命，并且患者有阴道分娩意愿	剖宫产

一些人表达了对臀牵引安全性的担忧，他们质疑结果是否等同于剖宫产。20世纪80年代和90年代的多项研究证明，EFW为1500～2000g的第二胎臀牵引是安全的。然而，目前正在接受培训或刚接受完培训的妇产科住院医师在臀牵引分娩方面获得的培训要少得多；因此，来自这些较早研究的安全性数据可能不适用于当前的实践。幸运的是，最近的报道也支持在合适情况下和有经验丰富的术者的情况下第二胎臀牵引的安全性。

Schmitz及其同事[140]在2014年2月—2015年3月期间在法国176家机构进行了一项前瞻性队列研究，比较了5915名妊娠32周或以上的双胞胎女性的计划阴道分娩和计划剖宫产分娩，其中第一胎是头位。分娩流程没有标准化，但作者指出，法国的指南建议对于非头位的第二胎进行积极的处理，如为臀围，则进行臀牵引；如为横位或胎先露较高（先露在坐骨棘水平以上），则进行内倒转后进行臀牵引。主要结局是新生儿并发症发病率和死亡率的复合结果，这在计划剖宫产组中发生率更高（OR=1.85，95%CI 1.29～2.67）。按孕周进行的亚组分析显示，仅在37周前，计划剖宫产组的发病率和死亡率增加。在 37^0 周或之后，新生儿结局没有统计学显著差异[140]。在计划阴道分娩组的4461名女性中，2.7%进行了阴道剖宫产联合分娩。

最近的另一项多中心前瞻性研究显示了类似的结果。在ESPRiT研究的预先指定的二次分析中，Breathnach及其同事[138]分析了在爱尔兰8个中心分娩的971例双羊膜双胎妊娠的分娩方式的围产期结局。关于时间和分娩方式的决定遵从每个病例主管医生的安排，并且没有由研究方案预先指导。在971次妊娠中，441次（45%）被认为适合试产。在这441名女性中，338名（77%）成功阴道分娩双胞胎。在这338例成功的阴道分娩中，有29%的人进行了第二胎的臀牵引，并且按计划分娩方式未发现围产期结局存在差异。当分析两个婴儿成功阴道分娩的预测因素时，只有经产妇和自然受孕与成功阴道分娩独立相关。接受分娩试验的女性中有4%阴道分娩了第一胎，剖宫产分娩第二胎。

美国最近的一项回顾性研究检查了计划阴道分娩与计划剖宫产双胞胎的产妇结局。纳入了在妊娠32周后活产双胎的女性（n=1140），其中第一胎为头位。在阴道试产组（n=569）中，74%的双胞胎都实现了阴道分娩。计划阴道分娩组的主要结局指标（母体发病率）略高（aOR=1.6，95%CI 1.1～2.4），这一差异是由产后出血风险增加所致（9.1% vs. 4.9%，P<0.01）[141]。569名女性中，其中9%发生阴道剖宫产联合分娩。

2013年发表的一项关于双胎妊娠分娩方式的大型随机试验为多中心、多国研究，其将2804名孕周 32^0～38^6 周双羊膜双胎和第一胎头先露的孕妇随机分配至计划剖宫产组或计划阴道分娩组。主要结局是胎儿或新生儿死亡，或严重并发症发生的复合结果。在计划剖宫产组中，89.9%的女性剖宫产两个婴儿；在计划阴道分娩组中，56.2%的双胞胎成功阴道分娩。该研究没有说明有多少女性经过臀牵引分娩第二胎，但36.4%的计划阴道分娩组在分娩时存在头位/非头位双胎。结果显示，计划剖宫产组和计划阴道分娩组之间的主要结局没有差异，两组之间的孕产妇发病率也没有任何差异。在计划的亚组分析中，第二胎胎先露（头位与非头位）的主要结果没有发现差异。当按出生顺序分析数据时，第二胎确实具有更高的主要结局风险（OR=1.9，95%CI 1.34～2.69）；然而，剖宫产并没有保护作用[142]。在计划阴道分娩组中，4.2%的女性接受了第一胎的阴道分娩和第二胎的剖宫产。

这些关于第一胎头先露双胎妊娠分娩方式的回顾性和前瞻性数据，包括一项当代大型随机试验，表明在适当条件下、有经验丰富的产科医生和支持人员的选定女性中，常规剖宫产没有任何获益，这一点很明显。然而，操作者培训和经验对于双胞胎安全阴道分娩的重要性不可低估，尤其是当第二个双胞胎处于非头位时。在过去的10年中，对与臀位单胎分娩相关结果的担忧导致人们放弃了臀位单胎的阴道分娩。具备保障阴道臀位分娩技能的产科医生越来越少。想要双胞胎在现代产科处理中优先考虑阴道分娩，则必须开发和利用新的培训方法，如模拟操作或指定导师培养。

（四）三胞胎

虽然阴道分娩是三胞胎孕妇的一种选择，但没有大型前瞻性研究证实其安全性。在整个分娩过程中对三个胎儿进行充分监测是一大难题。因此，在大多数情况下，对妊娠三个或更多活胎的患者进行选择性剖宫产是最佳管理策略。三胞胎的阴道分娩最好仅限于 EFW＞1800g 的情况，至少是前两胎为头位，并且具备在此类分娩中经验丰富的产科医生。

十四、双胎阴道分娩的产时管理

多胞胎的安全阴道分娩需要产科、麻醉科、护理、新生儿科或儿科之间的充分准备和多学科合作。在入院和分娩时，应通过超声确认胎儿的胎先露。如果不存在近期（1～2 周）两个婴儿的超声 EFW，则应获取并记录。如前所述，了解每个胎儿的胎先露、胎龄和估计体重有助于制订关于分娩计划。此外，产科医师和患者之间关于分娩方式的讨论应在病历中完整记录。

如果选择试产，则必须持续监测两个胎儿。尽管大多数产妇可能在标准产房分娩，但多胎阴道分娩最好在手术室（operating room，OR）进行，以防紧急需要全身麻醉或剖宫产。作者通常将患者转移到手术室进行分娩。分娩时硬膜外麻醉也是可取的，并且是 ACOG 提倡的[40]。硬膜外麻醉提供的分娩镇痛增强了产妇的合作，允许快速执行更广泛的产科手术，如果需要紧急剖宫产，也可用于麻醉。框 39-1 提供了一份人员和设备清单，这些人员和设备可用于多胎妊娠的每次计划阴道分娩。

框 39-1　双胎妊娠阴道分娩管理检查表

人员和地点
- 提供配备齐全的手术室，配备能够进行紧急剖宫产的工作人员
- 熟练的助产士在场
- 分娩时麻醉师在场
- 有足够的新生儿人员进行两名婴儿的复苏

物品
- 在整个产程和分娩过程中持续监测胎儿的设备
- 用于产时使用的便携式超声仪
- 预混催产素
- 甲基麦角新碱、15- 甲基 $PGF_{2\alpha}$ 和米索前列醇治疗产后出血
- 硝酸甘油和特布他林用于松弛子宫
- 产钳和胎吸
- 血液制品

分娩时间间隔

过去，许多研究人员将第一胎和第二胎的分娩时间间隔视为影响双胎妊娠结局的重要产时因素。早期的报道表明，理想情况下，分娩之间的间隔应为 15min 或更短，当然不超过 30min。然而，支持这一观点的大多数数据是在连续和双重产时胎儿监护能力出现之前获得的。最近的文献，在双胞胎产程中和分娩过程中持续监测两个胎儿，表明通过可靠的胎儿监测，第一胎和第二胎之间的分娩时间间隔没有上限。

尽管一些情况下第二胎可能需要快速分娩，但大多数情况下可进行胎心监测，并且可以在很长一段时间内保持未分娩。当第二胎没有表现出令人不安的胎儿状态时，这种不那么匆忙的方法可能会减少与为了满足时间间隔上限而进行的困难分娩相关的母婴创伤的发生率。

结论

多胎妊娠女性对产科医生来说是一项艰巨的挑战。与单胎相比，多胎妊娠的孕产妇风险和围产期发病率和死亡率升高是由多种因素造成的，其中许多目前无法改变。然而，过去 25 年的非凡技术进步让作者对多胎妊娠特有的问题有了新的认识，并提供了检测和治疗这些问题的工具。激光光凝术可以显著改善因合并 TTTS 的 MC 妊娠的结果。多胎妊娠的早期诊断、绒毛膜性的确定、通过超声和产前检查进行的连续监测提供了对特定患者实施专门治疗方案的能力，这将对这些妊娠的结果产生有益影响。

▶ 要　点

- 双胎妊娠是产科中最常见的高危情况之一。多胎妊娠的孕产妇和围产期发病率和死亡率均显著高于单胎妊娠。
- 绒膜性是妊娠结局和管理的关键决定因素；因此，应尽早在孕早期通过超声确定。
- MC 妊娠的风险高于 DC 妊娠，并且自然流产、先天性异常、IUGR 和 IUFD 的发生率增加，此外还有 10%～15% 的 TTTS 风险，这是 MC 妊娠独有的并发症。

- 多胎妊娠受益于专业管理，包括关注母体营养和体重增加、通过超声连续评估胎儿生长、仔细监测早产迹象。
- 常规卧床休息、预防性宫缩抑制药、预防性宫颈环扎、预防性孕激素和预防性子宫托未显示可有效延长多胎妊娠的孕周。然而，这些干预措施中的大部分都没有在基于既往产科病史或当前宫颈长度较短的高危女性身上得到充分的研究。在双胎妊娠的某些高危女性中，阴道补充孕酮、宫颈环扎或子宫托可能会起作用。
- 双胎妊娠的围产期并发症发生率的最低点和死产风险增加的交界点发生得比单胎更早。无并发症的 DC 双胞胎在 37～38 周分娩的结局似乎最好，而无并发症的 MC 双羊膜双胞胎在 36～37 周分娩时的结局最佳。
- MA 双胞胎通过联合预防性产前皮质类固醇、住院进行每天胎儿评估和 32～34 周的选择性剖宫产可获得最好的临床结局。
- 分娩方式应考虑到孕周、胎儿表现、估计体重，以及产科医生的经验和技能。
- 当双胎均为头位时，阴道试产是合适的。头位 – 非头位双胞胎的分娩方式应个体化，剖宫产是第一胎为非头位的双胎妊娠的最佳选择。

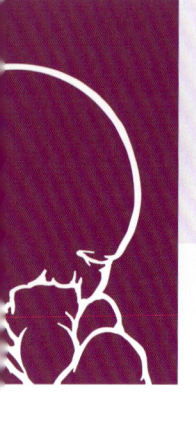

第 40 章 红细胞同种异体免疫
Red Cell Alloimmunization

Kenneth J. Moise Jr 著

刘斐然 译　韦晓宁　徐馨宇 校

英汉对照

American Association of Blood Banks	AABB	美国血库协会
American College of Obstetricians and Gynecologists	ACOG	美国妇产科医师学会
circulating cell-free fetal DNA	ccffDNA	循环胎儿游离 DNA
cytomegalovirus	CMV	巨细胞病毒
deoxyribonucleic acid	DNA	脱氧核糖核苷酸
diphosphatidylglycerol	DPG	双磷脂酰甘油
fetomaternal hemorrhage	FMH	胎母输血综合征
grams per deciliter	g/dl	克每分升
hemolytic disease of the fetus and newborn	HDFN	胎儿和新生儿溶血病
hemolytic disease of the newborn	HDN	新生儿溶血病
international unit（s）	IU	国际单位
intraperitoneal transfusion	IPT	腹腔内输血
intrauterine transfusion	IUT	宫内输血
intravascular transfusion	IVT	血管内输血
intravenous immune globulin	IVIG	静脉注射免疫球蛋白
Kleihauer-Betke	KB	KB 试验
middle cerebral artery	MCA	大脑中动脉
microgram	μg	微克
Rhesus immune globulin	RhIG	恒河猴免疫球蛋白
single nucleotide polymorphisms	SNP	单核苷酸多态性

摘　要

恒河猴免疫球蛋白（RhIG）的常规应用使得导致 RhD 红细胞同种免疫病显著减少。然而，对其他红细胞抗原［包括 Rhc 和 Kell（K_1）］的同种免疫仍会导致严重的胎儿贫血，并且需要进行宫内输血（IUT）治疗。在第 1 次产前检查时所有孕妇都应进行常规抗体筛查。对于未进行同种免疫的 RhD

第 40 章 红细胞同种异体免疫
Red Cell Alloimmunization

阴性患者，在妊娠 28 周时进行重复抗体筛选，然后给予 300μg RhIG。对母胎输血综合征进行常规筛查。一旦母体抗体筛查存在抗 D 抗体，应对父系进行血型和合子性检查。若父亲为杂合子，早在妊娠 10～12 周，胎儿游离 DNA 可用于确定胎儿 RHD 状态。每月重复检测母体抗体滴度直到大约 24 周，以后每 2 周重复 1 次滴度测定。一旦达到 16～32 的临界滴度，连续每 1～2 周进行 1 次大脑多普勒超声检查，并且当大脑中动脉值大于 1.5 倍中位数时进行脐带穿刺。在大多数情况下，连续宫内输血治疗后存活率超过 95%，大多数幸存者神经功能完整。一般来说，患者的第 1 次 RhD 致敏妊娠涉及轻度至中度胎儿 / 新生儿疾病，但随后的妊娠中，贫血程度逐渐恶化。这些妊娠病例应在有经验的围产中心进行随访。

关键词

红细胞同种异体免疫；Rh 溶血病；胎儿和新生儿溶血病；新生儿溶血病；宫内输血

暴露于外来红细胞抗原后产生抗红细胞抗体，该过程以前称为同种免疫。"致敏"这一概念可与"同种免疫"互换。妊娠期间这些抗体通过胎盘主动转运导致胎儿贫血、高胆红素血症，并最终发展为胎儿水肿。在产科超声出现之前，只有在受影响的新生儿出生后才能认识到母体红细胞同种免疫对围产期的影响。因此，母体红细胞同种免疫对新生儿的影响被称为新生儿溶血病（hemolytic disease of the newborn，HDN）。由于这些婴儿的外周血涂片显示有很大比例的循环未成熟红细胞，即有核红细胞，因此也被称为胎儿有核红细胞增多症。今天，超声和脐带穿刺术使检测严重贫血成为现实。出于这个原因，"胎儿和新生儿溶血病"（hemolytic disease of the fetus and newborn，HDFN）一词更适合描述这种疾病。本章描述红细胞同种免疫的病因、诊断和治疗。

一、历史回顾

HDFN 的第一例病例可能是 1609 年法国文献中的一位助产士所描述的，这是一例双胎妊娠，其中第一胎死产，第二胎出现黄疸并在出生后不久死亡[1]。1932 年，Diamond 提出胎儿成红细胞增多症、新生儿重症黄疸和胎儿水肿代表同一疾病的不同表现[2]。7 年后，Levine 和 Stetson 描述了一名产下死胎的女性体内存在的抗体[3]。患者在接受丈夫的血液输注后出现严重的溶血性输血反应。1940 年，Landsteiner 和 Weiner[4] 将恒河猴的红细胞注射入兔子体内。从这些兔子身上分离出来的抗体被用来检测白种人的血样本，其中 85% 的个体出现凝集。第 2 年，Levine 及其同事[5] 证明了 RhD 阴性女性的抗 RhD 抗体与其后代的 HDFN 之间存在因果关系。

HDFN 治疗始于 1945 年 Wallerstein[6] 对新生儿的换血技术。后来，Sir William Liley[7] 提出使用羊水胆红素评估间接测量胎儿溶血程度。Liley 对 Rh 病的主要贡献是引入了胎儿腹腔内输血（intraperitoneal transfusion，IPT）[8]。他从一位从非洲回来的访问学者那里得知，镰状细胞病患儿进行腹腔内输注红细胞后，外周血涂片显示红细胞外观正常。Liley 意识到，由于腹水和羊水颜色不同，他之前在羊膜穿刺术时可能无意中进入了胎儿腹腔。在 3 次尝试穿刺入胎儿腹腔失败导致胎儿死亡后，第四个胎儿在经历 2 次成功的 IPT 后在妊娠 34^{+1} 周时分娩。IPT 的早期尝试使用透视技术引导穿刺针。随着 20 世纪 80 年代实时超声的引入，IPT 成为一种更安全的手术。Charles Rodeck[9] 被认为是使用胎儿镜引导输血针进入胎盘血管进行胎儿血管内输血（intravascular fetal transfusion，IVT）的第一人。仅仅 1 年后，丹麦的研究人员使用脐静脉肝内段进行了第 1 次超声引导下的 IVT[10]。

20 世纪 90 年代引入了使用羊膜穿刺术确定胎

儿红细胞分型的遗传技术[11]。21世纪通过多普勒超声测量胎儿大脑中动脉的峰值收缩速度对胎儿贫血进行无创检测，并通过母体血浆中的循环胎儿游离DNA（circulating cell-free fetal DNA，ccffDNA）进行胎儿分型[12, 13]。

二、发生率

在发达国家，产前和产后恒河猴免疫球蛋白的常规给药显著减少了继发于RhD抗原的红细胞同种免疫的发生。2002年，美国疾病控制和预防中心要求在出生证明上报告恒河猴同种免疫作为妊娠合并症[14]。在那一年，也就是可获得流行病学数据的最早年份，据报道，每1000名活产婴儿中有6.7例发生Rh同种异体免疫。由于在印度和中国等国家无法应用恒河猴免疫球蛋白（rhesus immune globulin，RhIG）治疗，这导致了Rh HDFN继续造成了全球范围的围产期发病率和死亡率[15]。据估计，HDFN每年可造成41 000例死产、90 000例新生儿死亡和48 000例核黄疸的发生。

显然，由于RhD同种异体免疫的发生率下降，导致其他与HDFN相关的红细胞抗体相关问题凸显。在2007—2011年对8000多名孕妇进行的系列研究中，1.2%的样本中发现了与HDFN相关的抗体阳性[16]。抗E是最常见的抗体。RhD抗体仅占显著抗体的19%（图40-1）。

三、病理生理学

虽然胎盘曾经被认为是母胎之间隔绝细胞转移的屏障，但作者现在意识到，胎盘界面允许双向的完整细胞和游离DNA的运动。有关恒河猴红细胞同种免疫的假定"祖母理论"可能比最初想象的更普遍。在这种范式中，母体RhD阳性红细胞在分娩时进入RhD阴性胎儿的循环。多达1/4的RhD阴性婴儿已被证明在分娩过程进行了免疫[17, 18]。RhD阴性个体对RhD阳性红细胞的免疫反应已被表征为以下三种：①反应者；②低反应者；③无反应者。60%~70%的个体是反应者，并且会产生相对少量的红细胞抗体；在这些个体中，发生同种异体免疫的可能随着细胞数量增加而增加。一小部分反应者可以称为超反应者，因为他们会被非常少量的红细胞致敏。第二组个体（10%~20%）为低反应者，只

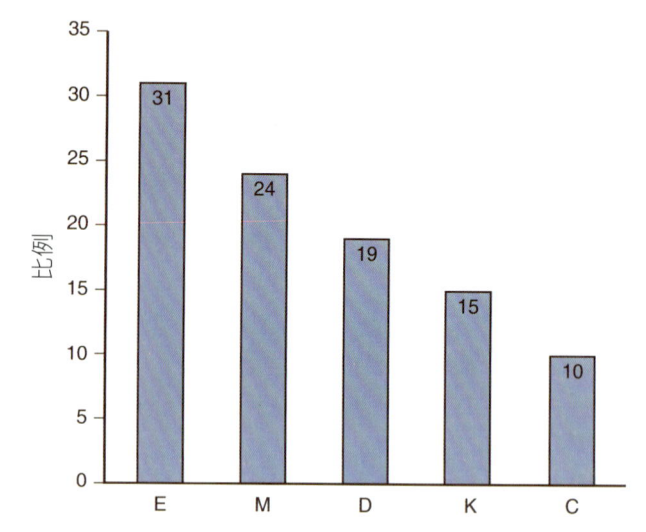

▲ 图40-1 2007—2011年三级医疗机构中与母体红细胞抗体相关的胎儿和新生儿溶血病的发生率

E、M、D、K和C是抗体（改编自Smith HM, Shirey RS, Thoman SK, Jackson JB. Prevalence of clinically significant red blood cell alloantibodies in pregnant women at a large tertiary care facility. *Immunohematology*. 2013;29:127–130.）

能通过暴露于非常大量的细胞来才会发生同种免疫。最后，剩下的10%~20%的个体为无反应者。

在大多数红细胞同种免疫的情况下，胎母输血综合征（fetomaternal hemorrhage，FMH）发生在产前，更常见于分娩时。如果母亲和胎儿之间存在母体ABO血型不合，抗A和（或）抗B抗体裂解母体循环中的胎儿细胞并破坏RhD抗原[19, 20]。即使不存在这种保护作用，未接受RhIG的RhD阴性女性中分娩RhD阳性胎儿发生RhD同种异体免疫的概率也只有13%。绝大多数接受RhD同种免疫的女性会产生IgG作为她们的初始抗体。反应者为出生时因FMH首次暴露于RhD抗原的一组人[18]。致敏事件发生后，通常可在5~16周后检测到抗D滴度。然而，大约一半的同种免疫患者是敏感的。在这种情况下，抗体筛查将为阴性，但存在可产生抗D抗体反应的记忆B淋巴细胞。当后续妊娠为RhD阳性胎儿时，可检测到抗D滴度。

抗D免疫反应是与抗红细胞抗体相关HDFN的最佳特征。在1/3的病例中，只产生亚类IgG_1；在其余情况下，发现了IgG_1和IgG_3亚类[21]。糖类部分在抗体Fc受体部分的附着程度与HDFN的严重程度有显著关联[22, 23]。抗D IgG是一种不与补体结合的非凝集抗体。胎儿肝脏和脾脏中抗体包被的红细胞破

坏是胎儿贫血的机制,这导致缺乏血管内溶血。大多数研究没有检测到特定母体人类白细胞抗原类型与对RhD同种免疫易感性之间的关系[24]。然而,与低滴度的女性相比,具有高滴度抗D的敏感女性更可能具有DQB1*0201和DR17等位基因[25]。胎儿性别也可能发挥重要作用。RhD阳性男性胎儿出现水肿的可能性是女性胎儿的13倍,死于疾病的可能性是女性的3倍[26]。

贫血会导致胎儿发生一些重要的生理变化。一旦血红蛋白相比于妊娠期标准值下降超过2g/dl,就可以通过脐带穿刺术检测到来自骨髓的网织红细胞增多症;一旦血红蛋白降低幅度达到7g/dl或更多,成红细胞就会从胎儿肝脏中释放出来[27]。为了增加外周组织的氧气输送,胎儿心输出量增加,双磷脂酰甘油(diphosphatidylglycerol,DPG)水平提高[28, 29]。尽管有这些生理变化,随着贫血的进展,组织出现缺氧。当胎儿血红蛋白低于8g/dl时,可观察到脐动脉乳酸水平升高;当血红蛋白水平低于4g/dl时,可检测到静脉乳酸水平升高[30]。胎儿水肿,细胞外液在至少两个体腔中的积聚是胎儿贫血病例的晚期表现。其确切的病理生理学尚不清楚。肝脏红细胞生成功能增强,随后抑制了血清蛋白合成,这解释了低人血白蛋白现象[31]。继而胶体渗透压降低[32]。然而,在实验研究中,用生理盐水替代胎儿血浆蛋白的实验动物模型却没有产生水肿[33]。由此提出了另一种假设,是由于贫血造成的组织缺氧提高了毛细血管通透性。此外,持续溶血导致的铁过载可能导致自由基形成和内皮细胞功能障碍[34]。患有HDFN的水肿胎儿的中心静脉压升高。这可能会导致胸导管水平的淋巴系统功能性阻塞[32],从而发生了水肿,腹腔内输注红细胞吸收不良也证实了这一理论[35]。

四、Rh同种免疫和新生儿胎儿/新生儿溶血病遗传学

遗传学

关于Rh抗原基因的理论,最初提出存在三种不同的基因[36]。更新的DNA技术已将Rh基因座定位到1号染色体的短臂[37]。两个基因已被鉴定出来:RHD基因和RHCE基因。每个基因的长度为10个外显子,同源性为96%。据推测,这些基因代表了一个共同祖先基因的重复。RHCE基因产生两种不同的蛋白质可能是信使RNA选择性剪接的结果[38]。RHCE基因的外显子2中的一个核苷酸差异(胞嘧啶与胸腺嘧啶)导致丝氨酸变为脯氨酸的单个氨基酸变化。这会导致C抗原的表达,而不是c抗原[39]。RHCE基因外显子5中胞嘧啶到鸟嘌呤的变化,导致脯氨酸到丙氨酸的单个氨基酸变化,这导致形成e抗原,而不是E抗原。

在不同种族中发现的基因频率可以追溯到15—16世纪的西班牙殖民时期。一些大陆地区的土著人群RhD阴性的发生率低于1%,如因纽特人、美洲原住民、日本人和中国人。西班牙的巴斯克部落的Rh阴性发生率有30%。这很可能是RhD基因缺失的起源,这是白人人RhD阴性状态最常见的遗传基础(图40-2)。欧洲血统的白种人表现出15%的RhD阴性发生率,而在墨西哥和中美洲的黑种人和西班牙裔中发现其发生率为8%。这可能反映了继西班牙对新世界的殖民之后的种族多样性。

对RHD基因的进一步研究揭示了其显著异质性。这些遗传修饰导致RhD表型的表达缺失。尽管这些个体可能存在异常的RhD基因,但血清学方法无法检测到红细胞表面的RhD抗原。一个例子是RHD假基因,它已在69%的南非黑种人和24%的美国黑种人中发现(图40-2)[40]。在这种情况下,RHD基因的所有10个外显子都存在。然而,由于外显子3和4之间的内含子中存在终止密码子,因此不会将基因翻译成信使RNA(messenger RNA,mRNA)产物。因此,没有合成RhD蛋白,患者的血清学RhD呈阴性。同样,在22%的美国黑种人中检测到RHCcdes基因。它似乎包含原始RHD基因的外显子1、2、9和10,以及外显子3的一部分,其他外显子从RHCE基因复制而来。在中国台湾RhD阴性个体人群中,评估了RHD基因的五个不同外显子[41]。17%的个体检测到所有五个外显子,另外135例证明存在至少一个外显子。

五、预防胎儿和新生儿的RhD溶血病

(一)历史

对于RhD溶血病预防的历史可以追溯到三个人。Vincent Freda是一名对HDFN很有兴趣的产科住院医师[42]。他在哥伦比亚长老会医学中心的Alexander Weiner的实验室度过他的第4年住院医师时间,

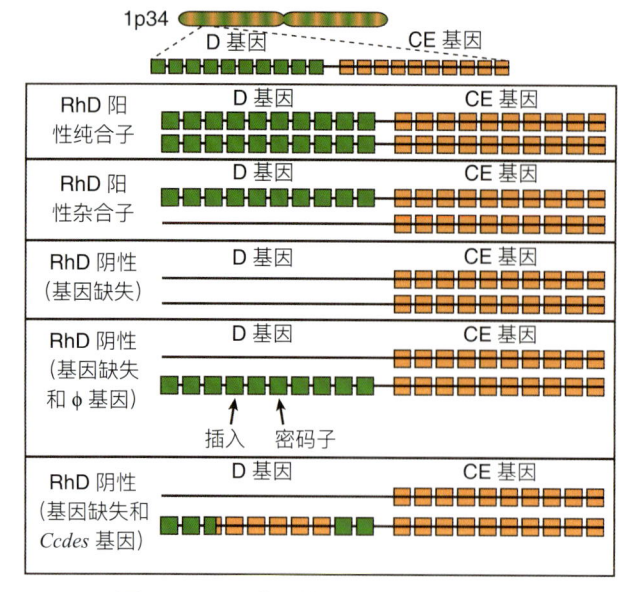

▲ 图 40-2 Rh 基因位于 1 号染色体上的示意

展示了 RhD 阳性纯合子、RhD 阳性杂合子、RhD 阴性 RhD 假基因杂合子和 RhD 阴性 *RHCDES* 基因杂子（改编自 Moise KJ. Hemolytic disease of the fetus and newborn. In: Creasy RK, Resnik R, Iams J, eds. *Maternal-Fetal Medicine: Principles and Practice*. 5th ed. Philadelphia: Elsevier; 2004.）

Alexander Weiner 是最早确定"Rh 因子"的研究人员之一。当 Freda 回到哥伦比亚后，他继续建立了一个血清学实验室，后来又于 1960 年组织了 Rh 产前诊所。当时医院输血委员会的一个席位出现空缺，妇产科主任 Howard C.Taylor Jr 任命 Freda 担任该职位，尽管他尚未完成住院医师培训。同时病理学主席任命 John Gorman 加入委员会，他是一名病理学住院医师。正是在这里，这两个人相遇并开始了合作，并且最终引入 RhIG 的概念。1906 年，Theobald Smith[43] 发现给予过量被动抗体的豚鼠未能对白喉毒素致敏。Freda 和 Gorman 提出抗 D 可以以类似的方式用于预防同种免疫。他们得到了高级蛋白质化学家 William Pollack 的帮助，他从高滴度的供体血浆中提取了 IgG 的球蛋白部分。起初，他们投向美国国立卫生研究院的拨款申请被拒绝；然而，第 2 次尝试则从纽约市健康研究委员会获得了资金。随后与州首府的律师进行了为期 1 年的谈判，以允许调查人员从 1961 年开始在纽约的 Sing Sing 监狱进行临床试验。9 名 RhD 阴性男性志愿者每月注射 RhD 阳性细胞，连续 5 个月[44]。其中 4 人在注射红细胞前 24h 接受了肌内注射 RhIG 的免疫接种。对照组中有四人对 RhD 进行了同种免疫，而接受治疗的个体中没有一个产生抗 RhD 抗体。他们的第二个实验涉及 Sing Sing 的 27 名囚犯、13 名为对照组和 14 名为治疗组。试验中通过静脉注射红细胞。但是，Sing Sing 监狱的监狱长不允许调查人员按固定的时间返回，以防因犯知道他们访问的时间会使因犯参与越狱计划。研究人员欣然接受了这一限制，因为他们推断，由于周末血库关闭，周末分娩的孕妇可能要到周一（分娩后 72h）才能接受 RhIG。接受 RhIG 的男性均未发生同种免疫，而 13 名对照者中有 8 人产生了抗 RhD 抗体。在对第二组个体进行了 2 次额外的实验后，Freda 和 Gorman[44] 于 1964 年 3 月开始在哥伦比亚长老会医疗中心对产后女性进行临床试验。在接受 RhIG 的 100 名患者中没有致敏患者，与之相反，对照组中对 RhD 的致敏率为 12%。在这些患者的后续研究中，在她们下一次妊娠时，接受治疗的患者均未产生抗体；对照组中有一半产生了同种免疫，并分娩了受 HDFN 影响的婴儿。

英国研究人员在利物浦进行了相似的研究。他们认为，母亲和胎儿之间 ABO 血型不合的天然保护作用可以防止抗 D 抗体的形成，从而用作预防策略。将含有抗 D IgM 的血浆制剂通过静脉注射给男性志愿者[45]。最终 13 名接受治疗的男性中有 8 名对 RhD 产生免疫反应，而 11 名对照组中只有 1 名产生免疫反应。在 Freda 及其同事[46] 描述使用血浆中的丙种球蛋白的初步工作发表后，英国研究人员访问了他们，并获得了丙种球蛋白制剂样品。英国研究人员[47] 于 1964 年 4 月开始对产后女性进行临床试验，通过 Kleihauer-Betke 染色发现 FMH，随后他们首次发表成功的女性临床试验。

在加拿大启动了一项观察性试验，确定产前对 RhD 敏感的基线率为 1.8%[48]。1968—1974 年，进行了一项在妊娠 28 周和 34 周时预防性注射 300μg RhIG 的试验。与之前的观察性研究相比，没有女性表现出抗 D 抗体。在随后的一项涉及仅在妊娠 28 周时使用 RhIG 的研究中，只有 0.18% 的女性致敏。

1968 年，RhIG 被美国国立卫生研究院生物制品标准司批准在美国用于一般临床用途。美国妇产科医师学会于 1970 年提出了在产后立即使用 RhIG 的建议[49]，而食品和药品监督管理局于 1981 年批准了产前使用 RhIG。同一年晚些时候，ACOG 提议在妊妊28～29周时进行常规产前预防[50]。

(二) 准备工作

目前在美国有4种源自人血浆的多克隆产品可用于预防RhD同种免疫。其中两种产品为RhoGAM（Kedrion Biopharma）和HyperRho S/D（Grifols USA），只能肌内注射，因为它们是通过冷乙醇分馏从人血浆中提取的，这一过程会导致IgA和其他血浆蛋白的污染。剩下的两种产品WinRho-SDF（Cangene Corporation）和Rhophlac（CSL Behring）分别通过琼脂糖凝胶柱和离子交换色谱法制备。目前，所有可用的产品都经过溶剂去污剂处理以灭活包膜病毒；许多制造商还使用额外的微孔过滤步骤来进一步减少病毒污染的机会。此外，硫柳汞是一种用于防止细菌和真菌污染的汞基防腐剂，已不再应用于美国使用的所有RhIG产品中。

用于RhIG制造的血浆供体资源的减少导致人们寻找合成产品。目前一种合成的单克隆抗D抗体（Roledumab）正在进行临床试验[51]。未来，这种抗体可能会取代目前从人血浆中提取的多克隆产品。

(三) 适应证

过去，所有Rh阴性患者都接受了额外的检测以确定她们是否为Du阳性。该术语后来被更改为弱Rh阳性个体。在一个包含500名妊娠患者的研究系列中，这种弱Rh阳性情况发生在1%的白种人、2.6%的黑种人和2.7%的西班牙裔人中[52]。过去的建议是，这些人应该被认为是Rh阳性，并不推荐进行RhIG[52]。随后的研究发现，弱D个体可以分为两组；其中一些患者具有完整的D抗原，这些抗原在红细胞表面表认的数量减少（图40-3）。这些个体没有发生Rh同种免疫的风险。在其他弱D表型中，个体基因导致了D抗原表达的差异。如果一个或多个D抗原表位缺失，患者可以对D抗原的缺失部分产生同种异体免疫。在母体抗体表位缺失的情况下，已经报道了严重的HDFN病例[53]。尽管尚未进行临床试验，但目前的建议是这些患者应接受RhIG[54]。

患者进行红细胞分型的结果可能会因时间地点而异。美国血库协会（American Association of Blood Banks，AABB）的标准建议不应将弱D检测试剂用于产前分型[55]。这导致所有弱D患者被称为Rh阴性，随后被认为应接受RhIG。献血中心使用较新的

△ = 正常RhD抗原　▷ = 缺失表位的RhD抗原

| 正常RhD红细胞 | RhD低表达红细胞 | RhD嵌合体红细胞 |

弱Rh阳性表型发生在1.0%的白种人、2.6%的黑种人和2.7%的西班牙裔人中

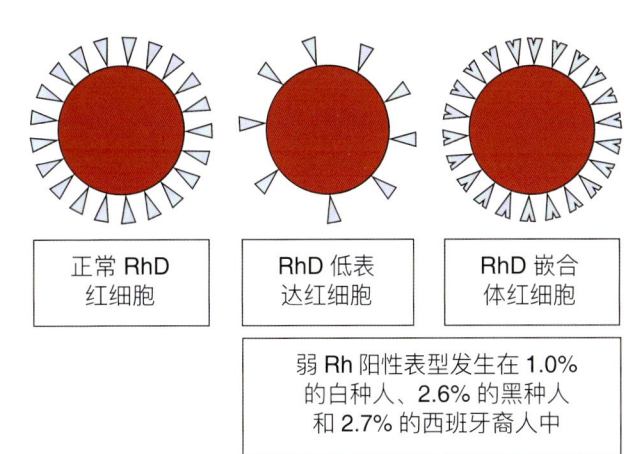

▲ 图40-3 正常RhD阳性红细胞，以及在具有弱D表型的个体中观察到的红细胞

单克隆试剂，用于间接抗球蛋白试验，可以检测弱D。这些试剂用于确保弱D血液不会输注入Rh阴性人群，从而导致同种免疫。这将导致同一个人，身为献血者时被称为RhD阳性，对于临床医生来说被称为RhD阴性，这是一个非常混乱的情况。

最近，AABB和美国病理学家学会的工作组建议，可以将弱D_1、D_2和D_3型视为RhD阳性而不需要接受RhIG治疗[56]。所有妊娠患者都需要进行RhD基因分型。该提议尚未被ACOG采纳。因此，所有属于弱D型的患者都应接受产前和产后的RhIG治疗[54]。

如果在RhD阴性女性中没有抗D同种免疫的证据，患者应在妊娠28周时接受300μg RhIG[54]。这一措施使产前RhD同种免疫的发生率由2%下降至0.1%。在英国，在28周和34周时使用100μg（500U）RhIG的方案用于初产妇[57]。有限的资源不允许将该流程扩展到所有后续妊娠。虽然在28周前发生RhD同种免疫的情况很少见，但目前的建议是在产前RhIG时重复进行抗体筛查[54]。母体血液样本可以在进行RhIG时抽取。尽管外源性抗D的给药最终会导致滴度弱阳性，但是由于肌内注射吸收缓慢，在短短几小时内不会发生这样的情况。

正在发展一种产前预防的新模式。对怀有男性胎儿的孕妇的早期研究表明，孕早期母体循环中3%的游离DNA来自胎儿；到孕晚期，这一比例增加到6%[58]。这种DNA来源于胎盘绒毛的凋亡。剖宫产后胎儿DNA会迅速从母体循环中清除，平均半衰期

为 16min；阴道分娩后，胎儿游离 DNA 会在 100h 内被清除[59, 60]。Lo 及其同事首次报道了母体循环中胎儿 RHD DNA 序列的存在[13]。随后开发了用于确定胎儿 RhD 状态的临床分析。大约 40% 的 Rh 阴性孕妇会怀上 Rh 阴性胎儿；因此，如果可以准确确定胎儿血型，则不需在产前使用 RhIG。

现在，丹麦、荷兰、瑞典和法国的一些地区常规对 RhD 阴性妊娠患者进行筛查以确定是否应进行产前 RhIG[61-63]。英国国家健康与护理卓越研究所[64]已向全国机构推荐实施此做法。加拿大计划在不久实施这一计划。由于 RhIG 有限，ccffDNA 筛查被作为新的产前预防计划的一部分。然而，在美国，从致敏的男性志愿者那里收集的血浆被用于制造 RhIG。因此，RhIG 的可用性不受限制。其他人则认为，感染朊病毒和其他病毒的可能性支持将产前 RhIG 的限制应用[65]。成本中性策略似乎是实施 ccffDNA 的最佳方法。几项研究已经确定，ccffDNA 检测的盈亏平衡成本为 29～119 美元，以抵消评估所有 RhD 阴性孕妇的成本[66, 67]。在美国，每年超过 500 000 名 RhD 阴性女性分娩超过 350 000 名 RhD 阳性婴儿。与在这些患者中普遍使用 RhIG 相比，ccffDNA 对产前 RhIG 的使用进行分类将导致每年新增 1～57 例 Rh 同种免疫病例。如果在美国采用这种做法，这导致了对增加同种免疫的担忧[68]。目前，使用 ccffDNA 来指导产前 RhIG 的使用并未出现在美国主要医学组织的临床指南中。

虽然没有得到很好的研究，但 ACOG 已经引用了 A 级科学证据来表述产前给予 RhIG 的其他适应证[54]。这些包括自然流产、选择性流产、异位妊娠、基因羊膜穿刺术、绒毛膜绒毛取样和脐带穿刺术（表 40-1）。由于胎盘循环中的红细胞数量少，妊娠 13 周之前 50μg RhIG 有效。然而，大多数医院和诊所并不储备这种剂量的 RhIG，因为其成本与 300μg 标准剂量的成本相当。

因 FMH 使用 RhIG 的病例并不多。但大多数专家一致认为，葡萄胎、先兆流产、孕中期或晚期胎儿死亡、腹部钝挫伤和头颅外伤等事件强烈考虑使用 RhIG[54]。

不鼓励将持续的母体抗 D 滴度评估作为不需要额外 RhIG 的适应证。尽管 RhIG 保护作用的确切机制尚不清楚，但相对于母体循环中 RhD 阳性红细胞

表 40-1　Rh 免疫球蛋白的适应证

适应证	证据等级[a]
自发流产	A
选择性流产	A
难免流产	C
异位妊娠	A
葡萄胎	B
羊膜腔穿刺进行遗传学分析	A
绒毛膜活检	A
脐带穿刺术	A
前置胎盘伴出血	C
可疑胎盘早剥	C
胎儿宫内死亡	C
腹部钝挫伤	C
妊娠 28 周时使用，除非胎儿的父亲未 RhD 阴性	A
进行羊膜腔穿刺确定肺成熟度	A
外倒转	C
分娩 RhD 阳性胎儿 72h 内	A
接受 RhD 阳性血液成分后	C

a. A 表示等级高；B 表示等级中；C 表示等级低（改编自 Prevention of RhD alloimmunization. Am Coll Obstet Gynecol Pract Bull. 2017；181:1–14.）

的数量而言，过量的外源抗体对于有效预防至关重要。动物和人类研究都表明，低水平的 RhIG 实际上可以增加同种免疫的机会[19]。换句话来说，经验做法应该是在怀疑时给予 Rh 免疫球蛋白。

由于 RhIG 的半衰期约为 16 天，因此在妊娠 28 周时接受 RhIG 的患者中有 15%～20% 的抗 D 滴度在接近预产期住院时会变得非常低（通常为 2 或 4）[69]。在北美，目前的建议是，如果脐带血分型显示是 RhD 阳性婴儿，则在分娩后 72h 内给予 300μg RhIG[54]。这足以防止由于 30ml 胎儿全血的引起的 FMH。在英国，分娩时给予 100μg。大约每 1000 次分娩中就有 1 次与过度 FMH 相关，风险因素仅能识别 50% 的病例[70]。ACOG 和 AABB 建议所有

孕妇在分娩时进行常规筛查以检查是否存在明显的 FMH。首先对 FMH 进行定性测试，即玫瑰花环试验。结果返回为阳性或阴性；如果结果为阴性，则需要使用标准剂量的 300μg RhIG。如果呈阳性，则使用流式细胞术进行 KB 染色或胎儿细胞染色，以量化 FMH 的数量。AABB 建议将胎儿血细胞的百分比乘 50 倍（以 5000ml 估计母体血液量）来计算 FMH 的量。该体积除以 30 以确定要给药的 RhIG 瓶数。对于 >0.5 或 <0.5 的值，分别向上或向下舍入小数点。由于此计算包括对母体血液量的不准确估计，因此在计算中添加了 1 瓶额外的 RhIG。例如，计算 3%KB 染色表明 150ml FMH。将这个数字除以 30 可得到 5 瓶 RhIG，另外再添加 1 瓶；因此，血库将为该患者开出 6 瓶 RhIG（共 1800μg）。然而，美国病理学家学会对其成员血库进行的一项调查指出，即使遵循这些指南，仍有 9% 的病例被推荐使用的 RhIG 剂量不足，而 12% 为剂量过量[71]。

在 24h 内通过肌内注射给予的 RhIG 不应超过 5ml。如果需要大剂量的 RhIG，替代方法是使用目前可用的 RhIG 静脉注射制剂中来计算剂量。每 8 小时可给予高达 600μg（3000U）的剂量，直至达到总剂量。如果在分娩后无意中遗漏了 RhIG，在 13 天内给药已被证明有一定的保护作用；指南建议最迟在分娩后 28 使用[70]。如果计划在测定胎肺成熟的羊膜穿刺术 48h 内分娩，RhIG 可以推迟到分娩后。如果分娩发生在用于产前 RhIG 给药后不到 3 周，则不需要重复给药，除非在分娩时检测到大量 FMH[54]。

给予适当剂量的 RhIG 后预防失败的情况很少见。然而，一旦进行产后给药，抗 D 抗体筛查可能会保持阳性长达 6 个月。在这段时间之后仍然存在的抗 D 很可能是致敏的结果。

产后输卵管结扎后给予 RhIG 是有争议的。在这些情况下，可能存在新的性伴侣，联合体外受精的可能性可能会使 RhIG 治疗变得谨慎。在某些情况下，如果患者在重大创伤（如机动车事故）后出现需要大量输血，则 RhD 阴性红细胞可能供不应求。在这些情况下，如果患者在之前分娩时对 RhD 进行了同种免疫，则 RhD 阳性血液不能用作挽救生命的替代品。一旦发生对 RhD 抗原的同种免疫，RhIG 就不再有效。目前，不存在预防性免疫球蛋白制剂，以防止其他形式的红细胞同种免疫，如抗 K_1。

（四）诊断方法

1. 母体抗体测定

一旦母体抗体筛查显示存在抗 D 抗体，评估患者的第一步是测定滴度。不应使用以前的白蛋白或盐水的滴度方法，因为它们可检测不同水平的 IgM 抗体。具有五聚体结构的此类抗体不通过胎盘；因此，IgM 对滴度定量的贡献没有临床意义。人抗球蛋白滴度（间接 Coombs 试验）因为可测量母体 IgG 用于确定同种免疫的程度。文献中的大多数滴度值报告为稀释度（如 1∶32）。然而，根据血库惯例，滴度值应报告为显示凝集反应阳性的最后试管稀释度的倒数，即 1∶16 的最终稀释度等于 16 滴度。

实验室之间结果的差异并不少见，因为许多商业实验室使用酶处理红细胞来防止低滴度样品检测失败。与使用非酶处理细胞相比，该方法导致滴度显著升高。因为标准试管方法使用红细胞凝集作为指示反应，实验室技术人员对终点的主观判断导致了结果差异。此外，指示性红细胞制剂的固有细微差异也可能起作用，因为它们的保质期只有 1 个月，并且连续滴度可能需要使用不同批次的试剂。由于这些原因，序列滴度应使用上次抽取的存储血清串联运行。

在同一个实验室中，如果两个样品同时运行，滴度的变化不应超过一个稀释度。因此，初始滴度为 8 发展到 16 并不代表母体循环中抗体量增加。此外，临床医生应注意，较新的凝胶微柱检测将产生比传统试管检测更高的滴度。在一项研究中，凝胶技术的平均滴度增加了 3.4 倍[72]。临界滴度定义为与胎儿水肿显著风险相关的抗红细胞滴度。如果出现这种情况，则需要进行进一步的胎儿监测。这个值会因机构和方法而异；然而，在大多数中心，经常使用 8～32 作为抗 D 临界滴度。

在英国，抗 D 的定量是通过使用称为 AutoAnalyzer 设备的自动化技术进行的。红细胞样品与试剂混合以增强抗 D 抗体的凝集。凝集细胞与非凝集细胞分离，之后裂解。将释放的血红蛋白量与国际标准进行比较，结果报告为国际单位每毫升（U/ml）。低于 4U/ml 的水平很少与 HDFN 相关，低于 15U/ml 的母体抗 D 水平仅与轻度胎儿贫血有关[73]。

2. 胎儿血型

如果确定患者伴侣为所涉及的红细胞抗原为杂

合子，则可确定胎儿血型。在 50% 的情况下，当发现胎儿抗原呈阴性时，就不需要进一步的母婴检测。这些病例中进行胎儿检测的最初尝试是通过超声引导的脐带穿刺术获得的血液进行血清学检测。不幸的是，这种技术使 50% 的抗原阴性胎儿处于 1%~2% 的与操作有关的流产风险中（见第 10 章）。研究人员随后使用绒毛取样来获取用于检测 RHD 基因的遗传物质。然而，这种方法的主要缺点是在手术过程中会破坏绒毛膜绒毛导致 FMH 和母体滴度升高，从而使胎儿疾病恶化[74]。因此，除非患者计划终止所有检测到的抗原阳性胎儿，否则不应鼓励该操作。1990 年，羊膜穿刺术成为通过 DNA 测试评估胎儿血型的可靠方法[11]。这种方法已被使用 ccffDNA 确定胎儿 RhD 所取代。此外，该测试最早可在妊娠 10 周时进行，并且结果可靠[61-63]。

确定胎儿 RhD 类型的初始步骤包括对父系和父系合子的评估。分子技术现在可用于准确测定 RHD 基因座的父亲基因型[75]。然而，一些权威人士认为，可以通过省略这一步并使用 ccffDNA 检测胎儿 RHD 来避免亲子关系问题。

ccfDNA 通常在妊娠 10~12 周获得，用于确定胎儿 RHD。目前在美国只有一种检测 ccffDNA 的方法（SensiGene RHD；Integrated Genetics，Inc）。在一项研究中，467 名在孕早期接受检测的患者中，仅出现了 1 例假阴性结果（胎儿 RHD 阴性，但后来在分娩时通过血清学检测为 RhD 阳性）[76]。这后来被确定为样本标记错误，未校正的假阴性率为 0.32%（95%CI 0.08~1.78%）。在这个系列研究中，5.6% 的样本报告为不确定。RhD 阳性 ccffDNA 结果是可靠的，因为母体循环中不应该有任何 RhD DNA。在 RhD 阴性 ccffDNA 结果的情况下，检测到来自男性胎儿的 SRY 基因证实了胎儿 DNA 的存在（图 40-4）。RhD 阴性的女性胎儿结果可能会有问题，因为这可能是由于母体 DNA 扩增的结果。欧洲采用的许多

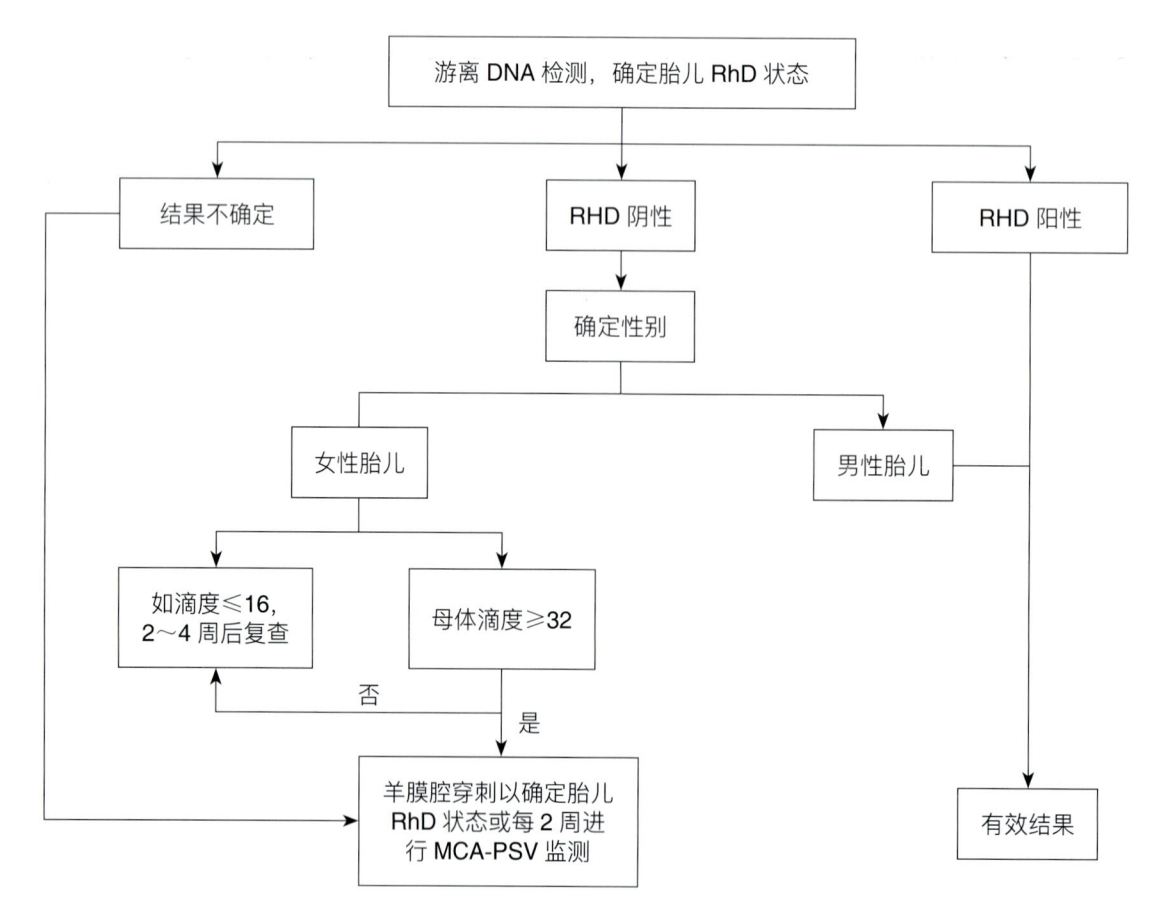

▲ 图 40-4 使用循环游离胎儿 DNA 确定胎儿 RhD 状态的流程
MCA. 大脑中动脉；PSV. 峰值收缩速度

ccffDNA 检测使用单核苷酸多态性来确定是否有效。样本中母体 SNP 和胎儿 SNP（父本）之间的差异证实了胎儿 DNA 的存在。当前在美国的检测中不使用 SNP。因此，RhD 阴性女性结果与应当附上一项声明。如果存在 32 或更高的母体抗 D 滴度，并且 ccffDNA 结果返回 RhD 阴性、女性胚胎或无法确定，则应通过羊膜穿刺术确定胎儿 RhD 状态，或者可以进行连续 MCA-PSV 多普勒监测。

3. 羊膜穿刺术以监测胎儿和新生儿溶血病的严重程度

过去，羊膜穿刺术常用于同种免疫妊娠中，以测量胆红素（OD450）作为胎儿溶血程度的间接指标。结果绘制在专门的曲线上，曲线图首先由 William Liley[7] 引入，后来由 John Queenan[77] 修改。使用大脑中动脉多普勒对胎儿贫血进行无创检测现已取代了羊膜穿刺术测量 OD450 值[12]。

4. 脐带穿刺

脐带穿刺使得人们能直接进入胎儿循环以获得重要的实验室监测指标，如胎儿血型、血细胞比容、直接 Coombs 试验、网织红细胞计数和总胆红素值。尽管脐带穿刺术曾被提议作为在达到母体临界滴度后进行胎儿监测的主要方法，但它与 1%~2% 的胎儿丢失率和高达 50% 的 FMH 风险相关，随后会恶化同种免疫的程度[78]。由于这些原因，脐带穿刺术仅用于那些收缩期 MCA 多普勒速度峰值升高的患者。

5. 超声检查

可能在同种免疫妊娠管理方面最大进步是超声的使用。一旦准确确定，孕周可用于评估随孕周变化的胎儿参数，如峰值收缩期 MCA 多普勒速度。胎儿水肿定义为在至少两个胎儿体腔中存在细胞外液。通常，腹水是即将出现水肿的第一个迹象，头皮水肿和胸腔积液伴随着贫血的恶化。当出现水肿时，对应相应的胎龄，可以预期胎儿血红蛋白与平均血红蛋白值之间的差距为 7~10g/dl[79]。不幸的是，这代表了胎儿贫血的末期状态。在这些情况下，宫内输血（intrauterine transfusion，IUT）后的存活率显著降低。孕中期早期的胎儿可能会严重贫血，而不会出现水肿迹象[80]。

严重贫血的胎儿会表现出心输出量增加，以努力增加向外周组织的氧气输送[29]。此外，胎儿贫血与较低的血液黏度有关，从而在血管中产生较小的剪切力；这会导致血流速度增加。使用这些原理，多普勒超声已被用于研究胎儿 MCA 中的 PSV 以预测胎儿贫血。大于相应胎龄中位数 1.5 倍可预测中度至重度胎儿贫血，敏感性为 88%，阴性预测率为 89%[12]。

连续 MCA 多普勒是红细胞同种免疫中胎儿贫血的主要监测手段。在使用这种监视方法时，仔细观察是至关重要的。由于胎头的前后轴通常位于横向平面上，因此检查者可以使用任一胎儿 MCA 血管进行检测。首先，蝶骨的前翼位于颅底。然后，使用彩色或能量多普勒定位 MCA（图 40-5）。通过将超声换能器放置在孕妇腹部，声波角度尽可能保持为零（图 40-6 和图 40-7）。通常研究靠近母体腹壁的 MCA 血管，尽管后壁血管会给出相同的结果[81]。并不使用角度校正软件，尽管研究表明它的使用仍然可以准确确定 MCA 速度[82]。将多普勒探头置于

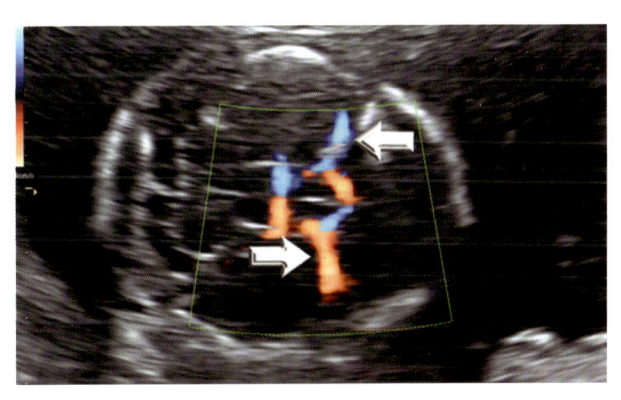

▲ 图 40-5 胎儿大脑动脉环的能量多普勒图像
箭指向应该放置脉冲多普勒探头以获得胎儿大脑中动脉多普勒峰值速度的位置

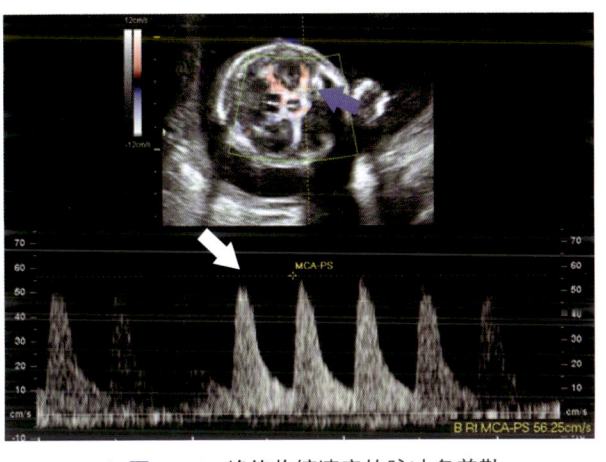

▲ 图 40-6 峰值收缩速度的脉冲多普勒
图上方的蓝箭表示脉冲多普勒探头的位置，白箭表示使用峰值速度为 56.25cm/s 的软件进行测量

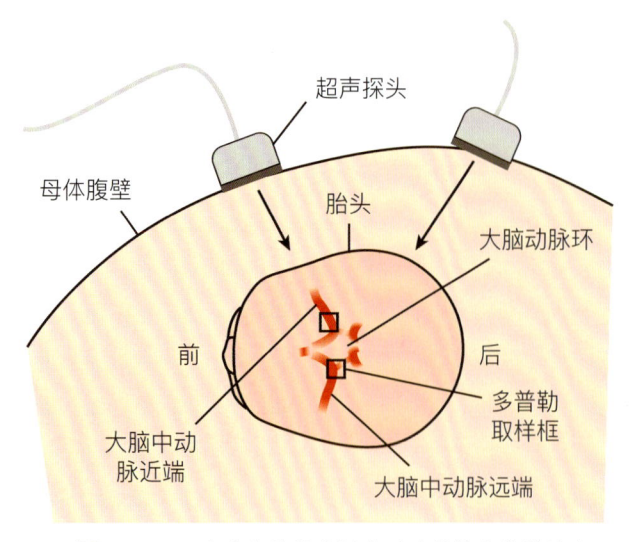

▲ 图 40-7　正确确定胎儿大脑中动脉峰值多普勒速度

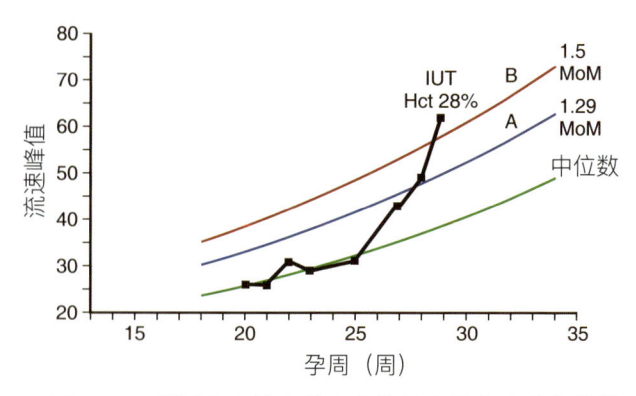

▲ 图 40-8　需要宫内输血的患者连续大脑中动脉多普勒研究

Hct. 血细胞比容；MoM. 中位数的倍数

MCA 近端，血管从颈动脉虹吸部发出。在血管远侧测量会因为获得的峰值速度降低而变得不准确。胎儿在多普勒检查期间应处于静止状态，因为胎心率加速会导致 PSV 降低，尤其是在孕晚期[83]。一些权威报告称，在使用产前类固醇促进胎肺成熟后，MCA 峰值速度会暂时降低。这种效果通常会在最后一次给药后持续 24～48h。

早在妊娠 18 周时就可以可靠地获得 MCA 测量值。根据观察到的趋势，每 1～2 周重复测量 1 次（图 40-8）。应使用计算软件（如 www.perinatology.com）将测量值转换为 MoM 值。

六、临床管理

诊断方法基于患者的胎儿或新生儿既往 HDFN 史。一般来说，患者的第 1 次 RhD 致敏妊娠涉及轻度至中度胎儿/新生儿疾病，随后的妊娠与贫血程度逐渐恶化。

（一）首次受影响的妊娠

在一项研究中，570 名接受 RhD 同种免疫的患者中，68% 的人在第 2 次妊娠（第 1 次受影响的妊娠）时达到 16 或更高的临界滴度[84]。胎儿/新生儿发生 HDFN 的患者出现临界滴度的平均孕龄为 26$^{3/7}$ 周。在具有临界滴度的患者中，23% 发生严重 HDFN（宫内胎儿死亡、水肿或需要 IUT），6% 发生中度 HDFN（新生儿换血），17% 发生轻度 HDFN（新生儿简单输血）。

一旦检测到对 RhD 抗原敏感，每月重复 1 次母体滴度测定，直到大约 24 周；之后每 2 周进行滴度测定（图 40-9）。如果确定父亲是谁，则可获得他的 RhD 状态和合子性（DNA 测试）。一旦达到关键的母体滴度（通常为 32），就会在大约 24 周开始连续 MCA 多普勒监测。然后每 1～2 周重复 1 次。如果父系表型为杂合子或不能确定亲子关系，应进行 ccffDNA 检测以确定胎儿 RhD 状态。在父系 RhD 阴性血型或胎儿为 RhD 阴性男性基因型的情况下，无须进行进一步的母胎监测。

如果存在 RHD 阳性胎儿的明显证据（父本表型纯合子或 DNA 检测 RHD 阳性胎儿），则需要进行连续胎儿监测。如果 MCA 多普勒测量大于 1.5MoM，则应在有经验的转诊中心进行脐带穿刺术。如果胎儿血细胞比容低于 30%，则应准备好用于 IUT 的血液制品。

（二）既往受影响的胎儿或婴儿

如果患者既往有与 HDFN 相关的围产期丢失史、既往需要 IUT 或需要新生儿换血病史，则应将其转诊至在处理严重同种异体免疫患者方面有经验的三级医疗中心。在这些情况下，母体滴度不能预测胎儿贫血的程度。然而，仍应获得基线滴度以确定患者是否适合进行免疫调节。在杂合父系表型或可疑父系的情况下，需要进行 ccffDNA 分析以确定胎儿 RhD 状态。以防发生其他母体抗体（如抗 Kell），可在妊娠 15 周后使用羊膜穿刺术来确定胎儿红细胞抗原的状态。连续 MCA 多普勒测量应在妊娠 18 周时开始，每 1～2 周重复 1 次。

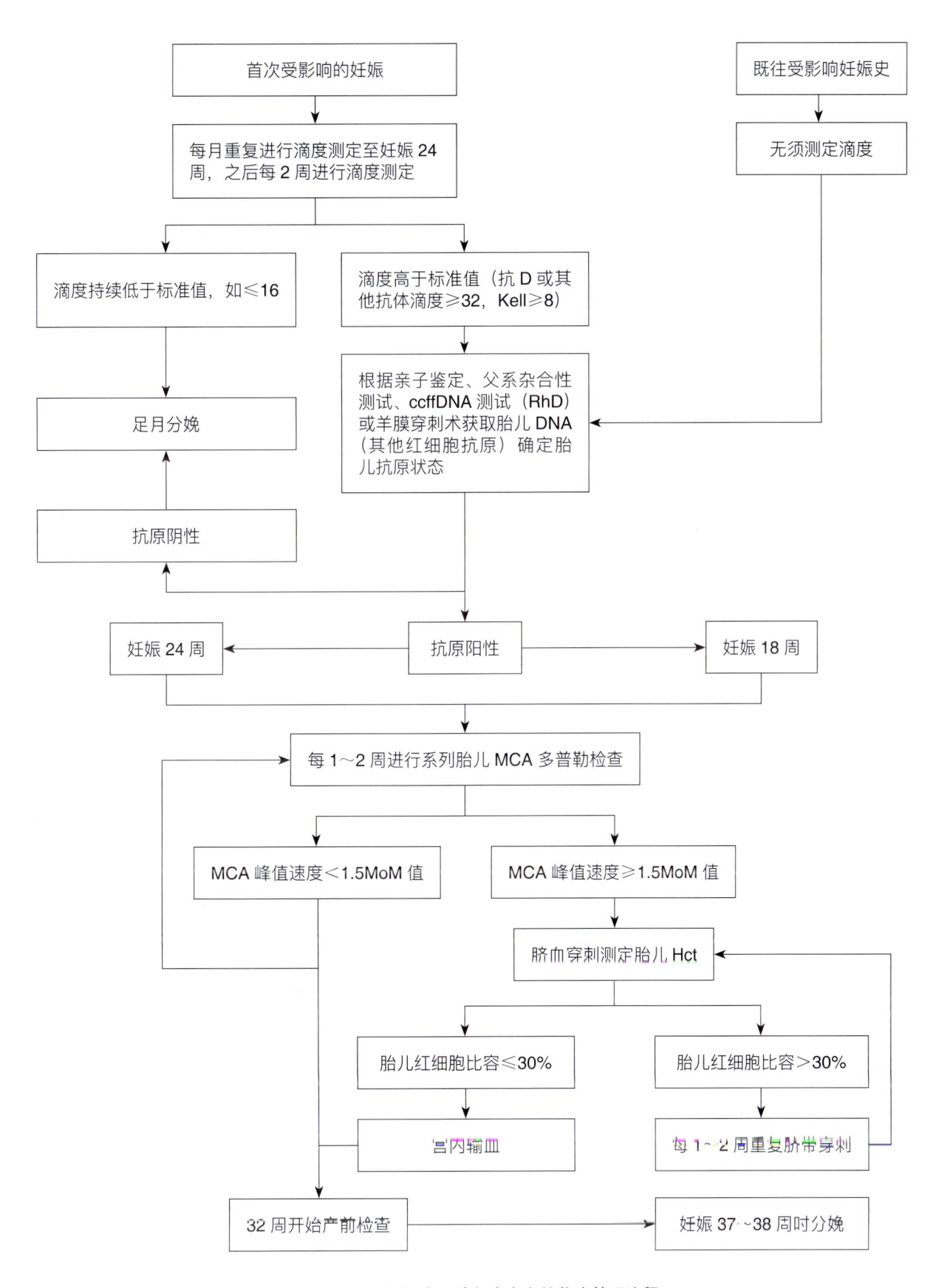

第 40 章　红细胞同种异体免疫
Red Cell Alloimmunization

▲ 图 40-9　红细胞同种免疫患者的临床管理流程
Hct. 血细胞比容；MCA. 大脑中动脉；MoM. 中位数的倍数

七、宫内输血

（一）操作技巧

现今，IUT 可在连续超声引导下进行，将红细胞直接注入脐带血管或胎儿脐静脉的肝内部分[85]。一些中心继续使用腹膜内方法与血管内输血相结合[86]。

通常，输注成分为新鲜的巨细胞病毒阴性、O 型、RhD 阴性红细胞，并与母体血液样本交叉匹配。与母亲的扩展交叉匹配可以减少新抗体形成的机会。经过去白细胞和 25Gy 辐照，以防止移植物抗宿主反应。将其清洗并包装至最终血细胞比容为 75%~80% 的血液制品，以防止胎儿容量过载。

该操作通常在手术室进行，特别是当已达到可存活的胎龄时，以防需要紧急分娩。用六氯酚对皮肤进行消毒，并贴上无菌单。给予长效局部麻醉药，清醒镇静可能有助于减轻患者的焦虑。将 20 号手术针（小于 22 周的妊娠时使用 22 号针）穿刺入羊膜腔，然后在连续超声引导下进入脐静脉。如果胎盘位于前壁，穿刺针穿过胎盘进入脐带根部。对于后壁胎盘，首选将脐带插入胎盘，因为穿刺脐带"浮动"环与并发症风险增加 2 倍有关[87]。获得胎儿血液样本用于检测初始血细胞比容。样本可采用离心法测红细胞比容，或通过使用位于手术室中或附近的自动血细胞计数器进行处理。一种短效肌松药，如维库溴铵（0.1mg/kg 估计胎儿体重）注入脐静脉，使胎动暂时停止[88]。胎动暂时停止可使手术相关并发症减少 80%[87]。也可使用短效麻醉药，如芬太尼（2~3μg/kg 估计胎儿体重），并可与维库溴铵混合使用。麻醉药物可立刻起效，并持续 2~3h。要输注的浓缩红细胞的数量基于超声确定的 EFW。使用血细胞比容为 78% 的血液制品，0.02 乘 EFW（以克为单位）将计算出使胎儿血细胞比容提高 10% 的红细胞剂量[89]。红细胞通过使用注射器和无菌管注入。注入预定量的血液后，获取一小部分血液以测量血细胞比容，以及通过 KB 染色或流式细胞术获得胎儿与成人含血红蛋白红细胞的百分比。目标是最终的胎儿血细胞比容为 40%。在第 1 次 IUT 后，可以根据经验以 10~14 天的间隔安排后续操作，直到发现胎儿红细胞生成受到抑制。这通常发生在第三个 IUT。此后，可以根据单个胎儿的血细胞比容下降情况确定重复操作的时间间隔，通常间隔 3~4 周。尽管一些中心使用 MCA-PSV 多普勒来预测下一次 IUT 的需要，但最近的一项研究并未表明这种方法优于使用胎儿血细胞比容下降来计算的方法[90]。最后的 IUT 手术通常不会在妊娠 35 周后进行，因为患者计划在约 3 周后分娩。一项回顾性研究表明，分娩前 10 天口服苯巴比妥（30mg TID）可将新生儿因高胆红素血症换血的需求减少 75%[91]。

在孕中期严重贫血的胎儿不能耐受将其血细胞比容急性纠正至正常值这一过程[92]。在这些情况下，在第 1 次手术时，初始血细胞比容不应增加 4 倍以上[93]。在 48h 内进行重复 IVT 以将胎儿血细胞比容恢复到正常范围内。

（二）并发症和结局

IUT 引起的并发症并不常见。IUT 后的存活率因医疗机构的经验和是否存在胎儿水肿而异。据报道，在荷兰的一个中心进行的超过 900 次手术的总生存率为 97%[87]。胎儿水肿的存在，尤其是在几次 IUT 后仍未解决的情况下，与围产期存活率较低有关[94]。胎膜早破和绒毛膜羊膜炎很少发生。胎儿心动过缓通常是一过性的，特别是当无意中刺破脐动脉且对取出手术针有反应时。据报道，手术相关并发症的发生率为 1.2%。随着孕周的增加，需要紧急分娩的胎儿窘迫的发生率会增加，并且在妊娠 32 周后可能达到 5%[95]。

（三）新生儿输血

将接受 HDFN 治疗胎儿的孕周延长至足月，出生后的新生儿几乎都不需要换血治疗。通常，这些婴儿出生时的红细胞主要是输注的红细胞，并且没有网织红细胞。如果在分娩时对脐带血进行新生儿红细胞分型，血库可能会混淆，因为新生儿将被分型为 O, RhD 阴性，即为 IUT 的供体血液的抗原状态。新生儿循环中循环母体抗体水平升高，同时抑制胎儿骨髓产生的红细胞，通常导致新生儿从出院后需要"补充"输血，这发生在大约 50% 的 1 月龄的婴儿身上[96]。因此，应每周与儿科血液学家一起对这些儿童进行随访，连续进行血细胞比容和网织红细胞计数，直到造血功能明显恢复。通常情况下，只需要 1 次新生儿输血，但据报道，有的新生儿最多需要输血 3 次。尚未证明使用促红细胞生成素有益于恢复网织红细胞生成。对这些婴儿进行补充铁治疗是不必要的，因为由于先前在子宫内发生溶血和来自

IUT 的红细胞裂解，他们储存了过量的铁。应考虑补充叶酸治疗（0.5mg/d）。

（四）神经系统结局

展望未来，应该有更多的数据来为患者提供关于长期新生儿结局的咨询，因为患有严重贫血和水肿的胎儿应用 IVT 有可能存活。一项针对近 300 名接受 IUT 治疗 HDFN 的儿童的研究发现，神经发育障碍的总体发生率为 4.8%[97]。严重水肿与神经系统问题增加 11 倍有关。

胆红素水平升高与新生儿听力损失有关。因此，对于患有 HDFN 的儿童，新生儿听力缺陷筛查是必要的。应考虑在 1 岁和 2 岁时进行后续筛查。

八、其他治疗方式

在 IUT 出现之前，母体血浆置换是为数不多的严重 HDFN 治疗方式之一。大多数文献报道包括单个病例或相对较小的病例系列。尽管有这些限制，但对已发表病例的回顾显示其围产期存活率为 69%[98]。静脉注射免疫球蛋白（intravenous immune globulin，IVIG）也被有效地用作 HDFN 的唯一产前治疗。胎儿水肿不太可能发生，并且在接受 IVIG 治疗的妊娠中发生贫血的时间较晚。由于之前的技术限制，IUT 不太可能成功，一些专家提出了一种联合方法，用于在孕中期的早期有围产期丢失病史的患者[99]。血浆置换在妊娠 12 周时开始，并在该周重复 3 次。预计母体滴度将降低 50%。在第 3 次血浆置换后，以 2g/kg 负荷剂量的形式给予 IVIG 以替代血浆置换去除的球蛋白部分；然后是每周 1g/kg 的 IVIG，直到妊娠 20 周。

九、未来治疗选择

除了用红细胞抗原阴性供体精液进行人工授精、代孕或植入前诊断（如果父亲是杂合子）之外，抗红细胞滴度高且在孕中期反复出现围产期丢失的患者几乎没有其他选择。以单克隆抗体形式进行的靶向免疫疗法实现胎盘阻断，可能会在未来消除对宫内输血的需求。

十、非 RhD 抗体引起的胎儿和新生儿溶血病

红细胞抗原 Lewis、I、M 和 P 的抗体经常在产前检查期间通过抗体筛选发现。因为这些抗体为 IgM，与 HDFN 无关。

但是红细胞具有其他类型的抗原，数量超过 50 种，都被报道与 HDFN 相关。更重要的是，仅 3 种抗体 [RhD 抗体、Rhc 抗体、Kell 抗体（K_1）] 导致胎儿溶血，并需要 IUT 治疗。在荷兰 IUT 三级医疗中心的一个系列研究中，85% 的病例涉及抗 D 抗体，10% 涉及 K1 抗体，3.5% 涉及 c 抗体。此外，还报道了抗 E、抗 e 和抗 Fy^a 各 1 例[100]。

（一）Rhc

就其引起 HDFN 的可能性而言，抗 c 抗体应被视为与抗 D 抗体相同。在一份报告中，报道了 25% 的该抗原阳性胎儿有严重的 HDFN，7% 有水肿，17% 需要 IUT 进行治疗[101]。

（二）RhC、RhE 和 RhE

RhC、RhE 和 RhF 抗体通常在具有抗 D 的同种异体免疫患者中呈低滴度。它们的存在可能会增加抗 D 的胎儿溶血作用[102]。当它们单独发生时，临床病程通常表现为轻度 HDFN。只有少数病例报道表明需要用 IUT 治疗[103]。

（三）Duffy

Duffy 抗原系统由两种抗原（Fy^a 和 Fy^b）组成。只有抗 Fya 与轻度 HDFN 相关[104]。

（四）Kidd

Kidd 抗原系统由两种抗原（Jk^a 和 Jk^b）组成。已有报道与之相关的罕见的轻度 HDFN 病例。

（五）Kell

Kell 抗原系统包括 23 个不同的成员。至少有 9 种 Kell 抗原的抗体与 HDFN 相关。其中最常见的是 Kell（K，K_1）和 cellano（k，K_2）。已报道导致 HDFN 的其他抗体包括 -Penny（Kp^a，K_3）、-Rautenberg（Kp^b，K_4）、-Peltz（Ku，K_5）、-Sutter（Js^a，K_6）、-Matthews（Js^b，K_7）、-Karhula（Ul^a，K_{10}）和 -K22。与其他溶血抗体的情况不同，Kell 致敏引起的胎儿贫血被认为不仅继发于溶血，也继发于胎儿红细胞生成受抑制[105]。

大多数 K_1 致敏病例继发于先前的母体输血，通常是前次妊娠产后出血的结果。因为 92% 的人是

Kell 阴性，K_1 致敏妊娠的初始管理应包括父亲红细胞分型和合子性测试。如果父系分型为 K_1 阴性（kk）且父系确定，则不进行进一步的母系检测。大多数 Kell 阳性个体是杂合的（表 40-2）。在这些情况下，羊膜穿刺术可用于确定胎儿基因型，因为用于胎儿 Kell 分型的 ccffDNA 目前仅在欧洲可用。已提议将较低的母体临界抗体值 4 用于启动胎儿监测[106]。连续 MCA 多普勒研究已被证明可有效检测胎儿贫血[107]。

要 点

- 对 RhD、Kell（K_1）和 Rhc 红细胞抗原的同种免疫是严重 HDFN 的主要原因。
- 尽管广泛使用 RhIG，但在美国，每年每 1000 名活产婴儿中发生大约 6 例 RhD 同种免疫。
- 胎儿水肿被定义为细胞外液流向两个胎儿体腔内，它代表 HDFN 中胎儿贫血的末期。
- RhD、RhC、Rhc、RhE 和 Rhe 抗原由位于 1 号染色体短臂上的两个基因编码。
- 经验法则应该是在有疑问时给予 RhIG，而不是拒绝给予。
- 在第 1 次受影响的妊娠中可以使用关键的母体抗体滴度来决定何时开始进一步的胎儿检测。
- 胎儿 MCA 收缩期峰值多普勒测速可用于确定胎儿是否存在贫血的发生。
- 在特定红细胞抗原的父本杂合表型的情况下，可以通过母体血浆中的 ccffDNA 对胎儿 RHD 基因进行分型；其他红细胞抗原的胎儿 DNA 分型可以通过羊膜穿刺术获得。
- 血管内胎儿宫内输血是胎儿治疗的主要手段，围产期总生存率超过 95%。
- 除了对 Kell 抗原进行同种免疫的情况下，妊娠期不规则红细胞抗体的处理方式应与 RhD 类似。

表 40-2 与新生儿溶血病相关的其他红细胞抗原的基因频率（%）和合子性（%）

	白种人		黑种人		西班牙人	
	阳性抗原	杂合子	阳性抗原	杂合子	阳性抗原	杂合子
C	70	50	30	32	81	51
c	80	50	96	32	76	51
E	32	29	23	21	41	36
e	97	29	98	21	95	36
K（K_1）	9	97.8	2	100		
K（K_2）	99.8	8.8	100	2		
M	78	64	70	63		
N	77	65	74	60		
S	55	80	31	90		
s	89	50	97	29		
U	100	—	99	—		
Fy^a	66	26	10	90		
Fy^b	83	41	23	96		
Jk^a	77	36	91	63		
Jk^b	72	32	43	21		

改编自 Moise KJ.Hemolytic disease of the fetus and newborn.In：Creasy RK，Resnik R，Iams J，eds.Maternal-Fetal Medicine：Principles and Practice.5th ed.Philadelphia：Elsevier；2004.

第 41 章 全球视野下的孕产妇死亡率
Maternal Mortality: A Global Perspective

Gwyneth Lewis　Chelsea Morroni　Eric R.M. Jauniaux　著
胡　倩　译　韦晓宁　校

英汉对照

acquired immune deficiency syndrome	AIDS	获得性免疫缺陷综合征
emergency obstetric care	EmOC	产科紧急护理
female genital mutilation/cutting	FGM/FGC	女性生殖器割礼 / 切割
International Federation of Obstetricians and Gynecologists	FIGO	国际妇产科医师联盟
Global Library of Women's Medicine	GLOWM	全球女性医学图书馆
gross national income	GNI	国民总收入
human immunodeficiency virus	HIV	人类免疫缺陷病毒
International Conference on Population and Development	ICPD	国际人口与发展会议
intrauterine device	IUD	宫内节育器
long-acting reversible contraception	LARC	长效可逆避孕法
low-income country	LIC	低收入国家
maternal mortality ratio	MMR	孕产妇死亡率
middle-income country	MIC	中等收入国家
Millennium Development Goals	MDG	千年发展目标
postpartum hemorrhage	PPH	产后出血
traditional birth attendant	TBA	传统助产士
tuberculosis	TB	结核病
United Nations	UN	联合国
World Health Organization	WHO	世界卫生组织

摘　要

　　本章只能触及在世界范围内持续发生但通常可以避免的孕产妇死亡悲剧相关的复杂问题的表面，这是 21 世纪全球史无前例的丑闻。对于那些致力于进行更深入研究的读者而言，本书为其提供支持和动力，参考文献中包含了许多重要的文献和论文。我们简要介绍了与孕产妇死亡和产科并发症相关的临床、医疗卫生系统和更广泛的社会原因，特别是在资源匮乏的国家，以及预防或治疗这些疾病的必要措施。这包括在国家和国际层面上，个人、专业、设施和卫生系统层面需要采取的关键步骤的总结。我们描述了妊娠期间预防、识别和管理产科主要并发症所面临的临床挑战，不仅适用于中低收入国家，也适用于发达国家。

关键词

产妇死亡；全球孕产妇保健；资源匮乏环境下的孕产妇保健；计划生育；可持续发展目标；在海外工作

一、孕产妇健康以及死亡和伤残负担

"多生意味着多葬"。

——肯尼亚谚语

据估计，全世界每年有超过 300 000 名母亲在妊娠、分娩和产后死于可预防的原因，每天大约有 830 名[1,2]。尽管全球医疗界不断努力，但死亡率仍然很高。自 1975 年以来，总体仅下降了 44%，远低于 1990 年联合国（United Nation，UN）千年发展目标（Millennium Development Goals，MDG）出台后 75% 的预期下降[3]。尽管最近在一些资源贫乏国家采取的举措在过去几年中极大地降低了孕产妇死亡率，但为时已晚。无可辩驳的事实是，减少孕产妇死亡的主要预防性或补救性干预措施多年来已广为人知，并且几乎所有这些悲剧都可以通过很少或无须额外成本来避免。如果有更强烈的政治意愿来改善女性的生活，将女性的健康和生殖权利放在议程的更高位置，而不是像经常发生的那样，放在最后考虑，那么那些孕产妇和新生儿死亡负担沉重的国家中的生命将会得到拯救。作为安全生育运动之父，Mahmoud Fathalla 教授有句名言："女性不是死于我们无法治疗的疾病……她们之所以死亡，是因为社会尚未决定她们的生命值得挽救[4]。"

如果女性可以选择是否妊娠，并且一旦妊娠，如果她们能够得到提供有循证依据、技术适当并负担得起的基本医疗服务，即使在世界最贫穷的国家，孕产妇死亡和伤残也是完全可以避免的。例如，联合国的一份报告显示，如果所有想要延迟或避免妊娠的女性都能获得并使用有效的现代避孕方法，全球意外妊娠的数量将下降 70%，不安全的、可能致命的堕胎数量将下降 74%。此外，如果所有孕妇及其新生儿都只接受世界卫生组织推荐的基本孕产保健标准，那么死亡的女性人数将减少 2/3，其婴儿的死亡人数将减少超过 3/4[5]。

死亡只是冰山一角。据估计，全球有超过 3 亿女性患有近期或远期妊娠相关的并发症，每年约有 2000 万的新发病例[6,7]。此外，这些数字并不包括人们认识不足或难以接受的心理健康负担。在大多数国家，产后抑郁症、产褥期精神疾病导致的自杀和其他心理健康问题甚至不被认为是与妊娠有关的问题，大量女性死于或遭受这类疾病折磨的故事仍然不为人所知。

由于孕产妇和新生儿的健康是双重的，婴儿在妊娠和分娩时也会受到母亲健康的影响。据估计，每年有 270 万新生儿死亡，260 万婴儿死产[8,9]，还有数百万失去了母亲而不能健康成长。如果母亲在分娩时死亡，5 岁以下儿童的死亡风险将增加 1 倍，而对女孩来说则风险更高[10]。每一次孕产妇死亡或远期并发症不仅是她本人、伴侣和幸存孩子的悲剧，也对家庭、社区和社会造成经济损失。

在齐契瓦语中，"pakati" 一词是指妊娠。它的直译意思是"在生与死的中间"。在非洲其他国家，经常使用如"我要去河边打水，我可能不会回来了"这样的语言委婉地代替女性分娩，或者将分娩被描述为"在没有安全措施的悬崖边滑倒在香蕉皮上"。这些担忧对许多女性来说都太真实了，"在生与死的中间"准确描述了伴随妊娠和分娩的 9 个月的焦虑和恐惧。

世界银行将经济体分为低收入、中等收入或高收入三档；它使用人均国民总收入（gross national income，GNI）作为指标，因为它被认为是衡量经济能力和进步的最佳指标。对于在高收入国家每年1100万分娩的母亲来说，母亲和婴儿都可以随时获得优质的产前、产时和产后护理，并且健康状况总体良好。另有3400万女性在中等收入国家（middle-income country，MIC）分娩，这些国家的医院设施往往提供不同质量的护理或医疗资源，如医务人员、血液、药物或重症护理病房。然而，对于低收入国家（low-income country，LIC）的9000万母亲来说，情况往往大不相同，她们几乎无法获得基本的医疗保健，这使母亲和婴儿都面临更高的风险，而且在这些母亲中，每天大约有830人将死亡，16 000人将因妊娠、分娩或产后并发症而遭受严重而持久的并发症[1,2]。此外，每天有近8000名婴儿在出生前后死亡，另有7000例死产[12]。总体而言，包括死产在内的孕产妇和新生儿死亡负担每天造成约15 800人死亡，或每分钟有10人丧生。其中大多数是由可预防或可治疗的原因所致的孕产妇健康状况不良造成的。电影《X夫人因何而死：故事重述》在网上有多种语言的版本（vimeo.com/50848172），它对此提供了简单的介绍。

（一）孕产妇死亡的地域性

99%的孕产妇和新生儿死亡发生在低收入和中等收入国家。他们的负担被世界卫生组织用孕产妇死亡率（maternal mortality ratio，MMR）描述，即妊娠期或妊娠结束后42天（含）内每100 000名活产中直接和间接的孕产妇死亡人数[2]。联合国估计全球总体MMR为每100 000例活产216例死亡，发展中国家的比例更高，为239例，而2015年最发达国家的平均死亡率为12例。撒哈拉以南非洲地区MMR最高为536例，其次是南亚、加勒比和大洋洲地区，每10万活产的MMR在175~187例。然而，这些数字掩盖了国家间和国家内部的巨大差异。总体而言，估计塞拉利昂的MMR最高（1360例），其次是中非共和国（882例）、乍得（856例）、尼日利亚（814例）和南苏丹（780例）。

所有19个非洲国家的MMR均高于每100 000个活产500个。由于人口众多，尼日利亚和印度每年的孕产妇死亡人数最多，分别为58 000（19%）和45 000（15%）。然而，近年来，通过国家、州和地方各级的共同努力，印度在减少孕产妇健康不良状况方面取得了重大进展。印度MMR从1990年的600例到2015年的174例，下降了69%。尼日利亚同期数据显示，该国的MMR从1990年的1350例到2015年为814例，下降了40%[2]。

（二）未成年孕产妇

除了夺走她们的童年，妊娠的少女及其婴儿比她们的姐姐更容易死亡，并且面临更大的并发症风险[10-13]。事实上，孕产妇死亡目前是发展中国家年轻女性死亡的主要原因[13]。与20—24岁的母亲相比，10—19岁的女性发生难产、子痫、产褥期败血症、全身性感染和早产的风险更高，她们的婴儿状况也更糟[13,14]。

（三）孕产妇死亡的终身风险

1. 全球

发展中国家的女性往往在更年轻的时候妊娠并生育更多的孩子，这不一定是她们想要的生活，而是由众多相互影响的因素共同决定的，例如社会压力和规范、缺乏教育、难以获得有效避孕措施，以及缺乏人权或生殖人权。对许多人来说，她们的一切命运都由丈夫、长辈（祖母特别有权势）或男性家庭成员决定。在发展中国家，平均而言，一名15岁女孩一生中死于妊娠相关并发症的风险为1/180，生活在撒哈拉以南非洲女孩的平均风险为1/36，而生活在战争或医疗系统崩溃的国家的女孩的平均风险为1/54[2]。相比之下，最发达国家的平均风险为1/4900。在最糟糕的出生国，如塞拉利昂、乍得、尼日尔和尼日利亚，终生风险在1/23~1/17，尽管这些数字在过去10年中实际上减少了一半[2]。

2. 美国

世界卫生组织估计，2015年美国的总体MMR为每100 000名活产婴儿中的14人，高于西欧和澳大拉西亚[2,15]。通过疾病控制和预防中心妊娠死亡率监测系统加强对孕产妇死亡的监测发现，该地区2011—2013年与妊娠相关的死亡率为17/100 000[16]。尽管这些数字是估计值，但毫无疑问，美国是近年来MMR不减反增的少数几个国家之一。此外，在美国，妊娠期间和产褥期的死亡风险高于许多其他发达国家，而且非裔美国女性与其白种人女性之间的风险持续存在差异[17]。此外，女性面临严重疾病和死亡风险的严重妊娠并发症的指标正在增加[18]。尽管迫切需要更好的数据来对原因和趋势提供更准确和更细致的解释，但有迹象表明，通过解决与提供者、患者和护理系统相关的因素，大多数孕产妇死亡是可以预防的[19, 20]。最近一项对患者安全问题的研究表明，重视持续质量改进、实施一致的诊断、管理协议（即患者安全包），以及为复杂病例提供咨询或转诊都是改善产妇结局的机会。

与许多西方国家一样，在美国，死亡主要为妊娠期加重的慢性病（如心脏病）所致，而并非直接由与妊娠相关的疾病（如出血、子痫或败血症）引起，即所谓的间接死亡是导致死亡的主要原因[21]。一个主要挑战是在不排除低风险病例的情况下，在早期阶段确定那些有潜在疾病需要专科护理的女性。为了解决这个复杂的问题，在女性医疗保健患者安全委员会的指导下，一个由高级医疗保健和生育机构领导组成的多学科小组被召集为美国国家孕产妇安全合作关系，以审查和修改当前的建议，并制订一个全国性的方案以解决这些问题[22]。

（四）幸存的母亲：危重孕产妇发病率

尽管全球孕产妇死亡长期以来被忽视，但孕产妇危重症发病率（severe maternal morbidity，SMM）及其长期后遗症的情况甚至更糟，此类情况更为常见。据估计，每年1.36亿新生儿中有110万人患有SMM，这是一种"未遂"事件，母亲侥幸或由于良好的医疗护理而幸存下来。另有950万女性遭受的生命威胁稍小，但仍很严重，每年有2000万母亲遭受远期并发症[6]。最近统计数据显示，撒哈拉以南非洲地区每1000名新生儿SMM负担高达198例[23]，而英国为12例[24]。

然而，无论死亡与SMM的比率如何，就像孕产妇死亡一样，患有严重产科并发症的女性人数太多了，而且根本原因令人不安地相似。因此，减少死亡风险因素也将有助于减少重大产科并发症及其远期后遗症的数量。表41-1显示了全球五大主要产科并发症的总数和病死率，以及受影响的女性总数的估计值[25]。这些情况将在后面讨论。

（五）死亡的婴儿

如前所述，约有270万婴儿在出生后的第1周死亡，其中一半是在出生当天。此外，还有260万婴儿死产。这些新生儿死亡中约有80%是由早产并发症、分娩和分娩期间的并发症或感染引起的，尤其是死产者在分娩和分娩期间具有类似的并发症[26]。一半的死产婴儿在分娩开始时还活着[26]。如果有熟练的医务工作者在出生时和出生后的第1周进行有效的干预，大多数新生儿死亡是可以避免的[27]。然而，除了需要更熟练的专业的医务人员，还应在干净且设备齐全的病区内进行分娩，并与其他相关科室建立有效的联系，能够为母亲和婴儿处理紧急并发症。

（六）孕产妇的死亡原因

1. 临床因素

世界卫生组织最近对全球孕产妇死亡原因进行了分析，其中99%发生在发展中国家，估计73%是

表41-1 2000年全球孕产妇直接死亡和严重病率主要原因的估计数量和发生率

病　因	并发症发生率（% 出生人口）	病例数	病死率（%）	孕产妇死亡	总死亡人数占比（%）
出血	10.5	13 795 000	1.0	132 000	28
败血症	4.4	576 800	1.3	79 000	16
先兆子痫/子痫	3.2	4 152 000	1.7	63 000	13
难产	4.6	6 038 000	0.7	42 000	9
流产	14.8	19 340 000	0.3	69 000	15

引自 AbouZahr C. Global burden of maternal death. In: British Medical Bulletin. *Pregnancy: Reducing Maternal Death and Disability*. British Council. Oxford University Press; 2003:1–13.

由母亲产科因素所致。其余27%是由既往内科或精神疾病在家中妊娠期病情恶化所致，被定义为间接死亡。在全球范围内，在所有直接和间接死亡的原因中，出血占27%，先兆子痫占14%，产褥期败血症占11%，不安全流产占8%，栓塞占3%，难产占3%，另有7%是多种直接原因共同所致[28]。如果可以获得发达国家基本的孕产妇和生殖健康服务，几乎所有这些死亡都可以避免。

人类免疫缺陷病毒和获得性免疫缺陷综合征（acquired immune deficiency syndrome，AIDS）相关疾病被视为间接死亡，对全球孕产妇死亡率做出了重大贡献，在一些撒哈拉以南国家，占所有间接死亡的一半以上。在乌克兰、巴哈马、泰国和俄罗斯联邦这四个非洲以外国家，超过20%的间接死亡是由HIV引起的，其中大部分与静脉注射毒品有关[29]。同一项调查预测，在妊娠期间和分娩后1年的所有死亡中，有12%的死亡是由妊娠期2%的HIV患病率引起的，而在妊娠期HIV患病率15%的地区，MMR将增加到50%。

在发达国家，间接死亡占主导地位。英国对孕产妇死亡的最新机密调查显示，2013—2015年，2/3的孕产妇死亡是由间接原因造成的[30]。在过去10年里，英国孕产妇死亡的风险大幅下降，而未来风险系数就很小。使用WHO方法计算的英国MMR的比率目前为每10 000例活产有5.35例死亡[30]。大多数报道的间接死亡是由于妊娠使严重的内科和心理健康问题变得更为复杂，如先前存在的心脏病、癫痫、自身免疫性疾病和自杀。目前这些原因受到不良生活方式的不利影响，如后天性心脏病、高血压、2型糖尿病、肝病、酒精和药物依赖、与肥胖相关的其他疾病。

2. 医疗系统因素

缺乏医疗系统资源是孕产妇疾病和死亡率持续的最大原因之一。许多女性根本没有接受产前保健，世界卫生组织估计只有38%的低收入国家母亲接受了她们推荐的至少4次的产前检查[31]。不到50%的女性在助产士或医生等专业医务人员的陪同下分娩[1]，并且许多人无法使用配备有能够提供基本产科或新生儿急诊护理的人员和资源的医疗机构，也无法获得能够处理严重并发症或紧急情况的更高级别的服务，如挽救母儿生命的剖宫产[32]。

世界卫生组织最近的一项研究显示，54个国家的CD率低于10%（安全孕产服务的最低标准），69个国家的CD率高于15%，都高得令人无法接受。保守估计，2008年巴西总体的CD率为45.9%，美国为30.3%，而布鲁纳法索高达70%[33]。该研究还显示，2008年还需要额外的318万例CD，所有这些都在缺乏医疗设施的国家进行，并且在全球高收入国家进行了620万次不必要的手术。全球"过度"CD的成本估计约为23.2亿美元，而全球"需要"CD的成本约为4.32亿美元。

助产士和医生等熟练工作人员严重短缺。据估计，世界上还需要350 000名助产士[34]，并且医生也极为稀缺，尤其是在资源贫乏的国家中的那些偏远和贫困地区。为了帮助解决这些短缺问题，劳务派遣、对部分受过培训的人员进行技术和能力培训变得越来越普遍。在莫桑比克等国家，辅助工作的骨干人员已被培训为临床官员、临床医生，以执行包括CD在内的基本救生技能和程序，结果令人满意[35]。

医护质量问题是一个新出现的问题。迄今为止，全球降低孕产妇死亡率的大部分努力都集中在增加获得医疗保健的机会上；然而，目前的重点正转向改善和标准化保健服务，使女性从中获得更高的护理质量。世界卫生组织和专业协会制订了临床指南和协议，利用孕产妇死亡率审查来吸取教训以改善护理，也产生了积极的影响[36]。

3. 脆弱性和潜在的社会决定因素

孕产妇死亡的根本原因是复杂和多方面的。例如，虽然资源贫乏国家的母亲可能被描述为死于产后出血，但真正的根本原因可能大不相同。她的死亡可能是因为无人照顾，或无法获得相关警告标志，以及如何寻求帮助的信息。护理条件可能具备，但其在物质或经济上根本无法获得。在紧急情况下使用任何形式的交通工具经常都会出现问题，尤其是在夜间。此外，孕产妇的丈夫或家人可能会阻止她就医，或者没钱支付必要的费用来确保她住院治疗。或者，因为听说可能在医疗机构中被打耳光、大喊大叫或受到无礼对待，她可能拒绝寻求医疗帮助[37]。她也可能克服了以上障碍到达医疗机构，却发现没有训练有素的工作人员，没有药物、血液制品或设备，也没有人能够做挽救生命的手术。除此之外，她很可能身体状况不佳，患有贫血症和其他慢性疾病。因此，与孕产妇死亡相关的所述临床因素很少或没有提供关于女性真正死亡的根本原因。如果不了解更广泛的根本原因，就无法识别和解决安全孕产妇护理的困境。为了帮助量化这些，在国际女性健康领域工作的人通常使用"三延迟"模型作为检查表，以帮助确定孕妇面临的困难[38, 39]。这些困难可能是经济、身体、社会、文化或医疗方面的，并出现在家庭、社区或医疗保健系统中。它们密不可分，表 41-2 列举了一些例子。

表 41-2 三种延误：阻碍安全、有效的孕产妇保健的示例

	关键障碍的举例
延误就诊	传统信仰和习俗，使用传统助产士
	缺乏教育，对护理需求或危险预警无意识
	产妇缺乏决策权
	母亲没有经济能力，无法控制影响她生活的决定
	宗教文化和习俗
延误转诊	未转诊
	没钱
	私下贿赂
	服务不完善或距离太远
	对分娩过程中暴力侵害的担忧
	机构声誉不佳，"母儿死亡的地方"
延迟提供适当的优质医疗保健	未配备提供基本和（或）紧急产科护理的设施
	缺乏合理培训的工作人员
	临床水平差
	没有使用有循证依据的治疗和指南
	分娩中对女性身体和言语虐待
	血液、药品、基本设备和手术室供应不足
	护理不当
	水、电供给不足等

引自 Thaddeus S, Maine D. Too far to walk: maternal mortality in context. *Soc Sci Med*. 1994:1091–1110.

4. 根本原因

最近一份关于英国健康结果不平等的报告"公平社会，健康生活"（http://www.instituteofhealthequity.org/projects/fair-society-healthy-lives-the-marmot-review）指出，导致这种状况的"根源"是人们出生、成长、生活、工作和时代的环境和社会不同。社会地位、财富和教育有助于确定每个人的健康结果和预期寿命[40]。据估计，医疗保健服务对预期寿命的改善仅贡献 1/3，而改善生活机会和消除不平等则对剩余的 2/3 做出贡献。如果发达国家是这样，那么资源贫乏国家的不平等比例肯定要高得多。事实上，孕妇是生是死就像买彩票，实际上完全取决于她出生和生活的地点及环境。死亡的母亲通常是穷人中最不显眼、最脆弱和最贫穷的。尽管城市贫困是一个日益严重的问题，但大多数孕产妇伤亡者往往生活在农村地区，既缺乏交通，又缺乏良好护理条件的卫生机构。她们更有可能是文盲或受教育程度低，从事繁重的体力劳动，并且发现自己几乎一直在妊娠。在社会和经济剥夺普遍存在的社会中，缺乏保护人权和促进性别平等的法律使那些教育程度最低的女性面临最大的风险[41]。

女孩和女性的低下地位往往意味着她们在家庭中最后获得食物，也是最少的。许多人将成为童养媳、妊娠并被迫放弃任何形式的教育。女性生殖器割礼/切割（female genital mutilation or cutting，FGM/FGC）很常见，并且与难产、急诊 CD、胎儿窘迫、产科瘘和永久性会阴损伤的发生率较高有关[42]。所有这些因素都会导致复杂的妊娠，以及更高的死产率和新生儿死亡率。

为女性争取权益是每位从事生殖健康保健的人员的义务。这意味着所有医疗保健专业人员都需要知道如何将人权原则嵌入到他们提供医疗服务的各个方面。FIGO 女性与生殖权利委员会制订了一套综合教学大纲，可供广泛的专业人士使用。提供高质量生殖保健所需的临床知识和实践技能是围绕 10 项与健康相关的人权核心清单建立的。教材可从全球女性医学图书馆（Global Library of Women's Medicine，GLOWM）免费访问和下载[43]。来自非专业和专业观众的教学研讨会的经验证实，这种方法将人权和女性生殖健康的教学从所有医疗保健专业人员学习过程中的边缘位置转变为主流地位。

二、获取性健康和生殖健康

无法普遍获得基本的性健康和生殖健康服务是改善全球孕产妇发病率和死亡率的最大障碍之一。如果女性的避孕需求得到满足,孕产妇死亡人数将减少2/3,新生儿死亡人数将减少3/4以上[6]。HIV的母儿传播也将基本消除[6]。据估计,2008年避孕药具的使用避免了272 040名孕产妇死亡,而满足未满足的避孕需求每年可以防止额外104 000人死亡,从而进一步降低29%的孕产妇死亡率[44]。如果未满足的避孕需求得到满足,这一数字将再减少约1/3,这与其他报告的估计值相似,并强调了获得有效的避孕方式在降低孕产妇死亡率和发病率方面发挥的关键作用。

1994年国际人口与发展会议(International Conference on Population and Development,ICPD)正式定义了性健康和生殖健康。其核心是促进个人和伴侣的健康、自愿安全的性生活及生殖选择,包括决定是否、何时、与谁生孩子。它的充分实现取决于对人权和生殖权利的保护。会议还通过了确保普遍获得性健康和生殖健康的目标,作为其广泛发展目标框架的一部分,2000年的千年发展目标和2015年的可持续发展目标设定了非常相似的目标。

2010—2014年,全球每1000名15—44岁女性每年意外妊娠有62人,其中加勒比地区(116人)、东非(112人)和中非(108人)比例最高,最低的是北欧(27人)和西欧(28人)[45]。Guttmacher研究所最新的一份报告显示,2010—2014年间,有近4亿人意外妊娠;其中56%以流产告终,而45%是不安全流产[46]。在发展中国家,4/5的妊娠发生在无法获得现代有效避孕方法的女性中,但即使在避孕药具使用率相对较高的环境中,意外妊娠也会发生,可能因为女性无法获得有效的避孕手段,或现有的避孕方法失败,或者因为方法依从性和继续使用方面的挑战。

(一)计划生育

获得避孕药具,尤其是高效的避孕方法,对于直接改善健康结果至关重要,并且与教育和经济状况的改善呈正相关。健康获益包括大幅降低孕产妇、新生儿和儿童的发病率和死亡率,以及不安全流产引起的死亡和并发症[47-49]。在家庭层面,计划生育服务的普及与女性收入和子女教育水平大幅提高。在全国范围内,较高的使用与较低的生育率相关,从而促进经济增长[49]。相反,高水平的计划外生育率与贫困和不平等相关[50]。

使用避孕药具的障碍也可以根据"三个延迟"模型进行分类,并且可能发生在患者、医疗保健提供者和医疗系统层面。女性不使用的最常见原因是对其妊娠风险的认识不足、对可能的不良反应的担忧、性活动次数少、服务费用或思想抵触。后者主要是男性伴侣、家庭或宗教文化因素。已婚女性可能几乎无法控制避孕决策,当伴侣的生育选择不同时,这一点尤其重要。如果性活跃,未婚女性经常不得不面对来自服务提供者的品头论足,这反过来又降低了这些女性获得所需服务的能力。在服务提供者层面,障碍包括缺乏知识、技能、动机,以及对某些避孕方法的偏见,如宫内节育器。对某些类型的服务提供者供应设限也会限制其应用。由于地理限制、缺乏设备和用品也可能使其应用受限。断货/短缺非常普遍,尤其是在农村地区。除了克服提供者偏见、缺乏能力和医疗系统的问题以外,大多数资源匮乏地区仍需要教育干预,以提高该地区人群的认识和理解,从而克服目前有效使用避孕药具的许多障碍。

避孕需求得不到满足,高得令人无法接受。在全球范围内,有2.22亿有需求的女性无法使用避孕措施[51]。这些女性中约有3/4生活在世界上最贫穷的国家,在撒哈拉以南非洲(60%)、西亚和南亚(分别为50%和34%)地区,文盲、贫困、青少年和农村女性比例过高,大量女性的避孕需求仍然无法满足[47]。

产后阶段对于计划生育至关重要,因为短期再次妊娠与母婴结局不良相关。一项对来自27个国家数据分析的研究发现,95%产后12个月或12个月以内的女性不想在2年内再次生育,但其中65%没有使用避孕措施[52]。同样,尽管因人工流产或自然流产并发症接受治疗的大多数女性也需要有效的避孕措施,但来自14个资源匮乏国家的数据表明,这些女性中只有1/4在采用适当的避孕方法后出院[52a]。

(二)不安全流产

尽管全世界因不安全流产导致的死亡人数从

1990 年的 69 000 人下降到 2008 年的 47 000 人，但不安全流产的后果仍然是孕产妇死亡的五大主要原因之一[53]。尽管实际数字可能有所下降，但因不安全流产而死亡的女性比例一直保持不变，占孕产妇死亡人数的 9%～13%[28, 54]。在良好的法律体制内由训练有素的工作人员提供安全服务，可以有效预防她们的死亡。在国内法律禁止提供这项服务的情况下，通过普及、无偏见和及时的护理来识别和管理潜在不安全流产的并发症，仍然可以挽救许多生命。而世界上只有 40% 的女性可以获得安全和合法的计划生育服务 54a。

全球每年约有 4400 万次流产手术，其中约一半是不安全的，其中绝大多数是由意外妊娠造成的[55]。不安全的流产包括由不熟练的医务人员在不卫生的条件下进行的流产、女性自行将异物置入子宫或食用有毒物质诱发的流产，以及因女性腹部受到机械创伤而引发的流产。所有这些（98%）和由此产生的死亡（99.8%）几乎都发生在发展中国家[53]。大约 2/3 的流产相关性死亡发生在撒哈拉以南非洲，1/3 发生在亚洲。在世界上提供安全和合法服务的高资源地区，死亡极为罕见，欧洲和北美的死亡总数不到 60 人[53]。

尽管安全有效的医学人工流产技术取得了重大进展，但不安全流产导致的死亡和残疾仍在不断发生，这进一步减少了手术干预[56]。不安全流产的并发症和死亡原因包括出血、败血症、腹膜炎，以及宫颈、阴道、子宫和腹部器官的创伤[57]。除了死亡风险之外，1/4 接受不安全手术的女性（估计每年有 500 万）可能会出现需要医疗护理的暂时或终身残疾，包括继发性不孕症[53, 57]。

三、改善未来所有女性的孕产妇和生殖健康

尽管在多个层面做出了努力，但提高全世界母儿护理的普及性和质量仍然是一项艰巨的任务。在 1990—2013 年，全球孕产妇死亡率下降了 45%，但在世界许多地区，包括美国在内，死亡率仍继续停滞或上升[16]。当联合国所有成员国于 1990 年商定的千年发展目标 5 中要求低收入国家和中等收入国家到 2015 年将其孕产妇死亡率降低 75% 时，国际社会对这个问题的关注非常强烈，但该目标可能过于雄心勃勃而未能实现。最近，联合国提议，到 2030 年，全球总体 MMR 应降至每 100 000 例活产在 70 例以下，并应消灭可预防的新生儿死亡[58]。这些都是极具挑战性的目标，除非在所有级别和所有部门采取新的行动，以实施本章所述的必要和根本性变革，否则这些目标将无法实现。

国家和地方专业协会、个人卫生保健工作者自己可以通过使用循证实践和开发适当的临床指南和技术来提高他们提供的护理质量。他们还可以确保持续的专业更新和培训。在有足够的助产士和医生之前，接受过培训、能够承担传统上由医生执行的任务的中级医疗保健工作者将发挥不可估量的作用。一个运转良好的医疗卫生系统还需要一个有效的通信、转诊和运输系统。支持和促进所有这些工作的应该是一个国家层面的法律和道德体系，包括为女性争取平等权利的政策。这并不具有普遍性。Mahmoud Fathalla 教授曾提出安全孕产的 10 个步骤，本章对其进行了更新和调整（框 41-1）[59]。

框 41-1　女性孕产安全的十二项建议

1. 一个女人的生命值得拯救
2. 女性应该和她们的兄弟一样享有平等的获得食物、教育、医疗保健和生活的机会
3. 年轻女性不应遭受暴力，包括强奸、女性生殖器割礼和童婚，女性不应遭受任何形式的暴力
4. 女性应该在影响她们自身和孩子的健康和福利的决定中拥有平等的发言权
5. 所有女性都必须拥有控制自己生育和生殖健康，以及计划和限制人身的基本人权
6. 妊娠必须是自愿的选择
7. 孕产妇是特殊人群，每个社会都有义务确保其安全。安全孕产是庄严载入联合国法规的一项基本权
8. 所有孕妇都必须能够获得世界卫生组织和其他组织所述的妊娠前/产前、分娩和产后护理
9. 所有分娩都必须由熟练的助产士协助
10. 如果需要，所有女性都必须能够获得高质量、可以挽救生命的综合产科急救
11. 护理必须免费或负担得起。不应收取"贿赂"或"非官方"费用
12. 所有女性都应该得到尊重和同情

引自 Fathalla M. Ten propositions for safe motherhood for all women. From the Hubert de Watteville Memorial Lecture. Imagine a world where motherhood is safe for all women—you can help make it happen. *Int J Gynaecol Obstet*. 2011;72(3):207–213.

四、危及生命的产科并发症

妊娠的主要并发症在世界各地都是相似的。然而，女性的预后取决于所接受的护理和当地医疗卫生系统满足她们需求的能力。显然，资源匮乏环境中的女性比生活在医疗保健系统运转良好的发达国家的女性要糟糕得多。2003—2009 年，出血、高血压性疾病和败血症是全球一半以上孕产妇死亡的原因[28]，在医疗机构缺乏 CD 的情况下，死亡或并发症主要来自长时间的难产、全身感染/败血症，以及危及生命的出血。这些孕产妇并发症也与宫内胎儿或新生儿早期死亡的率高相关，对有并发症的女性早期识别和管理能够改善孕产妇和新生儿的结局[60]。

这些并发症给受影响女性的家庭和资源贫乏国家的医疗系统带来了非常沉重的经济负担。孕产妇死亡或母亲患重病会导致家庭收入降低，并增加婴儿在出生后第 1 个月的死亡风险[61]。最近一项对加纳 120 家医疗机构的横断面调查显示，80% 的医疗机构不符合提供产科紧急护理（emergency obstetric care，EmOC）的标准[62]。问题包括产科保健人员的技能不足、转诊流程不完善、缺乏可靠的通信系统、应急运输系统不完善。以社区为基础的综合产前、产时和产后干预对于降低世界各地的孕产妇和新生儿死亡率是必要的，尤其是在撒哈拉以南非洲和东南亚[63]。

（一）产后出血

产后出血的最常见原因是子宫收缩乏力（见第 18 章）。在资源匮乏的地区，产时和产后出血仍然是孕产妇死亡的主要原因，占死亡人数的 27%[28]。对于许多已经因营养不良、微量营养素缺乏、镰状细胞病、疟疾或蠕虫感染而患有严重慢性贫血的孕妇来说，即使分娩时失血 500ml 也会破坏她们已经脆弱的血流动力学状态，并可能导致更快速的低血容量性休克。预防或早期发现出血和积极使用减少失血的方法至关重要。然而，血液制品和储存设施往往无法使用[64]，并且在紧急情况下，当血液通常从家庭成员或捐赠者处获取时，很少进行感染筛查，并且可能会被污染稀释。

米索前列醇是一种合成的前列腺素 E_1 类似物，因其在管理流产和预防 PPH 中的关键作用而被世界卫生组织列为基本药物[65]。与催产素不同，它成本低，在高温下稳定，不会被紫外线降解，可以口服或经直肠使用，这使得它在医务人员短缺和资源匮乏的地区特别有用。产前分配的米索前列醇可在分娩后准确可靠地使用，应在其他家庭出生率高的国家更广泛地推行[66, 67]。使用米索前列醇预防 PPH 似乎为女性所接受，但需要提高社区分配率[68]。一项由世界卫生组织牵头的多中心研究，纳入了来自 10 个国家的 30 000 名女性，比较室温稳定的卡贝缩宫素与催产素（肌内注射）预防阴道分娩女性 PPH 的有效性。

一项双盲、安慰剂对照的女性研究表明，与安慰剂相比，1g 氨甲环酸静脉注射可使 PPH 导致的死亡减少 20%，并且不会增加不良反应（包括血栓栓塞事件）的发生率[69]。使用氨甲环酸对产后出血早期治疗在尼日利亚和巴基斯坦具有很高的成本效益，而在撒哈拉以南非洲和南亚国家，由于出血导致死亡的基线风险相似，这可能也具有成本效益[70]。因此，WHO 更新的 PPH 指南已经加入了氨甲环酸的使用[71]。

对持续性 PPH 的患者，应采取积极措施以最大限度地减少失血和继发感染，但能够进行盆腔血管结扎、动脉栓塞、子宫切除术和外科加压缝合等侵入性手术的设施和技术熟练人员往往有限。在资源丰富的国家，在常规临床医疗中使用宫内球囊填塞，可减少控制阴道分娩女性出血的侵入性手段的使用[72]。在资源贫乏的环境中，Burke 等最近的研究表明，使用价格合理的（避孕套）子宫球囊填塞（uterine balloon tamponade，UBT）装置可以阻止出血，阻止休克进展，并且与子宫收缩乏力所致的重度 PPH 女性的高存活率（99.4%）相关[73]。避孕套 UBT 是控制严重 PPH 的一种极具成本效益的干预措施。与没有子宫填充物的标准护理相比，避孕套 UBT 可以防止转院、子宫切除术和产妇死亡，每个 UBT 装置 5 美元或 15 美元，避免每单位伤残调整寿命年的边际成本分别为 26 美元或 40 美元[74]。

在无法提供急诊服务的机构中，非气动抗休克服（nonpneumatic antishock garment，NASG）等低端压力设备也有助于助稳定出血的母亲，以便使其能够到达配备有全面急救服务的医院[75]。NASG 旨在抗休克并减少进一步出血，与等到达转诊医院在处理相比，在初级医疗保健机构早期应用 NASG 的成本效益为每个伤残调整寿命年节省 21.78 美元[76]。最近对埃塞俄比亚、印度、尼日利亚和津巴布韦使用 NASG 的定性研究发现，推广 NASG 的障碍包括有限的卫生基础设施，NASG 的前期成本相对较高，医务人员和政策制订者最初的抵制，缺乏国内拥护者或政策制订者对 NASG 的实施支持，回报和交流项目不足，以及缺乏政治意愿[77]。

（二）先兆子痫 / 子痫

妊娠高血压疾病（见第 38 章）占全球孕产妇死亡人数的 14%[28]，是低收入国家一些城市地区的主要死因[78]。先兆子痫和子痫更常见于极端的孕产妇年龄（< 17 岁和 > 35 岁）、未生育、多胎妊娠、既往存在高血压、既往妊娠出现先兆子痫、社会经济状况不佳和文盲[79, 80]。一项多国的、以机构为单位的横断面研究对来自 24 个 LIC 和 MIC 的三个地区的 373 个卫生机构 276 388 名母亲及其婴儿进行研究发现，先兆子痫 / 子痫的患病率为 4%[81]。在个体层面，孕产妇年龄 ≥ 30 岁和受教育程度低与先兆子痫 / 子痫风险较高显著相关，同时也是孕产妇死亡、围产期死亡、早产和低出生体重的重要危险因素。

获得产前保健的条件受限，高血压和蛋白尿筛查不足，获得降压药物机会不平等，孕产妇对疾病症状和体征认识不足，需要立即就医，所有这些都有助于解释在许多 LIC 和 MIC 中子痫导致的死亡率更高。严重的并发症在先兆子痫女性中增加 8 倍，在子痫发作后增加 60 倍[80]。许多发展中国家没有硫酸镁这一药物。最近对 LIC 和 MIC 中硫酸镁应用的一项系统性评价发现，由于对孕产妇安全和毒性、成本或可用资源的担忧，大多数女性接受的硫酸镁剂量低于最佳剂量[82]。

在资源匮乏的环境中，培训医疗保健和社区工作者并提高孕妇对先兆子痫的体征和症状的认识至关重要。对 LIC 中的临床模型和算法的评估表明，它能有效地识别与高血压疾病相关的不良孕产妇结局风险增加的女性[80]。此外，医疗保健提供者使用循证规范治疗先兆子痫和子痫的培训干预可以有效降低相关的病死率[83]。同样，血压和蛋白尿测定设备的应用对低收入地区具有成本效益，最近的一项比较性研究发现，最具成本效益的设备组合是半自动血压测量设备和可视化读取尿液试纸检测[84]。

（三）败血症

在 19 世纪和 20 世纪初期，产褥期败血症是工业化国家孕产妇死亡的主要原因，但随着卫生条件的改善和第 2 次世界大战后抗生素的发现，其发生率低迅速下降。世界卫生组织估计，全球活产儿产褥感染的发生率为 4.4%，这意味着每年有超过 570 万例[2]。地区之间存在巨大差异，与发达国家相比，亚洲（12%）和非洲（10%）的发病率更高，估计发病率为 1%~2%。尽管总体发病率相对较低，并且有预防和治疗干预措施，但孕产妇败血症是孕产妇死亡的主要原因之一，占全球孕产妇死亡的 10.7%[20]。贫困是造成这些不良预后的重要原因，有明确证据表明，在低收入国家和中等收入国家，卫生条件差、获得清洁水的机会有限和孕产妇死亡之间存在关联[85, 86]。女性在获得清洁水、卫生设施和个人卫生以满足其日常需要方面面临着比男性更大的困难，她们可能通过采取增加生殖道感染风险的不安全做法来应对这些困难[87]。对 54 个低收入国家医疗机构的水、环境卫生和卫生习惯的分析表明，35% 的医务人员和患者缺乏洗手的水和肥皂[88]。此外，对预防产褥期败血症的原因和必要性的忽视普遍存在，在一些社区，人们仍然认为疾病是由邪灵引起的。对于全球 50% 仅由女性亲属或未经培训的传统助产士（traditional birth attendant，TBA）接生的在家分娩的女性来说，感染是持续存在的危险。有害的做法很常见，例如用碎玻璃割断脐带和用牛粪包扎残肢，尽管有免疫接种项目，但新生儿破伤风仍是常见问题[89]。一旦被感染，孕产妇和婴儿一般很难转运至医疗机构，即使他们能到医院，也经常会发现没有抗生素等基本的医疗资源。

世界卫生组织关于分娩期间所需"五项清洁"的指导方针（清洁分娩表面 + 清洁双手 + 清洁脐带切断 + 清洁脐带扎带 + 清洁脐带残端）引入了清洁的分娩工具包，其中包含肥皂、塑料布、手套、无菌纱布、剃须刀和用于在家分娩的脐带圈[88]。这些简单的工具包已经一定程度上降低了新生儿死亡率，特别是在发展中国家的农村地区[90]。然而，包括熟练助产士在内的更广泛的干预措施与新生儿死亡率、脐炎和产褥期败血症的更大、更显著的降低相关[91,92]。因此，最佳做法是给熟练的助产士提供安全的分娩工具包。

（四）难产和产科瘘

在世界范围内，估计有 5% 的活产婴儿发生难产，占孕产妇死亡的 8%[93]。在撒哈拉以南非洲和亚洲部分地区，多达 20 万年轻女性受到影响，并且每年有 50 000~100 000 的新发病例[94,95]。许多发生在仍处于儿童期、盆底发育不良的年轻女孩中。难产或"产程停滞"，无论有无胎儿窘迫，是全球急诊 CD 的主要指征[96]。这一问题也可以通过鼓励所有女性在熟练的护理人员的陪同下分娩、在分娩时常规使用产程图、在进展缓慢时采用早期手术分娩来预防。产程图是一种廉价记录宫颈扩张与分娩时间的关系的图形；这种简单的监测工具可以迅速确定分娩时间如何延长，从而避免产科瘘管的发生，以及因长时间难产或子宫破裂而导致的死亡[97]。尽管世界卫生组织和其他医疗机构大力倡导，但产程图的全球使用情况极差，一些资深临床医生错误地断言，对于已经过度劳累的助产士和医生来说，完成监测文书工作是不现实的。

在资源丰富的国家，超过 83.2% 的瘘管发生在手术后，而在资源匮乏的国家，超过 95% 的瘘管与分娩有关[98]。产科瘘可发生在任何年龄或产次，但最常见于第一胎，尤其是盆底发育不良的年轻女孩。这往往是长时间难产的直接后果，在这种情况下，下降胎儿的压力导致膀胱阴道/直肠阴道隔膜破坏，进而造成尿液和（或）粪便失禁[99]。该病也可能是由盆底手术时的创伤或强奸造成的，在非洲部分地区，大约 15% 的病例是由不熟练的助产士在分娩前或分娩过程中有损害性地切割女性生殖器官引起的[100,101]。可悲的是，难产和产科瘘在很大程度上是可以避免的，WHO 所述的预防措施摘要见表 41-3。

产科瘘会使人感到极为羞耻，经常漏尿和漏便的患病女性经常会被社会遗弃。由于不可能再有孩子或找到工作，她们被认为对家庭毫无价值，并经常遭到拒绝。瘘管专科修复中心和对当地外科医生进行简单修复的培训有助于这些女性恢复功能、生育能力和尊严，但大多数瘘管患者仍然无法获得此类服务。产科瘘的成功治疗需要针对若干障碍，包括抑郁、耻辱感和羞愧感、缺乏基于社区的转诊机

制、手术的财务成本、交通困难、性别权力失衡、能够接触到提供瘘管修补的医疗机构、重新融入社区，以及政治领导相互竞争的优先权。此外，女性生殖器瘘复发和与妊娠相关的母儿健康不良结局在瘘管修复术后的女性中很常见，需要采取干预措施来保障瘘管修复术后女性的健康。

表 41-3 产科瘘的预防

类别	时间	措施
一级预防	妊娠前	消灭女性生殖器割礼、早婚和早育
		计划性妊娠
二级预防	妊娠期	熟练的产前护理和产前筛查
		症状体征，如分娩时间延长，能意识到寻求护理的必要性
		管理长时间的分娩（即"不要让太阳落在一个正在分娩的女性身上 2 次"）
		尽早地入住具有基本产科护理治疗条件的机构（如 CS）
三级预防	产时及产后	使用产程图监测每一次分娩，以确定有分娩风险或难产的女性，如果无法在当前机构进行 CS，则立即转诊
		留置导管的使用有助于难产中的幸存者
		小瘘管自发闭合
		鼓励这些女性在下次妊娠和分娩期间寻求专业护理

CS. 剖宫产
引自 Lewis G, de Bernis L. Obstetric fistula: guiding principles for clinical management and programme development. World Health Organization; 2006.

（五）人类免疫缺陷病毒与疟疾

感染 HIV 和（或）恶性疟原虫疟疾的孕产妇并发症发生率更高。HIV 感染女性的 MMR 增加了 10 倍[102]，因为免疫缺陷使她们面临更大的死于妊娠相关败血症的风险。一项述评研究发现，孕妇和产后女性因 HIV 导致的额外死亡率为每 100 000 名孕妇 994 人[28]。

孕妇对疟疾的免疫反应也会因妊娠而改变，最严重的并发症（包括脑型疟疾、低血糖、肺水肿和严重的溶血性贫血）更为常见。世界上大约40%的孕产妇受到疟疾感染的威胁，初产妇比多产妇更容易患上严重的孕产妇贫血和低出生体重婴儿[103]。最近一份对59项研究中的141 415名确诊患有疟疾的女性进行的系统评价和Meta分析发现，分娩时在外周或胎盘样本中检测到恶性疟原虫增加死产概率（OR分别为1.81和1.95，95%CI分别为1.42~2.30和1.48~2.57）。在产时检测到间日疟原虫会增加死产的概率［2.81（0.77~10.22）］，而在妊娠期检测和治疗时则不会[104]。假设所有患有疟疾的女性在分娩时仍有寄生虫病，在疟疾流行的撒哈拉以南非洲地区，估计有1 059 700例死产中有20%是由妊娠期恶性疟原虫引起的。孕妇感染疟疾在非洲以外的地区不太常见，但更有可能导致严重疾病、早产和胎儿丢失。HIV会增加患疟疾的风险及其不利影响，同时感染这两种病毒的女性尤其容易出现不良的生育结局[105]。

致谢

美国孕产妇健康内容由美国疾病控制和预防中心生殖健康司孕产妇和婴儿健康处主任、医学博士、公共卫生硕士William Callaghan与美国妇产科医师学会合作编写。伦敦圣玛丽医院的Lesley Regan教授对人权部分的第1版做出了贡献，其中一些内容仍然相关，现转载于此。

▶ 要 点

- 女性的生命永远值得拯救。
- 由于妊娠或分娩，每天有830名女性死亡，另有16 000名女性出现严重和长期的并发症。
- 每天有超过7000名新生儿在出生后的最初24h内死亡，另有7000名死产，其中一半以上是由母亲因素造成的。
- 青少年妊娠占全球所有新生儿的11%，这些年轻女孩及其婴儿发生死亡和并发症的风险远高于其他母亲。
- 共有99%的孕产妇和新生儿死亡发生在发展中国家。
- 发展中国家孕产妇死亡的主要产科原因是出血、产褥期败血症、先兆子痫、不安全流产、难产和栓塞。许多受影响的国家，HIV导致越来越多的死亡。
- 如果所有孕产妇及其婴儿都能获得世界卫生组织推荐的产妇保健服务，每年孕产妇死亡人数将减少2/3，从290 000人下降到96 000人，新生儿死亡人数将减少3/4以上，降至660 000人。
- 如果所有女性都能掌控自己的生育能力并获得有效的避孕措施，那么意外妊娠率将下降70%，不安全流产将下降74%。
- 除了缺乏优质的医疗保健和其他资源外，所提供的护理质量也存在很大差异。世界卫生组织和专业组织已经制订的临床指南和方案需要在发达国家和发展中国家紧急实施，并对其实施情况进行核查。
- 联合国将所有女性的安全孕产列为一项基本人权，但许多社会尚未认识到并解决这一问题，未能提供必要的资源来支持足够的生殖健康、生育和新生儿护理，也未制订和执行法律以支持女性在生活各个方面的平等，包括废除童婚和有害的传统习俗。

第六篇

妊娠合并症
Pregnancy and Coexisting Disease

第 42 章　妊娠期心脏病
Heart Disease in Pregnancy

Jason Deen　Catherine M. Albright　Suchitra Chandrasekaran　Karen Stout　著
胡　倩　译　韦晓宁　校

英汉对照

activated partial thromboplastin time	aPTT	活化部分凝血活酶时间
acute respiratory distress syndrome	ARDS	急性呼吸窘迫综合征
aortic diameter	AD	主动脉直径
body surface area	BSA	体表面积
brain natriuretic peptide	BNP	脑钠肽
cardiac index	CI	心脏指数
cardiac output	CO	心输出量
central venous pressure	CVP	中心静脉压
electrocardiogram	ECG	心电图
heart rate	HR	心率
low-molecular-weight heparin	LMWH	低分子量肝素
mean arterial pressure	MAP	平均动脉压
New York Heart Association	NYHA	纽约心脏病协会
patent ductus arteriosus	PDA	动脉导管未闭
positive end-expiratory pressure	PEEP	呼气末正压
pulmonary artery wedge pressure	PAWP	肺动脉楔压
pulmonary flow	Q_p	肺血流
pulmonary vascular resistance	PVR	肺血管阻力
relative risk	RR	相对风险
right ventricle	RV	右心室
stroke volume	SV	每搏量
systemic flow	Q_s	全身流量
systemic vascular resistance	SVR	全身血管阻力
total peripheral resistance	TPR	总外周阻力
transposition of the great arteries	TGA	大动脉转位
unfractionated heparin	UFH	普通肝素
ventricular septal defect	VSD	室间隔缺损
vitamin K antagonist	VKA	维生素 K 拮抗药

第 42 章 妊娠期心脏病
Heart Disease in Pregnancy

健康的年轻女性的心血管系统在妊娠期间具有很好的适应性。然而，这些适应程度如此之大，以至于可以严重危害心脏异常或受损的女性。没有准确的诊断和适当的医疗，妊娠期间的心脏病可能是孕产妇死亡和发病的重要原因。在更理想的条件下，许多患有严重疾病的女性可以获得良好的结局，因此不一定要劝阻她们妊娠。本章进一步剖析了心血管生理学，并将其作管理患有心脏病孕妇的基础。尽管常见疾病的处理原则可以从已发表的经验性论文中找到依据，许多少见情况的信息只有病例报道。但是，病例报道中的数据可能偏向于更复杂、预后更差的病例。心脏病患者的最佳护理需要通过对母亲心血管生理学的透彻理解，现有文献知识和多学科临床医生团队丰富的临床经验来实现。

一、母体血流动力学

血流动力学是指血压、心输出量和血管阻力之间的关系。血压可以通过听诊、使用自动袖带或直接使用动脉内导管测量。通过需要中心静脉通路的稀释技术，多普勒或二维超声心动图技术或通过电阻抗来测量心脏输出。外周阻力是使用欧姆定律计算的。

$$TPR = MAP \times 80/CO$$

其中 TPR 是总外周阻力（dyne·s·cm^{-5}），MAP 是平均动脉压（mmHg），CO 是心输出量（L/min）。

妊娠和妊娠特有事件（如临产和分娩）与这些参数的显著且可预测的变化相关。妊娠的血流动力学变化，尽管健康的女性可以较好耐受，但是患有严重心脏病的女性可能耐受性差。因此，理解这些变化并将其置于特定心脏病变范围内的重要性不能被夸大。

图 42-1 描述了 89 名在整个妊娠期间保持血压正常的初产妇的产妇血流动力学[1]。MAP 在妊娠前 3 个月急剧下降，到孕中期达到最低点。此后，血压缓慢升高，分娩期接近非妊娠水平。CO 从妊娠早、中期开始上升，到孕中期达到峰值。仰卧位的孕妇在孕晚期可能由于妊娠子宫的静脉腔受压而出现明显的低血压。在正常妊娠中，静脉腔阻塞可能会引起发汗、心动过速或恶心等症状，但很少会导致严重的并发症。胎儿心率减速较为常见，但常可以通过母亲转换到更舒适的姿势缓解。患有严重的右心

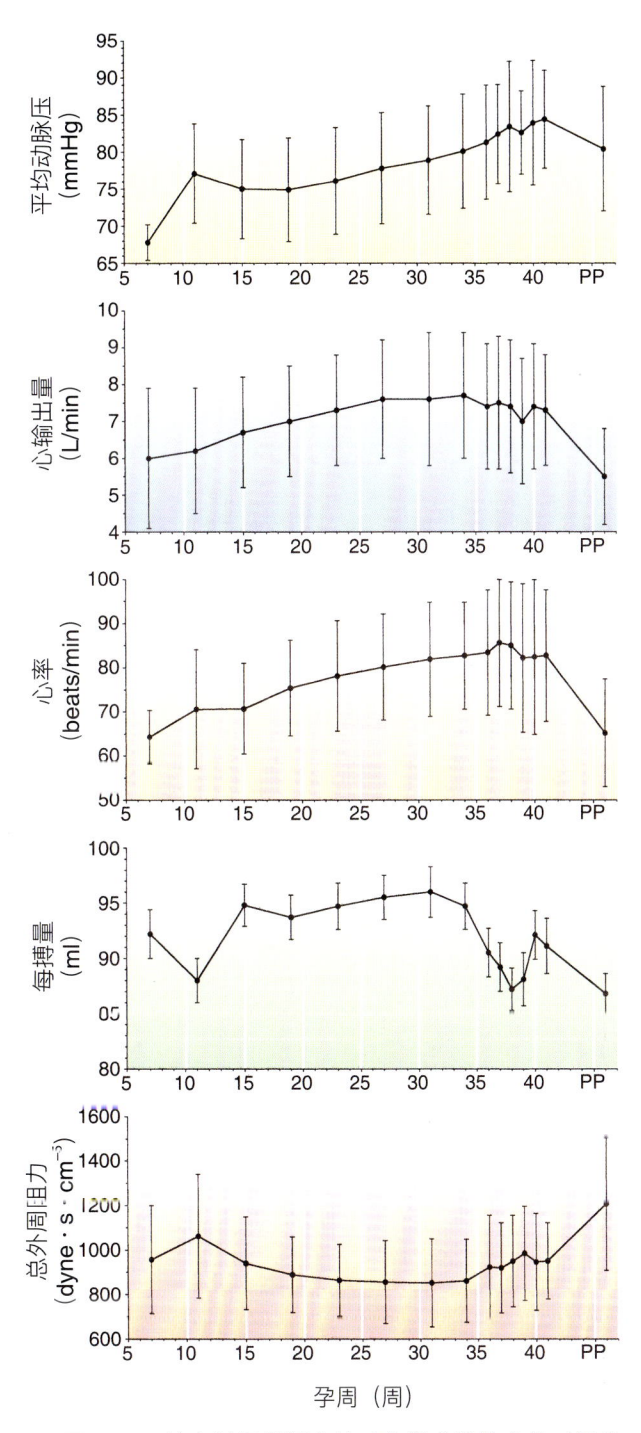

▲ 图 42-1 整个妊娠期间血流动力学参数的变化（平均值 ± 标准差）

室或左心室流出道梗阻（如主动脉瓣狭窄）的女性由于心室充盈不良，仰卧位时可能严重失代偿。

CO 是心率（HR）和每搏量（SV）的乘积。

$$CO = HR \times SV$$

随着妊娠进展至孕中期，HR 和 SV 升高。32 周后，SV 下降，CO 的维持越来越依赖于 HR。血管阻力在

孕早期和孕中期下降。下降的幅度足以抵消 CO 的上升，从而导致血压的净下降。

临产、分娩和产后时期是血流动力学急性变化的时期，可能导致母体失代偿。产程本身与痛苦和焦虑相关。心动过速是正常反应。大量儿茶酚胺释放增加后负荷。每次子宫收缩都会将 400~500ml 的血液从子宫重新分配到中枢循环。在图 42-2 中，Robson 及其同事描述了与无药物干预分娩相关的血流动力学变化[2]。心率、血压和 CO 都会随着子宫的收缩而增加，并且随着产程的进展，变化的幅度也随之增加。梗阻性心脏病变会阻碍血液流经心脏，以增加肺部压力和肺淤血为代价，减缓预期的 CO 上升。在图 42-3 中，显示了主动脉瓣狭窄患者的产后血流动力学变化，峰值梯度为 160mmHg[3]。在这个研究中，肺动脉压力与子宫收缩平行上升。

分娩后，子宫血液立即返回中枢循环。在正常妊娠中，这种补偿机制可防止产后出血伴随的血流动力学效应。在心脏病方面，血液的这种急剧变化可能会增加肺部压力和肺淤血。在产后的前 2 周，血管外液回流，随后出现了多尿和血管阻力增加，恢复妊娠前状态。二尖瓣狭窄的女性在产后液体回流期间失代偿很常见。容量负荷和血管收缩也可能掩盖产妇的心肌病。当一名女性在产后几天因呼吸困难和氧饱和度下降而返回急诊室时，可能会诊断出意外发现的心脏病。产妇 CO 通常会在产后 2 周恢复正常。

母体妊娠期血流动力学变化的三个关键特征与患有心脏病的女性的治疗显著相关：① CO 增加；② 心率增加；③ 血管阻力降低。在 CO 相对固定的二尖瓣狭窄等情况下，达到较高 CO 的动力可能会导致肺部淤血。如果患者患有房间隔缺损，则与妊娠相关的全身血流的增量增加将在肺循环中被放大到肺血流超过全身血流的程度。例如，如果在妊娠期间将分流比保持为 3 : 1，则肺流量可能高达 20L/min，并可能与呼吸困难增加和潜在的去饱和有关。

许多心脏疾病取决于心率。穿过狭窄二尖瓣的流量取决于舒张期时间所占的比例。心动过速降低左心室充盈和 CO。冠状动脉血流也取决于舒张期的时长。主动脉瓣狭窄的患者壁张力增加，因此心肌需氧量增加。心动过速减少了心脏舒张期的冠状动脉灌注时间，同时进一步增加了心肌需氧量。氧气供需之间的不平衡可能会加剧心肌缺血。患有复杂先天性心脏病的患者会出现明显的快速性心律失常[4]。妊娠期间心率加快可能与快速性心律失常恶化有关。

减少血管阻力可能对某些患者有益，减少后负荷能够减少心脏工作。心肌病、主动脉瓣关闭不全和二尖瓣关闭不全均受益于减少后负荷。另外，患有心内分流的患者在妊娠前左右心室压力几乎相等，

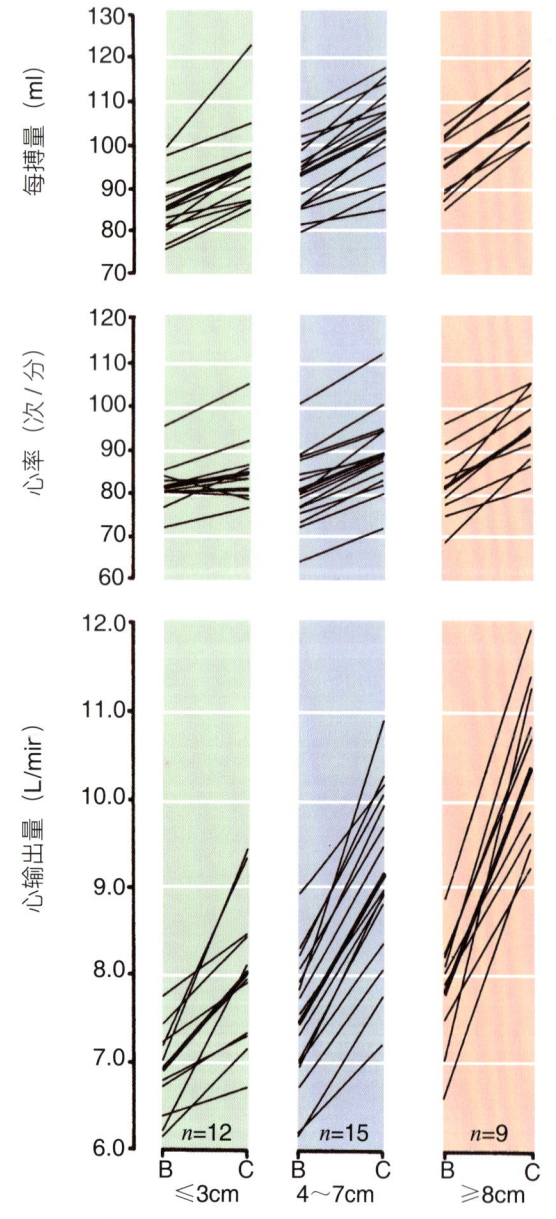

▲ 图 42-2 分娩期三个阶段（≤3cm，4~7cm 和 ≥8cm）的血流动力学参数变化。每条线代表单一个体的变化。
B. 宫缩前期；**C.** 宫缩期间

引自 Robson S, Dunlop W, Boys R, et al. Cardiac output during labour. *BMJ* 1978;295:1169.

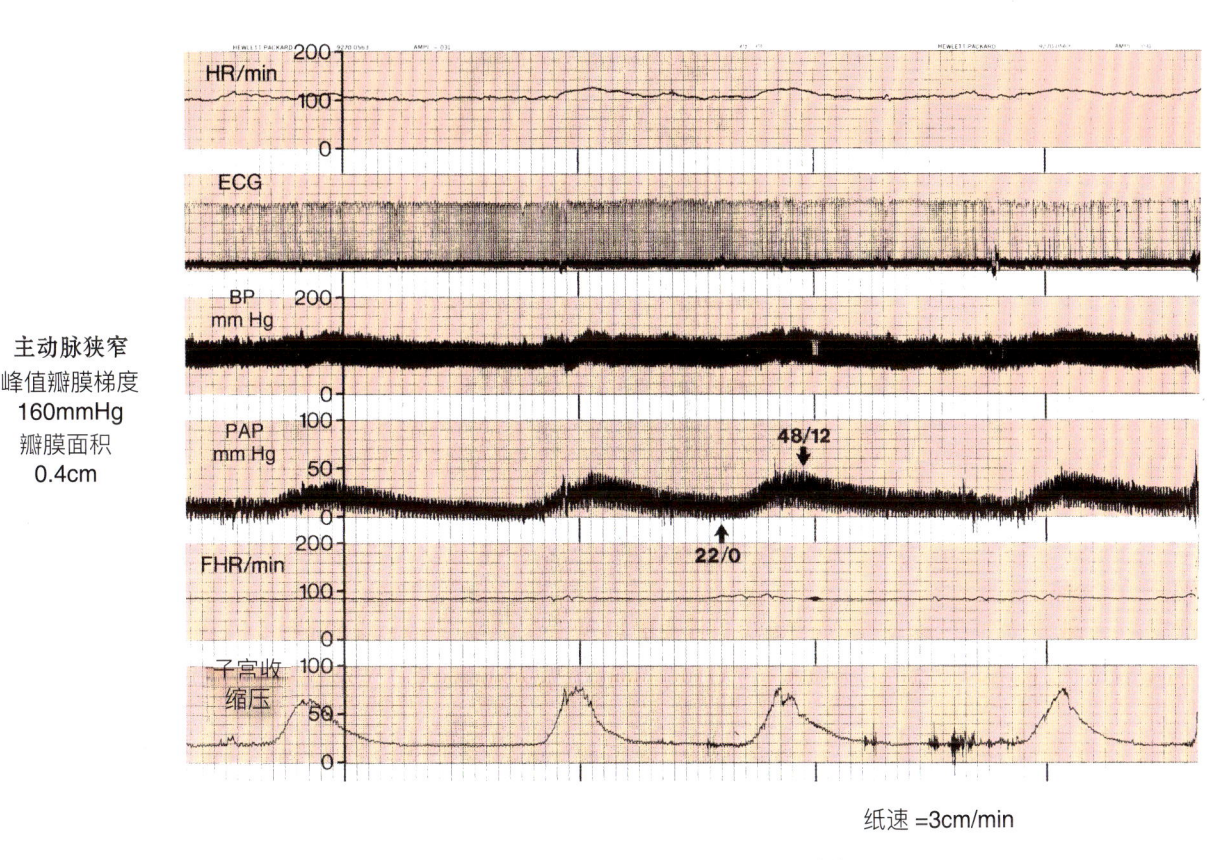

▲ 图 42-3 重度主动脉瓣狭窄患者的血流动力学监测

BP. 血压；ECG. 心电图；FHR. 胎心率；HR. 心率；PAP. 肺动脉压（引自 Easterling T, Chadwick H, Otto C, et al. Aortic stenosis in pregnancy. *Obstet Gynecol*. 1988;72:113. From American College of Obstetricians and Gynecologists.）

可能在妊娠期间逆转分流并由于从右到左的分流而饱和度下降。

二、血容量

在孕早期，孕妇的肾血流量和肾小球滤过率就会增加。钠的滤过率增加约 50%。尽管生理变化会促进盐和水的流失和血容量的下降，但孕妇的血容量实际增加 40%～50%。在某种程度上，保持体液量可能是对血管阻力下降和血压降低的反应。肾素 - 血管紧张素系统被激活，醛固酮的血浆浓度升高。尽管这种解释听起来简单，但实际过程可能要复杂得多。

随着血浆容量的扩大，血细胞比容下降，会刺激母体的造血功能。红细胞量将从 18% 增加到 25%，具体取决于个体储备铁的情况。母体血细胞比容在 30%～35% 的生理性贫血在母体心脏病方面通常不会使妊娠复杂化。然而，更严重的贫血可能会加重心脏负荷并诱发心动过速。由于缺铁导致的红细胞增多症可能会损害由发绀型心脏病所致的红细胞增多症患者的微循环灌注，因为微囊性红细胞的变形性较小。补充铁和叶酸可能是合适的。

以类似的方式，尽管血管内白蛋白质量增加了 20%，但人血清白蛋白浓度却下降了 22%。因此，血清渗透压平行下降 20%。在正常妊娠中，间质渗透压的下降可维持血管内液体平衡。但是，如果左心室充盈压升高或肺血管完整性受到破坏，则在疾病过程中比非妊娠女性更容易出现肺水肿。

三、心脏病的诊断和评估

许多患有心脏病的女性在妊娠前已得到诊断和治疗，并有可供查阅的记录；还有一部分只报道说她们有心脏杂音或"存在心脏缺损"。或者，由于心脏负荷增加所引起的症状，在妊娠期间首次诊断出心脏病。

心脏病的典型症状是心悸、呼吸困难和胸痛。因为这些症状也可能伴随正常妊娠，所以需要仔细检查病史以确定这些症状是否与妊娠各阶段正常变化不符。由于其他原因怀疑潜在的心脏病，例如风湿性心脏病普遍存在的地区，患者的症状尤其令人担忧。

80% 的孕妇出现收缩期流杂音，最有可能是由主动脉和肺动脉血流增加所致。通常，血流杂音为 1 级或 2 级，收缩期中期，在心底部最大，并且与任何其他异常体格检查结果无关。杂音患者可听到正常的生理性第二心音。任何响亮的杂音（大于等 3/6 级）或放射到颈动脉的舒张期和收缩期杂音均应视为病理性杂音。对怀疑患有心脏病的女性，需要仔细评估颈静脉搏动、周围性发绀、肺泡音。

在孕妇中进行进一步心脏诊断性检查的指征包括既往心脏病史，超出正常妊娠的症状，病理性杂音，体格检查的心力衰竭证据或在没有肺部疾病史的情况下动脉血氧饱和度下降。评估可疑心脏病孕妇的首选经胸超声心动图检查。仅当怀疑充血性心力衰竭时，胸部 X 线才有用。心电图可能是非特异性的，但可能会发生变化，提示潜在的心脏病，例如在患有严重二尖瓣狭窄的患者中所见的右心室肥大和双侧心室扩大。如果症状与心律不齐相符，则可能需要进行 24~48h 的 ECG 监测或长期事件监测。全面诊断瓣膜性或先天性心脏病极少需要心脏导管插入术，但在妊娠期间可用于急性冠状动脉综合征。与早期诊断和尽早预防心肌梗死所带来的益处相比，心脏导管插入术暴露于放射线的风险很小。

超声心动图提供了有关心脏解剖结构和生理的详细信息，可以对患有心脏病的女性进行最佳管理。在超声心动图上获得的基本数据包括左心室射血分数、肺动脉收缩压，以及对右心室收缩功能的定性评估、瓣膜解剖结构和功能的评估。如果存在瓣膜狭窄，则通过多普勒测出的瓣膜流速（v）计算瓣膜两端的压力梯度（△P）：△P=4v^2。同样，可以通过三尖瓣反流束获得的最大多普勒速度来计算肺动脉收缩压。

主动脉瓣面积使用连续性方程计算。SV 是根据左心室流出道的横截面积和从流出道的多普勒测量得出的时间 - 速度积分的乘积计算得出的。从狭窄瓣膜导出时间 - 速度积分。因为左心室流出道和主动脉瓣是连续的，所以跨每个瓣膜的 SV 相等。因此，可以通过每搏量除以主动脉瓣时间 - 速度积分来计算出瓣膜面积。二尖瓣面积可通过二维平面测量法或多普勒压差减半时间法直接测量。对于患有先天性疾病的患者，可以对解剖结构和既往的手术修复进行详细评估。当存在复杂的先天性心脏病或图像质量不满意时，经食管成像可提高成像质量。心脏磁共振成像可用于定义无法通过超声心动图很好评估的复杂解剖结构，但必须谨慎使用磁共振对比剂（如钆）。

血清 B 型脑钠肽（BNP）和 N 端钠肽前体（NT-proBNP）随容量负荷情况而升高并已在非妊娠的心脏病患者中作为不良结局的预测指标广泛应用。血清 BNP≤100pg/ml 和 NT-proBNP≤125pg/ml 对患有心脏病的孕妇的不良心脏结局具有很强的阴性预测价值[5]。在我们的临床工作中，使用 BNP 来评估妊娠过程中容量负荷量的潜在不利影响并指导治疗。图 42-4 描述了肥厚型心肌病女性 2 次妊娠血清 BNP 水平的变化过程。BNP 的显著上升很容易确定每个妊娠的时间范围。利尿药呋塞米治疗启动和剂量调整的影响可以通过 BNP 的急剧降低来确定。

四、常规医疗

妊娠期间心脏病的管理常常因独特的社会和心理问题而变得复杂。先天性心脏病患儿可能需要多次住院治疗，并对医疗环境产生恐惧。有些人因被告知要避免妊娠而从未想过要孩子。由于贫困、移民和文化差异，患有风湿性心脏病的女性经常生活在传统医疗保健体系之外。须谨慎以利于她们获得护理，以及提升她们对护理环境的舒适感。她们的医生必须有耐心，并且在偏离传统合规性和医疗保健标准的情况下仍要持之以恒。

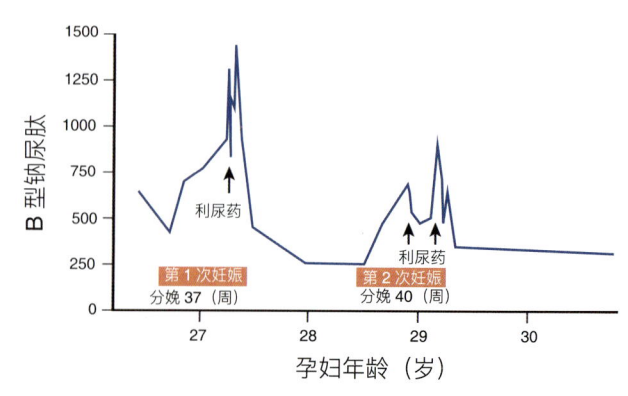

▲ 图 42-4 患者 2 次妊娠中 B 型钠尿肽的变化

妊娠期间心脏状况的恶化通常是隐匿的。单一机构的连续护理有助于在明显失代偿之前进行早期干预。定期检查应特别注意心率、体重增加和氧饱和度。体重意外增加可能提示需要更积极的门诊治疗。氧饱和度下降通常在明显异常的胸部检查或X线检查之前出现。定期使用系统的症状评估（框42-1）可提醒医生注意以下方面的变化：定期检查还可以患者进行教育，强化其作为"医疗合作伙伴"的协同作用。

妊娠的生理变化通常是连续的，因此，尽管有心脏病，但可以为母体代偿提供了足够的时间。对患有心脏病的孕产妇，妊娠期的并发事件通常是导致急性失代偿的原因。产前最常见的重大并发事件是发热。筛选细菌尿并进行流感和肺炎球菌疫苗接种是合理的。应该指导患者，如出现上呼吸道感染的症状，尤其是发热，需及时告知医生。许多患有心脏病的女性（青少年、新移民、生活在贫困中的女性）有缺铁的风险。补充铁和叶酸预防贫血可能会减少心脏负荷。

框42-2描述了用于分娩过程中标准的心脏护理策略。患有严重心脏病的女性的围产期管理需要一个多学科团队，该团队通常包括母婴医学专家、产科麻醉师和心脏病专家。鉴于她们的复杂性，应将她们送到更高级别的机构；大多数心脏诊断的一般护理原则相似。在生理上，患有心脏病的女性的理想分娩应该是短暂且无痛的。尽管引产有利于管理且早期可进行无痛处理，但人们必须在引产的可能延长产程的风险与尽快分娩带来的益处之间取得平衡。因此，尽量对宫颈条件好的患者进行引产。一些患有严重心脏病的患者可通过动脉导管和肺动脉导管进行侵入性血流动力学监测。这些方法将在后

框42-1　心脏症状的系统总结

- "您可以轻松爬几层楼梯？""2层？1层？0层？"
- "你能走完一个街区的平路吗？"
- "你能平卧睡吗？""需要放几个枕头？"
- "你的心脏"砰砰"跳吗？"
- "你有胸痛吗？"
  - "运动时出现吗？"
  - "心脏"砰砰"跳时出现吗？"

框42-2　产程和分娩期的心脏管理标准

- 准确的诊断
- 根据产科指征确定分娩方式
- 维持血流动力学稳定性
  - 需要时进行有创血流动力学监测
  - 根据特定的心脏病状况进行特别强调
- 避免疼痛和血流动力学变化
  - 硬膜外麻醉/小剂量局部镇痛
- 根据美国心脏协会和美国妇产科医师学院指南，在有心内膜炎风险时使用预防性抗生素[6,7]
- 如果不宜加腹压，低位或出口产钳或胎吸助产
- 避免孕妇失血
  - 积极处理第三产程
  - 尽早合理补充液体
- 产后严密观察
  - 产后早期的容量管理，以平衡血容量不足（贫血）和血容量超负荷（容量再分配）的风险
  - 谨慎积极利尿

面详细讨论。剖宫产通常用于产科适应证。美国心脏协会（American Heart Association，AHA）不建议常规使用抗生素预防心内膜炎[6]。

患有严重心脏病的女性应在妊娠前针对妊娠风险、可能需要的干预措施、对胎儿的潜在风险进行咨询。在这种情况下，应评估终止妊娠和继续妊娠相比的风险和益处。在孕产妇患有疾病的前提下决定是否妊娠取决于两个因素之间的平衡：①客观医学风险，包括评估的不确定性；②子女生育对女性及其伴侣的价值。咨询的首要目标是教育患者及其伴侣。只有极少数的心脏病代表了巨大的孕产妇死亡风险：艾森曼格综合征、伴有右心功能不全的肺动脉高压、主动脉扩张明显和严重的左心功能不全的马方综合征。其他大多数情况都需要积极管理并引起生活方式的重大改变。产前肺炎或产科出血等并发事件是引发生命危险的最大风险。精心护理可以减少但不能消除发生这些事件的风险。还应该讨论心脏病的胎儿风险。孕妇先天性心脏病使胎儿先天性心脏病的风险从1%增加到4%~6%。马方综合征和某些类型的肥厚型心肌病为常染色体显性遗传疾病。这些女性的后代有50%的机会遗传该病。咨询的第二个目标是帮助每个女性将医疗信息整合到

她的个人价值体系和她成为母亲的个人愿望中，使许多患有严重但可控的心脏病的女性选择妊娠。

五、风险评分策略

患有心脏病的女性妊娠与母亲心脏状况恶化和不良妊娠结局的风险增加有关。这些风险包括产妇心律失常、心力衰竭、早产、胎儿生长受限，以及产妇和胎儿死亡的风险很小但值得注意。孕妇和胎儿风险的准确量化可用于咨询患者和指导护理。已经提出了三种风险模型。

CARPREG 分数来自对 562 名患有先天性或获得性病变（包括心律不齐）的心脏病孕妇的前瞻性描述研究[8]。创建评分系统以评估发生原发性心脏事件的风险。该评分系统的预测因素包括：①既往的心脏事件（心力衰竭、短暂性脑缺血发作或妊娠前脑卒中）；②纽约心脏病协会（New York Heart Association，NYHA）心功能基线＞Ⅱ级或发绀；③经超声心动图检查，二尖瓣面积＜2cm[2]，主动脉瓣面积＜1.5cm[3]或左心室流出道峰值＞30mmHg；④射血分数＜40%的全心室收缩功能降低。

ZAHARA 评分是源自全国包含了 1302 名先天性心脏病孕妇的数据库[9]。已确定与母亲心脏并发症相关的预测因素包括：①既往的心律不齐；② NYHA Ⅲ/Ⅳ级；③ LVOT 梯度大于 50mmHg 或主动脉瓣面积小于 1.0cm[2]；④机械瓣膜假体；⑤全身性 AV 瓣膜反流（中度/重度）；⑥肺部 AV 瓣膜反流（中度至重度）；⑦妊娠前的心脏药物；⑧发绀型心脏病（矫正和未矫正）。该研究还从外部验证了先前的 CARPREG 研究，并指出 CARPREG 评分高估了风险。

改良世界卫生组织分类使用主要由诊断确定的四个类别：①Ⅰ类，不复杂的轻度肺动脉狭窄；②Ⅱ类，未手术的 ASD 或 VSD 和手术矫正的法洛四联症；③Ⅲ类，人工机械瓣膜，体循环功能性右心室，Fontan 循环，未矫正的发绀型心脏病，其他复杂的先天性心脏病，主动脉管径 40～45mm 的马方综合征和主动脉管径 45～50mm 二叶式主动脉瓣；④Ⅳ类，肺动脉高压/艾森曼格综合征，全身 EF＜30%，系统性心功能不全 NYHA Ⅲ～Ⅳ级，严重的二尖瓣狭窄，严重的主动脉瓣狭窄，主动脉管径＞5mm 的马方综合征，主动脉管＞50mm 的二叶式主动脉瓣，以及原发重度主动脉缩窄（表 42-1 和框 42-3）[10]。

表 42-1 Modified WHO Classification of Maternal Cardiovascular Risk: Principles

Risk Class	Risk of Pregnancy by Medical Condition
Ⅰ	No detectable increased risk of maternal mortality and no/ mild increase in morbidity.
Ⅱ	Small increased risk of maternal mortality or moderate increase in morbidity.
Ⅲ	Significantly increased risk of maternal mortality or severe morbidity. Expert counseling required. If pregnancy is decided upon, intensive specialist cardiac and obstetric monitoring needed throughout pregnancy, childbirth, and the puerperium.
Ⅳ	Extremely high risk of maternal mortality or severe morbidity; pregnancy contraindicated. If pregnancy occurs, termination should be discussed. If pregnancy continues, care as for class Ⅲ.

引自 Thorne S, MacGregor A, Nelson-Piercy C. Risks of contraception and pregnancy in heart disease. *Heart*. 2006; 92:1520–1525.

ZAHARA Ⅱ 研究对 CARPREG、ZAHAR1 和改良 WHO 先天性心脏病孕妇风险模型进行验证和比较[11]。ZAHARA Ⅱ 招募了 234 名女性，仅包括患有先天性结构性心脏病的患者。总体而言，在 22 例孕妇中观察到了原发性心血管事件（10.3%）。最常见的事件包括临床上明显的心律不齐，其次是心力衰竭和血栓形成事件。值得注意的是，ZAHAR1 和 CARPREG 评分高估了风险。改良 WHO 分类是可用的心血管风险的最佳风险评估模型。

从评分系统中，可以识别出共同特征，这些共同特征可以单独或共同预测不良结果。对于具有多种危险因素的患者，评分系统提示，对预后的影响可能不仅仅是累加性的：①既往的心脏事件；② NYHA Ⅲ/Ⅳ级；③ LVOT 阻塞；④系统性 EF 降低；⑤人工机械瓣膜；⑥中度至重度 AV 瓣关闭不全；⑦妊娠前使用心脏药物；⑧发绀型心脏病。基于诊断的 WHO 系统具有与肺动脉高压和右心室功能障碍、严重的二尖瓣狭窄、主动脉扩张、单心室修复相关的风险，而 CARPREG 或 ZAHARA 并未明确

框 42-3 Modified WHO Classification of Maternal Cardiovascular Risk: Application

Conditions in Which Pregnancy Risk Is WHO Ⅰ
- Uncomplicated, small, or mild
- Pulmonary stenosis
- Patent ductus arteriosus
- Mitral valve prolapse
- Successfully repaired simple lesions (atrial or ventricular septal defect, patent ductus arteriosus, and anomalous pulmonary venous drainage)
- Atrial or ventricular ectopic beats, isolated

Conditions in Which Pregnancy Risk Is WHO Ⅱ or Ⅲ WHO Ⅱ (if Otherwise Well and Uncomplicated)
- Unoperated atrial or ventricular septal defect
- Repaired tetralogy of Fallot
- Most arrhythmias

WHO Ⅱ or Ⅲ (Depending on Individual)
- Mild left ventricular impairment
- Hypertrophic cardiomyopathy
- Native or tissue valvular heart disease not considered WHO Ⅰ or Ⅳ
- Marfan syndrome without aortic dilation
- Aorta <45 mm in aortic disease associated with bicuspid aortic valve
- Repaired coarctation

WHO Ⅲ
- Mechanical valve
- Systemic right ventricle
- Fontan circulation
- Cyanotic heart disease (unrepaired)
- Other complex congenital heart disease
- Aortic dilation 40–45 mm in Marfan syndrome
- Aortic dilation 45–50 mm in aortic disease associated with bicuspid aortic valve

Conditions in Which Pregnancy Risk Is WHO Ⅳ (Pregnancy Contraindicated)
- Pulmonary arterial hypertension of any cause
- Severe systemic ventricular dysfunction (LVEF <30%, NYHA Ⅲ to Ⅳ)
- Previous peripartum cardiomyopathy with any residual impairment of left ventricular function
- Severe mitral stenosis, severe symptomatic aortic stenosis
- Marfan syndrome with aorta dilated >45 mm
- Aortic dilation >50 mm in aortic disease associated with bicuspid aortic valve
- Native severe coarctation

引自 European Society of Gynecology (ESG); Association for European Paediatric Cardiology (AEPC); German Society for Gender Medicine (DGesGM), Regitz-Zagrosek V, et al. ESC Guidelines on the management of cardiovascular diseases during pregnancy: the Task Force on the Management of Cardiovascular Diseases during Pregnancy of the European Society of Cardiology (ESC). *Eur Heart J*. 2011; 32: 3147-3197.

评估这些风险。

尽管在妊娠期间为女性提供咨询意见时能够为女性进行直接的风险评分似乎是最佳选择，但上述所有研究都突显了建立理想评分系统的挑战。根据孕妇的血流动力学和心血管功能发现，每种类型的充血性心力衰竭都具有多种风险。因此，尽管了解不同的风险评分很重要，但最终每个患者的个体心血管功能参数和总体血流动力学稳定性对为每位女性提供个性化的护理至关重要。

六、瓣膜病

美国心脏病学会（American College of Cardiology, ACC）和美国心脏协会已发布了瓣膜性心脏病的治疗指南，包括一些妊娠期治疗的指南[6]。这些准则为妊娠前保健、咨询和护理建立了一个总体策略。在妊娠期间，必须意识到对特定患者的治疗必须个体化。

（一）二尖瓣狭窄

二尖瓣狭窄最常见于风湿性心脏病，是孕妇中最常见的获得性瓣膜病变。瓣膜功能障碍在整个生命中持续发展。反复发作的风湿热可加速恶化。风湿热本身是对A族β-溶血性链球菌感染的免疫反应。人群中风湿热的发生在很大程度上受到贫困和拥挤状况的影响。这些相同的个体面临医疗资源不足和无法诊治的风险，并且可能未经诊断或未经治疗。

无症状的二尖瓣狭窄患者的10年生存率大于80%。一旦患者出现明显症状，未经治疗的10年生存率将低于15%。在存在肺动脉高压的情况下，平均生存期降至不到3年。死亡多由进行性肺水肿、右心衰竭、全身栓塞或肺栓塞所致[6]。

在舒张期，二尖瓣狭窄会阻碍血液从左心房流向左心室。正常的二尖瓣面积为4~5cm^2。瓣膜面积≤2.5cm^{2}时，运动时可能会出现症状。静息有症状时预计≤1.5cm^2。左心室通过Starling机制对静脉回流的增加做出反应，增加CO含量以满足需求。左心房的反应能力有限。因此，CO受到舒张期通过瓣膜的相对被动的血流限制。静脉回流增加会导致肺部淤血而不是CO增加。因此，无法实现妊娠期CO的增加，进而导致肺部淤血增加。妊娠期相对心动过速使舒张期缩短，左心室充盈下降，从而进一步降低CO并增加肺淤血。

孕产妇失代偿前妊娠期二尖瓣狭窄的诊断并不常见。劳累和呼吸困难是二尖瓣狭窄的典型症状，但在孕妇中也很普遍。尽管舒张期杂音的存在可能提示二尖瓣狭窄，但这一体征很微弱，可能会被忽略或不予重视。并发事件（如发热）并不少见，这会导致症状恶化并出现肺水肿或氧饱和度下降。在这种情况下，特别是在高危人群中，应进行超声心动图检查以排除二尖瓣疾病。

超声心动图诊断二尖瓣狭窄是基于狭窄、经常钙化的瓣膜的特征性表现。根据多普勒的压差减半时间法或二维平面法计算瓣膜面积，可以客观地衡量严重程度。1cm^{2}或更小的瓣膜面积通常在妊娠期间需要药理管理，并在分娩期间进行有创血流动力学监测。1.4cm^{2}或更小的瓣膜面积通常需要谨慎的预产期管理。妊娠和心脏病登记处（Registry of Pregnancy and Cardiac Disease，ROPAC）的最新数据评估了273名二尖瓣狭窄女性，其中19.8%患有严重疾病。尽管妊娠期间的死亡率仅为1.9%，但仍有50%的女性出现心力衰竭或发生了严重的心脏事件，这表明妊娠咨询和考虑瓣膜干预至关重要[12]。

左心房扩大可识别出心房颤动，随后出现心房血栓和全身栓塞风险的患者。已有关于在无心房颤动的情况下心房扩大的孕妇出现栓塞并发症的报道。肺动脉高压是一种恶化的二尖瓣疾病的并发症，可以通过对三尖瓣反流射流的多普勒评估来诊断和量化。肺动脉压升高可能是由与左心房压升高相关的流体静力引起的，或者在更严重的疾病中，可能是由肺血管阻力的病理性升高引起的。肺动脉高压可能对降低左心房压力的治疗有效。由PVR升高而导致的肺动脉高压在妊娠期间威胁生命，并可能在产后加重右心衰竭。

妊娠本身不会对二尖瓣狭窄的自然病程产生负面影响。Chesley回顾了1931—1943年幸存的134例功能性重度二尖瓣狭窄女性的病史[13]。这些女性生活在二尖瓣狭窄现代管理规范出现之前，因此代表了该疾病的自然病史。到1974年，只有9人存活。她们的死亡率是指数级的；在每年的随访中，剩余队列的发生率为6.3%。随后妊娠的女性的存活率与没有再次妊娠者相当，这使作者得出结论，妊娠本身不会对长期结局产生负面影响。

在二尖瓣狭窄的情况下进行产前护理的目的是在增加CO和限制穿过狭窄瓣膜的血流量之间取得平衡。大多数患有严重疾病的女性都需要使用利尿药。此外，β受体阻滞药可降低心率，改善整个瓣膜的舒张期血流，并减轻肺部淤血。AlKasab及其同事评估了β受体阻滞对25名患有严重二尖瓣狭窄的孕妇的影响[14]。图42-5描述了孕妇在妊娠前及妊娠期使用β受体阻滞药前后的心功能状态。与妊娠有关的恶化及随后的治疗改善是显而易见的。如前所述，严格

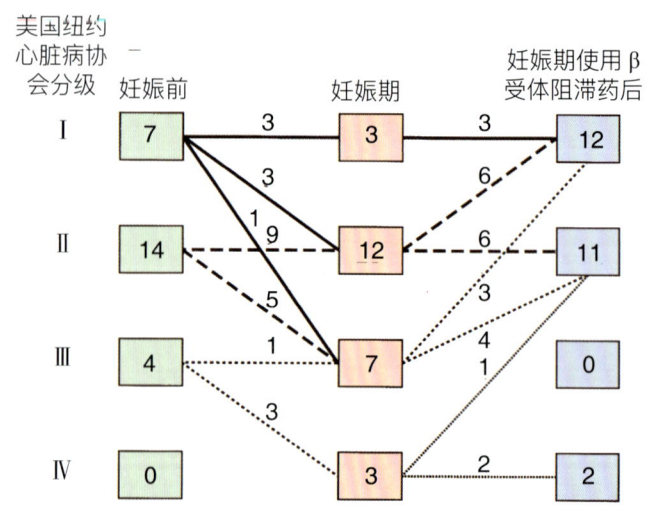

▲ 图42-5 β受体阻滞药对二尖瓣狭窄女性心功能状态的影响

引自 Al Kasab S, Sabag T, Al Zaibag M, et al. β-adrenergic receptor blockade in the management of pregnant women with mitral stenosis. *Am J Obstet Gynecol*. 1990;163:37.

的产前管理应补充药理管理。

有风湿性瓣膜病病史的女性可能与链球菌感染高发人群接触，应接受每天口服青霉素 G 或每月使用苄星青霉素进行预防。大多数孕妇在生活中与儿童群体密切接触，通常被认为是高危人群。

心房颤动是由左心房扩大导致的与二尖瓣狭窄相关的并发症。对心房纤颤的快速心室反应可能导致心功能突然失代偿。地高辛、β 受体阻滞药或钙通道阻滞药可用于控制心室反应。在血流动力学失代偿的情况下，电复律可能是必要的，并在心脏复律前后应使用肝素抗凝预防系统性栓塞。患有慢性心房颤动并有栓塞事件史的患者应接受预防性抗凝治疗。左心房内径≥55mmHg 的女性可以考虑抗凝治疗。

重度二尖瓣狭窄患者的分娩期经常会出现失代偿。疼痛引起心动过速。子宫收缩会增加静脉回流，从而增加肺部淤血。女性经常不能耐受第二产程的腹压增大。Clark 和他的同事描述了在产后立即发生的肺动脉压力突然升高，这与子宫血液回流到体循环有关（图 42-6）[15]。积极、预防性的利尿能够减少肺部淤血和氧饱和度降低的可能性。

对症状性狭窄或瓣膜面积≤1cm^2 的女性，应用肺动脉导管进行血流动力学管理可能会受益。在理想情况下，应当在分娩早期获得良好代偿时，对患者的血流动力学参数进行评估。这些发现可作为指导后续治疗的参考。硬膜外能够很好地控制疼痛。通过疼痛控制和 β 受体阻滞来维持心率。为了避免加压，第二产程可以通过低位、出口产钳或负压吸引来缩短产程。产后立即开始积极的利尿。剖宫产只适用于产科指征。在 80 例不同严重程度的妊娠中，最常见的并发症是肺水肿（31%）和心律不齐（11%）[16]。当瓣膜面积<1cm^2 时，肺水肿发生率较高（56%），心律失常发生率较高（33%）。并发症比率取决于医疗管理的有效性，以及就诊和确诊的时间。

积极的医学干预，包括产前住院检查，足以处理大多数二尖瓣狭窄的女性。患有严重疾病的女性可能需要手术干预。尽管在妊娠期已报道成功的瓣膜置换术和开放性分离术，但现在很少应用。已有妊娠期成功进行二尖瓣成形术的报道，最近的两份报道分别对 38 例和 71 例成功进行球囊瓣膜成形术的女性进行了详细介绍[17, 18]。妊娠之外的并发症发生率很低，包括死亡率（0.5%）、脑血管意外（1%）和需要手术的二尖瓣关闭不全（2%）。然而，尽管妊娠期瓣膜成形术的总体成功率很高，但在妊娠期间承担这类风险之前，应确定内科治疗无效，因为紧急情况的干预（如瓣膜置换）会更加复杂，并对胎儿构成重大风险。

风湿性疾病也会影响主动脉瓣。在严重依赖于心室充盈的主动脉瓣狭窄的情况下，限制心室充盈的显著二尖瓣狭窄的处理尤其复杂。

（一）二尖瓣反流

二尖瓣关闭不全可能是慢性进行性过程，如风湿性瓣膜病或黏液瘤性二尖瓣疾病，通常与二尖瓣脱垂有关。随着反流时间增加，维持前向流量需要

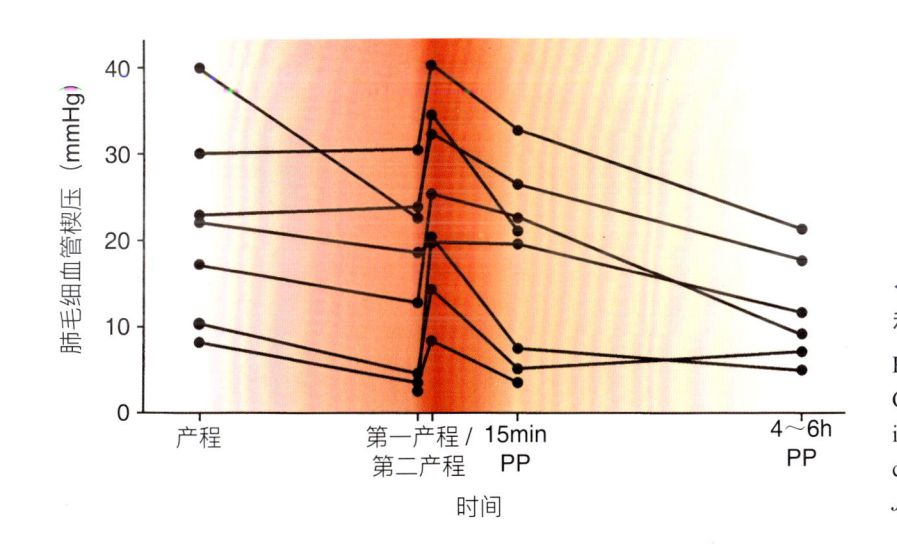

◀ 图 42-6 二尖瓣狭窄女性分娩和利尿相关的肺毛细血管楔压改变
PP. 产后（引自 Clark S, Phelan J, Greenspoon J, et al. Labor and delivery in the presence of mitral stenosis: central hemodynamic observations. *Am J Obstet Gynecol*. 1985; 152: 384.）

以牺牲左心室扩张为代价，最终导致心肌收缩力受损。左心房增大可能与心房颤动有关，应通过心室率控制和抗凝治疗。患有慢性二尖瓣关闭不全的患者即使运动也可能没有症状。妊娠前咨询应包括咨询心脏科医生以考虑瓣膜置换。一般而言，建议对象涉及：①有症状的患者；②心房颤动；③射血分数小于 60%；④左心室舒张末期内径大于 40mmHg；⑤肺收缩压大于 50mmHg[6]。妊娠前瓣膜置换术的益处必须与妊娠期人工瓣膜相关的风险和妊娠期人工瓣膜恶化的可能性进行权衡。如果需要在妊娠前进行手术，为了避免抗凝治疗，瓣膜修复或用生物瓣膜替代机械瓣膜更可取。

青年患者急性二尖瓣反流并不常见，可能与心内膜炎或黏液瘤性瓣膜病引起的腱索破裂有关。没有时间进行左心室代偿，可能会严重损害正向血流。通常需要紧急瓣膜手术。左心室肌力性支持和减少全身后负荷可用于稳定患者。

与妊娠相关的血流动力学变化可能会产生多种影响。全身血管阻力的降低往往会促进正向血流。增加 CO 的驱动力会使左心室容量超负荷。心房扩张增加可能会导致心房颤动。可以通过谨慎的利尿来控制肺部淤血，但要注意的是，足够的前向流量通常取决于较高的预负荷才能实现足够的左心室充盈。心房颤动应在非妊娠状态下进行管理。由于先兆子痫继发的进行性高血压导致 SVR 升高可能会严重损害正向血流，应予以治疗。分娩期应进行标准的心脏疾病管理。由于疼痛或压力而释放的儿茶酚胺会损害正向流动。应特别注意左心室充盈。过多的心前负荷会导致肺部淤血。前负荷不足将无法充满扩大的左心室，并且会导致前向流量不足。肺动脉导管可用于在早产或引产前确定适当的充盈压。尽管较大的 v 波可能会使肺动脉楔压的解释复杂化，但可以将肺动脉舒张压用作参考点。产后早期可能需要利尿药。

黏液瘤性二尖瓣疾病或二尖瓣脱垂是一种常见病，影响多达 12% 的年轻女性。在没有异常结缔组织疾病（如马方综合征或 Ehlers-Danlos 综合征）和临床上明显的二尖瓣关闭不全的情况下，二尖瓣脱垂的女性也可能拥有一个无并发症的妊娠。她们可能会出现快速性心律失常，此时可使用 β 受体阻滞药治疗。

（三）主动脉狭窄

大多数发生钙化狭窄的三叶主动脉瓣的患者在其生育年限（70—80 岁）时会发生钙化。患有二叶主动脉瓣的患者在 50—60 岁后会出现明显的狭窄。风湿性疾病通常在发生明显的二尖瓣疾病后也会影响主动脉瓣。大多数患有严重主动脉瓣狭窄的孕妇具有先天性狭窄瓣膜、先天性融合小叶的二尖瓣、单尖瓣或具有融合小叶的三尖瓣。

主动脉瓣狭窄的自然病史以长时间无症状为特征。随着流出阻塞的增加，患者会出现心绞痛、晕厥和左心室衰竭。如果不更换瓣膜，在心绞痛发作后 5 年、晕厥发作后 3 年和左心衰竭发生后 2 年，只有 50% 患者能够存活。尽管瓣膜置换术是唯一的治疗钙化性主动脉瓣狭窄的方法，但瓣膜成形术可能对某些瓣膜未钙化的年轻人有益。有症状的患者药物治疗通常无效。机械瓣膜置换需要抗凝治疗，使随后的妊娠情况更复杂。

主动脉瓣狭窄的年轻女性通常无症状。尽管她们在妊娠中可能无法耐受运动的情况会愈演愈烈，但病情发展是隐秘的，并且很难与正常妊娠区分开。诊断通常是通过听诊剧烈的收缩期杂音而做出的。杂音的刺耳程度和辐射进入颈动脉很容易将其与妊娠生理杂音区分开。通过超声心动图确认诊断，从而可以通过多普勒测量跨瓣的压力梯度，并可以通过连续性方程计算瓣膜面积。许多患有严重主动脉瓣狭窄的女性会因妊娠而导致 CO 增加[3]。穿过固定的狭窄瓣膜的流量增加，导致跨瓣膜的梯度成比例增加。尽管妊娠期间的压力梯度可能高于产后观察到的压力梯度，但这些差异并不明显。

最近一份研究对 ROPAC 主动脉瓣狭窄的数据进行了 Meta 分析，该研究评估了 96 名中度以上主动脉瓣狭窄的女性。尽管这些数据显示，AS 孕产妇的死亡率似乎接近于零，在有症状和严重的 AS 中，1/4 以上可能发生心力衰竭，需要进行妊娠前评估和咨询[19]。

主动脉压力梯度超过 160mmHg 的妊娠患者得到了成功治疗[3]。一般来说，主动脉峰值不高于 60mmHg 的患者的病程并不复杂。那些具有较高压力梯度的患者需要日益密集的管理。

妊娠期间已报道主动脉瓣置换和球囊瓣膜成形

术[20]。球囊瓣膜成形术可以使没有瓣膜钙化的年轻患者获得长期显著的缓解。妊娠前的心脏瓣膜成形术可提供足够的血流动力学稳定时间间隔以完成妊娠，而不会出现与机械瓣膜相关的并发症。对于住院治疗仍具有临床症状的患者，应考虑妊娠期瓣膜置换或瓣膜成形术。通常，干预不应仅基于压力梯度或瓣膜面积的考虑。

主动脉瓣狭窄是左心室后负荷过大的一种情况。心室肥大会增加心脏需氧量，而舒张期心室压升高会损害冠状动脉灌注。每一种情况都增加了心肌缺血的可能性。左心室需要充盈以产生足够的收缩压，从而产生穿过狭窄瓣膜的血流。考虑到心室肥大和一定程度的舒张功能障碍，容积-压力曲线非常陡峭。左心室充盈量的少量下降会导致左心室压力相应地大幅度下降，因此，前向血流和CO会大幅度下降。患有严重主动脉瓣狭窄的孕妇对与出血或硬膜外麻醉相关的预负荷下降非常敏感。充盈压适宜的范围很狭窄。过多的液体可能导致肺水肿，液体不足可能会导致低血压和冠状动脉缺血。通常，与因血容量不足引起的低血压相比，处理预负荷过大所致肺水肿要容易得多。

适当的产前护理在前文已有介绍。鉴于年轻女性的大部分主动脉瓣狭窄是先天性的，因此建议进行胎儿超声心动图检查。尽管仍然存在一些争议，但剖宫产通常用于产科适应证。使用低剂量丁哌卡因和麻醉技术，可以通过局部镇痛来安全地处理分娩期间的疼痛。梯度在60~80mmHg以上的患者在分娩期间可受益于肺动脉和动脉导管的应用。宫颈条件良好的患者最好在计划引产前一天入院。应避免长时间的引产。放置肺动脉和桡动脉导管、硬膜外导管。患者应在夜间少量补液，以达到12~15mmHg的PAWP。一些患有轻度疾病的患者在面对大量负荷时会自发利尿，从而无法实现PAWP的升高。升高的PAWP可以防止预负荷下降。如果出血或麻醉开始时PAWP下降，可以在减少正向流量之前先进行一定的容量补充。通常，通过阴道助产可以最大限度地减少腹压，并缩短第二产程。

产后，应在24~48h内对患者进行血流动力学监测。利尿通常是自发的，可以允许患者找到产前的代偿状态。当必须使用利尿治疗肺水肿时，应谨慎小心地使用。产前血流动力学参数应作为治疗的目标。一些人发现，患有严重疾病的女性瓣膜置换术的显著延迟与产妇并发症有关[3]。在较大人群中，病情较轻的女性随访了6年，与未妊娠的配对人群相比，经历过妊娠的女性的无病生存期下降[21]。这些观察结果可能是妊娠所致瓣膜加速破坏的结果。因此，可能需要在分娩后数周内更换瓣膜。

（四）主动脉瓣反流

主动脉瓣关闭不全最常见的原因是先天性瓣膜异常。其他原因包括马方综合征、心内膜炎和风湿病。与二尖瓣关闭不全一样，左心室可通过增加左心室舒张末期容积来代偿正向血流减少。减轻后负荷可防止进行性左心室扩张，建议用于左心功能不全或扩张的患者。通常建议瓣膜置换用于：① NYHA 心功能Ⅲ级和Ⅳ级症状；②射血分数小于50%；③左心室收缩末期内径＞50mm[9]。急性反流可能归因于主动脉根部夹层或心内膜炎，通常意味着需要紧急瓣膜置换的医疗紧急情况。

与妊娠相关的血管阻力的降低往往会改善心脏功能。如果在妊娠前已使用血管紧张素转换酶抑制药或血管紧张素受体阻滞药降低了后负荷，则应使用肼屈嗪或钙通道阻滞药（如硝苯地平）。HR轻度升高能够耐受。心动过缓可能与舒张期延长引起的反流增加有关。产程及分娩需通过标准的心脏护理进行管理。通常不需要肺动脉导管插入术。随着与妊娠相关的血流动力学变化的消除，可能会出现血管阻力增加，并保持后负荷减少。

（五）人工瓣膜

对重大瓣膜疾病的确切治疗需要手术修复，更常见的是更换。机械瓣膜坚固耐用，但需抗凝作用。在年轻女性中使用生物瓣膜，通常在其有生之年需要更换，并且由于妊娠可能会加速恶化[6]。

有关育龄女性的瓣膜更换时机和选择的决定很复杂。处理具有中度瓣膜疾病的妊娠可能比处理人工瓣膜的妊娠更为简单。机械瓣膜的耐用性对于年轻人而言具有相当大的优势，但是它与妊娠中更多的不良预后相关。最近一项对来自ROPAC的212例机械瓣膜患者的数据评估研究结果显示，女性仅有58%的机会经历简单的活产，机械瓣膜的血栓形成使大约5%的病例复杂化，约有23%的女性发生出血性事件[22]。如果认为心脏病的严重程度在妊娠期间是可以控制的，则应将瓣膜置换延迟至分娩结束。

生物人工瓣膜的妊娠并发症发生率相对较低。一些女性，尤其是患有先天性心脏病的女性，心脏瓣膜置换术不能解决与原发性疾病相关的残余血流动力学问题。研究了妊娠对生物瓣膜寿命的影响。2次妊娠后的10年移植物存活率为16.7%，而单次妊娠后为54.8%，这表明妊娠可能会对生物瓣膜的寿命产生不利影响。其他研究已证实，在妊娠期间生物瓣膜加速恶化[10, 23]。

机械瓣膜需要抗凝。带机械性人工瓣膜的孕妇的抗凝治疗仍然存在争议，因为常用的抗凝血药对母亲和胎儿都有明显的不良反应，而且没有一种药物对整个妊娠的各个阶段都是安全的[24]。必须根据瓣膜位置、特定瓣膜的血栓形成性、抗凝策略和有效性监测、包括依从性在内的社会背景对报告结果进行解释。二尖瓣的机械瓣膜比主动脉瓣的机械瓣膜更易出现血栓并发症。尽管不再植入Björk-Shiley或Starr-Edwards等老一代的瓣膜，但它们可能已经在孕妇中植入，并且更有可能引起血栓并发症。如果在妊娠期间采用无须调整剂量的抗凝治疗策略，尤其是在肝素治疗的情况下，预计血栓并发症会增加[24]。如果临床护理团队在抗凝治疗的监测和剂量调整方面经验丰富，并可以努力提高患者依从性时，那可能会有更好的预后。

ACC、AHA、美国胸科医师学院、Elkayam和Bitar发表了有关对具有机械瓣膜的女性进行妊娠期抗凝的建议[6, 23, 25]。每个建议都从以下方面获得了很多信息：相同的资料来源，但是在使用华法林或肝素方面提出了截然不同的建议。诊治带有机械性心脏瓣膜孕妇的内科医师应熟悉每条建议，并以此进行患者咨询和制订计划。

在理想的情况下，先对患者进行评估和咨询。在计划妊娠之前，使用有效的避孕计划。可以考虑长效可逆避孕药。基于孕激素的系统可以减少服用华法林所致的女性的月经量增多。一旦需要妊娠，就应制订明确的孕早期的抗凝计划，临床系统在发现妊娠后可以立即实施该计划。潜在妊娠的早期监测至关重要。

1. 孕早期

在妊娠前3个月使用华法林具有明确的致畸性。在妊娠6~9周为致畸窗口期。在该时间段内使用华法林，胚胎致病率约为6%。每天少于5mg的应用可将发生率降低至3%。如果每天使用少于5mg的华法林可以维持足够的抗凝作用，则应在适当的咨询后考虑口服抗凝治疗[6]。妊娠期间增加剂量可能会限制该策略的使用。许多女性会选择LMWH治疗。在月经延迟并确认妊娠后不久即可完成转换。

2. 孕中期和孕晚期

在孕中期和晚期（分娩前）的管理仍存在争议。与肝素治疗相比，华法林治疗能够提供更好的抗凝作用，并且在桥接期发生血栓事件的风险增加[22]。肝素治疗预计的孕产妇风险的大小将取决于瓣膜的类型和位置、所达到的抗凝效果。非基于体重的给药，未经积极监测的治疗、依从性差都会导致血栓栓塞并发症的发生率过高。两项研究报道了总共35例妊娠，其治疗因子Xa的水平没有血栓相关并发症。3例患者发生了与亚治疗因子Xa水平相关的并发症[26, 27]。

尚不清楚与华法林暴露有关的胎儿在孕中期和晚期接触华法林的风险大小。据报道，在孕早期，与暴露有关的剂量依赖性神经系统功能障碍水平较小，IQ得分低于80的风险增加的趋势也存在（OR=3.1，95%CI 0.8~11.6）[28]。使用华法林抗凝治疗的早产与胎儿出血风险、紧急手术分娩的潜在需要相关，从而使母亲有出血的风险。

AHA/ACC指南建议在孕中期和晚期应用华法林治疗，但对于不选择口服抗凝血药的女性，调整LMWH的剂量是合理的选择[6]。美国胸外科医师学院（American College of Chest Surgeons，ACCS）支持在孕中期和晚期使用剂量调整的LMWH、剂量调整的UFH或华法林[25]。该评价认识到，"抗凝治疗方案的选择取决于价值和偏好（血栓形成的风险与胎儿异常的风险），因此认为该决定是完全个体化的"。

3. 产程和分娩

分娩前，建议统一转换为肝素治疗。已建议使用UFH或LMWH连续静脉内注射治疗。静脉治疗通常需要慢性血管通路，这有发生继发感染和心内膜炎的风险。停止治疗，以便无须抗凝即可完成分娩。

4. 产后

分娩后始终建议静脉注射肝素治疗。初始采用非弹丸式静脉注射UFH可以降低出血并发症的风险。

一旦出血风险低，建议转换为华法林。在桥接华法林的同时避免使用 LMWH 也可以减少出血的发生率。口服抗凝血药不影响母乳喂养。

推荐用华法林治疗以使 INR 达到 2.5~3.5[23]。LMWH 的治疗需要通过细微的剂量调整来仔细监测抗 Xa 因子的水平。在整个妊娠期间，总剂量可能会大幅增加。抗 Xa 因子水平在给药间隔内的显著变化可能会导致亚治疗的谷底水平[29]。建议峰值水平≤1.5U/ml，中间水平约 1.0U/ml，谷底水平 0.6U/ml[23]。在谷底时，每天至少需要加药 2 次。每天可能需要加药 3 次，以达到合适的谷值，而不会出现过高的峰值浓度。推荐使用静脉普通肝素治疗以使 aPTT＞2.0[23]。推荐同时用小剂量阿司匹林治疗[6]。

如果遇到瓣膜血栓形成，应考虑溶栓。尽管对大多数人而言安全有效，但孕妇可能会出现栓塞并发症、出血或死亡。不能在溶栓治疗期进行剖宫产等手术。

对带有机械心脏瓣膜孕妇的管理极为复杂。咨询涉及根据不太理想的数据来平衡替代疗法的风险，并且需要针对个体患者的价值和风险策略/意愿进行详细讨论。无论是使用华法林还是 LMWH 进行抗凝治疗，都非常微妙，很大程度上依赖于监测和剂量调整的临床经验，因此最好在涉及高危产科和心脏病学的跨学科环境中进行。

七、先天性心脏病

先天性心脏病占活产儿的 0.7%~1%，在出生异常婴儿中占比多达 30%。在进行矫正手术之前，许多儿童在出生后或儿童期不久就死亡。1939 年，进行了第 1 例动脉导管未闭手术。1945 年，进行了第一台用于缓解发绀型心脏病的 Blalock-Thomas-Taussig 分流术。在 19 世纪 50 年代引入了心脏搭桥术，20 世纪 60 年代的低温手术允许更长更复杂的修复。从那时起，先天性心脏病儿童的生存和功能状况持续改善，估计成年后可存活 85%~90%[4]。现在，这些成年女性中的许多人都想拥有自己的孩子，尽管大多数成年女性都患有已知的心脏病，但由于妊娠对血流动力学的要求，一些女性在妊娠后才初次意识到自己的疾病。

先天性疾病儿童存活率的提高已经使一群具有复杂医学和心理社会状况的年轻患者进入生育年龄。那些在婴儿期被诊断为先天性心脏病的人常经历多次心胸外科手术和长期住院治疗。她们一直生活在父母和医疗保健专业人员对她们持续存在的健康问题的担忧中。有些人说缺乏关于生育和避孕的信息，或者存在由其他人决定她们是否应该妊娠的观念。Kovacs 和同事描述了先天性心脏病女性从医疗保健提供者那里获取的避孕和妊娠建议，在许多情况下，患者并没有得到任何信息或获得的信息不正确[30]。此外，患有先天性心脏病的女性不仅担心自己的生育能力，而且还担心先天性心脏病的遗传风险，以及妊娠对其健康构成的风险。医务人员应努力做到：①客观地共享有关生殖健康保健的信息；②直接针对患者而不是针对父母和专业的医务人员进行决策；③提高自尊和身体形象。在妊娠期间治疗先天性心脏病时，必须愿意承认并解决患者疾病对其生活的影响。

在 19 世纪 60 年代之前，风湿性心脏病在妊娠期比先天性心脏病更常见，尽管目前先天性心脏病与风湿性心脏病的患病比率至少 4∶1。表 42-2 总结了儿童和妊娠期先天性心脏病的分布[8, 31, 32]。妊娠报告的减少反映了室间隔缺损等病变的自发闭合和导管未闭矫正。妊娠期主动脉瓣狭窄的报道增多可能是由于疾病随着年龄的增长而恶化，以及妊娠期容易识别。先天性心脏病的复杂性和多样性使我们无法描述各种疾病的预后或管理计划。妊娠的主要心脏风险包括：①发绀；②左心室（或全身）功能障碍和功能状态不良；③肺动脉高压和艾森曼格综合征，尤其是右心功能不全；④严重的左流出道（或全身）梗阻。

新生儿并发症显然与患有心脏病的孕妇有关，尤其是如果存在上述一种或多种主要危险因素时[8]。根据母体是否存在发绀清楚地描述了新生儿结局。表 42-3 总结了母亲先天性心脏病的新生儿结局。在 1968—1982 年间分娩的 233 例先天性心脏病女性的 482 次妊娠的报道中，发绀型心脏病女性中的妊娠终止率高，而疾病未矫正的女性终止率更高（42%）[33]。这反映了预期的新生儿不良结局，并且产妇的风险与未矫正的发绀型疾病相关。选择终止治疗的女性人群中，患有严重疾病的患者人数过多，这可能会使继续妊娠的女性偏向更好的结局。无发绀的妊娠女性中有 86%~90% 分娩活产婴儿，而未矫正的患

表 42-2 儿童期和妊娠期先天性心脏病的发生率

缺损类型	儿童期（%）	妊娠期（%）
室间隔缺损	35	13
房间隔缺损	9	9
动脉导管未闭	8	2.7
肺动脉狭窄	8	8
主动脉狭窄	6	20
主动脉缩窄	6	8
法洛四联症	5	12
大动脉转位	4	5.4

表 42-3 患有先天性心脏病的新生儿结局：活产与终止妊娠

母亲先天性心脏病	活产婴儿（%）	终止妊娠（%）
非发绀型	86	5
发绀型	85	26
矫正后	95	17
姑息性治疗后	87	17
未矫正	71	42

引自 Thorne S, MacGregor A, Nelson-Piercy C. Risks of contraception and pregnancy in heart disease. *Heart.* 2006; 92: 1520–1525.

者中则为 71%。考虑到预期的基线流产率，这些结果还可以。矫正与未矫正的发绀与预后相关。包括低出生体重在内的其他新生儿不良结局则集中在未矫正的发绀型心脏病。在 44 名患有发绀型先天性心脏病的女性中，有 96 次妊娠，其中 43% 活产，而自然流产和死产分别为 51% 和 6%[34]。在活产婴儿中，有 37% 为早产。最近，有关先天性心脏病女性的报道表明，早产的风险较高（13%~20%），以及小于胎龄儿的风险较高（6%~8%）[9, 32, 35]。

孕妇常见的并发症包括充血性心力衰竭（4.8%~8.0%）、心律不齐（3.6%~9.3%）和高血压（4.5%~8.7%）[32, 35, 36]。充血性心力衰竭和高血压与未矫正的左心室流出道梗阻有关[33]。心律失常常见于术后在房间隔或室间隔内或伴有心房扩大的情况。产妇死亡很少见，发生率在 0%~0.7%[32, 35, 36]。产妇死亡最常见于艾森曼格综合征。

患有先天性心脏病的男性和女性生出先天性心脏病患儿的风险增加。特定的父母缺陷通常与孩子的同一缺陷无关。心脏发育不良的风险是遗传性的，而不是特定缺陷的风险。Gill 及其同事检查了 6640 例因先天性心脏病家族史而获得胎儿超声心动图检查的孕妇的复发模式[37]。孕妇的复发率为 2.9%（95%CI 2%~4%），父系先天性心脏病的复发率为 2.2%（95%CI 0.9%~4.2%）。母亲中见到的心脏缺陷的类型和严重程度不能预测后代心脏缺陷的类型或严重程度，只有少数例外。最近，ZAHARA 研究人员进行的系统评论性报告显示，先天性心脏病复发的风险为 3.5%[38]。同样，Fesslova 等对 1483 名具有一个或多个亲戚患有先天性心脏病家族史的女性的 1634 例妊娠进行研究后，发现其总复发风险为 4%，受多名亲属影响的患病风险增加到 5%[39]。先天性心脏病类型的完全一致率为 21.5%，部分一致性为 20%[39]。因此，当有直系亲属患病时，应讨论先天性心脏病的风险及其风险的特征，并且对存在母系或父系先天性心脏病的妊娠，应在 18~22 周时对胎儿进行超声心动图检查。许多先天性心脏病的父母既往不会接受遗传综合征的筛查。因此，应考虑转诊进行遗传咨询和可能的筛查，尤其是在圆锥管异常和其他相关异常的情况下。例如，先天性心脏病相关的 22q11.2 缺失（DiGeorge 综合征和腔静脉面综合征）作为常染色体显性遗传疾病能够被遗传。

应为所有患有先天性心脏病的女性提供避孕咨询。由于先天性心脏病女性的妊娠相关并发症通常比任何形式的避孕相关的并发症都严重，因此在明确需要避孕之前，应将避孕教育作为常规医疗保健教育的一部分进行。在患有先天性心脏病的情况下，与妊娠相关的并发症重于任何形式避孕相关的并发症。发绀、肺动脉高压、低 CO、心腔扩大、被动流动的静脉导管（如 Fontan）和心房颤动使患者处于血栓形成的风险中。这部分女性应避免使用雌激素 - 孕激素联合口服避孕药。单一孕激素的避孕药与血栓形成的风险无关，但需要定期给药以达到最佳疗效。肠胃外孕激素对患有心脏病的女性是安全的，并且非常有效。它们确实会引起不规则出血，如果患者进行抗凝治疗，这可能会很严重。宫内节育器是患有先天性心脏病的女性的绝佳选择。

（一）孤立性间隔缺损

室间隔和房间隔缺损占儿童期先天性心脏病的 40% 以上。在成年期，大多数未经修复的大型 VSD 都会导致艾森曼格综合征的发展，而只有 10% 的未修补的房间隔缺损患者会发展为肺动脉高压。

严重的 S_1 偶发性收缩期杂音辐射到胸骨左缘而不扩散到颈动脉，提示存在 VSD。可以通过二维超声心动图和彩色多普勒血流多普勒证实在室间隔中分流来确诊。穿过隔膜的射流的峰值速度可用于评估心室之间的压力梯度。心室之间的高速度表明左右心室之间的压力梯度较大，并且没有肺动脉高压。在没有相关的心脏病变和肺动脉高压的情况下，VSD 的存在通常不会使妊娠复杂化。小缺陷会产生较大的杂音，但通常在血流动力学上并不重要，尽管小病变的高速喷射确实会导致心内膜炎。

房间隔缺损较难通过听诊诊断。特异性体征是呼吸固定的 S_2 分裂，它很细微，不特别注意通常不会被发现。继发于通过缺损分流的右侧血流增加可能会产生肺血流杂音，这种杂音在妊娠期间会加重。在没有其他异常的情况下，房间隔缺陷的意义与其大小有关。血流动力学上显著的缺陷导致从体循环到肺循环的从左向右分流，导致右心房和心室扩大。房性心律失常通常与房室扩大有关。肺血流量增加可能导致劳累性呼吸困难和活动受限。与 VSD 相同，艾森曼格综合征可能会发展，但通常年龄较大。

VSD 或 ASD 分流严重的患者在妊娠期间通常可以增加她的 CO。但是，全身性 CO 正常的代价是肺流量升高。妊娠的患者可能在休息时开始出现她之前在运动中注意到的症状。她还可能会出现快速性心律失常的增加。使用 β 受体阻滞药进行的心率控制可缓解症状。早期利尿可能会使患者产后受益。与妊娠相关的肺血流量升高可加速肺血管疾病的进展。但在没有相关异常、心律不齐和肺动脉高压的情况下，房间隔缺损的存在通常不会使妊娠复杂化。

Piesiewicz 及其同事对患有继发性房间隔缺损的女性的 54 次妊娠进行了报道[40]。功能状态受损（NHYA Ⅲ 或 Ⅳ 级）从孕中期的 5.5% 增加到孕晚期的 11.1%。尽管在孕中期所有患者中都存在从左到右的分流，但 3 名患者（5.5%）在孕晚期出现了双向分流。另一名患者分流出现逆转。右心室直径和收缩期肺动脉压力从孕中期的 34.1 ± 8.4mmHg 增加至孕晚期的 39.1 ± 12.2mmHg。在同一时间范围内，肺血流量（Q_p）：全身血流量（Q_s）的比率下降。与妊娠相关的血流量增加似乎对右心室功能和肺压力产生不利影响。Q_p：Q_s 的比率下降表明肺压升高是由于 PVR 升高。作者还报道了孕中期 50% 女性出现室上性心律失常。同样，Yap 等的研究发现，有 4.3% 的 ASD 未修复的孕妇在妊娠期间经历了严重的心律不齐，并且 3% 的 NYHA 心功能下降[41]。

（二）动脉导管未闭

胸骨左上角的特征性连续性杂音提示了 PDA 的诊断。大多数病例在儿童期就已确定，并通过外科手术或经导管手术治疗。在未矫正的未成年人导管未闭的患者中，许多人通常在儿童时期就患上艾森曼格综合征。对于动脉导管未闭的成年人，主要危险是心内膜炎。在没有艾森曼格综合征的情况下，妊娠通常并不复杂。与房间隔缺损一样，妊娠期 CO 增加引起的肺血流量增加可能导致劳累和休息时呼吸困难加重。早期利尿可能会使患者产后受益。

（三）法洛四联症

法洛四联症是由于室间隔排列不良而引起的异常综合征，其特征是：① 右心室流出道梗阻；② VSD；③ 上主动脉骑跨；④ 右心室肥大。法洛四联症是最常见的发绀型先天性心脏病，它是最早由 Blalock、Thomas 和 Taussig 于 1945 年手术治愈并随后进行生理修复的首批疾病之一。因此，许多患有先天性心脏病的成年人已经修复了法洛四联症。婴儿期临床表现的严重程度取决于右心室流出道梗阻的程度。从右向左分流会导致更严重的阻塞，导致更严重的发绀。手术修复通常包括关闭 VSD 和缓解右心室流出道梗阻。部分修复的法洛四联症患者的心脏生理功能接近正常，但许多具有残留病变，可能使妊娠复杂化。

一些患者在婴儿期进行了经典的姑息性 Blalock-Thomas-Taussig 分流术，使用锁骨下动脉将体循环与肺循环连接起来，从而增加了肺血流量并减少了发绀。结果，由横切的动脉提供的手臂中的血压可能无法反映主动脉压。应该询问患者一只手臂的血压测量值是否不可靠，或者应检查患者以寻找是否有胸廓切开的瘢痕表明患侧手臂受到影响的证据，不应将其用于血压测量。

右心室流出道梗阻的不完全解除导致持续的肺动脉狭窄。更常见的是，明显的肺功能不全是由于采用环形瓣膜修补术扩大了流出道和瓣膜环的结果。几项研究表明，患有严重肺功能不全和右心功能不全的女性更有可能发生妊娠并发症。Balci 及其同事报道了 74 例具有法洛四联症的女性，她们共妊娠 157 次[42]。其中，8% 的人经历过心脏并发症，包括室上性心动过速（8 例）、心力衰竭（2 例）和血栓栓塞（1 例）。妊娠期使用心脏药物被确定为心血管事件的重要预测指标。

在妊娠期间，法洛四联症通常耐受良好。妊娠前评估应包括评估左右心室的大小和功能，肺功能不全或狭窄的严重程度，并在适当的情况下考虑在妊娠前修复严重的肺功能不全。

（四）大动脉转位

先天性心脏病的孕妇中只有 5% 发生大动脉转位（transposition of the great arteries，TGA），但在病例报道和病例系列报道中的比例过高。在完全 TGA 中，全身静脉血返回右心房并通过三尖瓣，进入右心室，然后直接进入转位主动脉。尽管婴儿有足够的血液循环，但由于无效的体循环，婴儿在出生时便失代偿。有些将具有足够大的 ASD，以实现足够的全身血流和氧合。其他人则需要立即行姑息手术打开房间隔（球囊房间隔造口术）。

TGA 最初在 1957 年采用 Senning 程序进行了彻底矫正，然后在 1964 年通过 Mustard 术式进行了标准化。在这两种手术中，都通过左右心房构造了一个挡板，从而使全身静脉回流通过二尖瓣进入左心室，而肺静脉回流则通过三尖瓣进入右心室（心房切换手术）。通过适度的手术干预，可以使右心室和左心室与通过肺循环的全身静脉回流的生理流量串联。右心室作为全身心室，必须抵抗全身阻力，三尖瓣暴露在全身压力下。长期并发症与全身右心衰竭和心律不齐有关。在术后 30 天内存活的患者中，10 年生存率为 90%，而 20 年生存率为 87%。13 年后，只有 5% 的人患有严重的残疾（NYHA Ⅲ～Ⅳ 级）[43]。当转位伴有 VSD 时，可以实现更符合生理结构的修复。重建心室间隔，使主动脉流出道位于左心室内，并构建导管以将右心室连接至肺动脉（Rastelli 修复）。

随着移植瓣膜恶化，肺动脉导管容易狭窄。目前，在肺动脉和主动脉之间进行直接转位手术（大动脉转位手术），这是自 20 世纪 90 年代以来的标准治疗。因此，进入妊娠期的年轻女性极少进行动脉修复手术，而越来越多的女性会发生动脉转换。

妊娠的血流动力学变化将对心房修复患者产生多种影响。CO 的增加会增加容量负荷，而血管阻力降低会降低全身右心室的后负荷。表 42-4 总结了 10 篇文献，对 70 名女性的 109 次妊娠进行了研究[43-52]。其中并无孕产妇死亡。新生儿总体预后良好。2 名女性因心脏病而患有残疾（NYHA Ⅲ～Ⅳ 级）。一胎由于早产在妊娠 26 周分娩。另一名在短期内发展为严重的充血性心力衰竭，死于产后 19 个月。充血性心力衰竭经常与失控的快速性心律失常有关。

表 42-4 血流动力学变量的计算

	计算公式	单 位
平均动脉压（MAP）	SBP+2（DBP）/3	mmHg
每搏量（SV）	CO 1000/HR	ml
外周血管阻力（SVR）	（MAP−CVP）80/CO	dyne·s·cm^{-5}
总外周阻力（TPR）	MAP 80/CO	dyne·s·cm^{-5}
肺血管阻力（PVR）	mPAP−PAWP/CO	dyne·s·cm^{-5}

CO. 心输出量；CVP. 中心静脉压；DBP. 舒张压；mPAP. 平均肺动脉压；PAWP. 肺动脉楔压；SBP. 收缩压

Zentner 及其同事对 19 名完成 42 次妊娠和 15 名从未妊娠的女性在进行房间隔缺损修复术后的长期结局进行了比较[53]。未妊娠人群中，患有复杂的 TGA（定义为存在 VSD± 肺动脉狭窄）的女性人数较多。74% 的妊娠是足月婴儿 [中位胎龄 39 周（37.2～40 周），中位出生体重 3.0kg（2.4～3.5kg）]，26% 的婴儿为早产儿 [胎龄中位数为 35 周（31～40 周），中位出生体重为 2.3kg（1.3～2.4kg）]。在妊娠的 12 个月内，有 3 名女性因心力衰竭入院，2 名出现具有临床意义的心律不齐，还有 1 名经历了心脏猝死。在中位随访 5 年（2～15 年）之后，妊娠组中更多的女性经历了右心室收缩功能下降，需要药物治疗（13:3），其中 2 名女性需要放置内部除颤器心脏复律器。同样，Bowater 等的研究指出，与从未妊娠的女性相比，妊娠与全身右心室女性的右心室功能过早恶化有关[54]。

动脉转位患者妊娠的数据有限，但考虑到手术效果极佳，并且是TGA的解剖学矫正，预计通过房间隔修补术可以改善妊娠结局。

先天性校正的TGA（心室倒置）的特征是全身静脉血进入右心房，直接进入形态学上的左心室，并通过转位的肺动脉流出。肺静脉回流直接从左心房进入形态学右心室，并通过主动脉流出。右心室再次充当全身心室。先天矫正的TGA可能是孤立的异常，但也可能与导致发绀的其他异常相关。表42-5对三组先天性矫正TGA患者妊娠的数据进行了总结[55-57]。另外，孕妇和新生儿的预后良好，与其他非发绀型先心病相关的预后一致。流产和早产集中在发绀型患者中。

表42-5 大动脉转位的妊娠结局

	人数（%）
女性患者人数	70
妊娠次数	109
活产数目	85（78）
流产	16
终止妊娠	7
胎儿死亡	1
早产（<35周）	16（19）
先天性心脏病	0
充血性心力衰竭	11（13）
心律失常	11（13）

引自参考文献[43-52]

接受手术或先天性TGA矫正的年轻女性成功完成了妊娠。但是，她们需要经验丰富的团队积极管理。在妊娠前心功能受损或发绀的女性可能会出现更多不良后果，并可能在产后恶化。妊娠前的评估应包括心脏功能状态、右全心功能和正常氧合的评估。还应提醒具有全身右心室的女性，妊娠后可能出现右心室早衰。如果使用ACE抑制药，应在孕早期停用，以避免胎儿肾脏并发症。产后，应将全身性右心室视为"有风险"失败，并应通过速率控制（β受体阻滞药）、减少后负荷（ACE抑制药）和适当控制前负荷（利尿）进行管理。

迄今为止，已报道的TGA经验对于任何复杂的缺陷都是最广泛的。从这种经验中得出的结论可能适用于全身性右心室的其他较少见的情况。功能状态和发绀是复杂妊娠的最可靠预测指标。心律不齐很常见，并且经常是心脏代偿失调的原因。

（五）Fontan手术

最初进行Fontan手术是通过将右心房直接连接到肺动脉来实现三尖瓣闭锁的生理缓解。Fontan手术和随后的修复目前用于矫正以单个心室为特征的各种复杂的先天性心脏病。手术达到非发绀状态，全身静脉回流通过肺和功能性系统性心室被动流动。如果没有肺泵，这种结果的心脏代价是不能耐受胸腔内压力升高和中心静脉压升高。

有Fontan姑息性手术史的女性的妊娠经验有限。最近有学者对133例具有Fontan生理学特征女性的255次妊娠后的母儿结局进行了系统评价发现[58]，其中有115例活产，有137例妊娠丢失［占69%；115例自然流产（45%），19例终止妊娠（7%），2例胎儿死亡（1%），1例异位妊娠（1%）］。在115例活产中，有68例（59%）早产，17例（20%）小于胎龄儿。有6例（5%）新生儿死亡。最常见的不良心脏事件为心律不齐，影响8.4%的妊娠（范围为3%～37%），而心力衰竭影响了3.9%的妊娠（范围为3%～11%）。一项研究报道栓塞发生率为3.4%。没有孕产妇死亡。在随后的一项回顾性研究中提示，孕妇妊娠期发绀与流产、早产和胎儿生长受限的比率增加有关[59]。妊娠对具有Fontan生理功能的女性的长期影响仍然未知。鉴于在妊娠期间报道行Fontan姑息性手术的患者数量有限，因此很难将具有Fontan生理学特征的患者推断出来。Fontan生理学的独特性要求这种患者需要在具有成人先天性心脏病专业知识的机构中的护理。

（六）艾森曼格综合征

艾森曼格综合征描述了与发绀相关的肺-体分流和继发于肺血管疾病的肺动脉压力升高。艾森曼格综合征可能由任何心内分流发展而来，导致血液从高压体循环直接进入肺循环。全身压力和血流过多会导致微血管损伤，肺小动脉和毛细血管闭塞，最后导致PVR升高。分流逆转开始的时间是可变的，但是大多数具有大 VSD 或大 PDA 的患者在婴儿期都会发生分流逆转。那些有房间隔缺损的患者会推迟到成年早期发生。该病诊断后 10 年生存率为 80%，25 年生存率为 42%[60]。

艾森曼格综合征患者有出现充血性心力衰竭，因肺出血引起咯血，由于心律不齐所致猝死，以及脑血管意外和高黏度综合征的风险。任何发绀的患者均应考虑诊断，并应通过能够显示肺动脉压升高和心内分流的超声心动图检查予以证实。如果分流是由房间隔缺损或 PDA 引起的，则可能需要进行心脏 MRI 诊断。治疗是非特异性的，包括支持治疗，以及避免破坏稳定的干预，例如手术和不必要的药物治疗。血细胞比容升高引起的症状性高黏度综合征可以通过水合作用治疗，必要时行静脉切开术。已有的或继发于静脉切开术的铁缺乏症可加重高黏度；微细胞的变形性较小，因此更容易阻塞微循环。只有通过心肺或肺移植才能实现明确的治疗。但是，肺移植的 4 年生存率不到 50%，比许多艾森曼格综合征患者的预后还差。

VSD、ASD 和 PDA 占妊娠期的艾森曼格综合征报道病例的 89%。每个病变最初都与从体循环到肺循环的分流有关。随着 PVR 和肺部压力随时间增加并接近体循环压力，VSD 或 PDA 的特征性杂音可能会减少。随着血细胞比容的增加，从肺循环到体循环的血流逆转和低氧血症的发展预示着艾森曼格综合征的发展。与妊娠相关的 SVR 下降可能会使先前未发绀的患者出现从右向左分流。

1979 年，Gleicher 回顾了已报道的艾森曼格综合征患者妊娠的病例[61]。该研究纳入了 44 名女性的 70 次妊娠。52% 的女性在妊娠期间死亡。30% 的妊娠导致孕产妇死亡。与第 1 次、第 2 次和第 3 次妊娠相关的死亡风险分别为 36%、27% 和 33%。第 1 次成功妊娠并不能保证以后妊娠的安全性。大多数死亡（70%）发生在分娩时或产后 1 周内。35% 的死亡与失血过多相关，而 44% 与血栓栓塞性疾病相关。与剖宫产相关的孕产妇死亡率（80%）超过了与阴道分娩相关的死亡率（34%）。孕晚期无孕产妇死亡。仅有 26% 的妊娠可以足月分娩。55% 的新生儿早产，而 32% 小于胎龄儿。

更新的病例系列报道证实了艾森曼格综合征孕妇的预后较差，尽管妊娠心脏病的管理已取得很大进展[62]。孕产妇死亡率仍然高达 30%~50%。大多数死亡（96%）发生在产后 35 天内。晚期诊断和延迟住院大大增加了产妇死亡率。胎儿并发症也仍然很高，包括早产（85%~88%）、小于胎龄儿（83%）、胎儿死亡率（8%~27%）和新生儿死亡率（62%)[62]。

尽管妊娠期艾森曼格综合征相关的风险很高，但是否对其进行适当的治疗仍存在争议。一般建议减少活动，住院观察和吸氧。补充氧气后肺动脉压力降低和全身血氧饱和度提高表明 PVR 能够改善，预后较好。患者对于产前合并症，如肺炎或尿路感染，耐受性差。补铁预防贫血可以降低微血管栓塞的风险。

有产科指征才考虑剖宫产，应尽可能避免剖宫产。一些报道指出，剖宫产后产妇死亡率增加，最高可达 65%[63]。在分娩期间和产后必须保持血流动力学稳定性。如果 PVR 未固定，则补充氧气可能会降低肺动脉压力。出血或硬膜外镇痛所致的交感神经阻断引起的全身性低血压使右向左分流增加，加重低氧血症和 PVR，最终使分流进一步恶化。容量超负荷或体循环阻力过大，尤其是产后，可能进一步加重衰竭的右心室负担。通常使用肺动脉导管和外周动脉导管来指导血流动力学管理。基于麻醉的区域性镇痛可提供充分的疼痛缓解，而不会引起过多的血流动力学不稳定。抗凝治疗仍存在争议。如果患者进行了抗凝治疗，则应注意避免治疗过度和相关的出血。

尽管据报道使用选择性肺血管扩张药（吸入一氧化氮）可以降低肺动脉压力，增加 CO 并改善全身性氧合，但并不能避免产妇死亡[64]。另有报道认为西地那非可以成功用于艾森曼格综合征的女性，可以单药治疗或与其他药物联用[65]。此外，还有在产程和分娩过程中体外膜氧合成功应用的报道[66]。与妊娠期间的许多心脏疾病不同，精心的护理常常无法预防孕产妇死亡。

（七）主动脉缩窄

主动脉缩窄是主动脉在动脉导管或左锁骨下动脉或附近水平的收缩所致。患者的右臂与下肢之间的血压存在特征差异。并发症包括缩窄部位的解剖，相关的颅内动脉瘤破裂，心力衰竭，以及与脑性高血压相关的缺血性心脏病。

目前关于未矫正缩窄的女性妊娠的报道有限。从既往经验来看，妊娠与较高的产科和心脏并发症相关[67]。儿科筛查可确定导致修复的最明显缩窄。修复后，全身性高血压可能会持续存在并需要治疗。有2项研究对104例患病女性的216次妊娠进行了报道，其中41例并发了高血压，1例36周时猝死并进行了尸检[68, 69]。值得注意的是，患有缩窄和特纳综合征的女性被认为是妊娠和高血压并发症的高危人群。

八、现状

越来越多的患有先天性心脏病的年轻女性希望妊娠并生育孩子。迄今为止，我们可以从先天性心脏病的诊治经验中得出一些基本结论。第一，艾森曼格综合征和妊娠仍然是致命的组合。尚未发现新的有效的治疗策略。第二，没有肺动脉高压的发绀型心脏病与流产和早产的发生率增加有关。第三，患有心脏功能不全（NYHA Ⅲ~Ⅳ级）或有右心扩张迹象的母亲在妊娠过程中更为复杂。第四，心律失常在妊娠期间可能会加重，并导致心脏失代偿。

积极的药物治疗是合适的。最后，许多无发绀且没有心脏功能不全的年轻女性可以成功妊娠。

九、心肌病

扩张型心肌病的特征是在左心功能不全和扩张的情况下发生肺水肿。患者通常表现出肺水肿的体征和症状：呼吸困难、咳嗽、端坐呼吸、心动过速，偶尔咯血。肺水肿的这些症状虽然是心力衰竭的特征，但也可能是由先前未诊断的先天性或风湿性心脏病、先兆子痫、栓塞性疾病、内在性肺部疾病、溶栓使用或败血症所致。心肌病的诊断是根据特征性体征和症状的临床情况、超声心动图检查发现的左心室功能不全和扩张来进行的。BNP升高可用于鉴别需要进一步心脏检查（如超声心动图）的患者。舒张功能不全或其他心脏容量负荷和舒张能力增加的女性也可能发现血脂水平升高。心室功能障碍可能是由心脏的外在因素（如甲状腺毒症或高血压）或内在的心肌功能障碍所致。准确的诊断指导合理的治疗，并允许评估长期预后。

围产期心肌病是在孕晚期或产后出现的一种罕见的心力衰竭综合征。在排除肺水肿和心力衰竭的其他原因后做出诊断。未能坚持严格的疾病定义会混淆有关病因和预后的结论。已经提出了基于特发性扩张型心肌病标准的定义（框42-4）[70]。发病率约为1‰[71]。

框42-4 围产期心肌病的诊断标准

- 妊娠最后1个月或产后5个月内发生的心力衰竭
- 既往无心脏病
- 没有明确的病因
- 超声心动图提示左心功能不全
  - 射血分数<45%或缩短分数<30%
  - 左心室舒张末期内径>2.7cm/m²

尽管发病率的一些差异是由地区和种族差异造成的，但更大程度是由该疾病的定义不准确所致。围产期心肌病的病因似乎是孕晚期激素加剧的血管功能障碍，实际上，先兆子痫和其他高血压疾病使女性容易患围产期心肌病[72]。

据报道围产期心肌病（peripartum cardiomyopathy，PPCM）的死亡率为25%~50%。死亡通常是由进行性充血性心力衰竭、心律不齐或血栓栓塞所致。在6个月内，一半的患者表现出左心室扩张的消退，这部分患者预后很好。而未消退的那部分人群，未来4~5年内的预期死亡率高达85%[73]。围产期心肌病后再次妊娠的风险尚不清楚。一项对63位女性的67例妊娠的调查研究显示，左心功能不全未纠正患者的死亡率为8%，而功能正常患者的死亡率则为2%[74]。

据报道，有既往病史的扩张性心肌病女性的妊娠结局要好于妊娠期诊断扩张性心肌病的母亲。正如我们的预期，中度至重度左心功能不全、NYHA Ⅲ~Ⅳ级症状与较差的预后相关。与非孕妇相比，孕妇使用利尿药和β受体阻滞药的可能性要小得多。

在先前的妊娠中被诊断为PPCM的女性在随后的妊娠中有心力衰竭的风险。在那些LVEF恢复正常的女性中，可以出现心功能恶化和心力衰竭症状的发生率增加。经常需要积极、合理的药物治疗。

心肌病的急性治疗旨在改善心脏功能，并在存在诱发因素时进行治疗。利尿药可用于减少预负荷并缓解肺部淤血。当存在心房颤动时，地高辛可能会改善心肌收缩力并促进控制心率。分娩后用ACE

抑制药或肼屈嗪可减少后负荷。β受体阻滞药在稳定、正常血容量的患者中已被明确证明可改善妊娠期以外的心脏功能和存活率。心脏腔室明显扩张和运动不足会导致血栓形成和全身栓塞的风险。应考虑产前应用肝素或产后使用华法林进行抗凝治疗。植入式除颤器已用于妊娠，无明显并发症。心律失常是妊娠外与心肌病相关的常见死亡原因。产程和分娩期间的血流动力学管理一般通过肺动脉导管监测指导。疼痛控制可减少心脏工作并控制心动过速。谨慎地予以硬膜外麻醉是合适的。剖宫产只应用于产科适应证的。

产后代表了一个特殊的风险时期。女性在分娩时从静脉输液接受了外源性的容量负荷，子宫收缩时血容量集中，血管外液被动员，心动过速持续，SVR增加。每种生理变化都将导致左心室失代偿。应预防性地控制心率、利尿和减少后负荷。

十、心肌梗死

心肌梗死（myocardial infarction，MI）是育龄女性中罕见的事件。最近的研究表明，每100 000例分娩的发生率在2.8~6.2[75, 76]。妊娠期MI的风险增加与母亲年龄大于40岁、慢性高血压、糖尿病、吸烟、偏头痛、输血和产后感染相关[76]。

由于该事件的发生率低，有关妊娠期心肌梗死的信息多来自病例报道，因此，报道偏差较大。Elkayam总结了2006—2011年的150例患者（表42–6）[77]。几乎50%的病例观察到冠状动脉夹层和正常的冠状动脉。在梗死后2周内分娩可能会导致孕妇死亡率高达50%。据报道，MI与传统的心血管危险因素有关，如吸烟、高脂血症、高血压、糖尿病、冠状动脉疾病的家族史、嗜铬细胞瘤、Ehlers-Danlos Ⅳ型、抗磷脂综合征、多胎妊娠和镰状细胞性贫血。一些药物，如用于产后出血的麦角生物碱、抑制泌乳的溴隐亭、抑制宫缩的利托君和硝苯地平，以及前列腺素E₂和严重高血压也与MI相关。

由于发病稀少和妊娠常见的心脏症状，妊娠期MI通常会延迟诊断。在正常妊娠过程中，大多数女性会出现运动不耐受和呼吸困难。反流引起的胸痛很常见。但是，ST段抬高是异常表现，在持续胸痛的情况下，应高度怀疑急性心肌梗死。虽然肌酐激酶同工酶的MB分数在分娩时可能升高，但肌钙蛋

表42–6 先天性大动脉转位矫正后的妊娠结局

	人数（%）
女性患者人数	54
发绀型	4（10）
妊娠次数	125
发绀型	13（12）
活产数目	96（77）
流产 a	23
终止妊娠	6
胎儿死亡	1
早产（<35周）b	9（9）
先天性心脏病	1（1）
充血性心力衰竭	6（6）
心律失常	2（2）
脑血管意外	1（1）

引自参考文献 [55–57]
a. 流产和早产集中于发绀型孕妇
b. 62%的婴儿死亡与母亲的死亡相关

白Ⅰ水平却不会升高。如果在提示心肌梗死的一系列发现中存在迷惑诊断的因素，则可以使用超声心动图检查来明确缺血区域是否存在心室壁异常运动。

急性治疗基于快速的冠状动脉再灌注。妊娠期间已报道了冠状动脉血管成形术和支架置入术，在母亲有指征的情况下应予以治疗[78]。溶栓治疗也已用于妊娠[77]。尽管有效，但可能会增加母体出血、早产或胎儿丢失的发生率。此外，在冠状动脉夹层患者中禁用溶栓药，鉴于急性心肌梗死孕妇的冠状动脉夹层发生率较高，应避免使用溶栓剂。溶栓治疗后的手术有明显的出血风险。

适当剂量的吗啡、有机硝酸盐、利多卡因、β受体阻滞药、阿司匹林、硫酸镁和钙拮抗药等可用于妊娠期间MI的治疗药物，尽管后一类药物（硝苯地平）与MI有关。氯吡格雷应严格用于支架置入术后，而其他糖蛋白Ⅱb/Ⅲa抑制药（比伐卢定、普拉格雷和替格雷）应避免使用。剖宫产或其他外科手术时使用氯吡格雷可能会导致明显的出血并发症。手术期间应注意避免仰卧位及其造成的产妇低血压。对存

活的胎儿，应进行监测。

应避免在梗死后 2 周内择期分娩，因为这会增加孕产妇死亡的风险。剖宫产仅限于产科适应证。产程和分娩均需应进行标准的心脏护理管理。一般使用严格管理的区域镇痛来控制疼痛。可通过控制疼痛来预防心动过速，并根据需要使用 β 受体阻滞药进行治疗。经常使用来自肺和外周动脉导管的监测来维持血流动力学稳定性。避免产妇增加腹压，可通过低位产钳或负压吸引缩短第二个产程。产后开始小剂量使用利尿药进行利尿。

患有冠状动脉粥样硬化的女性或既往有冠状动脉事件的女性妊娠会增加发生复发性心脏事件的风险；这些患者中，多达 10% 可能会发生心脏骤停、再次 MI 或心力衰竭[79]。

十一、马方综合征

马方综合征是由 15 号染色体上的纤丝蛋白基因异常引起的常染色体显性遗传疾病。据估计，该病的发病率为每 10 000 人中有 4～6 人患病。散在病例占诊断病例 15%。异常结缔组织的产生导致该疾病的特征性表现：主动脉根部扩张，视神经晶体脱位，前胸畸形，脊柱侧弯，四肢长，关节松弛，蛛网膜畸形。诊断通常基于家族史和身体检查，包括眼、心血管和骨骼特征。

未经治疗的患者预期寿命减少 1/3，大多数死亡原因是主动脉夹层和破裂。择期主动脉修复手术的死亡率较低（1.5%），而急诊手术的死亡率较高（11.7%）。因此，当主动脉根部直径为 5.0cm 时，建议进行选择性修复[80]。使用绝对主动脉直径（aortic diameter，AD）作为手术的指征忽略了与不同身高患者主动脉大小的相关差异。在管理年轻女性时，这些考虑因素尤其重要。可以计算测量 AD 和预测 AD 之间的主动脉比率。年轻人的预测直径可以通过公式：$AD_{predicted}=1.02+(0.98×身体表面积)$ 计算得出。比率小于 1.3，每年膨胀率小于 5%，则表明发生心血管事件的风险低。

主动脉夹层的风险与收缩期主动脉内血压随时间变化的速率有关。尽管简单地降低血压并不能降低发生夹层的风险，但 β 受体阻滞药可以将 10 年达到临床心脏终点的风险从大约 20% 降低到 10%（表 42-7）。

表 42-7 妊娠期马方综合征

	人数（%）
女性人数	113
妊娠次数	291
活产	234（80）
流产	15（5）
终止妊娠	10（3）
胎儿死亡	1（0.3）
主动脉并发症	6（2）
夹层	3（1）
快速扩张	2（0.7）
瓣膜功能障碍	1（0.3）
死亡	0

引自参考文献 [81-83]

通过对病例报道文献进行回顾性研究分析发现，妊娠期马方综合征相关的孕产妇死亡率超过 50%[84]。这些病例报道可能代表了对病情更严重的患者妊娠的选择偏倚。表 42-8 总结了三项基于人群的前瞻性研究[81-83]。在大型回顾性研究中证实了这些数据，在这些研究中，804 次妊娠有 3.6% 发生了主动脉并发症[85-88]。尽管大多数 AD＜4.0cm 的女性，经历了快速主动脉扩张或既往出现主动脉夹层，因此被视为是主动脉并发症的高风险人群，AD＜4.0cm 的女性中有 1% 经历了心脏事件[89]。

这些研究表明，患有轻度疾病（AD＜4.0cm）的女性风险较低可以尝试妊娠。与晚期疾病相关的风险显然更大。尽管既往有主动脉夹层或 AD＞4.5cm 的患者可能处于较高的风险中，但根据现有数据，主动脉夹层或破裂而导致死亡的确切风险无法量化。对于 AD＞4cm 的女性，建议在妊娠前进行预防性主动脉移植和瓣膜置换[80]。之后，她们将承担与人工瓣膜相关的风险，以及与残留主动脉相关的风险。这些风险可能很大，超过 50% 的女性在主动脉根部置换后可能在围产期发生主动脉夹层[90]。

受马方综合征影响的妊娠治疗应从对主动脉根的准确评估开始。绝对直径或相对主动脉比率可用于评估特定风险。应保护主动脉根不受 β 受体阻

表 42-8 妊娠期心肌梗死

	%
妊娠次数	n=150
平均年龄 ± 标准差	34±6 岁
年龄范围	17—52 岁
前壁梗死	69
多产	47
高血压	15
糖尿病	9
吸烟	25
MI 家族史	9
高脂血症	20
先兆子痫	7
MI 后 CHF	38
冠状动脉结构异常	
狭窄	27
血栓	17
夹层	43
痉挛	2
正常	9
死亡	
母亲	7
婴儿	5

CHF. 充血性心力衰竭；MI. 心肌梗死
引自 Elkayam U, Jalnapurkar S, Barakkat MN, et al. Pregnancy associated acute myocardial infarction: a review of contemporary experience in 150 cases between 2006 and 2011. Circulation. 2014;129:1695–1702.

滞药的血流动力学作用。静息心率通常可以达到约 70/min。尽管 β 受体阻滞药可能会导致胎儿生长受损，但如果不进行此类治疗，孕产妇的风险将大大超过这一风险。

产程和分娩需通过标准的心脏护理进行管理，尤其要注意预防心动过速。主动脉根部＜4.0cm 的患者可以阴道分娩，剖宫产仅限于产科适应证。

十二、肺动脉高压

尽管从根本上说肺动脉高压是一种肺部疾病，但主要的病理影响在右心。原发性肺动脉高压的发生率为每 100 万例中有 1～2 人，女性患病率高于男性。继发性肺动脉高压可能会发展成心脏病的并发症，如二尖瓣狭窄或继发于内源性肺部疾病。可卡因或食欲抑制药等药物也可能与肺动脉高压相关。如果不加以治疗，1 年生存率为 68%～77%，3 年生存率为 40%～56%，在 5 年时为 22%～38%[91]。正如所料，右心衰竭和 NYHA Ⅲ/Ⅳ级症状提示预后不良。常规疗法可能包括限制剧烈运动、吸氧、利尿和某些情况下的抗凝治疗。

肺血管扩张药治疗通常可以改善症状，生活方式的改变可以提高生存率。大约 10% 的患者会对高剂量的钙通道阻滞药产生反应。在最初对硝苯地平有反应的人群中，5 年生存率为 95%。静脉注射前列环素与较大的反应率有关，但会出现头痛、下颚痛、腹泻、潮红和腿痛等不良反应。如需长期静脉输液，必须定期增加剂量。需要使用前列环素治疗的患者的 5 年生存率为 54%。皮下、口服和吸入的前列环素也可以使用，由于给药途径或时间的限制，每种方式都有其局限性。

西地那非是一种环状鸟苷单磷酸磷酸二酯酶抑制药，可增加一氧化氮的内源性产生，因此可作为有效的血管扩张药。西地那非治疗可改善功能状态和血流动力学特征。易于管理是一个重大优势。肺动脉高压的药理管理需要一支经验丰富的团队。

据报道，患有严重肺动脉高压的产妇死亡率高达 50%[92]。对既往病例报道的一项回顾性研究表明，死亡率从 1978—1996 年的 30% 降低至 2001—2015 年的 16%[93, 94]。尽管这些改善可能与血管舒张药治疗的出现有关，但风险仍然很高。产后突发的、不可逆转的恶化极为常见。多达 75% 的死亡发生在产后[95]。

肺动脉高压的症状是非特异性的。疲劳和呼吸困难加重与进行性右心衰竭有关，但在孕妇中也普遍存在。常见的不良心脏事件包括心力衰竭、心律不齐和肺栓塞。声音嘶哑可能是肺动脉扩张而撞击喉神经的结果。对于假定的疾病，患者可能会出现不成比例的下肢水肿或氧饱和度下降。可以通过超声心动图明确诊断，其中通过三尖瓣反流射血的速度可以估计肺动脉收缩压。右心室扩张、动力不足伴室间隔移位至左心室提示右心衰竭。

妊娠期右心室功能不全的肺动脉高压患者耐受不良，预期死亡率可达 30%。通常需要住院进行产前管理。吸氧可降低 PVR 并改善右心室功能，而抗凝治疗可预防血栓栓塞事件。肺血管扩张药的药物治疗也可能有效[96]。在极端情况下，可以考虑体外膜氧合[66]。CO 下降表明疾病恶化而不是右心室压力上升。产程和分娩应通过标准的心脏护理进行管理，尤其应通过监测 CVP 来评估右心室充盈情况。尽管右心室需要充盈以产生对抗升高的 PVR 产生的正向血流，但 CVP 的适度升高可能表明右心功能不全加重。考虑到产后液体回流，以及与分娩有关的体液流失的潜在治疗需求，可能难以实现适当的充盈。可能需要积极的利尿作用。右心室的充盈不良或充盈过度会导致快速失代偿和死亡。

强烈建议患有肺动脉高压和右心功能不全的女性严格避孕。

随着右心室衰竭，肺动脉压力下降，因此，右心室的状态可能比肺动脉绝对收缩压更为重要。对肺血管扩张药治疗反应良好的女性，可以考虑妊娠。在一个小型病例系列研究中，2 名肺动脉压和右心室功能恢复正常的女性在接受硝苯地平或前列环素治疗的同时成功妊娠 3 次。产后第 1 年，患者病情均未恶化。

十三、其他心脏疾病

年轻女性可能因特发性室颤、心肌病、长 QT 综合征、先天性心脏病或肥厚型心肌病而发生恶性室性心律失常。植入式心脏复律除颤器可以有效地保护她们免于猝死。在一项纳入了 44 次妊娠研究报道中，没有女性因妊娠而出现起搏器感染或导联断裂。25% 在妊娠期间经历过放电但未出现并发症[97]。

肥厚型心肌病是一种遗传病，通常以常染色体显性遗传并具有可变的渗透性。尽管可以对该疾病进行再分类，但不同类型的生理影响是相似的。患者有发生恶性心律不齐、舒张功能障碍和流出道阻塞的风险。猝死的风险很低，尽管既往有心脏病史的女性值得关注，包括极度肥大（左心室壁≥30mm）、晕厥、不持续的室性心动过速或运动低血压。心律失常的风险可通过植入式心脏复律除颤器和 β 受体阻滞药来控制。面对舒张功能障碍，妊娠期间的容量负荷可能导致肺水肿。左心室流出道梗阻在年轻女性中很少见，但与失血、脱水或心动过速相关的心室充盈减少可能会增加功能性梗阻。胎儿死亡率与普通人群相似，但早产似乎更为普遍。肥厚型心肌病的治疗方法最近已有综述[98]。

对病例报道的回顾性研究显示，患病孕产妇的死亡率为 0.5%~2%[98,99]。鉴于与病例报道及其衍生数据相关的偏差，这一估计值可能确定了预期死亡率的上限。Goland 及其同事最近报道了 60 例肥厚型心肌病患者的妊娠结局。其中，9 例出现肺水肿和 7 例出现心律失常[100]。在妊娠期间，增加血容量和左心室内径可以使患者受益，而增加的心率则不会。β 受体阻滞药通常用于治疗心动过速和心律不齐。产程和分娩均需通过标准的心脏护理进行管理，并特别强调确保左心室充盈。容量负荷过大可能提示舒张功能障碍；在某些患者中，血管体积相对较小的增加会导致肺动脉压、肺充血和去饱和度的显著增加。尽管舒张功能不全可能难以通过超声心动图检查确诊，但在分娩期和产后仔细观察氧饱和度监视器可以显示增加利尿药的必要性。必须小心避免仰卧位低血压，应及早积极地处理产科出血。

十四、重症监护：血流动力学监测和管理

妊娠特有疾病、妊娠的生理压力、产程和分娩的特殊情况都会导致妊娠期女性比年轻的未孕个体更频繁地需要重症监护。重症监护专家可能不熟悉妊娠的生理机制和相关的特殊情况，如先兆子痫或羊水栓塞。他们可能还不熟悉母儿之间的生理关系和决策，而这种决策必须平衡母亲和胎儿的需求。因此，产科医生必须熟悉重症监护医学的基本原理和技术，以便主要管理危重孕妇或担任重症监护团队的核心顾问。

有创血流动力学监测的紧急适应证可以根据生理学问题进行大致分类（框 42-5）。尽管现在围产期患者很少使用有创血流动力学监测，但包括败血症、ARDS、肺炎、心脏病和产科出血后复苏的液体管理等仍是其适应证。某些情况，特别是如前所述的母亲心脏病，需要有计划的、前瞻性的进行有创监测。在这些情况下，血流动力学管理的治疗窗口很窄，

> **框 42-5　应用血流动力学监测的注意事项**
>
> - 患者为什么缺氧？
>   - 由于相对体积超负荷（如产后二尖瓣狭窄）而使肺毛细血管压力高？
>   - 因心功能低下（如心肌病）而使肺毛细血管压力高？
>   - 毛细血管膜完整性（如急性呼吸窘迫综合征和肺炎）？
> - 患者为什么持续性高血压？
>   - 血管阻力升高？
>   - 心输出量增加？
> - 患者为什么血压低？
>   - 左心室充盈压低（如出血后）？
>   - 血管阻力低（如感染性休克）？
> - 为什么患者的尿量少？
>   - 左心室充盈压低，导致心输出量低？
> - 患者产程中会血流动力学不稳定吗？
>   - 存在左心室充盈窗口狭窄（如主动脉瓣狭窄）？
>   - 可以耐受与分娩相关的正常生理变化（如产后负荷量、二尖瓣狭窄和肺动脉高压）？

并且了解患者基线代偿血流动力学状态可以作为产时管理的目标。

在许多情况下，初始治疗可以且应该基于对患者病理生理学的认识。如果需要后续干预，则可能需要从血流动力学监测中获得具体数据。具有丰富的治疗某种疾病经验的医师对有创监测的依赖可能会更少，因为对疾病的了解提高了其对临床病程的预见性。相反，经验不足的医师使用有创血流动力学监测的概率更大。因此，对于未必会在临床工作中预见到重症患者的产科医生，了解管理原则尤其重要。

（一）血流动力学监测

血流动力学监测的目的是连续评估全身和心内压，并提供确定 CO 的方法，从而计算全身和肺阻力。通常将动脉导管放置在动脉中以测量全身压力。所获得的舒张压通常与无创测量值相关性很好。收缩压可能比无创测量值更高，因为收缩早期压力峰值非常短。无创测量通常与患者的病情更具临床相关性。动脉导管方便进行动脉血采样，使患者免于频繁抽血的不适。

将导管置入中心静脉循环进入并穿过右侧心脏来获得心内压和 CO 的测量值。静脉通路通常通过右颈内静脉穿刺，也可以采用锁骨下静脉入路。一般以胸锁乳突肌和锁骨为标志置入。可使用阴道探头上的高频超声换能器以便于直视下置入导管。一旦确认中心静脉通路成功置入，就可以将肺动脉导管"漂浮"在心脏和肺动脉的右侧。图 42-7 显示了导管通过心脏时的波形和正常压力值。首先通过观察 RV，肺动脉和楔形位置的特征波形，然后通过 X 线确认导管是否成功漂浮。对临床经验丰富的医生而言，肺动脉导管置入术的并发症很少见，包括气胸（<0.1%）、肺梗死（0～1.3%）、肺动脉破裂（<0.1%）和败血病（0.5～2.0%）。心律失常通常是短暂的，并与导管通过 RV 相关。如果患者患有严重的肺动脉高压，则可能难以维持其在肺动脉中的位置。

一旦成功放置了导管，就可以获得 CVP 和肺动脉压力的连续读数。通过使导管末端的球囊膨胀，可以将导管楔入肺动脉以获得 PAWP。PAWP 反映左心室的充盈压力、前负荷。在右心房测量的 CVP 是评价右心室充盈压的指标。CVP 不能准确反映孕妇的左心室充盈。超声心动图可以无创测量右心房压和收缩期肺动脉压。

CO 采用热稀释法测量。向右心房注入冷的液体，当液体通过肺动脉时记录温度随时间的变化曲线。根据曲线的形状，可以计算出 CO。CO 越高，稀释曲线的时间越短，最大温度变化越大。最近，右心房段导管安装了加热元件，因此可以连续测量 CO。可以使用多普勒和阻抗技术无创地测量 CO。多普勒技术已在多种临床情况下得到验证。阻抗技术往往会低估妊娠期间的 CO，但可以准确反映许多情况下血流动力学的变化。在病理性高流量的情况下，阻抗技术可能会大大低估 CO。CI 可由 CO 导出以便针对孕妇体型进行调整：CI=CO/BSA。但是，BSA 似乎与妊娠期的 CO 无关。因此，通常首选 CO。当可以无创测量 CO 且 CVP 未知时，阻抗代表 TPR 而不是 SVR。在大多数临床情况下，两者之间的差异并不重要。

表 42-4 总结了用于计算不能直接测量的血流动力学参数的公式。CO、MAP、HR、SV 和 TPR 的正常值汇总在图 42-1 中。在一项纳入了 10 名足月正常孕妇的研究中，Clark 及其同事确定了妊娠期 CVP、肺动脉压、PAWP 和左心室做功指数与产后 3 个月左右未孕的测量值之间无差异。非妊娠个体的 PAWP

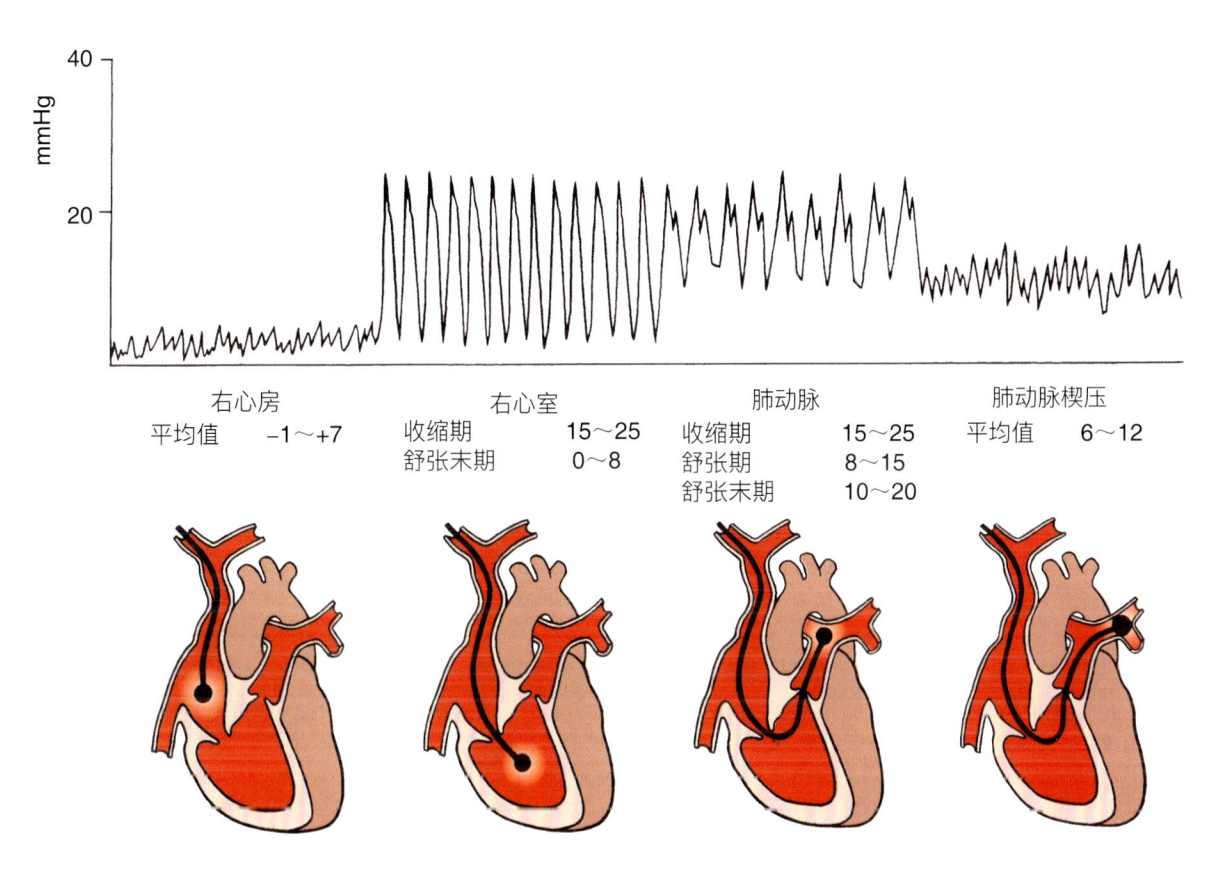

▲ 图 42-7 肺动脉导管推进过程中与导管位置相关的血流动力学波形和正常压力值

右心房	平均值	−1～+7
右心室	收缩期	15～25
	舒张末期	0～8
肺动脉	收缩期	15～25
	舒张期	8～15
	舒张末期	10～20
肺动脉楔压	平均值	6～12

与左心室做功指数之间的关系均在正常范围内，提示妊娠期收缩力正常。PVR 降低 34%，胶体渗透压降低 14%。

（一）血流动力学管理

本部分讨论了可能适用于多种临床情况的血流动力学治疗策略。如前所述，血流动力学监测的使用应针对回答孕产妇病理生理学的特定问题。为了实现特定目标，可以进行多种生理干预。每一种干预措施都会引起继发性或代偿性反应。如果反应过度，则可能会对患者产生不良影响。从可用选项中选择干预措施通常取决于出现不良影响的可能性和严重程度。血流动力学监测允许医生选择一种干预措施，然后评估其正面和负面影响。

由于肺泡液过多，肺泡毛细管液动力学的破坏通常与急性氧饱和度降低有关。肺水肿通常是由静水压力过高（如心肌病和二尖瓣狭窄）或肺泡毛细血管膜完整性受到破坏（如肺炎和 ARDS）所致。尽管血清渗透压的降低很少是导致肺水肿的主要原因，但正常妊娠中人血清白蛋白水平的降低可与其他因素协同作用，导致比正常情况更早或更严重的肺水肿。

应用脉搏氧饱和度检测可以早期发现产妇氧合不足。吸氧可以改善产妇饱和度，但不能纠正根本原因。如果去氧饱和逐渐加重，则需要进一步的干预。对正常的心脏，利尿药可减少前负荷，可减少 PAWP 升高和毛细血管渗漏患者的肺泡液。将毛细管压力从正常高值降低到正常低值，进而减少水从受损的膜流出。在许多情况下，这些干预措施都是在诊断和了解孕产妇生理的基础上进行的。例如，抑制宫缩的 β 肾上腺受体激动药可能会导致肺水肿。及时诊断，停用违禁药物，吸氧和单次利尿药通常足以治疗。如果初步干预效果不满意，则可能需要进行有创监测以指导后续治疗。产妇利尿能够改善血氧饱和度，但过度可能会导致 CO 降低。胎儿失代偿通常发生在母体的灌注显著下降和低血压之前。孕妇 PAWP 和 CO 可用于指导母体的利尿。在血流动力学管理的情况下，如果持续氧饱和度低，可能需要插管。可以使用呼气末正压增加肺泡内压力以阻止液体进入肺泡腔。PEEP 可能由于心外胸腔内压力升高而阻碍静脉回流，并降低 CO。足够的心室充盈需要超过 PEEP 的 PAWP。在病情最严重的孕妇中，PEEP 才会对 CO 产生具有显著临床意义的影响。

血压和灌注障碍可通过对母体血流动力学的知识来管理。图 42-8 描述了 MAP、CO 和血管阻力之间的关系。x 轴和 y 轴分别代表 CO 和 MAP。血管阻力用对角等距线表示。作用于阻力的血管舒张药或升压药产生垂直于阻力线的变化向量。减少 CO（β 受体阻滞药和利尿药）或增加 CO（多巴胺、容量）的干预措施产生与抵抗线大致平行的变化向量。标为"正常"的区域代表治疗的目标。在图表上绘制患者数据，可以直观地确定可能使血流动力学恢复正常的向量或向量组合。

患者 A 代表血压低且 CO 较低的患者，这可能在出血后或心力衰竭时发生。鉴于低 PAWP 与出血相关，容量管理有望产生一个向量，使血流动力学恢复正常。或者，患者可能具有与心力衰竭相关的正常或高 PAWP，并且需要正性肌力药，如多巴胺。患者 B 的血压正常，但血管阻力高，CO 低，如心肌病时。使用肼屈嗪等药物降低后负荷将产生血管舒张向量，并使血流动力学恢复正常。患者 C 为高血压伴混合血流动力学模式。她需要一个组合向量才能恢复正常的血流动力学（如肼屈嗪和 β 受体阻滞药）。患者 D 为低血压和高动力，血管阻力低。早期败血症患者可能会出现该情况。容积管理可以升压，但以高充盈压力为代价，并且可能会对 ARDS 的发展产生负面影响。或者，小剂量的 α 肾上腺素药物（如去氧肾上腺素）会产生一个垂直于阻力线的向量，使血流动力学恢复正常。

要 点

- 妊娠期间的血流动力学变化可能对母亲的心脏功能产生不利影响。
- 妊娠期间感染等并发事件通常是代偿失调的原因。
- 妊娠期间患有心脏病的女性经常有独特的社会心理需求。
- 第一产程、第二产程和产后是血流动力学不稳定的时期。
- 产后时期的特征是体量负荷、心动过速和后负荷增加的"完美风暴"，每一种都可能导致患有心脏病的孕妇不稳定。
- 有创血流动力学监测应用于解决特定的临床问题。
- 妊娠期可以对许多产妇心脏病进行医学管理。
- 对具有机械瓣膜的女性进行抗凝治疗需要一支经验丰富的团队，并仔细考虑产妇和胎儿风险之间的平衡，然后进行适当的咨询。需要非常积极的治疗监测。
- 患有发绀型心脏病的母亲出现胎儿和新生儿不良结局的风险更高。
- 艾森曼格综合征、主动脉扩张的马方综合征、右心功能不全的肺动脉高压的孕产妇死亡风险极高。
- 许多患有先天性心脏病的女性可以顺利完成妊娠。
- 妊娠前咨询应建立在医学信息与患者价值体系之间取得平衡的基础上。

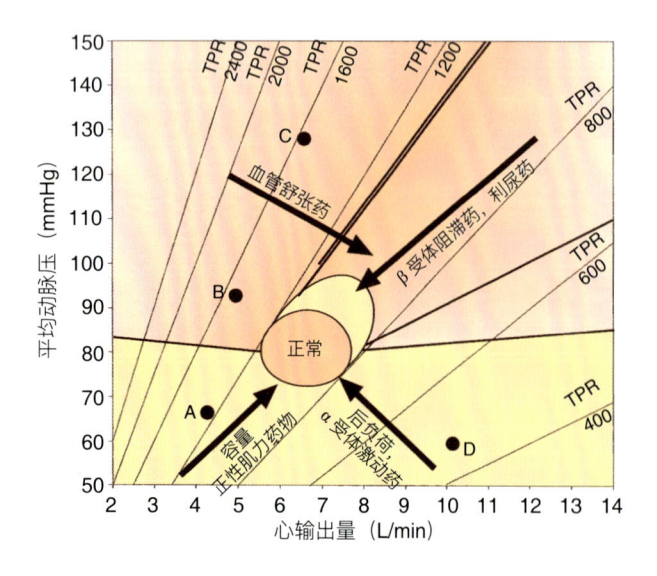

▲ 图 42-8　血流动力学流程图

心输出量和平均动脉压分别画在 x 轴和 y 轴上。对角线是血管阻力的等距线。预期的变化载体可以用来预测患者对干预的反应。TPR. 总外周电阻

第43章 妊娠期呼吸系统疾病
Respiratory Disease in Pregnancy

Luis D.Pacheco　Antonio Saad　Mauricio La Rosa De Los Rio　Camille M.Webb　著

胡　倩　译　　韦晓宁　校

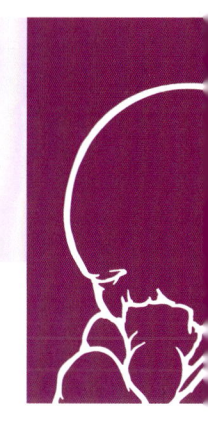

英汉对照

acid-fast bacilli	AFB	抗酸杆菌
acquired immunodeficiency syndrome	AIDS	获得性免疫缺陷综合征
acute respiratory distress syndrome	ARDS	急性呼吸窘迫综合征
American Thoracic Society	ATS	美国胸科学会
Bacillus Calmette-Guérin	BCG	卡介苗
CF-related diabetes	CFRD	CF 相关性糖尿病
CF transmembrane conductance regulator	CFTR	跨膜电导调节器
chronic obstructive pulmonary disease	COPD	慢性阻塞性肺疾病
community-acquired methicillin-resistant *Staphylococcus aureus pneumonia*	CA-MRSA	社区获得性耐甲氧西林金黄色葡萄球菌肺炎
community-acquired pneumonia	CAP	社区获得性肺炎
confidence interval	CI	置信区间
cystic fibrosis	CF	囊性纤维化
Epidemiologic Study of Cystic Fibrosis	ESCF	囊性纤维化的流行病学研究
extracorporeal carbon dioxide removal	$ECCO_2R$	体外二氧化碳去除
forced expiratory volume in 1 second	FEV_1	第 1 秒用力呼气量
forced vital capacity	FVC	用力肺活量
highly active antiretroviral therapy	HAART	高效抗逆转录病毒疗法
human immunodeficiency virus	HIV	人类免疫缺陷病毒
Infectious Disease Society of America	IDSA	美国传染病学会
interferon-gamma release assay	IGRA	γ 干扰素释放试验
intrauterine growth restriction	IUGR	宫内生长受限
isoniazid	INH	异烟肼
leukotriene-receptor agonist	LTRA	白三烯受体激动药
long-acting β_2 agonist	LABA	长效 β_2 激动药
metered-dose inhaler	MDI	定量吸入器
multidrug-resistant tuberculosis	MDR-TB	耐多药结核病

National Asthma Education and Prevention Program	NAEPP	国家哮喘教育和预防计划
nucleic acid amplification testing	NAAT	核酸扩增检测
odds ratio	OR	比值比
peak expiratory flow rate	PEFR	呼气峰值流速
Pneumocystis jirovecii pneumonia	PJP	杰氏肺囊虫肺炎
positive end-expiratory pressure	PEEP	呼气末正压
prostaglandin E2	PGE_2	前列腺素 E_2
pulmonary function test	PFT	肺功能试验
purified protein derivative	PPD	纯化蛋白衍生物
QuantiFERON-TB Gold in-Tube test	QFT-GIT	结核分枝杆菌特异性细胞免疫反应检测
Rifampin	RIF	利福平
transfusion-related acute lung injury	TRALI	输血相关性急性肺损伤
tuberculin skin testing	TST	结核菌素皮肤试验
tuberculosis	TB	肺结核
varicella immune globulin	VariZIG	水痘免疫球蛋白
veno-venous extracorporeal membrane oxygenation	VV ECMO	静脉-静脉体外膜肺氧合

摘 要

呼吸系统疾病是影响妊娠的最常见疾病之一，也是产科患者入住重症监护病房的原因之一。在大多数情况下，妊娠期呼吸系统疾病的治疗应遵循与非妊娠人群相同的基本原则。适当的早期经验性抗生素治疗对社区获得性肺炎和结核病至关重要。预防策略至关重要，应纳入孕妇哮喘的管理中。大多数用于治疗急性哮喘恶化的药物在妊娠期间使用是安全的。急性呼吸窘迫综合征是一种非心源性肺水肿，预后不良。肺保护性机械通气是必要的，应在妊娠期间使用。囊性纤维化现有的治疗已经可以使女性存活至生育年龄。患有该病女性的妊娠期监护需要一个多学科团队，包括母胎医学、肺病学和遗传学专家。

关键词

妊娠；社区获得性肺炎；肺结核；哮喘；急性呼吸窘迫综合征；输血相关的急性肺损伤；结节病；囊性纤维化

肺部疾病是最常见的妊娠并发症之一。妊娠期间肺部疾病的发生可能导致母亲和胎儿的发病率和死亡率增加。产科医生和医疗顾问应该彻底了解妊娠引起的心血管功能变化及其对所讨论的呼吸系统疾病的潜在影响。第 3 章总结了妊娠期间相关的心血管和呼吸系统的生理变化。认识到用于评估肺功能的大多数诊断性试验对胎儿无害，如果有必要，应在妊娠期间进行，这点也极为重要。本章涵盖了妊娠期间可能遇到的最常见的呼吸系统并发症妊娠对疾病的影响，以及疾病对妊娠的潜在影响。

一、妊娠期肺炎

肺炎是肺实质的感染。目前妊娠期间肺炎的流行病学情况尚不清楚；然而，既往的回顾性研究报道了每 1000 次分娩中大约 1.5 次的患病[1-3]。这一患病率与非妊娠人群中的患病率相当[4]。妊娠期间肺炎的发病率可能会增加，这主要是由于某些育龄人群的健康状况下降，以及患有囊性纤维化和 HIV 等特定疾病的女性现在可以更多地存活至生育年龄[5]。

根据美国传染病学会（Infectious Disease Society of America，IDSA）指南[6]，肺炎可分为社区获得性或医院获得性。社区获得性肺炎（community-acquired pneumonia，CAP）发生在近期未住院且未定期于医疗机构就诊的患者中[7]。CAP 是妊娠期肺炎最常见的形式。CAP 最常由细菌引起（60%～80% 的病例），高达 20% 可能与非典型细菌（肺炎支原体、肺炎衣原体、嗜肺军团菌）有关。其余 10%～20% 的病例是由病毒感染引起的[8]。

肺炎会增加产妇的发病率和死亡率[9]。它也是导致非产科住院的主要原因，并且是妊娠期间发生严重脓毒症的最常见原因[10-12]。重要的是，妊娠期间的生理变化会增加肺炎患者发生母体并发症的风险。这些并发症包括由于功能残气量下降和耗氧量增加而需要机械通气（10%～20%）、菌血症（16%）、脓胸（8%）、气胸、心包积液和心包压塞。事实上，肺炎引起的呼吸衰竭占妊娠期间插管的比例高达 12%[10]。尽管如此，随着现代抗生素治疗的应用和重症监护的发展，孕产妇肺炎患者的预后得到了显著改善[12,13]。

肺炎可能使任何孕龄的妊娠复杂化，并且常常与围产期不良结局相关。诊断时的平均孕龄为 32 周[2]。最近一项纳入了两个全国人口数据库的研究表明，与未感染的孕妇相比，肺炎显著增加了低出生体重（9.8% vs. 5.9%）、早产（12.3% vs. 7.1%）、小于胎龄儿（20.7% vs. 16.2%）、低 Apgar 评分（0.7% vs. 0.2%）、剖宫产（55.5% vs. 40.6%）和先兆子痫/子痫（2.7% vs. 0.8%）的发生率[11]。即使采用抗生素治疗和现代化管理，早产仍是肺炎的严重并发症。一项研究的结果显示，出现菌血症、需要机械通气或有严重潜在母体疾病的女性更可能发生早产[12]。感染引起的前列腺素生成增加和宿主炎症反应可能是这些女性早产的原因[4]。

二、细菌性肺炎

在非复杂性 CAP 中，目前 IDSA/美国胸科学会（American Thoracic Society，ATS）的指南不建议通过呼吸道培养来分离特定的致病微生物[6]，因为在大多数情况下，CAP 的微生物学很容易预测，目前推荐的一线抗生素通常会提供足够的覆盖[6]。在抗生素和疫苗接种时代之前，肺炎链球菌几乎是所有肺炎病例的罪魁祸首[7]。由于疫苗接种率的上升，虽然发生率不高，肺炎链球菌仍是引起妊娠期肺炎最常见的细菌病原体，其次是流感嗜血杆菌。CAP 中分离的其他常见细菌包括肺炎支原体、流感嗜血杆菌、金黄色葡萄球菌和肺炎衣原体。不太常见的细菌包括铜绿假单胞菌、军团菌、克雷伯菌、卡他莫拉菌、百日咳博德特菌、大肠埃希菌、肠杆菌和沙雷菌[8]。某些情况很可能是导致发生感染的诱因（如酒精中毒：肺炎链球菌、口腔厌氧菌、肺炎克雷伯菌），吸烟或慢性阻塞性肺病（流感嗜血杆菌、铜绿假单胞菌）、吸入（革兰阴性肠道病原体）、肺脓肿（耐多药金黄色葡萄球菌、口腔厌氧菌），接触鸟类（鹦鹉热衣原体），在过去 2 周内曾在酒店或游轮上（军团菌），或静脉注射药物（金黄色葡萄球菌）[6]。

疑似妊娠期肺炎的诊断主要基于临床表现。肺炎的症状与非妊娠人群相似。这些症状包括 90% 的病例出现咳嗽，66% 出现大量咳痰，66% 出现呼吸困难，50% 出现胸膜疼痛。其他常见症状有发热、头痛、出汗和身体不适。需要进行详细的身体检查。肺部检查通常表现为实变体征，包括叩诊呈浊音、管状呼吸音、湿啰音和语音共颤增强。

所有高度怀疑肺炎的孕妇都应接受胸片检查。胸片的胎儿辐射暴露剂量估计低于 0.01mGy，并不会导致任何短期或长期并发症[14]。因此，胸部 X 线检查对需行肺炎诊断的孕妇并非禁忌。与细菌性肺炎的影像学表现包括肺叶实变、空洞、支气管充气征和胸腔积液（图 43-1A）。非典型细菌（如肺炎衣原体或鹦鹉热、肺炎支原体和军团菌）胸部 X 线检查没有明显的特征。但单侧或双侧网状结节浸润多见，常伴有肺外症状。其中，嗜肺军团菌最为严重（图 43-1B）。目前的研究尚无能够可靠区分非典型和典型（如肺炎链球菌）细菌性肺炎的影像学病理组学模

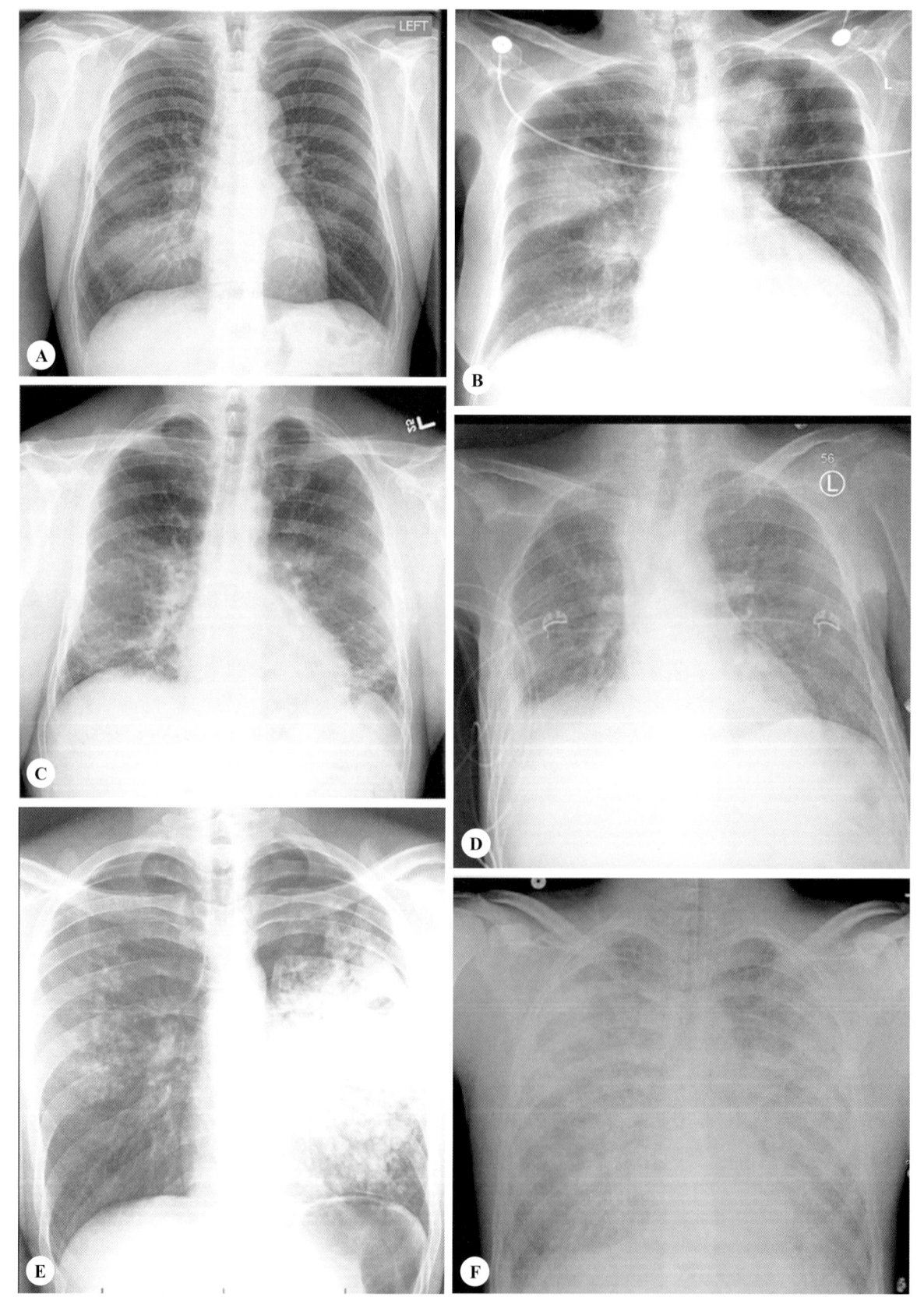

▲ 图 43-1 社区获得性肺炎的 X 线图像

A. 肺炎链球菌引起的肺叶实变；B. 嗜肺军团菌引起的多灶性肺炎；C. 杰氏肺囊虫引起的双侧浸润；D. 粟粒性结核病；E. 结核分枝杆菌引起的左上叶空洞病变和左肺实变；F. 急性呼吸窘迫综合征

式[13]。在非典型细菌性 CAP 中，胸片上发现的严重程度通常与较轻的临床症状不成比例。尽管胸片的使用对肺炎的诊断至关重要，但这些表现并不具有病原体特异性[6]。

由于对肺炎管理的有效影响很小，对是否需要常规使用一些常规检测（如血液和痰培养）仍然存在争议。IDSA/ATS 关于 CAP 管理的共识指南建议仅在某些特殊情况时才应进行其他检测（表 43-1）[6]。

由于妊娠期肺炎与产科不良结局相关，任何疑似肺炎的孕妇都应积极治疗，通常建议住院。妊娠期间非重症肺炎可以进行门诊治疗，前提是随访条件好，并且没有合并症（哮喘、糖尿病、免疫功能低下状态、心脏或肾脏疾病）[8]。与重症 CAP 相关的基线特征见框 43-1。一项研究纳入了 133 名在妊娠期间因肺炎入院的女性，这部分患者均接受基于英国和 ATS 非妊娠人群管理指南进行治疗，结果表明，如果使用 ATS 指南，25% 的肺炎孕妇可以避免住院[3]。使用 ATS 标准进行管理的门诊肺炎孕妇没有任何并发症。值得注意的是，本研究中因肺炎住院的 133 名女性中，大多数没有使用胸片确诊，这限制了该研究用于指导妊娠期肺炎入院标准的价值。因此，在获得更多信息之前，对所有患有肺炎的孕妇入院应谨慎。

有限的回顾性数据表明，在就诊前 4~8h 内接受第一剂抗生素的患者死亡率可能会降低[15]。这些研究存在局限性，前瞻性研究未能获得同样的结果[16,17]。另一方面，延迟使用抗生素与不良预后相关。根据这些数据，IDSA 强烈建议，当需要因肺炎入院时，应在急诊室时给予患者第一剂抗生素[6]。

经验性抗生素覆盖通常包括用于轻症的大环内酯类和用于重症的 β- 内酰胺类。医生应根据风险因素、局部抗生素耐药率、严重程度和其他合并症，考虑可能涉及的病原体[8]。Yost 及其同事发现，119 例妊娠期肺炎女性中，有 118 例接受红霉素单药治疗[3]。一线药物包括阿奇霉素或红霉素。对于有合并症（如酒精中毒、糖尿病或免疫抑制）的患者，应在大环内酯类药物中加入 β- 内酰胺类药物，如阿莫西林或阿莫西林 - 克拉维酸。对于有重症肺炎体征的患者，通常推荐的方案包括阿奇霉素和头孢曲松的组合。在大环内酯类和（或）β- 内酰胺肺炎球菌耐药性较高的地区，氟喹诺酮类药物应作为一线治疗。由于担心胎儿关节损伤，在妊娠期间通常避免使用喹诺酮类药物，但这种担忧是理论上的，主要来自动物研究的数据。最近的研究未能显示喹诺酮类药物的致畸作用[18]。随着高度耐药细菌性肺炎的出现，使用该类药物或许可以挽救生命，因此在特定情况下是能够合理使用的（图 43-2）。在经过适当的初始经验性治疗后仍无改善的严重病例，应怀疑社区获得性耐甲氧西林金黄色葡萄球菌肺炎（community-acquired methicillin-resistant Staphylococcus *aureus*

表 43-1 社区获得性肺炎的诊断建议

指 征	血培养	痰培养	军团菌 UAT	肺炎双球菌 UAT	其 他
重症监护病房患者	×	×	×	×	a
门诊抗生素治疗无效		×	×	×	
空洞浸润	×	×			b
白细胞减少症或慢性重症肝病	×			×	
严重阻塞性 / 结构性肺病		×			
无脾综合征	×			×	
胸腔积液	×	×	×	×	c

a. 如果插管，则进行气管内抽吸
b. 真菌和结核菌培养物
c. 胸腔穿刺术和胸腔积液培养
UAT. 尿抗原试验

pneumonia，CA-MRSA），并加用万古霉素或利奈唑胺[6]。已经建议在难以治疗的病例中使用克林霉素进行追加治疗，因为已被证明它可以减少葡萄球菌外毒素的产生。然而，这一建议仍然存在争议[19]。

需要机械通气的呼吸衰竭可能会并发肺炎。在这种情况下，应由包括产科医生、母胎医学专家和重症监护医师在内的多学科团队共同管理。应持续监测可能存活的胎儿。没有证据表明分娩可以改善呼吸状态；因此，不推荐仅以改善产妇氧合为目的终止妊娠。

非复杂性肺炎的治疗应持续 5 天[6]。患者应在治疗 48～72h 后表现出临床改善。重要的是，影像学表现可能持续长达 6 周，但不应作为延长治疗的指征。对于临床表现更严重的患者，应考虑更长的抗生素疗程（7 天）。辅助类固醇在 CAP 治疗中的作用存在争议。最近的指南建议，在需要住院治疗的重症 CAP 中可以使用剂量低于 400mg/d 的氢化可的松 5～7 天[20]。

建议接种肺炎球菌多糖疫苗，以预防高危患者中的肺炎球菌性肺炎，包括免疫力下降、酗酒、无脾综合征、镰状细胞病、慢性肺病或心脏病、肝病、重度吸烟者。该疫苗的效力在 60%～80%[21]。该疫苗在妊娠期间应用是安全的，应该用于高危孕妇[22]。此外，在孕中期和晚期母体接种疫苗可以产生抗体并通过胎盘传递，从而形成新生儿被动免疫[23]。

三、病毒性肺炎

美国疾病控制和预防中心估计，自 2010 年以来，流感已感染了 900 万～3500 万人，其中 140 000～

框 43-1　重症社区获得性肺炎的标准

- 呼吸频率：>30/min
- PaO$_2$/FiO$_2$ 比值：>250
- 多个肺叶浸润
- 意识混乱 / 定向障碍
- BUN 水平>20mg/dl
- 白细胞减少症：白细胞计数<4000/mm^3
- 血小板减少症：血小板计数<100 000/mm^3
- 低温
- 低血压需要积极的液体复苏
- 有创机械通气
- 需要血管加压药的感染性休克

BUN. 血尿素氮

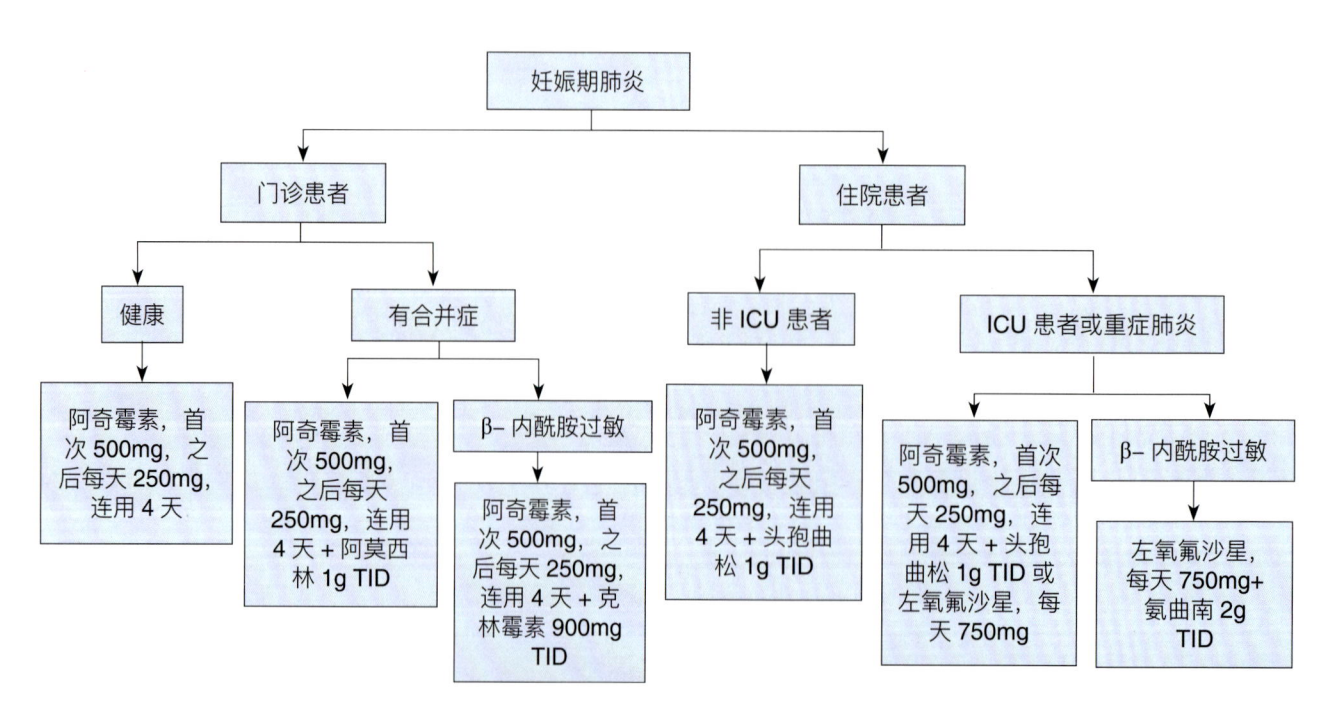

▲ 图 43-2　妊娠期间社区获得性肺炎的管理
合并症：糖尿病、恶性肿瘤、无脾、酗酒。ICU. 重症监护病房；TID. 每天 3 次

710 000人住院，每年12 000~56 000人死亡[24]。流感已成为美国的第八大死因。

有充分的证据表明，孕妇患流感的情况比一般人群更严重[25]。在2009年H_1N_1流感大流行期间，与非妊娠女性相比，妊娠女性的住院率高7倍，ICU住院率高5~7倍，ICU入住风险高4倍，死亡率更高。关于妊娠结局，流感与较高的剖宫产率和早产率相关[26-28]。一项系统性评价发现，孕早期母亲流感与胎儿先天性畸形风险增加相关[29]。

病毒通过雾化飞沫传播。患者通常在症状出现前1天开始具有传染性，并在接下来的5天内持续感染[8]。症状在1~4天的潜伏期后急性发作，包括高热、鼻炎、流鼻涕、头痛、肌痛、不适和咳嗽。肺炎是流感的常见并发症，是肺实质继发细菌感染或原发性病毒感染的结果。原发性流感肺炎的特点是从单侧浸润迅速发展为弥漫性双侧病变。患者可能会出现爆发性呼吸衰竭，而需要机械通气。

应及时评估出现流感样症状的患者。根据美国妇产科医师学会和母胎医学会的建议，一旦孕妇或产后2周内怀疑感染流感，应开始使用抗病毒药物[30]。在出现症状的前2天内开始使用抗病毒药物与疾病严重程度、孕产妇死亡率降低相关[31]。如果患者发病超过48h，则不应停止治疗。首选药物是奥司他韦75mg，每天2次，连续5天。另一种疗法是扎那米韦10mg（2次口服吸入），每天2次，持续5天。这两种药物在妊娠期间任何孕周使用都是安全的。如果孕妇（或产后2周内）暴露于流感，应立即开始预防使用奥司他韦75mg，每天1次，连续10天。当细菌性肺炎使妊娠期间的流感复杂化时，应该开始使用抗生素。抗生素治疗应针对可能引起继发感染的病原体，包括金黄色葡萄球菌、肺炎链球菌（肺炎球菌）和流感嗜血杆菌。

无论任何妊娠期，强烈建议所有孕妇在流感季节（10月~5月中旬）常规接种灭活流感疫苗[32]。妊娠期间接种流感疫苗可将严重呼吸道疾病的风险降低一半，并为新生儿提供被动免疫[33]。

水痘-带状疱疹病毒（varicella-zoster virus, VZV）是一种DNA病毒，通常在儿童中引起良性自限性疾病（水痘），但在成人中可能引起严重疾病。目前，妊娠期间水痘的发病率约为每10 000次妊娠发生1.21例[34]。VZV通过直接接触皮肤病变或吸入受感染的呼吸道分泌物传播。VZV的潜伏期约为2周，具有高度传染性。患者在出现皮疹前1~2天开始直至皮损完全结痂具有传染性。

VZV感染可能会在妊娠期间产生重大影响。既往的研究表明，在感染VZV的孕妇中，肺炎发生率很高（高达10%）[35]。最近的一项研究报道发现，在935名感染VZV的孕妇中，水痘肺炎的发生率显著降低（2.5%）[34]。水痘肺炎最常发生在孕晚期，而且很可能非常严重[36]。通过现代医学管理，由于抗病毒治疗的应用，死亡率已显著下降。据报道，抗病毒治疗前的孕产妇死亡率高达40%，而在抗病毒治疗时代为15%[37]。Zhang等最近的一项研究报道了美国23例妊娠期水痘肺炎病例，没有孕产妇死亡[34]。

妊娠期间的水痘感染也可能与新生儿的不良预后相关。先天性水痘综合征的特征是皮肤瘢痕、智力低下、小头畸形、脑积水、眼部异常、四肢缺陷、低出生体重和胃肠道缺陷。该综合征可在感染后的任何时间发生，但早期感染的严重程度更高，主要发生在妊娠8~20周[38]。

原发性VZV表现为发热和不适，随后出现弥漫离心性发痒的水疱性皮疹。水痘肺炎通常在出现这些症状后2~5天开始出现，并以咳嗽、呼吸困难、瘙痒性胸痛和咯血等肺部症状的出现为初始症状。疾病的严重程度可能从无症状的影像学异常到暴发性肺炎和呼吸衰竭不等。

阿昔洛韦是一种DNA聚合酶抑制药，是水痘的一线治疗药物。所有妊娠合并水痘肺炎患者均应积极抗病毒治疗，并入住ICU密切观察。早期使用阿昔洛韦与改善预后相关[37]。妊娠期间使用阿昔洛韦治疗是安全的。建议每8小时静脉注射10mg/kg。阿昔洛韦应缓慢给药并充分水合以防止结晶性肾病的发生。水痘免疫球蛋白（VariZIG）在预防接触水痘的孕妇感染的功效已有报道[39]。这种疗法应在接触后的10天内给予，但在美国并未广泛使用。

四、杰氏肺囊虫肺炎

杰氏肺囊虫肺炎（pneumocystis jirovecii pneumonia, PJP）仍然是感染HIV的患者中最普遍的机会性感染。这是一种意味着获得性免疫缺陷综合征的疾病，它更多见于患者的辅助T细胞（$CD4^+$）计数低于$200/mm^3$时。PJP在器官移植、癌症或自身免疫性疾病的免疫抑制治疗患者中也很普遍。PJP 的传播途径尚不完全清楚，尽管一些证据表明人与人之间的传播是最可能的模式[40]。几乎 50% 免疫功能正常的成年人有无症状的肺部定植[41]。多达 60% 的诊断为 PJP 的妊娠患者需要机械通气[42]。

PJP 的症状是非特异性的，包括呼吸困难、发热、呼吸急促和干咳。PJP 的典型影像学特征是双侧肺门周围间质浸润，随着疾病的进展变得越来越均匀和弥散（图 43-1C）。PJP 的诊断需要显微镜检查，以从临床标本（如痰、支气管肺泡灌洗液或肺组织）中识别出 P.jirvecii。P.jirvecii 不能在培养基中繁殖。该真菌具有滋养体和包囊形式，可以用改良的巴氏染色、Wright-Giemsa 染色或革兰染色进行检测。聚合酶链反应比常规染色具有更高的检出率。

甲氧苄啶/磺胺甲恶唑（trimethoprim/sulfamethoxazole，TMP/SMX）每天 15~20mg/kg，分 3 次口服或静脉注射，共 21 天，是 PJP 的首选方案[43]。在中度至重度表现的患者中，皮质类固醇已被证明可显著降低死亡率[44]。如果有指征，应在开始抗生素治疗后立即开始使用皮质类固醇。应在 CD4+ 计数低于 200/mm³ 或患者有口咽念珠菌病史时，应开始对 HIV 感染成人［包括孕妇和接受高效抗逆转录病毒治疗（highly active antiretroviral therapy，HAART）的患者］使用 TMP/SMX 进行 PJP 初级预防。HAART 的使用和 TMP/SMX 的预防降低了发达国家 PJP 肺炎的发生率。

五、妊娠期肺结核

在美国，结核病（tuberculosis，TB）的实际发病率低于每 100 000 人中 10 例，与其他发达国家相当[45]。在美国诊断出的大多数病例来自结核流行国家移民的患者。结核病发病率的最后一个显著高峰是在 1985—1991 年，当时由于 HIV 流行，报道的结核病病例增加了 18%。从那时起，发病率下降了 50%[46]。在美国，据报道，2003—2011 年妊娠期间结核感染的发生率为 26.2/10 万[47]。2016 年美国新增确诊病例数是 9287 例；其中，67.9% 的患者是在外国出生的[48]。

结核分枝杆菌通过空气颗粒携带。一旦被传播，它们可以保持非活动状态（潜伏结核）或活动状态（活动结核）。大多数在妊娠期间被诊断出患有结核病的孕妇都患有潜伏性结核病且没有症状（患者不会感染潜伏性结核病）。没有证据表明妊娠会加速进展为活动性疾病[49]。英国的一个大型队列研究发现，产后活动性结核病的发生率较高[50]。

与潜伏性结核病不同，活动性结核病对妊娠结局有显著影响，包括增加早产、低出生体重、宫内生长受限、剖宫产和围产期死亡率的风险[51]。

（一）诊断

妊娠期潜伏性结核病检测适用于发展为活动性结核病风险较高的患者，包括有结核病近期接触史和（或）免疫功能低下的患者[49, 52]。可以使用结核菌素皮肤试验（tuberculin skin test，TST）或最近描述的 γ 干扰素释放试验（interferon-gamma release assay，IGRA）方法进行检测。TST 和 IGRA 均可在妊娠期间安全进行，并且妊娠不影响在非妊娠个体中潜伏性 TB 诊断的常用阈值的确立[53]。

TST 是通过皮下注射中等强度的纯化蛋白衍生物（purified protein derivative，PPD）进行的。给药后，必须在 48~72h 内评估皮肤反应。PPD 对结核病诊断的敏感性为 90%~99%。PPD 仍然是全世界最常用的结核病筛查测试。重要的是，在接种卡介苗（bacillus Calmette-Guérin，BCG）疫苗的患者中，该试验可能出现假阳性结果。在个人接种 BCG 疫苗后，假阳性结果可能会持续长达 55 年[54]。皮肤硬结面积大于 5mm 被认为是转化为活动性结核病风险最高的个体的阳性反应。结果的解释可能会因患者特征和风险因素而异（表 43-2）[52]。

IGRA 是一种专门检测以前接触过结核分枝杆菌的测试（与 TST 不同，它不利用来自不同分枝杆菌物种的抗原）。与 TST 相比，IGRA 具有单次就诊（因为测试是在单个全血样本中进行）和更快出结果的优势，并且不受先前 BCG 疫苗接种状态的影响。主要的缺点是成本高。目前在美国有两种 IGRA 测试可用：T-SPOT.TB 测试和 QuantiFERON-TBGold 管内测试（QFT-GIT）。

必须通过全面的体格检查和胸片来评估测试结果呈阳性的女性是否患有活动性结核病。活动性肺结核的症状包括咳嗽（74%）、体重减轻（41%）、持续盗汗和发热（30%）、不适和疲劳（30%）以及咯血（19%）。

表 43-2 TST 的结果判读

TST 直径大小（mm）	阳性结果判断
<5mm	HIV 感染 + 密切接触史
≥5mm	• HIV 感染 • 密切接触史 • 胸部 X 片异常 • 免疫抑制
≥10mm	• 合并症，如糖尿病、终末期肾病、长期应用类固醇药物 • 出生于结核流行地区（>25/100 000） • 高风险环境，如监狱、医疗卫生机构、分枝杆菌实验室
≥15mm	健康人群

HIV. 人类免疫缺陷病毒；TST. 结核菌素皮肤试验

如果怀疑活动性肺结核，应进行胸片检查并采集痰标本。痰标本用于抗酸杆菌（acid-fast bacilli，AFB）涂片、培养和核酸扩增检测（nucleic acid amplification testing，NAAT）[52]。患有活动性肺结核的个体可能有影像学表现，包括淋巴结肿大、多结节浸润、空洞、肺上叶体积减小和肺门标记的上内侧回缩（图 43-1D 和 E）。AFB 的结果不能排除或确认活动性结核病的诊断[52]。可通过提供多个样品（每个样品至少 3ml）来提高该试验的灵敏度。其他分枝杆菌感染可导致 AFB 阳性。液体和固体分枝杆菌培养是诊断结核病的金标准[52]。目前推荐两种诊断性 NAAT：结核分枝杆菌直接试验（HologicAmplifiedMTD）和 CepheidXpertMTB/Rif 试验。如果患者过去曾接受过结核病治疗，并且在中等结核病发病区（每 10 万人中有 20 人）居住至少 1 年，或有接触耐多药结核病的风险，则应进行利福平（Rifampin，RIF）加或不加异烟肼（Isoniazid，INH）的快速分子药敏试验[52]。

在最近的一篇 Meta 分析结果显示，美国肺外结核病发生率高达 20.3%，其中淋巴管和胸膜受累是最常见的部位，其次是骨骼/关节、泌尿生殖系统、腹膜和脑膜受累[55]。分枝杆菌很少侵入子宫胎盘循环，导致先天性结核病[56]。先天性结核病的诊断基于以下因素之一：①出生时经皮肝活检证实原发性肝复合体或空洞性肝肉芽肿；②母体生殖道或胎盘感染；③出生后第 1 周发现的病变；④通过对包括医疗保健提供者在内的所有接触者进行彻底调查，排除产后传播的可能性[56]。

（二）预防

在潜伏性结核病患者中，进展为活动性疾病的风险在转化的前 2 年最高。在转换后的前 18 个月内，活动性疾病的发生率达到 5%，此后保持在 5%[57]。对于已知近期转为阳性 TST（2 年内）或免疫抑制的女性，推荐的预防措施是从孕早期开始每天使用 300mgINH，并持续 6~9 个月[49]。INH 应补充吡哆醇（维生素 B_6）补充剂，每天 50mg，以预防与 INH 治疗相关的周围神经病变（图 43-3）。TST 阳性持续时间未知或延长（>2 年）的女性应在分娩后 6~9 个月内接受 INH 每天 300mg。在妊娠和产后服用 INH 会增加患肝炎的风险。使用 INH 导致妊娠期肝脏炎症的绝对风险极低；因此，当转化为活动性疾病的风险很高时，应开始这种治疗[58]。每月监测肝功能检查可以防止这种不良后果。在接受 INH 治疗的个体中，10%~20% 的肝功能检查结果轻度升高。一旦停药，这些变化就会消失。应鼓励潜伏性结核病患者进行母乳喂养。母乳中少量的 INH 不会产生肝毒性[52,58]。应该给纯母乳喂养的婴儿补充吡哆醇。

在结核病高发国家，通常在出生时接种卡介苗。它已被用于预防儿童结核性脑膜炎和粟粒性疾病。在美国一般不常规推荐使用。妊娠期间及免疫抑制患者禁用[22]。

（三）治疗

妊娠期活动性结核病患者的治疗应采用由 INH、利福平和乙胺丁醇组成的三联方案。该方案为期 2 个月，随后进行 7 个月的 INH 和 RIF 治疗（图 43-3）。理想情况下，应直接观察治疗。最新的 IDSA/ATS 妊娠期活动性结核病治疗指南建议，临床医生根据具体情况评估增加吡嗪酰胺的风险和益处。该建议基于缺乏足够的妊娠安全数据。而益处是克服了合并 HIV 感染、肺外结核病或严重结核病患者的风险。

耐多药结核病（multidrug-resistant tuberculosis，MDR-TB）被定义为由对 INH 和 RIF 耐药的结核分枝杆菌引起的疾病，可继发于耐药菌株的初始感染或可能在治疗过程中发展而来。2016 年，美国耐多

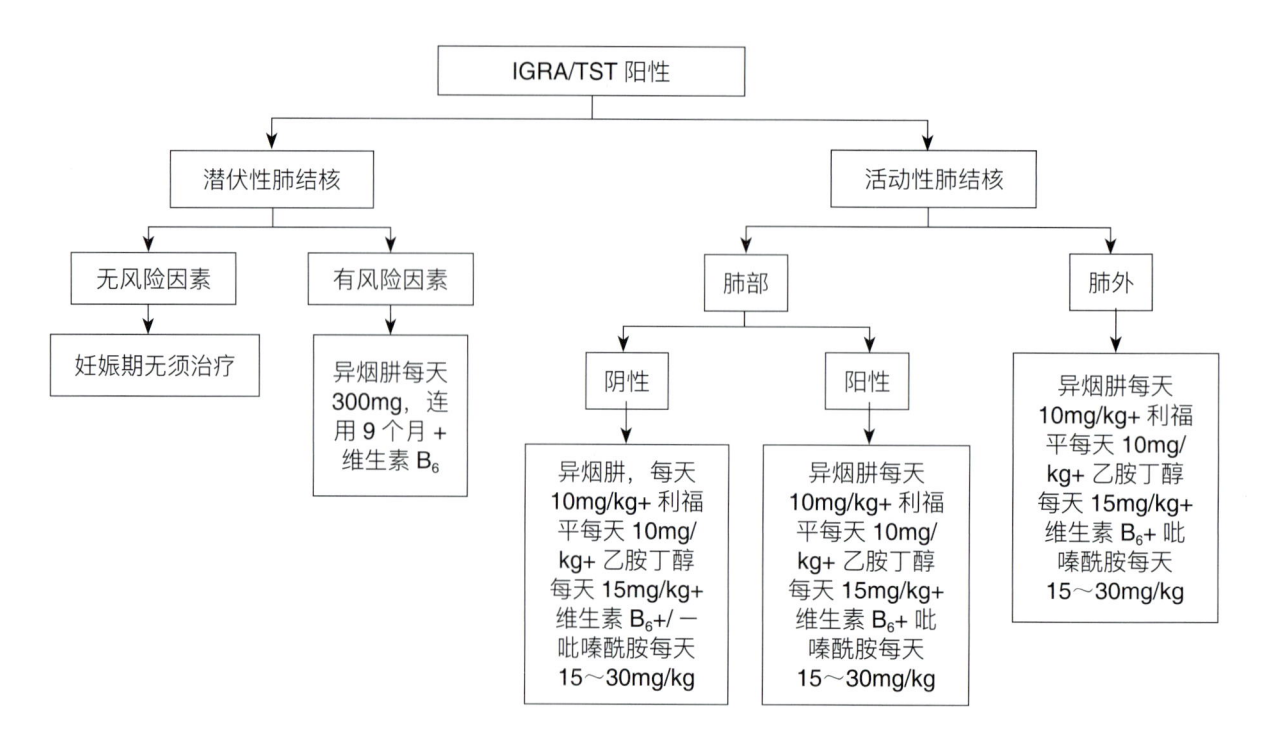

```
                    IGRA/TST 阳性
                   ┌──────┴──────┐
              潜伏性肺结核      活动性肺结核
              ┌────┴────┐       ┌────┴────┐
          无风险因素  有风险因素   肺部      肺外
              │         │      ┌─┴─┐       │
         妊娠期无须治疗  异烟肼每天  阴性  阳性   异烟肼每天
                    300mg，连                 10mg/kg+ 利福
                    用 9 个月 +                平每天 10mg/
                    维生素 B₆                  kg+ 乙胺丁醇
                                              每天 15mg/kg+
                                              维生素 B₆+ 吡
                                              嗪酰胺每天
                                              15～30mg/kg
                              异烟肼，每天  异烟肼每天
                              10mg/kg+ 利福  10mg/kg+ 利福
                              平每天 10mg/   平每天 10mg/
                              kg+ 乙胺丁醇   kg+ 乙胺丁醇
                              每天 15mg/kg+  每天 15mg/kg+
                              维生素 B₆+/－  维生素 B₆+ 吡
                              吡嗪酰胺每天   嗪酰胺每天
                              15～30mg/kg    15～30mg/kg
```

▲ 图 43-3 妊娠期结核病的管理

风险因素：近期接触史或免疫功能低下。IGRA. γ 干扰素释放试验；TST. 结核菌素皮试

药结核病的发病率为 1.4%[59]。在这些情况下，必须使用二线治疗，如卷曲霉素、卡那霉素、对氨基水杨酸和环丝氨酸，但效果较差且毒性较大。

正在接受抗结核药物治疗的女性一旦变得不具有传染性，就可以进行母乳喂养。应鼓励患有潜伏性结核病的母亲或活动性结核病接受治疗至少 2 周后进行母乳喂养。少量 INH、RIF 和乙胺丁醇会排泄到母乳中[49, 58]。接受 INH 治疗的女性的母乳喂养婴儿应接受多种维生素补充剂，其中包括吡哆醇（每天 1～2mg/kg）[58]。

六、妊娠期哮喘

哮喘是妊娠期间最常见的呼吸系统疾病。它的特点是慢性气道炎症和对各种刺激的气道反应性增加，导致部分或完全可逆的气道阻塞。随着意识到几乎所有病例都存在气道炎症，对哮喘发病机制的认识发生了变化。目前的哮喘医疗管理强调气道炎症的治疗，以降低气道反应性并防止哮喘恶化。国家哮喘教育和预防计划（National Asthma Education and Prevention Program，NAEPP）工作组发现，"对于患有哮喘的孕妇来说，接受哮喘药物治疗比让她们出现哮喘症状和恶化更安全"[60]。

（一）诊断

尽管妊娠期间呼吸系统发生了显著变化，但在正常妊娠期间，FVC、FEV_1 或 FEV_1/FVC 比率未发生临床改变。因此，妊娠期间大多数用于诊断哮喘的肺活量功能测试也可使用非妊娠参考值[61]。更有争议的是妊娠对呼气峰值流速（peak expiratory flow rate，PEFR）的影响。虽然一些学者认为，PEFR 在正常妊娠期间不会改变，但另一些学者认为随着妊娠的进展，PEFR 会显著下降（每周 0.65L/min）[62, 63]。尽管如此，在任何已确诊的哮喘患者中，妊娠期间的 PEFR 下降应及时评估，并根据需要调整治疗。

妊娠期哮喘的诊断与非妊娠患者并无不同。哮喘通常包括特征性症状（喘息、咳嗽、气短、胸闷）、时间关系（强度波动、夜间恶化）和诱发因素（如过敏原、运动、感染）。听诊时有哮鸣音支持诊断，但没有并不能排除。理想情况下，这种诊断可通过吸入沙丁胺醇后肺活量测定显示气道阻塞至少部分可逆和 FEV_1 增加 12% 以上来确认[64, 65]。然而，可逆性气道阻塞在一些哮喘患者中可能无法证实。对于临床表现与哮喘一致且无法证实可逆性气道阻塞的患者，哮喘试验性治疗是合理的。在这些患者中，对哮喘治疗的有效反应可以在妊娠期间确定推测性诊断。

哮喘可分为轻度间歇性、轻度持续性、中度和重度四种类型[60]。轻度哮喘的特征是 FEV_1 或 PEFR 高于个人 / 预测最佳值的 80%。轻度哮喘可能是间歇性的（每周不多于 2 次的日间恶化或每月不多于 2 次的夜间恶化）或持续性的（如果病情恶化比后者更频繁）。中度哮喘的 FEV_1 或 PEFR 值通常在 60%~80%，而在重度哮喘患者中则低于 60%[65]。表 43-3 总结了目前的哮喘分类。

（二）妊娠对哮喘的影响

妊娠期间的哮喘可能与相当大的孕产妇发病率相关。在一项大型前瞻性研究中，妊娠对哮喘的影响各不相同：23% 的女性在妊娠期间有所改善，30% 变得更糟[66]。轻度哮喘女性的恶化率为 12.6%，住院率为 2.3%；中度哮喘发作率为 25.7%，住院率为 6.8%；重度哮喘发作率为 51.9%，住院率为 26.9%[66]。似乎基线疾病越严重，妊娠期间恶化的概率就越高[61]。

（三）哮喘对妊娠的影响

与没有哮喘病史的女性相比，据报道，哮喘女性患妊娠并发症的风险更高，即使在调整了潜在的混杂因素后也是如此[67]。

Mendola 及其同事基于 2002—2008 年美国 12 个临床中心的病历数据，在 2013 年进行的一项回顾性队列研究中发现，17 404 名患有哮喘的孕妇几乎所有研究结果的风险都增加[68]。患有哮喘的女性在先兆子痫（OR=1.14，95%CI 1.06~1.22）、合并先兆子痫（OR=1.34，CI 1.15~1.56）、妊娠糖尿病（OR=1.11，CI 1.03~1.19）、胎盘早剥（OR=1.22，CI 1.09~1.36）、前置胎盘（OR=1.30，CI 1.08~1.56）和产妇癫痫发作（OR=1.79，CI 1.21~2.63）调整后比值比均显著升高。哮喘女性早产（OR=1.17，CI 1.12~1.23）、未足月胎膜早破（OR=1.18，CI 1.07~1.30）、医源性早产（OR=1.14，CI 1.01~1.29）、臀先露（OR=1.13，CI 1.05~1.22）、出血（OR=1.09，CI 1.03~1.16）、肺栓塞（OR=1.71，CI 1.05~1.22）和产妇入住 ICU（1.34，CI 1.04~1.72）的发生率更高。

先天性畸形的显著增加（aOR=1.48，CI 1.04~2.09）也与孕早期的病情恶化相关[69]。尽管残留的混杂因素或常见的致病因素可以解释其中的一些关联，但观察数据显示，哮喘控制不住（基于症状、肺功能或恶化）与这些风险增加之间存在很强的关联，这表明妊娠期间积极主动管理哮喘的潜在益处。在妊娠期间积极控制哮喘的前瞻性研究通常具有良好的围产期结局[70,71]。应告知患者治疗依从性的重要性。

（四）哮喘管理

妊娠期哮喘治疗的最终目标是通过包括患者教育、避免诱发因素、使用预防药物和对支气管痉挛急性发作的最佳管理在内的综合计划来预防哮喘的

表 43-3 孕妇哮喘严重程度分级和治疗

哮喘控制	控制满意	控制欠佳	控制很差
哮喘严重程度	轻度间歇性	中度持续性	轻度持续性	重度持续性
症状频率，沙丁胺醇的使用	每周≤2 天	每天根据症状使用	每周>2 天，但非每天	全天
夜间觉醒	每月≤2 次	每周>1 次	每月>2 次	每周>4 次
影响正常活动	无	一定影响	影响很小	非常影响
FEV_1 或峰值流量（预测 %/ 个人最佳状态）	>80%	60%~80%	>80%	<60%

FEV_1. 第 1 秒用力呼气量
引自 National Heart Lung and Blood Institute, National Asthma Education and Prevention Program Asthma and Pregnancy Working Group. NAEPP expert panel report. Managing asthma during pregnancy: recommendations for pharmacologic treatment-2004 update. *J Allergy Clin Immunol.* 2005; 115(1): 34–46.

频繁发作及恶化。

患者或医生对肺功能的主观测量可能是对气道高反应性、气道阻塞和哮喘严重程度的不敏感和不准确的评估。FEV_1 是衡量肺功能的最佳指标。对混杂因素进行调整后，发现平均 FEV_1 低于预测值的80%与32周和37周前早产增加、出生体重低于2500g显著相关。然而，FEV_1 的测量需要一个肺活量计。PEFR与 FEV_1 相关性很好，并且具有可以使用廉价、一次性、便携式峰值流量计进行可靠测量的优点。PEFR的自我监测为了解哮喘的病程提供了有价值的信息，并有助于发现病情恶化的早期迹象，以便及时进行治疗。即使是那些病情轻微或控制良好的患者，也必须定期使用PEFR进行监测。妊娠期间的典型PEFR为380~550L/min。患者应建立她的"个人最佳"PEFR，该值应作为指导妊娠期间治疗的参考[64]。

应该让患者意识到在妊娠期间控制哮喘对于胎儿的健康尤其重要。她们应该对妊娠期哮喘的医疗管理有基本的了解，包括PEFR的自我监测和吸入器的正确使用。应指导她们正确的PEFR测量方法：站立时进行测量，最大限度地吸气，并注意峰值流量计上的读数。应该鼓励吸烟的女性戒烟，指导女性避免和控制其他哮喘诱因。

患者应了解，妊娠期间停药与更多的病情恶化和围产期不良结局相关。应强调坚持治疗的重要性。

在妊娠期间限制不良环境暴露对于控制哮喘十分重要。引起急性症状的刺激物和过敏原也会增加气道炎症和高反应性。避免或控制这些诱发因素，可以减少哮喘症状、气道高反应性和药物治疗[65]。哮喘常与过敏相关；75%~85%的哮喘患者对常见过敏原的皮肤试验呈阳性，包括动物皮屑、室内尘螨、蟑螂抗原、花粉和霉菌。其他常见的诱因包括烟草烟雾、强烈的气味、空气污染物、食品添加剂（如亚硫酸盐）和某些药物（包括阿司匹林和β受体阻滞药）。另一个诱发因素可能是剧烈的体力活动。对于某些患者，运动前10~30min吸入沙丁胺醇可以避免运动诱发的哮喘。

避免引发哮喘的具体措施包括使用防过敏原的床垫和枕头套、去除地毯、每周用热水清洗床上用品、避免吸烟、通过降低湿度来抑制螨虫和霉菌的生长，以及在抽真空时离开房子。床上的毛绒动物也可能是诱发因素。理想的动物皮屑控制包括将宠物从家中带走，过敏的女性至少应该让毛茸茸的宠物远离卧室。蟑螂可以通过毒饵或陷阱、清除暴露的食物或垃圾来控制。过敏性鼻炎和胃食管反流（如果存在）应进行相应治疗，因为两者都可能加剧哮喘症状。

药物治疗包括长期控制者，旨在预防急性加重[如吸入性皮质类固醇、长效 $β_2$ 激动药（long-acting β2 agonist，LABA）和白三烯调节剂]和用于治疗急性加重的抢救疗法（如沙丁胺醇和溴化异丙托品）。

据报道，根据所开处方的数量，哮喘药物的使用在孕早期显著下降；吸入皮质类固醇减少23%，$β_2$ 激动药减少13%，救援皮质类固醇减少54%[72]。不依从会导致哮喘加重，女性必须了解与哮喘相关的风险高于在整个妊娠期使用药物治疗的理论风险[60]。

轻度间歇性哮喘患者不需要维持药物治疗，根据需要使用短效 $β_2$ 激动药（沙丁胺醇）治疗。沙丁胺醇通过平滑肌松弛迅速缓解急性支气管痉挛，是运动前预处理的极佳支气管保护剂；然而，$β_2$ 激动药与震颤、心动过速和心悸有关。这类药物不能阻止气道高反应性的发展。支气管扩张药使用频率的增加可能是需要额外预防性抗感染治疗的标志。在妊娠期间适当使用 $β_2$ 激动药似乎是安全的[73]。

在因常见急性发作而导致的轻度持续性哮喘中，建议每天使用低剂量吸入性皮质类固醇进行预防性维持治疗。没有一致的证据表明吸入皮质类固醇激素与先天性畸形或围产期不良预后的增加相关[74]。因为有更多妊娠期间使用布地奈德治疗的数据，它是首选的吸入皮质类固醇。然而，没有数据表明其他吸入类固醇的不安全或更有效[61]。如果哮喘通过吸入不同的皮质类固醇得到很好的控制，则可以在妊娠期间继续使用。

中度持续性哮喘需要更积极的预防方案。常用的方案包括中剂量吸入性皮质类固醇，在低剂量或中剂量吸入性类固醇中加入LABA（如沙美特罗或福莫特罗），或在吸入性类固醇中加入白三烯受体激动药（leukotriene-receptor agonist，LTRA）（如孟鲁司特、扎鲁司特）[61]。最近的研究表明，当与吸入性类固醇同时使用时，LABA不会增加严重哮喘相关事件的死亡风险[75]。LABA应仅与吸入性皮质类固醇联合使用，而不应作为单一疗法使用。作为吸入性皮质类固醇的附加疗法，LABA 已被证明比 LTRA 和茶碱更有效。目前的证据表明，LABA 在妊娠期间使用是安全的[76]。尽管在妊娠期间使用 LTRA 的人类数据有限，但该类药物并不增加胎儿先天性异常风险[77]。白三烯调节剂作为单一药物的效果不如吸入性皮质类固醇，并且作为附加疗法的效果不如 LABA。

重度持续性哮喘患者通常使用大剂量吸入皮质类固醇和 LABA 进行治疗。可能需要口服类固醇。尽管人们认为在妊娠的前 3 个月使用全身性皮质类固醇可能会导致孤立性唇裂和腭裂的风险增加，但新的证据驳斥了这种关联[78]。口服皮质类固醇还与先兆子痫、早产和低出生体重的风险增加有关。然而，很难将口服皮质类固醇对这些结果的影响与严重或不受控制的哮喘的影响区分开来。由于这些数据的不确定性、严重不受控制的哮喘对母亲和胎儿的明确风险，NAEPP 建议在长期管理严重持续性哮喘或妊娠期间恶化时使用口服皮质类固醇[60]。表 43-4 总结了妊娠期哮喘的药物治疗。

（五）急性加重期哮喘的管理

即使对母亲影响很小，哮喘恶化仍可能会使胎儿产生严重的后遗症。应指导患者进行抢救管理，并应教育患者识别早期哮喘发作的体征和症状，如咳嗽、胸闷、呼吸困难、喘息，以及 PEFR 降低 20%。早期的家庭急救治疗是基本的，可以避免母体和胎儿缺氧。一般来说，患者应使用吸入性沙丁胺醇，每 20 分钟喷 2～8 次，最多 1h。如果症状得到缓解或主观上变得轻微，则认为反应良好，可以恢复正常活动，并且 PEFR 超过个人最佳水平的 80%。对于可以在家控制的哮喘急性发作，推荐口服一个疗程的泼尼松，每天 40～60mg 单次或分 2 次服用，持续 3～10 天[60]。最新的证据表明，在急性加重期间，将吸入糖皮质激素的基线剂量暂时增加 4 倍，可减少严重失代偿的进展[79]。中度和重度病情加重需要住院治疗。

主要治疗目标应该是预防缺氧。通过脉搏血氧仪测量氧合是必不可少的，如果氧饱和度保持在 95%以下，则需要检查动脉血气。通常不需要胸片。如果胎儿已能存活，则应启动连续电子胎儿监测。沙丁胺醇（每 20 分钟 2.5～5mg，分 3 次给药，然后根据需要每 1～4 小时 2.5～10mg，或每小时 10～15mg

连续用药）应通过氧气驱动的雾化器给药[61]。有时由于患者的气道不畅，雾化治疗无效；在这种情况下，可以每 20 分钟皮下注射 0.25mg 特布他林，共 3 次。在第 1 小时内，每 20 分钟应将雾化的溴化异丙托溴铵以 0.5mg 的剂量加入沙丁胺醇中，然后按需使用。同样，吸入类固醇（如布地奈德、氟替卡松）是有益的，应在急性加重期使用。

全身性糖皮质激素适用于治疗 1h 后反应不佳的患者，或作为服用泼尼松患者的初始治疗。可以使用甲泼尼龙、泼尼松龙或泼尼松。对于轻度急性加重，推荐每天使用泼尼松 40～60mg，单次或分次服用 3～10 天。对于病情严重恶化且无法口服药物的患者，可能需要每 6 小时静脉注射甲泼尼龙 40～60mg[60]。更严重的恶化可能需要用硫酸镁（20min 内静脉注射 2g）治疗，这是一种支气管扩张药[65]。如果需要机械通气，具有重症监护专业知识的人员护理至关重要。深度镇静，偶有麻痹，经常被用来预防呼吸机不同步。主要目标应该是通过使用低呼吸频率、小潮气量和短吸气时间来避免过度充气[80]。后一种策略通常会导致高碳酸血症。在正常妊娠中，由于潮气量增加，CO_2 的正常分压为 28～32mmHg。在严重急性加重期可能无法达到这一数值。有限的证据表明，妊娠期间可以耐受一定程度的高碳酸血症；然而，胎儿呼吸性酸中毒的风险是真实存在的[81]。在 CO_2 潴留的情况下，电子胎儿监护可能有助于识别胎儿宫内窘迫。在特殊情况下，可以使用体外二氧化碳去除（$ECCO_2R$）设备来完成体外二氧化碳去除[82]。图 43-4 总结了哮喘发作的治疗。

（六）产科注意事项

总的来说，对哮喘女性最佳的产科管理尚缺乏足够的数据支持；建议多是基于对其他临床数据的延展和专家意见。应酌情为患有哮喘的女性接种流感疫苗。患有持续性哮喘的患者应被视为存在妊娠并发症的风险。第 1 次产前检查应包括详细的病史，并应注意可能使哮喘治疗复杂化的共存疾病，包括鼻炎、鼻窦炎、胃食管反流或抑郁症。应询问患者吸烟史、有无症状和严重程度、夜间哮喘发作、缺勤天数、与哮喘相关的急诊就诊情况。应确定哮喘严重程度或控制情况，并相应地调整治疗

表 43-4 哮喘治疗中常用的药物

药物种类	治疗方法
短效 β₂ 激动药（沙丁胺醇） 用于急性加重期	MDI：2～8 喷，每 20 分钟不超过 3 次；根据需要每 1～4 小时重复使用（每喷 1 次含 90μg） 如果雾化，则使用 0.5ml0.5% 溶液（2.5mg）每 20 分钟不超过 3 次；根据需要每 1～4 小时重复。重症病例，可持续雾化吸入 15mg 超过 1h
异丙托溴铵 用于急性加重期的抗胆碱能药物	MDI：2 喷，每 6 小时 1 次（每喷 1 次含 17μg） 雾化：每 20 分钟 0.5mg 不超过 3 次；根据需要重复使用。通常用沙丁胺醇雾化
长效 β₂ 激动药 通常用作维持性预防	沙美特罗：1 喷每天 2 次 福莫特罗：1 喷每天 2 次
白三烯受体拮抗药 用于维持和预防	孟鲁司特：每天 10mg，口服 扎鲁司特：每 12 小时 20mg，口服
口服类固醇 可在哮喘和急性加重期用作维护剂	泼尼松：每天 40～60mg，口服
吸入类固醇 减少急性发作的首选预防性药物	氟替卡松：低剂量每天 88～264μg，中等剂量每天 264～440μg，大剂量每天＞440μg（每喷释放 44μg、110μg 或 220μg），最大剂量 880μg 每天 2 次 布地奈德：低剂量每天 180～540μg，中等剂量每天 540～1080μg，大剂量每天＞1080μg。每次吸入达 90μg 或 180μg 倍氯米松：低剂量每天 80～240μg，中等剂量每天 240～480μg，大剂量每天＞480μg。每喷释放 40μg 或 80μg
奥马珠单抗	抗 IgE 单克隆抗体。不要在妊娠期间开始使用，因为有过敏反应的风险；但如果患者在妊娠前已使用该药，妊娠期可以维持

a. 许多市售产品含有吸入类固醇和用于危机预防的长效 β₂ 激动药的混合物
MDI. 计量吸入器

（表 43-3）。应注意哮喘药物的类型和数量，包括每周使用的沙丁胺醇的次数。

中重度哮喘患者应根据临床判断安排产前检查。除了常规产检外，建议每月或更频繁地评估哮喘病史（急诊、住院、症状频率、对睡眠或活动的症状干扰、药物、剂量和依从性）和肺功能（FEV_1 或 PEFR）。应指导患者正确服用哮喘药物。

对于中度或重度哮喘患者，尤其是难以察觉哮喘恶化迹象的患者，应考虑每天监测 PEFR。坚持哮喘日记可能会有所帮助，其中包含对哮喘状态的日常评估，包括 PEFR 测量值、症状、活动限制、医生就诊、定期和按需服用药物的记录。识别和避免哮喘诱因，尤其是吸烟，可以改善产妇的健康，减少对药物的需求。可以根据患者的接触史，或在条件允许的情况下，通过血液或皮肤测试 IgE 介导的过敏，针对适当的环境控制提出具体建议。

哮喘控制不佳的女性可能会受益于额外的胎儿监测，如超声检查和产前胎儿检查[60]。由于哮喘与 IUGR 和早产相关，因此通过孕早期超声准确确定妊娠日期是有益的。应根据哮喘的严重程度、存在的任何其他高危特征来考虑胎儿健康的产前监测强度。

在产程和分娩期间不应停用哮喘药物。尽管哮喘在分娩期间通常并无进展，但应考虑评估 PEFR。患者应保持水分充足，并应接受足够的镇痛以降低支气管痉挛的风险。一般建议，目前正在服用全身性皮质类固醇或在妊娠期间接受过几次短期全身性皮质类固醇治疗的女性在产程期间和分娩后 24h 内接受静脉皮质类固醇（如每 8 小时 100mg 的氢化可的松）以预防肾上腺危象。然而，后一个概念背后的证据极其有限。在绝大多数患者中，在手术或分娩当天给予每天维持剂量的类固醇足以预防肾上腺危象。使用类固醇少于 3 周（任何剂量）或每天使用泼尼松剂量低于 20mg（或同等剂量）超过 3 周的患者，在围术期不需要应激剂量的类固醇[83]。如果需要，每

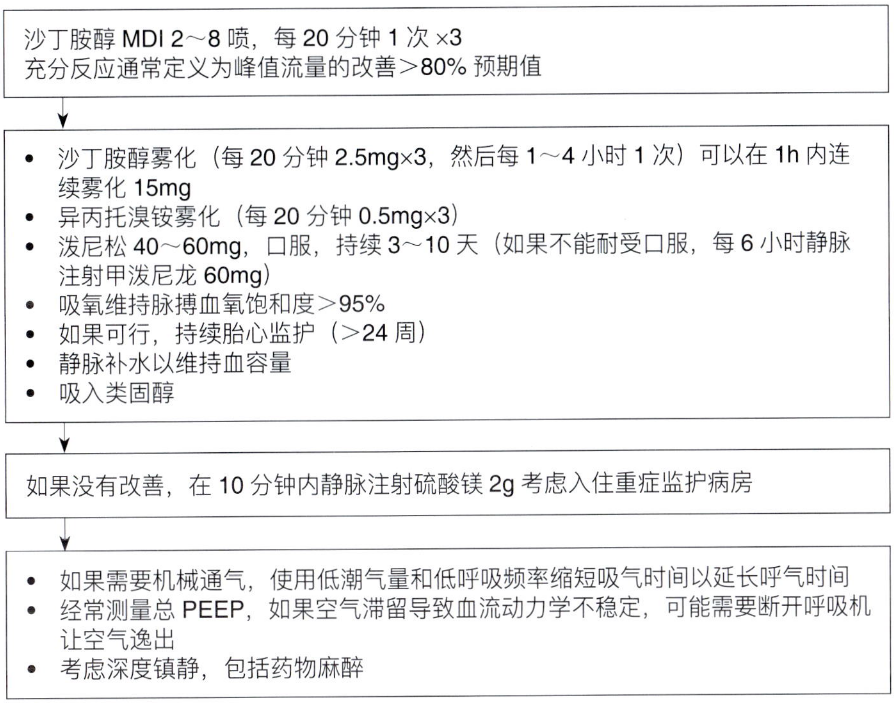

```
┌─────────────────────────────────────────────────────┐
│ 沙丁胺醇 MDI 2～8 喷，每 20 分钟 1 次 ×3            │
│ 充分反应通常定义为峰值流量的改善＞80% 预期值         │
└─────────────────────────────────────────────────────┘
                          ↓
┌─────────────────────────────────────────────────────┐
│ • 沙丁胺醇雾化（每 20 分钟 2.5mg×3，然后每 1～4 小时 1 次）可以在 1h 内连续雾化 15mg │
│ • 异丙托溴铵雾化（每 20 分钟 0.5mg×3）               │
│ • 泼尼松 40～60mg，口服，持续 3～10 天（如果不能耐受口服，每 6 小时静脉注射甲泼尼龙 60mg） │
│ • 吸氧维持脉搏血氧饱和度＞95%                        │
│ • 如果可行，持续胎心监护（＞24 周）                   │
│ • 静脉补水以维持血容量                               │
│ • 吸入类固醇                                         │
└─────────────────────────────────────────────────────┘
                          ↓
┌─────────────────────────────────────────────────────┐
│ 如果没有改善，在 10 分钟内静脉注射硫酸镁 2g 考虑入住重症监护病房 │
└─────────────────────────────────────────────────────┘
                          ↓
┌─────────────────────────────────────────────────────┐
│ • 如果需要机械通气，使用低潮气量和低呼吸频率缩短吸气时间以延长呼气时间 │
│ • 经常测量总 PEEP，如果空气滞留导致血流动力学不稳定，可能需要断开呼吸机让空气逸出 │
│ • 考虑深度镇静，包括药物麻醉                         │
└─────────────────────────────────────────────────────┘
```

▲ 图 43-4 哮喘恶化的管理

MDI. 计量吸入器；PEEP. 呼气末正压

8 小时静脉注射 50mg 氢化可的松就足够了[83]。如果患者病情加重，应推迟择期分娩。急性哮喘发作很少需要剖宫产，权衡母儿利弊通常会对积极的医疗管理有益。

前列腺素 E$_2$（PGE$_2$）或 PGE$_1$（米索前列醇）可用于促宫颈成熟、处理自然流产、人工流产或产后出血，但应监测患者的呼吸状态。甲基麦角新碱，尤其是卡前列素（15-甲基 PGF$_{2α}$）可引起支气管痉挛[64]。

脊椎麻醉的好处是可以减少产程期间的耗氧量和每分通气量。芬太尼或布托啡诺可能比吗啡或哌替啶更安全，后者可引起组胺释放，但缺乏分娩时支气管痉挛的证据。产科、麻醉师和儿科医护人员之间的沟通对于最佳保健非常重要。

一般来说，只有少量哮喘药物进入母乳。泼尼松、抗组胺药、吸入性皮质类固醇、LTRA 和 β$_2$ 激动药不是母乳喂养的禁忌。

七、急性呼吸窘迫综合征

急性呼吸窘迫综合征是一种非心源性肺水肿，继发于由肺部（如肺炎、吸入、肺挫伤、烟雾吸入、大量输血）或非肺部（败血症、胰腺炎、烧伤）损伤引发的炎症反应。在任何一种情况下，炎症介质都会导致弥漫性内皮和肺泡损伤，蛋白质和液体"渗漏"到肺泡腔。单纯的左心室功能正常，因此肺水肿的发展并非继发于静水压力的升高。临床上，患者表现为对单独的氧疗无效的急性发作的缺氧性呼吸衰竭。后者是由于在弥漫性肺泡损伤的情况下表面活性物质产生减少造成的肺泡塌陷。通过使用呼气末正压，肺泡复张通常会改善氧合。胸部 X 线检查通常显示双肺弥漫性浸润（图 43-1F）[84]。ARDS 的诊断标准总结在表 43-5 中。

ARDS 的治疗可分为通气策略和非通气策略。通气策略包括使用低潮气量的肺保护性机械通气（将吸气末的气道平台压限制在 30cmH$_2$O 以下）和最佳 PEEP[85]。最近的一项大型临床试验证实了俯卧位通气对降低中重度 ARDS 患者的死亡率有益[86]。不推荐成人 ARDS 使用高频振荡通气[87]。有限的证据表明，静脉体外膜肺氧合治疗（VV ECMO）对重症 ARDS 病例具有潜在益处。然而，最近的一项研究发现 ECMO 对严重 ARDS 患者没有益处[88]。

与改善 ARDS 患者结局相关的非通气策略包括保守的液体管理策略（限制性液体管理），以及早期

表 43-5 急性呼吸窘迫综合征的诊断标准

诊 断	标 准
急性	诱因（如感染、胰腺炎）和缺氧性呼吸衰竭发生的间隔＜1周
缺氧性呼吸衰竭	低氧血症程度通过氧分压和吸入氧分数 PaO_2/FiO_2 比率）的比率来量化。ARDS 在 200～300 时为轻度，在 100～200 为中度，＜100 为重度。后一个比率必须在 PEEP≤5cmH₂O 的情况下计算
非心源性肺水肿	无须使用肺动脉导管记录正常的左心充盈压力以排除心源性肺水肿。床边经胸超声心动图可证实无心脏功能障碍

ARDS. 急性呼吸窘迫综合征；PEEP. 呼气末正压

使用顺阿曲库铵药物麻痹 48h。低剂量类固醇是否有益于 ARDS 的治疗仍存在争议。重症监护医学学会最近的指南建议该类药物用于中度至重度 ARDS 患者[20]。

妊娠期 ARDS 的管理可能与非妊娠人群略有不同。根据妊娠的生理变化，妊娠期可使用稍大的潮气量来维持每分钟通气量。但是，我们建议潮气量仍接近 6～8ml/kg（理想体重），以保持气道平台压力低于 30cmH₂O。妊娠后半期俯卧通气可能在技术上很困难。没有证据表明分娩会改善呼吸系统结局；在大多数情况下，终止妊娠应基于产科指征。如果胎儿因严重的母体低氧血症而处于危险之中，则可以进行分娩以改善胎儿结局。不建议仅仅为了改善母亲的呼吸状况而过早终止妊娠[89]。

输血相关急性肺损伤

在非妊娠个体中，输血相关的急性肺损伤（transfusion-related acute lung injury, TRALI）是输血后最常见的死亡原因[90]。临床上，患者在接受血液制品后 6h 内出现非心源性肺水肿（大多数此类发作发生在 30min 内）。TRALI 继发于所施用的血液制品中存在抗人白细胞抗原抗体（抗 HLA 抗体）。这些抗体会与受者的白细胞结合，导致活化和肺内皮损伤，随后出现肺水肿[90]。或者，血液制品中含有的脂质可能导致直接的肺损伤。一旦怀疑 TRALI，应停止输血；然后主要通过无创或有创机械通气支持治疗。TRALI 不常规使用类固醇类药物。

八、限制性肺病

限制性肺病的特征是肺扩张受限（肺总量减少）、肺顺应性降低（功能残气量减少）和伴 FEV_1/FVC 比值增加的劳力性低氧血症[91]。它可能由肺实质改变（内在）或胸膜、胸壁或神经肌肉器官（外在）异常引起。内在疾病包括特发性肺纤维化、结节病、过敏性肺炎、尘肺、药物性肺病和结缔组织病。外在疾病包括胸膜和胸壁疾病，以及胸外疾病，如肥胖、腹膜炎和腹水[91]。由于这是一种罕见的疾病，几乎没有证据详细说明其在妊娠期间的进展或其对妊娠结局的影响。Boggess 及其同事[92] 报道了 9 例患有间质性和限制性肺病的孕妇。这些病例包括以下诊断：特发性肺纤维化、过敏性肺炎、结节病、脊柱后凸和多发性肺栓塞。在这 9 名患者中，3 名患有严重疾病，其特征是肺活量≤1.5L（预测的 50%）或弥散能力≤预测的 50%；5 名患者出现运动引起的氧饱和度下降，4 名患者需要吸氧。仅 1 名患者出现不良结局，她在 31 周时分娩并于产后机械通气 72h。所有婴儿的生长速度均不低于第 30 百分位数。作者得出结论，患有限制性肺病的女性具有良好的母儿结局。妊娠期限制性肺病的管理可能需要及早吸氧，尤其是对于运动不耐受的患者。它需要一个由肺部疾病专家和母胎医学专家组成的多学科团队进行管理。

结节病

结节病是一种病因不明的全身性非干酪性肉芽肿性疾病，通常影响 20—40 岁的成年人。大多数孕妇没有临床表现，妊娠结局通常良好[93, 94]。每 1500～2000 次妊娠中，就有 1 次结节病发生[94, 95]。在一项对 18 名结节病女性的研究中，50% 的孕妇疾病活动保持稳定；6 名女性的病情得到缓解，另外 3 名女性的病情恶化[93]。产后 15 例病情稳定，而 3 例观察到疾病进展。另一项回顾性研究报道了 10 年间合并母体结节病的 15 次妊娠[94]。在这 15 名患者中，11 名病情稳定，2 名出现疾病进展，2 名因重度结节病的严重并发症而死亡。与预后不良相关的因素包括胸部 X 线检查的实质病变、影像学分期晚、高龄产妇、炎症活动低、需要类固醇以外的药物，以及存在肺外结节病[94]。在妊娠期间死亡的 2 名患者在妊娠开始时都患有严重的疾病。整体剖宫产率为 40%；此外，27% 婴儿（4/15）的体重低于 2500g。没有患者发生先兆子痫。通常观察到的结节病缓解的一种可能解释是妊娠期间皮质醇浓度增加。然而，由于结节病在许多非妊娠患者中自发缓解，缓解可能与妊娠同时发生，但不是由妊娠所致。

一项研究检查了 17 例患有结节病的孕妇，得出的结论是妊娠对疾病的进程没有一致的影响[96]。Scadding 等[97] 根据胸片的特征模式将患者分为三类。如果胸片表现在妊娠前已消退，在整个妊娠期间 X 线持续正常。在妊娠前有影像学改变的女性，影像学改变在整个产前阶段会持续存在。非活动性纤维化残留病患者的胸片表现稳定，而活动期患者在妊娠期间这些变化往往会部分或完全消失。然而，后一组中的大多数患者在分娩后 3~6 个月内经历了疾病的恶化[7]。Hadid 等[98] 最近的一项研究回顾了 700 万新生儿中的 678 例结节病病例。与对照组相比，结节病孕妇先兆子痫、剖宫产、产后出血和静脉血栓栓塞的发生率显著升高。患有结节病的母亲更容易发生早产和 IUGR。

严重的限制性肺病可导致继发性肺动脉高压，孕产妇死亡率高达 50%[99]。在产程、分娩和产后期间对这些患者的管理应由包括母胎医学、重症监护、麻醉和肺部疾病专家组成的多学科团队共同完成。对于患有免疫介导病理学（如肺结节病）的限制性肺病导致肺部状态恶化的患者，可能需要使用类固醇。妊娠的生理变化（耗氧量增加、每分通气量增加、肺容量减少和肺不张）和分娩的压力可能会在严重限制性肺病的情况下使母儿结局恶化，因此在妊娠期间需要密切监测和吸氧治疗。氧饱和度应保持不低于 94%。

如果没有禁忌证，应在分娩过程中尽早进行硬膜外镇痛，以防止肾上腺素激增，最终避免分娩过程中耗氧量的增加。局部麻醉优于全身麻醉，因为后者可能会使这些患者出现肺部并发症，包括肺炎和呼吸机脱机困难。此外，有必要在整个妊娠期间密切监测胎儿，因为氧合受损可能会影响胎儿的生长。

此外，应告知患有限制性肺病的女性在妊娠期间其呼吸状态可能会持续受损，特别是呼吸系统疾病在受孕时已经恶化的女性。临床症状与肺动脉高压或严重限制性肺病一致的个体，应注意因妊娠期间肺功能恶化而导致产妇死亡的风险。

总之，尽管数据有限，但患有限制性肺病，尤其是结节病的女性，孕产妇和新生儿结局良好。应提醒临床医生，患有限制性肺病孕妇的某些亚组可能会病情加重。一般来说，结节病女性的产前保健、产程和分娩不应有所不同。分娩后，应密切监测疾病是否复发。

九、囊性纤维化

每 3000 名活产婴儿中就有 1 人患有囊性纤维化。这是一种常见的遗传性疾病，影响北欧血统的人。它以常染色体隐性遗传模式遗传，由位于 7 号染色体的 CF 跨膜传导调节（CFTR）基因突变引起目前已鉴定出 1900 多个突变。CF 患者通常会患有慢性阻塞性肺疾病（chronic obstructive pulmonary disease，COPD）、胰腺外分泌功能不全和汗液电解质升高。CF 的发病率和死亡率通常继发于进行性慢性支气管肺疾病。妊娠的正常生理变化会对患有 CF 的女性产生不利影响，使她们的肺、心血管和营养状况恶化。

最新的医学进展，从抗生素治疗和营养支持方面着手，提高了 CF 患者的平均生存率，使儿科患者转变为成年患者，并导致进入育龄期的 CF 患者增加。目前，中位生存年龄接近 40 岁[100-104]。尽管患有 CF 的男性大多不育，但患有 CF 的女性能够妊娠。如果出现不孕症，通常是由未治疗或疾病晚期严重的营养不良所致的无排卵周期和闭经。

1960 年报道了第一例合并 CF 的妊娠。囊性纤维化基金会患者登记处的每年 CF 妊娠数自 20 世纪 90 年代以来稳步上升，其中 1986 年报道了 52 例妊娠，到 2016 年报道了 270 例[105]。由于 CF 女性妊娠的人数在稳步增加，因此让产科医生熟悉这种疾病很重要。应与 CF 专家进行充分咨询，因为团队合作将改善妊娠结局。

（一）妊娠对囊性纤维化的影响

在妊娠期间，心输出量、血容量和每分静息通气量增加[106]。此外，静态肺容量，如总肺容量和残余肺容量，因膈肌向上位移而减少。妊娠还伴随着气体交换的细微变化，肺泡-动脉氧梯度变宽，这在仰卧位最为明显。由于观察到的耗氧量增加和二氧化碳负荷增加，患有 CF 的孕妇可能无法很好地耐受这些变化。CF 孕妇的这些改变会导致母亲和胎儿的发病率和死亡率增加[107]。

患有 CF 和晚期肺病的女性可能患有肺动脉高压，肺动脉压力高。无论何种病因，肺动脉高压对孕产妇有很高的死亡，被认为是妊娠的禁忌证。患有严重肺动脉高压的女性在产程和分娩时可能会出现心血管意外，孕产妇死亡率超过 25%[99]。此外，患有肺动脉高压的女性在妊娠期间可能无法充分增加心输出量，从而导致 IUGR 和死胎。

妊娠期间营养需求增加，通常需要额外的 300kcal/d 来满足母体和胎儿的需要。大多数 CF 患者有胰腺外分泌功能不全。消化酶和碳酸氢根离子分泌减少，导致消化不良、吸收不良和营养不良。

一些报道表明，轻度 CF、妊娠前营养状况良好且肺功能受损较少的患者可以很好地耐受妊娠[108, 109]。然而，那些临床状况不佳、营养不良、肝功能障碍或晚期肺病的患者妊娠的风险增加[108, 109]。Kent 和 Farquharson[109] 回顾了文献并报道了 217 次妊娠，这些病例中的早产率为 24.3%，围产期死亡率为 7.9%。不良结局与产妇体重增加小于 4.5kg 和 FVC 小于预测值的 50% 相关。Edenborough 及其同事[110] 报道的一组妊娠合并 CF 的女性中，18 例活产（81.8%），其中 1/3 为早产，18.2% 的患者流产。分娩后 3.2 年内发生 4 例孕产妇死亡。这项研究包含了分娩前、分娩后即刻和妊娠后的肺功能结果。尽管患者在妊娠期间 FEV_1 下降了 13%，FVC 下降了 11%，但大多数在妊娠后恢复到基线肺功能。尽管大多数女性都能很好地耐受妊娠，但那些患有中度至重度肺部疾病的女性（FEV_1 低于预测值的 60%）与病情较轻的相比，早产儿更常见且肺功能下降更严重[110]。在另两个病例系列报道中，发现妊娠前 FEV_1 是预测 CF 孕妇预后最有用的指标[110, 111]。此外，妊娠前 FEV_1 与产妇生存率呈正相关。

另一份报道调查了 1985—1997 年在美国囊性纤维化基金会国家患者登记处登记的 8136 名女性的生存情况[112]，其中 680 人妊娠。作者在一个指数年内将这 680 名女性与 3327 名患有 CF 的对照组女性进行了匹配。结果显示，妊娠女性更可能有更高的预测 FEV_1 百分比（分别为 67.5% 和 67.1%，$P<0.001$）和更高的妊娠前体重（分别为 52.9 和 46.4kg，$P<0.001$）。孕妇的 10 年生存率（OR=77%，95%CI 71%~82%）高于未妊娠女性。作者在将病例组的 FEV_1 预测值、年龄、铜绿假单胞菌定植和胰腺功能与对照组进行匹配后，获得了相似的结果。此外，对高危人群（如 FEV_1 为预测值的 40% 或糖尿病患者）的亚组分析显示，妊娠组的生存率更高[112]。作者得出结论，与未妊娠的 CF 女性相比，妊娠的 CF 女性最初更健康，10 年生存率更高。

Patel 及其同事 2014 年的一份报道[113] 描述了美国 CF 女性中的 1119 次分娩，以及未患该病女性的 12 627 627 位女性，并发现 CF 女性的死亡、机械通气、肺炎、急性肾衰竭、早产、糖尿病、哮喘和不良复合 CF 结局的风险增加；然而，绝对风险很低。

CF 的肺部受累包括气道慢性感染和支气管扩张。某些微生物会发生选择性感染，如金黄色葡萄球菌、流感嗜血杆菌、铜绿假单胞菌和洋葱伯克霍尔德菌，尽管铜绿假单胞菌是最常见的病原体。肠胃外抗生素是这些急性感染的主要治疗方法。然而，众所周知，与未妊娠者相比，妊娠患者的血清抗生素浓度较低，尿液抗生素浓度较高[114, 115]。血浆中较低的浓度归因于分布容积的增加，以及肾小球滤过和肾脏清除率的增加。因此，当治疗效果不满意时，需要监测药物浓度。

（二）囊性纤维化患者的妊娠相关咨询

在为考虑妊娠的 CF 女性提供咨询时，必须考虑几个因素，包括她的胎儿患 CF 的可能性。当母亲患有 CF 且准父亲是未知基因型的白人个体时，胎儿患 CF 的风险为 1/50，而在一般白人人群中为 1/3000。如果准父亲是 CF 突变的已知携带者，则胎儿的风险增加到 1/2。然而，如果 DNA 检测未发现准父亲的 CF 突变，则父亲仍有可能是不明 CF 突变的携带者，使后代患 CF 的风险为 1/492[116]。

重要的是，应告知患有 CF 的女性妊娠对其健康状况的潜在不利影响。可预测不良结局的因素包括妊娠前营养不良、严重肺部疾病伴有低氧血症和肺动脉高压。肝病和糖尿病也是不良预后因素。妊娠期营养不良、肺动脉高压（肺心病）和孕早期肺功能恶化的孕妇应考虑治疗性流产，因为孕产妇死亡的风险可能极高。

考虑妊娠的 CF 女性还应考虑分娩后需要强有力的社会心理和身体支持。在此期间，抚养孩子可能会增加母亲病情恶化的风险。此外，应讨论如何照顾潜在合并伴随的疾病的早产生长受限的新生儿及其潜在的死亡率。从长远来看，女性和她的家人也应该考虑到 CF 可能会缩短她的预期寿命这一事实。总体而言，20% 患有 CF 的母亲在孩子 10 岁生日之前死于该病，如果 FEV_1 低于预测值的 40%，死亡率会增加到 40%[117]。应制订在产妇死亡的情况下抚养子女的计划。

（三）妊娠合并囊性纤维化的管理

在妊娠前阶段，治疗目标应侧重于优化营养和心肺功能上。管理患有 CF 的孕妇需要一个多学科团队。药物治疗通常包括补充胰酶，以及使用抗生素和黏液溶解剂。当考虑此类干预时，临床医生应与患者讨论致畸风险与母体疾病恶化导致不良事件增加的风险之间的平衡。应教育患者目前的胰酶替代药物与显著的母体和胎儿风险无关，并且它们的使用对于吸收不良治疗是必不可少的[107, 118]。妊娠期间使用的常见黏液溶解剂包括高渗盐水和人类 DNA 酶。来自囊性纤维化流行病学研究（Epidemiologic Study of Cystic Fibrosis，ESCF）的数据显示，当患有 CF 的孕妇服用 Dornasealfa 或重组 AlfaDNase 时，并无不良的母儿结局[116]；这在灵长类动物研究中得到进一步证实[118]。

营养优化应包括补充维生素，目的是在妊娠期间增加足够的体重。体重增加极为重要，因为孕妇体重指数低与胎儿生长受限和早产相关。建议妊娠期体重增加 11~12kg[119]。建议密切监测体重、血糖、血红蛋白、总蛋白、人血清白蛋白、凝血酶原时间、脂溶性维生素 A 和维生素 E[119]。

随着中位生存年龄的增加，CF 相关糖尿病（CF-related diabetes，CFRD）等并发症越来越多；因此，建议在孕早期筛查妊娠糖尿病。CFRD 的管理和适当的体重增加极具挑战性，通常需要熟悉 CF 的营养师参与[120]。

如前所述，呼吸系统损害是 CF 患者最常见的并发症，而妊娠本身会使病情恶化。尽管存在相互矛盾的证据，但人们普遍认为，患有轻度至中度肺部疾病（即 $FEV_1>60\%$）的女性不存在孕产妇结局恶化的风险，这与患有严重疾病（如严重肺动脉高压或肺心病）的孕产妇形成鲜明对比[121, 122]。尽管专家对作为妊娠禁忌的 FEV_1 阈值缺乏共识，但严重疾病通常被认为是妊娠的禁忌证，在为此类患者提供咨询时应提供终止妊娠的建议。没有明确的证据表明妊娠会导致肺功能恶化，但是当对 CF 患者进行评估和咨询时，获得基线肺功能仍然很重要。基线肺状态的评估通常包括胸片、肺功能测试（pulmonary function tests，PFT）、动脉血气和痰培养。根据这些结果，整个妊娠期间可能需要连续 PFT（FVC、FEV_1、肺容量）[110, 123]。

如出现 PFT 恶化应立即解决。如果怀疑有肺动脉高压，建议进行超声心动图检查。如果确认功能下降，应告知患者并就高危孕产妇风险提供咨询。肺部感染的早期识别和及时治疗对于 CF 孕妇的管理至关重要。治疗通常包括静脉注射抗生素、胸部物理治疗和支气管引流。因为铜绿假单胞菌是慢性支气管炎和支气管扩张最常见的分离细菌，抗生素治疗方案应覆盖这种微生物（如哌拉西林 – 他唑巴坦、头孢他啶、头孢吡肟或头孢哌酮）。

由于脂肪吸收不良和经常使用抗生素，患者容易出现维生素 K 缺乏症；因此，应定期检查患者的凝血酶原时间，如果凝血酶原时间（或 INR）升高，则应给予肠胃外维生素 K。

最常见的胎儿不良结局是早产（影响多达 25% 的 CF 孕妇）[124-126]。一些研究报道了低出生体重（<2500g）[124-126]，并且很可能继发于胎盘功能不全和母体营养不良。因此，患有 CF 的孕妇应该定期进行胎儿生长评估，并进行密切的胎儿监测（应在 32 周时开始进行无应激试验和生物物理分析）[112, 123, 127]。

产程、分娩和产后三个阶段对 CF 患者尤其危险。患有潜在心肺疾病的患者应在分娩前进行早期麻醉咨询。分娩指征包括母体心肺功能的明显恶化（如发生右心衰竭、顽固性低氧血症、高碳酸血症和呼吸性酸中毒）。分娩前、分娩中和分娩后心力衰竭患者的管理应包括早期硬膜外放置、限制液体入量、产后积极利尿、在需要时给予正性肌力药物（米力农或多巴酚丁胺）。放置肺动脉导管（Swan-Ganz）可能有助于尽管采取上述干预措施但临床症状仍无改善的患者的治疗。

局部镇痛是首选，因为它对肺功能的影响最小。除非只能选择全身麻醉，否则术前不应使用抗胆碱能药物（如格隆溴铵），因为这些药物会导致气道分泌物干燥浓缩。Girault[128] 最近的一项病例对照研究纳入了 33 名患有 CF 的孕妇。在这项研究中，各组之间的分娩孕周、分娩方式和新生儿结局（出生体重、住院时间和 Apgar 评分）相似。剖宫产的选择通常取决于产科指征[106, 110]。

总之，随着 CF 孕妇数量的增加，临床医生应该熟悉这些患者的妊娠前咨询、优化和管理。患有轻度疾病的孕妇与未患病孕妇的母儿结局相似。在妊娠期间，产科医生应密切监测患者的肺部状况和体重增加，并及早筛查是否存在妊娠糖尿病。产科医生还应密切监测产前胎儿。CF 孕妇的管理需要包括母胎医学专家、肺部专家和麻醉医师在内的多学科团队。

▶ 要 点

- 肺炎是最常见的非产科感染，可能导致孕产妇死亡。在高达 43% 的病例中，早产会使肺炎复杂化。肺炎链球菌是最常见的致病菌。
- 妊娠期 CAP 的初始治疗包括第三代头孢菌素和大环内酯类药物（如阿奇霉素）。如果怀疑 CA-MRSA，应加用万古霉素或利奈唑胺。
- $CD4^+$ 细胞计数低于 $200/mm^3$ 的 HIV 感染孕妇应接受 TMP/SMX 和 HAART 预防，以预防 PJP 肺炎。
- 高危患者应接受结核病筛查，如有指征，应适当使用异烟肼进行预防治疗。如果疾病是活动期，治疗应包括异烟肼、RIF 和乙胺丁醇 2 个月，再用 INH 和 RIF 治疗 7 个月。
- IGRA 可用于妊娠期间的结核病筛查，在已接种卡介苗的情况下仍然有效。
- 吸入性糖皮质激素是治疗妊娠期持续性哮喘的首选方法。
- 对于患有哮喘的孕妇而言，使用哮喘药物治疗要比哮喘症状和病情加重更为安全。
- 建议在妊娠期间使用吸入沙丁胺醇进行抢救治疗。
- 阶梯疗法是根据哮喘的严重程度制订药物治疗方案。
- ARDS 是一种非心源性肺水肿，可能由肺部和非肺部损伤引起。
- TRALI 发生在输血后 6h 内，治疗以支持对症为主。
- 间质性肺病包括特发性肺纤维化、结节病、过敏性肺炎、药物性肺病和结缔组织病。限制性肺病在妊娠期间通常具有良好的耐受性。然而，可能会出现运动不耐受并需要吸氧。
- 患有肺动脉高压的妊娠合并限制性肺病的死亡率可能很高。
- 越来越多患有囊性纤维化的女性能够活到生育年龄。通过严格管理她们的肺功能（包括肺部卫生、积极监测肺部感染的征象、使用适量的抗生素治疗），她们通常可以维持生育能力。此外，由于吸收不良，需要密切注意营养状况。肺功能结果确切、营养状况良好、胸部 X 片基本正常和仅有轻度阻塞性肺病的孕妇通常能够很好地耐受妊娠。应严密监测胎儿的生长情况。

第 44 章 妊娠期肾脏疾病
Renal Disease in Pregnancy

Richard M.Burwick 著

胡 倩 译　韦晓宁 校

英汉对照

acute kidney injury	AKI	急性肾损伤
acute kidney injury network	AKIN	急性肾损伤网络
acute respiratory distress syndrome	ARDS	急性呼吸窘迫综合征
acute tubular necrosis	ATN	急性肾小管坏死
angiotensin converting enzyme	ACE	血管紧张素转换酶
angiotensin receptor blockers	ARB	血管紧张素受体阻滞药
asymptomatic bacteriuria	ASB	无症状菌尿
atypical hemolytic uremic syndrome	aHUS	非典型溶血尿毒综合征
autosomal-dominant polycystic kidney disease	ADPKD	常染色体显性多囊肾病
blood urea nitrogen	BUN	血尿素氮
body surface area	BSA	体表面积
chronic hypertension	CHTN	慢性高血压
chronic kidney disease	CKD	慢性肾脏病
chronic kidney disease epidemiology collaboration	CKD-EPI	慢性肾脏病流行病学合作
computed tomography	CT	计算机断层扫描
diabetes mellitus	DM	糖尿病
dietary approaches to stop hypertension	DASH	阻止高血压的饮食方法
end-stage renal disease	ESRD	终末期肾病
erythropoiesis-stimulating agents	ESA	促红细胞生成剂
erythropoietin	EPO	促红细胞生成素
focal segmental glomerulosclerosis	FSGS	局灶节段性肾小球硬化
fractional excretion of sodium	FENa	钠排泄分数
glomerular filtration rate	GFR	肾小球滤过率
hemolysis, elevated liver enzymes, and low platelet	HELLP	溶血、肝酶升高和血小板减少
kidney disease improving global outcomes	KDIGO	肾脏疾病改善全球结果
kidney-ureter-bladder	KUB	肾 – 输尿管 – 膀胱
lactate dehydrogenase	LDH	乳酸脱氢酶

magnetic resonance imaging	MRI	磁共振成像
membranoproliferative glomerulonephritis	MPGN	膜增生性肾小球肾炎
membranous lupus nephritis	MLN	膜性狼疮性肾炎
microangiopathic hemolytic anemia	MAHA	微血管病性溶血性贫血
modification of diet in renal disease study	MDRD	肾脏疾病研究中的饮食调整
non-immunoglobulin A	IgA	非免疫球蛋白 A
polymerase chain reaction	PCR	聚合酶链反应
pregnancy-associated aHUS	p-aHUS	妊娠相关性 AHU
red blood cells	RBC	红细胞
risk, injury, failure, loss, and end stage	RIFLE	风险、伤害、失败、损失和结束阶段
shiga toxin producing *Escherichia coli*	STEC	产志贺毒素大肠埃希菌
soluble fms-like tyrosine kinase-1	sFlT-1	可溶性 FMS 样酪氨酸激酶 –1
systemic lupus erythematosus	SLE	系统性红斑狼疮
thrombotic thrombocytopenic purpura	TTP	血栓性血小板减少性紫癜
urinary tract infection	UTI	尿路感染
urinary protein-to-creatinine ratio	UPC	尿蛋白 – 肌酐比值
vascular endothelial growth factor	VEGF	血管内皮生长因子
vesicoureteral reflux	VUR	膀胱输尿管反流
white blood cells	WBC	白细胞

摘 要

妊娠期肾功能会出现正常的生理变化，这在很大程度上有利于母婴健康。肾脏和泌尿系统的解剖和功能改变也容易导致妊娠并发症，这些并发症相对常见，如泌尿道感染、肾盂肾炎和肾结石。在妊娠或产后，急性肾损伤可能由多种疾病引起，包括先兆子痫、HELLP 综合征、非典型溶血性尿毒症综合征和急性肾小管坏死，这些疾病通常具有重叠的临床特征，可能造成诊断难题。由于发生先兆子痫、胎儿生长受限、早产和胎儿死亡风险高，慢性肾脏病（chronic kidney disease，CKD）女性的产科护理具有挑战性。那些有蛋白尿、慢性高血压、糖尿病和狼疮的女性尤为突出，是出现并发症的高风险人群，需要严密监测。对需要血液透析或肾移植的肾病终末期女性的妊娠，需要特殊的管理策略，例如，积极的纠正贫血和监测免疫抑制药。尽管现代肾脏疾病的治疗取得了进展，但胎儿和新生儿因素仍然影响药物的选择、影像学监测、诊疗干预和分娩时机。随着诊断方法和治疗策略的不断发展，对复杂病例，多学科护理通常是优化产妇和胎儿/新生儿健康的必要手段。

本章首先回顾了正常妊娠期间的肾脏变化，然后是肾脏和泌尿道的常见疾病、急性肾损伤、先兆子痫和慢性肾脏病，并对血液透析和肾移植的相关问题进行了总结讨论。

第 44 章 妊娠期肾脏疾病
Renal Disease in Pregnancy

关键词

急性肾损伤；非典型溶血性尿毒症综合征；慢性肾脏病；肾小球肾炎；肾结石；肾病综合征；先兆子痫；妊娠；肾盂肾炎；肾移植

一、正常妊娠的肾脏系统

妊娠期肾脏及其集合系统的解剖和功能会出现明显的变化，表 44-1 总结了其中一些变化。解剖学改变在妊娠后不久即可出现，并可能在产后持续数月[1]。由于肾血管和间质体积增加，肾脏体积扩大。肾盂和输尿管在孕中期扩张，可能是由激素变化和妊娠子宫的压迫所致；扩张通常在右侧更明显[1,2]。

到孕早期结束时，肾有效血流量从非妊娠水平增加 50%~85%，并在近足月时减少，而肾小球滤过率增加约 50%，并在整个妊娠期间保持在该水平[3]。由于全身和肾血管阻力的降低，滤过率升高并不会增加肾小球的负荷。血管对血管加压素（如血管紧张素 II）的反应性降低，血管扩张药（如一氧化氮）的合成增加[4,5]。妊娠期肾小球滤过率升高导致血清肌酐和血尿素氮水平降低[6]。足月时平均血清肌酐为 0.4~0.8mg/dl。血清肌酐的小幅升高通常反映肾功能显著下降，并且对既往肾功能正常的孕妇，肌酐大于 1.1mg/dl 相当于重度升高[7]。

由于 GFR 增加到如此之大，电解质、葡萄糖和其他过滤物质会更多地到达肾小管。肾脏有效地处理钠，近曲小管承担了大部分重新吸收工作。然而，葡萄糖重吸收在妊娠期间不会按比例增加。非妊娠个体的平均肾葡萄糖阈值从 194mg/dl 降至 155mg/dl[8]。因此，尿糖可能是正常妊娠的一个特征。尿蛋白排泄增加，但在没有潜在肾脏疾病或尿路感染的情况下，24h 尿液收集中应低于 300mg，或随机尿应低于 0.3mg/mg 肌酐[7]。尿蛋白水平超过此阈值需要进一步检查。肾脏对于妊娠期间的钙和维生素 D 稳态也很重要。肾脏将骨化二醇 [25- 羟基维生素 D 或 25(OH)D] 转化为骨化三醇 [1,25(OH)$_2$D]，即维生素 D 的生物活性形式。骨化三醇能够增加肠道对钙的吸收；因此尽管尿钙丢失量增加（高钙尿症），但仍可维持妊娠期间的钙水平[9]。

二、无症状菌尿和急性尿路感染

无症状菌尿（asymptomatic bacteriuria，ASB）最常见的定义是，从无尿路感染症状或体征的个体以适当方式收集的样本的尿液培养中，单一细菌生物体的高水平生长（≥100 000 个菌落/ml）[10]。妊娠

表 44-1 正常妊娠肾脏变化概述

变 化	表 现	临床相关性
肾脏体积增大	X 线上肾脏长度约为 1cm 以上	产后体积缩小不应被误认为是实质损失
肾盂、肾盏和输尿管扩张	扩张类似于超声或 IVP 上的肾积水，并且通常在右侧更明显	不应被误认为是尿路梗阻或上尿路感染的更严重
酸碱代谢的变化	肾脏碳酸氢盐重吸收阈值降低	血清碳酸氢盐浓度妊娠期下降 4~5mm/L PCO$_2$ 妊娠期下降 10mmHg 妊娠期 PCO$_2$ 40mmHg 代表 CO$_2$ 潴留
肾脏水渗透调节	AVP 释放的渗透阈值降低	血清渗透压降低约 10mOsm/L

AVP. 精氨酸加压素；IVP. 静脉肾盂造影

改编自 Lindheimer M, Grünfeld JP, Davison JM. Renal disorders. In: Barron WM, Lindheimer M, eds. *Medical Disorders During Pregnancy*. 3rd ed. St. Louis: Mosby; 2000:39–70.

期 ASB 的患病率为 2%～10%，糖尿病患者的患病率更高。美国传染病学会建议在孕早期至少对所有孕妇进行 1 次 ASB 筛查，如果结果为阳性，则进行治疗[10]。在妊娠期间，尿培养显示细菌污染物并不代表真正的感染是很常见的。出现在培养物中的混合革兰阳性菌、乳酸杆菌和葡萄球菌（S.saprophyticus 除外）可能被认为是污染物，因此不予处理[11]。对模棱两可的结果，提供者可能会考虑使用清洁的排尿样本进行重复测试，尤其是在高危女性中。

筛查 ASB 是有必要的，因为在妊娠期间未经治疗的菌尿会显著增加发生急性尿路感染（urinary tract infection，UTI）或肾盂肾炎的风险[10, 12]。伴随妊娠的平滑肌松弛和随后的输尿管扩张会促进细菌从膀胱逆行上升到肾脏。一项纳入了多项随机试验的 Meta 分析表明，与安慰剂相比，抗生素治疗更有可能清除菌尿并降低肾盂肾炎的发病率[12]。建议对 ASB 进行 5～7 天的治疗，抗生素方案见表 44–2。需要注意短程治疗，如单剂量方案，可能效果较差[13]。建议在治疗后 1～2 周进行随做尿培养，因为有些女性无法清除菌尿。在这种情况下，应进行微生物药物敏感性后重新开始治疗。

表 44–2 无症状菌尿或尿路感染的治疗方案

抗生素	剂量	应用时间
抗生素	500mg，口服，每 8 小时 1 次或 875mg，每 12 小时 1 次	5～7 天
阿莫西林-克拉维酸	500mg，口服，每 8 小时 1 次或 875mg，每 12 小时 1 次	5～7 天
头孢泊肟酯	100mg，口服，每 12 小时 1 次	5～7 天
头孢氨苄	500mg，口服，每 6 小时 1 次	5～7 天
呋喃妥因缓释片	100mg，口服，每 12 小时 1 次	5～7 天

ASB 应与急性 UTI 区分开来，后者是一种有症状的膀胱感染，其特征是新发尿频、尿急、排尿困难和（或）耻骨上疼痛[10]。尿液分析可能对白细胞酯酶或亚硝酸盐呈阳性，并可能显示大量白细胞或红细胞。在有症状的孕妇中，与 ASB 相比，UTI 的诊断阈值较低。由于妊娠期肾盂肾炎和尿脓毒症的风险较高，因此一旦怀疑诊断为急性 UTI，在出尿培养结果之前应立即开始经验性抗生素治疗。尿培养中即使只发现低水平的细菌生长（≥1000 个菌落 /ml），也能确诊 UTI[14]。大肠埃希菌是导致大多数妊娠期间 ASB 和急性 UTI 病例的病原体。葡萄球菌、肠球菌和克雷伯菌也是常见病原体。急性 UTI 的治疗推荐 5～7 天，抗生素治疗方案见表 44–2。一项大型前瞻性研究发现，99% 的大肠埃希菌分离株对呋喃妥因敏感[15]。β- 内酰胺类抗生素通常也有效，而氨苄西林和阿莫西林对大肠埃希菌的耐药率可能更高。尿培养敏感性测试应指导抗生素选择，特别是对于持续或复发性感染。此外，还应考虑致畸、过敏反应和其他不良反应的潜在风险。例如，甲氧苄啶（一种叶酸拮抗药）与出生缺陷有关[16]，而呋喃妥因存在溶血性贫血的风险而被认为对患有 G6PD 缺乏症的女性不安全[11]。

三、肾盂肾炎

急性肾盂肾炎定义为上尿路和肾脏的细菌感染，妊娠期发病率为 0.5%～2%[17-18]。一项对超过 540 000 名单胎妊娠的大型研究发现，肾盂肾炎最大的独立危险因素是孕产妇年龄大于 20 岁、妊娠前糖尿病和教育小于 12 年[17]。由于产妇并发症的风险很高，大多数患有肾盂肾炎的女性应该住院监测并接受静脉抗生素治疗。症状包括发热（>38.0℃ 或 100.4 °F）、腰痛、恶心、呕吐和（或）肋脊角压痛。外周白细胞增多和脓尿也是特征性表现。当在具有提示性症状的女性中发现尿培养中有细菌生长时，即可确诊。最常见的病原体是大肠埃希菌（70%～80%）。其他生物体包括链球菌属、肺炎克雷伯菌、葡萄球菌属、奇异变形杆菌和肠球菌属[17-18]。

肾盂肾炎的经验性治疗应在做出推定诊断后立即开始。在临床诊断为肾盂肾炎的女性中，65%～90% 的女性在尿培养中确诊为病原体[17, 19]。通常建议初始治疗采用广泛覆盖革兰阴性和革兰阳性微生物的静脉抗生素方案。推荐方案见表 44–3。一项评估妊娠期急性肾盂肾炎经验性治疗方案的随机对照试验发现，头孢唑啉、头孢曲松和氨苄西林/庆大霉素具有相似的疗效[19]。然而，分别在 5.2% 和 43% 的分离出的尿路病原体中发现对头孢唑啉和氨苄西林的耐药性。第三代头孢菌素优于第一代或第二代头孢菌素，如头孢唑啉，但抗生素的选择应以当地微生物学和药敏数据、患者的预期耐受性为依据。

表 44-3 肾盂肾炎的治疗方案

抗生素	静脉给药剂量	备注
头孢曲松	1g 每 24 小时 1 次	常用一线药物
头孢吡肟	1g 每 12 小时 1 次	覆盖假单胞菌
氨曲南	1g 每 8 小时 1 次	β-内酰胺过敏的女性有效
氨苄西林联合庆大霉素	1~2g 每 4~6 小时 1 次或 1.5mg/kg 每 8 小时 1 次	除氨基糖苷类其他药物的使用
哌拉西林-他唑巴坦	3.375g 每 6 小时 1 次	对严重感染有效

患者无发热和肋脊角压痛缓解后，应继续静脉抗生素治疗 24~48h。在对抗生素反应之前，初次住院产妇发病率很高。肾盂肾炎的并发症包括急性肾损伤、肺水肿、急性呼吸窘迫综合征、败血症或败血性休克和自发性早产[17-18]，在疾病晚期、抗生素治疗不满意、潜在肾结石或肾畸形的患者中发病率最高。进入血液的革兰阴性菌，由于其膜表面有内毒素（脂多糖）而容易发生感染性休克，这会引发严重的炎症反应，导致危及生命的低血压和呼吸衰竭[20]。有严重感染和全身症状，以及对经验性治疗无效的女性，通常需要扩大抗生素覆盖范围和重症监护病房管理。那些持续发热的女性还应该评估潜在的肾结石或肾周脓肿。

孕妇体温正常 48h 后临床好转，可根据培养药敏结果转为口服治疗出院，完成 10~14 天的治疗。由于肾盂肾炎复发的风险增加，因此有必要在妊娠的剩余时间内进行低剂量抗生素抑制治疗。药物的选择通常取决于药敏结果，但常见的选择包括呋喃妥因（睡前口服 50~100mg）或头孢氨苄（睡前口服 250~500mg）。

四、肾结石

肾结石（尿石症或肾结石）在妊娠女性中的发生率为 0.03%~0.4%[21-22]，与非妊娠女性的发病率相似。在许多情况下，既往没有肾结石病史。在妊娠期间，尿中钙、尿酸和草酸盐等成岩物质的排泄增加，以及尿潴留增多，可能会导致结石形成。与一般人群一样，钙结石最常见；然而，在妊娠期间，结石主要由磷酸钙而不是草酸钙组成[23]。肾结石通常表现为急性腰痛，性质剧烈且绞痛，疼痛放射至患侧腹股沟或下腹部。血尿和脓尿是尿液检测的常见表现，浓缩的尿液可能会出现结石沉积物。当影像学检查发现肾结石并伴有尿路梗阻时，即可做出明确诊断。

当妊娠期间怀疑肾结石时，建议将肾脏超声作为初步影像检查手段。超声可检测出肾脏或输尿管中 60%~88% 的结石，可避免辐射暴露，非常适合评估肾积水和输尿管积水[21, 24-26]。虽然轻度至中度肾积水是妊娠期常见的发现，伴有明显肾盏扩张和（或）输尿管积水的严重肾积水提示输尿管结石梗阻。其他对结石检测具有不同敏感性的影像学检查包括肾-输尿管-膀胱（kidney-ureter-bladder，KUB）放射成像、低剂量非对比计算机断层扫描和非对比磁共振成像（表 44-4）[24-27]。由于辐射暴露和有其他更好的替代方法，静脉肾盂造影较少使用。由于 MRI 技术、成本和可用性的改进，使用 MRI 在评估妊娠期肾结石方面的应用有所增加。当超声检查结果不确切且患者仍有症状时，MRI 有助于进一步明确诊断。MRI 在直接观察结石方面不如 CT 敏感，但它避免了辐射，并且对评估肾积水、输尿管积水、肾盂肾炎和（或）肾周脓肿有效[24, 26, 27]。

输尿管结石在 75%~83% 的病例中可自发排出，保守治疗包括静脉输液和镇痛[21, 26]。在肾结石排入尿液中，并且梗阻得到缓解之前，疼痛是治疗的首要考虑因素。肾结石引起的肾绞痛是妊娠期间住院的主要原因，主要是由于需要积极的疼痛管理。疼痛通常是由输尿管结石引起的扩张、拉伸和痉挛引起的，从而导致急性梗阻。对乙酰氨基酚（高达 3~4g/d）在任何孕龄都是安全的选择，而对妊娠小于 32 周的女性，可以考虑短期（< 72h）使用非甾体抗炎药（如吲哚美辛、酮咯酸），不会导致肾功能损害。阿片类药物通常用于治疗急性疼痛，但它们应作为长期治疗的二线选择。应尽量减少门诊肾结石阿片类药物处方。坦索罗辛（一种 α_1 受体阻滞药）可用于妊娠期有症状肾结石的促排药物的数据有限。一项回顾性研究发现，接受坦索罗辛治疗的 19 名女

表 44-4 用于检测妊娠期肾结石的成像手段

影像学检查	对肾结石的敏感性	妊娠期注意事项
肾脏超声	60%~88%[21, 25]	安全、首选的检查手段，可能还需要盆腔超声显示远端输尿管
KUB X 线检查	49%[25]	辐射剂量 0.1~3.0mGy
CT（低剂量，非增强）	97%~100%[24, 26, 27]	辐射剂量 1~10mGy
MRI（非增强）	78%~89%[24, 26, 27]	安全，避免辐射暴露；可以考虑的二线检查手段

CT. 计算机断层扫描；KUB. 肾 – 输尿管 – 膀胱；MRI. 磁共振成像

性中有 10 名（53%）在分娩前排出了结石碎片，而在未接受药物排石治疗的女性中，38 名女性中有 11 名排石（29%）[28]。

对于无法通过期待治疗或药物排出疗法解决的阻塞性肾结石或输尿管结石，治疗选择包括输尿管镜检查去除结石碎片和放置输尿管支架或经皮肾造瘘管[29]。

冲击波碎石术和经皮肾镜取石术在妊娠期间是禁忌的。对于低危女性，输尿管镜可用于取石[30]。在输尿管镜检查过程中，可以通过各种破碎和取出技术（包括激光碎石术）取出结石。对于发热、感染、结石大、解剖结构复杂或肾移植的高危女性，可能需要使用经皮肾造瘘管或输尿管支架引流[29, 31-33]。肾造瘘和输尿管支架可能会被感染或在妊娠期间脱落，需要更换。外置管可能引起侧腹不适，输尿管支架可引起尿频、尿急、尿痛等下尿路症状。肾造瘘管在严重阻塞或感染的情况下可能最有益，因为放置后通常可以快速减压[32, 33]。

五、急性肾损伤

（一）诊断标准

据估计，妊娠期急性肾损伤（acute kidney injury，AKI）的发病率大约 1.5%[34]。AKI 广义上定义为肾功能的突然损害，但妊娠急性肾损伤的具体定义却有不同。血清肌酐水平高于正常范围（在大多数参考实验室中＞1.1mg/dl）或血清肌酐浓度从基线增加 1 倍最常用于定义妊娠期 AKI[7]。然而，正常妊娠时血清肌酐水平会降低（平均 0.4~0.8mg/dl）。因此，在一般人群的正常范围内的高值（即 0.9~1.1mg/dl）的水平可能反映了孕妇的显著肾损害。

AKI 可能出现少尿或无少尿；因此，尿量的评估至关重要。少尿最常见的定义是 24h 内少于 500ml 或每小时少于 0.5ml/kg，这种情况通常反映了更严重的肾功能损害[35]。肾小球滤过率也可用于评估 AKI。然而，所有 GFR 公式，包括肾脏疾病研究中的饮食调整（Modification of Diet in Renal Disease Study，MDRD）和慢性肾脏病流行病学合作（Chronic Kidney Disease Epidemiology Collaboration，CKD-EPI）方程，都低估了妊娠期真实的 GFR[36]。通过 24h 尿液定量测量的内源性肌酐清除率仍然是估计妊娠期 GFR 的治疗标准［肌酐清除率 =（尿肌酐浓度 × 每分钟尿量）/ 血清肌酐浓度］。在一般人群中还有用于 AKI 定义和分期的其他标准，如 RIFLE（风险期、损伤期、衰竭期、丧失期和终末期）、AKIN（急性肾损伤网络）和 KDIGO（肾病改善全球结果）标准，但这些在妊娠期都没有得到很好的验证[34, 36, 36a, 37]。

（二）肾前急性肾损伤

血容量不足导致的肾灌注减少是妊娠和产后 AKI 的常见原因。在肾前容量不足的情况下，由于肾血流量减少，GFR 降低，但肾小球、肾小管和肾间质完好无损。诱发因素包括脱水、呕吐、腹泻和出血。治疗旨在补充容量以增加肾脏灌注，同时试图纠正潜在的疾病。例如，补液和止吐治疗可以逆转妊娠剧吐引起的低血容量和 AKI。在孕晚期或产后，出血是导致严重血容量不足的最常见原因。产科出血的原因包括胎盘早剥、前置胎盘、宫颈撕裂伤、子宫内翻、子宫破裂和产后出血等[38]。在产科出血导致血容量不足的情况下，通常需要血液制品来维持血容量和肾脏灌注[38, 39]。

（三）急性肾小管坏死

严重或持续性肾缺血易导致急性肾小管坏死

（acute tubular necrosis，ATN），其特征是近端肾小管严重炎症和坏死细胞死亡。产科出血后可能会导致缺血后 ATN，尤其是当出血严重且并发低血压和输血时[39, 40]。ATN 与低血容量 AKI 相比病程更长，也可能发生在败血症或肾毒性药物中。确定 AKI 是血容量不足还是缺血后 ATN，重要的是评估对补液的反应。如果给予足够的液体来逆转容量不足，血清肌酐应在 48～72h 内恢复到基线值。如果补液后仍持续存在 AKI，则 ATN 的可能性增加。

ATN 尿液的典型特征是泥褐色颗粒上皮细胞管型和游离肾小管上皮细胞[41]。然而，没有这些发现并不能排除 ATN，它们的存在也不能证实诊断。对于病情较轻或非少尿型 ATN 的患者，尿液分析可能相对正常[35, 42]。当临床表现不明确时，检测钠排泄分数（fractional excretion of sodium，FENa）能够提供更多信息以区分 ATN 和肾前性血容量不足[42, 43]。FENa 百分比用以下公式计算：FENa%=［(尿钠浓度 × 血清肌酐浓度)/(血清钠浓度 × 尿肌酐浓度) × 100%］。在患有 AKI 的女性中，FENa 在肾前性疾病中通常低于 1%（表明钠潴留），在 ATN 中高于 2%。FENa 不受尿量变化的影响，因为尿量不包括在公式中。但在使用增加尿钠排泄的利尿药之前应评估 FENa。

（四）先兆子痫

先兆子痫在妊娠中的发生率为 2%～4%，其特征是高血压和终末器官损伤，通常累及肾脏[7, 44]。重度先兆子痫可能以明显的蛋白尿为特征，通常 24h 尿蛋白大于 5g[45, 46]。

蛋白尿主要由肾小球基底膜受损引起，基底膜通过大小和电荷的不同对循环大分子（如白蛋白）的通过起到屏障作用。先兆子痫女性的肾活检显示肾小球内皮增生，这是一种以肾小球内皮肿胀、内皮孔丢失和毛细血管闭塞为特征的特定病变[47, 48]。肾小球内皮增生可能是由可溶性 FMS 样酪氨酸激酶 -1 水平升高所致，常见于患有先兆子痫的女性[49, 50]。sFlT-1 结合并隔离血管内皮生长因子，剥夺肾小球内皮细胞必需的生长因子并导致肾小球屏障受损。活化的补体蛋白也可能导致肾损伤。人类研究发现，终末补体效应子 C5b-9（膜攻击复合物）在严重的先兆子痫中与肾小球和近端小管损伤有关[51, 52]。

当先兆子痫并发重度高血压（收缩压≥160mmHg 或舒张压≥110mmHg）和（或）终末器官损伤时，称为重度先兆子痫（preeclampsia with severe features，PE-SF）。除了重度高血压，其他特征还包括：AKI（血清肌酐水平＞1.1mg/dl 或大于 2 倍基线），肝酶升高（丙氨酸转氨酶或天冬氨酸转氨酶是正常水平的 2 倍），肺水肿，血小板减少症（血小板计数＜100 000/μl），或严重头痛、视力障碍或右上腹痛等症状[7]。尽管肌酐水平大于 1.1mg/dl 用于定义严重疾病，但先兆子痫且血清肌酐水平正常高值（0.9～1.1mg/dl）、少尿（24h 内＜500ml）和（或）升高的女性血清尿酸水平[53]，也可能有明显的肾功能损害，应严密监测。先兆子痫的特征是由于血浆容量收缩和毛细血管渗漏导致血管内容量减少，这可能会在先兆子痫中导致 AKI。血液浓缩（如血红蛋白≥12g/dl）、外周水肿和（或）肺水肿也很常见[54, 55]。

先兆子痫继发的 AKI 通常在分娩后才会消退。因此，一般建议先兆子痫和血清肌酐大于 1.1mg/dl（在既往没有肾脏疾病的情况下）的女性在妊娠 34 周或以上时分娩[7]。对于这些妊娠不足 34 周的女性，可以根据具体情况考虑采用期待治疗，以延长妊娠时间，促进胎儿的成熟。在某些情况下，静脉输液可能会改善血清肌酐，但患有先兆子痫和 AKI 的女性容易出现体液超负荷和肺水肿[55]。当先兆子痫并发肺水肿或出现液体无效的少尿时，通常建议终止妊娠。襻利尿药（如呋塞米）可用作治疗分娩前肺水肿或加速产后利尿的短期应用[56]。但由于低钾血症和低血容量相关 AKI 恶化的风险，需要谨慎使用。

（五）HELLP 综合征

在妊娠后半期或产后，微血管病性溶血、肝酶升高和血小板减少的三联征称为 HELLP 综合征。在描述 HELLP 综合征的最初病例系列报道中，先兆子痫普遍存在，超过 50% 的患者患有 AKI，伴有 BUN 和血清肌酐升高[57]。然而，目前 15%～20% 的 HELLP 病例发生时没有高血压或蛋白尿，AKI 的发生率较低[58]。HELLP 是一种血栓性微血管病，其特征是内皮损伤和微血管血栓形成。由于其起病急骤和危及生命的特点，通常建议对患有 HELLP 综合征的孕妇任何孕周均应终止妊娠，尽管在特定情况下可能会给予产前类固醇以促进肺成熟[7]。

在一部分 HELLP 综合征病例中，补体激活增加或补体调节受损可能会导致疾病[59,60]。补体基因突变易导致补体激活，这在患有 HELLP 的女性中极为常见[61,62]。这种突变类似于非典型溶血性尿毒症综合征（另一种血栓性微血管病）。一项病例报道研究发现，终末补体阻滞药有效治疗了 1 例妊娠 26 周出现的重度先兆子痫和 HELLP 综合征[63]。具体而言，依库离单抗（针对 C5 的单克隆抗体）的超适应证使用控制了溶血和血小板减少症，使妊娠期延长 17 天，对母亲和孩子都有良好的疗效。

与 HELLP 相关的 AKI 通常是一种暂时性状态；在没有严重出血或败血症的情况下，应该在分娩后 48～72h 开始消退。当产后 AKI 持续或恶化时，应考虑其他病因。

（六）非典型溶血性尿毒症综合征

非典型溶血性尿毒症综合征（atypical hemolytic uremic syndrome，aHUS）是一种罕见的补体介导的疾病，定义为微血管病性溶血性贫血（microangiopathic hemolytic anemia，MAHA）、血小板减少症和急性肾损伤。妊娠是一个已知的诱发因素，与妊娠相关的 aHUS（p-aHUS）最常发生在产后早期[64]。它通常在合并产科并发症的情况下出现，如先兆子痫、胎盘早剥、胎儿死亡或产后出血，但也可能发生在无并发症的分娩后[64,65]。由于与先兆子痫和 HELLP 综合征有重叠特征，p-aHUS 经常被与其混淆[66]。然而，p-aHUS 以严重的溶血和肾损伤为显著特征。在一项纳入了在 87 名 p-aHUS 受试者的大型注册研究中，乳酸脱氢酶（lactate dehydrogenase，LDH）的平均值为 2225U/L，血清肌酐为 6.1mg/dl[67]。而在一项大型的队列研究中，HELLP 受试者的中位 LDH 为 853U/L，血清肌酐为 1.1mg/dl[29]。

对于妊娠期或分娩后 AKI 严重或恶化的女性，尤其是伴随溶血的女性，应考虑 p-aHUS。最初的方法应该旨在确认或排除 MAHA。研究可能包括 LDH、结合珠蛋白、总胆红素和间接胆红素、直接 Coombs 试验和外周涂片[68,69]。升高的 LDH、降低的外周涂片上的结合珠蛋白和裂细胞与 MAHA 一致。当还存在严重的血小板减少症（如<50 000/μl）时，应检查 ADAMTS13（具有血小板反应蛋白 1 型基序的去整合素和金属蛋白酶，成员 13）活性水平以排除血栓性血小板减少性紫癜（thrombotic thrombocytopenic purpura，TTP）。ADAMTS13 活性低于 10%、MAHA 和血小板减少是 TTP 的诊断标准[70]。伴随腹泻的女性，尤其是血性腹泻，应评估产志贺毒素大肠埃希菌（Shiga toxin-producing Escherichia coli，STEC）以排除 STEC-HUS[71]，包括志贺毒素免疫测定、通过聚合酶链反应或培养进行的粪便检测。

由于治疗方法不同，对 HELLP、TTP 和 p-aHUS 的鉴别至关重要[66]。图 44-1 显示了区分这些疾病的方法。HELLP 通常在分娩后 48～72h 开始自然消退，除支持对症外无须其他治疗。对于伴有明显血小板减少症的产后 HELLP 综合征，静脉注射皮质类固醇可能有助于加速恢复[72]。TTP 最常见的原因是存在获得性 ADAMTS13 的抑制性抗体，血浆置换效果最好，以从循环中去除抑制性抗体[73]。血小板输注加剧了 TTP 的疾病过程，并增加了神经和心血管事件或死亡的风险[74]。因此，如果怀疑 HELLP 综合征考虑输注血小板，则排除 TTP 至关重要。与 TTP 不同，p-aHUS 是一种补体介导的疾病，对血浆置换反应不佳。使用依库丽单抗进行终末补体阻断是 p-aHUS 的最佳治疗方法[75]。依库丽单抗于 2011 年被 FDA 批准用于治疗 aHUS，其应用显著改善了疾病长期预后。由于已在多达 60% 的 aHUS 病例中鉴定出调节补体系统的基因[76]，基因突变分析可用于指导长期管理，包括治疗时间、随访频率、预后和未来妊娠。

（七）肾后急性肾损伤

当分娩后发生 AKI 时，还应考虑肾后因素，尤其是当临床发现和实验室研究不支持先兆子痫、aHUS 或 ATN 的诊断时。在临产和阴道分娩后，由于胎头下降和第二产程胎儿头部对膀胱的压力，可能会出现一过性 AKI。当分娩后血尿和（或）少尿迅速恢复，可能会考虑这种情况。在这种情况下，血清肌酐应在 24～48h 改善。如果剖宫产后出现（尤其是在粘连性疾病、肌瘤、深部子宫切开术或剖宫产子宫切除术的情况下），应考虑膀胱或输尿管的手术损伤[77]。单侧输尿管损伤可能并不一定导致血清肌酐升高，但当这种情况在复杂病例后出现时，应该进行影像学检查，包括膀胱镜检查、静脉输尿管

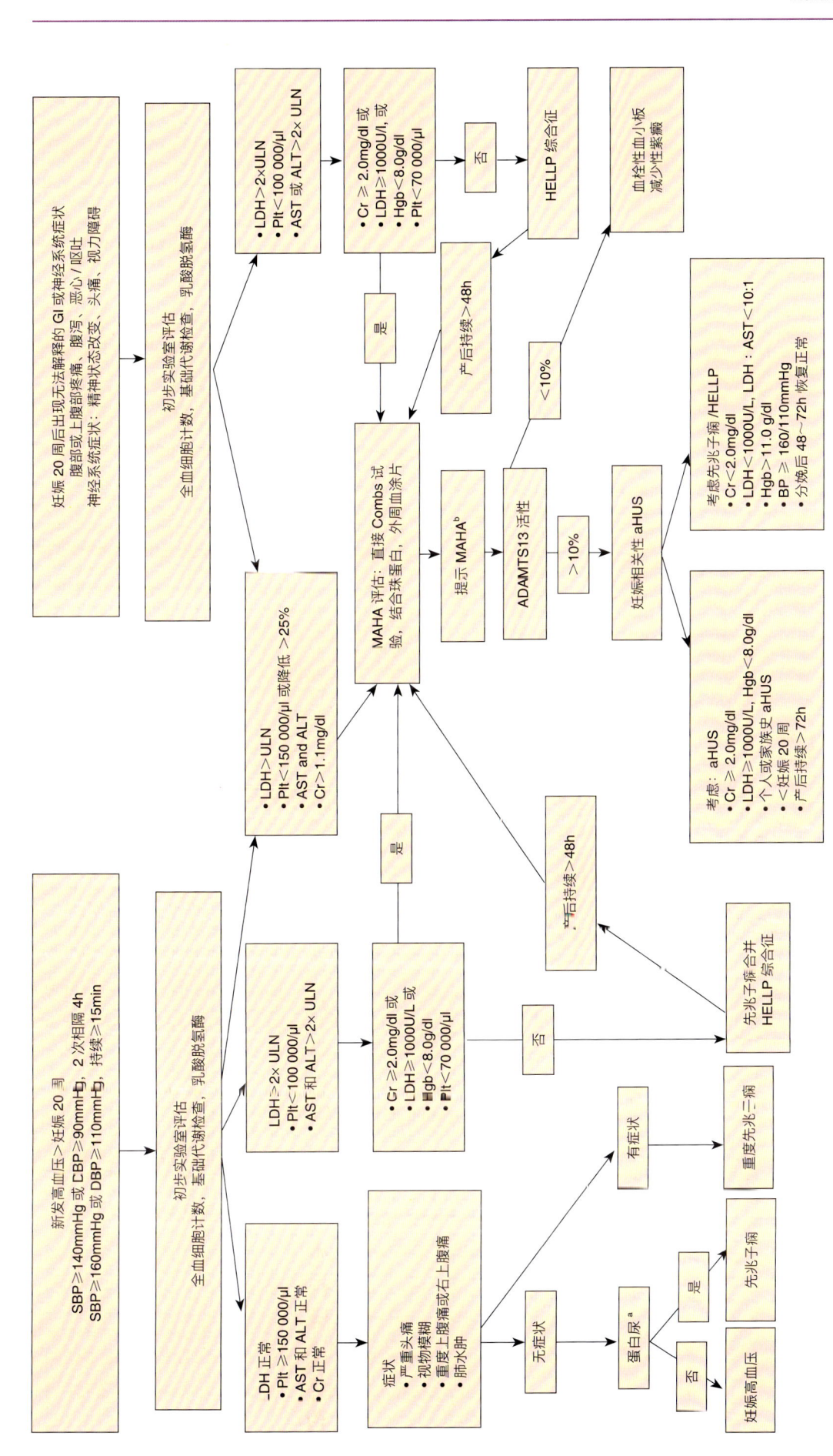

第 44 章 妊娠期肾脏疾病
Renal Disease in Pregnancy

▲ 图 44-1 妊娠血栓性微血管疾病的诊断流程

a. 蛋白尿: 24h 尿蛋白≥300mg/dl 或尿蛋白/肌酐比值≥0.3mg/dl。b. MAHA 特征: 直接 Coombs 阴性, 结合珠蛋白低于正常下限, 或外周血涂片见裂片红细胞。ADAMTS13. 一种含 I 型血栓反应蛋白的去整合素和金属蛋白酶家族成员 13; aHUS. 非典型溶血性尿毒症综合征; ALT. 丙氨酸转氨酶; AST. 天冬氨酸转氨酶; Cr. 肌酐; DBP. 舒张压; GI. 胃肠道; Hgb. 血红蛋白; HELLP. 溶血、肝酶升高和血小板减少综合征; HTN. 高血压; LDH. 乳酸脱氢酶; MAHA. 微血管病性溶血性贫血; Plt. 血小板; RUQ. 右上象限; SBP. 收缩压; ULN. 正常值约上限(引自 Gupta M, Feinberg BB, Burwick RM. Thrombotic microangiopathies of pregnancy: differential diagnosis. *Pregnancy Hypertens*. 2018; 12: 29-34.)

造影或 CT 尿路造影。

六、蛋白尿

在妊娠期间，蛋白尿的定义是 24h 尿液收集中的尿蛋白排泄量≥300mg，或从随机尿样中每毫克肌酐（每毫克以 mg/dl 测量）的蛋白排泄量≥0.3mg[7]。最初可以根据尿试纸检测来怀疑蛋白尿，这是一种主要检测白蛋白的半定量比色检测。试纸结果通常从阴性到 4+，1+ 或更高的结果表明蛋白质浓度大于 30mg/dl。尿试纸测试是一种廉价的尿蛋白筛查测试，但受限于较高的假阳性和假阴性率[78]。测试准确性受血液、感染和高度浓缩或稀释的样本的影响。在疑似先兆子痫的女性中，尿蛋白的定量检测是诊断和治疗的首选[7]。

蛋白尿可以是急性的或慢性的。当它发生在急性膀胱炎、肾盂肾炎或尿石症的情况下时，病因明显，蛋白尿应该通过治疗基础疾病来解决。当第 1 次产前检查发现不明原因的蛋白尿时，应怀疑先前存在的肾脏疾病。在已知患有糖尿病、慢性高血压或系统性红斑狼疮的女性中，蛋白尿可能代表潜在疾病控制的不理想或进展。在这种情况下，早期识别可能会改善医疗管理和疾病控制，从而获得更好的妊娠结果。在这些情况下，建议在孕早期进行基线的 24h 尿液收集以确定蛋白尿。当在妊娠后半期（＞20 周妊娠）新诊断蛋白尿时，差异仍然很大，并受其他临床症状和体征、实验室检查结果的影响。如上所述，应排除急性肾损伤的潜在原因并重新评估慢性病。孕晚期可能会出现孤立的妊娠蛋白尿（无高血压），但必须保持警惕，因为 25% 的病例可能会发生先兆子痫[79]。

肾病综合征

24h 尿液收集中蛋白质超过 3g（3000mg）的女性被认为患有肾病性蛋白尿，应怀疑肾小球疾病。这种程度的尿蛋白排泄可能导致以水肿、低蛋白血症和高脂血症为特征的肾病综合征[80]。妊娠期肾病综合征最常见的病因，尤其是在孕晚期，是先兆子痫。然而，类型差异很大，包括局灶节段性肾小球硬化（focal segmental glomerulosclerosis，FSGS）、膜性和膜增生性肾小球病、微小病变肾小球病、狼疮或糖尿病肾病等。FSGS 占不明原因肾病综合征的 35%～50%，在妊娠相关肾活检中占 1/3[80, 81]。镜像（或 Ballantyne）综合征是在妊娠期发生肾病综合征合并胎儿水肿时需要考虑的诊断[82]。在胎儿水肿的情况下，严重先兆子痫的风险约为 5%，在患有镜像综合征的女性中增加到 40%～50%[82, 83]。

由于高风险的不良结局，新诊断或持续性肾病综合征的女性在妊娠期间需要密切监测。只要有可能，应确定蛋白尿的病因以指导治疗。在病因尚不清楚的情况下，应考虑肾活检，尤其是对于妊娠不足 34 周的早发性疾病[84]。在肾病综合征中，由于抗凝血酶Ⅲ（ATⅢ）的尿液丢失、蛋白 C 和蛋白 S 水平降低、高纤维蛋白原血症和血小板聚集增强所致的高凝状态导致静脉血栓栓塞的风险增加[85, 86]。因此，应考虑对受肾病综合征影响的孕妇进行预防性抗凝治疗。获得性 ATⅢ 缺乏症（由于尿液丢失）应与遗传性 ATⅢ 缺乏症区分开来，因为如果潜在的肾病缓解，前者的血清 ATⅢ 水平应该会改善。

七、慢性肾脏病

(一) 妊娠期的诊断要点

在非妊娠人群中，CKD 的定义是任何原因所致的肾脏肾损伤或 GFR 低于 60ml/(min·1.73m^2) 持续 3 个月或更长时间[87]。肾脏损害包括 GFR 降低以外的结构或功能异常，可能通过肾活检、影像学检查结果（如多囊肾病）或尿液分析异常来确定。CKD 通常根据 GFR 分为几期。1 期出现肾损伤，但 GFR 正常 [≥90ml/(min·1.73m^2)]，而 2～5 期定义为 GFR 逐渐恶化 [2 期，60～89ml/(min·1.73m^2)；3 期，30～59ml/(min·1.73m^2)；4 期，15～29ml/(min·1.73m^2)；5 期，＜15ml/(min·1.73m^2)]。终末期肾病（end-stage renal disease，ESRD）是指需要透析或肾移植的晚期 CKD。与 GFR 无关，白蛋白尿与死亡率、CKD 进展和 ESRD 风险的分级增加有关[88]。

患有 CKD 妊娠的女性出现不良妊娠结局的风险增加，如胎儿生长受限、早产、先兆子痫和胎儿死亡[89]。然而，CKD 可能未被识别，因为肾脏疾病在早期临床上通常是无症状的。由于产科医生会定期检测女性尿液中是否存在蛋白质，因此他们可能是第一个发现 CKD 的人。任何在孕早期出现超过微量蛋白尿的孕妇都应收集 24h 尿标本以评估肌酐清除率、蛋白质排泄量和尿量。用于评估尿蛋白-肌酐比值（urine protein to creatinine ratio，UPC）的随机尿液样本也很有帮助，并且与24h尿蛋白排泄量密切相关[90]。UPC测试方便，并且比24h收集可以更快地获得结果，但获得的信息有限。

确认基线蛋白尿（24h尿液收集≥300mg或随机尿蛋白/肌酐≥0.3mg/dl）的女性应通过测量BUN和血清肌酐来评估肾功能。BUN和血清肌酐水平升高提示CKD的诊断，但正常水平并不能完全排除肾功能损害。在BUN或肌酐显著升高之前，可以看到GFR下降50%。在妊娠期间，收集24h尿液以评估肌酐清除率仍然是估计GFR的最佳方法。然而，由于该测试的繁琐性质，不完整的24h收集是肌酐清除率低的最常见原因[91]。特别是门诊采集，如果24h内总尿量小于1000ml或总尿肌酐小于15mg/kg体重，应确认采集的有效性。如果总尿量以毫升为单位，时间以分钟为单位（即24h内1444min），则肌酐清除率（尿肌酐浓度×尿量/血清肌酐浓度）可以用ml/min为单位报告。未调整的肌酐清除率估计体表面积等于1.73m²的个体的GFR，但应针对具有较小或较大BSA的女性进行调整[92]。肌酐清除率低于100ml/(min·1.73m²)提示GFR受损，但应重复测定以进行确认。

尿沉渣的显微镜检查也可以提供有关肾脏状态的重要信息[93]。如果怀疑肾病，应导尿留取标本。尿沉渣中可能存在的细胞成分包括来自泌尿系所有部位的红细胞、白细胞和上皮细胞。可能出现肉眼血尿或显微镜下血尿。显微镜下血尿通常被定义为每个高倍视野中≥2个红细胞。对于肉眼血尿，仅通过颜色很难评估失血程度，因为少量血液会引起可见的颜色变化。应始终评估不明原因或持续性血尿。畸形红细胞，特别是具有囊泡状突起（棘细胞）的红细胞，提示肾小球疾病[94,95]。红细胞管型的存在，特别是伴随蛋白尿，也提示血尿起源于肾小球（如肾小球肾炎）。

尿液显微镜检查中出现白细胞通常表明尿路或肾脏的急性或慢性感染。然而，如果相应的尿培养结果为阴性（即无菌性脓尿），则应考虑其他情况，如间质性肾炎、肾结核或肾结石[96]。WBC管型提示间质性炎症（如急性间质性肾炎），但仅在一小部分病例中被发现[97]。肾小管上皮细胞管型表明肾小管上皮脱落，可见于ATN、急性间质性肾炎和增殖性肾小球肾炎。粗糙、色素沉着的颗粒管型是ATN的特征[41]。

（二）妊娠对慢性肾脏病的影响

尽管CKD女性的基线肌酐清除率下降，但生理性升高通常会在孕早期发生。在孕晚期，肌酐清除率可能会下降，这在患有弥漫性肾小球疾病的女性中通常更为严重，并且通常在分娩后逆转。

妊娠对CKD女性肾功能的长期影响取决于疾病的阶段[98,99]。在1期或2期CKD且血清肌酐低于1.4mg/dl的患者中，妊娠几乎对长期预后没有影响。患有晚期CKD（3～5期）且血清肌酐为1.4mg/dl或更高的女性在妊娠期间或产后出现肾功能恶化的可能性更高。在一项对70名血清肌酐为1.4mg/dl或更高的女性进行妊娠的研究中，31%的女性肾功能下降并持续到产后6个月，而11%的女性在产后12个月进展为ESRD[99]。在初始血清肌酐为1.4～1.9mg/dl的妊娠女性中，GFR加速下降的发生率为2%，但在初始肌酐为2.0mg/dl或更高的妊娠中为33%。恶化的蛋白尿在患有CKD的孕妇中也很常见，通常会达到肾病范围[98,99]。当这种情况发生在孕晚期时，很难将先兆子痫与恶化的CKD区分开来。因此，在孕早期并每3个月评估血清肌酐、肌酐清除率和蛋白尿对于确定基线肾功能和疾病的自然进展很重要。

许多患有CKD的孕妇还患有慢性高血压（chronic hypertension，CHTN）[100,101]。持续或严重的血压升高仍然是CKD孕妇的最大威胁，因为全身性高血压会导致肾功能恶化。在同时患有CKD和CHTN的女性中，大约50%的女性会随着妊娠进展而出现高血压恶化[98]。严重的血压（≥160mmHg收缩压或≥110mmHg舒张压）对母婴健康构成重大风险；因此，应始终服用抗高血压药物以将血压维持在160/110mmHg以下[7]。在患有CKD的非妊娠女性中，血压降低至130/80mmHg以下可降低进行性肾衰竭的风险[102]。在妊娠期间，还必须考虑血压降低对子宫胎盘血流量和胎儿生长的影响。对于没有CKD的孕妇，抗高血压治疗对轻度至中度高血压（收缩压140～159mmHg或舒张压90～109mmHg）的益处尚不清楚[103]。然而，对于患有CKD（尤其是蛋白尿型CKD）的孕妇，建议血压保持在140/90mmHg以下[104]。

(三) 慢性肾脏病对妊娠的影响

许多患有 I 期 CKD 或轻度肾功能不全（肌酐<1.4mg/dl）的孕妇会生下健康的新生儿。对于中度至重度 CKD（肌酐≥1.4mg/dl）的患者，活产率为 92%～93%[99,101]。然而，CKD 女性发生不良妊娠结局的风险通常会增加。一项系统性回顾和 Meta 分析发现，与未患 CKD 的女性相比，患有 CKD 的女性发生先兆子痫的概率高 10 倍，总体风险为 40%[105]。此外，CKD 女性早产的概率增加了 5 倍，低出生体重风险增加了 4 倍。患有 CKD 并发肾病的孕妇的风险更大。

(四) 与慢性肾脏病相关的疾病

1. 糖尿病肾病

1 型和 2 型糖尿病患者，尤其是长期存在或控制不佳时，易患 CKD。糖尿病肾病是由肾功能进行性下降和蛋白尿增加引起的，这是长年疾病所致[106,107]。肾脏的结构变化包括系膜扩张、肾小球基底膜增厚、足细胞损伤，并最终导致肾小球硬化。血糖控制和高血压治疗，连同血管紧张素转换酶抑制药或血管紧张素受体阻滞药，可以减缓或阻止非妊娠人群肾脏疾病的进展[108,109]。然而，ACEI 和 ARB 由于潜在的胎儿和新生儿影响，包括先天性异常、少尿、肾衰竭和死亡的潜在风险，通常妊娠期间应避免使用[110]。

在妊娠前患有糖尿病和微量白蛋白尿的女性中，尿蛋白排泄通常在孕晚期增加。在一项针对胰岛素依赖型糖尿病女性的研究中，微量白蛋白尿患者的蛋白尿增加了 6 倍，其中 33% 达到了肾病范围（>3g/d）[111]。在妊娠前患有微量白蛋白尿或明显肾病的女性，蛋白尿通常会消退至妊娠前水平。在一项妊娠合并糖尿病肾病的研究中，围产期存活率为 100%，但不良结局很常见，最显著的是先兆子痫（53%）和 36 周前早产（51%）[112]。

2. 狼疮性肾炎

肾脏受累在系统性红斑狼疮中很常见，狼疮肾炎的存在会增加产妇发病率和妊娠并发症。大多数狼疮性肾炎患者患有免疫复合物介导的肾小球疾病。国际肾脏病学会分类系统根据肾活检组织病理学将肾小球 SLE 疾病分为 6 个不同的类别[113]。弥漫性Ⅳ级狼疮性肾炎是最常见的（占活检证实病例的 40%），也是最严重的类型[114]。血尿和蛋白尿几乎始终存在，肾病综合征、高血压和 GFR 降低也很常见。活动性疾病的显著特点是抗 dsDNA 抗体升高和血清补体水平降低，这是由于肾脏中有明显的 IgG 相关补体（C3）沉积。在组织学上，超过 50% 的肾小球受到细胞增殖、坏死性病变、新月体形成和由于免疫沉积物导致的毛细血管内壁增厚的影响。

10%～20% 的狼疮性肾炎患者存在 V 类膜性狼疮性肾炎（membranous lupus nephritis，MLN）。它通常表现为肾病范围的蛋白尿、镜下血尿和正常至轻度升高的血清肌酐。与增殖性（Ⅲ类或Ⅳ类）狼疮性肾炎相比，它的预后更好，但随着时间的推移可能会转变为增殖性疾病，5%～10% 会进展为 ESRD[115,116]。MLN 并不总是伴有 SLE 的其他临床表现，血清补体（C3 和 C4）和抗 dsDNA 抗体水平可能正常。在这种情况下，可以通过肾活检的组织学结果将 MLN 与原发性膜性肾病区分开来[116]。IgG 沉积物在 MLN 中主要为 IgG_1 和 IgG_3 同种型，但在原发性膜性肾病中为 IgG_1。在 MLN 中，也可能有 IgA、IgM 和 C1q 的肾小球染色，这不是原发性膜性肾病的典型特征。

有狼疮性肾炎病史的孕妇发生肾脏复发和不良妊娠结局的风险增加[117]。肾脏发作的定义是活动性尿沉渣、血清肌酐升高、蛋白尿恶化、血清补体（C3、C4）水平低和（或）抗 dsDNA 抗体滴度升高。在一项纳入了 71 例妊娠合并狼疮性肾炎女性的研究中，20% 的患者出现肾脏复发，常见的不良结局包括先兆子痫（8%）、早产（28%）、小于胎龄儿（16%）和死产（4%）[118]。值得注意的是，死产发生在第 23 周（在肾脏发作的情况下）、第 26 周和第 28 周（都在 HELLP 综合征的情况下）。受孕时活动性狼疮性肾炎与早产概率增加 17 倍有关。因此，患有活动性狼疮性肾炎的女性应尽量疾病得到很好的控制后妊娠。

狼疮性肾炎偶尔会在妊娠期作为 SLE 的首发症状出现，这给诊断带来了挑战。可能需要肾活检以确认和分类狼疮性肾炎的诊断并排除其他疾病，如先兆子痫、HELLP 综合征或 aHUS。此外，由于狼疮性肾炎的临床表现与组织学结果的严重程度并不完全一致，肾活检有助于根据组织学亚型指导治疗和预后[119]。对于孕早期狼疮性肾炎发作的女性，准确诊断对于患者咨询至关重要，因为妊娠决策可能因疾病预后和治疗方法而异[120]。

3. 肾小球肾炎

肾小球肾炎可以是急性或慢性的，据报道，每40 000次妊娠中就有1次发生[121]。它是由肾小球炎症引起的，导致血尿、不同程度的蛋白尿和无UTI的尿白细胞。慢性疾病的特征是血清肌酐和蛋白尿缓慢进行性升高，可导致CKD和（或）ESRD。急性疾病本质上可能是自限性或暴发性的，肾功能迅速恶化（快速进行性肾小球肾炎）。尽管所有类型的急性肾小球肾炎（抗肾小球基底膜病、免疫复合物介导的疾病和寡免疫病）在妊娠期都有报道，但妊娠期最常见的是IgA肾病[122]。

肾小球肾炎可能被误认为是先兆子痫，因为高血压和水肿也是疾病的常见特征。然而，尿沉渣中血尿和畸形红细胞或红细胞管型的存在、血清补体水平降低可以支持肾小球肾炎的诊断。低补体血症在所有类型的膜增生性肾小球肾炎（membranoproliferative glomerulonephritis，MPGN）中都很常见。然而，MPGN被归类为免疫复合物介导的MPGN（具有肾小球IgG和C3沉积物）和补体介导的C3肾小球病（具有主要的C3沉积物）[123, 124]。在免疫复合物介导的MPGN中，补体激活通过经典途径发生，导致血清C4水平低，但血清C3水平正常或轻度降低。在补体介导的C3肾小球病中，激活通过替代补体途径发生，该途径利用C3而不是C4，因此导致血清C3低但C4水平正常。

在已存在肾小球疾病的妊娠中，经长期随访发现，患有MPGN的妊娠高血压（29%）和肾功能下降（33%）发生率最高[125]。慢性MPGN女性的不良妊娠结局包括宫内生长受限（12%）、早产（23%）和先兆子痫（29%）[126]。在一项纳入了395例原发性肾小球肾炎妊娠的大型研究中，原发性局灶节段性透明变性和硬化的胎儿和母体并发症的发生率最高，而非IgA弥漫性系膜增生性肾小球的发生率最低[127]。尽管IgA肾病通常与良好的妊娠结局有关，但一项研究发现，与其他形式的肾小球肾炎相比，发生先兆子痫的概率增加了28倍[128]。然而，IgA肾病与早产无关，这表明大多数先兆子痫病例是迟发或性质并不严重。

4. 多囊肾

常染色体显性多囊肾病（autosomal-dominant polycystic kidney disease，ADPKD）是一种遗传性疾病，通常出现在成年期，患病率为1：400～1：1000。ADPKD是CKD最常见的遗传原因，并且是美国每年开始透析的患者中5%的肾脏疾病的根本原因[129, 130]。它应与常染色体隐性多囊肾病（autosomal recessive polycystic kidney disease，ARPKD）区分开来，后者在婴儿期发病并可能在产前被诊断出来。应告知患有ADPKD的孕妇，产前超声检查可能不存在胎儿异常，但50%的后代会遗传这种疾病。具有已知ADPKD基因突变的女性（或其伴侣），最常见的是PKD1或PKD2（分别编码多囊蛋白1和2），可能需要就胎儿诊断手段的选择进行咨询。

在一项大型研究中，分别对235名患有ADPKD女性的605次妊娠及108名未患病的女性家庭成员的244次妊娠进行了分析[131]。ADPKD和未患病家庭成员之间的胎儿并发症发生率（包括流产、胎儿生长受限和早产）相似（32.6% vs. 26.2%），但母体并发症（主要是高血压和先兆子痫）在ADPKD患者中更高（35% vs. 19%）（$P<0.001$）。患有ADPKD和CHTN的先兆子痫发生率最高（54%），而血压正常的女性大多无并发症。

5. 输尿管反流

膀胱输尿管反流（vesicoureteral reflux，VUR）是指尿液从膀胱逆行进入上尿路。由于良性生理变化，如膀胱松弛增加、膀胱内压力增加和输尿管松弛，这种情况可能在妊娠期间歇性发生[132]。然而，病理性VUR也可能是妊娠期反流性肾病的一个原因，特别是在患有隐匿的肾脏或泌尿道先天性异常的年轻女性中[133]。VUR也可能由神经源性膀胱引起，如脊柱裂、多发性硬化或脊髓损伤。有明显VUR的孕妇有患急性膀胱炎和肾盂肾炎的风险。自助导尿和（或）定时排尿等定期排空膀胱措施非常重要。应在妊娠期间进行连续尿培养，并建议对反复感染的女性预防性使用抗生素。

6. 肾动脉狭窄

妊娠期间很少发现肾动脉狭窄[134]。在妊娠期评估重度或难治性高血压的继发性原因时可以考虑，尤其是年轻的非肥胖女性。伴有终末器官损伤、电解质紊乱（如低钾血症）或单侧小肾的恶性高血压也应怀疑肾动脉狭窄。尽管肾动脉造影是诊断的金标准，但双功能多普勒超声检查通常是妊娠期的一线检查手段[135]。峰值收缩速度增加或肾阻力指数增加支持肾动脉狭窄的诊断。阻力指数也可用于识别能从矫正血管成形术或手术中受益的患者[136]。

（五）慢性肾脏病的治疗策略

1. 高血压

控制血压对于管理CKD患者至关重要。如前所述，血压应保持在140/90mmHg以下以保护肾功能，尤其是对于有蛋白尿的女性。拉贝洛尔和硝苯地平是常见的一线药物，通常避免使用ACEI和ARB[137]。其他选择包括α-甲基多巴、β受体阻滞药、替代钙通道阻滞药、噻嗪类利尿药或袢利尿药、肼屈嗪和可乐定。女性可能会在妊娠期继续服用这些药物，或者因难治性高血压、晚期疾病或合并症（如心力衰竭）而考虑使用这些药物。建议将家庭血压监测作为门诊监测的一部分。对于没有有氧运动禁忌证者，建议每周至少进行150min中等强度的有氧运动（即相当于快走）[138]。女性应该考虑饮食计划，如DASH（阻止高血压的饮食方法），其中包括蔬菜、水果、全谷物、瘦肉或植物性蛋白质、低脂乳制品[139]。鼓励在妊娠期间进行正式的营养咨询，以明确具体的营养和能量摄入的注意事项。

患有CKD和高血压的女性发生妊娠并发症的风险很高，包括胎儿生长受限、先兆子痫、早产和胎儿死亡。为了降低先兆子痫的风险，建议从12周到分娩时服用低剂量阿司匹林（81mg/d）[140]。建议加强妊娠期监测[141]。

2. 贫血

患有CKD的女性出现贫血的风险很高，最常见的是正常细胞和正常色素性贫血，主要是由于肾脏产生的促红细胞生成素（erythropoietin，EPO）减少。根据2012年肾脏疾病改善全球结果（Kidney Disease Improving Global Outcomes，KDIGO）指南，未使用促红细胞生成剂（erythropoiesis-stimulating agents，ESA）治疗的3～5期CKD和贫血患者应至少每3个月检查1次血红蛋白[142]。透析患者应每月检查血红蛋白。在开始ESA之前排除贫血的非肾脏原因很重要。评估可能包括RBC指数、绝对网织红细胞计数、血清铁、总铁结合能力、转铁蛋白饱和度百分比、血清铁蛋白、WBC计数和分类、血小板计数、维生素B_{12}和叶酸浓度。

缺铁是CKD患者贫血最常见的可逆原因，当转铁蛋白饱和度低于20%或血清铁蛋白低于100ng/ml时应考虑缺铁[143, 144]。相比之下，肾功能正常和严重缺铁性贫血的患者血清铁蛋白浓度通常低于30ng/ml。在缺铁的CKD患者中，铁蛋白通常较高，因为它对弥漫性炎症反应性增加，而弥漫性炎症是晚期肾衰竭的特征。对于患有CKD和缺铁性贫血的孕妇，口服铁剂的疗效可能有限，通常需要静脉补铁以更快地补充铁储备[145, 146]。血红蛋白低于10g/dl的CKD患者，当转铁蛋白饱和度高于25%且铁蛋白高于200ng/ml时，可以考虑使用ESA，如EPO。由于分子较大，重组EPO可能无法穿过胎盘。在2002—2012年的文献综述中，没有发现胎儿发病率或死亡率的情况[147]。对于拒绝血液制品的女性，使用ESA或静脉注射铁剂尤其重要。

3. 血液透析

需要长期血液透析的女性可以成功妊娠[148-150]。然而，许多患有ESRD的女性存在排卵障碍、不孕症或早期流产[151]。避孕咨询对于希望避免妊娠的晚期进行血液透析的CKD女性非常重要。对于希望未来妊娠的女性，使用长效可逆避孕方法（如宫内避孕药、孕激素植入物）是有效的，并且可以避免外源性雌激素的风险。对于将来不希望妊娠的晚期CKD育龄女性，永久性绝育是一种选择。

对血液透析的女性进行管理的最重要方面是对血压的精细控制。在透析过程中，血压可能会出现大幅波动[152]。应避免突然的容量变化，因为它们可能会损害胎儿的健康[153, 154]。在孕晚期，透析期间应进行连续胎心率监测。如果可能，最好左侧卧位使子宫远离下腔静脉。在透析期间，建议注意电解质平衡。由于孕妇处于慢性代偿性呼吸性碱中毒状态，最好避免血清碳酸氢盐明显下降。首选含有葡萄糖和碳酸氢盐的透析液，而应避免使用含有枸橼酸钠的透析液[150]。

应告知患者，成功妊娠通常意味着需要更久和更频繁的透析[149, 150, 152]。透析强度和妊娠结局之间存在剂量反应，每周透析时间达20h的女性活产率为48%，每周透析时间超过36h的女性活产率达85%，透析强度更高的女性的胎龄更长，婴儿出生体重更大[155]。建议每天饮食至少包含70g蛋白质和1.5g钙，透析期间体重增加应限制在0.5kg以内。如前所述，慢性贫血通常是一个问题，血细胞比容应控制在25%以上，必要时使用静脉补铁、ESA治疗或输血来实现这一目标。

在妊娠期间开始血液透析的标准是有争议的[156]。一些学者认为，中度肾功能不全患者开始定期血液透析可能会改善妊娠结局[153]。妊娠期腹膜透析的经验有限，但大多数作者不建议在受孕后改变透析技术[157]。在一项研究中，8次妊娠中有5次使用自动循环仪进行短时间交换，成功完成了慢性非卧床腹膜透析或慢性循环腹膜透析治疗[154]。研究人员认为腹膜透析的几个优点，包括胎儿的化学和细胞外环境更稳定、血细胞比容水平更高、低血压发作不频繁、不需要肝素。

4. 肾移植

肾移植后妊娠变得越来越普遍[158, 159]。随着肾功能在移植后恢复正常，许多以前无排卵的女性开始排卵并恢复生育能力[160]。接受肾移植的育龄女性中约有2%妊娠，肾移植受体的妊娠人数远远超过其他器官受体[161]。因此，与接受血液透析的育龄女性一样，应向移植受体女性提供关于未来妊娠和避孕选择方面的咨询。

美国移植学会女性健康委员会组织的会议共识提出，如果移植肾功能稳定（肌酐＜1.5mg/dl且无或极少蛋白尿），并且在受妊娠前1年内没有发生排斥反应，移植后第1年妊娠通常是安全的[162]。此时，排斥反应的风险通常较低，免疫抑制药物的剂量处于最低点，病毒预防已经完成，患者一般情况稳定[159]。理想情况下，患者应在移植前接种疫苗，如流感、肺炎球菌、乙型肝炎和破伤风疫苗[162]。

在一项对105例肾移植术后妊娠的研究中，常见的不良结局包括先兆子痫（24%）、早产（52%）和小于胎龄儿（24%）[161]。在这105次妊娠中，23%被归类为预后不良[早孕或中妊娠期流产、死产、新生儿死亡、极早产（＜32周）或先天性畸形]。报道了2例急性排斥反应（2%）。不良妊娠结局的最大风险因素是孕早期血清肌酐高于1.4mg/dl和孕中期舒张压高于90mmHg。与患有ESRD并接受透析的孕妇相比，移植受者的母体发病率和不良妊娠结局的总体发生率较低[163]。这些结果甚至适用于在儿童时期接受肾移植的孕妇[164]。

在妊娠期间，必须仔细观察同种异体肾移植受者是否有排斥迹象。同种异体移植排斥率为2%～9%，但妊娠率似乎不会增加[161, 165]。排斥反应的临床特征是发热、少尿、触痛和肾功能下降，但这些并不总是在妊娠患者身上表现出来。同种异体移植排斥可能类似于其他肾脏疾病，如肾盂肾炎或先兆子痫，大约1/3的肾移植患者会发生这种情况。在这种情况下，可能需要进行肾活检以做出准确的诊断。已知同种异体移植排斥发生在产褥期，此时母体免疫能力恢复到其妊娠前水平[166]。因此，可以考虑在产后立即增加免疫抑制药物的剂量。

妊娠期间应至少每月进行1次尿培养，因为感染对移植肾来说是灾难性的。应积极治疗ASB或急性UTI。认识到同种异体移植物去神经支配且肾盂肾炎可能不会伴随疼痛是至关重要的，唯一的症状可能是发热和恶心。应每月评估肾功能。大约15%的移植受者在孕晚期会出现肾功能显著下降[167]。这种情况通常但并不总是在妊娠后逆转。大约40%的患者近期会出现蛋白尿，但通常会在分娩后消退，除非存在明显的高血压。

肾移植受者在妊娠期间继续接受免疫抑制治疗至关重要。任何停止治疗都会增加移植肾排斥反应和妊娠并发症的风险。因此，女性应在受妊娠前与其初级保健提供者、移植肾病学家和高危产科医生一起制订治疗方案，以解决任何安全问题。用于移植免疫抑制和相关胎儿风险的特定药物总结在表44-5中[168-183]。在许多情况下，可能难以将药物作用与潜在疾病分开。对于胎儿生长受限、低出生体重和早产等并发症尤其如此，这些并发症在肾移植患者中很常见。除了有主要禁忌证的药物（如吗替麦考酚酯、西罗莫司）外，治疗的益处通常超过风险，即减少移植肾排斥。

▶ 要 点

- 血清肌酐小幅升高通常反映肾功能显著下降；既往肾功能正常的孕妇，肌酐水平＞1.1mg/dl被视为中严重升高。
- 由于存在急性肾损伤、肺水肿、ARDS和感染性休克的风险，大多数患有肾盂肾炎的孕妇应住院监测和静脉抗生素治疗。

表 44-5 妊娠期用于实体器官移植免疫抑制药的注意事项

药 物	描 述	胎儿风险	备 注
泼尼松	糖皮质激素，在肝脏中转化为泼尼松龙之前没有生物活性	• 不能排除唇裂和腭裂的增加[168] • 胎儿生长受限、低出生体重可能增加[169]	胎盘的11β-羟基类固醇脱氢-2使泼尼松龙失活，从而保护胎儿免于高水平的药物暴露[170]
硫唑嘌呤	细胞毒性嘌呤类似物，代谢为6-巯基嘌呤和6-硫鸟嘌呤	• 没有明确的致畸风险 • 有报道，一些暴露婴儿出现了新生儿血液学和免疫损伤	硫唑嘌呤和6-巯基嘌呤的胎儿血液浓度分别仅为母体血液浓度的1%～5%和1%～2%[175]
环孢素	降低T细胞活性的真菌代谢物和免疫抑制药	• 没有明确的致畸风险 • 可能增加胎儿生长受限的风险[176]	妊娠期环孢素代谢增加，可能需要调整剂量以维持治疗水平[177]
霉酚酸酯	源于真菌，是一种抑制T细胞和B细胞中DNA复制的免疫抑制药	与早期流产和先天性畸形有关，包括唇腭裂、肢体异常、心脏缺陷和肾脏异常[178]	妊娠期禁忌
西罗莫司	一种大环内酯类药物，通过抑制mTOR西罗莫司的哺乳动物靶点）诱导B细胞凋亡	• 可能会降低胎儿存活率[179, 180] • 可能干扰生育能力和卵巢功能[181]	妊娠期禁忌
他克莫司	从链霉菌中提取的大环内酯，通过抑制IL-2减少T细胞的增殖	• 没有明确的致畸风险 • 新生儿低钾血症增加的报道[182]	服用他克莫司的患者需要经常监测肾功能和药物水平[183]

- 对于无法通过期待治疗或药物排出疗法解决的阻塞性肾结石或输尿管结石，治疗手段包括输尿管镜检查去除结石碎片和放置输尿管支架或经皮肾造瘘管。
- 产科出血后可能导致缺血后急性肾小管坏死，特别是当出血严重且伴有低血压和需要输血时。
- 当先兆子痫并发肺水肿、严重AKI、对补液无反应的少尿或HELLP综合征，通常建议终止妊娠。
- 对于产后微血管病性溶血和肾损伤持续超过48h的女性，应考虑妊娠相关性aHUS。
- 患有CKD的孕妇应在孕早期和每3个月再次评估血清肌酐、肌酐清除率和蛋白尿，以确定基线肾功能和疾病的自然进展。
- 对于妊娠期不足34周，并且疑似或原因不明的肾病综合征、肾小球肾炎、血栓性微血管病或移植肾排斥反应的孕妇，可考虑进行肾活检。
- 持续或严重的血压升高仍然是CKD孕妇的最大威胁，因为全身性高血压会导致肾功能恶化。
- 如果同种异体移植肾功能稳定（肌酐<1.5mg/dl，无或极少蛋白尿），并且在受妊娠前1年内未发生排斥反应，则肾移植术后1年妊娠通常是安全的。

第 45 章 妊娠合并糖尿病
Diabetes Mellitus Complicating Pregnancy

Mark B.Landon　Patrick M.Catalano　Steven G.Gabbe　著
张俊荣　译　　韦晓宁　校

英汉对照

American College of Obstetricians and Gynecologists	ACOG	美国妇产科医师学会
American Diabetes Association	ADA	美国糖尿病协会
Australian Carbohydrate Intolerance Study in Pregnant Women	ACHOIS	澳大利亚孕妇糖类不耐受研究
biophysical profile	BPP	胎儿生理活动评估
continuous subcutaneous insulin infusion	CSII	持续皮下胰岛素输注
depot medroxyprogesterone acetate	DMPA	醋酸甲羟孕酮
diabetic ketoacidosis	DKA	糖尿病酮症酸中毒
disposition index	DI	处置指数
free fatty acid	FFA	游离脂肪酸
gestational diabetes mellitus	GDM	妊娠糖尿病
glucose tolerance test	GTT	糖耐量试验
glucose transporter	GLUT	葡萄糖转运蛋白
hemoglobin A1c	HbA1c	糖化血红蛋白
high-density lipoprotein	HDL	高密度脂蛋白
hyaline membrane disease	HMD	肺透明膜病
infant of a diabetic mother	IDM	糖尿病母亲婴儿
insulin-dependent diabetes mellitus	IDDM	胰岛素依赖型糖尿病
low-density lipoprotein	LDL	低密度脂蛋白
Maternal-Fetal Medicine Unit	MFMU	母胎医学单位
maternal serum alpha fetoprotein	MSAFP	母体血清甲胎蛋白
maturity-onset diabetes of the young	MODY	青少年发病的成人型糖尿病
National Institute of Child Health and Human Development	NICHD	国家儿童健康和人类发展研究所
nonstress test	NST	非应激试验
oral contraceptive	OC	口服避孕药
phosphatidylglycerol	PG	磷脂酰甘油
randomized controlled trial	RCT	随机对照试验
respiratory distress syndrome	RDS	呼吸窘迫综合征

self-monitoring of blood glucose	SMBG	自我血糖监测
total urinary protein excretion	TPE	尿蛋白排泄总量
tumor necrosis factor alpha	TNF-α	肿瘤坏死因子 -α
urinary albumin excretion	UAE	尿白蛋白排泄量
very-low-density lipoprotein	VLDL	极低密度脂蛋白

摘 要

糖尿病的患病率约为 10%，是最常见的妊娠并发症。妊娠糖尿病（GDM）占这些病例的 90%，是由胎盘激素在孕中、孕晚期达到峰值引起的胰岛素抵抗所致。妊娠前糖尿病包括 1 型和 2 型糖尿病。对于 GDM，良好的筛查和诊断策略至关重要，包括在妊娠期间首次发现 2 型糖尿病高危女性时对其进行检测。母亲高血糖会导致胎儿高血糖，并导致妊娠合并糖尿病并发症的可能性显著增加，包括胎儿过度生长导致产伤、剖宫产和胎死宫内的风险，以及新生儿呼吸窘迫综合征和低血糖症。对于患有妊娠前糖尿病的女性，孕早期血糖控制不佳可能会导致胎儿畸形的增加。妊娠前保健可以降低这种风险。患有 1 型和 2 型糖尿病和血管疾病的女性发生先兆子痫和宫内生长受限的概率增加。预防母体和胎儿 / 新生儿的不良后果需要良好的母体血糖控制，包括饮食、运动、胰岛素和（或）二甲双胍，并使用自我管理的血糖测试和糖化血红蛋白测量密切监测母体血糖。产前胎儿评估，包括胎儿生长的超声评估，用于确定最佳分娩时机和途径，目的是将分娩推迟到妊娠 39 周。

关键词

糖尿病；高血糖；巨大儿；糖化血红蛋白；胰岛素；二甲双胍

胰岛素治疗是近 100 年前引入的，并且可能仍然是糖尿病女性妊娠保健中最重要的里程碑。在胰岛素可用之前，不建议糖尿病女性妊娠，因为它可能伴随着胎儿死亡、孕产妇死亡的巨大风险。自从引进胰岛素以来，各种各样的进步继续促进妊娠合并糖尿病患者的预后改善。技术创新和妊娠期管理已经改善，可以预防许多和糖尿病妊娠相关的并发症。这些进展，基于作者对病理生理学的理解，使产前保健做得好的孕产妇的围产期死亡率接近正常人群。围产期结局的显著改善在很大程度上归功于在妊娠前和妊娠期间建立改善的产妇血糖（图 45-1）的临床努力。目前继续困扰着（1 型和 2 型）糖尿病女性妊娠的是先天性畸形的问题，但幸运的是，该人群围产儿死亡已极大的下降，成为一种罕见事件。

目前，人们一致同意控制母体血糖水平能给母胎带来益处，建立最佳血糖控制模式（受其他因素影响，如母体肥胖）能有效降低围产期发病率。临床经验还强调了血管并发症对妊娠的影响，以及妊娠对这些疾病过程的影响。凭借当前的管理技术和熟练、有组织的团队合作，即使对于患有严重 DM 血管疾病的女性，成功妊娠也已成为常态。

妊娠糖尿病是妊娠期最常见的糖尿病类型，在全球范围内发病率正在增加。GDM 仍然是临床医生和研究人员面临的重大挑战。GDM 概念问世近 60 年后，有大规模观察性研究和治疗试验的结果支持，该疾病的临床意义目前已被接受。然而，关于筛查技术、诊断标准、开始使用胰岛素的阈值、口服降糖药是否适合治疗等方面仍存在争议。

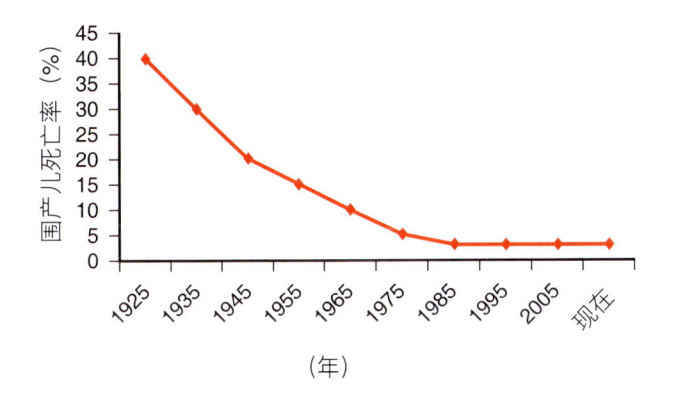

▲ 图 45-1 妊娠合并胰岛素依赖型糖尿病的围产期死亡率

在考虑这些临床问题之前，重要的是回顾妊娠对 DM 病理生理学的影响。

一、病理生理学

（一）正常葡萄糖耐量

妊娠期间母体代谢发生显著变化，这在孕早期提供足够的母体营养储备，以满足孕晚期和哺乳期增加的母体和胎儿代谢需求。尽管作者倾向于认为 DM 是一种与母体葡萄糖代谢有关的疾病，但实际上 DM 会影响营养代谢的各个方面，包括氨基酸和脂代谢。作者考虑母体葡萄糖代谢，因为它与胰腺 B 细胞产生的胰岛素和胰岛素清除、内源性（即主要是肝脏）葡萄糖产生、胰岛素抑制和外周葡萄糖胰岛素敏感性有关。本文还将讨论脂肪因子和各种胎盘激素对这些代谢变化的重要作用。最后，探讨这些变化对母体代谢的影响，因为它们与母体能量消耗和胎儿生长有关。

（二）糖代谢

正常妊娠被描述为"糖尿病状态"，因为在孕晚期，餐后血糖水平逐渐升高，胰岛素反应增强。孕早期被视为一种合成代谢状态，其特征是母体脂肪储备增加，游离脂肪酸（free fatty acid，FFA）浓度降低，特别是在正常体重和肥胖女性中。Garcia Patterson 及其同事[1] 描述了 1 型糖尿病女性孕早期母体胰岛素需求的显著下降（图 45-2）。胰岛素需求减少的机制可归因于多种因素，包括胰岛素敏感性增加、恶心、胎儿充当葡萄糖库和母体胰岛素分泌增强等因素导致的胰岛素基础利用率降低；然而，确切的机制尚不清楚。对糖耐量正常的女性进行的纵向研究表明，早在孕早期，糖代谢的各个方面都有显著改变[2]。

随着妊娠的进展，静脉注射葡萄糖后胰岛素分泌逐渐增加（图 45-3）。与肥胖女性相比，消瘦女性的胰岛素浓度增加更为明显，这很可能是由于消瘦女性的胰岛素敏感性降低幅度更大。无论胰岛素敏感性如何变化，孕早期胰岛素反应的增加与瘦素浓度的增加相关。瘦素浓度在孕早期增加，先于母体脂肪量的显著增加，并且很可能与胎盘来源有关。瘦素浓度在整个妊娠期保持升高。关于妊娠期胰岛素清除率的数据有限。在单独的研究中，Bellman、Lind 及其同事和 Burt、Davidson 指出，孕晚期静脉注射胰岛素与非妊娠受试者相比，胰岛素下降率没有差异。相比之下，使用放射性标记的胰岛素，Goodner 和 Freinkel 发现与非妊娠大鼠模型

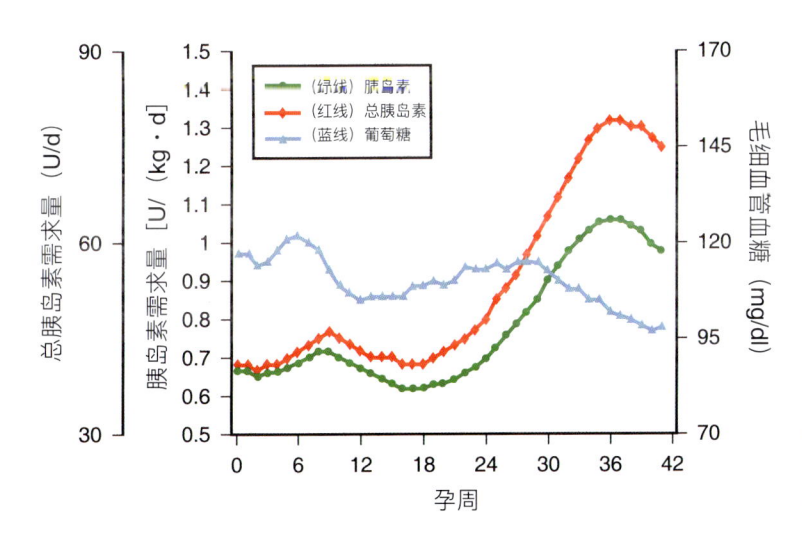

◀ 图 45-2 1 型糖尿病女性的平均胰岛素需求量和血糖自测值

改编自 Garcia-Patterson A, Gich I, Amini SB, et al. Insulin requirements throughout pregnancy in women with type 1 diabetes mellitus: three changes of direction. *Diabetologia*. 2010;53:446.

相比，妊娠大鼠的胰岛素转换增加了 25%。使用葡萄糖钳夹实验，Catalano 及其同事[3]指出到孕晚期，消瘦女性胰岛素清除率增加 20%，肥胖女性胰岛素清除率增加 30%（图 45-4）。虽然胎盘富含胰岛素酶，但妊娠期胰岛素清除增强的确切机制仍有待商榷。

随着妊娠的进展，空腹血糖逐渐降低，这很可能是由孕早期血浆容量增加和孕晚期胎儿胎盘葡萄糖使用增加所致。在横断面研究设计中使用各种稳定同位素方法，Kalhan 和 Cowett 是第一次描述孕晚期空腹肝脏葡萄糖生成增加的人。此外，在前瞻性纵向研究设计中使用葡萄糖的稳定同位素，Catalano 及其同事[4]报道，随着妊娠期的延长，母亲空腹肝脏葡萄糖生成量增加了 30%（图 45-5），即使调整了母亲体重增加后，这仍然显著增加。组织对胰岛素的敏感性包括肝脏和周围组织，主要是骨骼肌。尽管空腹胰岛素浓度显著增加，但空腹母体肝脏葡萄糖生成量增加，这表明孕晚期糖耐量正常的女性的母体肝脏葡萄糖敏感性降低。在肥胖女性中，孕晚期肝脏葡萄糖产生的胰岛素抑制进一步降

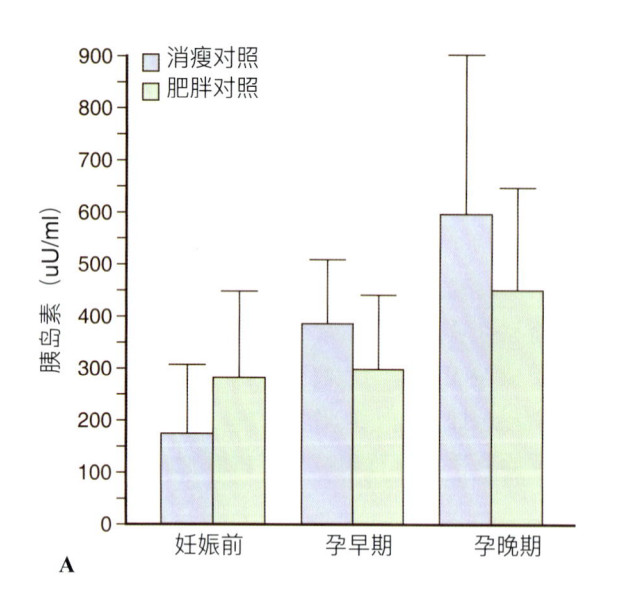

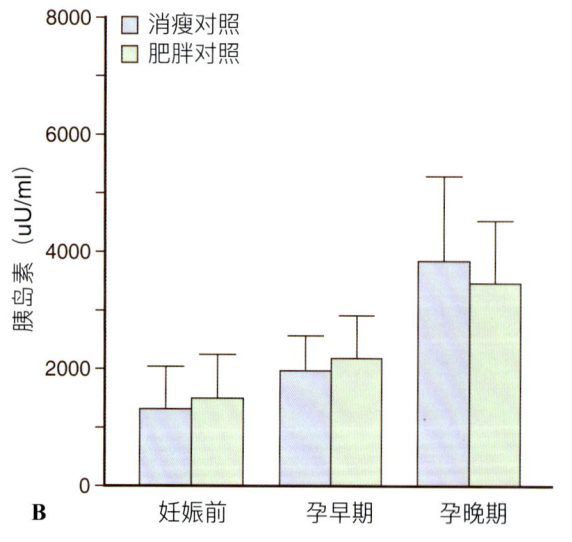

▲ 图 45-3 糖耐量正常的消瘦和肥胖女性对静脉葡萄糖激发的胰岛素反应的纵向增加：妊娠前、孕早期和孕晚期
A. 第一阶段：0～5min 的曲线下面积；B. 第二阶段：5～60min 的曲线下面积

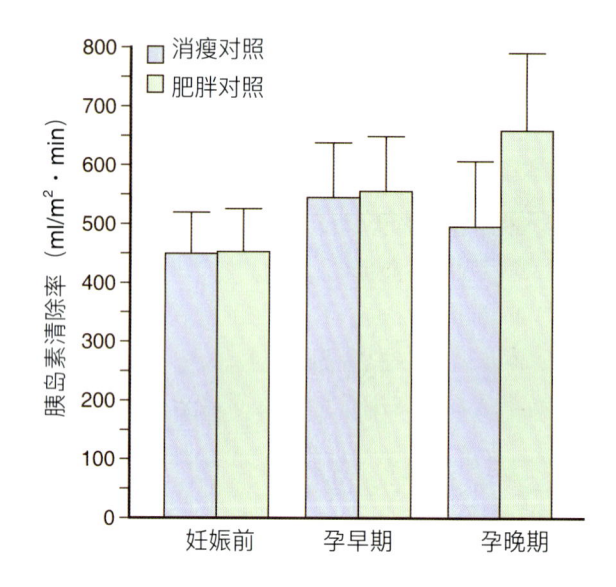

▲ 图 45-4 糖耐量正常的消瘦和肥胖女性胰岛素代谢清除率 [ml/(m² · min)] 的纵向增加：妊娠前、孕早期和孕晚期

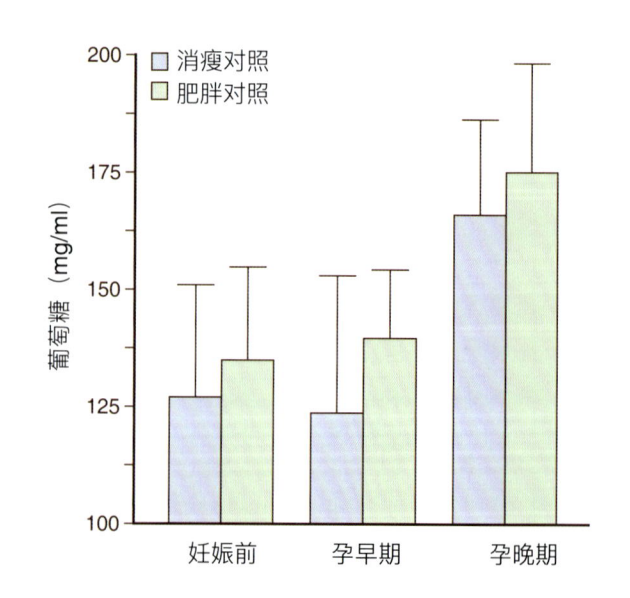

▲ 图 45-5 糖耐量正常的消瘦和肥胖女性的基础内源性（主要是肝脏）葡萄糖产量（mg/min）的纵向增加：妊娠前、孕早期和孕晚期

低，这与这些患者肝脏胰岛素敏感性的更显著下降相一致。

妊娠期外周胰岛素敏感性的评估包括在各种实验条件下对口服或静脉葡萄糖激发的胰岛素反应或胰岛素与葡萄糖的比率的测量。最小模型和正常血糖高胰岛素钳夹实验等方法改善了作者量化外周胰岛素敏感性的能力。在孕早期的消瘦女性中，Catalano 及其同事[5] 报道说，使用正常血糖高胰岛素钳夹，母亲外周胰岛素敏感性平均降低 10%，个体差异很大。然而，当调整钳夹期间胰岛素浓度的变化和残余肝脏葡萄糖产生时，胰岛素敏感性仅下降 10%（图 45-6）。相比之下，与妊娠前估计值相比，孕早期肥胖女性的胰岛素敏感性指数增加了 15%[6]。因此，在一些女性中观察到的孕早期胰岛素需求减少可能部分是胰岛素敏感性增加的结果，尤其是妊娠前胰岛素敏感性降低的女性。

与孕早期的各种代谢改变相比，孕晚期外周胰岛素敏感性降低。Spellacy 和 Goetz 是最早报道对孕晚期胰岛素分泌增加的研究人员之一。此外，Burt 证明，与非妊娠受试者相比，妊娠女性因外源性胰岛素引起的低血糖较少。Fisher 及其同事（使用高剂量葡萄糖输注测试）、Buchanan 及其同事（使用 Bergman 最小模型）、Ryan 及其同事[7]、Catalano 及其同事[2]（使用正常血糖-高胰岛素钳夹）的后续研究都证明了孕晚期胰岛素敏感性降低了 33%～78%。然而，由于胎儿和胎盘的非胰岛素介导的葡萄糖处理，所有这些对胰岛素敏感性的定量估计都被高估了。Hay 及其同事报道说，在妊娠母羊模型中，大约 1/3 的母羊葡萄糖消耗来自子宫、胎盘和胎儿组织。此外，Marconi 及其同事观察到，根据人类胎儿血液采样，除了母体葡萄糖浓度之外，胎儿葡萄糖浓度还受胎儿大小和胎龄的影响[8]。

妊娠期间胰岛素敏感性的降低归因于各种胎盘和母体激素的增加，如人胎盘催乳素、孕激素、雌激素、皮质醇和催乳素。然而，最近的证据集中在几个新的胰岛素抵抗因子的作用，如瘦素、TNF-α、胎盘生长激素和抵抗素。

脂联素是最丰富的脂肪细胞来源的脂肪因子，循环浓度在纳摩尔范围内。脂联素的独特之处在于，这种脂肪因子不是由胎盘产生的，与胰岛素敏感性呈负相关。脂联素浓度随着妊娠进展和母体肥胖而降低，并且与葡萄糖利用的调节降低有关。临床上，妊娠前和孕早期的脂联素浓度已被用作胰岛素敏感性降低和 GDM 风险增加的标志物。

妊娠被描述为一种慢性低度炎症状态，因为循环中白细胞的激活增加[9]。妊娠期炎症会因妊娠前肥胖而进一步加剧。这种低度炎症的增加，特别是在肥胖女性中观察到的，与母亲白色脂肪组织和胎盘中巨噬细胞浸润的增加有关。炎症的增加与循环中 C 反应蛋白和 IL-6 水平升高有关。在没有明显糖尿病的孕妇中，较高浓度的纤溶酶原激活物抑制物-1 和 C 反应蛋白与孕妇血糖、体重指数和 C 肽浓度升高相关。由于这些因素对受体后胰岛素信号级联的影响，在糖耐量正常的肥胖女性中，胰岛素抵抗的增加可能会加剧。因此，这些炎症细胞因子可能有助于增加发育中的胎儿的底物可用性，从而导致巨大儿的产生。

胎盘葡萄糖转运是一个通过易化扩散发生的过程。葡萄糖转运依赖于一个称为 GLUT 葡萄糖转运蛋白家族的一组葡萄糖转运蛋白。胎盘中主要的葡萄糖转运蛋白是 GLUT1，它位于合胞滋养细胞中[10]。GLUT1 在微绒毛和基底膜上都有发现。基底膜 GLUT1 可能是胎盘葡萄糖转运的限速蛋白。口服降血糖药格列本脲与胎盘 GLUT1 转运体的增加有关。随着妊娠的进展，合体滋养细胞葡萄糖转运蛋白的

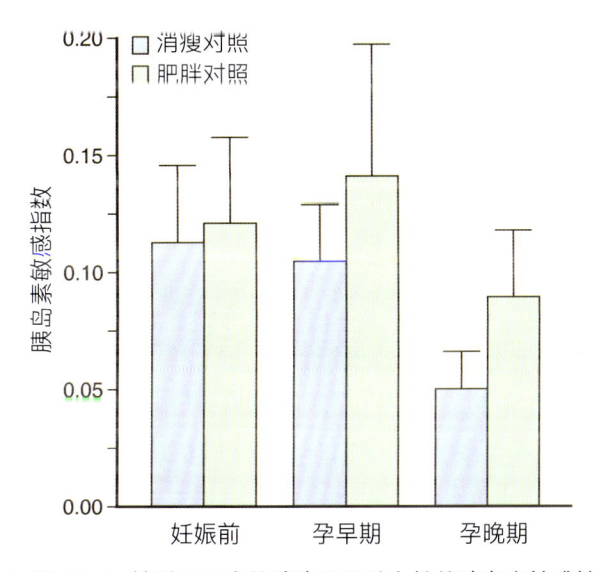

▲ 图 45-6 糖耐量正常的消瘦和肥胖女性的胰岛素敏感性指数（根据残余内源性葡萄糖产生和葡萄糖钳夹期间达到的胰岛素浓度调整的葡萄糖输注速率）的纵向变化：妊娠前、孕早期和孕晚期

表达增加了 2~3 倍。尽管已经分别在胎盘内皮细胞和绒毛间非成核细胞中发现了 GLUT3 和 GLUT4 的表达，但它们在胎盘葡萄糖转运中可能发挥的作用仍然不完全明确。

关于胎盘中胰岛素受体的位置和（或）功能一直存在争议。在孕早期，胰岛素受体主要表达在合胞体滋养层上，合胞体滋养层是与母体血液接触的一层细胞。在孕晚期，胎盘血管内皮（即与胎儿血液接触）上的胰岛素受体增加，合胞体滋养细胞上的胰岛素受体减少。孕早期母体胰岛素反应增强（通常见于肥胖女性）或外源性胰岛素水平升高（见于糖尿病女性）与出生时胎盘重量密切相关[11]。出生时胎盘重量与出生体重（即新生儿脂肪和瘦体重）的相关性最强[11]。这些数据提示，早期母体妊娠代谢、胰岛素抵抗和反应可能会影响胎盘生长和基因表达，其临床表现为孕晚期胎儿过度生长。

二、糖尿病

在妊娠期间，女性糖尿病通常采用 White 分级[12]，该分级在 20 世纪 40 年代首次提出，主要基于糖尿病发病年龄、持续时间，以及终末器官受累等因素，如视网膜和肾脏（表 45-1）。

妊娠期间可能出现任何形式的糖尿病。除 1 型和 2 型糖尿病外，还有遗传因素所致的糖尿病，其中最常见的是以 B 细胞功能障碍为特征的青少年发病的成人型糖尿病（maturity-onset diabetes of the young，MODY）；它以常染色体显性遗传，通常在青年期表现出来。葡萄糖激酶基因突变是导致 MODY 的常见原因。各种突变已经被报道出来，每种突变都与疾病的不同严重程度相关。这些突变中最常见的是 MODY2，发生在欧洲人群中，涉及葡萄糖激酶基因。由于患有 MODY 的女性的糖尿病发病年龄与生育年龄一致，因此很难区分 1 型或 2 型糖尿病与 MODY。葡萄糖激酶基因在 B 细胞中充当传感器，该基因的缺陷导致了胰岛素分泌缺陷。Ellard 及其同事报道说，英国 2.5% 的 GDM 患者存在葡萄糖激酶突变，Stoffel 指出，在美国的一小部分人群中，5% 的患者存在葡萄糖激酶基因突变。在另一个美国人群的研究中，Sewell 及其同事[13] 报道了 72 名患有 GDM 或最近诊断为妊娠糖尿病的孕妇没有出现 MODY 病例。如果母亲有突变，胎儿巨大儿的风险增加，而如果突变是从父亲遗传的，胎儿可能会表现出明显的生长下降，继发于相对胰岛素缺乏。

表 45-1 修正的妊娠糖尿病 White 分级

分 级	糖尿病发病年龄（岁）	持续时间（年）	血管病变	需要胰岛素或口服药物
妊娠糖尿病				
A₁	任何时间	任何时间	-	-
A₂	任何时间	任何时间	-	+
妊娠前糖尿病				
B	>20	<10	-	+
C	10—19	或 10~19	-	+
D	<10	或 >20	+	+
F	任何时间	任何时间	+	+
R	任何时间	任何时间	+	+
T	任何时间	任何时间	+	+
H	任何时间	任何时间	+	+

改编自 White P. Pregnancy complicating diabetes. *Am J Med*. 1949; 7: 609.

（一）1型糖尿病

1型糖尿病通常以年轻时突然发病和绝对胰岛素缺乏为特征，终身需要胰岛素替代治疗。根据人群的不同，1型糖尿病的发病也可能发生30—40岁的个体。尽管1型糖尿病患者的表型通常被认为是瘦的，但在一项为期18年的随访研究中，随着时间的推移，超重的患病率增加了47%，肥胖的患病率增加了7倍。1型糖尿病患者可能具有针对其胰岛细胞的自身抗体的遗传易感性。单卵双胞胎发生1型糖尿病的一致性程度约为50%，表明自身抗体发生和出现葡萄糖耐量异常后的事件也与环境因素有关。由于完全依赖外源性胰岛素，1型糖尿病孕妇发生糖尿病酮症酸中毒（diabetic ketoacidosis，DKA）的风险增加。为降低孕早期自然流产和先天性异常、孕晚期胎儿过度生长和其他疾病的风险，1型糖尿病女性应强调给予胰岛素治疗。因此这些女性更容易出现低血糖反应。Diamond 和 Rosenn 的研究表明，1型糖尿病患者妊娠期发生低血糖的可能性更大，因为包括肾上腺素和胰高血糖素在内的反调节反应减弱。这种反调节机制的缺陷可能部分受到了妊娠的影响。

1型糖尿病女性糖代谢的改变尚不明确。由于母体胰岛素缺乏症，妊娠期的胰岛素反应只能根据妊娠期需求进行估计。对胰岛素需求变化的估计由于前期血糖控制的程度和胰岛素抗体的潜在存在而变得复杂。Garcia-Patterson[1]报道了患有1型糖尿病且在妊娠前严格控制血糖的女性胰岛素需求的变化（图45-2）。在孕早期，胰岛素剂量和总胰岛素在妊娠9周时达到峰值，在妊娠16周时达到基线妊娠前水平的最低点。16～37周，胰岛素需求逐渐增加。这意味着每周胰岛素需求量增加了5.19%，与妊娠前需求量相比大约增加了2倍。McManus 和 Ryan 也注意到妊娠36周后胰岛素需求量减少了5%。胰岛素需求减少与糖尿病持续时间延长相关，但与不良围产期结局无关。最近，Padmanabhan 等[14]认为，胰岛素需求量从每天总剂量峰值下降，幅度≥15%，预示可能存在胎盘功能障碍，如胎盘抗血管生成因子表达改变，或提示有先兆子痫。如前所述，1型糖尿病女性孕早期胰岛素需求的下降也可能是胰岛素敏感性增加的反映。

Schmitz 及其同事评估了与非妊娠期1型糖尿病女性相比，孕早期和晚期、产后1型糖尿病女性胰岛素敏感性的纵向变化。在患有1型糖尿病的孕妇中，仅在孕晚期观察到胰岛素敏感性降低50%。与非妊娠1型糖尿病女性相比，孕早期或分娩1周内的1型糖尿病孕妇的胰岛素敏感性没有显著差异。因此，根据现有数据，与糖耐量正常的女性相比，1型糖尿病女性的胰岛素敏感性似乎也有类似的下降。相对于胎盘转运蛋白（GLUT1）的问题，Jansson 和 Powell 的一份报道描述了 White 分级 D 级糖尿病的妊娠女性胎盘组织中基础 GLUT1 表达和葡萄糖转运活性的增加。

（二）2型糖尿病和妊娠糖尿病

2型糖尿病的病理生理学涉及胰岛素敏感性组织（即骨骼肌和肝脏对胰岛素的敏感性降低）和 B 细胞反应的异常，表现为给定血糖水平下胰岛素释放不足。最初，在2型糖尿病的发展过程中，相对于具有正常葡萄糖耐量的个体，对葡萄糖激发的胰岛素反应可能会增加，但不足以维持正常血糖。在2型糖尿病的发展过程中，胰岛素敏感性降低是否先于 B 细胞功能障碍仍存在争议。论据和实验数据支持这两种假设。

尽管任何分类系统都有局限性，但对2型糖尿病或 GDM 的女性患者，可以进行某些归纳。与糖耐量正常的人相比，这些人通常年龄更大，BMI 更高。该病的发病通常是隐伏的，很少有1型糖尿病发病时出现的典型三联征，即多饮、多食和多尿。2型糖尿病患者通常一开始就被告知要减肥，增加活动（即锻炼），并遵循低饱和脂肪、高复合糖类的饮食。口服药物常用于增加胰岛素反应，增强胰岛素敏感性，或增加肾脏葡萄糖排泄。2型糖尿病患者最终可能需要胰岛素治疗来维持正常血糖，但 DKA 的风险明显降低。来自同卵双胞胎研究的数据表明，双胞胎一生中患2型糖尿病的风险在58%到几乎100%之间，这表明这种疾病有很强的遗传因素。

根据 White 分级，2型妊娠糖尿病通常被归类为 B 级糖尿病。孕中期或晚期诊断为 GDM 葡萄糖耐量异常的女性，既往未明确存在1型糖尿病或2型糖尿病，与2型糖尿病女性的许多代谢特征相同。尽管早期的研究报道，通过免疫荧光技术测量，GDM

女性患者胰岛细胞抗体的发生率为10%～35%，但使用特异性单克隆抗体的研究表明，GDM女性患者发生1型糖尿病的风险较低，为1%～2%。此外，对GDM女性的产后研究表明，胰岛素分泌反应缺陷和胰岛素敏感性降低，表明2型糖尿病患者的典型糖代谢异常存在于GDM女性中，并且可能在妊娠合并GDM之前就存在。与体重匹配的对照组相比，既往患有GDM的女性的胰岛素分泌反应和胰岛素抵抗的改变可能有所不同，这取决于既往患有GDM的女性是消瘦还是肥胖[15]。因此，在患有GDM的女性中，妊娠期激素事件可能揭示了2型糖尿病的遗传易感性。

与糖耐量正常的女性相比，患有GDM的女性的糖代谢有显著改变。Yen、Fisher和Buchanan及其同事在孕晚期患有GDM的女性中证明了胰岛素对葡萄糖激发的反应降低。在对患有GDM的消瘦型和肥胖型女性进行的前瞻性纵向研究中，Catalano及其同事[5]提出，与体重匹配的对照组相比，患有GDM的消瘦女性在妊娠后期的第一阶段胰岛素反应有进展性降低（图45-7）。相比之下，在患有GDM的肥胖女性中，第一阶段胰岛素反应无差异，但与体重匹配的对照组相比，第二阶段胰岛素对静脉葡萄糖激发的反应显著增加（图45-7）。胰岛素反应的这些差异可能与不同研究组的种族有关。尽管胰岛素的代谢清除率随着妊娠的进展而增加，但没有证据表明糖耐量正常的女性与GDM女性之间存在显著差异[6]。

孕晚期出现轻度GDM且空腹血糖水平正常的女性，空腹血糖浓度随妊娠进展而降低；然而，与匹配的对照组相比，患有GDM的女性的肝脏葡萄糖生成量增加[5, 6]。在妊娠期的这个时候，患有GDM的女性空腹胰岛素浓度增加（图45-8），胰岛素输注期间对肝脏葡萄糖生成的抑制减少，表明与体重匹配的对照组相比，肝脏胰岛素敏感性降低[5, 6, 16]。在Xiang及其同事的研究中[16]，发现空腹FFA浓度与肝脏葡萄糖生成之间存在显著相关性，这表明FFA浓度升高可能导致肝脏胰岛素抵抗。如前所述，胰岛素敏感性降低是GDM的一个重要特征。Ryan和同事[7]首次报道孕晚期使用高胰岛素-正常血糖钳夹的GDM女性与妊娠对照组相比胰岛素敏感性降低40%。Xiang和同事[16]发现，与匹配的对照组相比，

在分娩后6个月内糖耐量正常的GDM女性在高胰岛素-正常血糖钳夹期间的葡萄糖清除率估计的胰岛素敏感性显著降低。使用类似的技术，Catalano及其同事[5, 6]描述了与匹配的对照组相比，患有GDM的消瘦和肥胖女性胰岛素敏感性的纵向变化。与匹配对照组相比，患有GDM的女性胰岛素敏感性降低（图45-9）。妊娠前和孕早期胰岛素敏感性差异最大；到孕晚期，两组之间的胰岛素敏感性差异不太明显，但仍然显著。令人感兴趣的是，从妊娠前到孕早期（12～14周），胰岛素敏感性有所增加，尤其是那些妊娠前胰岛素敏感性下降幅度最大的女性。从妊娠

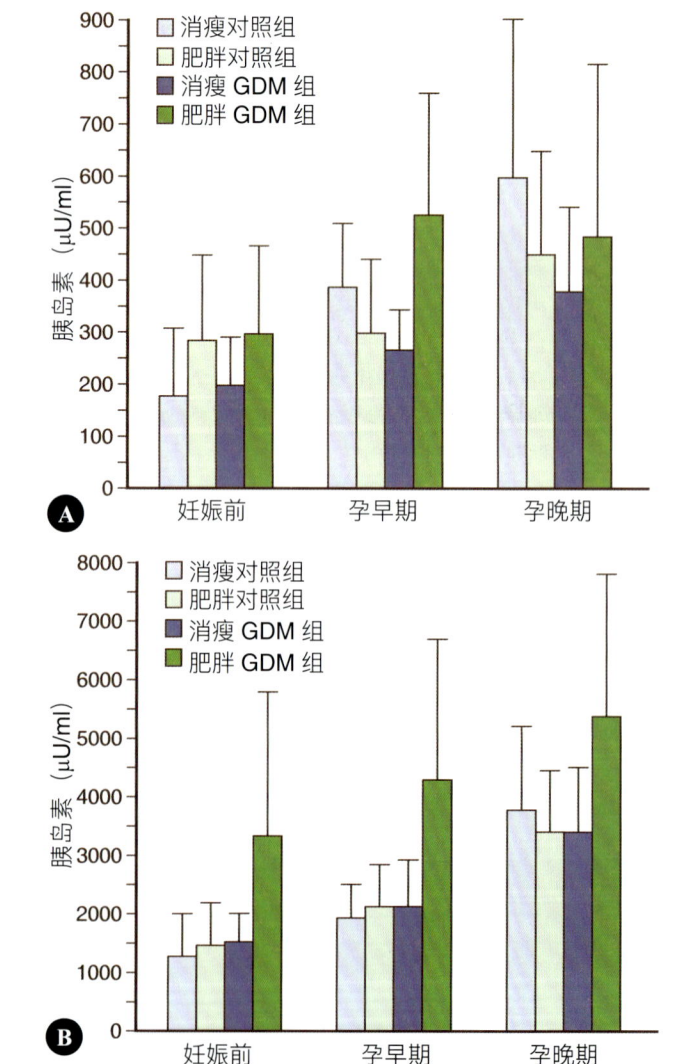

▲ 图45-7 正常糖耐量（对照）和妊娠糖尿病的消瘦和肥胖女性对静脉葡萄糖激发的胰岛素释放的纵向增加：妊娠前、孕早期和孕晚期

A. 第一阶段：0～5min的曲线下面积；B. 第二阶段：5～60min的曲线下面积。GDM. 妊娠糖尿病

前到孕早期胰岛素敏感性的变化与母亲体重增加和能量消耗的变化显著相关。母亲葡萄糖-胰岛素敏感性变化与体重增加和能量消耗之间的关系可能有助于解释孕早期糖尿病女性母亲体重增加和胰岛素需求减少的原因[1]。总之，在孕晚期观察到的糖耐量正常或 GDM 女性胰岛素敏感性不同程度的降低反映了其个体妊娠前胰岛素敏感性。除非妊娠期间发生不可预见的严重代谢事件，否则随着妊娠的进展，所有女性的胰岛素敏感性都会明显降低。

B 细胞反应和胰岛素敏感性的相互作用是妊娠代谢适应的标志。正如 Bergman 所描述的，胰岛素反应和胰岛素抵抗之间的关系在非妊娠个体中是固定的，并遵循双曲线［即处置指数（disposition index，DI）］（图 45-10）。Buchanan 描述了妊娠期间胰岛素反应和胰岛素作用之间的类似关系。确实，当比较妊娠期间和妊娠后葡萄糖耐量正常的女性和 GDM 的 DI 时，GDM 中 B 细胞补偿胰岛素抵抗的失败与对照组的双曲线变化相似（图 45-10）。然而，这种胰岛素敏感性和胰岛素抵抗之间的关系在孕早期可能不成立，此时胰岛素敏感性和胰岛素反应都可能明显增加。

对人类骨骼肌和脂肪组织的研究表明，胰岛素信号级联中的受体后缺陷与妊娠期胰岛素敏感性降低有关。Garvey 和同事首先证明，与非妊娠女性相比，妊娠女性骨骼肌中负责胰岛素作用的葡萄糖转运蛋白（GLUT4）没有显著差异。根据 Friedman 及其同事[17]对糖耐量正常的孕妇、GDM 患者、体重匹配的非妊娠对照受试者的研究，受体后胰岛素信号级联存在明显缺陷。所有孕妇的胰岛素受体底物 1（IRS1）表达均下降。IRS1 蛋白的下调与胰岛素诱导胰岛素信号级联额外步骤的能力下降密切相关，这导致 GLUT4 向细胞表面膜移动，以促进葡萄糖转运到细胞中。IRS1 蛋白的下调与胰岛素在体外刺激 2- 脱氧葡萄糖摄取的能力密切相关。除了先前的机

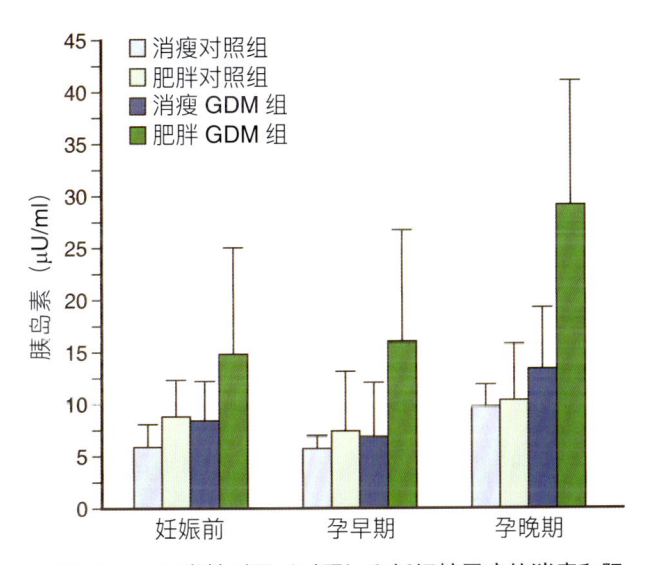

▲ 图 45-8 正常糖耐量（对照）和妊娠糖尿病的消瘦和肥胖女性基础胰岛素或空腹胰岛素（μg/ml）的纵向增加：妊娠前、孕早期和孕晚期
GDM. 妊娠糖尿病

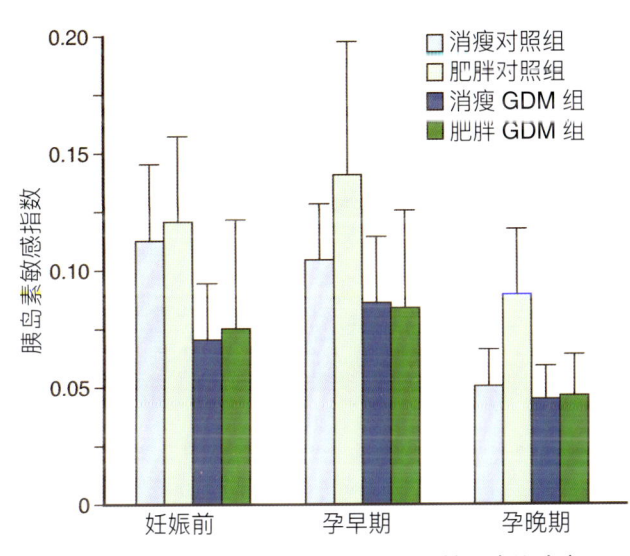

▲ 图 45-9 正常糖耐量（对照）和妊娠糖尿病的消瘦和肥胖女性的胰岛素敏感指数（葡萄糖输注率根据葡萄糖钳夹期间残余内源性葡萄糖产生和胰岛素浓度进行调整）的纵向变化：妊娠前、孕早期和孕晚期
GDM. 妊娠糖尿病

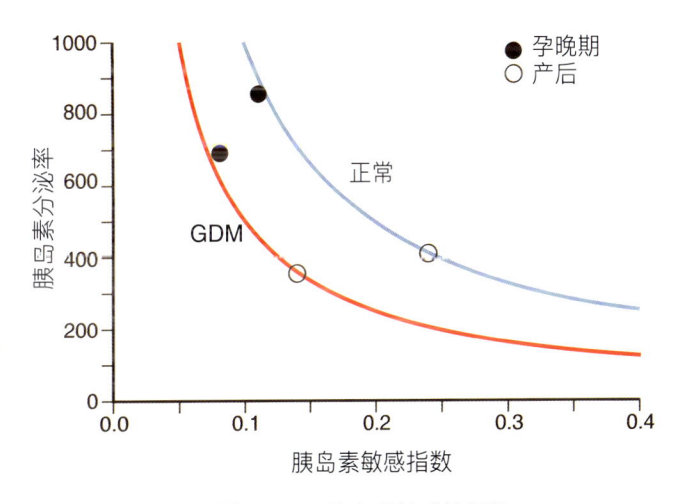

▲ 图 45-10 胰岛素敏感性指数
GDM. 妊娠糖尿病

制外，患有 GDM 的女性表现出胰岛素受体 -β（不在细胞表面的胰岛素受体成分）经历酪氨酸磷酸化的能力明显降低。胰岛素信号级联的额外缺陷导致葡萄糖转运活性降低 25%（图 45-11）。Kirwan 及其同事[8] 报道，从妊娠前到孕晚期，TNF-α 与胰岛素敏感性的变化呈负相关。结合其他胎盘激素，多元回归分析显示，TNF-α 是妊娠期胰岛素敏感性最强的独立预测因子。

（三）氨基酸代谢

虽然葡萄糖是胎儿和胎盘的主要能量来源，但在胎儿或胎盘中并没有以糖原的形式储存大量的葡萄糖。蛋白质的增加对胎儿和胎盘组织的生长是必不可少的。妊娠期间母体和胎儿的氮储备均增加，这一增加导致妊娠 27 周时母体无脂体重增加约为 0.9kg [18]。在孕早期，在显著的母体或胎儿组织发育之前，大多数基础母体氨基酸浓度显著降低。与非孕妇相比，这些氨基酸代谢的预期变化发生在较短的禁食期之后，这可能是 Freinkel 和同事所描述的妊娠期加速饥饿的另一个例子 [19]。此外，氨基酸浓度，如丝氨酸浓度，在孕早期和晚期均与胎儿生长显著相关 [20]。与正常发育的新生儿相比，小于胎龄儿的母体氨基酸浓度显著降低。

根据对各项研究的回顾，Duggleby 和 Jackson 估计，在妊娠期间，蛋白质合成与非妊娠女性在妊娠前 3 个月的蛋白质合成相似。然而，蛋白质合成在孕中期增加 15%，在孕晚期进一步增加约 25%。此外，每个时间点的个体间差异都是显著的，这些差异与胎儿生长密切相关：孕中期蛋白质周转率增加的母亲，其婴儿在调整重要的协变量后瘦体重增加。

氨基酸可以用于蛋白质积累，也可以作为能量来源被氧化。在许多研究中，使用稳定同位素对尿素合成进行了估算。总的来说，孕早期氧化作用发生了适度的变化，孕晚期蛋白质合成所需的氨基酸有所增加。Kalhan 及其同事报道，在胎儿蛋白质增生显著增加之前，孕早期母体蛋白质代谢发生了显著的妊娠相关适应。Catalano 及其同事还描述了由于孕晚期胰岛素输注期间亮氨酸转换抑制减少，氨基酸胰岛素敏感性降低。一些证据表明，与配对对照组相比，患有 GDM 的女性基础亮氨酸周转率增加。目前尚不清楚氨基酸胰岛素敏感性的降低是否与全身和肝脏蛋白质合成减少或分解增加有关。

Cetin 及其同事报道，妊娠合并 GDM 时胎盘氨基酸交换发生改变。与对照组相比，患有 GDM 的女性的鸟氨酸浓度显著升高，并且在患有 GDM 母亲的婴儿的脐带血中，观察到多种氨基酸（包括苯丙氨酸和亮氨酸）显著升高，谷氨酸显著降低。研究人员推测，在患有 GDM 的女性的婴儿中，子宫内胎儿环境的改变通过影响各种营养成分的多种机制影响胎儿生长。

氨基酸通过需要能量的氨基酸转运蛋白从母体主动转运到胎儿。这些转运蛋白具有高度立体特异性，但底物特异性较低。此外，它们在微绒毛和基底膜之间的位置可能不同。据报道，与正常生长的新生儿相

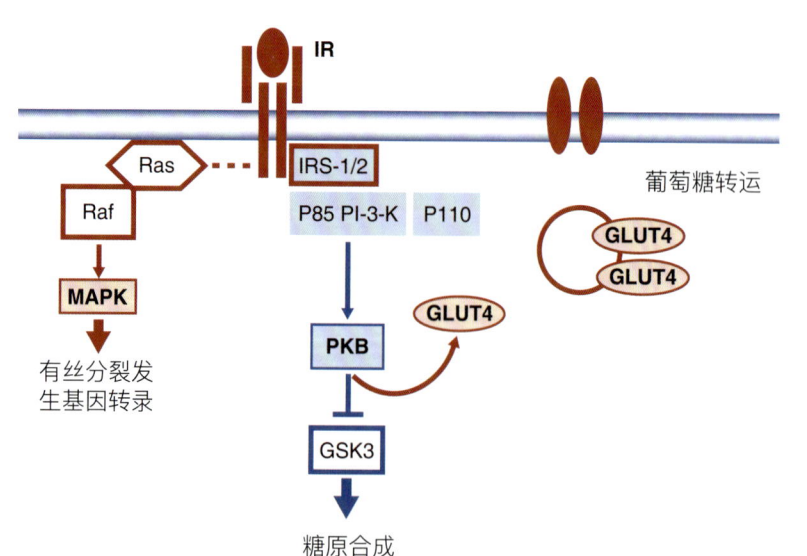

◀ 图 45-11 骨骼肌中胰岛素信号级联的示意模型

GLUT. 葡萄糖转运蛋白；IR. 胰岛素受体；IRS. 胰岛素受体底物

比，生长受限的新生儿的氨基酸浓度降低，并且氨基酸转运蛋白活性的降低被认为是一种可能的机制。然而，胎盘氨基酸转运蛋白在糖尿病女性巨大胎儿发展中的潜在作用（如果有的话）目前尚不清楚。

（四）脂代谢

尽管有大量文献支持妊娠期观察到的糖代谢变化，但与之相比，有关脂代谢变化的数据很少。Darmady 和 Postle [21] 测量了 34 名正常女性在妊娠前、妊娠期和产后的血清胆固醇和甘油三酯，并观察到在约妊娠 7 周时胆固醇和甘油三酯均下降。直到足月，胆固醇和甘油三酯浓度都逐渐升高，产后血清甘油三酯浓度则下降。母乳喂养的女性的下降速度比用奶瓶喂养婴儿的女性更快 [21]。此外，Knopp 和同事 [22] 报道说，妊娠期间总甘油三酯浓度增加 2~4 倍，总胆固醇浓度增加 25%~50%。孕中期 LDL 胆固醇增加 50%，高密度脂蛋白胆固醇增加 30%，但这些水平在孕晚期略有下降。孕晚期母体甘油三酯和极低密度脂蛋白与母体雌三醇和胰岛素浓度呈正相关。

Vahratian 及其同事的一项研究调查了正常体重孕妇在妊娠期间与超重和肥胖孕妇在妊娠 6~10 周到 32~36 周期间血脂水平的变化。总胆固醇、甘油三酯、低密度脂蛋白和高密度脂蛋白的水平在整个妊娠期增加。虽然超重和肥胖女性在孕早期的浓度通常较高，但妊娠后期 LDL 和总胆固醇的变化率较低。

FFA 与胎儿（尤其是脂肪组织）过度生长有关。出生时动静脉 FFA 浓度存在显著差异，与动静脉葡萄糖浓度非常相似。多项临床研究表明，母体脂质对胎儿生长尤其是胎儿肥胖有贡献。Knopp 及其同事 [22] 报道，新生儿出生体重与孕晚期甘油三酯和 FFA 浓度呈正相关。Ogburn 及其同事也得出了类似的结论，他们发现较高的胰岛素水平会降低 FFA 浓度，抑制脂肪分解，并导致脂肪沉积增加。Kleigman 报道说，与消瘦女性的婴儿相比，肥胖女性的婴儿出生体重和皮褶厚度增加，FFA 水平升高。DiCianni 和同事 [23] 观察到，在血糖筛查阳性但糖耐量正常的女性中，她们的血清甘油三酯和妊娠前 BMI 与足月出生体重显著相关。在澳大利亚，Nolan 及其同事发现，妊娠 9~12 周时测得的非禁食母亲的甘油三酯与足月新生儿出生体重显著相关。最后，在一个控制良好的德国 GDM 人群中，Schaeffer-Graf 和同事 [24] 报道说，母体 FFA 浓度与新生儿腹围的超声估计和分娩时新生儿脂肪量的人体测量估计相关。母体 FFA 浓度也与脐带 FFA 呈正相关。尽管与正常生长或 SGA 新生儿相比，大于胎龄儿新生儿脐带血中 FFA 浓度较高，但据报道，脐带甘油三酯与出生体重却呈负相关。作者推测 SGA 新生儿的脂蛋白脂肪酶活性较低，因此无法水解甘油三酯。相比之下，LGA 新生儿的脐带甘油三酯浓度较低，因为脂肪细胞数量增加导致脂蛋白脂肪酶活性增强。Merzouk 及其同事在生长受限婴儿中也有类似的发现。最后，与 BMI 匹配的对照组相比，患有 GDM 的女性胎盘的炎症和脂代谢相关基因表达增加。

总之，在除葡萄糖外胰岛素敏感性［肥胖和（或）GDM］降低的女性中，母体脂代谢在胎儿生长中占很大比例，尤其是肥胖。这些数据支持 Freinkel 的原始研究 [25]，该研究提出胎儿生长或过度生长是除葡萄糖外多种营养因素的作用结果。

糖尿病女性的脂代谢受其是 1 型还是 2 型糖尿病的影响。这也适用于这些女性妊娠时。在患有 2 型糖尿病和 GDM 的女性中，Knopp 及其同事 [22] 报道甘油三酯增加，高密度脂蛋白浓度降低。然而，Montelongo 及其同事观察到，禁食 12h 后，在妊娠期，FFA 浓度几乎没有变化。Koukou 及其同事指出，患有 GDM 的女性总甘油酯增加，但低密度脂蛋白降低。据报道，妊娠期甘油三酯浓度升高也与妊娠期糖耐量正常女性 GDM 和先兆子痫的发生有关，两者均与胰岛素抵抗增加有关。在患有 1 型糖尿病的女性中，总甘油三酯没有变化，但据报道，胆固醇浓度降低是继发于高密度脂蛋白的降低。这是有意义的，因为高密度脂蛋白起着血浆抗氧化剂的作用，因此低密度脂蛋白水平可能与 1 型糖尿病女性先天性畸形的增加有关。氧化应激被认为是导致 1 型糖尿病女性异常发生率增加的潜在因素。

对葡萄糖耐量正常和 GDM 孕妇的高胰岛素 - 正糖钳夹研究表明，随着孕周增加，胰岛素抑制血浆游离脂肪酸的能力下降。与糖耐量正常的女性相比，GDM 女性胰岛素抑制血浆游离脂肪酸的能力较低。

综上所述，这些研究表明，随着孕周增加，女性的胰岛素敏感性降低。妊娠前女性胰岛素敏感性的降低进一步加剧了妊娠期胰岛素敏感性的减弱，导致了 GDM，使得发育中的胎儿胎盘单位获得更多的营养和更高的环境胰岛素浓度，最终可能导致胎儿过度生长。

（五）母亲体重增加和能量消耗

妊娠所需能量，从消耗约 80 000kcal 到净储备 10 000kcal 不等[26]。因此，对妊娠期间营养摄入的建议各不相同，并取决于所评估的人群。此外，针对人群中个体的建议可能比以前认为的更加多样化，这使得营养摄入的一般指南变得困难。

Hyten 和 Leitch[18] 估算了妊娠期的理论能量消耗。妊娠期的额外能量消耗包括：①妊娠期间合成的母体和胎儿胎盘组织；②妊娠的额外"运行成本"（如增加心输出量的工作）。在 Hyten 的模型中，母体能量消耗的最大增加发生在妊娠 10～30 周，主要是由于母体脂肪组织的增生。脂肪组织每增加 1kg 约等于 10 000kcal。然而，不同种族的母亲脂肪组织的平均增加量差异很大。Forsum 及其同事报道说，瑞典女性的脂肪组织平均增加了 5kg 以上，而 Lawrence 及其同事发现冈比亚女性的脂肪组织储存量没有增加。

在不从事竞技体育活动的个体中，基础代谢率或静息代谢率占总能量消耗的 60%～70%，这与总能量消耗密切相关。与母体脂肪组织增重的变化一样，母体基础代谢率在妊娠期的变化也有很大的差异，不仅在不同群体中，在相对同基因的群体中也是如此。基础代谢率的累积能量变化范围从瑞典女性的 52 000kcal 到冈比亚女性在没有营养补充的情况下的净储备 10 700kcal 不等。西方女性的基础代谢率相对于非妊娠、非哺乳期女性对照组平均增加 20%～25%。然而，基础代谢率的变异系数从英国女性的 93% 到瑞典女性的 200% 以上不等[27]。然而，在评估能量摄入与能量消耗的关系时，估计的能量摄入仍然低于总能量消耗的估计。这些差异通常可以用妊娠期间代谢效率的提高、母亲活动的减少和食物摄入评估的不可靠等因素来解释[26]。

非妊娠个体的数据可能有助于解释人类妊娠期间代谢参数的一些广泛变化，即使是在基因相同的人群中。Swinburn 和他的同事报道说，在皮马印第安人中，胰岛素敏感性降低的受试者与胰岛素敏感性较高的受试者相比，在 4 年的时间里体重增加较少（3.1kg 和 7.6kg）。此外，根据钳夹研究估计，每年体重变化百分比与胰岛素敏感性高度相关。Catalano 和他的同事[28] 评估了有和没有 GDM 的消瘦和肥胖女性的母体体脂增长和基础代谢率的变化。与匹配的对照组相比，患 GDM 的女性在孕早期胰岛素敏感性降低，体脂增加明显小于糖耐量正常的女性。在脂肪增加和胰岛素敏感性的变化之间发现了显著的负相关（即与胰岛素敏感性增高的女性相比，妊娠前胰岛素敏感性降低的女性体脂增加更少）。妊娠期静息代谢率的变化与母体游离脂肪量呈正相关，与脂肪量呈负相关。因此，妊娠期体重增加的变化也可能与静息代谢率的变化有关。在整个妊娠期内，静息代谢率增加幅度较小的女性，其妊娠期体重增加幅度较大，特别是脂肪组织增加幅度较大；而静息代谢率增加幅度较大的女性，其体重和脂肪组织增加幅度较小。

在禁食状态下，消瘦女性会增加糖类的利用，肥胖女性会更多地使用脂质来满足氧化需求。然而，随着妊娠后期胰岛素敏感性的降低，所有女性的脂肪氧化都增加，非氧化葡萄糖代谢[如糖原（储存）]减少。这些脂质氧化的增加与母体瘦素浓度的增加呈正相关，这可能解释了瘦素在人类妊娠中的作用。妊娠前葡萄糖胰岛素敏感性降低的女性（肥胖女性和 GDM 女性）能够保存能量，不会显著增加体脂，并且提供足够的营养来生产健康的胎儿，支持这样一种假设，即当食物供应有限时，较低的母体胰岛素敏感性可能对女性的生殖代谢有利（即节俭基因假说）。相比之下，在食物充足且久坐的生活方式更常见的地区，母亲在受妊娠前胰岛素敏感性降低可能表现为 GDM，从而增加女性及其后代患糖尿病和肥胖症的长期风险[28]。

三、围产期发病率和死亡率

（一）胎儿死亡

在过去，10%～30% 的妊娠合并 1 型糖尿病时会发生突然和无法解释的死产；尽管目前相对少见，但这种损失仍然困扰着没有得到最佳护理的患者的妊娠。Mathiesen 及其同事[29] 报道了 1361 例 1 型糖尿病女性单胎分娩中的 25 例死产。在这一系列研究中，患有 1 型或 2 型糖尿病的女性的后代死胎的可能性是没有糖尿病的母亲的 5 倍。Starikov 回顾了七组 1 型糖尿病女性，并报道与非糖尿病人群相比，2 型糖尿病女性死胎风险增加了 5 倍，相对风险为 2.5～4.5。Cundy 报道说，目前死产在 2 型糖尿病孕妇中比 1 型糖尿病女性更常见。在血糖控制不佳、羊水过多、巨大胎儿、血管疾病或先兆子痫的患者中，最常在妊娠 36 周后观察到死产。患有血管并发症的女性可能早在孕中期就出现胎儿生长受限和宫内胎儿死亡。

妊娠合并糖尿病的死胎率过高与慢性宫内缺氧有关[30]。在糖尿病母亲婴儿（infants of diabetic mothers，IDM）的死胎中经常观察到的髓外造血支持慢性宫内缺氧可能是这些宫内胎儿死亡的原因。对患有 1 型糖尿病的孕妇的胎儿脐带血样本的研究表明，胎儿红细胞减少和乳酸血症是相对的。母亲糖尿病也可能引起红细胞氧释放和胎盘血流的改变。子宫血流量减少被认为是导致妊娠合并糖尿病血管病变时 FGR 发病率增加的原因。酮症酸中毒和先兆子痫，这两个已知与宫内死亡发生率增加相关的因素，可能进一步降低子宫血流量。

胎儿糖类代谢的改变也可能导致宫内窒息。大量证据表明，高胰岛素血症与胎儿缺氧有关。通过输注外源性胰岛素在胎羊中诱发的高胰岛素血症导致耗氧量增加和动脉氧含量降低[30]。持续的母胎高血糖症的发生与母体子宫血流无关，在代谢需求增加的情况下，尤其是在巨大胎儿中，可能没有能力进一步增加氧气输送。因此，高胰岛素血症似乎会增加糖尿病女性胎儿的代谢率和氧气需求。其他因素，如高血糖、酮症酸中毒、先兆子痫和母体血管病也会降低胎盘血流量和胎儿氧合。

（二）先天畸形

先天性畸形是合并 1 型和 2 型糖尿病的孕妇围产期胎儿死亡的最重要原因。在过去，这些异常仅占所有围产期死亡的 10%。目前，畸形占围产期死亡率的 30%～50%。新生儿死亡人数超过了合并妊娠前糖尿病的死产人数，而致命的先天性畸形是造成这种情况的原因。

大多数研究表明，患有 1 型和 2 型糖尿病母亲的婴儿的主要畸形的发生率增加了 2～6 倍。一项针对加拿大女性的大型人群队列研究显示，1996—2010 年，糖尿病妊娠中的先天性畸形的发生率减少了 23%；然而，先前患有糖尿病的女性的畸形 RR 仍然较高（RR=2.33，95%CI 1.59～3.43）。在美国孕早期糖尿病研究中，主要畸形发生率在 389 名对照组中为 2.1%，在 279 名糖尿病女性中为 9%。最近一项针对 13 030 名先天性异常婴儿和 4895 名对照的病例对照研究显示，1 型糖尿病的患病率在糖耐量正常的女性中为 2.2% 与 0.5%，而在 2 型糖尿病中为 5.1% 与对照组中的 3.7%。一般而言，在世界范围内对糖尿病女性后代的研究中，主要畸形的发生率在 7.5%～10%（表 45-2）。

表 45-2 糖尿病母亲的婴儿先天畸形的发生率

研究（年）	例 数	%
Mills 等[100]（1988）	25/279	9.0
Greene[101]（1993）	35/451	7.7
Steel[102]（1982）	12/239	7.8
Fuhrmann 等[103]（1983）	22/292	7.5
Simpson 等[104]（1983）	9/106	8.5
Albert 等[105]（1996）	29/289	10.0

IDM 的畸形会影响大多数器官系统，这种损伤会发生在妊娠第 7 周之前。中枢神经系统畸形，特别是无脑畸形、开放性脊柱裂和无前脑畸形增加了 10 倍。心脏异常是 IDM 中最常见的畸形（35%～40%），伴有室间隔缺损和复杂病变，如大血管移位增加了 5 倍。观察到的其他病变包括右心室双出口、动脉干和三尖瓣闭锁。瑞典最近的一项基于人群的队列研究发现，2458 名 1 型糖尿病女性的后代心脏畸形发生率为 4.9%，而糖耐量正常女性的婴儿心脏畸形发生率为 1.5%。糖尿病胚胎病最具特征的先天性缺陷是骶骨发育不全，这种异常在患有糖尿病的女性后代中发现的频率要高出 200～400 倍（图 45-12）。然而，这种缺陷不是糖尿病的特征，因为它也发生在非糖尿病妊娠中。

血糖控制受损和相关的母体代谢紊乱和异常胚胎的发生有关。大多数研究人员已提出母体高血糖作为主要致畸因素，但也提出了高酮血症、低血糖、生长调节素抑制药过量和自由基过量（框 45-1）。最有可能生出异常婴儿的女性包括围妊娠期血糖控制

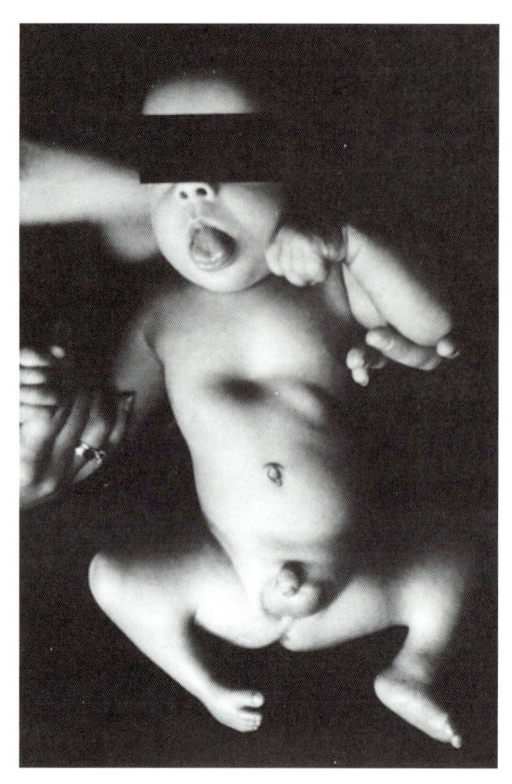

▲ 图 45-12 患有骶骨发育不全和下肢发育不良的糖尿病母亲的婴儿

不佳、长期患有糖尿病和血管疾病的患者。对糖尿病致畸影响的遗传易感性也可能是一个因素。

框 45-1 妊娠合并糖尿病畸形发生的相关因素
• 高血糖
• 酮体过量
• 生长调节素抑制
• 花生四烯酸缺乏
• 游离氧自由基过量

回顾历史，已经提出了几种机制，使前面提到的致畸因素产生畸形。Freinkel 及其同事首先提出，糖酵解受到抑制可能导致畸形的发生，糖酵解是胚胎发生过程中关键的能量产生过程。他们发现，在大鼠胚胎的培养基中添加 D- 甘露糖会抑制糖酵解，并导致生长受限和神经管闭合障碍。Freinkel 和他的团队强调了正常胚胎发生对这些关键能量产生途径改变的敏感性，他将这一过程称为"燃料介导"的致畸。Goldman 和 Baker 提出，在高血糖培养基中培养的胚胎中，神经管缺陷发生率增加的机制可能涉及花生四烯酸的功能缺陷，因为在这个实验模型中，补充花生四烯酸或肌醇会降低 NTD 的发生率。Pinter 和 Reece 证实了这些研究，并证明高血糖引起的神经管闭合变化包括细胞紊乱、有丝分裂减少和预示早熟的变化。这些研究者进一步证明，器官发生期间的高血糖对卵黄囊功能有严重的有害影响，导致胚胎病。

母体糖尿病引起的氧化代谢改变可能导致胚胎发育过程中氧自由基的产生增加，这可能导致畸形。向大鼠胚胎培养基中添加氧自由基清除酶，如超氧化物歧化酶，可防止生长延迟和过度畸形。有人认为，过量的氧自由基可能直接影响胚胎前列腺素的生物合成。氧自由基过量可能会增强脂质过氧化，而产生的过氧化氢又可能刺激血栓素生物合成并抑制前列环素的产生，这种不平衡对胚胎发育产生深远影响。最后，在糖尿病大鼠中，氧化应激与糖基化产物的积累相关，改变了心脏发育中血管区域血管内皮生长因子的表达，导致心内膜垫缺损。

（三）巨大儿

出生体重大于 4000g 定义为巨大儿，出生体重大于人口和性别特异性生长曲线的第 90 百分位数称为 LGA。患有 GDM 的女性中，50% 的妊娠合并巨大胎儿，40% 的妊娠合并 1 型和 2 型糖尿病，其中包括一些接受强化血糖控制治疗的女性（图 45-13）。母亲糖尿病独立于肥胖，是巨大儿的危险因素。糖尿病女性分娩体重超过 4500g 的婴儿的频率比糖耐量正常的女性高 10 倍。阴道分娩肩难产和分娩创伤的风险增加。

根据 Pedersen 假说，母体高血糖会导致胎儿高血糖和随后的胎儿高胰岛素血症。胰岛素是最重要的胎儿生长激素，胎儿高胰岛素血症导致胎儿过度生长。胎儿 B 细胞质量增加可能早在孕中期就被发现。支持 Pedersen 假说的证据来自羊水和脐血胰岛素和 C 肽浓度的研究。两者均反映胎儿高胰岛素血症，糖尿病女性足月时羊水中胰岛素含量增加，并且与新生儿脂肪量相关。妊娠合并 GDM 时升高的脂质和氨基酸也可能通过刺激胎儿胰腺 B 细胞释放胰岛素和其他生长因子，为胎儿生长提供必要的营养，在胎儿过度生长中发挥作用。与糖耐量正常女

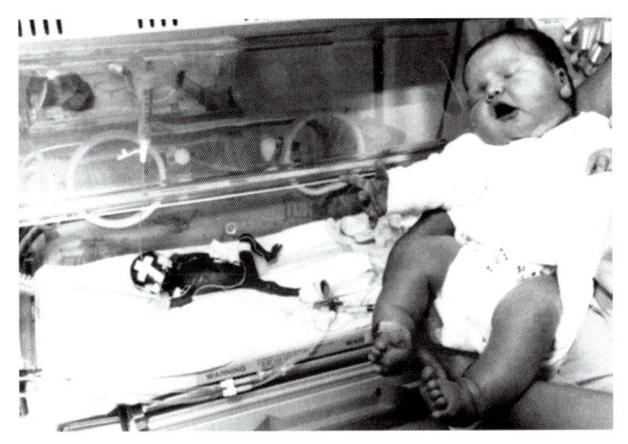

▲ 图 45-13 妊娠合并糖尿病时生长异常的两个极端
左边是一个严重生长受限的新生儿，右边是一个巨大儿

性的婴儿相比，患有 GDM 的母亲的婴儿的脂肪质量增加。此外，婴儿的生长是不均衡的，其胸部与头部和肩部与头部的比率大于糖耐量正常女性的婴儿。这些人体测量差异可能导致这些婴儿肩难产和出生创伤发生率较高。

几个临床系列研究的结果验证了 Pedersen 假设，严格的母体血糖控制可降低巨大儿发生率，特别是与脂肪量的减少有关。使用需要胰岛素控制血糖的女性在孕中期和晚期获得的每天毛细血管葡萄糖值，Landon 及其同事报道了当平均值低于 110mg/dl 时巨大儿的发生率为 9%，而血糖控制不理想时为 34%。Jovanovic 及其同事建议，餐后 1h 的血糖测量值与巨大儿的频率相关性最好。在控制了其他因素后，这些作者指出，糖尿病患者出生体重的最强预测因子是孕晚期非空腹血糖测量值。最近，大型前瞻性高血糖症和不良妊娠结局（Hyperglycemia and Adverse Pregnancy Outcome，HAPO）研究发现，在正常妊娠中，妊娠 28 周时母亲的空腹血糖水平是新生儿出生体重的最重要预测指标。

在一系列代谢研究中，Catalano 及其同事[31] 使用人体测量法估计了 186 名新生儿的身体成分。无脂体重占平均出生体重的 86%，占出生体重差异的 53%，脂肪体重仅占出生体重的 14%，占出生体重差异的 46%，这表明新生儿脂肪质量是导致合并糖尿病妊娠女性的孩子出生体重差别的主要因素。此外，与女性婴儿相比，男性婴儿的脂肪游离量显著增加。以母亲身高、妊娠前体重、妊娠期体重增加量、胎次、父亲身高和体重、新生儿性别和孕龄为自变量，

可以导致新生儿出生体重变化的 29%，脂肪游离质量变化的 30%，脂肪质量变化的 17%。包括对另外 16 名受试者的母体胰岛素敏感性的估计，他们能够解释 48% 的出生体重差异、53% 的无脂肪质量差异和 46% 的脂肪质量差异。Caruso 及其同事的研究证实了这些发现，报道称，与婴儿体重与其胎龄相当的对照组女性相比，不明原因 FGR 女性具有更高的胰岛素敏感性。其潜在机制可能与母体循环中因胰岛素敏感性相对增加导致运输给胎儿的营养物质（如葡萄糖、游离脂肪酸和氨基酸）减少有关。

在糖耐量正常的女性中，出生体重和妊娠期体重增加存在正相关。这种相关性在妊娠前较瘦的女性中最强，而随着妊娠前体重 / 身高比的增加，这种相关性逐渐减弱。而患有 GDM 的女性则不受妊娠前体重与身高的影响，这类孕妇体重增加与出生体重之间存在显著相关性。有研究强调了母体代谢坏境对胎儿生长的影响，但 Kim 和他的同事[32] 研究报道，在女性妊娠中，GDM 实际上对 LGA 形成的贡献最小（2.0%~8.0%），而妊娠过度增重才是导致 LGA 的最重要因素（33.3%~37.7%）。

然而，使 GDM 女性的婴儿出生体重正常化，可能对婴儿成长并无益处。在一项对大约 400 名糖耐量正常和 GDM 女性的婴儿研究中，Catalano 及其同事[31] 发现，与对照组相比，GDM 女性婴儿的脂肪质量增加，但瘦体重（去脂体重，即体内非脂肪组织的重量）没有增加，即使在调整了潜在的混杂变量后也是如此（表 45-3）。同样，出生体重适其胎龄（即第 10~90 百分位数之间的婴儿）时，GDM 女性的婴儿与对照组相比，脂肪质量和体脂百分比显著增加，但瘦体重减少，出生体重无差异。值得注意的是，在 GDM 女性的婴儿中，与脂肪质量的相关性最强的是空腹血糖和胎龄，这导致了婴儿脂肪质量差异的 17%。

总之，妊娠合并糖尿病的胎儿过度生长可能与以下几个重要因素相关：妊娠前体重和妊娠期增重，孕妇高血糖和血糖水平频繁升高，以及胎儿氨基酸、甘油三酯和脂肪酸水平升高（图 45-14）。

（四）低血糖

新生儿低血糖是指出生后 12h 内的血糖水平低于 40mg/dl，因脐带夹闭后血糖浓度迅速下降所致。

表 45-3 新生儿身体成分

	GDM (n=195)	NGT (n=220)	P 值
体重 (g)	3398±550	3337±549	0.26
去脂体重 (g)	2962±405	2975±408	0.74
脂肪含量 (g)	436±206	362±198	0.0002
体脂 (%)	12.4±4.6	10.4±4.6	0.0001

GDM. 妊娠糖尿病；NGT. 糖耐量正常
改编自 Catalano PM, Tyzbir ED, Allen SR, et al. Evaluation of fetal growth by estimation of body composition. *Obstet Gynecol*. 1987; 156: 1089.

低血糖与高胰岛素血症相关，在巨大儿中尤为常见，其发生率超过 50%。作者观察到，在本医疗机构分娩的糖尿病女性的后代中，发生率为 27%。低血糖的程度可能受到妊娠后半期及分娩期间母亲血糖的影响。母亲血糖控制不佳可导致胎儿 B 细胞增生，从而导致分娩后胰岛素释放过度。低血糖症的 IDM 在出生时脐带 C 肽和游离胰岛素水平升高，并表现出胰腺对葡萄糖负荷的过度反应。高胰岛素血症和由此引起的低血糖通常会在出生后持续几天。

（五）呼吸窘迫综合征

动物实验研究表明，高血糖和高胰岛素血症可影响肺表面活性物质的生物合成，体外研究表明，胰岛素可干扰肺表面活性物质生物合成的底物可用性。胰岛素过量可能延迟糖皮质激素诱导胎儿肺成熟的时间。皮质醇作用于肺成纤维细胞，诱导成纤维细胞-肺细胞因子的合成，然后作用于 2 型细胞，刺激磷脂合成。

关于母亲糖尿病对胎儿肺成熟度影响的临床研究产生了相互矛盾的数据。由于表面活性剂缺乏引起的呼吸窘迫综合征在 IDM 中可能更常见；然而，一些研究表明，在糖尿病控制良好的女性中，其胎儿在妊娠 38～39 周分娩，RDS 的风险不高于在普通人群中观察到的风险[33]。Mimouni 及其同事将 127 例 IDM 的结果与匹配的对照组进行了比较，得出结论，妊娠糖尿病控制良好不是 RDS 发生的直接风险因素。然而，未临产剖宫产和早产（这两种情况在合并糖尿病的妊娠中都会增加）明显增加了新生儿患呼吸系统疾病的可能性。剖宫产时，许多病例表现为新生儿肺部液体滞留或短暂的呼吸急促，通常在出生后几天内消失。

（六）钙镁代谢异常

控制了早产和新生儿窒息这两项易感因素后，IDM 低钙血症（血清水平低于 7mg/dl 或离子水平低于 4mg/dl）的发生率有所增加。现代医疗对妊娠期血糖控制良好，ID 儿低钙血症的发生率目前低于 5%。IDM 中的低钙血症与出生后甲状旁腺激素合成增加失败有关。糖尿病孕妇及其婴儿的血清镁水平也有所降低。Mimouni 及其同事描述了 1 型糖尿病女性的羊水中镁浓度降低。这些发现可以解释为胎儿尿镁排泄量下降，这会伴随着相对缺镁的状态。矛盾的是，缺镁可能会抑制胎儿甲状旁腺激素的分泌。

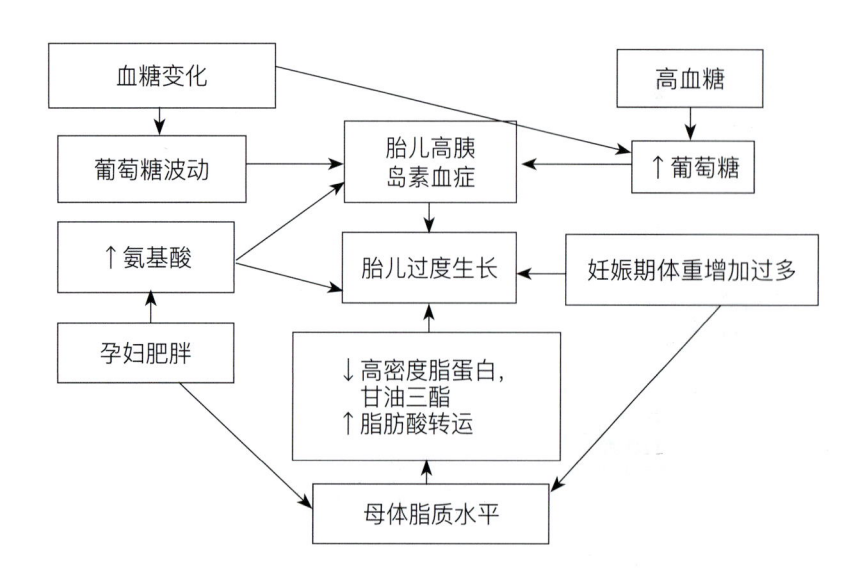

◀ 图 45-14 母体因素对 1 型糖尿病胎儿过度生长的影响及其可能的作用机制
其他途径之间的交叉可能通过尚未识别的机制发生（引自 McGarth RT, Glastras SJ, Hocking SL, Rulcher GR. Large-for-gestational-age neonates in type 1 diabetes and pregnancy: contribution of factors beyond hyperglycemia. *Diabetes Care*. 2018;41:1821-1828.）

(七)高胆红素血症和红细胞增多症

在 IDM 中经常观察到高胆红素血症。据报道,新生儿黄疸的发生率在妊娠合并糖尿病的女性中为 25%~53%,在 GDM 女性中为 38%。IDM 黄疸的主要原因为早产。然而,巨大儿中黄疸发生率也会增加。

IDM 可能会出现严重的高胆红素血症,这是由于 IDM 中促红细胞生成素分泌增加,刺激红细胞生成增加,而并不与红细胞增多症有关。据推测,红细胞生成的主要刺激因素是子宫内的相对缺氧状态。IDM 的母亲在妊娠期间血糖控制良好,其脐带促红细胞生成素水平通常是正常的;然而,孕晚期血红蛋白 A1c(HbA1c)值在高胆红素血症婴儿的母亲中显著升高。

(八)心肌病

IDM 患者可能会出现一过性心肌病。在有症状的婴儿中,室间隔肥大可能导致左心室流出道梗阻。尽管大多数婴儿没有症状,但可能会出现呼吸窘迫或心力衰竭的迹象。心脏肥大可能由胎儿高胰岛素血症导致心肌中脂肪和糖原沉积引起。因此,心肌病通常发生在血糖控制不佳且伴有巨大儿的妊娠中。据报道,在 IDM 的脐血中,心脏应激期间产生的 B 型利钠肽水平升高,与母体血糖控制相关。在大多数情况下,心肌病的症状在支持治疗下会在数周内得到改善,并且超声心动图的变化也会得到缓解。

四、孕妇糖尿病分级和风险评估

Priscilla White 首先指出,患者的糖尿病发病年龄、疾病持续时间和血管病变的存在显著影响围产期结局。White 分级已广泛应用于患有糖尿病的孕妇,表 45-1 为改良 White 分级。为患者提供咨询和制订管理计划需要评估母婴风险。White 分级可能有助于这一评估,但考虑孕早期血糖控制对风险评估也至关重要。一些人认为,根据血糖控制水平和是否存在血管病变对女性进行分层是一种更实用的风险评估方法。

糖尿病分级:A_1 级,为在口服糖耐量试验(glucose tolerance test,GTT)中表现出糖类不耐受的女性,通过饮食调节和运动可以把空腹和餐后血糖水平维持在正常范围内;A_2 级,指饮食干预后空腹或餐后血糖水平反复升高的 GDM 女性,需要胰岛素或口服药物降糖治疗。

几年前,由美国糖尿病协会(American Diabetes Association,ADA)与美国妇产科医师学会合作主办的 2 次国际糖尿病研讨会建议使用妊娠糖尿病而不是 A 级糖尿病,用于描述在当前妊娠期间发病或识别出不同严重程度的糖类耐受不良的女性。然而,最近的 ACOG 实践公告中使用了 A_1 级和 A_2 级 GDM 术语。如前所述,目前 GDM 的定义需要在孕中期或晚期确定是否存在糖类不耐受,是否使用胰岛素和(或)口服降糖药,或仅使用饮食调整和运动治疗,以及妊娠后是否持续。2 型糖尿病发病率的增加已经引起了人们的注意,需要区分最初在孕早期发现的最有可能存在"显性糖尿病"病例的糖尿病。妊娠糖尿病的一般术语没有明确说明患者是否需要单独进行饮食调整,还是需要饮食、胰岛素和(或)口服降糖药物治疗。这种区别很重要,因为经饮食和运动治疗血糖正常的女性(A_1 级 GDM)围产期死亡率明显较低。相比之下,需要医疗干预的 GDM 女性(A_2 级 GDM)比那些仅通过饮食和运动控制糖尿病的女性面临更大的围产期预后不良的风险。

需要胰岛素治疗的糖尿病分为 B、C、D、R、F 和 T 级。B 级患者是 20 岁以后发病的患者。他们患糖尿病不到 10 年,没有血管并发症。这个亚组的患者包括既往使用过口服降糖药治疗者。

C 级糖尿病包括发病年龄在 10—19 岁的患者,以及患病 10~19 年的患者,不伴血管病变。

D 级是指疾病持续时间 20 年或以上、发病年龄在 10 岁之前、患有高血压和非增殖性视网膜病变者,后者包括微动脉瘤、眼底渗出和静脉扩张。

(一)肾病(F 级)

25%~30% 的 DM 女性会发生肾脏疾病,发病率在 16 年后达到高峰。患有 1 型或 2 型糖尿病的女性如果在没有感染或其他泌尿道疾病的情况下存在持续性蛋白尿,则诊断为显性糖尿病肾病。Damm 及其同事[34]报道,妊娠期间糖尿病肾病的患病率在 2 型糖尿病女性中为 2.3%(5/220),在 1 型糖尿病女性中为 2.5%(11/445)。非妊娠状态下的诊断标准包括 24h 内尿蛋白排泄总量(total urinary protein excretion，TPE）大于500mg或24h内尿白蛋白排泄量（urinary albumin excretion，UAE）大于300mg。

在出现显性糖尿病肾病之前，一些个体出现早期糖尿病肾病，其定义为UAE反复增加，称为微量白蛋白尿。该病可通过收集24h尿液进行测定可以诊断，即24h内UAE达到20～199μg/min，或总量达到30～299mg。值得注意的是，孕早期出现微量白蛋白尿的女性有35%～60%的风险合并先兆子痫[35]。在没有特殊干预措施的情况下，大约80%的1型糖尿病患者出现持续微量白蛋白尿，每年UAE增加10%～20%，最终导致显性肾病。在非妊娠个体中，血糖和血压控制的改善已被用于降低糖尿病肾病的风险或减缓其进展。由血管紧张素转换酶抑制药或血管紧张素Ⅱ受体阻滞药组成的肾脏保护或抗高血压治疗适用于出现微量白蛋白尿或明显肾病的非妊娠期的糖尿病女性。ACE抑制药和血管紧张素Ⅱ受体阻滞药在妊娠期间均禁用，因为它们可能导致胎儿近端输卵管发育不良和羊水过少。Cooper及其同事进行的一项基于人群的研究[36]表明，在孕早期接受ACE抑制药的女性可能会发生胎儿致畸，因此，这类药物是否适合备孕的女性是一个问题。研究人员对1985—2000年间出生的29 507名参加田纳西州医疗补助计划的婴儿进行了研究，这些婴儿没有母亲患糖尿病的证据。仅在孕早期接触ACE抑制药的婴儿与未接触药物的婴儿相比，发生先天性畸形的风险增加了（RR=2.71，95%CI 1.72～4.27）。ACE抑制药暴露增加的风险主要表现为心血管系统和中枢神经系统异常。显然，鉴于这些信息，计划妊娠的糖尿病女性是否使用ACE抑制药，需要充分考虑其风险和益处后方能做出决定。

患有糖尿病肾病的女性预期寿命显著缩短。疾病进展的特点是高血压、肾小球滤过率下降，最终演变为需要透析或移植的终末期肾病。在患有显性肾病的女性中，ESRD发生率10年时为50%，20年时则超过75%。

F级被定义为有潜在肾脏疾病的孕妇，她们的症状包括在妊娠20周内所测的24h内肌酐清除率降低或尿蛋白大于500mg。而妊娠20周前出现这下述症状可以预测这些女性可能会出现的不良围产期结局（如早产、低出生体重或先兆子痫）：尿蛋白大于3g/24h和血清肌酐大于1.5mg/dl。

在对45名妊娠糖尿病分类为F级的女性的系列研究中发现，其中12名女性具有此类危险因素[37]，她们当中先兆子痫的发生率为92%，分娩时的平均孕周为34周；而在没有这些危险因素的33名女性中，先兆子痫的发生率为36%，分娩时平均孕周36周。值得注意的是，该研究的围产期存活率为100%，并且没有在妊娠30周前分娩。其他类似系列研究及妊娠结局的详细数据见表45-4。

糖尿病肾病患者需要专科医生诊治。限制饮食中的蛋白质，可能会减少非妊娠患者的蛋白质排泄，但在妊娠女性中还没有得到充分的研究。尽管存在争议，但一些肾病学家建议对患有肾病的孕妇减少蛋白质的摄入。控制糖尿病肾病孕妇的高血压对于防止肾功能进一步恶化和优化妊娠结局至关重要。在该人群中，血压控制不理想与早产风险显著增加相关。因此，与非糖尿病患者的更高的治疗阈值相比，一些人建议对患有肾病的孕妇进行降压治疗，维持血压低于135/85mmHg[38]。评估患有糖尿病肾病的孕妇血压目标的前瞻性研究尚未进行。由于钙通道阻滞药具有与ACE抑制药相似的肾脏保护作用，并且不会致畸，因此这些药物是作者治疗糖尿病肾病合并高血压的孕妇的首选药物。这些药物是否有益于有微量白蛋白尿或有肾病但血压正常的孕妇尚未确定。

在轻度至中度肾功能不全的女性中，妊娠是否会引起糖尿病肾病永久恶化的研究有限，并且存在冲突。对血清肌酐大于1.5mg/dl的女性进行的几项小型研究表明，妊娠可能与产后肾功能更快下降有关。ADA建议对血清肌酐大于3.0mg/dl的女性进行妊娠前咨询。在妊娠期间，多达40%的女性会经历肾功能的永久性恶化。患有先兆子痫的血糖正常的女性患ESRD的风险增加，这也提出了一个问题，即先兆子痫是否对增加糖尿病肾病的发病率和进展有独立影响。总之，如果血清肌酐在正常范围内，孕早期无明显蛋白尿，对糖尿病肾病的进展无明显有害影响[39]。一项对35例妊娠合并糖尿病肾病的回顾性研究中发现，蛋白尿增加的发生率为69%，高血压发生率73%。分娩后，65%的病例蛋白尿减少。只有2名患者在妊娠后尿蛋白质增加。在Gordon的系列研究中，26名女性（58%）的蛋白尿增加超过1g，到孕晚期，25名女性（56%）在24h内尿蛋白

表 45-4　F 级糖尿病妊娠结局的比较研究

	Kitzmiller 等[106]	Grenfel 等[107]	Reece 等[108]	Ullmo 等[109]	Rosenn 等[110]
研究对象数量	26	20	31	45	61
慢性高血压	31%	27%	22%	26%	47%
初始肌酐>1.9mg/dl	38%	10%	22%	11%	—
初始蛋白尿>3g/24h	8.3%	—	22%	13%	—
先兆子痫	15%	55%	35%	53%	51%
剖宫产	—	72%	70%	80%	82%
围产儿存活率	88.9%	100%	93.5%	100%	94%
主要畸形	3（11.1%）	1（4.3%）	3（9.7%）	2（4%）	4（6%）
宫内生长受限	20.8%	—	19.4%	11.0%	11%
分娩					
<34 周	30.8%	27%	22.5%	15.5%	25%
34～36 周	40.7%	23%	32.3%	35.5%	28%
>36 周	28.5%	50%	45.2%	49%	47%

超过 3g。在大多数情况下，产后尿蛋白恢复到基线水平。

正常妊娠的特点是肾小球滤过率增加约 50%，因此肌酐清除率增加，同时血清肌酐适度下降。然而，大多数患有糖尿病肾病的女性在妊娠期间肌酐清除率没有增加。在 46 例 F 级妊娠合并糖尿病的研究中，Gordon 及其同事报道肌酐清除率平均下降 7.9%。当根据初始肌酐清除率进行评估时，通过孕早期肾功能对受试者进行分类，未发现变化程度的差异。虽然很少有患者表现出肌酐清除率的上升，但其他较小的研究表明，约 1/3 的女性肌酐清除率增加。鉴于血压控制在减少非妊娠期心血管和肾脏并发症方面的重要性，Carr 和同事[40]研究了 43 例 1 型糖尿病肾病女性孕早期血压控制不佳对肾功能的影响。平均动脉压超过 100mmHg 的女性与血压控制的女性相比，血清肌酐水平较高（1.23mg/dl vs. 0.895mg/dl）。

对于显性糖尿病肾病，白蛋白和总蛋白排泄量在妊娠期间可能显著增加。重要的是，在孕早期有或无微量蛋白尿的女性中，也可能观察到 24h 内总蛋白排泄量上升到超过 300mg 的水平。Biesenbach 和 Zazgornik 报道了 7 名孕早期有微量白蛋白尿的女性，在孕晚期 24h 内总尿蛋白平均增加到 478mg。这一观察结果强调了在所有糖尿病女性中获得 24h 尿蛋白基础值的重要性，因为在孕晚期发现蛋白尿时，基线蛋白尿水平有助于鉴别。尽管如此，将先兆子痫与糖尿病肾病的自然进展区分开来仍然有一定困难，但糖尿病肾病通常表现为妊娠期进行性蛋白尿，这一特点对鉴别有一定帮助。

总之，糖尿病肾病女性妊娠期间肌酐清除率的变化是可变的。大多数患有肾病的女性不会表现出妊娠期常规的肌酐清除率上升表现。尿蛋白在妊娠期间会经常升高，达到肾病的程度[42]。

随着肾脏移植术后糖尿病患者生存率的提高，越来越多的接受肾脏移植术的女性成功妊娠（T 级）。肾脏移植术后数月可恢复生育能力；然而，通常建议移植后 2 年再尝试妊娠。妊娠期间禁用霉酚酸酯，在妊娠前是否停止使用该药物应个体化处理。大多数糖尿病肾移植患者都有潜在的高血压，尽管在一项纳入 28 名女性中的研究中，只有 17% 的患者被诊断为先兆子痫，1 例发生同种异体移植排斥反应。总的来说，尽管早产率增加，但移植术后妊娠女性围产期新生儿存活率为 100%。这些优异的结果来自围产期管理和免疫抑制方案的改进。

许多移植中心都在努力为患有 ESRD 的糖尿病患者实施肾胰联合移植。Gilbert-Hayn 和 McGrory 回顾了 43 例胰肾移植受者的妊娠结局，其中 66% 的患者出现高血压，77% 的患者早产。在这个系列中，6% 的女性在妊娠期间出现排斥反应。

（二）视网膜病变

R 级糖尿病是指患有增生性视网膜病变的女性，其表现为新生血管或视网膜毛细血管的生长。这些血管可能导致玻璃体积血、瘢痕和视网膜脱离，从而导致视力丧失。与肾病一样，视网膜疾病的患病率与糖尿病的持续时间高度相关。20 岁时，近 80% 的糖尿病患者患有某种糖尿病视网膜病变。背景变化通常是明显的，而幸运的是仅 3% 的妊娠合并增生性糖尿病视网膜病变。良好的血糖控制可预防视网膜病变并可能减缓其进展。胎次与随后发生视网膜病变的风险无关；然而，妊娠确实会给现有视网膜病变的进展带来 2 倍以上的独立风险。妊娠糖尿病视网膜病变的进展与以下因素相关：①妊娠时的视网膜状态；②糖尿病持续时间和早期发作；③孕早期 HbA1c 升高和持续血糖控制不良或血糖下降过快；④高血压[41]。血糖下降过快可能导致视网膜小血管狭窄或关闭，而这些血管在妊娠前尚未关闭。理想情况下，计划妊娠的女性在妊娠前应该进行全面的眼部检查和治疗。对于那些在妊娠期间发现有增生性变化的患者，激光治疗和严密的随访有助于将大多数女性妊娠维持到新生儿存活的孕龄。

在一项纳入了 40 例非增殖性视网膜病变和 11 例增殖性病变的 172 例患者的大型系列研究中，只有 1 例患者在妊娠期间出现新发增殖性视网膜病变。Kitzmiller 及其同事[42]对文献的回顾证实了这一结果，即患有非增殖性视网膜病变或没有任何眼底变化的女性在妊娠期间很少进展为增殖性视网膜病变。在 561 名这两个类病变的女性中，只有 17 名（3%）在妊娠期间发生了新生血管形成。相比之下，26 名未经治疗的增殖性疾病女性中有 23 名（88.5%）在妊娠期间出现了视网膜病变的恶化。

妊娠可能会增加一些非增殖性视网膜病变的患病率，如状斑点出血和软性渗出物，尽管进行了严格的代谢性疾病控制，这种视网膜病变仍可能进展。至少有两项研究认为，视网膜疾病恶化与第 1 次产前检查时的血糖和孕早期血糖相关。在孕早期糖尿病研究中，纳入了 140 例患者，在基线检查时她们分别为无视网膜病变、仅有微动脉瘤、轻度非增殖性视网膜病变和中度至重度非增殖性视网膜病，其视网膜病变的进展率分别为 10.3%、21.1%、18.8% 和 54.8%。基线时糖化血红蛋白的值和 14 周血糖控制程度与视网膜病变进展的风险相关。初始糖化血红蛋白高于对照组平均值 6 个标准差的女性患视网膜病变恶化的可能性是平均值 2 个标准差范围内的女性的近 3 倍。放宽血糖控制标准是否会导致非增殖性视网膜病变恶化仍不确定。高血压也可能是妊娠期视网膜病变进展的重要危险因素。对于有增生性改变的女性，激光治疗是有必要的，并且大多数治疗有效。然而，孕早期出现严重增生的新生血管且对激光治疗无反应的女性，其视力恶化的风险很大。这一小部分女性可能需要考虑终止妊娠。

在分娩时，患有增殖性视网膜病变的女性通常建议避免使用 Valsalva 手法，以降低视网膜出血的风险。提倡缩短第二产程或剖宫产；然而，尚缺乏相关的研究。

除了增殖性眼底眼病外，也有学者研究了妊娠期黄斑水肿进展而导致血管闭塞性病变。囊性黄斑水肿最常见于蛋白尿性肾病和高血压病患者，导致视网膜水肿；黄斑毛细血管通透性是这一过程的一个特征，黄斑水肿的程度与这些女性血浆渗透压的下降直接相关。在一个系列研究中，7 名在妊娠前患有轻微或不患有视网膜病变的女性在妊娠过程中出现了与增殖前或增殖性视网膜病变相关的严重黄斑水肿。尽管通过激光手术控制了增殖，但在所有病例中黄斑水肿在分娩前都会恶化，并且经常因激光术而加重。尽管一些患者在分娩后黄斑水肿和视网膜病变均消退，但在其他患者中，这些病理过程持续存在并导致了视力丧失。

（三）冠状动脉疾病

H 级糖尿病是指存在缺血性心肌疾病的糖尿病。有症状的冠状动脉疾病在 35 岁以下的 1 型糖尿病女性中很少见。目前尚不清楚少数患有冠状动脉疾病的女性在妊娠期间心肌梗死的风险是否增加。1980

年以前报道的妊娠期心肌梗死病例的死亡率超过50%；然而，1980—2005年报道的23例病例中，除1例外，其余均存活。长期患糖尿病的女性应保持对缺血性心脏病的高度警惕，因为女性的心绞痛症状可能很轻微，梗死可能表现为充血性心力衰竭。尽管很多文献报道了糖尿病女性心肌梗死后成功妊娠的病例，但应在孕早期或妊娠前仔细评估心脏状况。如果遇到心电图异常，可使用超声心动图评估心室功能，或进行改良的负荷试验。患有1型或2型糖尿病和冠状动脉疾病的女性妊娠前需要经过仔细评估和认真考虑。需充分告知患者及其家人查潜在的疾病和死亡率。妊娠期MI的处理在第42章中进行详细讨论。

五、显性糖尿病的早期筛查和妊娠糖尿病的检测

据估计，妊娠合并糖尿病的发生率通常高达6%~7%，其中约90%的病例为GDM[43]。2007—2010年，使用妊娠风险评估监测系统，DeSisto及其同事[43]证实，美国GDM的患病率正在上升，现在可能高达9.2%。GDM发病率的增加可归因于世界范围内肥胖的流行，以及一些机构目前采用的不太严格的诊断标准。GDM的患病率在2型糖尿病高发病率的女性群体中增加。这些女性包括西班牙裔、非洲裔、美洲土著、亚洲和太平洋岛屿血统的女性。患有GDM的女性代表了一个在产后有发生葡萄糖不耐受的显著风险的群体。O'Sullivan预测50%患有GDM的女性在22~28年的随访中会患糖尿病。Kjos及其同事报道说，60%的拉丁美洲女性会患上2型糖尿病，而这种风险水平实际上可能在妊娠期糖尿出现5年后才显现出来。当孕早期诊断为GDM且母亲空腹血糖水平升高时，继发糖尿病出现的可能性增加。据推测，这些β细胞功能受损的女性中的一些可能先前存在的不明原因的2型糖尿病。

如前所述，GDM是一种仅限于妊娠期发现的糖耐量受损（mpaired glucose tolerance，IGT）的状态。大多数GDM患者的空腹血糖水平正常，因此必须进行糖耐量实验。过去，产科医生依靠病史和临床风险因素来选择最有可能发展为GDM的患者。这类患者包括有糖尿病家族史的患者，以及那些既往妊娠出现不明原因死产、胎儿畸形或巨大儿的患者。肥胖、高血压、糖尿和母亲年龄大于25岁是筛查的其他指征。尽管多种危险因素可能增加GDM的可能性，但半数以上表现出GTT异常的女性缺乏这些危险因素。

ACOG建议对所有孕妇进行GDM筛查，无论是通过患者的病史、临床风险因素，还是通过实验室筛查来确定血糖水平（框45-2）。为确定妊娠的"糖尿病状态"，筛查通常在妊娠24~28周时进行。ADA和ACOG都建议对既往有GDM病史的女性、分娩过4000g或以上婴儿的女性、有糖代谢受损、有心血管疾病病史、超重或肥胖（BMI≥25）、有高血压、多囊卵巢综合征病史的女性、糖尿病一级亲属、先前提到的高危种族或种族群体的成员，孕早期进行2型糖尿病筛查。然而，目前缺乏孕早期可同时筛查2型糖尿病和GDM的方法的研究。早期筛查糖尿病的一个简单方法是在被认为风险最大的女性中检测HbA1c水平。如果水平≥6.5%，则诊断为显性糖尿病。对于这些在胚胎发育期间可能患有糖尿病的女性，应在妊娠后期进行全面超声检查，以检测胎儿畸形。如果该水平在5.7%~6.4%之间，提示IGT，则进行OGTT实验。Fong和他的同事报道称，这些女性中有25%随后会发展为GDM。对于结果正常或HbA1c水平＜5.7%的女性，在24~28周时进行GDM筛查。最近，Hughes和同事[44]提出，早期HbA1c水平≥5.9%是检测妊娠不到20周的女性显性糖尿病的最佳方法，同时也可筛查出妊娠不良结局风险增加的女性。

尽管在美国广泛开展GDM筛查和治疗，但专家组仅在近十年中才认识到GDM筛查计划的好处[45,46]。GDM诊断标准筛查出的人群在晚年患2型糖尿病的风险增加。O'Sullivan最初的工作建立了GDM诊断标准，但未能评估轻度糖耐量与围产期结局之间的相关性，这一事实导致许多人质疑该诊断的总体意义。

HAPO研究旨在根据GDM对妊娠结局的预测价值，制订国际公认的GDM诊断标准[47]。这项具有里程碑意义的多中心国际研究对25 000多名无妊娠糖尿病的孕妇进行盲法、75g 2h OGTT数据分析。评估血糖与各种围产期和母体结局的关系。75g 2h OGTT的三个值中的每一个值的增加与结局的分级增

> **框 45-2　妊娠糖尿病的筛查策略**
>
> GDM 风险评估应在首次产前检查时确定
>
> - 在 24~28 周间，通过以下方法之一进行血糖测试
>   - 两步法：50gGCT，然后对符合 GCT 阈值的患者进行 OGTT
>   - 一步程序：对所有受试者进行 OGTT
> - 高风险：如果存在以下一种或多种情况，则尽快使用上述方法进行血糖检测
>   - 重度肥胖
>   - 有 2 型糖尿病家族史
>   - 既往 GDM、糖代谢受损或尿糖阳性
>
> 所有超重或肥胖的女性（体重指数＞25 或亚裔美国人＞23），并有一个或多个以下额外的危险因素
>
> - 缺乏锻炼
> - 一级亲属患糖尿病
> - 高风险种族或民族（如非裔美国人、拉丁美洲人、美国原住民、亚裔美国人、太平洋岛民）
> - 曾生过体重 4000g（约 9 磅）或以上的婴儿
> - 既往有妊娠糖尿病病史
> - 高血压（140/90mmHg 或正在接受高血压治疗）
> - 高密度脂蛋白水平低于 35mg/dl（0.90mmol/L），甘油三酯水平大于 250mg/dl（2.82mmol/L）
> - 多囊卵巢综合征患者
> - HBA1c≥5.7%，糖耐量受损，或前次检测中发现空腹血糖受损
> - 与胰岛素抵抗相关的其他临床条件（如妊娠前体重指数＞40kg/m²，黑棘皮病）
> - 心血管疾病史
>
> 如果未诊断出妊娠前或妊娠糖尿病，则应在妊娠 24~28 周或患者出现提示高血糖的症状或体征时重复进行血糖检测

GCT. 葡萄糖激发试验；GDM. 妊娠糖尿病；GTT. 葡萄糖耐量试验

引自 Metzger BE, Buchanan TA, Coustan DR, et al. Summary and recommendations of the Fifth International Workshop Conference on Gestational Diabetes Mellitus. *Diabetes Care.* 2010; 30: 3154.

加相关，如 LGA、剖宫产、胎儿 C 肽水平升高和新生儿肥胖（图 45-15）。HAPO 研究人员没有就 GDM 的诊断标准提供具体建议。由于发现血糖值与围产期结局之间存在持续的相关性，因此任何新的推荐诊断标准都需要达成共识。为了应对这一问题，国际糖尿病和妊娠研究组（International Association of Diabetes and Pregnancy Study Groups，IADPSG）于 2008 年召开了一次研讨会，以新生儿体脂、LGA 和脐带血清 C 肽增加大于第 90 百分位数，比值比大于平均值 1.75 为界，从而得出 GDM 的推荐诊断标准（表 45-5）。

重要的是，IADPSG 工作组建议在妊娠期间普遍开展 75g 2h OGTT，当 OGTT 的任何一个值达到或超过标准时，诊断 GDM。根据建议的标准，17.8% 的 HAPO 研究人群将被确定为患有 GDM。有几项研究证实，仅根据 IADPSG 标准确定的女性分娩巨大儿等不良妊娠结局的风险增加。最近的一项回顾性队列研究报道，与对照人群相比，仅符合 IADPSG GDM 诊断标准（而非 ACOG 接受的 Carpenter 和 Coustan 标准）的未经治疗女性后代患 LGA 婴儿的风险增加了 2 倍以上[48]。"前后"研究的结果一致证实，IADPSG 方法可增加 GDM 发生率，但益处尚不明确（未减少巨大儿），在某些情况下可增加剖宫产率（Feldman）。最近丹麦的一项队列研究，对 IADPSG 诊断阈值的适用性提出了质疑，因为该人群中 40% 的空腹血糖高于 5.1mmol/L（92mg/dl），但在空腹水平超过 5.6mmol/L（101mg/dl）之前，没有证据表明有胎儿过度生长或妊娠高血压疾病。使用 IADPSG 诊断标准，扩大了诊断为 GDM 的女性群体，目前没有针对这一群体的治疗和干预的随机治疗试验数据。在 2013 年 Eunice Kennedy Shriver 国家儿童健康和人类发展研究所关于诊断 GDM 的共识发展会议上，学者们认为，对于此问题的担忧和追踪结论是至关重要的[49]。与会者建议医疗保健提供者继续使用两步法筛查和诊断 GDM，因为没有证据表明使用 2h OGTT 标准诊断 GDM 会导致产妇或新生儿结局的临床显著改善，随着 IADPSG 标准的采用，医疗费用将大幅增加。IADPSG 方法的另一个主要问题是依赖单一 OGTT 值来诊断 GDM[49]。理论成本效益分析表明使用 IADPSG 标准有好处；然而，其中一项研究表明，在使用 IADPSG 标准确定患有 GDM 的额外女性群体中，对其进行随访和预防潜在的 2 型糖尿病的措施可带来一定的益处。IADPSG 诊断方法的支持者引证：①在通过 50g 筛查但 OGTT 异常的患者中，两步法可能遗漏约 25% 的 GDM；②美国女性糖尿病前期发生率约为 26%，这一数字与采用 IADPSG 标准的 GDM 率没有太大区别。最近对 GDM 诊断阈值的系统性审查得出结论，与当前

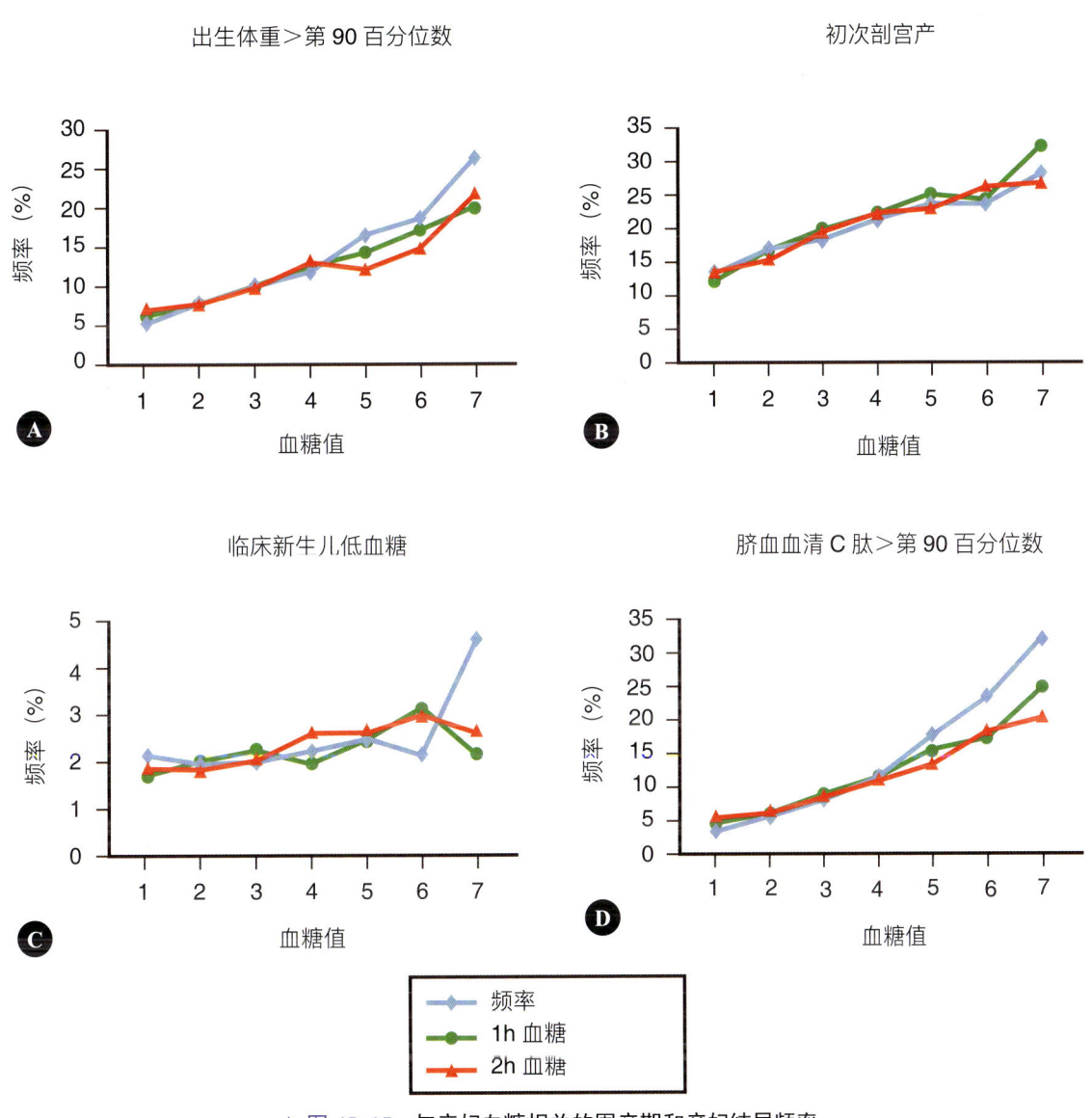

▲ 图 45-15 与产妇血糖相关的围产期和产妇结局频率

改编自 Metzger BE, Lowe LP, Dyer AR, for the HAPO Study Cooperative Research Group. Hyperglycemia and adverse pregnancy outcomes. *N Engl J Med*. 2008;358:1991.

IADPSG 标准（OR=1.75）相比，使用 HAPO 研究将 OR 为 2.0 作为阈值诊断 GDM 的实用方法值得进一步考虑，直到得到互不重叠的女性人群的数据进行进一步分析，并完成大型随机对照试验，以调查不同的诊断阈值[50, 51]。在 HAPO 衍生数据中使用 OR 为 2.0 时，GDM 的发生率约为 10%，而使用建议的 IADPSG 阈值时为 18%[52]。

迄今为止，三项观察性研究和一项横断面研究证实，使用 IADPSG 诊断标准诊断 GDM 的频率显著增加，而 LGA 婴儿的发病率却没有降低[53, 54]。

ADA 总结了关于两种策略的困境，即使用 2h 75g OGTT 的 IADPSG 一步法与使用 3h 诊断 OGTT 的传统两步法，重点如下。

1. 数据不足以有力证明一种策略胜过另一种策略。

2. 基于当前未测量因素的相对值（如成本效益估算、基于相关性研究而非临床干预试验结果改变实践的意愿、成本考虑的相对作用、可用基础设施），以决定采用哪项筛查手段。

3. 需要进一步研究来解决这些问题。

目前，美国大多数医务人员继续进行葡萄糖激发试验筛查，然后进行诊断性 100g OGTT（两步

表 45-5　国际糖尿病和妊娠研究协会妊娠糖尿病的定义

	葡萄糖		GDM 的发生率（%）
空腹血糖	92mg/dl	单独	8.7
1h 血糖	180mg/dl	叠加	5.7=14
2h 血糖	153mg/dl	叠加	2.1=16.1[a]

a. 大约 1.7% 的高血糖症和不良妊娠结局研究人群因空腹血糖≥105mg/dl 和（或）2h 时≥200mg/dl 而未设盲。因此，该人群中 GDM 的频率将为 17.8%
基于通用的 75g 2h 葡萄糖耐量测试。如果达到或超过一个值，则诊断为 GDM
GDM. 妊娠糖尿病
引自 Metzger BE, Gabbe SG, Persson B, for the International Association of Diabetes and Pregnancy Study Groups Consensus Panel. Recommendations on the diagnosis and classification of hyperglycemia in pregnancy. *Diabetes Care*. 2010; 33: 676.

法）。50g 葡萄糖激发试验可在禁食或非禁食状态下进行。如果在禁食状态下进行试验，敏感性会提高。血糖 130～140mg/dl 作为 3h OGTT 的阈值（表 45-6）。Coustan 及其同事已经证明，90% 患有 GDM 的女性的筛查测试值在 130～139mg/dl。这项研究表明，如果以 130mg/dl 的阈值进行普遍筛查，筛查的敏感性将从 90% 提高到近 100%。需要进一步诊断试验的阳性筛查试验的发生率从 14%（140mg/dl）增加到 23%（130mg/dl），同时诊断每例 GDM 的总成本增加了约 12%。

表 45-6　妊娠糖尿病的检测

筛查实验（50g，1h）	血浆（mg/dl，130～140）	
OGTT[a]	NDDG	Carpenter-Coustan
空腹血糖	105	95
1h 血糖	190	180
2h 血糖	165	155
3h 血糖	145	140

a. 当在 100g 3h OGTT 中结果达到或超过任何两个值时，即可诊断为妊娠糖尿病
OGTT. 口服葡萄糖耐量试验；NDDG. 国家糖尿病数据组

在筛查试验中，使用 135～140mg/dl 的临界值，15%～20% 的筛查值异常的女性可能会出现 3h OGTT 异常。1h 筛查值超过 190mg/dl（10.5mmol/L）的患者在 90% 的病例中会表现出异常的 OGTT。对于筛查值在 190～215mg/dl 的女性，最好在给予 100g 糖类负荷之前检查空腹血糖水平。如果空腹血糖大于 95mg/dl，该女性应接受 GDM 治疗。

表 45-6 列出了根据 100g 3h OGTT 确定妊娠糖尿病诊断的标准。两套诊断标准均得到 ACOG 的认可。美国国家糖尿病数据组（National Diabetes Data Group，NDDG）标准代表了 O'Sullivan 阈值从全血到血浆的理论转换。Carpenter-Coustan 倾向于使用这些数据的另一种修改，这是由旧的 Somogyi-Nelson 方法和当前的血浆葡萄糖氧化酶测定法的比较得出的。几项研究证实，使用不太严格的 Carpenter-Coustan 标准诊断的患者的围产期发病率（巨大儿和剖宫产）与使用 NDDG 标准诊断的受试者相同。在一项针对 26 000 名女性的研究中，使用横断面数据比较了两组标准，使用 Carpenter-Coustan 标准，GDM 的诊断增加了约 50%。最近一项针对轻度 GDM 的 NICHD 母婴医学单元网络 RCT 的二次分析表明，在 NDDG 和 Carpenter-Coustan 标准诊断的受试者中，可以看到有益的治疗效果。使用两个标准中的任何一个，患者必须至少有 2 次血糖测定异常才能诊断为 GDM。

六、1 型和 2 型糖尿病的治疗

临床努力优化孕妇血糖控制被认为是降低围产期死亡率和改善妊娠合并糖尿病患者预后的关键因素。自我监测血糖（self-monitoring of blood glucose，SMBG），结合强化胰岛素治疗，已使许多患有糖尿病的孕妇血糖水平得到改善。患有妊娠糖尿病的女性应每天使用葡萄糖氧化酶浸渍的试剂条和血糖仪监测其血糖 6～8 次。应在禁食状态下、餐前、餐后 1h 或 2h、睡前评估血糖值。仪器测量值代表血浆血糖值。应在每个妊娠期测量 HbA1c 值，以评估前 8～12 周的血糖控制情况。鉴于妊娠期红细胞的生成速度更快，一些人主张每月测定 1 次。作者可以使 "8s 原则"，通过 HbA1c 值来近似得出平均血糖水平，即 8% 的 HbA1c 等于 180mg/dl，每升高或降低一个百分点，平均血糖值就会改变 30mg/dl。因此，10% 的 HbA1c 值代表 240mg/dl 的平均血糖值。妊娠期控制糖尿病的目标血糖值主要基于专家意见

（表 45-7）。最近对 12 项关于正常妊娠期血糖值的回顾研究表明，正常妊娠期血糖值明显低于建议的治疗目标值（图 45-16）[55]。

表 45-7　妊娠期血糖控制目标

时　间	血糖水平（mg/dl）
早餐前	60～95
午饭前，晚饭前，睡前	60～105
餐后 1h	<140
餐后 2h	<120
2—6AM	>60

对妊娠合并糖尿病的孕妇进行了连续血糖监测（continuous glucose monitoring，CGM）的研究。通过每天提供 288 次测量，与使用 SMBG 的 6～8 次血糖测量相比，CGM 数据代表了更完整的血糖状况，可能可以检测到未被识别的餐后高血糖和有症状的低血糖。CGM 在 1 型糖尿病患者中的使用价值仍不明确，但可能在使用胰岛素泵和无症状低血糖患者中有价值。

为更好地控制 1 型和 2 型糖尿病孕妇血糖，ADA 推荐胰岛素为首选药物。患有 2 型糖尿病的女性可能在孕早期服用口服药物治疗糖尿病。作者建议给患者提供咨询，告知继续二甲双胍与改用胰岛素治疗的利与弊。尤其是，二甲双胍与胰岛素不同，它可穿过胎盘，尽管目前并未证实有致畸性，但长期安全性尚未确定。许多患有 2 型糖尿病的女性在孕早期通过二甲双胍控制血糖，但最终需要在她们的治疗方案中添加胰岛素。为了使每位患者达到最佳血糖控制，妊娠期间放弃常规胰岛素治疗，转而采用强化治疗。妊娠期间的胰岛素方案通常包括在早餐、午餐、晚餐前多次注射胰岛素，通常在睡前补充 SMBG，并根据血糖情况调整胰岛素剂量。指导患者调整饮食、注射胰岛素、识别和处理低血糖、根据运动量及妊娠反应调整胰岛素剂量，以及监测高血糖和潜在酮症状态。这些原则为胰岛素强化治疗的基础，在此基础上尝试模拟生理胰岛素需求。根据生理基础量及膳食注射胰岛素，并根据血糖测量值进行快速调整。治疗方案通常包括每天 2 次注射中长效胰岛素（通常为 NPH），每餐注射速效胰岛素或使用持续皮下胰岛素输注（CSII）装置（胰岛素泵）。可使用基于体重的方案，并根据妊娠过程中观察到的胰岛素抵抗进行调整：孕早期剂量为 0.7～0.8U/kg；孕中期为 1.0U/kg；孕晚期为 1.2U/kg（图 45-14）。2 型糖尿病患者可能需要更多的胰岛素，尤其是在孕晚期。通常在胰岛素治疗开始时减少胰岛素总剂量，以降低低血糖风险。总胰

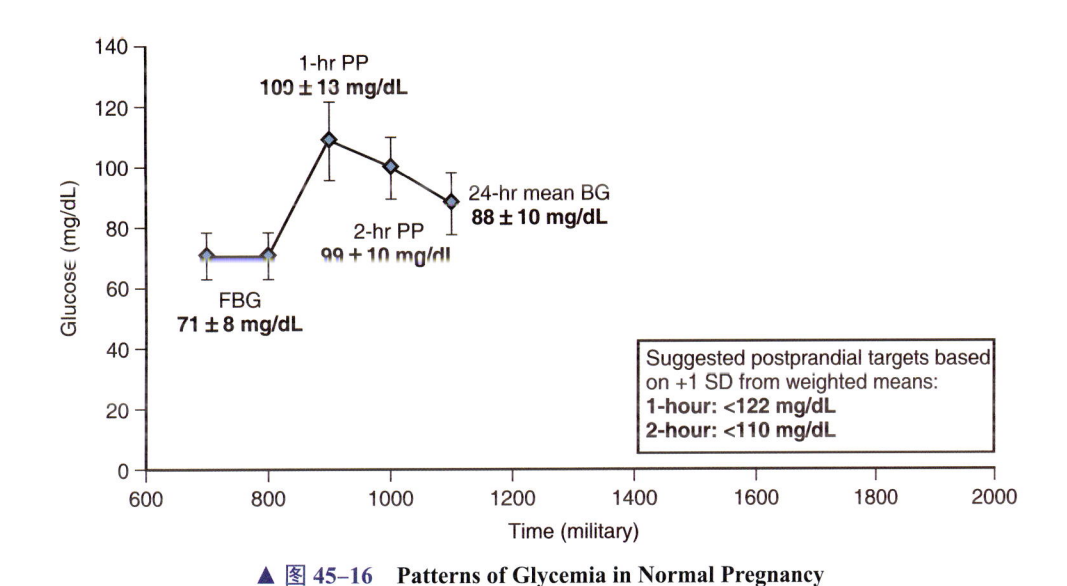

▲ 图 45-16　**Patterns of Glycemia in Normal Pregnancy**

BG, Blood glucose; FBG, fasting blood glucose; PP, postpartum; SD, standard deviation. (From Hernandez TL, Friedman JE, Van Pelt RE, et al. Patterns of glycemia in normal pregnancy: should the current therapeutic targets be challenged? *Diabetes Care*. 2011; 34: 1660.）

岛素剂量的一半作为基础胰岛素（通常为NPH）给予，另一半作为餐前剂量（通常为lispro或Aspat）给予。无论采用哪种方法，频繁的SMBG都是实现生理性血糖控制治疗目标的基础。葡萄糖测定是在空腹、午餐、晚餐前和睡前进行的。餐后和夜间也建议测量。如有必要，指导患者每餐和睡前胰岛素剂量。进餐时的胰岛素需求取决于膳食成分、餐前血糖值和餐后预期波动值。通过定期测量凌晨2:00—4:00的血糖来确定中长效胰岛素的剂量，以检测夜间是低血糖或高血糖状态，并进行NPH剂量的调整。尽管空腹血糖值升高可能反映夜间基础胰岛素不足，但应始终询问患者该测量值是否为空腹血糖，或是清晨饮用果汁或零食后的结果。午后测量血糖反映了早晨中效胰岛素的作用，该值可能有助于调整此剂胰岛素的剂量。

低血糖被定义为低于70mg/dl的血糖水平，当在妊娠期使用强化胰岛素方案时，低血糖是一个需要被考虑的不良后果。患有1型糖尿病的女性可能存在低血糖的反调节反应缺陷，这会使她们面临一些危险，如严重的低血糖（需要及时纠正的低血糖）。对低血糖的恐惧可能会干扰医生和患者实现最佳血糖控制的目标。人类机体三种病理生理机制以防御胰岛素过量，并与1型糖尿病患者的频繁出现医源性低血糖相关。这些机制为：①低血糖不敏感或失去发生低血糖的自主预警机制；②由于血糖水平下降导致的胰高血糖素和儿茶酚胺缺乏，导致的不良反调节反应；③降低症状出现和激活反调节系统的血糖阈值。妊娠期间夜间低血糖的风险与空腹状态下胎儿胎盘葡萄糖消耗增加有关。应告知患者低血糖不会伤害胎儿。

当胰岛素敏感性增加时，在妊娠10～15周更有可能出现低血糖。在确定妊娠期间对低血糖的反调节激素反应是否改变的研究中获得了相互矛盾的结果。尽管有这些考虑，在妊娠期间实现最佳血糖控制的努力在很大程度上取得了成功，低血糖症的发病率降至最低。应指导女性经常检测血糖并携带葡萄糖片，还应教育家庭成员有关低血糖和胰高血糖素给药的体征和症状。应建议患者佩戴手镯或项链，以表明她们患有糖尿病。"15法则"可用于治疗低血糖：摄入15g糖类，然后等待15min使血糖恢复。对于反复发生严重低血糖事件的女性，可能需要放宽目标血糖值并调整治疗目标。此外，应建议患者不要"胰岛素堆积"（即不要短时间内重复使用速效胰岛素以纠正高血糖，而应等待一段时间，使前次注射的药物起效）。

对于糖尿病没有得到很好控制的女性，可能需要短暂的住院治疗。如果对糖尿病的管理有疑问，鼓励女性随时联系医生。在妊娠期间，作者建议女性保持血糖记录，并至少每周通过电话、传真或电子邮件报告她们的血糖值。有时患者报告值的有效性会受到质疑。在这种情况下，可以下载患者的量表或泵，在办公室就诊期间可以获得随机血糖，可以测量HbA1c，评估胎儿生长以检测巨大儿。

胰岛素治疗必须个体化，并根据饮食和运动确定剂量。如前所述，据报道，妊娠期胰岛素需求量在孕早期平均为0.7U/kg实际体重，足月增加至1.2U/kg，尽管需求量差异很大。因此，胰岛素剂量基于自身血糖监测数据。与1型糖尿病女性相比，2型糖尿病女性在妊娠期间需要增加更多的胰岛素剂量。Garcia Patterson及其同事注意到，妊娠16～37周，胰岛素需求量稳步增加，16周前注射剂量不稳定是很常见的。孕晚期胰岛素需求有时会下降。如前所述，这一观察结果见于患有1型糖尿病的女性，需要持续的胎儿监测，如果胎儿健康得到保证，其本身并不是终止妊娠的指征。

妊娠期间首选半合成人胰岛素制剂和胰岛素类似物（表45-8）。赖脯胰岛素和门冬胰岛素是B类速效胰岛素制剂，已取代常规胰岛素。赖脯胰岛素的特点是B28和B29位置脯氨酸和赖氨酸发生替换，并且由于它保持单体形式，可被迅速吸收。其作用时间比常规胰岛素短，因此可避免注射后数小时出现意外低血糖。Durnwald报道说，与常规胰岛素相比，使用lispro胰岛素治疗的女性在孕中期和晚期的HbA1c水平较低。有研究在妊娠期患有1型糖尿病的女性中，将天门冬氨酸胰岛素与人胰岛素进行了比较，胎儿结局具有可比性；然而，相关治疗的女性血糖的资料有限，尚无统一的结论（表45-8）。

长效胰岛素类似物甘精胰岛素和地特胰岛素被设计用于更精确地模拟基础胰岛素分泌模式。在妊娠期使用甘精氨酸与NPH的随机试验尚缺乏。观察数据表明，妊娠期间使用甘精胰岛素是安全的，并且与使用NPH的围产期结局具有可比性。与NPH胰

表 45-8　人类胰岛素和胰岛素类似物的类型

	来　源	起效时间（h）	峰值时间（h）	持续时间（h）
短效				
优泌林 R	人	0.5	2～4	5～7
维洛苏林 H	人	0.5	1～3	8
诺和灵 R	人	0.5	2.5～5	6～8
速效				
赖脯胰岛素	类似物	0.25	0.5～1.5	4～5
门冬胰岛素	类似物	0.25	1～3	3～5
中效				
优泌林 L	人	1～3	6～12	18～24
优泌林 NPH	人	1～2	6～12	18～24
诺和灵 I	人	2.5	7～15	22
诺和灵 N	人	1.5	4～20	24
长效				
甘精	类似物	1	—	24
地特	类似物	1～2		24

岛素相比，甘精胰岛素具有平坦的作用曲线。当基础胰岛素需求发生变化时，妊娠期甘精氨酸的作用模式可能不理想。因此，作者经常建议接受甘精胰岛素治疗的女性改为每天 2 次的 NPH 胰岛素治疗方案。对 310 名 1 型糖尿病孕妇进行的一项多中心试验比较了地特胰岛素和 NPH 胰岛素，结果表明，地特胰岛素在低血糖发作和 HbA1c 水平方面与 NPH 疗效相当[56]。美国食品和药品监督管理局已将地特胰岛素定为 B 类药物。作者推荐，如果患者的血糖得到很好的控制，则维持患者的胰岛素方案，通常为在睡前皮下注射 1 次。

如前所述，胰岛素通常是 5 针注射，通常为每天 2 次的中效（NPH）胰岛素，联合早餐、午餐和晚餐前注射速效（lispro 或门冬氨酸）胰岛素。一般来说，早晨应用的中效胰岛素是速效胰岛素的 2 倍。患者通常在早餐时使用总 NPH 剂量的 2/3，以减少"黎明现象"的影响，而在睡前应用剩余的 1/3，以尽量减少夜间低血糖的发生。低血糖的发作通常发生在母亲处于相对禁食状态，而胎盘和胎儿的葡萄糖消耗仍在继续时。建议使用 NPH 的患者在注射胰岛素前轻轻混匀 NPH 瓶，使混合物完全分散。

患有 2 型糖尿病并表现出显著胰岛素抵抗的患者（即她们在孕中期需要总共超过 200U 的胰岛素）可考虑使用浓缩 U-500 胰岛素。这种胰岛素具有 500U/ml 的浓度，具有普通胰岛素和中效胰岛素的特性。它通常用于三餐前，并在睡前加用一剂 NPH。

虽然胰岛素笔具有方便携带和注射胰岛素的优势，但 CSII 泵治疗是许多 1 型糖尿病孕妇的首选。这个泵是一个电池供电的装置，在大多数日常活动中可以像传呼机一样佩戴。通过皮下注射提供持续的快速胰岛素治疗。基础量和随餐的冲击量可由频繁的 SMBG 来调整。

咨询时应当劝解孕妇接受持续输注胰岛素的治疗方法，并应制订恰当的治疗方案，在转换为胰岛素泵治疗后，力求在几天内使血糖稳定。这期间需要进行多次血糖测定，以防止出现血糖过高或过低。如前所述，泵治疗已与 CGM 系统连接以提供此信息。在大多数患者中，血糖值可能会以最小的每天波动幅度逐渐正常化。

泵治疗通常可以减少低血糖发作。当它们确实发生时，通常是由于冲击量选择错误或未能遵循饮食计划而导致的。夜间低血糖的风险在妊娠期间增加，因此在选择 CSII 患者时必须格外小心。对低血糖没有表现出正常反调节反应的患者，应在凌晨 2:00～3:00 测其血糖值，以明确是否存在夜间低血糖。与 CGM 相关联的泵降低了这种风险，如果 CGM 血糖值下降，可以减少或停止基础胰岛素剂量。

CSII 系统的机制相对简单，即一个精密的输液管通过管道连接到泵上。这种套管每 2～3 天在不同的位置重新植入，通常在前腹壁。速效胰岛素（通常是赖脯胰岛素）储存在泵注射器中，以基础速度注射，该速度可以通过计算机程序设定，在一天的特定时间内固定或改变。例如，可以在夜间设定较低剂量的基础剂量，然后在早上 4～6 点增加剂量，以抵消"黎明现象"。餐前冲击量可以在每餐和零食前手动调整。每天胰岛素总剂量的一半通常作为基础剂量，其余的在每餐前注射。最大剂量（30%～35%）是在早餐时服用，其次是晚餐前 25%，零食前

15%~20%。

1型糖尿病患者没有有功能的B细胞，如果泵因输注部位移位、输注部位感染、电池故障或患者感染，包括流感或肾盂肾炎导致压力增高而停止输注胰岛素，则患者血糖可能迅速升高。泵的故障导致血糖水平和酮体的升高，可能导致酮症酸中毒。

目前尚不清楚CSII是否优于其他给药方案。Coustan及其同事将22名患者随机分为多次注射强化常规治疗组和泵治疗组。两个治疗组在门诊平均血糖水平、糖化血红蛋白水平或血糖异常方面没有发现差异。Gabbe及其同事报道了一项大型回顾性队列研究，研究对象是在妊娠期开始泵治疗的孕妇，将其与接受多种注射方案治疗的孕妇进行比较。使用泵的孕妇，大多数使用的是赖脯胰岛素，低血糖反应较少，血糖控制和妊娠结局相似。低血糖发生率较低可能与使用泵的孕妇SMBG检测频率有关，而不是CSII本身。值得注意的是，一项比较CSII与多次注射方案的随机试验的系统性回顾显示，血糖控制或妊娠结局的测量没有差异[57]。对于血糖控制不佳的孕妇，转换为多次注射方案可能并不能达到理想的效果，尤其是在孕妇的依从性及其他方面（如饮食和活动）难以把控，对她们而言，CSII可能是调控妊娠期血糖的较好的方法。

CSII也可以与CGM设备（传感器增强胰岛素泵系统）一起使用。最近的一项小型试验，给16名女性在妊娠期间使用该设备，发现部分自动闭环系统可进行良好的血糖控制。在这项交叉试验中，与开环治疗相比，闭环治疗在正常血糖范围内的时间更长。夜间平均血糖也较低（119mg/dl vs. 133mg/dl）。然而，在妊娠结局方面没有观察到任何益处，16个婴儿中有13个大于胎龄儿。在最近的CONCEPTT[58]试验中，纳入了215名1型糖尿病孕妇和110名计划妊娠的1型糖尿病女性，与对照组相比，使用CGM改善了参与者在预期血糖目标范围内花费的时间（68% vs. 61%，$P=0.0034$），总体上CGM使用者在高血糖范围内每天少花1.2h。使用CGM确实降低了LGA婴儿的发生率（OR=0.51，95%CI 0.28~0.90，$P=0.02$），新生儿重症监护住院时间超过24h和新生儿低血糖发作次数更少。使用CGM的患者确实获得了明显更好的HbA1c值（平均差 –0.19%，CI –0.34~–0.03，$P=0.0207$）。然而，她们的严重低血糖发作率并没有减少。CGM在胰岛素泵和多次胰岛素注射者中作用相当。作者认为，新生儿预后的改善可能归因于产妇高血糖发生率的减少，并主张所有正在接受强化胰岛素治疗的1型糖尿病孕妇都应提供CGM。值得注意的是，CGM对那些计划妊娠的女性并没有证明是有益的。

饮食疗法是成功调节母亲糖尿病的关键。医学营养治疗应个体化，并由具有糖尿病妊娠管理经验的营养学家监督。大多数患者都使用由三餐和几份加餐组成的饮食计划。膳食成分应为40%~60%的复合高纤维糖类、20%的蛋白质和30%~40%的脂肪，其中饱和脂肪含量低于10%，多不饱和脂肪酸含量高达10%，其余来自单不饱和脂肪酸。热量摄入量是根据妊娠前体重和妊娠期体重增加确定的。妊娠期间不建议减肥。BMI为22~27的患者热量摄入量约为35kcal/kg理想体重。肥胖女性（BMI>30）的摄入量可低至15~25kcal/kg实际体重。一般来说，热量分布如下：早餐为10%~20%，午餐为20%~30%，晚餐为30%~40%，加餐为30%。可能需要加餐零食来减少低血糖的发生，尤其是在睡前（框45-3）。

> **框45-3 饮食建议**
> - 三餐，3次加餐
> - 饮食：30~35kcal/kg正常体重，2000~2400kcal/d
> - 成分：复合高纤维糖类40%~50%，蛋白质20%，脂肪30%~40%（<10%饱和脂肪酸）
> - 体重增加：根据医学研究所指南

孕早期，糖尿病视网膜病变的专科眼科医生应全面评估母体血管病变的存在。眼科检查在每3个月进行1次，如果发现视网膜病变，则应更频繁地重复检查。通过测定24h尿液中的肌酐清除率和蛋白质来确定基础肾功能。进行心电图和尿液培养。

大多数1型和2型糖尿病患者的随访间隔为1~2周。每次访视时，评估对照组并调整胰岛素剂量；但是，如果出现低血糖（<70mg/dl）或高血糖（>200mg/dl），应指示患者随时就诊。建议对持续超过200mg/dl的葡萄糖水平进行酮测试。框45-4提供了作者多年来在管理患者方面总结的一些重要经验。

框 45-4　经验总结
• 请记住，关注孕妇本身要比关注其血糖更为重要
• 不要低估患者的洞察力；询问她的意见，以确定需要做出哪些改变，以改善血糖控制
• 保持胰岛素计划简单，并根据模式进行更改
• 争取患者家属的支持
• 避免低血糖反应
• 与医疗团队密切合作，包括宣教的护士、营养学家和社会工作者
• 当血糖控制不佳时，通常是饮食导致
• 周末不是作者的"朋友"，尤其是 3 天和 4 天的周末；它们改变了患者的日常生活，血糖控制可能会恶化
• 当改变胰岛素方案时，试着一次只改变一种胰岛素和一种剂量
• 胰岛素类似物很有价值
• 重视恶心、呕吐和发热等症状

引自 Gabbe SG, Carpenter LB, Garrison EA. New strategies for glucose control in patients with type 1 and type 2 diabetes mellitus in pregnancy. *Clin Obstet Gynecol*. 2007;50:1014.

最后，考虑到 1 型和 2 型糖尿病患者先兆子痫的风险增加，建议这些患者在孕早期服用低剂量阿司匹林，每天 81mg。

酮症酸中毒

随着产前保健计划的实施，这些计划强调对需要胰岛素的女性血糖水平进行严格的代谢控制，幸运的是，DKA 已不再常见。据报道，DKA 使 0.5%～3.0% 的糖尿病妊娠复杂化[59]。Kilvert 及其同事报道了 20 年间 635 例胰岛素治疗妊娠中的 11 例酮症酸中毒。1 次胎儿丢失和 1 次自然流产使受影响的妊娠复杂化。

DKA 可发生在新诊断的糖尿病患者中，妊娠期的激素改变可能导致其发生的原因。由于妊娠是一种胰岛素抵抗状态，以脂肪分解和酮生成增强为特征，葡萄糖水平低于 200mg/dl（11.1mmol/L）的孕妇可能会迅速发生 DKA。这种现象被称为正常血糖性酮症酸中毒。DKA 发生在胰岛素作用受损的背景下，伴随着胰高血糖素、皮质醇和儿茶酚胺等反调节激素的增加。因此，由于妊娠期胰岛素抵抗状态易发生脂解，妊娠期间可诊断为 DKA，伴有轻微的高血糖，伴有血浆碳酸氢盐下降（阴离子间隙酸中毒），pH 低于 7.30 和酮血症。

早期识别 DKA 的体征和症状可改善母婴结局。与非妊娠状态一样，血容量不足的临床症状出现在高血糖症状之后，包括烦渴和多尿。不适、头痛、恶心和呕吐是常见的主诉。应评估液体摄入不足和持续呕吐超过 8h 的糖尿病孕妇是否患有潜在的 DKA。血清碳酸氢盐水平低（<15mEq/L）、阴离子间隙升高（>12mEq/L）和血清酮升高（1∶2 稀释或更高浓度时呈阳性）提示进行动脉血气测定以排除诊断。pH 低于 7.3 或更低可确认诊断。偶尔，DKA 会出现在未诊断糖尿病但接受了 β- 模拟剂（如特布他林）以预防早产的孕妇身上。

一旦确诊 DKA，如患者病情稳定，应将其送往具有产科和新生儿救治能力的三级保健机构。治疗依赖于对代谢和体液异常的细致纠正。应尝试治疗导致 DKA 的任何潜在病因，如感染。框 45-5 总结了妊娠期 DKA 的一般管理流程。即使在血糖正常的情况下，也应保持液体复苏和胰岛素输注，直到碳酸氢盐水平恢复正常，表明酸中毒已解除。DKA 确实意味着有胎儿损害的巨大风险，母体酸中毒、高血糖引起的高胰岛素血症、脱水和电解质异常带来的影响可能导致死产。胎心率监测可能显示晚期减速（图 45-17）[59]。幸运的是，随着母亲酸中毒的纠正，胎儿复苏和胎心情况也会改善。但是，此过程可能需要几个小时。因此，在给予医疗性早产干预前，应尽一切努力纠正和稳定母亲的状况。

DKA 的最佳治疗方法是预防。如果患者出现恶心、呕吐或发热，应敦促她们及时就诊。她们也应该在家储备尿酮试纸，以随时检查尿液中的酮体。

七、产前胎儿评估

母体糖尿病可导致胎儿高血糖和高胰岛素血症，从而增加胎儿缺氧和酸中毒的风险。因此，在门诊产前保健时，应当对合并糖尿病的妊娠进行产前胎儿评估。胎儿监护通常在孕晚期开始，此时宫内突然死亡的风险增加（表 45-9 和表 45-10）。到目前为止，还没有对患有糖尿病的孕妇进行随机的胎儿监测试验，以提供临床证据，因此，关于开始检测的时间和频率的决定，通常遵循当地习俗。由于母亲血糖控制的改善在降低糖尿病妊娠围产儿死亡率方面发挥了重要作用，因此目前主要使用产前胎儿

> **框 45-5　妊娠糖尿病酮症酸中毒的处理**
>
> **静脉输液**
> - 使用等渗氯化钠，在前 12h 内总置换量为 4~6L
>   - 插入静脉导管：保持每小时的液体，注意电解质、钾、胰岛素和实验室结果
>   - 第 1 小时以 1~2L/h 的速度注射生理盐水（0.9%NaCl）
>   - 以 250~500ml/h 的速度注入生理盐水，具体取决于水合状态（8h）。如果血清钠升高，使用低渗生理盐水（0.45%NaCl）
>   - 当血浆或血清葡萄糖达到 200mg/dl 时，改为 5% 葡萄糖 0.45%NaCl，150~250ml/h
>   - 8h 后，以 125ml/h 的速度输注低渗生理盐水
>
> **钾**
> - 保护肾功能（尿量 50ml/h）
>   - 如果血清钾<3.3mEq/L，维持胰岛素剂量并给予 20~30mEq K$^+$/h 直到血清钾>3.3mEq/L
>   - 如果血清钾>3.3mEq/L，但<5.3mEq/L，则每升给予 20~30mEq K$^+$ 静脉输液，使血清钾保持在 4~5mEq/L
>   - 如果血清钾>5.3mEq/L，则不要给予 K$^+$，而是每 2 小时检查 1 次血清钾
>
> **胰岛素**
> - 静脉使用普通胰岛素
>   - 根据血浆葡萄糖，考虑 0.1~0.2U/kg 的负荷剂量静脉推注
>   - 以 0.1U/（kg·h）开始连续输注胰岛素
>   - 如果血浆或血清葡萄糖在第 1 小时内没有下降 50~70mg/dl，则每小时加倍胰岛素输注，直到实现稳定的葡萄糖下降
>   - 当血浆或血清葡萄糖达到 200mg/dl 时，减少胰岛素输注到 0.05~0.1U/（kg·h）
>   - 将血浆或血清葡萄糖保持在 100~150mg/min，直至糖尿病酮症酸中毒消退
>
> **碳酸氢盐**
> - 根据 pH 评估需求并提供
>   - pH>7.0：不需要 HCO$_3$
>   - pH 为 6.9~7.0：在 200mlH$_2$O 中用 10mEq KCl 稀释 NaHCO$_3$（50mmol）并注入 1h 以上。每 2 小时重复 1 次 NaHCO$_3$ 给药，直到 pH 为 7.0。监测血清钾
>   - pH<6.9：在 400mlH$_2$O 中用 20mEq KCl 稀释 NaHCO$_3$（100mmol）并注入 2h。每 2 小时重复 1 次 NaHCO$_3$ 给药，直到 pH 为 7.0。监测血清钾

监测测试来让产科医生和她/他的患者放心，并避免不必要的过早干预。这些技术几乎没有假阴性结果，对于糖尿病控制良好且没有血管病变或明显高血压的女性，可靠的产前检测可使胎儿在子宫内进一步发育成熟并且受益。Murphy 等在英国的一项前瞻性全国研究中指出，合并 1 型和 2 型糖尿病的妊娠死产率下降了 2.5 倍[60]。他们将这种改善归因于妊娠第 37~38$^{6/7}$ 周时的提前择期分娩、血糖控制的改善、更多的患者接受专科的治疗[60]。

母体对胎儿活动的评估是胎儿监测项目中一种简单的筛查技术。在孕晚期，指导女性每天进行胎动计数。患有各种高危产前疾病的女性，包括糖尿病，出现危险的胎儿活动模式的发生率增加。虽然产妇监测胎儿活动的假阴性率很低（约 1%），但假阳性率可能高达 60%。虽然一般认为母体低血糖与胎儿活动减少有关，但实际上可能刺激胎儿活动。

非应激试验仍是评估糖尿病患者产前胎儿健康状况的首选主要方法。如果 NST 无反应，则进行生物物理评分或缩宫素激惹试验（图 45-18）。作者通常在妊娠第 32 周开始进行心率监测。两项研究表明，与其他高危妊娠相比，妊娠合并 1 型糖尿病的反应性 NST 的 1 周内胎儿死亡率增加。如果 NST 作为产前心率测试的主要方法，作者建议在患者妊娠第 32 周后至少每周进行 2 次。在一些中心，每周 2 次的检测包括 NST 和几天后的 BPP。在存在血管疾病、血糖控制不良或怀疑 FGR 的患者中，检查异常和宫内死亡的发生率较高，检查通常在妊娠第 28~32 周开始。

多普勒脐动脉血流测速为一种常用临床工具，用于监测有胎盘血管疾病风险的妊娠胎儿的产前情况（见第 30 章）。由于脐动脉的多普勒血流检查可以预测糖尿病妊娠合并血管疾病的胎儿结局，可用于显著肾病或 FGR 的女性。糖尿病控制良好且无血管疾病的女性很少表现出异常胎儿脐动脉血流波形。

在决定干预可疑胎儿宫内窘迫之前，要权衡涉及母亲和胎儿的所有临床特征，包括产前胎儿监护的结果，尤其是这一决定可能导致早产时（表 45-9 和表 45-10）。作者对 993 名妊娠合并糖尿病的女性进行了回顾性研究，结果显示，5% 的病例因胎儿检

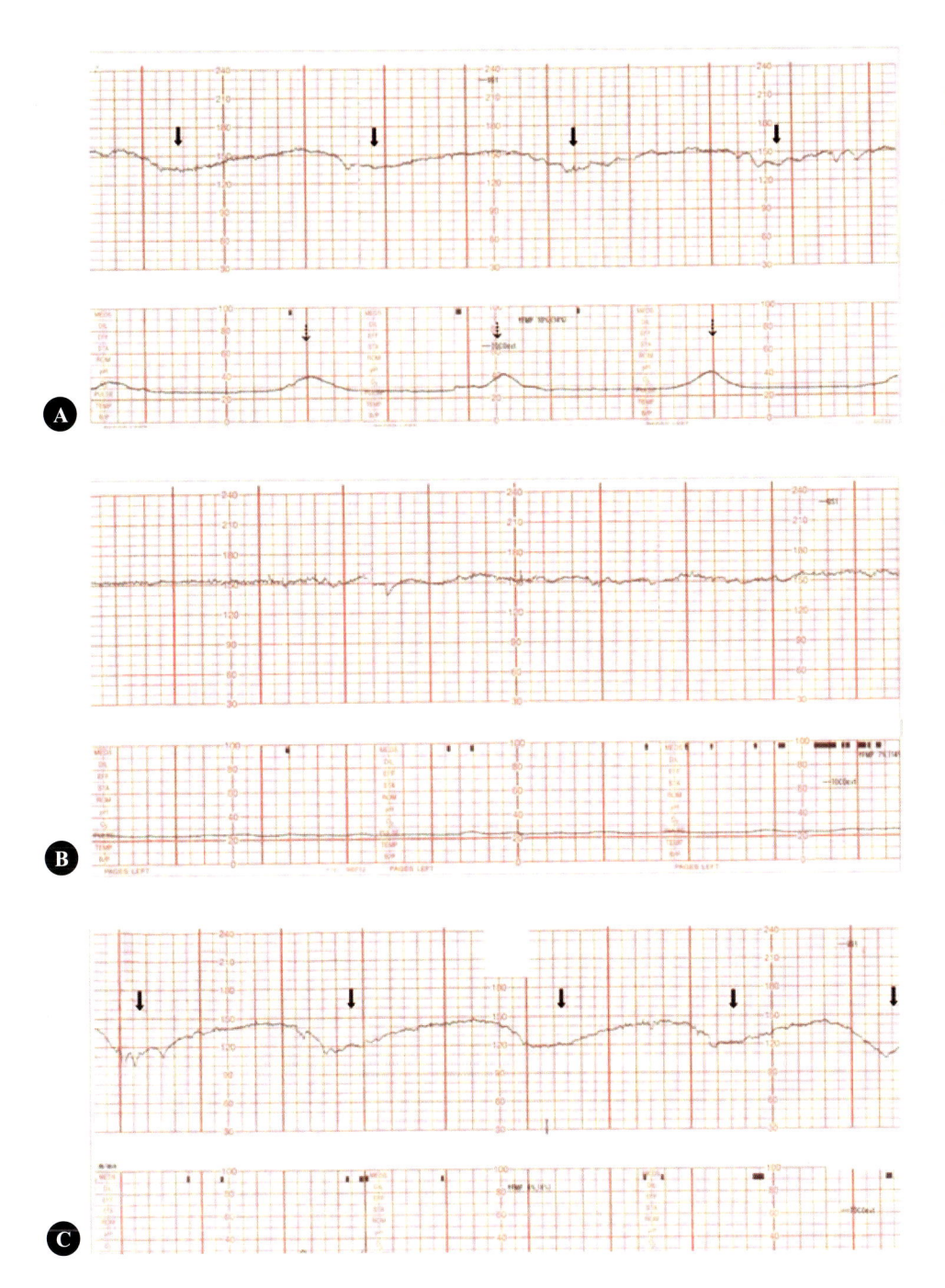

第 45 章　妊娠合并糖尿病
Diabetes Mellitus Complicating Pregnancy

◀ 图 45-17　糖尿病酮症酸中毒急性发作期间的胎儿心率监测

A. 观察到反复出现的晚期减速；B. 在补水和纠正酸中毒后，晚期减速得到改善；C. 妊娠 34 周急性糖尿病酮症酸中毒患者的胎儿监护显示重复性晚期减速（实箭）和细小变异。进行了紧急剖宫产，动脉脐带 pH 为 6.85（引自 Sibai B. Diabetic ketoacidosis in pregnancy. *Obstet Gynecol*. 2014;123:167.）

表 45-9　妊娠糖尿病治疗随机对照试验结果

	Landon[67]（2009）	Crowther[66]（2005）
先兆子痫	↓	↓
体重增加	↓	↓
大于胎龄儿	↓	↓
新生儿脂肪量	↓	—
肩难产	↓	未研究

测结果异常而终止妊娠。胎儿检测的异常在糖尿病控制不住的女性、患有高血压或与有严重血管病变导致 FGR 的女性中更为常见。因此，这些孕妇可能从产前胎儿监测中获益最多。

超声在评估胎儿生长、估计胎儿体重、检测羊水过多和畸形方面是一种有价值的工具。妊娠 16~20 周时的母体血清甲胎蛋白（maternal serum alpha fetoprotein，MSAFP）测定通常与孕中期的三维超声结合使用，以检测 NTD 和其他异常（见第

953

表 45-10　糖尿病、空腹血糖受损和糖耐量受损的诊断标准

化　验	糖尿病	空腹血糖受损	糖耐量受损
空腹血糖	空腹血糖≥126mg/dl	空腹血糖 100～125mg/dl	不适用
75g 2h 口服葡萄糖耐量试验	空腹血糖≥126mgdl 或 2h 血浆葡萄糖≥200mg/dl	空腹血糖 100～125mg/dl	2h 血浆葡萄糖 140～199mg/dl

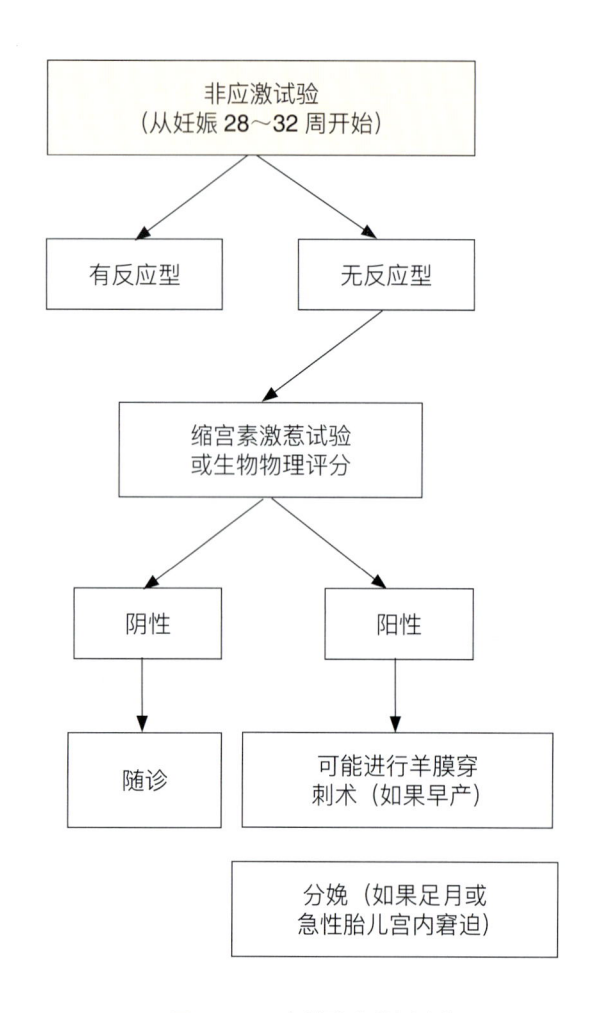

▲ 图 45-18　产前胎儿监测流程

引自 McGrath RT, Glastras SJ, Hocking SL, et al. Large-for-gestational-age neonates in Type 1 diabetes and pregnancy: contribution of factors beyond hyperglycemia. *Diabetes Care*. 2018;41:1821–1828.

10 章）。糖尿病女性的 MSAFP、游离雌三醇和抑制素 A 水平低于非糖尿病人群。因此，对于合并糖尿病的妊娠，MSAFP 正常上限的较低阈值（中位数的 1.5 倍）可能更可取，以帮助检测该人群中增加的 NTD。建议在 18～20 周时进行全面超声检查，以及在 20～22 周时进行胎儿超声心动图检查，以判断是否存在胎儿畸形。尽管母亲 HbA1c 水平显著升高会增加胎儿缺陷（包括心脏异常）的风险，但与正常血糖妊娠相比，中度控制孕妇的缺陷发生率仍然升高。Ludvigsson 及其同事[61] 最近报道，与非糖尿病人群相比，HbA1c 水平低于 6.5% 的 1 型糖尿病女性后代心脏缺陷的调整后 OR 为 2.17。HbA1c 水平高于 9.1% 的女性的 OR 上升至 6.23。因此，作者继续使用胎儿超声心动图作为筛查工具，对所有合并 1 型和 2 型糖尿病的妊娠进行筛查。Greene 和 Benaceraf 在孕中期进行了详细的超声检查，在 432 例糖尿病妊娠中发现了 32 例畸形中的 18 例。特异性大于 99%，阴性预测值为 97%。所有病例均发现脊柱裂；然而，室间隔缺损、肢体畸形和面部裂隙均未发现。在俄亥俄州立大学妊娠糖尿病项目中，对 289 名 1 型和 2 型糖尿病女性的产前诊断经验进行了回顾分析，发现 29 例异常，其中 12 例为心脏异常，14 例为非心脏异常，3 例合并畸形。产前发现 15 例心脏病变中的 12 例（80%）和 17 例非心脏病变中的 10 个（59%）。当仅考虑心脏缺陷时，作者不能确定糖化血红蛋白临界值小于这些异常未观察到的临界值。Starikov 及其同事[62] 在一系列 535 名糖尿病女性中发现了 30 例胎儿心脏缺陷，并指出 HbA1c 高于 8.5% 的女性的风险为 8.3%，而低于该临界值的女性的风险为 3.9%。

超声检查在孕晚期可以评估胎儿生长情况。巨大儿是肩难产的主要危险因素，检测出巨大儿，对选择以剖宫产作为最佳分娩方式的患者是非常重要的。头盆不称和肩难产的发生率增加，伴随产伤和窒息的显著风险，一直与阴道分娩巨大儿有关。当出生体重超过 4kg 时，此类并发症的风险呈指数级上升，与母亲没有糖尿病的体重相似的胎儿相比，患有糖尿病的母亲的胎儿的风险更大（图 45-19）。超声测量胎儿腹围对预测巨大儿最有帮助。由于皮下脂肪沉积增加，腹部可能会变大。然而，必须认识到，单次超声检查在预测糖尿病女性足月巨大胎儿

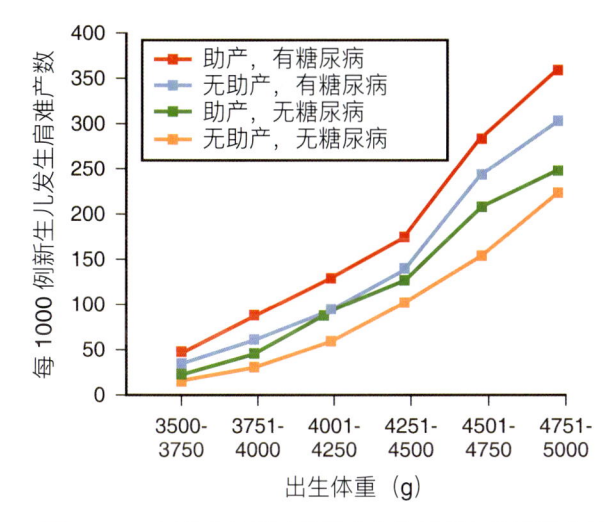

▲ 图 45-19　因母亲糖尿病导致出生体重增加和阴道分娩方式（自然分娩或辅助分娩）与肩难产的发生率的关系

改编自 Nesbitt TS, Gilbert WM, Herrchen B. Shoulder dystocia and associated risk factors with macrosomic infants born in California. *Am J Obstet Gynecol*. 1998;17:476.

方面的准确性可能有限，上下浮动 10%（见第 14 章）。虽然超声评估胎儿体重可能有助于排除巨大儿（阴性预测值 97.3%），但阳性预测值仅为 22.6%[63]，但连续超声检查（显示孕晚期每隔 4~6 周监测胎儿生长速度）在检测胎儿生长过度方面更有价值。

八、分娩时间和方式

如果糖尿病控制良好并且产前监测正常，分娩应该推迟到胎儿成熟。ACOG 建议，对于糖尿病控制良好且没有血管疾病的女性，分娩延迟至 39 周。在作者的实践中，此类患者通常计划在妊娠 39~40 周时进行引产。对于患有糖尿病血管疾病的孕妇，建议在 37~39^(6/7) 周分娩。患有血管疾病的女性仅在高血压恶化、存在显著 FGR 或生物物理评分要求提前分娩的情况下在 37 周前分娩。根据临床情况，可以在分娩前使用皮质类固醇来促胎肺成熟，因为尚未研究产前使用类固醇对妊娠 34 周以上的糖尿病妊娠的有效性。产前类固醇给药必须谨慎，因为在给予产前皮质类固醇后的几天内会观察到明显的母亲高血糖。

对于血糖控制不佳的女性，分娩时机个体化。在这种情况下很少进行胎儿肺成熟度测试，因为决定提前分娩是基于死产的风险。

当产前检查提示胎儿宫内窘迫时，必须考虑分娩。进行分娩的决定应基于胎儿状况恶化的几项检查（显示异常值），或对死产的担忧［如血糖控制不良、胎儿过度生长和（或）羊水过多］。最后，一些产妇分娩的指征包括先兆子痫、肾功能恶化和继发于增殖性视网膜病变的视力减退。

为患者选择分娩方式仍有争议。在妊娠前糖尿病的患者中，剖宫产率高达 50%。这个数字很可能代表了美国大多数产科医生的选择倾向。在某些病例中，可以在前次剖宫产后进行阴道试产，据报道成功率为 64%。

妊娠合并糖尿病的后代肩难产和臂丛神经损伤发生率的增加促使医生采用提前引产策略，并根据超声估计的胎儿大小选择剖宫产患者。这种方法受到超声波预测出生体重相对不准确的影响。尽管存在这些局限性，Kjos 及其同事证明，在妊娠 38 周的 GDM 女性群体中，引产与较低的 LGA 婴儿和肩难产发生率相关，而不会增加剖宫产率。这与大多数对血糖正常的女性进行引产的观察性研究相反，在这些研究中，疑似巨大儿明显与剖宫产率增加有关。最近，Boulvain 及其同事对 822 名疑似巨大儿的女性（包括糖尿病女性）进行了一项随机对照试验，发现引产降低了平均出生体重和肩难产，并没有增加剖宫产率。在一项成本效益决策分析中，Rouse 及其同事发现，对于血糖正常的女性来说，为防止永久性臂丛神经损伤而选择剖宫产治疗巨大儿的成本过高，这可能花费数百万美元；然而，对于估计胎儿体重大于 4000g 的糖尿病妊娠，为避免每例分娩伤害的成本，以 880 000 美元进行 489 次剖宫产似乎至少是站得住脚的。

由于胸部和肩部脂肪沉积过多，患有糖尿病的母亲的巨大儿发生肩难产的总体风险高于正常血糖妊娠的大婴儿。糖尿病孕妇胎儿体重大于 4000g 的肩难产风险约为 30%。Nesbitt 及其同事报道，与非 IDM 相比，巨人儿 IDM 阴道分娩的肩难产发生率明显更高（图 45-19）。目前，ACOG 建议当估计胎儿体重超过 4500g 时，考虑对患有糖尿病的女性进行剖宫产。作者的方法仍然是在评估产科病史和临床骨盆测量后估计体重为 4000~4500g 时考虑剖宫产。尽管有人试图选择患有明显巨大儿的患者进行选择性剖宫产，但充分试产、宫口扩张或胎先露下降停止应提醒医生注意头盆不称的可能性。大约 25% 的巨大儿（＞4000g）在第二阶段延长后分娩时伴有肩难产；因此，如果患有糖尿病的女性表现出明显的产程延长或胎头下降失败，则应考虑剖宫产。

九、分娩期间的血糖调节

由于新生儿低血糖部分与分娩期间母体血糖水平升高有关，因此将母体血糖水平维持在生理正常范围内非常重要。建议血糖的目标范围为 70~125mg/dl。接受引产的女性可以进食，并建议使用正常剂量的胰岛素，直到她们被送往医院。相比之下，接受计划性剖宫产的女性在入院前的午夜后不会口服任何东西。通常常规注射睡前剂量的胰岛素，或者对于接受泵治疗的女性，持续输注过夜。服用口服药物的女性常规服用晚上的药物。最好是早上分娩。在分娩时，清晨床旁评估患者的毛细血管葡萄糖水平。对于使用持续胰岛素输注泵的女性，该疗法可在分娩潜伏期或引产过程早期、计划剖宫产期间使用。降低基础输注率，根据糖类摄入量和纠正高血糖症来给药。无论妊娠期使用胰岛素还是口服药物控制血糖，分娩期改用胰岛素。一旦产程进入活跃期，根据母亲的血糖水平开始静脉输注胰岛素和葡萄糖（框 45-6）。10U 的短效（常规）胰岛素可添加到 1000ml 含有 5% 葡萄糖溶液中。在大多数情况下，100~125ml/h（1U/h）的输注速率可使血糖得到良好控制。胰岛素也可从注射泵以 0.25~2U/h

---

框 45-6　分娩期间的胰岛素管理

- 常规在睡前使用中效胰岛素
- 停用早晨的胰岛素
- 开始静脉输注生理盐水
- 一旦进入分娩活跃期或葡萄糖水平降至<70mg/dl，输液就从生理盐水改为 5% 葡萄糖，并以 2.5mg/（kg·min）的速度输注
- 使用血糖仪每小时检查 1 次血糖水平，以调整输注速度
- 如果血糖水平超过 110mg/dl，则通过静脉输注常规（短效）胰岛素
- 使用连续皮下胰岛素泵输注的患者在分娩期间可以继续使用

改编自 Jovanovic L, Peterson CM. Management of the pregnant, insulin-dependent diabetic woman. *Diabetes Care*. 1980; 3: 63.

的剂量注入，并调整以维持正常血糖值。分娩活跃期每小时记录 1 次血糖水平，并相应调整输注速率。糖尿病控制良好的患者通常在分娩活跃期开始后血糖正常，然后需要以 2.5mg/(kg·min) 的速率增加葡萄糖输注，这与剧烈运动的要求相似。在第二产程中，为了应对与儿茶酚胺分泌增加相关的高血糖，可能需要增加胰岛素输注量。

当要进行计划性剖宫产时，应安排在清晨。这简化了产时血糖控制，并允许新生儿团队为新生儿护理做好准备。早晨患者没有进食，停止使用早餐前胰岛素。如果她的手术没有在当天早上进行，可使用中效胰岛素常规剂量的 1/3~1/2，暂停使用短效胰岛素。首选脊椎麻醉或硬膜外麻醉，有利于早期识别产妇低血糖。手术后，每 2 小时监测 1 次葡萄糖水平，并静脉注射 5% 葡萄糖注射液。

产后，胰岛素需求量明显低于妊娠期间。产前严格控制血糖的目标在分娩后的最初 24~48h 放松。能够正常饮食的顺产产妇在分娩后第 1 天的早晨使用 1/3~1/2 产前 NPH 胰岛素和速效胰岛素量。许多 2 型糖尿病患者在产后 24~48h 内不需要胰岛素，随后可考虑使用胰岛素或口服药物；产后建议增加测血糖的次数以指导胰岛素剂量的调整。大多数患者在分娩后几天内就稳定下来了。

无论是接受胰岛素还是口服药物，都鼓励患有糖尿病的女性进行母乳喂养。哺乳期每天所需的额外 500kcal，可以大约 100g 糖类和 20g 蛋白质的形式提供。哺乳期女性的胰岛素剂量应当适当减少。低血糖似乎在分娩后第 1 周和哺乳后常见。胰岛素和口服药物都可以在母乳中找到，虽然新生儿低血糖的风险很小，但对于 IDM 应密切观察和及时检测，以便及早发现低血糖。

十、妊娠糖尿病女性的管理

（一）治疗妊娠糖尿病有好处吗

GDM 的发病率在全球范围内有所增加，多达 14%[64]。随着发病率的增加和诊断门槛的降低，GDM 的医疗保健成本预计会成比例地增加。因此，GDM 的治疗是否有益，这个问题在当下更为突出。

美国预防服务工作组[45]2013 年指南认为 GDM 的治疗可带来益处。他们的系统回顾和 Meta 分析得出结论，GDM 的治疗可减少先兆子痫、肩难产和巨

大儿。最近对RCT[65]的系统回顾和Meta分析研究了改良饮食干预对GDM母亲血糖控制和新生儿出生体重的影响，发现治疗降低了母亲的空腹和餐后血糖水平，降低了新生儿出生体重和巨大儿的发生率。

（二）妊娠糖尿病的随机治疗试验

过去15年进行的两项重要随机对照试验提供了高水平的证据，表明GDM治疗对孕产妇和围产儿都有好处。澳大利亚孕妇糖类不耐受研究（Australian Carbohydrate Intolerance Study in Pregnant Women，ACHOIS）是一项多中心、10年的随机治疗试验，在澳大利亚的14个地点对1000名女性进行了研究[66]。研究发现治疗降低了严重的围产期并发症的发生率，如围产儿死亡、肩难产，包括骨折或神经麻痹等分娩损伤（aRR=0.33，95%CI 0.14~0.75）。治疗组7例发生严重并发症，均为肩难产，而未治疗组发生严重并发症者23例，其中围产儿死亡5例，产伤4例，肩难产16例。

在次要新生儿结局中，需要静脉治疗的新生儿低血糖、需要光疗的黄疸或需要吸氧的呼吸系统疾病的发生率没有显著差异。两组新生儿重症监护病房的入住率都非常高：接受治疗组为71%，未接受治疗组为61%（P=0.01）。重要的是，治疗确实将LGA婴儿的发生率从22%降低到13%，将出生体重超过4000g的发生率从21%降低到10%。在产妇结局中，治疗显著减少了先兆子痫的发生率（12% vs. 18%）。

ACHOIS研究之后，对958例轻度GDM患者进行了NICHD MFMU网络RCT[67]。在该研究中，轻度GDM被定义为空腹血糖低于95mg/dl，100g葡萄糖负荷试验中三个血糖值中有两个血糖值超过既定阈值。这些研究人员发现，与常规保健组（37%，P=0.14）相比，治疗组（32.4%）的主要复合围产期结局发生率、围产期死亡、新生儿低血糖、脐带C肽水平升高或分娩创伤无显著差异。然而，在治疗中观察到次要结果的几个关键差异，包括出生体重超过4000g的LGA婴儿的发生率较低，以及新生儿脂肪含量减少。

在产妇结局中，各组之间的引产率相似；然而，接受治疗的女性剖宫产率较低（分别为26.9%和33.8%）。排除胎位异常、既往剖宫产、前置胎盘和羊水过少的病例后，该比率仍然较低（13% vs. 19.7%，P=0.011）。治疗组肩难产（1.5% vs. 4%）和先兆子痫或妊娠高血压（8.6% vs. 13.6%）的发生率也较低。

总之，NICHD MFMU试验表明，尽管轻度GDM的治疗并未降低妊娠合并糖尿病的几种新生儿疾病的发病率，但确实降低了胎儿过度生长、新生儿脂肪量增多、肩难产、剖宫产的风险，这些发现，以及ACHOIS研究报道的结果，证实了即使是轻微的妊娠期糖类不耐受治疗也是有益处的。

（三）妊娠糖尿病的治疗

GDM的治疗仍以营养咨询和膳食干预结合日常运动为主。最佳的饮食应该提供维持妊娠所需的热量和营养，而不会导致明显的餐后高血糖。GDM患者一般不需要住院进行饮食指导和管理。一旦确诊，女性开始进行每天2000~2500kcal的饮食计划。这相当于大约35kcal/kg妊娠体重的热量。对于超重或肥胖的女性，建议将每天热量摄入量分别减少到25kcal/kg和15kcal/kg（按妊娠期体重计算）。Jovanovic-Peterson和Peterson指出，通常由50%~60%糖类组成的处方饮食将导致体重过度增加和餐后高血糖，50%的患者需要胰岛素治疗。因此，这些作者建议将糖类的热量控制在33%~40%。Barbour[68]指出，限制糖类，许多孕妇可能会摄入更多脂肪，从而可能产生更多FFA，增加胎儿脂肪含量。现在有几项研究表明，与限制摄入糖类相比，更多的复合糖类的摄入可以有效地控制母体的高血糖[69]。

复合糖类比简单糖类更受欢迎，因为它们不太可能产生显著的餐后高血糖。一项随机交叉研究发现，放宽GDM女性的复合糖类摄入，可使血糖低于当前目标，降低餐后FFA浓度[70]。尽管GDM普遍存在，Hernandez和同事[71]注意到，只有6项对250名女性进行的随机对照试验提供了证据，证明饮食中复合糖类含量较高，单糖和饱和脂肪含量较低可能有效降低餐后高血糖，防止胰岛素抵抗恶化，避免胎儿过度生长。显然，需要更多的临床试验来帮助确定GDM女性的最佳饮食。根据2009年医学研究所关于妊娠期间体重增加的建议，出现了关于它们是否适用于GDM女性的问题。这些指南没有具体说明对糖尿病女性的建议，但对肥胖的糖尿病女性来说，有限的体重增加可能是可取的。IOM建议肥胖女性（BMI≥30）妊娠期增重 11~20 磅（5~9kg）。对患有 GDM 的肥胖女性进行特定的糖类限制饮食既能改善血糖控制，又能减少体重增加。母亲肥胖、体重增加和糖尿病对新生儿出生体重的影响也很明显。

建议患有 GDM 的女性每周至少锻炼 5 天，每天锻炼 30min，或每周至少锻炼 150min。建议进行中等强度的有氧运动，如快走。运动可以使肌肉中葡萄糖的消耗增加 50 倍，并且与胰岛素信号无关。饭后散步 10~15min 可能对控制餐后血糖水平特别有帮助。

一旦 GDM 患者接受了适当的饮食，就必须监测血糖水平，以确保血糖控制已经建立。作者希望患者每天进行 SMBG，包括空腹血糖水平和三餐后 1h 或 2h 的血糖测定。作者为患有 GDM 的女性提供血糖仪，并在饮食干预的最初 1 周关注血糖值。在饮食治疗控制良好的女性中，检测频率可以相应减少和调整。作者没有在患有 GDM 的女性中使用 CGM，尽管有报道称使用该技术的 GDM 女性血糖控制和妊娠结局有所改善[72]。

ADA 和 ACOG 均推荐空腹血糖低于 95mg/dl、餐后 1h 血糖低于 140mg/dl 和餐后 2h 血糖低于 120mg/dl 的血糖目标阈值。值得注意的是，ADA 为 GDM、妊娠合并 1 型和 2 型糖尿病者都提供了指南。如果患者遵循规定的饮食，在禁食和（或）餐后血糖状态反复超过阈值，则建议进行药物治疗。大约 1/3 的 GDM 女性需要胰岛素或口服药物。因胰岛素已有多年的临床使用经验且不会通过胎盘，ACOG 和 ADA 都推荐将胰岛素作为一线治疗。一些病例在睡前使用单剂量 NPH 胰岛素治疗空腹血糖升高，而另一些病例则需要在适当的进餐时间使用赖脯胰岛素或门冬胰岛素治疗餐后高血糖症。为充分地控制血糖，可能需要每天注射 4~5 次。虽然有些人建议根据体重计算起始胰岛素剂量，但对于需要胰岛素的 GDM 患者，作者通常在早晨使用 15~20U 的 NPH 胰岛素，睡前使用约 10U 的 NPH（如果空腹血糖升高），以及 5~10U 的速效胰岛素，以覆盖特定的进餐时间。开始使用胰岛素时必须避免低血糖，因此作者从保守方法开始，并根据需要增加胰岛素剂量。通过反馈持续监测血糖水平，使从业者和患者能够频繁调整胰岛素方案。重要的是要认识到，当先前存在糖尿病的女性围产期发病率超过上述值时，使用上述临界值启动胰岛素是基于围产期发病率增加的数据。目前的数据并不足以确定预防 GDM 相关胎儿发病率的理想血糖指标，尤其是在肥胖患者中。

在过去的 20 年中，口服降糖治疗已成为 GDM 女性胰岛素治疗的合适替代方案。当患者不愿意注射时，当她们担心自己是否有能力遵循多次注射胰岛素的方案时，或者当胰岛素的治疗成本对她们来说过高时，可以使用口服药物代替胰岛素。目前，格列本脲是美国治疗 GDM 最常用的处方药。Nicholson 和同事[73]对随机试验和观察性研究的证据进行了系统回顾，并得出结论，服用口服降糖药的女性与使用胰岛素的女性的血糖水平相当。此外，没有证据表明口服降糖药会增加新生儿不良结局。然而，关于使用口服药物治疗 GDM 存在很大争议。2018 年 ADA 认可胰岛素为首选疗法。如果选择口服药物进行治疗，ADA 不建议二甲双胍优于格列本脲。ACOG 在 2017 年和 2018 年均表示，对于拒绝胰岛素治疗的女性或产科保健提供者认为患者无法安全使用胰岛素的女性，二甲双胍是合理的二线选择。使用口服药物最大的问题是这些药物穿过胎盘，可能对胎儿产生短期和长期影响。ACOG 对胰岛素的偏好高于二甲双胍（和格列本脲），其根源可能在于缺乏这些药物的长期安全性数据。相比之下，SMFM 声称，当饮食和体力活动不足以实现充分的血糖控制时，胰岛素和二甲双胍都是 GDM 的合理一线治疗（SMFM2018）[74]。

目前，数据不足以支持推荐使用格列本脲或二甲双胍以外的任何口服药物治疗。在一项具有里程碑意义的研究中，Senat 及其同事[75]报道了 404 名接受胰岛素与格列本脲治疗的女性的随机试验结果，并指出两种方案在血糖方面的改善相似。两个研究组巨大儿和新生儿低血糖的发生率相似。只有 4% 的女性使用格列本脲治疗失败，需要更换胰岛素。脐血分析显示在暴露的孕妇中未检测到格列本脲。随后，Hebert 及其同事报道说，格列本脲似乎能大量穿过胎盘。重要的是，临床研究表明，在 GDM 中使用格列本脲会增加新生儿低血糖的发生率。然而，目前尚不清楚格列本脲是否会影响接受治疗的女性进展为 2 型糖尿病，或者其后代的葡萄糖稳态是否会在以后的生活中发生改变。

在 Langer 的随机试验后，一些较小的研究报道了格列本脲在实现良好血糖控制方面的成功，但失败率略高（15%～20%）。Jacobson 及其同事最近报道了在一家大型管理型医疗机构中使用格列本脲作为胰岛素替代品的情况。作者指出，268 名接受胰岛素治疗的女性中 LGA 婴儿和巨大儿的发生率与 236 名接受格列本脲治疗的女性相似。在这项非随机研究中，与接受胰岛素治疗的受试者相比，格列本脲组中更多的女性平均空腹和餐后血糖水平较低。重要的是，作者注意到格列本脲组的先兆子痫、新生儿需要光疗和产伤的发病率增加，所有这些都表明该方案需要进一步研究其安全性。

Lain 及其同事对 99 名 GDM 女性进行了一项随机试验，将格列本脲与胰岛素治疗进行了比较。作者报道称，在接受格列本脲治疗的后代中，新生儿脂肪量、BMI、人体测量指标没有增加，尽管在格列本脲治疗组中观察到的婴儿出生体重高于 4000g 的比率明显更高（22% vs. 2.4%）。最近，Senat 及其同事[75] 报道了他们在 13 个三级保健中心的 RCT 研究，在 914 名女性中比较了格列本脲和胰岛素的治疗结果。包括巨大儿、新生儿低血糖和高胆红素血症在内的复合结局发生率在接受格列本脲治疗的患者中为 27.6%，在接受胰岛素治疗的患者中为 23.4%，表明格列本脲并不劣于胰岛素。作者总结，在必须口服药物的临床情境中，医生应当将口服药物或者是注射胰岛素的利弊及风险充分告知，并将决定权交予患者本人。"

与胰岛素治疗类似，使用格列本脲降糖时应当注意平衡患者的膳食和零食的摄入，以防止母体出现高血糖。观察研究的数据表明，格列本脲在肥胖女性和孕早期发现的明显高血糖患者中可能不太成功。Farrar 及其同事最近对 9 项比较胰岛素和格列本脲的试验[76] 进行的 Meta 分析发现，胰岛素在降低包括巨大儿在内的几种围产期结局风险方面仅具有微不足道的优势。根据作者的经验，大多数空腹血糖水平为 115mg/dl 或更高的女性无法通过格列本脲实现良好的血糖控制，需要胰岛素治疗（框 45-7）。格列本脲的常规剂量为每天 2.5～20mg，分次服用，通常在早餐和晚餐前服用，但妊娠期间的药代动力学研究表明，每天剂量高达 30mg 可能是实现血糖良好控制的必要条件。Caritis 和 Hebert 建议，格列本脲最好在饭前 30～60min 服用。其药物浓度峰值效应发生在 3～4h 内，类似于常规胰岛素。

> **框 45-7　糖尿病女性的妊娠前保健**
>
> - 多学科团队：产科医生、内分泌学家、糖尿病宣教者、营养师
> - 评估血管并发症
>   - 视网膜检查
>   - 评估肾功能：血清肌酐和蛋白尿评估
> - 评估心血管状态
>   - 高血压
>   - 缺血性心脏病：如果长期存在糖尿病、高血压或症状行心电图检查
> - 检查药物
>   - 如果计划妊娠，最好避免使用血管紧张素转换酶抑制药、血管紧张素Ⅱ受体阻滞药和他汀类药物
>   - 建议补充叶酸
> - 血糖控制评估
>   - 每 2 个月测量 1 次 HbA1c
> - HbA1c 应<6.5%
> - 建议在血糖控制良好之前采取避孕措施
> - 提倡健康的生活方式
>   - 定期锻炼
>   - 肥胖女性的营养咨询和减重
>   - 戒烟

二甲双胍也被用于治疗 GDM。尽管二甲双胍穿过胎盘，但它似乎没有致畸作用。Rowan 及其同事[77] 将 761 名妊娠 20～33 周患有 GDM 的女性随机分为两组，一组使用二甲双胍和胰岛素，另一组单独使用胰岛素。未报道围产期结局的差异，在每组约 1/3 的女性中观察到围产儿并发症、新生儿低血糖、呼吸窘迫、产伤、早产和婴儿需要光疗的黄疸。二甲双胍的使用耐受性良好，接受治疗的女性体重增加比接受胰岛素治疗的女性少；然而，46% 的女性需要配合胰岛素治疗以实现血糖控制。一项为期 2 年的随访研究表明，二甲双胍治疗的母亲与胰岛素治疗的母亲的婴儿在总体脂肪或中心性肥胖方面没有显著差异；然而，皮下脂肪增多。芬兰一项对 100 名随机接受二甲双胍或胰岛素治疗的 GDM 女性进行的研究指出，18 月龄时接触二甲双胍的婴儿体重更重，但这一发现的临床意义尚不确定。最后，Hanem 和同事[78] 最近报道了两项二甲双胍治疗多囊卵巢综

合征的随机对照试验的随访结果。作者发现，与对照组相比，二甲双胍组女性后代在 4 岁时的 BMI 更高。显然，有必要对药物暴露的后代设计良好的随访研究，以确定妊娠期间口服药物的长期安全性。

2017 年 Cochrane 综述表明，胰岛素治疗和口服药物治疗在母婴短期结局方面几乎没有差异。他们承认没有足够的证据表明长期安全性，需要进一步研究来探索最佳治疗方案。尽管已经对这一主题进行了一些 Meta 分析，但存在以下问题：①试验并不总是报道 GDM 的诊断标准，因此高血糖的严重程度可能会影响治疗；②补充胰岛素的标准不明确；③治疗可能包括药物治疗以外的诊疗计划；④许多研究样本较小。

如前所述，运动可以作为 GDM 女性的一种有效的辅助治疗手段。体育锻炼增加胰岛素敏感性同时伴随心血管调整，可能会改善血糖控制。针对 41 名空腹血糖水平升高且通常需要胰岛素治疗 GDM 女性的随机研究采用了有监督的自行车测力训练计划。研究组之间每周血糖测定没有观察到统计学差异。另一项每周使用 3 次手臂测力法的研究发现运动组的平均空腹血糖显著降低，并且在 50g 糖筛查中 1h 血糖浓度降低。由于在随机试验中研究的 GDM 女性总数有限，运动作为 GDM 主要治疗的作用仍然未知。尽管如此，ADA 和 ACOG 仍提倡将适度运动计划作为 GDM 治疗的一部分。

血糖控制良好的 GDM 女性胎死宫内的风险较低。出于这个原因，作者不会在单纯需饮食控制的 GDM 孕妇中常规地进行产前胎心监测。患有高血压疾病、既往死产史或疑似巨大儿的孕妇确实会接受胎儿检查。此外，那些需要胰岛素或口服药物治疗 GDM 的人从妊娠 32 周开始每周接受 2 次 NST。在俄亥俄州立大学医院妊娠糖尿病项目中使用这样的方案，作者很少观察到无并发症的 GDM 孕妇发生胎儿宫内死亡。因此，这些患者的孕晚期死产率似乎并不高于一般产科人群。

1 型或 2 型糖尿病的女性死产风险的增加，许多产科医生将该风险推诸患有 GDM 的女性，因此相当数量的 GDM 妊娠需在足月就计划终止了妊娠。目前，ACOG 建议，如果 GDM 在饮食上得到很好的控制（A_1 级 GDM），考虑在妊娠 $39^{0/7} \sim 40^{6/7}$ 周分娩。需要胰岛素和（或）口服药物（A_2 级 GDM）的患者考虑在妊娠 $39^{0/7} \sim 39^{6/7}$ 周分娩。如果血糖控制不理想，ACOG 建议在妊娠 $37^{0/7} \sim 38^{6/7}$ 周期间考虑分娩。在这种情况下，分娩时间应该是个体化的。

与产前胎儿检查一样，对于 A_1 级 GDM，计划引产是否应该是标准方法是一个问题。现有的观察和回顾性数据没有循证医学的推荐。Rosenstein 及其同事提出，A_2 级 GDM 女性通常在 39 周时引产，这是基于一个大型回顾性队列研究。该队列研究表明，39 周时的婴儿死亡率（8.7‰）在统计学上低于进行额外 1 个周期待治疗的死产加婴儿死亡率（15.2‰）。MFMU 治疗轻度 GDM 试验的二次分析[79]也显示，妊娠 40 周前引产不会增加剖宫产率。

Kjos 及其同事对 187 名需要胰岛素治疗的 GDM 孕妇进行了一项前瞻性随机研究，将妊娠 38 周时主动引产与期待分娩进行了比较。与主动引产组（25%）相比，期待管理组（31%）的剖宫产率没有显著差异；然而，在期待治疗组中观察到 LGA 婴儿的发病率增加（23% vs. 10%）。对于期待治疗的女性，应考虑监测胎儿生长情况，因为随着胎龄的增加，巨大儿的风险明显增加。与既往患有糖尿病的女性一样，为疑似巨大胎儿或既往肩难产史的女性提供定期剖宫产以预防产伤。估计胎儿体重 4500g 时，每进行 58~588 次剖宫产，可预防 1 例永久性臂丛神经损伤，估计胎儿体重 4000g 时，则要进行 148~962 次剖宫产[80]。在考虑 GDM 的分娩方式时，和先前讨论妊娠合并糖尿病一样，使用相同的估计体重临界值。

十一、妊娠糖尿病患者的产后随访

与妊娠期间未患糖尿病的女性相比，患有 GDM 的女性患 2 型糖尿病的风险增加了 7 倍[81]。有 GDM 病史的肥胖女性，这种风险尤其明显。O'Sullivan 最初对有 GDM 病史的女性队列进行长达 28 年的随访研究表明，该组中糖尿病患病率 50%~60%。一项对 11 270 名 GDM 女性与 174 146 名非 GDM 女性进行长达 10 年的随访研究显示，有 GDM 病史的患者患糖尿病的发生率为 15.7%，而非 GDM 人群为 1%[82]。糖类不耐受可能在产后早期表现出来，这取决于所研究的人群及其危险因素。在分娩后 6~12 周内进行的产后检测中，多达 1/3 的 GDM 女性患有 2 型糖尿病、空腹血糖受损或 IGT。因此，ADA 和 ACOG

（图 45-20）目前都推荐 GDM 患者在产后 4~12 周进行血糖检测。尽管如此，在 7 项报道的研究中，使用空腹血糖或 2h OGTT 进行产后血糖筛查率仅为 23%~58%[83]。最近，一项对 2016 年英国 GDM 患者的回顾性队列研究发现，只有 18.5% 的人在产后 6 个月时接受了后续筛查，并且每年的筛查率保持在大约 20% 的水平。来自一家大型健康维护组织的 11 825 名 GDM 女性的报告表明，只有 50%（n=5939）的女性进行了产后检测。在这个系列的 5857 名有测试结果的女性中，16.3%（n=956）患有空腹血糖受损或 IGT，而 1.1%（n=66）患有 2 型糖尿病。在调整人口统计学和临床因素后，异常的产后检测结果与妊娠期间需要胰岛素或口服药物治疗、从分娩到产后检测的时间较长有关。

一些争论围绕产后血糖测试是否可以仅限于空腹血糖与 75g 葡萄糖 2h OGTT。尽管一些报道单独使用空腹血糖（切割值为 6mmol/L 或 108mg/dl）来检测患有 GDM 的女性的糖尿病具有足够高的敏感性，但最近的报道表明需要完整的 75g 葡萄糖 2h OGTT 达到令人满意的灵敏度。McClean 及其同事报道了 272 例产后 OGTT 异常（27.6%），109 名女性被确定为患有糖尿病。其中 11 人（10%）的空腹血糖≤6mmol/L（≤108mg/dl），114 例 IGT 中的 62% 也是如此。作者得出结论，产后空腹血糖在高危人群中不够敏感，无法准确分析血糖代谢状态。然而，109 名糖尿病患者中只有 3 名在妊娠期间不需要胰岛素，其中 3 名产后空腹血糖≤6mmol/L。目前，ACOG 建议在产后 4~12 周使用空腹血糖或 75g 葡萄糖 2h OGTT（图 45-20）。后续测试的最佳频率尚未确定；然而，ADA 支持对既往 GDM 且产后筛查结果正常的女性至少每 3 年重复检测 1 次。

鉴于 GDM 的女性患糖尿病的风险很高，为降低其糖耐量恶化的风险，该人群非常适合采取预防措施[84-86]。充分证据表明母乳喂养可改善产后即刻的糖耐量，然而，关于哺乳是否能阻止 2 型糖尿病的进展，作者知之甚少。Gunderson 和她的同事对 1035 名患有 GDM 的产后女性进行了前瞻性随访研究。2 年后，11.8% 的人患上了 2 型糖尿病。对于母乳喂养的女性，较高的哺乳强度和较长的持续时间降低了进展为 2 型糖尿病的可能性[87]。

大量证据表明，生活方式的改变和药物治疗都可以预防或延缓继发于 GDM 的 IGT 发展为 2 型糖尿病[84, 85]。在糖尿病预防计划中，将生活方式的改变与二甲双胍治疗进行比较，强化饮食和运动的生活方式改变导致平均体重减轻 15 磅（6.8kg）。与二甲双胍组（22%）和安慰剂治疗组（29%）相比，随机接受生活方式干预的个体患糖尿病的人数较少（14%）。当对该人群中有 GDM 病史的女性进行研究时，Ratner 和同事[86]发现二甲双胍和生活方式干预在降低既往 GDM 女性糖尿病发病率方面同样有效。在有 GDM 和 IGT 病史的女性中，与安慰剂相比，接受二甲双胍和生活方式干预的受试者继发糖尿病的

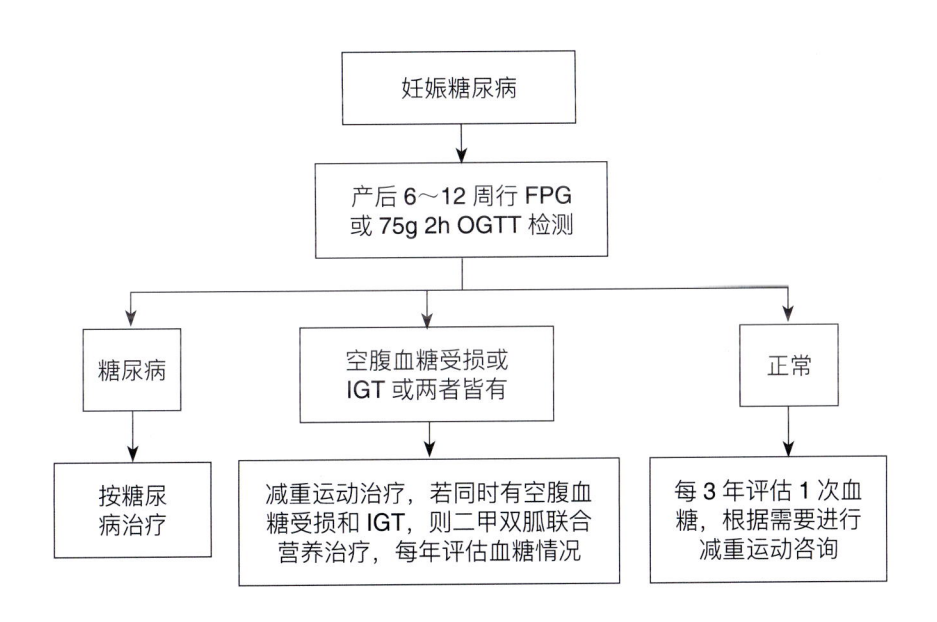

◀ 图 45-20 产后血糖筛查结果的管理

FPG. 空腹血糖；IGT. 糖耐量减低；OGTT. 口服葡萄糖耐量试验（改编自 American College of Obstetricians and Gynecologists Committee Opinion No. 435, June 2009.）

发生率分别降低了 50% 和 53%。因此，产后糖耐量测试中发现患有 IGT 的 GDM 女性应转诊接受预防性治疗。

患有 GDM 的女性在再次妊娠期间复发的风险很高。Getahum 及其同事发现 GDM 史的女性第 2 次妊娠 GDM 的发生率为 41.3%。当第 1 次和第 2 次妊娠都伴有 GDM 时，第 3 次妊娠发生 GDM 的风险更高。由于既往 GDM 复发风险高，作者建议孕早期筛查，孕早期未发现 GDM 的患者在 24~28 周随访。

葡萄糖不耐受对母婴的长期影响

代谢综合征包括多种代谢障碍，核心问题为肥胖、胰岛素抵抗和高胰岛素血症。相关的代谢异常包括高脂血症、高血压、炎症和动脉粥样硬化性血管疾病。妊娠期的代谢改变为研究母亲和胎儿与代谢功能障碍相关的长期风险提供了有用的范例。

根据 O'Sullivan 及其同事的早期工作，确定了 GDM 是后期发展为 2 型糖尿病的重要危险因素。这些发现已在多项研究中得到重复。在对既往有 GDM 病史的女性中 2 型糖尿病发病率的回顾中，Kim 及其同事[88]报道说，2 型糖尿病的累积发病率在分娩后的前 5 年显著增加，并在 10 年后趋于稳定，达到约 50%。妊娠期间空腹血糖升高是最常见的危险因素。

在妊娠期间，患有 GDM 的女性患高血压疾病（如先兆子痫）的风险增加。Carr 及其同事报道称，有 2 型糖尿病家族史和既往 GDM 病史的女性患代谢综合征的风险要高出 3 倍。此外，这些女性患心血管功能障碍（如冠状动脉疾病和脑卒中）的风险增加。因此，妊娠期 GDM 的诊断不仅是慢性代谢性疾病的前兆，而且为这一高危人群提供了开始预防心血管疾病的机会。

由于儿童和成人肥胖的增加，健康和疾病的发育起源或围产期规划概念最近得到了更广泛的接受。然而，高血糖环境对胎儿长期发育的影响已经被认识了几十年。根据 Pettitt 和同事对皮马印度人的研究[89]，皮马女性的孩子患糖尿病和肥胖症的风险都在增加。当将患有糖尿病的女性的后代与她们在母亲出现葡萄糖耐受不良之前出生的兄弟姐妹的后代进行比较时，这种风险仍然存在。这些研究后来得到了 Dabelea 及其同事的证实和扩展[90]，但也是在皮马族印度人中进行的研究。事实上，皮马印度儿童患糖尿病的最大风险因素是在子宫内暴露于母体糖尿病，与母体肥胖和出生体重无关。通过使用加拿大马尼托巴省的一个大型数据库，Wicklow 及其同事[91]最近证明，在原住民后代中，宫内暴露于 2 型糖尿病和 GDM 不仅增加了子代患 2 型糖尿病的可能性，而且加快了患 2 型糖尿病的时间。在白人人群中，Boney 报道说，患 GDM 的女性的 LGA 儿童患糖尿病和肥胖症的风险增加，而且 50% 的人有代谢综合征；然而，调整母亲肥胖因素后，这种风险不再显著。在一项多民族研究中，Hillier 及其同事观察到高血糖水平，尤其是空腹高血糖水平，即使低于 GDM 诊断标准，也与儿童肥胖风险的增加相关。最近，Clausen 及其同事报道说，患有 GDM 或 1 型糖尿病的母亲的孩子，青少年超重的风险增加了 2 倍；与来自同一背景人群的匹配队列相比，代谢综合征的风险也增加了 4 倍[92]。与这些发现相反的结果也被报道出来，两项系统评价和 Meta 分析得出结论，儿童肥胖与 GDM 的关联可能会随着母亲肥胖或 BMI 的调整而减弱。总之，观察结果与 GDM 女性后代儿童肥胖风险不一致。GDM 治疗对儿童长期预后的潜在改善已在两个大型 GDM 随机治疗试验的随访研究中得到解决[93, 94]。在 ACHOIS 研究的 4~5 年儿童随访中，Gillman 和同事[93]报道说，治疗并未导致后代 BMI 的变化。同样，Landon 和他的同事[94]从 MFMU 对轻度 GDM 的研究中跟踪观察了 500 名 5—10 岁的儿童，发现接受治疗的女性后代的儿童肥胖或代谢功能障碍总体没有减少。这些作者还注意到出生脂肪含量最高的女性后代的治疗效果与新生儿和儿童肥胖之间存在关联。重要的是，ACHOIS 和 MFMU RCT 两项 RCT 研究中均纳入了轻度 GDM 的女性，GDM 中胎儿代谢功能的改变是否会产生影响，并是否能通过治疗加以改善，这一问题仍然存在。

十二、糖尿病女性的妊娠前咨询

育龄期糖尿病女性的管理和咨询应在妊娠前开始，因为心脏、肾脏和中枢神经系统的异常发生在妊娠的前 7 周，而此时患者常常没有开始立刻产检。此外，对糖尿病女性的妊娠前保健可以减少其他不良出生结局的发生。一项成本效益分析估计，在美国患有糖尿病的女性每年的分娩率为 2.2%，表明充分的妊娠前保健可能避免 8397 例早产、3725 例出生缺陷和 1872 例围产期死亡，并且可以避免高达 43 亿美元贴现的终身成本[95]。在英国，大约 50% 的糖尿病女性接受妊娠前咨询，而据报道，在美国估计只有 20%。妊娠前咨询包括对血管状态和血糖控制的评估。此时，非妊娠患者可以学习 SMBG 技术和适当的饮食管理。为降低 NTD 的发生率，规定每天至少 0.4mg 的叶酸饮食补充，尽管尚未对糖尿病人群进行专门研究。可能增加胎儿畸形风险的药物，如 ACE 抑制药、血管紧张素 II 受体拮抗药和他汀类药物，应在妊娠前用更安全的药物替代。在咨询期间，应评估并发症的危险因素和妊娠糖尿病的综合治疗计划。妊娠计划最好在几个月内完成，并进行糖化血红蛋白测量以帮助确定妊娠时间（框 45-7）。

在特殊的糖尿病诊所中，观察到受妊娠前得到最佳治疗的患者先天性畸形的发生率降低。Mills 及其同事报道说，与晚期才进行产检的女性相比，妊娠前就咨询的糖尿病女性的异常婴儿较少（4.9% vs. 9%），但因其未在早期控制血糖到正常状态，胎儿畸形发生率（4.9%）仍高于正常对照人群（2%）。Kitzmiller 及其同事研究了 84 名在 7 年内接受妊娠前教育和管理的妊娠前糖尿病女性，以 110 名没有进行妊娠前咨询的孕早期就诊的糖尿病女性妊娠作为对照。妊娠前咨询组发生 1 例胎儿畸形（1.2%），而对照组发生 12 例胎儿畸形（10.9%）。

孕早期糖化血红蛋白水平可用于估计糖尿病女性胎儿畸形的风险。Miller 及其同事首先观察到孕早期 HbA1c 浓度升高与畸形发生率增加相关。在 58 名糖化血红蛋白水平升高的患者中，发现 13 名畸形婴儿（22%）。这与 58 名糖化血红蛋白水平在正常范围内的女性的主要畸形发生率为 3.4% 形成对比。总的来说，当 HbA1c 水平比正常值高几个百分点时，发生重大胎儿异常的风险可能高达 25%。Greene 报道说，35 例 HbA1c 超过 12.8% 的妊娠中有 14 例伴有严重畸形。在另一项来自 Joslin 糖尿病诊所的系列研究中发现，HbA1c 值超过平均值 6SD 时，主要异常的风险才变得显著。随着 HbA1c 的显著升高，自然流产的风险也增加了。然而，对于患有糖尿病且血糖控制良好的女性来说，流产的可能性没有增加。总之，ADA[96] 建议患有 1 型或 2 型糖尿病的女性在妊娠前应保持 HbA1c 低于 6.5%，以降低发生重大胎儿畸形发生或流产的风险。

十三、避孕

没有证据表明糖尿病会损害生育能力；因此，计划生育是糖尿病女性的一个重要考虑因素。先前关于计划外妊娠的研究表明，患有糖尿病的女性避孕药具使用率较低，在 25%～50%。在未绝育的性活跃女性中，Vahratian 及其同事[97] 发现 38.8% 的糖尿病患者未使用避孕措施，这一比例高于无糖尿病女性的 27.3%（$P<0.05$）。然而，在对年龄、种族/民族、教育、生育治疗史和妊娠意愿等混杂因素进行调整后，这种差异不再存在。在选择避孕方法之前，需要仔细的病史和完整的妇科检查和咨询。屏障避孕法仍然是安全和经济的。当正确使用杀精剂时，失败率低于 10%。由于避孕套和其他屏障方法没有固有风险，并且这些方法不影响糖类代谢，因此它们已成为糖尿病女性首选的临时避孕方法。糖尿病女性也可使用宫内节育器，无须担心感染风险增加。

联合口服避孕药（oral contraceptives，OC）是最有效的可逆避孕方法，失败率一般低于 1%。低剂量制剂与先前患有 GDM 的女性患糖尿病的风险增加无关；然而，关于在患有显性糖尿病的女性中使用这些药物的争议仍在继续。在使用联合 OC 的糖尿病女性中，使用 OC 的严重不良反应，包括血栓栓塞疾病和 MI，可能会增加。一项对 136 名服用口服避孕药的糖尿病女性的回顾性研究发现，有 5 例心血管并发症。3 名患者发生脑血管意外，1 名发生心肌梗死，1 名腋静脉血栓形成。尽管与对照组相比，糖尿病使脑血栓栓塞的风险增加了 5 倍，但在一项回顾性病例对照研究中，联合使用 OC 并没有增加这种风险。

在一份报道中，一些糖尿病女性在服用 OC 后表现出视网膜病变的快速进展。Klein 和同事[98] 在一项针对 384 名胰岛素依赖女性的横断面研究中研究了 OC 的影响，并报道 OC 与血管并发症进展之间没有相关性。对于给糖尿病女性开低剂量口服避孕药的医生，其使用可能应限于没有严重血管并发症或其他危险因素（如心血管疾病家族史或吸烟史）的患者。在这些女性中，可以考虑单相制剂（仅孕激素）。服用 OC 的女性应使用最低剂量的雌激素和孕激素。患者应在第一个周期后和每季度进行血压监测，并随访血脂水平。

由于胰岛素受体浓度降低，使用 OC 的女性可能会表现出对胰岛素的抵抗力增加。尽管糖类代谢可能会受到药丸中孕激素成分的影响，但实际上它的使用并不会对糖尿病控制造成影响。三相 OC 也可以安全地用于有 GDM 病史且没有其他危险因素的女性。Kjos 及其同事[99] 对 230 名近期患有 GDM 的女性进行了一项前瞻性随机研究。OC 使用者被随机分给予低剂量炔诺酮或左炔诺孕酮制剂与炔雌醇组合。随访 1 年后，OC 使用者的后续糖尿病发生率为 15%～20%。这个比率与非 OC 用户（17%）没有显著差异。重要的是，使用 OC 没有发现对总胆固醇、低密度脂蛋白、高密度脂蛋白或甘油三酯的不利影响。但在另一项研究中，Kjos 及其同事发现，仅含孕激素的制剂与母乳喂养期间患糖尿病的风险增加有关。

目前，关于在患有糖尿病或既往 GDM 的女性中使用长效孕激素的信息很少。已经研究了依托孕烯皮下埋植物对胰岛素抵抗几乎没有影响。然而，据报道，使用长效醋酸甲羟孕酮的健康女性中，糖类耐受性出现统计学显著但临床上有限的恶化。与其他孕激素一样，DMPA 可能会降低血清甘油三酯和 HDL 胆固醇水平，但不会降低 LDL 或总胆固醇。因此，不建议将 DMPA 作为糖尿病女性的一线避孕方法。仅含孕激素的 OC 将是首选，因为它不会对糖尿病女性产生显著的代谢影响。

含铜或左炔诺孕酮的宫内节育器可安全用于糖尿病患者。两者在这一人群中都非常有效和安全。最后，对于患有严重血管病变的糖尿病女性，应与其讨论永久性绝育。

要 点

- 由于孕晚期餐后血糖水平升高，妊娠被认为是糖尿病状态。
- 正常妊娠时肝脏和外周（组织）胰岛素敏感性均降低。因此，胰岛素分泌会随着葡萄糖的摄入而逐渐增加。
- 在 GDM 女性中，妊娠期的激素环境可能揭示了 2 型糖尿病的易感性。
- 根据 Pedersen 假说，母亲高血糖会导致胎儿高血糖和高胰岛素血症，从而导致胎儿过度生长和围产期疾病。母亲血糖控制可降低巨大儿发生的风险。
- 与正常人群相比，妊娠糖尿病女性后代先天性畸形的发生率增加 2～6 倍。血糖控制不佳和与之相关的母体代谢紊乱似乎容易发生胚胎异常。
- 患有糖尿病肾病的女性先兆子痫和早产的风险增加，这与她们肾脏损害的程度有关。
- 糖尿病视网膜病变在妊娠期间可能会恶化，但对于在妊娠前接受激光治疗的女性来说，显著的视力恶化并不常见。
- GDM 筛查一般在妊娠 24～28 周进行。在美国，通常采用两步方法，即 50g 葡萄糖筛查和 100g 葡萄糖 OGTT。
- 妊娠期 1 型和 2 型糖尿病女性需要强化治疗，包括频繁的 SMBG 和多次注射胰岛素或使用 CSII（胰岛素泵）。
- 饮食疗法和运动是 GDM 治疗的基础。胰岛素和口服药物适用于在饮食运动干预后空腹血糖或餐后血糖仍明显升高的个体。
- 认为胎儿存在风险时，要对妊娠前糖尿病或 GDM 的孕妇进行产前胎儿评估。血糖控制、先前的产科病史、血管疾病或高血压的存在是重要的考虑因素。
- 对于血糖控制良好的患者，分娩通常应延迟至妊娠 39 周。体重较大的胎儿的分娩方式仍存在争议。在疑似巨大儿的情况下，建议剖宫产以防止创伤性分娩。
- 患有 1 型和 2 型糖尿病的女性应寻求妊娠前咨询。受妊娠前改善血糖可以显著降低后代先天畸形的发生率。

第 46 章 妊娠期肥胖
Obesity in Pregnancy

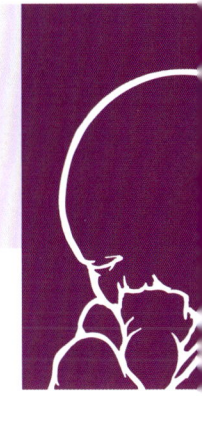

Judette Louis 著

张俊荣 译 韦晓宁 校

英汉对照

body mass index	BMI	体重指数
Centers for Disease Control	CDC	疾病控制中心
confidence interval	CI	置信区间
electrocardiogram	ECG	心电图
electronic fetal monitoring	EFM	胎儿电子监护
gram	g	克
induction of labor	IOL	引产
intensive care unit	ICU	重症监护病房
labor and delivery	L&D	分娩
large for gestational age	LGA	大于胎龄
National Health and Nutrition Examination Survey	NHANES	国家健康和营养检查调查
neonatal intensive care unit	NICU	新生儿重症监护病房
noninvasive prenatal testing	NOPT	非侵入性产前检测
vaginal birth after cesarean	VBAC	剖宫产后阴道分娩
venous thromboembolism	VTE	静脉血栓栓塞

摘 要

总的来说，肥胖的患病率正在增加，继而导致孕妇并发症的发生率和死亡率增加。肥胖女性的妊娠期管理需要新的技术和理念。分娩后，必须注重改善女性的整体健康状况，治疗合并症和降低体重，以改善未来妊娠的结局，提高女性的生命质量。在本章中，作者将讨论以多学科的方法来管理肥胖女性，包括内科和外科的手段。

关键词

肥胖；剖宫产；睡眠呼吸暂停；伤口并发症；超级肥胖；母体发病率；糖尿病；先兆子痫；胃旁路术

一、肥胖的定义

"超重"和"肥胖"是指体重水平高于通常认为的健康体重水平。用于对体重等级进行分类的最常用指标是体重指数。成人BMI>30kg/m²为肥胖。BMI在25~29.9kg/m²是超重。世界卫生组织已将肥胖程度进一步分类为Ⅰ~Ⅲ级（表46-1）。Ⅲ级肥胖，也称"病态肥胖症"，与高血压、糖尿病、心脏病和过早死亡等重大健康威胁有关[1-3]。有大量证据表明超重或肥胖与不良健康有关，在最高BMI级别的个体中注意到BMI的剂量效应。对于女性，BMI≥50kg/m²，有时被称为"超级肥胖"，与最严重的疾病发病率相关[4]。

表46-1 体重指数与肥胖

定 义	体重指数（kg/m²）	肥胖分级	IOM体重增加（kg）
体重过轻	<18.5		12.5~18
正常	18.5~24.9		11.5~16
超重	25.0~29.9	Ⅰ	7~11
肥胖	30.0~39.9	Ⅱ	5~9
超级肥胖	≥40.0	Ⅲ	

IOM. 医学研究所
改编自 Gunatilake RP, Perlow JH. Obesity and pregnancy: clinical management of the obese gravida. *Am J Obstetrics Gynecol*. 2011;204(2):106–119.

二、流行病学

在美国，肥胖和病态肥胖的发病率继续大幅上升。根据2013—2014年国家健康和营养检查调查（National Health and Nutrition Examination Survey, NHANES），美国育龄女性（20—39岁）的肥胖患病率为37.0%（95%CI 33.9%~40.3%），肥胖率为10.1%（95%CI 8.1%~12.5%）。这提示育龄女性的肥胖患病率持续上升。Ⅲ级肥胖症的增加是显著的，并且是总体趋势的一部分，更多的女性属于更严重的肥胖症类别[5]。肥胖症患病率存在显著的种族差异。非西班牙裔黑种人女性肥胖率最高，其次是西班牙裔女性。亚洲女性的患病率最低。黑种人女性的Ⅲ级肥胖率最高，而且这个数字随着时间的推移而增加。鉴于与Ⅲ级肥胖相关的显著发病率，这一趋势可能导致产科并发症发病率的差异。

三、产前保健

（一）咨询

因患者可能没有意识到与肥胖相关的产科不良结局的风险增加。与体重相关的医疗咨询可能很难进行。随着产前保健的开始，应测量体重和身高，计算BMI。符合超重或肥胖的女性应被告知诊断和妊娠相关的不良影响。这种早期咨询不仅可以告知患者相关风险和预期结果，还可以提供制订计划、优化妊娠期保健的机会[6]。

（二）产妇风险

肥胖的女性妊娠期更有可能患有慢性高血压、糖尿病和血脂异常等疾病[7]。这些疾病是孕产妇并发症发生、死亡和不良妊娠结局的危险因素[8]。可能增加的产科并发症包括妊娠高血压（已报道的OR为2.5~3.2）[9]、先兆子痫（OR为1.6~4.82）[9-11]、妊娠糖尿病（OR为2.6~11.0）[9,10]，以及阻塞性睡眠呼吸暂停（OR=13.23，CI 6.25~28.01）[12]。肥胖还会增加深静脉血栓形成、肺栓塞和入住ICU的风险[13-16]。严重的妊娠期并发症还可能导致孕产妇死亡[17]。与正常体重女性相比，肥胖女性的严重妊娠期并发症发病率虽不高，但是确实有增加[18]。在以人群为基础的队列中，严重并发症（如羊水栓塞、子宫切除术、重症监护病房入住和产妇死亡）的发生率为143.2/10 000，其中Ⅰ级肥胖女性的绝对增长数为24.9，Ⅱ级肥胖女性为35.8，Ⅲ级肥胖女性增加61.1[18]。

一些人认为肥胖孕妇的高并发症发病率是由孕妇合并慢性病所致。然而，即使在没有合并症的情况下，不良妊娠结局仍可能发生在超重或肥胖女性中[19]。安全分娩联合会的数据分析显示，无慢性疾病的单胎妊娠女性（n=112 309）更有可能出现产科的并发症，如妊娠糖尿病、妊娠高血压疾病、孕周小于32周的早产、大于胎龄儿，以及新生儿出现短暂性呼吸急促，被送入重症监护病房。并发症随母体BMI状态呈正向增加[19]。

除了身体并发症外，肥胖孕妇患精神障碍的风险也会增加，包括抑郁、焦虑和压力[20, 21]。

（三）长期产妇并发症

产后，肥胖女性仍有长期并发症的风险。总的来说，生育过子女的女性比未生育者更容易肥胖[22]。肥胖女性更容易患上慢性高血压、糖尿病和代谢综合征，这些都是心血管疾病的危险因素[23]。这些慢性疾病可能在下次妊娠前表现出来，在随后的妊娠中可能导致更多的并发症和消耗更多医疗资源。

如果女性患上先兆子痫或妊娠糖尿病，则进展为慢性疾病的风险可能进一步增加[24-26]。不良妊娠结局（如妊娠糖尿病、胎儿生长受限、早产、死产和先兆子痫）与早发心血管疾病（如心肌梗死和脑卒中）相关。在产后的3~5年内，可以观察到发病率的增加[24]。

（四）胎儿和新生儿风险

肥胖与早期流产（OR=1.2，CI 1.01~1.46）和复发流产（OR=3.5，CI 1.03~12.01）的风险增加有关[27]。经体外受精妊娠的肥胖女性自发流产的比率更高[28]。与肥胖相关的围产期风险包括早产（OR为1.26~2.99）[29]、死产（OR为1.37~5.04）[11, 30, 31]、新生儿死亡（OR为2.6~3.41）、婴儿死亡（OR为1.32~1.73）[32]。此外，低Apgar评分（OR为1.25~1.83）[10, 33]、巨大儿（OR为1.66~3.82）[9-11]和进入新生儿重症监护病房（OR为1.31~1.61）的风险增加[33]。

肥胖女性的后代中先天性畸形的发生风险增加。相关畸形包括但不限于神经管缺陷（OR=1.87，CI 1.62~2.15）、心血管异常（OR=1.30, CI 1.12~1.51）、唇腭裂（OR=1.20，CI 1.03~1.40）、肛门直肠闭锁（OR=1.48, CI 1.12~1.97）、脑积水（OR=1.68, CI 1.19~2.36）和肢体缩短畸形（OR=1.34, CI 1.03~1.73）[34, 36]。肥胖女性超声成像的局限性使与畸形的关联更加复杂，导致未诊断出生缺陷的发生率更高[37]。

（五）对后代的长期风险

LGA婴儿患青少年肥胖（OR为1.46~2.07）、成年肥胖和2型糖尿病（OR=1.36，CI 1.07~1.73）的风险增加[38-40]。一些研究报道肥胖女性子代哮喘和神经认知异常的风险略有增加，如自闭症谱系障碍和注意缺陷多动障碍，但这些关联在其他研究中没有被证实[41]。

（六）妊娠期体重增加

妊娠期体重增加（gestation weight gain, GWG）的建议是基于2009年医学研究所指南（表46-1），其中提出，肥胖女性在妊娠期间建议增重5~9kg。Meta分析表明，肥胖女性中，57%的会出现GWG过多，13%的GWG不足，6%的人在妊娠期间体重减轻[42]。增重低于IOM建议值（或减轻）的女性，可能会出现胎儿生长受限[42]。妊娠期体重增加过多者，产后体重往往继续保持，这进一步增加这些女性将来患心脏代谢性疾病的风险[43]。

四、肥胖孕妇的管理

（一）妊娠前咨询

计划妊娠的女性应该被告知妊娠期间肥胖相关的风险。此期间应避孕并尝试通过有效手段减重。同时，应治疗合并症。

（二）常见肥胖相关合并症的识别

妊娠开始时，应评估肥胖女性的既往合并症（表46-2）。慢性高血压可以通过既往高血压治疗史或当前血压测量值大于140/90mmHg来确定[44]。已知的糖尿病通常是在妊娠前就被诊断出来的，在未确诊的女性中，可以在孕早期使用空腹血糖和75g糖耐量试验来确定，或使用GDM的两步筛查法[45, 46]；也可以检测HBA1c，但敏感性较低[46]。鉴于妊娠前糖尿病和胎儿畸形之间的关联，一些专家建议早期进行血糖检测以检测是否存在未确诊的妊娠前糖尿病[45]。目前的证据表明，与具有其他糖尿病危险因素的女性相比，该建议可能更适用于Ⅲ级肥胖症的女性[25]。然而，目前没有高水平的证据支持对无症状女性进

表 46-2 肥胖女性妊娠期保健的主要项目

妊娠保健的阶段	主要项目
妊娠前保健/生育间隔期保健	• 记录身高、体重、BMI • 为妊娠期间的风险和长期产妇健康提供咨询 • 通过 2h 糖耐量试验或 HbA1c 筛查糖尿病 • ECG，尤其存在合并症 • 如果心电图异常，考虑超声心动图 • 抑郁症筛查；如果需要，请咨询心理健康专家 • 阻塞性睡眠呼吸暂停筛查；如果需要，请咨询睡眠专家 • 讨论减肥和锻炼 • 咨询营养师 • 考虑转诊减肥手术 • 治疗合并症
产前保健	• 每次就诊时记录身高、体重和 BMI • 根据 IOM 指南讨论体重增加目标并在整个产前保健中实施 • 咨询营养师 • 建议每天至少锻炼 30min • 关于妊娠期肥胖风险的咨询 • 建议孕早期超声检查进行多胎妊娠的诊断 • 考虑基础心电图检查（如果未在妊娠前进行），尤其是存在合并症时 • 筛查阻塞性睡眠呼吸暂停症状；如果需要，请咨询睡眠专家 • 提供非整倍体筛查并讨论肥胖的局限性 • 在 20 周时安排超声筛查胎儿解剖结构并讨论肥胖的局限性 • 讨论分娩计划 • 讨论椎管内麻醉并设定困难放置的预期 • 32 周时超声检测胎儿生长
产时保健	• 根据产科指征或合并症引产 • 分娩早期的麻醉咨询 • 提前硬膜外置管 • 建立可靠的胎儿监测 • 积极管理分娩，做好剖宫产准备 • 如果通过剖宫产分娩 　– 与患者讨论并决定切口类型 　– 考虑使用自固定术口牵开器 • 适当使用抗生素
产后保健	• 鼓励活动 • 考虑对高危患者使用药物进行预防 • 避孕咨询 • 鼓励母乳喂养 • 制订产后减肥计划 • 治疗合并症
生育间隔期保健	• 有效避孕

BMI. 体重指数；ECG. 心电图；HbA1c. 糖化血红蛋白；IOM. 医学研究所
改编自 Ghaffari N, Srinivas SK, Durnwald CP. The multidisciplinary approach to the care of the obese parturient. *Am J Obstetrics Gynecol*. 2015; 213(3): 318–325.

行早期筛查的成本效益[47]。

肥胖是阻塞性睡眠呼吸暂停（obstructive sleep apnea，OSA）的重要危险因素，OSA是一种最严重的睡眠呼吸障碍（sleep-disordered breathing，SDB）形式。在一项对3132名初产妇进行的大型前瞻性研究中，3.6%接受过SDB客观检测的女性在孕早期患有SDB。在孕中期增加到8.3%[48]。睡眠呼吸暂停使先兆子痫和妊娠糖尿病的风险增加2倍。即使在控制肥胖后，患有睡眠呼吸暂停的女性也被证明会增加严重的妊娠期并发症发病风险，包括心肌病、静脉血栓栓塞和院内死亡[49]。SDB女性的新生儿入住NICU和生长异常（生长受限和大于胎龄儿均有报道）的风险更高[50]。BMI过大、打鼾和高龄是睡眠呼吸暂停的三个主要预测因素。如果患者有症状并伴随白天过度嗜睡，应考虑转诊至睡眠医学中心进行评估和治疗[51]。

育龄女性中其他常见的肥胖相关合并病包括血脂异常、慢性头痛、假性脑瘤和骨关节炎。应收集有针对性的病史，以确定这些合并症的存在，并应检查正在口服的处方药和非处方药的列表。这一行动对于可能正在服用妊娠期间禁用药物的女性尤其重要。应回顾胃分流术的手术史，并记录手术类型。进行实验室评估，包括血清肌酐和转氨酶，以及蛋白尿。这项评估对于患有慢性高血压或糖尿病等合并症且可能发展为先兆子痫的女性尤为重要。患有Ⅲ级肥胖症的女性，无论是否有其他合并症，都应通过心电图或超声心动图对潜在心脏病进行评估。根据这一评估，女性可以被推荐到相应专科就诊，如心脏病科、呼吸科、内分泌科或麻醉科。

（三）超声检查

考虑到早产的风险，以及肥胖女性排卵功能障碍的高发率，妊娠期早期超声检测可能是有益的[52]。孕中期的超声检查已成为产前保健的常规部分[53]。虽然与肥胖相关的畸形率增加，但在该人群中检测畸形也存在着技术限制。在未经选择的一组孕妇（n=19 140）中，肥胖女性超声检测出畸形的率较低。胎儿结构异常的检出率，正常体重为26%，超重为29%（OR=1.15，95%CI 0.68～1.95），肥胖女性为19%（OR=0.67，95%CI 0.29～1.52）[54]。其他研究显示，与体重正常的女性相比，肥胖女性检测到的胎儿异常率至少降低20%[54, 55]。为改善这一情况，可使用早期（12～16周）经阴道超声进行胎儿解剖结构筛查，将解剖结构筛查推迟到20～22周，减少换能器频率以便更好地穿透，或者在第1次超声检查后，每隔2～4周进行1次后续超声检查[53, 56]。很少有前瞻性的研究来评估这些方法的有效性。因此，对于肥胖患者，尤其在条件有限的情况下，应谨慎地告知孕产妇超声检查对胎儿畸形筛查的局限性。

超声检查的另一个重要用途是评估胎儿的生长情况。肥胖孕妇有生长受限和巨大儿的风险[57, 58]。由于测量宫底高度在肥胖情况下提供的信息有限，应使用超声来评估胎儿的生长情况。母亲肥胖似乎不会影响通过超声检查估计胎儿体重的准确性[59]。

（四）基因筛查

基因筛查结果也会受到母亲肥胖的影响。母体血清学筛查的结果由实验室进行调试，适用于体重不超过120kg的女性。超过该体重的女性可能会面临检测准确性下降的问题。对于接受cfDNA筛查的孕妇，已经观察到母体循环中的胎儿细胞比例随着BMI的增加而减少。因此，肥胖女性更有可能检测失败。在进行非整倍体筛查咨询时，应注意将这些局限性告知孕妇[56]。

五、产时管理

（一）分娩时机

虽然肥胖与死产风险增加有关，但尚无指南建议肥胖孕妇在预产期前分娩[60]。在没有随机临床试验证据表明这对女性有特定益处的情况下，目前的建议是使用常规产科指征确定分娩时机。

（二）分娩地点

鉴于妊娠期肥胖患病率的增加，接收这些孕妇的医疗机构都应该进行医疗资源的评估，并为这些孕妇的分娩做好充分的计划。Ⅲ级肥胖的孕妇如果出现并发症，最好在有能力诊治的医疗服务中心分娩。分娩地点的适宜性评估应在孕早期进行，以便有足够的时间进行充分的计划，并在必要时进行转诊。一些专家提倡制订肥胖孕产妇处理指南，为这些女性的保健提供指导方针[52]。

(三) 胎儿监护

电子胎心监护是一种常见的分娩管理方法，在肥胖孕妇中可能存在技术困难。这些困难包括声学困难和解剖学标志的识别困难。这意味出现不理想的胎儿监护的可能性更大。在一项针对 337 名正常体重、超重和肥胖女性的研究中发现，进行胎心外监护时，胎监探头位置异常，胎心率测不准的时长与 BMI 之间存在显著关联[61]。患者胎心测不准时间占 EFM 监测的平均时间百分比，正常体重为 5%，超重为 7%，肥胖女性为 11%。当外监护提供不满意的胎儿监护时，应考虑使用胎儿头皮电极进行胎儿内监护。

(四) 设施注意事项

分娩单位需要足够的设备来评估和管理肥胖女性[62]，包括大号的病号服、长检查手套、长窥器、大血压袖带、大型连续加压装置和专业手术设备。为了安全的移动患者，需要可容纳体重≥135kg 患者的椅子和轮椅（图 46-1）。应提供能够容纳体重超过 III 级肥胖女性的手术台（图 46-2）。适当尺寸的座椅和带有足够支撑的落地式马桶座圈是另一种必要的硬件。应评估分娩室以外的医疗单元是否适合照顾这些女性。

(五) 分娩管理

1. 引产

引产是肥胖女性妊娠管理的一部分，因为她们患合并症和产科并发症的风险更高。很明显，肥胖女性可能需要更高剂量的引产药物。在缩宫素剂量的研究中，与 BMI 正常的女性相比，BMI>40kg/m² 的女性在分娩前需要更高剂量缩宫素和持续时间[63,64]。因产程停滞，她们剖宫产的可能性也高出 4 倍。其他研究报道了类似的发现[65]。

2. 选择性引产

一些专家认为，在 39 周时进行引产是降低肥胖女性不良妊娠结局的一种手段。在一项使用安全分娩联合会数据的回顾性队列研究中，对没有其他任何医疗指征的情况下进行引产的病态肥胖女性进行了评估。在 1894 名初产妇和 2455 名经产的病态肥胖女性中，分别有 429 名（22.7%）和 791 名（32.2%）接受了非药物引产。在初产妇中，非医学指征的

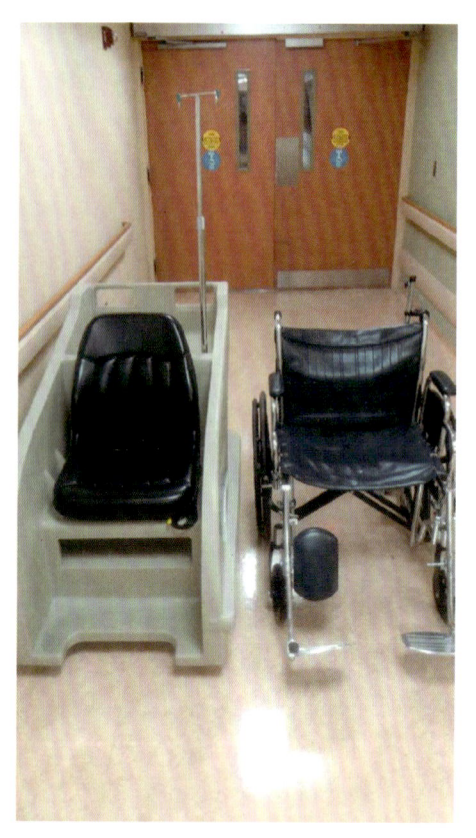

▲ 图 46-1 肥胖轮椅

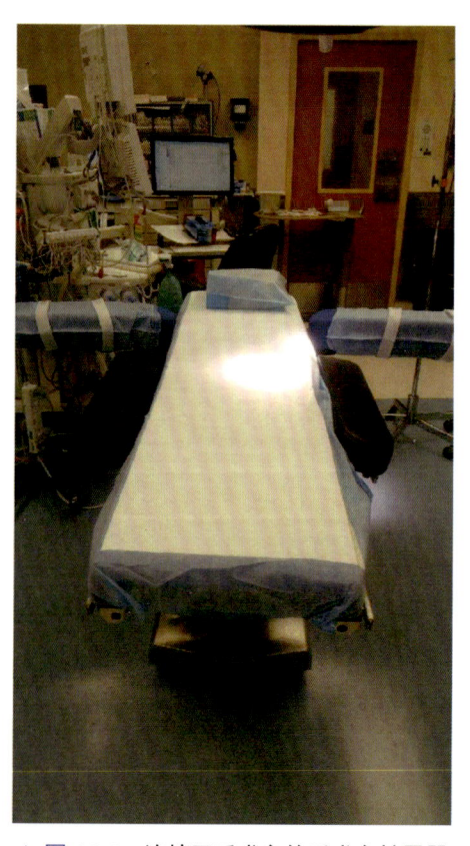

▲ 图 46-2 连接至手术台的手术台扩展器

引产与剖宫产风险增加无关,与期待组相比,巨大儿风险降低（2.2% vs. 11.0%,aOR=0.24,95%CI 0.05~0.70）和NICU入院风险降低（5.1% vs. 8.9%,aOR=0.59,95%CI 0.33~0.98）。在经产妇中,巨大儿、新生儿总体并发症的发生率和剖宫产率（5.4% vs. 7.9%,aOR=0.64,95%CI 0.41~0.98）也有所降低[66]。在其他精心设计的队列中的类似发现支持了这一观点,即引产的剖宫产率不会像过去报道的那样增加[67,68]。

3. 产程曲线

超重和肥胖的女性产程活跃期进展速度较慢[69]。在一项针对118 978名单胎头位妊娠的孕妇研究中,超重和肥胖女性的分娩时间明显长于正常体重女性。例如,从体重指数最低到最高,初产妇宫口扩张达到10cm的时间差为1.2h。同样,BMI≥40.0（3.4h）的经产妇和BMI<25.0（2.4h）者相比,到达活跃期所需时间更长。这些既往的研究结果提示作者,在处理肥胖女性的分娩时应加以注意产程的问题[69、71]。

（六）分娩方式

1. 阴道分娩

肥胖女性更可能通过阴道助产分娩。据报道,产伤和肩难产在肥胖女性中的发生率也有所增加。这可能部分是由她们怀巨大胎儿的可能性增加[72]。

2. 剖宫产后阴道分娩

鉴于剖宫产相关并发症的发病率较高,剖宫产后阴道分娩是预防与重复剖宫产相关的未来并发症的重要手段。与体重正常的女性相比,剖宫产后阴道试产的肥胖女性成功阴道分娩的可能性较小。随着BMI的增加,TOLAC患者的子宫破裂、产科和新生儿复合发病率也越来越高,这一数值在正常体重、肥胖和病态肥胖的女性中分别为15%、30%和39%[73]。此外,TOLAC失败会增加静脉血栓栓塞和手术部位感染的风险[74]。虽然数据仅限于观察性研究,但提示作者应当权衡TOLAC的风险和益处再行决策。在实施TOLAC过程中,提供者应考虑到监测的困难、紧急助产或剖宫产的可能、分娩时切口的延长,以及麻醉等问题。

3. 剖宫产

肥胖女性更有可能通过剖宫产分娩。在因产程停滞而进行初次剖宫产的肥胖初产妇中,随着体重指数的增加,活跃期前（6cm）的剖宫产率增加,Ⅰ级肥胖为39.3%,Ⅱ级肥胖47.1%,Ⅲ级肥胖56.8%,而正常体重女性为35.2%（$P<0.01$）[75]。据报道,超级肥胖的剖宫产率为50%或更高[76,77]。一些专家提出,由于临产后剖宫产的并发症发病率更高,选择性剖宫产可能对该人群有益。然而,没有足够的数据支持在该人群中常规使用择期剖宫产可以改善孕产妇健康结局。

（七）剖宫产技术方面

肥胖使剖宫产术的实施困难重重。有多次剖宫产史的女性更甚。困难包括切口位置的选择、技术选择、术后管理。在准备剖宫产时,首先要考虑的问题之一是有没有合适设备。超级肥胖症的女性可能需要更大尺寸的器械,以及可以承受其重量的手术台[78]。其他需要考虑的因素包括使用可以帮助患者移动的工具。在剖宫产时,重要的是还要考虑患者的体位,因为通常左侧位可能不足以改善子宫灌注不足。应注意尽量减少患者完全仰卧的时间。手术切口的选择将取决于体型。

1. 手术准备

麻醉和诱导前使用抗酸剂将降低误吸的风险[79]。建议术前预防使用抗生素,因为使用抗生素可将手术部位感染减少高达75%[80]。肥胖女性更容易发生手术部位感染[81]。一些专家认为,在肥胖患者中使用2g头孢唑林可能不足以预防感染;但药代动力学研究表明,将剂量增加到3g也不能改善组织中的药物浓度[82],并且临床研究表明,增加剂量并不能减少肥胖女性手术部位感染的发生率[83]（译者注：原文作者认为维持2g的给药剂量比较合适）。

肥胖是静脉血栓栓塞的危险因素[84]。ACOG建议评估所有女性的静脉血栓栓塞风险,并根据其危险因素给予预防血栓栓塞的措施。这些建议主要是专家共识。围术期至少应使用连续加压装置进行机械预防,直到患者完全走动[6,84]。

2. 手术技术

肥胖,特别是Ⅲ级肥胖,给其进行剖宫产术对医生来说是一项重大挑战。术者应检查患者以评估手术的潜在困难。在计划手术的方案时,应考虑身体脂肪分布的情况。重度肥胖的女性,其腹壁解剖标志可能会改变。切口的选择应考虑到产妇的解剖结构移位和手术入径的难易程度。关于Ⅲ级及以上肥胖女性的最佳切口类型一直存在争议。有些人提倡下腹部横切口，因为它易于进入子宫下段且疼痛较轻；有些人则提倡下腹正中纵切口，便于更快地进入腹腔，并且可以延长切口利于暴露。垂直切口的优点被其并发症的更高的风险所抵消，包括裂开、疝气形成及术后疼痛[85]。手术时，作者建议在不影响呼吸的情况下上拉头侧腹壁皮肤的皱褶，可以采用许多工具加以辅助（图46-3）。使用时，应与麻醉师沟通，确保维持患者血氧饱和度。皮肤皱褶下垂影响术野时，也可将其向下翻并进行更高位的横向切口，同时注意脐部的位置。进入腹腔后，可以使用无创伤自固定牵开器进一步暴露组织器官。然而，在某些情况下，这种工具可能会阻碍而不是改善术口暴露。

(1) 子宫切口：无论皮肤切口的类型，都需要就子宫切开的位置单独设计。如果进行垂直皮肤切口并进行低位横向子宫切口，胎儿娩出后子宫收缩可能导致子宫切口显露和缝合困难。根据估计的胎儿体重，做一个足够宽的子宫切口以允许胎儿娩出也很重要。胎儿头部是否未衔接，以及术中是否给予宫底恰当压力等，都是可能会影响剖宫产的操作。如果剖宫产时需要器械助产，可以使用胎头吸引器或产钳。

(2) 缝合：虽然关于特定的外科技术在肥胖患者中应用价值的研究有限，但循证依据在适用的情况下是可以采用的[86]。专家主张在大面积组织（包括筋膜和腹壁层）闭合时，采用缓慢吸收的单股缝合线以增加伤口的抗张强度，不包括皮肤[87]。当深度≥2cm时应缝合皮下组织。这样可使浅表伤口分离的风险降低34%[88]。皮下引流管不会对伤口并发症有任何改善[78]。对12项囊括了3112名女性的评估皮肤闭合的随机临床试验的Meta分析发现，与不可吸收缝线相比，可吸收缝线与伤口并发症的减少有关，包括感染、血肿、血清肿、伤口裂开和再入院。对BMI＞30kg/m^{2}女性的亚组分析发现了伤口并发症与肥胖女性具有相关性（RR=0.51，95%CI 0.34～0.75）[89]。

3. 麻醉

麻醉相关风险包括硬膜外置管失败（17% vs. 正常体重女性的3%）、气管插管困难、手术时间较长、阿片类药物呼吸抑制、胃内容物反流吸入、气管插管失败和开放静脉通路困难[79,90]。在一项比较125名正常体重和125名肥胖孕妇行硬膜外麻醉的研究中，肥胖女性更容易出现低血压，并在硬膜外导管放置后需要给予肾上腺素[91]。孕妇低血压可能导致胎儿监护出现晚期减速。

虽然分娩时使用硬膜外麻醉是常规做法，但在计划剖宫产时，麻醉师应与产科医生合作，选择个性化局部镇痛方法。肥胖女性硬膜外置管困难，而单次脊椎麻醉可能更容易执行。但是，如果手术持续时间比预期的要长，脊椎麻醉则无法追加麻醉药物。因此，对于严重肥胖、盆腹腔粘连或预计手术时间更长的女性，腰硬联合麻醉可能是最有益的。脊椎麻醉起效快速，而硬膜外导管可在必要时用于延长镇痛的持续时间[79]。

当为肥胖患者实施全身麻醉时，吸入风险高，气道狭窄发生率高，插管更加困难。全身麻醉孕产妇的并发症发病率和死亡率可能更高。虽然与麻醉相关的孕产妇死亡的实际发生率较低[92]，但母婴健康机密调查（Confidential Enquiries into Maternal and Child Health）的数据表明，50%的麻醉相关死亡

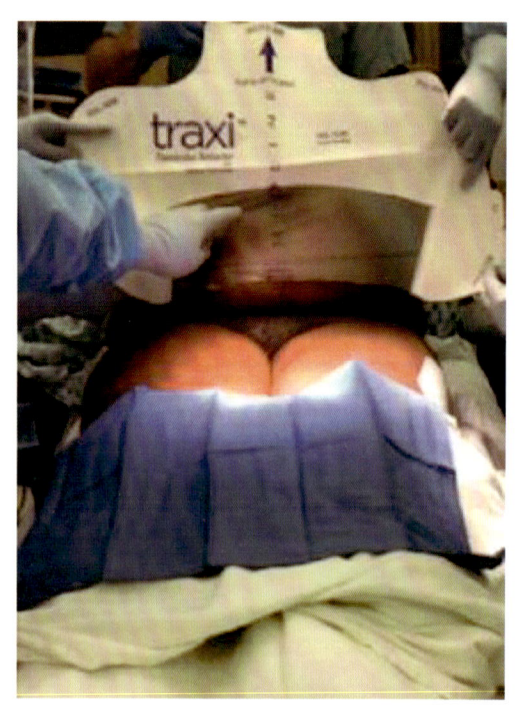

▲ 图46-3 市售的用于下垂的皮肤皱褶收缩的商用胶带
图片由Clinical Innovations，Murray，UT提供

是由于气道管理失败，其中所有受影响的都是肥胖女性[93]。

椎管内吗啡通常在剖宫产后使用，因为它能够提供持续 18~24h 的镇痛作用[79]。然而，呼吸抑制是其常见不良反应[79]。肥胖女性更可能患有 OSA 和低通气综合征，这将进一步使她们处于对全身麻醉和阿片类药物产生呼吸抑制的高风险中，需要由麻醉师进行风险评估。因此，对于剖宫产术时，椎管内麻醉还是优于全身麻醉[79, 94]。

对于肥胖女性来说，计划外剖宫产对于医生而言更具挑战性。在 842 名接受剖宫产的女性中，体重指数与分娩时间直接相关[95]。在体重指数 <30kg/m²、30~35kg/m² 和 >35kg/m² 组女性中，硬膜外麻醉失败（腰硬联合麻醉、转为全身麻醉或主诉术中疼痛）发生率分别为 3.7%、6.8% 和 8.5%（P=0.021）[95]。因此，对于肥胖女性，特别是患有Ⅲ级肥胖的女性，都应在入院后及时进行麻醉评估。这一初步评估有助于及早发现困难气道，并对麻醉并发症进行风险评估。虽然专家们提倡产前咨询，但没有证据表明这对改善结局有帮助[79]。

4. 术后管理

患有肥胖症的女性更有可能患有 OSA。这些女性有术后呼吸抑制的风险，出恢复室后应进行持续脉搏血氧监测；只要患者的风险仍存在，就应保持持续血氧测定[96]。虽然一些机构实施了 12、24h 监测的方案，但没有研究评估这些方案的有效性和确定监测的最佳持续时间[97]。如果发现患者有频繁或严重的气道阻塞或低氧血症，应在 ICU 实施持续气道正压或无创正压通气[98]。鼓励肺活量测定以预防肺不张，早期下床活动应成为术后管理计划的一部分。

六、产后管理

出院后，2%~3% 的肥胖女性会再次入院[98]。孕产妇合并症，包括精神疾病、药物滥用、癫痫症和高血压，是产后再入院的有力预测因素[99]。降低再入院率的措施包括确保出院前状态最佳和及时进行产后随访[99]。

（一）母乳喂养

众所周知，母乳喂养对母婴健康都有好处。妊娠前肥胖的女性可能会延迟泌乳，导致产后不能维持纯母乳喂养[100、101]。坚持哺乳可能有助于克服这些困难。据报道，母乳喂养的长期益处包括降低将来得代谢综合征、糖尿病和心血管疾病的风险[102]。

（二）避孕

足够的生育间隔可以让女性从妊娠并发症中恢复过来，并在下次妊娠之前优化女性的健康状况。对于病态肥胖且无合并症的女性，CDC 建议使用雌激素 - 孕激素复合药物避孕，其益处可能大于风险，尤其是与妊娠相关风险相比时[103]。在有合并症的情况下，医疗保健提供者可以根据《美国避孕药具资格标准》（US Medical Eligibility Criteria for Contraceptive Use），指导几种安全、有效和基于医学证据的避孕措施[104]。对于 VTE 风险增加的女性，如果有其他选择，应避免使用含有炔雌醇的制剂。仅含孕激素的口服避孕药配方可在脂肪组织中进行代谢，从而影响避孕效果[103]。长效甲羟孕酮已在大型队列中进行了研究，在肥胖女性中，似乎与正常体重女性一样有效[105]。长效可逆避孕植入剂似乎对超重和肥胖女性非常有效，但一些研究表明，与体重较轻的女性相比，它们的避孕效果可能稍差[106, 107]。另外，宫内节育器是一种较好的选择，它提供局部避孕作用，并且不会因肥胖而降低效果。肥胖是子宫内膜癌的危险因素，左炔诺孕酮宫内节育器或能降低子宫内膜癌风险[108]，但尚缺乏数据支持[109]。

七、生育间隔期保健

生育间隔期是在下次妊娠前优化产妇身体状态的理想时间。对于患有妊娠糖尿病或妊娠高血压疾病的肥胖女性，应使用生育间隔期来评估是否存在慢性高血压或糖尿病。这些女性也可能有发生血脂异常的风险。根据美国糖尿病协会和美国心脏协会的指南，应该在适当的时间间隔对这些可能性进行评估。作为慢性病优化的一部分，应与患者就其未来生殖计划进行讨论，并提供有效的避孕措施，以防止意外妊娠。

减重手术

虽然提倡通过改变生活方式，或使用药物来减轻体重，但减肥手术仍然是最有效的选择之一[110]，它可带来长期持续的益处，包括持久（＞5年）体重减轻、逆转糖尿病和改善血脂[110]。2次妊娠期间减肥手术后体重减轻可带来后续妊娠结局的改善[111]。研究表明，接受过减重手术的女性与未接受过减重手术的女性进行配对比较，减重手术降低了妊娠糖尿病、LGA、高血压疾病和剖宫产的发生率。然而，减重手术也与小于胎龄儿、胎儿生长受限和早产的发生率增加相关[112]。最新的实践指南（由美国代谢和减肥外科学会、肥胖协会和美国临床内分泌学协会共同发起）建议在减重手术后推迟12～18个月妊娠。美国妇产科医师学会建议等待12～24个月，以确保在快速分解代谢减重期间不会发生妊娠，该期间理论上可能会导致胎儿营养不良和发育障碍[113]。

三种最常见的减重手术包括Roux-en-Y胃分流术、袖状胃切除术和腹腔镜可调节胃束带术[114]。尽管对照研究有限，但似乎证明了Roux-en-Y胃分流术和袖状胃切除术在减重效果方面优于腹腔镜可调节胃束带手术[115]。并无充足数据可用于指导尚未完成生育的女性选择手术，因此，应根据对非妊娠人群的有效性和并发症发生率做出医疗决策[113]。

> **要 点**
>
> - 肥胖症，特别是Ⅲ级肥胖症的患病率正在上升。
> - 妊娠期建议的体重增加应基于妊娠前BMI，并应遵循IOM的建议。
> - 妊娠期体重增加过多是产后体重保持的一个重要风险因素。
> - 应告知肥胖孕妇超声检查在识别胎儿结构异常方面的局限性。
> - 与正常体重女性相比，肥胖女性应接受有关剖宫产风险增加的咨询。
> - 临产到达产房后，麻醉医师应立即进行评估。
> - 缝合厚度大于2cm的皮下组织，不放置皮下引流管，可降低产后剖宫产伤口并发症的风险。
> - 患有睡眠呼吸暂停的女性在接受全身麻醉或椎管内阿片类药物后有呼吸抑制的风险。
> - 应给予接受剖宫产的肥胖女性术中和术后预防血栓形成的措施，直到其能下床走动。

第47章 妊娠期甲状腺和甲状旁腺疾病
Thyroid and Parathyroid Diseases in Pregnancy

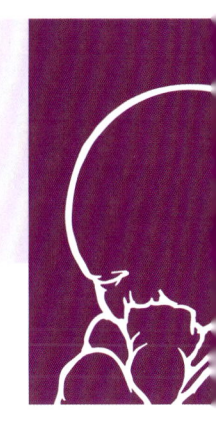

Scott A.Sullivan　Christopher Goodier　Ryan D.Cuff　著
尹若昀　译　　韦晓宁　校

英汉对照

1, 25-dihydroxyvitamin D	1, 25[OH]2D₃	1, 25- 二羟维生素 D
American College of Obstetricians and Gynecologists	ACOG	美国妇产科医师学会
American Thyroid Association	ATA	美国甲状腺协会
antithyroglobulin antibody	TgAb	抗甲状腺球蛋白抗体
antithyroid drug	ATD	抗甲状腺药物
Carbimazole	CMZ	卡比马唑
Endocrine Society	ES	美国内分泌学会
familial hypocalciuric hypercalcemia	FHH	家族性低血钙性高钙血症
familial isolated primary hyperparathyroidism	FIHPT	家族孤立性原发性甲状旁腺功能亢进
fine needle aspiration biopsy	FNAB	细针穿刺活检
free thyroxine	FT₄	游离甲状腺素
free thyroxine index	FT₄I	游离甲状腺素指数
free triiodothyronine	FT₃	游离三碘甲状腺原氨酸
free triiodothyronine index	FT₃I	游离三碘甲状腺原氨酸指数
human chorionic gonadotropin	hCG	人绒毛膜促性腺激素
hyperemesis gravidarum	HG	妊娠剧吐
Immunoglobulin G	IgG	免疫球蛋白 G
intelligence quotient	IQ	智商
intrauterine growth restriction	IUGR	宫内生长受限
levothyroxine	L-thyroxine	左甲状腺素
Methimazole	MMI	甲巯咪唑
neonatal severe primary hyperparathyroidism	NSPPT	新生儿重度原发性甲状旁腺功能亢进
parathyroid hormone	PTH	甲状旁腺激素
parathyroid hormone-related protein	PTHrP	甲状旁腺激素相关蛋白
postpartum thyroiditis	PPT	产后甲状腺炎
pregnancy and lactation-associated osteoporosis	PLO	妊娠哺乳相关性骨质疏松症

primary hyperparathyroidism	PHPT	原发性甲状旁腺功能亢进
propylthiouracil	PTU	丙硫氧嘧啶
subclinical hypothyroidism	SCH	亚临床性甲状腺功能减退症
thyroid-binding inhibitor	TBI	甲状腺结合抑制剂
thyroid-binding inhibitor immunoglobulin	TBII	抑制性促甲状腺激素结合免疫球蛋白
thyroid function test	TFT	甲状腺功能检测
thyroid peroxidase	TPO	甲状腺过氧化物酶
thyroid peroxidase antibody	TPOAb	甲状腺过氧化物酶抗体
thyroid-stimulating hormone	TSH	促甲状腺激素
thyroid-stimulating hormone receptor antibody	TRAb	促甲状腺激素受体抗体
thyroid-stimulating immunoglobulin	TSI	促甲状腺免疫球蛋白
thyrotropin-releasing hormone	TRH	促甲状腺激素释放激素
thyroxine	T_4	甲状腺素
thyroxine-binding globulin	TBG	甲状腺素结合球蛋白
total thyroxine	TT_4	总甲状腺素
total triiodothyronine	TT_3	总三碘甲状腺原氨酸
triiodothyronine	T_3	三碘甲状腺原氨酸

摘 要

甲状腺疾病是妊娠期最常见的内分泌疾病之一。医疗机构将经常被要求诊断、治疗和监护患有该疾病的女性。未诊断或未控制的甲状腺疾病可能导致围产期发病甚至死亡。甲状腺功能亢进是一组与甲状腺的高代谢和高活动性相关的临床疾病，由甲状腺激素的产生和随之发生的暴露于超生理浓度的甲状腺激素所引起。控制不佳的甲状腺功能亢进或未诊断出的疾病可能导致甲状腺危象，这是一种可能导致死亡的，真正的产科急症。妊娠期甲状腺功能减退通常被认为是甲状腺活动性低所导致的甲状腺素分泌不足。该疾病通过促甲状腺激素浓度的升高而诊断，并进一步细分为伴低 FT_4 的显性甲状腺功能减退或 FT_4 在正常范围内的亚临床性甲状腺功能减退症。明显的甲状腺功能减退与孕产妇和新生儿的风险有关，包括早产、妊娠丢失、低出生体重、妊娠高血压、胎儿死亡和胎儿智力下降。亚临床甲状腺功能减退症与妊娠并发症之间的关系尚不十分清楚。甲状腺激素替代治疗显性甲状腺功能减退被普遍推荐，并可减少并发症的风险。尽管甲状腺疾病发病率高，没有明确的证据表明妊娠期普遍筛查可以获益。

关键词

妊娠；甲状腺功能亢进；甲状腺功能减退；亚临床性甲状腺功能减退症；甲状腺危象；甲状旁腺

与糖尿病一样，甲状腺疾病也是妊娠期最常见的内分泌疾病。它们是母体、胎儿和新生儿病理学的危险因素，并可能对诊断和治疗带来挑战。产科医师应了解该特定疾病的症状和体征，妊娠对内分泌检测解读的影响，以及激素和药物通过胎盘对胎儿和新生儿可能产生的并发症。在这些因素的管理中，团队协作是非常必要的；多学科保健（理想情况下包括产科医师、母婴医学专家、内分泌学专家、新生儿学专家、儿科内分泌学专家和麻醉科医师）将于分娩之前为患者提供最佳的妊娠期和围产期结局。

一、甲状旁腺疾病

虽然甲状旁腺疾病在妊娠期并不常见，但如果不给予诊断和适当的管理，其可能会导致围产期和孕产妇的发病和死亡率增加。

（一）妊娠期的钙稳态

甲状旁腺激素和 1,25- 二羟维生素 D〔1,25(OH)$_2$D$_3$〕负责维持钙稳态。约 50% 的血清钙与蛋白（主要为白蛋白）结合，10% 与阴离子结合，40% 以游离钙的形式存在于循环中。在妊娠期，母体的钙主动向胎儿转运。足月胎儿在妊娠期需要 25～30g 的钙以满足新骨矿化，其中大部分发生在孕晚期。

妊娠期的血清总钙比产后水平低 8%[1]。然而，游离钙水平却在整个妊娠期保持不变。在整个妊娠期间，血清磷和肾小管对磷的再吸收也保持正常水平。母体血清 PTH 水平在妊娠期前半程降低（约为非妊娠期平均值的 20%），但在孕中期恢复正常[2]。

维生素 D 的活性代谢物 1,25(OH)D（骨化三醇）的血清水平在孕早期开始增加，至孕晚期达到非妊娠水平的 2 倍。这种增加是由雌激素、胎盘泌乳素和 PTH 刺激母体肾脏 1α- 羟化酶活性，以及胎盘合成骨化三醇引起的。此外，24h 尿钙排泄量随着妊娠时间而增加，随之于产后减少[2]，这反映了妊娠期较高水平的 1,25- 羟基维生素 D 引起肠道钙吸收的增加。

甲状旁腺激素相关蛋白（parathyroid hormone-related protein，PTHrP）是在许多恶性肿瘤中引起高钙血症的一种多肽，在孕早期增加。母体血清 PTHrP 可能来自胎儿和母体（胎盘、子宫肌层、羊膜、蜕膜、胎儿甲状腺旁腺、乳腺、脐带）。PTHrP 随着 1,25(OH)D 的增加而增加 1α- 羟化酶活性；此外，PTHrP 在胎盘钙转运中起到一定作用，并可能有助于妊娠期母体骨骼的保护。

妊娠期和产后的血清降钙素水平高于非妊娠对照组。

骨钙素是由成骨细胞释放到循环中的一种骨特异性蛋白，其与新骨形成的速度成比例。骨吸收标志物在妊娠期增加，数值于孕晚期达到正常水平的 2 倍。这些变化与母体钙最大限度地向胎儿转运时骨转换的增加一致。

在分娩后，尿钙排泄减少；血清钙离子保持在正常范围内；总钙、1,25- 羟基维生素 D 和血清 PTH 恢复到妊娠前水平。由于之前提到的 1,25(OH)D 恢复到正常水平，肠道对钙的吸收降低到非妊娠水平[1]。早期关于哺乳期产妇由于钙流失及随之引起骨量减少的关注点尚未得到证实，在哺乳期额外的钙补充似乎是不必要的，因为高于正常水平的钙补充并不能显著减少妊娠期间的骨量流失[3, 4]。伴随着人哺乳的钙和骨代谢的变化表现出一种与钙摄入无关的生理反应，骨量减少应该是可逆的。

（二）甲状旁腺功能亢进

原发性甲状旁腺功能亢进（primary hyperparathyroidism，PHPT）的患病率为 0.5%。妊娠期该病的发病率尚不明确，但被认为是罕见的。随着临床医学中常规自动化技术的引进和早期诊断，大多数 PHPT 患者无临床症状，血钙水平轻度升高。在非妊娠期 PHPT 患者中，手术适应证包括：①血清钙高于正常上限 1mg/dl（＞0.25mmol/L）；②腰椎、全髋关节、股骨颈或桡骨远端 1/3 处的骨密度测定 T 评分为 2.5 或以上；③椎体骨折；④肌酐清除率低于 60ml/min；⑤肾结石的临床体征和症状，或在影像学上显示明显的肾结石。据估计，10% 的 PHPT 患者的基因中存在 1/11 的突变。它们可能作为复杂疾病的一部分发生，如多发性内分泌肿瘤综合征（multiple endocrine neoplasia，MEN）1～4、家族孤立性原发性甲状旁腺功能亢进（familial isolated primary hyperparathyroidism，FIHPT）（一种家族性疾病）、家族性低尿钙高血钙综合征（familial hypo-calciuric hypercalcemia，FHH）、新生儿重度原发性甲状旁腺功能亢进综合征（neonatal severe primary hyperparathyroidism，NSPPPT）。在一些实践中，PHPT 患者的基因检测适用于：①多腺体疾病；②年轻患者（妊娠前）；③甲状旁腺癌或非典型腺瘤；④一级亲属有高钙血症家族史。患者应咨询遗传顾问，并由认证中心进行适当的检测。

第 1 例妊娠期 PHPT 于 1931 年被报道。此后不久，Friderichsen 描述了第 1 例因甲状旁腺功能亢进引起的未诊断过的高钙血症母亲所出现的新生儿低钙血症引起手足搐搦的病例。妊娠期 PHPT 最常见的原因是单个甲状旁腺腺瘤，存在于约 80% 的病例中。四个甲状旁腺的原发性增生约占报道病例的 15%，3% 则由多发性腺瘤引起，在英语文献中只有少数病例报道由甲状旁腺癌引起。与先前报道的新生儿发病率和死亡率增加不同，Kelly 发现，在 37 名甲状旁腺功能亢进母亲分娩新生儿中，只有 2 例围产期死亡（5%）。另外 2 例围产期死亡的病例报道发生在出现高钙血症危象的产妇。

在非妊娠状态下，几乎 70% 的患者无临床症状，通过常规生化筛查进行诊断。在妊娠期不常规进行钙测定，这导致几乎 70% 的确诊患者出现该疾病的临床表现。常见症状可能包括胃肠道症状，如恶心、呕吐和厌食。虚弱和疲劳、头痛、嗜睡、焦虑、情绪不稳定和混乱也可能出现。这些症状与正常妊娠反应有所重叠。更严重的表现可能包括肾结石、骨病、急性肾衰竭、急性胰腺炎和高血压。少数患者可能完全不出现症状。

甲状旁腺癌是导致甲状旁腺功能亢进的一种罕见病因，只有极少数妊娠期病例记录在案。血清钙水平显著高于其他 PHPT 病例，围产期死亡率和发病率显著。高钙血症的血钙数值高于 13mg/dl，颈部可触及肿块时，应强烈怀疑甲状旁腺癌。相对的是，在轻度高钙血症和颈部肿块的情况下，颈部病变最常见的病因是甲状腺结节。甲状旁腺癌的另一个临床特征是对常规临床治疗（如大量补液和袢利尿药）反应不佳。手术是唯一有效的治疗方法。

妊娠期急性胰腺炎应考虑为甲状旁腺功能亢进的鉴别诊断，据报道，13% 的妊娠期 PHPT 患者存在该病。非妊娠甲状旁腺功能亢进女性急性胰腺炎的发病率约为 1.5%，正常妊娠期间小于 1%。其最有可能发生在孕晚期或产后。在孕早期也有类似妊娠剧吐（hyperemesis gravidarum，HG）的报道。任何有持续、严重的恶心、呕吐和腹痛的孕妇都应测定血钙。

甲状旁腺危象是 PHPT 的一种严重并发症，在妊娠期和产后均有报道，其特征为严重的恶心呕吐、全身无力、精神状态改变和严重脱水。患者可能存在高血压，应与先兆子痫鉴别。血清钙水平经常高于 14mg/dl，低钾血症和血清肌酐升高是常见的。如果不及时识别和治疗，甲状旁腺危象可能发展为尿毒症、昏迷和死亡。它可能发生在妊娠期间的任何时候，包括产后。患者出现严重恶心、呕吐和脱水引起的血清肌酐升高。据报道，3 例患者的血清钙水平高于 20mg/dl，并且均死亡。此外，有 6 例与胰腺炎相关，另有 4 例新生儿死亡的报道。

PHPT 患者的骨病现在已不常见，但在早期，它是一种常见的并发症。骨放射学评估显示为弥漫性脱钙，指骨骨膜下吸收，严重病例为单个或多个囊性病变和全身性骨质疏松症。

Shani 及其同事[5] 报道了 5 例 PHPT 孕妇羊水过多伴血钙水平在 11.3~14mg/dl 的病例。其作者认为胎儿多尿与成人多尿相似，在甲状旁腺功能亢进患者中很常见。

新生儿发病最常见的两个原因是早产和新生儿低钙血症，后者与母体高钙血症的水平有关。在早前的报道中，它通常是母体甲状旁腺功能亢进的唯一线索。新生儿低钙血症在出生后第 2~14 天发生，并持续数天。

在一些 PHPT 病例中有先兆子痫的报道。Hultin 和同事们检查了在妊娠前便已诊断并治疗的甲状旁腺腺瘤（甲状旁腺功能亢进的主要原因）是否与先兆子痫有关[6]。他们回顾了 1973—1997 年间 52 名经手术确诊为甲状旁腺腺瘤的女性的记录，并将其与 519 名无甲状旁腺腺瘤的女性进行了比较，这些女性均为单胎妊娠。他们得出结论，由分娩前诊断和治疗的单个腺瘤引起的 PHPT 与随后发生的先兆子痫显著相关（aOR=6.89，95%CI 2.30~20.58，$P<0.0001$）。因此，治疗后的 PHPT 应被视为未来妊娠先兆子痫的危险因素。

PHPT 的临床表现和妊娠并发症（母体、胎儿和新生儿）与血清钙水平直接相关。Dochez 和 Ducarme 回顾了 34 篇以英语和法语发表的关于 PHPT 特征、临床表现、妊娠并发症、分娩结局和妊娠期 PHPT 管理的文章[7]。他们强调需排除 FHH 和遗传综合征，如多发性内分泌肿瘤综合征（MEN-1 或 MEN-2）和家族性甲状旁腺增生的必要性。在另一种必须纳入鉴别诊断的高钙血症原因，FHH 综合征的患者中，尿钙排泄量降低或处于正常低限。有症状的妊娠期患者中最常见的表现是肾结石，其他母体并发症包括抑郁、便秘、骨折、孕产妇心律失常、胰腺炎、甲状旁腺危象和 HG。在这些患者中，有 25% 被发现合并妊娠高血压和先兆子痫。

PHPT 的诊断基于 PTH 升高或 PTH 水平与血钙水平不匹配的持续性高钙血症[3]。在妊娠期，由于低白蛋白血症的存在，持续的总血清钙值高于 9.5mg/dl 需怀疑为高钙血症。由于大多数 PHPT 孕妇的尿钙排泄量高于正常妊娠常见的高钙尿，测定 24h 尿钙排泄量有助于诊断。颈部超声检查是目前妊娠期甲状旁腺疾病定位的一线评估手段，在经验丰富的操作下，其敏感性为 69%，特异性为 94%。CT 和 MRI 是另一种选择。妊娠期禁止进行甲状旁腺造影成像检查。

（三）高钙血症

尽管大多数有高钙血症的年轻女性患有 PHPT，但应排除其他少见病因，主要包括内分泌疾病、维生素 D 或维生素 A 过量摄入、噻嗪类利尿药的使用或肉芽肿性疾病（框 47-1）。下面简要讨论三种与妊娠期高钙血症相关的罕见综合征。

FHH 是一种常染色体显性遗传病，具有高钙血症的高外显率。这种疾病与钙敏感受体基因的失活突变有关。轻度高钙血症、血清 PTH 轻度升高、轻度高镁血症和尿钙排泄量降低是其典型表现。患有 FHH 的母亲所产新生儿可能会出现不同的临床表现：①如果母亲是 FHH 携带者，受影响的后代可能会出现无症状的高钙血症；②严重的新生儿低钙血症可在分娩后数周恢复正常；③ FHH 基因缺陷纯合子新生儿可发生严重的新生儿高钙血症。

经治疗的甲状旁腺功能减退女性可发生产后高钙血症，其机制尚不清楚。恶心和呕吐可在分娩后数日出现；因此，经治疗的甲状旁腺功能减退患者应在产后进行血钙测定，如果出现高钙血症，应停止服用维生素 D。严重的病例需要静脉输液和糖皮质激素治疗（图 47-1）。

妊娠期和产后由 PTHrP 介导的高钙血症较为罕见。在一个病例中，高钙血症在连续 2 次妊娠中出现。在第 2 次妊娠中，血清 PTHrP 水平升至正常水平的 3 倍，新生儿出生时有轻度高钙血症，在分娩后 24h 内恢复正常[8]。在另一个病例中，一名 25 岁女性在妊娠 24 周时双侧乳房显著增大。她的血清钙水平为 14.3mg/dl，但无法检测到血清 PTH 水平。她在妊娠期间接受了双侧乳房切除术。免疫组化研究显示乳腺组织中存在 PTHrP 抗原活性。

治疗

手术是 PHPT 唯一有效的治疗方法，由具有颈部手术经验的外科医生进行手术是安全的[9]。手术的治愈率很高，其引起的并发症也很低，尤其是在单个病变的情况下。手术效果的提高、术中和术后并发症的避免包括：①术前超声定位甲状旁腺腺瘤；②微创甲状旁腺切除技术；③术中 PHPT 监测以确认手术成功；④术后低钙血症的检测和处理。

框 47-1　妊娠期和产褥期高钙血症的原因

- 甲状旁腺功能亢进（最常见）与妊娠有关的罕见原因
  - 家族性低钙尿性高钙血症 a
  - 甲状旁腺功能减退引起的产后高钙血症
  - 甲状旁腺激素相关蛋白引起的高钙血症
- 与妊娠无关的其他原因
  - 恶性肿瘤
  - 内分泌方面
    - 甲状腺毒症
    - 肾上腺功能不全
  - 维生素过量
    - 维生素 D
    - 维生素 A
  - 药物
    - 噻嗪类利尿药
    - 锂元素
  - 肉芽肿性疾病
    - 结节病
    - 结核病
    - 组织胞浆菌病
    - 球孢子菌病
- 奶碱综合征
- 急慢性肾衰竭
- 全肠外营养

a. 表达的不同导致显著的新生儿表现

引自 Mestman JH. Endocrine diseases in pregnancy. In: Sciarra JJ, ed. *Gynecology and Obstetrics*. Philadelphia: Lippincott-Raven; 1997:11.

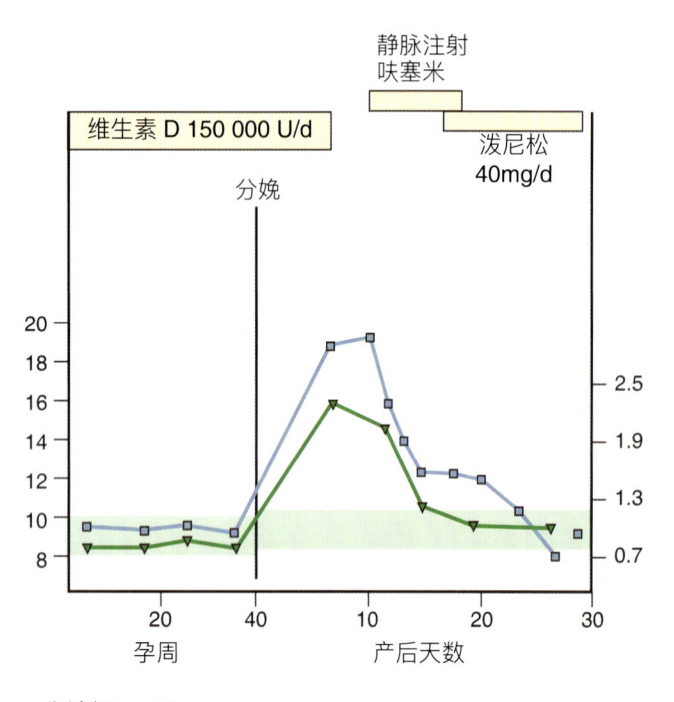

▲ 图47-1 维生素D和钙治疗后的甲状旁腺功能减退女性在妊娠期间和分娩后1个月的血清钙（三角形）和肌酐（矩形）水平

虽然对非妊娠个体的PHPT管理指南已经提出，但妊娠期PHPT适当的临床管理尚未得到一致认可[10]。对于血清钙高于正常范围不超过1mg的无症状孕妇，密切的随访、适当的补液、避免服用噻嗪类利尿药等可能升高钙浓度的药物是合理的。由于大多数新生儿并发症发生在有症状疾病的患者身上，因此对于此类患者，以及出现肾结石、骨病和持续性高钙血症（高于正常范围＞1mg）等并发症的患者需要手术治疗。如果可能，最好在孕中期进行手术。

在Carella和Gossain报道的一系列研究中，38名女性在妊娠期间接受了甲状旁腺切除术，7名在孕早期进行，18名在孕中期进行[11]。在总共25名患者中，仅有1例胎儿丢失。在12名孕晚期接受手术的女性中，围产期并发症的发生率为58%。对于妊娠28周后首次诊断为PHP的女性，最佳的治疗策略尚不明确，在这种情况下的决定应基于患者的一般情况、高钙血症的严重程度和其他合并情况。一项对已发表的16篇妊娠27周后进行手术的患者个案综述报道，母体和胎儿并发症的发生率显著降低[12]。

药物治疗仅适用于非手术候选的严重高钙血症患者。口服磷酸盐治疗1.5～2.5g/d已被证明对控制高钙血症有效。适当的补液、及早治疗尿路感染、避免服用维生素D、维生素A、氨茶碱和噻嗪类利尿药等已知会导致血钙升高的补充剂和药物都是重要的治疗办法。血钙应定期进行测定。盐酸西那卡塞是一种直接作用于钙传感器的新型口服制剂，已被用于孤立病例，因为它与降钙素联合使用可降低血清钙[13]。

在接受手术治疗的患者中，低钙血症（尽管是短暂的）在某些情况下可能在手术后发生。因此血清钙的应每6小时检测1次，如果患者发生低钙血症症状，以葡萄糖酸钙（1～2g葡萄糖酸钙，相当于90～180mg的钙元素，在50ml的5%葡萄糖中）的形式静脉注射钙可在10～20min中输注完毕。每8～12小时口服0.5mg骨化三醇，当可以耐受口服摄入时开始口服钙。在骨病患者中，术后低钙血症可能是严重的；因此需要积极的治疗。这些患者可在手术干预前几天以0.25～0.5μg/d的骨化三醇形式补充维生素D。

（四）甲状旁腺功能减退

甲状旁腺功能减退最常见的病因是甲状腺病理手术过程中甲状旁腺的损伤或切除。甲状腺手术后永久性甲状旁腺功能减退的发生率在0.2%～3.5%之间。在许多情况下，术后即刻的低钙血症只是暂时的。特发性甲状旁腺功能减退不太常见，常与其他自身免疫性内分泌疾病相关，作为1型多腺体自身免疫综合征的一部分。

一些患有甲状旁腺功能减退的女性在妊娠中晚期和哺乳期对钙补充和维生素D的需求可能会减少。在少数情况下，低钙血症症状随妊娠的进展而改善。对这些发现的解释尚不清楚，但可能与对钙的肠道吸收增加和（或）胎盘产生维生素D有关。

诊断甲状旁腺功能减退的临床线索包括甲状腺或甲状旁腺手术史，以及临床、放射学和实验室信息。低钙血症的典型症状是手指、脚趾和嘴唇周围的麻木和刺痛。患者可能主诉手足痉挛、喉喘鸣和呼吸困难。癫痫发作可能是严重低钙血症表现的一种。在体检中，特发性甲状旁腺功能减退患者表现为牙齿、皮肤、指甲和头发的变化，以及乳头水肿和白内障。Chvostek征是一种面部肌肉的抽搐，尤其是当在面神经上猛击时上唇肌肉的抽搐，在许多低钙血症患者中可见。10% 的正常成年人也出现 Chvostek 征。Trousseau 征是低钙血症的另一种表现。它是通过使用血压袖带减少手臂的血液循环来诱发手和前臂的痉挛。压迫应保持在收缩压以上 2min，然后试验方可被视为阴性。

甲状旁腺功能减退的诊断可通过持续的低血钙和高血磷水平得到证实。原发性甲状旁腺功能减退患者血清 PTH 水平较低。低钙血症的鉴别诊断包括佝偻病和骨软化症。

由于一过性宫内甲状旁腺功能亢进，新生儿可能出现以全身骨骼脱矿为特征的放射学骨改变，以及骨膜下骨吸收、长骨弯曲、囊性纤维性骨炎、肋骨和四肢畸形[15]。

妊娠期甲状旁腺功能减退的治疗与非妊娠期甲状旁腺功能减退的治疗并无差异，包括高钙饮食和维生素 D 的补充[14]。妊娠期间的正常钙补充量约为 1.2g/d。骨化三醇 1~3μg/d，几乎是大多数甲状旁腺功能减退患者的常规用药。骨化三醇必须分剂量服用，因为它的半衰期远比维生素 D 短。如果使用维生素 D，剂量范围为每周 50 000～150 000U。某些患者在妊娠中晚期维生素 D 的需求量可能会减少。鉴于骨化三醇的半衰期较短，应大力强调药物依从的重要性，尤其是在开具骨化三醇时。甲状旁腺功能减退治疗的主要问题是高钙血症和低钙血症的复发；因此，应定期进行血清钙测定。应注意在产后和哺乳期继续监测产妇水平[16]。

（五）假性甲状旁腺功能减退

假性甲状旁腺功能减退包括几种不同的疾病，其共同特征是靶器官对甲状旁腺激素有不同程度的抵抗。在某些形式的综合征中存在包括身材矮小、肥胖、圆脸、短指畸形和伴有脑钙化的智力低下等身体变化。这种变异称为 Albright 综合征 1a 型。大多数患者由于肾 1α- 羟化酶紊乱和骨化三醇的产生而患有低钙血症，少数妊娠期病例已被报道[17]。新生儿有胎儿宫内甲状旁腺功能亢进的风险，这可能是因为妊娠期母体的相对低钙血症。

（六）维生素 D 缺乏

一般来说，维生素 D 缺乏与佝偻病的发生有关，并对后续的产科管理有影响。包括骨盆在内的负重骨的畸形阻碍了受该疾病影响孕妇的阴道分娩[18]。当 20 世纪初首次发现它是一种可以从食物中摄取的物质时，它被命名为一种维生素。事实上，维生素 D 是一种由胆固醇合成的一种激素，还影响着非与钙代谢相关的数百种基因。具体来说，维生素 D 作为免疫调节剂和炎症调节剂发挥着重要作用。维生素 D 缺乏与各种临床问题之间存在着潜在的联系，包括自身免疫性疾病、气道炎症性疾病和癌症。产科方面，维生素 D 缺乏也与早产、低出生体重、先兆子痫和妊娠糖尿病有关。维生素 D 似乎作为一个复杂生化装置的一部分，可能调节着母体对免疫或炎症刺激的反应。

维生素 D 状态的生理学测量指标是血清 25- 羟基维生素 D，其浓度可以捕获多种维生素 D 输入源（食物、阳光、补充剂）的影响，并为个体间剂量反应的变异性提供依据。维生素 D 的活性代谢物血清维生素 D［25(OH)$_2$D$_3$］的正常范围参考值存在争议，在 20~40ng/ml 变化，相当于 50~100nmol/L。

过去几年的许多研究表明，母体低 25(OH)D 水平与母体、胎儿和新生儿并发症有关。在来自阿姆斯特丹的一个报道中，与血清 25(OH)D 水平超过 50nmol/L（20ng/ml）的母亲相比，血清 25(OH)D 水平低于 29.9nmol/L（12ng/ml）的单胎妊娠孕妇，其婴儿出生体重更低，生长受限的发生率更高[19]。Hart 和他的同事在西澳大利亚州珀斯对 901 对母儿进行了妊娠 18 周时母亲维生素 D 缺乏与长期健康结局之间关系的研究。36% 的孕妇存在血清 25(OH)D 缺乏［50nmol/L（20ng/ml）］。校正相关协变量后，维生素 D 缺乏女性的孩子在 6 岁时肺发育受损，10 岁时出现神经认知缺陷，青春期饮食紊乱风险增加，20 岁时骨量峰值更低。

Cochrane 对纳入 477 名孕妇的 3 项随机对照试验的数据进行了回顾，发现补充维生素 D 可将早产风险降低 36%（RR=0.36，95%CI 0.14～0.93），低出生体重（2500g）的风险降低 40%（RR=0.44，95%CI 0.24～0.67）[20]。另一项西班牙前瞻性队列研究表明，妊娠期间达到较高的 25(OH)D 水平与婴儿的智力和精神运动发育显著改善有关[21]。

最近对观察性研究和随机对照试验的系统综述和 Meta 分析未能证实早期的观察结果。Theodoratou 和他的同事[22]得出结论，尽管进行了数百次的系统回顾和 Meta 分析，对于任何结果来说，都不存在非常有说服力的证据表明维生素 D 的明确作用，但可能与一些筛选出的结果有关。这些不同的发现可能有几个原因。一般局限性包括未能使用足够剂量的维生素 D 来显著改变母亲的维生素 D 状态。临床试验表明，孕早期以 4000U/d 的剂量来补充维生素 D 可最有效地实现 25(OH)D 浓度达到至少 32ng/ml，以及按传统建议每天服用 400U 对于达到一个适当的血 25(OH)D 水平是无效的[23]。

出于对迄今为止许多已发表研究的差异，以及对营养补充试验适当研究设计的合理方法学上的考虑，执业产科保健提供者将面临做出一些微妙的患者保健决策。我们预计未来将完成越来越多的维生素 D 试验，包括妊娠期和妊娠前期，并将得出各种不同的结果。希望这些将有助于阐明正确的管理过程。

与此同时，产科医生必须根据每个患者的情况决定是否需要测定 25(OH)D 水平。如果患者缺乏维生素 D（＜30ng/ml，特别是＜20ng/ml），则应补充维生素 D，剂量一般在 2000～4000U/d。由于在剂量反应和依从性问题上存在显著的个体差异，如果进行了补充，则建议进行后续的检测。治疗目标是 25(OH)D 水平在理想情况下＞40ng/ml，至少＞30ng/ml。在安全性方面，Cochrane 综述在所有报道的研究中均未发现维生素 D 补充剂的不良反应[20]。

2010 年，美国医学研究所[24] 回顾了近 1000 项已发表的研究，其中包括补充维生素 D 以预防癌症、自身免疫性疾病、心脏病和糖尿病的报道。对于非妊娠女性，作者建议每天的维生素 D 膳食摄入量为 600U，上限为 4000U；对于钙，他们则建议每天 1000mg 的膳食摄入量和 2500mg 的上限。在存在维生素 D 不足 / 缺乏的情况下，应尽早使血清水平正常化，最好在孕早期就开始。

在随机对照试验的结果出来之前，应该可以通过适当的病史来检出有维生素 D 缺乏风险的女性。维生素 D 缺乏在妊娠期间很常见，特别是在高危人群中，包括素食者、日照有限的女性（如居住在寒冷气候者、居住在北纬地区者或穿着防晒和冬季防护服者），以及少数民族，尤其是深色皮肤者。对于被认为存在较高维生素 D 缺乏风险的孕妇，可以参考母体血清 25(OH)D 水平，并应根据个体临床情况进行解读。

美国妇产科医师学会指出，"目前没有充分的证据支持推荐对所有孕妇进行维生素 D 缺乏的筛查。对于被认为存在较高维生素 D 缺乏风险的孕妇，可以参考母体血清 25(OH)D 水平，并应根据个体临床情况进行解读。当在妊娠期间发现维生素 D 缺乏时，大部分专家同意每天 1000～2000U 的维生素 D 是安全的[25]。"

（七）骨质疏松症

与妊娠有关的特发性骨质疏松状态，即妊娠哺乳相关性骨质疏松症（pregnancy and lactationassociated osteoporosis，PLO），于 20 世纪 50 年代被发现。在过去数年内，人们对妊娠和哺乳期骨质疏松症的多个临床方面的研究越来越感兴趣[26]。虽然患病率尚不清楚，约有 120 个病例已被报道。另一种罕见的妊娠相关骨质疏松症称为妊娠一过性骨质疏松症。它通常出现在孕晚期（有时会在行走或站立时出现非常严重的疼痛，通常位于髋部），并且有时会导致髋部骨折，产后数月可完全恢复。应始终考虑既往已存在骨质疏松症的继发病因，如维生素 D 缺乏、乳糜泻、神经性厌食症、肥大细胞增多症、甲状旁腺功能亢进或甲状腺功能亢进。当严重的 PLO 同时有以下三个特征之一时，可能提示需要潜在的单基因骨病筛查：①骨密度严重降低；②有骨质疏松症或多发性骨折、关节活动度过大、蓝巩膜、先天性失明或视力严重下降的家族史；③妊娠前有骨折史。

虽然在妊娠期间已诊断骨质疏松症，妊娠期暴露出骨量降低；但后者并不是前者的原因。妊娠期的体位变化，包括脊柱前凸的加剧，加上轻微和一过性的骨量减少，可能导致疼痛和不稳定。在一项对 24 名有着多年骨痛症状女性的研究中，18 人主诉背痛，5 人主诉髋关节疼痛，1 人主诉在孕后期至产后 8 个月的踝关节疼痛；脊柱的放射学检查显示 17 例脊椎畸形，21 例进行了骨量测定，其中 7 例发现骨质疏松，13 例骨质减少[27]。作者得出结论，很可能在妊娠前骨量已经降低，而妊娠期一过性的、轻微的骨量减少可能会进一步弱化骨骼。

最近的一项研究发现了 78 例在妊娠前或妊娠期使用双膦酸盐的病例。虽然没有显示出严重的不良反应，但研究报道有自然流产增加，胎龄缩短，新生儿出生体重低和新生儿一过性低钙血症的病例[28]。

羟乙磷酸盐用于患有严重疾病并计划妊娠的女性，尽管该药物应在妊娠前几个月停用。

哺乳对骨质疏松症进展的影响是有争议的。目前认为哺乳本身并不是骨密度的决定因素。虽然一项调查报道，8个月的哺乳与股骨颈和骨干的骨密度较高有关；另一项研究发现，9个月以上的哺乳比最初6～9个月的哺乳骨量下降幅度更大[29]。鉴于这一争议，医疗保健提供者必须决定，停止哺乳在管理骨质疏松症上是否是可取的。Bolzetta和他的同事研究了752名女性［平均年龄为（64.5±9.3）岁］，其中23%报道为骨质疏松性椎体骨折[30]。椎体骨折女性母乳喂养婴儿的时间更长［（11.8±12.9）个月 vs.（9.3±11.2）个月，$P=0.03$］，妊娠次数更多［（2.6±2.2）vs.（2.2±1.3），$P=0.002$］。母乳喂养超过18个月发生椎体骨折的风险翻倍（OR=2.12，95%CI 1.14～5.38，$P=0.04$），特别是那些目前或过去没有使用对骨骼有积极影响的药物者。作者得出结论，长时间的母乳喂养和椎体骨折之间存在联系，这支持了长时间哺乳是绝经后骨质疏松性骨折的危险因素的观点。

妊娠期肝素相关性骨质疏松症已有报道，可能与肝素总剂量有关[31]。作者认为，肝素对大约1/3患者的骨密度有着不利影响。

二、甲状腺疾病

妊娠期甲状腺疾病为保健专家提供了使用团队方法的机会，类似的方法已成功地改善了对患有糖尿病和其他疾病女性的保健。由于在孕早期甲状腺发生生理变化，必须建议患有慢性甲状腺疾病的女性有计划地妊娠，并在确认妊娠之前或确诊后立即与保健专家取得联系。自身免疫性甲状腺疾病在女性中的发病率是男性的5～8倍，其病程可能受到妊娠期及产后发生的免疫变化的影响[32, 33]。对颈部、甲状腺和邻近部位的体格检查是孕妇体格检查的标准和重要内容（图47-2）。

在孕早期，母体甲状腺受到甲状腺激素分泌需求增加的挑战，其主要原因有：①雌激素对肝脏的影响导致甲状腺素结合球蛋白（thyroxine-binding globulin，TBG）增加；②人绒毛膜促性腺激素对促甲状腺激素受体的刺激作用；③高浓度的3型碘甲状腺原氨酸脱碘酶（D_3），其可将甲状腺素和三碘甲状腺原氨酸降解为非活性化合物；④甲状腺可利用碘的供应。在美国，饮食中的碘含量（虽然在过去几十年有所下降）似乎只有10%的孕妇碘含量不足。建议孕妇每天碘摄取量为229μg/d，哺乳期女性为289μg/d；妊娠期维生素应含有150μg以碘化钾的形式存在的碘[34]。

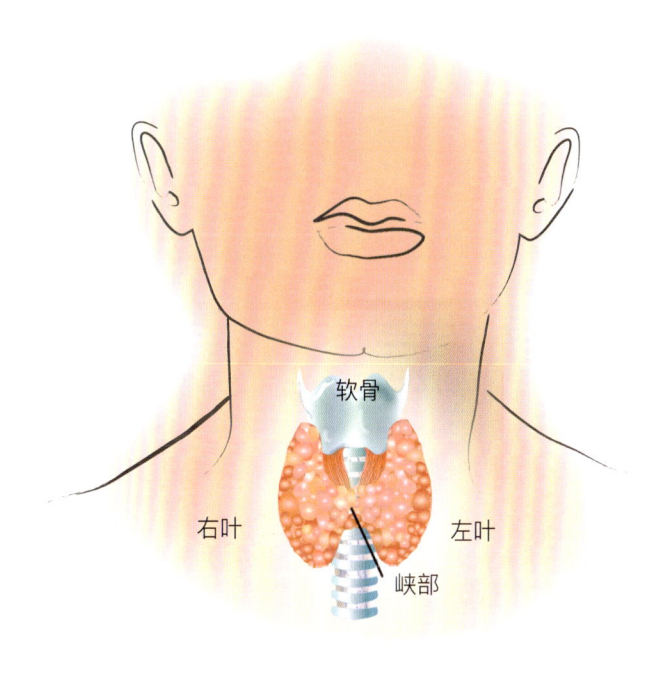

▲ 图47-2 正常甲状腺微结构

正常的甲状腺能够通过增加其以胶质形式储存的甲状腺激素的分泌，并在整个妊娠期将其维持在正常范围内来代偿甲状腺激素需求的增加（图47-3）。然而，在甲状腺有轻微病理性异常的情况下，如慢性自身免疫性甲状腺炎，或在接受甲状腺激素替代治疗的女性中，甲状腺激素的正常增加不能实现。因此，孕妇可出现甲状腺功能减退的生化指标，如血清TSH升高。

尽管胎儿甲状腺在妊娠10～14周时开始摄取碘，胎儿甲状腺活跃分泌甲状腺激素开始于约妊娠18周[35]。甲状腺素（T_4）从母体到胚胎的转运自孕早期便发生。母体的T_4在6周时便能在体液中发现，9周时在胎儿脑部发现。母体转运持续到分娩，但只有在存在胎儿甲状腺功能减退的情况下才会进行大量转运。甲状腺激素受体基因在妊娠8周时已在胎儿脑部表达，这点支持母体甲状腺激素在妊娠前3个月对胎儿脑发育有着重要作用。

由于TBG的升高和外周血TBG降解的减少，

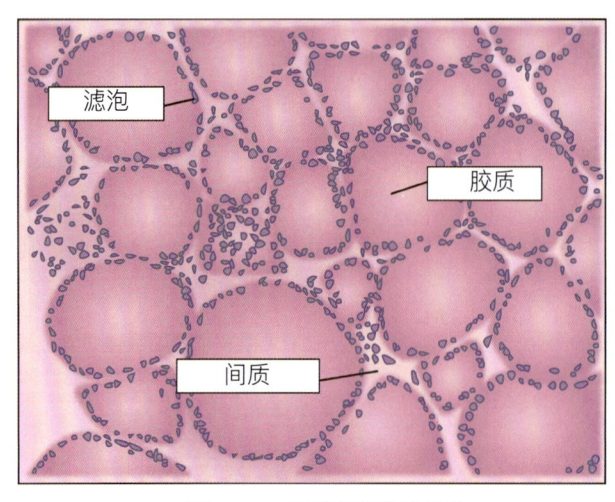

▲ 图 47-3　正常甲状腺微结构

母体的甲状腺激素浓度，包括总甲状腺素（TT_4）和总三碘甲状腺原氨酸（TT_3），从孕早期便开始升高。TBG 在妊娠 20 周时达到一个平台期，并保持不变直到分娩。尽管总的激素浓度发生了这些急剧的变化，除非母体的碘供应减少或甲状腺出现异常，否则 T_4 和 T_3 的血清游离部分水平仍在正常范围内。

hCG 是一种弱甲状腺刺激剂，作用于母体甲状腺 TSH 受体；hCG 在妊娠 9～12 周达到峰值。在妊娠的前 3 个月，TSH 的一过性降低常见，而当 hCG 的分泌增多时，如多胎妊娠或葡萄胎，则会加剧 TSH 的降低。在这些情况下，血清游离 T_4（FT_4）浓度可能上升到甲亢患者的水平。

妊娠期甲状腺肿常见于缺碘地区。然而，在美国和世界上其他碘摄入充足的地区，甲状腺在妊娠期并不出现临床上的肿大。因此，在妊娠期检出甲状腺肿是一种需要仔细评估的异常发现。弥漫性甲状腺肿最常见的病因是慢性自身免疫性甲状腺炎或桥本甲状腺炎。大多数患者甲状腺功能正常，诊断主要通过甲状腺功能检查和抗体的测定，主要是甲状腺过氧化物酶（thyroid peroxidase，TPO）。抗体浓度在妊娠期降低，产后升高。孕早期高值也是产后甲状腺功能失调综合征的预测因素。

（一）甲状腺功能检查

血清 TSH 检测是甲状腺功能不全最实用、最简单、最经济的筛查方法[36]。正常的 TSH 浓度，以及血清 FT_4 和 TT_4 浓度在妊娠不同阶段具有特异性，其取决于特定人群、种族的碘摄入量和检测性能。血清 TSH 在孕早期低于妊娠前值，然后在孕中期和晚期升高。升高的血清 TSH 符合伴有游离甲状腺素指数（free thyroxine index，FTI）降低的原发性甲状腺功能减退的诊断，而低水平，除了少数例外，在孕早期是正常的（图 47-4），这是继发于 hCG 对甲状腺 TSH 受体的刺激作用。显著的临床数据[36]支持孕早期血清 TSH 低于 2.5mU/L，孕中、晚期血清 TSH 低于 3.0mU/L，为正常值的上限[37]；然而，来自中国、英国和印度的研究对其人口使用了特定的参考范围，报道称 TSH 参考范围在孕早期高至 4.5mU/L。美国甲状腺协会（American Thyroid Association，ATA）和内分泌学会（Endocrine Society，ES）指南建议，在特定人群中使用妊娠期血清 TSH 和 FT_4 的特定参考范围，如果没有，如前所述，他们建议在孕早期的血清 TSH 正常上限为 2.5mU/L，孕中晚期为 3.0mU/L[38-41]。由于许多孕妇在妊娠 6 周后进行第 1 次产科检查，根据 FTI 值，血清 TSH 上限 2.5mU/L 对于检测亚临床或显性甲状腺功能减退较为合理。

需要注意不同妊娠阶段 FT_4 水平的测定。不同厂家实验室报道的不同免疫检测方法在妊娠中晚期测出的 FT_4 值存在显著的不一致，这是由于所使用的方法和不同人群饮食碘摄入量的差异造成的。FT_4 值在正常值的下限，甚至在甲状腺功能低下的范围内，在日常临床实践中并不少见，特别是在孕晚期。Lee 和他的同事[42]比较了两种不同的免疫检测方法与传统方法对整个妊娠期已知生理 TSH 变化影响下的 FT_4［总 T_4 和 FT_4 指数（FT_4I）］的检测性能。他们对甲状腺正常且在早、中、孕晚期 TPO 抗体阴性的女性进行了研究。对照组为种族匹配的绝经前非妊娠女性。正如预期，血清 TT_4 在整个妊娠期均升高，相比于对照组血清 FT_4I 在孕早期升高（$P<0.05$），在孕中期和晚期恢复到非妊娠范围。相比之下，通过两种不同的免疫检测，FT_4 值与对照组相比水平相当或更低，到孕中期和晚期，约为对照组的 65%。作者总结道，TT_4 和 FT_4I 在整个妊娠期与血清 TSH 保持了一定的反比关系，两者较 FT_4 检测提供更可靠的 FT_4 评估。由于透析法（FT_4 评估的金标准）或串联质谱法测定 FT_4 并不常规可用，因此建议对妊娠患者进行 TT_4 测定，调整系数为 1.5[42]。故而，执业医师必须熟悉某一厂家实验室报告的甲状腺检查的解读和意义。

```
                        血清TSH
          ┌───────────────┼───────────────┐
         升高             正常            降低
          │                               │
       FT₄或FT₄I                       FT₄或FT₄I
       ┌──┴──┐                         ┌──┴──┐
      正常   降低                      正常   升高
       │     │                         │     │
    亚临床性  显性甲状腺              亚临床性  显性甲状腺
    甲状腺   功能减退                甲状腺   功能减退
    功能减退症                       功能减退症
       │     │                         │     │
       └──┬──┘                         └──┬──┘
        TPO抗体                         TSHRAb
```

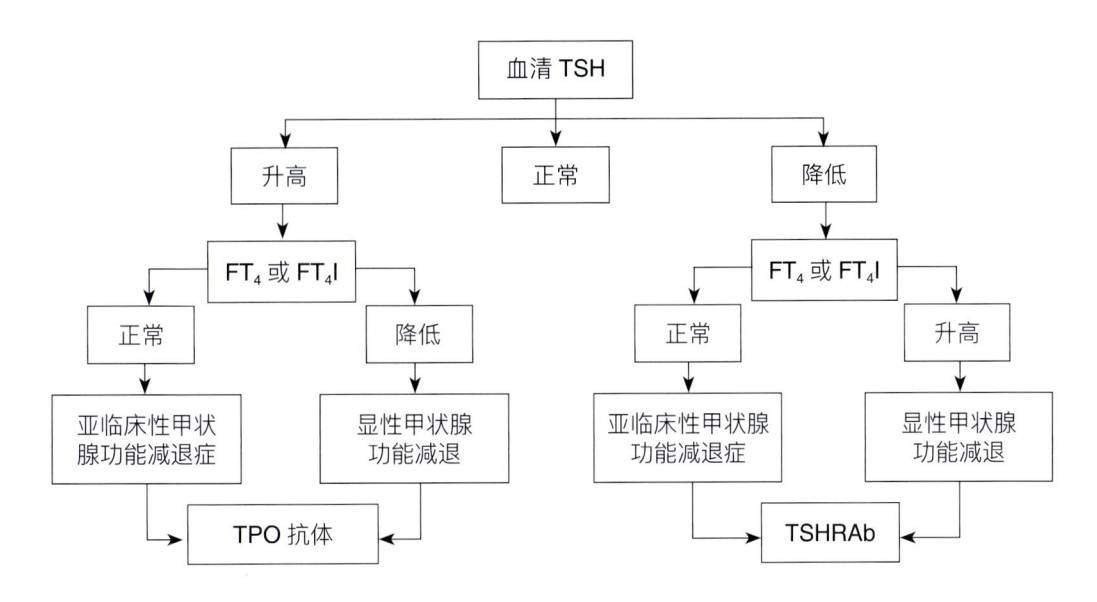

▲ 图 47-4 妊娠期甲状腺功能检查的解读法则

孕早期血清促甲状腺激素（TSH）正常上限为 2.5mU/L，孕中晚期为 3mU/L。孕早期正常血清 TSH 下限可能低至 0.1mU/L，甚至可能无法检测到。无 TSH 受体抗体（TSHRAb）的亚临床性甲状腺功能亢进症是正常孕早期生理表现。血清甲状腺过氧化物酶（TPO）抗体的存在符合慢性甲状腺炎的诊断。TSHRAb 的存在符合 Graves 病的诊断。FT₄. 游离甲状腺素；FT₄I. 游离甲状腺素指数

然而，在其他情况下，亚临床性甲状腺功能亢进症可在 TSH 降低和 FT₄ 正常浓度时做出诊断，如罕见的自主性甲状腺结节。在这种情况下，应进行血清 TT₃ 或游离三碘甲状腺原氨酸指数（free triiodotyronine index，FT₃I）测定。

促甲状腺激素受体抗体

Graves 病是由 TSH 受体刺激抗体（TSI 或 TRAb）直接刺激甲状腺上皮细胞引起的。用于检测 TRAb 的高敏感性和特异性方法现在已上市，对于活动性疾病的女性和自发缓解期或消融治疗后的既往有 Graves 甲亢病史的女性，在评估妊娠期胎儿和新生儿风险方面非常有价值。当病因在临床上不明显时，TRAb 也可用于甲状腺功能亢进的鉴别诊断。有两种方法用于测量 TRAb，即基于竞争性受体的测定 [甲状腺结合抑制剂（thyroid binding inhibitor，TBI）-抑制性促甲状腺激素结合免疫球蛋白（thyroid-binding inhibitor immunoglobulin，TBII）测定] 或检测环磷酸腺苷代谢产物的生物测定（TSI 测定）。TBI-TBII 方法的特异性较低，因为慢性自身免疫性（桥本）甲状腺炎患者可能有 TSH 受体（TSHR）阻断活性的 TRAb，从而使结果呈阳性。与所有 IgG 分子一样，TRAb 在妊娠期可穿过胎盘，其显著滴度超过参考值范围的 3 倍，它可刺激胎儿甲状腺并产生甲状腺功能亢进（具有刺激功能的 TRAb），或极少数情况下产生甲状腺功能减退（具有阻断活性的 TRAb）。最近，有报道使用第二代 TBI-TBII 方法预测胎儿/新生儿甲状腺功能亢进的发展水平。

（二）妊娠前咨询

医生在为正在备孕的女性甲状腺疾病患者提供咨询时，可能会面临不同的临床情况。

- 新诊断或正在接受抗甲状腺药物（antithyroid drug，ATD）治疗的甲状腺功能亢进。甲状腺功能亢进妊娠前治疗应选择三种经典治疗方案：①长期 ATD 治疗；②¹³¹I 放射治疗；③次全甲状腺切除术。ATD 对胎儿的潜在不良反应应与父母双方进行讨论。对于 TRAb 滴度阳性的患者，由于 ¹³¹I 治疗后血清水平将升高，应避免进行碘放射治疗，并且这种效果持续数年。孕妇在妊娠中晚期滴度高于正常水平 3 倍的胎儿有罹患胎儿和新生儿甲状腺功能亢进的风险。一些担心 ATD 或放射性治疗潜在不良反应的医生和患者可能会选择甲状腺切除术。无论选择何种治疗方式，患者在妊娠期维持甲状腺功能正

常都很重要。
- 既往曾使用 [131]I 治疗。对于接受过 [131]I 放射剂量治疗的患者来说，在完成治疗后等待 6 个月～1 年再妊娠较为合理。Garsi 及其同事分析了 2673 例甲状腺癌接受治疗但卵巢无明显外辐射孕妇的数据，没有发现放射性碘暴露影响后续妊娠和后代结局的证据[43]。
- 治疗甲状腺功能减退。接受甲状腺激素治疗的女性通常在妊娠后不久需要增加左甲状腺素（L- 甲状腺素）的剂量[44,45]。需求量的增加早在末次月经后 6～8 周就可以观察到。一旦诊断妊娠，应进行甲状腺功能检查，并相应调整甲状腺素剂量。一旦确诊妊娠，建议每周在常规剂量的基础上增加 2 次额外剂量的 L- 甲状腺素，直到获得甲状腺功能检查的结果[45]。最近有报道称，在接受 L- 甲状腺素替代疗法的甲状腺功能减退女性（不包括因甲状腺癌而接受甲状腺切除术者）中，如果妊娠前血清 TSH 低于 1.3mU/L，仅有 17% 的女性在孕早期需要增加 L- 甲状腺素，而血清 TSH 高于 1.3mU/L 的女性则有 58% 需要增加[46]。分娩后，大多数女性的剂量应降至妊娠前水平。常见药物可能影响 L- 甲状腺素的吸收，如硫酸亚铁和钙等。患者应在服用其他药物前至少间隔 2h 服用 L- 甲状腺素，并在进食前或餐后 1h 服用。
- 甲状腺功能正常的慢性甲状腺炎。桥本甲状腺炎患者在孕早期发生新发甲状腺功能减退、自然流产、早产和产后甲状腺炎（postpartum thyroiditis，PPT）的风险更高[47]。

（三）母体 – 胎盘 – 胎儿相互作用

过去几十年的研究表明，母体甲状腺激素在胚胎发育中起着重要作用[48]。T_3 受体存在于大多数组织中，直接影响转录（图 47-5）。母体 T_4 在妊娠前半程通过胎盘，此时胎儿甲状腺尚无功能，母体 TSH 不通过胎盘。促甲状腺素释放激素也通过胎盘屏障，但其生理意义尚不清楚。

甲巯咪唑（Methimazole，MMI）、丙硫氧嘧啶（Propylthiouracil，PTU）和卡比马唑（Carbimazole，CMZ）（一种代谢为 MMI 的药物）均可穿过胎盘，如果给予较高剂量可能会导致胎儿甲状腺功能减退

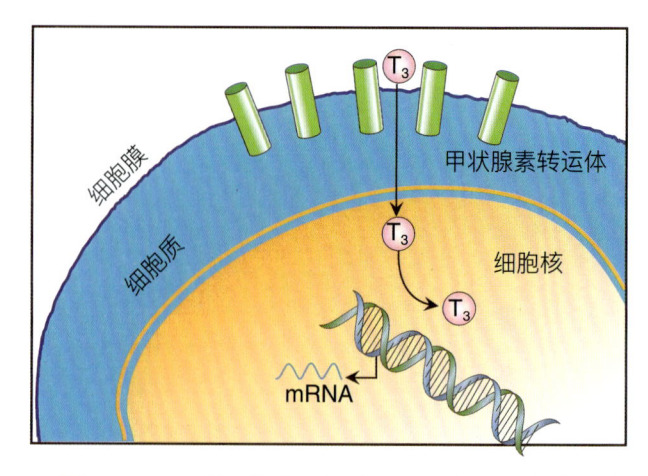

▲ 图 47-5　三碘甲状腺原氨酸（T_3）在靶细胞中的作用位点

和甲状腺肿。现仍然对它们孕早期暴露和先天性畸形之间的关系有所担心。由于胎儿甲状腺聚集可能导致甲状腺肿和甲状腺功能减退，妊娠期禁止大剂量或长时间服用含碘制剂。

如上所述，TRAb 可通过胎盘，其血清浓度随妊娠进展而降低。然而，[131]I 治疗后，其滴度在 Graves 甲亢患者中显著增加。

（四）甲状腺功能亢进

甲状腺功能亢进在妊娠期相对少见，影响所有孕妇的 0.1%～0.4%[49]。妊娠期甲状腺功能亢进最常见的两种病因是 Graves 病和妊娠期一过性甲状腺毒症（gestational transient thyrotoxicosis，GTT）。Graves 病约占妊娠期显性甲状腺功能亢进病例的 95%，而 GTT 的诊断率占孕妇的 1%～3%，并且往往发生在孕早期的后半段[50]。大多数患有 Graves 病的孕妇在妊娠前就已经存在有甲状腺疾病史。妊娠期新发并不常见[51]。妊娠期甲状腺功能亢进的其他病因都相对罕见（框 47-2）。非妊娠和妊娠患者的甲状腺功能亢进症状相似，包括心悸、失眠、体重减轻、燥热、甲状腺肿大、焦虑、震颤、心动过速、稀便和多汗。

（五）妊娠期甲状腺功能亢进

妊娠期甲状腺功能亢进也称为妊娠期甲状腺毒症、一过性妊娠剧吐甲状腺功能亢进和孕早期一过性非自身免疫性甲状腺功能亢进，这种情况被定义为孕早期由于高滴度的 hCG 分泌刺激 TSH 受体引

起的一过性甲状腺功能亢进,除少数例外。妊娠期甲亢最常见的原因是妊娠呕吐、多胎妊娠和葡萄胎。其他个案报道包括胎盘亢进症。

框 47-2　妊娠期甲状腺功能亢进的原因
免疫性甲状腺疾病
• Graves 病
• 慢性甲状腺炎
• 散发性无症状甲状腺炎
非自身免疫性甲状腺疾病
• 多发结节性甲状腺肿
• 毒性腺瘤
• 亚急性甲状腺炎
妊娠期甲状腺毒症
• 多胎妊娠
• 恶心呕吐
• 妊娠剧吐
－滋养细胞肿瘤
－葡萄胎
－绒毛膜癌
医源性
• 左甲状腺素摄入过量
－过度治疗
－人为因素
碘诱导

引自 Patil-Sisodia K, Mestman JH. Graves hyperthyroidism and pregnancy: a clinical update. *Endocr Pract*. 2010; 16: 118-129.

(六) 一过性妊娠剧吐甲状腺功能亢进

妊娠剧吐以严重的恶心呕吐为特征,发病时间为妊娠 4～8 周,需要频繁地急诊就诊,有时还需要反复住院进行静脉补液[52]。体重减少至少 5kg,尿酮,肝功能异常和低钾血症是常见表现,取决于呕吐和脱水的严重程度。FT_4 和 TT_4 水平升高,有时高达正常值的 4～6 倍。尽管 FT_3 值不会高至血清 FT_4 的水平,TT_3 和游离三碘甲状腺原氨酸 (FT_3) 值在 40% 患病女性中也升高[51]。与比值大于 20 的 Graves 甲亢相比,TT_3/TT_4 的比值小于 20。通过敏感试剂测得的血清 TSH 水平始终不能检出或降低。尽管存在明显的生化性甲状腺功能亢进,但代谢亢进症状和

体征却很轻微或没有。患者可能会主诉轻度心悸和燥热,但出汗、近端肌无力和便频罕见。体检时没有眼病和甲状腺肿大,偶可见伸出手指时的轻微震颤,部分可能会因为脱水导致心动过速。在病史中重要的是在妊娠前没有甲状腺功能亢进的症状,因为大多数在妊娠期首次诊断 Graves 病的患者在妊娠前就有高代谢症状的病史。甲状腺功能亢进的自发正常化与呕吐的减轻和体重增加相平行,尽管有 15%～25% 的病例报道妊娠 20 周后甲状腺功能亢进持续存在,大多数病例在妊娠 14 周至 20 周期间自发缓解。游离甲状腺激素水平正常后,降低的血清 TSH 可能再持续数周(图 47-6)。抗甲状腺药物是不必要的。一组使用抗甲状腺药物的患者与未接受治疗的相似患者组的妊娠结局无显著差异。由于症状往往是一过性的,不需要常规监测甲状腺功能检查。严重或持续呕吐和甲状腺功能亢进可能需要肠外营养。

甲状腺异常的程度与呕吐和体重下降的严重程度直接相关。在 Goodwin 及其同事[52]研究的 67 名患者中,包括严重呕吐、体重下降至少 5kg 和严重脱

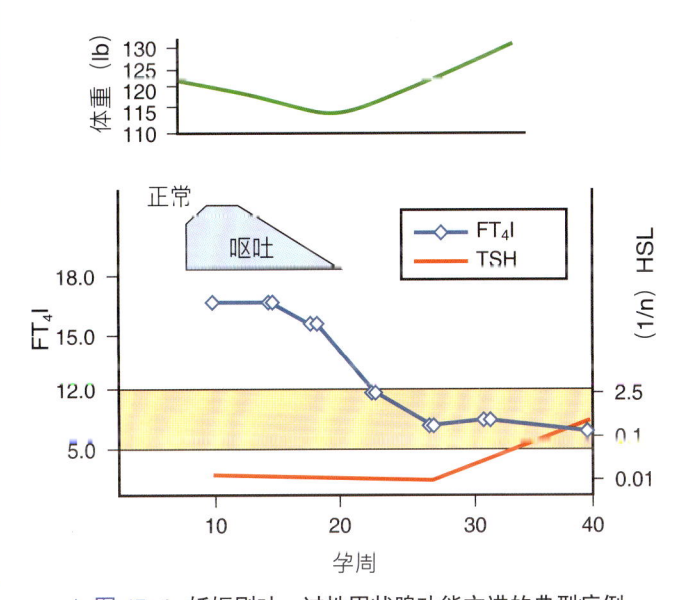

▲ 图 47-6　妊娠剧吐一过性甲状腺功能亢进的典型病例
妊娠 6 周,开始呕吐;妊娠 10 周病情加重。血清游离甲状腺素指数 (FT_4I) 升高,促甲状腺素降低。妊娠 16～18 周,呕吐症状减轻,FT_4I 值显著改善。在此期间,患者体重下降 3.6kg。妊娠 18 周,血清 FT_4I 恢复正常,但血清促甲状腺素直到妊娠 26 周之前持续降低。患者体重增加,并在足月分娩一名健康婴儿。橙色带表示参考范围。LNMP. 正常末次月经;TSH. 促甲状腺激素

水等症状更严重的女性，经常发现出现肝脏和电解质的异常。他们还表现出更明显的 FT_4 水平升高和血清 TSH 值下降；实际上，30% 的患者血清 TSH 检测不到（<0.04mU/L）。呕吐较轻的患者甲状腺功能紊乱的程度较轻。

在妊娠后的最初几周内突然出现严重恶心和呕吐，以及甲状腺功能在甲状腺功能亢进水平的女性，应疑诊妊娠剧吐导致的一过性甲状腺功能亢进。这些患者在妊娠前并无高代谢症状的主诉，触诊无甲状腺肿大，组织甲状腺毒症症状体征轻微或不存在。此外，甲状腺抗 TPO 抗体和 TRAb（自身免疫性甲状腺疾病的标志物）筛查结果为阴性。鉴别诊断可能很困难，因为呕吐也可能是 Graves 病甲状腺功能亢进的一种表现（表 47-1）。

妊娠剧吐患者甲状腺激素升高的原因是 hCG 的内分泌作用[53]。最有可能的是，高水平的 hCG（一种已知的 TSH 受体刺激剂）发挥了重要作用，其生物学活性的延长在双胎妊娠中也起到了重要作用。在正常和有呕吐症状的女性中，甲状腺刺激的程度和总 hCG 水平之间有显著的，尽管微弱的相关性[54]。当 hCG 滴度超过 20 000mU/ml 时，血清 TSH 将会降低或无法检测出。

如前所述，对有严重呕吐、无 Graves 病临床表现、孕早期甲状腺功能亢进的生化证据、血清 TSH 值降低或检测不到、血清 FT_4 升高的女性，应考虑诊断妊娠剧吐一过性甲状腺功能亢进。孕早期正常血清 TSH 可低至 0.01mU/L，因此血清 FT_4 升高对诊断也是必要的。妊娠剧吐一过性甲状腺功能亢进的治疗目标主要是支持治疗，以及针对恶心、呕吐、脱水，以及纠正与妊娠剧吐相关的电解质和酸碱紊乱的临床管理。呕吐的症状在妊娠前 3 个月结束时有 60% 消失，在妊娠 20 周时有 91% 消失[55]。

妊娠剧吐也可发生在 Graves 甲状腺功能亢进的女性。然而，尽管 GTT 和 Graves 病两者的燥热、焦虑、震颤和心悸是类似的，妊娠前没有症状或有恶心和呕吐症状更支持 GTT 的诊断，而妊娠前有症状和（或）TRAb 阳性则支持 Graves 病[56]。

妊娠期甲状腺功能亢进不影响产科结局。出生体重可能略低，但与对照组孕妇的胎儿没有显著差异，这与孕妇的体重下降有关。

孕早期甲状腺功能亢进的其他原因还有妊娠滋养细胞疾病、部分和完全性葡萄胎和绒毛膜癌。

亚临床性甲状腺功能亢进症

亚临床性甲状腺功能亢进症定义为血清 TSH 异常降低，FT_4（和 FT_3）正常。在非妊娠患者群体中，亚临床性甲状腺功能亢进症与骨质疏松、心血管疾病和脑卒中、认知能力下降和生活质量降低等远期风险有关[57]。此外，亚临床疾病患者发展为显性甲状腺功能亢进的风险增加[58]。基于 25 765 例在单胎妊娠期间接受甲状腺功能检查的患者，亚临床性甲状腺功能亢进症的发生率为 1.7%，在非裔美国人和经产患者中发生率增加[59]。在那些被诊断为亚临床疾病的患者中，与甲状腺正常的患者相比，母体、产科或新生儿发病率没有增加。有趣的是，亚临床性甲状腺功能亢进症患者妊娠高血压的发生率较低。该研究的结果支持 ATD 不应用于亚临床甲亢孕妇治疗的建议。

（七）Graves 病

妊娠期 Graves 病引起的甲状腺功能亢进的自然病程特征是孕早期和产后症状加重，在妊娠中晚期症状减轻。孕早期 hCG 刺激甲状腺和 TRAb 值升高被认为是症状加重的原因。淋巴细胞亚群变化引起的免疫反应可以解释妊娠中晚期的自发改善和产后复发。在一项比较妊娠和非妊娠 Graves 病的研究中，

表 47-1 Graves 甲状腺功能亢进 vs. 妊娠期甲状腺毒症的诊断

	甲状腺功能亢进	妊娠期甲状腺毒症
妊娠前症状	++	–
妊娠期症状	+/++	–/+
恶心、呕吐	–/+	+++
甲状腺肿大，眼病	+	–
甲状腺受体抗体	+	–
甲状腺超声	血管丰富	正常

–. 无；+. 轻微；++. 严重
引自 Patil-Sisodia K, Mestman JH. Graves hyperthyroidism and pregnancy: a clinical update. *Endocr Pract*. 2010;16:118–129.

Kung 和 Jones 假设，随着妊娠进展，症状的改善是由于具有刺激活性的 TRAb 效价下降，而具有甲状腺阻断活性的 TRAb 增加[60]。产后情况则正好相反，Graves 甲亢通常会加重。另一种理论认为，妊娠中晚期 Graves 病的改善是由甲状腺受体抗体（TRAb 和 TSI）降低所致。

当甲状腺功能亢进在整个妊娠期得到妥善处理时，母体和胎儿的结局都是好的；然而，未经治疗或控制不佳的甲状腺功能亢进母亲的孕产妇和新生儿并发症显著增加（框 47-3）[61]。

妊娠期首次诊断的大多数患者，甲亢症状早于妊娠。在妊娠期甲状腺功能亢进的临床诊断可能会存在困难，因为许多症状和体征在正常妊娠中很常见，如轻度心悸，心率在 90~100/min，轻度燥热，运动时呼吸急促，皮肤温度升高。然而，一些临床线索增加了甲状腺功能亢进诊断的可能性，包括甲状腺肿、眼病、近端肌无力、脉搏超过 100/min 的心动过速、体重下降或食欲良好但体重不增加。有时，患者可能首次出现充血性心力衰竭，由于许多人体格检查结果提示心脏瓣膜疾病，特别是二尖瓣关闭不全或狭窄，因此很难进行病因诊断。控制不佳的甲状腺功能亢进常并发先兆子痫、小于胎龄儿和早产。当出现舒张压过低和脉压过大的收缩期高血压时，医生应怀疑甲状腺功能亢进，这在主动脉瓣关闭不全等其他情况中也可以看到。

在体格检查中，Graves 病孕妇的甲状腺常肿大。事实上，如果没有甲状腺肿，就不太可能在年轻人中诊断出 Graves 病。腺体弥漫性增大，是正常大小的 2~6 倍，软硬不均；有时触诊不规则，其中一个叶比另一个叶突出。可能会触及震颤或听到杂音，这是高循环的征象。眼科检查可发现明显的眼病，但在大多数病例中，不存在或仅有轻微的眼球突出，一只眼比另一只眼略突，并伴有上眼睑的收缩。仔细的眼科检查可能会有损眼外运动。凝视和结膜注射或水肿是常见的。严重的眼病在妊娠期罕见；可能需要糖皮质激素治疗和眼眶减压手术来恢复视力。胫前黏液性水肿罕见，见于不到 10% 的女性。心脏高动力并伴有响亮的收缩期杂音是很常见的表现。近端肌无力，伸出手指轻微震颤，运动亢进症状常见。皮肤通常温暖湿润，而手掌红斑加重。

如前所述，几乎每个 Graves 病患者 FT$_4$ 浓度都

框 47-3　Graves 甲状腺功能亢进的潜在母体和胎儿并发症

母体
- 妊娠丢失
- 妊娠高血压
- 早产
- 充血性心力衰竭
- 甲状腺危象
- 胎盘早剥
- 感染

胎儿
- 低出生体重
  - 早产
  - 小于胎龄儿
  - 宫内生长受限
- 胎儿死亡
- 甲状腺功能紊乱
  - 胎儿甲状腺功能亢进
  - 胎儿甲状腺功能减退
  - 新生儿甲状腺功能亢进
  - 新生儿甲状腺肿
  - 新生儿中枢性甲状腺功能减退

引自 Patil-Sisodia K, Mestman JH. Graves hyperthyroidism and pregnancy: a clinical update. *Endocr Pract*. 2010;16:118–129.

会升高。当孕妇 FT$_4$ 或 FT$_4$I 或 TT$_4$ 升高时 TSH 值降低，可明确甲状腺功能亢进的诊断[49]。在一些少见情况下，血清 FT$_4$ 可能处于正常上限或轻微升高，在这种情况下，测定 TT$_3$ 或校正后 TT$_3$ 将明确甲状腺功能亢进的诊断。甲状腺过氧化物酶抗体（thyroid peroxidase antibodies，TPOAb）或甲状腺微粒体抗体，甲状腺自身免疫性疾病的标志物，在大多数 Graves 病患者中升高，尽管它对诊断没有临床相关性。TRAb 的滴度，包括 TBII 和 TSI，均升高，可确诊 Graves 甲状腺功能亢进，它们的实际滴度对胎儿和新生儿甲状腺功能亢进预后有重要影响。

早期合并甲状腺功能亢进孕妇的研究报道有显著的母体和围产期发病和死亡率。然而，在过去的 25 年里，母体和胎儿并发症的发生率显著下降，这与母体甲状腺功能亢进的控制改善直接相关（框 47-3）[61-63]。在甲状腺功能亢进控制不佳的患者中，最常见的母体并发症之一是先兆子痫。未控制

的甲状腺功能亢进女性发生重度先兆子痫的风险比控制良好者高5倍[61]。其他并发症包括早产、胎盘早剥、出生体重低于2500g、死产和流产。存在妊娠高血压未经治疗或短期治疗的女性可能发生充血性心力衰竭。有心血管表现的女性常通过超声心动图发现左心室功能不全。虽然这些变化是可逆的，它们可能在甲状腺功能正常后持续数周或数月。在一项研究中，尽管T_4水平已正常，外周血管阻力降低和心输出量升高仍然存在。这是一项重要的发现，具有重要的临床意义。在分娩过程中，或伴发贫血或感染等潜在并发症时，甲状腺功能亢进孕妇的左心室失代偿在合并先兆子痫的情况下可能发生。我们已经观察到长期甲状腺功能亢进的女性在妊娠前半期出现充血性心力衰竭。妊娠初期甲状腺功能亢进的加重可能在这种并发症的发展中发挥了重要作用。在这些情况下，必须仔细监测液体入量。与控制不佳相关的甲状腺危象在妊娠期和产后均能观察到。

胎儿和新生儿并发症也与孕妇甲状腺功能亢进的控制有关。宫内生长受限、早产、死胎和新生儿疾病是最常见的并发症。Millar及其同事证实[61]，整个妊娠期未控制的甲状腺功能亢进使得低出生体重儿的发生比对照组高出9倍。对比发生在妊娠期接受甲状腺功能亢进治疗但在妊娠期甲状腺功能正常者，低出生体重儿发生率几乎是前者的2.5倍。在妊娠前或孕早期甲状腺功能即实现正常的母亲中，低出生体重儿的发生率与对照组没有差异。SGA婴儿的分娩与母体持续妊娠30周以上的甲状腺功能亢进、Graves病持续时间约10年、Graves病在20岁之前发病有关。妊娠期甲亢孕妇的自然流产（25.7%）和早产（14.9%）发生率高于正常孕妇，正常者分别为12.8%和9.5%。新生儿中枢性甲状腺功能减退已有所报道，报道中其母亲整个妊娠期患有甲状腺功能亢进。这些婴儿中的许多人在数周内恢复了正常的甲状腺功能，而另一组则长期患有垂体功能减退[64]。有趣的是，孕中期或晚期孕妇TRAb血清浓度大于5U/L时，预测新生儿甲状腺功能亢进的敏感性为100%，特异性为43%[65]。

Luton和他的同事在法国对超声监测胎儿甲状腺大小作为甲状腺功能障碍和是否需要治疗干预的指标进行了评估[66]。在一组被认为是高危（存在TRAb）并接受抗甲状腺治疗的甲状腺功能亢进女性中，41例患者中有11例发现胎儿甲状腺肿大。4例胎儿甲状腺功能亢进，7例胎儿甲状腺功能减退，均为母体高剂量ATD治疗所致；他们都从调整药物治疗中受益。作者认为，由经验丰富的超声医师对胎儿甲状腺进行超声检查是一种极好的诊断工具，配合密切的团队合作，可以确保胎儿甲状腺功能正常。

甲状腺功能亢进的治疗对于预防母体、胎儿和新生儿并发症至关重要（图47-7）。治疗目标是尽快使FTI或FT_4恢复到正常的上限，并以最小剂量的抗甲状腺药物维持甲状腺功能正常。TSH不会总是上升到正常范围，这也不应该作为ATD治疗的目标。过量的ATD通过胎盘可能会影响胎儿甲状腺，导致胎儿甲状腺功能减退，伴或不伴甲状腺肿。应定期监测患者用药情况，调整药物剂量，使FT_4或FT_4I或TT_4保持在妊娠参考范围的上限。

为了达到甲状腺正常状态，在治疗开始时应每2周进行1次甲状腺功能检查，在达到甲状腺功能正

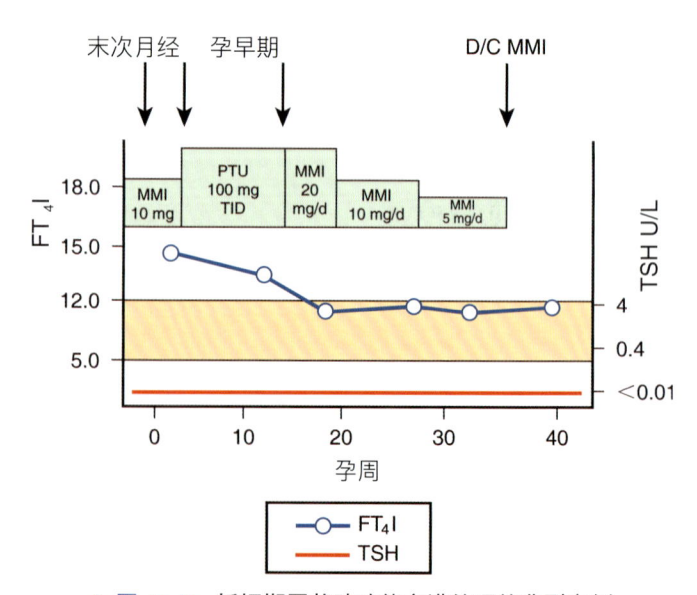

▲ 图47-7 妊娠期甲状腺功能亢进处理的典型案例

患者在妊娠期甲巯咪唑10mg每天时处于甲亢状态。当确诊妊娠时，停止使用MMI，并添加丙硫氧嘧啶150mg，每天3次。在孕早期结束时，停止使用PTU，予MMI每天20mg。到妊娠20周，游离甲状腺素指数（FT_4I）基本正常，MMI剂量减至10mg。到妊娠26周，FT_4I处于参考范围上限，促甲状腺激素仍然降低；MMI的剂量减至每天5mg。FT_4I保持在参考范围上限，在妊娠34周停用MMI（D/C），患者在分娩前甲状腺功能正常。橙色条带表示参考范围。TSH. 促甲状腺激素；PTU. 甲巯咪唑；MMI. 丙硫氧嘧啶

常时，每 2~4 周进行 1 次甲状腺功能检查。由于随着妊娠进程发生的免疫学变化，抗甲状腺药物的需求量在妊娠中晚期后减少。一些有轻微甲状腺肿的、症状持续时间短、血清 TRAb 滴度低、服用小剂量抗甲状腺药物的孕妇，可在妊娠 34 周或之后停止使用 ATD。20%~30% 的患者在妊娠后期可停用 ATD，这可以防止过度治疗和胎儿或新生儿甲状腺功能减退的发生[41]。

在美国，两种可用的 ATD 是 PTU 和 MMI，这两种药物都能有效控制症状。最近，研究人员再次探讨了 PTU 的肝毒性风险，并注意到需要引起警惕的死亡和需要肝移植的病例数量；然而，从 FDA 的报告中还不清楚孕妇是否包括在这些数字中。MMI 也可以引起肝毒性，包括致死性病例，但 FDA 总结道，PTU 更可能与临床上严重或致死的肝毒性相关。据估计，美国每年约有 4000 名孕妇需要接受 ATD 治疗，其中大多数使用 PTU，这是以前的实践指南所推荐的。Taylor 和 Vaidya[67] 发现 6 例 PTU 诱发的肝衰竭；据估计，每年有 4 名女性会有严重的 PTU 相关肝脏并发症[68]。尽管与 PTU 的肝毒性和 MMI 引发的胎儿畸形发病率极低，由 FDA 和 ATA 专家组推荐仅在孕早期使用 PTU，在孕中期更改为 MMI（图 47-7）[69]。PTU 优于 MMI 的其他适应证包括对 MMI 过敏和甲状腺危象，这是由于 PTU 能够抑制外周血中 T_4 向 T_3 的转化。

据我们所知，没有研究表明 PTU 在治疗妊娠期甲状腺功能亢进方面优于 MMI；两种药物的胎盘转运动力学相似。此外，当比较这两种药物的疗效时，在同等剂量和相同的治疗周内，维持甲状腺功能正常的效果是相同的。两组新生儿结局无差异。

先天性皮肤发育不全是一种局限于头皮顶叶的局部病变，其特征是先天性皮肤缺失和穿孔性溃疡样病变，发生在一小部分接受 MMI 治疗的孕妇所生的婴儿中。仅 1 例报道使用 PTU。然而，在一般人群中，新生儿的发病率为 0.03%。

一些研究描述了孕早期接受 MMI 治疗的孕妇所生婴儿的一种特殊出生缺陷[70]。这被称为甲巯咪唑相关出生缺陷，包括后鼻孔闭锁（鼻道发育不全）、气管食管瘘、食管闭锁、脐膨出、小乳头或无乳头（发育不全）、轻微畸形特征和发育迟缓。很少有病例报道，并且没有使用 PTU 的病例。食管闭锁在一般人群中的发生率为 1/2500，后鼻孔闭锁为 1‰。在一项研究中，MMI 的剂量为 5~50mg/d；另一项研究中，两位受影响的孕妇服用超过 20mg/d。在一份流行病学报道中，Barbero 及同事阐述了[70]，与一般人群相比，孕妇在前 3 个月接受 MMI 治疗的婴儿后鼻孔闭锁的 OR 为 18（95%CI 3~121）；然而，作者不能排除甲状腺功能亢进本身可能与该畸形和其他畸形相关的可能性。最近，孕妇在孕早期暴露于甲 MMI-CMZ 的胎儿先天性心脏缺陷被报道。在一项研究中，对 68 名 Graves 病母亲所生新生儿中的 60 名进行了超声心动图检查，诊断出 4 例先天性心脏缺陷（2 例房间隔缺损，1 例室间隔缺损，1 例法洛四联症）[71]。在丹麦民事登记系统研究中[72,73]，1097 名胎儿在孕早期暴露于 MMI-CMZ，564 名暴露于 PTU，出生后随访中位数为 8.3 年，与未暴露于 MMI-CMZ 的 881 730 例儿童进行比较。他们报道了孕早期暴露于 PTU 新生儿的一系列先天性畸形；它们往往比暴露于 MMI 者观察到的更轻微，主要影响面部和颈部、泌尿系统。其中一些畸形在出生后 2 年内发现，需要手术治疗。面部和颈部缺陷（耳前和鳃裂窦瘘/囊肿）的校正风险为 4.92，泌尿系统（孤立肾囊肿和肾积水）的校正风险为 2.73。既往研究未发现 PTU 相关先天性畸形有任何统计学意义。日本的 Yoshihara 和同事研究了 6744 名女性和 5967 名活产胎儿的妊娠结局，其中 1426 名女性接受了 MMI 治疗，1578 名接受了 PTU 治疗[74]。MMI 组主要畸形的总体发生率为 4.1%（大多数为 MMI 相关胎儿畸形综合征的一部分），显著高于对照组的 2.1%。PTU 组先天性畸形发生率与对照组无明显差异。丹麦和日本研究中 PTU 畸形的相悖可能是由于丹麦研究中新生儿出生 2 年后的随访。

暴露于 PTU 的胎儿先天性畸形的报道为计划妊娠的女性和所有育龄女性甲状腺功能亢进的管理打开了新的困境，因为据报道，计划外妊娠占人口中的 50% 以上。ATA 和 ES 均建议，对于计划妊娠的活动性甲状腺功能亢进女性处方 PTU，或在确定妊娠后立即从 MMI 转为 PTU[41]。Laurberg 和 Andrewsen 回顾了有关孕早期暴露时期和出生缺陷发生之间关联的文献[75]。他们总结道，高风险仅限于妊娠 6~10 周，即器官发生的主要时期。如果在妊娠 5 周之后服用 PTU，可能会出现 PTU 相关的缺陷，这表明如果孕妇在妊娠 6 周之前停止服用 ATD，出生缺陷的风险可能会降到最低。他们建议药物治疗的育龄女性接受书面指导：①在停经后几天内进行妊娠测试；②如果检测呈阳性，应联系医生；③如果可能，停止 ATD 治疗，并在孕早期接下来的时间内每周进行甲状腺功能检查；④如果需要药物治疗，应使用 PTU，因为 PTU 的出生缺陷似乎比较不严重。

PTU 的初始推荐剂量为 100～450mg/d，每 8 小时服用 1 次。MMI 则为 10～20mg/d，通常从每天 1 次或 2 次开始，这可以改善患者的依从性。由于半衰期较短，PTU 应每 8 小时服用 1 次。根据我们的经验，20mg/d 的 MMI 或 100～150mg 每天 3 次的 PTU 对大多数患者来说是有效的初始剂量。药物不良反应与 ATD 剂量有关。明显甲状腺肿大和病程较长的患者在治疗开始时可能需要更高的剂量。对于症状轻微的患者，可以从 MMI 10mg/d 或 PTU 50mg，每天 2 次或 3 次开始。大多数患者在 2～6 周内可以看到临床改善，甲状腺功能的改善发生在治疗开始后的前 2 周内，3～7 周后恢复到生化指标的甲状腺功能正常。对药物治疗的耐药性很少见，大多是患者依从性差的结果。一旦出现临床改善，主要是体重增加和心动过速好转，抗甲状腺药物的剂量可减至初始剂量的半量。每天剂量根据临床反应和甲状腺功能结果每隔数周调整 1 次，而在甲状腺激素水平正常后，血清 TSH 仍然降低；血清 TSH 正常是减少药物剂量的指标。如果出现症状恶化或甲状腺检查恶化，抗甲状腺药物的用量将加倍。

孕产妇药物治疗的主要问题是对胎儿的潜在不良反应，主要是甲状腺肿和甲状腺功能减退，以及出生缺陷，因此使用最小药物剂量将 FT_4 保持在参考范围上限至关重要。然而，有报道称，即使使用低剂量的抗甲状腺药物，新生儿血清 TSH 也有轻微升高。此外，一项研究表明，脐带血 FT_4 值与足月抗甲状腺药物剂量无关。如前所述[36]，当母亲 TBII 值小于 30% 时，控制甲状腺功能亢进所需的 MMI 剂量可能较 TBII 滴度升高的女性更低，并且这样的剂量可以保护胎儿免于甲状腺功能减退。在妊娠期 Graves 病的治疗中，我们不建议在 ATD 治疗（阻断替代方案）中添加 T_4。这很难解释血清 T_4 水平，可能导致更多不必要的抗甲状腺药物。

除了 PTU 引起的肝衰竭，3%～5% 的治疗患者中也发生 ATD 的不良反应（框 47-4）。这两种药物最常见的并发症是瘙痒和皮疹，通常在改用其他抗甲状腺药物后缓解。然而，据报道，1 型糖尿病孕妇对这两种抗甲状腺药物均发生过敏反应。一般来说，皮疹出现在开始治疗后 2～6 周。由于瘙痒可能是甲状腺功能亢进的原发症状，因此一般习惯在首次就诊时询问患者是否为此困扰。其他少见并发症有移行性多关节炎、狼疮样综合征和胆汁淤积性黄疸。粒细胞缺乏是一种严重而罕见的并发症，据报道在 300 例接受 PTU 或 MMI 治疗的患者中有 1 例出现，表现为发热、乏力、牙龈炎和咽痛。粒细胞缺乏发生在治疗的开始 12 周，似乎与药物剂量相关。在开具处方时，应让患者了解这些药物的潜在不良反应，如果出现这些不良反应，应建议患者立即停止用药。此时，还应立即检测白细胞计数。尽管一些人建议对接受抗甲状腺治疗的患者进行常规白细胞计数检测，但由于粒细胞减少或粒细胞缺乏可能在没有警惕症状的情况下出现，因此该检测不是必要的。

框 47-4　甲状腺危象的治疗

- 重症监护病房监护
- 积极液体支持
- 甲巯咪唑 30mg 或丙硫氧嘧啶 300mg q6h
- Lugol 溶液，10 滴口服，每天 3 次，或碘化钾 5 滴口服，每天 4 次
- 必要时 β 受体阻滞药治疗（如普萘洛尔 60～80mg q4h，口服或静注 1mg/min）
- 心电遥测，考虑心脏病会诊
- 必要时使用糖皮质激素（如氢化可的松 q8h）

β 受体阻滞药（普萘洛尔 20～40mg/6h 或阿替洛尔 25～50mg/d）在控制高动力症状方面非常有效，适用于有症状患者的前几周。β 受体阻滞药还可能非常有效的一种情况是在分娩期间治疗严重的甲状腺功能亢进。

妊娠期甲状腺次全切除术是治疗严重甲状腺功能亢进的有效方法。然而，手术治疗的指征很少，包括对 ATD 过敏、需要大剂量用药、患者偏好和对药物治疗产生耐药性的特殊情况。建议手术治疗时有两个问题很重要：首先，孕妇需 β 受体阻滞药预处理，使血流动力学稳定，使用 Lugol 溶液至少 10 天

以减少甲状腺血流（妊娠期并非短期使用碘化钾的禁忌）；其次，TRAb 的测定仍然重要，因为 TRAb 值比正常值高出 3 倍时胎儿有患胎儿甲状腺功能亢进的风险，这种风险并不会通过手术治疗消除[76]。

^{131}I 治疗是妊娠期禁忌，因为妊娠 12 周后进行会导致胎儿甲状腺功能减退。任何育龄女性在接受 ^{131}I 治疗或诊断剂量前都必须进行妊娠测试。

碘剂通过胎盘，如果持续大量给药可引起胎儿甲状腺肿和甲状腺功能减退。因此不建议在妊娠期作治疗用。

甲状腺功能亢进孕妇的产科管理需要多学科保健和增加产前检查。一般来说，这需要一系列的胎儿超声检查和产前监护相结合。胎儿甲状腺功能亢进的体征或症状包括甲状腺肿大、阵发或持续性心动过速、IUGR、加速骨成熟和水肿[60]。受母体甲状腺功能亢进影响的妊娠应按照标准和孕妇意愿进行常规产前保健，包括生存能力/胎龄超声检查和非整倍体筛查。此外，应从孕中期的后期或孕晚期的前期开始进行胎儿体重的连续估计。为降低胎儿丢失的风险，对于控制不佳的患者或生长受限的患者，应考虑从妊娠 32~34 周开始每周进行产前监护。分娩的时间和方式应根据标准的产科指征决定。

分娩时病情缓解的患者在产后 4~12 个月复发 Graves 病的风险增加，但复发的风险因人而异。在一项研究中，84% ATD 停药后妊娠的患者在产后复发[78]。因此，建议在产后密切监测甲状腺功能，并在妊娠结束后继续进行内分泌治疗。

如果 PTU 或 MMI 的每天剂量分别低于 300mg/d 或 20mg/d，则应允许母乳喂养，并应谨慎地在每次喂养后分次给药。偶尔也会对婴儿进行甲状腺功能检查[79]。在一项极具挑战性的研究中，对出生时血清 TSH 水平升高的哺乳期甲亢产妇给予 PTU 治疗。即使产妇继续 PTU 治疗，婴儿 TSH 水平亦保持正常[80]。在另一项研究中，对每天服用 MMI 20mg 的产妇母乳喂养的婴儿进行定期甲状腺功能检查，结果显示没有甲状腺功能减退[81]。研究人员对这些幼儿进行了长达 74 个月的随访，与 176 名对照组相比，没有发现身体或智力发育缺陷的证据。

产后甲状腺毒症最常见的原因是 PPT。PPT 定义为自身免疫性甲状腺疾病的新发疾病，不包括产后第 1 年出现的 Graves 病。PPT 在一般人群中的发病率为 5.4%，有自身免疫性疾病史的患者发病率增加[82]。产后新发 Graves 病的发病率也有所增加。临床医师必须鉴别产后甲状腺毒症的病因，因为 PPT 和新发 Graves 病可能表现相似。

虽然两者都是自身免疫性疾病，但与 PPT 相关的甲状腺毒症通常是一过性的，随后出现一段时间的甲状腺功能减退。大多数 PPT 患者在产后 1 年自发恢复至正常甲状腺功能状态[83]。然而，这些患者需要每年随访 1 次 TSH，因为 20%~40% 的患者在其一生中会发展为永久性原发性甲状腺功能减退。TRAb 阳性提示 Graves 病的诊断。PPT 不需要 ATD，因为 PPT 相关的甲状腺毒症是一种破坏性甲状腺炎，而 ATD 无效。然而，患者可能需要短期服用 β 受体阻滞药来控制症状。在 PPT 甲状腺功能减退期，患者可能需要补充 L-甲状腺素，尤其是有症状、哺乳或备孕的患者。

（八）甲状腺危象的治疗

甲状腺危象是一种以严重的代谢亢进状态为特征的临床诊断，其导致严重的甲亢表现，包括显著的高热 [>103°F（39.4℃）] 和神经精神症状，如躁动、精神状态改变和癫痫发作。这些症状对临床诊断至关重要。心率超过 140/min 的心动过速并不少见，充血性心力衰竭或心律失常是常见的并发症。胃肠道症状（如恶心和呕吐）并伴有肝脏损害亦有报道。Burch 和 Wartofsky 总结了一种常用的临床评分系统，用于评估甲状腺危象的可能性。分数根据体温升高、产妇脉搏和一些器官系统功能障碍而分配。分数可提示诊断甲状腺危象可能性的高、中或低等级[84]。实验室检查显示典型的甲状腺功能亢进，TSH 通常降低/检测不到，FT$_3$ 和 FT$_4$ 通常远高于妊娠正常值的上限。甲状腺危象的诊断还没有公认的标准，实验室检查可能与单纯甲状腺功能亢进有明显重叠。实验室证据有典型相关的白细胞增多，以及生化代谢检查中高血糖、高钙血症、肝酶升高和电解质紊乱。

甲状腺危象被认为是一种临床急症，需要对孕妇和胎儿进行及时的干预。努力纠正潜在的母体代谢紊乱是改善潜在胎儿状态的关键。

管理包括以下内容。

1. 进入重症监护病房进行支持治疗，如补液和纠正电解质紊乱，必要时氧疗，以及控制高热。药物选择对乙酰氨基酚，因为阿司匹林可能增加游离甲状腺激素。

2. 甲状腺危象的主要治疗方法包括硫代酰胺类等抗甲状腺药物。

3. 常用 MMI 30mg 或 PTU 300mg 每 6 小时 1 次。这两种药物均作用于甲状腺内，抑制甲状腺激素的合成。PTU 同时具有甲状腺内抗甲状腺作用和抑制甲状腺激素外周转化的优点。如果患者不能口服药物，可能需要鼻饲；硫代酰胺类可在数小时内阻断甲状腺激素的合成。

4. 除了使用硫代酰胺外，建议在硫代酰胺给药后 1h 使用含碘药物。碘可以通过 Lugol 溶液（每天 3 次，每次 10 滴）或碘化钾（每天 4 次，每次 5 滴）的形式给药。

5. 为控制高肾上腺素能症状，可采用 β 受体阻滞药治疗，如普萘洛尔 60～80mg/4h 口服或 1mg/min 静脉滴注。艾司洛尔是一种短效 β 受体拮抗药，可静脉给药，负荷剂量为 250～500μg/kg，随后维持输注剂量为 50～100μg/（kg·min）。

充血性心力衰竭的处理，必要时可能需要大剂量地高辛强心治疗。β 受体阻滞药可有助于降低心率；然而，由于左心室收缩功能受损患者的心肌收缩力可能进一步降低，因此应谨慎使用。建议进行心脏病会诊。

6. 感染时应用适当的抗生素治疗。

7. 糖皮质激素有一定作用，因为可减少 T_4 到 T_3 的外周转化。可予氢化可的松每 8 小时 1 次或使用同等剂量的其他糖皮质激素。

总之，甲状腺危象是一种危及生命的情况，死亡率为 20%～30%[85]，需要及时识别并在重症监护病房中积极治疗。

（九）胎儿甲状腺功能亢进

在既往或目前患有 Graves 病所致甲状腺功能亢进的孕妇中，高浓度 TRAb 通过胎盘刺激胎儿产生甲状腺激素，导致胎儿甲状腺功能亢进的可能。由于 ATD 通过胎盘，孕妇的治疗也会影响胎儿的甲状腺功能。这种影响可改善母体 TRAb 对胎儿甲状腺功能亢进的影响，但也可导致胎儿甲状腺功能减退。因此，为达到尽量减少对胎儿影响的孕妇治疗目标，应使用尽可能低的剂量保持孕妇的 FT_4 在或略高于正常上限。在出生后的几天内，当抗甲状腺治疗的获益停止时，新生儿可能发展为新生儿甲状腺功能亢进。有胎儿甲状腺功能亢进风险的女性是具有 Graves 病病史、既往通过手术或 ^{131}I 消融治疗、尽管甲状腺功能正常但 TRAb 滴度升高的女性。在孕中期接受治疗性甲状腺切除术的 Graves 病女性的胎儿，如果母亲携带高滴度的 TRAb，胎儿也有患甲状腺功能亢进的风险[86]。胎儿甲状腺 TSH 受体在孕中期开始对 TRAb 的刺激产生反应，在孕中期末，IgG 从母体通过胎盘到胎儿的转运增加，胎儿在约妊娠 30 周时达到与母体相当的水平。

胎儿甲状腺功能亢进的诊断包括持续性胎儿心动过速（＞160/min）、IUGR、羊水过少、水肿，以及偶伴超声检查发现甲状腺肿大，有时表现为胎儿颈部过度伸展[86]。通过检测脐带血中甲状腺激素的水平可明确诊断。有人提议采用连续脐带穿刺来监测药物治疗，但其价值受到质疑[87, 88]。常见的胎儿表现包括心动过速、持续加速、变异明显、IUGR、骨龄提前和羊水过少。Heckel 及其同事回顾了 9 例使用抗甲状腺药物治疗的胎儿甲状腺功能亢进病例。胎儿心动过速是最常见的症状，而羊水过少和 IUGR 仅在 2 例中报道。超声检查发现胎儿甲状腺肿大 3 例。治疗包括孕妇给予抗甲状腺药物（MMI 10～20mg/d）[89]，剂量是根据胎儿反应指标调整，包括胎儿心动过速的改善和缓解，甲状腺肿大体积的缩小，以及胎儿生长恢复正常。

Luton 和同事对 72 例既往或目前有 Graves 病的孕妇进行了临床胎儿评估。评估包括母体 TRAb 和胎儿超声检查，很少行脐带穿刺。在 31 例孕妇中，TRAb 滴度无法检测到，并且没有患者接受抗甲状腺药物治疗。所有婴儿出生时甲状腺正常。30 例 TRAb 阳性和 ATD 治疗的女性，其新生儿功能正常。11 例胎儿经超声诊断为甲状腺肿大，其中 7 例出生时甲状腺功能减退。其母亲 TRAb 滴度较低，并接受过抗甲状腺治疗，可能是因为 ATD 的剂量实际高于所需。在 4 例甲状腺功能亢进的新生儿中，母亲的 TRAb 滴度非常高，并且他们的母亲可能没有接受足够的药物治疗。作者建议妊娠 20 周后每月进行 1 次胎儿超声检查，并在孕早期和妊娠 24～28 周时进行 TRAb 检测[66]。

总之，有活动性甲状腺功能亢进或有既往消融治疗后Graves病史而血清TRAb高滴度的孕妇，出现胎儿心动过速、IUGR、羊水过少或过多、骨成熟加速（妊娠31周前出现股骨远端骨化中心），伴或不伴胎儿甲状腺肿大时，应考虑诊断胎儿甲状腺功能亢进。进行TRAb检测的指征见框47-5。应在妊娠22~28周进行这项检测，尽管一些研究人员建议在孕早期和中期末进行[67]。胎儿甲状腺功能亢进的诊断可通过具有资质的医疗机构进行脐带穿刺测定胎儿甲状腺激素来明确。

框47-5　母体甲状腺阻断抗体测定指征

- 既往妊娠曾有胎儿或新生儿甲状腺功能亢进
- 活动性疾病或抗甲状腺药物治疗
- 妊娠期甲状腺切除术
- 甲状腺功能正常，消融治疗后（手术，^{131}I）
- 存在以下情况
  - 胎儿心动过速
  - 宫内生长受限
  - 超声提示胎儿甲状腺肿大
  - 骨成熟加速

引自 Mestman JH. Endocrine diseases in pregnancy. In: Sciarra JJ, ed. *Gynecology and Obstetrics*. Philadelphia: Lippincott-Raven; 1997:27.

（十）新生儿甲状腺功能亢进

新生儿甲状腺功能亢进发生在1%~5%患有Graves病孕妇所生的婴儿中。在大多数情况下，这种疾病是由孕妇将具有刺激活性的免疫球蛋白抗体转运至胎儿引起的。当母体血清中存在高浓度TRAb时，它们将通过胎盘，刺激胎儿甲状腺TSH受体，并可产生胎儿或新生儿甲状腺功能亢进。TSHR对TSH的反应发生在孕早期。当母亲接受ATD治疗时，胎儿从母亲的治疗中获益，尽管循环中抗体滴度升高，但在妊娠期通常保持甲状腺功能正常。然而，ATD的保护作用在分娩后失去，新生儿甲状腺功能亢进可能在出生后数日内出现。孕晚期TRAb的高滴度（定义为比基线水平升高3倍）是新生儿甲状腺功能亢进的准确预测指标。如果新生儿甲状腺功能亢进没有得到正确的识别和治疗，新生儿死亡率可能高达30%。由于这些母体抗体的半衰期只有几周，新生儿甲状腺功能亢进预计可完全缓解。

散发的新生儿甲状腺功能亢进病例已经发表，并且没有证据表明在母亲或婴儿中存在循环TSI。TSH受体分子突变的激活是这种情况的原因。它作为一种常染色体显性遗传，与继发于母体Graves病的新生儿甲状腺功能亢进相比，其持续时间不确定[90]。新生儿最终将需要使用抗甲状腺药物和甲状腺消融治疗。负责新生儿保健的儿科医师应告知母亲甲状腺功能亢进或Graves病的病史，以及用于治疗其疾病的全部药物。

如前所述，目前有两种方法可用于测定TRAb：测定TBII的受体测定法和测定TRAb刺激环磷酸腺苷（TSI）生成能力的生物测定法。Abeillon-duPayrat及其同事报道了他们对42例有Graves病病史母亲所生的47名新生儿进行第二代TBII检测的经验[91]。当高于1.5U/L的临界值时，检测结果被视为阳性。孕中期测量值超过5U/L提示新生儿甲状腺功能亢进的风险（敏感性100%，特异性43%）。9名婴儿出生时患有甲状腺功能亢进：4名无症状婴儿在3~45天内自行缓解，另外5名婴儿需要ATD治疗，2名婴儿入新生儿重症监护病房。TBII值恢复正常时间的中位数为3个月。有趣的是，9位母亲中有4位在甲状腺消融治疗后接受甲状腺替代治疗，其中3位为手术治疗，1位为^{131}I治疗。没有TSI（生物法）低于400%的母亲娩出甲状腺功能亢进的新生儿。Besançon及其同事对患有Graves病的母亲所生婴儿出生后第1个月的甲状腺功能和临床结局进行了评估[92]。在68名婴儿中，33名的母亲在妊娠期曾接受药物治疗，并且她们的TRAb检测呈阳性。他们建议对脐带血TRAb进行测定，因为阳性值对新生儿甲状腺功能亢进高风险有所提示。值得注意的是，新生儿应在3~5天内重复测量血清FT_4，因为出生后第1周FT_4快速升高对甲状腺功能亢进具有预测意义。Levy Shraga及其同事回顾性研究了96名患有Graves病母亲的新生儿结局。4名婴儿被诊断为显性新生儿甲状腺功能亢进[93]。在77名亚临床性甲状腺功能亢进症新生儿的亚组中，血清FT_4水平在第5天达到峰值，在产后第14天恢复正常。FT_4升高与出生后前2周体重增加不良有关。血清TSH可降低长达3个月。这些作者也建议在出生后第3~5天进行甲状腺功能检查，以确保早期发现新生儿甲状腺功能亢进。

（十一）新生儿中枢性甲状腺功能减退

未经治疗的甲状腺功能亢进母亲的婴儿出生时可能会有垂体或下丘脑来源的一过性中枢性甲状腺功能减退。高水平的 T_4 通过胎盘屏障反馈至胎儿垂体，抑制胎儿垂体 TSH。在脐带血 FT_4 水平降低、TSH 水平正常或降低的情况下可确诊。通过对产妇甲状腺功能亢进的适当管理，这种并发症是可以避免的[64]。某些婴儿垂体 TSH 产生的长期抑制可能导致下丘脑-垂体-甲状腺轴功能障碍的慢性状态。

（十二）甲状腺激素抵抗综合征

Weiss 和 Refetoff 及其同事描述，甲状腺激素抵抗（resistance to thyroid hormone，RTH）是一种主要由甲状腺激素受体 β- 基因突变引起的终末器官对甲状腺激素反应性降低的综合征，以游离甲状腺激素升高而 TSH 不受抑制为特征，一些组织有甲状腺功能亢进的迹象，而另一些组织则有甲状腺功能减退的迹象[94]。临床表现包括甲状腺肿和心动过速，发病率约为 1/40 000。患有 RTH 综合征母亲的未受影响胎儿和正常母亲的受影响胎儿存在产科不良结局的风险。Anselmo 及其同事报道了 36 对夫妇，其中 9 位母亲和 9 位父亲受该疾病影响，另外 18 位亲属则未受影响[95]。当母亲受到影响时，流产率为 23.7%，远高于一般人群（8.1%）。与普通人群相比，父亲或未受影响的一级亲属其流产率基本没有差异。受影响母亲所生的未受影响婴儿的出生体重低于受影响新生儿。此外，受影响新生儿出生时血清 TSH 较低。这一发现表明，母体甲状腺激素水平过高会导致胎儿甲状腺毒症，并对胎儿产生直接毒性作用。治疗患有 RTH 综合征的孕妇的方法取决于胎儿的基因型、既往妊娠史和结局，以及患有 RTH 综合征的其他家庭成员的信息。其中胎儿的基因型需要通过羊膜穿刺术或绒毛膜绒毛取样，从 DNA 中获得。虽然对于羊膜穿刺术基因型确定的胎儿风险女性没有明确的治疗建议，但 Pappa 等[96]的一项研究建议使用 ATD 治疗 FT_4 水平不超过正常上限的 50%。

（十三）甲状腺功能减退

妊娠期甲状腺功能减退，通常定义为血清 TSH 升高超过 5mU/L，据报道其发生率在 2%~4%[97,98]。血清 FT_4 水平低的患者被视为患有显性疾病，人群中估计在 0.5%~1%。FT_4 正常范围的患者被归类为亚临床性甲状腺功能减退症（subclinical hypothyroidism，SCH）。

1. 甲状腺功能减退的病因和分类

在碘供应充足的国家，原发性甲状腺功能减退的两种最常见的病因是自身免疫性（桥本）甲状腺炎和甲状腺消融治疗后（手术或 ^{131}I 诱导）。其他包括先天性疾病（美国新生儿中约 1/3000）、药物引起的甲状腺功能减退（包括锂、胺碘酮、碘过量和 ATD），以及既往因非甲状腺恶性疾病接受头颈部放射治疗。早期对诊断为低血清蛋白结合碘（血清 TSH 还不能用于甲状腺功能减退的诊断）的"甲状腺功能减退"女性的研究报道称，甲状腺功能减退女性的婴儿先天性畸形、围产期死亡率、智力和身体发育障碍的发生率较高。相对的是，最近的报道显示先天性畸形的发病率并没有增加。继发性甲状腺功能减退包括垂体或下丘脑疾病。由于与 Sheehan 综合征的关系，自身免疫性垂体炎作为继发性甲状腺功能减退的原因引起产科医师的兴趣[99]。

无论病因如何，原发性甲状腺功能减退分为亚临床性甲状腺功能减退症（血清 FT_4 正常和血清 TSH 升高）或显性临床性甲状腺功能减退症（血清 T_4 降低和 TSH 升高或 FT_4 正常但血清 TSH 值 >10mU/L）。诊断为妊娠期甲状腺功能减退的孕妇包括：①妊娠期间首次诊断为亚临床和显性甲状腺功能减退的孕妇；②未持续用药的甲状腺功能减退的女性，妊娠前或妊娠时由于医嘱建议不正确或由于误认为甲状腺药物可能影响胎儿而中断甲状腺激素治疗；③妊娠期需要更大剂量甲状腺替代治疗的女性（妊娠前 L- 甲状腺素治疗增加 30%~40%）；④甲状腺功能亢进患者接受过量 ATD 治疗；⑤严重缺碘者，在美国少见；⑥部分接受锂或胺碘酮治疗的患者。

(1) 亚临床性甲状腺功能减退症：在一些但不是所有的研究中，孕早期诊断的亚临床性甲状腺功能减退症与母体、胎儿和新生儿并发症有关。最常见的并发症是妊娠丢失、早产和先兆子痫[100-102]，也包括其他并发症，如妊娠糖尿病、妊娠高血压、胎盘早剥和 LBW。这些婴儿的低智商和其他神经认知缺陷在过去曾被指出[103,104]，但最近研究尚未得到证实。

大多数亚临床性甲状腺功能减退症患者没有显性的临床症状。医师可能会因为类似甲状腺功能减退的模糊症状、患者既往病史或甲状腺疾病家族史或体检发现（如甲状腺肿）而需要进行甲状腺功能检查。对于接受妊娠前咨询或第1次产科检查的女性，应以潜在危险因素的勾选清单进行评估，如果有任何潜在危险因素呈阳性，则应进行甲状腺功能检查。诊断亚临床性甲状腺功能减退症的实验室检查是在正常妊娠期特异的FT_4水平下的血清TSH升高。TPOAb的测定有助于确定甲状腺功能减退的病因，因为其在70%～80%的育龄甲状腺功能减退患者中存在。如前所述，如果不能得到妊娠特定参考范围，建议的正常血清TSH上限在孕早期定为3.5mU/L[105]，在孕中期和晚期为4mU/L。由于孕早期甲状腺激素需求的生理性增加，在第1次产科就诊时，许多接受甲状腺替代治疗的女性就已经出现甲状腺功能减退，其中大多数处于亚临床状态。Taylor及其同事报道，在英国，46%接受L-甲状腺素治疗的18—45岁女性血清TSH水平高于2.5mU/L；在孕早期进行TSH测定的孕妇中，62.8%的TSH水平>2.5μl，7.4%>10μl。

Casey及其同事[101]进行了一项前瞻性甲状腺筛查研究，以评估妊娠20周前诊断为亚临床性甲状腺功能减退症女性的妊娠结局。与甲状腺功能正常女性相比，亚临床性甲状腺功能减退症女性的妊娠合并胎盘早剥、极早产（小于妊娠34周）和新生儿入新生儿重症监护病房的可能性高出3倍。呼吸窘迫综合征的发生率是前者的2倍。相对的是，Cleary Goldman及其同事[102]报道了一组247名亚临床性甲状腺功能减退症患者的不良结局，这些患者的血清TSH高于第97.5百分位数（TSH>4.29mU/L），而FT_4介于第2.5～97.5百分位数（0.3～0.71ng/dl）。

Negro及其同事[106]在意大利南部进行的一项随机研究中，4657名女性在妊娠前11周内进行了血清TSH和TPOAb的筛查。在该组中，642名女性的血清TSH介于2.5～5mU/L，TPOAb阴性。妊娠丢失（流产）率为6.1%，而血清TSH低于2.5mU/L的女性为3.6%（$P=0.006$）。Liu及其同事在中国碘充足地区对3315名妊娠4～8周甲状腺功能减退低风险的女性进行了甲状腺功能检查[107]。该人群中TSH的妊娠特异性参考范围为0.29～5.22mU/L。他们还对甲状腺抗体、TPOAb和抗甲状腺球蛋白抗体（TgAb）进行了检测。除甲状腺抗体阳性的女性（10.0% vs. 3.5%）外，血清TSH在2.5～5.22mU/L的女性与TSH<2.5mU/L的女性（3.5% vs. 2.2%）相比，流产风险并无显著增加。在一项来自澳大利亚的152名孕早期女性的前瞻性研究中，Schneuer及其同事[108]报道，血清TSH高于2.9mU/L的女性流产率显著增加。在对5项评估SCH和流产研究的回顾中，只有2项研究显示SCH与流产有显著相关性。Taylor和同事[109]发现，与血清TSH低于2.51mU/L的孕妇相比，血清TSH在2.5～4.5mU/L的接受L-甲状腺素替代治疗的孕早期女性流产率没有增加。值得关注的是，血清TSH>10mU/L的女性的校正后流产率为3.95，而血清TSH在0.2～2.5mU/L之间女性为1.0。上述研究强调了血清TSH特异性参考范围对不同人群的重要性，这可能受到种族、地理区域和碘摄入量的影响。

神经发育与亚临床性甲状腺功能减退症：1999年，一项回顾性研究[103]报道了孕早期被诊断患有甲状腺功能减退母亲的幼儿神经心理发育迟缓，其中一组患者血清TSH轻度升高。两项研究表明，孕中期甲状腺功能减退女性的甲状腺功能正常化可避免胎儿神经发育缺陷[110,111]。在英国最近的一项研究中，Lazarus及其同事对中位孕周为12.3周的孕妇进行了随机研究[112]。血清TSH水平高于第97.5百分位数，FT_4水平低于第2.5百分位数，或两者均有被认为是甲状腺功能减退的诊断指标。研究者对两组患者进行了研究：筛查组390例，对照组404例，筛查组女性服用L-甲状腺素150μg，中位孕周为13.3周。经过剂量调整使得血清TSH值达到0.1～1.0mU/L，主要结局为婴儿3岁时的智商。作者得出结论，在妊娠12～13周时常规筛查母亲甲状腺功能减退对预防儿童认知功能损害方面并无益处。国家儿童健康和人类发展研究所最近完成的唯一一项RCT[113]纳入了包括来自美国14个机构的97 226名孕妇。在这项随机试验中，亚临床性甲状腺功能减退症或低甲状腺素血症的女性接受甲状腺素或安慰剂治疗。产科结局和子代5岁时的神经认知功能无显著差异。作者得出结论，妊娠期亚临床性甲状腺功能减退症的筛查和治疗是无效的，重要的是并未发现亚临床性甲状腺功能减退症的不良新生儿结局。

(2) 显性甲状腺功能减退：妊娠期临床或显性

甲状腺功能减退的诊断通过血清 TSH 升高和 FT₄ 低于妊娠期特定参考范围或血清 TSH＞10mU/L 来明确，与血清甲状腺素水平无关。患有显性甲状腺功能减退的患者可能主诉疲劳、畏寒、乏力、肌肉痉挛、便秘、月经紊乱、不孕和嗓音低沉。体格检查中可发现皮肤干冷、深部肌腱反射迟缓、心动过缓、眶周水肿。甲状腺肿存在于几乎 80% 的慢性甲状腺炎患者中。另外 20% 患有慢性甲状腺炎的女性则没有发现甲状腺肿大；这被称为萎缩性甲状腺炎，也称为原发性黏液水肿或无甲状腺肿的慢性甲状腺炎。颈部愈合良好的瘢痕提示患者既往甲状腺手术史。

临床症状的严重程度随检出的甲状腺异常程度而异，尽管临床和化学参数之间并非总是有良好的相关性。需要强调的是，许多通过实验室检查证实明确患有甲状腺功能减退的患者并没有具体的主诉。据报道，首次产科就诊时血清 TSH 高于 150mU/L 的新诊断女性自然受孕。诊断为显性甲状腺功能减退的平均 TSH 值为（89.7±86.2）mU/ml（正常为 0.4～5.0mU/ml），平均 FT₄I 为 2.1±1.5（正常为 4.5～12）[97]。在近 95% 的自身免疫性甲状腺功能减退患者中，血清甲状腺抗体 [TPOAb（也称为抗微粒体抗体）] 升高。

与甲状腺功能亢进一样，未经治疗的显性甲状腺功能减退与不良新生儿结局相关，包括早产、SGA 婴儿，以及在一项研究中发现的胎儿死亡发生率升高。最常见的产科并发症之一是先兆子痫，在 60 例显性甲状腺功能减退患者的联合研究中，先兆子痫的发病率为 21%。虽然其中一些是回顾性分析，先兆子痫并未在所有研究中报道。LBW 在 16.6% 的新生儿中发现，主要与早产有关。Hirsch 及其同事回顾性比较了 101 名确诊妊娠时血清 TSH＞20mU/L 的孕妇与对照组 205 名甲状腺功能正常孕妇的结果，数据来源为以色列一家保健机构 2009—2010 年的计算机化数据库[114]。妊娠期临床性甲状腺功能减退症的平均持续时间为（21.2±13.2）周，36 例（34.9%）妊娠期 TSH 水平均升高。严重甲状腺功能减退（TSH＞20mU/L）的发生率为所有甲状腺功能减退孕妇的 1.1%。令人惊讶的是，对照组和研究组之间的妊娠丢失、早产和其他妊娠并发症的发生率并无差异。作者推测，并发症的低发生率可能是由于最大血清 TSH 测定和强化 L- 甲状腺素治疗时 FT₄ 的中位数正常，以及他们国家提供的全面产科管理。

（3）单纯低甲状腺素血症：在血清 TSH 值正常的情况下，对于饮食碘摄入量充足且数值小于妊娠期特定 FT₄ 参考范围的患者，保留"单纯低甲状腺素血症"的术语。虽然这种现象的病理生理学解释尚不清楚，但在碘缺乏流行地区，孕产妇低甲状腺素血症极为常见，并与围产期发病率和死亡率增加、新生儿甲状腺功能减退的发病率增加有关[115]。

来自碘充足国家的两份报道证实了先前关于母亲低甲状腺素血症在儿童神经心理发育中不良反应的研究。Li 和他的同事在沈阳妇幼保健院采集了 1268 名妊娠 16～20 周女性的血清，该地区被评为"碘充足"[116]。使用 Bayley 婴儿发育量表对 25～30 月龄幼儿进行智力和运动发育评分评估。18 名女性（1.8%）被诊断为亚临床性甲状腺功能减退症，19 名低甲状腺素血症（1.5%），34 名（2.6%）甲状腺功能正常，TPOAb 水平升高。作者得出结论，母亲亚临床性甲状腺功能减退症、低甲状腺素血症和血清 TPOAb 滴度升高的甲状腺功能正常都是 25～30 个月时运动和智力发育低下的具有统计学意义的显著预测因子。在荷兰的一项基于人群的队列研究中，Henrichs 及其同事[104]观察到，轻度和重度低甲状腺素血症与所有年龄段的语言表达延迟的高风险相关 [分为轻度（OR=1.44，95%CI 1.09～1.91，P=0.010）或重度（OR=1.8，95%CI 1.24～2.61，P=0.002）]。

Casey 及其同事[117]在评估 17 289 名妊娠 20 周前女性时没有报道不良产科结局：低甲状腺素血症的患病率为 1%，亚临床性甲状腺功能减退症为 3%。Lazarus 及其同事的一项研究[112]纳入低甲状腺素血症患者和接受 L- 甲状腺素治疗的甲状腺功能减退女性，与未接受治疗的母亲相比，接受治疗母亲子代的智商无差异。

2. 甲状腺疾病的普遍与选择性筛查

尽管在过去 50 年研究报道了母亲甲状腺功能不全可能引起的产科和儿科并发症，加上关于孕早期母亲亚临床和临床性甲状腺功能减退症发病率的报道的一致性，我们认识到通过病史和体检诊断甲状腺疾病的困难性，何时及如何筛查妊娠和非妊娠个体的甲状腺疾病仍然是一个非常有争议的问题，一些医疗机构采取了不同的立场。

妊娠期甲状腺功能不全似乎符合人群筛查的一些标准，即它是普遍存在的，对母亲和胎儿来说是病态的，治疗是可行且总体有效的。然而，仍然缺乏其他标准；成本效益的明确确定，现有的RCT没有显示人口获益[112,113]。

亚临床甲状腺疾病共识发展会议由美国临床内分泌学家协会、ATA和ES主办。他们的建议是基于对当时已发表文献的广泛性回顾，并将甲状腺检查限制在甲状腺疾病高危女性[118]。ACOG产科实践委员会在2015年声明，"不建议对妊娠期甲状腺疾病进行普遍性筛查，因为尚未证明对母亲亚临床性甲状腺功能减退症的识别和治疗能够改善子代的神经认知功能"。这一点在2017年得到重申[119]。对甲状腺功能不全高危的女性，在第1次产科就诊时进行血清TSH测定是合理的（框47-6）。在随后版本的ATA甲状腺和妊娠临床指南[41]中，不建议进行普遍筛查，但强烈建议医疗保健专业人员在妊娠前咨询或第1次产科就诊时亲自问诊甲状腺疾病的风险因素。

几项研究一致表明，根据实际的甲状腺功能不全症状、个人或家族甲状腺疾病史和产科病史来使用病例搜索方法时，无法识别有甲状腺功能不全风险的女性。

框47-6 妊娠期甲状腺功能检查的适应证

- 甲状腺功能不全或甲状腺手术史
- 年龄>30岁
- 甲状腺功能不全症状或甲状腺肿大
- 甲状腺过氧化物酶抗体阳性
- 1型糖尿病或其他自身免疫性疾病
- 头/颈部放射史
- 甲状腺功能不全家族史
- 病态肥胖（体重指数≥$40kg/m^2$）
- 使用胺碘酮或锂或近期摄入碘放射对比剂
- 原因不明的不孕
- 居住在已知中重度碘缺乏的地区

引自 Stagnaro-Green A, Abalovich M, Alexander E, et al. Guidelines of the American Thyroid Association for the diagnosis and management of thyroid disease during pregnancy and postpartum. *Thyroid*. 2011;21:1081.

Vaidya及同事[120]为1560名女性在孕早期提供了甲状腺功能检查，以评估普遍筛查对比病例搜索的有效性。他们发现，目标筛查仍会遗漏约1/3血清TSH升高的孕妇。他们将孕早期女性分为两组：一组是低危组，包括75%的女性；另一组是高危组，包括剩下的25%。高危组包括有甲状腺疾病或其他自身免疫性疾病的个人和家族史，以及目前和既往使用ATD、L-甲状腺素、放射性碘或甲状腺手术治疗的患者。40名女性，占分组总数的2.6%，血清TSH升高，其中70%为高危组。

其他研究也报道了类似的结论。Wang及其同事在孕早期进行了甲状腺功能检查，并将2899名女性中的367名（12.7%）归类为高危。在2899人中，294人患有甲状腺功能不全：甲状腺功能减退占7.5%，其中大部分为亚临床性甲状腺功能减退症；1%患有甲状腺功能亢进；0.9%有低甲状腺素血症。279例（9.6%）检测到抗体阳性，其中196例为甲状腺功能正常。高危组甲状腺功能不全的患病率高于低危组（15% vs. 9.4%，$P=0.001$）。然而，在217名血清TSH升高的女性中，171名（78.8%）属于低危组。作者得出结论，病例搜索法对于高危组中的甲状腺功能的筛查可遗漏约81.6%的血清TSH升高女性和80.4%的甲状腺功能亢进女性[121]。在捷克共和国的一项研究中，Horacek及其同事得出结论，如果只对那些符合高危标准的孕妇进行检查，超过55%有风险的孕妇将被遗漏。作者指出，对甲状腺自身免疫和功能不全进行更广泛的筛查似乎是必要的[122]。

Ong及其同事在澳大利亚西部对2411名妊娠9～14周的女性（大部分为白人）进行了甲状腺功能检查，并评估了β-hCG和妊娠相关血浆蛋白A的水平。他们的目的是确定孕早期筛查进行的甲状腺功能检查是否能预测不良妊娠结局。共有133名女性（5.5%）的血清TSH大于2.15mU/L（高于孕早期第97.5百分位数），其中5名（0.2%）的血清TSH大于10mU/L。在多变量分析中，母亲血清TSH>2.15mU/L或TSH作为连续变量均不能预测主要或次要结局。他们的结论是，将检测TSH作为孕早期筛查的一部分并不能预测不良妊娠结局。作者对筛查是否应检测这些病例提出质疑[123]。

Negro及其同事[124]报道了一项对意大利南部4562名女性的前瞻性随机研究。甲状腺功能检查在孕早期进行，他们得出结论，与以高危病例搜索为目标的筛查相比，普遍筛查不影响不良事件的发生率，这意味着阴性结果。正如 Negro 和同事在同一篇文章中关于亚临床性甲状腺功能减退症内容部分所讨论的，被检测为甲状腺功能减退的一个亚组的低风险患者接受了 L-甲状腺素治疗，并与未治疗组进行比较。经检测和治疗后，妊娠相关不良事件的发生率降低了近 40%。

两项研究中提出了一种成本效益方法来比较普遍筛查和病例搜索，两项研究都得出结论，与病例搜索法相比，普遍筛查具有成本效益[125]。然而，Thung 及其同事在他们的结论中补充道，在普遍筛查之前应考虑广泛的多种情况；StagnaroGreen 和 Schwartz 也表达了同样的观点。

产前甲状腺筛查对照试验[112] 未显示 L-甲状腺素治疗对甲状腺功能减退或低甲状腺素血症母亲子代认知功能的任何获益。关于这项研究的一个争议是，孕妇直到中位孕周 13.4 周时才接受甲状腺素治疗。如上所述，少数甲状腺功能减退孕妇在孕早期后才开始接受 L-甲状腺素治疗，其子代在 5 岁后进行评估时没有神经认知缺陷。此外，如前提到，国家儿童健康和人类发展研究所母婴医学单位网络研究对妊娠期诊断为亚临床性甲状腺功能减退症或甲状腺功能正常的慢性甲状腺炎女性进行全面筛查和 L-甲状腺素治疗，结果显示，孕妇的产科结局或子代 5 岁时的神经认知发育没有差异。

综上所述，有许多小型研究表明损害与亚临床性甲状腺功能减退症相关，另一些则认为没有。目前的病例搜索建议也可能遗漏显性甲状腺功能减退的患者。然而，两个最大的前瞻性研究并未发现对孕妇或其子代进行普遍筛查的获益[112, 113]。因此，根据 ACOG 指南，目前不建议进行普遍筛查[119]。

3. 甲状腺功能正常的慢性或桥本甲状腺炎

慢性或桥本甲状腺炎[126] 是一种良性甲状腺炎症性疾病，在育龄女性中的患病率为 5%~20%。慢性自身免疫性甲状腺疾病在患有其他自身免疫性疾病，尤其是 1 型糖尿病的女性中更为常见。

在美国，白种人的发病率高于黑种人人群。典型的临床表现为甲状腺肿大，坚硬如橡胶感，吞咽时可自由活动。20%~30% 的患者可能没有甲状腺肿大（萎缩性甲状腺炎）。

在临床表现上，患者没有甲状腺功能不全的症状。甲状腺肿大是通过常规体格检查、颈部超声检查、由患者或其家人或熟人发现的。甲状腺超声的高回声模式可提示诊断，甲状腺自身抗体（TPOAb 或 TgAb）的存在可明确诊断。实际抗体滴度与甲状腺肿大的程度、症状或疾病的严重程度无关。从实践角度来看，如果 TPOAb 阳性，则无须测定 TgAb。据估计，与未患自身免疫性甲状腺炎者相比，患有慢性甲状腺炎的女性有 5% 出现单一的 TgAb 阳性和血清 TSH 明显升高。甲状腺功能正常的慢性甲状腺炎患者随着时间的推移可能发展为甲状腺功能减退；在血清 TSH 正常且抗体阳性的女性中，20 年以上的 OR 为 8[47]。

诊断育龄女性慢性甲状腺炎的重要性与妊娠期和产后的潜在后果有关。已知甲状腺功能正常的慢性甲状腺炎女性应在孕早期进行评估，因为有新发展为甲状腺功能减退的风险，并增加流产、早产（根据某些研究）和臀位出现的风险[127]。

在极少数情况下，患有慢性甲状腺炎的女性，尤其是没有甲状腺肿大者，与 Graves 甲亢女性中存在的刺激性抗体相比，萎缩型可能具有高滴度的血清 TRAb 阻断抗体。这些抗体通过胎盘，以高滴度阻断胎儿 TSH 受体，并导致一过性先天性甲状腺功能减退[101]。新生儿疾病在 3~6 个月内自然缓解，但这些婴儿应服用 L-甲状腺素，并应密切随访数年。因此，对于分娩过先天性甲状腺功能减退婴儿的产妇，应进行 TRAb 测定。

1990 年，Stagnaro Green 及其同事[127] 报道，甲状腺自身抗体阳性的甲状腺功能正常女性发生自然流产的风险增加 2~3 倍，后来的发表证实了该研究。早产也与甲状腺抗体的存在相关[128]。在 TPOAb 阳性的甲状腺功能正常孕妇中，未足月胎膜早破的发生率显著升高。

关于 L-甲状腺素在甲状腺功能正常的慢性甲状腺炎（血清 TSH 正常且 TPO 抗体阳性）女性中的治疗应用，目前仅有一项已发表的研究[127]。作者对 984 名孕早期女性进行了甲状腺功能检查，包括 TPOAb；其中 113 例（11.7%）TPOAb 阳性，而血清 TSH 值正常（参考范围为 0.27~4.2mU/L）。他们的首次产科就诊时间在妊娠（10.3±3.1）周。57 名 TPOAb 阳性女性接受 L-甲状腺素治疗，根据 TSH

值和 TPOAb 滴度，给予 0.5～1μg/（kg·d）的剂量。将其与 58 名未经治疗的 TPOAb 阳性女性和 TPOAb 阴性女性对照组进行比较。对两个终点进行了评估：流产和早产的发生率。L-甲状腺素治疗组的并发症发生率与对照组相似，而未经治疗的慢性甲状腺炎组流产和早产的发生率增加了 3 倍，此外，在妊娠中晚期发展为甲状腺功能减退。

据报道，多囊卵巢综合征和特发性不孕患者中，甲状腺自身免疫性疾病的发病率较高。在比利时生殖诊所就诊的 992 名女性中，16% 有甲状腺自身免疫性疾病的证据。在 74 例中两种抗体均存在，41 例存在 TPOAb，48 例检测到单独的 TgAb[129]。在荷兰的一项研究中，在一组选定的 25—30 岁女性中，TgAb 和 TPOAb 的阳性率分别为 14% 和 12%[130]。基于该研究和其他一些研究，在不孕症的检查中，血清 TPOAb 阴性的情况下测定血清 TgAb 似乎是合理的。

由于发生甲状腺功能减退的风险显著，寻求治疗的不孕女性应在开始治疗前和开始治疗后每 2 周测量 1 次血清 TSH。此外，甲状腺功能减退的早期诊断和及时的 L-甲状腺素治疗可能改善妊娠结局。

文献中也一致认为，孕早期 TPOAb 的存在是 PPT 发生的危险因素。

4. 甲状腺功能减退的治疗

L-甲状腺素是治疗甲状腺功能减退的首选药物。出于上述并发症，在妊娠前或确诊妊娠后尽快使甲状腺功能正常至关重要。在接受 L-甲状腺素替代治疗的女性中，从妊娠前水平增加多少剂量取决于甲状腺功能减退的病因[131]。Loh 及其同事报道，原发性甲状腺功能减退患者在孕中期 L-甲状腺素的剂量增加 16%，而手术或 ^{131}I 消融治疗后患者则增加 51%[132]。对于有甲状腺癌病史的患者，孕中期增加 21%，取决于癌症患者推荐的 TSH 降低的水平。在新诊断的孕妇中，L-甲状腺素的剂量可根据体重计算（每天 2～2.4μg/kg），该剂量高于非妊娠患者的推荐剂量（每天 1.7～2μg/kg）。在严重甲状腺功能减退患者中，血清 TSH 恢复正常会有所延迟，但如果给予足够的 L-甲状腺素，在治疗的前 2 周内可达到正常的血清 FT_4 或 FT_4I 值。Abalovich 及其同事回顾性分析了 77 例妊娠期新诊断甲状腺功能减退患者。目的是使血清 TSH 值在孕早期低于 2.5mU/L，在孕中期和晚期的值低于 3.0mU/L。作者提出，如果血清 TSH 低于 4.2mU/L，L-甲状腺素起始剂量应为每天 1.2μg/kg；TSH 为 4.2～10mU/L 时，每天 1.42μg/kg 为宜；而对于患有显性甲状腺功能减退的女性，每天需要 2.33μg/kg[133]。分别仅有 11% 和 23% 的 SCH 和慢性甲状腺功能减退需要调整剂量。SCH 患者达到甲状腺功能正常状态的时间为（6.06±3.3）天，而显性甲状腺功能减退则为（5.3±1.8）天。

计划妊娠女性的血清 TSH 应低于 2.5mU/L，理想情况下接近 1mU/L，这是因为在孕早期预期的要求更高。在妊娠前 20 周、24～28 周和 32～34 周，血清 TSH 应每 2～6 周重复检测 1 次。目标是使血清 TSH、血清 FT_4 或 FT_4I 保持在正常妊娠期特定参考范围内。T_4 的剂量应进行调整。20%～30% 的患者在妊娠中晚期甲状腺需求量增加。分娩后，患者应立即恢复妊娠前剂量。T_4 吸收的干扰已在前文讨论[37]。

需要体外受精的甲减治疗女性应在开始进行控制性卵巢刺激前进行甲状腺功能检测。在 72 名选出接受替代治疗且血清 TSH 低于 2.5mU/L 的甲状腺功能减退女性中，血清 TSH 在三个时间点进行测定：①治疗前；②给予 hCG 时；③给予 hCG 后 16 天。血清 TSH 水平基线为（1.7±0.7）mU/L，给予 hCG 时为（2.9±1.3）mU/L，16 天后为（3.2±1.7）mU/L。血清 TSH 超过 2.5mU/L 的有 49 名女性（68%），hCG 给药后 16 天时则为 46 名女性（63.8%）。作者建议在体外受精周期中严格监测甲状腺功能减退治疗女性的血清 TSH，必要时调整治疗[134]。Karmon 及其同事评估了正常甲状腺素值在正常（0.4～2.4mU/L）和正常高值（2.5～4.9mU/L）范围内的正常甲状腺功能女性的宫内受精结果差异[135]。未进行自身免疫检测。数据来自单中心，共 1477 名女性经历了 4064 次宫内受精周期。两组之间的不良结果无差异。上述研究应该提醒我们，作为计划妊娠女性保健的卫生专业人员，计划良好的医疗方案的结果缺乏一致性，他们的观察结果存在差异，这使我们为这些患者提供咨询变得复杂。

（十四）甲状腺单发结节

妊娠期甲状腺结节的发生率已经由数个使用超声检查的研究组进行了研究。三项研究分别在比利时、德国和中国甲状腺结节发病率增加的轻度碘缺乏地区进行。他们对结节的发生频率、妊娠进展对结节大小的影响和新结节的形成进行了检查。研究一起显示了3%~23%的患病率，发病率随着胎次的增加而增加。

据估计，10%的孕妇临床上可检测到结节性甲状腺疾病。临床可检测到的甲状腺结节大小为1.0~1.5cm。在大多数情况下在第1次常规临床检查中发现，或者是由患者自己查出。单个或孤立甲状腺结节的恶性概率在5%~10%，这取决于风险因素，如既往头、颈或胸部放射治疗，生长迅速的无痛性结节，患者年龄，甲状腺癌家族史。乳头状癌占恶性肿瘤的75%~80%，滤泡状癌占15%~20%；其余为甲状腺髓样癌或未分化癌。未分化甲状腺癌在50岁以下的患者中极为罕见。

近几十年来，普通人群中甲状腺癌的发病率显著上升，这可能是因为小乳头状癌检出率的增加，从1973年的3.6/100 000增加至2002年的8.7/100 000，增加了2.4倍（95%CI 2.2~2.6，趋势 $P<0.001$）。这种增加的部分原因是甲状腺超声检查的常规应用。

据估计，美国每10万例妊娠中有14例伴发新诊断的甲状腺癌。在加利福尼亚癌症登记处1991—1999年的一项回顾性研究中，129例甲状腺癌患者在妊娠期诊断；每10万人中有3.3人在妊娠前诊断，每10万人中有0.3人在分娩时诊断，每10万人中有10.8人在分娩后1年内诊断[136]。

关于甲状腺结节的处理和检查时机的文献资料很少。ATA甲状腺结节和分化型甲状腺癌患者管理指南[137]建议对妊娠期甲状腺结节进行与非妊娠期甲状腺结节患者类似的评估，当然，除外禁忌的放射性核素扫描。对于甲状腺结节，他们强调了仔细的病史询问，包括恶性甲状腺疾病家族史的重要性。如果家族性甲状腺髓样癌或2型多发性内分泌肿瘤家族史阳性，则结节的评估和治疗需要更积极地进行。

对颈部的仔细检查可使医师确定甲状腺病变并明确其特征（图47-8）。除了结节的大小外，还应注意结节的硬度、压痛、皮肤活动情况、甲状腺底部是否存在转移。直径超过2cm的质硬无痛性结节应怀疑恶性肿瘤。血清TSH和FT_4需要进行评估。单个或优势甲状腺结节存在时TSH值降低或检测不到提示自主性或"热"甲状腺结节，在这种情况下，不需要进行细针穿刺活检（fine-needle aspiration biopsy, FNAB）；这很少是恶性的。对TSH值的解读需要谨慎，因为在许多孕早期孕妇中，TSH值可能降低。血清降钙素测定仅适用于有甲状腺髓样癌家族史的患者[138]。在专家操作下，高分辨率实时超声非常有助于确定病变的大小，发现多结节腺体中的优势结节，识别可疑恶性病变的特征：微钙化、低回声或边缘不规则，以及其他发现，如病变是实性、囊性还是混合性。如果需要对结节进行FNAB，妊娠不是禁忌，并且无论孕周，FNAB均可以在妊娠期的任何时间进行。

在体格检查中发现单个甲状腺结节或多结节中的优势结节时，ATA甲状腺与妊娠临床指南[41]推荐采用以下方法（图47-8）。

- 如果存在小于1.5cm的实性病变，应在产后进行随访。
- 如果超声检查结果可疑，应考虑对大于1cm的结节进行FNAB。
- 如果存在气管阻塞，应立即手术。
- 如果FNAB诊断为恶性肿瘤或可疑病变，手术可推迟到分娩后进行，除了有淋巴结转移，或诊断为较大的原发性病变，或髓样癌中明显存在广泛的淋巴结受累。
- 如在妊娠的最后几周，手术可以推迟到分娩后，FNAB也可以安全地推迟到分娩后。
- 患有恶性病变或快速生长病变的女性应在孕中期接受手术。
- 患有滤泡状病变或早期乳头状癌的女性可将手术推迟到分娩后，因为这些病变预计不会迅速进展。

当建议孕妇评估甲状腺结节时，必须记住恶性肿瘤的发生率在5%~10%，并且在大多数情况下，肿瘤生长是缓慢的。

孕早期和妊娠24周后的手术更为复杂，因为可能存在胎儿丢失风险、胎儿监护和早产的潜在风险[139]。一份报道显示妊娠期甲状腺和甲状旁腺手术并发症的风险更高[140]。恶性病变的妊娠期甲状腺切除术并发症发生率为21%，而非妊娠患者为8%；良性病变的妊娠期甲状腺切除术并发症发生率为27%，非妊娠患者为14%。该研究是对出院数据的回顾性

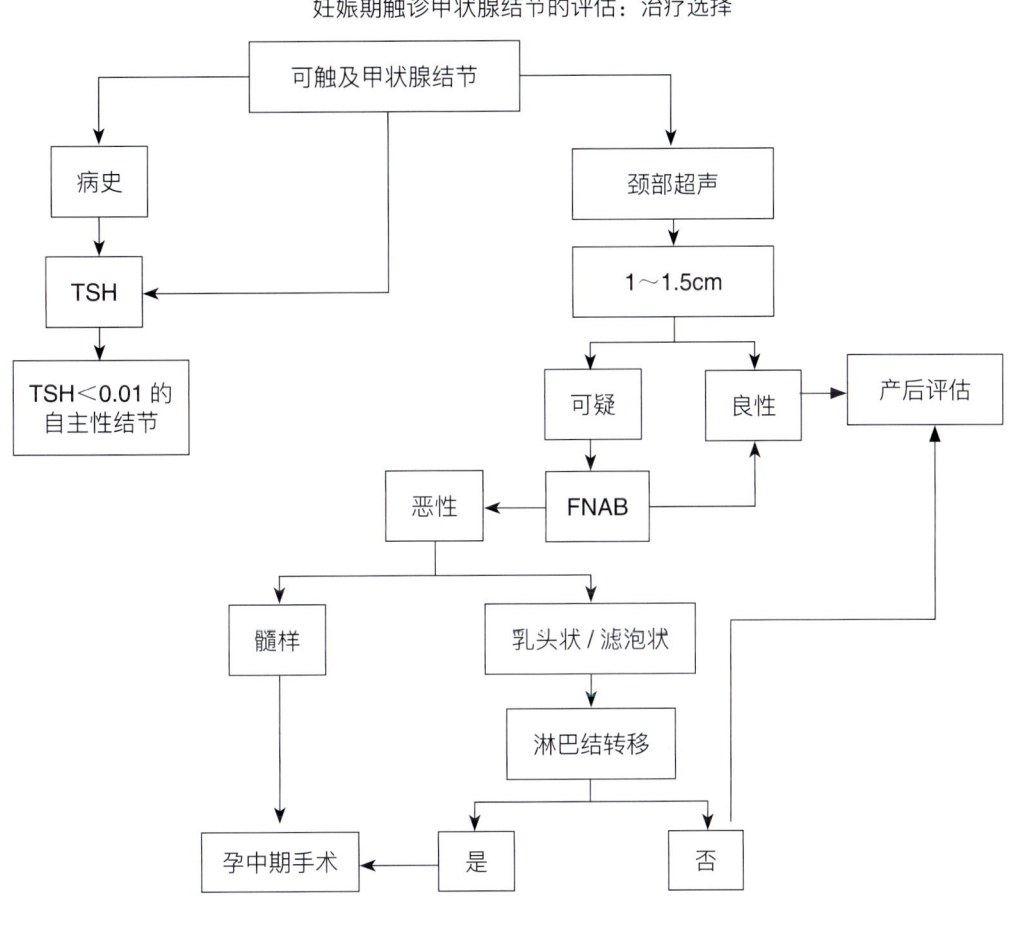

妊娠期触诊甲状腺结节的评估：治疗选择

```
可触及甲状腺结节
    ├── 病史 ──→ TSH ──→ TSH<0.01 的自主性结节
    └── 颈部超声 ──→ 1~1.5cm
                      ├── 可疑 ──→ FNAB
                      │            ├── 恶性
                      │            │    ├── 髓样 ──→ 孕中期手术
                      │            │    └── 乳头状/滤泡状 ──→ 淋巴结转移
                      │            │                              ├── 是 ──→ 孕中期手术
                      │            │                              └── 否 ──→ 产后评估
                      │            └── (→TSH)
                      └── 良性 ──→ 产后评估
```

▲ 图 47-8 美国甲状腺协会甲状腺与妊娠临床指南
FNAB. 细针穿刺活检；TSH. 促甲状腺激素

横断面分析。并发症包括可疑胎儿损伤、流产、剖宫产和子宫切除术。

在一项回顾性研究中，推荐采用保守方法来处理单个甲状腺结节[141]。在该报道中，61 名女性在诊断为分化型甲状腺癌时妊娠。14 名女性在妊娠期间接受了手术，而另外 47 名女性在分娩后 1~84 个月内接受了手术治疗。作者得出结论，大多数患者的诊断和初始治疗都可推迟至分娩后。Yasmeen 及其同事回顾了癌症登记数据，并比较了 6505 名妊娠期或产后 1 年诊断为甲状腺癌女性的疾病相关生存率。与年龄匹配的非妊娠队列相比，11 年后的结果无显著差异[142]。

15 名在妊娠期或产后 1 年内被诊断为甲状腺癌的女性与 47 名在妊娠前接受治疗的年龄匹配女性进行了比较。作者称，在妊娠期或产后第 1 年诊断的女性更可能患持续性或复发性疾病，并提出雌激素可能在这种不良结局中发挥作用[143]。Messuti 及其同事回顾性研究了 340 名年龄小于 45 岁的分化型甲状腺癌女性，并比较了三组甲状腺肿瘤的持续/复发情况：①分娩至少 2 年后诊断组；②妊娠期和分娩后 2 年内诊断组；③诊断时未生育组[144]。这些研究者得出结论，在分娩时或分娩后 2 年内诊断组的疾病持续/复发率显著高于对照组（$P=0.023$），这与 Moosa 及其同事的研究结果一致[141]。在对妊娠期或产后诊断为甲状腺癌的患者提供明确的建议之前，尚需要进一步研究。

（十五）妊娠前已知甲状腺癌患者

在既往有甲状腺癌治疗史且无残留疾病证据的女性中，妊娠似乎不是复发的危险因素。Leboeuf 及其同事[145]发表了一项对36名分化型甲状腺癌初始治疗平均4.3年后妊娠女性的回顾性分析。她们在分娩后4个月（0.1～1.7年）进行了评估，并在妊娠前后测定了血清甲状腺球蛋白值。2名接受甲状腺切除术和放射性碘治疗的女性和1名只接受了甲状腺切除术的女性，其血清甲状腺球蛋白值在妊娠前升高，有新的疾病证据，即甲状腺球蛋白值升高和超声检测到的颈部淋巴结增大。作者总结道，妊娠"可能是对肿瘤生长的温和刺激因素，妊娠前一些患有已知结构性疾病患者的轻微疾病进展证明了这一点"。

1992—2009年，Hirsch和同事[146]在他们的研究所随访，连续分娩90次的63名孕妇进行了评估，这些孕妇在接受甲状腺全切除术后至少生育过1次，并对58名因甲状腺乳头状癌接受^{131}I治疗的女性进行了评估。他们对妊娠前后血清甲状腺球蛋白及颈部超声检查进行了比较。本研究中，妊娠期血清TSH水平与妊娠前疾病的持续和妊娠期疾病进展相关。他们的结论是，对于在妊娠时没有结构或生化证据表明疾病持续的生存者来说，妊娠不会导致甲状腺癌复发。这两项研究的结论表明，在妊娠前没有疾病的女性中，该疾病不会进展。然而，在妊娠时有残留癌证据的患者仍然存在进展的可能性。

妊娠前接受甲状腺癌T₄降低治疗的女性应继续接受治疗，调整L-甲状腺素剂量，使血清TSH与妊娠前保持相同水平，同时血清TFT₄保持在正常参考范围内[147, 148]。在Sawka及其同事的系统性文献综述中，因甲状腺癌接受甲状腺切除术后行^{131}I治疗的女性，流产、早产、死产和先天缺陷未有报道[149]。27%接受放射性碘治疗的女性在治疗后第1年出现月经紊乱，一些女性则出现早绝经。Garsi及其同事[150]描述了483名接受^{131}I治疗的甲状腺癌患者，并得出结论，没有证据表明接触放射性碘会影响后续妊娠和子代的结局。酪氨酸激酶抑制药通常在妊娠期禁用。

（十六）产后甲状腺功能不全

产后甲状腺炎定义为妊娠前甲状腺功能正常而未接受甲状腺治疗的女性在分娩后第1年内出现的一过性甲状腺功能不全[151]。产后甲状腺炎也发生在自然流产或药物流产后。大多数病例的病因是自身免疫性慢性（桥本）甲状腺炎，少数病例则是由下丘脑或垂体病变引起（框47-7）[152]。

框47-7　产后甲状腺功能不全

慢性甲状腺炎
- 一过性甲状腺功能亢进（低RAIU）
- 一过性甲状腺功能减退
- 永久性甲状腺功能减退

Graves病
- 甲状腺功能亢进加重（高RAIU，TRAb阳性）
- 慢性甲状腺炎的一过性甲状腺功能亢进（低RAIU，TRAb阴性）

下丘脑-垂体疾病
- 席汉综合征
- 淋巴细胞性垂体炎

RAIU. 放射性碘摄取；TRAb. 甲状腺阻断抗体
引自 Mestman JH. Endocrine diseases in pregnancy. In: Sciarra JJ, ed. *Gynecology and Obstetrics*. Philadelphia, PA: Lippincott-Raven; 1997:34.

PPT是桥本或慢性甲状腺炎的一种变形，是产后甲状腺功能不全最常见的原因。患有1型糖尿病和其他自身免疫性疾病的女性患PPT的风险更高[153]。临床诊断并不总是明确，临床医生应该关注非特异性症状，如分娩或流产后女性出现的疲劳、抑郁、心悸、易怒。PPT发生的预测因子包括孕早期高滴度的TPOAb、甲状腺疾病家族史或个人史、甲状腺肿大和吸烟。高危患者应在产后第1年，于分娩后的第3、6和12个月进行评估。

抗体阴性的女性也可能出现PPT。在荷兰的一项研究中，作者提出了两种PPT的形式：一种为最常见的自身免疫形式，最终会发展为慢性甲状腺功能减退；一种不存在抗体的，似乎是一过性的非自动免疫形式，不会发展为永久性甲状腺功能减退[154]。TPOAb阴性的女性PTT发病率为1.7%。

PPT的临床病程并不一致（图47-9）。大约1/3的病例在产后1～4个月内可能出现甲状腺功能亢进的轻微症状。在体格检查中，大多数病例都能触及甲状腺肿大，质硬，无压痛。心动过速可被检测到。甲状腺功能检查在甲状腺功能亢进水平，在绝大多数病例中甲状腺抗体（TPOAb）升高。Graves病的

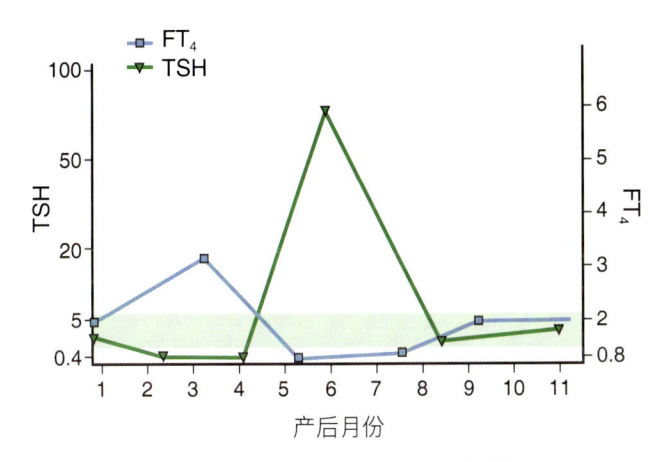

▲ 图 47-9 产后甲状腺炎的临床病程
FT₄. 游离甲状腺素；TSH. 促甲状腺激素

标志物 TRAb 为阴性。在 1/3 的患者中，甲亢期后出现甲状腺功能减退（3~7 个月），并在分娩后 7~12 个月恢复到甲状腺功能正常状态。在此过程中，抗体滴度有增加的趋势，甲状腺肿的大小通常会发生变化。在 1/3 的患者中，PPT 的病程是不同的，其特征是产后 3~7 个月首次出现甲状腺功能减退，而没有最初的甲状腺功能亢进期。产后 12 个月永久性甲状腺功能减退的发病率为 2%~21%。在确诊 PPT 后 5 年，大多数研究报道永久性甲状腺功能减退的发生率为 50%。总之，PPT 表现的特征为：①甲状腺功能亢进期（1~3 个月），随后进展为甲状腺功能减退（3~7 个月），后恢复为甲状腺功能正常（7 个月后）；②可恢复甲状腺正常状态的甲状腺功能亢进期（1~4 个月）；③可恢复甲状腺正常状态的甲状腺功能减退（3~7 个月）；④甲状腺功能减退期后的永久性甲状腺功能减退（图 47-9）[151]。建议对分娩或流产后 1 年内发生的任何甲状腺异常考虑 PTT 的诊断。

Graves 甲状腺功能亢进可能在分娩后复发，并在产后前 3 个月或 6~12 个月加重。甲状腺功能亢进的症状比 PPT 患者更严重，Graves 病患者可从抗甲状腺药物中获益。在体格检查中，患有 Graves 甲状腺功能亢进的女性可能会出现眼病、可见的甲状腺肿大，在许多情况下还会出现杂音。TRAb 效价为阳性。如果不是禁忌，如母乳喂养的母亲，4h 或 24h 甲状腺放射性碘摄取（radioactive iodine uptake，RAIU）有助于确定病因。PPT 患者的摄取量非常低，而 Graves 病引起的甲亢复发患者则在正常高值或升高。Ide 及其同事研究了 42 名产后新发甲状腺功能亢进的女性[155]。18 名患者患有 Graves 病，24 名为甲状腺炎。14 名产后前 3 个月发生甲状腺毒症的患者中有 12 名患有 PPT，产后 6.5 个月后发生甲状腺毒症的所有患者均患有 Graves 病。所有 Graves 甲状腺功能亢进患者的 TRAb 均为阳性，而 PPT 患者为阴性。产后后期（8~12 个月）与新发 Graves 病的风险相关。无论甲亢是由于复发还是新发 Graves 病，都需要使用抗甲状腺药物治疗，或者医生可建议进行消融治疗。

虽然大部分 PPT 患者可自行缓解，对于有症状的患者仍需要治疗。在出现甲状腺功能亢进症状的情况下，β 受体阻滞药（普萘洛尔 10~40mg/6h 或阿替洛尔 25~50mg/24h）可有效控制症状。抗甲状腺药物无效，因为甲状腺功能亢进是继发于急性甲状腺损伤（破坏性甲亢）引起的甲状腺激素释放的。对于甲状腺功能减退症状，低剂量 L- 甲状腺素（50μg/d）将控制症状，使得停药后甲状腺功能可自行恢复。然而，对于计划妊娠的女性，推荐持续使用 L- 甲状腺素治疗，因为这些患者在将来妊娠期间发生甲状腺功能减退的风险升高。

Negro 和同事对慢性甲状腺炎女性在妊娠期摄入硒预防 PPT 的效果进行了评估[156]。他们研究了两组孕妇，77 名孕妇在妊娠期和产后每天摄入 200μg 硒，74 名孕妇则给予安慰剂。比较两组间 PPT 的发生率，可观察到显著降低，接受硒治疗的女性中有 28.6% 出现 PPT，而服用安慰剂的女性中则有 48.6% 出现 PPT（$P < 0.01$）。未来尚需进一步的研究来证实这些发现。

要 点

- PHPT 通常由功能性腺瘤引起，并通过手术彻底治疗。
- 妊娠期推荐的每天碘摄入量为 229μg，最容易通过含有 150μg 碘化钾的妊娠期维生素来实现。
- 报道显示，使用 PTU 会增加肝衰竭的风险；推荐在孕早期使用 PTU，如果可能的话，在妊娠 13 周后使用 MMI 以避免可能的胎儿畸形。
- 应及时调整抗甲状腺药物的剂量，以使用最

小剂量的药物将 FT_4 保持在正常上限。
- 甲状腺危象是一种临床急症，必须积极和及时地治疗以降低发病率。多学科团队和 ICU 护理是最佳方案。
- 接受甲状腺替代治疗的甲状腺功能减退女性应在计划妊娠时进行甲状腺功能检查，并将其血清 TSH 调整至接近 1U/L。
- 对于甲状腺功能减退的女性，应在确诊妊娠时进行甲状腺功能检测，并在孕早期每 2~4 周检查 1 次。50% 以上接受甲状腺替代治疗的患者需要增加 L- 甲状腺素的剂量。
- 有甲状腺疾病危险因素的女性，如有甲状腺疾病家族史、甲状腺肿大或 PPT 病史，应在妊娠前或孕早期进行筛查。推荐对这些女性进行血清 TSH 和 TPOAb 测定。
- 产后 PPT 影响高达 16.7% 的女性。患有慢性甲状腺炎的女性，患该综合征的风险升高。强烈建议进行长期随访，因为高达 50% 的患者将在 5~10 年发展为永久性甲状腺功能减退。

第 48 章　妊娠期垂体和肾上腺疾病
Pituitary and Adrenal Disorders in Pregnancy

Wenyu Huang　Mark E.Molitch　著
尹若昀　译　韦晓宁　校

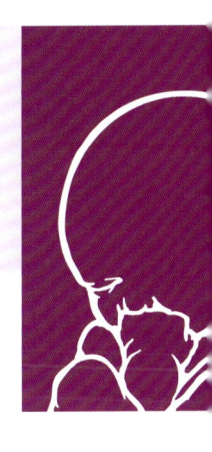

英汉对照

adrenocorticotropic hormone	ACTH	促肾上腺皮质激素
arginine vasopressin	AVP	精氨酸升压素（加压素/抗利尿激素）
clinically nonfunctioning adenoma	CNFA	临床无功能腺瘤
desmopressin	DDAVP	去氨加压素
diabetes insipidus	DI	尿崩症
follicle-stimulating hormone	FSH	促卵泡激素
growth hormone	GH	生长激素
human chorionic gonadotropin	hCG	人绒毛膜促性腺激素
insulin-like growth factor I	IGF-1	胰岛素样生长因子-1
luteinizing hormone	LH	黄体生成素
magnetic resonance imaging	MRI	磁共振成像
prolactin	PRL	催乳素
thyroid-stimulating hormone	TSH	促甲状腺激素

摘　要

　　库欣综合征、肢端肥大症和促甲状腺激素瘤会使母体和胎儿的发病率升高，但泌乳素瘤和无功能肿瘤则不会。多巴胺激动药是妊娠前治疗泌乳素瘤的首选药物。妊娠期泌乳素瘤症状性增大首先使用多巴胺激动药治疗。妊娠期对引起库欣综合征的垂体或肾上腺肿瘤进行手术可减少胎儿丢失。妊娠期不需要对分泌 GH 的腺瘤和临床无功能腺瘤进行治疗。垂体功能减退时，应增加甲状腺激素的剂量。除应激外，垂体功能减退或肾上腺功能减退通常不需要增加糖皮质激素的剂量。垂体炎可行激素替代治疗。席汉综合征需要适当的激素替代治疗。尿崩症可在孕晚期出现，可通过去氨加压素治疗。原发性醛固酮增多症可以通过药物治疗，除非高血压无法控制。因嗜铬细胞瘤威胁生命，故在初始治疗后，通常需要在妊娠期进行手术。

关键词

妊娠；垂体腺瘤；肢端肥大症；泌乳素瘤；库欣综合征；尿崩症；希恩综合征；垂体炎；垂体功能减退；原发性醛固酮增多症；Addison 病；嗜铬细胞瘤；肾上腺功能不全

一、垂体前叶

(一) 妊娠期垂体前叶激素的变化

在妊娠期，由于雌激素刺激的催乳素细胞增生，正常的脑垂体显著增大[1, 2]。催乳素（prolactin，PRL）水平在整个妊娠期逐渐升高[3]。从妊娠中晚期开始，由于胰岛素样生长因子-1（insulin-like growth factor I，IGF-1）水平升高的负反馈效应，胎盘产生的生长激素（rowth hormone，GH）变体的循环水平增加，垂体 GH 分泌减少[4, 5]。肢端肥大症孕妇具有自主的 GH 分泌；因此，这两种 GH 都存在于血液中[6]。

皮质醇水平在正常妊娠过程中逐渐升高，导致足月时皮质醇水平增加 2～3 倍，这是由于雌激素诱导的皮质醇结合球蛋白（corticosteroid-binding globulin，CBG）水平增加和皮质醇生成增加，因此血清"游离"皮质醇、尿游离皮质醇水平、唾液中的皮质醇也会增加[7, 8]。

(二) 垂体肿瘤

垂体腺瘤由于激素分泌过多和可能引起的垂体功能减退而导致问题。妊娠所致的激素分泌和肿瘤大小的改变使得垂体肿瘤患者的评估复杂化。不同类型的治疗对正在发育胎儿的影响也将会影响治疗决策。

1. 泌乳素瘤

高催乳素血症通常会引起溢乳、闭经和不孕等症状[9]。高泌乳素血症的鉴别诊断很多[9]，但本部分讨论将集中于泌乳素瘤的患者。治疗的选择对妊娠的决定有重要影响。经蝶手术治疗微腺瘤（肿瘤 10mm）在考虑复发后对 50%～60% 的催乳素瘤的治疗是有效的，并且在经验丰富的神经外科医生进行手术时很少引起垂体功能减退[10]。对于大腺瘤（肿瘤≥10mm）患者，手术治愈率较低，引起垂体功能减退的风险则更高[10]。

多巴胺激动药溴隐亭和卡麦角林是主要的药物治疗模式，分别使约 80% 和 90% 的病例恢复周期性排卵[9, 10]，同时缩小大腺瘤的大小。50%～75% 的溴隐亭治疗患者和 90% 以上的卡麦角林治疗患者出现 50% 或更多的腺瘤体积缩小[10]。

雌激素的刺激作用和多巴胺激动药的停用可能导致妊娠期泌乳素瘤的显著增大（图 48–1）。据报道，在 800 名患有微腺瘤女性中的 20 名（2.5%），288 名患有未经手术或放疗的大腺瘤女性中的 52 名（18.1%），以及 148 名曾接受过手术或放疗的女性中的 7 名出现妊娠期症状性肿瘤增大[11-14]。在几乎所有病例中，多巴胺激动药的重新使用成功控制了这种肿瘤的增大[14]。如果妊娠足够成熟，另一种治疗方法是继续分娩[14]。只有在其他方法失败时才采取手术减压[14]。

当一名女性停经并被诊断妊娠后停止使用多巴胺激动药时，自然流产、异位妊娠、滋养细胞疾病、多胎妊娠或畸形的概率并不增加[11-15]。尽管妊娠期持续使用多巴胺激动药治疗的安全性数据有限，该治疗很可能并无危害[14]。与上述令人安心的信息相比，Hurault-Delaure 等从法国数据库中报道了使用多巴胺激动药的一些不良后果。在 57 408 对母婴结局中，183 对（0.3%）在她们妊娠期的某段时间接受了多巴胺激动药（溴隐亭，64.5%；卡麦角林，20.2%；喹那格列酮，9.8%）（妊娠期前 3 个月为 75%）[16]。与对照组相比，多巴胺激动药暴露与早产率和早孕丢失率增加相关，胎儿畸形有不显著的增加，但在 9 月龄和 24 月龄时的精神运动发育无差异[16]。

仅接受多巴胺激动药治疗且在妊娠后停药的微腺瘤和鞍内或向下延伸的大腺瘤患者，只需在整个妊娠期进行临床随访。PRL 水平可能在没有肿瘤增大的情况下升高，也可能不会随着肿瘤增大而升高；因此，此类检测通常具有误导性[17]，不应常规进行。患有大腺瘤的患者应每月评估 1 次肿瘤增大的症状，并每 3 个月对视野进行 1 次正式的检查。在一些女

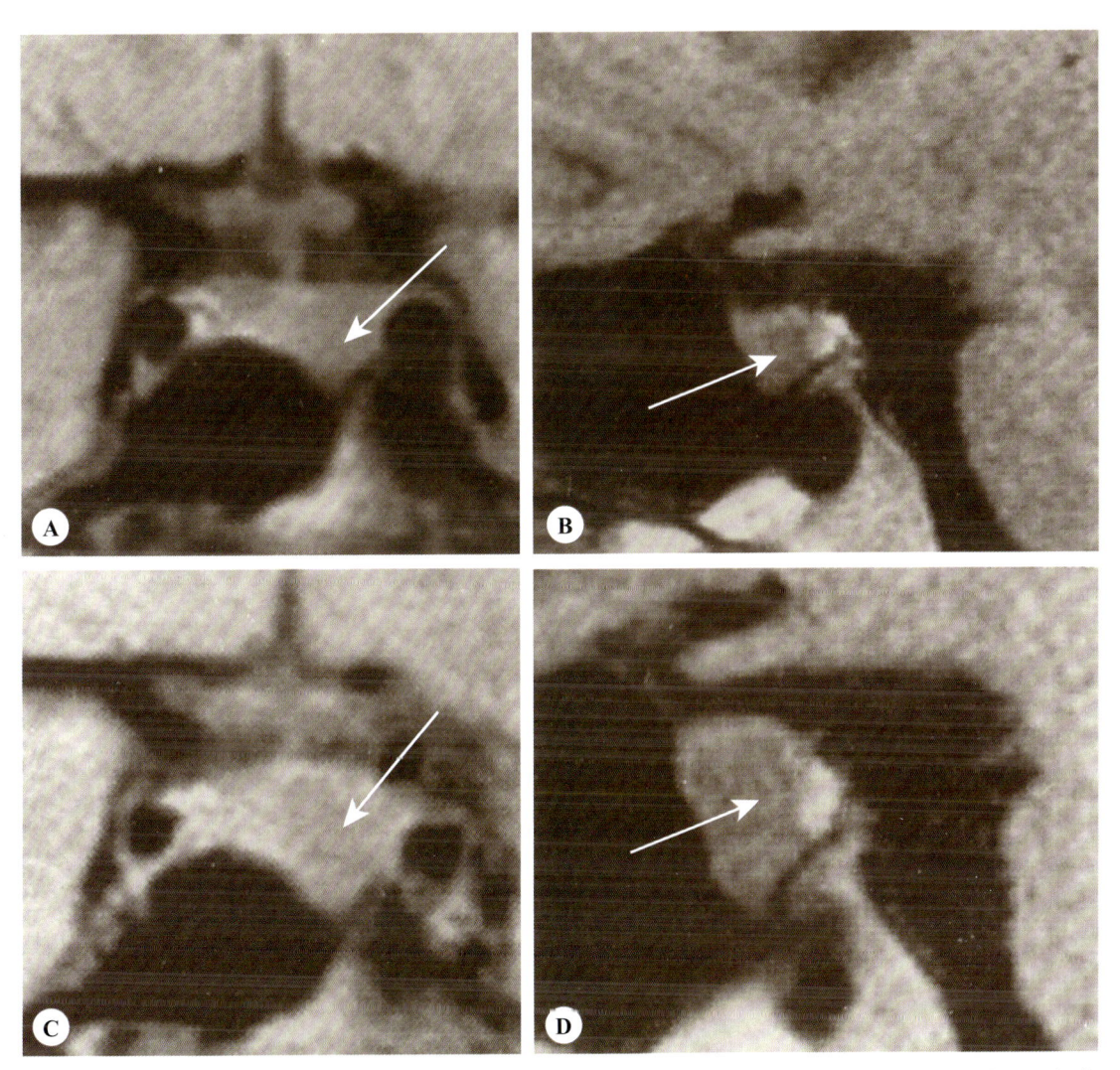

第 48 章 妊娠期垂体和肾上腺疾病
Pituitary and Adrenal Disorders in Pregnancy

▲ 图 48-1 妊娠前（A 和 B）和妊娠 7 个月时（C 和 D）鞍内泌乳素分泌型大腺瘤（箭）的冠状面和矢状面磁共振成像扫描

注意后一节点肿瘤的显著增大，此时患者主诉头痛（Molitch ME. Medical treatment of prolactinomas. *Endocrinol Metab Clin North Am*. 1999;28.143–170.）

性中，产后 PRL 水平和肿瘤大小与妊娠前相比实际上有所降低[18]。因此，许多女性可能在产后有排卵，而不需要恢复多巴胺激动药。哺乳不会引起 PRL 水平的升高，也不会增加头痛或提示肿瘤增大的视觉障碍[19]。

2. 肢端肥大症

肢端肥大症约有 2/3 的病例可能导致不孕，这是由于相关的高泌乳素血症、肿瘤的肿块效应导致的垂体功能减退，甚至 GH/IGF-1 水平升高（GH/IGF-1 水平降低可使月经恢复）[20]。大多数肢端肥大症患者以手术作为主要治疗手段，那些不能通过手术治愈的患者则通常使用生长抑素类似物或卡麦角林（少见）进行药物治疗[21]。

常规检测无法区分正常垂体 GH 和胎盘 GH 变体[4]。如果必须在妊娠期诊断肢端肥大症，则可通过频繁取样证明生长激素的波动性，鉴于肢端肥大症患者的 GH 分泌具有高度的波动性，而胎盘变体的 GH 分泌则不具有这种性质[6, 22]。

很少情况下，分泌 GH 的肿瘤在妊娠期可能增大，并导致视野缺损[23-28]。因此，肢端肥大症合并大腺瘤的患者应监测肿瘤增大症状和视野检查。然而，大多数研究都记录了妊娠期肢端肥大症的生化和临床稳定性，甚至在妊娠期有所改善[28-30]。

由于生长激素诱导的胰岛素抵抗，肢端肥大症患者发生妊娠糖尿病的风险增加，同时伴有水钠潴留和妊娠高血压[31, 32]。在最近的一项回顾性研究中，高血压加重（45%）和糖代谢受损（32%）是妊娠期最常见的并发症[28]。肢端肥大症孕妇尚未证明有心脏疾病[31, 32]。

期待疗法适用于轻度肢端肥大症患者，因为据报道，妊娠期肢端肥大症会自行缓解[29, 30]。关于泌乳素瘤患者使用溴隐亭和卡麦角林的考虑也适用于肢端肥大症患者。不到 50 名使用生长抑素类似物治疗的孕妇已被报道，其后代未发现畸形[28, 31-33]。然而，有报道称短效奥曲肽可减少子宫动脉血流[33]，并且 1 例胎儿因对低剂量长效释放奥曲肽反应明显而出现宫内生长受限[26]。奥曲肽与胎盘中的生长抑素受体结合并通过胎盘[33]，因此，它可能影响生长抑素受体广泛分布的正在发育的胎儿组织。我们建议，如果计划妊娠，奥曲肽和其他生长抑素类似物应停止使用，并在服用这些药物时避孕，大多数[21, 26, 34-37]但并非所有[33]其他研究者同意该点。一个合理的选择是改用短效生长抑素类似物，这样可以持续使用至确诊妊娠，然后停用。我们还建议妊娠期的药物治疗应对因大肿瘤引起的严重症状（如严重头痛、视力缺损或肿瘤增大）的活动性肢端肥大症患者保留。培维索孟是一种生长激素受体拮抗药，用于控制肢端肥大症症状和 IGF-1 水平。最近，在 35 例妊娠（27 例母亲和 8 例父亲接触药物）的最大病例报道中评估了妊娠期使用培维索孟的情况，包括 3 例在整个妊娠期持续使用培维索孟的病例[38]。这项小型观察性研究表明培维索孟对妊娠结局没有明显的不良影响。然而，由于 GH 受体异常而患有 GH 不敏感综合征（Laron 综合征）的儿童存在多种缺陷，因此妊娠期不建议使用培维索孟[39]。

3. 促甲状腺激素分泌瘤

报道称，只有 6 例妊娠发生在患有促甲状腺素（促甲状腺激素）分泌瘤的女性身上[40-45]。除 1 例外，所有病例均发现垂体大腺瘤。在 2 个病例中，大腺瘤被发现在妊娠期显著增大，并需要治疗[40, 42]。在这些报道病例中，妊娠期分泌 TSH 腺瘤的治疗主要针对肿瘤（手术、放疗或奥曲肽）和（或）使用硫代酰胺治疗甲状腺功能亢进本身。

4. 临床无功能腺瘤

妊娠不会影响临床无功能腺瘤（clinically nonfunctioning adenomas，CNFA）患者的肿瘤大小。事实上，只有少数病例报道在妊娠期出现症状性肿瘤肿大[23, 46, 47]。在最近一项英国监测研究中，在妊娠前诊断的 7 例无功能腺瘤中有 1 例出现肿瘤增大，在妊娠期诊断的 5 例无功能腺瘤中有 3 例出现肿瘤增大[47]。

大多数 CNFA 实际上是促性腺激素腺瘤。据报道，有 2 名患有促性腺激素腺瘤的患者分泌完整的卵泡刺激素，并伴有卵巢过度刺激综合征[48, 49]；2 名患者均成功妊娠，1 例为溴隐亭控制 FSH 高分泌后[48]，另外 1 例为手术切除肿瘤后[49]。

（三）垂体功能减退

垂体功能减退可能是部分或完全性的，促性腺激素分泌消失常见。不孕症已可通过诱导排卵进行治疗，包括给予 hCG 和 FSH[50, 51]，波动性的性促性腺激素释放激素[50, 51]和同时进行体外受精[52, 53]。此类妊娠的畸形率正常，但似乎有剖宫产、流产和小于胎龄儿发生率的增加[46, 51, 53]。

由于妊娠期甲状腺素循环和分布的增加，甲状腺素（T_4）水平通常在妊娠期随着甲状腺素剂量的固定而下降，TSH 水平升高[54]。这些患者所需甲状腺素的平均增加量约为 0.05mg/d。由于下丘脑/垂体功能不全患者正常情况下 TSH 可能不会随着甲状腺素需求的增加而升高，因此合理的做法是在妊娠的前 4~6 周后增加甲状腺素补充量 0.025mg，在孕中期后根据总 T_4 水平补充增加 0.025mg。值得注意的是，由于雌激素刺激甲状腺结合球蛋白的产生，妊娠期总 T_4 的正常范围通常是非妊娠状态正常范围的 1.5 倍。垂体功能减退患者在妊娠期将妊娠调整后总 T_4 水平的上 1/3 作为目标是合理的。

慢性糖皮质激素替代的剂量在妊娠期通常不需要增加[8]。氢化可的松由胎盘酶 11-β-羟基类固醇脱氢酶 2（11β-HSD2）代谢。因此，胎儿一般不会过量服用氢化可的松。通常剂量范围为 12~15mg/m，一般分 2 次或 3 次，晨起 10mg 给药；下午服用 5mg[8]。产时和分娩的应激需要额外的糖皮质激素，如每 8 小时静脉注射 75mg 氢化可的松，产后迅速减量。泼尼松龙不会通过胎盘，而泼尼松则以仅有微小剂量通过[55]。妊娠期服用泼尼松的孕妇新生儿肾上腺功能受抑制的情况非常罕见[56]，母乳中的含量可以忽略不计[57]。地塞米松不会被胎盘 11β-HSD2 代谢失活，妊娠期不应作为糖皮质激素替代治疗用药。

关于垂体功能减退患者在妊娠期使用 GH 的数据很少，在大多数研究中，GH 治疗在妊娠期已停用[58]。因为胎盘中的生物活性 GH 变体从妊娠中晚期开始大量产生，母亲最多只有在妊娠早中期才会出现 GH 缺乏。Curran 及其同事[58]分析了 16 例 GH 缺乏患者的 25 次妊娠，期间未继续进行 GH 治疗，他们发现停止 GH 治疗对胎儿或母体都无不良后果，并得出结论，妊娠期 GH 替代治疗对 GH 缺乏女性来说不是必需的。一项 173 名生长激素缺乏孕妇的报道显示，无论继续或停止 GH 替代，其妊娠结局相似[59]。

（四）希恩综合征

希恩综合征为产后数小时内发生的，继发于缺血的垂体坏死[60]，通常继发于产科出血引起的低血压和休克。缺血和坏死的程度决定了后续的患者病程（框 48-1）。这种综合征在目前的产科临床中很少发生[61]。

框 48-1 希恩综合征的症状和体征

急性型	慢性型
• 低血压	• 头晕
• 心动过速	• 乏力
• 无乳汁分泌	• 无乳汁分泌
• 低血糖	• 持续性闭经
• 极度乏力	• 体毛减少
• 恶心呕吐	• 皮肤干燥
	• 性欲丧失
	• 恶心呕吐
	• 畏寒

当产科出血持续低血压和心动过速，以及充分补充血液制品的情况下可能出现急性坏死。无泌乳和低血糖也可能发生[60]。诊断应包括采集促肾上腺皮质激素、皮质醇、催乳素和游离甲状腺素的血样。应特别注意产前使用高效糖皮质激素促进胎儿肺成熟会抑制 ACTH 和皮质醇水平，并导致肾上腺功能不全的误诊。ACTH 激发试验结果正常，因为肾上腺皮质并不会萎缩。游离甲状腺素水平可能最初是正常的，因为激素的半衰期为 7 天，1 周后应额外送检样本。催乳素水平在这种情况下通常降低。尿崩症（diabetes insipidus，DI）也可能发生[62]。

如果怀疑急性垂体坏死，应在抽血化验后立即用生理盐水和应激剂量的皮质激素进行治疗。如果随后游离甲状腺素水平降低，则应使用左甲状腺素治疗。加做的垂体功能检测和后续治疗应延续至恢复。

当发生轻度梗死时，诊断可能延迟数月或数年[60]。这些女性通常有闭经史、性欲减退、无泌乳、乳房萎缩、阴毛和腋毛脱落、乏力，以及继发性肾上腺功能不全的症状，如恶心、呕吐、腹泻和腹痛[60]。少数情况下一些女性会保留促性腺激素分泌，月经和生育能力可能正常[56]。席汉综合征也可能在初次出现后随着时间的推移而进展，其可能机制为自身免疫[63]。

（五）淋巴细胞性垂体炎

淋巴细胞性垂体炎被认为是自身免疫性的，由淋巴细胞和浆细胞浸润和破坏垂体和漏斗部组织[64-66]。淋巴细胞性垂体炎通常被认为主要发生在妊娠期或产后[64-66]。然而，在最近一项 76 例原发性垂体炎患者研究中，仅有 11% 的女性患者与妊娠有关[67]。淋巴细胞性垂体炎通常与垂体功能减退症状或伴有头痛和视野缺损的肿块增大有关，根据其发病时间和既往无产科出血或既往闭经或不孕中，可疑诊该病[64-66]。DI 也可能发生[64-66]。在最近连续 9 例淋巴细胞性垂体炎患者的研究中，9 例中有 8 例发现继发性肾上腺功能不全，9 例中有 8 例出现促性腺激素分泌不足，7 例中有 6 例出现中枢性甲状腺功能减退，8 例中有 8 例出现低 IGF-1，9 例中有 3 例出现催乳素降低，9 例中有 1 例出现中枢性 DI[68]。在磁共振成像扫描中，通常可以看到弥散增强，而不是可能指示肿瘤的局灶性病变[64-66]。临床图像通常可以在没有侵入性操作的情况下做出临床诊断。

淋巴细胞性垂体炎的治疗通常是保守治疗，包括识别和纠正所有的垂体缺陷，尤其是 ACTH 分泌，这在这种情况下尤其常见[64-66]。关于大剂量皮质激素治疗的获益效果数据尚不确切[65]。缩小体积但保留腺体的手术仅适用于无法控制的头痛、视野缺损或扫描图像上进行性的增大。尽管大多数患者进展为慢性垂体功能减退，但也可能出现自发性消退和部分或正常垂体功能的恢复[64-66, 68]。

二、垂体后叶

妊娠期精氨酸加压素（arginine vasopressin，AVP）分泌和刺激产生渴觉的血浆渗透压设定值降低5~10mOsm/kg[69]。胎盘产生血管加压素酶，这是一种能迅速使AVP失活的酶，从而大大提高其清除率[70, 71]。

妊娠期应避免进行标准的禁水试验，因为其可以引起子宫刺激并改变胎盘灌注。取代它的是去氨加压素（desmopressin，DDAVP），其被用于评估尿浓缩能力[70]。孕妇的尿浓缩能力应在坐位确定，因为侧卧位时最大尿浓缩受到抑制[69]。

尿崩症

中枢性尿崩症可能在妊娠期因垂体病变扩大、淋巴细胞性垂体炎或下丘脑疾病而发展。由于胎盘加压素酶对AVP的清除率增加，DI通常在妊娠期间加重，亚临床DI可能变为显性[70-72]。DDAVP对加压素酶具有耐药性，并在妊娠期可提供满意、安全的治疗[73]。在监测临床反应期间，临床医生应谨记妊娠期钠浓度较正常降低5mmol/L[69]，DDAVP极少量于母乳分泌[73]。

继发于血管加压素酶的一过性中枢DI可能在某次妊娠中自发发生，但在随后一次则不会再出现[74]。另一种罕见的导致一过性妊娠期DI的原因是胎盘早剥，其中早剥可导致血管加压素酶升高[75]。

妊娠期急性脂肪肝和肝炎等其他肝功能损害可能与妊娠期迟发性一过性DI有关[76]。在某些情况下，其与HELLP综合征有关[77]。据推测，肝功能损害与血管加压素酶降解减少有关，这进一步加速了AVP的清除。多尿可在分娩前或产后发生。

产后已有报道描述出现病因不明的一过性DI，仅持续数天到数周[78]。在最近的一份个案报道中，发现精氨酸加压素细胞抗体与妊娠期或妊娠后不久发生的中枢DI密切相关，这提示着自身免疫在妊娠期一过性中枢DI的发生中可能扮演着某个角色[79]。

先天性肾源性DI是一种罕见的X连锁疾病，由血管加压素V$_2$受体基因突变引起，主要影响男性[70]。该病的女性携带者在妊娠期可能有明显的多尿。治疗采用噻嗪类利尿药[71]，孕妇应谨慎使用。

三、肾上腺

除前述的妊娠期皮质醇的变化外，血浆肾素活性（由于雌激素刺激卵巢和蜕膜产生肾素）、血管紧张素原（由于雌激素刺激）、血管紧张素Ⅱ和醛固酮均在妊娠期增加，血容量也有所增加[80, 81]。

（一）库欣综合征

已有200多例妊娠期库欣综合征被报道[82-88]。仅有28%的妊娠期患者患有垂体腺瘤，44%患有肾上腺腺瘤，9%患有肾上腺癌，4%患有异位ACTH综合征[89]。最近，据报道，人类绒毛膜促性腺激素刺激肾上腺异位LH/hCG受体可导致妊娠诱发库欣综合征[88]。

妊娠期诊断库欣综合征可能较为困难。这两种情况都可能与向心性分布的体重增加、乏力、水肿、焦虑、糖耐量异常和高血压有关。与正常妊娠相关的皮肤纹通常为白色，但在库欣综合征中则为红色或紫色。多毛和痤疮可能提示雄激素分泌过多，而近端肌病和骨折则指向库欣综合征。

实验室评估是困难的。血清总皮质醇和游离皮质醇、ACTH水平的升高，以及尿游离皮质醇排泄与正常妊娠相一致。过夜地塞米松抑制试验通常显示正常妊娠期间抑制不充分[8, 86]。ACTH水平正常或升高，即使肾上腺腺瘤也是如此[8, 82-84]，可能是因为胎盘产生ACTH或胎盘促肾上腺皮质激素释放激素刺激垂体ACTH所致。尽管妊娠期24h UFC水平升高，但有人提出，高于正常上限3倍的水平提示妊娠期库欣综合征[8, 90]。

正常妊娠期血清皮质醇持续但微小的昼夜变化也可能有助于区分库欣综合征和妊娠期皮质醇增多症，因为这一表现在所有形式的库欣综合征中都典型的缺失[7, 8]。对于午夜唾液皮质醇测定，在一项研究中，使用0.255μg/dl（7.0nmol/L）、0.260μg/dl（7.2nmol/L）和0.285μg/dl（7.9nmol/L）分别作为孕早期、中期及晚期的临界值，在将库欣病与正常妊娠变化区分方面具有较高的敏感性（>80%）和特异性（>90%）[91]。然而，在另一项研究中，在整个妊娠期我们不需要改变通常的临界值[92]。在某些情况下，垂体的MRI扫描（无增强）或肾上腺超声可能会有所帮助，但两个腺体中"偶发瘤"的高发生率使得影像学的解读变得困难[93,94]。在妊娠期进行CRH激发试验或岩骨静脉窦取样的经验很少[84,86,87]。

库欣综合征的妊娠丢失率（自然流产、死产和极早产导致的早期新生儿死亡）为25%[82,85-87]。皮质醇通过胎盘很少会导致胎儿肾上腺的抑制[95]。高血压、糖尿病和肌病常见于库欣综合征的孕产妇。剖宫产术后伤口感染和裂开常见。

在对文献收集的136例妊娠综述中，Lindsay及其同事[86]发现，当在妊娠20周前开始积极治疗时，活产率从76%增加到89%。在他们对文献中211例病例（与Lindsay等报道的病例重叠）的分析中，通过治疗后总胎儿丢失率得到显著改善（30.6% vs. 13.3%），但早产或低出生体重儿无显著改善[89]。因此，我们支持在妊娠期进行治疗[82,86,87,89,90]。

使用美替拉酮和酮康唑治疗妊娠期库欣综合征效果不佳[85-87]。已有报道称酮康唑导致IUGR[86]。FDA已就酮康唑的严重肝毒性发布了黑盒警告，因此不能推荐使用。卡麦角林已被用于治疗妊娠期难以控制的库欣病，并且似乎能很好地控制该病[96-98]。由于胎儿毒性，应避免使用米托坦。米非司酮是一种糖皮质激素受体阻滞药，具有很高的有效性，但因为它是一种流产用药，所以在妊娠期禁止使用[99]。帕瑞肽是一种新的生长抑素类似物，对库欣病患者具有中等程度的疗效[100]。但尚无妊娠期使用的经验。

一些患者在孕中期成功地进行了垂体ACTH分泌腺瘤的经蝶切除术和肾上腺腺瘤的腹腔镜切除术[85-87]。单侧或双侧肾上腺切除术后的活产率约为87%[86]。尽管任何手术都会给母婴带来风险[101]，库欣综合征患者不手术的风险明显高于进行手术的风险。

（二）肾上腺功能不全

在发达国家，原发性肾上腺功能不全最常见的病因是自身免疫性肾上腺炎。感染（结核或真菌）、对侧转移、出血或梗死导致的原发性肾上腺功能不全并不常见。垂体肿瘤引起的继发性肾上腺功能不全或下丘脑-垂体-肾上腺轴的糖皮质激素抑制也可能发生。

肾上腺功能不全的女性生育能力受到影响。在93例先天性肾上腺增生症（congenital adrenal hyperplasia, CAH）或自身免疫性肾上腺炎患者中，非典型CAH和单自身免疫性肾上腺炎的患者生育率正常，但经典型CAH和自身免疫性多内分泌综合征2型（autoimmune polyendocrine syndrome type 2，APS2）患者的生育率显著降低。CAH和APS2患者的其他异常妊娠结局包括流产率和剖宫产需要的增加[102]。

肾上腺功能不全可能很难识别，因为其许多临床特征在正常妊娠中也有所发现，包括乏力、头晕、晕厥、恶心、呕吐、低钠血症和色素沉着增加。Addisonian色素沉着与妊娠期黄褐斑的区别在于其存在于黏膜、伸肌表面和非暴露区域。体重减轻、低血糖、嗜盐和过度低钠血症提示应进行临床评估。如果未被察觉，母体肾上腺危象可能在应激下发生，如尿路感染或分娩时[103-105]。事实上，妊娠本身很少会引发肾上腺功能不全患者的肾上腺危象[101,106]。胎儿胎盘单位主要控制其自身的类固醇环境，因此，母体肾上腺功能不全通常不会对胎儿发育造成问题。患有Addison病的女性早产、低出生体重儿的风险增加，剖宫产率升高[107]。抗心磷脂抗体等其他相关自身免疫性疾病可能导致流产等额外风险[108]。继发性肾上腺功能不全患者的妊娠结局正常[59]。

肾上腺功能不全可能导致低钠血症、高钾血症和低血糖的实验室检查结果。晨起血浆皮质醇水平≤3.0μg/dl（83nmol/L）可确诊肾上腺功能不全，而在孕早中期皮质醇水平＞19μg/dl（525nmol/L）可排除临床稳定患者的诊断[109]。由于孕中晚期CBG浓度的升高，血浆皮质醇水平可能"不恰当"地刚好处于正常的"非妊娠"范围[110-111]。在内分泌学会最近的指南中，建议在250μg替可克肽激发后60min的、妊娠期特异的血清皮质醇临界水平用于诊断妊娠期肾上腺功能不全，即孕早、中、晚期分别为25μg/dl（690nmol/L）、29μg/dl（801nmol/L）和32μg/dl（884nmol/L）[35]。原发性肾上腺功能不全时，ACTH水平将会升高，高于100pg/ml（22pmol/L）的水平与诊断一致[112]。然而，继发性肾上腺功能不全时，ACTH水平并不低，这是因为胎盘会产生这种激素。

对于不稳定的患者，在确诊试验结果出来之前，应给予静注氢化可的松50～75mg的经验性糖皮质激素治疗。此后，在面临严重应激和分娩时，应每6～8小时给予50～75mg的剂量[105]。尽管妊娠期血浆皮质醇有正常的升高，母体皮质激素的基础替代剂量通常与非妊娠状态下所需的剂量相同[105]。妊娠期盐皮质激素替代需求可不改变。然而，在某些患者中，由于孕酮对盐皮质激素受体的拮抗作用，盐皮质激素剂量的增加可能是必要的[113, 114]。相对的是，一些临床医生在孕晚期减少氟氢可的松的剂量，以尝试治疗 Addisonian 患者的水肿、加重的高血压和先兆子痫[105]。在妊娠期密切监测血压和血钾以评估盐皮质激素替代的需要是很重要的。

接受长期糖皮质激素治疗的患者在停止此类治疗后至少 1 年内被认为可能存在肾上腺轴抑制[115]。这些患者应在分娩期接受应激剂量的糖皮质激素治疗。与内源性库欣综合征患者一样，他们也有术后伤口感染和裂开的风险，其后代也有一过性肾上腺功能不全的风险。

在母乳喂养期间，可像之前一样继续进行糖皮质激素替代，因为母乳中出现的糖皮质激素剂量低于 0.3%[116]。

（三）原发性醛固酮增多症

原发性醛固酮增多症在妊娠期鲜有报道，最常由肾上腺腺瘤引起[117-120]。关于妊娠期糖皮质激素可控制的醛固酮增多症的报道很少[121]。妊娠期患者的醛固酮水平升高与正常孕妇相似，但血浆肾素活性受到抑制。85% 的患者出现中到重度高血压，52% 出现蛋白尿，55% 出现低钾血症；症状还可能包括头痛、身体不适和肌肉痉挛[117-120]。同时有胎盘早剥、早产、IUGR、胎死宫内、先兆子痫、小于胎龄和剖宫产率增加的风险[117, 1118, 122-124]。有趣的是，相当高的孕酮水平可能会在肾小管产生抗肾上腺皮质激素作用，因此一些女性在妊娠高血压和低钾血症可能会有所改善[120]。

螺内酯是治疗醛固酮增多症的非妊娠期常用药物，由于其可通过胎盘而在妊娠期禁用。它是一种有效的抗雄激素，可导致男性胎儿生殖器性别不清[117]。依普利酮是一种更具选择性的醛固酮受体阻滞药，无抗雄激素活性，已在 1 例妊娠期成功应用，对胎儿没有任何不良后果[125]。在另一例疑诊原发性醛固酮增多症的病例中，在妊娠 11 周左右给予依普利酮 2 周，在妊娠 28 周因先兆子痫出现严重胎儿生长受限进行剖宫产，最终胎儿死亡[126]。如果高血压可以通过妊娠期安全的药物（如阿米洛利、甲基多巴、拉贝洛尔和钙通道阻滞药）控制，手术治疗可推迟到分娩后[117, 118]。另一方面，已有妊娠期通过腹腔镜切除醛固酮腺瘤的报道[119]。钾的补充可能是必要的，但由于孕酮的抗尿钾作用，妊娠期低钾血症可能有所改善。由于孕酮效应的消除，高血压和低钾血症都可能在产后症状加重[120]。

（四）嗜铬细胞瘤

高血压是嗜铬细胞瘤的典型表现[127-130]，最常见的形式是阵发性高血压，其次是持续性高血压伴阵发性加重和持续性高血压[131]。除先前已被诊断为嗜铬细胞瘤的患者，妊娠高血压患者往往在孕晚期发生，一组研究报道，10 例嗜铬细胞瘤患者中有 9 例在妊娠 20 周后发生高血压[131]。考虑到这个发病时间，嗜铬细胞瘤引起的高血压需与先兆子痫相鉴别。对于妊娠 20 周前发生高血压的患者，临床医生应怀疑嗜铬细胞瘤。随着子宫增大，活跃活动的胎儿压迫肿瘤，可能会发生母体并发症，如严重高血压、瘤体出血、血流动力学紊乱、心肌梗死、心律失常、充血性心力衰竭和脑出血。在 10% 的患者中，肿瘤可能位于肾上腺以外，如主动脉分叉处，并且尤其容易随着体位变化、宫缩、胎动和 Valsalva 动作发生高血压发作[127-130]。未发现的嗜铬细胞瘤与 50% 的孕产妇死亡率相关[127-130]。

儿茶酚胺的胎盘转运很少[132]，可能是因为胎盘内儿茶酚胺 O- 甲基转移酶和单胺氧化酶浓度很高[132]。缺氧等胎儿不良反应是儿茶酚胺引起的子宫胎盘血管收缩和胎盘功能不全[127, 128]，以及母体高血压、低血压或血管塌陷的结果。胎盘早剥也可能发生[127]。

诊断需要高度怀疑。对先前已知患有多发性内分泌肿瘤 2 型、vonHippel-Lindau 病和神经纤维瘤病的家庭进行妊娠前筛查非常重要[133]。对于患有严重或阵发性高血压的孕妇，应考虑进行诊断，尤其是在妊娠早中期，或伴有直立性低血压或面色苍白、焦虑、头痛、心悸、胸痛或出汗的发作性症状。

与非妊娠状态相似，嗜铬细胞瘤的实验室诊断依赖于尿肾上腺素、儿茶酚胺及血浆肾上腺素的测定[127-130]。应尽可能停止甲基多巴和拉贝洛尔的使用，因为这些药物可能会干扰儿茶酚胺的定量[134]。肿瘤定位通常需要 MRI（无增强），并在 T_2 加权图像或超声表现为高信号[127]。由于对胎儿的风险，不建议使用 CT 或 MIBG[135, 136]。

如果高血压在妊娠 20 周之前发生，通常很容易与先兆子痫相鉴别。在先兆子痫患者中发现的水肿、蛋白尿和高尿酸血症在嗜铬细胞瘤患者中不存在。血浆和尿儿茶酚胺在重度先兆子痫和其他需要住院治疗的严重妊娠并发症中可能会有所升高，而在轻度先兆子痫或妊娠高血压中儿茶酚胺水平保持正常[137]。子痫发作后儿茶酚胺水平是正常水平的 2～4 倍[138]。

初始药物治疗包括用 α 受体阻滞药酚苄明或酚妥拉明。胎儿对所有这些药物都有良好的耐受性，但酚苄明被认为是首选药物，因为它能提供长效、稳定、非竞争性的阻断作用[127-130]。酚苄明的起始剂量为 10mg，每天 2 次，并进行滴定，直到高血压得到控制。酚苄明可通过胎盘转运[139]，但通常认为是安全的[127-130]。然而，据报道，接受酚苄明治疗孕妇的 2 名新生儿出现呼吸窘迫和低血压，需要通气和肌力支持[140]。β 受体阻滞药用于治疗孕妇在完全 α 受体阻滞药和扩容后持续出现的心动过速或心律失常[127-130]。高血压急症应使用酚妥拉明（1～5mg）或硝普钠治疗，尽管后者应因潜在的胎儿氰化物毒性而受到限制。

手术切除肿瘤的时机是有争议的。来自子宫的压力、胎儿的运动和分娩时的收缩都是可能导致急性危象的刺激因素。在孕早中期，一旦建立了足够的 α 受体阻滞药，便可以进行手术切除，尽管孕早期手术的胎儿丢失的风险可能升高。在孕中期前期，手术导致胎儿丢失的可能性较小。成功的腹腔镜嗜铬细胞瘤切除术已在孕中期有描述[127-130]。如果嗜铬细胞瘤直到孕中晚期才被发现，由于子宫增大使得手术探查具有挑战性，建议个体化治疗。在某些情况下，肾上腺切除术可推迟到分娩后或与剖宫产联合进行[140]。

尽管有阴道分娩成功的报道[142]，产妇死亡率仍高于剖宫产。剖宫产是最常见的分娩方式，但在阻断良好的患者中，如最近的一系列病例所述，通过硬膜外麻醉的疼痛管理和使用被动下降与器械助娩技术，阴道分娩成为可能[141]。

▶ 要 点

- 约 18% 的泌乳素分泌型大腺瘤在妊娠期显著增大，而泌乳素分泌型微腺瘤仅为 2.5%。
- 如果在确诊妊娠后停止使用，多巴胺激动药可以安全地用于治疗泌乳素瘤。
- 肢端肥大症女性患妊娠糖尿病和高血压的风险增加。
- 促性腺激素、促性腺激素释放激素和辅助生殖技术已成功用于垂体功能减退女性妊娠。
- 希恩综合征在现代产科实践中非常罕见，但对于产后出血后不稳定的患者仍必须考虑。
- 妊娠期发生的淋巴细胞性垂体炎通常与 ACTH 缺乏有关，可能是致命的。
- 由于胎盘加压素酶的作用，亚临床尿崩症可能在孕晚期表现出来。
- 库欣综合征与母体和胎儿的不良后果相关，妊娠期应积极治疗。
- 尽管在原发性或继发性肾上腺功能不全的孕妇中，维持性糖皮质激素替代治疗不需要加量，但在分娩和其他应激情况下，氢化可的松的负荷剂量是必要的。
- 嗜铬细胞瘤必须积极治疗，妊娠期通常需要手术切除。

第 49 章 妊娠期血液系统并发症
Hematologic Complications of Pregnancy

Philip Samuels 著

尹若昀 译　　韦晓宁 校

英汉对照

chorionic villus sampling	CVS	绒毛活检术
hemolysis, elevated liver enzymes, low platelets	HELLP	溶血、肝酶升高和血小板减少
hemolytic uremic syndrome	HUS	溶血性尿毒症综合征
human immunodeficiency virus	HIV	人类免疫缺陷病毒
immune thrombocytopenic purpura	ITP	免疫性血小板减少性紫癜
immunoglobulin G	IgG	免疫球蛋白 G
intravenous immunoglobulin	IVIG	静脉注射免疫球蛋白
mean corpuscular volume	MCV	平均红细胞体积
polymerase chain reaction	PCR	聚合酶链反应
red blood cell	RBC	红细胞
thrombotic thrombocytopenic purpura	TTP	血栓性血小板减少性紫癜
unusually large multimers of von Willebrand factor	ULvWf	多聚体抗血管性血友病因子
urinary tract infection	UTI	尿路感染
von Willebrand cleaving enzyme	ADAMTS13	血管性血友病裂解酶
von Willebrand disease	vWD	血管性血友病
von Willebrand factor	vWF	血管性血友病因子

摘　要

　　血液系统并发症通常发生在妊娠期或与妊娠同时发生。其严重程度从轻度（轻度缺铁性贫血）到危及生命（血栓性血小板减少性紫癜）不等。血液由许多成分组成，包括中性粒细胞、淋巴细胞、红细胞、血小板、血浆和凝血因子。这些成分中的每一种都可能与使妊娠复杂化的疾病有关。这些疾病对母亲和胎儿都可造成有害影响。例如，镰状细胞病改变红细胞的形态，影响母亲和（或）胎儿的携氧能力。抗凝血酶Ⅲ缺乏可增加凝血功能，而血管性血友病可增加出血可能。临床医生应该熟悉这些并发症。专科医生在对患有这些疾病的孕妇进行保健时经常咨询产科医生。本章并未对所有此类疾病进行百科全书式的讨论，但介绍并解释了妊娠期最常见的血液系统并发症。

关键词

贫血；血小板减少；血红蛋白病；血管性血友病；维生素 B_{12} 缺乏；缺铁

一、妊娠相关血小板减少

血小板减少影响大约 4% 的孕妇，是妊娠期最常见的需要会诊的血液并发症。随着妊娠的进展，由于血液稀释和破坏增加，血小板计数通常轻微下降[1]。妊娠期血小板计数最低达 120 000/mm³；然而，它不应低于正常范围。在妊娠期，绝大多数轻至中度血小板减少是由妊娠期血小板减少引起的[2]。这种形式的血小板减少几乎没有引起母亲或新生儿并发症的可能[3]。然而，产科医生应排除与严重孕产妇或围产期发病率相关的血小板减少的其他病因。框 49-1 显示了足月孕妇血小板减少的常见和罕见原因。

框 49-1 妊娠期血小板减少的病因

常见原因
- 妊娠期血小板减少
- 重度先兆子痫
- HELLP 综合征
- 弥散性血管内凝血

少见病因
- 免疫性血小板减少性紫癜
- 抗磷脂抗体综合征
- 系统性红斑狼疮
- 人类免疫缺陷病毒感染

罕见病因
- 血栓性血小板减少性紫癜
- 溶血性尿毒症综合征
- 2b 型血管性血友病综合征
- 血红蛋白 SC 病伴脾隔离症
- 叶酸缺乏
- 恶性血液病
- May-Hegglin 异常（先天性血小板减少）
- Wiskott-Aldrich 综合征

（一）妊娠期血小板减少

大多数妊娠期血小板减少患者的血小板计数通常为 120 000~149 000/mm³。然而，约 1% 的妊娠期血小板减少患者的血小板计数为 50 000~99 000/mm³。这些患者不需要治疗，胎儿出生时出现临床显著血小板减少或出血的风险似乎可以忽略不计。Hart 及其同事于 1986 年发表的一项研究首次提出了这一独特的现象，但并未对其进行具体定义[4]。在该研究中，在 8 个月间接受前瞻性评估的 116 名孕妇中，28 名（24%）在妊娠期至少有 1 次血小板计数低于 150 000/mm³。在分娩后随访的所有 17 名患者中，血小板计数恢复正常。这些研究者实际上在妊娠期血小板减少症被认为是一种独特的疾病之前就对其进行了描述。Samuels 及其同事[5]也调查了 74 名患有妊娠期血小板减少的孕妇。无论血小板抗体状态如何，这些孕妇所生的婴儿均未出现血小板减少。Burrows 和 Kelton[6]进一步表明，妊娠期血小板减少对孕产妇或新生儿的风险很小。在他们对 1357 名健康孕妇的研究中，112 名（8.3%）的血小板计数低于 150 000/mm³。最低血小板计数为 97 000/mm³。这 112 名女性的婴儿中血小板减少（血小板计数 150 000/mm³）的发生率为 4.3%，与无血小板减少的健康孕妇所生的婴儿（1.5%）无统计学差异[3]。这些婴儿的血小板计数均不低于 100 000/mm³。事实上，Samuels 及其同事[5]和 Burrows 及 Kelton[6]的报道令人信服地证明，妊娠期血小板减少是一种独特而常见的、不需要治疗的疾病。然而，产科医生在做出诊断时必须判断，因为没有针对这种疾病的特异性检测。如果血小板计数继续下降到 50 000/mm³ 以下，则应考虑其他诊断。

妊娠期血小板减少不仅仅是血小板随血容量增加而稀释的结果，这也是由妊娠期血小板破坏的生理性加快所致。妊娠期血小板减少患者的平均血小板体积增加，并且血小板生成素水平常升高的事实证明了这一点。血小板计数低于 50 000/mm³ 时需要进一步调查。如果血小板计数低于 20 000/mm³ 或存在临床出血，则需要进行干预。然而，这种情况是罕见的，并且很难确定这些严重血小板减少患者

1017

是患有妊娠期血小板减少还是其他原因引起。只有在高度怀疑免疫性血小板减少性紫癜的情况下，才应进行血小板抗体检测，这包括血小板计数低于50 000/mm³。

（二）免疫性血小板减少性紫癜

每1000例妊娠有1~3例ITP，其很少引起新生儿并发症。虽然新生儿血小板减少的罕见病例已有报道，但胎儿并发症几乎不存在[5]。因此，重点应该放在产妇疾病和保健上。

整体来说，尚未确定妊娠是否引发ITP或改变其严重程度，但确实存在罕见的例外情况。Harrington及其同事[7]首先证明了ITP是体液介导的，Shulman及其同事[8]证明了这种疾病的介质是免疫球蛋白G。Cines和Schreiber[9]在1979年开发了第一个血小板抗球蛋白试验（一种放射免疫分析法）时证实了上述发现。新的分析表明，这些自身抗体可能针对特定的血小板表面糖蛋白，包括Ⅱb/Ⅲa和Ⅰb/Ⅸ复合物[10]。在体内，血小板被抗体包裹后，通过与网状内皮系统（尤其是脾脏）中巨噬细胞的Fc受体结合而从循环中清除。约90%的ITP女性有血小板相关IgG[9]。不幸的是，这并不是ITP特有的。这些检测在其他自身免疫性疾病中也可能呈阳性。更令人困惑的是，ITP在儿童和成人中的发病机制通常是不同的。儿童ITP最常见于病毒感染后，临床表现为淤点和出血。这种形式的ITP通常是自限的，并随着时间的推移而消失。相反，成人的出血较轻，易出现瘀斑，通常在长时间的轻微症状下才被诊断出来。成人ITP通常是一个慢性过程，并且最终往往需要长期治疗。许多妊娠发生在十几二十岁的女性身上。在这些有ITP病史的女性中，可能很难确定患者是患有儿童ITP还是成人ITP。这种鉴别对于有关长期预后的咨询很重要。

ITP倾向于18—40岁的女性，总体男女比例为1∶7[11]。这通常是一种排除性诊断。患者必须患有单发的血小板减少症，外周血涂片表现不具特征。必须只有临床上符合血小板计数下降的出血，如淤点。必须没有服用任何可能导致血小板减少的药物、草药或违禁药物（如可卡因）。最后，患者必须没有其他可能导致血小板减少的疾病，如本章前面框中列出的疾病[11, 12]。美国血液学会（American Society of Hematology，ASH）已发表ITP综述，其中详细介绍了诊断和治疗指南[13]。

（三）血栓性血小板减少性紫癜与溶血性尿毒症综合征

这两种疾病的特点是微血管病性溶血性贫血和严重的血小板减少。妊娠并不增加患者对这些疾病的易感性，但在评估患有严重血小板减少的孕妇时应考虑这些疾病。血栓性血小板减少性紫癜以如框49-2所示的一系列表现为特征[14, 15]。完整的五联征仅存在于约40%的患者中，但约75%的患者有微血管病性溶血性贫血、血小板减少和神经系统改变三联征[16]。病理上，这些患者有小动脉和毛细血管的血栓性闭塞[14]。这些改变在多个器官中发生，可没有明确的临床表现。临床表现可反映受累的器官。

框49-2　血栓性血小板减少性紫癜中的五联征[a]

- 微血管病性溶血性贫血[b]
- 血小板减少[b]
- 神经系统异常[b]，包括精神错乱、头痛、麻痹、视觉幻觉、癫痫
- 发热
- 肾功能不全

a. 典型的五联征仅在40%的患者中发现
b. 此三种表现在74%的患者中出现

TTP/溶血性尿毒症综合征可能与先兆子痫类似。因为先兆子痫比这种疾病更常见，所以应首先考虑。然而，不及时地诊断TTP/HUS可能会产生致命的后果。

为了诊断与TTP相关的溶血性贫血，患者必须有阴性的间接抗球蛋白（Coombs）试验。其排除了免疫介导的溶血性贫血。乳酸脱氢酶应升高，间接胆红素应升高，结合珠蛋白应降低，这提示正在发生溶血。如果仔细检查，外周涂片上通常可以看到裂体细胞。这些检测结果都表明溶血，但特异性和敏感性各不相同。例如，LDH在肝病中可能升高。裂体细胞非常特异，但通常在严重的溶血之前不会出现在外周涂片上。临床医生应通过临床表现及其中一些检测来诊断溶血。要归类为TTP，血小板计数应低于100 000/mm³。在与TTP相关的肾功能不全

中，尿沉渣通常是正常的，偶尔也出现红细胞。这一表现有助于将这种疾病与狼疮复燃区分开来，后者通常伴有血尿和管型。血清肌酐通常大于 2mg/dl。这种程度的肾功能不全在先兆子痫患者中不常见，但也并不罕见。尿液试纸上通常可见超过微量的蛋白尿。

TTP 的神经系统表现通常是非特异性的，包括头痛、精神紊乱和嗜睡。很少发生全身强直阵挛发作。Terrell 及其同事[17] 对 1996—2004 年俄克拉荷马州发生的 TTP/HUS 的流行病学进行了研究。在 206 例报道病例中，他们发现 37% 是特发性的。然而，13% 与自身免疫性疾病有关，7% 发生在妊娠期和产后。这些研究者得以预测可疑 TTP/HUS 的年发病率为 11/1 000 000，而已确诊病例的年发病率为 4.5/1 000 000[17]。如果这种疾病如此罕见，那么为何要将它写入产科学？这是因为如果不进行治疗，TTP 的死亡率为 90%，而血浆置换治疗则将死亡率降低至 20%。因此，产科医生必须清楚这种疾病的病程，以便能够迅速、积极地治疗。如果患者有先兆子痫的不典型表现和血液学检查结果，并且病情持续恶化，则应考虑 TTP 诊断。

Tsai 及其同事[18, 19] 发现 ADAMTS13 活性的降低与 TTP 密切相关。这种金属蛋白酶也被称为血管性血友病因子裂解酶，可裂解多聚体血管性血友病因子多聚体（ULvWf）。金属蛋白酶或抗金属蛋白酶抗体的减少会降低其活性。如果 ADAMTS13 的活性和（或）浓度明显不足，ULvWf 循环量增加，则导致血小板聚集增加和 TTP 的发生。ADAMTS13 在临床实验室中很容易测定。Ferrari 及其同事[20] 表明，抗 ADAMTS13 抗体的所有四种免疫球蛋白亚类均与 TTP 相关，但 IgG$_4$ 亚类最为常见。先天性 TTP 通常与导致 ADAMTS13 活性显著降低的突变有关[21]，Moatti Cohen 及其同事[21] 查询了法国血栓性微血管病登记处，发现妊娠期发生 TTP 的女性中有 24% 患有先天性的类型（Upshaw-Schulman 综合征），不到成人病例总数的 5%。Weiner[22] 发表了关于 TTP 最广泛的文献综述。在这 45 例患者中，40 例在产前发病，50% 发生在妊娠 24 周之前。出现症状时的平均孕周为 23.4 周。这一发现可能有助于将 TTP 与妊娠期发生的血小板减少和微血管病性溶血性贫血的其他原因鉴别开来。在 Weiner 的综述中，胎儿和孕产妇死亡率分别为 84% 和 44%。该死亡率过于悲观，因为其中包括许多在血浆输注/交换疗法用于治疗 TTP 之前就罹患该病的患者。

然而，TTP 可能与很少发生的早发型重度先兆子痫相混淆。在先兆子痫患者中，抗凝血酶Ⅲ水平通常较低，而 TTP 患者的情况并非如此。因此，该检测可能是鉴别这两种疾病的有用方法。

虽然 HUS 与 TTP 有许多共同特征，其通常在产后发病。HUS 患者表现为微血管病性溶血性贫血、急性肾病和血小板减少三联征。HUS 在成人中罕见，血小板减少通常比 TTP 轻，只有 50% 的患者在诊断时血小板计数低于 100 000/mm^3。血小板减少随着疾病的进展而加重。TTP 和 HUS 之间的一个主要区别是，15%～25% 的 HUS 患者发展为慢性肾脏病。HUS 常发生在产生维罗毒素的肠道细菌感染后。环孢素治疗、细胞毒性药物和口服避孕药可使成年人易患 HUS。大多数发生在妊娠期的 HUS 在分娩后至少 2 天。事实上，在一组病例中，62 例妊娠相关性 HUS 中只有 9 例（14.5%）发生在产前。这 9 名患者中有 4 名在分娩当天出现症状。该组患者从分娩到出现 HUS 的平均时间为 26.6 天。产后 HUS 的孕产妇死亡率可能超过 50%；然而，这一死亡率是基于历史数据的。通过血浆置换和透析，孕产妇死亡的可能性可能明显更低。鉴别 TTP 和 HUS 并不重要，因为这两种疾病的初始治疗都是血浆置换。

（四）血小板贮存池病

血小板贮存池病是一种 δ 颗粒缺乏症，δ 颗粒是贮存在血小板内的致密颗粒。正常血小板中有 3～8 个颗粒。它们贮存血清素、ADP、ATP、钙和镁，可能与鼻出血、皮肤黏膜出血或偶然的手术出血有关。如果颗粒/血小板少于 3 个，则患者被诊断为该疾病。检测通过电子显微镜进行，可从许多参考实验室获得。进行硬膜外阻滞和脊髓阻滞的产科麻醉师尤其关注这一点。遗传方式通常是常染色体显性遗传，但可能各有不同[23]。Civaschi 及其同事[24] 研究了 34 名患有不同形式遗传性血小板疾病女性的 65 次妊娠，发现患有 δ 贮存池病的患者中没有一例出现任何出血并发症，因为血小板数量是正常的。许多麻醉师和产科医生会要求血小板 δ 颗粒缺乏的患者在进行硬膜外镇痛之前进行血小板输注。

二、妊娠期和产褥期血小板减少的评估

在决定血小板减少患者的治疗方案之前，在意识到妊娠期血小板减少将是最有可能的诊断的情况下，产科医生必须对患者进行评估，并尝试确定其血小板计数降低的病因。重要的管理决策取决于得出准确的诊断；因此，完整的病史至关重要。了解患者之前是否有血小板计数降低或出血倾向非常重要。应了解完整的用药史，因为某些药物（如肝素、许多抗生素和组胺-2受体阻滞药）可导致严重的母体血小板减少。产科病史应关注过去是否发生过任何孕产妇或新生儿出血问题。会阴切开或剖宫产切口部位的出血过多，或分娩期间静脉内部位的出血，应给予医生前一次妊娠中血小板减少可能性的警示。产科医生还应询问婴儿是否有出血倾向，或包皮环切术后是否出现任何问题。产科医生也应询问相关问题，以确定重度先兆子痫或HELLP综合征是否是其血小板减少的原因。应仔细评估所有血小板减少孕妇是否存在人类免疫缺陷病毒感染的危险因素，因为这种感染可导致一种类似ITP的综合征。此外，由于存在血小板减少的家族聚集形式，因此应了解家族史。

应进行准确的孕周评估。这不仅有助于确定血小板减少的病因，而且对分娩时机也很重要。应对患者进行彻底的体格检查，医生应检查是否存在瘀斑或瘀点。当在身体其他部位不明显时，结膜和甲床常常会出现瘀点。应进行血压测定，以确定患者是否即将出现先兆子痫。如果患者发展为HELLP综合征，则可能存在巩膜黄疸，应进行眼科检查以寻找动脉痉挛或出血的证据。

无论何时，要诊断妊娠相关性血小板减少，都必须由经验丰富的医生或技术专家进行外周血涂片检查。涂片上是否存在微血管病性溶血的证据将有助于确定诊断。专家还可以排除导致人为血小板减少的血小板聚集。乙二胺四乙酸（ethylenediaminetetraacetic acid，EDTA）（一种紫帽的采血管）中的血小板聚集发生率约为3‰，可能导致血小板减少的误诊。如果怀疑血小板聚集，医生应要求实验室对枸橼酸管采集的血液（蓝帽管）进行血小板计数。如果计数正常，则有可能出现了血小板聚集，并且患者没有血小板减少，分娩期间也没有出血过多的风险。必要时应进行其他实验室评估，以排除先兆子痫、HELLP综合征和弥散性血管内凝血。如果考虑诊断为ITP，适当的血小板抗体检测可能有助于诊断，但在妊娠期作用有限。

在确定血小板减少的病因后，医生可以更好地确定是否需要立即分娩，是否应在分娩前治疗血小板减少，或者是否应在持续妊娠期间监测降低的血小板计数。

三、妊娠期间血小板减少的治疗

（一）妊娠期血小板减少

妊娠期血小板减少是孕晚期最常见的一种血小板减少，无须特殊干预或治疗。最重要的治疗问题是避免可能导致不必要介入或医源性早产的治疗和检查。对于轻至中度血小板减少且无产前或既往血小板减少史的患者，应将其视为正常妊娠患者。如果母体血小板计数下降至50 000/mm³以下，患者仍可能患有妊娠期血小板减少，但尚无足够的数据来确定是否存在母体或胎儿风险。因此，应将这些患者视为新发的ITP。尽管约4%的患者患有妊娠期血小板减少，但在无合并并发症的孕妇中，只有不到1%的妊娠期血小板减少患者的血小板计数低于100 000/mm³[3,6]。

值得注意的是，产科医生通常会给予泼尼松，以提高妊娠期血小板减少患者的母体血小板计数，从而使患者可以接受硬膜外麻醉。没有数据支持这一做法，但这一做法神奇地取得了成功。我们必须记住，泼尼松不是一种完全有益的药物，如果没有适当的理由使用，可能会导致严重的母体并发症。

（二）免疫性血小板减少性紫癜

在妊娠期和产褥期ITP的治疗需要特别注意孕产妇，因为妊娠期血小板计数可能下降到非常低的水平。与血小板减少的其他病例一样，只有在出血倾向明显或预期手术需要预防出血并发症时，才需对母体进行治疗。除非血小板计数低于20 000/mm³，否则通常不会出现自发性出血。在一个17项研究的Meta分析中，40岁以下血小板计数低于30 000/mm³的个体发生致命性出血的风险为0.4%。在这种情况下，预测5年死亡率为2.2%。在血小板计数低于50 000/mm³之前，通常不会发生手术出血。ASH目

前推荐，除非血小板计数降至 20 000/mm³ 以下或存在临床出血，否则无须住院[21]。

提高 ITP 患者血小板计数的常规方法包括糖皮质激素治疗、静注免疫球蛋白、血小板输注和脾切除术。如果患者出现临床出血或血小板计数低于 20 000/mm³，通常需要在相对较短的时间内提高血小板计数。虽然可以使用口服糖皮质激素，但静注糖皮质激素可能起效更快。任何具有糖皮质激素作用的类固醇均可使用。然而，血液科专家对甲泼尼龙的使用经验最多。这种药物可以静脉给药，并且几乎没有盐皮质激素的作用。重要的是避免使用具有强盐皮质激素作用的类固醇，因为这些药物会扰乱电解质平衡，导致液体潴留，并导致高血压。甲泼尼龙的常用剂量为每天总体重以 1.0~1.5mg/kg 分次静注。通常需要大约 2 天起效，但最多可能需要 10 天达到最大效力。尽管甲泼尼龙的类盐皮质激素效应很小，但由于大剂量给药，可能也会观察到一些。因此，监测患者的电解质是很重要的。甲泼尼龙引起新生儿肾上腺抑制的可能性很低，因为其很少通过胎盘。它由 1 型胎盘 11β- 脱氢酶代谢为非活性的 11- 酮代谢物。Park Wyllie 及其同事[25]进行了一项 Meta 分析，证实了妊娠期糖皮质激素的总体安全性。然而，他们确实也发现，孕早期使用时，唇腭裂的风险增加了 3.4 倍。在开始治疗前，应与患者讨论风险／收益比。

在使用静脉甲泼尼龙使血小板计数令人满意地上升后，患者可以改用口服泼尼松。常规剂量为 60~100mg/d。泼尼松可单次给药，但分次给药时胃肠道反应的发生率较低。医生可以迅速将剂量减少至 30~40mg/d，然后慢慢减量。应进行剂量滴定，使血小板计数保持在约 100 000/mm³。如果初始治疗为口服泼尼松，常规的每天剂量为总体重 1mg/kg。

对糖皮质激素有良好反应的可能性约为 70%。重要的是要认识到，如果患者服用糖皮质激素 2~3 周，其可能会出现肾上腺抑制，在产程中和分娩时应增加激素剂量，以避免肾上腺危象。此后应缓慢地进行减量。这对于 40 岁以上的患者尤为重要。此外，如果患者已经使用糖皮质激素一段时间，她可能会出现明显的不良反应，包括液体潴留、多毛、痤疮、皮纹、伤口愈合不良和念珠菌性阴道炎。在极少数情况下，妊娠期长期服用类固醇的患者会出现骨量减少或白内障形成。然而，糖皮质激素对胎儿或新生儿产生任何不良反应的可能性微乎其微。此外，发生无菌性股骨头坏死的概率也很低。

尽管糖皮质激素是治疗母体血小板减少的主要药物，但高达 30% 的患者对这些药物无反应。在这种情况下，可使用 IVIG。这种药物可通过与网状内皮细胞上的 IgG Fc 受体结合并防止血小板破坏而起作用。它也可能黏附在血小板上的受体上，阻止抗血小板抗体与这些位点结合。常规剂量为每天 0.4g/kg，持续 3~5 天。但是，有时可能需要用至每天 1g/kg。起效通常在 2~3 天开始，在 5 天达到高峰。另一种方案是给予 1g/kg 一次并观察患者。这种单次剂量通常会导致血小板的明显增加。起效的长短因人而异，给药的时机极为重要。如果产科医生希望分娩时血小板计数达到峰值，应在计划分娩前 5~8 天开始治疗。最常见的不良反应是输注后头痛，可以通过减慢输注速度来减轻。

IVIG 是汇集许多捐献者的血液制品。由于有仔细的供体筛选和密集的纯化过程，它是非常安全的。在考虑脾切除术之前应使用 IVIG，因为一些患者在 IVIG 治疗下可长期缓解，而另一些患者在产后血小板计数会自发性增加。Xu 等[26]比较了糖皮质激素和 IVIG 治疗妊娠期 ITP 的疗效和并发症。在这项对 87 名患者的前瞻性研究中，他们发现对 IVIG 的应答率优于泼尼松，接受 1mg/kg 泼尼松治疗的患者高血压的发生率增加；两组之间的新生儿结局无差异，两组均无生长受限。在严重危及生命的出血中，重组因子Ⅶa 可与其他治疗结合使用。这是一种非常昂贵且复杂的治疗方法，只能在熟悉其使用的医生的协助下进行。

静脉输注抗 D 免疫球蛋白已用于 Rh 阳性、直接抗球蛋白阴性患者的紧急情况。在危及生命的情况下，当其他方法失败时，这可被视为一种选择。常用剂量为 50~75µg/kg[25]。该剂量远高于用于治疗 Rh 阴性母亲的剂量[27]。结合 IgG Fc 受体的抗 D 抗体不同于结合 IVIG 者。Bussel 和 Lee[27]还推荐进一步研究促血小板生成素激动药以确保胎儿安全，因为它们成功治疗妊娠期 ITP 的概率很高。

ASH 提出了治疗妊娠期 ITP 的具体建议[21]。他们指出，事实上不存在脐带穿刺测定胎儿血小板计数的指征。其建议，除非血小板计数低于 30 000/mm³ 或明显有临床出血，否则在孕早中期不进行药物治疗。如果孕中晚期的计数介于 10 000~30 000/mm³ 之间，推荐使用 IVIG。ASH 不建议输注血小板，除非血小板计数低于 10 000/mm³。

在孕中期，脾切除术也可用于提高母体血小板计数。此操作仅适用于那些对药物治疗无反应、血小板计数持续低于 20 000/mm³、有临床出血的患者。此外，如果患者对治疗无反应，也可以在产后进行该手术。在危及生命的出血或对其他疗法无反应的极端紧急情况下，可在剖宫产时向头侧延长中线切口后进行脾切除术。Rezk 和同事提出了一个在计划妊娠的年轻女性中进行预防性脾切除术的案例。在他们的研究中，74 名女性在妊娠前接受了脾切除术，86 名女性继续接受药物治疗。他们表明，脾切除术组在分娩时血小板计数更高，差异具有统计学意义，并且该组在产时和产后很少出现出血问题[27]。

在紧急情况下，如果有明显的临床出血，可以在剖宫产期间输注血小板。如果母亲的血小板计数低于 10 000/mm³，则可在阴道分娩前输注血小板；如果出现明显的临床出血，则可在任何计数时输注血小板。每"包"血小板使血小板计数增加约 10 000/mm³。这些血小板的半衰期非常短，因为影响母体内源性血小板的抗体和网状内皮细胞清除率也会对输注的血小板有影响。然而，如果在手术开始时输入血小板，则应充分止血以足够进行手术。

如果患有严重血小板减少的患者进行剖宫产，应采取某些手术预防措施。无须多言，关键是充分的外科止血。如果止血不完全，可以考虑关闭壁层腹膜和放置筋膜下引流。这将使得出血局限化。如果腹膜未闭合，应仔细检查腹膜边缘，以确保没有出血血管。如果患者出现低血压，小的"出血"可能不明显；因此，在手术结束时，如果血压升高，术者必须注意出血。如果发生严重危及生命的出血，可使用重组因子Ⅶa 和血小板输注。

总之，妊娠期的血小板减少治疗取决于其病因。除非其低于 30 000/mm³，或低于 50 000/mm³ 且有临床出血的证据，或预期手术，否则产科医师无须干预母亲的血小板计数[9]。在这些情况下，治疗取决于诊断。此外，是否需要加快产程或延迟分娩也取决于血小板减少的病因、患者的身体健康、胎儿健康状况和孕周。

四、血栓性血小板减少性紫癜和溶血性尿毒症综合征的治疗

在使用血浆置换之前，合并 TTP 的孕妇和胎儿的结局都很差[17]。第 1 例使用血浆置换治疗妊娠期 TTP 的病例报道于 1984 年，还没对妊娠期 TTP 患者进行的大型研究。一项对 11 名患者个案报道的综述显示，血浆输注和血浆置换后，其预后有了很大改善[29]。这些研究人员还表明，环孢素可延长缓解期。在 1 例个案报道中，通过在整个妊娠期每月使用预防性血浆置换，TTP 复发得以预防[30]。如果疑诊 TTP，应立即开始血浆置换。

HUS 的治疗更为困难，只有少数病例报道。支持性治疗仍然是 HUS 患者的主要治疗手段，尽管透析通常是必要的，并且需要密切注意液体管理。血小板功能抑制药已被用于妊娠期的 2 个病例。可以尝试血浆输注和血浆置换，但效果不如 TTP 病例中观察到的好。长春新碱已在非妊娠患者中获得一些疗效，但尚未在妊娠期进行试验，前列环素输注已在治疗 TTP 方面有效，但尚未在妊娠期进行研究。

五、胎儿/新生儿同种免疫性血小板减少

在新生儿同种免疫性血小板减少（一种罕见的疾病）中，母体缺乏特异性血小板抗原，并产生针对该抗原的抗体。这种疾病在某种程度上类似于 Rh 同种免疫，但累及血小板。如果胎儿从父亲那里继承了一种抗原，而母亲却缺乏这种抗原，那么母体抗体就会产生并通过胎盘。这会导致严重的新生儿血小板减少，并可能导致胎儿颅内出血。然而，母亲的血小板计数将正常。在这些患者中发现的最常见的抗体是抗 HPA-1a，尽管其他几种抗体也已被确定。如果疑诊这种疾病，应将母亲的血液送至具有诊断新生儿同种免疫性血小板减少经验的参考实验室。这些患者应在有对这种罕见疾病母婴进行保健经验的三级医疗中心进行管理。将母体血小板输注到新生儿中可改善这些病例的预后。胎儿可在出生后或宫内输注母亲的血小板（由于其没有抗原）或已知没有抗原的供体血小板。Bussel 及其同事[31]证实，如果其兄/姐患过此病，尤其有过产前颅内出血，则新生儿的血小板计数低于正常妊娠[32]。Pacheco 及其同事[33]描述了一种基于风险分层的优秀算法，用于评

估母亲有同种免疫性血小板减少新生儿的风险。它提出了应进行的所有检测。McQuilten 及其同事[34] 回顾了澳大利亚的经验并表明，脐带穿刺并输血、静脉注射免疫球蛋白和皮质类固醇治疗都取得了良好的效果。Kamphuis 和 Oepkes[35] 回顾了荷兰的经验，并证实单独每周使用静脉注射免疫球蛋白可预防新生儿同种免疫性血小板减少的胎儿/新生儿颅内出血；因此，他们认为，由于存在风险，应弃用胎儿血样采集。Rayment 及其同事[36] 搜索了 Cochrane 数据库和分娩组的研究登记册，以确定他们是否能够辨别出同种免疫性血小板减少的最佳治疗方法。他们回顾了纳入 206 名患者的 4 项研究。由于不完整的数据和干预措施的差异，他们无法得出这些患者的最佳治疗方案[36]。这些研究表明，为观察药物剂量和时机，尚需进行更多的随机研究[35]。

六、缺铁性贫血

在单胎妊娠期间，母体血浆容积逐渐增加约 50%（1000ml）。红细胞总数也会增加，但仅增加约 300mg（25%），这在孕中晚期开始。因此，妊娠期血红蛋白和红细胞比容水平通常会下降这一点并不出奇。这些变化不一定是病理性的，通常代表妊娠的生理变化。产后 6 周，如果产妇有足够的铁储备，在产后没有失血过多的情况下，血红蛋白和红细胞比容水平恢复正常。

大多数临床医生在血红蛋白浓度低于 11g/dl 或红细胞比容低于 32% 时诊断贫血。根据这些标准，50% 的孕妇处于贫血状态。许多女性的血红蛋白浓度可低至 10g/dl，并逐渐恢复。贫血的发生因研究人群而异。不幸的是，这个问题常常被忽视；在发展中国家，缺铁是一个重量级问题，在世界范围内，许多产妇死亡是由于贫血患者失血过多造成的。贫血的原因如框 49-3 所示。

约 75% 的妊娠期贫血继发于缺铁。Ho 及其同事[37] 对中国台湾 221 名足月孕妇进行了详细的血液学评估。所有受试者在妊娠期均未服用补充铁制剂。在先前的铁缺乏患者中，10.4% 在足月分娩后出现临床贫血。在这 23 名患者中，11 名（47.8%）发生了红色缺铁性贫血，另有 11 名患者表现为中度缺铁。该组的另一位贫血患者有叶酸缺乏。在 198 名足月非贫血孕妇中，46.5% 的孕妇表现出铁储备耗尽的迹

> **框 49-3　妊娠期贫血的原因**
>
> - 常见原因：85% 的贫血
>   - 生理性贫血
>   - 铁缺乏
> - 少见原因
>   - 叶酸缺乏
>   - 维生素 B_{12} 缺乏
>   - 血红蛋白病
>   ○ 镰状细胞病
>   ○ 血红蛋白 SC 病
>   ○ 轻度 β- 珠蛋白生成障碍性贫血
>   - 减肥手术
>   - 消化道出血
> - 罕见原因
>   - 血红蛋白病
>   ○ 重度 β- 珠蛋白生成障碍性贫血
>   ○ α- 珠蛋白生成障碍性贫血
>   - 慢性溶血综合征
>   ○ 遗传性球形红细胞增多症
>   ○ 阵发性睡眠性血红蛋白尿
>   - 恶性血液病

象，尽管他们的红细胞比容正常[37]。

为了区分妊娠期的正常生理变化和病理性缺铁，必须了解妊娠期的正常铁需求量（表 49-1）和血液学实验室参数的正确使用。在成年女性体内，铁以铁蛋白的形式存在于骨髓、肝脏和脾脏中，约占正常女性体内 2g 铁储量的 25%（500mg）。约有 65% 的铁储存在循环红细胞中。如果膳食铁摄入不足，妊娠间隔短，或分娩时并发出血，则容易迅速发展为缺铁性贫血。

表 49-1　妊娠期和产后的铁需求量

功　能	需求量
红细胞总数增加	450mg
胎儿和胎盘	360mg
阴道分娩	190mg
哺乳	1mg/d

缺铁性贫血发生的第一个病理变化是骨髓、肝脏和脾脏铁储备的消耗。这可能需要几周到几个月的时间，取决于女性的铁储备水平。几周后，血清

铁水平下降，转铁蛋白饱和度百分比也下降。总铁结合能力随着铁的下降而上升，因为这是未结合转铁蛋白的反映。血红蛋白和红细胞比容在 2 周内下降。小细胞低色素红细胞被释放入循环。如果是单纯铁缺乏，则在开始治疗后 3 天内会出现网织红细胞的增多，血红蛋白浓度将在 1 周内增加。然而，完全补足铁储备可能需要超过 1 个月的时间。产后即时的铁缺乏导致血红蛋白浓度降到最低的患者应在产后 6 周内恢复正常。如果缺铁合并叶酸或维生素 B_{12} 缺乏，外周血涂片上可观察到正常大小和正常色素的红细胞。

在使用实验室参数确定妊娠期缺铁性贫血的诊断时必须小心。血清铁浓度低于 60mg/dl、转铁蛋白饱和度低于 16% 时提示缺铁。相反，单独的正常血清铁浓度并不能排除缺铁。例如，患者可能服用了几天的铁，这可能导致血清铁浓度暂时正常，而铁储存量仍然微乎其微。铁结合力的增加是不可靠的，因为 15% 不存在缺铁的孕妇依然显示出该参数的增加[38]。如果患者长期缺铁，其血清铁水平可能在耗尽铁储备之前升高。铁蛋白水平表明其铁储备的总体状况。血清铁蛋白水平通常在妊娠期降低很少，但铁蛋白浓度显著降低提示缺铁性贫血，并且是判断缺铁程度的最佳参数。然而，铁蛋白水平波动很大，一天就可变化 25%[39]。Tran 及其同事[40]已经证实，铁缺乏是低铁蛋白水平唯一可能的诊断。血清铁蛋白在诊断铁缺乏方面具有 98% 的敏感性和 98% 的特异性[41]。在没有伴随的感染或炎症反应的情况下，这是正确可靠的。

Ahluwalia[42] 比较了正常孕妇和肥胖孕妇的铁状态，并通过比较铁蛋白发现，肥胖女性的铁储备在统计学上显著减少。他们还发现肥胖孕妇体内的炎症标志物铁调素浓度更高，其浓度与铁状态直接相关；因此，推测肥胖孕妇的慢性炎症可能有碍其吸收铁的能力。

作为 1999—2006 年间 1171 名孕妇参与的一项大型研究的一部分，Mei 及其同事[43] 通过国家慢性病预防和健康促进中心，利用铁蛋白和可溶性转铁蛋白受体浓度对全身铁含量进行了评估。他们发现妊娠期缺铁率自孕早期的 6.9% ± 2.2%，增加至孕晚期的 29.5% ± 2.7%。铁缺乏的患病率最高的是至少 2 胎的女性。西班牙裔和非西班牙裔黑人女性的缺铁率显著升高。统计分析表明，这种差异不是由于教育水平或家庭收入造成的[43]。

骨髓穿刺对于诊断铁缺乏几乎是不必要的。它适用于血液学参数不明确的持续性贫血，而如果存在恶性血液病的问题。它可以在妊娠期安全地进行。

是否所有女性都应在妊娠期服用预防性铁剂和产前维生素中所含铁仍然存在争议。在回顾 Cochrane 数据库时，Milman 及其同事[44] 发现，20% 的育龄女性体内的铁储量大于 500mg，这是妊娠所需的最低限度。他们还指出，40% 的女性有 100~500mg 的铁储备，40% 的女性几乎没有铁储备。根据这些数据，大多数女性确实需要一些铁补充。然而，对于缺铁患者需要补充多少铁，还没有达成共识。

在妊娠期，十二指肠对铁的吸收增加，每天提供 1.3~2.6mg 的铁元素。十二指肠的酸性环境有助于这种吸收；因此，许多经常服用抗酸药的患者会减少铁的吸收。长期使用 H_2 阻滞药和质子泵抑制药也会减少铁的吸收。维生素 C 可增加胃的酸性环境而增加铁的吸收。对于没有明显铁缺乏迹象的患者，预防性铁剂和产前维生素所含铁是否会导致足月时血红蛋白浓度升高尚不确定。然而，预防性的铁补充是安全的，因为只有可利用的量被吸收。除了消化不良和便秘，其不良反应很少。每天 1 片 325mg 的硫酸亚铁可以提供足够的预防。它含有 60mg 的铁元素，其中 10% 被吸收。如果不需要铁，铁将不会被吸收，并于粪便排出。表 49-2 列出了标准普通铁片及其提供的铁元素含量。

表 49-2 从普通铁制剂中获得的铁元素

制 剂	铁元素（mg）
葡萄糖酸亚铁 325mg	37~39
硫酸亚铁 325mg	60~65
富马酸亚铁 325mg	107

对于缺铁患者，推荐每天 3 次每次 1 片服用铁剂，尽管该推荐的循证来源难以确定。大多数人每天服用 2 次，便足以吸收所需的铁。铁应在饭前 30min 服用，以最大限度地吸收。然而，以这种方式服用时，消化不良和恶心更为常见。因此，治疗必须个体化，以最大限度地提高患者的依从性。Reveiz

和同事[45]对Cochrane数据库进行了检索，以确定是否可能找出妊娠期铁缺乏的最佳治疗方法。他们确定了23项研究，包括3198名女性。许多研究来自低收入国家，一般规模较小，方法也欠妥。虽然口服补铁可降低贫血的发生率，但无法根据贫血的严重程度来评估治疗效果。作者总结道，尽管这种疾病的发病率很高，并且后果严重，但仍然欠缺高质量的研究。虽然这些研究相对容易设计，与正在进行的许多其他研究相比成本相对较低，但美国的研究人员和资助机构显然对其缺乏兴趣。

Young及其同事[46]研究了每周补充铁的有效性，发现在提高缺铁患者血红蛋白浓度方面，其几乎与每天补充一样有效。这种方法可用于依从性较差的患者。Yakoob和Bhutta[47]系统地回顾了Cochrane数据库中的31项研究，以确定常规补铁是否会影响妊娠期贫血的发生率。他们纳入了单独使用铁和同时使用铁与叶酸的研究，发现常规补充可以减少73%的贫血。然而，间歇性叶酸-铁补充与每天补充相比，在足月时贫血的发生率无差异（RR=1.61，95%CI 0.82～3.14）。Pena Rosas及其同事[48]对Cochrane数据库中的铁替代研究提出质疑。他们发现，在改善妊娠期缺铁性贫血方面，间歇性补充铁和叶酸与每天口服铁效果相当。此外，他们还发现前者的胃肠道不良反应明显更少。

Markova和同事[49]试图通过查询Cochrane数据库中的随机研究来确定产后贫血的理想治疗方法。他们无法确定任何明显优越的治疗方式。他们评论道，考虑到其风险，通过常规输血来适度增加血红蛋白可能是不合理的。

对于那些依从性不好或不能口服铁，并且严重贫血的患者，可给予静脉注射铁。Singh和同事[50]发现，肠外补铁是安全的，并可显著提高患者的红细胞比容。其还可提高血清铁蛋白。Hallak及其同事[51]对肠外铁给药的安全性和有效性进行了检验。在接受肠外铁治疗的26名患者中，只有1名在试验剂量期间出现轻度过敏症状，并被排除在研究之外。其余21名孕妇完成了疗程，平均服用铁元素1000mg。从治疗开始到结束，她们的血红蛋白平均升高了1.6g/dl，并在接下来的2周内又增加了0.8g/dl。铁蛋白水平从治疗开始时的2.9ng/ml增加至治疗结束时的122.8ng/dl。2周后，铁蛋白水平降至平均109.4ng/ml，这表明铁正在被利用。仅有轻微的一过性不良反应观察到。因此，作者得出结论，妊娠期可以安全地使用肠外铁疗法。

对于不能或不愿意接受口服铁治疗且贫血程度不足以需要输血的患者适用肠外铁治疗。事实上，通过在分娩前在患者体内建立铁储备，我们可能能够预防严重贫血患者产后输血的需要。右旋糖酐铁的浓度为50mg/ml。可以肌内注射或静脉注射，但肌内注射较为疼痛。右旋糖酐铁可导致因铁和糖类成分解而引起的过敏反应。反应可能即刻发生或延迟；因此，应给予0.5ml试验剂量，并且应有肾上腺素备用。过敏反应通常在几分钟内发生，但也可能需要2天时间。右旋糖酐铁治疗的剂量如表49-3所示。虽然右旋糖酐铁在美国和加拿大很少使用，但在发展中国家，这种化合物是唯一可用的肠外铁，因此本章对其进行了讨论。

表49-3 肠外铁治疗的给药剂量

药 物	剂 量	制 剂
右旋糖酐铁	总剂量（ml）=0.0442（期望Hb－观察Hb）×LBW+（0.26×LBW），最大量每次100mg	50mg铁元素/ml
蔗糖铁	每次100mg，通常为每天1次，需10次	20mg铁元素/ml
葡萄糖酸铁钠络合物	每次125mg，通常每天1次，需8次	12.5mg铁元素/ml

Hb. 血红蛋白；LBW. 瘦体重

如今，其他具有良好安全性记录的药物可用于肠外铁治疗。这些化合物的缺点是需要多剂量才能达成一剂右旋糖酐铁的作用；然而，它们的优点是发生严重不良反应的可能性较小。如果患者伴有肾功能不全，铁储备已经增加的情况下可以皮下注射促红细胞生成素来帮助提高血红蛋白浓度。这些药物只能用于严重铁缺乏而不能吸收铁或不能口服铁的患者。目前，我们每周使用150mg的纳米氧化铁，为期2周。我们在2周内重新评估贫血的参数。有几种具有相同获益效果的药剂可供使用。肠外铁过量可导致含铁血黄素沉着症。Auerbach[52]指出，口服铁增加血清铁蛋白，从而减少铁的吸收。这降低了口服铁疗法的疗效。因此，他提出，对于严重缺铁的患者，静脉注射铁可能更有效。Auerbach及其同事[53]还报道了美国第一项比较静脉注射铁和口服铁的前瞻性研究。在这74名患者中，他们发现静脉注射铁的毒性更低，比口服铁更有效，并鼓励将其作为一线治疗。

贫血是否会增加不良妊娠结局的风险尚不确定。Scholl和Hediger[54]在他们的文献综述中得出结论，孕早期诊断的贫血与早产和低出生体重有关。在该研究中，患有缺铁性贫血的女性早产的风险是正常分娩的2倍，分娩LBW婴儿的风险是正常分娩的3倍。然而，早产是一个多因素的问题，本研究中还存在许多其他混杂因素。Yip[55]回顾了有关贫血妊娠结局的文献，通过流行病学研究，他发现中度贫血与不良围产结局之间存在关联，但他无法确定这种关系是否是真正的因果关系。Sifakis和Pharmakies[56]观察到血红蛋白浓度低于6g/dl与早产、自然流产、LBW和胎儿死亡有关。然而，轻到中度贫血似乎对胎儿结局没有任何显著影响。Hemminki和Starfield[64]通过回顾对照研究得出结论，常规铁摄入并没有减少早产或增加出生体重。相反，Stephansson和同事[58]发现，在产前检查时，血红蛋白浓度大于14.6g/dl的女性，死产和胎儿生长受限的风险增加。总之，铁缺乏在一般孕妇群体中非常普遍。在发展中国家，严重贫血是需引起警惕程度的，是产妇发病和死亡的主要原因。除非确定患者体内铁充足，否则应按产前维生素中的规定常规补铁。如果不确定患者的铁状况，应进行铁检查。预防性补铁可以每天服用1片铁剂，或者如一项研究所表明的，可以每周服用1次。不良妊娠结局与母体贫血，尤其是严重贫血之间可能存在关联；然而，尚不确定这是否为一种因果关系。

七、巨幼细胞贫血

叶酸是一种水溶性维生素，存在于草莓、绿色蔬菜、花生和肝脏中。叶酸主要储存于肝脏，通常足以维持6周。在3周缺乏叶酸的饮食后，血清叶酸水平下降。2周后，中性粒细胞出现超分裂。不摄入叶酸17周后，红细胞叶酸水平下降。在接下来的1周，巨幼细胞骨髓形成。在妊娠期，叶酸缺乏是巨幼细胞贫血最常见的原因。非妊娠期的每天叶酸需求量约为50μg，但在妊娠期至少增加了4倍。胎儿需求和妊娠期胃肠道对叶酸吸收的减少增加了需求量。

临床的巨幼细胞贫血很少在孕晚期之前发生。如果患者有叶酸缺乏的风险或患有轻度贫血，应在巨幼细胞增生发生之前尝试发现这种疾病。血清叶酸和红细胞叶酸水平是叶酸缺乏的最佳检测方法。血清叶酸水平表明患者最近叶酸充足。它不代表患者前1年的叶酸状态。

叶酸缺乏很少发生在胎儿中，也不是围产期发病率显著的原因。然而，一些证据表明，编码5,10-亚甲基四氢叶酸还原酶的基因C677T变体的纯合子胎儿的叶酸水平低20%，并可能存在神经管缺陷的风险。由于患有1型和2型糖尿病的孕妇所生婴儿的NTD发病率增加，Kaplan及其同事[59]研究了31名患有糖尿病的孕妇和54名对照组，以确定糖尿病患者是否存在明显的叶酸代谢异常。他们发现糖尿病孕妇摄入叶酸的过程无差异。需要医生处方的产前维生素含有1mg叶酸，大多数非处方产前维生素含有0.8mg叶酸。这些剂量足以预防和治疗叶酸缺乏。患有严重血红蛋白病的女性、服用抗惊厥药物的患者、多胎妊娠的女性、频繁妊娠的女性可能需要每天补充1mg以上的叶酸。通常推荐每天服用4mg叶酸，因为这是已证明可以降低复发性NTD风险的剂量。然而，没有研究表明，在有上述情况的女性中叶酸的最佳剂量是多少。如果患者有叶酸缺乏，其网织红细胞计数将降低。在服用足够的叶酸后3天，通常会出现网织红细胞的增多。事实上，当患者出现原因不明的血小板减少时，应考虑叶酸缺乏。在补充叶酸1周后，伴随巨幼细胞增多的白细胞减少和血小板减少迅速恢复，而红细胞比容水平可能每天上升1%。

Vollsett和同事[60]对挪威5883名女性的14 492例妊娠进行了回顾性分析，以确定同型半胱氨酸水平升高是否与妊娠并发症相关。同型半胱氨酸水平升高通常伴随着叶酸水平降低，因此他们将同型半胱氨酸水平的上四分位人群与下四分位进行了比较。他们指出前者先兆子痫的风险高出32%（OR=1.32），早产风险高出38%（OR=1.38），极低出生体重风险高出10%（OR=2.01）。所有趋势均具有统计学意义，但回顾性流行病学研究固有的局限性也适用于此[60]。

Munger 及其同事[61]调查了 347 例合并面部裂的孕妇和 469 例对照组的血清叶酸、红细胞叶酸、活性吡哆醇和同型半胱氨酸浓度。低红细胞和血清叶酸水平与面部裂风险的增加显著相关，而吡哆醇和同型半胱氨酸水平则不相关。因此，同型半胱氨酸在先天性裂中似乎不扮演着病因的角色。

铁缺乏常与叶酸缺乏有关。如果叶酸缺乏患者在给予足够的替代治疗后 1 周内没有出现明显的网织红细胞增多，则应进行适当的铁缺乏检测。

直到最近，妊娠期维生素 B_{12} 缺乏并不常见。然而，减重手术已经变得越来越普遍。患有病态肥胖且无排卵的个体突然排卵并妊娠，于是我们经常遇到减重手术后维生素 B_{12} 缺乏的个体。钴胺素仅存在于动物制品中，每天最低需要摄入量为 6~9μg。人体总储存量为 2~5mg，其中一半储存在肝脏中。为了吸收钴胺素，个体需要：①胃中的酸性胃蛋白酶；②胃壁细胞分泌的内因子；③胰蛋白酶；④具有结合钴胺素 – 内因子复合物的受体的完整回肠。由于体内储存了丰富的维生素 B_{12}，临床上维生素 B_{12} 缺乏需要几年的时间才会出现[62]。长期缺乏维生素 B_{12} 会导致亚急性联合变性，包括脊髓背角和侧索。这可能导致感觉和本体感觉缺失，进而导致严重残疾。幸运的是，这些变化在早期发现时是可逆的。

除了减重手术，胃肠道疾病（如克罗恩病）可能导致维生素 B_{12} 无法吸收。由于医疗保健的进步，越来越多这样的慢性疾病患者正在妊娠。作为女性的一级保健医生，我们必须准备好诊断和协调这些复杂患者的保健。此外，我们还遇到了更多服用二甲双胍的患者，除了 2 型糖尿病和妊娠糖尿病外，二甲双胍还被用于治疗多囊卵巢综合征和其他疾病。服用二甲双胍的患者中，有 10%~30% 的患者维生素 B_{12} 水平降低，这一情况可通过增加钙摄入量而改善[63]。框 49-4 中列出了维生素 B_{12} 缺乏的主要原因。

巨幼细胞贫血通常指向怀疑叶酸或维生素 B_{12} 缺乏。如前所述，如果存在相关的铁缺乏，则红细胞指数可能表现为大小、色素正常。因此，通过更特异的检测来发现维生素 B_{12} 和叶酸缺乏是很重要的。维生素 B_{12} 水平在妊娠期可能会降低，但这一发现可能并不代表是一个病理过程。此外，高达 5% 真正缺乏维生素 B_{12} 的人的血清维生素 B_{12} 水平可能是正常的[64]。

框 49-4　妊娠期可能遇到的维生素 B_{12} 缺乏的原因

- 严格的素食
- 质子泵抑制药的使用
- 二甲双胍
- 胃炎
- 胃切除术
- 回肠旁路
- 克罗恩病
- 小肠吸收障碍
- 幽门螺杆菌感染

评估甲基丙二酸和同型半胱氨酸水平可用于区分叶酸缺乏和维生素 B_{12} 缺乏。维生素 B_{12} 是甲基丙二酸和同型半胱氨酸代谢的辅酶。因此，维生素 B_{12} 缺乏将导致这两种化合物的浓度增加。叶酸是同型半胱氨酸代谢的辅酶。因此，叶酸缺乏会导致同型半胱氨酸水平升高。Savage 及其同事[57]发现，98% 的维生素 B_{12} 缺乏个体的甲基丙二酸水平升高，而叶酸缺乏个体的甲基丙二酸水平仅为 12%；他还发现，96% 的维生素 B_{12} 缺乏者和 91% 的叶酸缺乏者的同型半胱氨酸水平升高。图 49-1 展示了如何将甲基丙二酸和同型半胱氨酸检测纳入巨幼细胞贫血的评估中。

八、血红蛋白病

血红蛋白是一种四聚体蛋白质，由两对多肽链组成，每条链上都有一个血红素部分。成人血红蛋白 A1（HbA1）占血红蛋白的 95%。它由两条 α 链和两条 β 链组成。其余 5% 的血红蛋白通常由含两条 α 链和两条 δ 链的 HbA2 和含两条 α 链和两条 γ 链的 HbF（胎儿血红蛋白）组成。在胎儿中，HbF 在孕早期浓度较高，在孕晚期减少，在出生后几个月达到永久性最低点。当肽链结构发生变化或缺陷导致合成特定多肽链的能力受损时，就会发生血红蛋白病。遗传模式通常是简单直接的，表 49-4 列出了成年黑人中最常见的血红蛋白病的患病率。

（一）血红蛋白 S

血红蛋白 S 是血红蛋白的一种异常结构，存在于镰状细胞病（HbSS）和镰状细胞特征（HbAS）患者中。在 β- 多肽链的第 6 位以缬氨酸代替谷氨酸会

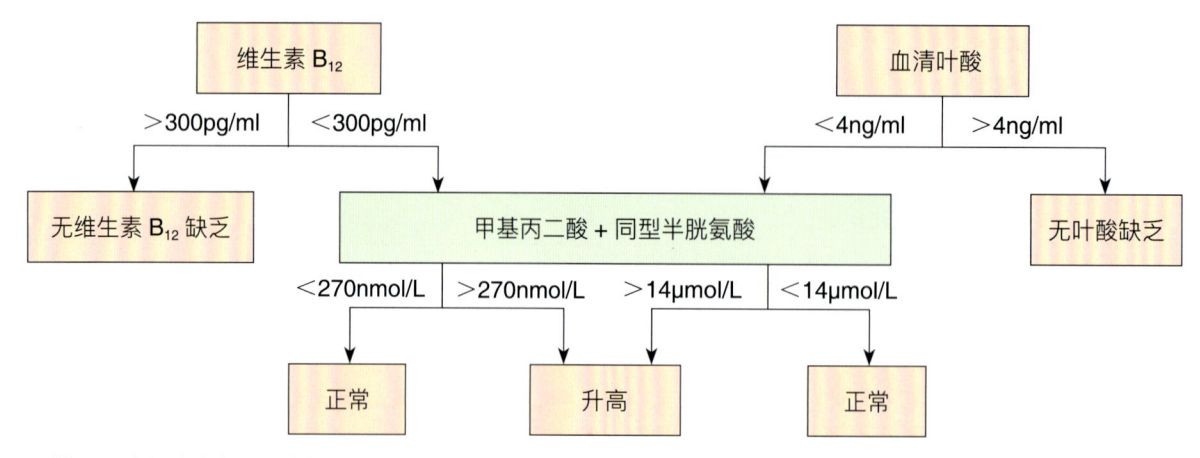

```
                    维生素 B₁₂                           血清叶酸
          >300pg/ml      <300pg/ml            <4ng/ml      >4ng/ml
              ↓              ↓                    ↓            ↓
        无维生素 B₁₂          甲基丙二酸 + 同型半胱氨酸              无叶酸缺乏
           缺乏
              <270nmol/L  >270nmol/L  >14μmol/L  <14μmol/L
                   ↓          ↓           ↓          ↓
                  正常        升高         升高        正常
```

甲基丙二酸和叶酸水平升高提示维生素 B₁₂ 缺乏。甲基丙二酸正常和同型半胱氨酸水平升高提示叶酸缺乏

▲ 图 49-1　巨幼细胞贫血检查中甲基丙二酸和同型半胱氨酸水平的应用

表 49-4　美国成年黑种人中常见血红蛋白病的发生率

血红蛋白类型	频 率
血红蛋白 AS	1/12
血红蛋白 SS	1/708
血红蛋白 AC	1/41
血红蛋白 CC	1/4790
血红蛋白 SC	1/757
血红蛋白 S/β- 珠蛋白生成障碍性贫血	1/1672

导致血红蛋白物理特性的显著变化。在低氧状态下，含有 HbS 的红细胞呈镰状。小血管内将发生淤血，并导致受累器官的微梗死。镰状细胞的寿命为 5～10 天，而正常红细胞的寿命为 120 天。镰变可由脱水、缺氧或酸中毒诱发。患有镰状细胞贫血的婴儿在 HbF 浓度降至成年水平之前，不会出现疾病迹象。有些患者直到青春期才出现症状。

在美国，大约每 12 名成年黑人中就有 1 人是 HbS 杂合子，因此具有镰状细胞特征（HbAS），并携带受影响的基因。这些患者通常有 35%～45% 的 HbS，并且无症状。两个具有镰状细胞特征个体的子女遗传该特征的概率为 50%，实际患有镰状细胞病的概率为 25%。在美国每 625 名黑人儿童中就有 1 名是 HbS 纯合子，黑人镰状细胞病的发病率为 1/708。所有高危患者应进行血红蛋白电泳检查，以确定他们携带的所有血红蛋白类型。传统教学认为，具有镰状细胞特征（HbAS）的女性不会增加孕产妇和围产期发病的风险。Larrabee 和 Monga[65] 的一项报道对此提出了质疑。在他们的研究中，162 名携带 HbAS 的女性先兆子痫发病率为 24.7%，而对照组为 10.3%。此外，携带 HbAS 的女性所生婴儿的平均出生体重为 3082g，而对照组为 3369g（$P<0.0001$）。尽管两者剖宫产率相似，镰状特征患者产后子宫内膜炎的发生率为 12.3%，而对照组为 5.1%（$P<0.001$）。这项研究提示，我们应该加强对 HbAS 患者的监测。

如果患者有 HbAS，则应对其配偶/伴侣进行检测，如果两者都是血红蛋白病携带者，则应提供产前诊断。这可以通过聚合酶链反应对 DNA 片段扩增进行 DNA 分析快速完成。检测可通过羊膜细胞或绒毛膜绒毛取样进行。

一项针对密歇根州患者的研究强调了患有镰状细胞病的青少年可能没有得到足够的避孕咨询[66]。国家儿童医院的这些研究者发现，在 250 名患有镰状细胞病的女性中，只有 20 人开过避孕处方。在 195 名青少年中，49 名在研究期间经历了 59 次妊娠。作者认为，镰状细胞病年轻女性的计划生育保健可能存在巨大的鸿沟。

涉及多器官的疼痛性血管堵塞发生是镰状细胞病的临床特征。最常见的部位是四肢、关节和腹部。血管堵塞也可发生在肺部，并可导致肺部感染。镇痛、吸氧和补液是治疗这些疼痛危象的临床基础，医生往往低估了相关的疼痛。患者经常服用许多麻醉药，可能对这些药物的常规剂量有耐受性。充分地治疗这种疼痛是非常关键的。如果产科医生不熟悉开具这些药物，应该咨询在这方面有经验的疼痛专家。

镰状细胞病几乎可以影响所有的器官系统。骨髓炎很常见，而由沙门菌引起的骨髓炎几乎只在这些患者中发现。肾盂肾炎的风险增加，尤其是在妊娠期。镰变也可能发生在氧分压降低肾脏的髓质中，可导致乳头坏死。这些患者还表现为肾小管功能不全和低渗尿。由于慢性溶血和红细胞存活率下降，镰状细胞贫血患者常表现出一定程度的黄疸。胆汁淤积通常发生在危象时，胆石症见于约30%的病例。由于慢性贫血，可发生高输出量性心力衰竭。左心室肥厚和心脏扩大常见。

合并镰状细胞病的妊娠有导致不良围产结局的风险。自然流产率可能高达25%，围产儿死亡率约为15%。Seoud及其同事[67]的一份报道显示，围产期死亡率为10.5%。这种不良的围产结局大多与早产有关。约有30%镰状细胞病孕妇所生的婴儿出生体重低于2500g。在Seoud及其同事[67]的报道中，平均出生体重为2443g。在一项多中心研究中，Smith及其同事[68]报道，患有镰状细胞病母亲所生的婴儿中有21%小于胎龄。据推测，子宫血管的镰变可能导致胎儿氧合降低和宫内生长受限。

母亲体内持续存在HbF可减少妊娠期疼痛危象的发生，也可能对新生儿有保护作用。Morris和同事[69]研究了175名镰状细胞病女性的270例单胎妊娠，发现总体胎儿丢失率为32.2%。高HbF水平的母亲围产期死亡率显著降低。羟基脲可降低疼痛危象的发生率并增加HbF浓度，对儿童尤其有用，尽管其在妊娠期的安全性尚未确定。如果个体在使用羟基脲时妊娠，应停止使用，但终止妊娠是不合理的。孕妇的细小病毒B_{19}感染通常无症状，但可导致胎儿水肿。携带AS或SS血红蛋白的女性，细小病毒B_{19}可导致急性溶血性贫血。

镰状细胞病患者的死胎率为8%~10%，尽管这包括多年前的研究。虽然产前胎儿检查的广泛使用大大减少了死产的数量，但早产率升高。这些胎儿死亡不仅发生在危象期间，也发生在意料之外的时候；因此，必须仔细地进行产前胎儿检查，包括连续的超声检查来评估胎儿生长。Anyagebunam及其同事[70]对血红蛋白病患者进行了多普勒血流速度测定，发现88%的HbSS患者子宫动脉或脐动脉收缩/舒张比异常，而HbAS患者为7%，HbAA患者为4%。Howard和同事[71]观察到，母亲换血并不改变这些患者的子宫胎盘多普勒血流速度，这表明，尽管母亲的健康状况可能得到改善，但子宫胎盘病理学没有改变。

虽然镰状细胞贫血患者的孕产妇死亡率很低，但孕产妇发病率很高。感染很常见，发生在50%~67%的HbSS女性中。大多数是尿路感染，可通过频繁的尿培养检测出。膀胱、肾脏、肺和其他部位的常见感染病原体包括肺炎链球菌、B型流感嗜血杆菌、大肠埃希菌、沙门菌和克雷伯菌。HbAS患者发生UTI的风险更大，应进行筛查。肺部感染和梗死也很常见，镰状细胞贫血患者应在妊娠前接种肺炎球菌疫苗。据报道，孕产妇死亡与镰状细胞病的肺部并发症有关。任何感染都需要及时关注，因为发热、脱水和酸中毒会导致进一步的镰变和疼痛危象。镰状细胞贫血患者的妊娠高血压发病率增加，并可能使这些患者中近1/3的病情变得复杂。Villers及其同事[72]的一项研究描述了2000—2003年间17 952例镰状细胞病女性分娩的孕产妇风险和妊娠并发症。他们观察到，脑静脉血栓形成、肺炎、肾盂肾炎、深静脉血栓形成、输血、产后感染、败血症和全身炎症反应综合征在镰状细胞病患者中更为常见，差异具有统计学意义。此外，他们发现妊娠相关并发症，包括高血压疾病、产前出血、胎盘早剥、早产、生长受限和UTI在镰状细胞病的产妇中更为常见。Seaman及其同事[73]回顾了宾夕法尼亚州医疗成本控制委员会数据库，以调查212名HbSS女性的孕产妇发病率。他们发现这些患者的血栓栓塞现象是普通人群的1~1.5倍，尤其是在镰状细胞危象和肺炎患者中。

镰状细胞贫血孕妇的保健必须个体化、细致化。这些患者可从有治疗这类复杂妊娠众多问题经验的医疗中心的保健中获益。从孕早期开始，应提倡良好的饮食习惯，一旦确诊妊娠，应立即补充至少1mg/d的叶酸。这是因为这些患者处于慢性溶血状态，需要叶酸来促进造血。虽然血红蛋白和红细胞比容水平降低，但不应常规补铁。应每月检查血清铁和铁蛋白水平，只有当这些水平降低时才应开始补铁。通常，由于持续溶血，患有 HbSS 疾病的孕妇血清铁蛋白值显著高于患有 HbAA 疾病的孕妇。即使是产前补充维生素，也不应常规补充铁，因为铁过量可导致含铁血黄素沉着症甚至血色素沉着症。镰状细胞贫血患者在孕早期接受超声心动图检查可能会受益，因为他们在妊娠期间高血压和其他心血管并发症的风险增加。

尽管一些研究表明换血疗法降低了孕产妇和新生儿发病率[74, 75]，但 Koshy 及其同事[76]对 72 名镰状细胞贫血孕妇进行了随访：一半接受预防性输血，另一半仅在医疗或产科紧急情况下接受输血。接受预防性输血孕妇的后代与未接受预防性输血孕妇的后代在围产期结局方面无显著差异。有两个危险因素被确定为不良结局的先兆：前一次妊娠中发生围产儿死亡和目前妊娠为双胎。尽管没有报道围产期发病率和死亡率的差异，但预防性输血似乎的确显著降低了疼痛危象的发生率。

Mahomed[77]对 Cochrane 数据库进行了回顾，发现对镰状细胞病患者使用预防性红细胞输注尚无充足的证据来做出任何结论。许多被引用的研究没有显示换血对胎儿有益的证据。Hassell[78]的综述总结了各种小型研究，并得出结论，预防性输血不能改善胎儿和新生儿结局。然而，他并没有尝试量化母亲获益的变化。

在一项对 128 名患者的研究中，Ngo 和同事[79]试图阐明预防性部分换血是否能改善胎儿 / 新生儿结局。尽管他们的对照组包括 HbAA 患者，但他们在接受预防性换血的镰状细胞病患者中发现明显的围产期 / 新生儿并发症。如果他们使用一组未接受换血的 HbSS 患者作为对照组，那么这项研究将会更加有力。在最近的一项研究中，Vianello 及其同事[80, 81]表明，预防性红细胞单采术对患者的母儿结局有所改善。他们评估了患有血红蛋白 SS 的女性 9 年内的 46 次妊娠。患者的同种免疫率为 5.6%，血管阻塞危象、感染和先兆子痫的发生出现降低；她们也发现出生体重的增加。然而，在这项研究中，他们将患者与历史对照进行了比较，这引发了几个问题。尽管如此，这些研究者得出结论，确实需要进行一项大规模的前瞻性研究，以确定这些患者是否有预防性输血的指征。

Jackson 和他的同事回顾了关于妊娠期间预防性输血治疗镰状细胞病的文献。他们的结论是，尽管有几项研究，但样本量小，研究设计多样，数据不足，测量的结果也各不相同。

鉴于我们目前的知识水平，此时应保留患者非妊娠时输血的相同适应证。然而，在产后期间，产科医生应意识到，HbSS 患者不会像 HbAA 患者增加血红蛋白 / 红细胞比容那样迅速。

镰状细胞病患者首选阴道分娩，剖宫产应保留产科指征。患者应以左侧卧位分娩，并应接受吸氧。尽管应保持足够的补液，但必须避免液体过负荷。实施麻醉是推荐的，因为它可提供极好的止痛效果，必要时可用于剖宫产。Winder 及其同事[82]报道了 1 例产前使用硬膜外麻醉以缓解疼痛危象，患者住院时间显著缩短的病例。图 49-2 为镰状细胞贫血患者的保健示意图。它也适用于患有其他血红蛋白病的患者。

（二）血红蛋白 SC 病

血红蛋白 C 是另一种 β 链变异结构。它是由第 6 位密码子第一个核苷酸的点突变 G 变为 A 引起的。2% 的黑人存在这种基因。在美国，每 833 名成年黑人中就有 1 人患有具有临床显著的 HbSC 病。同时携带 S 型和 C 型血红蛋白的女性在妊娠期的发病率低于仅有 HbS 的患者。然而，与镰状细胞病一样，其早期自发性流产和妊娠高血压的发病率也增加。由于 SC 病患者可能只有轻微的症状，这种血红蛋白病可能在妊娠期出现危象之前一直未被诊断。

HbSS 患者常因脾脏梗死而处于"自体脾切除术"的状态，而 HbSC 患者则可能出现脾大。HbSC 患者的危象可能表现为脾脏中大量 RBC 阻留，并伴有红细胞比容的显著下降。由于这些患者脾脏活动增强，她们在整个妊娠期可能出现轻度血小板减少，而在危象期间可能出现严重血小板减少。妊娠期 HbSC 患者应接受与 HbSS 女性相同的产前保健计划（图 49-2）。

（三）珠蛋白生成障碍性贫血

珠蛋白生成障碍性贫血是由珠蛋白链合成的缺陷所致。任何多肽链都可能受到影响。因此，异常珠蛋白亚单位的产生和积累会导致无效的红细胞生

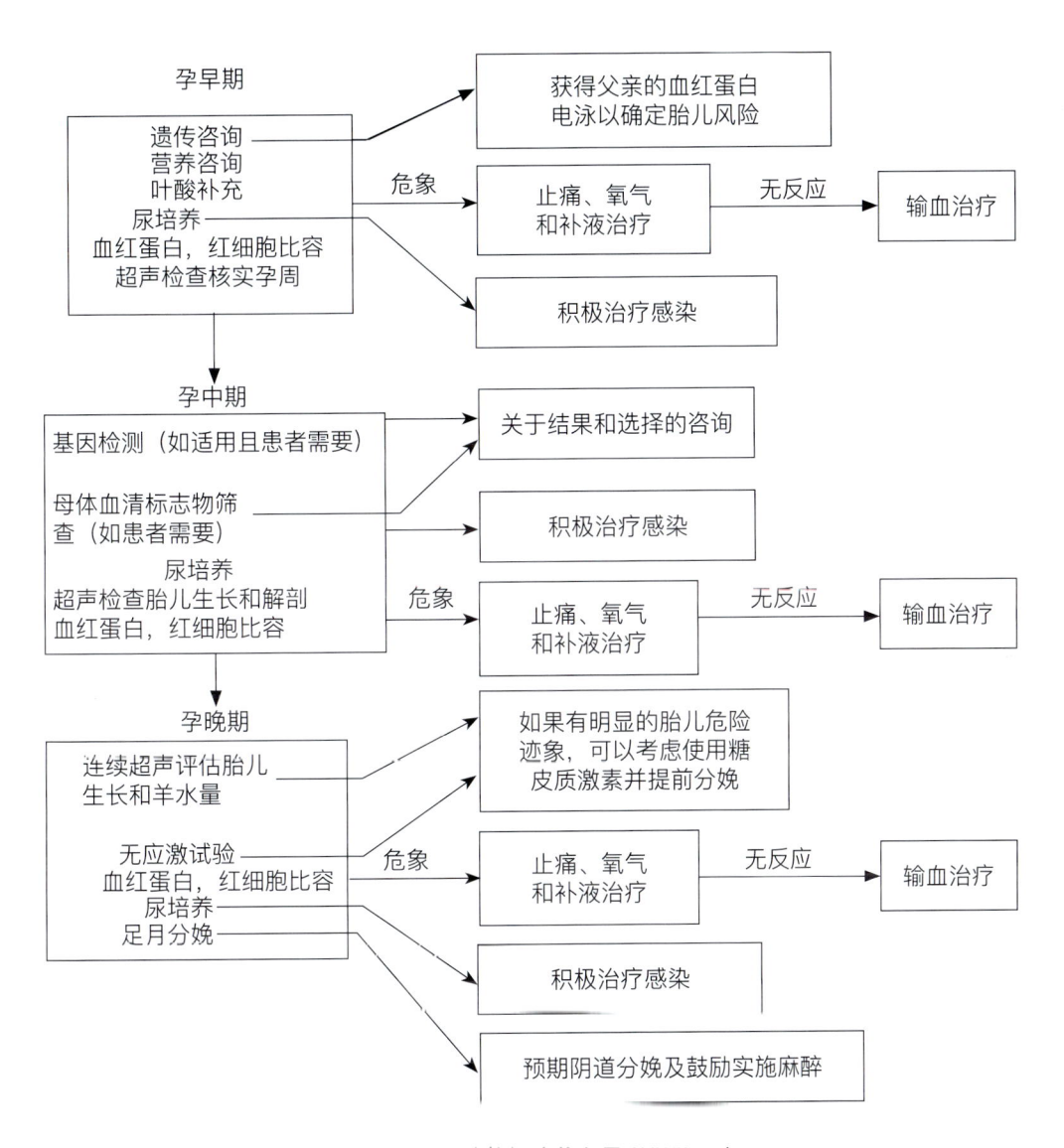

第 49 章 妊娠期血液系统并发症
Hematologic Complications of Pregnancy

▲ 图 49-2 镰状细胞贫血患者保健示意

成和红细胞寿命缩短。这种疾病的范围可小至对受影响链合成的轻微抑制，大至完全缺失。α- 珠蛋白生成障碍性贫血或 β- 珠蛋白生成障碍性贫血均可发生，杂合子患者通常无症状。

珠蛋白生成障碍性贫血可以通过产前诊断发现。β- 珠蛋白生成障碍性贫血的产前诊断可以通过绒毛或羊膜细胞的 DNA 来完成。由于存在诸多 β- 珠蛋白突变，因此在提交标本时报道患者的种族和家庭地理区域非常重要。然后，实验室可以根据这些信息对特定的突变进行检测，并能够识别 90% 病例中的 β- 珠蛋白生成障碍性贫血。如果有患病家庭成员，将该患者的血样与患者的血样一起送至实验室也可能有所帮助。

α- 珠蛋白生成障碍性贫血也可通过定量 PCR 或 Southernblot 分析进行产前诊断。美国妇产科医师学会推荐对低平均红细胞体积（mean corpuscular volume，MCV）且无缺铁证据的孕妇进行珠蛋白生成障碍性贫血筛查[77]。

纯合子 α- 珠蛋白生成障碍性贫血导致 β 链四聚体的形成，称为血红蛋白 Bart。这种血红蛋白病可导致胎儿水肿。Ghosh 和共同研究者[84]报道了他们诊治 26 名存在分娩纯合 α- 珠蛋白生成障碍性贫血胎儿风险的中国女性的经验。26 个胎儿中有 6 个患病。在 6 例中有 2 例在妊娠 24 周前出现进行性发展的胎儿腹水。这 2 例妊娠被终止，随后确诊。其余 4 名患者在妊娠 28 周前有宫内生长受限的证据。在孕晚期，

1031

受累胎儿观察到心脏横径增大。Woo 和同事[85] 报道，脐动脉血流速度测定显示，由于 α- 珠蛋白生成障碍性贫血而导致水肿的胎儿处于高动力循环状态。在一项中国台湾的研究中，Hsieh 和同事[86] 表明，脐静脉血流量测定有助于区分血红蛋白 Bart 和其他原因引起的胎儿水肿。血红蛋白 Bart 胎儿的脐静脉直径、血流速度和血流量通常高于由于其他原因引起水肿的胎儿。

β- 珠蛋白生成障碍性贫血是珠蛋白生成障碍性贫血最常见的形式，尽管杂合子状态的患者通常无症状；通过 HbA2 和 HbF 水平的升高可以发现。HbE 是另一种常见于东南亚患者的 β 链异常结构。其临床过程各异，与 β- 珠蛋白生成障碍性贫血相似。在 β- 珠蛋白生成障碍性贫血的纯合子状态下，HbA1 的合成可能被完全抑制。在 40% 的 β- 珠蛋白生成障碍性贫血患者中发现 HbA2 水平高于 50%，在 50% 的这些患者中也观察到 HbF 水平升高。β- 珠蛋白生成障碍性贫血的纯合子状态称为重型珠蛋白生成障碍性贫血。这种疾病的患者依赖输血，并有明显的肝脾肿大和继发于造血增加的骨改变。这些个体通常死于感染或心血管并发症，预期寿命缩短，也很少妊娠。她们的不孕率也很高，尽管有过成功的足月妊娠的报道。少数妊娠的患者通常表现出严重贫血和充血性心力衰竭[81]。产前管理依赖于输血治疗，与镰状细胞病患者类似。

杂合子 β- 珠蛋白生成障碍性贫血有不同的表达形式。极轻型珠蛋白生成障碍性贫血患者有小红细胞增多，但无症状。中间型珠蛋白生成障碍性贫血患者表现出脾大和严重贫血，并可能在妊娠期依赖输血。他们的贫血严重到足以导致高输出量性心力衰竭。如果这些患者没有进行脾切除术，他们就有可能出现如 HbSC 疾病中出现的脾亢进危象。此外，髓外造血可能累及脊髓，从而导致神经系统症状。

这些患者应采用与镰状细胞病患者相似的治疗方案进行管理（图 49-2）。与镰状血红蛋白病一样，只有在必要时才应补铁，因为不加选择地使用铁会导致含铁血黄素沉着症和血色素沉着症。White 及其同事[87] 表明，β- 珠蛋白生成障碍性贫血患者通常比一般患者和 α- 珠蛋白生成障碍性贫血携带者的铁蛋白浓度高出很多。在 β- 珠蛋白生成障碍性贫血携带者中，缺铁性贫血的发病率比 α- 珠蛋白生成障碍性贫血携带者和一般患者低 4 倍[87]。虽然铁不是必需的，但叶酸的补充对 β- 珠蛋白生成障碍性贫血携带者似乎很重要。Leung 和同事[88] 表明，每天服用叶酸可显著提高初产妇和经产妇分娩前的血红蛋白浓度。

Lee 等[89] 研究了不依赖输血的珠蛋白生成障碍性贫血女性的妊娠结局。他们分析了 26 名女性的 36 次妊娠。在 15 次妊娠中，输血是非必要的。然而，在需要输血的患者中，接受红细胞的平均单位数为 6.95。所有患者均表现良好，无孕妇早产。平均出生体重为 2729g。这些研究者得出结论，在正确的保健下，珠蛋白生成障碍性贫血患者可以安全分娩，而且可能不需要输血。

依赖输血的患者可能会出现铁超负荷，但关于铁螯合剂在妊娠期安全性的数据很少。Ricchi 和同事[90] 报道了 1 例在孕早期使用地拉罗司的成功案例。该孕妇妊娠至足月，并且无胎儿畸形的报道。这种疗法在其他妊娠中未见报道；因此，螯合剂只能在紧急情况下使用。

与镰状细胞病一样，贫血状态的珠蛋白生成障碍性贫血患者的产前胎儿评估至关重要。临床显著的珠蛋白生成障碍性贫血患者应进行连续超声检查以跟踪胎儿生长情况，并进行无应激试验以评估胎儿状态。无症状珠蛋白生成障碍性贫血携带者无须特殊检测。

偶发情况下，个体会遗传两种血红蛋白病，如镰状细胞珠蛋白生成障碍性贫血（HbS 珠蛋白生成障碍性贫血）。这种疾病在美国成年黑人中的患病率是 1/1672。其临床过程因人而异：如果 β 链发生最小限度的抑制，患者可能没有症状；然而，在 β 链合成完全抑制时，将出现类似镰状细胞病的临床表现。这些患者在妊娠期的病程差异很大，她们的治疗必须个体化。综上所述，图 49-3 展示了本章所讨论的贫血检查和疾病诊断的逐步方法。

九、血管性血友病

人类最常见的先天性出血性疾病是血管性血友病（von Willebrand disease，vWD），高达 1% 的人口可能患有某种形式的这种疾病。1 型是常染色体显性疾病，而 3 型和偶发的 2 型是常染色体隐性疾病[91]。vWD 与血管性血友病因子（von Willebrand

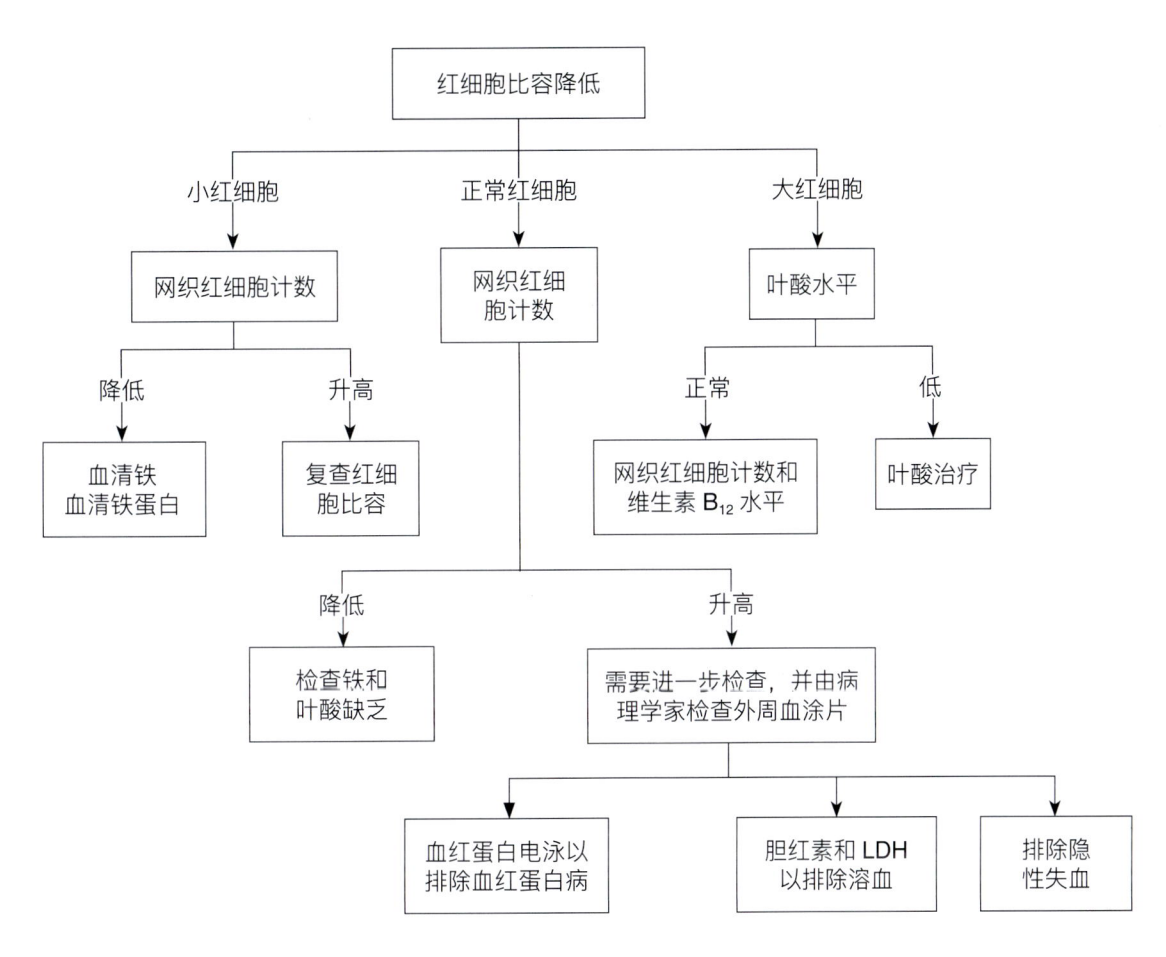

▲ 图 49-3 贫血的评估
LDH. 乳酸脱氢酶

factor，vWF）的定量或定性异常有关。这种多聚糖蛋白作为Ⅷ因子的载体蛋白，延长其在血浆中的寿命。它还促进血小板黏附于受损血管和血小板的聚集。vWF 的明显异常导致三种类型的 vWD。1 型和 3 型以 vWF 量的缺陷为特征，而 2 型包括 2A、2B、2M 和 2N 亚型，是指具有 vWF 性质缺陷的分子结构异常。在这些亚型中，vWF 与Ⅷ因子或血小板表面的结合存在各种问题[92]。对 vWF 基因结构的了解和 PCR 的应用使得相当数量患者 vWD 分子基础得以鉴定[93]。在 2B 型中，妊娠期唯一的临床症状可能是血小板减少[94]。因此，对于妊娠期出现明显出血症状的孤立性血小板减少孕妇，应考虑此诊断。

vWD 的临床严重程度各异。出血风险因亚型而异。月经过多、瘀斑、牙龈出血和鼻出血常见。月经过多在 2 型和 3 型 vWD 患者中最为严重，但在 1 型疾病患者中最为常见。在一篇 2 项研究的汇编中，17% 严重月经过多的女性患有 vWD[95]。一些患者在手术或创伤后出现严重出血之前可能完全没有症状，并且 vWD 似乎不会影响胎儿的生长或发育。

一般来说，由于血小板聚集减少，vWD 患者的出血时间延长。少数情况下，活化部分凝血酶原时间也出现异常。只有当Ⅷ因子活性极低时[96]，才会出现这种情况。在妊娠期，包括凝血因子Ⅷ复合物在内的凝血因子增加，随着妊娠的进展，患者的出血时间可能会改善[95]。对于 1A 型 vWD 尤其如此。1B 型患者可能无法纠正出血时间[95]。在 2B 型中，血小板计数减少，这可能在妊娠期加重[96]。然而，vWF 的多聚体模式将有所改善[97]。

由于Ⅷ因子水平尚未升高，vWD 患者在进行选择性或自发性孕早期丢失时可能会遇到严重出血[98]。最重要的是，产后出血可能是一个严重问题。Ⅷ因子的浓度似乎决定了出血的风险。如果其水平高于正常的50%，并且患者的出血时间正常，则在阴道分娩时不应出现出血过多[92]。在Kadir及其同事[98]的一项研究中，18.5%的vWD患者经历了严重的产后出血，31名患者中有6名需要输血。Govorov和联合研究者[99]对34名女性进行了研究，发现44%的患者经历了产后出血。一半是需要输血的严重出血。至少有一名患者患有3型vWD。分娩期间的临床过程各异。在Chediak及其同事[100]的一项研究中，8例孕妇中有6例（75%）出现出血并发症。5名新生儿患有vWD，其中1名出生时有头皮血肿。相反，Conti和同事[101]报道5名vWD女性在产后没有出血并发症。Ieko和同事[102]阐明，Ⅷ因子浓缩物可提高2B型vWD患者的血小板水平。Ito和联合研究者[62]对6名1型vWD女性进行了10次足月妊娠、3次人工流产和1次自然流产的随访。足月分娩后1周内、自然流产和人工流产后即时发生了出血并发症。Pacheco及其同事[103]发表了一篇关于与妊娠合并vWD的联合综述。该研究证实，只要Ⅷ因子浓度大于50%，大多数1型患者不需要治疗。他们还强调密切的产后随访的必要，因为产后数日vWF水平可能会急剧下降。建议尽可能避免阴部麻醉和阴道助产。

如前所述，由于妊娠期Ⅷ因子和vWF水平升高，妊娠期的出血是罕见的。然而，其在分娩后不久便开始下降。如果Ⅷ因子水平低于50%，则应在分娩时开始治疗。产后数日也可能发生出血。因此，应在患者分娩后出院前检查Ⅷ因子水平。如果患者出现继发于vWF的产后出血，则很可能发生在产后3~5天。这是Ⅷ因子水平达到最低点的时刻。如果可能，患者应在出院当天检查其Ⅷ因子活性，并在3~5天后复查。当然，这在逻辑上并不总是可行的。但是，如果可能的话，诊所应在患者出院后数日与患者进行电话联系，以确保患者没有出血过多。

去氨加压素是1型vWD的首选治疗方法[104]。它诱导内皮细胞释放vWF。去氨加压素的半衰期约为8h，但通常使用的是300μg的鼻内制剂，因此应每12小时重复给药1次。在紧急或术前情况下，可在30min内静脉注射0.3μg/kg去氨加压素[103]。去氨加压素很少引起低钠血症和液体潴留[104]。患者使用去氨加压素可能会产生快速耐受性，因此不应长期使用。此外，去氨加压素可引发宫缩，孕中晚期患者应谨慎使用。

对于那些对去氨加压素无反应或除1A型以外的vWD类型的女性，应使用Humate-P或Alphanate（译者注：是两种人用血友病因子/血管性血友病因子的复合物）。这些市售的抗血友病因子浓缩物已在临床研究中进行了广泛试验。它们的vWF含量是Ⅷ因子浓缩物的2~3倍[105]。Humate-P或Alphanate的通常剂量为20~50U/kg。分娩期间，每12小时给药1次。对于产程中和分娩时，通常剂量范围的下限已经足够。如果需要剖宫产，则应使用剂量范围的上限。这些化合物已通过高温加热，并已用溶剂和洗涤剂处理以灭活血液传播的病毒。值得注意的是，不应使用含有通过重组DNA获得的高纯度Ⅷ因子产品。它们vWF含量极低，对vWD无效。因此，由于vWF对于防止Ⅷ因子降解十分必要，注射的Ⅷ因子半衰期很短。妊娠期出血十分罕见，阴道出血可能与vWF的诊断无关。由于妊娠期间Ⅷ因子水平升高，经典1型vWD患者通常不需要治疗。有产后出血史的孕妇应在分娩后立即静脉注射去氨加压素，并在24h后重复给药。对于2型和3型疾病患者，有时会需要Ⅷ因子/vWF浓缩物。在剖宫产术前，应对Ⅷ因子活性进行测定。如果低于预期的50%，1型vWD患者应给予去氨加压素，2型或3型vWD患者应接受Ⅷ因子/vWF浓缩物[106]。在紧急情况下，如果不能确定vWD的类型，则应使用Ⅷ因子/vWF浓缩物。

要 点

- 4%的孕妇会合并血小板计数低于150 000/mm³。绝大多数患者患有妊娠期血小板减少，其病程为良性，无须干预。
- 如果血小板计数低于50 000/mm³，则可发生手术出血；如果血小板计数低于20 000/mm³，则可发生自发性出血。妊娠期血小板计数低于30 000/mm³时应接受治疗。
- 在孕中晚期，IVIG是一种有效的初始治疗方法，尽管也可以使用糖皮质激素。
- 缺铁性贫血是妊娠期贫血最常见的原因，血清铁蛋白是诊断缺铁性贫血的唯一最佳方法。

- 如果考虑缺铁的患者在补铁治疗下没有出现网织红细胞计数增加，她可能同时也伴有叶酸缺乏。
- 双胎妊娠患者、接受抗惊厥治疗的患者、患有血红蛋白病的患者、生育间隔较短者在妊娠期需要补充叶酸。
- 大多数遗传性血红蛋白病可于宫内检测，应在孕早期为患者提供产前诊断。早期检测可通过 CVS 样本的 DNA 分析进行。
- 与非妊娠患者一样，镇痛、补液和氧气是治疗镰状细胞危象孕妇的关键因素。

- 患有镰状细胞病的女性在产后发生并发症的风险很高，应密切监测。
- 镰状细胞病患者胎儿生长受限和不良胎儿结局的风险增加。因此，她们需要经常进行超声检查和产前胎儿评估。
- 任何低 MCV 且无铁缺乏证据的女性均应进行珠蛋白生成障碍性贫血筛查。
- 在患有 vWD 的孕妇中，凝血因子复合物Ⅷ的生理性增加可降低出血风险，但其水平可能会在产后下降，并可能使患者面临晚期产后出血的风险。

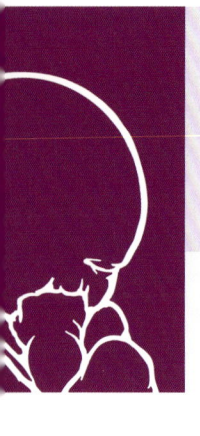

第50章 妊娠期血栓栓塞性疾病
Thromboembolic Disorders in Pregnancy

Audrey A.Merriam　Christian M.Pettker　著

尹若昀　译　　韦晓宁　校

英汉对照

activated partial thromboplastin time	aPTT	活化部分凝血活酶时间
activated protein C	APC	活化蛋白 C
American College of Obstetricians and Gynecologists	ACOG	美国妇产科医师学会
adenosine diphosphate	ADP	腺苷二磷酸
antiphospholipid antibody	APA	抗磷脂抗体
antiphospholipid syndrome	APS	抗磷脂综合征
computed tomography	CT	计算机断层扫描
computed tomographic pulmonary angiography	CTPA	计算机断层肺血管造影
deep venous thrombosis	DVT	深静脉血栓形成
disseminated intravascular coagulation	DIC	弥散性血管内凝血
enzyme-linked immunosorbent assay	ELISA	酶联免疫吸附试验
factor Ⅴ Leiden	FVL	第Ⅴ凝血因子
heparin-induced thrombocytopenia	HIT	肝素诱导的血小板减少
inferior vena cava	IVC	下腔静脉
international normalized ratio	INR	国际标准化比值
low-molecular-weight heparin	LMWH	低分子肝素
magnetic resonance angiography	MRA	磁共振血管造影
magnetic resonance imaging	MRI	磁共振成像
protein Z-dependent protease inhibitor	ZPI	蛋白 Z 依赖性蛋白酶抑制物
pulmonary embolus	PE	肺栓塞
systemic lupus erythematosus	SLE	系统性红斑狼疮
thrombin-activatable fibrinolysis inhibitor	TAFI	凝血酶激活纤溶抑制物
thromboxane A2	TXA_2	血栓素 A_2
tissue factor	TF	组织因子
tissue factor pathway inhibitor	TFPI	组织因子途径抑制物
type 1 plasminogen activator inhibitor	PAI-1	纤溶酶原激活抑制物 –1
unfractionated heparin	UFH	未分级肝素（普通肝素）

urokinase-type plasminogen activator	uPA	尿激酶型纤溶酶原激活物
venous thromboembolism	VTE	静脉血栓栓塞
venous ultrasonography	VUS	静脉超声检查
ventilation-perfusion scan	V/Q scan	通气 – 灌注扫描

摘 要

妊娠、分娩和产后对女性的凝血系统构成严重挑战，可导致浅静脉和深静脉血栓形成和肺栓塞的风险增加。获得性或遗传性血栓形成、肥胖、高龄产妇、产次、产前住院、手术和感染是妊娠期和产后 DVT 和 PE 的主要危险因素。对有 DVT 和 PE 危险因素的女性的确定是适当地预防或使用抗凝血药（主要是低分子肝素）治疗的关键。此外，了解 DVT 和 PE 的主要体征和症状，以及及时评估和治疗这些情况，对于避免死亡和严重的静脉血栓后遗症至关重要。

关键词

静脉血栓栓塞；肺栓塞；深静脉血栓形成；低分子肝素；未分级肝素；华法林；血栓预防

一、背景和历史要点

妊娠、分娩和产后对女性的凝血系统构成严重的挑战。虽然着床、胎盘形成和子宫螺旋动脉重塑导致胎儿发育所需的高容量、高流量、低阻力子宫胎盘循环的发展，但它们需要增强凝血反应以避免潜在的致命性出血。对人血绒毛膜胎盘进行必要的凝血适应所付出的代价是增加了浅静脉和深静脉血栓形成和肺栓塞的风险。获得性或遗传性血栓形成、肥胖、高龄产妇、产次、产前住院、手术和感染是妊娠期和产后 DVT 和 PE 的主要危险因素。迅速识别和及时治疗血栓事件对于避免死亡和严重的静脉血栓后遗症至关重要。

二、诊断和定义

血栓形成是由于血凝块阻塞或堵塞血管。静脉血栓栓塞包括下肢（常见）或上肢（不常见）深静脉系统的静脉血栓形成。浅静脉系统的血栓或炎症通常与发病无关，尽管在某些情况下其可能发展为 DVT 或 PE 或与之相关。事实上，10%～20% 的非妊娠患者浅表血栓形成与 DVT 有关。肺动脉栓塞是指肺动脉或其分支被血栓阻塞，大约 90% 的病例来源于 DVT 形成的血栓。大多数 PE 病例是由于下肢血栓脱落所致；在本章中，肺栓塞指的是肺血管系统的 VTE（而不是空气、脂肪或羊水栓塞）。

三、流行病学和发病率

VTE 大约在 1500 例妊娠中有 1 例发生，是一种相对少见的疾病，但却是导致孕产妇死亡和严重疾病的主要原因[1-12]。其发生率与同等育龄的非妊娠女性相比增加了近 10 倍。根据最新的美国生命统计数据，2006—2010 年，VTE 是孕产妇死亡的主要原因，占妊娠相关死亡的 9%[9]。传统的教学将产后视为血栓发生率最高的时期。然而，20 世纪以前的管理方式，包括延长产后卧床休息和雌激素抑制泌乳等，可能会增加这种风险[6]。最近的研究表明，大多数血栓栓塞事件发生在产前[1, 3, 10-12]。鉴于其持续时间较短，并且在调整暴露时间后，产后 VTE 的日常相对风险高 3～8 倍[8]。新的证据表明，血栓事件的风险延长至产后 12 周，尽管 6 周后风险的绝对增加非常低[13]。

四、遗传学

众所周知，凝血级联各组成部分的遗传性突变，即所谓的易栓症，会导致血栓形成风险显著升高，特别是在存在其他风险因素如妊娠、手术（如剖宫产）、创伤、感染或制动的情况下。因子 V Leiden 突变是最常见的突变，在大多数研究中占易栓症的 40% 以上。这些基因突变大多数为常染色体显性方式；因此，一种突变会增加 VTE 的风险，2 种突变的个体比 1 种突变的个体发生血栓事件的风险更高。具有明显血栓性事件家族史且已知血栓突变筛查阴性的患者可能在凝血级联的特定部分中存在尚未识别的基因缺陷。本章后面将具体讨论已知的易栓症。

五、凝血生理学

（一）血管收缩和血小板作用

血管收缩和血小板作用在限制血管破裂和内皮损伤后的凝血方面起主要的初始作用。血管收缩限制了血流，也限制了修复缺损所需的血栓大小。血小板与受损血管的黏附形成通过血管性血友病因子"桥"介导，"桥"的一端锚定在内皮下胶原上，另一端锚定在血小板糖蛋白 Ⅰ b（GP Ⅰ b）/Ⅸ/V 因子受体上[14]。血小板黏附刺激含有 vWF、凝血栓蛋白、血小板因子 4、纤维蛋白原、β- 血栓球蛋白、血小板衍生生长因子 α- 颗粒，以及含有腺苷二磷酸（adenosine diphosphate, ADP）和 5- 羟色胺的致密颗粒释放。这些分子当与血栓素 A2 的释放结合时，有助于进一步的血管收缩和血小板活化。此外，ADP 引起血小板 GP Ⅱ b/ Ⅲ a 受体的构象改变，通过形成血小板间纤维蛋白原、纤连蛋白和玻连蛋白桥促进聚集[15]。

（二）凝血级联反应

面对严重的血管损伤，单靠血小板作用不足以提供充分的凝血；在这种情况下，需要凝血级联反应，以及由此产生的纤维蛋白栓形成来恢复凝血。组织因子（tissue factor, TF）是一种细胞膜结合糖蛋白，是凝血级联反应的主要启动因子[16]。它由全身的上皮细胞、间质细胞和血管周围细胞组成表达，并由子宫内膜间质细胞和妊娠子宫蜕膜中大量表达[16, 17]。TF 也在血液和活化血小板中低浓度、羊水中高浓度存在，这解释了羊水栓塞中出现的凝血功能障碍[18]。有趣的是，尽管在没有血小板或纤维蛋白原的情况下，宫内存活是可能的，而在没有 TF 的情况下却不可能[19]。凝血通过 TF 与 Ⅶ 因子的结合启动，Ⅶ 因子是唯一一种酶原形式下具有凝血活性的凝血因子（图 50-1）。

内皮损伤后，在存在游离钙的情况下，血管周围细胞或结合于血小板的 TF 与带负电荷细胞膜磷脂上的 Ⅶ 因子接触。Ⅶ 因子具有较低的内在凝血活性，但可在与 TF 结合后自动激活，或可被凝血酶或活化因子（如 Ⅸa、Ⅹa 或 Ⅻa）激活[16, 20]。TF- 活化 Ⅶ 因子（Ⅶa）复合物通过激活 Ⅸ 和 Ⅹ 因子启动凝血级联元件。活化 Ⅸ 因子（Ⅸa）与其辅助因子 Ⅷa 复合，间接激活 Ⅹ 因子。一旦产生，Ⅹa 与其辅助因子 Ⅴa 结合，将凝血酶原（Ⅱ因子）转化为凝血酶（Ⅱa 因子）。辅助因子 Ⅴ 和 Ⅷ 可由凝血酶或 Ⅹa 激活，而 Ⅻa 激活活化血小板表面上的 Ⅺ，这为 Ⅸ 激活提供了另一条途径。Ⅻ 因子可被激肽释放酶 / 激肽原、纤溶酶激活。凝血酶分解纤维蛋白原生成纤维蛋白是凝血的关键过程。纤维蛋白单体自聚合并通过凝血酶激活因子 Ⅷa 交联。虽然 TF 是凝血的始动因子，但凝血酶是凝血的最终决定因子；它不仅激活血小板并产生纤维蛋白，还激活关键凝血因子和辅因子（Ⅴ、Ⅶ、Ⅷ、Ⅺ 和 Ⅻ）。图 50-1 提供了凝血级联反应各成分的相互作用。

（三）抗凝系统

血栓形成的风险，即凝血级联的不适当和过度激活，受到抗凝血药系统的抑制（图 50-1）。有证据表明，凝血系统像汽车发动机一样"空转"，对血管损伤迅速做出反应，因此抗凝系统在防止不当的加速凝血方面起着关键作用[20]。组织因子途径抑制物与凝血酶原复合物（Ⅹa/TF 因子 /Ⅶa 因子）结合以阻止 TF 介导的凝血。然而，如前所述，Ⅺa 因子的生成可以绕过此部分。此外，在 TFPI 介导的凝血酶原抑制前 10～15s，有足够数量的 Ⅴa、Ⅷa、Ⅸa 和 Ⅹa 因子和凝血酶生成，以维持一段时间的凝血。因此，需要额外的生理抗凝分子来维持血液流动性。

矛盾的是，凝血酶也通过与血栓调节蛋白结合在抗凝系统中起着关键作用，这可引起构象变化，使后者能够激活蛋白 C。活化蛋白 C 分子与受损血管上的负电荷内皮细胞膜磷脂或内皮细胞蛋白 C 受

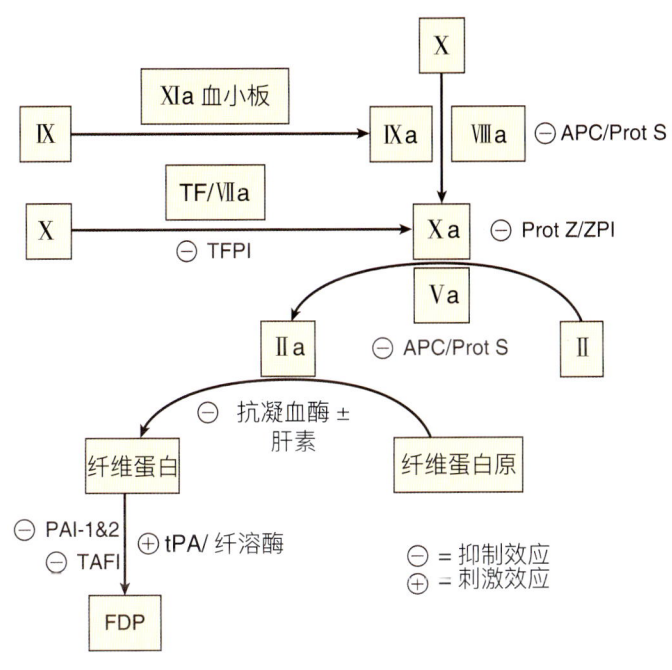

▲ 图 50-1 凝血、血栓和纤溶途径

APC. 活化蛋白 C；FDP. 纤维蛋白降解产物；PAI. 纤溶酶原激活抑制物；Prot. 蛋白质；TAFI. 凝血酶激活纤溶抑制物；TFPI. 组织因子途径抑制物；tPA. 组织型纤溶酶原激活物；ZPI. 蛋白质 Z 依赖蛋白酶抑制物

体（EPCR）结合使Ⅴa 和Ⅷa 因子失活[22]。蛋白 S 在这一过程中是一个重要的辅因子，因为它增强了 APC 活性。Ⅴa 因子也是 APC 介导的因子Ⅷa 失活的辅因子。

Xa 因子也可被蛋白 Z 依赖性蛋白酶抑制物（protein Z-dependent protease inhibitor，ZPI）所抑制。当 ZPI 与其辅因子蛋白 Z 形成复合物时，其抑制活性会增强 1000 倍，尽管 ZPI 也可以不依赖于蛋白 Z 抑制ⅩⅠa 因子[23]。蛋白 Z 的缺陷可促进出血和血栓形成，尽管后者在存在其他血栓形成时尤其占优势。

凝血酶活性由许多丝氨酸蛋白酶抑制物调节，如肝素辅因子Ⅱ、α_2- 巨球蛋白和抗凝血酶，它们可使凝血酶和 Xa 失活。该组中最活跃的抑制物是抗凝血酶，它与凝血酶或 Xa 因子结合，然后与肝素或其他黏多糖结合，使抗凝血酶的凝血酶失活率增加 1000 倍以上[24, 25]。其他两种抑制物以类似的方式抑制凝血酶。

（四）血栓溶解与纤溶

纤溶是预防严重血栓形成的另一个关键部分（图 50-1）。组织型纤溶酶原激活物是一种由肝脏代谢的内皮酶，其嵌入纤维蛋白中并裂解纤溶酶原生成纤溶酶，而纤溶酶又将纤维蛋白裂解成纤维蛋白降解产物；后者是纤维蛋白溶解的间接方法。这些纤维蛋白降解产物还可以抑制凝血酶的作用，当凝血酶的产生较少时，这是一种有利的作用，但当凝血酶的产生过多时，则会导致弥散性血管内凝血。第二种纤溶酶原激活物为尿激酶型纤溶酶原激活物，由内皮细胞产生。一系列的纤溶抑制物也可防止血栓过早溶解导致的出血。α_2- 纤溶酶抑制物与纤维蛋白凝块结合，可防止纤维蛋白过早溶解。血小板和内皮细胞释放纤溶酶原激活物抑制物 –1（PAI-1），这是一种 tPA 灭活物。在妊娠期，蜕膜也是 PAI-1[26] 的丰富来源，而胎盘主要产生 2 型（PAI-2）。凝血酶激活的纤溶抑制物（TAFI）是另一种也被凝血酶 – 血栓调节蛋白复合物激活的纤维蛋白溶解抑制物[27]。TAFI 修饰纤维蛋白并使其抵抗纤溶酶的失活作用。

六、妊娠期血栓形成的病理生理学

蜕膜和全身凝血系统的特征性生理变化在妊娠期发生，为着床、胎盘形成和分娩等凝血挑战做准备。蜕膜 TF 和 PAI-1 的表达随着对孕酮的反应而显著增加，在妊娠前可忽略不计的胎盘来源 PAI-2 水平逐渐增加至足月[26, 27]。妊娠导致增强凝血能力和促进血栓形成的系统性变化。例如，循环中纤维蛋白原浓度增加 1 倍，Ⅶ、Ⅷ、Ⅸ、Ⅹ和Ⅻ因子增加 20%～1000%，所有这些在足月准备分娩时达到峰值[28]。vWF 水平在足月时也增加至 400%[20]。相对的是，凝血酶原和Ⅴ因子水平保持不变，ⅩⅢ和ⅩⅠ因子水平略有下降。同时，游离蛋白 S 水平降低 40%～60%，从而对活化蛋白 C 产生整体抵抗性[28, 29]。应激、剖宫产和感染导致游离蛋白 S 浓度进一步降低；这是剖宫产术后 PE 高发生率的原因，尤其在产程延长和子宫内膜炎的情况下。凝血参数可早在产后 3 周恢复正常，但通常在 6～12 周恢复到基线水平。

妊娠期血栓形成的风险也与孕妇的生理变化有关。下肢静脉淤滞是由增大的子宫压迫下腔静脉和盆腔静脉所致[30, 31]。尽管乙状结肠的存在促进了子宫右旋，但超声检查结果显示整个妊娠期左下肢静脉流速较低[32]。这可以解释为什么多项研究证实左下肢血栓形成的发生率远远高于右下肢[1, 11]。激素介导的深静脉容量增加继发于循环中雌激素水平的增加，以及局部前列环素和一氧化氮的产生，这也增加了血栓形成的风险。

（一）抗磷脂综合征

总体上，抗磷脂综合征约占妊娠期血栓栓塞事件的14%[33,34]。APS的诊断需要存在既往或当前的血管血栓形成或特征性产科并发症，以及至少1项以下实验室标准：抗心磷脂抗体[IgG或IgM大于40GPL(1GPL单位为1μg IgG抗体)或40MPL(1MPL单位为1μg IgM抗体)或大于第99百分位数]、抗β2糖蛋白-Ⅰ(IgG或IgM大于第99百分位数)或狼疮抗凝物[35]。

抗磷脂抗体(antiphospholipid antibodies，APA)是一类自我识别的免疫球蛋白，其抗原决定簇是与带负电荷的磷脂相结合的蛋白。这些抗体必须至少在间隔12周的时间出现在2次或2次以上才可诊断[35]，其存在于2.2%的一般产科人群中。大多数患者都没有存在并发症的妊娠[36]。因此，在没有APS合格临床标准的情况下，医师应谨慎进行检测和解读结果。

APS与静脉(DVT、PE)和动脉血管事件(脑卒中)均有关。一个对18项研究的Meta分析表明，抗磷脂抗体检测呈阳性的系统性红斑狼疮患者发生DVT、PE和复发性VTE的风险升高。总体上，与两种检测均未呈阳性的SLE患者相比，有狼疮抗凝物和抗心磷脂抗体的患者静脉血栓形成风险分别增加了6倍和2倍[37]。这些抗体也对无SLE的患者构成风险。在存在抗体的非SLE患者中，动脉或静脉血栓形成的终生患病率约为30%，每年的事件发生率为1%[38,39]。血栓栓塞事件的风险高度决定于其他易感因素的存在，包括妊娠、使用雌激素、制动、手术和感染。如上所述，APS也与不良妊娠结局相关，占妊娠期VTE的14%[33,34]。事实上，即使采取预防措施，妊娠期血栓事件的风险也有5%[40]。所有妊娠期或产后出现VTE的患者都应进行适当的APS检查。

（二）易栓症

易栓症是一组与动静脉血栓形成和胎儿丢失有关的异质性遗传性疾病。与APA一样，血栓栓塞事件的发生高度决定于其他易感因素，如妊娠、外源性雌激素、制动、肥胖、手术、感染、创伤和其他血栓形成。然而，最重要的风险调整因素是静脉血栓形成的个人或家族史[41]。表50-1列出了有无静脉血栓形成个人或家族史的孕妇静脉血栓形成的患病率和风险。如上所述，根据VTE的总体风险，易栓症分为高风险和低风险。美国妇产科医师学会已提出了妊娠期及前后对易栓症进行筛查和管理的问题[42]。所有在妊娠期或产后出现VTE的患者应考虑对易栓症进行适当的检查。

最近的前瞻性研究表明，与表50-1中引用的回顾性研究报道相比，低风险易栓症与母体血栓形成的相关性可能更弱。例如，一项对4885名在孕早期筛查的低风险女性进行的前瞻性研究表明，有134名(2.7%)携带因子V Leiden突变，但没有一名在妊娠期或产后发生血栓栓塞事件(95%CI 0%~2.7%)[43]，其他两项前瞻性研究[44,45]纳入了584名爱尔兰孕妇和4250名英国孕妇，她们也在孕早期进行了因子V Leiden的筛查，在携带者中未发现血栓事件。Said及其同事[46]在妊娠22周前对1707名澳大利亚初产妇进行了因子V Leiden、凝血酶原基因G20210A突变和血栓调节蛋白多态性的盲测，报道了因子V Leiden、凝血酶原G20210A基因突变的杂合子、血栓调节蛋白多态性纯合子的预期患病率分别为5.39%、2.38%和3.51%；同样，没有患者出现VTE。然而，一项前瞻性研究[47]对2480名女性在孕早期进行了活化蛋白C抵抗/因子V Leiden检测，观察到患者的VTE发生增加了8倍。因此，低风险易栓症患者血栓形成的实际风险可能低于回顾性病例对照和队列研究的结论，并且可能还取决于伴随风险因素的存在，如家族史、肥胖和手术。

（三）危险因素与相关性

Virchow三联征(血管淤滞、高凝状态和血管损伤)描述了血栓形成的三个典型前兆，妊娠的许多生理变化诱发这些标准。血栓形成的其他妊娠特异性风险因素包括多次分娩、多胎妊娠、先兆子痫、产后子宫内膜炎、需要输血的产后出血、阴道助产和剖宫产[48,49]。与阴道分娩相比，剖宫产导致VTE风险增加4倍，急诊剖宫产还会进一步增加VTE的风险[10]。非妊娠特异的危险因素包括年龄大于35岁、肥胖(体重指数≥30kg/m^2)创伤、瘫痪、吸烟、肾病综合征、高黏血症综合征、癌症、外科手术(尤其是骨科手术)和DVT或PE病史(表50-2)[49]。

表 50-1 妊娠期易栓症与静脉血栓栓塞的相关性

风 险	易栓症类型	欧洲人群中的患病率	妊娠期 VTE 患者中的患病率	妊娠期 VTE 的 RR/OR (95%CI)	有个人或家族史的妊娠期 VTE 概率	无个人或家族史的妊娠期 VTE 概率	研 究
高风险	FVL 纯合子	0.07%[a]	<1%[a]	25.4 (8.8~66)	~10%	1.5%	[41, 136-139]
	凝血酶原基因 G20210A 突变纯合子	0.02%[a]	<1%[a]	N/A	~0%	2.8%	[140, 141]
	抗凝血酶Ⅲ缺乏	0.02%~1.1%	1%~8%	119	1%~40%	3.0%~7.2%	[136, 139, 140]
	复合杂合子（FVL/凝血酶原 G20210A）	0.17%+	<1%+	84 (19~369)	4.7%（妊娠期 VTE 总体概率）		[41, 136, 142]
低风险	FVL 杂合子	5.3%	44%	6.9 (3.3~15.2)	>10%	0.26%	[41, 136-138, 143]
	凝血酶原基因 G20210A 突变杂合子	2.9%	17%	9.5 (2.1~66.7)	>10%	0.37%~0.5%	[41, 136, 141, 142]
	蛋白 C 缺乏	0.2%~0.3%	<14%	13.0 (1.4~123)	NA	0.8%~1.7%	[136, 139, 140, 144]
	蛋白 S 缺乏	0.03%~0.13%	12.4%	NA	NA	<1%~6.6%	[41, 136, 140, 145]

CI. 置信区间；FVL. 因子 V Leiden；NA. 无数据；OR. 比值比；RR. 相对风险；VET. 静脉血栓栓塞
a. 根据哈迪 – 温伯格平衡计算

还有一些可逆的危险因素可增加妊娠期 VTE 风险，包括卵巢过度刺激综合征、感染、制动、长途旅行（>4h）、呕吐并伴有脱水和住院 / 卧床休息[49]。与非住院队列相比，妊娠期住院的 VTE 风险可能增加 17 倍，在入院后 28 天该风险仍然很高（6 倍）[50]。瑞典的一项横断面研究表明，体外受精会增加孕早期 VTE 的风险，尽管总体绝对风险依然很低[51]。

表 50-2 静脉血栓栓塞的危险因素

一般性	妊娠相关	一过性
年龄>35 岁	多次分娩	制动 / 住院
肥胖	产后子宫内膜炎	感染
创伤	阴道助产	剧吐
瘫痪	剖宫产	长途旅行，>4h
吸烟	多胎妊娠	卵巢过度刺激综合征
肾病综合征	需输血的产后出血	
高黏血综合征	先兆子痫	
癌症		
手术，尤其是骨科		
曾有深静脉血栓栓塞或肺栓塞		

（四）并发症

血栓栓塞可导致严重并发症，包括心律失常、低氧血症、肺动脉高压、心力衰竭和四肢血栓后综合征。血栓栓塞是世界范围内死亡的主要原因；因此，及时诊断和治疗是首要的事。当遇到提示 VTE 的体征和症状时，迅速开始检查和治疗是避免并发症的关键。抗凝并发症（如出血或血小板减少）也是应避免的现实情况。

（五）孕妇管理中的考虑

妊娠期和产后被认为是血栓栓塞的高危期。孕妇检查和管理的主要考虑包括选择适当的诊断工具和抗凝方案，特别要关注妊娠相关变化和胎儿暴露。

1. 静脉血栓栓塞的诊断

(1) 深静脉血栓形成

临床症状和体征：DVT 的典型临床表现包括局部血栓区域的红斑、发热、疼痛、水肿和压痛。偶尔还可触及可能对应于血栓形成的静脉的条索。Homans 征是指通过挤压小腿肌肉或通过足背屈压迫小腿肌肉而引起的疼痛和压痛。这些都是相当非特异性的体征和症状，涉及广泛的鉴别诊断，包括蜂窝织炎、肌肉或肌腱断裂或拉伤、创伤、腘窝（Baker）囊肿破裂、皮肤血管炎、浅表血栓性静脉炎和淋巴水肿。事实上，有证据表明，这些表现的特异性小于 50%，在有这些体征和症状的患者中，只有大约 1/3 的患者通过客观检查证实了 DVT 的诊断[52, 53]。

风险评分系统：Chan 及其同事的研究[54]表明，"血栓专家"对有症状的妊娠患者 DVT 临床风险的主观评估可以在诊断性检查前将患者分为两组，一组为低风险（1.5% 患病率，98.5% 阴性预测值）和另一组为非低风险（25% 患病率）。三个因素（左下肢症状、2cm 或以上的腿围差异、孕早期表现）可高度预测 DVT 的发生。此外，该研究和一项附加验证研究表明，缺乏所有三项标准的患者无 VTE 的风险[55]。因此，在进行诊断性检查的选择和解释之前，确定诊断前研究风险是有帮助的。

影像学：静脉造影是一种有创技术，将对比剂注入疑似血栓形成部位的远端静脉，然后进行放射成像，目前很少用于诊断 DVT。辐射和对比剂过敏的风险，以及它的技术难度，尤其是在妊娠期，阻碍了它的使用[56]。

在评估疑似 DVT 患者时，最常用的诊断方法是有无彩色多普勒的静脉超声检查（venous ultrasonography，VUS）。这种方法实际上已经取代了笨重和不太准确的阻抗容积描记技术。超声探头从腹股沟韧带开始放置在股总静脉上，然后依次移动来成像大隐静脉、股浅静脉和腘静脉与小腿深静脉的三分叉。加压 VUS 是对探头施加压力，以确定所探查的静脉是否可被压瘪。诊断静脉血栓形成的最准确超声标准是，在轻探头压力下，采用双相和彩色多普勒成像，静脉腔在横切面上不可压瘪[52]。据报道，VUS 对近端静脉血栓的总体敏感性和特异性为 90%～100%，但传统上认为其在小腿静脉血栓的检测力较低[57]。一项 Meta 分析证实了这一点，该分析表明，在非妊娠患者中，双相超声对近端（膝盖或大腿）DVT 和远端（小腿）DVT 的联合敏感性分别为 96.4% 和 75.2%，总特异性为 94.3%[58]。

磁共振成像似乎具有与VUS相同的测试性能特征。一项Meta分析显示，对于疑似DVT或PE的非妊娠患者，诊断DVT的敏感性为91.5%，特异性为94.8%[59]。与VUS相似，远端血栓的敏感性也比近端血栓的敏感性更高（93.9% vs. 62.1%）。MRI的优势可能在于能够发现更中心部位的DVT，如骨盆、髂骨或股静脉的DVT。

D-二聚体和其他实验室指标：D-二聚体是纤溶酶降解纤维蛋白的产物，其血清浓度的实验室检测越来越被提倡作为诊断非妊娠人群DVT的一种有用的检测方法。检测依赖于对D-二聚体片段的单克隆抗体。D-二聚体最准确可靠的检测方法有两种快速酶联免疫吸附试验（enzyme-linked immunosorbent assays，ELISA）[Instant-IAD-dimer（Stago）和VidasDD（bioMérieux）]和一种快速全血检测[SimpliREDD-dimer（AgenBiomedical）]。该检测受限于可能导致假阳性检测的因素，包括妊娠、产后和术后时期、浅表血栓性静脉炎[60,61]。特别是，正常妊娠会导致D-二聚体的生理性增加，在孕中期和孕晚期，分别有78%和100%的患者D-二聚体水平超过正常阈值[62]。Chan及其同事[54]在一组有DVT风险妊娠患者的前瞻性队列中评估了SimpliRED D-二聚体检测的表现。在该人群中，DVT患病率为8.7%，D-二聚体检测的敏感性为100%，特异性为60%。尤其在效用方面，在整个妊娠期似乎是分层的；孕早、中、晚期的假阳性率分别为0%、24%和51%。妊娠期D-二聚体检测的价值可能在于其疾病的排除作用，因为同一研究显示阴性预测值为100%，95%CI为95%～100%。在孕中晚期的D-二聚体检测价值可能低于孕早中期，因为孕中晚期患者的D-二聚体水平很可能高于阈值。因此，在这个时候，虽然D-二聚体作为排除DVT的检测手段似乎很有用，但在妊娠期的常规应用并不能得到认可。

其他的实验室检测已被提出作为妊娠期VTE的诊断标志物，如BNP、C反应蛋白、纤溶酶-抗纤溶酶复合物和可溶性组织因子，但尚未发现它们在筛查或诊断妊娠期VTE的阳性或阴性预测方面有实用价值[64]。

疑似深静脉血栓患者的检查：图50-2所示的诊断模式可用于诊断妊娠患者的DVT，具有最大的敏

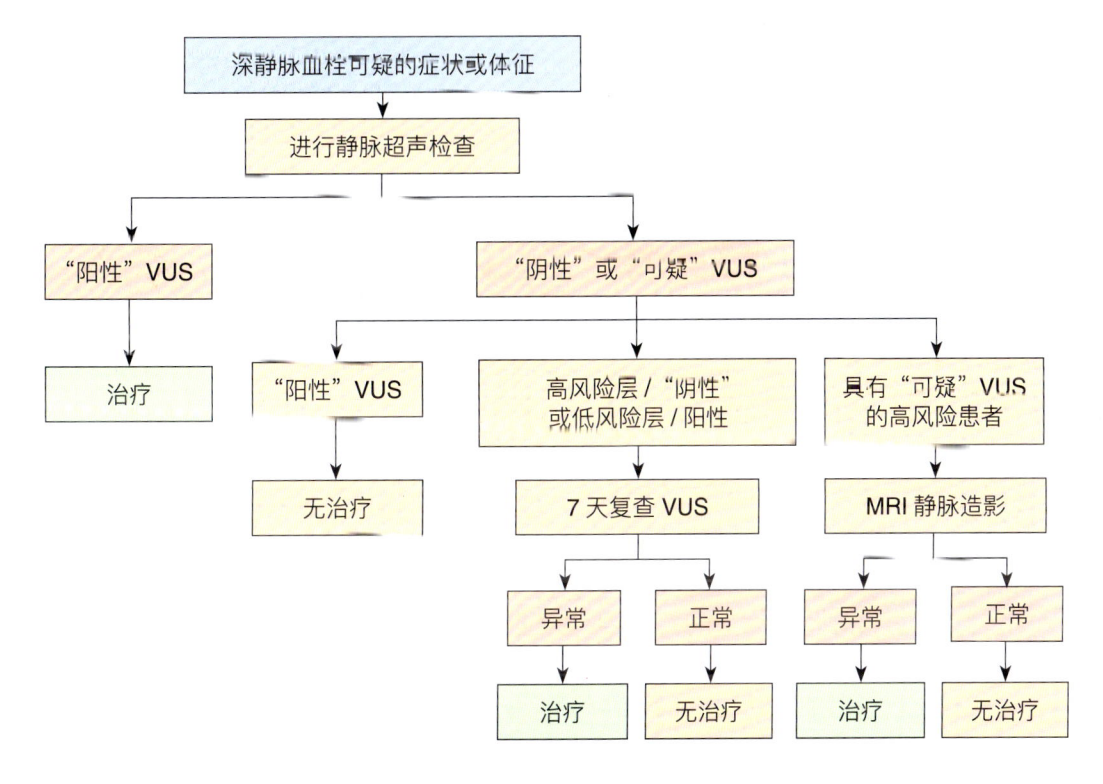

▲ 图 50-2 疑似深静脉血栓诊断算法
MRI. 磁共振成像；VUS. 静脉超声

感性和特异性。风险可按上述章节进行分层。

(2) 肺栓塞

临床症状和体征：90%的急性PE患者出现呼吸急促（>20/min）和心动过速（>100/min），但这些表现缺乏特异性，并产生广泛的鉴别诊断[65]。头晕和晕厥症状较少见，其提示大块栓塞[66]。

非特异性检查：与PE相关的经典心电图变化为S_1、Q_3和倒置T_3。其他表现包括非特异性ST段改变、右束支传导阻滞或电轴右移。这些表现通常提示肺源性心脏病和右心劳损或超负荷，反映了更严重的心肺损害。26%~32%的重度PE患者出现上述ECG变化[67]。这些发现就是为什么皇家妇产科学院[68]推荐对出现急性PE症状和体征的女性进行ECG检查。动脉血气和血氧饱和度在评估急性PE方面的价值有限，尤其是在孕妇中。在40岁以下的PE患者中，29%的PO_2测量值大于80mmHg[69]。在另一项研究中，高达18%的PE患者的PO_2测量值大于85mmHg。

高达84%的患者胸片可能出现异常[65]。胸片的常见表现为胸腔积液、肺浸润、肺不张和膈肌抬高。肺梗死的诊断性表现，如楔形浸润（Hampton hump征）或血管减少（Westermark征）是罕见的[70]。尽管在没有已知既往肺或心血管疾病的患者中，呼吸困难、呼吸急促和低氧血症的情况下的正常胸片提示PE，胸片不能用于确诊[70]。但是，在PE的检查中，胸片是选择正确诊断模式的有用工具[通气灌注（V/Q）扫描 vs. 计算机断层扫描]。

大面积PE可引起符合肺源性心脏病和右心劳损的变化。主肺动脉及其主要分支中的大栓子可导致急性右心衰竭，这是大多数PE患者死亡的最终原因。30%~80%的PE患者的右心室大小或功能在超声心动图上表现出异常[71-73]。典型的表现包括右心室扩大和动力不足、三尖瓣反流，以及先前存在的肺动脉或左心病变消失。增强或非增强的经食管超声心动图或可改善主肺动脉或右肺动脉栓塞的成像，偶尔也可以改善左肺动脉血栓的成像[74]。因此，床旁超声心动图对于不稳定的患者或无法进行其他影像学检查的患者非常有用。

通气灌注扫描：灌注扫描使用静脉注射放射性同位素标记的白蛋白大聚集物沉积在肺毛细血管床。通气扫描则使用吸入放射性标记的气溶胶，其分布由γ射线评估。这两幅图像的比较可解释特征模式，然后使用特征模式分配诊断概率（高、中或低）。超过90%高概率通气灌注（V/Q）扫描的高危患者患有PE，而在低概率扫描的低风险患者中，只有不到6%患有PE。考虑到大多数年轻、健康的女性几乎没有潜在的肺部病理学变化，V/Q扫描在妊娠期的诊断效果明显高于老年、非妊娠期患者。

螺旋CT肺血管造影：螺旋CT扫描[计算机断层扫描肺血管造影（computed tomographic pulmonary angiography，CTPA）]需要静脉注射对比剂，同时使用CT扫描对肺血管系统中的对比剂分布进行成像[70]。尽管这可以有效地判断大的、节段性的和中心性的栓塞，CT对右肺中叶小的亚段血管和水平方向血管的诊断价值有限。CTPA的一个优点是，它在诊断非栓塞性肺部病变（如肺炎或肺水肿）方面具有实用性。

在非妊娠患者中，CTPA通常是首选方式；然而，妊娠期不太可能出现这种情况。几项研究表明，与非妊娠队列相比，妊娠期CTPA的表现较差。Andreou和同事[75]在一项针对32名疑似PE患者的小型研究中证明，与非妊娠女性相比，妊娠女性肺动脉造影增强程度降低，这可能是由妊娠期心输出量增加所致。另一个原因可能是妊娠期下腔静脉的非浑浊血液更频繁地稀释或中断对比剂[76]。对比40名妊娠患者和40名非妊娠患者的CTPA成像，U-King-Im及其同事[77]还显示，在妊娠人群中，次优检查的概率高出3倍（27.5% vs. 7.5%）。

通气-灌注扫描对比CT肺血管造影：Cahill及其同事[78]对妊娠患者的V/Q扫描和CTPA进行了直接比较，他们对304名妊娠或产后女性队列的肺栓塞进行了回顾性评估。108名女性进行了CTPA，196名女性进行了V/Q扫描。在胸片正常的女性中，CTPA无诊断结果的概率是V/Q扫描的5倍以上（30.0% vs. 5.4%）。正如预期的那样，在胸片异常的患者中，V/Q扫描通常是非诊断性的。在胸片正常的情况下，V/Q扫描和CTPA具有同等的非诊断结果，即使在哮喘患者中也是如此[79]。Ridge及其同事[76]对总共50名患者进行了这两项技术的前瞻性评估。他们发现V/Q扫描足以诊断的情况更多（35.7% vs. 4%）。出于这些原因，以及辐射暴露的考虑，V/Q扫描是疑似PE且胸片正常孕妇的首选方式。

磁共振血管造影：磁共振血管造影（magnetic resonance angiography，MRA）可通过静脉注射钆期间使用 MRI 进行。更快的图像采集速率和改进的呼吸和心脏运动图像定时使这项技术得以利用。Meaney 及其同事[80]的初步经验表明，30 名也通过传统肺血管造影进行评估的患者的 MRA 敏感性为 100%，特异性为 95%，阳性和阴性预测值分别为 87% 和 100%。另一项纳入 141 名患者的前瞻性研究显示，与肺动脉造影相比，整体敏感性仅为 77%，对于孤立的亚节段、节段和中心部位肺栓塞，其敏感性分别为 40%、84% 和 100%[81]。由于 MRA 不涉及电离辐射，它是妊娠期 CT 扫描和血管造影的一种有吸引力的替代方法，需要在大型研究中进行进一步评估，以证明其作为主要诊断手段的最终效果。钆对比剂通过胎盘，通过胎儿肾脏排泄进入羊水。既往研究在评估妊娠期钆的安全性方面强度不足；然而，来自加拿大的一项使用出生证明数据的回顾性研究检查了大约 140 万例分娩，其中 1737 例在孕早期进行了 MRI 检查，397 例在孕早期进行了使用钆的 MRI 检查。MRI 组与无 MRI 组在妊娠结局方面没有差异，但与无 MRI 组相比，观察含钆 MRI 组的妊娠结局时，死产和新生儿死亡增加，以及广泛的风湿性疾病、炎症和浸润性皮肤病的发生也增加。尽管这些发现存在回顾性数据库研究的固有偏差，但它们引起了对孕妇使用钆的关注。在进一步研究之前，孕妇应谨慎使用钆，尤其是在孕早期。

D- 二聚体检测：D- 二聚体检测在 PE 患者中的敏感性似乎要低得多，因此作为排除疾病的检测并无帮助。已在确诊的 PE 患者中观察到过 D- 二聚体检测呈阴性[83]。Damodaram 及其同事[84]报道在妊娠期可疑 PE 检测中 D- 二聚体的敏感性和特异性分别为 73% 和 15%。妊娠期 PE 的 D- 二聚体检测表现的差异可能是由于与 DVT 相比 PE 的血栓负荷较小，同时妊娠期血管内血浆容量增加。这一令人无法接受的高假阴性率表明，D- 二聚体检测在疑似 PE 孕妇的检查中并无作用。

下肢的评估：大多数 PE（90%）由下肢 DVT 引起，在确诊为 PE 的患者中，有一半患者被发现有下肢 DVT；这包括高达 20% 没有下肢 DVT 症状或体征的 PE 患者[85-87]。对于有 PE 症状或体征的患者，以及有左下肢症状的患者，从下肢 VUS 开始检测 DVT 是合理的，因为两者对治疗性抗凝的需要是相似的。这避免了电离辐射的暴露，以及 CTPA 和 V/Q 扫描等更复杂检查的负担。此外，在 CTPA 或 V/Q 扫描不能诊断甚至为阴性的高危患者中，评估下肢静脉是否存在 DVT 有助于巩固结论。然而，在这种情况下，VUS 阴性检查仍有 25% 的 PE 风险，提示着通常需要进一步的检查[88]。

疑似肺栓塞患者的检查：疑似 PE 患者的检查应首先评估他们的心肺状态，以确定他们是否危重；这包括心电图和胸片。根据美国胸科学会、胸科放射学学会和 ACOG 专家小组提出的流程，血流动力学稳定且氧合状态良好（血氧饱和度>80%）的患者应仔细评估，并考虑下肢 DVT 的可能和胸片结果（图 50-3）[89]。如果出现下肢症状，特别是左侧的症状，可进行 VUS 检查；如果结果为阳性，应开始治疗性抗凝。当 VUS 阴性或无明显下肢体征或症状时，则应明确进行胸部 X 线检查。虽然胸片通常不用于实际诊断，但它指导选择适当的进一步诊断性检查。如果胸片正常，则进行 V/Q 扫描。阳性（高或中等概率）V/Q 扫描应提示治疗性抗凝。阴性检查应排除诊断。非诊断性结果，如任何患者的中等概率/模棱两可的检查和高危患者（既往 VTE、已知的血栓形成倾向、50 岁以下一级亲属有血栓形成家族史或其他临床风险因素）的低概率结果应进行 CTPA。

对于上述患者，以及胸片异常的患者，CTPA 是首选的诊断方式。阳性检查将提示开始抗凝治疗。在 CTPA 阴性的胸片异常患者中，胸部病理学改变的真正病因通常在 CT 上可见。如果 CTPA 是非诊断性的，则进行进一步的检查，如 MRA 或动态下肢 VUS 检查。

对于危重患者，应在没有禁忌的情况下开始抗凝治疗，并遵循类似的方案（图 50-4）。不能安全转运的极度不稳定患者可通过床边超声心动图进行评估，在这种情况下，超声心动图可能具有更高的检测准确性。

2. 诊断程序的辐射暴露

(1) 胎儿暴露：由于与胎儿辐射暴露相关的问题，妊娠患者 DVT 和 PE 的诊断面临独特的挑战。ACOG 提出，暴露于小于 5rad 的辐射与妊娠丢失或胎儿异常的增加无关[90]。然而，暴露于大于 1rad 的电离辐射剂量可能会轻度增加儿童白血病的风险（从 1/3000

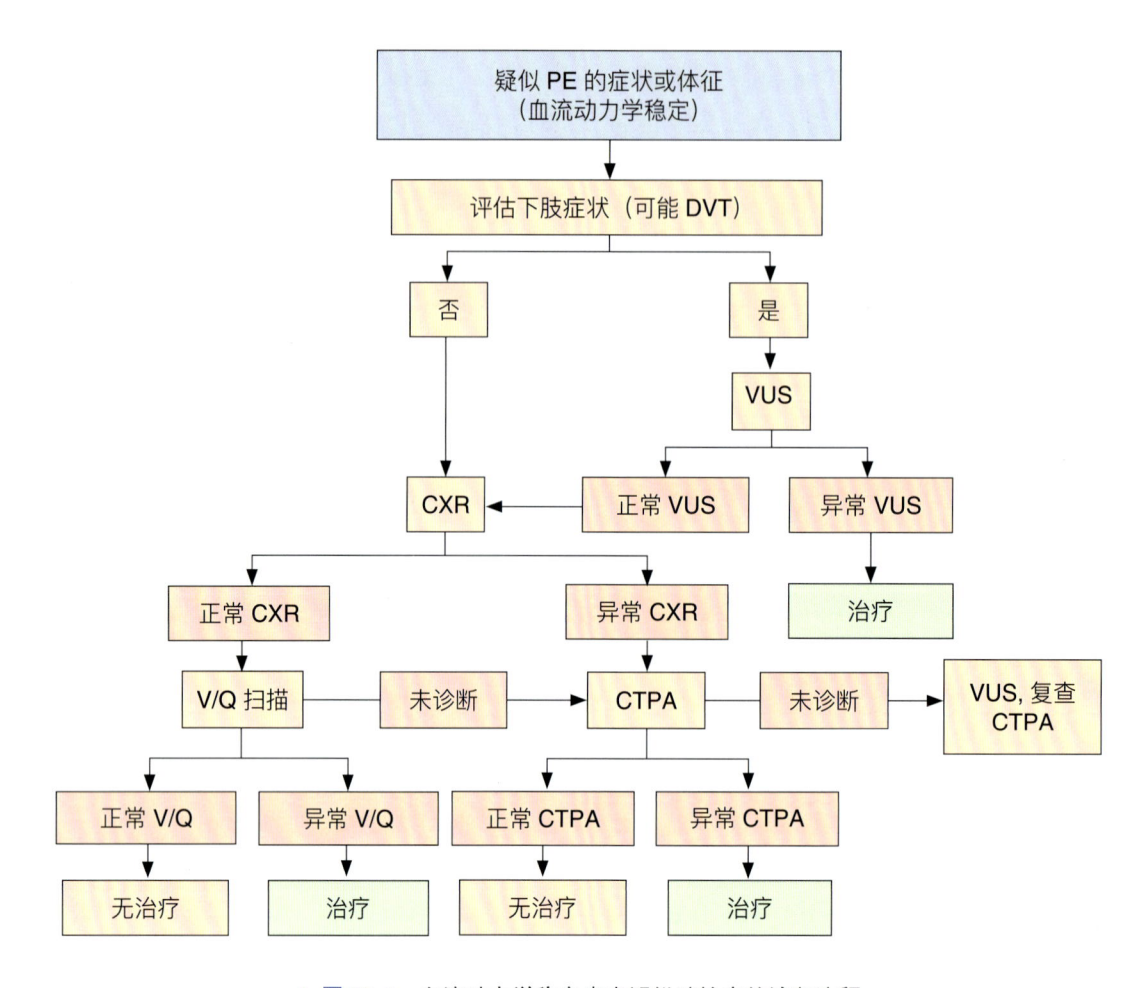

▲ 图 50-3 血流动力学稳定患者疑似肺栓塞的诊断流程

CTPA.CT 肺动脉造影；CXR. 胸部 X 线片；DVT. 深静脉血栓形成；PE. 肺栓塞；V/Q. 通气－灌注；VUS. 静脉超声

的基线水平增至 1/2000）[91, 92]。表 50-3 列出了不同辐射方式的胎儿辐射暴露。胸部 X 线、V/Q 扫描和肺动脉造影的组合使胎儿暴露在 0.5rad 以下[6]。与 V/Q 扫描相比，CTPA 对胎儿的辐射水平仅略低。尽管对可能的不良反应的关注不应妨碍进行医学上重要的检查，但仍建议理性地使用和选择检查。

（2）母体暴露：选择检查时，由于孕妇乳房腺体增多和增生的状态可能使其对辐射更敏感，母亲乳房的辐射暴露也是一个重要的考虑因素。这是累积辐射暴露和癌症风险方面的一个重要问题[93]。

V/Q 扫描可显著降低产妇乳房受到的辐射。据估计，CTPA 使母体乳腺组织暴露于比 V/Q 扫描高 150 倍的电离辐射下[94]，剂量估计为 2~6rad[95, 96]。该剂量可通过乳房屏蔽降低 50%~60%，而不会显著降低图像质量[97]。

MRI 和超声检查未发现对胎儿有任何不良影响，使用钆对比剂也未发现致畸效应[98]。考虑到母体放射性对比剂暴露后胎儿甲状腺肿大，建议胎心监护可用于检测胎儿甲状腺功能减退所造成的变异减弱，新生儿甲状腺功能应在出生后第 1 周进行检测[98]。

3. 静脉血栓栓塞的管理

(1) 预防

围术期预防：关于剖宫产围术期血栓预防的价值的证据非常有限[99, 100]。围术期使用低剂量肝素可能适用于存在明确危险因素的剖宫产患者，如肥胖、恶性肿瘤、制动或高风险慢性内科疾病。值得注意的是，血栓形成低风险患者需要术后预防。

旨在预防 VTE 的非药物干预措施包括压力分级的弹力袜和充气加压装置。妊娠期一项队列研究表明，使用分级弹力袜可将产后 VTE 的患病率从 4.3% 降至 0.9%[101]。由于这些长袜和加压装置不会造成出血风险，危害也很小，因此所有患者，尤其是那些

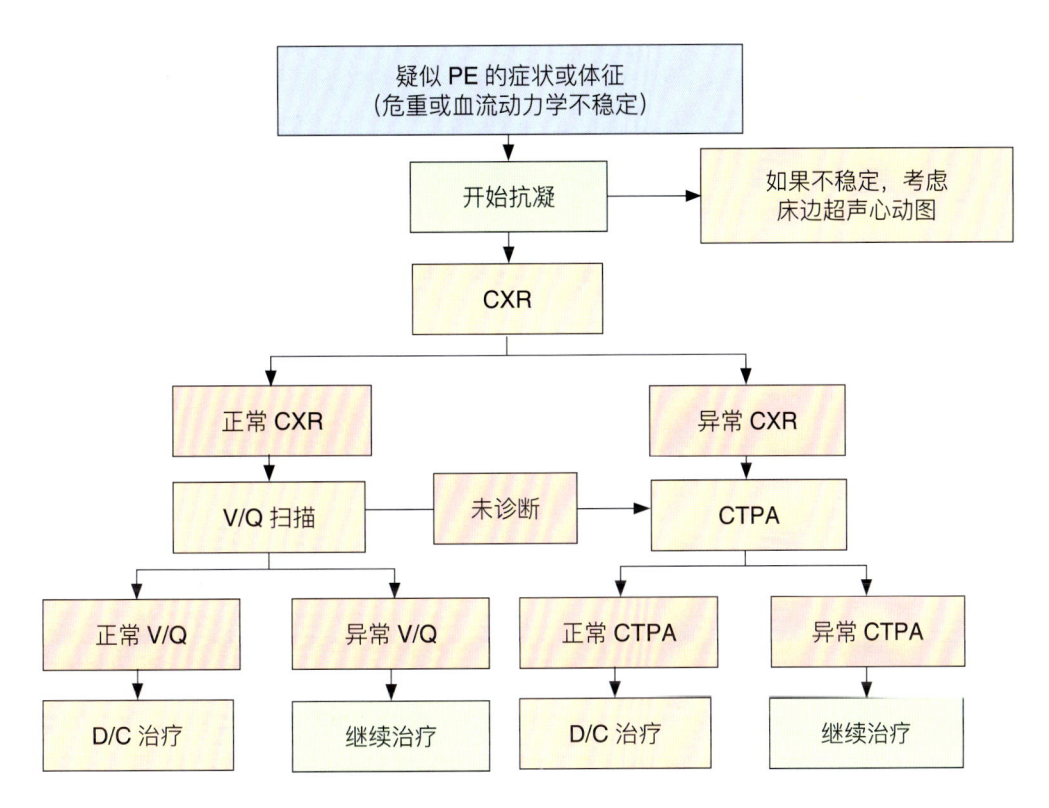

▲ 图 50-4 危重患者或血流动力学不稳定患者疑似肺栓塞的诊断流程

CTPA. CT 肺动脉造影；CXR. 胸部 X 线片；D/C. 终止；PE. 肺栓塞；V/Q. 通气 - 灌注

表 50-3 各种电离方式的胎儿辐射暴露

放射学检查	胎儿辐射暴露（rad）
胸部 X 线片	<0.01
静脉造影	
局部，屏蔽	<0.05
完全（单侧），非屏蔽	0.31
肺动脉造影	
肱静脉	0.05
股静脉	0.22～0.37
通气灌注扫描	0.007～0.031
通气扫描	0.001～0.019
灌注扫描	0.006～0.012
螺旋计算机断层成像	0.013

改编自 Toglia M, Weg J. Venous thromboembolism during pregnancy. *N Engl J Med.* 1996; 335(2): 108–114.

有危险因素的患者（如住院或制动患者，包括妊娠或剖宫产术后患者），应强烈考虑使用其预防血栓。孕晚期左侧卧位也可降低 VTE 的风险。

尽管数据有限，但考虑到 VTE 可能导致孕产妇死亡和严重疾病情况，所有主要专业协会均建议在分娩住院期间为相当部分的女性提供某种形式的 VTE 预防。他们的建议差异很大，还需要进一步研究以确定对具有特定危险因素女性的适当预防措施。

妊娠前咨询：妊娠前咨询对于妊娠期复发性 VTE 高危患者和近期有过 VTE 的患者尤为重要。例如，妊娠前接受长期抗凝治疗的患者应了解妊娠的风险。特别是，服用华法林的患者可被告知，一旦发现妊娠，她们将被建议从华法林转为肝素为主的方案。尤其让孕妇了解华法林导致胚胎缺陷的风险在妊娠的第 6~12 周最高是有用的，因此对警惕追踪末次月经的时间非常重要。

(2) 治疗

普通肝素：普通肝素通过增强抗凝血酶活性、增加 Xa 因子抑制物活性和抑制血小板聚集来影响抗凝[102]。普通肝素不会穿过胎盘，也不会致畸[103]。肝素的主要不良反应包括出血、骨质疏松和血小板减少。前者更常见于与手术或肝脏疾病或同时使用阿司匹林的治疗。肝素相关骨质丢失通常是可逆的，并且多由超过 15 000U/d、持续 6 个月以上的治疗导致，可通过补充钙（1500mg/d）来对抗[104, 105]。肝素诱导的血小板减少发生于 3% 的患者，1 型 HIT 是最常见的形式；它发生在用药后的数日，是自限性的，与出血或血栓形成的显著风险无关。免疫球蛋白介导的 2 型 HIT 很少见，通常在开始治疗后 5～14 天发生。矛盾的是，它增加了血栓形成的风险。HIT 的监测应为第 4～14 天，或直到肝素停用（以先到为准），每 2～3 天进行 1 次血小板计数[106]。血小板计数从未治疗时的最大值下降 50% 提示免疫介导的 2 型 HIT，应停止所有肝素使用，包括静脉冲管。2 型 HIT 的诊断可通过 5- 羟色胺释放试验、肝素诱导的血小板聚集试验、流式细胞学或固相免疫分析来确定[107]。

鱼精蛋白逆转静脉注射 UFH 的效果。其通过缓慢静脉输注给药，速度小于 20mg/min，10min 内给药不超过 50mg。所需鱼精蛋白的总剂量根据循环中肝素的残留量来计算，每 100U 残留循环肝素需要 1mg 鱼精蛋白。剩余肝素是通过假定静脉注射肝素的半衰期为 30～60min 来计算的。然而，当皮下注射肝素时，需要重复连续注射低剂量的鱼精蛋白，同时进行活化部分凝血活酶时间的连续测量。

低分子肝素：低分子量肝素（达肝素、依诺肝素和亭扎肝素）是 UFH 可靠和安全的替代品，不良反应较少。标准肝素的酶反应产生较低分子量的分子，具有同等的抗 Xa 因子，但具有很少甚至没有抗凝血酶作用。低分子肝素具有更长的半衰期，与皮下注射 UFH 相比，抗 Xa 因子活性与体重存在更密切的相关性。我们建议妊娠患者监测抗 Xa 因子水平，尽管由于结合、分布、代谢和排泄的变异性很大，这并不是普遍做法。然而，这种方法在妊娠期可能是合理的，因为每天 1 次标准剂量 40mg 依诺肝素的患者在妊娠期的亚预防水平增加，这可能是由于肾脏清除率增加[108, 109]。LMWH 不会通过胎盘，也不会进入母乳，与 LMWH 相关的出血风险较低。但是，局部麻醉在 LMWH 治疗性给药后 18～24h 是禁忌的。因此，如果预期早产，我们建议在 36 周或更早的时候改用 UFH。鱼精蛋白在完全逆转 LMWH 的抗 Xa 因子活性方面没有那么有效，尽管它可以减少出血。每 100 个抗 Xa 因子单位的 LMWH 给予 1mg 剂量鱼精蛋白可使 aPTT 值正常化，但抗 Xa 因子水平只能逆转 80%[110, 111]。而使用 LMWH 的患者发生 2 型 HIT 的风险较低，在第 4～14 天，仍应每 2～3 天检查 1 次血小板计数[106, 112, 113]。

磺达肝癸钠：磺达肝癸钠是一种合成的肝素五糖，与肝素的抗凝血酶结合位点结合，可选择性地灭活 Xa 因子，但不能灭活凝血酶。这种药物的一个主要优点是其似乎不存在 2 型 HIT 的风险。在非妊娠患者中，其疗效与 LMWH 和 UFH 相当[114, 115]。尽管磺达肝癸钠已用于少数妊娠患者且无并发症[116-119]，已证明其脐带血浓度为母体血浓度的 10%，这表明经胎盘通过有限[120]。磺达肝癸钠的使用应限于没有其他治疗替代品的女性，如有 2 型 HIT 或肝素过敏史的女性、其他抗凝药物无效、不食用猪肉制品的女性。

香豆素：香豆素是维生素 K 拮抗药，可阻断依赖于维生素 K 的、增强活性的翻译后修饰的凝血酶原和 Ⅶ、Ⅸ 和 Ⅹ 因子，以及抗凝血剂蛋白 C 和蛋白 S。香豆素（华法林）已被证明对 VTE、脑卒中、心肌梗死、人工瓣膜和心房颤动引起的系统性栓塞的一级和二级预防均有效[121]。妊娠期通常禁止使用华法林，因为胎儿接触华法林可导致鼻部和中面部发育不良、小眼、智力低下，以及其他眼部、骨骼和中枢神经系统畸形。在妊娠 6～12 周，潜在致畸性最大，华法林的风险也包括胎儿出血。因此，妊娠期很少使用华法林，尽管需要治疗性抗凝但不能用肝素充分治疗的例外情况可能需要使用（如某些有人工心脏瓣膜的患者）。华法林可以在产后使用，因为它在哺乳期使用是安全的。

治疗的初始剂量为 5～10mg，持续 2 天，随后剂量滴定以达到 2.0～3.0 的 INR。峰值效应发生在 72h 内，其半衰期为 36～42h[121]。华法林代谢受遗传多态性的影响极大，这使得对特定给药方案产生的反应具有不可预测性。华法林给药的药理遗传学方法包括测试维生素 K 和华法林代谢酶的多态性，并利用这些信息来制订给药方案，以迅速达到适当的维持剂量[122]。这种方法的争议在于，由于环境、饮食和共病通常也有较大的影响，因此药物遗传学仅占反应差异的 30%～50%。Lazo Langner 及其同事根据第3天和第5天的INR评估患者对华法林剂量反应的差异，提出了预测华法林剂量的列线图[123]。该方案避免了昂贵的基因检测，考虑了华法林代谢的个体差异。

由于蛋白C的半衰期比其他维生素K依赖性凝血因子短，华法林最初可能会造成高凝状态，特别是在妊娠期。因此，产后开始服用华法林的患者应使用治疗剂量的UFH或LMWH 5天，直到INR达到治疗状态48h。香豆素的影响可通过维生素K逆转[124]。INR通常在使用5mg维生素K的6h内和停止华法林治疗的4天内恢复正常。新鲜冰冻血浆可用于实现立即逆转的效果。RCOG推荐产后出血风险增加的患者至少在产后第5天或更长时间内避免使用华法林[68]。

(3) 急性深静脉血栓形成或肺栓塞的治疗：妊娠期诊断为新发VTE的女性应接受抗凝治疗，治疗应在分娩期间持续进行，并持续至产后至少6周，如果事件发生在孕晚期，则至少治疗20周。在妊娠期，UFH和LMWH都可使用，但LMWH是首选药物，因为其给药容易，并且具有有效性和安全性。LMWH依诺肝素的治疗剂量可从皮下注射1mg/kg，每天2次开始或1.5mg/kg，每天1次。由于这种根据体重的方案对妊娠患者的疗效不一致，在注射后4h进行检测时，每天2次给药的剂量应达到0.6~1.0U/ml的抗Xa因子水平，或每天1次给药的剂量应达到1.2~1.5U/ml的抗Xa因子水平[125]。急性DVT或PE的UFH最初静脉注射，并进行滴定以使aPTT保持在对照的1.5~2.5倍（滴定期间每4~6小时检查1次），通常根据基于体重的方案（表50-4）[126]。静脉注射肝素应持续5~10天，或直到临床改善。该方案可改为每8~12小时皮下注射1次，以使aPTT在注射后6h检测时保持在对照的1.5~2.0倍。

少数患有大面积PE的孕妇使用了溶栓治疗。医学会指南建议对有血流动力学不稳定PE的孕妇使用溶栓治疗[127]。在妊娠期接受过溶栓治疗的女性中，有1例在溶栓治疗后发生胎盘早剥，无孕产妇死亡，有2例胎儿死亡[128]。

对低、中、高危人群的预防性抗凝建议：基于复发率的风险分层（表50-1），是对无近期或活动性静脉血栓栓塞患者产前和产后抗凝的重要基础。ACOG[129]最近解决了该问题，并在表50-5中进行了总结。第一个原则是，产后是一段风险升高的时期，尤其是存在危险因素的患者。因此，产后抗凝建议通常是维持产前或增加。第二个原则是，各种血栓形成倾向可分为高风险型和低风险型，每种类型的抗凝建议将根据患者是否有VTE个人史而不同。第三个原则是已知易栓检测阴性的复发性VTE患者可能有潜在的病理学问题（如凝血级联反应中某个步骤中未诊断的遗传突变），应谨慎对待。

进行分层后，选择适当的剂量（表50-6）。给药方案分为预防性和治疗性两类。所有妊娠期和产后低至中风险的患者都需要预防性治疗。LMWH依诺

表50-4 Weight-Based Nomogram for Unfractionated Heparin

Give a bolus of 80 U/kg, followed by a maintenance dosage of 18 U/kg/h following aPTT values every 6 h and with the following adjustments for aPTT values obtained:

aPTT Value	Adjustment
<35 s (<1.2×control value)	Repeat full bolus (80 U/kg), then increase infusion rate by 4 U/kg/h
35–45 s (1.2–1.5×control)	Repeat half bolus (40 U/kg), then increase infusion rate by 2 U/kg/h
46–70 s (1.6–2.3×control)	No change in infusion rate
71–90 s (2.4–3×control)	Decrease infusion rate by 2 U/kg/h
>90 s (>3×control)	Stop infusion for 1 h, then decrease to 3 U/kg/h

aPTT. Activated partial thromboplastin time.
Modified from Raschke R, Reilly B, Guidry J, et al. The weight-based heparin dosing nomogram compared with a "standard care" nomogram. A randomized controlled trial. *Ann Intern Med*. 1993; 119: 874–881.

表 50-5　妊娠期抗凝治疗：适应证、类型和时机

适应证	描 述	产 前	产 后
本次妊娠中的 VTE		• 从诊断至分娩的治疗性 LMWH/UFH	治疗性 LMWH/UFH 方案至产后 6 周
高风险易栓症 • FVL 纯合子 • 凝血酶原 G20210A 突变纯合子 • FVL/ 凝血酶原 G20210A 突变双杂合子 • 抗凝血酶Ⅲ缺乏	• 1 次 VTE 史 • 无 VTE 史	• 治疗或预防性 LMWH/UFH • 预防性 LMWH/UFH	• 治疗或预防性 LMWH 方案或产后华法林；与产前方案匹配的剂量 / 水平 • 预防性 LMWH 或产后华法林
低风险易栓症 • FVL 杂合子 • 凝血酶原 G20210A 突变杂合子 • 蛋白 C 缺乏 • 蛋白 S 缺乏	• 1 次既往 VTE 史 • 无 VTE 史	• 预防性 LMWH/UFH 或无抗凝治疗下监测 • 无抗凝或预防性 LMWH/UFH 下监测	• 预防性 LMWH/UFH 或产后华法林 • 无抗凝下监测或如患者有其他危险因素，则预防性 LMWH/UFH 或产后华法林
无易栓症	• 1 次既往 VTE 史（妊娠或雌激素相关） • 1 次既往 VTE 病史（特殊事件，非雌激素相关）	• 预防或治疗性 LMWH/UFH • 无抗凝治疗下监测	• 预防或治疗性 LMWH/UFH 6 周 • 无抗凝下监测或患者有其他危险因素，则预防性 LMWH
2 次或以上既往 VTE 发作（有或无易栓症）	• 长期抗凝治疗 • 无长期抗凝治疗	• 治疗性 LMWH/UFH • 治疗或预防性 LMWH/UFH	• 恢复长期抗凝治疗 • 治疗或预防性 LMWH/UFH 治疗 6 周

FVL. 因子 V Leiden；LMWH. 低分子肝素；UFH. 普通肝素；VTE. 静脉血栓栓塞
改编自 American College of Obstetricians and Gynecologists. Practice Bulletin no. 196: Thromboembolism in pregnancy. *Obstet Gynecol.* 2018;132:e1–e17.

肝素通常的预防性剂量可从皮下注射 40mg 每天 1 次开始。妊娠患者基于体重的剂量可能不可靠，一些研究者（但不是所有）建议剂量滴定，以在注射后 4h 达到 0.1～0.2U/ml 的抗 Xa 因子水平。UFH 预防性剂量为每 12 小时皮下注射 5000～10 000U，剂量根据妊娠期和体重进行调整。由于妊娠患者疗效的不一致，并且预防性给药时不能监测 aPTT，因此可滴定实现（通过鱼精蛋白滴定法）肝素水平 0.1～0.2U/ml[130]。LMWH 和 UFH 的治疗性剂量应分别监测抗 Xa 因子水平或 aPTT，如表 50-6 所示。产后抗凝通常使用 LMWH（预防性或治疗性剂量）、华法林或新型抗凝药（如果患者正在进行长期抗凝治疗）。

考虑到产后早期 VTE 的风险升高，多个专业协会现在推荐即使没有 VTE 病史，也对具有某些危险因素的女性进行 VTE 预防[49]。许多医院已经建立了基于危险因素的量表，以确定适当的预防对象。

下腔静脉滤器：IVC 滤器的使用主要限于对药物抗凝有绝对禁忌或治疗性抗凝失败的患者。有 2 型 HIT 病史或确有肝素或 LMWH 过敏史的需要预防的孕妇可能是 IVC 滤器的候选对象。此外，在接近分娩时诊断为 DVT，特别是广泛 DVT 的女性可能是 IVC 滤器的候选者，因为她们在分娩时需要停止治疗性抗凝[131]。目前还没有关于妊娠期 IVC 滤器放置的随机研究，但一项包括 135 例妊娠在内的系统

第50章 妊娠期血栓栓塞性疾病
Thromboembolic Disorders in Pregnancy

表 50-6 抗凝方案示例

类 型	药物和剂量	监 测
预防性 LMWH	• 依诺肝素 40mg 皮下注射，每天 1 次	• 以注射后 4h 抗 Xa 水平 0.1~0.2U/ml 为目标
治疗性 LMWH	• 依诺肝素 1mg/（kg·12h） • 依诺肝素 1.5mg/（kg·24h）	• 以注射后 4h 抗 Xa 水平 0.6~1.0U/ml 为目标 • 以注射后 4h 抗 Xa 水平 1.2~1.5U/ml 为目标
预防性 UFH	• 孕早期：5000~7500U 皮下注射 /12h • 孕中期：7500~10 000U 皮下注射 /12h • 孕晚期：10 000U 皮下注射 /12h	• aPTT 应在正常范围 • 以肝素水平为 0.1~0.2U/ml 为目标
治疗性 UFH	• 10 000U（或更多）/12h	• 以注射后 6h 检测 aPTT 在 1.5~2.5 倍对照范围为目标
华法林（产后，治疗性）	• 以 5~10mg 口服每天 1 次开始，并滴定至 INR 达标	• 同时 UFH 或 LMWH 治疗，直至 INR>2.0，持续 2 天以上；目标 INR 为 2.0~3.0
预防性磺达肝癸钠	• 2.5mg 口服每天 1 次	• 无监测指南

aPTT. 活化部分凝血活酶时间；INR. 国际标准化比值；LMWH. 低分子肝素；UFH. 普通肝素；Xa. 活化 X 因子
改编自 American College of Obstetricians and Gynecologists Practice Bulletin no. 196: Thromboembolism in Pregnancy. Obstet Gynecol. 2018;132(3):e1–e17 and Horlocker TT, Vandermeuelen E, Kopp SL et al. Regional anesthesia in the patient receiving antithrombotic or thrombolytic therapy. American Society of Regional Anesthesia and Pain Medicine Evidenced-Based Guidelines (Fourth Edition). Reg Anesth Pain Med. 2018;43:263–309.

综述显示没有胎儿死亡。1990 年有 1 例孕产妇死于放置时的空气栓塞[131]。对于放有 IVC 滤器的患者，没有意见一致的分娩方式，但允许阴道分娩是合理的，剖宫产在有产科指征时保留。磺达肝癸钠的应用可减少妊娠期放置 IVC 滤器的需要。年轻患者不鼓励使用 IVC 滤器，但新型可回收式滤器可能是合适的[132]。随着可回收式滤器越来越普遍，没有因放置或取出导致孕产妇死亡的病例，放置和取出的并发症发生率与非妊娠人群相当[131]。放置导管所需的辐射剂量相当大，平均约为 70rad，因此妊娠期的放置应受到限制，尤其是在孕早期[133]。

分娩和麻醉问题：如前所述，妊娠期抗凝治疗的主要问题是局部麻醉的使用和出血的风险。局部麻醉在治疗性 LMWH 使用后 24h 内和预防性 LMWH 使用后 12h 内禁用；因此，如果有临床指征，低分子肝素应在 36 周或更早的时候换为 UFH。治疗性 LMWH 给药后 24h 以上的阴道或剖宫产应不构成出血风险，尽管可能需要硫酸鱼精蛋白来部分逆转抗凝效果。鱼精蛋白也可用于在临近分娩时使接受治疗性 UFH 患者升高的 aPTT 完全正常化。使用 UFH 的患者可在最后一次皮下给药后 12~24h 内接受硬膜外麻醉，这取决于她们是接受预防性还是治疗性给药。可能建议在硬膜外阻滞前评估凝血状态[133]。美国局部麻醉和疼痛医学会没有推荐对使用新型抗凝药（如磺达肝癸钠和利伐沙班）的患者进行硬膜外麻醉的安全时间；然而，欧洲麻醉协会根据药物的半衰期，建议从最后一次给药到硬膜外麻醉给药间隔 22~42h[133]。

LMWH/UFH 抗凝可在阴道分娩后 4~6h 和剖宫产后 6~12h 重新开始。如果使用治疗性 LMWH，考虑在脊椎麻醉后等待 24h[129]。香豆素抗凝可在产后第 1 天或术后第 1 天开始，尽管应该认识到 RCOG 建议至少等到产后第 5 天。如前所述，由于开始香豆素治疗后 APC 抵抗和Ⅷ因子的反常增加，肝素的治疗剂量应持续 5 天，直到 INR 达到治疗范围（2.0~3.0）连续 2 天。

在使用预防性剂量 LMWH 后超过 12h，局部麻醉引起出血或并发症的风险最小。同样，考虑到分娩开始时给药时机的困难，我们推荐有临床指征的 36 周或更早时间从 LMWH 转换为 UFH。与治疗性使用一样，阴道分娩后 4~6h 和剖宫产后 6~12h 可重新开始抗凝。

关于围产期接受血栓预防的患者局部麻醉的麻醉并发症风险，已有越来越多的可靠数据。在个案报道和美国麻醉封存索赔项目数据库中，即使在血栓预防给药后建议的最少等待时间之前进行局部麻醉，也仅显示了少数硬膜外血肿的病例[134]。

(4) 产后哺乳：UFH 不会进入母乳，因此，在哺乳期被认为是安全的。华法林也被认为对哺乳是安全的，因为其不会在母乳中积累，也不会影响母乳喂养新生儿的凝血功能。LMWH 由于分子量大，似乎也不会进入母乳。其他抗凝血药，如利伐沙班，少量进入母乳，其安全性尚未确定；因此，哺乳的产妇应避免使用[135]。长期使用 UFH 与骨质流失有关，通常剂量高于 15 000U/d，使用时间超过 6 个月时易发生。停用肝素后，骨密度通常会随时间恢复。

要 点

- 蜕膜和全身的凝血倾向使得女性在妊娠、分娩和产后期都面临了严重的出血风险。
- VTE 是孕产妇死亡和严重疾病的主要原因，发病率为 1/1000～2000；致命性 PE 的最大风险发生在剖宫产术后。
- 遗传和获得性易栓症占妊娠期 VTE 的大部分。
- VUS 是评估疑似 DVT 患者最常用的诊断方法，对肢体静脉血栓的总体敏感性和特异性为 90%～100%。
- 对于病情稳定、疑似 PE 和有腿部体征或症状的患者，应进行 VUS 检查，因为 VUS 可避免辐射暴露的风险，并可检查出 PE 的病因（DVT）。
- 病情稳定的疑似 PE 患者应进行胸部 X 线片检查，以确定使用的诊断方法。因此，非诊断性胸部 X 线片提示应 V/Q 扫描。胸部 X 线片异常的患者应进行螺旋 CTPA 检查。
- LMWH 已成为 VTE 治疗的主流，因其较 UFH 具有更好的安全性，并且更易给药，UFH 具有更高的严重而罕见并发症风险，即免疫球蛋白介导的 2 型 HIT，通常发生在治疗开始后 5～14 天，反而增加了血栓形成的风险。
- 根据 VTE 病史和易栓症的存在分出的高和中风险人群有必要进行血栓预防，并应根据复发的总体风险进行选择。
- 鱼精蛋白可完全逆转 UFH 的抗凝作用，部分（80%）逆转 LMWH 的抗凝作用。
- 分级弹力加压袜和充气加压装置似乎可降低妊娠期 VTE 的发生，至少所有高危患者均应使用，所有剖宫产患者应强烈考虑使用（我们自己在实践中遵循这一推荐）。

第 51 章 妊娠期胶原血管病
Collagen Vascular Diseases in Pregnancy

Ashley E.Benson　D.Ware Branch　著
尚志远　译　　韦晓宁　校

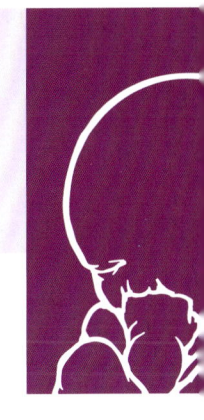

英汉对照

American College of Obstetricians and Gynecologists	ACOG	美国妇产科医师学会
American College of Rheumatology	ACR	美国风湿病学会
anti-β2-glycoprotein Ⅰ antibody	aβ$_2$-GP-Ⅰ	抗β$_2$糖蛋白Ⅰ抗体
anticardiolipin antibody	ACA	抗心磷脂抗体
antinuclear antibody	ANA	抗核抗体
antiphospholipid antibody	APA	抗磷脂抗体
antiphospholipid syndrome	APS	抗磷脂综合征
Azathioprine	AZA	硫唑嘌呤
catastrophic antiphospholipid syndrome	CAPS	灾难性抗磷脂综合征
congenital heart block	CHB	先天性心脏传导阻滞
C-reactive protein	CRP	C反应蛋白
deep venous thrombosis	DVT	深静脉血栓
erythrocyte sedimentation rate	ESR	红细胞沉降率
estimated glomerular filtration rate	EGFR	估算肾小球滤过率
Hydroxychloroquine	HCQ	羟氯喹
intrauterine growth restriction	IUGR	宫内生长受限
intravenous immunoglobulin	IVIG	静脉注射免疫球蛋白
low-dose aspirin	LDA	低剂量阿司匹林
low-molecular-weight heparin	LMWH	低分子量肝素
lupus anticoagulant	LAC	狼疮抗凝物
lupus nephritis	LN	狼疮肾炎
major histocompatibility complex	MHC	主要组织相容性复合物
Methotrexate	MTX	甲氨蝶呤
mycophenolate mofetil	MMF	吗替麦考酚酯
neonatal lupus erythematosus	NLE	新生儿红斑狼疮
nonsteroidal antiinflammatory drug	NSAID	非甾体抗炎药
normal sinus rhythm	NSR	正常窦性心律

preterm birth	PTB	早产
recurrent early miscarriage	REM	复发性早期流产
regulatory T cell	T_{REG}	调节性 T 细胞
rheumatoid arthritis	RA	类风湿关节炎
rheumatoid factor	RF	类风湿因子
Sjögren syndrome	SS	干燥综合征
small for gestational age	SGA	小于胎龄儿
systemic lupus erythematosus	SLE	系统性红斑狼疮
systemic sclerosis	SSc	系统性硬化
tumor necrosis factor alpha	TNF-α	肿瘤坏死因子 –α
unfractionated heparin	UFH	普通肝素

摘要

本章回顾了妊娠期因自身免疫反应和异常免疫应答造成的组织损伤所导致的风湿性疾病。

妊娠期风湿性疾病引起的自我活动和异常的免疫反应导致组织损伤。这些免疫疾病对育龄期女性的影响尤为严重。妊娠期免疫反应的变化可使风湿性疾病恶化并导致不良产科结局。特定的自身免疫性疾病有明确的不良妊娠结局，如胎儿死亡、宫内生长受限或胎盘异常。风湿性疾病的治疗通常需要多学科的参与。本章回顾了系统性红斑狼疮、抗磷脂综合征、类风湿关节炎、系统性硬化症（硬皮病）和干燥综合征的病因学、诊断和治疗。

关键词

系统性红斑狼疮；抗磷脂综合征；类风湿关节炎；干燥综合征；系统性硬化；硬皮病；系统性血管炎；狼疮抗凝物；抗心磷脂抗体；新生儿狼疮；先天性心脏传导阻滞

一、系统性红斑狼疮

（一）背景与临床表现

系统性红斑狼疮（systemic lupus erythematosus, SLE）是一种系统性自身免疫性疾病，可影响多个器官系统，包括皮肤、关节、肾脏、中枢神经系统、心脏、肺和肝脏。SLE 在美国的总体患病率约为 1‰ 人。SLE 在女性中更为普遍，其中育龄期女性更常出现疾病临床表现。事实上，初步诊断此病多是在评估妊娠并发症时、妊娠期间或产后期。此病的发病表现出明显的种族偏好，黑人女性的发病率是非西班牙裔白人女性的 2~4 倍[1]。

丧失免疫耐受和持续产生自身抗体是 SLE 的特征。遗传易感性似乎是 SLE 进展的一个重要因素，因为 5%~12% 的 SLE 患者有同样患病的亲属[2]。同卵双胞胎 SLE 发病的协同性接近 50%。连锁分析和候选基因研究表明，SLE 与人类白细胞抗原和补体及补体调节的基因变异有关[3]。最近，全基因组关联研究发现，基因参与免疫复合物形成、toll 样受体信号通路和 I 型干扰素的产生，以及其他的未知作用[4]。虽然个体可能具有 SLE 的遗传易感性，但此病的发病机制是复杂的，并且可能是多因素的。研究已经确定了多种环境的或感染性暴露与 SLE 相关，如 EB 病毒、紫外线（ultraviolet，UV）光和二氧化硅粉尘[5]。易感人群的暴露可能通过表观遗传改变导致基因表达的持续变化，进而介导 SLE 的进展[5]。激素因素似乎在疾病进展中起着重要作用，这与女性中较高的发病率相一致。月经初潮早、口服避孕药和绝经后激素替代均与 SLE 患病风险增加相关[6]。

SLE 典型表现为多种临床症状的综合征，包括多关节痛、疲劳、乏力、脱发、光敏性皮疹和浆膜炎。超过 90% 的 SLE 患者会出现多关节痛，这种关节痛具有典型的游走性，通常累及近端指间关节和掌指关节、腕部和膝盖。SLE 的关节痛通常随着时间的推移而改善。大多数患者在患病期间也有皮肤表现，典型的表现是颧部的蝶形红斑，并且会在阳光暴露后恶化。肾炎是超过 1/3 的新发病例的临床特征。更严重但不常见的表现包括盘状狼疮（导致瘢痕形成的炎症性皮肤损伤）、狼疮肾炎（lupus nephritis，LN）、胸膜炎、心包炎、癫痫或精神病。在恰当的治疗下，SLE 临床病程的典型特征是疾病"复燃"期之间穿插着缓解期，从而需要调整治疗方案。

（二）诊断

美国风湿病学会（American College of Rheumatology，ACR）为 SLE 制订了高度敏感和特异性的诊断标准（表 51-1）。患者必须具有 17 个临床和实验室标准中的至少 4 个，其中至少 1 个临床和 1 个免疫学标准，才能够诊断为 SLE。尽管在表 51-1 中没有特别指出，活检诊断的肾炎并具有抗核抗体（antinuclear antibody，ANA）或抗双链 DNA（anti-dsDNA）阳性同样能够诊断 SLE。

几乎所有 SLE 患者的抗核抗体滴度都是阳性的，抗核抗体检测是对有提示症状女性的一种合理

表 51-1 美国风湿病学会系统性红斑狼疮分类标准（1982 版和 1997 版）

颊部红斑	在颧骨隆突间固定的红斑，平坦或凸起，倾向于避开鼻唇皱襞
盘状红斑	• 具有凸起斑块的红斑，伴角质脱落、滤泡堵塞，萎缩性瘢痕可见于陈旧病灶
口腔溃疡	• 口腔或鼻咽溃疡，通常无痛
关节炎	• 累及两个或多个周围关节的非侵蚀性关节炎，特征为压痛、肿胀或积液
浆膜炎	• 胸膜炎（明确的胸膜炎性疼痛病史，医生听诊有胸膜摩擦音或有胸腔积液） • 心包炎，心电图记录或心包摩擦音或心包积液
肾脏	• 持续蛋白尿＞0.5g/d 或＞3+（如未定量） • 管型：红细胞管型、血红蛋白管型、颗粒管型、肾小管上皮管型或混合型
神经系统	• 在没有药物滥用或明确的代谢紊乱（如尿毒症、酮症酸中毒或电解质紊乱）的情况下癫痫复燃 • 在没有药物滥用或明确的代谢紊乱的情况下出现精神异常
血液系统	• 伴有网状细胞增多的溶血性贫血 • 白细胞减少＜4000/mm³，2 次或 2 次以上 • 淋巴细胞减少＜1500/mm³，2 次或 2 次以上 • 未使用药物的情况下血小板减少＜100 000/mm³
免疫学	• 抗 DNA：对自身 DNA 的抗体，抗体滴度异常 • 抗 Sm：存在对 Sm 核抗原的抗体 • 抗磷脂抗体阳性证据[a]：①血清抗心磷脂抗体 IgG 或 IgM 水平异常；②标准方法检出狼疮抗凝物阳性；③梅毒血清学检测假阳性持续 6 个月
抗核抗体	• 在排除使用诱导狼疮综合征的药物情况下，在任何时间点通过免疫荧光检测或等效定量分析检出抗核抗体滴度异常

a 抗磷脂抗体检测还应包括抗 $β_2$- 糖蛋白 I 抗体 IgG 和 IgM

的初步筛查方法。如果有症状的患者抗核抗体检测是阴性的，诊断 SLE 是非常不可能的。然而，抗核抗体滴度升高并不是 SLE 特异的，因为它也可能在其他自身免疫性疾病中发现，如干燥综合征（Sjögren syndrome，SS）、系统性硬化（systemic sclerosis，SSc）和类风湿关节炎（rheumatoid arthritis，RA）。抗双链 DNA 和抗 Sm 抗体对 SLE 有更高的特异性，尽管敏感性较低。抗双链 DNA 滴度增加经常伴随疾病复燃。抗 Sm 抗体在 30%～40% 的 SLE 患者中检测到，并与狼疮肾炎相关。抗核糖核蛋白（anti-RNP）抗体与肌炎和雷诺现象有关。SLE 或干燥综合征患者也可能有抗 Ro/SSA 和抗 La/SSB 抗体阳性，这些抗体与产科患者尤其相关，因其与新生儿红斑狼疮（neonatal lupus erythematosus，NLE）和先天性心脏传导阻滞（congenital heart block，CHB）相关。

（三）妊娠期系统性红斑狼疮：诊治要点与并发症

1. 狼疮复燃与妊娠

过去，妊娠被认为会增加 SLE 复燃的风险，而且最近的一些证据表明，女性首次妊娠可能与复燃的风险增加相关[7]。然而同时期的研究发现，总体而言疾病控制良好的女性很有可能成功妊娠[8]，并提出了妊娠是否会增加狼疮复燃的可能性这一问题。最近完成的"妊娠结局预测指标：抗磷脂综合征和系统性红斑狼疮的生物标志物"（Predictors of Pregnancy Outcome: Biomarkers in Antiphospholipid Syndrome and Systemic Lupus Erythematosus，PROMISSE）研究的结果令人欣慰[8]。这一针对 700 多名患有 SLE、抗磷脂抗体阳性，以及对照组妊娠期女性的大型、前瞻性的观察性研究发现，轻度或中度复燃发生于不到 15% 的 SLE 患者，严重的红斑狼疮复燃发生于仅 3% 孕中期和 3% 孕晚期患者。作者认为，这些相当乐观的结果可能是因为该研究只纳入了轻、中度 SLE 患者和肾功能正常或接近正常的患者。

妊娠期间 SLE 病程的最佳预测指标是妊娠开始时疾病的活动水平，妊娠期的复燃表现往往反映的是妊娠前的器官受累情况[9]。妊娠 6 个月内出现活动期狼疮，与妊娠丢失增加 4 倍、狼疮复燃的风险增加至 58%（无明显狼疮活动的女性中为 8%）相关[10]。因此应建议患有 SLE 的女性延迟妊娠，直到疾病缓解至少 6 个月。

妊娠期 SLE 复燃的监测需要频繁的临床评估。妊娠期复燃最常见的表现为疲劳、关节疼痛、皮疹和蛋白尿。对于有临床症状的女性，评估抗双链 DNA 滴度和补体（C3 和 C4）水平可能为疾病复燃提供额外证据。常规评估无症状女性的抗双链 DNA 和补体水平的应用价值是有限的[11]。

2. 狼疮肾炎与妊娠

肾脏表现最终出现于大约一半的 SLE 患者。虽然根据血尿、蛋白尿和管型分析可以疑诊狼疮肾炎，但确诊需要肾脏活检。国际肾脏病学会和肾病理学会已定义 6 类狼疮肾炎，其中最常见、最严重的类型为 Ⅳ 型或弥漫型狼疮肾炎[12]。所有活动期弥漫型狼疮肾炎患者均会出现蛋白尿和血尿，其中一部分患者会进展为肾病综合征、高血压和肾功能不全。女性狼疮肾炎患者，特别是在疾病活动期，发生不良妊娠结局的风险尤其高，这些不良妊娠结局包括妊娠高血压疾病、疾病复燃、低出生体重儿和有指征早产[13]。与普通 SLE 患者相似，妊娠期狼疮肾炎与受孕时的疾病状况有关。基线肾功能不全的女性发生并发症的风险最大。在一项研究中，受妊娠期间患处于疾病活动期的女性在妊娠期间狼疮肾炎发生的风险为 66%[14]。理想情况下，妊娠前应完成基线肾功能评估，包括血清肌酐和尿蛋白排泄率。如果患者已经受孕，建议在妊娠期间尽早进行评估。一般来说，血清肌酐 1.4～1.9mg/dl［估算肾小球滤过率 30～59ml/(min·1.73m^2)］是妊娠的相对禁忌证，因为孕中期出现严重并发症的风险很高，最终可能导致早产。大多数专家认为血清肌酐 2.0mg/dl 或更高［估算肾小球滤过率 15～29ml/(min·1.73m^2)］是妊娠的绝对禁忌，这也是因为存在严重的妊娠并发症，导致极端早产，并对远期肾功能构成威胁。患有中度、特别是重度基线肾功能不全的女性，应被告知在妊娠期间可能有 5%～10% 的风险发生不可逆的肾功能受损[15]。患有狼疮肾炎的女性通常在整个妊娠期会伴随蛋白尿增多，部分与肾小球滤过增加有关。因此，在没有新发或恶化的高血压或血清肌酐显著升高的情况下，单纯的蛋白尿增加不应该是早产的指征。

临床上鉴别 SLE（和狼疮肾炎）复燃和先兆子痫可能有一定困难，因为这两种疾病都可能表现为高血压和蛋白尿。如果已到或邻近预产期，终止妊娠可能是最谨慎的策略。然而，如果仍然处于早产期，鉴别疾病复燃和先兆子痫是很重要的。SLE复燃通常可以治疗，如糖皮质激素，以延长妊娠时间和改善新生儿结局。评估抗双链DNA滴度的升高和补体水平的降低（常见于活动期SLE）可能有助于鉴别疾病复燃和先兆子痫。然而，先兆子痫患者中也可以出现低补体血症[16]。尿沉渣检查也可以提供有价值的信息，因为血尿和细胞管型通常伴随狼疮肾炎复燃但不是先兆子痫的特征。肾活检可考虑用于疑难病例，但通常避免在妊娠期间进行，除非病理诊断对妊娠期患者的管理有决定性作用。

患有严重狼疮肾炎的非妊娠期女性常使用吗替麦考酚酯（Mycophenolate mofetil，MMF）治疗，这是一种妊娠期禁用的有显著致畸作用的药物。在有妊娠意愿的患者中通常使用硫唑嘌呤（Azathioprine，AZA）替代吗替麦考酚酯。一项研究表明，处于非活动期的女性患者中，妊娠前使用硫唑嘌呤替换吗替麦考酚酯并不会导致受妊娠前几个月狼疮肾炎复燃的增加[17]。

(1) 妊娠丢失：SLE女性的妊娠丢失率在过去的几十年里似乎有所下降，可能与治疗和监测水平提高相关。一组研究者通过总结自己的SLE患者妊娠结局和文献分析得出结论，女性SLE患者妊娠丢失从1960—1965年的43%下降到了2000—2003年的17%[18]。这些发现与另一组研究者的结论一致，即使受孕初期疾病处于缓解期，患者仍有17%的发生流产或胎儿死亡的风险[19]。前文所述PROMISSE研究随访受孕时处于缓解期或轻-中度SLE患者并在孕早期过后登记入组，该研究发现总体胎儿死亡率为4%、新生儿死亡率为1%[8]，或许仅略高于正常产科人群。值得注意的是，狼疮抗凝物阳性或狼疮抗凝物阴性但需要抗高血压药物治疗的非白人或西班牙裔女性SLE患者的胎儿/新生儿死亡率为22%。受孕初期疾病处于活动期也增加了妊娠丢失的风险。在1987—2002年跟踪随访的267名孕妇中，SLE活动性高的患者中活产比例为77%，而在活动性低的患者中这一比例为88%[20]。认识到这些妊娠丢失的风险因素[21]，我们也可以从现代数据中得出结论，轻-中度SLE患者在疾病缓解期、狼疮抗凝物阴性且不需要抗高血压药物治疗的情况下，总体妊娠丢失率（包括胚前期、胚胎期、胎儿期）可能仅略高于正常产科人群。

(2) 宫内生长受限：尽管有报道称，妊娠合并SLE患者宫内生长受限发生率高达40%[22]，但现代的管理模式和妊娠监督的提升可能降低了这一比率。一项来自美国全国住院患者样本的研究分析了1600多万因分娩住院的女性，发现合并SLE的孕产妇中5.6%被诊断宫内生长受限，相比之下，没有合并SLE的孕产妇中1.5%被诊断宫内生长受限（这种差异没有统计学意义）[23]。在PROMISSE研究中，8%的轻-中度SLE患者的婴儿为小于胎龄儿[8]。慢性、大剂量糖皮质激素治疗也是宫内生长受限的一个风险因素。由于宫内生长受限和死产风险增加，妊娠20周后定期用超声评估胎儿生长状况、孕晚期定期进行产前检查是当前标准的临床工作流程。

(3) 早产：患有SLE的女性发生早产的风险大约增加3倍[24]。在PROMISSE研究中，9%的孕妇在36周之前分娩[8]。大多数早产是医源性的，继发于先兆子痫或母亲SLE的活动[25]。疾病活动期、抗磷脂综合征、狼疮肾炎和高血压的女性尤其容易发生早产。在一项研究中，SLE处于高活动度的女性达到足月产的比例仅为26%，而低活动度或缓解期女性足月产比例为61%[26]。大剂量糖皮质激素也与未足月胎膜早破的风险增加相关。

(4) 妊娠高血压疾病：高血压疾病（妊娠高血压或先兆子痫）发生在10%~30%合并SLE的妊娠中[23]。狼疮肾炎和（或）慢性高血压的女性先兆子痫风险显著增加。约2/3的狼疮肾炎女性可能会出现先兆子痫[26]，这也是医源性早产的常见指征。与没有狼疮肾炎病史的女性相比，有狼疮肾炎病史的女性出现先兆子痫的孕周可能会更早（一项研究显示为37.5周 vs. 34.5周）[27]。SLE患者，尤其是有肾脏表现的SLE患者，建议在孕早期每天服用小剂量阿司匹林，因为有证据表明这可能会适度降低先兆子痫发病的风险[28]。

如前所述，在某些情况下很难鉴别SLE复燃和先兆子痫，因此需要敏锐的临床判断。在这些病例中，经常需要进行院内母婴监测、使用产前类固醇治疗，并深思熟虑地确定是否需要分娩。

3. 新生儿红斑狼疮

新生儿红斑狼疮是一种与经胎盘转运抗Ro/SSA

和 La/SSB 抗体相关的获得性自身免疫疾病。新生儿红斑狼疮最常见的表现为红斑、鳞屑、斑块样皮疹，开始于新生儿早期并可能持续 1~2 个月。不常见的新生儿红斑狼疮表现包括血液学异常（白细胞减少、溶血性贫血和血小板减少）和肝脾肿大。幸运的是，在所有合并 SLE 的妊娠期患者中，新生儿红斑狼疮的风险小于 5%。在抗 Ro/SSA 和抗 La/SSB 抗体阳性的 SLE 女性中，近 15%~20% 的新生儿会出现新生儿红斑狼疮的症状。许多新生儿红斑狼疮患儿的母亲当前并未确诊 SLE，然而这些女性中有相当一部分将来会进展成有症状的自身免疫性疾病，通常是干燥综合征。

新生儿红斑狼疮最严重的表现是先天性心脏传导阻滞。在常规产前检查时，当监测到固定的胎儿心动过缓（50~80/min）时，最常被诊断为胎儿心动过缓。CHB 最常在妊娠 16~26 周诊断，26 周后极少诊断。CHB 是由胎儿心脏组织中抗体与抗原结合引起的，随后心脏传导系统受损，最终房室传导完全阻断。一些病例进展为心内膜纤维弹性组织增生，可导致心力衰竭、胎儿水肿和胎儿死亡。在具有抗 Ro/SSA 和抗 La/SSB 抗体的女性中，胎儿患 CHB 的风险仅为 1%~2%。然而，先前有患病胎儿的女性在随后的妊娠中，CHB 复发风险为 15%~20%[29]。尽管许多临床医生常规检测 SLE 孕妇抗 Ro/SSA 和 La/SSB 抗体，但这种做法存在争议，因为 CHB 并不常见，产前治疗的有效性尚未得到证实，阳性检测结果可能会导致孕妇不必要的焦虑。

完全性 CHB 是不可逆的，其总死亡率至少为 20%（5% 死产）[30]。大多数幸存者都需要心脏起搏器。在一组 102 例病例系列中，产前诊断 CHB 的胎儿出生后 20 岁前死亡的风险为 43%[31]。在一项注册研究中 325 名有心脏表现的新生儿狼疮后代中，死产或出生后死亡的预测因素包括积液、心内膜纤维弹性增生、早期诊断和较低的心室率[32]。此外，黑人女性后代的病死率（32.1%）显著高于白人女性（14.3%）[32]。

考虑到完全性 CHB 不可逆且预后不良，目前临床探索集中在尝试预测和预防 CHB 的进展。一些专家建议，具有抗 Ro/SSA 和抗 La/SSB 抗体的女性，特别是先前胎儿受 CHB 影响的女性，应进行连续的胎儿超声心动图检查。然而，这些做法是有争议的，目前并没有建立正式的指南阐明监测的类型和频次。监测手段与已证实的获益尚无关联，部分原因是 CHB 的进展可以迅速发生，并且在发生时可能仍未检测出进展至一度和二度传导阻滞。尽管如此，许多专家，包括风湿病学家和儿科心脏病学家，建议对具有抗 SSA/Ro 和抗 SSB/La 抗体女性的胎儿进行连续 PR 间期监测。如果怀疑有心律失常，建议进行胎儿超声心动图检查[32]。

即使早期发现心脏传导异常或新发 CHB，医学干预改变预后的证据也非常有限。目前的治疗建议是基于专家意见和相对较小样本的非随机试验。一些病例系列描述了应用氟化类固醇如地塞米松治疗早期心脏传导异常或新发 CHB[33-35]。PR 间期和地塞米松评估研究（PR Interval and Dexamethasone Evaluation，PRIDE）招募了 40 名具有抗 Ro/SSA 抗体、育有一名经超声心动诊断患有任何程度心脏传导阻滞胎儿的女性患者[30]。其中 30 名患者接受地塞米松治疗，10 名拒绝治疗。无论是否进行治疗，没有 CHB 转复的病例。在 6 例接受治疗的二度传导阻滞胎儿中，3 例仍处于二度传导阻滞状态，2 例转复为正常窦性心律，1 例进展为完全传导阻滞。2 例接受治疗的一度传导阻滞胎儿，开始地塞米松治疗后转复为窦性心律。然而，1 例未经治疗的一度传导阻滞胎儿在出生为窦性心律。尽管该非随机研究中的病例选择可能起到了一定作用，但未治疗组未报道围产期死亡病例，与此相比地塞米松组的存在围产期死亡病例（20%）。类固醇治疗与更多的早产和小于胎龄儿相关，因此在治疗早期心脏传导异常的胎儿中，必须对类固醇的潜在不良反应和仅有有限数据支持的获益进行权衡。

尽管专家们普遍认为类固醇治疗转复 CHB 并无前景，但至少有一组研究人员得出结论，类固醇治疗可能逆转或改善水肿，降低发病率，并提高 1 年生存率[35]。其他研究人员并不同意这一观点[33, 36]。除类固醇治疗外，在一些胎儿心率极低（55/min）的病例中使用 β 受体激动药，如特布他林、利托君或沙丁胺醇，试图增加心率和防止水肿。同样，支持这种治疗策略的数据非常有限[35]。表 51-2 概述了 CHB 的管理策略。

预防传导异常的策略整体上是值得深思的，目前已经实践了三种预防性治疗的方法。糖皮质激素不推荐作为 CHB 高风险女性的预防性治疗，因其获益缺乏可靠证据，而且大多数胎儿不会进展为 CHB。

表 51-2　先天性心脏传导阻滞管理策略

抗 Ro/SSA，抗 La/SSB 抗体，既往无患儿	CHB 的风险为 1%～2%，常规监测胎儿 PR 间期通常不推荐（有争议）
抗 Ro/SSA，抗 La/SSB 抗体，既往有患儿	• CHB 的风险为 15%～20% • 妊娠前 3 个月开始给予羟氯喹（400mg/d） • 考虑每周行脉冲多普勒超声心动图动态监测胎儿 PR 间期（有争议）[a]
一度传导阻滞[b]	• 患者可能转复为正常窦性心律，监测进展 • 考虑 4mg/d 地塞米松治疗（有争议）
二度传导阻滞[b]	• 监测进展情况 • 明确诊断后考虑 4mg/d 地塞米松治疗 • 如果病情进展到完全性传导阻滞，停止地塞米松治疗，除非有胎儿水肿的证据 • 考虑到潜在的不良反应，如果心脏传导阻滞转复，考虑停用地塞米松治疗
三度（完全性）传导阻滞[b]	• 监测有无胎儿水肿 • 如果出现水肿，给予地塞米松治疗 • FHR<55/min 时，考虑口服特布他林（2.5～7.5mg 每 6 小时）[c]

a. 进展为先天性传导阻滞的风险最高时期是妊娠 18～26 周
b. 建议行胎儿超声心动检查以排除结构性心脏病
c. 由于有报道严重的孕产妇不良事件，长期特布他林治疗需要谨慎。尤其是合并糖尿病、高血压、甲状腺功能亢进、癫痫复燃或有心律失常病史的女性应避免使用特布他林
CHB. 先天性心脏传导阻滞；FHR. 胎儿心率

此外，长期的糖皮质激素治疗与一些母胎风险相关，包括对后代下丘脑 - 垂体 - 肾上腺轴和神经发育的潜在影响。

两项多中心前瞻性观察研究评价了静脉注射免疫球蛋白作为预防药物的作用[37, 38]。这两项研究共纳入了 44 名 CHB 高风险女性。这些结果并未表明 IVIG 在预防 CHB 的进展方面是有效的，因此除用于已获批的研究方案外，IVIG 不应用于预防 CHB。

最近的数据支持羟氯喹（Hydroxychloroquine，HCQ）在降低具有抗 Ro/SSA 和抗 La/SSB 抗体女性的胎儿患 CHB 风险方面有潜在的获益[39]。考虑到这一潜在获益并且对胎儿损伤的风险较低（表 51-3），在抗 Ro/SSA 抗体阳性且之前有过受累胎儿的女性中，应考虑在妊娠前 3 个月开始使用羟氯喹。

4. 妊娠合并系统性红斑狼疮的管理

因为 SLE 通常在育龄期影响女性，临床医生应该熟悉这些孕产妇的高危特性、管理策略的变动和增加监测的需要。

欧洲抗风湿病联盟（European League Against Rheumatism，EULAR）更新了对妊娠合并 SLE 的建议（表 51-4）[40]。关键组成部分包括妊娠前咨询和风险分层、疾病活动性评估（包括肾功能和血清学指标）、产前的妊娠监督、胎儿生长监测和胎儿超声心动图（如果怀疑有心律失常）。风湿病专家的共同管理对于所有病例都是谨慎而明智的，对有严重临床表现或活动期疾病的女性尤其重要。一些女性在产后会经历疾病复燃，因此在产后就诊时，应仔细评估患者的疾病活动情况，通常建议在分娩后 1～3 个月到风湿科随访。

妊娠期 SLE 的治疗受疾病活动的严重程度和所累及的特定器官系统的影响。低剂量阿司匹林推荐用于 SLE 女性，以降低高危孕妇先兆子痫的风险。大多数活动期疾病患者接受硫唑嘌呤或羟氯喹治疗，后者可降低复燃风险，防止疾病相关损害的积累。妊娠前接受羟氯喹治疗的患者应全程继续使用该药物。妊娠期复燃可用糖皮质激素治疗，但应避免长期使用而继发不良反应。用于治疗狼疮肾炎的吗替麦考酚酯和用于治疗狼疮相关皮肤表现的来氟米特在妊娠期绝对禁忌。表 51-3 详细说明了治疗风湿病药物的安全性资料。

表 51-3　妊娠期和哺乳期治疗风湿性疾病药物的安全性

药物名称	获　益	潜在风险	哺乳期安全性
妊娠期风险可被接受的药物			
硫唑嘌呤	• 用于治疗 SLE 和狼疮肾炎，预防移植排异反应 • 妊娠期严重或活动期 SLE 的首选治疗（联合糖皮质激素）	• 动物实验中具有致畸性。然而，人类胎盘缺乏将 AZA 转化为其活性代谢物（6-硫基嘌呤）的酶 • 可能增加 IUGR、早产发生率、造成新生儿免疫系统受损	哺乳期可使用（专家意见），尽管对药物暴露婴幼儿的长期随访资料有限
环孢素 A	• 钙调磷酸酶抑制药，用于狼疮肾炎或严重关节炎的治疗	• 增加早产和小于胎龄儿的风险	数据有限，不建议母乳喂养
糖皮质激素	• 妊娠期最常用于治疗 SLE 复燃的药物 • 由于经胎盘代谢，首选泼尼松和甲泼尼龙	• 孕早期使用可能导致口面裂小幅度增加 • 大剂量应用与 PPROM 和 IUGR 相关 • 增加孕产妇骨质流失、GDM、高血压、先兆子痫和肾上腺抑制的风险	哺乳期可使用；如剂量>20mg/d，考虑用药后延迟 4h 哺乳
羟氯喹	• 可能减轻 SLE 复燃的严重程度 • 可能在降低高风险胎儿 CHB 风险方面有效	• 既往关于胎儿眼毒性和耳毒性的报道尚未得到证实	哺乳期可使用
非甾体抗炎药	• 控制自身免疫性疾病症状（如关节痛或关节炎）的一线治疗药物 • 小剂量阿司匹林可适度降低高风险女性先兆子痫的发病风险	• 妊娠 20 周前可能增加流产率 • 孕晚期与动脉导管过早闭合（特别是 30 周后）和羊水过少（除小剂量阿司匹林外）相关 • 避免使用 COX-2 抑制药，因其在妊娠期间的数据非常有限	哺乳期可使用
柳氮磺吡啶	• 用于治疗类风湿关节炎和炎症性肠病 • 尚未发现会增加先天性异常	• 有二氢叶酸还原酶抑制药作用，建议女性补充叶酸	哺乳期可使用
妊娠期胎儿风险较高或不明确的药物			
生物制剂	• 用于治疗传统疗法控制不佳的自身免疫疾病	• 妊娠期数据非常有限 • 病例报道普遍认为人类中使用风险很小 • 托珠单抗制造商在动物实验中报道致流产性 • 由于数据有限，应避免使用，除非在其他疗法难以治疗的情况下	数据有限，建议全面讨论潜在的风险与获益
环磷酰胺	• 用于治疗狼疮肾炎和血管炎的烷基化剂 • 极少考虑使用，多用于治疗孕中期和晚期非常严重、进展性的疾病	• 已知的致畸药物，避免在孕早期使用	哺乳期不可使用
TBF-α 抑制药	• 用于类风湿关节炎的长期控制	• 除赛妥珠单抗外，均可经胎盘转运 • 大多数研究并未证明其增加先天性异常的风险 • 一些专家建议在孕晚期停药以限制药物暴露，必须权衡疾病恶化的风险	据报道，母乳中含量较少，影响不确定，建议全面讨论潜在的风险和获益

（续表）

药物名称	获益	潜在风险	哺乳期安全性
妊娠期禁忌用药			
来氟米特	• 用于治疗风湿性关节炎和红斑狼疮相关皮肤表现的疾病修饰性抗风湿药物	• 人类中具有致畸性，妊娠期绝对禁忌 • 停药 2 年后，患者血清中仍可检测到主要代谢物（特立氟胺）	被认为哺乳期不可使用，无数据支持
甲氨蝶呤	• 叶酸拮抗药，用于 SLE 和风湿性关节炎的长期维持治疗	• 致流产（孕早期）和致畸（颅面异常、神经管缺陷、面部异常和神经发育迟缓） • 应在停药并推迟 3 个月经周期后妊娠	哺乳期不可使用
吗替麦考酚酯	• 嘌呤合成抑制药，用于狼疮肾炎的治疗	• 致流产和致畸（口面裂、小颌、小颏、耳道畸形），绝对禁忌	被认为哺乳期不可使用，无数据支持

AZA. 硫唑嘌呤；PPROM. 未足月胎膜早破；RA. 风湿性关节炎；SLE. 系统性红斑狼疮

表 51-4 妊娠合并系统性红斑狼疮管理的建议

基线评估	• 抗磷脂抗体评估：狼疮抗凝物、抗心磷脂抗体 IgG/IgM、抗 $β_2$- 糖蛋白 I IgG/IgM • 回顾当前的用药与风险 • 考虑检测抗 Ro/SSA 和抗 La/SSB 抗体（有争议）
狼疮肾炎	• 每 4~6 周监测血清肌酐 • 基线尿蛋白评估（留取 24h 尿或随机尿蛋白–肌酐比值） • 妊娠期每 3 个月查尿培养 [a] • 加强对先兆子痫症状和体征的监测
IUGR	• 27~28 周后每月进行超声检查评估胎儿生长情况
死产	• 从 32 周开始 NST/AFI 或 BPP，除非有需提前的指征（如 IUGR） • 39 周分娩，除非有提前的指征（如 IUGR、先兆子痫和肾功能恶化）
长期类固醇治疗	• 早期、重复筛查妊娠糖尿病 • 在过去的 6 个月里曾使用 10mg/d 或更大剂量泼尼松 3 周以上的女性分娩时应给予应激剂量类固醇治疗 [b]
抗磷脂抗体	• 每天低剂量阿司匹林治疗 • 根据实验室检查和临床病史考虑使用预防性或治疗性肝素
狼疮复燃	• 继续或尽可能开始羟氯喹治疗 • 产后对疾病活动度变化进行监测

a. 磺胺类抗生素可能会加重一些患者的狼疮症状，考虑其他治疗尿路感染的抗生素
b. 一种常用方案是：静脉滴注氢化可的松 100mg，此后每 8 小时静脉滴注 50mg，持续 24h
BPP. 生物物理评分；Ig. 免疫球蛋白；IUGR. 宫内生长受限

二、抗磷脂综合征

（一）背景和临床表现

抗磷脂综合征（antiphospholipid syndrome，APS）是一种与静脉、动脉血栓形成相关的自身免疫性疾病，并且与不良妊娠结局相关，包括复发性早期流产（recurrent early miscarriage，REM）、胎儿死亡、早发先兆子痫和胎盘功能不全。APS 的诊断可以通过持续阳性的抗磷脂抗体来证实，这是一组直接作用于糖蛋白或糖蛋白磷脂复合物的异质性自身抗体。APS 的诊断可通过检测出三种抗磷脂抗体中一个或多个持续阳性证实，包括狼疮抗凝物、抗心磷脂抗体（anticardiolipin antibody，ACA）和抗 β_2- 糖蛋白 I（aβ_2-GP-I）抗体。APS 的分类标准于 2006 年修订（框 51-1）[41]。

APS 可作为原发疾病发病或与其他自身免疫性疾病（最常见的是 SLE）并发。患病率和发病率尚不明确，尽管明确的没有合并其他自身免疫性疾病的 APS 可能比 SLE 更少见。如果将一个或多个抗磷脂抗体（通常是 ACA 或 β_2-GP-I）低滴度阳性包含在内，抗磷脂抗体存在于一小部分（<5%）正常女性[42]和高达 40% 的 SLE 患者体内[43]。既往没有血栓病史或妊娠期疾病的人群，偶然检测到抗磷脂抗体的临床意义并不明确，因此这类女性不应被诊断为抗磷脂综合征。

APS 最常见的血栓表现是下肢深静脉血栓形成，约占血栓性 APS 病例的 2/3[44]。最常见的动脉表现是脑卒中，<50 岁的缺血性脑卒中患者中有 20% 检出抗磷脂抗体阳性[45]。小血管血栓形成可表现为肾病。与遗传性易栓症相比，APS 更容易在不同或罕见的部位出现血栓，如颅内、肝脏和腹腔内静脉或动脉循环。

APS 的产科特征（框 51-1）包括以下任何不良妊娠结局。

- 3 次或更多其他原因不明的复发性早期流产，定义为妊娠<10 周的胚胎前期或胚胎丢失。
- 1 次或多次其他原因不明的胎儿死亡（妊娠≥10 周）。
- 妊娠 34 周前发生继发于重度先兆子痫或胎盘功能不全的早产。

框 51-1　修订的抗磷脂综合征分类标准 [a]

临床标准

血管栓塞 [b]
- 在任何组织或器官中发生 1 次或多次动脉、静脉或小血管血栓的临床发作
- 通过客观、有效的标准（如恰当的影像学研究或组织病理学明确发现）证实血栓形成
- 对于组织病理学，应在证实血栓形成的同时未发现血管壁显著炎症的证据

病理妊娠
- 在妊娠第 10 周或超过 10 周时，形态正常的胎儿发生 1 次或多次原因不明的死亡，胎儿形态正常通过超声检查记录或直接检查证实
- 因子痫或重度先兆子痫或胎盘功能不全而在妊娠第 34 周或之前发生的 1 次或多次形态正常胎儿的早产 [c]
- 连续 3 次或 3 次以上妊娠 10 周前的原因不明的自然流产，除了母体解剖或激素异常、父系或母系染色体异常导致的流产

实验室标准
- 根据国际血栓与止血学会的指南，血浆中检测出狼疮抗凝物 2 次或 2 次以上，间隔至少 12 周
- 通过标准 ELISA 法，血液中检测抗心磷脂抗体 IgG 和（或）IgM 亚型中高滴度（如 IgG>40GPL 或 IgM>40MPL 或滴度>第 99 百分位数）至少 2 次，间隔至少 12 周
- 通过标准 ELISA 法，血清或血浆中抗 β_2- 糖蛋白 I 抗体 IgG 和（或）IgM 亚型中高滴度（滴度>第 99 百分位数）至少 2 次，间隔至少 12 周

a. 对于明确 APS 的诊断，必须至少符合一项临床标准和一项实验室标准
b. 浅静脉血栓形成不包括在临床标准中
c. 胎盘功能不全的特征可能包括：①异常或不可靠的胎心监测，如无应激试验无反应型；②脐动脉多普勒血流异常（如舒张末期血流缺失）；③羊水过少；④婴儿出生体重低于相应胎龄的 10%

ELISA. 酶联免疫吸附法；GPL.IgG 磷脂单位；Ig. 免疫球蛋白

改编自 Miyakis S, Lockshin MD, Atsumi T, et al. International consensus statement on an update of the classification criteria for definite antiphospholipid syndrome (APS). *J Thromb Haemost*.2006;4:295–306.

（二）诊断

1. 抗磷脂综合征的定义

根据国际标准的定义，确诊明确的 APS 至少需要一项临床标准和抗磷脂抗体阳性（框 51-1）[41]。临

床医生应该认识到 APS 的临床标准是相对普遍和非特异性的，以至于 APS 的最终诊断根本上取决于患者抗磷脂抗体的反复阳性。具体来说，实验室标准要求患者具有中-高滴度的抗心磷脂抗体 IgG 或 IgM、抗 $β_2$-GP-Ⅰ抗体 IgG 或 IgM、狼疮抗凝物。由于其他情况可能导致短暂的抗磷脂抗体阳性，因此至少需要间隔 12 周的时间出现 2 次阳性结果才能进行诊断。实验室被要求描述抗心磷脂抗体中或高滴度的结果和抗 $β_2$-GP-Ⅰ抗体滴度大于 99% 的结果。抗心磷脂抗体测定的校准标准和国际"单位"的发展目前已定义，超过 40 个 IgG 单位（"GPL"）或 IgM 单位（"MPL"）为中滴度或高滴度。目前 IgA 型抗心磷脂抗体或抗 $β_2$-GP-Ⅰ抗体还不是公认的 APS 诊断依据。

还应该强调的是，相比于抗心磷脂抗体或抗 $β_2$-GP-Ⅰ抗体，狼疮抗凝物是病态妊娠或血栓形成更好的预测指标[46-49]。在使用抗凝药物时狼疮抗凝物检测结果可能出现假阳性。高滴度的抗心磷脂抗体和抗 $β_2$-GP-Ⅰ抗体 IgG 亚型对 APS 的临床表现更有特异性。最后，"三重"抗磷脂抗体阳性（狼疮抗凝物、抗心磷脂抗体和抗 $β_2$-GP-Ⅰ抗体）比单一或两个抗磷脂抗体阳性更有临床意义。

2. 可疑或拟诊抗磷脂综合征和难以确诊病例

在某些情况下，在考虑治疗前为明确诊断等待 12 周以确定抗磷脂抗体阳性结果可能是不谨慎的。例如，在权衡风险和潜在获益后，对于一名新近受孕、有死胎病史、初筛抗磷脂抗体阳性的女性，可考虑进行血栓预防。

另一种临床类型是符合 APS 临床标准但抗磷脂抗体检测结果"模棱两可"的患者。一种常见的情况是具有复发性早期流产病史和持续低滴度抗心磷脂抗体或抗 $β_2$-GP-Ⅰ抗体的女性。在这种情况下，临床医生往往面临着艰难的决策，即在下一次妊娠中进行低剂量肝素"治疗"是否合理，即使这种情况下的疗效缺乏证据。

3. 妊娠期抗磷脂综合征：诊治要点与并发症

（1）复发性早期流产。既往一些研究人员发现，多达 15% 的复发性早期流产患者具有抗磷脂抗体阳性结果[43,50,51]。最近，一些专家指出，这些和其他声称发现抗磷脂抗体和复发性早期流产之间关联的研究存在缺陷，争议点包括没有采用标准化的检测方法，纳入其他原因导致反复流产的女性，对照组

选择不一致，抗磷脂抗体或亚型检测结果的可变性，抗磷脂抗体阳性和复发性流产的定义不同（流产数量和胎龄不同）[51,52]。此外，许多受试者不符合 APS 目前的临床或实验室标准。我们认为，只有在符合国际公认的实验室标准的情况下，患有复发性早期流产的女性才应该被诊断为 APS[52]。

（2）胎儿死亡。死产合作研究网络对死产和活产的多中心、以人群为基础的病例对照研究近期的分析表明，9.6% 在 20 周及以上胎死宫内的病例与抗磷脂抗体（抗心磷脂抗体或抗 $β_2$-GP-Ⅰ抗体）阳性相关，与此相比，活产病例中抗体阳性比例为 6%[53]。在其他原因不明的病例中，IgG 型抗心磷脂抗体和 IgM 型抗心磷脂抗体分别与胎儿死亡风险增加 5 倍和 2 倍相关。IgG 型抗 $β_2$-GP-Ⅰ抗体阳性与胎儿死亡风险增加 3 倍相关。作者得出结论，14% 的其他原因不明的胎儿死亡可归因于抗磷脂综合征。在最近出版的前瞻性的尼姆产科医生和血液科医生关于抗磷脂综合征（Nımes Obstetricians and Hematologists Antiphospholipid Syndrome，NOH-APS）的研究中[54]，明确符合 APS 特征的有复发性流产病史或死胎病史的女性在下一次可观察到的妊娠中发生胚胎丢失的比率分别为 8.3% 和 15.9%，即便已使用了依诺肝素和小剂量的阿司匹林治疗。

4. 先兆子痫或胎盘功能不全导致的早产

抗磷脂抗体与 34 周前因重度先兆子痫或胎盘功能不全（表现为 IUGR）导致的早产之间的关系仍不确切，因为这类研究存在缺陷包括没有采用标准化的检测方法、病例组和对照组选择存在问题、先兆子痫和胎盘功能不全定义的变化。尽管存在这些问题，一些研究表明，重度先兆子痫女性抗磷脂抗体检测呈阳性的中位值为 7.9%，而对照组为 0.5%[55,56]。在 NOH-APS 研究中，10% 明确符合 APS 特征的女性进展为重度先兆子痫，即便已应用依诺肝素和小剂量阿司匹林治疗[54]。美国犹他大学和山间医疗中心最近完成的一项前瞻性病例对照研究发现，148 名因先兆子痫或胎盘功能不全而接受早产的女性中，有相当大比例（11.5%）的患者抗磷脂抗体检测结果达到国际标准，而对照组中只有不到 2%[57]。

5. 妊娠期抗磷脂综合征的管理

妊娠期 APS 的管理旨在最大限度地减少或消除血栓形成、流产、胎儿死亡、先兆子痫、胎盘功能

不全和医源性 PTB 的风险。依靠目前推荐的治疗方法，APS 患者妊娠成功（分娩可存活的婴儿）的可能性超过 70%。然而，最近的研究发现，40% 或更多 APS 和狼疮抗凝物反复阳性或抗磷脂抗体三联阳性的女性即便接受常规治疗，仍会发生胚胎丢失或因先兆子痫或胎盘功能不全导致的早产[46-48, 58]。

肝素和小剂量阿司匹林联合治疗是目前推荐的妊娠期 APS 的治疗方法，因为它能预防母体血栓，并可能改善妊娠结局。理想情况下，阿司匹林应在受妊娠前开始使用，因其可能对胚胎着床有积极影响。因为一些 APS 患者可能合并免疫性血小板减少，开始抗凝治疗前需评估血小板计数。肝素通常在孕早期血清人绒毛膜促性腺激素上升满意或超声可见到存活的胚胎后开始使用。

大多数有血栓病史的 APS 患者需要长期抗凝，通常使用华法林。为了将华法林致胚胎病的风险降到最低，这些患者应该在妊娠前或孕早期从华法林过渡到完全抗凝血药量的肝素治疗。没有血栓病史的 APS 女性，或者产科 APS 患者，通常使用预防剂量的肝素和小剂量阿司匹林治疗。

肝素治疗改善 APS 女性的产科结局并非没有争议。有 6 项试验比较了单独使用肝素或肝素联合小剂量阿司匹林与单独使用小剂量阿司匹林的疗法[59-64]。所有试验均纳入以复发性早期流产为主要临床特征的 APS 患者。最早的 2 项试验发现，在小剂量阿司匹林联用普通肝素后，成功受孕的比例显著提高[61, 62]。其他 4 项试验使用低分子肝素[59, 60, 63, 64]。其中两组没有发现低分子肝素联合小剂量阿司匹林治疗的活产率比单用小剂量阿司匹林治疗的活产率高，两组结果相反。然而，在所有四项试验中，单用小剂量阿司匹林治疗的活产率超过 60%。两项研究比较了在以复发性流产为主要表现的患者中，普通肝素和低分子肝素并又分别与小剂量阿司匹林联合的治疗效果，没有发现妊娠结局的差异[65, 66]。此外，有几项研究报道称，在仅用小剂量阿司匹林治疗的复发性流产为主要表现的女性中，超过 70% 的人成功受孕[67, 68]。专家批评现有的临床试验存在高度的混杂性，包括临床事件（先前妊娠丢失的数量，妊娠丢失的胎龄，在同一研究中纳入早期流产和晚期死胎）和实验室标准（阈值不同，纳入低滴度抗磷脂抗体患者，以及缺乏验证性

检测）[52, 67]。美国胸科医师学会建议，对于满足 APS 实验室标准和符合复发性早期流产临床诊断的女性，应给予预防量至中间量的普通肝素或预防量的低分子肝素[69]。与此相反，一篇美国妇产科医师学会实践简报指出，对于既往没有发生过血栓事件的 APS 女性，临床监督或预防性肝素治疗可用于妊娠期管理，但"妊娠期使用预防量肝素和小剂量阿司匹林需慎重[70]"。

对于合并 APS 和有死胎（孕周≥10 周）或既往因重度先兆子痫或胎盘功能不全早产（孕周＜34 周）病史的女性，目前尚没有设计合理的试验证实预防不良妊娠结局的治疗方案。虽然经常在这类患者中开始肝素治疗，但专业指南避免明确建议使用肝素预防这些相对晚期的不良妊娠结局[69, 70]。

框 51-2 总结了妊娠期 APS 推荐治疗方案。在预防妊娠期 APS 患者不良妊娠结局的治疗方面有三个临床要点至关重要。首先，合并 APS 和既往血栓病史的女性是血栓形成高风险人群，在妊娠期和产后应使用适当的抗凝药物治疗[67, 70]。其次，即使没有血栓病史，狼疮抗凝物或中－高滴度抗磷脂抗体或抗 β_2-GP-Ⅰ 抗体反复阳性的女性，妊娠相关血栓形成的风险也会增加，因此建议妊娠期和产后至少使用预防量的普通肝素或低分子肝素。最后，即使没有血栓病史，大多数复发性早期流产病史、死胎病史或因重度先兆子痫或胎盘功能不全而早产病史的女性，在相对安全的情况下更倾向于选择"治疗"。考虑到预防性普通肝素或低分子肝素很少与严重的不良反应相关，如临床显著的骨质减少、显著出血或肝素诱导的血小板减少症，大多数临床医生同意对这些患者进行治疗。

对于所有 APS 女性患者产后强烈建议使用普通肝素、低分子肝素或华法林（INR2～3）进行血栓预防，对有血栓病史的女性更是绝对指征，而且这些患者中多数将会继续她们的长期抗凝治疗[69]。对于无血栓病史的患者，分娩后抗凝治疗通常持续 6 周。肝素和华法林对哺乳期女性都是安全的。在合并 APS 但没有血栓病史的产科患者中，数据表明长期小剂量阿司匹林治疗可降低新发血栓事件的风险[70]。

在过去，病例系列研究和小型临床试验表明，糖皮质激素治疗妊娠期 APS 的效果与肝素疗效相当[71, 72]。然而，糖皮质激素与更多的不良反应相关

（表51-3）。随机试验没有证明使用IVIG的获益，无论是联用肝素还是单独使用[73-75]。

框51-2　妊娠合并抗磷脂综合征推荐用药

复发性胚前期、胚胎期妊娠丢失，无血栓病史
- 小剂量阿司匹林或联用
  - 普通肝素5000～7500U/12h
  - 低分子肝素（常用预防剂量）

死胎或因重度先兆子痫或胎盘功能不全早产史，无血栓病史
- 小剂量阿司匹林加
  - 普通肝素7500～10 000U/12h（孕早期），10 000U/12h（孕中期和晚期）
  - 普通肝素每8～12小时使用一剂，治疗目标为aPTT[a]中位时间达到标准平均值的1.5倍
  - 低分子肝素（常用预防剂量）

有血栓病史女性的抗凝药物选择
- 小剂量阿司匹林加
  - 普通肝素每8～12小时使用一剂，治疗目标为aPTT[a]中位时间或抗Xa因子活性在治疗范围内
  - 低分子肝素（推荐）
  - 根据体重调整治疗量［如依诺肝素1mg/（kg·12h）或达肝素钠200U/（kg·12h）］

a. 狼疮抗凝血药物阴性的女性，其aPTT正常，可用aPTT监测。狼疮抗凝物阳性的女性应监测抗Xa因子活性

---

6. 难治性和高危产科抗磷脂综合征

有经验的临床医生可能会遇到即便使用肝素和小剂量阿司匹林治疗，仍发生复发性死胎或由重度先兆子痫或胎盘功能不全导致的极端早产的患者。这种"难治性"产科APS病例极具挑战性，因为可指导治疗的证据很少。现在人们还认识到，狼疮抗凝物反复阳性或抗体"三重"阳性（如狼疮抗凝物、抗心磷脂抗体和抗β2-GP-Ⅰ抗体）的患者，更有可能出现不良妊娠结局，即便在使用肝素和小剂量阿司匹林治疗的情况下[48,57]。这些女性应该就潜在的严重孕产妇风险和随后妊娠中可能需要极端早产进行产前咨询。一个研究团队报道称，孕早期在标准的小剂量阿司匹林和肝素治疗中联合泼尼松龙，18名难治性产科APS患者的妊娠成功率为60%[76]。因为炎症似乎是抗磷脂抗体相关不良妊娠结局的关键因素，使用炎症调节剂可能会获益。我们对一些使用这类药物使者成功受孕的罕见病例很熟，例如

在小剂量阿司匹林和肝素基础上联用IVIG和依那西普（一种肿瘤坏死因子抑制药）。目前一项使用赛妥珠单抗治疗明确APS和狼疮抗凝物反复阳性患者的前瞻性治疗试验正在进行（NCT03152058）。此外，回顾性数据表明羟氯喹可能改善APS患者的妊娠结局[76-78]。最近，几个欧洲的非对照病例系列研究表明，各种组合"治疗"，包括血浆置换、IVIG和羟氯喹（除了肝素和小剂量阿司匹林之外）等治疗，与改善妊娠结局相关[78,79]。然而，考虑到这些研究的非对照、非随机性，以及不同的医生使用的各种附加疗法不尽相同，即便患者因此而获益，也不可能得出可靠的结论。一个团队声称服用普伐他汀可改善女性妊娠结局。目前正在研究他汀类药物预防复发性先兆子痫，治疗性试验正在进行中（如NCT01717586）。氟伐他汀治疗可减少抗磷脂抗体持续阳性患者的促炎性和血栓前生物标志物[81]。补体抑制药（如依库利珠单抗或培克利珠单抗）可能有治疗前景，但数据极为有限，存在潜在的不良反应，而且这些药物成本高昂。

（三）妊娠期并发症与妊娠监督

除胎儿丢失的风险外，明确诊断APS的女性发生先兆子痫和胎盘功能不全的风险显著增加。选择性纳入患者（很多患者有血栓或SLE病史）的病例系列研究表明，20%的妊娠期APS患者合并高血压疾病或胎盘功能不全，并导致较高的医源性早产率[72]。在前瞻性观察性PROMISSE研究中，抗磷脂抗体、APS或SLE患者是根据诊断标准判定的[8]。尽管采用了现代的治疗方法（通常为普通肝素或低分子肝素和小剂量阿司匹林），这些患者中19.4%的病例出现了不良产科结局，8%的病例在12周后发生胎儿死亡，8%的病例因高血压疾病在34周前需要分娩。NOH-APS研究纳入500名接受小剂量阿司匹林和预防性低分子肝素治疗的产科APS患者，并排除有血栓病史的女性[54]。总体上，包括妊娠10周以内的流产，活产率略低于70%，与对照组相似，但近25%的APS病例发生早产（妊娠34周以内的比例为12%）。早产主要是伴或不伴有宫内生长受限的重度先兆子痫导致的结果。在妊娠20周以上的女性中，25%的病例出现先兆子痫、宫内生长受限、胎盘早剥或这些病症的组合，而对照组的比例为17.5%。

APS 相关妊娠并发症的风险取决于患者被诊断的 APS 亚群。由于复发性流产而符合 APS 标准但其他方面健康的女性不是血栓形成、胎儿死亡、先兆子痫或胎盘功能不全的高风险人群[61, 62, 64]。在 NOH-APS 研究中，因复发性流产诊断为 APS 的女性中，重度先兆子痫的发生率小于 3%[54]。

在妊娠合并 APS 病例中，建议连续超声检查评估胎儿生长和羊水量。如果没有母体高血压或胎儿受损的迹象，应在妊娠 32 周时开始进行无应激试验或生物物理评分监测。在怀疑宫内生长迟缓、高血压或血小板减少的情况下，可以考虑提前开始进行胎儿监测。

三、类风湿关节炎

（一）背景和临床表现

类风湿关节炎是一种慢性、对称性、累及关节滑膜的关节炎为特征的自身免疫性疾病。类风湿关节炎影响 1%～2% 的美国成年人，并且女性比男性更常见。虽然 RA 的发病率随年龄增长而增加，但仍会在育龄期女性中遇到。与异卵双胞胎相比，同卵双胞胎的患病一致性更高，这证明了类风湿关节炎的遗传易感性[82]。此外，类风湿关节炎患者的亲属罹患其他结缔组织疾病的风险也会增加。类风湿关节炎与大约 100 个遗传位点有关，专家估计类风湿关节炎的易感性中遗传因素约占 60%[83]，HLA Ⅱ 类基因位点 DRB1 在类风湿关节炎易感性中起主要作用[84, 85]。疾病相关等位基因编码类似的氨基酸序列（共享表位）被怀疑可能导致类风湿关节炎的易感性，一些基因型与严重的关节炎尤为相关[86]。与 SLE 一样，专家认为表观遗传和环境因素在类风湿关节炎的发病机制中发挥重要作用。

类风湿关节炎的发病特征通常是逐渐进展的对称性的周围关节多关节炎和晨僵。掌指关节和近端指间关节的累及是特征性的，随着疾病的进展，这些关节可能会出现明显且典型的畸形。通常还会出现全身症状，包括疲劳、虚弱、体重减轻和不适。20%～30% 的患者出现类风湿结节。这些皮下组织内的小血管、成纤维细胞和组织细胞的局部增生通常发生在承压点，并可能会影响关节和神经功能。治疗包括局部注射糖皮质激素和麻醉镇痛药物，在极少数情况下手术切除。少数类风湿关节炎患者出现关节外表现，包括胸膜炎、心包炎、神经病变、血管炎、巩膜炎和肾脏疾病。

（二）诊断

2010 年美国风湿病学会与欧洲抗风湿病联盟合作，发布了修订后的类风湿关节炎分类标准（表 51-5）[87]。这些诊断标准体现了对类风湿关节炎早期特征的关注，这些特征最能预测后续的侵蚀性疾病。"明确"的类风湿关节炎是确诊至少累及一个关节的滑膜炎，除外其他原因导致的滑膜炎，并且在四项临床表现的标准化评估中得分至少为 6 分（满分为 10 分）：①关节受累程度；②血清学试验；③急性期反应物；④症状持续时间。

总计 70%～80% 的类风湿关节炎患者类风湿因子（rheumatoid factor，RF）抗体检测呈阳性。类风湿因子免疫球蛋白是由未知抗原诱导、$CD4^+T$ 细胞生成细胞因子、激活 B 细胞产生的，在类风湿关节炎的炎症损伤中起关键作用。然而，类风湿因子抗体有些非特异性，因为一般健康人群中有 5%～10% 的类风湿因子检测呈阳性。此外，类风湿因子可能在某些特定的病毒感染和其他自身免疫性疾病（如系统性红斑狼疮和干燥综合征）的情况下检测到。瓜氨酸肽/蛋白抗原抗体（antibodies to citrullinated peptides/protein antigens，ACPA）对于类风湿关节炎有更好的特异性和与类风湿因子相似的敏感性。类风湿关节炎的实验室评估还包括急性期反应物的检测，如 C 反应蛋白（C-reactive protein，CRP）和红细胞沉降率（erythrocyte sedi-mentation rate，ESR）。类风湿关节炎患者也常伴有贫血、血小板增多、白细胞增多和抗核抗体阳性。

（三）妊娠期类风湿关节炎：诊治要点与并发症

大多数女性，可能高达 80%～90%，在妊娠期间的类风湿关节炎症状能够有所缓解，尽管只有 50% 的人有超过中等程度的缓解。关节疼痛和僵硬的缓解一般从孕早期开始，并持续到产后数周。大多数妊娠期间症状有所缓解的女性在产后会复发，通常发生在前 3 个月。妊娠似乎对类风湿关节炎的长期病程没有任何显著影响。

类风湿关节炎患者具有功能缺陷的调节性 T 细

表 51–5 2010 年美国风湿病学会 / 欧洲抗风湿病联盟类风湿关节炎分类标准

目标人群	得 分
1. 有至少一个关节具有明确的临床滑膜炎（肿胀） 2. 具有滑膜炎，用其他疾病不能得到更好的解释	
分类标准 （评分算法：A～D 的项目评分相加；如果患者按下列标准评分≥6/10 分，明确诊断类风湿关节炎）	
A. 关节受累	
1 个大关节	0
2～10 个大关节	1
1～3 个小关节（有或没有大关节受累）	2
4～10 个小关节（有或没有大关节受累）	3
大于 10 个关节（至少 1 个小关节）	5
B. 血清学（至少需要 1 项结果）	
RF 阴性和 ACPA 阴性	0
RF 弱阳性或 ACPA 弱阴性	2
RF 强阴性或 ACPA 强阴性	3
C. 急性期反应物（至少需要 1 项结果）	
正常 CRP 和正常 ESR	0
异常 CRP 或异常 ESR	1
D. 症状持续时间	
少于 6 周	0
至少 6 周	1

ACPA. 抗环瓜氨酸肽抗体；CRP.C 反应蛋白；ESR. 红细胞沉降率；RA. 类风湿关节炎；RF. 类风湿因子
改编自 Aletaha D, Neogi T, Silman AJ, et al. 2010 Rheumatoid arthritis classification criteria: an American College of Rheumatology/European League Against Rheumatism collaborative initiative. *Arthritis Rheum*. 2010; 62: 2569–2581.

胞（T_{REG}），这是自身免疫的关键抑制药，可抑制 $CD4^+$ 和 $CD8^+$ 细胞因子的产生和 B 细胞免疫球蛋白的产生。妊娠期循环的调节性 T 细胞的正常增加，可能有助于类风湿关节炎在妊娠期的好转进程。激素变化也可能调节类风湿关节炎的活动程度。许多女性在月经周期的黄体期症状得到改善，此时孕酮水平最高。

与 SLE 和 APS 相比，类风湿关节炎对妊娠结局的影响较少。流产的风险可能会轻微增加[88]，但从孕中期开始胎儿死亡的风险并没有增加。有些研究[87-90]（但不是全部[91]）发现妊娠期类风湿关节炎患者妊娠高血压或小于胎龄儿的发生率略有增加。早产的风险可能存在轻微的增加[90, 92]。然而，某些抗风湿药物会增加妊娠期风险（表 51–3）。理想情况下应当通过产前咨询评估疾病活动度和用药方案。

（四）妊娠合并类风湿关节炎的管理

妊娠期类风湿关节炎的治疗

当妊娠合并轻度至中度类风湿关节炎症状时，糖皮质激素是一种合理的一线治疗方案。相对低剂量的泼尼松通常是足够的。当糖皮质激素反应不足或为了避免长时间高剂量糖皮质激素的不良作用时，羟氯喹和柳氮磺吡啶也是合理的替代治疗药物。需要对中到重度活动的类风湿关节炎患者进行持续治疗，对抗肿瘤坏死因子药物反应良好的患者可以继续或重新开始抗肿瘤坏死因子药物治疗。然而，在孕中期过后抗肿瘤坏死因子药物是相对禁忌的，因为在孕晚期药物经胎盘转运可能增加新生儿继发性感染的风险。聚乙二醇化药物赛妥珠单抗缺乏 Fc 段，因此不能通过胎盘主动转运到胎儿[93, 94]。

大多数类风湿关节炎女性的产科病程相当的平稳。因为妊娠高血压和胎儿生长障碍的风险略有增加，建议采取谨慎的管理策略，包括 20 周后密切监测的高血压的临床表现，并定期使用超声检查评估胎儿生长状况。在没有合并临床症状的情况下，是否进行产前检查（如无应激试验）的获益尚不明确。

由于产后疾病恶化的风险很高，因此在产后复诊时评估症状并安排适当的风湿科随访是很重要的。一些专家建议，无论疾病活动度如何，所有患有类风湿关节炎的女性在分娩后应重新开始抗风湿药物治疗。

四、系统性硬化

（一）背景和临床表现

系统性硬化（或系统性硬皮病）是一种异质性自身免疫性疾病，其特征是小血管病变、特征性自身抗体的存在和成纤维细胞功能障碍，导致细胞外基质沉积增加和皮肤和内脏组织的进行性纤维化。系统性硬化是罕见病，在美国年发病率为 1～2/100 000 人，其中女性比男性更常见。系统性硬化很少发生在妊娠期间，因为发病的高峰年龄是在 50—60 岁。

系统性硬化的早期症状包括手指、手和面部皮下的水肿和红斑，有时伴有肌肉和关节疼痛。超过 90% 的患者会出现雷诺现象。当合并有皮肤增厚时，雷诺现象是系统性硬化特征性的表现；然而，这种现象也可能发生在 5% 的正常人群中，因此，产科医生也会经常见到这种体征。

人们已经定义系统性硬化的两个主要亚型。弥漫型系统性硬皮病伴有前臂皮肤的纤维化，严重内脏器官受累表现（如肾危象、肺纤维化和心肌纤维化）的风险较高。局灶性系统性硬皮病伴有四肢远端和面部的纤维化，并与手指溃疡相关。局灶性系统性硬皮病也可能与胃肠道紊乱、肺动脉高压和 CREST 综合征（皮肤钙质沉着、雷诺现象、食管运动障碍、指端硬化和毛细血管扩张）有关。

系统性硬化最常见的内脏症状是与食管运动障碍相关的胃灼热和吞咽困难。累及下消化道可导致吸收不良、腹泻和便秘。心肺表现（如肺动脉高压和心律失常）在妊娠期尤其需要重视。

肾损害通常是轻微的，但 10%～20% 弥漫型系统性硬化患者会进展为肾危象，表现为急性发作的重度高血压、进行性肾功能不全和溶血性贫血。肾危象导致相当一部分患者进展为终末期肾脏疾病，并且是系统性硬化患者的主要死亡原因。

（二）诊断

2013 年，美国风湿病学会和欧洲抗风湿病联盟发布了系统性硬化的分类标准[95]。这些标准主要用于识别系统性硬化患者并纳入研究。由于系统性硬化患者存在显著的临床异质性，需要注意的是，有些患者可能不完全符合这些严格的诊断标准。存在手指皮肤增厚并延伸至近端掌指关节这一症状就足以诊断系统性硬化。内脏器官受累和某些自身抗体的存在也可以支持系统性硬化的诊断。大多数系统性硬化患者抗核抗体呈阳性。抗拓扑异构酶Ⅰ抗体、抗着丝粒抗体和抗 RNA 聚合酶Ⅲ抗体对系统性硬化具有高度特异性，但敏感性有限[96]。系统性硬化患者的抗磷脂抗体也可能呈阳性。

（三）妊娠合并系统性硬化：诊治要点和并发症

由于妊娠合并系统性硬化的患者罕见，有关妊娠与疾病相互影响的信息相对较少。如果在妊娠开始时系统性硬化临床病情稳定，并且患者没有明显的肾脏、心脏或肺部疾病，孕产妇结局一般良好。雷诺现象可能因妊娠期血管扩张而有所改善，但是食管运动障碍导致的胃肠道表现可能变得更加突出。没有肾脏疾病的女性在妊娠期间发生肾危象的风险可能不会增加，但鉴别这种并发症与先兆子痫可能具有挑战性。在肾危象的病例中，尿沉渣可能是正常的，或仅是伴有少量细胞或管型的轻度蛋白尿。溶血性尿毒症综合征也可能与系统性硬化肾危象有相似的表现，应作为鉴别诊断的一部分，特别是在产后患者。一些学者报道，无论在诊断前或诊断后，系统性硬化患者自然流产的风险都会增加[97,98]。其他研究并未确认这一结论，尽管晚期的弥漫性系统性硬化的患者可能确实有较高的流产率[99]。

早产的系统性硬化女性中更常见，特别是弥漫性病变患者[99]。与正常人群相比，系统性硬化患者先兆子痫和宫内生长受限的风险高 3 倍，可能与该病的血管病理和频繁的肾脏受累有关[100]。已发表的规模最大的一项病例系列研究发现，与普通产科人群相比，合并系统性硬化的孕产妇明显地更有可能并发早产（25% vs. 12%）和宫内生长受限（6% vs. 1%）[101]。事实上，合并系统性硬化女性的早产通常是有指征的，而不是自发的，是由高血压并发症和宫内生长受限造成的。此外，一些病例报道证实系统性硬化累及子宫颈，导致阴道分娩困难并考虑剖宫产[102,103]。

（四）妊娠合并系统性硬化的管理

产前咨询对患有系统性硬化的女性至关重要。弥漫性、疾病进展期和显著的心脏、肺或肾脏受累者发生不良母婴结局的风险特别高。患有系统性硬化的女性应评估肺动脉高压，这是妊娠的禁忌证。活动期肾脏疾病增加妊娠期间肾危象的风险，并伴有终末期肾病和死亡的风险。

即使在非妊娠患者中，系统性硬化的治疗也是具有挑战性和疗效不佳的。弥漫性疾病的治疗通常是器官特异性的。如果可能的话，缓解关节痛和肌痛症状的治疗应限于对乙酰氨基酚或低剂量糖皮质激素。紫外线疗法、外用糖皮质激素和维生素 D 类似物可用于治疗皮肤表现。许多女性服用质子泵抑制药治疗上消化道症状，由于数据未表明有明确的胎儿风险，因此在妊娠期间可以继续服用。雷诺现象通常用口服血管扩张药治疗，特别是钙离子通道阻滞药（calcium channel blockers，CCB）。在妊娠期继续使用钙离子通道阻滞药通常被认为是安全的。避免感冒、压力、尼古丁、咖啡因和拟交感神经减充血药也可以改善雷诺症状。

应用血管紧张素转换酶抑制药针对性治疗肾危象。尽管这些药物在妊娠期通常是禁忌的，因其致畸风险和对胎儿肾功能的影响，但考虑到系统性硬化肾危象具有很高的发病率和死亡率，在这种特殊情况下使用 ACE 抑制药可能是合理的。在肾危象的患者中，重症监护入院和持续胎儿监护可能是有指征的。许多患者也需要透析。有关终止妊娠的决定应以母亲的病情稳定情况和预后、胎龄和胎儿监测结果为指导。

目前还没有关于系统性硬化女性妊娠期管理的循证指南。临床医生应该对任何新发的和不寻常的症状提高警惕，特别是这些症状可能与内脏器官受累有关。应特别注意那些患有弥漫性疾病的女性，明智的做法是增加产前检查的频率至每 1~2 周 1 次。对于系统性硬化患者，在 18~20 周后进行连续的超声检查评估胎儿发育、在 30~32 周开始进行产前检测是谨慎的。应密切监测患者警惕先兆子痫，因为系统性硬化似乎增加了这一风险。

合并进展期皮肤病变的女性分娩后可能会发生伤口愈合不良。由于静脉通路的问题、插管困难和通气的风险增加，一些女性的麻醉风险将会增加。对于弥漫性和重症患者，建议风湿科、麻醉科，甚至肾脏科、心脏内科或呼吸科（取决于特定的受累器官）多学科联合治疗。在某些情况下，重症监护治疗甚至是必要的。

五、干燥综合征

干燥综合征是一种慢性自身免疫性疾病，其特征是泪腺和唾液腺功能下降并导致眼睛和口腔干燥。腺外表现通常包括疲劳、关节痛、肌痛和雷诺现象。不常见的腺外表现包括间质性肺疾病、吞咽困难、肝功能异常、肾炎、中枢和（或）外周神经系统病变，以及长期患病导致淋巴瘤风险增加。干燥综合征以原发性和继发性的形式出现，可继发于其他自身免疫性疾病，主要是系统性红斑狼疮和类风湿关节炎。

合并干燥综合征的女性某些不良妊娠结局的风险可能会增加，包括流产、早产、低出生体重儿和新生儿死亡[79, 104, 105]。然而，一些纳入患者数量较少的个案研究和最近的一项 Meta 分析没有发现流产或早产的可能性会增加[79]。多达 70% 的女性干燥综合征患者会有抗 Ro/SSA 抗体阳性，与此相关的是新生儿红斑狼疮和先天性心脏传导阻滞风险。

▶ **要　点**

- SLE 是影响育龄女性最常见的严重自身免疫性疾病。
- 受孕时 SLE 的活动度是妊娠期病程最重要的决定因素。
- 应建议 SLE 女性推迟妊娠，直到病情持续缓解达到至少 6 个月。
- 对于狼疮肾炎女性，中度肾功能不全（血清肌酐 1.5~2mg/dl）是妊娠的相对禁忌证，而重度肾功能不全（肌酐＞2mg/dl）被认为是妊娠的绝对禁忌证。
- SLE 患者的胎儿或新生儿发生新生儿狼疮，特别是先天性心脏传导阻滞的风险很低。先天性心脏传导阻滞的最高风险组是具有抗 Ro/SSA 或抗 La/SSB 抗体和既往有受累婴儿的女性（15%~20% 再次发病）。
- 受妊娠期间服用羟氯喹的 SLE 女性通常应继续服用这种药物，因为它可能会降低疾病复燃的风险。
- 抗磷脂综合征的诊断取决于动脉或静脉血栓形成或病态妊娠合并反复阳性的抗磷脂抗体，包括狼疮抗凝物和（或）中 – 高滴度的抗心磷脂抗体或抗 β_2-GP-Ⅰ 抗体 IgG 或 IgM。
- 所有患有抗磷脂综合征和既往血栓病史的女性在妊娠期和产后应接受充分的抗凝治疗。
- 根据复发性流产确诊的抗磷脂综合征且既往

无血栓病史的妊娠期女性，应单独使用小剂量阿司匹林或联合预防量肝素治疗。
- 根据胎死宫内、早发型先兆子痫或胎盘功能不全确诊抗磷脂综合征且既往无血栓病史的妊娠期女性，一般应接受小剂量阿司匹林联合预防量肝素治疗。
- 大多数患有类风湿关节炎的女性在妊娠期间症状会有所改善，但产后复发的风险很高。
- 系统性硬化患者妊娠结局通常良好，但应仔细评估内脏器官（如肾脏、心脏或肺）受累情况。

第 52 章 妊娠期肝病
Hepatic Disorders During Pregnancy

Celeste P.Durnwald 著

尚志远 译　韦晓宁 校

英汉对照

acute fatty liver of pregnancy	AFLP	妊娠急性脂肪肝
acute intermittent porphyria	AIP	急性间歇性卟啉病
alanine transaminase	ALT	丙氨酸转氨酶
aspartate aminotransferase	AST	谷草转氨酶
autoimmune hepatitis	AIH	自身免疫性肝炎
Budd-Chiari syndrome	BCS	布加综合征
Centers for Disease Control and Prevention	CDC	疾病控制和预防中心
complete blood count	CBC	全血细胞计数
computed tomography	CT	计算机断层扫描
cytomegalovirus	CMV	巨细胞病毒
disseminated intravascular coagulopathy	DIC	弥漫性血管内凝血
endoscopic retrograde cholangiopancreatography	ERCP	内镜下逆行胰胆管造影
Epstein-Barr virus	EBV	EB 病毒
esophagogastroduodenoscopy	EGD	胃镜检查术
fetal alcohol syndrome	FAS	胎儿酒精综合征
focal nodular hyperplasia	FNH	局灶结节性增生
gastrointestinal	GI	胃肠道
gastrointestinal esophageal reflux disease	GERD	胃食管反流病
gamma glutamyl transpeptidase	GGT	谷氨酰转肽酶
gestational diabetes	GDM	妊娠糖尿病
hemolysis, elevated liver enzymes, low platelets	HELLP	溶血、肝酶升高和血小板减少
hepatocellular carcinoma	HCC	肝细胞癌
herpes simplex virus	HSV	单纯疱疹病毒
human chorionic gonadotropin	hCG	人绒毛膜促性腺激素
hyperemesis gravidarum	HG	妊娠剧吐
human immunodeficiency virus	HIV	人类免疫缺陷病毒
intensive care unit	ICU	重症监护病房

intrahepatic cholestasis of pregnancy	ICP	妊娠期肝内胆汁淤积
intrauterine growth restriction	IUGR	宫内生长受限
liver function test	LFT	肝功能检查
long-chain 3-hydroxyacyl-coenzyme a dehydrogenase	LCHAD	脱氢酶缺乏症
magnetic resonance angiography	MRA	磁共振血管成像
magnetic resonance cholangiopancreatography	MRCP	磁共振胰胆管造影
magnetic resonance imaging	MRI	磁共振成像
mycophenolate mofetil	MMF	吗替麦考酚酯
nonalcoholic fatty liver disease	NAFLD	非酒精性脂肪肝
polymerase chain reaction	PCR	聚合酶链反应
primary biliary cirrhosis	PBC	原发性胆汁性肝硬化
primary sclerosing cholangitis	PSC	原发性硬化性胆管炎
right upper quadrant	RUQ	右上腹

摘 要

肝脏、胆道和胰腺疾病在妊娠期相对少见，但临床诊断具有挑战性。如果未被发现或未得到充分治疗，肝脏疾病可导致妊娠期发病率和死亡率升高。妊娠期肝病的鉴别诊断范围广阔，包括与妊娠有关和无关的疾病。许多肝胆、胰腺疾病的临床表现和自然病程可能在妊娠期间发生改变。由于合并妊娠，诊断性的评估可能需要调整，然而，大多数放射性检查可以进行并对胎儿没有明显的风险。在所有情况下，治疗应同时考虑母体和胎儿。在大多数情况下，妊娠期肝病的治疗方式没有改变或因妊娠而略有改良。

关键词

肝炎；妊娠期肝内胆汁淤积；急性脂肪肝；黄疸；胰腺炎；胆囊炎；转氨酶；肝硬化；静脉曲张；腹部超声

产科医生、肝病医生、外科医生和保健医生应该熟悉妊娠期间可能出现的肝脏、胆道和胰腺疾病，以及这些疾病如何影响妊娠和因妊娠而可能发生的改变。这一章回顾了这些疾病，重点是妊娠期特有的表现。有些肝病是妊娠期特有的，包括妊娠剧吐、妊娠期肝内胆汁淤积症、HELLP综合征、妊娠期急性脂肪肝。其他疾病，如胆石症、胆囊炎和病毒性肝炎常发生于育龄期女性。随着慢性肝病管理的进步，更多女性成功受孕，并在妊娠期间需要多学科团队的管理。

一、妊娠期生理和肝病评估

腹部评估在妊娠期间有所改良。妊娠期增大的子宫可使腹部脏器移位，并有可能在体格检查时隐匿腹部肿块。妊娠并不影响肝上下界，它可能被妊娠子宫推向头侧，但肝上下界间距大于12cm仍是肝大的有效指标。蜘蛛痣和肝掌，这些与慢性肝病有关的皮肤病损可能在正常妊娠期间短暂出现，但没有潜在的肝脏疾病，这可能是由妊娠期间的高雌激素血症引起的[1]。大多数症状在分娩后消失。虽然恶心和呕吐是常见的，尤其是在孕早期，黄疸和广泛的瘙痒不是妊娠的正常特征。在妊娠期间，由于胎盘的合成，血清碱性磷酸酶水平通常轻度增加，人血清白蛋白水平下降，主要是由于血液稀释，其次是由于肝脏合成减少。血清胆红素水平在妊娠期间变化不大，因为轻度肝排泄受损的影响与血液稀释、低白蛋白血症的相反影响相平衡[2]。由于肝运输和胆汁分泌功能受损，妊娠期血清胆汁酸倾向于轻度升高。妊娠期间，由于肝脏合成增加，血清胆固醇、甘油三酯和磷脂水平中度升高[3]。血清转氨酶水平基本不受妊娠影响。表52-1总结了妊娠期间常见血清学变化。妊娠期肝脏检查异常的发生率为3%~5%[3]。任何转氨酶或胆红素的异常都需要进一步检查[4]。

表 52-1 不同妊娠阶段肝功能指标的正常生理性改变

指　标	孕早期	孕中期	孕晚期
白蛋白	↓	↓	↓
丙氨酸转氨酶	↔	↔	↔
谷草转氨酶	↔	↔	↔
碱性磷酸酶	↔	↑	↑
谷氨酰转移酶	↔	↓	↓
总胆汁酸	↔	↔	↔
凝血酶原事件	↔	↔	↔

二、妊娠期肝胆病症的鉴别诊断

（一）母体黄疸

在一般人群中，急性病毒性肝炎是妊娠期间黄疸的最常见原因[5,6]。孕早期和中期黄疸的鉴别诊断还包括药物肝毒性和胆结石相关疾病，如急性胆囊炎。在一般人群中，急性病毒性肝炎是妊娠期间黄疸的最常见原因。孕早期和中期黄疸的鉴别诊断还包括药物肝毒性和胆结石疾病，如急性胆囊炎、胆总管结石、反流性胆管炎或胆石性胰腺炎。除了这些疾病，孕晚期黄疸的鉴别还包括妊娠相关疾病，如妊娠期肝内胆汁淤积（intrahepatic cholestasis of pregnancy，ICP）、妊娠期急性脂肪肝（acute fatty liver of pregnancy，AFLP）和HELLP综合征。孕晚期无黄疸的中度高直接胆红素血症也可能是由先兆子痫、子痫和布加综合征引起的。妊娠期间显著的高间接胆红素血症通常是由HELLP综合征或吉尔伯特综合征相关的溶血引起的。

（二）右上腹痛

妊娠期间右上（right upper quadrant，RUQ）腹痛的鉴别诊断广泛（框52-1）。除了与妊娠有关的疾病，还包括发生于非妊娠期的疾病（框52-2）。详细的病史是必要的。此外，疼痛的特征包括强度、时间、放射部位、加剧因素和缓解因素有助于鉴别诊断。胆道绞痛的疼痛强度忽高忽低。急性胆囊炎伴右上腹疼痛，常向右肩放射。患有急性胰腺炎的女性通常描述这种疼痛为腹部正中刀割样疼痛，并放射到背部。患有HELLP综合征的女性也会出现类似的症状。在详细的病史后，应进行腹部的体格查体，包括视诊、触诊、听诊，这有助于进一步诊断疼痛的原因。腹部疼痛的实验室评估通常包括全血细胞分类计数（complete blood count，CBC）、血清电解质和肝功能检查（liver function test，LFT）。可能需要额外的化验，包括血清脂肪酶、淀粉酶和凝血功能。如前所述，在评估实验室化验结果时，必须考虑到妊娠期间正常值的变化。通常需要进行放射性检查来帮助诊断。妊娠期间放射性成像技术的选择必须经过慎重考虑，本章后文将会详细讨论。在妊娠中晚期新发高血压的情况下，右上腹痛合并肝功能升高强烈提示先兆子痫合并肝脏受累。右上腹痛合并肝功能异常，血小板减少和经外周血涂片证实的微血管病性溶血（可见破碎红细胞）的情况下，右上腹痛和肝功能检查异常应强烈提示HELLP综合征。

（三）恶心和呕吐

恶心和呕吐是孕早期常见的症状，也被称为晨吐，高达50%的妊娠会发生这种情况。通常在6周左右开始，18周左右消退[7]。这些症状通常归因于hCG和雌激素水平的上升。相比之下，只有1.5%的妊娠会发生妊娠剧吐。妊娠剧吐是妊娠期一种严重的、有潜在生命危险的恶心和呕吐，妊娠剧吐与体重下降妊娠前体重的5%以上、电解质失衡或尿酮体有关[4]。妊娠剧吐是一种排除性诊断，通常与其他症状无关。妊娠期间恶心和呕吐的鉴别诊断还包

框 52-1　妊娠期右上腹痛鉴别诊断

肝脏疾病
- 肝炎
- 肝血管淤血
- 肝血肿
- 肝恶性肿瘤

胆道疾病
- 胆绞痛
- 胆总管结石
- 胆管炎
- 胆囊炎

妊娠相关疾病
- 先兆子痫或子痫
- HELLP 综合征
- 妊娠期急性脂肪肝
- 肝出血或肝破裂

肾脏疾病
- 肾盂肾炎
- 肾结石

胃肠道疾病
- 消化性溃疡
- 十二指肠穿孔
- 胰腺炎

其他疾病
- 肋骨骨折
- 带状疱疹

其他疾病牵涉痛
- 气胸
- 肺栓塞或肺梗死
- 胸腔积液
- 神经根病
- 下壁心梗
- 胃癌
- 结肠癌

框 52-2　肝脏疾病及其与妊娠的关系

受妊娠影响的肝脏疾病
- 肝脏腺瘤
- 肝移植
- 布加综合征
- 门静脉高压
- 急性间歇性卟啉病
- 镰状细胞贫血症

不受妊娠影响的肝脏疾病
- 急性病毒性肝炎
- 慢性乙型肝炎
- 慢性丙型肝炎
- 自身免疫性肝炎
- 肝血管瘤
- Wilson 病
- 原发性胆汁性肝硬化
- 原发性硬化性胆管炎

与妊娠相关的肝脏疾病
- 妊娠剧吐
- 妊娠期肝内胆汁淤积
- HELLP 综合征
- 妊娠期急性脂肪肝
- 单纯性疱疹病毒性肝炎

括急性胰腺炎、病毒性肝炎、胆石症、急性胆囊炎、HELLP 综合征、妊娠期急性脂肪肝，偶尔还有妊娠期肝内胆汁淤积。其他胃肠道疾病病因包括胃食管反流病、消化性溃疡病、病毒性胃肠炎、阑尾炎、胃轻瘫和胃肠道梗阻。

（四）瘙痒

妊娠期瘙痒的鉴别诊断包括妊娠期肝内胆汁淤积、胆汁淤积性病毒性肝炎、原发性硬化性胆管炎、原发性胆汁性肝硬化和由良性或恶性狭窄引起的机械性胆总管梗阻。妊娠期有时出现生理性的瘙痒，这种瘙痒通常是轻微的、局部性的，与其他症状无关，与肝功能异常无关。在没有腹痛的情况下，孕中期后期或孕晚期出现的、主要影响手脚的强烈瘙痒，提示应对妊娠期肝内胆汁淤积进行评估。实验室血液化验应包括肝功能和胆汁酸测定。

（五）肝脏病变

腹部影像学检查发现的肝脏病变分为囊性和实性两种。肝脏囊性病变的鉴别包括单纯性肝囊肿、与多囊肾疾病相关的肝囊肿、先天性肝内胆管扩张（Caroli 病，一种以肝内胆管扩张为特征的罕见遗传疾病）、细菌脓肿、阿米巴脓肿、肝实质内出血、血管瘤、棘球蚴囊肿和罕见的肝脏恶性肿瘤。肝实性肿块的鉴别包括肝腺瘤、局灶性结节性增生、肝细胞癌和肝转移癌。

（六）腹水

腹水在妊娠期很少见。肝脏病因包括肝硬化、妊娠期急性脂肪肝、布加综合征、门静脉血栓形成、肝纤维化和肝细胞癌。妊娠期间腹水的其他原因包括卵巢癌、腹腔结核、心力衰竭、蛋白丢失性肾病和重度蛋白质营养不良。

三、妊娠期腹部影像学

妊娠期影像学诊断的选择必须考虑胎儿的情况。由于没有放射线暴露，超声检查是妊娠期首选的腹部影像学检查方式[4, 8]。磁共振成像在妊娠期也是安全的。虽然没有报道 MRI 含钆对比剂相关的不良胎儿结局，但在孕早期的数据是有限的。妊娠期为避免电离辐射 MRI 优于 CT 扫描，但孕早期 MRI 检查时应避免使用钆[4]。

CT 扫描与致畸性增加和儿童血液系统恶性肿瘤的风险增加有关，但如果有必要，可以使用最小的辐射剂量（2~5rad）。大剂量的辐射（>100rad）与不良的胎儿结局有关，如畸形、生长受限和小头畸形[9, 10]。在评估胎儿风险时，暴露时间和辐射剂量都很重要。胎儿风险最大的是妊娠 8~15 周的辐射暴露和 5rad 或更大的累积剂量。用于评估胃肠道疾病的常见检查方式，包括腹部平片（100mrad）、小肠连续摄片（2~4rad）和母体的腹部 CT（3.5rad），都低于这一临界阈值[11, 12]。受孕后的前 2 周流产风险最大。无论何时应尽可能屏蔽盆腔以减少胎儿的辐射暴露。

四、妊娠期治疗性内镜检查

（一）内镜下静脉曲张硬化和套扎

内镜检查最常用于评估和治疗妊娠期食管静脉曲张。在妊娠期内镜检查时，应特别注意确保血流动力学稳定和母体氧合以保证胎儿氧合。这可以通过左侧仰卧位实现，因为左侧卧位可避免产妇低血压或缺氧，并确保足够的静脉灌注[4, 13]。由母胎医学专家、肝病专家和麻醉医生组成的多学科团队可使患者获益。食管静脉曲张发生于门脉高压的女性。门脉高压可能与自身免疫性肝炎、原发性硬化性胆管炎或肝硬化相关。内镜套扎或硬化治疗是妊娠期急性静脉曲张出血的首选治疗方法。在一般人群中，内镜套扎治疗优于硬化治疗。与未经治疗的患者相比，内镜套扎患者的围产期预后良好[14]。硬化疗法也被证明可以成功地治疗急性静脉曲张出血，并且没有明显的母胎风险[15]。妊娠期间食管胃十二指肠镜检查的胎儿风险相对较低的，当有强烈指征时应考虑使用，如急性上消化道出血或严重胃炎或消化性溃疡[16]。丙泊酚和哌替啶均可用于内镜检查时的镇静。异丙酚由于其半衰期短、恢复时间快而成为首选。

（二）内镜下逆行胰胆管造影

内镜下逆行胰胆管造影（endoscopic retrograde cholangiopancreatography，ERCP）通常用于治疗胆总管结石，因为反流性胆管炎或胆石性胰腺炎可能危及生命[17]。ERCP 是治疗非妊娠期和妊娠期症状性胆总管结石的首选方法。在一般人群中，治疗性 ERCP 的并发症发病率可被接受（约为 5%），死亡率低（约为 0.5%）[15]。

多项研究表明，ERCP 具有良好的孕产妇结局，并且没有显著的胎儿风险[14, 18, 19]。特别是，治疗性 ERCP 可以在妊娠期间进行，以避免复杂的胆道手术或将胆囊切除术推迟到分娩后[17, 19]。在妊娠期间减少 ERCP 胎儿风险的特殊预防措施包括：考虑进行 ERCP 前咨询新生儿学家、放射物理学家和麻醉学家；由专家团队转诊到三级医疗中心进行管理；铅板屏蔽母亲腹部除近端胰腺和胆道区域外；使用现代荧光镜以尽量减少辐射泄漏；避免使用局部射线摄片进行记录，因其需要相当大的辐射能量；如果可能的话，将 ERCP 推迟到孕中期以减少辐射致畸[15]。

五、肝脏活检

妊娠期很少有指征进行肝脏活检。大多数肝病可以通过临床表现、体格检查和实验室化验来诊断。但是，如果需要，妊娠期可以进行肝脏活检[4]。

六、妊娠期常见肝病

（一）急性甲型、乙型、丙型肝炎

急性病甲型、乙型和丙型病毒性肝炎在妊娠期和非妊娠期表现相似。急性甲肝通常是自限性的，不会导致慢性感染。主要治疗方法是支持性治疗，包括补充水分和营养。宫内传播极为罕见[20]。急性乙型肝炎在妊娠期间也是自限性的、轻度的。慢性感染通常是无症状的，与此不同的是，急性病毒性肝炎的症状包括厌食、恶心、疲倦和右上腹不适。急性甲型或乙型肝炎患者通常血清转氨酶水平显著升高，也可能发生黄疸。急性丙型肝炎通常是亚临床的，通常只引起轻微的血清转氨酶升高。在妊娠期间因急性甲型、乙型或丙型肝炎而发生的孕产妇死亡很少。

（二）丁型肝炎

丁型肝炎病毒需要乙肝表面抗原（HBsAg）进行复制。虽然垂直传播是有可能的，但可以通过预防乙型肝炎传播来预防丁型肝炎。

（三）戊型肝炎

在美国戊型肝炎是罕见的，在评估急性肝炎时不进行常规检查。在流行地区，它通常通过受污染的水源经粪口传播。受感染患者的典型前驱症状为乏力和发热，随后出现急性病程，包括厌食、恶心、呕吐、腹痛和黄疸。通常可见肝大和血清转氨酶水平显著升高。这种感染通常是温和的和自限性的。然而，在流行地区的妊娠期女性有进展为伴有肝衰竭的暴发性肝炎风险和潜在的死亡危险。妊娠期间病毒血症的水平与疾病的严重程度有关。肝衰竭可发于60%的病例，并且孕产妇死亡率高达30%[21, 22]。母体感染与垂直传播和新生儿死亡的高风险有关[23]。治疗方案是以支持治疗为主，暴发性肝炎应在重症监护病房治疗，并可能需要肝移植。妊娠期间戊型肝炎加重的原因尚不清楚，但可能与妊娠期间细胞免疫减弱有关[24]。

患有急性肝炎的女性如果最近去过流行地区，并且血清学检查排除了甲型、乙型和丙型肝炎，则应评估是否患有戊型肝炎。对于病因不明的爆发性肝炎患者，无论是否有旅居史，也应考虑进行戊型肝炎检测。戊型肝炎病毒感染可通过检测血清中的戊型肝炎抗体（IgM和IgG）或PCR检测血液中的病毒来诊断，PCR比血清学检测更准确。在美国，戊型肝炎的检测还没有商业化，但可以通过疾病控制和预防中心检测。

（四）慢性乙型肝炎

妊娠似乎不影响慢性乙型肝炎的进展[20]。急性复燃在慢性乙型肝炎患者中相对少见。母体慢性乙型肝炎感染可能传播给新生儿，通常在分娩期间[25]。在乙型肝炎e抗原（HBeAg）呈阳性的母亲中，垂直传播的风险为70%~90%，但在HBeAg阴性的母亲中，垂直传播的风险为10%~40%[4]。孕产妇的高病毒血症，定义为乙肝表面抗原阳性和乙肝DNA病毒载量为$10^{[6]}$ copies/ml或更高，这种情况下围产期感染的风险最高[4, 26, 27]。围产期传播的乙型肝炎病毒感染，高达85%~95%进展为慢性感染，罹患肝细胞癌等远期肝脏疾病的风险显著升高[4]。慢性携带者在成年期罹患肝细胞癌的风险增加。在美国，所有妊娠期女性都进行乙肝表面抗原检测（表52-2）[25]。急性或慢性乙型肝炎感染母亲所生婴儿应接种乙型肝炎高效价免疫球蛋白进行被动免疫，并应在出生后立即积极接种乙型肝炎疫苗进行主动免疫，以防止新生儿因产时暴露而感染乙肝病毒[25]。非随机试验显示，在高病毒血症患者中，抗病毒治疗有助于减

表52-2 乙型肝炎实验室检测

指　　标	HBsAg	HBsAb	HBeAg	总HBcAb	HBcAb IgM	HBV DNA
急性感染	+	-	+	+	+	+
自身免疫力清除感染	-	+	-	+	-	-
已接种疫苗	-	+	-	-	-	-
慢性感染	+	-	±	+	-	±

HBcAb. 乙型肝炎核心抗体；HBeAg. 乙型肝炎e抗原；HBsAb. 乙型肝炎表面抗体；HBsAg. 乙型肝炎表面抗原；HBV. 乙型肝炎病毒；IgM. 免疫球蛋白M

少垂直传播[27-30]。替诺福韦治疗可有效降低母体病毒载量。因为耐药性更低，并且产后复燃的可能性更小，替诺福韦比拉米夫定更受欢迎[25]。

（五）慢性丙型肝炎

慢性丙型肝炎对妊娠几乎没有影响，并且总体预后良好。患有慢性丙型肝炎的女性可能表现出短暂的血清转氨酶水平正常，这与妊娠期间血清病毒载量增加相关，可能是妊娠期的免疫抑制作用导致的[4, 31]。这一现象在肝病进展方面的临床意义尚不清楚，但慢性感染患者的肝病可能会出现轻度进展，妊娠期间肝纤维化的增加可予以佐证。

合并病毒血症的慢性丙肝患者向新生儿垂直传播丙型肝炎的风险约为5%[32-35]。这一垂直传播率远低于乙型肝炎。在病毒载量低于检测阈值的女性中，围产期传播率低于2%。相比之下，同时感染人类免疫缺陷病毒的女性丙肝传播率可高达20%[36, 37]。目前，没有有效的管理策略来预防围产期传播。患有丙型肝炎的女性在分娩后应转诊到肝脏病科进行长期治疗[20]。

（六）肝豆状核变性（Wilson病）

肝豆状核变性（Wilson病）是一种常染色体遗传疾病，该病在肝脏、大脑和眼睛中积累了过量的铜。生育能力下降和流产风险增加在未经治疗的女性中很常见[38]。但是经过治疗后生育能力可以恢复[4]。妊娠不会改变Wilson病进展的病程[39]。主要的治疗方法是螯合疗法。妊娠期间缺乏治疗所造成的风险远远超过治疗的任何潜在风险。并没有足够的数据提供在D-青霉胺、曲恩汀或锌剂中选择螯合剂的建议[4]。患有肝豆状核变性的女性不应因妊娠而停止治疗，因为该病存在母胎不良结局的风险。疾病未经治疗或治疗不充分会增加流产、死产和早产的风险。如果治疗不充分，铜沉积可在胎盘和胎儿肝脏中发生。母体的肝功能也可能显著下降，从而导致肝功能衰竭的风险[40]。同时接受D-青霉胺和曲恩汀治疗没有致畸风险。已有青霉胺可造成胎儿骨髓抑制的报道[41]。有建议指出，在剖宫产的情况下减少25%～50%青霉胺或曲恩汀的剂量可促进切口愈合，但支持这一建议的数据有限[42]。改用锌疗法也是一种选择[43, 44]。因Wilson病导致肝硬化的女性在妊娠期间发生并发症的风险增加，包括宫内生长受限和先兆子痫。

（七）自身免疫性肝炎

自身免疫性肝炎是T细胞介导的、主要影响女性的疾病。未经治疗的女性生育力下降，然而，经过治疗后很快能够恢复生育能力。自身免疫性肝炎的特点是血清丙种球蛋白浓度高、丙氨酸转氨酶升高和血清抗体阳性。虽然疾病活动度通常在妊娠期间改善，这可能与免疫抑制有关，但分娩期复燃可发生于20%的女性患者，而产后复燃的风险为30%～50%[4, 45]。妊娠前1年和妊娠期间疾病处于高活动度的女性流产和早产的风险增加[20, 46, 47]。类似的是，合并肝硬化的女性母体并发症的发生率更高[48]。相比之下，经过充分治疗、疾病控制良好的女性妊娠结局良好。由于妊娠期的胆汁淤积效应，这些女性可能经历肝功能血清学指标可逆性的轻度恶化，特别是血清胆红素和碱性磷酸酶。患有自身免疫性肝炎的女性在妊娠期间应维持免疫抑制治疗。主要治疗药物为硫唑嘌呤或泼尼松。妊娠期使用硫唑嘌呤和泼尼松耐受性良好，并且没有明显的胎儿风险[20]。在一项关于治疗自身免疫性肝炎的系统综述中，糖皮质激素和硫唑嘌呤被推荐用于诱导治疗[49]。对于维持治疗，糖皮质激素和硫唑嘌呤联合治疗或硫唑嘌呤单药治疗被证明优于糖皮质激素单药治疗。临床医生应该注意到产后复燃风险增加这一现象[50, 51]。

（八）单纯疱疹性肝炎

单纯疱疹性肝炎在妊娠期很少见，但几乎一半的单纯疱疹病毒性肝炎病例发生在妊娠期。这种不成比例的妊娠期病例可能与妊娠期免疫抑制有关。如果不及时治疗，死亡率可能会达到30%～40%，可能是由病毒传播和诊断延误造成的。患者可能出现发热和病毒综合征，包括上呼吸道症状。不到一半的患者会出现水疱样皮疹[4]。患者典型表现为右上腹疼痛和非常高的血清转氨酶水平，通常是正常值上限的100倍，伴有胆红素正常或轻度升高。在伴有发热和重度无黄疸型肝炎的女性中，应高度怀疑单纯疱疹性肝炎。该病可通过PCR法证实病毒血症来明确诊断[52]。单纯疱疹病毒DNA载量被证实与转氨酶的升高程度和疾病严重程度相关。肝活检也有助于诊断，但通常因妊娠而推迟。如果怀疑单纯疱疹性肝炎，建议使用阿昔洛韦进行经验性治疗[4, 53]。如果确诊，有明确指征应给予足疗程的阿昔洛韦治疗（表 52-3）。

七、妊娠期肝脏实性病变

大多数妊娠期发现的肝脏实性病变是良性的。肝血管瘤、局灶性结节增生和肝腺瘤可在常规超声检查中偶然发现。

（一）肝血管瘤

肝血管瘤是一般人群中最常见的肝脏良性肿瘤。大多数血管瘤小于 5cm 且无症状。无症状血管瘤在妊娠期不需要常规监测[4]。在罕见的情况下，可能出现右上腹疼痛和腹胀。血管瘤自发性破裂是罕见的，即便是体积较大的血管瘤。因此，建议经阴道分娩[4]。MRI 具有高敏感性、高特异性和避免辐射暴露的优点，因此是妊娠期监测血管瘤大小的首选影像学检查方法。

（二）局灶性结节增生

局灶性结节增生是肝脏良性肿瘤的第二大常见原因。妊娠期间它通常是无症状的，并常在常规产科超声检查中偶然发现[54]。虽然这种病变是激素依赖性的，但在妊娠期生长并不常见。没有指征对局灶性增生结节进行常规监测[4]。临床表现可能包括腹痛、黄疸或低血压。在罕见病例中会出现由于扩大的妊娠子宫压迫而导致肝出血或胆道梗阻。对于这些并发症，手术干预有时是必要的[55]。

（三）肝腺瘤

肝腺瘤是良性肝脏肿瘤。由于激素介导的肿瘤生长，妊娠期肝腺瘤增大和破裂的风险较高[56]。因此建议定期进行超声监测，如每 6～12 周。与肿瘤快速生长相关的症状包括恶心、呕吐和右上腹疼痛。肿瘤增大与破裂、出血的风险增加相关[57-59]。有症状、直径大于 5cm 或生长迅速的肝腺瘤应考虑在妊娠前（如果可能的话）或妊娠期间进行放射治疗或手术治疗[4, 58]。除超声成像外，还可以使用 MRI。腺瘤通常边界清楚，T_2 加权成像上呈高信号，并在钆增强扫描中进一步强化。

（四）肝囊肿

肝囊肿可能是孤立的，也可能与多囊肾、恶性肿瘤或寄生虫感染有关[55]。妊娠期间化脓性的肝脓肿起因于逆行性胆管炎、阑尾炎或憩室炎[55]。通常有抗生素联合经皮引流治疗的指征。

表 52-3　与妊娠密切相关或妊娠期特有的肝脏疾病的临床表现和治疗

疾　病	症状与体征	实验室化验	治　疗
单纯疱疹性肝炎	• 上呼吸道症状和发热等前驱症状后出现右上腹痛 • 口腔或外阴皮肤水泡样出疹	• ↑↑肝功能 • ↑血清胆红素 • HSV 血清学 PCR 检测	• 阿昔洛韦或其他抗病毒药物
妊娠期肝内胆汁淤积	• 剧烈的瘙痒 • 厌食和恶心	• ↑总胆汁酸（诊断性） • ↑肝功能 • ↑血清胆红素	• 熊去氧胆酸 • 抗组胺药物缓解症状 • 分娩
妊娠期急性脂肪肝	• 厌食和不适感 • 恶心和呕吐 • 右上腹痛	• ↑血氨 • ↓葡萄糖 • 可能存在凝血功能障碍 • 肝活检显示肝细胞有微小脂肪变性（通常不做） • 检测 LCHAD 突变	• 分娩 • 静脉水化 • 如有低血糖症，静脉葡萄糖 • 输入浓缩红细胞 • 如有 DIC，输入新鲜冰冻血浆、血小板 • ICU 监护支持治疗

DIC. 弥漫性血管内凝血；HSV. 单纯疱疹病毒；ICU. 重症监护病房；LCHAD. 长链 3- 羟酰基辅酶 A 脱氢酶；PCR. 聚合酶链反应

八、肝细胞癌和肝转移癌

肝细胞癌通常在肝硬化的情况下发生，而肝硬化多继发于慢性病毒性肝炎、血色素沉着症或酗酒。虽然很罕见，但妊娠期肝细胞癌也有报道[60-62]。妊娠期间的不良预后可能是由诊断延迟、雌激素水平升高或妊娠的免疫抑制作用造成的[20]。腹部超声筛查高危患者可早期诊断肝细胞癌[55]。通常见于年轻女性的纤维板层型肝细胞癌预后较好[62]。关于治疗妊娠期肝细胞癌的资料有限。此外，结肠癌肝脏转移也可能在妊娠期间发生。

九、布加综合征

布加综合征是肝静脉血栓形成或闭塞造成肝窦压力增加，进而导致缺血、门静脉高压或肝坏死。除妊娠期的高凝状态以外，通常还有其他的诱发因素，如因子 V Leiden 突变或凝血酶原基因突变[20]。布加综合征在妊娠期很少见。这种综合征通常出现在孕晚期或产后的前 6 周。典型的临床三联征是腹痛、肝大和腹水[63, 64]。血清胆红素和碱性磷酸酶水平通常中度升高，血清转氨酶水平正常至轻度升高。布加综合征可通过脉冲多普勒超声、肝静脉造影或磁共振血管造影诊断[63, 64]。从历史上看，患有急性布加综合征的妊娠期女性死亡率一直很高，然而，早期诊断和治疗可改善预后。应开始抗凝治疗以防止进一步的血栓事件[20]。母体的结局通常是好的。选择性溶栓治疗和肝移植是有必要的[65, 66]。经过恰当治疗的疾病并不是后续妊娠的禁忌证。在计划妊娠前，建议向母胎医学专家和肝病专家进行妊娠前咨询。

十、肝硬化和门脉高压

肝硬化女性合并妊娠不常见，因为育龄女性肝硬化患病率低、代谢和激素紊乱继发的无排卵和闭经率较高[67]。非肝硬化性门脉高压的女性，如先天性肝硬化或门静脉血栓形成，生育能力没有降低。此外，早期肝硬化代偿良好的女性也可以妊娠。妊娠期正常的生理变化，如血浆血容量增加 40%～50%，以及随后产妇心输出量增加，可显著加重门脉高压。除了由于产妇心输出量增加而增加门静脉压力外，妊娠子宫压迫下腔静脉也增加了血管阻力。因此，血液会进一步分流到食管静脉曲张，从而增加了曲张静脉内压和随后发生静脉曲张出血的风险。静脉曲张出血发生在 30% 有潜在门静脉高压的女性和大约 75% 先前已有食管静脉曲张的妊娠期女性[68-70]。每次静脉曲张出血都有 20%～50% 的孕产妇死亡和胎儿丢失的风险[69]。由于其危及生命的性质，妊娠期静脉曲张出血的处理与非妊娠状态相似。首选治疗方法包括内镜硬化治疗和必要的套扎治疗。在急性静脉曲张出血的情况下，应进行全血细胞计数、凝血功能、血型和交叉配血化验。通过支持性治疗、血压维持和血液制品替代来实现孕产妇血流动力学的稳定，这对于降低孕产妇和胎儿死亡率至关重要。奥曲肽可作为急性静脉曲张出血的辅助治疗，通常在内镜检查前开始使用，并在手术后的前几天继续使用。静脉曲张出血的风险在孕中期末期和分娩过程中是最高的，孕中期末期门静脉高压达到高峰，而分娩过程中当产妇做 Valsalva 动作时静脉侧支阻力会增加[71]。

妊娠对肝硬化的进展有不同程度的影响。约 25% 患有潜在肝硬化的女性在妊娠期间会出现肝功能衰竭，而其他患者在妊娠期间肝功能相对稳定[68]。肝硬化患者的孕产妇死亡率可高达 10%[67]。肝硬化女性的妊娠与较高的流产率、早产率和胎儿死亡率有关[71, 72]。活产率约为 60%[73]。

无肝硬化的门脉高压通常由门静脉梗阻或肝纤维化引起。与肝硬化患者相比，非肝硬化门脉高压患者每次静脉曲张出血发作的死亡率较低，因其肝功能能得到更好地保存、凝血障碍或血小板减少的发生率较低，静脉曲张出血导致肝衰竭的风险也较低[70]。

有潜在门脉高压和肝硬化的妊娠期女性应由母胎医学专家和肝病学家组成的多学科团队进行管理。对于考虑妊娠的门脉高压女性，妊娠前内镜检查有助于评估妊娠期间静脉曲张出血的风险[4]。在没有食管静脉曲张的女性中，发生严重静脉曲张和随后出血的风险较低。在有静脉曲张病史的女性中，妊娠期静脉曲张出血的风险较高。食管静脉曲张套扎和使用 β 受体阻滞药（如普萘洛尔）被认为是食管静脉曲张的一线治疗方案[74-76]。β 受体阻滞药治疗已被证明可以降低门静脉压，从而降低静脉曲张出血的风险。既往有静脉曲张出血或严重肝硬化的女性应被告知在未来妊娠中静脉曲张出血复发和肝脏功能失代偿的显著风险,以及新生儿不良结局的风险。妊娠前未进行内镜检查的女性应在孕中期前期进行食管胃十二指肠内镜检查。根据食管静脉曲张的严重程度,女性在妊娠期间可能需要连续的内镜评估。

经阴道分娩时手术助娩是谨慎的选择,因其可以缩短第二产程,并最大限度地减少因产妇 Valsalva 动作引起的曲张静脉内压力的增加。剖宫产通常遵循常规的产科指征,因为担心门静脉高压引起的腹部和盆腔侧支血管增加手术出血[4]。

大约 2.5% 的肝硬化患者在妊娠期间发生脾动脉破裂。妊娠的门脉高压患者应在常规产前盆腔超声检查时进行上腹部的多普勒超声检查以筛查脾动脉瘤。

十一、急性间歇性卟啉病

卟啉病是由各种血红素生物合成酶缺乏导致毒性卟啉前体积累而引起的罕见疾病。急性间歇性卟啉病(acute intermittent porphyria,AIP)是由卟啉素原脱氨酶缺乏引起的,是最常见的肝卟啉病,发病率约为 1‰。它的遗传性具有常染色体遗传特征伴不完全外显,强烈受环境因素影响,包括女性性激素水平。女性的症状通常比男性更严重,口服避孕药、月经期和妊娠会加重病情[77, 78]。大约 1/3 的女性患者在妊娠期或产后初次出现症状。妊娠剧吐是一个常见的诱发因素,因为急性间歇性卟啉病发作更常见于低热量摄入或长时间禁食时。急性间歇性卟啉病发作可以类似其他胃肠道问题。女性常表现为弥漫性腹痛、呕吐、便秘、神经精神异常和周围神经病变[77]。可发生伴有心动过速和高血压的自主神经不稳定。与其他卟啉病不同,急性间歇性卟啉病缺乏皮肤表现。这种病在妊娠期间会反复发作。

对于任何病因不明的急性弥漫性腹痛妊娠期女性,尤其是伴有神经症状或神经病变的患者,都应考虑急性间歇性卟啉病。尿液的颜色会变深。尿中卟啉蛋白原和 δ- 氨基乙酰丙酸水平的升高可作为诊断依据。治疗包括避免诱发性药物,避免禁食,可能使用羟基高铁血红素或肠外滴注葡萄糖[77]。腹痛和恶心呕吐应使用麻醉镇痛药或吩噻嗪类药物治疗。孕产妇死亡率低于 10%,胎儿死亡率为 13%,并且经常分娩低出生体重儿[78]。推荐该病患者进行遗传咨询。

十二、非酒精性脂肪肝

非酒精性脂肪性肝是世界上主要的肝病病因。它与肥胖和包括代谢综合征和糖尿病在内的代谢异常密切相关[79]。女性通常有正常的肝功能,但也可能有轻微的肝功能升高[80]。可通过超声检查诊断。非酒精性脂肪肝与血糖异常和妊娠糖尿病的风险增加相关[81, 82]。然而,它对妊娠的影响却知之甚少。

十三、酒精性肝病

酒精性肝病在妊娠期很少见。酒精是一种致畸剂,可导致中枢神经系统缺陷。妊娠期间酗酒可导致胎儿酒精综合征(fetal alcohol syndrome,FAS),其特征是面部异常,如上唇浅薄、生长受限和神经发育缺陷。大多数酗酒者没有明显的肝病。长期酗酒可导致肝硬化,肝硬化可导致明显的围产期并发症。

十四、妊娠期肝内胆汁淤积

妊娠期肝内胆汁淤积是妊娠期最常见的肝病,发病率为 0.3%~5.6%[83, 84]。主要症状是由于真皮层积聚胆汁盐引起的新发瘙痒。症状通常出现在孕晚期(超过 80%),有些病例在孕中期诊断[85]。瘙痒最常发生在手脚,但也可能发生在任何位置,夜间症状加重往往影响睡眠。患有 ICP 的女性还可能出现厌食、恶心和呕吐。有些女性表现出全身症状,包括尿色变黑和大便苍白。临床上的黄疸很少见。ICP 的风险因素包括多胎妊娠、高龄孕产妇、合并丙型肝炎和服用含雌激素口服避孕药导致胆汁淤积的病史[85]。此外,有妊娠期胆汁淤积病史的女性复发的风险高达 90%[86]。推测的病因是多种多样的,包括遗传易感性、激素影响和环境因素。患病率也存在地域差异,南美洲和北欧的患病率较高[85]。该病有家族聚集性,呈性染色体连锁显性遗传模式。雌激素被认为在该病的发病中发挥一定作用,因为多胎妊娠中发病率较高、在雌激素分泌最高的孕晚期发病、与服用高剂量口服避孕药的女性中发现胆汁淤积症存在相似性。环境因素(如硒和维生素 D)缺乏也有过报道[87]。

ICP 是一种排除性诊断。最敏感的诊断性指标是血清胆汁酸水平升高[88]。最常用的临界值是 10mmol/L，但不同的实验室可能有不同的检测方法和临界值，所以产科医生应该了解在他们的医疗机构中什么样的检测值才是真正的胆汁酸升高。胆汁酸水平升高，鹅去氧胆酸水平降低。瘙痒症状通常在胆汁酸升高前约 3 周出现，因此，如果女性出现典型症状但起初胆汁酸正常，如果症状持续存在则需要再次抽血[89]。丙氨酸转氨酶和谷草转氨酶水平也可能升高。转氨酶水平可高达大于 1000U/L[90]。如有黄疸，应对其他的疾病进行进一步的评估[4]。应进行右上腹超声检查排除胆石症。患者通常表现为轻度高胆红素血症，并以结合胆红素为主，大约 10% 的患者会出现黄疸。血清碱性磷酸酶水平轻度升高，γ- 谷氨酰转肽酶（gamma glutamyl transpeptidase，GGT）水平正常。血清转氨酶水平通常比正常高数倍，但同时肝脏影像学检查显示肝实质和解剖结构正常[90]。妊娠糖尿病的风险也会增加。ICP 可显著增加胎粪性肠梗阻、早产或死产等不良胎儿结局的发生率[91-93]。

（一）母胎结局

ICP 患者妊娠糖尿病和先兆子痫的发病率较高[94, 95]。孕产妇的远期预后良好。分娩后，转氨酶和胆盐通常快速恢复正常[96]。一小部分女性可出现持续的肝功能异常。因此，建议所有患有 ICP 的女性在产后 6～8 周检查转氨酶和胆汁酸盐[85]。如果不能证实实验室指标正常，与肝病专家一同进行进一步评估是必要的。胆汁淤积症在大约 2/3 的后续妊娠中复发[85]。女性患者还应被告知，她们在晚年患肝胆疾病的概率较高[85]。

ICP 与较高的胎儿不良结局发生率相关，包括早产、羊水胎粪染液和死产[91-93, 97]。基于血清胆汁酸升高程度来量化胎儿风险的尝试均未成功。然而，死产率似乎在妊娠 37 周或以上且胆汁酸水平大于 40mmol/L 时最高[98, 99]。胎儿从孕早期末期开始就能合成胆汁酸。通常情况下，胎儿将胆汁酸转运到胎盘供母体排泄。随着母体血清胆汁酸浓度的增加，梯度被逆转，胎儿胆汁酸升高被认为会导致不良结局。推测的机制包括高水平胆汁酸诱发胎盘绒毛膜表面血管痉挛[89]。胎盘模型表明，高水平的胆汁酸与氧化应激和凋亡的标志物有关。以血清胆汁酸<40mmol/L 或≥40mmol/L 来定义的疾病严重程度分析时，胆汁酸小于 40mmol/L 时，自发性早产、羊水粪染和窒息的发生率较低[91]。在小鼠模型中推测的与死产风险增加有关的机制是胆汁酸结合胎儿心脏的膜受体并诱发心律失常[89]。

（二）治疗

推荐使用熊去氧胆酸治疗[4, 85]。减轻瘙痒和（或）降低血清胆汁酸浓度的其他治疗方法包括抗组胺药羟嗪、苯巴比妥和考来烯胺[69]。在一项随机对照试验的 Meta 分析中表明，药物治疗能缓解患者瘙痒症状，降低转氨酶和胆汁酸水平[100]。虽然治疗已被证明能改善患者的症状学和实验室指标，但是否能减少与 ICP 相关的围产期不良结局尚不清楚[101, 102]。分娩能迅速、完全地缓解胆汁淤积，孕产妇的结局通常良好且无远期后遗症。然而，妊娠期胆汁淤积会增加产后胆固醇性胆石症的风险。超声评估胎儿生长和产前检查通常用于被诊断为胆汁淤积的女性，尽管已推测死产的机制，但尚不清楚超声检查是否是一种有效的治疗策略[85, 97]。在检测指标理想的情况下，应该考虑在妊娠约 37 周时分娩[85, 89, 103]。在胆汁酸水平为 100mmol/L 或更高的患者中，死产的风险显著增加[89]。在这些更严重的病例中，以个体化治疗为原则并与患者进行充分沟通，可以考虑在 35～37 周分娩[89]。ICP 可能与脂溶性维生素吸收不良的风险有关，这是由于胆汁酸肠肝循环减少导致回肠末端吸收减少。有关产时或产后出血风险的资料有限。然而，考虑到凝血酶原时间的延长和出血的风险，临床医生可能选择开始口服维生素 K 治疗[85]。应该以个体化治疗为原则做出开始维生素治疗的决定。

十五、妊娠急性脂肪肝

妊娠急性脂肪肝（acute fatty liver of pregnancy，AFLP）很少见，发病率在 1/20 000～1/7000[5, 104]。它几乎只发生在孕晚期，中位孕龄为 36 周。风险因素包括初产、多胎妊娠和低体重指数[4, 105, 106]。AFLP 以肝细胞微滴性脂肪浸润为特征。症状包括恶心、呕吐、上腹部疼痛、厌食和黄疸。在体格检查时，患者会出现右上腹痛或上腹部疼痛。大约半数的女性患者会出现先兆子痫，因此与 HELLP 综合征有一些相似之处[7, 107, 108]。肝功能障碍可进展为急性肝功能衰竭伴脑病、凝血功能障碍和低血糖，也可发生严重的胰腺炎和肾功能障碍[4]。早期诊断和治疗对降低孕产妇和新生儿发病率和死亡率至关重要。

转氨酶水平可以从略高于正常到1000U/L，但通常范围在300~500U/L[7]。胆红素几乎总是升高的，但通常低于5mg/dl。凝血障碍可表现为凝血酶原时间增加和纤维蛋白原减少。可发生低血糖症和高氨血症。肝脏影像学检查主要有助于排除其他疾病或发现肝出血，但不应因此延迟分娩[104]。

常染色体遗传突变导致长链3-羟基酰基辅酶a（CoA）脱氢酶（LCHAD）的缺失和AFLP之间存在联系[4]。LCHAD酶催化线粒体脂肪酸从3-羟基酰辅酶a到3-酮酰基辅酶a的β氧化步骤。如果女性是LCHAD杂合子，并且胎儿是杂合子或该突变纯合子，妊娠可能是有风险的。该突变导致由胎儿和胎盘产生的肝毒性长链3-羟基酰代谢物的积累，从而导致肝毒性。然而，并非所有LCHAD突变都会导致AFLP。

肝活检通常具有诊断性，疑诊AFLP并不是肝活检的指征，除非临床表现不典型或产后持续性黄疸[104]。肝脏病理显示肝细胞胞质内微小脂肪变性、肝结构完整、孤立的炎症和坏死细胞病灶。纤维蛋白的窦状沉积通常不存在于AFLP中，但常见于先兆子痫和子痫。AFLP与重度急性病毒性肝炎的不同之处在于，AFLP血清转氨酶很少超过1000U/L，病毒血清学检测阴性，肝病理分析显示炎症浸润和肝细胞坏死少得多。AFLP可能难以与HELLP综合征、伴有弥散性血管内凝血的先兆子痫或子痫鉴别。

早期诊断和迅速终止妊娠已使世界范围内孕产妇死亡率降至10%以下。最佳的治疗是在孕妇病情稳定并获得ICU支持后尽快终止妊娠。支持治疗可能包括输注葡萄糖治疗与肝功能障碍相关的低血糖症，必要时输入血液制品（包括浓缩红细胞、新鲜冰冻血浆或血小板）以治疗凝血障碍，以及使用白蛋白来治疗因肝功能障碍引起的低白蛋白血症。其他并发症包括肺水肿、胰腺炎、尿崩症、癫痫、昏迷、肾功能不全和以黄疸、脑病、腹水或静脉曲张出血为表现的肝功能衰竭[104, 106]。并发症可能需要特殊的治疗，例如乳果糖治疗肝性脑病，用血液透析治疗肾衰竭，输血和内镜治疗消化道出血，去氨加压素治疗尿崩症。胎儿死亡率在10%~15%[104, 108, 109]。多数患者在分娩后几天内临床症状好转并完全康复，无远期后遗症[104]。应向患者提供LCHAD突变检测建议相关的咨询。AFLP在后续的妊娠中很少复发[104]。

十六、胆汁淤积性肝病

胆汁淤积性肝病是胆汁合成和流动受损而引起的疾病，该病有进展性，并且会导致肝硬化和肝衰竭。妊娠中遇到的两种主要的胆汁淤积症［原发性胆汁性肝硬化（primary biliary cirrhosis，PBC）和原发性硬化性胆管炎（primary sclerosing cholangitis，PSC）］是免疫介导的，具有相似的临床症状和治疗方法。

十七、原发性胆汁性肝硬化

原发性胆汁性肝硬化是一种罕见的、缓慢的、进展性的自身免疫性肝病，并且主要影响女性。常见于中老年白人女性，但也可发生在育龄期[110]。它似乎既有遗传易感性，也有环境诱因[111]。瘙痒和黄疸是最常见的症状。PBC的诊断需要以下两点：①诊断胆汁淤积的实验室化验主要基于血清碱性磷酸酶升高超过正常值上限的1.5倍；②血清抗线粒体抗体效价≥1∶40；③肝活检显示非化脓性胆管炎和小叶间胆管破坏[112]。首选治疗方法是熊去氧胆酸[110, 113]。

母胎结局

在妊娠期间，大约70%的病例临床缓解或病情稳定[114]。妊娠期PBC的临床缓解可能与高水平的雌激素有关，它有促进抗炎细胞因子的作用。相反的是，60%的女性在产后会出现病情恶化[113]。胎儿结局良好，活产率为65%~88%[113]。

十八、原发性硬化性胆管炎

原发性硬化性胆管炎也是一种以肝内和肝外胆管炎症和纤维化为特征的免疫介导的肝脏疾病。随着时间的推移，这些病理生理变化导致胆汁性肝硬化和肝衰竭。发病症状一般在35—40岁。病因是多因素的，遗传和免疫介导都参与发病。60%~80%

的女性还伴有炎症性肠病，最常见的是溃疡性结肠炎[112]。最常见的症状包括瘙痒、疲劳、体重减轻和右上腹疼痛。PSC的诊断是通过磁共振胰胆管造影（magnetic resonance cholangiopancreatography，MRCP），这种检查是无创的，并可避免辐射暴露[112]。仅在部分病例中推荐进行肝脏活检，包括MRCP检查正常的情况下为排除胆小管PSC，以及在转氨酶极度升高的情况下为排除其他疾病。患有PSC的女性患肝胆、结直肠和胰腺恶性肿瘤的风险增加。目前还没有明确对PSC有效的药物治疗方法。熊去氧胆酸治疗的疗效喜忧参半[94, 112]。一小部分有重叠症状的PSC患者可能从糖皮质激素或免疫抑制药治疗中获益。这些病例应与肝病专家联合治疗。

母胎结局

关于妊娠期PSC的数据有限。妊娠期PSC的临床病程各有差异。据报道，该病在妊娠期和产后都可能发生复燃。总的来说，在代偿良好的肝病女性中，母体和胎儿的结局是良好的。PSC与早产和剖宫产的风险增加有关[94]。目前还没有发现PSC与先天性畸形、生长受限和死产之间的联系[112, 115, 116]。合并肝硬化和门脉高压的女性预后较差[112]。

十九、肝移植后妊娠

接受肝移植的女性中，大约13%发生在儿童期或育龄期[117]。建议女性在移植后延迟妊娠至少1年，以获得最佳的移植肝功能和免疫抑制治疗的稳定性[117, 118]。妊娠对移植器官的功能没有不良影响。移植后1年之内发生的妊娠，早产、低出生体重和移植器官急性排异反应的风险升高[119]。一项研究表明，移植至少2年后发生的妊娠，母体和胎儿的结局能够有所改善[120]。估算的肝移植后总活产率为76%[121]。接受肝移植的女性先兆子痫、贫血、早产和剖宫产的发生率较高[118, 122, 123]。肝移植后妊娠期应维持免疫抑制治疗。他克莫司是肝移植中应用最广泛的免疫抑制药物。他克莫司被证明比其他免疫抑制药具有更低的先兆子痫发生率[124]。吗替麦考酚酯是妊娠期禁忌用药。由于吗替麦考酚酯增加胎儿畸形风险，在计划妊娠的女性中应停用并选择另一种免疫抑制药[125]。应获得基线病毒血清学检查，如乙肝和丙肝、巨细胞病毒和EB病毒（Epstein-Barr virus，EBV）。

应及时更新疫苗接种。在妊娠期间，每月检测他克莫司水平以备剂量调整。同时也应该监测胎儿的生长状况。分娩方式不受移植影响，首选经阴道分娩。

急性细胞排异反应发生在10%～17%的妊娠期女性中[119, 124]。这种情况更常见于移植后1年内妊娠的女性[126]。排异反应的发生在缩短妊娠期方面并不会显著影响妊娠，但会增加患者远期需要再次移植的可能性。接受肝移植的女性应接受妊娠前咨询，并接受母胎医学专家和器官移植专家的联合管理。

二十、胰胆管疾病

胰胆管疾病并非妊娠所特有，但妊娠可以影响诊断和治疗。这些疾病包括胆石症、急性胆囊炎、急性胰腺炎和胆总管结石。胆石症在育龄期女性中常见，也常在妊娠期发生。然而，急性胰腺炎和胆总管结石合并逆行性胆管炎更为严重，并且很少在妊娠期发生。急性胰胆管疾病的临床表现和治疗概述见表52-4。

二十一、胆囊炎和胆石症

据报道，高达30%的妊娠期女性有胆道淤泥，其中1%～3%的患者被诊断为胆结石[127]。雌激素会增加胆固醇的合成而孕酮会减少可溶性胆汁的分泌，从而促进结石的形成。妊娠期孕酮效应也会减缓胆囊分泌物排泄。大多数胆结石在妊娠期间没有症状，其中大约0.1%的患者发展为急性胆囊炎[127, 128]。常见的首发症状是胆绞痛，位于上腹部或右上腹并可能向背部或肩部放射。疼痛通常会在几个小时内逐渐加重，后续的几个小时内逐渐稳定并缓解。可以自发发生，也可以因高脂肪饮食引起。其他伴随症状包括出汗、恶心和呕吐。女性可能出现发热、心动过速和白细胞增多。血清肝功能化验，包括丙氨酸转氨酶、谷草转氨酶、淀粉酶均可轻度升高。右上腹超声是首选的影像学诊断方法。超声图像表现包括超声下墨菲征阳性、胆囊壁增厚、胆囊周围积液渗出和结石。黄疸和超声发现肝内或肝外胆管扩张均提示诊断胆总管结石。

大多数胆绞痛和部分轻度急性胆囊炎病例可采取保守治疗，包括密切观察、期待治疗、将手术推迟到产后立即进行[19]。然而，大多数复发性胆绞痛或急性胆囊炎患者应接受胆囊切除术。保守治疗包

表 52-4 胰胆管疾病的临床表现和治疗

疾 病	症状和体征	实验室化验	超声影像学	治 疗
急性胰腺炎	• 上腹部疼痛伴背部放射痛 • 恶心、呕吐 • 发热	• ↑白细胞计数 • ↑脂肪酶	• 胰周炎症 • 不均质回声 • 局灶实变	• 禁食水 • 静脉补液 • 镇痛 • 鼻饲或全肠外营养
急性胆囊炎	• 上腹部或右上腹疼痛 • 恶心、呕吐	• ↑白细胞计数 • ↑肝功能	• 胆囊壁增厚 • 胆囊周围渗出液 • 胆结石	• 禁食水 • 静脉补液 • 镇痛 • 抗生素治疗 • 胆囊切除术
胆总管结石伴逆行性胆管炎	• 右上腹疼痛 • 上腹柔软 • 发热 • 黄疸	• ↑白细胞计数 • ↑肝功能	• 胆总管扩张 • 可能有胆结石 • ERCP 发现类似结果	• 禁食水 • 静脉补液 • 抗生素治疗 • ERCP 下括约肌切开术

ERCP. 内镜下逆行胰胆管造影术

括禁食水、静脉补液、镇痛和抗生素治疗[128]。可选择的抗生素包括阿莫西林-克拉维酸、头孢菌素和甲硝唑，这些都可以在妊娠期使用。接受保守治疗的女性复发率较高，其中有 30%～70% 因复发性胆囊炎再次住院[129-131]。妊娠期间复发的平均次数为 2～6次，每次复发都要比前一次严重[130]。接受保守治疗和最终接受手术治疗的女性早产率和胎儿死亡率相似。腹腔镜胆囊切除术是首选的手术方法[132]。手术治疗的理想时间是在孕中期，因为可以降低流产和早产的风险。然而，如有需要可以在孕早期和晚期进行胆囊切除术[132]。妊娠期间急性胆囊炎的孕产妇和胎儿死亡率均低于 2.5%[19]。胆石症更严重的并发症包括胆总管结石、黄疸、上行胆管炎、肝脓肿和胆石性胰腺炎。妊娠不会增加这些并发症的发病率或严重程度。

二十二、胆总管结石

胆管结石可引起妊娠期女性黄疸、逆行性胆管炎和胰腺炎。ERCP 下括约肌切开术可预防结石造成的胆总管梗阻。这种手术后并发胰腺炎的风险约为 5%，并且妊娠期患者的风险可能高于一般人群[20, 133]。在限制透视剂量和腹部铅板遮挡的情况下，妊娠期 ERCP 可以安全地进行[17]。

二十三、急性胰腺炎

急性胰腺炎发生率约为 1/3000 次妊娠，常发生于孕晚期和产后[134, 135]。妊娠期胰腺炎最常见的病因与胆石症相关，至少占全部病例的 65%[136, 137]。由于血浆甘油三酯水平高，尤其是在孕晚期，高脂血症是第二大常见原因。在妊娠末期，胆汁中的胆固醇分泌增加，导致过饱和胆汁形成，加上妊娠期间孕激素作用相关的胆囊排空减缓，很容易导致胆固醇晶体和胆结石的形成。其他少见的原因包括药物、腹部手术、外伤、甲状旁腺功能亢进、血管炎和感染，如腮腺炎或单核细胞增多症。妊娠对急性胰腺炎的临床表现无显著影响[138]。以下三条指标中，两个存在典型的异常即可诊断急性胰腺炎：①临床表现；②实验室化验；③影像学检查。

（一）临床表现

向背部放射的上腹部疼痛是最常见的症状[136]。经常伴有恶心、呕吐和发热。体格检查常发现腹部膨隆伴肠鸣音减退，腹部触诊轻压痛。严重者可伴有窦性心动过速、过度通气、休克和胰源性腹水。Turner 征（腹部两侧瘀斑）或 Cullen 征（脐周水肿和瘀斑）是罕见的，提示腹腔内或腹膜后出血[138]。

（二）实验室化验

血清脂肪酶是妊娠期间急性胰腺炎的可靠标志，因为脂肪酶水平在正常妊娠期间没有变化[139]。血清淀粉酶水平是一个胰腺炎的低特异性标志，因其在急性胰腺炎中往往会升高，但在妊娠后期也会轻度升高。血清淀粉酶和脂肪酶水平超过正常值上限的3倍强烈提示急性胰腺炎[136]。在与高甘油三酯血症相关的病例中，胆固醇和甘油三酯水平升高。甘油三酯水平通常大于1000mg/dl[136]。

（三）影像学

腹部超声检查是诊断急性胰腺炎最有用的影像学检查。超声可以识别淤泥和胆结石，但对胆总管结石缺乏敏感性[137]。MRI对于发现水肿、可能需要引流的假性囊肿和出血性胰腺炎是有用的。由于ERCP的辐射暴露，MRCP比ERCP更适合作为妊娠期胆总管成像的诊断方法，除非计划实施内镜下治疗[135]。妊娠期间的急性胰腺炎通常是温和的，多数对药物治疗有反应，包括静脉补液、抑制胃酸、镇痛、鼻饲营养（有时）、禁食水。哌替啶是传统的镇痛选择，因为它不会引起Oddi括约肌收缩[138]。重症胰腺炎的病例，如并发胰腺蜂窝织炎、脓肿、脓毒血症或出血，需要抗生素治疗、完全肠外营养，并可能在加强患者监测情况下进行放射引导下置管引流或外科清创术[138]。7%的病例并发巨大的持续性胰腺假性囊肿，需要内镜或放射引导下置管引流或手术治疗[138]。如果不去除胆结石，70%的急性胰腺炎会复发[140]。腹腔镜下胆囊切除术是妊娠期间胆石性胰腺炎的最佳治疗选择，最好在孕中期进行，此时胎儿器官已形成且没有早产风险。ERCP下括约肌切开术可以在最小的胎儿辐射暴露下引流感染胆汁和取出感染结石。ERCP适用于伴有急性胰腺炎或胆管炎的胆总管结石、手术条件差的患者[137]。不应因妊娠而延后这些治疗。

（四）围产期结局

近年来，由于早期发现和及时治疗，急性胰腺炎导致的孕产妇死亡率和胎儿死亡率显著下降。孕产妇死亡率低于1%，胎儿死亡率低于5%[134, 138, 141]。早产、提前终止妊娠和胎儿宫内死亡的风险增加[142]。

二十四、胆总管囊肿

胆总管囊肿是罕见的。在非妊娠期的患者中，典型的三联征是腹痛、黄疸和可触及腹部肿块。胆总管囊肿可在妊娠期间首次出现症状，因为增大的子宫压迫胆总管可加重腹痛和黄疸。由于子宫体积增大，妊娠可以掩盖可触及的腹部肿块[143, 144]。剧烈疼痛提示囊肿破裂或并发胰腺炎[144]。胆总管囊肿常经腹部超声诊断。进一步评估时MRI优于腹部CT或诊断性ERCP。考虑到胆管炎复发和囊肿恶变的风险，通常推荐手术治疗症状性胆总管囊肿。其他治疗方式，包括抗生素和临时经皮或内镜下引流，有时可以缓解症状直至分娩[143, 144]。

结论

虽然相对罕见，但妊娠期间的肝脏、胆道和胰腺疾病在临床上很重要，因为它们对孕产妇和胎儿都有潜在的严重影响。这些疾病往往复杂且具有相似的临床表现，使临床诊断具有挑战性。鉴别诊断广泛，因为需要考虑到妊娠期特有的和与妊娠无关的两种临床情况。详细的病史、体格检查和实验室化验有助于诊断。超声和MRI都是首选的影像学检查方法。如果需要内镜和腹腔镜手术，可以在妊娠期间安全地进行。随着早期诊断和治疗方面的最新进展，对于一些严重危及生命的疾病，孕产妇和胎儿的发病率和死亡率都有所改善。

▶ 要 点

- 妊娠期肝胆疾病的鉴别诊断非常广泛，除妊娠特异性疾病外，还包括与妊娠无关的疾病。
- 与妊娠密切相关或妊娠特有的疾病包括单纯疱疹肝炎、妊娠期肝内胆汁淤积和妊娠期急性脂肪肝。
- 妊娠影响肝脏和胰腺功能血清学指标的标准值。妊娠期间，人血清白蛋白水平下降，血清淀粉酶、碱性磷酸酶、胆汁酸、胆固醇和甘油三酯水平升高。
- 在评估妊娠期肝胆疾病时，临床表现、肝脏和胰腺血清学指标和腹部超声有助于明确疾病之间的鉴别诊断。

- 妊娠期间导致严重肝功能障碍的典型疾病，包括妊娠期急性脂肪肝和妊娠期肝内胆汁淤积，可通过分娩胎儿快速逆转。分娩是治疗这些疾病的最佳方案。
- 患有急性或慢性乙型肝炎女性的婴儿在分娩过程中垂直传播感染的风险很高。病毒载量高的女性在孕晚期进行抗逆转录病毒治疗有助于降低传播风险。婴儿还应被动接种乙肝高免疫球蛋白，并应在出生后立即积极接种乙肝疫苗，以防止新生儿因分娩期间接触乙肝病毒而感染。
- 妊娠对丙型肝炎的临床病程影响不大。整体上垂直传播率较低。目前尚无具体的管理或治疗策略以降低围产期传播风险。
- 与肝血管瘤不同，肝腺瘤是激素介导的良性肝脏肿瘤，妊娠期间有迅速增大和破裂的风险。妊娠期间肝腺瘤需要定期进行超声监测。
- 妊娠可加重已存在的门脉高压，增加静脉曲张出血的风险。与非妊娠患者一样，内镜下套扎和硬化治疗是妊娠期患者食管静脉曲张出血的一线治疗方案。β受体阻滞药治疗在妊娠期是安全的，可以降低门脉高压和静脉曲张出血的风险。
- 接受肝移植的女性应在移植后推迟受孕至少1年，以优化妊娠结局和排斥反应。妊娠期间应继续进行免疫抑制药治疗，并经常监测其水平。
- 受原发性胆汁淤积性疾病（如 PBC 和 PSC）影响的妊娠越来越多见。母体和胎儿预后良好，然而临床病程存在高度可变性。

第53章 妊娠期胃肠道疾病
Gastrointestinal Diseases in Pregnancy

Nirupama Bonthala　Melissa Spring Wong　著
尚志远　译　　韦晓宁　校

英汉对照

colorectal cancer	CRC	结直肠癌
C-reactive protein	CRP	C反应蛋白
Crohn disease	CD	克罗恩病
dibutyl pthalate	DBP	邻苯二甲酸二丁酯
erythrocyte sedimentation rate	ESR	红细胞沉降率
esophagogastroduodenoscopy	EGD	胃镜检查术
fermentable oligo-, di-, and monosaccharides and polyols	FODMAP	低发酵性寡糖、二糖、单糖和多元醇
gastroesophageal reflux disease	GERD	胃食管反流病
gastrointestinal	GI	胃肠道
hereditary nonpolyposis colon cancer	HNPCC	遗传性非息肉性结肠癌
Histamine 2 receptor antagonists	H_2RA	H_2受体拮抗药
human chorionic gonadotropin	hCG	人绒毛膜促性腺激素
hyperemesis gravidarum	HG	妊娠剧吐
ileal pouch anal anastomosis	IPAA	回肠储袋肛管吻合术
inflammatory bowel disease	IBD	炎症性肠病
irritable bowel syndrome	IBS	肠易激综合征
lower esophageal sphincter	LES	食管下括约肌
maternal and offspring outcomes after treatment of hyperemesis by refeeding	MOTHER	饥饿后再投喂治疗的母婴结局
nausea and vomiting of pregnancy	NVP	妊娠期恶心和呕吐
nonsteroidal antiinflammatory drugs	NSAID	非甾体抗炎药
peptic ulcer disease	PUD	消化性溃疡
polyethylene glycol	PEG	聚乙二醇
pregnancy-unique quantification of emesis	PUQE	妊娠期恶心呕吐量表
proton pump inhibitors	PPI	质子泵抑制药
small bowel obstruction	SBO	小肠梗阻

small intestinal bacterial overgrowth	SIBO	小肠细菌过度生长
thyroid-stimulating hormone	TSH	促甲状腺激素
tissue transglutaminase antibody IgA	TTGA IgA	抗组织转谷氨酰胺酶抗体 IgA
total parenteral nutrition	TPN	全肠外营养
tumor necrosis factor	TNF	肿瘤坏死因子
ulcerative colitis	UC	溃疡性结肠炎
video capsule endoscopy	VCE	视屏胶囊内镜

摘 要

胃肠道疾病在妊娠期间很常见，并且胃肠道疾病与正常妊娠症状有显著重叠。本章回顾了妊娠期的正常生理变化和妊娠期胃肠道疾病特异性的诊断方法。此外，还回顾了几种胃肠道疾病，包括妊娠期恶心呕吐、妊娠剧吐、胃食管反流病、消化性溃疡、食管裂孔疝、贲门失弛缓症、乳糜泻、阑尾炎、炎症性肠病、肠易激综合征、痔疮、结肠癌、肠梗阻、假性肠梗阻、肠系膜缺血、脾动脉动脉瘤和破裂。最后，本章回顾了妊娠期间的肠内和肠外营养支持。同时本章也为妊娠期消化道症状提供了全面的鉴别诊断。

关键词

胃肠道疾病；妊娠；结肠炎；克罗恩病；肠易激综合征；恶心

妊娠期胃肠道疾病具有独特的临床挑战。第一，妊娠期间的鉴别诊断很广泛。除与妊娠无关的胃肠道疾病外，这些症状可能是由与妊娠有关的产科或妇科疾病或妊娠造成的其他腹腔内疾病引起的。第二，胃肠道疾病的临床表现和自然病程可以在妊娠期间发生改变，如阑尾炎。第三，妊娠期间的诊断评估方法可能需要改变。例如，妊娠期放射性和有创性检查可能会增加对胎儿安全的担忧，应权衡其应用对明确诊断的益处。此外，某些检查的敏感性在妊娠期间降低，如超声诊断阑尾炎。第四，妊娠期间的治疗决策必须考虑母体和胎儿的获益，考虑到药物的致畸性，必须选择替代但更安全的治疗方法。在极少数情况下，母体和胎儿的获益是完全相反的，例如在使用某些类型的化疗药物治疗母体恶性肿瘤时，这种治疗可以挽救母亲的生命，但对胎儿却有生命威胁。这些冲突引发了诸多医学、法律和伦理问题。

这一章回顾了妊娠期的胃肠道症状和疾病，重点在妊娠期特有的疾病。

一、妊娠期生理性改变

妊娠期的激素和解剖变化使胃肠道倾向于发生生理性改变。口腔和咽部的改变是多样的。妊娠期肉芽肿是一种常发生在牙龈上的化脓性肉芽肿，发生于约5%的妊娠期女性。这种疾病通常不需要治疗，但可能会引起疼痛或出血[1]。妊娠流涎症（唾液分泌过多）是妊娠期的常见症状，尤其是在妊娠剧吐症患者中。这被认为是由妊娠介导的雌激素增加引起的，其他观察结果也进一步支持这一理论，接受以雌激素为基础的激素替代治疗的女性也会主诉类似症状[2]。味觉改变和味觉障碍是很常见的，在一些研究中味觉异常影响超过90%的妊娠期女性[3]。大部分味觉的变化发生在孕早期。在大多数情况下，这些变化表现为各种味觉感受阈值的增加，这可能解释了为什么女性通常会选择比她们在妊娠前选择的更咸或更甜的食物。

妊娠期间食管的主要改变是食管下括约肌张力的降低，这被认为是由孕激素的增加介导的[4]。这一点结合妊娠期扩大的子宫压迫胃，致使妊娠期女性易患胃食管反流病（gastroesophageal reflux disease，GERD）。

胃的主要功能是储存食物、分泌酸和酶、搅拌并推动食物[5]。妊娠期间，包括足月时，胃排空没有明显减慢[6]。然而，与产后相比，在孕晚期口-结肠转运时间确实延长了30min以上[7]。其他研究也有报道类似的发现表明，这种延长发生在孕中期和晚期并于产后恢复正常[8]。

运动的减少（可能反映为移行性复合运动循环频率的减少）也会影响结肠。除此之外，结肠对氯化钠和水的吸收在妊娠期间显著增加，这也导致粪便更小、更硬[9]。妊娠期子宫的增大也可能导致从外部压迫结肠，同样也会促进妊娠期间的便秘。因此，毫不令人意外的是，在一项使用ROME-Ⅱ标准，关于妊娠期便秘的前瞻性研究中，24%~26%的受试者在妊娠期间有便秘症状。有趣的是，这一发现在孕早期、中期或晚期并没有改变[10]。

二、妊娠期诊断要点

（一）妊娠期体格检查变化

因为腹部脏器被扩大的妊娠子宫挤压移位，妊娠期间的腹部评估是经过改良的。例如，阑尾因增大的子宫而移位，急性阑尾炎引起的腹痛和压痛最重的位置会向上、外侧转移。在妊娠期间，腹壁僵硬、肌紧张伴反跳痛仍然是腹膜炎的有效指标，但腹壁松弛和妊娠末期子宫占据阑尾和前腹壁间的空间可能掩盖腹膜炎的经典体征[11]。

（二）妊娠期实验室化验变化

实验室化验方法和结果也必须考虑到妊娠人群。感染性腹泻检查时必须考虑妊娠期正常的白细胞增多。同样，妊娠期的生理性或稀释性贫血也会影响对急性失血的评估，如呕血、咯血引起的贫血。

伴随妊娠还会出现轻度稀释性低蛋白血症和电解质变化，特别是轻度低钠血症（见附录A）。此外，由于胎盘同工酶的作用，碱性磷酸酶在妊娠期间出现升高。红细胞沉降率出现生理性升高，并不是妊娠期间炎症活动度的可靠监测指标[12]。此外，C反应蛋白在妊娠期间升高，在孕中期达到峰值[13]。

粪便检查通常也用于评估胃肠道疾病，包括炎症性肠病（inflammatory bowel disease，IBD），尽管这些化验参考范围在妊娠期间没有变化。

（三）妊娠期内镜检查

内镜检查常用于评估非妊娠患者的腹部症状。患者的症状或既往病史或影像学检查提示很可能存在相应的病理改变，进行内镜检查的决策通常基于这一点。

为了评估上消化道（包括食管、胃和十二指肠近端），需要进行上消化道内镜检查，也称为胃镜检查术（esophagogastroduodenoscopy，EGD）。为了评估结肠和回肠末端，首选结肠镜检查。小肠超出食管胃十二指肠镜检查范围、近端又不能达到结肠镜检查范围的区域（包括远端十二指肠、空肠和大部分的回肠）可以使用胶囊内镜或移动深部小肠镜（如双气囊小肠镜）。如果患者只需要评估直肠或左半结肠，则可以进行可弯曲式乙状结肠镜检查。

在患者和产科医生有意愿对胎儿不容乐观的状态进行临床干预的孕周（通常在24周），应考虑进行胎儿监测。知情同意在妊娠期间尤为重要。患者应该被告知内镜检查的获益和明显的安全性，但她也应该被提醒潜在的胎儿风险是不完全显现的。增加妊娠期内镜检查风险受益比的常规措施列于框53-1[14-17]。关于妊娠期间内镜检查安全性的数据将在后文针对每一项单独的检查进行回顾。

（四）食管胃十二指肠镜

食管胃十二指肠镜或上消化道内镜评估食管、胃和近端十二指肠时，除术前数小时禁食水外，不需要任何准备。通常需要麻醉实现镇静作用，因为上消化道内镜检查可能导致不适，否则通常无法耐受。

妊娠期对于血流动力学改变明显的上消化道出血建议进行EGD检查。对于恶心和呕吐，甚至妊娠剧吐的患者，EGD几乎没有帮助。EGD在不典型的情况下是保守的，如严重的难治性恶心和呕吐伴明显的腹痛、呕血或胃十二指肠梗阻症状。

对于有强烈适应证的妊娠期患者，EGD的获益

1089

> **框 53-1　改善妊娠期胃肠道内镜检查风险获益比的一般原则**
>
> - 仅在有强烈指征时才进行内镜检查
> - 指征不明确或选择性适应证时，避免内镜检查或推迟到分娩后
> - 尽可能使用低剂量、最安全的药物进行镇静和镇痛
> - 在内镜检查时保证有麻醉医师在场进行麻醉监护
> - 如果可能的话，最好在孕中期进行内镜检查，以避免孕早期胎儿器官形成期的潜在致畸性和孕晚期早产或对分娩后的新生儿产生不良影响
> - 内镜检查最好在医院内的内镜室进行，而不是在医生的诊所或移动医疗救助中心

通常被认为大于风险。一项病例对照研究纳入 83 例妊娠期进行的 EGD 检查，平均孕龄为 20 周，该研究发现，EGD 没有出现孕产妇并发症也没有诱发分娩，74 名患者中的 70 人（95%）分娩了健康的婴儿。这项研究中出现 4 例不良妊娠结局，包括 3 例死产或重度早产新生儿死亡和 1 例自发性流产。这些不良妊娠结局发生于高危妊娠，并且从暂时性和病因学方面来讲都与 EGD 无关。活产儿中没有任何先天性畸形。本研究和其他两项分别针对 60 例在孕早期、30 例在妊娠中晚期进行的 EGD 检查的研究表明，对于有强烈适应证的妊娠期患者 EGD 检查是安全的[18, 19]。

相反，一项瑞典全国性的注册队列研究纳入 3052 例内镜检查的妊娠，结果显示接受任何内镜检查的妊娠与早产或小于胎龄儿的风险增加相关，但与先天性畸形或死产无关。然而作者和其他人指出，虽然这是迄今为止数量最多的在妊娠期进行的内镜检查，但是全国性注册研究的局限性在于缺乏详细数据资料，包括内镜检查的适应证、患者进行内镜检查时的体位、使用何种类型的镇静药物、肠道准备的使用、检查持续时间或镜下治疗方法、孕产妇的合并症，所有这些都可能在妊娠结局中发挥作用[20]。

（五）结肠镜

结肠镜检查用于评估整个结肠和回肠末端。仅在有强烈指征时，例如怀疑结肠恶性肿瘤或初次诊断的可能需要调整治疗方案的炎症性肠病，才应该考虑结肠镜检查，特别是在孕中期。结肠镜检查前，通常首选聚乙二醇（polyethylene glycol，PEG）平衡电解质溶液，而不是磷酸钠（Fleet phosp-soda）溶液进行清洗结肠，因为在脱水或其他高危患者中磷酸钠与肾衰竭或电解质紊乱相关[21]。在非妊娠人群中，结肠镜下使用墨汁或亚甲基蓝标记结肠病变，但在妊娠期间不应使用亚甲基蓝，因其具有潜在的胎儿毒性。内镜医师在结肠镜检查时应避免腹部压迫，在孕晚期应避免俯卧位或仰卧位。

正如前文关于 EGD 的叙述，瑞典全国性的注册队列研究纳入 1109 例下消化道内镜检查，发现妊娠期接受任何内镜检查都与早产或小于胎龄儿的风险增加有关。前文已讨论这些研究的局限性[20]。在该研究之前，两项最大的研究分别纳入 20 名和 8 名妊娠期患者[22, 23]。在 20 例妊娠期患者中，16 例在孕中期进行结肠镜检查。其中发生了 2 例轻微的手术并发症，均与轻度的一过性低血压有关。然而这些并没有导致其他的并发症或后遗症。胎儿结局通常是良好的：除 1 例自然流产和 1 例先天性缺陷外，其余新生儿均健康。

（六）可弯曲式乙状结肠镜

如果患者只需要评估直肠或左半结肠，则可以在不麻醉的情况下进行可弯曲式乙状结肠镜检查，并且可能不需要任何术前准备。早先的病例报道、一项胃肠科医师的调查、迄今为止唯一的病例对照研究均未显示有明显的内镜相关并发症[14, 22]。无麻醉、无须术前准备的可弯曲式乙状结肠镜检查可能是妊娠期最安全的内镜检查方法，但仅在有强烈的适应证时才应考虑进行，如怀疑恶性肿瘤引起的直肠出血、肠管狭窄或可能需要调整治疗方案的初次诊断的炎症性肠病[24]。

（七）胶囊内镜

视频胶囊内镜（video capsule endoscopy，VCE）采用一次性药丸形状的摄像机，可吞咽或在某些情况下通过上消化道内镜放置，以检查小肠。一般人群中 VCE 最常见的严重并发症是胶囊潴留，理论上该风险可能在妊娠期间因肠管的移位和碰撞而增加[25]。当发生这种情况时，需要进行小肠镜检查或手术来取出胶囊。这些方案对妊娠期患者来说是不可能的或不理想的，因此仅在有强烈适应证时才应考虑 VCE。

关于妊娠期间 VCE 安全性的数据很少[26]。文献回顾仅显示有 2 例妊娠期 VCE，结局都是良好

的[27, 28]。妊娠期 VCE 需要更多的数据，但如果存在非常强的适应证可以考虑进行，需平衡胶囊滞留的风险。

（八）小肠镜

小肠镜是利用特殊的镜头（如双球囊或单球囊肠镜）来评估小肠黏膜。这些检查通常要长时间、高剂量的麻醉，并需要更多的外力。到目前为止，还没有关于在妊娠期间使用小肠镜的报道。

三、妊娠期上消化道疾病

（一）妊娠期恶心和呕吐

超过 50% 的妊娠期恶心和呕吐（nausea and vomiting of pregnancy，NVP），在世界上某些地区患病率超过 90%[29]。NVP 最常开始于孕早期的前期到中期，几乎都在妊娠 9 周时发病。常用的"晨吐"一词是不恰当的，因为仅在早晨出现症状的患者是很少的（1.8%）。事实上，大多数女性（80%）全天都会出现这种情况[30]。

Hook-Profet 的"胚胎保护"理论认为，对食物的厌恶和排出是生理性的，实际上是为了避免胚胎毒性物质的摄入。NVP 的时间进程进一步支持了这一理论，NVP 在孕早期达到高峰，一旦胚胎形成的大部分步骤完成便缓解。

NVP 的病理生理学机制尚不清楚，但普遍认为是多因素的。人绒毛膜促性腺激素被认为是一个病因，因为当妊娠剧吐最严重时，血清 hCG 水平达到峰值，并且妊娠剧吐患者血清 hCG 水平高于其他妊娠期女性[32]。此外，与 hCG 水平较高相关的疾病，如多胎妊娠或妊娠滋养细胞疾病，类似地与 NVP 水平较高相关。

高雌激素血症也被认为是一种潜在的病因，因为雌激素水平的升高与恶心发生率的增加有关。此外，先前对含雌激素口服避孕药诱发的恶心更敏感的女性，被发现患 NVP 的风险更高。营养和维生素缺乏可能发挥作用的证据是，受妊娠前补充维生素的女性妊娠期间 NVP 相对减少，以及吡哆醇（维生素 B_6）在缓解症状方面的有效性[33]。其他可能的病因包括幽门螺杆菌、胃节律障碍和甲状腺功能亢进。

尽管 NVP 的发生可能具有进化保护作用，但避免低估这些症状对妊娠期女性生活质量的重大不利影响也很重要。妊娠期恶心呕吐量表评分用于量化 NVP 的严重程度，并已被证明与生活质量评估和总体医疗费用有良好的相关性[34]。

NVP 患者只有轻到中度的症状，没有体重减轻，没有脱水、维生素缺乏和其他营养缺乏的证据。NVP 和妊娠剧吐都是排除性诊断，经过恰当的评估排除其他疾病后才能诊断。然而，在没有进展为妊娠剧吐的情况下，大多数 NVP 病例仅根据症状进行诊断和治疗。

是否对 NVP 患者进行行为干预或药物治疗的决定取决于患者和医生的共同决策。行为调整包括少食多餐，以避免可能诱发恶心的胃胀。有些人推荐清淡的饮食，强调咸饼干、汤、淀粉和鸡肉，同时避免辛辣、脂肪或纤维食物。推荐的其他非药物疗法包括生姜（已被证明对恶心有益，但对呕吐无效）和穴位按压（最权威的研究表明没有获益）。药物治疗的选择与妊娠剧吐相同，后文将进一步讨论。

（二）妊娠剧吐

妊娠剧吐是一种严重的病理性 NVP 亚型，其特征是体重下降超过妊娠前体重的 5%，并伴有其他原因无法解释的酮尿。妊娠剧吐比 NVP 少见得多，仅在 0.5% 的妊娠期女性中发生。和 NVP 一样，妊娠剧吐通常在孕早期开始。妊娠剧吐不太可能导致孕早期过后开始的严重呕吐，在这种情况下应考虑进行额外的检查，包括血清肝功能检测、脂肪酶水平和影像学检查。

妊娠剧吐的症状除了严重的恶心和呕吐外，还可能包括口干、流涎和味觉障碍。反映低血容量的体征包括黏膜干燥、皮肤充盈不良、体位性低血压或低血压。血清电解质异常包括低钠血症、低钙血症和低钾血症。患者可出现肾前性氮质血症，慢性呕吐胃内容物可引起低氯性代谢性碱中毒。红细胞比容的增加反映了低血容量引起的血液浓缩。严重呕吐的患者可能出现肝功能异常，特别是血清转氨酶升高。患者可表现为轻度生理性甲亢，表现为血清 hCG 水平升高导致促甲状腺激素水平降低，营养不良可导致维生素或微量元素缺乏。

较严重的 NVP 患者可从药物治疗中获益。止吐药 Bendectin 含有维生素 B_6 和多西拉敏（一种抗组胺药），曾经是 NVP 的常用药物，但在 1983 年因未经证实的致畸指控而被撤回[35]。随后的 Meta 分析表明，胎儿宫内接受 Bendectin 暴露后出生缺陷的发生率没有增加[36]。缓释的多西拉敏 - 吡哆醇（美国商品名为 Diclegis，加拿大商品名为 Diclectin）目前被批准治疗 NVP，并且其有效性已被多个随机对照试验证明[35]。然而，值得注意的是，目前还没有研究将其与多西拉敏和吡哆醇作为单独药片同时服用时的疗效进行比较，而且这种药物组合的成本很可能比混合型缓释剂要低得多。

如果首先使用多西拉敏和吡哆醇无效，可以考虑使用替代的抗组胺剂或添加多巴胺拮抗药。多巴胺拮抗药（如异丙嗪、普鲁氯嗪和甲氧氯普胺）被认为通过增加胃动力和中枢性抑制催吐信号来发挥作用，并且已经被成功应用。胎儿安全性数据令人满意，没有增加自然流产或畸形的发生率。母体的不良反应很少见，但可能包括肌张力失调反应或迟发性运动障碍，即使停药后也可能是不可逆的[37]。

最后，选择性 5- 羟色胺拮抗药（如昂丹司琼）已经越来越多地用于 NVP 和妊娠剧吐，因为它们在控制呕吐方面比吡哆醇 / 多西拉敏和甲氧氯普胺更有效[38]。这些药物通过拮抗介导呕吐反射的周围迷走神经传入来发挥作用。尽管昂丹司琼非常有效，但对妊娠期使用昂丹司琼进行咨询时，应着重考量母体和胎儿获益和风险。孕产妇的不良反应包括 QT 间期延长和潜在的 5- 羟色胺综合征，特别是当这些药物与其他 5- 羟色胺拮抗药联合使用时。胎儿的关注点包括可能与腭裂和心血管发育缺陷的增加有关，尽管这些发现仅在小型研究中被提及，并且这两种结局的绝对风险增加非常小[39]。

有些患者将需要住院治疗，尤其是无法耐受经口摄食，甚至是难以耐受舌下含服药物的难治性妊娠剧吐。妊娠剧吐的初始治疗集中于积极的静脉补液和恢复电解质缺乏。为了预防韦尼克脑病，应该在输入葡萄糖之前补充维生素 B_1。静脉补液后，在可耐受的程度内逐渐恢复饮食，最初是含盐的流食，然后是清淡的饮食。建议进行营养咨询。鼻肠或鼻胃喂养对于不能耐受经口进食的患者是有效的替代方法。肠外营养有时是必要的。妊娠期特殊考虑因素将在本章后续讨论。

NVP 和妊娠剧吐的妊娠结局通常是良好的，尽管体重显著减轻、体重增加不足和多次住院很少导致胎儿低出生体重。估算复发率很高（在一些研究中高达 80%），而且通常有相似的严重程度。

（三）胃食管反流病

胃烧灼感发生在 30%～50% 的妊娠期女性，在妊娠后期更常见。胃食管反流病也更常发生在老年患者、体重指数较高的患者、高加索人或美洲土著后裔患者中[40]。GERD 的进展是多因素的，包括以下几个。

- 由雌激素和孕激素引起的食管下括约肌低张力。
- 胃肠转运迟缓。
- 胃部受压，同时子宫增大增加腹腔内压力。

妊娠期胃食管反流病临床表现与非妊娠期患者相同，包括胃灼热感、反流、反酸、消化不良、唾液分泌过多，或罕见的肺部症状，如慢性咳嗽。如果摄入某些食物（如酸性饮料或巧克力）或半卧位，症状可能会加重。长期控制不佳的 GERD 的并发症包括食管炎、反流性食管狭窄引起的吞咽困难和 Barrett 食管或腺癌。妊娠期间 GERD 倾向于轻微、持续时间短且与妊娠时间一致，因此这些并发症很少见（图 53-1）。

成人胃食管反流病的诊断通常是根据症状做出的。如果没有风险因素（消化道出血、不明原因的体重减轻、吞咽困难、吞咽疼痛、一级亲属患有消化

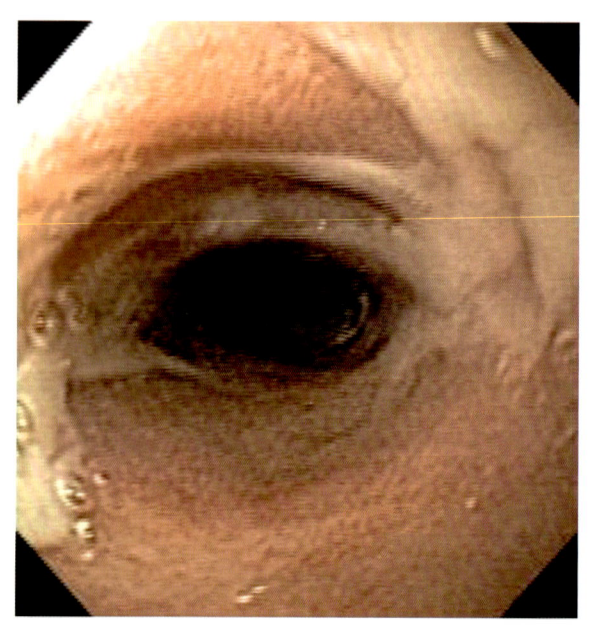

▲ 图 53-1 长期胃食管反流导致的重度食管炎
图片由 Nirupama Bonthala，MD 提供

道恶性肿瘤），则没有进一步检查的指征。如果存在风险因素或疗效欠佳，可以考虑食管胃十二指肠镜检查。食管测压和动态 pH 测试在妊娠期间通常是没有指征的，但这些诊断性试验对于有症状的、EGD 检查正常的患者是可行的。

GERD 的治疗从改变生活方式开始，包括避免咖啡因、酒精、吸烟和非甾体抗炎药物的使用，所有这些都是在妊娠期间应该避免的。GERD 患者应抬高床头，避免穿紧身衣。进食后应避免卧位，睡前 3h 停止口服摄入。

抗酸剂，包括钙、镁和含铝化合物，对于多达一半的胃食管反流患者足够控制病情，而且通常被认为在妊娠期是安全的。应避免使用海藻酸盐和含有碳酸氢钠的制剂[41,42]。

硫糖铝是一种铝盐，它能抑制胃蛋白酶的活性，在消化道中被吸收得最少[42]。在一项随机对照试验中发现，在减少胃灼热和反流症状方面加用硫糖铝优于单纯的改变生活方式（90% 缓解 vs. 单纯的改变生活方式 43% 缓解），并且对新生儿预后无不良影响。

H_2 受体拮抗药（histamine 2 receptor antagonists，H_2RA）仍然是胃灼热症状患者最常用的处方药物。在所有的 H_2 受体拮抗药中，唯一被专门研究过的妊娠期药物是雷尼替丁[43]。抗酸药物与基线组或安慰剂组相比，每天 2 次雷尼替丁治疗已被证实可显著减少胃灼热症状[43]。人体数据表明，包括法莫替丁在内的 H_2 受体拮抗药是安全的，尽管动物试验数据中超治疗剂量的西咪替丁和尼扎替丁是令人担忧的[44]。

质子泵抑制药（proton pump inhibitors，PPI）已越来越多地用于中度疾病，因为目前积累的证据表明胎儿相对安全。关于质子泵抑制药与胎儿安全性的相关性最大的研究显示，与未使用质子泵抑制药的女性相比，使用质子泵抑制药的女性的胎儿出生缺陷率没有显著增加，而且这一结果也没有因质子泵抑制药的类型而不同[45]。尽管美国 FDA 历史上曾将奥美拉唑列为妊娠期 C 类药物，但 2001 年的一项研究纳入 863 名在孕早期接受奥美拉唑暴露的胎儿，发现其死胎率和先天性畸形率与未暴露的对照组相当。因此，该药物的选择可等同于其他质子泵抑制药[46]。

最后，值得注意的是，胃酸分泌对铁的吸收是必要的，一项大型病例对照研究表明，使用抑酸药物（如 H_2 受体拮抗药和质子泵抑制药）与缺铁性贫血之间存在相关性[47]。对于那些已经在接受口服铁剂治疗的缺铁性贫血女性来说，这尤其应该引起注意。这类患者应被指导在一天内的不同时间服用这两种药物[41]。

（四）消化性溃疡

有症状的消化性溃疡（peptic ulcer disease，PUD）在妊娠期间不常见，而先前的 PUD 通常在妊娠期间改善[48]。PUD 的真实发病率尚不清楚，因为其症状与 GERD 有显著的重叠，并且 PUD 只能通过内镜确诊，而内镜检查在妊娠期间不太常用。

妊娠期患者的症状与非妊娠期相似，包括通常在饭后加重的上腹部疼痛、厌食、腹胀和嗳气。十二指肠溃疡最常见的病因是幽门螺杆菌感染。包括阿司匹林在内的非甾体抗炎药会导致胃溃疡或十二指肠溃疡，但妊娠期不建议使用这些药物，因此非甾体抗炎药不太可能是妊娠期消化性溃疡的病因（图 53-2）[48]。

明确胃溃疡或消化性溃疡的诊断只能通过食管胃十二指肠镜进行，同时内镜检查也可以检测幽门螺杆菌。如果在非妊娠期患者中诊断出幽门螺杆菌，建议进行根治性治疗，一线治疗方案为四联疗法，即质子泵抑制药、克拉霉素、阿莫西林和甲硝唑[49]。虽然质子泵抑制药、阿莫西林和甲硝唑已分别被证明在妊娠期使用是安全的，但由于担心克拉霉素在妊娠期的安全性，根治幽门螺杆菌的治疗通常被推迟[50]。如果没有发现幽门螺杆菌感染、没有非甾体抗炎药用药史，应该考虑其他少见的消化性溃疡病因，如感染性病因、非法的药物滥用（可卡因、安非他明）、炎症或浸润性疾病（结节病、克罗恩病）或高酸状态［卓艾综合征（胃泌素瘤）］。

妊娠期间内镜和（或）手术治疗 PUD 的指征很少，除非是以治疗为目的，为控制血流动力学显著改变的上消化道出血或其他相关症状。两者都可以安全地进行。然而，妊娠期间使用这些方法处理复杂 PUD 的数据仅限于病例报道[51-53]。

（五）食管裂孔疝

食管裂孔疝分为四型：Ⅰ型（滑动型疝）占裂孔疝的 95%，Ⅱ～Ⅳ型（食管旁型）少见（图

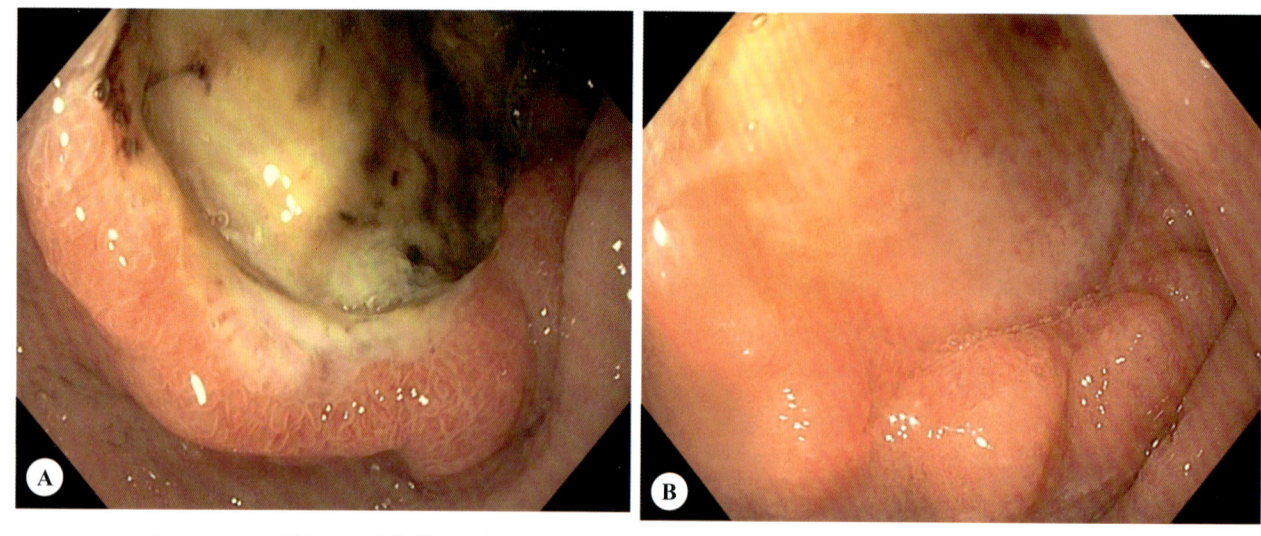

▲ 图 53-2　A. 因过度使用非甾体抗炎药导致的消化性溃疡；B. 停用非甾体抗炎药 6 周后的消化性溃疡
图片由 David Goldenberg，MD 提供

53-3）[54]。妊娠期裂孔疝的真实发病率尚不清楚，介于 12.8%~62%，在多胎妊娠中的发生率较高[55]。

食管裂孔疝的症状与妊娠或 GERD 的许多常见症状重叠，包括恶心、呕吐、胸骨下灼烧感或不适感。通常通过胸部或上腹部 X 线进行诊断，而腹部超声或磁共振成像可用于诊断不清楚或更细微的病变[56]。

目前关于妊娠期食管裂孔疝的资料主要限于病例报道，一旦确定，尚没有标准的方法来诊断或处理妊娠期食管裂孔疝[57-60]。一些学者建议，一旦发现裂孔疝就采取积极的治疗，包括早期剖宫产终止妊娠并同时行疝修补术[61]。这种治疗方案试图避免阴道分娩时可能出现的腹内压力增加，从而避免进一步拉伤裂孔疝。然而大多数人认为，可采取在密切监测下期待治疗，阴道分娩也不是禁忌。胃减压也可以在最终修复术前改善裂孔疝的症状，这种方法也可以在妊娠期间应用，以获得额外的时间直到产前或产后修复疝。他们确实主张继续住院监护直到疝修补，但由于裂孔疝恶化的风险仍然非常低，考虑到早产和由此导致的早产婴儿也具有较大风险这一事实，应仔细考虑是否选择期待治疗[56]。

（六）贲门失弛缓症

贲门失弛缓症是一种胃动力障碍，典型表现为食管下括约肌高静息压、吞咽时食管下括约肌不能松弛、食管肌非蠕动性收缩、吞咽困难和体重减

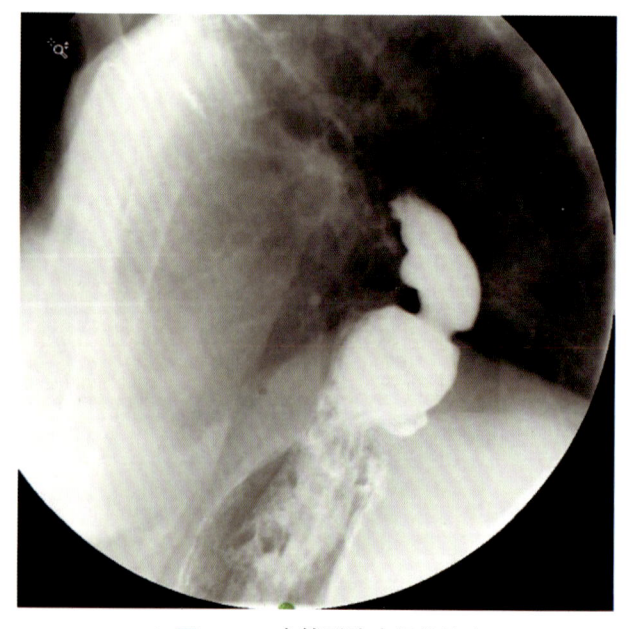

▲ 图 53-3　食管裂孔疝钡餐检查
图片由 Nipaporn Pichetshote，MD 提供

轻[62]。原发性失弛缓症的潜在病因尚不清楚，但继发性失弛缓症的病因包括恰加斯病、淀粉样变和结节病等浸润性疾病、神经纤维瘤等。估计发病率为（1~2）/100 000 人，在克氏锥虫流行率较高的地区（如中南美洲）发病率更高[63]。诊断通常基于临床病史和钡餐食管造影显示典型的"鸟喙"样表现，可通过食管测压以明确诊断[64]。

妊娠结局一般是良好的，主要取决于是否有能力将因失弛缓症引起的母体营养不良降至最低[64]。

有趣的是，早孕可能掩盖失弛缓症症状，因为孕激素介导的食管下括约肌松弛可以缓解失弛缓症的主要症状。然而，随着妊娠的进展和腹腔内压的升高，症状往往会明显恶化[63]。

贲门失弛缓症的治疗选择包括药物治疗、球囊扩张、括约肌肉毒杆菌毒素注射或手术切开术。药物治疗通常是钙通道阻滞药或长效硝酸盐，这两种药物都可用于妊娠期，通常被认为是安全的，尽管不良反应（头痛）可能是明显的，并且缓解通常只是暂时的。通常来讲球囊扩张至少在治疗初期是有效的，尽管超过 50% 的病例需要重复扩张。然而，如果必须避免其他治疗，这些治疗方法足以控制妊娠期间的症状[63]。

肉毒杆菌毒素可在内镜下向食管下括约肌注射，通过内镜对抗失弛缓症中常见的肌群收缩[65]。作为一种大分子，毒素不会进入体循环或进入胎盘，动物和人体试验数据表明，在有意或无意给药后的安全性普遍令人放心。然而，由于在妊娠期间使用肉毒杆菌毒素的数据主要限于病例报道，而且它仅对 40% 的贲门失弛缓症病例有效，因此应首先考虑其他选择[66]。

贲门失弛缓症的最佳治疗方式包括括约肌切开术，通常同时行 Nissen 胃底折叠术以减少术后反流。没有妊娠期间进行这项手术的报道。在一个病例报道中，当在产后进行时，它与后续妊娠中发生的自发性膈肌破裂有关[67]。因此，目前不推荐在妊娠期间行手术治疗。

（七）乳糜泻

乳糜泻，也被称为非热带口炎性腹泻或谷蛋白敏感型肠病，涉及小肠的炎症并由此导致的吸收不良[68]。乳糜泻与疱疹样皮炎、唐氏综合征、特纳综合征、选择性 IgA 缺乏症、1 型糖尿病、甲状腺疾病、炎症性肠病和萎缩性舌炎相关[69]。

患者典型表现为腹泻、体重减轻和肠胃胀气。实验室化验可显示缺铁性贫血和维生素 D、维生素 K 缺乏症。对于乳糜泻的诊断，那些有高概率（超过 5%）患病的人应该按照金标准进行处理，即在进食含有谷蛋白饮食的同时进行上消化道内镜检查和活检。内镜下黏膜可出现萎缩、皱襞消失，呈贝壳样，可见裂隙或结节（图 53-4）。对于乳糜泻患病概率低的患者，建议进行组织转谷氨酰胺酶抗体 IgA（TTGA IgA）和总 IgA 水平的血清学检测作为初步评估。

治疗方法是从饮食中去除谷蛋白，包括小麦、黑麦和大麦。可以通过检测血清抗麦胶蛋白 IgA 和组织转谷氨酰胺酶 IgA 水平监测患者反应，这可以在开始无谷蛋白饮食后 3～12 个月恢复正常。当开始无谷蛋白饮食时，女性可能会感到一些乳房胀痛，但她们可以放心，随着时间的推移这种情况会改善。

大量研究表明，乳糜泻与月经和生育问题有关。未被诊断和治疗的乳糜泻患者可能有较晚的初潮、继发性闭经、早绝经和生育能力下降[70-74]。乳糜泻未经治疗的女性发生自然流产和宫内生长受限的概率更高[70, 72-75]。乳糜泻的治疗确实改善了这些结局，因此乳糜泻的诊断，尤其是亚临床疾病，可对生殖能力产生深远的影响。也有报道称，在乳糜泻未经治疗的男性中，发现精子形态和运动异常，以及高水平的血清睾酮和高浓度的黄体生成素[76, 77]。

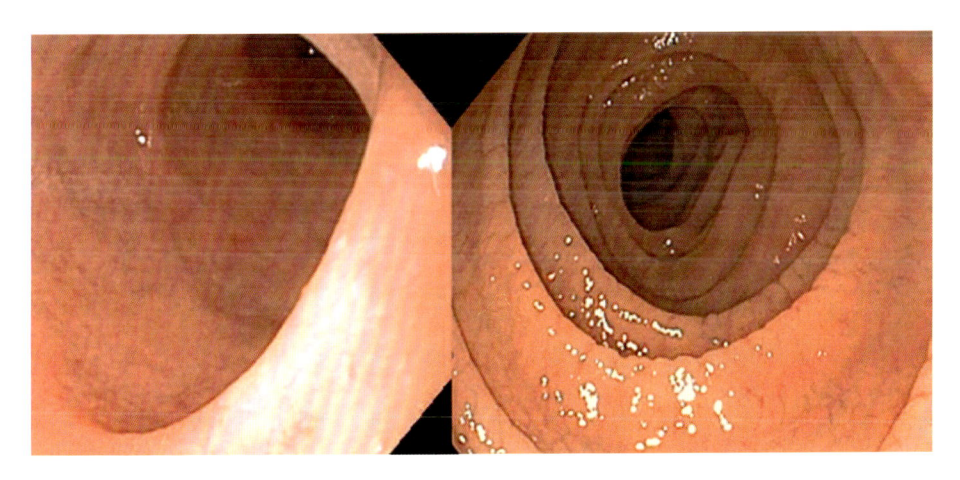

◀ 图 53-4 小肠黏膜萎缩（左）和贝壳样改变（右）是乳糜泻的特征

图片由 Shirley Paski, MD 提供

四、妊娠期下消化道疾病

（一）阑尾炎

急性阑尾炎是妊娠期间最常见的非产科外科急诊，发病率约为 1 例 /1000 次妊娠[11, 78]。阑尾梗阻（通常由阑尾结石引起）是主要的病因，但也可能与淤积和其他因素有关。在典型的临床表现中，由于继发于阑尾梗阻的阑尾腔扩张，患者最初会经历局限于脐周的疼痛，然后转移为聚焦于病灶的、严重的躯体疼痛。

然而，在妊娠期间许多患者表现出不典型症状。妊娠后期子宫增大使阑尾移位，这可使腹痛和压痛最重的点移至麦氏点上侧、外侧，但右下腹仍是最常见的位置[79]。直肠或盆腔压痛可能发生在孕早期，但在妊娠后期不常见，因为阑尾已从其盆腔位置转移。足月时，阑尾通常位于髂嵴上方 4.5cm 处[80]。其他临床表现包括厌食、恶心、呕吐、发热、心动过速和腹部压痛。由于腹壁松弛、前腹壁因子宫增大而抬高并远离发炎的阑尾，因此，据按和反跳痛是孕晚期腹膜炎不确切的征象[11]。患者的白细胞分类中可能有明显的白细胞增多和中性粒细胞增多[81]。

当疑诊阑尾炎但常规的实验室化验结果仍不能确诊时，放射性影像学检查可以减少阴性阑尾切除术的发生率。鉴于妊娠期患者阑尾切除术阴性率一直较高，为 12%~36%，必要的影像学检查尤为重要[82, 83]。阴性阑尾切除术同样也有很高的致病率，其造成的流产率与未穿孔的阑尾炎术后的流产率相当[83]。

虽然计算机断层扫描因其诊断准确性高而成为非妊娠患者首选的影像学检查，但为了避免胎儿辐射暴露，超声通常是妊娠期间首选的影像学检查。在一篇综述中，超声诊断成人或青少年阑尾炎的敏感性为 86%，特异性为 81%；但在妊娠的成人中，其敏感性可能较低[84]。超声诊断结果包括阑尾壁增厚、阑尾周围积液，以及一个不可压缩的、直径 6mm 或更大、一端封闭另一端开放的管状结构。超声检查也可以帮助排除其他病变，如附件肿块。

如果在超声检查中看不到阑尾，就不能排除阑尾炎。如果腹部超声仍不能明确，妊娠期患者下一项合适的检查是 MRI[85]。一项关于 MRI 诊断妊娠期急性阑尾炎最大的研究在多个机构纳入 709 名女性。研究人员提及 9 名患者（9.3%）的阳性发现，并得出结论：MRI 具有 96.8% 的敏感性，99.2% 的特异性，99% 的准确性，92.4% 的阳性预测值，99.7% 的阴性预测值[86]。这些发现与先前的 Meta 分析相似，MRI 对妊娠患者的敏感性为 94%，特异性为 97%[87]。在超声未确诊的情况下，MRI 检查也被证明是具有成本效益的[88]。

当无法进行 MRI 检查或等待 MRI 检查将严重延误诊断时，可以进行 CT 检查。通过适当的参数调整，胎儿的辐射暴露可显著降低到 20mGy 以下，使其远低于建议的 50mGy 以避免严重的影响[89]。

妊娠期女性阑尾穿孔的发生率高达 40%，远高于非妊娠期患者[90]。这一高发生率归因于妊娠期间诊断的延误。妊娠期患者可能因以下原因而漏诊：①白细胞增多是急性阑尾炎的典型表现，但在妊娠期间会出现生理性白细胞增多；②恶心、呕吐是急性阑尾炎的常见症状，在妊娠期同样也很常见；③有时腹痛的位置不典型[81]。

在非妊娠期成人无并发症的阑尾炎中，以抗生素治疗为主的非手术治疗的应用越来越多[91]。关于妊娠期抗生素治疗的数据仅包括小样本的观察性病例系列，结果是多样的[92, 93]。考虑到 MRI 在妊娠期是否能鉴别出真正的无并发症的阑尾炎尚不确定，并且阑尾炎穿孔的漏诊可能导致严重的母胎并发症，目前不推荐在妊娠期患者中进行非手术治疗。

阑尾切除术仍是妊娠期阑尾炎的首选治疗方案，应在静脉补液和纠正电解质紊乱后立即进行。抗生素治疗通常用于无并发症的阑尾炎，而对于阑尾炎合并穿孔、脓肿或腹膜炎是必需的。青霉素、头孢菌素和甲硝唑是常用的药物，这些药物在妊娠期间都被认为是安全的。妊娠期禁用喹诺酮类药物。

妊娠期间进行阑尾切除术时，腹腔镜还是经腹手术是有争议的。2012 年进行的一项系统性综述和 Meta 分析的结果表明，与经腹手术相比，腹腔镜阑尾切除术可能与更高的胎儿流产率相关[94]。然而，这是基于低质量证据（比较不同研究的结果）得出的结论[95]。考虑到该研究的局限性，外科医生应该根据经验及其对任何一种手术的掌握程度来决定。

（二）炎症性肠病

1. 病因学

炎症性肠病包括溃疡性结肠炎（ulcerative colitis,

UC）和克罗恩病（Crohn disease，CD）。在美国 IBD 的发病率约为 2‰，发病高峰在 15—40 岁 [96, 97]。尽管 IBD 在高加索人和犹太人中更为常见，但随着美国城市化进程的推进，非白种人及非洲、亚洲和南美洲的一些新兴工业化国家的 IBD 发病率正在上升 [98-102]。确切的病因目前尚不清楚，但 IBD 是一种由遗传、环境和微生物群相互作用而引起的免疫反应失调 [103]。母乳喂养可能具有保护作用 [104]。

2. 临床表现

溃疡性结肠炎患者以急性起病的血性腹泻、黏液泻和里急后重为典型表现（图 53-5）。结肠镜检查显示炎症始于直肠并向近端延伸，病变局限于结肠壁的黏膜层。治疗方法从较轻病例的 5- 氨基水杨酸到中 - 重度病例的免疫调节剂（6- 巯基嘌呤或硫唑嘌呤）和生物制剂。皮质醇激素仅用于病情复燃，不用于长期维持治疗。溃疡性结肠炎增加了结肠癌的患病风险，需要频繁的结肠镜检查。溃疡性结肠炎患者可能需要行经腹全结肠切除术和回肠储袋肛管吻合术（ileal pouch anal anastomosis，IPAA）或"J-pouch"术，该术式需要分阶段手术，最终切除结肠和直肠，回肠牵拉至盆腔并重塑为 J 形在体内作为新的直肠发挥作用。由于此手术需要广泛的盆腔解剖，将会造成生育力下降。中毒性巨结肠是溃疡性结肠炎严重的并发症，也需要紧急手术治疗。

相比之下，克罗恩病可发生在消化道从口腔到肛门的各处，最常见的部位是回肠末端。患者通常表现为起病较慢的非血性或血性腹泻、腹痛、体重减轻和吸收不良的表现，如贫血或各种维生素缺乏。内镜检查经常显示跳跃性病变，直肠相对正常，以及鹅卵石样改变和最常侵犯回肠末端的炎症（图 53-6）。

由于克罗恩病是一种可累及肠壁全层的贯穿性病变过程，因此可发生脓肿、瘘和狭窄等并发症。为了预防这些通常需要手术治疗的并发症，生物制剂和免疫调节剂是首选的治疗方法。

与溃疡性结肠炎相同，皮质醇激素只用于缓解疾病复燃，而不是维持治疗。由于克罗恩病很可能复发，一般来说，优先选择药物治疗而非手术治疗。如果克罗恩病侵犯结肠范围很大，也可能增加结肠癌的风险。

克罗恩病与溃疡性结肠炎都可能累及肠外多个器官系统，如皮肤表现（结节性红斑、坏疽性脓皮症）、关节（肠病性关节炎、强直性脊柱炎、骶髂关节炎）、眼睛（前葡萄膜炎、巩膜外层炎）和肝脏（原发性硬化性胆管炎）等。

值得注意的是，克罗恩病也可能发生于外阴，患病的女性通常有线样阴道或外阴皲裂，被描述为"刀割样"改变（表 53-1）。

3. 诊断

无论是溃疡性结肠炎还是克罗恩病，炎症性肠病的诊断基于临床表现，支持性的实验室炎症指标（如红细胞沉降率、C 反应蛋白或粪便钙卫蛋白），内镜或结肠镜下典型特征，活检揭示有慢性炎症改变。

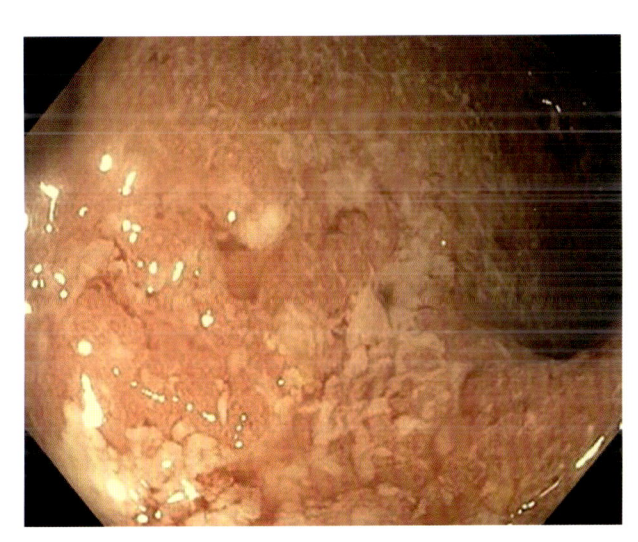

▲ 图 53-5　伴自发性出血的重度溃疡性结肠炎
图片由 Nirupama Bonthala，MD 提供

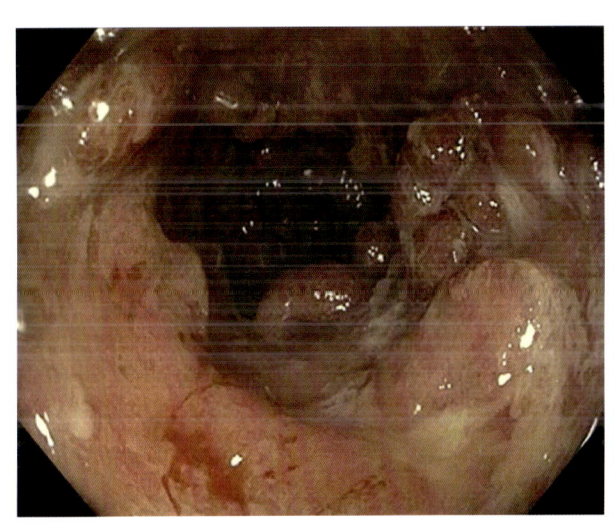

▲ 图 53-6　结肠鹅卵石样改变的重度克罗恩病
图片由 Nirupama Bonthala，MD 提供

表 53-1　溃疡性结肠炎与克罗恩病

症状体征	溃疡性结肠炎	克罗恩病
血性腹泻，黏液便，里急后重感	有	有时
吸收不良，体重减轻	罕见	常见
消化道受累部位	结肠	全消化道
病变深度	仅限于黏膜层	全层
直肠侵犯	有	相对较轻
内镜所见	连续性病变	跳跃性病变，鹅卵石样改变
肉芽肿	无	有
脓肿	无	有
狭窄	无	有
瘘管	无	有
外阴阴道受累	无	有
结肠癌风险	有	若结肠受累则有
肛周疾病	无	有

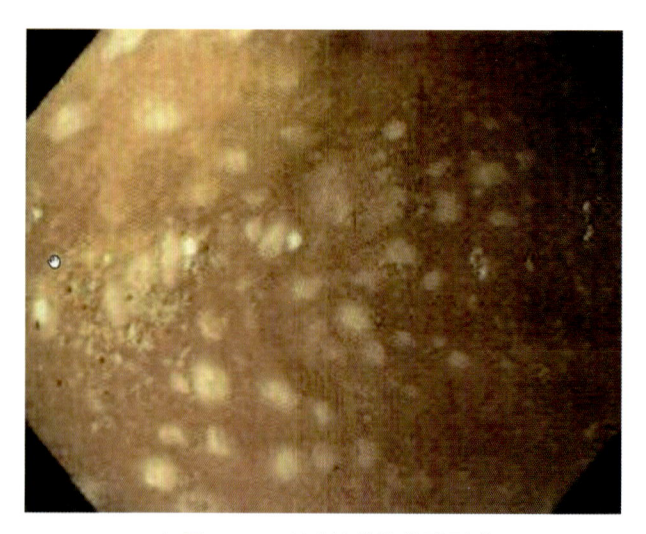

▲ 图 53-7　艰难梭菌伴伪膜形成
图片由 Nirupama Bonthala，MD 提供

> 框 53-2　妊娠前注意事项
> - 与产科医生、消化科医生、母胎医学专家、保健医生组建治疗团队
> - 更新健康体检，如有必要，包括结肠镜检查监测（如有需要）
> - 实验室化验，包括全血细胞计数、铁含量、维生素 D、叶酸、维生素 B_{12}、基线粪便钙卫蛋白水平
> - 调整治疗方案，停止不宜用于妊娠期的药物［甲氨蝶呤，美沙拉嗪缓释剂（Asacol HD），糖皮质激素］，停止使用糖皮质激素以达到无激素治疗下的缓解
> - 确保炎症性肠病缓解（如有需要可进行结肠镜检查）
> - 医患间保持信息畅通

虽然妊娠期红细胞沉降率和 C 反应蛋白生理性升高，但粪便钙卫蛋白在妊娠期间并不升高，因此这可能是一个很好的监测指标[105]。在所有炎症性肠病复燃的患者中，应排除包括艰难梭菌在内的消化道感染（图 53-7）。

值得注意的是，药物干预（特别是皮质醇激素）可能会在数天到数周内使患者的症状迅速改善。然而，炎症性肠病缓解的确切定义和治疗目标是黏膜愈合，这可能需要 6 个月或更长时间。也可能出现分离现象，患者感觉症状好转，但仍有严重的炎症。因此，对这些患者来说标准的治疗方案是，在开始新的治疗 6~8 个月后再次进行消化内镜检查以证实病变缓解，如果没有达到缓解，则相应地调整治疗。有妊娠意愿的炎症性肠病女性应该再次完成结肠镜检查以确定内镜下缓解，这样可能会获得最有利的妊娠结局（框 53-2）。

4. 生育力与外科手术

内镜证实病情缓解且未接受手术治疗的炎症性肠病患者与健康的同龄人相比，生育能力没有显著下降[106]。对于活动性克罗恩病的女性，可能由于输卵管和卵巢的炎症导致生育能力下降[107]。一项研究表明，年龄大于 30 岁的女性克罗恩病患者，其抗米勒管激素水平与年龄有负相关性，但这对生育能力的影响尚不清楚[108]。如果一名女性的男性伴侣服用柳氮磺吡啶或甲氨蝶呤治疗（这两种药物都会影响精子数量、形态和活力并导致男性生育能力下降），那么这对夫妻的受孕能力可能会下降[106]。

然而，盆腔手术的确对生育力有负面影响。接受 IPAA 或复原性直肠结肠切除术的女性不孕率从术前的 12% 增加到术后的 26%，可能是由于去除了盆腔黏附因子造成的输卵管功能障碍[109]。令人放心的是，IPAA 术后女性可通过体外受精解决输卵管性不孕，最终达到与未接受IPAA手术的溃疡性结肠炎患者或未患炎症性肠病女性相同的活产率[110]。解决这个问题的另一种方法是考虑推迟完成IPAA手术直到完成生育。例如，在考虑结肠切除术时受孕的患者，或者如果女性患者计划妊娠并希望避免盆腔清扫，但仍需行结肠切除术时，患者可先完成IPAA手术的第一阶段，包括结肠次全切除术和回肠末端造口术，术后分娩和（或）继续计划妊娠，然后完成IPAA的后续手术（第二阶段：全直肠切除术和J型储袋；第三阶段：回肠造口还纳）。

5. 妊娠与炎症性肠病的相互影响

通常来讲，在受孕时患有活动性疾病的女性在妊娠期间病情会持续或恶化[111, 112]。IBD患者的不良妊娠结局可能包括流产、死产、早产和低出生体重儿的风险增加，其中疾病最活跃者的风险最高，这再次强调了充分控制疾病的必要性[112-116]。先天性畸形的风险似乎没有增加[112, 114-116]。

6. 妊娠前咨询

炎症性肠病患者的妊娠前咨询已经被证明可以通过增加患者的药物依从性和减少IBD复发来改善母胎结局[117]。具有一个信息通畅的治疗团队是至关重要的。我们建议，即使是那些病情不活跃的患者也应咨询母胎医学专家，因为即使是病情缓解的患者，不良结局和疾病复燃的风险也会有所增加[118]。他们还应该详细讨论目前药物的风险，以及停用这些药物的风险，从而讨论疾病控制不满意的概率，这些内容很少被讨论。我们建议确保她们的健康体检是最新的，包括结肠镜检查发现异常增生、骨密度测试和（或）其他必要的检查。患者还应该完成实验室化验、粪便钙卫蛋白、近期的结肠镜检查以确认病情缓解。如果她们正在使用皮质醇激素、甲氨蝶呤或美沙拉嗪（Asacol HD），停止使用皮质醇激素并调整为其他可维持病情缓解的药物。在受妊娠前，患者应与治疗团队（包括妇产科医生、消化科医生、母胎医学专家和保健医生）会晤，协调并制订一个患者理解并同意的妊娠期和产后用药和分娩计划。

最近美国胃肠病学会IBD亲子项目工作组与美国母胎医学会联合发布了一项临床路径，详细介绍了炎症性肠病患者在整个妊娠期间的治疗建议（http://www.ibdparenthoodproject.gastro.org/）。

7. 药物治疗（表53-2）

(1) 5-氨基水杨酸和柳氮磺吡啶：这些药物主要用于轻度至中度溃疡性结肠炎，较少用于克罗恩病[119]。它们的风险较低，在妊娠期间可以继续使用，无须调整剂量。一个可能的例外是缓释美沙拉嗪（商品名Asacol HD），它有一层邻苯二甲酸二丁酯（dibutyl pthalate，DBP）涂层。在小鼠实验中，尽管使用剂量较高，但已显示出致畸性。既然有许多可替代的备选药物，应考虑在妊娠前替换为另一种药物。服用柳氮磺吡啶的女性应每天补充2mg叶酸[120]。对于哺乳期女性，已有报道一些罕见的可逆性婴儿腹泻病例，但总的来说，这些药物在母乳中排泄很少，并且可以与母乳喂养兼容[119]。

(2) 免疫调制剂：巯基嘌呤类药物包括硫唑嘌呤和6-巯基嘌呤，主要用于中度溃疡性结肠炎和克罗恩病的维持治疗，或单独使用，或与其他药物（包括生物制剂）联合使用。妊娠期间使用巯基嘌呤类药物与先天性异常风险增加无关，一些关于早产有矛盾的数据可能是因疾病活动的严重程度而混淆的。建议妊娠期继续巯基嘌呤类药物单药治疗。联合抗肿瘤坏死因子治疗的妊娠期女性，如果内镜检查发现谷浓度的生物制剂足够将病情控制于深度缓解状态，可以在个案分析的原则下允许患者停用巯基嘌呤类药物[121, 122]。由于巯基嘌呤起效时间较慢，需要数周到数月的时间，因此不能用于妊娠期间复燃的治疗[123]。巯基嘌呤可以穿过胎盘，可能导致新生儿轻度贫血[123]。乳汁中分泌低水平的巯基嘌呤，在给药后的前4h内浓度最高，然而这类药物与母乳喂养是兼容的[119]。

甲氨蝶呤主要用于克罗恩病，并是妊娠期禁忌，因为它是一种致流产药物，并与胎儿畸形有关[124]。我们建议停止甲氨蝶呤治疗后推迟妊娠至少3个月，理想情况下6个月。母乳喂养也是禁忌的，因为人类中安全性数据是有限的。

托法替尼是一种口服Janus激酶抑制药，是一种批准用于溃疡性结肠炎治疗的新药，人类数据非常有限，但动物试验已经证明了其致畸性[119, 125]。目前尚不清楚是否分泌到母乳中。

环孢素通常不用于炎症性肠病，除了在手术治疗可能是唯一选择时作为重度溃疡性结肠炎的挽救性治疗。该药对妊娠期IBD患者影响的数据有限，但来自移植患者的数据显示，早产、低出生体重、小于胎龄儿、母体高血压、先兆子痫和妊娠糖尿病的发生率增加[126]。母乳中的环孢素水平变化相当大，接受标准剂量治疗的女性患者的婴儿，其血清药物水平也在无法检测到相对的"治疗"剂量之间，因此可以考虑监测婴儿血清药物水平[127]。

(3) 生物制剂：抗肿瘤坏死因子制剂用于诱导和维持治疗，包括治疗克罗恩病和溃疡性结肠炎的英夫利昔单抗和阿达木单抗，以及治疗克罗恩病的赛妥珠单抗和治疗溃疡性结肠炎的戈利木单抗。前瞻性注册研究PIANO、系统回顾和Meta分析的数据没有显示先天性异常或不良妊娠结局的增加[120, 128, 129]。

经胎盘转运抗肿瘤坏死因子药物是通过新生儿Fc受体进行的，药物转移量最多的时期是在孕晚期。为尽量减少这种暴露，欧洲和加拿大对最后一次生物制剂治疗时间的共识是不同的。在美国，表53-2列出了在标准的给药方案下，生物制剂最后一次给药时间的建议[120]。建议在子宫内接触抗肿瘤坏死因子制剂的婴儿至少6个月不要接种活病毒疫苗[130]。赛妥珠单抗是一个例外，它没有Fc段，因此不能穿过胎盘，所以在妊娠期不需要任何剂量调整，而且也不必在婴儿时期避免接种活病毒疫苗[130]。

新型药物包括抗整合素制剂（那他珠单抗和维多珠单抗）和优特克单抗（一种针对IL-12/23的生物制剂）。对于所有这些新型药物，数据是有限的，但从炎症性肠病和其他注册研究来看，似乎没有增加先天性畸形或不良妊娠结局的风险[131]。经胎盘转运确实存在，类似于早期的抗肿瘤坏死因子制剂，发生于标准剂量治疗下缓解的患者。孕晚期最后一次给药的时间见表53-2[120, 132]。母乳喂养与所有这些生物制剂是兼容的，因为它们在母乳中的含量很低或无法检测到[120, 133]。

(4) 类固醇激素：泼尼松是炎症性肠病复燃且其他治疗效果不佳时最常用的类固醇激素。如有必要，泼尼松可用于缓解症状，但不应用于维持治疗。考虑到泼尼松常见的不良反应资料，包括较早的研究显示轻微增加腭裂的风险，口服泼尼松在妊娠期间应谨慎使用。针对炎症性肠病，前瞻性注册研究PIANO的数据显示，接触类固醇激素的女性所生的婴儿有较高的早产率和低出生体重率，孕妇有较高的妊娠糖尿病患病率[134]。然而如果患者需要类固醇治疗，就意味着她们的疾病没有得到完全控制，这本身就是不良结局的一个风险因素，因此这一点也可能影响这些结论。尽管泼尼松以低水平排泄到母乳中，但普遍的共识是利大于弊[120]。

布地奈德是一种较新的口服药物，是一种局部作用的非全身性皮质类固醇，首过效应代谢量较大（高达90%），因此减少了传统糖皮质激素不良反应的发生率。它通常用于较轻的疾病，起效时间较缓慢，约1周以上。尽管数据有限，但布地奈德在妊娠期的风险似乎很低，迄今为止没有发现会增加唇腭裂畸形或母体糖尿病的风险。然而，与泼尼松一样，它不应用于维持治疗。尽管布地奈德低水平地排泄到母乳中，但普遍认为利大于弊[120]。

(5) 抗生素：炎症性肠病中最常用的两种抗生素是环丙沙星和甲硝唑，用于治疗肛周克罗恩病或"结肠袋炎"，即J-pouch或IPAA的炎症[130]。

在关于环丙沙星的一项Meta分析中，动物试验中的骨骼肌肉和软骨发育缺陷并没有在人类中增加[120]。环丙沙星会被排泄到母乳中，一些报道称，服用环丙沙星的母亲母乳喂养的婴儿会出现腹泻和念珠菌病，从理论上讲，服药后延迟3～4h喂养可减少腹泻和念珠菌病的发生率[120]。妊娠期和哺乳期间短期使用环丙沙星的风险可能是低的。

妊娠期短期使用甲硝唑的风险似乎很低[130]。然而，在哺乳期间口服甲硝唑，会有药物排泄进入母乳。此外，动物试验表明，它在细菌中具有致癌性和致突变性。关于在炎症性肠病中使用甲硝唑的共识指出，在单次口服甲硝唑后12～24h内避免母乳喂养[130]。

8. 分娩方式

多项研究表明，炎症性肠病患者的剖宫产率高于普通人群[135, 136]。然而，阴道分娩的唯一绝对禁忌证是活动性肛周疾病伴直肠受累的克罗恩病[130]。在接受IPAA手术并恢复良好的女性中，最近的研究显示阴道分娩后储袋功能没有恶化，因此这类患者可以个性化选择分娩方式[135]。对于炎症性肠病女性阴道分娩的担忧是，直观地认为会阴裂伤造成的不良结局会增加，尤其是三度或四度裂伤，但迄今为止这还没有被明确证实[136, 137]。有回肠造口或结肠造口的女性也可以尝试阴道分娩[107, 138]。因此，绝大多数患有炎症性肠病的女性可以尝试阴道分娩，剖宫产

第53章 妊娠期胃肠道疾病
Gastrointestinal Diseases in Pregnancy

表 53-2 炎症性肠病治疗药物总结

药 物	主要治疗疾病（UC/CD/两者兼治）	妊娠期安全性	推荐剂量[a]	母乳中浓度	母乳喂养建议
氨基水杨酸					
美沙拉嗪（多种剂型）（口服、栓剂、灌肠剂）	UC（一种剂型为轻度克罗恩病设计）	大多数剂型低风险 可能除外缓释美沙拉嗪，邻苯二甲酸二甲酯涂层在小鼠中具有致畸性	继续妊娠前剂量 Asacol HD 考虑更换为其他剂型	分泌量极少 很少造成婴儿腹泻	可母乳喂养
柳氮磺吡啶（口服）	UC	低风险	继续妊娠前剂量 叶酸 2mg/d		可母乳喂养
巴柳氮（口服）	UC	低风险	继续妊娠前剂量		可母乳喂养
免疫调节剂					
硫嘌呤类（硫唑嘌呤、6-巯基嘌呤）（口服）	兼治	单药治疗低风险，联合治疗增加婴儿感染风险	单药治疗可继续 个别患者中制订个体化双药治疗方案以延长缓解期	低水平	可母乳喂养
甲氨蝶呤（口服、注射剂）	CD	禁忌；致畸性、致流产性	停药后推迟受孕至少 3 个月	可能是低水平	理论上禁忌
托法替尼（口服）	UC	人类数据有限 动物试验证实致畸性	人类数据有限	未知	无人类数据
环孢素（口服、静脉）	UC	数据有限，可能有早产、低出生体重儿风险	很少使用，特殊情况下用于重度病例的挽救性治疗	多变	可能与母乳喂养兼容，考虑监测婴儿血药浓度
生物制剂					
英夫利昔单抗（根据体重调整剂量的静脉注射剂）	兼治	单药治疗低风险	妊娠期继续用药直到分娩前 8~10 周 妊娠期根据妊娠前体重计算剂量	低水平	可母乳喂养
阿达木单抗（注射剂）	兼治	单药治疗低风险	妊娠期继续用药直到分娩前 8~10 周	低水平	可母乳喂养
赛妥珠单抗（注射剂）	CD	不穿过胎盘，单药治疗低风险	不需要调整	低水平或检测不到	可母乳喂养

1101

(续表)

药　物	主要治疗疾病（UC/CD/两者兼治）	妊娠期安全性	推荐剂量[a]	母乳中浓度	母乳喂养建议
戈利木单抗（注射剂）	UC	单药治疗低风险	妊娠期继续用药直到分娩前4~6周	低水平或检测不到	可母乳喂养
那他珠单抗（静脉给药）	CD 多发性硬化	单药治疗低风险与 PML 相关	不常使用 妊娠期继续用药直到分娩前4~6周	低水平或检测不到	可母乳喂养
优特克单抗（首剂静脉给药，后续注射）	兼治	单药治疗低风险但数据有限	妊娠期继续用药直到分娩前8~10周	低水平或检测不到	可母乳喂养
维多珠单抗（静脉给药）	兼治	单药治疗低风险但数据有限	妊娠期继续用药直到分娩前8~10周	低水平	可母乳喂养
甾体类激素					
布地奈德（口服、直肠泡腾剂）	兼治	低风险	标准剂量	低水平	可母乳喂养
泼尼松（口服、静脉、栓剂、灌肠剂）	兼治	中等风险，妊娠糖尿病、早产、小于胎龄儿	如有必要，严密监测母胎状况下使用	低水平	可母乳喂养
抗生素					
环丙沙星	肛周 CD 结肠袋炎	短期使用的风险可能很小	如有必要仅限短期使用	母乳中有分泌，可导致腹泻和念珠菌病	可母乳喂养，给药后延迟 3~4h 喂养
甲硝唑	肛周 CD 结肠袋炎	短期使用的风险可能很小	如有必要仅限短期使用	母乳中有分泌，可能有诱变性	避免母乳喂养

a. 假设标准时间间隔，标准剂量给药

CD. 克罗恩病；DBP. 邻苯二甲酸二甲酯；PML. 进行性多灶性白质脑病；UC. 溃疡性结肠炎

指征通常与产科指征相同。

（三）肠易激综合征

肠易激综合征（irritable bowel syndrome，IBS）是最常见的消化道功能性疾病，它以慢性腹痛和排便习惯改变为特征，在美国，转诊到胃肠病专科的患者中该病占高达 50% 的比例。女性患病率为 14%，常与其他疾病相关，如纤维肌痛、慢性疲劳综合征、慢性盆腔痛、胃食管反流、抑郁和焦虑[139]。发病机制尚不完全清楚，但可能是多因素的。一些肠易激综合征患者可有排便习惯改变，如频率增加、节律异常或管腔收缩异常、转运时间异常，而另一些患者有内脏传入神经过度敏感[140, 141]。有一部分患者似乎是在急性腹泻后患上这种疾病的，这被称为感染后肠易激综合征[142]。

肠易激综合征的诊断是临床诊断，并需排除其他疾病，如炎症性肠病、乳糜泻、显微镜下结肠炎、小肠细菌过度生长（small intestinal bacterial overgrowth，SIBO）或结肠癌。最常见的诊断是根据罗马Ⅳ标准，定义为复发性腹痛，在过去 3 个月内平均每周至少 1 天。疼痛本身可能具有以下两种或两种以上的特征：①与排便有关；②与排便频率的变化有关；③与大便形态（外观）的变化有关[143]。

根据患者在消化道异常运动时的主要排便习惯，采用布里斯托大便分类法（图 53-8）将患者归类于四种肠易激综合征亚型（表 53-3）。应询问详细的家族史，并进行全面的体格检查，以排除其他疾病。尽管细胞致死膨胀毒素 B 抗体和黏着斑蛋白作为腹泻型肠易激综合征的可能标志物正在进展中，但到目前为止，还没有确切的实验室化验指标。大多数疑诊肠易激综合征的患者不需要结肠镜检查，除非她们达到常规筛查年龄。然而，如果患者有任何高危特征（框 53-3），应根据需要进行结肠镜检查和影像学检查[145]。

与炎症性肠病不同，关于肠易激综合征和妊娠的研究很少。一项前瞻性队列对 104 名妊娠期患者的整个妊娠期进行随访，其中 44% 符合肠易激综合征的罗马Ⅲ诊断标准[146]。然而，在他们的设计中仅有 16 名患者在妊娠前诊断肠易激综合征，因此是否有患者未明确诊断、在妊娠的影响下干扰诊断或这些原因的共存，这些情况并不明确。在很大程度上，

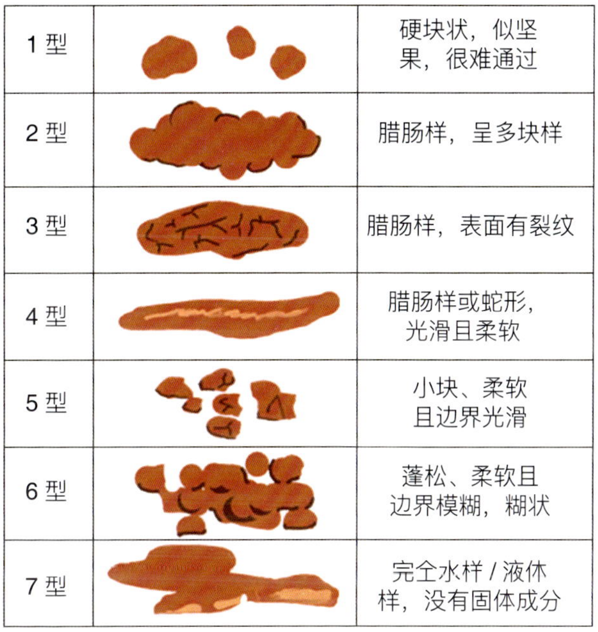

型		描述
1 型		硬块状，似坚果，很难通过
2 型		腊肠样，呈多块样
3 型		腊肠样，表面有裂纹
4 型		腊肠样或蛇形，光滑且柔软
5 型		小块、柔软且边界光滑
6 型		蓬松、柔软且边界模糊，糊状
7 型		完全水样 / 液体样，没有固体成分

▲ 图 53-8 布里斯托大便分类法
图片由 Emiliano Cerna-Rios 提供

表 53-3 肠易激综合征亚型

亚型	描述	布里斯托分型
便秘型	排便异常，以便秘为主	1 型和 2 型
腹泻型	排便异常，以腹泻为主	6 型和 7 型
混合型	便秘和腹泻共存，并且两者存在时间都超过 25%	
未分类型	符合肠易激综合征诊断但无法确切归入其他亚型	

根据患者报告的异常排便模式和持续时间，采用布里斯托大便分类法（图 53-8）判断肠易激综合征亚型

人们推测妊娠期间肠易激综合征是相当平缓的。然而，一项针对 10 万名妊娠前诊断为肠易激综合征的女性的数据库研究发现，流产和异位妊娠的风险增加[147]。这种相关性是在控制了患者年龄、吸烟或母体合并症后发现的，但作者无法评估肠易激综合征的亚型和严重程度，以及患者所使用的非处方药。在这一领域还需要进一步的研究，以确定如何最好地就妊娠结局向肠易激综合征患者提供咨询。

随着许多新型的药物的加入，肠易激综合征的治疗选择已经迅速扩大。轻度和间歇性症状患者的

框 53-3　美国胃肠病协会肠易激综合征的高危特征
如果存在以下任何特征，考虑进一步评估： • 首次出现症状年龄大于 50 岁 • 重度持续性腹泻 • 夜间腹泻 • 无意识的体重减轻 • 直肠出血或黑便 • 实验室化验异常（缺铁性贫血、C 反应蛋白升高或粪便钙卫蛋白升高） • 有炎症性肠病或结直肠癌家族史

框 53-4　轻度或间歇性肠易激综合征的治疗
• 进行 20～60min 中等强度的运动，频率为 3～5 天 / 周 • 避免产气食物（豆类、洋葱、芹菜、西柚干、香蕉、面包圈、椒盐饼干、胡萝卜、球芽甘蓝） • 低 FODMAP 饮食 • 考虑尝试一段时间的无乳糖或无谷蛋白饮食 • 避免酒精和咖啡因 • 车前草纤维，1/2～1 汤匙（用于便秘型肠易激综合征）

FODMAP. 低发酵性寡糖、二糖、单糖和多元醇

主要治疗方法包括改变生活方式，增加体力运动和调整饮食（框 53-4）。一般应建议患者避免食用产气的食物，并建议采用更严格的低发酵性寡糖、二糖、单糖和多元醇（fermentable oligo-，di-and monosaccharides and polyols，FODMAP）饮食。对于肠易激综合征和便秘患者，可以开始使用车前草。在仍有一些残留症状的特定病例中，可以考虑无乳糖或无谷蛋白试验。对于中度至重度症状或生活方式改变和饮食调整效果欠佳的患者，可根据肠易激综合征亚型增加药物治疗（表 53-4）。

（四）痔疮

痔疮在妊娠期间很常见，特别是在孕晚期或分娩后即刻，估计发病率高达 35%[148]。妊娠期间的影响因素包括排便时的张力增加，静脉扩张和充血，以及静脉淤滞。痔疮的特征是临床三联征：鲜血便，粪便表面的血迹（而不是与粪便混合），以及便后出血（最常见的是在厕纸上）。其他临床表现包括肛门直肠不适感、瘙痒，或脱垂、血栓形成、痔疮嵌顿相关的疼痛。可通过病史、视诊检查和直肠指诊进行诊断。内镜检查的指征很少[149]。患痔疮风险增加的因素包括自然分娩和阴道助娩时应力时间延长、第二产程延长、阴道助娩、出生体重增加、妊娠 40 周后分娩[150,151]。

妊娠期和产后痔疮的治疗以保守为主，以控制症状为主要目标。对大多数女性来说，这种疾病会在分娩后几周到几个月内自行消退。预防痔疮的关键是避免便秘，这可能很难实现，因为妊娠期间的激素变化导致肠道转运时间减少。改用缓释的口服铁剂可以帮助缓解铁剂的便秘效应。应指导妊娠期和产后女性增加膳食纤维，食用新鲜水果和蔬菜，并补充充足的水分和增加日常锻炼。偶尔使用轻泻剂（如西梅汁或镁乳）对大多数患者有效。排便时将脚放在凳子上，以改变耻骨直肠肌的角度，粪便更容易排出。也可以推荐以麦麸或车前草的形式摄入额外的纤维逐渐改善排便情况，同时应提醒患者可能伴有腹胀或胀气的不良反应，可以通过逐步加量的方法减轻这些不良反应。一般来说，首选的是容量性轻泻剂，治疗失败的患者可以尝试刺激性轻泻剂。在妊娠期间使用矿物油有一些潜在的问题，因为它的反复使用与降低母亲对脂溶性维生素的吸收、新生儿凝血功能障碍和出血有关[152]。蓖麻油与子宫过早收缩有关，应避免使用。含磷苏打水和含镁的轻泻剂促进钠和水潴留，在妊娠期间并不理想。

对于肛门的刺激和疼痛，应用局部麻醉药、金缕梅按压和温水坐浴是非常有用的。对于更严重的病例，可以使用含有氢化可的松的抗炎药膏或栓剂。

对于疼痛严重或急性血栓性外痔，在妊娠期间使用局部麻醉可以安全地进行痔切除术。严重或难治性内痔的治疗方法包括套扎、注射、硬化治疗和凝固治疗。这些疗法在妊娠期间通常是安全有效的[153]。

（五）结肠癌

妊娠期结直肠癌相对少见，估计发病率在 1/50 000～1/13 000[154,155]。妊娠期结肠癌的临床表现和评估具有挑战性，因为其症状可能与痔疮或其他常见疾病和良性疾病相混淆，因此需要提高警惕。

2017 年一项针对妊娠期诊断结直肠癌进行的

表 53-4 中度 – 重度肠易激综合征的治疗

	药物	作用机制	妊娠期	哺乳期	备注
便秘型肠易激综合征	聚乙二醇 17g，每天 1 次，逐步加量至最大量 34g，每天 1 次	渗透性缓泻剂	通常利大于弊	通常利大于弊	
	鲁比前列酮 8μg，每天 2 次	氯离子通道激动药	未知	未知	
	利那洛肽 290μg，每天 1 次	鸟苷酸环化酶 C 激动药	未知	未知	
腹泻型肠易激综合征	洛哌丁胺 2mg，餐前 45min 服用	μ 阿片受体激动药	通常利大于弊	通常利大于弊	
	伊卢多啉 100mg，每天 3 次	μ 阿片受体激动药和 δ 阿片受体拮抗药	未知	未知	禁忌证：胆囊切除术、酗酒、肝病史、胆道疾病、胰腺炎
	考来烯胺	胆汁酸螯合剂	可能利大于弊	可能利大于弊	可能干扰母体维生素等药物的吸收
	阿洛司琼	5- 羟色胺拮抗药	未知	未知	并发缺血性结肠炎
腹部痉挛	双环维林 20mg，每天 4 次，按需服用	抗胆碱能	未知	利大于弊	
腹痛	阿米替林 10~25mg	三环类抗抑郁药	风险具有个体化差异	风险具有个体化差异	可穿过胎盘，可分泌到乳汁中
肠易激综合征伴腹胀	利福昔明 55mg，每天 3 次，服用 14 天	抗生素	未知	未知	

系统综述发现，119 例患者确诊时的中位年龄为 32 岁，作者指出发病年龄自 20 世纪 50 年代以来呈下降的趋势[156]。临床症状包括出血（47%）、腹痛（37.6%）、便秘（14.1%）、急性肠梗阻（9.4%）和穿孔（2.4%）。大约 48% 的患者在确诊时已有转移性病灶。大多数患者（64.7%）结直肠癌的患病风险没有增加。

直肠癌患者的中位生存期为 73 个月，结肠癌患者的中位生存期为 26 个月。与孕早期或孕晚期相比，孕中期诊断的患者生存率倾向于更低［中位生存期为 30 个月 vs. 36 个月 vs. 73 个月（孕中期 vs. 孕晚期 vs. 孕早期），$P=0.4102$］，作者认为，为保证即将存活胎儿的安全并延迟母体开始恶性肿瘤的治疗间存在理论上的利益冲突，这似乎可以解释孕中期患者存活率较低这一现象。在分娩方式方面，60% 的女性采用阴道分娩，但肿瘤位于直肠前壁时应避免阴道分娩。总体上讲，72% 的新生儿能够存活，12.3% 死于早产或孕产妇死亡，15.7% 死于自然流产或医源性流产[156]。与非妊娠期患者相比，妊娠相关的结肠癌中转移似乎更常见（23% vs. 8%）[157, 158]。

考虑到妊娠期直肠癌发病率较一般人群高，在对怀疑有恶性肿瘤的直肠出血患者时评估时，直肠指诊是很有意义的，因为有可能触及肿块[154, 156, 159]。结直肠癌的实验室化验包括癌胚抗原水平，到目前为止还没有显示其在妊娠期间有任何显著的变化。粪便常规可以检测是否有潜血，但在妊娠期间发现潜血对结肠癌或腺瘤的阳性预测价值很低，因为在这一相对年轻的群体中结直肠癌的发病率低[154]。考虑到患者年龄较小，应全面地询问家族史以评估是否有遗传性非息肉性结肠癌（hereditary nonpolyposis colon cancer，HNPCC）、家族性结肠息肉病、黑斑息肉综合征和炎症性肠病的患病风险[161]。

妊娠期磁共振成像是诊断和分期的首选影像学检查[162]。如果肿瘤位于直肠，在没有镇静或肠道准备的情况下，可弯曲式乙状结肠镜检查可以在整个妊娠期安全地进行。如果需要，也可以进行结肠镜检查，但因妊娠阶段不同结肠镜检查在技术上更具挑战性（图 53-9）。

一旦明确诊断并完成分期，需要结合妊娠阶段、肿瘤分期和患者的意愿，经多学科团队评估制订最合适的治疗方案。随着免疫治疗和外科手术的增加，肿瘤学的进展已经非常迅速，甚至对转移性肿瘤也是如此。一般来说，手术是结肠癌的首选治疗方法。如果在孕早期诊断并有手术机会，可以考虑手术治疗以减少整个妊娠期肿瘤转移的风险[154,159,163]。如果在孕晚期诊断，可能需要推迟手术到可接受的分娩时间，以最大限度地提高胎儿的结局，同时最大限度地降低孕产妇延迟治疗的风险（肿瘤生长和可能发生转移）。辅助性化疗（通常是奥沙利铂、氟尿嘧啶、亚叶酸钙）应避免在孕早期进行，因为在器官形成过程中对胎儿有风险，但可以在孕中期和晚期进行[156,164]。尽管盆腔放射治疗常用于在局部向壁外蔓延扩散的直肠癌，但这是妊娠期的禁忌。只有在分娩或终止妊娠后才能进行放射治疗[154]。

（六）肠梗阻

与急性阑尾炎和急性胆囊炎一起，肠梗阻是非产科急腹症的三大最常见原因之一，发病率为 1/16 000～1/1500[165-168]。在小肠中，肠粘连尤其是先前妇产科手术或切除术导致的粘连，造成了 60%～70% 的妊娠期小肠梗阻（small bowel obstruction，SBO）。小肠梗阻的其他病因包括肿瘤，特别是卵巢、子宫内膜或宫颈恶性肿瘤，克罗恩病，内疝或外疝，肠扭转或肠套叠[166,168,171]。结肠梗阻可由粘连、结肠癌、其他肿瘤、憩室炎和肠扭转引起[166,168,172]。值得注意的是，肠扭转在非妊娠患者中非常罕见（＜1%），但在妊娠患者中，可在高达 9% 的小肠梗阻和 25% 的结肠梗阻中见到[165,170-172]。

肠梗阻典型表现为腹痛、呕吐和便秘三联征[166,168]。腹部有典型的膨隆和叩诊鼓音。肠鸣音在肠梗阻早期表现为高音调、活动减弱和气过水声，在肠梗阻晚期消失。

肠梗阻的治疗方法在妊娠期和一般人群中是一样的，除了临床决策需要更迅速，因为胎儿和母体都有风险。胎儿辐射暴露是一个问题，但是腹部卧立位 X 线需要用来诊断和监测肠梗阻，并应当使用最小的辐射剂量[168]。影像学检查发现含气液平的肠襻膨胀，特别是有差别的气液平的强烈提示诊断肠梗阻。膨胀性肠管和非膨胀性肠管之间的突然转变倾向于肠梗阻的诊断，而非假性肠梗阻。当单个肠襻明显扩张时，应怀疑肠扭转。

对于持续性和完全性肠梗阻的患者建议手术治疗，而对于间歇性或部分性肠梗阻的患者则建议内科治疗[166]。对于所有肠梗阻患者，应积极地给予肠外补液以改善因呕吐和液体摄入不足引起的水和电解质缺乏，而且在妊娠期间维持子宫灌注尤其重要。鼻胃管吸引能协助肠道减压[166,169]。最近对 1992—2014 年病例预后的评估显示，孕产妇死亡率较低为 2%，胎儿死亡率为 14%，作者将其归因于诊断方法（MRI、CT）的改进并有助于做出更快、更合理的临床决策[170]。

（七）假性肠梗阻

急性假性肠梗阻或称 Ogilvie 综合征，其特征是急性结肠扩张而无解剖性肠梗阻。它通常发生在重病住院患者，通常在重症监护病房或术后患者，但也见于某些药物的使用，如麻醉药、吩噻嗪、硬膜外镇痛药和钙通道阻滞药。主要症状为恶心、呕吐、腹痛、便秘和明显腹胀，通常发生于 3～7 天。体格检查显示腹部膨隆、叩诊鼓音。腹部 X 线显示从盲

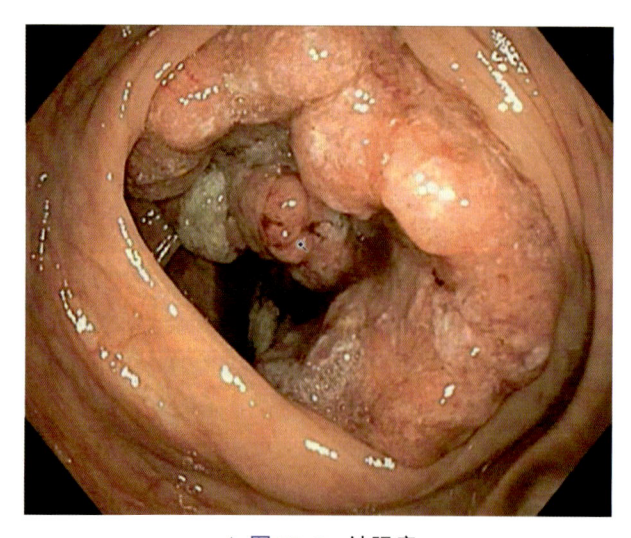

▲ 图 53-9 结肠癌
图片由 Ma Ai Thanda Han，MD 提供

肠到脾曲的结肠扩张。如果肠管直径小于 12cm 且患者无明显腹痛，建议采用保守治疗，包括放置鼻胃管、肠外补液、电解质补充、直肠减压和肠道休息。如果没有缓解，也没有禁忌证，则使用新斯的明治疗。如果肠管直径大于 12cm 或保守治疗失败，则尝试结肠减压，如果结肠减压失败，最终的治疗是经皮或手术结肠造口。在肠穿孔或缺血患者中，该病的死亡率可高达 44%[173-175]。

假性肠梗阻在产后的发生率高于预期。产前或产时没有特别的因素可预示产后该病风险增加。一项对产后患者病例系列的系统回顾中，43% 的患者肠道穿孔或即将穿孔，47% 的患者接受了经腹手术，所有穿孔患者的肠管直径均大于 12cm。大多数穿孔是在术后 3~5 天诊断的。在这篇综述中，死亡率为 1.5%，低于该疾病在一般人群中的死亡率[176,177]。目前没有足够的数据推荐在妊娠期间使用新斯的明。结肠镜检查需要以个体化为原则，特别是在孕中期，如果除手术外没有其他方法可以肠管解压且未怀疑存在结肠坏死时，可以考虑结肠镜检查（图 53-10）。

（八）肠系膜缺血和梗死

虽然肠系膜缺血主要是影响老年人的疾病，但由于小肠梗阻、药物或肠系膜静脉血栓形成，它也可在妊娠期间发生[178]。药物包括地高辛、可卡因和其他血管收缩剂[179]。妊娠期的高凝状态被认为是妊娠患者肠系膜静脉血栓形成的高发病率的原因之一[180]。肠系膜静脉血栓形成患者表现为腹痛、恶心、呕吐，实验室化验显示白细胞和红细胞比容升高。鉴于这些是非特异性表现，需要保持高度的临床怀疑。可以使用无创成像方式，如腹部超声、CT 或 MRI，但最终诊断要在经腹手术中得到确认，因为大多数患者都进行了肠部分切除术。建议立即开始抗凝治疗，并对遗传性高凝疾病进行筛查。这些检查将决定治疗持续的时间[180]。

（九）脾动脉瘤破裂

脾动脉瘤破裂总体上是罕见的，但在妊娠期间更常见，特别是在孕晚期。妊娠期间的一些生理变化导致该病风险的增加，包括子宫压迫主动脉和髂血管造成内脏和脾动脉流量的增加，血容量和心输出量的增加，以及妊娠期激素对动脉壁弹性的影响。患者临床表现可能从无症状、通过影像学检查偶然

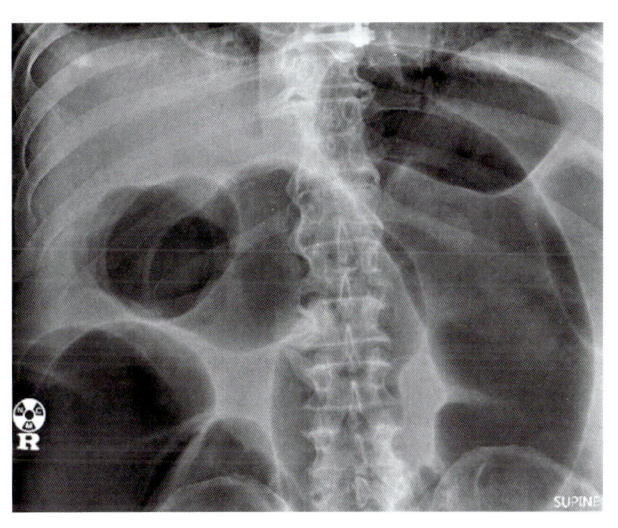

▲ 图 53-10 假性肠梗阻（Ogilvie 综合征）腹部 X 线
图片由 Ma Ai Thanda Han，MD 提供

发现脾动脉瘤，到突然出现弥漫性腹痛[181,182]。

可以通过影像学检查诊断，如腹部超声、CT、MRI，或在动脉瘤破裂后的手术中发现。治疗包括容量复苏、脾动脉结扎和急诊病例的脾切除术。由于孕产妇死亡率高达 75%，胎儿死亡率高达 95%，即使是无症状的病例也应考虑手术[183]。

五、妊娠期营养支持

前文所述的若干疾病可使妊娠期患者易患营养不良。母体营养不良与不良妊娠结局之间的关系自古以来就已为人所知。在公元 1 世纪，Soranus 就注意到了母体摄取足够和适当食物的重要性。而且这种关联的相关性还在继续得到阐明，最近的一项全基因组研究指出，荷兰冬日饥饿时期发生的甲基化持续存在，并在 60 年后依然能够影响成年人的健康[184]。

母体营养不良与早产、宫内生长受限、低出生体重儿和其他母体不良结局有关，如韦尼克脑病。长期以来，人们也知道个体微量营养素缺乏与对母体和胎儿的不利影响有关，如叶酸缺乏可导致母体巨幼细胞贫血和胎儿/新生儿神经管缺陷[185]。因此，必须治疗妊娠期女性的营养不良，最好是咨询营养学专家。

美国胃肠病学会指南建议，如果住院患者在 7 天内无法恢复自主饮食，应考虑进行专门的营养支持[186]。考虑到营养支持治疗选择范围的多样性，以及它们对母体和新生儿结局的不同影响，产科医生

能熟悉可用的方案至关重要。

(一)肠内营养

肠内营养描述了利用胃肠道为患者提供热量和营养的方法。它包括从正常的口服喂养,到以管饲为主补充蛋白质或营养丰富的液体之间的各种方式。管饲既可以通过鼻胃管或口胃管,也可以通过经皮通路(如胃造口管或空肠造口管)来完成。管路通常终止于胃、十二指肠或空肠。尽管已设计在妊娠期间经皮置管的方案,但考虑到有损伤子宫和(或)胎儿的风险,这种方法并不常见[187]。

很早之前,肠内营养已被记录用于妊娠剧吐的治疗[188]。在一项早期研究中,7例重度妊娠剧吐的患者采用鼻胃管进食。恶心和呕吐在24h内明显改善,并且所有患者在8天内全部出院。患者平均需要43天的营养支持,所有分娩的婴儿均足月且体重正常[189]。

迄今为止有关肠内营养治疗妊娠剧吐规模最大的一项研究是在挪威进行的,纳入558名妊娠剧吐患者,其中107人通过内镜置入鼻腔肠管进行肠内营养。尽管这些女性孕龄较早,在试验开始前体重明显减轻,但与轻度妊娠剧吐和部分或全肠外营养(total parenteral nutrition, TPN)的女性相比,她们在体重增加、早产率和小于胎龄儿这些方面相似[190]。由于肠内营养通常只在那些对药物治疗难愈的患者中开始,饥饿后再投喂治疗的母婴结局(Maternal and Offspring outcomes after Treatment of HyperEmesis by Refeeding, MOTHER)研究旨在评估早期肠内营养的潜在获益[191]。在这项多中心、非盲、随机对照试验中发现,早期肠内喂养并没有显著改善出生体重或其他次要结局(分娩时的胎龄、早产率、母体体重增加、住院时间或再入院的可能性)。此外,超过一半的随机接受肠内喂养的女性在早期停止参与试验,大部分是由于管道带来的不适[192]。

尽管如此,考虑到肠内营养带来的风险极小,并有可能避免中心静脉通路和肠外营养相关的风险和成本,这仍然是对药物难治性妊娠剧吐患者的一线治疗建议[188]。

(二)肠外营养

肠外营养是指绕过消化道通过静脉输送营养和热量。它分为部分肠外营养和全肠外营养,取决于通过静脉注射部分还是全部的日常营养需求。目前不再推荐外周静脉肠外营养,因此在决定给予肠外营养时,通常需要放置中心静脉通道,这带来了对感染、血栓和其他并发症的担忧[186]。在迄今为止规模最大的一项研究中,122名女性接受了全肠外营养支持,并将她们的结局与未经治疗的妊娠剧吐患者和普通人群进行了比较。总的来说,妊娠剧吐患者不良妊娠结局的风险增加,但对于接受全肠外营养的患者,不良妊娠结局风险的增加有所降低[193]。

相反,最近的另一项研究调查了因妊娠前并发症在整个妊娠期使用全肠外营养的女性,包括使用含脂配方的家庭全肠外营养。患者的平均体重增加是适当的,新生儿的结局是令人放心的,但7名患者中有3名发生了管路相关感染,这是令人担忧的[194]。

六、常见的非产科因素的胃肠道主诉的鉴别诊断

妊娠期间胃肠道症状的鉴别诊断包括产科病因和非产科病因。此外,在妊娠期间病理状态、临床表现和经典体格检查结果的发生率可能有显著差异。在评估患者新出现的胃肠道症状时,这些因素都应该考虑在内(表53-5)。

要 点

- 妊娠期激素和解剖的变化会影响胃肠道疾病的临床表现、频率和严重程度。
- 腹部超声是妊娠期最安全、最常用的评估胃肠道状况的影像学检查,然而当临床有指征时,其他检查也可以使用,特别是MRI或CT。
- 当妊娠期有强烈指征时,胃镜和可弯曲式乙状结肠镜检查可安全地进行,可用于严重的急性上消化道出血和下消化道出血,或强烈怀疑有恶性肿瘤。
- 妊娠期恶心呕吐或妊娠剧吐的一线治疗仍是多西拉敏和吡哆醇。
- 胃酸的分泌对铁的吸收是必要的,在治疗女性妊娠期间的胃食管反流病时要特别注意这一点,因为妊娠期缺铁性贫血也很常见。
- 无症状的食管裂孔疝在妊娠期和产后很常见,尽管它们通常不复杂,但可以罕见地导致膈

第53章 妊娠期胃肠道疾病
Gastrointestinal Diseases in Pregnancy

表 53-5 非产科因素导致的胃肠道主诉的鉴别诊断

症状/体征	鉴别诊断	特殊注意事项
下腹痛	• 阑尾炎，克罗恩病，梅克尔憩室破裂，憩室炎，小肠套叠，肠系膜淋巴结炎，肠穿孔，结肠癌，肠胃炎，肠梗阻，结肠套叠，疝，缺血性结肠炎，肠易激综合征，肾结石，膀胱炎，肾盂肾炎，卵巢肿块，卵巢扭转，子宫内膜异位，子宫平滑肌瘤	• 妊娠期疼痛的部位可能更偏向头侧 • 食管裂孔疝和膈肌破裂在妊娠期更为常见 • 平滑肌瘤的疼痛通常集中在其生长的部位 • 肾盂肾炎和肾结石在因妊娠期淤积更常见
上腹痛	• 与下腹痛相同，加上胆囊炎、胰腺炎、胃炎	
恶心和呕吐	• 妊娠期恶心呕吐，妊娠剧吐，症状性胆石症，胰腺炎，病毒性肝炎，消化性溃疡，胃癌，小肠梗阻，假性肠梗阻，胃轻瘫，胃食管反流，肾盂肾炎，药物毒性，神经性厌食症/贪食症，大麻素剧吐综合征	• 胆石症在妊娠期间常见 • 大麻素剧吐综合征的症状通常可通过热水澡得到缓解。预计随着大麻的逐步合法化，大麻的流行程度也会增加
胃灼热感	• 胃食管反流，消化性溃疡，妊娠期恶心呕吐，妊娠剧吐，胰腺炎，胆道绞痛，急性胆囊炎，病毒性肝炎，阑尾炎，肠易激综合征	• 如果妊娠剧吐的症状出现于孕晚期，考虑按照胃食管反流病治疗
呕血	• 胃食管反流病，胃炎，食管贲门黏膜撕裂，溃疡，食管静脉曲张，胃癌	• 考虑食管贲门黏膜撕裂，特别是严重的妊娠剧吐 • 溃疡是少见的
吞咽困难	• 食管念珠菌病，狭窄，贲门失弛缓症	• 贲门失弛缓症可能在妊娠后期出现
腹泻	• 感染性腹泻，艰难梭菌感染，肠易激综合征，药物，食物不耐受，炎症性肠病，甲状腺功能亢进	• 艰难梭菌的出现频率越来越高，在妊娠期女性中可能更为严重
便秘	• 物理性，药物诱导	
经直肠血便	• 痔疮，溃疡性结肠炎，克罗恩病，直肠裂，感染性结肠炎，憩室出血，肠缺血，结肠癌	

肌破裂并危及生命。
• 未确诊或未经治的女性乳糜泻患者不孕症、自然流产和宫内生长受限的发生率较高，治疗后这些情况会改善。
• 妊娠期阑尾炎更易穿孔，误诊的阑尾切除术发生率高于非妊娠期患者。这反映了早期、积极的诊断性评估对优化母胎结局的重要性。

• 有妊娠意愿的女性炎症性肠病患者，在内镜证实缓解的情况下可获得最好的妊娠结局。
• 脾动脉瘤破裂虽然很罕见，但在妊娠期更常见，孕产妇和胎儿死亡率较高。因此，即使是偶然发现的无症状病例，也应考虑手术治疗。
• 当7天内无法经口摄入充分的饮食时，肠内营养是首选的营养支持方法。

第 54 章 妊娠期神经系统疾病
Neurologic Disorders in Pregnancy

Runjhun Bhatia   Carolyn Bevan   Elizabeth E.Gerard   著
尚志远 译   韦晓宁 校

英汉对照

American Academy of Neurology	AAN	美国神经病学学会
American Heart Association	AHA	美国心脏协会
antiseizure drug	ASD	抗癫痫药物
arteriovenous	AV	动静脉
arteriovenous malformation	AVM	动静脉畸形
attention-deficit/hyperactivity disorder	ADHD	注意缺陷 / 多动障碍
Australian Register of Antiepileptic Drugs in Pregnancy	APR	澳大利亚妊娠期抗癫痫药物注册登记研究
autism spectrum disorder	ASD	自闭症谱系障碍
autosomal-dominant frontal lobe epilepsy	ADFLE	常染色体显性额叶癫痫
autosomal-dominant temporal lobe epilepsy	ADTLE	常染色体显性颞叶癫痫
Centers for Disease Control and Prevention	CDC	疾病预防和控制中心
central nervous system	CNS	中枢神经系统
cerebral venous thrombosis	CVT	颅内静脉血栓
cerebrospinal fluid	CSF	脑脊液
computed tomography	CT	计算机断层扫描
computed tomography angiography	CTA	计算机断层扫描血管造影
disease-modifying agent	DMT	疾病缓解剂
electroencephalogram	EEG	脑电图
electromyography	EMG	肌电图
enzyme-inducing antiseizure drug	EIASD	酶诱导型抗癫痫药
European and International Registry of Antiepileptic Drugs in Pregnancy	EURAP	欧洲和国际妊娠期抗癫痫药物注册登记
European Medicine Agency	EMA	欧洲药品管理局
Expanded Disability Status Scale	EDSS	扩展的残疾状态量表
idiopathic intracranial hypertension	IICH	先天性颅内压升高
intelligence quotient	IQ	智商

第54章 妊娠期神经系统疾病
Neurologic Disorders in Pregnancy

intracerebral hemorrhage	ICH	颅内出血
intramuscular	IM	肌内注射
intrauterine growth restriction	IUGR	宫内生长受限
Liverpool and Manchester Neurodevelopmental Group	LMNG	利物浦和曼彻斯特神经发育小组
magnetic resonance angiography	MRA	磁共振血管成像
magnetic resonance imagingi	MRI	磁共振成像
magnetic resonance venogram	MRV	磁共振静脉成像
major congenital malformations	MCM	主要先天性畸形
multiple sclerosis	MS	多发性硬化
neural tube defect	NTD	神经管缺陷
neurodevelopmental disorder	NDD	神经发育疾病
Neurodevelopmental Effects of Antiepileptic Drugs	NEAD	抗癫痫药物对神经发育的影响
nonsteroidal antiinflammatory drugs	NSAID	非甾体抗炎药
North American AED Pregnancy Registry	NAAPR	北美妊娠期AED注册登记研究
periventricular nodular heterotopia	PVNH	侧脑室旁结节状灰质异位症
posterior reversible encephalopathy syndrome	PRES	可逆性后部白质脑综合征
Pregnancy and Multiple Sclerosis study	PRIMS	妊娠与多发性硬化研究
reversible cerebral vasoconstriction syndrome	RCVS	可逆性脑血管收缩综合征
small for gestational age	SGA	小于胎龄儿
Sodium channel, voltage-gated type 1 αsubunit	SCN1A	电压门控钠离子通道1型α亚基
subarachnoid hemorrhage	SAH	蛛网膜下腔出血
sudden unexpected death in epilepsy	SUDEP	癫痫猝死
therapeutic drug monitoring	TDM	治疗药物监测
thymus helper	Th	胸腺辅助性T细胞
tissue plasminogen activator	tPA	组织型纤溶蛋白酶原激活物
US Food and Drug Administration	FDA	美国食品和药品监督管理局
World Health Organization	WHO	世界卫生组织

摘 要

妊娠期神经系统疾病的治疗需要神经科医生和产科医生的密切合作和充分的患者咨询。这一章回顾了癫痫、多发性硬化症和头痛在妊娠前、妊娠期和产后各时期管理策略的相关文献。对于这些病症，妊娠前咨询和计划妊娠对优化妊娠期管理至关重要。本章还回顾了妊娠期新发头痛、癫痫发作和脑卒中的评估和管理。

关键词

妊娠；癫痫；癫痫发作；多发性硬化；脑卒中；头痛；偏头痛

一、癫痫

癫痫影响约1%的一般人口，是妊娠期最常见的重要的神经系统并发症。许多用于治疗癫痫的抗癫痫药物也用于治疗精神疾病和疼痛障碍，并经常用于育龄期女性。因此，对于任何一位管理这些患者的临床医生来说，理解这些药物对妊娠的影响非常必要。

诊断为癫痫的前提是，2次无诱因的癫痫发作，或有1次癫痫发作的患者出现可能再次癫痫发作的临床特征（如脑磁共振成像或脑电图符合癫痫的诊断、或癫痫家族史）。癫痫综合征可分为全身性癫痫和局灶性癫痫。癫痫综合征的定义是由患者癫痫发作的临床特征，以及影像学和脑电图发现组成的症候群。这两种类型的癫痫综合征都可以表现出广泛的癫痫类型。全身性或局灶性癫痫患者均可发生惊厥或强直性阵挛发作，俗称"全身性"癫痫发作。与患者的神经科医生合作了解其癫痫综合征是很重要的，因为这对治疗和深入了解患者病因有重要的意义。

遗传性全身性癫痫，以往称为特发性全身性癫痫，虽然大多数病例不表现为孟德尔遗传模式，但据推测其根源是遗传性的。遗传性全身性癫痫患者可出现肌阵挛、失神发作或强直-阵挛性发作。他们可能有一种或多种发作类型。这些患者通常采用"广谱"抗癫痫药物治疗，包括拉莫三嗪、左乙拉西坦、托吡酯、丙戊酸和唑尼沙胺。大多数其他抗癫痫药，包括但不限于卡马西平、加巴喷丁、奥卡西平、苯妥英和普瑞巴林被认为是"窄谱"的，可在遗传性全身性癫痫患者中引发肌阵挛或失神发作，即使患者没有这些发作类型的病史。

局灶性癫痫是成人患者最常见的癫痫类型。虽然大多数局灶性癫痫的病因尚不清楚，但必须排除潜在的病因，因为局灶性癫痫可能继发于影响大脑的后天性疾病，如肿瘤、血管畸形、脑损伤、感染性或自身免疫性疾病等。最近越来越多导致局灶性癫痫的遗传性因素也被发现，其中一些具有常染色体显性遗传模式。局灶性癫痫患者可表现为局灶知觉性发作、局灶知觉损害性发作和（或）局灶扩展至双侧强直-阵挛发作（以前称为单纯部分性发作、复杂部分性发作和继发性全身性发作）。

局灶性癫痫患者可用广谱或窄谱抗癫痫药治疗，然而如果诊断不确定，最好从广谱药物开始。首选抗癫痫药通常取决于患者的特点和药物的不良反应。在育龄期女性中，抗癫痫药的致畸潜能应予以高度重视。

大多数癫痫患者在生育当年和整个妊娠期都需要继续服用抗癫痫药物。儿童期癫痫患者除外，到成年期该病可以缓解。在特定的成人癫痫病例中，2~4年无癫痫发作的患者可以在神经科医生的监督下尝试停用癫痫药物。患者的癫痫发作模式、MRI和脑电图发现这些因素共同影响这一决定。妊娠前9个月以上无癫痫发作预示着妊娠期间癫痫控制满意的机会很大。因此，对于想在妊娠前停止抗癫痫药物治疗的合适患者，应在妊娠前至少1年开始停止服用癫痫药物。不幸的是，如果不详细咨询，癫痫患者可能会在确认妊娠后立即停止所有药物治疗，这将使母体和胎儿都处于危险之中。

未控制的癫痫发作增加了孕产妇损害和死亡的风险，并可能使胎儿处于短暂缺氧状态。妊娠期间癫痫发作对胎儿的直接影响仅在少数病例报道中有研究。据报道，这些影响包括胎儿心率改变、子宫持续性收缩和1例胎儿脑室出血。中国台湾的一项以人群为基础的研究对1016名妊娠期癫痫患者进行了研究[1]。妊娠期间癫痫发作的女性早产风险（OR=1.63，95%CI 1.21~2.19）、小于胎龄儿（OR=1.37, CI 1.09~1.70）和低出生体重儿（OR=1.36, CI 1.01~1.88）增加。与妊娠期没有强直阵挛性发作的女性癫痫患者相比，癫痫发作患者小于胎龄儿的风险增加（OR=1.34，CI 1.01~1.84）。

两项研究对妊娠期癫痫的风险提出了警告。英国关于孕产妇死亡的机密调查发现，患有癫痫的女性在妊娠期间或产后死亡的可能性要高出10倍[2]。同样，McDonald与其同事[3]评估了美国的分娩住院记录，同样报道了癫痫女性分娩期间的死亡增加了10倍以上。在英国的研究中，14例孕产妇死亡中有3例与癫痫的并发症（溺水、缺氧、外伤）直接相关，其他11例归因于癫痫猝死（sudden unexpected death in epilepsy，SUDEP）[2]。癫痫猝死的定义为突然的、意外的、非创伤的、未发现毒理或解剖原因的癫痫患者非溺水死亡。癫痫猝死的发病机制尚不清楚，但风险因素包括顽固性和强直-阵挛性发作，以及药物依从性差。英国调查指出，在14名死亡的癫痫女性中，有 8 名没有被转诊到具有管理癫痫患者资质的医疗机构，也没有接受妊娠前咨询。此外，他们注意到 1/3 的女性的社会环境存在困难，这可能限制了她们获得诊治的机会。至少有 2 例出现家庭暴力，其中 1 名患者患有精神分裂症。在美国的这项研究中，孕产妇死亡的原因不清楚，但据观察，这些患者患重要并发症的风险增加，包括糖尿病、高血压、精神疾病、酒精和药物滥用。同样，这些患者发生先兆子痫、早产、死产和剖宫产的风险也增加[3]。

虽然这两项研究描述了癫痫女性死亡率的增加，指出了进一步研究妊娠期癫痫患者最佳的管理方案的重要性，但它们应该在癫痫女性的背景下进行研究，以免打消她们妊娠的意愿。尽管相对风险显著升高，但在美国的研究中[3]，癫痫孕产妇死亡的绝对风险为 8‰（0.08%）。相似的是，Edey 和同事[2]分析了英国的调查，估算癫痫女性在妊娠期和产后的死亡率为 100 例/100 000 次分娩（0.1%）（无论是否妊娠，每年约有 1‰ 的成年癫痫患者受癫痫猝死症的影响）。这些研究指出，有必要对癫痫女性的妊娠进行密切的医疗监督，并指出妊娠前咨询和计划妊娠的重要性。产科医生和神经科医生必须密切合作，指导患者度过妊娠期。通过这种合作，大多数患有癫痫的女性可以在对母体和胎儿风险最小的情况下成功妊娠。

（一）癫痫和生育

几项人群研究表明，无论男性还是女性，癫痫患者的生育率均低于未患病的个体。然而，这些流行病学研究无法控制可能影响生育率的非生物因素。这些因素可能包括已在癫痫患者中报道过的性欲下降，或者患者担心自己的状况或药物对妊娠的影响。Sukumaran 和同事[4]对 375 名印度女性进行了前瞻性的随访，发现 38.4% 的女性在尝试至少 1 年后仍无法生育。不孕的风险因素包括服用抗癫痫药物，尤其是多种抗癫痫药物联用。在该人群中最常见的抗癫痫药是丙戊酸、苯巴比妥和卡马西平。苯巴比妥与不孕症有明确的相关性。最近在美国开展的前瞻性研究癫痫女性妊娠结局和分娩（Women With Epilepsy Pregnancy Outcomes and Deliveries，WEPOD）比较了女性癫痫患者与对照组的生育力。该研究招募了 89 名寻求妊娠的癫痫患者和 108 名对照组患者，结果显示，癫痫患者组和对照组在妊娠率、中位受孕时间和活产率方面没有差异。该研究还表明，两组之间的排卵率和性行为活跃度没有差异。值得注意的是，本研究排除了有多囊卵巢综合征（polycystic ovarian syndrome，PCOS）症状或既往诊断为不育症的女性。与印度的研究相反，WEPOD 研究中大多数癫痫患者服用拉莫三嗪或左乙拉西坦[5]。

许多证据表明，癫痫发作和抗癫痫药都可能对生殖功能产生不良影响。目前已知，癫痫发作（特别是颞叶癫痫）会破坏下丘脑-垂体-性腺轴，某些抗癫痫药可影响性激素代谢和性激素结合蛋白浓度。已报道女性癫痫患者中多囊卵巢综合征、早发型卵巢功能不全和促性腺功能减退的风险增加。特别是丙戊酸的使用与多囊卵巢综合征的风险增加有关。

目前还不清楚癫痫或抗癫痫药是否与流产风险增加有关。一项纳入 38 项前瞻性和回顾性研究的 Meta 分析的确发现，癫痫女性流产的风险升高（OR=1.54，CI 1.02~2.32）[6]。然而，最近的前瞻性研究，包括 WEPOD 研究和对已登记的妊娠期女性的 Meta 分析，并没有显示癫痫患者与非癫痫患者的流产率有差异。

（二）抗癫痫药物的致畸作用

患有癫痫的女性妊娠期并发主要先天性畸形（major congenital malformations，MCM）的风险增加。虽然研究不全面，但母体癫痫本身似乎对畸形发生没有很大的影响，大多数研究集中于抗癫痫药的致畸风险[7]。并非所有抗癫痫药在致畸潜能或与之相关的畸形形式方面都是相同的。在过去的 20 年里，关于抗癫痫药致畸作用的前瞻性研究已经在很大程度上取代了以往的回顾性病例系列研究。一些关于妊娠期间抗癫痫药暴露的认知影响的前瞻性研究对于我们理解抗癫痫药相关风险至关重要。研究最充分的妊娠期抗癫痫药是丙戊酸钠、卡马西平和拉莫三嗪。在这些药物中，丙戊酸钠的主要先天性畸形风险明显高于其他药物和基线人群，根据研究人群的不同，一般为 1%~3%。它也与不良的认知和行为发育结局明显相关。由于与其他抗癫痫药相比，结构性畸形和认知缺陷发生率相对较低，拉莫三嗪和左乙拉西坦是目前育龄期女性最常用的药物。

后文总结了研究最清楚、最常用的抗癫痫药的有效信息。我们掌握的关于结构性畸形的大部分信息来自于几个国际妊娠注册登记研究（表54-1）。值得注意的是，每一项注册登记研究的方法都略有不同，包括招募方式、新生儿评估、对照组和随访时间方面。这些差异解释了结果的某些可变性，然而，当综合看待这些研究发现时，单个抗癫痫药的相对致畸风险是清晰明了的。

1. 丙戊酸

孕早期接受丙戊酸单药治疗的患者主要先天性畸形发生率为4.7%～13.8%。在来自英国和爱尔兰的两个最大的前瞻性队列（1290例丙戊酸暴露）[8]和欧洲和国际妊娠期抗癫痫药物注册登记（European and International Registry of Antiepileptic Drugs in Pregnancy，EURAP）（1381例丙戊酸暴露）[9]研究中，畸形率分别为6.7%和10.3%。

欧洲先天性异常监测网络（European Surveillance of Congenital Anomalies，EUROCAT）数据库是一个涵盖了14个欧洲国家的基于人群的数据库。在该数据库中，丙戊酸暴露与几种特定缺陷的风险增加有关[10]。与对照组相比，接受丙戊酸单药治疗的妊娠期女性脊柱裂（OR=12.7）、颅缝早闭（OR=6.8）、腭裂（OR=5.2）、尿道下裂（OR=4.8）、房间隔缺损（OR=2.5）和多指畸形（OR=2.2）的风险显著增加。然而这些数字只能描述相对风险，患者很难理解。Tomson和Battino[11]整合了22项针对特定抗癫痫药相关畸形的前瞻性研究的数据，并报道神经管缺陷

表54-1 抗癫痫药物单药治疗时主要先天性畸形的发生率

注册登记	研究项目	CBZ	GBP	LTG	LEV	OXC	PHB	PHT	TPM	VPA
APR	Vajda，2014年	5.5%（346）	0%（14）	4.6%（307）	2.4%（82）	5.9%（17）	0%（4）	2.4%（41）	2.4%（42）	13.8%（253）
丹麦登记	Molgaard，2011年		1.7%（59）	3.7%（1019）	0%（58）	2.8%（393）			4.6%（108）	
EURAP	Tomson，2018年	5.5%（1957）		2.9%（2514）	2.8%（599）	3.0%（333）	6.5%（294）	6.4%（125）	3.9%（152）	10.3%（1381）
芬兰国家出生登记	Artama，2005年	2.7%（805）								10.7%（263）
葛兰素史克拉莫三嗪登记	Cunnington，2011年			2.2%（1558）						
NAAPR	Hernandez，2012年	3.0%（1033）	0.7%（145）	2.0%（1562）	2.4%（450）	2.2%（182）	5.5%（199）	2.9%（416）	4.2%（359）	9.3%（323）
挪威出生登记	Veiby，2014年	2.9%（685）		3.4%（833）	1.7%（118）	1.8%（57）	7.4%（27）		4.2%（48）	6.3%（333）
瑞典出生登记	Tomson，2012年	2.7%（1430）	0%（18）	2.9%（1100）	0%（61）	3.7%（27）	14%（7）	6.7%（119）	7.7%（52）	4.7%（619）
英国/爱尔兰妊娠登记	Campell，2014年 Mawhinney，2013年 Morrow，2006年 Hunt，2008年	2.6%（1657）	3.2%（32）	2.3%（2098）	0.7%（304）			3.7%（82）	9%（203）	6.7%（1290）

数据显示各注册登记研究中单药治疗药物暴露的畸形百分率。括号中的数字表示接受特定药暴露的总数
APR. 澳大利亚妊娠期抗癫痫药注册登记；CBZ. 卡马西平；EURAP. 欧洲和国际妊娠期抗癫痫药物注册登记；GBP. 加巴喷丁；LEV. 左乙拉西坦；LTG. 拉莫三嗪；NAAPR. 北美妊娠期AED注册登记；OXC. 奥卡西平；PHB. 苯巴比妥；PHT. 苯妥英钠；TPM. 托吡酯；VPA. 丙戊酸
引自 Gerard E, Pack AM. Pregnancy registries: what do they mean to clinical practice? *Curr Neurol Neurosci Rep*. 2008; 8(4): 325–332.

（1.8%）、心脏畸形（1.7%）、尿道下裂（1.4%）和唇裂（0.9%）的绝对风险。

除了显著增加出生缺陷的风险，妊娠期间丙戊酸暴露也与认知和行为缺陷发生有关。已经发表了两项关于儿童在宫内暴露于抗癫痫药的前瞻性研究：抗癫痫药物对神经发育的影响（Neurodevelopmental Effects of Antiepileptic Drugs，NEAD）研究[12]和利物浦和曼彻斯特神经发育小组（Liverpool and Manchester Neurodevelopmental Group，LMNG）的一项研究[13]。他们都招募了孕早期患有癫痫的女性，并随访她们子女的发育直到6岁。与许多早先的抗癫痫药对认知影响的研究不同，这两项研究控制了几个重要的混杂变量，包括母亲的智商，这是孩子认知表现的一个重要预测因素。值得注意的是，这两项研究的确存在重叠：92名来自LMNG研究的儿童也加入了NEAD研究。NEAD研究最终评估了224名接受卡马西平、拉莫三嗪、苯妥英或丙戊酸单药治疗患者的子女至6岁。LMNG研究评估了198名癫痫女性的子女至6岁，这些患者在妊娠期间接受抗癫痫药物单药治疗（143名）、多药治疗（30名）或未服药（25名），以及210名同龄儿童的对照组。在NEAD研究中，与暴露于卡马西平、拉莫三嗪或苯妥英的儿童相比，暴露于丙戊酸单药治疗的儿童的平均全量表智商指数显著下降7~10分。LMNG研究发现，与母亲无癫痫的对照组儿童相比，妊娠前期服用超过800mg/d的丙戊酸，其子女全量表智商指数显著降低了9.7分[13]。低剂量丙戊酸（≤800mg/d）暴露儿童的平均全量表智商指数也低于对照组，但差异不具有统计学意义。然而，低剂量组的语言智商分数明显较低，而且更需要教育干预。在1865年丹麦进行的一项大型观察性研究支持了LMNG和NEAD这两项研究的发现，通过对6~10年级儿童的研究，结果表明，在子宫内接触丙戊酸的儿童在国家考试中的表现比对照组差[14]。

另一项利用丹麦国家精神病学登记处和出生登记处进行的人群研究发现，母亲在妊娠期间接受丙戊酸单药治疗的学龄期儿童被正式诊断为自闭症或自闭症谱系障碍的风险显著增加[15]。在丙戊酸暴露队列中，自闭症的绝对风险为2.5%，而在普通人群中的比例为0.48%，自闭症谱系障碍的风险为4.42%，自闭症谱系障碍的基线风险为1.53%。妊娠期间未服用丙戊酸钠的癫痫女性所生的儿童患自闭症和自闭症谱系障碍的比例与基线人群的比例没有差异。

2. 卡马西平

在2009年的指南中，美国神经病学学会指出，"卡马西平可能不会显著增加癫痫女性后代患主要先天性畸形的风险[7]"。这一结论是基于一项来自英国和爱尔兰妊娠登记处的研究（Ⅰ类证据）得出的，该研究没有发现服用卡马西平的妊娠期患者和内对照组的畸形发生率有差异。当时，卡马西平是作者认为唯一有足够证据支持这一结论的药物。遍历7个妊娠注册登记研究，妊娠期卡马西平单药治疗的主要畸形率为2.6%~5.5%。两项规模最大的研究，英国和爱尔兰妊娠登记处（n=1657）和欧洲和国际妊娠期抗癫痫药物注册登记（n=1402）报告的比率分别为2.6%和5.5%[8,9]。值得注意的是，两个报告卡马西平暴露后畸形比率严重升高的登记机构（澳大利亚和欧洲）都对暴露于卡马西平的婴儿进行了1年及以上的跟踪随访，而其他登记机构则在出生或3个月时进行了最后一次畸形评估。在EURAP注册登记中，在2~12个月期间最可能发现的婴幼儿畸形是心脏、髋关节和肾脏畸形[11]。在随后的评估中，几种药物的畸形率增加，但卡马西平的畸形率受评估时间的影响最大。

在EUROCAT数据库中，与无药物暴露的对照相比，卡马西平暴露组与神经管缺陷风险增加尤其相关（OR=2.6，95%CI 1.2~5.3）[16]。然而卡马西平暴露导致脊柱裂的风险仍显著低于丙戊酸（OR=0.2，95%CI 0.1~0.6），并且与排除丙戊酸后其他抗癫痫药物暴露的风险无差异。EUROCAT研究没有发现卡马西平暴露与其他主要畸形之间的特定关联[16]。在Tomson和Battino整理的登记数据中[11]，卡马西平单药治疗导致某些畸形的绝对风险为神经管缺陷（0.3%）、心脏畸形（0.8%）、尿道下裂（0.4%）和唇裂（0.36%）。

早期关于卡马西平对认知发育影响的研究是相互矛盾的，许多研究受限于回顾性设计或者没有控制重要的混杂因素。对2014年之前发表的前瞻性研究的一项考克兰综述[17]得出结论，卡马西平对发育评分的影响在很大程度上取决于各研究之间的可变性，并没有发现暴露于卡马西平的婴幼儿有明确的发育迟缓风险。该Meta分析也报道，卡马西平暴露对学龄儿童的智商没有明显的不良影响。在 NEAD 研究中，与拉莫三嗪和苯妥英暴露队列的 6 岁儿童相比，没有发现卡马西平暴露对智商有特殊的影响[12]。最近的 LMNG 研究还发现在校正的平均智商分数方面，卡马西平暴露组与对照组的 6 岁儿童间没有差别，但是卡马西平暴露组儿童平均语言智商低 4.2 分。此外，在卡马西平暴露组智商低于 85 的相对风险显著增加[13]。NEAD 和 LMNG 研究均表明，与丙戊酸暴露相比，产前的卡马西平暴露与不良认知影响的关联可能性较小。

与对照组相比，LMNG 研究未发现卡马西平暴露儿童在 6 岁时正式诊断神经发育疾病的风险增加[18]。Christensen 和同事的大型丹麦人群研究[15]还发现，产前卡马西平暴露的青少年和儿童患自闭症或自闭症谱系障碍的风险没有增加。澳大利亚登记处最近的一项关于自闭症特征的研究，从前瞻性确定的队列中回顾性地招募患者（纳入 63% 患者）[19]。这项研究报道 34 名卡马西平暴露的儿童中，基于标准化的评估，一名儿童的得分与自闭症相符，而另一名儿童的分数则引起"对自闭症的关注"。

3. 拉莫三嗪

在 8 个前瞻性注册登记研究中，拉莫三嗪暴露的重大先天性畸形发生率一直很低，为 2%～4.6%。最初，北美妊娠期 AED 注册登记研究（North American AED Pregnancy Registry，NAAPR）报告拉莫三嗪单药治疗唇裂的风险可增加 10 倍。然而，在更大的样本量下，该风险被重新评估并报告为 4 倍（拉莫三嗪的绝对风险为 0.45%）[20]。然而，其他注册登记的报告显示，使用拉莫三嗪后发生唇裂的概率要低得多（0.1%～0.25%），而且一项病例对照研究发现，使用拉莫三嗪后发生唇裂的风险没有明显增加[21]。根据 Tomson 和 Battino 整理的登记数据，唇裂的绝对风险为 0.15%[11]。在该综述中，拉莫三嗪相关的其他特定畸形的风险为心脏缺陷（0.6%）、神经管缺陷（0.12%）、尿道下裂（0.36%）。

在英国的两个独立队列中，产前拉莫三嗪暴露的婴儿的发育得分与对照组没有差异[22, 23]。在 LMNG 队列中，拉莫三嗪暴露的儿童在 6 岁时智商分数与对照组没有差异[13]。此外，在 NEAD 研究中，拉莫三嗪暴露的儿童全量表智商指数明显高于丙戊酸暴露的儿童，而与卡马西平或苯妥英暴露组的儿童没有差异[12]。然而，在 NEAD 的研究中，丙戊酸盐和拉莫三嗪的暴露都与语言智商相对于非语言智商的下降有关。在一项以挪威人口为基础的邮件调查中，拉莫三嗪暴露婴儿的父母也报告说，他们的孩子语言功能受损，并能观察到自闭症特征的增加[24]。母亲在妊娠前服用叶酸的拉莫三嗪暴露儿童，其语言功能较好[25]。与这些父母观察的结果相反，LMNG 研究发现，在拉莫三嗪暴露的儿童中，正式被诊断为神经发育缺陷的风险没有增加[18]，而 Christensen 和同事进行的人群研究[15]发现，自闭症或自闭症谱系障碍的风险没有增加。

4. 左乙拉西坦

在 8 个注册登记研究中，左乙拉西坦相关的重大先天性畸形率为 0%～2.8%。近期考克兰对三项研究的综述报道称，817 例妊娠期女性中，左乙拉西坦的重大先天性畸形发生率为 1.77%[26]。在一项研究中评估了左乙拉西坦的发育影响，该研究招募了 51 名来自英国癫痫和妊娠注册登记（UK Epilepsy and Pregnancy Register，UKEPR）的左乙拉西坦暴露儿童[27]。在 36—54 月龄间，左乙拉西坦暴露儿童的发育评分与对照组没有差别，但要优于丙戊酸暴露的儿童。后续从 UKEPR 招募患者的一项研究（有部分患者重叠）在学龄期（平均年龄 6.5 岁）进行了神经心理测试，显示在宫内左乙拉西坦单药暴露的儿童与对照组相比，在全量表智商评分、语言能力和非语言能力方面没有差异[28]。

5. 苯妥英

尽管苯妥英是仍在使用的最古老的抗癫痫药物之一，但关于其致畸性尚不确定。1975 年，Hanson 和 Smith 描述了一种与宫内苯妥英暴露相关的特殊的胎儿乙内酰脲综合征。他们表现出生长和发育迟缓、颅面异常（包括唇腭裂）和四肢异常（包括指甲和远端趾骨/指骨发育不全）。他们后续的报道称，在 35 名药物暴露婴儿中有 11% 存在这种综合征，31% 在某些方面符合该综合征[29]。然而，其他研究并没有证实这一点。1988 年，Gaily 和同事[30]报道，在 82 名女性宫内苯妥英暴露的子女中，没有发现乙内酰脲综合征的证据。部分患者有器官距离过远和远端指骨/趾骨发育不全，但没有患者完全符合乙内酰脲综合征。该综合征的真正患病率和致病因素尚未确定，并且它已经在很大程度上从当代的文献中消失了。

最近的妊娠登记没有专注于对综合征的描述，也没有纳入胎儿乙内酰脲综合征所具有的骨骼异常。在这些研究中，与苯妥英相关的重大先天性畸形率在 5 个研究中为 2.4%~6.7%，但单个队列都很小。最大的队列研究 NAAPR 报道的 416 例苯妥英暴露女性的婴儿主要畸形发生率为 2.9%[20]。Tomson 和 Battino[11] 报道的苯妥英暴露导致的特定畸形发生率为心脏畸形（0.4%）、神经管畸形（0%）、唇裂（0.2%）、尿道下裂（0.5%）。

苯妥英暴露对认知的影响仅在少数前瞻性研究中得到评估。2014 年的考克兰综述[17] 发现，这些研究的方法差异太大以至于无法进行 Meta 分析。该综述的结论是，苯妥英暴露的发育和认知结局优于丙戊酸暴露，而在发育和智力影响方面苯妥英暴露与卡马西平暴露没有明显差异。在 NEAD 研究中，苯妥英暴露儿童的平均全量表智商评分和语言智商评分显著高于丙戊酸暴露组，与卡马西平或拉莫三嗪暴露组没有差异。由于该研究没有纳入无药物暴露的对照组，因此尚不清楚苯妥英暴露与无苯妥英暴露的儿童是否有差异[12]。在行为影响方面，Vinten 和助手[31] 报道称，在父母对儿童适应性行为的评估方面，苯妥英暴露的挪威儿童与母亲患癫痫但无药物暴露的对照组没有差异。

6. 苯巴比妥

在发达国家，苯巴比妥很少作为 线抗癫痫药物使用，因为它有认知和代谢方面的不良反应，并且有不良反应较少的替代药物可用。然而，使患者戒断苯巴比妥是非常困难的，这一过程往往导致癫痫控制恶化。因此，除非提前做好妊娠计划，许多以往服用苯巴比妥的女性可能需要继续服用。在 NAAPR 研究的 199 例妊娠中，与苯巴比妥相关的主要畸形发生率为 5.5%，心脏畸形是最常报道的畸形。在一项对 765 例妊娠期苯巴比妥类药物暴露的汇总分析中，Tomson 和 Battino[11] 报道的心脏畸形率为 3.5% 和唇裂风险为 1%。在这项研究中，神经管缺陷和尿道下裂的绝对风险均为 0.2%。

关于苯巴比妥对暴露儿童认知和教育结局影响的回顾性研究报道的结果有好有坏。一项关于苯巴比妥和认知结局最大的前瞻性研究[32] 评估了 114 名丹麦男性组成的队列，这些人在 1959—1961 年期间接受了宫内苯巴比妥暴露。在该队列中，苯巴比妥最常见的适应证是妊娠相关高血压，并且未对患有癫痫的女性进行评估。因此，与癫痫女性的子女相比，苯巴比妥暴露的持续时间可能更短，并且可能存在与高血压相关的其他暴露因素。与对照组相比，苯巴比妥暴露组的智商评分明显较低，在孕晚期苯巴比妥暴露的男性受到的影响最大。在最近的一项前瞻性研究对来自喀拉拉邦癫痫与妊娠登记中心的一组印度 6 年级学生进行了神经学测试，结果显示苯巴比妥暴露的学生智商低于其他单药暴露的学生。与之前的其他研究不同，这项研究控制了母亲智商这个因素，这是子女智商的一个重要预测因素[33]。

7. 托吡酯

尽管最近的一项托吡酯暴露队列研究的样本量很小，但引起了人们对其可能致畸的担忧。美国食品和药品监督管理局将托吡酯从妊娠期 C 类药物重新分类为 D 类，这是基于 NAAPR 研究报道的托吡酯暴露与唇裂之间明确的关联[20]。多项研究证实了这一发现。一篇纳入 6 项研究的 Meta 分析发现，与无托吡酯暴露的对照组相比，孕早期接触托吡酯的患者，唇裂的发生风险增加了 6 倍（OR=6.26，95%CI 3.13~12.51）[34]。与此相符的是唇裂总发病率为 0.36%，高于无抗癫痫药物暴露的婴儿中报道的发病率（0.07%）。在总体畸形率方面，NAAPR 研究中[20] 359 例接受托吡酯单药治疗的女性发生重大先天性畸形的风险为 4.2%，而在 EURAP 研究[9] 的 152 例患者中，该风险为 3.9%。与丙戊酸类似，托吡酯在多药联合治疗中也有明显的、剂量相关的结构性畸形风险。

除了增加结构性畸形的发生风险外，与拉莫三嗪暴露的婴儿相比，托吡酯与低出生体重儿、小于胎龄儿相对风险增加（2.4%）相关[35]。在 NAAPR 研究中，托吡酯暴露导致小于胎龄儿的绝对风险为 18.5%。小于胎龄儿的风险在剂量大于 50mg/d（19.9% vs. 8.5%）和孕晚期（20.2% vs. 8.2%）这两种情况下显著增加。

宫内托吡酯暴露的儿童神经发育结局仍有待阐明，神经心理学结局只在两个小样本队列中发表过。在最大规模的 UKEPR 研究中，用盲法对 27 名托吡酯暴露的儿童进行神经心理学测试，他们的表现与对照组相似。对照组由未使用药物治疗的癫痫母亲的子女组成。作者建议，考虑到样本量小，在解释这些结果时需要谨慎[28]。

8. 其他抗癫痫药物

目前缺乏数据来证实其他常用于治疗癫痫的抗癫痫药物的致畸风险。丹麦出生登记[36]的 393 例前瞻性病例中，奥卡西平暴露导致的主要先天性畸形发生率为 2.8%，而 EURAP 研究[9]报道的 333 例病例中发生率为 3%。NAAPR 研究中报道的 145 例加巴喷丁暴露的婴儿畸形率为 0.7%[20]。另一项 NAAPR 研究[37]的 98 例接受唑尼沙胺单药治疗的妊娠期患者中未报道有主要畸形，但考虑到样本量小，这一结果需要谨慎解释。与托吡酯类似，唑尼沙胺与低出生体重儿和小于胎龄儿风险增加有关[35, 37]。奥卡西平和唑尼沙胺对认知和行为发育影响的研究有限。

关于人类宫内暴露于其他抗癫痫药物的影响，包括苯二氮䓬类、艾司利卡西平、乙琥胺、乙索硫亚胺、依佐加滨、非尔氨酯、拉科酰胺、吡仑帕奈、普瑞巴林、卢非酰胺和氨基烯酸，目前有用的信息很少。喀拉拉邦注册登记研究认为，宫内氯巴占暴露可能导致高概率的畸形，但这仅仅是在 9 例药物暴露患者组成的小样本中发现了 2 例畸形[38]。拉科酰胺的制造商警告说，已知它能拮抗坍塌反应调节蛋白 2，该蛋白参与轴突生长和神经元分化，似乎对啮齿动物的大脑发育有不良影响。

9. 抗癫痫药物剂量的影响

在不同的注册登记研究中，发生主要畸形的风险已被证明与剂量有关。例如，在 EURAP 研究中，受妊娠前剂量小于 650mg/d 的丙戊酸单药治疗的畸形风险为 6.3%，而剂量大于 1450mg/d 的畸形风险为 25.2%。暴露于癫痫的常规治疗量（650～1450mg/d）的风险为 11.3%[9]。类似的出生缺陷风险与妊娠前抗癫痫药物剂量间的相关性同样存在于卡马西平、拉莫三嗪和苯巴比妥中。另外，在对认知和行为发育的影响方面，丙戊酸也被指出存在剂量相关性[13, 19, 39]。需要更多关于认知障碍与丙戊酸和其他抗癫痫药物剂量之间关系的数据。由于个体间抗癫痫药物代谢存在显著差异，还需要进一步研究药物血清浓度而不是剂量的关联性。目前，为有妊娠意愿的癫痫女性所做的准备包括尝试确定最小的治疗剂量和相应的药物浓度以控制其癫痫发作。

10. 多药联合治疗

以往观点认为，抗癫痫药物联合治疗总是比单药治疗具有更大的致畸风险，因此应尽可能避免联合治疗。这一结论是基于早先的几项研究，这些研究表明，联合治疗有较高的主要畸形发生率。然而，现在看来，这些早先的研究结果可能是由于将丙戊酸加入到多药治疗方案而得出的。在 NAAPR 研究中，Holmes 和同事[40]报道，拉莫三嗪联合丙戊酸治疗发生主要畸形的风险是 9.1%，而拉莫三嗪联合其他抗癫痫药物治疗的风险是 2.9%。相似的是，他们报道卡马西平和丙戊酸联合治疗的主要畸形风险为 15.4%，这远远高于卡马西平和其他抗癫痫药联合治疗的风险（2.5%）。作者还强调，英国癫痫和妊娠登记和国际拉莫三嗪妊娠登记两项研究中也报道了类似发现。澳大利亚妊娠期抗癫痫药物注册登记研究也报道了类似的发现，并注意到包括左乙拉西坦的多药联合治疗与不包括左乙拉西坦的多药联合治疗有类似的畸形发生率（7.1% vs. 8.4%）[41]。

虽然丙戊酸似乎在多药联合治疗相关的畸形发生中起主要作用，但抗癫痫药物多药治疗（不包括丙戊酸在内）与单药治疗相比，仍有明显更高的畸形风险（8.18% vs. 4.77%）[42]。在同一组研究者的一项早期研究中，包括托吡酯在内的多药疗法与先天性畸形风险的增加明显相关。在 87 例暴露于含托吡酯的多药联合治疗的妊娠期患者中，与不含托吡酯的多药治疗患者相比，畸形发生率明显更高（14.9% vs. 6.6%）。值得注意的是，在这个含托吡酯的多药治疗队列中，丙戊酸未被排除，13 例尿道下裂畸形中有 3 例发生于同一女性，这表明遗传背景起了一定作用[41]。喀拉拉邦登记研究还发现，与其他多药治疗相比，含托吡酯的多药治疗的致畸风险显著增加[43]。

最近的研究表明，在这些联合治疗方案中，更高剂量的某些特定的抗癫痫药可能是导致畸形发生风险增加的主要原因。接受多药治疗的患者病情通常难以控制，除了接受联合治疗外，还可能需要更高剂量的药物。EURAP 研究证明，在含丙戊酸的多药治疗组合中，与低剂量丙戊酸相比，含高剂量丙戊酸组的畸形发生率要高得多。这种剂量相关效应在丙戊酸和拉莫三嗪联合使用和其他丙戊酸多药治疗中具有统计学意义[44]。在 APR 药物联合治疗研究中，在控制其他抗癫痫药物的剂量后，托吡酯与畸形的相关性具有显著剂量相关效应[41]。

认知发展方面的研究表明，一些多药联合疗法有不良影响。在一项澳大利亚队列研究中[39]，宫内丙戊酸多药治疗暴露的患者，其全量表智商评分和语言理解评分显著低于接受丙戊酸单药治疗或无丙戊酸的多药联合治疗的患者。LMNG还报道说，只有含丙戊酸的多药联合疗法与学龄儿童的平均全量表智商评分和语言智商下降有关[13]。

癫痫治疗的主要内容，尤其是对育龄期女性来说，仍然是试图找到能在最小治疗剂量或药物浓度上最好地控制患者癫痫发作的一种抗癫痫药。如果可能，应避免包括丙戊酸或托吡酯的联合治疗。如果需要，这两种药物的剂量应尽量保持在较低水平。在某些情况下，多药联合治疗可能优于单药治疗。例如，患有遗传性全身性癫痫的女性仅有少数适合自身情况的抗癫痫药。丙戊酸是治疗这种类型癫痫的有效选择，但对这些女性来说是一个糟糕的选择。当一种抗癫痫药（如左乙拉西坦或拉莫三嗪）对这些患者效果不佳时，两者联合用药可能更有效，同时与丙戊酸单药治疗相比，可能降低致畸风险。鉴于有关抗癫痫药物剂量和大多数药物致畸风险之间关系的信息趋于完善，需要更多的研究来确定两种低剂量抗癫痫药物的联合治疗是否优于非丙戊酸的高剂量抗癫痫药单药治疗。

11.其他治疗方法

抗癫痫药物能很好地控制大多数癫痫，然而，一些患者尽管接受了两种或两种以上合适的药物治疗，但癫痫仍继续发作。这些患者被称为耐药性癫痫（drug-resistant epilepsy，DRE）患者。对于这些患者，可以考虑其他治疗方法。患有耐药性癫痫的患者应在计划妊娠前转诊到癫痫手术中心进行评估。如果癫痫手术被认为是不合适的，耐药性癫痫的其他治疗选择包括反应性神经电刺激、脑深部电刺激（SANTE）、迷走神经电刺激（vagal nerve stimulation，VNS）和饮食疗法。目前缺乏关于这些疗法在妊娠期应用的数据。迷走神经电刺激系统是一种通过手术植入锁骨下的装置，它可以对左侧迷走神经进行电刺激，降低癫痫发作的严重程度和频率。Sabers和同事报道了母体使用迷走神经电刺激装置的26例妊娠。这些患者大多数也在接受抗癫痫药物多药联合治疗。其中，只有1个婴儿出生时有畸形。作者指出，53.9%的女性需要产科干预，这一比例高于EURAP研究中的48%；然而，接受迷走神经电刺激疗法的女性仅是病情严重的癫痫患者的一个代表，并且90%的女性在妊娠期间会继续癫痫发作[45]。

生酮饮食（ketogenic diet，KD）和其他此类饮食疗法在大多难治性儿童中有效，也越来越多地用于成年癫痫患者。生酮饮食是一种高脂肪、低糖类的饮食，会导致患者酸中毒，这从理论上引发了对妊娠期患者的担忧。一个仅有2例患者的病例系列研究报道了妊娠期通过生酮饮食治疗难治性癫痫。一名女性采用生酮饮食法，但未服用抗癫痫药物，未发现其与主要先天性畸形、生长和发育不良结局有关。另一名女性采用改良的Atkins饮食法，分娩一名双耳畸形的男婴，但在8月龄时该婴儿神经发育正常[46]。尽管因患者数量少而无法定论，然而，不建议患者尝试激进的饮食疗法，尤其是在妊娠期间没有营养学家和产科医生的指导时。

（三）妊娠对抗癫痫药物的影响

尽管大多数妊娠相关研究关注的是抗癫痫药物剂量，但抗癫痫药物浓度水平可能更重要，应该在未来进一步研究。药品制造商和实验室公布了针对单个抗癫痫药的标准治疗窗，但这些范围可能不适合于某些特定的癫痫患者。抗癫痫药物的代谢因人而异，每个患者都有自己的最佳治疗药物浓度，可以最有效地控制癫痫发作。这通常在标准治疗窗内，但也可能高于或低于标准治疗窗。因此，尽可能在妊娠前确定患者自己的药物治疗浓度是很重要的，因为抗癫痫药物的浓度在妊娠期间可能会发生巨大的变化。当未获得妊娠前药物浓度时，应尽早在孕早期获取。虽然检测药物谷浓度是理想的，但对女性患者来说，为采集血样而停药是不实际且不安全的。更重要的是，她们应该在一个方便的、根据抗癫痫药物剂量粗略估算的标准时间进行药物浓度检测。对于某些抗癫痫药物，包括苯妥英、卡马西平和丙戊酸，游离型（非结合型）药物浓度是更有用、更可取的。

许多因素都可以影响抗癫痫药物浓度，包括蛋白质结合的改变、血浆体积的变化、分布体积的变化，甚至叶酸的补充。此外抗癫痫药代谢可因妊娠状态而显著改变。在很多情况下，妊娠期间抗癫痫药物浓度的降低与癫痫发作失控有关[47, 48]。因此，治疗药物监测（therapeutic drug monitoring，TDM），或监测血药浓度并相应地调整药物剂量，对妊娠期间的许多抗癫痫药物是有用的。考虑到抗癫痫药物代谢的个体差异和妊娠期间代谢变化的敏感性，大多数专家建议对于所有抗癫痫药物至少每月检测 1 次药物水平，并调整患者的药物剂量，使患者血药浓度接近妊娠前的基线治疗水平。与卡马西平、丙戊酸和苯妥英等妊娠期浓度似乎相对稳定的药物相比，治疗药物监测对于较新型的抗癫痫药可能是最重要的。

拉莫三嗪是妊娠对抗癫痫药代谢产生实质性影响的最好例子。拉莫三嗪的清除在很大程度上依赖于葡萄糖醛酸化，而妊娠期间雌激素增加将诱导这一过程。妊娠影响拉莫三嗪清除程度的个体差异可能是多因素的。在妊娠期间，大约 2/3 的癫痫患者拉莫三嗪清除率增加了 200% 以上[49]。拉莫三嗪的剂量需要在妊娠期间大幅增加，以维持妊娠前药物水平和控制癫痫发作。600～900mg/d 的剂量在妊娠末期并不少见。拉莫三嗪代谢率在分娩后迅速下降，并在分娩 3 周内恢复到基线水平。为了避免药物毒性，为患者制订产后药物计划并在分娩后立即开始减量是很重要的[47]。一种常用的方法是在分娩后的第 1 周将增加的剂量减少 2/3，然后逐渐减少到基线剂量。让患者服用略高于妊娠前剂量的药物也很常见，尤其是对癫痫控制差的患者，她们可能特别容易受到睡眠剥夺的影响。

尽管研究较少，其他抗癫痫药物的清除，包括奥卡西平（也可通过葡萄糖醛酸化代谢）、托吡酯、左乙拉西坦和唑尼沙胺，也可以在妊娠期间显著增加[48, 50]。相反的是，游离卡马西平、总卡马西平水平和卡马西平的代谢物在整个妊娠期相对稳定[51]，服用卡马西平的患者癫痫似乎控制得更好[52, 53]。其他较老的、蛋白结合率高的药物，如苯妥英和丙戊酸，可能在妊娠期更稳定，但还需要更多的数据[48]。

（四）妊娠与癫痫发作的频率

对于大多数癫痫患者（50%～80%），妊娠期癫痫发作频率将与基线发作频率保持相似。在几项研究中，癫痫发作频率在 15.8%～32% 的女性中增加，在 3%～24% 的女性中下降。妊娠前 9 个月无癫痫发作的患者妊娠期间无癫痫发作的概率为 84%～92%[54]。遗传性全身性癫痫似乎比局部性癫痫发作的风险更低，尽管两组患者在围产期和产后发作的风险都升高。

一项来自 APR 的注册登记研究表明，妊娠期间服用的抗癫痫药物可能预测癫痫的控制情况[53]。作者报道称，使用丙戊酸（27%）、左乙拉西坦（31.8%）和卡马西平（37.8%）的患者癫痫发作风险最低，而服用拉莫三嗪（51.3%）的患者发作风险较高。服用苯妥英（51.2%）和托吡酯（54.8%）患者癫痫发作风险也相对较高，但这些组的样本量较小。EURAP 注册研究报道也显示，服用拉莫三嗪或奥卡西平的患者癫痫发作的风险较高[55]。与 APR 研究相比，Reisinger 和同事[52]进行的一项小型研究中，经过比较患者妊娠期间癫痫发作情况与其基线水平，发现接受左乙拉西坦单药治疗的患者癫痫发作恶化的风险相对较高（47%）。NAAPR 研究还指出，服用左乙拉西坦治疗的患者妊娠期癫痫发作率与服用拉莫三嗪的患者相似[20]。包括拉莫三嗪在内的许多新型抗癫痫药物妊娠期的代谢增加和药物浓度下降，可能在文献所报道的癫痫发作控制不稳定性中发挥重要作用。APR 和 EURAP 研究均报道，在分析的病例中，拉莫三嗪剂量增加的比例不到 50%。未来需要进行治疗药物监测和剂量调整的前瞻性研究，需要明确抗癫痫药物代谢是否是某些药物控制效果不佳的主要原因，或者是否有其他因素发挥作用。

（五）产科和新生儿结局

癫痫患者可能面临更高的产科并发症风险，然而，有关产科结局的数据喜忧参半。美国神经病学学会 2009 年的一项循证综述报告称，支持或反驳癫痫患者先兆子痫或妊娠高血压风险增加的证据不足。他们还指出，除了吸烟的癫痫女性外，早产风险可能不会增加，至少不会达到中等水平（基线水平的 1.5 倍）[54]。

自美国神经病学学会的指南发表以来，美国和挪威的人群研究发现，癫痫与并发症风险增加有关，包括轻度至中度先兆子痫风险（OR=1.59～1.7）[3, 56]。在美国的一项人群研究中，癫痫患者的早产（定义为妊娠 37 周前分娩）风险高于无癫痫患者（OR=1.54，

95%CI 1.50～1.57）[3]。挪威的研究发现，与未患癫痫的女性相比，患有癫痫并服用抗癫痫药物治疗的女性早产（定义为妊娠34周前分娩）的风险更高（OR=1.6，95%CI 1.2～2.1）[56]。

根据美国神经病学学会2009年文献综述和建议，有充分证据证实，患癫痫并服用抗癫痫药物的女性比未患癫痫的女性分娩小于胎龄儿的风险高出近2倍，但与宫内生长受限风险相关的数据不充分[7]。小于胎龄儿风险的增加也与特定的抗癫痫药相关，包括托吡酯、唑尼沙胺和苯巴比妥[35,57]。中国台湾的一项研究发现，妊娠期间的癫痫发作与小于胎龄儿的风险增加有关[1]。

癫痫患者在分娩期的出血并发症风险可能也会升高，尽管关于这一点的重复研究得出矛盾的结论。早期病例研究报道，酶诱导型抗癫痫药（enzyme-inducing ASD，EIASD）暴露与新生儿颅内出血和凝血因子缺乏风险增加相关，考虑到这些并发症，一种经验性治疗方案是服用某些EIASD的女性在孕晚期补充维生素K。EIASD包括苯巴比妥、苯妥英、卡马西平和奥卡西平。2009年美国神经病学学会指南指出，没有足够的证据来推荐或反对围产期补充维生素K[58]。最近，美国一项针对5109名EIASD暴露女性的大型人群研究发现，婴儿在分娩时补充维生素K治疗后，服用EIASD女性的产后出血或新生儿出血并发症发生率与服用非酶诱导型抗癫痫药的女性没有差异[59]。

（六）女性癫痫患者妊娠前咨询

理想情况下，对癫痫女性的妊娠前咨询应在诊断癫痫和第1次开具抗癫痫药物处方时开始。不幸的是，这经常是不可能的。产科医生应该强调，对于大多数患者来说，有超过90%的机会成功受孕并分娩正常的新生儿。应获得详细的关于用药、癫痫发作类型和发作频率的病史。患者必须被告知，如果她在受妊娠前有频繁的癫痫发作，这种情况可能会持续下去。此外，如果她经常癫痫发作，在大多数情况下，应该建议她推迟妊娠，直到癫痫控制良好。产科医生应强调控制癫痫发作是最重要的。对1～2种药物难以治疗的癫痫发作患者，住院视屏脑电图监测通常用于确定患者是否适合手术治疗。住院患者视频脑电图监测也推荐用于顽固性病例或任何非典型表现的患者，以排除非癫痫性痉挛发作的诊断。根据临床病史很难诊断非癫痫性痉挛，但一些特征应该提高对该诊断的警惕，包括痉挛发作时闭眼、发作持续时间长且强度具有弛张性。

对于任何育龄期女性来说，丙戊酸都是一个很差的首选抗癫痫药。除了对妊娠的不良影响外，丙戊酸还与体重增加、多毛和多囊卵巢综合征的症状有关[60]。拉莫三嗪和左乙拉西坦是更好的选择，并迅速成为育龄女性最常用的处方药。它们常用于局灶性和全身性癫痫。卡马西平和奥卡西平也是局灶性癫痫女性的合理选择。然而，如果这些药物无效，女性可能需要替换具有较高致畸风险或风险不明的抗癫痫药。在这些情况下，妊娠前咨询时应向患者提供现有的可用信息和未知信息，但仍需再次强调控制癫痫发作的重要性。在一些患有遗传性全身性癫痫的女性中，丙戊酸是唯一能有效控制癫痫发作的药物。丙戊酸治疗不是终止妊娠的指征，尽管畸形发生的相对风险增加，但大多数服用丙戊酸的女性能够分娩健康的子女。对于所有抗癫痫药物，尤其是丙戊酸，妊娠前咨询应包括试图确定最低治疗剂量或药物浓度水平，以便为妊娠期间的剂量调整设定目标。

不幸的是，大多数女性癫痫患者的妊娠都是计划外的，这就强调了育龄期女性选择适当抗癫痫药物和早期妊娠前咨询的必要性。通常不建议已经受孕的女性立即更换抗癫痫药物。结构性畸形发生在孕早期的前期，当女性得知自己受孕时，接触这种物质的潜在影响可能已经开始显现。此外，在早期更换药物会使胎儿暴露在多药治疗中，并可能在这个关键时期出现癫痫发作进展迅速。随着人们对丙戊酸对认知能力的负面影响的认识日益加深（这种影响通常被认为发生在孕晚期），一些专家已经让患者停用丙戊酸钠，通常更换为左乙拉西坦。这种策略可能会导致癫痫控制恶化，在一项EURAP的数据分析中，妊娠期间更换丙戊酸（29%）或停用丙戊酸（33%）治疗的患者癫痫发作的可能性是维持丙戊酸治疗的患者的2倍[61]。

在某些情况下，可以在妊娠前考虑停用抗癫痫药物。除非女性患者癫痫未发作持续至少2年，否则通常不考虑停用抗癫痫药物。应当基于患者的病史、脑电图、磁共振成像和癫痫综合征表现，并与她的神经科医生共同做出停用药物的决定。如果考虑停药，通常应该在妊娠前提前完成。

1. 遗传咨询

在癫痫女性患者妊娠前咨询的过程中，应详细记录家族史。家庭中有先天性畸形史的人生育受影响子女的概率会增加。特别是，在服用丙戊酸的患者中，那些先前有妊娠合并畸形的女性，无论她们前次妊娠时是否服用丙戊酸钠，再次妊娠胎儿畸形的风险显著增加[62]。

同样重要的是，要询问患者的癫痫类疾病家族史，包括热性惊厥和智力残疾。许多患者担心癫痫遗传给子女的风险。一些流行病学研究着眼于癫痫的遗传模式。对于大多数癫痫患者来说，子女患该病的风险高于一般人群1%~2%，然而绝对风险仍然很低。与遗传风险低相关的因素是父母癫痫起病晚，以及有明确的获得性癫痫病因，如血管畸形、脑卒中或创伤。癫痫早期发病、原因不明的癫痫和有癫痫家族史的患者（特别是一级亲属）的遗传风险较高。与智力障碍相关的癫痫更可能是遗传性的。在许多研究中，"遗传性"全身性癫痫比局灶性癫痫具有更高的遗传风险。有趣的是，几项流行病学研究一致发现，患有癫痫的女性比男性有更高的概率生下患有癫痫的子女。一项大规模人群研究回顾了1935—1994年出生的660名癫痫先证者和他们所有一级亲属的医疗记录[63]。将所有类型的癫痫纳入考虑，女性癫痫患者子女至40岁的累积发病率为5.39%。作者建议告知女性患者，癫痫遗传给子女的风险平均为2.69%~8%。在全身性癫痫女性的子女中，发病率为8.34%（1.36%~15.36%，考虑到标准误差），局灶性癫痫女性的子女中发病率为4.43%（1.43%~7.43%）。

这类流行病学数据对不明原因的癫痫患者可能很有用，但不应不加区别地用于指导所有患者。重要的是，神经科医生和产科医生在提供癫痫遗传风险方面的建议时，将患者的个人临床特点和家族史纳入考量。

越来越多的癫痫基因和家族综合征已经被发现，它们可以显著地改变癫痫疾病遗传的风险。常染色体显性遗传模式的癫痫的外显率可变，如常染色体显性额叶癫痫（autosomal-dominant frontal lobe epilepsy，ADFLE）、常染色体显性颞叶癫痫（autosomal-dominant temporal lobe epilepsy，ADTLE）和多灶性家族性局灶性癫痫，当患者有一个或多个一级亲属患有局灶性癫痫综合征时应考虑这类遗传病。I型电压门控钠离子通道α亚基（*SCN1A*）基因的突变具有可变的外显率和表达率，并可表现出多种临床表现。即使在同一个家庭中，一些突变个体可能不会受到影响，一些人会有简单的发热性惊厥发作或持续到成年的轻度癫痫综合征，而其他人可能会有Dravet综合征，即一种严重的癫痫性脑病。对这些疾病进行胚胎植入前基因检测仅能用于某些综合征，并且存在争议。然而，识别这些家族性综合征肯定会改变对癫痫遗传风险的咨询内容。与癫痫相关的其他遗传综合征有更严重的并发症。例如，双侧侧脑室旁结节状灰质异位（periventricular nodular heterotopia，PVNH）（图54-1）是一种罕见的局灶性癫痫的病因。据报道，约50%的患病女性会出现丝状蛋白A（*FLNA*）基因突变[64]。这是一种X染色体连锁显性突变，通常在孕晚期或刚出生时对男性胚胎/新生儿是致命的。女性患者除了脑室周围结节（代表异常的神经元分布）和癫痫外，可能没有其他临床表现。建议对这些女性进行超声心动图检查，因为她们可能有心脏异常。其他体现基因诊断重要性的案例是可表现为癫痫的线粒体疾病。然而，对癫痫遗传学的全面回顾已经超出了本章的范围，对于许多计划妊娠的癫痫患者来说，遗传咨询是一个重要的选择，并且家族史中有特定的临床表现或关键特征（如其他患病亲属或频繁的流产）也使专业的遗传咨询至关重要。

2. 叶酸补充

2009年美国神经病学学会实践指南建议，所有服用抗癫痫药物的女性在受妊娠前和妊娠期间补充叶酸[58]。这些建议在很大程度上是从其他研究中推断出来的，这些研究表明，叶酸补充可降低一般人群中神经管缺陷的风险。此外，孕早期血清叶酸水平低与女性癫痫患者后代先天性畸形风险增加有关，并且目前已知一些抗癫痫药会降低叶酸水平[58]。几乎没有直接证据表明叶酸可以降低服用抗癫痫药物女性发生主要畸形的风险，但是美国神经病学学会实践指南声明，早先的研究可能不足以发现叶酸的获益[58]。一项研究表明叶酸可能降低癫痫女性流产的风险[65]。挪威的一项基于人群的队列研究发现，

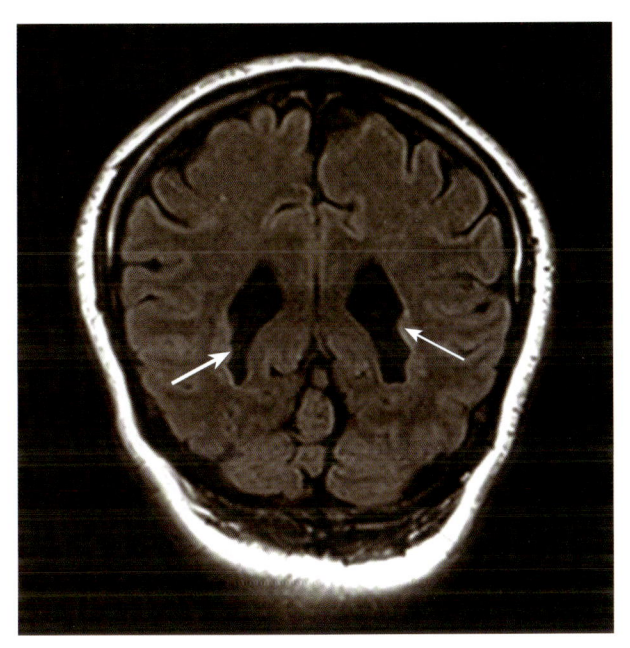

第 54 章 妊娠期神经系统疾病
Neurologic Disorders in Pregnancy

▲ 图 54-1 双侧侧脑室旁结节性灰质异位

患有难治性局灶性癫痫的 28 岁初产妇，在妊娠 24 周进行神经学评估时的 MRI。她先前的 MRI 显示双侧侧脑室旁结节性灰质异位（白箭表示双侧侧脑室内壁有异常灰质组织）。在多达 50% 的女性患者中，这种综合征与 X 染色体连锁显性突变的丝状蛋白 A 基因有关，这种突变对孕晚期或出生后最初几天的男性胎儿/婴儿通常是致命的。在女性中，这种突变与上述神经元迁移异常和局灶性癫痫有关。女性患者的智商可能正常或略低。这个病例说明了孕早期神经评估和遗传咨询的重要性

服用抗癫痫药物的女性在孕早期或受孕时补充叶酸，其子女在 18 月龄时语言发育迟缓和 18 个月、36 个月时自闭症特征的发生率似乎较低[25, 66]。值得注意的是，挪威并不在食物中添加叶酸。NEAD 研究还发现，癫痫女性在妊娠前补充叶酸（≥0.4mg），可能与其子女的智商较高有关[12]。目前还不清楚这种效果是否是抗癫痫药物特异的，因为在一般人群中也发现了类似的对认知发育有益的影响。服用抗癫痫药物的女性叶酸的最佳剂量尚不清楚。一项针对非癫痫女性的研究发现，与服用 0.4~1mg 叶酸的女性相比，服用叶酸剂量大于 5mg 的女性的子女存在精神运动发育迟缓，这引起了人们对高剂量补充叶酸的担忧[67]。需要更多的研究来确定患癫痫的妊娠期女性服用叶酸的最佳剂量。所有服用抗癫痫药物的育龄期女性的临床常规推荐剂量为 0.4~1mg。当患者备孕或已妊娠时，许多临床医生将叶酸的剂量增加到 4~5mg。

（七）妊娠期患者的管理

除了常规的产科管理，应尽快进行抗癫痫药物浓度检测，至少每月 1 次。在妊娠 18~20 周时，患者应接受专业的、详细的解剖结构的超声筛查，以确定是否存在包括神经管缺陷在内的先天性畸形。如果不能充分获得胎儿心脏的图像，可以考虑在妊娠 20~22 周时进行胎儿超声心动图检查以筛查心脏畸形，这是服用抗癫痫药物女性中较为常见的畸形。在美国，在妊娠期癫痫患者中使用胎儿超声心动检查并没有官方的建议。但 2009 年意大利指南建议，对所有服用抗癫痫药物的女性进行该项检查[68]。

如前所述，胎儿在宫内暴露于抗癫痫药物可能导致小于胎龄儿的风险增加。如果患者体重增加和宫底升高正常，经常进行超声检查评估胎儿体重可能是没有必要的。然而，如果怀疑宫底升高不足或患者的体型影响对胎儿大小的充分评估，可以对胎儿体重进行连续的超声检查。

在所有合并癫痫类疾病的女性中，胎儿产前评估进行不是无应激试验必要的，但对于孕晚期伴有活动性癫痫的患者，应考虑采用该方法。

（八）分娩与终止妊娠

如果没有特殊的产科、内科或神经科指征，不建议在妊娠期癫痫患者中进行引产和剖宫产。大多数癫痫患者能够成功经阴道分娩。

患有癫痫的女性在分娩时癫痫发作的风险为 3.5% 或更低，而且更容易发生于妊娠期间曾有癫痫发作的患者[69]。无论何时发生癫痫发作，紧急处理包括评估患者临床病情的稳定性，包括呼吸和循环功能。应检查患者的血糖。对于癫痫发作的患者，不应将任何东西放入口中，但应保证氧气供应，如果可能，可以通过负压吸引清理分泌物。理想情况下，患者应被置于左侧卧位以增加胎儿的血液供应。如果还没有胎儿监护，应在癫痫发作后尽快开始监护。短暂的胎儿心率变化暂时可接受，但如果持续胎儿心动过缓，临床医生必须警惕胎儿窘迫或胎盘早剥，必须进行剖宫产终止妊娠。

癫痫持续状态的定义是癫痫发作持续时间超过 5min 或反复发作而没有恢复到基线水平。短效苯二氮䓬类药物，如劳拉西泮、咪达唑仑或地西泮，是推荐的一线治疗药物。控制癫痫持续状态的静脉注

1123

射劳拉西泮推荐剂量为 0.1mg/kg，最大剂量为 4mg。如有必要可以重复给药 1 次。这一方案是基于成人和儿童癫痫持续状态的指南，但对妊娠期患者没有特殊的建议。苯二氮䓬治疗后通常静脉注射左乙拉西坦、磷苯妥英（苯妥英前药）或丙戊酸。如果癫痫发作对一线治疗无效，可能需要插管和镇静治疗。

（九）妊娠期和产褥期新发的癫痫

患者偶尔会在妊娠期间初次被诊断为癫痫发作，这可能会带来诊断上的困境。如果癫痫发作发生在孕晚期，在被证实为其他疾病之前应按子痫进行治疗，直到医生能进行适当的评估。通常很难鉴别子痫和癫痫发作。患者在癫痫发作后可能出现高血压，还可能出现继发于肌肉损伤的肌红蛋白尿，并在尿常规检查中作为蛋白尿被检出。随着时间的推移，诊断会越来越明确，但无论哪种情况，都必须采取迅速、全面的治疗措施。癫痫发作后首诊的医生可能不是妇产科医生，并且可能不会第一时间给予硫酸镁治疗，这应该及时补救。

幸运的是，癫痫持续状态在妊娠期很少发生。许多关于妊娠期间癫痫持续状态的数据来自登记观察性研究。例如，2013 年的 EURAP 分析发现，21 名在妊娠期间发生癫痫持续状态的患者预后良好，没有死亡病例[70]。然而，在没有癫痫的女性中，癫痫持续状态可能预示着较差的预后。Lu 和同事观察到，他们在中国台湾的医疗机构中，7 例妊娠期癫痫持续状态病例中有 6 例患者没有癫痫史[71]。其中 2 名患者死亡，1 名患者从未恢复到基线水平。然而，其余 4 名患者的预后都很好。在他们的队列中最常见的病因是边缘性脑炎（预示着最差的预后）和脑静脉血栓（脑静脉血栓）。另一方面，Keni 和同事在印度的研究机构随访了癫痫持续状态的患者，报道了良好的结局且无患者死亡[72]。他们发现，可逆性后部脑病综合征和脑静脉血栓是最常见的病因，3 例脑静脉血栓患者中有 2 例没有恢复到基线水平。

如果患者在较早的孕周首次出现癫痫发作，应进行评估并根据需要开始适当的药物治疗。内科医生必须寻找癫痫发作的获得性病因，包括创伤、感染、代谢紊乱、占位性病变、中枢神经系统出血、摄入可卡因和安非他明等药物。在建立静脉通道时，应采集血液样本进行电解质、葡萄糖、钙离子、镁离子、肾功能化验和毒理学检验。如果患者发生强直 - 阵挛性癫痫发作，而医生根据临床病史认为这可能是新发癫痫且复发可能性高，则应在等待患者实验室化验结果的同时开始适当的抗癫痫药物治疗。尽管拉莫三嗪是计划妊娠女性最常用的处方药之一，但在妊娠期间出现癫痫症状时再开始使用拉莫三嗪通常是不合适的。拉莫三嗪药物加量计划至少需要 6 周，因为服用这种药物的患者出现史蒂文斯 - 约翰逊反应的风险会增加，特别是如果快速加量的话。此外，妊娠期拉莫三嗪代谢的加速使患者很难在有限的时间内达到稳定的治疗浓度。类似的情况也适用于奥卡西平。对于新发癫痫，左乙拉西坦通常是首选的，因为它可以迅速起效且出现皮疹的风险较低。然而，左乙拉西坦的一个不良作用是增加抑郁情绪或易怒，应该在开始使用这种药物时对女性的心理状态进行评估。

任何妊娠期间首次出现癫痫发作且没有明确原因的患者都应该进行脑电图和磁共振检查。子痫和先兆子痫被认为是产后癫痫发作的风险因素。子痫患者发生癫痫的校正风险为 2.77，先兆子痫患者的校正风险为 1.73，但妊娠高血压患者发生癫痫的校正风险并未增加[73]。

（十）母乳喂养与产后

产后最初几周，抗癫痫药物的浓度必须经常监测，因为它们会迅速上升。如果患者在妊娠期间增加了用药剂量，则需要在分娩后的 3 周内减少用药剂量，使其达到或略高于妊娠前水平。如前所述，这对拉莫三嗪尤其重要。

母乳喂养的好处已经得到充分证实，其中包括促进母婴之间的关系。尽管母亲服用的抗癫痫药物在不同程度上分泌于母乳中，但很少有数据表明通过母乳接触这些药物会对新生儿造成损害。NEAD 研究[74]发现，通过母乳接受卡马西平、拉莫三嗪、苯妥英和丙戊酸暴露的婴儿在 6 岁时的智商和语言评分高于那些没有母乳喂养的婴儿。在挪威的抗癫痫药物暴露儿童队列中，母乳喂养的婴儿在 6 月龄和 18 月龄时，父母报告的儿童发育能力也有改善，尽管这种效果并未持续到 36 月龄时[75]。两项研究均未发现母乳中研究药物（卡马西平、拉莫三嗪、苯妥英和丙戊酸）暴露对发育结局的不良影响。虽然对婴儿经母乳接触抗癫痫药物的进一步前瞻性研究是必要的，但对于大多数抗癫痫药物来说，理论上对婴儿长时间药物暴露的担忧可能不会超过母乳喂养的已知获益。一些专家建议对半衰期较长的抗癫痫药要谨慎，如苯巴比妥和唑尼沙胺，尽管这种担忧主要还是理论上的。

产后安全性

应支持和鼓励大多数癫痫患者母乳喂养，然而，与喂养新生儿相关的睡眠剥夺可能会使患者面临癫痫发作的风险。管理妊娠期癫痫患者的一个关键组成部分是与她及其家人讨论癫痫发作的安全性。患者的伴侣或其他家庭成员应该帮助患者在夜间喂养婴儿（吸出的母乳或配方乳），这样患者就可以有一段不受打扰的睡眠时间，根据患者的情况通常是6～8h。患者可能不得不在一天中增加吸出母乳的次数以维持这种供应。其他安全建议包括只有在另一名成年人在场的情况下洗澡，在地板上的软垫上而不是在更衣台上更换尿片。在可能的情况下避免走楼梯，还应该考虑使用婴儿车而不是绑在母亲身上的婴儿坐垫。应强调不让婴儿睡在父母床上的重要性。最后，患癫痫的女性围产期抑郁和焦虑的风险增加，这是一个应该在整个妊娠期和分娩后与患者及其家属讨论的话题。

二、多发性硬化

多发性硬化症（multiple sclerosis，MS）是一种影响大脑和脊髓的慢性炎性脱髓鞘疾病。女性比男性更容易受该病影响，而且随着时间的推移，患病女性与男性的比例一直在增加。症状通常首次出现于20—40岁，因此通常影响育龄期女性。多发性硬化的诊断通常是在首发症状出现数年后做出的。常见的临床表现包括脑干综合征（如核间性眼肌麻痹）、三叉神经痛或部分性脊髓炎，然而临床表现可以相当多变。症状可能包括视力障碍、肌力或感觉障碍、痉挛、共济失调、肠道或膀胱功能障碍、认知改变或疲劳。

该病最常见的类型是复发性多发性硬化，其特征是周期性的恶化，完全或部分缓解。10%～15%的患者从发病开始呈稳定进展趋势，定义为原发进展型多发性硬化。随着时间的推移，部分复发性多发性硬化症患者将继续进展为无复发的残疾，称为继发进展型多发性硬化[76]。

为了明确多发性硬化的诊断，患者的临床表现必须符合McDonald标准，这需要在时间和空间上多发的临床和影像学证据。对于复发型多发性硬化，如果有证据表明在中枢神经系统内的两个或两个以上不同解剖位置受累，则在患者首次发作时即可满足空间多发的标准。如果首次发病后出现新的疾病活动，或者在首次发病时MRI显示兼具增强和非增强病变区域，则可以满足该病的时间多发的标准。在某些情况下，根据2017年更新的诊断标准[77]，寡克隆带的存在可能会满足时间多发的标准。如果患者仅有临床发作，并且临床发现提示脱髓鞘病变，但在空间和时间上不符合诊断标准，则被归类为临床孤立综合征。这些患者应被严密监测，因为随着时间的推移有转变为临床诊断明确的多发性硬化的风险。根据某些高危特征，一些临床孤立综合征患者可能会从改良疗法的开始中受益。影像学孤立综合征是一种新兴的诊断，它的定义是MRI上出现典型的MS病变而没有任何神经症状。这些患者也应被严密监测，因为大约1/3的影像学孤立综合征患者在5年内进展为多发性硬化。

（一）多发性硬化和生育

多发性硬化和生育之间的关系是复杂的。与患有癫痫的女性相似，患有多发性硬化的女性比未患病的女性生育的可能性低。转化医学研究表明，基于促卵泡激素升高和抗米勒管激素水平下降，多发性硬化患者可能存在卵巢储备减少的情况，其中抗米勒管激素是卵巢储备功能的标志[78]。

患有多发性硬化的女性更有可能使用辅助生殖技术。值得注意的是，使用促性腺激素释放激素激动药的体外受精过程已被报道可能增加多发性硬化的疾病活动度，特别是在周期不成功的情况下。最近的前瞻性病例系列和整合Meta分析显示了对立的结果。病例系列研究的22个周期显示辅助生殖后3个月多发性硬化的复发率与辅助生殖前一年相比没有增加。然而，整合Meta分析的196个周期显示，即使在调整后，辅助生殖后3个月的复发率与前一年相比仍有所提高[79]。

（二）妊娠对多发性硬化的影响

多发性硬化的复发率在孕中期和晚期降低，但在产后前3个月增加。妊娠的保护作用可能部分地解释为，妊娠诱导胸腺辅助T细胞1类细胞因子向2类细胞因子的转化，从而促进免疫耐受。妊娠与多发性硬化研究（Pregnancy and Multiple Sclerosis study，PRIMS）前瞻性地随访了12个欧洲国家254名女性多发性硬化患者的269次妊娠[80]。该研究发现，年度的复发率在妊娠期间下降，特别是在孕晚期。产后前3个月疾病活动度出现反弹，但随后疾病复发频率回到基线水平。值得注意的是，在妊娠期当年（9个月妊娠期加上产后3个月）的复发率与基线复发率没有差异，并且仅有28%的患者在产后出现复发。尽管多发性硬化患者产后复发短暂的增加，但妊娠可能对长期疾病进展有中性影响。在PRIMS研究期间注意到了这一点，并在几项后续的研究中得到了支持[81]。

（三）多发性硬化对妊娠结局的影响

多发性硬化似乎对妊娠过程或胎儿结局没有任何显著影响。一些早期研究表明，多发性硬化可能影响胎儿出生体重，但没有评估重要的混杂因素。迄今为止最大的研究控制了重要的混杂因素，如胎次和先前妊娠的早产情况，但没有发现多发性硬化和早产或新生儿出生体重之间的关联[82]。

（四）疾病修饰治疗药物与妊娠

尽管多发性硬化治疗领域正在迅速发展，有关妊娠和哺乳期的多发性硬化治疗相关风险的数据仍然有限。1993年FDA批准了第一种疾病缓解剂（disease-modifying agent，DMT）干扰素-β-1b用于治疗复发性多发性硬化。从那时起，用于治疗复发性多发性硬化的疾病修饰疗法数量显著增加。这些疗法已被证明在复发性多发性硬化患者中可以降低复发率，减少疾病的MRI病灶，并减轻残疾的累积。这些药物是预防性治疗，不用于治疗多发性硬化的复发。疾病修饰疗法可分为注射用药、口服用药或输液用药。表54-2概述了各种疾病修饰疗法的现有资料。FDA目前仅批准奥克雷珠单抗（Ocrelizumab）一个药物用于治疗原发进展型多发性硬化。

考虑到关于妊娠期疾病修饰疗法安全性的数据很少，并且多发性硬化在妊娠期间发作的频率通常较低，大多数专家建议在受妊娠前停止疾病修饰治疗。对于使用这些疗法的女性，也推荐使用高效的避孕措施。值得注意的是，许多关于妊娠期多发性硬化患者的观察性研究，包括前瞻性PRIMS研究，都是在疾病修饰疗法广泛应用之前进行的。此后的一些研究表明，在受妊娠前或妊娠期使用疾病修饰疗法可降低产后复发的风险。在妊娠前一年疾病活动性得到良好控制的患者，产后复发率也较低[81]。对于处于育龄期的患者来说，确定使用哪种疾病修饰疗法是最合适的，以及在计划妊娠前停止治疗的合适时间，是一个复杂的决定，这取决于患者的疾病负荷、目前正在服用的特定药物和她个人的意愿。这些决定应该与她的神经科医生共同协商。

1. 注射剂

注射用疾病修饰疗法，为IFN-β制剂和醋酸格拉替雷。IFN-β可以持续使用直到停止避孕。一些医生甚至建议可以持续用药直到确认妊娠[81]。在妊娠期间避免使用疾病修饰治疗仍然是更推荐的，但越来越多的人开始接受，必要情况下格拉雷醋酸盐可以继续使用。

2. IFN-β

IFN-β制剂（IFN-β-1a和IFN-β-1b）是皮下或肌内注射剂，根据不同配方用药频率从每天1次到每隔1周使用1次不等。

干扰素是大分子，必须通过主动转运通过胎盘，这一过程可能发生于孕早期之后。动物研究表明，IFN-β暴露会增加自然流产的风险，然而这在观察性人体试验中并没有得到支持。2012年一项对前瞻性研究的循证医学综述得出结论，IFN-β暴露与早产（37周前）、出生时体重和身高较低有关，但与低出生体重儿（<2500g）或自然流产无关[83]。与此相反，最近的一项前瞻性病例对照研究对246例孕早期IFN-β暴露的妊娠和194例无疾病修饰治疗暴露的妊娠进行了比较，发现平均出生体重、平均出生身高和早产没有差异[84]。该研究也没有发现22周以内的先天性畸形或自然流产率的差异。唯一监测到的不良妊娠结局是，IFN-β暴露的女性更有可能通过急诊剖宫产分娩，尽管两组的总体剖宫产率相似。这项研究与以往的研究不同，因为它控制了体重指数和吸烟，具有前瞻性，并且比以往的研究规模大得多。

醋酸格拉替雷是一种大分子，似乎不能通过胎盘。尽管在妊娠期间避免疾病修饰治疗是更推荐的，但越来越多的人认为，必要时醋酸格拉替雷可

第54章 妊娠期神经系统疾病
Neurologic Disorders in Pregnancy

表 54-2 多发性硬化的疾病修饰疗法：致畸风险和推荐的洗脱期

疗 法	动物试验	人体试验	推荐的洗脱期
注射剂			
醋酸格拉替雷	未造成担忧	• 主要先天性畸形率、自然流产率、出生体重或身高没有变化	• 1 个月 • 特定病例中一些临床医生在患者受孕时甚至妊娠期继续使用
干扰素 -β	增加自然流产风险	• 受孕、自然流产、主要先天性畸形率没有变化 • 早产、出生体重和身高方面的数据混杂	• 1 个月 • 一些临床医生在患者受孕时继续使用
口服制剂			
富马酸二甲酯	胚胎毒性，自然流产和神经行为问题	• 69 例妊娠中不增加主要先天性畸形和自然流产的风险	• 1 个月
芬戈莫德	胚胎致死性和胎儿畸形（室间隔缺损、永存动脉干）	• 89 例妊娠中自然流产率为 24%（较基线水平轻微升高），同时提到所谓"胎儿发育异常"发生率为 7.6%	• 2 个月
特立氟胺	胚胎毒性和致畸性	• 83 例妊娠中不增加自然流产或主要先天畸形的发生率	• 24 个月且血浆浓度<0.02mg/ml（同时适用于男性与女性） • 如果服药期间即将备孕或已受孕，推荐制订"洗脱治疗"
静脉输注液			
阿仑单抗	增加胎儿死亡风险	• 数据有限 • 134 例妊娠中不增加自然流产风险	• 4 个月
那他珠单抗	增加自然流产风险	• 关于自然流产、主要先天畸形和出生体重风险的数据混杂 • 孕晚期药物暴露可能会有新生儿血液系统问题	• 1~3 个月 • 一些临床医生建议持续服药直至受孕
奥瑞珠单抗	增加围产期死亡率、消耗 B 细胞、肾脏、骨髓、睾丸毒性	• 数据有限	• 药品制造商推荐 6 个月，大多数临床医生认为 4 个月是足够的
利妥昔单抗	未提及致畸性，减少淋巴组织中 B 细胞功能 6 个月	• 数据有限 • B 细胞计数减低	• 3.5 个月

以在妊娠期间继续使用[85]。临床前研究没有显示醋酸格拉替雷对暴露动物的后代有不良影响，因此获得了 FDA 的 B 级认证。英国医药和保健产品管理局（Medicine and Healthcare products Regulatory Agency, MHRA）最近也指出，当母体的获益大于胎儿的风险时，醋酸格拉替雷可用妊娠期患者[86]。早先一些小型的研究显示，受妊娠前至妊娠期醋酸格拉替雷暴露的患者中未发现胎儿畸形或新生儿并发症。最近的一项前瞻性登记研究对 151 例格拉替雷暴露的妊娠进行分析，发现在自然流产率、分娩方式、平均出生体重或出生身高方面与无疾病修饰治疗药物暴露的多发性硬化妊娠期患者没有差异[87]。格拉替雷

暴露被定义为在最后 1 个月经期之后接受注射治疗，其中大多数患者在孕早期停止治疗。两组间先天性畸形发生率无显著差异。1 例新生儿死亡发生于妊娠前 2 周接受药物暴露的患者，这名新生儿由于母体感染在 24 周时分娩。近期来自药物警戒数据库的最新数据回顾了 7000 例暴露于醋酸格拉替雷的妊娠，发现先天性畸形发生率与普通人群数据库中报道的无差异[88]。

3. 口服制剂

富马酸二甲酯、特立氟胺和芬戈莫德是口服疾病修饰治疗剂，已被证明可以降低多发性硬化症患者的复发率和残疾评分。由于它们是口服制剂，因此很受欢迎。动物研究已经引起了对这些药物的胚胎致死性和致畸性的关注，而这些药物在人类妊娠中的临床经验仅限于临床试验和上市后监测中的意外药物暴露。建议服用这些药物的患者进行高效的避孕，并且在妊娠期间不要继续服用。此外，考虑到一些口服药物的远期效应和半衰期，建议在停止避孕之前停用这些药物（表 54-1）。

在富马酸二甲酯的动物试验中，在超治疗剂量下发现了自然流产和不良胎儿结局（胎儿体重减轻和延迟骨化）的风险增加，这被认为是由母体毒性导致的。在所有试验剂量的动物中均观察到该药对神经发育的影响。69 例在临床试验或上市后监测中的妊娠期富马酸二甲酯暴露病例中，未发现自然流产或胎儿畸形风险增加[89]。

特立氟胺在动物体内具有胚胎毒性和致畸性，并被 FDA 列为妊娠期 X 类药物。在 83 例服药女性的妊娠和 22 例男性伴侣患病并服药的妊娠中，自然流产或胎儿畸形的风险没有增加[90]。由于对致畸性的担忧，以及特立氟胺较长的半衰期（在最后 1 次给药后 2 年内血清中仍可检测到），因此建议在治疗期间和停止治疗后 2 年内采取避孕措施。在一项系统性综述中，一个国际多学科联盟建议，对于特立氟胺，受孕时间应选择在血浆浓度低于 0.02mg/ml 时，而不是通过药物半衰期推算[91]。对于近期有妊娠计划的男性和女性或服药后/服药期间受孕的女性，推荐使用活性炭或考来烯胺进行"洗脱"治疗。

关于芬戈莫德的动物研究表明，当剂量低于人类推荐剂量时，也会导致胚胎死亡和畸形。一篇报道统计了 89 例发生于该药临床试验期间的妊娠，自然流产率为 24%（据作者称略高于 15%~20% 这一预期的基线水平），5 例胎儿被报道为"发育异常"，包括无头畸形、胫骨弯曲、法洛四联症、宫内死亡和胚胎停止发育各 1 例[92]。

4. 静脉输注液

那他珠单抗是一种人源化的抗人 α_4 整合蛋白的单克隆 IgG_4 抗体，可拮抗人类发育中涉及的许多生理过程。然而，它是一个大分子且不会穿过胎盘。有限的动物和人类数据显示，妊娠期间那他珠单抗暴露相对安全。德国多发性硬化患者前瞻性注册研究纳入了 101 名在妊娠期或末次月经前 8 周之内接受那他珠单抗治疗的患者。这些妊娠患者与疾病匹配组（有或没有其他疾病修饰药物暴露）和健康对照组进行了比较。在畸形、低出生体重或早产方面，三组之间没有发现显著差异[93]。一项基于美国人群的大型注册登记研究 Tysabri（那他珠单抗的商品名）妊娠暴露登记（Tysabri Pregnancy Exposure Registry, TPER）的结果进一步支持了这些结论。对 339 例纳入 RPER 研究的妊娠期患者的分析发现，自然流产率和低出生体重儿的发生率与一般人群相当。然而，早产率为 15.2%，略高于疾病预防控制中心报告的一般人群的早产率（9.63%），主要先天畸形发生率为 5%，同样高于一般人群（2.67%）[94]。

Portaccio 和同事进行了一项研究，将在受妊娠前 8 周之内和（或）孕早期暴露于那他珠单抗的 92 例妊娠与在受妊娠前停药至少 8 周的对照组、早先 IFN-β 研究中未暴露于疾病修饰治疗的对照组进行比较[95]。同时还为早先的研究设置了 IFN-β 暴露的对照组。尽管那他珠单抗暴露与自然流产风险增加相关（OR=3.9，95%CI 1.9~8.5）与其他两组相比，但其 17.4% 的流产率并没有超出一般人群中预期的流产率。在那他珠单抗暴露的妊娠中，主要先天畸形的发生率为 3.7%。这一比例在统计学上并不高于对照组或 IFN-β 暴露组。那他珠单抗暴露与早产、妊娠并发症或神经发育不良结局无关。在同一项研究中，那他珠单抗或干扰素暴露与较低的新生儿体重和身高存在关联。值得注意的是，暴露组中那他珠单抗暴露仅限于在孕早期，这并不代表整个妊娠期都暴露于那他珠单抗中。

妊娠期使用那他珠单抗确实会存在胎儿血液系统异常的风险。在包括 13 名妊娠期患者的病例系列中，12 名在孕晚期接受那他珠单抗治疗的高活动度多发性硬化，据报道，13 名新生儿中有 10 名出现轻度至中度血液系统异常，包括血小板减少和贫血[96]。在大多数婴儿中，这些异常在分娩后 4 个月内就会消失，并且没有任何不良后果。一个孩子有亚临床出血，另一个出生时伴有丘脑区囊性病变，这被认为是由先前的出血造成的，但是并没有观察到这些儿童在 2 岁时有明显的发育问题。

在受妊娠前何时停止那他珠单抗的问题上尚未达成共识。一些专家建议在每次输注前都要进行 β-hCG 测试直至发现妊娠。另一些专家则采取保守的方法，在停止避妊娠前 1~3 个月停用那他珠单抗。

奥瑞珠单抗是一种抗 CD20 抗体，是目前唯一一种 FDA 批准的治疗进展型多发性硬化的药物。该药物导致围产期死亡率增加、B 细胞消耗，如果器官形成期使用剂量大于临床常规剂量，还会造成灵长类动物后代的肾、骨髓和睾丸毒性。由于缺乏数据，对于建议的洗脱期没有达成共识。然而，药物说明书建议在末次注射 6 个月之后尝试受孕。许多医生认为这过于保守，因为该药物的 5.5 个半衰期相当于 4 个月左右的时间。即使在药物被清除后，奥瑞珠单抗仍能起到保护作用，这可能会在女性尝试受妊娠期间为她们提供防止复发的保护作用[97]。

利妥昔单抗越来越多地作为超适应证用药用于多发性硬化的治疗。在一篇系统性文献综述中，报道了 102 例在受妊娠前 6 个月内使用利妥昔单抗的患者，没有发现先天性畸形或早产的病例[98]。在随访中监测了 B 细胞计数的 23 例新生儿中，有 9 例发生 B 细胞减少，并且均在 6 个月内自行恢复。未发现其他不良结局。必须强调的是，由于样本量小，同时没有获取关于伴随用药、疾病严重程度、生育史这些混杂因素的信息，因此保守地解释这些数据。尽管没有关于利妥昔单抗洗脱期的指南，许多临床医生建议停药后持续避孕时间为 5.5 个药物半衰期，约 3.5 个月。

阿仑单抗于 2013 年获批，是一种人源化 CD52 单克隆抗体，主要作用是消耗 B 细胞和 T 细胞亚群。尽管在欧洲它可以作为多发性硬化的一线治疗药物，但是在美国 FDA 仅批准它作为二线药物使用。该药物第一疗程为连续静脉输入 5 次，每天 1 次，1 年后连续静脉输入 3 次，每天 1 次，在完成整个疗程治疗后将减少疾病活动度持续数年。啮齿类动物在妊娠期暴露于阿仑单抗增加了胎儿死亡的风险。关于人类的数据有限。唯一一篇临床摘要报道了 104 例患者的 139 次妊娠[99]。自然流产率为 17%，作者认为这与一般人群的自然流产率相当。此外，还报道了 11 例没有明确发生模式的不良事件。有 1 例母体暴露于阿仑单抗后经胎盘转运抗甲状腺激素受体抗体引起新生儿的 Graves 病和甲状腺风暴[85]。建议停用阿仑单抗后采取避孕措施至少 4 个月。

（五）多发性硬化患者的妊娠前咨询

患有多发性硬化的女性应在确诊时和开始疾病修饰疗法之前就生育问题进行咨询。这个问题也应该经常被重新讨论。患者应该放心，绝大多数患有多发性硬化的女性可以健康地妊娠，同时母体的多发性硬化不会为胎儿带来不利的风险。此外，她们还应被告知，妊娠期间复发率会下降，特别是在孕晚期。虽然在产后一些患者的病情可能复发恶化，但妊娠似乎对该病的长期病程没有任何不良影响。

对于患有多发性硬化症的女性来说，受孕的时间是非常重要的，因为需要围绕疾病修饰疗法制订计划。是否开始疾病修饰疗法和开始哪种疾病修饰疗法取决于患者的疾病负荷和受孕时间计划。对于病情非常活跃的女性，神经科医生可能会建议在妊娠前使用疾病修饰疗法治疗 1 年以获得更好的疾病控制。需要使用环磷酰胺或米托蒽醌等药物治疗的女性在开始治疗前可能要考虑保留生育能力。应按照推荐的时间表指导女性在停用疾病修饰治疗后继续避孕（表 54-1）。

一些患有多发性硬化的女性可能会担心将疾病遗传给孩子的风险。多发性硬化是一种多基因疾病，遗传易感性和环境的综合作用决定了个体的发病风险。父母中一人患多发性硬化，其子代患病风险为 2%。尽管这是基线人群风险的 20 倍，但母亲将多发性硬化遗传给孩子的绝对风险仍然很低，通常不是避免妊娠的理由[81]。当父母双方都患有多发性硬化时，子代患病风险增加到 20% 以上。

患有多发性硬化的女性也应该接受一般的产前咨询，包括强调产前补充维生素的重要性。维生素 D 缺乏作为影响多发性硬化易感性和可能影响疾病进程的环境因素受到越来越多的关注。母体维生素 D

缺乏可能也会影响其子代未来进展为多发性硬化的风险。一项回顾性病例对照研究发现，血清维生素 D 水平最高的 1/5 新生儿与最低的 1/5 新生儿相比，在未来的生活中患多发性硬化的相对风险更低。这表明在妊娠期间补充维生素能够降低后代多发性硬化的发病风险[100]。在一项小型的非盲试验中，患有多发性硬化且维生素 D 水平低的妊娠期女性被随机分配到 2 组：从妊娠 12～16 周开始每周 50 000U 维生素 D_3 治疗，或常规治疗[101]。接受"高剂量"维生素 D 治疗的 6 名患者产后维生素 D 水平正常，而接受常规治疗的 9 名患者没有。尽管没有得出对胎儿长期影响的结论，但在整个妊娠期或产后 6 个月时，没有报道补充维生素 D 的不良影响。接受高剂量维生素 D 治疗的患者在扩展残疾状态量表和疾病复发率方面表现更好，但这些数据因样本量小和非盲法而具有局限性。妊娠期维生素 D 的最佳剂量还不清楚，但是一个专家团队建议 1000～2000U/d 是安全的[91]。理想情况下，在妊娠前应检查和优化维生素 D 水平，在妊娠期间可继续按照 1000～2000U 的剂量使用。

（六）妊娠期多发性硬化的管理

对多发性硬化患者的常规产科管理没有特殊的建议。膀胱功能紊乱的女性可能更容易发生尿路感染，需要更频繁的监测。在出现新的或恶化的症状时，应进行尿液分析和培养，因为感染经常会暴露多发性硬化的慢性症状。

1. 妊娠期复发风险

PRIMS 队列研究证实许多女性患者在妊娠期间的复发率有所下降，特别是在孕晚期。妊娠前残疾程度和较高的年复发率可能增加妊娠期间复发的风险。在一项对 93 名女性进行的前瞻性研究中，那些第 2 次妊娠时扩展残疾量表评分较高或妊娠前一年复发率较高的女性，在妊娠期间复发的可能性更大（OR 分别为 7.83 和 6.70）[102]。

越来越多的证据表明，芬戈莫德或那他珠单抗（显然这两种药物都是细胞运输抑制药）停药后会出现反弹效应，这是妊娠期间复发的一个原因。在一项科威特国家多发性硬化登记处登记的研究中纳入 83 名患者的 99 次妊娠，妊娠前使用那他珠单抗和芬戈莫德的女性复发更频繁。复发的高峰期是在孕早期和孕晚期。复发与较长的洗脱期也显著相关（OR=3.9）[103]。该研究有一些局限性，因为研究人群按药物类型分层时，其疾病持续时间、严重程度和基线扩展残疾状态量表评分方面存在异质性。尽管如此，芬戈莫德和那他珠单抗停药后反弹复发的现象已经在许多病例报道中得到证实，许多多发性硬化的专家在这类患者停药备妊娠前，会选择先为患者更换另一种疾病修饰疗法，通常是 B 细胞疗法。

2. 妊娠期复发的管理

在妊娠期并非所有症状的波动都是复发的信号。假性复发的定义是患者原有症状的加重但没有相应的新发炎症。假性复发可能因轻度感染（如尿路感染）、代谢紊乱、脱水或其他合并症（如糖尿病或甲状腺疾病）、生活压力或温度变化而诱发。当患者主诉慢性症状加重而不是新症状出现时，应怀疑假性复发。评估环境因素和完善实验室化验，包括尿液分析和培养，有助于确定诱因。治疗包括治疗潜在的疾病、消除诱因和提供控制症状的方案。如有需要，在常规 MRI（与基线 MRI 相比）上出现新的病变且与临床症状相符既可以确认复发。除非需要改变治疗方案，否则对比剂钆的使用要推迟到终止妊娠后。北美放射学会声明，尽管目前的文献表明钆可能对胎儿的发育没有影响，但临床医生应谨慎使用，仅在影像学检查不能被推迟且别无选择的情况下才使用。

妊娠期间复发主要的治疗方案是皮质类固醇激素。值得注意的是，通常只使用甲泼尼龙或泼尼松。经典的治疗方案是甲泼尼龙 1g/d，连续使用 3～5 天。这种药物通常通过静脉给药，尽管有越来越多的证据支持等效剂量的口服药对治疗多发性硬化复发疗效相当。这些疗法是以减轻疾病严重程度和加速神经症状恢复为目的的对症治疗。有关甾体类激素对胎儿影响的安全性信息有限，但一些早期的研究认为，孕早期甾体类激素暴露会增加唇腭裂的风险[91]。也有研究指出其他问题，认为低出生体重和早产是使用甾体类激素的结果。静脉注射免疫球蛋白可以作为甾体类激素的替代品或甾体类激素失效时的备选方案，但其安全性数据也很有限[91]。如果复发足够轻微（如仅存在感官症状），可以推迟其他治疗仅进行支持治疗。

3. 分娩和终止妊娠

在过去，麻醉学家一直担心硬膜外镇痛可能加重多发性硬化或促进复发。在 PRIMS 研究和意大利的队列研究中，只有 18%～19% 的多发性硬化女性接受了硬膜外镇痛[104, 105]。两项研究均未发现接受硬膜外镇痛的女性复发率有显著的增加。意大利的研究特别指出，接受硬膜外麻醉的多发性硬化女性分娩 1 年后的残疾程度（扩展残疾状态量表评分）没有增加[105]。

患多发性硬化的女性通常没有剖宫产的指征。只有在极少数病例中有剖宫产指征，如重度或活跃期疾病影响脊髓功能并可能影响患者安全分娩的能力。最近的一篇 Meta 分析评估的 5 项研究中剖宫产率为 9.6%～42%[106]，这可能反映了文化背景和医疗机构诊疗常规的多样性。同一意大利队列研究评估硬膜外麻醉的风险发现，在多发性硬化患者中，剖宫产与疾病复发率或残疾评分之间没有关联[103]。

（七）母乳喂养与产后期

女性多发性硬化患者的母乳喂养是一个有争议且辩论激烈的话题。一些研究表明，母乳喂养对多发性硬化复发有保护作用，而另一些研究则报道对疾病活动没有影响。PRIMS 研究发现，母乳喂养对产后 3 个月内多发性硬化的复发率没有影响[80, 104]。此后一些研究已经证明了母乳喂养对疾病的保护性影响[107]。2012 年一篇 Meta 分析纳入 12 项关于多发性硬化与母乳喂养的研究，未母乳喂养的女性在产后期发生至少 1 次复发的可能性是母乳喂养女性的 2 倍[108]。这一结果是显著的，但受限于所纳入研究的多变性。作者提醒道，这些研究的局限性在于不能完全控制混杂因素，例如疾病较轻的女性更可能进行母乳喂养[107]。最近对患有多发性硬化的德国女性的前瞻性研究表明，纯母乳喂养（至少 2 个月）对产后前 6 个月的复发风险有保护作用[109]。即使排除了年龄、妊娠前复发频率和妊娠期间复发情况的影响后，这种效果也是显著的。然而，这项研究没有评估或控制妊娠前疾病修饰疗法或残疾评分，仍然有可能出现母乳喂养的女性疾病相对较轻这种情况[107]。除已知的对母婴的益处之外，母乳喂养还可能为儿童提供患自身免疫性疾病（包括多发性硬化）风险的保护作用[107]。

由于患者或她的医生希望她恢复疾病修饰治疗，母乳喂养的决定会变得更加复杂。大多数专家指出哺乳期女性不应恢复疾病修饰治疗[81, 107]。然而，这一建议是基于缺乏关于这些药物在母乳喂养中安全性的证据，而不是基于其危害的证据[107]。干扰素和醋酸格拉替雷都是大分子，不能口服用药。尽管还没有被系统性地研究过，但它们不太可能进入母乳[110, 111]。婴儿 IFN-β 的相对剂量估计为 0.006%。没有注意到通过母乳接触干扰素的婴儿有任何不良反应[112]。在另一项关于醋酸格拉替雷和母乳喂养的小型研究中，9 名平均 3.6 月龄的母乳喂养婴儿没有发现任何问题[113]。然而，官方建议继续声明，所有疾病修饰疗法都应该停止用于计划母乳喂养的女性；因此，大多数女性必须在母乳喂养和恢复疾病修饰治疗之间做出选择。少数医生对患者在服用醋酸格拉替雷或干扰素的同时进行母乳喂养是认可的[110, 111]。值得注意的是，这些一线治疗药物的起效时间是滞后的，通常是 2 个月，即使它们在产后立即开始使用，可能不能立即为预防复发提供保护力。大多数专家建议对母乳喂养进行个体化的咨询。对于妊娠前疾病非常活跃且使用芬戈莫德或那他珠单抗的女性，建议在分娩后几天内恢复这些药物治疗并放弃母乳喂养[107]。对于病情较轻且正在服用 IFN-β 或醋酸格拉替雷的女性，建议纯母乳喂养，并在第一时间恢复这些疾病修饰治疗[107]。该方法的支持者建议对选择推迟疾病修饰疗法的患者进行磁共振检查以评估疾病活动度[107]。

在女性多发性硬化患者中，尽管妊娠前一年的高复发率和受孕时较高的扩展残疾状态量表评分与产后复发有关，但目前还没有被证明有效的方法来预测或预防这种复发[102]。临床医生应讨论复发可能的诱因。患有多发性硬化的女性应该尝试使用一些方法减少睡眠剥夺，例如泵吸和储存乳汁，这样其他人可以喂养婴儿。此外，可以使用钆增强磁共振扫描来监测产后女性的亚临床活动状态[91]。一些研究试图找到一种有效的治疗方法来预防产后复发。其中一个是 POSTPARTM'US，即一项针对意大利和法国女性的三期随机对照试验，研究了孕酮/雌激素治疗复发，发现没有效果[114]。同样，低剂量和高剂量 IVIG 在一项三期临床随机对照试验中也进行了研究，但未能预防产后复发[115]。然而，荷兰的一项回顾性研究评估了产后 IVIG 干预（产后 3 天第 1 次，此后每月 1 次，持续 5 个月，每次剂量 10g）的效果，并与 PRIMS 研究进行比较。产后 3 个月内的年度复发率为 0.48%，而在 PRIMS 研究期间为 1.2%。在产后 1 整年内，年度复发率一直保持在 0.5%，而 PRIMS 中为 0.9%。这项研究有几个局限性：没有提供产后疾病修饰疗法重启时间的数据，也没有对照组[116]。尽管缺乏强有力的证据，但鉴于疾病修饰疗法期间不进行母乳喂养的建议和这类药物起效缓慢，IVIG 和皮质类固醇仍然是母乳喂养患者试图预防复发的最佳选择。皮质类固醇以每月 1 次静脉输入的方式给药。尽管婴儿通过母乳的皮质类固醇暴露程度很低，但标准建议是女性"吸取并丢弃"糖皮质激素治疗后 4h 内的乳汁[110]。

尽管产后复发的风险增加，但初次妊娠期间或产后的复发并不应该阻碍有妊娠意愿的女性再次妊娠。一项对 93 名至少妊娠 2 次的法国和意大利女性进行的前瞻性研究发现，仅有 7 名女性在 2 次产后均出现复发。第 2 次产后复发与第 1 次产后复发或 2 次妊娠的时间间隔无关。这项研究强调，对于有再次妊娠意愿的女性，最好的做法可能是在疾病相对平静的时期计划妊娠[102]。

产后的多发性硬化患者通常需要其他人的帮助来照顾自己和婴儿。这很大程度上取决于患者的残疾程度，以及她是否出现复发。对于所有已经妊娠或计划妊娠的患者，讨论产后从朋友和家庭成员那里得到支持的需求是很有必要的，另外还应准备在多发性硬化复发的情况下婴儿护理的应急计划。此外，应建议对患者进行筛查并转诊至神经科。最近的一项研究表明，患有多发性硬化症的女性比对照组更容易患围产期抑郁症[117]。

三、头痛

头痛可分为原发性和继发性两类。原发性头痛疾病包括偏头痛、紧张性头痛、丛集性头痛，尽管丛集性头痛在女性中很少见。评估头痛的第一个挑战是排除继发性头痛疾病（图 54-2），这是一些潜在有害病症的症状。妊娠期间的大多数头痛是由原发性头痛疾病引起的。大多数原发性头痛（如偏头痛）患者都有类似的头痛发作病史。新发偏头痛可在妊娠期间发生，但并不常见（1%～10% 的妊娠期偏头痛无先兆症状，10%～14% 的妊娠期偏头痛有先兆症状）[118]。在孕中期和晚期，发生继发性头痛的可能性

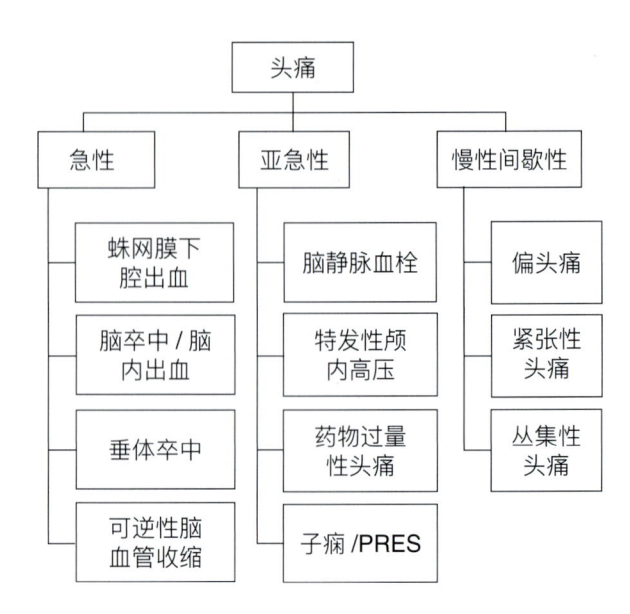

▲ 图 54-2 妊娠期头痛的鉴别诊断
PRES. 可逆性后部脑病综合征

增加[119]。新出现的症状或头痛模式改变，以及所有新发头痛，即使具有偏头痛性质，也应立即评估其潜在原因。了解这些疾病的适当治疗方法也很重要。

（一）偏头痛

头痛在女性中非常常见，大多数偏头痛发生在育龄期女性中。偏头痛与脑血管扩张有关，通常持续数小时。通常为亚急性起病，头痛常为单侧和搏动性，常伴有光敏性和（或）音敏性和恶心。偏头痛可分为有先兆和没有先兆。有先兆偏头痛的特点是在头痛之前出现可逆性的局灶神经症状。视觉先兆是常见的，但也可能出现失语、单侧麻木或疲软，这有时使这种头痛难以与一过性脑缺血发作区分开来。偏头痛的先兆应该在 5～60min 内完全逆转，有时先兆可以在没有头痛的情况下发生。

偏头痛的症状在妊娠期间会有所改善。几项前瞻性研究表明，大多数患有偏头痛的女性（77%～83%）在妊娠期间偏头痛得到改善或缓解，通常是在孕中期[119]。有先兆偏头痛的患者在妊娠期间不太可能得到改善，大约一半的患者会在妊娠期间继续发作。在这些患者中，妊娠也可以诱发先兆，但不会引起头痛[118]。

有偏头痛病史的女性患先兆子痫、妊娠高血压和血栓性疾病的风险较高[119]。一项对 17 项研究的系统性综述发现，偏头痛与妊娠高血压

表 54-3 妊娠期原发性头痛的治疗

	最佳建议	畸形风险	备注	母乳喂养兼容性
首选方案				
非药物疗法	水化、睡眠、避免咖啡因	无		可母乳喂养
对乙酰氨基酚	对乙酰氨基酚	• 现有报道未发现与主要先天性畸形有关联	• 与行为异常[a]和哮喘[b]的相关性引发关注，但需要更多研究证实	可母乳喂养
NSAID	布洛芬	• 可能与心脏畸形、唇裂相关，但各项研究结果迥异	• 在孕晚期必须避免使用，因为会增加动脉导管闭合和羊水过少的风险。最近有报道称，其与儿童哮喘有关，但还需要更多的研究[b]	可母乳喂养
止吐药	甲氧氯普胺	• 有限的研究中未发现与主要先天性畸形有关	• 母亲有出现迟发性运动障碍的风险	可母乳喂养
备选方案				
曲坦类	舒马曲坦	• 病例系列研究未发现增加主要先天性畸形风险，但通常是孕早期误服的病例	• 对妊娠末期的影响还未研究清楚	可母乳喂养
阿片类	羟考酮	• 近期的研究发现孕早期使用阿片类药物增加某些主要先天性畸形风险，包括心脏缺陷和脊柱裂[c]	• 通常不会造成流产，但有成瘾性；近足月时使用有发生新生儿戒断综合征的风险	• 可母乳喂养，但需要监测药物对新生儿的镇静作用
避免使用				
巴比妥类	布他比妥	• 没有关于布他比妥的动物试验和人体试验数据，如果根据苯巴比妥的数据推测，可能增加主要先天性畸形的风险	• 根据苯巴比妥的数据，人们担心布他比妥暴露对认知的影响；近足月时使用有发生新生儿戒断综合征的风险	• 不推荐母乳喂养，因其半衰期长，并且有潜在的镇静作用
麦角碱	双氢麦角碱	数据有限	• 麦角碱可引起子宫血管收缩，并有可能导致流产，因此妊娠期禁用	• 不推荐母乳喂养，可能导致新生儿恶心、呕吐和乏力，并且抑制母体泌乳素

a. Sordillo JE, Scirica CV, Rifas-Shiman SL, et al. Prenatal and infant exposure to acetaminophen and ibuprofen and the risk for wheeze and asthma in children. *J Allergy Clin Immunol*. 2015;135(2):441–448.

b. 引自 Broussard CS, Rasmussen SA, Reefhuis J, et al. Maternal treatment with opioid analgesics and risk for birth defects. *Am J Obstet Gynecol*. 2011;204(4):314.e1.

c. 引自 Liew Z, Ritz B, Rebordosa C, et al. Acetaminophen use during pregnancy, behavioral problems, and hyperkinetic disorders. *JAMA Pediatr*. 2014;168(4):313–320.

NSAID. 非甾体抗炎药

（OR=1.23～1.68）、先兆子痫（OR=1.08～3.5）和妊娠期缺血性脑卒中（OR=7.9～30.7）的风险增加有关[120]。在控制了其他血管风险因素后，一项基于美国出院诊断数据库的单病例对照研究也将偏头痛病史与心肌梗死/心脏病（2.11；95%CI 1.76～2.54）和肺栓塞或静脉血栓栓塞（3.23；95%CI 2.06～7.07）联系起来[121]。偏头痛患者高血压和血栓性疾病风险增加的原因尚不清楚。假想的机制是偏头痛与高凝、炎症、内皮功能障碍或卵圆孔未闭之间的联系，尽管这些理论都没有被证明可以解释偏头痛与血管疾病之间的联系[120]。

只有少数研究检验了原发性头痛患者的分娩结局。一项来自中国台湾基于人群数据库的回顾性研究确认了4911名2001—2003年间分娩的偏头痛女性[122]。在校正混杂因素后，偏头痛女性低出生体重（OR=1.16，95%CI 1.02～1.31）和早产（OR=1.24，95%CI 1.13～1.39）的风险显著增加[122]。一项对376名患有原发性头痛的意大利女性进行的前瞻性研究发现，与对照组相比，早产（<37周）的风险在偏头痛患者（OR=2.55，95%CI 1.13～5.75）和紧张性头痛患者（OR=3.22，95%CI 1.22～8.20）中升高。值得注意的是，两组中大多数早产都是通过手术或引产[123]。最近的一项回顾性研究评估了86名妊娠期接受急性偏头痛治疗的女性的分娩结局。与全国和全州的发病率相比，这些女性发生先兆子痫、早产（<37周）和低出生体重儿的风险更高[124]。

偏头痛治疗分为发作期治疗和预防性治疗（表54-3和表54-4）。考虑到妊娠期间大多数偏头痛预计会改善，大多数女性不需要采取预防性治疗，这种治疗通常在受妊娠前停止。非药物治疗，如睡眠、水化和放松疗法（如按摩和针灸）是妊娠期偏头痛的一线治疗。避免禁食、压力和睡眠不足等诱因也是疾病管理的重要组成部分。避免食用含有谷氨酸钠、红酒、腌肉和含有酪胺酸的浓奶酪也会有帮助。

对于药物治疗，推荐的一线治疗方案包括止吐药（甲氧氯普胺、普鲁氯嗪）和（或）对乙酰氨基酚[119]。妊娠期使用对乙酰氨基酚和其他发作期治疗药物，如非甾体抗炎药和舒马曲坦将在后文进行更详细的讨论。尽管阿片类药物通常可用于妊娠期，但实际上并不是治疗偏头痛的首选药物，因为它们通常无效，并会引起恶心、降低胃蠕动。如前文癫痫相关文献所述，考虑到主要先天性畸形风险和对认知的不良影响，巴比妥类药物（如布他比妥）也应避免使用。阿片类药物和布他比妥都有可能成瘾，同样也会引起反复性头痛。最后，妊娠期间应避免使用麦角胺。早先的报道表明，它可能导致出生缺陷，因其在病因学上可导致血管破坏。此外，麦角碱是子宫收缩剂，并有致流产潜能。

尽管人们普遍认为对乙酰氨基酚在妊娠期间的风险很低，但最近的数据表明，在妊娠期间应谨慎推荐使用对乙酰氨基酚。在英国的一项大型前瞻性队列研究中，根据对儿童父亲的问卷调查，母亲在妊娠18周和32周时服用对乙酰氨基酚，其子女在7岁时报道了更多的行为问题（RR=1.42，95%CI 1.25～1.62）和多动症状（RR=1.31，95%CI 1.16～1.49）[125]。另一项研究发现，产后血液样本中的对乙酰氨基酚生物标志物与药物暴露儿童电子病历中记录的注意缺陷/多动障碍（attention-deficit/hyperactivity disorder，ADHD）诊断之间存在剂量-反应关系[126]。一项挪威的基于人群的队列研究也发现了对乙酰氨基酚的使用与正式诊断的注意缺陷-多动障碍之间的关联[127]。有趣的是，这种风险与对乙酰氨基酚的使用时间长度有关。使用对乙酰氨基酚少于8天与诊断ADHD呈负相关（HR=0.90，95%CI 0.81～1.00），而使用超过29天的药物暴露儿童患ADHD的风险为正常的2倍（HR=2.2，95%CI 1.50～3.24）。这表明对乙酰氨基酚的疗程应限制在短期内。

非甾体抗炎药能够抑制前列腺素的产生，是有效的偏头痛发作期治疗药物。如果可能，应尽量避免在妊娠24周后使用非甾体抗炎药。当使用超过48h时，这些药物会导致羊水过少和动脉导管过早闭合。在孕早期和中期使用NSAID被认为是安全的。一些研究将早期非甾体抗炎药的使用与流产风险的增加联系起来，这表明非甾体抗炎药的使用可能有一个更窄的治疗窗。最近Kaiser Permanente医疗机构的一项研究纳入1097名女性，结果表明妊娠期使用NSAID，尤其是受妊娠期间，流产率高于对照组（HR=1.59，95%CI 1.13～2.24）或服用对乙酰氨基酚的受试者（HR=1.45，95%CI 1.01～2.08）[128]。如果非甾体抗炎药在妊娠前使用，持续超过14天，并且女性体重指数较低，其发生流产的风险最大。

表 54-4 妊娠期原发性头痛的预防性治疗

	最佳建议	畸形风险	备 注	母乳喂养兼容性
首选				
非药物治疗	• 缓解压力 • 针灸 • 物理治疗	相关性未知	• 大多数妊娠期慢性偏头痛患者不需要预防性药物治疗	可母乳喂养
镁剂	硫酸镁	暴露于高剂量静脉用镁剂可能导致佝偻病	近期 FDA 因骨骼发育异常将其归入妊娠期 D 类药物	• 数据有限，可能减少母乳分泌
辅酶 Q_{10}	辅酶 Q_{10}	• 数据有限 • 不推荐妊娠 20 周前使用	20 周后使用可能减少偏头痛患者先兆子痫风险	可能可以母乳喂养
备选				
β 受体阻滞药	• 普萘洛尔 • 美托洛尔	• 数据有限 • 可能发生胎儿宫内生长受限、早产	• 可能有胎儿心动过缓、低血糖、呼吸抑制 • 在分娩前 2～3 天停药以避免胎儿心动过缓和子宫收缩障碍	• 可母乳喂养 • 普萘洛尔风险似乎很低
三环类抗抑郁药	阿米替林	• 数据有限 • 可能导致四肢发育不良，孕早期暴露可能导致行为发育异常	• 必要时，适用于妊娠期紧张型头痛的预防性治疗	• 可能允许母乳喂养 • 母乳中少量分泌
钙离子通道阻滞药	维拉帕米	• 妊娠期大剂量使用的数据有限	• 必要时，适用于妊娠期丛集性头痛的原发性治疗 • 每 6 个月或剂量调整时监测母亲心电图的传导阻滞情况 • 考虑增加胎儿监护	• 可能允许母乳喂养 • 剂量高达 120mg/次，每天 3 次时，没有不良反应
避免使用				
托吡酯	托吡酯	• 增加主要先天性畸形风险，尤其是唇裂	• 妊娠期治疗偏头痛的 D 类药物 • 增加小于胎龄儿风险，对胎儿认知发育的影响尚未研究清楚	• 可能允许母乳喂养，但尚未研究清楚 • 监测新生儿的代谢性酸中毒、嗜睡和发热
丙戊酸	丙戊酸	• 大幅度增加主要先天性畸形风险，包括脊柱裂	• 增加不良认知结局的风险，如低智商和自闭症 • 治疗偏头痛的妊娠期禁忌用药（X 类）	可母乳喂养
锂剂	锂剂	• 与胎儿心脏畸形、羊水过多、心律失常、低血糖、尿崩症和甲状腺异常有关	没有指征用于偏头痛，用于丛集性头痛的治疗，妊娠期头痛的禁忌证用药，与新生儿戒断综合征有关	• 可能允许母乳喂养，但警惕新生儿肌张力减低和心电图异常 • 患者在严密检测下可以考虑使用锂剂

FDA. 美国食品和药品监督管理局

舒马曲坦是一种 5- 羟色胺受体激动药，可用于偏头痛的急诊治疗。它只能间断使用，而不能日常服用。它通常对没有先兆的偏头痛更有用。药物注册和前瞻性观察研究、一项 Meta 分析均表明，与对照组相比妊娠期舒马曲坦暴露没有增加主要先天性畸形风险[118]。关于妊娠期其他曲坦类药物的数据有限，所以在妊娠期使用曲坦类药物时，舒马曲坦通常是首选。在孕晚期应该避免使用舒马曲坦。在妊娠后期，舒马曲坦与宫缩乏力和产后出血相关[118]。仅有一项来自挪威的母婴队列研究观察曲坦类药物暴露对儿童行为学的影响[129]。研究发现，在子女 3 岁时，父母所报告的儿童"外化"行为问题的风险增加了；但在子女 5 岁时，父母的报告显示没有负面的人格特征，事实上，暴露儿童在社会化方面的表现更好。这些不一致的发现可能更多地证明了这项研究的局限性，而不是真正的行为学差异。

（二）妊娠期继发性头痛

妊娠期间的头痛可能是潜在的颅内病变的症状。妊娠期继发性头痛的原因包括特发性颅内高压、颅内静脉血栓、蛛网膜下腔出血和脑卒中。提示需要完善进一步评估的症状包括突然发作的头痛症状、持续性头痛和与体位相关的头痛。任何相关的局灶性神经症状或视觉改变也应提示额外的检查，除非它们是患者偏头痛先兆的典型表现。原发性头痛患者也可能合并继发性头痛，因此任何头痛模式的变化或新症状的出现也应被视为可能存在潜在病变的证据。

1. 特发性颅内高压（假性脑瘤）

特发性颅内高压的头痛在发病时通常是亚急性的、日常性的。患者平卧时可能会加重，症状在早晨可能更重。然而，体位相关性并不完全是典型的。超过 90% 的患者有头痛，40% 的患者有水平复视[130]。特发性颅内高压患者可报告持续时间小于 1min 的短暂视物模糊，也可报告搏动性耳鸣。视盘水肿是这种疾病的一个特征性症状，在大多数病例中都存在。如果不及时治疗，该病会进展为永久性视力丧失。为了明确诊断，首先必须排除颅内高压的其他原因，如颅内肿瘤或颅内静脉血栓，同时需要证实脑脊液压力升高（>250mmH$_2$O）而脑脊液成分正常。MRI 和无对比剂的脑磁共振静脉造影（magnetic resonance venogram，MRV）是首选的影像学检查手段，必须在腰椎穿刺前进行以避免脑实质损伤时发生的脑疝。其发病机制尚不清楚，但脑脊液泌乳素明显升高。催乳素似乎与脉络丛（产生脑脊液）的受体有亲和力，而泌乳素具有渗透调节功能，这可能在该病中发现的脑脊液产量增加中发挥作用，尽管有些人认为该病病因是脑脊液再吸收减少。

特发性颅内高压治疗的主要目标是减轻疼痛和保护视力。应密切随访患者的视力和视野，时间间隔根据临床情况确定。对于病情轻的患者，服用止痛药和密切随访可能是足够的。建议适度减轻体重。对于病情没有改善或有视力恶化风险的患者，乙酰唑胺（一种碳酸酐酶抑制药）可减少脑脊液的生成，是一线治疗方案。只有三个小型的病例系列（n=9～50）对妊娠期使用乙酰唑胺进行了研究，没有发现乙酰唑胺暴露的母婴不良反应[130]。乙酰唑胺常用的剂量是每次 500mg，每天 2 次。甾体类激素很少用于特发性颅内压升高，它们是等待手术治疗期间即将发生视力丧失患者的紧急备选药物。连续腰椎穿刺以降低脑脊液压力很少是必要的，但可以有效地暂时性降低颅内压。手术治疗适合于难治性患者或视力迅速恶化的高危患者。最常见的两种手术方式是视神经鞘开窗术和腰大池 – 腹腔或脑室 – 腹腔分流术。

特发性颅内压升高通常不是剖宫产的指征。虽然没有数据可以证实这一点，但应尽可能减少会增加脑脊液压力的 Valsalva 动作。因此，如果可能，应通过手术阴道助娩缩短第二产程。如果有专业的管理，硬膜外麻醉和椎管内麻醉可以安全地用于特发性颅内压升高的患者。

2. 颅内静脉血栓

据估计妊娠期颅内静脉血栓的发生率为 9.1～11.6 例 /100 000 次妊娠，并且大多数发生在产后[131]。该病的主要症状与特发性颅内压升高相似，因为首发表现都是颅内压增高造成的。患者典型临床表现为亚急性、进行性、持续性头痛，卧位时可能加重。与特发性颅内压升高一样，患者可能有复视和搏动性耳鸣。颅内静脉血栓患者也可表现为视盘水肿。该病可并发有或无出血的静脉梗死，这通常会导致局灶性神经功能缺损和癫痫发作。可以出现伴有呕吐或癫痫的严重头痛，这些情况应引起对病情急性恶化的关注，如与此相关的脑卒中或出血。颅内静脉血栓最常发生在孕晚期和产后，但也可能发生在妊娠的任何阶段。该病通常归因于高凝状态。颅内静脉血栓可能被误诊为硬脊膜穿刺后头痛，在鉴别诊断时应考虑到这一点。当颅内静脉血栓有体位相关性时，患者卧位时症状更糟而站立时更好，而低血压性头痛恰恰相反。然而，并不是在所有的患者中都会观察到这样的发病模式，因此，在产后头痛的鉴别诊断时应考虑颅内静脉血栓。

头颅 MRI 和 MRV 是首选的诊断方法，不需要使用静脉对比剂即可做出诊断。如果没有 MR，可以使用有对比剂的增强 CT。抗凝治疗是妊娠期和哺乳期的主要治疗方法，通常使用低分子肝素。为确定治疗的持续时间，全面检查潜在的血栓是有指征的。凝血酶原和因子 V Leiden 突变可在妊娠期间进行，但其他高凝状态相关检查应在分娩后 6 周或更久进行评估。癫痫发作可以通过抗癫痫药来控制症状，尽管很少有证据指明抗癫痫药的适当疗程。许多神经病学专家和神经外科医生建议对这些症状性癫痫进行期待治疗，而非使用抗癫痫药物治疗。既往颅内静脉血栓的女性在随后的妊娠中发生血栓事件的风险增加。在这一人群中应避免使用激素类避孕药。预防性使用抗凝血药可降低后续妊娠的风险。

3. 蛛网膜下腔出血

最常见的非创伤性自发性蛛网膜下腔出血（spontaneous subarachnoid hemorrhage，SAH）是由动脉瘤破裂引起的。妊娠期或产后动脉瘤性蛛网膜下腔出血的发病率估计为 2.4～5.8 例 /100 000 次妊娠[131]。然而它的死亡率非常高，占妊娠相关死亡的 5%～12%，成为孕产妇死亡的主要非产科病因[131]。该病最常发生于孕晚期，风险因素包括高血压疾病、非裔美国人或西班牙裔、镰状细胞病、高凝、吸烟或药物使用。动脉瘤性蛛网膜下腔出血通常表现为突发的"雷击样"头痛，可伴有呕吐、颈部僵硬和意识波动。患者常说将其描述为"一生中最严重的头痛"。这是一种需要行头部 CT 扫描和增强 CT 血管造影的急诊情况。对于观察急性出血，CT 优于 MRI，而 CT 血管造影可以识别出血的来源。如果 CT 扫描阴性，对有可疑病史的患者应进行腰椎穿刺以排除椎管内出血。高达 50% 的动脉瘤性蛛网膜下腔出血发生前会出现"前哨性"出血和头痛，而且这种头痛不会自然缓解。一侧瞳孔扩张表明后交通动脉瘤即将破裂。

可能需要脑血管造影来明确和控制脑出血的源头。如果可能，动脉瘤引起的蛛网膜下腔出血应采用血管内线圈栓塞治疗，否则考虑手术夹闭治疗[132]。在适当的孕龄时，应在手术过程中监测胎儿心率，并在术前通过多学科讨论制订方案对胎儿心率异常进行最佳的处理。

4. 可逆性脑血管收缩综合征

可逆性脑血管收缩综合征（reversible cerebral vasoconstriction syndrome，RCVS）可表现为类似的"雷击样"头痛。它还可能表现为局灶性神经功能缺陷、癫痫发作和意识水平波动。RCVS 的"雷击样"头痛经常复发。RCVS 可并发脑卒中、非动脉瘤性蛛网膜下腔出血和脑水肿。产后血管病是一种 RCVS 的亚型，常在产后立即出现，其特点是严重头痛与颅内血管可逆性狭窄。通常可以通过头部 MRI 和磁共振血管造影进行诊断。对比剂增强的 CT 血管造影也可以用于成像，或者在少数情况下需要导管下血管造影。腰椎穿刺和实验室化验需要排除其他诊断，如蛛网膜下腔出血、感染和血管炎[133]。颈部血管成像（颈部 CTA 或 MRA）应该考虑用于排除相关的动脉夹层，这种情况可见于 12% 的 RCVS 患者[133]。RCVS 被认为与惊厥性高血压脑病（可逆性后部脑病综合征）是在同一谱系的疾病，据报道 10%～38% 的 RCVS 病例会并发 PRES[119, 131, 133]。大多数病例自行缓解并且无严重后遗症，症状通常在 4 周内缓解，影像学改变在 3 个月后消失。然而，多达 1/3 的患者在确诊后的最初几周内会出现神经功能减退。据报道，10% 或更少的患者有永久性神经功能减退，2% 的患者死亡[133]。

RCVS 的治疗包括去除可能的诱因，包括拟交感神经药物，如鼻充血剂、5- 羟色胺类药物（选择性 5- 羟色胺再摄取抑制药、曲坦类药物）、多巴胺类药物（溴隐亭）、免疫调节药或免疫抑制药，以及其他娱乐性药物（尼古丁、大麻、可卡因、甲基苯丙胺、摇头丸和麦角酸二乙胺）。建议休息，避免过度劳累。钙离子通道拮抗药，包括尼莫地平和维拉帕米，已被常规用于血压控制和症状管理。尼莫地平的推荐剂量为 30～60mg/4h。重度病例中可考虑静脉注射尼莫地平。甾体类激素已经被证明使RCVS预后恶化，应该避免使用。极少数情况下会使用神经介入治疗[133]。

四、脑卒中

妊娠期女性脑卒中的发病率约为34例/100 000次妊娠，可分为缺血性脑卒中和出血性脑卒中。缺血性脑卒中通常是心脏栓塞引起动脉梗死的结果，也可能继发于颅内静脉血栓。动脉夹层是年轻人脑卒中的一个常见原因，也可能在妊娠期间出现。出血性脑卒中可继发于多种病因，也可单独由严重高血压引起，也可继发于潜在的动脉瘤或血管畸形。缺血性脑卒中也向出血性表现转化。妊娠高血压疾病、先兆子痫和子痫是缺血性和出血性脑卒中的显著危险因素。

（一）缺血性脑卒中

缺血性脑卒中典型表现为急性局灶性神经症状。17%～34%的病例出现头痛。应该迅速进行检查，首先做头部非增强CT。静脉用组织型纤溶酶原激活物溶栓治疗是非妊娠患者因动脉闭塞导致的致残性脑卒中的急诊治疗。妊娠是使用tPA的一个相对禁忌证，因为tPA治疗的临床试验将妊娠期患者排除在外。然而，tPA不通过胎盘，在大量的病例系列中，它很少与胎儿或母体的不良反应相关[132]。在大多数急性缺血性脑卒中的病例中，tPA可以降低非妊娠相关并发症的发病率和死亡率，应与患者和（或）她的监护人仔细协商后考虑tPA治疗。

急性脑卒中患者通常应在神经重症监护病房进行监测，特别是在给予tPA治疗的情况下。严格的血压控制是必要的，对于严重的脑卒中，可能需要积极的颅内压管理。缺血性脑卒中的进一步检查包括脑部MRI和头颈部MRA。在某些情况下，需要进行CTA或血管造影。所有可能存在栓塞性脑卒中的患者都应进行生理盐水微泡增强的经胸超声心动检查以排除卵圆孔未闭。实验室化验应包括血脂、糖化血红蛋白、红细胞沉降率和C反应蛋白水平。如果栓塞性或高凝状态导致的脑卒中需要抗凝治疗，低分子肝素是可选择的抗凝血药。对于小血管病变/动脉粥样硬化引起的脑卒中，通常推荐小剂量阿司匹林治疗。

（二）出血性脑卒中

引起妊娠期颅内出血最常见的病因包括动静脉畸形、动脉瘤和子痫[132]。其他原因包括高血压、缺血性脑卒中的出血性转化、凝血功能障碍和海绵状血管畸形。颅内出血可表现为头痛、局灶性神经功能障碍和（或）癫痫发作。患者可能会出现颅内压增高，使她们面临脑疝的风险。颅内出血的治疗包括纠正凝血功能障碍，积极控制血压，以及在子痫的情况下紧急分娩。如果明确或怀疑颅内压升高，首要干预措施是将床头抬高30%，同时控制发热和躁动。咨询神经外科进行脑室造口术或外科手术通常是合理的。机械过度通气也有助于降低颅内压。高渗治疗对胎儿可能有不良影响。如果需要，高渗盐水比甘露醇更合适[132]。

妊娠期动静脉畸形破裂的最佳治疗方法是血管内或外科手术修复，这与非妊娠期患者采用的方法相同[132]。

▶ 要 点

- 癫痫影响约1%的一般人群，是妊娠期最常见的神经系统并发症的妊娠。
- 癫痫患者进行妊娠前咨询是至关重要的。
- 与使用其他抗癫痫药物或一般人群相比，服用丙戊酸与严重先天性畸形和不良认知结局（包括智商减低和患自闭症）的风险显著增加有关。
- 已知结构性畸形发生风险较低的抗癫痫药物，如拉莫三嗪、左乙拉西坦或卡马西平，应作为女性癫痫患者的一线治疗药物，而不是研究较少的抗癫痫药或丙戊酸。
- 最终，妊娠期应使用能够最好地控制患者癫痫发作的抗癫痫药物。在妊娠前应尝试达到最低治疗剂量。
- 由于妊娠期间血容量、药物分布和代谢的变化，应在妊娠前检测抗癫痫药物浓度，并在妊娠期至少每月检查1次。对于大多数抗癫痫药物，尤其是拉莫三嗪，调整剂量以维持妊娠前水平是妊娠期癫痫控制的重要组成部分。
- 使用抗癫痫药物的女性在妊娠前和整个妊娠

期应服用叶酸 0.4～4mg/d。应为她们提供专业的超声检查，以仔细评估主要先天性畸形。
- 有必要详细了解患者的癫痫综合征，以便针对子代遗传癫痫的风险提供合适的咨询。
- 辅助生殖技术可能导致多发性硬化复发。
- 妊娠不会加速多发性硬化的发病或进展。事实上，在妊娠期间病情恶化会减少。
- 用于降低多发性硬化复发率和致残性的疾病修饰疗法通常不推荐在妊娠期间使用，因为在妊娠期间多发性硬化复发率往往较低，而且有关药物暴露风险的数据仍然有限。对于许多疾病修饰疗法，建议设计洗脱期或洗脱治疗方案。
- 妊娠期间使用疾病修饰疗法的数据越来越多。对特定的患者来说，某些疾病修饰治疗可在妊娠期使用，如醋酸格拉替雷和 IFN-β。
- 母乳喂养在多发性硬化患者中是有争议的。纯母乳喂养可能降低多发性硬化复发的风险，但通常不建议母乳喂养的女性使用疾病修饰疗法治疗。
- 妊娠期间出现的任何新发的头痛或新的头痛类型都需要检查潜在的有害病因。
- 非药物治疗被认为是妊娠期偏头痛的一线治疗方法，因为该病在不进行治疗的情况下通常会有所改善。
- 尽管阿片类药物通常用于治疗妊娠期偏头痛，但它们实际上并不是非常有效的偏头痛药物，因此应该避免使用。

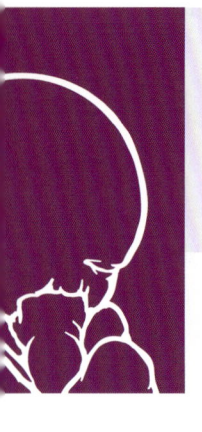

第55章 恶性肿瘤和妊娠
Malignant Diseases and Pregnancy

Ritu Salani　Kristin Bixel　Larry J.Copeland　著
张天玥　译　　韦晓宁　校

英汉对照

β-human chorionic gonadotropin	β-hCG	β- 人绒毛膜促性腺激素
alpha fetoprotein	AFP	甲胎蛋白
carcinoembryonic antigen	CEA	癌胚抗原
complete hydatidiform mole	CHM	完全性葡萄胎
computed tomography	CT	计算机断层扫描
fine-needle aspiration	FNA	细针穿刺抽吸
Food and Drug Administration	FDA	美国食品和药品监督管理局
gestational trophoblastic disease	GTD	妊娠滋养细胞疾病
Gray	Gy	戈瑞（国际单位）
Hodgkin lymphoma	HL	霍奇金淋巴瘤
magnetic resonance imaging	MRI	磁共振成像
non-Hodgkin lymphoma	NHL	非霍奇金淋巴瘤
partial hydatidiform mole	PHM	部分性葡萄胎

摘　要

　　妊娠期癌症相关的症状和体征被妊娠相关的症状和改变所掩盖，使得诊断面临着多重挑战。当遇到妊娠期诊断的癌症时，了解恶性肿瘤的自然病程、可能的治疗方案、对胎儿潜在的影响等对临床实践具有重大意义。根据癌症的位置和分期，治疗方案可包括终止妊娠和立即开始治疗（在妊娠期间手术、化疗、放疗或延迟治疗）。此外，妊娠期恶性肿瘤的诊断和治疗可能对新生儿和女性的生育能力造成影响。多学科合作有助于改善母胎结局。本章将对妊娠期常见的恶性肿瘤及其治疗方法、注意事项进行详述。

第55章 恶性肿瘤和妊娠
Malignant Diseases and Pregnancy

关键词

化疗；放疗；乳腺癌；妇科恶性肿瘤；黑色素瘤；妊娠滋养细胞肿瘤；血液恶性肿瘤

癌症的诊断对于任何人来说都是令人恐惧的。新生命到来和潜在的孕产妇死亡并存会给患者本人、她的家人和她的医生带来许多情感和伦理冲突。在妊娠期间治疗癌症尤其复杂，必须去平衡母体和胎儿的获益。有时可能会要求孕妇做出影响她寿命还是新生儿健康的决定。妊娠期癌症的诊断过程和治疗干预必须仔细考虑可能对患者和胎儿带来的风险。医疗决策的制订基础需要对许多因素进行评估，并与患者沟通。妊娠期癌症处理的重点已经从完全无视妊娠而立即终止妊娠，转变为一种更妥善周全的方法，考虑母胎双方的结局，以减少两者的死亡或发病风险为目的。

据估计，有20%～30%的恶性肿瘤发生在45岁以下的女性中[1, 2]。虽然癌症是育龄期女性第二大最常见的死亡原因，但只有大约1‰的妊娠并发癌症[2, 3]。由于没有针对妊娠期癌症治疗的大型前瞻性研究，医生倾向于基于小型回顾性研究或案例报道来制订治疗策略，因此偶尔会出现一些方案上的冲突。尽管有多种管理模式，但治疗成功的案例大多是多学科团队合作的结果。诊疗计划必须在患者可接受的医学、道德、伦理、法律和宗教框架内制订，并以医疗团队的沟通和教育为指导。

妊娠期间癌症诊断的延迟很常见，其中原因有多种，包括：①总是将癌症的表现的许多症状归因于妊娠；②妊娠的许多生理和解剖学改变会影响体格检查；③血清肿瘤标志物，如β-人绒毛膜促性腺激素、甲胎蛋白、CA-125在妊娠期可以升高；④妊娠期进行影像学检查或侵入性诊断操作可能受妊娠期的影响而难以发挥其常规的作用。由于在评估治疗风险和分娩时机时，孕周很重要，因此早期超声评估确定准确的孕周非常重要。

妊娠患者最常见的恶性肿瘤是乳腺癌、宫颈癌和黑色素瘤[2, 4]。妊娠期癌症的发生率有所增加，这可能与晚育的趋势有关。本章在稍后讨论特定的恶性肿瘤之前，先对一般原则进行总结。

一、手术和麻醉

妊娠期恶性肿瘤的诊断或治疗可能需要手术。术前、围术期需要注意所有药物的相对安全性。虽然没有证据表明麻醉是独立于疾病的另一危险因素，但可以考虑使用局部或区域麻醉来减少全身暴露的麻醉药量[5]。如果在妊娠20周后进行手术，应保持子宫侧向偏移，减少对下腔静脉的压迫。此外，因为胎盘缺乏自动调节血流的能力，胎盘灌注主要由母体血压决定，术者必须仔细监测母体血流动力学参数。在胎儿可以在宫外存活的情况下，术者应进行连续或间歇性胎心外电子监护，并且应该通知产科团队待命，在出现持续性胎儿宫内窘迫的情况进行及时干预[6]。

尽管在妊娠期进行手术可能是安全的，但对于需要进行腹部或盆腔手术的患者来说，首选孕中期进行手术，这有助于减少孕早期流产和早产的风险，同时可以充分暴露腹部解剖结构[6]。尽管没有随机对照试验对术式进行对比，现有数据表明，孕妇在妊娠期间可以安全地接受腹腔镜手术。手术中推荐尽量缩短手术时间，将气腹压保持在10～13mmHg，并使用直视下进入腹腔的开放式技术（Hasson穿刺法）[4, 6]。如果需要在孕早期进行卵巢切除术或卵巢囊肿剥除术，这会导致黄体损害，因此建议补充外源性孕酮。

二、放射治疗

妊娠对电离辐射特别敏感，其中关键影响因素包括胎龄、辐射野范围和胎儿接受的辐射剂量[7]。一般来说，妊娠期暴露于辐射的潜在影响包括流产、先天性畸形、智力残疾和新发癌症。通常认为出现风险的辐射剂量的阈值为大于0.1Gy，因此，妊娠期间的推荐辐射剂量上限为0.05Gy[7, 8]。在妊娠前2周内暴露于高于此阈值剂量的电离辐射会导致"全或无"现象。如果可以继续妊娠，胎儿大概率是正常的。在早期胎儿发育与器官形成过程中，大于 0.20Gy 的辐射剂量可能会致畸并增加流产的风险。在孕晚期，辐射可能会导致特定的器官损伤，如智力低下、骨骼异常和眼科学异常。有研究表明，子宫暴露于辐射会增加儿童患恶性肿瘤的风险（产前暴露于辐射对一生中患癌症风险的影响尚不清楚），并可能影响生育能力[7]。一定要记住目前这些数据是从健康人进行放射治疗产生的不良反应推测出来的，仍有争议存在。因此，放射治疗应推迟到产后，并应考虑合适的替代疗法，如手术或化疗。如果无法推迟治疗，则可能需要终止妊娠。

三、妊娠期化疗

（一）妊娠期化疗药理学

化疗药物的药代动力学会受到妊娠生理变化的影响，这可能最终影响化疗的疗效。简而言之，胃肠道动力降低和胃排空延迟可能会影响口服药物的吸收。孕早期至孕晚期持续发生血容量扩张[9]。血容量扩张、妊娠期肾脏清除率增加、肝脏代谢加快可能会降低活性药物浓度[3, 4]。一方面，妊娠期血白蛋白减少，增加未结合活性药物的剂量；另一方面，妊娠期雌激素增加导致其他血浆蛋白增加可能减少活性药物浓度[3, 4, 10]；最后，羊水作为药物存在的第三空间，导致药物延迟消除及胎儿暴露增加，从而会增加药物的母胎的毒性[3]。由于缺乏妊娠期的药理学研究，作者目前假设初始药物剂量与非妊娠患者相同，并且基于药物毒性，个体化调整药物剂量。

（二）化疗药的分类

1. 抗代谢药

抗代谢药通过充当 DNA 或 RNA 合成过程假底物来抑制细胞代谢[7]。该类药物包括甲氨蝶呤、氟尿嘧啶、吉西他滨、卡培他滨、阿糖胞苷和 6- 巯基嘌呤。甲氨蝶呤作为一种叶酸拮抗药，已用于治疗恶性肿瘤、自身免疫性疾病和异位妊娠。叶酸拮抗药被认为是致畸性最强的抗肿瘤药物之一[7, 11]。在孕早期接触大剂量甲氨蝶呤可能会导致流产、骨骼异常、中枢神经系统缺陷等[11, 12]。在孕中期和孕晚期，甲氨蝶呤与低出生体重儿和新生儿骨髓抑制有关[8]。现有数据显示，尽管存在严重先天性畸形的病例报道，使用低剂量甲氨蝶呤治疗全身性疾病（如风湿病和银屑病）的致畸可能性较低。

关于在孕早期使用其他抗代谢药物的数据是有限的。此外，这些药物通常与其他药物联合使用，使得辨别药物特异性风险（如先天性畸形或其他妊娠并发症等）具有挑战性。目前已有骨骼异常、心脏缺陷、宫内死亡和生长受限等风险相关报道。

2. 烷化剂

烷化剂与 DNA 结合，导致 DNA 交联，最终导致双链断裂。烷化剂是最早用于治疗癌症的药物之一。烷化剂包括环磷酰胺、异环磷酰胺、苯丁酸氮芥和达卡巴嗪。大多数烷化剂在孕早期使用时已显示出一定的致畸潜力，包括但不限于胃肠道、泌尿生殖系统、眼部和骨骼异常[7, 12]。在孕中期和晚期，烷化剂已被证明是安全的[8, 12]。

3. 抗肿瘤抗生素

这类通常来源于微生物的化疗药，包括蒽环类药物（多柔比星、表柔比星和柔红霉素）、博来霉素、放线菌素 D 和丝裂霉素。尽管已经有病例报道，抗肿瘤抗生素似乎有相对较低的致畸风险[12]。由于蒽环类药物（伊达比星除外）的相对较高的分子量和高血浆蛋白结合率，导致它们可能具有较低的胎盘通过率，从而拥有较低的致畸率[13]。由于蒽环类药物有心脏毒性（心肌病、充血性心力衰竭），因此，人们担心在妊娠期间使用时有潜在的胎儿心脏风险。虽然目前的报道没有展示出蒽环类药物对后代有显著的心脏毒性，但仍需要长期随访以排除这种可能性[14]。

4. 长春花生物碱

长春花生物碱阻止纺锤丝的形成，从而使细胞有丝分裂停止在中期。虽然长春新碱和长春碱在动物体内具有强致畸剂，但在人类中似乎没有那么大的致畸性[7]。尽管有早期暴露引起先天畸形的报道，但这些都是与多种药物成分连用，如其他潜在致畸剂（包括抗代谢药和烷化剂）有关。因此，仍然需要进一步研究证实。然而，妊娠后期使用该药物致畸可能性小[8, 12]。

5. 铂

有关妊娠期使用铂类药物的报道的并发症有限[12]。一项关于妊娠期铂类药物使用的综述包括 43 名接受铂类化疗的患者。其中，只有 2 人在孕早期接受铂类化疗。其中仅发现了 3 个胎儿异常，包括脑室扩大、听力障碍和小眼球各 1 例[15]。另一项对 48 名妊娠期宫颈癌，接受铂类治疗的女性进行的回顾性研究未发现先天性畸形；然而，大约 1/3 的新生儿出现合并症，包括贫血、呼吸窘迫综合征、低血糖、低血压和心动过速[16]。

6. 紫杉醇

紫杉醇化疗用于治疗多种恶性肿瘤，包括乳腺癌、卵巢癌和宫颈癌。在妊娠期间使用的经验虽然有限，但也在逐渐增加。与之前列出的其他化疗药物一样，紫杉醇类通常与其他药物联合使用，从而很难解释紫杉醇的妊娠毒性。现有数据表明，在妊娠期间使用紫杉醇类药物，尤其是在孕早期之后，风险相对较低[17]。

7. 靶向药

他莫昔芬是一种用于雌激素受体阳性乳腺癌患者的选择性雌激素受体调节药；由于存在胎儿不良结局（包括颅面、生殖器畸形）的风险，因此在妊娠期间禁用[13,16]。曲妥珠单抗是一种单克隆抗体，用于治疗 HER2 阳性乳腺癌和晚期子宫内膜浆液性癌患者；它不推荐在妊娠期间使用，因为它与羊水过少有关（在孕中期或晚期发生率＞70%）[18]。利妥昔单抗是一种用于治疗某些自身免疫性疾病和血液系统恶性肿瘤的抗 CD20 抗体，有报道称与一过性新生儿淋巴细胞减少症有关，需要进一步研究以确定准确的安全性[19]。酪氨酸激酶抑制药（如伊马替尼、厄洛替尼和达沙替尼）与先天畸形、自然流产、低出生体重和早产有关[1,12]。抗血管生成药物（贝伐单抗、舒尼替尼和索拉非尼）不推荐用于孕妇[1]。最近随着免疫疗法的发展，包括过继性 T 细胞转移和免疫调节剂，正在改变癌症治疗的策略。目前尚不清楚这些疗法如何影响孕妇或胎儿。未来需要进一步着重评估母胎之间免疫屏障改变安全性。

（三）药物对胚胎、胎儿和新生儿的影响

尽管妊娠期间化疗的数据有限，但文献综述和观察性队列研究为作者提供了一些关于潜在妊娠并发症的信息。妊娠期间化疗相关的风险取决于所使用的药物和胚胎或胎儿暴露的孕龄。尽管胎盘确实起到了屏障的作用，但大多数细胞毒性药物还是会穿过胎盘，因此有可能影响妊娠。在妊娠的前 4 周（或受孕后 2 周）暴露于化疗药物通常会导致"全或无"现象，包括流产或无不良影响[12]。排除使用堕胎药的情况下，很难证明使用化疗药物导致临床公认的自然流产率增加超过预期的 15%～20%。

致畸性是孕妇化疗时的主要问题，并且它受许多因素影响，包括暴露时间、给药剂量、胎盘转移范围和暴露持续时间[12]。基于药物的动物致畸性测试，美国食品和药品监督管理局对药物进行了妊娠分级（表 55-1）[4]。基于该系统，大多数化疗药物的评级为 C、D 或 X。但是，动物致畸性测试并不能很可靠地外推到人类，并且在人类中的数据有限。在孕早期器官形成期间进行化疗，先天性畸形的风险大概为 10%～25%（相比之下基础风险为 3%～4%）。同时，联合化疗的风险高于单药治疗[20]。由于超声检查可能无法识别细微的解剖结构导致严重的功能异常，因此如果计划或进行了孕早期化疗，患者应该进行生育咨询，并且考虑酌情终止妊娠。孕中期和晚期的致畸风险显著降低，风险可能与未接受化疗的孕妇没有显著差别[1,2]。

表 55-1 食品和药品监督管理局妊娠药物分级

分级	定义
A	经临床对照研究，不能证实在孕早期药物对胎儿有害（在孕晚期没有风险）
B	经动物实验研究未见药物对胎儿的危害，但是在孕妇中没有充分的证据
C	动物实验表明，药物对胎儿有不良影响，但是在人类中没有对照试验，但对孕妇的治疗作用可能超过对胎儿的不良影响
D	已经有足够的证据表明药物对胎儿有害，只有在孕妇患有严重疾病，但其他药物无害的情况下考虑使用
X	各种实验证明，药物会导致胎儿异常，并且几乎没有益处，是妊娠前或妊娠期禁用的药物

引自 Amant F, Han SN, Gziri MM, et al. Chemotherapy during pregnancy. *Curr Opin Oncol.* 2012;24:580–586.

在孕中期及晚期使用细胞毒性化疗药物与胎儿宫内生长受限、新生儿骨髓抑制、听力减退、低出生体重、需要入住 NICU 和胎死宫内有关[20,21]。很难辨别出是药物的直接作用，还是药物治疗恶性肿

瘤时引起产妇的不良反应导致的。例如，化疗引起的恶心和呕吐也可能影响胎儿的生长和出生体重[20]。尽管终止妊娠时机因癌症类型、治疗方法和疾病程度而异，但应尽可能避免医源性早产。据报道，妊娠病例中61%的癌症是在37周前分娩的，明显高于一般人群中报道的大约8%的早产比率[20]。另一项关于180例患癌孕妇报告称，分娩时的平均胎龄为36.2（±2.9）周，其中8%发生在32周之前。大约90%的早产是由于母体癌症（88%）而不是产科指征（12%）[20]。在这个研究中，超过50%的新生儿需要新生儿重症监护，其中早产是最常见的指征[20]。因此，必须权衡医源性早产与妊娠期间继续进行癌症治疗的后果，并应尽快开始启动母胎医学和新生儿团队咨询。

在围产期必须考虑其他因素。首先，在孕晚期进行化疗应与分娩至少间隔3周。这将最大限度地减少新生儿一过性骨髓抑制的风险或化疗药物对母体的血液学毒性，这些不良反应可能导致败血症、出血和死亡等并发症[10, 20]。其次，由于大多数抗肿瘤药物都可以进入母乳，因此母乳喂养是禁忌的[3]。

在评估新生儿结局时，主要和次要畸形的发生率与普通人群相当[20]。然而，基于有限的回顾性研究，胎儿暴露于细胞毒性化疗药物可能引起迟发性不良反应，如神经发育迟缓、心脏结构和功能异常、生育能力受损和儿童期恶性肿瘤。在功能方面，一项对129名妊娠期间患有癌症的女性所生的孩子进行了病例对照研究，其中96%胎儿在子宫内时母亲接受了化疗，并根据胎龄与对照组进行了比较[22]。研究人员发现，两组在出生体重、认知能力、心脏或一般发育方面没有差异[22]。其他研究报道了在认知水平和学业成就方面的类似结果。然而，最近的一项研究指出，虽然认知水平和学术成就相似，但在子宫内接受化疗的儿童可能有更高比率的行为问题[23]。然而，需要进一步研究癌症治疗对发育中的胎儿和新生儿的影响。

四、妊娠期癌症

尽管大多数的癌症都可以在妊娠期或围产期被诊断，作者在随后将讨论最常见的恶性肿瘤的治疗。表55-2提供了这些癌症、症状和妊娠期诊断难点的概览。

（一）乳腺癌

据统计美国女性乳腺癌病例数超过260 000例，其中每年约有40 000例死亡[3]。尽管一生中患乳腺癌的风险为1/8，但是小于49岁的女性患病风险为1/52[3]。每年大约10%的绝经前乳腺癌在妊娠及分娩后1年内诊断出，这相当于每3000～10 000例活产儿中就有1例[12, 13, 24]。女性诊断乳腺癌的平均年龄为33—38岁，约30%有遗传倾向，50%是高级别肿瘤，20%是转移性疾病[24, 25]。

1. 诊断和分期

因为乳房的变化在妊娠后期变得更加明显，所以在初次就诊时进行彻底的乳房检查很重要。应以与未妊娠者用相同的方式评估乳房异常。妊娠期乳腺癌最常见的表现是患者发现的无痛肿块。尽管妊娠期乳房生理性变化显著，包括乳头增大和腺组织增加导致充血和压痛，但应及时评估新发现或持续存在的乳房肿块。诊断通常延后为3～7个月或更长时间，通常是由于医生遗漏对妊娠期乳房的评估或异常发现，并可能增加淋巴结受累和疾病进展到晚期的风险[16, 24]。

虽然双侧浆液性乳头溢液在孕晚期可能是正常的，但如果出现血性乳头溢液等不太常见的表现时进行乳房钼靶检查和超声评估[13]。如果怀疑乳腺炎、乳房脓肿，或存在乳房水肿或其他炎症时，应考虑进行皮肤活检以鉴别炎性乳腺癌。

乳房钼靶检查时应进行腹部保护，该检查敏感性为63%～78%[24]。虽然胎儿暴露的辐射剂量可以忽略不计，但妊娠期乳房过度增生表现为组织密度增加，使得检查结果的解读更加困难[8, 13]。乳房超声具有较高的敏感性和特异性，可以区分实性和囊性肿块，可以评估有无腋窝转移，并允许同时进行活检，这使得乳腺超声成为孕妇的首选检查方式[24]。普通磁共振成像也被应用；然而，由于数据有限，其准确性未知。对于不符合单纯囊肿标准的病变，建议进行经皮活检[13, 24]。可以使用细针穿刺抽吸（fine-needle aspiration，FNA）肿块进行细胞学检查，但由于妊娠期间乳房的变化，产生误诊的可能性高。因此对于乳房肿块，推荐首选空心针活检进行组织学检查[13]。

在治疗之前，应进行乳腺癌分期，评估所有引

表 55-2 妊娠期常见癌症的症状和诊断的概述

癌 症	症 状	易与妊娠相混淆的症状	诊 断
乳腺	• 无痛或持续性肿块 • 乳头血性溢液	• 乳头增大 • 乳头浆液性溢液 • 乳腺触痛和充血	• 乳房钼靶 • 超声/MRI • 乳腺活检
淋巴瘤	• 增大的淋巴结 • 盗汗 • 瘙痒 • 体重减低	皮肤改变/瘙痒	淋巴结活检
白血病	• 贫血 • 血小板减少/出血 • 乏力	• 乏力 • 贫血	• 全血细胞计数 • 骨髓活检
黑色素瘤	不规则或过度色素沉着的病变	过度色素沉着	病变活检
宫颈	• 巴氏涂片检查异常 • 阴道出血 • 阴道排液	• 宫颈外翻 • 充血 • 黏液排出	• 阴道镜 • 宫颈活检
卵巢	• 腹盆腔疼痛 • 超声下肿块	• 生理性囊肿 • 黄体囊肿	超声/MRI
胃	• 恶心/呕吐 • 腹痛 • 消化不良	• 恶心/呕吐 • 消化不良	上消化道内镜检查
结直肠	• 直肠出血 • 贫血 • 排便习惯改变	• 痔疮/直肠出血 • 贫血 • 便秘	结肠镜检查
中枢神经系统	• 持续性头痛，恶心/呕吐 • 视野改变	• 恶心/呕吐 • 头痛	• 头部 MRI • 眼部检查

MRI，磁共振成像

流淋巴结。尽管应避免使用放射性染料，使用 ^{99m}Tc 标记的硫溶胶进行前哨淋巴结活检在妊娠期间是安全的[13, 17]。对侧乳腺也必须仔细评估。实验室检查应包括肝功能检查和血清肿瘤标志物［CA15-3、CA27.29 和癌胚抗原（carcinoembryonic antigen，CEA）］。应该做胸片（带腹部保护）来对患者进行评估，如果怀疑有转移性疾病，可以进行肝脏超声进一步评估。通常不推荐骨扫描和计算机断层扫描来进行评估，如果怀疑有骨转移，可以考虑特定部位的 X 线或 PET MRI[24]。然而，对于血液检查正常的无症状患者，不需要进一步的影像学检查。

2. 治疗

无论任何时候，女性接受乳腺癌治疗时，通常都承受了巨大的心理和情绪方面的负担。再加上治疗对发育中的胎儿可能有风险，使得相关的决策做得格外艰难。尽管学者们对孕妇带来的可能不良结果进行了初步研究，但尚未证明治疗性流产可以改善患者结局，因此，不应常规建议治疗性流产[7]。然而，很难评估疾病晚期患者进行流产潜在的选择偏倚。需要注意的是，由于年轻女性往往患有激素受体阴性的肿瘤，因此无论是终止妊娠还是卵巢切除术为治疗的辅助手段，很难探讨出基于激素治疗的方案[13]。因此，治疗必须根据目前的研究水平和患者的具体愿望、孕龄、肿瘤分期和类型进行个体化；在任何时候，孕产妇治疗都应遵循指南。

按照通常的标准来说，保乳治疗与改良根治性乳房切除术适用于乳腺癌Ⅰ~Ⅲ期的患者[13, 16]。虽然乳腺手术可以在整个妊娠期安全地进行，对胎儿风险极小，但放疗使得情况变得复杂[13, 16]。放疗应考虑延迟到分娩后。实验计算表明，5Gy的肿瘤照射剂量将使真骨盆内的胎儿暴露剂量在0.010~0.015Gy。在孕晚期，部分胎儿可能会接受的辐射剂量多达0.200Gy[16]。由于照射剂量超过安全上限，应考虑替代方法，并且研究指出，在孕中期及晚期，不影响产妇结局的情况下延迟治疗是合理的。

在全身治疗方面，目前的文献表明，除他莫昔芬和曲妥珠单抗外，使用其余细胞毒药物治疗乳腺癌是相对安全的，并且在孕中期和晚期给药时药物毒性是可接受的[18]。对于有局部疾病有辅助化疗临床指征的患者，在孕晚期的特定情况下应考虑延迟开始化疗，并等待胎儿肺成熟。相比之下，患有转移性乳腺癌或快速进展的炎性乳腺癌的女性不可延误治疗[13, 16]。

3. 预后

与其他恶性疾病一样，预后与诊断时的疾病分期相关。Ⅰ期和Ⅱ期疾病预后良好，生存率接近86%~100%；然而，淋巴结受累及其程度与所有患者的预后有关[7]。尽管研究表明，孕妇在有更大肿瘤和更高级别肿瘤时淋巴结转移发生率更高，但在年龄和肿瘤分期相同时，这个比率在组织学上与相同年龄的非妊娠患者相同[18]。因此，妊娠似乎不会对预后产生不利影响。

4. 哺乳和乳房重建

早期乳腺癌保乳治疗后，一小部分患者可以哺乳[26]。肿块切除术时使用放射状切口，而不是为了美观而选择双环形切口，因为放射状切口可以减少乳腺管的破坏。接受化疗的女性禁止母乳喂养，因为母乳中可以检测到化疗药物。

乳房重建目前流行使用横向腹直肌肌皮瓣进行。尽管使用了腹前壁的肌肉，但前腹壁完整性不会在随后的妊娠中出现问题[21]。然而，由于资料有限，乳房重建应推迟到产后。

（二）血液恶性肿瘤

1. 霍奇金淋巴瘤

2018年美国有超过36 600例女性诊断淋巴瘤，其中大约6000次妊娠中有1例（0.02%）[3, 27, 28]。尽管只有大约10%的淋巴瘤是霍奇金淋巴瘤（Hodgkin lymphoma，HL），通常来说诊断的中位年龄较年轻（32岁）。患有霍奇金淋巴瘤的女性经常出现肿大的淋巴结，全身症状（如盗汗、瘙痒或体重减轻）存在，可能意味着疾病范围更广泛。通过对可疑淋巴结进行活组织检查来确定诊断。淋巴瘤的临床分期需要通过病史、实验室检查结果、骨髓检查和影像学进行系统评估。临床治疗和分期是个性化的。尽管非妊娠的霍奇金淋巴瘤患者可能需要进行剖腹手术和脾切除术来完成病理分期，但妊娠期通常不进行手术。妊娠期霍奇金淋巴瘤的常规评估包括胸片正侧位、肝功能检查、血清肌酐清除率、全血细胞计数、红细胞沉降率、淋巴结和骨髓活检。腹部评估受妊娠子宫影响，必要时首选MRI，因为它可以准确评估淋巴结、肝脏和脾脏。可能需要对纵隔进行MRI（首选）或CT扫描以评估胸部淋巴结肿大。妊娠期间最好避免对肝脏和骨骼系统进行同位素扫描[27, 28]。

疾病分期（表55-3）是治疗计划和预后的最重要因素。尽管有些人主张对霍奇金淋巴瘤的患者进行孕早期治疗性流产以进行完整的分期，但疾病不会使自然流产率、死产率、早产和不良妊娠结局增加或影响疾病的治疗过程。因此，不应常规建议终止妊娠，可能仅用于需要膈下放射、有广泛全身症状或内脏疾病的女性[22]。

早期霍奇金淋巴瘤的生存率超过90%，而播散性淋巴结病的患者的5年生存率约为50%。正如预期的那样，Ⅳ期疾病患者的生存率很低[27]。大多数研究人员赞同除早期疾病外，不应在妊娠期间停止治疗，因此，考虑到孕早期治疗导致胎儿风险增加，一般建议将治疗至少推迟到孕中期。

对于早期疾病，治疗选择包括具有腹盆腔屏蔽后的膈上放射治疗。应调整辐射野以限制胎儿剂量（<0.1Gy），并应在治疗前计算最大胎儿辐射剂量。

在孕早期后，可以在腹部屏蔽的情况下对膈上区域进行放射治疗。胎儿总辐射剂量限制在0.1Gy或

表 55-3 霍奇金病的疾病分期

分期	表现
Ⅰ	累及单个淋巴结区域（Ⅰ），或单个淋巴结外器官（I_E）
Ⅱ	累及膈肌同侧的两个或更多的淋巴结区域（Ⅱ），或累及膈肌同侧一个结外器官和一个或多个淋巴结外区域（Ⅱ_E）
Ⅲ	膈肌两侧淋巴结受累（Ⅲ），也可能伴有局部的淋巴结外器官或部位受累（Ⅲ_E），脾脏受累（Ⅲ_S），或都受累（Ⅲ_SE）
Ⅳ	淋巴管外器官的弥漫性受累，伴或不伴局部淋巴结受累（包括肝、骨髓、肺、皮肤）

更少。当妊娠后期无症状的早期疾病出现时，一边要早期追踪，一边要准备早产[22,27]。

膈下大肿块、进展性或晚期疾病需要化疗，常用的方案包括 ABVD（多柔比星、博来霉素、长春碱、达卡巴嗪）和 MOPP（氯胺酮、长春新碱、丙卡巴肼、泼尼松）[22]。由于这些化疗药中有许多已知是致畸剂，因此最好避免在孕早期进行治疗。在妊娠后期也应谨慎使用类似的治疗方法。尽管大多数病例仅报道宫内生长受限和新生儿中性粒细胞减少症为并发症，但缺乏对毒性影响的长期随访。

2. 非霍奇金淋巴瘤

非霍奇金淋巴瘤（non Hodgkin lymphoma，NHL）的平均发病年龄为 42 岁，因此其报道频率低于霍奇金淋巴瘤，全球约有 100 例妊娠期患有该病的报道[22]。然而，当确诊非霍奇金淋巴瘤时，因为它往往具有组织侵袭性，并且发现时即为晚期疾病，这使得妊娠可能变得复杂。高达 70% 的非霍奇金淋巴瘤是弥漫性大 B 细胞淋巴瘤，而惰性淋巴瘤很少被诊断[22,27]。有趣的是，同年龄段相对应时，在妊娠时，淋巴瘤容易累及生殖器官，尤其是乳房和卵巢[22]。

开始时，治疗通常是化疗和靶向治疗。妊娠期经评估过的治疗方案包括 CHOP（环磷酰胺、多柔比星、长春新碱、泼尼松）± 博来霉素，目前未显示对妊娠结局有不利影响[31]。非 CHOP 方案有几种不利的结果，包括流产、宫内胎儿死亡和暂时性新生儿白细胞减少症，因此不推荐使用。利妥昔单抗已在 230 多个病例中进行了评估，表示其毒性可接受且目前看来是安全的；然而，进一步的研究是有必要的[22]。在需要放疗的情况下，可以考虑在孕晚期远离骨盆的局部放射野进行，但实际上，放疗通常被推迟到分娩之后进行[22]。

3. 急性白血病

虽然妊娠期白血病的发病率尚不清楚，但估计在 75 000～100 000 次妊娠中少于 1 次[12]。急性白血病约占妊娠合并白血病的 90%。急性髓系白血病约占 60%，急性淋巴细胞白血病（acute lymphoblastic leukemia，ALL）约占 30%。超过 3/4 的病例是在孕早期后诊断的[22]。虽然没有证据表明妊娠会对急性白血病的预后产生不利影响，但对妊娠的急性白血病患者的最优和即时照顾需要团队合作，并且最好在癌症转诊中心进行。

贫血、粒细胞减少症和血小板减少症的体征和症状，包括疲劳、发热、感染和容易出血或瘀点，通常会表现在全血细胞计数改变上。高达 90% 的急性淋巴细胞白血病患者存在白细胞计数升高，但仅在 1/4 的患者中发现 WBC 超过 50 000。相比之下，尽管 1/3 急性非淋巴细胞白血病患者存在白细胞减少症，急性非淋巴细胞白血病患者可能会出现 WBC 显著升高的情况。当怀疑白血病的诊断时，应通过骨髓活检和抽吸来确诊，可以看到细胞过多的含有白血病细胞的骨髓。骨髓和外周白血病细胞的形态有助于区分淋巴细胞性和非淋巴细胞性白血病。而后一组，即急性非淋巴细胞白血病，包括急性粒细胞（粒细胞）、早幼粒细胞、单核细胞和粒 - 单核细胞白血病、红白血病。

无论胎龄如何，急性白血病都需要立即治疗，因为延迟可能会导致更差的产妇结局。当急性淋巴细胞白血病在孕早期被诊断出来时，由于考虑到其对胎儿和母亲的影响，建议最好终止妊娠。这是由于需要强化治疗，包括妊娠禁忌的干细胞移植；然而，有过急性白血病患者孕妇在接受白细胞清除术和联合化疗的积极治疗后成功妊娠的报道[22]。尽管报道显示，子宫内暴露于化疗药物在长期来看不会造成严重影响，但告知患者急性白血病及其治疗与死产（15%）、早产（50%）和胎儿生长受限有关是很重要的[22,27]。如果母亲在分娩前 1 个月内接触到细胞毒性药物，应密切监测新生儿是否有粒细胞减少症或血小板减少症。

4. 慢性白血病

慢性白血病约占妊娠期白血病病例的 10%。大多数病例是慢性粒细胞白血病（chronic myelocytic leukemia，CML），其中 30% 的患者年龄小于 49 岁，而慢性淋巴细胞白血病的平均年龄为 60 岁，因此慢性淋巴细胞白血病在妊娠期间极为罕见[29]。

慢性髓系白血病的特征是成熟骨髓细胞成分的过度产生，粒细胞计数平均为 200 000/dl。大多数患者有血小板增多症和轻度正色素性正细胞性贫血。尽管出血通常仅限于有明显血小板减少症的患者，但患者血小板功能通常是异常的。慢性髓系白血病趋于惰性，除非出现严重的全身症状、自身免疫性溶血性贫血、反复感染或有症状的淋巴管肿大等并发症，不然治疗应推迟到分娩后。治疗必要时可以使用类固醇和化疗药物，或最近新出现的包括伊马替尼或达沙替尼在内的靶向治疗[29]。这些药物在妊娠期的数据有限，并且有自然流产和致畸性的报道；因此，它们应在孕中期或晚期使用[30]。妊娠期间的其他选择包括在孕中期和晚期进行白细胞去除术和干扰素 –α 治疗。停止治疗后建议至少 1 年再妊娠，以避免不良妊娠结局出现并留出时间确认疾病缓解[29]。

5. 黑色素瘤

恶性黑色素瘤的发病率在育龄期呈上升趋势，据报道，妊娠或哺乳期女性黑色素瘤的发生率为 1%~3.3%，占妊娠期诊断恶性肿瘤的 8%[1, 3, 31]。妊娠期诊断为黑色素瘤的平均年龄为 31—33 岁，而非妊娠女性为 34 岁[32, 33]。在一系列 60 例妊娠期黑色素瘤病例中，半数患者被诊断为晚期疾病[32]。原发肿瘤的预后取决于肿瘤厚度、有无溃疡形成和病灶在身体位置，并且有报道表明妊娠期间出现的黑色素瘤与临床病程的侵袭性有关[8, 29]。然而，在校正肿瘤厚度后，与非妊娠期女性存活率相似[29, 33]。用于描述黑色素瘤肿瘤厚度的方法如图 55-1 所示。

一旦怀疑患病，建议进行活检。对于局部病变，外科手术切除选择适当切缘切除病灶仍然是治疗黑色素瘤的最有效的方法。前哨或完全淋巴结清扫术也可以在妊娠期间安全地进行[8]。尽管治疗性流产并未显示出益处，但鉴于目前可用于转移性疾病的疗法可能对胎儿有害，因此在处理孕早期出现的晚期疾病时，考虑终止妊娠是合适的[32]。尚未研究过关于辅助治疗，尤其是免疫治疗对胎儿的影响，这有待于需要进一步评估

（三）妇科恶性肿瘤

1. 宫颈癌

宫颈癌是妊娠期最常见的妇科恶性肿瘤，每 2000~10 000 次妊娠中有 1~2 例发生，浸润性宫颈癌中约有 3%，即 34 例中有 1 例[1, 12]。初次产检应包括宫颈和细胞学检查（如果需要）。孕早期常规进行宫颈评估，作者估计这有利于在孕早期诊断早期疾病。令人惊讶的是，情况并非如此，尽管所有疾病分期都在产后而不是在妊娠期间进行，宫颈癌的诊断最常见的是 IB 期[6, 12]。患者和医生的因素，包括缺乏产前护理，未能获得宫颈细胞学和组织学活检、细胞学假阴性，以及未能正确评估细胞学的异常或阴道出血，都会导致诊断延误。尽管大约 1/3 的宫颈癌孕妇在诊断时没有症状，但阴道出血及阴道排液是最常见的主诉。

最初的产科检查应包括宫颈可视化和宫颈细胞学检查（如果有指征）。然而，如果子宫颈看起来很脆弱，单独的子宫颈细胞学可能不足以提示。由于宫颈外翻引起的黏液或出血，细胞学检查可能会出现假阴性，需要进一步评估是否需要在阴道镜下进行宫颈活检。由于宫颈管下段的生理性外翻增加了妊娠期间的阴道镜检查的应用；然而，血管改变可能会掩盖正常的视野。尽管子宫颈具有丰富的血管，但活检出血并不常见，并且出血风险被漏诊早期浸润性癌症的风险所抵消。重要的是，出于风险考虑，不建议在妊娠期间进行宫颈勺搔刮术。在怀疑恶性肿瘤的疑难病例，建议转诊至妇科肿瘤科医生就诊。如果诊断出癌前病变，在妊娠期进展为恶性肿瘤的情况极为罕见（发生率范围 0%~0.4%），应在产后随访继续进行期待治疗（图 55-2）[34, 36]。

理想状态下，因为会增加孕早期流产、孕中期和晚期胎膜破裂或早产的风险，必要的宫颈锥形活检，应在孕中期进行[34, 36]。因为妊娠期间行宫颈锥切术发生并发症很常见，妊娠期间禁止对宫颈上皮内病变进行锥切术治疗。妊娠期诊断性锥形活检仅适用于阴道镜定向活检显示浅表浸润（微浸润）或怀疑有浸润性病变但活检无法证实的患者。当妊娠期间需要进行锥切活检时，应记住妊娠期间子宫颈的

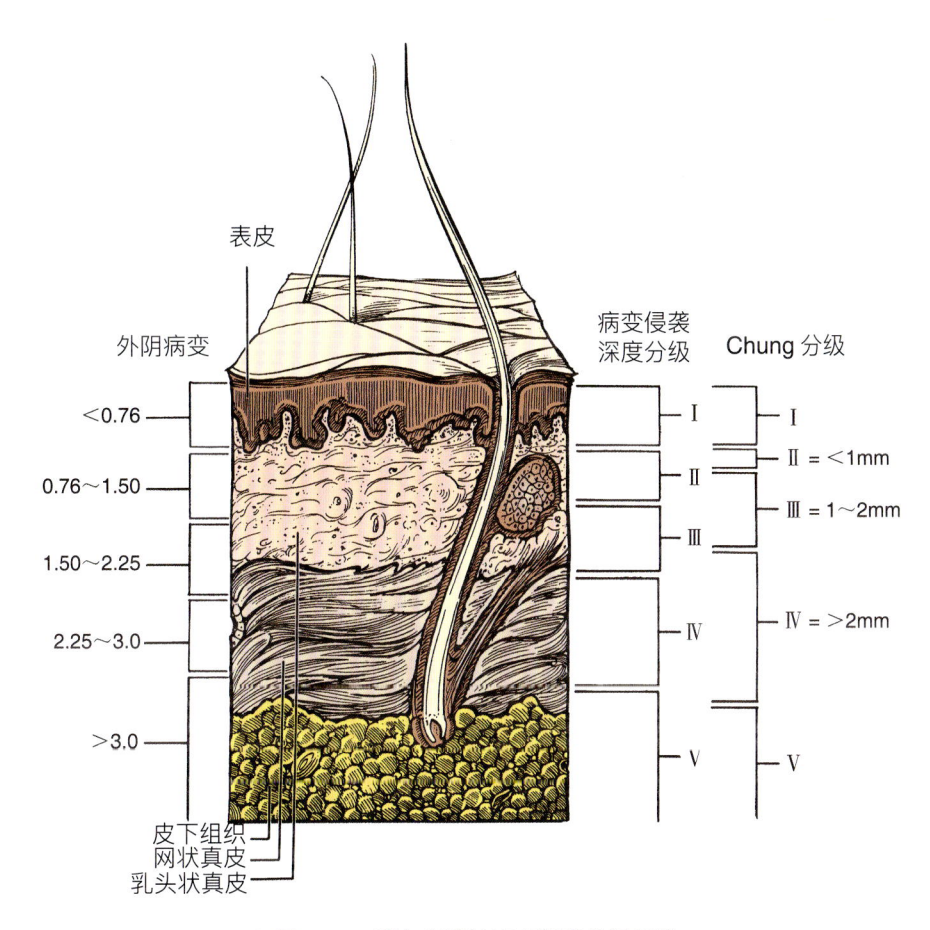

第55章 恶性肿瘤和妊娠
Malignant Diseases and Pregnancy

▲ 图 55-1 黑色素瘤的病变程度分级示意

引自 Gordon AN. Vulvar tumors. In: Copeland LJ, ed. *Textbook of Gynecology*. 2nd ed. Philadelphia: WB Saunders; 2000:1202.

解剖结构变化。浅盘状锥形切除通常可以以最小的损伤进行满意的诊断[34]。应该记住，在妊娠期间接受锥切术的患者有残留病灶的风险，密切随访是必不可少的。

在诊断出浸润性宫颈癌后，需要进行分期评估。标准的宫颈临床分期通常基于体格检查的结果和常规检查的结果，例如遮挡腹部的胸片和超声检查以检测肾积水。如果需要额外的腹膜后成像来评估淋巴结肿大，使用平扫 MRI 是安全的。

(1) 早期疾病

对于锥形切除活检切缘阴性的微浸润鳞状癌患者，可以考虑保守治疗直至分娩。隐匿性转移性疾病的风险主要取决于两个病理特征：①浸润深度；②是否存在淋巴血管间隙受累。在这些情况下，保守治疗可能就足够了，并且可以进一步咨询妇科肿瘤科医生。

在早期浸润性疾病中，浸润性宫颈癌的根治性治疗不适合继续妊娠；临床上必须解决的问题是何时进行分娩以完成治疗。考虑到这一要求，治疗方案将受到孕龄、肿瘤分期和评估转移，以及母亲对妊娠的期望的影响。

在病灶体积小的 I 期疾病的患者中，没有关于延迟治疗十周会增加复发率风险的报道[31]。如果选择根治性治疗，在年轻患者中早期浸润性宫颈癌（IA$_2$、IB 和 IIA 期）的管理通常是根治性子宫切除术和淋巴结评估[34]。对于这些患者，这种治疗方法相对于放射治疗的主要优势是保留了卵巢功能。对于预后不良可能性较高，需要术后放疗的女性，可以考虑在子宫切除术时进行卵巢移位。在孕早期，这种手术通常将胎儿连同子宫一起切除。在孕晚期，在完成高标准剖宫产后进行根治性子宫切除术和淋巴结切除术。

1149

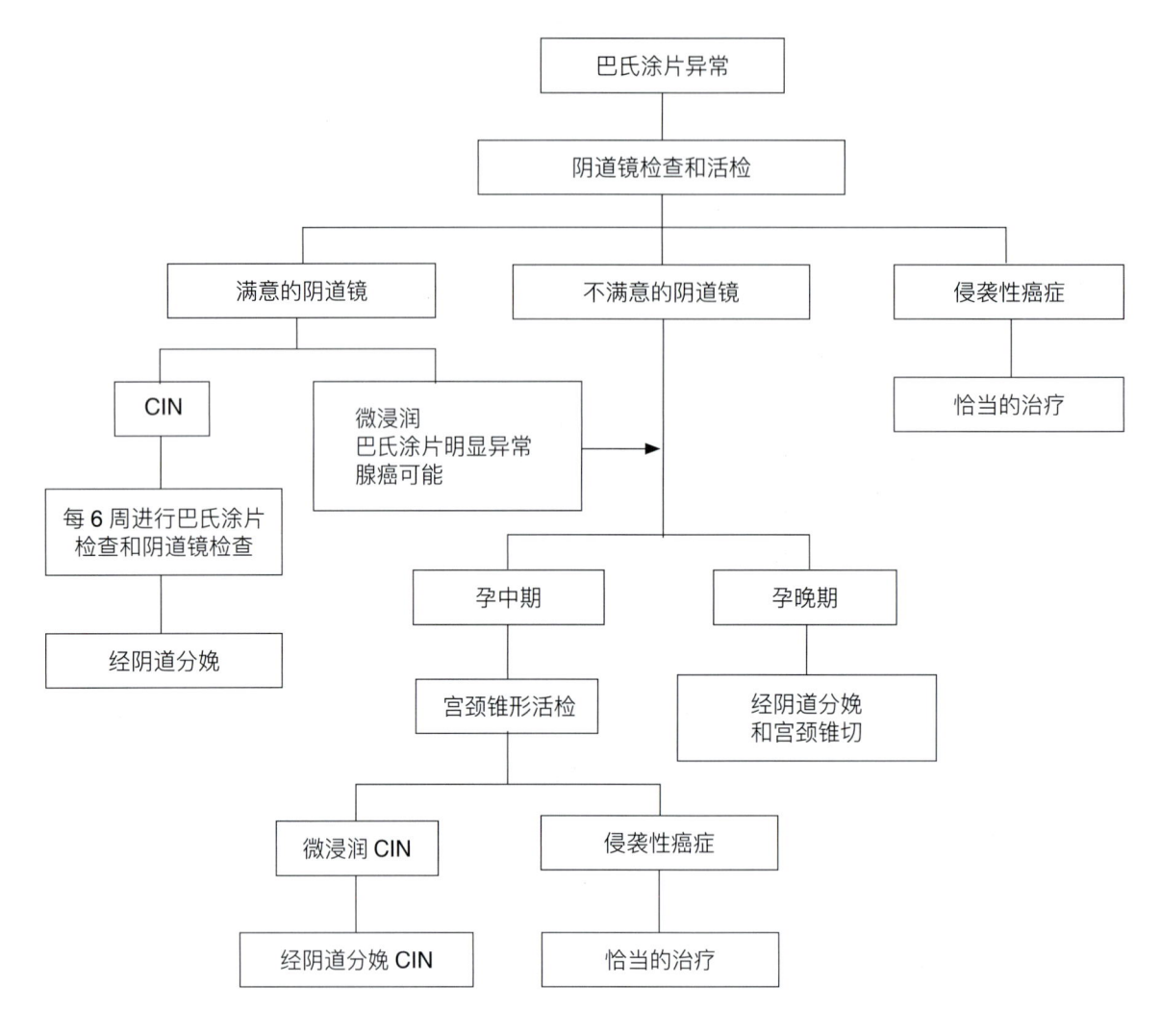

▲ 图 55-2　宫颈癌管理的流程

引自 Hacker NF, Berek JS, Lagasse LD, et al. Carcinoma of the cervix associated with pregnancy. *Obstet Gynecol*. 1982;59:735.
CIN. 子宫颈上皮内瘤变

孕中期则面临更多问题。研究支持在妊娠20周后诊断出早期疾病，可推迟到胎儿存活后才进行治疗[12, 34]。其他报道建议，给予基于铂类的化疗，首选联合紫杉醇，允许胎儿在宫内继续发育成熟。这种新辅助方法（手术或放疗前的化疗）据报道可以延长超过95%的患者的孕周，并且使患者疾病稳定[6, 34]。生存率与分期相关，IB期疾病的生存率为70%~94%[6]。如果诊断为胎儿尚未成熟，妊娠在20~30周，应考虑评估淋巴结受累情况，将有助于指导进一步的处理[6]。

(2) 局部晚期疾病

管理更晚期的患者，局部疾病可以进行化疗和放疗，既有外照射到中央肿瘤和区域淋巴结，也有近距离放射治疗，以达到杀死附近宫颈和邻近组织的肿瘤的剂量[6]。宫颈癌ⅡB期、Ⅲ期和ⅣA期的妊娠患者放化疗治疗计划的制订具有挑战性。按照标准治疗指南的规定，孕孕早期患者通常可以以标准方式进行治疗，即对骨盆或扩大野进行化疗和外部放射治疗。这些患者中的大多数在开始放疗后的2~5周自然流产。孕早期的晚期患者自然流产的可能性较小，可能需要在完成外部治疗后进行清宫。在自然流产或清宫后，放射治疗的腔内治疗部分可以以标准方式进行。在开始标准化疗和放疗之前，孕中期或孕晚期的患者应进行高标准剖宫产。同样，为了进一步提供胎儿成熟的时间，建议对这组患者进行新辅助化疗，尤其是孕中期或早孕晚期的患者。

(3) 晚期疾病

转移到骨盆外部位的宫颈癌预后较差。尽管少数主动脉旁淋巴结转移的患者可接受根治性治疗，但肺、骨或锁骨上淋巴结转移的患者不太可能被治愈。目前已经报道有使用新辅助或辅助化疗且长期生存的患者[34]。然而，在孕早期，晚期宫颈癌患者不建议保留妊娠，但患者个人的选择和伦理考虑也是指导治疗的主要因素。

(4) 分娩方式

一般情况下，宫颈上皮内瘤变或微浸润性疾病的女性可以期待治疗，并在有产科指征是剖宫产终止妊娠；然而，关于肉眼可见的宫颈癌的分娩方式仍然存在争议。尽管在某些情况下阴道分娩是合理的，但由于出血、产道阻塞、感染等风险，以及有外阴切开术切口复发的报道，建议如果宫颈病变持续存在，应剖宫产终止妊娠[6]。

2. 卵巢癌

随着诊断性超声应用的增加，卵巢囊肿和肿瘤在孕早期更容易被识别出来[12, 35]。约 5% 的妊娠女性被发现有附件肿块；尽管大多数的肿块会消退或进行保守治疗，但约 10% 会持续存在，并且需要干预。其中，约 5% 是恶性卵巢肿瘤（或所有附件肿块的 0.2%~2%），发生概率为每 10 000~56 000 次妊娠中有 1 例[12, 35]。

卵巢恶性肿瘤包括三大类：上皮性肿瘤（包括交界性肿瘤）（约占 50%），生殖细胞肿瘤（6%~40%），以及性索间质肿瘤（15%）[6, 37]。如能在早期得到诊断，可以产生良好的结局[6]。

卵巢癌的表现各不相同，包括无症状的影像学的表现、腹痛/不适或可扪及肿块[37, 38]。

使用聚焦超声检查或盆腔 MRI，进行进一步成像特征评估，以判断肿瘤的恶性潜能至关重要（图 55-3）。与肿瘤恶性风险增加相关的超声特征包括存在赘生物/乳头状结构、不规则边界、分隔/复杂外观、多普勒血流和有无腹水[38]。连续超声评估还将识别随着妊娠进展而留在骨盆中的罕见肿瘤。因为大多数卵巢肿块会由于妊娠的进展转移到腹部。持续性盆腔肿块也应考虑其他情况，包括异位（盆腔）肾脏、子宫肌瘤、结直肠或膀胱肿瘤。如果需要，

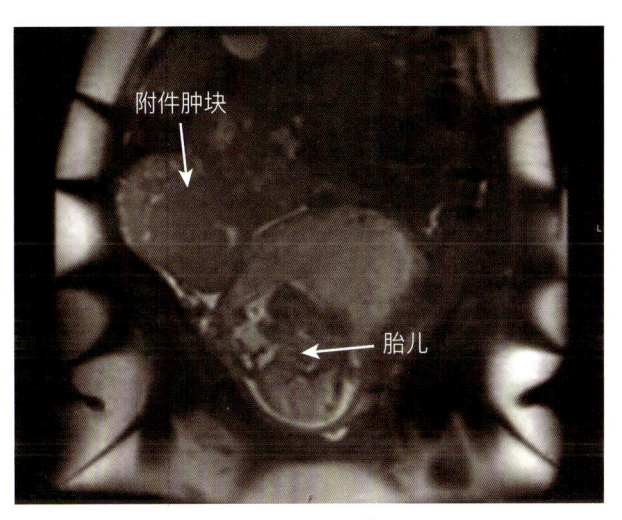

▲ 图 55-3 妊娠期间诊断卵巢恶性肿瘤的 MRI

也可以使用不含钆的 MRI 进一步明确肿块特征。由于妊娠期 β-hCG、AFP 和 CA125 的生理增加，术前血清肿瘤标志物的价值有限。平均 CA125 水平在孕早期和晚期增加，影响其效用[35]。抑制素 B 和抗米勒管激素不会升高，可用于诊断和检测疾病[35]。无论如何，在确认诊断卵巢恶性肿瘤后，适当的血清标志物可用于监测疾病的进程，并应在不同的案例中个性化选择。

在附件包块可疑恶性但未进行手术时，应与患者进行全面讨论，并且探讨手术范围。在选择时，手术方式（剖腹手术或腹腔镜检查）应与非妊娠患者的手术方式相似[35]。如果患者早产且肿瘤似乎局限于一个卵巢，应考虑将分期手术限制为切除受累卵巢、细胞学冲洗、大网膜切除术、± 盆腔和主动脉旁淋巴结清扫术，以及彻底的腹部和盆腔探查[35, 37]。更广泛的分期手术的潜在好处可能会被更高的流产或新生儿并发症发生率所抵消。因此，根据胎龄和患者的意愿，在特定情况下可能会提供手术后化疗和分娩后的二次手术。

当发现晚期或有症状的疾病时，需要及时手术探查；但是，如果可能，应在妊娠 16 周后进行手术以降低自然流产的风险。这可能包括用于诊断目的的活检，然后是化疗，直到分娩后再进行更多地治疗[37]。

术后辅助治疗

术后辅助治疗应遵循非妊娠患者的治疗指南。尽管低风险、低分期肿瘤患者的辅助治疗可以推迟到分娩后，但晚期上皮性卵巢癌患者应接受联合化

疗。标准疗法是铂类药物和紫杉醇的组合，并且该方案在妊娠期可耐受[35, 37]。也有许多患有恶性生殖细胞和性索间质肿瘤的妊娠患者的治疗报道，因此必要时需要咨询妇科肿瘤专家[35]。

3. 外阴及阴道癌

由于外阴和阴道癌通常发生在40岁以后，因此在妊娠期间诊断出这种疾病的情况很少见。据报道，在妊娠期间诊断和治疗的外阴癌病例不到30例，并且通常在早期就被诊断出来[37]。当怀疑外阴癌或发现肿块时，应进行外阴活检。手术管理与非妊娠期患者的相似，首选在孕中期进行手术，以避免胎儿在孕早期暴露于麻醉药物的风险，以及与在孕晚期由于外阴血供丰富而造成的母体出血的风险。如果在妊娠36周后诊断出外阴癌，治疗通常会推迟到产后[37]。尽管手术瘢痕或肿块的存在可能会对阴道分娩造成阻碍，但还应该在有产科指征的情况下进行剖宫产[37]。

外阴癌前病变更为常见，并且超过1/4的病例发生在40岁以下的女性中。除了使用咪喹莫特和鬼臼碱外，管理与非妊娠患者相似[37]。

阴道癌比外阴癌少见。阴道癌的治疗与局部晚期宫颈癌的治疗相似，以放射治疗为基础。

4. 内膜癌

文献报道了大约30例与妊娠相关的子宫内膜癌病例，大多数病例报道中的胎儿无法存活[37]。虽然这些病例中有一半以上是在孕早期诊断出来的，但妊娠后期或产后的异常出血可能是这种肿瘤的主要症状。幸运的是，大多数妊娠期子宫内膜癌病例被诊断为早期、低级别病变，在排除转移性疾病并进行咨询后可以保守治疗[39]。更常见的是，咨询者会遇到既往有子宫内膜癌的女性妊娠，这些女性之前接受了保留生育能力的治疗，现在已经妊娠。这些患者在妊娠期间和之后的最佳管理方式有待于进一步研究，并建议进行常规产检[39]。

（四）其他恶性肿瘤

1. 上消化道肿瘤

在美国，育龄期女性很少被诊断出胃癌，有报道，妊娠合并胃癌的女性人群的中位数年龄为31岁[40]。妊娠时的上消化道癌症的诊断延迟通常与妊娠期胃肠道症状的频率和持续时间相关，包括恶心/呕吐、腹痛、消化不良，以及较少见的黑便、黄疸和腹水。在妊娠期间，持续的严重上消化道症状最好采用胃肠镜进行评估[12, 40]。虽然妊娠相关胃癌的预后通常较差，但总体生存率与非妊娠患者相当，并且预后与肿瘤位置和分期有关。因为只有大约30%的患者可以行根治性局部胃癌切除术，所以一定不要延误治疗。

恶性肝肿瘤在妊娠期很少见。妊娠期间发现的肝细胞肿瘤应切除，因为妊娠期间出现包膜下出血和肝破裂等并发症的母婴死亡率很高。在患者中对于不可切除的肝癌，可以考虑进行治疗性流产以降低随后发生破裂和出血的风险。

2. 结直肠癌

妊娠期结肠癌的发病率约为每13 000例活产中有1例[8, 41]。由于妊娠常伴有便秘、痔疮加重和肛裂等症状，因此结直肠癌的症状，包括直肠出血、呕吐、贫血、排便改变、腹痛和背痛往往与妊娠相关症状混淆，从而经常造成诊断延迟。不明原因的小细胞低色素性贫血患者应通过便潜血进行评估。如果怀疑有结直肠病变，直肠指诊可以检测到，内镜评估方法优于放射影像学检查。不幸的是，大多数结直肠癌病例直到孕晚期或分娩时才被诊断出来。延迟诊断可能是导致妊娠期晚期结直肠癌的可能性增加和预后不良的原因[41]。

结肠癌的治疗取决于诊断时的胎龄和肿瘤分期。在妊娠的前半期，可以安全地进行切除后再吻合手术，而不会干扰妊娠子宫。然而，在某些情况下，如果不进行子宫切除术或清宫术，则可能无法进行直肠操作。在孕晚期，可能需要进行结肠造口转移术以缓解结肠梗阻，并在开始确定性治疗之前允许胎儿发育成熟。除非肿瘤阻塞骨盆或位于直肠前部，不然都可以经阴道分娩。如果进行剖宫产，可以同时进行肿瘤切除术。关于化疗的报道有限，但目前没有充分的证据表示妊娠患者胎儿暴露于结直肠癌的新辅助化疗或放疗有风险[41]。当怀疑或确认结直肠癌的诊断时，外科、肿瘤学和高危产科团队的多学科管理至关重要。

3. 泌尿系癌症

全球报道的妊娠期肾脏肿瘤病例约有100余例[42]。通常由多种症状共同进行诊断，包括可触及肿块、腰痛、顽固性尿路症状或血尿。初步评估包括超声和MRI。尽管每个病例都应根据分期、症状和妊娠风险进行个体化处理，但手术是主要治疗方法，并且已经有妊娠期安全进行肾切除术的报道。

妊娠期间的膀胱癌很少见，报道的病例不到30例[42,43]。最常见的症状是无痛性血尿、腹痛，以及常规产科超声检查中偶然发现。诊断评估包括尿道膀胱镜检查、尿细胞学检查和肾脏超声检查，这些都可以在妊娠期间安全进行[43]。如果膀胱癌分化良好且表浅，则可以通过局部电灼术或切除术进行治疗。低分化、深度浸润和复发的肿瘤可能需要部分或完全膀胱切除术。

4. 中枢神经系统肿瘤

在妊娠患者中发现的中枢神经系统肿瘤的概率与非妊娠患者相似，通常表现为头痛、恶心/呕吐、视力改变或癫痫发作[38,44]。当症状持续存在时，如果怀疑垂体瘤，评估根据具体症状个性化定制诊疗方案，可能包括眼科检查和血清检测。在成像方面，MRI由于没有电离辐射为首选检查；然而有关钆对胎儿影响的数据仍然有限，建议进行平扫MRI[38,44]。

治疗取决于肿瘤病因。可能需要使用类固醇药物治疗以减少颅内肿胀，并使用抗癫痫药预防癫痫发作，但可能会引起肾上腺功能不全和致畸的风险[38]。妊娠期可以进行手术切除，但可能需要胎儿监护（取决于胎龄），并且以侧卧位进行手术[38]。虽然缓慢生长的肿瘤可以在妊娠期间保守治疗，但在妊娠期间表现出快速增大的肿瘤需要切除，如脑膜血管瘤和垂体腺瘤[44]。妊娠期间化疗往往会推迟，孕中期和晚期可以在腹部防护的情况下进行放疗。患有脑肿瘤的女性通常需要剖宫产以避免颅内压升高，并且行全身麻醉以避免脑脊液泄漏。虽然罕见，但如果分泌催乳素的腺瘤增大或有症状，溴隐亭可以安全使用，但可能影响母乳喂养[44]。由于护理涉及多个方面，因此有必要尽早咨询神经内科医生、神经外科医生、麻醉师和高危产科团队。

5. 肺癌

肺癌在育龄人群中也很罕见，已报道的妊娠期肺癌病例不足70例[45]。妊娠诊断肺癌的平均年龄为36岁，82%为非小细胞肺癌。只有35%的人有吸烟史，而且几乎所有病例都是在晚期被诊断出来的[45]。无论是否治疗，生存率都很低，大约80%的患者在分娩后数个月死亡。尽管有这样的结果，但在这些病例中，大多数报道中活产的婴儿是健康的[45]。

五、胎儿-胎盘转移

母体原发肿瘤转移到胎盘或胎儿的情况很少见，约有100例被报道。一般来说，具有生物学侵袭性的恶性肿瘤似乎具有最高的胎儿转移风险。恶性黑色素瘤是最常报道的转移至胎盘的肿瘤，胎儿转移率也很高[46,47]。其他已报道转移到妊娠产物的癌症包括血液系统恶性肿瘤、乳腺癌、肺癌[45,46]，当在妊娠期诊断癌症时，建议评估以下内容：①对胎盘进行彻底的宏观和微观评估；②母体及脐带血细胞学检查；③新生儿前2年应每6个月进行体格检查、胸片和肝功能检查[46]。

六、癌症治疗后妊娠

据估计，每年在35岁以下的美国人中大约有55 000例癌症诊断[48]。由于更好的治疗方法出现，年轻患者的存活率有所提高，这突显出需要解决癌症及其治疗对生育能力和未来妊娠的影响。尽管研究数据有限且存在选择偏倚，选择合适的患者应用生育力保存技术和标准化治疗比较没有显示出对肿瘤有不良的后果。因此，必须准备好向有癌症病史的年轻女性提供产前咨询。值得产科医生和患者讨论和阐明的问题列在框55-1中。

框55-1　癌症治疗后妊娠咨询的问题

- 恶性肿瘤复发的风险是多少？
- 如果发现复发，根据复发部位，可能的治疗是什么？这种治疗对患者和胎儿有何影响？
- 之前的治疗（如盆腔手术、骨盆或腹部放疗或化疗）会影响生育力或生殖结果吗？
- 妊娠的激素环境会对雌激素受体阳性肿瘤产生不利影响吗？

对于治疗有导致不孕风险的女性，可能需要咨询生殖专家。癌症治疗（手术、放疗和化疗）有可能以多种不同方式直接影响未来的生育能力和产科结局，包括卵母细胞破坏导致卵巢早衰和子宫肌肉或脉管系统受损。治疗因素和患者因素有一定概率会永久或暂时影响生育力。对于化疗，这些因素包括患者接受治疗时的年龄、使用的药物类别、剂量

和使用时间。化疗中风险最高的包括烷化剂（如环磷酰胺），而其他药物（包括甲氨蝶呤、放线菌素 D、博来霉素、5-FU 和长春新碱）相关的风险很小甚至没有[39]。尽管存在争议，但在接受化疗的女性中，使用促性腺激素释放激素激动药可能有较高的卵巢功能保护率[49]。这些问题突出了额外选择治疗的必要性。

放射治疗对生殖器官有长远的影响。例如，在成人剂量有 6Gy 和青春期前女孩 15Gy 的情况下，就会发生卵巢功能丧失[48]。14～30Gy 的剂量可影响子宫血管和肌肉组织，导致子宫功能障碍[50]。此外，腹部或盆腔放疗后，如果妊娠，不良妊娠结局（包括自然流产、早产和低出生体重儿）的风险会增加[50]。可以考虑药物治疗或骨盆屏蔽在内的替代选择来规避风险。

女性生育能力保留的手术受妇科恶性肿瘤类别的影响，也包括手术方式，如根治性子宫颈切除术，或在接受盆腔放疗的女性中保留子宫和卵巢移位使卵巢不受影响。总体而言，目前关于保留生育力和妊娠结局报道，以及肿瘤学结局，在选择的患者中是有利的[12]。

在生育能力可能受到影响的情况下，维持卵巢功能的选择因患者年龄和治疗对生育能力的潜在影响而异[12]。最成熟的方法是胚胎冷冻保存，对于没有伴侣的女性，可以进行卵母细胞冷冻保存。虽然研究较少，但其他选择包括使用卵母细胞收集和卵巢组织冷冻保存也是可行的[48]。然而，这些选择需要协调护理和激素刺激，这可能会导致癌症治疗的延迟。当卵巢功能丧失 / 不孕症不可避免，或在高风险情况下，应建议患者进行代孕和收养等。

应向带瘤生存者提供避孕方法的咨询，以降低意外妊娠的风险。避孕的选择基于恶性肿瘤的状态和类型，以及患者依从性。此外，由于对癌症（如乳腺癌）的负面影响或增加血栓形成等不良作用的风险，禁用激素避孕[12]。患者应了解复发的风险，同时应与医生一起对后续妊娠进行周密的计划。

在乳腺癌文献中关于妊娠期癌症复发风险的数据中最为可靠。目前的证据表明，乳腺癌治疗后妊娠，即使在激素受体阳性的患者中，也不会增加癌症复发的风险或对生存率产生不利影响[42]。然而，除了荷尔蒙环境的改变之外，理论上还存在关于与妊娠患者免疫系统改变而加速肿瘤活动的可能性的担忧。因此，建议在癌症诊断后推迟至少 2 年妊娠，因为在此期间复发风险最高，并且晚期疾病的女性可能需要更长时间的推迟。在随后的妊娠之前，无论疾病部位如何，都建议患者进行完整的全身检查。

癌症幸存者应该就避孕选择进行咨询，以减少意外妊娠的风险。避孕方法的选择是基于状态和恶性肿瘤的类型，以及患者依从性。此外，激素避孕可能由于对癌症结果（如乳腺癌）的负面影响或增加不良作用（如血栓形成）的风险而被禁止，应告知患者复发的风险和后续妊娠的周密计划。

七、妊娠滋养细胞疾病和妊娠相关的问题

正常妊娠并发妊娠滋养细胞疾病（gestational trophoblastic disease，GTD）并不常见。完整的对妊娠滋养细胞疾病的评估和管理的综合总结超出了本章的范围。然而，妊娠滋养细胞疾病方面的产科和产后护理在此列出。

（一）完全性葡萄胎

完全性葡萄胎（complete hydatidiform mole，CHM）的发病率具有很大的地理差异。在美国，大约每 1500 次妊娠中就会发生 1 次。葡萄胎妊娠风险最高的两个临床风险因素是：①生育年龄过大或过小（50 岁或以上的相对风险超过 500）；②既往完全性葡萄胎病史（发生第 2 次葡萄胎的风险为 1%～2%，2 次后发生第 3 次的风险约为 25%）。许多复发性葡萄胎妊娠与 NLRP7 和 KHDC3L 突变有关，识别这些突变后，应考虑进行卵母细胞捐献受孕[43,44]。

虽然过去大约 50% 的葡萄胎妊娠患者在阴道排出葡萄胎组织前未被诊断，但目前大多数患者在孕早期可通过超声诊断。大约 95% 的完全性葡萄胎具有 46，XX 父本同源染色体表型。

最安全的排出完全性葡萄胎的技术是负压吸引技术，可以最大限度地减少滋养细胞组织栓塞的风险，在排空之前不应使用催产素。对要求同步绝育的老年患者的替代治疗是子宫切除术。在清宫或子宫切除术后，每周检测血 β-hCG，直到 hCG 滴度降至正常并持续 3 周。随访 6～12 个月，每月检测 hCG。图 55-4 展示了葡萄胎妊娠管理的流程[51]。

对于完全性葡萄胎患者，持续性 GTD 需要化

第 55 章 恶性肿瘤和妊娠
Malignant Diseases and Pregnancy

疗的风险约为 20%。增加风险的临床特征包括迟发性出血、子宫过度增大、黄体囊肿、血清 hCG＞100 000mU/ml、母亲年龄超过 40 岁。最重要的是，不要误把再次妊娠当成持续性妊娠滋养细胞疾病，因为化疗干预会给新妊娠带来风险，导致流产或可能的致畸。患者接受化疗前应该测试妊娠，并且采用有效的避孕方式，激素避孕不会延迟 hCG 的消退，也不会增加化疗的风险[52]。

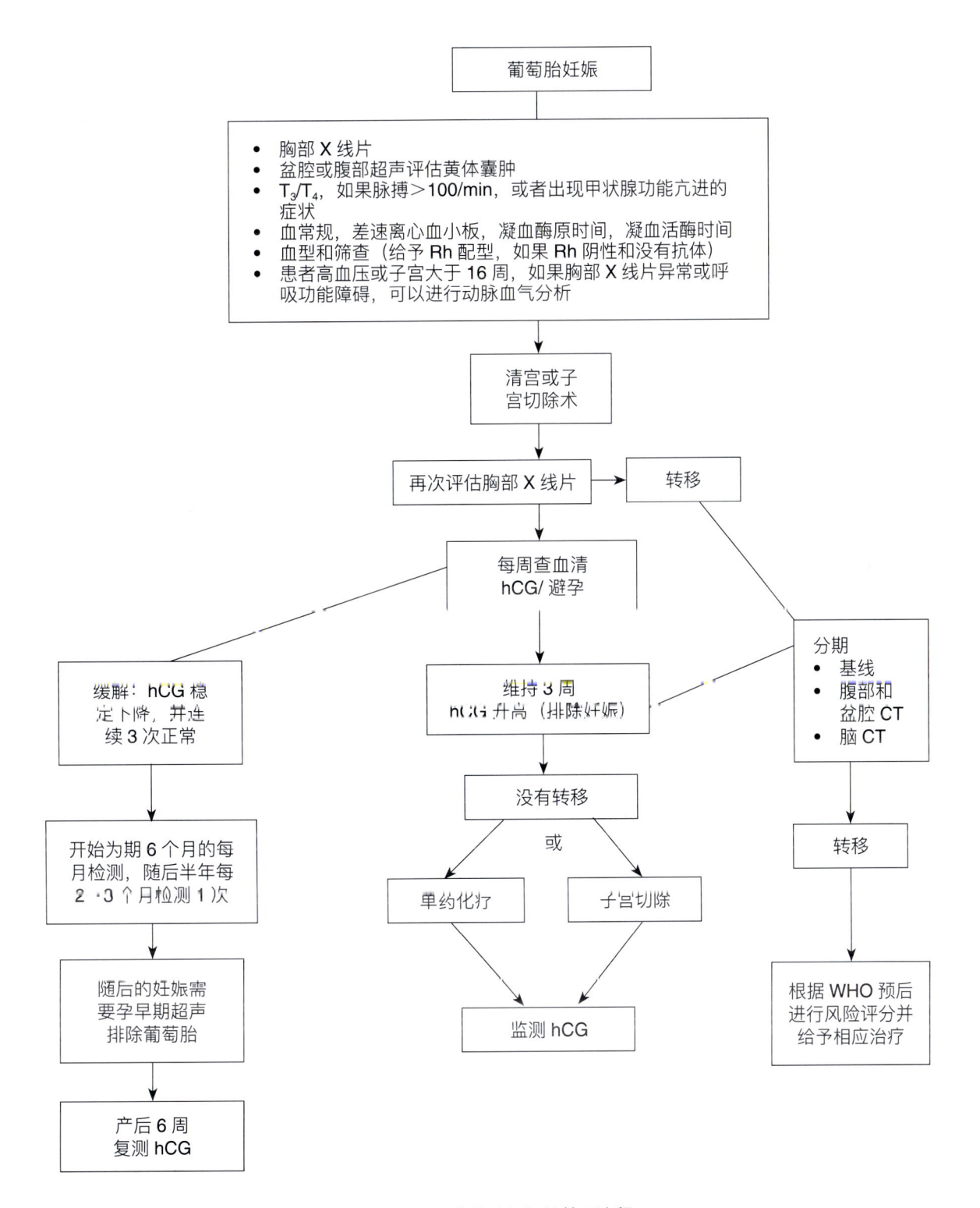

▲ 图 55-4 葡萄胎妊娠的管理流程

(二)侵袭性葡萄胎(恶性葡萄胎)

由于葡萄胎组织侵入子宫肌层在临床上是隐匿性的,因此很难评估真实发生率,但估计在5%~10%。侵袭性葡萄胎的临床标志是出血,可能是很严重的阴道或腹膜内出血。

(三)部分性葡萄胎

大多数部分性葡萄胎(partial hydatidiform moles,PHM)具有完整的三倍体,两个父本和一个母本单倍体,其中69,XXX核型是最常见的。少数部分性葡萄胎表现出镶嵌或部分二倍体核型。伴随胎儿的核型分析对于治疗计划制订很重要。与部分性葡萄胎伴随的无法存活的胎儿染色体异常需要机械或药物诱导的子宫排空。如果胎儿的核型分析是二倍体,特别是如果诊断是在孕中期或晚期,对超声检查结果提示部分性葡萄胎的患者进行管理尤其具有挑战性。当存在正常核型时,可以适当考虑部分葡萄胎以外的诊断,如双胎妊娠中有一个正常发育的胎儿和一个完全性葡萄胎。此外,局灶性退行性改变(在某些三体中可见绒毛水肿)、胎盘异常(间质发育异常)、退行性子宫肌瘤、子宫息肉和胎盘组织残留等可能导致难以解释的影像学异常。

2%~6%的患者在部分葡萄胎妊娠后发展为持续性妊娠滋养细胞疾病。因此,因为绒毛膜癌可以继发真正的部分性葡萄胎,这些患者需要与完全性葡萄胎相同的术后监测和管理,随访至少6个月[53]。

(四)胎盘部位滋养细胞肿瘤和上皮样滋养细胞肿瘤

不到1%的妊娠滋养细胞疾病患者患有胎盘部位的妊娠滋养细胞肿瘤(placental site trophoblastic tumor,PSTT)或上皮样滋养细胞肿瘤。虽然这些肿瘤通常在足月妊娠后出现异常阴道出血,但它们也可能是葡萄胎妊娠或流产的后遗症。β-hCG可能无法可靠地反映疾病进展。组织学诊断可以通过子宫刮宫术获得,也可以在宫腔镜下进行。由于这些突变转移发现的往往比较晚,并且对化疗有些抵抗,因此应考虑手术切除(子宫切除术)。如果患者希望将来生育,已报道一些成功的案例,包括进行全身化疗、区域输注化疗、刮宫术,以及通过子宫切开术和子宫重建局部切除肿瘤[45]。上皮样滋养细胞肿瘤相比胎盘部位滋养细胞肿瘤具有更好的预后[47]。

(五)绒毛膜癌

每40 000次足月妊娠中约有1次发生绒毛膜癌,这种临床表现大约代表占所有绒毛膜癌病例的1/4。其他病例发生在葡萄胎疾病或流产(自发性、治疗性或异位性)之后。假设单胎妊娠,足月妊娠后的妊娠滋养细胞疾病通常是绒毛膜癌或胎盘部位的妊娠滋养细胞肿瘤。

绒毛膜癌常常伪装成其他疾病,可能继发转移引起的出血相关症状,如血尿、咯血、呕血、便血、脑卒中或阴道流血等症状。转移性疾病的常见部位列于表55-4[50]。绒毛膜癌的诊断基于病史、影像学检查和血清β-hCG水平。组织学确认既不是诊断所必需的,也不是开始治疗的先决条件。同样,在广泛的影像学进行诊断或治疗干预之前,有必要排除新发妊娠为β-hCG水平升高的原因。如果临床情况需要,例如滴度低且没有组织学或令人信服的妊娠滋养细胞影像学证据的情况,排除假性β-hCG的产生也很重要。同样令人担忧的是"钩子效应",胎儿畸形会导致hCG水平明显升高的假阴性结果。显然,分析临床情况在妊娠滋养细胞疾病的诊断问题解决中是最重要的[54]。

表55-4 常见的转移性绒毛膜癌的部位 a

部 位	%
肺	60~95
阴道	40~50
外阴/宫颈	10~15
脑	5~15
肝	5~15
肾	0~5
脾脏	0~5
胃肠	0~5

a. 频率变化,依据解剖学研究或者治疗前的影像学检查
引自 Finfer SR. Management of labor and delivery in patients with intracranial neoplasms. *Br J Anaesth*. 1991; 67: 784.

绒毛膜癌的处理原则及特殊绒毛膜癌的治疗并不在本章讨论。建议读者参考妇科或妇科肿瘤学资源来讨论治疗的细节。绒毛膜癌应由肿瘤科医生管理，最好是有针对该疾病治疗经验的专科医生。

要 点

- 由于许多常见的妊娠期症状也是转移性癌症的早期症状，因此患有癌症的孕妇有延误诊断和治疗的风险。
- 大多数妊娠期癌症治疗的最安全时期是在孕中期和孕晚期，从而避免在孕早期致畸或流产。对于大多数在孕中期诊断出的恶性肿瘤，应按指南进行化疗，因为胎儿风险通常低于推迟治疗或发生早产的风险。
- 抗代谢药和烷化剂对发育中的胎儿危害最大。
- 妊娠期乳腺癌的诊断延迟通常归因于医生不能够及时评估妊娠期乳房症状以发现异常。
- 霍奇金淋巴瘤的治疗可能会损害生殖能力，而放疗和化疗联合治疗可带来极高的卵巢功能衰竭风险。
- 如果母亲在分娩前 1 个月内接触到细胞毒性药物，应密切监测新生儿是否有粒细胞减少或血小板减少的迹象。
- 在对肿瘤分期和年龄进行分层后，大多数妊娠相关恶性肿瘤的存活率与非妊娠患者相似。
- 因为大部分妊娠期发现的恶性肿瘤通常是生殖细胞肿瘤或低级别肿瘤、早期上皮细胞肿瘤，治疗计划通常允许继续妊娠，并且保留生育力。
- 成功的产科处理和肿瘤的良好结局需要多学科的合作。
- 当患者没有其他临床证据（组织学、影像学和临床病史），β-hCG 轻度升高，并且怀疑妊娠滋养细胞疾病时，应该排除假阳性 β-hCG。

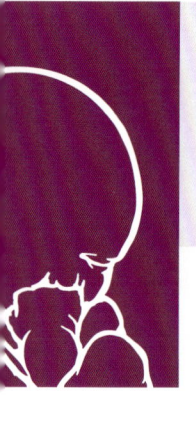

第56章 皮肤疾病和妊娠
Skin Disease and Pregnancy

Annie R.Wang　Mohamad Goldust　George Kroumpouzos　著

张天玥　译　　韦晓宁　校

英汉对照

atopic dermatitis	AD	特应性皮炎
atopic eruption of pregnancy	AEP	妊娠特应性皮疹
estrogen receptor	ER	雌激素受体
intrahepatic cholestasis of pregnancy	ICP	妊娠期肝内胆汁淤积症
malignant melanoma	MM	恶性黑色素瘤
pemphigoid gestationis	PG	妊娠性类天疱疮
polymorphic eruption of pregnancy	PEP	妊娠多形疹
prurigo of pregnancy	PP	妊娠痒疹
pruritic folliculitis of pregnancy	PFP	妊娠瘙痒性毛囊炎
psoralen with ultraviolet light A	PUVA	补骨脂素与紫外线 A
ultraviolet light B	UVB	紫外线 B

摘　要

　　妊娠期皮肤变化可分为生理性皮肤变化、先前存在的皮肤病受妊娠影响、妊娠中的皮肤瘙痒和特定的妊娠皮肤病。生理性皮肤变化包括色素、血管、黏膜、毛发、指甲和腺体变化。此类变化有望产后解决。妊娠的女性病情容易恶化，或很少能够改善先前存在的皮肤病，包括炎症，如特应性皮炎、大疱性和结缔组织疾病。良性肿瘤可以在妊娠期间发展，可能会在产后消退。瘙痒是妊娠期最常见的皮肤症状。当存在瘙痒性皮肤病及全身性疾病并发瘙痒症时，应考虑妊娠期肝内胆汁淤积症的诊断。特定的皮肤病包括妊娠类天疱疮（疱疹）、多发性妊娠皮疹、妊娠痒疹和妊娠期瘙痒性毛囊炎。基于证据表明有这些皮肤病的患者均有特应性体质倾向，有研究建议将特应性皮炎（妊娠期间已存在或首次出现）、痒疹和妊娠瘙痒性毛囊炎重新分类为"妊娠特应性皮疹（AEP）"。AEP 术语可以在患者有明显的特应性体质倾向和这些皮肤病时应用。尽管如此，许多妊娠痒疹病例并未与特应性有关。妊娠期胆汁淤积明显增加胎儿的风险，而类天疱疮的胎儿风险是轻微的。应告知孕妇关于她的皮肤病的状况，可能的母体或胎儿风险，以及管理方式。

第56章 皮肤疾病和妊娠
Skin Disease and Pregnancy

本章回顾了妊娠引起的生理性皮肤变化，以及先前存在的皮肤病和肿瘤，并概述了黑色素瘤、瘙痒和妊娠期特定皮肤病的诊断和治疗。文中讨论的常见皮肤病在表56-1中定义。

一、妊娠引起的生理性皮肤变化

人体皮肤在妊娠期间会发生重大变化，这是由内分泌、代谢、机械和血流变化的综合作用引起的。虽然它们可能会引发外貌问题，但这种生理变化与母亲或胎儿的风险无关，并且有望在产后消退或改善（框56-1）[1, 2]。然而，一些变化（如黄褐斑、静脉曲张和妊娠相关的乳头角化过度）[3]可能会在产后持续存在。

（一）色素的变化

多达90%的孕妇在某种程度上会出现轻度的局部或全身色素沉着过度，最明显的是乳晕、乳头、生殖器皮肤、腋窝和大腿内侧。熟悉的例子包括白线变暗（黑线）和乳晕周围皮肤变黑。黄褐斑是指在多达70%的孕妇中报告的面部色素沉着过度[2]。色素沉着、对称、边界不清的斑块常见于颧骨区域（颧骨图案），并且通常分布在整个脸中央（面部中心图案）（图56-1）。在16%的病例中，色素沉着发生在下颌支（下颌部分）[4, 5]。黄褐斑由表皮（70%）、真皮巨噬细胞（10%~15%）或两者的黑色素沉积引起（20%）。它可能继发于妊娠期激素变化，α-黑色素细胞刺激素的表达增加。暴露于紫外线和可见光下通常会加剧黄褐斑[5, 6]。与基础肤色较浅的女性相比，深色头发和黑色素细胞较多的女性的色素沉着过度通常更为明显；在妊娠期间使用具有高防晒系数的广谱防晒霜可能会降低色素沉着的严重程度。

黄褐斑通常在产后消退，但可能会在随后的妊娠或使用口服避孕药时复发[4]。持续的令人苦恼的黄褐斑可以在产后用局部对苯二酚（有或没有局部维甲

表56-1 常见皮肤改变和疾病

疾病	概述
假性黑棘皮病	类黑棘皮病表现，皮肤和颈部过度色素沉着
真皮黑色素细胞增多症	黑色素异常沉积在真皮，导致模糊的青灰色皮肤片状沉积
外阴黑色素沉着	外阴的不规则色素分布
妊娠相关的乳头角化过度	乳头顶端局灶性角化过度，有时伴有疣状丘疹
痱子	小汗腺汗管堵塞导致汗液滞留
多汗症	皮肤功能障碍引起的出汗增多
汗疱症	手掌和脚掌复发性水疱疹
大汗腺毛囊角化病	大汗腺失调导致慢性瘙痒，以大汗腺管堵塞和汗潴留为特点
甲床分离	指甲从甲床上脱落
甲床角化过度	角化物质沉积在远端甲床上
掌趾汗疱湿疹	同汗疱症，手掌和脚掌复发性水疱疹
聚合性痤疮	寻常型痤疮的变异表现为严重的暴发性结节囊肿病变，没有系统性表现
寻常型天疱疮	自身免疫性皮肤和口腔黏膜大疱性疾病，抗桥粒芯蛋白-3抗体导致表皮内棘皮溶解
增生型天疱疮	寻常性天疱疮的变异，表现为脓疱形成真菌疣状赘生物或乳头瘤状增生
落叶型天疱疮	自身免疫性大疱性疾病，抗桥粒芯蛋白-3抗体引起角膜下皮肤棘层松解
Spitz痣	主要见于儿童或年轻人，并且以突出的上皮样或纺锤形黑色素细胞引起非典型的特点

框 56-1　妊娠期生理性皮肤改变
色素 　常见 　• 色素沉着过度 　• 黄褐斑 　不常见 　• 黄疸 　• 假性黑棘皮改变 　• 真皮黑色素细胞增多症 　• 乳头角化过度 　• 会阴的黑色素沉着病 **头发周期与生长** 　• 多毛症 　• 产后休止期脱发 　• 产后男性型脱发 　• 弥漫性头发稀疏（孕晚期） **指甲** 　• 甲床角化过度 　• 远端甲剥离 　• 横沟 　• 脆性和软化 **腺体** 　• 分泌腺功能增加 　• 脂肪功能增加 　• 顶浆腺功能减退 **结缔组织** 　• 妊娠纹 　• 皮肤赘生物（妊娠纤维软疣） **血管** 　• 蜘蛛样毛细血管扩张 　• 化脓性肉芽肿（妊娠肉芽肿） 　• 手掌红斑 　• 非凹陷性水肿 　• 严重唇腺水肿 　• 静脉曲张 　• 血管舒缩不稳定 　• 牙龈充血 　• 痔疮 **黏膜** 　• 齿龈炎 　• Chadwick 征 　• Goodell 征

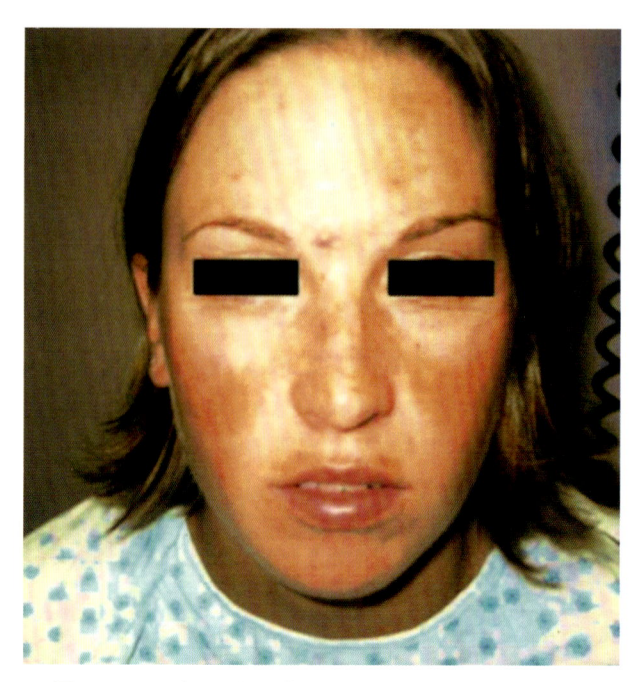

▲ 图 56-1　面部中央型黄褐斑，包括脸颊、鼻子、上唇和前额

酸）和温和的局部类固醇治疗[7]。治疗期间和治疗后必须使用含有锌或二氧化钛的矿物防晒霜进行严格防晒。尽管在产后进行了治疗，大约 30% 的患者仍然存在黄褐斑，特别是在真皮型或混合型的女性中，其中更深的色素沉着会导致局部药物的疗效降低。激光治疗[8, 9]和化学换肤[10]的组合疗法可能对耐药病例有效。没有关于妊娠期间激光皮肤治疗对胎儿产生不利影响的报道。大多数激光专家都认可激光辐射不会穿透皮肤进入更深的软组织，因此它不会影响胎儿或胎盘。尽管如此，由于潜在的责任问题，大多数皮肤科医生和整形外科医生不喜欢在妊娠期间进行激光手术。

不常见的色素沉着相关疾病，如黑棘皮病、[11]真皮黑色素细胞增多症、外阴黑棘皮病和疣状乳晕色素沉着也可见于妊娠期（框 56-1）[12]。继发于特定妊娠皮肤病的炎症后色素沉着过度在皮肤色素沉着较多的女性中也很常见。

（二）血管改变

由于雌激素水平升高和妊娠期间血容量增加，在妊娠的前 2 个月皮肤血流量增加了 4~16 倍，并且在妊娠第 3 个月继续翻倍；这会导致严重的血管后遗症（框 56-1）。约 2/3 的白种人女性和 10% 的黑种人女性会在妊娠的第 2~5 个月出现蜘蛛痣（蜘蛛血管瘤）和毛细血管扩张，通常会在产后 3 个月内消退（图 56-2A）[1, 4]。约 10% 的女性有持续性蜘蛛痣，电干燥术或脉冲染料激光治疗对有这些问题的女性有效。

继发于毛细血管充血的手掌红斑也很常见，在白人女性中的发病率高达 70%，在黑人女性中高达 30%。尽管超过 40% 的女性会出现腿部远端静脉和痔静脉的曲张，但这些浅表静脉曲张时很少发生血栓（＜10%）。非凹陷性水肿可见于脚踝（70%）和面部（50%），并且在妊娠的最初几个月更为明显。静脉曲张可能会在产后消退，但通常来说不会完全消退，并且可能在随后的妊娠中复发。

牙龈充血和牙龈炎很常见，这使得在日常口腔卫生过程中经常会发生牙龈轻微出血。这种情况在孕晚期最为突出，并在产后消退。良好的口腔卫生可以最大限度地减少症状。定期安排的牙齿清洁在整个妊娠期都是安全的，但通常认为孕中期是接受口腔清洁的最佳时机。牙周病与不良妊娠结局有关，因此应建议近期未进行口腔检查的孕妇去检查口腔[13]。

妊娠期化脓性肉芽肿（妊娠期牙龈瘤）是发生在牙龈中的毛细血管良性增生，偶尔可在唇部或黏膜外部位发现（图 56-2B）。化脓性肉芽肿通常出现在妊娠 2~5 个月，发生率高达 2%[4]。它们表现为血管状的、深红色或紫色的，通常位于牙齿之间或边缘、牙龈的颊或舌表面上有蒂的生长迅速的结节。化脓性肉芽肿更可能发生在黏膜损伤后。产后通常肿瘤会自发性缩小，因此大多数情况下不需要治疗。手术切除或电切术可用于大量出血或严重不适的病例。

（三）结缔组织的变化

多达 90% 的白种人女性在妊娠 6~7 个月时身上出现妊娠纹[4]。尽管遗传易感性起着关键作用，但危险因素包括母亲年龄较小、妊娠期体重增加过多和同时使用皮质类固醇。腹部、乳房、臀部、腹股沟和腋窝的皮纹最为突出；虽然通常无症状，但一部分患者主诉轻度至中度瘙痒。妊娠纹的治疗是一个挑战；目前，尚无最佳治疗方法。早期红斑样条纹对各种脉冲染料激光或强脉冲光反应治疗良好。无论是否接受治疗，随着时间的推移，红色都会变淡，但萎缩线永远不会完全消失，激光治疗也没有效果。外用 0.1% 维甲酸乳膏可以改善纹路的外观，将长度减少 20%，偶尔与局部乙醇酸（最多 20%）联合使

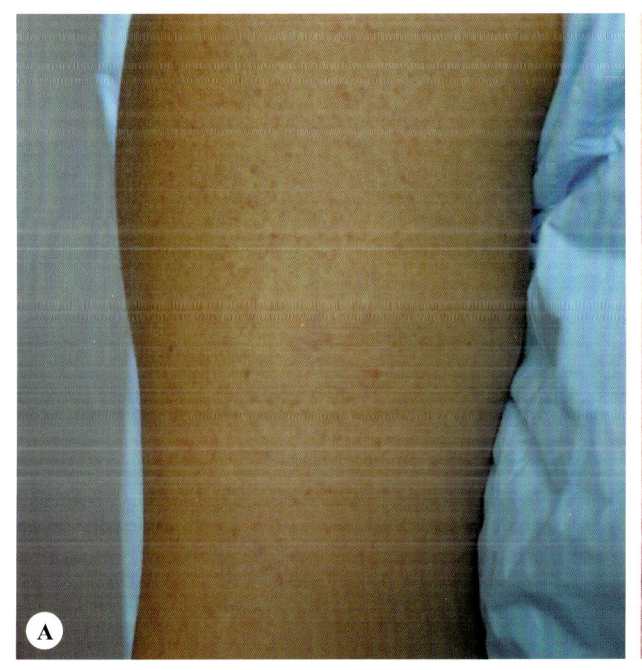

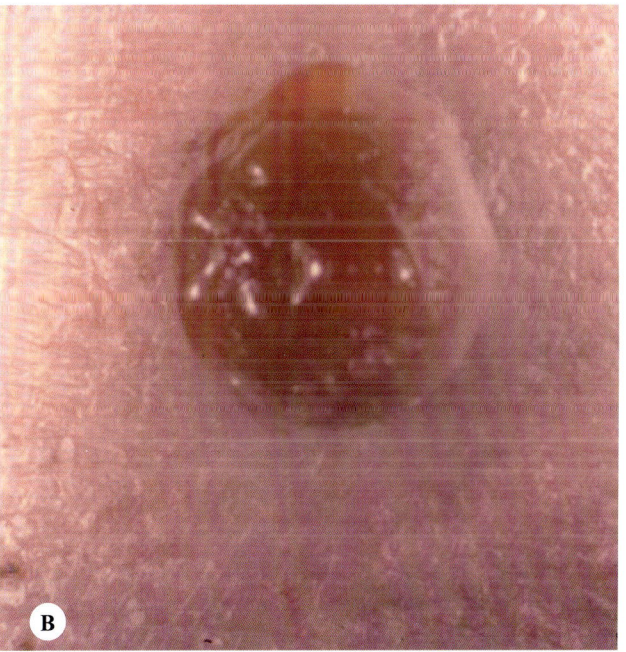

▲ 图 56-2　A. 孕妇手臂上大量的毛细血管扩张和蜘蛛样血管瘤；B. 妊娠期化脓性肉芽肿，是一种良性的血管增生，通常为牙龈上的结节，发生在黏膜上很少见

用，可以增加受影响区域的弹性蛋白含量[14]。然而，维甲酸对皮肤的刺激性很大，并且不会使皮纹完全消失。没有局部治疗可以预防或影响妊娠纹的进程；它们可以在产后变得不那么明显，但可能永远不会消失。

妊娠纤维软疣表现为通常出现在妊娠后期，生长在颈部、腋窝、乳房下区域或腹股沟的 1~5mm 的有蒂的肉样外生组织。治疗可以推迟到妊娠结束，因为产后病变可能会消退。液氮冷冻疗法或切除术对持续或扩大的病变有效。皮赘通常不会恶变，因此若没有炎症或溃疡可以不用治疗。

（四）腺体变化

据报道，妊娠期间外分泌功能增加，可能会导致痱子、多汗症和汗疱症的患病率增加[4, 12]。相反，妊娠期间大汗腺活动可能会降低，这使得汗腺毛囊角化病的患病率下降，并可能导致妊娠期化脓性汗腺炎[2]。皮脂功能是多变的，因此妊娠对寻常痤疮的影响是不可预测的。在妊娠期间，乳晕上的皮脂腺增大（称为蒙哥马利腺体或结节）。

（五）头发和指甲的变化

大多数孕妇会出现影响面部、躯干和四肢的轻度多毛症，并且通常会在产后 6 个月内消退。此外，由于更多地头发进入休止期，可能会出现产后脱发（休止期脱发）（图 56-3）。休止期脱发的严重程度差异很大，当超过 40% 的头发受到影响时，脱发就会变得明显。脱发会自发恢复，没有有效的治疗方法。医生可以告知患者，头发稀疏通常会在 1~5 个月内缓解，但完全缓解有时可能需要长达 15 个月[1, 4]。一些孕妇在妊娠后期会出现额顶头发脱落和弥漫性头发稀疏。女性指甲的变化包括变脆、甲松解、甲下角化过度和出现横沟，这些症状早在妊娠的前 3 个月就可以看到。没有针对妊娠期间指甲变化的特定治疗方法，大多数预计会在产后痊愈。应尝试消除外部致敏物，如指甲油去除剂和感染。如果指甲很脆或容易出现甲骨溶解，则应保持指甲长度合适[6]。

二、受妊娠影响的原发性皮肤疾病和肿瘤

妊娠会加重或改善许多皮肤状况和原发性皮肤肿瘤[15]。妊娠期间可能会发生的疾病包括特应性皮

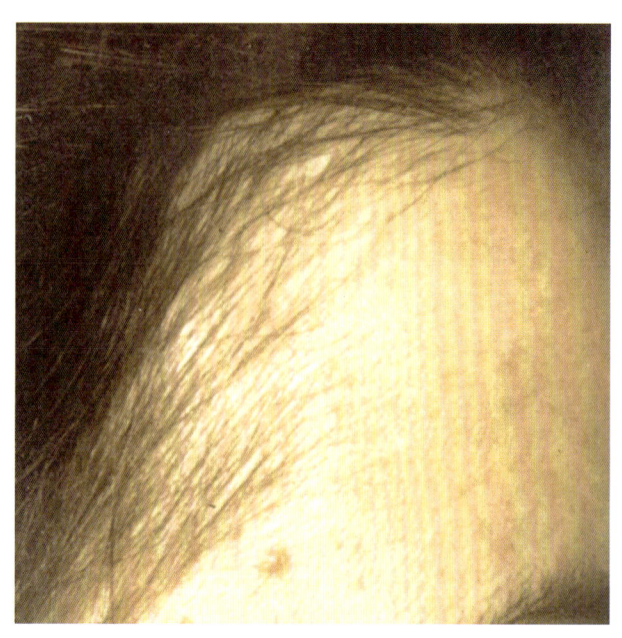

▲ 图 56-3 产后 5 个月的休止期脱发通常表现为头发稀疏及发际线后移

炎（atopic dermatitis，AD）、痤疮、慢性斑块型银屑病、汗腺毛囊角化病、化脓性汗腺炎、线性 IgA 大疱样皮肤病、结节病、白塞病、荨麻疹和自身免疫性孕酮皮炎（表 56-1）。

（一）特应性湿疹（皮炎）和其他皮炎

特应性皮炎也称为湿疹，是一种非常常见的皮肤病，通常会因妊娠而恶化，但也有多达 24% 的病例会得到缓解[16]。两项大型研究报道，利用儿科中建立的诊断标准，发现妊娠期特应性皮炎的患病率很高，包括"新发的特应性皮炎"。而随着妊娠期特应性皮炎标准的完善，患病率可能会有所改变[16-20]。风险因素包括既往特应性皮炎病史（27%）、家族史（50%）和后代婴儿期患有特应性皮炎（19%）。其他特应性皮炎的风险因素包括黑人、亚洲种族、吸烟[21, 22]。妊娠期间内因性（"非过敏性"）与外因性（即免疫球蛋白 E 相关）导致的特应性皮炎的患病率尚不清楚[23]，尽管一项小型研究表明，内因性特应性皮炎受妊娠的影响更大[24]。

大多数患者病变出现在四肢关节的皮肤上，偶尔在躯干上。掌跖湿疹、滤泡性湿疹和面部湿疹较为少见。妊娠期间，湿疹病变可以发展为细菌或病毒重叠感染（即继发性单纯疱疹病毒性湿疹）；在这些情况下，应根据需要使用双氯西林或第一代头孢

菌素治疗。疱疹性湿疹和疱疹感染播散，其中后者可能导致胎儿风险时，应及时静脉注射阿昔洛韦治疗，以尽量减少母婴风险。

特应性皮炎与胎儿不良结局的风险增加无关。妊娠期间母乳喂养和母体避免食用过敏性食物对后代发生特应性皮炎的影响尚存在争议。妊娠期急性加重的特应性皮炎主要是对症治疗，保湿剂和中低效外用类固醇的组合是一线治疗。也可根据需要使用全身性抗组胺药，如氯苯那敏或苯海拉明，以缓解瘙痒。严重的A特应性皮炎可能需要短期口服类固醇。紫外线B（ultraviolet light B，UVB）是妊娠期湿疹安全的二线治疗方法。目前新晋的局部免疫调节药（吡美莫司、他克莫司）使用的经验很少[25]。尽管它们的生物利用度有限（＜5%），并且在子宫内接触这些药物后没有不良事件报道，但已经有新生儿高钾血症的报道[26]。因此，这些免疫调节药应作为对UVB无反应的难治性特应性皮炎的三线治疗。如果难治性特应性皮炎需要全身用药，环孢素是最安全的选择。

产后特应性皮炎的病程进展目前没有研究，但刺激性手部皮炎和乳头湿疹常见于产后[1]。刺激性手部皮炎可使用润肤剂和手部防护。乳头湿疹可导致皮肤破损及疼痛，可并发细菌反复感染，其中最常见的是金黄色葡萄球菌。反复感染的乳头湿疹应使用局部类固醇联合局部或全身抗生素治疗。

（二）寻常痤疮

妊娠对寻常痤疮的影响尚不完全清楚。在一项研究中，妊娠影响了大约70%女性的痤疮，其中41%报告改善，29%报告加重[27]。大约2名患者在一次妊娠中有所改善，在另一次妊娠中加重。一些患者可能在妊娠期间或产后首次出现痤疮。粉刺样痤疮应使用溶解角质的成分治疗，如过氧化苯甲酰，而炎症性痤疮应使用壬二酸、外用红霉素、外用克林霉素或口服红霉素碱治疗。尽管在对照研究中，孕早期局部使用维甲酸与先天性畸形率的增加无关，但报告的暴露次数太少，无法排除风险的小幅增加。伦理上的问题仍然存在，因此不建议在妊娠期间使用维甲酸（见第7章）。

（三）其他炎症性皮肤病

反复发作的荨麻疹可能会在妊娠期间恶化。有趣的是，这些皮疹显示出遗传性血管性水肿的共同特征，并且恶化的荨麻疹可能在过去口服避孕药或在月经前加剧。慢性斑块状银屑病可能在妊娠期间首次出现。可以告知患有慢性银屑病的女性，40%~63%的女性症状改善，而症状恶化的女性只有14%；产后发病很常见（80%）[28]。外用类固醇和外用卡泊三醇是妊娠期局部银屑病相对安全的治疗选择。对于对局部用药没有反应的严重银屑病，UVB或短疗程环孢素被认为是二线治疗选择。目前的证据表明，对于预先存在使用含有肿瘤坏死因子-α成分药物治疗的严重银屑病女性，在孕晚期之前经胎盘的风险很小，因此早期无意使用不被认为是重大风险[29]。对于那些必须在整个妊娠期间继续治疗的严重疾病，建议考虑使用赛妥珠单抗，因为它不会大量从母亲转移到胎儿[29]。

（四）自身免疫性孕酮性皮炎

自身免疫性孕酮性皮炎由通过自身免疫或非免疫机制发生的对孕酮的超敏反应引起。虽然这种罕见的皮肤病可以有多种形式（荨麻疹、丘疹、水疱或脓疱），但其标志是经常出现在黄体期的反复发作的周期性病变。关于妊娠对自身免疫性孕酮性皮炎的影响的信息有限。系列病例报道了妊娠期改善和恶化的实例[30]。妊娠期间皮质醇水平升高和（或）性激素水平逐渐升高，以及随后的一些患者的激素脱敏，都是观察到的可能的改善机制。诊断依据是皮内注射孕酮后出现迟发性超敏反应或立即出现的荨麻疹。应避免在这些患者中肌内注射孕酮，因为它会导致血管性水肿。一些患者已通过间接免疫荧光检测到孕酮或黄体的循环抗体。然而，该试验的敏感性似乎低于皮内孕酮激发试验；因此，这些抗体并未广泛用于诊断。尽管有一个病例报道证明口服避孕药可以控制症状，但尚未提出针对妊娠期间的特定治疗方法[31]。也有在孕早期出现荨麻疹的患者中出现自身免疫性雌激素皮炎的报道[32]。

（五）疱疹样脓疱病

疱疹样脓疱病是主要在妊娠期间发生的全身性脓疱性银屑病的一种罕见表现形式，通常与低钙血症[33]和血清维生素D水平低有关[34]。尽管有家系发病的报道，但更常见的是患者没有银屑病的个人或家族史。出疹通常发生在孕晚期，但也可以在孕

1163

早期和产后开始。尽管绝大多数病例会在产后痊愈，但也有持续病例报道，可能与口服避孕药的使用有关[35]。妊娠期间的各种感染也可能引发具有遗传倾向的个体发生脓疱型银屑病[36]。

疱疹样脓疱病的特征是红斑周围有许多成群的、离散的、无菌的脓疱（图56-4A）。病变通常起源于主要的皱褶部位（腋窝、乳房下区域、腹股沟和臀沟）并进展到躯干，通常不影响面部、手和脚。也可能发生导致疼痛的黏膜糜烂。目前已经有继发于甲下病变的甲松解或指甲完全脱落的报道。全身症状很常见，包括发热、精神萎靡、腹泻和呕吐并导致脱水。患者很少会出现继发于低钙血症的并发症，包括手足抽搐、惊厥和谵妄。常见的实验室检查结果是白细胞增多和红细胞沉降率升高，罕见的症状包括低钙血症、血清维生素D水平降低和甲状旁腺功能减退等。既往报道的产妇风险包括手足搐搦、癫痫发作、谵妄，因心脏或肾衰竭或败血症而死亡的情况并不常见。胎儿风险，如死产和继发于胎盘功能不全的胎儿异常[34]，即使在病情得到良好控制的情况下也有报道[37]。尽管通过早期诊断、积极治疗和支持性护理，孕产妇预后良好，但尽管孕产妇接受了治疗，围产期死亡的风险仍可能持续增加[38]。由于它仅基于数十年的少量病例报道，因此风险难以量化。应考虑加强胎儿监测，直到母亲情况稳定。急性期治疗后，胎儿监测的推荐频率尚不确定，但定期评估胎儿的健康状况是无疑是较为稳妥的。

疱疹样脓疱病的诊断基于组织病理学中脓疱型银屑病典型特征（图56-4B）。直接和间接皮肤免疫荧光是阴性的。疱疹样脓疱疮的一线治疗是全身性的类固醇激素，泼尼松剂量达60～80mg/d通常是有效的。已经有环孢素治疗因妊娠而恶化的脓疱型银屑病的病例报道[38]。如有必要，可以进行钙和维生素D替代疗法来缓解出疹[25]。如果怀疑细菌重复感染，应全身使用抗生素。缓解后可能会出现炎症后色素沉着，但通常没有瘢痕。产后治疗疱疹样脓疱疮将口服类固醇、口服类视黄醇[39]和光化学疗法（补骨脂素加长波紫外线照射）[40]作为单一药物或联合治疗。耐药病例可在产后联合使用PUVA和氯法齐明或甲氨蝶呤［甲氨蝶呤在妊娠期间禁用（类别XX）］。但是需注意，氯法齐明和甲氨蝶呤在哺乳期禁止使用。

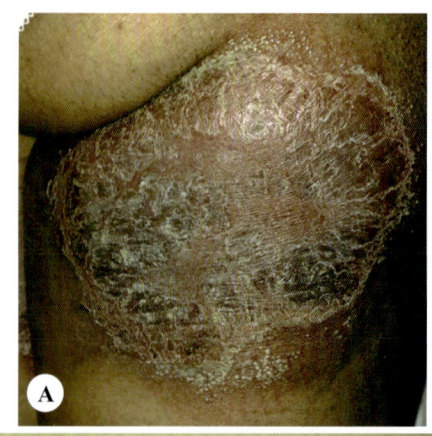

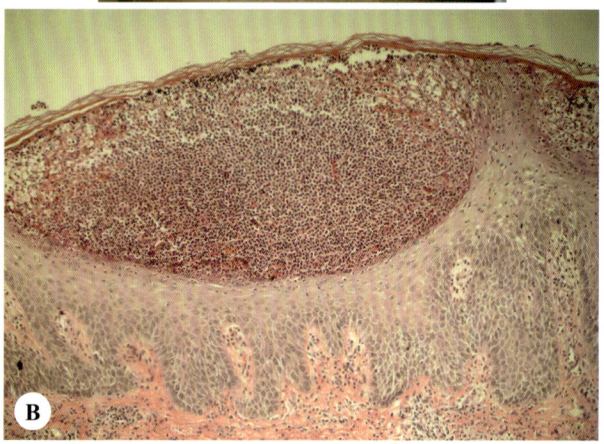

▲ 图56-4 **A.** 疱疹样脓疱病：红斑结痂斑块周围离散的、成群的、无菌的脓疱；**B.** 疱疹样脓疱病的组织病理学显示特征性的绵状脓疱，由棘层最上部的中性粒细胞形成（HE染色）

由 Aleksandr Itkin, MD 提供

（六）自身免疫性疾病的皮肤病

在一些患有自身免疫性疾病的个体中，皮肤病变可能很突出，而这些患者经常对妊娠与病变的关系有疑问。慢性盘状狼疮的皮肤表现不受妊娠影响。系统性红斑狼疮的皮肤发作通常可以通过口服类固醇来控制。皮肌炎/多发性肌炎可能会在大约一半患者中表现出特征性的向阳性皮疹。硬皮病的皮肤进展不会因妊娠而显著改变，雷诺现象的症状可能会有所改善。患有局限性皮肤病的孕妇比患有弥漫性硬皮病的孕妇要好得多[41]。第51章详细讨论了合并胶原血管疾病的妊娠女性的内科和产科管理。

（七）大疱性疾病

大疱性皮肤病继发于靶向皮肤和口腔黏膜成分的自身抗体。有病例报道，寻常型天疱疮[42]、植物性天疱疮或落叶型天疱疮等可能在妊娠期发病或恶化，而线性 IgA 大疱性皮肤病则会在妊娠期改善。在超过 50% 的寻常型天疱疮病例中，病变最初可能出现在口腔内。弥漫性皮肤受累导致多个松弛囊泡汇合形成大片的侵蚀区域。皮肤活检进行免疫荧光可以明确诊断。新发病变患者需要进行常规组织病理学活检和免疫荧光活检，最重要的是区分天疱疮和疱疹（类天疱疮）妊娠。在天疱疮的情况下，胎儿和新生儿皮肤损伤可继发于免疫球蛋白 G 抗体的经胎盘转移，但这些会在出生后 2~3 周内自发消退。天疱疮应该用口服皮质类固醇治疗，并且可能需要高剂量激素。最近对 49 例并发寻常型天疱疮的妊娠进行的研究显示，围产期新生儿死亡率为 12%。45% 的新生儿在出生时有天疱疮病变[44]。尽管监测在预防发病率和死胎方面的有效性方面尚不清楚，但考虑活动性天疱疮对胎儿的不良影响，仍应增加对胎儿的监护。

肠病性肢端皮炎是一种罕见的常染色体隐性锌缺乏疾病，以皮炎、腹泻和脱发为特征。水疱性和（或）湿疹性皮肤病变可发生在四肢和口周部位，如口腔、肛周和生殖器区域。该疾病通常在血清锌降低的孕早期发作[45]，但也可能在口服短效避孕药时发生。

（八）皮肤肿瘤

大多数在妊娠期间出现或扩大的皮肤肿瘤是良性的，包括化脓性肉芽肿、血管瘤、血管内皮瘤、球血管瘤、皮肤纤维瘤、隆突性皮肤纤维肉瘤、平滑肌瘤、瘢痕疙瘩、硬纤维瘤和神经纤维瘤。黑色素痣可能在妊娠期间发展、扩大或变黑，但这些变化没有以前想象的那么剧烈。一些研究报道了轻度的组织病理学异型性。Pennoyer 及其同事[46]比较了孕早期和孕晚期拍摄的痣照片。只有 3% 的痣在妊娠期间增大，另有 3% 的痣消退。相比之下，在有家族性发育不良痣综合征的女性中，发育不良性黑色素痣确实有增大的趋势，并且在妊娠期间会发生颜色变化[47]。Spitz 痣是另一类常见的色素沉着良性肿瘤，在妊娠期间也可能增大或新发[48]。使用皮肤镜检查的研究表明，妊娠期间痣的色素网格变得更粗、更明显，并且在妊娠期变得更暗；然而，这些功能会在分娩后的 1 年内恢复到原来的状态[49]。任何可疑的色素性皮肤病变都应立即转诊皮肤科。色素病变的 ABCDE 临床标准为：①不对称；②边界不规则；③颜色不均匀；④直径大于 6mm；⑤演变（即病变扩大或以其他方式变化）。这些有助于确定哪些病变具有更高的恶性潜能[50]。目前的对于妊娠女性的黑色素细胞病变的管理同非妊娠女性。

脂溢性角化病也很常见，在妊娠期间可能会扩大或变暗。这些良性病变都不需要在妊娠期间进行治疗；应该让妊娠患者放心，这些变化是良性的，可能会在产后有所改善。

（九）恶性黑色素瘤

恶性黑色素瘤（见第 55 章）是妊娠期最常见的恶性肿瘤，约占妊娠期诊断出的所有恶性肿瘤的 1/3，总发病率为每 100 000 名女性 2.8~9.6 例[51, 52]。一些研究表明，在妊娠期间发现的黑色素瘤比非妊娠期女性严重[53]，可能是因为患者和（或）她的医生共同误认为妊娠期痣变黑和变化是正常的。然而，最近的研究表明，与非妊娠患者相比，妊娠相关黑色素瘤在临床或组织病理学特征、肿瘤深度或母体预后方面没有差异（Johansson 等，2014）[54]。尽管最初存在担忧，但为评估妊娠状态对诊断的影响而进行的几项流行病学研究表明，在控制混杂因素后，5 年生存率不会受到影响[52, 55-57]。然而，Ⅲ期和Ⅳ期的疾病数据不充足[58]。尽管最近的一项 Meta 分析显示，在控制患者年龄和肿瘤分期后，妊娠相关黑色素瘤的死亡风险增加了 56%，但该结论证据有限[59]；作者推测，妊娠期淋巴管生成增加可能是黑色素瘤转移风险较高的原因，但还需要更多数据支持。局部黑色素瘤患者生存的主要预后决定因素是肿瘤厚度和溃疡状态，侵袭水平仅在肿瘤大于 1mm 厚的女性中才有意义。

关于雌激素受体在黑色素瘤中的作用仍不确定。大多数研究并未显示使用口服避孕药或激素替代疗法会增加黑色素瘤复发的风险[60, 61]。一些研究发现了缺乏Ⅰ型 ER 的黑色素瘤细胞系[62, 63]，但其他研究表明，使用雌激素可通过Ⅱ型 ER 对黑色素瘤细胞系产生抑制作用[61]。事实上，在有侵袭性厚度增加的恶性黑色素瘤中观察到 ERβ 水平的减少，从而拮抗 ERα 的增殖作用[64]。与男性黑色素瘤细胞相比，孕妇黑色素瘤细胞中的 ERβ 水平更高，因此可能暗示 ERβ 和女性是恶性黑色素瘤的保护性和预后侦测因子[65, 66]。

原发黑色素瘤的广泛局部切除适用于Ⅰ～Ⅲ期的患者，Ⅳ期患者则应行而保守性切除[67]。如果病灶厚度大于 0.75mm，前哨淋巴结活检（sentinel lymph node biopsy，SLNB）适用于 T_{1b} 或更晚期的肿瘤。前哨淋巴结活检是临床局部黑色素瘤最有力的预后因素。已有对前哨淋巴结探查使用的异硫丹蓝染料过敏的病例报道，Schwartz 及其同事[67]建议，在妊娠前 3 个月单独使用放射性胶体进行前哨淋巴结活检。他们还提出，对于处于妊娠后半期且已经接受过切缘阴性的恶性黑色素瘤保守性切除的女性，可以将局部广泛切除术和使用蓝色染料的前哨淋巴结活检推迟到分娩后。然而，没有关于前哨淋巴结活检在妊娠中的作用的循证指南。尚未证明妊娠期前哨淋巴结活检有益于增加黑色素瘤的生存率；因此，是否进行前哨淋巴结活检应个体化，并根据多专家多学科讨论后决定。

其他确定分期的检查，例如ⅡB/ⅢA 期患者应进行保护腹部的胸片，以及腹部和肝脏超声检查。晚于ⅢA 期患者还应进行头部磁共振成像和 PET-CT 扫描；磁共振成像存在组织过热的风险，不应在孕早期使用。

区域转移性恶性黑色素瘤（Ⅲ期）的完全淋巴结或治疗性淋巴结清扫的适应证与非妊娠患者相同[68]。如果晚期恶性黑色素瘤在孕早期确诊，可以考虑终止妊娠。然而，由于妊娠不影响母体恶性黑色素瘤的结局[68]，并且胎儿转移的风险非常低，尚缺乏具体的诊疗指南对这一特殊时期的疾病进行统一的指导。

黑色素瘤是最常见的可转移到胎盘和胎儿的恶性肿瘤，约占该转移部位转移瘤的 30%[69]。然而，应该强调的是，胎盘和（或）胎儿转移极为罕见（27 例），即使在有胎盘转移的情况下，胎儿转移也仅发生在 17% 的病例中。由于有潜在的微观胎盘转移导致胎儿黑色素瘤发生的风险，应该对胎盘进行组织学和大体评估。胎盘转移的存在与疾病播散和降低产妇生存率相关。目前对于预防胎盘和胎儿转移方面的全身治疗尚未得到充分研究。

目前对于在黑色素瘤诊断和治疗后希望妊娠的患者没有可用的诊疗指南。据报道，诊断黑色素瘤后妊娠，患者的死亡率有所降低，但并无统计学意义[53]。在诊断为黑色素瘤后推迟妊娠的主要原因是担心肿瘤复发、进展和威胁女性的生命。一项研究表明，83% 的Ⅱ期恶性黑色素瘤复发发生在初始治疗的 2 年内[55]。Schwartz 及其同事[67]建议，黑色素瘤病变较薄的患者等待 2 年，病变较厚的患者等待 3～5 年，然后再妊娠。给患者建议时，应当依据患者的具体情况，评估其可能的复发风险，其中的影响因素包括原发肿瘤的厚度及其他预后因素。复发风险高的女性建议延迟妊娠，直到其复发风险降低。对于肿瘤较薄且复发风险较低的女性，可能无须延迟。

三、妊娠瘙痒症

瘙痒是妊娠期最常见的皮肤病症状。妊娠引起的轻度瘙痒很常见，最常发生在腹部。据报道，多达 17% 的妊娠会出现瘙痒[70]，但最近的一份报道表明，只有 1.6% 的患者出现需要进一步评估的严重瘙痒[71]。此时应对患者的症状进行鉴别，临床和实验室检查结果有助于进行诊断并指导处理。首先与妊娠无关的瘙痒性皮肤病鉴别，如特应性皮炎和疥疮。在没有皮疹的瘙痒的情况下，更可能是全身性疾病。妊娠期肝内胆汁淤积症是一种导致瘙痒的常见疾病（见第 52 章）；此外，还有其他疾病，如淋巴瘤和肝脏、肾脏和甲状腺疾病[12]。然而，在没有皮疹、ICP 和全身性疾病的情况下出现明显的瘙痒并不少见。对于瘙痒和除表皮以外的皮肤损伤的患者，除非可以阐明明确的全身或局部过敏反应病因，建议转诊至皮肤科医生以评估特殊的妊娠皮肤病。

四、妊娠期特异性皮肤病

妊娠期特异性皮肤病是指主要在妊娠期间或妊娠后立即发生的一组皮肤病，仅包括直接由妊娠或妊娠附属物引起的皮肤病[16]。该定义包括妊娠性类天疱疮（pemphigoid gestationis，PG）；妊娠多形疹（polymorphic eruption of pregnancy，PEP），也称为妊娠瘙痒性荨麻疹丘疹和斑块、妊娠痒疹（prurigo of pregnancy，PP）和妊娠瘙痒性毛囊炎（pruritic folliculitis of pregnancy，PFP）（表 56-2）。最近的分类[17]将 ICP 包括在妊娠特异性皮肤病中，并将 AD、PP 和 PFP 归入"妊娠特应性皮疹"（atopic eruption of pregnancy，AEP）。然而，一些研究不确定 PP 和 PFP 与妊娠有相关性，并且妊娠特应性皮炎需要进一步分类。

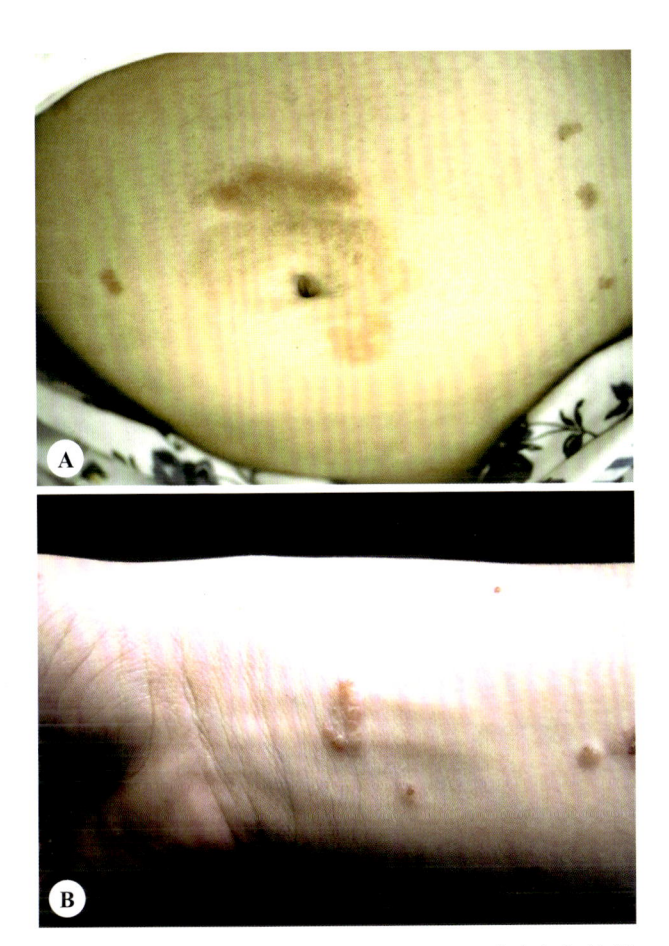

▲ 图 56-5 A. 腹部瘙痒性荨麻疹样斑块发生在妊娠性类天疱疮的早期，并且通常包括脐周；B. 特征性红斑上张力性囊泡发生在妊娠性类天疱疮患者的前臂上

引自 Kroumpouzos G. Skin disease. In: James DK, Steer PJ, Weiner CP, et al., eds. High-Risk *Pregnancy: Management Options*. 4th ed. Philadelphia: Elsevier; 2011: 929.

性多形性皮疹中不存在[1]。有趣的是，最近的一项小型研究表明，妊娠性类天疱疮石蜡切片基底膜区的 C4d 呈阳性，而妊娠多形性皮疹则没有；这可能会减少为做免疫荧光而二次活检的概率，但需要仔细确认[76]。皮肤组织病理学显示海绵状表皮、明显的真皮乳头水肿和嗜酸性粒细胞浸润。常规间接免疫荧光测定的血清抗体浓度与疾病进程不相关，但 BP-180NC16A 酶联免疫吸附试验（enzyme-linked immunosorbent assay，ELISA）的结果却与疾病活动平行相关[77]。

口服皮质类固醇仍然是妊娠性类天疱疮治疗的基础。大多数患者对相对低剂量泼尼松［0.3～0.5mg/(kg·d) 或 20～40mg/d］的治疗反应敏感。根据临床反应调整剂量，最多可高达 180mg/d。一旦成功抑制新的水疱形成，泼尼松应逐渐减量至 5～10mg/d。通常，多达 75% 的患者会在孕晚期自然消退或改善，并且通常可以停止类固醇治疗。然而，由于妊娠性类天疱疮通常在分娩时或分娩后几天内发作，因此可以在分娩前增加类固醇剂量。一部分患者将有持续数周或数月的持续性妊娠性类天疱疮或其反复发作。有长期或慢性妊娠性类天疱疮风险的患者往往年龄更大，产次更高，病变更广泛，并且有先前妊娠性类天疱疮的病史[78]。口服避孕药的使用与产后发作有关；在分娩后 6 个月内使用口服避孕药的患者中，有 20%～50% 会出现相关的疱疹。在向患者提供避孕选择方面的咨询时，应考虑这种关联。在一项研究中，母乳喂养与活动性病变持续时间更短有关[79]，但这一直存在争议。95% 的妊娠性类天疱疮可能在未来妊娠中会复发，并且病变可能更严重，在妊娠期出现更早，产后持续时间更长。尽管病例报道描述了通过血浆置换、单采抗体、卵巢切除术联合戈舍瑞林、利托君、利妥昔单抗和高剂量静脉注射免疫球蛋白联合环孢素或其他免疫抑制药等成功治疗慢性顽固性妊娠性类天疱疮，但效果通常不能令人满意。米诺环素或多西环素联合烟酰胺和免疫抑制药和抗炎药，如环磷酰胺、硫唑嘌呤、利妥昔单抗、吡哆醇、磺胺吡啶、甲氨蝶呤或氨苯砜，已在产后难治性病例中使用并取得了一些成功，但它们的使用仅限于不哺乳的患者[20]。

妊娠性类天疱疮对母体的影响主要限于有瘙痒症状和小概率的病变感染。目前已经报道了妊娠性类天疱疮与 Graves 病之间的关联，并且妊娠性类天疱疮[80]是立即和定期进行甲状腺功能筛查试验的指征。同时已经报道了该病与小于胎龄儿和早产之间有关联，但由于该疾病的罕见性，仍然难以从小型研究队列中估计妊娠性类天疱疮对胎儿的影响。迄今为止最大的队列研究比较了 74 名受累和未受累妊娠女性之间的胎儿结局，16% 的有活性妊娠性类天疱疮的妊娠在 32 周前分娩，而未受影响的妊娠为 2%[81]。疾病可能会导致轻度胎盘功能不全；因此，超声评估胎儿生长情况和孕晚期行胎儿超声检测是合适的。最后，5%～10% 的新生儿会出现继发于胎盘移植的妊娠性类天疱疮抗体的大疱性皮肤病变（新生儿妊娠性类天疱疮）[82]。父母应该放心，随着母体抗体从婴儿血液中清除，这些病变会在几周内自然

第56章 皮肤疾病和妊娠
Skin Disease and Pregnancy

表 56-2　妊娠特异性皮肤病

	发生率	临床数据	病变形态和分布	重要的实验室发现	胎儿风险
妊娠性类天疱疮	1∶50 000	• 孕中期或孕晚期 • 分娩时发生（75%） • 产后缓解，但在未来妊娠中有很大概率复发	腹部荨麻疹样病变进展到大疱样暴发	皮肤免疫荧光提示线样 C3 沉积在基底膜	新生儿妊娠性类天疱疮，小于孕龄儿，早产
妊娠多形性皮疹	1∶130～1∶300	• 孕晚期及产后，产后缓解，与多产有关，但在未来的妊娠中不复发	从腹纹开始多形性暴发，并且绕过脐周	—	—
妊娠期特应性皮疹	>50% 的瘙痒性皮肤病	• 孕早期和孕中期，产后缓解，并且下次妊娠可能复发	皮肤的弯曲处，见于脖子、胸部、躯干	血清 IgE 升高（20%～70%）	—
妊娠痒疹	1∶300～1∶450	• 孕中期或孕晚期，产后缓解，并在下次妊娠复发	成组的丘疹在四肢伸肌，偶尔在腹部	—	—
妊娠期瘙痒性毛囊炎	>30 例	• 孕中期或孕晚期，产后缓解，并可能在下次妊娠复发	滤泡性丘疹和脓疱	活检：无菌性毛囊炎	—

改编自 Kroumpouzos, G, Cohen LM. Specific dermatoses of pregnancy: an evidence-based systematic review. *Am J Obstet Gynecol*. 2003; 18: 1083.

（一）妊娠性类天疱疮

妊娠性类天疱疮是一种罕见的自身免疫性皮肤病，每 7000～50 000 次妊娠中出现 1 次[20]。尽管妊娠性类天疱疮和大疱性类天疱疮识别相同的抗原[72]并具有某些相似的特征，但妊娠性类天疱疮仅限于孕妇和患有妊娠滋养细胞疾病的女性。一些作者[73]认为，父本抗原的暴露可能在疾病的发生中起关键作用，但有报道称，与同一伴侣不是每次妊娠都会导致该病，因此反对这种观点。有趣的是，胎盘中妊娠性类天疱疮抗原的表达始于孕中期，这与临床症状的时间相关。引发 PG 病理学的抗体属于免疫球蛋白 G_1 亚类，识别跨膜 180kDa 抗原（大疱性类天疱疮抗原2）的非胶原结构域（NC16A）中的 NC16A2（MCW-1）表位[74]。妊娠性类天疱疮主要发生在白人，只有零星的黑人病例报道[75]；这一观察结果与妊娠性类天疱疮与人类白细胞抗原 DR3（61%～80%）、DR4（52%）或两者都有（43%～50%）之间的关联一致，而这些抗原在黑人人口中较少见。

临床上，妊娠性类天疱疮通常出现在孕中期或晚期，伴有极度瘙痒的荨麻疹性病变，通常始于腹部和躯干，累及脐（图 56-5A）。这些荨麻疹斑块迅速发展为广泛的大疱性病变（图 56-5B），可能影响手掌和足底，但很少影响面部和黏膜。张力很大的大疱性病变通常会出现在发炎和正常的皮肤上，并且通常愈合后不留下瘢痕。尽管可能代表先前未确诊的轻度妊娠性类天疱疮复发，但高达 25% 的病例可出现在产后。妊娠性类天疱疮最重要的临床和实验室特征总结在表 56-2 中。

虽然妊娠性类天疱疮应与药疹、多形性红斑和过敏性接触性皮炎等疾病相鉴别，但最常见的排除诊断是更常见的妊娠多形性皮疹。妊娠多形性皮疹可以表现为荨麻疹和（或）水疱性病变，这与妊娠性类天疱疮几乎无法区分，但妊娠多形性皮疹典型始于腹纹，并且不影响脐部。确诊应基于病灶周围皮肤的免疫荧光，证明妊娠性类天疱疮的标志性发现，即沿基底膜区的线性 C3 沉积，这在妊娠

1167

第 56 章 皮肤疾病和妊娠
Skin Disease and Pregnancy

消退而不会留下瘢痕。但是，应告知父母有关细菌感染的体征和症状，以便及时治疗，可以防止进展为全身感染。

（二）妊娠多形性皮疹

妊娠多形性皮疹也称为妊娠瘙痒性荨麻疹性丘疹及斑块病，是妊娠期最常见的特异性皮肤病，每 130～300 位孕妇中有 1 位受到影响。它常发生在孕中期至晚期的初产妇中，怀男性胎儿的孕妇发病率稍高（55%）。多达 2/3 的病例中病变通常始于腹纹，不影响脐周区域（图 56-6A）[1, 85]。因为皮疹是多形性的，可能包括荨麻疹，偶尔会出现水疱、紫癜、多环或靶样病变，让人联想到多形性红斑或妊娠疱疹（图 56-6B），可能导致妊娠多形性皮疹难以诊断[84]。虽然病变可以扩散到躯干和四肢，但它们通常不影响手掌和脚底，而面部受累则非常罕见。全身性妊娠多形性皮疹可能类似于中毒性红斑或特应性皮炎（图 56-6C）。

皮肤组织病理学通常是非特异性的，表现为嗜酸性粒细胞数量不等的海绵状皮炎。与妊娠性类天疱疮相比，免疫荧光研究和血清学检测通常呈阴性。在最近的一项研究中，28% 的妊娠多形性皮疹病例报道了 IgE 升高[86]，但妊娠期 IgE 升高的意义和特

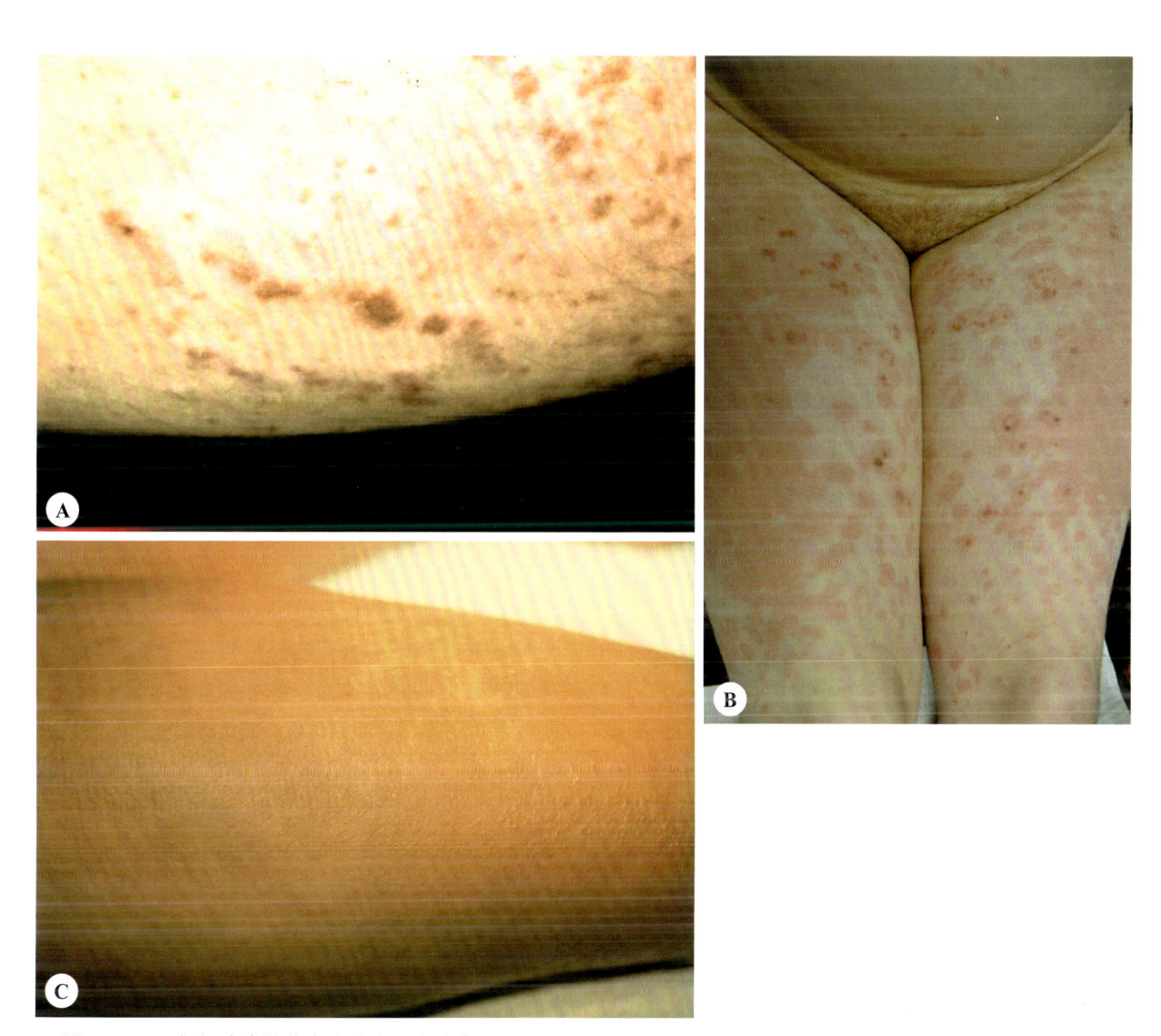

▲ 图 56-6 **A.** 妊娠瘙痒性荨麻疹丘疹和斑块病（pruritic urticarial papules and plaques of pregnancy，PUPPP），包括通常始于腹纹的荨麻疹病变；**B.** 叠加在荨麻疹斑块和靶形病变上的水疱病变，让人联想到多形性红斑或类天疱疮（疱疹）妊娠；**C.** 广泛的 PUPPP 可能类似于中毒性红斑或特应性皮炎

图片由 Helen Raynham，MD 提供

异性仍不清楚[18]。个人或家族过敏性病史[86]的患者是否有高患病率（55%）尚未得到其他研究的证实。妊娠多形性皮疹的发病机制尚未确定，但皮肤病变的免疫组织学特征[87]表现出对未知抗原的迟发性超敏反应。一些作者提出，初产妇快速的腹壁膨胀可能引发炎症反应；妊娠多形性皮疹与多胎妊娠、孕妇体重增加过多和巨大胎儿之间的关联支持这一论点[88, 89]。一项 Meta 分析显示，多胎妊娠的孕妇患妊娠多形性皮疹的比率高 10 倍[85]。多胎妊娠与较高的雌激素和孕酮水平有关，而孕酮已被证明会加剧组织水平的炎症过程。有趣的是，在妊娠多形性皮疹的皮肤病变中检测到孕酮受体水平升高[90]。最后，胎儿 DNA 已在妊娠多形性皮疹病变中检测到[91]。尽管如此，微嵌合体在妊娠多形性皮疹发病机制中的重要性仍不确定。

妊娠多形性皮疹与不良的母体或胎儿结局无关。最近两项研究中证明，妊娠多形性皮疹与剖宫产率不相关[92]。该病治疗的目标是缓解产妇的不适。轻度妊娠多形性皮疹可以用止痒外用药物、外用类固醇和口服抗组胺药治疗。在严重瘙痒时，可能需要短期口服泼尼松治疗；紫外线 B 已被使用治疗妊娠多形性皮疹[85]。

（三）妊娠特应性皮疹

AEP 是一个"伞状"概念，包括 PP、PFP 和 AD，以及定义为妊娠期首次出现的 AD，即新 AD[17, 93, 94]。AEP 应当在皮疹与特异反应明显相关时诊断。由于该病的特应性素质的发现（有 PP、PFP 和新发 AD 病史或家族史的个体 IgE 水平升高），AEP 被重新分类。在 79% 的 AEP 案例中发现了新发 AD；而特应性素质应在 PP 或 PFP 之间仅存在部分重叠[95]，大量 PP 病例与特应性素质无关[95a, 95b]。

AEP 患者的湿疹出现较早，75% 的患者在孕晚期之前出现症状[17]。斑驳的湿疹（E 型 AEP，约 67%）和丘疹 / 痒疹（P 型 AEP，约 33%）可以共存[17, 93, 94]。此外，高达 34% 的 AEP 患者有既往妊娠 AEP 史[17]。病变最常见的受累部位为皮肤弯曲表面；面部和颈部，包括上胸部和躯干（68%）[16, 17]。手足湿疹，以及较少见的乳头 / 乳晕湿疹、多汗症和滤泡性湿疹也有报道。此病在非妊娠期和产后的发病率尚不清楚。

鉴别诊断包括产科胆汁淤积症、接触性皮炎、药疹和疥疮等感染。在孕晚期之前的较早发病可能有助于将 AEP 与其他妊娠皮肤病（如 PG 和 PEP）区分开来。AEP 和 PEP 之间没有组织病理学区别。在没有二次感染的情况下，母体和胎儿的预后不受影响。与所有 AD 一样，细菌或病毒感染的风险增加。

（四）妊娠痒疹

妊娠痒疹在 300～450 名孕妇中有 1 例，表现为伸肌及四肢表面成群、剥脱或结痂的瘙痒性丘疹，偶尔在躯干和其他部位（表 56-2）[1]。该病缺乏病理组织学特征，皮肤免疫荧光阴性。血清学测试可能显示 IgE 水平升高[16]。先前关于妊娠痒疹患者胎儿不良结局的报道尚未得到后续研究的证实，并且妊娠痒疹与母体风险增加无关。妊娠痒疹应与妊娠无关的瘙痒性皮肤病、其他特定妊娠皮肤病、药疹、节肢动物咬伤和感染性病变（如疥疮）等相鉴别。妊娠痒疹可以用中等强度的外用类固醇治疗，或如有必要，可采用病灶内切除术或栓塞，以及口服抗组胺药[85]。很少需要短期口服类固醇。

妊娠痒疹与妊娠期肝内胆汁淤积症家族史有关（见第 52 章）。有人提出，妊娠痒疹和妊娠肝内胆汁淤积症密切相关，仅以无 ICP 无原发病症来鉴别[16]。这些作者报道了特应性皮炎的个人或家族史和血清 IgE 升高（不受控制）的关联，并认为妊娠痒疹可能是具有特应性倾向的女性 ICP 的结果。在 AEP 下同一条件下重新分类妊娠痒疹[17]一直存在争议[18]，因为一些妊娠痒疹患者没有特应性皮炎病史，也没有确定的特应性背景，而一些妊娠痒疹患者仅满足次要的特应性标准[17]。此外，妊娠痒症与特应性的关联尚未得到其他团队的证实，妊娠期血清 IgE 升高的重要性一直存在争议（PUPPP、ICP 中也报道了 IgE 升高）[18, 20]。根据作者的经验，妊娠痒疹病变可能是瘙痒症患者对剧烈抓挠的反应过度，但未显示妊娠期肝内胆汁淤积症的实验室异常。

（五）妊娠瘙痒性毛囊炎

妊娠瘙痒性毛囊炎是一种罕见的妊娠期特异性皮肤病，其确切患病率仍然未知（表 56-2）；已经报道了大约 30 例[20]。妊娠瘙痒性毛囊炎表现为主要在躯干的瘙痒性滤泡性红斑丘疹和脓疱（图 56-7）[96]。

第 56 章 皮肤疾病和妊娠
Skin Disease and Pregnancy

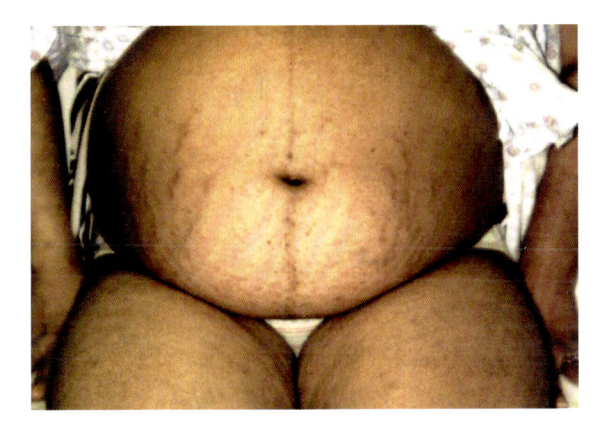

▲ 图 56-7 妊娠瘙痒性毛囊炎表现为腹部离散的毛囊红斑或色素性丘疹

妊娠瘙痒性毛囊炎在分娩或产后自发消退，但可能在随后的妊娠中复发[71]。组织病理学为毛囊炎，微生物特殊染色阴性。皮肤免疫荧光研究和血清学也呈阴性。妊娠瘙痒性毛囊炎的鉴别诊断包括传染性毛囊炎和特定的妊娠皮肤病。感染性毛囊炎可以通过脓疱病变的微生物染色和培养物来排除。在一项研究中，妊娠瘙痒性毛囊炎与出生体重下降有关，并且其男女胎比例为 2 : 1。16 例中仅有 1 例报道了早产，并且未发现其他母体或胎儿风险。

妊娠患者应放心，妊娠瘙痒性毛囊炎会在产后消退；它与胎儿严重并发症并不相关。妊娠瘙痒性毛囊炎已经可以用低效或中效局部类固醇、过氧化苯甲酰和中波紫外线治疗[97]。妊娠瘙痒性毛囊炎的病因尚不清楚。据报道，妊娠瘙痒性毛囊炎中血清雄激素水平升高或与妊娠期肝内胆汁淤积症相关，但可能是巧合。根据与全身性类固醇或孕激素给药后出现的痤疮的临床相似性，妊娠瘙痒性毛囊炎可能是激素诱导的痤疮的一种形式[98]。其他作者[71]基于一些妊娠瘙痒性毛囊炎患者滤泡病变的报道，认为妊娠瘙痒性毛囊炎是妊娠多形性皮疹的一种变体。

然而，妊娠瘙痒性毛囊炎的临床表现和组织病理学总体上与妊娠多形性皮疹不同。与糠疹癣菌属的关联一直存在争议[99]。根据妊娠瘙痒性毛囊炎患者的个人和家族湿疹史，AEP 下的妊娠瘙痒性毛囊炎重新分类[17]一直存在争议[18]，因为在其他妊娠瘙痒性毛囊炎病例中尚未报道特应性病史。需要进一步的研究来确定 PFP 是否是一种独特的妊娠皮肤病。

> **要　点**

- 妊娠的生理性皮肤变化对母体或胎儿不会带来任何不良后果。这些变化会在产后恢复。
- 先前存在的黑素细胞痣可能在妊娠期出现轻微变化，但不会增加恶变风险。
- 妊娠期之前存在的皮肤病更可能恶化而不是改善，特应性皮炎（湿疹）是妊娠期最常见的皮肤病。
- 黑色素瘤的预后不受妊娠的影响。
- 瘙痒发生在高达 3%～14% 的妊娠中，其病因的确定依赖于一系列临床和实验室检查。
- 疱疹样脓疱病（妊娠脓疱性银屑病）通常与钙或维生素 D 减少有关。严重的母婴风险与这种疾病有关。
- 妊娠性类天疱疮常在分娩时突然发作，治疗方法是口服类固醇。该病会带来一定的胎儿风险，如小于胎龄儿、早产和新生儿妊娠性类天疱疮。
- 妊娠多形性皮疹通常从腹部妊娠纹开始，但不影响脐周区域。它与多胎妊娠有关，但并不会带来显著的母体或胎儿风险。
- 妊娠瘙痒疹和妊娠瘙痒性毛囊炎没有母体或胎儿风险。

1171

第 57 章 母体妊娠期和围产期感染：病毒

Maternal and Perinatal Infection in Pregnancy: Viral

Helene B.Bernstein　Men-Jean Lee　著

张天玥　译　　韦晓宁　校

英汉对照

Abacavir	ABC	阿巴卡韦
acquired immunodeficiency syndrome	AIDS	获得性免疫缺陷综合征
American College of Obstetricians and Gynecologists	ACOG	美国妇产科医师学会
antiretroviral	ARV	抗逆转录病毒
antiretroviral therapy	ART	抗逆转录病毒治疗
CC-chemokine receptor type 5	CCR5	CC- 趋化因子受体 5 型
Centers for Disease Control and Prevention	CDC	疾病预防和控制中心
central nervous system	CNS	中枢神经系统
congenital rubella syndrome	CRS	先天性风疹综合征
congenital varicella syndrome	CVS	先天性水痘综合征
congenital Zika syndrome	CZS	先天性寨卡综合征
C-X-C chemokine receptor type 4	CXCR4	C-X-C 趋化因子受体 4 型
cytomegalovirus	CMV	巨细胞病毒
deoxyribonucleic acid	DNA	脱氧核糖核酸
direct acting antivirals	DAA	直接抗病毒药物
disseminated intravascular coagulopathy	DIC	弥散性血管内凝血
Ebola virus disease	EVD	埃博拉病毒病
Efavirenz	EFV	依法韦仑
Emtricitabine	FTC	恩曲他滨
enzyme-linked immunosorbent assay	ELISA	酶联免疫分析
Epstein-Barr virus	EBV	EB 病毒
erythema infectiosum	EI	传染性红斑
fixed-dose combination	FDC	固定剂量复合制剂
glycoprotein	gp	糖蛋白
hand，foot，and mouth disease	HFMD	手足口疾病
hemagglutinin	HA 或 H	血细胞凝集素
hepatitis A virus	HAV	甲型肝炎病毒

第57章 母体妊娠期和围产期感染：病毒
Maternal and Perinatal Infection in Pregnancy: Viral

hepatitis B core antigen	HBcAg	乙型肝炎核心抗原
hepatitis B immune globulin	HBIg	乙型肝炎免疫球蛋白
hepatitis B surface antigen	HBsAg	乙型肝炎表面抗原
hepatitis B virus	HBV	乙型肝炎病毒
hepatitis C virus	HCV	丙型肝炎病毒
hepatitis D virus	HDV	丁型肝炎病毒
herpes simplex virus	HSV	单纯疱疹病毒
human immunodeficiency virus	HIV	人类免疫缺陷病毒
human papillomavirus	HPV	人乳头瘤病毒
immunoglobulin	Ig	免疫球蛋白
integrase strand transfer inhibitor	INSTI	整合酶链转移抑制药
intrauterine growth restriction	IUGR	宫内生长受限
intrauterine transfusion	IUT	宫内输血
intravenous drug use	IVDU	静脉注射药
Lamivudine	3TC	拉米夫定
measles, mumps, rubella	MMR	麻疹，流行性腮腺炎，风疹
middle cerebral artery peak systolic velocity	MCA-PSV	大脑中动脉收缩期峰值流速
mother to child transmission	MTCT	母婴传播
neuraminidase	N 或 NA	神经氨酸酶
nonnucleoside reverse transcriptase inhibitor	NNRTI	非核苷逆转录酶抑制药
nucleic acid amplification test	NAAT	核酸扩增检测
nucleic acid testing	NAT	核酸检测
nucleoside reverse transcriptase inhibitor	NRTI	核苷逆转录酶抑制药
personal protective equipment	PPE	个人防护装备
pharmacokinetic	PK	药代动力学
plaque-reduction neutralization test	PRNT	斑块减少中和实验
polymerase chain reaction	PCR	聚合酶链反应
preexposure prophylaxis	PrEP	暴露前预防
protease inhibitor	PI	蛋白酶抑制药
rapid influenza diagnostic test	RIDT	快速流感诊断检测
recombinant immunoblot assay	RIBA	重组免疫结合试验
reverse transcriptase	RT	逆转录酶
ribonucleic acid	RNA	核糖核酸
Ritonavir	RTV	利托那韦
sexually transmitted infection	STI	性传播感染
single-tablet regimen	STR	单剂成分
spontaneous rupture of membranes	SROM	自发性胎膜破裂
subacute sclerosing panencephalitis	SSPE	亚急性硬化性全脑炎
sustained virologic response	SVR	持续病毒学应答

(续表)

病毒	并发症 母亲	并发症 胎儿/新生儿	诊断 母亲	诊断 胎儿/新生儿	治疗/管理 母亲	治疗/管理 胎儿/新生儿
丙型肝炎病毒	慢性肝疾病	围产期感染	HCV抗体筛查，NAT检测	N/A	支持治疗，考虑抗病毒治疗	母亲治疗减少传染
丁型肝炎病毒	慢性肝疾病	围产期感染	抗原和抗体检测	N/A	支持治疗	分娩后注射HBIg和HBV疫苗
戊型肝炎病毒	增加死亡率	新生儿感染	RT-PCR，抗体检测	N/A	支持治疗	无
柯萨奇病毒	罕见的心肌炎	罕见的胎儿水肿	抗体检测，RT-PCR，病毒培养	超声，胎盘病理	支持治疗	如果胎儿水肿，终止妊娠
人乳头瘤病毒	尖锐湿疣，宫颈癌	罕见的喉乳头状瘤	检查	体格检查	支持治疗	如果生殖道梗阻，剖宫产终止妊娠
EB病毒	罕见	无	抗体检测	N/A	支持治疗	无
天花病毒	肺炎，出血，死亡	早产，流产	PCR	N/A	支持治疗	疫苗
寨卡病毒	罕见	小头畸形，宫内感染	抗体检测，RT-PCR，PRNT	超声，胎盘病理	支持治疗	如果超声提示明显畸形，终止妊娠
埃博拉病毒	死亡	流产，围产期感染	抗体检测，RT-PCR，病毒培养	N/A	隔离，PPE，支持治疗	即使母亲已经康复，考虑隔离和PPE

ART. 抗逆转录治疗；CMV. 巨细胞病毒；CRS. 先天性风疹综合征；HBIg. 乙型肝炎免疫球蛋白；HBsAg. 乙型肝炎表面抗原；HBV. 乙型肝炎病毒；HCV. 丙型肝炎病毒；HIV. 人免疫缺陷病毒；HSV. 单纯疱疹病毒；IgM. 免疫球蛋白M；N/A. 不适用；NAT. 核酸检测；PCR. 聚合酶链反应；PPE. 个人防护装备；PRNT. 斑块减少中和实验；RIDT. 快速流感诊断检测；RT-PCR. 逆转录聚合酶链反应；VZIG. 水痘-带状疱疹免疫球蛋白；Tx. 治疗

第 57 章 母体妊娠期和围产期感染：病毒
MATERNAL AND PERINATAL INFECTION IN PREGNANCY: Viral

hepatitis B core antigen	HBcAg	乙型肝炎核心抗原
hepatitis B immune globulin	HBIg	乙型肝炎免疫球蛋白
hepatitis B surface antigen	HBsAg	乙型肝炎表面抗原
hepatitis B virus	HBV	乙型肝炎病毒
hepatitis C virus	HCV	丙型肝炎病毒
hepatitis D virus	HDV	丁型肝炎病毒
herpes simplex virus	HSV	单纯疱疹病毒
human immunodeficiency virus	HIV	人类免疫缺陷病毒
human papillomavirus	HPV	人乳头瘤病毒
immunoglobulin	Ig	免疫球蛋白
integrase strand transfer inhibitor	INSTI	整合酶链转移抑制药
intrauterine growth restriction	IUGR	宫内生长受限
intrauterine transfusion	IUT	宫内输血
intravenous drug use	IVDU	静脉注射药
Lamivudine	3TC	拉米夫定
measles, mumps, rubella	MMR	麻疹，流行性腮腺炎，风疹
middle cerebral artery peak systolic velocity	MCA-PSV	大脑中动脉收缩期峰值流速
mother to child transmission	MTCT	母婴传播
neuraminidase	N 或 NA	神经氨酸酶
nonnucleoside reverse transcriptase inhibitor	NNRTI	非核苷逆转录酶抑制药
nucleic acid amplification test	NAAT	核酸扩增检测
nucleic acid testing	NAT	核酸检测
nucleoside reverse transcriptase inhibitor	NRTI	核苷逆转录酶抑制药
personal protective equipment	PPE	个人防护装备
pharmacokinetic	PK	药代动力学
plaque-reduction neutralization test	PRNT	斑块减少中和实验
polymerase chain reaction	PCR	聚合酶链反应
preexposure prophylaxis	PrEP	暴露前预防
protease inhibitor	PI	蛋白酶抑制药
rapid influenza diagnostic test	RIDT	快速流感诊断检测
recombinant immunoblot assay	RIBA	重组免疫结合试验
reverse transcriptase	RT	逆转录酶
ribonucleic acid	RNA	核糖核酸
Ritonavir	RTV	利托那韦
sexually transmitted infection	STI	性传播感染
single-tablet regimen	STR	单剂成分
spontaneous rupture of membranes	SROM	自发性胎膜破裂
subacute sclerosing panencephalitis	SSPE	亚急性硬化性全脑炎
sustained virologic response	SVR	持续病毒学应答

Tenofovir	TDF	替诺福韦
tuberculin skin test	TST	结核菌素试验
tuberculosis	TB	结核病
varicella-zoster immune globulin	VZIG	水痘-带状疱疹免疫球蛋白
varicella-zoster virus	VZV	水痘-带状疱疹病毒
World Health Organization	WHO	世界卫生组织
Zidovudine	ZDV	齐多夫定

病毒是最简单的生物之一，是对历史产生重大影响的病原体，是传染病的重要致病因素。病毒是专性细胞内寄生虫，利用宿主细胞的结构和功能成分，表现出非常多样化模式的基因表达和复制。病毒感染变迁从无症状和（或）亚临床到压倒性和高度致命性，其结果可能包括脑膜脑炎、出血热和全身炎症反应综合征。病毒感染的过程突出了这些生物的多样性。许多病毒仅限于急性、在一定时间内的感染；然而，一些病毒会建立长期感染。潜伏病毒有能力在急性感染多年后重新激活基因表达；逆转录病毒整合到宿主细胞基因组中，建立永久性感染；多种病毒具有致癌潜力。

病毒颗粒包含核酸和结构蛋白，它们一起被称为核衣壳。病毒核酸由 DNA 或 RNA 组成，可以是单链或双链。病毒基因组可以是线性或环状的，存在于多个片段中或作为单个片段存在。病毒基因组的大小不等，从细小病毒 B_{19} 中的 2 个基因编码 5 个蛋白质，到巨细胞病毒中 200 多个基因。一些病毒在核衣壳外部有脂质双层包裹，这些包膜来源于宿主细胞并含有病毒蛋白。疱疹病毒在核衣壳和包膜之间有一个额外被膜。国际分类学委员会将病毒分为目、科、亚科、属和种。分类基于形态、核酸类型、包膜的存在与否、基因组复制模式、与其他病毒的同源性。

感染通常由病毒与特定宿主细胞受体结合引发。受体通常是功能性宿主细胞膜蛋白，被病毒包膜或核衣壳内的病毒蛋白配体识别。病毒蛋白和细胞受体之间的相互作用通过将感染限制在特定受体的细胞上，在一定程度上决定了病毒的宿主类型。病毒通过跨膜运输使病毒粒子跨质膜易位进入宿主细胞。病毒暴露出核酸进行复制，最终使得病毒基因表达和复制。这过程发生在细胞的细胞质或细胞核中，并且在逆转录病毒复制时可能整合到宿主基因组。在大多数病毒有包膜的情况下，子代病毒粒子在细胞内组装，然后通过细胞裂解或从细胞表面出芽释放新形成的病毒粒子。特异性感染要想发生，病毒必须进入细胞，复制它们的基因组，并释放感染性病毒粒子。病毒无法完成任何这些必需步骤，会导致"非特异性感染"。

病毒可通过多种机制致病，不需要特异性感染。如对受感染宿主细胞的直接影响，可能通过裂解或凋亡导致细胞死亡。受感染的细胞也可以被抗病毒抗体和补体或细胞免疫机制杀死。此外，一些病毒基因组编码致癌基因，可以介导受感染宿主细胞的转化。病毒蛋白也会影响未感染细胞的功能，包括免疫系统。最后，宿主对病毒感染包括通过激活免疫细胞产生的局部和全身作用诱导适应性免疫反应，释放细胞因子、趋化因子和抗体。因此，免疫反应促成与病毒感染相关的体征和症状，包括发热、皮疹、关节痛和肌痛。病毒感染的结果取决于宿主因素，包括免疫状态、年龄、营养状况和遗传背景。遗传因素可以改变对病毒感染的易感性、感染后产生的免疫反应、病毒感染的长期后果。

本章讨论了许多与妊娠相关的病毒感染，它们对孕产妇健康和（或）妊娠结局有重大影响。病毒学、流行病学、诊断、临床表现、妊娠期管理、病毒对胎儿/新生儿的影响列于表 57-1。

一、人类免疫缺陷病毒

（一）病毒学

人类免疫缺陷病毒（human immunodeficiency virus，HIV）是逆转录病毒家族的成员，其特征是

表 57-1 围产期主要的病毒感染的流行病学、诊断和管理

病毒	并发症 母亲	并发症 胎儿/新生儿	诊断 母亲	诊断 胎儿/新生儿	治疗/管理 母亲	治疗/管理 胎儿/新生儿
HIV	机会感染	围产期感染	Combo 检测	PCR	ART	ART 减少围产期传染
流感病毒	肺炎，增加孕产妇死亡率	N/A	RT-PCR 或免疫荧光，RIP⁻筛查	N/A	预防性抗病毒治疗，年度免疫预防感染	母亲免疫保护胎儿
细小病毒 B₁₉	罕见	贫血/水肿/死亡	PCR 或抗体检测	PCR、超声检测贫血	支持治疗	宫内输血治疗严重贫血
麻疹病毒	中耳炎、肺炎、脑炎	流产/早产	RT-PCR 或抗体检测	N/A	支持治疗，妊娠前预防性疫苗	N/A
风疹病毒	罕见	宫内感染	RT-PCR 或抗体检测	RT-PCR、超声检测先天性风疹综合征	妊娠前预防性感染免疫	胎儿有 CRS 时终止妊娠
CMV	脉络膜视网膜炎	宫内感染，罕见胎儿漏诊	PCR	PCR、超声探测后遗症	严重感染使用更昔洛韦	超声探测胎儿畸形时终止妊娠
HSV	播散性感染，主要是在免疫功能不全	新生儿感染，宫内感染极其罕见	体格检查、PCR、抗体检测	体格检查、PCR、IgM 检查	抗病毒治疗，预防减少复发	当母亲有出活跃的生殖器病变时，考虑剖宫产
水痘-带状疱疹病毒	肺炎、脑炎、带状疱疹	宫内或围产期感染	病史、PCR 或抗体检测	超声	VZIG、抗病毒治疗和防感染	VZIG、抗病毒预防和治疗
甲型肝炎病毒	罕见	无	RT-PCR 或抗体检测	N/A	支持治疗，免疫来预防感染，HBIg 应用于暴露的未免疫的个体	如果目前在分娩时出于感染急性期，则胎儿注射免疫球蛋白
乙型肝炎病毒	慢性肝疾病	围产期感染	HBsAg 检测、HBV PCR	N/A	支持治疗，免疫来预防感染，HBIg 应用于暴露的未免疫的个体	分娩后注射 HBIg 和 HBV 疫苗，考虑分娩前使用泰诺福韦减少传染

（续表）

病毒	并发症 母亲	并发症 胎儿/新生儿	诊断 母亲	诊断 胎儿/新生儿	治疗/管理 母亲	治疗/管理 胎儿/新生儿
丙型肝炎病毒	慢性肝疾病	围产期感染	HCV 抗体筛查, NAT 检测	N/A	支持治疗, 考虑抗病毒治疗	母亲治疗减少传染
丁型肝炎病毒	慢性肝疾病	围产期感染	抗原和抗体检测	N/A	支持治疗	分娩后注射 HBIg 和 HBV 疫苗
戊型肝炎病毒	增加死亡率	新生儿感染	RT-PCR, 抗体检测	N/A	支持治疗	无
柯萨奇病毒	罕见的心肌炎	罕见的胎儿水肿	抗体检测, RT-PCR, 病毒培养	超声, 胎盘病理	支持治疗	如果胎儿水肿, 终止妊娠
人乳头瘤病毒	尖锐湿疣, 宫颈癌	罕见的喉乳头状瘤	检查	体格检查	支持治疗	如果生殖道便阻, 剖宫产终止妊娠
EB 病毒	罕见	无	抗体检测	N/A	支持治疗	无
天花病毒	肺炎, 出血, 死亡	早产, 流产	PCR	N/A	支持治疗	疫苗
寨卡病毒	罕见	小头畸形, 宫内感染	抗体检测, RT-PCR, PRNT	超声, 胎盘病理	支持治疗	如果超声提示明显畸形, 终止妊娠
埃博拉病毒	死亡	流产, 围产期感染	抗体检测, 病毒培养	N/A	隔离, PPE, 支持治疗	即使母亲已经康复, 考虑隔离和 PPE

ART. 抗逆转录治疗; CMV. 巨细胞病毒; CRS. 先天性风疹综合征; HBIg. 乙型肝炎免疫球蛋白; HBsAg. 乙型肝炎表面抗原; HBV. 乙型肝炎病毒; HCV. 丙型肝炎病毒; HIV. 人免疫缺陷病毒; HSV. 单纯疱疹病毒; IgM. 免疫球蛋白 M; N/A. 不适用; NAT. 核酸检测; PCR. 聚合酶链反应; PPE. 个人防护装备; PRNT. 斑块减少中和实验; RIDT. 快速流感诊断检测; RT-PCR. 逆转录聚合酶链反应; VZIG. 水痘 - 带状疱疹免疫球蛋白; Tx. 治疗

球形、有包膜的病毒。病毒包膜围绕着一个包含病毒基因组的二十面体衣壳，由两段相同的正链单链RNA组成，长约9.2kb。HIV共有9个基因，包括三个主要基因：*gag*、*pol*和*env*，它们被长末端重复（long terminal repeat，LTR）区域包围。gag基因编码病毒体衣壳蛋白的前体，包括全长p55多聚蛋白前体及其切割产物：p17基质、p24衣壳、p9核衣壳和p7。*pol*基因编码多种病毒酶的前体多蛋白，包括蛋白酶、逆转录酶、核糖核酸酶H和整合酶。env基因编码包膜糖蛋白（gp160），它被切割成表面单位（gp120）和融合所必需的跨膜蛋白（gp41）。逆转录病毒是独一无二的，因为病毒基因组通过病毒酶逆转录酶转录成DNA，然后通过病毒酶整合酶整合到宿主细胞基因组中。HIV还具有在静止潜伏在受感染细胞中的能力，因此，迄今为止都无根除该病毒的办法。

HIV包膜糖蛋白（gp120）是CD4（细胞HIV受体）的配体；因此，HIV主要感染表达CD4的细胞，包括T细胞、单核细胞和巨噬细胞。病毒进入和感染所需的核心受体已被确定。主要的HIV辅助受体是趋化因子受体C-X-C趋化因子4型受体（CXCR4）和CC-趋化因子受体5型（CCR5）。新感染几乎总是发生在利用CCR5核心受体的HIV毒株上，这可能反映了病毒的特异性。*CCR5*基因中32个碱基对缺失的纯合子个体感染HIV的可能性要小得多，即使是在大量暴露后也是如此。此外，一些CCR5多态性与HIV疾病进展相关。

（二）流行病学

美国疾病控制和预防中心估计，美国有超过120万人感染了HIV，其中11%的受感染女性未被确诊（或不知道自己感染）。每年大约有40 000名美国人被诊断出感染了HIV，女性占新感染HIV的19%和现有感染的23%。女性通常通过异性接触获得HIV感染（85%），其中61%的HIV诊断发生在非裔美国女性身上。HIV流行和传播风险与多种因素相关，包括女性不知道其伴侣感染HIV（静脉注射吸毒或与男性发生性关系）、接受肛交、与未割包皮的男性发生性接触、性生活频繁、性传播感染（sexually transmitted infections，STI）。有性虐待史的女性的性行为有更高概率感染，包括以性换毒品、多个性伴侣或无保护性行为[1]。值得注意的是，在感染HIV的女性中，只有不到2/3的人接受了获得性免疫缺陷综合征的治疗，其中大约一半的人持续接受治疗，一半女性的病毒得到抑制。因此，产科医生应该预料到，很大一部分HIV感染患者在开始产前管理之前可能没有接受抗逆转录病毒治疗（antiretroviral therapy，ART）。在美国，每年约有5000名感染HIV的女性分娩[2]。

HIV感染仅限于人类和黑猩猩。美国的大多数感染是由HIV-1引起的，它分为三组：M、N和O。超过95%的HIV-1感染是由M组引起的，而M组分为亚型A到K。美国境内的主要HIV类型是亚型B，而其他亚型在世界其他地区占主导地位。HIV-2是HIV毒株的另一种类型，在非洲、葡萄牙和法国流行，与HIV-1相比，其围产期传播似乎较低。由于这些病毒的流行区域缺乏抗逆转录病毒，人们对其治疗知之甚少。

（三）临床表现

50%~70%的HIV原发感染个体在暴露后4~6周出现急性逆转录病毒综合征。"单核细胞增多症样"症状可持续数周，包括发热、寒战、咽炎、关节痛、肌痛、斑丘疹、荨麻疹、腹部绞痛、腹泻、头痛和淋巴细胞性脑膜炎。急性HIV感染后，患者进入无症状的潜伏期，持续5~10年。如果没有ART，大多数患者会发展为获得性免疫缺陷综合征；然而，继广泛可用的有效抗逆转录病毒疗法之后，获得性免疫缺陷综合征的进展实际上可被消除。

（四）诊断

从历史上看，HIV感染是通过酶联免疫吸附测定筛选来诊断的，然后是蛋白质印迹确诊。然而，这些病毒特异性抗体测试诊断HIV-2或急性HIV-1感染的能力有限。目前的建议是用第四代HIV-1/2联合抗原/抗体免疫分析（"Combo检测"）进行筛查，通过HIV-1/HIV-2抗体分化免疫分析和HIV-1核酸检测（nucleic acid testing，NAT）确诊（图57-1）[3]。组合检测可检测HIV-1和HIV-2的抗体，包括可在p24抗原呈阳性后3~5天检测到的IgM，以及p24病毒抗原（可在感染后15天检测），从而增强医生在抗体形成前诊断HIV-2感染和HIV-1感染的能力。结合反射性HIV-1 NAT，该策略能够诊

```
                    ┌─────────────────────────────┐
                    │  HIV-1/2 抗原抗体联合免疫分析  │
                    └──────────────┬──────────────┘
                         ┌─────────┴─────────┐
                        (+)                 (−)
                         │                   │
              ┌──────────┴──────────┐  ┌─────┴──────────────┐
              │  HIV-1/HIV-2 抗     │  │ HIV-1 和 HIV-2 抗体 │
              │  体分型免疫分析      │  │ p24 抗原联合检测阴性 │
              └──────────┬──────────┘  └─────┬──────────────┘
        ┌─────────┬──────┴──┬──────────┐     │
   HIV-1 (+)  HIV-1 (−)  HIV-1 (+)   HIV-1 (−) 或不确
   HIV-2 (−)  HIV-2 (+)  HIV-2 (+)   定的 HIV-2 (−)
   HIV-1 抗体检测 HIV-2 抗体检测 HIV 抗体检测   │
                                          HIV-1 NAT
                                       ┌─────┴─────┐
                                  HIV-1 NAT (+)  HIV-1 NAT (−)
                                  急性 HIV-1 感染  HIV-1 阴性
```

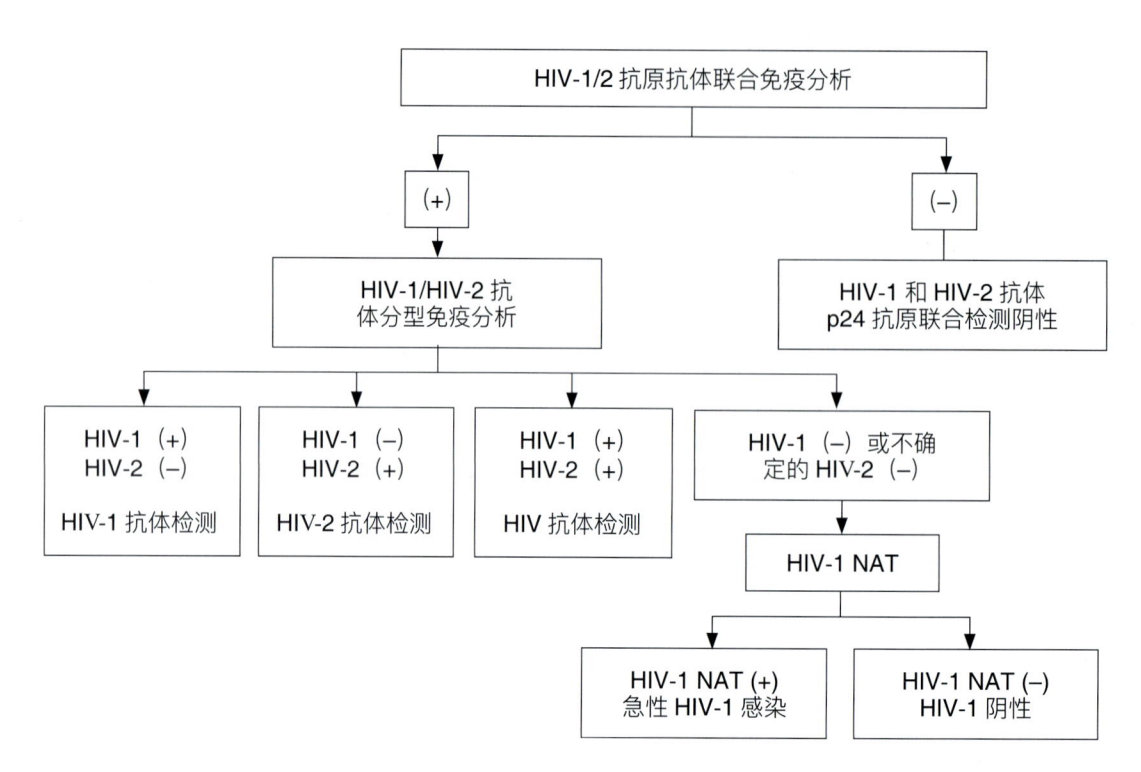

▲ 图 57-1 人类免疫缺陷病毒感染的诊断
NAT. 核酸检测

断急性 HIV-1 感染，而这是通过 ELISA/Western 印迹无法实现的。这种检测方法可以更快、更准确地诊断 HIV-1 和 HIV-2 感染。对于急性 HIV 感染风险最高的患者，还应进行 HIV RNA 检测，因为 NAT 可以比联合检测提前 5 天检测到 HIV 的存在。由于未确诊的急性感染者的 HIV 传播风险增加，因此这种诊断策略可能会减少围产期 HIV 的传播。

基于未确诊 HIV 感染的流行性和相关的研究表明，及早开始治疗 HIV 感染，可以减少性传播和围产期 HIV 传播。因此美国妇产科学和 CDC 都建议使用"选择退出"方法进行早期产前 HIV 筛查，最好在初次产前检查时进行[4]。对于 HIV 感染风险增加的孕妇，例如孕妇在每年发生 HIV 感染为 1‰ 的机构中接受照料，或居住在 HIV 发病率较高的司法管辖区，或被监禁的女性，建议在孕晚期（最好在妊娠 36 周之前）进行第 2 次 HIV 检测。一些州要求进行孕晚期测试。如果临床医生在妊娠期间的任何时候怀疑孕妇可能处于血清转化的"窗口"期（即具有与急性 HIV 感染一致的体征或症状），则应将血清 HIV RNA 检测与 HIV 抗原/抗体第四代联合检测。在抗原/抗体联合免疫测定前几天，血浆 HIVRNA 将呈阳性。如果血浆 HIV RNA 为阴性，则应在 2 周内重复。在美国，大多数围产期 HIV 传播发生在孩子出生前未确诊的 HIV 感染孕妇中。因此，强调产前护理、HIV 筛查，以及在孕晚期、分娩期和母乳喂养之前诊断急性 HIV 感染的策略仍然至关重要。

快速产时检测

在美国，有 40%～85% 感染 HIV 的新生儿，其母亲在分娩前 HIV 感染的状态并不确定，除非患者拒绝筛查，否则所有在妊娠期间没有 HIV 检测结果且将分娩的女性（以及预计在当前住院期间分娩的女性）都应进行 HIV 快速检测。ACOG 建议，结果应在 1h 内出来，并且一天 24h 都能够检测[4]。HIV 快速检测呈阳性的女性无须等待确认检测，应接受产时静脉注射齐多夫定，并应提醒儿科医生准备新生儿预防措施。在确认 HIV 抗体检测后，这些女性应接受适当的评估以确定她们的健康状况，包括 CD4 T 淋巴细胞计数和 HIV RNA 病毒载量，并应安排进行 HIV 护理，以及在出院后提供持续的社会心理支持。

（五）HIV 感染和治疗的伦理和演变

自从被用于治疗 HIV 感染以来，ART 一直在稳步改进，它将 HIV 感染从仅仅诊断转变为可治疗的慢性病。所有感染者的治疗目标是最大限度和持久地抑制 HIV RNA 水平（病毒载量），因为有效的治疗可以阻止 HIV 传播和疾病进展。通过治疗，患者可保持免疫功能，减少与 HIV 相关疾病发病率，并延长感染者的生存时间和生活质量[5]。因此，HIV 感染的治疗重点已转变为关注患者的耐受性、药物毒性和预防耐药。当前的 HIV 治疗指南为建议医生与 HIV 感染女性就配合治疗、近期及远期妊娠计划和决策进行讨论并提供相关咨询。因此，可在对妊娠期母体和胎儿安全的情况下，提供和非妊娠女性一样的 ART。在管理 HIV 感染的孕妇时，应当关注两个关键问题：①治疗孕产妇感染；②预防以降低围产期 HIV 传播的风险[2]。

HIV 感染女性可能会拒绝开始或继续 ART。因此，医护人员应当充分告知，使患者能够全面和准确地了解 ART 和其他临床建议（包括计划剖宫产），从而做出恰当的选择。强制性政策会破坏医患之间的信任，损害医患关系，并可能导致 ART 和产前护理中断、患者对医护人员和亲密伴侣隐瞒其 HIV 感染状态，这可能妨碍了母婴健康。治疗过程应当尊重患者自主权，任何强制性的建议都是违反伦理的，惩罚性措施不应当被考虑，或用以威胁患者，强迫其做出任何关于 HIV 感染治疗、公开的 HIV 感染状态的决策，以及做出关于分娩方式或婴儿喂养方面的选择等；此外，更有可能迫使患者隐瞒受到歧视和家庭暴力等经历，因此需尊重患者，得到其信任在治疗的过程中至关重要。

（六）妊娠前咨询

医疗保健提供者有责任提供妊娠前咨询并与所有育龄女性讨论生育意愿。对于感染 HIV 和暴露于 HIV 的女性，应使用直接的、无偏倚的措施预防或降低 HIV 感染风险。需要对持续存在的风险进行识别，包括性行为、静脉注射毒品、性传播疾病和未经治疗的精神病问题。这些问题可能会增加一个人从事危险行为的可能性。当女性的性伴侣为 HIV 感染者，并且未接受抗病毒治疗时，两者病毒载量及血清学感染状态不一致，应该与其讨论行为干预、保护措施和如何避免感染风险，并强调持续使用安全套的重要性，并考虑 ARV 用于暴露前预防（preexposure prophylaxis，PrEP）。

应告知感染 HIV 的女性，HIV 对妊娠结局没有重大影响，妊娠对 HIV 感染相关疾病也无影响。此外，医生应与孕妇讨论妊娠期间 ART 的安全性，以及严格遵守治疗方案对患者重要性。最后，医生应与孕妇讨论安全性行为以最大限度地减少感染更具毒性或耐药性的 HIV 毒株或其他 STI 的风险，以及适当的避孕选择以减少意外妊娠的可能性，因为会降低激素类药物的避孕效果［ART 主要是非核苷逆转录酶抑制药（nonnucleoside reverse transcriptase inhibitors，NNRTI）］。围产期治疗指南包含有关 ARV 药物和激素避孕药之间相互作用的详细具体的信息。

妊娠前评估应包括 HIV 疾病状态评估、乙型和丙型肝炎病毒（HBV 和 HCV）状态评估，以及基于 ARV 成分的有效性和妊娠考虑因素进行评估和潜在的治疗改进。同时，应建议戒掉酒精、烟草和其他滥用药物。妊娠前咨询还应包括筛查和治疗双方的泌尿生殖道感染，因为炎症与病毒脱落和传播风险增加有关。感染 HIV 的女性应在受妊娠前达到稳定的、最大限度抑制的病毒载量的状态（理想情况下，2 次 HIV RNA 评估低于检测限至少相隔 3 个月），因为早期和持续控制 HIV 复制能最有效地减少围产期和性传播 HIV 风险[6]。建议打算妊娠的女性每天服用包括 400mg 叶酸在内的多种维生素，以帮助预防出生缺陷。

血清学感染状态不一致的夫妇也受益于产前咨询。在尝试受孕之前，感染 HIV 的伴侣应开始或继续 ART 以最大限度地抑制病毒载量；这减少了多达 96% 的 HIV 性传播。对于 HIV 状态不一致的夫妇，当 HIV 感染者接受 ART 治疗并实现持续的病毒抑制时，不带避孕套的性交仅限于排卵前 2~3 天和排卵日（受孕高峰期）是一种"实际上没有传播风险"的 HIV 伴侣的受孕方法。对于 HIV 感染状况不一致的夫妇，在 HIV 感染者无法实现病毒抑制或病毒抑制状态未知时，在没有安全套的情况下通过性交尝试受孕，建议对未感染 HIV 的伴侣给予 PrEP 降低 HIV 性传播的风险。目前建议有感染 HIV 风险的男性和女性使用 TDV/ 恩曲他滨（FTC）组合方案（每天 300mg/200mg，复合制剂为特鲁瓦达）。PrEP 在妊娠期间并非禁用。为了尽量减少 HIV 暴露，建议血清学不一致的夫妇将不使用避孕套的性行为限制在生育高峰期；使用排卵试剂盒是确定最易受孕时间的最佳方法[2]。

对于 HIV 状态不一致的夫妇在 HIV 感染者的伴侣实现病毒抑制后尝试受孕，尚不清楚对未感染 HIV 的伴侣使用 PrEP 是否会进一步降低性传播的风险。为了完全消除将 HIV 传播给血清阴性男性伴侣的风险，最安全的方法是在排卵前后在家中使用注射器进行人工授精。当男性伴侣感染 HIV 时，最安全的选择是使用未感染男性的捐献精子。

（七）妊娠期管理

1. 初步评估

初步评估（框 57-1）应包括详细的 HIV 病史，包括感染持续时间、传播途径（如果已知）、HIV 相关疾病、先前和正在进行的 ART、依从性和耐受性问题、过去进行 ART 时 CD4 细胞计数和 HIV 病毒载量（血浆 HIV RNA copies/ml），以及先前 HIV 抗 ARV 性研究的结果。需要预防机会性感染的患者（CD4 计数＜200）可能从转诊至传染病医生中获益。产科病史应包括受 HIV 影响的妊娠结果。初步评估应包括与亲密伴侣相关的筛查和支持照护，以及对性伴侣进行 HIV 检测和 ARV 预防。框 57-2 描述了妊娠期间的监测。其他评估可能包括，如果考虑使用阿巴卡韦（Abacavir，ABC）治疗，检测 HLA-B*5701、纯化蛋白衍生物（purified protein derivative，PPD）评估和胸片评估 PPD 阳性患者以排除活动性肺病，以及人乳头瘤病毒（human papillomavirus，HPV）检测/阴道镜检查来确定有无巴氏涂片异常。女性在每次妊娠时，除非她们已知感染，否则都应进行 HBV 和 HCV 合并感染筛查。HBV 筛查应包括 HBsAg、抗 HBs 和抗 HBc，建议对 HIV 感染者使用敏感的 HCV 抗体免疫测定法筛查 HCV。完成评估后，应与患者讨论包括产前、产时和产后期间 HIV 和产科管理的护理计划，并将其纳入病历。

2. 咨询和协调照顾

医生应就 HIV 感染对妊娠的影响向患者提供咨询，包括治疗选择、药物不良反应、潜在的分娩方式和围产期传播风险。ARV 药物对于维持孕产妇健康很重要，因为它们可以降低 HIV 疾病进展的

框 57-1　初步围产期人类免疫缺陷病毒评估

- HIV 感染：持续时间、传播途径、既往 HIV 相关疾病和既往 CD4 T 细胞计数和血浆 HIV RNA（病毒载量）
- 抗逆转录病毒药物使用：既往使用 ART 史和目前使用 ART，包括既往 ARV 用于预防围产期 HIV 传播或治疗，以及对药物的耐受性和依从性问题，既往 ARV 耐药性检测的结果
- 评估机会性感染预防的必要
- 评估 HAV、HBV、流感病毒、肺炎球菌和 Tdap 免疫接种的必要性
- 对性伴侣和儿童进行 HIV 检测
- 筛查抑郁症、焦虑症，以及是否需要特殊护理（如心理健康服务、戒毒、戒烟），以及对其终身使用抗逆转录病毒治疗的支持
- 亲密伴侣关系筛查和相关支持性护理需求的评估

ART. 抗逆转录病毒治疗；ARV. 抗逆转录病毒；HAV. 甲型肝炎病毒；HBV. 乙型肝炎病毒；HIV. 人类免疫缺陷病毒

框 57-2　妊娠期人类免疫缺陷病毒检测

- 初始评估：乙肝血清学标志物（HBsAb、HBsAg、HBcAb）、丙型肝炎筛查（HCV 抗体，或如果必要，检查 HCV RNA）和复杂的代谢指标，包括转氨酶水平。对梅毒、沙眼衣原体、淋病奈瑟菌和滴虫的性传播感染评估
- 血浆 HIV RNA：在初次就诊时评估；开始（或更改）ART 后 2～4 周，以后每月 1 次，直到检测不到 RNA 水平；在妊娠期间至少每 3 个月 1 次。应在妊娠 34～36 周时评估 HIV RNA 水平，以确认有关分娩方式和新生儿最佳治疗的建议
- CD4 T 淋巴细胞细胞计数：在初次产前检查和妊娠期间每 3～6 个月进行评估。对于病毒载量检测不到且 CD4 计数远高于机会性感染风险阈值的患者，适当地降低监测频率
- HIV 耐药性研究：除非近期进行了 ART 耐药性检测，否则均应在开始之前，或调整 HIV RNA 水平高于耐药性检测阈值（即＞500 copies/ml）的女性的 ART 之前进行 HIV 耐药检测
- 超声：建议早期进行，以确认妊娠日期/胎龄，以指导计划剖宫产的时机（如有必要）
- 妊娠 24～28 周时进行葡萄糖耐量筛查。考虑对接受基于 PI 方案的女性进行早期葡萄糖筛查，这与对葡萄糖不耐受风险增加女性的建议一致

ART. 抗逆转录病毒治疗；HBcAb. 乙型肝炎核心抗体；HBsAb. 乙型肝炎表面抗体；HBsAg. 乙型肝炎表面抗原；HIV. 人类免疫缺陷病毒；PI. 蛋白酶抑制药

速度，并降低机会性疾病的风险和孕产妇死亡的风险。ART 在预防 HIV 传播方面也非常有效。研究表明，妊娠不会影响 HIV 疾病的进展。目前尚不清楚 ART 是否与早产有关。一些报道显示风险增加。然而，最近对 2002—2008 年接受 ART 的 800 多名患者进行的一项前瞻性队列研究并未发现接受蛋白酶抑制药的女性早产发生率增加[7]。尽管不能完全排除 ART 可能增加早产风险，但明显的孕产妇健康益处和减少围产期 HIV 传播支持在妊娠期间使用 ART。围产期 HIV 传播也与潜在的可变因素有关，包括吸烟、非法药物使用和生殖道感染。应鼓励和支持女性改变生活方式，以降低母婴传播（mother to child transmission，MTCT）的风险[2]。

包括医生、医疗保健提供者、社会工作者、营养学家、心理学家和咨询伙伴在内的多学科团队加强了产前护理。HIV 感染者还可以根据需要从药物滥用治疗服务、亲密伴侣暴力支持服务和公共援助计划中受益。管理应包括经常就诊和持续讨论增加治疗依从性，以防止 ARV 耐药性的发展并减少围产期 HIV 传播。确定患者是否向性伴侣和共用针头的伴侣透露了她的 HIV 感染状况是综合产前护理的一部分。解决患者拒绝告知 HIV 感染的心理障碍，给予关于如何安全告知伴侣的建议和帮助是有必要的。一些州和地方政府要求临床医生向当地卫生部门报告任何知道伴侣是 HIV 感染者的人员；因此，医务人员应该了解国家的相关规定。

产前咨询还应告知患者终生 HIV 治疗是有益处的，并告知妊娠、分娩和产后期间会发生什么，并说明产后避孕选择、婴儿喂养建议、婴儿 ARV 预防、婴儿诊断测试和新生儿包皮环切术的时间。以建设性的、协作的、非判断性的和解决问题的方式可以最有效地解决问题。例如，建设性地肯定规律就医而不是批评不就医，并与患者合作解决问题以克服护理障碍可能更有效。

3. 治疗

已经接受 ART 进行产前护理的 HIV 感染女性应在妊娠期间继续其方案，前提是该方案在抑制病毒复制方面具有耐受性、安全性和有效性，因为在整个妊娠期持续抑制病毒载量的妊娠前 ART 几乎消除了围产期 HIV 传播（2651 名 HIV 暴露婴儿无围产期传播）[6]。对于妊娠未接受治疗女性，应尽早开始 ART，最好在第 1 次就诊时开始。在孕早期（0.4%MTCT）开始 ART 比在孕中期（0.9%MTCT）或晚期（2.2%MTCT）开始治疗更有效，这与病毒载量无关[6]。在分娩时达到低于 50 copies/ml 的 HIV RNA 与更有利于母婴的结果相关，孕早期 ART 启动后 MTCT 为 0.2%，孕中期为 0.5%，孕晚期为 0.9%[6]。这些发现表明，对于在受妊娠前未接受 ART 的女性，尽早和持续控制病毒复制，以及尽早开始 ART 具有明显的益处。妊娠期病毒抑制需要使用 ART，包括来自两类或多类活性药物。ART 是基于病毒学疗效（CD4 计数、HIV RNA、耐药性测试）、耐受性（潜在不良反应）、便利性（药物负担、给药频率、成本、可及性）、药物相互作用潜力和合并症进行的个性化选择。妊娠特有的考虑因素包括继发于妊娠相关生理变化的剂量变化、致畸性和经胎盘转移药物的药代动力学（pharmacokinetics，PK）。常用的药物类别包括核苷逆转录酶抑制药（nucleoside reverse transcriptase inhibitors，NRTI）、NNRTI、整合酶链转移抑制药（integrase strand transfer inhibitors，INSTI）和蛋白酶抑制药（protease inhibitors，PI）。未接受 ARV 孕妇的首选初始方案见表 57-2，方案应包括 NRTI 骨干联合 INSTI 或利托那韦联合 PI。此表中还显示了替代方案。病毒载量检测不到的女性在妊娠期间也应接受 ART，因为如果不治疗，她们发生 MTCT 的风险为 9.8%。

应以建设性、合作性、非评判性和解决问题的方式与难以按期复诊或 ART 的患者相处。提高依从性的方法应根据每个人的需求（或护理难点）量身定制。方法可能包括但不限于修改 ART 方案，减少服药次数或减少不良反应，了解饮食状况，增加就诊频率和增加支持性护理。如果妊娠相关呕吐干扰了对治疗的持续依从性，则应在停止治疗前积极使用止吐药。

最佳治疗方案应当给药方便，耐受性良好，并且已被证明在妊娠女性中有效，以及显示出具有持久的病毒抑制和临床症状的改善作用。如今的 ARV 药物方案比以前使用的方案更方便，耐受性更好，从而产生更大的疗效和更好的依从性。对于曾因母体适应证而使用 ARV 的女性，如果在测试中表现出显著的 ARV 耐药性，或对 ART 的反应欠佳，建议咨询 HIV 医学专家。最新的美国治疗建议（包括成人治疗指南中对药物相互作用的全面总结）可在 www.

表 57-2 非抗逆转录病毒孕妇的推荐治疗

	FDC	注 意
2-NRTI		
TDF/FTC 或 TDF/3TC	特鲁瓦达（200mg FTC+300mg TDF），拉米夫定替诺福韦片或拉米夫定（300mg 3TC+300mg TDF）	推荐 NRTI 联合应用于非妊娠的成年人，每天 1 次；TDF 有潜在的肾毒性，患者肾功能不全慎用
ABC/3TC	拉米夫定 300mg 3TC+600mg ABC	每天 1 次，ABC 和超敏反应相关，并且不应该用于 HLA-B*5701 阳性患者。可能 HIV RNA>100 000 的患者与 TDF/FTC 相比效果稍差
首选 INSTI		
DTG+2-NRTI	绥美凯 600mg ABC+50mg DTG+300mg 3TC	几乎与 NTD 无关；INSTI 耐药比 RAl 少，所以 DTG 推荐用于妊娠期急性 HIV 感染和在妊娠后期开始治疗的女性；STR 可用（仅为妊娠期可选方案）
RAL+2-NRTI		每天 2 次，INSTI 推荐应用在非妊娠期成年人，应增加妊娠期使用数据；快速降低病毒学载量；考虑药物和 PI 药物相互作用
首选 PI		
ATV/r+2-NRTI		每天 1 次，和食物共同食用。与 DRV 和 RAL 相比，因为出现毒性增加而停药，不再推荐非妊娠成年人选择此方案
DRV/r+2-NRTI		妊娠期给予 DRV/r，每天 2 次；推荐高剂量方案；和食物共同食用
替代方案		
NNRI		
EFV+2-NRT	替拉依 200mg FTC+300mg TDF+600mg EFV Symfi 300mg 3TC+300mg TDF+600mg EFV	替拉依（Atripla）使药物可以每天口服 1 次；在灵长类动物出现出生缺陷，人类风险未知；推荐和 PI 共同给药；空腹服用
RPV+2-NRTI	复方恩曲他滨片 25mg RPV+300mg TDF+200mg FTC	不推荐 HIV RNA>100 000 或 CD4 细胞计数<200/mm[3] 的患者使用。每天 1 次，小剂量，和食物共同服用；药代动力学提示在孕中期、孕晚期血药浓度低；建议进行病毒载量监测
PI		
LPV/r+2-NRTI		每天 2 次；每天 1 次的 LPV/r 不推荐用于妊娠女性；对于有 GI 不良反应（高糖、高血脂、糖耐量受损）的成年人而言，不是理想的蛋白酶抑制药
2-NRTI		
ZDV/3TC	150mg 3TC+200mg ZDV	不推荐作为非妊娠女性的初始治疗，但这个治疗方案在孕妇中应用经验很多；不能每天 2 次用药，会增加血液学和其他毒性

3TC. 拉米夫定；ABC. 阿巴卡韦；ATV/r. 利托那韦增强的阿扎尼韦；DRV. 地瑞那韦；DRV/r. 利托那韦增强的达芦那韦；DTG. 多替拉韦；EFV. 依法韦仑；FDC. 固定剂量组合；FTC. 恩曲他滨；HIV. 人类免疫缺陷病毒；HSR. 超敏反应；INSTI. 整合酶链转移抑制药；LPV/r. 利托那韦增强的洛匹那韦；NNRTI. 非核苷逆转录酶抑制药；NRTI. 核苷逆转录酶抑制药；NTD. 神经管缺陷；PI. 蛋白酶抑制药；PK. 药代动力学；RAL. 拉替拉韦；STR. 单药方案；TDF. 替诺福韦；VL. 病毒载量；ZDV. 齐多夫定

引自 Panel on Treatment of Pregnant Women with HIV Infection and Prevention of Perinatal Transmission. Recommendations for the Use of Antiretroviral Drugs in Pregnant Women with HIV Infection and Interventions to Reduce Perinatal HIV Transmission in the United States.

http://aidsinfo.nih.gov/contentfiles/lvguidelines/PerinatalGL.pdf.

AIDSinfo.nih.gov 网页查询，或拨打国家围产期获得性免疫缺陷综合征热线（888-448-8765），寻求关于围产期 HIV 护理方面免费咨询[2]。

(1) 核苷/核苷酸逆转录酶抑制药：是获得性免疫缺陷综合征经典三联药物方案中的核心药物。替诺福韦（Tenofovir，TDF）/FTC 和 ABC/ 拉米夫定（Lamivudine，3TC）是未接受过 ART 的非妊娠成人和孕妇的首选 NRTI 核心药物。许多 NNRTI 可作为固定剂量复合制剂（fixed-dose combination，FDC）使用，如表 57-2 所示。FTC 是 3TC 的生物活性形式，因此这些药物可以互换使用，同时使用 FTC 和 3TC 并没有带来任何益处。ABC 与超敏反应有关。HLA-B*5701 检测可识别有超敏风险的患者；在开始 ABC 治疗之前，应进行检测并记录在案。替诺福韦艾拉酚胺是一种替诺福韦前体药物，是 FDC 中的成分。目前发表的替诺福韦艾拉酚胺的药代动力学数据表明，妊娠期该药的血药浓度是足够的，因此不需要改变剂量或加强监测[2]。ZDV/拉米夫定（300mg/150mg，每天 2 次）现在被认为是初治女性 ARV 二线 NRTI 核心药物，因其需要每天 2 次给药，并且可能有较高的轻度至中度不良反应发生的风险，如恶心、头痛，以及可逆的孕产妇和新生儿贫血和中性粒细胞减少症[2]。所有 NRTI 都与线粒体 γ-DNA 聚合酶结合，可能导致其功能障碍，表现为具有临床意义的肌病、心肌病、神经病、乳酸性酸中毒或类似 HELLP 综合征的脂肪肝。长期联合使用司坦夫定和地达诺新会导致乳酸酸中毒和肝衰竭，并与新生儿线粒体脂肪酸代谢的遗传缺陷有关，因此这些 ARV 不应在妊娠期间使用。使用首选的 NRTI 核心药物时，并发症较少。在接受 NRTI 治疗的母亲所生的孩子中也观察到线粒体毒性表现，但没有发现有新生儿死亡。

(2) 整合酶链转移抑制药：成人非妊娠期首选的初始 ART 方案包括 INSTI 加 2 个 NRTI。INSTI 的特点是降低 HIV 病毒载量的能力增强，耐受性极好，与加强 PI 方案相比，治疗中断更少。INSTI 抑制 HIV 整合酶，该酶催化 HIV DNA 插入人类细胞基因组。HIV 复制、病毒基因组的稳定维持、持续感染的建立都需要此酶。酶促活性的发挥包括两个步骤，准备步骤从 HIV DNA 两端的一条链上切除两个核苷酸，"链转移"步骤将病毒 DNA 插入宿主细胞 DNA 暴露区域。当前的整合酶抑制药针对第二个整合步骤，即链转移。由于 HIV 整合酶代表了一个独特的治疗靶点，因此整合酶抑制药有望保持在其他类别的 ARV 药物已经耐药时仍具有抗 HIV 的活性，并且耐药病毒的传播很少见。度鲁特韦（Dolutegravir，DTG）是一种耐受性良好的 INSTI，不易产生耐药，是未接受 ARV 孕妇的首选 INSTI 方案的组成部分。

在博茨瓦纳，由于那里的食物通常不添加叶酸，受孕时暴露于 DTD 与临床不显著的 NTD 患病率的增加有关（每 1000 次分娩中出现 3 次，而每 1000 次未暴露于 DTG 的分娩中有 1 次）[8]。这种几乎可以忽略不计的风险被 DTG 治疗与更高的病毒学抑制率、更快的病毒载量下降率、比其他首选和替代药物更高的耐药性遗传的益处所平衡。众所周知，叶酸可降低 NTD 风险，在食品强化叶酸的国家，DTG 暴露与 NTD 风险增加无关。美国经常用叶酸强化谷物，建议尝试受孕的女性补充叶酸。此外，除依法韦仑外，关于受妊娠期间或孕早期使用的其他首选和替代 ARV 药物相关风险的数据极其有限。建议将 DTG 作为尝试受孕女性的替代 ARV，围产期治疗小组建议大多数妊娠女性继续使用 DTG。DTG 是急性 HIV 感染的首选治疗方法，也是妊娠期首选的 ARV。对于已经服用 DTG 的女性，在考虑改变方案之前需要与患者进行讨论。讨论应包括有效的替代治疗方案、增加 MTCT 的妊娠期间病毒反弹的可能性、持续病毒血症的风险，以及如果在患者未接受有效 ART 的情况下妊娠，则 MTCT 会更高[2,5]。认识到以患者为中心的护理方法的目标，女性应该充分了解在其 ARV 方案中加入 DTG 的风险和益处。这将使女性能够就她的护理做出明智的决定。已发现孕晚期的埃替格韦（Elvitegravir，EVG）血药浓度低于预期，因此不建议在妊娠期间使用这种 ARV 为初始治疗，并且建议在妊娠期间继续使用 EVG 的女性进行频繁的病毒载量监测[2,5]。

(3) 蛋白酶抑制药：PI 具有低胎盘通过率和低耐药性的特点。当与药代动力学增强剂一起使用时，PI 在首次治疗的患者中表现出较强的抗病毒效力和持久性。药代动力学增强剂通过 CYP3A4 抑制改善了几种 PI（以及 INSTI、EVG）的药代动力学谱。低剂量利托那韦（Ritonavir，RTV）加强剂已成功用于孕妇十多年了。可比司他是几种联合用药中的一种较新的药代动力学增强剂成分,但被发现在孕晚期的药物浓度降低了,导致其病毒抑制能力降低;因此,不建议在妊娠期间使用可比司他。妊娠期推荐的阿扎那韦剂量为 300mg+RTV100mg,每天 1 次,在孕早期随食物服用;在孕中期和孕晚期剂量增加至 400mg/d(与 RTV 增强剂联用)。达芦那韦(Darunavir,DRV)是利托那韦增强剂,在妊娠期间每天给药 2 次,DRV 600mg+RTV100mg。尽管妊娠似乎不会引起高血糖,但 PI 与成人的高血糖有关[9]。对"高危"患者进行早期葡萄糖耐量试验,然后在 28 周后重复试验。关于接受 PI 的女性是否会发生早产,目前的数据存在争议。据报道,妊娠期间洛匹那韦/利托那韦和阿扎那韦的血清浓度较低;后文详细介绍了妊娠期药物方案剂量调整[2]。

(4) 非核苷逆转录酶抑制药:NNRTI 是通常与两种 NRTI 一起使用,使用单片方案(single-tablet regimens,STR)每天给药 1 次。在妊娠的情况下,有两种方案被归类为替代方案。依法韦仑(Efavirenz,EFV)以前是妊娠期首选的 NNRTI 方案;然而,耐受性问题和潜在的自杀警告关联导致 EFV 被重新归类为替代方案。EFV 应空腹服用。关于 EFV 的致畸性数据令人放心,出生缺陷的总体风险没有增加[2]。利匹韦林是另一种包含在替代方案中的 NNRTI,含有利匹韦林的 STR(复方恩曲他滨片)应与食物一起服用。

4. 全程管理

除了常规的产前护理和评估外,当开始新的药物治疗方案或检测到病毒载量发生变化时,应每月检测 1 次病毒载量。接受稳定 ART 方案且血清病毒受到抑制的患者可以每 3 个月检查 1 次病毒载量。CD4 计数可以每 3~6 个月进行 1 次。产前保健提供者、初级保健和 HIV 专业保健提供者、心理健康和药物滥用治疗服务、公共援助计划之间的服务协调对于确保受感染的女性继续积极参与其护理并遵守其抗逆转录病毒药物治疗方案至关重要。

5. 基因检测

对于非整倍体风险增加的女性,应讨论羊膜穿刺术或绒毛膜绒毛取样的风险和益处,并转诊给遗传咨询医师。在接受 ART 的女性中,没有通过羊膜穿刺术或绒毛膜绒毛取样而发生 HIV 传播的报道,但不能排除该操作仍有小的传播风险。理想情况下,开始有效的 ART 方案后,当 HIV RNA 水平无法检测到时,可对感染 HIV 的女性进行侵入性操作,也可以考虑无创母体血清筛查或无细胞胎 DNA。

6. 疫苗接种

鼓励所有孕妇接种流感疫苗。破伤风类毒素、减毒白喉类毒素和无细胞百日咳,应在每次妊娠 27~36 周给药(无论之前是否接种过),以保护未接种疫苗的新生儿。没有免疫学证据证明女性应在产后接种水痘、风疹、麻疹和 HPV 疫苗。感染 HIV 的女性应接种四价 HPV 疫苗,应在产后出院前进行其他免疫接种。HIV 感染女性也应接种肺炎球菌疫苗,HBV 筛查阴性(HBsAg 阴性、抗 HBc 阴性和抗 Hbs 阴性)的个体应接种 HBV 系列疫苗。感染 HIV 的女性,如果存在远期 HBV 感染和目前分离出的抗 HBc 抗体(HBV DNA、HBsAg 和抗 HBs 阴性),可能已经失去了对 HBV 的免疫力,应该接种疫苗。抗 HBs 滴度低于 10U/ml 的女性,尽管已接种 HBV 疫苗,仍应接种第二系列疫苗;一些专家建议使用双倍剂量的 HBV 疫苗(如 40mg 剂型),并延迟直到在 ART 上实现 CD4 T 淋巴细胞细胞计数持续增加再接种。应在 HIV 感染者完成疫苗接种后 1 个月测定抗 HBs 滴度;如果抗 HBs 滴度低于 10U/ml,建议进行第 2 次疫苗(一些专家推迟直到在 ART 上实现 CD4 细胞计数持续增加重新接种)。在第 2 次疫苗接种后,抗 HBs 滴度仍低于 10U/ml 的患者的管理尚未达成共识。HBV/HIV 和 HCV/HIV 合并感染患者也应筛查甲型肝炎病毒(HAV),HAV IgG 阴性的女性应接种 HAV 疫苗。

7. 人类免疫缺陷病毒/乙型肝炎病毒合并感染

HBsAg 检测呈阳性的女性同时感染了 HIV/HBV,对其应进行额外的评估,包括肝转氨酶、凝血酶原时间、HBe 抗原、HBe 抗体和 HBV DNA。单独的抗 HBc 检测呈阳性可能是假阳性,或者它可能意味着之前暴露并随后失去抗 HBs 抗体,或长期慢性 HBV 感染并失去表面抗原(即"隐匿性"HBV 感染,可通过 HBV DNA 评估确认)。具有分离的抗 HBc 抗体的 HIV 感染患者中 HBV 病毒血症的发生率为 1%~36%。HIV/HBV 合并感染女性的产前 ART 应包括富马酸替诺福韦二吡呋酯+拉米夫定或恩曲他滨治疗其 HBV 感染[2]。应告知接受 ARV 药物治疗的 HIV/HBV 合并感染孕妇有关肝毒性的症状和体征，以及肝转氨酶水平异常，在妊娠期间，应在开始使用 ARV 药物后 1 个月和此后至少每 3 个月评估 HBV DNA。

如果治疗后仍可检测到 HBV DNA，建议转诊至有 HIV/HBV 合并感染经验的医疗机构。有关 HIV/HBV 合并感染孕妇的分娩方式的决定应仅为产科标准的和 HIV 相关适应证；如果没有其他说明，合并 HBV 感染不需要剖宫产。HBV 感染女性所生婴儿应在出生 12h 内接种乙型肝炎免疫球蛋白和首剂 HBV 疫苗，以防止围产期 HBV 传播。为防止 HIV/HBV 合并感染女性的 HIV 和 HBV 水平传播，应对她们的性接触者随访，并检测 HIV、HBV 和 HAV。HAV/HBV 易感人群应同时接种 HAV 和 HBV 疫苗。应告知患有慢性 HBV 的女性，无论是在妊娠期间还是妊娠后，持续使用抗 HBV 药物具有重要性。如果在 HIV/HBV 合并感染的女性中停用具有抗 HBV 活性的 ARV 药物，建议经常监测肝功能检查以发现 HBV 感染的恶化。如果怀疑出现肝炎复发，应立即重新开始治疗。

8. 人类免疫缺陷病毒 / 丙型肝炎病毒合并感染

HCV 抗体检测呈阳性的个体应使用市售的定量诊断检测方法进行血浆 HCV RNA 的确认检测。对于血清学检测结果不确定或阴性，但由于转氨酶水平升高或存在风险因素（如注射吸毒史）而怀疑 HCV 感染的女性，也应进行 HCV RNA 评估。HIV 感染者可能会出现假阴性的抗 HCV 免疫测定结果，但在更敏感的免疫测定中这种情况并不常见。HIV/HCV 合并感染女性中 HCV 的 MTCT 与 HCV 病毒载量有关，为 2%～10%。临床医生还应告知患者，ARV 可能带来潜在的 HCV 相关肝毒性、早产、低出生体重、肝内胆汁淤积，以及 HIV/HCV 合并感染女性的不良妊娠结局发生率有所增加[10]。

直接抗病毒药物（direct acting antivirals，DAA）可用于治疗 HCV 感染。当联合使用时，DAA 可迅速抑制血清 HCV 水平，从而缩短疗程，具有超过 95% 的持续病毒学应答（sustained virologic response，SVR）且毒性很小。SVR 相当于病毒学治愈，也并有可能减少围产期 HCV 传播。孕妇使用 DAA 尚未得到充分的评估，其中有几种 DAA 属于 FDA 规定的 B 类和 C 类药物[11]。根据患者的临床情况和自身意愿，应考虑产前治疗以"治愈" HCV 感染，对母体和胎儿均有益。在治疗 HIV/HCV 合并感染的女性时，强烈建议咨询 HIV 和 HCV 专家[1, 2, 12]。

关于 HIV/HCV 合并感染孕妇的分娩方式的决定应基于产科标准和 HIV 相关适应证；如果没有其他说明，HCV 合并感染不需要剖宫产。对于 HIV/HCV 合并感染的女性，安排肝病专家进行产后随访以进行产后治疗非常重要，需确保对 HCV 暴露婴儿评估和母亲随访。

9. 急性感染

对于急性 HIV 感染的女性，应立即开始 ART，同时进行基础耐药基因检测。可以根据耐药性测试调整初始 ART 方案，以优化病毒学反应。对于妊娠前 3 个月的急性 HIV 感染，应使用 RTV 增强的地瑞那韦（DRV/r）和富马酸替诺福韦酯 / 恩曲他滨（特鲁瓦达）。建议对妊娠超过 12 周（孕中期和晚期）、诊断为急性 HIV 感染的女性使用基于 DTG 的方案的治疗。这些建议基于优越的药代动力学、安全性数据、低耐药倾向和快速抑制 HIV RNA（INSTI > PI）[2, 13]。妊娠或哺乳期间的急性 HIV 感染与 MTCT 风险增加有关，占了美国围产期 HIV 传播的很大比例。因此，对有感染 HIV 风险的女性进行密切监测和及时治疗将有益于母婴健康。

10. 血清学不一致的夫妻

应使用第四代联合检测（不测定病毒载量），每 3 个月对未感染 HIV 的有感染伴侣的孕妇进行筛查。该测定法足够灵敏，能够以较低的假阳性率检测急性感染。如果他们在分娩时没有孕晚期 HIV 状态阴性的记录，则应进行快速产时检测。伴侣感染 HIV 的女性还应接受识别有关急性 HIV 感染迹象的教育，并建议在出现这些症状时立即就医。如前所述，症状与急性 HIV 感染一致的患者应进行 HIV RNA 检测和联合检测[2]。

11. 分娩计划

HIV RNA 应在妊娠 34～36 周时进行评估，HIV RNA 检测不到的女性应根据产科指征进行管理[2]。两个队列研究报道了 HIV RNA 低于 1000 copies/ml 的女性进行 ART 围产期 HIV 传播率较低；此外，计划剖宫产后的 MTCT（每 3544 人中有 13 人，0.3%）与计划阴道分娩的女性（每 2238 人中有 6 人，0.3%）没有显著差异。此外，超过 40 周的分娩不会影响 MTCT，支持使用标准产科指征对无病毒血症女性进行管理。对于感染 HIV 的女性，如在孕晚期的 RNA

大于 1000 copies/ml 或 HIV RNA 水平未知，建议在妊娠 38 周时安排剖宫产（通过早期超声检查确认孕周）。在计划剖宫产之前，患者应接受至少 3h 的 IVZDV，并应给予围术期预防性抗生素。这些建议是基于大多数 HIV 感染女性接受 ZDV 单一疗法或不接受 ART 时进行的研究，而最近对 4864 名欧洲女性的研究表明，接受至少 14 天 ARV 的女性围产期 HIV 传播率为 0.8%，与分娩方式无关[14]。在女性拒绝择期剖宫产的情况下，这种低 HIV 传播率令人放心。对于 HIV RNA 大于 1000 copies/ml 或 HIV RNA 水平未知的女性，在自然分娩或胎膜破裂时，剖宫产并未显示出在这些情况下可以防止 HIV 传播，因此无论病毒载量如何，剖宫产均应根据产科指征进行分娩[2, 14]。同样的考虑也可以适用于早产胎膜早破的情况。从产科指征上来说，应考虑期待治疗，特别是如果患者正在接受 ART，并且 HIV RNA 受到抑制；但在这些复杂的情况下，建议进行专家咨询。

分娩时间和途径会影响孕产妇和新生儿的发病率。在讨论有适应证的计划剖宫产时，应告知患者，与未感染 HIV 的女性相比，感染 HIV 的女性的并发症发生率（包括死亡）更高[15]。阴道分娩的产妇发病风险最低，计划剖宫产的风险中等，紧急剖宫产的产后发病风险最高[16]。此外，最近一项对女性观察性研究的 Meta 分析也报道，选择性剖宫产的发病率高于阴道分娩（OR=3.12），并且接受 ART 的母亲的新生儿围产期 HIV 传播没有减少。妊娠 38 周时的新生儿不良事件风险，包括死亡、呼吸系统并发症、低血糖、败血症或新生儿重症监护病房入院，为 11%，而妊娠 39 周时为 8%；此外，暴露于 HIV 的婴儿在计划剖宫产后出现呼吸窘迫综合征的风险为 4.4%，而在阴道分娩后为 1.6%。最后，在没有明确证据表明剖宫产有益时，尤其是对于可能再次妊娠和多次剖宫产的年轻女性，应谨慎决策。鉴于剖宫产会增加产妇和新生儿不良事件的风险，在分娩前为所有患者提供适当的咨询，充分告知，并尊重患者，在决定其分娩方式时的自主权至关重要。对于 HIV RNA 低于 1000 copies/ml 的女性，应根据产科指征选择时间进行计划剖宫产或引产[2]。

（八）产时治疗

女性应尽可能在分娩期间和计划剖宫产前按计划继续接受 ART。产时 IVZDV 对于在接近分娩的孕晚期期间接受 ART 方案，HIV RNA≤50 copies/ml 且没有依从性问题的 HIV 感染女性不是必要的[2]。这些更新的建议基于多项研究，这些研究表明 HIV RNA 低于 1000 copies/ml 且未接受产时 ZDV 的女性围产期 HIV 传播的概率极低。在个案研究的基础上，根据女性最近的依从性、偏好和专家建议（如果需要），可以考虑对 HIV RNA 在 50~999 copies/ml 之间的女性进行 IVZDV 预防。之所以提出这一建议，是因为没有足够的数据来确定对病毒血症低但可检测到的女性静脉注射 ZDV 是否能提供任何额外的预防围产期 HIV 传播的保护。

对于近期 HIV RNA 大于 1000 copies/ml 的分娩时患者、HIV RNA 水平未知的 HIV 感染患者或未接受过产前 ARV 的女性，应静脉注射 ZDV，以 2mg/kg 的负荷剂量给药 1h，然后维持剂量为 1mg/(kg·h)。除与 ZDV 有拮抗作用的司坦夫定应停药外，其他 ART 应与水服用。ZDV 给药时不应考虑母体耐药性，因为它很容易穿过胎盘，并在胎盘内代谢成活性三磷酸盐形式，需为婴儿提供暴露前和暴露后的预防。当因产科原因需要分娩时，不得因 ZDV 给药而延迟分娩。不推荐母体单剂量 NVP，因为没有额外的益处，并且极有可能对母体造成伤害，特别是出现耐药性。如果考虑增加产时母体治疗，INSTI 和 NNRTI 比 PI 能更好通过胎盘，并且应在产后继续治疗。女性应在出院前继续接受产后 HIV 护理。在入院时通知儿科医生至关重要，因为在这种情况下减少围产期 HIV 传播的最安全、最有效的选择是重视婴儿预防。

（九）产时管理

对于 HIV RNA≤1000 copies/ml 的 ART 女性，破膜持续时间与围产期传播风险增加无关，建议阴道分娩。此外，如框 57-3 中所述，对于接受 ART 的女性，在有产科指征的情况下，可以进行人工破膜。在没有明确的产科指征的情况下，可能有潜在的增加 HIV 围产期传播的风险，一些操作应当推迟进行，包括有病毒血症情况下的人工破膜、常规使用胎儿头皮电极进行胎儿监测、会阴切开术，也建议推迟非必要的手术分娩[17]。然而，最近一项包括 249 例手术分娩的队列研究报道了 1 名具有多种复杂因素的患者发生HIV垂直传播的病例，得出的结论为手术分娩是病毒被抑制女性的安全选择[17]。作者的个人经验还支持按产科适应证进行手术分娩是安全的。在子宫收缩乏力的情况下，应尽可能避免使用麦角新碱。PI是CYP3A4抑制药，同时使用麦角新碱会导致血管收缩反应加剧。NNRTI是CUP3A4诱导剂，具有潜在的降低麦角新碱药物水平和治疗效果可能。

> **框57-3　产时人类免疫缺陷病毒管理**
>
> - 在女性进行ART，HIV RNA≤1000 copies/ml，破膜时间增加不会增加围产期病毒传播风险，并且推荐经阴道分娩
> - 人工破膜可以根据标准产科适应证在接受ART的女性中进行
>   - 在没有产科指征的情况下，由于潜在的HIV传播风险增加，通常应暂不进行以下事项
>   - 病毒血症女性中进行AROM
>   - 常规使用胎儿头皮电极进行胎儿监护
> - 使用产钳或胎头吸引器进行助产
> - 会阴切开术
>   - 在治疗因子宫收缩乏力导致的产后出血过多时，尤其是在使用麦角新碱时，应考虑ART药物的影响。接受细胞色素P₄₅₀3A4酶抑制药（如PI）的女性仅在没有产后出血的替代疗法，并且药物治疗的必要性大于血管收缩反应过度的风险时，才应接受麦角新碱。在这些情况下，应在尽可能短的时间内以最低有效剂量给予麦角新碱
>   - 在接受CYP3A4酶诱导剂（如奈韦拉平、依法韦仑或依曲韦林）的女性中，可能需要额外的子宫收缩剂，因为可能会降低麦角新碱血药浓度，导致治疗效果不足
>   - 延迟切断脐带是安全的，可减少新生儿贫血，而不会增加黄疸、红细胞增多症，或HIV传播

AROM. 人工破膜；ART. 抗逆转录病毒治疗；HIV. 人类免疫缺陷病毒；PI. 蛋白酶抑制药

（十）人类免疫缺陷病毒感染女性的产后护理

除了照顾新生儿之外，产后时期HIV感染女性的护理也极具挑战。困难体现在产后女性ART的依从性自身健康难以保持。研究表明，产后ART依从性降低[2,5]。ART被推荐用于所有HIV感染者，无论CD4 T细胞计数如何，都能降低HIV感染相关的发病率和死亡率，并防止HIV传播[5]。ART对将女性过渡到持续治疗至关重要；理想情况下，女性将在妊娠后期与HIV药物提供者建立联系，以促进过渡到产后持续护理。对于分娩后调整ART的决定，最好由产妇及其专科医生在分娩前充分探讨过非妊娠期与妊娠期治疗的首选方案，并进行协商决定。

关于产后治疗需要考虑的因素包括CD4细胞计数和变化趋势、HIV RNA水平、依从性问题、伴侣HIV状态、未来的生育计划、避孕和患者偏好。在这个充满挑战的时期，产后简化为每天1次的联合ART方案（非妊娠成人的首选初始方案）可以提高依从性。围产期感染HIV的女性需要考虑分娩后治疗依从性的问题。避孕咨询是产后护理的另一个重要方面。应向女性提供高效避孕药具，包括长期可逆避孕法、植入剂、注射剂和宫内节育器，并与避孕套一起使用，以防止意外妊娠。根据ACOG和HIV治疗指南，感染HIV的女性应在产后2~4周与产科或HIV医疗保健提供者进行预约随访。

（十一）婴儿喂养

婴儿和（或）产妇产后ARV预防可显著降低但不可消除母乳介导的产后HIV传播风险。迄今为止，在美国，鉴于安全婴儿喂养替代品的现成可用，在母亲感染HIV的情况下避免母乳喂养一直是强烈和标准的建议。这与世界卫生组织的建议相反，即在持续抗病毒治疗的情况下进行纯母乳喂养。最近发表的一项比较产后母亲ART与婴儿奈韦拉平预防的随机对照试验表明，产后6、9和12个月的HIV-1传播发生率极低，分别为0.3%（95%CI 0.1~0.6）、0.5%（95%CI 0.2~0.8）和0.6%（95%CI 0.4~1.1），在24个月时无HIV-1存活率超过97%[19]。由于HIV MTCT低于预期，以及在该研究基于医疗资源有限的环境，而结果显示婴儿存活率非常高，这一结果值得重视。从这一高度可靠的数据中可以推测，在高收入人群中HIV传播的风险可能更低[20]。

最近一项关于在母亲感染HIV的情况下母乳喂养婴儿的医生视角调查表明，大多数医生都遇到过希望母乳喂养的患者，29%的医生均表示遇到过不听从医生建议，仍坚持母乳喂养的患者[20]。面对这个有争议的问题，医生应该认识到，女性可能面临环境、社会、家庭和个人压力，需要进行母乳喂养。来自以母乳喂养为常态的国家或文化背景的女性真正可能担心是使用人工喂养可能会暴露其HIV感染

状况。当然女性过去也可能顺利地母乳喂养 HIV 阴性婴儿，因此次分娩后重蹈覆辙[21]。母乳喂养还可以促进母亲和婴儿之间的亲密关系，同时由于母乳喂养对健康有益，女性可能更喜欢母乳喂养。

基于尊重人权的框架下[20]，现有数据提示的风险差异不足以对感染 HIV 的女性排除母乳喂养的选择。此外，当医生不与感染 HIV 的女性共同讨论婴儿喂养问题时，他们可能会错失告知其母乳喂养相关风险的机会。在分娩之前，女性应该接受以患者为中心的、基于现有研究的关于婴儿喂养选择的咨询。强硬的下指令的方法和反对母乳喂养的强硬咨询有可能使患者不依从，并可能会导致失去优化护理的机会和造成不良结局。对于选择母乳喂养的女性，一种减少伤害的母乳喂养模式可能会有所帮助。快速断奶、混合奶瓶和母乳喂养会增加母婴传播，应该避免。应告知女性在婴儿喂食前在母亲口中预咀嚼和预热继发的 HIV 传播风险。了解患者喂养婴儿的环境、制订监测计划并就应用护理计划达成一致非常重要。最后，就应用护理计划对整个医疗团队进行教育，从而避免潜在的风险升级至关重要，例如向儿童保护机构报告母乳喂养事件。

（十二）婴儿预防、筛查和诊断

暴露于 HIV 的婴儿应接受产后 ARV 以降低围产期 HIV 传播的风险。对于感染 HIV 风险较低的婴儿，建议采用 4 周 AZT 方案。建议对感染 HIV 风险较高的婴儿进行婴儿联合预防。预防措施应尽可能接近出生时间，最好在分娩后 6~12h 开始。在筛查方面，HIV 暴露新生儿的血清学检测几乎总是阳性，因为胎儿通过胎盘接受母体 IgG。因此，需要进行病毒学检测来诊断 18 个月以下婴儿的 HIV 感染。这些测试应在出生后 14~21 天、1~2 个月、4~6 个月时重复进行。需要 2 次阳性检测（不同样本，不包括脐带血）才能诊断 HIV 感染，一项阳性测试是一种推定诊断。同样，需要 2 次阴性测试才能排除围产期 HIV 感染；有关 HIV 感染病例定义的更多详细信息，请访问 CDC，网址为 www.cdc.gov[22]。

二、流感病毒

（一）病毒学/流行病学

流感病毒是正黏病毒科的一种，有三种相关的流感类型。甲型流感具有感染哺乳动物和鸟类的能力，而乙型和丙型流感几乎只在人类中发现。流感病毒有一个负链，分段 RNA 基因组能够在感染两种不同流感病毒的细胞中重新排列病毒基因片段，从而快速产生新的流感病毒株（重组体），这些毒株是造成大流行暴发的原因，被称为"抗原转变"。病毒基因组内的点突变导致微小的、逐渐的抗原变化，定义为"抗原漂移"。这些遗传学原因，加上广泛的宿主范围使我们无法对整个属产生保护性免疫反应，使流感病毒疫苗仍然需要每年接种。世界卫生组织和美国公共卫生服务机构根据最近的流行情况推荐将流感病毒纳入年度免疫。

流感病毒有包膜，表面存在血凝素（H 或 HA）和神经氨酸酶（N 或 NA）病毒糖蛋白，病毒衣壳蛋白为 M_1 和 M_2。HA 具有高度抗原性，结合细胞表面受体（神经氨酸），并且是使我们防止感染的目标抗体。NA 使受感染的细胞表面裂解唾液酸，促进病毒从这些细胞中释放（出芽），并可能使黏蛋白和唾液酸分离，病毒能够到达上皮细胞。NA 不诱导抗体中和；然而，当出现感染时，识别 NA 的抗体具有抑制疾病的作用。当 HA 与细胞受体结合时，病毒开始进入，随后是病毒颗粒的内吞作用。在内吞时，融合必须有低 pH 触发 HA 的构象变化。病毒脱壳还需要 M_2，这是一种离子通道蛋白，允许 H^+ 流入病毒颗粒，使病毒核蛋白能够进入细胞质。

流感病毒株根据它们的属（类型）、分离病毒的物种（如果是人类则省略）、H 和 N 亚型命名。H 亚型赋予物种特异性，B 型流感只有一种 NA 亚型。流感通过呼吸道飞沫传播，具有高度传染性，通常在冬季流行。美国每年大约发生 5000 万例病例，其中 2 岁以下的儿童和老年人的住院率最高。2009 年，继复杂的基因重组之后出现了一种新型甲型 H_1N_1 流感病毒。一场独特的流感大流行随之而来，其中 90% 的住院和 87% 的死亡发生在 65 岁以下的人群中。在这次大流行期间，共有 788 名孕妇确诊或可能感染 H_1N_1，导致 280 人入住重症监护病房，56 人死亡。记录在案的病例报道可能会低估感染并高估严重疾病的患病率，但是可以从死亡率推断出这种大流行的影响。5% 的 H_1N_1 相关死亡发生在孕妇中，占美国人口的 1%，根据多项已发表的研究，感染流感的孕妇患重病和死亡的风险升高[23]。

（二）临床表现

流感病毒引起急性上呼吸道疾病，其特征是突然发热、发冷、头痛、肌痛、不适、干咳和流鼻涕，也可能有胃肠道表现和结膜炎。潜伏期为1~5天。大多数流感病例是自限性的。并发症包括肺炎（发生在高达12%的流感感染孕妇中）[24]、赖氏综合征和弥散性血管内凝血。心脏和呼吸系统的生理变化可能会增加感染流感的孕妇患重病的风险。

（三）诊断

快速流感诊断检测（rapid influenza diagnostic tests，RIDT）是使用鼻拭子在15min或更短时间内识别甲型和乙型流感病毒核蛋白的免疫测定。RIDT特异度很高（90%~95%），但灵敏度（10%~70%）有限，在流感高发期可能出现假阴性结果。当流感流行率较低时，会出现假阳性结果。一些RIDT可以区分甲型和乙型流感，但它们无法确定病毒亚型。标本采集的最佳时间是发病后48~72h。确诊是通过逆转录聚合酶链反应（RT-PCR）、培养、ELISA或呼吸道分泌物的免疫荧光，免疫荧光和RT-PCR的出结果速度最快。但鉴于低敏感性，不应使用这些诊断工具来确定初始治疗。

（四）妊娠期间的流感管理

疑似感染流感的孕妇无论是否接种流感疫苗，无论是否确诊，应立即接受治疗[25, 26]。季节性和大流行性流感的推荐的治疗方法是奥司他韦或扎那米韦（表57-3），对乙酰氨基酚应用作解热剂。首选对低风险患者进行电话指导治疗，以减少疾病传染给院内其他妊娠患者。ACOG和母胎医学协会的季节性流感评估和治疗孕妇流感样疾病指南提供了有关评估和管理患有流感样疾病的孕妇处理流程，网址为www.acog.org/More-Info/FluVaccine。甲型H1N1大流行时，感染后的早产率为30%。季节性流感感染后早产也会增加，因此应进行适当的监测，特别是对呼吸系统受损的女性[23, 27, 28]。早期抗病毒治疗（48h内）可减少疾病持续时间、继发性并发症和住院率；如果错过了治疗的理想时间，也应继续治疗。感染的替代疗法包括金刚烷胺或金刚乙胺，它们可阻断甲型流感中的M_2通道活性；然而，这些药物的显著病毒耐药性限制了它们的有效性。与孕早期相比，妊娠后期患重病和死亡的风险最高，并且与妊娠相关的疾病风险持续至产后2周。其他风险因素在框57-4中描述，是流感病毒感染孕妇重病和死亡的风险因素[23, 27]。

框 57-4　孕妇流感病毒感染的病重和死亡的风险因素

- 哮喘
- 吸烟
- 肥胖
- 慢性高血压
- 推迟治疗

孕妇和分娩后2周内与感染者有密切接触的女性应考虑进行化学预防（表57-3）。为了预防孕产妇流感感染和相关的围产期发病率和死亡率，ACOG和CDC都建议所有在流感季节（10月~次年5月）妊娠或将要妊娠的女性尽快接种肌内注射灭活疫苗，最好是在11月之前接种疫苗[26]。母亲接种疫苗还可以保护6个月以下的婴儿免受流感感染，疫苗对胎儿没有不良影响，并且对哺乳期女性是安全的。鼻内疫苗含有活病毒，不应在妊娠期间使用。在1年中的任何时间或孕周接种疫苗都是安全有效的，鸡蛋过敏不再是接种疫苗的禁忌证。鉴于美国的疫苗接种率持续保持为50%，应考虑常规建议在产前检查期间接种流感疫苗[29]。

三、细小病毒

（一）病毒学/流行病学

细小病毒是小的无包膜病毒，包含编码两个主要基因的负链DNA：编码具有转录和DNA复制功能的REP或NS基因，以及编码外壳蛋白VP1和VP2的CAP或S基因。细小病毒B_{19}于19世纪70年代在血标本中被发现，并首先与具有短暂再生障碍危象的镰状细胞病患者相关联。细小病毒B_{19}随后与传染性红斑（erythema infectiosum，EI）相关，后来与胎儿水肿相关。细小病毒优先感染快速分裂的细胞，解释了胎儿和新生儿的易感性。细小病毒B_{19}感染仅限于人类，细胞受体是红细胞P抗原，这解释了这种病毒感染红细胞及其前体的倾向。P抗原也

表 57-3 流感的抗病毒治疗推荐剂量

抗病毒药	适应证	作用位点	使 用	剂 量	疗 程	禁忌证
奥司他韦	甲流和乙流	NA 抑制药	治疗 预防	75mg bid 75mg qd	5 天 7~10 天	—
扎那米韦	甲流和乙流	NA 抑制药	治疗 预防	10mg bid，吸入 10mg qd，吸入	5 天 10 天	潜在的呼吸道疾病
帕拉米韦	甲流和乙流	NA 抑制药	治疗	600mg IV，15~30min		C 类，妊娠使用经验优先，仅在明确需要时使用

bid. 每天 2 次；IV. 静脉注射；NA. 神经氨酸酶；qd. 每天 1 次

在巨核细胞、内皮细胞、胎盘、胎肝和胎心上表达。细小病毒 B_{19} 通过呼吸道飞沫、受感染的血液制品、围产期和手口接触传播。潜伏期为接触后 4~20 天。疾病易感性随着年龄的增长而增加，65% 的孕妇有既往感染的证据，并且对它免疫。相反，易感女性在接触细小病毒 B_{19} 后有大约 50% 的血清转化风险。婴幼儿日托工作者、教师和父母都显示出血清转化的风险增加。

（二）临床表现

细小病毒感染最常见的表现是传染性红斑，其特征是面部皮疹与脸颊的外观一致，躯干和四肢出现网状或花边状皮疹（图 57-2）。

皮疹是免疫复合物介导的，并且可能继发于温度变化、阳光照射和数周的压力。感染还可伴有发热、乏力、淋巴结病和对称性外周关节病。手最常受到影响，其次是膝盖和手腕。症状通常是自限性的，但可能会持续数月。无症状感染的发生率为 20%。持续性细小病毒感染很罕见，并且表现为无法产生中和抗体反应而出现纯红细胞再生障碍[30]。胎儿感染可以是无症状的，或以出现不同程度的再生障碍性贫血为特征。严重贫血可导致高输出量充血性心力衰竭和非免疫性水肿。心肌的直接感染也可能导致胎儿心力衰竭。

（三）诊断

ELISA 血清学检测可检测针对细小病毒 B_{19} 的 IgG 和 IgM。然而，对母体或胎儿血液中的病毒 DNA 进行 PCR 扩增是确认急性细小病毒感染的更敏感方法，因为病毒血症发生在特异性抗体产生之前，病毒蛋白/抗体复合物可导致血清学假阴性。同时进行血清学和 NAT 可获得最大的敏感性。

（四）妊娠期细小病毒的管理

假定血清阴性女性接触细小病毒 B_{19} 后，应进行血清学和 DNA 检测。IgG 抗体的存在与之前的暴露和（或）感染有关，无须进一步检查。易感女性应在

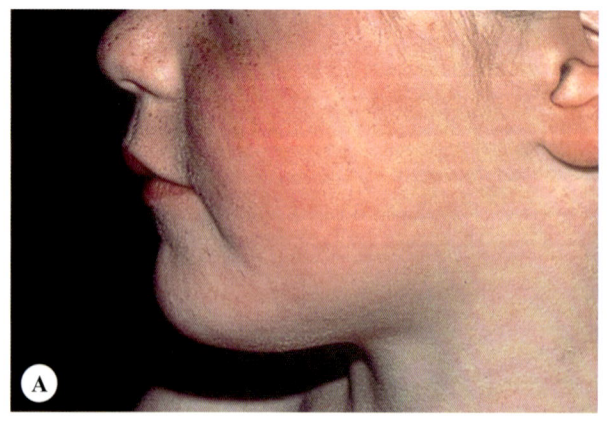

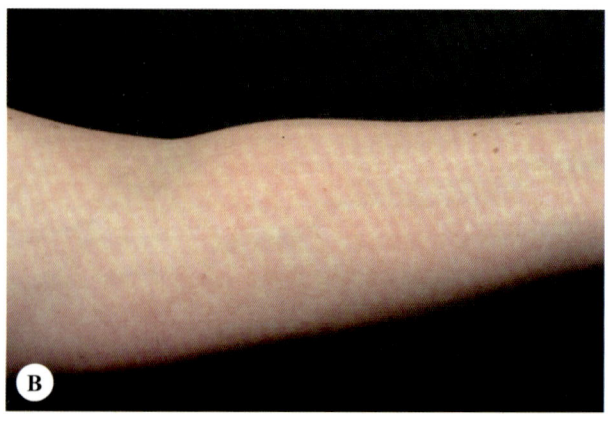

▲ 图 57-2 A. 特征性"蝶形分布"传染性红斑样皮疹；B. 注意上肢有花斑样皮疹
A.引自 Ferri F, et al: Ferri's Fast Facts in Dermatology, Philadelphia: Saunders; 2011

3周内重复检测。因为母体细小病毒感染通常是自限性的，确诊感染的孕妇应接受支持治疗。暴露于细小病毒 B_{19} 时的胎龄与导致胎儿严重感染的风险之间的关系见表 57-4。建议在产妇患病后的 8~10 周内每 1~2 周进行 1 次包括胎儿大脑中动脉收缩期峰值速度（MCA-PSV）在内的连续超声检查，以评估胎儿是否有贫血和水肿。如果在此期间未发现积水迹象，则无须进一步评估。最近的研究表明，在先天性细小病毒感染的情况下，胎儿 MCA-PSV 的测量可用于在水肿发展之前记录胎儿贫血[31]。

表 57-4 胎儿暴露时的孕周和胎儿严重感染的风险

暴露时间（孕周）	胎儿发生严重感染的频率（%）
1~12	19
13~20	15
>20	6

大约 33% 的母亲感染后发生胎儿感染[32]。然而，继发于宫内细小病毒感染的胎儿死亡率取决于母体感染发生的时间。当母体感染发生在妊娠 20 周以上时，胎儿死亡很少见，但在妊娠前 20 周内发生母体细小病毒感染时，与胎儿水肿相关的胎儿死亡率约为 11%[33]。虽然 33% 的胎儿水肿会在不治疗的情况下消退[34]，没有可靠的预测指标来预测水肿的消退与胎儿死亡的关系。因此，当存在胎儿水肿时，建议进行脐带穿刺术和宫内输血[35]。最近的研究记录了在脐带穿刺时感染细小病毒 B_{19} 的胎儿发生血小板减少症[36]。然而，目前尚不清楚在红细胞输注时提供血小板是否有益。2018 年的一项 Meta 分析表明，妊娠期间感染细小病毒 B_{19} 后的胎儿存活率在没有水肿的胎儿中约为 95%，在经 IUT 治疗的水肿胎儿中约为 70%。然而，在 9.8% 的出现水肿的胎儿中发现了异常的脑成像和神经发育，而在没有出现水肿的胎儿中则没有[37]。除了神经系统疾病外，在胎儿感染后很少有持续感染伴有严重贫血和其他后遗症的报道。

四、麻疹病毒

（一）病毒学/流行病学

麻疹或风疹病毒是一种有包膜的负链 RNA 病毒，属于副黏病毒科，包括呼吸道合胞病毒、犬瘟热病毒、腮腺炎病毒和副流感病毒。麻疹宿主范围仅限于人类，该病毒的包膜含有融合蛋白和 HA 蛋白；补体调节蛋白 HA 结合细胞受体，这种融合蛋白允许病毒进入细胞。风疹（麻疹）是最具传染性的病毒之一，主要通过呼吸道飞沫和可以悬浮在空气中长达 2h 的小颗粒气溶胶传播；暴露后，75%~90% 的易感者会被感染。尽管有足够的减毒活疫苗，但美国的麻疹暴发发生在未接种疫苗的学龄前儿童（包括那些 15 月龄以下）、之前接种过疫苗的学龄儿童、大学生和来自美国境外的人。在实施 2 剂疫苗接种后，先前接种过疫苗的个体的暴发发生率有所降低。2014 年以前，美国每年诊断出的麻疹病例不到 200 例。然而，在 2014 年记录的麻疹病例超过 600 例，2019 年前 6 个月内 28 个州的麻疹感染确诊病例超过 1000 例。美国各地未接种麻疹疫苗的人可能会发生麻疹疫情，其中 75% 的病例发生在封闭的宗教社区。免疫接种的绝对医学禁忌证很少见；然而，越来越多的宗教或哲学反对免疫接种，导致未接种疫苗的人数增加，从而导致高传染性、危险病原体的疾病暴发，如麻疹。

（二）临床表现

风疹的潜伏期为 10~14 天。受感染的个体首先表现出前驱症状，可能包括发热、不适、肌痛和头痛，并且通常至少是三个 "C" 之一：咳嗽（cough）、鼻炎（coryza）和结膜炎（conjunctivitis）。Koplik 斑是磨牙外侧颊黏膜红色黏膜上的微小白点，可能出现在前驱症状期间，是麻疹感染的特征。如果观察到 Koplik 斑点，它们通常在皮疹前一天左右出现，并在皮疹出现后 2 天内消失。麻疹皮疹出现在前驱症状后 2~7 天内，最初出现在耳后或面部，呈斑点状红斑。皮疹扩散到躯干，然后是四肢；手和脚可能会幸免。皮疹最初是斑疹，受压后会变白，但会变成融合样丘疹，呈红色不会受压变白（图 57-3）。皮疹会在大约 5 天后消退。发热可持续长达 6 天，最高可达 41℃。可能会出现咳嗽，并在退热后持续存在。伴随发热淋巴结增大，可持续数周。

妊娠期麻疹感染与低出生体重婴儿、流产、胎儿死亡和孕产妇死亡的风险增加有关[38]。其他并发症包括喉炎、细支气管炎、肺炎、腹泻和继发性细

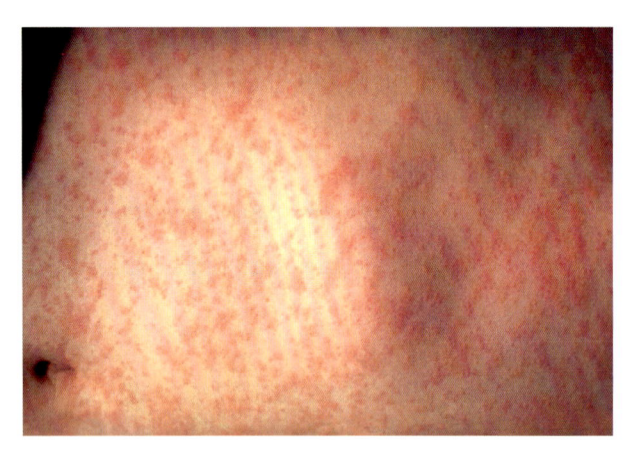

▲ 图 57-3 麻疹或风疹斑丘疹表现为病灶融合

图片由 Centers for Disease Control and Prevention and Dr. Heinz F. Eichenwald 提供

菌感染。罕见的并发症包括肝炎、非典型麻疹和脑炎。大约 1‰ 的麻疹病例会发生急性脑炎。症状包括反复发热和头痛、呕吐和颈部僵硬，随后出现木僵和抽搐。死亡率为 10%，50% 的人会出现永久性神经系统后遗症，包括耳聋、失明和脑损伤。非典型麻疹发生在接种了福尔马林灭活麻疹疫苗的成年人身上，其特征是高热、肺炎伴胸腔积液、迟钝和出血性皮疹。患者通常对麻疹有高滴度抗体，但缺乏针对融合蛋白的抗体。非典型麻疹通常具有自限性，患者不会传染给他人。麻疹感染的一种罕见并发症是亚急性硬化性全脑炎（subacute sclerosing panencephalitis，SSPE），在急性感染后每 1000 例麻疹病例中有 0.5～2 例发生。SSPE 最常见于 2 岁前感染麻疹的儿童，其特征是进行性神经衰弱和危及生命。然而，最近的一份病例报道和文献综述描述了 22 例妊娠期 SSPE 病例[39]。

（三）诊断

诊断通常基于临床表现，Koplik 斑点是麻疹感染的特征。如果没有 Koplik 斑点，则基于近期接触史和（或）皮疹进行诊断。诊断麻疹最常用的实验室方法是检测病毒特异性 IgM，也可以使用检测病毒 RNA 的方法。鉴别诊断包括风疹、猩红热、传染性单核细胞增多症、二期梅毒、中毒性休克综合征、川崎病、EI 和药疹。区分这些疾病的指南见表 57-5[40]。

（四）妊娠期麻疹的管理

风疹感染的孕妇应接受支持治疗并仔细观察并发症的发生。关于美国围产期麻疹感染的最新数据很少。最近报道的一项最大的妊娠期麻疹研究表明，相较于非妊娠期女性，孕妇需要住院的概率是前者的 2 倍（60%），患肺炎的可能性则是其 3 倍（26%），死于并发症的概率则是其 6 倍（3%）[41]。鉴于孕妇感染麻疹后并发症的发病率和死亡率较高，如怀疑继发性细菌感染，应立即用抗生素治疗。尽管利巴韦林、干扰素 -α 和其他抗病毒药物已被用于治疗严重的麻疹，但目前尚无特定的针对麻疹的抗病毒药物[38]。

妊娠期间感染麻疹后有 20%～60% 的自然流产和早产风险[41]。如果没有发生流产，应告知患者麻疹与先天性畸形风险增加无关，并且胎儿先天性麻

表 57-5 麻疹的鉴别诊断

	结膜炎	鼻炎	嗓子痛	皮疹	白细胞增多	特异性实验室检查
麻疹	++	++	0	+	0	+
风疹	0	±	±	0	0	+
幼儿急疹	0	±	0	0	0	+
肠道病毒感染	0	±	±	0	0	+
腺病毒感染	+	+	+	0	0	+
猩红热	±	±	++	0	+	+
传染性单核细胞增多症	0	0	++	±	±	+
药疹	0	0	0	0	0	0

1192

疹感染的风险似乎远低于25%。在最近的两项研究共98例母体麻疹病例中，没有先天性麻疹感染新生儿的报道[41, 42]。所有病例进行详细的超声检查。子宫内感染麻疹的表征包括胎儿小头畸形、生长受限和羊水过少。关于妊娠麻疹感染与后代克罗恩病之间是否存在关联的报道尚有争议。也有人报道了出生时接触麻疹与儿童霍奇金病之间存在关联。

预防妊娠期麻疹感染的最有效方法是确保在妊娠前接种2剂通常是三价MMR（measles，mumps，rubella，麻疹、腮腺炎和风疹）疫苗的组成的系列疫苗。尽管没有报道麻疹疫苗可诱发先天性麻疹感染的病例，但这种减毒活疫苗不应给孕妇接种，并且建议患者在接种后3个月内采取有效避孕措施[43]。暴露于麻疹而没有建立免疫（接种疫苗或自然免疫）的孕妇应在暴露后6天内接受400mg/kg免疫球蛋白静脉注射治疗[43]。尽管大多数孕妇之前都接种过麻疹疫苗，但仍有3.2%~20.5%的孕妇无抗体在或抗体滴度低，都归类为血清阴性[44]。因此，暴露于麻疹病毒的孕妇应检测IgG滴度。血清阴性（易感）女性应在暴露后6天内接受400mg/kg免疫球蛋白IV治疗[43]。分娩后7~10天出现麻疹的新生儿应接受0.5ml/kg免疫球蛋白肌内注射。这些儿童还应在12—15月龄时接种MMR疫苗[43]。

五、风疹

（一）病毒学/流行病学

风疹是一种小型、球形、有包膜的单链RNA病毒，属于披膜病毒科。通过呼吸道飞沫和密切接触传播。呼吸道黏膜感染后，病毒可在颈部淋巴结内被发现并经血行传播。风疹暴发发生在学龄儿童和拥挤的环境中，如军事基地、宗教社区、大学校园和监狱。由于常规接种疫苗，美国最近没有发生重大疫情。消除风疹流行是一项国家和全球卫生目标。2005—2011年，每年平均有11例风疹病例。大多数感染发生在外国出生的未接种疫苗的人群中，尤其是那些未完善疫苗接种计划的从非洲和印度次大陆移民过来的人[45]。

（二）临床表现

暴露后的潜伏期为12~19天。然而，急性风疹感染有时会漏诊，因为20%~50%的感染是无症状的，并且没有相关的前驱疾病。有症状的感染患者表现为皮疹、乏力、发热、结膜炎和全身淋巴结肿大。皮疹不伴瘙痒，开始于面部和颈部为少量的红色斑丘疹，并迅速蔓延至躯干和四肢（图57-4）。皮疹持续约3天，按压可变白。青少年和成人出现皮疹后，可能会出现持续5~10天的短暂性多关节痛和（或）多关节炎。罕见的并发症包括血小板减少性紫癜、脑炎、神经炎和睾丸炎。

（三）诊断

血清学最常用于检测风疹病毒感染。风疹特异性IgM可在皮疹出现之前检测到。病毒的分离和培养，或通过RT-PCR检测病毒RNA都是可行的。在疑似先天性风疹感染的情况下，RT-PCR可用于检测绒毛膜绒毛、胎儿血液和羊水标本中的病毒RNA。

（四）妊娠期风疹感染的管理

产妇风疹感染通常是自限性的。然而，先天性风疹感染与流产和（或）死产有关，并且可能对胎儿产生显著的有害影响。IVIG给药不能预防先天性风疹感染。风疹疫苗的主要目的是预防先天性风疹感染。尽管这种减毒活疫苗在妊娠期间是禁忌的，但在妊娠期间无意接种疫苗后出生的大约1000名婴儿中，尚无出现先天性风疹综合征（congenital rubella syndrome，CRS）的报道[43]。这表明妊娠期间接种风疹疫苗不会发生继发于先天性风疹感染的出生缺陷。因此，在这些情况下不推荐治疗性终止妊娠[43]。风疹血清学检查通常在初次产前检查时进行，以筛查出抗体水平不足的女性。这些女性应在产后接受风疹疫苗。该疫苗有单价、二价（麻疹-风疹）或三价形式（MMR）。

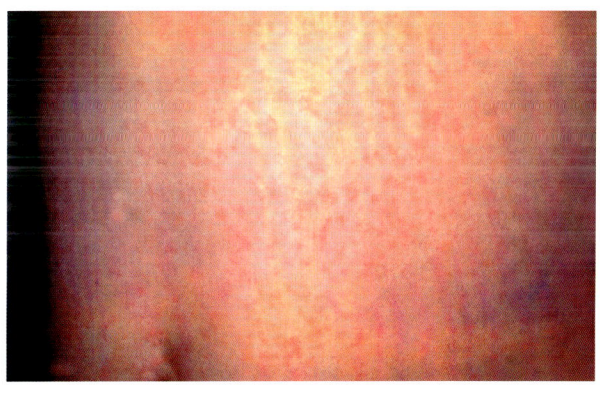

▲ 图57-4 风疹典型的红色斑丘疹

（五）先天性感染

2005—2011 年，美国仅记录了 4 例 CRS[43]。几项回顾性研究已经确定了 CRS 的频率和严重程度与妊娠期风疹感染时间之间的关系。一般来说，孕早期感染与 CRS 严重程度增加有关。当母亲在妊娠的前 12 周内感染并伴有皮疹时，超过 80% 的胎儿会感染风疹[46]，其中 67% 的婴儿会最终发展为 CRS[47]。尽管这些研究中的一些女性因接触风疹病毒而终止妊娠，但孕早期风疹感染也可能导致流产。随着妊娠的进展，先天性风疹感染的风险降低；到 13～14 周时，风险降为 54%，在孕中期末时风险为 25%[46]。先天性风疹感染与 CRS 的相关性也随着胎龄的增加而降低，在妊娠 16 周后感染的胎儿很少发生出生缺陷[46,47]。但上述相关性的变化规律并不是绝对的，并且可能仍有许多异常是目前所无法检测到的，超声是检测胎儿是否受到影响的有用辅助手段。

先天性风疹感染最常见的胎儿表现是生长受限。感音神经性聋是与 CRS 相关的最常见的单一缺陷，可以影响高达 90% 的先天性感染婴儿，同时听力损失率与先天性风疹感染的胎龄呈负相关[48]。当感染发生在妊娠 12 周之前，其他常见缺陷包括心脏病变（13%）（最常见的动脉导管未闭）和眼部缺陷（13%）（如白内障、青光眼或视网膜炎）[47]。CRS 的其他先天缺陷还包括先天性小眼球、小头畸形、脑瘫、智力低下和宫内生长受限。大多数这些发现仅见于妊娠前 12 周内感染的胎儿，同时，几乎所有在妊娠第 11 周之前感染的胎儿都患有 CRS[46]。可能还会发生包括血小板减少性紫癜或肝脾肿大等在内的严重的疾病。在妊娠 13～16 周感染的胎儿受 CRS 影响的风险高达 35%，并且通常以听力损失作为 CRS 的主要表现[46]。在更高胎龄时感染的胎儿很少有与 CRS 相关的后遗症。先天性风疹感染后，婴儿可能会在出生后花费长达 1 年的时间去消灭病毒。即使在出生时没有症状的新生儿中，多达 1/3 的人可能会在生命的第 20 年表现出长期并发症，包括 1 型糖尿病和进行性全脑炎[49,50]。

六、巨细胞病毒感染

（一）病毒学/流行病学

巨细胞病毒（cytomegalovirus，CMV）是一种大的双链 DNA 包膜病毒，它是一种 β- 疱疹病毒。疱疹病毒具有庞大而复杂的基因组，在受感染细胞的细胞核中复制，使这些病毒能够建立急性、持续和潜伏感染。在潜伏感染的细胞重新激活或通过不同毒株或血清型病毒的重复感染后，会发生复发性 CMV 感染。CMV 的传染性不强，主要通过接触受感染的唾液或尿液传播，也可以通过血液或性接触传播。潜伏期约为 40 天。在美国，孕妇原发性 CMV 感染率为 0.7%～4%，复发感染率可高达 13.5%。婴幼儿和亚临床感染的儿童是巨细胞病毒传染的主要来源；约 50% 的日托中心的儿童在唾液和（或）尿液中排出 CMV 病毒，日托中心内的污染物是 CMV 感染的潜在来源。因此，日托工作者感染的风险很高。幼儿对家庭成员构成感染风险，父母和未受感染的兄弟姐妹的年血清转阳性率约为 10%[51]。巨细胞病毒流行的相关因素与较低的社会经济地位、在北美以外出生、增加的胎次和年龄、异常的 PAP 涂片、毛滴虫感染和性伴侣的数量相关。CMV 感染在免疫功能低下的患者中也会增加。在美国出生的婴儿中有 0.2%～2.2% 会继发于母体感染而在宫内感染 CMV，而先天性 CMV 是儿童听力损失的主要原因。另外 6%～60% 的儿童在出生后 6 个月内继发于产时传播、环境暴露和（或）母乳喂养。然而，围产期感染的婴儿很少表现出 CMV 感染的严重后遗症[52]。

（二）临床表现

受感染的患者可能无症状或有单核细胞增多症样表现，表现为发热、不适、肌痛、寒战和颈部淋巴结肿大。罕见的并发症包括肺炎、肝炎、格林 - 巴利综合征和无菌性脑膜炎。实验室结果异常包括非典型淋巴细胞增多、肝转氨酶升高和嗜异性凝集实验阴性（将 CMV 与 EBV 感染区分开来）。

（三）诊断

由于高血清阳性率，不推荐在妊娠期间常规进行 CMV 筛查。通过培养、检测 CMV 抗原或对血液、尿液、唾液、羊水或宫颈分泌物的 DNA 进行 PCR 是诊断母体活动性 CMV 感染的最佳方法。也可以进行血清学检测，但在初次感染后长达 4 周内可能无法检测到抗体，并且抗体滴度可能保持恒定，这使得再感染的血清学诊断变得困难。多个标本中 IgG 滴度增加 4 倍，表明活动性感染。IgM 用于诊断近期或活动性感染，但可能出现假阳性和假阴性结果，原发性和非原发性感染均可见 CMV IgM 血清学阳性。为了更好地描述原发性 CMV 感染，IgG 亲和力测定测量 IgG 抗体与病毒之间的结合强度。亲和力低的 IgG 提示原发感染，而高亲和力的 IgG 提示既往感染（https://www.cdc.gov/cmv/clinical/lab-tests.html）。由于缺乏标准化，亲和力测定未经 FDA 批准。因为 CMV 会从尿液中排出，羊水培养或 PCR 可发现胎儿感染。PCR 灵敏度在妊娠 21 周以上时接近 100%，因此为最大限度地提高检出率。不建议在 20 周之前进行羊膜穿刺术[52]。胎儿血清学和血培养不太敏感，因此不推荐。产前 CMV 检测不能预测有症状的先天性 CMV 感染或有症状感染的严重程度。高达 90% 的先天性 CMV 感染儿童为无症状感染（即感染不等于发生后遗症）。

（四）妊娠期巨细胞病毒的管理

应建议孕妇采取预防措施：小心处理可能受感染的物品，如尿布、衣服和玩具；避免共用食物和餐具，并经常洗手。抗病毒治疗不适用于免疫功能正常的感染者，更昔洛韦对先天性 CMV 感染的宫内治疗无效。两项小型非随机试验研究为患有原发性 CMV 感染的女性提供产前 CMV 特异性超免疫球蛋白，结果显示出先天性 CMV 感染减少，出生时患有症状性 CMV 疾病的婴儿减少[53,54]。然而，这些发现并未得到一项更大的、随机的、安慰剂对照试验进一步证实，这项研究没有得出感染或不良后遗症减少的结论[55]。因此，避免母体 CMV 感染是先天性 CMV 感染唯一有效的预防措施。

（五）先天性感染

先天性 CMV 感染是通过在出生后的 2 周内检测到病毒或病毒核酸来诊断的。子宫内 CMV 传播在孕晚期最高，总体上有 30%~40% 的传播胎儿风险[56]。然而，严重的后遗症最常发生在孕早期感染之后，高达 24% 的受感染胎儿有感觉神经性耳聋，32% 有其他中枢神经系统后遗症。孕中期后，2.5% 的受感染胎儿表现出感觉神经性耳聋，15% 出现 CNS 后遗症[57]。先天性 CMV 感染发生在孕妇原发性或复发性 CMV 感染后，75% 的先天性 CMV 感染可归因于非原发性母体 CMV 感染[58]。原发和非原发母体感染均可导致无症状或有症状的先天性感染。大多数有先天性 CMV 感染的婴儿在出生时没有明显的临床表现。尽管如此，15% 的亚临床先天性 CMV 感染与听力损失有关[59]。诸如此类的发现促使世界各地的多个公共卫生部门实施强制性新生儿听力测试并促进早期干预神经发育。

母体原发 CMV 感染后，5%~18% 的婴儿会出现严重的后遗症，通常发生在妊娠前半段感染后。这些受感染婴儿的临床表现可能包括黄疸、瘀点、血小板减少症、肝脾肿大、生长受限和非免疫性水肿。长期神经系统后遗症包括发育迟缓、癫痫发作、严重的神经功能障碍、感觉神经性耳聋[59]。超声可能有助于早期发现高风险的先天性感染婴儿的症状。与胎儿感染相关的发现包括小头畸形、脑室扩大、脑内钙化、腹水、水肿、回声肠、IUGR 和羊水过少。罕见的临床表现包括胎儿心脏传导阻滞和胎粪性腹膜炎[60,61]。在连续超声检查确认胎儿感染的情况下未见明显异常时，出生后出现症状性先天性 CMV 感染的风险低于 10%。因此，在就产前和先天性 CMV 感染向女性提供咨询时，超声检查结果是需要考虑的重要因素。

七、疱疹病毒

（一）病毒学/流行病学

单纯疱疹病毒（herpes simplex virus，HSV）是另一种大的、有包膜的双链 DNA 病毒，在宿主细胞核中复制。上皮细胞是病毒的主要目标；然而，HSV 在背根神经节内潜伏，并可以通过血行传播。潜伏病毒感染可能与病毒基因组整合到宿主细胞 DNA 中有关。HSV 基因组很复杂，编码 80 多种多肽，包括几种包膜糖蛋白。HSV-1 和 HSV-2 这两种抗原和生物学病毒通过糖蛋白 g 区分。HSV-1 通常与非生殖器感染有关，口腔和嘴唇是病毒复制最常见的部位。HSV-1 感染在社会经济地位较低的人群中最为普遍，其中 75%~90% 的个体在 10 岁时具有识别 HSV-1 的抗体。HSV-2 感染也与社会经济地位有关，通常通过性接触获得。在美国，25%~65% 的人有识别 HSV-2 的抗体，血清阳性率风险与性伴侣的数量相关。一些无症状或亚临床原发性 HSV 感染者，是一些没有病史的血清阳性患者。

（二）临床表现

HSV-1 感染通常表现为唇疱疹（唇疱疹），而 HSV-2 感染通常涉及生殖器，包括外阴、阴道和（或）宫颈。病毒暴露后 2~14 天会出现疼痛的水疱。囊泡自发破裂后会留下浅的侵蚀性溃疡（图 57-5）。在感染后期，会形成干痂，病变愈合而不会留下瘢痕。原发感染可伴有发热、不适、厌食、双侧腹股沟淋巴结肿大，偶尔伴有无菌性脑膜炎。女性可能出现继发于尿道受累的排尿困难和尿潴留。在初次感染后的前 3 个月内，有症状和亚临床 HSV 从宫颈和外阴筛查出的比率为 1%~3%。

原发 HSV-2 感染的愈合可能需要数周时间，并且在先前感染过 HSV-1 的个体中的较轻。当第二个 HSV 毒株（HSV-1 或 HSV-2）在先前非生殖器部位存在感染产生抗体的情况下发生感染时，会发生生殖器 HSV 的首次发作。继发性或复发性 HSV 通常意味着病毒以不同的强度再次被激活。复发性感染通常不如原发感染严重，伴随着较少的病变和较短的病毒感染持续时间。1/3 的 HSV 感染者没有复发，1/3 每年约复发 3 次，另外 1/3 每年复发超过 3 次。表 57-6 比较了原发性和复发性 HSV 感染期间的临床病程。播散性 HSV 感染很少见，主要发生在免疫功能低下的个体中，但也可能发生在妊娠期间。播散性感染的特征是皮肤、黏膜和内脏器官受累，可能包括眼部受累、脑膜炎、脑炎和上行性脊髓炎。对于传播性 HSV 的疑似病例，需要立即静脉注射阿昔洛韦。

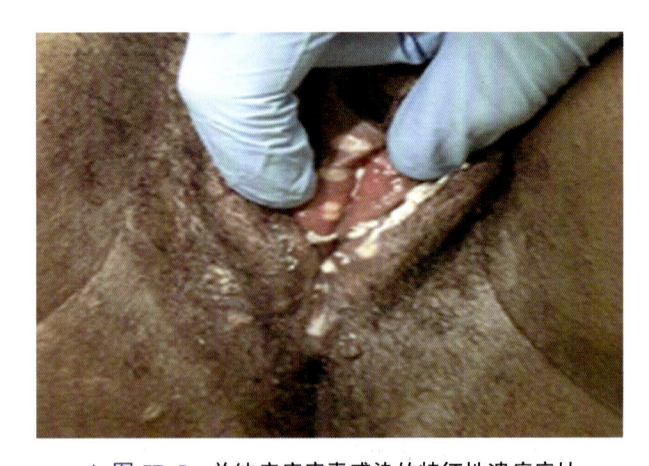

▲ 图 57-5 单纯疱疹病毒感染的特征性溃疡病灶

引自 Ferri F, et al: Ferri's Fast Facts in Dermatology, Philadelphia: Saunders; 2011.

表 57-6 原发性和复发性单纯疱疹病毒感染比较

疾病的进展	感染的类型	
	原发（天）	复发（天）
潜伏期	2~10	1~2
疱及脓疱	6	2
湿溃疡	6	3
干痂	8	7
总计	22~30	13~14

（三）诊断

活动性 HSV 感染的明确诊断是通过病毒培养或速度更快、灵敏度更高的 HSV 核酸检测。这两种方法都可以区分 HSV-1 和 HSV-2。培养标本应从新鲜的囊泡或脓疱中收集，因为结痂病变的病毒活性很低，但这对于 PCR 检测 HSV 来说不是那么重要。血清学可以通过 IgM 检测评估和区分原发性感染和继发性感染，但由于假阳性检测结果的比率高和潜在的社会心理危害，不推荐用于继发性感染的筛查[62]。使用细胞学制剂（Tzanck 试验）可以看到特征性的多核巨细胞和核内包涵体。然而，鉴于培养物和核酸检测的灵敏度和特异性增强，这项检查很少进行。

（四）妊娠期疱疹病毒的管理

分娩前母体原发 HSV 感染通常不会影响胎儿。宫内 HSV 感染很少见，大约每 200 000 次分娩中就有 1 次发生。宫内感染的后遗症包括皮肤囊泡和（或）瘢痕、眼病、小头畸形或脑积水。也有仅包括 5 名患者的研究报道称孕晚期 HSV 感染与 IUGR 之间存在关联。无症状的 HSV 播散母亲所生婴儿的出生体重低于非播散母亲所生婴儿的出生体重，但观察到的这种微小影响可能是由于出生时胎龄的差异[63]。治疗方案见表 57-7。应为每年 HSV 复发 2 次以上的女性提供预防措施，以降低复发的频率和减轻病症。

产时 HSV 暴露与新生儿感染有关。在美国，新生儿 HSV 感染率大约 3500 次分娩中有 1 次，并且与显著升高的新生儿发病率和死亡率相关。在母体原发感染期间，大约有 50% 的新生儿存在 HSV 感染的风险，并且 70% 的新生儿感染是由 HSV-2 引起的。

表 57-7　单纯疱疹病毒治疗

药　物	原发性感染	复发性感染	预　防
阿昔洛韦	400mg tid 7～10 天	800mg bid 5 天，或 800mg tid 2 天	400mg bid
伐昔洛韦	1g bid 7～10 天	500mg bid 3 天，或 1g qd 5 天	500～1000mg qd
泛昔洛韦	250mg tid 7～10 天	500mg 随后 250mg bid 2 天，或 1g bid 1 天	250mg bid

Bid. 每天 2 次；tid. 每天 3 次；qd. 每天 1 次

在母亲反复感染的情况下，新生儿 HSV 的发生率为 0%～3%[55]。因此母体原发性 HSV 感染，而非复发性感染，占新生儿 HSV 感染的绝大多数。ACOG 建议对有明显生殖器疱疹病变或分娩前有前驱症状的女性进行选择性剖宫产，以降低新生儿 HSV 感染的发生率[64]。然而，由于 60%～80% 的新生儿 HSV 感染发生在无症状的母体原发感染后，通过剖宫产预防新生儿 HSV 感染的能力有限。对现行新生儿 HSV 感染预防指南的成本 / 收益分析发现，鉴于母亲反复感染 HSV 时新生儿感染 HSV 风险低，需要进行 1580 次择期剖宫产才能预防 1 例新生儿 HSV 感染[65]。

分娩前胎膜破裂的持续时间增加会增加新生儿 HSV 感染的风险。然而，尚没有证据表明超过一段时间后进行剖宫产是无意义的。产前 HSV 培养阳性与分娩时培养阳性无关，因此不推荐产前 HSV 培养[66]。预防性使用阿昔洛韦或伐昔洛韦可减少 HSV 播散和暴发，并减少为预防新生儿 HSV 感染而进行的剖宫产[67]。对于妊娠期间复发性 HSV 的女性，应考虑采用预防措施。在过早的 ROM、有活动性 HSV 病变的女性，应考虑使用阿昔洛韦或其他抗病毒药物，给予期待治疗，并给予类固醇以促进胎儿肺成熟[64]。在这些患者中，关于预防性剖宫产的决定应基于分娩时病变的情况。在非生殖器母体 HSV 病变（即大腿、臀部、嘴巴）的情况下，新生儿 HSV 感染的风险很低。因此，不建议对这些女性进行剖宫产。

（五）新生儿疱疹感染

预测新生儿感染 HSV 的因素包括宫颈 HSV 脱落、侵入性监测、早产、产妇年龄小于 21 岁、高 HSV 病毒载量[68]。新生儿 HSV 感染的三种模式以相同的频率发生。局部或"SEM"疾病仅限于皮肤、眼睛和嘴巴，这种模式的发病率有限。播散性感染涉及多个内脏器官，包括肺、肝、肾上腺、皮肤、眼睛和大脑。SEM 和播散性疾病均以早期出现（出生后 10～12 天）为特征。然而，播散性疾病表现出显著的发病率和死亡率。中枢神经系统疾病可能与皮肤受累存在相关性，发生在出生后的第 2 周或第 3 周。给予新生儿大剂量阿昔洛韦治疗后，CNS 疾病的 1 年死亡率为 29%，播散性疾病 1 年死亡率为 4%。尽管死亡率较高，但 83% 的播散性疾病幸存者的神经系统发育正常，而对于中枢神经系统疾病来说，只有 31% 幸存者神经功能完好的[69]。新生儿 HSV 感染的并发症还包括弥散性血管内凝血和出血性肺炎。

八、水痘

（一）病毒学 / 流行病学

水痘是由水痘 – 带状疱疹病毒引起的，它属于 α- 疱疹病毒亚科。这种包膜病毒含有双链 DNA 和至少 69 个基因。病毒复制最初发生在呼吸道上皮细胞内，然后是全身病毒血症。长期潜伏在背根神经节的非神经元细胞内。人类是唯一已知的水痘宿主，水痘是一种通过呼吸道飞沫或密切接触传播的高度传染性疾病。大约 95% 的易感家庭接触者在接触后被感染，在出现症状之前有 14 天的潜伏期。患者从皮疹出现前 1 天起一直具有传染性，直到皮损结痂。感染后的免疫力通常是终生的。在 VZV 疫苗可用之前，大多数自然水痘感染发生在儿童早期，此时 VZV 感染通常是自限性的。超过 50% 的水痘相关死亡发生在成年人身上，他们占所有水痘感染的不到 10%[70]。大多数成年人（> 90%）虽然没有水痘的临床病史，但对 VZV 免疫。

（二）临床表现

典型的临床表现为向心性皮疹，其特征是成批出现的高度瘙痒的红斑、丘疹和水疱。皮疹扩散到四肢，并且也可以出现表皮脱落和结痂的迹象。可能合并有继发于皮肤损伤的细菌感染。常有发热、不适、肌痛、关节痛和头痛等症状。咳嗽和呼吸困难通常发生在皮肤损伤出现后 3 天左右。发绀、咯血和胸膜炎性胸痛也可出现。接诊时应仔细观察患者是否发生水痘肺炎，几乎 20% 的妊娠期间感染者都会发生这种情况[71]。脑炎是成人 VZV 感染的罕见并发症。潜伏性 VZV 感染的重新激活会导致带状疱疹，主要发生在老年人和免疫功能低下的人群中。带状疱疹的特点是节段性分布的与特异性皮疹。疼痛、瘙痒和（或）感觉异常，以及皮疹出现可能作为前驱症状。带状疱疹通常是自限性的。但是，患者可能会传播 VZV 病毒给易感个体。

（三）诊断

通常根据接触史和（或）皮疹做出诊断。急性感染可以通过对来自水疱液和（或）咽拭子的 VZV 特异性 DNA 进行 PCR 扩增来快速诊断。通过 ELISA 进行血清学确认，它可以量化 VZV 特异性 IgG 和 IgM，这对于发现先前是否暴露于病毒最有用。Tzanck 染色可识别病变内的多核巨细胞，也可以培养水痘病毒。

（四）妊娠期水痘的管理

应为感染 VZV 的孕妇提供支持性护理，包括炉甘石洗剂、退热药，必要时使用全身止痒药。在妊娠期间阿昔洛韦（800mg，每天 5 次，口服）或伐昔洛韦（1g，每天 3 次，口服）是安全的，如果在皮疹出现后 24h 内开始使用，则可以缩短病程，并且所有受感染的女性均应使用。产妇水痘肺炎死亡率有 5%，并且出现在皮疹后 3~5 天；患者应每 8 小时接受 10~15mg/kg 的阿昔洛韦静脉注射。如果母亲在分娩前 5 天和分娩后 2 天内发生水痘，应给新生儿注射水痘-带状疱疹免疫球蛋白以预防新生儿水痘。婴儿应与母亲隔离，直到所有囊泡都结痂以防止 VZV 传播。如果可能，应在产妇发病后推迟 5~7 天分娩，以预防死亡率为 20%~30% 的新生儿 VZV[71]。

预防包括妊娠前确定血清学 VZV 抗体阳性但没有感染临床病史的女性，并在受妊娠前向易感女性提供 VZV 减毒活疫苗（Varivax，Merck）。成人应间隔 4~8 周接受 2 次皮下注射疫苗。该疫苗预防自然感染的有效率为 70%~80%。这种活疫苗在妊娠期间禁用。尽管没有证据表明妊娠期间接种疫苗后会感染先天性 VZV，接种疫苗后应将妊娠推迟 3 个月[72]。如果没有 VZV 感染临床史或接种疫苗的孕妇接触水痘患者，则应在接触后 96h 内进行血清学检查。大多数患者的水痘 IgG 血清学阳性，没有感染风险。如果确认 VZV 易感或无法在暴露后 96h 内获得血清学，首选的预防措施是高滴度 VZIG。VariZIG 可全天 24 小时从唯一授权的美国经销商处获得（FFFEnterprises，Temecula，CA，USA；电话 1-800-843-7477 或在线访问 http://www.fffenterprises.com）；推荐的肌内注射剂量为 125U/10kg 体重，最高可达 625U。在没有 VZIG 的情况下，IVIG 可以以 400mg/kg 的剂量替代[73]。预防性阿昔洛韦，在暴露后 9 天内开始。每天 5 次口服，每次 800mg，持续 5~7 天，预防儿童 VZV 感染的有效率为 85%[74]。结合预防可能进一步降低母体水痘感染的风险；一项比较儿童暴露后预防的小型研究发现，阿昔洛韦和 VZIG 一起使用比单独使用 VZIG 更有效[75]。鉴于暴露后预防性治疗的时间有限，对于否认有 VZV 感染/疫苗接种史的女性，在第 1 次产前检查时考虑进行水痘血清学评估，结果可以指导妊娠管理并确定产后疫苗接种的患者。

（五）先天性感染

先天性水痘感染可导致自然流产、宫内胎儿死亡和胎儿水痘。先天性水痘综合征（congenital varicella syndrome，CVS）的特征是皮肤瘢痕、肢体发育不全和手指畸形、肌肉萎缩、小头畸形、皮质萎缩、先天性小眼症、白内障、脉络膜视网膜炎和精神运动发育迟缓。妊娠 13 周前暴露出现异常频率较低，不高于基线先天异常率；因此，不建议因母体 VZV 感染而终止妊娠。在一项针对 472 名女性的研究中，只有 0.4% 的新生儿出生时具有 CVS 特征。妊娠 13~20 周的母体感染发生 CVS 特征的风险最高，CVS 发生率为 2%[76]。在妊娠 20 周后母体感染后未观察到先天性畸形，但在出生时报告了罕见的新生儿皮肤损伤或瘢痕形成（瘢痕形成）。因为血清学和 VZV DNA 不能预测胎儿损伤[77]，超声检查是产前评估的首选。提示 CVS 的超声检查结果包括非特异性检查结果，如羊水过多、水肿、腹部器官内的回声病灶、心脏畸形、四肢畸形、小头畸形和 IUGR。

九、肝炎

病毒性肝炎包括从亚临床到暴发性疾病的一系列综合征，由几种相关的病毒引起。急性病毒性肝炎的症状可能包括黄疸、不适、疲劳、厌食、恶心、呕吐和右上腹疼痛。肝转氨酶和胆红素中度至显著升高，肝活检显示广泛的肝细胞损伤和明显的炎症浸润（图57-6）。大多数病毒性肝炎感染是自限性的，无须治疗即可痊愈，但某些病毒可以建立持续感染，导致慢性肝病。美国的大多数感染是由甲型、乙型、丙型和丁型肝炎病毒引起的，而戊型肝炎在亚洲、非洲和墨西哥流行。与肝脏感染和炎症（肝炎）相关的其他病毒包括巨细胞病毒、单纯疱疹病毒、EBV、风疹和黄热病[79]。

（一）甲型肝炎

甲型肝炎病毒（hepatitis A virus, HAV）是一种小核糖核酸病毒家族的单链 RNA 病毒，是美国大约 1/3 的急性肝炎感染的病原体。HAV 传播主要通过粪-口接触发生。妊娠期 HAV 的发病率约为 1‰，诊断基于 HAV IgM 和 IgG 血清学或病毒核酸检测。潜伏期为接触后 28~30 天。HAV 风险因素包括接触受污染的食物或水、近期在美国境外旅行、使用非法药物、在日托中心生孩子。HAV 感染通常是自限性的，仅发生急性感染，小到 0.5% 的患者需要住院治疗。患病期间应限制体力活动以防止肝损伤，避免使用具有潜在肝毒性的药物。感染者的性伴侣和家庭成员应接受单剂 HAV Ig 的免疫预防，并接种已被证明为妊娠期安全的 HAV 疫苗[80]。暂时未观察到 HAV 围产期传播。然而，HAV 急性感染期母亲分娩时应该接种 HAV 免疫球蛋白以防止分娩后水平传播[80]。HAV 感染可能并发胆汁淤积性肝炎，其特征是瘙痒、尿色深、直接胆红素升高和碱性磷酸酶升高。这种综合征可持续数月。然而，HAV 感染远期预后良好，可用皮质类固醇治疗缓解症状[79]。

（二）乙型肝炎

1. 病毒学/流行病学

乙型肝炎病毒（hepatitis B virus, HBV）是一种小型的、有包膜的双链 DNA 病毒，属于肝炎病毒家族。40%~45% 的肝炎感染的病原体是 HBV，据估计，美国有 100 万人是慢性病毒携带者，全世界有 3.5 亿慢性感染者。在美国，5‰~15‰ 名孕妇患有慢性 HBV 感染，而 1‰~2‰ 名孕妇患有急性 HBV 感染。HBV 在以下人群中的流行率有所增加：亚洲人、因纽特人、吸毒者、透析患者、囚犯、慢性病护理机构的居民和雇员[79]。HBV 不经胃肠道传播，通常通过性传播和围产期暴露传播。如果不进行干预，HBsAg 阳性母亲所生的婴儿有 90% 的围产期 HBV 感染风险。多达 40% 围产期获得性 HBV 的男性和 15% 的女性将死于肝细胞癌或肝硬化，因此进行有效预防是必要的[81]。

暴露后潜伏期为 4 周~6 个月，与病毒接种量呈负相关。急性感染的特征性表现是肝脏炎症（图 57-6）[79]；然而，不到 1% 的急性感染患者会发展为暴发性 HBV；临床表现为大面积肝坏死，并且可能发生胰腺炎。大多数新感染的成年人（85%~90%）清除了他们的感染，而剩下的 10%~15% 变成了慢性感染。慢性 HBV 感染有 15%~30% 的肝硬化风险，并且患肝细胞癌的可能性显著增加[79]。三种临床相关的 HBV 蛋白是表面抗原（HBsAg）或病毒包膜糖蛋白、与病毒核酸相关的核心抗原（HBcAg）和一种从受感染细胞分泌的不掺入病毒颗粒的病毒蛋白 HBeAg。HBeAg 通常与大于 10^6 U/ml 的 HB VDNA 相关，并可用于评估病毒复制和感染性的标志物。从 HBeAg 阳性转变为 HBeAb 阳性通常预示着病毒复制减少；然而，在长期感染的患者中可发现突变导致 HBeAg 阴性但 HBV 却高度复制的情况。

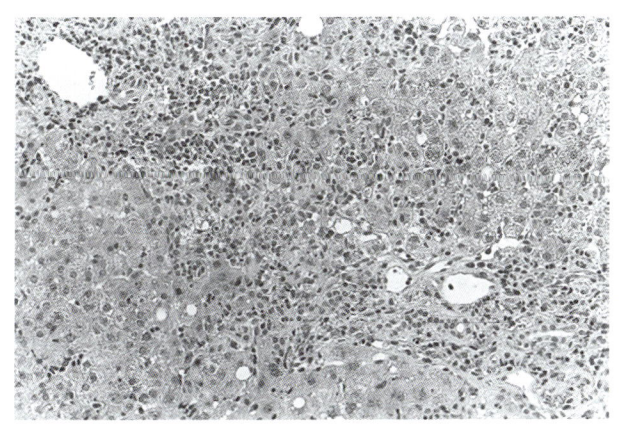

▲ 图 57-6 肝活检的显微镜检提示急性病毒性肝炎的特征性组织学病理变化，具有明显的炎症浸润

2. 诊断

通过检测 HBsAg 和 HBc IgM 或检测 HBsAg 阴性患者（早期急性感染）的 HBV DNA 来诊断急性 HBV 感染。HBsAg 持续存在超过 6 个月，说明慢性感染；图 57-7 总结血清学的变化规律。需要检测转氨酶以进一步评估 HBV 复制和肝损伤情况。慢性 HBV 感染有多个阶段。免疫耐受期表现为 HBsAg 和 HBeAg 阳性、高 HBV DNA 但没有肝病。免疫活跃期可以是 HBeAg 阳性、HBeAg 阴性或抗 HBe 阳性，具有高水平的 HBV DNA 和持续发作的肝脏炎症。非活动期（或携带者状态）为 HBsAg 阳性、HBeAg 阴性，HBV DNA 范围为 $10 \sim 10^5$U/ml。

患者可以在不同阶段之间转换，包括从非活动性感染恢复期到活动性免疫感染期。因此，有必要进行持续的 HBV DNA 评估。在感染或接种疫苗后检测到 HBsAb，而 HBcAb 或 HBeAb 仅在 HBV 感染患者中检测到。如果没有进行 HBV DNA 检测，并且没有对新生儿进行出生后免疫治疗，HBeAg 的存在与大约 90% 的乙肝病毒垂直传播给胎儿有关。HBV 血清学实验结果解读见表 57-8。

3. 妊娠期乙型肝炎病毒感染的管理

妊娠期可通过安全的重组疫苗接种来预防 HBV 感染，有风险因素的患者应进行预防性接种，如性传播疾病史者、医护人员，以及有感染的家庭成员或性伴侣[82]。拉米夫定、替诺福韦和替比夫定等几种药物已被用于治疗妊娠期 HBV 感染。产前治疗应咨询肝病专家，因为治疗最佳疗程将涵盖整个妊娠期。羊膜穿刺术对慢性感染的女性是安全的[83]。感染 HBV 的孕妇应接种 HAV 疫苗以防止进一步的肝损伤。因为母乳喂养不增加围产期传播的风险，感染 HBV 的女性可以进行母乳喂养[84]。

在美国，CDC 为了降低 HBV 流行率，给所有新生儿都接种了 HBV 疫苗[85]。HBsAg 阳性母亲所生的婴儿应在出生后 12h 内接种 HBV 疫苗和 HBV Ig（HB Ig）[82]。联合主动/被动免疫预防围产期 HBV 传播的有效率为 85%～95%，但这种预防方案对 HBV 免疫耐受期或 HBV DNA 大于 200 000U/ml（100 万 copies/ml）的女性的效果明显较差。与 HIV 类似，围产期 HBV 传播与母体病毒载量相关，但尚未就治疗时机和基于 HBV DNA 拷贝数而开始抗病毒治疗

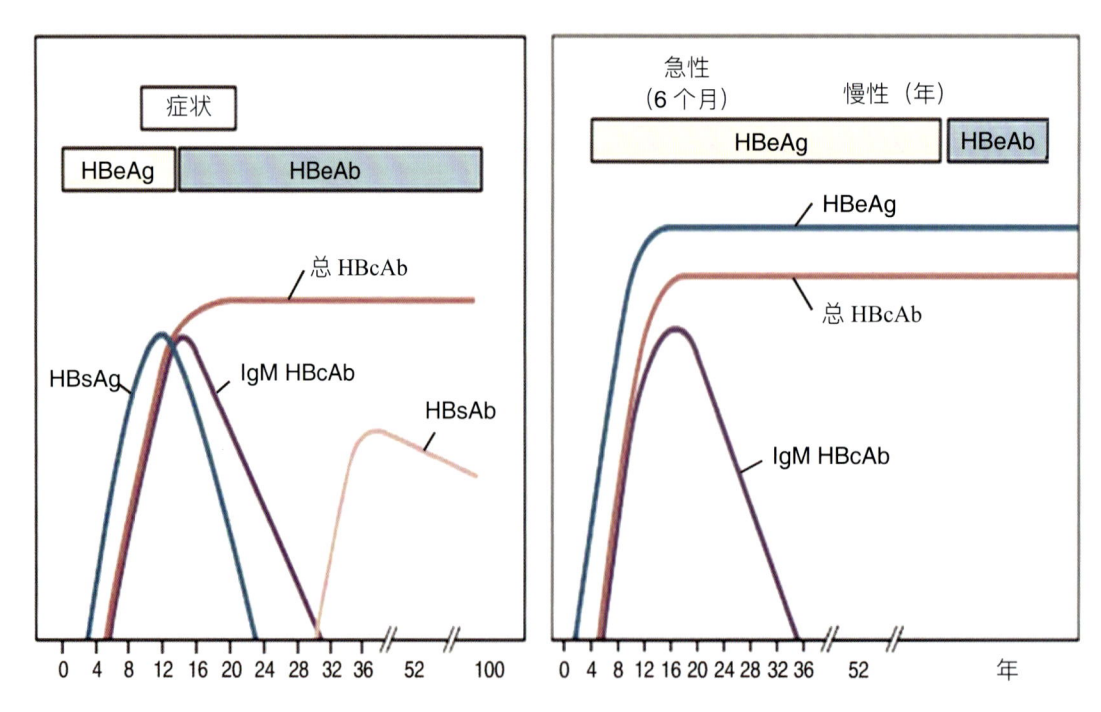

▲ 图 57-7 乙型肝炎的典型病程

左图：典型的急性乙型肝炎病程；右图：慢性乙型肝炎病程。HBcAb. 乙型肝炎核心抗体；HBcAg. 乙型肝炎核心抗原；HBeAb. 乙型肝炎 e 抗体；HBeAg. 乙型肝炎 e 抗原；HBsAb. 乙型肝炎表面抗体；HBsAg. 乙型肝炎表面抗原；IgM. 免疫球蛋白 M（引自 Mandell GL, Bennett JE, Dolin R, editors. Mandell, Douglas, and Bennett's *Principles and Practice of Infectious Disease*, 7th ed. Philadelphia: Elsevier; 2006.）

表 57-8　乙型肝炎血清学实验室结果解读

试　验	急性感染	感染免疫	疫苗免疫	慢性感染	失活阶段（携带者）
HBsAg	+	−	−	+	+
HBsAb	−	+	+	−	−
HBeAg	+	−	−	+/−	−
HBeAb	−	+/−	−	+/−	+
HBcAb[a]	+	+	−	+	+
HBcAb IgM	+	−	−	−	−
HBV DNA[b]	+	−	−	+	+（低）
ALT	↑	正常	正常	正常 – 升高	正常

a. 分离的 HBcAb IgG 出现在急性感染的窗口期，或者可能表明先前的感染（HBsAg 或 HBsAb 消失）或隐匿性感染。需要进行 HBV DNA 评估和肝病学咨询
b. HBV DNA 检测取决于检测灵敏度
ALT. 丙氨酸氨基转移酶；HBcAb. 乙型肝炎核心抗体；HBcAg. 乙型肝炎核心抗原；HBeAb. 乙型肝炎 e 抗体；HBeAg. 乙型肝炎 e 抗原；HBsAb. 乙型肝炎表面抗体；HBsAg. 乙型肝炎表面抗原；HBV. 乙型肝炎病毒；IgM. 免疫球蛋白 M
引自 Koziel MJ, Thio CL. Hepatitis B virus and hepatitis delta virus. In Mandell GL, Bennett JE, Dolin R, eds. *Mandell, Douglas, and Bennett's Principles and Practice of Infectious Disease*. 7th ed. Philadelphia: Elsevier; 2010.

达成共识[81, 86, 87]。测量产妇病毒载量是合理的，并应使用该信息对患者进行有关围产期传播风险的教育，并考虑从孕晚期开始采取其他预防措施。妊娠 30 周后应用核苷酸类似物治疗，联合新生儿 HB Ig 预防围产期 HBV 传播比单独使用 HB Ig 效果更好，因此推荐用于高危孕妇，如既往 HBV 感染的女性、HBV DNA 拷贝数高的女性和免疫耐受期的患者[87, 88]。替诺福韦（每天 300mg 口服）是一线 HBV 治疗药物，其疗效好、不良反应少和低耐药率（与拉米夫定相比）[89]。替诺福韦在妊娠期间也被证明是安全的，其可用作 HIV 感染的一线疗法的次要用药。因此，评估患者是否接受辅助治疗来减少产前/产时 HBV 传播风险时，防止耐药性应该是考虑的重点。在孕晚期急性感染 HBV 的女性的新生儿中，高达 80%～90% 出生时为 HBsAg 阳性[80]。然而，尚不清楚抗病毒治疗是否会降低这种风险。

（三）丙型肝炎

1. 病毒学/流行病学

丙型肝炎病毒（hepatitis C virus，HCV）是一种有包膜的单链 RNA 病毒，由 7 种基因型组成，属于黄病毒科。HCV 主要通过肠胃外传播和垂直传播进行传播。75% 的急性感染是无症状的，接触后的潜伏期为 5～10 周。HCV 性传播风险显著低于 HBV。相反，75%～85% 的 HCV 感染会变成慢性感染，这使得 HCV 成为美国最常见的慢性血源性传播疾病病原体，也是全球最常见的肝病病因。HCV 感染是肝硬化、肝癌的主要原因，也是肝移植最常见的原因。流行病学风险因素包括静脉用药、输血史、肥胖和多次妊娠。美国育龄女性 HCV 的患病率为 1%～2%，并且随着全国阿片类药物依赖和滥用的增加，其发病率也在增加[10]。最近开发的高效、基因特异性 HCV 特异性蛋白酶抑制药从根本上改善了疾病管理模式。现在治疗上很有可能达到 SVR 或治愈，并且可以降低感染者的发病率和死亡率，同时减少传播。

2. 诊断

推荐的筛查包括 HCV 抗体检测，通过 NAT 确认感染以检测和量化 HCV RNA[90]。目前建议进行普遍筛查，因为基于风险因素的筛查未能识别出很大比例的受感染女性（框 57-5）；建议对注射吸毒者或具有持续 HCV 暴露风险因素的人进行年度检测。病毒载量和肝转氨酶水平随时间变化，因此单一检测不到的 HCV RNA 或正常肝转氨酶水平不能排除慢性

携带者状态。HCV RNA 拷贝数也无法与肝脏炎症 / 纤维化相关联，因此需要持续监测转氨酶。

框 57-5　丙型肝炎的危险因素

明确的筛查指征
- 任何静脉注射毒品史（即使仅有 1 次）
- HIV 感染
- 不明原因的慢性肝病，包括转氨酶水平升高
- 血液透析
- 1992 年之前的输血或器官移植
- 1987 年之前输过凝血因子浓缩物
- 与 HIV、HBV 或 HCV 感染者发生性接触
- 监禁史
- 鼻内非法药物使用
- HCV 感染女性的后代
- 既往不规范的文身或身体穿孔
- 有针刺伤史的医护人员
- 1945—1965 年出生的人

考虑筛查（可能需要）
- 接受匿名捐赠者精子的体外受精女性
- 患有已知性传播疾病或有多个伴侣者
- 性伴侣既往有毒品注射史

HIV. 人类免疫缺陷病毒；HBV. 乙型肝炎病毒；HCV. 丙型肝炎病毒

3. 受妊娠前咨询

鉴于目前药物的抗病毒效果和带来减少垂直 HCV 传播的益处，应考虑在受妊娠前诊断和治疗 HCV 感染。目前尚没有有效的 HCV 疫苗。

4. 妊娠期丙型肝炎病毒

活动性 HCV 感染与产科并发症有关，包括早产、低出生体重和肝内胆汁淤积。HCV 是垂直传播的，MTCT 发生在宫内和产时[10]。病毒传播与母体 HCV 病毒载量相关，最近的一项研究病毒载量大于 60 0000U/ml 时，病毒载量与 MTCT 相关联。HCV 垂直传播发生在 3%～10%HCV RNA 阳性的患者中，而在没有检测到病毒血症的情况下传播是罕见的。HCV MTCT 的其他风险因素是母亲静脉吸毒史和合并 HIV 感染。然而，治疗母体 HIV 感染降低了 HIV 和 HCV 的传播[91]。尽管 HCV MTCT 会随着有创胎儿监测和 ROM 超过 6h 而增加，但选择性剖宫产并不会减少 HCV 垂直传播。感染 HCV 的孕妇如果没有接受过 HAV 和 HBV 免疫，应接种 HAV 和 HBV 疫苗。HCV 感染女性没有母乳喂养的禁忌证。

直到最近，HCV 治疗并没有很高的病毒学治愈可能性，并且妊娠期禁忌使用利巴韦林和聚乙二醇化干扰素。最近推荐在有限时间内（8～12 周）可保留利巴韦林治疗的方案，扩大了妊娠期 HCV 治疗选择[87, 90]。每天固定剂量的雷迪帕韦（抑制病毒磷蛋白 NS5A）和索非布韦（HCV 聚合酶抑制药）为 B 类药物，并且是 HCV 基因 1a 型感染的一线治疗。索非布韦联合西咪匹伟（C 类蛋白酶抑制药）是 HCV 基因 1a 型感染的替代药物。总之，妊娠期使用利巴韦林联合用药是可用于治疗所有 HCV 基因型的一线治疗方案[87, 90]。鉴于 HCV 可能可以治愈，诊断为活动性 HCV 感染的患者应转诊至可以为 HCV 疾病提供完整、全程管理的医生。更新的管理建议可在 www.hcvguidelines.org 网站上查询[90]。

5. 产前丙型肝炎病毒治疗：生殖建议

2020 年，ACOG、母胎医学会、美国传染病学会或美国肝病研究协会尚未推荐产前 HCV 治疗[90]。基于伦理产科治疗的原则，尊重仁慈、无害、自主和正义的原则[93]，作者强烈主张对 HCV 感染女性进行产前诊断和治疗。因为 DAA 可快速抑制 HCV 血清病毒血症，SVR 大于 95% 且毒性很小，HCV 产前治疗已被证明是有益的。2016 年，美国约有 240 万人感染 HCV，18 153 人死于 HCV（低估的可能性很大，CDC）。相比之下，2016 年有 15 807 人死于 HIV 感染者。该研究中的死亡包括所有死亡原因（不限于与 HIV 相关的死亡），因此与传播 HIV 或死于 HIV 相比，女性垂直传播 HCV 或死于 HCV 感染的可能性更高。由于没有证据表明 DAA 对胎儿有害，同时 SVR 有可能减少与活动性 HCV 感染相关的产科并发症，因此在妊娠期间治疗感染 HCV 的女性是无害的。让患者了解疾病相关治疗，并尊重她们的自主权，为选择产前治疗的女性提供治疗更是社会正义的体现。相反，不治疗与女性的不良健康结局相关，并且失去了减少 HCV 垂直传播的机会。产前保健的一个重要原则是促进健康，而故意延迟有医学指征的治疗会损害产妇的健康，同时也是损害胎儿的健康。

在 HIV 大流行期间，孕妇同样被边缘化，直到

1994年才正式推荐齐多夫定用于孕妇感染HIV的治疗。已发现高活性ART优于单一疗法，但由于"未知风险"和缺乏FDA批准，医务人员并没有立即向孕妇提供ART。鉴于生殖健康的重要性，以及提供治疗对改善危及女性生命的慢性病、降低HCV母婴传播所带来的益处，建议产科医生开展普遍的HCV筛查，提倡并且向孕妇提供产前抗病毒治疗。

（四）丁型肝炎

丁型肝炎病毒（hepatitis d virus, HDV）是一种与植物病毒相关的不完全RNA病毒。丁型肝炎基因组编码单个核衣壳蛋白HDAg，它以两种肽形式存在。RNA复制需要短形式，长形式与HDV RNA和HBsAg包膜糖蛋白包装在一起。由于丁型肝炎病毒利用HBV作为辅助病毒（提供包膜糖蛋白），因此病毒复制需要同时或慢性HBV感染存在。HDV存在于世界各地，在地中海盆地、中东、中亚、西非和亚马孙盆地流行率很高。风险因素包括静脉吸毒史和暴露于受感染的血液制品。慢性HDV感染患者中有1%~3%同时患有HBV和HDV。然而，慢性HBV感染者在继发HDV双重感染后有70%~80%发展为慢性HDV感染。慢性HBV和HDV合并感染的患者有70%~80%发生肝硬化和门脉高压，25%的患者死于肝衰竭。急性HDV感染的特征是在没有HDV抗体的情况下HDV抗原呈阳性。慢性感染者将同时具有可检测的HDV抗原和HDV抗体。急性丁型肝炎感染与暴发性肝衰竭有关，死亡率为2%~20%。HDV可以在围产期传播[94]。然而，考虑到HBV合并感染的存在，围产期HBV预防也有效地防止了围产期HDV传播[80]。

（五）戊型肝炎

戊型肝炎病毒（hepatitis e virus, HEV）是一种包膜RNA病毒，属于囊膜病毒家族，同一类的病毒还有风疹病毒。戊型肝炎通过粪-口途径传播，在美国以外的非洲、亚洲和拉丁美洲等地区流行。与甲型肝炎相似，戊型肝炎感染仅引起急性疾病。可通过特定IgM检测或病毒核酸（RT-PCR）进行诊断。一共有四种基因型：基因型1和2是非人畜共患的，存在于发展中国家；基因型3和4是人畜共患的，存在于工业化国家。一般人群中急性戊型肝炎感染后的死亡率为1%。在感染戊型肝炎的孕妇中观察到更高的死亡率（高达20%），基因型1和2占人群感染的大多数[95]。孕产妇并发症发病率和死亡率随着胎龄的增加而升高[80,96]，估计早产率高达66%。围产期戊型肝炎传播与显著的围产期发病率和死亡率有关[97]。

十、柯萨奇病毒

柯萨奇病毒是一种正链RNA病毒，类似于小核糖核酸病毒科肠道病毒属中的脊髓灰质炎病毒。柯萨奇A病毒在脊髓灰质炎暴发期间首次在纽约柯萨奇镇发现，当时分离出了这种与横纹肌肌炎相关的新病毒[98]。第二种抗原性不同的病毒后来被分离出来并命名为柯萨奇B病毒。在柯萨奇病毒A和B两大类群中，已经发现了200多种在人类疾病中具有不同作用的血清型。柯萨奇A病毒是手足口病（hand, foot, and mouth disease, HFMD）的病原体，通过粪口途径传播。柯萨奇B病毒具有心脏作用，并与心肌炎和心肌病有关。柯萨奇病感染的诊断很困难。与大多数非特异性病毒性疾病一样，它表现为轻度、自限性发热性疾病[99]。柯萨奇A病毒感染的一个标志是在口腔、手掌和脚底内侧发现小水疱或溃疡，因此命名为手足口病。柯萨奇B病毒感染的诊断更具挑战性，继发于其非特异性症状。有1例产前柯萨奇B病毒感染导致急性肝衰竭的报道病例，该病例在期待治疗后得到解决[100]。尽管尚未确定因果关系，但妊娠期间感染柯萨奇B病毒与胎儿水肿、新生儿死亡[101]、流产率增加和后代患胰岛素依赖型糖尿病发生率增加相关[99,102]。手足口病不需要进行实验室检测，但可以取咽拭子或粪便样本用于病毒分离或PCR分析。此外，也可进行柯萨奇IgM、IgA、IgG或病毒中和试验[斑块减少中和试验（plaque reduction neutralization test, PRNT）]的血清学检测；然而，灵敏度有限[103]。

十一、人乳头瘤病毒

人乳头瘤病毒（human papilloma virus, HPV）是一组小型DNA病毒，某些类型会引起疣（HPV6和11型），而其他类型不会引起疣，而是与宫颈癌、口腔癌高度相关（HPV16、HPV18、HPV31、HPV33、HPV52b、HPV58型）。感染通过性传播和（或）垂直传播，近50%的女性大学生有感染迹象。因此，既往HPV感染在妊娠期间很常见；既往无HPV感染史的孕妇中，有 37% 检测到了 HPV DNA，这表明无症状 HPV 感染率相当高[104]。非致癌性 HPV 基因型引起的肛门生殖器疣，可以期待治疗。肛门生殖器疣应与梅毒感染引起的扁平湿疣进行鉴别。由激素引起的快速增殖和生长疣，需要治疗。鬼臼树脂是妊娠期禁忌的，三氯乙酸和（或）冷冻疗法可用于治疗妊娠期肛门生殖器疣。关于咪喹莫特乳膏在妊娠期（C 类）的安全性知之甚少，并且治疗需要数月。阴道分娩不是 HPV 感染的禁忌，除非疣的体积和位置会导致难产。孕妇感染 HPV 6 和 HPV 11 型与小儿喉乳头状瘤病相关。然而，鉴于母体 HPV 感染的高患病率和喉乳头状瘤病的罕见性，不推荐预防性剖宫产[104]。宫颈发育不良是 HPV 感染的另一个后遗症。随着 HPV 疫苗预防宫颈癌的广泛实施，妊娠期间无意中接种了四价疫苗与流产或其他不良妊娠结局无关[105]。巴氏涂片异常女性所需的后续检查，在妊娠期间也可进行。

十二、EB 病毒

传染性单核细胞增多症的病原体是 EBV，疱疹病毒家族的一员。临床表现为乏力、头痛、发热、咽炎、淋巴结肿大、非典型淋巴细胞增多症、异嗜性抗体反应和一过性轻度肝炎。感染通常是自限性的。EBV 在 B 淋巴细胞中建立潜伏的、可重新激活的感染。该病毒还与霍奇金淋巴瘤和非霍奇金淋巴瘤有关。大多数成人（> 95%）为 EBV 血清抗体阳性，因此妊娠期原发性 EBV 感染很少见[106]。EBV 的原发感染和（或）再激活与显著的不良妊娠结局无关[107]。妊娠期间 EBV 再激活与儿童急性淋巴细胞白血病的发展之间存在关联。已通过检测新生儿淋巴细胞中的 EBV DNA 证明了宫内 EBV 传播[108]。然而，子宫内感染与不良结局没有直接关系。考虑到极高的血清阳性率可能和对孕妇有影响，不建议进行常规检测。

十三、天花

天花病毒是天花的病原体。感染虽然仅限于人类，但可通过吸入空气飞沫或直接接触天花病变迅速传播[109]。在广泛接种疫苗之后，美国上一次报道的天花病例发生在 1949 年，世界卫生组织于 1980 年宣布全球根除天花。对天花病毒可能被用作恐怖主义生物病毒的担忧导致人们对天花的表现和治疗重新产生兴趣。

天花感染首先表现为高热、寒战、头痛、背痛和呕吐，这与水痘轻微的前驱症状不同[109]。15% 的患者出现谵妄，并且一些感染进展为脑炎。症状出现后 2~3 天出现皮肤损伤，从斑疹到丘疹再到水疱（图 57-8），水疱到脓疱再到结痂，最终形成凹痕。天花病灶呈离心分布，影响足底和手掌，而水痘感染呈向心病灶分布，不影响手掌和足底。确诊是通过生物防护设施中脓液和（或）结痂的 PCR 反应进行的。

母体治疗主要是支持性治疗，疫苗接种和隔离至关重要。从历史上看，未接种疫苗的孕产妇死亡率超过 60%[109]。死亡通常继发于病毒性肺炎、细菌性肺炎或心血管衰竭；孕妇患出血性天花的风险也增加，出血性天花是一种更严重和更致命的感染表现。如果感染发生在 24 周之前，则 75% 的妊娠以流产或早产告终。在妊娠的后半期，天花感染与 55% 的早产率相关。天花病毒穿过胎盘，导致宫内感染。在流行期间，先天性天花感染率为 9%~60%。

在初次接触后 2~3 天内接种疫苗几乎可以完全预防疾病。目前可用的疫苗 Dryvax 由减毒活痘苗病毒组成[109, 110]。该疫苗的并发症风险高于其他疫苗，后遗症包括疫苗接种后脑炎（发生率为 12/100 万，

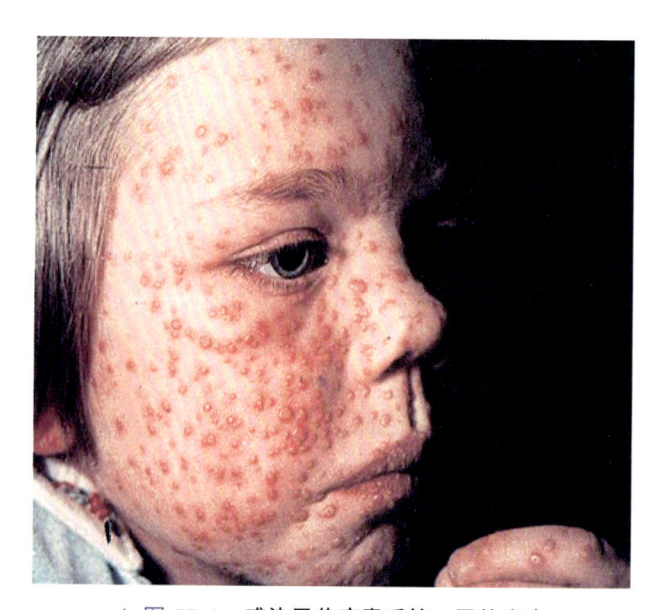

▲ 图 57-8 感染天花病毒后第 3 天的囊泡

引自 Tyring SK, Lupi O, Hengge UR, editors. *Tropical Dermatology*. Edinburgh: Elsevier; 2005.

死亡率为 40%）、轻度全身性牛痘和牛痘湿疹。天花疫苗接种目前仅限于服兵役的女性和使用相关病毒的研究人员。妊娠期间接种疫苗的女性数据正在美国国家妊娠期天花疫苗登记处汇编[110]。母体接种疫苗后的胎儿感染（胎儿牛痘）是罕见的，其特征是皮肤损伤和内脏器官受累，但与胎儿畸形无关。因此，疫苗接种不被视为终止妊娠的指征。CDC 建议在妊娠期间推迟选择性天花疫苗接种；然而，因为可能会继发母亲和胎儿感染天花的风险，妊娠期天花暴露后立即接种疫苗[109]。

十四、寨卡病毒

（一）病毒学/流行病学

寨卡病毒是黄病毒科的一种单链 RNA 病毒，与西尼罗河病毒、基孔肯雅热病毒、登革热病毒和黄热病病毒具有同源性。典型黄病毒的单个开放阅读框编码多蛋白前体，该前体被蛋白水解加工成衣壳（C）、前膜/膜（prM）、包膜（E）和 7 个 NS 蛋白。埃及伊蚊和白纹伊蚊是携带寨卡病毒、基孔肯雅热病毒和登革热病毒的主要宿主，而库蚊携带西尼罗河病毒。该病毒以乌干达的寨卡森林命名，1947 年在黄热病调查中偶然发现了携带该病毒的恒河猴。1954 年在内罗毕诊断出人类感染，随后在 20 世纪后期有孤立的分化的非洲和亚洲病散发病例。第 1 次大规模寨卡病毒于 2007 年暴发于密克罗尼西亚联邦的雅浦岛，亨氏伊蚊是介导亚洲毒株传播的蚊子媒介，感染了大约 3/4 的人口。随后一次记录在案的暴发是 2013 年在法属波利尼西亚，这是第 1 次非蚊媒传播，具有重要意义。最大规模的暴发发生在 2015 年的巴西，到 2016 年蔓延到波多黎各和北美[111, 112]。寨卡病毒的传播途径包括伊蚊媒介的蚊虫叮咬、妊娠期间的垂直传播、性接触、输血、身体分泌物和实验室接触。

随着寨卡病毒进化成非洲和亚洲毒株，在 prM 的 pr 区域观察到最高的变异性，这可能使亚洲毒株进化出神经毒力。糖基化已被证明在其他黄病毒的感染力、成熟度和毒力方面发挥着重要作用[117]。亚洲谱系寨卡病毒的神经毒力差异可能取决于 prMpr 区域内的单个氨基酸替换 S139N，从而建立了一个潜在的 N 连接糖基化位点。因为非神经毒力的非洲寨卡病毒株缺乏 Env 蛋白糖基化（Asn154），所以认为它也可能导致神经毒力。寨卡病发病机制的其他可能因素包括改变宿主免疫功能的 NS 蛋白[112]。寨卡病毒可感染神经祖细胞，导致细胞死亡和神经发育异常，可能导致小头畸形的发生。为验证这种潜在的致病机制，已从妊娠 11 周母体感染后出现严重脑异常的胎儿的大脑中培养出寨卡病毒。在来自小头畸形新生儿大脑的单核细胞（可能是神经胶质细胞和神经元）中也发现了寨卡 RNA。

有症状的先天性感染或先天性寨卡综合征（congenital Zika syndrome，CZS）是产前母体感染后的主要问题。与其他 TORCH 综合征病原体相似，有实验室血清学证据表明近期可能感染寨卡病毒的妊娠婴儿（美国 2549 例完成妊娠）中有 5% 的婴儿出生缺陷可能与寨卡病毒感染有关。与美属地区列研究中的 3930 名孕妇的出生缺陷发生率相似。在孕早期、中期和晚期发现的 NAT 确诊寨卡病毒感染的妊娠中，可能患有寨卡病毒相关出生缺陷的胎儿或婴儿的百分比分别为 8%、5% 和 4%。与其他 TORCH 病原体类似，寨卡病毒感染的孕龄会影响结果，在孕早期确认感染时 CZS 的发生率较高。

（二）临床表现

多达 80% 的寨卡病毒感染者不会表现出感染的临床症状。有症状的患者可能有低热、关节痛、肌痛、斑丘疹或结膜炎。格林-巴利综合征是一种罕见的并发症，发生率与其他病毒感染相似。寨卡病毒 RNA 已在早期流产、足月新生儿、羊水和胎盘的胎儿组织中检测到，并且整个妊娠期都可能发生过垂直传播。流产是母体寨卡病毒感染的并发症，根据美国数据估计流产率为 3%[113]。

产前影像学已发现异常，包括小头畸形、水脑畸形、脑室扩大、小脑蚓部发育不全、胼胝体发育不全、脑回异常、关节畸形、羊水异常、胎盘肿大、钙化和 IUGR[114]。一些发现是非特异性的，包括胎盘、腹腔内或颅内钙化。CMV、风疹病毒、水痘-带状疱疹病毒、单纯疱疹病毒、细小病毒 B_{19}、肠道病毒、其他黄病毒和弓形虫的胎儿感染在超声检查中也会出现非特异性胎儿钙化。

小头畸形是最常见的 CZS 相关并发症。CZS 包括 5 个很少与其他先天性感染一起观察到的特征：严重的小头畸形，颅骨部分塌陷，薄大脑皮质伴皮质下钙化，黄斑瘢痕和局灶性视网膜色素斑；先天性挛缩；有明显的早期肌张力亢进和锥体外系受累症状[114]。严重的小头畸形符合胎儿脑部损伤表现。尽管胎儿脑部破坏表现并非特定于该病原体，但这种表型在寨卡病毒暴发之前很少被报道，并且预计与严重的包括新生儿死亡率的终生损伤相关[115]。产前诊断出的小头畸形也与严重的运动障碍有关，包括言语、吞咽、坐、站立、行走和平衡方面的问题。CZS 还可能导致发育迟缓，包括感音神经性聋、视力问题、癫痫发作和智力障碍（学习和日常生活能力下降）。

（三）诊断

寨卡病毒的潜伏期为接触后 3~14 天。感染的准确诊断面临多重挑战。尽管有报道称妊娠期间寨卡病毒 RNA 可检测时间窗较长，但仍然只是短暂的存在于体液中，因此做核酸检测是很困难的[116, 117]。由于 IgM 会在黄病毒感染后持续数月，因此，血清学检测无法可靠地确定感染时间。黄病毒之间存在显著的血清学交叉反应，因此血清学检测也有可能出现假阳性结果；随着寨卡病毒病流行率的下降，假阳性检测结果的可能性增加。核酸扩增检测（nucleic acid amplification tests，NAAT）是首选的诊断方法，因为它们可以确诊感染，以及区分特定病毒[118]。寨卡病毒和登革热病毒通常在同一地区流行，并通过相同的蚊媒传播，因此应考虑根据患者的暴露风险对登革热/寨卡病毒进行联合筛查[119]。

疾病预防和控制中心（Centers for Disease Control and Prevention，CDC）对寨卡病毒暴露的定义是前往或居住在有寨卡病毒蚊媒传播风险的地区，或与去过或居住在有寨卡病毒蚊媒传播风险地区的伴侣发生性关系的个体。CDC 对此进行了描述（框 57-6）。此时强调在检测前后进行咨询，并建立患者 - 提供者决策模型。建议生活在世界流行地区的孕妇每 3 个月通过 NAAT 进行寨卡病毒检测。在已经明确局限性的情况下，基于寨卡病毒诊断的流程在后文提出[118]。

对可能接触寨卡病毒并出现寨卡病毒感染症状的孕妇的诊断流程应当包含对寨卡病毒 IgM 和寨卡病毒 NAT（血清和尿液样本）评估[119]。当 IgM 血清学和寨卡病毒 NAT 均为阳性时，即诊断为急性

框 57-6　CDC 对于暴露于寨卡病毒孕妇的筛查建议

- 在每次产前检查时，都应询问美国的所有孕妇在当前妊娠前和妊娠期间是否接触寨卡病毒
- 应检测可能接触寨卡病毒并出现寨卡病毒感染症状的孕妇，以明确诊断
- 应为可能持续暴露于寨卡病毒的无症状孕妇在妊娠期间提供 3 次寨卡病毒 NAT 检测。由于检测结果局限性和解释困难，不再建议对这些女性进行 IgM 评估
- 近期可能接触过寨卡病毒（即通过旅行或性接触）但没有持续接触的无症状孕妇，不建议常规进行寨卡病毒检测
- 最近可能接触过寨卡病毒的孕妇和胎儿的产前超声检查结果出现 CZS 时，应接受寨卡病毒检测，以帮助确定出生缺陷的病因
- 因为不再建议对持续接触寨卡病毒的孕妇进行 IgM 评估，所以不需要妊娠前检查寨卡病毒 IgM 以建立可能持续接触寨卡病毒的非孕妇的 IgM 基线

CDC. 疾病预防和控制中心；CZS. 先天性寨卡综合征；NAT. 核酸检测

寨卡病毒感染（图 57-9）。如果 IgM 为阴性而寨卡病毒 NAT 为阳性，则应从提交的样本中重新提取 RNA，并通过 NAT 重新测试以进行确认。由于寨卡病毒和登革热病毒之间的病毒脱落持续时间有限和这两者血清学交叉反应，未确定寨卡病毒 NAT 为阳性、IgM 阳性，或不明确的结果，需要后续寨卡病毒和登革热 PRNT[118]。PRNT 通过量化血清样本防止病毒感染细胞和在细胞单层内形成斑块的能力来确认病毒特异性 IgM 的存在。由于 IgM 检测无法区分这两种病毒，因此对寨卡病毒和登革热都进行了 PRNT。寨卡病毒 PRNT 阴性（＜10）表示没有寨卡病毒感染。寨卡 PRNT 阳性（≥10）和登革热病毒 PRNT 阴性（＜10）可证实寨卡病毒感染。登革热病毒 PRNT 阳性和寨卡病毒 PRNT 阴性证实登革热感染。如果登革热和寨卡病毒 PRNT 均为阳性，则确认黄病毒感染。如果患者因其他产科指征而接受羊膜穿刺术，则可以将羊水样本送去进行 NAAT。对于在当前妊娠之前或妊娠期间任何时间被实验室确诊感染寨卡病毒的孕妇，不建议进行额外的寨卡病毒检测。

随着对寨卡病毒的了解越来越深入，CDC 对孕妇寨卡病毒感染检测的建议也在不断发展。可在 https://www.cdc.gov/zika/hcproviders/testingguidance.

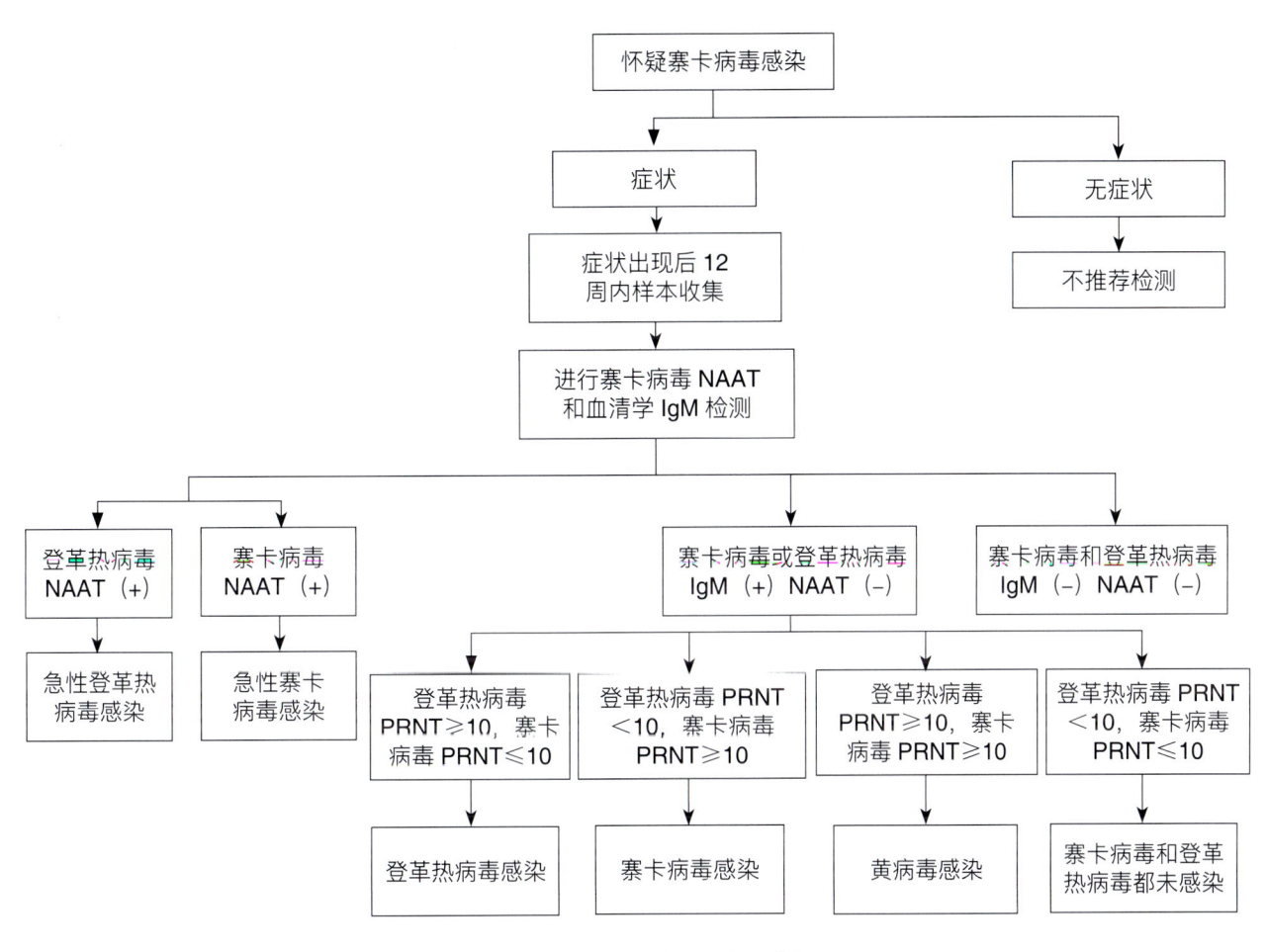

第 57 章 母体妊娠期和围产期感染：病毒
MATERNAL AND PERINATAL INFECTION IN PREGNANCY: Viral

```
                    怀疑寨卡病毒感染
                           │
              ┌────────────┴────────────┐
             症状                      无症状
              │                          │
      症状出现后 12                  不推荐检测
      周内样本收集
              │
      进行寨卡病毒 NAAT
      和血清学 IgM 检测
              │
   ┌──────┬───┴────┬──────────────┐
登革热病毒  寨卡病毒  寨卡病毒或登革热病毒   寨卡病毒和登革热病毒
NAAT（+） NAAT（+）  IgM（+）NAAT（−）    IgM（−）NAAT（−）
   │       │          │                    │
急性登革热  急性寨卡   ┌────┬────┬────┐
病毒感染    病毒感染   登革热病毒 登革热病毒PRNT 登革热病毒 登革热病毒PRNT
                    PRNT≥10，寨卡 <10，寨卡病毒 PRNT≥10，寨卡 <10，寨卡病毒
                    病毒PRNT≤10  PRNT≥10      病毒PRNT≥10  PRNT≤10
                       │           │            │           │
                    登革热病毒   寨卡病毒感染   黄病毒感染   寨卡病毒和登革
                    感染                                   热病毒都未感染
```

▲ 图 57-9 寨卡病毒感染的诊断
NAAT. 核酸扩增检测；PRNT. 斑块减少中和试验

html 网页中了解妊娠期寨卡病毒检测流程的更新。大多数寨卡病毒检测最初是由 CDC 和联邦药物管理局赞助的国家标准实验室进行的。目前，有商业实验室在进行寨卡病毒检测。理想情况下，接收样本的诊断实验室应有能力进行全方位的测试，包括 NAAT 和 PRNT，因为能够从单个样本完成测试流程是有好处的。出于卫生经济学考虑，国家参考实验室可能不接受来自无症状孕妇的寨卡病毒检测样本，除非她们到流行地区居住或旅行，或者产前胎儿超声检查提示有先天性寨卡病毒感染的迹象。

（四）预防接触寨卡病毒

目前，没有针对寨卡病毒感染的疫苗或治疗方法，因此妊娠期间的主要措施是避免接触。CDC 记录了寨卡病毒传播活跃的地区，建议女性避免去往病毒流行区域，并为之前前往过寨卡病毒流行地区并打算在未来 3 个月内妊娠的孕妇或夫妇提供咨询。如果男性伴侣去过寨卡流行地区，CDC 建议在妊娠期间的性生活中使用避孕套或禁欲。如果计划妊娠，男性伴侣在返回后至少 3 个月内应避免性交或使用避孕套，因为在人类精液中可以检测到寨卡病毒 RNA，并通过其传播。去过寨卡病毒暴发地区的女性应使用避孕套或在 2 个月内避免性交。除非他们计划妊娠，建议居住在流行地区的夫妇使用安全套或可靠的避孕措施。对于一方或双方可能接触寨卡病毒的夫妇，由于诊断手段的局限性，不建议进行寨卡病毒检测以确定受孕或妊娠的时间。

如果无法避免前往流行地区，下一个预防措施是防止蚊虫叮咬，包括穿长袖衣服，使用纱窗、蚊帐和风扇。氯菊酯可在妊娠期间安全地用于处理衣物以驱蚊。此外，建议局部使用含有派卡瑞丁（20%浓度）、IR3535（20%）或避蚊胺（20%～30% 浓度）

的驱虫剂。自 20 世纪 50 年代以来，避蚊胺（N，N-二乙基 - 间甲苯甲酰胺）已被用作驱虫剂，应用于 200 多种产品。避蚊胺产品的有效性为 30%，其作用机制为对蚊子触角上探测 CO_2 和乳酸的受体进行干扰。妊娠期间使用避蚊胺是安全的；动物研究表明，无论使用何种剂量，均不存在胎儿毒性作用或畸形。但建议避免接触眼睛和嘴巴，以及皮肤伤口，以避免刺激皮肤，减少全身吸收。

（五）妊娠期寨卡病毒的管理

一旦妊娠期 NAAT 确认母体感染寨卡病毒，可考虑超声监测先天性寨卡病毒感染的表现，以排除小头畸形。然而，缺乏关于产前超声监测频率的建议。母乳中已检测到寨卡病毒；然而，尚未确认母乳喂养会传播寨卡病毒。因此，母亲感染寨卡病毒后母乳喂养并非禁忌（https://www.cdc.gov/pregnancy/zika/testing-followup/zika-in-infants-children.html）。

十五、埃博拉病毒

（一）病毒学 / 流行病学

埃博拉病毒是丝状病毒科的有包膜 RNA 病毒成员。包膜基因编码两种转录产物，即糖蛋白和分泌型 GP（一种分泌型非结构蛋白）。病毒相关的 GP 与靶细胞结合，在核内体进行翻译后裂解为 GP1（附着）和 GP2（融合）亚基，从而实现融合 / 进入。埃博拉是一种人畜共患病原体，果蝠可能是本地宿主和病毒库。可以通过直接接触感染埃博拉病毒或接触死于埃博拉病毒的人的体液（血液、呕吐物、尿液、粪便、汗液、精液、唾液、其他液体）或受感染的动物（肉类）而发生的传播。通过母乳喂养传播已被报道，传染性病毒持续存在于母乳、胎盘、羊水和妊娠期间受感染女性的胎儿中。另外，在症状出现 12 个月后仍然可从精液中分离出病毒。除非精液样本中检测 2 次埃博拉病毒 RT-PCR 均阴性，否则建议男性埃博拉病毒病幸存者在出现症状后 12 个月内使用避孕套，并且使用后的避孕套作为危险生物材料处理。一名女性在症状出现 33 天后的阴道分泌物中检测到埃博拉病毒 RNA。然而，未从阴道分泌物中分离出传染性病毒。由于数据有限，尚不清楚该病毒通常会在阴道分泌物中持续多久，或者它是否可以通过性传播方式从女性传染给男性。

潜伏期为暴露后 2~21 天，个体在出现症状时具有传染性。埃博拉感染巨噬细胞，导致大规模炎症和并发症，感染暴发导致的死亡率为 25%~90% 不等。截至 2019 年，美国仅报道了少数埃博拉病毒病（Ebola virus disease，EVD）病例（无妊娠病例）。2019 年埃博拉病毒病暴发波及刚果民主共和国（DRC）和乌干达西部，直到人们广泛接种一种研究性重组疫苗（rVSV-ZEBOV-GPEbola），才得以控制此次疫情的蔓延。已有超过 90 000 人接受了免疫接种，估计疫苗接种后 10 天或更长时间内，疫苗效力超过 97%。如需了解最新信息和建议，作者推荐两个网站：www.CDC.gov 和 www.WHO.int。

高风险暴露包括经皮（如针刺）或黏膜接触埃博拉病毒病患者的血液或体液，暴露于没有适当个人防护装备（personal protective equipment，PPE）的有症状的埃博拉病毒病患者的血液或体液，处理血液或身体没有适当的个人防护装备或生物安全预防措施的有症状的埃博拉病毒病患者的液体，或在没有适当的个人防护装备的情况下从事以下活动：在埃博拉疫区直接接触尸体（包括葬礼）、家庭接触或直接护理有症状的埃博拉病毒病患者。在埃博拉病毒病流行国家，与带有 PPE 的埃博拉病毒病患者直接接触或任何直接的患者护理都存在一些风险，包括与有症状的埃博拉病毒病患者在 3 英尺（0.9m）距离内的长时间接触。低风险情况包括在过去 21 天内访问过埃博拉病毒病流行国家（没有已知的接触史）、与有症状的埃博拉病毒病患者短暂接触、在非流行病国家照顾带有个人防护装备的埃博拉病毒病患者、和携带有症状的埃博拉病毒病患者共同乘飞机旅行。

（二）临床表现

早期症状包括发热、虚弱、关节痛、肌痛、头痛、厌食和打嗝。进行性症状可能包括恶心、呕吐、腹泻、吞咽困难、结膜炎、腹部或肝脏压痛，以及不明原因的出血或瘀伤。晚期症状包括癫痫发作、胸痛、皮疹和流产。约 50% 的患者会出现出血，并且可能仅发生在体内。因此，EVD 表现为一种非特异性的严重病毒综合征。

（三）诊断

被调查者（person under investigation，PUI）是指在出现症状前 21 天内具有流行病学危险因素和持续症状（包括发热超过 38.6℃或主观性发热），或症状包括严重头痛、肌肉疼痛、呕吐、腹泻、腹痛或不明原因的出血。病例确诊需要实验室埃博拉感染诊断证据。在疑似诊断时，应将患者隔离在独立有卫生间的负压吸引房间中。应实施接触、飞沫和环境控制预防措施，并应始终使用适当的 PPE。

所有标本应由穿着适当 PPE 的工作人员采集，并作为 A 类传染性物质处理。这包括将标本放置在防漏的二级容器中，用手将标本运送到实验室，并避开人流量大的区域。实验室响应网络的实验室进行初级检测并通过 CDC 做出的确认诊断。确认性测试通过 RT-PCR 进行。可以进行病毒分离和血清学检测。症状出现 72h 后 RT-PCR 呈阴性可排除埃博拉病毒病，阳性检测后 48h 后 RT-PCR 呈阴性符合停止隔离的标准。鉴于症状的非特异性，以及在埃博拉病毒病流行地区存在具有类似表现的其他传染病，鉴别诊断应包括疟疾、细菌感染和拉沙热。拉沙热在西非部分地区流行，每年有超过 10 000 例病例，症状与早期埃博拉病毒病相似。在埃博拉病毒病检测呈阴性的患者中排除拉沙热的诊断测试是 RT-PCR、抗原检测和血清学。

（四）妊娠期埃博拉的管理

临床管理的关键要素是在护理 PUI 和确诊的 EVD 患者时，使用适当的 PPE 迅速隔离患者，并实施推荐的感染控制措施（标准、接触、飞沫预防）。由于传染性病毒已被证明在恢复期女性的胎盘、羊水和胎儿中检测持续存在，因此在妊娠期间有确诊的 EVD 病史要求使用感染控制措施进行产时管理。CDC 的 PPE 指南，包括对仔细评估后穿戴和脱下 PPE 的建议，可访问 http://www.cdc.gov/vhf/ebola/healthcareus/ppe/guidance.html。持续管理包括支持性护理，如积极的静脉液体复苏、电解质异常、低血糖、贫血和凝血病的评估和纠正。应评估患者的出血情况、有无继发感染和其他并发症。应针对疑似感染使用经验性广谱抗生素，无须等待培养，因为 EVD 患者有发生败血症和相关后遗症的风险：血管通透性增加、血管舒张、多器官衰竭和休克。作者建议进行高级血流动力学和胎儿监测，将 O_2 饱和度维持在 95% 以上，并根据需要使用血管加压药和正性肌力药物来维持心输出量、血压和组织灌注。

有必要对发热、恶心、呕吐、腹泻和腹痛进行对症处理[120]。

没有证据表明妊娠会增加埃博拉病毒病的易感性。然而，妊娠期感染被认为会增加疾病严重程度和孕晚期的死亡率。流行病学报告表明，流产和胎死宫内的发生率很高。最近在 2 名患者中报道了宫内埃博拉病毒传播，尽管 2 名女性都康复了，但没有一个胎儿幸存下来[121]。高孕产妇死亡率加上极高的新生儿死亡率决定了治疗的主要重点是改善母体状况。在美国，加强监测和及时干预，可能降低死亡率。更新的指南可在 http://www.cdc.gov/vhf/ebola/healthcareus/hospitals/precipe-women.html 中获取。

▶ 要 点

- 应在孕早期进行风疹、水痘、HBV、HCV 和 HIV 暴露的血清学筛查。HIV 筛查应通过"选择性筛查"方法进行，在高流行地区应考虑在孕晚期重复筛查。不推荐对高血清学抗体阳性的孕妇行常规 CMV 筛查。
- ACOG 和 CDC 建议尽快使用肌内注射灭活疫苗为所有孕妇接种季节性流感疫苗。妊娠期接种 IIAV 和 HBV 疫苗也是安全的，应根据风险和易感性进行接种。风疹病毒和水痘 – 带状疱疹病毒感染的减毒活疫苗应推迟到妊娠后，在产后出院前接种。
- 应对 HIV 感染状况未知的女性进行快速产时 HIV 检测，可在 1h 内得到结果，因为大多数围产期感染的婴儿出生时母亲并不知道自己的 HIV 感染状况。
- HIV 感染的标准治疗是 ART，使用至少两类抗逆转录病毒药物中的至少三种药物。目前推荐妊娠前进行完全抑制病毒的治疗。未经治疗的女性中最好在第 1 次产前检查时尽快开始 ART，因为有效地抑制病毒复制可减少 HIV 传播。
- 怀疑感染流感的孕妇应立即接受治疗，不得为了确诊而延误治疗。
- 胎儿细小病毒感染可能导致胎儿贫血和水肿。确诊感染的女性在 8~10 周通过多普勒超声 MCA 检查胎儿贫血。

1209

- 风疹（麻疹）是最具传染性的病毒之一，75%~90%的易感者接触病毒后被感染。疫苗接种缺口导致美国出现零星暴发。妊娠会增加疾病的严重程度，并伴有包括早产在内的并发症。麻疹感染后遗症包括一种进行性、致命的神经系统疾病 SSPE。
- 高达 90% 的先天性 CMV 感染婴儿为无症状感染，产前 CMV 检测不能预测有症状的先天性 CMV 感染。CMV 传播在孕晚期最多，但在孕早期感染后更易造成严重后遗症。
- 暴露于水痘病毒后的女性应接受 VZIG 以降低感染和传播的风险。预防性使用阿昔洛韦可进一步降低母体感染风险。
- HBsAg 阳性母亲所生的婴儿应在出生后 12h 内同时接种 HBIG 和 HBV 疫苗，以减少围产期 HBV 感染。建议 HBV 传播高风险的女性 [HIV 合并感染、既往 HBV 传播、高 HBV 载量（$>1\times10^6$ copies/ml）或处于免疫耐受期] 产前使用替诺福韦治疗。
- 鉴于可以实现治愈 HCV 同时减少围产期传播，应努力在受妊娠前诊断和治疗 HCV。从产妇受益的角度来说，在妊娠期间可以进行联合利巴韦林的方案治疗。
- 在妊娠前 3 个月感染寨卡病毒的孕妇所生婴儿中，有 1%~13% 的婴儿可能会出现小头畸形。目前不建议对去过寨卡病毒流行地区的无症状孕妇进行寨卡病毒检测。感染后 2 周内出现症状的孕妇应使用 RT-PCR 或 NAAT 检测血清和尿液，以明确是否确认病毒 RNA 感染。美国尚不清楚对连续筛查寨卡病毒感染对女性后代发生小头畸形的预测性。
- 埃博拉病毒病的严重程度和死亡率在孕晚期增加，有很高的可能性造成流产。因此建议进行适当的感染控制、血流动力学监测和积极的孕产妇护理，尽量保证胎儿不受影响。在恢复期的女性中，传染性病毒已被证明会持续存在于胎盘、羊水和胎儿中。因此，要求对在首次妊娠期间确诊的埃博拉感染的女性使用感染控制措施进行产时管理。

第58章 母体妊娠期和围产期感染：细菌
Maternal and Perinatal Infection in Pregnancy: Bacterial

William P.Duff 著

白雪峰 译　马琳琳 校

英汉对照

acute respiratory distress syndrome	ARDS	急性呼吸窘迫综合征
body mass index	BMI	体重指数
Centers for Disease Control and Prevention	CDC	疾病预防和控制中心
central nervous system	CNS	中枢神经系统
computed tomography	CT	计算机断层扫描
fluorescent treponemal antibody absorption	FTA-ABS	荧光密螺旋体抗体吸收试验
group A streptococcus	GAS	A族链球菌
group B streptococcus	GBS	B族链球菌
immunoglobulin M	IgM	免疫球蛋白M
intramuscular	IM	肌内注射
intravenous	IV	静脉注射
magnetic resonance imaging	MRI	磁共振成像
methicillin-resistant Staphylococcus aureus	MRSA	耐甲氧西林金黄色葡萄球菌
nucleic acid amplification tests	NAAT	核酸扩增试验
polymerase chain reaction	PCR	聚合酶链反应
preterm premature rupture of membranes	PPROM	未足月胎膜早破
rapid plasma reagin	RPR	快速血浆反应素试验
relative risk	RR	相对风险
sexually transmitted infection	STI	性传播感染
systemic immune response syndrome	SIRS	全身免疫反应综合征
Treponema pallidum particle agglutination	TP-PA	梅毒螺旋体颗粒凝集
tumor necrosis factor α	TNF-α	肿瘤坏死因子-α
venereal disease research laboratory	VDRL	性病研究实验室试验

GABBE 产科学（原书第 8 版）
GABBE'S OBSTETRICS: Normal and Problem Pregnancies (8th Edition)

摘 要

细菌感染是产科医生最常遇到的临床并发症。一些感染（如产后子宫内膜炎和下尿路感染）会对母体产生较大影响，对于胎儿或新生儿造成的风险较小。另一些感染（如李斯特菌病和 B 族链球菌感染）会对胎儿造成极大影响。还有其他感染，如肾盂肾炎、绒毛膜羊膜炎、梅毒和脓毒症休克，可能导致母体和胎儿均出现严重的症状，甚至死亡。幸运的是，目前我们已经掌握了诊断并治疗这些疾病的方法。

关键词

母体细菌感染；妊娠期细菌感染；围产期细菌感染；母体感染；产科患者的细菌感染

一、细菌感染

细菌感染是产科医生最常遇到的临床并发症。一些感染（如产后子宫内膜炎和下尿路感染）会对母体产生较大影响，对于胎儿或新生儿造成的风险较小。其他疾病（如李斯特菌病和 B 族链球菌感染）会对胎儿造成极大影响。还有一些疾病，如肾盂肾炎、绒毛膜羊膜炎和梅毒，可能导致母体和胎儿均出现严重的症状，甚至可能出现危及生命的并发症。本章的目的是详细回顾产科医生在临床工作中常见的主要细菌感染和主要的原生动物感染。

二、衣原体感染

沙眼衣原体感染是美国最常见的细菌性性传播感染，每年大约新发约 300 万例。全世界每年新发约 1.31 亿例。24 岁以下人群发病率最高。每年未经治疗的衣原体感染及其后遗症的预估花费超过 20 亿美元[1,2]。

在女性中，未经治疗的衣原体感染可导致多种不良反应，包括盆腔炎及其并发的输卵管性不孕、异位妊娠及慢性盆腔疼痛等后遗症。妊娠期未经治疗的衣原体感染与早产、未足月胎膜早破、低体重儿和新生儿死亡有关。未经治疗的沙眼衣原体感染也可能引起新生儿结膜炎和（或）肺炎[3,4]。

沙眼衣原体可被分成 15 种不同的血清型。其中的三种（L₁、L₂、L₃）可导致性病淋巴肉芽肿。其他血清型可导致地方性致盲沙眼（A、B、BA、C 型）或包涵体性结膜炎、新生儿肺炎、尿道炎、宫颈炎、子宫内膜炎、盆腔炎、急性尿道综合征（D~K 型）[3]。

沙眼衣原体的患病率与所研究人群的特点有关。患病率在美国波动显著，计划生育门诊患者的患病率为 4%~12%，大学生患病率为 2%~7%，患有 STI 的人群中患病率为 6%~20%。2015 年，有 1 526 658 例衣原体感染病例被上报至疾病和预防控制中心。女性的患病率高于男性，每 10 万人中约有 600 例确诊，高于 2005 年的 450 例[1]。

沙眼衣原体在孕妇中的患病率为 2%~3%，但在某些高危人群中可能更高。孕妇患衣原体感染的主要高危因素如下。

- 未婚。
- 年龄小于 25 岁。
- 多个性伴侣。
- 过去 3 个月内有新的性伴侣。
- 非洲裔美国人。
- 患有其他 STI。
- 配偶患有非淋菌性尿道炎。
- 患有黏液性宫颈内膜炎。
- 社会弱势群体。
- 很少或不进行产检。

据报道，在此类高危人群的筛查和前瞻性研究中，衣原体感染检出率高达 25%~30%。在纽约 Eunice Kennedy Shriver 国家儿童健康和人类发展母胎医学单位的早产预测研究中，包括有高风险感染 STI 的女性和表面上低风险的女性在内，沙眼衣原体的发病率为 11%[2, 3]。

宫颈衣原体感染未经治疗的女性所生的婴儿在分娩期间通过产道时感染的风险为 60%~70%。25%~50% 有暴露史的婴儿在出生后 2 周内会发展为结膜炎，10%~20% 的婴儿会在 3~4 个月内发展为肺炎[3]。

（一）发病机制

衣原体是一种专性的细胞内细菌，根据其独特的生长周期将它与其他微生物区分开来，称为衣原体目。它的生长周期包括以下过程：易感宿主细胞通过衣原体特异性吞噬过程感染，因此这些生物体优先被摄入。在附着和摄食后，衣原体在整个生长周期中存在于吞噬体内，但衣原体的表面抗原抑制吞噬溶酶体的融合。这两种毒性因子（即增强摄入和抑制吞噬溶酶体融合）是一种极具适应性的寄生虫的表现。

一旦进入细胞，衣原体中具有感染性的部分（即原生小体）就变成新陈代谢活跃的复制形式，称为网状体，能合成大分子物质并进行二分裂。衣原体是专性寄生虫，因为它无法合成自身所需的腺苷三磷酸，所以必须由宿主细胞提供其生长所需的能量。在持续约 48h 的生长周期末期，大部分网状体重新组合为原生小体，在宿主细胞破坏后被释放，启动新的感染周期[3]。

母体宫颈沙眼衣原体感染是否与不良妊娠结局有关仍存在争议。尽管部分研究表明，母体衣原体感染与早产、低体重新生儿、PPROM 和围产期死亡存在联系[5-7]，但其他研究未能证实这一联系。Harrison[8]、Sweet 及其同事[9]等调查发现，一组体内存在抗沙眼衣原体的免疫球蛋白 M 的感染女性，发生 PPROM、早产、低体重儿的风险显著增加。他们推测血清 IgM 阳性反映了近期的急性衣原体感染，它可能比慢性感染发挥更重要的作用。

在一项回顾性研究中，Ryan 及其同事[10]报道，相比于接受治疗或未感染衣原体的女性，高患病率人群（21% 呈阳性）中未经治疗的衣原体感染孕妇发生 PPROM、低体重儿、低围产期存活率的概率显著增加。Cohen 及其同事[11]认为，治疗衣原体感染可减少早产、PPROM、提前分娩和胎儿生长受限的发生。这两项研究都存在实验设计缺陷或局限性，

然而，由于对未经治疗的患者进行前瞻性随机安慰剂对照试验是不道德的，这些研究已经提供了未经治疗的衣原体感染对围产期不良影响的最佳有效证据。来自澳大利亚的 Reekie 等[12]在最近的一份报道中提出，在对混杂变量进行纠正后发现，如果感染衣原体的女性得到充分的治疗且没有复发，她们发生早产、胎儿生长受限和死产的风险不会增加。

（二）诊断

在核酸扩增试验引入之前，抗原检测法被广泛应用于诊断衣原体感染。在很大程度上，这些方法现已被基于 DNA/RNA 扩增型和非扩增型方法取代。非扩增型试验（如 Gen-Probe PACE-2）使用 DNA/TNA 杂交技术。在一项多中心联合的大型研究中，Black 和合作者[13]报道 PACE-2 的敏感性为 60.8%~71.6%，特异性为 99.5%~99.6%。DNA 探针技术的一个重要优势是，它可以在同一个化验标本中与检测淋病奈瑟菌的探针合用。

近年来，DNA/RNA 扩增技术已被运用于临床。NAAT 对衣原体检测有良好的敏感性和特异性。临床可用的 NAAT 包括基于聚合酶链反应的转录介导扩增和链置换扩增。在沙眼衣原体的检测上，NAAT 比培养、抗原检测或 DNA 探针技术表现更好。NAAT 的一个显著优点是能检测出体内沙眼衣原体量低的患者。然而，在从患者身上获得检测标本时，阴道拭子的敏感性和特异性与它相当，甚至更好，并且更易被患者接受。

CDC 建议所有孕妇在第 1 次产前检查时常规筛查沙眼衣原体[15]。衣原体感染风险较高的女性应在孕晚期进行复查以防止产后并发症及婴儿衣原体感染。

（三）治疗

妊娠期衣原体感染的最佳方法是口服阿奇霉素 1g。这一疗法并不昂贵且依从性高。另一种可选的疗法是口服阿莫西林 500mg，每天 3 次，连服 7 天[16-18]。

考虑到衣原体持续感染可能会使母体和新生儿产生后遗症，建议所有孕妇最好在治疗完成 3 周后使用 NAAT 复查衣原体以确保治愈。建议性伴侣一同进行评估、检测和治疗。CDC 建议，若担心性伴侣不愿进行评估与治疗，应该考虑由女性患者向其性

伴侣提供抗生素治疗[19]。与标准的性伴侣同治法相比，这种方法降低了衣原体感染的复发率和持续率。

三、B族链球菌感染

（一）流行病学

B族链球菌（group B streptococcus，GBS）是一种能在血琼脂上发生β-溶血的革兰阳性球菌。有20%~25%美国女性的下生殖道和直肠中含有这类微生物。GBS是早期新生儿感染最常见的原因之一。目前新生儿GBS的感染率约为每1000个活产儿中0.5个，美国每年约发生1万例新生儿链球菌脓毒症[20]。

新生儿GBS感染可分为早发感染和迟发感染，表58-1总结了两者的特点。80%~85%的新生儿GBS感染是早期发病，并且主要来自于患病母亲的垂直传播。早发感染主要表现为严重肺炎和重症脓毒症。在早产儿中，早发GBS感染的死亡率接近25%。在足月儿中，死亡率较低，约为5%[21]。现行的全国性预防政策每年减少约3900例早发GBS脓毒症和200例死亡。

迟发型GBS感染是垂直传播和水平传播共同作用的结果。值得注意的是，16%~45%的护理人员是GBS携带者，并且医院感染在新生儿中较为常见[22]。迟发感染的典型表现为菌血症、脑膜炎和肺炎。感染也可能发生在中耳、鼻窦、结膜、肺、骨骼、乳房、关节和皮肤。早产儿和足月儿的迟发型感染死亡率均约为5%[20]。不幸的是，产科干预已被证实对预防迟发型新生儿感染无效，因此本章集中讨论早发型感染。

早发型感染的主要危险因素包括早产（尤其是伴有PPROM）、产妇产时发热（常由绒毛膜羊膜炎引起）、胎膜破裂时间延长（大于18h）、有感染婴儿娩出史、年幼、黑人或西班牙裔[20]。大约25%的患者至少有一个GBS感染的危险因素。在有危险因素的情况下，体内存在GBS的患者，其新生儿感染的概率为40%~50%，无危险因素存在时，这一数据小于5%。在已被感染的婴儿中，当其母亲存在危险因素时，新生儿死亡率为30%~35%，无危险因素存在时，死亡率小于5%[21,23]。

（二）孕产妇并发症

在体内存在GBS的孕妇中，一些产科并发症的发生概率增加。这是引起绒毛膜羊膜炎和产后子宫内膜炎的主要原因之一。GBS常与来自皮肤和盆腔的菌群一起导致剖宫产后伤口感染，孕妇下尿路感染中有2%~3%是由这一机制引起的[20]。GBS所导致的尿路感染是PPROM和早产的危险因素。Thomsen及其同事[24]对69名妊娠27~31周且患有链球菌尿路感染的女性进行调查，将她们分为两组，一组使用青霉素进行治疗，另一组使用安慰剂。接受治疗的患者发生早产和PPROM的频率显著降低。

表58-1 早发型和迟发型新生儿B族链球菌脓毒症的特征

类型	发病时间	占比	危险因素	发病率	致死率
早发型	产后1周内	85%	• 胎龄<37周 • PPROM • 胎膜破裂延长 • 宫内感染 • 年幼 • 黑种人或西班牙裔 • 有GBS感染婴儿娩出史	0.34‰~0.37‰ 活产儿	• 足月产：2%~3% • 早产：20%~30%[a]
迟发型	产后1~12周	15%	• 胎龄<37周 • 黑种人 • 母体GBS感染	0.3‰~0.4‰ 活产儿	• 足月产：1%~2% • 早产：5%~6%[a]

a. 由于早产儿的其他并发症如新生儿呼吸窘迫综合征、脑室出血、坏死性小肠结肠炎等，死亡率较高
GBS. B族链球菌；PPROM. 未足月胎膜早破

其他研究也证明了 GBS 定植与 PPROM 和早产之间的联系。与健康女性相比，体内有 GBS 定植的女性发生晚期并发症的潜伏期更短，并且更易发生绒毛膜羊膜炎和产褥期子宫内膜炎[25]。在子宫内膜炎和绒毛膜羊膜炎的患者中，约 20% 是由 GBS 和其他复杂微生物菌群作为致病菌一同引起的。

（三）诊断

细菌学培养是诊断 GBS 感染的金标准。Todd-Hewitt 培养基、Lim 培养基、Trans-Vag 培养基是首选的培养基。这些培养基用于促进低数量菌群的生长，然后将标本接种至羊血琼脂上传代培养。用于培养的标本使用棉签从阴道下段、会阴和肛周取得。

近年来，针对体内有衣原体定植女性的快速诊断试验做了大量的研究。表 58-2 总结了几项快速诊断试验的调查结果。表格中的信息主要来自于 Yancey 及其同事和 Ahmadzia 等的调查[26, 27]。Yancey 及其同事认为，尽管快速诊断实验在鉴别严重定植者时有较好的敏感性，但它们在诊断轻度和中度定植者时敏感性较差。

尽管第一代快速诊断试验并不如预想的那样有价值，Bergeron 及其同事[28]报道了用一种新的 PCR 试验检测 GBS 方法的良好结果。在 112 例患者中，这一方法的敏感性为 97%，特异性为 100%，阳性预测值为 100%，阴性预测值为 97%。这一方法目前在经济上可行，并且提供了一种在患者入院分娩时的快速检测办法。Ahmadzia 及其同事[29]回顾了产时 NAAT 对 GBS 的诊断准确性，并报道其敏感性在 91%～94%。当标本最初在选择性培养基中潜伏时，这些新的测验方法尤其准确。当然，这一潜伏期会延迟最终的检测结果。

（四）B 族链球菌感染的预防

在过去的 20 年里，已经提出了几种预防新生儿 GBS 感染的方法[21, 22, 30-32]。每种方法都有其不足之处。然而，CDC 在 1996 年发布了一系列建议，它们包含了前代方案的主要优点并尽量削减了所选方案中的不利因素[32]。CDC 最初的指南提出两种方案，一是对所有孕妇在妊娠 35～37 周采样进行培养，并对有 GBS 定植的女性进行分娩期治疗；二是对有高危因素的女性进行选择性治疗。在对大量人群进行调查后，Rosenstein 和 Schuchat[33]评估了 CDC 推荐方法的影响并得出结论。方案一可预防约 78% 的新生儿感染，相比之下，方案二仅可预防约 41% 的新生儿感染。另外，Locksmith 及其同事[34]证明，相比于方案二，方案一在降低母体感染方面更有价值。

2019 年，美国妇产科医师学会发表了预防早发型 GBS 感染的最新指南[20]。该指南建议对所有孕妇进行 GBS 培养作为最佳预防方法。采样培养在妊娠 36～37 周时进行，所有检测阳性者应在产时接受抗生素预防治疗（图 58-1）。青霉素 G 是首选药物，最初用 500 万 U，之后每 4 小时静脉应用 250 万～300 万 U 直至分娩。氨苄西林同样可用，最初用 2g，之后每 4 小时用 1g 直至分娩。对青霉素有不良反应但不危及生命者，可用头孢唑啉，最初用 2g，之后每 8 小时用 1g 直至分娩。如果患者有较高的过敏风险且已知对头孢唑啉过敏，可每 8 小时静脉注射 900mg 克林霉素。但是有 10%～15% 的 GBS 菌株对 GBS 有耐药性。因此，如果患者对 β- 内酰胺类抗生素有

表 58-2　B 族链球菌快速诊断试验的可信度

试　验	敏感性（%）	特异性（%）	PV+（%）	PV-（%）
革兰染色法	34～100	60～70	13～33	86～100
淀粉培养基上生长	93～98	98～99	65～98	89～99
抗原检测（共凝集、乳胶粒凝集、酶免疫测定）	4～88ª	92～100	15～100	76～99
DNA 探针ᵇ	>90	90	61	94

a. 对有大量细菌定植女性的识别敏感性为 29%～100%
b. 样本培养 3.5h 后应用于 DNA 探针
PV. 预测值

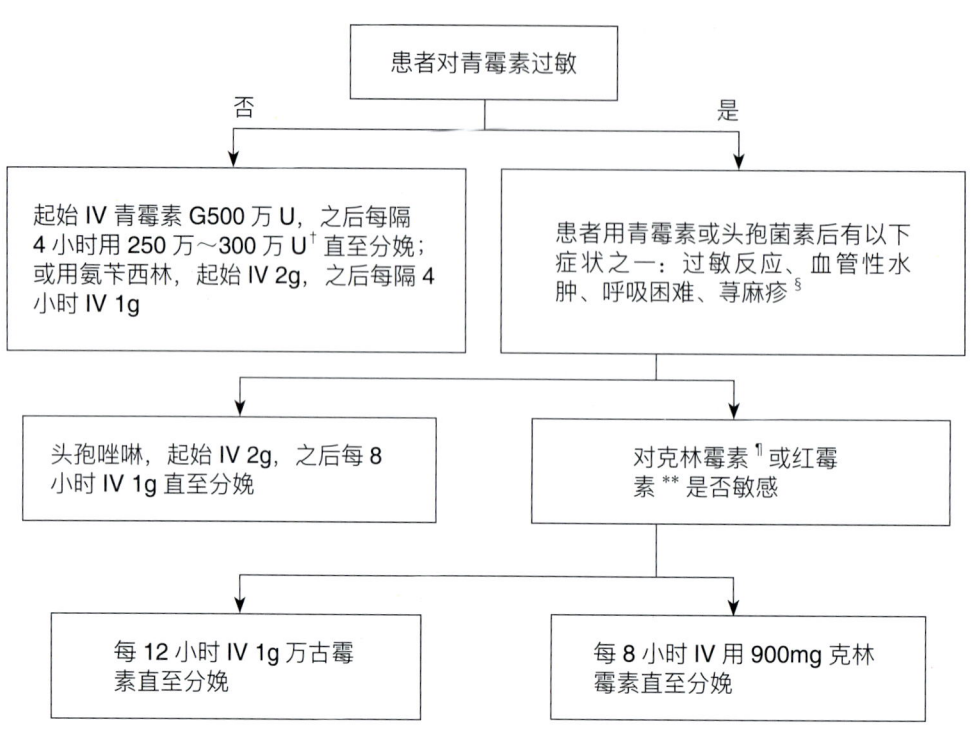

```
                    患者对青霉素过敏
                 否 ↙            ↘ 是
   起始 IV 青霉素 G500 万 U,      患者用青霉素或头孢菌素后有以下
   之后每隔 4 小时用 250 万~       症状之一:过敏反应、血管性水
   300 万 U† 直至分娩;            肿、呼吸困难、荨麻疹§
   或用氨苄西林,起始 IV 2g,
   之后每隔 4 小时 IV 1g
              ↓                        ↓
   头孢唑啉,起始 IV 2g,之后每 8     对克林霉素¶或红霉
   小时 IV 1g 直至分娩              素**是否敏感
                                  ↙        ↘
                      每 12 小时 IV 1g 万古霉    每 8 小时 IV 用 900mg 克林
                      素直至分娩              霉素直至分娩
```

* 治疗绒毛膜羊膜炎可能需要更广谱的药物,包括抗 GBS 活性药物
† 在初始用药后每 4 小时给药时,剂量可在 250 万~300 万 U,根据可选的青霉素 G 剂型选用剂量,减少药房备药的需求
§ 使用青霉素或头孢菌素后出现过敏反应、血管性水肿、呼吸窘迫或荨麻疹的患者是高危患者,不得使用青霉素、氨苄西林或头孢唑啉预防产时 GBS 感染。对于无上述反应的过敏患者,首选头孢唑啉,数据表明它能达到有效的羊膜腔内浓度。对青霉素有较高过敏风险的患者应用万古霉素或克林霉素
¶ 若条件充足,应对有较高青霉素过敏风险的女性在产前针对 GBS 进行克林霉素及万古霉素药敏试验,若未进行药敏试验或分娩时结果未出,应首选万古霉素作为有较高青霉素过敏风险女性的预防 GBS 药物
** 红霉素耐药通常伴有克林霉素耐药,但两者不具有必然联系。若某一菌株对红霉素有耐药性,它可能诱导克林霉素的耐药性,也可能对克林霉素敏感。若某一 GBS 菌株对克林霉素敏感,对红霉素耐药,进行克林霉素诱导耐药实验且结果为阴性(即无诱导耐药性),则可用克林霉素代替万古霉素进行产时 GBS 预防

▲ 图 58-1 预防早发型 B 族链球菌感染的抗生素推荐疗法
GBS. B 族链球菌;IV. 静脉注射

高过敏风险且敏感程度未知,应对其每 8 小时给予万古霉素 15mg/kg,单次剂量不超过 2g,并在 1~2h 内输注完毕。

理想情况下,至少应在分娩 4h 前给予抗生素。DeCueto 及其同事[35]发现,当患者接受至少 4h 的治疗时,新生儿 GBS 感染率显著降低。在随后进行的一项评估抗生素使用时机的调查中,McNanley 及其同事[36]发现,在使用抗生素后的 2h 内,患者阴道内的 GBS 数目下降至 1/5,4h 内下降至 1/50,6h 内下降至 1‰。

新的 CDC 指南还解决了以前定义不准确的问题[20]。体内有 GBS 定植的患者如计划进行剖宫产,则不必接受产时预防性治疗。在既往孕产史中曾检出 GBS 阳性的患者不应被视为 GBS 定植者,应在每次妊娠时复查 GBS。Edwards 及其同事[37]后来发表的一份报道支持这一建议。他们指出,在既往妊娠时中曾被检出 GBS 阳性的患者中,只有 59% 的患者在本次妊娠中检出阳性。相反,曾在妊娠中出现 GBS 菌尿的患者,即使经过治疗,也应被归为严重定植并接受产时预防。另外,曾分娩过 GBS 感染新生儿的患者也应被视为定植者并在分娩期间进行治疗。表 58-3 总结了产时预防 GBS 的适应证和非适应证。

表 58-3　早发型 B 族链球菌感染的产时抗生素预防

预防适应证	预防非适应证
• GBS 感染婴儿分娩史 • 本次妊娠出现 GBS 菌尿 • 妊娠 35~37 周时 GBS 培养阳性 • 产时 NAAT 结果 GBS 阳性 • 产时 GBS 结果未知，但存在高危因素 • 胎龄<37 周 • ROM≥18h* • 产时发热（宫内感染）	• 既往妊娠有 GBS 定植史，本次妊娠没有 • 既往妊娠有 GBS 菌尿，当前无 GBS 定植 • 有产时高危因素存在，本次妊娠 GBS 筛查阴性 • 自然分娩开始前行剖宫产且胎膜完整

GBS.B 族链球菌；NAAT. 核酸扩增试验；ROM. 胎膜破裂
*. 译者注：原书有误，已修改

四、尿路感染

（一）急性尿道炎

急性尿道炎或急性尿道综合征常由以下三种微生物之一引起：大肠菌群（主要为大肠埃希菌）、淋球菌和沙眼衣原体。大肠菌群是正常阴道和会阴菌群的一部分，可能在性交或排便后擦拭时进入尿道。淋球菌和沙眼衣原体是性传播病原体[38]。尿道炎的典型表现为尿频、尿急、排尿困难，也可出现排尿困难、滴漏、黏液脓性尿道分泌物。尿液镜检可见白细胞，有时可见细菌。尿液培养可见低菌落计数的大肠菌群，尿道分泌物培养可见衣原体和淋球菌。快速检测试验（如 NAAT 等）现在是检测淋球菌和衣原体的首选方法[38]。

大多数急性尿道炎患者在实验室检测结果出来之前就需要经验性治疗。由大肠菌群引起的感染常对治疗无症状菌尿和膀胱炎的抗生素有反应。如怀疑淋球菌感染，患者应当单次肌内注射头孢曲松 250mg，并口服阿奇霉素 1000mg。如患者对 β- 内酰胺类抗生素过敏，可单次口服阿奇霉素 2000mg。比传统剂量更高的阿奇霉素使用量可能与胃肠道不良反应有关。青霉素过敏患者也可单次口服环丙沙星 500mg。若怀疑或已确诊衣原体感染，应单次使用阿奇霉素 1000mg 治疗[39]。

（二）无症状菌尿与急性膀胱炎

妊娠期无症状菌尿的发生率为 5%~10%，并且大多在未妊娠时已经开始出现。妊娠期急性膀胱炎的发生率为 1%~3%。部分膀胱炎为新发，一些则由未诊断和治疗的无症状菌尿发展而来[40]。

至少 80% 的初次感染和约 70% 的复发感染与大肠埃希菌有关。在有复发感染的患者中，肺炎克雷白杆菌和变形杆菌都是重要的病原体。高达 10% 的感染由革兰阳性菌引起，如 GBS、肠球菌、葡萄球菌[38,40]。

所有孕妇在第 1 次产检时均应进行尿培养以检测之前是否存在无症状菌尿。若培养结果阴性，孕妇后期发展为无症状感染者的可能性小于 5%。若清洁中段尿中细菌定量培养大于 10^5/ml，则认为结果阳性，孕妇需要及时治疗以防止上行感染。在缺乏有效治疗时，约 1/3 出现无症状菌尿的孕妇会发展为急性肾盂肾炎。在最近的一个报道中，无症状菌尿的治疗与降低低体重儿的发生率相关（RR=0.66，95%CI 0.49~0.89），但与早产发生率无关[41]。

急性膀胱炎患者常有尿频、排尿困难、尿急、耻骨上疼痛、尿潴留、滴尿等症状。可有肉眼血尿，但高热和全身症状不常见。在有症状的患者中，白细胞酯酶和硝酸盐检测常为阳性。当获取尿液标本时，首选导尿，能最大限度降低尿液被阴道菌群污染的可能性。对于导尿标本，细菌定量培养大于 10^2/ml 即提示感染[42]。

无症状菌尿和急性膀胱炎对短疗程抗生素治疗反应良好。单剂量疗法在非孕妇中疗效比在孕妇中好。对于初次感染，3 天疗法与 7~10 天疗法效果相近[38]。复发感染的患者更适合使用长疗程治疗。表 58-4 列出了几种对治疗无症状菌尿和膀胱炎有效的抗生素。

当药敏实验可行时（如对无症状菌尿者），实验结果可被用于指导抗生素选择。当需要进行经验性治疗时，抗生素的选择应基于已确立的药敏数据。近年来，20%~30% 的大肠埃希菌菌株和超过一半的克雷白杆菌菌株对青霉素产生量耐药性。因此，在药敏试验结果未出时，不要使用青霉素。当怀疑病原体是肠球菌时，可在药敏试验结果未出时使用青霉素，首选氨苄西林或阿莫西林[43]。

当使用表 58-4 中列出的药物时，临床医生应考虑几个因素。第一，氨苄西林、阿莫西林、头孢氨苄的敏感性最易变化。第二，这些药物和阿莫西

表 58-4 治疗妊娠期无症状菌尿和急性膀胱炎的抗生素

药物	适用病原体	口服剂量	相对成本
阿莫西林	部分大肠埃希菌、大部分变形杆菌、GBS、部分葡萄球菌、肠球菌	500mg，tid 875mg，bid	低
阿莫西林 - 克拉维酸	大多数需氧革兰阴性杆菌和革兰阳性球菌	875mg，bid	中等
氨苄西林	与阿莫西林相同	250～500mg，每天 4 次	低
头孢氨苄	除肠球菌外，与阿莫西林相同	250～500mg，每天 4 次	低
呋喃妥因一水合物，粗晶体 a	除肠球菌和变形杆菌之外的尿路病原体	100mg，bid	中等
复方新诺明，双倍强度 a	除部分大肠埃希菌之外的尿路病原体	800mg/160mg	低

a. 除非其他药物无效，否则不得用于孕早期
Bid. 每天 2 次；gbs. B 族链球菌；tid. 每天 3 次

林 - 克拉维酸一样，对正常的肠道菌群和阴道菌群有显著的影响，很可能导致腹泻或念珠菌性外阴阴道炎。相比之下，呋喃妥因一水合物对阴道菌群和肠道菌群的影响很小；此外，与甲氧苄啶 - 磺胺甲噁唑相比，它对除变形杆菌之外的常见泌尿系统病原体更有效。第三，阿莫西林 - 克拉维酸和甲氧苄啶 - 磺胺甲噁唑是治疗可疑耐药菌的最常用药物，但由于磺胺类药物可能导致胎儿畸形，应避免在孕早期时使用，分娩前也应避免使用磺胺类药物，它可能导致胆红素从蛋白质结合位点转移，进而导致新生儿黄疸。Crider 等[44] 的调查指出了在孕早期时使用磺胺类药物与发生无脑儿（aOR=3.4，95%CI 1.3～8.8）主动脉缩窄（aOR=2.7，95%CI 1.3～5.6）、左心房发育不良（aOR=3.2，95%CI 1.3～7.6）、鼻后孔闭锁（aOR=8.0，95%CI 2.7～23.5）、横向肢体缺陷（aOR=2.4，95%CI 1.0～5.9）、膈疝（aOR=2.4，95%CI 1.1～5.4）等畸形之间的联系。这一调查还揭示了孕早期时使用呋喃妥因与发生无眼、小眼（aOR=3.7，95%CI 1.1～12.2）、左心房发育不良综合征（aOR=4.2，95%CI 1.9～9.1）、房间隔缺损（aOR=1.9，95%CI 1.1～3.4）、唇裂、腭裂(aOR=2.1，95%CI 1.2～3.9）等畸形之间的联系。

对于初次感染且治疗起效快的患者，用尿培养检查治愈与否在临床上并非必要，并且经济效益低[38, 45]。对治疗反应较差或有复发感染的患者，应在治疗期间或治疗后立即行尿培养。在后续随诊中，应检查患者尿中亚硝酸盐及白细胞酯酶。如有任一结果阳性，则需再次尿培养并治疗。

（三）急性肾盂肾炎

妊娠期肾盂肾炎发生率为 1%～2%[40]。大部分由未诊断或治疗不充分的下尿路感染发展而来。妊娠期发生的两种主要的生理改变易导致尿路上行感染。第一，胎盘分泌的高浓度孕酮抑制输尿管的蠕动；第二，增大的子宫常压迫骨盆边缘的输尿管导致尿液潴留，尤其是在右侧比较严重。尿潴留导致细菌从膀胱迁移至输尿管和肾实质（图 58-2）。

75%～80% 的肾盂肾炎发生在右侧，10%～15% 的发生在左侧，双侧肾盂肾炎发生比例较低[40]。大肠埃希菌是主要的病原体[40, 43]。在肾盂肾炎复发的女性患者中，肺炎克雷白杆菌和变形杆菌也是感染的重要原因。在非免疫缺陷者中，高毒性的革兰阴性杆菌（如假单胞菌、肠杆菌、沙雷杆菌等）是罕见的致病原。革兰阳性球菌不常导致上尿路感染。另外，除患者有长期尿路梗阻或留置尿管的情况外，厌氧菌一般不导致肾盂肾炎。

妊娠期急性肾盂肾炎的常见临床表现为发热、寒战、侧腹部疼痛及压痛、尿频或尿急、血尿、排尿困难等症状。患者还可能有早产、感染性休克、急性呼吸窘迫综合征等表现。尿液镜检常可见白细胞、红细胞、细菌。导尿后行尿培养，细菌定量培养大于 10^2/ml 即可确诊感染。

妊娠期肾盂肾炎患者，若其表现轻微、血流动力学稳定、无早产征象，即可考虑门诊治疗[46, 47]。

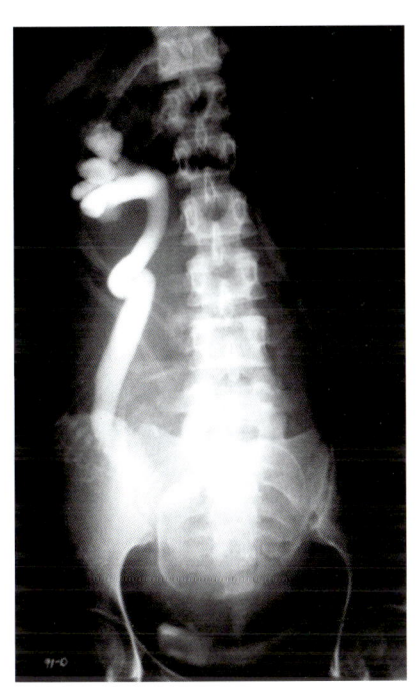

▲ 图 58-2 一名孕妇静脉肾盂造影显示右侧输尿管明显扩张，肾集合系统轻度扩张

门诊治疗女性糖尿病患者时应注意这类患者有发展为糖尿病酮症酸中毒的风险。门诊治疗时，应对患者使用对常见病原体有较高活性的药物。可用的口服药物包括阿莫西林 – 克拉维酸，每天 2 次，每次 875mg；或用双倍强度的甲氧苄啶 – 磺胺甲噁唑，每天 2 次，持续 7～10 天。另外，也可请家庭医生上门使用注射药物，例如每天静脉或肌肉应用头孢曲松 1 次，每次 2g。尽管呋喃妥因在治疗下尿路感染时效果很好，但它无法达到治疗更严重感染所需要的肾实质和血清内药物浓度。

出现中度至重度感染或有早产征象的患者应住院接受静脉注射抗生素治疗。她们应接受适当的支持治疗，并严密监测脓毒症、ARDS、早产等并发症。一个可选的经验性静脉抗生素疗法是每 24 小时用 2g 头孢曲松。与头孢唑啉等第一代头孢菌素相比，头孢曲松对革兰阴性杆菌的覆盖范围更大，并且每天只需用药 1 次。如果病情严重或患者可能对头孢曲松耐药，在药敏试验结果未出时，可将庆大霉素（每 24 小时用 7mg/kg）或氨曲南（每 8～12 小时用 0.5～1g）与头孢曲松合用。

抗生素治疗开始的 48h 内，约 75% 的患者可退热。72h 内，约 95% 的患者体温正常，症状消失[40]。

治疗失败的两个最可能的原因是耐药性微生物和尿路梗阻。尿路梗阻常由尿路结石或妊娠子宫挤压输尿管导致，通过计算机断层扫描或肾脏超声即可诊断。

患者开始退热且临床表现好转即可出院。出院带药应开具 7～10 天的口服抗生素。药物的选择应综合考虑疗效、毒性、经济效益。治疗结束后应再行尿培养以确定感染已治愈。

20%～30% 的妊娠期急性肾盂肾炎患者会在孕晚期发展为复发性尿路感染。降低复发概率最经济有效的方法是每天口服预防剂量的抗生素，例如每天口服 100mg 呋喃妥因。接受预防治疗的患者应在每次产检时行尿液细菌筛查，医生应询问其有无复发症状。若症状复发或尿液亚硝酸盐或白细胞酯酶检查异常，应进行尿培养以确定是否需要再次治疗。

五、上生殖道感染

（一）绒毛膜羊膜炎

1. 流行病学

足月妊娠中，绒毛膜羊膜炎（羊膜炎、羊水感染、宫内感染）的发生率为 1%～5%。早产女性中，临床或亚临床感染的发生率约为 25%[49]。尽管绒毛膜羊膜炎可由微生物（如李斯特菌）的血源性传播引起，但更常见的是由正常阴道菌群引起的上行性感染。主要的病原体包括类杆菌属、普雷沃菌、大肠埃希菌、厌氧革兰阳性球菌、GBS、解脲支原体。

绒毛膜羊膜炎的一些临床危险因素已被确定。最重要的包括年幼、社会经济地位低下、无生育史、分娩时间延长、胎膜破裂、多次阴道检查、早先存在的下生殖道感染，主要为细菌性阴道病和 GBS 感染[48]。另外，产科操作也可能导致绒毛膜羊膜炎，如环扎术、羊膜穿刺术、经皮脐带血取样等操作均会导致皮肤或阴道菌群中的微生物进入宫腔。

2. 诊断

在大多数情况下，若无其他局部感染征象，可通过母体发热或胎儿及母体心动过速等临床表现诊断绒毛膜羊膜炎。在更严重的患者中，可出现子宫压痛及化脓性羊水。产时发热的鉴别诊断应考虑呼吸道感染、病毒综合征、阑尾炎、肾盂肾炎，但应首先考虑绒毛膜羊膜炎[48]。

对即将分娩的足月妊娠患者，行实验室检查以确诊绒毛膜羊膜炎并非必需。但对于可能早产的患者，若考虑抑制宫缩或给予皮质类固醇治疗，如怀疑有宫内感染，则实验室检查对于诊断是有价值的。在这种情况下，应通过经腹羊膜穿刺获得羊水。表58-5总结了感染患者可能存在的异常实验室检查结果[48, 50, 51]。

3. 母体、胎儿及新生儿并发症

当发生绒毛膜羊膜炎时，母体和胎儿都可能出现严重的并发症。3%～12%的感染女性可能发生菌血症。剖宫产的女性中，8%的人会发生伤口感染，约1%的人会发展为盆腔感染。幸运的是，由感染导致的产妇死亡是极其罕见的[48]。

在母体发生绒毛膜羊膜炎的情况下，5%～10%的新生儿会患有肺炎或菌血症。导致这些感染的主要病原体是GBS和大肠埃希菌。足月儿中有1%会发生脑膜炎，这一数据在早产儿中略高。足月儿由感染导致的死亡率为1%～4%，早产儿由于其他并发症（如肺透明膜病、脑室内出血、坏死性小肠结肠炎等）的共同作用，死亡率可接近15%[48]。

Rouse等[52]近期对16 650名剖宫产的足月孕妇进行了评估。其中有1965（约12%）人患有绒毛膜羊膜炎。绒毛膜羊膜炎的存在，是母体由输血、子宫收缩乏力、化脓性盆腔血栓静脉炎、盆腔脓肿等疾病而引起的死亡率上升的一个危险因素（RR=2.3～3.7），同时也与新生儿因出生后5min Apgar评分≤3分、新生儿脓毒血症、癫痫等引起的死亡率上升有关（RR=2.1～2.8）。

4. 处理

为了预防产妇及新生儿并发症，一旦患者被确诊为绒毛膜羊膜炎，应立刻开始抗生素注射治疗。3个彼此独立的调查已经表明，相较于在产后才接受治疗的患者，及时接受产前治疗的母体和胎儿预后较好[53-55]。早期治疗的主要优点包括降低新生儿菌血症和肺炎的发生率、减少母体发热和住院时间。

治疗绒毛膜羊膜炎应用最广泛的方案是氨苄西林（每6小时2g）或青霉素（每6小时500万U）与庆大霉素（每8小时1.5mg/kg或每24小时5～7mg/kg）合用[48]。庆大霉素每天单次给药方案是最经济有效的[56-58]。

氨苄西林与庆大霉素合用主要针对两种最可能导致新生儿感染的微生物：GBS和大肠埃希菌。对β-内酰胺类抗生素过敏的患者，要用克林霉素（每8小时900mg）代替氨苄西林[48, 59]。

若患有绒毛膜羊膜炎的患者需要进行剖宫产，则应向其治疗方案中加入对厌氧菌有效的抗生素。克林霉素（900mg）或甲硝唑（500mg）均可用。未对厌氧菌提供有效的治疗可导致20%～30%的患者治疗失败[54, 59]。

广谱头孢菌素类、青霉素类、碳青霉烯类药物对能引起绒毛膜羊膜炎的细菌都有很好的疗效[59]。这些药物的使用剂量和用药间隔时间见表58-6。通常而言，这些药物比之前列出的常用药物组合昂贵。

患有绒毛膜羊膜炎的女性发生难产的风险增加。约75%的患者需要使用缩宫素促进分娩，高达30%～40%的患者会因自然分娩失败转行剖宫产。尽管绒毛膜羊膜炎本身不是剖宫产的指征，但需要对患者在分娩过程中密切监测以确保宫缩有力。另外，也需要密切监测胎儿情况。有3/4的病例会发生胎儿

表58-5 绒毛膜羊膜炎的诊断性检测

检测项	异常结果	注　解
母体 WBC	>15 000个/mm³，中性粒细胞为主	分娩和（或）类固醇导致WBC升高
羊水葡萄糖	≤10～15mg/dl	与羊水培养阳性和临床感染有良好的相关性
羊水 IL-6	7.9ng/ml	与羊水培养阳性和临床感染有良好的相关性
羊水白细胞酯酶	1+	与羊水培养阳性和临床感染有较好的相关性
羊水革兰染色	视野中有任何生物体	对接种效果敏感，不能鉴定支原体
羊水培养	有需氧或厌氧病原体生长	确定细菌感染的金标准，但培养需要时间

IL-6. 白细胞介素-6；WBC. 白细胞计数

表 58-6 绒毛膜羊膜炎和产后子宫内膜炎的治疗中单一药物的作用

药　　物	用法与用量	药房相对成本 [a]
广谱头孢菌素		
头孢吡肟	2g, q12h	中等
头孢噻肟	2g, q8~12h	中等
头孢替坦	2g, q12h	低
头孢西丁	2g, q6h	中等
头孢唑肟	2g, q12h	中等
广谱青霉素		
氨苄西林 – 舒巴坦	3g, q6h	低
美洛西林	3~4g, q6h	中等
哌拉西林	3~4g, q6h	中等
哌拉西林 – 他唑巴坦	3.375g, q6h	中等
替卡西林 – 克拉维酸	3.1g, q6h	低
碳青霉烯		
厄他培南	1g, q24h	高
伊培南 – 西司他丁	500mg, q6h	高
美罗培南	1g, q8h	高

a. 预估成本不包括计算剂量的费用及给药费用

心率异常，如心动过速和变异减速（图 58-3），此时需要根据临床情况决定是否进行手术干预[48]。

抗生素在分娩后不久即可停用。Edwards 和 Duff[60] 对在分娩时接受氨苄西林与庆大霉素治疗的患者进行了一项随机临床试验。一组患者在产后使用 1 次抗生素就停药，另一组患者则在症状消失并退热 24h 后停药。若患者通过剖宫产分娩，则至少使用 1 次克林霉素。两组患者的治疗效果并未出现明显差异。然而，在对 Edwards 和 Duff 报道的后续研究中，Black 及其同事[61] 发现部分患有绒毛膜羊膜炎的女性需要更长时间的治疗。具体来说，肥胖女性（BMI＞30kg/m^2）和胎膜破裂时间延长（＞24h）的女性如在产后只接受 1 次抗生素治疗，则其治疗失败的风险显著增加；他们建议这些女性应在症状消失并退热 24h 后停止治疗。

5. 新生儿预后

(1) 短期预后：Yoder 及同事[62] 发表了一项对 67 名患有绒毛膜羊膜炎的足月儿的病例对照研究，这些婴儿的疾病诊断有微生物学证据。仅有 1 名婴儿在围产期死亡，死亡原因与感染无关。49 例婴儿的脑脊液培养结果均为阴性，没有脑膜炎的临床证据。胸部 X 线显示有 20% 的婴儿可能患肺炎，仅 4% 的

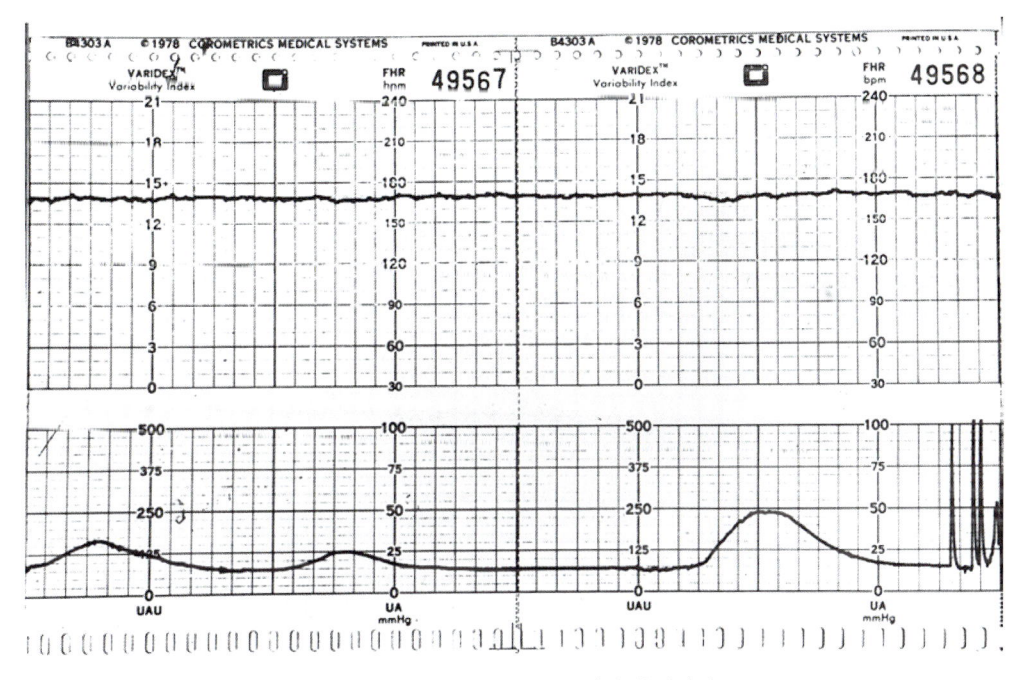

▲ 图 58-3 绒毛膜羊膜炎患者的胎心率
注意，存在心动过速（170/min）和胎心变异的显著降低

婴儿被明确认为是肺炎。新生儿菌血症发病率为8%。对照组和阳性组婴儿低Apgar评分的发生率没有显著差异。

在之前提到的Rouse等[52]的研究中，绒毛膜羊膜炎患者经剖宫产分娩的足月儿中有1.9%的婴儿脐动脉血pH＜7，3%的婴儿在出生后24h内需要机械通气，1.3%的婴儿有脓毒症，0.7%的婴儿有癫痫。新生儿缺血缺氧性脑病发生率为0.3%，死亡率0.2%。

早产儿中，母亲是绒毛膜羊膜炎患者的婴儿比母体健康的婴儿出现并发症的概率高。Garite和Freeman[63]注意到，在体重相同的情况下，在47例患有绒毛膜羊膜炎的早产儿中，死亡率比204例未感染新生儿中高（15% vs. 3%，$P<0.05$）。与未患病者相比，绒毛膜羊膜炎患儿发生呼吸窘迫综合征（34% vs. 16%，$P<0.01$）和感染（17% vs. 7%，$P<0.05$）的概率也明显较高。

Ahn等[64]对2005—2010年在韩国梨花女子大学医院住院的259名婴儿进行了调查，他们均在妊娠34周以内出生。其中89名婴儿的母亲有绒毛膜羊膜炎的组织学表现，168名则没有。组织学证据（并不意味着有绒毛膜羊膜炎临床表现）与新生儿脑室内出血（$P=0.019$）和早发性脓毒症（$P=0.038$）有关。组织学绒毛膜羊膜炎的两种结局的OR均为9.54。产前用类固醇可降低新生儿支气管肺发育异常的发生率，缩短产后机械通气时间。

(2) 长期预后：绒毛膜羊膜炎与呼吸窘迫综合征、脑室周围白质软化、脑瘫等疾病发生风险增加有关。这一发现对于早产儿尤其重要。对于这些疾病发生机制的一个假设是，绒毛膜羊膜炎引起胎儿感染，并导致胎儿产生过多的细胞因子，从而导致胎儿肺部和中枢神经系统损害。这一"胎儿炎症反应综合征"与成人的全身炎症反应综合征相似。一些研究已经认为母体感染与脑瘫及早产儿和足月儿的白质囊性坏死有关[64]。

与正常早产儿相比，患有脑室周围白质软化的早产儿羊水中炎性细胞因子（IL-1β、IL-6、TNF-α）浓度较高[65, 66]。另外，早产或患有脐带炎的婴儿及羊水中IL-6、IL-8较高的婴儿在3岁时出现脑瘫的情况更常见。即使在调整了出生体重、婴儿性别、种族、分娩方式等参数后，早产儿发生呼吸窘迫综合征的概率仍与羊水中高TNF-α值、羊水培养结果阳性、严重的组织学绒毛膜羊膜炎等因素明显相关[67, 68]。

Thomas和Speer[69]最近发现，绒毛膜羊膜炎增加了早产儿发生肺支气管发育不良的可能性，他们推测胎儿炎症反应综合征导致了对肺泡表面活性物质的反应性降低。另外，Herzog等[70]最近发现，母体肥胖和绒毛膜羊膜炎均与脑室周围蛋白质软化显著相关。然而，Vander Haar和Gyamfi-Bannerman等[71]对1574例早产患者进行了观察性队列研究，其中194例患有绒毛膜羊膜炎。在有或没有绒毛膜羊膜炎的母亲所生的婴儿中，智力发展指数得分低于70分者所占的比例（19.1% vs. 17%，$P=0.45$）和精神运动发展指数得分低于70分者所占的比例（15% vs. 14%，$P=0.76$）无明显差异。

（二）产后子宫内膜炎

1. 流行病学

经阴道自然分娩的女性中，产后子宫内膜炎的发生率为1%～3%。在临产或胎膜破裂之前行剖宫产的女性中，未接受抗生素预防治疗的女性子宫内膜炎发病率为5%～10%，在接受预防治疗的女性中，发生率小于5%。若在发生滞产或胎膜破裂后行剖宫产，未行抗生素预防的患者感染发生率为30%～35%，而预防用药的情况下，感染发生率降低60%～70%。在经济困难的患者中，感染的发生率比上述提到的更高[72]。

子宫内膜炎是由正常阴道菌群中的微生物引起的多重感染。这些细菌可进入上生殖道和腹腔，有时还可通过阴道检查或者手术操作进入血液。常见的病原体包括GBS、厌氧性革兰阳性球菌、需氧性革兰阴性杆菌（主要包括大肠埃希菌、肺炎克雷伯菌、变形杆菌）、厌氧性革兰阴性杆菌（主要是类杆菌、普雷沃菌）。沙眼衣原体不是导致早发型产后子宫内膜炎的常见病原体，但与迟发型感染有关。生殖器部位的支原体，尤其是解脲支原体，可能是导致部分患者感染的病原体[72]。

子宫内膜炎的主要危险因素是剖宫产、年幼、社会经济地位低、滞产、胎膜破裂、产检次数过多。另外，早先存在的下生殖道感染（如淋病、GBS感染），以及细菌性阴道病也易导致上行感染。

2. 临床表现与诊断

发热 38℃或以上，并且排除其他可能原因后，方可诊断产后子宫内膜炎。子宫压痛和脓性恶露是诊断子宫内膜炎的次要标准。相关症状还包括不适、心动过速、下腹疼痛与压痛。

临床医生应当意识到，如果 A 族链球菌（group A streptococcus，GAS）能导致子宫内膜炎，那么临床表现可能更具暴发性。Ignaz Semmelweiss 在其经典研究[73]中提出，这一病原体引起了"儿童卧床热"的严重发病。据报道，链球菌中毒性休克的死亡率达到 30%~50%。GAS 感染具有侵袭性，产生的毒素使得病原体能跨组织扩散并引起坏死，还能逃避母体的免疫攻击，妨碍脓肿形成。临床表现可能是非典型的，包括体温过高或过低、异常且位置不明的疼痛、肢端疼痛。

产后发热的初步鉴别诊断应包括子宫内膜炎、肺不张、肺炎、病毒综合征、肾盂肾炎、阑尾炎。通过体格检查和一定的实验室检查，如白细胞计数、尿液分析与培养、特定患者的 X 线胸片等，即可区分这些疾病。血培养由于其费用较高且对临床诊断的影响较低，一般不作为常规检查。但在对治疗反应较差、病情严重、免疫功能低下、患细菌性心内膜炎风险较高的患者中，有血培养指征。

3. 处理

有轻度至中度感染的女性，尤其是经阴道分娩的患者，应接受短期静脉注射单一药物治疗，可使用广谱头孢菌素类和青霉素类，或使用碳青霉烯类抗生素，如亚胺培南-西司他丁、美罗培南和厄他培南。表 58-6 列出了几种抗菌谱覆盖多种生殖道微生物的抗生素。可联合使用多种抗生素，但该方法常用于重症患者。表 58-7 列出了几种已证明对治疗产后子宫内膜炎有效的抗生素联合用药。一般而言，联合使用仿制药比单用仍在专利期内的品牌药物更便宜。怀疑有 GAS 脓毒症的患者应使用克林霉素、青霉素、氨基糖苷类药物联合治疗以防治其他病原体。另外，患者应接受积极的液体复苏并清除所有感染组织。

一旦开始使用抗生素治疗，有约 90% 的患者会在 48~72h 退热。当患者症状消失且退热 24h 后，应停用注射抗生素并允许患者出院。患者一般也不需要在出院后延长口服抗生素的疗程[58, 74]。但有两种

表 58-7 绒毛膜羊膜炎和产后子宫内膜炎的抗生素联合用药方案

抗生素	静脉用量	药物相对成本[a]
方案 1		
克林霉素+庆大霉素	900mg，q8h 7mg/kg 理想体重，q24h[b]	中等 低
方案 2		
克林霉素+氨曲南	900mg，q8h 1~2g，q8h	中等 高
方案 3		
甲硝唑+青霉素	500mg，q12h 500 万 U，q6h	低 低
氨苄西林+庆大霉素	2g，q6h 7mg/kg 理想体重，q24h[b]	低 低

a. 预估花费不包括计算剂量费用及处置费用
b. 对于氨基糖苷类抗生素，单日单次给药比多次给药更有效且花费更低。另外，单日单次给药不易导致肾毒性或耳毒性

情况例外。第一，经阴道分娩并在 24h 内退热的患者可较早出院。对于这类患者而言，可用阿莫西林-克拉维酸（每 12 小时 875mg）等短期口服抗生素代替持续的抗生素注射治疗。第二，患有葡萄球菌菌血症的患者需要在更长一段时间内口服或静脉应用对葡萄球菌有特异性活性的抗生素[59, 72, 74]。

对之前所提到的抗生素方案没有反应的女性可能存在以下两个问题。第一个是耐药性微生物感染。表 58-8 列出了治疗方案中可能存在的问题，并提供了适当的调整方案。治疗失败的第二个主要原因是伤口感染，它可能以切口脓肿或没有脓液的蜂窝织炎的形式出现。应彻底敞开切口以引流脓液，并在治疗方案中加入对特定的对葡萄球菌有效的抗生素。若出现无脓液的蜂窝织炎，应在治疗方案中加入对葡萄球菌有效的抗生素，但无须切开伤口。万古霉素（每 12 小时静脉注射 1g）是一种优良的抗葡萄球菌抗生素，尤其是对耐甲氧西林金黄色葡萄球菌。其他可用的抗生素还包括达巴万星（每次 1g，必要时用 7 天）、利奈唑胺（每 12 小时静脉注射 600mg）、奥利万星（每次 1200mg）、奎奴普丁/达福平（每

表 58-8　子宫内膜炎患者的耐药性微生物治疗

初始用药	抗菌谱中的主要缺陷	治疗方案改进
广谱头孢菌素	部分需氧或厌氧杆菌、肠球菌	改为克林霉素或甲硝唑＋青霉素或氨苄西林＋庆大霉素
广谱青霉素	部分需氧或厌氧杆菌	同上
碳青霉烯	极少数需氧或厌氧杆菌	同上
克林霉素	肠球菌	加用氨苄西林或青霉素
庆大霉素/氨曲南	部分厌氧革兰阴性杆菌	用甲硝唑替换克林霉素 a

a. 克林霉素与氨苄西林合用会增加发生药物性腹泻和艰难梭菌感染的可能性

表 58-9　持续性产褥热的鉴别诊断

情　况	诊断实验	处理方案
耐药性微生物	血培养 脓液培养	使用更广谱抗生素
伤口感染	体格检查 空针抽吸 超声	若伤口有脓肿，切开引流 增加抗葡萄球菌的抗生素
盆腔脓肿	体格检查 超声 CT MRI	置管引流 联合使用抗生素以覆盖所有可能的病原体
脓毒性盆腔静脉血栓性静脉炎	CT MRI	普通肝素或低分子肝素抗凝
药物热	观察热型图 白细胞计数以确定嗜酸性粒细胞增多	停用抗生素

8 小时静脉注射 7.5mg/kg)、特拉万星（每 24 小时静脉注射 10mg/kg)[59, 75]。在患者退热且症状消失至少 24h 后可停用抗生素。

若改变抗生素方案后临床症状仍无改善，并且不存在伤口感染的证据时，应考虑其他不常见的疾病。表 58-9 总结了持续性产褥热的鉴别诊断[72]。

4. 产后子宫内膜炎的预防

抗生素预防对降低剖宫产后子宫内膜炎的发生率有显著效果，尤其是对在滞产或胎膜破裂后进行手术的患者[76, 77]。过去，剖宫产患者静脉注射预防性抗生素常推迟至脐带钳夹术后进行，这一做法基于一系列研究[76, 78, 79]，这些研究显示，推迟注射抗生素在不影响疗效的前提下降低了新生儿需要评估脓毒症的可能性。然而，Cochrane 最近就剖宫产术中静脉注射抗生素时机所进行的一项回顾性研究显示，与脐带钳夹术后注射抗生素相比，术前注射抗生素可显著降低产后复合感染的发生，而新生儿不良结局上则并无差异[80]。

Tita 及其助手[81]发现，将头孢唑啉（1g）和阿奇霉素（500mg）合用以扩大抗菌谱能够进一步降低子宫内膜炎的发病风险（RR=0.41）。使用广谱治疗方案也降低了伤口感染的发生率（使用后 1.3% vs. 使用前 3.1%，$P<0.002$）[82]。Tita 及其同事[83]随后进行的研究显示，将头孢唑啉和阿奇霉素合用能提高感染预防的效果。

预防子宫内膜炎的另一重要步骤与胎盘娩出的途径有关。1997 年，Lasley 及同事[84]进行了一项前瞻性随机试验，比较了手动取出胎盘和轻柔牵拉脐带娩出胎盘的效果；在这项研究中，165 名女性的胎盘是由手动取出，168 名女性则自然娩出胎盘。所有女性均在脐带钳夹术后接受了抗生素预防治疗，选择的药物多为头孢唑啉。在轻柔牵引脐带娩出胎盘的女性中，子宫内膜炎的发病率由 27% 降至 15%（RR=0.6，95%CI 0.4～0.9，P=0.01）。

随后，Anorlu 等为 Cochrane 数据库[85]撰写文章，评估了 15 项随机试验（n=4694）以评估不同的胎盘娩出途径。这些试验得出了一致的发现，在轻柔牵拉脐带以娩出胎盘的孕妇中，出血、子宫内膜炎的发生率降低，产后住院时间减少。

Yancey 及助手[86]之前发布的一项报道提供了一个合理的解释，阐述了手动取出胎盘和感染风险增高之间的联系。在这项研究中，作者特别评估了外科医生的手将胎儿头部从子宫下段取出而导致的感染。这一步操作之后，医生手套上的细菌污染显著增加。当医生把这只手放在胎盘后面将胎盘取出时，该动作不可避免地将许多微生物传递到了胎盘下面的血管床中。

基于前面所提到的研究，进行剖宫产的孕妇，无论是低风险还是高风险，都应在手术开始前30~60min接受抗生素治疗。我们建议快速静脉注射2g头孢唑啉，再加用500mg阿奇霉素输注1h以上。我们也建议，在可能的情况下尽量使用牵引脐带以娩出胎盘而不是手动娩出胎盘。

对β-内酰胺类抗生素有速发性过敏反应的患者比较特殊。最好的代替方法是在手术前单次使用克林霉素（900mg）+庆大霉素（1.5mg/kg）。尽管这些抗生素常用于治疗严重感染，但对于有较高风险发生术后感染的青霉素过敏患者，仍然有必要应用[59,76]。

预防子宫内膜炎的第三个重要步骤是在手术开始之前用聚维酮碘溶液冲洗阴道。用浸有聚维酮碘的棉签擦拭阴道30s是最简单的冲洗方式。Caissutti等[87]最近公布就14项临床试验所做的Meta分析和系统性回顾结果。总体而言，与使用安慰剂或未接受治疗的女性相比，接受术前阴道冲洗的女性发生子宫内膜炎的RR为0.52（95%CI 0.37~0.72）。从这项措施中受益的主要群体是分娩者和（或）胎膜破裂者。

（三）产后感染的严重后遗症

1. 伤口感染

剖宫产后伤口感染可能与子宫内膜炎有关，也可能是一种孤立性感染。剖宫产的患者中，有3%~5%会发生伤口感染。框58-1列出了这一并发症的主要危险因素。主要的致病菌是皮肤菌群（金黄色葡萄球菌、需氧链球菌）和盆腔菌群（需氧和厌氧杆菌）[72]。

对抗生素治疗反应较差的子宫内膜炎患者，应考虑伤口感染的可能。临床检查主要表现为腹部切口边缘发红、硬结、压痛。当用棉签或细针探查伤口时，常会有脓液渗出。然而，部分患者可能有广泛性蜂窝织炎，但切口处没有脓液。医生应进行充足的临床检查以给出正确的诊断。伤口渗出物的培养结果可用于确定MRSA等特定的病原微生物。

当切口出现脓液时，应切开伤口并充分引流。一些针对子宫内膜炎的疗法里并不包含针对葡萄球

框58-1　剖宫产后伤口感染的主要危险因素

- 手术技术欠佳，如切口准备不足、使用剃刀而不是电动剪刀、肥胖女性皮下层下半部分未能缝合、缝合皮肤时使用缝合器而不是缝线
- 社会经济地位低
- 产程延长和胎膜破裂
- 之前存在感染，如绒毛膜羊膜炎
- 肥胖
- 妊娠前糖尿病
- 免疫缺陷病
- 在进行皮质类固醇治疗
- 免疫抑制治疗
- 结缔组织疾病
- 吸烟

菌的抗生素，因此，应修改抗生素治疗方案。每12小时静脉注射1g万古霉素是治疗MRSA的较好选择。

一旦打开伤口，应进行仔细检查以确保筋膜层的完整。如果筋膜层被破坏，必须进行手术干预以补救。另外，应每天用温盐水等溶液冲洗伤口2~3次，使用清洁敷料覆盖伤口并使其再次愈合。在复杂感染中，可在伤口处使用负压吸引以促进愈合[88,89]。在伤口基底部清洁且蜂窝织炎的所有症状消失后，方可停用抗生素。一旦感染的急性表现消退，患者可居家治疗。部分患者可能会被延迟闭合伤口，另一些患者的伤口可能会保持开放状态以等待二次缝合。

对于腹部伤口感染，坏死性筋膜炎是一种罕见但极其严重的并发症。据报道，它还与会阴切开部位的感染有关[90]。坏死性筋膜炎最可能发生在1型糖尿病、癌症或免疫缺陷的患者中。已从坏死性筋膜炎患者体内分离出多种细菌病原体，最多见的是厌氧菌。

当伤口边缘变色、发绀且失去知觉时，应怀疑是坏死性筋膜炎。当打开伤口时，皮下组织很容易从下面的筋膜上剥离，但肌肉组织不受影响。如果不能确定诊断，应进行组织活检，并通过冷冻切片进行检查[91]。

坏死性筋膜炎是一种危及生命的疾病，需要积极的医疗和手术管理。应使用对所有潜在的厌氧

或需氧病原体都有活性的广谱抗生素。应静脉应用晶体液以维持血容量并纠正电解质异常。最后也最重要的是，必须对伤口进行清创并清除所有坏死组织。在许多病例中，需要切除的组织较广泛，应在有经验的全科医生或整形外科医生的协助下进行治疗[90,91]。

几种干预措施对降低术后伤口感染风险有作用。手术部位应用电动剪刀备皮而不是剃刀备皮。使用氯己定而不是聚维酮碘来清洁皮肤。在手术开始前使用头孢唑啉和阿奇霉素用于预防。如果皮层厚度超过 2cm，应缝合皮下组织的下半部分。最后，应使用皮下缝合线而不是缝合器对皮肤边缘进行缝合[77]。

2. 盆腔脓肿

随着现代抗生素的出现，剖宫产或经阴道分娩后的盆腔脓肿变得极为罕见。产后子宫内膜炎的患者中，仅有少于 1% 的患者会发展为盆腔脓肿[72]。当脓肿出现时，常位于直肠子宫陷凹前方或后方，以后者较为常见，或局限于子宫阔韧带中。从脓肿中分离出的常见细菌是大肠埃希菌和厌氧性革兰阴性杆菌，尤其以类杆菌和普雷沃菌为主[92]。

脓肿患者尽管接受了对子宫内膜炎的治疗，但仍持续发热。此外，患者常有不适、心动过速、下腹部疼痛及压痛，以及子宫前方、后方或侧方可触及的盆腔肿块。外周血白细胞计数常增高，以中性粒细胞为主。可使用超声、CT、MRI 来诊断盆腔脓肿[93]。尽管 CT 和 MRI 可能稍微更敏感一点，但超声费用较低且简便易行。

盆腔脓肿患者需要手术干预以引流脓液。当脓液在直肠子宫陷凹后时，可行阴道切开引流，但现代影像学方法的应用和介入放射技术的支持已经使得这种方法几乎淘汰。对位于子宫前部或者外侧的脓肿，引流可在 CT 或超声介导下放置导管完成[94]。当介入途径受阻或脓肿范围过大时，建议行开腹手术。

盆腔脓肿患者应接受对大肠埃希菌和厌氧菌有较好活性的抗生素治疗[59,92]。在产科严重感染患者中广泛使用的方案是使用青霉素（每 6 小时静脉注射 500 万 U）或氨苄西林（每 6 小时静脉注射 2g）+ 庆大霉素（每 24 小时用 7mg/kg）+ 克林霉素（每 8 小时静脉注射 900mg）或用甲硝唑（每 12 小时静脉注射 500mg）。若患者对 β- 内酰胺类抗生素过敏，可用万古霉素（每 12 小时静脉注射 1g）代替青霉素或氨苄西林。当患者有肾毒性风险时，可用氨曲南（每 8 小时静脉注射 1g）代替庆大霉素。另外，单用亚胺培南 - 西司他丁（每 6 小时静脉注射 500mg）、美罗培南（每 8 小时用 1g）、厄它培南（每 24 小时用 1g）治疗脓肿常见病原体也有较好的效果[59]。在患者症状消失并退热 24～48h 后，方可停用抗生素。

3. 化脓性盆腔血栓静脉炎

与盆腔脓肿相似，化脓性盆腔血栓静脉炎极为罕见；在每 2000 名孕妇中仅发生 1 例，在产后子宫内膜炎患者中的发生率小于 1%[95]。宫腔内感染可导致病原微生物进入静脉循环，进而破坏血管内皮引起血栓。

化脓性盆腔血栓静脉炎有两种不同的形式[95]。最常见的是一侧（右侧常见）或双侧卵巢静脉血栓形成（卵巢静脉综合征）。患者常表现为在产后 48～96h 出现与下腹痛相关的中度体温升高。疼痛常局限于静脉受累的一侧，但也可放射至腹股沟、上腹部、侧腹部。患者可能出现恶心、呕吐、腹胀。在查体时，患者常有脉搏加快。若发生肺栓塞，患者可能出现明显的呼吸急促、哮鸣音、呼吸困难。患者可有腹痛，肠鸣音减弱或消失。大多数患者出现自主或非自主的肌紧张，50%～70% 的患者出现柔软的绳索状肿块，起源于宫角附近，并沿着子宫侧部和子宫底向上腹部延伸。卵巢静脉综合征的鉴别诊断应考虑的主要疾病有肾盂肾炎、肾结石、阑尾炎、阔韧带血肿、附件扭转和盆腔脓肿。

化脓性盆腔血栓静脉炎的第二种主要表现是神秘的发热[95-97]。最初，患者的临床表现提示子宫内膜炎，并接受抗生素治疗。随后，除体温不稳定外，患者的主观感受有所改善。她们之前并无严重疾病，仅有持续性发热和心动过速的表现。在鉴别诊断神秘热时应考虑的疾病有药物热、病毒综合征、胶原血管病、盆腔脓肿。

对疑似化脓性盆腔血栓静脉炎的患者最好的诊断方法是 CT 和 MRI（图 58-4）[98,99]。这些方法对发现盆腔主要血管中的大血栓最敏感。在较细的血管中确认血栓的敏感性较差。在这种情况下，最终的诊断可能取决于患者对经验性肝素治疗的反应[95-99]。

化脓性盆腔血栓静脉炎的患者应接受静脉注射治疗剂量的普通肝素或低分子肝素。治疗应持续

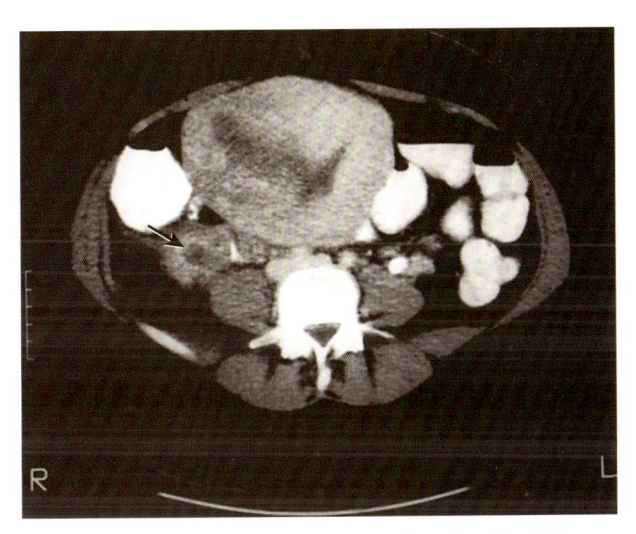

▲ 图 58-4 CT 成像显示右侧卵巢静脉血栓（箭）

7～10 天。除非患者整个盆腔静脉丛都出现了大量凝血块或怀疑有肺栓塞，否则不必长期口服抗凝药物。在应用肝素的整个期间，患者应维持广谱抗生素治疗[95-99]。

一旦开始药物治疗，患者应在 48～72h 内产生对药物有反应的客观证据。若病情没有改善，则可能需要手术干预。幸运的是，很少需要手术干预。实施手术的决定基于临床评估和相对确定的诊断。同样，手术方法应根据具体的术中发现进行调整。在大多数情况下，治疗只需要结扎受累的血管。血栓沿下腔静脉延伸至深静脉起点时，可能需要行栓子切除术或放置伞形过滤器。只有在脓肿界限清晰时，才有指征切除感染的血管并切除子宫和同侧附件。每当考虑行上述手术时，都必须咨询有经验的血管外科医生或介入放射科医生[95-99]。

4. 严重脓毒症

全身免疫反应综合征（systemic immune response syndrome，SIRS）的定义是患者体温高于 38℃，呼吸频率高于 20/min，心率高于 90/min，外周白细胞计数高于 12 000/mm^3 或低于 4000/mm^3 或未成熟白细胞大于 10%。脓毒症是由感染引起的 SIRS。严重脓毒症是指宿主对感染的反应失调导致危及生命的器官功能障碍。表现为精神状态改变，呼吸频率大于 22/min，收缩压小于 100mmHg。当液体复苏后低血压持续存在且血清乳酸浓度升高时，诊断为脓毒症休克[100,101]。

产科患者的脓毒症休克常与四种感染有关：

①脓毒性流产；②急性肾盂肾炎；③绒毛膜羊膜炎；④子宫内膜炎[101]。幸运的是，上述感染的患者中仅有不到 2% 的人会发展为脓毒症休克。过去，导致脓毒症休克最常见的微生物是需氧革兰阴性杆菌，如大肠埃希菌、肺炎克雷伯菌、变形杆菌、假单胞菌、肠杆菌和沙雷菌。目前，革兰阳性菌作为致病病原体变得越来越常见[100,101]。

在脓毒症休克的早期阶段，患者常焦躁不安、定向障碍、心动过速、低血压。虽然偶尔会出现体温过低，但多数患者会有高热（39～40℃）。由于初始阶段的血管扩张，患者皮肤可能是温暖潮红（热休克）。随后，随着广泛血管收缩的发生，皮肤可能变得冰凉湿冷。患者可能存在心律失常，并出现心肌缺血的体征。黄疸常由溶血导致，症状可能较明显。尿量常减少，并可能发展为无尿。弥散性肌内注射凝血可能导致泌尿生殖道或静脉穿刺点自发出血。ARDS 是脓毒症休克的常见并发症，与呼吸困难、喘鸣、咳嗽、呼吸急促、双侧啰音和喘息等表现有关。除了这些全身体征和症状外，患者还可能有与其原发感染部位相关的表现，如化脓性恶露、子宫压痛、腹膜炎、腹部压痛[100,101]。

产科患者脓毒症休克的鉴别诊断包括低血容量性休克、心源性休克、糖尿病酮症酸中毒、过敏反应、麻醉反应、羊水或静脉栓塞。可根据全面的病史、体格检查、一定数量的实验室检查，对这些疾病进行鉴别。可对脓毒症休克的患者行胸部 X 线检查以确定其是否患有肺炎或 ARDS。另外，CT、MRI、超声都可能对定位脓肿有一定价值[93]。患者也需要心电监测，以检测心律失常和心肌缺血性损伤。

脓毒症休克治疗的首要目标是纠正内毒素引起的血流动力学紊乱。应开放两条大口径静脉输液导管并留置导尿管。应使用等渗晶体液，如林格液、血浆或生理盐水，并根据患者的脉搏、血压和尿量确定输入量。若患者正在出血，应输注浓缩红细胞，目的是维持 7g/dl 的血红蛋白浓度。最近的研究表明，更严格限制的输血阈值（7g/dl 而不是 9g/dl）能使输血次数降低约 50%，并且不会对总死亡率产生不利影响[102]。

液体复苏需要达到的目标如下[100,101]。

- 中心静脉压为 8～12mmHg。

- 平均动脉压至少为 65mmHg。
- 尿量至少为每小时 0.5ml/kg。
- 中心静脉血氧饱和度或混合静脉血氧饱和度为 70% 或更高。

如果液体复苏不成功，应使用血管加压药。首选药物为去甲肾上腺素（5～15μg/min），也可以使用抗利尿激素（0.01～0.03U/min）和肾上腺素（2～10μg/min）代替。一般来说，多巴胺不应被作为血管加压药物，因为容易引起心律失常。多巴酚丁胺［0.5～1μg/(kg·min)，最大 40μg/(kg·min)］可用于治疗中心静脉压正常但心输出量不足的患者[100, 101, 103]。

脓毒症休克的患者应尽早使用氢化可的松治疗（200～300mg/d，连续 7 天，分 3 次或 4 次或连续输注）。尽管最终的死亡率并无改善，但与未接受治疗的患者相比，使用皮质类固醇治疗的患者能够更快地从休克状态中恢复[100, 101, 104]。

治疗的第二个目标是针对最可能的病原体使用广谱抗生素。对于生殖道感染，联合使用青霉素（每 6 小时用 500 万 U）或氨苄西林（每 6 小时静脉注射 2g）+ 克林霉素（每 8 小时静脉注射 900mg），甲硝唑（每 8 小时静脉注射 500mg）+ 庆大霉素（每 24 小时静脉注射 7mg/kg）或氨曲南（每 8 小时静脉注射 1～2g）都是合适的治疗方案。另外，亚胺培南 – 西司他丁（每 6 小时静脉注射 500mg）、美罗培南（每 8 小时 1g）、厄他培南（每 24 小时静脉注射 1g）都可以作为单一药物使用[59]。

患者也可能需要手术，如排出有感染的妊娠产物、引流盆腔脓肿、切除感染严重的盆腔器官。不得因患者情况不稳定而推迟有指征的手术，手术干预可能是扭转脓毒症休克血流动力学紊乱的必需步骤。

脓毒症休克患者需要细致且积极的支持治疗。应通过使用退热药物和冰毯使患者核心温度尽可能保持正常。应及时发现凝血异常，并根据指征输注血小板、冷凝蛋白质、新鲜冰冻血浆进行治疗。最后，应向患者提供呼吸支持并严密监测是否有 ARDS 迹象，ARDS 是严重脓毒症患者的主要死因之一[100, 101, 105]。应使用脉搏血氧仪或桡动脉导管监测氧合情况。若出现呼吸衰竭的迹象，应行气管插管，并辅以机械通气。

脓毒症休克患者的预后明显取决于患者潜在疾病的严重程度。在既往体健的患者中，死亡率不超过 15%[105]。幸运的是，多数产科患者属于后一类；因此，只要得到全面和及时的治疗，患者完全康复的预后很好。

六、其他重要感染

（一）李斯特菌病

1. 流行病学与发病机制

李斯特菌病是主要由李斯特菌引起的食源性感染，单核细胞增生性李斯特菌是一种可活动的、无孢子形成的革兰阳性杆菌。这种生物是一种兼性细胞内病原体，能侵入巨噬细胞和其他组织细胞，并在其中增殖。细菌能通过集合淋巴小结穿过肠壁并入侵肠系膜淋巴结和血液。它主要侵蚀的组织是肝脏[106]。

尽管已经发现了 7 种李斯特菌，但单核细胞增生性李斯特菌是导致人类感染的主要病原体。免疫能力低下的人群、老年人、有器官移植史的人群、孕妇特别容易感染。产科医生需要关心的是母体李斯特菌感染与死胎、早产、胎儿感染之间的关系。据报道，妊娠期李斯特菌感染的围产期发病率和死亡率很高。该细菌主要通过胎盘传播感染婴儿。妊娠期母体感染发生的时间越早，胎儿死亡的风险越高[106]。

目前报道的李斯特菌病发生率为每 10 万人中 0.27 例，由于食品加工技术的改进，发病率在过去 10 年中有所下降[106-108]。但在孕妇中的发病率仍比一般人群高 13 倍。在孕妇中，西班牙裔女性的发病率明显高于非西班牙裔女性（分别为每 10 万人中 8.9 例与每 10 万人中 2.3 例）。这一差异主要是因为西班牙裔人群食用未经巴氏消毒奶制品的可能性较高[109]。

单核细胞增生性李斯特菌在自然界广泛存在，在土壤和植被中很常见。有传播感染风险的食物包括未经巴氏消毒的新鲜奶酪（如墨西哥"奎索奶酪"），热狗、冷藏肉饼、肉酱之类的加工肉，以及冷藏烟熏海鲜、未经高温消毒的牛奶、未经清洗的生食。食品行业加强了监测和质量控制，而这一措施在过去 10 年内减少了感染和死亡的发生。然而，大部分父母还未意识到李斯特菌的风险，也未掌握预防感染的推荐做法，所以他们在妊娠期间没有采取持续的措施来预防李斯特菌病[110]。

单核细胞增生性李斯特菌在 0.5℃（或 32.9 ℉）的低温下仍可以生长和增殖，因此，受污染的食物即使冷藏也不一定能预防感染。但是，受污染的食物经高温烹饪能持续地破坏细菌。当李斯特菌引起流产时，也可能通过接触动物的流产物而导致感染。因此，对与动物一起工作的孕妇而言，应尽可能避免接触这些组织，若无法避免接触，应戴上手套。由于李斯特菌在环境中广泛存在，暴发或散发性感染仍在发生[107-110]。

2. 临床表现

李斯特菌病的潜伏期长短不一，为 1～90 天。约有 1/3 患有李斯特菌病的孕妇是无症状的。当出现明显的疾病时，患者常表现为流感样症状，主要表现为发热、寒战、不适、肌痛、背痛、上呼吸道症状[111, 112]。病毒感染样的前驱症状是李斯特菌菌血症期的特征。Gellin 和 Broome[107] 认为胎盘传播和胎儿感染可能在这一时期发生。母体感染通常是轻微的，而且发病率不高。但偶尔也会发生弥漫性脓毒症，尤其是在免疫抑制的患者中。没有特定的临床表现能将李斯特菌病和其他妊娠期间发生的感染区分开来。孕妇若在孕中期晚期或晚期孕早期出现上述的症状，应行血培养和羊膜腔穿刺以评估李斯特菌病的可能性。粪便培养常不必进行[111]。

在子宫内发生感染的婴儿常为早发型新生儿李斯特菌病，感染常发生在临产开始前，在出生后数小时内即出现症状。迟发型新生儿李斯特菌病常发生在足月儿中，婴儿出生时看似体健，产后 7 天至数周内发展为感染。在迟发型患者中，脑膜炎比脓毒症更常见。产时传播或分娩后的院内感染均可导致迟发型感染[112]。

3. 诊断

由于早发型和迟发型新生儿李斯特菌病的死亡率高，产科医生必须保持高度警惕，妊娠期间的任何发热疾病都可能由李斯特菌引起。有这些症状的患者，必须尽快行血培养和羊水培养。因为在革兰染色中，李斯特菌可能被误认为白喉杆菌而被忽略，所以要告知微生物学家注意李斯特菌感染，这很重要。对发热的孕妇，若革兰染色显示革兰阳性多形性杆状细胞且末端呈圆形，则高度提示李斯特菌感染。血清学检查对李斯特菌病的诊断并非特别有用[111]。

4. 治疗

在现代治疗方法出现之前，围产期总死亡率约为 50%。现在，活产婴儿的死亡率不超过 10%。

美国妇产科医师学会公布了对可能接触李斯特菌的孕妇的管理指南[111]。这些指南可总结为如下内容。

- 无症状感染者：不必检查或治疗。若出现任何提示李斯特菌病的症状，患者应重新接受评估。
- 轻症但无发热：期待治疗。或者进行血培养，在证明结果是阳性之前不进行治疗。不必行粪便培养。
- 发热伴或不伴其他与李斯特菌相符的症状：进行血培养；不必行粪便培养。用氨苄西林（每 8 小时 2g）治疗 14 天。若患者对氨苄西林过敏，静脉注射甲氧苄啶 – 磺胺甲恶唑（每天 8～10mg/kg，分为 2 次）14 天。

框 58-2 总结了美国食品和药品监督管理局提供的预防妊娠期李斯特菌病指南。

框 58-2　美国农业部、食品安全与检验局、食品和药品监督管理局对孕妇预防李斯特菌病的建议

- 除非重新彻底加热到热气腾腾的程度，否则不要吃热狗、午餐肉、熟食肉
- 不要吃软奶酪，如羊乳酪、布里干酪、卡门贝干酪、蓝纹奶酪、墨西哥风味奶酪（如奎索奶酪）。硬奶酪和半软奶酪，如马苏里拉奶酪、巴氏杀菌加工奶酪片和涂抹酱、奶油奶酪、白干酪均可放心食用
- 不要吃冷藏的馅饼或肉酱。罐装或新鲜出售的馅饼和肉酱可以食用
- 不要吃冷藏的烟熏海鲜，除非它是砂锅菜等熟菜的配料。冷藏烟熏海鲜，如三文鱼、鳟鱼、白鱼、鳕鱼、金枪鱼和鲭鱼，它们常被贴上如"新风味""熏鲑鱼""烟熏""肉丁"的标签。这类食物可以在冷冻区看到，在食品杂货店和熟食店的熟食区也有出售。罐装的三文鱼或金枪鱼、新鲜出售的海鲜可以食用
- 不要喝生牛奶（未经巴氏消毒）或食用以未经巴氏消毒的牛奶为原料的食物

（二）梅毒

梅毒是由梅毒螺旋体引起的慢性系统性感染。梅毒可对孕妇和胎儿造成严重伤害。美国的一期梅毒、二期梅毒和先天性梅毒发病率显著增加主要有几个原因：人体免疫缺陷病毒的出现，毒品性交易

的增加，用来控制梅毒的经费减少，经修订的先天性梅毒确认标准的使用[111]。

在 2014—2015 年，一期和二期梅毒的发生率增加了 19%，达到了每 10 万人中 7.5 例。仅在 2015 年，CDC 就报告了 23 872 例一期或二期梅毒。同样，2008—2012 年间先天性梅毒病例从每 10 万活产儿 10.5 例降至 8.4 例，而在 2012—2015 年间却逐年上升。2015 年，CDC 报告了 487 例先天性梅毒，全国范围内的发生率为每 10 万活产儿 12.4 例，这一数据比 2014 年增加 6%，比 2011 年增加 36%[113]。

1. 发病机制

苍白密螺旋体通过性接触有效传播，传染性很高。单次无保护性接触后的传播风险为 50%～60%。螺旋体可以通过皮肤上的任何破口或生殖道黏膜表面的细小撕裂进入人体，这种情况在性交过程中普遍发生。梅毒的潜伏期为 10～90 天，平均潜伏期为 21 天[3]。

一期梅毒以硬下疳为特点，它出现在梅毒螺旋体侵入的部位。硬下疳是一种无痛、无压痛、边界隆起的溃疡，基底部有硬结。硬下疳最常发生在生殖器区域。在男性中病变明显，梅毒常在一期就被诊断（图 58-5）。在女性中，病变常发生在宫颈部或阴道内，不易被识别。因此硬下疳在女性中常被漏检，女性也很少在一期梅毒时得以诊断。硬下疳常为单发，但在高达 40% 的病例中出现多发性硬下疳。患者常出现无痛性腹股沟淋巴结肿大。初期的硬下疳即使未经治疗，也会在 3～6 周内自愈[3]。

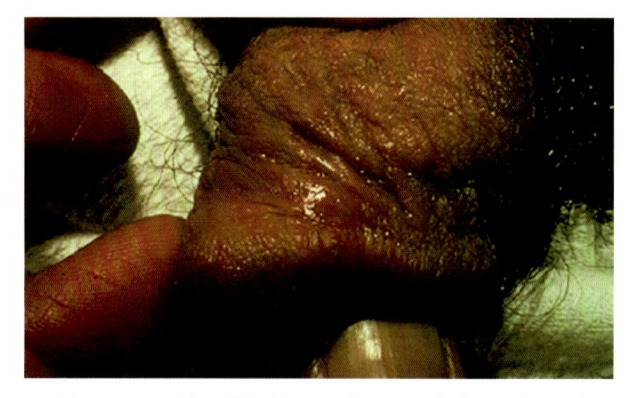

▲ 图 58-5 男性阴茎上的硬下疳，一期梅毒的特征性病变
这种浅表溃疡是无痛的，与单纯疱疹感染的疼痛性溃疡相反。女性的硬下疳常隐藏在阴道或子宫颈内，不易被看到（图片由 Dr. Stanton Wesson，Department of Dermatology，University of Florida College of Medicine 提供）

在经历过一期梅毒并缓解后，患者发展为二期梅毒或梅毒菌血症。任何器官都可能被感染，尤其是中枢神经系统。最常见的表现发生在皮肤和黏膜上。症状包括开始于躯干和近端肢体并扩展至全身，尤其是累及手掌和脚掌的全身性斑丘疹（图 58-6）、黏液斑（图 58-7）、尖锐湿疣、全身性淋巴结病。这些皮肤黏膜病变具有高度传染性[3]。

即使未经治疗，二期梅毒的表现在 2～6 周自然消失并进入梅毒潜伏期，没有明显的临床症状。在青霉素还没有被用于治疗梅毒的时代，这类患者中约 25% 出现二期梅毒复发。因为这些患者常在 1 年内复发，术语"潜伏期早期"被用于描述这个阶段。在潜伏期后期（＞1 年），患者不再通过性活动传播疾病，但仍可通过胎盘将螺旋体传播给胎儿[114, 115]。

若不进行治疗，1/3 的患者会发展为三期梅毒。1/3 的三期梅毒患者属于晚期良性梅毒，特点是影响多个器官的胶质瘤。1/4 患者发展为心血管疾病，1/4 存在神经系统疾病。三期梅毒的心血管系统表现包括主动脉瘤和主动脉瓣关闭不全。梅毒的中枢神经系统表现包括全身麻痹、脊髓痨、视神经萎缩、脑膜血管梅毒。Argyll-Robertson 瞳孔（瞳孔无对光反射，但可发生适应）实际是三期梅毒的特征性表现。三期梅毒的发病基础是苍白密螺旋体对小动脉的趋向性，这导致了闭塞性动脉内膜炎和随后的组织破坏[3, 114]。

2. 先天性梅毒

先天性梅毒的延迟发现可能导致死胎、非免疫性水肿和新生儿死亡。新生儿先天性梅毒的早期表现包括斑丘疹、鼻炎、黏液斑、肝脾肿大、黄疸、淋巴结病、骨软骨炎、脉络膜视网膜炎、虹膜炎。先天性梅毒的晚期表现包括哈氏齿（Hutchinson teeth）、桑葚状磨牙、间质性角膜炎、第Ⅷ对神经性耳聋、鞍鼻、轭裂疮、马刀胫、神经系统表现（智能障碍、脑积水、全身瘫痪、视神经萎缩）和 Clutton 关节。与晚期先天性梅毒有关的红斑是由早期病变或持续性炎症反应诱发瘢痕形成的[3, 115]。

苍白密螺旋体早在妊娠第 6 周就能穿过胎盘并感染胎儿。通常要到妊娠第 16 周后，胎儿的免疫器官开始发育时，胎儿的解剖学异常才会明显出现。胎儿感染风险的高低与母体血液中密螺旋体的数量有关。传染也可能通过胎儿在产时接触母体生殖器的活动性病变而发生。一期或二期梅毒患者的胎儿感

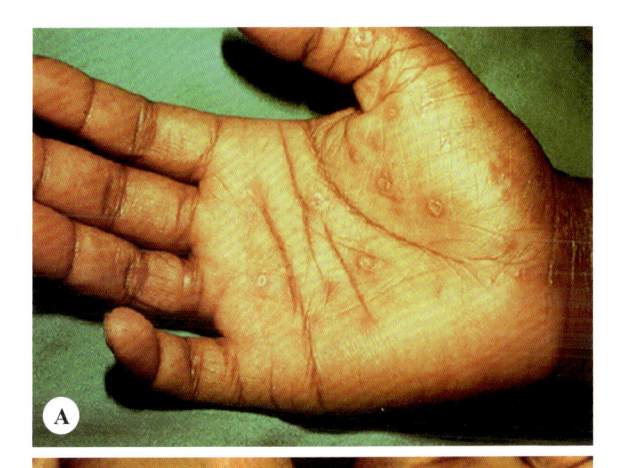

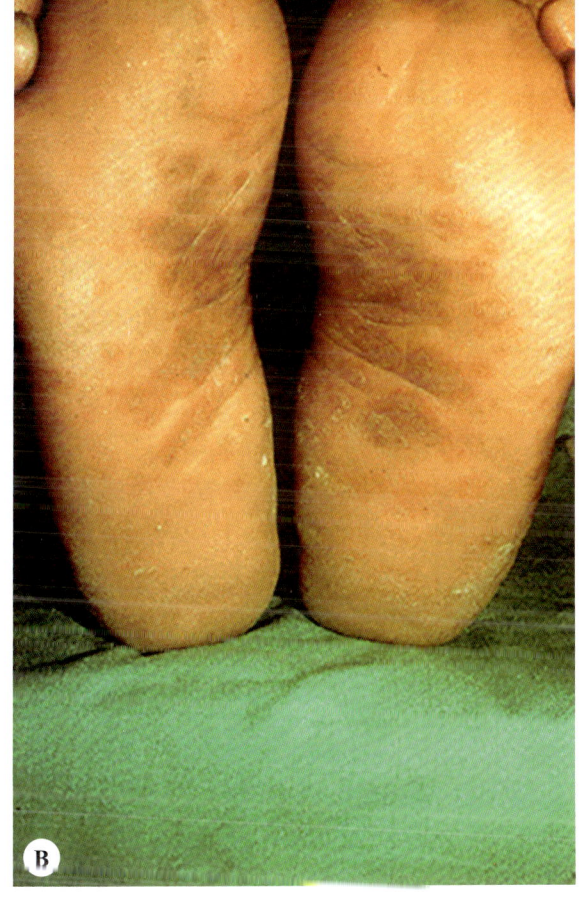

第 58 章 母体妊娠期和围产期感染：细菌
MATERNAL AND PERINATAL INFECTION IN PREGNANCY: Bacterial

▲ 图 58-6 二期梅毒的特征

手掌（A）和脚底（B）的凸起红色和紫色丘疹（图片由 Dr.Stanton Wesson，Department of Dermatology，University of Florida College of Medicine 提供）

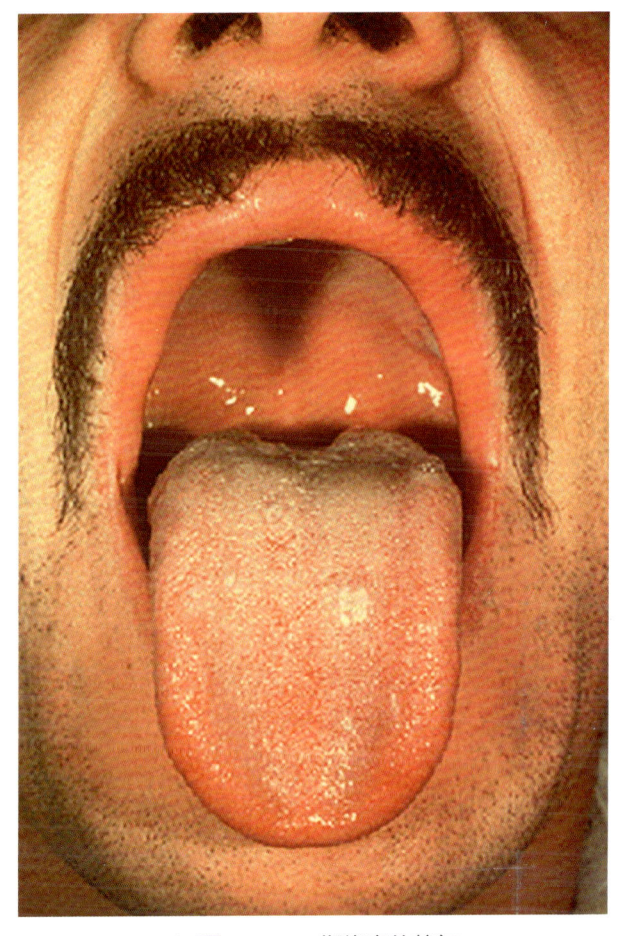

▲ 图 58-7 二期梅毒的特征

舌头上的黏膜斑（图片由 Dr.Stanton Wesson，Department of Dermatology，University of Florida College of Medicine 提供）

染风险为 50%。潜伏期早期梅毒患者的胎儿有 40% 的风险患先天性梅毒，潜伏期晚期梅毒患者的胎儿则有 10% 的风险患先天性梅毒[116-118]。

3. 诊断

早期梅毒最明确的诊断方法是暗视野显微镜检查、病变渗出物或病变组织的直接荧光抗体实验[119]。血清学试验可用于做出推测性诊断。血清学试验分为两种：检测梅毒反应素抗体的非特异性检测和检测梅毒螺旋体抗体的特异性检测。

非特异性抗体筛查实验包括性病研究实验室试验（venereal disease research laboratory，VDRL）和快速血浆反应素试验（rapid plasma regain，RPR）。这些试验均用来筛查。所有孕妇应在第 1 次产检时进行检测。高危患者应在妊娠 28 周时再次筛查。

对 VDRL 和 RPR 结果阳性的患者，使用梅毒螺旋体特异性试验确定梅毒诊断。应用最广的两种确认性测试是荧光密螺旋体抗体吸收试验（flurescent treponemal antibody absorption，FTA-ABS）和梅毒螺旋体颗粒凝集（*Treponema pallidum* particle agglutination，TP-PA）试验。

经过治疗后，非特异性实验结果常为阴性。在一些患者中，低滴度结果会维持一段时间，在另一些患者中则终生维持低滴度。一旦非特异性实验结果阳性，特异性密螺旋体试验常终生保持阳性。在妊娠期，除非已经进行了充分的治疗且连续测定血清抗体滴度下降，否则应将所有血清检测结果阳性的女性视为感染者。

最近报道了一系列不同的梅毒检测方法。在这一检测方法中，最初进行的实验是针对 IgM 和 IgG 抗体的酶免疫分析法、化学发光分析法和微球免疫分析法。如果该实验结果为阴性，则无须进行下一步。若结果为阳性，则进行定量 RPR 检测。若 RPR 结果阴性，则进行 TP-PA 测定。阴性的 TP-PA 结果表示患者并未感染梅毒。阳性结果可确定患者已感染，但不能准确区分急性还是慢性感染[119]。

临床医生应当认识到，当梅毒硬下疳首次出现时，非特异性筛查实验和密螺旋体特异性检测实验都可能是阴性结果。因此，若医疗机构条件充足，应对可疑的梅毒病变取样以检测螺旋体，并送实验室行暗视野检查和荧光抗体染色。

对于梅毒潜伏期患者，若出现以下症状，应立即行脑脊液检查[120, 121]。

- 神经系统受累的临床证据（如认知功能障碍、运动或感觉功能障碍、视觉或听觉障碍、脑神经麻痹、脑膜炎的症状和体征）。
- 活动性三期梅毒的证据（如主动脉炎、树胶肿、虹膜炎）。
- 治疗失败。
- 同时存在 HIV 感染。

对所有患者而言，单一检测结果均不足以诊断神经性梅毒。最终诊断基于多种检测结果的组合，包括血清学检测结果阳性、脑脊液细胞计数异常、蛋白升高和（或）脑脊液 VDRL 结果阳性、伴或不伴临床表现。有时，即使存在神经性梅毒，检测结果也可能是阴性。tau 蛋白水平升高可能有助于区分神经性梅毒与未累及神经系统的梅毒[120-122]。

通过监测定量 VDRL 的滴度，可对已诊断梅毒的患者做出再感染或持续活动性梅毒诊断。通过成功的治疗，早期梅毒患者的 VDRL 滴度可降低并在 6~12 个月转阴或维持极低量，晚期梅毒（持续>1年）的患者则在 12~24 个月转阴或降至极低。滴度升高（定义为滴度升高 4 倍）则表明需要进一步的诊断措施（如腰椎穿刺），以及适当的治疗。

对临床表现明显的病例，很容易得出先天性梅毒的诊断，患儿表现为黄疸、水肿、花斑病、巨大、水肿胎盘的娩出，实验室检查均证实了该疾病的存在。然而，大部分被感染的新生儿在刚出生时表现为无症状。尽管脐带血可能得出梅毒非特异性检测的阳性结果，但经胎盘转移至胎儿的母体梅毒特异性和非梅毒特异性 IgG 抗体都可能使先天性梅毒的确诊变得复杂[3, 123, 124]。

因此，婴儿梅毒血清学反应性实验的结果较难解释。治疗决定通常必须以下列因素为基础：①母体确诊梅毒；②孕产妇治疗充分；③婴儿有患有梅毒的临床、实验室、放射学证据；④使用相同方法和标准比较分娩时母体和胎儿血清中非密螺旋体滴度。

1998 年，CDC 发布了先天性梅毒新的诊断标准。该标准要求新生儿只需符合以下两个标准之一即可：①有先天性梅毒的物理、实验室、放射学证据（可确诊或高度怀疑感染）；②患有梅毒的母亲未经治疗或治疗不充分后所生的婴儿（可推断为先天性梅毒）[125]。

表 58-10[119] 显示了 CDC 在 2015 年发布的梅毒推荐治疗方案。对于梅毒的所有阶段，均首选青霉素经肠道外给药。对于孕妇，经肠道外用青霉素不仅能治疗母体感染，还能预防梅毒传染给胎儿，并治疗已有的胎儿感染。因此，CDC 建议患有梅毒且对青霉素过敏的孕妇，无论处于梅毒的任何阶段，都应接受脱敏疗法，然后用青霉素治疗梅毒。

青霉素脱敏疗法是一种相对安全且直接的程序，可通过口服或静脉注射药物完成。口服脱敏疗法更安全，也更易实施。患者应当在医院接受脱敏疗法，因为可能发生严重的由 IgE 介导的过敏反应。脱敏疗法可在约 4h 内完成，之后可给予第 1 剂青霉素[119]。

推荐的青霉素疗法是否是治疗妊娠期梅毒的最佳方案已经引起了关注。一些报道显示，尽管遵循了推荐的治疗方案，但仍有令人担忧的治疗失败案例。诊断时母体的 VDRL 高滴度、感染持续时间未知、分娩的 4 周内才治疗、超声显示胎儿梅毒的征象（如肝大、胎儿水肿、胎盘肿大）均与先天性梅毒的预防失败有关。由于这些报道显示妊娠期梅毒的治疗失败率较高，一些专家建议进行补充治疗。具体

表 58-10 妊娠期梅毒的治疗

诊 断	治 疗
一期、二期、早期潜伏期梅毒（<1年）	单次给药苄星青霉素 G 240 万 U，肌内注射
晚期潜伏期梅毒（>1年），持续时间未知的梅毒，三期梅毒	每周肌内注射苄星青霉素 G 240 万 U，1次，用药 3 次，共给药 720 万 U
神经梅毒	青霉素 G，每天用 1800 万～2400 万 U，每 4 小时静脉注射 300 万～400 万 U，或输液 10～14 天 或用普鲁卡因青霉素 240 万 U 肌内注射，加每天 4 次口服丙磺舒 500mg，用药 10～14 天

引自 Workowski KA, Bolan GA; Centers for Disease Control and Prevention. Sexually transmitted diseases treatment guidelines, 2015. *MMWR Recomm Rep.* 2015; 64(RR-3): 1-137.

而言，对处于一期、二期、早期潜伏期梅毒的孕妇，应在第 1 次治疗 1 周以后用苄星青霉素 G（240 万 U 肌内注射）再次治疗[119]。

产科护理人员应认识到，若发生吉海反应（Jarisch-Herxheimer reaction），在妊娠后期接受梅毒治疗的患者有发生早产或胎儿窘迫的风险。吉海反应常在早期梅毒的治疗期间发生。表现包括发热、寒战、肌痛、头痛、低血压、皮损的短暂恶化。约 2/3 的孕妇发生宫缩和胎动减少。吉海反应常在治疗开始后的几小时内出现，并在 24～36h 消退[126-128]。

对于一期和二期梅毒，患者应在治疗后 6 个月和 12 个月时进行临床和血清学复查。治疗有效被定义为治疗 1 年后非密螺旋体滴度的 2 次稀释（4 倍）下降。症状或体征持续存在或复发的患者、非密螺旋体滴度持续升高 4 倍的患者可能治疗失败或是再感染。应对其再次治疗并评估是否有 HIV 和 CNS 感染。对于再次感染的治疗方案，推荐使用每周肌内注射苄星青霉素 G240 万 U，持续 3 周[119]。

对潜伏期梅毒的患者，应在 6 个月、12 个月、24 个月时复查非密螺旋体滴度。脑脊液检查正常的患者，若出现以下情况，均应再次治疗潜伏期梅毒[119]：①滴度增加 4 倍；②初始高滴度（≥1∶32）未能在治疗后 12～24 个月至少下降 4 倍（稀释 2 次）；③有梅毒的症状或体征。

对进行梅毒治疗的孕妇，CDC 推荐在妊娠 28～32 周时复查血清滴度，在分娩时再次复查，并遵循之前提到的根据所处疾病阶段进行推荐治疗。另外，对再感染风险高或生活在梅毒发生率较高地区的女性，可每月行血清学滴度检查[119]。

若母亲在妊娠期间接受了充分的青霉素治疗，则婴儿的先天性梅毒很少见。若母亲有以下情况，婴儿应被推定为先天性梅毒并接受治疗[119,127-129]。

- 分娩时仍有未经治疗的梅毒。
- 有治疗后复发或再感染的血清学证据（即滴度增加 4 倍）。
- 妊娠期使用非青霉素方案治疗梅毒。
- 距分娩不到 1 月时接受梅毒治疗。
- 治疗史不明确。
- 在进行了适当的青霉素治疗后，未达到较好的效果（非螺旋体抗体滴度下降 4 倍）。
- 妊娠前已适当治疗梅毒，但未进行足够的血清学随访以确定对治疗的反应。

（三）弓形虫病

1. 流行病学

弓形虫是一种原生动物，有 3 种不同的生命形式：滋养体、包囊和卵囊。弓形虫生命周期的完成依赖于野猫和家猫，猫是弓形虫卵囊的唯一已知宿主。卵囊在猫的肠道内形成，之后随粪便排出。被奶牛等哺乳动物摄入后，卵囊在动物的肠道中被破坏，释放侵入性的滋养体。滋养体随后可在全身扩散，最终在大脑和肌肉中形成囊肿。当人类食用被污染的肉，或者猫粪中的卵囊通过苍蝇、蟑螂或手指接触进入人体时，人类会发生感染。在卫生条件差和居住在人群密集的地区，感染率较高。流浪猫和吃牛肉的家猫最有可能携带这类寄生虫。通过对肉类的适当烹饪，卵囊会被完全破坏[130]。

美国成年人中有 40%～50% 体内有针对该病原体的抗体，在贫困人口中，这一抗体的存在率是最高的。除了免疫缺陷的患者，其余人群中的免疫力通常较持久。孕妇的血清抗体阳性率约为 5%，在每 1000 个新生儿中约有 3 例存在先天性感染的证据。在 8000 例妊娠中约有 1 例发生具有临床意义的先天性弓形虫病。弓形虫病在西欧更常见，尤其是在法国，这很可是由法国食用半熟肉或生肉（鞑靼牛排）的习惯导致的。超过 80% 的巴黎育龄期女性体内有弓形虫抗体，并且法国人先天性弓形虫病的发病率是美国的 2 倍[131]。

目前，美国不建议对所有孕妇进行弓形虫病筛查[132]。但如果患者有可疑的临床感染或为免疫缺陷患者（如 HIV 感染），则应进行检查。因为妊娠前存在的抗体提示患者具有免疫力，因此对有感染风险的女性进行弓形虫免疫力检查的理想时间是在妊娠前[133]。

2. 临床表现

被摄入体内的生物体入侵肠上皮，并通过血液扩散至全身。寄生虫的细胞内复制导致细胞破坏。感染的临床表现是直接器官损伤和后续机体对寄生虫血症、细胞死亡的免疫应答的共同结果。宿主的免疫反应主要由 T 淋巴细胞介导[130]。大部分患者表现为无症状感染。但即使没有临床症状，患者仍可能有多器官受累的证据，长期的无症状感染可能导致临床疾病。有症状的弓形虫病表现常与单核细胞增多症相似。

与在免疫正常患者中的感染相反，弓形虫病对免疫抑制患者可能是一种毁灭性感染。因为对弓形虫的免疫是细胞介导的，HIV 感染的患者和器官移植后接受长期免疫抑制治疗的患者尤其容易复发或新发感染。在这类患者中，中枢神经系统功能障碍是最常见的感染表现。这一症状在脑炎、脑膜脑炎、颅内肿块病变中最典型（图 58-8）。在肺炎、心肌炎、全身性淋巴结病中也常发生[130]。

3. 诊断

通过血清学和组织学方法，可对母体弓形虫病进行诊断。可提示急性感染的血清学证据包括 IgM 特异性抗体，极高的 IgG 抗体滴度（和低 IgG 亲和力），以及血清 IgG 由阴转阳。临床医生应注意弓形虫病的血清学检测尚未完全标准化。当初步实验室检查显示发生急性感染时，应在权威性较高的实验室（如帕洛阿尔托医学基金会弓形虫血清学实验室）进行血清学复检（www.palm.org）。另外，可使用 PCR 在患者血清中测定弓形虫 DNA[130]。

病理检查时，最容易在脑组织或淋巴组织中识别出弓形虫。可通过光学显微镜或电子显微镜观察

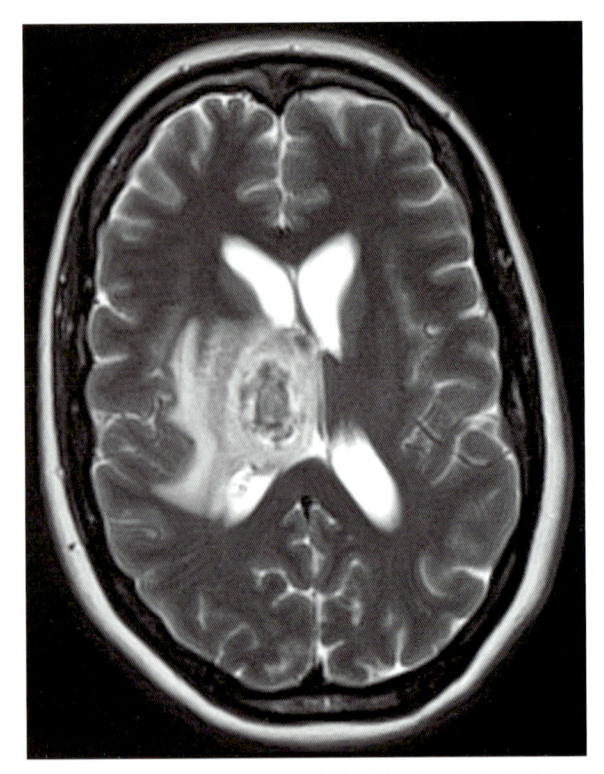

▲ 图 58-8 MRI 显示由弓形虫病引起的突向脑内的脓肿

图片由 Dr.Richard Beegle，Department of Radiology，University of Florida 提供

组织学切片。使用光学显微镜观察时，标本应使用 Giemsa 染色法或 Wright 染色法处理[130, 134]。

4. 先天性弓形虫病

若女性在妊娠期患急性原发性弓形虫病，胎儿可能发生先天性感染。除非是在免疫抑制患者中，否则慢性或潜伏期感染很难导致胎儿损伤。患有急性弓形虫病的母亲所分娩的新生儿有约 40% 表现出感染的迹象。母体在孕晚期时发生感染时，最容易发生先天性感染。然而，当母体感染发生在妊娠前半期时，胎儿最容易发生严重损伤。被感染的婴儿中仅有不到一半在出生时有症状（框 58-3）[130, 133-135]。

先天性弓形虫病最有价值的产前诊断方式是超声和羊膜穿刺术[130, 133-135]。提示感染的超声表现包括脑室扩大、颅内钙化、小头畸形、腹水、肝脾肿大和胎儿生长受限。另外，Hohlfeld 及其合作者[136]使用 PCR 在羊水中鉴定了弓形虫的特定基因。在其调查中，通过血清学检查或尸检，在 3339 名婴儿中证实了 39 例患有先天性弓形虫病。所有相关孕妇的羊水样本 PCR 结果均为阳性，检测结果可在采样后

框 58-3　先天性弓形虫病的临床表现

- 皮疹
- 肝脾肿大
- 腹水
- 发热
- 脉络膜视网膜炎
- 脑室周围钙化
- 脑室扩大
- 癫痫发作
- 智力障碍
- 葡萄膜炎

1 天内得出。

在随后的研究中，Romand 和同事[137] 报道，PCR 在诊断先天性梅毒上的整体灵敏度为 64%（95%CI 53%～75%）。未发现假阳性结果，阳性预测值为 100%。

5. 处理

对免疫功能正常的非孕妇，弓形虫病常表现为无症状或自限性疾病，不需治疗。但免疫功能低下的弓形虫病患者应接受抗菌药物治疗。选择的治疗方案是联合口服磺胺嘧啶（负荷剂量 4g，之后每次 1g，每天 4 次）和乙胺嘧啶（初始用 50～100mg，之后每天用 25mg）。对于此类患者，可能需要延长疗程以治愈感染。妊娠期发生急性弓形虫病时也需要治疗。对于母体的治疗能降低胎儿先天性感染的风险，同时也能减少感染的晚期后遗症[130, 134, 138]。尽管药物对胎儿的致畸机制还未确定，但出于对药物理论上的致畸风险的考虑，不推荐在孕早期时使用乙胺嘧啶治疗弓形虫病。可单独使用磺胺类药物治疗（口服甲氧苄啶 - 磺胺甲噁唑 5mg/kg，每天 2 次，持续 6 周），但单药疗法的疗效弱于联合用药。一种公认的联合用药方案是口服 1g 螺旋霉素（每次 1g，每天 3 次，持续 3 周），接下来的 3 周内口服磺胺嘧啶（每天 3 次，每次 1g），再服用乙胺嘧啶 50mg/d[130, 134, 139]。在欧洲，螺旋霉素已广泛应用于妊娠期弓形虫病治疗且效果极好。在美国，由权威实验室确诊母体弓形虫感染后，可在 CDC 使用螺旋霉素进行治疗。

现已提倡对患先天性弓形虫病的婴儿进行积极的早期治疗，治疗方案为联合使用乙胺嘧啶、磺胺嘧啶和亚叶酸钙 1 年。早期治疗能减少弓形虫病的晚期后遗症（如脉络膜视网膜炎）的发生，但不能完全消除后遗症。新生儿早期治疗的有效性与宫内治疗相当[139]。

在妊娠患者的处理中，预防急性弓形虫病至关重要。应建议孕妇尽可能避免接触猫砂，尤其是在猫被允许可在室外活动的情况下。如果孕妇必须更换猫砂，她们应戴手套并在更换完猫砂后洗手。若烹饪时接触肉类，孕妇应在接触肉类后洗手，并且不可吃生肉或半熟的肉。肉类应彻底煮熟至汤水清澈。水果和蔬菜也应仔细清洗，以除去可能存在的卵囊污染。

▶ 要　点

- 妊娠期衣原体感染的最佳治疗方案是单次口服 1g 阿奇霉素。
- 所有孕妇应在妊娠 35～37 周时进行 GBS 感染检测。培养结果或 PCR 结果阳性的患者应接受产时抗生素预防治疗，以防止早发型新生儿感染。
- 有 GBS 菌尿史的孕妇应接受产时预防性治疗。她们不需要在妊娠 35～37 周时行尿培养或 PCR 检查，这类患者被认为体内有 GBS 定植。
- 所有孕妇应在第 1 次产检时行尿培养以确定是否有无症状性菌尿。感染患者应接受治疗，并在后续产检时复查以确定有无复发感染。
- 大多数的肾盂肾炎由未确诊或治疗不充分的下尿路感染引起。肾盂肾炎可导致 3 种严重的妊娠期并发症：早产、脓毒症、ARDS。
- 最有可能引起绒毛膜羊膜炎和产后子宫内膜炎的微生物是 GBS、大肠埃希菌、革兰阴性厌氧菌。
- 预防性使用抗生素对防止子宫内膜炎和剖宫产后切口感染非常有效。所有行剖宫产的女性应在手术开始前给予抗生素。其他重要的预防措施，包括用氯己定清洁腹部、术前用聚维酮碘冲洗阴道、牵引脐带以娩出胎盘、缝合肥胖患者的深部皮下层、用缝线缝合

- 皮肤。
- 耐药菌和伤口感染是产后子宫内膜炎患者持续发热的最常见原因。
- 化脓性盆腔血栓静脉炎是难治性术后发热的另一重要原因。这种情况最好使用CT或MRI诊断，并用广谱抗生素和非肠道的抗凝药物治疗。
- 产科患者脓毒症休克最常见的原因是脓毒性流产、肾盂肾炎、绒毛膜羊膜炎、子宫内膜炎。
- 弓形虫病最常见的两种传播方式是食用未煮熟的牛肉和接触猫砂。
- 先天性弓形虫病的最佳诊断试验是通过PCR鉴定羊水中的弓形虫DNA、通过超声鉴定胎儿特定损伤。
- 孕妇和免疫力低下的患者可通过避免食用未经巴氏消毒的乳制品、加工肉类、冷藏馅饼和肉酱、冷藏烟熏海鲜和生食来降低患李斯特菌病的风险。治疗李斯特菌病的首选抗生素是氨苄西林。
- 大多数患梅毒的产科患者在潜伏期即可确诊。治疗妊娠期梅毒，所有阶段的首选药物均为青霉素。对青霉素过敏的患者应在脱敏治疗后使用青霉素治疗。

第59章 妊娠相关的心理健康和行为障碍
Mental Health and Behavioral Disorders in Pregnancy

Katherine L.Wisner　Dorothy K.Y.Sit　Emily S.Miller　著
刘惠东　译　　马琳琳　校

英汉对照

American Academy of Neurology	AAN	美国神经病学学会
American Academy of Pediatrics	AAP	美国儿科学会
American Psychiatric Association	APA	美国精神病学协会
anorexia nervosa	AN	神经性厌食症
antiepileptic drugs	AED	抗癫痫药物
attention-deficit/hyperactivity disorder	ADHD	注意缺陷/多动障碍
binge eating disorder	BED	暴食症
bipolar disorder	BD	双相障碍
body mass index	BMI	体重指数
bulimia nervosa	BN	神经性贪食症
Carbamazepine	CBZ	卡马西平
Centers for Disease Control and Prevention	CDC	疾病控制和预防中心
central nervous system	CNS	中枢神经系统
cognitive behavioral therapy	CBT	认知行为疗法
concentration to dose（ratio）	C/D	浓度与剂量（比率）
confidence interval	CI	置信区间
electroconvulsive therapy	ECT	电休克疗法
Food and Drug Administration	FDA	美国食品和药品监督管理局
hazard ratio	HR	风险比
intrauterine growth restriction	IUGR	宫内发育迟缓
Lamotrigine	LTG	拉莫三嗪
low birthweight	LBW	低出生体重
major depressive disorder	MDD	重度抑郁症
Mood Disorders Questionnair	MDQ	情绪障碍问卷
neonatal adaptation syndrome	NAS	新生儿适应综合征
neonatal intensive care unit	NICU	新生儿重症监护病房
odds ratio	OR	比值比

Patient Health Quality-9 item	PHQ-9	患者健康质量 9 项
postpartum depression	PPD	产后抑郁症
posttraumatic stress disorder	PTSD	创伤后应激障碍
preterm birth	PTB	早产
randomized controlled trial	RCT	随机对照试验
relative risk	RR	相对风险
selective serotonin reuptake inhibitor	SSRI	选择性 5- 羟色胺再摄取抑制药
selective serotonin reuptake inhibitor and selective serotonin norepinephrine inhibitors inclusive	SRI	选择性 5- 羟色胺再摄取抑制药和选择性 5- 羟色胺去甲肾上腺素抑制药
small for gestational age	SGA	小于胎龄儿

摘 要

对于孕妇和她的家庭来说，保持最佳状态、享受人际关系、处理妊娠和为分娩做准备的能力至关重要。本章包括在育龄女性中常见的四种诊断类别：情绪、焦虑、饮食和精神疾病。重度抑郁症是最常见的生育并发症之一，妊娠期间患病率为 12.7%，分娩后 1 年患病率为 21.9%。爱丁堡产后抑郁症量表是一个简短的 10 项自评表，最常用来识别抑郁症状。双相障碍（躁郁症）的特征是情绪状态在正常、抑郁、愉悦或易怒（躁狂，或其不太强烈的形式——轻躁）之间波动。女性的主要情绪状态是易怒和抑郁，而不是欣快，双相障碍经常被误诊为单向抑郁。对于有重度抑郁症症状的围产期女性，建议在处方抗抑郁药之前进行情绪障碍问卷调查。焦虑障碍在妊娠期患病率为 13%～21%，在产后患病率为 11%～17%，大多数女性同时患有重度抑郁症。精神分裂症是一种慢性精神疾病，1% 的人口受累。由于孕妇的生理和肝脏 CYP 酶的活性在妊娠期间发生了剧烈的变化，大多数精神药物的浓度变化和疗效可能会受到影响。因此，每月 1 次症状监控是合适的。任何精神疾病的治疗目标都是缓解到最微小的症状（不仅仅是"感觉好一些"），并使其恢复到最佳的功能能力。

关键词

心理健康；围产期抑郁症；产后抑郁症；躁郁症；精神分裂症；焦虑症；精神药理学

心理健康是整体健康的基础。前卫生局局长 David Satcher 发表的声明强调了情绪健康对健康至关重要的观点。在医疗实践中，我们将症状和疾病划分为可管理的单位；然而，患者是一个整体。身体任何部位的病变都会影响到整个患者。精神障碍的定义在精神障碍诊断与统计手册（DSM-5）[1] 中是一个分类系统，根据具有定义特征的标准集将精神障碍分为不同类别。本章涵盖了影响育龄女性的主要疾病类型。对于孕妇和她的家庭来说，保持最佳状态、享受人际关系、管理妊娠和为分娩做准备的能力至关重要。

围产期健康可以在一个模型中概念化，该模型综合了影响妊娠结果的复杂的社会、心理、行为、环境和生物力量。Misra 等[2] 提出了一个围产期框架，整合了生命周期方法与多种决定因素。该模型包含四个层次，为围产期健康结果的决定因素提供了一个范例。模型的第一个层次是远期决定因素，它侧重于远期（时间上）风险因素，使女性在近期（当前）风险因素中承担更大风险。远期决定因素从生物、身体和社会领域，增加或减少女性出现健康问题、从事高风险行为或接触潜在毒素的可能性。对健康结果的最有力影响与妊娠前很长时间就存在的女性健康因素有关，如童年时期的虐待。在下一层次，即近期决定因素，对女性健康有直接影响的风险因素包括生物医学和行为反应，如吸烟。远期和近期危险因素之间的相互作用决定了个人当前的整体健康状况。女性妊娠前健康状况与妊娠需求的关系决定了围产期结局。第三个层次是过程，强调妊娠前、妊娠间隔内和妊娠期间因素对生殖健康的动态相互作用。关于健康和疾病的发展起源，迅速增多的文献强调，产前环境对胎儿生理进化存在终生影响，并塑造个体的健康直至成年。在第四层次，即结果，该模型包括疾病、功能和健康，提供了对健康状况的全面看法。

每个患者妊娠时都有一系列可塑的风险和条件。只要能减少、消除对妊娠结局有负面影响的生物-心理-社会因素，或用积极因素来替代，妊娠结局就能得到改善。例如，胎儿健康受损会导致新生儿"化生"状态，这明显增加了婴儿对产后环境的敏感性[3]。新生儿与母亲敏感互动和支持依恋过程的能力对最佳的婴儿大脑发育至关重要。

医生的作用是影响患者的暴露和行为，以提高良好生育结局的概率（图59-1）。生育是进行健康干预的理想时间，因为女性可以与专业人士接触，获得更多的医疗保健服务，并有动力为后代的福利采取积极的行为。伴侣（父亲和共同父母）的作用最近被确定为围产期心理健康的研究缺口（和机会）。伴侣可以参与干预措施，例如改善孕产妇心理健康、鼓励产科护理、戒掉吸毒和酗酒。

对精神疾病的讨论包括发生在育龄女性的四个主要诊断类别：情绪、焦虑、饮食和精神分裂症。本章重点介绍这些疾病及其在妊娠、产后和哺乳期间的进程。虽然药物使用障碍经常与这些疾病一起发生，但它们在第8章中已被单独阐述。

一、情绪障碍

（一）重度抑郁发作

1. 妊娠和产后诊断，以及患病率

在DSM-5中[1]，重度抑郁障碍的定义是：至少2周的时间，要么是持续的抑郁情绪，要么是对日常活动失去兴趣或乐趣（必需的"看门人"症状），加上4个相关症状（如果2个看门人症状都存在，则为3个相关症状）（框59-1）。持续性意味着症状必须出现在一天中的大部分时间，几乎每天。患者还必须存在人际关系或工作功能障碍。即使没有抑郁症的症状，也有可能被诊断为重度抑郁症（major depressive disorder，MDD）。女性可能会持续失去兴趣或乐趣（但没有悲伤），以及框59-1所述的其他4种症状。相比于女性正常值，食欲、睡眠和运动活动可能会减少或增加。一位疲惫的女性如果从之前令人愉快的活动中得不到乐趣，一天睡15h，长时间坐着不动，体重增加，就患有重度抑郁症。一位充满罪恶感和悲伤的女性，每晚只睡4h，体重减轻6.8kg，还踱步，也有重度抑郁症，可能是偶发或慢性的。每年患MDD的女性（12.0%）几乎是男性（6.6%）的2倍。女性在25—44岁患MDD的风险最大，这是生育的主要年龄段。MDD在妊娠期间的流行率为12.7%（7.5%的女性有新的发作），分娩后1年为21.9%[4]；因此，MDD是最常见的生育相关并发症之一。患抑郁症风险较高的母亲往往处于社会经济地位低、有早产婴儿，以及是未成年人。产后抑郁症会持续数月到数年，康复后身体和心理功能也会受到长期限制。25%~50%的产后抑郁症患者发作持续7个月或更长时间[5]。

女性的抑郁病史是评估其妊娠期间患重度抑郁症风险的最重要因素。既往1次发病持续时间超过5年的孕妇患重度抑郁症的风险几乎增加2倍（HR=2.7，95%CI 1.5~4.7），而4次或4次以上发作，则风险增加3.6倍（95%CI 1.9~7.0）[6]。生活压力是产后抑郁症发作的预测因素。患有产后抑郁症的女性在分娩后复发的风险为25%~33%，超过40%的女性在妊娠期或产后期间之外患有抑郁症。抑郁症通常是一种慢性复发性疾病。

DSM-5规定，围产期抑郁症发作是指定妊娠期

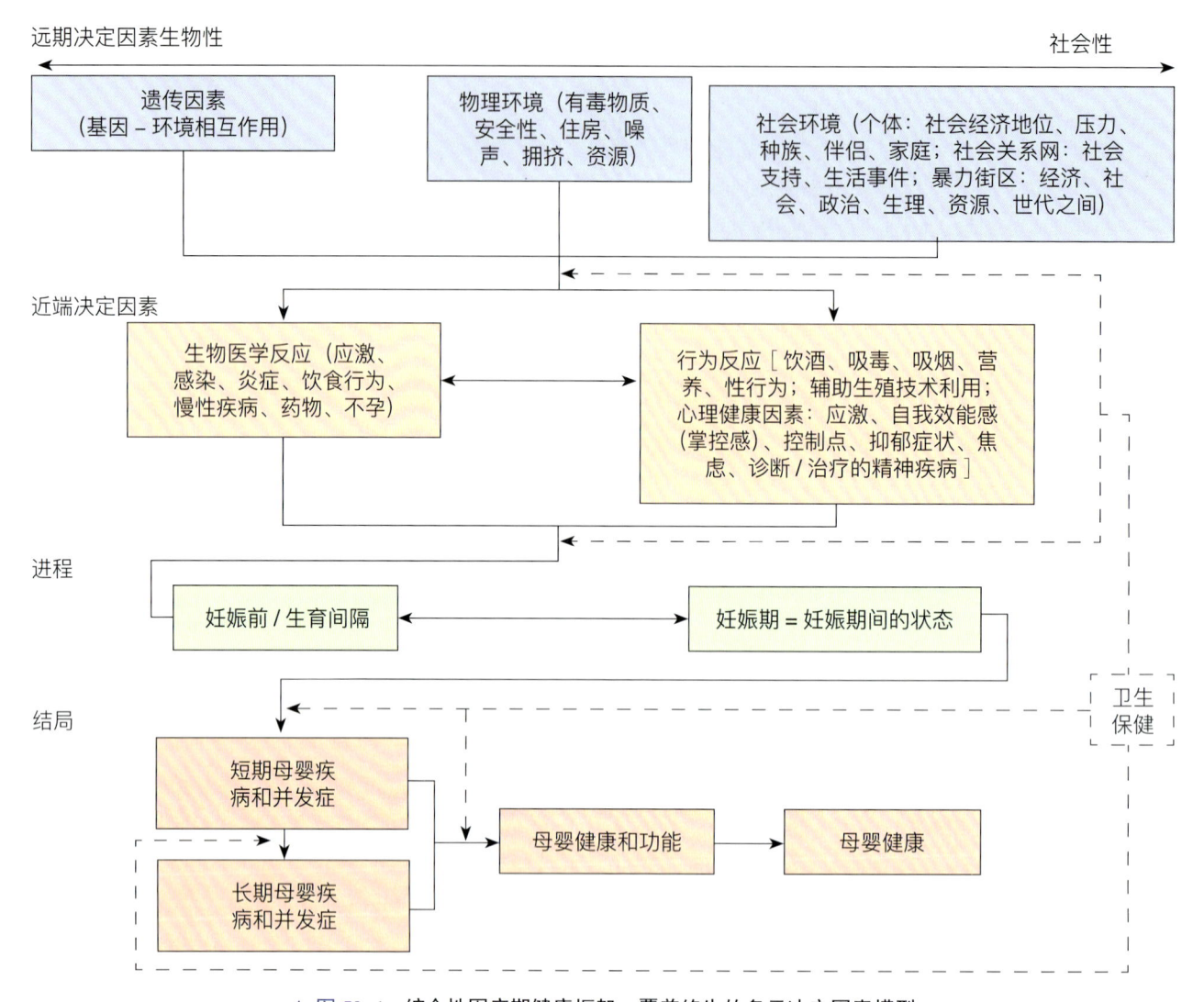

▲ 图 59-1 综合性围产期健康框架：覆盖终生的多元决定因素模型

改编自 Misra DP, Guyer B, Allston A. Integrated perinatal health framework. A multiple determinants model with a life-span approach. *Am J Prev Med*. 2003;25:65.

框 59-1　重度抑郁障碍的 DSM-5 标准

在过去的 2 周里，几乎每天的大部分时间里，下列 5 种症状（其中 1 种症状必须与情绪或兴趣有关）必定在重要功能领域引起了明显的痛苦或损害

- 抑郁情绪
- 兴趣或愉悦明显减少
- 与饮食无关的显著体重减轻或增加
- 失眠或嗜睡
- 精神运动躁动/迟缓
- 疲劳或没精神
- 无价值感/愧疚感
- 注意力不集中
- 反复思考死亡

间或产后 4 周内的发作情况[1]。流行病学家根据产后精神疾病风险升高与育龄女性发病基线风险之间的断点数据，定义了产后持续时间。

分娩后的 90 天内，是情绪障碍发生的明显高峰。虽然对产后的定义各不相同，但该疾病对女性及其家庭的不良影响与发病时间无关。

在生育期间，MDD 筛查最常用的方法是爱丁堡产后抑郁量表（图 59-2）[7]，在妊娠期间和产后均已得到验证。该自我评估量表包含 10 个项目，等级为 0~3。它通过简单的加法进行评分，医疗保健专业人员可以免费使用。它有超过 23 种语言版本。MDD 的临界分数为≥13 分（敏感性 86%，特异性 78%，

第 59 章 妊娠相关的心理健康和行为障碍
MENTAL HEALTH AND BEHAVIORAL DISORDERS IN PREGNANCY

你感觉怎么样？

由于你最近生了孩子，我们想知道你现在感觉如何。请核对一下答案，哪项最接近你过去 7 天的感受，注意不仅仅是今天的感受。

序 号	问 题	分 数
1	我能够大笑，能看到事情有趣的一面：	
	像我原来一样多	0
	现在没那么多了	1
	现在肯定没那么多了	2
	一点都不能	3
2	我满怀喜悦地期待着一些事情：	
	和我以前一样多	0
	比以前少多了	1
	肯定比我以前少	2
	几乎没有	3
3	出问题时，我总是不必要地责备自己：	
	是的，大部分时间	3
	是的，有时候会	2
	不是很经常	1
	不，从来没有	0
4	我一直焦虑，或者没什么理由地担心：	
	不，一点也不	0
	几乎从来没有	1
	是的，有时候	2
	是的，经常	3
5	我没什么理由就感到害怕或恐慌：	
	是的，很多	3
	是的，有时候	2
	不，不是很多	1
	不，一点也不	0
6	事情都压在我身上：	
	是的，大多数时候我都应付不来	3
	是的，有时候我不像平时那样能应对	2
	没有，大多数时候我都应对得很好	1
	不，我和以前一样能应对	0
7	我很不高兴，睡眠不好：	
	是的，大部分时间	3
	是的，有时候	2
	不是很经常	1
	不，完全没有	0
8	我感到悲伤或痛苦：	
	是的，大部分时间	3
	是的，经常	2
	很偶尔	1
	不，一点也不	0
9	我一直不开心，一直哭：	
	是的，大部分时间	3
	是的，经常	2
	偶尔	1
	不，从来没有	0
10	我有伤害自己的想法：	
	是的，经常	3
	有时	2
	几乎没有	1
	从来没有	0

▲ 图 59-2　爱丁堡产后抑郁量表

引自 Cox, JL, Holden JM, Sagovsky R. Detection of postnatal depression. Development of the 10-item Edinburgh Postnatal Depression Scale. *Br J Psych*. 1987;150:782–786.

阳性预测值 73%），此法已被推荐用于临床筛查。对于孕妇，推荐的截点分数≥15[8]。与任何筛查工具一样，阳性检测结果必须进行诊断评估和治疗指导。产后早期 MDD 的鉴别诊断包括"产后抑郁"，这是一种发生在多达 80% 的母亲身上的短暂综合征，在产后 2 周内消失。

2. 生育期的自然病史

激素波动时期（月经周期、妊娠、产后和围绝经期）与 MDD 出现的风险较高有关。性激素水平的快速变化是产后 MDD 发作的病因[9]。患产后抑郁症的女性，其神经生物学似乎特别容易受到性激素水平迅速下降的影响。

在临床表现和未经治疗的发作时间方面，产后 MDD 与育龄期其他时期的 MDD 没有区别。然而，与产后 1 年以后的抑郁症患者相比，产后 MDD 患者更容易产生有攻击性的强迫性想法。发生在抑郁症背景下的这种更常见的强迫性想法，必须区别于妄想[10]。强迫症是一种反复持续的想法、冲动或景象，被认为是侵扰性的、不恰当的，并会引起明显的焦虑或痛苦。例如，一些母亲有溺死自己孩子的强迫性想法，因此拒绝给孩子洗澡。女性经常会有令人恐惧的"假如……会怎样"问题，例如："如果我把孩子放在微波炉里会怎么样？"强迫症不同于精神类症状，因为患者认识到这些想法、冲动或景象是自己思想的产物（而不像精神病那样是由外力强加的）。此外，强迫性的视觉图像可能会出现，但这是短暂的，并被认为是存在于"心灵的眼睛"中，而不是外部幻觉。例如，一位女性可能会看到她死去的孩子躺在浴缸里这种可怕画面，但她会意识到这个画面实际上并不存在于现实世界中。这种区别在临床上很重要，因为有强迫性想法的女性会很警惕，避免任何与想法内容相关的行为。例如，如果一位母亲有刺伤她婴儿的强迫性想法，她可能会坚持把所有的刀都锁起来。相反，患有精神病的女性可能会按照自己的想法行事。虽然这些症状并不相互排斥，但同时出现是非常罕见的。

围产期抑郁影响生育结局。MDD 的生理失调和社会心理后遗症对妊娠结局的负面影响与抗抑郁药物暴露无关。MDD 与产前医疗依从性差、营养不良、肥胖、吸烟、酗酒和吸毒、暴力、贫穷和自杀有关[11]。围产期情绪障碍与产妇和婴儿死亡率和发病率的风险增加有关。女性健康保健患者安全性委员会（Council on Patient Safety in Women's Health Care）发布了一份有循证医学证据的患者安全包，涵盖产科医疗实践中的筛查、干预、转诊和随访[12]。

在一项 Meta 分析中，Grote 及其同事报道说，母亲妊娠期间的 MDD 或抑郁症状会增加不良妊娠结局的风险[13]。产前抑郁与以下不良结局相关，包括早产（RR=1.13，95%CI 1.06～1.21）和低出生体重（RR=1.18，95%CI 1.07～1.30）。MDD 导致 PTB 和 LBW 的风险程度与每天吸烟≥10 支的风险相当，但与药物滥用相关的较高风险相比，这只是适度风险。抑郁和（或）焦虑与先兆子痫风险增加 3 倍有关，这可能与此种精神状态下交感神经活动增加有关。与母亲无抑郁症的儿童相比，在宫内受到母亲 MDD 影响的儿童皮质醇水平更高，这构成了一种贯穿于整个青春期的生化改变，并使后代面临患精神疾病的风险。在胎儿时期暴露于母亲 MDD 的儿童在 16 岁时患抑郁症的可能性是那些未暴露于 MDD 者的 4 倍。值得注意的是，重度抑郁症母亲在妊娠期间接受治疗可使婴儿的皮质醇水平正常。

暴露于母亲的抑郁症状与胎儿海马、杏仁核和前额叶皮质的结构改变有关。有产前抑郁症状的母亲所生的婴儿，即使经过母亲产后抑郁的调整，其杏仁核与颞叶皮质、岛叶、左右前扣带、内侧眶额、腹内内侧前额叶皮质的功能连通性也更强。这种连接模式类似于成年重度抑郁症患者。重度抑郁症孕妇的后代也有不安全依恋、睡眠和饮食障碍的风险。母亲精神疾病的其他儿童相关后遗症是意外伤害儿童、虐待儿童、忽视和杀婴率的增加。母亲 MDD 和多种儿童问题之间的关系是一个连续体，通常开始于妊娠期。

虽然重度抑郁症是一种非常普遍的疾病，但只有 1/5 的美国人接受了与指南一致的干预，而且孕妇的干预率低于非孕妇。近 6500 名明确治疗 MDD 的接受医疗救助患者中，妊娠女性门诊心理治疗和抗抑郁药物处方量明显低于未妊娠女性，并且分娩后医疗也没有恢复到产前状态[14]。

有循证医学证据的 MDD 治疗方法是心理治疗和抗抑郁药[2]。人际心理治疗和药物治疗的研究表明，在妊娠期间接受治疗后，抑郁症状减少，功能得到改善。心理疗法是大多数女性的首选疗法；然而，并不是在所有的实践环境中都可用，对于医疗资源匮乏的母亲也不可行。基于诊所的抑郁症治疗障碍包括生理性妊娠需求、交通、育儿和费用。成人门诊的设置通常不能提供灵活的预约时间，许多不欢迎儿童。如果心理治疗不可行或女性倾向于药物治疗，则治疗决策倾向于关注药物的潜在不良反应，而不是MDD的不良反应。结果往往是女性或她的医生选择避免或停止药物治疗，以避免胎儿暴露于药物治疗，而没有同样考虑到MDD对母亲和胎儿的风险。对许多孕妇而言，现实情况是，可获得和可接受的心理健康治疗非常有限。

鉴于越来越多的证据表明，妊娠期重度抑郁症会增加母儿的风险，并影响两者的长期健康结果，低治疗率是一个公共卫生问题。联邦政府资助的弱势女性家访项目是产科医生和心理健康专业人员综合医疗的潜在合作伙伴，可以提高抑郁症治疗率。合作医疗还证明，可以通过改善围产期的抑郁和焦虑症状，来改善获得心理健康治疗的机会[15]。协作医疗是一种综合护理，它遵循五个核心原则：以患者为中心的团队医疗，基于人群的医疗，基于评价指标的目标治疗，基于循证的医疗，负责任的医疗。医疗管理者作为中心，跟踪所有登记患者的症状监测，并确保专家提供的分级医疗建议的实施。虽然随机试验已经证明了围产期协同护理的有效性，但还需要实施研究来证明有效性。

3. 妊娠期重度抑郁症的治疗

已有一项妊娠期MDD治疗的风险-收益决策模型发表[16]。应考虑到个体化制订干预措施，以确保其能够最大限度地促进产妇健康，同时最大限度地减少对母胎的不利影响。在这个过程中，患者和医生都提出自己的意见，患者自己的价值观决定了她的选择。例如，一些女性个倾向在妊娠期间进行药物治疗，而不管MDD相关的损害。另一些人选择药物治疗是因为她们对其他治疗是否有效没有信心，或者因为停止药物治疗后总是会复发。口头知情同意的过程促进结成治疗联盟，使患者意识到为自己和胎儿做选择的责任性，并提供了一个持续评估其决策能力的机会[16]。

使用"安全"这个词是有问题的，因为对于许多患者而言，它意味着没有不良反应的可能性。确认暴露无害，需要证明暴露后代的整个生命周期中没有任何不良的生育或发育结果，这是不可能的任务。从现有研究中可以估计的是接受药物治疗的女性生育风险子集的大小。本章考虑的生殖毒性的多方面风险如下：流产和死产、出生缺陷、PTB、新生儿影响和神经行为发育。一个主要的方法学上的挑战是适应证混淆，难以区分药物暴露造成的生育影响还是潜在MDD的生理和心理后遗症。通过对大量数据集和复杂的统计应用程序的分析，在疾病影响和药物影响的区分方面，已经取得了一定进展。

美国妇产科医师学会和美国精神病学协会（American Psychiatric Association，APA）成员制订了一份关于妊娠期抗抑郁药物治疗的共识文件[17]。对于轻度抑郁的孕妇，心理治疗是首选的初期干预治疗方法。有几种类型的短期（8～16个疗程）的人工心理疗法，如人际心理疗法和认知行为疗法（cognitive behavioral therapy，CBT）。这些治疗可以由非医师专业人员提供，如心理学家、精神护理医师或有执照的临床社会工作者等。抑郁症治疗的成本和可用性也影响治疗的选择。

对于有明显功能障碍的中-重度抑郁症，可采用抗抑郁药物治疗或联合治疗（药物和心理治疗）。确定任何抗抑郁药物对女性个体的疗效和耐受性是在风险-收益决策过程中药物选择时的一个重要考虑因素。患有长期或高度复发性MDD的女性在妊娠时可能需要服用维持性抗抑郁药物。上述治疗建议在3次或3次以上的MDD发作后给出，因为复发的可能性几乎是确定的。在一项学术研究中，妊娠前停止抗抑郁治疗的孕妇，其复发风险明显高于继续治疗的孕妇。在82名继续服药的女性中，有21人（26%）复发，而在65名停止服药的女性中有44人（68%）复发[6]。相比之下，Yonkers等[18]在产科患者的社区样本中发现，持续服用抗抑郁药的孕妇与停止服药的孕妇MDD复发率相同。然而，两项研究中复发的最强预测因子是妊娠前4次或更多次的MDD发作。

4. 选择性血清素再摄取抑制药暴露和生育结局

MDD及其后遗症也会影响以下结果，当评估与选择性5-羟色胺再摄取抑制药（selective serotonin reuptake inhibitor，SSRI）相关的风险时，必须考虑到MDD及其后遗症。

(1) 流产和死产：在丹麦1997—2010年的一项全国性队列研究中[19]，与未接触SSRI孕妇相比，接触

SSRI后流产的调aHR为1.27（95%CI 1.22～1.33）。然而，在妊娠前3～12个月停止SSRI治疗的女性与未接触SSRI治疗的女性相比，HR也相似（HR=1.24，95%CI 1.18～1.30），这意味着适应证混杂，而不是真正的药物风险。在一项基于人群的丹麦队列研究中，死胎与孕早期使用SSRI无关。

(2) 出生缺陷：评估SSRI和出生缺陷之间关系的研究结果不一致；但是，最近在处理适应证混杂的问题方面取得了进展。两项大规模病例对照研究表明，使用SSRI（联合药物）并没有增加包括心脏异常在内的畸形风险。Huybrechts等[20]在一项有影响力的美国人群队列研究中发现，在妊娠前3个月使用抗抑郁药物并不会增加心脏畸形的风险。共有64 389名女性（6.8%）在妊娠前3个月接受了抗抑郁药物治疗。总体而言，6403名未接触抗抑郁药物的婴儿出生时患有心脏缺陷（每10 000名婴儿中有72.3名），而接触抗抑郁药物的婴儿为580名（每10 000名婴儿中有90.1名）。抗抑郁药物使用和心脏缺陷之间的关联随着调整水平的增加而减弱，这意味着混杂变量而非药物暴露在很大程度上影响了先天性畸形。在未经调整的分析中，使用SSRI发生任何心脏缺陷的相对风险为1.25（95%CI 1.13～1.38），并显著降低（RR=1.12，95%CI 1.00～1.26），仅限于诊断为重度抑郁症的女性。根据倾向评分的分层，使得仅在药物暴露方面存在差异而其他特征（社会人口学、共病、吸毒和吸烟）几乎相同的人群亚组之间进行比较。在有很多潜在混杂因素基础上，也就精神障碍女性是否选择继续药物治疗进行分析。倾向评分分层后，RR无显著性差异（RR=1.06，95%CI 0.93～1.22）。在未调整的分析中，三环抗抑郁药、5-羟色胺去甲肾上腺素再摄取抑制药、安非他酮和其他抗抑郁药增加心脏畸形风险的模式类似，但调整后差异变得无统计学意义[20]。对孕早期SSRI暴露的研究并未得出一致数据来支持其增加结构性畸形的风险。

(3) 早产：一项前瞻性研究（$n=238$）纳入患有MDD、患MDD并接受SSRI治疗、无MDD的对照孕妇[21]，持续接受SSRI治疗（23%）或持续暴露于MDD（21%）的孕妇，其后代发生PTB的比例相似。早期和晚期PTB频率相似，提示有适应证混杂。芬兰一项基于人群的前瞻性出生队列研究表明，SSRI治疗具有保护作用。服用SSRI类药物的孕妇，其新生儿患晚期PTB（OR=0.84，95%CI 0.74～0.96）和早期PTB（OR=0.52，95%CI 0.37～0.74）的风险较低[22]，与有精神障碍但未服药的母亲相比，作者将暴露状态相关的临床相关协变量进行了调整。一个有趣的假设是，这些女性接受了治疗，从而消除了疾病暴露；然而，该文章没有抑郁症状评分。尽管如此，接受SSRI治疗的母亲，其后代有明显更多的新生儿并发症，包括低Apgar评分（OR=1.68，95%CI 1.34～2.12）和新生儿重症监护病房的监测（OR=1.24，95%CI 1.14～1.35）。

(4) 新生儿效应：新生儿适应综合征（neonatal adaptation syndrome，NAS）发生在接受SSRI治疗的母亲所生婴儿中，比例为20%～30%。一项纳入了30项研究的Meta分析显示，妊娠期使用抗抑郁药物与NAS相关（OR=5.07，95%CI 3.25～7.90），特别是呼吸窘迫（OR=2.20，95%CI 1.81～2.66）和震颤（OR=7.89，95%CI 3.33～18.73）。部分婴幼儿受影响的原因尚不清楚。支持治疗足以满足大多数新生儿的需要；然而，与未接触SSRI的新生儿相比，接触SSRI的新生儿NICU入院率分别为13.7%和8.2%（OR=1.5，95%CI 1.4～1.5）[23]。伤害所需人数是29人；也就是说，每29个新生儿在胎儿时期暴露于SSRI，就会有1名新生儿入住NICU。虽然新生儿的症状通常被认为是"戒断"现象，但对脐带血中血清素代谢物的研究表明，其病因是中枢神经系统过度刺激。NAS也被认为是短暂的；然而，对出生后30天内新生儿行为的详细研究表明，一些迹象在这段时间内持续存在，而且强度增加[24]。对NAS的认知差距包括一致的定义、体征持续时间、母胎预测因子。

基于新生儿体征是由直接药物作用引起的这一前提，建议在预产期前10天～2周内逐渐减少或停用抗抑郁药，并在出生后立即重新使用药物；然而，证明母亲或新生儿结局改善的数据尚未公布，与继续治疗相比，这种策略可能会给母胎带来更大风险。

(5) 神经行为发育：关于在宫内暴露于SSRI的个体出生后发育的数据很少；然而，大多数研究都发现，暴露和非暴露儿童的认知发展是相似的。一项前瞻性纵向研究[25]使用Bayley婴儿发育量表对产前SSRI暴露（$n=41$）、MDD暴露（$n=27$）和未暴露对照（n=98）的婴儿进行了评估。产前暴露于 SSRI 和 MDD 对总分均无显著影响；然而，与未暴露 SSRI 者相比，SSRI 暴露与 26 周和 52 周时的精神运动发育评分较低相关。这种差异在 78 周时不再具有显著性。虽然在第 1 年观察到较低的精神运动分数，但分数保持在参考范围内，并且是一过性的。

芬兰一项基于人群的登记，研究妊娠期间 SSRI 暴露是否与后代在青春期早期的学业、言语/语言和运动方面存在障碍之间存在相关性[26]。对三组后代进行了比较：15 596 名经妊娠期间购买 SSRI 而确定的暴露于 SSRI 的女性，9537 名患有精神疾病但未用药物治疗的母亲，以及 31 207 名没有精神疾病或 SSRI 暴露的女性。SSRI 暴露组中言语/语言障碍的累积风险为 87/10 000 人，而患有精神病但未用药的组为 61/10 000 人（HR=1.37，95%CI 1.11～1.70，P=0.004）。未观察到组间存在学习障碍和运动障碍方面的差异。

由于出生后父母和社会心理因素在发育形成中起着重要作用，因此，着眼于宫内暴露所致长期结果的研究具有挑战性。在挪威出生登记处的一项研究中，将在孕早期、中期或晚期使用 SSRI 的女性所生的孩子与未接触抑郁症和药物治疗的孩子进行了比较。虽然产前接触 SSRI 对外化、社交或情绪问题的发生率没有影响，但与未接触 SSRI 的儿童相比，妊娠后期（29 周）接触 SSRI 的儿童 5 岁后出现焦虑或抑郁行为的风险增加。在妊娠后期，每 100 名接受 SSRI 治疗的女性中就有 8 名儿童受到影响。正如作者的评论，由抑郁严重程度造成的残留混杂、内化性精神病理学遗传易感性、由环境因素造成的无法测量的混杂都是 SSRI 暴露的另一种解释。其他作者假设产前接触 SSRI 会增加青春过渡期后儿童患情绪障碍的风险。芬兰一项应用国家注册数据的队列研究中，研究了四组孕妇及其后代：SSRI 暴露；精神障碍，无抗抑郁药；在妊娠前暴露于 SSRI；没有服用抗抑郁药，也没有精神障碍[27]。在产前暴露于 SSRI 的后代中，14.9 岁时抑郁的累积发生率为 8.2%（CI 3.1～13.3），而未用药组为 1.9%（CI 0.9～2.9），停用 SSIR 组为 2.8%（CI 1.4～4.3）。作者得出结论，产前 SSRI 暴露与青少年早期 MDD 诊断率的增加有关；然而，由于与抑郁症和 SSRI 治疗相关的因素不同于那些不服药或停药的女性，有可能存在妊娠期间混淆。焦虑、自闭症谱系障碍和注意力缺陷多动/障碍的诊断率与那些在妊娠期间没有服用药物的精神疾病母亲的后代相当。

(6) 妊娠期间的剂量要求：所有的抗抑郁药物至少部分由细胞色素 P_{450} 2D6 代谢，在妊娠期间酶活性增加，导致血浆药物浓度下降。SSRI（氟西汀[28]、西酞普兰、艾司西酞普兰和舍曲林[29]）的剂量要求和浓度 - 剂量比在妊娠和产后发生变化。在大多数女性中，母体化合物和代谢物的浓度在妊娠 20 周和分娩之间降低。药物的遗传学特性目前还不是抗抑郁药物治疗的医疗标准；然而，Ververs 等[30]的研究表明，CYP 2D6 的基因型可以预测妊娠期血浆帕罗西汀浓度。高代谢组（n=43）和超快速代谢组（n=1）的女性在整个妊娠期间血浆帕罗西汀浓度稳步下降，抑郁症状加剧。相反，妊娠期间血浆帕罗西汀中速代谢者（n=25）和慢代谢者（n=5）水平升高。体重增加、母亲年龄和吸烟对药物浓度没有影响。帕罗西汀是 SSRI 中非常特殊的药物，2D6 是它唯一的代谢途径。对于大多数 SSRI，剂量必须在妊娠的后半段逐渐增加，以抵消更大的药物代谢。建议连续使用定量抑郁测量［如 EPDS 或患者健康质量 9 项（Patient Health Quality-9 item，PHQ-9）］来识别早期复发症状，这需要逐渐增加药物剂量（如舍曲林 25～50mg）。目的是在不断变化的妊娠坏境中提供最佳的药物剂量，最大限度地减少疾病负担。

(7) 综合治疗：作为季节性（冬季）重度抑郁症的一种治疗方法，光疗法也被证明对非季节性 MDD 有效。光疗法是在清晨提供 1 次 10 000lux 的光照度，有商业可用的盒子，持续 30min（图 59-3）。照明单元符合严格的标准，具有广阔的视野照明，从上方照明以避免眩光，并最大限度地屏蔽紫外线。在一项随机对照试验[31]中，研究人员对患有 MDD 的孕妇进行了为期 5 周的光照治疗，清晨提供明亮的白光（有效）和昏暗的红光（安慰剂），持续 1h。明亮白色灯光的反应率明显高于昏暗红色灯光，与抗抑郁药物治疗的数据相当。必须将 MDD 与躁郁症中的抑郁症区分开来，因为晨光疗法可能诱发躁郁症女性轻度躁狂或混合情绪状态中的躁动或易怒。

营养不良是 MDD 的发病机制之一。叶酸和维生素 B_{12} 是血清素和其他单胺神经递质和儿茶酚胺合成的单碳代谢所必需的。叶酸、维生素 B_{12}、铁、锌

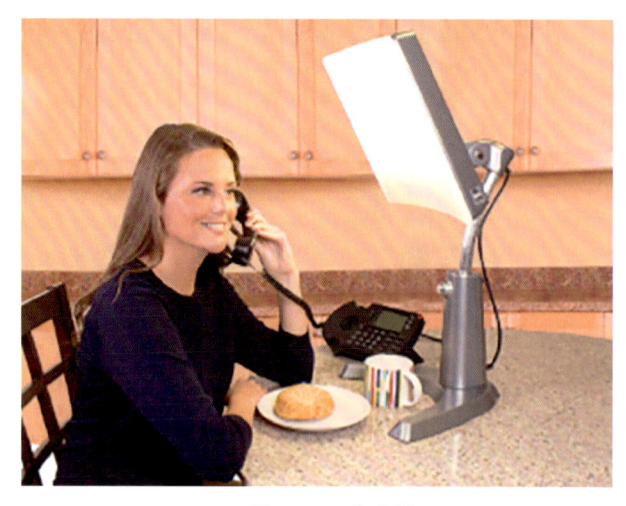

▲ 图 59-3 光疗箱
图片由 Compass Health Brands 提供

和硒缺乏症在抑郁症患者中比非抑郁症患者更常见。在妊娠和哺乳期间营养储备的消耗可能会增加女性患 MDD 的风险。临界或低叶酸状态也会增加抗抑郁药物无反应和复发的可能性。

ω-3 脂肪酸是在神经细胞膜中发现的必需长链多不饱和脂肪酸。二十碳五烯酸和二十二碳六烯酸主要从鱼类中提取。与 ω-6 脂肪酸和其他脂肪相比，美国人的饮食中 ω-3 相对不足。妊娠期需求的增加提高了 ω-3 缺乏和潜在的 MDD 的风险。在小型随机对照试验中，ω-3 脂肪酸已被用于治疗围产期抑郁症，但其安慰剂以外的疗效尚未得到令人信服的证明。然而，二十二碳六烯酸的补充可能会减弱生活在城市低收入环境中的女性妊娠后期的应激反应，并减少胎儿的糖皮质激素暴露。与服用安慰剂的女性相比，服用补充剂的女性在孕晚期的压力更小，应激激素水平也更低。

5. 产后重度抑郁症的治疗

对非育龄女性抑郁症有效的抗抑郁药物在围产期也同样有效。在一项无安慰剂的随机疗效比较试验中，将三环去甲替林（$n=54$）与舍曲林（$n=55$）进行比较[32]，反应率相同。开始剂量为舍曲林 25mg（持续 2 天，然后增至 50mg/d），每 2 周增加剂量，最高分别为 150mg/d 和 200mg/d。一个主要的发现是，在这个为期 8 周的双盲方案中，症状缓解所需的舍曲林剂量为 100mg/d 或更多，而许多女性需要 150~200mg/d。因此，通常的起始剂量 50mg/d 对大多数女性无效，应在治疗开始后约 2 周进行剂量调整。舍曲林与安慰剂的另一项随机对照试验[6]显示，舍曲林的平均有效剂量为 100 ± 54mg/d。治疗的目标是缓解（PHQ-9 或 EPDS 评分 4 分或以下）。

在一项评价雌二醇治疗效果的小型新研究中，Gregoire 等将严重产后 MDD 的女性随机分为安慰剂组或雌二醇透皮贴剂组（200g/d），为期 6 个月。3 个月后，80% 的雌二醇治疗组和 31% 的安慰剂治疗组有反应。在研究结束时（6 个月），尽管同时给予了地屈孕酮（10mg/d，研究的后 3 个月，每月给药 12 天），有 3 名参加者发现子宫内膜改变；后续均得到了解决。纳入了同时服用抗抑郁药物的女性，因此，限制了对雌二醇特异性作用的鉴别。没有进一步的 RCT 发表。在母乳喂养方面，18 例经皮雌二醇 50~100μg/d，连续 12 周，乳汁中未检出雌二醇。

(1) 产后重度抑郁症的预防：为降低产后 MDD 的风险，对接受公共援助的孕妇提供了以人际治疗为基础的四阶段小组干预。在分娩后 3 个月内，接受常规护理的女性中有 20% 发生产后 MDD，而接受人际心理治疗的女性中只有 4% 发生[33]。

一项小型随机对照试验证明，与安慰剂相比，产后立即使用舍曲林[34]可有效预防 MDD 的出现。至少有 1 次 MDD 发作史的女性在出生后立即随机接受舍曲林或安慰剂治疗。14 名接受舍曲林治疗的受试者中，1 名（7%）复发，而 8 名接受安慰剂治疗的受试者中，4 名（50%，$P=0.04$）复发。剂量方案（mg/d）如下：25mg4 天，然后第 4 周加至 50mg，之后 75mg（译者注：查阅原文献，未见具体调量方案）。建议预防性治疗的持续时间至少为 6 个月。舍曲林的功效基于 5- 羟色胺的作用；因此，使用其他 5- 羟色胺能药物，特别是该女性有反应的药物，是合理的。尽管有开放标签研究支持孕酮可预防复发，但一项安慰剂对照的 RCT 显示，合成孕酮增加了产后 6 周抑郁症状的风险。

(2) 母乳喂养期间的治疗：婴儿通过母乳接触到的抗抑郁药物明显低于胎儿（表 59-1）。与缓解和耐受性相关的药物是女性个体的首选药物。如果患者之前没有接受过治疗，SSRI 舍曲林或帕罗西汀将是首选药物[35]。根据多个实验室的数据，这些药物的特点是母乳喂养的婴儿摄入的血浆浓度无法量化或非常低，目前还没有重大不良事件的报道。其他抗抑郁药物（文拉法辛、度洛西汀和安非他酮）是

表 59-1　特定抗抑郁药在母乳喂养婴儿血清中的水平

哺乳女性首选的药物	母乳喂养婴儿血清水平的变化范围	经典孕产妇剂量范围（mg/d）
去甲替林[a]	去甲替林，低于可定量下限 10ng/ml	50～150；产妇治疗性血清水平：50～150ng/ml
去甲替林代谢物	E-10-OH- 去甲替林 16ng/ml	
	Z-10-OH- 去甲替林 17ng/ml	
舍曲林	舍曲林，低于可定量限度 8ng/ml	50～200
舍曲林代谢物	去舍曲林，低于可定量限度 26ng/ml	
帕罗西汀	帕罗西汀，低于可定量限度	10～60
无活性代谢产物		
其他抗抑郁药[b]		
氟西汀	氟西汀，低于可定量的 340ng/ml	20～60
氟西汀代谢物[c]	诺氟西汀，低于可定量的 265ng/ml	
西酞普兰	西酞普兰，低于可定量的 12.7ng/ml	20～40
西酞普兰代谢物	去甲基西酞普兰，低于可定量的 3.1ng/ml	
文拉法辛	文拉法辛，低于可定量的 5ng/ml	75～375
文拉法辛代谢物	O- 去甲基文拉法辛，低于可定量的 38ng/ml	
安非他酮	平均婴儿暴露	300
多种代谢物	按摩尔计算，预计为标准产妇剂量的 2% 在 $n=10$[d] 的最大型病例系列中未测出婴儿血清水平	

a. 研究最多的三环类抗抑郁药。目前这类药物很少使用
b. 确定抗抑郁药对女性的疗效是药物选择的一个重要考虑因素
c. 和氟西汀一样有效，比原型的半衰期长
d. 引自 Haas JS, Kaplan CP, Barenboim D, et al. Bupropion in breast milk: an exposure assessment for potential treatment to prevent postpartum tobacco use. *Tob Control.* 2004; 13(1):52–56.

哺乳女性的二线选择，除非它们在以前的发作中已经确定有效或女性在妊娠期间接受过这些药物的治疗。产后更换药物有复发风险，因为在易感期可能无反应。

目前公布的数据主要针对足月婴儿。早产儿、低出生体重儿或患病婴儿的母婴血浆浓度数据将对文献有重要贡献。监测可能与母体药物有关的不良反应，包括婴儿行为激活或镇静或新开始的喂养或睡眠问题。实验室测量健康足月、正常发育婴儿的血浆药物浓度是没有必要的。

(3) 自杀的风险：根据 CDC 的数据，在过去的 30 年里，美国与妊娠相关的死亡率稳步上升。自残（意外药物过量和自杀）是妊娠相关死亡的一个常见原因，大多数死亡发生在产后 1 年内[36]。一项大规模研究以 EPDS 筛查 1 万名女性，对项目 10（我曾想到过伤害自己）的回答比例为：0= 从未，$n=9681$（96.81%）；1= 很少，$n=246$（2.46%）；2= 有时，$n=65$（0.65%）；3= 是的，经常，$n=8$（0.08%）。在这 10 000 名接受电话筛查的女性中，3.2% 的女性有自杀想法。

自杀评估要求直接询问患者对生存或死亡的渴望、自杀的具体想法、实施自杀的计划，以及获取致命手段的途径。APA 自杀行为评估实践指南为临床医生提供了评估自杀想法、计划和行为所需的问

题[37]。最初的问题是关于患者对生活的感受（你是否认为生活没有价值，你是否曾经希望自己睡着了就不再醒来）。接下来的问题是关于死亡、自残和自杀的具体想法（事情是否曾经达到你想要伤害自己的程度）。如果确认其有自我伤害的想法，就必须评估自我伤害的强度、频率、时间、持续性和造成伤害的具体计划。应该询问这些女性关于药物、家庭毒药和枪支的情况，以及她们是否为计划或身后事做了准备（写遗嘱和安排照顾孩子）。如果患者的安全处于危险之中，紧急精神科会诊或非自愿监管是必要的。

（二）躁郁症

1. 诊断和患病率

MDD 的诊断限于一生中正常情绪伴随阶段性抑郁发作的一段经历；相反，双相障碍（bipolar disorder，BD，又称躁郁症）的特征是正常、抑郁、愉悦或易怒的情绪状态（躁狂症或轻躁症是其强度较小的形式）。精力和活动水平的变化程度和情绪的变化程度明显且平行。躁狂症是一种持续的、异常兴奋的、膨胀的或易怒的情绪状态，自尊膨胀、焦躁不安、精力旺盛、思绪纷乱、言语紧张、冲动行为、注意力分散、判断力差，持续时间至少为1周；必须存在功能损伤。轻度躁狂症的定义是，至少连续4天持续不断的、提高的创造力、生产力、社交能力，或增加的易怒情绪，这是家人或同事所能注意到的。女性的功能可能会因创造力和能量的增加而增强。许多艺术家、作家和世界领导人都患有这种疾病。女性的主要情绪状态是易怒和抑郁，而不是欣快，BD 经常被误诊为单相抑郁症。典型的抑郁症状（食欲增加、体重增加、嗜睡、精力不足和沉重感）通常出现在秋天或冬天，在春天消退。这种亚型的抑郁症在 BD 的女性中很常见。

BD 的终生患病率为1%～2%。Ⅰ型 BD 对女性和男性的影响相同，其特征是 MDD 和躁狂期或轻躁期。BD 变异型Ⅱ型（仅 MDD 和轻躁狂）、混合发作（混合躁狂和抑郁症状）和快速循环（1年内出现4次或更多的相反极性发作）在女性中比男性更常见。患有 BD 的女性通常伴有焦虑症，酒精或物质（特别是大麻）使用障碍，暴食症，童年或成年时曾遭受身体和（或）性虐待，以及医学问题（包括偏头痛、代谢综合征、疼痛障碍和甲状腺功能减退）。

MDD 和 BD 的鉴别诊断通常具有挑战性，通常要推迟7～11年才能确诊。为患有 BD 的女性开具抗抑郁药而不开抗躁狂药，会导致躁动、易怒、狂躁、混合或快速循环发作。在这种情况下，抗抑郁药必须停用。为了筛查 BD 患者，最常用的测量方法是情绪障碍问卷（Mood Disorders Questionnaire，MDQ）[38]（图59-4），以13个回答"是/否"的症状问题和2个附加问题评估躁狂的终身病史：询问症状"是/否"在同一时间内出现，以及特定症状造成的功能损害程度。阳性筛查需要在同一时期出现7个或更多导致中度或重度问题的症状。MDQ 可与 EPDS 结合作为筛查工具，结合改良 MDQ 评分，用于筛查围产期女性[39]。传统的诊断性面谈可以确定50%的患有 BD 的女性，而在 MDQ 评分未达到损害标准的情况下，几乎70%的 BD 女性可被诊断出来。给有 MDD 症状的围产期女性开抗抑郁药之前，应行 BD 的诊断性评估或 MDQ 评估。

2. 生育期的自然病史

疾病的发作过程在评估妊娠期间 BD 的复发风险时非常有用。仅在产后情绪发作的女性即使未经药物治疗，其在下一次妊娠期间也不太可能复发。然而，有慢性病程的女性在妊娠期间则很可能出现症状，稳定情绪的治疗是恰当的。对于患有慢性 BD 的女性，与继续治疗者相比，妊娠前停止药物治疗的患者复发风险较高（86% vs. 37%）[40]。产后，所有 BD 女性的复发性情绪障碍发作风险均较高。在没有进行药物治疗的情况下，产后复发率为66%（95%CI 57%～75%），而对于在妊娠期间未接受过药物治疗的女性，产后立即开始预防性药物治疗以防止复发，则复发比例为23%（95%CI 14%～37%）[41]。

产后精神病是 BD 的典型表现，如抑郁、混合状态（同时伴有躁狂和抑郁症状）或具有精神病特征的狂躁。在分娩后的第1个月，每1000次分娩中有1～2例产妇发生这种情况。产后是女性一生中最容易患上精神病的时期。分娩时，生殖激素大幅下降导致易感女性的精神病高风险[6]。产后30天内，女性患精神病的可能性是分娩前2年的21.7倍。指数级发作后，20%～50%的女性仅出现产后精神病发作，而在生育以外并无复发[42]。睡眠剥夺、昼夜节律紊乱、自身免疫性甲状腺炎和感染都是可治疗的，

情绪障碍问卷

使用说明：请尽你所能回答每个问题

	是	否
1. 有没有一段时间，你不是平常的你，而且——		
你感觉很好或很亢奋，以至于别人认为你不是正常的你，或者你太亢奋以至于陷入了麻烦？	○	○
你太易怒了，对别人大喊，或者开始打架或争吵？	○	○
你感觉比平时自信多了？	○	○
你的睡眠比平时少得多，而且发现你真的不想睡觉？	○	○
你比平时说话更健谈或者说得更快？	○	○
思绪在你的脑海中飞奔，或者你无法让你的大脑慢下来？	○	○
你很容易被周围的事情分散注意力，以至于很难集中注意力或保持在正轨上？	○	○
你比平时精力旺盛得多？	○	○
你比平时更活跃，做更多的事情？	○	○
你比平时更善于社交或外向，例如会在半夜给朋友打电话？	○	○
你比平时对性生活更感兴趣吗？	○	○
你做了一些对你来说不寻常的事情，或者其他人可能认为是过分的、愚蠢的或冒险的事情？	○	○
花钱让你或你的家庭陷入麻烦？	○	○
2. 如果你对上述一个以上选择了"是"，那么，那几项是在同一段时间段内发生的吗？	○	○

3. 上述情况给你造成的问题有多严重？例如让你无法工作，有家庭、金钱或法律问题，陷入争吵或打架？请圈出唯一一个选项。

没问题　　　　　小问题　　　　　中等问题　　　　　严重问题

	是	否
4. 你有血亲（如孩子、兄弟姐妹、父母、祖父母、姑姨、叔舅）有躁郁症或双相障碍吗？	○	○
5. 有卫生技术人员告诉过你，你患有躁郁症或双相障碍吗？	○	○

© 2000 年，德克萨斯大学医学部。经许可后转载。仅为筛选目的而设计，不用作诊断工具。

▲ 图 59-4　情绪障碍问卷

仅用于筛查目的，不能用作诊断工具（图片由 The University of Texas Medical Branch 提供）

但它们都可能导致情绪不稳定[75, 77]。先天性代谢障碍，尤其是尿素循环障碍（以高血氨浓度为特征）和自身免疫性疾病 N-甲基-D-天冬氨酸脑炎是产后精神病的罕见原因[42]。

产后精神病的临床表现特征是迅速出现严重的情绪波动，明显的认知障碍性提示包括谵妄、行为怪异、失眠、幻视和幻听、异常幻觉（触觉和嗅觉），以及判断力和洞察力受损。特殊类型的妄想症与杀婴风险有关。一篇关于杀害子女的综述中报道，妄想利他杀人（通常与母亲自杀有关）以拯救母亲和婴儿，使其"免于比死亡更糟糕的命运"。有必要在检查中提出敏感而直接的问题，询问是否有伤害婴儿的想法。非评判性询问可以通过以下方式进行：有些新妈妈有希望孩子死去或伤害孩子的想法，你遇到过这种情况吗？

3. 躁郁症对妊娠结局的影响

严重情绪障碍及其对母婴结局的社会心理学影响表明，与健康女性相比，患 BD 的女性前置胎盘和产前出血的频率更高。在两项研究中，患 BD 的女性发生 PTB 的风险几乎是无精神疾病女性的 2 倍（aOR=1.95，95%CI 1.68～2.2679；OR=1.70，95%CI 1.30～2.22）[43]。BD 与大于胎龄儿的风险增加有关（aOR=1.31，95%CI 1.03～1.67）[44]。

一项小型纵向研究[45]对未接受精神药物治疗（n=27）、服用混合精神药物（n=54）的 BD 孕妇和 116 名既无 BD 也无精神问题的孕妇进行了研究。在产前 20 周、30 周和 36 周进行母亲评估，在产后 12 周、26 周和 52 周进行母亲和婴儿评估。采用 Bayley 婴儿发展量表对婴儿进行评估，包括精神活动（psychomotor，PDI）、认知（cognitive，MDI）和行为（behavioral，BRS）部分。作者未发现精神药物的暴露对 PDI、MDI 或 BRS 总体评分有任何影响。然而，通过时间交互作用观察到在 BRS 指数上，精神药物暴露对运动质量存在显著影响 [$F_{(245)}$=3.16，P=0.0441]，在 52 周评估时，与未暴露于药物的 BD 女性的后代和未暴露婴儿相比，有药物暴露的婴儿得分不太可能高于第 75 百分位数（11.5%）。这些发现与其他研究者的研究结果一致，他们也报道有子宫内抗精神病药物暴露史的婴儿在标准化神经运动检查中得分明显较低。由于抗精神病药物对多巴胺 D_2 受体具有亲和作用，在某些情况下对血清素 $5-HT_1A$ 受体也有亲和作用，因此，在生物学上婴儿运动所表现出的早期缺陷是合理的，因为这两种神经递质在运动技能的发展和运动通路的强化中发挥着关键作用；但是，病程使得 BD 孕妇在妊娠期间需继续用药的情况下，父母和环境因素对婴儿运动刺激的作用也是潜在因素。

4. 生育期间躁郁症的治疗

药物维持是 BD 的主要治疗手段，心理治疗和教育是重要的辅助治疗手段。尽早发现 BD 并迅速开始治疗可降低复发率，延长复发的间隔时间，改善药物依从性和更好的功能。突然停用情绪稳定剂会增加复发的风险，因此，建议对患者进行服药依从性教育，并逐渐减少用药至停药。

有几种药物对治疗躁狂症有效。锂、部分抗癫痫药物（antiepileptic drugs，AED）、非典型抗精神病药物均有效；然而，这些治疗仅在 36%～50% 的病例中有反应，患者经常需要几种药物来控制情绪症状。为尽量减少胎儿暴露，策略包括：①选择最低有效剂量；②使用最少数量的药物以达到缓解；③每天剂量分次给药以避免血清浓度高峰，除非分次影响依从性。在子宫内暴露于任何中枢神经系统活性药物的新生儿可能会出现戒断征象。

(1) 锂剂：锂剂是 BD 急性期和维持治疗的标准药物，在开始锂治疗前，必须了解基础肾功能和甲状腺功能。开始剂量为 300mg，每天 2 次。1 周后复查血清药物浓度和肾功能。给药后 12h 的目标血清谷浓度为 0.4～1.0mEq/L。通常在 900～1200mg/d 时获得治疗反应。与妊娠前相比，锂剂血药浓度在孕早期 3 个月平均下降 24%，在中期 3 个月下降 36%，而最后 3 个月下降 21%。在整个妊娠期间，妊娠前的锂离子水平是维持目标，建议每月进行锂浓度监测，并在产后第 1 个月内每周监测，减少药物剂量。在计划分娩前 24～48h 或临产开始时暂停锂剂给药可降低围产期并发症的风险[46]。

锂剂的常见不良反应包括镇静、震颤、肾功能障碍、体重增加、恶心、呕吐和腹泻。毒性作用与嗜睡、精神错乱、严重震颤、肾功能障碍和难治性呕吐有关。呕吐导致体液流失的女性尤其容易受到锂含量升高和毒性的影响。通过停药、补液、监测液体、电解质平衡和肾功能来控制毒性。接受锂治疗的患者应避免使用利尿药和非甾体抗炎药物，这些药物会降低肾脏的清除率。对于患有先兆子痫和其他影响肾功能疾病的女性，有必要停止使用锂剂。

近期的一项纳入了130万孕妇的大型队列研究表明，接触锂剂的婴儿心脏畸形率为2.41%，接触拉莫三嗪的婴儿为1.39%，非暴露的婴儿为1.15%[47]。与未暴露于锂剂的婴儿相比，暴露的婴儿心脏畸形的调整风险比为1.65（95%CI 1.02～2.68），这表明先天性畸形的风险虽小，但仍有所增加。暴露在锂离子环境下的新生儿存在大于胎龄、肌张力不足、喂养困难、反射抑制、发绀、呼吸暂停、心动过缓、甲状腺功能减退和尿崩症的风险[75]。新生儿症状是暂时的，与分娩时产妇锂血清浓度＞0.64mEq/L有关。在计划分娩前24～48h或临产开始时暂停锂剂量可降低围产期并发症的风险。只有2项关于子宫内暴露于锂剂的后代在小型回顾性研究已发表，显示这些不同年龄的儿童（n=18）神经发育正常。

(2) 丙戊酸：丙戊酸是美国FDA批准的第一种用于治疗躁狂的AED。起始剂量为500～750mg/d，分次服用；治疗浓度为50～125g/ml。不良反应包括恶心、体重增加、疲劳、震颤、共济失调、腹泻、腹痛、脱发、肝炎、血小板减少和罕见的胰腺炎。

胎儿时期暴露于丙戊酸，增加后代出现出生缺陷和发育迟缓的风险。与其他AED相比，暴露与严重不良后果的风险增加有关，包括出生缺陷（OR=10.7, 95%CI 8.2～13.3）[48]、严重畸形和胎儿死亡[49]。与单药治疗的女性相比，接触丙戊酸和其他AED的女性出现严重畸形和后代认知功能受损的风险是单药的2～5倍。Meador等[50]评估了在子宫内暴露于AED的6岁儿童（n=224）的IQ值，并根据母亲的IQ值、AED药物类型、标准化剂量、胎龄和妊娠期叶酸的使用情况进行了调整。相比暴露于卡马西平（平均105分，95%CI 102～108分，P=0.00015）或拉莫三嗪（平均108分，95%CI 105～110分，P=0.00003），暴露于丙戊酸后，后代的IQ值较低（平均97分，95%CI 94～101分）。在所有接触过AED的儿童中，母亲服用叶酸的儿童IQ平均值（平均108分，95%CI 106～111分）高于未接受叶酸的母亲的后代（平均101分，95%CI 98～104分，P=0.00009）。由于一半以上的妊娠是计划外的，而对神经管发育的影响发生在妊娠后的17～30天，因此，接受丙戊酸维持治疗的女性在意识到自己妊娠之前的这一段关键时期内，往往暴露在药物环境中。这些发现反对将丙戊酸用作患BD的育龄女性的一线药物[51]。

(3) 卡马西平、奥卡西平：卡马西平的处方剂量为400～1600mg/d，以达到4～12μg/ml的目标范围。来自FDA的警告包括与HLA等位基因B*1502有关的中毒性表皮坏死松解症和Stevens-Johnson综合征的风险增加。这种HLA-B基因的等位变异主要在中国和南亚人群中发现，建议在使用卡马西平治疗前进行基因检测。对于至少有单拷贝HLA-A*31：01的未用过CBZ的患者，因为该基因与嗜酸性粒细胞增多和皮肤斑丘疹的风险增加有关，临床药物遗传学实施联盟推荐其他替代药物。CBZ的不良反应包括肝炎、白细胞减少、血小板减少、皮疹、镇静和共济失调。由于骨髓抑制的附加风险，禁忌联合使用CBZ和抗精神病药氯氮平。

在妊娠期间，总的CBZ浓度下降，但未结合型生物可利用的药物数量保持相对稳定。美国神经学会的一个委员会[52]发现接受CBZ治疗癫痫的女性，其后代发生严重畸形的风险没有增加。然而，接触CBZ的婴儿在分娩时是小于胎龄儿和低Apgar评分（＜7分）的风险是正常婴儿的2倍。与未接触AED的儿童相比，接触AED的儿童就IQ测定和发育标志而言，认知功能没有降低[91]。总CBZ和游离CBZ浓度的脐血－母血比值均值（分别为0.79和1.42）很大，与不良新生儿结局无关，但提示通过胎盘较多，需要描述量化的胎儿CBZ暴露与新生儿结局之间的关系。由于足够水平的维生素K是凝血因子发挥正常功能所必需的，CBZ宫内暴露会增加新生儿出血的风险[53]。美国神经学学会发现，没有足够的证据支持或反驳产前补充维生素K对降低暴露新生儿出血并发症风险有益处。作为标准做法的一部分，所有新生儿娩出后肌内注射维生素K 1mg。

奥卡西平已被用于治疗BD，600～1200mg/d分次给药。母体的化合物被迅速代谢为活性羟代谢物，经肝脏葡萄糖醛酸化和肾排泄。不良反应包括低钠血症（接受治疗的患者中占2.5%）、过敏反应和甲状腺素水平下降（不改变三碘甲状腺原氨酸或促甲状腺激素TSH）。不良反应包括头痛、头晕、步态异常、疲劳和注意力/记忆力变化。55例宫内暴露于奥卡西平（20例联合治疗，35例单药治疗）的婴儿中，

1 例同时暴露于苯巴比妥的婴儿发生了心脏畸形[54]。对于奥卡西平，其活性代谢物利卡巴西平的血浆浓度可在整个妊娠期进行监测。

(4) 拉莫三嗪：拉莫三嗪（Lamotrigine，LTG）适用于 BD 维持治疗。典型的剂量范围为 50～200mg/d，较高剂量（高达 500mg/d）在监测血浆浓度的情况下也被用于长期治疗 BD 患者。不良反应包括头痛、皮疹、头晕、腹泻、异常梦境和瘙痒。无菌性脑膜炎是 LTG 治疗的一种罕见但严重的潜在并发症。与 LTG 相关的皮疹在外观上呈斑丘疹或红斑，并与联合丙戊酸治疗和青少年治疗时的剂量快速增加相关。12 项研究的回顾性分析表明，LTG 治疗组的良性皮疹发生率为 8.3%，安慰剂治疗组为 6.4%。相比之下，在接受 LTG 治疗的患者中没有出现严重皮疹，而安慰剂治疗的患者中只有 0.1% 出现严重皮疹。1 例 Stevens-Johnson 综合征发生在 LTG 治疗的患者。尽管该综合征可能危及生命，但严重皮疹的极低风险必须与未经治疗的 BD 相关的更常见风险相权衡。FDA 最近还指出，噬血细胞性淋巴组织细胞增多症是一种严重的免疫系统失调，是 LTG 治疗的一种罕见不良反应，其特征是持续高热和多系统效应。

持续 LTG 治疗可降低 BD 孕妇的复发风险。与停止 LTG 治疗的孕妇相比，持续 LTG 治疗者有 30% 在妊娠期间复发（OR=23.2，95%CI 1.5～366）[55]。停止治疗的患者会在 2 周内复发。与妊娠前相比，LTG 清除率在孕中期和晚期增加，因此大多数患者在妊娠期间需要增加剂量。在女性癫痫患者中，LTG 清除率比妊娠前值最高可增加 330%[56]。增加的 LTG 清除率归因于妊娠期间雌二醇浓度显著且进行性的升高。个体间的变异性也很广泛。就整个生育期间 BD 女性的剂量管理指南已经发表。妊娠前有效的 LTG 血清浓度是整个妊娠期间调整剂量来维持治疗的目标水平。出生后 LTG 代谢迅速恢复到妊娠前状态。为避免中毒（头晕、震颤和复视），要根据血清浓度，在产后 3 天内和产后前几周内减少 20%～25% 的剂量。LTG 或锂剂维持治疗对预防产后 BD 复发是有效的，证据是妊娠期间使用这两种药物治疗的女性产后精神科入住率较低（分别为 7.3% 和 15.3%；aOR=0.83，95%CI 0.22～3.14）[57]。

与一般人群相比，在子宫内接触 LTG 的婴儿发生先天性畸形（包括口面裂隙畸形）的概率相似，但当 LTG 与其他 AED 联合使用时，发生率增加[52, 58]。

(5) 非典型抗精神病药物。非典型抗精神病药物用于治疗双相障碍和精神分裂症。

(6) 替代和补充治疗方案。电休克疗法（electroconvulsive therapy，ECT）对治疗难治性抑郁、急性躁狂和严重混合发作非常有效。ECT 包括用短脉冲装置传递电刺激，以引起短暂的琥珀胆碱外周表达阻断的癫痫大发作。在 ECT 治疗期间，患者接受不太可能对母婴产生不良影响的短效麻醉药（硫贲妥）。胎儿脑内的电场强度低于非电离辐射防护所限定的水平。

5. 产后躁郁症复发的预防

产后躁狂症、抑郁症、混合状态的复发风险是女性一生中最高的。在停止锂剂治疗的女性中[59]，产后女性的复发率是同样时间段内非孕妇的 3 倍（70% vs. 24%）。此外，有过产后精神病的女性中，拒绝产后立即开始预防性锂剂治疗者，超过 40% 的人会复发，而在产后立即开始药物治疗者则没有复发[70]。产后药物治疗计划包括选择药物或应用过去有反应的药物[75]，并教会其伴侣观察和报告早期症状，以预防发作。

6. 躁郁症女性的母乳喂养

母亲的母乳喂养意愿是产后处理的重要考虑因素。如果在产后初期没有通宵哺乳，可能会影响母乳喂养的成功；然而，睡眠剥夺是诱发躁狂症的一个主要因素。如果伴侣或家庭成员能在夜间提供支持、喂养婴儿，脆弱女性的睡眠就能得到保护。

美国儿科医师学会[60]和美国神经学学会得出结论，大多数用于治疗 BD 的药物所产生的母乳浓度不到调整母亲体重后血药浓度的 10%。AED 单药治疗的多中心纵向观察研究着眼于应用 CBZ、LTG 和丙戊酸者母乳喂养对 3 岁时 IQ 的影响[61]。母乳喂养的孩子和配方奶粉喂养的孩子没有什么不同。然而，母乳喂养婴儿的 LTG 浓度平均为母亲的 30%～35%。还服用其他代谢类似药物（如劳拉西泮、阿司匹林、奥氮平、对乙酰氨基酚和丙戊酸）的女性，其母乳喂养婴儿的毒性风险可能会增加。

通过患者教育和密切随访，哺乳女性可接受锂剂治疗。含 10 对母婴的病例系列研究中[62]，婴儿血清锂浓度为母体水平的 25%。另一项研究含 3 名婴儿[63]，婴儿的血清锂浓度是母亲水平的10%~17%。护理人员应监测婴儿是否有中毒迹象（喂养困难、嗜睡和肌张力减退），特别是在脱水风险增加的情况下（喂养/经口摄入量减少、液体流失过多或发热）。为了避免假的高锂水平，必须用不含肝素锂作为稳定剂的试管来采集婴儿血液样本。

二、焦虑症

（一）诊断和患病率

焦虑症的例子有惊恐障碍、广场恐惧症、广泛性焦虑症、强迫症、创伤后应激障碍和其他恐惧症。每一种疾病都是不同的，根据DSM-5[1]的特定诊断标准进行定义。要满足焦虑症的诊断标准，症状必须导致功能障碍。在女性中，焦虑障碍的终生患病率如下：惊恐障碍为5%，广泛性焦虑障碍为5%，强迫症为3%，社交恐惧症为6%，其他特定恐惧症为13%，创伤后应激障碍为10%。焦虑障碍的患病率在妊娠期为13%~21%，在产后为11%~17%[64]。此外，大多数患有焦虑症的女性会并发抑郁症。尽管男性和女性患强迫症的比例相似，但所有其他焦虑症在女性中的发病率是男性的1.5~2倍。如果不进行治疗，焦虑症通常会发展为慢性病程。

惊恐发作的特征是短暂的、强烈的恐惧或不适发作（持续5~15min）。这种发作可以发生在许多焦虑症患者，以及暴露在急性压力下的健康个体中。症状包括心悸、出汗、呼吸急促、窒息、恶心、腹部不适、头晕、不稳定、麻木或刺痛、寒战、潮热、害怕死亡或失去控制。当发作反复发生或与对未来发作的恐惧有关时，就可以诊断为恐慌症。惊恐障碍最严重的后果是广场恐惧症，患有惊恐障碍而未经治疗的女性中，有30%~40%会发生广场恐惧症。由于害怕出现恐慌症发作而无法获得帮助，广场恐惧症患者会限制自己的室外活动或坚持由值得信赖的人陪同。

广泛性焦虑障碍的特征是对很多问题的过度担忧。广泛性焦虑症患者关心的问题是现实存在的，但担心的程度过于严重。例如，一个女人收到了朋友的礼物，她可能会为朋友是否收到她的感谢信而担心好几个小时。广泛性焦虑症患者有与焦虑相关的症状，如肌肉紧张、疲劳、头痛、恶心、腹泻或腹痛。

与广泛性焦虑症相比，患强迫症的女性所关注的是更为特殊的、通常是不现实的问题。强迫性障碍是一种干扰性的侵入性思维，是为了暂时缓解侵入性思维所产生的痛苦而表现出的强迫行为。强迫性的想法通常集中在几个关键的主题上：污染、造成伤害、攻击性暴力或性意象、宗教偏见、要求对称或秩序的冲动。为了缓解这些侵入性的担忧，人们会表现为强迫性的行为，包括打扫或清洗、检查、重复、命令、囤积，以及数数和祈祷等心理仪式。在妊娠和产后期间，对污染的担忧和侵入性暴力的担忧尤其普遍。将强迫性的想法和图像与错觉和幻觉区分开来极具挑战性[65]。患有强迫症的新妈妈可能会经历一些令人不安的困扰和伤害孩子的心理意象。她们对这些想法感到非常痛苦，但不会增加伤害婴儿的风险。

创伤后应激障碍的诊断前提是女性经历或目睹涉及真实的死亡或死亡威胁或严重伤害的事件的创伤暴露。创伤性事件会以下一种或多种方式持续地重新经历：反复出现的、侵入性的痛苦回忆，反复出现痛苦梦境，仿佛事件发生在当下的行为或感觉（闪回），使女性回忆该事件的线索具有强烈痛苦感，生理上的过度兴奋和放大的惊吓反应。症状必须持续至少1个月才能达到PTSD的诊断标准。分娩创伤可能导致创伤后应激障碍的新发或复发。初步估计表明，社区抽样中与分娩相关的PTSD发生率为3%，高风险抽样中高达15%，少数（14%）女性发展为慢性症状，具有临床显著性[66]。

最后，对离散物体或环境的过度恐惧构成了恐惧症。社交恐惧症指的是害怕在公众场合说话或吃东西，以及害怕在社交中受到羞辱。其他常见的特殊恐惧症有身体伤害恐惧症（医疗过程）、恐高症（高度）、蜘蛛恐惧症（蜘蛛）和幽闭恐惧症（封闭空间）。患有恐慌症的人经常害怕自己出现恐慌症发作但无法逃脱的情况。这种恐惧具有惊恐障碍和广场恐惧症的特征。

有些女性非常害怕妊娠和分娩。5%~10%的孕妇对分娩有极度的恐惧，可能被视为是一种恐惧症。这些女性通常要求手术分娩以避免分娩。对分娩的极度恐惧和要求剖宫产的危险因素包括先前存在精神疾病、受虐待史、社会支持差、失业和既往复杂分娩。集中进行的短期心理治疗可能使这些女性接受阴道分娩并改善其分娩体验。

(二)生育期的自然病史

妊娠、分娩和哺乳会在生理学上产生极大的变化，包括调节焦虑症状的多种激素和神经递质系统的变化。妊娠和产后期间的焦虑症状或焦虑障碍的病程尚未确定。在一项大型前瞻性研究中，与产后 8 周和 8 个月相比，更多女性在妊娠 18 周和 32 周的焦虑量表得分高于阈值，这表明非特异性焦虑症状在妊娠期间恶化[67]。Meta 分析数据同样表明，随着妊娠进展，焦虑症状的患病率也会增加。然而，最近一项基于轨迹的分析表明，在一个大型社区队列中，大多数女性在妊娠和产后的焦虑症状只有很小的波动。即便控制了产前抑郁，产前焦虑症状和焦虑症也与产后抑郁和父母压力的风险增加有关[67, 68]。

对于特定的焦虑障碍，惊恐障碍的病程在妊娠期间是可变的，但产后复发是常见的。此外，停止母乳喂养可能加速惊恐障碍的复发。妊娠和分娩会引发强迫症的发作或加重。此外，强迫性症状在产后抑郁症中很常见，侵入性暴力思想和对污染的担忧在没有诊断出精神障碍的新妈妈中也很常见。目前，尚缺乏妊娠对广泛性焦虑症、恐惧症或 PTSD 病程的影响的信息。

β 肾上腺素能激动药（如特布他林）或皮质类固醇（如 β- 米松或地塞米松）可诱发恐慌发作和其他焦虑症状。甲状腺亢进与惊恐发作和焦虑症状有关，应考虑在产后焦虑发作的鉴别诊断之中。

(三)焦虑对生育的影响

社会心理压力与较高的 PTB 发病率有关，已提出数种生理学通路介导了上述相关性，包括自律神经唤起、皮质醇和促肾上腺皮质激素释放激素水平升高，以及系统性炎症。缺乏睡眠是焦虑（和大多数精神疾病）的常见症状，可加重炎症反应，与 PTB 有关。在一项纵向队列研究中，Yonkers 等[69] 报道，惊恐障碍和广泛性焦虑障碍与孕产妇或新生儿并发症无关。PTSD 是一种表现为明显的过度兴奋症状和失眠的焦虑障碍，当它与 MDD 共病时，PTB 的风险增加了 4 倍。这一风险高于使用抗抑郁药和苯二氮䓬类药物的相关风险，并且独立于此类药物的使用。

产前焦虑也与对后代的不良影响有关。焦虑女性的胎儿对母亲的压力表现出心率加快反应，高度焦虑母亲的新生儿心率变异性降低，自主调节能力差。较差的心率自主调节与年长儿童和成年人的情绪调节受损有关。在子宫内和新生儿时期，焦虑女性的后代有更多时间处于深度睡眠，更有可能过多哭泣。围产期焦虑也与不安全的母亲 – 新生儿依恋有关。在两项大型前瞻性纵向研究中，在控制了产科和社会人口学风险、母亲抑郁之后，妊娠期间焦虑仍然增加了子代多动、品行障碍和童年焦虑的风险。需要进一步研究，以了解遗传性危险因素、子宫胎盘环境改变、养育行为对焦虑母亲的后代的发育和精神问题的影响。

(四)焦虑症的治疗

当焦虑严重损害工作、家庭或社会适应能力时，需要进行心理健康评估并进行适当治疗。大多数抗抑郁药物可治疗恐慌症，是治疗的一线药物。苯二氮䓬类药物也有效，但在一些患者中，与生理依赖和滥用有关。CBT 是一种时间限制性的结构化心理疗法，对恐慌障碍也有疗效。

SSRI 抗抑郁药可治疗强迫症；然而，为了改善症状，通常需要给到高于 MDD 所需的治疗剂量。一种行为治疗技术，即暴露与反应组织法，对强迫症也是有效的。广泛性焦虑症对各种抗抑郁药物和 CBT 都有反应。创伤后应激障碍对抗抑郁药物有部分反应，但心理疗法或联合治疗可提高反应率。治疗社交恐惧症的一线药物是 SSRI，CBT 也很有帮助。治疗特殊恐惧症的方法是集中脱敏疗法，而不是药物。有一本非常好的焦虑症患者教育手册（参见 ExpertConsult.com 的在线资源）。

妊娠期治疗的风险 – 效益评估必须针对孕妇进行个体化。如果患者拒绝心理治疗，心理治疗不可供或无效，则药物治疗是合理的。长期苯二氮䓬类药物的突然停用可能导致戒断症状，建议在监测下减量。苯二氮䓬类暴露的致畸风险（如果有的话）是非常小的[70]。母亲使用苯二氮䓬类与剖宫产分娩（OR=2.45，95%CI 1.36～4.40）、LBW（OR=3.41，95%CI 1.61～7.26）和新生儿呼吸支持（OR=2.85，95%CI 1.2～6.9）有关[69]。分娩时，在子宫内长期暴露于母体苯二氮䓬类药物的新生儿可能表现为易怒、震颤、癫痫或张力减退[71]。这些中枢神经系统应激体征在苯二氮䓬类和 SSRI 的联合暴露下会更加严重。

人们对苯二氮䓬类药物对神经发育的长期影响知之甚少。一项挪威的队列调查显示,在子宫内接触焦虑解药和催眠药与后代3岁时的语言能力并无相关性。

母乳中苯二氮䓬类药物的浓度因不同药物、剂量和使用频率而不同。用苯二氮䓬类药物治疗孕妇或哺乳期女性的最佳方法是短期治疗,重点针对目标症状。间断使用短半衰期的苯二氮䓬类药物(劳拉西泮)是哺乳女性的首选,因为长期使用长效苯二氮䓬类药物会增加婴儿镇静的风险。应当建议母亲观察孩子是否存在困倦和喂养不良。

三、饮食障碍

(一)诊断和患病率

饮食障碍在妊娠和哺乳期尤其相关,此时,饮食障碍直接影响食物摄入量增加的需求。本部分总结了两种主要的饮食障碍,即神经性厌食症(anorexia nervosa,AN)和神经性贪食症(bulimia nervosa,BN)[也就是暴食症(binge eating disorder,BED)]。

AN的特征是相对于所需能量的摄入限制,这导致了低体重和对体重增加或变胖的强烈恐惧,或持续性的干扰体重增加的行为。患有AN的女性对其体重或体形的认知受到干扰,体重或体形对其自我评价的影响过大,或对低体重的严重性长期缺乏认识。体重指数<18.5kg/m[2]。虽然不再是必要的标准,但闭经还是很常见的。青少年和年轻成年女性的AN患病率为4‰。纵观AN的病程,是高度可变的,包括缓解期、残留部分症状,或波动或慢性病程。由于医学并发症和自杀,该疾病与升高的死亡率有关(每10年有5%)[72]。

BN的特征是周期性发作的暴食,暴食期间产生缺乏控制的暴食感,以及为防止体重增加的重复性补偿方法。BN很常见,发生在1%~1.5%的年轻成年女性中。暴饮暴食是指在一段不确定的时间内(2h内)吃下的食物比大多数人在类似时间段内吃下的都要多。两种BN中出现的不适当补偿行为是自我诱导的呕吐、泻药、利尿药或其他药物(如催吐剂)滥用,禁食,以及过度锻炼。暴食和补偿行为至少每周必发生1次,持续3个月。BN的女性体重保持在正常范围或高于正常。过于受体型和体重影响的自我评价也是这种疾病的特征。BN的纵向病程是可变的,包括缓解、慢性、间歇性复发和长期的紊乱饮食行为。BN的死亡率较高(每10年2%)。终生暴饮暴食的女性中,闭经和月经少比非暴饮暴食者更常见[73]。

BED很常见,影响3.5%的成年女性。患有BED的女性与BN的不同之处在于,她们在暴食发作后不使用代偿行为(清除、泻药和过度运动)。虽然大多数肥胖患者没有BED,但多达2/3的BED患者是肥胖的,并可能有与肥胖相关的医疗问题。

患有饮食障碍的女性与男性比例惊人,达到10:1。饮食障碍的病因归于多个方面:对苗条的社会性想法和鼓励女性基于他人对她们的看法来定义自己,要求从众和高成就的家庭,遗传易感性(50%~80%的AN和BN易感性变异由遗传因素决定),低自尊、冲动、强迫症、完美主义和情绪不稳定的人格特征,以及慢性疾病(糖尿病)[74,75]。神经递质、神经肽和内分泌因素的失调也容易患病。在脆弱个体中,节食经常引发饮食障碍的发作。

患有饮食障碍的女性很少主动透露其不良饮食行为,但可能会向妇产科医生说出月经不调、不孕、性功能障碍、不明原因的呕吐、疲劳或心悸的主诉[74]。妇产科医生可以通过限制饮食、暴饮暴食、排便行为和强迫性锻炼等问题来筛查饮食障碍。医学检查应包括评估牙釉质的损失和手部因自我诱导呕吐造成的磨损[74]。AN或BN也可表现为排卵障碍或无排卵,均被列入继发性闭经的鉴别诊断。实验室检查可发现电解质、血尿素氮、肌酐、淀粉酶和甲状腺功能异常。AN和BN造成许多医学后果,而医学并发症可能危及生命(框59-2)。心律不齐在AN患者中很常见,随着营养状况的改善,它们通常是可逆的。长期滥用催吐剂(依米汀)引起的心肌病可能是永久性的。患AN的成年女性中,90%以上出现骨量减少,约40%存在一个或多个部位的骨质疏松症,其中腰椎受AN所致低骨密度的影响最大[76]。体重恢复和营养补充对提高骨密度至关重要。虽然补充雌激素可能具有良好的作用,但尚未证实口服避孕药治疗具有持续益处[76]。同样,双膦酸盐用于AN的数据存在相互矛盾,其半衰期较长,增加了潜在的致畸作用,因此不将其用于绝经前AN女性的骨质疏松症[77,78]。

> **框 59-2　饮食障碍女性的生理学变化和实验室检查结果**
>
> **患有饮食障碍的女性中常见**
> - 心动过缓
> - 直立位低血压
> - 低体温
> - 皮肤干燥
>
> **多见于神经性厌食症，因严重限制热量导致**
> - 瘦弱，可能会穿超大号的衣服
> - 面颊凹陷，皮肤发黄
> - 毳毛（细而柔软的体毛）
> - 萎缩性乳房 / 萎缩性阴道炎
> - 四肢凹陷性水肿
> - 头发无光泽、稀疏
> - 四肢发冷，肢端发绀
> - 骨量减少，骨折风险增加
> - 便秘
> - 停服泻药或利尿药后液体潴留
> - 实验室指标：贫血、BUN↑、胆固醇↑、肝功能↑、淀粉酶↑、血小板↓、镁↓、锌↓、磷酸盐↓、甲状腺激素↓
> - 滥用泻药：代谢性酸中毒
>
> **在清肠女性中更常见**
> - 腮腺炎
> - 自我催吐导致手背表面有老茧
> - 口腔黏膜受损
> - 牙釉质腐蚀，牙齿脱落，大量的美容牙齿行为
> - 滥用催吐剂导致心脏和骨骼肌疾病
> - 实验室检查：代谢性碱中毒、钠↓、氯↓、钾↓、排泄物中碳酸氢钠↑

引自参考文献 [138][142][155]

（二）生育期的自然病史

由于无排卵，AN 或 BN 女性的生育能力通常会降低，因为促性腺激素释放激素的分泌减少，导致黄体生成素和促卵泡激素也减少。然而，一旦妊娠，这可能是一种刺激，促使女性从阈值下症状过渡为暴饮暴食。改变体型和失去对体重增加的控制可能会重新刺激有饮食障碍史的女性的异常饮食模式和对体型的担忧。据报道，妊娠期间持续出现饮食障碍症状活动期和暴食；然而，一些存在活动性饮食障碍症的女性允许自己吃得营养丰富而不排出，动机是为了促进胎儿的健康[75]。既往存在饮食障碍病史或处于饮食障碍活动期的孕妇的最佳治疗是多学科团队协作，包括产科医生、妇科医生、营养学家和心理健康医生。频繁的产前检查，定期称体重，加强支持，鼓励体重增加和营养，以确保胎儿的健康。妊娠期间暴饮暴食可能与妊娠期体重增加更多有关。

患 AN 的母亲的胎儿 LBW、流产、宫内生长受限、SGA、小头畸形、PTB、产前出血和剖宫产的风险增加，而适当的妊娠期体重可减轻这些风险[79]。饮食障碍和食物限制与神经管缺陷风险增加有关，这可能是由叶酸水平降低所致。导致营养不良的体重控制行为（包括严格节食、呕吐和过度运动）可能会影响胎儿的大脑发育和应激反应。BN 女性的不良分娩结果包括流产、PTB 和剖宫产的比率升高。

产后是 MDD 发病的危险时期，也是母亲适应能力差的时期。有 BN 病史的女性患产后抑郁症的风险是无进食障碍者的 3 倍[80]。新生儿带来的压力增加，缺乏控制的感觉，以及想要减掉妊娠期增重的意愿可能会加速 AN 或 BN 的复发，即使症状在妊娠期间控制良好。对于患有进食障碍的女性来说，产后是获得多学科团队加强支持和治疗的另一个关键时期。饮食障碍活动期的母亲所生的孩子在出生后的第 1 年发育较慢，儿童和青春期早期的精神疾病症状增加。

（三）饮食障碍的治疗

饮食障碍患者的具体治疗目标包括建立健康的饮食行为，稳定营养摄入和体重，纠正关于体重的不良想法，并通过心理治疗解决其要求完美、低自尊、追求瘦身、情绪不稳定、人际关系困难、应对能力差等问题。解决抑郁症、焦虑症和躯体问题等合并症也是治疗计划的一部分。

1. 神经性厌食症

患有 AN 的女性可能需要住院治疗，因为消瘦、严重电解质紊乱、抑郁、自杀或门诊治疗失败。结构化的行为住院治疗项目包括个人和团体心理治疗、膳食计划和监督、营养咨询、精神咨询和医疗监测[81, 82]。热量摄入过快可能会导致复食综合征，这是一种严重的病症，其特征是电解质和矿物质异常，以及液体转移。住院时长和出院时所达到的体重是

预后预测指标，尽管体重恢复的 AN 患者有 50% 会在住院后的第 1 年内复发。

AN 的心理治疗包括家庭治疗、认知行为治疗、顿悟导向心理治疗、支持性临床管理和人际心理治疗。尚无 FDA 批准的或治疗指南推荐的用于 AN 治疗的药物。抑郁和焦虑常随体重增加而改善。精神药物通常用于治疗抑郁和焦虑，或用于单纯的心理治疗不起作用时。AN 的核心症状是精神药物难以治疗的。研究包括经典抗精神病药物、非经典抗精神病药物、三环类药物和 SSRI。Meta 分析并未显示抗精神病药物在增加体重、减轻焦虑或改善饮食障碍认知方面的效果优于安慰剂。

复发的预防是 AN 治疗中一个具有挑战性的临床问题，纵向研究表明，AN 是一种慢性疾病。对于体重恢复的女性，CBT 可能对预防 AN 的复发有帮助。在接受 CBT 治疗的体重恢复的女性中，同时给予氟西汀的效果并不优于安慰剂。

2. 神经性贪食症

CBT 是治疗 BN 的一线治疗方法，近期和远期疗效均已证实。治疗师要识别维持暴饮暴食 – 排空 – 饥饿这种行为周期的思维过程和情绪刺激。女性要形成一系列策略来处理其不正常的饮食，改变不正常的认知，并建立替代方法来处理压力。CBT 是一种有时间限制性的个人或团体心理治疗。当 CBT 不可供时，可以鼓励患者使用依据 CBT 原则制作的自助手册和基于网络的项目来治疗（参见 ExpertConsult.com 的在线资源）。

安慰剂对照 RCT 显示，SSRI 和三环类抗抑郁药在减少暴食和清肠方面很有希望，尽管只有少数人能够完全缓解[83]。FDA 批准氟西汀治疗 BN，剂量逐渐递增至 60mg/d，CBT 和氟西汀联合治疗可使 BN 的全身症状持续缓解，疗效最优。安非他酮是禁用的，因为可以降低饮食障碍患者的发作阈值。许多抗抑郁药的研究也证明可减少饮食障碍的核心精神问题，如体重和食物成瘾。抗抑郁药可减少暴饮暴食和清肠频率，并与抑郁合并症无关。当合并抑郁症时，CBT 外加抗抑郁药是一种谨慎的临床策略。

据报道，昂丹司琼和托吡酯也可减少暴食和排便。昂丹司琼是一种 5-HT₃ 拮抗药，与安慰剂相比可减轻症状，可能由于其调节迷走神经活动的作用。据报道，托吡酯可以减少暴食 – 清肠的天数，改善自尊、饮食态度、焦虑和身体意象。然而，不推荐托吡酯作为育龄女性的一线治疗，因为会增加暴露后代的唇裂风险。

3. 暴食症

与对 BN 女性的效果相似，抗抑郁药可以减少 BED 患者的暴食。兴奋剂的食欲抑制作用对这种疾病是有用的，二甲磺酸赖右苯丙胺被 FDA 批准用于治疗 BED。这种药物能减少暴食频率，还能降低体重和甘油三酯水平。关于该药物具体使用方法的数据很少，并且在妊娠期间尽量减少或避免使用苯丙胺治疗。

四、精神分裂症

（一）诊断和患病率

精神分裂症是一种致残性脑部疾病，影响 1% 的人口。精神分裂症的定义特征是指有具体临床症状的精神病，而不是发作的严重程度。精神分裂症的特征是存在（至少 6 个月）三组症状：①阳性症状（妄想或固定的错误信念，幻觉或扭曲事实）；②阴性症状（正常功能的减少或丧失，缺乏快乐，退出社交，极少说话）；③认知障碍（注意力不集中，工作记忆差，执行能力缺陷）。精神分裂症的病因尚不清楚，但可能的机制包括多巴胺过量传递、了宫内暴露于流感病毒或其他病毒，以及神经可塑性或神经发育轨迹的改变。精神分裂症与情绪障碍的区别在于，当情绪症状不存在时，幻觉或妄想仍会持续存在。精神分裂症的死亡率和发病率很高，10% 的患者会自杀成功。与男性相比，女性患精神分裂症的年龄往往更晚，预后也更好。女性中位发病年龄在 30 岁左右，症状严重程度较低，较少住院。67% 的女性精神分裂症患者已婚，而男性有 29% 已婚，女性有孩子的可能性是男性的 2 倍[84]。

（二）生育期间精神分裂症的自然病史

与健康女性相比，患有精神分裂症的女性生育率较低。并存的母亲吸烟、药物使用和社会经济问题增加了不良妊娠结局的风险。1980—1992 年对超过 3000 名新生儿进行的一项基于人群的队列研究提示[85]，与无精神障碍的女性相比，精神分裂症女性发生产科并发症的风险增加，包括胎盘早剥（OR=2.75，95%CI 1.32~5.74）和产前出血

（OR=1.65，95%CI 1.02～2.69）。产后 1 年内，患有精神分裂症的女性精神错乱（27%）和抑郁（38%）的复发率很高。患有精神分裂症的女性所生的孩子容易受到多种来源（遗传、环境和社会心理）的细微的神经发育问题的影响。

缺乏专门针对精神分裂症孕妇的治疗过程的具体数据，只能采用或借鉴一般人群的信息。停止抗精神病药物治疗会导致高复发率。在 10 个月的随访期间，停药和继续用药的患者中，复发率分别为 53% 和 16%。突然停止治疗、年龄更小、发病年龄更小、需要大剂量抗精神病药物、近期住院都预示着复发。不治疗者复发风险高，因此，患有精神分裂症的女性在妊娠期间经常继续应用抗精神病药物治疗。首选的药物是能够最大限度地减轻症状和对个体产生最小不良反应的药物。如果一名女性选择不用药的情况下持续监测，建议制订一项合作计划（与一个患者信任的人），以便在前驱症状出现时迅速恢复用药。可以提供综合产科和精神病处理、药物治疗和患者教育的团队，可以促成积极的正性结果。

在一项纳入 1500 名男性和女性精神分裂症患者的大型双盲对照试验中，服用下列四种第二代"非经典"抗精神病药物（奥氮平、喹硫平、利培酮和齐拉西酮）中的一种或较老的"经典型"抗精神病药物（奋乃静）的患者，其临床结局相似[86]。奋乃静的耐受性和四种新药中的三种一样好。服用奥氮平的患者停药和住院率较低，但其好处被较高的体重增加率和代谢不良反应所抵消。尽管该研究除外了孕妇，但研究结果对她们的治疗具有启示意义。风险-收益决定可能倾向于使用对体重影响较小的"经典"（奋乃静）或"非经典"药物（阿立哌唑和齐拉西酮），特别是对于有肥胖、胰岛素抵抗和高血压的孕妇。然而，应首要考虑的是对精神障碍的控制，这对母胎安全至关重要[87]。

（三）妊娠期抗精神病药物的使用

抗精神病药物用于治疗 BD、精神分裂症，偶尔也用于治疗难治性 MDD。由于剂量需求因人而异，因此治疗开始时应采用低剂量，并根据反应和耐受性进行加量。与较老的经典抗精神病药物相比，非经典药物的锥体外系不良反应（迟发性运动障碍、震颤、强直、内心不安、运动迟缓和肌张力障碍）较少。然而，非经典药物的代谢不良反应是一个主要顾虑，因为有额外体重增加和葡萄糖耐受不良的风险[88]。

1. 先天性畸形

Huybrechts 等[89]展示了医疗补助数据库（n=1 341 715）中使用抗精神病药物的孕妇所生婴儿的总体出生缺陷，特别是心脏畸形风险的结果。经倾向评分分层后，药物暴露与出生缺陷之间的相关性减弱，这意味着混杂变量对先天性畸形有影响，而非抗精神病药物暴露本身。非经典抗精神病药物的相对风险为 1.05（95%CI 0.96～1.16），经典药物的相对风险为 0.90（95%CI 0.62～1.31），心脏畸形的结果也相似。一项未解释的发现是，药物利培酮使畸形（RR=1.26，95%CI 1.02～1.56）和心脏畸形（RR=1.26，95%CI 0.88～1.81）的风险增加 26%。敏感性分析表明，服用两种以上的抗精神病药物（antipsychotic medication，APM）或孕早期 3 个月用药会增强利培酮与出生缺陷之间的关系（RR=1.46，CI 1.01～2.10），特别是心脏畸形（RR=1.87，CI 1.09～3.19）。

2. 不良妊娠结局

与对照组相比，服用 APM 的女性 PTB 率增加。然而，胎儿期暴露于经典药物的婴儿体重（3158±440g）低于暴露于非经典药物（3391±446g）或非抗精神病药物（3382±384g）的婴儿[90]。与接受经典药物（2%）或非抗精神病药物（3%）相比，接受非经典药物（20%）的母亲所生的大于胎龄儿明显更多[71]。此外，出生前接触非经典（15.6%）和经典（21.6%）抗精神病药物的婴儿，出生后并发症的比例显著高于未接触致畸药物者（4.2%）。与基线人群相比，胎死宫内或新生儿死亡率并未增加。

3. 儿童的发育

将 76 名整个妊娠期均接触非经典抗精神病药物的婴儿与 76 名无精神疾病或抗精神病药物接触的女性的婴儿进行纵向发育比较[91]。3 月龄时，暴露婴儿的认知、运动、社交情绪和适应行为的平均分（以 Bayley 婴儿发展量表进行评估）明显较低。然而，12 月龄时，两组之间的 Bayley 量表平均综合评分都无显著差异。妊娠期暴露于任何 CNS 活性药物的新生儿都可能出现停药相关体征。

（四）各个非典型抗精神病药

氯氮平是第一个获批的非经典药物；然而，不良反应（体重增加、心动过速、血脂异常、镇静和流口水）和粒细胞减少症定期监测的需要限制了其用于对低毒性药物无反应的患者。氯氮平在妊娠期的使用与妊娠糖尿病、肩难产、肌张力低、胎儿心率变异性降低和新生儿惊厥有关。

基于制造商安全性数据库的国际自愿上报报告的数据，评估了 610 例预期妊娠者在妊娠期使用奥氮平的情况[92]。大多数女性在妊娠期全程（44.3%）或仅在早期 3 个月（31.5%）服用奥氮平（平均剂量 10.3mg/d，范围为 0.6～35.0）。与未暴露女性相比，暴露于奥氮平者的孕早期流产率、PTB 和胎死宫内率均没有差异。

利培酮是一种非经典药物，具有多种受体的阻断活性。特别是当剂量超过 6mg/d 时，可能会出现高催乳素血症和运动不良反应。新生儿适应困难包括震颤、紧张、易怒、进食困难和嗜睡。

喹硫平的剂量范围很广，初始给量后维持剂量为 400～800mg/d。不良反应包括镇静、体重增加和头痛。少数已发表的宫内暴露于喹硫平的病例显示正常的宫内生长、足月分娩和较好的 Apgar 评分[87]。

齐拉西酮对体重、血脂和糖代谢呈中性影响；然而，其使用可能与 QTc 延长综合征有关，特别是与影响 QT 间期的其他药物一起使用时。

阿立哌唑具有多巴胺拮抗和部分激动活性。它适用于精神分裂症、双相躁狂、混合 BD 发作和难治性 MDD（需联合抗抑郁药）。一位母亲在妊娠后期接受阿立哌唑治疗，因胎儿心动过速需要手术分娩。由于多巴胺 -2 受体的部分激动作用，无法建立泌乳。

心理健康团队与社区项目合作，通过个体化的治疗计划来实现最佳的母婴结局。可最大程度减轻症状且能平衡其不良反应的抗精神病药是每个孕妇的首选[87]。风险 - 收益讨论中的另一个挑战是，是否可以在不影响疗效和耐受性的情况下，将首选药物替换为具有更佳的生育风险谱的药物[87]。数个因素会影响药物变更的选择，包括患者和医生担心首选药物的数据不足，特别是较新的药物，以及既往所用的对医学合并症影响较小的药物的治疗经验。每个风险 - 收益决策中都存在一个因素，即药物暴露相关的妊娠结果数据与药物所治疗的潜在疾病后果密不可分[87]。

妊娠期间维持抗精神病药物的疗效很有挑战性，因为大多数抗精神病药物是通过 CYP 3A4 代谢的，尽管利培酮的主要代谢途径是通过 CYP 2D6。妊娠期通过这两种途径的代谢活性都会增加，而血浆浓度可能会下降，从而影响疗效。在妊娠期间和产后，必须每月监测症状，因为可能需要调整剂量以保持疗效。

（五）母乳喂养期间的抗精神病药物

由于氯氮平的亲脂性，不推荐用于母乳喂养期间，它会导致母乳喂养的婴儿出现镇静、粒细胞缺乏症和心血管影响。一项小型的病例研究评估奥氮平（一种高蛋白质结合度的药物）在母乳中的排泄情况。婴儿的中位估计剂量为母亲剂量的 1.6%～4.0%[93]。一名女性在整个妊娠期间每天服用奥氮平（10mg），分娩时产妇血浆水平为 33.4ng/ml；婴儿水平大约是母亲水平的 1/3。在 2 周龄和 6 周龄，母乳喂养的婴儿血浆水平低于 2ng/ml。接受奥氮平治疗的母乳喂养婴儿可能会出现嗜睡、易怒、震颤和失眠。

3 名接受利培酮治疗的母亲，未检测到其母乳喂养的婴儿的血浆药物 / 代谢物，并且没有不良反应的证据。1 位接受利培酮（6mg/d）治疗的母亲在 24h 内提供一系列血浆和母乳样本，每 4 小时 1 次。经估算，婴儿的利培酮剂摄入量为母亲剂量的 0.84%，其代谢物的 3.5%，体重调整后为母亲剂量的 4.3%[94]。

6 名接受喹硫平治疗的母乳喂养女性提供母乳进行检测[95]。5 名婴儿的日接触总量 <0.01mg/kg，1 名婴儿 <0.10mg/kg。对服用齐拉西酮的母亲乳汁进行评估，发现婴儿接受的估计剂量为母亲剂量的 1.2%。1 名整个妊娠期接受阿立哌唑治疗的母亲母乳喂养其足月婴儿；在第 27 天，乳汁样品中未检测到药物或代谢物；然而，这种药物可能会减少一些女性的乳量。

> **要 点**
>
> - 心理健康是整体健康的基础。对妊娠结局有负面影响的孕产妇生物 - 心理 - 社会暴露被减少、消除或用积极因素替代达到一定程度

后，才能降低不良妊娠结局的风险。
- MDD 是一种可治疗的疾病，是全世界女童和女性疾病负担的主要原因。在妊娠期间抑郁症的患病率是 12.7%，其中 7.5% 的女性有新的（事件）发作。
- 一个简单而有效的含 10 项条目的自我报告筛选工具 EPDS 可用于围产期抑郁症的筛查。就临床筛查而言，产后女性可能的重度抑郁症的分值为 13 分或以上，孕妇为 15 分或以上。
- 患有抑郁症的女性，尤其是产后抑郁症的女性，抗抑郁治疗之前应该评估其是否患有 BD（其特征不仅是抑郁症，还包括轻度躁狂、狂躁或混合状态），因为不含情绪稳定作用的抗抑郁治疗会导致 BD 女性症状恶化。
- SSRI 是抑郁症孕妇的一线治疗药物。母乳喂养期间的首选治疗药物是舍曲林、帕罗西汀和去甲替林。然而，在药物选择的决策过程中，如另一种药物已在女性个体中确认有效，则应积极考虑。
- 与逐渐减少或停止治疗（至少 2 周以上）相比，突然停止任何精神药物的治疗具有更高的复发风险。
- 产后精神病的特征是突然的情绪波动、明显认知障碍提示谵妄、行为怪异、失眠、幻视和幻听，经常有不常见的幻觉（触觉和嗅觉）。急性发作的产后精神病患者通常患有躁郁症。
- CBT 被用于治疗焦虑症。抗抑郁药也很有效。然而，只有血清素类药物对强迫症有效，而苯二氮䓬类药物则仅用于短期、靶向治疗或在抗抑郁药物剂量定量过程期间。
- 患有饮食障碍的女性往往隐藏其不良的饮食行为，而表现为月经不调、不孕、性功能障碍、不明原因的呕吐或疲劳。厌食症行为治疗的目标是饮食正常化和体重恢复，而 CBT 是神经性贪食症和暴食症的一线治疗。SSRI 是 CBT 很有用的辅助药物。
- 精神分裂症治疗主要是抗精神病药物维持治疗和社会心理支持干预，目标是实现患者社会功能的最大化。同时，母亲吸烟、用药、营养不良和社会经济问题增加了妊娠结局不佳的风险。
- 任何精神疾病的治疗目标都是减轻症状（不仅仅是"感觉更好"），并恢复女性的最佳功能能力。由于孕妇生理和肝脏 CYP 酶活性发生剧烈变化，许多精神药物的浓度在妊娠期间下降。这种下降可能会影响药物的疗效，因此，应当每月监测症状。

附录 A 妊娠期正常值和超声测量正常值
Normal Values in Pregnancy and Ultrasound Measurements

Henry L. Galan Laura Goetzl 著
王妙倩 译   马琳琳 校

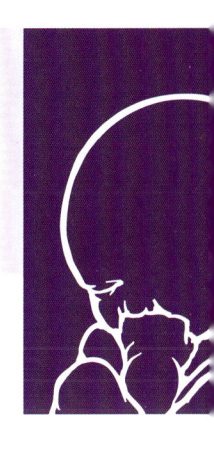

附表 A-1 有创性心脏监护

测量参数	正常值（36～38 周）	单 位
心输出量 [a]	6.2 ± 1.0	L/min
体循环血管阻力	1210 ± 266	dyne/(cm·s^3)
心率	83 ± 10	次/分
肺血管阻力	78 ± 22	dyne/(cm·s^5)
胶体渗透压	18.0 ± 1.5	mmHg
平均动脉压	90.3 ± 5.8	mmHg
肺毛细血管楔压	7.5 ± 1.8	mmHg
中心静脉压	3.6 ± 2.5	mmHg
左心室搏动指数	48 ± 6	g/mm^2

a. 孕早期心输出量逐渐增加，后期几乎无变化；妊娠期心率逐渐增加 5～10 次/分
引自 Clark SL, Cotton DB, Lee W, et al. Central hemodynamic assessment of normal term pregnancy. *Am J Obstet Gynecol*.1989;161:1439; and Spatling L, Fallenstein F, Huch A, et al. The variability of cardiopulmonary adaptation to pregnancy at rest and during exercise. *Br J ObstetGynaecol*. 1992;99(Suppl 8):1.

附表 A-2 无创性心脏监护

测量参数	孕早期	孕中期	孕晚期
心输出量（L/min）	6.4 ± 1.1	7.2 ± 1.3	7.9 ± 1.3
每搏量（ml）	82.9 ± 14.9	89.9 ± 16.3	93.1 ± 17.8
体循坏血管阻力 [dyne/(cm·s^5)]	1150 ± 229	984 ± 193	899 ± 142
心率（次/分）	78 ± 11	81 ± 11	87 ± 14
收缩压（mmHg）	117 ± 10	115 ± 9	115 ± 9
舒张压（mmHg）	74 ± 9	70 ± 7	72 ± 8

引自 Pisani I, Tiralongo GM, Lo Presti D, et al. Correlation between maternal body composition and haemodynamic changes in pregnancy: different profiles for different hypertensive disorders. *Pregnancy Hypertens*. 2017;10:131–134.

附表 A-3 动脉血气值（孕晚期）

检查项目	正常高度	中度高原地区[a]（1388m）
动脉血 pH	7.40～7.48	7.44～7.48
动脉 PO_2（mmHg）	80～90	78.9～93.5
动脉 PCO_2（mmHg）	26.9～32.5	23.9～29.3
碳酸氢钠（mEq/L）	19.9～24.1	16.7～20.5

a. Provo, Utah.
PO_2. 氧分压；PCO_2. 二氧化碳分压
引自 Hankins GD, Clark SL, Harvey CJ, et al. Third trimester arterial blood gas and acid base values in normal pregnancy at moderate altitude. *Obstet Gynecol.* 1996;88:347; and Eng M, Butler J, Bonica JJ. Respiratory function in pregnant obese women. *Am J Obstet Gynecol.* 1975;123:241.

附表 A-4 肺功能试验

检查项目	8～11 周	20～23 周	28～31 周	36～40 周
呼吸频率（次/分）	15（14～20）	16（15～18）	18（15～20）	17（16～18）
潮气量（ml）	640（550～710）	650（625～725）	650（575～720）	700（660～755）

测量值为中位数（第 25～75 百分位数）
引自 Spatling L, Fallenstein F, Huch A, et al. The variability of cardiopulmonary adaptation to pregnancy at rest and during exercise. *Br J ObstetGynaecol.* 1992;99:1.

附表 A-5 肺功能试验（平均值）

检查项目	孕早期	孕中期	孕晚期
平均肺活量（L）	3.8	3.9	4.1
平均吸气量（L）	2.6	2.7	2.9
平均补呼气量（L）	1.2	1.2	1.2
平均残气量（L）	1.2	1.1	1.0
FVC	3.67±0.47		3.53±0.46
% 预测值	101.3±10.4		97.2±10.69
FEV_1	3.07±0.40		2.96±0.39
% 预测值	99.4±10.9		95.9±11.0
FEV_1/FVC	0.84±0.06		0.84±0.05
% 预测值	97.0±6.6		97.5±6.1
$FEF_{25\%～75\%}$	3.41±0.89		3.39±0.78
% 预测值	96.0±25.0		95.8±23.6
PEF	6.18±1.11		6.04±0.96

（续表）

检查项目	孕早期	孕中期	孕晚期
% 预测值	90.6±14.9		79.2±12.8

FVC. 用力肺活量；FEV₁. 第 1 秒用力呼气量；FEF. 用力呼气中段流量；PEF. 呼气流量峰值

引自 Gazioglu K, Kaltreider NL, Rosen M, et al. Pulmonary function during pregnancy in normal women and in patients with cardiopulmonary disease. *Thorax*. 1920;25:445; Puranik BM, Kaore SB, Kurhade GA, et al. A longitudinal study of pulmonary function tests during pregnancy. *Indian J Physiol Pharmacol*. 1994;38:129; and Pastro LD, Lemos M, Fernandes FL, et al. Longitudinal study of lung function in pregnant women: influence of parity and smoking. *Clinics*. 2017;72(10):595–599.

附表 A-6 妊娠期峰值流速

体 位	峰值流速（L/min）
站立位	>320
坐位	>310
平卧位	>300

引自 Harirah HM, Donia SE, Nasrallah FK, et al. Effect of gestational age and position on peak expiratory flow rate: a longitudinal study. *Obstet Gynecol*. 2005;105:372.

附表 A-7 肝脏、胰腺功能化验

检查项目	孕早期	孕中期	孕晚期	足 月
血清总碱性磷酸酶（U/L）	17～88	39～105	46～228	48～249
γ 谷酰基转移酶（U/L）	2～37	2～43	4～41	5～79
谷草转氨酶（U/L）	4～40	10～33	4～32	5～103
丙氨酸转氨酶（U/L）	1～32	2～34	2～32	5～115
总胆红素（mg/dl）	0.05～1.3	0.1～1.0	0.1～1.2	0.1～1.1
间接胆红素（mg/dl）	0.1～0.5	0.1～0.4	0.1～0.5	0.2～0.6
结合胆红素（mg/dl）	0～0.1	0～0.1	0～0.1	
总胆汁酸（μmol/L）	1.7～9.1	1.3～6.7	1.3～8.7	1.8～8.2
总胆汁酸升高（μmol/L）	>10	>10	>10	>10
乳酸脱氢酶（U/L）	78～433	80～447	82～524	—
淀粉酶（U/L）	11～97	14～92	14～97	10～82
脂肪酶（U/L）	5～109	8～157	21～169	—

引自 Bacq Y, Zarka O, Brechot JF, et al. Liver function tests in normal pregnancy: a prospective study of 103 pregnant women and 103 matched controls. *J Hepatol*. 1996;23:1030; Karensenti D, Bacq Y, Brechot JF, et al. Serum amylase and lipase activities in normal pregnancy: a prospective case-control study. *Am J Gastroenterol*. 2001;96:697; Larsson A, Palm M, Hansson L-O, et al. Reference values for clinical chemistry tests during normal pregnancy. *BJOG*. 2008;115:874; Lockitch G. Handbook of Diagnostic Biochemistry and Hematology in Normal Pregnancy. Boca Raton, FL: CRC Press; 1993; van Buul EJA, Steegers EAP, Jongsma HW, et al. Haematological and biochemical profile of uncomplicated pregnancy in nulliparous women: a longitudinal study. *Neth J Med*. 1995;46:73; Girling JC, Dow E, Smith JH. Liver function tests in pre-eclampsia: importance of comparison with a reference range derived from normal pregnancy. *BJOG*. 1997;104:246; and Egan N. Reference standard for serum bile acids in pregnancy. *BJOG*. 2012;119:493.

附表 A-8 电解质、渗透压和肾功能

检查项目	孕早期	孕中期	孕晚期	足 月
总渗透压（mOsm/kg）	267～280	269～289	273～283	271～289
钠（mEq/L）	131～139	129～142	127～143	124～141
钾（mEq/L）	3.2～4.9	3.3～4.9	3.3～5.2	3.4～5.5
氯（mEq/L）	99～108	97～111	97～112	95～111
碳酸氢盐（mEq/L）	18～26	18～26	17～27	17～25
尿素氮（mg/dl）	5～14	4～13	3～13	4～15
肌酐（mg/dl）	0.33～0.80	0.33～0.97	0.3～0.9	0.85～1.1
人血清白蛋白（g/dl）	3.2～4.7	2.7～4.2	2.3～4.2	2.4～3.9
尿酸（mg/dl）	1.3～4.2	1.6～5.4	2.0～6.3	2.4～7.2
尿量（ml/24h）	750～2500	850～2400	750～2700	550～3900
肌酐清除率（ml/min）	69～188	55～168	40～192	52～208
尿蛋白（mg/24h）	19～141	47～186	46～185	—
尿蛋白/肌酐比值（mg/mg）	<0.3	<0.3	<0.3	<0.3
尿蛋白的诊断	0.15～0.29 时考虑 24h 尿液收集	0.15～0.29 时考虑 24h 尿液收集	0.15～0.29 时考虑 24h 尿液收集	0.15～0.29 时考虑 24h 尿液收集

引自 Ezimokhai M, Davison JM, Philips PR, et al. Non-postural serial changes in renal function during the third trimester of normal human pregnancy. *Br J Obstet Gynaecol*.1981;88:465; Higby K, Suiter J, Phelps JY, et al. Normal values of urinary albumin and total protein excretion during pregnancy. *Am J Obstet Gynecol*. 1994;171:984; Larsson A, Palm M, Hansson L-O, et al. Reference values for clinical chemistry tests during normal pregnancy. *BJOG*. 2008;15:874; Lockitch G. Handbook of Diagnostic Biochemistry and Hematology in Normal Pregnancy. Boca Raton, FL: CRC Press; 1993; Milman N, Bergholt T, Byg KE, et al. Reference intervals for haematologic variables during normal pregnancy and postpartum in 434 healthy Danish women. *Eur J Haematol*. 2007;79:39; van Buul EJ, Steegers EA, Jongsma HW, et al. Haematological and biochemical profile of uncomplicated pregnancy in nulliparous women: a longitudinal study. *Neth J Med*. 1995;46:73; and American College of Obstetricians and Gynecologists. Task Force on Hypertension in Pregnancy, 2013.

附表 A-9 胆固醇和血脂

检查项目	孕早期	孕中期	孕晚期	足 月
总胆固醇（mg/dl）	117～229	136～299	161～349	198～341
HDL（mg/dl）	40～86	48～95	43～92	44～98
LDL（mg/dl）	39～153	41～184	42～224	86～227
VLDL（mg/dl）	10～18	13～23	15～36	25～51
甘油三酯（mg/dl）	11～209	20～293	65～464	103～440

HDL. 高密度脂蛋白；LDL. 低密度脂蛋白；VLDL. 极低密度脂蛋白

引自 Belo L, Caslake M, Gaffney D, et al. Changes in LDL size and HDL concentration in normal and preeclamptic pregnancies. *Atherosclerosis*. 2002;162:425; Desoye G, Schweditsch MO, Pfeiffer KP, et al. Correlation of hormones with lipid and lipoprotein levels during normal pregnancy and postpartum. *J Clin Endocrinol Metab*. 1987;64:704; Jimenez DM, Pocovi M, Ramon-Cajal J, et al. Longitudinal study of plasma lipids and lipoprotein cholesterol in normal pregnancy and puerperium. *Gynecol Obstet Invest*. 1988;25:158; Lain KY, Markovic N, Ness RB, et al. Effect of smoking on uric acid and other metabolic markers throughout normal pregnancy. *J Clin Endocrinol Metab*. 2005;90:5743; and Lockitch G. Handbook of Diagnostic Biochemistry and Hematology in Normal Pregnancy. Boca Raton, FL: CRC Press; 1993.

附录 A　妊娠期正常值和超声测量正常值
Normal Values in Pregnancy and Ultrasound Measurements

附表 A-10　血常规、铁和维生素 B_{12}

检查项目	孕早期	孕中期	孕晚期	足月
白细胞（$10^3/mm^3$）	3.9~13.8	4.5~14.8	5.3~16.9	4.2~22.2
中性粒细胞（$10^3/mm^3$）	2.2~8.8	2.9~10.1	3.8~13.1	4.8~12.9
淋巴细胞（$10^3/mm^3$）	0.4~3.5	0.7~3.9	0.7~3.6	0.9~2.5
单核细胞（$10^3/mm^3$）	0~1.1	0~1.1	0~1.4	0~0.8
嗜酸性粒细胞（$10^3/mm^3$）	0~0.6	0~0.6	0~0.6	—
嗜碱性粒细胞（$10^3/mm^3$）	0~0.1	0~0.1	0~0.1	—
血小板计数（$10^9/L$）	139~363	135~391	121~429	101~318
血红蛋白（g/dl）	11.0~14.3	10.5~13.7	11.0~13.8	11.0~14.6
血细胞比容（%）	33~41	32~38	33~40	33~42
平均细胞体积（fl）	81~96	82~97	81~99	82~100
平均红细胞血红蛋白（pg）	27~33	—	28~33	28~34
游离红细胞原卟啉（μg/g）	<3	<3	<3	<3
血清铁蛋白（ng/ml）	10~123	10~101	10~48	10~64
总铁结合力（μg/dl）	246~400	216~400	354~400	317~400
铁（μg/dl）	40~215	40~220	40~193	40~193
叶酸（血清，ng/ml）	2.3~39.3	2.6~15	1.6~40.2	1.7~19.3
转铁蛋白饱和度（%）	>16	>16	>16	>16
B_{12}（pg/ml）	118~438	130~656	99~526	—

引自 American College of Obstetricians and Gynecologists. Anemia in Pregnancy. ACOG Practice Bulletin No. 95. *Obstet Gynecol*. 2008;112:201; Balloch AJ, Cauchi MN. Reference ranges in haematology parameters in pregnancy derived from patient populations. *Clin Lab Haemetol*. 1993;15:7; Lockitch G. Handbook of Diagnostic Biochemistry and Hematology in Normal Pregnancy. Boca Raton, FL. CRC Press, 1993; Malkasian GD, Tauxe WN, Hagedorn AB. Total iron binding capacity in normal pregnancy. *J Nuclear Med*. 1964;5:243; Milman N, Agger OA, Nielsen OJ. Iron supplementation during pregnancy. Effect on iron status markers, serum erythropoietin and human placental lactogen. A placebo controlled study in 207 Danish women. *Dan Med Bull*. 1991;38:471; Milman N, Bergholt T, Byg KE, et al. Reference intervals for haematologic variables during normal pregnancy and postpartum in 434 healthy Danish women. *Eur J Haematol*. 2007;79:39; Romslo I, Haram K, Sagen N, et al. Iron requirements in normal pregnancy as assessed by serum ferritin, serum transferring saturation and erythrocyte protoporphyrin determinations. *Br J Obstet Gynaecol*. 1983;90:101; Tamura T, Goldenberg RL, Freeberg LE, et al. Maternal serum folate and zinc concentrations and their relationship to pregnancy outcome. *Am J Clin Nutr*. 1992;56:365; van Buul EJ, Steegers EA, Jongsma HW, et al. Haematological and biochemical profile of uncomplicated pregnancy in nulliparous women; a longitudinal study. *Neth J Med*. 1995;46:73; Walker MC, Smith GN, Perkins SL, et al. Changes in homocysteine levels during normal pregnancy. *Am J Obstet Gynecol*. 1999;180:660; Reese JA, Peck JD, Deschamps DR, et al. Platelet counts during pregnancy. *N Engl J Med*. 2018; 379:32–43; and Sanci M, Töz E, Ince O, et al. Reference values for maternal total and differential leukocyte counts in different trimesters of pregnancy and the initial postpartum period in western Turkey. *J Obstet Gynaecol*. 2017;37(5)571–575.

附表 A-11 同型半胱氨酸、维生素和矿物质水平

检查项目	孕早期	孕中期	孕晚期	足 月
同型半胱氨酸（μmol/L）	4.1～7.7	3.3～11.0	3.9～11.1	4.7～12.8
同型半胱氨酸（μmol/L），与叶酸有关	5.0～7.6	2.9～5.5	3.1～5.8	—
维生素 D（ng/ml）	>30	>30	>30	>30
铜（μg/dl）	69～241	117～253	127～274	163～283
硒（μg/L）	98～160	85～164	84～162	84～144
锌（μg/dl）	51～101	43～93	41～88	39～71

引自 Izquierdo Alvarez S, Castañón SG, Ruata ML, et al. Updating of normal levels of copper, zinc and selenium in serum of pregnant women. *J Trace Elem Med Biol.* 2007,21.49, Ardawi MS, Nasrat HA, BA' Aqueel HS. Calcium-regulating hormones and parathyroid hormonerelated peptide in normal human pregnancy and postpartum: a longitudinal study. *Eur J Endocrinol.* 1997;137:402; Dawson-Hughes B, Heany RP, Holick MF, et al. Estimates of optimal vitamin D status. *Osteopor Int.* 2005;16:713; Lockitch G. Handbook of Diagnostic Biochemistry and Hematology in Normal Pregnancy. Boca Raton, FL: CRC Press; 1993; Milman N, Bergholt T, Byg KE, et al. Reference intervals for haematologic variables during normal pregnancy and postpartum in 434 healthy Danish women. *Eur J Haematol.* 2007;79:39; Mimouni F, Tsang RC, Hertzberg VS, et al. Parathyroid hormone and calcitriol changes in normal and insulin dependent diabetic pregnancies. Obstet Gynecol. 1989;74:49; Murphy MM, Scott JM, McPartlin JM, et al. The pregnancy-related decrease in fasting plasma homocysteine is not explained by folic acid supplementation, hemodilution, or a decrease in albumin in a longitudinal study. *Am J Clin Nutr.* 2002;76:614; Qvist I, Abdulla M, Jagerstad M, et al. Iron, zinc and folate status during pregnancy and two months after delivery. *Acta ObstetGynecol Scand.* 1986;65:15; and Walker MC, Smith GN, Perkins SL, et al. Changes in homocysteine levels during normal pregnancy. *Am J Obstet Gynecol.* 1999; 180:660.

附表 A-12 钙质代谢

检查项目	孕早期	孕中期	孕晚期	足 月
总钙量（mg/dl）	8.5～10.6	7.8～9.4	7.8～9.7	8.1～9.8
游离钙（mg/dl）	4.4～5.3	4.2～5.2	4.4～5.5	4.2～5.4
甲状旁腺素（pg/ml）	7～22.6	5～25	5～37	10～17

引自 Ardawi MSM, Nasrat HAN, BA' Aqueel HS. Calcium-regulating hormones and parathyroid hormone-related peptide in normal human pregnancy and postpartum: a longitudinal study. *Eur J Endocrinol.* 1997;137:402; Lockitch G. Handbook of Diagnostic Biochemistry and Hematology in Normal Pregnancy. Boca Raton, FL: CRC Press; 1993; Mimouni F, Tsang RC, Hertzberg VS, et al. Parathyroid hormone and calcitriol changes in normal and insulin dependent diabetic pregnancies. *Obstet Gynecol.*1989;74:49; Pitkin RM, Reynolds WA, Williams GA, et al. Calcium metabolism in normal pregnancy: a longitudinal study. *Am J Obstet Gynecol.* 1979; 133:781; Seki K, Makimura N, Mitsui C, et al. Calcium-regulating hormones and osteocalcin levels during pregnancy: a longitudinal study. *Am J Obstet Gynecol.* 1991;164:1248; Wheeler BJ, Taylor BJ, de Lange M, et al. A longitudinal study of 25–hydroxy vitamin D and parathyroid hormone status throughout pregnancy and exclusive lactation in New Zealand mothers and their infants at 45° S. *Nutrients.* 2018;10:86; and Kramer CK, Ye C, Hanley AJ, et al. The relationship between parathyroid hormone and 25–hydroxyvitamin D during and after pregnancy. *J Clin Endocrinol Metab.* 2016;101: 1729–1736.

附录 A 妊娠期正常值和超声测量正常值
Normal Values in Pregnancy and Ultrasound Measurements

附表 A-13　凝血功能

检查项目	孕早期	孕中期	孕晚期	足月
凝血酶原时间（s）	8.9~2.5	8.6~13.4	8.3~12.9	7.9~12.7
国际标准化比值	0.89~0.05	0.85~0.97	0.81~0.95	0.80~0.94
部分凝血活酶时间（s）	24.3~41.9	24.2~38.1	23.9~35.0	23.0~34.9
纤维蛋白原（mg/dl）	278~676	240~612	276~857	444~670
D-二聚体（μg/ml）	0.01~0.50	0.05~2.21	0.14~2.82	—
抗凝血酶Ⅲ（%）	72~120	68~125	60~135	82~138
抗凝血酶Ⅲ缺乏诊断标准	<60%	<60%	<60%	<60%
蛋白质 C，FA（%）	78~121	83~132	73~125	67~120
蛋白 C 缺乏诊断标准	<60%FA	<60%FA	<60%FA	<60%FA
总蛋白 S（%）	39~105	27~101	33~101	—
游离蛋白 S（%）	34~133	19~113	20~69	37~70
蛋白 S，FA（%）	57~95	42~68	16~42	—
蛋白 S 缺乏诊断标准，FA%	NA	<30%	<24%	<24%
凝血因子Ⅱ（%）	70~224	73~214	74~179	68~194
凝血因子Ⅴ（%）	46~188	66~185	34~195	39~184
凝血因子Ⅶ（%）	60~206	80~280	84~312	87~336
凝血因子Ⅹ（%）	62~169	74~177	78~194	72~208
血管假性血友病因子	—	—	121~258	132~260

FA. 活性

引自 Cerneca F, Ricci G, Simeone R, et al. Coagulation and fibrinolysis changes in normal pregnancy. Increased levels of procoagulants and reduced levels of inhibitors during pregnancy induce a hypercoagulable state, combined with a reactive fibrinolysis. *Eur J Obstet Gynecol Reprod Biol*. 1997;73:31; Choi JW, Pai SH. Tissue plasminogen activator levels change with plasma fibrinogen concentrations during pregnancy. *Ann Hematol*. 1997;81:611; Faught W, Garner P, Jones G, et al. Changes in protein C and protein S levels in normal pregnancy. *Am J Obstet Gynecol*. 1995;172:147; Francalanci I, Comeglio P, Liotta AA, et al. D-dimer concentrations during normal pregnancy, as measured by ELISA. *Thromb Res*. 1995;78:399; Lefkowitz JB, Clarke SH, Barbour LA. Comparison of protein S functional and antigenic assays in normal pregnancy. *Am J Obstet Gynecol*. 1996;175:657; Lockitch G. Handbook of Diagnostic Biochemistry and Hematology in Normal Pregnancy. Boca Raton, FL: CRC Press; 1993; Morse M. Establishing a normal range for D-dimer levels through pregnancy to aid in the diagnosis of pulmonary embolism and deep vein thrombosis. *J Thromb Haemost*. 2004;2:1202; Stirling Y, Woolf L, North WR, et al. Haemostasis in normal pregnancy. *Thromb Haemost*. 1984;52:176; Wickstrom K, Edelstam G, Lowbeer CH, et al. Reference intervals for plasma levels of fibronectin, von Willebrand factor, free protein S and antithrombin during third trimester pregnancy. *Scand J Clin Lab Invest*. 2004;64:31; and Inherited thrombophilias in pregnancy. Practice Bulletin No. 138 American College of Obstetricians and Gynecologists. *Obstet Gynecol*. 2013;122:706–717.

附表 A-14　炎症和免疫功能

检查项目	孕早期	孕中期	孕晚期	足 月
C 反应蛋白（mg/L）	0.52～15.5	0.78～16.9	0.44～19.7	—
补体 C3（mg/dl）	44～116	51～119	60～126	64～131
补体 C4（mg/dl）	9～45	10～42	11～43	16～44
沉积速率（mm/h）	4～57	7～83	12～90.5	—
免疫球蛋白 A（mg/dl）	21～317	23～343	12～364	14～338
免疫球蛋白 G（mg/dl）	838～1410	654～1330	481～1273	554～1162
免疫球蛋白 M（mg/dl）	10～309	20～306	0～361	0～320

引自 Saarelainen H, Valtonen P, Punnonen K, et al. Flow mediated vasodilation and circulating concentrations of high sensitive C-reactive protein, interleukin-6 and tumor necrosis factor-alpha in normal pregnancy—The Cardiovascular Risk in Young Finns Study. *Clin Physiol Funct Imaging.* 2009;29:347; Van den Brock NR, Letsky EA. Pregnancy and the erythrocyte sedimentation rate. *BJOG.* 2001;108:1164; Lockitch G. Handbook of Diagnostic Biochemistry and Hematology in Normal Pregnancy. Boca Raton, FL: CRC Press; 1993; and Cui C, Yang S, Zhang J, et al. Trimester-specific coagulation and anticoagulation reference intervals for healthy pregnancy. *Thromb Res.* 2017;156:82–86.

附表 A-15　内分泌检查

检查项目	孕早期	孕中期	孕晚期	足 月
皮质醇（μg/dl）	7～23	6～51	12～60	21～64
醛固酮（ng/dl）	6～104	9～104	15～101	—
促甲状腺激素（μU/ml）	0.1～4.0	0.4～5.0	0.23～4.4	0.0～5.3
游离甲状腺素（ng/dl）	0.7～1.58	0.4～1.4	0.3～1.3	0.3～1.3
总甲状腺素（μg/dl）	3.6～9.0	4.0～8.9	3.5～8.6	3.9～8.3
游离三碘甲腺原氨酸（pg/ml）	2.3～4.4	2.2～4.2	2.1～3.7	2.1～3.5
总三碘甲状腺原氨酸（ng/dl）	71～175	84～195	97～182	84～214

引自 Goland R, Jozak S, Conwell I. Placental corticotropin-releasing hormone and the hypercortisolism of pregnancy. *Am J Obstet Gynecol.* 1994;171:1287; Larsson A, Palm M, Hansson L-O, et al. Reference values for clinical chemistry tests during normal pregnancy. *BJOG.* 2008;15:874; Lockitch G. Handbook of Diagnostic Biochemistry and Hematology in Normal Pregnancy. Boca Raton, FL: CRC Press; 1993; Mandel SJ, Spencer CA, Hollowell JG. Are detection and treatment of thyroid insufficiency in pregnancy feasible? *Thyroid.* 2005;15:44; Price A, Obel O, Cresswell J, et al. Comparison of thyroid function in pregnant and non-pregnant Asian and western Caucasian women. *Clin Chim Acta.* 2001;308:91; and Bliddal S, Feldt-Rasmussen U, Boas M, et al. Gestational-age-specific references ranges from different laboratories misclassifies pregnant women's thyroid status; comparison of two longitudinal prospective cohort studies. *Eur J Endocrinol.* 2013;170;329.

附录 A 妊娠期正常值和超声测量正常值
Normal Values in Pregnancy and Ultrasound Measurements

附表 A-16　足月胎儿脐带血气值和血液指标[a]

检查项目	动　脉	静　脉
pH	7.19～7.28	7.29～7.37
二氧化碳分压（mmHg）	42.68～57.60	35.25～45.90
氧分压（mmHg）	12.90～23.85	23.25～37.35
剩余碱（mmol/L）	3.58～7.62	2.89～6.11
血清乳酸（mmol/L）	3.02～6.48	
白细胞计数（10^9/L）		4.0～11.0
红细胞计数（10^{12}/L）		4.13～4.62
血红蛋白（g/dl）		15.3～17.2
血细胞比容（%）		45.2～50.9
平均红细胞体积（fl）		107.4～113.3
血小板计数（10^9/L）		237～321
网织红细胞计数（10^9/L）		145.8～192.6

a. 变化范围在 25%～75% 区间

引自 Mercelina-Roumans P, Breukers R, Ubachs, J, et al. Hematological variables in cord blood of neonates of smoking and non-smoking mothers. *J Clin Epidemiol*. 1996;49:449; Victory R, Penava D, Da Silva O, et al. Umbilical cord pH and base excess values in relation to adverse outcome events for infants delivering at term. *Am J ObstetGynecol*. 2004;191:2021–2028, Riley RJ, Johnson JW. Collecting and analyzing cord blood gases. *Clin ObstetGynecol*. 1993;36:13–23; and Wiberg N, Källén K, Herbst A, et al. Lactate concentration in umbilical cord blood is gestational age-dependent: a population-based study of 17,867 newborns. *BJOG*. 2008;115:704–709.

附表 A-17　Relationship Between Mean Amniotic Sac Diameter and Menstrual Age

Mean Sac Diameter	Predicted Age (days)	95%CI
1	34.9	34.3～35.5
2	35.8	35.2～36.3
3	36.6	36.1～37.2
4	37.5	37.0～38.0
5	38.4	37.9～38.9
6	39.3	38.9～39.7
7	40.2	39.8～40.6
8	41.1	40.7～41.4
9	41.9	41.6～42.3
10	42.8	42.5～43.2
11	43.7	43.4～44.0
12	44.6	44.3～44.9
13	45.5	45.2～45.8
14	46.3	46.0～46.6
15	47.2	46.9～47.5
16	48.1	47.8～48.4
17	49	48.6～49.4
18	49.9	49.5～50.3
19	50.8	50.3～51.2
20	51.6	51.2～52.1
21	52.5	52.0～53.0
22	53.4	52.9～53.9
23	54.3	53.7～54.8

CI, Confidence interval.
From Daya S, Wood S, Ward S, et al. Early pregnancy assessment with transvaginal ultrasound scanning. *Can Med Assoc J*. 1991;144:444.

附表 A-18　Crown-Rump Length (6–18 Weeks)

Crown-Rump Length (mm)	Menstrual Age (Weeks)	Crown-Rump Length (mm)	Menstrual Age (weeks)	Crown-Rump Length (mm)	Menstrual Age (Weeks)
1	1	31	10.0	61	12.6
2	2	32	10.1	62	12.6
3	5.9	33	10.2	63	12.7
4	6.1	34	10.3	64	12.8
5	6.2	35	10.4	65	12.8
6	6.4	36	10.5	66	12.9
7	6.6	37	10.6	67	13.0
8	6.7	38	10.7	68	13.1
9	6.9	39	10.8	69	13.1
10	7.1	40	10.9	70	13.2
11	7.2	41	11.0	71	13.33
12	7.4	42	11.1	72	13.4
13	7.5	43	11.2	73	13.4
14	7.7	44	11.2	74	13.5
15	7.9	45	11.3	75	13.6
16	8.0	46	11.4	76	13.7
17	8.1	47	11.5	77	13.7
18	8.3	48	11.6	78	13.8
19	8.4	49	11.7	79	13.9
20	8.6	50	11.7	80	14.0
21	8.7	51	11.8	81	14.1
22	8.9	52	11.9	82	14.2
23	9.0	53	12.0	83	14.2
24	9.1	54	12.0	84	14.3
25	9.2	55	12.1	85	14.4
26	9.4	56	12.2	86	14.5
27	9.5	57	12.3	87	14.6
28	9.6	58	12.3	88	14.7
29	9.7	59	12.4	89	14.8
30	9.9	60	12.5	90	14.9

From Hadlock FP, Shah YP, Kanon DJ, et al. Fetal crown-rump length: reevaluation of relation to menstrual age (5–18 weeks) with highresolution real-time. *US Radiology*.1992;182:501.

附录 A 妊娠期正常值和超声测量正常值
Normal Values in Pregnancy and Ultrasound Measurements

附表 A-19 Head Circumference

Menstrual Age (Weeks)	HEAD CIRCUMFERENCE (CM)				
	3rd	10th	50th	90th	97th
14.0	8.8	9.1	9.7	10.3	10.6
15.0	10.0	10.4	11.0	11.6	12.0
16.0	11.3	11.7	12.4	13.1	13.5
17.0	12.6	13.0	13.8	14.6	15.0
18.0	13.7	14.2	15.1	16.0	16.5
19.0	14.9	15.5	16.4	17.4	17.9
20.0	16.1	16.7	17.7	18.7	19.3
21.0	17.2	17.8	18.9	20.0	20.6
22.0	18.3	18.9	20.12	21.3	21.9
23.0	19.4	20.1	21.3	22.5	23.2
24.0	20.4	21.1	22.4	23.7	24.3
25.0	21.4	22.2	23.5	24.9	25.6
26.0	22.4	23.2	24.6	26.0	26.8
27.0	23.3	24.1	25.6	27.0	27.9
28.0	24.2	25.1	26.6	28.1	29.0
29.0	25.0	25.9	27.5	29.1	30.0
30.0	25.8	26.8	28.4	30.0	31.0
31.0	26.7	27.6	29.3	31.0	31.9
32.0	27.4	28.4	30.1	31.8	32.8
33.0	28.0	29.0	30.8	32.6	33.6
34.0	28.7	29.7	31.5	33.3	34.3
35.0	29.3	30.4	32.2	34.1	35.1
36.0	29.9	30.9	32.8	34.7	35.8
37.0	30.3	31.4	33.3	35.2	36.3
38.0	30.8	31.9	33.8	35.8	36.8
39.0	31.1	32.2	34.2	36.2	37.3
40.0	31.5	32.6	34.6	36.6	37.7

From Hadlock FP, Deter RL, Harrist RB, et al. Estimating fetal age: computer-assisted analysis of multiple fetal growth parameters. *Radiology*. 1984;152:497.

附表 A-20 Abdominal Circumference

Menstrual Age (Weeks)	ABDOMINAL CIRCUMFERENCE (CM)				
	3rd	10th	50th	90th	97th
14.0	6.4	6.7	7.3	7.9	8.3
15.0	7.5	7.9	8.6	9.3	9.7
16.0	8.6	9.1	9.9	10.7	11.2
17.0	9.7	10.3	11.2	12.1	12.7
18.0	10.9	11.5	12.5	13.5	14.1
19.0	11.9	12.6	13.7	14.8	15.5
20.0	13.1	13.8	15.0	16.3	17.0
21.0	14.1	14.9	16.2	17.6	18.3
22.0	15.1	16.0	17.4	18.8	19.7
23.0	16.1	17.0	18.5	20.0	20.9
24.0	17.1	18.1	19.7	21.3	22.3
25.0	18.1	19.1	20.8	22.5	23.5
26.0	19.1	20.1	21.9	23.87	24.8
27.0	20.0	21.1	23.0	24.9	26.0
28.0	20.9	22.0	24.0	26.0	27.1
29.0	21.8	23.0	25.1	27.2	28.4
30.0	22.7	23.9	26.1	28.3	29.5
31.0	23.6	24.9	27.1	29.4	30.6
32.0	24.5	25.8	28.1	30.4	31.8
33.0	25.3	26.7	29.1	31.5	32.9
34.0	26.1	27.5	30.0	32.5	33.9
35.0	26.9	28.3	30.9	33.5	34.9
36.0	27.7	29.2	31.8	34.4	35.9
37.0	28.5	30.0	32.7	35.4	37.0
38.0	29.2	30.8	33.6	36.4	38.0
39.0	29.9	31.6	34.4	37.3	38.9
40.0	30.7	32.4	35.3	38.2	39.9

From Hadlock FP, Deter RL, Harrist RB, et al. Estimating fetal age: computer-assisted analysis of multiple fetal growth parameters. *Radiology*. 1984;152:497.

附表 A-21　股骨长度

孕龄（周）	股骨（mm） 第5百分位数	第50百分位数	第95百分位数
12	3.9	8.1	12.3
13	6.8	11.0	15.2
14	9.7	13.9	18.1
15	12.6	16.8	21.0
16	15.4	19.7	23.9
17	18.3	22.5	26.8
18	21.1	25.4	29.7
19	23.9	28.2	32.6
20	26.7	31.0	35.4
21	29.4	33.8	38.2
22	32.1	36.5	40.9
23	34.7	39.2	43.6
24	37.4	41.8	46.3
25	39.9	44.4	48.9
26	42.4	46.9	51.4
27	44.9	49.4	53.9
28	47.3	51.8	56.4
29	49.6	54.2	58.7
30	51.8	56.4	61.0
31	54.0	58.6	63.2
32	56.1	60.7	65.4
33	58.1	62.7	67.4
34	60.0	64.7	69.4
35	61.8	66.5	71.2
36	63.5	68.3	73.0
37	65.1	69.9	74.7
38	66.6	71.4	76.2
39	68.0	72.8	77.7
40	69.3	74.2	79.0

引自 Jeanty P, Cousaert E, Cantaine F, et al. A longitudinal study of fetal limb growth. *Am J Perinatol*. 1984;1:136.

附表 A-22　肱骨长度

孕龄（周）	肱骨（mm） 第5百分位数	第50百分位数	第95百分位数
12	4.8	8.6	12.3
13	7.6	11.4	15.1
14	10.3	14.1	17.9
15	13.1	16.9	20.7
16	15.8	19.7	23.5
17	21.2	22.4	26.3
18	23.8	25.1	29.0
19	26.3	27.7	31.6
20	28.8	30.3	34.2
21	31.2	32.8	36.7
22	33.5	35.2	39.2
23	33.5	37.5	41.6
24	35.7	39.8	43.8
25	37.9	41.9	46.0
26	39.9	44.0	48.1
27	41.9	46.0	50.1
28	43.7	47.9	52.0
29	45.5	49.7	53.9
30	47.2	51.4	55.6
31	48.9	53.1	57.3
32	50.4	54.7	58.9
33	52.0	56.2	60.5
34	53.4	57.7	62.0
35	54.8	59.2	63.5
36	56.2	60.6	64.9
37	57.6	62.0	66.4
38	59.0	63.4	67.8
39	60.4	64.8	69.3
40	61.9	66.3	70.8

引自 Jeanty P, Cousaert E, Cantaine F, et al. A longitudinal study of fetal limb growth. *Am J Perinatol*. 1984;1:136.

附录 A 妊娠期正常值和超声测量正常值
Normal Values in Pregnancy and Ultrasound Measurements

附表 A-23 胫骨长度

孕龄（周）	胫骨（mm） 第 5 百分位数	第 50 百分位数	第 95 百分位数
12	3.3	8.2	11.2
13	5.6	9.6	13.6
14	8.1	12.0	16.0
15	10.6	14.6	18.6
16	13.1	17.1	21.1
17	15.6	19.7	23.8
18	18.2	22.3	26.4
19	20.8	24.9	29.0
20	23.3	27.5	31.6
21	25.8	30.0	34.2
22	28.3	32.5	36.7
23	30.7	34.9	39.1
24	33.1	37.3	41.6
25	35.4	39.7	43.9
26	37.6	41.9	46.2
27	39.8	44.1	48.4
28	41.9	46.2	50.5
29	43.9	48.2	52.6
30	45.8	50.1	54.5
31	47.6	52.0	56.4
32	49.4	53.8	58.2
33	51.1	55.5	60.0
34	52.7	57.2	61.6
35	54.2	58.7	63.2
36	41.2	60.3	64.8
37	55.8	61.8	66.3
38	58.7	63.2	67.8
39	60.1	64.7	69.3
40	61.5	66.1	70.7

引自 Jeanty P, Cousaert E, Cantaine F, et al. A longitudinal study of fetal limb growth. *Am J Perinatol*. 1984;1:136.

附表 A-24 腓骨长度

孕龄（周）	腓骨（mm） 第 5 百分位数	第 50 百分位数	第 95 百分位数
12	1.7	5.7	9.6
13	4.7	8.7	12.7
14	7.7	11.7	15.6
15	10.6	14.6	18.6
16	13.3	17.4	21.4
17	16.1	20.1	24.2
18	18.7	22.8	26.9
19	21.3	25.4	29.5
20	23.8	27.9	32.0
21	26.2	30.3	34.5
22	28.5	32.7	36.9
23	30.8	35.0	39.2
24	33.0	37.2	41.5
25	35.1	39.4	43.6
26	37.2	41.5	45.7
27	39.2	43.5	47.8
28	41.1	45.4	49.7
29	42.9	47.2	51.6
30	44.7	49.0	53.4
31	46.3	50.7	55.1
32	47.9	52.4	56.8
33	49.5	53.9	58.4
34	50.9	55.4	59.9
35	52.3	56.8	61.3
36	53.6	58.2	62.7
37	54.9	59.4	64.0
38	56.0	60.6	65.2
39	57.1	61.7	66.3
40	58.1	62.8	67.4

引自 Exacoustos C, Rosati P, Rizzo G, et al. Ultrasound measurements of fetal limb bones. *Ultrasound Obstet Gynecol*. 1991;1:325.

附表 A-25　桡骨长度

孕龄（周）	桡骨（mm） 第5百分位数	第50百分位数	第95百分位数
12	3.0	6.9	10.8
13	5.6	9.5	13.4
14	8.1	12.0	16.0
15	10.5	14.5	18.5
16	12.9	16.9	20.9
17	15.2	19.3	23.3
18	17.5	21.5	25.6
19	19.7	23.8	27.9
20	21.8	25.9	30.0
21	23.9	28.0	32.2
22	25.9	30.1	34.2
23	27.9	32.0	36.2
24	29.7	34.0	38.2
25	31.6	35.8	40.0
26	33.3	37.6	41.9
27	35.0	39.3	43.6
28	36.7	41.0	45.3
29	38.3	42.6	46.9
30	39.8	44.1	48.5
31	41.2	45.6	50.0
32	42.6	47.0	51.4
33	44.0	48.4	52.8
34	45.2	49.7	54.1
35	46.4	50.9	55.4
36	47.6	52.1	56.6
37	48.7	53.2	57.7
38	49.7	54.2	58.8
39	50.6	55.2	59.8
40	51.5	56.2	60.8

引自 Exacoustos C, Rosati P, Rizzo G, et al. Ultrasound measurements of fetal limb bones. *Ultrasound Obstet Gynecol*.1991;1:325.

附表 A-26　尺骨长度

孕龄（周）	尺骨（mm） 第5百分位数	第50百分位数	第95百分位数
12	2.9	6.8	10.7
13	5.8	9.7	13.7
14	8.6	12.6	16.6
15	11.4	15.4	19.4
16	14.1	18.1	22.1
17	16.7	20.8	24.8
18	19.3	23.3	27.4
19	21.8	25.8	29.9
20	24.2	28.3	32.4
21	26.5	30.6	34.8
22	28.7	32.9	37.1
23	30.9	35.1	39.3
24	33.0	37.2	41.5
25	35.1	39.3	43.5
26	37.0	41.3	45.6
27	38.9	43.2	47.5
28	40.7	45.0	49.3
29	42.5	46.8	51.1
30	44.1	48.5	52.8
31	45.7	50.1	54.5
32	47.2	51.6	56.1
33	48.7	53.1	57.5
34	50.0	54.5	59.0
35	51.3	55.8	60.3
36	52.6	57.1	61.6
37	53.7	58.2	62.8
38	54.8	59.3	63.9
39	55.8	60.4	64.9
40	56.7	61.3	65.9

引自 Jeanty P, Cousaert E, Cantaine F, et al. A longitudinal study of fetal limb growth. *Am J Perinatol*. 1984;1:136.

附表 A-27　足长

孕龄（周）	−2SD（mm）	平均值（mm）	+2SD（mm）
12	7	8	9
13	10	11	12
14	13	15	16
15	16	18	20
16	19	21	22
17	22	24	27
18	24	27	30
19	27	30	34
20	30	33	37
21	32	36	40
22	35	39	43
23	37	42	46
24	40	45	50
25	42	47	53
26	45	50	55
27	47	53	58
28	49	55	61
29	51	58	64
30	54	60	67
31	56	62	68
32	58	65	72
33	60	67	74
34	62	69	77
35	64	71	79
36	66	74	82
37	67	76	84
38	69	78	86
39	71	80	88
40	72	81	90

SD. 标准差

引自 Mercer BM, Sklar S, Shariatmadar A, et al. Fetal foot length as a predictor of gestation age. *Am J Obstet Gynecol*. 1987;156:350.

附表 A-28　小脑横径

孕龄(周)	第5百分位数	第10百分位数	第50百分位数	第90百分位数	第95百分位数	平均值	SD
15	14.2	14.5	15.8	17.1	17.4	14.6	1.4
16	14.6	15.0	16.5	17.9	18.3	16.1	1.0
17	15.2	15.6	17.3	18.9	19.3	17.1	1.0
18	15.9	16.4	18.2	19.9	20.5	18.3	1.2
19	16.8	17.3	19.2	21.1	21.7	19.4	1.1
20	17.7	18.3	20.4	22.4	23.0	20.3	1.2
21	18.8	19.4	21.6	23.8	24.5	21.4	1.3
22	19.9	20.5	23.0	25.3	26.0	22.8	1.8
23	21.2	21.8	24.4	26.8	27.6	24.3	1.6
24	22.5	23.2	25.9	28.5	29.3	25.9	1.7
25	23.9	24.6	27.4	30.2	31.0	27.6	1.6
26	25.3	26.02	29.1	31.9	32.8	29.1	1.8
27	26.7	27.6	30.7	33.8	34.7	30.8	1.7
28	28.2	29.1	32.4	35.6	36.6	32.5	1.8
29	29.8	30.7	34.2	35.6	36.6	32.5	1.7
30	31.3	32.2	35.9	39.5	40.6	36.0	2.2
31	32.8	33.8	37.7	41.5	42.6	37.8	2.4
32	34.4	35.4	39.5	43.4	44.7	39.2	2.4
33	35.9	37.0	41.3	45.4	46.7	41.4	2.6
34	37.3	38.5	43.1	47.4	48.8	42.9	2.7
35	38.8	40.0	44.8	49.5	50.9	44.7	3.0
36	40.1	41.4	46.5	51.4	53.0	46.6	3.4
37	41.4	42.8	48.2	53.4	55.0	48.0	3.2
38	42.7	44.1	49.9	55.4	57.1	49.8	3.3

SD. 标准差

引自 Chavez MR, Ananth CV, Smulian JC, et al. Fetal transcerebellar diameter nomogram in singleton gestations with special emphasis in the third trimester: a comparison with previously published nomograms. *Am J Obstet Gynecol.* 2003;189:1021.

附录 A 妊娠期正常值和超声测量正常值
Normal Values in Pregnancy and Ultrasound Measurements

附表 A-29 羊水指数

孕龄（周）	第 2.5 百分位数	第 5 百分位数	第 50 百分位数	第 95 百分位数	第 97.5 百分位数
16	73	79	121	185	201
17	77	83	128	194	211
18	80	87	133	202	220
19	83	90	138	207	225
20	86	93	141	212	230
21	88	95	144	214	233
22	89	97	146	216	235
23	90	98	147	218	237
24	90	98	148	219	238
25	89	97	148	221	240
26	89	97	148	223	242
27	85	95	148	226	245
28	86	94	148	228	249
29	84	92	147	231	254
30	82	90	147	234	258
31	79	88	146	238	263
32	77	86	146	242	269
33	64	83	145	245	274
34	72	81	144	248	278
35	70	79	142	249	279
36	68	77	140	249	279
37	66	75	138	244	275
38	65	73	134	239	269
39	64	72	130	226	255
40	63	71	125	214	240
41	63	70	119	194	216
42	63	69	112	175	192

引自 Moore TR, Gayle JE. The amniotic fluid index in normal human pregnancy. *Am J Obstet Gynecol*. 1990;162:1168.

附表 A-30 小头围测量值

孕龄（周）	−2SD	−3SD	−4SD	−5SD
20	145	131	116	101
21	157	143	128	113
22	169	154	140	125
23	180	166	151	136
24	191	177	162	147
25	202	188	173	158
26	213	198	183	169
27	223	208	194	179
28	233	218	203	189
29	242	227	213	198
30	251	236	222	207
31	260	245	230	216
32	268	253	239	224
33	276	261	246	232
34	283	268	253	239
35	289	275	260	245
36	295	281	266	251
37	301	286	272	257
38	306	291	276	262
39	310	295	281	266
40	314	299	284	270

SD. 标准差

引自 Chervenak FA, Jeanty P, Cantraine F, et al. The diagnosis of fetal microcephaly. *Am J Obstet Gynecol*. 1984;149:512.

附表 A-31　双绒毛膜双胎生物学测量值百分位数（按孕龄）

孕龄（周）	第10百分位数	第25百分位数	第50百分位数	第75百分位数	第90百分位数
双顶径（mm），双绒毛膜双胎					
11	13.6	14.2	14.9	15.6	16.3
12	17.2	17.9	18.8	19.7	20.5
13	20.9	21.7	22.7	23.8	24.7
14	24.5	25.5	26.6	27.8	28.9
15	28.0	29.1	30.4	31.6	32.9
16	31.4	32.6	33.9	35.3	36.6
17	34.6	35.8	37.3	38.8	40.2
18	37.8	39.1	40.6	42.2	43.7
19	40.9	42.3	43.9	45.6	47.1
20	43.9	45.4	47.1	48.8	50.5
21	46.9	48.5	50.2	52.1	53.8
22	49.8	51.4	53.3	55.2	57.0
23	52.7	54.4	56.3	58.3	60.1
24	55.5	57.3	59.3	61.3	63.3
25	58.3	60.1	62.2	64.4	66.4
26	61.0	62.9	65.1	67.3	69.4
27	63.7	65.6	67.9	70.2	72.4
28	66.2	68.2	70.6	73.0	75.3
29	68.6	70.7	73.1	75.7	78.0
30	70.8	73.0	75.5	78.2	80.6
31	72.8	75.1	77.7	80.4	82.9
32	74.7	77.0	79.7	82.5	85.1
33	76.4	78.8	81.5	84.4	87.1
34	77.9	80.4	83.2	96.1	88.9
35	79.3	81.9	84.8	87.8	90.6
36	80.7	83.3	86.3	89.4	92.3
37	82.0	84.7	87.8	91.0	93.9
38	83.3	86.1	89.3	92.6	95.7

引自 Grantz KL, Grewal J, Albert PS, et al. Dichorionic twin trajectories: the NICHD Fetal Growth Studies. *Am J Obstet Gynecol.* 2016;215(2):221.e1–221.e16.

附表 A-32 双绒毛膜双胎头围测量值（mm）百分位数（按孕龄）

孕龄（周）	第 10 百分位数	第 25 百分位数	第 50 百分位数	第 75 百分位数	第 90 百分位数
11	52.8	55.0	57.5	60.1	62.5
12	65.4	68.0	70.9	74.0	76.8
13	78.3	81.3	84.7	88.2	91.5
14	91.3	94.5	98.3	102.3	105.9
15	103.9	107.5	111.6	115.9	119.9
16	116.1	120.0	124.4	129.0	133.3
17	128.0	132.1	136.8	141.7	164.2
18	139.9	144.2	149.1	154.2	158.9
19	151.6	156.0	161.2	166.5	171.4
20	163.1	167.7	173.0	178.5	183.6
21	174.4	179.2	184.7	190.3	195.5
22	185.5	190.4	196.0	201.8	207.2
23	196.3	201.4	207.2	213.2	218.7
24	207.1	212.3	218.2	224.3	230
25	217.7	223.0	229.1	235.4	241.2
26	228.0	233.5	239.8	246.3	252.2
27	238.1	243.8	250.2	256.9	263.0
28	247.7	253.6	260.3	267.1	273.4
29	256.9	262.9	269.8	276.9	283.4
30	265.4	271.7	278.8	286.1	292.9
31	273.3	279.7	287.1	294.7	301.6
32	280.4	287.1	294.7	302.6	309.8
33	286.9	293.8	301.7	309.8	317.3
34	292.7	299.9	308.1	316.4	324.2
35	298.0	305.4	313.8	322.5	330.5
36	302.8	310.4	319.1	328.1	336.4
37	307.0	315.0	324.0	333.3	341.9
38	310.9	319.1	328.5	338.3	347.2

引自 Grantz KL, Grewel J, Albert PS, et al. Dichorionic twin trajectories: the NICHD Fetal Growth Studies. *Am J Obstet Gynecol*. 2016;215(2):221.e1 221.e16.

附表 A-33　双绒毛膜双胎腹围测量值（mm）百分位数（按孕龄）

孕龄（周）	第 10 百分位数	第 25 百分位数	第 50 百分位数	第 75 百分位数	第 90 百分位数
11	38.9	41.2	43.9	46.8	49.6
12	48.7	51.5	54.8	58.3	61.6
13	59.1	62.4	66.3	70.4	74.3
14	70.0	73.8	78.2	82.9	87.4
15	81.0	85.2	90.2	95.6	100.6
16	92.0	96.7	102.3	108.1	113.7
17	103.0	108.2	114.2	120.6	126.7
18	114.0	119.6	126.2	133.1	139.6
19	125.0	131.0	138.0	145.4	152.4
20	135.9	142.3	149.8	157.6	165.0
21	146.5	153.3	161.2	169.6	177.4
22	157.0	164.1	172.5	181.2	189.5
23	167.2	174.7	183.5	192.7	201.4
24	177.2	185.1	194.3	204.0	213.1
25	187.2	195.4	205.1	215.2	224.7
26	197.0	205.6	215.6	226.2	236.2
27	206.6	215.6	226.1	237.1	247.5
28	216.0	225.4	236.4	247.9	258.7
29	225.2	235.0	246.5	258.4	269.7
30	234.3	244.5	256.4	268.8	280.6
31	243.1	253.8	266.1	279.1	291.3
32	251.8	262.9	275.7	289.2	301.9
33	260.4	271.8	285.2	299.2	312.3
34	268.7	280.6	294.4	309.0	322.6
35	276.9	289.2	303.6	318.6	332.8
36	284.9	297.7	312.5	328.2	342.9
37	292.7	306.0	321.4	337.6	352.9
38	300.2	314.0	330.1	347.0	363.0

引自 Grantz KL, Grewel J, Albert PS, et al. Dichorionic twin trajectories: the NICHD Fetal Growth Studies. *Am J Obstet Gynecol*. 2016;215(2):221.e1–221.e16.

附表 A-34　双绒毛膜双胎股骨长度测量值（mm）百分位数（按孕龄）

孕龄（周）	第 10 百分位数	第 25 百分位数	第 50 百分位数	第 75 百分位数	第 90 百分位数
11	3.5	3.8	4.1	4.4	4.8
12	5.6	6.0	6.5	7.0	7.5
13	8.3	8.8	9.5	10.2	10.9
14	11.2	11.9	12.8	13.7	14.5
15	14.3	15.2	16.1	17.2	18.2
16	17.4	18.3	19.4	20.6	21.7
17	20.3	21.4	22.6	23.9	25.1
18	23.3	24.4	25.7	27.1	28.4
19	26.2	27.4	28.8	30.3	31.6
20	29.2	30.3	31.8	33.3	34.8
21	31.7	33.3	34.6	36.2	37.8
22	34.2	35.6	37.3	39.0	40.6
23	36.6	38.1	39.8	41.7	43.4
24	38.9	40.5	42.3	44.3	46.1
25	41.1	42.8	44.7	46.8	48.7
26	43.2	45.02	47.1	49.3	51.3
27	45.3	47.2	49.4	51.7	53.9
28	47.3	49.3	51.6	54.01	56.3
29	49.2	51.3	53.7	56.3	58.7
30	51.1	53.3	55.8	58.5	61.0
31	52.9	55.2	57.8	60.6	63.2
32	54.7	57.1	59.8	62.6	65.3
33	56.5	58.9	61.6	64.6	67.3
34	58.2	60.6	63.5	65.4	69.3
35	59.8	62.3	65.2	68.3	71.3
36	61.3	63.9	66.9	70.0	73.0
37	62.8	65.4	68.5	71.8	74.8
38	64.0	66.8	70.1	73.5	76.7

引自 Grantz KL, Grewel J, Albert PS, et al. Dichorionic twin trajectories: the NICHD Fetal Growth Studies. *Am J Obstet Gynecol*. 2016;215(2):221.e1–221.e16.

附表 A-35 双绒毛膜双胎体重测量值（g）百分位数（按孕龄）

孕龄（周）	第 10 百分位数	第 25 百分位数	第 50 百分位数	第 75 百分位数	第 90 百分位数
15	97.0	103.7	111.7	120.3	128.6
16	122.6	131.1	141.2	152.1	162.6
17	153.7	164.4	177.1	190.7	204.0
18	190.6	203.9	219.7	236.7	253.2
19	233.8	250.2	269.7	290.7	311.0
20	283.9	303.8	327.6	353.2	378.0
21	341.2	365.4	394.1	425.2	455.2
22	406.4	435.4	469.9	507.3	543.4
23	479.8	514.3	555.6	600.1	643.3
24	561.9	602.8	651.7	704.5	755.8
25	653.0	701.1	758.7	821.1	881.6
26	753.0	809.3	876.9	950.1	1021.2
27	861.8	927.5	1006.2	1091.7	1174.8
28	979.1	1055.1	1146.6	1245.9	1342.7
29	1104.2	1191.9	1297.5	1412.4	1524.6
30	1236.4	1337.0	1458.4	1590.8	1720.2
31	1374.7	1489.6	1628.5	1780.4	1929.2
32	1517.8	1648.4	1806.7	1980.2	2150.6
33	1664.2	1812.0	1991.6	2189.1	2383.5
34	1812.3	1978.8	2181.8	2405.7	2626.7
35	1960.3	2147.1	2375.5	2628.3	2878.6
36	2106.4	2314.9	2570.9	2855.1	3137.8
37	2248.1	2480.0	2765.9	3084.7	3402.9
38	2382.5	2639.8	2958.4	3315.5	3673.5

引自 Grantz KL, Grewel J, Albert PS, et al. Dichorionic twin trajectories: the NICHD Fetal Growth Studies. *Am J Obstet Gynecol.* 2016;215(2):221.e1–221.e16.

附表 A-36 脐动脉阻力指数和 S/D 值

孕龄（周）	第 5 百分位数 S/D	第 5 百分位数 PI	第 5 百分位数 RI	第 50 百分位数 S/D	第 50 百分位数 PI	第 50 百分位数 RI	第 95 百分位数 S/D	第 95 百分位数 PI	第 95 百分位数 RI
19	2.93	1.02	0.66	4.28	1.3	0.77	6.73	1.66	0.88
20	2.83	0.99	0.65	4.11	1.27	0.75	6.43	1.62	0.87
21	2.7	0.95	0.64	3.91	1.22	0.74	6.09	1.58	0.85
22	2.6	0.92	0.62	3.77	1.19	0.73	5.85	1.54	0.84
23	2.51	0.89	0.61	3.62	1.15	0.72	5.61	1.5	0.83
24	2.41	0.86	0.6	3.48	1.12	0.71	5.38	1.47	0.82
25	2.33	0.83	0.58	3.35	1.09	0.69	5.18	1.44	0.81
26	2.24	0.8	0.57	3.23	1.06	0.68	5.00	1.41	0.8
27	2.17	0.77	0.56	3.12	1.03	0.67	4.83	1.38	0.79
28	2.09	0.75	0.55	3.02	1.00	0.66	4.67	1.35	0.78
29	2.03	0.72	0.53	2.92	0.98	0.65	4.53	1.32	0.77
30	1.96	0.7	0.52	2.83	0.95	0.64	4.4	1.29	0.76
31	1.9	0.68	0.51	2.75	0.93	0.63	4.27	1.27	0.76
32	1.84	0.66	0.5	2.67	0.9	0.61	4.16	1.25	0.75
33	1.79	0.64	0.48	2.6	0.88	0.6	4.06	1.22	0.74
34	1.73	0.62	0.47	2.53	0.86	0.59	3.96	1.2	0.73
35	1.68	0.6	0.46	2.46	0.84	0.58	3.86	1.18	0.72
36	1.64	0.58	0.45	2.4	0.82	0.57	3.78	1.16	0.71
37	1.59	0.56	0.43	2.34	0.8	0.56	3.69	1.14	0.7
38	1.55	0.55	0.42	2.28	0.78	0.55	3.62	1.12	0.7
39	1.51	0.53	0.41	2.23	0.76	0.54	3.54	1.1	0.69
40	1.47	0.51	0.4	2.18	0.75	0.53	3.48	1.09	0.68
41	1.43	0.5	0.39	2.13	0.73	0.52	3.41	1.07	0.67

GA. 孕龄；PI. 搏动指数；RI. 阻力指数；S/D. 收缩压 / 舒张压

引自 Acharya G, Wilsgaard T, Berntsen GK, et al. Reference ranges for serial measurements of the umbilical artery Doppler indices in the second half of pregnancy. *Am J Ob Gyn*. 2005;192:937–944.

附表 A-37　大脑中动脉搏动指数

孕龄（周）	第 5 百分位数	第 10 百分位数	第 50 百分位数	第 90 百分位数	第 95 百分位数
21	1.18	1.26	1.6	2.04	2.19
22	1.25	1.33	1.69	0.15	2.30
23	1.32	1.41	1.78	2.25	2.41
24	1.38	1.47	1.86	2.36	2.52
25	1.44	1.54	1.94	2.45	2.62
26	1.50	1.6	2.01	2.53	2.71
27	1.55	1.65	2.06	2.60	2.78
28	1.58	1.69	2.11	2.66	2.84
29	1.61	1.71	2.15	2.70	2.88
30	1.62	1.73	2.16	2.72	2.90
31	1.62	1.73	2.16	2.71	2.90
32	1.61	1.71	2.14	2.69	2.87
33	1.58	1.68	2.10	2.64	2.82
34	1.53	1.63	2.04	2.57	2.74
35	1.47	1.56	1.96	2.47	2.64
36	1.39	1.48	1.86	2.36	2.52
37	1.30	1.39	1.75	2.22	2.38
38	1.20	1.29	1.63	2.07	2.22
39	1.1	1.18	1.49	1.91	2.05

引自 Ebbing C, Rasmussen S, Kiserud T. Middle cerebral artery blood flow velocities and pulsatility index and the cerebroplacental pulsatility ratio: longitudinal reference ranges and terms for serial measurements. *Ultrasound Obstet Gynecol*. 2007;30:287.

附录 B　盆腔的解剖
Anatomy of the Pelvis

Steven G. Gabbe　著

毛 璐 译　王少为　马琳琳 校

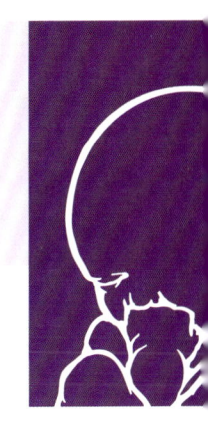

附图 B-1　女性骨性骨盆的主要组成部分，正面上视
附图 B-2　女性骨盆的主要韧带和切迹，后面观
附图 B-3　盆膈肌肉，斜面观
附图 B-4　盆膈肌肉，上面观
附图 B-5　盆膈肌肉，下面观
附图 B-6　盆膈中筋膜和腹膜的关系
附图 B-7　会阴深部肌肉，下面观
附图 B-8　会阴浅层肌肉，下面观
附图 B-9　坐骨直肠窝，冠状面
附图 B-10　坐骨直肠窝和尿生殖膈，矢状面
附图 B-11　从背侧截石位观察的肛门外括约肌
附图 B-12　会阴部的皮神经支配
附图 B-13　背侧截石位观察会阴浅层的血液供应和神经
附图 B-14　会阴深部的血管和神经
附图 B-15　盆腔的主要器官，矢状面
附图 B-16　输卵管和卵巢的解剖结构，后面观
附图 B-17　子宫的解剖，侧面观
附图 B-18　子宫的解剖关系，侧面观
附图 B-19　阔韧带及所含器官，正面观
附图 B-20　盆腔器官，后面观
附图 B-21　盆腔的主要血管，正面观
附图 B-22　盆腔的主要血管，侧面观
附图 B-23　子宫、输卵管和卵巢的血液供应
附图 B-24　阴道的血液供应
附图 B-25　盆腔的主要淋巴管
附图 B-26　盆腔的主要神经，侧面观
附图 B-27　女性生殖道的传入神经支配
附图 B-28　子宫随胎龄和产次而发生的变化
附图 B-29　妊娠和分娩引起的子宫变化

要　点

- 为了易于生育，女性骨盆与男性骨盆相反，其特点是耻骨联合夹角较大，坐骨切迹宽度增加，耻骨联合到髋臼前缘的距离较大。
- 盆腔内脏的主要支撑结构为提肛肌，由髂骨尾骨肌、耻骨尾骨肌和耻骨直肠肌三个肌群组成；髂骨尾骨肌是最宽和最靠后的部分。
- 肛提肌的神经由第三和第四骶神经支配。
- 会阴部的主要神经来源于阴部神经。然而，髂腹股沟神经、股生殖股神经、股后皮神经会阴支、尾骨神经和骶末神经也有贡献。因此，阴部神经阻滞麻醉只能麻醉会阴部的一部分。
- 髂内动脉（腹下动脉）起于腰骶关节水平。它与髂外动脉的区别在于其直径较小，位置更靠内后侧。
- 输尿管位置较浅，在髂内动脉的内侧或稍前方。
- 主韧带位于阔韧带的底部，与宫旁结缔组织相延续。通过提肛肌的浅上筋膜连接到骨盆横膈膜上。
- 子宫动脉的起源可变，因此，分离和结扎子宫动脉往往难以控制产后出血。子宫动脉通常作为独立的血管起源于髂内动脉，但也可能来源于臀下动脉、阴部内动脉、脐动脉或闭孔动脉。
- 子宫、输卵管和卵巢的传入痛觉神经纤维在 T_{10}、T_{11} 和 T_{12} 处进入脊髓。因此，脊髓麻醉或硬膜外麻醉必须扩展到上述水平。幸运的是，子宫的传出神经纤维在这些水平以上进入脊髓，因此不会干扰宫缩。
- 未孕子宫重约 70g，而足月时重量约为 1100g。

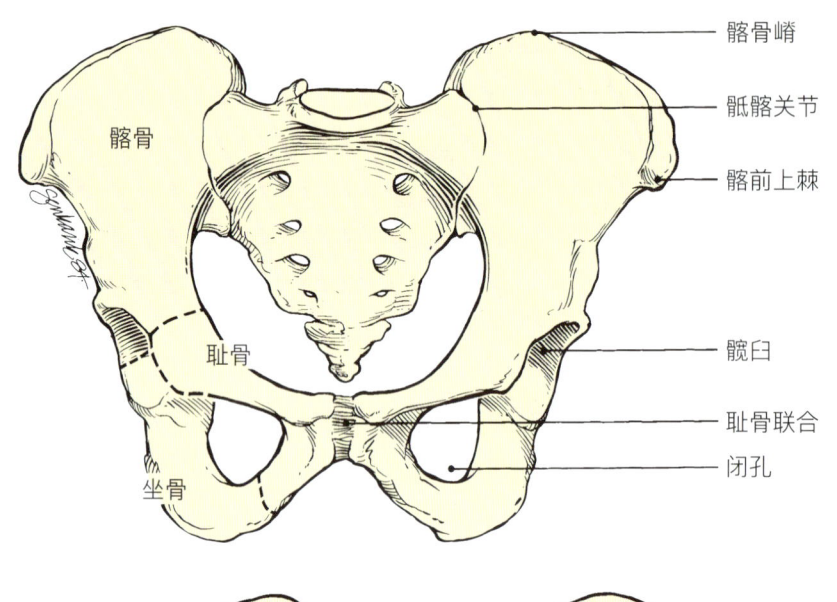

◀ 附图 B-1 女性骨性骨盆的主要组成部分，正面上视

骨盆缘平面朝前，与水平面形成一个大约 60°的夹角。女性骨盆与男性骨盆最明显的区别包括耻骨联合夹角更宽，坐骨切迹更宽，耻骨联合和髋臼前缘的距离更大

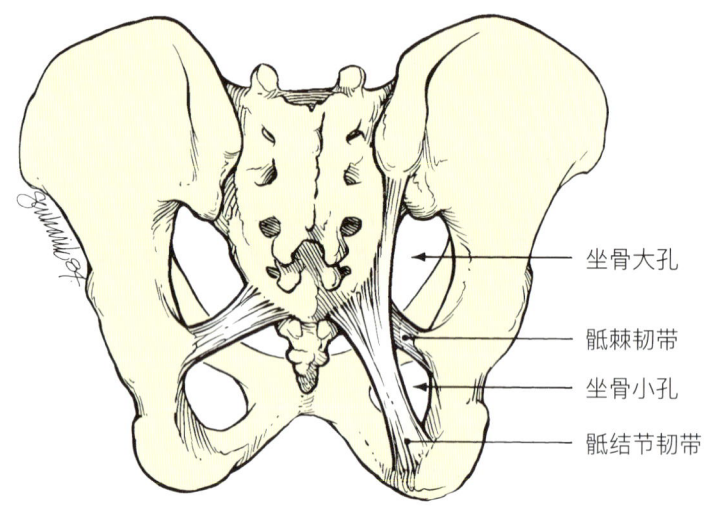

◀ 附图 B-2 女性骨盆的主要韧带和切迹，后面观

在妊娠期间，韧带会发生暂时的变化，允许关节活动和骨盆腔扩大。这在产时非常重要

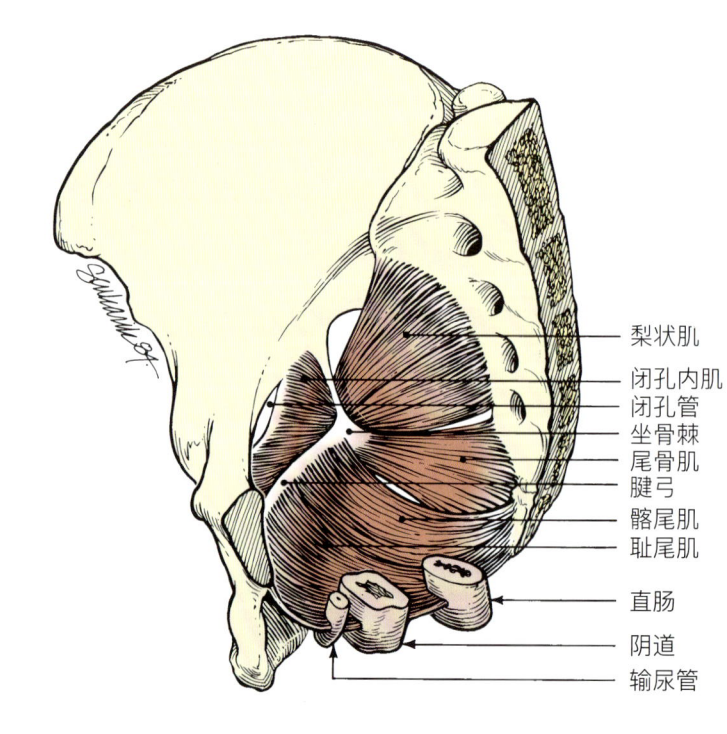

◀ 附图 B-3 盆膈肌肉，斜面观

盆腔横膈膜形成支持骨盆器官的肌肉盆底层。注意尿道、子宫和直肠穿过盆膈的位置

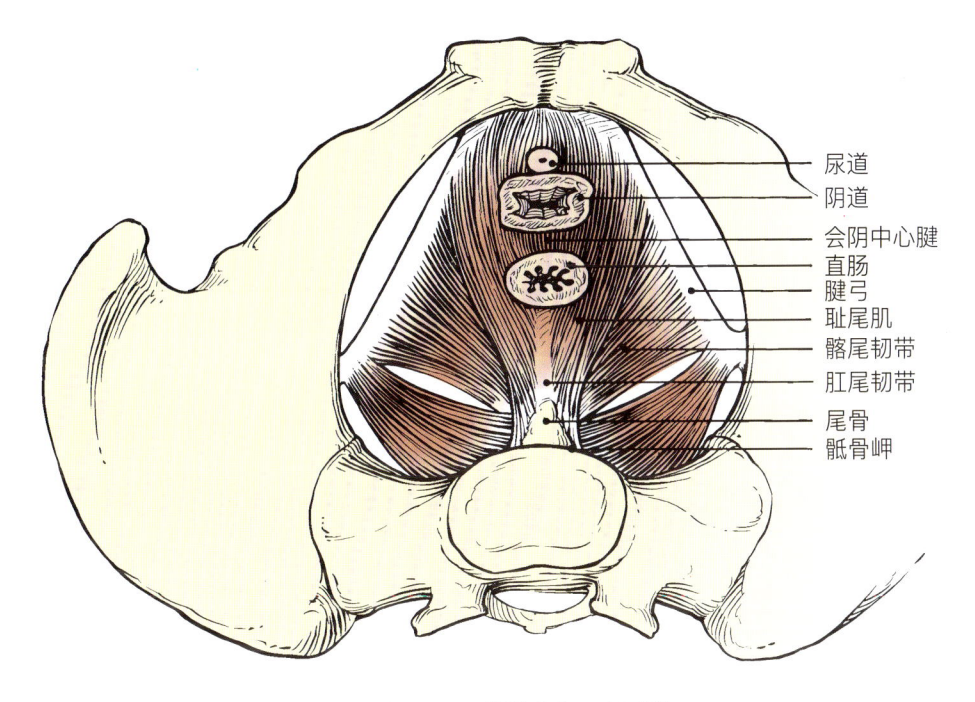

附录 B 盆腔的解剖
Anatomy of the Pelvis

▲ 附图 B-4　盆膈肌肉，上面观

从上面看，盆膈由数条肌肉和韧带组成。肌肉之间有血管和神经穿过骨盆平面。注意会阴中心腱与直肠、子宫的关系

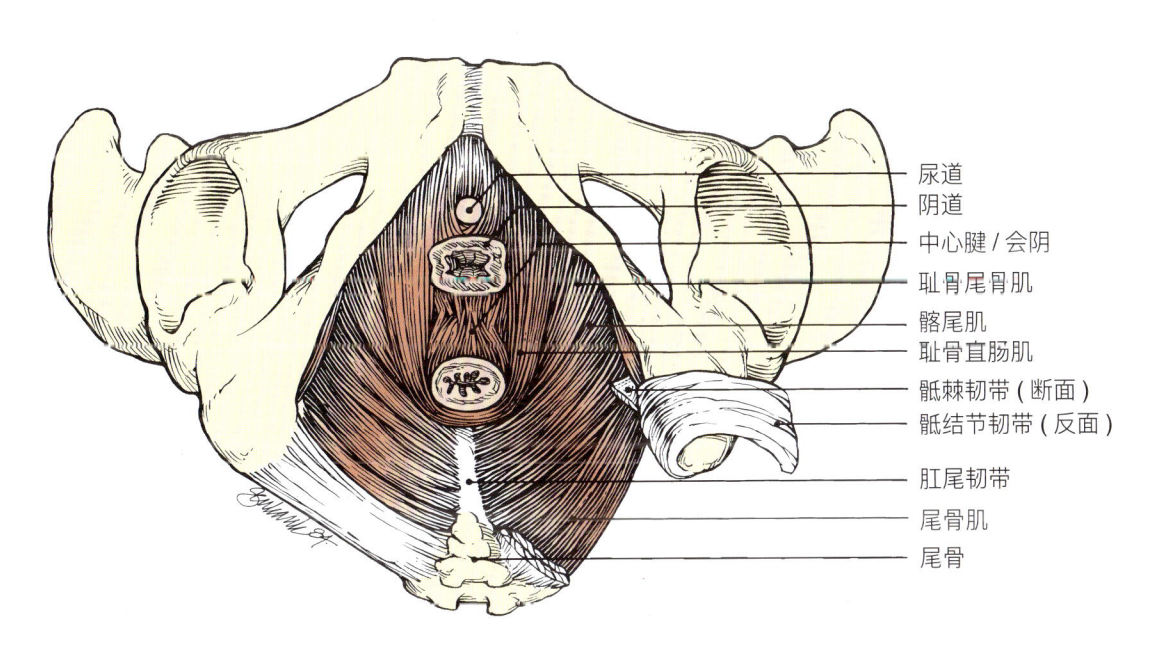

▲ 附图 B-5　盆膈肌肉，下面观

盆底是对称的，会阴体（中心腱）和肛尾韧带形成坚固的中缝

1287

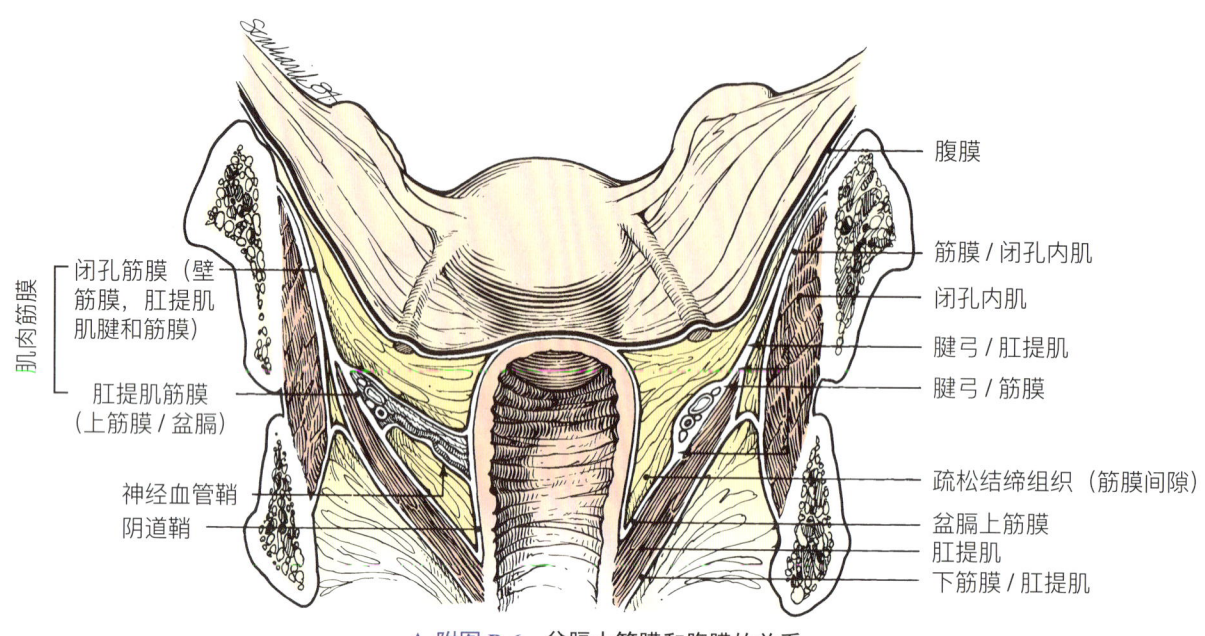

▲ 附图 B-6 盆膈中筋膜和腹膜的关系

在骨盆的这个正面视图中，可以看到肛提肌围绕阴道向下和向内走行。骨盆腹膜下方疏松结缔组织的厚度各不相同，具体取决于个体的肥胖程度。也要注意不同筋膜的连续性，它们合并形成神经血管鞘

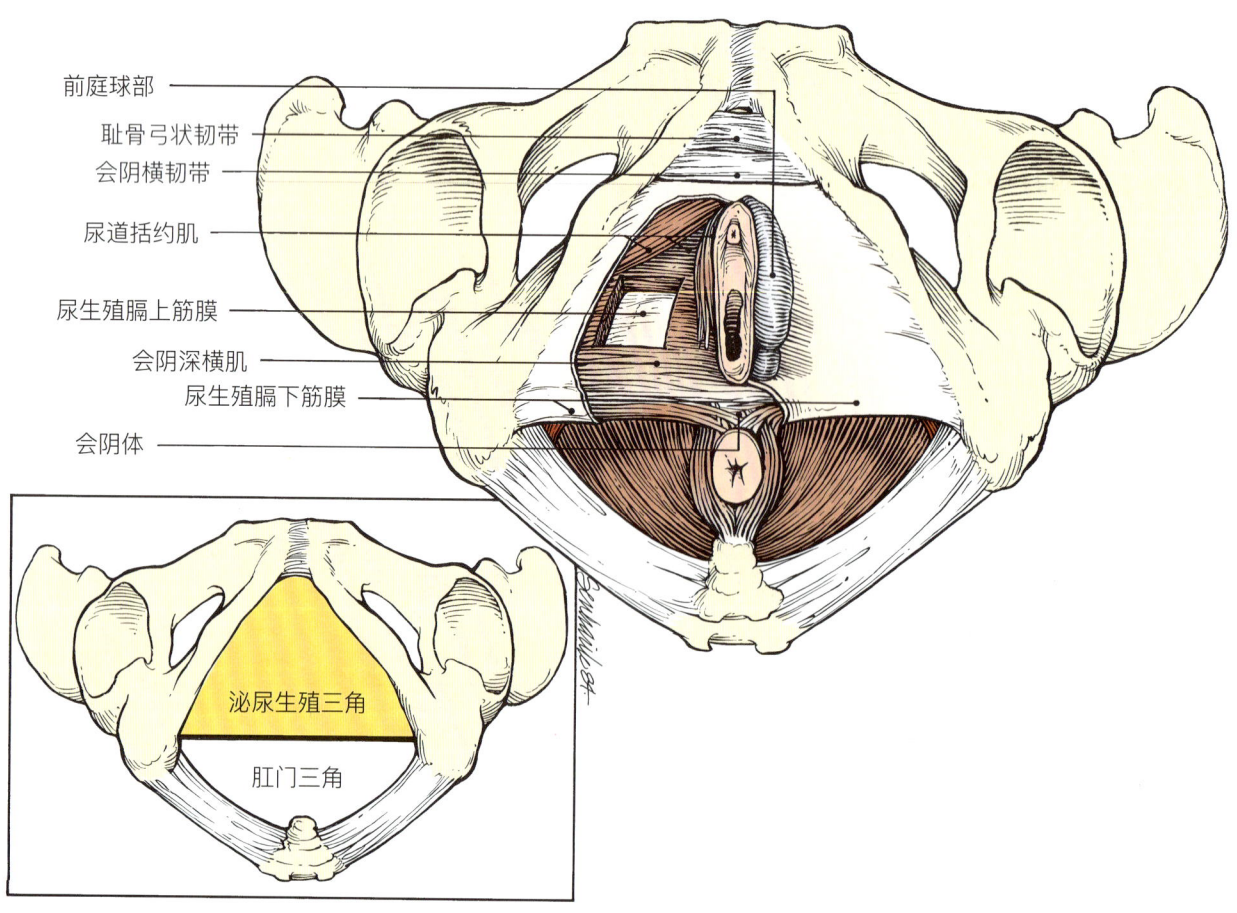

▲ 附图 B-7 会阴深部肌肉，下面观

自背侧观察膀胱结石位的患者，会阴深部由小肌群组成，这些肌群比会阴浅肌群小。注意，前庭球部位于会阴浅部。插图：会阴部分为泌尿生殖（前）三角和肛门（后）三角

附录 B 盆腔的解剖
Anatomy of the Pelvis

▲ 附图 B-8 会阴浅层肌肉，下面观

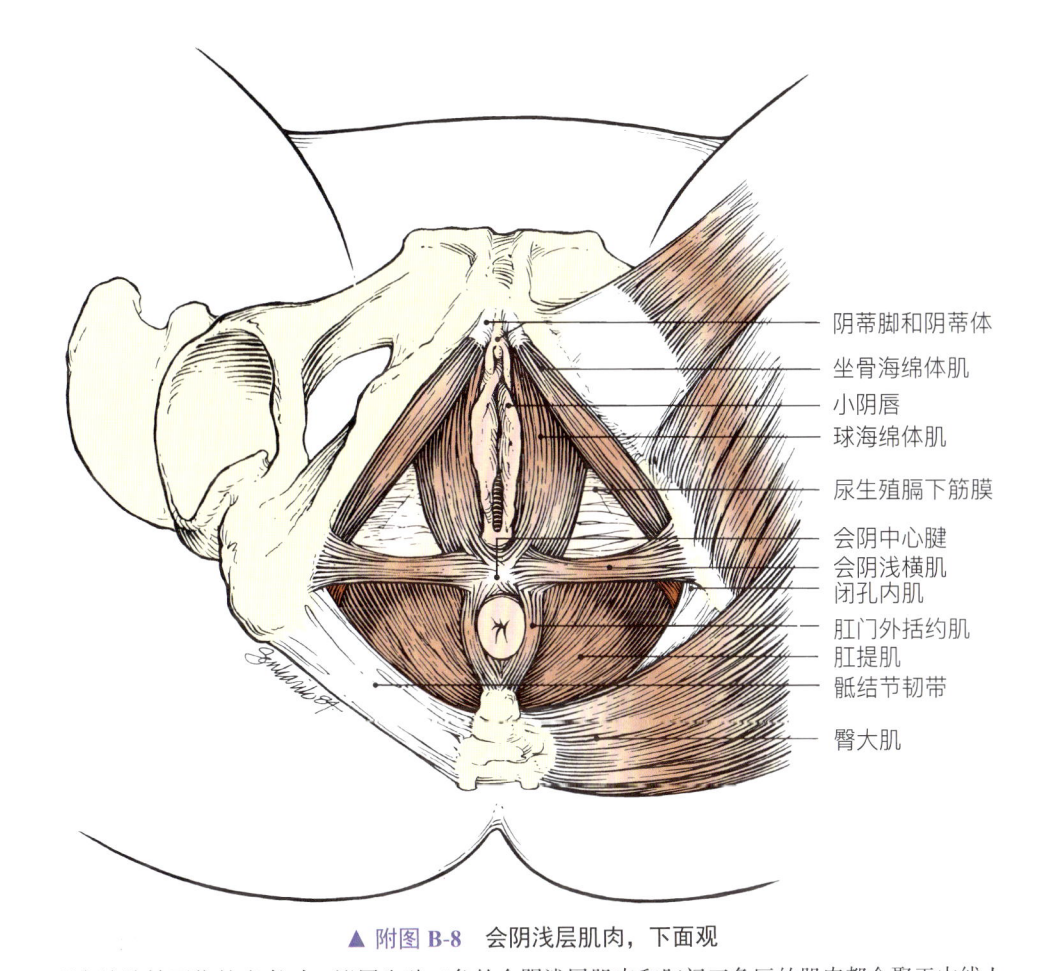

观察膀胱结石位的患者时，泌尿生殖三角的会阴浅层肌肉和肛门三角区的肌肉都会聚于中线上

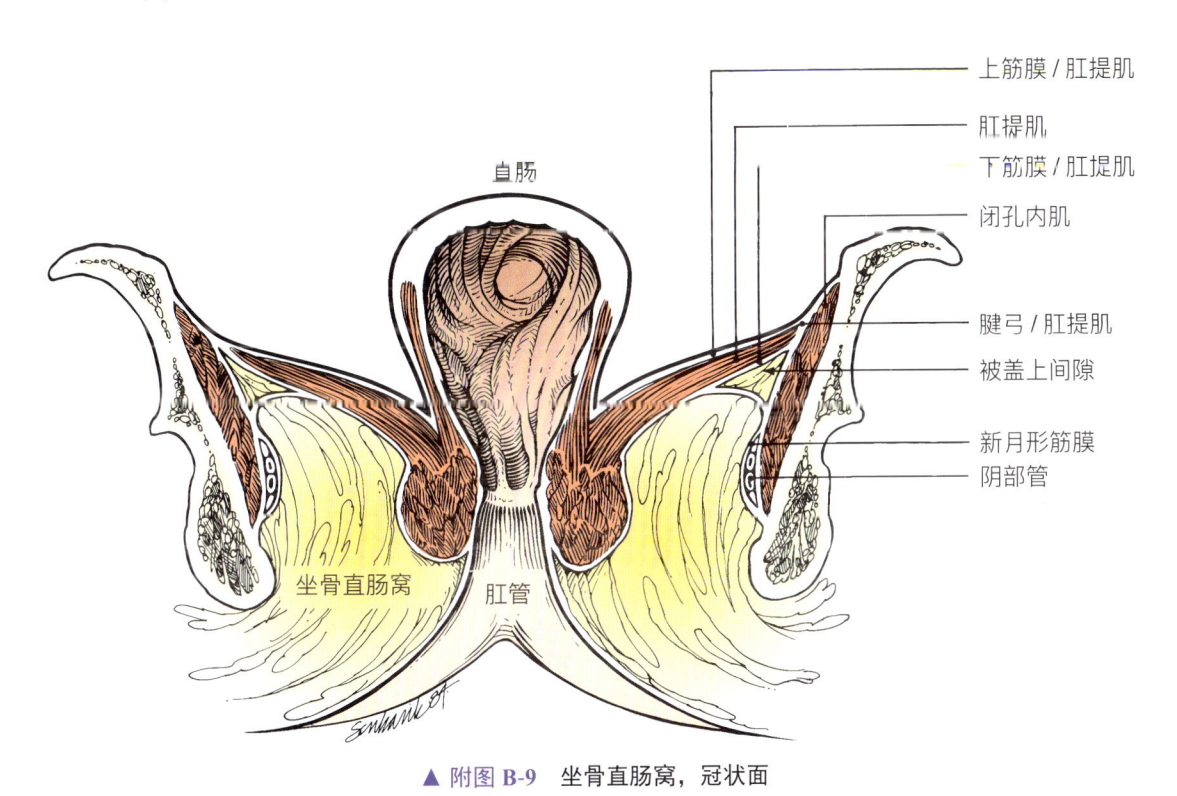

（标注：阴蒂脚和阴蒂体、坐骨海绵体肌、小阴唇、球海绵体肌、尿生殖膈下筋膜、会阴中心腱、会阴浅横肌、闭孔内肌、肛门外括约肌、肛提肌、骶结节韧带、臀大肌）

▲ 附图 B-9 坐骨直肠窝，冠状面

坐骨直肠窝围绕直肠和阴道，形成会阴后三角内的空间。肛提肌筋膜与直肠和阴道的内脏鞘融合以提供支撑

（标注：直肠、上筋膜/肛提肌、肛提肌、下筋膜/肛提肌、闭孔内肌、腱弓/肛提肌、被盖上间隙、新月形筋膜、阴部管、坐骨直肠窝、肛管）

1289

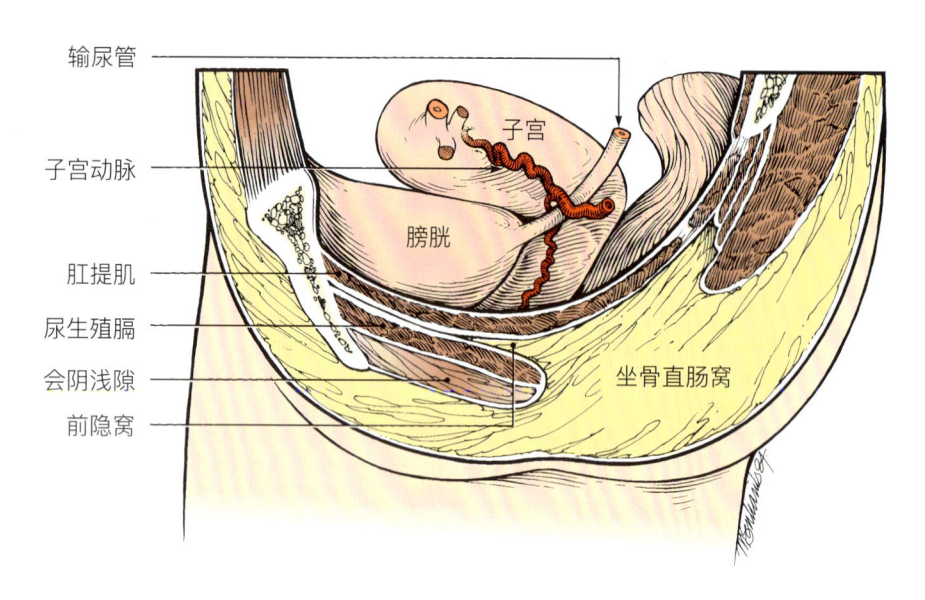

◀ 附图 B-10 坐骨直肠窝和尿生殖膈，矢状面

坐骨直肠窝从肛门三角区向前和向后延伸。尿生殖膈将泌尿生殖三角区细分，直肠陷窝前隐窝在其上方。会阴浅层下部与皮肤之间的皮下脂肪因人而异

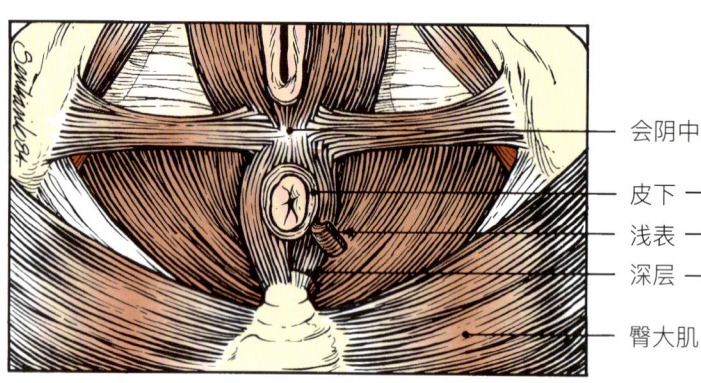

◀ 附图 B-11 从背侧截石位观察的肛门外括约肌

肛门外括约肌由来自尾骨的三块肌肉组成，并会聚到会阴中心腱。中侧或中外侧会阴切开术可能会损伤此括约肌，适当的重建对于控制排便至关重要

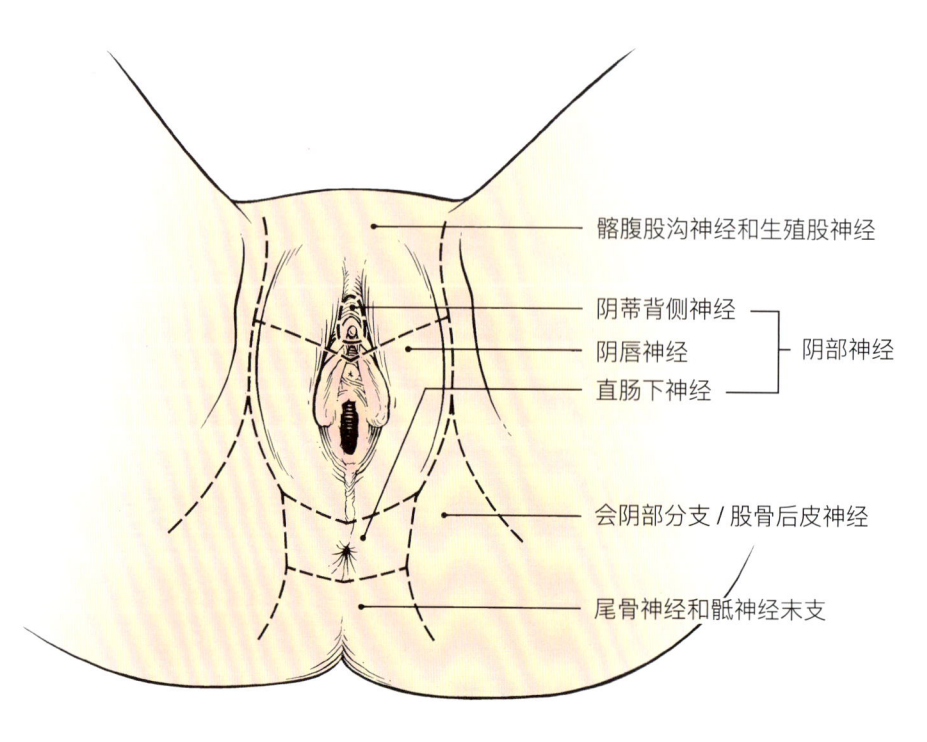

◀ 附图 B-12 会阴部的皮神经支配

会阴部的大部分皮神经来自于阴部神经，但重要区域由其他来源供应。因此，阴部阻滞只能麻醉会阴表面的一部分。每条特定神经所供应的确切范围是不确定的

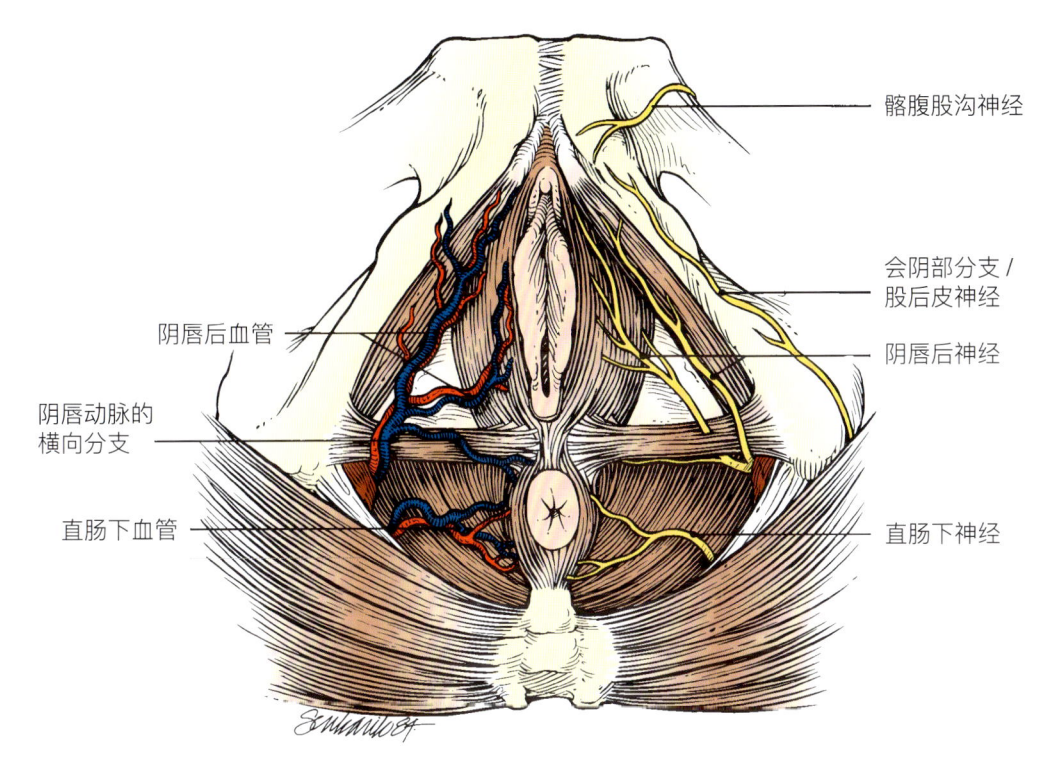

附录 B 盆腔的解剖
Anatomy of the Pelvis

▲ 附图 B-13 背侧截石位观察会阴浅层的血液供应和神经

会阴浅层的血管和神经是相伴行的。妊娠期间血管明显充血，这些血管很容易因裂伤、创伤或会阴切开术而出血。注意会阴动脉的横向分支，这是常规正中切开或中外侧会阴切开术中经常切断的血管

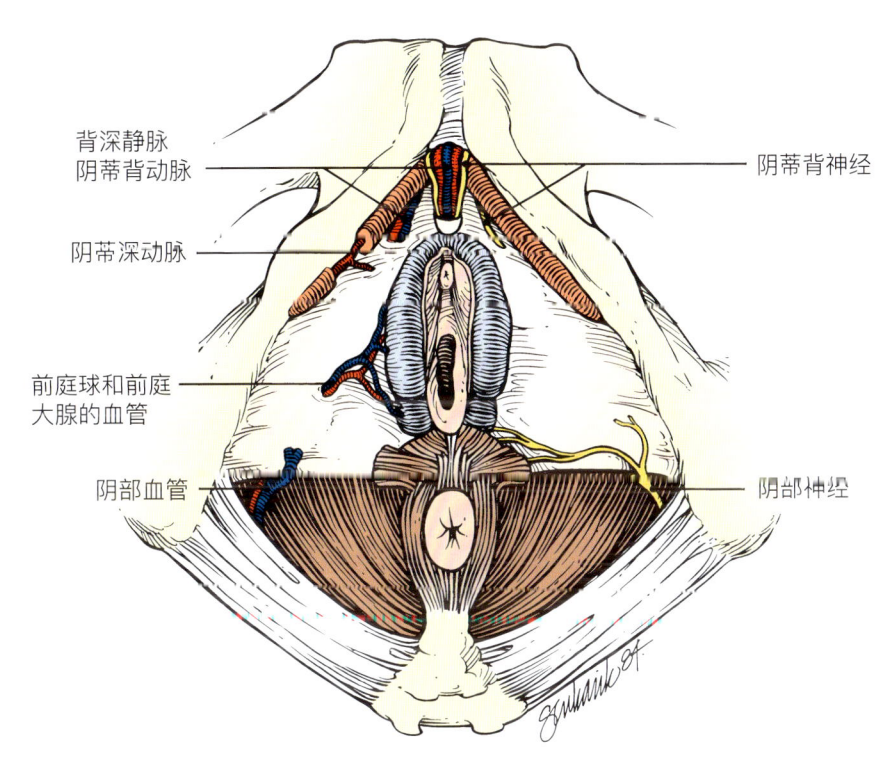

▲ 附图 B-14 会阴深部的血管和神经

会阴深间隙的脉管系统和神经支配从上到下进入前三角，与会阴浅间隙血管和神经形成对比。请注意，前庭球和前庭大腺（巴氏腺）的血液供应和神经支配来源于会阴深部血管和神经

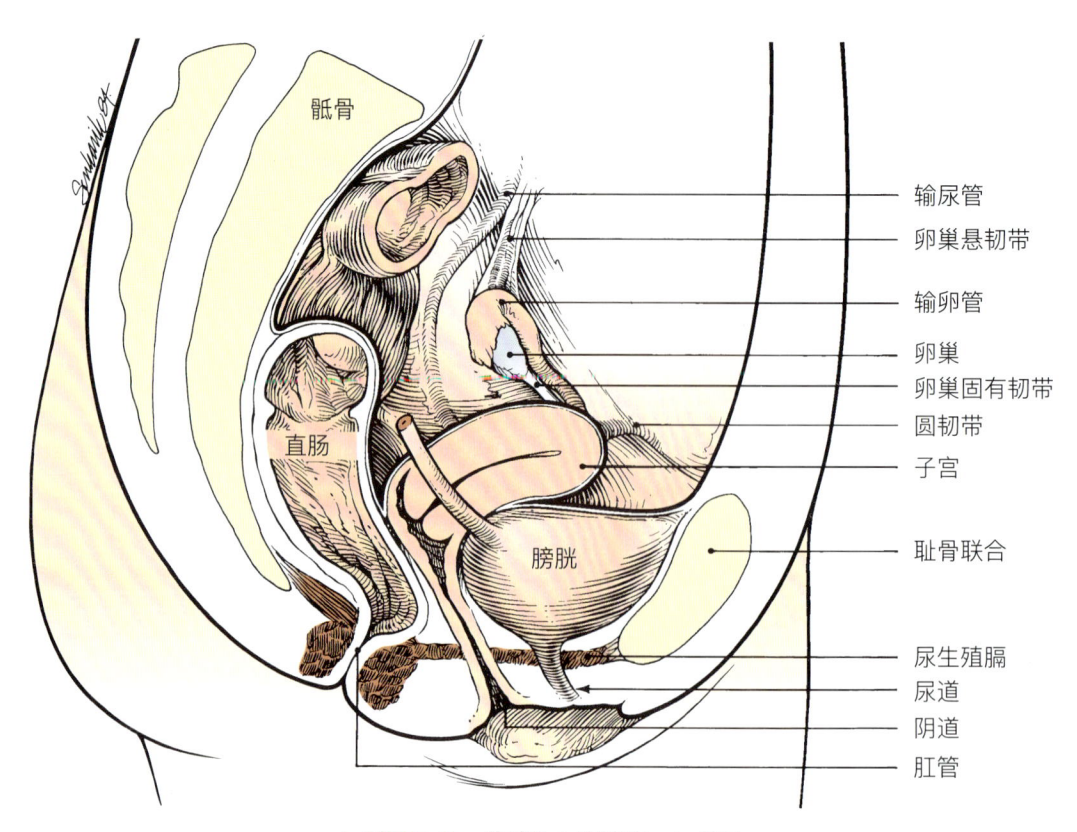

▲ 附图 B-15　盆腔的主要器官，矢状面

盆腔的内部器官由肛提肌支撑。注意子宫的前倾前屈位如何从膀胱和直肠获得进一步支持。输尿管在通往膀胱的途中在子宫内口水平处走行于子宫外侧。卵巢和输卵管末端的实际位置变化很大

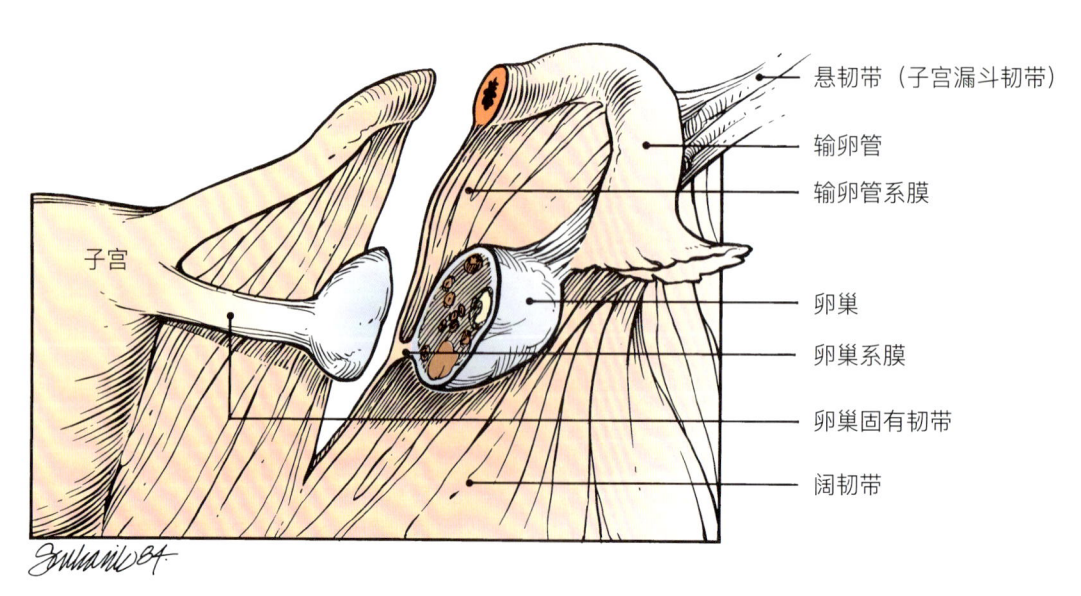

▲ 附图 B-16　输卵管和卵巢的解剖结构，后面观

起源于阔韧带特定部位的肠系膜悬吊起卵巢和输卵管。血管和神经通过卵巢系膜和输卵管系膜进入其中

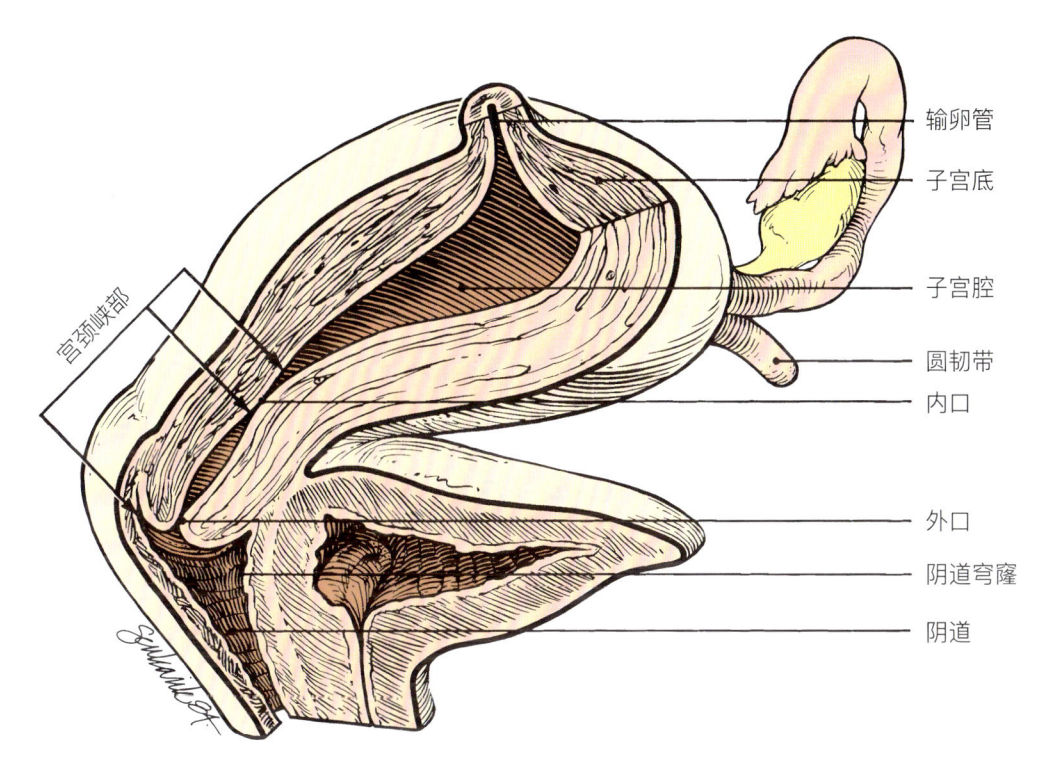

附录 B　盆腔的解剖
Anatomy of the Pelvis

▲ 附图 B-17　子宫的解剖，侧面观

子宫由子宫颈、子宫峡部、子宫体和子宫底组成。子宫的不同部位在妊娠期间以不同的速度生长，随着妊娠周数的增加，输卵管宫角部与宫底之间的距离显著增加。注意膀胱的腹膜反折在子宫峡部水平

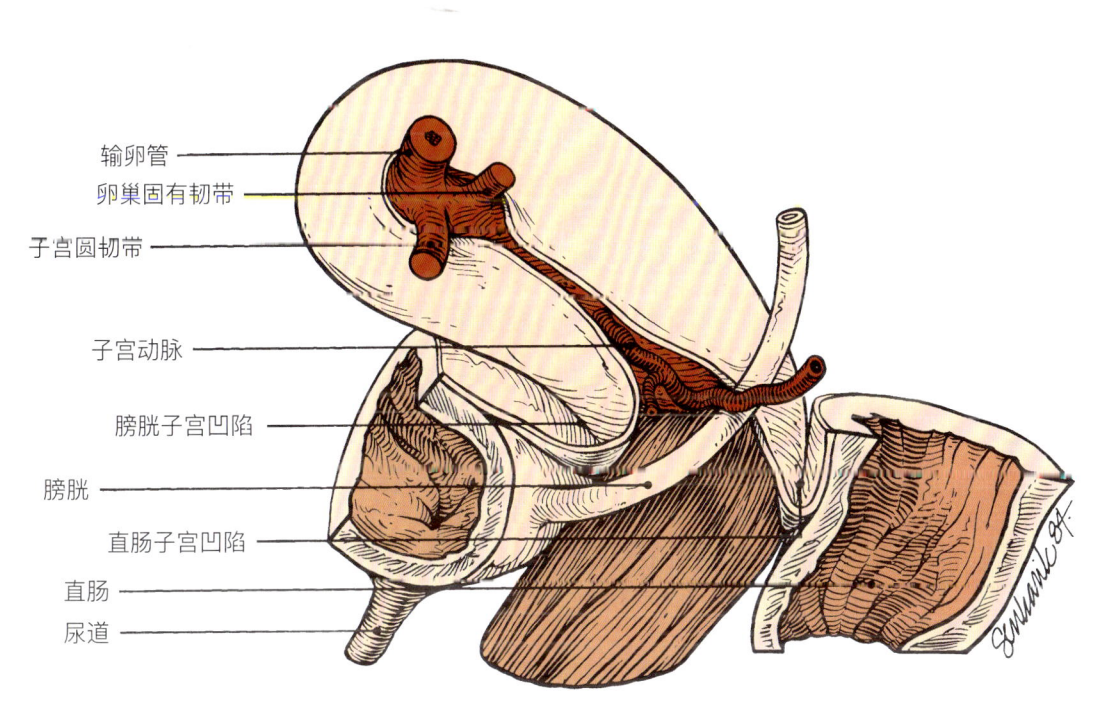

▲ 附图 B-18　子宫的解剖关系，侧面观

阔韧带包含子宫，形成其前部与后部覆盖。沿子宫侧壁的三角形空间位于阔韧带的两叶之间。注意输尿管与子宫动脉的关系

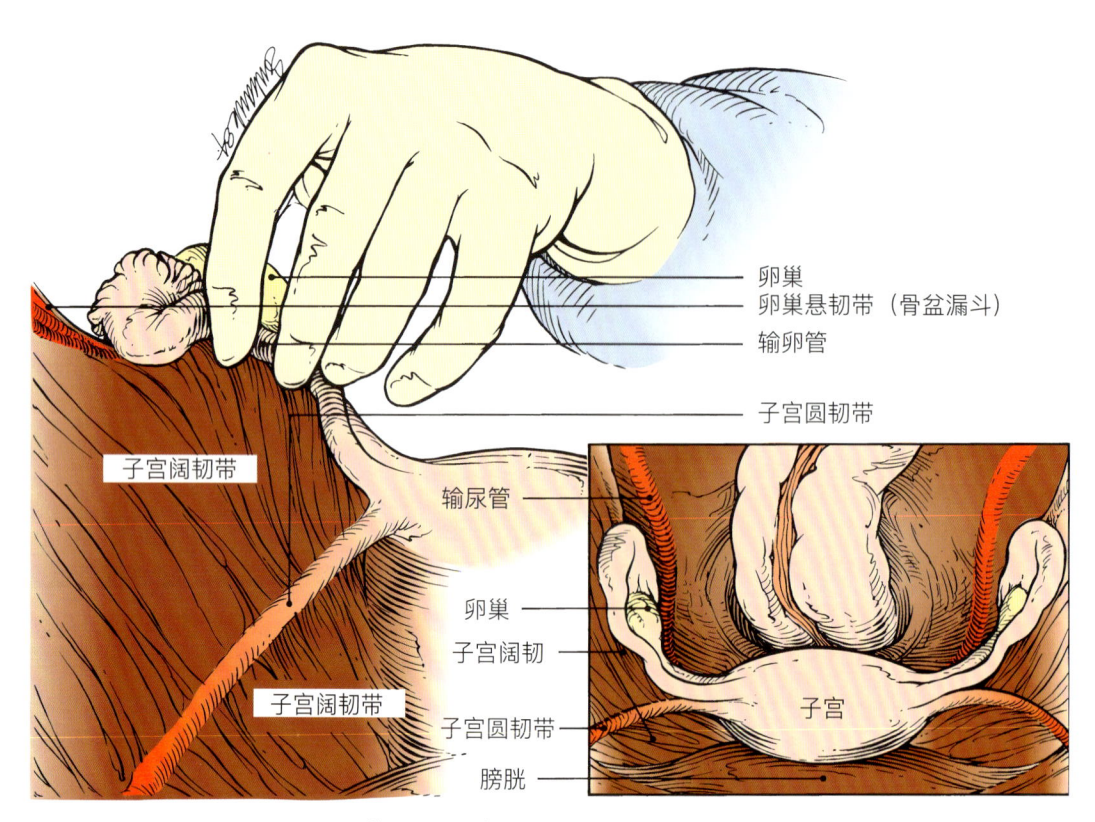

▲ 附图 B-19　阔韧带及所含器官，正面观

圆韧带在阔韧带的前叶内延伸，并通过腹股沟管插入大阴唇。插图：从前上的角度来看的关系。注意从上方和前方看到的直肠阴道凹陷

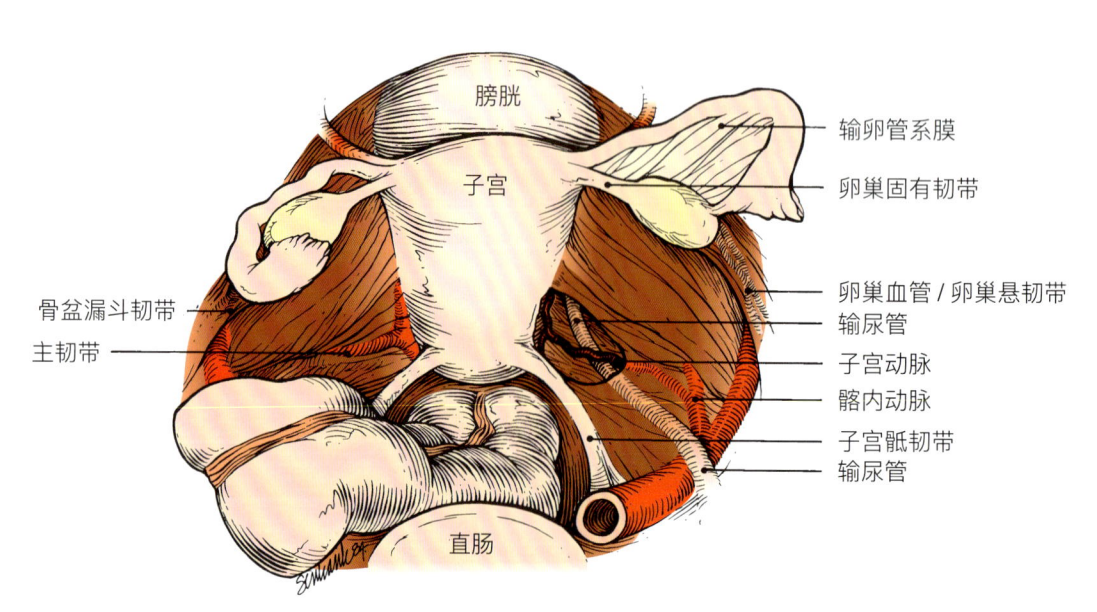

▲ 附图 B-20　盆腔器官，后面观

直肠子宫凹陷以宫骶韧带为界，通常被称为后凹陷。在该图中，阔韧带后叶的一部分已被移除以显示子宫动脉与输尿管的关系。韧带内肿瘤、感染、子宫内膜异位症或既往手术通常会改变这种关系

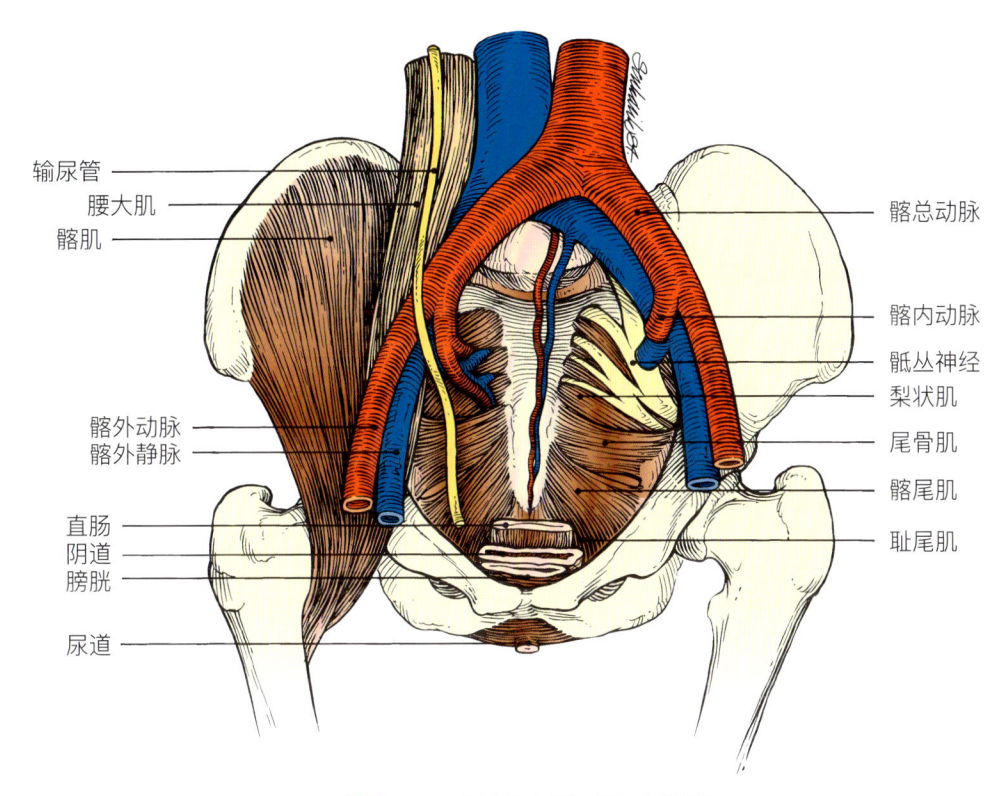

附录 B 盆腔的解剖
Anatomy of the Pelvis

▲ 附图 B-21　盆腔的主要血管，正面观

盆腔的主要脉管系统与盆膈的关系。输尿管与髂内动脉的关系是值得注意的。结扎髂内动脉可能会危及输尿管，因此需要小心。注意髂内动脉的前后干

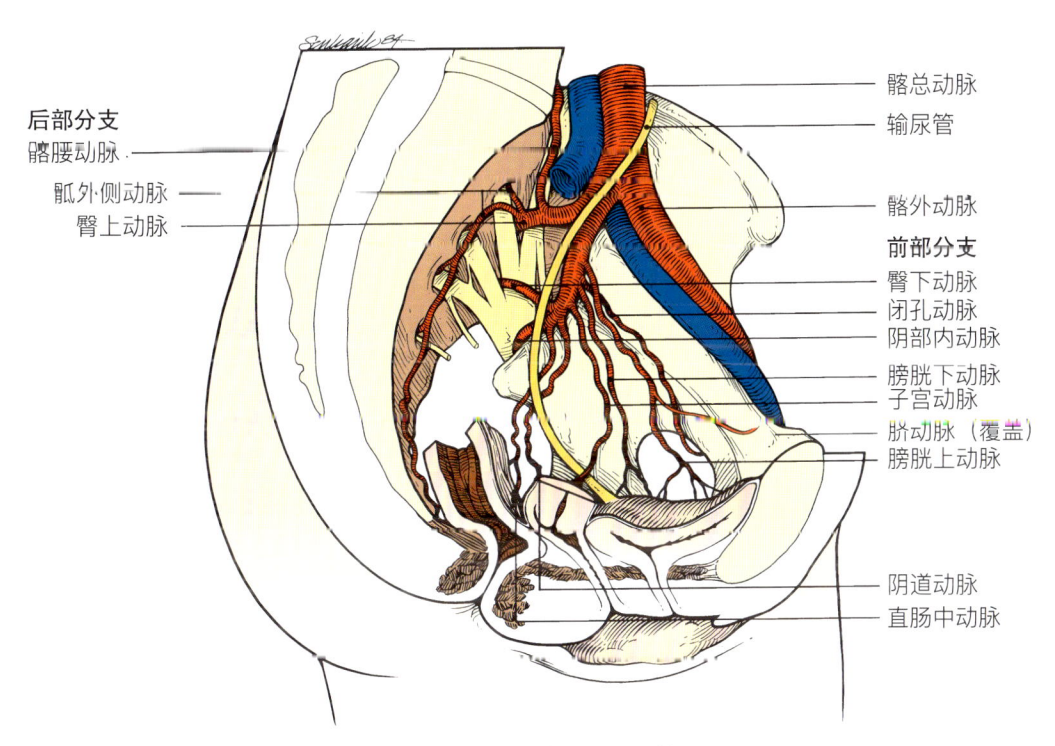

▲ 附图 B-22　盆腔的主要血管，侧面观

大多数患者前干和后干的主要分支个体差异很大，没有单一的分支模式。注意血管与骶丛的关系。子宫在峡部水平被切段以便更好地观察前干的分支

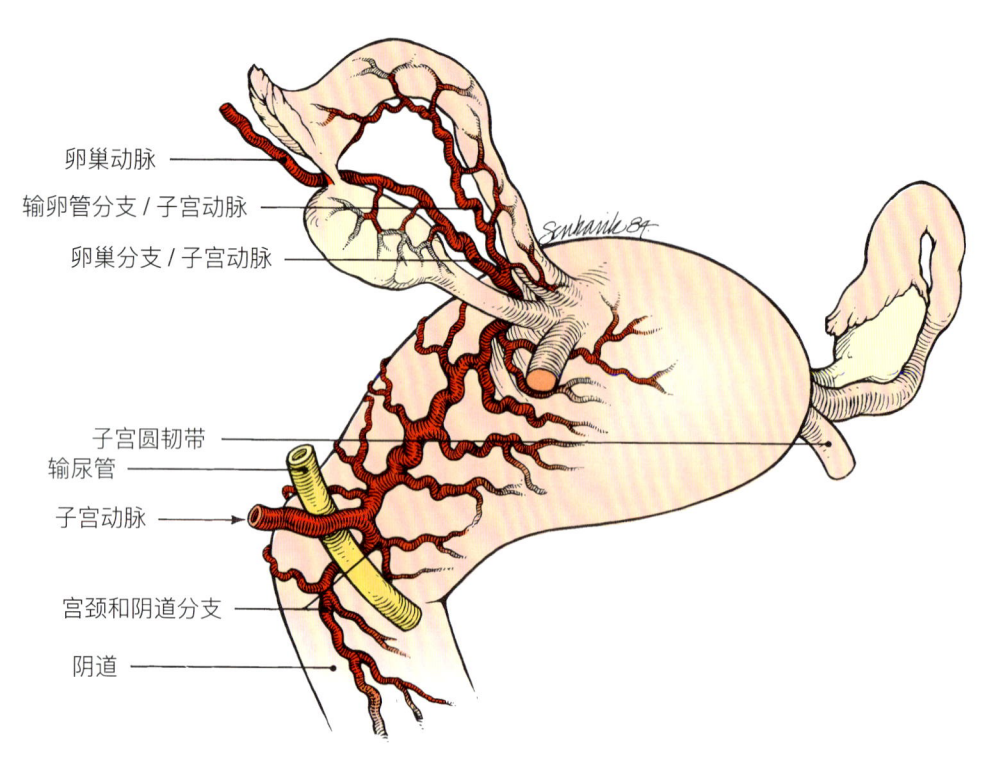

▲ 附图 B-23　子宫、输卵管和卵巢的血液供应

盆腔主要器官的脉管供应来自髂内/子宫动脉和卵巢动脉。注意沿子宫外侧的宫角处的血管吻合丛。子宫动脉的下行分支供应子宫颈和阴道

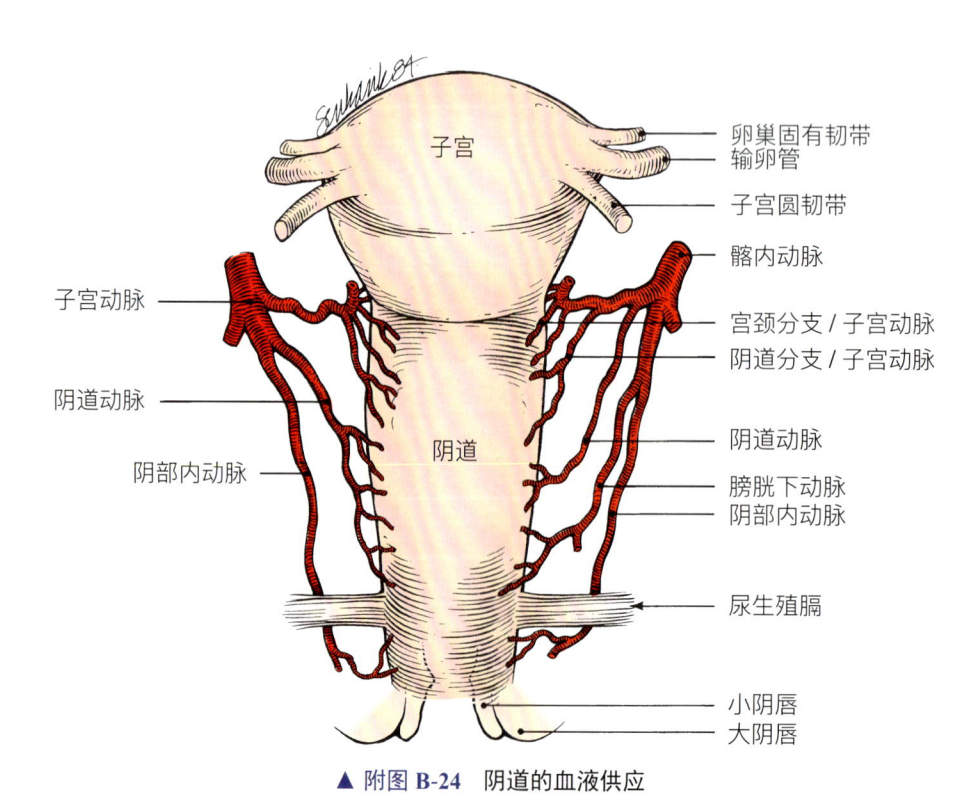

▲ 附图 B-24　阴道的血液供应

与子宫一样，阴道的血液供应有两个主要来源：子宫动脉和阴道动脉。阴部内动脉自下而上供应阴道。阴道动脉，通常是子宫动脉的一个分支，子宫动脉供应阴道的上方

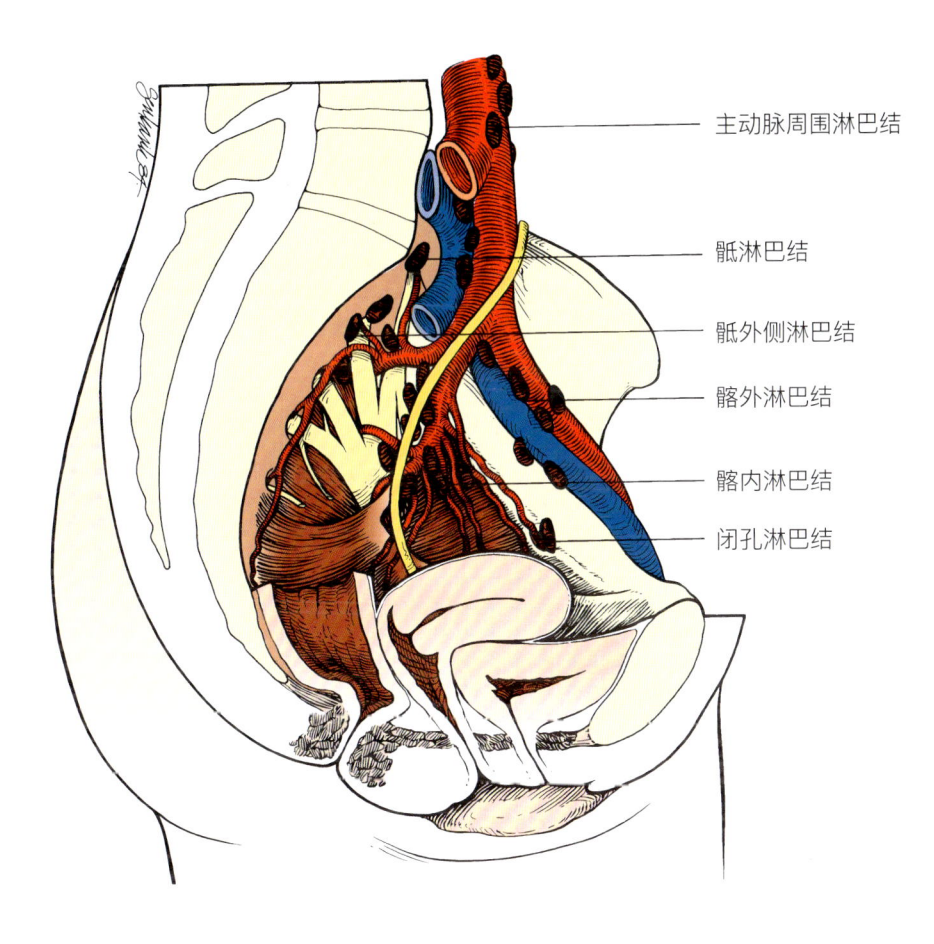

附录 B 盆腔的解剖
Anatomy of the Pelvis

- 主动脉周围淋巴结
- 骶淋巴结
- 骶外侧淋巴结
- 髂外淋巴结
- 髂内淋巴结
- 闭孔淋巴结

◀ 附图 B-25 盆腔的主要淋巴管
盆腔的主要淋巴结伴行于血管。每组淋巴结接收来自多个器官的淋巴汇入。淋巴结分组不是严格的，因为每组之间没有特定界限

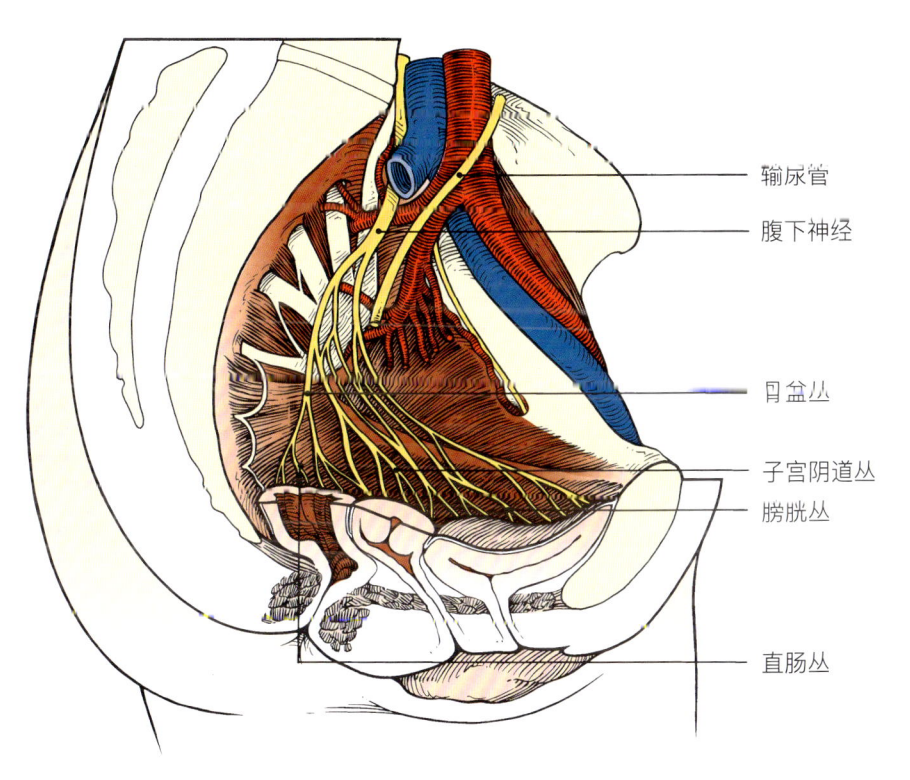

- 输尿管
- 腹下神经
- 盆丛
- 子宫阴道丛
- 膀胱丛
- 直肠丛

◀ 附图 B-26 盆腔的主要神经，侧面观
骶丛神经的分支很少是明显的，因为这些神经甚至在分支形成时就离开了骨盆。盆丛的大部分位于血管的内侧

1297

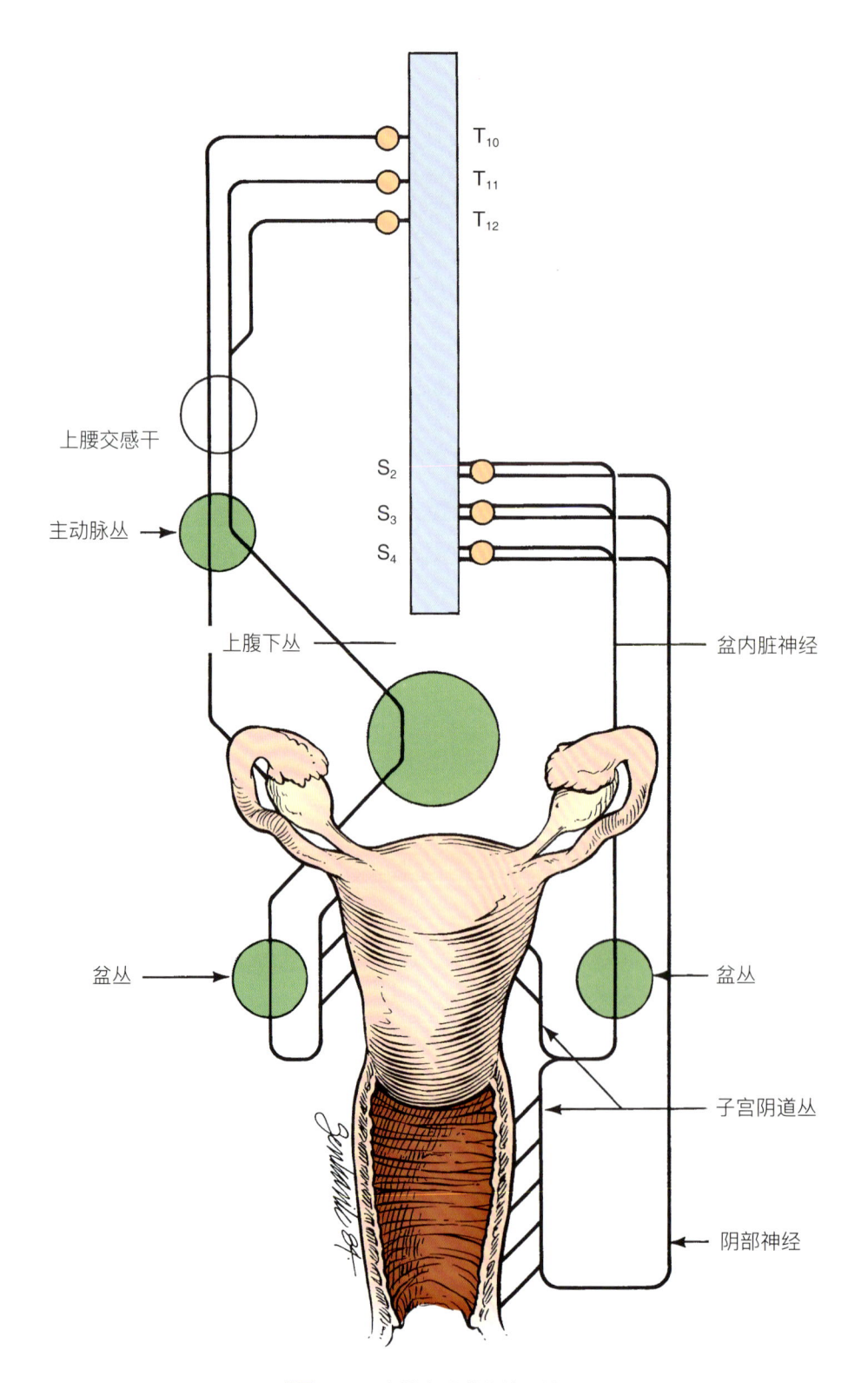

▲ 附图 B-27 女性生殖道的传入神经支配

该图的左侧显示的是交感神经系统。进入脊髓的神经纤维在右边显示。子宫、输卵管和卵巢的主要传入疼痛纤维在 T_{10}、T_{11} 和 T_{12} 进入脊髓。阴道和外生殖器的传入神经在 S_2、S_3 和 S_4 进入脊髓

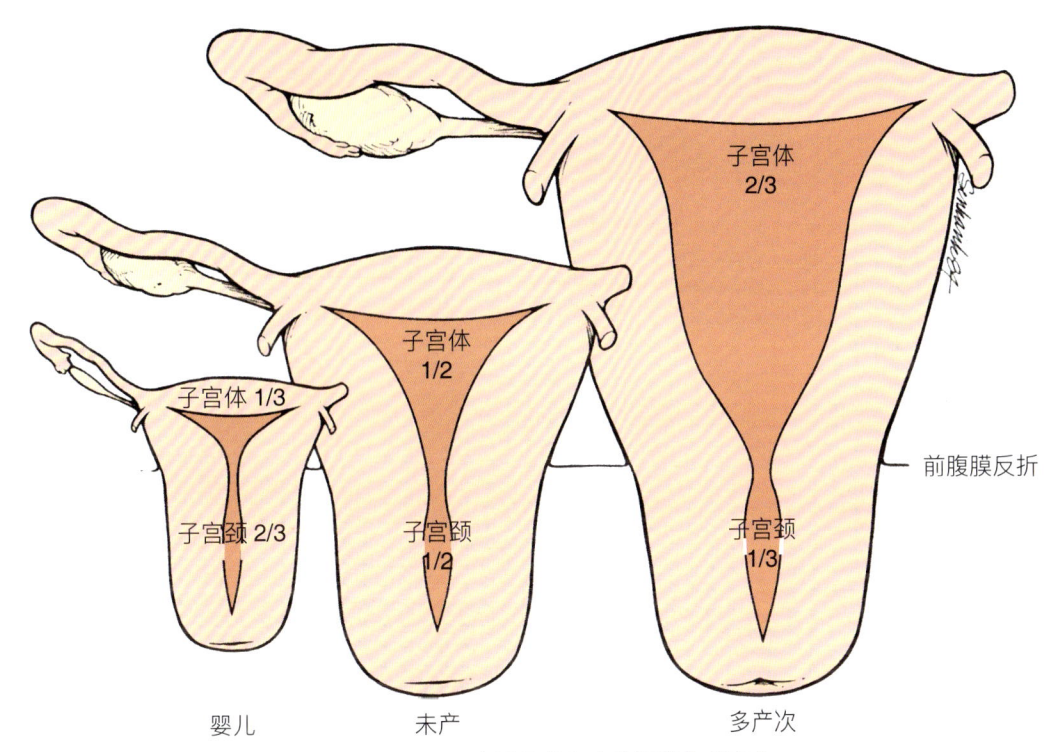

▲ 附图 B-28 子宫随孕龄和产次而发生的变化

在青春期，生长主要发生在宫体和宫底，同时子宫颈也会继续生长。绝经后，子宫解剖结构退化到与初潮前接近的状态。在妊娠期间，宫颈部分所占比例比非妊娠状态下相对更大

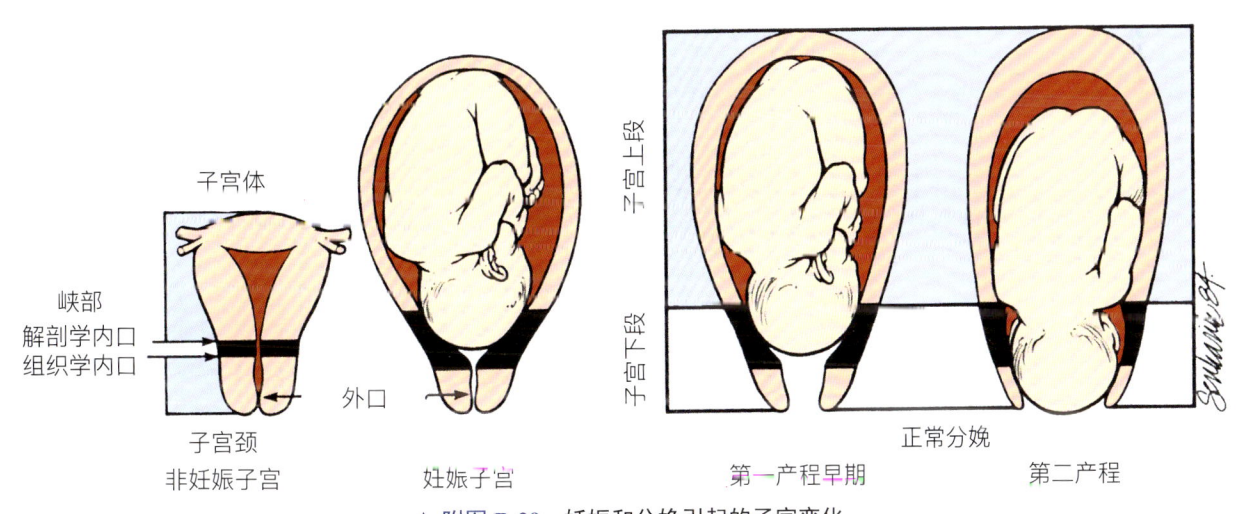

▲ 附图 B-29 妊娠和分娩引起的子宫变化

妊娠激素的变化及分娩的动力，导致残留的子宫峡部发育为子宫下段。分娩后，这些变化会迅速消退。这个变薄的峡部区域（称为子宫下段）作为低位横向剖宫产切口

附录 C 医学术语英汉对照
Glossary of Key Abbreviations

Vincenzo Berghella 著

毛 璐 译 王少为 马琳琳 校

英文全称	缩略语	中文名称
1, 25-dihydroxyvitamin D	1, 25[OH]$_2$D$_3$	1, 25- 二羟基维生素 D
100cGy(100rads)	1Gray	100cGy(100rad)
17-hydroxyprogesterone caproate	17-OH-P	17α- 羟基孕酮醋酸酯
17-α-hydroxyprogesterone	17-OH-P	17α- 羟孕酮
2, 3-diphosphoglycerate	2, 3-DPG	2, 3- 二磷酸甘油酸
β-human chorionic gonadotropin	β-hCG	β- 人绒毛膜促性腺激素
γ-aminobutyric acid	GABA	γ- 氨基丁酸
Abacavir	ABC	阿巴卡韦
abdominal circumference	AC	腹围
abdominal diameter	AD	腹径
abdominal diameter-biparietal diameter difference	AD-BPD	腹径 – 双顶径差
abnormally invasive placenta	AIP	异常侵袭性胎盘
acetylcholinesterase	AchE	乙酰胆碱酯酶
acid-fast bacilli	AFB	抗酸杆菌
acquired immunodeficiency syndrome	AIDS	获得性免疫缺陷综合征
activated partial thromboplastin time	aPTT	活化部分凝血活酶时间
activated protein C	APC	活性蛋白 C
acute fatty liver of pregnancy	AFLP	妊娠急性脂肪肝
acute intermittent porphyria	AIP	急性间歇性血卟啉病
acute kidney injury	AKI	急性肾损伤
acute Kidney Injury Network	AKIN	急性肾损伤网络
acute respiratory distress syndrome	ARDS	急性呼吸窘迫综合征

附录 C 医学术语英汉对照
Glossary of Key Abbreviations

英文全称	缩略语	中文名称
acute tubular necrosis	ATN	急性肾小管坏死
adenosine diphosphate	ADP	腺苷二磷酸
adenosine monophosphate	AMP	腺苷一磷酸
adenosine triphosphate	ATP	腺苷三磷酸
adjusted odds ratio	aOR	调整后比值比
adrenocorticotropic hormone	ACTH	促肾上腺皮质激素
advanced cardiovascular life support	ACLS	高级心血管生命支持
advanced maternal age	AMA	高龄产妇
Advisory Committee on Immunization Practices	ACIP	免疫工作咨询委员会
Agency for Healthcare Research and Quality	AHRQ	美国医疗保健研究与质量局
alanine aminotransferase	ALT	丙氨酸氨基转移酶
Alcohol, Smoking and Substance Involvement Screening Test	ASSIST	喝酒、吸烟和物质参与筛检试验
alpha fetoprotein	AFP	甲胎蛋白
alpha melanocyte-stimulating hormone	α-MSH	α-黑色素细胞刺激素
American Academy of Neurology	AAN	美国神经病学学会
American Academy of Pediatrics	AAP	美国儿科学会
American Association of Blood Banks	AABB	美国血库协会
American College of Medical Genetics and Genomics	ACMG	美国医学遗传学与基因组学指南
American College of Obstetricians and Gynecologists	ACOG	美国妇产科医师学会
American College of Rheumatology	ACR	美国风湿病学会
American Diabetes Association	ADA	美国糖尿病协会
American Heart Association	AHA	美国心脏病协会
American Institute of Ultrasound in Medicine	AIUM	美国医学超声研究所
American Psychiatric Association	APA	美国精神病学协会
American Society of Addiction Medicine	ASAM	美国成瘾医学协会
American Society of Anesthesiologists	ASA	美国麻醉医师学会
American Thoracic Society ATS	ATS	美国胸科协会
American Thyroid Association	ATA	美国甲状腺协会
amnioinfusion	AI	羊膜腔灌注
amniotic fluid	AF	羊水

英文全称	缩略语	中文名称
amniotic fluid index	AFI	羊水指数
amniotic fluid volume	AFV	羊水量
angiotensin II	A II	血管紧张素 II
angiotensin receptor blockers	ARB	血管紧张素受体阻滞药
angiotensin-converting enzyme	ACE	血管紧张素转换酶
anorexia nervosa	AN	神经性厌食症
anteroposterior	AP	前后
anticardiolipin antibody	ACA	抗心磷脂抗体
antigen-presenting cell	APC	抗原提呈细胞
antinuclear antibody	ANA	抗核抗体
antiphospholipid antibody	APA	抗磷脂抗体
antiphospholipid antibody syndrome	APLAS	抗磷脂抗体综合征
antiphospholipid syndrome	APS	抗磷脂综合征
antiretroviral	ARV	抗逆转录病毒
antiretroviral therapy	ART	抗逆转录病毒疗法
antiseizure drug	ASD	抗癫痫药
antithyroglobulin antibody	TgAb	抗甲状腺球蛋白抗体
antithyroid drug	ATD	抗甲状腺药
anti-β_2-glycoprotein I antibody	aβ_2-GP-I	抗 β_2- 糖蛋白 I 抗体
aortic diameter	AD	主动脉直径
appropriate for gestational age	AGA	适于胎龄儿
arginine vasopressin	AVP	精氨酸升压素
arterio-arterial	AA	动脉 – 动脉
arterio-venous	AV	动脉 – 静脉
arteriovenous malformation	AVM	动静脉畸形
artificial reproductive technology	ART	辅助生殖技术
as low as reasonably achievable	ALARA	辐射防护与安全最优化
asparate transaminase	AST	门冬氨酸氨基转移酶
assisted reproductive technology	ART	辅助生殖技术
Association of Professors of Gynecology and Obstetrics	APGO	妇产科教授协会
asymptomatic bacteriuria	ASB	无症状性细菌尿

英文全称	缩略语	中文名称
atopic dermatitis	AD	特应性皮炎
atopic eruption of pregnancy	AEP	妊娠特应性皮疹
atrial natriuretic factor	ANF	心钠素
atrial natriuretic peptide	ANP	心钠肽
attention deficit/hyperactivity disorder	ADHD	注意缺陷/多动障碍
atypical hemolytic uremic syndrome	aHUS	非典型溶血性尿毒综合征
Australian Carbohydrate Intolerance Study in Pregnant Women	ACHOIS	澳大利亚孕妇糖类不耐受试验
Australian Register of Antiepileptic Drugs in Pregnancy	APR	澳大利亚妊娠期抗癫痫药物登记册
autism spectrum disorder	ASD	自闭症谱系障碍
autoimmune hepatitis	AIH	自身免疫性肝炎
autosomal dominant frontal lobe epilepsy	ADFLE	常染色体显性遗传性额叶癫痫
autosomal dominant polycystic kidney disease	ADPKD	常染色体显性多囊肾病
autosomal dominant temporal lobe epilepsy	ADTLE	常染色体显性颞叶癫痫
average for gestational age	AGA	平均孕龄
Azathioprine	AZA	硫唑嘌呤
Azidothymidine	AZT	齐多夫定
Baby-Friendly Hospital Initiative	BFHI	爱婴医院行动
Bacillus Calmette Guerin	BCG	卡介苗
bacterial vaginosis	BV	细菌性阴道病
basic life support	BLS	基本生命支持
B-cell activating factor of the tumor necrosis factor family	BAFF	肿瘤坏死因子家族的B细胞激活因子
B-cell receptor	BCR	B细胞受体
binge eating disorder	BED	暴饮暴食症
biophysical profile	BPP	生物物理评分
biparietal diameter	BPD	双顶径
bipolar disorder	BD	双向障碍
birth defect monitoring system	BDMS	出生缺陷监测系统
bisphenol A	BPA	双酚A

英文全称	缩略语	中文名称
blood pressure	BP	血压
blood urea nitrogen	BUN	血尿素氮
body mass index	BMI	体重指数
body surface area	BSA	体表面积
brain natriuretic peptide	BNP	脑钠肽
bronchopulmonary dysplasia	BPD	支气管肺发育不良
Budd-Chiari syndrome	BCS	布加综合征
bulimia nervosa	BN	神经性贪食症
by mouth (per os)	PO	口服
California Maternal Quality Care Collaborative	CMQCC	加利福尼亚孕产妇医疗质控协作网
Carbamazepine	CDC	卡马西平
Carbimazole	CMZ	卡比马唑
carbon dioxide	CO_2	二氧化碳
carcinoembryonic antigen	CEA	癌胚抗原
cardiac index	CI	心脏指数
cardiac output	CO	心输出量
catastrophic antiphospholipid syndrome	CAPS	灾难性抗磷脂综合征
Catholic Healthcare Partners	CHP	天主教医疗合作伙伴
CC Receptor	CCR	CC 受体
CC-chemokine receptor type 5	CCR5	趋化因子受体 5
cell-free DNA	cfDNA	游离 DNA
Centers for Disease Control and Prevention	CDC	疾病控制和预防中心
centigray	cGy	厘戈瑞
central nervous system	CNS	中枢神经系统
central venous pressure	CVP	中心静脉压
cephalopelvic disproportion	CPD	头盆不称
cerebral palsy	CP	大脑性瘫痪
cerebral venous thrombosis	CVT	脑静脉血栓形成
cerebroplacental Doppler ratio	CPR	多普勒脑胎盘率
cerebrospinal fluid	CSF	脑脊液

附录 C 医学术语英汉对照
Glossary of Key Abbreviations

英文全称	缩略语	中文名称
cervical insufficiency	CI	宫颈功能不全
cervical intraepithelial neoplasia	CIN	宫颈上皮内瘤变
cervical length	CL	宫颈长度
cesarean delivery	CD	剖宫产
cesarean section/cesarean delivery	CS/CD	剖宫产术/剖宫产
cf transmembrane conductance regulator	CFTR	CF 跨膜电导调节器
cf-related diabetes	CFRD	胰岛素耐受型糖尿病
cGMP-AMP synthase-stimulator of interferon genes	cGAS-STING	cGMP-AMP 合成酶 – 干扰素基因的刺激因子
chorionic villus sampling	CVS	绒毛活检术
chromosomal microarray	CMA	染色体微阵列分析
chronic hypertension	CHTN	妊娠合并慢性高血压
chronic kidney disease	CKD	慢性肾脏病
Chronic Kidney Disease Epidemiology Collaboration	CKD-EPI	慢性肾脏病流行病学合作
chronic lung disease	CLD	慢性肺病
chronic obstructive pulmonary disease	COPD	慢性阻塞性肺疾病
circulating cell-free fetal DNA	ccffDNA	循环胎儿游离 DNA
clinically nonfunctioning adenoma	CNFA	临床无功能腺瘤
cognitive behavioral therapy	CBT	认知行为疗法
colloidal oncotic pressure	COP	胶体渗透压
colorectal cancer	CRC	结直肠癌
color Doppler imaging	CDI	彩色多普勒超声
Combined hormonal contraception	CHC	复合口服避孕药
combined spinal-epidural	CSE	腰硬联合麻醉
combined ventricular output	CVO	联合心输出量
community-acquired methicillin-resistant *Staphylococcus aureus* pneumonia	CA-MRSA	社区获得性耐甲氧西林金黄色葡萄球菌肺炎
community-acquired pneumonia	CAP	社区获得性肺炎
comparative genomic hybridization	CGH	比较基因组杂交技术
complete blood count	CBC	全血细胞计数
complete hydatidiform mole	CHM	完全性葡萄胎

英文全称	缩略语	中文名称
computed tomographic pulmonary angiography	CTPA	计算机断层扫描肺血管造影
computed tomography	CT	计算机体层摄影
computed tomography angiography	CTA	CT 血管造影
computerized cardiotocography	cCTG	计算机心电图
computerized tomography	CT	计算机断层扫描
concentration to dose (ratio)	C/D	浓度与剂量的关系（比率）
confidence interval	CI	置信区间
confined placental mosaicism	CPM	局限性胎盘嵌合
congenital bilateral absence of the vas deferens	CBAVD	先天性双侧输精管缺失
congenital heart block	CHB	先天性心脏传导阻滞
congenital pulmonary adenomatoid malformation	CPAM	先天性肺腺瘤畸形
congenital rubella syndrome	CRS	先天性风疹综合征
congenital varicella syndrome	CVS	先天性水痘综合征
congenital Zika syndrome	CZS	先天性寨卡综合征
continuous positive airway pressure	CPAP	持续正压通气
continuous subcutaneous insulin infusion	CSII	持续性皮下胰岛素输注
contraceptive prevalence rate	CPR	避孕率
contraction stress test	CST	宫缩应激试验
copy number variant	CNV	拷贝数目变异
corticosteroid-binding globulin	CBG	皮质甾类结合球蛋白
corticotrophin-releasing factor	CRF	促肾上腺皮质激素释放因子
corticotropin-like intermediate lobe peptide	CLIP	促肾上腺皮质激素样中叶肽
corticotropin-releasing hormone	CRH	促肾上腺皮质激素释放激素
C-reactive protein	CRP	C 反应蛋白
crew resource management	CRM	机组资源管理
Crohn disease	CDC	克罗恩病
crown-rump length	CRL	头臀长
current procedural terminology	CPT	当前的程序术语
CXC chemokine receptor type 4	CXCR4	CXC 趋化因子受体 4
CXC receptor	CXCR	CXC 受体
cyclic adenosine monophosphate	cAMP	环腺苷酸

英文全称	缩略语	中文名称
cyclooxygenase	COX	环氧合酶
cystic fibrosis	CF	囊性纤维化
P450 cytochrome aromatase	$P_{450}arom$	细胞色素 P_{450} 芳香化酶
cytochrome P450scc	$P_{450}scc$	细胞色素 P_{450} 胆固醇侧链裂解酶
cytomegalovirus	CMV	巨细胞病毒
daily recommended intake	DRI	每天推荐摄入量
Dalton	Da	道尔顿
decidual natural killer	dNK	蜕膜自然杀伤细胞
deep venous thrombosis	DVT	深静脉血栓形成
deepest vertical pocket	DVP	最大羊水池深度
dehydroepiandrosterone	DHEA	去氢表雄酮
dehydroepiandrosterone sulfate	DHEAS	硫酸脱氢表雄酮
delayed cord clamping	DCC	延迟结扎脐带
dendritic cell	DC	树突状细胞
deoxycorticosterone	DOC	去氧皮质酮
deoxyribonucleic acid	DNA	脱氧核糖核酸
depot medroxyprogesterone acetate	DMPA	长效醋酸甲羟孕酮
desmopressin	DDAVP	去氨加压素
diabetes insipidus	DI	尿崩症
diabetes mellitus	DM	糖尿病
diabetic ketoacidosis	DKA	糖尿病酮症酸中毒
dibutyl pthalate	DBP	邻苯二甲酸二丁酯
dichorionic	DC	双绒毛膜
dichorionic diamniotic	DCDA	双绒毛膜双羊膜
Dietary Approaches to Stop Hypertension	DASH	终止高血压膳食疗法
diethylstilbestrol	DES	己烯雌酚
dilation and evacuation	D&E	扩张和吸取
dipalmitoyl phosphatidyl choline	DPPC	二棕榈酰磷脂酰胆碱
diphosphatidylglycerol	DPG	双磷脂酰甘油
direct-acting antiviral	DAA	直接作用的抗病毒剂
disease-modifying agent	DMT	疾病缓解剂

英文全称	缩略语	中文名称
disposition index	DI	处置指数
disseminated intravascular coagulopathy	DIC	弥散性血管内凝血
dizygotic	DZ	双卵
docosahexaenoic acid	DHA	二十二碳六烯酸
ductus venosus	DV	静脉导管
early amniocentesis	EA	早期羊膜穿刺术
Ebola virus disease	EVD	埃博拉出血热
Edinburgh Postnatal Depression Scale	EPDS	爱丁堡产后抑郁量表
Efavirenz	EFV	依法韦仑
electrocardiogram	ECG	心电图
electroconvulsive therapy	ECT	电休克治疗
electroencephalogram	EEG	脑电图
electroencephalography	EEG	脑电图学
electromyography	EMG	肌电图学
electronic fetal monitoring	EFM	电子胎心监护
electronic medical record	EMR	电子病历
Emtricitabine	FTC	恩曲他滨
Endocrine Society	ES	内分泌学会
endoscopic retrograde cholangiopancreatography	ERCP	内镜下逆行胰胆管造影
end-stage renal disease	ESRD	终末期肾病
enzyme-inducing antiepileptic drug	EIAED	酶诱导型抗癫痫药物
enzyme-linked immunosorbent assay	ELISA	酶联免疫吸附试验
Epidemiologic Study of Cystic Fibrosis	ESCF	囊性纤维化的流行病学研究
epidermal growth factor	EGF	表皮生长因子
epidermal growth factor receptor	EGF-R	表皮生长因子受体
Epstein-Barr virus	EBV	人类疱疹病毒 4 型
erythema infectiosum	EI	传染性红斑
erythrocyte sedimentation rate	ESR	红细胞沉降率
erythropoiesis-stimulating agents	ESA	促红细胞生成剂
erythropoietin	EPO	促红细胞生成素
esophagogastroduodenoscopy	EGD	胃镜检查术

英文全称	缩略语	中文名称
estimated date of confinement	EDC	预产期
estimated date of delivery	EDD	预产期
estimated fetal weight	EFW	预估胎儿体重
estimated glomerular filtration rate	EGFR	预估肾小球滤过率
estrogen receptor	ER	雌激素受体
European and International Registry of Antiepileptic Drugs in Pregnancy	EURAP	欧洲和国际妊娠期抗癫痫药物登记处
European Medicine Agency	EMA	欧洲药品管理局
European Society of Human Reproduction and Embryology	ESHRE	欧洲人类生殖与胚胎学会
ex utero intrapartum treatment	EXIT	分娩期子宫外产时治疗
exocoelomic cavity	ECC	胚外体腔
Expanded Disability Status Scale	EDSS	扩大残疾状态量表
expected date of confinement	EDC	推算预产期
external cephalic version	ECV	胎头外倒转术
extracorporeal carbon dioxide removal	ECCO$_2$R	体外二氧化碳清除
extremely low birthweight	ELBW	超极低出生体重儿
factor V Leiden	FVL	第V凝血因子
false-positive rate	FPR	假阳性率
familial hypocalciuric hypercalcemia	FHH	家族性低钙高钙血症
familial isolated primary hyperparathyroidism	FIHPT	家族性孤立性原发性甲状旁腺功能亢进症
Fas ligand	FasL	Fas配体
female genital mutilation/cutting	FGM/C	女性生殖器官切除
femur length	FL	股骨长度
fermentable oligo-, di-, and monosaccharides and polyols	FODMAPs	低发酵性寡糖、二糖、单糖和多元醇
fetal activity count	FAC	胎儿活动计数
fetal alcohol syndrome	FAS	胎儿酒精综合征
fetal breathing movement	FBM	胎儿呼吸运动
fetal electrocardiography	FEC	胎儿心电图
fetal fibronectin	fFN	胎儿纤维连接蛋白

英文全称	缩略语	中文名称
fetal growth restriction	FGR	胎儿生长受限
fetal heart rate	FHR	胎心率
fetal inflammatory response syndrome	FIRS	胎儿炎症反应综合征
fetal movement counting	FMC	胎动计数
fetal scalp electrode	FSE	胎儿头皮电极
fetomaternal hemorrhage	FMH	胎母输血综合征
fine-needle aspiration	FNA	细针穿刺抽吸
fine-needle aspiration biopsy	FNAB	细针穿刺活检
First and Second Trimester Evaluation of Risk	FASTER	早期和中期风险评估
fixed-dose combination	FDC	固定剂量复合剂
fluorescence in situ hybridization	FISH	荧光原位杂交
fluorescent treponemal antibody absorption	FTA ABS	荧光密螺旋体抗体吸收试验
focal nodular hyperplasia	FNH	局灶性结节样增生
focal segmental glomerulosclerosis	FSGS	局灶性节段性肾小球硬化
focused abdominal sonography for trauma	FAST	腹部创伤超声重点评估方案
follicle-stimulating hormone	FSH	卵泡刺激素
Food and Drug Administration	FDA	美国食品和药品监督管理局
forced expiratory volume in 1 second	FEV_1	第1秒用力呼气量
forced vital capacity	FVC	用力肺活量
fractional excretion of sodium	FENa	钠排泄分数
free fatty acid	FFA	游离脂肪酸
free thyroxine	FT4	游离甲状腺素
free thyroxine index	FTI	游离甲状腺素指数
free thyroxine index	FT4I	游离甲状腺素指数
free triiodothyronine	FT3	游离三碘甲状腺原氨酸
free triiodothyronine index	FT3I	游离三碘甲状腺原氨酸指数
fresh frozen plasma	FFP	新鲜冰冻血浆
functional residual capacity	FRC	功能残气量
gamma glutamy1 transpeptidase	GGT	γ-谷氨酰转肽酶
gastroesophageal	GE	胃食管
gastroesophageal reflux disease	GERD	胃食管反流病

英文全称	缩略语	中文名称
gastrointestinal	GI	胃肠
genitourinary	GU	泌尿生殖器
gestational diabetes mellitus	GDM	妊娠糖尿病
gestational hypertension	GH	妊娠高血压
gestational trophoblastic disease	GTD	妊娠滋养细胞疾病
gestational weight gain	GWG	妊娠期体重增加
Global Library of Women's Medicine	GLOWM	全球妇女医学图书馆
glomerular filtration rate	GFR	肾小球滤过率
glucose tolerance test	GTT	葡萄糖耐量试验
glucose transporter	GLUT	葡萄糖转运体
glucose transporter 1	GLUT1	葡萄糖转运蛋白1
glucose-6-phosphate dehydrogenase	G6PD	6-磷酸葡萄糖脱氢酶
glycoprotein	gp	糖蛋白
glycosaminoglycan	GAG	糖胺聚糖
graft-versus-host disease	GVHD	移植物抗宿主病
gram	G	克
grams per deciliter	g/dl	克每分升
granulocyte colony-stimulating factor	G-CSF	集落刺激因子
granulocyte-macrophage colony-stimulating factor	GM-CSF	粒巨噬细胞集落刺激因子
Gray	Gy	灰色
gross national income	GNI	国民总收入
Group A *Streptococcus*	GAS	A族乙型溶血性链球菌
Group B streptococcal infection	GBS	B族链球菌感染
Group B *Streptococcus*	GBS	B族链球菌
growth hormone	GH	生长激素
guanosine monophosphate	GMP	鸟苷（一磷）酸
hand, foot, and mouth disease	HFMD	手足口病
hazard ratio	HR	风险比
head circumference	HC	头围
heart rate	HR	心率
hemagglutinin	HA	血凝素

英文全称	缩略语	中文名称
hemoglobin A1c	HbA1c	糖化血红蛋白
hemolysis, elevated liver enzymes, and low platelets	HELLP	溶血、肝酶升高和血小板减少
hemolytic disease of the fetus and newborn	HDFN	胎儿和新生儿溶血病
hemolytic disease of the newborn	HDN	新生儿溶血性疾病
hemolytic uremic syndrome	HUS	溶血性尿毒症综合征
heparin-induced thrombocytopenia	HIT	肝素诱导性血小板减少症
hepatitis A virus	HAV	甲型肝炎病毒
hepatitis B core antigen	HBcAg	乙型肝炎核心抗原
hepatitis B immune globulin	HBIg	乙肝免疫球蛋白
hepatitis B surface antigen	HBsAg	乙型肝炎表面抗原
hepatitis B virus	HBV	乙肝病毒
hepatitis C virus	HCV	丙肝病毒
hepatitis delta virus	HDV	丁型肝炎病毒
hepatocellular carcinoma	HCC	肝细胞癌
hereditary nonpolyposis colon cancer	HNPCC	遗传性非息肉病性结直肠肿瘤
herpes simplex virus	HSV	单纯疱疹病毒
hertz；1 cycle per second	Hz	赫兹
high-density lipoprotein	HDL	高密度脂蛋白
highly active antiretroviral therapy	HAART	高效抗逆转录病毒治疗
histamine 2 receptor antagonists	H$_2$RA	H$_2$受体拮抗药
hodgkin lymphoma	HL	霍奇金淋巴瘤
Hospital Corporation of America	HCA	美国医院集团
human chorionic gonadotropin	hCG	人绒毛膜促性腺素
human immunodeficiency virus	HIV	人类免疫缺陷病毒
human leukocyte antigen	HLA	人类白细胞抗原
human papillomavirus	HPV	人乳头瘤病毒
human placental lactogen	HPL	人胎盘催乳素
hyaline membrane disease	HMD	新生儿肺透明膜病
hydroxychloroquine	HCQ	羟基氯喹
hyperemesis gravidarum	HG	妊娠剧吐
hypertensive disorders of pregnancy	HDP	妊娠高血压疾病

英文全称	缩略语	中文名称
hypothalamic-pituitary-adrenal (axis)	HPA	下丘脑-垂体-肾上腺（轴）
hypoxic-ischemic encephalopathy	HIE	新生儿缺氧缺血性脑病
idiopathic intracranial hypertension	IICH	特发性颅内压增高
idiopathic thrombocytopenic purpura	ITP	特发性血小板减少性紫癜
ileal pouch anal anastomosis	IPAA	回肠储袋肛门吻合术
immune thrombocytopenic purpura	ITP	免疫性血小板减少性紫癜
immunoglobulin	Ig	免疫球蛋白
immunoglobulin A	IgA	免疫球蛋白 A
immunoglobulin G	IgG	免疫球蛋白 G
immunoglobulin M	IgM	免疫球蛋白 M
in vitro fertilization	IVF	体外受精
individual patient data	IPD	个体病例数据
indoleamine 2, 3 dioxygenase	IDO	吲哚胺 2,3-二氧化酶
induction of labor	IOL	引产
induction-to-delivery	I-D	诱导分娩
Infant Feeding Practices Study	IFPS	婴儿喂养方式研究
infant of a diabetic mother	IDM	糖尿病母亲的婴儿
Infectious Disease Society of America	IDSA	美国传染病学会
inferior vena cava	IVC	下腔静脉
inflammatory bowel disease	IBD	炎性肠病
inhibin A	INHA	抑制素 A
initial causes of death	INCODE	初始死亡
Institute of Medicine	IOM	医学研究所
insulin-dependent diabetes mellitus	IDDM	胰岛素依赖型糖尿病
insulin-like growth factor	IGF	胰岛素样生长因子
insulin-like growth factor 1	IGF-1	胰岛素样生长因子 1
insulin-like growth factor-binding protein 1	IGFBP-1	胰岛素样生长因子结合蛋白 -1
Integrase strand transfer inhibitor	INSTI	整合酶链转移抑制药
intelligence quotient	IQ	智商
intensive care unit	ICU	重症监护病房
interferon	IFN	干扰素

英文全称	缩略语	中文名称
interferon-γ release assay	IGRA	γ干扰素释放试验
interferon-γ	IFN-γ	γ干扰素
interleukin	IL	白细胞介素
interleukin-1	IL-1	白细胞介素-1
interleukin-6	IL-6	白细胞介素-6
internal podalic version	IPV	内倒转
International Conference on Population and Development	ICPD	联合国国际人口与发展大会
International Federation of Gynecology and Obstetrics	FIGO	国际妇产科联盟
international normalized ratio	INR	国际标准化比值
international unit(s)	IU	国际单位制
interquartile range	IQR	四分位距
intervillous space	IVS	绒毛间隙
intraamniotic infection	IAI	羊膜腔感染
intracerebral hemorrhage	ICH	脑出血
intracytoplasmic sperm injection	ICSI	胞质内单精子注射
intrahepatic cholestasis of pregnancy	ICP	妊娠肝内胆汁淤积症
intramuscular	IM	肌内注射
intraperitoneal transfusion	IPT	腹膜腔内输血
intrauterine adhesions	IUAs	宫腔粘连
intrauterine device	IUD	宫内节育器
intrauterine fetal death	IUFD	胎儿宫内死亡
intrauterine growth restriction	IUGR	宫内生长受限
intrauterine pressure catheter	IUPC	宫内压力导管
intrauterine transfusion	IUT	宫内输血
intravascular transfusion	IVT	血管内输血
intravenous	IV	静脉输注
intravenous drug use	IVDU	静脉用药
intravenous immunoglobulin	IVIG	静脉注射免疫球蛋白
intraventricular hemorrhage	IVH	脑室出血
isoniazid	INH	异烟肼
kangaroo maternal care	KMC	袋鼠式产妇护理

附录 C　医学术语英汉对照
Glossary of Key Abbreviations

英文全称	缩略语	中文名称
Kidney Disease Improving Global Outcomes	KDIGO	改善全球肾脏病预后组织
kidney-ureter-bladder	KUB	肾－输尿管－膀胱
killer-cell immunoglobulin-like receptor	KIR	杀伤细胞免疫球蛋白样受体
kilodalton	kDa	千道尔顿
kilohertz；1000 cycles per second	kHz	千赫兹；每秒1000个周期
Kleihauer-Betke test	KB	Kleihauer-Betke试验
labor and delivery	L&D	分娩
lactate dehydrogenase	LDH	乳酸脱氢酶
lactational amenorrhea method	LAM	哺乳期避孕法
lamellar body count	LBC	板层小体计数
Lamivudine	3TC	拉米夫定
Lamotrigine	LTG	拉米克妥
large for gestational age	LGA	大于胎龄儿
large loop excision of the transformation zone	LLETZ	转化区大环形切除术
laryngeal mask airway	LMA	喉罩
last menstrual period	LMP	末次月经日期
lecithin/sphingomyelin ratio	L/S ratio	卵磷脂/鞘磷脂比值
left occiput anterior	LOA	左枕前位
left occiput posterior	LOP	左枕后位
leukotriene-receptor agonist	LTRA	白三烯受体激动药
levothyroxine	L-thyroxine	左甲状腺素
limb reduction defect	LRD	肢体短缩
lipopolysaccharide	LPS	脂多糖
liver function test	LFT	肝功能检查
Liverpool and Manchester Neurodevelopmental Group	LMNG	利物浦和曼彻斯特神经发育研究组
long-acting reversible contraception	LARC	长效可逆避孕
long-chain 3-hydroxyacyl-coenzyme A dehydrogenase	LCHAD	长链3-羟酰基辅酶A脱氢酶
long-acting reversible contraception	LARC	长效可逆避孕
long-acting β_2-agonist	LABA	长效β_2受体激动药
long-chain polyunsaturated fatty acid	LCPUFA	长链多聚不饱和脂肪

英文全称	缩略语	中文名称
loop electrosurgical excision procedure	LEEP	环形电切除术
low birthweight	LBW	低出生体重
low-income country	LIC	低收入国家
low-molecular-weight heparin	LMWH	低分子肝素
low-density lipoprotein	LDL	低密度脂蛋白
low-dose aspirin	LDA	小剂量阿司匹林
lower esophageal sphincter	LES	食管下括约肌
lower uterine segment	LUS	子宫下段
low-molecular-weight heparin	LMWH	低分子肝素
LPS binding protein	LBP	LPS 结合蛋白
lupus anticoagulant	LAC	狼疮抗凝物
lupus nephritis	LN	狼疮性肾炎
luteal phase defect	LPD	黄体功能不全
luteinizing hormone	LH	黄体生成素
magnetic resonance angiography	MRA	磁共振血管造影术
magnetic resonance cholangiopancreatography	MRCP	磁共振胰胆管造影术
magnetic resonance imaging	MRI	磁共振成像
magnetic resonance venogram	MRV	磁共振静脉造影
major congenital malformations	MCMs	重大先天性畸形
major depressive disorder	MDD	重度抑郁症
major histocompatibility complex	MHC	主要组织相容性复合体
major histocompatibility complex antigen	HLA	主要组织相容性复合体抗原
major histocompatibility complex class Ⅰ C antigen	HLA-C	主要组织相容性复合体Ⅰ类C抗原
malignant melanoma	MM	恶性黑色素瘤
massive obstetric hemorrhage	MOH	产科大出血
massively parallel DNA shotgun sequencing	MPSS	高通量平行鸟枪测序
maternal and offspring outcomes after treatment of hyperemesis by refeeding	MOTHER	饥饿后再投喂治疗的母婴结局
maternal mortality ratio	MMR	孕产妇死亡率
Maternal Outcomes and Neurodevelopmental Effects of Antiepileptic Drugs	MONEAD	抗癫痫药物对母体结局和神经发育的影响

附录 C 医学术语英汉对照
Glossary of Key Abbreviations

英文全称	缩略语	中文名称
maternal serum alpha fetoprotein	MSAFP	母体血清甲胎蛋白
Maternal, Infant, and Child Health	MICH	母婴健康
maternal-fetal medicine unit	MFMU	母胎医学单位
matrix metalloproteinase	MMP	基质金属蛋白酶
maturity-onset diabetes of youth	MODY	成年期糖尿病
maximum vertical pocket	MVP	最大羊水池垂直深度
mean arterial pressure	MAP	平均动脉压
mean corpuscular volume	MCV	平均红细胞容积
measles, mumps, rubella	MMR	麻疹、腮腺炎、风疹
meconium aspiration syndrome	MAS	胎粪吸入综合征
megabase	MB	百万碱基
megahertz; 1 million cycles per second	MHz	兆赫;每秒100万次循环
membrane attack complex	MAC	巩膜复合物
membranoproliferative glomerulonephritis	MPGN	膜增生性肾小球肾炎
membranous lupus nephritis	MLN	膜性狼疮性肾炎
messenger RNA	mRNA	信使RNA
meta-analysis	MA	Meta分析
metered-dose inhaler	MDI	计量吸入器
methicillin-resistant *Staphylococcus aureus*	MRSA	耐甲氧西林金黄色葡萄球菌
Methimazole	MMI	甲巯咪唑
Methotrexate	MTX	甲氨蝶呤
microangiopathic hemolytic anemia	MAHA	微血管病性溶血性贫血
microchimerism	Mc	微嵌合体
microgram	μg	微克
middle cerebral artery	MCA	大脑中动脉
middle cerebral artery peak systolic velocity	MCA-PSV	大脑中动脉收缩期流速峰值
middle-income country	MIC	中等收入(水平)国家
Millennium Development Goals	MDG	千禧年发展目标
millivolts	mV	毫伏
modern contraceptive prevalence rate	mCPR	现代避孕普及率
Modification of Diet in Renal Disease Study	MDRD	肾脏疾病研究中饮食的改变

英文全称	缩略语	中文名称
modified biophysical profile	mBPP	改良生物物理评分
monoamniotic	MA	单羊膜
monochorionic	MC	单绒毛膜
monochorionic diamniotic	MCDA	单绒毛膜双羊膜
monochorionic monoamniotic	MCMA	单绒毛膜单羊膜
monocyte chemotactic protein-1	MCP-1	单核细胞趋化蛋白 -1
monozygotic	MZ	单卵
Montevideo unit	MVU	蒙得维的亚单位
mother to child transmission	MTCT	母婴传播
motor vehicle crash	MVC	交通事故发生数
multidisciplinary team	MDT	多学科团队
multidrug-resistant tuberculosis	MDR-TB	耐多药结核病
multifetal pregnancy reduction	MPR	多胎妊娠减胎术
multiple sclerosis	MS	多发性硬化
multiples of the median	MoM	中位数的倍数
Mycophenolate mofetil	MMF	霉酚酸酯
myosin light-chain kinase	MLCK	肌球蛋白轻链激酶
nasal bone	NB	鼻骨
National Asthma Education and Prevention Program	NAEPP	国家哮喘教育和预防计划
National Center for Health Statistics	NCHS	国家卫生统计中心
National Health and Nutrition Examination Survey	NHANES	国家健康与营养调查
National Institute of Child Health and Human Development	NICHD	国家儿童健康和人类发展研究所
National Institute on Drug Abuse	NIDA	国家药物滥用研究所
National Institutes of Health	NIH	美国国立卫生研究院
National Intimate Partner and Sexual Violence Surveys	NISVS	全国亲密伴侣和性暴力调查
National Survey on Drug Use and Health	NSDUH	全国毒品使用和健康调查
natural killer cell	NK cell	自然杀伤细胞
nausea and vomiting of pregnancy	NVP	妊娠期恶心呕吐
necrotizing enterocolitis	NEC	坏死性小肠结肠炎
neonatal adaptation syndrome	NAS	新生儿适应综合征

附录 C　医学术语英汉对照
Glossary of Key Abbreviations

英文全称	缩略语	中文名称
neonatal intensive care unit	NICU	新生儿重症监护病房
neonatal lupus erythematosus	NLE	新生儿红斑狼疮
neonatal resuscitation program	NRP	新生儿复苏
neonatal severe primary hyperparathyroidism	NSPHPT	新生儿严重原发性甲状旁腺功能亢进
neural tube defect	NTD	神经管缺陷
neuraminidase	NA	神经氨（糖）酸苷酶
neurodevelopmental disorder	NDD	神经发育障碍
Neurodevelopmental Effects of Antiepileptic Drugs	NEAD	抗癫痫药物对神经发育的影响
New York Heart Association	NYHA	纽约心脏协会
nitric oxide	NO	一氧化氮
N-methyl-D-aspartate receptor	NMDAR	N-甲基-D-天冬氨酸受体
NOD-like receptor	NLR	NOD 样受体
nonalcoholic fatty liver disease	NAFLD	非酒精性脂肪性肝病
non-Hodgkin lymphoma	NHL	非霍奇金淋巴瘤
nonimmunoglobulin A	IgA	非免疫球蛋白 A
noninvasive prenatal screening	NIPS	无创产前筛查
noninvasive prenatal testing	NIPT	无创产前 DNA 检测
nonnucleoside reverse transcriptase inhibitor	NNRTI	非核苷类逆转录酶抑制药
nonsteroidal antiinflammatory drug	NSAID	非甾体抗炎药
nonstress test	NST	无应激试验
normal saline	NS	生理盐水
normal sinus rhythm	NSR	正常窦性心律
North American AED Pregnancy Registry	NAAPR	北美抗癫痫药物妊娠登记
North American Fetal Therapy Network	NAFTNet	北美胎儿治疗网络
nuchal translucency	NT	颈项透明层
nucleated red blood cell	NRBC	有核红细胞
nucleic acid amplification test	NAAT	核酸扩增检测
nucleic acid test	NAT	核酸检测
nucleoside reverse transcriptase inhibitor	NRTI	核苷类反转录酶抑制药
nulliparous term singleton vertex	NTSV	未生育过的足月头位单胎

英文全称	缩略语	中文名称
occipitofrontal diameter	OFD	枕额径
occiput anterior	OA	枕前位
occiput posterior	OP	枕后位
occiput transverse	OT	枕横位
odds ratio	OR	比值比
omega-3 polyunsaturated fatty acid	PUFA	ω-3 多不饱和脂肪酸
opiate use disorder	OUD	阿片类药物使用障碍
oral contraceptive	OC	口服避孕药
over the counter	OTC	非处方药
oxygen	O_2	氧气
packed red blood cell	pRBC	悬浮红细胞
paraaminobenzoic acid	PABA	对氨基苯（甲）酸
parathyroid hormone	PTH	甲状旁腺激素
parathyroid hormone-related protein	PTHrP	甲状旁腺激素相关蛋白
partial hydatidiform mole	PHM	部分性葡萄胎
patent ductus arteriosus	PDA	动脉导管未闭
pathogen-associated molecular pattern	PAMP	病原体相关分子模式
Patient Health Questionnaire-9 items	PHQ-9	患者健康问卷 9 项
patient-controlled analgesia	PCA	患者自控镇痛
patient-controlled epidural analgesia	PCEA	患者自控硬膜外镇痛
pattern-recognition receptor	PRR	模式识别受体
peak expiratory flow	PEF	呼气流量峰值
peak expiratory flow rate	PEFR	呼气峰值流速
peak systolic velocity	PSV	收缩期峰值流速
pelvic floor muscle training	PFMT	盆底肌训练
pemphigoid gestationis	PG	妊娠性类天疱疮
peptic ulcer disease	PUD	消化性溃疡病
percutaneous umbilical blood sampling	PUBS	经皮脐带血采样
perinatal mortality rate	PMR	围产期死亡率
peripheral T-regulatory cell	pTREG	外周调节性 T 细胞
peripherally inserted central catheter	PICC	经外周静脉置入中心静脉导管

英文全称	缩略语	中文名称
periventricular hemorrhage	PVH	脑室周围出血
periventricular leukomalacia	PVL	脑室周围白质软化
periventricular nodular heterotopia	PVNH	侧脑室旁结节状灰质异位
peroxisome proliferator-activated receptor	PPAR	过氧化物酶体增殖剂激活受体
persistent pulmonary hypertension of the newborn	PPHN	新生儿持续性肺动脉高压
personal protective equipment	PPE	个人防护装备
pharmacokinetic	PK	药物代谢动力学
phosphatidylglycerol	PG	磷脂酰甘油
placenta accreta spectrum	PAS	胎盘植入谱系疾病
placenta accreta syndrome	PAS	胎盘滞留综合征
placental growth factor	PlGF	胎盘生长因子
placental growth hormone	PGH	胎盘生长激素
placental α-microglobulin 1	PAMG-1	胎盘 α- 微球蛋白 1
placental-like growth factor	PLGF	胎盘样生长因子
plaque-reduction neutralization test	PRNT	斑块减少中和试验
plasminogen activator inhibitor	PAI	凝血酶原激活物抑制物
Pneumocystis jiroveci pneumonia	PJP	杰氏肺囊虫肺炎
polycystic ovary syndrome	PCOS	多囊卵巢综合征
polyethylene glycol	PEG	聚乙二醇
polymerase chain reaction	PCR	聚合酶链反应
polymorphic eruption of pregnancy	PEP	妊娠多形疹
positive end-expiratory pressure	PEEP	呼气末正压通气
positive predictive value	PPV	阳性预测值
postanesthesia care unit	PACU	恢复室
postdural puncture headache	PDPH	脊椎麻醉后头痛
posterior reversible encephalopathy syndrome	PRES	可逆性后部白质脑综合征
postpartum depression	PPD	产后抑郁症
postpartum hemorrhage	PPH	产后出血
postpartum thyroiditis	PPT	产后甲状腺炎
posttraumatic stress disorder	PTSD	创伤后应激障碍
potassium hydroxide	KOH	氢氧化钾

英文全称	缩略语	中文名称
potential difference	PD	电位差
preeclampsia	PE	先兆子痫
preexposure prophylaxis	PREP	暴露前预防
pregnancy and lactation-associated osteoporosis	PLO	妊娠哺乳相关性骨质疏松症
Pregnancy and Multiple Sclerosis study	PRIMS	妊娠与多发性硬化研究
pregnancy unique-quantification of emesis	PUQE	妊娠期呕吐量化表
pregnancy-associated aHUS	p-aHUS	妊娠相关非典型溶血尿毒综合征
pregnancy-associated plasma protein A	PAPP-A	妊娠相关血浆蛋白 A
preimplantation genetic diagnosis	PGD	胚胎植入前基因诊断
preimplantation genetic screening	PGS	植入前遗传学筛查
preimplantation genetic testing	PGT	胚胎植入前遗传学检查
premature rupture of membranes	PROM	胎膜早破
premature ventricular contraction	PVC	室性期前收缩
preterm birth	PTB	早产
preterm premature rupture of the membranes	PPROM	未足月胎膜早破
primary biliary cirrhosis	PBC	原发性胆汁性肝硬化
primary hyperparathyroidism	PHPT	甲状旁腺功能亢进
primary sclerosing cholangitis	PSC	原发性硬化性胆管炎
progesterone receptor	PR	孕激素受体
progestin-only oral contraception	POP	单纯孕激素口服避孕药
programmed death-1 receptor	PD-1	程序性死亡受体 -1
prolactin	PRL	促乳素
propylthiouracil	PTU	丙硫氧嘧啶
prostaglandin	PG	前列腺素
prostaglandin E_1 (misoprostol)	PGE_1	前列腺素 E_1（米索前列醇）
prostaglandin E_2 (dinoprostone)	PGE_2	前列腺素 E_2（地诺前列酮）
protease inhibitor	PI	蛋白酶抑制药
protein Z-dependent protease inhibitor	ZPI	蛋白 Z 依赖性蛋白酶抑制药
protein/creatinine ratio	P/C ratio	蛋白 / 肌酐比值
proton pump inhibitor	PPI	质子泵抑制药
prurigo of pregnancy	PP	妊娠痒疹

附录 C　医学术语英汉对照

Glossary of Key Abbreviations

英文全称	缩略语	中文名称
pruritic folliculitis of pregnancy	PFP	妊娠痒性毛囊炎
psoralen with ultraviolet light A	PUVA	光化学疗法
pulmonary artery wedge pressure	PAWP	肺动脉楔压
pulmonary capillary wedge pressure	PCWP	肺毛细血管楔压
pulmonary embolism	PE	肺栓塞
pulmonary flow	Qp	肺血流
pulmonary function test	PFT	肺功能检查
pulmonary vascular resistance	PVR	肺血管阻力
purified protein derivative	PPD	结核菌素试验
qualitative polymerase chain reaction	QPCR	定性聚合酶链反应
QuantiFERON-TB Gold in-Tube test	QFT-GIT	γ-干扰素释放试验
radiation absorbed dose	RAD	辐射吸收剂量
radiofrequency ablation	RFA	射频消融
randomized clinical trial	RCT	随机临床试验
randomized controlled trial	RCT	随机对照试验
rapid eye movement	REM	快速眼动
rapid influenza diagnostic test	RIDT	快速流感诊断检测
rapid plasma reagin	RPR	快速血浆反应素试验
receiver operating characteristic	ROC	受试者操作特征
recombinant immunoblot assay	RIDA	重组免疫印迹试验
recommended daily allowance	RDA	建议每天摄入量
recurrent early miscarriage	REM	复发性早期流产
recurrent early pregnancy loss	REPL	复发性早孕胚胎丢失
red blood cell	RBC	红细胞
regulated on activation, normal T-cell expressed and secreted	RANTES	活化 T 细胞表达和分泌的调节因子抗原
regulatory B cell	BREG	调节性 B 细胞
regulatory T cell	TREG	调节性 T 细胞
relative risk	RR	相对风险
renin-angiotensin-aldosterone system	RAAS	肾素-血管紧张素-醛固酮系统
respiratory distress syndrome	RDS	呼吸窘迫综合征

英文全称	缩略语	中文名称
restless legs syndrome	RLS	不宁腿综合征
Retinoic acid-inducible gene-Ⅰ–like receptors RIG-I-like receptors	RIG-Ⅰ–like receptors	视黄酸诱导基因Ⅰ样受体
retinoid X receptor	RXR	视黄醇X受体
retinopathy of prematurity	ROP	早产儿视网膜病变
reverse transcriptase	RT	逆转录酶
reversed end-diastolic velocity	REDV	脐动脉的舒张末期血流反向
reversible cerebral vasoconstriction syndrome	RCVS	可逆性脑血管收缩综合征
Rhesus (D antigen)	Rh(D)	恒河猴 (D 抗原)
Rhesus immune globulin	RhIG	恒河猴免疫球蛋白
rheumatoid arthritis	RA	类风湿关节炎
rheumatoid factor	RF	类风湿因子
ribonucleic acid	RNA	核糖核酸
Rifampin	RIF	利福平
right occiput anterior	ROA	右枕前
right upper quadrant	RUQ	右上象限
right ventricle	RV	右心室
Risk, Injury, Failure, Loss, and End stage	RIFLE	风险、伤害、失败、损失和终末期风险
Ritonavir	RTV	利托那韦
Royal College of Obstetricians and Gynaecologists	RCOG	皇家妇产科学院
saturated solution of potassium iodide	SSKI	碘化钾饱和溶液
screening, brief intervention, and referral to treatment	SBIRT	筛查、简单干预和转诊治疗
secondary yolk sac	SYS	次级卵黄囊
secretory immunoglobulin A	SIgA	分泌型免疫球蛋白A
selective fetal growth restriction	sFGR	选择性胎儿生长受限
selective intrauterine growth restriction	sIUGR	选择性宫内生长受限
selective serotonin reuptake inhibitor	SSRI	选择性5-羟色胺再摄取抑制药
selective serotonin reuptake inhibitor and selective serotonin norepinephrine inhibitors inclusive	SRI	选择性5-羟色胺再摄取抑制药和选择性5-羟色胺去甲肾上腺素抑制药
selective termination	ST	选择性终止

附录 C 医学术语英汉对照
Glossary of Key Abbreviations

英文全称	缩略语	中文名称
self-monitoring of blood glucose	SMGB	血糖的自我监测
sexually transmitted infection	STI	性传播疾病
shiga toxin-producing *Escherichia coli*	STEC	产志贺毒素的大肠埃希菌
single nucleotide polymorphism	SNP	单核苷酸多态性
single-tablet regimen	STR	单药方案
situation, background, assessment, and recommendation	SBAR	情况、背景、评估、建议
Sjögren syndrome	SS	干燥综合征
skin-to-skin contact	SSC	皮肤－皮肤接触
small bowel obstruction	SBO	小肠梗阻
small for gestational age	SGA	小于胎龄儿
small intestinal bacterial overgrowth	SIBO	小肠细菌过度生长
Society for Maternal-Fetal Medicine	SMFM	美国母胎医学会
Society of Obstetric Anesthesia and Perinatology	SOAP	产科麻醉和围产医学会
sodium channel, voltage-gated type 1 α subunit	SCN1A	电压门控钠离子通道 α-1 亚基
soluble fms-like tyrosine kinase-1	sFlT-1	可溶性 FMS 样酪氨酸激酶 -1
sonographically estimated fetal weight	SEFW	超声估计的胎儿体重
spatial-peak temporal-average	SPTA	空间峰值时间平均声强
spinal muscular atrophy	SMA	脊髓性肌萎缩
spontaneous preterm birth	SPTB	自发性早产
spontaneous rupture of membranes	SROM	自发性胎膜破裂
standard deviation	SD	标准差
Stillbirth Collaborative Research Network	SCRN	死胎协作研究网络
stroke volume	SV	每搏量
subacute sclerosing panencephalitis	SSPE	亚急性硬化性全脑炎
subarachnoid hemorrhage	SAH	蛛网膜下腔出血
subclinical hypothyroidism	SCH	亚临床甲减
Substance Abuse and Mental Health Services Administration	SAMHSA	（美国）物质滥用和精神健康服务管理局
substance use disorder	SUD	物质使用疾病
sudden infant death syndrome	SIDS	婴儿猝死综合征
sudden unexpected death in epilepsy	SUDEP	癫痫猝死症

英文全称	缩略语	中文名称
surfactant protein	SP	表面活性物质蛋白
sustained virologic response	SVR	持续的病毒学反应
systemic flow	Qs	表面活性蛋白
systemic immune response syndrome	SIRS	全身免疫反应综合征
systemic lupus erythematosus	SLE	系统性红斑狼疮
systemic sclerosis	SSc	系统性硬化症
systemic vascular resistance	SVR	全身血管阻力
systolic/diastolic ratio	S/D	收缩期/舒张期比率
T helper cell type 1	Th1	辅助性T淋巴细胞1
T helper cell type 2	Th2	辅助性T淋巴细胞2
T.pallidum particle agglutination	TPPA	梅毒螺旋体明胶颗粒凝集试验
T-cell receptor	TCR	T细胞受体
Tenofovir	TDF	替诺福韦
term breech trial	TBT	足月臀先露多中心随机研究
therapeutic drug monitoring	TDM	治疗药物监控
three-dimensional	3D	三维
thrombin-activatable fibrinolysis inhibitor	TAFI	凝血酶激活的纤溶抑制物
thrombotic thrombocytopenic purpura	TTP	血栓性血小板减少性紫癜
thromboxane A_2	TXA_2	血栓素A2
thymic T-regulatory cell	tTREG	胸腺起源调节性T细胞
thymus helper	Th	辅助性T细胞
thyroid function test	TFT	甲状腺功能检查
thyroid peroxidase	TPO	甲状腺过氧化物酶
thyroid peroxidase antibody	TPOAb	甲状腺过氧化物酶抗体
thyroid receptor-β	TR-β	甲状腺受体-β
thyroid stimulation-blocking antibody	TSBA	甲状腺刺激阻断性抗体
thyroid-binding inhibitor	TBI	甲状腺结合抑制剂
thyroid-binding inhibitor immunoglobulin	TBII	抑制性促甲状腺激素结合免疫球蛋白
thyroid-stimulating hormone	TSH	促甲状腺激素
thyroid-stimulating hormone receptor antibody	TRAb	促甲状腺激素受体抗体

英文全称	缩略语	中文名称
thyroid-stimulating immunoglobulin	TSI	促甲状腺免疫球蛋白
thyrotropin-releasing hormone	TRH	促甲状腺激素释放激素
thyroxine	T_4	甲状腺素
thyroxine-binding globulin	TBG	甲状腺素结合球蛋白
time-gain compensation	TGC	时间增益补偿
tissue factor	TF	组织因子
tissue factor pathway inhibitor	TFPI	组织因子途径抑制物
tissue inhibitor of metalloproteinases	TIMP	金属蛋白酶类组织抑制物
tissue plasminogen activator	tPA	组织型纤溶酶原激活物
tissue transglutaminase antibody IgA	TTGA IgA	组织转谷氨酰胺酶抗体 IgA
tissue-type plasminogen activator	tPA	组织型纤溶酶原激活物
TNF-related apoptosis-inducing ligand/Apo-2L	TRAIL	TNF 相关凋亡诱导配体 /Apo-2L
tocodynamometer	TOCO	宫缩测量仪
tolerance-annoyance, cut-down, eye-opener	T-ACE	容忍，恼羞成怒，斩钉截铁，大开眼界
Toll-like receptor	TLR	Toll 样受体
total lung capacity	TLC	肺总量
total peripheral resistance	TPR	总外周阻力
total thyroxine	TT_4	总甲状腺素
total triiodothyronine	TT_3	总三碘甲状腺原氨酸
total urinary protein excretion	TPE	尿蛋白排泄总量
toxoplasmosis, other infections, rubella, cytomegalovirus, herpes	TORCH	弓形虫、其他感染、风疹病毒、巨细胞病毒、单纯疱疹病毒
traditional birth attendant	TBA	传统助产士
transabdominal chorionic villus sampling	TA-CVS	经腹绒毛取样
transabdominal ultrasound	TAU	经腹部超声
transcerebellar diameter	TCD	小脑直径
transcervical chorionic villus sampling	TC-CVS	经宫颈绒毛取样
transforming growth factor β	TGF-β	转化生长因子 –β
transfusion-related acute lung injury	TRALI	输血相关的急性肺损伤
translabial ultrasound	TLU	经阴唇超声

英文全称	缩略语	中文名称
transposition of the great arteries	TGA	大动脉转位
transvaginal cervical length	TVCL	经阴道宫颈长度
transvaginal ultrasound	TVU	经阴道超声
trial of labor after cesarean	TOLAC	剖宫产后阴道试产
triiodothyronine	T_3	三碘甲腺原氨酸
tuberculin skin testing	TST	结核菌素皮肤试验
tuberculosis	TB	结核
tumor necrosis factor	TNF	肿瘤坏死因子
tumor necrosis factor-α	TNF-α	肿瘤坏死因子-α
twin anemia-polycythemia sequence	TAPS	双胎贫血-红细胞增多症序列
twin reversed arterial perfusion	TRAP	双胎动脉反向灌注综合征
twin-to-twin transfusion syndrome	TTTS	双胎输血综合征
type 1 3β-hydroxysteroid dehydrogenase	3β-HSD	1型3β-羟基类固醇脱氢酶
type 1 plasminogen activator inhibitor	PAI-1	1型纤溶酶原激活物抑制物
US Preventive Services Task Force	USPSTF	美国预防医学工作组
ulcerative colitis	UC	溃疡性结肠炎
ultraviolet light B	UVB	紫外线B
unconjugated estriol	uE3	游离雌三醇
unfractionated heparin	UFH	肝素
uniparental disomy	UPD	单亲源二体
United Kingdom	UK	英国
United Nations	UN	联合国
United Nations Children's Fund	UNICEF	联合国儿童基金会
United States	US	美国
unusually large multimers of von Willebrand factor	ULvWf	超大分子血管性血友病因子
uridine diphosphoglucuronosyl transferase	UDPGT	尿苷二磷酸葡萄糖醛酸转移酶
urinary albumin excretion	UAE	尿白蛋白排泄量
urinary tract infection	UTI	尿路感染
urine protein to creatinine ratio	UPC	尿蛋白-肌酐比值
urokinase-type plasminogen activator	uPA	尿激酶型纤溶酶原激活物
uterine incision-to-delivery interval	U-D	子宫切开至胎儿娩出的时间间隔

附录 C 医学术语英汉对照
Glossary of Key Abbreviations

英文全称	缩略语	中文名称
vaginal birth after cesarean	VBAC	剖宫产后阴道分娩
vanishing twin syndrome	VTS	双胎消失综合征
variants of uncertain significance	VOUS	意义不明确的变体
varicella immune globulin	VIG	水痘免疫球蛋白
varicella-zoster immune globulin	VZIG	水痘-带状疱疹免疫球蛋白
varicella zoster virus	VZV	水痘-带状疱疹病毒
vascular endothelial growth factor	VEGF	血管内皮生长因子
Venereal Disease Research Laboratory	VDRL	性病研究实验室
venous thromboembolism	VTE	静脉血栓栓塞
venous ultrasonography	VUS	静脉超声
veno-venous	VV	静脉-静脉
venovenous extracorporeal membrane oxygenation	VV ECMO	静脉体外膜肺氧合
ventilation-perfusion scan	V/Q scan	通气灌注扫描
ventricular septal defect	VSD	室间隔缺损
venous thromboembolism	VTE	静脉血栓栓塞
very low birthweight	VLBW	极低出生体重
very-low-density lipoprotein	VLDL	极低密度脂蛋白
vesicoureteral reflux	VUR	膀胱输尿管反流
vibroacoustic stimulation	VAS	声振刺激
video capsule endoscopy	VCE	胶囊内镜
vitamin K antagonist	VKA	维生素 K 拮抗药
von Willebrand cleaving enzyme	ADAMTS13	von Willebrand 切割酶
von Willebrand disease	vWD	血管性血友病
von Willebrand factor	vWF	von Willebrand 因子
white blood cells	WBC	白细胞
whole exome sequencing	WES	全外显子组测序
whole genomic amplification	WGA	全基因组扩增
whole genome sequencing	WGS	全基因组测序
World Health Organization	WHO	世界卫生组织
Zidovudine	ZDV	齐多夫定
Zika virus	ZIKV	寨卡病毒

相 关 图 书 推 荐

出版社官方微店

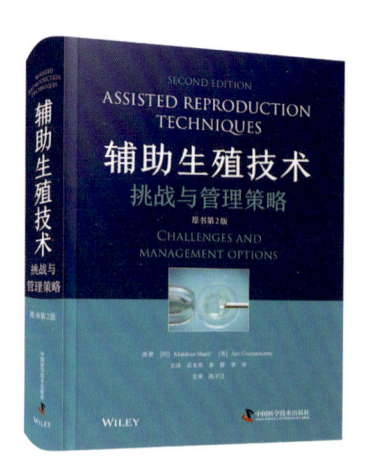

主译　石玉华　李蓉　李萍
定价　398.00元

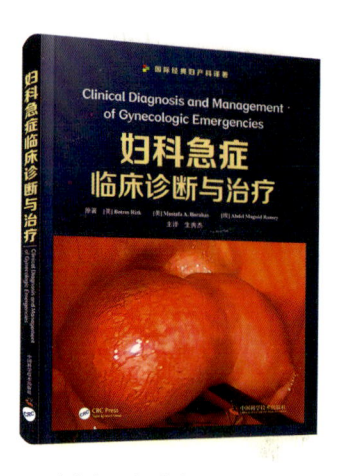

主译　生秀杰
定价　148.00元

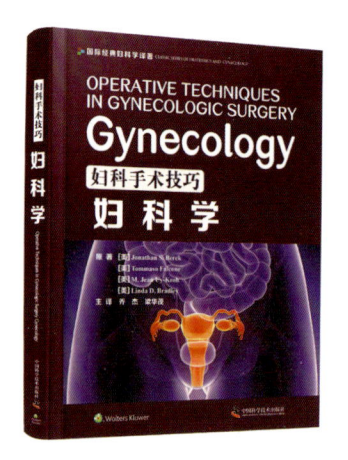

主译　乔杰　梁华茂
定价　288.00元

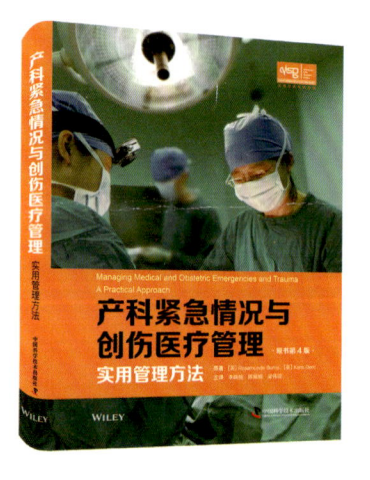

主译　李映桃　陈娟娟　梁伟璋
定价　258.00元

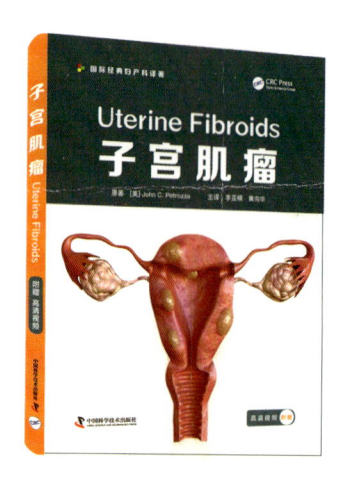

主译　李亚楠　黄向华
定价　138.00元

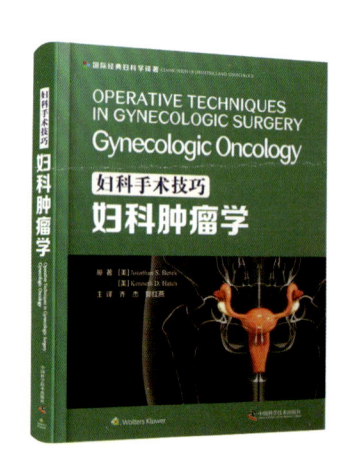

主译　乔杰　郭红燕
定价　180.00元

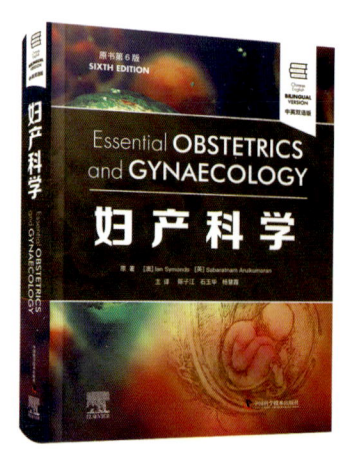

主译　陈子江　石玉华　杨慧霞
定价　458.00元

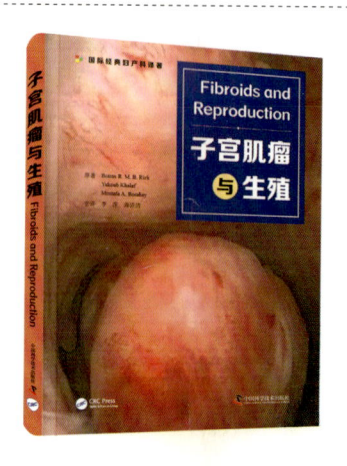

主译　李萍　蒋清清
定价　108.00元

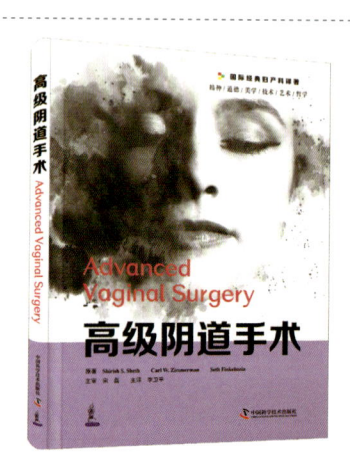

主译　李卫平
定价　158.00元